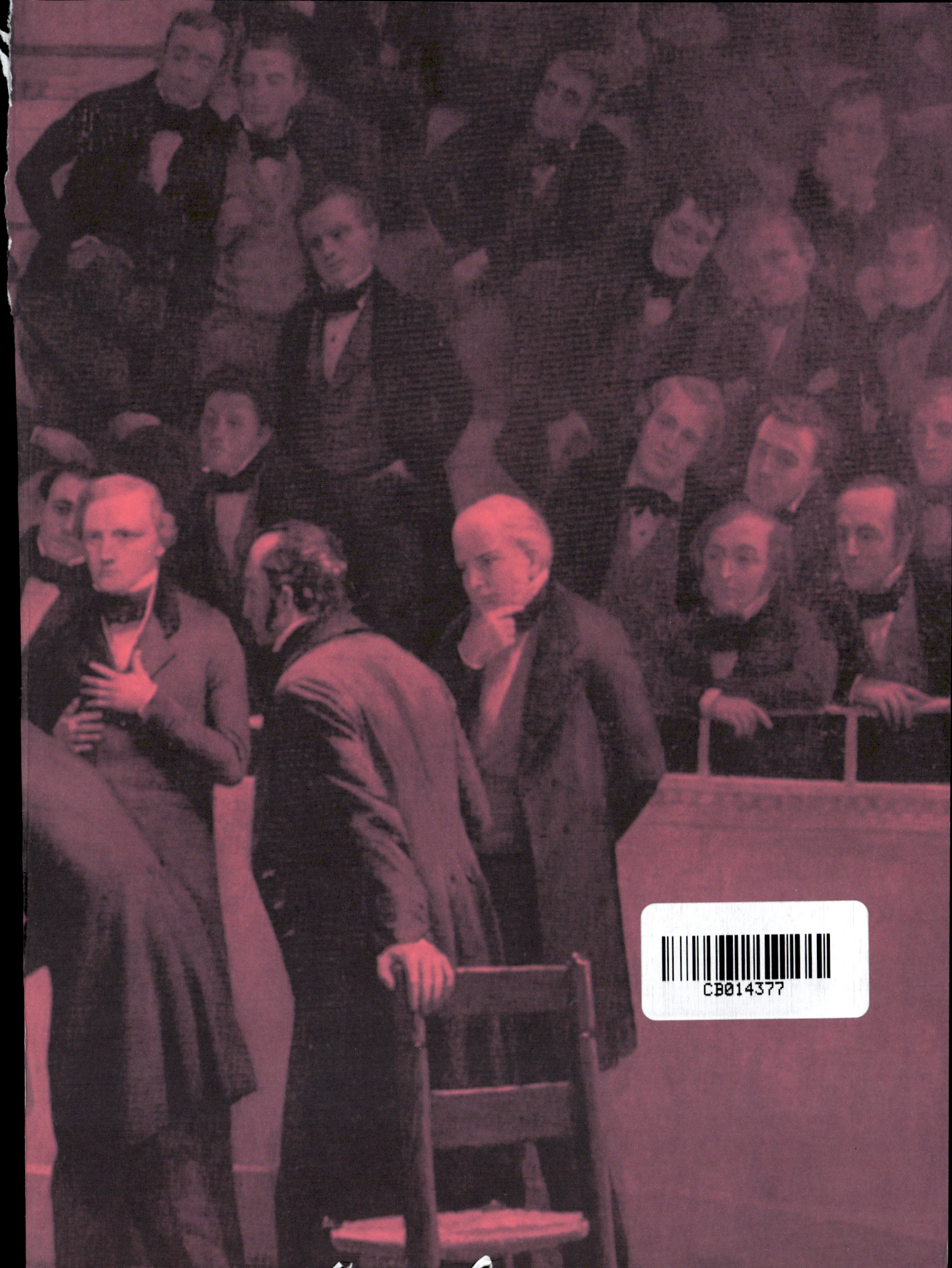

Tratado de
Cardiologia
SOCESP

Tratado de
Cardiologia
SOCESP

EDITORES

Fernanda M. Consolim-Colombo

José Francisco Kerr Saraiva

Maria Cristina de Oliveira Izar

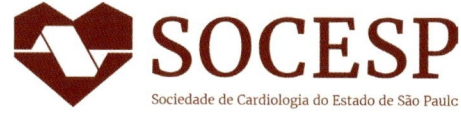

Sociedade de Cardiologia do Estado de São Paulo

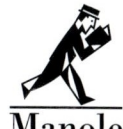

Manole

Copyright © Editora Manole Ltda., 2019, por meio de contrato com a SOCESP – Sociedade de Cardiologia do Estado de São Paulo.

Logotipo   *Copyright* © SOCESP – Sociedade de Cardiologia do Estado de São Paulo

Editora gestora: Sônia Midori Fujiyoshi
Editora: Juliana Waku
Editora de arte: Anna Yue
Projeto gráfico do miolo: Hélio de Almeida
Capa: Ricardo Yoshiaki Nitta Rodrigues
Imagem da capa: iStock
Imagem das guardas: Pintura (1882) de Robert Hinckley retratando a primeira demonstração pública de anestesia cirúrgica, 16 de outubro de 1846, no Massachusetts General Hospital. Francis A. Countway Library of Medicine, Boston Medical Library, Cambridge. Extraído de *Medicine: an illustrated history,* 1978, Harry N. Abrams, Inc.
Ilustrações do miolo: Sírio José Braz Cançado, Mary Yamazaki, HiDesign Estúdio, Luargraf Serviços Gráficos
Editoração eletrônica: HiDesign Estúdio, Luargraf Serviços Gráficos

CIP-BRASIL. CATALOGAÇÃO NA PUBLICAÇÃO
SINDICATO NACIONAL DOS EDITORES DE LIVROS, RJ

C769t
4. ed.
Consolim-Colombo, Fernanda M.
Tratado de cardiologia SOCESP / Fernanda M. Consolim-Colombo, Maria Cristina de Oliveira Izar, José Francisco Kerr Saraiva. - 4. ed. - Barueri [SP] : Manole, 2019.
; 28 cm.

Inclui bibliografia e índice
ISBN 978-85-204-6005-4

1. Cardiologia. I. Izar, Maria Cristina de Oliveira. II. Saraiva, José Francisco Kerr. III. Título.

19-56206   CDD: 616.12
                                              CDU: 612.17

Meri Gleice Rodrigues de Souza - Bibliotecária CRB-7/6439

1ª edição – 2005; reimpressão – 2006
2ª edição – 2009
3ª edição – 2015
4ª edição – 2019

Editora Manole Ltda.
Av. Ceci, 672 – Tamboré
06460-120 – Barueri – São Paulo – SP – Brasil
Tel.: (11) 4196-6000 – Fax: (11) 4196-6021
www.manole.com.br
https://atendimento.manole.com.br/

Impresso no Brasil
Printed in Brazil

Editores

Fernanda M. Consolim Colombo
Professora Livre-Docente de Cardiologia pela Faculdade de Medicina da Universidade de São Paulo (FMUSP). Médica Assistente da Unidade de Hipertensão do Instituto do Coração do Hospital das Clínicas da FMUSP (InCor-HCFMUSP). Coordenadora do Programa de Pós-Graduação da Universidade Nove de Julho. Diretora de Publicações da Sociedade de Cardiologia do Estado de São Paulo (SOCESP) (2018-2019).

José Francisco Kerr Saraiva
Professor Titular da Disciplina de Cardiologia da Faculdade de Medicina da Pontifícia Universidade Católica de Campinas (PUC-Campinas). Diretor de Pesquisa do Instituto de Pesquisa Clínica de Campinas (IPECC). *Fellow* do American College of Cardiology e da Sociedade Europeia de Cardiologia (ESC). Vice-Presidente do Departamento de Aterosclerose da Sociedade Brasileira de Cardiologia (SBC) (2018-2019). Presidente da Sociedade de Cardiologia do Estado de São Paulo (SOCESP) (2018-2019).

Maria Cristina de Oliveira Izar
Professora Livre-Docente da Disciplina de Cardiologia da Escola Paulista de Medicina da Universidade Federal de São Paulo (EPM-UNIFESP). *Fellow* da Sociedade Europeia de Cardiologia. Presidente do Departamento de Aterosclerose da Sociedade Brasileira de Cardiologia (SBC) (2018-2019). Diretora Científica da Sociedade de Cardiologia do Estado de São Paulo (SOCESP) (2018-2019).

Editores adjuntos

Alvaro Avezum

Professor Livre-Docente, Departamento de CardioPneumologia da Universidade de São Paulo. Professor Pleno, Programa de Pós-Graduação, Universidade de São Paulo – Instituto Dante Pazzanese de Cardiologia. Pesquisador Associado Internacional, Population Health Research Institute, McMaster University, Canadá. Professor Assistente, Graduação Médica e Pós-Graduação, Universidade Santo Amaro. Diretor de Pesquisa, Hospital Alemão Oswaldo Cruz.

Carlos Costa Magalhães

Doutor em Ciências (Cardiologia) pela Faculdade de Medicina da Universidade de São Paulo (FMUSP). Presidente da Sociedade de Cardiologia do Estado de São Paulo (SOCESP) – Gestão 2012-2013. Diretor de Promoção de Saúde Cardiovascular da Sociedade Brasileira de Cardiologia (SBC) (2014-2015).

Francisco Antonio Helfenstein Fonseca

Professor Adjunto da Disciplina de Cardiologia da Escola Paulista de Medicina da Universidade Federal de São Paulo (EPM-UNIFESP).

Ibraim Masciarelli F. Pinto

Médico Master da Cardiologia Fleury. Diretor do Serviço de Métodos Complementares do Instituto Dante Pazzanese de Cardiologia. Doutor em Ciências pela Faculdade de Medicina da Universidade de São Paulo (FMUSP).

João Fernando Monteiro Ferreira

Doutor em Cardiologia pela Faculdade de Medicina da Universidade de São Paulo. Especialista em Cardiologia pela SBC/AMB/CFM. *Fellow* ACC e ESC. Médico Assistente do Instituto do Coração do Hospital das Clínicas da FMUSP (InCor-HCFMUSP). Professor da Disciplina de Cardiologia da FMABC.

Diretoria SOCESP – gestão: Biênio 2018/2019

Autores

Adalberto Menezes Lorga Filho
Responsável pelo Setor de Eletrofisiologia Clínica e Estimulação Cardíaca do Instituto de Moléstias Cardiovasculares (IMC) de São José do Rio Preto. Doutor em Cardiologia pelo Instituto do Coração do Hospital das Clínicas da Faculdade de Medicina da Universidade de São Paulo (InCor-HCFMUSP). *Fellow* da Posgraduate School of Rhytmology – Cardiovascular Research and Teaching Institute Aalst (Bélgica). Especialista pela Sociedade Brasileira de Cardiologia (SBC) e Associação Médica Brasileira (AMB). Eletrofisiologista Habilitado pela Sociedade Brasileira de Arritmias Cardíacas (SOBRAC/SBC/AMB).

Adriana Bertolami
Seção Médica de Dislipidemias do Instituto Dante Pazzanese de Cardiologia da Secretaria de Estado da Saúde de São Paulo.

Adriano Caixeta
Chefe do Setor de Cardiologia Intervencionista da Escola Paulista de Medicina da Universidade Federal de São Paulo (UNIFESP). Cardiologista Intervencionista do Hospital Israelita Albert Einstein.

Agnaldo Piscopo
Médico Cardiologista e Intensivista. Diretor do Centro de Treinamento de Emergências da Sociedade de Cardiologia do Estado de São Paulo (SOCESP). Médico da Equipe do Grupo de Resgate e Atenção às Urgências e Emergências (GRAU) da Secretaria do Estado da Saúde de São Paulo, prestando Serviços ao Corpo de Bombeiros e Helicóptero de Resgate Aeromédico do Grupamento de Radiopatrulha Aérea (GRPAe).

Alberto Frisoli Junior
Professor afiliado da Disciplina de Cardiologia – Setor de Cardiogeriatria. Departamento de Medicina da Universidade Federal de São Paulo. Mestrado e doutorado pela Universidade Federal de São Paulo. Pós-doutorado pelo Center of Aging and Health – Johns Hopkins University.

Alberto Takeshi Kiyose
Médico do Setor de Valvopatias da Disciplina de Cardiologia da Escola Paulista de Medicina da Universidade Federal de São Paulo (EPM-UNIFESP).

Alessandra Carvalho Goulart
Afiliada ao Centro de Pesquisa Clínica e Epidemiológica do Hospital Universitário da Universidade de São Paulo.

Alexandre A. Abizaid
Livre-Docente em Cardiologia pela Faculdade de Medicina da Universidade de São Paulo. Diretor do Serviço de Cardiologia Invasiva do Instituto Dante Pazzanese de Cardiologia – São Paulo.

Alexandre Ciappina Hueb
Doutor em Medicina pela Faculdade de Medicina da Universidade de São Paulo (FMUSP). Professor Colaborador Médico da FMUSP. Médico assistente da Divisão de Cirurgia Cardiovascular do Instituto do Coração do Hospital das Clínicas da FMUSP (InCor-HCFMUSP).

Alexandre da Costa Pereira
Médico Assistente do Laboratório de Genética e Cardiologia Molecular do Instituto do Coração do Hospital das Clínicas da Faculdade de Medicina da Universidade de São Paulo (InCor-HCFMUSP).

Alexandre de Matos Soeiro
Médico Cardiologista Assistente e Supervisor da Unidade Clínica de Emergência do Instituto do Coração do Hospital das Clínicas da Faculdade de Medicina da Universidade de São Paulo (InCor--HCFMUSP).

Alexandre Novakoski Ferreira Alves
Especialista em Cardiologia pela Sociedade Brasileira de Cardiologia (SBC). Habilitação em Ergometria (Métodos Gráficos) e Reabilitação pelo DERC-SBC. Médico Assistente do Setor de Métodos Gráficos do Fleury S.A. Médico do Setor de Ergometria do Hospital do Coração (HCor).

Alexandre Pieri
Especialista, Mestre e Doutor pela Universidade Federal de São Paulo (UNIFESP). Responsável pelo Grupo Coração & Cérebro do Instituto Dante Pazzanese de Cardiologia. Neurologista do Hospital Albert Einstein.

Aline Gehlen Ferrari
Preceptora do Programa de Residência Médica em Clínica Médica e plantonista do Pronto Atendimento do Hospital Sírio-Libanês. Título de Especialista em Cardiologia pela Sociedade Brasileira de Cardiologia e em Medicina Intensiva pela Associação de Medicina Intensiva Brasileira. Especialização em Coronariopatia Aguda pelo Instituto do Coração do Hospital das Clínicas da Faculdade de Medicina da Universidade de São Paulo (InCor-HCFMUSP).

Almir Sérgio Ferraz
Doutor em Cardiologia pela Faculdade de Medicina da Universidade de São Paulo. Médico do Serviço de Reabilitação Cardiovascular do Instituto Dante Pazzanese de Cardiologia em São Paulo. Chefe do Serviço de Ergometria e Cardiologia Nuclear do Hospital Santa Paula em São Paulo.

Aloisio Marchi da Rocha
Professor Titular da Disciplina de Cardiologia da Faculdade de Medicina da Pontifícia Universidade Católica de Campinas (PUC-Campinas). Coordenador do Serviço de Cardiologia do Hospital da PUC-Campinas. Doutor em Ciências pela Universidade de São Paulo. *Fellow* da European Society of Cardiology.

Alvaro Avezum
Professor Livre-Docente, Departamento de CardioPneumologia da Universidade de São Paulo. Professor Pleno, Programa de Pós-Graduação, Universidade de São Paulo – Instituto Dante Pazzanese de Cardiologia. Pesquisador Associado Internacional, Population Health Research Institute, McMaster University, Canadá. Professor Assistente, Graduação Médica e Pós-Graduação, Universidade Santo Amaro. Diretor de Pesquisa, Hospital Alemão Oswaldo Cruz.

Amanda Guerra de Moraes Rego Sousa
Presidente da Comissão de Pós-Graduação do Instituto Dante Pazzanese de Cardiologia – São Paulo, SP. Professora Livre-Docente pela Universidade de São Paulo. Membro Titular do Conselho de Pós-Graduação da Universidade de São Paulo. Médica do Serviço de Cardiologia Intervencionista do Hospital do Coração – Associação Beneficente Síria. Presidente da Sociedade de Cardiologia do Estado de São Paulo (biênio 1993-1995). Diretora Geral do Instituto Dante Pazzanese de Cardiologia (Nonênio 2008-2017).

Amélia Gorete Reis
Médica Assistente do Pronto-Socorro do Instituto da Criança do Hospital das Clínicas da Faculdade de Medicina da Universidade de São Paulo (ICr-HCFMUSP). Doutora em Pediatria pelo Departamento de Pediatria da FMUSP. Membro da Força Tarefa Pediátrica da Aliança Internacional dos Comitês de Ressuscitação.

Ana Paula Cornado Marte
Doutoramento em Cardiologia pela Universidade de São Paulo (USP). Unidade Clínica de Dislipidemias e Prevenção de Aterosclerose do Instituto do Coração do Hospital das Clínicas da Faculdade de Medicina da Universidade de São Paulo (InCor-HCFMUSP).

André Arpad Faludi
Seção Médica de Dislipidemias do Instituto Dante Pazzanese de Cardiologia da Secretaria de Estado da Saúde de São Paulo.

André Feldman
Médico da UTI do Instituto Dante Pazzanese de São Paulo. Coordenador da Cardiologia do Hospital São Luiz Anália Franco. Doutor em Ciências Médicas pela USP/IDPC. Especialista em Cardiologia e Terapia Intensiva pela Sociedade Brasileira de Cardiologia (SBC) e pela Associação de Medicina Intensiva Brasileira (AMIB).

André Schmidt
Médico Cardiologista. Professor Associado do Departamento de Clínica Médica da Faculdade de Medicina de Ribeirão Preto da Universidade de São Paulo e Coordenador do Centro de Cardiologia do Hospital das Clínicas da Faculdade de Medicina de Ribeirão Preto – Universidade de São Paulo (HCFMRP-USP).

Andréa Malta Ferrian
Oncologista Clínica com área de atuação em Cuidados Paliativos da Beneficência Portuguesa de São Paulo.

Andrei C. Sposito
Departamento de Clínica Médica, Disciplina de Cardiologia, Universidade Estadual de Campinas (Unicamp), Campinas, SP.

Angelo Amato V. de Paola
Professor Titular Livre-Docente e Chefe da Disciplina de Cardiologia do Departamento de Medicina da Escola Paulista de Medicina da Universidade Federal de São Paulo (EPM-UNIFESP).

Antonio Carlos Bacelar Nunes Filho
Coordenador da Residência Médica de Cardiologia do Hospital Israelita Albert Einstein. Doutor em Cardiologia pelo Hospital Israelita Albert Einstein. Título de Especialista em Cardiologia pela Sociedade Brasileira de Cardiologia (SBC). Residência em Cardiologia no Instituto do Coração do Hospital das Clínicas da Faculdade de Medicina da Universidade de São Paulo (InCor-HCFMUSP).

Antonio Carlos C. Carvalho (*in memoriam*)
Professor Titular, Disciplina de Cardiologia, Universidade Federal de São Paulo (UNIFESP).

Antônio Carlos Lopes
Professor Titular de Medicina de Urgência e Professor Titular em Clínica Médica pela Escola Paulista de Medicina da Universidade Federal de São Paulo (EPM-UNIFESP). Presidente da Sociedade Brasileira de Clínica Médica (SBCM). Presidente do Instituto Brasileiro de Pesquisa Clínica (BCRI). Diretor da Escola Paulista de Ciências Médicas (EPCM). Coordenador da Residência de Clíni-

ca Médica e Professor Afiliado do Setor de Ensino e Pesquisa do Hospital Militar de Área de São Paulo (HMASP).

Antonio Carlos Pereira Barretto
Professor Associado da Faculdade de Medicina da Universidade de São Paulo (FMUSP). Diretor do Serviço de Prevenção e Reabilitação do Instituto do Coração do Hospital das Clínicas da FMUSP (InCor-HCFMUSP) e Coordenador do Serviço de Cardiologia do Hospital Santa Marcelina.

Antonio Cláudio do Amaral Baruzzi
Professor Adjunto da Disciplina de Clínica Médica da Escola Paulista de Medicina da Universidade Federal de São Paulo (EPM--UNIFESP).

Antonio Eduardo Pereira Pesaro
Docente da Pós-Graduação *stricto sensu* do Hospital Israelita Albert Einstein. Cardiologista da Unidade Coronária do Hospital Israelita Albert Einstein. Doutor em Cardiologia pela Universidade de São Paulo.

Antônio Rodrigues Coimbra Neto
Departamento de Neurologia, Faculdade de Ciências Médicas da Universidade Estadual de Campinas (Unicamp).

Antonio Sergio Tebexreni
Especialista em Cardiologia pela Sociedade Brasileira de Cardiologia (SBC). Doutor em Ciências pela Universidade Federal de São Paulo (UNIFESP). Habilitação em Cardiologia Pediátrica pela SBC e SBP. Habilitação em Ergometria e Reabilitação pelo DERC-SBC. Habilitação em Hemodinâmica e Cardiologia Intervencionista – AMB e SBC. Especialização em Medicina Esportiva pela Escola Paulista de Medicina. Assistente Sênior do Setor de Métodos Gráficos e Supervisor do Serviço de Ergoespirometria do Fleury Medicina e Saúde – São Paulo, SP.

Ari Timerman
Doutor em Cardiologia pela Faculdade de Medicina da Universidade de São Paulo (FMUSP). Diretor do Serviço Médico Hospitalar do Instituto Dante Pazzanese de Cardiologia de São Paulo. Diretor da Divisão de Pós-Graduação *Lato* e *Stricto Sensu* do Instituto Dante Pazzanese de Cardiologia de São Paulo.

Auristela Isabel de Oliveira Ramos
Doutora em Ciências pela Faculdade de Medicina da Universidade de São Paulo (FMUSP). Chefe da Seção Médica de Endocardite Infecciosa. Médica da Seção de Valvopatia do Instituto Dante Pazzanese de Cardiologia de São Paulo.

Ayrton Massaro
Professor Adjunto da Disciplina de Neurologia e Coordenador do Setor de Neurologia Vascular da Escola Paulista de Medicina da Universidade Federal de São Paulo (EPM-UNIFESP). Neurologista do Hospital Sírio-Libanês em São Paulo.

Benedito Carlos Maciel
Professor Titular da Divisão de Cardiologia do Departamento de Clínica Médica da Faculdade de Medicina de Ribeirão Preto da Universidade de São Paulo (FMRP-USP).

Bráulio Luna Filho
Professor Livre-Docente em Cardiologia pela Universidade Federal de São Paulo (UNIFESP). Pós-Doutorado no Brigham & Women's Hospital, Harvard Medical School. Coordenador do curso de Pós--graduação sobre Metodologia Científica da Escola Paulista de Medicina (EPM-UNIFESP).

Bruna Romanelli Scarpa Matuck
Graduação em Medicina pela Faculdade de Medicina da Universidade de São Paulo (FMUSP). Residência em Clínica Médica pelo Hospital das Clínicas da FMUSP (HCFMUSP). Residência em Cardiologia pelo Instituto do Coração (InCor-HCFMUSP). Médica preceptora da Cardiologia do InCor-HCFMUSP. Complementação especializada em Aterosclerose pelo InCor-HCFMUSP.

Bruno Biselli
Médico Assistente da Unidade de Insuficiência Cardíaca do Instituto do Coração do Hospital das Clínicas da Faculdade de Medicina da Universidade de São Paulo (InCor-HCFMUSP).

Bruno Caramelli
Professor-Associado do Departamento de Cardiopneumologia da Faculdade de Medicina da Universidade de São Paulo (FMUSP). Diretor da Unidade Clínica de Medicina Interdisciplinar em Cardiologia do Instituto do Coração do Hospital das Clínicas da FMUSP (InCor-HCFMUSP). Presidente do Grupo de Estudos de Avaliação Perioperatória (SBC/DCC/GAPO).

Bruno Papelbaum
Especialista em Eletrofisiologia Clínica Invasiva pela Sociedade Brasileira de Arritmias Cardíacas (Sobrac). Especialista em Estimulação Cardíaca Artificial pela ABEC/DECA. Especialista em Cardiologia pela Sociedade Brasileira de Cardiologia (SBC).

Bruno Pereira Valdigem
Eletrofisiologista do Instituto Dante Pazzanese e Hospital Israelita Albert Einstein. Doutor em Ciências. Pós-doutorando pelo Dante Pazzanese/USP. Membro do *Board Editorial* do Medscape em português.

Carlos A. C. Pedra
Doutor em Ciências Médicas pela Universidade de São Paulo (USP). Chefe da Seção Médica de Intervenções em Cardiopatias Congênitas do Instituto Dante Pazzanese de Cardiologia de São Paulo. *Fellow* do American College of Cardiology (FACC) e da Society for Angiography and Cardiovascular Interventions (FSCAI).

Carlos Alberto Buchpiguel
Professor Titular da Disciplina de Medicina Nuclear do Departamento de Radiologia e Oncologia da Faculdade de Medicina da Universidade de São Paulo (FMUSP).

Carlos Alberto Cordeiro Hossri

Especialista em Cardiologia com Habilitação em Ergometria pela Sociedade Brasileira de Cardiologia (SBC), Departamento de Ergometria, Exercício, Cardiologia Nuclear e Reabilitação Cardiovascular (DERC). Especialista em Medicina do Exercício e Esporte pela Sociedade Brasileira de Medicina do Exercício e do Esporte (SBMEE). Coordenador dos Serviços de Ergometria e de Reabilitação Cardiopulmonar e Metabólica do Hospital do Coração (HCor) da Associação do Sanatório Sírio. Médico do Setor de Provas Funcionais do Instituto Dante Pazzanese de Cardiologia de São Paulo. Doutor em Ciências pela Faculdade de Medicina da Universidade de São Paulo (FMUSP).

Carlos Alberto Pastore

Professor Livre-Docente da Faculdade de Medicina da Universidade de São Paulo (FMUSP). Diretor da Unidade Clínica de Eletrocardiografia de Repouso do Instituto do Coração do Hospital das Clínicas da FMUSP (InCor-HCFMUSP).

Carlos Costa Magalhães

Doutor em Ciências (Cardiologia) pela Faculdade de Medicina da Universidade de São Paulo (FMUSP). Presidente da Sociedade de Cardiologia do Estado de São Paulo (SOCESP) – Gestão 2012-2013. Diretor de Promoção de Saúde Cardiovascular da Sociedade Brasileira de Cardiologia (SBC) (2014-2015).

Carlos Eduardo Duarte

Especialista em Cardiologia (SBC) com área de atuação em Eletrofisiologia (SOBRAC) e Estimulação Cardíaca Artificial (ABEC/DECA). Diretor de ensino do Centro Avançado de Ritmologia e Eletrofisiologia (CARE). Responsável pelo Ensino de Ritmologia Cardíaca do Hospital da Beneficência Portuguesa de São Paulo.

Carlos Eduardo Rochitte

Livre-Docente do Setor de Ressonância Magnética e Tomografia Computadorizada Cardiovascular do Instituto do Coração do Hospital das Clínicas da Faculdade de Medicina da Universidade de São Paulo (InCor-HCFMUSP). Diretor do Serviço de Ressonância Magnética (RM) e Tomografia Computadorizada (TC) Cardiovascular do Hospital do Coração (HCor) de São Paulo. Médico da RM e da TC Cardiovascular do Hospital Pró-Cardíaco do Rio de Janeiro.

Carlos Henrique Miranda

Médico Assistente da Divisão de Emergências Clínicas da Faculdade de Medicina de Ribeirão Preto da Universidade de São Paulo (FMRP-USP).

Carlos Manuel de Almeida Brandão

Doutor em Medicina pela Faculdade de Medicina da Universidade de São Paulo (FMUSP). Professor Colaborador da FMUSP. Médico Assistente da Unidade Cirúrgica de Valvopatias do Instituto do Coração do Hospital das Clínicas da FMUSP (InCor-HCFMUSP). Coordenador da Unidade Cirúrgica de Emergência do InCor-HCFMUSP. Secretário Geral da Sociedade Brasileira de Cirurgia Cardiovascular (SBCCV).

Carlos V. Serrano Jr.

Professor Associado da Faculdade de Medicina da Universidade de São Paulo (FMUSP). Diretor da Unidade Clínica de Aterosclerose do Instituto do Coração do Hospital das Clínicas da FMUSP (InCor-HCFMUSP).

Cássia T. Bergamaschi

Professora Adjunta do Departamento de Fisiologia da Escola Paulista de Medicina da Universidade Federal de São Paulo.

Célia Maria Camelo Silva

Doutora em Cardiologia pela Escola Paulista de Medicina da Universidade Federal de São Paulo (EPM-UNIFESP). Médica do Setor de Cardiologia Pediátrica da EPM-UNIFESP.

Celso Amodeo

Chefe da Seção de Hipertensão e Nefrologia do Instituto Dante Pazzanese de Cardiologia de São Paulo.

César Augusto P. Jardim

Médico Especialista em Clínica Médica e Cardiologia. Preceptor da Residência de Cardiologia no Hospital do Coração (HCor) de São Paulo. Médico Cardiologista do HCor.

César Higa Nomura

Diretor do Serviço de Radiologia do Instituto do Coração do Hospital das Clínicas da Faculdade de Medicina da Universidade de São Paulo (InCor-HCFMUSP). Superintendente Médico de Medicina Diagnóstica do Hospital Sírio-Libanês.

Cesar José Gruppi

Doutor em Medicina pela Faculdade de Medicina da Universidade de São Paulo. Médico Chefe do Setor de Monitorização Ambulatorial do Eletrocardiograma do Serviço de Métodos Gráficos do Instituto do Coração do Hospital das Clínicas da Faculdade de Medicina da Universidade de São Paulo (InCor-HCFMUSP).

Charles Mady

Professor Associado do Departamento de Cardiopneumologia da Faculdade de Medicina da Universidade de São Paulo (FMUSP). Diretor da Unidade Clínica de Miocardiopatias e Doenças da Aorta do Instituto do Coração do Hospital das Clínicas da FMUSP (InCor-HCFMUSP).

Chong Ae Kim

Professora Associada do Departamento de Pediatria da Faculdade de Medicina da Universidade de São Paulo (FMUSP). Chefe da Unidade de Genética do Instituto da Criança do Hospital das Clínicas da FMUSP (ICr-HCFMUSP).

Christian Valle Morinaga

Coordenador do Pronto Atendimento adulto do Hospital Sírio-Libanês. Médico Assistente da Disciplina de Clínica Geral e Propedêutica do Hospital das Clínicas da Faculdade de Medicina da Universidade de São Paulo (HCFMUSP). Título de Especialista em Clínica Médica pela SBCM.

Christopher B. Granger
Professor de Medicina da Duke University e Diretor da Unidade Coronária do Duke University Medical Center, Durham, NC, USA.

Cicero Piva de Albuquerque
Doutor pela Faculdade de Medicina da Universidade de São Paulo, Médico da Divisão de Cardiologia Clínica do Instituto do Coração da Faculdade de Medicina da Universidade de São Paulo.

Claudia Cristiany Garcia Lopes
Médica Geriatra Titulada pela Sociedade Brasileira de Geriatria e Gerontologia (SBGG). Especialista em Cardiogeriatria pelo Instituto do Coração do Hospital das Clínicas da Faculdade de Medicina da Universidade de São Paulo (InCor-HCFMUSP). Médica Pesquisadora da Unidade Clínica de Cardiogeriatria do InCor--HCFMUSP.

Claudia F. Gravina
Doutora em Cardiologia pela Faculdade de Medicina da Universidade de São Paulo. *Research fellow* at Emory Center for Outcomes Research, Emory University, Atlanta, Georgia, USA, 1997-1999. Seção de Cardiogeriatria, Instituto Dante Pazzanese de Cardiologia.

Claudia Maria Rodrigues Alves
Doutora em Cardiologia pela Escola Paulista de Medicina da Universidade Federal de São Paulo (EPM-UNIFESP). Médica Assistente do Serviço de Cardiologia Intervencionista do Hospital São Paulo da EPM-UNIFESP. Cardiologista Intervencionista no Hospital do Coração/ASS, Hospital Nipo-Brasileiro, Hospital Santa Catarina e Hospital Cruz Azul.

Claudio Pinho
Doutor em Medicina pela Faculdade de Medicina da Universidade Estadual de Campinas (Unicamp). Professor de Cardiologia da Faculdade de Medicina da Pontifícia Universidade Católica (PUC--Campinas).

Cledicyon Eloy da Costa
Cirurgião Cardiovascular. Membro Especialista pela Sociedade Brasileira de Cirurgia Cardiovascular (SBCCV). Cirurgião Cardiovascular da Pontifícia Universidade Católica de Campinas (PUC--Campinas), Hospital Samaritano e Hospital Vera Cruz Campinas.

Cristiano de Oliveira Dietrich
Especialista em Eletrofisiologia Cardíaca pela Sociedade Brasileira de Arritmias Cardíacas (SOBRAC). Doutorando da Disciplina de Cardiologia da Escola Paulista de Medicina da Universidade Federal de São Paulo (EPM-UNIFESP).

Cristiano Pisani
Pós-Graduando da Unidade Clínica de Arritmia e Marca-Passo do Instituto do Coração do Hospital das Clínicas da Faculdade de Medicina da Universidade de São Paulo (InCor-HCFMUSP).

Cyrillo Cavalheiro Filho
Chefe do Serviço de Hemostasia e Trombose do Instituto do Coração do Hospital das Clínicas da Faculdade de Medicina da Universidade de São Paulo (InCor-HCFMUSP). Professor Médico Colaborador da Disciplina de Hematologia da FMUSP. Médico Responsável do Núcleo de Hemorragia e Trombose do Hospital Sírio-Libanês.

Dalmo Antonio Ribeiro Moreira
Doutor em Ciências pela Faculdade de Medicina da Universidade de São Paulo. Professor Pleno de Pós-graduação em Cardiologia do Instituto Dante Pazzanese – Universidade de São Paulo. Chefe da Seção Médica de Eletrofisiologia, Arritmias Cardíacas e Eletrocardiografia do Instituto Dante Pazzanese de Cardiologia de São Paulo. Médico responsável pelo Centro de Eletrofisiologia Diagnóstica e Intervencionista (CEDI – Ensino e Pesquisa), São Paulo.

Daniel B. Munhoz
Departamento de Clínica Médica, Disciplina de Cardiologia, da Universidade Estadual de Campinas (Unicamp).

Daniela Bruno Conforti
Médica do Programa de Residência Médica em Cardiologia do Instituto Dante Pazzanese de Cardiologia de São Paulo.

Daniela Calderaro
Médica Assistente da Unidade de Medicina Interdisciplinar em Cardiologia do Instituto do Coração do Hospital das Clínicas da Faculdade de Medicina da Universidade de São Paulo (InCor--HCFMUSP).

Daniéliso Renato Fusco
Médico e docente colaborador do Departamento de Clínica Médica da Faculdade de Medicina de Botucatu, Universidade Estadual Paulista Júlio de Mesquita Filho (Unesp).

Danielle Menosi Gualandro
Doutora em Ciências pela Faculdade de Medicina da Universidade de São Paulo (FMUSP). Médica Assistente da Unidade Clínica de Medicina Interdisciplinar em Cardiologia do Instituto do Coração do Hospital das Clínicas da FMUSP (InCor-HCFMUSP).

Débora Romeo Bertola
Doutora em Medicina pela Universidade de São Paulo. Médica Geneticista da Unidade de Genética do Instituto da Criança do Hospital das Clínicas da Faculdade de Medicina da Universidade de São Paulo (ICr-HCFMUSP).

Décio Mion Junior
Professor Livre-Docente pela Faculdade de Medicina da Universidade de São Paulo (FMUSP). Diretor da Escola de Educação Permanente do Hospital das Clínicas da Faculdade de Medicina da Universidade de São Paulo (HCFMUSP).

Denise Tessariol Hachul
Médica da Unidade de Arritmias do Instituto do Coração do Hospital das Clínicas da Faculdade de Medicina da Universidade de

São Paulo (InCor-HCFMUSP). Coordenadora da Unidade de Síncope. Doutora pela FMUSP. Proficiência em Arritmia Clínica pela Sociedade de Arritmias Cardíacas da Sociedade Brasileira de Cardiologia.

Desidério Favarato
Doutor em Medicina pela Universidade de São Paulo. Médico da Unidade Clínica de Aterosclerose do Instituto do Coração do Hospital das Clínicas da Faculdade de Medicina da Universidade de São Paulo (InCor-HCFMUSP).

Diego Gaia
Professor Adjunto e Chefe da Disciplina de Cirurgia Cardiovascular da Universidade Federal de São Paulo.

Dimytri Alexandre Siqueira
Chefe da Seção de Intervenção em Valvopatias Adquiridas do Instituto Dante Pazzanese de Cardiologia – São Paulo.

Dirceu Rodrigues Almeida
Professor Adjunto da Disciplina de Cardiologia da Universidade Federal de São Paulo (UNIFESP) e Responsável pelo Setor de Miocardiopatias.

Dirceu Thiago Pessoa de Melo
Doutor em Cardiologia pela Universidade de São Paulo.

Domingo Marcolino Braile
Doutor e Livre-Docente. Professor Emérito da Faculdade de Medicina de São José do Rio Preto (FAMERP) e da Universidade Estadual de Campinas (Unicamp). Editor Chefe do Brazilian Journal of Cardiovascular Surgery BJCVS.

Dorival Júlio Della Togna
Médico pela Faculdade de Medicina da Pontifícia Universidade Católica de Campinas (PUC-Campinas). Chefe da Seção Hospitalar de Valvopatias do Instituto Dante Pazzanese de Cardiologia de São Paulo.

Edimar Alcides Bocchi
Professor-Associado do Departamento de Cardiopneumologia da Faculdade de Medicina da Universidade de São Paulo (FMUSP). Diretor da Unidade de Insuficiência Cardíaca do Instituto do Coração do Hospital das Clínicas da FMUSP (InCor-HCFMUSP).

Edmundo Arteaga-Fernández
Livre-Docente pela Faculdade de Medicina da Universidade de São Paulo. Assistente Doutor da Unidade Clínica de Miocardiopatias do Instituto do Coração do Hospital das Clínicas da Faculdade de Medicina da Universidade de São Paulo (HCFMUSP).

Edson Stefanini
Doutor em Medicina pela Disciplina de Cardiologia da Escola Paulista de Medicina – Universidade Federal de São Paulo.

Eduardo Flávio de Lacerda Marçal Filho
Residência médica no Serviço de Medicina Nuclear do Hospital das Clínicas da Universidade Estadual de Campinas (Unicamp). Especialista em Medicina Nuclear pela Sociedade Brasileira de Medicina Nuclear/Associação Médica Brasileira (SBMN/AMB).

Eduardo Gregório Chamlian
Médico Assistente da Disciplina de Cirurgia Cardiovascular da Escola Paulista de Medicina da Universidade Federal de São Paulo (EPM-UNIFESP).

Eduardo Palmegiani
Especialista em Cardiologia pela Sociedade Brasileira de Cardiologia (SBC). Especialista em Arritmia Clínica pela Sociedade Brasilera de Arritmias Cardíacas (SOBRAC). Cardiologista do Grupo de Arritmia e Eletrofisiologia do Instituto de Moléstias Cardiovasculares (IMC) de São José do Rio Preto. Médico Eletrofisiologista do Hospital de Base de São José do Rio Preto.

Eduardo Rodrigues Bento Costa
Eletrofisiologista pela Sociedade Brasileira de Arritmtias Cardíacas (Sobrac). Especialista em Estimulação Cardíaca Artificial pelo Deca. Diretor Médico da Cardioritmo de São José dos Campos.

Elinthon Tavares Veronese
Médico Assistente da Unidade de Cardiopatias Cirúrgicas Valvares do Instituto do Coração do Hospital das Clínicas da Faculdade de Medicina da Universidade de São Paulo (InCor-HCFMUSP).

Elizabeth Regina Giunco Alexandre
Médica da Seção de Coronariopatia do Instituto Dante Pazzanese de Cardiologia. Especialista em Saúde da Mulher Climatérica pela Faculdade de Saúde Pública da Universidade de São Paulo.

Enio Buffolo
Professor Titular Sênior de Cirurgia Cardiovascular da Escola Paulista de Medicina da Universidade Federal de São Paulo (EPM--UNIFESP).

Enrique I. Pachón Mateos
Coordenador do Serviço de Arritmias, Eletrofisiologia e Marca--Passo do Hospital do Coração (HCor) de São Paulo. Coordenador do Serviço de Arritmias, Eletrofisiologia e Marca-Passo do HCor de São Paulo. Diretor do Serviço de Arritmias e Eletrofisiologia Pediátrica do HCor de São Paulo. Diretor do Serviço de Arritmias e Eletrofisiologia do Hospital Edmundo Vasconcelos de São Paulo.

Erika Emy Nishi
Professora Afiliada e Pós-doutora do Departamento de Fisiologia da Escola Paulista de Medicina da Universidade Federal de São Paulo.

Estela Azeka
Livre-Docente da Faculdade de Medicina da Universidade de São Paulo (FMUSP). Médica Assistente da Unidade de Cardiologia Pe-

diátrica e Cardiopatias Congênitas do Adulto do Instituto do Coração do Hospital das Clínicas da FMUSP (InCor-HCFMUSP).

Expedito Eustáquio Ribeiro
Professor Livre-Docente de Cardiologia da Faculdade de Medicina da Universidade de São Paulo (FMUSP). Diretor do Serviço de Hemodinâmica do Instituto de Cardiologia do Hospital das Clínicas da FMUSP (InCor-HCFMUSP).

Fabiana Hanna Rached
Doutora em Ciências (Cardiologia) pela Faculdade de Medicina da Universidade de São Paulo (FMUSP) e pela Universdade Pierre et Marie Curie (Paris VI). Médica Assistente da Unidade Clínica de Aterosclerose do Instituto do Coração do Hospital das Clínicas da FMUSP (InCor-HCFMUSP). Médica Pesquisadora no Hospital Israelita Albert Einstein.

Fabio Biscegli Jatene
Professor Titular da Disciplina de Cirurgia Cardiovascular da Faculdade de Medicina da Universidade de São Paulo (FMUSP). Diretor da Divisão de Cirurgia Cardiovascular do Instituto do Coração do Hospital das Clínicas da FMUSP (InCor-HCFMUSP). Vice-presidente do Conselho Diretor do InCor-HCFMUSP.

Fábio Fernandes
Professor Livre-Docente pela Universidade de São Paulo. Assistente da Unidade Clínica de Miocardiopatias e Doenças da Aorta do Instituto do Coração do Hospital das Clínicas da Faculdade de Medicina da Universidade de São Paulo (InCor-HCFMUSP).

Fabio Mastrocola
Especialista em Cardiologia pelo Instituto do Coração do Hospital das Clínicas da Faculdade de Medicina da Universidade de São Paulo e Sociedade Brasileira de Cardiologia. Especialista em Clínica Médica pela Sociedade Brasileira de Clínica Médica. Especialista em Terapia Intensiva pela Associação de Medicina Intensiva Brasileira. Editor do Manual de Cardiologia Cardiopapers. Chefe do Serviço de Cardiologia do Hospital Universitário Onofre Lopes – UFRN.

Fátima Dumas Cintra
Professora Livre-Docente em Cardiologia pela Universidade Federal de São Paulo.

Fausto Feres
Diretor, Instituto Dante Pazzanese de Cardiologia.

Felix José Alvarez Ramires
Professor Livre-Docente, Faculdade de Medicina da Universidade de São Paulo (FMUSP). Assistente da Unidade Clínica de Miocardiopatias e Doenças da Aorta do Instituto do Coração do Hospital das Clínicas da FMUSP (InCor-HCFMUSP). Coordenador do Programa de Insuficiência Cardíaca do Hospital do Coração (HCor).

Fernanda M. Consolim Colombo
Professora Livre-Docente de Cardiologia pela Faculdade de Medicina da Universidade de São Paulo (FMUSP). Médica Assistente da Unidade de Hipertensão do Instituto do Coração do Hospital das Clínicas da FMUSP (InCor-HCFMUSP). Coordenadora do Programa de Pós-Graduação da Universidade Nove de Julho. Diretora de Publicações da Sociedade de Cardiologia do Estado de São Paulo (SOCESP) (2018-2019).

Fernanda Reis de Azevedo
Nutricionista pelo Centro Universitário São Camilo. Doutoranda da Faculdade de Medicina da Universidade de São Paulo (FMUSP).

Fernanda Saboya Cruz
Especialista em Ecocardiografia do Instituto do Coração do Hospital das Clínicas da Faculdade de Medicina da Universidade de São Paulo (InCor-HCFMUSP).

Fernando Augusto Alves da Costa
Médico Cardiologista do Hospital Beneficência Portuguesa de São Paulo. Doutor em Ciências pela Faculdade de Medicina da Universidade de São Paulo. Diretor do Instituto Paulista de Doenças Cardiovasculares (IPDC).

Fernando Bacal
Livre-Docente da Faculdade de Medicina da Universidade de São Paulo (FMUSP). Diretor do Núcleo de Transplantes do Instituto do Coração do Hospital das Clínicas da FMUSP (InCor-HCFMUSP). Coordenador do Programa de Insuficiência Cardíaca e Transplante do Hospital Israelita Albert Einstein.

Fernando Ganem
Doutor em Ciências pela Universidade de São Paulo. Diretor de Governança Clínica do Hospital Sírio-Libanês. Coordenador do Programa de Residência de Clínica Médica do Hospital Sírio-Libanês. Médico Assistente da Unidade de Coronariopatia Aguda do Instituto do Coração do Hospital das Clínicas da Faculdade de Medicina da Universidade de São Paulo (InCor-HCFMUSP). Título de Especialista em Cardiologia pela Sociedade Brasileira de Cardiologia e em Medicina Intensiva pela Associação de Medicina Intensiva Brasileira.

Fernando Nobre
Doutor em Medicina pela Universidade de São Paulo (FMUSP). Professor de Pós-Graduação da Faculdade de Medicina de Ribeirão Preto da Universidade de São Paulo (FMRP-USP). Coordenador da Unidade de Hipertensão do Hospital das Clínicas da Faculdade de Medicina de Ribeirão Preto da Universidade de São Paulo (HC-FMRP-USP).

Flávia Bernardes Morais
Especialista em Cardiologia com Habilitação e Atuação em Ergometria pelo Departamento de Ergometria e Reabilitação da Sociedade Brasileira de Cardiologia (SBC). Médica Ergometrista do Hospital Israelita Albert Einstein. Médica do Setor de Provas Funcionais do Instituto Dante Pazzanese de Cardiologia de São Paulo.

Flávia Bittar B. Arantes
Especialização em Cardiologia pelo Instituto Dante Pazzanese de Cardiologia de São Paulo. Especialista em Cardiologia pela Socie-

dade Brasileira de Cardiologia (SBC) e pela Associação Médica Brasileira (AMB). Especialista em Coronariopatia Aguda pelo Instituto do Coração do Hospital das Clínicas da Faculdade de Medicina da Universidade de São Paulo (InCor-HCFMUSP).

Flávio Tarasoutchi
Professor Livre-Docente em Cardiologia pela Faculdade de Medicina da Universidade de São Paulo (FMUSP). Diretor da Unidade Clínica de Valvopatias do Instituto do Coração do Hospital das Clínicas da Faculdade de Medicina da Universidade de São Paulo (InCor-HCFMUSP). Vice-Presidente do Hospital Israelita Albert Einstein.

Francisco Akira Malta Cardozo
Médico assistente da Unidade Clínica de Medicina Interdisciplinar em Cardiologia do Instituto do Coração do Hospital das Clínicas da Faculdade de Medicina da Universidade de São Paulo (InCor-HCFMUSP).

Francisco Antonio Helfenstein Fonseca
Professor Adjunto da Disciplina de Cardiologia da Escola Paulista de Medicina da Universidade Federal de São Paulo (EPM-UNIFESP).

Francisco Darrieux
Médico Assistente da Unidade Clínica de Arritmias Cardíacas e Responsável pelo Ambulatório Didático de Arritmias Cardíacas e de Arritmias Genéticas pelo Instituto do Coração do Hospital das Clínicas da Faculdade de Medicina da Universidade de São Paulo (InCor-HCFMUSP). Especialista em Arritmologia e Membro da Sociedade Brasileira de Arritmias Cardíacas (Sobrac) e da Sociedade Brasileira de Cardiologia (SBC).

Frederico José Neves Mancuso
Doutorado em Cardiologia pela Escola Paulista de Medicina da Universidade Federal de São Paulo (EPM-UNIFESP). Médico Assistente do Setor de Ecocardiografia da EPM-UNIFESP.

Geraldo Lorenzi-Filho
Professor Associado do Departamento de Pneumologia da Faculdade de Medicina da Universidade de São Paulo (FMUSP). Diretor do Laboratório do Sono, Disciplina de Pneumologia do Instituto do Coração do Hospital das Clínicas da FMUSP (InCor-HCFMUSP).

Giselle de Lima Peixoto
Prestador de Serviços do Instituto do Coração do Hospital das Clínicas da Faculdade de Medicina da Universidade de São Paulo (InCor-HCFMUSP). Plantonista da Unidade de Terapia Intensiva do Hospital Santa Marcelina.

Giulia Vendramini de Paula Ferreira
Cirurgiã Geral formada pela Pontifícia Universidade Católica de Campinas (PUC-Campinas). Cirurgiã Vascular formada pela PUC-Campinas.

Guilherme Fenelon
Professor Livre-Docente em Cardiologia pela Universidade Federal de São Paulo. Coordenador do Centro de Arritmia do Hospital Israelita Albert Einstein.

Guilherme Flora Vargas
Professor Mestre da Disciplina de Cirurgia Cardiovascular da Escola Paulista de Medicina da Universidade Federal de São Paulo (EPM-UNIFESP).

Guilherme Sobreira Spina
Professor Colaborador Médico da Faculdade de Medicina da Universidade de São Paulo (FMUSP). Coordenador da Liga de Combate à Febre Reumática da FMUSP. Médico Assistente da Unidade Clínica de Valvopatia do Instituto do Coração do Hospital das Clínicas da FMUSP (InCor-HCFMUSP).

Gustavo Bernardes F. Oliveira
Médico Efetivo da Secretaria de Estado da Saúde de São Paulo. Médico Cardiologista Assistente da Unidade Coronária, Plantonista Chefe da Unidade de Recuperação Operatória de Cirurgia Cardíaca, Médico Pesquisador da Divisão de Epidemiologia Translacional e Vice-Coordenador do Comitê de Ética em Pesquisa Clínica do Instituto Dante Pazzanese de Cardiologia de São Paulo.

Gustavo Calado de Aguiar Ribeiro
Chefe do Serviço de Cirurgia Cardíaca da Pontifícia Universidade Católica de Campinas (PUC-Campinas).

Heitor Moreno Júnior
Professor Titular de Clínica Médica. Livre-Docente da Faculdade de Ciências Médicas da Universidade Estadual de Campinas (Unicamp).

Hélio Penna Guimarães
Especialista em Medicina de Emergência, Medicina Intensiva e Cardiologia. Doutor em Ciências pela Universidade de São Paulo. Professor Afiliado do Departamento de Medicina da Escola Paulista de Medicina da Universidade Federal de São Paulo (EPM-UNIFESP). Médico Pesquisador do Instituto de Pesquisa do Hospital do Coração (HCor). Médico Coordenador do Instituto de Educação do HCor. *International Fellow* pela American Heart Association (FAHA) e *Fellow* pelo American College of Physicians (FACP). Professor Titular da Disciplina de Medicina de Emergência do Centro Universitário São Camilo (CUSC-SP).

Heno Ferreira Lopes
Médico Assistente da Unidade de Hipertensão do Instituto do Coração do Hospital das Clínicas da Faculdade de Medicina da Universidade de São Paulo (InCor-HCFMUSP). Doutor em Ciências pela FMUSP. Professor-Livre Docente pelo Departamento de Cardiopneumologia da FMUSP. Professor na Pós-graduação em Medicina na Universidade Nove de Julho (Uninove).

Henrique Tria Bianco
Doutor e Pós-Doutoramento em Cardiologia pela Escola Paulista de Medicina da Universidade Federal de São Paulo.

Hermes Toros Xavier
Doutor e Pós-Doutor em Cardiologia pela Faculdade de Medicina da Universidade de São Paulo. *Fellow* da European Society of Cardiology.

Horacio Gomes Pereira Filho
Médico Assistente da Unidade de Eletrocardiologia de Repouso do Instituto do Coração do Hospital das Clínicas da Faculdade de Medicina da Universidade de São Paulo (InCor-HCFMUSP).

Humberto Pierri
Professor Livre-Docente pela Universidade de São Paulo (USP). Chefe do Grupo de Cardiogeriatria do Instituto do Coração do Hospital das Clínicas da Faculdade de Medicina da USP (InCor--HCFMUSP).

Ibraim Masciarelli F. Pinto
Médico Master da Cardiologia Fleury. Diretor do Serviço de Métodos Complementares do Instituto Dante Pazzanese de Cardiologia. Doutor em Ciências pela Faculdade de Medicina da Universidade de São Paulo (FMUSP).

Idiberto José Zotarelli Filho
Mestre e Doutor. Pesquisador em medicina regenerativa com células-tronco e biomateriais no Programa de Biofísica Molecular (Pós-graduação) da Universidade Estadual Paulista (Unesp) – Ibilce. Professor e pesquisador do Instituto Domingo Braile de São José do Rio Preto/SP. Editor, Estatístico e Revisor de jornais internacionais na área da saúde.

Isabela Martins Bensenor
Afiliada ao Centro de Pesquisa Clínica e Epidemiológica do Hospital Universitário da Universidade de São Paulo.

Izo Helber
Assistente Doutor Coordenador do Setor de Cardiogeriatra da Disciplina de Cardiologia da Universidade Federal de São Paulo. Presidente futuro do Departamento de Cardiogeriatria da Sociedade Brasileira de Cardiologia 2020/2021.

Jaime Paula Pessoa Linhares Filho
Especialista em Ecocardiografia do Instituto do Coração do Hospital das Clínicas da Faculdade de Medicina da Universidade de São Paulo (InCor-HCFMUSP).

Jairo Borges
Assistente Doutor do Setor de Cardiogeriatria da Disciplina de Cardiologia da Disciplina de Cardiologia da Universidade Federal de São Paulo.

Januario Manoel de Souza
Chefe de Equipe de cirurgia cardiovascular do Hospital Beneficência Portuguesa de São Paulo.

Jarbas Jakson Dinkhuysen
Professor Livre-Docente pela Faculdade de Medicina da Universidade de São Paulo (FMUSP).

Jefferson Curimbaba
Serviço de Cardiologia, Hospital do Servidor Público Estadual, São Paulo, SP.

João Chaker Saba
Doutorado em Ciências Médicas e Biológicas pela Universidade Federal de São Paulo (UNIFESP). Médico da UNIFESP.

João Fernando Monteiro Ferreira
Doutor em Cardiologia pela Faculdade de Medicina da Universidade de São Paulo. Especialista em Cardiologia pela SBC/AMB/CFM. Fellow ACC e ESC. Médico Assistente do Instituto do Coração do Hospital das Clínicas da FMUSP (InCor-HCFMUSP). Professor da Disciplina de Cardiologia da FMABC.

João Henrique Clasen
Cardiologista pelo Instituto do Coração do Hospital das Clínicas da Faculdade de Medicina da Universidade de São Paulo (InCor--HCFMUSP) e Sociedade Brasileira de Cardiologia. Especialista em Arritmologia pelo InCor-HCFMUSP.

João Manoel Rossi Neto
Doutor em Ciências pela Faculdade de Medicina da Universidade de São Paulo (FMUSP). Responsável pelo Ambulatório de Disfunção Ventricular e Transplante de Coração do Instituto Dante Pazzanese de Cardiologia de São Paulo.

João Nelson R. Branco
Professor Livre-Docente. Doutor da Disciplina de Cirurgia Cardiovascular da Escola Paulista de Medicina da Universidade Federal de São Paulo (EPM-UNIFESP).

João Pimenta
Serviço de Cardiologia, Hospital do Servidor Público Estadual, São Paulo, SP.

João Roberto Breda
Professor Adjunto da Disciplina de Cirurgia Cardiovascular da Universidade Federal de São Paulo.

José Antonio Franchini Ramires
Professor Titular de Cardiologia, Instituto do Coração do Hospital das Clínicas da Faculdade de Medicina da Universidade de São Paulo (InCor-HCFMUSP).

José Antonio Marin-Neto
Professor Titular de Cardiologia e Diretor do Serviço de Cardiologia Intervencionista da Faculdade de Medicina de Ribeirão Preto da Universidade de São Paulo (FMRP-USP).

José Augusto Duncan
Médico Assistente da Divisão de Cirurgia Cardiovascular do Instituto do Coração do Hospital das Clínicas da Faculdade de Medicina da Universidade de São Paulo (InCor-HCFMUSP).

José Carlos Nicolau
Professor Associado da Faculdade de Medicina da Universidade de São Paulo (FMUSP). Diretor da Unidade de Coronariopatia Aguda do Instituto do Coração do Hospital das Clínicas da FMUSP (InCor-HCFMUSP).

José Carlos Pachón Mateos
Diretor do Serviço de Arritmias, Eletrofisiologia e Marca-passo do Hospital do Coração (HCor) de São Paulo. Diretor do Serviço de Estimulação Cardíaca Artificial do Instituto Dante Pazzanese de Cardiologia de São Paulo.

José Cícero Stocco Guilhen
Doutor em Medicina pela Escola Paulista de Medicina da Universidade Federal de São Paulo (EPM-UNIFESP). Especialista em Cirurgia Cardiovascular pela Sociedade Brasileira de Cirurgia Cardiovascular (SBCCV). Membro da Sociedade Europeia de Cirurgia Cardiovascular (EACTS). Médico da Disciplina de Cirurgia Cardiovascular da EPM-UNIFESP.

José de Arimatéia Batista Araújo Filho
Doutor em Radiologia pela Universidade de São Paulo (USP) e *Postdoctoral Research Fellowship* pelo Memorial Sloan-Kettering Cancer Center – NYC. Radiologista torácico do Hospital Sírio-Libanês.

José Eduardo Krieger
Diretor do Laboratório de Genética e Cardiologia Molecular do Instituto do Coração do Hospital das Clínicas da FMUSP (InCor-HCFMUSP).

José Fernando Vilela-Martin
Professor Adjunto Doutor da Faculdade de Medicina de São José do Rio Preto (FAMERP). Livre-Docente pela Faculdade de Medicina da Universidade de São Paulo (FMUSP). *Fellow* da AHA.

José Francisco Kerr Saraiva
Professor Titular da Disciplina de Cardiologia da Faculdade de Medicina da Pontifícia Universidade Católica de Campinas (PUC-Campinas). Diretor de Pesquisa do Instituto de Pesquisa Clínica de Campinas (IPECC). *Fellow* do American College of Cardiology e da Sociedade Europeia de Cardiologia (ESC). Vice-Presidente do Departamento de Aterosclerose da Sociedade Brasileira de Cardiologia (SBC) (2018-2019). Presidente da Sociedade de Cardiologia do Estado de São Paulo (SOCESP) (2018-2019).

José Honório de Almeida Palma da Fonseca
Professor-Adjunto e Livre-Docente de Cirurgia Cardiovascular da Escola Paulista de Medicina da Universidade Federal de São Paulo (EPM-UNIFESP). Professor Colaborador do Instituto do Coração do Hospital das Clínicas da Faculdade de Medicina da Universidade de São Paulo (InCor-HCFMUSP).

José Jayme Galvão de Lima
Professor Livre-Docente da Faculdade de Medicina da Universidade de São Paulo. Médico da Unidade de Hipertensão do Instituto do Coração do Hospital das Clínicas da Faculdade de Medicina da Universidade de São Paulo (InCor-HCFMUSP).

José Leonidas Alves-Jr
Médico pneumologista, Unidade de Circulação Pulmonar da Disciplina de Pneumologia do Instituto do Coração do Hospital das Clínicas da Faculdade de Medicina da Universidade de São Paulo (InCor-HCFMUSP).

José Marcos Moreira
Serviço de Cardiologia, Hospital do Servidor Público Estadual, São Paulo, SP.

José Pedro da Silva
Doutor em Cirurgia Cardiovascular pela Faculdade de Medicina da Universidade de São Paulo (FMUSP).

José Ribamar Costa Jr.
Chefe da Seção de Intervenção Coronária do Instituto Dante Pazzanese de Cardiologia de São Paulo.

José Rodrigues Parga Filho
Doutor em Medicina pela Faculdade de Medicina da Universidade de São Paulo (FMUSP). Médico Assistente da Seção de Ressonância Magnética e Tomografia Cardiovascular do Instituto do Coração do Hospital das Clínicas da FMUSP (InCor-HCFMUSP).

José Soares Junior
Livre-Docente em Medicina Nuclear pela Faculdade de Medicina da Universidade de São Paulo (FMUSP). Médico Chefe do Serviço de Medicina Nuclear e Imagem Molecular do Instituto do Coração do Hospital das Clínicas da FMUSP (InCor-HCFMUSP).

Joyce Maria Annichino-Bizzacchi
Professora Titular de Hematologia da Universidade Estadual de Campinas (Unicamp).

Juán Carlos Pachón Mateos
Médico Coordenador do Serviço de Holter do Hospital do Coração (HCor) de São Paulo. Médico do Serviço de Estimulação Cardíaca Artificial do Instituto Dante Pazzanese de Cardiologia de São Paulo. Médico do Serviço de Eletrofisiologia, Marca-passo e Arritmias do HCor de São Paulo.

Juan Carlos Yugar-Toledo
Professor Doutor em Farmacologia pela Faculdade de Ciências Médicas da Universidade Estadual de Campinas (Unicamp). Docente de Pós-graduação da Faculdade de Medicina de São José do Rio Preto (FAMERP).

Julia Daher Carneiro Marsiglia
Doutora em Ciências (Genética) pela Faculdade de Medicina da Universidade de São Paulo.

Juliana Barbosa Sobral
Médica cardiologista. Pós-graduanda da Unidade de Circulação Pulmonar da Disciplina de Pneumologia do Instituto do Coração

do Hospital das Clínicas da Faculdade de Medicina da Universidade de São Paulo (InCor-HCFMUSP).

Juliano Lara Fernandes
Médico Cardiologista, Pesquisador do Instituto de Ensino e Pesquisa Jose Michel Kalaf e Radiologia Clínica de Campinas. Graduado em Medicina pela Faculdade de Ciências Médicas da Universidade Estadual de Campinas (Unicamp). Doutor em Medicina pela Faculdade de Medicina da Universidade de São Paulo e MBA em Gestão de Sistemas de Saúde pela Fundação Getúlio Vargas.

Julio F. Marchini
Pós-Doutorado pelo Hospital Brigham & Women's e Harvard Medical School. Professor Colaborador da Divisão de Emergências Clínicas do Departamento de Clínica Médica.

Katashi Okoshi
Professor Associado do Departamento de Clínica Médica da Faculdade de Medicina de Botucatu, Universidade Estadual Paulista Júlio de Mesquita Filho (Unesp).

Kátia De Angelis
Professora Adjunta do Departamento de Fisiologia, Coordenadora do Laboratório de Fisiologia do Exercício, Universidade Federal de São Paulo (UNIFESP). Graduada em Ciências Biológicas pela Universidade Federal do Rio Grande do Sul (UFRGS) e em Educação Física pelo Instituto Porto Alegre. Mestrado e Doutorado em Fisiologia pela UFRGS. Pós-doutorado pelo Instituto do Coração do Hospital das Clínicas da Faculdade de Medicina da Universidade de São Paulo & Wrigth State University.

Leonardo A. M. Zornoff
Professor Titular do Departamento de Clínica Médica; Faculdade de Medicina de Botucatu (Unesp).

Leopoldo Soares Piegas
Especialista em Cardiologia e Medicina Intensiva. Ex-Presidente da Sociedade de Cardiologia do Estado de São Paulo (1990-1991). Médico do Hospital do Coração (HCor)/Associação Beneficente Síria. Professor Livre-Docente pela Faculdade de Medicina da Universidade de São Paulo. *International Fellow* pela American Heart Association (FAHA).

Ligia Nasi Laranjeira
Gerente do Instituto de Pesquisa do Hospital do Coração (HCor)/Associação Beneficente Síria. Atua na liderança da equipe em estudos multicêntricos. Cursa doutorado pelo Programa de Pós-graduação em Medicina Translacional da Universidade Federal de São Paulo (UNIFESP). Graduada em Fisioterapia pela Pontifícia Universidade Católica de Campinas. Residência em Fisioterapia Cardiovascular funcional pelo Instituto Dante Pazzanese de Cardiologia.

Lilia Nigro Maia
Doutora em Cardiologia pela Faculdade de Medicina da Universidade de São Paulo (FMUSP). Professora Adjunta da Faculdade de Medicina de São José do Rio Preto (FAMERP). Diretora Médica do Centro Integrado de Pesquisa (CIP) do Hospital de Base da FAMERP (HB-FAMERP).

Lilian Maria José Albano
Doutora em Medicina pela Faculdade de Medicina da Universidade de São Paulo (FMUSP). Médica da Unidade de Genética do Instituto da Criança do Hospital das Clínicas da FMUSP (ICr-HCFMUSP).

Livia Arcêncio do Amaral
Professora Adjunta do Departamento de Ciências da Saúde da Universidade Federal de Santa Catarina (UFSC).

Lucas Colombo Godoy
Médico pela Escola Paulista de Medicina da Universidade Federal de São Paulo (EPM-UNIFESP). Cardiologista pelo Instituto do Coração do Hospital das Clínicas da Faculdade de Medicina da Universidade de São Paulo (InCor- HCFMUSP) e pela Sociedade Brasileira de Cardiologia. *Fellow* no Peter Munk Cardiac Centre, Clinical Trials Unit, University of Toronto, Canada.

Lucas José Tachotti Pires
Médico Colaborador da Unidade Clínica de Valvopatias do Instituto do Coração do Hospital das Clínicas da Faculdade de Medicina da Universidade de São Paulo (InCor-HCFMUSP). Médico Assistente da Equipe de Transplante Cardíaco do Hospital Israelita Albert Einstein. Membro da Sociedade Brasileira de Cardiologia da American Heart Association e do American College of Cardiology. Membro do Grupo de Tralbalho em Valvopatias da Sociedade Europeia de Cardiologia.

Luciana Fonseca da Silva
Doutora em Ciências pelo programa de Cirurgia Cardiovascular da Escola Paulista de Medicina da Universidade Federal de São Paulo (EPM-UNIFESP). Cirurgiã cardiovascular pediátrica da Disciplina de Cirurgia Cardiovascular da EPM-UNIFESP.

Luciana Sacilotto
Médica Assistente da Unidade Clínica de Arritmias Cardíacas e Corresponsável pelo Ambulatório Didático de Arritmias Cardíacas e de Arritmias Genéticas do Instituto do Coração do Hospital das Clínicas da Faculdade de Medicina da Universidade de São Paulo (InCor-HCFMUSP). Especialista em Arritmologia e Membro da Sociedade Brasileira de Arritmia Cardíaca (SOBRAC) e da Sociedade Brasileira de Cardiologia (SBC). Médica e Colaboradora do Centro de Arritmologia do Hospital Alemão Oswaldo Cruz – São Paulo.

Luciana Savoy Fornari
Doutorado e Pós-Doutorado em Cardiologia pela Faculdade de Medicina da Universidade de São Paulo (FMUSP).

Luciano F. Drager
Professor Associado do Departamento de Clínica Médica, Disciplina de Nefrologia da Faculdade de Medicina da Universidade de São Paulo (FMUSP). Diretor da Unidade de Hipertensão, Disciplina de Nefrologia, do Hospital das Clínicas da FMUSP (HCFMUSP).

Médico Assistente da Unidade de Hipertensão do Instituto do Coração (InCor-HCFMUSP).

Luciano Moreira Baracioli
Médico Assistente da Unidade Clínica de Coronariopatia Aguda do Instituto do Coração do Hospital das Clínicas da Faculdade de Medicina da Universidade de São Paulo (InCor-HCFMUSP). Doutor em Cardiologia pela FMUSP. Professor Colaborador da Disciplina de Cardiopneumologia da FMUSP.

Luís Alberto Oliveira Dallan
Professor Associado da Faculdade de Medicina da Universidade de São Paulo (FMUSP). Diretor da Unidade Cirúrgica de Coronariopatias do Instituto do Coração (InCor) da Faculdade de Medicina da Universidade de São Paulo(FMUSP).

Luís Augusto Palma Dallan
Médico Assistente da Divisão de Cardiologia Intervencionista do Instituto do Coração do Hospital das Clínicas da Faculdade de Medicina da Universidade de São Paulo (InCor-HCFMUSP). Título de Especialista em Cardiologia pela SBC/AMB. Título de Especialista em Hemodinâmica e Cardiologia Intervencionista pela SBHCI/AMB.

Luís Henrique Wolff Gowdak
Médico Assistente do Laboratório de Genética e Cardiologia Molecular e da Unidade Clínica de Coronariopatia Crônica do Instituto do Coração do Hospital das Clínicas da Faculdade de Medicina da Universidade de São Paulo (InCor-HCFMUSP). Doutor em Cardiologia pela FMUSP. Especialista em Cardiologia pela Sociedade Brasileira de Cardiologia (SBC)/Associação Médica Brasileira (AMB). *Fellow* da European Society of Cardiology.

Luís Roberto Palma Dallan
Médico Assistente da Unidade Cirúrgica de Coronariopatias do Instituto do Coração do Hospital das Clínicas da Faculdade de Medicina da Universidade de São Paulo (InCor-FMUSP). Título de Especialista em Cirurgia Cardiovascular pela SBCCV.

Luiz Alberto Benvenuti
Doutor pela Faculdade de Medicina da Universidade de São Paulo (FMUSP). Médico-chefe do Serviço de Anatomia Patológica do Instituto do Coração do Hospital das Clínicas da FMUSP (InCor-HCFMUSP).

Luiz Antonio Machado César
Doutor em Cardiologia pela Faculdade de Medicina da Universidade de São Paulo (FMUSP). Professor-Associado de Cardiologia da FMUSP. Diretor da Unidade de Coronariopatia Crônica do Instituto do Coração do Hospital das Clínicas da FMUSP (InCor-HC-FMUSP).

Luiz Aparecido Bortolotto
Diretor da Unidade de Hipertensão do Instituto do Coração do Hospital das Clínicas da Faculdade de Medicina da Universidade de São Paulo (InCor-HCFMUSP). Doutor em Cardiologia pela

FMUSP. Professor Livre-Docente pelo Departamento de Cardiopneumologia da FMUSP.

Luiz Eduardo Mastrocola
Diretor do Serviço de Medicina Nuclear do Hospital do Coração, São Paulo. Coordenador da Residência de Cardiologia Clínica do Hospital do Coração, São Paulo. Médico do Serviço de Reabilitação do Instituto Dante Pazzanese de Cardiologia. Doutor em Ciências, Área de Concentração Cardiologia, pela Faculdade de Medicina da Universidade de São Paulo.

Luiz Felipe Porrio de Andrade
Médico Assistente da Seção de Valvopatias do Instituto Dante Pazzanese de Cardiologia. Médico Chefe de Plantão no Pronto-socorro e plantonista da Unidade Coronariana do Hospital do Servidor Público Estadual de São Paulo.

Luiz Francisco Cardoso
Professor Livre-Docente pela Faculdade de Medicina da Universidade de São Paulo (FMUSP). Professor Colaborador da FMUSP. Especialista em Cardiologia pela Sociedade Brasileira de Cardiologia (SBC). Superintendente de Pacientes Internos do Hospital Sírio-Libanês.

Manuel Adan Gil
Médico Assistente da Disciplina de Cardiologia da Escola Paulista de Medicina da Universidade Federal de São Paulo (UNIFESP) (1989 a 2018). Responsável pelo Setor de Ecocardiografia sob Estresse da Escola Paulista de Medicina da Universidade Federal de São Paulo (UNIFESP) (até 2018).

Manuel Felipe de Morais Santos
Médico formado pela Universidade Estadual do Piauí (UESPI). Cardiologista e Especialista em Doenças Valvares e Endocardite Infecciosa pelo Instituto Dante Pazzanese de Cardiologia (IDPC). Membro titulado da Sociedade Brasileira de Cardiologia (SBC). Mestrando em Cardiologia pelo Programa IDPC-USP. Médico Assistente e Preceptor do Ambulatório de Valvopatias do Instituto de Cardiologia do Distrito Federal (ICDF).

Marcelo Arruda Nakazone
Doutor em Ciências da Saúde pela Faculdade de Medicina de São José do Rio Preto (FAMERP). Diretor Científico do Centro Integrado de Pesquisa (CIP) e Cardiologista Assistente da Unidade Coronária do Hospital de Base da Faculdade de Medicina de São José do Rio Preto (HB-FAMERP).

Marcelo Chiara Bertolami
Seção Médica de Dislipidemias do Instituto Dante Pazzanese de Cardiologia da Secretaria de Estado da Saúde de São Paulo.

Marcelo Jatene
Diretor da Unidade de Cirurgia Cardíaca Pediátrica e Orientador do Instituto do Coração do Hospital das Clínicas da Faculdade de Medicina da Universidade de São Paulo (InCor-HCFMUSP). Médico Responsável pelo Setor da Cirurgia Cardiopediátrica do Hospital do Coração (HCor) de São Paulo.

Marcelo Katz
Doutor em Cardiologia pela Faculdade de Medicina da Universidade de São Paulo (FMUSP). *Master of Health Sciences* da Clinical Research da Duke University. Coordenador do Núcleo de Apoio à Pesquisa Cardiovascular do Programa de Cardiologia do Hospital Israelita Albert Einstein.

Marcelo Luiz Campos Vieira
Professor Livre-Docente da Faculdade de Medicina da Universidade de São Paulo (FMUSP). Presidente do Departamento de Imagem Cardiovascular (DIC, SBC). Assistente do Setor de Ecocardiografia do Instituto do Coração do Hospital das Clínicas da FMUSP (InCor-HCFMUSP). Assistente do Setor de Ecocardiografia do Hospital Israelita Albert Einstein.

Marcelo S. Ribeiro
Médico Assistente da Seção Médica de Intervenções em Cardiopatias Congênitas do Instituto Dante Pazzanese de Cardiologia de São Paulo.

Marcelo Villaça Lima
Doutor em Ciências pela FMUSP. Médico assistente do Serviço de Cardiologia do Hospital de Base (FUNFARME) e Docente do Curso de Graduação em Medicina da FACERES – São José do Rio Preto/SP.

Márcio Gonçalves Sousa
Chefe da Seção de Hipertensão Arterial e Nefrologia do Instituto Dante Pazzanese de Cardiologia. Mestre, Doutor, *Research Fellow* na UCSF, *Fellow* da ESH/ESC.

Marcio Hiroshi Miname
Doutoramento em Ciências pela Universidade de São Paulo (USP). Unidade Clínica de Dislipidemias e Prevenção de Aterosclerose do Instituto do Coração do Hospital das Clínicas da Faculdade de Medicina da Universidade de São Paulo (InCor-HCFMUSP). Médico do *Check-up* do Hospital Sírio-Libanês.

Márcio Jansen de Oliveira Figueiredo
Professor Doutor MS3 do Departamento de Clínica Médica, Disciplina de Cardiologia, da Faculdade de Ciências Médicas da Universidade Estadual de Campinas (FCM-Unicamp). Eletrofisiologista Responsável pelo Serviço de Eletrofisiologia do Hospital de Clínicas da FCM-Unicamp. Especialista em Eletrofisiologia pela Sociedade Brasileira de Arritmias Cardíacas (SOBRAC), da Sociedade Brasileira de Cardiologia (SBC).

Marco Antonio Praça de Oliveira
Doutor em Ciências pela Faculdade de Medicina da Universidade de São Paulo. Diretor do Serviço de Cirurgia Cardiovascular Robótica e Minimamente Invasiva da Equipe do Prof. Dr. Sergio Almeida de Oliveira.

Marco Aurelio Finger
Doutor em Ciências pela Universidade de São Paulo (USP), no Programa de Pós-Graduação de Medicina/Tecnologia e Intervenção em Cardiologia. Médico Cardiologista da Seção Médica de Transplante do Instituto Dante Pazzanese de Cardiologia de São Paulo.

Marcondes Cavalcante França Junior
Departamento de Neurologia, Faculdade de Ciências Médicas da Universidade Estadual de Campinas (Unicamp).

Marcos Gradim Tiveron
Doutor em Ciências pela Faculdade de Medicina da Universidade de São Paulo (FMUSP). Título de Especialista em Cirurgia Cardiovascular pelo Instituto do Coração do Hospital das Clínicas da FMUSP (InCor-HCFMUSP) e pela Sociedade Brasileira de Cirurgia Cardiovascular/Associação Médica Brasileira (SBCCV/AMB). Cirurgião Cardiovascular da Santa Casa de Marília. Cirurgião Assistente da Disciplina de Cirurgia Cardiovascular da Faculdade de Medicina de Marília (FAMEMA).

Marcus Vinicius Simões
Professor-Associado da Divisão de Cardiologia do Departamento de Clínica Médica da Faculdade de Medicina de Ribeirão Preto da Universidade de São Paulo (FMRP-USP). Coordenador da Clínica de Insuficiência Cardíaca do Hospital das Clínicas da FMRP-USP.

Maria Angélica Binotto
Doutora em Cardiologia pela Universidade de São Paulo. Médica Assistente da Unidade Clínica de Cardiologia Pediátrica e Cardiopatia Congênita do Adulto do Instituto do Coração do Hospital das Clínicas da Faculdade de Medicina da Universidade de São Paulo (InCor-HCFMUSP).

Maria Aparecida de Almeida e Silva
Médica Cardiologista Pediátrica do Instituto Dante Pazzanese de Cardiologia de São Paulo. Responsável pelo Ambulatório de Crianças e Adolescentes e Coordenadora do Setor de Primeiro Atendimento.

Maria Christiane Valéria Braga Braile-Sternieri
Professora Doutora em Ciências da Saúde pela FAMERP-RP. Cardiologista Especialista pela Sociedade Brasileira de Cardiologia. Chefe do Serviço de Cardiologia do Instituto Domingo Braile. Diretora Clínica do Hospital Beneficência Portuguesa de São José do Rio Preto, SP.

Maria Cláudia Irigoyen
Professora Livre-Docente do Departamento de Cardiopneumologia da Faculdade de Medicina da Universidade de São Paulo (FMUSP). Médica Assistente da Unidade de Hipertensão do Instituto do Coração do Hospital das Clínicas da FMUSP (InCor-HCFMUSP).

Maria Cristina de Oliveira Izar
Professora Livre-Docente da Disciplina de Cardiologia da Escola Paulista de Medicina da Universidade Federal de São Paulo (EPM-UNIFESP). *Fellow* da Sociedade Europeia de Cardiologia. Presidente do Departamento de Aterosclerose da Sociedade Brasileira de Cardiologia (SBC) (2018-2019). Diretora Científica da Socie-

dade de Cardiologia do Estado de São Paulo (SOCESP) (2018-2019).

Maria Rita de Figueiredo Lemos Bortolotto
Mestrado em Obstetrícia e Ginecologia pela Faculdade de Medicina da Universidade de São Paulo (FMUSP). Doutorado em Obstetrícia e Ginecologia pela FMUSP. Médica Supervisora do Hospital das Clínicas da FMUSP (HCFMUSP).

Maria Teresa Nogueira Bombig
Assistente Doutora do Setor de Cardiopatia Hipertensiva da Disciplina de Cardiologia da Escola Paulista de Medicina da Universidade Federal de São Paulo (EPM-UNIFESP). Professora aposentada da Faculdade de Ciências Médicas da Santa Casa de São Paulo, Departamento de Medicina, Disciplina de Cardiologia.

Mariana Bellaguarda de Castro Sepulvida
Especialista em Clínica Médica pela Pontifícia Universidade Católica de Campinas (PUC-Campinas). Especialista em Geriatria pela Escola Paulista de Medicina da Universidade Federal de São Paulo (EPM-UNIFESP) e pela Sociedade Brasileira de Geriatria e Gerontologia (SBGG). Médica Assistente do Serviço de Cardiologia da Disciplina de Geriatria e Gerontologia da EPM-UNIFESP.

Mariana Pinto Wetten
Especialização em Cardiologia Clínica do Adulto pelo Instituto do Coração do Hospital das Clínicas da Faculdade de Medicina da Universidade de São Paulo (InCor-HCFMUSP). Pós-Graduação em Transplante e Insuficiência Cardíaca no InCor-HCFMUSP.

Maristela Carvalho da Costa
Chefe da UTI do Serviço de Nefrologia do Hospital das Clínicas da Faculdade de Medicina da Universidade de São Paulo (HCFMUSP). Médica do Grupo de Nefrologia do Instituto do Coração (InCor) do HCFMUSP.

Martina Battistini Pinheiro
Médica Especialista em Cardiologia pela Sociedade Brasileira de Cardiologia (SBC). Médica Especialista em Arritmia pelo Instituto do Coração do Hospital das Clínicas da Faculdade de Medicina da Universidade de São Paulo (HCFMUSP) e pela Sociedade Brasileira de Arritmias Cardíacas (Sobrac).

Martino Martinelli Filho
Professor Livre-Docente pela Faculdade de Medicina da Universidade de São Paulo (FMUSP). Diretor da Unidade Clínica de Estimulação Cardíaca Artificial do Instituto do Coração do Hospital das Clínicas da FMUSP (InCor-HCFMUSP).

Matheus Kiszka Scheffer
Médico do Programa de Residência Médica em Cardiologia do Instituto Dante Pazzanese de Cardiologia de São Paulo.

Matheus Simonato
Médico pela Escola Paulista de Medicina da Universidade Federal de São Paulo (EPM-UNIFESP) e pesquisador pelo Registro VIVID (Valve-in-Valve International Data) – São Paulo.

Maurício Scanavacca
Professor Livre-Docente pela Faculdade de Medicina da Universidade de São Paulo (FMUSP). Médico da Unidade Clínica de Arritmias Cardíacas e Supervisor do Laboratório de Eletrofisiologia do Instituto do Coração do Hospital das Clínicas da FMUSP (InCor-HCFMUSP).

Miguel Antonio Moretti
Doutor em Cardiologia pela FMUSP. Médico Assistente da Unidade de Coronariopatia Crônica do InCor-HCFMUSP. Especialista em Cardiologia pela SBC/AMB/CFM. Fellow ACC, AHA e ESC. Professor Afiliado da Disciplina de Cardiologia da FMABC.

Mildred Patrícia Ferreira da Costa
Doutora e Mestre em Enfermagem na Saúde do Adulto pela Escola de Enfermagem da Universidade de São Paulo (EE-USP). Coordenadora do Curso de Especialização em Enfermagem em Emergência do Centro Universitário São Camilo. Docente da Graduação e do Programa de Mestrado Profissional em Enfermagem do Centro Universitário São Camilo. Instrutora de ACLS do Centro de Treinamento em Emergências da Sociedade de Cardiologia do Estado de São Paulo (SOCESP) e do IEP do Hospital Sírio-Libanês.

Minna Moreira Dias Romano
Professora Doutora da Divisão de Cardiologia do Departamento de Clínica Médica da Faculdade de Medicina de Ribeirão Preto da Universidade de São Paulo (FMRP-USP). Coordenadora do Laboratório de Ecocardiografia de Adultos do HCRP-USP.

Moacir Fernandes de Godoy
Professor Livre-Docente da Faculdade de Medicina de São José do Rio Preto.

Mônica Samuel Avila Grinberg
Doutora em Ciências pela Faculdade de Medicina da Universidade de São Paulo (FMUSP). Médica Assistente do Núcleo de Transplante do Instituto do Coração do Hospital das Clínicas da FMUSP (InCor-HCFMUSP). Médica Assistente do Equipe da Insuficiência Cardíaca e Transplante do Hospital Sírio-Libanês.

Mônica Satsuki Shimoda
Médica Assistente da UTI Neonatal e Pediátrica da Unidade de Cardiologia Pediátrica e Cardiopatias Congênitas no Adulto do Instituto do Coração do Hospital das Clínicas da Faculdade de Medicina da Universidade de São Paulo (InCor-HCFMUSP).

Morun Bernardino Neto
Pós-doutorado em Genética e Bioquímica (2013), Doutorado em Genética e Bioquímica (2011), Mestrado em Genética e Bioquímica (2006), Especialização em Endodontia (2005) e Graduação em Odontologia (1998), todos pela Universidade Federal de Uberlândia. Possui experiência em nível superior nas áreas: Bioquímica, Biologia Celular e Molecular, Química Analítica, Toxicologia, Epidemiologia e Estatística. Professor Doutor no Departamento de Ciências Básicas e Ambientais da EEL na Universidade de São Paulo (USP). Suas áreas de atuação em pesquisa são: Toxicidade de pesticidas e solventes em humanos, Estabilidade de complexos or-

ganizacionais anfifílicos, Métodos de pesquisa e Investigação por meio de questionário.

Múcio Tavares de Oliveira Jr.
Diretor da Unidade Clínica de Emergência do Instituto do Coração do Hospital das Clínicas da Faculdade de Medicina da Universidade de São Paulo (InCor-HCFMUSP). Professor Colaborador da FMUSP.

Murillo de Oliveira Antunes
Doutor em Cardiologia pela Universidade de São Paulo (USP). Médico Pesquisador da Unidade Clínica de Miocardiopatias do Instituto do Coração do Hospital das Clínicas da FMUSP (InCor-HCFMUSP). Professor da Faculdade de Medicina de Bragança Paulista – SP.

Nadja Arraes de Alencar Carneiro de França
Médica da Seção de Cardiologia Pediátrica e Cardiopatias Congênitas do Adulto do Instituto Dante Pazzanese de Cardiologia de São Paulo.

Nana Ikari
Doutora em Medicina (Cardiologia) pela Faculdade de Medicina da Universidade de São Paulo (FMUSP). Diretora da Unidade Clínica de Cardiologia Pediátrica e Cardiopatias Congênitas do Adulto do Instituto do Coração do Hospital das Clínicas da FMUSP (InCor-HCFMUSP).

Natali Schiavo Giannetti
Clínica médica na Escola Paulista de Medicina, título pela SBCM. Cardiologia no Instituto do Coração do Hospital das Clínicas da Faculdade de Medicina da Universidade de São Paulo (InCor-HC-FMUSP), título de Especialista pela SBC. Coordenadora dos Cursos de Suporte Avançado de Vida do Centro de Treinamento e Simulação em Emergências Cardiovasculares (CT-InCor-HCFMUSP). Instrutora do Curso de Suporte Avançado de Vida da American Heart Association. Coordenadora do Time de Resposta Rápida (TRR) do InCor-HCFMUSP.

Nathalia dos Reis de Moraes
Especialização em Cardiologia pelo Instituto do Coração do Hospital das Clínicas da Faculdade de Medicina da Universidade de São Paulo (InCor-HCFMUSP). Especialização em Insuficiência Cardíaca e Transplante pelo InCor-HCFMUSP. Título de Especialista em Cardiologia pela SBC.

Nelisa Helena Rocha
Residência médica no Serviço de Medicina Nuclear do Hospital das Clínicas da Faculdade de Medicina da Universidade de São Paulo (HCFMUSP). Pós-graduanda (Doutorado) em Radiologia pela FMUSP. Especialista em Medicina Nuclear pela Sociedade Brasileira de Medicina Nuclear/Associação Médica Brasileira (SBMN/AMB).

Nelson Américo Hossne Júnior
Professor Adjunto da Disciplina de Cirurgia Cardiovascular do Departamento de Cirurgia da Escola Paulista de Medicina da Universidade Federal de São Paulo (EPM-UNIFESP).

Neuza Lopes
Livre-Docente em Medicina pela Universidade de São Paulo. Médica da Unidade Clínica de Coronária Crônica e do Serviço de Hemodinâmica do Instituto do Coração do Hospital das Clínicas da Faculdade de Medicina da Universidade de São Paulo (InCor-HCFMUSP).

Noedir Antônio Groppo Stolf
Professor Titular Aposentado, Professor Emérito da Faculdade de Medicina da Universidade de São Paulo.

Orlando Campos Filho
Professor-Associado de Cardiologia. Chefe do Setor de Ecocardiografia da Escola Paulista de Medicina da Universidade Federal de São Paulo (EPM-UNIFESP).

Oswaldo Passarelli Júnior
Cardiologista da Seção de Hipertensão Arterial e Nefrologia do Instituto Dante Pazzanese de Cardiologia.

Otavio Berwanger
Doutor em Epidemiologia Clínica pela Universidade Federal do Rio Grande do Sul (UFRGS). Diretor de Pesquisa do Hospital do Coração (HCor) de São Paulo. Tutor em Treinamento do *Workshop* de Medicina Baseada em Evidências da Universidade McMaster (2006).

Otavio Celso Eluf Gebara
Professor Livre-docente em Cardiologia e Doutor em Medicina pela Faculdade de Medicina da Universidade de São Paulo. Diretor de Cardiologia do Hospital Santa Paula em São Paulo.

Otavio Rizzi Coelho
Departamento de Clínica Médica, Disciplina de Cardiologia, Universidade Estadual de Campinas (Unicamp).

Otávio Rizzi Coelho-Filho
Disciplina de Cardiologia, Faculdade de Ciências Médicas da Universidade Estadual de Campinas (Unicamp).

Pablo Maria Alberto Pomerantzeff
Professor-Associado, Livre-Docente, da Disciplina de Cirurgia Torácica e Cardiovascular do Departamento de Cardiopneumologia da Faculdade de Medicina da Universidade de São Paulo (FMUSP). Diretor da Unidade Cirúrgica de Cardiopatias Valvares do Instituto do Coração do Hospital das Clínicas da FMUSP (InCor-HCFMUSP). Ex-Presidente da Sociedade de Cirurgia Cardiovascular do Estado de São Paulo (SCICVESP).

Pai Ching Yu

Doutora em Medicina pela Faculdade de Medicina da Universidade de São Paulo (FMUSP). Médica Pesquisadora da Unidade Clínica de Medicina Interdisciplinar em Cardiologia do Instituto do Coração do Hospital das Clínicas da FMUSP (InCor-HCFMUSP).

Patrícia Oliveira Guimarães

Médica assistente da Comissão Científica do Instituto do Coração do Hospital das Clínicas da Faculdade de Medicina da Universidade de São Paulo (InCor-HCFMUSP). Doutorado em Cardiologia pela FMUSP. *Fellow* em Pesquisa Clínica em Cardiologia pela Universidade de Duke – Estados Unidos. Residência em Cardiologia no InCor-HCFMUSP.

Paulo Andrade Lotufo

Afiliado ao Centro de Pesquisa Clínica e Epidemiológica do Hospital Universitário da Universidade de São Paulo.

Paulo Caleb Júnior de Lima Santos

Professor Adjunto da Escola Paulista de Medicina da Universidade Federal de São Paulo (EPM-UNIFESP). Orientador da Pós-graduação em Ciências Médicas da Faculdade de Medicina da Universidade de São Paulo (FMUSP) e em Farmacologia pela UNIFESP. Pós-doutorado pela FMUSP. Doutor pela Faculdade de Ciências Farmacêuticas da Universidade de São Paulo. Farmacêutico-Bioquímico pela Universidade Federal de Alfenas (Unifal).

Paulo de Lara Lavítola

Doutorado em Cardiologia pelo Instituto do Coração do Hospital das Clínicas da Faculdade de Medicina da Universidade de São Paulo (InCor-HCFMUSP). Médico Assistente do InCor-HCFMUSP.

Paulo Rizzo Genestreti

Endocrinologista. Pesquisador Clínico da Unidade de Coronariopatia Aguda do Instituto do Coração do Hospital das Clínicas da Faculdade de Medicina da Universidade de São Paulo. Coordenador Científico da Linha de Cuidado para o Tratamento do Diabetes na Atenção Primária da Secretaria Estadual de Saúde de São Paulo. Editor-autor da Diretriz de Tratamento da Hiperglicemia Hospitalar da Sociedade Brasileira de Diabetes.

Paulo Roberto Barbosa Evora

Professor Titular do Departamento de Cirurgia e Anatomia da Faculdade de Medicina de Ribeirão Preto (Divisão de Cirurgia Torácica e Cardiovascular).

Paulo Vinicius Ramos Souza

Médico cardiologista pelo Instituto do Coração do Hospital das Clínicas da Faculdade de Medicina da Universidade de São Paulo (InCor-HCFMUSP). Preceptor da Residência de Cardiologia do Hospital Sírio-Libanês. Professor Assistente da Faculdade de Medicina da Universidade Metropolitana de Santos (UNIMES).

Pedro Alves Lemos Neto

Livre-Docente da Faculdade de Medicina de Universidade de São Paulo. Coordenador do Centro de Intervenção Cardiovascular do Hospital Israelita Albert Einstein.

Pedro Gabriel Melo de Barros e Silva

Mestre em Ciências da Saúde pela Duke University. Doutor em Cardiologia pela Universidade Federal de São Paulo.

Pedro Silvio Farsky

Doutor em Ciências pela Faculdade de Medicina da USP. Pós-Doutorado em Cardiologia pelo Instituto Dante Pazzanese de Cardiologia. Médico do Instituto Dante Pazzanese de Cardiologia. Médico do Hospital Israelita Albert Einstein.

Protásio Lemos da Luz

Professor Titular Sênior de Cardiologia do Instituto do Coração do Hospital das Clínicas da Faculdade de Medicina da Universidade de São Paulo (InCor-HCFMUSP).

Rafaela Rádner Reis de Oliveira

Médica do Setor de Miocardiopatias da Universidade Federal de São Paulo (UNIFESP).

Reinaldo B. Bestetti

Professor Livre-Docente de Cardiologia. Coordenador do Ambulatório de Insuficiência Cardíaca da Universidade de Ribeirão Preto. Supervisor do Programa de Residência em Cardiologia da Universidade de Ribeirão Preto.

Renato Azevedo Júnior

Médico Cardiologista do Hospital Samaritano, ex-Presidente do Conselho Regional de Medicina do Estado de São Paulo.

Renato Delascio Lopes

Médico Especialista em Clínica Médica, Medicina de Urgência e Cardiologia. Professor Livre-Docente da Divisão de Cardiologia da Escola Paulista de Medicina da Universidade Federal de São Paulo (EPM-UNIFESP). Doutor em Ciências pela EPM-UNIFESP. Master Degree of Health Science in Clinical Research na Duke University. Professor de Medicina da Divisão de Cardiologia da Duke University. Fellow of the American Heart Association (FAHA). Fellow of the European Society of Cardiology (FESC). Fellow of the American College of Cardiology (FACC).

Ricardo Alkmim Teixeira

Médico Pesquisador da Unidade Clínica de Arritmias e Estimulação Cardíaca Artificial do Instituto do Coração do Hospital das Clínicas da Faculdade de Medicina da Universidade de São Paulo (InCor-HCFMUSP).

Ricardo A. Costa

Doutor em Ciências pela Universidade de São Paulo. Cardiologista Intervencionista do Instituto Dante Pazzanese de Cardiologia.

Ricardo Kazunori Katayose

Cirurgião cardiovascular da Equipe Januario Manoel de Souza.

Ricardo Pavanello

Doutor em Ciências pela Faculdade de Medicina da Universidade de São Paulo. Chefe da Seção de Coronariopatias do Instituto Dante Pazzanese de Cardiologia e Supervisor da Cardiologia Clínica do Hospital do Coração (HCor/SP).

Ricardo Ribeiro Dias
Médico Assistente da Divisão de Cirurgia Cardiovascular do Instituto do Coração do Hospital das Clínicas da Faculdade de Medicina da Universidade de São Paulo (InCor-HCFMUSP). Responsável pelo Núcleo Cirúrgico de Miocardiopatias e Doenças da Aorta.

Rinaldo Focaccia Siciliano
Doutor em Ciências pela Faculdade de Medicina da Universidade de São Paulo (FMUSP). Médico Infectologista da Unidade de Controle de Infecção Hospitalar do Instituto do Coração do Hospital das Clínicas da FMUSP (InCor-HCFMUSP) e da Divisão de Moléstias Infecciosas e Parasitárias do HCFMUSP.

Roberto Dischinger Miranda
Especialista em Cardiologia pela Sociedade Brasileira de Cardiologia (SBC). Especialista em Geriatria pela Sociedade Brasileira de Geriatria e Gerontologia (SBGG). Doutor em Cardiologia pela Escola Paulista de Medicina da Universidade Federal de São Paulo (EPM-UNIFESP). Diretor Clínico do Instituto Longevità. Chefe do Serviço de Cardiologia da Disciplina de Geriatria e Gerontologia da EPM-UNIFESP.

Roberto Kalil Filho
Professor Titular da Disciplina de Cardiologia da Faculdade de Medicina da Universidade de São Paulo (FMUSP). Presidente do Conselho Diretor do Instituto do Coração do Hospital das Clínicas da FMUSP (InCor-HCFMUSP). Diretor Geral do Centro de Cardiologia do Hospital Sírio-Libanês. Diretor da Divisão da Cardiologia Clínica. Chefe do Departamento de Cardiopneumologia da FMUSP.

Rodrigo Nieckel da Costa
Doutor em Ciências Médicas pelo Instituto Dante Pazzanese de Cardiologia de São Paulo. Médico Assistente da Seção de Intervenções de Cardiopatias Congênitas do Instituto Dante Pazzanese de Cardiologia de São Paulo.

Rodrigo Rocha Codarin
Médico Assistente da Clínica Obstétrica do Hospital das Clínicas da Faculdade de Medicina da Universidade de São Paulo (HCFMUSP).

Rogério Petrassi Ferreira
Cardiologista clínico da Equipe Januario Manoel de Souza.

Rogerio Souza
Professor Livre-Docente pela Faculdade de Medicina da Universidade de São Paulo (FMUSP). Responsável pela Unidade de Circulação Pulmonar da Disciplina de Pneumologia do Instituto do Coração do Hospital das Clínicas da FMUSP (HCFMUSP).

Roney Orismar Sampaio
Doutor em Medicina pela Faculdade de Medicina da Universidade de São Paulo (FMUSP). Professor Colaborador da Disciplina de Cardiologia do Departamento de Cardiopneumologia da FMUSP. Médico Assistente da Unidade de Cardiopatias Valvares do Instituto do Coração do Hospital das Clínicas da FMUSP (InCor-HCFMUSP).

Rosa M. A. Moysés
Professora do Programa de Mestrado da Universidade Nove de Julho (Uninove). Pesquisadora do LIM 16 do Serviço de Nefrologia do Hospital das Clínicas da Faculdade de Medicina da Universidade de São Paulo (HCFMUSP).

Rosilene Motta Elias
Professora do Mestrado e Doutorado da Universidade Nove de Julho (UNINOVE). Professora Livre-Docente pela Universidade de São Paulo (USP). Médica nefrologista assistente do Serviço de Nefrologia do Hospital das Clínicas da Faculdade de Medicina da Universidade de São Paulo.

Rossana Pulcinelli Vieira Francisco
Professora-Associada do Departamento de Obstetrícia e Ginecologia da Faculdade de Medicina da Universidade de São Paulo (FMUSP).

Rui Manoel dos Santos Póvoa
Professor da Disciplina de Cardiologia da Universidade Federal de São Paulo (UNIFESP). Mestre e Doutor em Cardiologia pela UNIFESP. Chefe do Setor de Cardiopatia Hipertensiva da UNIFESP.

Ruy Ribeiro de Campos Junior
Professor Titular Livre-Docente do Departamento de Fisiologia da Escola Paulista de Medicina da Universidade Federal de São Paulo.

Sandrigo Mangini
Doutor em Cardiologia pela FMUSP. Médico Assistente do Núcleo de Transplante do InCor-HCFMUSP. Médico da UTI e do Programa de Transplantes do HI Albert Einstein.

Savério Paulo Laurito Gagliardi
Médico Especialista em Clínica Médica e em Informação e Informática em Saúde. Trabalha no Departamento de Gestão e Desenvolvimento Organizacional da Secretaria Municipal de Saúde de Campinas.

Sergio Timerman
Cardiologista, Emergencista e Intensivista. Fellow of the American College of Cardiology (FACC), European Resuscitation Council (FERC), European Society of Cardiology (FESC), American Heart Association (FAHA), American College of Physician (FACP). Diretor do Centro de Treinamento e Simulações em Emergências Cardiovasculares do Instituto do Coração do Hospital das Clínicas da Faculdade de Medicina da Universidade de São Paulo (InCor--HCFMUSP).

Silas dos Santos Galvão Filho

Especialista em Cardiologia (SBC) com área de atuação em Eletrofisiologia (SOBRAC) e Estimulação Cardíaca Artificial (ABEC/DECA). Diretor Presidente do Centro Avançado de Ritmologia e Eletrofisiologia (CARE). Coordenador de Ensino em Ritmologia Cardíaca do Hospital da Beneficência Portuguesa de São Paulo.

Silvia Lacchini

Professora Doutora do Departamento de Anatomia do Instituto de Ciências Biomédicas da Universidade de São Paulo. Professora Afiliada do Instituto de Ciências Médicas e Cardiovasculares da Universidade de Glasgow, Reino Unido.

Silvia Moreira Ayub Ferreira

Doutora em Medicina pela Faculdade de Medicina da Universidade de São Paulo (FMUSP). Médica Assistente da Unidade de Insuficiência Cardíaca e Transplante do Instituto do Coração do Hospital das Clínicas da FMUSP (InCor-HCFMUSP).

Silvio Alves Barbosa

Médico Assistente do Setor de Monitorização Ambulatorial do Eletrocardiograma do Serviço de Métodos Gráficos do Instituto do Coração do Hospital das Clínicas da Faculdade de Medicina da Universidade de São Paulo (InCor-HCFMUSP).

Silvio Reggi

Médico Cardiologista, Disciplina de Cardiologia, Universidade Federal de São Paulo (UNIFESP).

Solange Desirée Avakian Mansur

Doutora em Cardiologia pela Faculdade de Medicina da Universidade de São Paulo. Médica Assistente da Unidade Clínica de Valvopatias do Instituto do Coração do Hospital das Clínicas da Faculdade de Medicina da Universidade de São Paulo (InCor-HCFMUSP).

Sônia Maria Guimarães Pereira Togeiro

Pneumologista. Doutora com área de atuação em Medicina do Sono. Professora Afiliada da Disciplina de Biologia e Medicina do Sono da Universidade Federal de São Paulo (UNIFESP). Médica da Disciplina de Clínica Médica da UNIFESP.

Tan Chen Wu

Médica Assistente do Setor de Arritmia Clínica do Instituto do Coração do Hospital das Clínicas da Faculdade de Medicina da Universidade de São Paulo (InCor-HCFMUSP). Médica co-responsável do Setor do Tilt Test do Hospital Sírio-Libanês. Doutora em Cardiologia pela FMUSP.

Tânia Miyuki Shimoda Sakano

Faculty do curso de Suporte Avançado de Vida em Pediatria (PALS), sob Supervisão da American Heart Association. Coordenadora da Ressuscitação Pediátrica pela Sociedade de Pediatria de São Paulo. Coordenadora da Residência e Fellowship em Urgência e Emergência Pediátrica do Instituto da Criança do Hospital das Clínicas da Faculdade de Medicina da Universidade de São Paulo (ICr-HCFMUSP). Médica Assistente do Pronto-Socorro do ICr-HCFMUSP.

Tarso Augusto Duenhas Accorsi

Doutorando em Medicina pela Faculdade de Medicina da Universidade de São Paulo (FMUSP). Médico Assistente da Unidade Clínica de Valvopatias do Instituto do Coração do Hospital das Clínicas da FMUSP (InCor-HCFMUSP).

Tatiane Cristina Rosa da Silva

Médica da Seção de Cardiologia Pediátrica e Cardiopatias Congênitas do Adulto do Instituto Dante Pazzanese de Cardiologia de São Paulo.

Thatiane Facholi Polastri

Enfermeira Especialista em Cardiologia pelo Instituto do Coração do Hospital das Clínicas da Faculdade de Medicina da Universidade de São Paulo (InCor-HCFMUSP). Coordenadora dos Cursos de Suporte Básico de Vida do Laboratório de Treinamento e Simulação em Emergências Cardiovasculares (LTSE) do InCor-HCFMUSP. Instrutora dos Cursos de Suporte Básico e Avançado de Vida da American Heart Association.

Thiago Baccili Cury Megid

Especialista em Cardiologia pela Sociedade Brasileira de Cardiologia (SBC). Especialista em Arritmia Clínica pela Sociedade Brasilera de Arritmias Cardíacas (SOBRAC). Cardiologista do Grupo de Arritmia e Eletrofisiologia do Instituto de Moléstias Cardiovasculares (IMC) de São José do Rio Preto.

Vagner Madrini Junior

Assistente da Unidade Clínica de Miocardiopatias e Doenças da Aorta do Instituto do Coração do Hospital das Clínicas da Faculdade de Medicina da Universidade de São Paulo (InCor-HCFMUSP). Preceptor da Residência de Cardiologia do InCor-HCFMUSP.

Valdir Ambrósio Moisés

Livre-Docente. Professor Adjunto da Disciplina de Cardiologia da Escola Paulista de Medicina da Universidade Federal de São Paulo (EPM-UNIFESP). Assessor em Cardiologia da Fleury Medicina e Saúde.

Valter Furlan

Diretor Técnico do Hospital TotalCor.

Vanessa Maria Gomes Taques Fonseca Baldo

Cardiologista. Fellow da Unidade Coronariana do Instituto do Coração do Hospital das Clínicas da Faculdade de Medicina da Universidade de São Paulo (InCor-HCFMUSP). Médica plantonista da Unidade Coronariana e do Pronto-socorro do InCor-HCFMUSP.

Vera Koch

Professora Livre-Docente do Departamento de Pediatria da Faculdade de Medicina da Universidade de São Paulo (FMUSP), Unidade de Nefrologia Pediátrica, Instituto da Criança do Hospital das Clínicas da FMUSP (ICr-HCFMUSP). Coordenadora COREME-FMUSP.

Vera Maria Cury Salemi
Professora Livre-Docente em Cardiologia pela Faculdade de Medicina da Universidade de São Paulo (FMUSP). Professora Colaboradora do Departamento de Cardiopneumologia da FMUSP. Médica Assistente da Unidade Clínica de Insuficiência Cardíaca do Instituto do Coração do Hospital das Clínicas da FMUSP (InCor--HCFMUSP).

Victor Sarli Issa
Doutor em Cardiologia pela Faculdade de Medicina da Universidade de São Paulo.

Vitor Emer Egypto Rosa
Médico Assistente da Unidade Clínica de Valvopatias do Instituto do Coração do Hospital das Clínicas da Faculdade de Medicina da Universidade de São Paulo (InCor-HCFMUSP). Título de Especialista em Cardiologia pela Sociedade Brasileira de Cardiologia (SBC).

Viviane Vedana
Hospital São Lucas da Pontifícia Universidade Católica do Rio Grande do Sul (PUCRS)/Hospital Unimed Caxias do Sul.

Viviane Zorzanelli Rocha
Doutoramento em Ciências pela Universidade de São Paulo (USP). Post-doctoral fellowship at Brigham and Women's Hospital, Harvard Medical School. Unidade Clínica de Dislipidemias e Prevenção de Aterosclerose do Instituto do Coração do Hospital das Clínicas da Faculdade de Medicina da Universidade de São Paulo (InCor-HCFMUSP). Médica do *Check-up* e Assessora da Cardiologia Molecular do Grupo Fleury.

Walter José Gomes
Professor Titular da Disciplina de Cirurgia Cardiovascular do Departamento de Cirurgia da Escola Paulista de Medicina da Universidade Federal de São Paulo. Ex-Presidente da Sociedade Brasileira de Cirurgia Cardiovascular e da Sociedade Latino-Americana de Cirurgia Cardiovascular e Torácica. Editor Associado do Brazilian Journal of Cardiovascular Surgery.

Willian Vendramini de Paula Ferreira
Cirurgião Vascular Formado pela Pontifícia Universidade Católica (PUC) de Campinas, Membro da Sociedade Brasileira de Angiologia e Cirurgia Vascular (SBACV). Atua com Cirurgia Vascular e Endovascular em Ribeirão Preto.

Sumário

Apresentação

É com grande satisfação que apresentamos a quarta edição do *Tratado de Cardiologia SOCESP*, uma obra que foi cuidadosamente elaborada para oferecer, a todos os colegas, os mais avançados conhecimentos das diferentes áreas da cardiologia.

O desafio de editar um livro com essa complexidade é maior nos tempos atuais.

Há grande facilidade de acesso a um número crescente de informações em diversas plataformas que podem ser alcançadas de qualquer local. Porém, ao mesmo tempo, é necessária uma visão crítica do que é relevante, do real respaldo na literatura e de quais aspectos, de fato, devem ser incorporados no nosso dia a dia.

Neste cenário, esta obra apresenta alguns diferenciais que, esperamos, a tornarão uma constante fonte de consulta. O material aqui apresentado prima pela atualidade, que pode ser evidenciada pela alta porcentagem de citações a artigos publicados nos últimos cinco anos. Os capítulos foram escritos por autoridades nos respectivos temas, que tiveram sempre o cuidado de abordar os assuntos de maneira completa e em profundidade, mas com um enfoque prático, considerando-se a realidade encontrada por aqueles que praticam e estudam cardiologia no país.

A cardiologia é abordada de modo completo e organizado, revendo-se desde a anamnese e os aspectos principais do exame físico, passando pelos princípios dos exames diagnósticos, e aprofundando-se na análise crítica da contribuição de cada um deles nas diferentes cardiopatias. Os capítulos sobre estratificação de risco e que abordam as doenças específicas do coração apresentam os aspectos fisiopatológicos, as opções de tratamento, as vantagens e as limitações das abordagens clínicas ou intervencionistas e, quando necessário, a relação custo-efetividade de cada uma das opções.

Certamente queremos agradecer a todos os autores que, com generosidade e comprometimento, dedicaram horas e dias de suas vidas para a redação dos mais de 150 capítulos, tornando esta edição do Tratado possível. Agradecemos também à Editora Manole, pelo zelo e pelo profissionalismo mostrado ao longo do período em que este livro foi feito e pelas valiosas sugestões em relação ao uso das novas plataformas de divulgação do conhecimento.

Por fim, esta obra pretende auxiliar na formação básica de estudantes, residentes e jovens médicos. Também tem a intenção de ser uma fonte de atualização, apoio e consulta para clínicos, cardiologistas, cardiologistas intervencionistas e cirurgiões. Esta edição foi feita com o objetivo de manter a tradição de excelência científica que caracteriza todas as realizações da SOCESP. Esperamos que estes objetivos sejam alcançados e que esta edição atenda às expectativas de todos os que se dedicam à prática da cardiologia.

Os Editores

Prefácio

Em pleno século XXI, as doenças cardiovasculares continuam a representar a principal causa de morbidade e mortalidade no mundo, quer em países desenvolvidos, quer em países em desenvolvimento. Ao mesmo tempo que se tem verificado um declínio da mortalidade por doenças cardiovasculares, tem-se assistido a um aumento da prevalência dos seus principais fatores de risco, como a obesidade, a hipertensão, o diabetes, a dislipidemia, entre outros. De fato, os avanços diagnósticos terapêuticos na área cardiovascular traduzem-se, hoje, em um contributo de cerca de 80% no aumento de esperança de vida da população mundial. Trata-se, pois, de um feito excepcional. Contudo, apesar dos avanços terapêuticos significativos, medidas preventivas devem ser urgentemente tomadas, nomeadamente no controle dos fatores de risco e na promoção de estilos de vida saudáveis. Existe hoje em dia evidência científica da relação entre a implementação de estratégias de prevenção e a correspondente redução de eventos cardiovasculares e mortalidade.

É este aparente paradoxo que explica a elevada prevalência da patologia cardiovascular, apesar dos extraordinários avanços no diagnóstico e na terapêutica dessa doença.

Torna-se, pois, essencial a existência de ferramentas pedagógicas que possam ajudar na disseminação do conhecimento e na preparação dos profissionais de saúde, em particular dos futuros cardiologistas. O presente livro de cardiologia organizado pela SOCESP é exemplo disso. De fato, é impressionante o conjunto de autores que contribuíram para este livro e que, no seu conjunto, constituem a *crème de la crème* da cardiologia falada em português (com sotaque brasileiro), bem como alguns autores internacionais de reputação inquestionável. Assim se explica como foi possível organizar um volume em que se associa o detalhe e a atualidade da informação à sua aplicabilidade prática. De fato, toda a área cardiovascular, do *bench to bedside* está contemplada neste trabalho, o que o transforma em um instrumento de uso obrigatório para quem quer saber mais, aprofundar um tema, independentemente da fase de treinamento ou da diferenciação em que se encontra, ou seja, do estudante de Medicina, passando pelo residente, até o especialista experiente, todos se beneficiarão com a leitura aprofundada deste trabalho de excelência. A diversidade e profundidade dos temas abordados vêm preencher um vazio muitas vezes sentido neste tipo de livro. De fato, é bem visível e perceptível o cuidado com que foi posto pelos editores e autores, de forma que houvesse uma harmonia e um equilíbrio na forma como os vários temas são abordados.

Gostaria também de realçar um outro aspecto que muito me agrada. Este livro representa um contributo ímpar à cardiologia falada em português, o que vem acrescentar maior peso à relevância desta obra. É, pois, com enorme prazer e honra que me associo ao lançamento da 4ª edição do *Tratado de Cardiologia SOCESP*, que já pode ser considerado um dos clássicos da Cardiologia mundial. Parabéns aos editores pela excelente iniciativa e aos vários autores que, com o seu saber e experiência, tão bem transmitiram o que de mais moderno se sabe e faz em Cardiologia, para bem da Ciência e da Medicina.

Como Dante Alighieri nos ensinou, há muitos séculos, de uma forma muito simples: "O segredo de obter resultados é agir". E, de fato, o trabalho contido neste Tratado é o resultado extraordinário da ação de muitos que, em conjunto, produziram uma obra-prima da Cardiologia. Desejo a todos uma ótima leitura e muita aprendizagem, para o bem de todos.

Lisboa, maio de 2019.

Prof. Fausto J. Pinto, MD, PhD, FESC, FACC
WHF, Presidente Eleito
ESC, Past-Presidente
Diretor, Faculdade de Medicina da Universidade de Lisboa,
Portugal

Prefácio da 3ª edição

O *Tratado de Cardiologia SOCESP* chega à sua 3ª edição após as publicações de 2005 e de 2010. Em boa hora, a atual diretoria 2014-2015 da SOCESP, capitaneada pelo Francisco Fonseca, resolveu atualizar este livro, que é uma das referências maiores da cardiologia brasileira.

É impressionante rever quanto a medicina progrediu nos últimos dois séculos. Desenvolvimentos como o ilustrado, que foram conseguidos com grande dificuldade e pioneirismo ímpar, tornaram-se rotina e foram responsáveis diretos pela grande diminuição da mortalidade, pela mudança no perfil epidemiológico das doenças e pelo aumento exponencial da sobrevida média da população. As doenças degenerativas, não as neonatais ou infecciosas, tornaram-se predominantes.

A cardiologia, especialmente, tem uma dinâmica própria e muito rápida em relação a outras especialidades, mostrando uma pujança invejável e uma modificação nos diagnósticos e condutas que faz com que, em poucos anos, haja encaminhamentos completamente diferentes para o paciente. Especialmente na área de farmacoterapia, imagem e intervenção, essas mudanças são galopantes, e, mercê disso, uma obra, mesmo extensa e atual na época em que foi escrita, fica rapidamente ultrapassada. A necessidade de reformatar e reatualizar o *Tratado de Cardiologia SOCESP* fica assim plenamente justificada.

Esta 3ª edição teve capítulos e seções acrescentados para definir o estado da arte atual, com editores setoriais que procuraram dar um conjunto homogêneo às diversas seções. De forma extremamente importante neste Tratado, temos a publicação de dados epidemiológicos de doenças cardiovasculares de todo o Estado de São Paulo, estatísticas nossas, mostrando, pela primeira vez, peculiaridades do comprometimento cardiovascular, extremamente importantes para o planejamento e para a realização de políticas de saúde por parte dos gestores municipais, estaduais e até federais.

Desnecessário dizer a experiência dos autores responsáveis por cada capítulo e é com grande orgulho e satisfação que vemos como em São Paulo pululam novos polos de co-nhecimento e há uma passagem de gerações entre os autores com manutenção do que deveria ser um fluxo normal de transmissão de conhecimento, algo que não acontece de modo rotineiro, infelizmente, em nosso país. Este livro foi coordenado por seis editores (Carlos Magalhães, Carlos V. Serrano Jr., Fernanda Consolim-Colombo, Fernando Nobre, Francisco Fonseca e João Fernando Ferreira), 22 editores setoriais e mais de 250 autores que escreveram 22 seções.

A SOCESP, que surgiu em 1977, merece todos os elogios por ter conseguido desenvolver uma política de estado, homogênea, sequencial, em que cada diretoria sempre acrescenta mais uma tábua ao navio em construção e, com essa filosofia, hoje a embarcação é enorme e ganhou força científica, moral e social, como toda sociedade que se preze, organizando congressos anuais de grande relevância, assim como reuniões regionais que contribuem significativamente para o aperfeiçoamento de seus sócios. Com esses aspectos em consideração, o sócio, objetivo maior da SOCESP, sente-se valorizado e as diretorias com certeza valorizam o sócio.

Não poderíamos deixar de colocar as dificuldades de nossa profissão no momento atual, com evidente preocupação relativa ao futuro em razão da formação inadequada de profissionais por parte de muitas escolas, com uma preocupação infeliz de nossos gestores federais com o número de formados e não com sua qualidade. É uma pena que a saúde pública, já tão depauperada, corra riscos de apresentar mais dificuldades exatamente àqueles que mais precisam. As doenças cardiovasculares, por sua prevalência e pelo aumento de longevidade da população, certamente serão muito afetadas por isso.

Por todos esses aspectos é que as iniciativas de treinamento e capacitação realizadas pela SOCESP aos seus associados e também aos médicos não sócios, bem como a nova edição deste *Tratado de Cardiologia SOCESP*, preenchem lacunas importantíssimas para o aprimoramento da extensão da formação médica.

Precisamos, ainda, de todos da SOCESP para dar um exemplo digno de atenção especialmente à população mais simples e mais afetada pelas dificuldades de nossa saúde pública, tratando adequadamente nossos pacientes e mantendo um padrão de ética e responsabilidade que reflita o padrão de qualidade SOCESP implantado ao longo dos seus 38 anos de existência. Mesmo com uma cardiologia altamente e cada vez mais técnica e sofisticada, não podemos nos esquecer do nosso objetivo principal médico, que é oferecer carinho, conforto, responsabilidade e ética (nosso país precisa muito da efetiva atuação dessa palavra) à pessoa que momentaneamente se encontra do outro lado, necessitando de ajuda naquele momento. Oxalá pudéssemos garantir que isso ocorresse para toda a população brasileira.

Antonio Carlos C. Carvalho
Professor Titular de Cardiologia da Unifesp
Membro da Diretoria da SOCESP em três oportunidades
Sócio SOCESP desde 1978

Prefácio da 2ª edição

Há três anos, surgia o *Tratado de Cardiologia SOCESP*. Sob a batuta excelente de Fernando Nobre e Carlos V. Serrano Jr., escrito por 338 autores membros da Sociedade de Cardiologia do Estado de São Paulo, ou seja, 5% dos sócios. Obra volumosa, branca como não poderia deixar de ser, pela quantidade de informações e pela cor da medicina, quase completa, bem organizada, escrita por especialistas dos temas escolhidos, médicos categorizados e muito experientes, e valorizada pela simplicidade, extensão, profundidade, condensação e modernidade. Seu sucesso foi tão grande que a SOCESP resolveu atualizá-la, agregando os ensinamentos que surgiram após sua edição e incluindo capítulos que faltaram, e assim fez a convocação de novos editores setoriais e autores para sua confecção, abordando temas como: fisiologia cardíaca e fisiopatologia das doenças cardiovasculares, fundamentos clínicos do diagnóstico, cardiopatia no idoso, temas especiais em cirurgia cardiovascular e estimulação artificial cardíaca, agora sob a coordenação de Carlos V. Serrano Jr., Ari Timerman e Edson Stefanini. É certo que o brilho da primeira edição repetir-se-á na segunda, e ela aí está. Enfim, loas à SOCESP e aos médicos pelo trabalho executado.

Quando formamos a SOCESP, em 1977, não esperávamos que esta sociedade conseguisse atingir a altura que atingiu, pois foi brilhante em sua caminhada pelo número de associados, pelo desenvolvimento da cardiologia, pela difusão dos ensinamentos, sempre em dia com as novas descobertas, e pelo espraiar do entusiasmo, a ponto de os salões de Conferências e os Centros de Convenções tornarem-se pequenos diante da magnitude de seus encontros. Como se não bastasse, lançou seu *Tratado de Cardiologia*, que será, sem dúvidas, presença obrigatória nas bibliotecas dos clínicos e cardiologistas. Lembro-me bem que começamos com folhetos de revisão de trabalho e, hoje, temos uma enciclopédia em mãos. Isso me faz pensar na semelhança do seu crescer com o explodir da massa primária (*big bang*) na expansão do universo.

O importante é notar que cada diretoria aumenta a importância desta sociedade com novos aportes num crescendo como as massas onde se colocam fermentos.

Como seria bom se a SOCESP fizesse germinar centros de pesquisas em todos os cantos do Brasil, propiciando o surgimento de trabalhos científicos de peso, inovadores, fontes imorredouras das ciências e que modifiquem para bem melhor este grande e rico país, pois ele bem merece.

Radi Macruz
Segundo Presidente da SOCESP
1979-1981

Prefácio da 1ª edição

Em maio de 1951, na qualidade de acadêmico do grupo chefiado pelo Prof. Zerbini na 1ª Clínica Cirúrgica do Hospital das Clínicas da Faculdade de Medicina da Universidade de São Paulo, cujo catedrático era o Prof. Alípio Correa Neto, tive a oportunidade de participar da primeira comissurotomia mitral realizada no país. Desde então, há mais de cinquenta anos, sou testemunha e partícipe do que aconteceu com a cardiologia e com a cirurgia cardíaca.

Além do Hospital das Clínicas, o Prof. Zerbini atuava na Escola Paulista de Medicina, onde mantinha sua clínica privada, na qual eu atuava como seu instrumentador e, posteriormente, seu assistente. Por onze anos, interrompidos entre agosto de 1955 e janeiro de 1958, trabalhei ao seu lado.

Quando voltei para o Hospital das Clínicas, em 1958, trazido pelo Prof. Zerbini, trazia comigo a credencial de ter construído, em Uberaba, o meu primeiro coração-pulmão artificial, inspirado no do Prof. Felipozzi, pioneiro da cirurgia com circulação extracorpórea no Brasil. Fui também incorporado à equipe cirúrgica que o Prof. Zerbini montava, no então Instituto de Cardiologia do Estado, fundado por Dante Pazzanese que, hoje, lhe empresta o nome.

Tive a rara felicidade de trabalhar nas três maiores equipes de cardiologia de São Paulo e conviver bem de perto com os grandes nomes da cardiologia paulista. As escolas dirigidas por Luiz Décourt, Jairo Ramos e Dante Pazzanese, e a grande escola cirúrgica comandada por Zerbini, que atuou nos três serviços, marcaram profundamente a minha formação.

Acompanhei e participei ativamente do desenvolvimento da cardiologia e da cirurgia cardíaca brasileira, inclusive contribuindo na área da bioengenharia e em técnicas cirúrgicas originais.

Fico, por isso, emocionado quando vejo uma obra como este *Tratado de Cardiologia*, editado pela SOCESP, que eu ajudei a criar, e da qual fui seu primeiro presidente. São mais de 320 especialistas do mais alto nível, que honram a cardiologia brasileira e que se juntaram, sob a liderança de Fernando Nobre e Carlos Serrano, para enriquecer a literatura nacional e apresentar não apenas uma obra atualizada, mas expressão de experiência pessoal, rica e vivida por cada um dos autores.

Com grande número deles pude trabalhar em grande proximidade, quando jovens, e acompanhar o seu crescimento profissional até se tornarem os expoentes, agora mais uma vez consagrados, nesta magnífica obra.

O grande avanço científico e tecnológico, vivido nestes pouco mais de cinquenta anos, transformou nossa especialidade, permitindo diagnósticos precisos e procedimentos terapêuticos, até há pouco tempo insuspeitados. Houve uma verdadeira revolução na medicina moderna, que cobrou um alto preço ao profissional médico.

O poder na condução da profissão lhes escapou e foi transferido para órgãos governamentais, empresas de pré-pagamento, indústrias de medicamentos e de equipamentos, cuja ética, de certa forma, conflita e contamina a ética médica.

Não podemos esquecer que no mundo tecnológico, materialista e interesseiro em que vivemos, existe algo que não mudou ao longo de todos esses avanços: refiro-me ao homem, que diante da doença continua angustiado, aflito e com medo. Repito sempre que o oposto do medo não é a coragem, é a fé. Ele precisa acreditar em quem o trata; e espera, além da competência profissional, o afeto, o carinho e a compaixão pelos sofrimentos que experimenta.

Este *Tratado de Cardiologia SOCESP* traz o que de melhor se pode fazer para diagnosticar e tratar o doente cardíaco.

Fica implícito que toda essa tecnologia tem de estar cercada por uma postura ética que estreite os laços de relação humana. Sem isso, podemos ser excelentes técnicos esquecendo que, antes de tudo, somos médicos que cuidam das doenças que as pessoas têm e, principalmente, cuidam das pessoas que estão doentes e que, inseguras, precisam do calor humano, de despertar ânimo e confiança, fatores tão essenciais quanto o que de melhor a tecnologia pode oferecer.

Sinto muito orgulho de pertencer à família cardiológica brasileira e de apresentar o que de melhor a cardiologia paulista pode oferecer.

Estou convencido do sucesso deste empreendimento e da valiosa contribuição de uma cardiologia competente, madura, equilibrada e, acima de tudo, ética, demonstrando que as gerações que se sucedem ampliam o conhecimento e preservam os valores morais, indispensáveis a uma convivência social saudável.

Só espero que consigamos criar condições para garantir acesso a todo este maravilhoso arsenal de conhecimento a toda a população brasileira.

Adib D. Jatene
Primeiro Presidente da SOCESP
1977-1979

Seção 1

PANORAMA DAS DOENÇAS CARDIOVASCULARES

Capítulo 1

Panorama das doenças cardiovasculares no mundo

Alvaro Avezum

Pontos-chave

- As doenças cardiovasculares (DCV) lideram o ranking de mortalidade no Brasil, sendo responsáveis por cerca de 20% de todas as mortes em indivíduos acima de 30 anos.
- As DCV estão intimamente associadas a presença de comorbidades cuja coexistência é responsável pelo aumento da ocorrência de eventos cardíacos maiores.
- São descritas as características específicas de alguns dos fatores de risco para DCV.

Introdução

A humanidade vem presenciando uma mudança considerável na sua maneira de adoecer e morrer. Na primeira década do século XX, as doenças infecciosas e a fome lideravam o ranking de mortalidade, acarretando uma expectativa de vida extremamente baixa na população mundial. Nesse período, as doenças cardiovasculares (DCV) eram responsáveis por apenas 10% de todas as mortes.[1]

Impulsionada por mudanças demográficas, econômicas, sociais, nutricionais, além de um maior acesso a ações de saúde pública, observou-se uma queda vertiginosa nas taxas de mortalidade por desnutrição e doenças infecciosas no último século. Paralelamente a isso, as doenças crônicas não transmissíveis cardiovasculares, principalmente o infarto agudo do miocárdio (IAM) e o acidente vascular encefálico (AVE), passaram a se configurar como as principais causas de morte no mundo.[2]

Essa mudança no desenho da saúde mundial foi definida por Omram como "*transição epidemiológica*", sendo inicialmente dividida em três eras básicas: pestilência e fome, pandemias em recessão e doenças degenerativas e criadas pelo ser humano.[3]

Posteriormente, tal conceito foi complementado por Olshansky e Ault, os quais acrescentaram uma quarta era, a das doenças degenerativas tardias.[4]

As características desses estágios da transição epidemiológica estão sumarizadas na Tabela 1.

Segundo a teoria de transição epidemiológica, todos os países iniciaram na primeira era convivendo com a pestilência e a fome, porém, conforme suas sociedades passavam por transformações demográficas, econômicas e sociais, mudanças no perfil epidemiológico aconteciam em seguida.

Dados atuais do *Global Burden of Disease* (GBD) de 2017 revelam que a cardiopatia isquêmica e as doenças cerebrovasculares foram responsáveis por cerca de 27% do total de óbitos da população global, e a cardiopatia isquêmica foi a principal causa de óbito no mundo nos indivíduos acima de 50 anos. Nos países de alta renda, as DCV somaram 24% do total de óbitos, enquanto nos países baixa renda os valores foram inferiores, de cerca de 15%. Na população acima de 70 anos, os números ultrapassam os 35% dos óbitos. Não houve diferenças significativas entre ambos os sexos. Em análise comparativa de 1990 a 2017, as DCV ainda se mantêm no topo do *ranking* como causa de mortalidade, a despeito dos inúmeros avanços na área da saúde cardiovascular (Figura 1).[5]

O Brasil, apesar de conviver com realidades regionais heterogêneas, encontra-se atualmente na terceira era da transição epidemiológica, sendo que algumas regiões do país ainda estão vivenciando a segunda, enquanto outras, a quarta fase da transição.[1] Atualmente, as DCV lideram o *ranking* de mortalidade no país, sendo responsáveis por cerca de 20% de todas as mortes em indivíduos acima de 30 anos.

Os avanços contínuos nas condições econômicas, combinados com a urbanização e as modificações radicais na natureza das atividades relacionadas ao trabalho, levaram a alterações acentuadas no estilo de vida, na dieta, nos níveis de atividade física e no comportamento, expondo um número cada vez maior da população aos tradicionais fatores de risco para as DCV.[6]

Tabela 1 Quatro estágios característicos da transição epidemiológica			
Estágio	**Descrição**	**Proporção de mortes por DCV (%)**	**Tipos predominantes de DCV**
Pestilência e fome	Predominância da desnutrição e de doenças infecciosas como causa de morte, taxas altas de mortalidade infantil, baixa expectativa de vida	< 10	Doença reumática, cardiomiopatias decorrentes de infecção e desnutrição
Pandemias em recessão	Melhora nutricional e na saúde pública, com redução nas taxas de mortalidade por desnutrição e infecção, declínio abrupto nas taxas de mortalidade infantil	10 a 35	Doença reumática, hipertensão, coronariopatia, AVE
Doenças degenerativas e criadas pelo ser humano	Aumento na ingestão de gordura e de calorias e redução na atividade física levando à emergência da hipertensão e da aterosclerose; em virtude de maior expectativa de vida, a mortalidade por doenças crônicas ultrapassa as causadas por infecção e desnutrição	35 a 65	Coronariopatia, AVE
Doenças degenerativas tardias	DCV e câncer são as principais causas de morbidade e de mortalidade; um melhor tratamento e esforços preventivos ajudam a evitar as mortes entre os que apresentam a doença e adiam os eventos primários. A mortalidade por DCV ajustada pela idade declina; a DCV afeta indivíduos cada vez mais idosos	40 a 50	Coronariopatia, AVE, insuficiência cardíaca

DCV: doenças cardiovasculares; AVE: acidente vascular encefálico. Fonte: adaptada de Omran, 2005.[3]

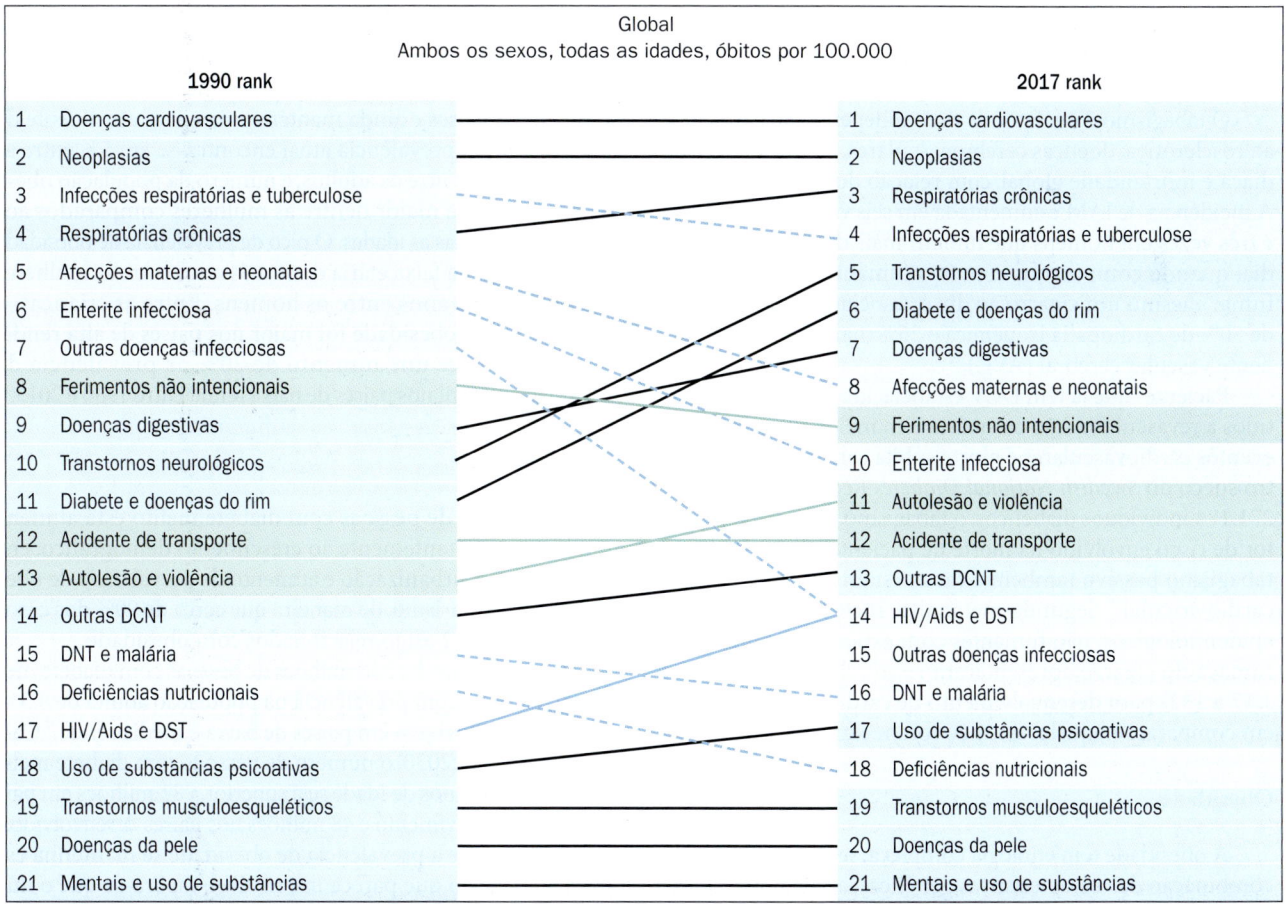

Figura 1 Evolução da mortalidade global, em ambos os sexos, todas as idades, entre 1990 e 2017.
Fonte: adaptada de Global Burden of Disease, 2017.[5]

Prevalência dos principais fatores de risco cardiovascular no mundo

As DCV estão intimamente associadas a presença de comorbidades cuja coexistência é responsável pelo aumento da ocorrência de eventos cardíacos maiores. O estudo INTERHEART demonstrou que 90% dos fatores de risco implicados no risco de ocorrência de um primeiro evento de IAM são fatores modificáveis, incluindo o tabagismo, dislipidemia, hipertensão arterial, obesidade e diabete melito. Os níveis elevados de pressão arterial e colesterol foram as causas principais de DCV.[7]

São descritas a seguir as características específicas de alguns dos fatores de risco para DCV.

Tabagismo

Dados atuais sugerem que cerca de 1,3 bilhão de pessoas fumam em todo o mundo, principalmente em países em desenvolvimento, em que se estima que até 50% de adultos do sexo masculino têm o hábito tabágico presente. As maiores taxas de tabagismo estão ligadas a locais de menores níveis de educação e desenvolvimento. Embora o consumo do tabaco seja historicamente maior nos países de elevada renda, nas últimas décadas notou-se um aumento no consumo nos países de baixa e média renda. Informação alarmante aponta que a maioria dos fumantes inicia o hábito antes dos 18 anos, mais comumente entre 14 e 15 anos.[8,9]

O tabagismo é um fator de risco independente para DCV aterosclerótica, doenças cerebrovasculares, insuficiência cardíaca e mortalidade global, com relação dose-dependente.[10] A incidência de IAM é aumentada em seis vezes em mulheres e três vezes em homens que fumam mais de 20 cigarros por dia, quando comparados com não fumantes.[11] O hábito de fumar mesmo um cigarro ao dia é associado com aumento de 50% de cardiopatia isquêmica e 25% maior risco para acidente vascular cerebral (AVC).[12]

Pacientes que já têm DCV estabelecida ou foram submetidos a revascularização coronária têm maior risco de novos eventos cardiovasculares e morte súbita cardíaca.[13] No registro sueco do *Swedish National Diabetes Register* envolvendo 271.174 indivíduos diabéticos, o tabagismo foi o principal fator de risco envolvido na morte de pacientes diabéticos.[14] O tabagismo passivo também é causa estabelecida de doença cardiovascular.[7] Segundo metanálise incluindo 18 estudos epidemiológicos, não fumantes com exposição ambiental à fumaça do cigarro apresentaram risco relativo de 1,25 (IC 1,17 a 132) para desenvolvimento de cardiopatia isquêmica em comparação àqueles que não foram expostos.[15]

Obesidade

A obesidade tem etiologia complexa, sendo resultante da combinação das características genéticas, ambientais, do estilo de vida e suas interações. Embora a herança genética seja fundamental para explicar a susceptibilidade à maioria das doenças crônicas, a modernização e o processo de urbaniza-

ção que afetam populações aborígenas têm trazido grandes mudanças que estão, provavelmente, contribuindo para a alta prevalência de obesidade e diabete melito.[16]

As alterações dietéticas e o aumento do sedentarismo são considerados os principais fatores que contribuem para o aumento progressivo do sobrepeso e da obesidade, especialmente em grupos de baixa renda, cujo rendimento financeiro está melhorando, acompanhando o aumento da ingesta de alimentos ricos em gordura, carboidratos e calorias. O consumo desses alimentos tem aumentado em detrimento de grãos, frutas e legumes. A maioria das populações do campo mudou sua dieta e padrões de atividade física para se ajustar a um modelo das grandes cidades. Sob tais circunstâncias, essa população desenvolveu altas taxas de obesidade, resistência à insulina e diabete melito tipo 2. Programas de alimentação suplementar são comuns na região e o número de seus beneficiários excede significativamente os desnutridos. A definição de desnutrição por meio da avaliação do peso para a idade, sem considerar a altura, tende a superestimar a magnitude da desnutrição, além de deixar de identificar crianças com sobrepeso. O fornecimento de alimentos para populações de baixa renda pode ser benéfico para alguns, mas prejudicial para outros, induzindo obesidade, especialmente em moradores das zonas urbanas.

De acordo com os dados mais recentes do GBD de 2017, estima-se que 107 milhões de crianças e 603 milhões de adultos sejam obesos (definido por índice de massa corporal superior a 30 kg/m^2). Desde 1980, a prevalência de obesidade dobrou em 73 países e ainda mantém uma curva ascendente de crescimento. A prevalência atual encontra-se em 5% entre as crianças e 12% entre os adultos, e número da população obesa é discretamente maior dentre as mulheres comparados aos homens, em todas as idades. O pico de prevalência de obesidade foi observado na faixa etária de 60 a 64 anos entre as mulheres e entre 50 e 54 anos entre os homens. Entre as crianças, a prevalência de obesidade foi maior nos países de alta renda, apesar de haver um aumento de 20% na prevalência de obesidade infantil nos países de baixa renda entre 1980 e 2015.[17]

Diabete melito

O número de pessoas com diabete melito está aumentando concomitantemente ao crescimento demográfico, envelhecimento, urbanização e aumento da prevalência de obesidade e sedentarismo, de maneira que cerca de 90% dos casos de diabete tipo 2 estão relacionados com obesidade.

Estima-se que há 346 milhões de pessoas com diabete melito no mundo, com prevalência na população adulta de 8,5%, sendo que 80% vivem em países de baixa e média renda.[7] Calcula-se que, em 2030, o número de pessoas com diabete melito acima de 64 anos de idade seja superior a 82 milhões em países em desenvolvimento e 48 milhões nos países desenvolvidos.

Mesmo que a prevalência de obesidade se mantenha estável até 2030, o que parece improvável, espera-se que o número de pessoas com diabete melito seja maior do que o dobro da atualidade, como consequência do envelhecimento da população e da urbanização.[18]

Tabela 2 Prevalência de diabete em 2000 e número estimado de casos em 2030 em países		
País	Prevalência em milhões (%)	
	2000	2030
Índia	31,7	79,4
China	20,8	42,3
Estados Unidos	17,7	30,3
Indonésia	8,4	21,3
Japão	6,8	8,9
Brasil	4,6	11,3
Uruguai	4,6	5,6
Argentina	3,9	5,0

Adaptada de Wild et al., 2004.[18]

Hipertensão

A hipertensão é um importante fator de risco para o desenvolvimento de DCV. Além da idade e do sexo, que estão diretamente associados à doença, outros fatores, como etnia e nível socioeconômico, influenciam o curso da hipertensão.

Segundos os dados do GBD publicados em 2017, envolvendo 844 estudos de 154 países e 8,64 milhões de indivíduos, foi demonstrado que a prevalência de pressão arterial sistólica elevada (≥ 110-115 e ≥ 140 mmHg) aumentou significativamente entre 1990 e 2015, bem como o número de anos de vida perdidos ajustados por incapacidade e mortes associadas a hipertensão, a despeito de disponibilidade de medicações anti-hipertensivas efetivas e de baixo custo. Mundialmente, o número de indivíduos com pressão arterial sistólica ≥ 110-115 mmHg cresceu de 1,87 bilhão em 1990 para 3,47 bilhões em 2015, correspondendo um aumento de 85%. Níveis de pressão arterial sistólica superiores a 110 mmHg associaram-se com maior mortalidade por cardiopatia hipertensiva, doença renal crônica, AVC isquêmico e cardiopatia isquêmica.[19]

O estudo INTERSTROKE conduzido em 32 países envolvendo 26.919 pacientes demonstrou que a hipertensão arterial sistêmica foi o principal fator de risco para casos de AVC isquêmico e hemorragia intracerebral, em todas as regiões do mundo.[20]

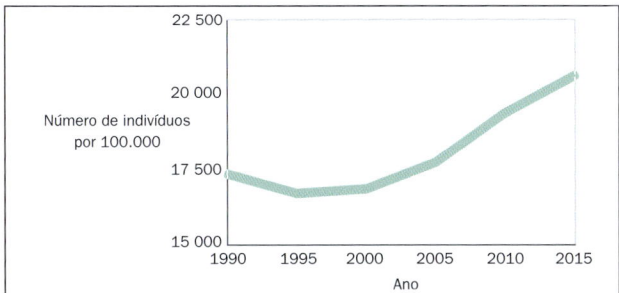

Figura 2 Evolução do número de indivíduos hipertensos por 100.000 de 1990 a 2015.
Adaptada de Forounzanfar et al., 2017.[19]

Perspectivas

A expectativa de vida aumentou de uma média global de 46 anos em 1950 para 66 anos em 1998. Durante a primeira metade do século, países desenvolvidos experimentaram quedas rápidas nas mortes por infecções, doenças da infância e aumentos relativos das doenças crônicas. Essas mudanças são atribuídas ao desenvolvimento econômico e a modificações sociais e do estilo de vida associadas à urbanização. Espera-se que, em 2020, mais de 85% do total das DCV esteja em países em desenvolvimento. Portanto, há uma necessidade urgente de entender como as mudanças sociais atualmente em curso no Brasil podem levar a um aumento da DCV, a fim de desenvolver estratégias que mitiguem esses processos.

A má adaptação à urbanização (com aumento da ingestão calórica e diminuição do gasto energético) é provavelmente a principal causa de obesidade, o que contribui para o aumento dos fatores de risco tradicionais (dislipidemia, disglicemia e hipertensão). Os fatores de risco interagem com fatores genéticos e psicossociais, resultando em aumento da DCV. A definição de vias biológicas e sociais, relacionando as causas ambientais (má adaptação à urbanização) a fatores de risco primordiais (obesidade), fatores de risco primários (dislipidemia, disglicemia e hipertensão) e doenças clínicas, facilita o desenvolvimento de intervenções para combater o aumento global da obesidade, do diabete melito e da DCV.

Resumo

Se ignorada, a DCV continuará com suas elevadas taxas de mortalidade com impacto negativo substancial sobre a saúde da população em razão de morte, invalidez e uso de recursos de saúde. A investigação eficaz e a colaboração internacional podem aumentar a capacidade de pesquisa e desenvolvimento, contribuindo para melhorias nos cuidados de saúde cardiovascular no Brasil e no mundo.

Referências bibliográficas

1. Libby P, Braunwald E. Braunwald's heart disease: a textbook of cardiovascular medicine. 8. ed. Philadelphia: Saunders/Elsevier; 2008.
2. Ounpuu S, Anand S, Yusuf S. The impending global epidemic of cardiovascular diseases. Eur Heart J. 2000;21(11):880-3.
3. Omran AR. The epidemiologic transition: a theory of the epidemiology of population change. 1971. Milbank Q. 2005;83(4):731-57.
4. Olshansky SJ, Ault AB. The fourth stage of the epidemiologic transition: the age of delayed degenerative diseases. Milbank Q. 1986;64(3):355-91.
5. Global Burden of Disease. Análise causal de mortalidade global, em ambos os sexos e todas as idades, de 1990 a 2017 [acesso em 25 fev 2019]. Disponível em: https://vizhub.healthdata.org/gbd-compare/#.
6. Mansur AP, Favarato D, Souza MF, Avakian SD, Aldrighi JM, Cesar LA, et al. Trends in death from circulatory diseases in Brazil between 1979 and 1996. Arq Bras Cardiol. 2001;76(6):497-510.
7. Mann DL, Zipes DP, Libby P, Bonow RO, Braunwald E. Braunwald – Tratado de Doenças Cardiovasculares. 10. ed. Rio de Janeiro: Elsevier; 2018.
8. Benjamim EJ, Virani SS, Callaway CW, Chamberlain AM, Chang AR, Cheng S, et al. Heart disease and stroke statistics-2018 update: a report from the American Heart Association. Circulation. 2018;137e67.

9. Ambrose JA, Barua RS. The pathophysiology of cigarette smoking and cardiovascular disease: an update. J Am Coll Cardiol. 2004;43:1731.

10. Kamimura D, Cain LR, Mentz RJ, White WB, Blaha MJ, DeFilippis AP, et al. Cigarette smoking and incidental heart failure: insights from the Jackson Heart Study. Circulation. 2018;137(24):2572-82.

11. Prescott E, Hippe M, Schnohr P, Hein HO, Vestbo J. Smoking and risk of myocardial infarction in women and men: longidutinal population study. BMJ. 1998; 316:1043.

12. Hackshaw A, Morris JK, Boniface S, Tang JL, Milenković D. Low cigarette consumption and risk of coronary heart disease and stroke: meta-analysis of 141 cohort studies in 55 study reports. BMJ. 2018;360:j5855.

13. Rea TD, Sheth T, Negassa A, Yusuf S. Relationship of current and past smoking to mortality and morbidity in patients with left ventricular dysfunction. J Am Coll Cardiol. 2001;37:1677-82.

14. Rawshani A, Rawshani A, Franzén S, Sattar N, Eliasson B, Svensson AM, et al. Risk factors, mortality and cardiovascular outcomes in patients with type 2 diabetes. N Engl J Med. 2018;379:633-44.

15. He j, Vupputuri S, Allen K. Passive smoking and the risk of coronary heart disease – a meta-analysis of epidemiologic studies. N Engl J Med. 1999;340(12):920.

16. Uauy R, Albala C, Kain J. Obesity trends in Latin America: transiting from under- to overweight. J Nutr. 2001;131(3):893S-9S.

17. The GBD 2015 Obesity Collaborators. Health effects of overweight and obesity in 195 countries over 25 years. N Engl J Med. 2017;377:13-27.

18. Wild S, Roglic G, Green A, Sicree R, King H. Global prevalence of diabetes: estimates for the year 2000 and projections for 2030. Diabetes Care. 2004;27(5):1047-53.

19. Forounzanfar M, Liu P, Roth GA, Ng M, Biryukov S, Marczak L, et al. Global burden of hypertension and systolic blood pressure of at least 110 to 115 mmHg, 1990-2015. JAMA. 2017;317(2):165-82.

20. O'Donell MJ, Chin SL, Rangarajan S, Xavier D, Liu L, Zhang H, et al. Global and regional effects of potentially modifiable risk factors associated with acute stroke in 32 countries (INTERSTROKE): a case-control study. Lancet. 2016;388(10046):761-75.

Doenças cardiovasculares no Brasil

Isabela Martins Bensenor
Alessandra Carvalho Goulart
Paulo Andrade Lotufo

Pontos-chave

- No Brasil, a doença coronariana e a cerebrovascular são os principais determinantes de óbito para ambos os sexos, comparada com as demais condições. As cardiomiopatias são a quarta causa em decorrência da elevada carga de homicídios entre homens.
- As doenças do aparelho circulatório, mais especificamente a doença coronariana, guarda relação com dois aspectos constitutivos: a idade e o sexo.
- A identificação de fatores de risco, assim como sua distribuição geográfica e tendência temporal, tem sido fundamental para a prática da cardiologia preventiva.

Introdução

No Brasil, as doenças infectoparasitárias foram a maior causa de óbitos até os anos 1960, com exceção às cidades do Rio de Janeiro e São Paulo, onde as doenças cardiovasculares e os cânceres já tinham se tornado no principal fator de mortalidade. A mortalidade por doença coronariana aumentava ano a ano nos Estados Unidos e no Reino Unido desde o final da Segunda Guerra Mundial. A reversão desse crescimento passou a ocorrer a partir de 1968 nos Estados Unidos, em meados dos anos 1970 na Europa Ocidental e no início dos anos 1980 no Brasil.[1]

A mortalidade no Brasil nas últimas décadas

A Figura 1 descreve um longo período no Brasil das taxas de mortalidade pelo conjunto das doenças cardiovasculares com ajuste pela idade desde 1990 até 2016. Tanto para homens como para mulheres há um declínio constante das taxas, mas com nítida desaceleração na queda. Esse fenômeno tem sido observado na maioria dos países, creditado, em parte, a dois fenômenos: primeiro, a diminuição do impacto no declínio da mortalidade pela cessação do tabagismo, fato

que explica quedas mais abruptas; segundo, um possível impacto do diabete decorrente do aumento da prevalência em consequência do aumento de peso médio das populações na maioria dos países do mundo, incluindo o Brasil.

Apesar do decréscimo, a doença coronariana permanece, no atual momento, a primeira causa de morte nesses paí-

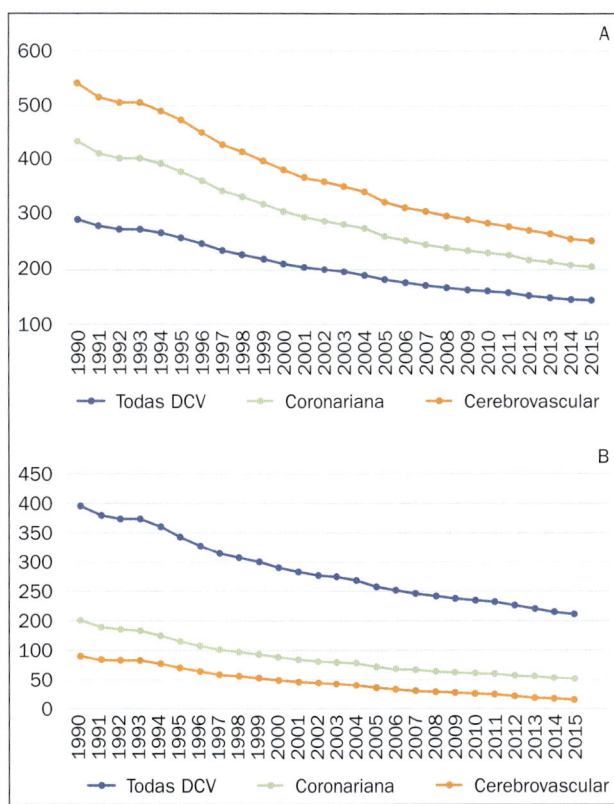

Figura 1 Evolução das taxas de mortalidade ajustadas por idade no Brasil entre 1990 e 2015 por todas as doenças cardiovasculares (DCV), doença coronariana e doença cerebrovascular entre homens (A) e mulheres (B).
Fonte: Ministério da Saúde.

ses. No Brasil, conforme mostra a Figura 2, a doença coronariana e a cerebrovascular são os principais determinantes de óbito para ambos os sexos, comparada com as demais condições. As cardiomiopatias são a quarta causa em decorrência da elevada carga de homicídios entre homens.

Uma análise mais minuciosa das causas cardiovasculares foi possível com a metodologia aplicada pelo Global Burden of Diseases, que imputa etiologias a diagnósticos relativamente indefinidos.[2-5] A Figura 3 mostra que depois da doença coronariana e da cerebrovascular, as principais causas são a cardiomiopatia hipertensiva, outras cardiomiopatias. Os valores relativamente abaixo do esperado da doença arterial periférica são explicados pelo fato de que pacientes com esses agravos têm como episódio fatal mais frequente uma síndrome coronariana aguda. Nessa metodologia tornou-se possível especular o impacto da mortalidade em decorrência da fibrilação atrial, mesmo que o evento final seja cerebrovascular.

Na Figura 4 e na Tabela 1, analisando por estados da federação e Distrito Federal em 1990 a 2015, é possível descrever que no início da série havia taxas mais elevadas em estados do Sudeste (Rio de Janeiro e Espírito Santo) e do Sul (Paraná e Santa Catarina). Depois de 25 anos, os riscos maiores de morte por doença cardiovascular se concentram nas regiões Nordeste e Norte. As menores taxas estão em São Paulo

e Distrito Federal, as duas unidades mais afluentes do país. Apesar da queda geral da mortalidade cardiovascular, as taxas de mortalidade ajustadas pela idade tiveram queda mais acentuada justamente nos estados do Sul e Sudeste. Esse fenômeno pode ser explicado parcialmente pelo fato de haver aumento da cobertura do sistema de informação de mortalidade e melhoria da qualificação da declaração de óbito, com muito maior ênfase nos estados no Norte e Nordeste.[5] Assim, mortes que não eram classificadas no capítulo das doenças do aparelho circulatório em 1990 foram progressivamente melhor identificadas e passaram a constar nesse capítulo durante todo esse período, resultando nos resultados referentes a 2015.[5]

As doenças do aparelho circulatório, mais especificamente a doença coronariana, guarda relação com dois aspectos constitutivos: a idade e o sexo. A Figura 5 mostra que no estado de São Paulo, dois terços da mortalidade pela doença coronariana se concentram na população com mais de 60 anos e um quarto, entre 70 e 74 anos. O envelhecimento, em parte, aumenta a prevalência dos fatores de risco, mas também modifica a estrutura arterial por degeneração da parede das grandes artérias, provocando alterações vasculares com impacto no cérebro, coração e rins. A Figura 6 mostra que, no mesmo período, no estado de São Paulo, a mortalidade por doença coronariana diminui à medida que a idade avança. Na

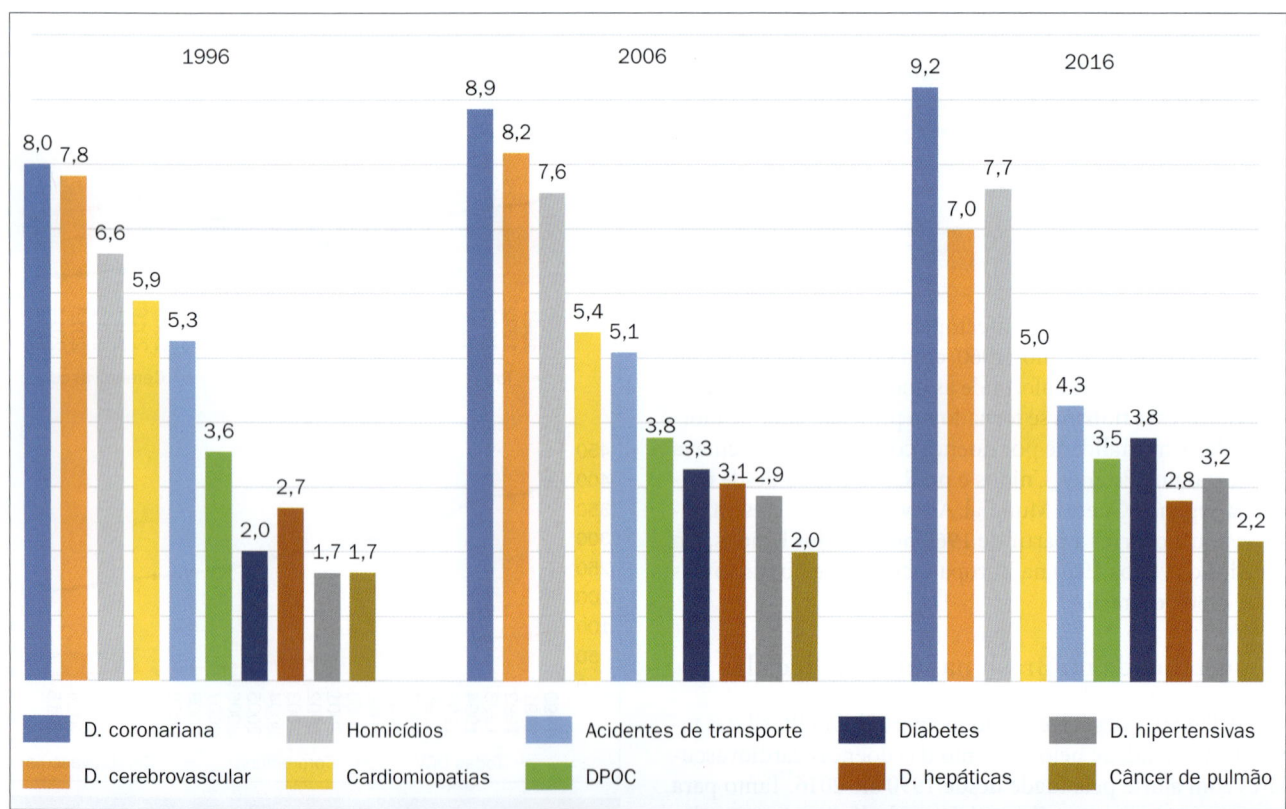

Figura 2 Mortalidade proporcional (em porcentagem) na era da 10ª Classificação Internacional de Doenças em 1996, 2006 e 2016 no Brasil.
DPOC: doença pulmonar obstrutiva crônica.
Fonte: DATASUS, Ministério da Saúde.

quinta e sexta décadas de vida, o risco de morte é o dobro em homens comparado a mulheres, mas na oitava década é somente 40% maior. Esse fato é explicado pelo diferencial relacionado ao sexo decorrente da ação protetora dos níveis estrogênicos (ou, mais precisamente, da relação andrógeno/estrógeno) contra a aterosclerose.

Fatores de risco: definição e conceito

Se, para as doenças infectoparasitárias, é possível identificar uma causa específica e bem definida – um vírus (poliomielite), uma bactéria (tuberculose), um fungo (paraccocidiomicose) ou um parasita (doença de Chagas) –, para doenças cardiovasculares há situações que aumentam suas chances de desenvolvimento – os assim chamados fatores de risco.

A identificação de fatores de risco, assim como sua distribuição geográfica e tendência temporal, tem sido fundamental para a prática da cardiologia preventiva. A epidemiologia, desde os anos 1950, criou vários tipos de estudos para evidenciar os fatores de risco para as doenças crônicas. O primeiro deles é o estudo de prevalência, que quantifica esses agentes na população. Os estudos de coorte, por sua vez, conseguem estimar o risco de um determinado fator na incidência de uma doença. Nos anos 1960, os fatores de risco para a doença coronariana foram descritos na coorte *Framingham Heart Study*, iniciada em 1948, nos Estados Unidos, com 5.500 homens e mulheres. Seus primeiros resultados apontaram o colesterol elevado, a hipertensão arterial e o tabagismo como condições que induzem risco maior de infarto do miocárdio e morte súbita. Criou-se, a partir dessa descoberta, o concei-

to fator de risco.[6] Ao contrário das doenças infecciosas, o fator de risco cardiovascular não é uma condição necessária, nem suficiente por si só para o aparecimento da enfermidade cardíaca. Ela indica, sim, um aumento significativo na probabilidade da doença.

Entre os participantes do estudo, o diabetes registrava baixa prevalência, motivada pela elevada letalidade do diabetes tipo 1 (insulino-dependente) antes do período de entrada no estudo e pela frequência restrita de diabetes tipo 2 (insulino-resistente), possivelmente relacionada às pequenas taxas de obesidade à época. A relevância dos resultados pioneiros do *Framingham Heart Study* torna-se mais evidente com a confirmação desses mesmos fatores de risco em outras coortes. O conceito de fator de risco deixa para trás a ideia equivocada de que as doenças cardiovasculares, em particular a coronariana, fossem próprias do envelhecimento e do sexo masculino. Mostrou-se que, associado ao sexo e à idade, há forte carga ambiental que poderia ser reduzida ou mesmo eliminada. Com isso, nascia a cardiologia preventiva, responsável por destacar a importância de diagnosticar, tratar e controlar fatores de risco como hipertensão, dislipidemia e diabetes, além de combater o hábito tabágico.

A emergência das doenças cardiovasculares no início da segunda metade do século XX se deve à associação de um fenômeno patológico conhecido há tempos: a aterosclerose com a hipertensão arterial agravada com o aumento do tabagismo. Posteriormente, o diabetes se apresentaria como mais um aspecto complicador por alterar vários processos ateroscleróticos, aumentar a pressão arterial e induzir microangiopatias, principalmente nos rins. Ressalte-se que esses fatores têm

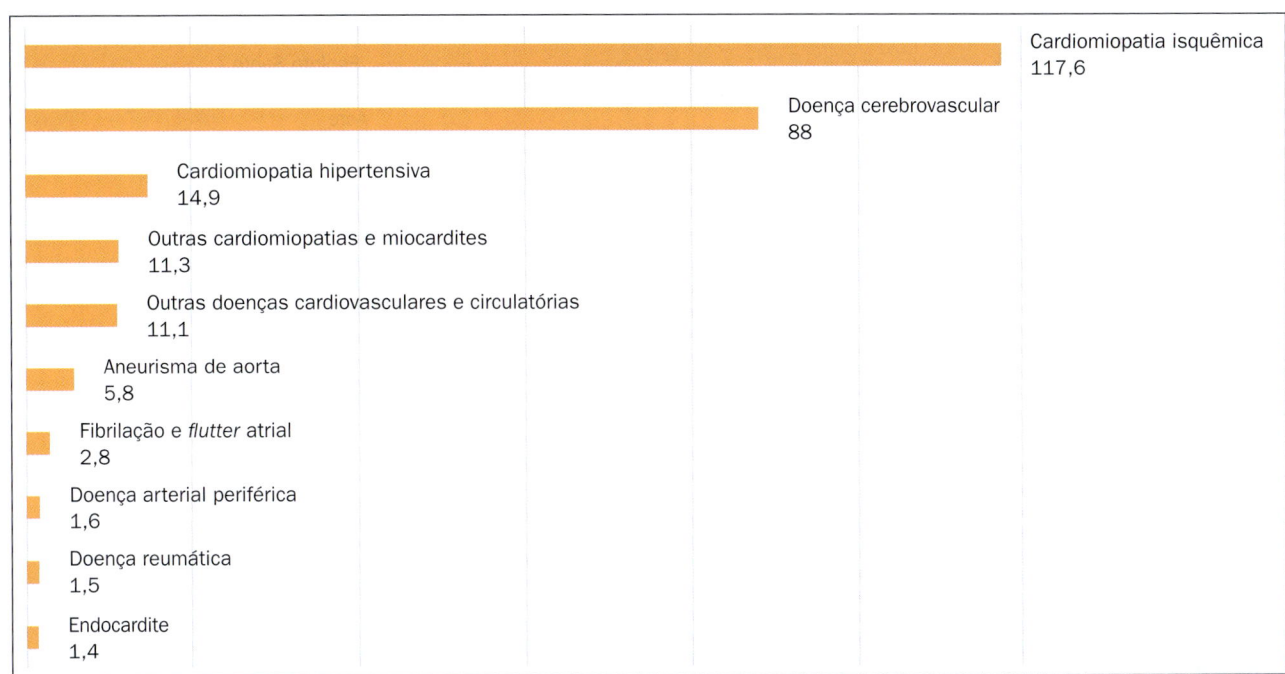

Figura 3 Taxas de mortalidade ajustadas por idade das doenças cardiovasculares no Brasil para ambos os sexos em 2015.
Fonte: Global Burden of Diseases, 2018.[4]

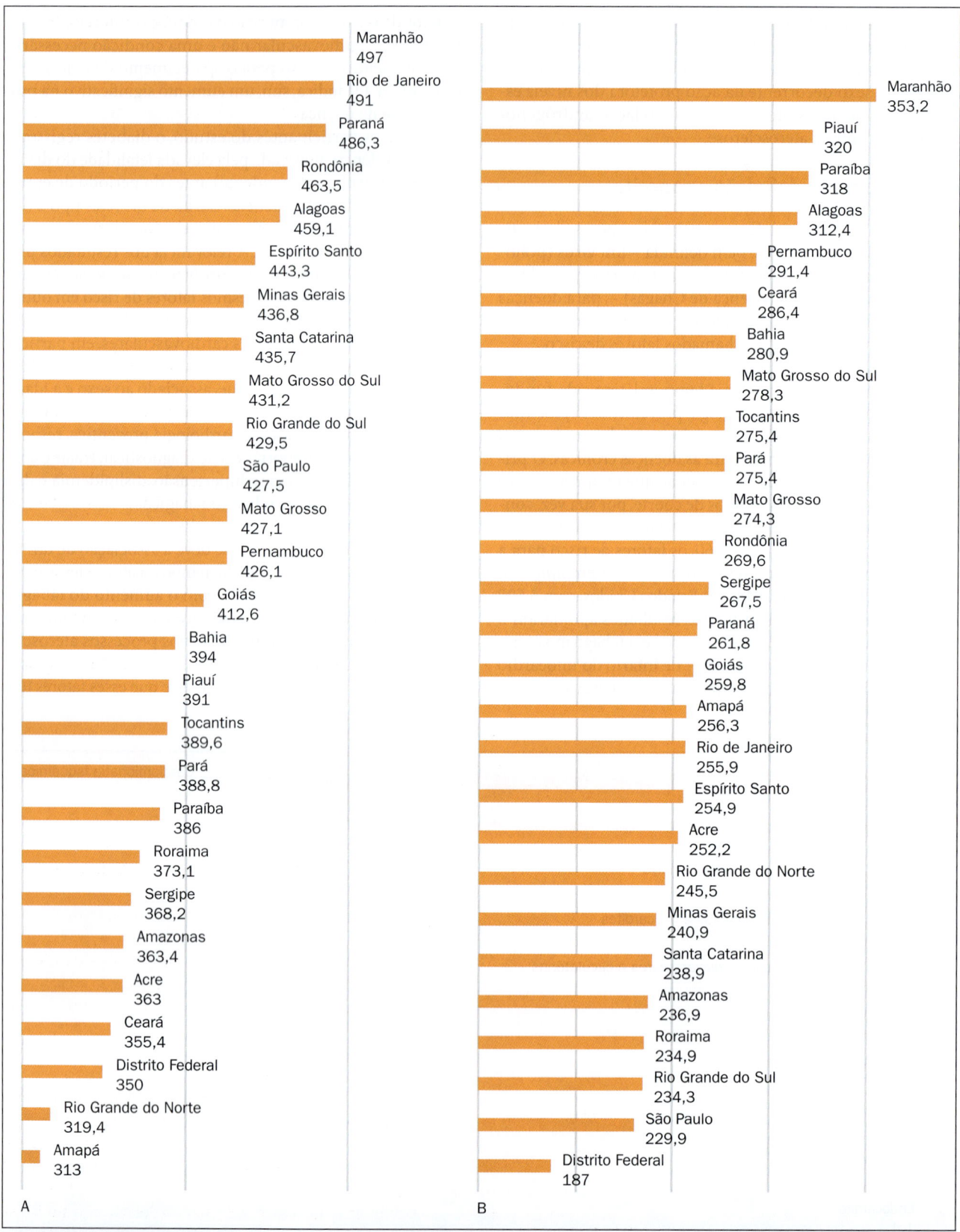

A

Estado	Valor
Maranhão	497
Rio de Janeiro	491
Paraná	486,3
Rondônia	463,5
Alagoas	459,1
Espírito Santo	443,3
Minas Gerais	436,8
Santa Catarina	435,7
Mato Grosso do Sul	431,2
Rio Grande do Sul	429,5
São Paulo	427,5
Mato Grosso	427,1
Pernambuco	426,1
Goiás	412,6
Bahia	394
Piauí	391
Tocantins	389,6
Pará	388,8
Paraíba	386
Roraima	373,1
Sergipe	368,2
Amazonas	363,4
Acre	363
Ceará	355,4
Distrito Federal	350
Rio Grande do Norte	319,4
Amapá	313

B

Estado	Valor
Maranhão	353,2
Piauí	320
Paraíba	318
Alagoas	312,4
Pernambuco	291,4
Ceará	286,4
Bahia	280,9
Mato Grosso do Sul	278,3
Tocantins	275,4
Pará	275,4
Mato Grosso	274,3
Rondônia	269,6
Sergipe	267,5
Paraná	261,8
Goiás	259,8
Amapá	256,3
Rio de Janeiro	255,9
Espírito Santo	254,9
Acre	252,2
Rio Grande do Norte	245,5
Minas Gerais	240,9
Santa Catarina	238,9
Amazonas	236,9
Roraima	234,9
Rio Grande do Sul	234,3
São Paulo	229,9
Distrito Federal	187

Figura 4 Taxas de mortalidade ajustadas por idade para o conjunto das doenças cardiovasculares em 1990 e 2015 por estados da Federação e Distrito Federal. A: 1990; B: 2015 *(continua)*
Fonte: Global Burden of Diseases, 2018.[4]

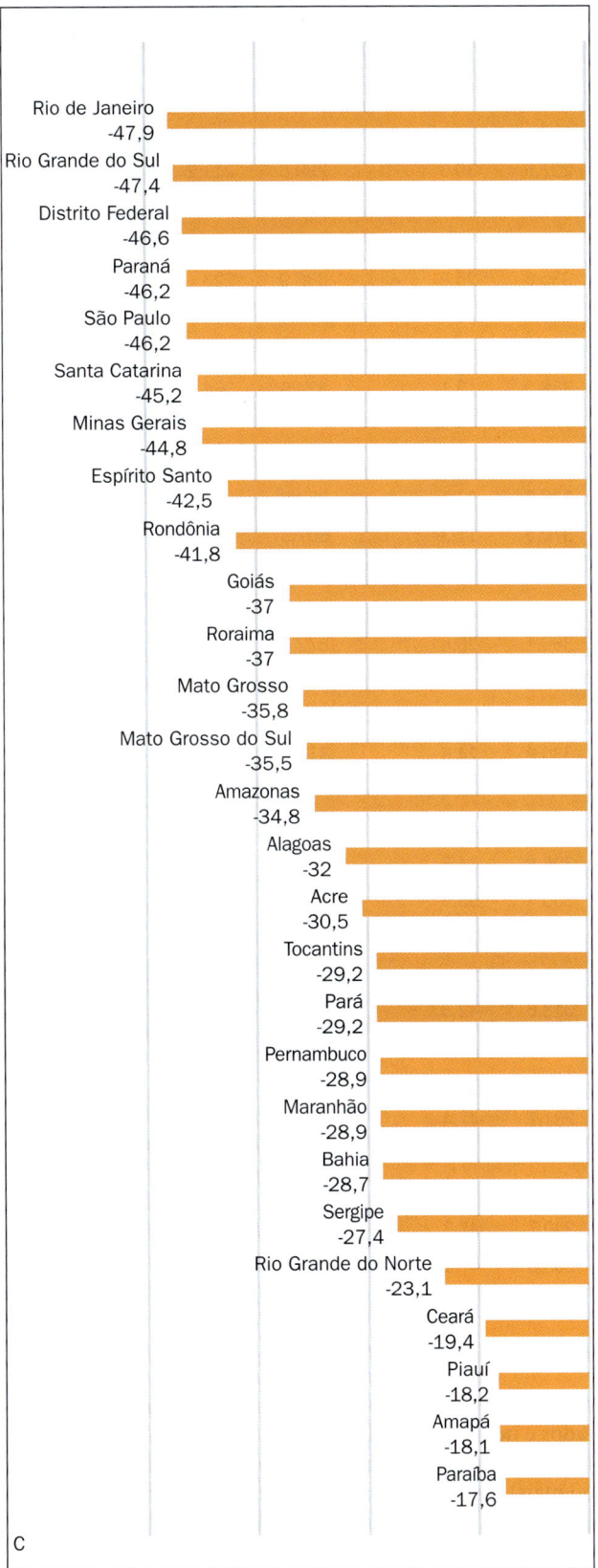

Figura 4 *(continuação)* C: Variação das taxas de mortalidade entre 1990 e 2015.
Fonte: Global Burden of Diseases, 2018.[4]

origens distintas, decorrentes de momento histórico, realidades sociais e ações de contenção, como o uso de medicamentos para controle dos fatores de risco.

Um ponto importante é compreender que os fatores de risco podem ser classificados de acordo com a proximidade com o evento cardiovascular. A Figura 7 mostra fatores determinantes para a emergência no século XX das doenças cardiovasculares (coronariana, cerebrovascular isquêmica, cerebrovascular hemorrágica e hipertensão maligna) desde os determinantes primordiais associados, como o aumento da ingestão de alimentos com gordura saturada (que faz crescer a aterosclerose), a intensificação da migração e da urbanização (fator que eleva as taxas de pressão arterial) e a epidemia de tabagismo iniciada nos anos 1920 em todo o mundo.

Em resumo, mudanças sociais iniciada no início do século XX foram as determinantes para o aumento da incidência das doenças cardiovasculares. A industrialização iniciada em São Paulo no início do século XX, seguida por outras cidades do país, induziu o êxodo rural, com aumento de população urbana com estresse característico de mudanças de ambiente com aumento da pressão arterial média. Ao mesmo tempo, a fonte principal de suprimento energético passou a ser gorduras de origem animal (banha no Brasil) com alto poder aterogênico. Além desses dois fatores, após a Primeira Guerra Mundial houve aumento expressivo da prevalência de fumantes em todo o mundo. A combinação desses três fatores (urbanização – hipertensão; oferta gordura animal – aterosclerose; tabagismo) conduziu ao aumento expressivo de mortes cardíacas precoces e súbitas até os anos 1960.

Dados do Reino Unido e dos Estados Unidos expõem um modelo hipotético de pesos para quatro fatores de risco cardiovascular, indicando que há tendências distintas entre eles e sua prevalência. Ou seja, a mudança de perfil tem impacto direto no tipo de doença incidente mais comum. A hipertensão arterial guarda associação estreita com a doença cerebrovascular muito mais do que qualquer um dos outros três fatores de risco. Para a doença coronariana e o acidente vascular cerebral isquêmico (ambos com base na aterosclerose), a importância dos quatro fatores é relativamente parecida, porém atuam em momentos distintos do processo aterosclerótico. A dislipidemia é fundamental para o surgimento inicial da placa aterosclerótica, enquanto o tabagismo, que possui menor relevância no início do processo, desempenha papel significativo na indução de trombose em territórios vasculares com placas ateroscleróticas. Por isso, o hábito de fumar está associado a eventos cardiovasculares mais graves e à morte súbita coronariana. O diabetes, por outro lado, atua mais fortemente na microvasculatura, com alterações importantes nos rins, cérebro, coração e membros inferiores.

A estimativa de fatores de risco cardiovascular no Brasil é realizada por estudos com base populacional seriados que amostram parte da população todo ano por contato telefônico, o assim denominado Sistema de Vigilância de fatores de risco e proteção para doenças crônicas por inquérito telefô-

Região/Estados	Total			Homens			Mulheres		
	1990	2015	% de mudança	1990	2015	% de mudança	1990	2015	% de mudança
Norte									
Acre	363	252,2	-30,5	427,6	297,9	-30,3	299,8	211,2	-29,5
Amapá	313	256,3	-18,1	367,2	310,1	-15,6	268,5	208,7	-22,3
Amazonas	363,4	236,9	-34,8	414,6	285,5	-31,1	319,5	195,2	-38,9
Pará	388,8	275,4	-29,2	453,1	335,6	-25,9	336,9	223	-33,8
Rondônia	463,5	269,6	-41,8	540,6	320,5	-40,7	378,4	218	-42,4
Roraima	373,1	234,9	-37	435,3	281,3	-35,4	307,2	189,4	-38,3
Tocantins	389,6	275,4	-29,2	446,5	388	-13,1	334,9	264,7	-21
Nordeste									
Alagoas	459,1	312,4	-32	524,2	386,2	-26,3	408,2	259,6	-36,4
Bahia	394	280,9	-28,7	446,2	336,5	-24,6	353,8	239,1	-32,4
Ceará	355,4	286,4	-19,4	417,7	370,5	-11,3	307,3	225,1	-26,8
Maranhão	497	353,2	-28,9	683,5	433,7	-36,5	340,4	290,4	-14,7
Paraíba	386	318	-17,6	440,1	410,3	-6,8	344,4	251,4	-27
Pernambuco	426,1	291,4	-28,9	500,4	366,1	-26,8	372,4	240,1	-35,5
Piauí	391	320	-18,2	470	405,6	-13,7	327,8	258,1	-21,3
Rio Grande do Norte	319,4	245,5	-23,1	382,5	320,1	-16,3	269,3	192	-28,7
Sergipe	368,2	267,5	-27,4	438,8	330,9	-24,6	315,9	223,6	-29,2
Centro-oeste									
Distrito Federal	350	187	-46,6	426,5	241,8	-43,3	298,4	153	-48,7
Goiás	412,6	259,8	-37	473,3	308,8	-34,8	358,4	216,9	-39,5
Mato Grosso	427,1	274,3	-35,8	496,8	330,4	-33,5	354,7	218,8	-38,3
Mato Grosso do Sul	431,2	278,3	-35,5	501,7	348,3	-30,6	365,6	218,5	-40,2
Sudeste									
Espírito Santo	443,3	254,9	-42,5	552	318,6	-42,3	359,9	205,1	-43
Minas Gerais	436,8	240,9	-44,8	535,5	291,6	-45,5	363,3	199,7	-45
Rio de Janeiro	491	255,9	-47,9	634,6	325,7	-48,7	397,4	208,3	-47,6
São Paulo	427,5	229,9	-46,2	535,5	281,7	-47,4	349,8	191,1	-45,4
Sul									
Paraná	486,3	261,8	-46,2	584,7	320,5	-45,2	406,9	214,3	-47,3
Santa Catarina	435,7	238,9	-45,2	551,4	290,7	-47,3	358,6	200,6	-44
Rio Grande do Sul	429,5	234,3	-47,4	536,1	283,6	-47,1	376,9	195,9	-48
Brasil	**429,5**	**256**	**-40,4**	**524,8**	**315,8**	**-39,8**	**358,3**	**210,7**	**-41,2**

Tabela 1 Mortalidade cardiovascular total ajustada por idade e estratificada por estado e sexo no Brasil em 1990 e 2015

nico (VIGITEL),[7] pela Pesquisa Nacional de Saúde, a PNS realizada em 2013 com amostragem populacional com entrevista domiciliar e,[8] também na linha de base do Estudo Longitudinal de Saúde do Adulto, o ELSA-Brasil.[9]

Evolução temporal dos fatores de risco: VIGITEL 2006 a 2017

O objetivo do VIGITEL é monitorar a frequência e a distribuição de fatores de risco e de proteção para doenças crônicas não transmissíveis em todas as capitais dos 26 estados e no Distrito Federal. Todo ano, realizam-se entrevistas telefônicas em amostras da população adulta (18 anos ou mais) residente em domicílios com linha de telefone fixo. Para os resultados serem representativos de toda a população, os números telefônicos que entrarão na pesquisa são sorteados, a partir dos cadastros de telefones existentes nas capitais do país.

A informação do VIGITEL referente à hipertensão arterial, diabetes e dislipidemia tem uma limitação decorrente do

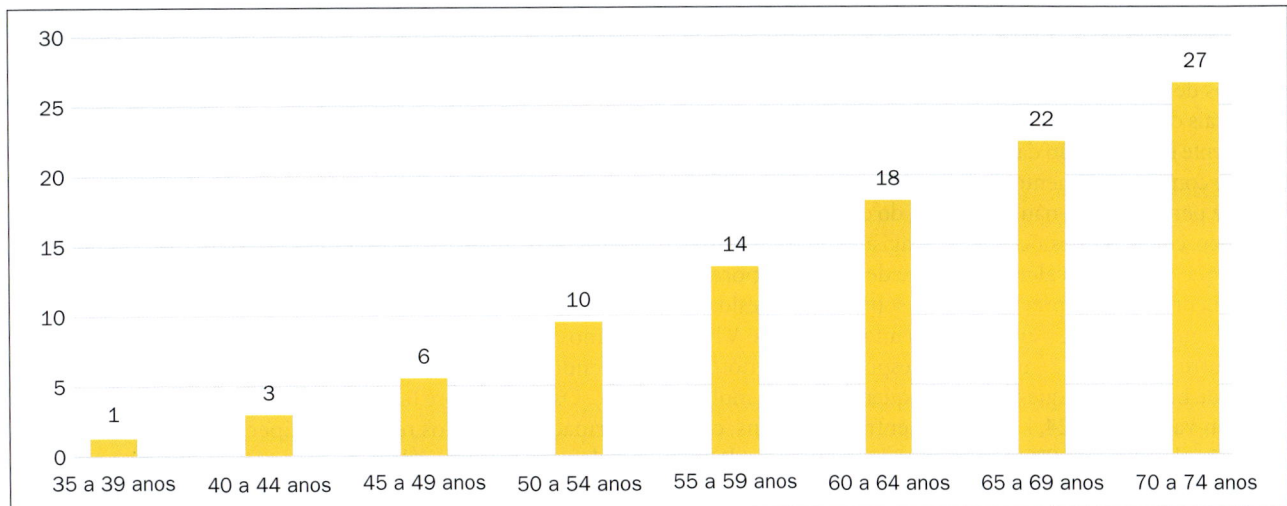

Figura 5 Proporção (em porcentagem) de óbitos por doença coronariana entre 1990 e 2015
Fonte: França et al., 2017.[5]

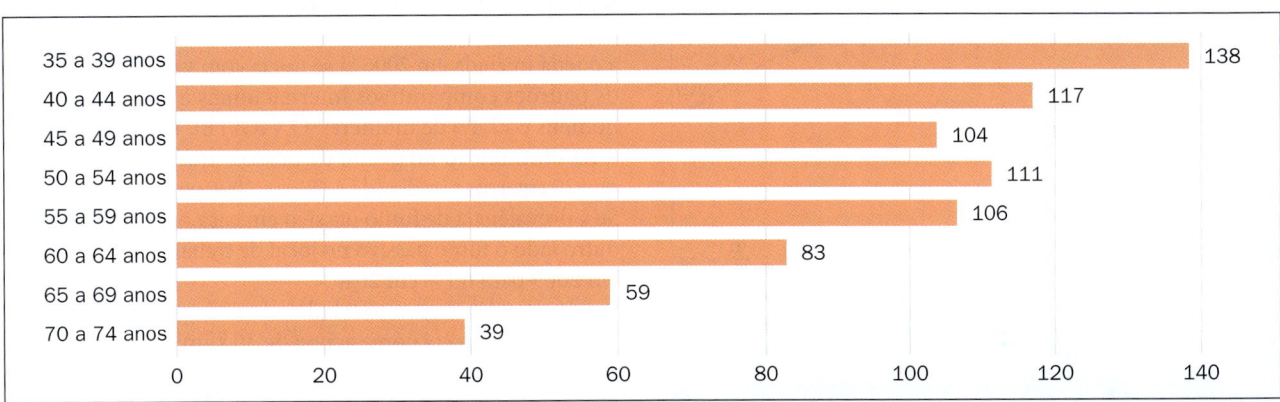

Figura 6 Excesso de mortalidade masculina (em porcentagem) por doença coronariana no estado de São Paulo entre 1990 e 2015.
Fonte: França et al., 2017.[5]

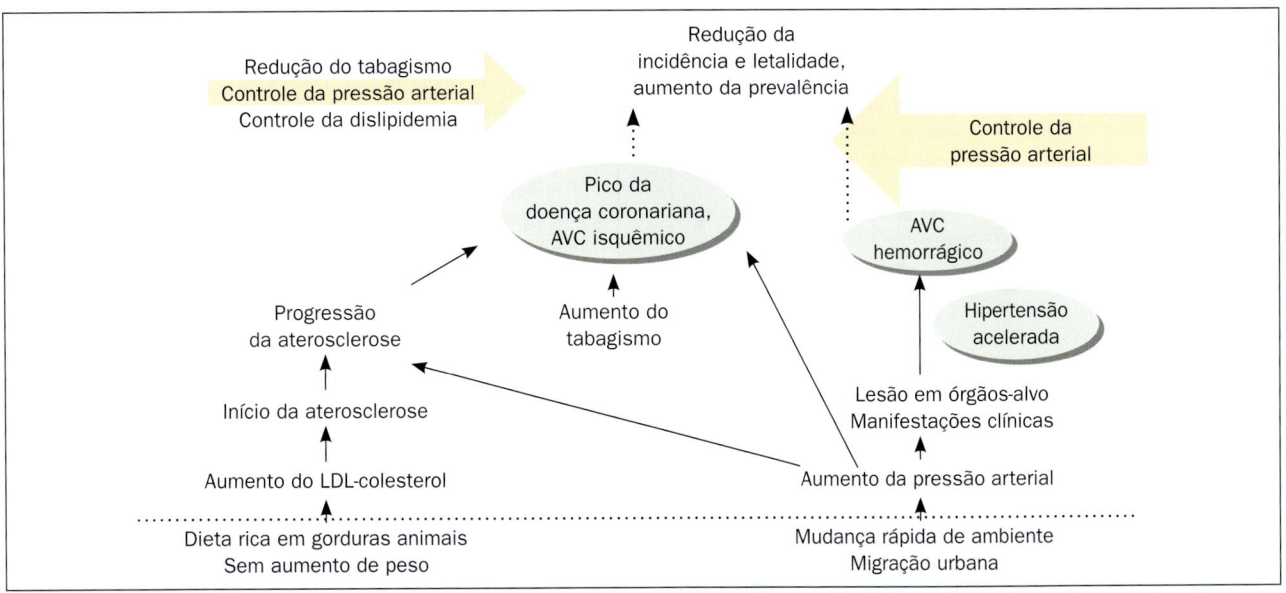

Figura 7

acesso diferencial. Por exemplo, a diferença de qualidade da atenção médica ou o fato de que mulheres utilizam mais os serviços de saúde podem ser determinantes para aumentos temporais desses fatores de risco, o que não representa necessariamente uma elevação da prevalência, mas apenas um maior contato com o atendimento de saúde. Por outro lado, o VIGITEL faz perguntas que não dependem do contato prévio com o médico, como as questões sobre tabagismo ou sobre peso e altura, que permitem calcular o índice de massa corpórea e, consequentemente, as prevalências de sobrepeso e obesidade.

A Figura 8 mostra a evolução das informações do VIGITEL, entre 2006 e 2017, no que diz respeito ao diagnóstico prévio de hipertensão que foi mais frequente entre as mulheres, com variação de 24,4 a 27,5%, e entre os homens, com flutuação de 18,4 a 24,9%. Nesse período não houve alteração significativa da prevalência de hipertensão autorreferida. Na Figura 9 mostra-se que a prevalência de diabetes autorre-

ferida, ao contrário da hipertensão, tem apresentado valores crescentes com tendência estatisticamente significativa para mulheres (entre 6,3 e 8,1%) e para homens (entre 4,6 e 7,8%), podendo indicar uma maior oportunidade de diagnóstico de diabetes ou a elevação desse fator de risco em decorrência do aumento do ganho de peso na população. Durante os 12 anos de investigação, houve redução da diferença por sexo nos relatos de diagnóstico de hipertensão e de diabetes, o que pode ser explicado pelo maior acesso de homens aos serviços de saúde. A pergunta sobre dislipidemia foi incluída em apenas 4 anos, não permitindo uma conclusão mais definitiva sobre a tendência temporal.

Os dados sobre tabagismo possuem menos vieses de informação do que os relativos à hipertensão, diabetes e dislipidemia, que dependem de diagnóstico. De acordo com a Figura 10, houve uma significativa queda na proporção de fumantes no país desde 2006. Entre os homens, ela atingiu 6,3 pontos percentuais, o que equivale a um terço do número de fumantes no início da pesquisa. Entre as mulheres, a redução foi de 4,9 pontos percentuais, representando uma taxa 40% menor. Esses dados são de extrema relevância, pois a queda iniciada em 2006 já se inicia com valores baixos para os padrões comparativos internacionais à época: 19,5% de homens e 12,4% de mulheres. O VIGITEL também mostrou uma diminuição no grupo de pessoas que fumam mais do que 20 cigarros por dia (de 4,6% em 2006 para 2,6% em 2017). Se a prevalência de fumo passivo em casa não se alterou, por outro lado o fumo passivo no local de trabalho caiu de 12,1% em 2009 para 6,7% em 2017.

Já a tendência de obesidade calculada pela proporção do índice de massa corpórea acima de 30 kgm^2 aumentou ano a ano para ambos os sexos e com aceleração constante, conforme aponta a Figura 11. Ao longo dos 12 anos do VIGITEL, aumentou em 60% o número de brasileiros adultos classificados como obesos. Esse crescimento tem associação com a

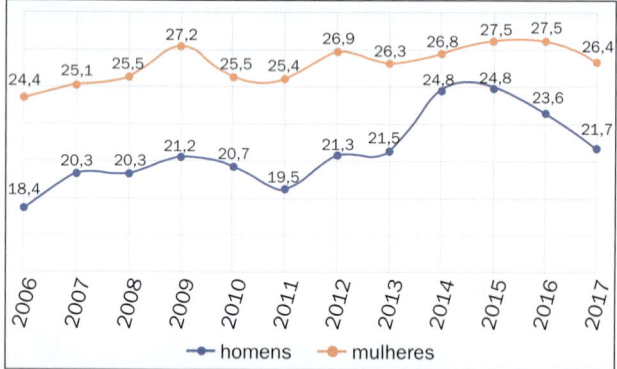

Figura 8 Evolução temporal das informações aferidas no VIGITEL nas 26 capitais de estado e no Distrito Federal, entre 2006 e 2017 para hipertensão arterial autorreferida.
Fonte: Ministério da Saúde.

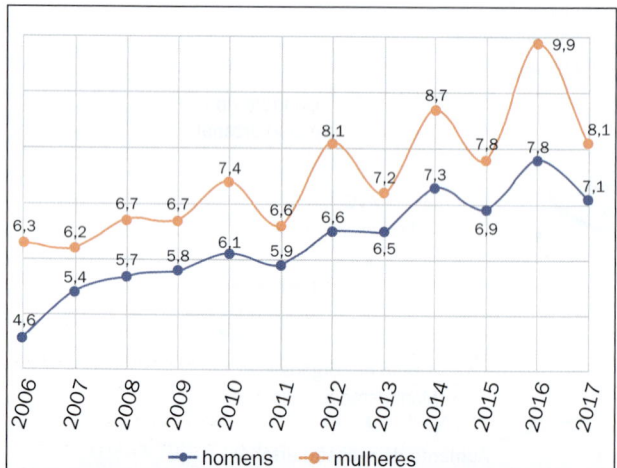

Figura 9 Evolução temporal das informações aferidas no VIGITEL nas 26 capitais de estado e no Distrito Federal, entre 2006 e 2017 para diabetes autorreferida.
Fonte: Ministério da Saúde.

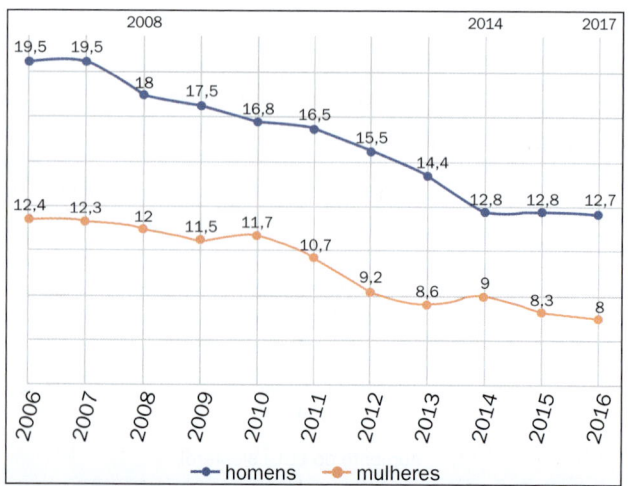

Figura 10 Evolução temporal das informações aferidas no VIGITEL nas 26 capitais de estado e no Distrito Federal, entre 2006 e 2017 para tabagismo entre homens e mulheres.
Fonte: Ministério da Saúde.

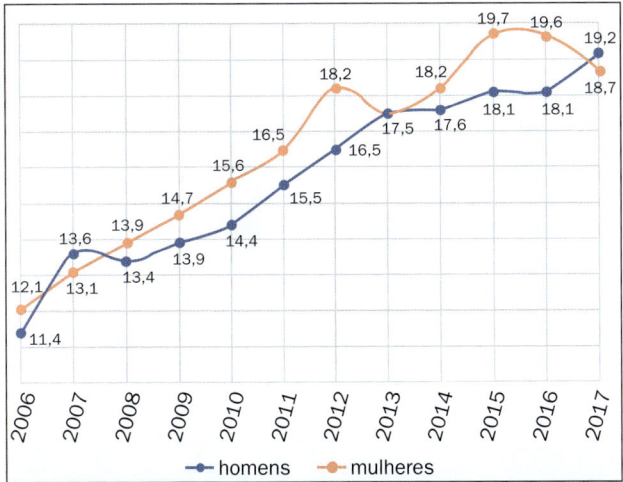

Figura 11 Evolução temporal das informações aferidas no VIGITEL nas 26 capitais de estado e no Distrito Federal, entre 2006 e 2017 para o índice de massa corpórea entre homens e mulheres.
Fonte: Ministério da Saúde.

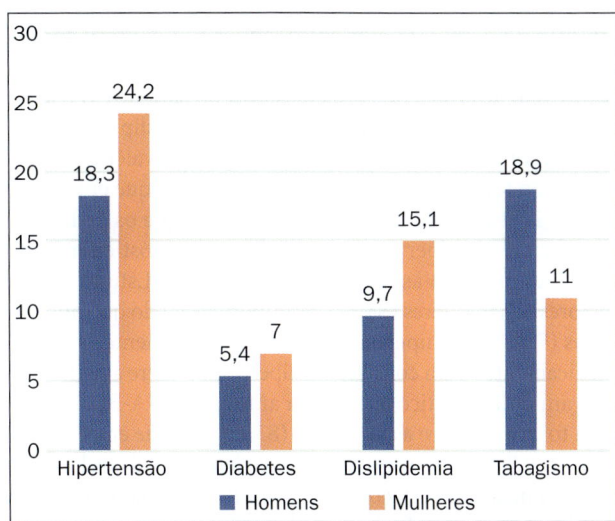

Figura 12 Prevalência de hipertensão, diabetes, dislipidemia e tabagismo autorreferidos na Pesquisa Nacional de Saúde (PNS) de 2013 por sexo.

redução do número de fumantes, que costumeiramente ganham peso após a cessão do hábito tabágico, e com o aumento significativo da prevalência de diabetes, decorrente da relação direta entre o ganho de peso e as alterações da homeostase glicêmica.

O VIGITEL ainda avalia outros aspectos relacionados às doenças crônicas, como dieta e atividade física, que poderiam explicar a evolução da obesidade. Porém, os seus instrumentos de coleta, assim como os de outros estudos, possuem acurácia bem menor do que as aqui apresentadas para hipertensão, diabetes, dislipidemia, tabagismo e obesidade.

A Pesquisa Nacional de Saúde 2013

A Pesquisa Nacional de Saúde (PNS) realizada em 2013 avaliou a prevalência de fatores de risco para doenças crônicas a partir de uma amostra probabilística de toda a população brasileira. As entrevistas foram feitas presencialmente nos domicílios. A metodologia possibilitou que informações sobre hábitos, fatores de risco e doenças fossem colhidas com um detalhamento maior em relação ao sistema VIGITEL.

A Figura 12 mostra que a hipertensão, o diabetes e a dislipidemia aferidas por relato de diagnóstico médico prévio tiveram prevalência mais alta entre as mulheres. Já o hábito de fumar mostrou-se mais comum entre os homens. A ocorrência dos fatores de risco por raça/cor de pele foi distinta para cada um deles, indica a Figura 13. A hipertensão, por exemplo, teve, entre pretos e brancos, frequência bem maior do que a registrada entre pardos. No caso do diabetes, pretos, brancos e pardos (nesta ordem) foram mais afetados, enquanto a prevalência de dislipidemia atingiu brancos, pardos e pretos, nesta ordem. Em ambas as situações, não houve diferença estatística relevante. Em relação ao tabagismo, as taxas foram significativamente menores em brancos na comparação com pardos e pretos.

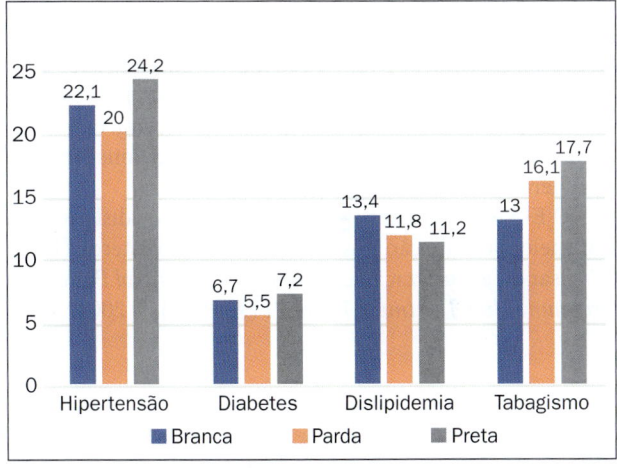

Figura 13 Prevalência de hipertensão, diabetes, dislipidemia e tabagismo autorreferidos na Pesquisa Nacional de Saúde (PNS) de 2013 por raça.

O Estudo Longitudinal de Saúde do Adulto (ELSA-Brasil)

O ELSA-Brasil é um estudo de coorte que estima em longo prazo dados de incidência de doenças cardiovasculares e sua associação com fatores de risco clássicos e novos. Ao contrário dos estudos anteriores, o ELSA-Brasil não utiliza amostra com representatividade nacional, pois o objetivo é garantir ao máximo o acompanhamento de 15.105 voluntários de seis universidades brasileiras (Universidade de São Paulo, Fundação Oswaldo Cruz, no Rio de Janeiro, e as Universidades Federais de Minas Gerais, Rio Grande do Sul, Bahia e Espírito Santo), que já realizaram três baterias de exames em 2008-

10, 2012-14 e 2017-18. Por outro lado, o ELSA-Brasil confirmou o diagnóstico dos fatores de risco com medidas diretas de pressão arterial, glicose e colesterol no sangue e o uso de medicamentos para hipertensão, diabetes e dislipidemia.

Ao contrário do VIGITEL e da PNS, a prevalência de hipertensão foi maior entre homens (40,1%) do que entre mulheres (32,2%). O ELSA-Brasil comprovou que os dados autorreferidos de hipertensão arterial por diagnóstico médico prévio em relação às medidas realizadas no Estudo foram maiores nas mulheres (84,8% das hipertensas) do que nos homens (75,8% dos hipertensos). Consequentemente, o uso de medicamentos para controle da hipertensão entre aqueles que tiveram o diagnóstico da doença antes do ELSA-Brasil também foi maior entre as mulheres (83,1%) do que entre os homens (70,7%). O mesmo fenômeno determinado pelo acesso diferencial aos serviços de saúde refletiu-se na prevalência de hipertensão, que foi bem maior entre as pessoas de raça/cor de pele preta (49,3%) na comparação com pardos (38,2%) e brancos (30,3%). O ELSA-Brasil demonstrou que o controle foi maior entre os participantes com escolaridade mais alta e entre os brancos (Figura 14).

O ELSA-Brasil apresentou elevados valores para diabetes, revelando que metade dos pacientes não sabiam do diagnóstico previamente. A justificativa é que o critério utilizado no Estudo foi mais sensível, já que incluiu diagnóstico médico prévio, glicemia de jejum ≥ 126 mg/dL, glicemia após duas horas ≥ 140 mg/dL ou HBA1c ≥ 6,5 mg/dL. Mesmo reduzindo o diagnóstico apenas para a glicemia de jejum, os valores ainda continuam altos, associados, de forma consistente, à prevalência elevada de sobrepeso/obesidade.

O ELSA-Brasil também estudou o perfil de dislipidemia por meio da avaliação dos níveis de LDL-colesterol, (LDL-C) usando a atualização do *National Cholesterol Education Program Adult Treatment Panel III* (ATP-III) de 2004. A frequência de LDL-C elevado foi de 45,5%. Entre os indivíduos com LDL-C elevado, 58,1% sabiam ter hipercolesterolemia, 42,3% passavam por tratamento e 58,3% estavam com os níveis de colesterol controlados. Após ajuste para características sociodemográficas, os valores de LDL-C aumentados foram mais elevados em homens, pretos, idosos e com menor nível educacional.[14]

A avaliação global de risco do ELSA-Brasil foi realizada com a aplicação dos critérios da American Heart Association para "saúde cardiovascular ideal".[15] Os valores variam de zero (pior) a sete (ótimo). A Figura 15 mostra que as mulheres e as pessoas de raça/cor de pele branca e asiática apresentam os melhores escores. Fumantes e ex-fumantes têm indicadores semelhantes, o que sugere a necessida-

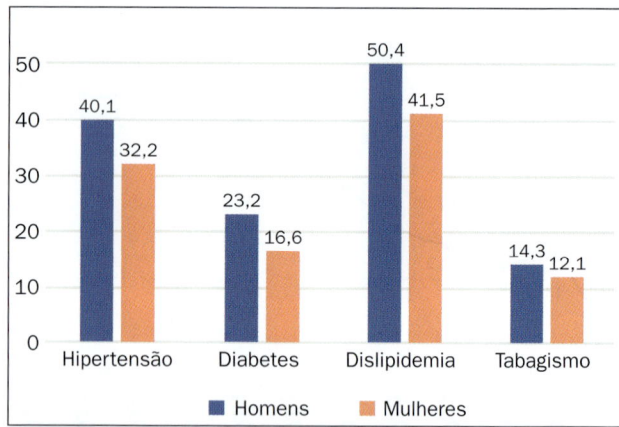

Figura 14 Prevalência na linha de base dos fatores de risco cardiovascular no Estudo Longitudinal de Saúde do Adulto (ELSA-Brasil) em 2008-2010.

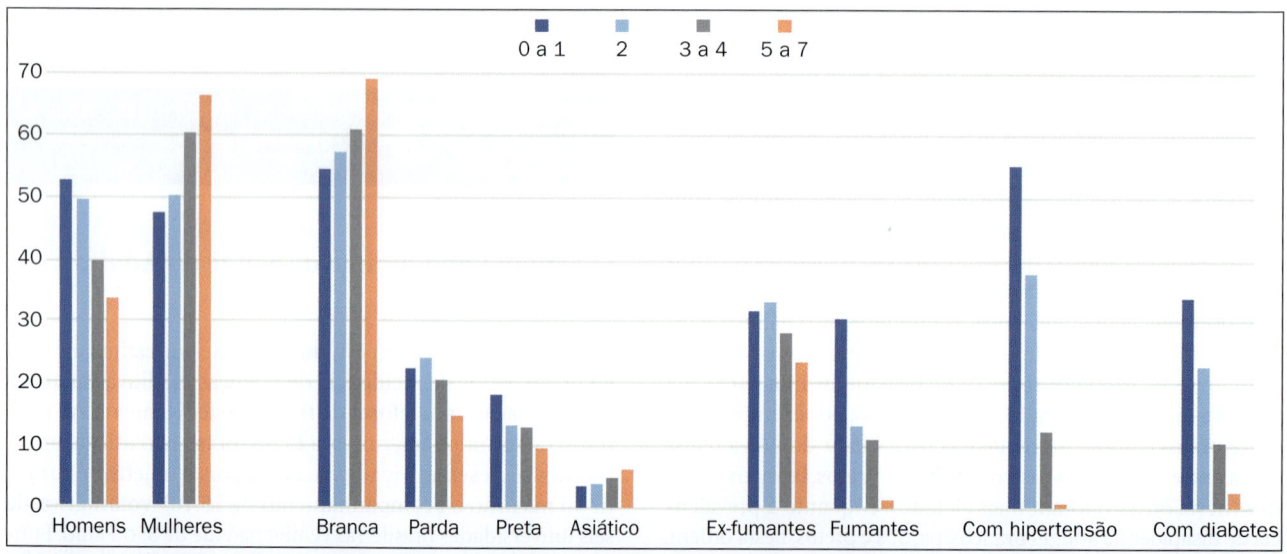

Figura 15 Descrição do escore de saúde ideal (zero = pior) entre os participantes do Estudo Longitudinal de Saúde do Adulto (ELSA-Brasil) na linha de base de acordo com sexo, ração, tabagismo, hipertensão e diabetes.[15]

de de se atuar não somente para cessar o hábito tabágico, mas também para melhorar o perfil de risco do ex-fumante. Aqueles com diagnóstico prévio de diabetes e de hipertensão possuem indicadores ruins, como esperado, mas por isso devem ser objeto de abordagem global, não unicamente para reduzir a pressão arterial ou a glicemia de jejum. O ELSA-Brasil relatará mais informações das etapas seguintes, quando será possível verificar quem mudou de hábitos, procurou tratamento medicamento e alcançou novos padrões de fatores de risco.

Resumo

Os dados apresentados mostram o perfil do brasileiro adulto em termos recentes em termos da saúde cardiovascular. As informações expostas mostram que há ainda muitas pessoas sem diagnóstico de hipertensão, diabetes e

dislipidemia, especialmente homens e pessoas de raça/cor da pele preta. Ao mesmo tempo, verifica-se um tratamento insuficiente daqueles com diagnóstico. Uma atenção específica deve ser dada àqueles que fumam e aos que deixaram de fumar, porque mantêm hábitos ainda inadequados e, principalmente, ganham peso após à cessação do tabagismo.

Se, por um lado houve redução do tabagismo, maior controle da hipertensão arterial e também da dislipidemia, por outro lado há aumento considerável da prevalência de obesidade e diabetes. Com a melhoria do tratamento dos eventos coronarianos e agudos surge a situação de um número maior de pessoas que sobrevivem ao quadro crítico, anteriormente letal, mas com maior exposição aos fatores de risco. Consequentemente, especula-se que haverá aumento significativo da prevalência de insuficiência cardíaca e, de outras situações relacionadas à doença vascular como a doença renal crônica e a demência vascular (Figura 16).

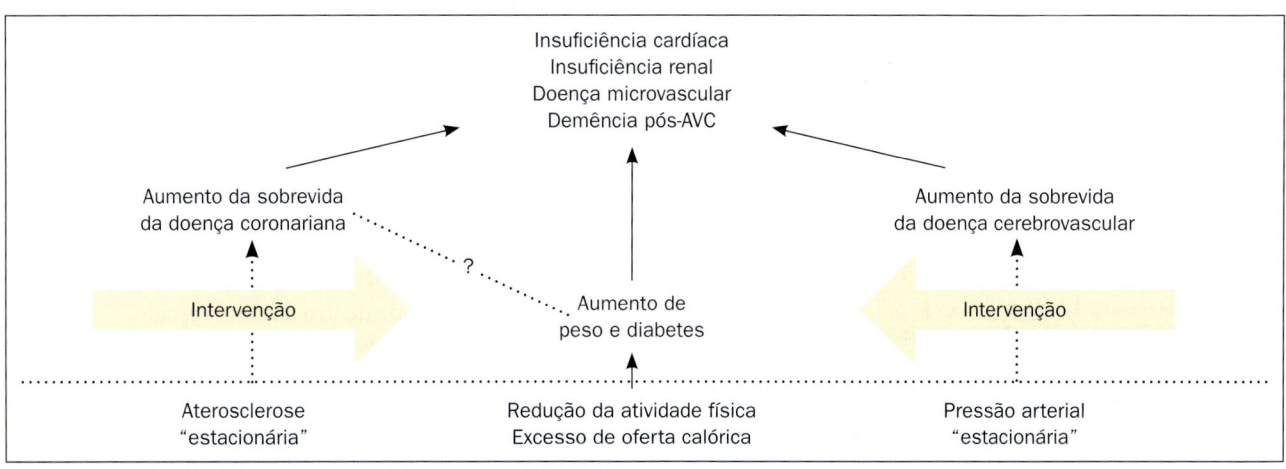

Figura 16

Referências bibliográficas

1. Lotufo PA. Why Brazil does not have an epidemic of chronic diseases: some answers from cardiovascular diseases. Sao Paulo Med J. 2005;123(2):47-8
2. Brant LCC, Nascimento BR, Passos VMA, Duncan BB, Bensenôr IJM, Malta DC, et al. Variations and particularities in cardiovascular disease mortality in Brazil and Brazilian states in 1990 and 2015: estimates from the Global Burden of Disease.Rev Bras Epidemiol. 2017;20Suppl 01(Suppl 01):116-28.
3. França EB, Passos VMA, Malta DC, Duncan BB, Ribeiro ALP, Guimarães MDC, et al. Cause-specific mortality for 249 causes in Brazil and states during 1990-2015: a systematic analysis for the global burden of disease study 2015. Popul Health Metr. 2017;15(1):39.
4. Global Burden of Disease (GBD). 2017 Causes of Death Collaborators. Global, regional, and national age-sex-specific mortality for 282 causes of death in 195 countries and territories, 1980-2017: a systematic analysis for the Global Burden of Disease Study 2017. Lancet. 2018;392(10159):1736-1788.
5. França EB, Passos VMA, Malta DC, Duncan BB, Ribeiro ALP, Guimarães MDC, et al. Cause-specific mortality for 249 causes in Brazil and states during 1990-2015: a systematic analysis for the global burden of disease study 2015. Popul Health Metr. 2017;15(1):39.

6. Kannel WB, Dawber TR, Kagan A, Revotskie N, Stokes J 3rd. Factors of risk in the development of coronary heart disease--six year follow-up experience. The Framingham Study. Ann Intern Med. 1961;55:33-50.
7. VIGITEL. Disponível em: http://www2.datasus.gov.br/DATASUS/index.php?area=0208&id=28248785.
8. Pesquisa Nacional de Amostragem Domiciliar. Disponível em: http://www2.datasus.gov.br/DATASUS/index.php?area=0208&id=28248503.
9. Lotufo PA, de Lolio CA. Mortality trends in ischemic heart disease in São Paulo State: 1970-1989. Arq Bras Cardiol. 1993;61(3):149-53.
10. Lotufo PA, Goulart AC, Fernandes TG, Benseñor IM. A reappraisal of stroke mortality trends in Brazil (1979-2009). Int J Stroke. 2013;8(3):155-63.
11. Aquino EM, Barreto SM, Bensenor IM, Carvalho MS, Chor D, Duncan BB, et al. Brazilian Longitudinal Study of Adult Health (ELSA-Brasil): objectives and design. Am J Epidemiol. 2012;175(4):315-24.
12. Lotufo PA, Santos RD, Figueiredo RM, Pereira AC, Mill JG, Alvim SM, et al. Prevalence, awareness, treatment, and control of high low-density lipoprotein cholesterol in Brazil: baseline of the Brazilian Longitudinal Study of Adult Health (ELSA-Brasil). J Clin Lipidol. 2016;10(3):568-76.
13. Bensenor IM, Goulart AC, Santos IS, Bittencourt MS, Pereira AC, Santos RD, et al. Association between a healthy cardiovascular risk factor profile and coronary artery calcium score: Results from the Brazilian Longitudinal Study of Adult Health (ELSA-Brasil). Am Heart J. 2016;174:51-9.w

Capítulo 3

Mortalidade cardiovascular no Estado de São Paulo

Carlos Costa Magalhães
Savério Paulo Laurito Gagliardi
Morun Bernardino Neto

Pontos-chave

- As doenças cardiovasculares representam o grupo etiológico de maior mortalidade no Brasil e no Estado de São Paulo.
- Vários estudos têm demonstrado uma tendência de queda desta mortalidade, e, no Estado de São Paulo, constatamos uma disparidade em relação à distribuição de doença arterial coronária, acidente vascular encefálico e insuficiência cardíaca.
- Apresentamos um panorama sobre a situação da saúde cardiovascular nas diferentes Regiões de Saúde do Estado de São Paulo, conhecidas como Divisões Regionais de Saúde (DRS), que se assemelham às Regionais da SOCESP, visando obter informações sobre a mortalidade pelas doenças do aparelho circulatório e sobre as principais causas de óbitos que estão incluídas neste capítulo: doença coronariana, doença cerebrovascular e insuficiência cardíaca.
- As informações serão divulgadas a todos os interessados, como as secretarias de saúde dos municípios avaliados, bem como aos profissionais ligados às estratégias de políticas públicas de saúde cardiovascular.

Introdução

As doenças cardiovasculares compõem o grupo etiológico mais importante dos óbitos no Brasil, incluindo o Estado de São Paulo, ainda que vários estudos tenham sido publicados sobre esse tema, muitos descrevendo as tendências de queda da mortalidade global por doença cardiovascular (DCV) na última década.[1]

Dentre as doenças cardiovasculares, a cerebrovascular também é motivo de preocupação pela alta prevalência no Brasil. No Global Burden of Disease 2015,[2] avaliou-se as tendências das taxas de mortalidade e dos anos de vida ajustados por incapacidade (Daly – *disability-adjusted life years*),

nos 27 estados brasileiros, entre os anos de 1990 e 2015. Apesar do aumento do número absoluto de mortes pela doença cerebrovascular, a proporção de mortes abaixo dos 70 anos de idade reduziu pela metade de 1990 e 2015. A aceleração da queda foi maior entre as mulheres, e mais acentuada no período de 1990 e 2005 do que em 2005 a 2015. O risco de morte reduziu-se à metade em todo país, porém, os estados no tercil inferior tiveram reduções menos expressivas para homens e mulheres (respectivamente, -1,23 e -1,84% ao ano), comparados aos tercil médio (-1,94 e -2,22%) e no tercil superior (-2,85 e -2,82%). No entanto, pouco se discutiu sobre a grande disparidade dos dados de mortalidade cardiovascular nas regiões de saúde dentro do nosso estado.

Observou-se progressiva redução de risco de morte por doença arterial coronariana (DAC-CID-10 – I20-I25), e por doenças cerebrovasculares (DCV-CID-10 – I60-I69), no Brasil e na região metropolitana do estado de São Paulo (RMSP), entre os anos de 1990 a 2009. Constatou-se maior redução de mortalidade por (DAC) dos homens na RMSP do que no Brasil (36,24% vs. 23,35%; p < 0,001) e nas mulheres na RMSP (44,55% vs. 29,5%; p < 0,001). Nas DCV a redução nos homens na RMSP foi maior do que no Brasil (42,43% vs. 34,9%; p = 0,036) e igual nas mulheres na RMSP e no Brasil (42,98% vs. 36,15%; p = 0,082), reduções de mortalidade significativas para todas as faixas etárias analisadas.[3]

No mundo, mais de 20 milhões de pessoas são portadoras de insuficiência cardíaca (IC).[4] A Sociedade Brasileira de Cardiologia, por meio do seu Departamento de Insuficiência Cardíaca (DEIC), traçou um perfil dos brasileiros com esta patologia. Dentre os principais fatores de risco para o desenvolvimento da IC, 70% são hipertensos, 34% diabéticos, 27% com histórico de infarto do miocárdio e 24% são portadores de insuficiência renal crônica.[5] A doença é mais comum após os 65 anos, e em portadores de sobrepeso e obesidade, e apesar dos homens apresentarem mundialmente maior prevalência da doença, no Brasil, segundo o DEIC, 60% dos pacientes diagnosticados são mulheres acima dos 60 anos.[5]

Há alguns anos, a Sociedade de Cardiologia do Estado de São Paulo (SOCESP) vem trabalhando na criação de um painel de monitoramento da situação de saúde cardiovascular nas diferentes Regiões de Saúde do Estado de São Paulo, visando obter informações sobre a mortalidade pelas doenças do aparelho circulatório (incluídas no 10° Código Internacional das Doenças, CID-10, no capítulo IX), e sobre as principais causas de óbitos que estão incluídas neste capítulo: doença coronariana, doença cerebrovascular e insuficiência cardíaca. Nesse monitoramento é possível detectar as causas de óbitos por faixas etárias e de acordo com o sexo, em municípios do estado, que são agrupados em Regiões de Saúde.

A apresentação detalhada desses dados está além do escopo deste capítulo. Visamos neste momento apresentar as tendências de mortalidade cardiovascular geral, na faixa etária dos 30 aos 69 anos, pela precocidade, evitabilidade e impacto mais rápido das ações de saúde, nos sexos masculino e feminino, das 17 Regiões de Saúde do Estado (DRS), que têm grande paridade com as áreas geográficas de cada uma das 19 regionais da SOCESP.

A SOCESP espera que esses dados possam servir de subsídio para os colegas que atuam em cada uma das regionais quanto ao conhecimento das principais causas de óbito, para ajudar na formulação de ações da própria sociedade e facilitar a construção de políticas públicas de saúde, para fortalecer o protagonismo dos gestores municipais e regionais na luta contra a principal causa de óbito na faixa etária mais produtiva de nossa população.

Construção do painel de monitoramento e método de análise

O painel de monitoramento da situação de saúde cardiovascular no Estado de São Paulo foi construído para obter informações sobre as taxas de mortalidade das doenças cardiovasculares (DVC), tendo por base as causas das mortes que constam no atestado de óbito, de acordo com a classificação do CID-10. O Capítulo IX do CID-10 inclui as doenças do aparelho circulatório (I00-I99), que estão subdivididas em dez agrupamentos. Visando focar as causas mais prevalentes de óbitos por DCV, selecionamos os subgrupos: doenças isquêmicas do coração (I20-I25), doenças cerebrovasculares (I60-I69) e insuficiência cardíaca (inclui os tópicos: I50, I11, I13, I27, I40, I42).

Inicialmente, as causas de todos os óbitos de todos os residentes do Estado de São Paulo foram extraídas do banco de dados disponibilizado pelo Ministério da Saúde/DATASUS –

Sistema de Informações de Mortalidade/base territorial, no período de 2003 a 2015, de cada uma das 63 Regiões de Saúde do estado (Resolução n. 1, disponível em http://bvsms.saude.gov. br/bvs/saudelegis/cit/2011/res0001_29_09_2011.html). A seleção do recorte desse período de 13 anos se justifica pela factibilidade e qualidade do registro, decorrente da melhora progressiva na qualidade dos dados disponíveis para a análise.

Os dados foram captados por faixas etárias quinquenais (de 00 a 80 anos e +), de acordo com o sexo, ano a ano (de 2003 a 2015), e agravos especificados, por meio do método direto com granularidade plena, para permitir comparação dos coeficientes de mortalidade entre regiões com diferentes perfis demográficos. Uma série de ajustes foi necessária, como exclusão de óbitos por causas mal definidas, seguido da redistribuição bayeriana proporcional à distribuição pelas causas definidas (exceto as causas externas) para cada ano, sexo, faixa etária e região de saúde.

A população de cada município foi estimada tendo por base os dados do Censo de 2010 e o Estudo de Estimativas Populacionais por Município 2000-2015 – Brasil RIPSA, também de acordo com idade, sexo, faixas etárias e ano a ano.

O coeficiente absoluto de mortalidade por cada um dos agravos de interesse foi primeiramente calculado, de acordo com a granularidade descrita. Após, com o intuito de padronizar os coeficientes de mortalidade e permitir a comparação dos dados entre regiões, os coeficientes foram padronizados para a população de 100 mil habitantes.

As análises de tendência (incremento ou redução dos coeficientes de mortalidade) foram calculadas com o programa Tabwin do DATASUS/Ministério da Saúde, com geração de gráficos e tabelas de qualidade do ajuste e significância ($p < 0{,}01$).

Os 17 Departamentos Regionais de Saúde (DRS) do Estado de São Paulo, a seguir: DRS I – Grande São Paulo; DRS II – Ara çatuba; DRS III – Araraquara; DRS IV – Baixada Santista; DRS V – Barretos; DRS VI – Bauru; DRS VII – Campinas; DRS VIII – Franca; DRS IX – Marília; DRS X – Piracicaba; DRS XI – Presidente Prudente; DRS XII – Registro; DRS XIII – Ribeirão Preto; DRS XIV – São João da Boa Vista; DRS XV – São José do Rio Preto; DRS XVI – Sorocaba; DRS XVII – Taubaté; são regiões estabelecidas pela Secretaria de Saúde do estado.

A metodologia empregada neste estudo, bem como as análises estatísticas, foram baseadas nos achados das DRS do estado, traduzindo a correlação com as Regionais da SOCESP e demonstrando os achados sobre a mortalidade cardiovascular no Estado de São Paulo.

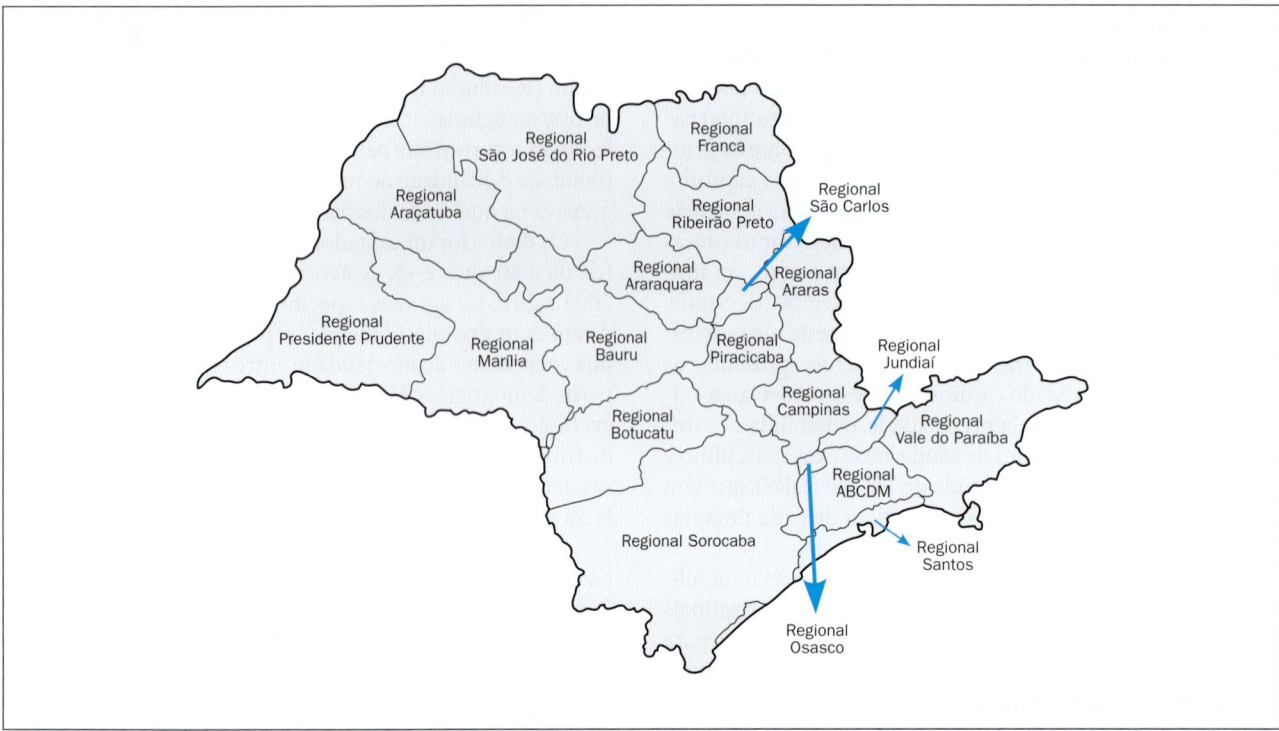

Figura 1 Mapa das 19 Regionais da SOCESP.

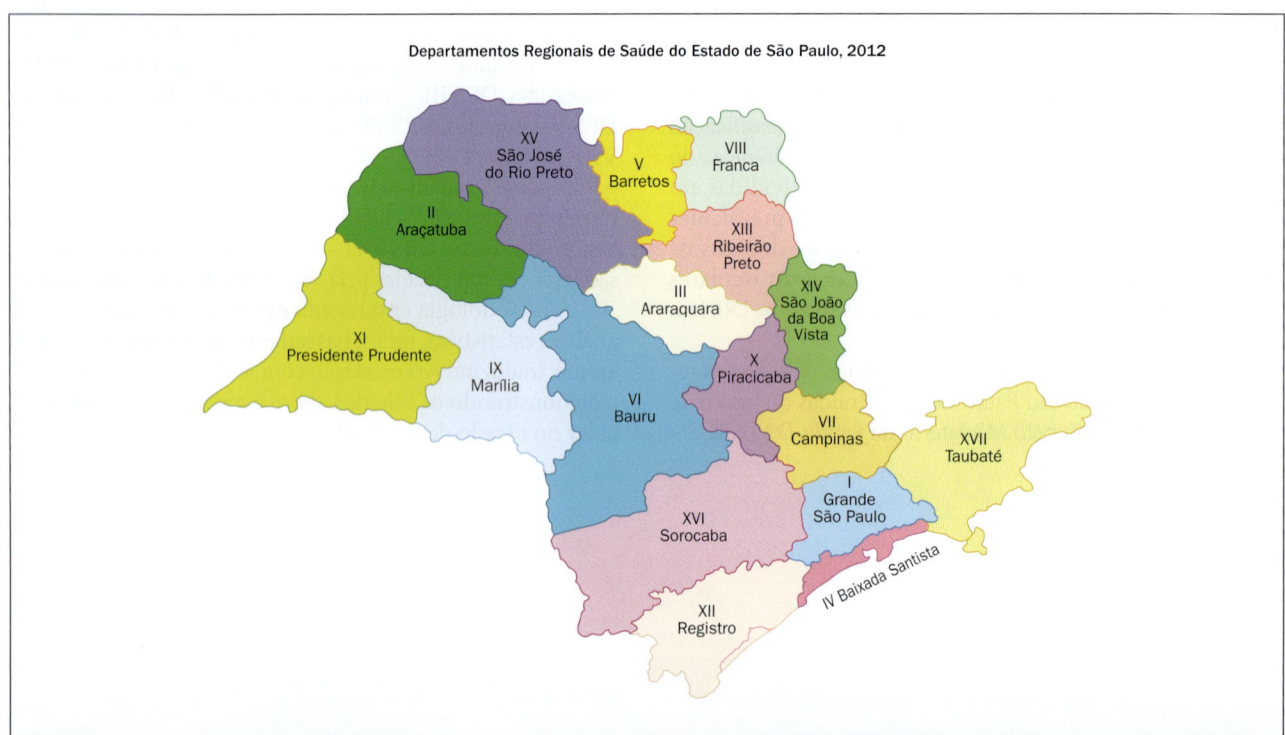

Figura 2 Departamentos Regionais de Saúde (DRS = 17) do Estado de São Paulo.

Quadro 1 Descrição das 19 Regionais da SOCESP e municípios de abrangência

1° - ABCDM

Abrangência: Arujá; Biritiba Mirim; Caieiras; Diadema; Embu; Embu-Guaçu; Ferraz de Vasconcelos; Francisco Morato; Franco da Rocha; Guararema; Guarulhos; Itapecerica da Serra; Itaquaquecetuba; Juquitiba; Mairiporã; Mauá; Mogi das Cruzes; Poá; Ribeirão Pires; Rio Grande da Serra; Salesópolis; Santa Isabel; Santo André; São Bernardo do Campo; São Caetano do Sul; São Lourenço da Serra; Suzano.

2° - Araçatuba

Abrangência: Alto Alegre; Andradina; Araçatuba; Auriflama; Avanhandava; Barbosa; Bento de Abreu; Bilac; Birigui; Braúna; Brejo Alegre; Buritama; Castilho; Clementina; Coroados; Gabriel Monteiro; Glicério; Guaraçaí; Guararapes; Guzolândia; Ilha Solteira; Itapura; Lavínia; Lourdes; Luiziânia; Mirandópolis; Murutinga do Sul; Nova Castilho; Nova Independência; Nova Luzitânia; Penápolis; Pereira Barreto, Piacatu; Rubiácea; Santo Antônio do Aracangua; Santópolis do Aguapeí; Sud Mennucci; Suzanápolis; Tiriúba; Valparaíso.

3° - Araraquara

Abrangência: Américo Brasiliense; Araraquara; Boa Esperança do Sul; Borborema; Cândido Rodrigues; Dobrada; Gavião Peixoto; Ibitinga; Itápolis; Matão; Motuca; Nova Europa; Rincão; Santa Ernestina; Santa Lúcia; Tabatinga; Taquaritinga; Trabiju.

4° - Araras

Abrangência: Aguaí; Águas da Prata; Araras; Caconde; Casa Branca; Conchal; Cordeirópolis; Cosmópolis; Divinolândia; Espírito Santo do Pinhal; Estiva Gerbi; Itapira; Itirapina; Itobi; Leme; Limeira; Mococa; Mogi Guaçu; Mogi Mirim; Pirassununga; Porto Ferreira; Rio Claro; Santa Cruz da Conceição; Santa Cruz das Palmeiras; Santa Rita do Passa Quatro; Santo Antônio do Jardim; São João da Boa Vista; São José do Rio Pardo; São Sebastião da Gama; Tambaú; Tapiratiba; Vargem Grande do Sul.

5° - Bauru

Abrangência: Agudos; Arealva; Avaí; Balbinos; Bariri; Barra Bonita; Bauru; Bocaina; Boraceia; Borebi; Brotas; Cabrália Paulista; Cafelândia; Dois Córregos; Duartina; Getulina; Guaiçara; Iacanga; Igaraçu do Tietê; Itaju; Itapuí; Jaú; Lençóis Paulista; Lins; Lucianópolis; Macatuba; Mineiros do Tietê; Paulistânia; Pederneiras; Pirajuí; Piratininga; Pongaí; Presidente Alves; Promissão; Reginópolis; Sabino; Torrinha; Uru.

6° - Botucatu

Abrangência: Águas de Santa Bárbara; Anhembi; Arandu; Areiópolis; Avaré; Barão de Antonina; Bofete; Botucatu; Cerqueira César; Conchas; Coronel Macedo; Fartura; Iaras; Itaí; Itaporanga; Itatinga; Laranjal Paulista; Manduri; Paranapanema; Pardinho; Pereiras; Piraju; Porangaba; Pratânia; São Miguel; Sarutaiá; Taguaí; Taquarituba; Tejupá; Torre de Pedra.

7° - Campinas

Abrangência: Águas de Lindoia; Americana; Amparo; Arthur Nogueira; Atibaia; Bom Jesus dos Perdões; Bragança Paulista; Campinas; Holambra; Hortolândia; Indaiatuba; Jaguariúna; Joanópolis; Lindoia; Monte Alegre do Sul; Monte Mor; Nazaré Paulista; Nova Odessa; Paulínia; Pedra Bela; Pedreira; Pinhalzinho; Piracaia; Santa Bárbara d'Oeste; Santo Antônio de Posse; Serra Negra; Socorro; Sumaré; Tuiuti; Valinhos; Vargem; Vinhedo.

8° - Franca

Abrangência: Aramina; Buritizal; Cristais Paulista; Franca; Guará; Guaíra; Igarapava; Ipuã; Itirapuã; Ituverava; Jeriquara; Miguelópolis; Morro Agudo; Nuporanga; Orlândia; Patrocínio Paulista; Pedregulho; Restinga; Ribeirão Corrente; Rifaina; Sales Oliveira; São Joaquim da Barra; São José da Bela Vista.

9° - Jundiaí

Abrangência: Cabreúva; Campo Limpo Paulista; Itatiba; Itupeva; Jarinu; Jundiaí; Louveira; Morungaba; Várzea Paulista.

10° - Marília

Abrangência: Adamantina; Álvaro de Carvalho; Alvinlândia; Arco Íris; Assis; Bastos; Bernardino de Campos; Borá; Campos Novos Paulista; Cândido Mota; Canitar; Chavantes; Cruzália; Echaporã; Espírito Santo do Turvo; Fernão; Flórida Paulista; Florínia; Gália; Garça; Guaimbê; Guarantã; Herculândia; Iacri; Ibirarema; Inúbia Paulista; Ipa   çu; Júlio Mesquita; Lucélia; Lupércio; Lutécia; Maracai; Mariápolis; Marília; Ocauçú; Óleo; Oriente; Oscar Bressane; Osvaldo Cruz; Ourinhos; Pacaembu; Palmital; Paraguaçu Paulista; Parapuã; Pedrinhas Paulista; Platina; Pompeia; Pracinha; Queiroz; Quintana; Ribeirão do Sul; Rinópolis; Sagres; Salmourão; Salto Grande; Santa Cruz do Rio Pardo; São Pedro do Turvo; Tarumã; Timburi; Tupã; Ubirajara; Vera Cruz.

11° - Osasco

Abrangência: Barueri; Cajamar; Carapicuíba; Cotia; Itapevi; Jandira; Osasco; Pirapora do Bom Jesus; Santana de Parnaíba; Vargem Grande Paulista.

12° - Piracicaba

Abrangência: Águas de São Pedro; Analândia; Capivari; Charqueada; Corumbataí; Elias Fausto; Engenheiro Coelho; Ipeúna; Iracemápolis; Mombuca; Piracicaba; Rafard; Rio das Pedras; Saltinho; Santa Gertrudes; Santa Maria da Serra; São Pedro.

13° - Presidente Prudente

Abrangência: Alfredo Marcondes; Álvares Machado; Anhumas; Caiabu; Caiuá; Dracena; Emilianópolis; Estrela do Norte; Euclides da Cunha Paulista; Flora Rica; Iepê; Indiana; Irapuru; João Ramalho; Junqueirópolis; Marabá Paulista; Martinópolis; Mirante do Paranapanema; Monte Castelo; Nantes; Narandiba; Nova Guataporanga; Ouro Verde; Panorama; Pauliceia; Piquerobi; Pirapozinho; Presidente Bernardes; Presidente Epitácio; Presidente Prudente; Presidente Venceslau; Quatá; Rancharia; Regente Feijó; Ribeirão dos Índios; Rosana; Sandovalina; Santa Mercedes; Santo Anastácio; Santo Expedito; São João do Pau D'Alho; Taciba; Tarabai; Teodoro Sampaio; Tupi Paulista.

(continua)

Quadro 1 Descrição das 19 Regionais da SOCESP e municípios de abrangência *(continuação)*

14° – Ribeirão Preto

Abrangência: Altinópolis; Barrinha; Batatais; Bebedouro; Brodowski; Cajuru; Cássia dos Coqueiros; Colina; Cravinhos; Dumont; Guariba; Guatapará; Jaborandi; Jaboticabal; Jardinópolis; Luís Antônio; Monte Alto; Pitangueiras; Pontal; Pradópolis; Ribeirão Preto; Santa Cruz da Esperança; Santa Rosa do Viterbo; Santo Antônio da Alegria; São Simão; Serra Azul; Serrana; Sertãozinho; Taquaral; Taiaçu; Taiúva; Terra Roxa; Viradouro; Vista Alegre do Alto.

15° – Santos

Abrangência: Bertioga; Cubatão; Guarujá; Itanhaém; Mongaguá; Peruíbe; Praia Grande; Santos; São Vicente.

16° – São Carlos

Abrangência: São Carlos; Descalvado; Dourado; Ibaté; Ribeirão Bonito.

17° – São José do Rio Preto

Abrangência: Adolfo; Altair; Álvares Florence; Américo de Campos; Aparecida D'Oeste; Ariranha; Aspásia; Bady Bassit; Bálsamo; Barretos; Cajobi; Cardoso; Catanduva; Catiguá; Cedral; Colômbia; Cosmorama; Dirce Reis; Dolcinópolis; Elisário; Embaúba; Estrela d'Oeste; Fernandópolis; Fernando Prestes; Floreal; Gastão Vidigal; General Salgado; Guapiaçu; Guaraci; Guarani d'Oeste; Ibirá; Icem; Indiaporã; Ipiguá; Irapuã; Itajobi; Jaci; Jales; José Bonifácio; Macaubal; Macedônia; Magda; Marapoama; Marinópolis; Mendonça; Meridiano; Mesópolis; Mira Estrela; Mirassol; Mirassolândia; Monções; Monte Aprazível; Monte Azul Paulista; Neve Paulista; Nhandeara; Nipoã; Nova Aliança; Nova Canaã Paulista; Nova Granada; Novais; Novo Horizonte; Olímpia; Onda Verde; Orindiúva; Oureste; Palestina; Palmares Paulista; Palmeira d'Oeste; Paraíso; Paranapuã; Parisi; Paulo De Faria; Pedranópolis; Pindorama; Pirangi; Planalto; Poloni; Pontalinda; Pontes Gestal; Populina; Potirendaba; Riolândia; Rubineia; Sales; Santa Adélia; Santa Albertina; Santa Clara D'Oeste; Santa Fé Do Sul; Santa Rita d'Oeste; Santa Salete; Santana da Ponte Pensa; São Francisco; São João das Duas Pontes; São João de Iracema; São José do Rio Preto; Sebastianópolis do Sul; Severínia; Tabapuã; Tanabi; Três Fronteiras; Turmalina; Ubarana; Uchoa; União Paulista; Urânia; Urupês; Valentim Gentil; Vitória Brasil; Votuporanga; Zacarias.

18° – Sorocaba

Abrangência: Alambari; Alumínio; Angatuba; Apiaí; Araçariguama; Araçoiaba da Serra; Barra do Chapéu; Barra do Turvo; Boituva; Bom Sucesso de Itararé; Buri; Cajati; Campina do Monte Alegre; Cananeia; Capão Bonito; Capela do Alto; Cerquilho; Cesário Lange; Eldorado; Guapiara; Guareí; Ibiúna; Iguape; Ilha Comprida; Iperó; Iporanga; Itaberá; Itaóca; Itapetininga; Itapeva; Itapirapuã Paulista; Itararé; Itariri; Itu; Jacupiranga; Jumirim; Juquiá; Mairinque; Miracatu; Nova Campina; Pariquera-Açu; Pedro de Toledo; Piedade; Pilar do Sul; Porto Feliz; Quadra; Registro; Ribeira; Ribeirão Branco; Ribeirão Grande; Riversul; Salto; Salto de Pirapora; São Miguel Arcanjo; São Roque; Sarapuí; Sete Barras; Sorocaba; Tapiraí; Taquarivaí; Tatuí; Tietê; Votorantim.

19° – Vale do Paraíba

Abrangência: Aparecida; Arapeí; Areias; Bananal; Caçapava; Cachoeira Paulista; Campos do Jordão; Canas; Caraguatatuba; Cruzeiro; Cunha; Guaratinguetá; Igaratá; Ilhabela; Jacareí; Jambeiro; Lagoinha; Lavrinhas; Lorena; Monteiro Lobato; Natividade da Serra; Paraibuna; Pindamonhangaba; Piquete; Potim; Queluz; Redenção da Serra; Roseira; Santa Branca; Santo Antônio do Pinhal; São Bento do Sapucaí; São José do Barreiro; São José dos Campos; São Luiz do Paraitinga; São Sebastião; Silveiras; Taubaté; Tremembé; Ubatuba.

Mapas temáticos das tendências do coeficiente de mortalidade por 100 mil habitantes no Estado de São Paulo, na faixa etária de 30 a 69 anos

- Mapas temáticos do incremento relativo (%) entre 2003 e 2005 e 2013 e 2015 dos coeficientes de mortalidade padronizados.
- Doenças do aparelho circulatório (Cap. IX):
  - Doenças isquêmicas do miocárdio (I20-I25);
  - Doenças cerebrovasculares (I60-I69);
  - Insuficiência cardíaca (I50, I11, I13, I27, I40, I42);
  - Faixa etária: 30 a 69 anos;
  - Sexos: ambos, feminino e masculino.
- SP DRS regiões de saúde.
- Incremento relativo (%) entre as médias móveis 2003 a 2005 e 2013 a 2015.

Aplicamos escalas cromáticas para cinco faixas:

- Reduções maiores que 10%.
- Reduções entre 10 e 5%.
- Reduções entre 5% e 0.
- Aumentos entre 0 e 10%.
- Aumentos superiores a 10%, até o valor máximo entre as regiões.

A apresentação dos resultados está na forma de Mapas Temáticos do Estado de São Paulo, em que foram agrupadas as regiões de saúde que mais se aproximam da divisão geográfica das Regionais da SOCESP. Para a elaboração dos mapas temáticos, calculamos as médias móveis trienais para os períodos de 2003 a 2005 até 2013 a 2015 e calculamos os incrementos relativos dos coeficientes de mortalidade entre os médios móveis iniciais e terminais do período analisado.

Utilizamos nos Mapas as escalas cromáticas conforme a distribuição em 4 faixas definidas estatisticamente por quartis de frequência:

- A primeira faixa contém regiões de saúde com taxas entre o limite inferior e o 1° quartil.
- A segunda faixa contém regiões de saúde com taxas entre o 1° quartil e a mediana.
- A terceira faixa contém regiões de saúde com taxas entre a mediana e o 3° quartil.
- A última faixa contém regiões de saúde com taxas entre o 3° quartil e o limite superior.

Doenças do aparelho circulatório

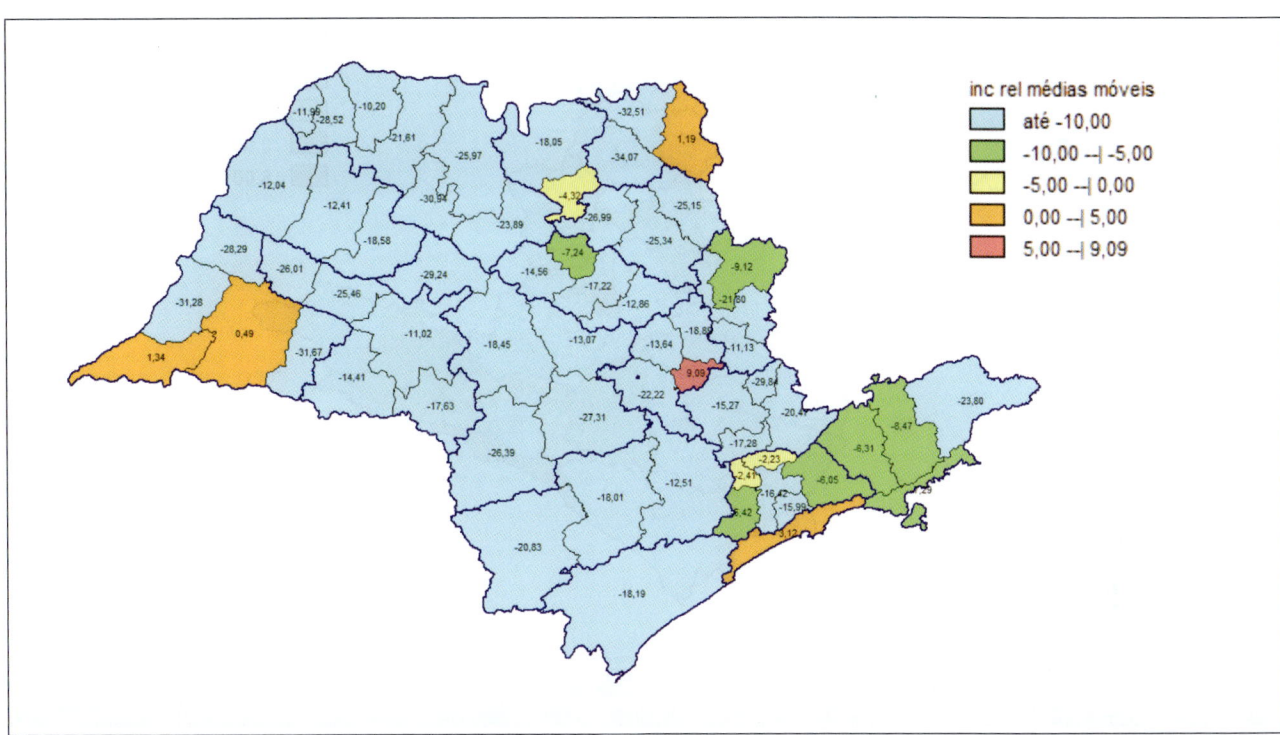

Figura 3 São Paulo. Ambos os sexos. Cap. IX. Faixa etária 30-69. Incremento (%) entre 2003-2005 e 2013-2015.

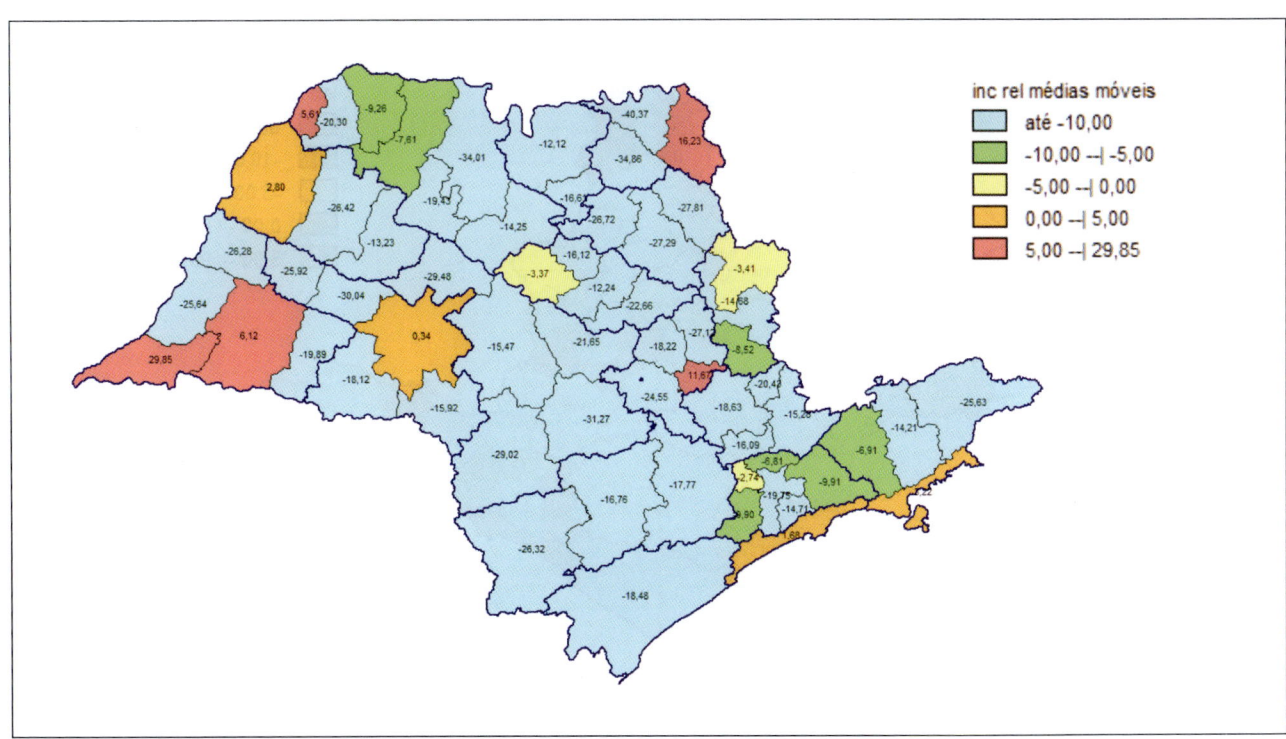

Figura 4 São Paulo. Sexo feminino. Cap. IX. Faixa etária 30-69. Incremento (%) entre 2003-2005 e 2013-2015.

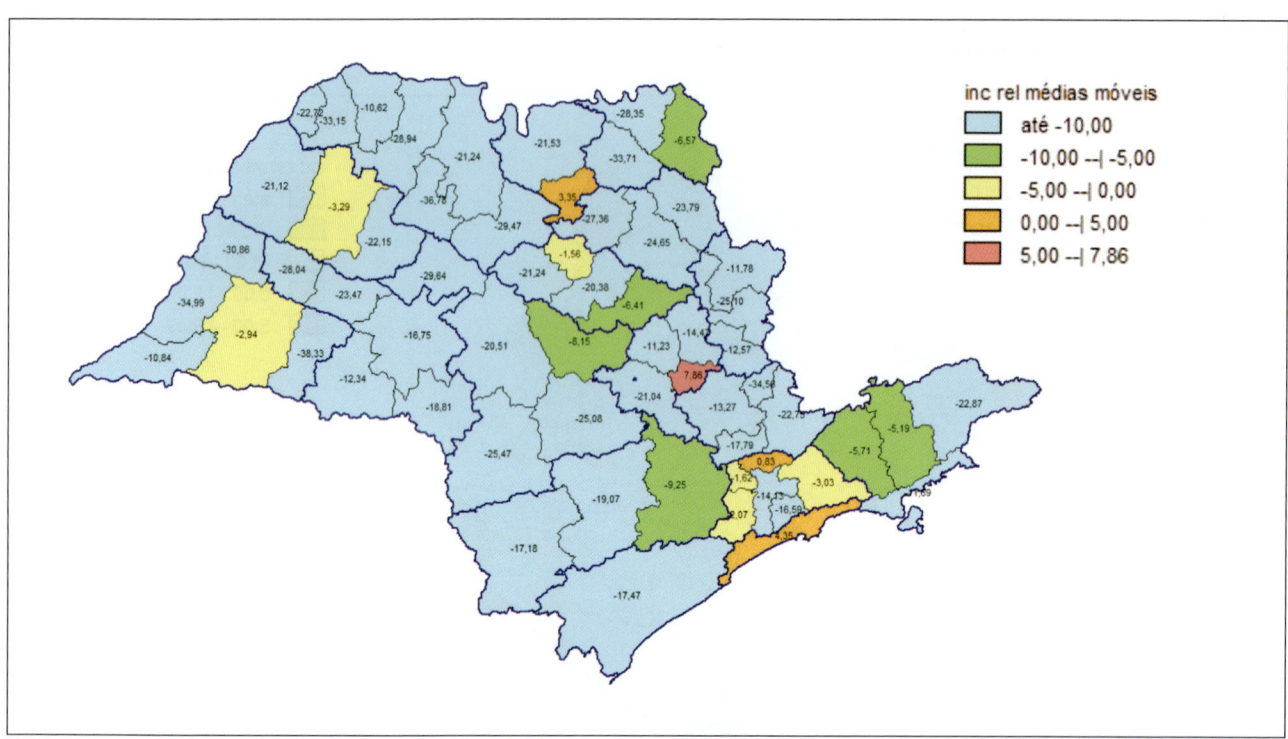

Figura 5 São Paulo. Sexo masculino. Cap. IX. Faixa etária 30-69. Incremento (%) entre 2003-2005 e 2013-2015.

Doença isquêmica do miocárdio

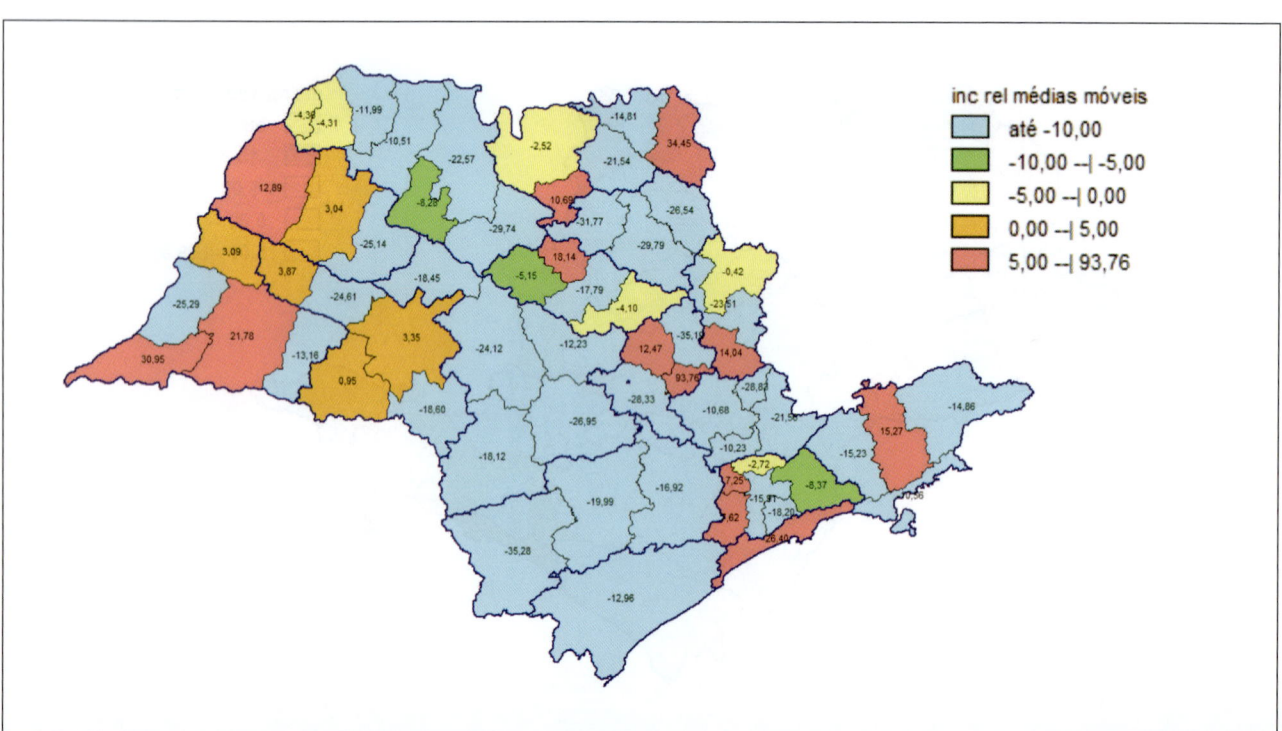

Figura 6 São Paulo. Ambos os sexos. I20-I25. Faixa etária 30-69. Incremento (%) entre 2003-2005 e 2013-2015.

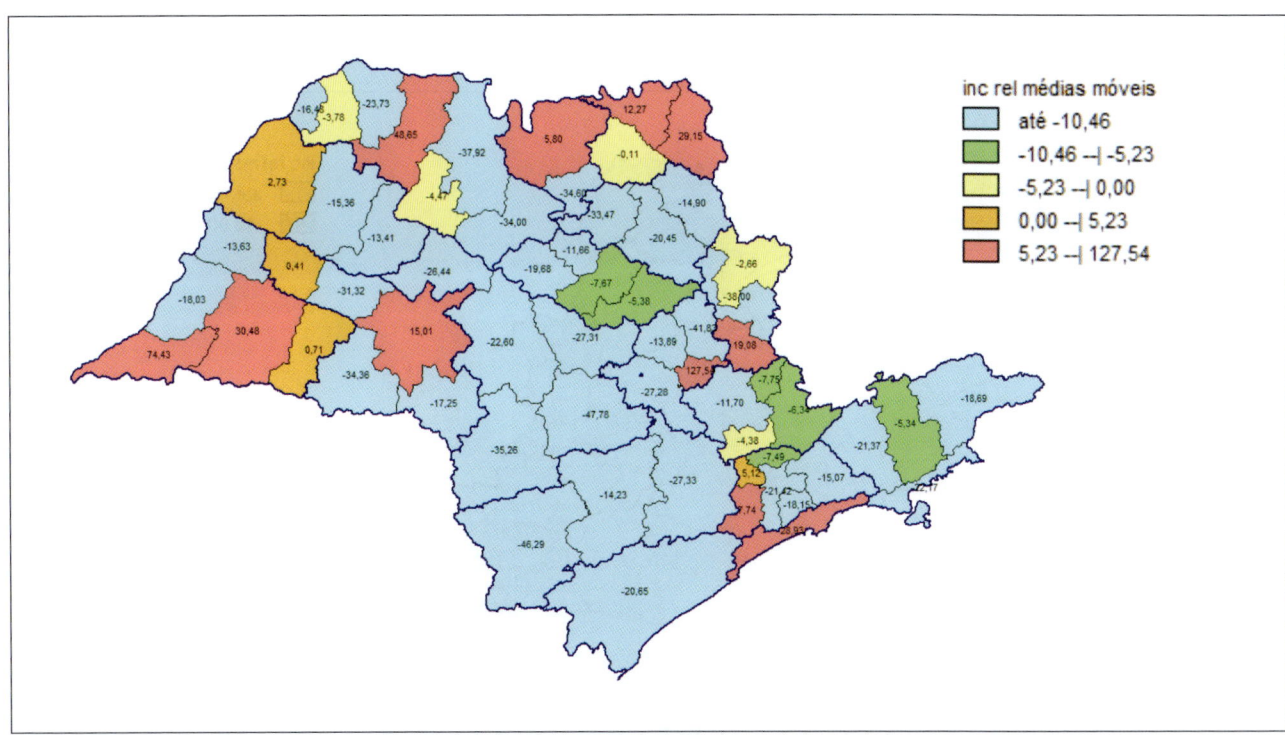

Figura 7 São Paulo. Sexo feminino. I20-I25. Faixa etária 30-69. Incremento (%) entre 2003-2005 e 2013-2015.

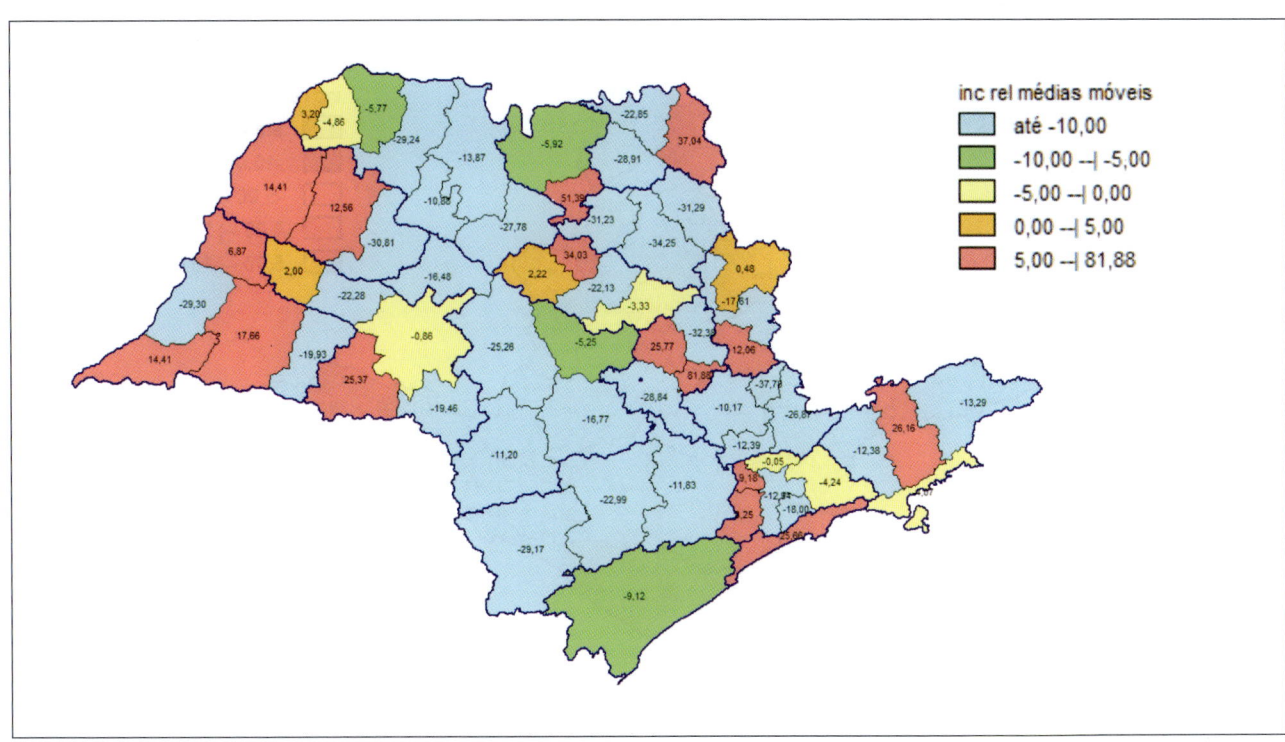

Figura 8 São Paulo. Sexo masculino. I20-I25. Faixa etária 30-69. Incremento (%) entre 2003-2005 e 2013-2015.

Doença cerebrovascular

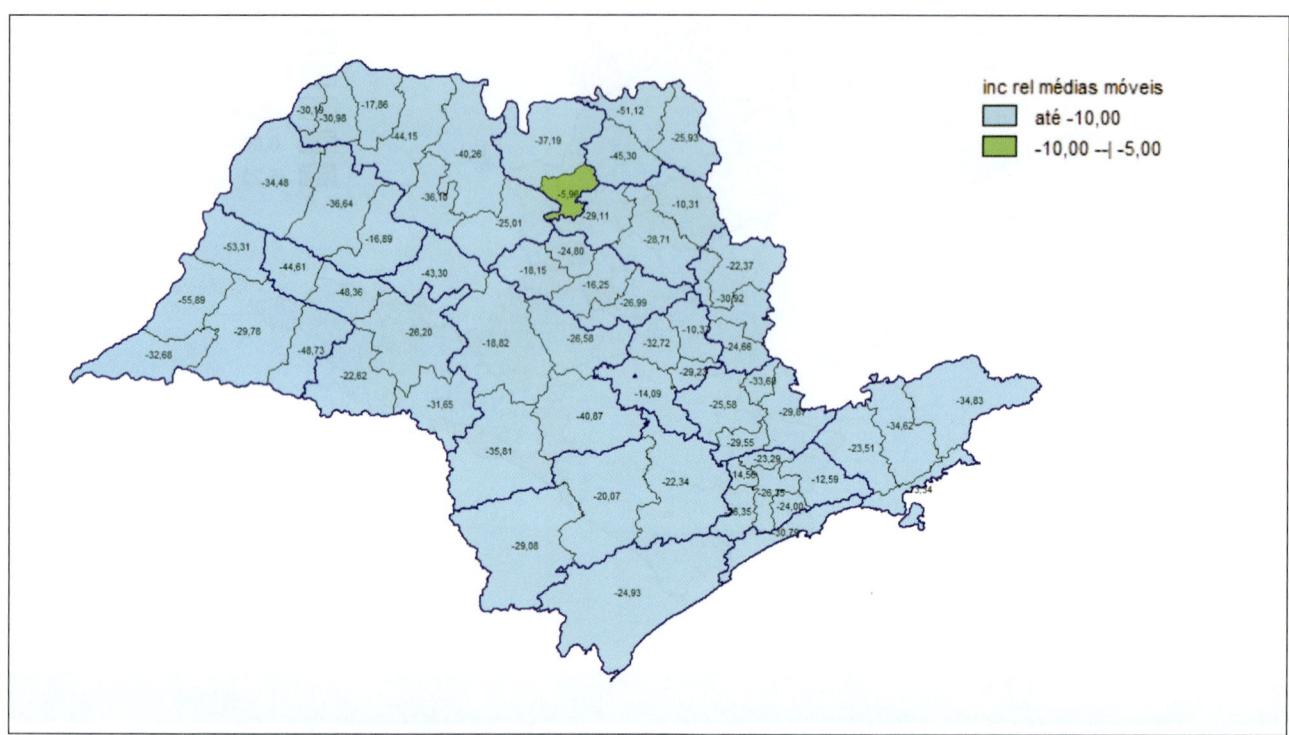

Figura 9 São Paulo. Ambos os sexos. I60-I69. Faixa etária 30-69. Incremento (%) entre 2003-2005 e 2013-2015.

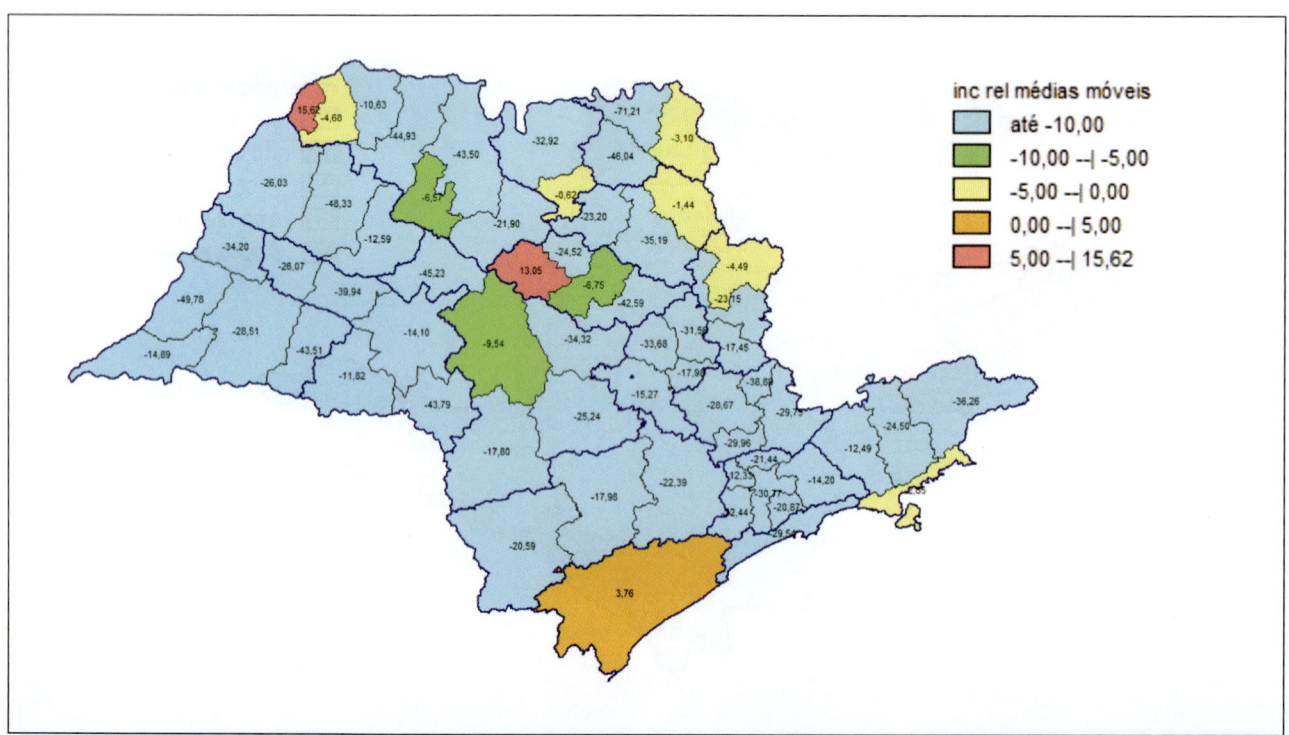

Figura 10 São Paulo. Sexo feminino. I60-I69. Faixa etária 30-69. Incremento (%) entre 2003-2005 e 2013-2015.

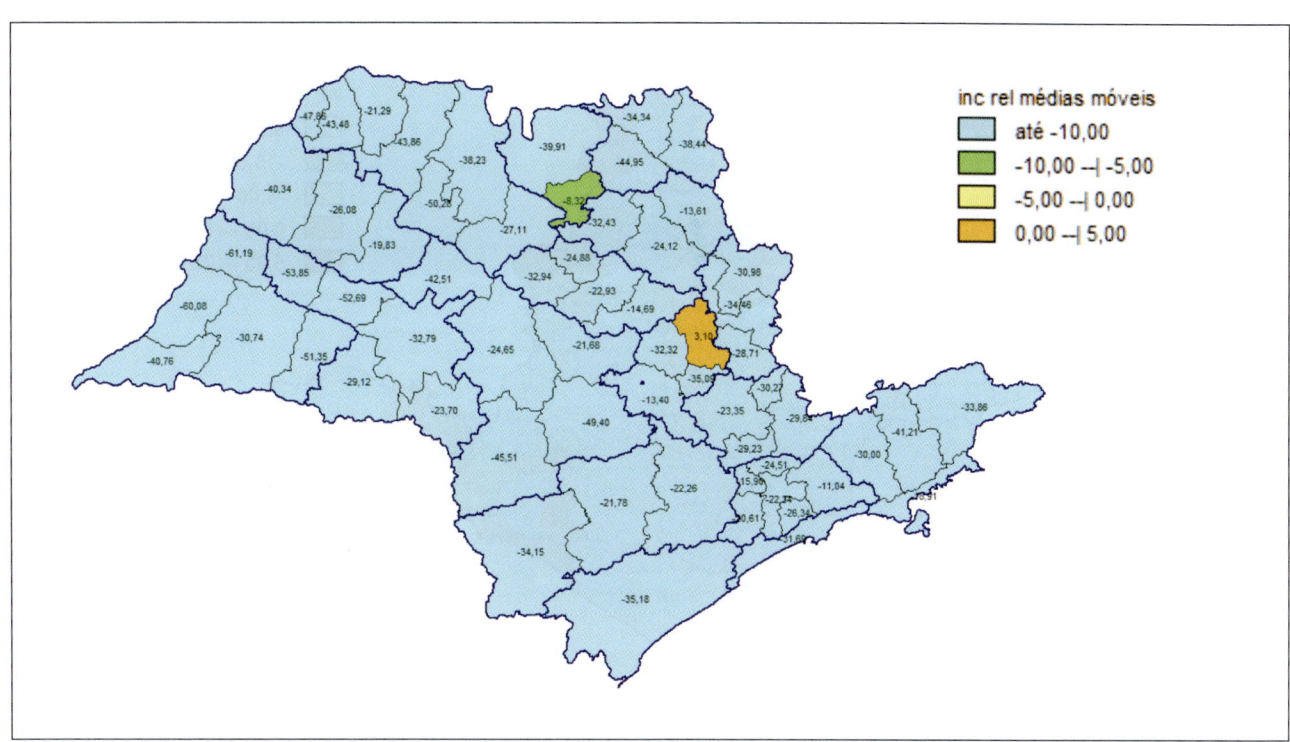

Figura 11 São Paulo. Sexo masculino. I60-I69. Faixa etária 30-69. Incremento (%) entre 2003-2005 e 2013-2015.

Insuficiência cardíaca

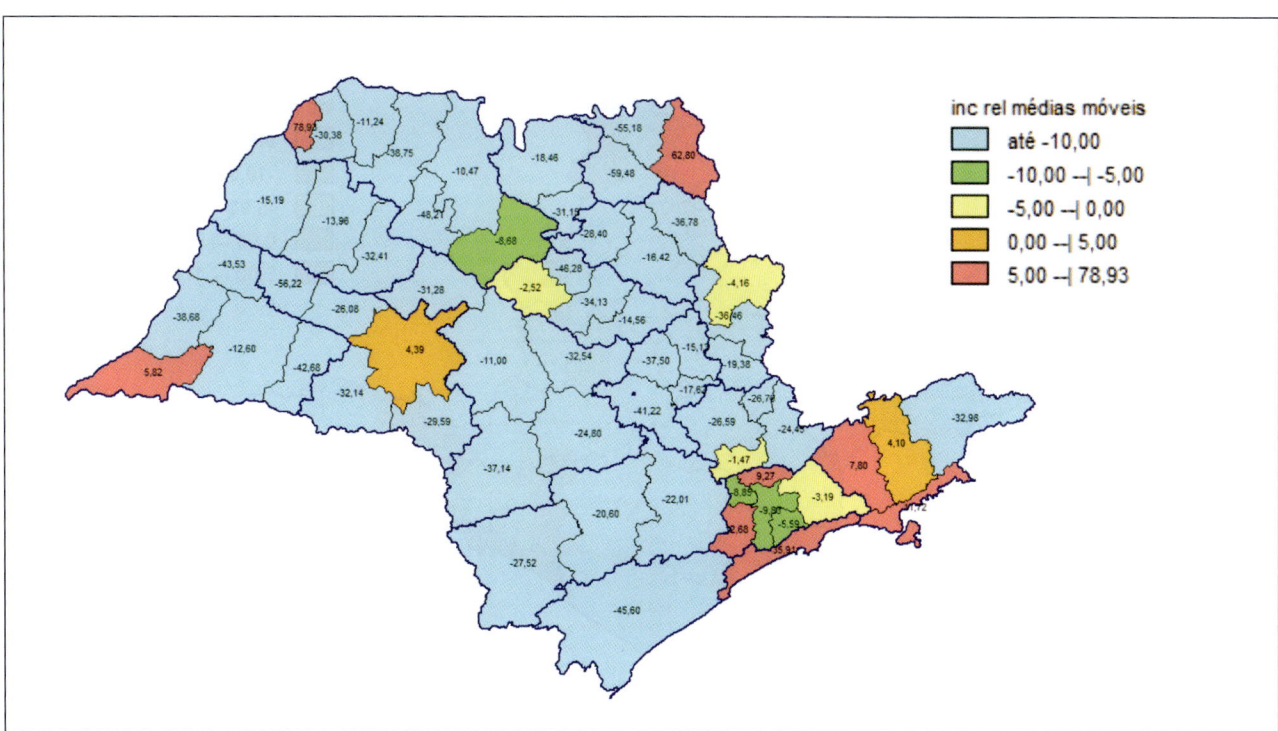

Figura 12 São Paulo. Ambos os sexo. I50, I11, I13, I27, I40, I42. Faixa etária 30-69. Incremento (%) entre 2003-2005 e 2013-2015.

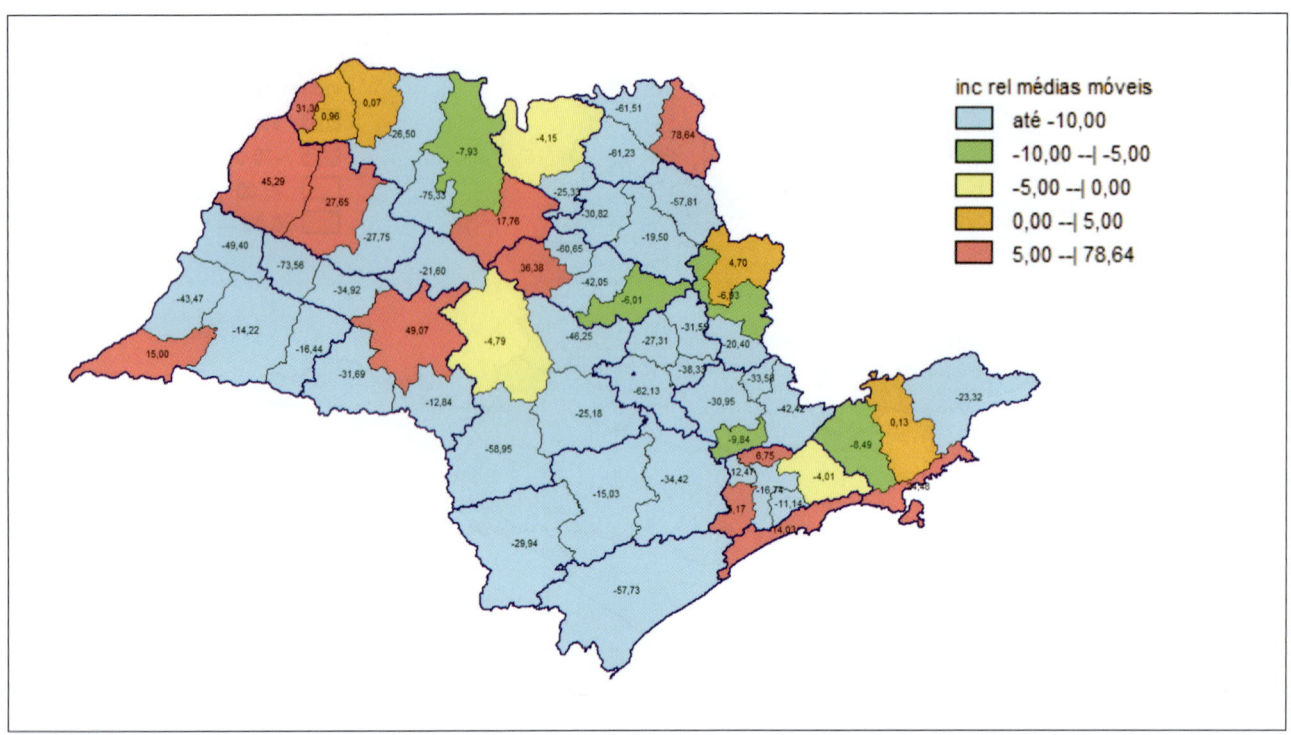

Figura 13 São Paulo. Sexo feminino. I50, I11, I13, I27, I40, I42. Faixa etária 30-69. Incremento (%) entre 2003-2005 e 2013-2015.

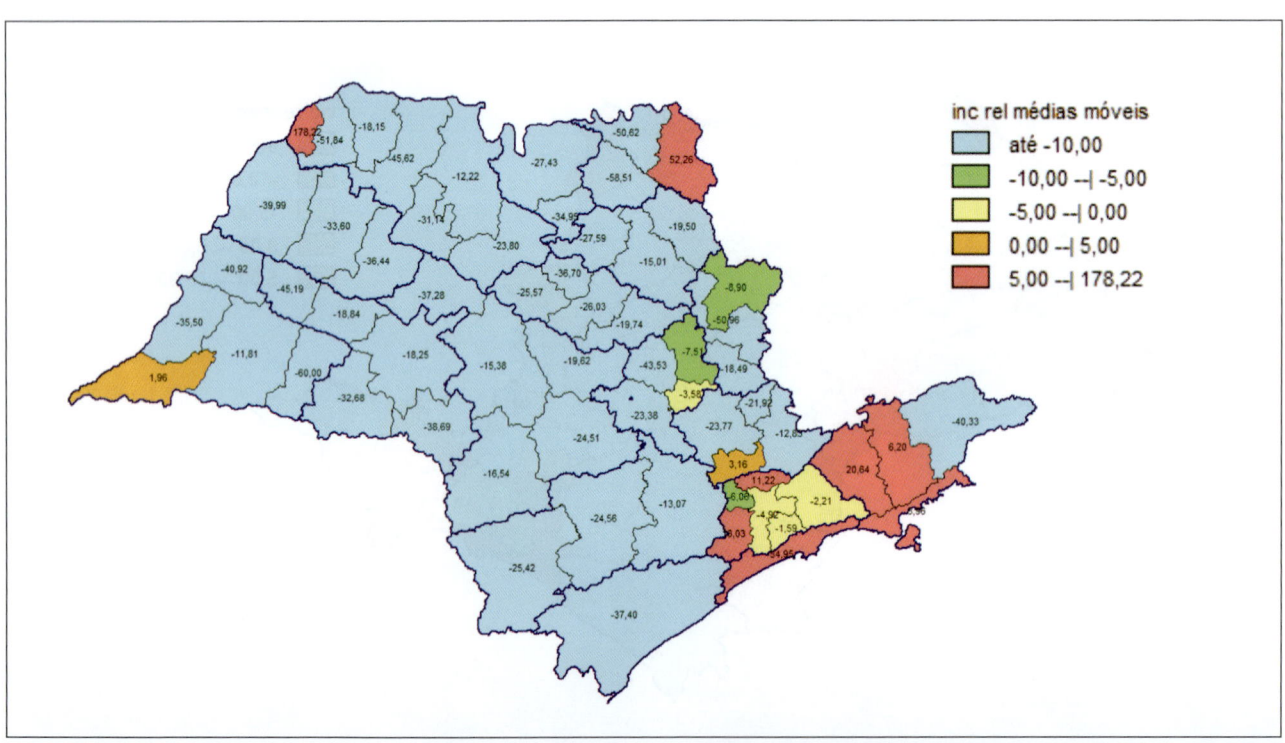

Figura 14 São Paulo. Sexo masculino. I50, I11, I13, I27, I40, I42. Faixa etária 30-69. Incremento (%) entre 2003-2005 e 2013-2015.

Curvas de tendências do coeficiente de mortalidade por 100 mil habitantes no Estado de São Paulo, na faixa etária de 30 a 69 anos – por regiões de saúde

Análises de tendência

Elaboramos um quadro síntese para apresentar as correlações entre os coeficientes de mortalidade (para quatro agravos, no sexo feminino e masculino) e as variáveis do IDH, IDH-R, IDH-L, IDH-E e densidade demográfica da região de saúde.

Índice de Desenvolvimento Humano (IDH), das regiões de saúde

Índice de Desenvolvimento Humano: Atlas de Desenvolvimento Humano PNUD 2013 com dados referentes a 2010.

Foi calculado a partir do somatório dos produtos das populações dos municípios da região de saúde pelo "IDH municipal", de cada município da região de saúde, sendo o resultado dividido pela população total da região de saúde. O mesmo método foi aplicado a cada um dos três componentes do IDH, "longevidade, educação e renda".

idhRS = $\sum$ idhm $(1 \rightarrow n)$ x pop m $(1 \rightarrow n)$ / $\sum$ pop m $(1 \rightarrow n)$, em que RS = região de saúde, m = município, pop = população.

Análise estatística

Análises de "Correlação Spearman" entre IDH e taxas padronizadas globais de mortalidade, por sexo, por região e unidades de saúde.

As correlações foram calculadas para o ano de 2010, entre o IDH e as taxas padronizadas de mortalidade, por meio do programa, sua significância destacada com cor bege $< 0{,}05$.

Considerações importantes

É importante destacar que nas análises de tendência a escala do eixo das ordenadas (coeficiente de mortalidade) foi ajustada aos valores em cada gráfico, assim, torna-se de fundamental importância que sejam observados os valores das escalas com muito cuidado e não apenas a forma do gráfico, uma vez que os valores em cada gráfico podem ser muito diferentes, por exemplo: coeficiente de mortalidade Cap. IX, sexo feminino, na Baixada Santista: escala de 180 a 210 e Região Metropolitana de Campinas: escala de 90 a 130. Algumas DRS apresentam pontos que não se ajustam a nenhuma tendência. Os dados mostram-se extremamente dispersos e sugerem dificuldades nas medições ou falta de parâmetros. Dessa forma, existem casos em que a qualidade do ajuste de tendência foi muito ruim, por exemplo, o coeficiente de mortalidade no Cap. IX, gênero masculino, em Franco da Rocha, o que, efetivamente, indica que não temos informações estatisticamente significantes do estado atual de saúde dessas unidades.

Em razão da grande quantidade de gráficos, optamos por selecionar seis municípios aleatórios, representando uma regional do norte do estado, a de São José do Rio Preto, uma do oeste Marília, do leste Campinas, do sul da Baixada Santista, da cidade de São Paulo e finalmente a representatividade do estado de São Paulo (SP).

Doenças do aparelho circulatório

Apresentaremos a seguir as correlações existentes entre os gráficos de tendência (ascendente ou descendente) e a significância (p valores) nas cidades escolhidas aleatoriamente, representando o norte, sul, leste, oeste, a capital e o resultado global do Estado de São Paulo.

Em razão do grande volume de gráficos e tabelas, com os achados de todas os municípios do Estado de São Paulo avaliados, estes dados não serão apresentados neste capítulo, mas poderão ser acessadas pelo site da Socesp e disponibilizados quando do lançamento deste tratado.

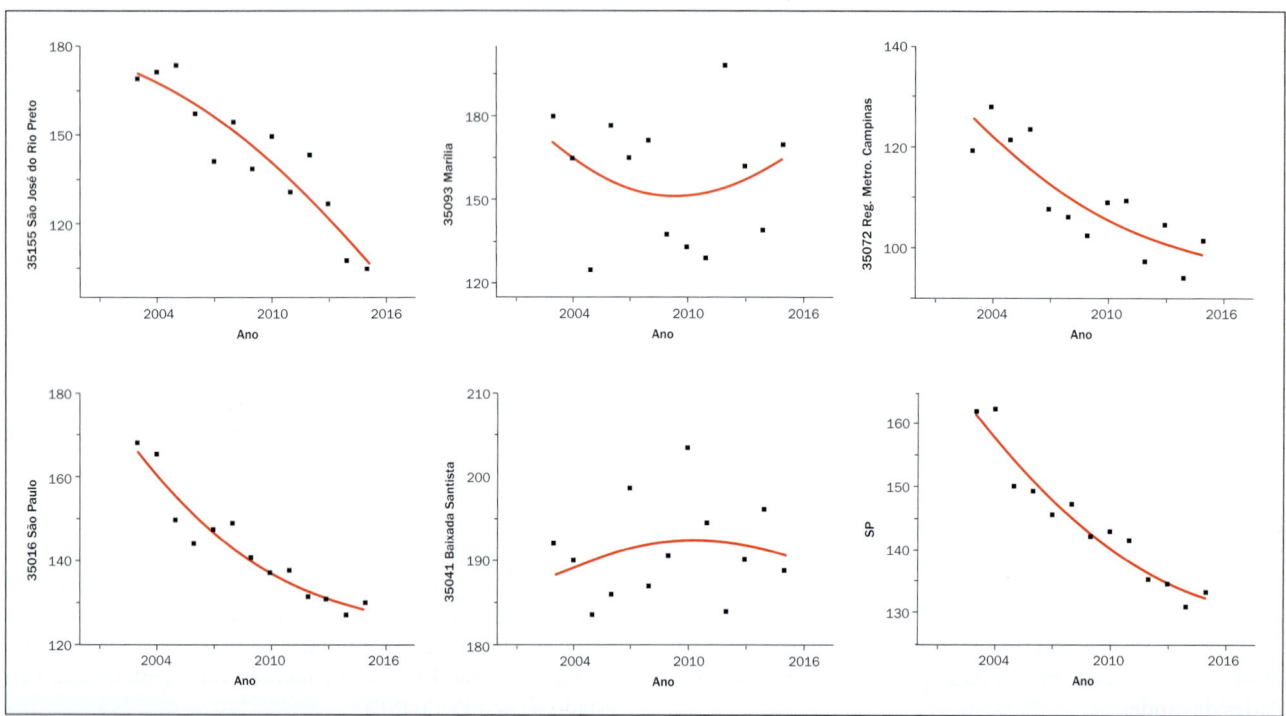

Figura 15 Doença do aparelho circulatório – DCV (CID-10 Cap IX) sexo feminino, 30 a 69 anos. Análise de tendência.
SP = sigla do Estado de São Paulo
35.016 São Paulo = sigla São Paulo – Capital
P – valor:
São Paulo – Capital (p = 0,0000)
Reg. Metropolitana de Campinas (p = 0,0011)
São José do Rio Preto (p = 0,0000)
Estado de São Paulo (p = 0,0000)

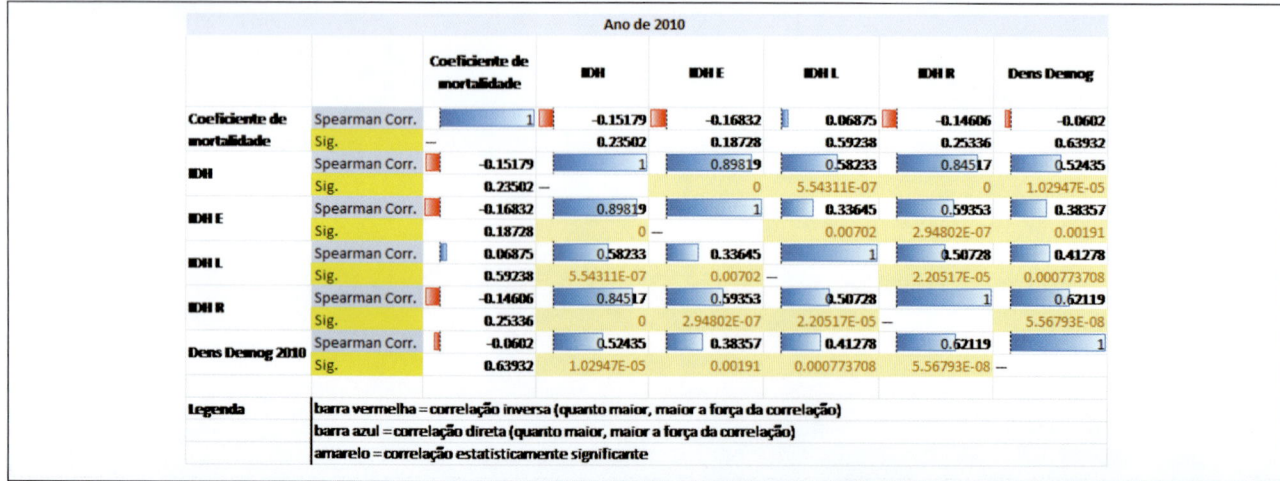

Figura 16 Doença do aparelho circulatório – DCV (CID-10 Cap IX), sexo feminino, 30 a 69 anos. Coeficiente de mortalidade e IDH.

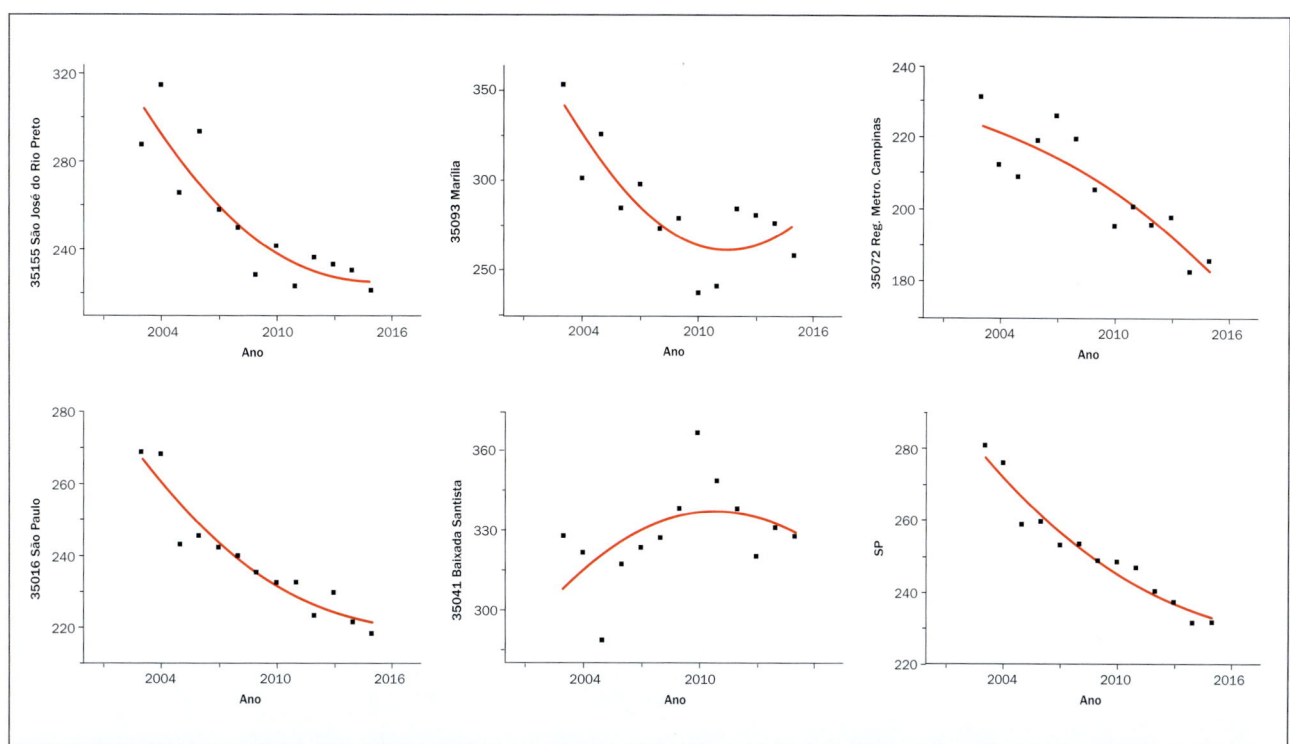

Figura 17 Doença do aparelho circulatório – DCV (CID-10 Cap IX), sexo masculino, 30 a 69. Análise de tendência.
P – valor:
São Paulo – Capital (p = 0,0000)
Reg. Metropolitana de Campinas (p = 0,0006)
São José do Rio Preto (p = 0,0003)
Marília (p = 0,0026)
Estado de São Paulo (p = 0,0000)

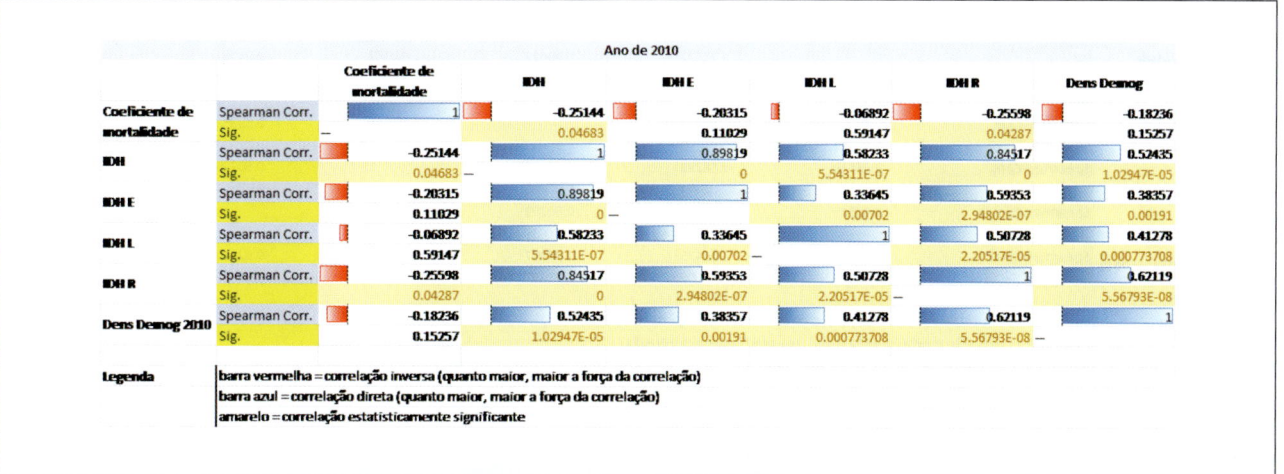

Figura 18 Doença do aparelho circulatório – DCV (CID-10 Cap. IX), sexo masculino, 30 a 69. Coeficiente de mortalidade e IDH.

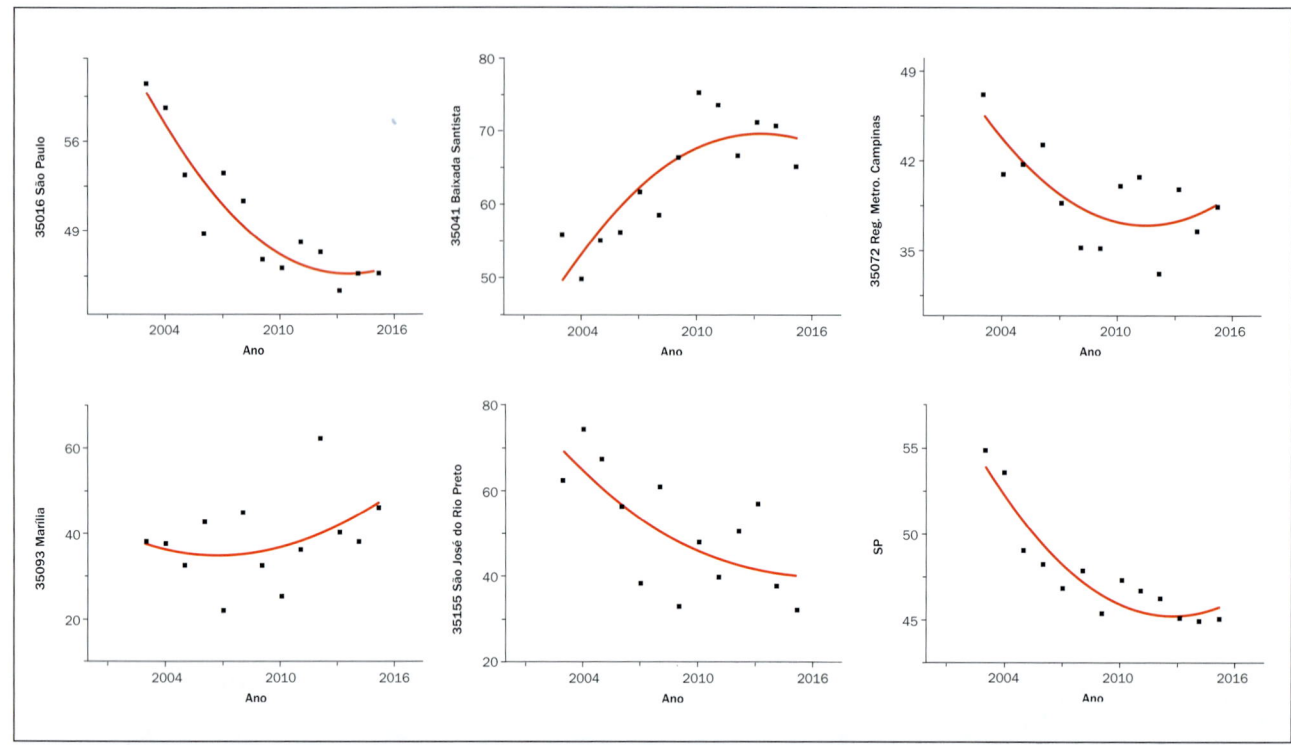

Figura 19 Doença isquêmica do miocárdio (CID-10 I20-I25), sexo feminino, 30 a 69 anos. Análise de tendência.
P – valor:
São Paulo – Capital (p = 0,0000)
Reg. Metropolitana de Campinas (p = 0,0216)
São José do Rio Preto (p = 0,0354)
Baixada Santista (p = 0,0015)
Estado de São Paulo (p = 0,0000)

Ano de 2010		Coefi ciente de mortalidade	IDH	IDH E	IDH L	IDH R	Dens Demog
Coefi ciente de mortalidade	Spearman Corr.	1	0.04662	-0.00157	0.26518	0.02549	0.17658
	Sig.	--	0.71672	0.99024	0.0357	0.84282	0.16623
IDH	Spearman Corr.	0.04662	1	0.89819	0.58233	0.84517	0.52435
	Sig.	0.71672	--	0	5.54311E-07	0	1.02947E-05
IDH E	Spearman Corr.	-0.00157	0.89819	1	0.33645	0.59353	0.38357
	Sig.	0.99024	0	--	0.00702	2.94802E-07	0.00191
IDH L	Spearman Corr.	0.26518	0.58233	0.33645	1	0.50728	0.41278
	Sig.	0.0357	5.54311E-07	0.00702	--	2.20517E-05	0.000773708
IDH R	Spearman Corr.	0.02549	0.84517	0.59353	0.50728	1	0.62119
	Sig.	0.84282	0	2.94802E-07	2.20517E-05	--	5.56793E-08
Dens Demog 2010	Spearman Corr.	0.17658	0.52435	0.38357	0.41278	0.62119	1
	Sig.	0.16623	1.02947E-05	0.00191	0.000773708	5.56793E-08	--
Legenda	barra vermelha = correlação inversa (quanto maior, maior a força da correlação)						
	barra azul = correlação direta (quanto maior, maior a força da correlação)						
	amarelo = correlação estati sti camente signifi cante						

Figura 20 Doença isquêmica do miocárdio (CID-10 I20-I25), sexo feminino, 30 a 69 anos. Coeficiente de mortalidade e IDH.

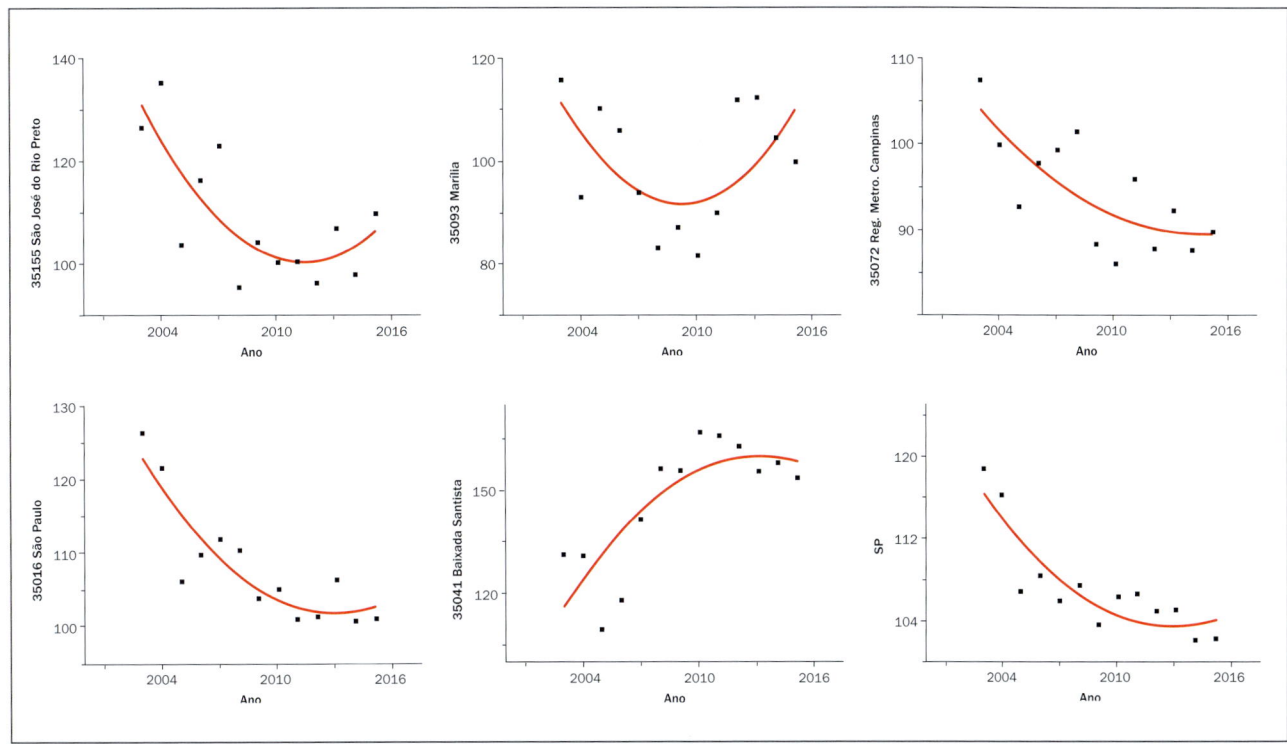

Figura 21 Doença isquêmica do miocárdio (CID-10 I20-I25), sexo masculino, 30 a 69 anos. Análise de tendência.
P – valor:
São Paulo – Capital (p = 0,0004)
Reg. Metropolitana de Campinas (p = 0,0143)
São José do Rio Preto (p = 0,0096)
Baixada Santista (p = 0,0060)
Estado de São Paulo (p = 0,0006)

Ano de 2010

		Coefi ciente de mortalidade	IDH	IDH E	IDH L	IDH R	Dens Demog
Coefi ciente de mortalidade	Spearman Corr.	1	0.0427	0.02264	0.14516	0.04987	0.1166
	Sig.	--	0.7397	0.8602	0.25631	0.6979	0.36279
IDH	Spearman Corr.	0.0427	1	0.89819	0.58233	0.84517	0.52435
	Sig.	0.7397	--	0	5.54311E-07	0	1.02947E-05
IDH E	Spearman Corr.	0.02264	0.89819	1	0.33645	0.59353	0.38357
	Sig.	0.8602	0	--	0.00702	2.94802E-07	0.00191
IDH L	Spearman Corr.	0.14516	0.58233	0.33645	1	0.50728	0.41278
	Sig.	0.25631	5.54311E-07	0.00702	--	2.20517E-05	0.000773708
IDH R	Spearman Corr.	0.04987	0.84517	0.59353	0.50728	1	0.62119
	Sig.	0.6979	0	2.94802E-07	2.20517E-05	--	5.56793E-08
Dens Demog 2010	Spearman Corr.	0.1166	0.52435	0.38357	0.41278	0.62119	1
	Sig.	0.36279	1.02947E-05	0.00191	0.000773708	5.56793E-08	--

Legenda	barra vermelha = correlação inversa (quanto maior, maior a força da correlação)
	barra azul = correlação direta (quanto maior, maior a força da correlação)
	amarelo = correlação estati sti camente signifi cante

Figura 22 Doença isquêmica do miocárdio (CID-10 I20-I25), sexo masculino, 30 a 69 anos. Coeficiente de mortalidade e IDH.

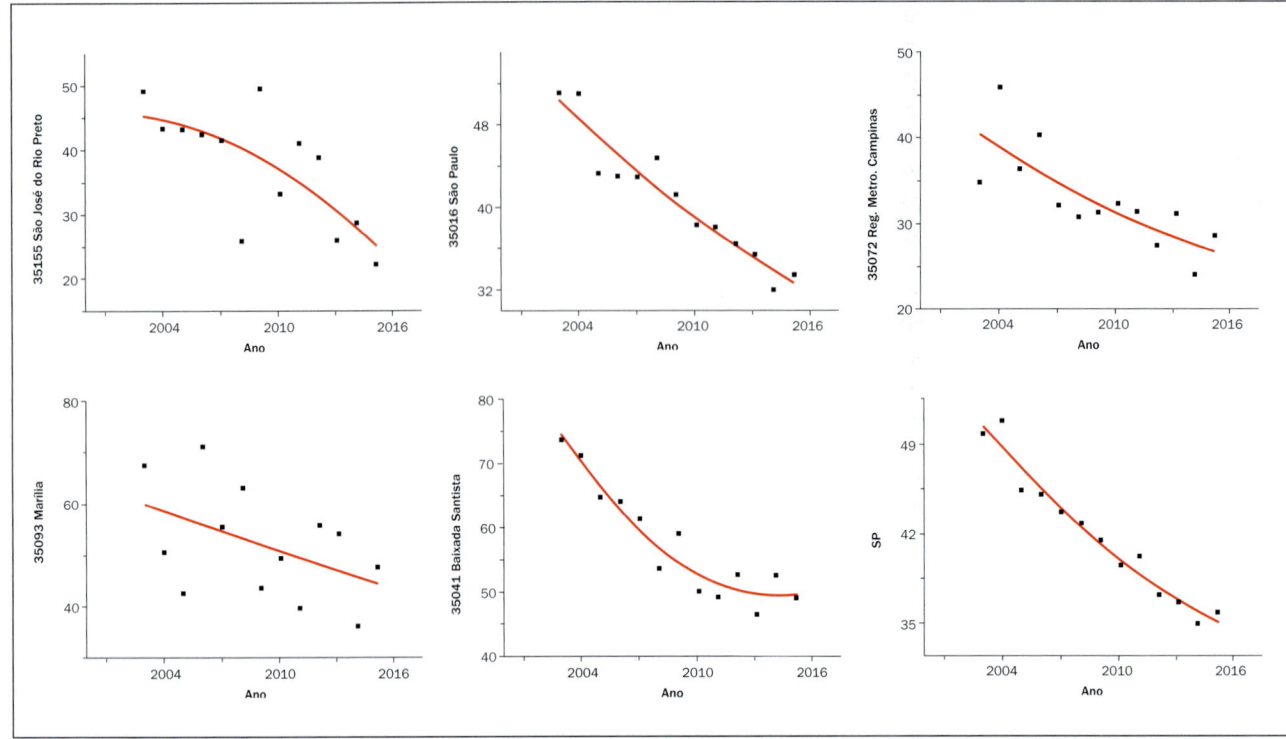

Figura 23 Doença cerebrovascular (CID-10 I60-I69), sexo feminino, 30 a 69 anos. Análise de tendência.
P – valor:
São Paulo – Capital (p = 0,0000)
Reg. Metropolitana de Campinas (p = 0,0077)
São José do Rio Preto (p = 0,0202)
Baixada Santista (p = 0,0000)
Estado de São Paulo (p = 0,0000)

		Coefi ciente de mortalidade	IDH	IDH E	IDH L	IDH R	Dens Demog
Ano de 2010							
Coefi ciente de mortalidade	Spearman Corr.	1	-0.28861	-0.25691	-0.14447	-0.28708	-0.27736
	Sig.	--	0.02179	0.0421	0.25862	0.02254	0.02775
IDH	Spearman Corr.	-0.28861	1	0.89819	0.58233	0.84517	0.52435
	Sig.	0.02179	--	0	5.54311E-07	0	1.02947E-05
IDH E	Spearman Corr.	-0.25691	0.89819	1	0.33645	0.59353	0.38357
	Sig.	0.0421	0	--	0.00702	2.94802E-07	0.00191
IDH L	Spearman Corr.	-0.14447	0.58233	0.33645	1	0.50728	0.41278
	Sig.	0.25862	5.54311E-07	0.00702	--	2.20517E-05	0.000773708
IDH R	Spearman Corr.	-0.28708	0.84517	0.59353	0.50728	1	0.62119
	Sig.	0.02254	0	2.94802E-07	2.20517E-05	--	5.56793E-08
Dens Demog 2010	Spearman Corr.	-0.27736	0.52435	0.38357	0.41278	0.62119	1
	Sig.	0.02775	1.02947E-05	0.00191	0.000773708	5.56793E-08	--
Legenda	barra vermelha = correlação inversa (quanto maior, maior a força da correlação)						
	barra azul = correlação direta (quanto maior, maior a força da correlação)						
	amarelo = correlação estatı stı camente signifi cante						

Figura 24 Doença cerebrovascular (CID-10 I60-I69), sexo feminino, 30 a 69 anos. Coeficiente de mortalidade e IDH.

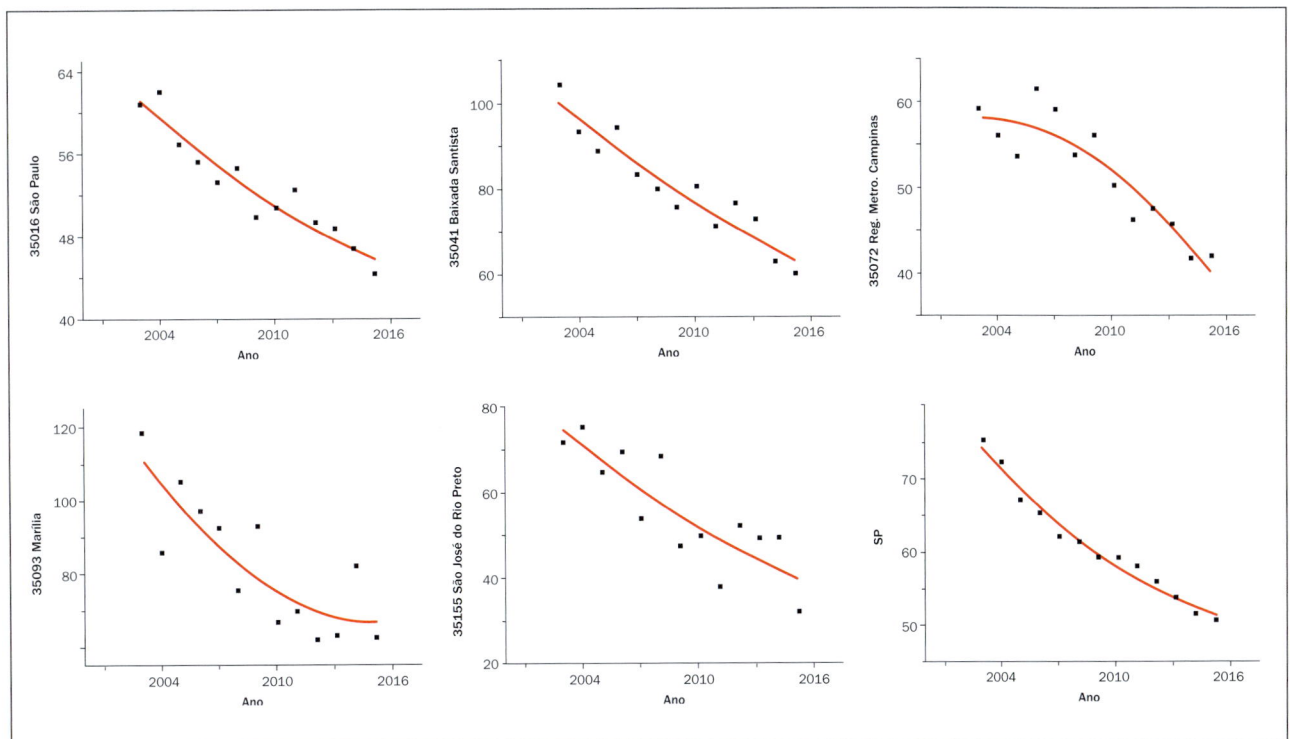

Figura 25 Doença cerebrovascular (CID-10 I60-I69), sexo masculino, 30 a 69 anos. Análise de tendência.
P – valor:
São Paulo – Capital (p = 0,0000)
Reg. Metropolitana de Campinas (p = 0,0001)
São José do Rio Preto (p = 0,0015)
Baixada Santista (p = 0,0000)
Estado de São Paulo (p = 0,0000)

		Coeficiente de mortalidade	IDH	IDH E	IDH L	IDH R	Dens Demog
Coeficiente de mortalidade	Spearman Corr.	1	-0.25231	-0.2021	-0.11924	-0.27163	-0.32702
	Sig.	--	0.04605	0.11219	0.35196	0.03128	0.0089
IDH	Spearman Corr.	-0.25231	1	0.89819	0.58233	0.84517	0.52435
	Sig.	0.04605 --		0	5.54311E-07	0	1.02547E-05
IDH E	Spearman Corr.	-0.2021	0.89819	1	0.33645	0.59353	0.38357
	Sig.	0.11219	0 --		0.00702	2.94802E-07	0.00191
IDH L	Spearman Corr.	-0.11924	0.58233	0.33645	1	0.50728	0.41278
	Sig.	0.35196	5.54311E-07	0.00702 --		2.20517E-05	0.000773708
IDH R	Spearman Corr.	-0.27163	0.84517	0.59353	0.50728	1	0.62119
	Sig.	0.03128	0	2.94802E-07	2.20517E-05 --		5.56793E-08
Dens Demog 2010	Spearman Corr.	-0.32702	0.52435	0.38357	0.41278	0.62119	1
	Sig.	0.0089	1.02547E-05	0.00191	0.000773708	5.56793E-08 --	

Ano de 2010

Legenda
barra vermelha = correlação inversa (quanto maior, maior a força da correlação)
barra azul = correlação direta (quanto maior, maior a força da correlação)
amarelo = correlação estatisticamente significante

Figura 26 Doença cerebrovascular (CID-10 I60-I69), sexo masculino, 30 a 69 anos. Coeficiente de mortalidade e IDH.

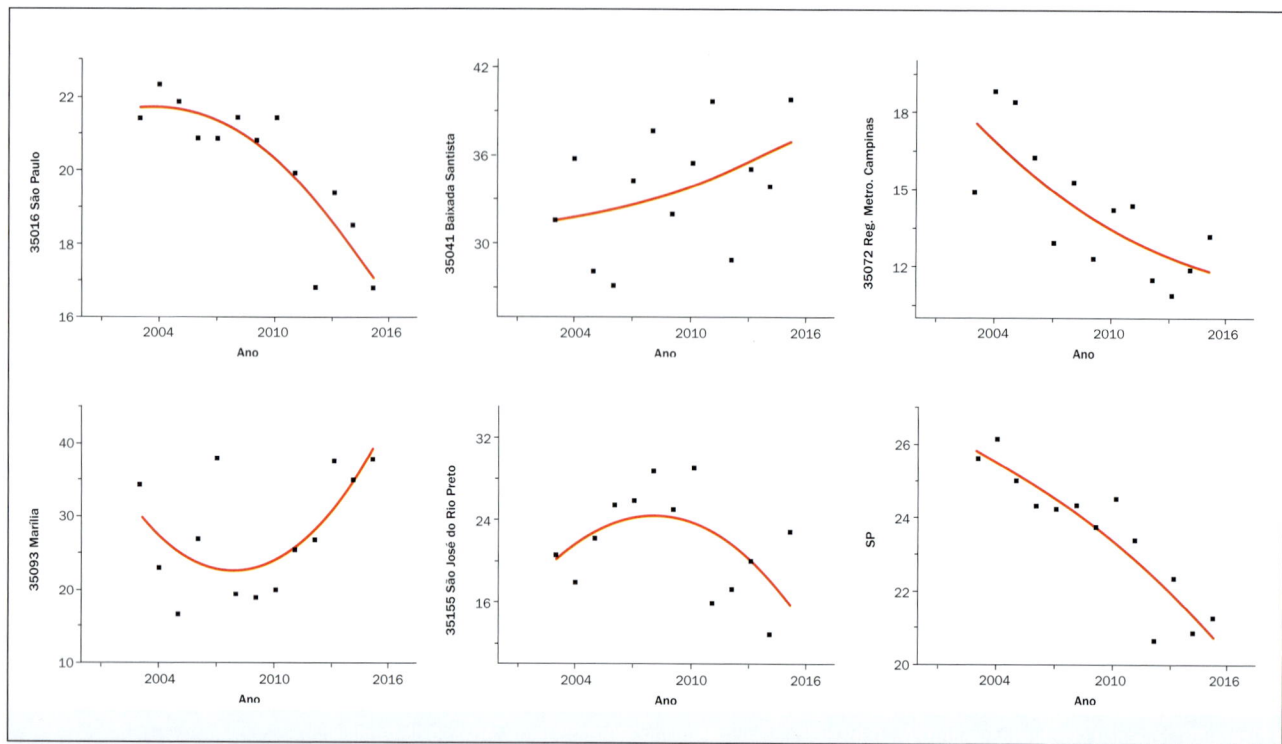

Figura 27 Insuficiência cardíaca (CID-10 I50-I42), sexo feminino, 30 a 69 anos. Análise de tendência.
P – valor:
São Paulo – Capital (p = 0,0008)
Reg. Metropolitana de Campinas (p = 0,0138)
Estado de São Paulo (p = 0,0001)

		Coefi ciente de mortalidade	IDH	IDH E	IDH L	IDH R	Dens Demog
Ano de 2010							
Coefi ciente de mortalidade	Spearman Corr.	1	-0.25221	-0.19283	-0.09212	-0.3243	-0.12795
	Sig.	--	0.04614	0.12998	0.47272	0.00952	0.31761
IDH	Spearman Corr.	-0.25221	1	0.89819	0.58233	0.84517	0.52435
	Sig.	0.04614	--	0	5.54311E-07	0	1.02947E-05
IDH E	Spearman Corr.	-0.19283	0.89819	1	0.33645	0.59353	0.38357
	Sig.	0.12998	0	--	0.00702	2.94802E-07	0.00191
IDH L	Spearman Corr.	-0.09212	0.58233	0.33645	1	0.50728	0.41278
	Sig.	0.47272	5.54311E-07	0.00702	--	2.20517E-05	0.000773708
IDH R	Spearman Corr.	-0.3243	0.84517	0.59353	0.50728	1	0.62119
	Sig.	0.00952	0	2.94802E-07	2.20517E-05	--	5.56793E-08
Dens Demog 2010	Spearman Corr.	-0.12795	0.52435	0.38357	0.41278	0.62119	1
	Sig.	0.31761	1.02947E-05	0.00191	0.000773708	5.56793E-08	--
Legenda	barra vermelha = correlação inversa (quanto maior, maior a força da correlação)						
	barra azul = correlação direta (quanto maior, maior a força da correlação)						
	amarelo = correlação estati sti camente signifi cante						

Figura 28 Insuficiência cardíaca (CID-10 I50-I42), sexo feminino, 30 a 69 anos. Coeficiente de mortalidade e IDH.

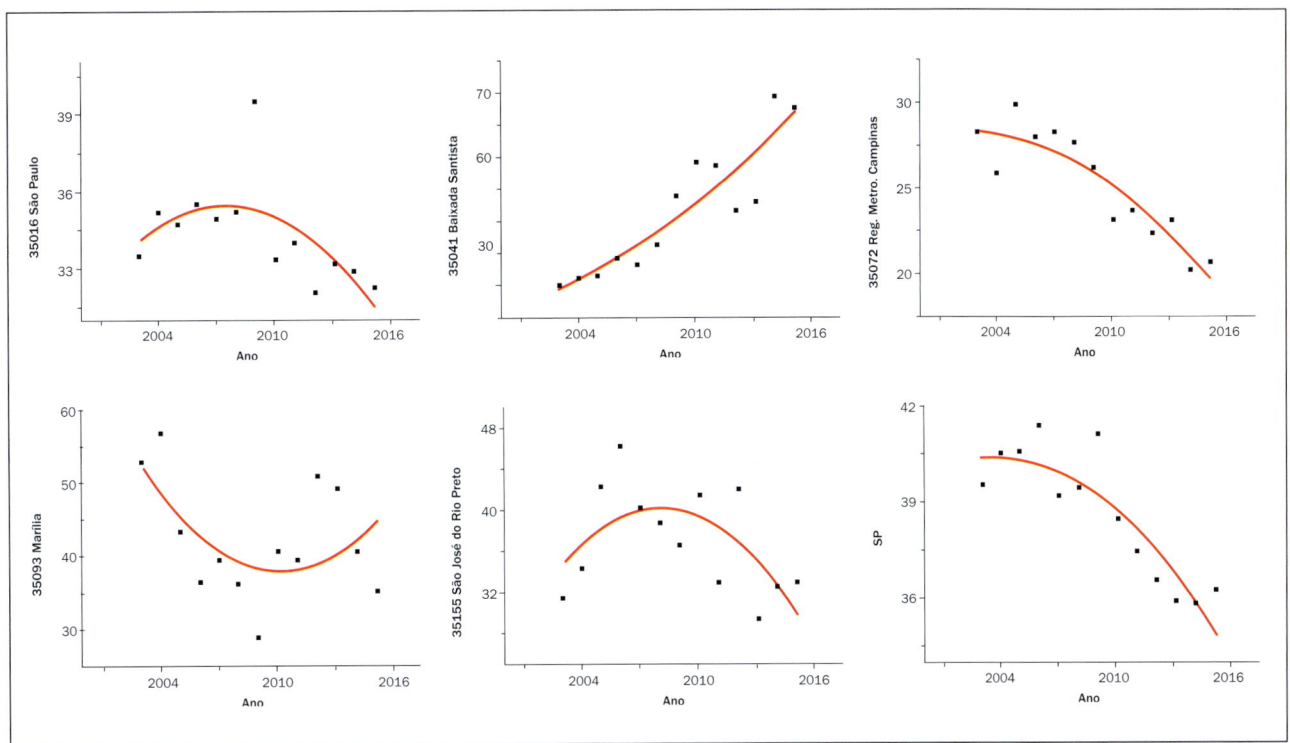

Figura 29 Insuficiência cardíaca (CID-10 I50-I42), sexo masculino, 30 a 69 anos. Análise de tendência.
P – valor:
Reg. Metropolitana de Campinas (p = 0,0001)
Baixada Santista (p = 0,0002)
Estado de São Paulo (p = 0,0003)

Ano de 2010

		Coeficiente de mortalidade	IDH	IDH E	IDH L	IDH R	Dens Demog
Coeficiente de mortalidade	Spearman Corr.	1	-0.35412	-0.29306	-0.27345	-0.34179	-0.1304
	Sig.	--	0.00441	0.01976	0.03012	0.00611	0.30836
IDH	Spearman Corr.	-0.35412	1	0.89819	0.58233	0.84517	0.52435
	Sig.	0.00441 --		0	5.54311E-07	0	1.02947E-05
IDH E	Spearman Corr.	-0.29306	0.89819	1	0.33645	0.59353	0.38357
	Sig.	0.01976	0 --		0.00702	2.94802E-07	0.00191
IDH L	Spearman Corr.	-0.27345	0.58233	0.33645	1	0.50728	0.41278
	Sig.	0.03012	5.54311E-07	0.00702 --		2.20517E-05	0.000773708
IDH R	Spearman Corr.	-0.34179	0.84517	0.59353	0.50728	1	0.62119
	Sig.	0.00611	0	2.94802E-07	2.20517E-05 --		5.56793E-08
Dens Demog 2010	Spearman Corr.	-0.1304	0.52435	0.38357	0.41278	0.62119	1
	Sig.	0.30836	1.02947E-05	0.00191	0.000773708	5.56793E-08 --	
Legenda	barra vermelha = correlação inversa (quanto maior, maior a força da correlação)						
	barra azul = correlação direta (quanto maior, maior a força da correlação)						
	amarelo = correlação estatisticamente significante						

Figura 30 Insuficiência cardíaca (CID-10 I50-I42), sexo masculino, 30 a 69 anos. Coeficiente de mortalidade e IDH.

A análise de tendência dos coeficientes de mortalidade em cada DRS e para o Estado de São Paulo foi processada por meio de ajuste polinomial, sendo a qualidade do ajuste avaliada pelo teste de "Análise de Variância" da soma dos quadrados dos resíduos do modelo *versus* a variável de erro e expressa em valor-p.

A busca de correlações entre as variáveis foi processada por meio do teste de correlação de Spearman (ρ) para o ano de 2010, e os resultados foram organizados em matrizes de correlação. O teste de correlações de Spearman é um teste livre de distribuição e tem o objetivo de avaliar o grau de associação linear entre duas variáveis, sendo ainda capaz de considerar ligeiras fugas da linearidade. Por meio do coeficiente Rhô (ρ) (equação 1) de Spearman, é possível avaliar a existência de associação entre as variáveis, bem como a força e o sentido dessa associação: equação 1, em que: N = número de pares; D = diferença entre postos.

Os cálculos foram feitos por meio do *software* Origin® 9.0 (Northampton, MA, EUA) e em todos os testes foram considerados os resultados significantes quando $\alpha \leq 0,05$.

O coeficiente ρ de Spearman é uma ferramenta bastante forte na busca de correlações (como descrito em métodos). Entretanto, cabe ressaltar que apenas as correlações significantes ($\alpha < 0,05$) devem ser consideradas. A significância estatística é a certeza em afirmar, ou seja, somente estamos seguros em afirmar que existe correlação entre as variáveis quando $\alpha < 0,05$ (ou $\alpha < 0,01$). Ademais, nenhum teste de busca de correlações tem capacidade de provar causalidade, apenas mede associação entre as variáveis e, assim, pode sofrer o efeito de variáveis externas moduladoras (efeito de mascaramento). O efeito de variáveis externas moduladoras pode levar a correlações aparentemente contraditórias que devem ser avaliadas criticamente.

Por exemplo, o coeficiente de mortalidade mostrou correlação significante e direta com o IDH-L e coeficiente de mortalidade I20-I25 sexo feminino (esse foi o único caso), ou seja, quanto maior o IDH, maior o coeficiente de mortalidade, sendo esse um caso típico de efeito de variáveis externas.

As análises de tendência foram calculadas com o programa com geração de gráficos e tabelas de qualidade do ajuste e sua significância destacada com cor verde ($p < 0,01$).

Coeficientes de Mortalidade em 2015 por Regiões de Saúde, com escala cromática exclusiva para regiões/UF que tiveram tendências significativas no período 2003-2015, por sexo, agravo, em relação a SP

Escala cromática: < SP | =SP | >SP

2015 local resid	Fem CM CapIX	CM I20-I25	CM I60-I69	CM ICC	Mas CM CapIX	CM I20-I25	CM I60-I69	CM ICC
SP	133.19	45.03	35.84	21.26	232.02	102.18	50.70	36.22
35011 Alto do Tietê	143.87	49.79	39.66	24.41	235.34	99.13	54.30	39.40
35012 Franco da Rocha	141.22	55.62	30.66	27.51	257.04	109.74	37.02	54.49
35013 Mananciais	144.58	60.06	32.99	23.04	246.41	121.25	47.85	50.23
35014 Rota dos Bandeirantes	151.74	60.40	33.97	27.98	254.29	111.87	53.10	49.85
35015 Grande ABC	139.47	52.60	32.41	25.77	244.33	125.80	44.06	38.68
35016 São Paulo	130.00	45.67	33.41	16.78	218.49	101.07	44.32	32.24
35021 Central do DRS II	135.57	50.31	28.12	21.06	232.31	78.36	35.05	41.37
35022 Lagos do DRS II	118.92	16.84	37.65	20.66	223.49	104.47	51.16	34.10
35023 Consórcios do DRS II	151.20	34.50	57.94	28.99	230.29	56.91	80.29	28.51
35031 Central do DRS III	149.64	39.26	50.73	25.66	228.87	94.14	55.86	30.76
35032 Centro Oeste do DRS III	162.62	51.02	54.01	28.59	295.58	106.21	73.27	42.65
35033 Norte do DRS III	134.08	27.03	41.43	11.87	223.99	99.39	42.58	33.48
35034 Coração do DRS III	125.07	45.65	35.45	20.66	217.74	103.14	52.78	23.94
35041 Baixada Santista	188.80	65.07	48.84	39.82	327.67	153.58	59.90	67.76
35051 Norte - Barretos	155.48	35.52	49.23	38.00	234.72	90.65	60.34	45.72
35052 Sul - Barretos	112.70	31.72	42.91	14.09	294.89	117.09	100.38	33.43
35061 Vale do Jurumirim	160.34	35.85	59.43	22.88	243.07	99.11	78.31	35.09
35062 Bauru	131.78	38.25	42.59	22.31	264.50	119.95	64.47	35.94
35063 Polo Cuesta	133.12	32.66	50.46	19.69	275.06	122.62	40.39	53.77
35064 Jaú	100.06	35.03	23.26	16.10	225.44	83.26	48.81	32.62
35065 Lins	107.60	22.43	33.70	24.32	243.60	95.61	68.99	34.68
35071 Bragança	135.74	64.48	29.37	15.06	276.59	146.85	50.22	38.84
35072 Reg Metro Campinas	101.33	38.39	28.46	13.18	185.55	89.66	41.87	20.69
35073 Jundiaí	109.50	46.82	25.27	15.38	234.61	111.91	44.68	37.04
35074 Circuito das Águas	177.07	66.62	43.67	29.78	225.36	97.24	50.21	39.79
35081 Três Colinas	124.53	27.68	30.32	42.52	239.98	88.93	47.88	63.18
35082 Alta Anhanguera	117.77	45.74	27.20	20.69	225.23	68.45	55.27	54.18
35083 Alta Mogiana	113.09	38.36	17.29	15.59	263.47	92.62	64.27	18.73
35091 Adamantina	142.00	48.13	57.88	8.93	244.15	116.35	52.86	12.08
35092 Assis	129.67	31.28	46.04	17.99	234.58	93.46	73.23	33.21
35093 Marília	169.53	46.07	47.49	37.77	258.44	99.58	62.34	35.17
35094 Ourinhos	164.88	34.14	44.79	42.48	251.54	53.48	95.40	49.05
35095 Tupã			59.95	30.74	350.20	107.46	81.94	47.33
35101 Araras	96.80	18.65	36.60	11.96	200.16	63.90	82.46	25.08
35102 Limeira	152.23	68.82	28.59	17.02	268.58	139.16	62.53	37.45
35103 Piracicaba	90.46	21.68	33.54	11.28	169.02	62.43	51.02	25.81
35104 Rio Claro	127.95	35.39	44.66	14.83		92.33	56.87	32.27
35111 Alta Paulista	147.96	34.23	61.78	13.07	204.16	107.87	38.31	26.86
35112 Alta Sorocabana	139.25	37.69	37.99	22.37	255.14	105.18	55.61	40.04
35113 Alto Capivari	188.07	69.50	31.34	53.27	204.70	104.58	45.12	27.48
35114 Extremo Oeste Paulista	115.04	37.78	27.72	9.61	219.82	79.18	63.28	33.76
35115 Pontal do Paranapanema	159.12	79.29	46.59	12.18	224.75	87.93	55.30	31.81
35121 Vale do Ribeira	130.67	51.98	44.06	12.81	223.35	84.78	61.79	17.82
35131 Horizonte Verde	107.22	38.12	24.86	16.12	191.39	71.52	46.33	31.03
35132 Aquífero Guarani	112.28	34.62	30.16	19.82	202.37	82.82	49.69	31.30
35133 Vale das Cachoeiras	102.19	32.17	31.37	20.69	272.45	112.60	75.46	25.37
35141 Baixa Mogiana	153.45	45.14	43.46	31.10	238.76	122.14	47.68	33.67
35142 Mantiqueira	159.88	37.98	46.53	35.53	241.60	97.45	71.72	32.88
35143 Rio Pardo	173.50	59.29	56.88	22.64	329.60	128.46	82.69	52.70
35151 Catanduva	158.25	45.13	49.04	27.18	264.46	99.59	87.52	36.12
35152 Santa Fé do Sul	137.67	19.35	62.44	22.02	195.43	85.90	7.99	29.91
35153 Jales	129.74	44.18	32.45	53.12	188.53	76.30	60.06	18.35
35154 Fernandópolis	153.58	52.93	34.40	13.12	243.88	56.59	81.11	39.22
35155 São José do Rio Preto	104.73	32.18	22.13	22.87	221.25	109.83	32.05	32.93
35156 José Bonifácio	93.24	28.52	33.94	8.52	171.45	80.01	35.04	20.09
35157 Votuporanga	152.15	73.92	23.45	23.96	269.53	119.87	73.92	26.02
35161 Itapetininga	147.21	49.38	44.92	24.01	238.50	94.98	59.04	46.96
35162 Itapeva	157.83	37.79	55.56	27.10	257.43	78.25	70.20	28.78
35163 Sorocaba	125.06	32.46	38.09	18.26	227.31	80.42	51.22	39.21
35171 Alto Vale do Paraíba	104.93	21.05	33.56	14.30	178.52	58.09	45.43	22.61
35172 Circ. da Fé/V.Histórico	147.81	50.83	33.34	36.95	267.99	106.81	65.95	43.33
35173 Litoral Norte	121.89	31.12	42.83	23.23	165.04	67.44	44.81	23.53
35174 V. Paraíba-Reg. Serrana	134.02	53.04	41.23	18.09	257.45	141.09	39.91	36.86

Figura 31

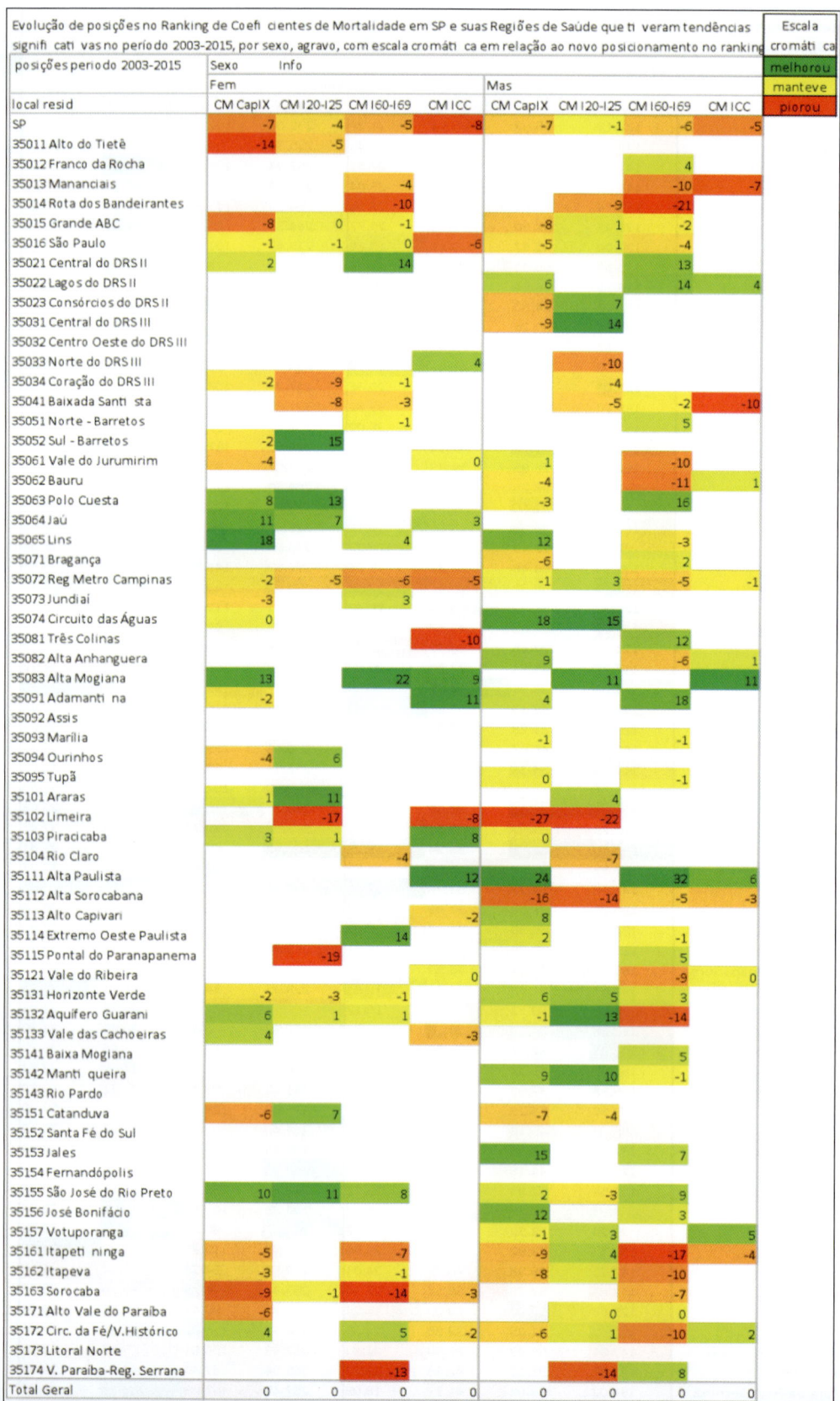

Evolução de posições no Ranking de Coeficientes de Mortalidade em SP e suas Regiões de Saúde que tiveram tendências significativas no período 2003-2015, por sexo, agravo, com escala cromática em relação ao novo posicionamento no ranking

posições periodo 2003-2015	Sexo Fem	Info			Mas			
local resid	CM CapIX	CM I20-I25	CM I60-I69	CM ICC	CM CapIX	CM I20-I25	CM I60-I69	CM ICC
SP	-7	-4	-5	-8	-7	-1	-6	-5
35011 Alto do Tietê	-14	-5						
35012 Franco da Rocha							4	
35013 Mananciais			-4				-10	-7
35014 Rota dos Bandeirantes			-10			-9	-21	
35015 Grande ABC	-8	0	-1		-8	1	-2	
35016 São Paulo	-1	-1	0	-6	-5	1	-4	
35021 Central do DRS II	2		14				13	
35022 Lagos do DRS II					6		14	4
35023 Consórcios do DRS II					-9	7		
35031 Central do DRS III					-9	14		
35032 Centro Oeste do DRS III								
35033 Norte do DRS III				4	-10			
35034 Coração do DRS III	-2	-9	-1		-4			
35041 Baixada Santista		-8	-3		-5	-2	-10	
35051 Norte - Barretos			-1		5			
35052 Sul - Barretos	-2	15						
35061 Vale do Jurumirim	-4		0		1	-10		
35062 Bauru					-4	-11	1	
35063 Polo Cuesta	8	13			-3	16		
35064 Jaú	11	7	3					
35065 Lins	18	4			12	-3		
35071 Bragança					-6	2		
35072 Reg Metro Campinas	-2	-5	-6	-5	-1	3	-5	-1
35073 Jundiaí	-3	3						
35074 Circuito das Águas	0				18	15		
35081 Três Colinas			-10			12		
35082 Alta Anhanguera					9	-6	1	
35083 Alta Mogiana	13	22	9		11	11		
35091 Adamantina	-2		11		4	18		
35092 Assis								
35093 Marília					-1	-1		
35094 Ourinhos	-4	6						
35095 Tupã					0	-1		
35101 Araras	1	11			4			
35102 Limeira		-17	-8		-27	-22		
35103 Piracicaba	3	1	8		0			
35104 Rio Claro			-4		-7			
35111 Alta Paulista			12		24	32	6	
35112 Alta Sorocabana					-16	-14	-5	-3
35113 Alto Capivari			-2		8			
35114 Extremo Oeste Paulista		14			2	-1		
35115 Pontal do Paranapanema		-19			5			
35121 Vale do Ribeira			0		-9	0		
35131 Horizonte Verde	-2	-3	-1		6	5	3	
35132 Aquifero Guarani	6	1	1		-1	13	-14	
35133 Vale das Cachoeiras	4		-3					
35141 Baixa Mogiana					5			
35142 Mantiqueira					9	10	-1	
35143 Rio Pardo								
35151 Catanduva	-6	7			-7	-4		
35152 Santa Fé do Sul								
35153 Jales					15	7		
35154 Fernandópolis								
35155 São José do Rio Preto	10	11	8		2	-3	9	
35156 José Bonifácio					12	3		
35157 Votuporanga					-1	3	5	
35161 Itapetininga	-5		-7		-9	4	-17	-4
35162 Itapeva	-3		-1		-8	1	-10	
35163 Sorocaba	-9	-1	-14	-3	-7			
35171 Alto Vale do Paraíba	-6				0	0		
35172 Circ. da Fé/V.Histórico	4	5	-2		-6	1	-10	2
35173 Litoral Norte								
35174 V. Paraíba-Reg. Serrana		-13			-14	8		
Total Geral	0	0	0	0	0	0	0	0

Escala cromática
melhorou
manteve
piorou

Figura 32

Conclusão

Podemos observar que a mortalidade por doenças cardiovasculares no Estado de São Paulo apresenta um cenário atual de redução expressiva, em grande parte dos municípios analisados, devendo-se considerar que a melhor definição deste perfil passa por um melhor detalhamento sobre os óbitos verificados, como um preenchimento de atestado de óbito de forma mais cuidadosa por parte dos médicos responsáveis, sendo necessário que se estabeleça treinamento de como assim proceder, patrocinado por uma parceria já existente entre a SOCESP e o Conselho Regional de Medicina do Estado de São Paulo (CRM), que poderá tornar as informações sobre mortalidade cardiovascular mais confiáveis.

A SOCESP, nas suas quatro últimas diretorias (2012-13, 2014-15, 2016-17 e 2018-19), vem desenvolvendo este projeto sobre mortalidade cardiovascular, tendo concluído este trabalho por uma ação conjunta e de visão de futuro, que contribuirá para promover o conhecimento e propor políticas públicas de saúde cardiovascular para o nosso estado.

Referências bibliográficas

1. Burden of disease in Brazil, 1990-2016. Lancet. 2018;392:760-75.
2. Global Burden of Disease (GDB) 2015. Doença cerebrovascular no Brasil de 1990 a 2015. Revista Brasileira de Epidemiologia; 2015.
3. Mortalidade por doenças cardiovasculares no Brasil e na Região Metropolitana de São Paulo: Atualização 2011. Arq Bras Cardiol. 2012;99(2):755-61.
4. Sociedade Brasileira de Cardiologia. Heart Failure Burden and Therapy. Europace. 2009;11(Suppl 5):1-9.
5. I Brazilian Registry of Heart Failure. Clinical aspects, care quality and hospitalization outcomes. Arq Bras Cardiol. 2015;104(6)433-42.

Seção 2

PRINCÍPIOS E CONCEITOS DE ESTUDOS CLÍNICOS

Capítulo 1

Conceitos de pesquisa e fundamentos de boa prática clínica

Hélio Penna Guimarães
Ligia Nasi Laranjeira
Leopoldo Soares Piegas

Pontos-chave

- A medicina baseada em evidências oferece critérios específicos e objetivos a serem aplicados na avaliação da validade e utilidade clínica das informações advindas das pesquisas.
- Com a pergunta da pesquisa estruturada e a partir do conhecimento dos tipos de estudos e sua classificação na hierarquia das evidências científicas, o profissional pode buscar resultados de estudos já realizados em bases eletrônicas e posteriormente aplicar os resultados na sua prática clínica.
- As Boas Práticas Clínicas (GCP) são um padrão de qualidade ética e científica para o planejamento, a condução, o registro e o relato de estudos clínicos que envolvam a participação de seres humanos.

Introdução

Nas situações em que há incerteza sobre qual o melhor tratamento, teste diagnóstico ou medidas preventivas a serem adotadas na prática clínica, a conduta mais adequada, sob o ponto de vista ético e científico, é a realização de uma pesquisa clínica que possa responder a questão. Este conceito de ensaio clínico controlado para responder questões de pesquisa foi documentado pela primeira vez em 1747 por James Lind.[1] Este pesquisador desenvolveu um ensaio clínico em um navio, cuja tripulação estava sendo afetada pelo escorbuto. Lind comparou diferentes dietas em uma amostra de tripulantes doentes; os melhores resultados ocorreram no grupo de doentes que tinham frutas cítricas adicionadas à sua alimentação diária. Esta descoberta impactou não apenas no tratamento específico desta doença como também sua publicação possibilitou que a consolidação do conhecimento advindo de resultados de pesquisa clínica passasse a ser utilizado como padrão ouro de resposta a questões clínicas diárias.

A cardiologia se firmou nas últimas quatro décadas como prática clínica profundamente baseada em evidências científicas sedimentadas nos resultados de estudos clínicos randomizados, estratégia poderosa em pesquisa clínica para a avaliação de procedimentos terapêuticos. Sem a realização destes estudos, torna-se improvável a comprovação de maneira confiável dos efeitos de um determinado tratamento sobre uma condição clínica. Adicionalmente, sem hipóteses cientificamente interessantes e promissoras, advindas da realização de estudos epidemiológicos, não haveria também a racionalidade para a realização de estudos randomizados. A ratificação de hipóteses por meio da execução de estudos randomizados e o levantamento de questionamentos por estudos epidemiológicos estão divididos em fases. Provavelmente, durante a próxima década, cada vez mais serão necessários estudos epidemiológicos para gerar questões a serem respondidas confiavelmente por estudos randomizados posteriores.

No entanto, a quantidade de informação disponível na literatura médico-científica é imensa, porém com a qualidade variada. Estudos bem delineados e conduzidos que impactam diretamente na qualidade assistencial concorrem com estudos publicados com menor rigor metodológico. Neste cenário, a habilidade em reconhecer a validade de novo conhecimento e aplicá-lo na prática clínica torna-se um dos principais desafios da atualidade ao cardiologista.

Medicina baseada em evidências: conceitos básicos

A medicina baseada em evidências (MBE) oferece critérios específicos e objetivos a serem aplicados na avaliação da validade e utilidade clínica das informações advindas das pesquisas, referentes à terapia, ao diagnóstico, ao prognóstico, às avaliações econômicas e às avaliações de qualidade de vida. Por esta razão, seus conceitos são fundamentais e permitem que os benefícios observados nos estudos clínicos (e que configuram as melhores evidências disponíveis na literatura) possam de fato ser incorporados à prática clínica.

Medicina baseada em evidências é a prática do uso conscencioso, explícito e judicioso da melhor evidência disponível, visando à tomada de decisão para o tratamento individual dos pacientes.[2] O termo MBE foi cunhado e, de forma pioneira, utilizado na Escola de Medicina da Universidade McMaster, Canadá, na década de 1980, para denominar uma estratégia de aprendizado clínico,[3] envolvendo as seguintes etapas: a) formular questões; b) Encontrar as informações disponíveis na literatura; c) Avaliar criticamente as informações relevantes; d) utilizar as informações avaliadas para a decisão clínica.

O que se consideram evidências são estudos clínicos publicados em diferentes periódicos ou bancos de dados eletrônicos, sob forma de artigos originais, resumos estruturados de artigos originais, revisões sistemáticas, *health technology assessments* e diretrizes (*guidelines*).

No contexto da MBE, a decisão clínica deve levar em consideração três aspectos: melhor evidência científica, preferência do paciente e experiência clínica individual (Figura 1).

Formulando questões de pesquisa

A prática da MBE sugere a organização de dúvidas clínicas na estratégia PICO. Trata-se de um acrônimo para representar: P: paciente; I: intervenção ou fator de exposição; C: comparação, controle; e O: *outcome* (resultado, desfecho).

A estruturação da dúvida clínica no formato PICO possibilita a definição correta de quais informações, advindas de quais tipos de estudos são necessárias para a resolução do problema, e facilita a busca das evidências nas bases de dados.

Alguns grupos de pesquisadores ampliaram a estratégia PICO para PICOT, adicionando o T para tipo de estudo ou tempo de tratamento ou acompanhamento.

Exemplificando: um cardiologista está diante de um paciente com síndrome coronariana aguda (SCA) que requer angioplastia. O procedimento será realizado em 4 horas. Neste momento, o profissional questiona se uma dose de ataque de atorvastatina (80 mg) poderia ser administrada para evitar mortalidade em 30 dias por meio das ações pleiotrópicas das estatinas na placa de ateroma. Neste caso, vejamos como a questão poderia ser estruturada:

- P: paciente com SCA.
- I: receber estatina em dose de ataque (80 mg).
- C: não receber estatina em dose de ataque.
- O: mortalidade.
- T: tempo: 30 dias.

Tipo de estudo: estudo clínico randomizado

As informações estruturadas permitem agilidade e eficiência para estratégia de busca nas principais bases de dados, como PubMed e Lilacs por exemplo.

A prática da MBE identifica e aplica as intervenções mais eficientes focadas nos melhores desfechos aos pacientes.[4] Esta prática demonstra que a medicina é uma ciência dinâmica em que novos tipos de evidências são gerados a cada dia; o conhecimento e desempenho clínico deterioram-se com o tempo; programas de educação médica permanente isolados, em seu formato tradicional, não melhoram o desempenho clínico[4-6] e, por fim, a MBE é um forte aliado da excelência na prática assistencial e não pretende substituir ou subestimar o julgamento e a experiência clínica.

Tipos ou desenho de um estudo clínico

A escolha de uma estratégia de pesquisa clínica depende basicamente da questão enunciada. Vários desenhos ou tipos de estudo são possíveis e factíveis; contudo, ao se escolher a estratégia de qualidade mais adequada para geração de evidência científica forte, sólida, confiável e robusta, será obtida a melhor alocação de tempo, de recursos e resultados.[7-18]

Na pesquisa clínica, a necessidade de um grupo-controle para comparação com uma nova intervenção a ser avaliada é fundamental e a randomização torna-se a forma mais idônea e adequada de designar os grupos-controle e de intervenção.

Os estudos clínicos generalistas podem ser denominados estudos experimentais, nos quais uma intervenção encontra-se sob o controle do investigador, e estudos observacionais, nos quais a intervenção não está sob o controle do investigador. Esses dados podem ser obtidos de forma prospectiva ou retrospectiva, e sua comparação pode ser histórica (comparação com dados de estudos anteriores) ou contemporânea (comparação com dados de estudos recentes).[8-10]

As principais estratégias de pesquisa para adequada obtenção dos dados podem ser agrupadas em: observacionais descritivas/analíticas e experimentais. Nas estratégias observacionais descritivas/analíticas estão envolvidos os estudos tipo relato de caso, série de casos, transversal (registro), ecológico, caso-controle e de coorte. Nas estratégias experimentais têm-se o estudo controlado randomizado, estudo com controle em outra região ou tempo (controle histórico) e estudos ou intervenções em comunidade.[8-10]

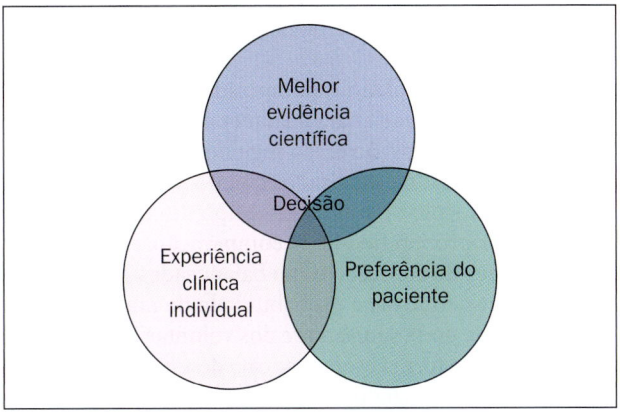

Figura 1 Aspectos considerados para decisão clínica no contexto da medicina baseada em evidências (MBE).

Estratégias observacionais descritivas e analíticas

As estratégias descritivas/analíticas de pesquisa podem ser indicadas quando não é ético ou aceitável, em um ensaio clínico, expor indivíduos a condições de risco à sua saúde ou a situações nas quais pode haver um longo intervalo entre a exposição e a ocorrência do evento. Assim, considerando que o investigador não controla as circunstâncias de exposição, ele dependerá fortemente da seleção dos indivíduos para o estudo, em relação à informação e ao esclarecimento da questão formulada; o estudo observacional com frequência se aplica à análise e determinação de fatores de risco associados a doenças cardiovasculares.[8,10,11]

O estudo relato de caso ou série de casos tem como característica descrever um caso ou série de casos, enfatizando um aspecto de uma determinada condição clínica, sem utilizar um grupo controle para comparação. Desse estudo obtêm-se apenas as informações preliminares a serem avaliadas em ensaios planejados posteriormente. Considerando a inexistência da comparação, não se faz viável avaliar a eficácia de uma intervenção ou a acurácia de um teste diagnóstico, sendo usados para apresentar manifestações incomuns de doenças. São sujeitos a vieses de seleção, de publicação e não devem modificar a prática clínica.[8-10]

O estudo transversal (prevalência) desenha-se de uma amostra representativa da população (entrevistada, examinada ou estudada) para uma análise e respostas a uma questão. Neste cenário, doença e exposição são avaliadas simultaneamente em um grupo de indivíduos; esse é um estudo de simples execução, custos baixos e seguimento desnecessário. É útil na avaliação no planejamento em saúde (instituições, saúde pública), avaliação de prática clínica, etiologia de doenças e quase sempre só para gerar hipóteses. Infelizmente esses ensaios, apesar de estabelecerem associação, não necessariamente demonstram a causalidade e é impossível assegurar a igualitária distribuição de fatores de confusão entre grupos; esses estudos também não avaliam a história natural ou o prognóstico de doenças. [8-10,17]

No estudo ecológico a informação obtida é derivada de grupos ou comunidades como um todo, por meio de coletas rotineiras sobre níveis de exposição em determinadas regiões geográficas comparadas a dados sobre frequência de doenças nestes locais. Portanto, não são coletados dados por indivíduo, sendo impossível atribuir fatores como causa de doença. Este tipo de estudo é realizado para explorar a associação entre variáveis econômicas, serviços de saúde, padrões dietéticos com mortalidade etc.

O estudo caso-controle determina grupos com base nos achados e, por busca ativa, da exposição a determinado fator relacionado positiva ou negativamente ao resultado de forma retrospectiva. Esses grupos são pareados em indivíduos portadores da doença estudada e indivíduos sem a doença submetidos à presença ou não do fator em estudo (compara-se, portanto, indivíduo doente e não doente). Podem ser realizados em curto tempo e com custos relativamente baixos. Nas situações ou doenças em que transcorre longo período de tempo entre a exposição e o evento, pode ser o único método de estudo passível de execução. É um método vantajoso para utilizar amostras de menor tamanho e gerar novas hipóteses para futuros estudos, porém há dependência dos adequados relatos de exposição dos voluntários sadios e pacientes envolvidos no estudo, os quais nitidamente não são acurados (vieses de memória). Os fatores de confusão (o evento por outro fator distinto ao da exposição) podem também adicionar-se às desvantagens do estudo, assim como a não demonstração da causalidade (a associação entre fator e resultado clínico não demonstrado), havendo ainda a possibilidade de vieses de seleção e de medição.[8-10]

O estudo de coorte (acompanhamento) caracteriza-se principalmente pela estratificação dos voluntários em expostos (ou tratados) e não expostos (ou não tratados), considerando os antecedentes, seguindo-os por um período para se avaliar quantos em cada grupo ou número de indivíduos desenvolveram uma doença ou um resultado clínico. Os voluntários não são portadores da doença analisada no início do estudo, e só apresentam diferenças em relação ao grau de exposição a um potencial fator (protetor ou causador) da doença, comparando-os em relação à incidência (número de casos novos no decorrer do estudo) em cada grupo. Os dados coletados podem ser obtidos de forma prospectiva ou retrospectiva ("coorte retrospectivo, seguimento retrospectivo ou coorte histórico"). Quando um estudo de coorte é prospectivo, os critérios de inclusão, de exclusão e os resultados clínicos podem ser padronizados. Pelo acompanhamento da amostra é possível estabelecer a temporalidade (determinar o tempo necessário entre a exposição e a ocorrência da doença), bem como a direção dos eventos. Entre as dificuldades desse método, cita-se o alto custo e, no caso de doenças raras, a necessidade de maior seguimento e tamanho da amostra.[8-10]

Estratégias experimentais

Permitem ao investigador controlar a intervenção e determinar os grupos, ou seja, designar de forma aleatória ou randomizada a intervenção a ser utilizada nos indivíduos em estudo. Esses métodos são os mais utilizados para estudos que avaliam terapias ou métodos intervencionistas e, por causa do grupo-controle, estão menos sujeitos a vieses que comprometem a sua validade.

O estudo controlado randomizado designa os doentes de maneira aleatorizada para qualquer uma das intervenções em estudo; os grupos são então seguidos por um período de tempo determinado e analisados quanto aos desfechos definidos no protocolo do estudo. Esse tipo de ensaio tem, portanto, maior probabilidade de comparação, considerando que os fatores de confusão estão balanceados entre os grupos; há maior controle e probabilidade de manutenção da condição cega do pesquisador e dos voluntários.[8,9] A Figura 2 demonstra de forma esquemática o desenho hipotético de um estudo randomizado.

A análise estatística associada ao princípio da randomização permitiu também uma avaliação rigorosa do efeito do tratamento em questão *versus* placebo ou outra droga em um grupo precisamente definido. Esses estudos devem ter plane-

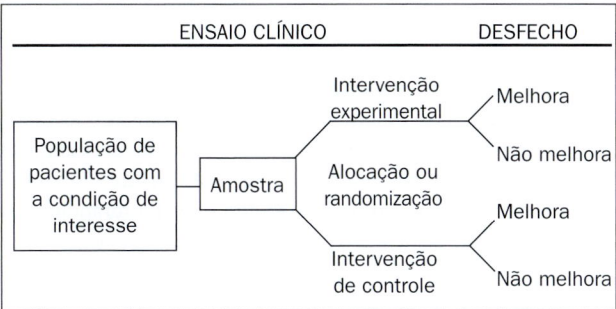

Figura 2 Desenho de estudo randomizado.

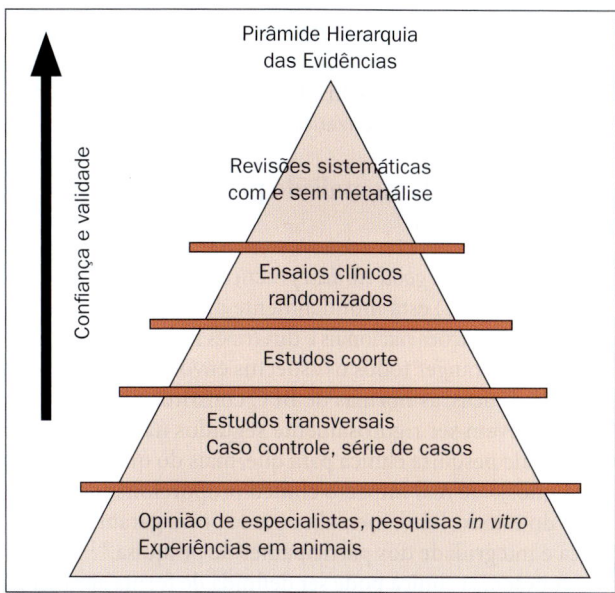

Figura 3 Pirâmide hierarquia das evidências científicas.

jamento prospectivo, erradicando vieses, possibilitando a sua futura utilização em revisões sistemáticas ou em metanálises.

O estudo controlado randomizado gera mais consumo de recursos e tempo; obviamente, o rigor de critérios de inclusão e exclusão de pacientes faz que nem sempre sejam representativos da população que compõe a prática clínica diária; soma-se ainda a questão ética relativa a um tratamento potencialmente efetivo não ser administrado a alguns pacientes.[8,9]

O estudo randomizado cruzado determina que os voluntários recebam tratamento ativo e controle de maneira aleatorizada, seguido por um período de *wash-out*, sem nenhum tratamento. Assim, todos os sujeitos da pesquisa receberão tratamento ativo e controle e essa estratégia permite que os pacientes sejam controles de si mesmos. Esse estudo pode ser vantajoso se considerarmos que os pacientes são seus próprios controles e há, portanto, redução da variância e tamanho da amostra. O fato de alguns pacientes responderem ao tratamento e serem retirados do grupo placebo ou tratamento para prosseguimento do estudo, os períodos longos de eliminação do efeito de alguns fármacos durante os quais o paciente receberia placebo e a necessidade de não se utilizar a associação de tratamentos de efeito permanente podem ser desvantajosos nesses métodos.[8,9]

Os ensaios em comunidades são intervenções que envolvem comunidades inteiras, em aspectos que não são passíveis de análise individualizada; geralmente são estudos de prevenção, com custo elevado e tem como principal restrição a dificuldade de assegurar comparabilidade entre grupos.

Tipos de estudos e pirâmide das evidências

A pirâmide apresentada na Figura 3 ilustra a hierarquia das evidências científicas em nível de confiança e validade para questões clínicas relacionadas particularmente à terapêutica. No topo da pirâmide estão as melhores evidências, que se traduzem em revisões sistemáticas, as quais sumarizam evidências provenientes de estudos primários para responder a uma questão específica de pesquisa.

Na sequência temos o ensaio clínico randomizado (ECR), o qual é considerado o desenho de estudo preferencial para avaliar a eficácia e a segurança de intervenções de qualquer natureza (terapêutica, tratamento não farmacológico, testes diagnósticos etc.). Os ECRs são realizados sob condições bastante

controladas para garantir o mínimo de vieses que possam interferir na hipótese de pesquisa a ser estudada e, desta forma, atribuir os achados da pesquisa exclusivamente à intervenção.

Descendo mais um nível na pirâmide, encontramos os estudos observacionais como: coortes, caso-controle, estudos transversais, série de casos, São estudos em que não há uma intervenção direta, mas uma observação da exposição ou não ao fator do estudo por um tempo de acompanhamento. Dentre os estudos observacionais, os estudos de coorte (prospectiva ou retrospectiva) e os estudos de caso-controle permitem estabelecer uma relação causal entre o fator de exposição e o desfecho, já que o fator de exposição sempre precede o desfecho. Esta relação de causalidade já não é possível de se estabelecer em estudos transversais, por exemplo. Série e relato de casos, por incluírem um número muito pequeno de participantes, servem para gerar hipóteses e sugerir que a questão de pesquisa seja melhor investigada por um outro delineamento de estudo que fornecerá evidências mais robustas e confiáveis.[5-10]

Por fim, na base da pirâmide encontram-se os estudos *in vitro*, experiências em animais, opinião de especialistas. Este tipo de evidência é usado na falta de outro tipo de evidência disponível e geralmente precede um delineamento de pesquisa hierarquicamente superior.

Com a pergunta da pesquisa estruturada e a partir do conhecimento dos tipos de estudos e sua classificação na hierarquia das evidências científicas, o profissional pode buscar resultados de estudos já realizados em bases eletrônicas, como por exemplo PubMed, avaliá-los e posteriormente aplicar os resultados na sua prática clínica.

Para tanto, a avaliação crítica de cada artigo publicado deve ser realizada para garantir que os resultados do estudo tenham validade interna, ou seja, o estudo possui rigor metodológico necessário para comprovar o que se propôs a testar, mas, além disso, avaliar também sua validade externa, ou seja, verificar se a aplicação dos resultados pode ser expandida para a prática clínica, considerando o perfil dos pacientes incluídos, tratamento realizado, entre outros fatores.

Conceitos fundamentais de pesquisa e boas práticas clínicas

O conceito de *good clinical practices* ou boas práticas clínicas (GCP/BPC) está mundialmente disseminado e respaldado por resoluções nacionais e diretrizes internacionais. Apesar de não abranger todos os aspectos envolvidos sobre boas práticas clínicas, as normas de BPC constituem instrumentos que devem ser rigorosamente seguidos na condução de projetos de pesquisa clínica para que, mais do que resultados fidedignos e de real impacto clínico proporcionados ao término do estudo, fundamentalmente se possa garantir a segurança e integridade dos participantes de pesquisa.[9-13]

A pesquisa clínica pode ser definida de forma abrangente como uma investigação em seres humanos por meio de um processo organizado e sistemático que visa responder a uma pergunta ou lacuna de conhecimento envolvendo intervenção terapêutica, diagnóstica ou medidas preventivas.

Atualmente, normas regulatórias nacionais e internacionais exigem uma demonstração anterior da eficácia e segurança de um novo produto, sendo os ensaios clínicos controlados o meio para esta demonstração, obrigatoriamente passando pelas seguintes etapas ou fases:

- Fase pré-clínica: nesta fase são testados os novos fármacos com relação à atividade específica e aceitável toxicidade, utilizando animais de laboratório, culturas de tecido ou células para testes de efetividade.
- Fase I: primeiro estudo em seres humanos realizado em pequeno grupo de voluntários sadios, com o objetivo de testar um novo princípio ativo ou nova formulação. Busca avaliar efeitos das doses, parâmetros farmacocinéticos e biodisponibilidade, visando basicamente à determinação de segurança e tolerabilidade do fármaco.
- Fase II: também conhecida como estudo terapêutico piloto, tem por objetivos demonstrar a atividade e estabelecer a segurança em curto prazo do princípio ativo, em pacientes afetados com a doença específica em questão. As pesquisas são realizadas em um número limitado de pessoas (de 100 a 300) geralmente seguidas de um estudo de administração. Podem ser divididos em IIa e IIb. O estudo IIa é realizado em uma população selecionada para avaliação de aspectos de segurança e eficácia (curva dose-resposta, tipo de paciente, frequência da dose). O estudo IIb avalia eficácia e segurança em teste nos indivíduos com a doença e visam a demonstração de eficácia sob condições experimentais mais rigorosas, envolvendo grupo-controle comparativo.
- Fase III: conhecida como estudo terapêutico ampliado. São estudos realizados em grandes e variados grupos de pacientes, com o objetivo de determinar o resultado do risco/benefício das formulações do princípio ativo. É nes-

sa fase que se estuda o perfil das reações adversas mais frequentes, assim como características especiais do medicamento e/ou especialidade medicinal.

- Fase IV: na fase IV encontram-se as pesquisas realizadas depois da comercialização do produto e/ou especialidade medicinal. Normalmente, são estudos de vigilância pós comercialização para estabelecer o valor terapêutico, o surgimento de novas reações adversas e/ou confirmação da frequência desurgimento das já conhecidas, e as estratégias de tratamento.[14]

As normas que regem as pesquisas em seres humanos são relativamente recentes e tem seu início após a segunda guerra mundial. O Código de Nuremberg,[15] publicado em 1947, foi o primeiro documento estruturado com a finalidade de garantir princípios éticos perante a condução de pesquisa que envolva seres humanos. Mais tarde, em 1964, na XVIII Associação Médica Mundial em Helsink, na Finlândia, outro documento foi lançado: A Declaração de Helsink.[16] Trata-se de um guia para desenvolvimento de pesquisas biomédicas. Este documento considera que a pesquisa tem que ser baseada em estudos pré-clínicos, conduzida por uma equipe qualificada, que deve-se ter uma avaliação criteriosa dos risco e benefícios envolvidos, que é necessária a obtenção por escrito do livre consentimento, que o participante deve estar apto (em estado mental físico e legal) para exercer seu poder de decisão, e na ausência disto, deve ser representado por um responsável legal.

Em 1996, Estados Unidos, Japão e países da Europa se reuniram e assinaram o Manual para Boa Prática Clínica. "As Boas Práticas Clínicas (GCP) são um padrão de qualidade ética e científica para o planejamento, condução, registro e relato de estudos clínicos que envolvam a participação de seres humanos. A adesão a este padrão garante que os direitos, a segurança e o bem-estar dos pacientes estão protegidos, de acordo com os princípios originados da Declaração de Helsinque, e assegura a credibilidade dos dados do estudo clínico."[10]

A adesão a este padrão assegura a garantia pública de que os direitos, a segurança e o bem-estar dos pacientes participantes destes estudos estão protegidos, consistentes com os princípios éticos que têm sua origem na Declaração de Helsinque, bem como a credibilidade dos dados do estudo clínico.

O Manual de Boas Práticas Clínicas, bem como as Resoluções Nacionais acerca de estudos envolvendo serem humanos, do Conselho Nacional de Saúde apresentam alguns papéis fundamentais de pesquisa, os quais podemos resumir a seguir:

A. Investigador ou pesquisador: pessoa responsável por conduzir o estudo clínico em um centro de pesquisa. Se um estudo é conduzido por uma equipe em um centro de pesquisa, o investigador é o líder da equipe responsável e pode ser chamado de investigador principal. Outros profissionais que o auxiliam na atividade de condução do estudo são chamados de sub-investigadores.

B. Paciente/sujeito de pesquisa: pelo manual de boas práticas clínicas, devemos chamar o indivíduo que participa de um estudo clínico de sujeito de pesquisa. Entretanto, no Brasil, a resolução nacional de 2012 do Conselho Nacional de Saúde[17] recomenda chamarmos este indivíduo de participante de pesquisa.

C. Patrocinador: um indivíduo, empresa, instituição, ou organização responsável pela implementação, gerenciamento e/ou financiamento de um estudo clínico.

Além destas definições, o manual e as resoluções nacionais apresentam outros conceitos e orientações relevantes para condução de um clínico de acordo com os princípios de boas práticas clínicas.[17]

Em resumo, no Brasil, qualquer estudo que envolva seres humanos deve ser aprovado por um Comitê de Ética em Pesquisa (CEP) antes de ser iniciado. O investigador deverá estruturar um protocolo de pesquisa que apresente conteúdo adequado com justificativa do estudo, objetivos, metodologia, desfechos esperados, aspectos éticos, entre outros itens. Além do protocolo, o investigador deverá estruturar o termo de consentimento livre e esclarecido (TCLE), cronograma, orçamento e declarações específicas.

O termo de consentimento livre e esclarecido consiste em um documento que oficializa o processo por meio do qual um sujeito voluntariamente confirma sua intenção de participar de um estudo em particular, após ter sido informado sobre todos os aspectos do estudo que sejam relevantes para a sua decisão de participar do mesmo. O consentimento então é documentado por meio deste termo preenchido, datado e assinado (tanto pelo participante, quanto pelo profissional que aplicou o TCLE) em duas vias. Uma via permanece com o participante, a outra via deve ser arquivada pelo investigador, em um local adequado que garanta a confidencialidade dos dados.[18-22]

Atualmente, o investigador realiza a submissão de um novo estudo à aprovação do CEP por meio de um sistema eletrônico: Plataforma Brasil (http://plataformabrasil.saude.gov.br). O CEP consiste em uma organização independente constituída por membros médicos, científicos e não científicos, cuja responsabilidade é garantir a proteção dos direitos, segurança e bem-estar dos seres humanos envolvidos em um estudo. Além do CEP, alguns estudos também precisam de aprovação da CONEP, Comissão Nacional de Ética em Pesquisa. São aqueles estudos que possuem alguma área temática considerada como especial, como genética humana, reprodução humana, equipamentos e dispositivos terapêuticos, novos ou não registrados no país, novos procedimentos terapêuticos invasivos, estudos com populações indígenas, projetos de pesquisa que envolvam organismos geneticamente modificados (OGM), células-tronco embrionárias e organismos que representem alto risco coletivo, e protocolos de constituição e funcionamento de biobancos para fins de pesquisa.

Após aprovação de todas as instâncias éticas e regulatórias aplicáveis, o estudo se inicia, e o investigador possui a responsabilidade de incluir os pacientes de forma adequada, considerando os critérios estabelecidos em protocolo, monitorar a ocorrência de eventos adversos (qualquer ocorrência médica inconveniente em um paciente ou em um sujeito de pesquisa clínica com um produto farmacêutico administrado e que não necessariamente tenha uma relação causal com o tratamento) e eventos adversos sérios. Deve enviar relatórios periódicos ao CEP e se o estudo for patrocinado, deve participar das monitorias, preencher a ficha clínica com dados fidedignos e rastreáveis, manter o arquivo atualizado e organizado, manter o produto investigacional em condições ideais fornecidas pelo fabricante, entre outras atividades e responsabilidades, até a pesquisa ser concluída e publicada.

Como vimos, o profissional de saúde pode envolver-se com os estudos clínicos tanto aplicando os resultados de pesquisas prévias em sua prática clínica quanto na participação de pesquisas clínicas, incluindo pacientes e gerando resultados importantes para melhoria de tratamento, prevenção ou diagnóstico. Nesse sentido, o conhecimento dos fundamentos da pesquisa clínica e dos princípios de boas práticas clínicas é fundamental a todos os pesquisadores, médicos e profissionais de saúde.

Resumo

A medicina baseada em evidências (MBE) oferece critérios específicos e objetivos a serem aplicados na avaliação da validade e utilidade clínica das informações advindas das pesquisas. A prática da MBE sugere a organização de dúvidas clínicas na estratégia PICO. Trata-se de um acrônimo para representar: P: paciente; I: intervenção ou fator de exposição; C: comparação, controle; e O: *outcome* (resultado, desfecho). A estruturação da dúvida clínica no formato PICO possibilita a definição correta de quais informações, advindas de quais tipos de estudos são necessárias para a resolução do problema e facilita a busca das evidências nas bases de dados e posteriormente a aplicação dos resultados na prática clínica. As normas que regem as pesquisas em seres humanos são relativamente recentes e tem seu início após a Segunda Guerra Mundial. As principais são o Código de Nuremberg, a Declaração de Helsinque e o Manual para Boa Prática Clínica. As Boas Práticas Clínicas são um padrão de qualidade ética e científica para planejamento, condução, registro e relato de estudos clínicos que envolvam a participação de seres humanos. A adesão a este padrão garante que os direitos, a segurança e o bem-estar dos pacientes estão protegidos, de acordo com os princípios originados da Declaração de Helsinque, e assegura a credibilidade dos dados do estudo clínico. O profissional de saúde pode envolver-se com os estudos clínicos tanto aplicando os resultados de pesquisas prévias em sua prática clínica quanto na participação de pesquisas clínicas, incluindo pacientes e gerando resultados importantes. Portanto, o conhecimento dos fundamentos da pesquisa clínica e dos princípios de boas práticas clínicas é fundamental nestes cenários.

Referências bibliográficas

1. Lind, James. A Treatise of the scurvy. In three parts. Edinburg: Sands Murray; 1753.
2. Sackett DL, Haynes RB, Guyatt GH, et al. Clinical epidemiology: a basic science for clinical medicine 2.ed. Boston/Toronto/London: Little, Brown; 1991.
3. Sackett DL, Richardson WS, Rosenberg W, Haynes RB. Evidence-based medicine. How to practice & teach. New York: EBM; 1997.
4. Avezum A. Cardiologia baseada em evidências e avaliação crítica da literatura cardiológica: princípios de epidemiologia clínica aplicados à Cardiologia. Rev.Soc. Cardiol. Estado de São Paulo. 1996;3:241-59.
5. Gray JAM. Evidence-based Healthcare. How to make health policy and management decisions. New York: 1997.
6. Yusuf S, Kitching AD. Evidence-based cardiovascular medicine: why another journal. Evidence-Based Cardiovasc Med. 1997;1:1-15.
7. Berwanger O, Guimarães HP, Avezum A, Piegas LS. Medicina intensiva baseada em evidências. RBTI. 2005:17(1):44-7.
8. Figueiró MB, Buheler AM, Oliveira CJ. Como buscar evidências em medicina de urgência nas bases de dados on-line. Prourgem. 2013;6(3):103-53.
9. Laranjeira LN, Marcilio CS, Guimaraes HP, et al. Boas práticas clínicas: padrão de pesquisa clínica. Rev Bras Hipertens. 2007;14:121-3.
10. International Conference on Harmonization of Technical Requirements for the Registration of Pharmaceuticals for Human Use – ICH. Harmonised tripartite guideline for Good Clinical Practice. Richmond: Brookwood; 1996.
11. Organização Panamericana de Saúde. Documento das Américas. OPAS; 2006.
12. Castilho EA, Kalil J. Ethics and medical research: principles, guidelines, and regulations. Rev Soc Bras Med Trop. 2005;38(4):344-7.
13. Grimes DA, et al. The good clinical practice guideline: a bronze standard for clinical research. Lancet. 2005;366:172-4.
14. Guimarães HP, Marin-Neto JA, Piegas LS. Conceitos de pesquisa clínica para o cardiologista. In: Serrano Junior CV, Timerman A, Stefanini E. Tratado de cardiologia SOCESP, 2ª ed. Barueri: Manole; 2008. p.71-9.
15. Código de Nuremberg: reprodução dos 10 princípios – Tribunal Internacional de Nuremberg 5.
16. Declaração de Helsinque da Associação Médica Mundial. Princípios éticos para Pesquisa Clínica Envolvendo Seres Humanos. Adotado da 18ª Assembleia Médica Mundial Helsinque. Finlândia. Junho 1964 e emendas até outubro de 2002.
17. Brasil. Ministério da Saúde. Conselho Nacional de Saúde. Resolução n. 466/12 de 12.12.2012.
18. Guimarães HP, Assunção MSC, Laranjeira LN. Ética em pesquisa na medicina intensiva. In: Azevedo Jr. R (org.). Reflexões éticas em medicina intensiva. 1ed. São Paulo: Conselho Regional de Medicina (Cremesp); 2018, v. 1. p. 59-70.
19. Barbosa LM, Laranjeira, LN, César MB, et al. Pesquisa clínica em medicina de urgência: abordagem do paciente e consentimento informado. Rev Bras Clin Med. 2008;6:135-8.
20. Santucci EV, Laranjeira LN, Suzumura EA, Guimarães HP, Cavalcanti AB, Berwanger O. Peculiaridades da pesquisa clínica em Medicina de urgência e emergência: aspectos éticos e organizacionais. Rev Bras Clin Med. 2009;7:245-50.
21. Wandile P, Ghoo R. A role of ICH- GCP in clinical trial conduct. J Clin Res Bioeth. 2017;8:1.
22. Laranjeira LN, Valeis N, Guimarães HP. Pesquisa clínica em medicina de emergência: aspectos regulatórios e éticos In: Guimarães HP, Borges LAA (orgs.); Associação Brasileira de Medicina de Emergência. PROMEDE: Programa de Atualização em Medicina de Emergência. Porto Alegre: Artmed; 2018.

Ensaios clínicos: desenhos dos estudos e suas implicações

Marcelo Arruda Nakazone
Lilia Nigro Maia
Bráulio Luna Filho

Pontos-chave

- O objetivo primordial da prática médica é a incorporação das mais robustas evidências disponíveis no manejo clínico dos pacientes.
- Os ensaios clínicos randomizados são os modelos ideais para se estabelecer a resposta de um grupo de indivíduos a uma determinada intervenção terapêutica. Por esse motivo, norteiam e consolidam, na maioria das vezes, as diretrizes e os consensos de prática clínica.
- Devem ser criteriosamente delineados, visando avaliar hipóteses científicas precisas e eliminar potenciais vieses. De maneira geral, os ensaios clínicos devem seguir os princípios de boas práticas clínicas, pautadas em respeito ao participante do estudo, beneficência e justiça. Apenas dessa maneira, permitirão que os profissionais de saúde adotem condutas pautadas em resultados realmente confiáveis.

Introdução

A história dos ensaios clínicos teve início em 1747 com James Lind, um dos cirurgiões a bordo da Armada Inglesa sob o comando do Almirante Nelson. No navio *HMS Salisbury*, Lind conduziu um experimento ao dividir doze marinheiros afetados pelo escorbuto em pequenos grupos para receberem diferentes terapias. Na ocasião, aqueles submetidos à terapia composta por laranjas e limões evoluíram com melhoras significativas. Reconhecido como o primeiro ensaio clínico do qual se tem conhecimento, seus resultados foram posteriormente publicados em 1753.

Atualmente, o ensaio clínico randomizado é o modelo ideal utilizado para estabelecer a resposta de um grupo de indivíduos a uma determinada intervenção terapêutica. Seus resultados norteiam e consolidam, na maioria das vezes, as diretrizes e os consensos de prática clínica.[1] Dessa maneira,

enfatizamos a importância dos profissionais de saúde em compreender os princípios básicos de sua metodologia, incluindo a análise crítica de seus pontos fortes e de suas limitações.

Princípios fundamentais de um ensaio clínico

Planejamento e condução

O ensaio clínico deve ser delineado para testar uma hipótese específica ou um grupo de poucas hipóteses. Este tipo de análise permite avaliar questões científicas de maneira precisa. Para que um ensaio clínico possa produzir conclusões confiáveis, deve ser criteriosamente planejado.

A menos que o efeito da intervenção seja muito específico, o resultado do estudo pode ser atribuído a outro fator estranho à pesquisa. Para evitar contratempos dessa natureza, algumas precauções devem ser tomadas, como: grupo-controle adequadamente estabelecido, processo de randomização, processo de mascaramento e métodos de análises apropriados.

Hipótese da pesquisa

Há alguns anos, Sackett et al.[2] nos auxiliaram ao dissecar as partes de uma boa pergunta clínica:

- Primeiramente, devemos definir precisamente sobre quem é a questão. Assim, podemos perguntar "como eu posso descrever um grupo de pacientes elegíveis ao estudo?".
- A seguir, precisamos definir qual a manobra terapêutica (por exemplo, tratamento medicamentoso) que consideraremos à população-alvo e, se necessário, qual a manobra de comparação (por exemplo, placebo ou tratamento padrão atual) que iremos utilizar.
- Finalmente, devemos definir o desfecho desejado (ou indesejado) para o nosso estudo (por exemplo, redução da mortalidade cardiovascular, redução dos custos com o tratamento instituído, melhoria na qualidade de vida etc).

Determinação do tamanho amostral

O tamanho da amostra deve ser determinado em relação à hipótese principal. Nesse sentido, é preciso considerar a incidência do evento (único ou combinado) na amostra do estudo e o impacto que se pretende obter com a terapia em avaliação. O ensaio clínico tem como característica metodológica essencial selecionar uma quantidade suficiente de pacientes que permita alcançar uma estimativa de resposta com razoável precisão às terapias envolvidas.

Para se estimar o tamanho amostral, algumas questões precisam ser consideradas:

- Qual o principal objetivo do estudo? Por exemplo, verificar se o ácido acetilsalicílico tem valor em prevenir morte pós-infarto é diferente de verificar se previne apenas reinfarto ou se previne ambos os desfechos.
- Qual é a principal medida de resultado?
- Como os dados serão analisados para se detectar uma diferença entre os tratamentos? A forma mais simples é a comparação entre porcentagens, por exemplo, entre mortes no grupo tratado e no grupo placebo.
- Que tipo de resultado é antecipado com o tratamento padrão? Por exemplo, estima-se 10% de mortalidade nos pacientes do grupo controle no primeiro mês após o tratamento.
- Qual a menor diferença de tratamento considerada importante a ser detectada e com que grau de precisão? É importante lembrar que a demonstração de reduções moderadas (por exemplo, de 20-25%) do evento de interesse pode exigir a randomização de milhares de pacientes.

No cálculo do tamanho da amostra deve ser levado em consideração o nível de significância desejado para se detectar uma diferença de tratamento e o poder do estudo, ou seja, o grau de certeza de que a diferença entre os tratamentos será detectada, caso ela de fato esteja presente.[3]

Erro alfa ou erro tipo I é a probabilidade de detectar uma diferença que na verdade não existe, ou seja, a probabilidade de um resultado falso-positivo. Em ciências da saúde, geralmente se estipula o erro tipo I como 0,05. Erro beta ou erro tipo II é a probabilidade de não se detectar uma diferença quando ela de fato existe, isto é um resultado falso-negativo. O poder do estudo é igual a 1 – beta e, geralmente, estipulado entre 0,80 e 0,90.

Elegibilidade dos participantes

Critérios de inclusão

A combinação dos critérios de inclusão e as características demográficas dos pacientes selecionados propiciam ao leitor uma descrição adequada do grupo em estudo. Com essas informações, o leitor deverá ser capaz de julgar se os resultados apresentados são aplicáveis ou generalizáveis para quais pacientes.

É necessário especificar que população será investigada, pois o estudo terá, a princípio, apenas validade interna, ou seja, vale apenas para a amostra de pacientes que participaram do estudo. Se a amostra tiver tamanho adequado e for representativa da população de referência da pesquisa, poderá então ser considerada válida e generalizável para população similar como um todo e, em consequência, ter validade externa.

Critérios de exclusão

Qualquer exclusão, entre os participantes potenciais do estudo, deve ser realizada antes da randomização. Esse tipo de exclusão não introduz a vícios na seleção dos pacientes (validade interna), mas pode limitar a aplicabilidade dos resultados (validade externa ou generalização dos achados).

Nos critérios de exclusão, o autor deverá definir o que excluirá os participantes de sua participação no ensaio clínico. Ou seja, se o paciente faz parte da população avaliada, mas será excluído da análise, é necessário que se justifique, considerando que essa decisão influenciará na validade externa do estudo.

Técnicas de randomização

O objetivo principal do processo de randomização é alcançar a igualdade nas características basais nos grupos tratados (Figura 1). Só assim a comparação entre os grupos poderá ser considerada justa. Na randomização, todos os participantes têm a mesma chance de serem alocados para cada grupo do estudo. A fim de reduzir o viés de seleção, o processo de alocação não deve ser realizado pelos investigadores, pelos clínicos ou pelos participantes do estudo. Assim, é de fundamental importância que o procedimento de randomização dos indivíduos nos diferentes grupos de um ensaio clínico seja feito de maneira adequada.[4] De maneira geral, podem ser utilizados os seguintes métodos de randomização:

- Simples: sorteios através de tabela de números aleatórios, programas de computador, moedas, dados, etc.
- Pareada: inicialmente são formados pares de participantes e a alocação aleatória é feita no interior do par, de tal forma que um indivíduo receberá o tratamento alternativo proposto pelo estudo e o outro o tratamento padrão, considerado como controle.
- Em bloco: caracteriza-se a formação de blocos de números fixos de indivíduos, de igual tamanho, dentro dos quais são distribuídos os tratamentos em questão, bloco por bloco, até que termine o processo de alocação dos participantes da pesquisa. Tem a vantagem de conferir um número semelhante de participantes nos grupos de intervenção (estudo) e controle.
- Estratificada: utilizada para manter as características dos participantes. Os pacientes são inicialmente divididos em blocos (estratos de risco ou características importantes que podem afetar o resultado do estudo tal como idade, sexo etc.) e a randomização é realizada separadamente em cada bloco.

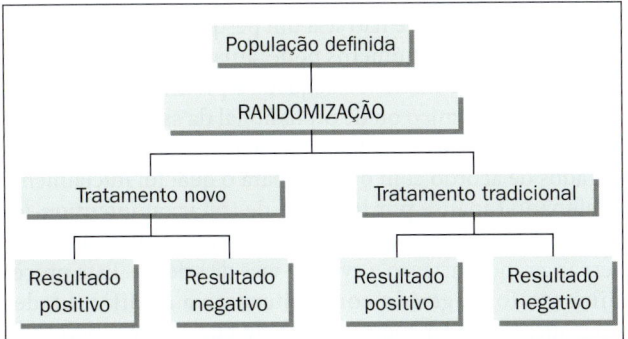

Figura 1 A técnica de randomização ocupa papel central na realização dos ensaios clínicos.

Processos de mascaramento

Mascaramento significa que o tratamento designado não é do conhecimento de certas pessoas. O processo de cegamento amostral se justifica, preponderantemente, com o intuito de reduzir a chance para potenciais vieses durante a condução dos ensaios clínicos.[5] Existem os seguintes tipos de mascaramento:

- Duplo-cego: o paciente e a equipe clínica não sabem qual tratamento foi designado. Este é o desenho ideal já que reduz a chance da ocorrência de viés na decisão terapêutica ou na definição dos desfechos pela equipe clínica.
- Simples-cego: o paciente não sabe que tratamento está recebendo, mas a equipe clínica fica ciente. É mais simples de ser conduzido que os estudos duplo-cegos, mas está sujeito a ocorrência de viés do examinador.
- Não mascarado: tanto o paciente quanto a equipe clínica estão cientes do tratamento administrado. É de fácil execução, porém sujeito a muitos vieses.

Principais desenhos de estudos clínicos

- Estudo de grupos paralelos (controle concorrente): dois ou mais grupos independentes são avaliados, prospectivamente, e comparados ao mesmo tempo quanto a uma terapêutica (Figura 2).
- Controlado externamente (controle histórico): quando apenas um único grupo experimental é estudado e os resultados do estudo são comparados com dados obtidos de outros estudos ou fontes.
- Autocontrolado: os próprios indivíduos do estudo são seus próprios controles. Isto é, baseiam-se na observação do que acontece antes e depois de uma intervenção. Nos estudos do tipo antes-depois, dois ou mais tratamentos são aplicados em sequência no mesmo paciente. Este tipo de estudo só é recomendado para doenças crônicas e estáveis cuja intervenção terapêutica tenha efeito circunscrito apenas ao tempo de uso das drogas em avaliação.

Estudo do tipo fatorial: este tipo de desenho permite responder a duas questões com a mesma amostra de indivíduos. Digamos que se pretende investigar qual o melhor tratamento para pacientes com *diabetes mellitus* e insuficiência cardíaca. Ao mesmo tempo, os autores resolveram avaliar qual das estratégias para o controle da glicemia nessa população é a mais efetiva na prevenção de eventos cardiovasculares. Com esse objetivo, a amostra inicial é randomizada tanto para a primeira pergunta quanto para a segunda, de forma que teremos quatro estratos amostrais que se compõem em duas amostras quando se analisam as questões principais. Além de permitir no mesmo trabalho responder mais de uma pergunta, esse tipo de desenho possibilita investigar a interação entre as formas de tratamentos.

Fases dos ensaios clínicos

Fase I

São ensaios de farmacologia clínica e toxicidade no homem, relacionados à segurança e não à eficácia. Um dos objetos é a determinação de dose aceitável da droga que está sendo testada, ou seja, que possa ser administrada sem causar efeitos colaterais sérios.

Em geral são utilizados quando:

- novos tratamentos são testados em humanos pela primeira vez;
- aspectos como absorção, metabolismo, excreção, tempo de ação e segurança ainda estão sendo avaliados;
- objetiva determinar a dose segura e o esquema posológico, identificando possível toxicidade;
- os indivíduos estudados são voluntários ou pacientes que não obtiveram resultados satisfatórios após uso de terapia convencional;
- a amostra geralmente é inferior a 100 indivíduos.

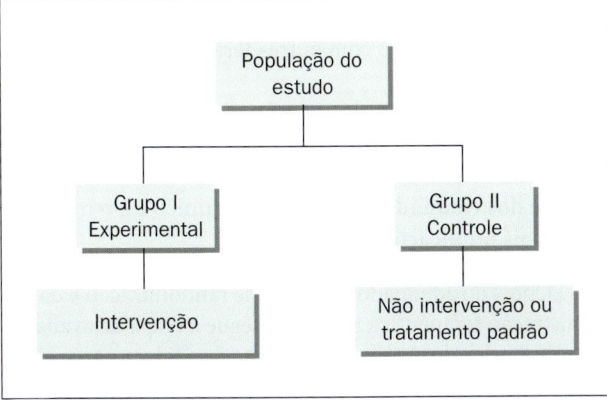

Figura 2 Estrutura básica dos ensaios clínicos mais empregados nas pesquisas com drogas.

Fase II

São ensaios iniciais de investigação clínica do efeito do tratamento, em pequena escala de eficácia e segurança da droga, com monitoramento cuidadoso de cada paciente. São estudos pilotos de eficácia. Em geral:

- são utilizados para determinar se o tratamento proposto possui efeito terapêutico e ao mesmo tempo estimar a taxa de efeitos adversos;
- a avaliação da dose terapêutica ideal geralmente é realizada durante a fase I, mas em alguns casos pode ser expandida para a fase II;
- os indivíduos são pacientes com alguma doença, ainda que os critérios de inclusão sejam mais restritos do que em estudos comparativos de larga escala;
- amostra geralmente entre 100 e 300 pacientes.

Fase III

Avaliação em larga escala do tratamento. A droga que se mostrou eficaz é comparada em larga escala com o tratamento padrão disponível para a mesma condição médica, por meio de ensaio clínico controlado com número suficientemente grande de pacientes. Em geral são utilizados quando:

- o objetivo é estabelecer de maneira definitiva a eficácia e a segurança do novo tratamento;
- a terapia experimental é comparada com a terapia padrão ou o placebo;
- o desenho do estudo é, geralmente, com controles concorrentes, randomizado e cego.
- amostra geralmente superior a 1.000 pacientes.

Fase IV

Fase de vigilância pós-comercialização. Após a droga ter sido aprovada para distribuição e uso clínico. Monitoramento dos efeitos adversos. Em geral são utilizados quando:

- o objetivo é gerar informações sobre efeitos adversos incomuns, interação com outras terapias ou complicações raras;
- estudos fase IV geralmente são não randomizados e observacionais.

Análise dos resultados de um ensaio clínico e as suas principais implicações

Depois do adequado processo de randomização e da administração terapêutica proposta, segue a etapa de avaliação dos resultados do ensaio clínico. Esta fase talvez pareça intimidadora porque, em geral, imaginam ser necessário um conhecimento profundo de estatística. Contribui para essa percepção o fato de os artigos médicos utilizarem, cada vez mais, testes estatísticos sofisticados ou complexos. Inquestionável a relevância da estatística para a ciência moderna, mas mesmo um indivíduo que não seja um pesquisador ou uma pessoa aficionada por números pode, atualmente, ser capaz de interpretá-los de maneira adequada e pertinente às suas necessidades de clínico ou de profissional da saúde.[6]

Na análise dos resultados, os pacientes devem ser considerados de acordo com o grupo para o qual foi inicialmente designado (análise por intenção de tratar ou *intention-to--treat*). A lógica desta conduta se justifica na tentativa de preservar a randomização e evitar o viés de seleção. Este procedimento foi sugerido como alternativa às dificuldades estatísticas em lidar com situações em que ocorrem perdas de casos ou migração dos pacientes entre os grupos do estudo. Isso macularia o processo de randomização que pressupõe uma distribuição homogênea dos pacientes entre grupos de características prognósticas conhecidas ou não. Dessa maneira, se houver uma resposta terapêutica diferente, esta ocorreria pelo tipo de intervenção que cada grupo recebeu.[7]

A pesquisa clínica trouxe consideráveis avanços no tratamento das doenças cardiovasculares. Paradoxalmente, esses avanços vêm dificultando a comprovação do benefício de novos tratamentos. Isso ocorre porque hoje existe uma vasta gama de medicamentos disponíveis para as mais diferentes situações clínicas. Sendo assim, os estudos controlados, ao invés do placebo, vêm utilizando cada vez mais fármacos ativos como comparadores. Além disso, os novos medicamentos precisam ser testados "*on top*", ou seja, na vigência do uso de todo o regime terapêutico indicado para aquela população. Esses dois fatores associados reduzem a diferença esperada entre o grupo testado e o grupo controle e para que se comprove o benefício de um novo tratamento, é preciso aumentar enormemente o tamanho amostral, elevando os custos e a duração da pesquisa. Por conta disto, alguns investigadores passaram a delinear estudos de não inferioridade, capazes de demonstrar que novos tratamentos tenham ao menos um efeito similar ao tratamento padrão, ao invés de absoluta superioridade.[8,9] Neste tipo de delineamento, o controle ativo precisa ser bem selecionado e bem fundamentado em eficácia quando comparado ao placebo.

Neste contexto, a partir de ensaios históricos, análises estatísticas adequadas e julgamentos clínicos apropriados devem ser rigorosamente aplicados com o intuito de se estabelecer a margem de não inferioridade e a sensibilidade do ensaio que, acima de tudo, visaria estabelecer que a droga ativa seria superior ao placebo neste referido cenário, garantindo a suposição de constância. A escassez de estudos históricos placebo-controlados voltados ao controle ativo destas análises aliada às grandes dificuldades para a determinação da margem de não inferioridade e da sensibilidade destes estudos são limitações que não podem ser desconsideradas.

Existem diferentes maneiras de se avaliar o desfecho de interesse em um ensaio clínico e, para isto, diversas medidas são utilizadas. Essas medidas são construídas por meio da demonstração das possíveis diferenças nos resultados das intervenções terapêuticas. As apresentações mais usuais dos resultados, para além das médias, desvios-padrão, porcentagens e proporções, que frequentemente não trazem dificuldades, são pelas medidas de eficácia do tipo risco relativo (RR), redução do risco relativo (RRR) ou *odds ratio* (OD).

O problema é que, quando empregamos essas medidas, elas expressam a divisão (razão) entre dois riscos (RR) ou chances (OR) e, por conseguinte, os dados obtidos são relações entre valores do numerador e denominador. A importância desse fato é que quando não se conhecem os números de referência que os geraram, pode-se interpretar de maneira semelhante, coisas que não são tão semelhantes ou têm pesos diferentes. Por exemplo, a redução do RR de 30% tanto pode se referir à redução da incidência de acidente vascular encefálico de 60% para 42%, o que inquestionavelmente é altamente relevante, como também à queda de 5% para 3,5%, que teria dimensão ou considerações diferentes. Raciocínio similar aplica ao OR.

Como um dos objetivos principais da pesquisa é extrapolar os achados para o maior número de pessoas, esta presunção é razoavelmente estimada quando se emprega a redução do risco absoluto de uma intervenção. Não queremos com isso dizer que as medidas de RR ou RRR não tenham significado, mas que dizem respeito muito mais à amostra de todos os doentes do cenário da pesquisa. Portanto, quando se aborda um paciente, é mais importante a estimativa da redução do risco absoluto, que se aproxima do ideal de estimar-se o risco de um paciente em particular.

Nessa circunstância, o mais apropriado é transformar o RR e a RRR respectivamente, em risco absoluto (RA) e redução de risco absoluto (RRA). Isto é muito simples de se fazer; basta subtrair da estimativa de risco do grupo controle, a estimativa de risco obtida para o grupo de tratamento ou de intervenção. A expressão dessa operação se torna ainda mais palatável quando se calcula o valor recíproco daquele resultado, obtendo-se o número necessário para tratar (NNT). O NNT nada mais é que o recíproco da redução do risco absoluto e expressa quantos pacientes seriam necessários tratar, durante um certo período, para se obter um benefício ou redução de um evento indesejável.

A relevância de transformar RR, OR ou RRR em NNT é propiciar ao clínico, profissional ou gestor de saúde, condições de estimar objetivamente, a dimensão do impacto terapêutico da intervenção proposta.

Na última década, as estatinas se tornaram uma das drogas mais prescritas na prática médica. Incontestável sua eficácia clínica. O que utilizaremos como exercício de julgamento e aplicação do conceito acima apresentado, é que nos diferentes cenários de pacientes estratificados, quer para prevenção primária ou secundária, quer como de alto ou baixo risco cardiovascular, é sempre possível estimar a importância de uma conduta médica.

No Quadro 1, encontram-se os NNTs de algumas pesquisas pioneiras responsáveis pelo sucesso inicial dessa droga. Observa-se que não foi especificado o intervalo de confiança do NNT, importante para se ter ideia da precisão dos valores, mas todos os NNTs estão calculados para um ano de tratamento. Não raramente os pesquisadores apresentam os resultados com NNTs não tão altos, porque são referentes ao seguimento do tempo médio da pesquisa: três, quatro ou mais anos. Isto é estatisticamente aceitável porque os eventos ocorrem durante a evolução da pesquisa, mas não é razoável considerar que todos acontecerão no tempo médio. Os eventos são fenômenos naturais que acontecem nos seus devidos tempos, mais ou menos influenciados por diversos fatores, entre eles o tratamento proposto. Por isso, como a questão econômica e temporal são cruciais para os pacientes e para os clínicos, pode ser interessante apresentar a prevenção dos eventos para a escala de NNT de um ano. Da análise desses trabalhos pode-se concluir que quanto menos grave a estratificação de risco, maior será o número de pacientes que se precisará tratar para alcançar o benefício esperado.

Quadro 1 Número necessário para tratar (NNT) para prevenir morte ou infarto agudo do miocárdio nos ensaios clínicos de prevenção primária (WOSCOPS) e secundária (4S e CARE) no intervalo de tempo de um ano.

Estatinas e redução de eventos – ensaios clínicos		
Prevenção secundária	Mortalidade	Infarto agudo do miocárdio
4 S	100	150 NNT/ano
CARE	277	625 NNT/ano
Prevenção primária	Mortalidade	Infarto agudo do miocárdio
WOSCOPS	263	555 NNT/ano

Em razão dos custos crescentes das pesquisas e do tamanho amostral necessário para se obter uma taxa de eventos que garanta a precisão dos resultados, tornou-se frequente a utilização de desfechos compostos. A racionalidade científica desse tipo de variável é que, reunindo dois ou mais eventos em um simulacro de variável única, haveria aumento tanto do poder estatístico, como da eficiência na amostra empregada. O preço que se paga por essa estratégia é que, da maneira como é usualmente utilizada, todas as variáveis deveriam ter o mesmo peso clínico e ocorrerem de forma equilibrada na amostra. Infelizmente, porém, não é isso que ocorre na maioria das vezes.

É aceitável considerar que exista uma relação fisiopatológica entre morte cardiovascular, infarto agudo do miocárdio, acidente vascular encefálico, angina instável e necessidade de revascularização miocárdica ou internação hospitalar. No entanto, não seria razoável considerarmos angina instável, acidente vascular encefálico e óbito no mesmo patamar de significância clínica. Nesse contexto, um aspecto a se considerar na análise do desfecho composto é a quantidade de componentes. Quanto maior esse número, maior a probabilidade de que um deles, por acaso, apresente diferença estatisticamente significante. Assim, se várias análises estatísticas forem realizadas, algumas serão significantes apenas por questão de chance. Por exemplo, se um desfecho composto apresenta seis componentes e eles forem testados para um $P < 0,05$, a chance de que pelo menos uma seja estatisticamente significante é de 26%:

$$\text{Para um } P \leq 0,05 \rightarrow [1 - (0,95^6)] = 26\%$$

Outro ponto importante é verificar se a soma dos desfechos (por exemplo: morte, acidente vascular encefálico etc.)

representa quantidade expressiva. Na área cardiovascular, são considerados grandes ensaios quando se observam mais de 500 eventos, e não apenas o número total de participantes, a menos que se esteja lidando com eventos raros. Esse é um dos principais motivos para estudos com grande tamanho amostral. Nesse contexto, deve-se evitar qualquer influência equivocada baseada exclusivamente na magnitude do valor P ($P < 0,01$ ou $0,0001$). O recomendado é que se compare as diferenças entre os desfechos compostos e seus componentes nos diversos grupos. Pois, diferenças de apenas 20 a 30 eventos, que representam frações de percentagens em amostra envolvendo mais de 4.000 participantes, podem originar valor P "altamente" significante do ponto de vista estatístico, mas de pouco valor clínico. Daí a importância de se extrapolar para o cenário médico as repercussões clínicas, econômicas e sociais dos dados apresentados.

Nesse mesmo sentido, recomenda-se a valorização de achados correlacionados a desfechos clinicamente relevantes, reconhecidos como "duros" ou como *hard endpoints*. Não é incomum um estudo não encontrar diferenças significantes em relação à mortalidade global ou específica, recidiva de uma doença, incidência de tromboembolismo, entre outros, e ser significante para redução de internação, tempo de hospitalização, taxas de revascularização arterial ou melhora funcional, reconhecidos como desfechos "moles" ou *soft endpoints*. De suma importância, ainda, é a análise pormenorizada dos intervalos de confiança das medidas apresentadas. Ocasionalmente, resultados espetaculares apresentam um intervalo de confiança de 95% muito amplo, revelando imprecisão ou baixa confiabilidade.

Esse cenário se torna um pouco mais complicado quando encontramos um ensaio clínico com milhares de pacientes e com desfechos relevantes, mas de pequena proporção em relação ao tamanho amostral.[10] Como em geral esse tipo de ensaio clínico é patrocinado por grandes grupos econômicos, os resultados são quase sempre apresentados com grande ênfase na redução do risco relativo (RRR) e valor "altamente" significante do P (erro tipo I).

Uma maneira de abordar parcimoniosamente essa situação é estimar, quando possível, o Índice de Fragilidade (IF) do estudo. Este índice quantifica a robutez ou a fragilidade dos resultados de um ensaio clínico.[11,12] O IF é um número que indica quantos pacientes seriam necessários para converter um estudo estatisticamente significante em um estudo não significante ($P > 0,05$). O IF é calculado pela conversão de um paciente do grupo (controle ou experimental) que não apresentou o desfecho em um paciente com o referido desfecho. Dessa maneira, calcula-se o impacto das converções consecutivas adicionais desses pacientes do grupo em questão, utilizando o teste de Fisher bi-caudal, até se obter um $P > 0,05$. Assim, quanto maior for o IF, mais robusto é o resultado do ensaio clínico. Importante ressaltar que esse índice deve ser utilizado em conjunto com o valor P e o intervalo de confiança.

Interessante ressaltar que revisões de ensaios clínicos em diversas áreas da medicina encontraram um IF com mediana de 8 (IC95% 3 a 18). Isso significa que, não obstante, em metade desses estudos, a simples mudança de desfecho no grupo-controle de 8 pacientes para o grupo experimental transformaria o estudo em estatisticamente não significante.

Outra questão pertinente é que, não raramente, além dos dados referentes aos desfechos principais e secundários, os artigos apresentam resultados relacionados às características da amostra: distribuição por sexo, grupos etários, raças, gravidade das manifestações, uso de drogas coadjuvantes etc. Esse tipo de exercício analítico visa responder, muitas vezes, perguntas importantes. O problema dessa estratégia é que frequentemente os achados são destacados com relevâncias inadequadas.[13] Em primeiro lugar, porque as variáveis podem ter sido formuladas *post hoc*, apresentando concordância ou discordância de acordo com potencial interesse dos realizadores do ensaio clínico, meramente por uma questão de chance. Vale recordar que, do ponto de vista estatístico, para cada 20 variáveis analisadas, uma pode apresentar resultado diferente por erro randômico ($P \leq 0,05$). Além disso, alguns autores sugerem que nas análises de subgrupos ocorrem perdas do poder estatístico dos testes pelo menor número de pacientes envolvidos nos estratos em foco. Nesse contexto, as análises de subgrupos devem ser realizadas com parcimônia e apenas como estratégias de exploração e com o intuito de levantar novas hipóteses. Não devem ser tomadas como orientação ou recomendação de conduta ou tratamento.

Vale ainda lembrar que vários fatores podem influenciar as taxas de abandono em um ensaio clínico: eventos adversos, longa duração do seguimento clínico, etc. Além disso, a literatura demonstra que pacientes não aderentes tendem a ter piores prognósticos que os indivíduos aderentes. Assim, a remoção desses indivíduos da análise pode limitar a generalização dos resultados de um estudo ou mesmo culminar em conclusões enviesadas e enganosas. Nesse caso, torna-se fundamental que tenhamos um seguimento completo dos indivíduos incluídos em um estudo clínico e, preferencialmente, sob uso regular da terapêutica em avaliação. Do contrário, poderemos obter resultados totalmente equivocados ou mesmo inviabilizar a demonstração de achados definitivamente conclusivos.

Fundamentos éticos preconizados aos ensaios clínicos

- Nenhuma opção de tratamento incluída no ensaio clínico randomizado pode ser reconhecidamente inferior a outro tratamento. Se existir um tratamento padrão estabelecido, este deve ser utilizado como controle.
- O ensaio clínico deve enfocar uma questão clínica significativa e tentar responder questões que possam ser úteis no futuro tratamento dos pacientes.
- Os pacientes devem ser informados que estão fazendo parte de um estudo experimental. Isto deve ser comunicado em linguagem acessível, municiando-os com dados acerca dos riscos, potenciais benefícios e a natureza da randomização. O paciente que concordar assinará um documento de consentimento, implicando que sua participação se dará de maneira voluntária e consciente.

■ O investigador, ao iniciar o ensaio clínico, deve ter conhecimento das chances em recrutar o número de pacientes necessários para atingir o tamanho amostral estimado e em um tempo aceitável para a fase de recrutamento.

Resumo

Os ensaios clínicos randomizados constituem uma ferramenta essencial na construção de evidências científicas em ciências da saúde. Seus resultados norteiam e consolidam, na maioria das vezes, as diretrizes e os consensos de prática clínica. Devem ser criteriosamente delineados para avaliar hipóteses científicas precisas e eliminar diversos vieses, considerando a alocação aleatória de seus participantes e as determinações de seus desfechos de interesse. De maneira geral, os ensaios clínicos devem seguir princípios de boas práticas clínicas, pautadas em respeito ao participante do estudo, beneficência e justiça. Apenas dessa maneira, permitirão que os profissionais de saúde adotem condutas pautadas em resultados realmente confiáveis. Neste contexto, enfatizamos a importância da compreensão de princípios éticos e metodológicos primordiais de um ensaio clínico por todos os profissionais da área da saúde, assim como as potenciais implicações desses estudos, razões pelas quais ganharam destaques neste capítulo.

Referências bibliográficas

1. Moher D, Hopewell S, Schulz KF, et al. CONSORT 2010 explanation and elaboration: updated guidelines for reporting parallel group randomised trials. BMJ. 2010;340:c869.
2. Sackett DL, Richardson WS, Rosenberg WMC, Haynes RB. Evidence-based medicine: how to practice and teach EBM. 2. ed. London: Churchill-Livingstone; 2000.
3. Cesana BM, Antonelli P. Sample size calculations in clinical research should also be based on ethical principles. Trials. 2016;17:149.
4. Altman DG, Bland JM. Statistic notes: treatment allocation in controlled trials. Why randomise? BMJ. 1999;318:1209.
5. Schulz KF, Chalmers I, Hayes RJ, Altman DG. Empirical evidence of bias: dimensions of methodological quality associated with estimates of treatment effect in controlled trials. JAMA. 1995;273:408-12.
6. Luna Filho, B. A ciência e a arte de ler artigos médicos. São Paulo: Atheneu; 2010.
7. Charlton BG. Mega-trials: methodological issues and clinical implications. J R Coll Physicians Lond. 1995;29:96-100.
8. Snapinn SM. Noninferiority Trials. Cur Control Trials Cardiovasc Med. 2000;1:19-21.
9. Maia LN, Nakazone MA, Machado MN, Moreira DAR. Ensaios clínicos de não inferioridade e de superioridade. In: Magalhães CC, Serrano Jr CV, Consolim-Colombo FM, Nobre F, Fonseca FAH, Ferreira JFM (eds.). Tratado de cardiologia SOCESP. 3. ed. Barueri: Manole; 2015. p. 39-43.
10. Lanchin JM, Matts JP, Wei LJ. Randomization in clinical trial: conclusions and recommendations. Control Clin Trials. 1988;9:365-76.
11. Walsh M, Srinathan SK, McAuley DF, et al The statistical significance of randomized controlled trial results is frequently fragile: a case for Fragility Index. J Clin Epidemiol. 2014;67:622-8.
12. Ridgeon EE, Young PJ, Bellomo R, et al. The fragility index in multicenter randomized controlled critical care trials. Crit Care Med. 2016;44:1278-84.
13. Oxman AD, Guyatt GH. A consumer's guide to subgroup analysis. Ann Intern Med. 1992;116:78-84.

Capítulo 3

Revisões sistemáticas e metanálises

Patrícia Oliveira Guimarães
Otavio Berwanger
Renato Delascio Lopes

Pontos-chave

- As revisões sistemáticas quando realizadas com boa qualidade metodológica podem gerar evidências adicionais para estabelecer eficácia e segurança de intervenções terapêuticas e preventivas em cardiologia.
- As revisões sistemáticas devem possuir: busca abrangente incluindo dados publicados e não publicados, extração de dados de maneira independente, avaliação da validade interna dos estudos incluídos, síntese dos resultados por meio de metanálise e avaliação das causas de heterogeneidade entre os estudos.
- Aspectos adicionais das revisões sistemáticas que podem auxiliar o cardiologista na tomada de decisões incluem a análise de subgrupos com maior poder estatístico e a avaliação dos estudos incluídos de forma individual.

Introdução

Revisões sistemáticas podem ser definidas como investigações científicas utilizando um agrupamento de estudos originais como a sua "população".[1, 2] Esse delineamento de pesquisa visa a sintetizar os resultados de investigações primárias já publicadas na literatura. Importantemente, estratégias para minimizar a ocorrência de erros aleatórios e sistemáticos são utilizadas.[3] Ou seja, as revisões sistemáticas são "estudos de estudos". Por exemplo, podemos ter uma revisão sistemática de ensaios clínicos randomizados que compararam angioplastia primária com trombolíticos para o tratamento de infarto agudo do miocárdio com supradesnivelamento do segmento ST. É importante notar que as revisões sistemáticas não se restringem a estudos com enfoque terapêutico. Assim, podemos ter revisões sistemáticas de estudos observacionais (como aqueles de coorte ou de caso-controle), de estudos prognósticos, diagnósticos, entre outros. As revisões sistemáticas podem e idealmente devem ser projetos de pesquisa prospectivos (em relação à sua metodologia), mas com a limitação inerente de utilizar dados retrospectivos (a partir dos resultados dos estudos individuais).

As revisões sistemáticas podem ser classificadas em quantitativas ou qualitativas. As quantitativas utilizam métodos estatísticos para sumarizar os resultados dos estudos primários sob a forma de um único parâmetro clínico-epidemiológico (como *odds ratio [OR]*, risco relativo [RR], redução de risco absoluto [RRA], número necessário para tratar [NNT], sensibilidade, especificidade, entre outros). Essa combinação estatística dos resultados de diversos estudos independentes é denominada *metanálise*. Dessa forma, a metanálise constitui uma parte opcional de uma revisão sistemática. As revisões sistemáticas podem combinar os resultados dos estudos através desta técnica ou podem apenas avaliar os seus resultados de forma qualitativa. Essas revisões qualitativas, por sua vez, apresentam os resultados dos estudos de forma conjunta, sem, contudo, sumarizar os resultados sob uma medida de efeito comum. A princípio pode parecer que as revisões sistemáticas com metanálises, por utilizar métodos estatísticos, possuam maior relevância clínico-epidemiológica do que as revisões sistemáticas qualitativas. Entretanto, esse nem sempre é o caso, pois fatores como heterogeneidade e inconsistência entre os resultados dos estudos incluídos podem impedir que os resultados individuais sejam unidos sob a forma de uma medida total.

Revisões sistemáticas *versus* artigo de revisão tradicional

As revisões sistemáticas se diferenciam do artigo de revisão tradicional, atualmente denominado de revisões narrativas, que são simples revisões da literatura, sem aprofundamento em nenhuma questão específica. Essas revisões são comumente formatadas de forma semelhante a capítulos de livro e geralmente abordam temas de forma ampla e sem metodologia preestabelecida da seleção e análise das fontes de evidência consultadas. As revisões narrativas são úteis por fornecer uma visão ampla de um determinado tópico, mas não respondem questões clínicas específicas e não são consideradas um tipo de estudo original a exemplo das revisões sistemáticas. A Tabela 1 apresenta as principais diferenças entre revisões sistemáticas e revisões narrativas.

Tabela 1 Principais diferenças entre revisões sistemáticas e revisões narrativas

Característica	Revisão narrativa	Revisão sistemática
Questão	Frequentemente ampla	Geralmente uma questão clínica estruturada
Identificação dos estudos	Geralmente não especificada; potencial de viés	Estratégia de levantamento bibliográfico explícita; realizado de forma ampla e abrangente
Seleção dos estudos	Geralmente não especificada; potencial de viés	Seleção de acordo com critérios pré-especificados, aplicados uniformemente
Avaliação	Variável	Avaliação crítica rigorosa
Síntese	Frequentemente um sumário qualitativo	Sumário quantitativo
Inferências	Algumas vezes baseada em evidências	Geralmente baseadas em evidências

Metodologia

Delimitação de uma questão clínica estruturada e focada (PICOT)

Para a realização de uma revisão sistemática de boa qualidade metodológica, o ideal é definir o tipo de paciente, tipo de intervenção, o tipo de comparação e o tipo de objetivo claramente antes da investigação se iniciar. O acrônimo "PICOT" (paciente, intervenção, comparação, objetivos e tipo de estudo) representa essa estratégia. Nesse caso, a revisão sistemática terá foco em estudos que tenham avaliado, ao mesmo tempo, todos os componentes da questão PICOT. A formulação adequada da questão PICOT permite delinear uma busca adequada por estudos nos diferentes bancos de dados eletrônicos.

Critérios de elegibilidade

Com base na questão PICOT, para que o estudo seja incluído na revisão, é necessário que o mesmo tenha os componentes acima mencionados de forma clara.

Busca e identificação dos estudos concluídos

Uma revisão sistemática deve reunir toda a evidência disponível referente a um determinado tópico. Dessa forma, a busca dos estudos primários deve ser realizada da forma mais abrangente possível, uma vez que existem evidências demonstrando de forma inequívoca que revisões sistemáticas com buscas pouco amplas geralmente tendem a obter resultados "falsos-positivos" com maior frequência. A estratégia de busca e seleção deve estar bem definida antes de o processo de busca ser iniciado nas diferentes bases de dados. Idealmente, a busca por evidências deve envolver a procura por estudos publicados e não publicados.

Como realizar a busca por estudos?

Uma vez formulada a questão clínica, deve-se buscar na literatura artigos que tenham avaliado especificamente os componentes dessa questão e que, de preferência, tenham delineamento de acordo com o enfoque clínico-epidemiológico preestabelecido. É a partir da questão no formato PICOT que a busca por evidências se inicia. Em resumo, o principal objetivo da busca é encontrar artigos que ao mesmo tempo incluam o tipo de paciente, o tipo de intervenção, o tipo de comparação e o tipo de objetivo contido na questão básica definida.

Para facilitar a busca de evidências, é necessário lançar mão dos chamados *bolean operators*, dos quais os mais utilizados são o "OR" e "AND". Quando combinamos dois termos com "OR", obteremos artigos que contenham um ou outro termo. Quando combinamos dois termos com "AND", obteremos artigos que contenham os dois termos ao mesmo tempo. Dessa forma, a partir dos componentes da questão no formato PICOT, a busca por evidências da literatura pode ser delineada, de forma que a estrutura geral da estratégia de busca seria:

Termos que descrevem o tipo de paciente "AND" termos que descrevem o tipo de intervenção "AND" termos que descrevem o objetivo do estudo

O princípio básico é que termos de mesmo domínio (por exemplo, termos que descrevem o tipo de paciente) devem ser combinados pelo operador "OR" e termos de domínios diferentes devem ser combinados pelo operador "AND", conforme demonstra o esquema a seguir:

Paciente (sinônimo 1 OR sinônimo 2 OR sinônimo 3...)
AND
Intervenção (sinônimo 1 OR sinônimo 2 OR sinônimo 3...)
AND
Controle (sinônimo 1 OR sinônimo 2 OR sinônimo 3...)
AND
Objetivo (sinônimo 1 OR sinônimo 2 OR sinônimo 3...)

Busca por estudos publicados em diferentes bancos de dados

A fim de encontrar estudos publicados, uma revisão sistemática adequadamente delineada deve buscar artigos nos principais bancos de dados eletrônicos, a exemplo do MEDLINE em suas diferentes versões (PubMed, Ovid, Silverplatter, entre outras), do EMBASE (Excerpta Medica Database) e do LILACS (Literatura Latino-Americana e do Caribe em Ciências da Saúde).

O EMBASE representa uma fonte de dados com mais foco em estudos com fármacos. Algumas referências indexadas no EMBASE não estão indexadas no MEDLINE e vice-versa, e esse número varia de área para área e de condição clínica para condição clínica. Dessa forma, é necessário, sempre que possível, utilizar também o EMBASE para obter uma busca completa na literatura.

Outra fonte extremamente rica é o CENTRAL (Registro de ensaios clínicos randomizados da Cochrane Collaboration que atualmente conta com mais de 350.000 referências). Além disso, a verificação das referências citadas em artigos originais e artigos de revisão sobre o tema é fundamental para seleção mais abrangente de estudos primários.

Busca por estudos não publicados e *grey literature*

A busca por estudos não publicados é fundamental para minimizar o viés de publicação, que ocorre quando os estudos publicados não representam o total de estudos investigando determinado o tema e cujos resultados podem ser opostos aos publicados. Sabe-se que estudos com resultados negativos tendem a ser publicados em jornais de menor circulação, não ser publicados, ou ser publicados em língua não inglesa.[4] Acredita-se que apenas um terço das metanálises publicadas incluíram estudos não publicados ou publicados em jornais de circulação limitada e/ou não cadastrados em sistemas bibliográficos (chamados *grey literature*). Para minimizar esse viés, pode-se tentar identificar estudos não publicados em registros de ensaios clínicos randomizados (a exemplo do *website* <www.current clinical trials.org>), nas bases de dados de teses de mestrado e doutorado das principais universidades nacionais e internacionais ou em bases digitais de teses disponíveis na internet, nos resumos apresentados em congressos e nas reuniões de consenso de especialistas. Além disso, mediante o contato de especialistas na área, bem como pelo contato com investigadores de ensaios clínicos randomizados, é possível obter referências adicionais.

A exclusão de estudos não publicados das metanálises pode levar a estimativas exageradas da efetividade de determinadas intervenções e, portanto, todo esforço deve ser realizado na tentativa de se resgatar essas fontes de dados na elaboração de uma metanálise. Além disso, especialistas na área e autores de outros estudos relevantes identificados pela revisão devem ser consultados, a fim de identificar possíveis estudos adicionais, publicados ou não. Uma vez completada a busca na literatura, é necessário utilizar um gerenciador de referências, principalmente para exclusão de referências duplicadas entre os bancos de dados, como por exemplo o Endnote.

Seleção dos estudos para análise

Os critérios de inclusão e exclusão estabelecidos no protocolo devem ser rigorosamente seguidos. De modo geral, devem ser estabelecidos *a priori* o tipo de paciente/condição clínica a ser estudado (por exemplo, síndromes coronarianas agudas sem supradesnivelamento do segmento ST, em pacientes de ambos os sexos, com idade > 18 anos), tipo de estudo a ser incluído (ensaios clínicos randomizados com acompanhamento de no mínimo 6 meses), tipo de intervenções (por exemplo, antiplaquetários, incluindo AAS, ticlopidina e clopidogrel), tipo de grupo controle (placebo ou não tratamento) e tipos de desfecho (por exemplo, mortalidade total, mortalidade cardiovascular, infarto agudo do miocárdio, etc.) e período de publicação (por exemplo, de 1960 a 2004). Atualmente, não é aconselhável que a revisão sistemática restrinja, nos critérios de inclusão, aspectos de qualidade metodológica dos estudos, visto que a influência deles nos resultados pode ser explorada na análise. Em um primeiro momento, é necessário reunir a totalidade das evidências disponíveis e, em um segundo momento, avaliar a influência da qualidade metodológica dos estudos nos resultados.[5] Uma primeira seleção identificará os potenciais estudos para inclusão na análise. Em um segundo tempo, esses estudos serão revisados de modo independente por pelo menos dois revisores cegos em relação ao título da revista no qual o estudo foi publicado, os autores e os seus resultados. Todos os estudos primários excluídos nessa fase deverão ser listados e os motivos da exclusão descritos, pois isso permite identificar se uma busca abrangente da literatura foi de fato realizada.

Avaliação crítica da qualidade metodológica dos estudos incluídos na análise

Além de uma busca incompleta de estudos, a maior limitação de uma revisão sistemática é que a confiabilidade dos resultados está diretamente relacionada à qualidade desses estudos que serviram como base para a revisão. Estimativas exageradas da eficácia clínica de intervenções podem ser observadas quando os resultados de estudos primários de baixa qualidade metodológica são utilizados. Dessa forma, todo o estudo incluído deve ter sua qualidade metodológica avaliada. Por exemplo, em uma revisão sistemática de estudos randomizados, para cada estudo incluído são avaliados todos os critérios de qualidade de estudos mencionados anteriormente (método de randomização, manutenção do sigilo da lista de randomização, análise por intenção de tratar, dentre outros). A influência da qualidade metodológica nos resultados deve ser explorada na metanálise. Diversos métodos estão disponíveis nesse sentido, os quais vão desde o uso de teste de interação entre estimativas de efeito em análise estratificada e modelos multivariados de metarregressão.[12,13]

Por exemplo, pode-se estabelecer que os seguintes critérios metodológicos serão utilizados para avaliar a qualidade metodológica dos estudos incluídos: manutenção do sigilo da lista de alocação, cegamento (pacientes, coletadores de dados e avaliadores de desfecho) e interrupção precoce por benefício.[6] A manutenção do sigilo da lista de randomização será considerada adequada quando o estudo relatar utilização de randomização central e automatizada (randomização via Internet, randomização por central telefônica), procedimentos de sigilo garantidos por farmácia central (*kits* de medicação numerados e idênticos) ou uso de envelopes sequenciais, numerados, opacos e lacrados. A manutenção do sigilo da randomização será considerada inadequada quando forem utilizados métodos que possam levar a alocação sistemática, a exemplo de alocações por: data de nascimento, número do prontuário, dia do mês ou qualquer outro em que haja divulgação da lista de randomização ou no qual as pessoas responsáveis pela inclusão dos pacientes tenham como prever para que grupo o paciente será alocado. Estudos nos quais não houver nenhum relato referente ao método de sigilo da alocação devem ser classificados como incertos. Em relação ao cegamento, serão extraídos dados sobre quem (entre pacientes, coletadores de dados e avaliadores de desfecho) desconhecia a identidade do tratamento durante o estudo. Estudos sem nenhuma descrição sobre cegamento também devem ser considerados como incertos.

Dados dos estudos incluídos coletados de maneira objetiva e reproduzível

Um formulário padronizado de coleta de dados de cada estudo selecionado deve ser elaborado antes de se iniciar o processo de busca. Isso porque a exploração dos dados em uma busca de um resultado positivo (ou favorável à hipótese dos autores) pode dar margem a resultados falsos-positivos.

Em uma primeira etapa, dois revisores independentes revisam os estudos com base no título e no seu resumo. Nessa fase, serão excluídos todos os estudos que claramente não forem ensaios clínicos randomizados ou que claramente não tenham testado as intervenções de interesse. Em uma segunda etapa, o artigo de texto integral será obtido, analisado e tabulado por dois investigadores independentes para extração dos resultados e dados metodológicos por meio de ficha de coleta de dados padronizada. Aqueles estudos que realmente preencherem critérios de inclusão serão finalmente incluídos na metanálise. As discordâncias entre os revisores serão resolvidas consultando um terceiro revisor. De cada um dos artigos incluídos serão extraídos os seguintes dados: primeiro autor ou nome do estudo, ano de publicação (para estudos publicados), características dos pacientes incluídos, tamanho da amostra, posologia das intervenções farmacológicas, tempo de acompanhamento, número absoluto de eventos nos grupos experimental e controle. Para avaliar a concordância da avaliação metodológica dos estudos entre os dois revisores, o teste Kappa (k) pode ser utilizado.

Em uma revisão sistemática, os estudos primários tendem a ser diferentes em relação ao tipo de paciente incluído (idade, gravidade da doença, sexo, etc.), tipo de intervenção utilizada (tempo de tratamento, agente farmacológico, posologia, etc.), forma de coleta dos desfechos (por exemplo: definição clínica de infarto diferente entre os estudos). O conjunto dessas diferenças entre os estudos é denominado de heterogeneidade clínica. Adicionalmente, os estudos podem diferir em relação a aspectos metodológicos (qualidade metodológica, delineamento dos estudos, etc.), o que é denominado heterogeneidade metodológica.[7] Atualmente, a heterogeneidade clínica e a metodológica são englobadas sob um mesmo termo, denominado diversidade. A diversidade entre os estudos, na maioria das vezes, possui impacto nos resultados dos mesmos. Assim, estudos diversos tendem a apresentar resultados diferentes. Essa diferença entre o resultado dos estudos é denominada heterogeneidade estatística, ou atualmente, simplesmente heterogeneidade.

Vários métodos quantitativos desenvolvidos para avaliar a heterogeneidade têm sido propostos (meta-regressão, diagnóstico de viés de publicação, métodos para metanálise de dados individuais de pacientes, etc.) e devem ser incorporados na elaboração de metanálises, levando-se em conta seus méritos e limitações.[8] O método mais tradicionalmente utilizado é o denominado teste de heterogeneidade, o qual parte do pressuposto que os achados dos estudos primários são iguais (hipótese nula) e usa testes estatísticos para verificar se os dados encontrados nos estudos primários refutam esta hipótese. Se a hipótese nula for confirmada, os estudos são considerados homogêneos ($p > 0,05$), do contrário são considerados heterogêneos. Infelizmente, esse teste apresenta uma série de limitações, principalmente o baixo poder discriminatório quando o número de estudos incluídos é pequeno. Nessa situação, um teste não significativo não exclui necessariamente a presença de heterogeneidade. Adicionalmente, alguns autores argumentam que um pouco de heterogeneidade sempre está presente, de forma que não faria sentido testar se a mesma está ou não presente, mas sim testar a sua magnitude. Em 2003 foi proposta a medida denominada de "inconsistência" usualmente representada por I^2, a qual mede justamente o quanto da diferença de resultados entre os estudos é devida à heterogeneidade. Geralmente esse resultado é expresso sob a forma de porcentagem, sendo que inconsistências de até 25% são consideradas baixas (ou seja existe pouca heterogeneidade), ao redor de 50% são consideradas intermediárias e maiores do que 75% são consideradas altas (situação em que a combinação dos estudos sob forma de metanálise é bastante questionável).

Conforme discutido anteriormente, a metanálise é uma abordagem que visa combinar estatisticamente (se apropriado) os resultados de estudos relevantes (em geral, estudos controlados randomizados que constituem o padrão-ouro da evidência científica) a fim de se obter uma estimativa comum de efeito, mais acurada e precisa do que a estimativa de efeito de uma intervenção particular utilizando-se o resultado de apenas um estudo.

Os dois métodos utilizados em uma revisão sistemática com metanálise são:

- O parâmetro clínico-epidemiológico e a síntese dos resultados.
- O método utilizado para quantificar o quanto cada um dos estudos contribui para a análise (peso a cada um dos estudos).

Em relação à escolha do parâmetro clínico-epidemiológico, primeiramente deve ser determinado se os dados são binários (sim/não, presente/ausente, etc.) ou contínuos (pressão arterial, peso, etc.). No caso de dados binários, os resultados podem ser combinados em medidas como OR, RR e número NNT.[9] Cada uma dessas medidas apresenta vantagens e desvantagens. Por exemplo, risco relativo não é influenciado pelo risco basal e isto geralmente permite que os resultados sejam aplicáveis para diferentes populações, o que não é verdade para RRA e o NNT. Vale lembrar que tanto o OR como o RR são medidas que refletem a magnitude do efeito de uma intervenção, já o NNT informa o impacto clínico. Dados contínuos podem ser sumarizados nas médias entre os grupos em discussão (por exemplo, a média da pressão arterial sistólica em mmHg).

Cada estudo pode contribuir em maior ou menor grau para análise final, ou seja, ao combinar os resultados, alguns estudos terão mais peso do que outros. Quanto maior o número de eventos no estudo, maior o número de pacientes incluídos e menor o erro-padrão, maior o será o peso do estudo. Quando não há diversidade importante entre os estudos, geralmente aqueles estudos com maior poder estatístico (leia-se estudos com maior número de pacientes e de eventos) possuirão mais peso. Nesse caso, utiliza-se um método denominado de efeitos fixos, o qual pressupõe que todos os estudos estão estimando um mesmo efeito do tratamento, isto é, resultados semelhantes e na mesma direção. Dentre os modelos de efeitos fixos podemos citar os modelos de *Mantel-Haenszel*, o modelo de *Peto* e o modelo do inverso da variância. A maioria das revisões sistemáticas utiliza o modelo de efeitos fixos, salvo quando há diversidade e heterogeneidade significativas entre os estudos. Neste último caso, geralmente os autores lançam mão do modelo de efeitos-randômicos. Esse método distribui o peso de maneira mais uniforme, valorizando também a contribuição dos estudos pequenos e geralmente fornece, por tal razão, um intervalo de confiança mais amplo (menos preciso). O modelo de efeitos randômicos mais utilizado é o de *DerSimonian-Laird*. Não há, até o momento, consenso sobre qual o melhor modelo a ser utilizado, visto que esta geralmente é uma decisão realizada quando do desenvolvimento do protocolo de uma revisão sistemática, ou seja, antes de se ter informações sobre a diversidade dos estudos que serão incluídos. Uma forma de lidar com essa limitação é apresentar na análise de sensibilidade, um segundo método a fim de aferir o quanto o resultado seria diferente em relação ao primeiro método utilizado.

Na figura padrão de uma metanálise ("*forest plot*"), cada linha representa um estudo, sendo que a última linha representa a combinação dos resultados de todos os estudos (metanálise), que é simbolizada por um "diamante" (Figura 1).[10] O resultado de cada estudo é descrito tanto de forma gráfica (o "quadrado" representa o RR ou razão de riscos e o "traço", o IC) quanto de forma numérica.[11] Quando o IC não ultrapassa a linha de nulidade (linha vertical), podemos afirmar que o resultado é estatisticamente significativo. Estudos maiores possuem IC mais estreitos, ou seja, resultados mais precisos e maior contribuição para a metanálise. Quanto maior a área do quadrado, maior o peso do estudo na metanálise. A vantagem dos *forest plots* é sumarizar, em uma única figura, todas as informações sobre o efeito/precisão do tratamento e a contribuição de cada estudo para a análise.

O papel complementar entre ensaios randomizados individuais e revisões sistemáticas

Muitos investigadores consideram que uma revisão sistemática não teria o mesmo crédito ou mesmo valor científico equivalente ao de um estudo clínico individual de larga escala. Na verdade, estudos individuais com poder estatístico adequado e revisões sistemáticas não são métodos rivais e sim complementares, como propõe o esquema apresentado na Figura 2.

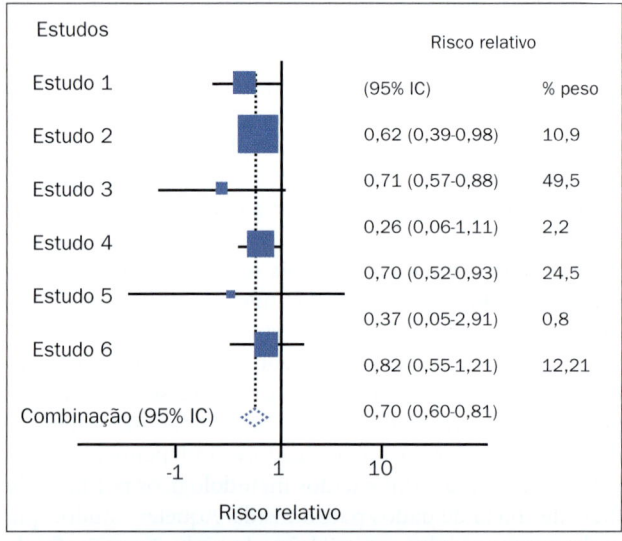

Figura 1 Resultados de uma metanálise apresentados em um *forest plot*.

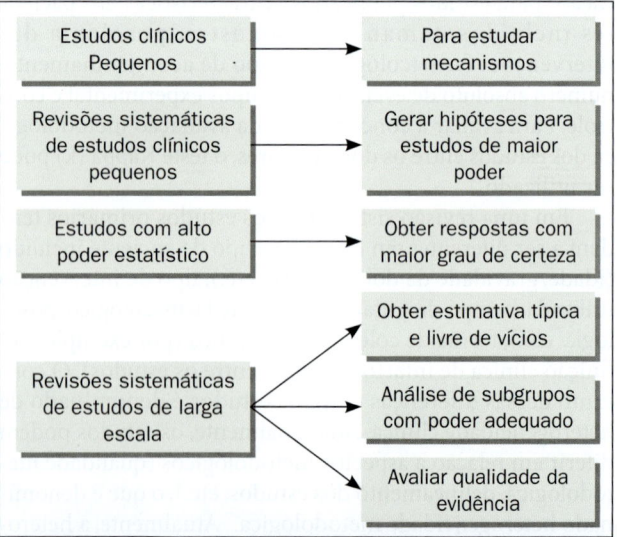

Figura 2 Papéis complementares entre revisões sistemáticas e ensaios clínicos randomizados.[12]

Existem revisões sistemáticas que constituem excelentes evidências científicas de benefício de intervenções terapêuticas, especialmente as que incluem exclusivamente estudos clínicos randomizados que individualmente apresentam poder adequado para detectar eventos clínicos relevantes e apresentam metodologia adequada. Entretanto, outras existem apenas para sinalizar quanto à direção de um benefício potencial, não possuindo robustez e confiabilidade suficiente para permitir recomendações para a prática clínica diária.

Uma das formas de verificarmos se a informação gerada pelas evidências disponíveis é ou não definitiva é por meio de metanálise cumulativa, ou seja, à medida que as informações vão sendo geradas (novos estudos), automaticamente os dados são incorporados na somatória global. Com isso, identificamos quando o benefício ou risco tornou-se estatisticamente significativo e quando a evidência está definida, em termos de relevância clínica, para ser incorporada em recomendações de diretrizes. Uma forma objetiva de avaliarmos essa questão é por meio do método de Pogue e Yusuf,[12] o qual adapta, para metanálise cumulativa, métodos de monitorização de estudos clínicos por comitês de segurança, particularmente o método de Lan-DeMets.[13] É assumido que a revisão deve conter pelo menos a mesma quantidade de informações (eventos) que contém um ensaio clínico randomizado com poder estatístico adequado. O "tamanho ideal da informação" é definido como a mínima quantidade de informação requerida na literatura (mínimo tamanho de amostra) para obtenção de conclusões confiáveis quanto à eficácia de intervenções terapêuticas. Como exemplo, temos que a aplicação desse método em uma revisão sistemática avaliando o efeito de betabloqueadores na redução de eventos cardiovasculares maiores em pacientes de alto risco submetidos a cirurgias não cardíaca (Figura 5).[14] Os autores definiram que para obter uma redução de risco relativo plausível (25%), com 90% de poder estatístico e um alfa de 1%, seriam necessários 10.000 pacientes (tamanho ideal da informação). Esse tamanho ideal da informação foi, então, utilizado como um limiar que deveria ser atingido ou ultrapassado a fim de se definir se a evidência seria definitiva e conclusiva. A partir dos dados da Figura 3, po-

demos notar que não houve quantidade suficiente de informações, confiáveis e robustas para definição clara de benefício (poucos estudos, poucos eventos e poder estatístico inadequado para identificar reduções relativas de risco plausíveis).

Resumo

A revisão sistemática é o processo de investigação científica que utiliza como base um agrupamento de estudos originais e apresenta um sumário de dados disponíveis para aquela determinada questão. Quando realizadas com boa qualidade metodológica, as revisões sistemáticas podem gerar evidências adicionais para estabelecer eficácia e segurança de intervenções terapêuticas. A combinação e analise estatística dos resultados, quando possível, é denominada metanálise.

Referências bibliográficas

1. Davey Smith G, Egger M. Meta-analyses of randomised controlled trials. Lancet. 1997;350:1182.
2. Cook DJ, Mulrow CD and Haynes RB. Systematic reviews: synthesis of best evidence for clinical decisions. Annals Intern Med. 1997;126:376-80.
3. DerSimonian R and Laird N. Meta-analysis in clinical trials revisited. Contemporary Clinical Trials. 2015;45:139-45.
4. Dwan K, Gamble C, Williamson PR, Kirkham JJ. Systematic review of the empirical evidence of study publication bias and outcome reporting bias - an updated review. PloS one. 2013;8:e66844.
5. Juni P, Altman DG, Egger M. Systematic reviews in health care: assessing the quality of controlled clinical trials. BMJ. 2001;323:42-6.
6. Sterne JA, Juni P, Schulz KF, Altman DG, Bartlett C, Egger M. Statistical methods for assessing the influence of study characteristics on treatment effects in 'meta-epidemiological' research. Statistics in Medicine. 2002;21:1513-24.
7. Langan D, Higgins JP, Simmonds M. An empirical comparison of heterogeneity variance estimators in 12 894 meta-analyses. Research Synthesis Methods. 2015;6:195-205.
8. Langan D, Higgins JPT, Simmonds M. Comparative performance of heterogeneity variance estimators in meta-analysis: a review of simulation studies. Research synthesis methods. 2017;8:181-198.
9. Mendes D, Alves C, Batel-Marques F. Number needed to treat (NNT) in clinical literature: an appraisal. BMC Medicine. 2017;15:112.
10. Sedgwick P. How to read a forest plot in a meta-analysis. BMJ. 2015;351:h4028.
11. Verhagen AP, Ferreira ML. Forest plots. J Physiotherapy. 2014;60:170-3.
12. Pogue JM, Yusuf S. Cumulating evidence from randomized trials: utilizing sequential monitoring boundaries for cumulative meta-analysis. Controlled clinical trials. 1997;18:580-93; discussion 661-6.
13. Wetterslev J, Jakobsen JC, Gluud C. Trial sequential analysis in systematic reviews with meta-analysis. BMC medical research methodology. 2017;17:39.
14. Devereaux PJ, Beattie WS, Choi PT, Badner NH, Guyatt GH, Villar JC, et al. How strong is the evidence for the use of perioperative beta blockers in non--cardiac surgery? Systematic review and meta-analysis of randomised controlled trials. BMJ. 2005;331:313-21.

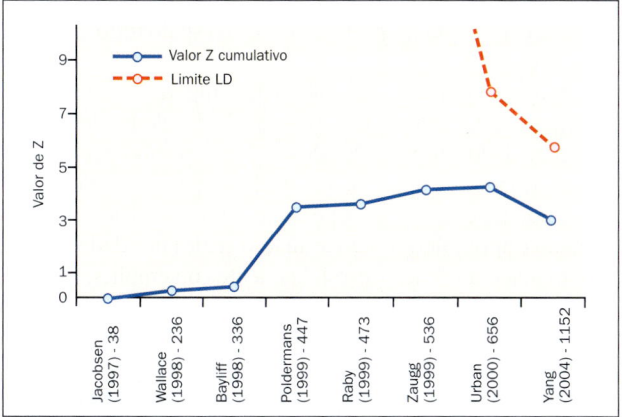

Figura 3 Metanálise cumulativa de uso de betabloqueadores em pacientes submetidos a cirurgia não cardíaca. LD: Lan deMets.[14]

Capítulo 4

Análise crítica de um artigo científico

Gustavo Bernardes F. Oliveira
José Antonio Marin-Neto

Pontos-chave

- O objetivo final da prática médica é a incorporação da melhor evidência disponível no manejo clínico do paciente em questão.
- A análise crítica é um processo sistemático utilizado para identificar aspectos positivos e limitações de um artigo científico e, portanto, determinar a qualidade e a validade dos dados publicados.
- O processo sistemático de análise envolve elementos de três domínios:
  - busca da literatura de forma independente;
  - determinação do problema biomédico hipotético ou simulado ou observado em paciente do "mundo real";
  - interpretação crítica dos dados disponíveis de forma tutorial, com finalidade de incorporação na prática, ou seja, respaldando a tomada de decisão clínica.
- *Checklists* ou roteiros de recomendações para análise crítica, específicos para cada desenho e tipo de estudo, representam ferramentas úteis para auxiliar na verificação da qualidade do estudo.
- Avaliações de outros fatores, incluindo a importância da pergunta a ser respondida pela pesquisa, adequação da análise estatística, legitimidade das conclusões em coerência com os objetivos pré-especificados e os potenciais conflitos de interesse são parte importante do processo de análise crítica.
- Ao final, as conclusões e a adoção de decisões, em termos científicos, não devem ser baseadas apenas no critério de um valor de P atingindo um nível limiar ou de corte predeterminado. Em outros termos, significância estatística não mede o tamanho do efeito ou a relevância de um resultado.

Introdução

O objetivo final da prática médica é a incorporação da melhor evidência disponível no manejo clínico do paciente em questão. A capacitação técnica adequada é condição fundamental, porém, além dos requisitos teóricos e práticos universais da medicina, há que se desenvolver habilidades clínicas específicas. Estas representam a compilação acurada de dados clínicos e paraclínicos, portanto, estão relacionadas à aquisição de dados *per se*, enquanto a avaliação crítica do conjunto de informações está diretamente conectada à interpretação desses dados. Essa avaliação crítica da evidência clínica engloba a aplicação de regras de evidência a dados clínicos (sinais e sintomas), paraclínicos (testes diagnósticos) e dados publicados, com o objetivo final de determinar sua validade e sua aplicabilidade. Para um entendimento mais amplo e aperfeiçoamento continuado dessas habilidades de interpretação de forma crítica, três domínios ou dimensões do aprendizado clínico devem ser retidos: o problema clínico a ser resolvido, a evidência clínica sobre a qual a solução se impõe e as habilidades de avaliação crítica com as quais se deve verificar a validade e a aplicabilidade dos dados disponíveis.[1]

A análise crítica de um artigo científico, portanto, envolve elementos destes três domínios mencionados acima: a pesquisa ou busca da literatura de forma independente, a determinação do problema biomédico (hipotético ou simulado) ou observado em paciente do "mundo real", e a interpretação crítica dos dados disponíveis de forma tutorial com finalidade de incorporação na prática, ou seja, respaldando a tomada de decisão clínica.

De modo contrário, para efeito de comparação em termos hierárquicos, elementos menos desenvolvidos destes domínios incluiriam dados disponibilizados de forma passiva por um tutor ou formador de opinião, sem qualquer problema biomédico definido (apenas teórico e pensado como mandatório de ser ensinado e aprendido) e sem avaliação crítica dos dados (apenas baseada em intuição, pré-julgamentos ou empirismo).

Neste capítulo, discutem-se, particularmente, o domínio referente à responsabilidade de mapear a evidência clínica disponível e a consequente interpretação crítica de um artigo publicado sobre tratamentos ou estratégias (estudo clínico aleatorizado), necessárias para a tomada de decisão clínica diante de um determinado problema médico. De modo complementar, serão abordados roteiros sugeridos para leitura e apreciação crítica de artigos relacionados a outros tipos de estudos, além dos ensaios clínicos aleatorizados.

Espera-se que o conteúdo discutido neste capítulo possa estimular ainda mais o hábito da leitura crítica, assumindo um papel ativo, considerando de forma sistemática os princípios básicos, e permitindo maior credibilidade científica e menos suscetibilidade à crença passiva em resultados, conclusões e resumos de artigos publicados.[2,3]

O que é a análise crítica de uma publicação científica?

Esta análise crítica compreende um processo sistemático utilizado para identificar aspectos positivos e limitações de um determinado artigo de pesquisa, com objetivo de verificar a utilidade e a validade dos achados científicos. É definida como aplicação de regras de evidência a um estudo determinado para avaliar a validade dos dados coletados, se o conteúdo inclui métodos e procedimentos completos, além da coerência das conclusões e da conformação com aspectos éticos.[4-16] Este deveria ser o processo ideal de análise de informações derivadas de dados relatados em uma publicação científica. Entretanto, muitos profissionais relatam tempo insuficiente para executar uma leitura crítica, frequentemente não lendo o artigo na totalidade e contentando-se em ver apenas o resumo. A seleção, a leitura e a apreciação de forma crítica são, portanto, necessárias para uma atualização constante na área de atuação médica, uma das premissas da medicina baseada em evidência.[2,17,18]

Os componentes mais importantes dessa análise pormenorizada são a avaliação de quão apropriado é o desenho do estudo para a pergunta científica respectiva e a análise cuidadosa dos aspectos metodológicos essenciais deste desenho de estudo. Fatores adicionais que deveriam ser considerados incluem a factibilidade dos métodos estatísticos usados e sua interpretação, potenciais conflitos de interesse e a relevância da pesquisa para a prática médica.

Checklists para a avaliação crítica de artigos

Com exceção de alguns itens específicos, os princípios são igualmente aplicáveis a estudos experimentais, clínicos e epidemiológicos. Leituras adicionais recomendadas estão disponíveis.[19-23] Como forma global de análise sistematizada de publicações científicas, há várias sugestões na literatura disponível, algumas delas descritas nas Tabelas 1 a 3, que fornecem um sumário de itens relevantes para a verificação da credibilidade científica dos dados publicados.[4,24,25]

Embora pontos relevantes sejam passíveis de verificação, determinação e avaliação de modo geral nos artigos científicos, diferentes desenhos de estudo são suscetíveis a diversos tipos e fontes de vieses (erros sistemáticos). Portanto, após a identificação do desenho específico do estudo, recomenda-se a utilização de checklists para análise crítica, com a finalidade de conclusão sobre a qualidade do estudo.

O Programa de Competências de Análise Crítica (CASP) inclui tais ferramentas, e roteiros (checklists) foram desenvolvidos para avaliação de revisões sistemáticas, estudos clínicos

randomizados, estudos de coorte, estudos caso-controle, estudos e padronizações de testes diagnósticos, avaliações econômicas e pesquisa de qualidade assistencial.[7,11] Recomenda-se a utilização destes checklists contendo perguntas-chave em cada situação, específicas para interpretação adequada e crítica da qualidade do artigo publicado em apreciação. De forma didática, apresentam-se estas recomendações nas Tabelas 4 a 10.

Tabela 1   Questões sobre métodos descritos em artigos científicos
O desenho do estudo está de acordo com os objetivos por ele propostos?
Há menção sobre a natureza confirmatória, exploratória ou descritiva do estudo?
Qual o tipo de estudo escolhido? Ele permite que os objetivos sejam avaliados?
O desfecho primário ou *endpoint* está definido de forma precisa?
Qual medida estatística foi utilizada para caracterizar o *endpoint*? Por exemplo, estudos epidemiológicos fornecem a incidência (número de casos novos), prevalência (número total de casos), a mortalidade (proporção da população que evolui para óbito pela causa avaliada), a letalidade (proporção daqueles com a doença que evoluem para óbito) ou a taxa de admissão hospitalar (proporção da população admitida em hospital em decorrência da doença)
Região geográfica, população, período de estudo (incluindo duração do acompanhamento ou *follow-up*) e os intervalos entre visitas clínicas são descritos de forma adequada?

Fonte: modificada de du Prel et al.[24]

Tabela 2   Aspectos relevantes a serem avaliados de modo global
O estudo investiga questões interessantes do ponto de vista científico?
Os dados numéricos e as afirmações de base para o estudo são respaldados pelas citações da literatura?
O tópico em questão é relevante do ponto de vista médico?
O estudo é inovador?
O estudo realmente investiga os objetivos pré-especificados?
O desenho do estudo é adequado para avaliar os objetivos e/ou as hipóteses?
Dificuldades de praticalidade (i.e., em recrutamento ou perda de acompanhamento) provocaram significante comprometimento na implementação do estudo, comparado com o protocolo dele?
O número de dados faltantes (*missing*) foi significativamente grande a ponto de comprometer análises acuradas sobre os desfechos?
O número de casos foi pequeno a ponto de comprometer o poder estatístico do estudo?
A condução do estudo foi monitorada de modo inadequado (dados faltantes, fatores de confusão, desvios temporais)?
Os dados obtidos com o estudo respaldam as conclusões dos autores?
Os autores e/ou patrocinadores do estudo apresentam conflitos de interesse ideológicos ou financeiros não passíveis de ajuste?
Os métodos do estudo abordam as fontes potenciais de viés (*bias*) mais importantes?

Fonte: modificada de du Prel et al.[24] e de Young e Solomon.[4]

Tabela 3 *Checklist* para avaliar a qualidade das publicações científicas

Desenho
- O objetivo do estudo foi claramente descrito, de acordo com a hipótese?
- Os critérios de inclusão e exclusão e a amostra da população do estudo foram descritos em detalhes?
- Os pacientes foram alocados de forma aleatória para os diferentes braços do estudo? Se sim:
  - O método de alocação aleatória ("randomização") foi descrito?
  - O número de casos foi discutido à luz do cálculo amostral inicial, considerando as margens de erros alfa e beta e a estimativa do efeito esperado de acordo com a hipótese do estudo?
  - Foram recrutados casos suficientes (i. e., foi assegurado poder adequado)?
  - Os métodos de mensurações (i. e., exames laboratoriais, questionários, testes diagnósticos) foram adequados para determinação da variável-alvo (relacionada a escala, tempo de análise, padronização)?
  - Há informação relacionada a perda de dados (taxas de resposta), perda de acompanhamento clínico, valores ou dados faltantes?

Início e implementação do estudo
- Os grupos de intervenção e controle foram pareados com relação a características relevantes principais (p. ex., idade, gênero, tabagismo etc.)?
- As taxas de *drop-out* (abandono do estudo) foram analisadas com relação às diferenças entre os grupos de intervenção e controle?
- O número de casos observados ao longo do período de estudo foi descrito?
- Eventos adversos e efeitos colaterais durante o estudo foram descritos?

Análise e avaliação
- As premissas e os métodos estatísticos foram corretamente selecionados e descritos de forma clara?
- As análises estatísticas foram claramente descritas?
- Parâmetros importantes (fatores prognósticos) foram incluídos na análise ou discutidos?
- Os parâmetros estatísticos foram apresentados de forma apropriada, abrangente e clara?
- As estimativas de efeito e intervalos de confiança foram relatadas para os principais achados?
- Há sinalização do racional para a escolha do desenho do estudo e dos métodos estatísticos?
- As conclusões são fundamentadas pelos achados do estudo?

Fonte: modificada de du Prel et al.[24]

Tabela 4 Aspectos relevantes a considerar na análise crítica de revisões sistemáticas e nas metanálises

Todos os estudos relevantes foram incluídos (i. e., a busca da literatura foi abrangente? Excluiu artigos com base no *status* da publicação ou no idioma? O potencial para viés de publicação foi analisado)?

Os artigos selecionados foram avaliados e os dados foram extraídos por dois revisores independentes?

Foram fornecidos detalhes suficientes sobre os estudos primários, incluindo descrição dos pacientes, intervenções e resultados?

A qualidade dos estudos primários foi analisada?

Os pesquisadores avaliaram o quão apropriada foi a combinação dos resultados para calcular uma medida ou valor sumário (compilado)?

Fonte: modificada de Young e Solomon.[4]

Tabela 5 Aspectos relevantes a considerar na análise crítica de um estudo clínico "randomizado"

O processo de alocação para os grupos de tratamento foi realmente aleatório? Em outros termos, o processo de aleatorização assegurou a chance (usualmente 50% ou de 1:1) de alocar para cada um dos grupos?

Os participantes foram capazes de saber ou perceber para qual grupo de tratamento foram alocados?

Os participantes e os pesquisadores foram mantidos sob a condição "cega" (alocação sigilosa) em relação aos grupos de tratamento?

Os desfechos (*endpoints*) foram avaliados de modo objetivo?

Todos os pacientes alocados de modo aleatório nos tratamentos em investigação foram contabilizados na análise final?

Todos os dados dos participantes foram analisados no grupo para o qual foram alocados pela randomização (análise por intenção de tratar)?

Qual a dimensão do efeito do tratamento [verificando os valores expressos para o *endpoint* (desfecho) primário – i. e., *Hazard Ratio, Relative Risk*]?

Qual a precisão da estimativa do efeito do tratamento (verificando os valores compreendidos no intervalo de confiança, habitualmente de 95%)?

As significâncias clínica [*number needed to treat*, ou número necessário para tratar, ou NNT, calculado pela razão de 100/RRA (redução do risco absoluto para o desfecho de eficácia); e *number needed to harm*, ou número necessário para causar dano, ou NNH, calculado pela razão de 100/RRA (para o desfecho de segurança)] e estatística (valor de p descritivo para o desfecho primário) foram consideradas?

Qual é a representatividade da amostra estudada, relativamente à população como um todo?

Fonte: modificada de Young e Solomon[4] e de Guyatt, et al.[25]

Tabela 6 Aspectos relevantes a considerar na análise crítica de um estudo de coorte

O estudo é retrospectivo ou prospectivo?

A coorte é representativa de um grupo definido ou população?

Todos os fatores de confusão importantes foram identificados?

Todas as exposições e/ou tratamentos, fatores confundidores potenciais e desfechos clínicos foram mensurados de modo acurado e objetivo em todos os componentes da coorte?

Houve significante perda de *follow-up* (acompanhamento clínico)?

Os participantes foram acompanhados por tempo suficiente?

Fonte: modificada de Young e Solomon.[4]

Tabela 7 Aspectos relevantes a considerar na análise crítica de um estudo caso-controle

Os casos foram claramente definidos?

Os casos foram representativos de uma população-alvo?

Como os controles foram selecionados? Eles foram recrutados da mesma população de onde foram extraídos os casos?

(continua)

Tabela 7 Aspectos relevantes a considerar na análise crítica de um estudo caso-controle *(continuação)*
As mensurações do estudo foram idênticas para os casos e os controles?
As mensurações do estudo foram subjetivas ou objetivas? Se subjetivas, o viés de memória poderá ter influenciado os dados?

Fonte: modificada de Young e Solomon.[4]

Tabela 8 Aspectos relevantes a considerar na análise crítica de um estudo transversal
O tamanho amostral foi claramente definido?
Uma amostra representativa da população-alvo foi coletada?
Todas as exposições relevantes, fatores confundidores potenciais e desfechos clínicos foram mensurados de modo acurado?
Foram recrutados pacientes com amplo espectro de gravidade da doença em questão?

Fonte: modificada de Young e Solomon.[4]

Tabela 9 Aspectos relevantes a considerar na análise crítica de um estudo de série de casos
Os casos foram identificados de forma prospectiva ou retrospectiva?
Os casos constituem uma amostra representativa (i. e., série consecutiva de indivíduos recrutados de múltiplos centros) e semelhante aos pacientes da sua prática?
Todas as exposições relevantes, fatores confundidores potenciais e desfechos clínicos foram mensurados de modo acurado?

Fonte: modificada de Young e Solomon.[4]

Tabela 10 Aspectos relevantes a considerar na análise crítica de um estudo de teste de acurácia diagnóstica
A amostra de pacientes representa todo o espectro de pacientes com e sem o diagnóstico de interesse?
Houve comparação com um teste padronizado, considerado "padrão-ouro"?
Todos os pacientes foram submetidos a ambos os testes (o sob avaliação atual e o considerado "padrão-ouro")?
Os testes foram realizados de modo independente e sob a "condição cega" em relação aos resultados do teste considerado "padrão-ouro"?
Os valores de corte usados para classificar pacientes como tendo um resultado positivo foram claramente descritos no racional e nos métodos?
As condições de segurança para aplicação do teste em avaliação foram atendidas e analisadas?

Fonte: modificada de Young e Solomon.[4]

Considerações finais

Com o objetivo de se praticar uma medicina baseada em evidência, há estrita necessidade de se considerar e aplicar o resultado de pesquisas científicas para as circunstâncias de pacientes individuais, como parte do processo de adoção de conduta.

Portanto, é necessária a capacitação do médico ultimamente responsável pela decisão, no sentido de selecionar e, ativamente, interpretar de modo crítico a literatura científica relevante para um determinado campo do conhecimento e *expertise* na medicina. Além disso, o médico deve ser capaz de entender as implicações de suas decisões para seu paciente abranger as preferências próprias dos pacientes, para desenvolver um plano de manejo apropriado baseado na combinação desta informação proveniente da literatura com seu tirocínio próprio e individualizado.

De fato, estas habilidades ou competências trazem limitações e desafios inerentes, porém, de modo mais óbvio e direto, a enorme quantidade de informações e volume de publicações médicas constitui uma dificuldade já na primeira etapa (seleção dos artigos). Isso pode desestimular ou ocasionar a adoção de uma postura mais passiva, como um simples ouvinte, ao contrário do objetivo maior de se construir uma postura reflexiva e ativa na interpretação dos dados, geração de informação sólida, assimilação do conhecimento e sua implementação otimizada na prática médica diária.

Como ilustração da magnitude desta tarefa gigantesca de atualização e consolidação do conhecimento médico científico, estima-se que o número de artigos médicos esteja crescendo em progressão constante, à taxa de cerca de 12 mil novos artigos científicos publicados anualmente; neste volume, incluem-se os mais de 300 estudos randomizados que, são adicionados ao banco de dados do MEDLINE semanalmente.[26,27]

Antes de finalizar este capítulo, é essencial ressaltarmos um aspecto que vem sendo reconsiderado na análise de artigos científicos: qual a real importância do P-valor? Vários autores têm reportado os valores de P nos resumos, mas esta medida estatística não deve representar a melhor forma de se avaliar o sucesso ou não de determinado estudo. Mais ainda, frequentemente é interpretada de forma inadequada, segundo uma revisão recente de mais de 12 milhões de resumos no PubMed.[28] Em consonância com esta publicações, dentre outras, a Associação Americana de Estatística (ASA) publicou em 2016 um documento reconhecendo a importância do assunto envolvendo significância estatística com base nos valores de P que vêm sendo reportados.[29]

Desse modo, acrescentamos pontos para reflexão sobre significância estatística *versus* significância clínica: valores de P podem indicar quanto há de incompatibilidade entre os dados e um modelo estatístico específico; valores de P não medem a probabilidade de que a hipótese avaliada é verdadeira, ou se a probabilidade de que os dados foram produzidos por chance ao acaso isoladamente; as conclusões e tomadas de decisões, em termos científicos, não deveriam ser baseadas apenas se um valor de P atinge um valor limiar ou de corte predeterminado; um valor de P, ou significância estatística, não mede o tamanho do efeito ou a importância de um resultado.

Por fim, até que todos os periódicos e os artigos científicos possam atender a estas recomendações sistemáticas, as competências individuais de cada profissional médico em termos de leitura de textos científicos de forma crítica serão os fatores que desempenharão o papel decisivo em determinar se as práticas diagnóstica e terapêutica são baseadas em conhecimento médico atualizado e de qualidade, lastreado nas melhores evidências disponíveis.

Esses conceitos essenciais devem ser integrados, à luz de princípios fundamentais de bioestatística e de epidemiologia clínica, para o uso judicioso de métodos científicos aplicáveis à solução de problemas médicos, inclusive em seus desdobramentos de ordem ética.[30]

Resumo

A análise crítica de um artigo científico compreende um processo sistemático utilizado para identificar aspectos positivos e limitações de um determinado artigo de pesquisa, com objetivo de verificar a utilidade e a validade dos achados científicos. Para um entendimento mais amplo e aperfeiçoamento continuado dessas habilidades de interpretação de forma crítica, três domínios ou dimensões do aprendizado clínico devem ser retidos: o problema clínico a ser resolvido, a evidência clínica sobre a qual a solução se impõe e as habilidades de avaliação crítica com as quais se deve verificar a validade e aplicabilidade dos dados disponíveis. A compreensão dos três domínios é essencial para a persistência da boa prática da pesquisa clínica no contexto da medicina baseada em evidência.

Referências bibliográficas

1. Sackett DL, Haynes RB, Guyatt GH, Tugwell P. Clinical epidemiology. A basic science for clinical medicine. 2nd ed. Boston: Little, Brown and Company; 1991.
2. Haddad N. Metodologia de estudos em ciências da saúde. Como planejar, analisar e apresentar um trabalho científico. São Paulo: Roca; 2004.
3. Fletcher RH, Fletcher SW, Wagner EH. Epidemiologia clínica: elementos essenciais. 3ª ed. Porto Alegre: Artmed; 1996.
4. Young JM, Solomon MJ. How to critically appraise an article. Nature Clinical Practice Gastroenterology & Hepatology. 2009;(6)2. Disponível em: www.nature.com/clinicalpractice.
5. Last JE. A dictionary of epidemiology. 4th ed. Nova York: Oxford University Press; 2001.
6. Sackett DL, et al. Evidence-based medicine: How to practice and teach EBM. Londres: Churchill Livingstone; 2000.
7. Guyatt G, Rennie D (eds). Users' guides to the medical literature: a manual for evidence-based clinical practice. Chicago: American Medical Association; 2002.
8. Greenhalgh T. How to read a paper: the basics of evidence-based medicine. Londres: Blackwell Medicine Books; 2000.
9. MacAuley D. READER: an acronym to aid critical reading by general practitioners. Br J Gen Pract. 1994;44:83-5.
10. Hill A and Spittlehouse C. What is critical appraisal? Evidence-based Medicine. 2001;3:1-8. Disponível em: www.evidence-based-medicine.co.uk.
11. Public Health Resource Unit. Critical Appraisal Skills Programme (CASP). 2008. Disponível em: www.phru.nhs.uk.
12. National Health and Medical Research Council. How to review the evidence: systematic identificationand review of the scientific literature. Canberra: NHMRC; 2000.
13. Elwood JM. Critical appraisal of epidemiological studies and clinical trials. 2nd ed. Oxford: Oxford University Press; 1998.
14. Agency for Healthcare Research and Quality. Systems to rate the strength of scientific evidence. Evidence Report/Technology Assessment n 47. Publication n 02-E019 Rockville: Agency for Healthcare Research and Quality; 2002.
15. Crombie IK. The pocket guide to critical appraisal: a handbook for health care professionals. Londres: Blackwell Medicine Publishing Group; 1996.
16. Heller RF, et al. Critical appraisal for public health: a new checklist. Public Health. 2008;122:92-8.
17. Sackett DL, Rosenberg WMC, Gray JAM, Haynes RB, RW Scott. Evidence based medicine: what it is and what it isn't. Editorial BMJ. 1996;312:71-2.
18. Albert DA. Deciding whether the conclusion of studies are justified: are view. Med Decision Making. 1981;1:265-75.
19. Altman DG. Practical statistics for medical research. Londres: Chapman and Hall; 1991.
20. Moher D et al. The CONSORT statement: revised recommendations for improving the quality of reports of parallel group randomized trials. BMC Medical Research Methodology. 2001;1:2.
21. Gardner MJ, Machin D, Brynant TN, Altman DG. Statistics with confidence. Confidence intervals and statistical guidelines. Londres: BMJ Books; 2002.
22. Altman DG, Gore SM, Gardner MJ, Pocock SJ. Statistical guidelines for contributers to medical journals. BMJ. 1983;286:1489-93.
23. Gardner MJ, Machin D, Campbell MJ. Use of check lists in assessing the statistical content of medical studies. BMJ (Clin Res Ed). 1986;292:810-2.
24. du Prel JB, Röhrig B, Blettne M. Critical appraisal of scientific articles part 1 of a series on evaluation of scientific publications. Review Article. DtschArzteblInt. 2009;106(7):100-5.
25. Guyatt GH, Sackett DL, Cook DJ. Evidence-based medicine working group. user's guide to the medical literature; II. How to use an article about therapy or prevention – B. What were the results and will they help me in caring for my patients? JAMA. 1994;271:59-63.
26. Druss BG, Marcus SC. Growth and decentralisation of the medical literature: implications for evidence-based medicine. J Med LibrAssoc. 2005;93:499-501.
27. Glasziou PP. Information overload: what's behind it, what's beyond it? Med J. 2008;189:84-5.
28. Chavalarias D, Wallach JD, Ting Li AH, et al. Evolution of reporting P values in the biomedical literature, 1990-2015. JAMA. 2016;315(11):1141-8.
29. Wasserstein RL, Lazar NA. The ASA's statement on p-values: context, process, and purpose. The American Statistician. 2016;70(2):129-33.
30. Wassertheil-Smoller S. Biostatistics and epidemiology. A primer for health and biomedical professionals. 3rd ed. Nova York: Springer-Verlag; 2004.

Seção 3

BIOLOGIA MOLECULAR E GENÉTICA

Capítulo 1

Princípios de biologia molecular e genética aplicados à cardiologia

Silvia Lacchini
José Eduardo Krieger

Pontos-chave

- O uso de tecnologias e métodos de biologia molecular mais modernos levou ao entendimento de que, virtualmente, todos os distúrbios e as doenças humanas podem ter um componente hereditário.
- A identificação de novos genes possivelmente envolvidos nas doenças cardiovasculares cria oportunidades não apenas para o diagnóstico e o tratamento, mas também para a prevenção.
- O uso de ferramentas de biologia molecular possibilitou a caracterização de mutações genéticas responsáveis por algumas doenças cardíacas, como a síndrome do QT longo ou a cardiomiopatia hipertrófica.

Aproximação entre genética e cardiologia

A partir dos primeiros estudos sobre a estrutura do DNA, um novo aspecto da genética, aliado à bioquímica, deu origem ao que se conhece por biologia molecular. Em 1953, James Watson e Francis Crick propuseram um modelo de estrutura tridimensional do DNA, baseado principalmente nos estudos de difração de raios x conduzidos por Rosalin Franklin e Maurice Walkins e em estudos químicos da molécula. Esse estudo tridimensional da molécula de DNA permitiu entender que esta se apresenta como uma hélice dupla e que as suas duas fitas se enrolam em torno do eixo desta hélice.[1] Embora muitas ferramentas associadas ao estudo dos ácidos nucleicos estivessem sendo descobertas e desenvolvidas, a incapacidade de manipular os genes restringia os estudos ao âmbito mais teórico do que operacional.[2]

Já na década de 1970, a tecnologia do DNA recombinante revolucionou o entendimento da genética. Esta envolveu a descoberta e o uso de diversas enzimas produzidas por bactérias que permitiam a manipulação do DNA. Entre tais enzimas, havia as enzimas de restrição, que funcionam como mecanismo de defesa bacteriana contra vírus e permitem clivar o DNA em posições específicas, ou mesmo as ligases, que fazem a ligação de fragmentos de DNA. Estas enzimas, então, possibilitavam cortar e colar fragmentos de DNA de um genoma para outro, originando um DNA recombinante. Mesmo que, no início, os estudos se concentrassem no uso de organismos geneticamente muito simples, como bactérias, a tecnologia do DNA recombinante tornou possível a produção dos primeiros organismos transgênicos e abriu perspectivas a terapias gênicas. A partir da especialização destes métodos, estabeleceu-se o avanço da tecnologia de vetores, permitindo introduzir, nas células de interesse, um gene substituto para genes-alvo deficientes ou mesmo bloquear um gene funcional para se estudar sua importância na célula, tecido ou organismo.[3,4]

Tais métodos propiciaram, então, a transferência de um gene funcional (transgene) ao indivíduo receptor para corrigir um gene inoperante, de modo a permitir a produção endógena de uma substância ou a aumentar a expressão de um gene já presente no organismo.

O uso destes novos métodos, associado ao domínio do uso da transcriptase reversa e dos processos de clonagem do DNA, permitiu aos pesquisadores reproduzir quantidades ilimitadas de fragmentos específicos de DNA, graças ao descobrimento e à caracterização da polimerase e ao entendimento da reação em cadeia da polimerase (PCR, do inglês *polymerase chain reaction*). O uso da PCR amplifica diretamente uma sequência específica de DNA, bem como cria novas sequências de DNA. Esta tecnologia permite não apenas sequenciar genomas (incluindo o humano) de forma mais ou menos completa,[5] mas também mapear e relacionar muitos genes individuais, gerando redes integradas entre si.[2]

A compreensão da genética humana por meio do uso de tecnologias e métodos de biologia molecular mais modernos levou ao entendimento de que, virtualmente, todos os distúrbios e as doenças humanas podem ter um componente hereditário. Ao se observar um indivíduo, nota-se que ele possui, em seu genoma, a codificação para as características que o definem como indivíduo e dentro de uma espécie. Assim, o genoma de cada humano apresenta uma bagagem genética de aproximadamente 20 mil a 25 mil genes, contendo em torno de 6 bilhões de pares de bases (A: adenina; T: timina; C: citosina; G: guanina) em seu DNA. Toda esta informação está distribuída em 23 pares de cromossomos.[6] Como a informação genética é única a cada indivíduo, a variação genética ou dissimilaridade genética influencia todos os aspectos da biologia humana, desde o desenvolvimento, passando pela determinação de morfologia e mecânica do tecido, até a sua capacidade funcional de adaptação a diferentes condições. Assim, como as características de um indivíduo resultam da interação da expressão do genótipo sob influência do ambiente, é possível entender que tal resultado (fenótipo) pode ser alterado de acordo com as mudanças no ambiente e possíveis alterações no genótipo – resultado de uma ou mais mutações no gene (ou genes) relacionado com tal característica.

Consequentemente, a identificação e a compreensão das variações genéticas têm um papel-chave na saúde e no combate a doenças. Essa percepção de mudança de paradigma gerou oportunidades excepcionais para o avanço da ciência médica e promete melhorar os cuidados clínicos e a prevenção.[4] Ao aplicar esta ideia à cardiologia, entende-se que tais avanços permitem compreender a regulação gênica no desenvolvimento e na manutenção cardiovascular. Esta compreensão específica reforça o entendimento sobre o funcionamento dos genes envolvidos em doenças cardiovasculares e facilita a elaboração de estratégias terapêuticas.

Análise genética na doença cardíaca

A identificação de novos genes possivelmente envolvidos nas doenças cardiovasculares cria oportunidades não apenas para o diagnóstico e o tratamento, mas inclusive para a prevenção. Neste sentido, também é fundamental entender se as mudanças na expressão de genes de interesse são causa de doenças ou são secundárias a outras doenças cardiovasculares já instaladas.[3]

Um excelente exemplo desta situação é a hipertrofia cardíaca, cuja patogênese é multifatorial e tem elementos críticos tanto na herança genética como no estresse ambiental. É interessante pensar que, em alguns casos, o desenvolvimento da hipertrofia cardíaca é resultado de respostas compensatórias cardíacas ao incremento da carga hemodinâmica. Contudo, outras formas de hipertrofia cardíaca são independentes da sobrecarga pressórica.[7] Além disso, deve-se ter em mente que a hipertrofia cardíaca pode ser causada por fatores endócrinos (catecolaminas, hormônios tireoidianos e angiotensina II, entre outros) ou por alterações genéticas, as quais podem ocorrer em apenas um ou em diversos genes. Neste contexto, diferentes mutações capazes de induzir hipertrofia cardíaca se relacionariam com prognósticos e tempos de sobrevida distintos.[5]

Quanto ao diagnóstico genético de doenças cardíacas, o uso de ferramentas de biologia molecular possibilitou a caracterização de mutações genéticas responsáveis por algumas delas, como a síndrome do QT longo ou a cardiomiopatia hipertrófica. Frente a esta complexidade, o uso de modelos experimentais em roedores geneticamente modificados é uma ferramenta fundamental para melhor entender a condição avaliada. Roedores com ausência, redução ou excessiva expressão de um gene de interesse mostraram-se excelentes modelos para a compreensão do papel primário ou secundário daquele gene no desenvolvimento de patologias cardiovasculares.[8]

A ideia de como os diversos genes interagem entre si e como respondem ao ambiente pode ser mais bem entendida quando são comparados, por exemplo, modelos experimentais de hipertrofia cardíaca com a doença em humanos. Nesses casos, a ausência do gene para o angiotensinogênio não parece afetar o desenvolvimento da hipertrofia cardíaca num modelo em camundongos expostos ao frio,[7] sugerindo que o sistema renina-angiotensina não estaria envolvido num caso de hipertrofia cardíaca independente de sobrecarga pressórica. Além disso, camundongos deficientes para o receptor AT1 desenvolvem hipertrofia cardíaca de modo semelhante aos animais sem a ausência do gene (não modificados geneticamente), tanto num modelo de sobrecarga pressórica por estenose aórtica[9] como num modelo sem sobrecarga pressórica, por exposição ao frio.[10] Embora a conclusão a que se pode chegar seja a de que o sistema renina-angiotensina não participa do desenvolvimento da hipertrofia cardíaca, deve-se ter em mente que o modelo experimental não reproduz necessariamente todas as etapas de um processo complexo. Tal situação se confirma ao considerar que, em humanos, o gene do receptor AT1 parece estar envolvido com esta patologia.[11] Desta forma, é imprescindível ter em mente que não apenas existem diferenças entre espécies, mas também ocorrem mudanças entre diferentes situações causais para aquela doença, ou que um modelo experimental não necessariamente reproduz a complexidade de uma doença em humanos.

A expressão gênica pode ser estudada analisando-se um único gene ou também podem ser avaliados múltiplos genes de uma só vez. Nesta segunda situação, o chamado *microarray* representa um método interessante de se estudar a possível participação de diversos genes numa amostra (muitas vezes pequena) em um momento específico da doença. Esta tecnologia representa um método de triagem de alta eficiência e permite estudar DNA, proteínas e tecidos, entre outros. Os *microarrays* de DNA são amplamente usados para identificar genes relevantes ou novos marcadores para uma determinada doença ou resposta a estímulo.[12] Como mostrado na Figura 1, sequências específicas de DNA usadas para identificar genes de interesse são fixadas em superfície bidimensional. O método permite avaliar, ao mesmo tempo, tantos genes quanto for possível posicionar nas sequências identificadoras. A ideia do *microarray* é comparar duas condições distintas, sendo que uma amostra pode ser o controle ou do indivíduo sadio e a outra amostra, a da condição experimental ou do indivíduo doente. O estudo permite comparar quantas vezes o gene de interesse é expresso a mais ou a menos em comparação com a outra condição experimental.

De forma geral, o *microarray* de DNA permite não só a diferenciação da expressão gênica, mas também a genotipagem e a determinação de genes marcadores de doenças, a descoberta de variações gênicas de um único nucleotídeo (SNP, do inglês *single nucleotide polymorphism*) ou mesmo a deter-

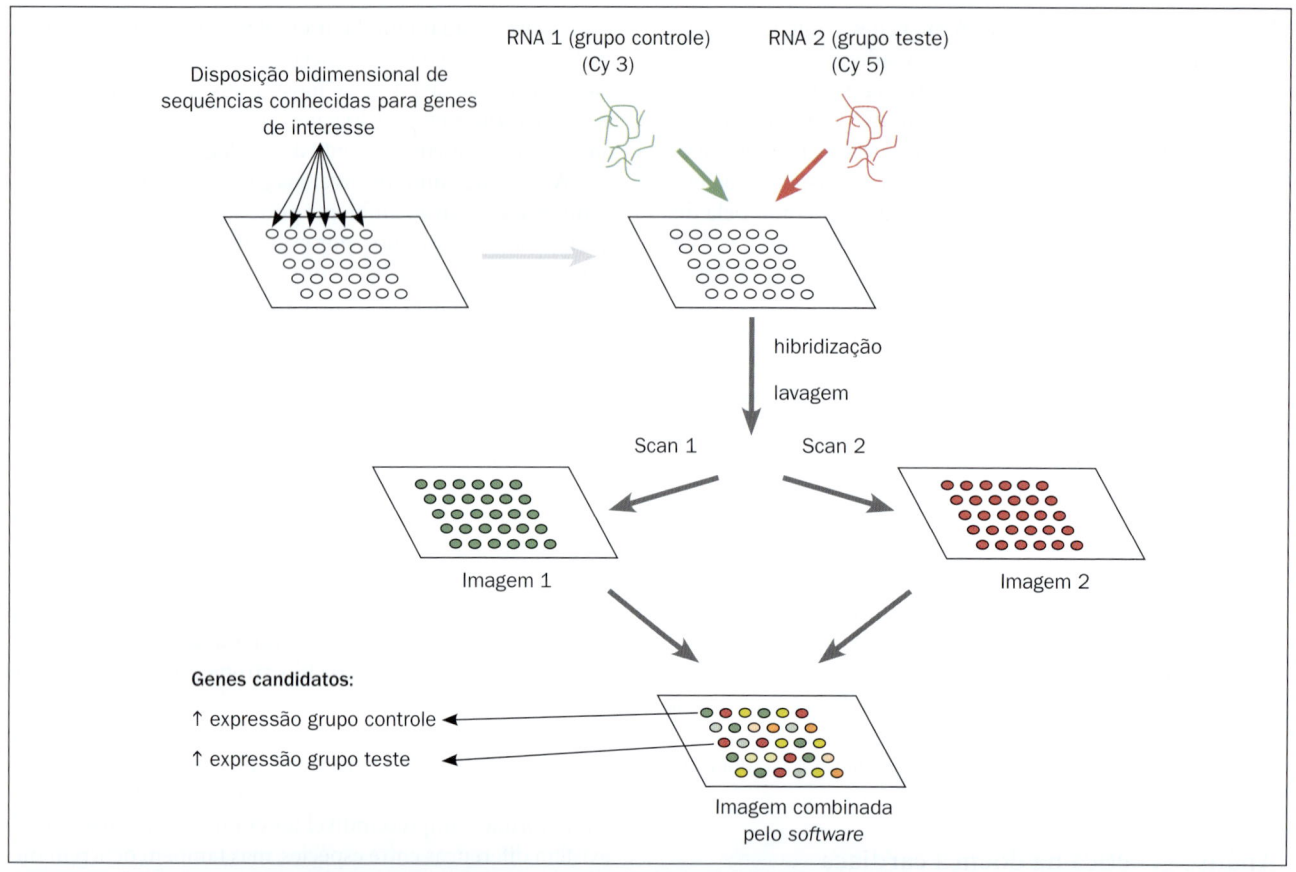

Figura 1 Esquema representativo do método de *microarray*. O RNA mensageiro extraído de duas condições de estudo é incubado com sequências específicas de genes de interesse. Como cada RNA é marcado por fluoróforo diferente (Cy3 ou Cy5), a intensidade de cor lida informa qual condição experimental possui mais RNA relacionado a determinado gene.

minação de modificações que ocorrem após a transcrição gênica, como a metilação ou a acetilação, entre outras.[13] Uma aplicação prática do método de *microarray* pode ser exemplificada pela comparação da expressão gênica em artérias normais e ateroscleróticas. Diversos estudos foram realizados com este objetivo, verificando que tanto os genes relacionados com o estresse oxidativo como com a inflamação são cruciais para o desenvolvimento e a progressão da aterosclerose em humanos.[14,15]

Desenvolvimento de modelos transgênicos para o estudo de doenças cardíacas

A história da produção de modelos transgênicos na cardiologia é bastante recente. O primeiro modelo transgênico específico ao sistema cardiovascular foi desenvolvido em 1988 por Field, estudando a regulação do peptídio natriurético atrial. Desde então, centenas de modelos murinos foram gerados, seja promovendo deficiência, expressão diminuída ou expressão aumentada de um gene de interesse, seja promovendo a mutação sítio-específica em alguma proteína chave para o desenvolvimento ou a manutenção da estrutura cardíaca.[5] Como mencionado anteriormente, as técnicas de

transgenia são ferramentas importantes para o estudo de um gene particular em uma doença cardiovascular de interesse. Ao se utilizar um modelo experimental com inserção ou deficiência de um gene, é preciso ter em mente que este não reproduz exatamente o que ocorre no processo patológico observado em pacientes, visto que a ativação ou inativação de determinados genes ocorre em momentos específicos da vida de um indivíduo, e não ao longo de toda a vida. Por outro lado, a alteração da expressão daquele gene de estudo é garantida e reprodutível, minimizando a introdução de outros fatores que podem interferir na interpretação do estudo.

O conhecimento de diversos genes reguladores proporcionou outra forma de trabalho muito relevante, visto que possibilita alterações gênicas tecido-específicas. Desta forma, a deficiência, a redução ou o aumento da expressão de um gene pode ser realizado num tipo celular desejado, sem modificar o restante dos tecidos. Esta estratégia se aproxima ainda mais das doenças cardiovasculares observadas em humanos. Um bom exemplo é o estudo de camundongos expressando diferentes cópias do gene da enzima conversora de angiotensina I (ECA). A primeira publicação a respeito desta linhagem de camundongos ocorreu em 1995, descrevendo os efeitos da deficiência do gene da ECA;[16] poucos anos depois, era descrito o modelo animal contendo cópias a mais do gene da ECA.[17] Vale lembrar que, normalmente, encontra-se 1 gene diferente em cada conjunto de cromossomos, havendo nos humanos 22 pares de autossomos (cromossomos não sexuais), levando os genes a se encontrarem em número de 2 em condições de normalidade. A ideia interessante relacionada a estes camundongos está na possibilidade de encontrar animais com o número normal de genes (2 genes), um número reduzido (1 gene) ou o número aumentado (3 genes), nos quais a atividade sérica da ECA é proporcional ao número de cópias do gene. Tal característica assemelha esta condição à herança de diferentes formas da ECA em humanos, em que o gene pode apresentar uma sequência específica (inserção) ou pode haver ausência desta sequência gênica (deleção). Desta forma, indivíduos apresentando deleção em ambos os genes (dupla deleção – DD) apresentam atividade da ECA maior que a de indivíduos contendo inserção em ambos os genes (II), sendo inclusive esta distribuição associada a aumentos na pressão arterial.[18] Voltando aos camundongos apresentando 1, 2 ou 3 cópias do gene da ECA, percebe-se que estes animais mimetizam o que ocorre na população humana, tornando-se um excelente modelo. Um ponto interessante dos estudos feitos nestes animais é que, em condições fisiológicas, a presença de diferentes números do gene da ECA não parece determinar alterações cardiovasculares.[19] Contudo, sob estímulos lesivos, a presença de mais cópias do gene da ECA predispõe a maior hipertrofia cardíaca,[20] maior nível de hipertensão[21] e maior lesão vascular.[22]

Outra condição interessante está na manipulação tecido-específica do gene de interesse. Continuando com o gene da ECA, podem-se encontrar diversos trabalhos usando sequências gênicas que orientam a expressão gênica num tecido específico, como o endotélio ou o túbulo renal.[23,24] Estes modelos são interessantes porque apresentam uma alteração gênica apenas num determinado tipo celular, o que não deve estimular as adaptações fisiológicas possivelmente encontradas nos animais com deficiência de um gene em todo o organismo e por toda a sua vida.

Aplicação de terapia gênica ou transferência gênica no tratamento de doenças cardiovasculares

Embora exista terapia farmacológica para o tratamento de doenças cardiovasculares, a morbimortalidade cardiovascular é pouco controlada no mundo. Muitos dos medicamentos usados para tratar doenças cardiovasculares são caros ou inacessíveis a alguns segmentos sociais. Além disso, muitos fármacos apresentam efeitos colaterais indesejáveis ou variação na resposta de um indivíduo a outro – seja a magnitude do efeito, seja sua duração. Estas dificuldades são inerentes à terapia medicamentosa, o que ressalta a importância de se procurar por outras possibilidades terapêuticas. Neste sentido, a terapia gênica oferece oportunidade de tratamento mais específico e duradouro. Em razão da complexidade das patologias cardiovasculares, ainda há muito o que se estudar para chegar à possibilidade de oferecer a terapia gênica como procedimento padrão de tratamento.[3]

Outro ponto a ser considerado é a forma como ocorrerá a introdução do gene de interesse. Neste caso, o tipo de vetor usado é fundamental, já que modelos experimentais têm como finalidade estudar um determinado período ou processo, e não toda a vida do indivíduo. Os métodos de liberação gênica envolvem vetores virais e não virais, e a escolha depende de fatores como eficiência de transfecção, tamanho do vetor, segurança em seu uso e estabilidade.

Entre os vetores virais aplicados na cardiologia, destacam-se adenovírus recombinantes, vírus adeno-associados e lentivírus. Contudo, os adenovírus não são seguros para terapia gênica em humanos, pois são propensos a iniciar processos inflamatórios no hospedeiro, reduzindo a duração do tratamento.[25,26] Por outro lado, este mesmo vírus é amplamente usado em modelos experimentais, por sua facilidade de preparo e alta eficiência de transdução tanto em células mitóticas como não mitóticas e sucesso na liberação gênica, seja em células isoladas ou em animais.

A sobrevivência dos cardiomiócitos após um evento isquêmico e o controle da formação de cicatriz e fibrose adjacente são condições fundamentais para garantir a preservação da estrutura e da função do coração. Estudos recentes têm reportado a existência de células-tronco residentes e células progenitoras capazes de se diferenciar em cardiomiócitos. Além disso, existe a possibilidade, embora rara, de alguns cardiomiócitos desdiferenciarem e multiplicarem. Contudo, cardiomiócitos de indivíduos adultos apresentam capacidade de regenerar o coração funcionalmente insignificante.[27]

Procurando sanar a dificuldade biológica de regeneração cardíaca, uma grande quantidade de estudos vem sendo desenvolvida com células-tronco tanto em animais experimentais como em humanos. Os estudos com animais experimentais mostram que o transplante de células-tronco em animais infartados é eficiente em reduzir a cicatriz e melhorar a função cardíaca mesmo que sejam aplicadas sistemicamente,[28,29] sugerindo que as células-tronco são capazes de identificar fatores responsáveis pelo seu direcionamento ao tecido que sofreu lesão. Além disso, a aplicação de células-tronco diretamente no coração infartado também mostra redução da perda de cardiomiócitos, redução da escara e melhora na função cardíaca.[30,31] As células-tronco, além de serem capazes de originar diferentes tipos celulares, apresentam outra característica interessante: a baixa imunogenicidade, fazendo o organismo receptor não apresentar resposta inflamatória importante. Outro fator muito positivo ao uso de células-tronco foi a identificação de que estas produzem diversas citocinas e fatores de crescimento, que estimulam a sobrevida dos cardiomiócitos na área infartada.

Estudos em humanos mostraram uma perspectiva semelhante, na qual pacientes com angina que receberam o transplante de células-tronco mostraram melhora na função cardíaca.[32] Da mesma forma, o tratamento com células-tronco em sinergia à cirurgia de revascularização cardíaca é igualmente capaz de mostrar melhora da função cardíaca.[33]

Mais recente é o uso de RNA de interferência (siRNA). A continuação dos estudos em biologia molecular trouxe à tona a existência destes elementos exógenos, oriundos de longas moléculas de RNA, que sofrem clivagem dentro da célula hospedeira e originam pequenas moléculas de siRNA. Os siRNA são capazes de parear com grande especificidade a moléculas de RNA mensageiro, interferindo com a sua tradução. Desta forma, a aplicação de siRNA é capaz de silenciar um gene de interesse em tecidos de mamíferos, inclusive humanos. Considerando o seu uso terapêutico, a aplicação de siRNA por meio de vetor viral mostrou-se eficaz em reduzir a expressão de genes-alvo de forma específica em diferentes tipos celulares, tanto em cultura como em animais inteiros.[34]

Efeitos epigenéticos sobre as doenças cardiovasculares

As últimas décadas mostram um expressivo avanço nos métodos para o estudo da genética de patologias cardiovasculares, concomitante ao progresso no tratamento e na prevenção destas doenças. Contudo, a tecnologia desenvolvida não é capaz de explicar totalmente a complexidade das doenças cardiovasculares. Na última década, observa-se um coincidente desenvolvimento de outra abordagem genética capaz de explicar parte das diferenças observadas numa doença ao longo de gerações. Esta nova abordagem recebe a denominação de epigenética, que se relaciona a todas as mudanças na regulação gênica herdáveis, diferentes da sequência de nucleotídeos e da organização da cromatina envolvida com a própria sequência do DNA.[35] Atualmente, sabe-se que a herança epigenética é um mecanismo essencial que permite a propagação de estados de atividade gênica de uma geração para a seguinte.[36] De forma simplificada, pode-se considerar que a epigenética confere a memória do estado de ativação e desativação gênica de uma geração a outra.

Esta característica colabora com a preservação da capacidade adaptativa de uma célula a uma condição ambiental, mesmo após sua divisão, e garante a manutenção da memória celular para o estado de diferenciação de uma população de células individuais ou num organismo.[35] Desta forma, uma célula muscular lisa vascular (CMLV), cujo genoma é o mesmo de um cardiomiócito do mesmo indivíduo, ao se dividir, garante que as células originadas se mantenham diferenciadas como CMLV. Os principais mecanismos envolvidos com a epigenética em células humanas incluem metilação de DNA, modificação pós-transcricional de histonas e um tipo específico de RNA muito pequeno, denominado microRNA.[37] A Figura 2 apresenta os principais mecanismos epigenéticos encontrados em células humanas.

A metilação do DNA envolve nucleotídeos específicos ao longo do genoma, em que a base de citosina seguida por uma guanina recebe a ligação de um radical metil. Em linhas gerais, estes sítios metilados funcionam como pontes de ancoragem de proteínas capazes de levar ao remodelamento da cromatina, levando a sua condensação.[35] A condensação da cromatina representa uma barreira física para a abertura da dupla hélice de DNA, necessária à expressão gênica. Desta forma, ocorre o silenciamento do gene codificado no DNA que está condensado. Diversas alterações nos padrões de metilação do DNA têm sido associadas com inflamação e doenças cardiovasculares.[38]

Já as histonas são proteínas com carga positiva que interagem fortemente com o DNA, que apresenta carga negativa. Esta interação histona+DNA origina unidades estruturais da cromatina denominadas nucleossomos. Cada nucleossomo contém 8 histonas envolvidas por aproximadamente 146 pares de bases de DNA. Por sua vez, os nucleossomos organizam-se de modo a originar o cromatossomo, que contém aproximadamente 100 milhões de pares de bases.[6] A despeito da dificuldade na análise das modificações de histonas, sabe-se que estas sofrem alterações como a acetilação, a fosforilação, a metilação ou a ubiquitinação. Todas estas alterações influenciam na compactação da cromatina, silenciando o gene codificado pela sequência de DNA envolvida. Dentre os estudos realizados, verificou-se que a enzima histona desacetilase 3 (HDAC3) apresenta papel importante na manutenção da função endotelial, enquanto a histona desacetilase 7 (HDAC7) está envolvida no processo de migração celular de CMLV em resposta ao estiramento mecânico.[39] Esta função poderia representar uma interessante janela terapêutica, na qual a inibição da HDAC7 poderia atuar preventivamente, impedindo a migração de CMLV durante o processo de lesão vascular. De modo geral, os estudos em modelos experimentais realizados usando inibidores das HDAC (desenvolvidos para estudos na oncologia), têm-se apresentado promissores para o tratamento da insuficiência cardíaca.[40] Embora promissora, esta abordagem ainda necessita de avaliação mais profunda, especialmente considerando a possibilidade de bloqueio tecido-específico, dose e tempo de tratamento, visto que estudos com pacientes oncológicos mostram efeitos colaterais moderados sobre o coração, especialmente relacionados a alterações de ritmo cardíaco, elevando o potencial para arritmias ventriculares letais.[41]

O terceiro mecanismo de regulação epigenética é representado por pequenos RNA sem função codificadora. Apesar da identificação de um grande número destes RNA, sua função ficou desconhecida por muitos anos.[42] Estes RNA não codificam proteínas e podem apresentar-se curtos (com menos de 200 pares de bases) ou longos (com mais de 200 pares de bases). Os menores e mais estudados RNA não codificantes apresentam aproximadamente 20-25 pares de bases e, por isso, recebem o nome de microRNA. Os microRNA são capazes de se ligar ao RNA mensageiro (codificante para proteínas) numa região específica para a sua tradução. Com esta ligação, ocorre o bloqueio da tradução do RNA mensageiro, impedindo a formação da proteína codificada. Diversos microRNA foram identificados como importantes na regulação dos fenótipos cardiovasculares, sendo a regulação da sua expressão específica para determinados tecidos. Nesse contexto, estudos recentes têm ressaltado o envolvimento de diversos microRNA com doenças cardiovasculares. A presença e a combinação de diferentes microRNA pode inclusive gerar assinaturas moleculares específicas para diferentes tecidos. Neste sentido, um estudo avaliando diferentes regiões cardíacas de três espécies de mamíferos (rato, cão e macaco) foi capaz de demonstrar que os microRNA são altamente conservados e que estes, isolados ou em conjuntos, atuam como reguladores da homeostase de cardiomiócitos e também no remodelamento patológico do tecido cardíaco.[43]

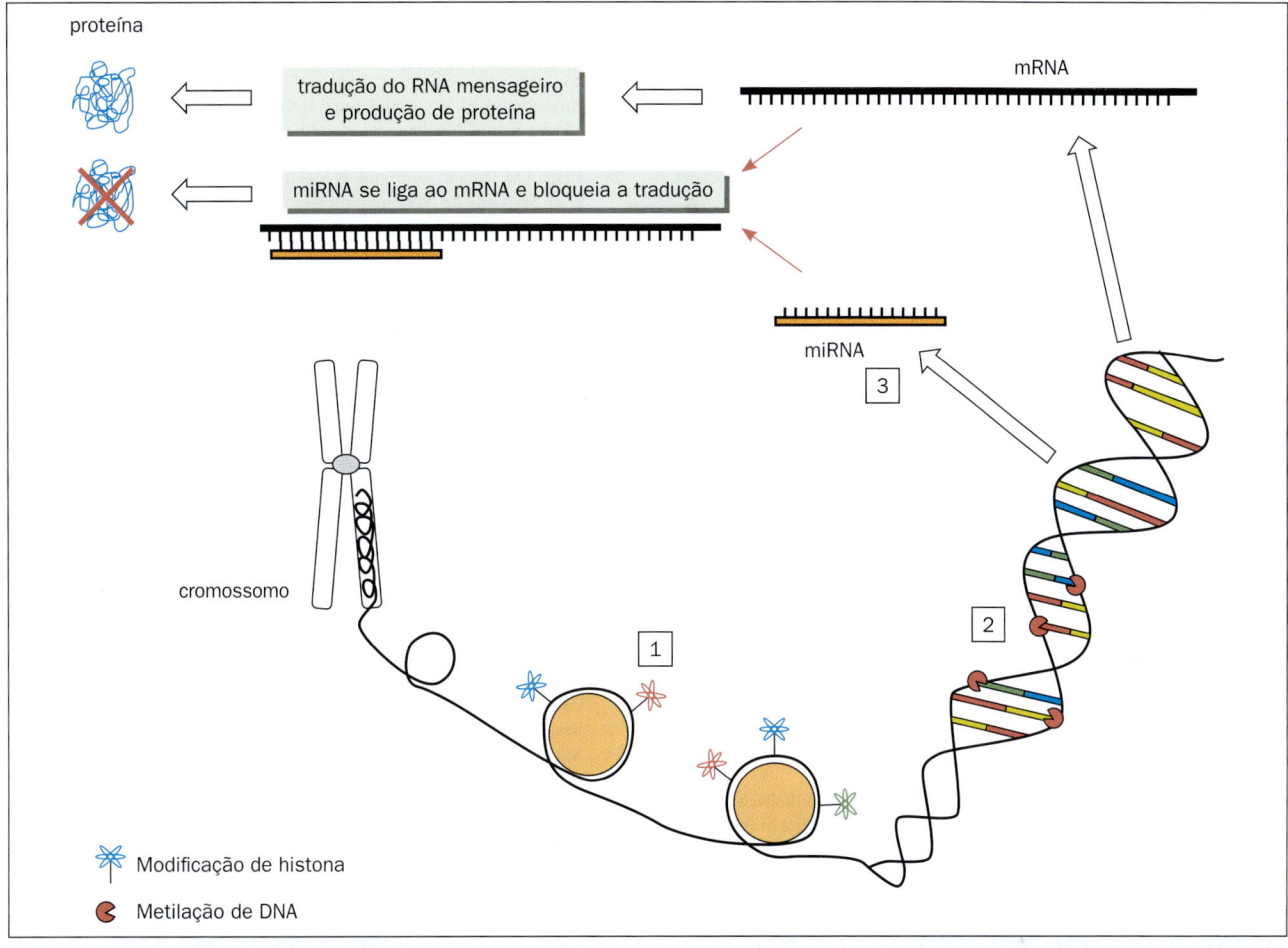

Figura 2 Representação dos três mecanismos epigenéticos. 1: modificação das histonas (acetilação, fosforilação e metilação, entre outros); 2: metilação de DNA; e 3: interação do RNA mensageiro (mRNA) com microRNAs (miRNA). Os três mecanismos são distintos, mas interagem entre si, controlando a expressão gênica.

Resumo

O avanço das técnicas de biologia molecular permitiu elucidar diversos aspectos do genoma humano, auxiliando no desenvolvimento de diagnósticos, terapias e ações preventivas. Neste contexto, hoje tem-se um conhecimento muito mais aprofundado sobre a informação genética de um indivíduo e consegue-se comparar o estado doente com o estado sadio. Além disso, hoje é possível realizar alterações no código genético de células a serem usadas para terapia celular ou mesmo alterar o código genético de células germinativas, produzindo animais geneticamente modificados e capazes de passar estas alterações a sua prole.

Os métodos de análise de expressão gênica ou proteica permitem o estudo de grandes quantidades de genes ou proteínas em poucos ou muitos indivíduos, trazendo um volume considerável de informações sobre respostas a determinadas condições, sejam elas individuais (p. ex., como a alteração de um gene pode levar ao desenvolvimento de hipertensão) ou populacionais (p. ex., de que forma o poli-morfismo de um gene influencia nos valores de pressão arterial ou na resposta a um fármaco). Contudo, os novos conhecimentos obtidos nos últimos anos com os estudos epigenéticos expõem um novo lado do conhecimento ainda a ser explorado. Talvez esta nova fase da biologia molecular seja muito benéfica na melhor compreensão das diferenças individuais ou populacionais a fármacos ou mudanças no estilo de vida. Esta individualização do tipo de resposta fisiológica ou patológica abre caminho para a compreensão de conceitos de sistemas biológicos integrados e para terapias personalizadas no futuro.

Referências bibliográficas

1. Roberts R, Gollob M. Molecular cardiology and genetics in the 21st century – A primer. Curr Probl Cardiol. 2006;31:637-701.
2. Pasipoularides A. Implementing genome-driven personalized cardiology in clinical practice. J Mol Cell Cardiol. 2018;115:142-57.
3. Jain KK. Personalized management of cardiovascular disorders. Med Princ Pract. 2017;26:399-414.

4. Pasipoularides A. Genomic translational research: paving the way to individualized cardiac functional analyses and personalized cardiology. Int J Cardiol. 2017;230:384-401.

5. Sun Z. Overview of recent advances in molecular cardiology. Can J Cardiol. 2006;22(3):235-40.

6. Corella D, Ordovas JM. Basic concepts in molecular biology related to genetics and epigenetics. Rev Esp Cardiol (Engl Ed). 2017;70(9):744-53.

7. Sun Z, Cade R, Zhang Z, Alouidor J, Van H. Angiotensinogen gene knockout delays and attenuates cold-induced hypertension. Hypertension. 2003;41:322-7.

8. Choy L, Yeo JM, Tse V, Chan SP, Tse G. Cardiac disease and arrhythmogenesis: mechanistic insights from mouse models. Int J Cardiol Heart Vasc. 2016;12:1-10.

9. Hamawaki M, Coffman TM, Lashus A, Koide M, Zile MR, Oliverio MI, et al. Pressure-overload hypertrophy is unabated in mice devoid of AT1A receptor. Am J Physiol. 1998;274(3 Pt 2):H868-73.

10. Sun Z, Wang X, Wood CE, Cade JR. Genetic AT1A receptor deficiency attenuates cold-induced hypertension. Am J Physiol Regul Integr Comp Physiol. 2005;288:R433-9.

11. Ohtani S, Fujiwara H, Hasegawa K, Doyama K, Inada T, Tanaka M, et al. Up-regulated expression of angiotensin II type 1 receptor gene in human pathologic hearts. J Card Fail. 1997;3(4):303-10.

12. Chen J, Goodchild TT, Brott BC, Li J, King SB 3rd, Chronos N, et al. Microarray applications in occlusive vascular disease. Cardiovasc Hematol Agents Med Chem. 2011;9(2):84-94.

13. Grant SF, Hakonarson H. Microarray technology and applications in the arena of genome-wide association. Clin Chem. 2008;54:1116-24.

14. King JY, Ferrara R, Tabibiazar R, Spin JM, Chen MM, Kuchinsky A, et al. Pathway analysis of coronary atherosclerosis. Physiol Genomics. 2005;23(1):103-18.

15. Liu L, Liu Y, Liu C, Zhang Z, Du Y, Zhao H. Analysis of gene expression profile identifies potential biomarkers for atherosclerosis. Mol Med Rep. 2016;14(4):3052-8.

16. Krege JH, John SW, Langenbach LL, Hodgin JB, Hagaman JR, Bachman ES, et al. Male-female differences in fertility and blood pressure in ACE-deficient mice. Nature. 1995;375(6527):146-8.

17. Krege JH, Kim HS, Moyer JS, Jennette JC, Peng L, Hiller SK, et al. Angiotensin-converting enzyme gene mutations, blood pressures, and cardiovascular homeostasis. Hypertension. 1997;29(1 Pt 2):150-7.

18. Pereira AC, Mota GA, Benseñor I, Lotufo PA, Krieger JE. Effect of race, genetic population structure, and genetic models in two-locus association studies: clustering of functional renin-angiotensin system gene variants in hypertension association studies. Braz J Med Biol Res. 2001;34(11):1421-8.

19. Evangelista FS, Krieger JE. Small gene effect and exercise training-induced cardiac hypertrophy in mice: an Ace gene dosage study. Physiol Genomics. 2006;27(3):231-6.

20. Silva GJ, Moreira ED, Pereira AC, Mill JG, Krieger EM, Krieger JE. ACE gene dosage modulates pressure-induced cardiac hypertrophy in mice and men. Physiol Genomics. 2006;27(3):237-44.

21. Ceroni A, Moreira ED, Mostarda CT, Silva GJ, Krieger EM, Irigoyen MC. Ace gene dosage influences the development of renovascular hypertension. Clin Exp Pharmacol Physiol. 2010;37(4):490-5.

22. Lacchini S, Heimann AS, Evangelista FS, Cardoso L, Silva GJ, Krieger JE. Cuff-induced vascular intima thickening is influenced by titration of the Ace gene in mice. Physiol Genomics. 2009;37(3):225-30.

23. Kessler SP, Hashimoto S, Senanayake PS, Gaughan C, Sen GC, Schnermann J. Nephron function in transgenic mice with selective vascular or tubular expression of Angiotensin-converting enzyme. J Am Soc Nephrol. 2005;16(12):3535-42.

24. Shen XZ, Xiao HD, Li P, Billet S, Lin CX, Fuchs S, et al. Tissue specific expression of angiotensin converting enzyme: a new way to study an old friend. Int Immunopharmacol. 2008;8(2):171-6.

25. Atasheva S, Shayakhmetov DM. Adenovirus sensing by the immune system. Curr Opin Virol. 2016;21:109-13.

26. Kohn DB. Gene therapy for blood diseases. Curr Opin Biotechnol. 2018;60:39-45.

27. Broughton KM, Wang BJ, Firouzi F, Khalafalla F, Dimmeler S, Fernandez-Aviles F, et al. Mechanisms of cardiac repair and regeneration. Circ Res. 2018;122(8):1151-63.

28. Braga LM, Rosa K, Rodrigues B, Malfitano C, Camassola M, Chagastelles P, et al. Systemic delivery of adult stem cells improves cardiac function in spontaneously hypertensive rats. Clin Exp Pharmacol Physiol. 2008;35(2):113-9.

29. Nakamuta JS, Danoviz ME, Marques FL, dos Santos L, Becker C, Gonçalves GA, et al. Cell therapy attenuates cardiac dysfunction post myocardial infarction: effect of timing, routes of injection and a fibrin scaffold. PLoS One. 2009;4(6):e6005.

30. de Macedo Braga LM, Lacchini S, Schaan BD, Rodrigues B, Rosa K, De Angelis K, et al. In situ delivery of bone marrow cells and mesenchymal stem cells improves cardiovascular function in hypertensive rats submitted to myocardial infarction. J Biomed Sci. 2008;15(3):365-74.

31. Danoviz ME, Nakamuta JS, Marques FL, dos Santos L, Alvarenga EC, dos Santos AA, et al. Rat adipose tissue-derived stem cells transplantation attenuates cardiac dysfunction post infarction and biopolymers enhance cell retention. PLoS One. 2010;5(8):e12077.

32. Gowdak LH, Schettert IT, Baptista E, Lopes NL, Rochitte CE, Vieira ML, et al. Intramyocardial injection of autologous bone marrow cells as an adjunctive therapy to incomplete myocardial revascularization--safety issues. Clinics (Sao Paulo). 2008;63(2):207-14.

33. Gowdak LH, Schettert IT, Rochitte CE, Lisboa LA, Dallan LA, César LA, et al. Early increase in myocardial perfusion after stem cell therapy in patients undergoing incomplete coronary artery bypass surgery. J Cardiovasc Transl Res. 2011;4(1):106-13.

34. Xia H, Mao Q, Paulson H, Davidson BL. siRNA-mediated gene silencing in vitro and in vivo. Nat Biotechnol 2002;20:1006-10.

35. Khalil CA. The emerging role of epigenetics in cardiovascular disease. Ther Adv Chronic Dis. 2014;5(4):178-87.

36. Kelsey G, Feil R. New insights into establishment and maintenance of DNA methylation imprints in mammals. Philos Trans R Soc Lond B Biol Sci. 2013;368(1609):20110336.

37. Wilson A. Epigenetic regulation of gene expression in the inflammatory response and relevance to common diseases. J Periodontol. 2008;79:1514-9.

38. Davis FM, Gallagher K. Epigenetic mechanisms in monocytes/macrophages regulate inflammation in cardiometabolic and vascular disease. Arterioscler Thromb Vasc Biol. 2019;39(4):623-34.

39. Yan ZQ, Yao QP, Zhang ML, Qi YX, Guo ZY, Shen BR, et al. Histone deacetylases modulate vascular smooth muscle cell migration induced by cyclic mechanical strain. J Biomech. 2009;42(7):945-9.

40. Habibian J, Ferguson BS. The crosstalk between acetylation and phosphorylation: emerging new roles for HDAC inhibitors in the heart. Int J Mol Sci. 2018;20(1):pii: E102.

41. Schiattarella GG, Sannino A, Toscano E, Cattaneo F, Trimarco B, Esposito G, et al. Cardiovascular effects of histone deacetylase inhibitors epigenetic therapies: Systematic review of 62 studies and new hypotheses for future research. Int J Cardiol. 2016;219:396-403.

42. Viereck J, Thum T. Circulating noncoding RNAs as biomarkers of cardiovascular disease and injury. Circ Res. 2017;120:381-99.

43. Vacchi-Suzzi C, Hahne F, Scheubel P, Marcellin M, Dubost V, Westphal M, et al. Heart structure-specific transcriptomic atlas reveals conserved microRNA-mRNA interactions. PLoS One. 2013;8(1):e52442.

Síndromes genéticas e cardiopatias

Débora Romeo Bertola
Lilian Maria José Albano
Chong Ae Kim

Pontos-chave

- Em uma síndrome genética, as múltiplas malformações estão patogeneticamente relacionadas ou apresentam uma etiologia genética ou teratológica definida.
- Doenças de etiologia complexa constituem um conjunto de doenças em que fatores ambientais interagem com fatores genéticos para o desenvolvimento do fenótipo.
- As aberrações cromossômicas dividem-se em numéricas e estruturais. As numéricas ocorrem por alteração no número dos cromossomos autossômicos ou sexuais e as estruturais resultam de uma quebra seguida de uma reconstituição em uma combinação alterada.
- Doenças monogênicas decorrem de alteração em um gene, podendo ser autossômicas, ligadas ao X ou ligadas ao Y.
- O aperfeiçoamento das técnicas citogenéticas moleculares e de genética molecular permitiu a identificação de outros mecanismos etiopatogênicos das doenças genéticas, além das aberrações cromossômicas, das doenças monogênicas ou mendelianas e das doenças de etiologia complexa ou multifatoriais, reconhecendo-se, a partir da aplicação dessas modernas técnicas, formas de heranças não clássicas, como microdeleções e microduplicações, mosaicismo, dissomia uniparental, "*imprinting*" e mitocondrial, entre outras; e a identificação de diversos genes a partir do sequenciamento de nova geração.
- A inclusão de um capítulo contendo as síndromes genéticas que cursam com cardiopatia tem como escopo fundamental a capacitação dos especialistas no trato dessas doenças relativamente comuns na prática clínica, para o estabelecimento de um diagnóstico definitivo e um manejo mais adequado.
- Os avanços tecnológicos da genética nas últimas décadas permitiram que mecanismos etiopatogênicos de determinadas síndromes, antes pouco evidentes ou mesmo desconhecidos, fossem elucidados, contribuindo sobremaneira para a prevenção, o diagnóstico e o tratamento de determinandos distúrbios genéticos.
- Além disso, a disponibilidade de testes específicos para algumas doenças genéticas propicia um aconselhamento genético mais adequado, na medida em que o geneticista, em conjunto com a equipe multidisciplinar destinada a cuidar desses indivíduos, pode dispor dessas ferramentas para melhor delinear os riscos de recorrência para uma eventual futura prole.

Introdução

A genética médica adquiriu grande notoriedade nos últimos tempos, especialmente após o desenvolvimento do Projeto Genoma Humano, cujo objetivo era decifrar o código genético humano. A partir desse estudo, ficou estabelecido que o número de genes em cada célula do organismo é de aproximadamente 20 mil. Na busca incansável pelo conhecimento dos genes responsáveis por doenças genéticas, boa parte deles já pôde ser identificada.

Os genes, como sequências de DNA, localizam-se ao longo dos cromossomos, nos núcleos das células. O ser humano possui 46 cromossomos, sendo 22 pares de cromossomos não sexuais, denominados autossomos, e um par de cromossomos sexuais (XX na mulher e XY no homem). O local do gene, no cromossomo, denomina-se loco e as formas alternativas do gene nesse loco recebem o nome de alelos.[1]

As anomalias congênitas únicas subdividem-se em malformações, deformidades, disrupções e displasias; e as múltiplas, em síndromes, sequências e associações.

Nas malformações há um erro morfogenético primário resultando em uma anormalidade intrínseca que pode variar de leve a letal, dependendo do comprometimento orgânico resultante. Por outro lado, as deformidades resultam de um fator extrínseco – e não intrínseco, como nas malformações –, que compromete estruturas embriologicamente bem desenvolvidas. Insuficiência vascular, trauma ou teratógenos levam às disrupções.

Três ou mais malformações maiores associadas ou não a defeitos menores constituem as anomalias múltiplas. Em uma síndrome, as múltiplas malformações estão patogeneticamente relacionadas ou apresentam uma etiologia genética definida, diferentemente do que ocorre na associação, em que essa identificação não é possível.

A sequência de Pierre-Robin ilustra seu mecanismo etiopatogênico. Há um evento inicial causal: a hipoplasia mandibular dificulta a migração dos processos palatinos laterais pela interposição da língua, que impede esse processo migratório e resulta na formação de uma fissura palatina e glossoptose. É importante salientar que as sequências podem ocorrer de forma isolada ou não. Na segunda eventualidade, ela pode fazer parte de uma síndrome. Assim, a sequência de Pierre-Robin de forma isolada ocorre em apenas 17% dos casos, merecendo destaque as seguintes síndromes na forma não isolada ou sindrômica: a síndrome de Stickler, presente em 34% dos casos sindrômicos, a síndrome velocardiofacial, em 11 a 15%, e a síndrome de alcoolização fetal, em 10%.[2]

Nas associações, as diversas malformações ocorrem simultaneamente com uma frequência maior do que a esperada pelo acaso. Como exemplos, tem-se a associação VATER (V = anomalia vertebral, A = atresia anal, T = fístula traqueoesofágica, E = atresia de esôfago e R = anomalia renal e/ou defeitos radiais). Esse acrônimo foi expandido pela presença de dois outros achados frequentes: cardiopatia e anomalias do eixo radial (VACTERL). As alterações cardíacas são as mais comuns e podem ser de qualquer natureza e gravidade.

Algumas vezes, a separação entre síndrome, associação e sequência não é nítida. Essa dificuldade ficou claramente visível no histórico da associação CHARGE, acrônimo para **C**oloboma ocular, *Heart defects* (defeitos cardíacos), **A**tresia de coana, **R**etardo de crescimento e/ou desenvolvimento, anomalias **G**enitourinárias e *Ear abnormalities* (anomalias de orelha). Recentemente, essa associação foi reconhecida como síndrome, decorrente de variantes em heterozigose no gene *CHD7*. Embora haja uma ampla variedade de anomalias cardíacas encontradas nos pacientes com a síndrome CHARGE, defeitos conotruncais, particularmente a tetralogia de Fallot, são recorrentes.[3,4] Convém ainda ressaltar que, antes de se formular um diagnóstico definitivo de associação, é necessário proceder a uma investigação cuidadosa, uma vez que esse diagnóstico deve ser de exclusão.

As doenças genéticas de herança tradicional dividem-se em três grandes grupos principais, quanto à sua etiologia:

- Doenças de etiologia complexa (multifatoriais).
- Aberrações cromossômicas.
- Doenças monogênicas (mendelianas).

As diferentes cardiopatias distribuem-se nos três grupos clássicos descritos. A maioria dos defeitos cardíacos congênitos apresenta uma herança multifatorial (80%); 2% devem-se a fatores ambientais; 10%, a aberrações cromossômicas, incluindo as microdeleções do cromossomo 22q11, responsáveis por 5% das doenças cardíacas congênitas; e 3%, a doenças monogênicas.[5]

Doenças de etiologia complexa

Constituem um conjunto de doenças em que fatores ambientais interagem com fatores genéticos para o desenvolvimento do fenótipo.

A maioria das doenças cardiovasculares do adulto, incluindo hipertensão arterial sistêmica e aterosclerose, assim como diabete melito e obesidade, apresenta esse padrão de herança. As anomalias congênitas do coração e dos grandes vasos são as mais frequentes entre as malformações congênitas graves e apresentam alta mortalidade no primeiro ano de vida. Vários estudos, realizados em populações específicas, têm mostrado uma incidência entre 2 e 10 por 1.000 nascidos vivos.[6]

A maior parte dos defeitos cardíacos congênitos isolados apresenta uma etiologia complexa ou multifatorial. Nesse grupo de doenças, o risco de recorrência depende do sexo do afetado, da gravidade do defeito, do número de afetados na família, do grau de parentesco com o afetado e da presença ou não de consanguinidade na família. O risco de recorrência nem sempre representa um resultado fidedigno e baseia-se em estudos populacionais (risco empírico) de onde se extrai a probabilidade de acometimento para o caso concreto.[1,7]

Aberrações cromossômicas

Ocorrem em 1:160 nativivos e dividem-se em numéricas e estruturais. As aberrações numéricas são as mais comuns (60%) e podem ocorrer por alteração nos cromossomos autossomos (p. ex., trissomia 21, 18 e 13) ou nos sexuais (monossomia do cromossomo X). As aberrações estruturais resultam de uma quebra seguida de uma reconstituição em uma combinação alterada. Elas são menos comuns (40%) que as aberrações numéricas, ocorrendo em 1:375 nascimentos. Os rearranjos podem ser equilibrados (complemento normal da informação genética) ou não equilibrados (perda e/ou excesso de material genético).

O diagnóstico das aberrações cromossômicas é feito pelo exame do cariótipo com bandas, procedido, em geral, em cultura de células do sangue periférico. A técnica de bandamento mais comum utiliza a coloração por Giemsa (banda G).[8]

Recentemente, têm sido utilizadas técnicas na tentativa de se identificar rearranjos cromossômicos menores, não visualizados pelo cariótipo, como hibridação *in situ* por fluorescência (FISH), *multiplex ligation probe-dependent amplification* (MLPA) e *arrays* genômicos (CGH ou SNP *array*). Assim, a constatação de uma etiologia cromossômica em pacientes com dismorfismos fenotípicos evidentes e cariótipo normal tem sido possível, na atualidade, a partir dessas novas aquisições metodológicas.[1]

Diversas aberrações cromossômicas cursam com defeitos cardíacos, e as mais frequentes serão discutidas a seguir.

Trissomias

Trissomia do cromossomo 21 ou síndrome de Down

Com frequência estimada em 1 a cada 800 nascimentos, a síndrome de Down é considerada a anomalia cromossômica mais comum entre os nativivos e a mais frequentemente associada a defeitos cardíacos. Caracteriza-se por atraso do desenvolvimento neuropsicomotor (DNPM) e deficiência intelectual moderada, braquicefalia, fácies com inclinação superior das fendas palpebrais, pregas epicânticas, ponte nasal deprimida, língua protrusa, orelhas pequenas, excesso de pele na nuca, displasia do quadril, prega palmar única, aumento da distância entre os háluces e os demais artelhos (Figura 1).[8,9]

Os defeitos cardíacos ocorrem em quase 50% das crianças afetadas, contribuindo como a principal causa de mortalidade. Os mais frequentes são: defeito de septo atrioventricular – AV (30 a 49%); comunicação interventricular – CIV (33%); comunicação interatrial – CIA (10%); tetralogia de Fallot (6%).[10,11]

A expectativa de vida dos portadores aumentou nas últimas décadas para 60 anos. O risco de mortalidade durante a lactância é maior em decorrência da presença de defeitos cardíacos, leucemia e doenças respiratórias. Assim, a sobrevivência até 1 ano de idade para afetados com defeitos cardíacos é de 76,3%; até 5 anos, de 61,8%; até 10 anos, de 57,1%; até 20 anos, de 53,1%; e até 30 anos, de 49,9%. Entretanto, para aqueles sem defeitos cardíacos, essas cifras são, respectivamente para as mesmas idades, de 90,7; 87,2; 81,9 e 79,2%.[11]

A correção cirúrgica das cardiopatias graves nesses pacientes é um fator importante para uma maior sobrevida e melhor qualidade de vida. No indivíduo adulto, embora a maioria com cardiopatia evolua bem, alguns podem requerer reabordagem cirúrgica, e comorbidades, como hipertensão pulmonar e arritmias, além da presença de prolapso da valva mitral e regurgitação aórtica, podem ser observadas. Outros fatores que contribuem para a morbidade e mortalidade incluem a doença de Alzheimer e alterações do sistema imunológico.[10,11]

Trissomia do cromossomo 18 ou síndrome de Edwards

Na síndrome de Edwards, cuja frequência estimada é de 1:6.000 nascimentos, observam-se as seguintes características: baixo peso ao nascimento, sucção débil, hipotonia seguida de hipertonia, retardo de crescimento e do desenvolvimento acentuados, occipício proeminente, orelhas displásicas e de implantação baixa, esterno curto, mãos fechadas com sobreposição dos dedos, pés em cadeira de balanço e háluces dorsifletidos (Figura 2). As anomalias cardíacas ocorrem em mais de 80% dos afetados, sendo a CIV perimembranosa, a CIA, o defeito do septo AV e a coarctação da aorta as mais frequentes. Anomalias cardíacas complexas estão presentes em 10% dos casos.[8,12,13]

O prognóstico é bastante reservado pela presença de diversas malformações associadas (mais de 150 anomalias já foram descritas): 50% dos afetados morrem na primeira semana de vida, e grande parte dos restantes, nos 12 meses seguintes de vida. Somente 5 a 10% sobrevivem além do primeiro ano e, em geral, apresentam deficiência intelectual grave. Entretanto, alguns afetados com sobrevida prolongada são capazes de interagir com seus familiares mostrando melhor DNPM comparados aos demais. Dessa forma, o manejo clínico-cirúrgico tem sido objeto de calorosas discussões, e medidas para prolongar a vida dos pacientes, antes desaconselhadas, atualmente são tomadas em consonância com a vontade dos familiares.[12]

Trissomia do cromossomo 13 ou síndrome de Patau

A tríade característica – microftalmia, lábio leporino/fenda palatina e polidactilia – encontra-se presente em 70% dos

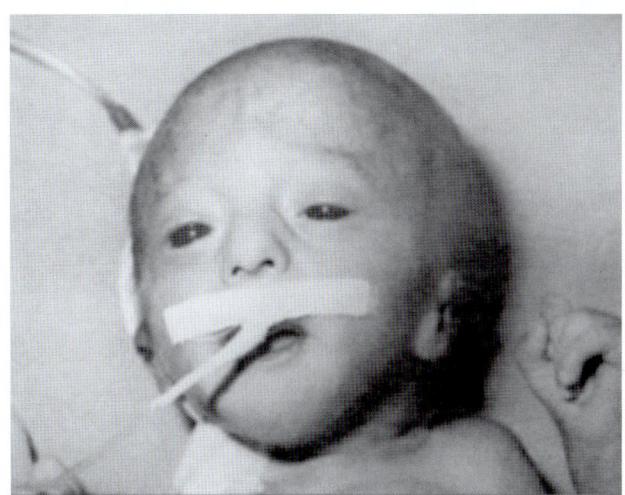
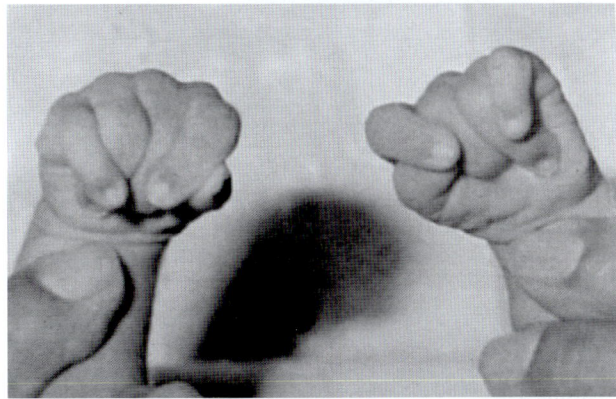

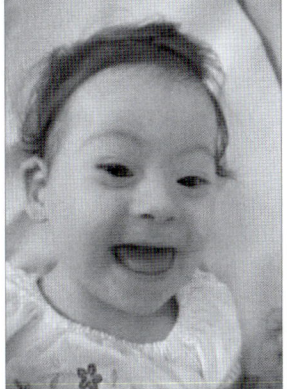
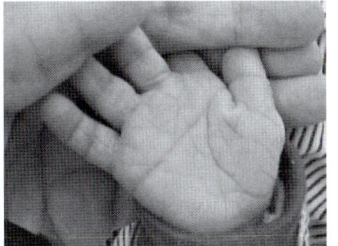

Figura 1   Síndrome de Down.

Figura 2   Síndrome de Edwards (T 18).

pacientes com a síndrome de Patau, cuja frequência é estimada em 1 a cada 12 mil nascimentos (Figura 3A a C). Outros achados são comumente observados, como presença de baixo peso ao nascimento, retardo de crescimento e do desenvolvimento e aplasia cútis na região parieto-occipital. Diversos outros órgãos e sistemas também são acometidos, como o sistema nervoso central (microcefalia, holoprosencefalia, alterações cerebelares, agenesia do corpo caloso e hidrocefalia), o sistema digestivo (má rotação intestinal, anomalias do baço, displasia do pâncreas e divertículo de Meckel) e o sistema urogenital (rins policísticos, duplicação da pelve renal ou ureter, hidronefrose, hidroureter, disgenesia ovariana, criptorquia). As malformações cardíacas ocorrem em aproximadamente 60% dos casos, e as mais frequentes são constituídas por defeitos septais (CIV, especialmente infundibular, e CIA) e a tetralogia de Fallot.

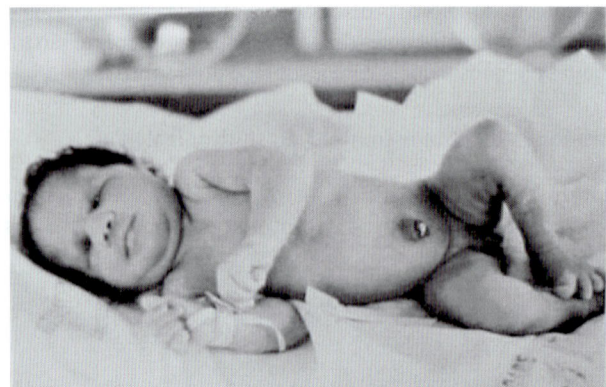
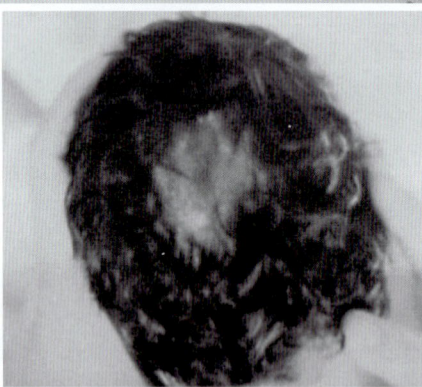
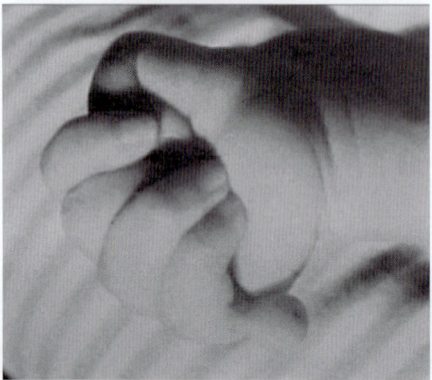

Figura 3   Síndrome de Patau (T 13).

Assim como na trissomia 18, os pacientes afetados pela trissomia do cromossomo 13 também apresentam um prognóstico reservado, com sobrevida diminuída, e apenas 12% dos pacientes sobrevive até um 1 de idade.[8,13]

Risco de recorrência nas trissomias

O risco de aparecimento da síndrome de Down está diretamente relacionado à idade materna avançada. A trissomia livre do cromossomo 21 ocorre em torno de 95% dos casos, com risco de recorrência para uma futura prole do casal de 1% em mulheres jovens. Esse mesmo mecanismo, ou seja, não disjunção na divisão celular na formação dos gametas (trissomia livre), é observado em 80% dos afetados por trissomia do cromossomo 13 ou do 18.

Nos casos mais raros, em que se detecta uma translocação, o estudo cromossômico dos pais é indicado, uma vez que o risco de recorrência aumenta na translocação herdada, podendo chegar até 100%, como no caso dos portadores da translocação 21/21.

A presença em um indivíduo ou tecido de uma linhagem celular normal e uma linhagem celular com trissomia, provenientes de um mesmo zigoto, configura um mosaicismo. Nessa eventualidade, o quadro clínico pode ter uma expressão parcial do fenótipo, com risco de recorrência desprezível.[1]

Monossomias

Monossomia parcial do braço curto do cromossomo 4 ou síndrome Wolf-Hirschhorn

A deleção da porção distal do braço curto do cromossomo 4 (4p16.3), também conhecida como del 4p ou 4p⁻, exibe uma predileção pelo sexo feminino de 2:1 e uma frequência estimada de um a cada 50 mil nascimentos. Caracteriza-se por déficit de crescimento pré e pós-natal, microcefalia, atraso do DNPM, deficiência intelectual grave, hipotonia, crises convulsivas, dismorfismos faciais (glabela proeminente e hipertelorismo ocular, lembrando um capacete grego, estrabismo, epicanto, filtro curto, fenda palatina e/ou lábio leporino, rima bucal voltada para baixo, micrognatia, apêndices e/ou fossetas pré-auriculares, orelhas displásicas), prega palmar única, criptorquia, hipospadia, fosseta sacral, pés tortos e unhas hiperconvexas (Figura 4).[8]

Os defeitos cardíacos estão presentes em 50% dos afetados, principalmente os septais (CIA e CIV), a estenose pulmonar e a persistência do ducto arterioso, associado com insuficiência aórtica.[14]

Na maioria dos casos, a deleção envolve de um terço a dois terços do braço curto do cromossomo 4, mas a região crítica determinante do fenótipo é a 4p16.3. Em alguns casos, a deleção é submicroscópica e o estudo cromossômico com banda G normal. Nessa situação, a deleção pode ser detectada pelas técnicas de FISH, MLPA ou *array* genômico. A maioria dos indivíduos apresenta apenas a deleção terminal em 4p, mas, em uma porcentagem considerável, um rearranjo cromossômico mais complexo pode ser identificado,

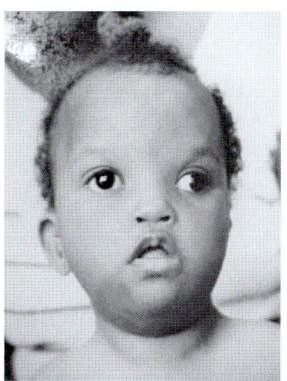

Figura 4   Deleção 4p.

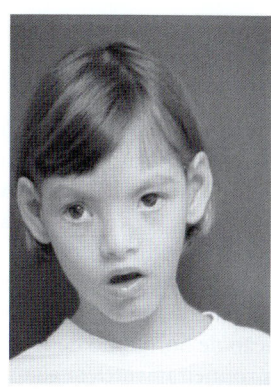

Figura 5   Síndrome de cri-du-chat (5p⁻).

normalmente requerendo o emprego de técnicas clássicas e de citogenômica.

A detecção da deleção 4p requer o estudo cromossômico dos pais, uma vez que, em cerca de 15% dos casos, um dos progenitores apresenta uma translocação equilibrada, aumentando o risco de recorrência para uma futura prole do casal.[8,14]

Monossomia parcial do braço curto do cromossomo 5 ou síndrome do *cri du chat*

A frequência estimada da deleção 5p ou 5p⁻ varia de um a cada 15 mil a um a cada 50 mil nascimentos. Caracteriza-se por um choro fraco e agudo, semelhante a um miado de gato, de onde decorre a denominação de síndrome do miado de gato. Há retardo de crescimento e do desenvolvimento importante, apresentando ainda microcefalia, fácies redonda com hipertelorismo ocular, inclinação inferolateral das fendas palpebrais, epicanto, orelhas rodadas posteriormente, apêndices pré-auriculares, ponte nasal alargada, micrognatia e maloclusão dentária. Anomalias esqueléticas e gastrointestinais e lesões lábio-palatais também podem ser observadas (Figura 5). Defeitos cardíacos diversos estão presentes em 30 a 50% dos casos.[8,15]

A deleção parcial do braço curto do cromossomo 5 pode ser terminal ou interstcial, envolvendo a região 5p15.2-p15.3. À semelhança da deleção do 4p⁻, essa deleção ocorre *de novo* em 85% dos casos.[15]

No Brasil, dispõe-se de uma entidade multidisciplinar sem fins lucrativos – Núcleo de Aconselhamento e Pesquisa Cri du Chat – criada por iniciativa de um grupo de pais, com o objetivo de apoiar e orientar os portadores da síndrome de *cri du chat* e seus respectivos familiares (http://www.portal-criduchat.com.br).

Síndrome de Turner

A síndrome de Turner, também conhecida como síndrome de Ullrich-Turner ou de Bonnevie-Ullrich-Turner, ou ainda monossomia do cromossomo X, decorre da deficiência parcial ou completa do cromossomo X em um fenótipo feminino. A incidência é estimada em 1:5.000 meninas. Carac-

teriza-se por baixa estatura, orelhas proeminentes, prega epicântica, palato alto e estreito, implantação baixa de cabelos na nuca, pescoço curto e alado, tórax largo com mamilos afastados e hipoplásicos, cúbito valgo, quartos metacarpianos e/ou metatarsianos curtos (braquidactilia tipo E), unhas hipoplásicas e/ou hiperconvexas, linfedema transitório de mãos e de pés, nevos pigmentados em número excessivo e disgenesia gonadal (Figura 6). As anomalias renais estruturais ocorrem com certa frequência, observando-se rins em ferradura nos cariótipos 45,X, em 45 a 60% dos casos.[8]

Aproximadamente 99% dos embriões e fetos acometidos tem morte intrauterina, contrastando com a relativa benignidade da evolução dos afetados que sobrevivem.

Entre os defeitos cardiovasculares, a presença de uma anomalia cardíaca estrutural é observada em 56% dos casos, com destaque para a valva aórtica bicúspide (39%) e a coartação da aorta (21%). Estudos avaliando o diâmetro da aorta ascendente detectaram uma dilatação em um terço dos casos, sendo que a grande maioria apresentava uma valvar aórtica bicúspide. Os achados cardíacos congênitos e adquiridos na síndrome de Turner têm gerado uma atenção maior dos especialistas, uma vez que podem comprometer a sobrevida dessas pacientes. Dessa forma, recomedações foram estabelecidas para a realização de ecocardiograma ou ressonância magnética do coração em todas as pacientes no

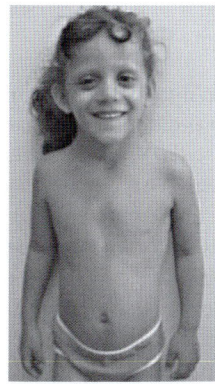

Figura 6   Síndrome de Turner.

momento do diagnóstico e posteriormente em períodos específicos, na ausência de anomalias cardíacas no exame realizado inicialmente.[16,17]

A síndrome deve ser suspeitada em toda menina com baixa estatura e/ou amenorreia primária. Embora a monossomia do cromossomo X seja a alteração cromossômica mais frequente na síndrome de Turner, deleções do braço curto, assim como alterações estruturais, entre elas o isocromossomo do braço longo do cromossomo X, podem ocorrer. Além disso, vários tipos de mosaicismo também são observados.[8]

A administração de hormônio de crescimento exógeno tem sido utilizada rotineiramente em alguns centros, embora não haja evidências de deficiência desse hormônio na síndrome. A terapia de reposição hormonal também é preconizada, uma vez que apenas 10% das meninas com cariótipo 45,X entrarão em puberdade de forma espontânea.[17]

Síndromes de microdeleções/microduplicações

Algumas síndromes genéticas estão associadas a deleções ou duplicações muito pequenas, menores que 5 a 10 milhões de pares de bases (Mb), não detectáveis pelo estudo cromossômico tradicional com bandas. O fenótipo dessas síndromes de microdeleções pode ser atribuído à haploinsuficiência de múltiplos genes contíguos presentes na região deletada.

O diagnóstico dessas doenças requer o emprego de técnicas de citogenética molecular, como o FISH, MLPA ou *array* genômico.[1]

Nas últimas décadas, o *array* genômico tem sido uma técnica cada vez mais utilizada para identificar alterações não equilibradas, com uma positividade superior ao cariótipo convencional, 20 a 30% contra 6%, respectivamente. Em 2010, foi considerado por um consenso de especialistas como o teste de escolha a ser empregado em primeiro lugar em crianças que apresentam uma causa não identificada de atraso do DNPM/deficiência intelectual, transtorno do espectro autista ou malformações congênitas múltiplas.[18] No caso de uma hipótese clínica específica, testes genômicos mais restritos a uma área cromossômica específica podem ser empregados, como o FISH ou MLPA.

A seguir, são descritas as prinicipais síndromes de microdeleções.

Síndrome de Williams-Beuren

A síndrome de Williams-Beuren é uma síndrome de genes contíguos, com incidência estimada entre 1:10.000 e 1:23.000 crianças nascidas vivas. Descrita por Williams et al., na Nova Zelândia, em 1961, e por Beuren e sua equipe em 1962, na Alemanha, tem como principais achados clínicos: dismorfismos faciais (intumescência periorbitária, aspecto estrelado da íris, ponte nasal deprimida, narinas antevertidas, filtro longo e lábios grossos), cardiopatia congênita, atraso de DNPM, personalidade alegre e amigável, deficiência mental leve a moderada, hiperacusia, déficit de crescimento, anormalidades oculares (principalmente estrabismo), anormalidades renais, urinárias e esqueléticas (Figura 7). Ocasional-

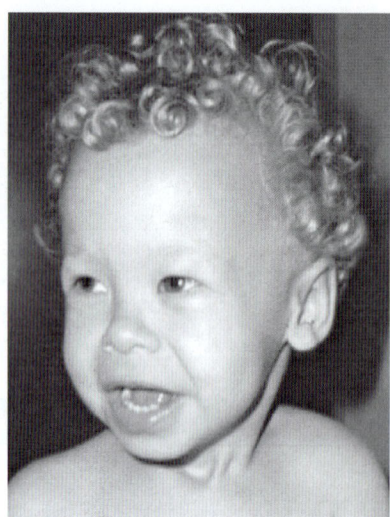

Figura 7   Síndrome de Williams-Beuren.

mente, as crianças afetadas apresentam hipercalcemia transitória, com níveis elevados de cálcio no sangue na lactância.[19,20]

As anomalias cardiovasculares ocorrem em 80% dos afetados. A estenose aórtica supravalvar é o defeito cardíaco mais frequente (55% dos casos), sendo muitas vezes progressiva e requerendo intervenção cirúrgica. A estenose das artérias pulmonares periféricas está frequentemente presente na lactância e tende a melhorar com o passar dos anos. A coartação da aorta, a estenose da artéria renal e a hipertensão arterial sistêmica são complicações que também podem ocorrer. Portanto, uma avaliação cardiovascular e o monitoramento da pressão arterial sistêmica devem ser realizados periodicamente, mesmo na ausência de qualquer anormalidade cardíaca detectada. Na presença de hipertensão arterial sistêmica, faz-se necessária a investigação de estenose da artéria renal, uma vez que, sendo detectada, o uso de inibidores da enzima conversora de angiotensina deve ser evitado.[20]

Mais de 28 genes já foram identificados na região do braço longo do cromossomo 7 (7q11.23) em que se dá a microdeleção. Entre eles, o gene *ELN* codifica a proteína estrutural elastina, que constitui um importante componente das fibras elásticas encontradas no tecido conjuntivo de diversos órgãos, incluindo a parede das artérias. Como consequência, a haploinsuficiência desse gene está implicada na gênese da estenose que pode ocorrer em qualquer artéria do organismo.

A grande maioria dos pacientes (90%) apresenta uma microdeleção de 1,55 Mb, e cerca de 8% apresenta uma microdeleção de 1,84 Mb, ambas típicas da síndrome de Williams-Beuren. Em 2% dos pacientes há uma microdeleção maior ou menor do que esse tamanho e são consideradas como atípicas.

A técnica de FISH tem se mostrado altamente eficiente para a detecção da microdeleção nos afetados pela síndrome de Williams, sendo considerado um excelente exame para a confirmação diagnóstica (Figura 8). Atualmente, a técnica de MLPA tem sido muito eficaz para detecção de microdeleções tanto típicas quanto atípicas.

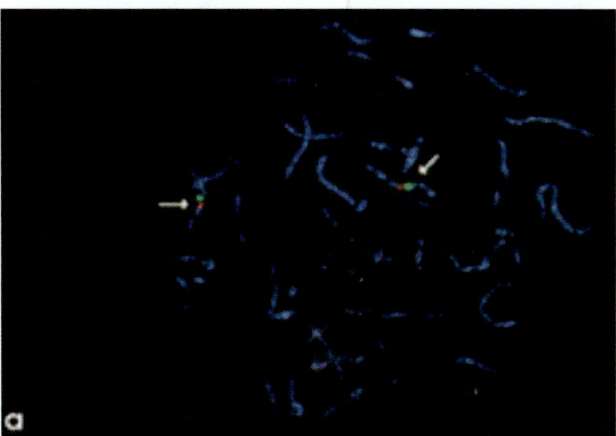

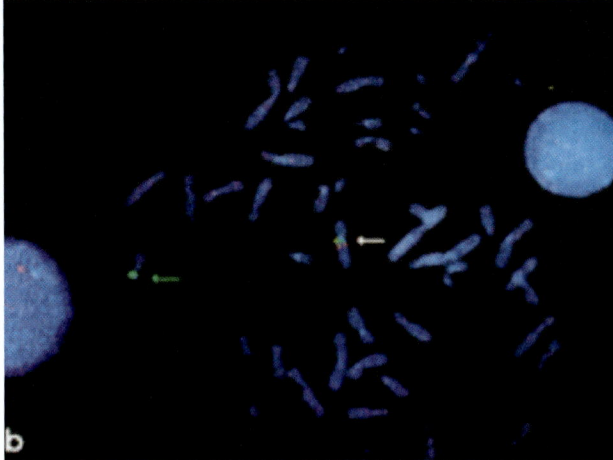

Figura 8 Fotografia do teste de *FISH* mostrando metáfase. A: presença de dois sinais vermelhos (gene da elastina) e dois sinais verdes (marcadores do cromossomo 7), portanto, sem deleção (*FISH* negativo); B: presença de dois sinais verdes e apenas um sinal vermelho, portanto, com deleção (*FISH* positivo).

Na maioria das vezes, a ocorrência dessa síndrome é esporádica. No entanto, casos familiais já foram descritos, seguindo, portanto, um modelo de herança autossômico dominante, em que um dos genitores é afetado e o risco de recorrência para uma futura prole do casal é de 50%.[19,20]

Em 2002, em São Paulo, foi fundada a Associação Brasileira da Síndrome de Williams, entidade sem fins lucrativos e de cunho eminentemente social, que elenca entre os seus objetivos a promoção e a integração dos portadores da síndrome de Williams na sociedade, orientando pais, familiares, profissionais e pesquisadores (http://www.swbrasil.rg3.net).

Deleção do 22q11.2

A deleção 22q11.2 é uma microdeleção particularmente comum, com incidência estimada entre 1:1.000 e 1:2.000 nascimentos. A deleção geralmente se expande por 3 Mb, região onde pelo menos 30 genes já foram mapeados.

Até o presente, não foi possível estabelecer se essa deleção constitui uma síndrome de genes contíguos (manifestações diferentes causadas por genes diversos) ou se a maioria

das características fenotípicas decorre de mutações em um único gene. Recentemente, o gene *TBX1*, pertencente à família dos genes *T-box,* foi implicado como responsável pela maioria dos achados cardiovasculares observados.[19,21]

Essa anomalia cromossômica recebeu diversos epônimos, sendo frequentemente referida como síndrome velocardiofacial ou síndrome de DiGeorge. Seu fenótipo é extremamente amplo e variável, com mais de 180 características clínicas descritas. Anomalias cardíacas estão presentes em 70% dos casos, com uma alta prevalência de defeitos conotruncais, particularmente interrupção do arco aórtico tipo B, seguido de tetralogia de Fallot e *truncus arteriosus.* Outros achados cardinais na síndrome incluem anomalias palatais, como fenda palatina submucosa e oculta, além de malformações vasculares na faringe, o que acarreta um risco cirúrgico maior; imunodeficiência celular, hipoparatiroidismo, com hipocalcemia; dismorfismos faciais, como pálpebras encobertas, inclinação superior das fendas palpebrais, orelhas pequenas, baixo implantadas e com hélices espessadas, hipoplasia das asas nasais e ponta bulbosa, microstomia, retromicrognatia; deficiência intelectual e problemas psiquiátricos, como ansiedade, depressão, esquizofrenia, entre outros (Figura 9).[19,21]

Doenças monogênicas

As doenças monogênicas, classificadas de acordo com o modo pelo qual são herdadas, decorrem de uma alteração em um gene. Se o gene estiver localizado em um cromossomo autossômico, trata-se de uma doença de herança autossômica; se estiver no cromossomo X, de herança ligada ao X; e se no cromossomo Y, de herança holândrica. Além disso, como os genes se distribuem aos pares, se se desenvolve a doença com a alteração de apenas um gene, a herança será dominante, mas, se houver necessidade de alteração nas duas cópias do gene, ela será recessiva. Assim, as doenças gênicas são, basicamente, de herança autossômica dominante, autossômica recessiva, ligada ao X dominante e ligada ao X recessiva.[1]

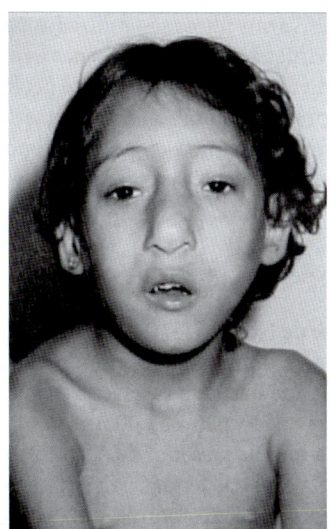

Figura 9 Síndrome velocardiofacial.

A importância do reconhecimento de um distúrbio monogênico e, por conseguinte, de seu padrão de herança, permite que se proceda a um aconselhamento genético mais preciso, estimando-se de forma mais acurada o risco de recorrência para uma eventual futura prole do casal e/ou do indivíduo afetado.

As doenças monogênicas conhecidas, até o presente, foram inicialmente catalogadas no livro *Mendelian inherintance in man* (MIM), de Victor A. McKusick, que possui agora uma versão eletrônica (OMIM) disponível na internet (www. ncbi.nlm.nih.gov/omim). Os dados estatísticos do OMIM, acessados em 08/01/2019 e atualizados até essa data, mostravam que havia 24.832 entradas, sendo destes 16.017 referentes a descrições de genes e 5.433 fenótipos reconhecidos com base molecular conhecida.

A comprovação diagnóstica das síndromes monogênicas baseia-se no estudo molecular do gene envolvido. Atualmente, grande parte dos defeitos gênicos já foi identificada. A técnica do sequenciamento tradicional de Sanger tem sido utilizada para a detecção de mutações intragênicas com grande sucesso há várias décadas, mas ela é extremamente laboriosa para a análise de genes grandes e em doenças com grande heterogeneidade genética lócica, ou seja, naquelas doenças causadas por mais de um gene. Recentemente, uma nova técnica que permite o sequenciamento massivo e em paralelo de diversos genes, denominada de sequenciamento de nova geração, permite a análise conjunta de diversos genes, seja aquele realizado com a captura de genes específicos de interesse (painel de genes) ou das regiões codificadoras de todos os genes (exomas), ou ainda do genoma todo, no qual não ocorre a etapa da captura. Embora o exoma seja um exame novo e tenha surgido para a aplicação em pesquisa, seu uso na prática clínica tem sido cada vez mais empregado e já está comercialmente disponível no Brasil. No entanto, alguns desafios ainda precisam ser vencidos, como a não cobertura universal de todas as regiões gênicas, o alto custo e a interpretação do grande número de variantes encontradas. Em cada indivíduo, obtêm-se entre 20.000 e 30.000 variantes, as quais diferem do DNA referência. Vários filtros são utilizados para restringir o número de variantes e tentar obter apenas a responsável pelo fenótipo do indivíduo, o que nem sempre ocorre. Muitas dessas variantes apresentam um signifcado incerto.[22]

A seguir, serão discutidas algumas doenças monogênicas relativamente frequentes com acometimento do sistema cardiovascular.

Síndrome de Noonan

A síndrome de Noonan (SN) é uma doença gênica de herança autossômica dominante na grande maioria dos casos, com expressividade bastante variável e frequência estimada de um caso para cada 1.000 a 2.500 nascimentos.

Caracteriza-se pela presença de dismorfismos faciais (inclinação inferolateral das fendas palpebrais, hipertelorismo ocular, ptose palpebral, exoftalmia, palato alto, maloclusão dentária, orelhas com dobradura exagerada da porção superior da hélice); pescoço alado; deformidade esternal (*pectus carinatum* superiormente e *excavatum* inferiormente); cardiopatia congênita (80 a 90%), hepatoesplenomegalia; criptorquia nos pacientes do sexo masculino; *cubitus valgus*; presença de coxins nas extremidades dos dedos com unhas curtas e largas; e baixa estatura.[19] Cerca de 30% dos pacientes podem apresentar uma diátese hemorrágica, observando-se anomalia de plaquetas (em número e/ou função) e/ou deficiência dos fatores de coagulação, principalmente do fator XI (Figura 10).[23]

A anomalia cardíaca mais comum é a estenose pulmonar valvar (60 a 70%), na qual as valvas frequentemente se encontram displásicas, embora praticamente qualquer tipo de defeito cardíaco possa estar presente. A dilatação com balão nem sempre é efetiva na estenose pulmonar em razão da displasia valvar que esses pacientes apresentam, requerendo, nos casos moderados e graves, uma correção cirúrgica.

A segunda cardiopatia mais frequente é a cardiomiopatia hipertrófica (20 a 30%), geralmente envolvendo o ventrículo esquerdo, podendo ser apical, assimétrica ou concêntrica e de grau variável. É comum estar associada a outros defeitos cardíacos, especialmente a estenose pulmonar valvar, com ou sem CIA, e anomalias da valva mitral. A hipertrofia miocárdica tem aparecimento precoce, sendo que mais da metade dos casos são diagnosticados aos 6 meses de vida. A sobrevida de pacientes com SN apresentando cardiomiopatia hipertrófica após 15 anos do diagnóstico é menor quando comparada com indivíduos com SN e sem cardiomiopatia hipertrófica, 71% contra 97%, respectivamente.

Outras anomalias cardíacas observadas incluem CIA, frequentemente associada à estenose da valva pulmonar (10 a 30%), defeito do septo AV parcial, que pode estar associado com estenose subaórtica e anomalia da valva mitral (5 a 15%), CIV (5 a 10%), coarctação da aorta (3 a 10%) e tetralogia de Fallot. As anomalias vasculares são raras, como dilatação ou dissecção da raiz da aorta e aneurisma do seio de Valsalva.[24]

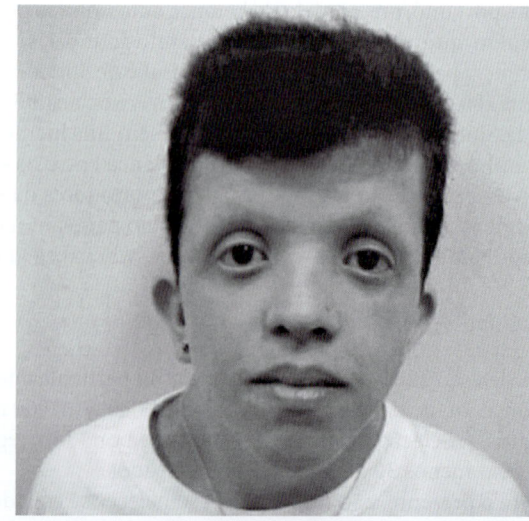

Figura 10 Síndrome de Noonan.

Entre as anomalias observadas no eletrocardiograma, as mais frequentes são as constituídas pelo desvio superior do eixo do complexo QRS, independentemente do defeito cardíaco.[23]

Variantes em heterozigose em diferentes genes pertencentes à via de sinalização RAS/MAPK são responsáveis pela SN e síndromes semelhantes, como a síndrome cardiofaciocutânea (CFC), síndrome de Costello e SN com múltiplas lentigines, entre outras. Por essa razão, esse conjunto de doenças malformativas, decorrentes de um aumento da sinalização da via RAS/MAPK, recebe a denominação de RASopatias.

Os seguintes genes já foram associados à SN: *PTPN11* (50% dos casos), *SOS1* (11%), *RAF1* (5%), *KRAS* (1,5%), *NRAS* (0,2%), *RRAS*, *SHOC2* (2%), *RIT1* (5%), *RASA2*, *A2ML1*, e os genes *SOS2* e *LZTR1*, ambos descobertos pelo grupo das autoras.[25,26] Em 2018, variantes nas duas cópias do gene *LZTR1* foram descritas em indivíduos com SN nos quais havia consanguinidade entre os pais dos pacientes e/ou recorrência em irmandades, confirmando que alguns raros casos de indivíduos com SN apresentam um padrão de herança autossômico recessivo.[27]

Pela evidente heterogenidade genética de loco encontrada na SN, cada vez mais a confirmação molecular tem sido feita por um painel de genes contendo todos aqueles já reconhecidamente associados à SN, pela técnica do sequenciamento de nova geração. O estudo conjunto desses genes apresenta uma positivadde ao redor de 80%. A maioria dos casos da síndrome é esporádica, porém, como a expressividade é extremamente variável, preconiza-se a realização de um estudo molecular nos parentes de primeiro grau, pelas implicações no aconselhamento genético. Na presença da variante apenas no probando, o risco de recorrência para futuros filhos do casal em questão é ao redor de 1%, pela possibilidade de mosaicismo gonadal. Já para um indivíduo com SN, o risco de ter um filho ou filha também com a SN é de 50%. Naquelas raras situações nas quais o indivíduo apresenta variantes nas duas cópias do gene *LZTR1*, o risco de recorrência para futuros filhos do casal em questão é de 25%.

Síndrome de Marfan

A síndrome de Marfan com incidência estimada entre 1:5.000 e 1:10.000 nascimentos é uma doença gênica de herança autossômica dominante. Caracteriza-se por extrema variabilidade clínica, acometendo, basicamente, os sistemas cardiovascular, ocular e esquelético, cujas características principais são a dilatação da raiz da aorta, a luxação do cristalino e um crescimento acentuado dos ossos longos, respectivamente.[28]

Os critérios diagnósticos foram revistos, em 2010. Incluem a história familiar, história médica pregressa, achados do exame físico, avaliação oftalmológica com avaliação da câmara anterior a partir da lâmpada de fenda, e ecocardiograma ou outros exames de imagem cardíaca. Outras características da síndrome que não a dilatação da raiz da aorta e a luxação do cristalino, sinais cardinais da síndrome, foram agrupadas em um escore clínico que auxilia no diagnóstico

(Figura 11). O estudo molecular é parte integrante dos critérios diagnósticos.[29]

Na infância, as anomalias cardíacas mais frequentes envolvem a valva mitral (prolapso, em 28 a 75% dos casos, e regurgitação) e a dilatação da aorta ascendente (50%). A dilatação da raiz da aorta em geral é progressiva e dependente de manejo farmacoterápico (betabloqueadores e antagonista do receptor tipo 1 da angiotensina II) e cirúrgico adequados,

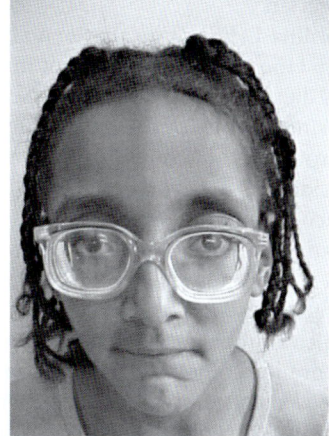
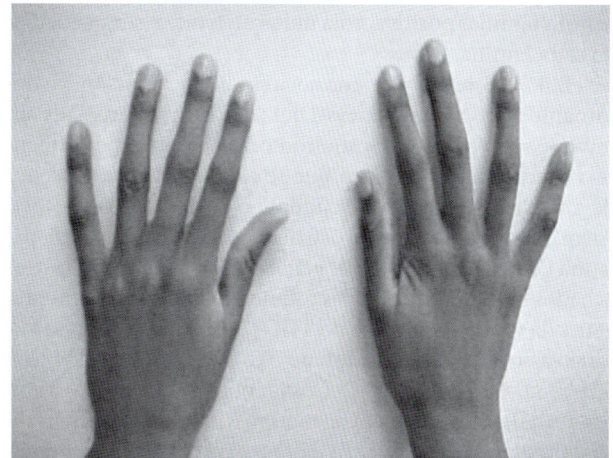
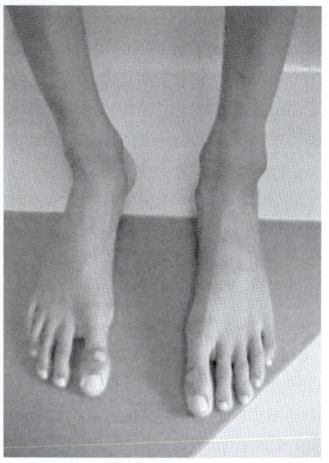

Figura 11 Síndrome de Marfan.

condutas que aumentaram significativamente a expectativa de vida dos afetados, uma vez que a principal causa de óbito é em decorrência da dissecção da raiz da aorta. Estudos clínicos comparando a eficácia de betabloqueador e antagonista do receptor tipo 1 da angiotensina II foram realizados com resultados contraditórios. Em um estudo clínico randomizado, duplo-cego com placebo e losartana, essa medicação não impediu a progressão da dilatação da aorta em um período de 3 anos. A partir desses achados, o uso de betabloqueadores se mantém como a terapia de escolha para pacientes com síndrome de Marfan.

O gene fibrilina 1 (*FBN1*), localizado no braço longo do cromossomo 15 (15q21), é responsável por mais de 90% dos casos clássicos da síndrome de Marfan. Esse gene codifica uma glicoproteína da matriz extracelular que integra a formação de microfibrilas, desempenhando um papel importante na elasticidade e no suporte estrutural de diversos tecidos. As mutações em *FBN1* na síndrome de Marfan levam a um aumento da sinalização da via do *transforming growth factor-beta* (TGF-β). A nova técnica do sequenciamento de nova geração facilita o encontro de mutações no gene, uma vez que a técnica tradicional de Sanger é muito laboriosa para um gene grande como o *FBN1*, que contém 65 éxons com mutações espalhadas em toda a sua extensão. A maioria dos casos (75%) da síndrome de Marfan apresenta uma histófa familial positiva, cuja mutação tende a ser particular de cada família.

Em 2005, relatou-se uma nova síndrome autossômica dominante denominada Loeys-Dietz, cujas características clínicas se sobrepõem às da síndrome de Marfan, especialmente o envolvimento cardíaco, que se caracteriza pela presença de aneurisma da aorta ascendente com dissecção precoce. Além disso, hipertelorismo ocular, úvula bífida e/ou fenda palatina e tortuosidade arterial generalizada constituem outros achados dessa síndrome. Nos últimos 10 anos, seis diferentes genes da via de sinalização do TGF-β, com ativação dessa via, foram associados a essa síndrome: *TGFBR2, TGFBR1, SMAD2, SMAD3, TGFB2, TGFB3*. Outros fenótipos semelhantes à síndrome de Marfan incluem o fenótipo MASS (**M**iopia, prolapso da valva **M**itral, dilatação da raiz da **A**orta não progressiva, hábitos marfanoides não específicos de pele – *Skin* – e esquelético – *Skeletal*), também com variantes em *FBN1*, e a síndrome de Shprintzen-Goldberg, caracterizada por dificuldade de aprendizagem, craniossinostose, hipotonia, anomalias craniofaciais, esqueléticas, cutâneas e cardiovasculares, com variantes no proto-oncogene *SKI*.[28]

Síndrome de Holt-Oram

A síndrome de Holt-Oram constitui uma doença gênica de herança autossômica dominante com expressividade bastante variável. Caracteriza-se por um envolvimento geralmente assimétrico das anormalidades esqueléticas com graus variados de defeitos de redução dos membros superiores e da cintura escapular. Os ombros são frequentemente estreitos e caídos; os polegares podem estar ausentes, serem hipoplásicos, trifalangeanos ou bífidos; e a sindactilia entre o polegar

e o indicador frequentemente está presente. Hipoplasia do primeiro metacarpo e do rádio, assim como defeitos da ulna, úmero, clavícula e escápula, também podem estar presentes. O segundo sistema acometido é o cardiovascular, sendo os defeitos mais comuns a CIA tipo *ostium secundum*, algumas vezes com arritmia; e a CIV. Um terço dos pacientes pode apresentar outros tipos de anomalias cardíacas, defeitos de condução e hipoplasia dos vasos sanguíneos distais.

A síndrome de Holt-Oram é decorrente de mutações no gene *TBX5*, localizado no cromossomo 12q24.1. Em um estudo recente, variantes no gene *TBX5* foram detectadas em 78/212 (58%) indivíduos com suspeita dessa síndrome, sendo 87% mutações de ponto, em geral de perda de função, e as restantes eram deleções ou duplicações intragênicas. No grupo que apresentava envolvimento bilateral do membro superior, associado a uma anomalia cardíaca congênita, a positividade era de 70%. Em quatro famílias, as variantes encontradas estavam presentes em um dos genitores sem nenhuma característica da síndrome, e, em uma outra família, um mosaicismo somático foi detectado no pai da criança afetada, demonstando que a penetrância da síndrome de Holt-Oram é incompleta. Esse fato traz implicações para o aconselhamento genético da família, alertando para a importância de estudo molecular dos pais sem características clínicas da síndrome. Nos casos que foram negativos para variantes em *TBX5*, diagnósticos diferenciais foram confirmados em 10% deles, mesmo em casos que exibiam um quadro típico da síndrome de Holt-Oram. Nos restantes, naqueles nos quais nenhuma variante monogênica ou microdeleção/microduplicação foi identificada, até o momento não é possível excluir que variantes presentes em regiões regulatórias do próprio gene *TBX5* sejam responsáveis pelo fenótipo. Alternativamente, outro gene pode ser resposável pela síndrome, caracterizando a heterogeneidade genética do loco.[30]

Homocistinúria

A homocistinúria é uma doença gênica rara, de herança autossômica recessiva decorrente da diminuição da atividade da enzima cistationina-beta-sintase (CBS), levando ao acúmulo de homocisteína. Dosagens plasmáticas revelam um aumento acentuado da homocisteína e da metionina, estabelecendo o diagnóstico de homocistinúria. A dosagem da homocisteína deve ser feita na ausência da suplementação de piridoxina por pelo menos 2 semanas. Alternativamente, o encontro de duas variantes patogênicas no gene *CBS* também permite estabelecer o diagnóstico.

As principais manifestações clínicas observadas ocorrem nos sistemas esquelético, ocular, vascular e nervoso central. A expressividade é variável, não sendo incomum o indivíduo ser assintomático durante anos e somente na vida adulta apresentar um evento tromboembólico, frequentemente um evento cerebrovascular.

As anomalias esqueléticas incluem um crescimento excessivo dos ossos longos, resultando em estatura elevada, osteoporose, escoliose, deformidade esternal e aracnodactilia. A massa muscular é reduzida. A mobilidade articular é, em geral, restrita nos pacientes com homocistinúria, e o sinal de polegar raramente está presente. Nos casos não tratados, a osteoporose surge precocemente, na adolescência, sendo a coluna mais frequentemente acometida, especialmente nos pacientes piridoxina-não-responsivos. As fraturas ocorrem com maior frequência do que na população geral.

As alterações oculares são as mais proeminentes e a ectopia lentis, às vezes, constitui a única manifestação da doença. A luxação de cristalino é observada ao redor dos 8 anos de idade, nos pacientes não tratados. Glaucoma, catarata, miopia, deslocamento de retina, astigmatismo e atrofia óptica também são descritos.

As complicações clínicas decorrem, basicamente, dos fenômenos tromboembólicos e constituem a principal causa da morte precoce. A maior parte dos distúrbios tromboembólicos ocorre após procedimentos cirúrgicos, preconizando-se medidas preventivas nesse sentido.

A dieta com restrição alimentar da metionina e suplementação da vitamina B_6 (piridoxina), além de folato, vitamina B_{12} e betaína, é preconizada no tratamento dos pacientes com homocistinúria. Os pacientes dividem-se em dois grupos: a) piridoxina-responsivos com melhora clínica e bioquímica após a suplementação da vitamina B_6 (piridoxina) e diminuição expressiva dos níveis de homocisteína; b) piridoxina-não-responsivos, em que a suplementação vitamínica não é capaz de diminuir os níveis séricos desse aminoácido. No momento, uma terapia de reposição enzimática está em ensaio clínico fase I.[31]

Mucopolissacaridoses

As mucopolissacaridoses (MPS), com incidência de 1:10.000 nascimentos, constituem um grupo de doenças hereditárias progressivas, decorrentes da deficiência de diferentes enzimas lisossomais, com acúmulo de glicosaminoglicanas (GAG) em diversos órgãos e sistemas. Há sete tipos de MPS: MPS I ou síndrome de Hurler (forma de aparecimento mais precoce e grave), Hurler-Scheie (forma intermediária) e Scheie (forma mais leve); MPS II ou síndrome de Hunter; MPS III ou síndrome de SanFilippo; MPS IV ou síndrome de Mórquio; MPS VI ou síndrome de Maroteaux-Lamy; MPS VII ou síndrome de Sly e MPS IX. Com exceção da MPS II, que apresenta um padrão de herança ligado ao X recessivo e, portanto, acometendo pacientes do sexo masculino, todos os outros tipos seguem uma herança autossômica recessiva. Os pacientes acometidos pelos tipos I, II, VI e VII apresentam fácies grotesca, hepatoesplenomegalia, mãos em garra, gibosidade dorsal (disostose múltipla) e deficiência intelectual variável (Figura 12).

Na MPS III, o acometimento neurológico é mais acentuado, com distúrbios de comportamento. Por sua vez, o tipo IV caracteriza-se pelas anomalias esqueléticas.

O envolvimento cardíaco presente nos diferentes tipos de MPS caracteriza-se principalmente pelo acometimento valvar, com espessamento das valvas e regurgitação, o que, às

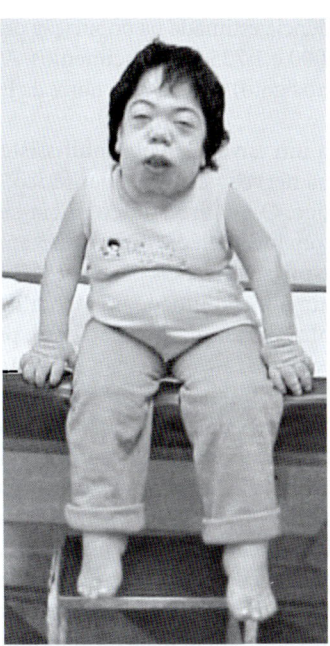

Figura 12 Mucopolissacaridose.

vezes, requer intervenção cirúrgica, além de cardiomiopatia hipertrófica. O envolvimento valvar é mais comum naquelas formas com acúmulo de GAG dermatan sulfato, como as MPS tipo I, II e VI. As valvas aórtica e mitral tendem a ser mais gravemente acometidas quando comparadas com as valvas tricúspide e pulmonar. Um estreitamento da artéria coronária, ou mesmo sua oclusão, foi descrita em todos os tipos de MPS, mas é mais frequente no tipo II. As MPS são consideradas a principal causa de calcificação do ânulo da valva mitral na infância.

Pelo caráter progressivo da doença, os pacientes devem ser avaliados do ponto de vista cardíaco periodicamente, uma vez que as anomalias que acometem esse órgão estão diretamente relacionadas a uma redução da taxa de sobrevida.

O diagnóstico desse grupo de doenças pode ser suspeitado pelo quadro clínico-radiológico, aliado ao excesso de excreção urinária de GAG. Entretanto, o diagnóstico definitivo requer a dosagem enzimática específica para cada tipo de MPS.

A terapia de reposição enzimática tem mostrado efeitos benéficos e, quanto mais precocemente empregada, melhores são os resultados obtidos.[32]

Na atualidade, essa terapia está disponível e liberada pela Agência Nacional de Vigilância Sanitária (Anvisa) para os tipos I, II, IVA e VI.

Ataxia de Friedreich

A ataxia de Friedreich é uma doença neurodegenerativa progressiva e a mais frequente das ataxias hereditárias com padrão de herança autossômico recessivo de início precoce, com uma incidência estimada na população ocidental variando entre 1:20.000 e 1:725.000 nascimentos. A frequência de portador (heterozigoto) é de 1:55 no norte da Espanha e 1:336 na Rússia.[34]

Apresenta um envolvimento multissistêmico, acometendo o sistema nervoso central e periférico, cardiológico e endocrinológico. O quadro clínico inicia-se, em geral, na adolescência com idade média de início 15 anos e meio, sendo lentamente progressiva. Os primeiros sinais e/ou sintomas incluem uma instabilidade na marcha e/ou escoliose. O quadro evolui para uma incapacidade progressiva e a maioria dos pacientes fica restrita a uma cadeira de rodas após uma média de duração da doença entre 11 e 15 anos. O início dos sintomas antes dos 20 anos e o envolvimento cardíaco estão associados a uma progressão mais rápida dos sintomas neurológicos. A expectativa de vida aumentou consideravelmente nos últimos anos, sendo as causas de óbito principais aquelas decorrentes de pneumonias aspirativas, das complicações cardiovasculares e do diabete.

Aproximadamente 25% dos casos apresentam formas atípicas da doença, com início mais tardio, com uma progressão mais lenta e um menor aparecimento de outros sintomas que não os neurológicos, conhecidas pelas siglas LOFA (*Late Onset FRDA*, com início dos sintomas após os 25 anos de idade), VLOFA (*Very Late FRDA*, com início dos sintomas após os 40 anos de idade).

Entre os sintomas neurológicos, detacam-se a ataxia lentamente progressiva, com arreflexia, disartria, anomalia da motilidade ocular e neuropatia periférica axonal. O comprometimento da audição também é comum. Alguns indivíduos podem evoluir com perda significativa da audição e da visão.

O envolvimento cardíaco, particularmente em indivíduos com menos de 40 anos de idade, caracteriza-se pela presença de uma miocardiopatia hipertrófica, que raramente é sintomática. O ecocardiograma mostra uma hipertrofia ventricular esquerda, geralmente concêntrica e sem obstrução da via de saída do ventrículo esquerdo. A fração de ejeção tende a se manter estável por vários anos. As anormalidades observadas no eletrocardiograma são caraterísticas, como as alterações da onda T e do segmento ST. Os indivíduos podem ainda apresentar arritmias supraventriculares.

O diagnóstico de certeza é realizado pela detecção de expansões de trinucleotídeos guanina-adenina-adenina (GAA) no íntron 1 do gene *FXN* em 95% dos casos, com um número que varia entre 44 e 1.700 repetições, comumente entre 600 e 900 repetições GAA. Alelos contendo mais de 30 repetições GAA são susceptíveis a sofrer uma expansão e atingir o valor observado para o desenvolvimento do quadro clínico. Há uma associação positiva entre o tamanho da expansão e a idade de início dos sintomas, assim como a gravidade do quadro. Outros fatores que podem influenciar esses parâmetros incluem a interrupção da expansão pela presença de outros nucleotídeos, um mosaicismo somático e a instabilidade da expansão no decorrer da vida do indivíduo. Uma porcentagem pequena dos indivíduos com a ataxia de Friedreich é heterozigota composta, possuindo expansão em um alelo e uma mutação de ponto na outra cópia do gene. Convém ressaltar que, na identificação de apenas um alelo expandido, deve-se realizar o sequenciamento do gene *FXN*.

Apesar de haver uma correlação genótipo-fenotípica, não é possível predizer de forma precisa a evolução clínica dos afetados baseada em seus genótipos. A idade de início, a fraqueza muscular, o período de evolução até que ocorra a restrição a uma cadeira de rodas, a prevalência de miocardiopatia, os pés cavos e a escoliose mostram uma correlação inversa com o tamanho da expansão GAA. A idade em que é feito o diagnóstico parece ser o melhor fator preditivo da gravidade da doença, o que sugere que outros fatores além do tamanho dessas expansões de trinucleotídeos devam estar presentes na etiopatogenia.

Não há até o momento um tratamento que consiga retardar a progressão da doença. Os pacientes devem ser acompanhados em um centro especializado, com equipes multidisciplinar e multiprofissional, cujo objetivo primordial é aliviar os sintomas e monitorar complicações, além de prolongar a independêndica e manter a qualidade de vida desses indivíduos. Diversos medicamentos, dirigidos a etapas distintas da deficiência da frataxina, foram e estão sendo testados, seja em ensaios pré-clínicos ou mesmo em ensaios clínicos. Entre eles, destacam-se os agentes antioxidantes como idebenone, coenzima Q10/vitamina E, carnitina/creatina e resveratrol; quelantes de ferro, como o deferiprone; e outros agentes para aumentar a frataxina, como a eritropoetina e o interferon-gama. Nessa última categoria, uma nova estratégia, baseada em evidências de alterações epigenéticas com silenciamento do gene *FXN* como causa da ataxia de Friedreich, o uso de um composto denominado 109/RG2833, inibidor da histona deacetilase, levou ao aumento dos níveis de frataxina e sua manutenção nos pacientes que participaram dos ensaios clínicos.[34,35]

Doença de Pompe ou glicogenose tipo II

Os distúrbios do metabolismo do glicogênio envolvem primariamente o fígado (tipos 1, 3, 6, e 9); o fígado, o músculo e o coração (tipo 3); o fígado e o músculo (tipos 3 e 9); ou músculo sem envolvimento hepático (tipos 2, 5 e 7).

Na doença de Pompe ou glicogenose tipo II, há um acúmulo de glicogênio nos lisossomos de diversos tecidos, e em especial no coração e no sistema esquelético, em razão da deficiência da enzima lisossômica alfa-glicosidase ácida (GAA).

A incidência dessa doença é estimada em aproximadamente 1:40.000 nascidos vivos na população caucasiana e o defeito metabólico exibe um padrão de herança autossômico recessivo.

A glicogenose tipo II é classificada em três tipos de acordo com a idade de aparecimento e gravidade dos sintomas clínicos: infantil, juvenil e adulta.

A forma clássica infantil, com deficiência praticamente completa da enzima GAA, caracteriza-se por uma intensa hipotonia e fraqueza muscular generalizada já nos primeiros meses de vida. A cardiomegalia acentuada, com insuficiência cardíaca precoce, antes dos 18 meses, é a regra. O eletrocardiograma mostra um encurtamento do intervalo PR, complexos QRS aumentados e QT alargados, e o ecocardiograma, uma hipertrofia acentuada, excendendo aquela comumente observada nas formas familiais de cardiomiopatia hipertrófica, além de uma anomalia da ecogenicidade, provavelmente decorrente do processo infiltrativo do músculo cardíaco. Essas crianças podem apresentar ainda uma macroglossia e leve hepatomegalia. Essa doença apresenta alta letalidade no 1º ano de vida pela insufuciência cardíaca e respiratória.

O diagnóstico da forma infantil é confirmado pela demonstração de uma deficiência importante da enzima alfa--glicosidase ácida nos leucócitos ou nos fibroblastos (< 1% do valor obtido em controles). A análise dos oligossacarídeos urinários mostra anormalidades, contudo, essas alterações não são suficientemente específicas para estabelecer o diagnóstico. Embora a doença cardíaca seja grave, a morte ocorre usualmente como resultado da insuficiência respiratória decorrente do envolvimento da musculatura esquelética. A idade de início mostrou uma correlação com a atividade enzimática residual.[32,33]

O gene que codifica a enzima deficiente na doença de Pompe (*GAA*) localiza-se no cromossomo 17q25.2-q25.3 e centenas de mutações já foram descritas, algumas delas recorrentes em determinadas etnias. Duas variantes no gene *GAA* (c.1726G>A e c.2065G>A), relativamente frequentes na população asiática, levam a uma pseudodeficiência (baixos níveis enzimáticos, mas sem expressão fenotípica), gerando resultados falso-positivos nos testes de triagem neonatal.

A terapia de reposição enzimática (alfa-glicosidase recombinante humana) vem sendo empregada na última década, inclusive já tendo sido aprovada pela Anvisa no Brasil, mostrando uma mudança na história clínica dessa doença. Diversos estudos mostraram uma melhora nos parâmetros cardiológicos, com redução das taxas de óbitos precoces e a necessidade de ventilação mecânica nos pacientes tratados, comparados com casuísticas históricas, embora os resultados tenham sido variados. No entanto, um novo fenótipo pode ser reconhecido nos pacientes que apresentam uma sobrevida prolongada, caracterizado por fraqueza muscular, surdez, ptose palpebral, fácies miopática, dificuldades na fala, disfagia, arritmias, pneumonias recorrentes e problemas esqueléticos, além de anormalidades na substância branca nos exames de imagem do sistema nervoso central e declínico cognitivo. Outro fato que merece ser comentado refere-se à resposta imunológica, particularmente para aquelas crianças que não produzem a enzima. Elas tendem a desenvolver altos títulos de anticorpos, com progressão da doença, independentemente da continuidade da reposição enzimática.[33]

Resumo

A genética, enquanto ciência que trata dos mecanismos que controlam a constância e as mudanças que se operam nos seres vivos, nasceu com a descoberta dos princípios mendelianos, em 1865. Contudo, o reconhecimento desses preceitos só passou a ser valorizado depois de aproximadamente 35 anos, e, desde então, o progresso nessa área vem ocorrendo de forma espantosa.

Novos conhecimentos não param de surgir, como:

- O reconhecimento de outros modelos de herança que não os tradicionais, como a dissomia uniparental, a epigenética e a herança mitocondrial.
- A importância de técnicas que detectam os polimorfismos, as microdeleções/microduplicações, os genes contíguos e a região subtelomérica.
- A presença de diferentes fenótipos cujo substrato pode ser explicado pelo mesmo tipo de mutação e vice-versa;
- A identificação de alguns genes importantes de algumas doenças poligênicas.
- A detecção de microdeleções com menos de 5 Mb por MLPA e *array* genômico.
- O estudo de diversos genes ou de todos os éxons de diferentes genes ao mesmo tempo, ou mesmo do genoma completo, graças ao sequenciamento de nova geração – uma das recentes aquisições da biologia molecular.

Muitos são os campos de interesse da genética humana e, na prática da genética clínica, é de importância fundamental o reconhecimento ao menos de alguns distúrbios genéticos mais frequentes, para que o diagnóstico, a prevenção, o tratamento e o devido aconselhamento sejam procedidos de forma adequada e as implicações desse manejo apropriado possa se fazer sentir tanto na saúde individual quanto coletiva.

Dessa forma, é importante que o cardiologista também possa reconhecer e abordar adequadamente as doenças genéticas que cursam com um envolvimento cardíaco o mais rápido possível e assim atuar em consonância com o geneticista e/ou com uma equipe multidisciplinar.

Referências bibliográficas

1. Nussbaum RL, McInnes RR, Willard HF, Hamosh A. Thompson & Thompson Genetics in medicine. 7. ed. Philadelphia: WB Saunders; 2007. p. 525.
2. Giudice A, Barone S, Belhous K, Morice A, Soupre V, Bennardo F, et al. Pierre Robin sequence: a comprehensive narrative review of the literature over time. J Stomatol Oral Maxillofac Surg. 2018;119(5):419-28.
3. Epstein CJ. Human malformations and their genetic bases. In: Epstein CJ, Erickson RP, Wynshaw-Boris A. Inborn errors of development: the molecular basis of clinical disorders of morphogenesis. New York: Oxford University Press; 2004. p. 3-9.
4. Zentner GE, Layman WS, Martin DM, Scacheri PC. Molecular and phenotypic aspects of CHD7 mutation in CHARGE syndrome. Am J Med Genet A. 2010;152A(3):674-86.
5. Connor M, Ferguson-Smith M. Congenital malformations. In: Medical Genetics. 5. ed. Oxford: Blackwell Science; 1997. p. 177-96.
6. Miyague NI, Cardoso SM, Meyer F, Ultramari FT, Araújo EH, Rozkowisk I, et al. Estudo epidemiológico de cardiopatias congênitas na infância e adolescência. Análise em 4.538 casos. Arq Bras Cardiol. 2003;80(3):269-73.
7. Marian AJ. Genetics for cardiologists: the molecular genetic basis of cardiovascular disorders. London: Remedica; 2000. p. 89.
8. Schinzel A. Catalogue of unbalanced chromosome aberrations in man. Berlin: Walter de Gruyter; 2001. p. 966.
9. Hunter AGW. Down syndrome. In: Cassidy SB, Allanson JE. Management of genetic syndromes. 2. ed. New York: Wiley-Liss; 2005. p. 191-210.
10. Versacci P, Di Carlo D, Digilio MC, Marino B. Cardiovascular disease in Down syndrome. Curr Opin Pediatr. 2018;30(5):616-22.
11. Carfì A, Antocicco M, Brandi V, Cipriani C, Fiore F, Mascia D, et al. Characteristics of adults with down syndrome: prevalence of age-related conditions. Front Med (Lausanne). 2014;1:51.

12. Cereda A, Carey JC. The trisomy 18 syndrome. Orphanet J Rare Dis. 2012;7:81.

13. Springett A, Wellesley D, Greenlees R, Loane M, Addor MC, Arriola L, et al. Congenital anomalies associated with trisomy 18 or trisomy 13: a registry--based study in 16 European countries, 2000-2011. Am J Med Genet A. 2015;167A(12):3062-9.

14. Battaglia A, Carey JC, South ST. Wolf-Hirschhorn syndrome: a review and update. Am J Med Genet C Semin Med Genet. 2015;169(3):216-23.

15. Cerruti Mainardi P. Cri du chat syndrome. Orphanet J Rare Dis. 2006;1:33.

16. Yetman AT, Starr L, Sanmann J, Wilde M, Murray M, Cramer JW. Clinical and echocardiographic prevalence and detection of congenital and acquired cardiac abnormalities in girls and women with the Turner syndrome. Am J Cardiol. 2018;122(2):327-30.

17. Gravholt CH, Andersen NH, Conway GS, Dekkers OM, Geffner ME, Klein KO, et al.; International Turner Syndrome Consensus Group. Clinical practice guidelines for the care of girls and women with Turner syndrome: proceedings from the 2016 Cincinnati International Turner Syndrome Meeting. Eur J Endocrinol. 2017;177(3):G1-G70.

18. Miller DT, Adam MP, Aradhya S, Biesecker LG, Brothman AR, Carter NP, et al. Consensus statement: chromosomal microarray is a first-tier clinical diagnostic test for individuals with developmental disabilities or congenital anomalies. Am J Hum Genet. 2010;86:749-64.

19. Goldenberg P. An update on common chromosome microdeletion and microduplication syndromes. Pediatr Ann. 2018;47(5):e198-e203.

20. Collins RT 2nd. Cardiovascular disease in Williams syndrome. Curr Opin Pediatr. 2018;30(5):609-15.

21. Shprintzen RJ. Velo-cardio-facial syndrome: 30 years of study. Dev Disabil Res Rev. 2008;14(1):3-10.

22. Schnekenberg RP, Németh AH. Next-generation sequencing in childhood disorders. Arch Dis Child. 2014;99(3):284-90.

23. Romano AA, Allanson JE, Dahlgren J, Gelb BD, Hall B, Pierpont ME, et al. Noonan syndrome: clinical features, diagnosis, and management guidelines. Pediatrics 2010;126:746-59.

24. Pierpont ME, Digilio MC. Cardiovascular disease in Noonan syndrome. Curr Opin Pediatr. 2018;30(5):601-8.

25. Aoki Y, Niihori T, Inoue S, Matsubara Y. Recent advances in RASopathies. J Hum Genet. 2016;61(1):33-9.

26. Yamamoto GL, Aguena M, Gos M, Hung C, Pilch J, Fahiminiya S, et al. Rare variants in SOS2 and LZTR1 are associated with Noonan syndrome. J Med Genet. 2015;52(6):413-21.

27. Johnston JJ, van der Smagt JJ, Rosenfeld JA, Pagnamenta AT, Alswaid A, Baker EH, et al.; Members of the Undiagnosed Diseases Network. Autosomal recessive Noonan syndrome associated with biallelic LZTR1 variants. Genet Med. 2018;20(10):1175-85.

28. Verstraeten A, Alaerts M, Van Laer L, Loeys B. Marfan syndrome and related disorders: 25 years of gene discovery. Hum Mutat. 2016;37(6):524-31.

29. Loeys BL, Dietz HC, Braverman AC, Callewaert BL, De Backer J, Devereux RB, et al. The revised Ghent nosology for the Marfan syndrome. J Med Genet. 2010a;47:476-85.

30. Vanlerberghe C, Jourdain AS, Ghoumid J, Frenois F, Mezel A, Vaksmann G, et al. Holt-Oram syndrome: clinical and molecular description of 78 patients with TBX5 variants. Eur J Hum Genet. 2019;27(3):360-8.

31. Sacharow SJ, Picker JD, Levy HL. Homocystinuria caused by cystathionine beta-synthase deficiency. In: Adam MP, Ardinger HH, Pagon RA, Wallace SE, Bean LJH, Stephens K, et al., editores. SourceGeneReviews® [Internet]. Seattle (WA): University of Washington; 1993-2019. 2004 [updated 2017 May 18].

32. Nair V, Belanger EC, Veinot JP. Lysosomal storage disorders affecting the heart: a review. Cardiovasc Pathol. 2018;39:12-24.

33. Kohler L, Puertollano R, Raben N. Pompe disease: from basic science to therapy. Neurotherapeutics. 2018;15(4):928-42.

34. Bürk K. Friedreich ataxia: current status and future prospects. Cerebellum Ataxias. 2017;4:4.

35. Cook A, Giunti P. Friedreich's ataxia: clinical features, pathogenesis and management. Br Med Bull. 2017;124(1):19-30.

Capítulo 3

Genética das arritmias cardíacas e dos distúrbios da condução intracardíaca

Luciana Sacilotto
Francisco Darrieux

Pontos-chave

- As arritmias cardíacas podem ser secundárias a diversos distúrbios de natureza genética, especialmente quando ocorrem na ausência de cardiopatia estrutural demonstrável.
- Um desequilíbrio nas correntes iônicas gerado a partir de defeitos genéticos, polimorfismos, intervenções terapêuticas ou anormalidades estruturais pode ocasionar vários fenótipos arritmogênicos, como arritmias cardíacas, síncope e morte súbita.
- Na maioria dos casos, o diagnóstico é estabelecido por meio da correlação genótipo-fenótipo, fundamental para a estratificação de risco nessas arritmias. O papel do teste genético para diagnóstico, prognóstico e tratamento é variável e peculiar para cada doença.
- O avanço do conhecimento genético poderá classificar estas doenças de maneira mais refinada, abrindo espaço para tratamentos gene-específicos, ampliando as perspectivas de proteção para além dos desfibriladores implantáveis.

Introdução

As arritmias cardíacas ocorrem por distúrbios na formação e/ou condução do estímulo cardíaco, os quais, por sua vez, dependem de um complexo mecanismo que envolve, entre outras coisas, a estabilidade e integração das correntes iônicas nas diferentes fases do potencial de ação, bem como da integridade das proteínas sarcoméricas e citoesqueléticas.

Uma considerável parte das doenças cardíacas deriva principalmente de anormalidades na codificação destas três principais famílias de proteínas. As alterações nas proteínas sarcoméricas, que geram força para a contração mecânica dos miócitos, são responsáveis pela cardiomiopatia hipertrófica. Já as anormalidades nas proteínas citoesqueléticas, que trans-

mitem esta força às células vizinhas para uma contração coordenada, são responsáveis pela cardiomiopatia dilatada. Finalmente, os defeitos nos canais iônicos, que mantêm o balanço iônico que ocasiona a atividade elétrica dos miócitos, são responsáveis pelas arritmias "familiares", como a síndrome do QT longo congênito. O equilíbrio das correntes iônicas sustenta o complexo mecanismo elétrico de despolarização e repolarização cardíaca. Um desequilíbrio nestas correntes iônicas gerado a partir de defeitos genéticos, polimorfismos, intervenções terapêuticas ou anormalidades estruturais pode ocasionar vários fenótipos arritmogênicos, como arritmias cardíacas, síncope e morte súbita.

A identificação do primeiro *locus* relacionado a uma arritmia cardíaca (síndrome do QT longo) ocorreu há cerca de 30 anos.[1] Desde então, um progresso considerável tem sido alcançado na detecção de genes candidatos para alguns tipos de arritmias cardíacas. Também um considerável "*overlap*" tem sido encontrado em muitas dessas doenças, como as relacionadas ao canal de sódio SCN5A e a síndrome do QT longo, síndrome de Brugada e defeitos de condução familiares. Uma abordagem integrada associando a clínica, a genética e a fisiologia permitirá uma estratégia mais racional do diagnóstico e de novas opções terapêuticas. Entretanto, é possível que a base genética ainda não esteja completamente esclarecida ou que haja alterações indetectáveis aos métodos atuais. Algumas frentes de pesquisa também avaliam a modulação imunológica dos canais iônicos.[2]

Determinadas arritmias cardíacas ocorrem na ausência de cardiopatia estrutural aparente e podem ter como substrato a presença de defeitos nos genes que codificam os canais iônicos. O conhecimento destas síndromes geneticamente determinadas é de fundamental importância, uma vez que parte destas arritmias são potencialmente fatais, como a síndrome de Brugada, síndrome do QT longo, QT curto e TV catecolaminérgica. Na maioria dos casos, o diagnóstico é estabelecido por meio da correlação genótipo-fenótipo, fundamental para a estratificação de risco nestas arritmias. O papel do teste genético para diagnóstico, prognóstico e tratamento é variável e peculiar para cada doença (Tabela 1).[3]

Tabela 1   Teste genético nas cardiopatias/canalopatias hereditárias[3]

Doença	Diagnóstico	Prognóstico	Terapêutico
SQTL	+++	+++	++
TVPC	+++	+	?
SB	+	+	?
CAVD	+	+	-

Impacto do teste genético para o caso índice, conforme a doença: +++ maior impacto/++ moderado/+ discreto/- desprezível. SB: síndrome de Brugada; TVPC: taquicardia ventricular polimórfica catecolaminérgica.

Neste capítulo, abordaremos, de forma sucinta, os principais avanços na área de genética das arritmias cardíacas. Serão atualizadas as principais doenças genéticas associadas às arritmias com risco de morte súbita. Os distúrbios de condução intracardíacos também serão revisados no contexto do conhecimento genético atual e implicações específicas.

Síndrome do QT longo congênito

A síndrome do QT longo congênito (SQTL) é caracterizada pelo prolongamento do intervalo QT (superior a 460 ms), síncope arrítmica, *torsades de pointes* ou fibrilação ventricular (FV) e um risco aumentado de morte súbita cardíaca. Trata-se de uma enfermidade de herança mendeliana, que inclui a síndrome de Romano-Ward (autossômica dominante, mais frequente) e a síndrome de Jervell e Lange-Nielsen (autossômica recessiva, mais rara e associada à surdez neurossensorial). Esta última tem também importância histórica, por ter sido a primeira descrição da SQTL nos seus aspectos fenotípicos.[4]

A prevalência da SQTL é aproximadamente 1:2000. A síncope é geralmente o sintoma inicial mais comum e a morte súbita é rara (1-3%). Dos pacientes sintomáticos, 50% apresentam os primeiros sintomas na segunda década de vida e 90% se manifestam até os 40 anos.[5] A SQTL é causa de síndrome da morte súbita infantil (SMSI) e, em até 20% desses casos, encontra-se uma mutação em gene causador de SQTL.[6]

O diagnóstico é definido pelo escore de Schwartz de 2011 (alta probabilidade quando ≥ 3,5 pontos – Tabela 2), na ausência de causa reconhecidamente "adquirida" (hipocalemia, hipocalcemia, fármacos bloqueadores da HERG).[5] O intervalo QT corrigido (QTc) pela fórmula de Bazett, medido no eletrocardiograma de 12 derivações e no quarto minuto da recuperação do teste ergométrico,[7] os sintomas e a história familiar somam as características para definir o paciente em baixa, intermediária ou elevada probabilidade de SQTL. Apesar de alta especificidade, o escore apresenta baixa sensibilidade, principalmente pela elevada prevalência de carreadores silenciosos (intervalo QT normal, assintomático e com a mutação patogênica identificada). O próprio autor do escore reconhece as limitações de verificar apenas o intervalo QTc e chama atenção para ter em mente que os valores acima do percentil 95% (450 ms para homem e 460 ms para mulher) não são sinônimos de SQTL.[8] Por esse motivo, quando a suspeita clínica é relevante, o paciente deve ser acompanhado com eletrocardiograma seriado, Holter de 24 horas e testes provocativos (ergométrico ou farmacológico com adrenalina).

Tabela 2   Escore de Schwartz – probabilidade de SQTL (aplicado ao probando)[5]

Eletrocardiograma de repouso*	Pontos
QTc > 480 ms	3
QTc 460-479	2
Qtc 450-459 (homem)	1
Torsades	2
Alternância de T	1
Entalhe de onda T (3 derivações)	1
Bradicardia/faixa etária	0,5
QTc do 4º minuto da recuperação do teste ergométrico	
QTc > 480 ms	1
História clínica	
Síncope ao esforço	2
Síncope ao repouso	1
Defeito congênito	0,5
História familiar	
Familiar com SQTLc	1
Morte súbita inexplicada em < 40 anos**	0,5

* Na ausência de causas secundárias, QTc calculado pela fórmula de Bazett. ** Familiares de 1º grau. Total de pontos 0 ou 1 = baixa probabilidade/ 1,5 a 3,0 = intermediário/ ≥ 3,5 = alta probabilidade.

As peculiaridades clínicas da SQTL dependem do canal afetado, que é determinado geneticamente. Em 1995 e 1996, o *locus* genético dos subtipos mais prevalentes (SQTL 1, 2 e 3) foram descritos[1] e, desde então, pelo menos outros treze genes subsequentes foram relacionados a doença.[9] De particular interesse na correlação fenótipo-genótipo, estas mutações genéticas podem ser identificadas em até 75% dos pacientes com escore de Schwartz maior ou igual a 3,5, sendo herdadas em cerca de 85% dos casos, e em outros 15% são consideradas mutações *de novo*, ou seja, aquelas que não são relacionadas a nenhum grau de parentesco ou não foram transmitidas.[10]

A SQTL tipo 1 ocorre por mutação no gene *KCNQ1*, acomete os canais de potássio (retificadores lentos), altera a morfologia da onda T (base alargada), promove aumento paradoxal do intervalo QT com o aumento da frequência cardíaca e apresenta deflagradores específicos, como o estresse emocional e físico, especialmente a natação.[11]

A SQTL tipo 2 também ocorre por defeito dos canais de potássio (retificadores rápidos), decorrentes de mutação no gene *KCNH2*, apresenta padrão de onda T bífida e aumento paradoxal do intervalo QT de modo mais discreto ao teste ergométrico, porém mais evidente na mudança de decúbito, com exacerbação do padrão bífido da onda T (teste de Viskin).[12] As arritmias são mais frequentes no período pós-parto, havendo correlação com os estímulos auditivos e o estresse emocional.

Já a SQTL tipo 3, menos frequente e mais maligna, é uma doença dos canais de sódio, por mutação do gene *SCN5A*. A onda T tem início tardio, com segmento ST retificado e não há aumento paradoxal do intervalo QT com o aumento da frequência cardíaca. Os pacientes geralmente apresentam os sintomas à noite, em repouso ou durante o sono.[11] O padrão da onda T mais observado nestes 3 tipos de SQTL estão demonstrados na Figura 1.[13]

O diagnóstico é clínico, entretanto, o teste genético, quando disponível, otimiza o rastreamento familiar. Atualmente, são descritos 16 tipos de SQTL (Figura 2). Se o paciente apresenta uma mutação patogênica identificada, os familiares podem ser investigados de maneira mais precisa e segura. Os chamados carreadores silenciosos são os indivíduos sem manifestação clínica da doença, com QTc normal, mas que podem, mediante influências ambientais e de genes moduladores, estarem expostos a riscos de eventos em situações de esportes competitivos, distúrbios eletrolíticos ou uso de medicações que prolongam o intervalo QT. Isso ocorre pois a doença apresenta penetrância incompleta e expressividade variável, ou seja, diferentes fenótipos (síncope, ausência de sintomas e morte súbita) podem ocorrer na mesma família.[5] Na verdade estes são os casos mais desafiadores na prática clínica para tomada de decisão. Devem ser evitados também os "super-diagnósticos", que podem ter sérias implicações na qualidade de vida e planejamento familiar.

A estratificação de risco depende fundamentalmente dos aspectos clínicos. Os principais marcadores de risco, em geral, são intervalo QTc ≥ 500 ms e a presença de síncope.[10] Atualmente a pirâmide clássica de estratificação de risco de 2003 foi adaptada aos novos conhecimentos (Figura 3).[14] A primeira linha de tratamento é o uso de fármacos betabloqueadores, em especial o propranolol, pela sua ação no sistema nervoso central, na dose 2 a 4 mg/kg, que reduz a taxa de eventos de 0.97 ao ano para 0,31 ao ano. O atenolol e o metoprolol são menos efetivos e não são recomendados para proteção de eventos cardíacos na SQTL.[15] O nadolol aparentemente é ainda superior ao propranolol, com a vantagem de poder garantir melhor aderência pela possibilidade de posologia única diária.[14] A SQTL 1 apresenta a melhor resposta ao tratamento, seguido da SQTL

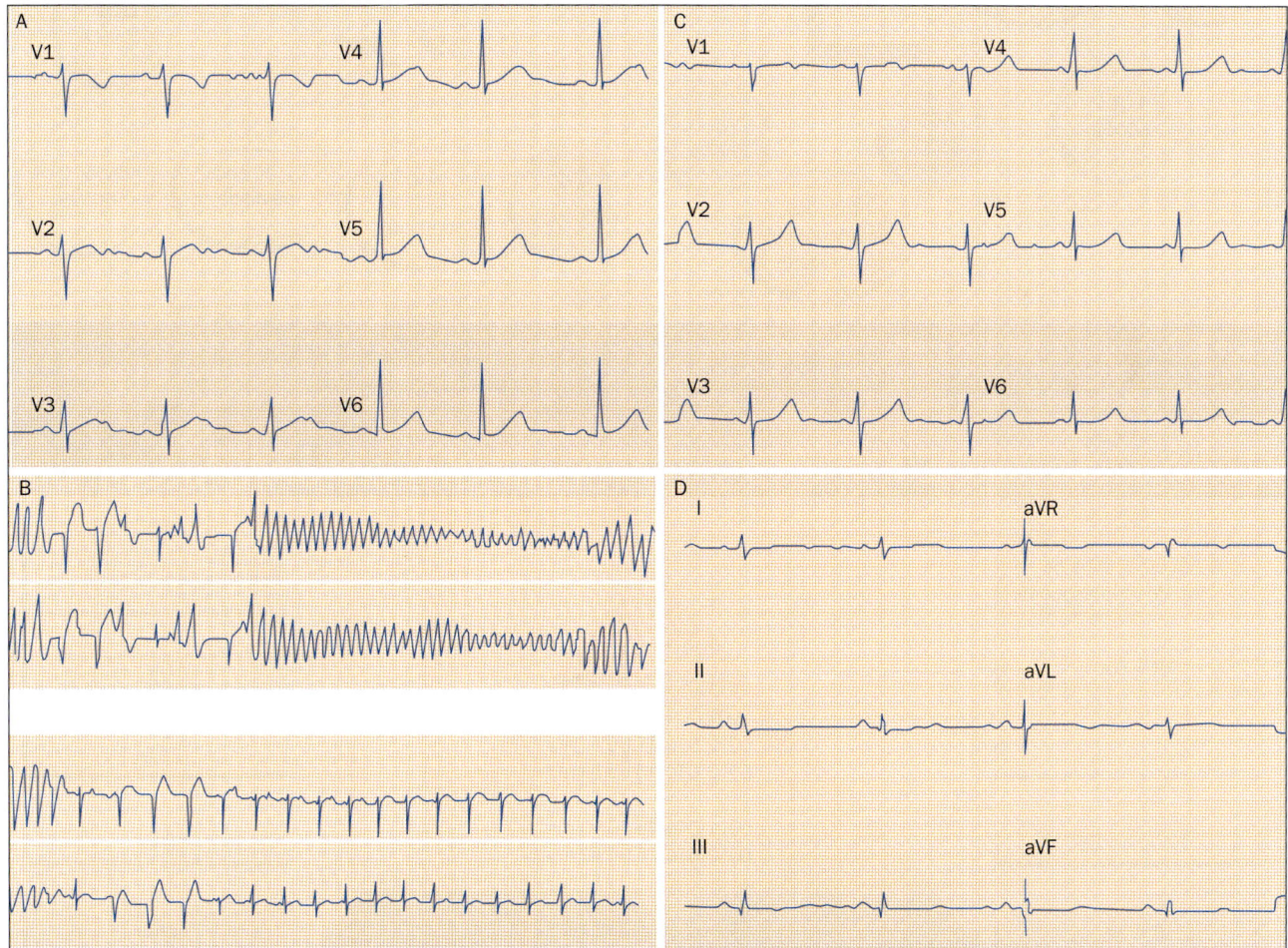

Figura 1 Subtipos de SQTL conforme fenótipo eletrocardiográfico. A: SQTL tipo 2 – onda T bífida, com entalhe em V2 e V3. B: *Torsade de pointes*, arritmia típica da SQTL e potencialmente fatal. C: SQTL tipo 1 – onda T de base alargada. D: SQTL tipo 3 – ST retificado, com início tardio da onda T.
Fonte: Acervo do Instituto do Coração do Hospital das Clínicas da Faculdade de Medicina da Universidade de São Paulo (InCor-HCFMUSP).

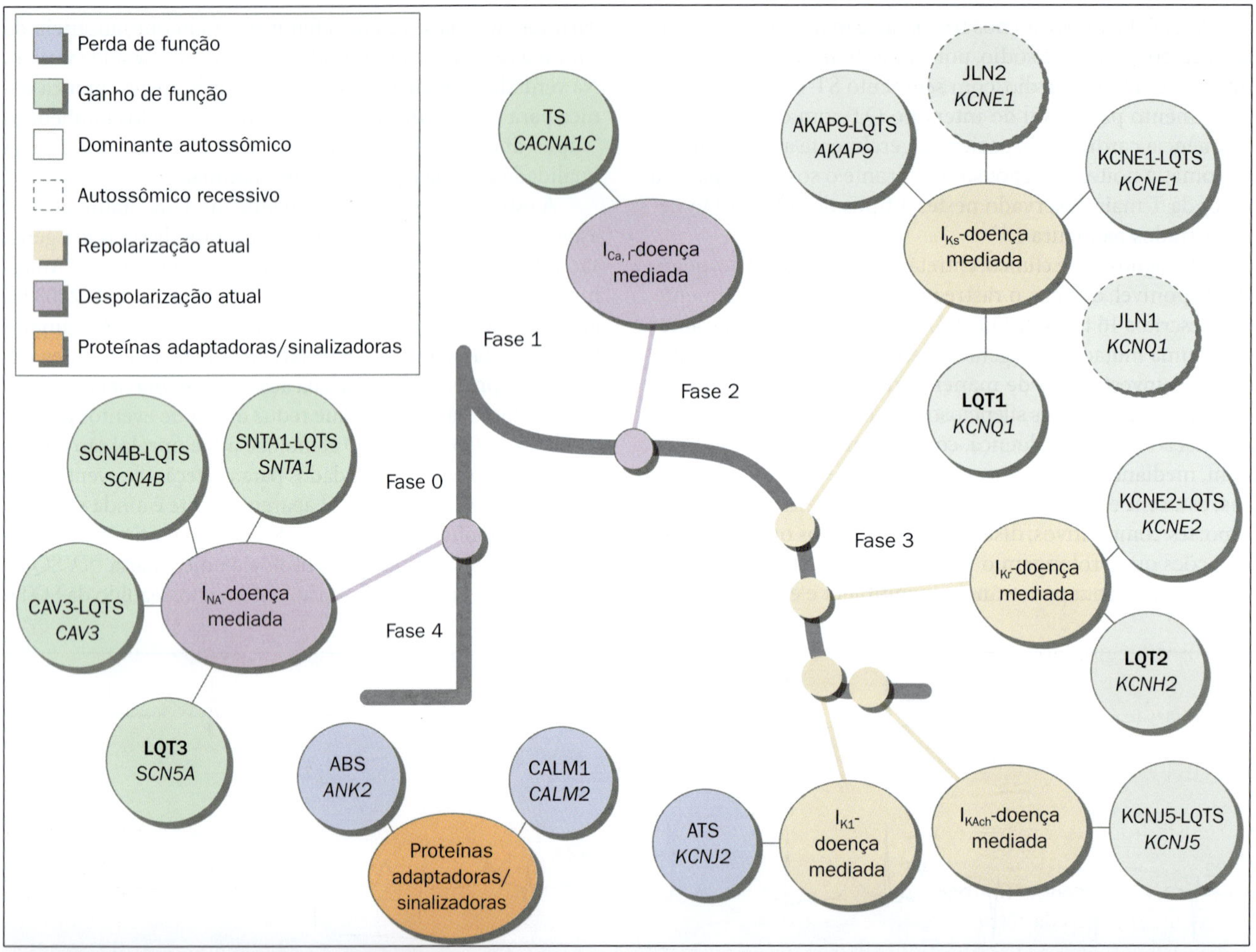

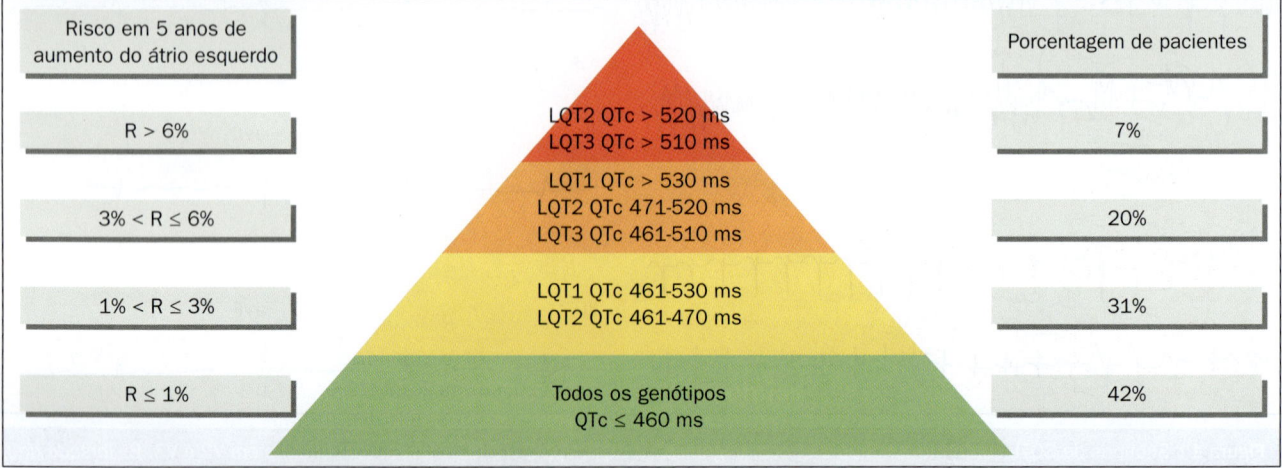

Figura 2 Genes descritos na SQTL e sua relação com os canais iônicos. Resumo esquemático da fisiopatologia da SQTL: o prolongamento da duração do potencial de ação pode estar relacionado à despolarização anormal (em roxo), à repolarização (marrom claro) ou às proteínas adaptadoras disfuncionais (marrom escuro). Os círculos azuis representam mutações de perda de função e os círculos verdes representam mutações de ganho de função. A herança dos genes de suscetibilidade do LQT é geralmente autossômica dominante, exceto pela síndrome de Jervell-Lange-Nielsen, que é autossômica recessiva (linhas de círculo tracejadas). Fonte: adaptada de Giudicessi e Ackerman, 2013.[9]

Figura 3 Risco de arritmias fatais estimado em 5 anos, conforme subtipo da SQTL e o intervalo QTc pela formula de Bazett.
Fonte: adaptada de Mazzanti et al., 2018.[14]

2 e SQTL3. Entretanto, deve ser ressaltado que a terapêutica antiadrenérgica, apesar de ter eficácia variável, deve ser empregada em todos os subtipos da SQTL.

As terapias adjuvantes são gene-específicas. A reposição oral de potássio deve ser realizada em todos os pacientes com hipocalemia, especialmente em portadores de SQTL2. Na SQTL3, a mexiletina pode ser eficaz, juntamente com o propranolol, em pacientes que respondem ao teste da droga com encurtamento do intervalo QTc. A ranolazina recentemente destacou-se como terapia adjuvante, pelo bloqueio da corrente tardia de sódio, entretanto há ainda poucos estudos que a fundamentem como fármaco de escolha.[16]

A denervação simpática cardíaca esquerda requer o isolamento dos três ou quatro primeiros gânglios torácicos, preservando a porção cefálica do gânglio estrelado, para evitar a síndrome de Horner. É atualmente utilizada em pacientes sintomáticos, refratários ao propranolol e na redução de terapias por choques em portadores de cardiodesfibrilador implantável (CDI). A redução do intervalo QTC (< 500 ms) após o procedimento prediz boa resposta ao tratamento.[17]

A indicação de CDI restringe-se aos pacientes com parada cardiorrespiratória (PCR) recuperada ou síncope, apesar da terapia com betabloqueador e, em casos específicos, às terapias adjuvantes supracitadas.[16]

Síndrome de Brugada

A síndrome de Brugada (SBr), desde a sua descrição inicial em 1992, sofreu vários avanços na elucidação diagnóstica e no seu conhecimento fisiopatológico.[16,17]

O diagnóstico da SBr é baseado nos achados clínicos e eletrocardiográficos. O paciente pode ser assintomático, apresentar síncope, respiração agônica noturna, palpitações (por taquicardia ventricular não sustentada ou arritmias atriais) e parada cardíaca recuperada. Em geral, os eventos arrítmicos ocorrem na quarta década de vida, com maior prevalência no sexo masculino, sendo um diagnóstico pouco comum

na faixa etária pediátrica. A característica eletrocardiográfica, que pode ser dinâmica, é o supradesnivelamento do segmento ST em pelo menos uma das derivações precordiais direitas (V1 a V3), posicionadas no segundo, terceiro ou quarto espaço intercostal.[16]

Há três padrões eletrocardiográficos descritos historicamente: a) tipo 1, caracterizado pelo típico supradesnivelamento do segmento ST maior que 2 mm, seguido de onda T descendente e negativa, semelhante à barbatana dorsal do golfinho; b) tipos 2 e 3, ou não tipo 1, com supradesnivelamento do segmento ST e onda T ascendente e positiva, respectivamente com 2 mm e menor que 2 mm. A acurácia do eletrocardiograma é maior quando as derivações precordiais são colocadas em espaços intercostais superiores (Figura 4).[18]

Para efeito diagnóstico e prognóstico, apenas o tipo 1 define a SBr. Porém, os tipos 2 e 3 sugerem a presença da canalopatia, cuja expressão fenotípica não foi conclusiva. Nestes casos, especialmente nos rastreamentos familiares, é recomendado que seja feito um acompanhamento mais frequente e investigação adicional. Uma vez que as alterações fenotípicas podem ser dinâmicas e dependentes de vários fatores moduladores, como o aumento da temperatura corporal e o uso de alguns fármacos concomitantes.

O mecanismo molecular proposto é o desequilíbrio entre a entrada rápida de sódio (I Na) na fase 0 do potencial de ação (PA) e a saída transitória do potássio (I to), que afeta, preferencialmente, a via de saída do ventrículo direito, gerando dispersão transmural da repolarização e, consequentemente, supradesnivelamento do segmento ST, que é substrato para arritmias. Outra hipótese descrita seria o fato de na SBr ocorrerem diferenças no potencial de ação e repolarização das "células M", em relação às demais células do miocárdio, fazendo com que gradientes elétricos espontâneos transmurais e ápico-basais surjam durante a fase de repolarização ventricular, que por sua vez seriam responsáveis pela elevação do segmento ST e propiciariam o aparecimento de arritmias polimórficas causadas pela dispersão da repolarização ventricular.[19,20]

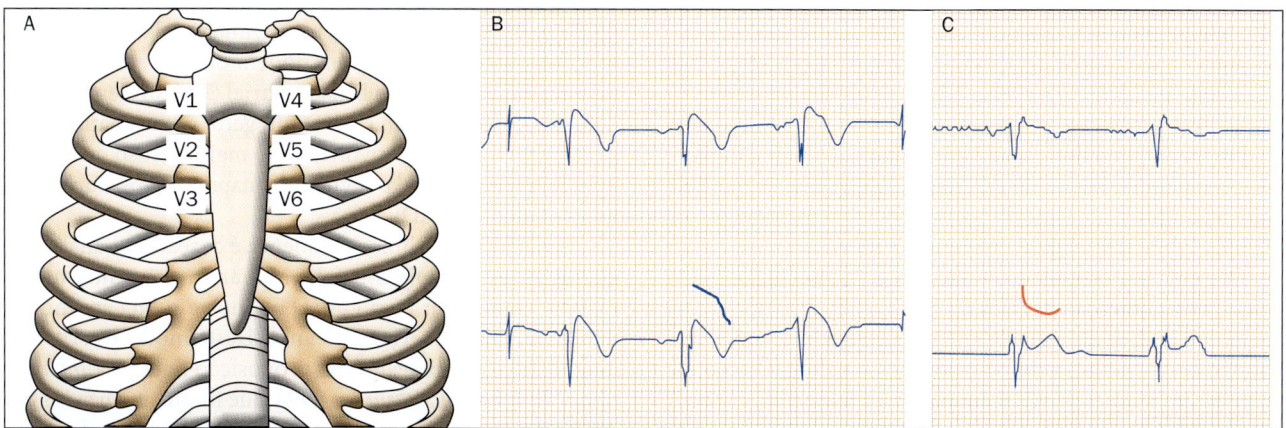

Figura 4 A: Localização sugeridas das derivações precordiais para investigação do padrão eletrocardiográfico de Brugada. B: V1 e V2 no 4° espaço intercostal (risco preto – "barbatana de golfinho", padrão tipo 1). C: V1 e V2 no 2° espaço intercostal (risco vermelho- "corcova de camelo", padrão não 1).
Fonte: Acervo do Instituto do Coração do Hospital das Clínicas da Faculdade de Medicina da Universidade de São Paulo (InCor-HCFMUSP).

A herança genética da SBr tem um padrão autossômico dominante, atualmente com mais de 250 mutações descritas em 19 genes.[19] O primeiro gene associado à SBr foi o *SCN5A*, que codifica a subunidade alfa do canal de sódio (Nav1.5), que embora seja o mais frequentemente associado à SBr (tipo 1), está presente em somente 15 a 30% dos pacientes, o que limita atualmente o papel da genotipagem nesta doença na estratificação de risco. O papel dos demais genes é ainda muito questionado, sendo o *SCN5A* o principal envolvido na fisiopatologia da doença.[21]

Após diagnóstico clínico de SBr, é fundamental a identificação do paciente com alto risco. A dimensão do problema já esbarra nos diferentes resultados nas casuísticas mundiais. Entre pacientes assintomáticos, o risco de arritmias fatais ou potencialmente fatais varia entre as séries publicadas. Brugada et al. revelaram 8% de risco no acompanhamento médio de 33 meses.[22] Já o grupo de Priori et al. publicaram uma incidência de 6% no acompanhamento médio de 34 meses.[23] Outros autores, como Eckardt et al., relataram 1% de risco após acompanhamento médio de 40 meses, semelhante ao estudo de Probst et al., com risco de 1,5% em 31 meses de acompanhamento.[24,25]

A maioria dos estudos demonstra que o padrão tipo 1 espontâneo (*hazard ratio* [HR], 1,8; 95% intervalo de confiança [IC], 1,03 a 3,33; p = 0,04), a presença de síncope (6 a 19% dos pacientes apresentam novo evento arrítmico após 24 e 39 meses de acompanhamento) ou PCR recuperada (entre 17 e 62% após 48 e 84 meses de acompanhamento) estão relacionados a maior chance de ocorrência de eventos arrítmicos durante a evolução. Em metanálise publicada em 2016, o sexo masculino também foi considerado de maior risco. A história familiar de morte súbita e a identificação de mutação genética no SCN5A não predizem maior risco de eventos fatais.[26]

O estudo eletrofisiológico (EEF) falhou em predizer eventos arrítmicos de forma consensual. Brugada et al. apontam que a FV induzida ao EEF é preditor independente de eventos arrítmicos. Giusetto et al. encontraram elevado valor preditivo negativo (nenhum paciente com EEF negativo apresentou evento arrítmico vs. 15% dos pacientes com EEF positivo). Por outro lado, em todas as demais séries, o EEF não demonstrou adequado valor na estratificação de risco, sendo para esses autores, um exame dispensável. Uma ressalva a ser feita é o conceito de como se valoriza o EEF, desde seu papel na indução de arritmias ventriculares, a depender da "intensidade" do protocolo de estimulação ventricular, até o seu uso para definir o período refratário ventricular, que se menor que 200 milissegundos pode denotar um subgrupo de maior risco de eventos, como demonstrado no estudo PRELUDE.[25]

No entanto, estes dados estão longe de concluir a polêmica da estratificação de risco do EEF na SBr, principalmente porque do lado da eletrofisiologia também há estudos demonstrando melhora do padrão eletrocardiográfico e na redução de choques por CDI em pacientes submetidos à ablação do substrato arritmogênico na SBr.[27]

A indicação de CDI é consensual em pacientes com síncope arrítmica ou PCR recuperada. Entretanto, dado o valor questionável do EEF, o implante do dispositivo em pacientes assintomáticos, com arritmia ventricular induzida durante o exame, é uma conduta controversa entre centros especializados no tratamento da SBr.[16]

Quanto ao tratamento farmacológico, há resultados de pequenos ensaios clínicos que sugerem o uso da quinidina em pacientes sintomáticos, com redução de arritmias supraventriculares e ventriculares, inclusive em pacientes com terapias apropriadas pelo CDI.[28] Também é preconizado o uso de isoproterenol no tratamento da tempestade elétrica. Embora muito tenha sido estudado, até o momento nenhum fármaco mostrou ser mais eficaz na prevenção de morte súbita na SBr do que o implante do desfibrilador.[16]

Cardiomiopatia arritmogênica de ventrículo direito

A cardiomiopatia arritmogênica de ventrículo direito (CAVD) ocorre pela substituição das células miocárdicas por tecido fibroadiposo em uma região do ventrículo direito chamada "triângulo da displasia", que compreende as porções inferior, apical e infundibular do VD. Inicialmente, ocorre uma deposição fibrogordurosa no epicárdio ou miocárdio, podendo evoluir com extensão transmural, levando ao afilamento e até dilatação da parede com formação de pequenos aneurismas.

Trata-se de uma doença progressiva, podendo também afetar o septo e o ventrículo esquerdo, geralmente, em estágios mais avançados. A CAVD é uma das causas mais frequentes de morte súbita (dependendo da casuística estudada), principalmente em indivíduos jovens do sexo masculino e com menos de 35 anos.[29] Entretanto, as manifestações clínicas podem surgir em qualquer idade, com maior prevalência em atletas, uma vez que o exercício pode desencadear arritmias ventriculares ou até acelerar o desenvolvimento de anormalidades estruturais. Estima-se que a prevalência desta doença seja cerca de 1:2500 a 1:5000, sendo mais comuns entres norte-italianos e alemães.

Os principais sintomas da doença são palpitações, síncope, taquicardia ventricular estável ou instável, insuficiência cardíaca e morte súbita. As palpitações podem ser decorrentes de arritmias ventriculares, mais temidas pelo risco de morte súbita, entretanto também podem ocorrer por arritmias supraventriculares.[30] A fibrilação atrial (FA), presente em até 30% dos pacientes com CAVD, em geral é sintomática, quase sempre denotando envolvimento mais extenso da doença e pode ser responsável por choques inapropriados em pacientes portadores de CDI.[31]

O diagnóstico clínico da doença é baseado na análise de alterações estruturais, morfológicas, arritmias ventriculares e histórico familiar para CAVD ou morte súbita em indivíduos com idade inferior a 35 anos. Deste modo, os critérios diagnósticos são baseados na proposição feita pela *International Task Force Criteria* em 1994, que foram atualizados em 2010. As principais características para a suspeição diagnóstica de CAVD são: ondas T invertidas nas precordiais direitas, arritmias ventriculares com padrão morfológico de bloqueio do ramo esquerdo (principalmente com eixo superior), graus variáveis de dilatação do VD (na ausência de hipertensão pulmonar), ondas épsilon (Figura 5) e história familiar de CAVD confirmada.[32]

A CAVD é geneticamente herdada, na maioria dos casos, por um padrão autossômico dominante, embora já tenham sido descritos alguns casos de herança recessiva, com menor frequência e relacionados às mutações em outros genes que não os mais comuns (doença de Naxos). As mutações mais comumente relacionadas à CAVD estão em genes chamados desmossomais, sendo que até o presente momento, aproximadamente 800 variantes genéticas foram identificadas em 14 genes principais (Figura 6), mas apenas 300 destas foram consideradas prejudiciais. Estudos confirmam a existência de uma interação entre mutações de outros genes não desmossomais (RYR2) e a CAVD, descritos em casos familiares e associados à taquicardia ventricular polimórfica catecolaminérgica (TVPC).[30]

Entretanto, há uma grande variabilidade fenotípica em indivíduos com a mesma mutação, devido à penetrância incompleta da doença e sua expressão variável. Esse padrão de herança influencia as diversas alterações morfofuncionais observadas, bem como a idade do início da manifestação clínica, reforçando a influência de fatores ambientais, interações genéticas e de genes moduladores.

O tratamento curativo ainda não existe e visa a melhora dos sintomas, prevenção de morte súbita e da progressão da doença. A atividade física extenuante, competitiva ou não, deve ser evitada, devido ao risco de arritmias fatais e da comprovada progressão do fenótipo no miocárdio ventricular (dilatação e disfunção). Os fármacos antiarrítmicos são recomendados para controle dos sintomas ou de terapias do CDI. O betabloqueador é adequado, pela natureza adrenérgica da arritmia. A associação com amiodarona é eficaz quando a arritmia é refratária ao primeiro fármaco. Além de reduzir a ocorrência de arritmias ventriculares e supraventriculares, reduz a

frequência da taquicardia, favorecendo o uso de terapias anti-taquicardia para evitar os choques. O sotalol pode ser uma alternativa em pacientes sem disfunção ventricular importante e se mostrou eficaz no controle dos sintomas em alguns estudos observacionais.[16] Os pacientes com FA em CAVD tem risco aumentado de eventos cardioembólicos, principalmente quando há disfunção ventricular e aneurismas de ventrículo direito. Nesses casos, devem receber terapia anticoagulante.[33]

O estudo eletrofisiológico e ablação podem ser realizados em pacientes com arritmias ventriculares sintomáticas ou choques pelo CDI. Entretanto, a ablação bem-sucedida também deve ser considerada paliativa e não é suficiente para prevenção de morte súbita, já que a CAVD é uma doença progressiva e imprevisível.

O alto risco de arritmias em pacientes com CAVD abrange desde a adolescência até idade avançada, atingindo seu pico entre 21 e 40 anos. A fibrilação atrial, a síncope, a prática de atividades físicas extenuantes após o diagnóstico de CAVD e a presença de taquicardia ventricular monomórfica sustentada são preditores de arritmias letais no acompanhamento. A falta de eficácia em prevenção de morte súbita da terapia antiarrítmica destaca a importância da estratificação de risco, ainda controversa, para os pacientes com CAVD. Por esse motivo, a indicação de CDI para prevenção primária não está bem estabelecida e deve ser realizada individualmente. Já na prevenção secundária, a indicação do CDI está mais respaldada.[34]

Taquicardia ventricular polimórfica catecolaminérgica

A taquicardia ventricular polimórfica catecolaminérgica (TVPC) foi descrita inicialmente por Coumel em 1978,[35] e mais extensivamente por Leenhardt em 1995. É uma síndrome

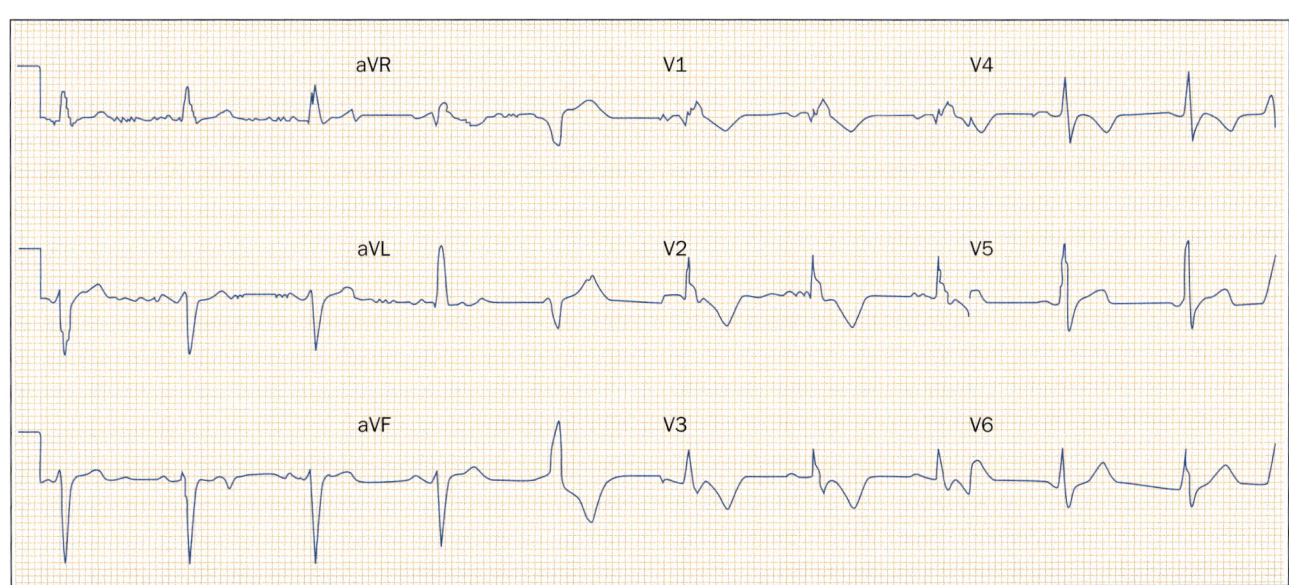

Figura 5 Atraso final de condução em V1 peculiar à CAVD (onda épsilon).
Fonte: Acervo do Instituto do Coração do Hospital das Clínicas da Faculdade de Medicina da Universidade de São Paulo (InCor-HCFMUSP).

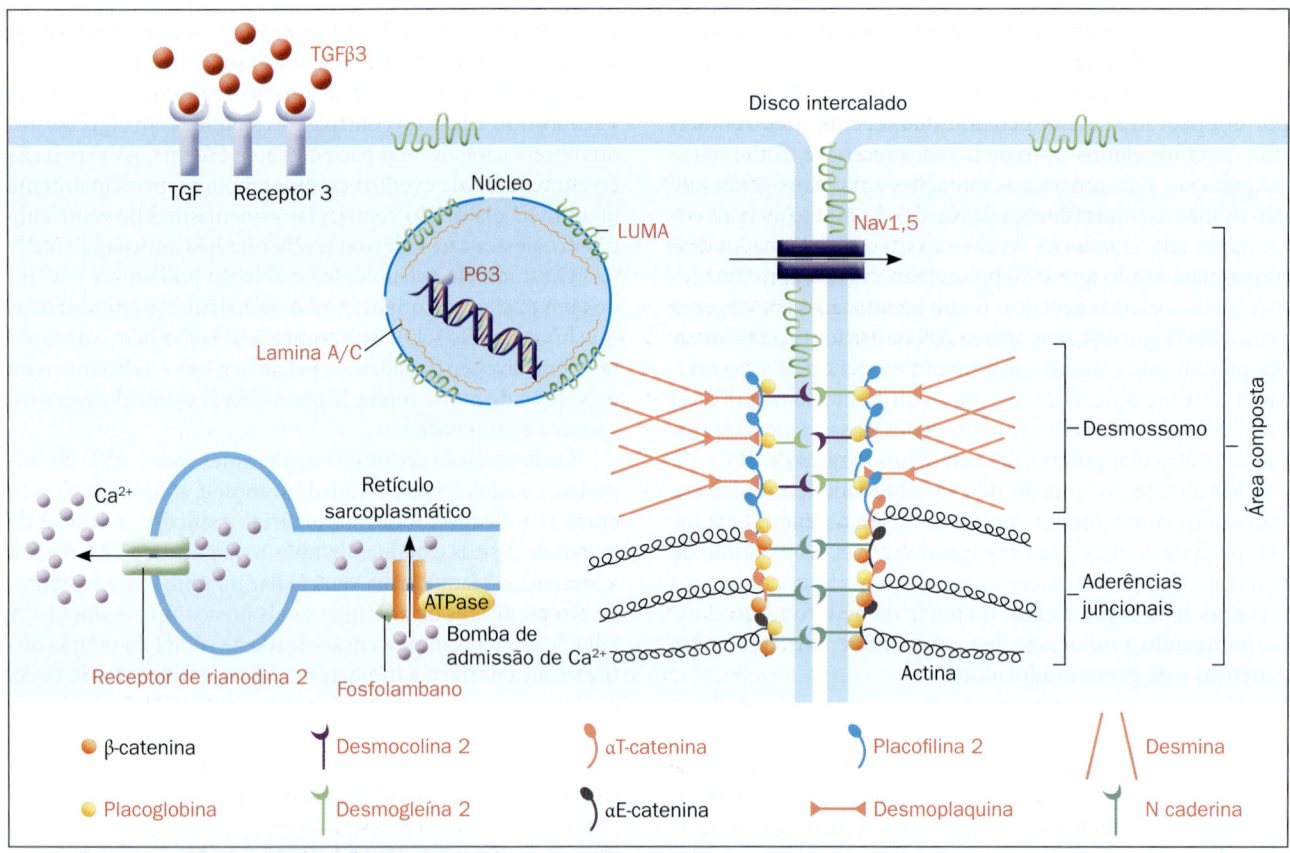

Figura 6 Genes que codificam as proteínas associadas a CAVD (em vermelho): placofilina-2 (PKP2); desmogleína-2 (DSG2); desmoplaquina (DSP); desmocolina-2 (DSC2); placoglobina (JUP); alfa-T-catenina (CTNNA3); N-caderina (CDH2); LUMA (TMEM43); lamina A/C (LMNA); desmina (DES); titina (TTN); fosfolambano (PLN); receptor de rianodina tipo 2 (RYR2); Nav1.5 (SNC5A); P63 (TP63); e TGF-beta 3 (TGFB3).
Fonte: adaptada de Gandjbakhch et al., 2018[30]

arrítmica herdada, geralmente, por um padrão autossômico dominante e mais raramente recessivo. Está relacionada à alta mortalidade nos casos sem tratamento, em torno de 30 a 50%, entre 20 e 30 anos de idade e tem uma prevalência estimada em 1:10.000.[36]

Caracteriza-se por síncopes recorrentes ou morte súbita em crianças e jovens, especialmente relacionadas ao esforço físico e estresse emocional. Manifesta-se de modo clássico como taquicardia ventricular polimórfica bidirecional, taquicardia ventricular polimórfica ou fibrilação ventricular, na ausência de cardiopatia estrutural. No ECG de repouso, observa-se uma tendência à bradicardia sinusal, presença de onda U e um intervalo QTc limítrofe.[37]

Swan et al.[41] demonstraram a ligação dessa síndrome com o *locus* 1q42.1-43 e sua estreita relação com o gene codificador do receptor cardíaco rianodina (RyR2) em 38% dos pacientes, nos casos de herança autossômica dominante. Em uma proporção menor, foi identificado também, em casos de herança autossômica recessiva da doença, o gene *CASQ2*, localizado no cromossomo 1q11-13.3, que codifica a calsequestrina.[38]

Ambos os genes estão envolvidos com a liberação do cálcio do retículo sarcoplasmático, para participação no processo de excitação-contração. O acúmulo do cálcio no citosol,

principalmente durante a estimulação adrenérgica, gera influxo de sódio que precipita um novo potencial de ação (atividade deflagrada por pós-potencial tardio), à semelhança ao que acontece na intoxicação digitálica.[39]

Até o momento há poucos dados para uma estratificação de risco eficiente. Quanto menor a idade, quando aparecem os primeiros sintomas, pior o prognóstico. A recorrência de síncope, apesar do betabloqueador, também está relacionada a maior malignidade.

Alterações cromossômicas podem ser identificadas em aproximadamente 50% dos casos, e a sua presença não implica necessariamente pior prognóstico. A avaliação genética familiar pode ser considerada para identificar portadores assintomáticos que se beneficiariam de terapia com betabloqueador mais precocemente.

A terapêutica atual baseia-se no uso de betabloqueador (propranolol ou nadolol) e, nos casos não responsivos (30 a 59%), na associação com o CDI, este último sempre indicado com cautela.

Tem sido estudadas as terapias adjuvantes para controle da arritmia em pacientes que apresentam contraindicação ao CDI ou naqueles com recorrência de terapia apropriada. Dois estudos mostraram benefício na associação de propranolol e verapamil, porém o acompanhamento clínico foi curto e só feito em pacientes com mutação do gene *CASQ2*. A flecainida tem uma forte associação fisiopatológica com a TVPC e, portanto, promissora, por inibir a liberação de cálcio pelo receptor de rianodina em estudos animais.[13] Entretanto, quando a flecainida é prescrita, deve ser mantido o uso do betabloqueador, que ainda é a melhor terapia padrão disponível.[37]

Mais recentemente, têm sido descritos efeitos benéficos do carvedilol na redução das arritmias polimórficas, por conta de ser um betabloqueador com efeito específico na região do seu armazenamento, conhecida como SOICR.[40] A hipótese é uma teoria de liberação de cálcio induzida por sobrecarga deste local de armazenamento (SOICR). Com a RyR2 normal, os níveis de repouso e estresse do cálcio livre estão abaixo do nível do SOICR. No entanto, com RyR2 mutante, o limiar de SOICR cai abaixo do nível de cálcio livre no retículo sarcoplasmático (RS). Isso pode causar um transbordamento de cálcio do RS e gerar as arritmias polimórficas por atividade deflagrada por pós-potenciais tardios. O carvedilol poderia atenuar este efeito deletério nos pacientes com TVPC.[41]

A denervação simpática por toracoscopia tem evidência crescente e deve ser considerada em situações específicas. Pacientes com indicação de CDI, que negam o implante do mesmo, pacientes com contraindicação ao betabloqueador ou com terapias apropriadas, apesar da dose máxima de betabloqueador tolerada, podem ter a terapia antiadrenérgica otimizada com a simpatectomia esquerda.[17]

As terapias adjuvantes ainda não demonstraram redução de mortalidade em TVPC e, portanto, devem ser consideradas em associação com betabloqueador e CDI. Há interesse crescente na terapia molecular e os avanços em TVPC são pioneiros em cardiologia.[42]

As indicações de CDI devem ser feitas com muita cautela, já que devido à natureza adrenérgica desta doença, a possibilidade de tempestades elétricas é muito alta, principalmente em se tratando de crianças e adolescentes. No entanto, nos casos de prevenção secundária, principalmente quando há refratariedade aos betabloqueadores, recomenda-se a necessidade de proteção destes pacientes com o CDI.[16]

Síndrome do QT curto

A síndrome do QT curto (SQTC) é uma canalopatia hereditária, muito rara, descrita pela primeira vez em 2000 por Gussak et al.[43] Caracteriza-se pela presença dos sintomas síncope arrítmica, FA paroxística, morte súbita cardíaca e o intervalo QTc < 300 ms. Aparentemente não há um fator desencadeante evidente, mas observou-se que as arritmias detectadas pelo CDI ocorreram principalmente em repouso e durante o sono.

Até recentemente, cerca de 200 casos haviam sido descritos pela Sociedade Europeia de Cardiologia[44] e, dentre 6,4 milhões de ECGs avaliados ao longo de 13 anos, em apenas 45 havia intervalo QTc < 300 ms. Estudos observacionais descreveram uma sobreposição nos valores do intervalo QTc em pacientes portadores de SQTC e na população controle, tornando difícil a definição de um valor de corte. Para superar as limitações diagnósticas baseadas em um único parâmetro (o ECG), em 2011 foi desenvolvido um sistema de pontuação de probabilidade de SQTC, envolvendo os sintomas, a história familiar e o genótipo (Tabela 3).[45]

Tabela 3   Critério diagnóstico de SQTC*

Eletrocardiograma de repouso (ms)	Pontos
QTc < 370	1
QTc < 350	2
Qtc < 330	3
Intervalo ponto J – pico T< 120	1
História clínica	
História de PCR recuperada	2
TV polimórfica ou FV documentadas	2
Síncope inexplicada	1
Fibrilação atrial	1
História familiar (1° ou 2° grau)	
Alta probabilidade SQTCc	2
Morte súbita inexplicada em < 40 anos**	1
Morte súbita infantil	1
Genotipagem	
Positiva	2
Mutação de significado incerto em gene culpado	1

Total de pontos: 1 ou 2 = baixa probabilidade; 3 = intermediária; ≥ 4 = alta probabilidade. Conta-se apenas 1 ponto por sessão, sendo o ECG critério obrigatório. *na ausência de causas secundárias, QTc calculado pela fórmula de Bazett.
FV: fibrilação ventricular; SQTC: síndrome do QT curto; TV: taquicardia ventricular.

Cerca de 70% dos pacientes apresentam história familiar de SQTC ou morte súbita precoce, porém a mutação não foi identificada na maioria dos casos. Estudos genéticos demonstraram cinco genes associado à doença, sendo os três primeiros envolvidos no ganho de função do canal de potássio voltagem dependente (KCNH2- SQTC tipo1, KCNQ1-SQTC tipo 2 e KCNJ2-SQTC tipo 3). Recentemente, foram descritas mutações nos genes *CACNA1c* e *CACNB2b*, que causam perda de função nos canais de cálcio tipo L, entretanto nesses pacientes também foi observado o supradesnivelamento característico da SBr. Portanto, ainda restam dúvidas do diagnóstico de SQTC, se estaria relacionado a um *overlapping* ou às alterações de repolarização da própria SBr, com manifestação fenotípica diversa.

O mecanismo eletrofisiológico proposto para a ocorrência de parada cardíaca é a presença de um potencial de ação de curta duração, que predispõe ao fenômeno R sobre T, precipitando fibrilação ventricular ou *torsades des pointes*. Curiosamente, além do período refratário ventricular curto, estes pacientes também possuem período refratário atrial curto, com alta vulnerabilidade para episódios de fibrilação atrial.[44]

As drogas antiarrítmicas (incluindo sotalol, propafenona, flecainida, disopiramida, amiodarona, vernakalant e ranolazina) têm experiência limitada em humanos, portanto, seu uso na prática clínica precisa ser avaliado individualmente, pela ausência de evidências na prevenção de morte súbita. Recentemente, a quinidina, indisponível no Brasil, demonstrou redução dos eventos arrítmicos fatais em uma considerável amostra de 17 pacientes. O desfibrilador implantável se mantém como único tratamento.[16,46]

Síndrome de Wolff-Parkinson-White

A síndrome de Wolff-Parkinson-White (WPW) é a segunda principal causa de taquicardia supraventricular paroxística, sendo mais prevalente que as demais doenças descritas anteriormente. Entretanto, tem sido difícil confirmar uma transmissão genética. Na minoria dos casos, há transmissão familiar isolada ou como parte de uma síndrome mais complexa, com base genética.

Assim, a síndrome pode se apresentar como uma simples pré-excitação isolada ou como um componente de uma doença cardíaca estrutural (anomalia de Ebstein ou cardiomiopatia hipertrófica) ou de síndromes multissistêmicas, como miopatias metabólicas e doenças de depósito (doença de Pompe, doença de Danon e esclerose tuberosa) ou síndromes mitocondriais (neuropatia ótica hereditária de Leber).

Em um estudo, onde foram analisados 2.343 parentes de primeiro grau, sintomáticos, de 383 pacientes com síndrome de WPW conhecida e comprovada por estudo eletrofisiológico, se observou uma prevalência de 3,4% nesse grupo, contra 0,15% de frequência na população geral.[47] Nesses parentes, também foi maior a incidência de múltiplas vias acessórias. O padrão de transmissão nos casos familiares pareceu ser autossômico dominante com penetrância variável, porém essa análise forneceu somente um esboço da hereditariedade da doença, visto que somente os parentes sintomáticos foram avaliados.[47]

Na anomalia de Ebstein identifica-se a síndrome de WPW em 10% dos casos, sendo o gene da forma familiar da doença identificado no cromossomo 11q. Foram identificados distúrbios sarcoméricos associados à cardiomiopatia hipertrófica familiar e à pré-excitação, com transmissão autossômica dominante.[22]

Outra forma familiar de WPW, fenocópia da cardiomiopatia hipertrófica, apresenta predominantemente distúrbio progressivo do sistema de condução. Ocorre em razão da mutação do gene *PRKAG2*, que foi identificada em um *locus* do cromossomo 7 (7q3), que codifica a subunidade A-2 da AMP-quinase.

Entre as doenças de depósito, a pré-excitação é um componente da doença de Pompe, distúrbio de depósito de glicogênio por uma deficiência autossômica recessiva da maltase ácida. Na doença de Danon, uma desordem cromossômica ligada ao X, na qual ocorre um distúrbio lisossomal de depósito relacionado ao gene *LAMP2* em homens, observa-se retardo mental, miopatia esquelética e cardiomiopatia hipertrófica com pré-excitação.[48]

Assim, observa-se que há formas de WPW mediadas geneticamente, porém na maioria dos casos a síndrome se apresenta como doença isolada sem transmissão genética aparente.

O tratamento da síndrome de WPW segue as recomendações gerais das diretrizes, sendo mais consistente a ablação por cateter nos casos sintomáticos (crises de palpitações sustentadas e/ou síncopes). Os casos assintomáticos precisam ser estratificados quanto ao risco de morte súbita, que geralmente é muito baixo. Entretanto, a abordagem invasiva deve ser também considerada nestes casos, exceto quando a pré-excitação for intermitente e a via acessória estiver localizada em zona de risco de bloqueio AV total.[16]

Fibrilação atrial idiopática familiar

A fibrilação atrial (FA) é a arritmia sustentada mais frequente na prática clínica. O termo "FA isolada" ou ainda "*lone atrial fibrillation*" era empregado a pacientes menores de 60 anos, sem valvopatia e sem fatores precipitantes da arritmia, como hipertensão arterial, obesidade, ou doença cardíaca estrutural. O avanço dos métodos de imagem e das pesquisas moleculares sugerem envolvimento de canalopatias ou miopatias atriais (presença de fibrose restrita ao átrio) na fisiopatogênese da fibrilação, deixando o termo "FA isolada" ultrapassado.[49]

Em algumas famílias estudadas observa-se a coexistência de FA e repolarização precoce, síndrome de Brugada, síndromes do QT curto ou QT longo congênito. Entretanto, ainda não há indicação de teste genético em pacientes com FA, sem características fenotípicas mais evidentes de outras síndromes hereditárias arritmogênicas.[50] Variantes genéticas relacionadas a cardiopatias arritmogênicas tem sido cada vez mais descritas em associação com o fenótipo exclusivo de FA.

O sistema renina-angiotensina-aldosterona é importante para o desenvolvimento da FA. Muitas pesquisas têm focado na relação entre polimorfismos do gene da inserção (I) / deleção (D) da enzima conversora de angiotensina (ECA) e FA e tem demonstrado um perfil de alto risco de desenvolver FA, independente da idade (genótipo D/D), porém mais relacionado a etnia.[51]

Os esforços para elucidar as bases moleculares da FA estão concentrados em três áreas principais: os defeitos genéticos que ocasionam formas familiares de FA; os fatores genéticos que predispõem à doença; e os distúrbios na expressão genética das correntes iônicas que estão envolvidas na formação do potencial de ação atrial. As pesquisas direcionadas para a expressão genética das correntes iônicas poderão fornecer algum entendimento das alterações moleculares deflagradas pela doença, bem como poderão explicar alguns dos mecanismos que perpetuam a FA crônica. Outras linhas interessantes de pesquisa referem-se ao estudo das disfunções nas conexinas atriais, o que explicaria a perpetuação da fibrose nos átrios em muitos casos, independente das intervenções clínicas e invasivas.[52]

Outras arritmias

Taquicardia ventricular polimórfica deflagrada por extrassístole com intervalo de acoplamento ultracurto

Leenhardt et al. descreveram os casos de quatorze pacientes sem doença cardíaca estrutural que apresentaram episódios recorrentes de síncopes por taquicardia ventricular com aspecto de *torsades de pointes*, sendo que em oito casos também foram registrados episódios de fibrilação ventricular.[53] Porém, ao contrário da descrição clássica de *torsades de pointes*, em que habitualmente há acoplamento longo da primeira extrassístole ventricular que dá início à arritmia (600 a 800 ms), nesse grupo de pacientes observou-se que o intervalo de acoplamento foi muito curto (245 ± 28 ms). Quase todos os casos estavam em repouso no momento do início da arritmia. Na análise de Holter, observou-se predominância das arritmias durante o período diurno e a análise de variabilidade da frequência cardíaca (FC) permitiu observar que as atividades simpática e vagal estavam significativamente deprimidas, sendo que em todos os casos a atividade vagal encontrava-se mais deprimida do que a atividade simpática. No estudo eletrofisiológico, nenhum paciente apresentava alteração dos parâmetros basais. Durante o acompanhamento médio de sete anos, cinco pacientes tiveram morte súbita, três receberam implante de CDI e seis mantiveram-se em tratamento clínico com altas doses de verapamil, sem resposta aos betabloqueadores. Como quatro pacientes apresentavam história de morte súbita familiar e quase todos se beneficiaram do uso de bloqueador de canal de cálcio, pode ser especulado que se trate de canalopatia de um ou mais genes que codificam os canais de cálcio.[52,53]

Um dos desafios desta patologia reside na conduta em pacientes assintomáticos, mas nos casos que são provenientes de rastreamento, esses pacientes já podem ser tratados com verapamil e acompanhamento frequente.[53]

Síndromes de repolarização precoce patológica

Em 1953, Osborn descreveu a clássica onda J durante hipotermia experimental. As pesquisas subsequentes revelaram que a onda J era secundária à dispersão da repolarização, devido ao encurtamento desproporcional do potencial de ação do epicárdio ao endocárdio. Em 2008, Haissaguere descreveu que a repolarização precoce era mais frequente em pacientes vítimas de PCR.[54]

A síndrome de repolarização precoce patológica é diagnosticada na presença de elevação do ponto J ≥ 1 mm em ≥ 2 derivações inferiores e / ou laterais contíguas de um ECG de 12 derivações, em um paciente vítima de parada cardíaca recuperada, que diferencia o padrão eletrocardiográfico de repolarização precoce benigna. Quando a prevenção é secundária, recomenda-se o uso de CDI. Há recomendação de quinidina em alguns casos específicos.[16]

Distúrbios da condução intracardíaca

Os distúrbios da condução intracardíaca, neste caso os decorrentes de anomalias genéticas, podem estar relacionados a vários padrões fenotípicos e com causas diversas, que vão desde defeitos nas correntes iônicas que geram a função de marca-passo cardíaco, até alterações em canais de sódio e potássio, alterações proteicas em canais (ex.: HCN4), conexinas mutantes, proteínas de ancoragem ou defeitos na embriogênese.

Disfunção do nó sinusal

Os distúrbios da condução intracardíaca de origem genética, também conhecidos como doença progressiva do sistema de condução (DPSC), têm um acometimento progressivo, de etiologia não elucidada, com mecanismo fisiopatológico estrutural, funcional ou ambos. Podem ter como apresentação uma degeneração precoce do sistema de condução (doença de Lev-Lenègre), de maneira isolada, familiar ou em conjunto com cardiomiopatias congênitas ou dilatadas.[3]

Outro perfil são os pacientes com distrofias musculares, que pertencem a um grupo de risco para doença do sistema de condução e bradicardia hereditárias. Nas síndromes de Duchenne e Becker o desenvolvimento de cardiomiopatia dilatada é comum e as bradicardias podem ocorrer após o aparecimento da dilatação. Os pacientes com miotonias dos tipos 1 e 2, Emery-Dreifuss, membro-cinta 1B e distrofias musculares facioscapuloumeral apresentam doença de condução e arritmias associadas, eventualmente com cardiomiopatia dilatada.[55]

As canalopatias também podem levar a distúrbios na formação do impulso. As correntes iônicas predominantes, que contribuem para a atividade de marca-passo do nó sinusal, dependem dos canais iônicos ativados por hiperpolarização de nucleotídeos cíclicos (HCN), dos canais de cálcio tipo L e tipo T, dos canais retificadores tardios de potássio, e dos canais ativados pela acetilcolina.

A descoberta da mutação genética responsável pela DPSC é recente e tem um padrão autossômico dominante. Algumas mutações do gene *SCN5A* e *TRPM4* foram consideradas patogênicas e estão relacionadas à doença isolada do sistema de condução. O acometimento estrutural do miocárdio, associado a DPSC, foi observado nas mutações do gene *LMNA*.

Além disso, a disfunção do nódulo sinusal foi associada a uma variedade de taquiarritmias atriais, particularmente a fibrilação atrial (FA). Nos últimos anos, com desenvolvimento da base molecular dos canais iônicos e da remodelação proteica estrutural, foi possível entender melhor a fisiopatologia da disfunção do nó sinusal e sua relação com a FA. Dentre estas descobertas destacam-se o melhor entendimento dos canais HCN4, canais de sódio/potássio e conexinas.[56]

Canais HCN4

As alterações proteicas no canal HCN4 estão associadas à bradicardia sinusal, pois essa proteína forma os canais "*funny*" (If). A propriedade de marca-passo do nó sinusal depende desses canais, que são capazes de iniciar um estímulo na fase de despolarização diastólica, sendo que sua modulação pelo AMPc parece estar relacionada ao aumento da frequência cardíaca.

Os pacientes podem apresentar bradicardia sinusal sintomática ou assintomática e, algumas vezes, a manifestação consequente é fibrilação atrial como ritmo de suplência.

Canais de sódio

Os canais de sódio (INa), codificados pelo gene SCN5A, são responsáveis pela despolarização ascendente rápida do potencial de ação cardíaco (PA) e, portanto, tem um papel importante na formação e condução do estímulo cardíaco. Embora esses canais tenham menor atividade no nó sinusal, a condução sinoatrial lentificada também leva a bradicardia.

A ocorrência de taquiarritmia concomitante e morte súbita é mais frequente em indivíduos com perda de função dos canais de sódio, comparável à Síndrome de Brugada. Curiosamente, o *overlapping* de fenótipos (SBr, SQTL e DPSC) foi relatado em algumas famílias.[3]

Canais de potássio

O gene KCNQ1, que codifica o canal retificador lento de potássio (IKs), quando perde função, leva à SQTL tipo 1 e, quando ganha, à SQTC tipo 2 e à FA. O aumento da saída de potássio (IKs) em células sinoatriais gera uma negativação do potencial de membrana, que dificulta a nova despolarização da célula, causando a bradicardia.

Conexinas (Cx)

As conexinas são junções celulares (junções gap) que consistem em um complexo multiproteico, que proporciona a ligação entre as células vizinhas, sendo importantes na redução do estresse sobre as células do organismo.

A *Cx 40*, codificada pelo gene GJA5, é específica do átrio. As *Cxs 43 e 45* (genes respectivamente GJA1 e GJA7), também se expressam nos ventrículos. Essas conexinas, quando mal formadas, apresentam transporte intracelular lentificado, levando às propriedades heterogêneas de condução do estímulo cardíaco, substrato elétrico para arritmias atriais. Isoladamente, não estão associadas às arritmias clínicas, entretanto a presença de outros variantes genéticos pode levar a DPSC e FA.[3]

Bloqueio atrioventricular total congênito

O bloqueio atrioventricular total congênito (BAVTc) pode ocorrer na vida fetal ou após o nascimento, com a dissociação atrioventricular total e bradicardia. A maioria desses casos não tem uma base genética identificada até o momento, sendo mais provável a etiologia autoimune, pela passagem de anticorpos da mãe para o feto através da placenta, danificando o nódulo atrioventricular (por exemplo, mães com lúpus eritematoso sistêmico, síndrome de Sjögren).

Quando a DPSC é acompanhada pela presença de doença cardíaca congênita, a maior probabilidade são as mutações nos genes do fator transcrição cardíaca precoce, como o *Nkx2.5* ou a *GATA4*. As mutações em *Nkx2.5* ou *TBX5*, envolvidas na embriogênese cardíaca, podem estar associadas com alterações estruturais, tais como defeitos septais e transposição das grandes artérias.[3]

Mutação no gene PRKAG2

A síndrome PRKAG2 (PS) é uma doença hereditária autossômica dominante, rara, de início precoce, caracterizada por pré-excitação ventricular, arritmias supraventriculares e hipertrofia cardíaca. Frequentemente, é acompanhada por incompetência cronotrópica e bloqueios cardíacos avançados, levando ao implante de marcapasso prematuro (MP).[57]

Em 1991, a síndrome PRKAG2 foi mapeada no locus 7q 36 4 e, em 2001, Gollob et al. identificaram o gene responsável.[58] A síndrome é causada por mutações no gene que codifica a proteína quinase 5 de adenosina monofosfato ativada (AMPK), especificamente por sua subunidade reguladora γ2 (PRKAG2). A AMPK é uma enzima profundamente envolvida na regulação metabólica celular do ATP. As mutações genéticas PRKAG2 são raras e têm sido reconhecidas principalmente no contexto de pacientes com cardiomiopatia hipertrófica familiar não sarcomérica associada à síndrome de Wolff-Parkinson-White (WPW).

Resumo

A identificação da possível hereditariedade das arritmias cardíacas, assim como a análise de seus inúmeros aspectos genéticos, encontra-se em fase ascendente de evolução no conhecimento científico. A cada nova publicação sobre o assunto, novas alterações são identificadas e descritas, estendendo os bancos de dados e ampliando as possibilidades genotípicas e fenotípicas das arritmias. Em várias situações, observam-se genótipos semelhantes levando a apresentações fenotípicas diferentes e, por outro lado, alterações genéticas diferentes com fenótipos parecidos.

A pesquisa clínica permitirá encontrar informações de casos e de seus familiares que levarão à identificação de novos genes culpados, a partir de estudos de relação gene/função e fenótipo/genótipo, permitindo uma melhor compreensão dos distúrbios do ritmo cardíaco, especialmente os que ocorrem na ausência de uma cardiopatia estrutural demonstrável.

O avanço do reconhecimento das síndromes arritmogênicas de base genética poderá classificar as doenças de maneira mais refinada, abrindo espaço para tratamentos gene-específicos, ampliando as perspectivas de proteção para além do CDI.

Referências bibliográficas

1.   Schwartz PJ, Priori SG, Locati EH, Napolitano C, Cantù F, Towbin JA, et al. Long QT syndrome patients with mutations of the SCN5A and HERG genes have differential responses to Na+ channel blockade and to increases in heart rate. Implications for gene-specific therapy. Circulation. 1995;92:3381-6.
2.   Lazzerini PE, Capecchi PL, Laghi-Pasini F. Anti-Ro/SSA antibodies and cardiac arrhythmias in the adult: facts and hypotheses. Scand J Immunol. 2010;72:213-22.
3.   Ackerman MJ, Priori SG, Willems S, Berul C, Brugada R, Calkins H, et al.; (HRS) HRS; (EHRA) EHRA. HRS/EHRA expert consensus statement on the state of genetic testing for the channelopathies and cardiomyopathies:

this document was developed as a partnership between the Heart Rhythm Society (HRS) and the European Heart Rhythm Association (EHRA). Europace. 2011;13:1077-109.

4. Romano C, Gemme G, Pongiglione R. rare cardiac arrythmias of the pediatric age. ii. syncopal attacks due to paroxysmal ventricular fibrillation. (presentation of 1st case in italian pediatric literature). Clin Pediatr (Bologna). 1963;45:656-83.

5. Schwartz PJ, Crotti L, Insolia R. Long-QT syndrome: from genetics to management. Circ Arrhythm Electrophysiol. 2012;5:868-77.

6. Van Niekerk C, Van Deventer BS, du Toit-Prinsloo L. Long QT syndrome and sudden unexpected infant death. J Clin Pathol. 2017;70:808-13.

7. Schwartz PJ, Crotti L. QTc behavior during exercise and genetic testing for the long-QT syndrome. Circulation. 2011;124:2181-4.

8. Schwartz PJ, Ackerman MJ. The long QT syndrome: a transatlantic clinical approach to diagnosis and therapy. Eur Heart J. 2013;34:3109-16.

9. Giudicessi JR, Ackerman MJ. Genotype- and phenotype-guided management of congenital long QT syndrome. Curr Probl Cardiol. 2013;38:417-55.

10. Cerrone M, Cummings S, Alansari T, Priori SG. A clinical approach to inherited arrhythmias. Circ Cardiovasc Genet. 2012;5:581-90.

11. Schwartz PJ, Priori SG, Spazzolini C, Moss AJ, Vincent GM, Napolitano C, et al. Genotype-phenotype correlation in the long-QT syndrome: gene-specific triggers for life-threatening arrhythmias. Circulation. 2001;103:89-95.

12. Chorin E, Havakuk O, Adler A, Steinvil A, Rozovski U, van der Werf C, et al. Diagnostic value of T-wave morphology changes during "QT stretching" in patients with long QT syndrome. Heart Rhythm. 2015;12:2263-71.

13. Mizusawa Y, Horie M, Wilde AA. Genetic and clinical advances in congenital long QT syndrome. Circ J. 2014;78:2827-33.

14. Mazzanti A, Maragna R, Vacanti G, Monteforte N, Bloise R, Marino M, et al. Interplay between genetic substrate, qtc duration, and arrhythmia risk in patients with long qt syndrome. J Am Coll Cardiol. 2018;71:1663-71.

15. Chockalingam P, Crotti L, Girardengo G, Johnson JN, Harris KM, van der Heijden JF, et al. Not all beta-blockers are equal in the management of long QT syndrome types 1 and 2: higher recurrence of events under metoprolol. J Am Coll Cardiol. 2012;60:2092-9.

16. Al-Khatib SM, Stevenson WG, Ackerman MJ, Bryant WJ, Callans DJ, Curtis AB, et al. 2017 AHA/ACC/HRS guideline for management of patients with ventricular arrhythmias and the prevention of sudden cardiac death: Executive summary: A Report of the American College of Cardiology/American Heart Association Task Force on Clinical Practice Guidelines and the Heart Rhythm Society. Heart Rhythm. 2018;15:e190-e252.

17. Schneider HE, Steinmetz M, Krause U, Kriebel T, Ruschewski W, Paul T. Left cardiac sympathetic denervation for the management of life-threatening ventricular tachyarrhythmias in young patients with catecholaminergic polymorphic ventricular tachycardia and long QT syndrome. Clin Res Cardiol. 2013;102:33-42.

18. Curcio A, Mazzanti A, Bloise R, Monteforte N, Indolfi C, Priori SG, et al. Clinical presentation and outcome of brugada syndrome diagnosed with the new 2013 criteria. J Cardiovasc Electrophysiol. 2016;27:937-43.

19. Savio-Galimberti E, Argenziano M, Antzelevitch C. Cardiac Arrhythmias Related to Sodium Channel Dysfunction. Handb Exp Pharmacol. 2018;246:331-54.

20. Nademanee K, Wilde AAM. Repolarization versus depolarization defects in brugada syndrome: a tale of 2 different electrophysiologic settings? JACC Clin Electrophysiol. 2017;3:364-366.

21. Brugada J, Campuzano O, Arbelo E, Sarquella-Brugada G, Brugada R. Present status of Brugada syndrome: JACC state-of-the-art review. J Am Coll Cardiol. 2018;72:1046-59.

22. Antzelevitch C, Brugada P, Borggrefe M, Brugada J, Brugada R, Corrado D, et al. Brugada syndrome: report of the second consensus conference. Heart Rhythm. 2005;2:429-40.

23. Priori SG, Napolitano C, Gasparini M, Pappone C, Della Bella P, Giordano U, et al. Natural history of Brugada syndrome: insights for risk stratification and management. Circulation. 2002;105:1342-7.

24. Eckardt L, Probst V, Smits JP, Bahr ES, Wolpert C, Schimpf R, et al. Long-term prognosis of individuals with right precordial ST-segment-elevation Brugada syndrome. Circulation. 2005;111:257-63.

25. Priori SG, Gasparini M, Napolitano C, Della Bella P, Ottonelli AG, Sassone B, et al. Risk stratification in Brugada syndrome: results of the PRELUDE (PRogrammed ELectrical stimUlation preDictive valuE) registry. J Am Coll Cardiol. 2012;59:37-45.

26. Wu W, Tian L, Ke J, Sun Y, Wu R, Zhu J, et al. Risk factors for cardiac events in patients with Brugada syndrome: a PRISMA-compliant meta-analysis and systematic review. Medicine (Baltimore). 2016;95:e4214.

27. Nademanee K, Hocini M, Haïssaguerre M. Epicardial substrate ablation for Brugada syndrome. Heart Rhythm. 2017;14:457-461.

28. Belhassen B, Rahkovich M, Michowitz Y, Glick A, Viskin S. Management of Brugada syndrome: thirty-three-year experience using electrophysiologically guided therapy with class 1A antiarrhythmic drugs. Circ Arrhythm Electrophysiol. 2015;8:1393-402.

29. Ackerman M, Atkins DL, Triedman JK. Sudden Cardiac Death in the Young. Circulation. 2016;133:1006-26.

30. Gandjbakhch E, Redheuil A, Pousset F, Charron P, Frank R. Clinical diagnosis, imaging, and genetics of arrhythmogenic right ventricular cardiomyopathy/dysplasia: JACC state-of-the-art review. J Am Coll Cardiol. 2018;72:784-804.

31. Wu L, Guo J, Zheng L, Chen G, Ding L, Qiao Y, et al. Atrial remodeling and atrial tachyarrhythmias in arrhythmogenic right ventricular cardiomyopathy. Am J Cardiol. 2016;118:750-3.

32. Marcus FI, McKenna WJ, Sherrill D, Basso C, Bauce B, Bluemke DA, et al. Diagnosis of arrhythmogenic right ventricular cardiomyopathy/dysplasia: proposed modification of the Task Force Criteria. Eur Heart J. 2010;31:806-14.

33. Wu L, Yao Y, Chen G, Fan X, Zheng L, Ding L, et al. Intracardiac thrombosis in patients with arrhythmogenic right ventricular cardiomyopathy. J Cardiovasc Electrophysiol. 2014;25:1359-62.

34. Mazzanti A, Ng K, Faragli A, Maragna R, Chiodaroli E, Orphanou N, et al. Arrhythmogenic right ventricular cardiomyopathy: clinical course and predictors of arrhythmic risk. J Am Coll Cardiol. 2016;68:2540-50.

35. Reid DS, Tynan M, Braidwood L, Fitzgerald GR. Bidirectional tachycardia in a child. A study using His bundle electrography. Br Heart J. 1975;37:339-44.

36. Roston TM, Vinocur JM, Maginot KR, Mohammed S, Salerno JC, Etheridge SP, et al. Catecholaminergic polymorphic ventricular tachycardia in children: analysis of therapeutic strategies and outcomes from an international multicenter registry. Circ Arrhythm Electrophysiol. 2015;8:633-42.

37. Priori SG, Blomström-Lundqvist C. 2015 European Society of Cardiology Guidelines for the management of patients with ventricular arrhythmias and the prevention of sudden cardiac death summarized by co-chairs. Eur Heart J. 2015;36:2757-9.

38. Swan H, Piippo K, Viitasalo M, Heikkilä P, Paavonen T, Kainulainen K, et al. Arrhythmic disorder mapped to chromosome 1q42-q43 causes malignant polymorphic ventricular tachycardia in structurally normal hearts. J Am Coll Cardiol. 1999;34:2035-42.

39. Venetucci L, Denegri M, Napolitano C, Priori SG. Inherited calcium channelopathies in the pathophysiology of arrhythmias. Nat Rev Cardiol. 2012;9:561-75.

40. Sumitomo N. Current topics in catecholaminergic polymorphic ventricular tachycardia. J Arrhythm. 2016;32:344-51.

41. Zhou Q, Xiao J, Jiang D, Wang R, Vembaiyan K, Wang A, et al. Carvedilol and its new analogs suppress arrhythmogenic store overload-induced Ca2+ release. Nat Med. 2011;17:1003-9.

42. Liu B, Walton SD, Ho HT, Belevych AE, Tikunova SB, Bonilla I, et al. Gene transfer of engineered calmodulin alleviates ventricular arrhythmias in a calsequestrin-associated mouse model of catecholaminergic polymorphic ventricular tachycardia. J Am Heart Assoc. 2018;7.

43. Gussak I, Brugada P, Brugada J, Wright RS, Kopecky SL, Chaitman BR, et al. Idiopathic short QT interval: a new clinical syndrome? Cardiology. 2000;94:99-102.

44. Mazzanti A, Underwood K, Nevelev D, Kofman S, Priori SG. The new kids on the block of arrhythmogenic disorders: short QT syndrome and early repolarization. J Cardiovasc Electrophysiol. 2017;28:1226-36.

45. Gollob MH, Redpath CJ, Roberts JD. The short QT syndrome: proposed diagnostic criteria. J Am Coll Cardiol. 2011;57:802-12.

46. Mazzanti A, Maragna R, Vacanti G, Kostopoulou A, Marino M, Monteforte N, et al. Hydroquinidine prevents life-threatening arrhythmic events in patients with short QT syndrome. J Am Coll Cardiol. 2017;70:3010-5.

47. Ehtisham J and Watkins H. Is Wolff-Parkinson-White syndrome a genetic disease? J Cardiovasc Electrophysiol. 2005;16:1258-62.

48. Miyamoto L. Molecular pathogenesis of familial Wolff-Parkinson-White Syndrome. J Med Invest. 2018;65:1-8.

49. Kirchhof P, Benussi S, Kotecha D, Ahlsson A, Atar D, Casadei B, et al.; Group ESD. 2016 ESC Guidelines for the management of atrial fibrillation developed in collaboration with EACTS. Eur Heart J. 2016;37:2893-962.

50. Olesen MS, Andreasen L, Jabbari J, Refsgaard L, Haunsø S, Olesen SP, et al. Very early-onset lone atrial fibrillation patients have a high prevalence of rare variants in genes previously associated with atrial fibrillation. Heart Rhythm. 2014;11:246-51.

51. Ma R, Li X, Su G, Hong Y, Wu X, Wang J, et al. Angiotensin-converting enzyme insertion/deletion gene polymorphisms associated with risk of atrial fibrillation: a meta-analysis of 23 case-control studies. J Renin Angiotensin Aldosterone Syst. 2015;16:793-800.

52. Vroomen M, Pison L. Lone atrial fibrillation: risk factors, triggers and ablation techniques. J Atr Fibrillation. 2015;8:1203.

53. Leenhardt A, Glaser E, Burguera M, Nürnberg M, Maison-Blanche P, Coumel P. Short-coupled variant of torsade de pointes. A new electrocardiographic entity in the spectrum of idiopathic ventricular tachyarrhythmias. Circulation. 1994;89:206-15.

54. Haïssaguerre M, Derval N, Sacher F, Jesel L, Deisenhofer I, de Roy L, et al. Sudden cardiac arrest associated with early repolarization. N Engl J Med. 2008;358:2016-23.

55. Groh WJ. Arrhythmias in the muscular dystrophies. Heart Rhythm. 2012;9:1890-5.

56. Nof E, Glikson M, Antzelevitch C. Genetics and sinus node dysfunction. J Atr Fibrillation. 2009;1:151.

57. Porto AG, Brun F, Severini GM, Losurdo P, Fabris E, Taylor MRG, et al. Clinical spectrum of PRKAG2 syndrome. Circ Arrhythm Electrophysiol. 2016;9:e003121.

58. Gollob MH, Green MS, Tang AS, Gollob T, Karibe A, Ali Hassan AS, et al. Identification of a gene responsible for familial Wolff-Parkinson-White syndrome. N Engl J Med. 2001;344:1823-31.

Genética da cardiomiopatia hipertrófica

Julia Daher Carneiro Marsiglia
Edmundo Arteaga-Fernández

Pontos-chave

- A cardiomiopatia hipertrófica é a doença hereditária mais frequente, com padrão de transmissão autossômico dominante, expressividade variável e penetrância idade-relativa.
- Mais de 20 genes já foram relacionados à doença, incluindo genes sarcoméricos, do disco Z e controladores de cálcio.
- O diagnóstico molecular pode contribuir para aumentar a certeza diagnóstica em casos incertos e permite também a identificação de crianças e adultos com manifestações subclínicas da doença.
- A relação entre genótipo e fenótipo ainda é limitada na doença, mas é possível afirmar que a presença de uma mutação em um gene sarcomérico está associada a um pior prognóstico.
- Com a mutação definida, é possível interromper a transmissão da doença utilizando a fecundação *in vitro* para seleção de embriões sem mutação.

Introdução

A cardiomiopatia hipertrófica (CMH) é uma doença genética com padrão de transmissão autossômico dominante, expressividade variável e penetrância idade-relativa. Os filhos de uma paciente com a doença possuem chance de 50% de herdar a mutação e o risco de também desenvolver a doença. Entretanto, existem casos esporádicos de pacientes que possuem uma mutação *de novo*, ou seja, não herdada dos genitores.[1,2] A doença é causada por uma mutação em um dos genes que formam o miofilamento cardíaco. Mais recentemente, genes do disco Z e controladores de cálcio também foram relacionados com o desenvolvimento da doença, com menor grau de evidência. O número de genes reportados na literatura como envolvidos com a doença cresce a cada ano, mas o grau de evidência é variável conforme o estudo. A Tabela 1, adaptada de Aktar e Elliot,[3] lista os principais genes e suas respectivas frequências. Cabe lembrar que não existem estudos de diagnóstico genético em larga escala na população brasileira, portanto as frequências podem ser diferentes. Com a queda do custo e o aumento da eficiência das tecnologias de sequenciamento de DNA é possível avaliar cada vez mais genes em menos tempo. Todavia, o aumento de diagnóstico genético não acompanha essa tendência, principalmente porque ainda faltam tecnologias para determinar se uma mutação é a responsável pela doença em um determinado paciente. Estudo recente[4] utilizou um painel de sequenciamento com 50 genes distintos e concluiu que a inclusão de genes que ainda não são certamente causadores da doença não aumenta a porcentagem de diagnóstico. Ao contrário, aumenta a incerteza do diagnóstico genético.

Tabela 1 Cardiomiopatia hipertrófica (CMH) – proteínas, principais genes, localização cromossômica e frequência			
Proteína	Gene	Localização cromossômica	Frequência
Proteínas sarcoméricas			
Cadeia pesada da beta-miosina	MYH7	14q12	40 a 44%
Proteína C de ligação da miosina	MYBPC3	11p11	35 a 40%
Troponina T	TNNT2	1q32	5 a 15%
Troponina I	TNNI3	19q13	5%
Tropomiosina	TPM1	15q22	3%
Cadeia leve da miosina regulatória	MYL2	12q24	1 a 2%
Cadeia leve da miosina essencial	MYL3	3p21	1%
Actina	ACTC1	15q14	1%
Troponina C	TNNC1	3p21	< 1%

(continua)

Tabela 1   Cardiomiopatia hipertrófica (CMH) – proteínas, principais genes, localização cromossômica e frequência *(continuação)*

Proteína	Gene	Localização cromossômica	Frequência
Proteínas do disco Z			
Proteína 3 de ligação do domínio Z	LBD3	10q22	1 a 5%
Alfa actina 2	ACTN2	1q42	< 1%
Domínio 1 de repetição da anquirina	ANKRD1	10q23	< 1%
Proteína LIM do músculo cardíaco	CSRP3	11p15	< 1%
Miozenina 2	MYOZ2	4q26	< 1%
Teletonina	TCAP	17q12	< 1%
Vinculina	VCL	10q22	< 1%
Nexilina	NEXN	1p31	< 1%
Filamina C	FLNC	7q32	< 1%
Proteínas associadas ao sarcômero			
Desmina	DES	2q35	< 1%
FHL1 domínio quatro e meio	FHL-1	Xq26	< 1%
Proteínas reguladoras de cálcio			
Fosfolambam	PLN	6q22	< 1%
Calreticulina 3	CALR3	19p13	< 1%
Calsequestrina 2	CASQ2	1p13	< 1%
Junctofilina 2	JPH2	20q13	< 1%

A prevalência estimada da CMH na população geral é de 0,2% (1:500), correspondendo a 0,5% de todas as cardiopatias.[5] Entretanto, a taxa de detecção na prática clínica cardiológica é baixa, o que pode ser explicado por alguns motivos. Primeiro, a CMH pode ser totalmente assintomática em uma parcela considerável de doentes, e se não for descoberta incidentalmente poderá passar despercebida; segundo, doenças concomitantes como hipertensão e doenças valvares cardíacas podem confundir o diagnóstico; terceiro, a expressão fenotípica da doença é idade-dependente e pode não ser detectada no período da avaliação; e quarto, a penetrância do gene em algumas famílias é muito baixa.[6]

Utilidade clínica do teste genético

O teste genético é uma ferramenta importante no manejo de pacientes com doenças genéticas. No caso da CMH, o teste genético pode ser dividido em duas categorias: teste diagnóstico e teste preditivo. O teste diagnóstico é usado para identificar a causa genética da doença na pessoa afetada. Ele permite identificar não só o gene afetado, mas também qual a base nucleotídica alterada na sequência de DNA do paciente. Isso é importante para confirmação de diagnóstico ou diag-

nóstico diferencial. A doença de Fabry ou a amiloidose podem apresentar sobreposição de manifestações e sintomas que confundem o diagnóstico. A identificação de fenocópias é essencial porque muitas doenças podem ter tratamentos ou estratégias de manejo de doença distintos da CMH.[7] Ainda não é possível estabelecer uma relação de genótipo e fenótipo completa que permita definir tratamento ou prever a história natural da doença em um paciente específico, mas existem alguns indícios de que mutações sarcoméricas sugerem pior quadro clínico. No futuro, o conhecimento mais detalhado dessa relação poderá ajudar a nortear o tratamento e intervenções em pacientes.[8]

O teste preditivo, por outro lado, é caracterizado pelo teste genético direcionado de familiares de paciente com mutação identificada. Esse processo é também chamado de rastreamento em cascata e avalia em todos os familiares de primeiro grau se possuem a mesma mutação identificada no paciente. Com isso, é possível identificar indivíduos que possuem a mutação mas que ainda não desenvolveram a doença. Esses pacientes devem realizar avaliações cardiológicas periódicas para identificação do possível desenvolvimento da doença em estágios bem iniciais. Além disso, indivíduos que possuem a mutação, mesmo sem desenvolver a doença, têm chance de 50% de transmitir a mutação para um descendente. Cabe ressaltar que a presença da mutação em um indivíduo não significa doença, mas risco aumentado para o desenvolvimento dela, já que, como foi mencionado, a penetrância da doença pode não ser completa em algumas famílias. Também é importante esclarecer ao paciente e familiares que a ausência da identificação de uma mutação naqueles com diagnóstico clínico da doença não significa que não tenha CMH. Existe uma porcentagem de pacientes em que a mutação causadora não é identificada, sugerindo que existam genes relacionados com a doença ainda não identificados ou mecanismos distintos ainda não esclarecidos. Nesses casos, não é possível realizar o teste preditivo em familiares. Ainda, uma mutação inicialmente identificada como causadora da doença em um indivíduo pode ter seu *status* revisto por pesquisadores em casos de discrepâncias na literatura.[8,9]

Genética e prognóstico

A compreensão das formas moleculares de mutações que levam à doença abre a perspectiva para a identificação de ambas as associações genótipo-fenótipo moleculares e clínicas. Isso poderia levar não somente a melhores modelos de previsão de doenças mas também servir para orientar a terapêutica. Uma metanálise recentemente publicada avaliou as relações de genótipo e fenótipo nas principais publicações da área. Segundo os autores, ainda é difícil estabelecer uma relação forte entre mutações e desenvolvimento da doença. Como a maior parte das mutações são privadas (únicas para cada família), é difícil reunir um número grande de pacientes com a mesma mutação de forma que se tenha poder estatístico suficiente para demonstrar correlações entre mutações individuais e o fenótipo. Por enquanto, as principais correlações referem-se a gene afetado ou presença *vs.* ausência de mutação identificada do que mutação específica. Dessa forma, é possível aumentar o tamanho da amostra e obter poder estatístico para análises.[10,11]

Gene mutado

Houve um consenso inicial de que mutações no gene *MYH7* tinham características clínicas variáveis, com algumas alterações malignas,[12,13] mutações no gene *MYBPC3* estavam relacionadas com prognóstico mais benigno[14,15] e que mutações no gene *TNNT2* estavam relacionadas com taxas mais altas de morte súbita com pouca ou nenhuma hipertrofia.[16,17] Para o gene *MYH7*, ainda há uma grande variabilidade que engloba pacientes totalmente assintomáticos até fenótipos muito graves. No entanto, para os outros dois genes descritos inicialmente e, posteriormente, para os outros genes relacionados com a CMH, ainda não é possível fazer uma suposição baseada no gene mutado. Estudo realizado por Wang et al.[18] comparou pacientes com mutações nos genes *MYH7* e *MYBPC3* e concluiu que os pacientes com mutações no gene *MYH7* desenvolvem a doença em uma idade mais jovem, têm maior taxa de morte súbita familiar, maior proporção de fibrilação atrial e necessitam de intervenção cirúrgica mais do que o segundo grupo. Outro grupo realizou uma análise de 389 pacientes não relacionados, com e sem mutações no gene *MYH7*. Observaram que aqueles com mutações no gene *MYH7* também eram mais jovens no momento do diagnóstico, tinham mais hipertrofia e, mais frequentemente, tinham sido submetidos à miectomia, mas não encontraram diferença no histórico familiar de morte súbita entre os grupos. No entanto, outro grupo encontrou diâmetro médio maior do septo interventricular (SIV) em portadores de uma mutação MYBPC3, em comparação com pacientes MYH7-positivos.[19] Estudo recente em pacientes brasileiros com CMH mostrou que mutações no gene *MYH7* estão mais relacionadas com o maior tamanho do átrio esquerdo e maior frequência de fibrilação atrial, quando comparadas com mutações no gene *MYBPC3*, sugerindo pior prognóstico nesses pacientes.[20] Atualmente, o gene mutado não é usado como um bom preditor de desfecho ou de história natural da doença, já que os dados da literatura são conflitantes e não permitem extrapolação além da família ou do paciente em estudo.

Presença ou ausência de uma mutação identificada

A presença de uma mutação identificada em um paciente está relacionada a pior prognóstico do que em pacientes nos quais não foi possível identificar mutação em genes sarcoméricos. Entretanto, o fenótipo que prediz pior prognóstico varia entre os estudos. Uma pesquisa revelou que a razão entre espessura do SIV e da parede posterior era significativamente maior nos pacientes com mutações nos genes *MYBPC3*, *MYH7* ou *TPM1* do que em pacientes sem mutações nos genes sarcoméricos.[21] Na população brasileira, os autores encontraram correlação entre a presença de uma mutação identificada com maior frequência de taquicardia ventricular não sustentada, menor

idade e os pacientes eram mais jovens no momento do diagnóstico, quando comparados com os pacientes sem mutação identificada nos genes *MYH7*, *MYBPC3* e *TNNT2*.[20] Menor idade ao diagnóstico também foi encontrada em uma população da Alemanha em pacientes que possuíam mutação identificada em algum dos genes testados (*MYH7*, *MYBPC3*, *TNNT2*, *TPM1*, *TNNI3* e *TNNC1*) quando comparados a pacientes nos quais não foi identificada mutação. Um debate interessante entre Ho[11] e Landstrom[10] a respeito da utilidade do teste genético como prognóstico foi publicado em 2010 e os autores, embora discordem em vários aspectos, concordam que a presença de mutação em um gene sarcomérico está associada a pior prognóstico embora o fator de risco específico seja variável.

Estudo recente de uma coorte portuguesa extensa mostrou que indivíduos com o genótipo positivo possuíam menor idade média, maior incidência de história familiar de CMH e morte súbita, aumento da prevalência de hipertrofia assimétrica quando comparada a hipertrofia apical e maior espessura de parede.[22]

Estudo recente, o maior publicado até hoje, examinou 2.763 pacientes portadores de CMH com genótipo, oriundos de 8 centros internacionais especializados, incluindo pacientes do Instituto do Coração do Hospital das Clínicas da Faculdade de Medicina da Universidade de São Paulo (InCor-HC-FMUSP), com seguimento médio de 4 anos e concluiu que a presença de mutação em genes sarcoméricos confere risco duas vezes maior de eventos adversos nos pacientes com CMH. Pacientes com idade entre 20 e 29 anos ao diagnóstico possuem taxa de mortalidade quatro vezes maior do que a população geral norte-americana na mesma idade – a presença de mutação mostrou-se forte preditor de pior desfecho para pacientes, reforçando a necessidade de vigilância contínua durante toda a vida do paciente.[23]

Desenvolvimento molecular da doença

Diversos genes foram implicados na CMH e extensivamente provados por meio de modelos animais. Entretanto, as vias moleculares que levam ao desenvolvimento dos fenótipos observados nas doenças ainda não são claras. A primeira hipótese proposta era de que a incorporação de uma proteína mutada levaria a uma depressão da função contrátil e isso poderia desencadear hipertrofia compensatória.[24,25] Entretanto, de acordo com alguns autores, essa hipótese se mostrou inconsistente com algumas evidências clínicas e laboratoriais. Asharafian et al.,[26] em artigo de revisão, listaram três argumentos que refutam essa hipótese:

A. Inicialmente, os experimentos com proteínas mutantes mostravam redução da motilidade delas. Entretanto, com o desenvolvimento de ensaios mais avançados, percebeu-se que em algumas mutações existe na verdade aumento da motilidade, sugerindo ganho de função da proteína mutada. Assim, a diminuição da função não pode ser o único estímulo para o desenvolvimento da hipertrofia.

B. A hipertrofia presente em pacientes com CMH é assimétrica, muito diferente da hipertrofia concêntrica visualizada em corações hipertrofiados por aumento de carga, como na hipertensão.

C. Pacientes com CMH normalmente desenvolvem a hipertrofia após a puberdade e ela não parece progredir muito após esse período. Além disso, alguns pacientes apenas desenvolvem a hipertrofia na idade adulta. Por isso, esses padrões não podem explicar um mecanismo compensatório, já que a mutação está presente desde o desenvolvimento cardíaco.

Alguns estudos desenvolvidos por vários autores mostraram que a genética molecular e mecanismos biofísicos da CMH englobam uma variedade de defeitos funcionais, incluindo sensibilidade ou afinidade ao Ca^{2+}, atividade da ATPase miofibrilar, deficiência de energia, estresse oxidativo e anormalidades eletrofisiológicas.[27]

Como as mutações que causam CMH aumentam o custo energético de tensão, foi levantada a hipótese de que o uso excessivo de energia do sarcômero leva ao fenótipo de CMH. Vários autores mostraram uma redução na razão fosfocreatina/ATP em estágios pré-hipertróficos e com hipertrofia estabelecida, o que sugere que o déficit bioenergético pode ser causa primária de remodelamento do miocárdio. Contudo, não se sabe se o paradigma de déficit de energia pode ser generalizado a todos os pacientes com CMH em todos os estágios da doença.[28-32]

Vários estudos focaram na sensibilidade ao Ca^{2+}, que está alterada no coração doente, como um mecanismo que leva aos fenótipos de CMH. Existe uma crescente evidência na literatura científica de que mutações em diferentes genes das proteínas de miofilamento aumentam a sensibilidade ao Ca^{2+} e o defeito consequente na homeostase, como transporte intracelular de Ca^{2+}, reabsorção de Ca^{2+} pelo retículo endoplasmático, e a fosforilação de algumas proteínas provavelmente contribuem para vários aspectos da doença.[33,34] Alguns estudos mostraram que uma maior sensibilidade miofibrilar ao Ca^{2+} é suficiente para aumentar a probabilidade de arritmias. Em camundongos demonstrou-se que com maior sensibilidade ao Ca^{2+} o formato dos potenciais de ação ventriculares era modificado, resultando em períodos refratários efetivos mais curtos, maior variabilidade da duração do potencial de ação entre batimentos e aumento da dispersão da velocidade de condução ventricular em frequências cardíacas mais altas. Acredita-se que isso seja suficiente para criar um substrato arritmogênico.[35] Essa associação foi reforçada por um estudo com camundongo transgênico com mutação no gene da troponina T, no qual o grau de arritmias ventriculares possuía correlação com a sensibilidade ao Ca^{2+}. Finalmente, o sensibilizador de miofilamento ao Ca^{2+} EM 57033 exacerbou arritmias nesse modelo, enquanto a blebistatina, que reverte a sensibilização ao Ca^{2+}, eliminou quase inteiramente as arritmias.[35] Não está claro, entretanto, se essas alterações observadas são responsáveis pela ocorrência de hipertrofia ou alternativamente

um epifenômeno do processo. Elas podem modular o fenótipo clínico e explicar em parte a grande variabilidade interindividual da expressão da doença, mas possivelmente não podem ser consideradas suficientes para o desenvolvimento da hipertrofia e desarranjo das miofibrilas.

Uma recente linha de pesquisa com técnicas de biofísica aponta uma região específica da proteína da cadeia pesada da beta-miosina como possível resposta para várias perguntas. A proteína, que faz parte do filamento grosso do sarcômero e é responsável em grande parte pela geração de força no músculo, é codificada pelo gene *MYH7*, atualmente apontado como o gene mais relacionado com CMH. Acredita-se que uma região da proteína conhecida por conectar-se ao gene da proteína C de ligação da miosina possua uma disposição helicoidal de cabeças de miosina, de forma que parte das cabeças que se conectam a proteína C ficam protegidas e, consequentemente, inativas. Esse estado é denominado *"myosin mesa"* ou IHM (*interacting head motifs*), em português "motivo de interação de cabeças". Uma mutação nessa região do gene pode alterar a conformação helicoidal e mais cabeças de miosina ficariam expostas para se ligarem à proteína C. Isso seria responsável pela hipercontratilidade e aumento de gasto energético da contração, conforme foi mostrado em alguns estudos.[36,37] Sabe-se que o mecanismo molecular da CMH ainda não está completamente esclarecido, mas avanços como os mostrados anteriormente abrem possibilidades de intervenções terapêuticas, até agora limitadas a manejo de sintomas.

Resumo

A CMH é uma doença genética com padrão de transmissão autossômico dominante, expressividade variável e penetrância idade-relativa com prevalência de 1:500 na população geral. A doença é causada por uma mutação em um dos genes que forma o miofilamento cardíaco, genes do disco Z ou genes controladores de cálcio. Os filhos de uma paciente com a doença possuem chance de 50% de herdar a mutação. O diagnóstico molecular pode contribuir para aumentar a certeza diagnóstica em casos incertos e permite também a identificação de crianças e adultos com manifestações subclínicas da doença. Os estudos relacionando genótipo e fenótipo ainda são limitados. Por enquanto, a única relação de genótipo e fenótipo com relativo consenso na literatura científica é a presença de mutação em um gene sarcomérico, relacionado a pior prognóstico. As vias moleculares que levam ao desenvolvimento dos fenótipos observados nas doenças ainda não são claras, mas o aumento de sensibilidade das miofibrilas mutadas ao Ca^{2+} e a utilização ineficiente de ATP pelas células são fatores importantes que podem explicar, pelo menos parcialmente, o desenvolvimento da doença.

Referências bibliográficas

1. Maron BJ, Maron MS, Semsarian C. Genetics of hypertrophic cardiomyopathy after 20 years: clinical perspectives. J Am Coll Cardiol. 2012;60(8):705-15.
2. Seidman CE, Seidman JG. Identifying sarcomere gene mutations in hypertrophic cardiomyopathy: a personal history. Circ Res. 2011;108(6):743-50.
3. Akhtar M, Elliott P. The genetics of hypertrophic cardiomyopathy. Glob Cardiol Sci Pract. 2018;2018(3):36.
4. Thomson KL, Ormondroyd E, Harper AR, Dent T, McGuire K, Baksi J, et al. Analysis of 51 proposed hypertrophic cardiomyopathy genes from genome sequencing data in sarcomere negative cases has negligible diagnostic yield. Genet Med. 2018.
5. Maron BJ, Gardin JM, Flack JM, Gidding SS, Kurosaki TT, Bild DE. Prevalence of hypertrophic cardiomyopathy in a general population of young adults. Echocardiographic analysis of 4111 subjects in the CARDIA Study. Coronary Artery Risk Development in (Young) Adults. Circulation. 1995;92(4):785-9.
6. Roberts R, Sidhu J. Genetic basis for hypertrophic cardiomyopathy: implications for diagnosis and treatment. Am Heart Hosp J. 2003;1(2):128-34.
7. Ingles J, Burns C, Bagnall RD, Lam L, Yeates L, Sarina T, et al. Nonfamilial hypertrophic cardiomyopathy: prevalence, natural history, and clinical implications. Circ Cardiovasc Genet. 2017;10(2).
8. Cirino AL, Seidman CE, Ho CY. Genetic testing and counseling for hypertrophic cardiomyopathy. Cardiol Clin. 2019;37(1):35-43.
9. Hershberger RE, Givertz MM, Ho CY, Judge DP, Kantor PF, McBride KL, et al. Genetic evaluation of cardiomyopathy-A Heart Failure Society of America practice guideline. J Card Fail. 2018;24(5):281-302.
10. Landstrom AP, Ackerman MJ. Mutation type is not clinically useful in predicting prognosis in hypertrophic cardiomyopathy. Circulation. 2010;122(23):2441-9; discussion 50.
11. Ho CY. Genetics and clinical destiny: improving care in hypertrophic cardiomyopathy. Circulation. 2010;122(23):2430-40; discussion 40.
12. Marian AJ. Sudden cardiac death in patients with hypertrophic cardiomyopathy: from bench to bedside with an emphasis on genetic markers. Clin Cardiol. 1995;18(4):189-98.
13. al-Mahdawi S, Chamberlain S, Chojnowska L, Michalak E, Nihoyannopoulos P, Ryan M, et al. The electrocardiogram is a more sensitive indicator than echocardiography of hypertrophic cardiomyopathy in families with a mutation in the MYH7 gene. Br Heart J. 1994;72(2):105-11.
14. Charron P, Dubourg O, Desnos M, Bennaceur M, Carrier L, Camproux AC, et al. Clinical features and prognostic implications of familial hypertrophic cardiomyopathy related to the cardiac myosin-binding protein C gene. Circulation. 1998;97(22):2230-6.
15. Niimura H, Patton KK, McKenna WJ, Soults J, Maron BJ, Seidman JG, et al. Sarcomere protein gene mutations in hypertrophic cardiomyopathy of the elderly. Circulation. 2002;105(4):446-51.
16. Moolman JC, Corfield VA, Posen B, Ngumbela K, Seidman C, Brink PA, et al. Sudden death due to troponin T mutations. J Am Coll Cardiol. 1997;29(3):549-55.
17. Watkins H, McKenna WJ, Thierfelder L, Suk HJ, Anan R, O'Donoghue A, et al. Mutations in the genes for cardiac troponin T and alpha-tropomyosin in hypertrophic cardiomyopathy. N Engl J Med. 1995;332(16):1058-64.
18. Wang S, Zou Y, Fu C, Xu X, Wang J, Song L, et al. Worse prognosis with gene mutations of beta-myosin heavy chain than myosin-binding protein C in Chinese patients with hypertrophic cardiomyopathy. Clin Cardiol. 2008;31(3):114-8.
19. Waldmüller S, Erdmann J, Binner P, Gelbrich G, Pankuweit S, Geier C, et al. Novel correlations between the genotype and the phenotype of hypertrophic and dilated cardiomyopathy: results from the German Competence Network Heart Failure. Eur J Heart Fail. 2011;13(11):1185-92.
20. Marsiglia JD, Credidio FL, de Oliveira TG, Reis RF, Antunes MeO, de Araujo AQ, et al. Screening of MYH7, MYBPC3, and TNNT2 genes in Brazilian patients with hypertrophic cardiomyopathy. Am Heart J. 2013;166(4):775-82.
21. Otsuka H, Arimura T, Abe T, Kawai H, Aizawa Y, Kubo T, et al. Prevalence and distribution of sarcomeric gene mutations in Japanese patients with familial hypertrophic cardiomyopathy. Circ J. 2012;76(2):453-61.
22. Lopes LR, Brito D, Belo A, Cardim N, Cardiomyopathy PRoH. Genetic characterization and genotype-phenotype associations in a large cohort of patients with hypertrophic cardiomyopathy: an ancillary study of the Portuguese registry of hypertrophic cardiomyopathy. Int J Cardiol. Int J Cardiol. 2019;278:173-9.
23. Ho CY, Day SM, Ashley EA, Michels M, Pereira AC, Jacoby D, et al. Genotype and lifetime burden of disease in hypertrophic cardiomyopathy: insights from the Sarcomeric Human Cardiomyopathy Registry (SHaRe). Circulation. 2018;138(14):1387-98.
24. Lankford EB, Epstein ND, Fananapazir L, Sweeney HL. Abnormal contractile properties of muscle fibers expressing beta-myosin heavy chain gene mutations in patients with hypertrophic cardiomyopathy. J Clin Invest. 1995;95(3):1409-14.
25. Watkins H, Seidman CE, Seidman JG, Feng HS, Sweeney HL. Expression and functional assessment of a truncated cardiac troponin T that causes hypertrophic cardiomyopathy. Evidence for a dominant negative action. J Clin Invest. 1996;98(11):2456-61.
26. Ashrafian H, Redwood C, Blair E, Watkins H. Hypertrophic cardiomyopathy:a paradigm for myocardial energy depletion. Trends Genet. 2003;19(5):263-8.
27. Vakrou S, Abraham MR. Hypertrophic cardiomyopathy: a heart in need of an energy bar? Front Physiol. 2014;5:309.
28. Blair E, Redwood C, Ashrafian H, Oliveira M, Broxholme J, Kerr B, et al. Mutations in the gamma(2) subunit of AMP-activated protein kinase cause familial hypertrophic cardiomyopathy: evidence for the central role of energy compromise in disease pathogenesis. Hum Mol Genet. 2001;10(11):1215-20.
29. Crilley JG, Boehm EA, Blair E, Rajagopalan B, Blamire AM, Styles P, et al. Hypertrophic cardiomyopathy due to sarcomeric gene mutations is characterized by impaired energy metabolism irrespective of the degree of hypertrophy. J Am Coll Cardiol. 2003;41(10):1776-82.
30. Abozguia K, Elliott P, McKenna W, Phan TT, Nallur-Shivu G, Ahmed I, et al. Metabolic modulator perhexiline corrects energy deficiency and improves exercise capacity in symptomatic hypertrophic cardiomyopathy. Circulation. 2010;122(16):1562-9.
31. Abraham MR, Bottomley PA, Dimaano VL, Pinheiro A, Steinberg A, Traill TA, et al. Creatine kinase adenosine triphosphate and phosphocreatine energy supply in a single kindred of patients with hypertrophic cardiomyopathy. Am J Cardiol. 2013;112(6):861-6.
32. Jung WI, Sieverding L, Breuer J, Hoess T, Widmaier S, Schmidt O, et al. 31P NMR spectroscopy detects metabolic abnormalities in asymptomatic patients with hypertrophic cardiomyopathy. Circulation. 1998;97(25):2536-42.
33. Robinson P, Mirza M, Knott A, Abdulrazzak H, Willott R, Marston S, et al. Alterations in thin filament regulation induced by a human cardiac troponin T mutant that causes dilated cardiomyopathy are distinct from those induced by troponin T mutants that cause hypertrophic cardiomyopathy. J Biol Chem. 2002;277(43):40710-6.
34. Guinto PJ, Haim TE, Dowell-Martino CC, Sibinga N, Tardiff JC. Temporal and mutation-specific alterations in Ca2+ homeostasis differentially determine the progression of cTnT-related cardiomyopathies in murine models. Am J Physiol Heart Circ Physiol. 2009;297(2):H614-26.
35. Baudenbacher F, Schober T, Pinto JR, Sidorov VY, Hilliard F, Solaro RJ, et al. Myofilament Ca2+ sensitization causes susceptibility to cardiac arrhythmia in mice. J Clin Invest. 2008;118(12):3893-903.
36. Alamo L, Ware JS, Pinto A, Gillilan RE, Seidman JG, Seidman CE, et al. Effects of myosin variants on interacting-heads motif explain distinct hypertrophic and dilated cardiomyopathy phenotypes. Elife. 2017;6.
37. Trivedi DV, Adhikari AS, Sarkar SS, Ruppel KM, Spudich JA. Hypertrophic cardiomyopathy and the myosin mesa: viewing an old disease in a new light. Biophys Rev. 2018;10(1):27-48.

Capítulo 5

Dislipidemias de base genética e estudos de randomização mendeliana

Maria Cristina de Oliveira Izar
Francisco Antonio Helfenstein Fonseca

Pontos-chave

- A hipercolesterolemia familiar é uma doença autossômica codominante e relativamente frequente, porém subdiagnosticada e subtratada.
- Associa-se ao alto risco de desenvolvimento de doença aterosclerótica cardiovascular prematura, e o tratamento precoce pode mudar a história natural dessa condição.
- Os defeitos mais comuns relacionam-se às mutações nos genes *LDLR* (95%), *APOB* (2 a 5%), *PCSK9* (< 1%) e *LDLRAP1* (< 1%).
- O rastreamento em cascata é o meio mais custo-efetivo de identificar portadores assintomáticos a partir de um caso índice.
- As hipertrigliceridemias primárias apresentam heterogeneidade genética, sendo as formas monogênicas mais graves e raras, associadas a pancreatite, porém com associação incerta com a doença aterosclerótica cardiovascular.
- As causas genéticas de HDL-C baixo são raras, possuem em geral sinais clínicos característicos relacionados com o comprometimento da remoção de colesterol dos tecidos, podendo os níveis de HDL-C serem próximos de zero (mg/dL).
- Estudos de randomização mendeliana podem antecipar os resultados de estudos clínicos randomizados avaliando terapias hipolipemiantes atuais e futuras, direcionar o desenho de estudos clínicos randomizados e transformar a descoberta e o desenvolvimento de novos fármacos.

Introdução

As dislipidemias ou distúrbios do metabolismo dos lipídios e das lipoproteínas podem ser de origem genética ou ambiental. Podem ser primárias, em decorrência de defeitos durante a formação das lipoproteínas, o transporte ou o catabolismo, ou ainda secundárias a certas condições clínicas, como diabete melito, hipotireoidismo, síndrome nefrótica e ao uso de certos fármacos. Este capítulo é dedicado ao estudo das dislipidemias de base genética e existem condições primárias que levam a hipo ou hiperlipoproteinemias. Para se compreender os distúrbios do metabolismo lipídico é importante conhecer como ocorrem a absorção, a síntese, o transporte e o catabolismo dos lipídios.

Lipídios e lipoproteínas – estrutura e função

Os lipídios biologicamente mais relevantes, sob o aspecto fisiológico e clínico, são o colesterol, os triglicérides (TG), os fosfolipídios e os ácidos graxos (AG). Os fosfolipídios formam a estrutura básica das membranas celulares. O colesterol é precursor dos hormônios esteroidais, dos ácidos biliares e da vitamina D e participa como constituinte das membranas celulares, atua na fluidez de membranas e na ativação de enzimas. Os TG são formados a partir de três AG ligados a uma molécula de glicerol e constituem uma das formas de armazenamento energético mais importantes no organismo, depositados nos tecidos adiposo e muscular.[1] Os AG podem ser classificados como saturados (sem duplas-ligações entre seus átomos de carbono), mono ou poli-insaturados, de acordo com o número de ligações duplas na sua cadeia.[1]

Os lipídios são substâncias geralmente hidrofóbicas no meio aquoso plasmático, sendo solubilizados e transportados nas lipoproteínas. As lipoproteínas são estruturas esféricas compostas por lipídios e proteínas denominadas apolipoproteínas (Apo), as quais possuem diversas funções no metabolismo das lipoproteínas, como a formação intracelular das partículas lipoproteicas (Apo B100 e Apo B48), atuam como ligantes de receptores de membrana (Apo B100 e Apo E) ou são ainda cofatores enzimáticos (Apo CII, Apo CIII e Apo AI).[1] Existem quatro grandes classes de lipoproteínas separadas em dois grupos:

- As ricas em TG, maiores e menos densas, representadas pelos quilomícrons (QM), de origem intestinal, e pelas lipoproteínas de densidade muito baixa (*very low density lipoprotein* – VLDL), de origem hepática.

- As ricas em colesterol, incluindo as lipoproteínas de baixa densidade (*low density lipoprotein* – LDL) e as lipoproteínas de alta densidade (*high density lipoprotein* – HDL).

Existe ainda uma classe de lipoproteínas de densidade intermediária (*intermediary density lipoprotein* – IDL) e a lipoproteína (a) [Lp(a)], que resulta da ligação covalente de uma partícula de LDL à Apo (a). Não se conhece a função fisiológica da Lp(a), porém ela parece estar associada à formação e à progressão da placa aterosclerótica.[1]

Metabolismo das lipoproteínas

O metabolismo das lipoproteínas compreende uma via exógena, ou intestinal, uma via endógena e o transporte reverso do colesterol, mediado pela HDL.

Via exógena ou intestinal

Após ingestão de TG, que correspondem à maior parte das gorduras ingeridas, as lipases pancreáticas os hidrolisam a AG livres, mono e diglicerídios. Esses e outros lipídios oriundos da dieta e da circulação êntero-hepática são emulsificados por sais biliares liberados na luz intestinal para formação das micelas. Tanto o colesterol da dieta quanto o secretado pela bile são solubilizados sob a forma de micelas, facilitando sua movimentação pela borda em escova das células intestinais. O transportador intestinal de colesterol (proteína *Niemann-Pick C1-like 1*, NPC1-L1) está situado na membrana apical do enterócito, promovendo o transporte do colesterol pela borda em escova dessa célula, facilitando a absorção intestinal do colesterol.[2]

Após absorvidas pelas células intestinais, as diversas partículas lipídicas, particularmente os AG, são utilizadas na formação dos QM, que contêm uma forma truncada de Apo B100, a Apo B48. Participam dessa etapa a ACAT2 (*acyl-CoA:cholesteril acyltransferase 2*), enzima que esterifica colesterol na partícula de QM, e a proteína de transferência de triglicérides microssomal (MTP), proteína que transfere TG para os QM. Estes são em seguida secretados pelas células intestinais para o interior do sistema linfático, de onde alcançam a circulação pelo duto torácico. Parte do colesterol transportado para o enterócito sofre extrusão, mediada por dois transportadores acoplados, ABC G5/G8, que promovem a excreção intestinal de colesterol e de outros esteróis, assim como de fitosteróis (análogos do colesterol de origem vegetal). Na circulação, os QM sofrem hidrólise pela lipase lipoproteica (LPL), enzima localizada na superfície endotelial de capilares do tecido adiposo e músculos, liberando AG livres e glicerol do *core*, e colesterol não esterificado da superfície dessas partículas. Os AG são então capturados por células que funcionam como reservatórios de TG. Os remanescentes de quilomícrons (QMrem) e os AG são também captados pelo fígado, para formação de VLDL.[1]

Via endógena ou hepática

O transporte de lipídios de origem hepática ocorre por meio das VLDL, IDL e LDL. VLDL são lipoproteínas ricas em TG e contêm a Apo B100, mas também contêm Apo AI, Apo CIII, Apo CII, Apo E. As VLDL são secretadas pelo fígado e liberadas na circulação periférica. A montagem de VLDL no fígado requer a ação de uma proteína intracelular, a MTP, responsável pela transferência dos TG para a Apo B, permitindo a formação da VLDL. Os TG das VLDL são hidrolisados na circulação pela LPL, cuja atividade é estimulada pela Apo CII e inibida pela Apo CIII. Os AG liberados no processo de hidrólise são redistribuídos para os tecidos para armazenamento, como o tecido adiposo, ou são prontamente utilizados, como nos músculos esqueléticos, para obtenção de energia. Por ação da LPL, as VLDL, progressivamente depletadas em TG, transformam-se em remanescentes, também removidas pelo fígado por receptores específicos. Parte das VLDL é metabolizada formando as IDL, que são removidas rapidamente do plasma. O processo de catabolismo continua envolvendo a ação da lipase hepática e resultando na formação das LDL. Durante a hidrólise das VLDL, essas lipoproteínas estão sujeitas a trocas lipídicas com as HDL e as LDL. Por intermédio da ação da proteína de transferência de ésteres de colesterol (*cholesterol ester transfer protein* – CETP), as VLDL trocam TG por colesterol éster com as HDL e as LDL.[1]

Lipoproteína de baixa densidade (LDL)

A LDL é composta principalmente de colesterol e uma única apolipoproteína, a Apo B100, e possui conteúdo apenas residual de TG. As LDL são capturadas por células hepáticas ou periféricas por meio dos receptores de LDL (LDL-R). No interior das células, o colesterol livre pode ser esterificado para depósito por ação da enzima ACAT. A expressão desses receptores nos hepatócitos é a principal responsável pelo nível de colesterol no sangue e depende da atividade da enzima hidroximetilglutaril (HMG) CoA redutase, enzima-chave para a síntese intracelular do colesterol hepático. Quando há queda do conteúdo intracelular do colesterol, ocorre aumento da expressão de LDL-R nos hepatócitos, e, assim, maior captura de LDL, IDL e VLDL circulantes por essas células. A identificação e a caracterização da pró-proteína convertase subtilisina/kexina tipo 9 (PCSK9) introduziu novos conhecimentos ao metabolismo do colesterol. A *PCSK9* é uma protease expressa predominantemente pelo fígado, pelo intestino e pelos rins,[2] secretada na circulação, onde se liga e é capaz de inibir a reciclagem do LDL-R de volta à superfície celular, resultando em menor número de receptores e aumento dos níveis plasmáticos de LDL-C. A inibição da *PCSK9* bloqueia a degradação do LDL-R, aumentando a remoção da LDL circulante, sendo um potencial alvo na terapêutica da hipercolesterolemia.[1,3,4]

Transporte reverso de colesterol

As partículas de HDL são formadas no fígado, no intestino e na circulação e seu principal conteúdo proteico é representado pelas apolipoproteínas: Apo AI e Apo AII. O colesterol livre da HDL, recebido das membranas celulares, é esterificado por ação da LCAT (*lecithin cholesterol acyltransferase*). A Apo AI, principal proteína da HDL, atua como cofator dessa enzima. O processo de esterificação do colesterol ocorre principalmente nas HDL e é fundamental para sua estabilização e transporte no plasma, no centro dessa partícula. A HDL transporta o colesterol ao fígado, onde este é captado pelos receptores SR-B1. O circuito de transporte do colesterol dos tecidos periféricos para o fígado é denominado transporte reverso do colesterol. É importante a ação do complexo ABCA1 (*ATP binding cassete*), que facilita a extração do colesterol da célula pelas HDL. A HDL possui ainda outras ações que contribuem para a proteção do leito vascular contra a aterogênese, como remoção de lipídios oxidados da LDL, inibição da fixação de moléculas de adesão e monócitos ao endotélio, estimulação da liberação de óxido nítrico, papel antitrombótico, função cognitiva e imune.[1]

Além das diferenças em tamanho, densidade e composição química entre as lipoproteínas, elas podem ainda diferir entre si pela presença de modificações que ocorrem *in vivo* por oxidação, glicação ou dessialização. Essas modificações influenciam seu papel no metabolismo lipídico e no processo aterogênico. No caso das HDL, não apenas o conteúdo de colesterol, mas sua funcionalidade estão relacionados ao seu papel mais ou menos antiaterotrombótico.[1]

Bases fisiopatológicas das dislipidemias primárias

As concentrações de TG no plasma são um traço poligênico complexo com um padrão de distribuição populacional desviado para a D. O acúmulo de QM e/ou de VLDL no compartimento plasmático resulta em hipertrigliceridemia e decorre da diminuição da hidrólise dos TG dessas lipoproteínas pela LPL ou do aumento da síntese de VLDL. Pode-se usar como medida das lipoproteínas ricas em triglicérides (LRT) as dosagens no período pós-prandial, que refletem predominantemente os QM sintetizados no intestino, ou em jejum, para determinação das lipoproteínas sintetizadas no fígado, as VLDL. Análises de GWAS (*genome wide association studies*) demonstram que existem um número significativo de *loci* que contribuem para o aumento dos níveis de TG, e explicam cerca de 10% da variação dos níveis de TG. Existem ainda defeitos genéticos em enzimas ou apolipoproteínas que podem causar ambas as alterações metabólicas, aumento de síntese ou redução da hidrólise das LRT.[5]

O acúmulo de lipoproteínas ricas em colesterol como a LDL no compartimento plasmático resulta em hipercolesterolemia. Dados de GWAS demonstram que também existem polimorfismos genéticos que contribuem para a variação dos níveis de colesterol, mas o interesse deste capítulo está nas doenças monogênicas causadoras de hipercolesterolemia. Assim, a hipercolesterolemia de base genética, ou familiar, pode ocorrer como doença monogênica, em particular por defeito no gene que codifica o receptor de LDL (*LDLR*), no gene da Apo B100 (*APOB*), de mutações com ganho de função do gene *PCSK9*, ou ainda na forma recessiva, deficiência na proteína adaptadora do receptor de LDL (*LDL receptor adaptor protein 1* – LDLRAP1).[6] Centenas de mutações do *LDLR* já foram detectadas em portadores de hipercolesterolemia familiar (HF), algumas causando redução de sua expressão na membrana; outras, levando a deformações em sua estrutura e função. Nem todas as mutações são funcionais, ou seja, determinam diminuição de sua função, e podem não ser patogênicas. Em mutações no gene *APOB*, por exemplo, a substituição Arg3500Gln, no sítio de ligação da LDL ao LDL-R, pode também causar hipercolesterolemia por deficiência no acoplamento da LDL ao receptor celular. Contudo, mais comumente, a hipercolesterolemia resulta de mutações em múltiplos genes envolvidos no metabolismo lipídico, as hipercolesterolemias poligênicas. Nesses casos, a interação entre fatores genéticos e ambientais determina o fenótipo do perfil lipídico. Podem ainda ocorrer hipolipoproteinemias, nas quais há redução seja de QM, VLDL, LDL (abetalipoproteinemia) ou HDL (hipoalfalipoproteinemia familiar, doença de Tangier, *fish-eye disease*, deficiências de Apo AI).[7,8]

Distúrbios que afetam o LDL-colesterol: HF

A hipercolesterolemia familiar (HF) é uma doença genética do metabolismo das lipoproteínas cujo modo de herança é autossômico codominante e que se caracteriza por níveis muito elevados do colesterol da lipoproteína de baixa densidade (LDL-C) e de Apo B, e pela presença de sinais clínicos característicos, como xantomas tendíneos e risco aumentado de doença aterosclerótica cardiovascular (DACV) prematura. A HF pode ocorrer na forma tanto heterozigótica quanto homozigótica, com um ou dois alelos mutados, respectivamente. Indivíduos afetados por defeitos genéticos na forma heterozigótica apresentam níveis de colesterol cerca de 2 a 3 vezes maiores do que a população geral. Na forma homozigótica, muito rara, os níveis de colesterol podem ser 3 a 6 vezes maiores do que o normal. Indivíduos com HF são, em geral, heterozigotos ou homozigotos para defeitos no gene que codifica o receptor de LDL (*LDLR*), mas o fenótipo da doença pode também ser decorrente de defeitos no gene *APOB* (*familial defective apolipoprotein B-100*) ou na pró-proteína convertase subtilisina/kexina tipo 9 (*PCSK9*), também chamado de HF tipo III. Foram descritas formas heterozigotas e homozigotas para a *APOB* e a *PCSK9*.

De forma coletiva, esses distúrbios monogênicos resultam no fenótipo de HF e são classificados como HF autossômica dominante (ADH). O fenótipo da HF homozigótica pode ser decorrente de uma única mutação em ambos os alelos – o verdadeiro homozigótico – ou ser um heterozigoto composto, no qual diferentes mutações são encontradas em cada alelo.[6,9] O fenótipo homozigoto pode ser decorrente ainda de mutações em dois genes distintos causadores da HF, por exemplo, um alelo que apresenta defeito no *LDLR* e outro no gene *APOB*, chamado de duplo heterozigoto.[9] Mutações na proteína adaptadora do receptor de LDL1 (*LDLRAP1*) causam a HF autossômica recessiva (ARH), que é extremamente rara.[9] Pacientes com ARH são semelhantes àqueles com HF homozigótica, porém apresentam maior variabilidade fenotípica. A prevalência estimada de HF heterozigótica era de 1:500, porém, após análise dos dados do estudo de Copenhagen, usando-se os critérios do Dutch Lipid Clinics Network (DLCN), essa prevalência pareceu ser maior, estimando-se que haja um caso de HF para cada 200 indivíduos da população geral. O diagnóstico é feito com base em níveis elevados de colesterol total e da fração LDL-C, sinais clínicos de hipercolesterolemia, história familiar e/ou pessoal de doença coronária precoce, além de diagnóstico genético.[6,9,10] Existem critérios diagnósticos clínicos e laboratoriais (que podem incluir o diagnóstico genético) para diagnóstico de HF. Entre eles estão o US MEDPED, o Simon Broome e o DLCN. Contudo, no Brasil foi adotado o critério do DLCN (Tabela 1), por incluir dados de história pessoal, familiar, concentrações lipídicas e teste genético, quando disponível.[1,11]

O critério MEDPED utiliza valores de corte para o indivíduo afetado e seus parentes de 1º, 2º e 3º graus, considerando-se probabilidade alta de HF quando valores de colesterol total (LDL-C) estiverem acima dos valores de corte.

O critério de Simon Broome também leva em conta história pessoal e familiar de dislipidemia, aterosclerose prematura e presença de sinais clínicos de dislipidemia; dados laboratoriais, análise de mutações funcionais nos genes *LDLR*, *APOB* ou *PCSK9*, com pontuação em forma de letras (A, B, C, D e E), sendo considerados como diagnóstico certo quando os critérios A e B ou C estão presentes; provável quando os critérios A e D ou A e E estão presentes.

O diagnóstico de HF com base no critério do DLCN inclui dados de história pessoal e familiar de dislipidemia, aterosclerose prematura e presença de sinais clínicos de dislipidemia, dados laboratoriais, análise de mutações funcionais no gene *LDLR*, *APOB* ou *PCSK9*. Cada uma dessas variáveis recebe uma pontuação (Tabela 1) e a soma dos pontos considera diagnóstico de certeza (> 8 pontos), provável (6 a 8 pontos) e possível (3 a 5 pontos). Abaixo de 3 pontos não se deve considerar suspeita de HF.

A importância do seu diagnóstico reside no fato de ser a HF a mais frequente forma de dislipidemia de base genética a ser subdiagnosticada (menos de 1% dos casos de HF são diagnosticados no Brasil).[6] Com base nos dados do ELSA Brasil (Estudo Longitudinal de Saúde do Adulto – Brasil) estima-se cerca de 1:263 indivíduos sejam portadores de HF, utilizando-se critérios laboratoriais e de história médica do DLCN.[12] Foram também observadas diferenças na prevalência de acordo com características étnicas, sexo e idade dos participantes. Estima-se assim, que cerca de 766 mil indivíduos no Brasil sejam portadores de HF, embora o diagnóstico tenha sido feito em menos de 1% destes.[6] Na forma homozigótica, não existem dados na população brasileira, mas a estimativa com base na prevalência de 1:160.000 a 1:300.000 projetada para a população brasileira nos dá entre 666 e 1.250 indivíduos com HF homozigótica.[9] Estima-se que no mundo todo existam mais de 34 milhões de indivíduos portadores de HF; no entanto, menos de 10% desses têm diagnóstico conhecido de HF, e menos de 25% recebem tratamento hipolipemiante.[13]

Tabela 1 Diagnóstico clínico de hipercolesterolemia familiar heterozigótica utilizado pelo escore do Dutch Lipid Clinic Network	
História familiar	**Escore**
Parente de 1º grau com história de DAC ou doença vascular prematura	1
Parente de 1º grau com LDL-C > percentil 95, e/ou	1
Parente de 1º grau com xantomas tendíneos e/ou arco corneal	2
Crianças com < 18 anos com LDL-C > percentil 95	2
História pessoal	
DAC	2
Doença vascular periférica ou cerebrovascular	1
Sinais físicos	
Xantomas	6
Arco corneal em < 45 anos	4
Laboratório (para triglicérides < 200 mg/dL)	
LDL-C > 330 mg/dL	8
LDL-C 250 a 329 mg/dL	5
LDL-C 190 a 249 mg/dL	3
LDL-C 155 a 189 mg/dL	1
Análise do DNA	
Presença de mutações funcionais no receptor de LDL	8

Diagnóstico de certeza ou definitivo: > 8 pontos; provável: 6 a 8 pontos; possível: 3 a 5 pontos; não é HF: < 3 pontos
Adaptada de Atualização da Diretriz Brasileira de Dislipidemias e Prevenção da Aterosclerose – 2017.[1]

Uma vez diagnosticada a HF, é essencial que se proceda ao rastreamento em cascata, que poderá incluir testes genéticos, quando disponíveis. Esse rastreamento aumenta o número de diagnósticos e diminui a idade com que o indivíduo é diagnosticado, havendo maior chance de tratamento precoce, melhor adesão ao tratamento, melhor estratificação e diminuição do risco de DACV prematura.[14] O rastreamento de mutações em parentes de 1º grau de indivíduos em que uma mutação causal para HF tenha sido identificada é estratégia custo-efetiva. Os indivíduos diagnosticados como HF por meio de teste genético passam a ser os casos-índice, sendo com base neles rastreados os parentes de 1º grau e subsequentemente os demais parentes (2º e 3º graus) em uma abordagem genética combinada à análise do perfil lipídico dos familiares suspeitos e de uma anamnese dirigida e exame físico, pesquisando-se os achados clínicos típicos da HF (arco corneal precoce, xantomas tendíneos, xantelasmas), também chamados de estigmas cutâneos. A análise combinada é referida como rastreamento genético em cascata. Pode-se, no entanto, como primeira abordagem, realizar o teste genético, no qual se busca a mesma alteração do caso-índice. Há 50% de probabilidade de detecção em parentes de 1º grau; 25% de probabilidade em parentes de 2º grau; 12,5% de probabilidade em parentes de 3º grau. O rastreamento em cascata combina a informação genética à clínica.

O rastreamento universal visa a rastrear o perfil lipídico em todas as crianças a partir dos 10 anos, ou dos 2 anos na presença de fatores de risco, história familiar de doença coronária prematura ou de sinais clínicos de dislipidemia.[1] Outra estratégia promissora, mas não testada, é o rastreamento oportunístico, no qual todas as crianças deveriam ter seu perfil lipídico avaliado por ocasião da imunização.[6]

O gene causal, se *LDLR, APOB, PCSK9* ou *LDLRAP1*, além dos outros mais raros, não pode ser determinado clinicamente, sendo necessário teste genético para sua verificação. Dessa forma, por conta da variabilidade de genes e do grande número de mutações possíveis, o método de diagnóstico genético deve incluir o sequenciamento da região codificadora de todos os genes ligados à etiologia da doença.[15]

Para que seja possível esse sequenciamento em grande escala, permitindo que um grupo de genes seja sequenciado (painel de genes-alvo), é necessária a utilização da tecnologia de sequenciamento de nova geração (*next-generation sequencing* – NGS). A utilização do painel contendo os genes-alvo, os quais serão sequenciados configura-se como uma alternativa mais custo-efetiva, além de mais precisa em casos específicos de doenças monogenéticas, como é o caso da HF.[1]

A tecnologia NGS apresenta muitas vantagens em relação ao sequenciamento tradicional: a velocidade de obtenção de resultados, a quantidade de material necessário utilizado na reação, o custo do sequenciamento por base, a quantidade de informação gerada e a precisão dos resultados obtidos. Após a coleta de sangue periférico em tubo contendo EDTA, obtém-se o DNA genômico de leucócitos. A próxima etapa consiste na geração de uma biblioteca de fragmentos de DNA flanqueados por adaptadores específicos. As regiões de interesse dos genes em estudo são amplificadas por meio da reação em cadeia da polimerase em larga escala, em reações multiplexadas, com centenas de pares de oligonucleotídeos em um mesmo tubo de reação. A partir dessas reações, são construídas bibliotecas com códigos de barras, identificando-se cada paciente analisado. Os fragmentos gerados são amplificados por clonagem em esferas por reação em cadeia

da polimerase em emulsão. Essas esferas contendo os fragmentos são aplicadas em um *chip* e inseridas no equipamento de NGS. Uma vez gerados os dados, eles são transferidos para uma plataforma, na qual as leituras são mapeadas com o genoma humano (hg19/GRCh37) e é realizada a interpretação das variantes encontradas. As mutações encontradas são confirmadas por Sanger. Além dessas técnicas, buscam-se microdeleções no gene *LDLR* (por MLPA – *multiplex ligation probe amplification*).[1] O laudo genético deve ser informativo, descrever as mutações encontradas, sua localização, patogenicidade e as referências que embasam os achados genéticos. Os exames devem ser precedidos de avaliação da probabilidade pré-teste e aconselhamento ao paciente.

A partir de um caso-índice confirmado deve-se proceder ao rastreamento em cascata, o qual é custo-efetivo e deve ser realizado em todos os familiares em 1º grau de pacientes com diagnóstico de HF. O rastreamento em cascata mais custo-efetivo é o que utiliza informação genética de indivíduos afetados, no qual uma mutação causadora da doença tenha sido identificada. O rastreamento clínico/bioquímico deve ser realizado mesmo quando a realização de teste genético não é possível.[16]

Recentemente, foram publicadas diretrizes normatizando a utilização do teste genético para diagnóstico de HF.[14] Elas orientam como proceder o rastreamento em cascata a partir de um caso-índice, como mostra a Figura 1.

Estratificação de risco na HF

A HF associa-se à maior ocorrência de aterosclerose prematura na forma heterozigótica. Em homozigose praticamente todos os pacientes estarão afetados na vida adulta.[1] O risco de DAC é maior em portadores de mutações patogênicas comparado àqueles sem mutações para qualquer valor de LDL-C, e acima de 190 mg/dL, o risco de DAC chega a ser quatro vezes maior.[17] Naqueles sem mutação atribui-se a etiologia poligênica. A estratificação de risco na HF não utiliza os escores tradicionais. De acordo com a Atualização da Diretriz Brasi-

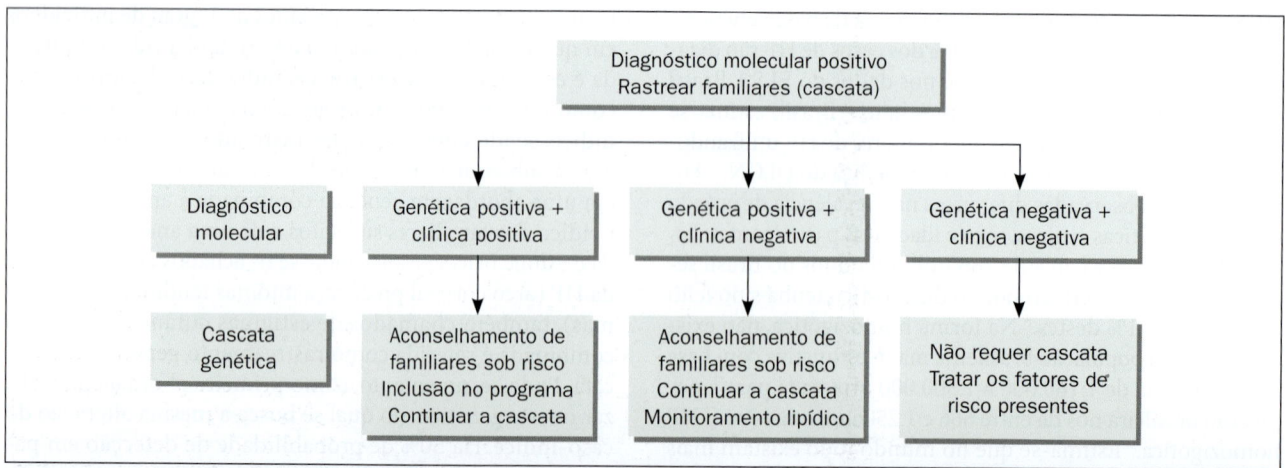

Figura 1 Algoritmo de decisão no rastreamento genético em casos suspeitos de hipercolesterolemia familiar.
Fonte: Adaptada de Sturm et al.[14]

leira de Dislipidemias e Prevenção da Aterosclerose – 2017,[1] essa já é considerada uma condição de alto risco. No entanto, nem todos os indivíduos com HF possuem o mesmo risco cardiovascular. Em recente publicação, foram definidos os critérios de gravidade da HF, conforme a Figura 2 e o Quadro 1. A HF é considerada grave se apresentar LDL-C > 400 mg/dL, ou LDL-C > 310 mg/dL além de uma condição presente no Quadro 1, ou LDL-C > 190 mg/dL e duas condições constantes no Quadro 1. A presença de aterosclerose subclínica avançada, evidenciada por método de imagem, ou ainda com DACV estabelecida, caracterizam condição de gravidade da HF.[18]

Pacientes portadores da HF com qualquer uma dessas características devem ser considerados de muito alto risco de DACV e tratados precoce e agressivamente.

Na HF foi identificado que 95% das mutações são no *LDLR*, 2 a 5% na *APOB*, < 1% na *PCSK9* e a forma autossômica recessiva da HF causada pela LDLRAP1 ocorre em < 1% dos casos.[6,9] Existe uma condição de maior gravidade na HF quando o receptor de LDL é dito "nulo" ou "negativo" do que quando é defeituoso.[9] Estudos moleculares realizados em vários países constataram que em 20 a 48% dos pacientes com o fenótipo clínico de HF não se encontrou nenhuma mutação causal nos genes *LDLR*, *APOB* ou *PCSK9*, sendo possível que algum outro lócus possa contribuir para esse fenótipo. Há autores que acreditam que a HF possa ser decorrente do somatório da contribuição individual de múltiplos alelos mais comuns.[6]

Impacto do tratamento

Estudos que avaliaram o tratamento medicamentoso da HF mostraram benefícios com o uso de estatinas, porém, o alcance de metas lipídicas frequentemente requer a associação de dois ou mais medicamentos. Não existem estudos clínicos randomizados avaliando desfechos clínicos nessa população de pacientes.

Tabela 2	Critérios de gravidade na hipercolesterolemia familiar
Idade > 40 anos e em tratamento	
Tabagismo	
Sexo masculino	
Lipoproteína(a) > 50 mg/dL	
HDL-C < 40 mg/dL	
Hipertensão	
Diabete melito	
História familiar de DAC prematura em parentes de 1º grau (homens < 55 anos e mulheres < 60 anos)	
DRC (TFG < 60 mL/min)	
IMC > 30 kg/m²	

Fonte: Defesche J et al. 2017.[17]

Existem poucos dados sobre o risco de DACV na HF e o uso de estatinas. Dados do *Copenhagen General Population Study* mostraram que a prevalência de HF é de 1:137 indivíduos (0,73%), a prevalência de DACV nos portadores de HF foi de 33% e apenas 48% desses admitiram usar estatinas. A razão de chances de doença arterial coronariana (DAC) naqueles sem medicação hipolipemiante foi 13,2 (10,0 – 17,4) naqueles com diagnóstico de certeza ou provável de HF comparado com não portadores de HF, após ajustes para idade, sexo, índice de massa corpórea, hipertensão arterial, síndrome metabólica, diabete e tabagismo. Já a razão de chances de doença coronária naqueles com HF em uso de estatinas foi de 10,3 (7,8-13,8).[19]

No estudo ENHANCE, no qual foram avaliados pacientes portadores de HF heterozigótica sob tratamento com a associação de uma estatina (sinvastatina 80 mg) e um inibidor da absorção do colesterol (ezetimiba 10 mg) comparados à estatina isoladamente, foi medida a espessura do complexo

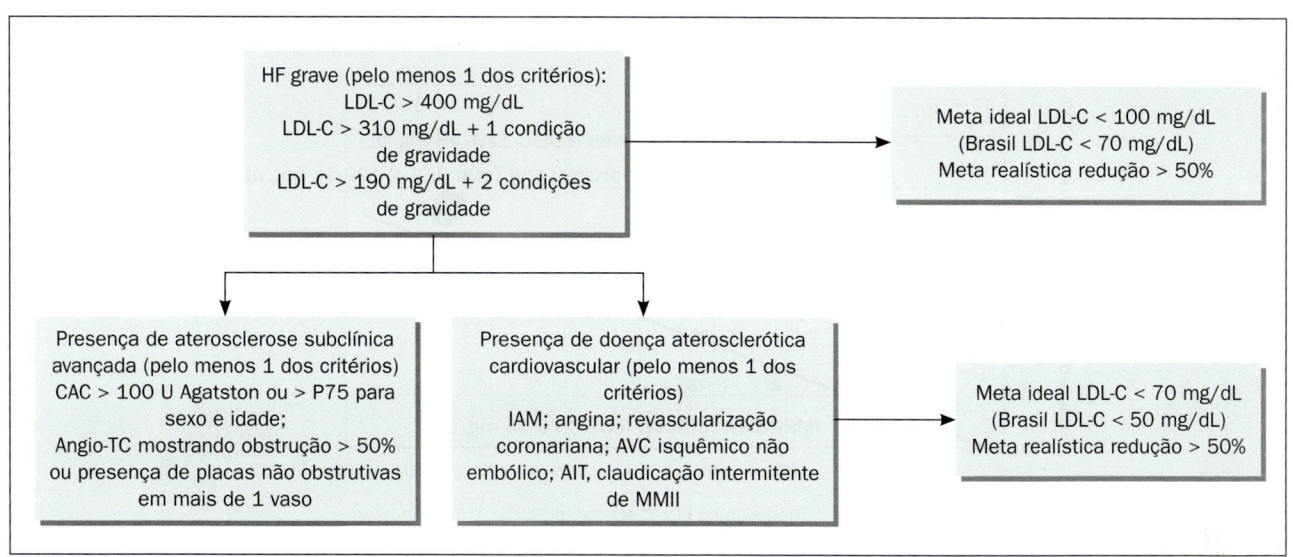

Figura 2 Definição de hipercolesterolemia familiar grave.
Fonte: Defesche J, et al. 2017.[17]

íntima-média da artéria carótida em três pontos diferentes, no início do estudo e ao final do tratamento. Não foi encontrada diferença estatística entre os grupos de tratamento analisados quanto ao desfecho primário,[20] apesar da maior redução do LDL-C e da proteína C-reativa. Os benefícios dos hipolipemiantes foram vistos também na forma homozigótica, inclusive com redução de mortalidade, a despeito de não serem atingidas metas de LDL-C.[21] Além disso, o acompanhamento de uma coorte inglesa mostrou que o uso precoce de estatinas modificou a história natural da HF, com uma sobrevida livre de eventos semelhante à da população geral.[22] Houve ao longo dos anos maior prescrição de estatinas mais potentes, em doses elevadas ou em associação a outros hipolipemiantes, o que levou a uma redução dos níveis de LDL-C e também demonstrou que a ocorrência de desfechos cardiovasculares vem ocorrendo mais tardiamente nos indivíduos com HF.[23] Reduções de LDL-C acima de 50% são alternativas para o alcance de metas na HF, uma vez que os valores basais de LDL-C podem ser muito elevados. Combinações de medicamentos, usando estatinas potentes em doses apropriadas, o inibidor da absorção de colesterol intestinal, ezetimiba e niacina poderão ser utilizados nos casos mais graves. A utilização de novos medicamentos, como os inibidores de *PCSK9* é uma opção eficaz, porém que aumenta consideravelmente os custos de tratamento. Embora a HF seja subdiagnosticada, ela é responsável por número significativo de internações hospitalares e perda de produtividade, pela alta incidência de DACV.

Dados objetivos não existem no Brasil, mas utilizando-se da prevalência estimada de HF com base nos dados do estudo ELSA-Brasil na população adulta das instituições participantes e adotando-se os critérios do DLCN, há uma estimativa de 1:263, o que leva a uma população afetada de 766 mil indivíduos no Brasil.[12] Essa prevalência ainda varia com o sexo (0,38% em mulheres e 0,30% em homens), a raça (0,25% em brancos, 0,47% em etnia mista e 0,67% em negros) e a idade (0,10% de 35 a 45 anos, 0,42% de 46 a 55 anos, 0,60% de 56 a 65 anos e 0,26% de 66 a 75 anos). Já em um estudo que analisou o *odds* de DAC entre os portadores de HF, a prevalência estimada na idade adulta e calculou o número de internações hospitalares por DAC (CID 10: I20-I25), a prevalência de internações atribuíveis à DAC estaria entre 0,4 e 0,73% ao ano. Essas taxas dariam uma estimativa de 7.249 a 12.915 pessoas com HF internadas ao ano pelo SUS por DAC levando a um custo estimado em 29 a 52 milhões de reais ao ano (baseando-se nos anos de 2012 a 2014). Esse custo não é computado para o programa de diagnóstico precoce, rastreamento familiar e tratamento otimizado da HF, evidenciando a necessidade de diagnóstico e prevenção da HF, antes da instalação da DAC.[24]

Com relação à associação de fármacos, o uso da ezetimiba associado à estatina, e ainda, os inibidores de *PCSK9*, capazes de reduzir adicionalmente o LDL-C em 20 a 25% e 60%, respectivamente, estão alinhados com a metanálise dos trialistas com o uso de estatinas, ou seja, reduzem o risco de eventos cardiovasculares ateroscleróticos (ECVA) proporcionalmente à redução do LDL-C (Figura 3).

A estimativa do número necessário de pacientes a serem tratados (NNT) para redução de um ECVA em pacientes sob terapia otimizada com estatinas calculado para duas classes de fármacos não estatinas, ezetimiba e inibidores de *PCSK9* projetado para 5 anos e levando em conta os valores de LDL-C podem dar ideia da magnitude esperada na redução do risco cardiovascular e dos benefícios esperados com não estatinas. Essa abordagem permite ao médico decidir, em um paciente com risco residual de ECVA, a escolha da terapia que proporcione o alcance de metas lipídicas e, consequentemente, a redução projetada de eventos cardiovasculares. A Figura 4 representa um algoritmo para determinação de quando usar terapia de adição às estatinas de acordo com o LDL-C basal (sob terapia otimizada com estatinas) e o risco absoluto de ECVA em 10 anos (muito alto: > 30%; alto risco: 20 a

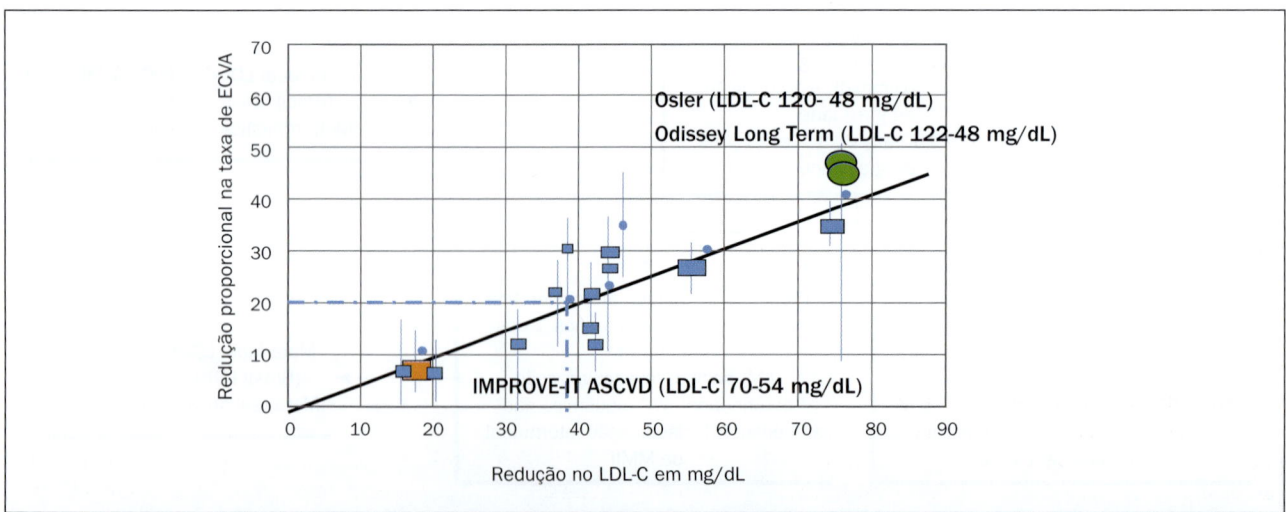

Figura 3   Associação entre a magnitude da redução do LDL-C e a redução proporcional nos eventos cardiovasculares maiores.
Adaptada do estudo IMPROVE-IT[25] e dos estudos de segurança e eficácia com os inibidores de *PCSK9*,[26,27] e metanálise do CTT.[28]

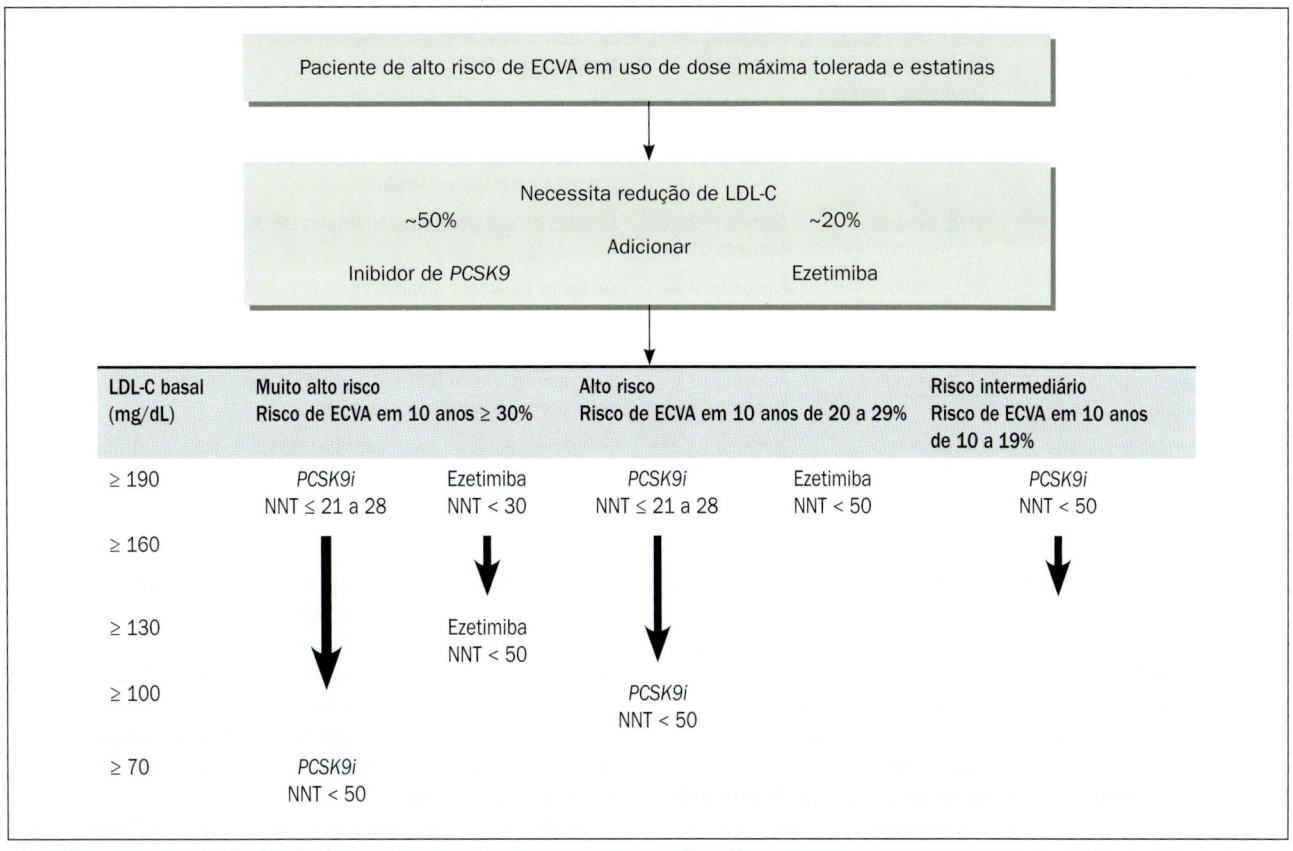

LDL-C basal (mg/dL)	Muito alto risco Risco de ECVA em 10 anos ≥ 30%		Alto risco Risco de ECVA em 10 anos de 20 a 29%		Risco intermediário Risco de ECVA em 10 anos de 10 a 19%
≥ 190	*PCSK9i* NNT ≤ 21 a 28	Ezetimiba NNT < 30	*PCSK9i* NNT ≤ 21 a 28	Ezetimiba NNT < 50	*PCSK9i* NNT < 50
≥ 160					
≥ 130		Ezetimiba NNT < 50			
≥ 100			*PCSK9i* NNT < 50		
≥ 70	*PCSK9i* NNT < 50				

Figura 4 Algoritmo para determinação de quando utilizar terapia de adição às estatinas de acordo com o LDL-C basal (sob terapia otimizada com estatinas) e o risco absoluto de ECVA em 10 anos.
Adaptada de Robinson et al.[29]

29%; e intermediário: 10 a 19%). As setas indicam o NNT conforme a terapia com não estatinas para cada faixa de risco absoluto e de LDL-C basal. Na HF, quanto maior o LDL-C sob terapia com estatinas e em presença de critérios de maior gravidade, menor será o NNT para a adição de não estatinas.

Exames de imagem para rastreio de aterosclerose subclínica na HF

Embora a HF seja uma condição em que seus portadores apresentem níveis de LDL-C elevados desde o nascimento, e sejam em geral de muito alto risco para DACV, existe um número considerável de pacientes com HF que não apresentam eventos, mesmo com LDL-C muito elevado, enquanto outros os apresentem apesar de terapia de alta intensidade e mesmo associação de fármacos,[29,30] sugerindo que o risco real é heterogêneo. Estudos recentes demonstraram que também a presença de calcificação coronária é heterogênea na HF. O escore de cálcio coronário (ECC) foi realizado em pacientes com HF seguidos prospectivamente para avaliação de eventos cardiovasculares. Nesse estudo, o ECC foi independentemente associado com eventos cardiovasculares ateroscleróticos em pacientes com HF recebendo tratamento hipolipemiante padrão. Esses dados podem identificar pa-

cientes com HF sob risco, candidatos a terapias adicionais com novos fármacos hipolipemiantes.[32]

Distúrbios que afetam os níveis de triglicérides

Hipertrigliceridemia é um achado frequente na cardiologia clínica. As formas graves necessitam ser reconhecidas, pois causam risco aumentado de pancreatite. Considerava-se que as formas familiares seriam causadas por um único gene, mas atualmente sabe-se que esse termo inclui os tipos hiperlipidemia familiar combinada (tipo 2b), disbetalipoproteinemia (tipo 3), hipertrigliceridemia simples (tipo 4) e hipertrigliceridemia mista (tipo 5) da classificação de Friedrickson e que têm uma base genética multigênica ou poligênica, sendo consequentes a efeitos aditivos de múltiplos alelos.[33] No entanto, existem formas raras, autossômicas recessivas e graves de hipertrigliceridemia. As hipertrigliceridemias são classificadas de acordo com a anormalidade lipoproteica primária, conforme a Tabela 3.

Um tipo de hipertrigliceridemia é de fato monogênica, a chamada quilomicronemia familiar, ou tipo 1, que se caracteriza pela persistência de QM elevados após jejum de 12 a 14 horas. Os níveis de TG são acima de 1.000 mg/dL e a condição manifesta-se na infância ou na adolescência.[33]

Tabela 3	Classificação das hipertrigliceridemias genéticas de acordo com a anormalidade lipoproteica primária				
Nome	Anormalidade lipoproteica primária	Perfil lipídico	Manifestação clínica		Prevalência populacional
Quilomicronemia familiar (tipo 1)	QM elevados	Aumento TG +++ Aumento CT +	Xantomas eruptivos, lipemia *retinalis*, dores abdominais recorrentes, pancreatite, hepatoesplenomegalia, sintomas neurológicos focais		1:1.000.000
Hiperlipidemia familiar combinada (tipo 2b)	VLDL elevado LDL elevado	Aumento TG ++ Aumento CT ++	Achados de xantomas ou xantelasmas são incomuns		1:40
Disbetalipoproteinemia (tipo 3)	IDL elevado Remanescentes de QM elevados	Aumento TG ++ Aumento CT ++	Xantomas tuberosos e palmares Risco aumentado de DAC		1:10.000
Hipertrigliceridemia primária simples (tipo 4)	VLDL elevado	Aumento TG ++ Aumento CT +	Risco aumentado de DAC, DM, obesidade, hipertensão, hiperuricemia e resistência à insulina		1:20
Hipertrigliceridemia primária mista (tipo 5)	QM elevados VLDL elevado	Aumento TG +++ Aumento CT +++	Semelhante ao tipo 1, mas surge na vida adulta e é exacerbada por fatores secundários		1:600

Adaptada de Hegele et al.[33]

A quilomicronemia monogênica é extremamente rara na população, ocorrendo em cerca de 1:100.000 a 1:1.000.000 de indivíduos.[33,34] O diagnóstico clínico ocorre entre a infância e o adulto jovem. Com o acúmulo de QM, a hipertrigliceridemia grave pode ser detectada após o nascimento. A quilomicronemia promove um plasma turvo, leitoso, de aparência lipêmica. O principal risco dos QM elevados não é a doença vascular, mas a pancreatite aguda, que pode ser fatal. Os pacientes com quilomicronemia monogênica também podem exibir desde cedo xantomas eruptivos, lipemia *retinalis*, hepatoesplenomegalia, dor abdominal crônica, náuseas e vômitos. A quilomicronemia monogênica tem herança autossômica recessiva por variantes raras bialélicas, tanto em homozigose quanto heterozigotos compostos, por mutações em um dos cinco genes causais. Assim, tais genes afetam a atividade da LPL (a perda da sua função), a falta de seu cofator, Apo CII, a deficiência na Apo A-V, embora o mecanismo da hipertrigliceridemia não seja bem compreendido, e os outros dois genes *LMF* e *GPIHBP1*, afetando a montagem e o transporte da LPL. Contudo, assim como na HF, 30% das quilomicronemias não exibem mutações em nenhum desses genes, sugerindo que outros possam causar esse fenótipo, ou ainda que seja um traço poligênico. Existem pelo menos dez polimorfismos genéticos associados à hipertrigliceridemia. Cinco genes causam a forma monogênica da hipertrigliceridemia e afetam a atividade da LPL (a própria LPL deficiente, a falta de seu cofator, Apo CII, a deficiência na Apo A-V,

embora o mecanismo da hipertrigliceridemia não seja bem compreendido, e os outros dois genes *LMF* e *GPIHBP1* afetando a montagem e o transporte da LPL). Entretanto, assim como na HF, 30% das quilomicronemias não exibem mutações em nenhum desses genes, sugerindo que outros possam causar esse fenótipo, ou ainda que seja um traço poligênico. Existem pelo menos dez polimorfismos genéticos associados à hipertrigliceridemia.

Entre as formas poligênicas, os defeitos na Apo E E2/E2, em que a isoforma E2 possui afinidade muito reduzida pelo receptor B/E, ligando-se fracamente à superfície do receptor, leva ao acúmulo de partículas remanescentes.[33]

Tratamento das hipertrigliceridemias

O tratamento das hipertrigliceridemias deve levar em conta o grau de elevação dos TG. Assim, nas elevações limítrofes dos TG (150 a 199 mg/dL), devem-se afastar causas secundárias e incentivar mudanças de estilo de vida com medidas não medicamentosas; para níveis elevados de TG (entre 200 e 499 mg/dL), o objetivo primário é reduzir o LDL-C com medidas não medicamentosas e estatinas, e secundariamente reduzir o não HDL-C titulando-se doses das estatinas e/ou associando fibratos, ácido nicotínico ou AG ômega-3. Quando os TG forem muito elevados (acima de 1.000 mg/dL), a prioridade é a redução de TG para prevenção de pancreatite, com fibratos (preferencialmente), ácido nicotínico ou AG ômega-3, ins-

Tabela 4	Genes associados às formas recessivas de quilomicronemia familiar			
Gene	Prevalência da doença	Idade de aparecimento	Base molecular
Lipoproteína lipase (LPL)	1:1.000.000 (95% dos casos)	Infância ou adolescência	Atividade da LPL muito reduzida ou ausente
Apolipoproteína CII (Apo CII)	Mais de 20 famílias descritas	Adolescência ou vida adulta	Apo CII não funcionante ou ausente
Glycosil-phosphatidyl-inositol-anchored HDL-binding protein (GPIHBP1)	Mais de cinco famílias descritas	Vida adulta	Deficiência ou ausência de *GPIHBP1*
Apo A-V (APOAV)	Mais de cinco famílias descritas	Vida adulta	Deficiência ou ausência de Apo A-V
Fator de maturação da lipase-1 (LMF1)	Mais de cinco famílias descritas	Vida adulta	Deficiência ou ausência de LMF1

Adaptada de Hegele et al.[33]

tituindo-se medidas não medicamentosas simultaneamente à terapia medicamentosa.[33]

Distúrbios que afetam o HDL-colesterol

Níveis baixos de HDL-C são frequentemente encontrados em associação à hipertrigliceridemia, podem ser secundários a uma série de distúrbios metabólicos, como diabete melito, obesidade, síndrome metabólica, doenças graves, queimaduras extensas, HIV, neoplasias malignas, tabagismo, uso de medicamentos como andrógenos.[35] Existem, entretanto, causas genéticas de HDL-C extremamente baixo. Entre elas, destacam-se as mutações no gene *APO-AI*, as deficiências de LCAT, como *fish-eye disease*, e a doença de Tangier, por defeito no gene *ABCA1*. A classificação dessas doenças e os principais achados para seu reconhecimento são apresentados na Tabela 4.[35] Nas deficiências de ApoA-I por alelo nulo, a proteína não é sintetizada, encontrando-se xantomas cutâneos e opacificação de córnea. Os níveis de HDL-C são muito baixos e o transporte reverso de colesterol, comprometido. O mesmo não ocorre por alterações estruturais da ApoA-I, como na ApoA-I Milano, na qual, embora com níveis baixos de HDL-C, o transporte reverso não está comprometido e há até proteção à DAC.[35] Na doença de Tangier, defeitos em ambos os alelos do gene *ABCA1* resultam em um rápido catabolismo da ApoA-I por não receber colesterol livre desse transportador, e em um acúmulo de colesterol em tecidos, como nas tonsilas. Pode haver neuropatia predominantemente sensitiva. Nas deficiências de LCAT não ocorre a conversão do colesterol livre para a forma esterificada na partícula HDL e observam-se opacificação de córnea e nefropatia com insuficiência renal.[35] Não existe um tratamento específico dessas entidades, sendo o foco a identificação de fatores de risco cardiovasculares que possam ser manejados e o estabelecimento de metas individualizadas de LDL-C para prevenção de desfechos cardiovasculares.

Existem ainda outras formas raras de dislipidemias, tais como abetalipoproteinemia e hipobetalipoproteinemia. Várias mutações nos genes *APOB*, *PCSK9* e *MTP* resultam em níveis muito baixos ou ausentes de Apo B e LDL-C no plas-

Tabela 5	**Principais aspectos observados nas dislipidemias com HDL-C extremamente baixo**					
	Mutações na APOAI		**Mutações na ABCA1**		**Mutações na LCAT**	
	Deficiência de Apo-AI	Mutações estruturais na Apo-AI	Doença de Tangier	Deficiência heterozigótica de ABCA1	FLD (*familial LCAT deficiency*)	FED (*fish-eye disease*)
Exame físico	Xantomas, opacificação de córnea	Xantomas, opacificação de córnea	Amígdalas alaranjadas e aumentadas	Nenhum	Opacificação de córnea, hepatoesplenomegalia	Opacificação de córnea
Laboratório						
LDL-C	Normal	Normal	Baixo	Normal	Pode estar elevado*	Pode estar elevado*
TG	Normais na deficiência isolada da Apo-AI; deleção de Apo-AI/C3/A-IV: baixo 0 a 1 mg/dL	Normal	Alto	Normal	Alto	Alto
ApoA-I eletroforese 2D	Não há Apo-AI	10 a 20 mg/dL Apo-AI baixa	0 a 5 mg/dL Pré-beta HDL: presente Alguma alfa-HDL: ausente	10 a 20 mg/dL Pré-beta HDL: presente Alguma alfa-HDL: baixa	30 a 50 mg/dL Pré-beta HDL: presente Alfa-4-HDL: presente Alfa-HDL maior: ausente	30 a 50 mg/dL Pré-beta HDL: presente Alfa-4-HDL: presente Alfa-HDL: presente
Testes lipídicos adicionais			Efluxo de colesterol de fibroblastos: baixo Biópsia retal: células espumosas	Efluxo de colesterol de fibroblastos: baixo Biópsia retal: células espumosas	Massa/atividade da LCAT: ausente Relação colesterol éster/CT: muito baixa	Massa/atividade da LCAT: baixa Relação colesterol éster/CT: normal
Outros					Proteinúria, redução do *clearance* de creatinina, anemia	
Associação com DAC prematura	++	+/-	+/-	+/-	-	-

* A LDL estruturalmente se assemelha à lipoproteína X.
Adaptada de Rader et al.[35]

ma, causando hipobetalipoproteinemia familiar e abetalipo-proteinemia familiar. Mutações no gene *ANGPTL3* causam hipolipidemia familiar combinada. As manifestações clínicas desses distúrbios metabólicos vão desde nenhuma a distúrbios graves e ameaçadores à vida.[36]

Estudos de randomização mendeliana em dislipidemias

Estudos de randomização mendeliana em humanos com mutações raras envolvendo "perda de função" de alguma proteína envolvida no metabolismo de lipoproteínas sugerem que o LDL-C, os TG e a Lp(a) possuem uma associação de causalidade com o risco de doença cardiovascular e, consequentemente, as terapias direcionadas a esses alvos devem reduzir o risco de eventos cardiovasculares. No entanto, várias terapias direcionadas a esses alvos falharam em reduzir o risco de eventos cardiovasculares em grandes ensaios clínicos randomizados, sugerindo que a causalidade não é evidência suficiente para estabelecer a validação de um alvo genético. A questão crítica a ser resolvida é de quanto um biomarcador causal precisa ser modificado para produzir um benefício de magnitude clinicamente significativa em um estudo de curta duração. Evidências de estudos de randomização natural genética podem antecipar os resultados de estudos clínicos randomizados avaliando terapias hipolipemiantes atuais e futuras, direcionar o desenho de estudos clínicos randomizados e transformar a descoberta e o desenvolvimento de novos fármacos.[37] Nesse sentido, o efeito do LDL-C mais baixo no risco de DACV mediado por polimorfismos nos genes *NPC1L1*, *HMGCR* ou em ambos é aproximadamente o mesmo por unidade e com proporção log-linear à exposição absoluta ao LDL-C baixo.[38]

Outro aspecto importante é a comprovação de causalidade de um fator de risco, como o LDL-C. As fortes e consistentes evidências oriundas de estudos genéticos, prospectivos e coortes epidemiológicas, estudos de randomização mendeliana e estudos randomizados de intervenção, apoiados por evidências mecanísticas estabelecem que o LDL-C não é meramente um biomarcador de risco cardiovascular, mas um fator causal na fisiopatologia da DCVA, conforme painel de especialistas.[39]

Ainda, os resultados dos estudos FOURIER e SPIRE demonstraram que a redução do LDL-C com inibidores de *PCSK9* reduz o risco de eventos cardiovasculares maiores na mesma proporção das estatinas por mmol/L de redução do LDL-C. A magnitude da redução de risco observada nos estudos FOURIER e SPIRE foi a esperada com base na metanálise do CTT (*Cholesterol Treatment Trialists*) com estatinas quando o efeito dos inibidores de PCSK9 foram comparados pela duração total do tratamento ou pelo efeito observado durante cada ano de tratamento. A concordância entre as evidências de estudos de randomização genética natural e os resultados da metanálise do CTT com estatinas e dos estudos com os inibidores de *PCSK9* demonstram que tanto os inibidores de *PCSK9* quanto as estatinas reduzem o risco de eventos cardiovasculares proporcionalmente à redução absoluta alcançada no LDL-C e à duração total do tratamento.[40]

Resumo

As dislipidemias ou distúrbios do metabolismo dos lipídios e das lipoproteínas podem ser de origem genética ou ambiental. Condições que causam hipercolesterolemia genética (familiar ou HF) podem ser decorrentes de defeitos nos genes *LDLR*, *APOB*, *PCSK9* e na forma recessiva à *LDLRAP1*.

A HF na sua forma heterozigótica corresponde à dislipidemia herdada mais frequente com uma prevalência de 1:200 indivíduos. Subdiagnosticada e subtratada, constitui um problema de saúde pública em razão de sua associação com aterosclerose precoce. O diagnóstico correto, a instituição de tratamento apropriado e o rastreamento em cascata constituem passos essenciais no manejo dessa doença. As hipertrigliceridemias possuem grande heterogeneidade causal e na sua forma de apresentação. São em geral poligênicas, e as formas monogênicas são muito raras e graves. As condições que levam a HDL-C extremamente baixo de causa genética são raras, possuem em geral sinais clínicos característicos e sua associação com doença aterosclerótica não é tão clara.

Estudos de randomização mendeliana relacionados ao metabolismo de lipoproteínas sugerem que o LDL-C, os triglicérides (TG) e a lipoproteína(a) [Lp(a)] possuem uma associação de causalidade com o risco de doença cardiovascular e, consequentemente, as terapias direcionadas a esses alvos devem reduzir o risco de eventos cardiovasculares. Podem antecipar os resultados de estudos clínicos randomizados avaliando terapias hipolipemiantes atuais e futuras, direcionar o desenho de estudos clínicos randomizados e transformar a descoberta e o desenvolvimento de novos fármacos.

Referências bibliográficas

1. Faludi AA, Izar MCO, Saraiva JFK, Chacra APM, Bianco HT, Afiune A Neto, et al. Atualização da Diretriz Brasileira de Dislipidemias e Prevenção da Aterosclerose – 2017. Arq Bras Cardiol. 2017;109(2 Supl 1):1-76.
2. Altmann SW, Davis HR Jr, Zhu LJ, Yao X, Hoos LM, Tetzloff G, et al. Niemann-Pick C1 Like 1 protein is critical for intestinal cholesterol absorption. Science. 2004;303(5661):1201-4.
3. Horton JD, Cohen JC, Hobbs HH. PCSK9: a convertase that coordinates LDL catabolism. J Lipid Res. 2009;50 Suppl:S172-7.
4. Steinberg D, Witztum JL. Inhibition of PCSK9: a powerful weapon for achieving ideal LDL cholesterol levels. Proc Natl Acad Sci USA. 2009;106(24):9546-7.
5. Dron JS, Hegele RA. Genetics of triglycerides and the risk of atherosclerosis. Curr Atheroscler Rep. 2017;19(7):31.
6. Nordestgaard BG, Chapman MJ, Humphries SE, Ginsberg HN, Masana L, Descamps OS, et al. The European Atherosclerosis Society Consensus Panel, familial hypercholesterolaemia is underdiagnosed and undertreated in the general population: guidance for clinicians to prevent coronary heart disease. Eur Heart J. 2013;34:3478-90.
7. Brahm A, Hegele RA. Hypertriglyceridemia. Nutrients. 2013;5:981-1001.
8. Rader D, deGomma EM. Approach to the patient with extremely low HDL--cholesterol. J Endocrinol Metab. 2012;97:3399-407.
9. Cuchel M, Bruckert E, Ginsberg HN, Raal FJ, Santos RD, Hegele RA, et al. European Atherosclerosis Society Consensus Panel on Familial Hypercholesterolaemia. Homozygous familial hypercholesterolaemia: new insights and guidance for clinicians to improve detection and clinical management. A position paper from the Consensus Panel on Familial Hypercholesterolaemia of the European Atherosclerosis Society. Eur Heart J. 2014;35:2146-57.

10. Santos RD, Gagliardi ACM, Xavier HT, Casella Filho A, Araújo DB, Cesena FY, et al. Sociedade Brasileira de Cardiologia. I Diretriz Brasileira de Hipercolesterolemia Familiar (HF). Arq Bras Cardiol. 2012;99(2 Supl. 2):1-28.

11. Civeira F; International panel on management of familial hypercholesterolemia. Guidelines for the diagnosis and management of heterozygous familial hypercholesterolemia. Atherosclerosis. 2004;173:55-68.

12. Harada PH, Miname MH, Benseñor IM, Santos RD, Lotufo PA. Familial hypercholesterolemia prevalence in an admixed racial society: sex and race matter. The ELSA-Brasil. Atherosclerosis. 2018;277:273-7.

13. World Health Organization; Familial hypercholesterolaemia (FH). Report of a second WHO consultation. Geneva: World Health Organization; 1999.

14. Sturm AC, Knowles JW, Gidding SS, Ahmad ZS, Ahmed CD, Ballantyne CM, et al. Clinical genetic testing for familial hypercholesterolemia. JACC. 2018;72(6):662-80.Leren TP, Manshaus T, Skovholt U, Skodje T, Nossen IE, Teie C, et al. Application of molecular genetics for diagnosing familial hypercholesterolemia in Norway: results from a family-based screening program. Semin Vasc Med. 2004;4(1):75-85.

15. Wonderling D, Umans-Eckenhausen MA, Marks D, Defesche JC, Kastelein JJ, Thorogood M. Cost-effectiveness analysis of the genetic screening program for familial hypercholesterolemia in The Netherlands. Semin Vasc Med. 2004;4(1):97-104.

16. Khera AV, Won HH, Peloso GM, Lawson KS, Bartz TM, Deng X, et al. Diagnostic yield and clinical utility of sequencing familial hypercholesterolemia genes in patients with severe hypercholesterolemia. J Am Coll Cardiol. 2016;67:2578-89.

17. Defesche JC, Gidding SS, Harada-Shiba M, Hegele RA, Santos RD, Wierzbicki AS. Familial hypercholesterolaemia. Nat Rev Dis Primers. 2017;3:17093.

18. Benn M, Watts GF, Tybjaeg-Hansen A, Nordestgaard B. Familial hypercholesterolemia in the Danish General Population: prevalence, coronary artery disease, and cholesterol-lowering medication. J Clin Endocrinol Metab. 2012;97: 3956-64.

19. Kastelein JJ, Akdim F, Stroes ES, Zwinderman AH, Bots ML, Stalenhoef AF, et al. Sinvastatin with or without ezetimibe in familial hypercholesterolemia. N Engl J Med. 2008;358(14):1431-43.

20. Raal FJ, Pilcher GJ, Panz VR, van Deventer HE, Brice BC, Blom DJ, et al. Reduction in mortality in subjects with homozygous familial hypercholesterolemia associated with advances in lipid-lowering the- rapy. Circulation. 2011;124(20):2202-7.

21. Versmissen J, Oosterveer DM, Yazdanpanah M, Defesche JC, Basart DC, Liem AH, et al. Efficacy of statins in familial hypercholesterolaemia: a long term cohort study. BMJ. 2008;337:a2423.

22. Elis A, Zhou R, Stein EA. Effect of lipid-lowering treatment on natural history of heterozygous familial hypercholesterolemia in past three decades. Am J Cardiol. 2011;108(2):223-6.

23. Bahia LR, Rosa RS, Santos RD, Araujo DV. Estimated costs of hospitalization due to coronary artery disease attributable to familial hypercholesterolemia in the Brazilian public health system. Arch Endocrinol Metab. 2018;62(3):303-8.

24. Cannon CP, Blazing MA, Giugliano RP, Mc Cagg A, White JA, Theroux P, et al.; IMPROVE-IT Investigators. Ezetimibe added to statin therapy after acute coronary syndromes. N Engl J Med. 2015;372(25):2387-97.

25. Sabatine MS, Giugliano RP, Wiviott SD, Raal FJ, Blom DJ, Robinson J, et al.; Open-Label Study of Long-Term Evaluation against LDL Cholesterol (OSLER) Investigators. Efficacy and safety of evolocumab in reducing lipids and cardiovascular events. N Engl J Med. 2015;372(16):1500-9.

26. Robinson JG, Farnier M, Krempf M, Bergeron J, Luc G, Averna M, et al.; ODYSSEY LONG TERM Investigators. Efficacy and safety of alirocumab in reducing lipids and cardiovascular events. N Engl J Med. 2015;372(16):1489-99.

27. Cholesterol Treatment Trialists' (CTT) Collaboration; Fulcher J, O'Connell R, Voysey M, Emberson J, Blackwell L, Mihaylova B, et al. Efficacy and safety of LDL-lowering therapy among men and women: meta-analysis of individual data from 174,000 participants in 27 randomised trials. Lancet. 2015;385:1397-405.

28. Robinson J, Huijgen R, Ray K, Persons J, Kastelein JJP, Pencina MJ. Determining when to add nonstatin therapy. J Am Coll Cardiol. 2016;68(22):2412-21.

29. Santos RD, Gidding SS, Hegele RA, Cuchel MA, Barter PJ, Watts GF, et al. Defining severe familial hypercholesterolaemia and the implications for clinical management: a consensus statement from the International Atherosclerosis Society Severe Familial Hypercholesterolemia Panel. Lancet Diabetes Endocrinol. 2016;4:850-61.

30. Besseling J, Hovingh GK, Huijgen R, Kastelein JJ, Hutten BA. Statins in familial hyper- cholesterolemia: consequences for coronary artery disease and all-cause mortality. J Am Coll Cardiol 2016;68:252-60.

31. Miname MH, Bittencourt MS, Moraes SR, Alves RLM, Silva PRS, Jannes CE, et al. Coronary artery calcium and cardiovascular events in patients with familial hypercholesterolemia receiving standard lipid-lowering therapy. JACC Cardiovasc Imaging. 2018. [Epub ahead of print]

32. Brahm A, Hegele RA. Hypertriglyceridemia. Nutrients. 2013;5:981-1001.

33. Brahm AJ, Hegele RA. Chylomicronaemia–current diagnosis and future therapies. Nat Rev Endocrinol. 2015;11(6):352-62.

34. Rader D, deGomma EM. Approach to the patient with extremely low HDL- -cholesterol. J Endocrinol Metab. 2012;97:3399-407.

35. Welty FK. Hypobetalipoproteinemia and abetalipoproteinemia. Curr Opin Lipidol. 2014;25(3):161-8.

36. Ference BA. Using genetic variants in the targets of lipid lowering therapies to inform drug discovery and development: current and future treatment options. Clin Pharmacol Ther. 2018;28.

37. Ference BA, Majeed F, Penumetcha R, Flack JM, Brook RD. Effect of naturally random allocation to lower low-density lipoprotein cholesterol on the risk of coronary heart disease mediated by polymorphisms in *NPC1L1*, *HMGCR*, or both. A 2x2 factorial Mendelian randomization study. J Am Coll Cardiol. 2015;65(15):1552-61.

38. Ference BA, Ginsberg HN, Graham I, Ray KK, Packard CJ, Bruckert E, et al. Low-density lipoproteins cause atherosclerotic cardiovascular disease. 1. Evidence from genetic, epidemiologic, and clinical studies. A consensus statement from the European Atherosclerosis Society Consensus Panel. Eur Heart J. 2017;38:2459-72.

39. Ference bA, Cannon CP, Landmesser U, Luscher TF, Catapano AL, Ray KK. Reduction of low density lipoprotein-cholesterol and cardiovascular events with proprotein convertase subtilisin-kexin type 9 (PCSK9) inhibitors and statins: an analysis of FOURIER, SPIRE, and the Cholesterol Treatment Trialists Collaboration. Eur Heart J. 2018;39(27):2540-5.

Capítulo 6

Farmacogenômica

Paulo Caleb Júnior de Lima Santos
Alexandre da Costa Pereira

Pontos-chave

- Farmacogenômica é um campo da farmacologia que identifica o efeito da variação genética sobre o metabolismo, a eficácia e a toxicidade de fármacos sobre os indivíduos.
- Os polimorfismos mais conhecidos e estudados são os relativos às famílias de enzimas metabolizadoras responsáveis por participar da biotransformação hepática de variados fármacos.
- Na página on-line da agência norte-americana Food and Drug Administration (FDA), na seção de *Science and Research (Drugs)*, há indicações de que as bulas de alguns medicamentos devem conter informações sobre os respectivos biomarcadores genéticos.
- Indica-se que os genótipos para *CYP2C9* e para *VKORC1* são úteis na estimativa da dose inicial da varfarina e a genotipagem pode se tornar mais comum na avaliação inicial dos pacientes usuários de varfarina.
- O FDA elaborou uma tabela a fim de, caso os genótipos *CYP2C9* e *VKORC1* estejam disponíveis, sugerir a dose inicial de varfarina.
- A variante alélica *CYP2C19*2* é associada aos níveis mais elevados da agregação plaquetária ADP induzido em pacientes tratados com clopidogrel.

Introdução

As pesquisas na área de farmacogenômica estão bem avançadas para diversos medicamentos, incluindo os cardiovasculares. Estas indicam que as diferenças genéticas individuais podem influenciar significativamente a terapêutica farmacológica. É cada vez mais provável que durante os próximos anos mudanças importantes ocorrerão na forma como avaliamos e tratamos nossos pacientes. A utilização dessas novas ferramentas não deve ser entendida como evento isolado, mas sim como parte de um processo de avaliação individual que envolve não apenas o cardiologista, mas o laboratório clínico e outros profissionais e especialistas envolvidos no cuidado de pacientes e dos familiares.

Farmacogenômica

É um campo da farmacologia que identifica o efeito da variação genética sobre o metabolismo, a eficácia e a toxicidade de fármacos sobre os indivíduos. O objetivo da medicina personalizada com a farmacogenômica consiste na combinação da informação genética com outros fatores individuais para adequar as estratégias preventivas e terapêuticas, a fim de melhorar a eficácia medicamentosa e diminuir a frequência dos efeitos adversos. Desse modo, deve-se melhorar significativamente a sobrevida do paciente e diminuir as frequências de eventos e de hospitalização.

A farmacogenômica pode ser dividida, didaticamente, em duas áreas de estudo: a dos polimorfismos genéticos, que alteram a farmacocinética de fármacos (absorção, transporte, metabolismo, distribuição e eliminação) e a dos polimorfismos, que afetam a farmacodinâmica. Os polimorfismos mais conhecidos e estudados são os relativos às famílias de enzimas metabolizadoras responsáveis por participar da biotransformação hepática de variados fármacos, o sistema citocromo P450 (CYP450).

Biomarcadores farmacogenômicos ou exames genéticos

Na página *on-line* da agência norte-americana Food and Drug Administration (FDA), na seção "*Science and research (drugs)*", há indicações de que as bulas de alguns medicamentos devem conter informações sobre os respectivos biomarcadores genéticos. Estas informações na bula podem também descrever a alteração acarretada, como:

- variabilidade da resposta clínica;
- risco de eventos adversos;
- dosagem específica para determinado genótipo;
- genes alvo do fármaco com possibilidade polimórfica.

Além disso, o Consórcio Internacional de Implementação Farmacogenética Clínica (CPIC – *Clinical Pharmacogenetics Implementation Consortium*), que tem como objetivo auxiliar a decisão clínica em relação às indicações terapêuticas por meio da elaboração de diretrizes baseadas em resultados genéticos, também apresenta em sua página *online*, na seção "*Genes-drugs*", uma lista de medicamentos e seus possíveis biomarcadores genéticos. Ainda, nessa tabela são apresentados, em categorias, os níveis de evidência e de confiança encontrados na literatura para a associação desses biomarcadores com desfechos clínicos relacionados ao fármaco, definidos pelo CPIC, PharmGKB (*The Pharmacogenomics Knowledge Base*) e FDA.

As definições das categorias estabelecidas por cada órgão para a o nível de relação entre um fármaco e biomarcador estão explicadas em detalhes nas Tabelas 1, 2 e 3, respectivamente.

A Tabela 1 mostra uma listagem de medicamentos aprovados pelo FDA e com informações farmacogenômicas em suas bulas. Essas informações podem ser descritas em diversas seções da bula. Existem dezenas de medicamentos em diversas áreas terapêuticas, mas serão citados apenas os descritos na área cardiovascular (Tabela 4).

Serão abordados alguns fármacos que apresentam potencial farmacogenômico significativo à prática clínica.

Tabela 1	Definições dos níveis CPIC, baseados no contexto clínico, no nível de evidência e na relevância da recomendação clínica		
Nível CPIC	**Contexto clínico**	**Nível de evidência**	**Relevância da recomendação**
A	Informação genética deve ser utilizada para alterar a prescrição do fármaco afetado	Preponderância da evidência é alta ou moderada em favor da mudança de prescrição	Pelo menos uma ação moderada ou forte (mudança de prescrição) é recomendada
B	Se disponível, a informação genética pode ser utilizada para alterar a prescrição do fármaco afetado, pois terapias/dosagens alternativas são muito prováveis de serem tão efetivas e seguras quanto àquelas que não são baseadas em resultados genéticos	Preponderância da evidência é baixa com poucos dados conflitantes	Pelo menos uma ação opcional (mudança de prescrição) é recomendada
C	Há estudos publicados de diversos níveis de evidência, alguns com proposições relacionadas a mecanismo biológico; porém alterações de prescrição baseadas na genética não são recomendáveis, pois: a) não são clinicamente significativas; b) são duvidosas, possivelmente menos efetivas, mais tóxicas ou, ainda, impraticáveis; c) são suportadas por poucos estudos ou evidências fracas, em maioria, e apresentam ações clínicas pouco claras	Níveis de evidência podem variar	Nenhuma ação na prescrição é recomendada
D	Há poucos estudos publicados, ações clínicas são pouco claras e existe pouca base biológic a, além de evidências fracas ou dados controversos. Caso esses genes não tenham sido testados clinicamente, não há necessidade de avaliações	Níveis de evidência podem variar	Nenhuma ação na prescrição é recomendada

CPIC: *Clinical Pharmacogenetics Implementation Consortium*. Disponível em: https://cpicpgx.org/prioritization/#flowchart. Acesso em 29/11/2018.

Tabela 2	Definições dos níveis PharmGKB, baseados no contexto clínico, no nível de evidência e na relevância da recomendação clínica
Nível PharmGKB	**Contexto clínico, nível de evidência e relevância da recomendação clínica**
1A	Anotação para o biomarcador genético em diretrizes farmacogenéticas do CPIC ou sociedade médica endossada ou biomarcador implementado na página online da PGRN (*Pharmacogenomics Research Network*) ou em outro sistema de saúde relevante
1B	Anotação para o biomarcador genético para o qual a preponderância da evidência mostre associação. A associação deve ser replicada em mais de uma coorte com significância estatística (valor p significativo) e, preferencialmente, apresentar um forte tamanho de efeito
2A	Anotação para o biomarcador genético que está dentro da categoria VIP (*very important pharmacogene*), estabelecida pelo PharmGKB. As variantes incluídas no nível 2A estão presentes em farmacogenes bem estabelecidos, portanto apresentam provável significância funcional clínica
2B	Anotação para o biomarcador genético com evidência moderada de associação. A associação deve ser replicada, porém pode haver estudos que não evidenciam significância estatística e/ou o tamanho do efeito pode ser pequeno
3	Anotação para o biomarcador genético baseada em um estudo único significativo (ainda não replicado) ou anotação para uma variante avaliada em múltiplos estudos, porém faltando evidência clara de associação
4	Anotação baseada em estudo de casos, estudos sem estatística significativa ou com evidências apenas em ensaios *in vitro*, moleculares ou funcionais

CPIC: *Clinical Pharmacogenetics Implementation Consortium*. Disponível em: https://www.pharmgkb.org/page/clinAnnLevels. Acesso em 29/11/2018.

Tabela 3 Definições do FDA para as informações farmacogenéticas incluídas na bula

Nível farmacogenético – FDA	Contexto clínico, nível de evidência e relevância da recomendação clínica
Teste requerido	A bula afirma ou sugere que algum gene, proteína ou teste cromossômico, incluindo teste genético, ensaios proteicos funcionais, estudos citogenéticos, entre outros, devem ser conduzidos antes da utilização do fármaco. Esse requerimento pode ser apenas para um subgrupo particular de pacientes. A PharmGKB considera bulas que afirmam que a variante é associada ao fármaco, implicando o requerimento de teste genético. Caso a bula diga que o teste "deve ser" realizado, também deve ser interpretado como um requerimento
Teste recomendado	A bula afirma ou sugere que algum gene, proteína ou teste cromossômico, incluindo teste genético, ensaios proteicos funcionais, estudos citogenéticos, entre outros, são recomendáveis antes da utilização do fármaco. Esse requerimento pode ser apenas para um subgrupo particular de pacientes. A PharmGKB considera bulas que afirmam que o teste "deve ser considerado"
FGx discutível	A bula não discute sobre teste genético ou outro teste para alguma variante proteica ou cromossômica, porém contém informações sobre mudança na eficácia, dosagem ou toxicidade devido a essas variantes. A bula pode mencionar contraindicação do fármaco para um subgrupo particular de pacientes, porém não requer ou recomenda teste genético, proteico ou cromossômico
FGx informativa	A bula menciona que um gene ou proteína está envolvido no metabolismo ou farmacodinâmica do fármaco, porém não há informação para sugerir que essa variante genética ou proteica leva a uma resposta farmacológica diferente.

FDA: Food and Drug Administration. Disponível em: https://www.pharmgkb.org/page/drugLabelLegend. Acesso em 29/11/2018.

Agentes anticoagulantes

A anticoagulação com a varfarina é uma modalidade terapêutica importante para pacientes considerados de risco para doença tromboembólica e esse fármaco foi importantíssimo para o desenvolvimento potencial da farmacogenômica. Historicamente, a varfarina é conhecida pela sua faixa terapêutica estreita e com difícil ajuste de dose-resposta. Pesquisas recentes revelam que cerca de 20% dos indivíduos com ancestralidade europeia são portadores de pelo menos um alelo variante dos dois polimorfismos mais frequentes na enzima CYP2C9, que causa sensibilidade ao fármaco. Essa enzima do CYP450 é metabolizadora de fase I, que inativa o fármaco no fígado.

O genótipo selvagem (chamado também de referência ou normal) é identificado como alelo *CYP2C9*1*. Além deste, a enzima pode evidenciar dois alelos variantes relativamente comuns, *CYP2C9*2* e *CYP2C9*3*, com a alteração de propriedades catalíticas, acarretando a diminuição da funcionalidade enzimática. A variante *CYP2C9*2* é caracterizada pela substituição Arg144Cys, em razão do polimorfismo c.C416T no éxon 3 do gene *CYP2C9*, e a variante *CYP2C9*3* pela substituição Ileu359Leu, em consequência do polimorfismo c.A1061T no éxon 7. Alelos variantes são mais comuns entre os pacientes que requerem baixas doses de varfarina comparados àqueles que requerem doses usuais. Além disso, os portadores dos alelos polimórficos podem manifestar maior frequência de sangramento e de elevação no valor de INR no início do tratamento.

A enzima vitamina K epóxido redutase (VKORC1) é um cofator essencial na formação dos fatores II, VII, IX e X ativados pela carboxilação. Polimorfismos no gene *VKORC1* (especialmente o c.G1639A, rs9923231) podem resultar em maior resposta indicada pelo INR, exigindo menores doses.

Desse modo, indica-se que os genótipos para *CYP2C9* e para *VKORC1* são úteis na estimativa da dose inicial da varfarina e a genotipagem pode se tornar mais comum na avaliação inicial dos pacientes usuários de varfarina. Em 2007, a

Tabela 4 Exemplos de medicamentos com informações farmacogenômicas disponíveis segundo o FDA na área cardiovascular

Fármaco(s)	Gene(s) envolvido(s) e subgrupo referenciado	Seções da bula
Carvedilol Metoprolol Propranolol	CYP2D6 (metabolizadores lentos)	"Interações medicamentosas", "Precauções", "Farmacologia clínica"
Clopidogrel	CYP2C19 (metabolizadores lentos e intermediários)	Advertência na embalagem, "Dosagem", "Cuidados e precauções", "Interações medicamentosas", "Farmacologia clínica", "Estudos clínicos"
Prasugrel Ticagrelor	CYP2C19 (metabolizadores lentos)	
Isossorbida Hidralazina	NAT1-2 (acetiladores lentos)	"Farmacologia clínica"
Quinidina	CYP2D6 (metabolizadores lentos)	"Precauções"
Varfarina	CYP2C9 (metabolizadores lentos e intermediários) VKORC1 (portadores do alelo A para o polimorfismo rs9923231)	"Dosagem", "Interações medicamentosas", "Farmacologia clínica"

FDA: Food and Drug Administration. Disponível em http://www.fda.gov/Drugs/ScienceResearch. Acesso em 05/12/2018.

agência regulamentadora de fármacos dos Estados Unidos, a FDA, indicou que doses iniciais menores devem ser consideradas em pacientes portadores de variantes alélicas e essas informações devem ser introduzidas no produto. Também, o FDA elaborou uma tabela a fim de, caso os genótipos estejam disponíveis, sugerir a dose inicial de varfarina (Tabela 5).

Além das variantes abordadas acima nos genes *VKORC1* e *CYP2C9*, a diretriz CPIC, atualizada em 2017, também traz evidências de que variantes adicionais no gene *CYP2C9* (*5, *6, *8 e *11), uma variante no gene *CYP4F2* (c.G1297A, rs2108622) e no *cluster CYP2C* (g.96405502G>A, rs12777823) também estão associadas com a variabilidade na resposta terapêutica à varfarina. Apesar disso, a recomendação para testes genéticos dessas variantes ainda não foi aprovada pelo FDA para ser inserida na bula da varfarina.

Em particular, as variantes *CYP2C9*5, *6, *8 e *11*, as quais estão associadas com uma diminuição da função da isoenzima CYP2C9, são encontradas em alta frequência, e mais comumente do que as variantes *2 e *3, no subgrupo de pacientes afrodescendentes.

O gene *CYP4F2* também codifica uma isoenzima da família do CYP450, a CYP4F2, que é responsável por metabolizar primariamente a vitamina K por meio de uma reação de hidroxilação. Tem sido observado que os portadores da variante c.G1297A requerem, em média, doses maiores de varfarina para atingir o mesmo efeito terapêutico anticoagulante, comparado aos pacientes que apresentam genótipo selvagem. Sugere-se, então, que essa variante leva à diminuição da função da CYP4F2, de forma que pacientes com esse genótipo teriam uma maior quantidade de vitamina K disponível e, portanto, uma maior quantidade de varfarina seria requerida para antagonizar o seu efeito na cascata de coagulação. Essa correlação foi observada em pacientes com ancestralidade europeia e asiática, porém ainda não foi confirmada em pacientes afrodescendentes.

Por fim, a variante não codificante rs12777823 no cluster *CYP2C* é sugerida por estar associada à variabilidade de dose de varfarina por influenciar significativamente no *clearance* desse fármaco ou por estar em forte desequilíbrio de ligação com outras variantes que podem resultar nesse efeito. Particularmente, essa associação foi verificada e demonstrada em pacientes afro-americanos.

Na Figura 1 estão resumidas as recomendações do CPIC para ajuste de dose de varfarina baseadas nos genótipos de pacientes adultos e ancestralidade.

Na Tabela 6 são mostrados os níveis de evidência para associação dos biomarcadores *VKORC1, CYP2C9* e *CYP4F2*

com a variabilidade terapêutica com varfarina, de acordo com os órgãos CPIC, PharmGBK e FDA.

Agentes antiplaquetários

O clopidogrel é uma pró-droga inativa que inibe o ADP induzido e, por conseguinte, apresenta a ação de antiagregação plaquetária. É prescrito principalmente para pacientes com síndromes coronárias agudas e requer metabolização hepática pela ativação das isoenzimas do citocromo P450, em particular, a isoenzima CYP2C19.

Vários estudos têm mostrado associação entre os polimorfismos do gene *CYP2C19* e a atividade da enzima. A variação genética mais comum, designada *CYP2C19*2* (c.G681A), conduz a um defeito de *splicing*, que afeta a funcionalidade da enzima, porém outras alterações também são relatadas com perda de função.

A variante alélica *CYP2C19*2* é associada aos níveis mais elevados da agregação plaquetária ADP induzido em pacientes tratados com clopidogrel e, consequentemente, maior risco de eventos cardiovasculares adversos, tais como ocorrência de trombose de *stent*. Ao contrário, a variante alélica *CYP2C19*17* (c.C806T; região 5'-UTR do gene), associa-se ao aumento da função da enzima. Assim, os indivíduos portadores desta variante genética evidenciam melhor prevenção de eventos trombóticos; mas, por outro lado, maior risco de sangramentos.

Alguns estudos concluíram que a genotipagem dos polimorfismos do gene *CYP2C19* podem contribuir para individualização e otimização do tratamento com o clopidogrel e que uma maior dose de clopidogrel em pacientes portadores de variantes de perda de função pode acarretar melhora na resposta antiagregante plaquetária. Desse modo, a terapêutica personalizada para o clopidogrel pode ser viável e aplicável.

Em setembro de 2016, a bula do clopidogrel foi atualizada pelo FDA, tendo sido adicionado um alerta de que pacientes que apresentam fenótipo metabolizador fraco, predito de acordo com os genótipos *CYP2C19,* podem apresentar terapia menos efetiva quando comparados aos pacientes com fenótipo metabolizador normal. Assim, a bula sugere que para esses pacientes, outro agente antiplaquetário seja prescrito. A Tabela 7 resume a classificação de fenótipos metabolizadores CYP2C19 e recomendações terapêuticas para administração do clopidogrel. Na Tabela 8 são mostrados os níveis de evidência para associação do biomarcador *CYP2C19* com a variabilidade de dose de clopidogrel, determinados pelo CPIC, PharmGBK e FDA.

VKORC1	CYP2C9					
	*1/*1	*1/*2	*1/*3	*2/*2	*2/*3	*3/*3
GG	5-7 mg	5-7 mg	3-4 mg	3-4 mg	3-4 mg	0,5-2 mg
GA	5-7 mg	3-4 mg	3-4 mg	3-4 mg	0,5-2 mg	0,5-2 mg
AA	3-4 mg	3-4 mg	0,5-2 mg	0,5-2 mg	0,5-2 mg	0,5-2 mg

Tabela 5 Dose inicial de varfarina de acordo com genótipos para os genes *CYP2C9* e *VKORC1* segundo o FDA

FDA: *Food and Drug Administration*.

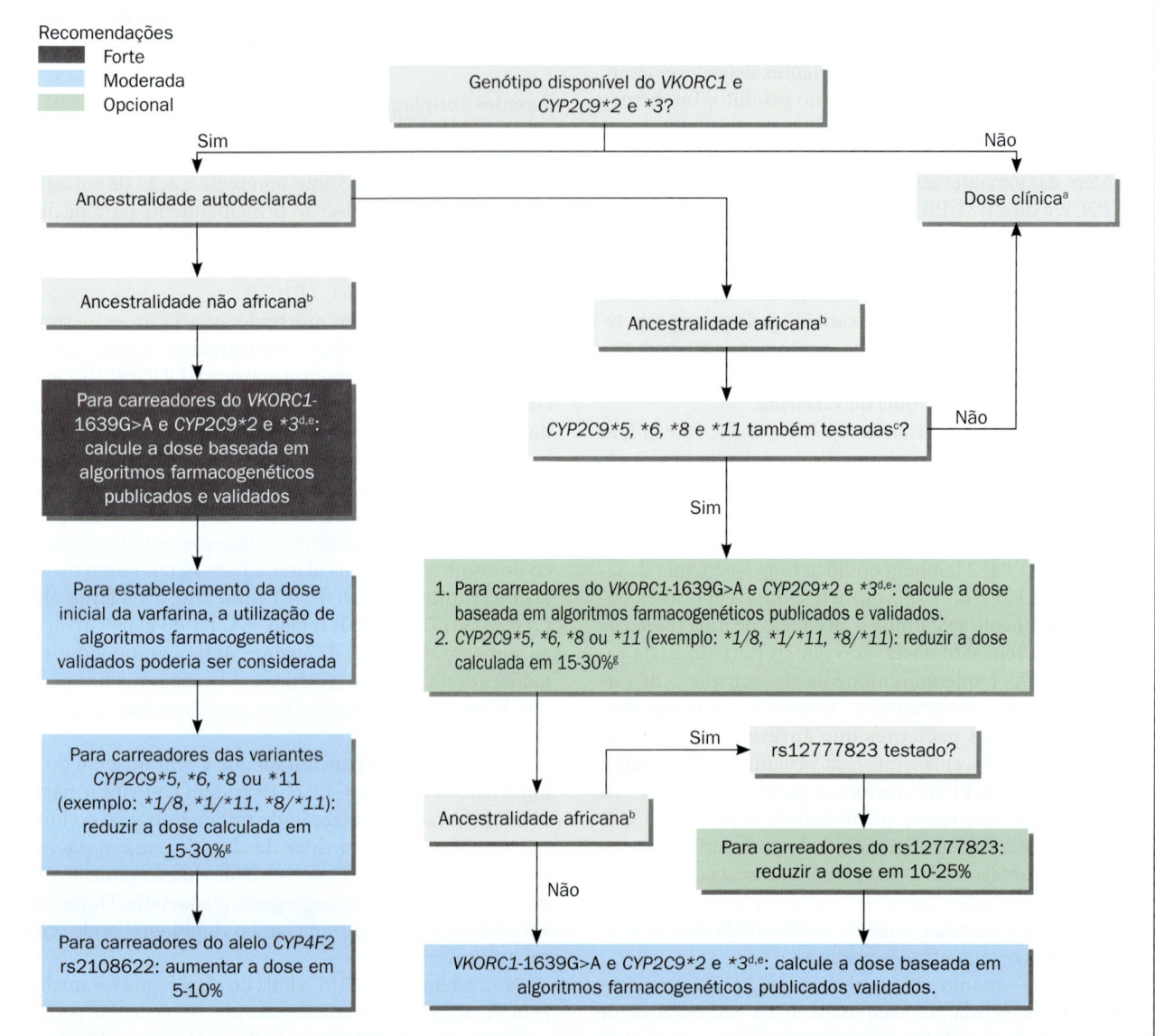

Figura 1 Recomendações do CPIC para ajuste de dose de varfarina baseadas nos genótipos de pacientes adultos e ancestralidade. a: Dose clínica é aquela estabelecida sem base em informações genéticas, que pode ser por meio de algoritmo clínico ou método tradicional de estabelecimento de dosagem. b: Dados muito relevantes para populações com ancestralidade europeia e leste-asiática e consistentes em outras populações. c: 45–50% dos indivíduos com ancestralidade africana autodeclarada carreiam as variantes *CYP2C9*5, *6, *8, *11* ou rs12777823. Caso os SNPs *CYP2C9*5, *6, *8* e *11* não tenham sido testados, considerar a dose clínica. Obs.: esses dados foram derivados primariamente de afro-americanos, que apresentam alta índice de ancestralidade do oeste-africano. Assim, não é sabido se essa mesma associação se estende para aqueles de outras partes da África. d: A maioria dos algoritmos são desenvolvidos para a faixa terapêutica alvo de RNI entre 2 e 3. e: Considere a prescrição de outro agente anticoagulante caso o paciente apresente genótipos associados a metabolismo CYP2C9 lento (ex.: *CYP2C9*3/*3, *2/*3, *3/**) ou alta sensibilidade a varfarina (VKORC1 A/G ou A/A) e metabolismo CYP2C9 lento. f: Verifique que no estudo EU-PACT do algoritmo farmacogenético para estabelecimento de dose inicial de varfarina o algoritmo não foi testado ou validado em populações com ancestralidade africana. g: Maiores reduções de dose podem ser necessárias para homozigotos variantes (ex.: 20-40%). h: Afro-americanos se referem aos indivíduos que são majoritariamente provenientes do oeste da África. CPIC: *Clinical Pharmacogenetics Implementation Consortium*. Fonte: adaptada de Johnson et al., 2017.

Tabela 6   Categorias estabelecidas por cada órgão para a o nível de relação entre a varfarina e biomarcadores

Biomarcador (Gene)	CPIC	PharmGKB	FDA
VKORC1	A	1A	FGx discutível
CYP2C9	A	1A	FGx discutível
CYP4F2	A	1A	–

CPIC: *Clinical Pharmacogenetics Implementation Consortium*; FDA: *Food and Drug Administration*.

Tabela 7	Recomendações de dosagem para o clopidogrel baseadas no fenótipo CYP2C19				
Fenótipo metabolizador *CYP2C19*	Genótipos	Implicações	Recomendação terapêutica	Classificação da recomendação
Ultrarrápido: atividade normal ou aumentada (incidência: ~5-30%)	Indivíduo que carreia um ou dois alelos que resultam em aumento de atividade (*17) Ex: *1/*17, *17/*17	Inibição plaquetária normal ou aumentada; agregação plaquetária residual normal ou diminuída	Seguir orientações de dosagem e administração recomendadas na bula	Forte
Normal: atividade normal (incidência: ~35-50%)	Indivíduo que carreia dois alelos funcionais (*1) Ex: *1/*1			
Intermediário: atividade intermediária (incidência: ~18-45%)	Indivíduo que carreia um alelo funcional (*1) e um alelo de perda de função (*2 a *8) ou um alelo de perda de função (*2 a *8) e um alelo de aumento de atividade (*17) Ex.: *1/*2, *1/*3, *2/*17	Inibição plaquetária reduzida; agregação plaquetária residual aumentada; risco aumentado para eventos adversos cardiovasculares	Considerar terapia antiplaquetária alternativa, caso não haja contraindicação, como exemplo prasugrel ou ticagrelor	Moderado
Fraco: atividade baixa ou deficiente (incidência: ~2-15%)	Indivíduo que carreia dois alelos de perda de função (*2 a *8) Ex.: *2/*2, *2/*3, *3/*3	Inibição plaquetária significantemente reduzida; agregação plaquetária residual aumentada; risco aume ntado para eventos adversos cardiovasculares		Forte

Adaptado de Scott et al., 2013.

Tabela 8	Categorias estabelecidas por cada órgão para a o nível de relação entre o clopidogrel e biomarcador			
Biomarcador (gene)	CPIC	PharmGKB	FDA
CYP2C19	A	1A	FGx discutível

estejam disponíveis, sugerir a dose inicial de varfarina. Para a farmacogenômica do clopidogrel, a variante alélica *CYP2C19*2* é associada aos níveis mais elevados da agregação plaquetária ADP induzidos em pacientes tratados com esse fármaco.

Resumo

A farmacogenômica é um campo da farmacologia que identifica o efeito da variação genética sobre o metabolismo, a eficácia e a toxicidade de fármacos sobre os indivíduos. O objetivo da medicina personalizada com a farmacogenômica consiste na combinação da informação genética com outros fatores individuais para adequar as estratégias preventivas e terapêuticas, a fim de melhorar a eficácia medicamentosa e diminuir a frequência dos efeitos adversos. Nos últimos anos, as agências regulamentadoras reconhecem a relação fármaco-genômica. Na página *on-line* da agência norte-americana Food and Drug Administration (FDA), há indicações de que as bulas de alguns medicamentos devem conter informações sobre os respectivos biomarcadores genéticos. Indica-se que os genótipos para *CYP2C9* e para *VKORC1* são úteis na estimativa da dose inicial da varfarina e a genotipagem pode se tornar mais comum na avaliação inicial dos pacientes usuários desse medicamento. No mesmo sentido, o FDA elaborou uma tabela a fim de, caso os genótipos *CYP2C9* e *VKORC1*

Referências bibliográficas

1. Billeci AM, Agnelli G, Caso V. Stroke pharmacogenomics. Expert Opin Pharmacotherapia. 2009;10(18):2947-57.
2. Takahashi H, et al. Comparisons between in-vitro and in-vivo metabolism of (S)-warfarin: catalytic activities of cDNA-expressed CYP2C9, its Leu359 variant and their mixture versus unbound clearance in patients with the corresponding CYP2C9 genotypes. Pharmacogenetics. 1998;8(5):365-73.
3. Becquemont L. Evidence for a pharmacogenetic adapted dose of oral anticoagulant in routine medical practice. Eur J Clin Pharmacol. 2008;64(10):953-60.
4. Mega JL, et al. Cytochrome p-450 polymorphisms and response to clopidogrel. N Engl J Med. 2009;360(4):354-62.
5. Kalia M. Biomarkers for personalized oncology: recent advances and future challenges. Metabolism. 2015;64(3 Suppl 1):S16-21.
6. Johnson JA, Caudle KE, Gong L, Whirl-Carrillo M, Stein CM, Scott SA, et al. Clinical Pharmacogenetics Implementation Consortium (CPIC) Guideline for pharmacogenetics-guided warfarin dosing: 2017 update. Clin Pharmacol Ther. 2017;102(3):397-404.
7. Scott SA, Sangkuhl K, Stein CM, Hulot JS, Mega JL, Roden DM, et al.; Clinical Pharmacogenetics Implementation Consortium. Clinical Pharmacogenetics Implementation Consortium guidelines for CYP2C19 genotype and clopidogrel therapy: 2013 update. Clin Pharmacol Ther. 2013;94(3):317-23.
8. Hicks JK, Sangkuhl K, Swen JJ, Ellingrod VL, Müller DJ, Shimoda K, et al. Clinical pharmacogenetics implementation consortium guideline (CPIC) for CYP2D6 and CYP2C19 genotypes and dosing of tricyclic antidepressants: 2016 update. Clin Pharmacol Ther. 2017;102(1):37-44.

Seção 4

FISIOLOGIA DO SISTEMA CIRCULATÓRIO

Capítulo 1

Regulação neuro-humoral do sistema cardiovascular

Ruy R. Campos Jr.
Erika E. Nishi
Cássia T. Bergamaschi

Pontos-chave

- O controle cardiovascular depende de múltiplos sistemas reguladores que interagem fortemente ao longo do tempo para ajustar os níveis de pressão arterial de acordo com as necessidades do indivíduo.
- Os mecanismos de regulação da pressão arterial são divididos de acordo com sua capacidade de resposta (rápida ou lenta) e com o tempo de atuação para promover alterações de pressão arterial. Os mecanismos neurais são os de atuação mais rápida – levam de segundos a algumas horas para agir. Os hormonais modulam a pressão arterial em médio prazo. Já os rins, atuam em longo prazo para ajustar os níveis tensionais, modificando a excreção de sódio e água.
- O sistema nervoso central tem importante papel no controle da pressão arterial. Por meio do sistema nervoso autônomo, é capaz de interferir nos dois principais determinantes da pressão arterial: o débito cardíaco e a resistência periférica total.
- A angiotensina II é o hormônio mais importante na regulação da pressão arterial. O sistema renina-angiotensina-aldosterona regula a pressão arterial e controla a homeostase, além de atuar sobre a perfusão tecidual e o volume extracelular.
- Embora não seja muito reconhecido como hormônio responsável pela manutenção tônica da pressão arterial, a vasopressina, ou ADH, tem um papel importante na regulação do volume plasmático em situações específicas.
- Outros hormônios podem exercer ações sobre a pressão arterial, sendo, porém, sistemas com participação mais discreta. Dentre eles, o peptídeo natriurético atrial (ANP) é um potente natriurético que atua sobre a vasculatura e a glândula adrenal. Dessa forma, é capaz de reduzir a pressão arterial em consequência da redução da resistência vascular periférica, do débito cardíaco e do volume intravascular.
- Os mecanismos reguladores da pressão arterial atuam em conjunto para manter os níveis tensionais dentro de patamares considerados normais. Os sistemas simpático e angiotensinérgico interagem fortemente mantendo a homeostase cardiovascular. Quando um ou mais sistemas de regulação da pressão arterial se tornam hiperativos, novos patamares tensionais são estabelecidos, levando à hipertensão arterial sistêmica sustentada.

Introdução

A manutenção da pressão arterial dentro de níveis considerados adequados é de fundamental importância para a correta perfusão tissular e para a manutenção da homeostase corporal. O controle cardiovascular depende de múltiplos sistemas reguladores que interagem fortemente ao longo do tempo para ajustar os níveis de pressão arterial de acordo com as necessidades do indivíduo. Assim, durante o sono e o repouso, há redução de pressão arterial. Em situações de estresse emocional ou físico, há aumento da pressão arterial e taquicardia a fim de manter a homeostase cardiovascular fornecendo um suporte vegetativo ao comportamento a ser executado. A pressão arterial flutua de forma substancial de acordo com a atividade comportamental, entretanto, ao longo de 24 horas essa variável é rigorosamente controlada e sua variabilidade é mantida dentro de valores estreitos por mecanismos de controle que atuam tonicamente.

Classicamente, os vários mecanismos de regulação da pressão arterial são divididos de acordo com sua capacidade de resposta (rápida ou lenta) e, também, de acordo com o tempo de atuação para promover alterações de pressão arterial. Dentro desse contexto, os mecanismos neurais, sobretudo aqueles dependentes do sistema nervoso autônomo (simpático-adrenérgico e parassimpático-colinérgico), são considerados mecanismos de regulação a curto prazo, ou seja, são capazes de produzir ajustes cardiovasculares agudos (de segundos a horas). Os mecanismos hormonais possuem atuação em médio prazo (de horas a dias) e têm como seu mais importante braço efetor o sistema renina-angiotensina (SRA). Esse sistema é complexo, sendo constituído por vários componentes que contribuem para a formação da angiotensina (Ang) II, um potente vasoconstritor que possui ações diversas sobre o sistema cardiovascular no sentido de aumentar a pressão arterial. Finalmente, existem os mecanismos que atuam em longo prazo (de dias a semanas); essa categoria é representada pela função renal, que é capaz de ajustar os níveis tensionais modificando a excreção de sódio e água. Esse mecanismo é de atuação lenta, porém, extremamente efetivo em ajustar o volume corporal e, em consequência, a pressão arterial.

Apesar dos mecanismos de regulação da pressão arterial terem sido classificados e divididos de acordo com sua ação ao longo do tempo (curto, médio e longo prazos) e desta classificação ainda ser utilizada em vários livros-texto, vale ressaltar que tal tentativa é simplesmente uma divisão didática. É da natureza humana tentar explicar um processo físico complicado dividindo-o em elementos individuais, ou seja, tentando assumir que todo processo mais complexo é a combinação de processos elementares individualizados, presumindo-se que ao dividir o todo em partes, isso não afetará a característica do todo (Max Planck). Planck, de maneira eloquente, enfatizou que, ao se dividir o todo, em geral, altera-se a característica do processo. Pode-se assumir que isso também é válido quando se considera o corpo humano e os mecanismos de regulação da pressão arterial, nos quais o coração não funciona isolado dos vasos sanguíneos, dos rins ou do sistema neuro-humoral. Dessa forma, hoje se reconhece que os vários sistemas de regulação cardiovascular se sobrepõem ao longo do tempo e atuam de forma conjunta para manter a pressão arterial. A atividade simpática, por exemplo, pode produzir a liberação de renina com consequente formação de Ang II, que, por sua vez, pode produzir ativação do sistema simpático, estabelecendo-se um ciclo vicioso. Portanto, quando um ou mais desses sistemas de regulação se torna hiperativo, pode ocorrer redundância no processo regulatório e estabelece-se a hipertensão arterial sistêmica.

Apesar de muito se conhecer sobre os mecanismos de controle cardiovascular, a hipertensão arterial é considerada uma síndrome multifatorial e, na maioria das vezes, sua etiologia é desconhecida, em grande parte porque os vários sistemas de regulação interagem ao longo do tempo. Essa interação de mecanismos dificulta estabelecer a origem do problema, tornando a eficiência do tratamento da hipertensão arterial um desafio na prática médica – sobretudo de pacientes que não apresentam o controle da pressão arterial após o tratamento com doses adequadas de três ou mais medicamentos anti-hipertensivos de diferentes classes. A hipertensão refratária ao tratamento medicamentoso é denominada hipertensão resistente. De forma interessante, a ablação por radiofrequência do nervo renal por um novo método baseado em cateter tem mostrado redução prolongada da pressão arterial em pacientes hipertensos resistentes, como mostraram os ensaios clínicos Symplicity HTN-1 e Symplicity HTN-2. Apesar de o ensaio clínico Symplicity HTN-3 não ter apresentado a mesma eficácia após 6 meses da denervação renal e questionamentos quanto à experiência do aplicador do método te-

rem sido levantadas, as primeiras evidências de que a ablação do nervo renal reduziu a pressão arterial em pacientes resistentes reforçam o papel da ativação nervosa simpática no desenvolvimento da hipertensão arterial e sua contribuição no que diz respeito à regulação em longo prazo. Ensaios clínicos mais recentes foram desenhados de forma mais rigorosa e têm demonstrado eficácia inicial da denervação renal. Para tanto, avanços no método para remover a inervação renal em pacientes hipertensos resistentes têm sido atingidos, como o desenvolvimento de dispositivos multieletrodos para induzir múltiplas ablações dos nervos renais simultaneamente.

O presente capítulo tratará dos principais mecanismos de controle cardiovascular, com ênfase nos sistemas de controle nervoso e hormonal.

Mecanismos nervosos de controle cardiovascular

O sistema nervoso central (SNC) tem importante papel no controle da pressão arterial. O SNC, por meio do sistema nervoso autônomo, é capaz de interferir nos dois principais determinantes da pressão arterial (PA), ou seja, o débito cardíaco (DC) e a resistência periférica total (RPT), uma vez que PA = DC × RPT.

O sistema nervoso autônomo, por meio do sistema simpático, pode produzir rápido aumento da pressão arterial, modificando seus dois principais determinantes, ou seja, produz vasoconstrição arteriolar (aumentando a RPT) e aumenta a frequência cardíaca e a contratilidade miocárdica (aumentando o DC). O DC é dependente de três variáveis que estão sob controle contínuo do sistema nervoso simpático, ou seja, o volume diastólico final (influenciado pelo volume sanguíneo e pelo tono vascular venoso, ambos sob controle simpático), a contratilidade miocárdica e a própria FC, também sob rigoroso controle autonômico. A Figura 1 mostra, de forma esquemática, a inervação autonômica sobre o sistema cardiovascular. As ações do sistema simpático se processam, principalmente, pela ação da noradrenalina e da adrenalina, que atuam em receptores específicos de membrana (receptores α e β). Vários outros neurotransmissores foram identificados nesse sistema, entretanto, o seu papel é ainda pouco estabelecido. De modo geral, os receptores β estão preferencialmente envolvidos com o aumento da contratilidade miocárdica e da frequência cardíaca e, portanto, do DC. Os receptores α, por outro lado, estão mais relacionados ao aumento do tônus das arteríolas e, portanto, da RPT.

A adrenalina é capaz de produzir, simultaneamente, o aumento de FC, o aumento da pressão arterial sistólica e a redução da pressão arterial diastólica, acompanhada de aumento no fluxo sanguíneo para a musculatura dos braços e pernas. Portanto, a ativação de receptores β-adrenérgicos pode produzir respostas diferenciadas no sistema cardiovascular; isso se deve ao fato de que existem subclasses de receptores β, distribuídas de forma heterogênea ao longo desse sistema. Os receptores β1 estão localizados em grande densidade no coração; quando ativados, aumentam o desempenho ventricular (frequência cardíaca e desempenho ventricular). Os re-

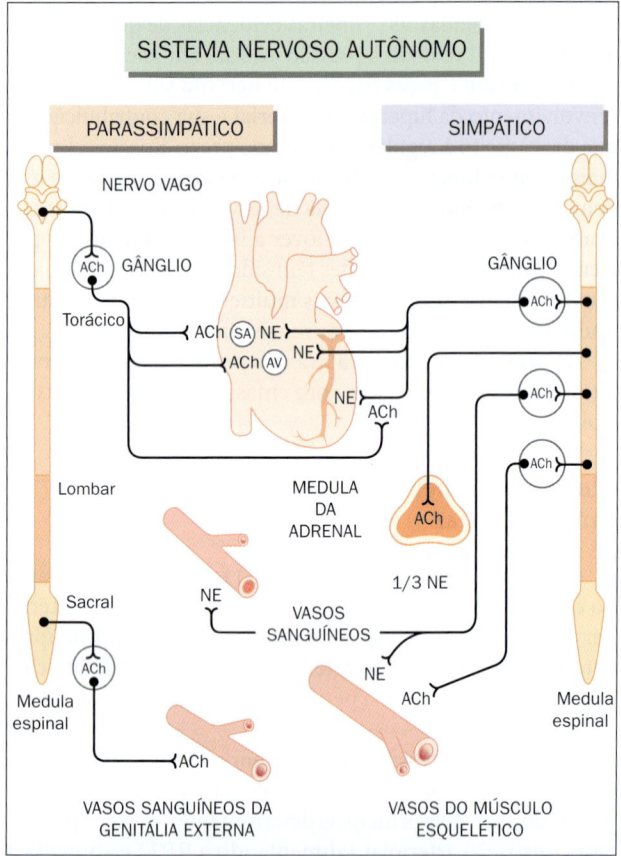

Figura 1 Representação esquemática da inervação autonômica do sistema cardiovascular.
NE: noradrenalina; ACh: acetilcolina; SA: nodo sinoatrial; AV: nodo atrioventricular.
Fonte: adaptada de Heesch.[1]

ceptores β2, por outro lado, estão localizados em grande densidade nas arteríolas e, quando ativados, produzem vasodilatação. Durante o exercício físico intenso, por exemplo, muitas das alterações hemodinâmicas são explicadas pelo aumento na adrenalina plasmática. Dessa forma, o aumento do volume sistólico durante a sístole sobrepuja o efeito vasodilatador da adrenalina e aumenta a pressão arterial sistólica. Por outro lado, durante a diástole, a dilatação arteriolar diminui a pressão diastólica. Portanto, a pressão arterial média não aumenta de forma substancial durante o exercício físico intenso, a não ser que a vasodilatação arteriolar esteja prejudicada por alguma razão. Resumindo, os dois principais efeitos da adrenalina na circulação são o aumento no débito cardíaco e a redução da RPT com consequente aumento do fluxo sanguíneo para a musculatura esquelética.

A noradrenalina também produz aumento de FC, mas, em contraste à adrenalina, reduz o fluxo sanguíneo para o músculo esquelético e aumenta a pressão arterial sistólica e diastólica. A maior razão para essa diferença deve-se ao fato de a noradrenalina, além de atuar em receptores β1-adrenérgicos cardíacos, produzindo taquicardia, também pode ativar receptores α1-adrenérgicos, localizados nos vasos sanguíneos, o que causa a contração da musculatura lisa vascular e o aumento

da RPT. Em geral, a infusão de noradrenalina produz bradicardia; após um transiente aumento da FC pela estimulação do nodo sinoatrial, essa bradicardia é reflexa e deve-se à ativação de receptores de pressão, os barorreceptores arteriais que serão abordados posteriormente neste capítulo.

Os efeitos cardiovasculares da outra divisão do sistema nervoso autônomo – o sistema parassimpático – são predominantemente direcionados à função cardíaca, ou seja, a ativação vagal sobre o coração produz redução da frequência cardíaca e, em menor grau, da contratilidade miocárdica. O neurotransmissor desse sistema, a acetilcolina, atua em receptores muscarínicos (M_2).

O sistema nervoso autonômico pode ajustar a circulação de acordo com o comportamento executado pelo indivíduo (por exemplo, durante exercício físico, comportamento alimentar, comportamento sexual, entre outros). Pode, ainda, ajustar a circulação de acordo com o ambiente em que o indivíduo se encontra (por exemplo, ajustes termorregulatórios) ou, ainda, de acordo com as emoções (reação de luta ou fuga). As alterações circulatórias são componentes de uma resposta autonômica mais elaborada que depende de estruturas cerebrais corticais, límbicas e hipotalâmicas. As alterações cardiovasculares ocorrem por meio de rápidas alterações no DC ou RPT e podem estar associadas a importantes aumentos de pressão arterial. Em muitos casos, esse aumento é adaptativo, uma vez que facilita a troca de gases respiratórios e nutrientes nos tecidos ativos (por exemplo, os músculos em atividade durante o exercício físico). Os aumentos de pressão arterial dependentes de comportamentos são tanto permitidos como moderados pela atuação do reflexo barorreceptor.

Uma característica importante que o controle autonômico exerce sobre o sistema cardiovascular é o fato de que essa influência é tônica, ou seja, o sistema cardiovascular é controlado de forma contínua pelo sistema nervoso central, mesmo quando o indivíduo se encontra em repouso absoluto. A atividade simpática relacionada ao controle cardiovascular mantém um grau de tonicidade sobre os vasos e o coração, controlando-os de forma a ajustar adequadamente o grau de desempenho cardíaco e o nível de resistência vascular periférica. Esta última é regulada de forma diferenciada aos vários tecidos, de modo a direcionar o fluxo sanguíneo de acordo com a necessidade metabólica de cada região em particular. Assim, quando a atividade simpática sobre as arteríolas torna-se aumentada, há importante redução da luz vascular e intenso aumento da resistência vascular com consequente redução do fluxo sanguíneo, como mostra a Figura 2. Esse mecanismo é extremamente importante para desviar o sangue para regiões que necessitam de maior aporte de nutrientes e oxigênio, ou seja, como os vasos de resistência vascular estão dispostos em paralelo dentro do sistema cardiovascular, pode-se desviar sangue, por exemplo, do território muscular esquelético para o território digestório e vice-versa.

O grau de tonicidade que o sistema simpático exerce sobre o sistema cardiovascular é denominado tono vasomotor simpático. Portanto, a resistência vascular periférica que é gerada, sobretudo, pelo grau de contração das arteríolas que são consideradas as resistências hidráulicas do sistema cardiovascular é de fundamental importância para a manutenção dos níveis de pressão arterial adequados. Os neurônios pré-ganglionares do simpático são continuamente excitados por projeções provenientes de regiões supraespinais, ou seja, a tonicidade simpática depende de uma conexão neural entre o bulbo e os neurônios do simpático, localizados na medula espinal. Da mesma forma que outros neurônios medulares, como os neurônios motores da medula espinal, os neurônios autonômicos simpáticos dependem de um controle supraespinal para manter a sua atividade. Dessa forma, indivíduos que sofreram lesões cervicais medulares totais apresentam tonicidade vasomotora simpática extremamente baixa acompanhada de redução expressiva da pressão arterial, que atinge níveis de aproximadamente 60 mmHg (choque espinal agudo), como mostra a Figura 3.

Após a lesão espinal, o retorno da pressão arterial é lento e gradativo; esse retorno deve-se, em grande parte, à ativação de sistemas hormonais e renais de controle da PA. A Figura 4 mostra o grau de atividade simpática em um indivíduo tetraplégico. Vale ressaltar que, após a fase aguda da lesão medular, a despeito de haver retorno gradual da pressão arterial pelos mecanismos supracitados, a atividade vasomotora simpática permanecerá reduzida de forma permanente. Uma das importantes respostas indesejáveis encontradas nesses pacientes é a hipotensão postural pela ausência de mecanismos rápidos de controle cardiovascular em resposta às mudanças posturais. Nesses pacientes, a redução da atividade simpática não é consequente à redução da responsividade dos neurônios pré-ganglionares simpáticos; de fato, esses neurônios são altamente ativados por reflexos provenientes da periferia; por exemplo, a distensão vesical por retenção urinária produz intensa ativação simpática e pode produzir surtos de hipertensão arterial em indivíduos paraplégicos. Portanto, a baixa atividade vasomotora simpática deve-se à ausência de um comando supraespinal sobre os neurônios pré-ganglionares do simpático, localizados na medula toracolombar, e não à redução de sua excitabilidade.

Os neurônios do SNC que se projetam diretamente para os neurônios pré-ganglionares do simpático, localizados na medula espinal, mantendo o seu nível de atividade constante, denominam-se neurônios pré-motores do simpático. Existem alguns grupos pré-motores do simpático já identificados, entretanto, dois deles são de extrema importância para a manutenção da atividade vasomotora simpática e, portanto, da pressão arterial. Esses núcleos são: região rostroventrolateral do bulbo (RVLM) e núcleo paraventricular do hipotálamo (PVN).

Região RVLM e o PVN no controle do tono vasomotor simpático

A região RVLM – considerada o centro vasomotor simpático – está localizada na região ventrolateral bulbar e é con-

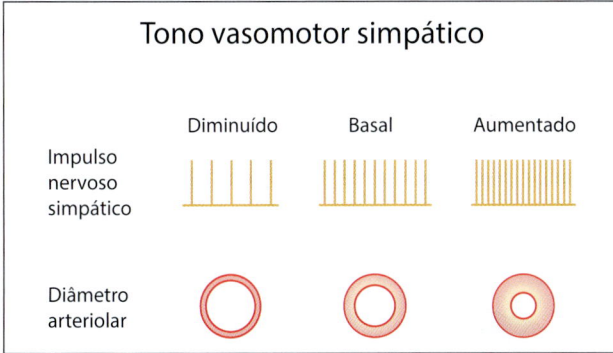

Figura 2 Nível de atividade simpática e diâmetro arteriolar. Em condições basais (centro), existe um tono vasomotor simpático que mantém as arteríolas parcialmente contraídas, mantendo a pressão arterial. Se a atividade simpática aumenta (direita), as arteríolas tornam-se mais contraídas, causando aumento rápido da pressão arterial. Se a atividade simpática diminui (esquerda), as arteríolas se dilatam e há queda da pressão arterial.
Fonte: adaptada de Heesch.[1]

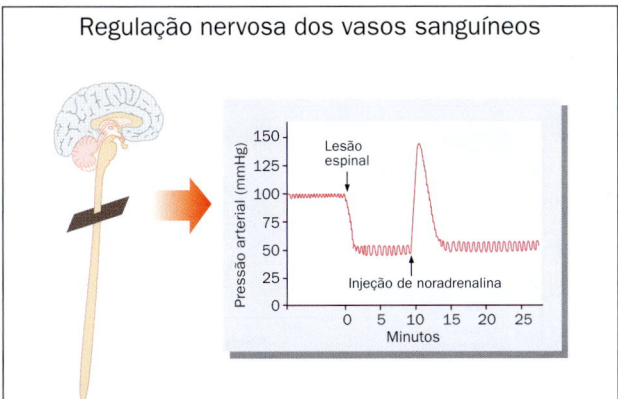

Figura 3 A lesão espinal aguda produz queda da pressão arterial para níveis considerados espinais agudos (aproximadamente 60 mmHg) pela retirada do tono vasomotor simpático. A administração de agentes vasoativos, como a noradrenalina, pode restabelecer a pressão arterial (seta).
Fonte: adaptada de Guyton & Hall, 2017.[31]

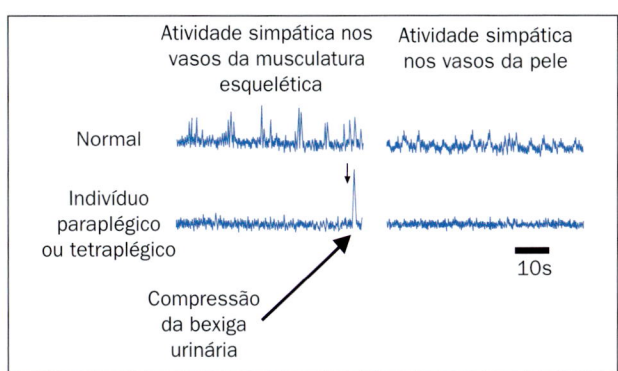

Figura 4 Atividade simpática registrada para os vasos que suprem a musculatura esquelética e para a pele em um indivíduo normal (traçado superior) e em um indivíduo tetraplégico (traçado inferior). O nível de atividade simpática no tetraplégico é extremamente baixo em comparação ao indivíduo normal.
Fonte: modificada de Stjernberg et al.[2]

siderada de fundamental importância para a manutenção da pressão arterial. Essa pequena região contém neurônios com ações exclusivas de controle cardiovascular, ou seja, não interferem em outras ações do simpático que não sejam relacionadas ao controle cardiovascular. Portanto, a conexão tônica entre a região RVLM e os neurônios pré-ganglionares espinais é que determina o grau de atividade eferente simpática cardiovascular. Evidências experimentais em várias espécies mostram que a inibição bilateral dessa região por meio de aminoácidos inibitórios (GABA e glicina) produz queda da pressão arterial e da atividade vasomotora simpática para níveis considerados espinais agudos. Por outro lado, sua estimulação com glutamato, por exemplo, produz aumento substancial da atividade simpática e da pressão arterial.

As propriedades intrínsecas dos neurônios localizados na região RVLM, bem como suas aferências e eferências, são fundamentais para o entendimento de como o tono vasomotor simpático é gerado. Aparentemente, a transmissão glutamatérgica ionotrópica nessa região é pouco importante para a manutenção de sua atividade tônica. Entretanto, em situações específicas, como hipertensão arterial experimental, desidratação, ou alterações nos níveis gasométricos arteriais, as sinapses glutamatérgicas na região RVLM tornam-se muito ativas e há grande aumento da atividade eferente simpática e da pressão arterial.

Portanto, a RVLM é capaz de gerar aumentos substanciais de atividade simpática e, em consequência, da pressão arterial. A Figura 5 mostra que a ativação ou a inibição dessa região produz aumento e queda da PA, respectivamente, em diferentes espécies animais.

Hoje, acredita-se que a atividade tônica dos neurônios cardiovasculares localizados na região RVLM dependa de uma rede de neurônios localizados na base do cérebro que atuam em conjunto, mantendo os níveis de atividade vasomotora simpática.

Além da região RVLM, outros núcleos, como o PVN e a região dorsomedial do hipotálamo, são fundamentais para o controle cardiovascular. O núcleo dorsomedial hipotalâmico contribui quase que exclusivamente para o controle do sistema cardiovascular em situações de estresse e de medo. O PVN recebe informações de várias regiões hipotalâmicas envolvidas na homeostase cardiovascular; esse núcleo está envolvido na regulação do volume corporal, no metabolismo e em respostas imunes e termorreguladas.

Os neurônios da região RVLM são barossentivos, ou seja, respondem a variações de pressão arterial sistêmica. Portanto, para que o sistema cardiovascular seja regulado de forma efetiva quanto aos níveis tensionais e de atividade vasomotora simpática, faz-se necessário um sistema de retroalimentação – o reflexo barorreceptor.

Reflexo barorreceptor

Os barorreceptores são terminações nervosas especializadas localizadas principalmente no arco aórtico e na bifurcação das carótidas. Esses receptores não detectam a pressão arterial em si, mas sim o grau de estiramento vascular nessas

regiões estratégicas. Dessa forma, quando a pressão arterial aumenta por algum motivo, os barorreceptores são distendidos e sua atividade aferente é aumentada, enviando informações ao SNC por meio dos nervos vago e glossofaríngeo. Esse reflexo é tônico, ou seja, atua batimento a batimento controlando os níveis tensionais. De modo geral, quando há aumento súbito de pressão arterial, os barorreceptores enviam informações ao SNC, que as processará, produzindo como resposta a redução da atividade eferente simpática ao coração e aos vasos sanguíneos com aumento simultâneo da atividade eferente vagal. Por outro lado, caso haja redução da pressão arterial, os barorreceptores se tornam menos ativos, produzindo grande aumento da atividade eferente simpática e redução do tono vagal. Essas respostas se processam rapidamente (em segundos) e permitem que variações de pressão arterial sejam prontamente tamponadas. Portanto, em situações nas quais há variação de pressão arterial (estresse, mudanças posturais, desidratação), os barorreceptores atuam na tentativa de manter a pressão de perfusão dentro de níveis fisiológicos. A Figura 6 mostra, de forma esquemática, como o reflexo barorreceptor opera.

O reflexo barorreceptor é reconhecido como um dos mecanismos mais importantes para o controle fino da atividade

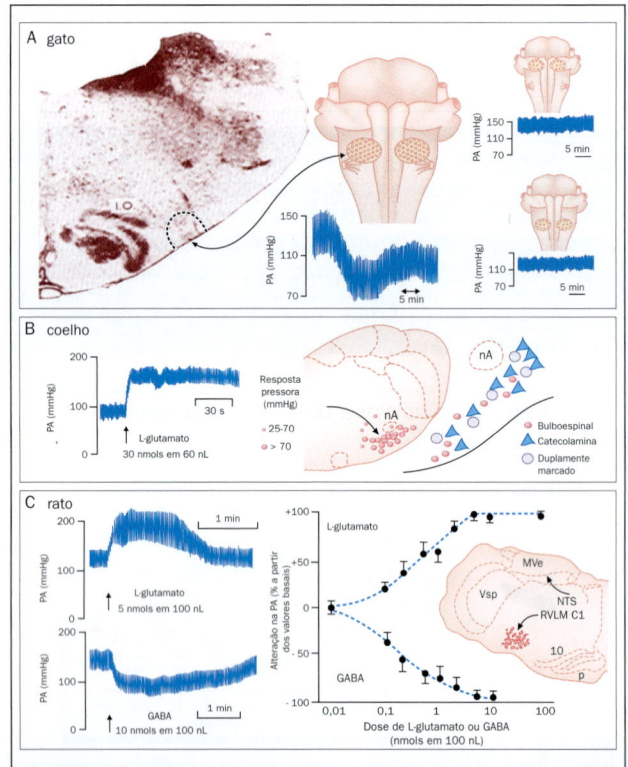

Figura 5   Experimentos em condições controladas de três diferentes espécies animais mostrando que a inibição da região RVLM produz a queda da pressão arterial. Por outro lado, sua estimulação produz aumento.
MVe: núcleo vestibular medial; Vsp: núcleo espinal do nervo trigêmeo; NTS: núcleo do trato solitário; RVLM C1: região C1 do bulbo ventrolateral rostral.
Fonte: adaptada de Blessing.[5]

autonômica sobre o sistema cardiovascular. As vias aferentes, a integração central e as vias eferentes desse reflexo estão bem estabelecidas. A Figura 7 mostra os componentes desse importante reflexo. Os barorreceptores localizados na artéria aorta e na bifurcação das carótidas enviam suas informações ao SNC por meio do nervo vago e glossofaríngeo, respectivamente. Essas informações convergem no NTS e fazem sinapse em neurônios, localizados nesse núcleo, com funções específicas de intermediar esse reflexo. Do NTS existem projeções que atuam simultaneamente sobre os neurônios bulbares de controle simpático (região RVLM) e parassimpático, sobretudo o núcleo ambíguo. Assim, sempre que houver aumento de atividade barorreceptora, há, de forma reflexa, redução do tono simpático e aumento do tono vagal. Como esse reflexo se processa com muita rapidez e os neurotransmissores utilizados são o glutamato e o GABA, principalmente, esses aminoácidos são capazes de produzir respostas neuronais prontas.

O barorreflexo caracteriza-se por:

- Possuir maior capacidade de atuação, ou seja, mais ganho, dentro de níveis pressóricos basais. Isso significa que em um indivíduo normal, o reflexo barorreceptor opera com grande capacidade, em níveis pressóricos na ordem de 100 mmHg.
- Esse reflexo adapta-se quando a pressão arterial se mantém elevada por períodos longos de tempo, ou seja, esse reflexo não determina o nível absoluto de pressão arterial em longo prazo. A adaptação inicia-se em minutos e é virtualmente completa no período de dias ou semanas.

Em situações de hipertensão arterial sustentada, os barorreceptores passam a reconhecer os novos níveis pressóricos como normais e, nessa condição, em vez de se oporem à hipertensão, passam a cooperar para a manutenção dos níveis tensionais elevados. Os mecanismos envolvidos na adaptação dos barorreceptores não estão totalmente esclarecidos; disfunções nos receptores periféricos, nas vias aferentes, vias centrais de integração e vias eferentes parecem contribuir para a adaptação barorreceptora.

A atividade simpática envolvida no controle cardiovascular não somente contribui para a manutenção dos níveis tensionais de forma aguda, mas também participa na determinação dos níveis pressóricos em longo prazo. A ativação simpática pode interferir em mecanismos de controle a longo prazo de pressão arterial, como:

- Aumento da liberação de renina pela ativação de receptores – localizados nas arteríolas aferentes renais.
- Aumento da reabsorção renal de sódio.
- Redistribuição do fluxo sanguíneo renal. Em conjunto, esses fatores elevam o volume circulante e aumentam a pressão arterial.

Quando os níveis circulantes de renina se tornam elevados, com consequente formação de Ang II, há, em resposta a esse peptídeo, um aumento substancial da atividade simpática. Com isso, forma-se um círculo vicioso no qual um sistema pressor estimula o outro. Uma das hipóteses relacionadas à origem da hipertensão arterial é a de que, nas fases agudas, há aumento na atividade vasomotora simpática e, ao longo

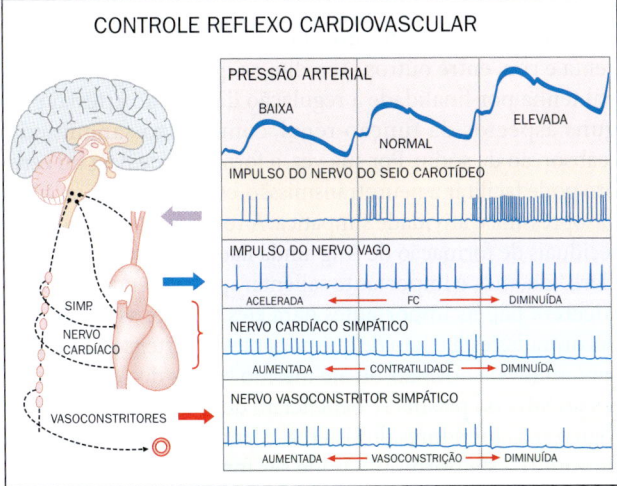

Figura 6 Representação esquemática de como o reflexo barorreceptor funciona. Em condições de pressão arterial normal (painel do meio), os barorreceptores continuamente mandam potenciais de ação ao SNC, controlando a atividade eferente simpática e vagal. Quando há aumento de PA, esse reflexo fica mais ativo, reduzindo a atividade simpática para coração e vasos e, simultaneamente, aumenta o tono vagal (painel da direita). Por outro lado, quando a PA diminui, o reflexo fica menos ativo, permitindo aumento da descarga vagal e redução da atividade eferente simpática.
Fonte: adaptada de Heesch et al.[1]

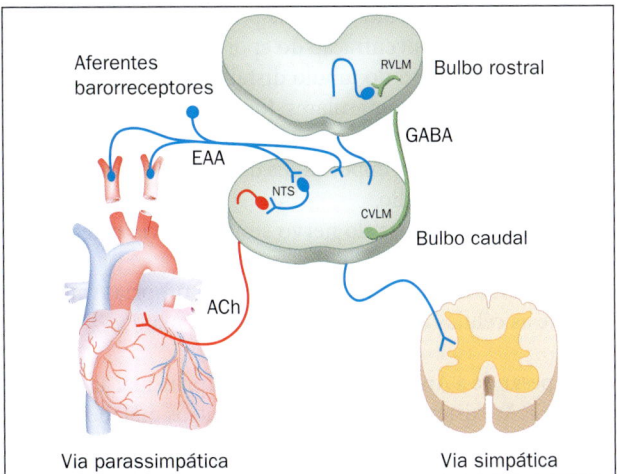

Figura 7 Representação esquemática das vias aferentes, integração central, vias eferentes e efetores do reflexo barorreceptor.
Ach: acetilcolina; GABA: ácido gama-aminobutírico; EAA: aminoácido excitatório; CVLM: medula ventrolateral caudal; RVLM: região rostroventrolateral do bulbo. Fonte: adaptada de Sved e Gordon.[6]

do tempo, outros sistemas entram em ação, perpetuando o estado hipertensivo. Portanto, a interação Ang II e sistema simpático é extremamente relevante para o controle cardiovascular e a etiologia da hipertensão arterial.

Mecanismos humorais de regulação da pressão arterial

Sistema renina-angiotensina-aldosterona

Dentre os hormônios participantes no controle da PA, sem dúvida, o mais importante e bem estudado é a Ang II. Como já citado, o sistema renina-angiotensina-aldosterona (SRAA) é um sistema de regulação da pressão arterial e do controle homeostático bem conhecido, além de atuar sobre a perfusão tecidual e o volume extracelular.

O substrato para o início da produção desse sistema é o angiotensinogênio, uma α-glicoproteína liberada pelo fígado. Este, por sua vez, é clivado na circulação pela ação da enzima renina, liberada pelo aparelho justaglomerular dos rins. A renina transforma o angiotensinogênio em um decapeptídeo chamado Ang I. Sob a ação de uma metaloproteinase, a enzima conversora de Ang (ECA), que é predominantemente expressa em alta concentração na superfície das células endoteliais na circulação pulmonar, a Ang I é transformada no octapeptídeo Ang II.

A Ang II é considerada o principal agente efetor do SRA e atua sobre receptores muito específicos na membrana celular (AT_1 e AT_2).

O controle da liberação de renina é um fator determinante para a atividade do SRA e, portanto, de sua ação sobre a pressão arterial. A secreção ativa de renina é regulada, principalmente, por quatro mecanismos interdependentes:

- Mecanismo barorreceptor renal, localizado na arteríola aferente que detecta alterações na pressão de perfusão renal.
- Redução na concentração do aporte de NaCl nas células da mácula densa do túbulo distal, que, juntamente com as células justaglomerulares, forma o aparelho justaglomerular. Alterações na concentração de cloreto no túbulo distal são mais importantes do que alterações na concentração de sódio.
- Estimulação direta do nervo simpático, via receptor B1 adrenérgico.
- *Feedback* negativo por ação direta da própria Ang II sobre as células do aparelho justaglomerular.

Apesar de a Ang II ser considerada o principal agente efetor do SRA, existem evidências de que outros metabólitos das Ang I e II podem ter ação biológica, principalmente sobre tecidos. Dessa forma, as Ang III e IV são formadas por remoção de sequências de aminoácidos da Ang II. A Ang III, por exemplo, está presente no sistema nervoso central, onde, aparentemente, atua na manutenção tônica da pressão arterial e hipertensão. A Ang IV, por sua vez, parece estar envolvida na sinalização da Ang II. Outro peptídeo que pode ser formado a partir das Ang I ou II é o heptapeptídeo Ang (1-7), cujas

ações ainda não estão bem estabelecidas, mas que aparentemente teria uma ação vasodilatadora e cardioprotetora.

Apesar dessa variedade de formas de Ang, é bem estabelecido que as funções fisiológicas e fisiopatológicas do sistema SRA são mediadas pela Ang II. Ao menos quatro subtipos de receptores de Ang são conhecidos e, dentre eles, o tipo AT_1 medeia a maior parte dos efeitos da Ang II. As ações sobre os receptores AT_1 são as mais bem conhecidas e estudadas e sugerem a maior parte dos efeitos patológicos da Ang II, incluindo a hipertrofia cardíaca e a fibrose.

Dentre as principais ações da Ang II mediadas pelos receptores AT_1 estão as ações cardiovasculares (vasoconstrição, aumento da pressão arterial, aumento da contratilidade miocárdica, hipertrofia cardíaca e vascular), ações renais (reabsorção tubular de sódio, inibição da liberação de renina), ações centrais (estimulação do sistema nervoso simpático e córtex da adrenal, produzindo síntese de aldosterona). Os receptores AT_1 também medeiam os efeitos da Ang II no crescimento e proliferação celular.

As funções dos receptores AT_2 são bem menos conhecidas. Os receptores AT_2 são abundantes durante a fase fetal no cérebro, rins e outros órgãos e são fortemente reduzidos no período pós-natal. Alguns estudos sugerem que, apesar da baixa expressão deste receptor no adulto, ele pode mediar ações de vasodilatação, antiproliferação e apoptose na vasculatura lisa e inibir crescimento e remodelamento no coração.

As ações dos subtipos de receptores III e IV ainda são muito pouco estudadas.

Além da clássica cascata de formação do SRA, diversas evidências demonstram a formação tecidual de Ang II. Todos os componentes do SRA podem ser encontrados no cérebro, coração, vasculatura, tecido adiposo, gônadas, pâncreas, placenta e rim, entre outros. Acredita-se que o sistema intrarrenal tenha por finalidade a regulação da pressão arterial e alguns aspectos da função renal, como fluxo sanguíneo e reabsorção de sódio. Por sua vez, a formação de Ang no cérebro pode facilitar a neurotransmissão, estimular a liberação de vasopressina e atividade simpática. A real função dos sistemas teciduais de formação de Ang ainda não é totalmente bem esclarecida, mas é importante salientar que evidências clínicas sugerem papéis importantes para eles. Dentre as evidências encontradas está o fato de que pacientes hipertensos que apresentam níveis normais ou até mesmo baixos dos componentes do SRA no plasma se beneficiam do tratamento farmacológico com inibidores do sistema. Além da formação tecidual de Ang II, este hormônio pode ser formado independentemente da ECA por ação de outras enzimas, incluindo quimases, catepsina G, enzima geradora de Ang quimostatina sensível (CAGE). A relevância fisiológica dessas vias ainda não está totalmente esclarecida. A Figura 8 mostra, de forma esquemática, o SRA clássico e o tecidual.

Sabe-se que o clássico eixo renina-ECA-Ang II-AT_1 e AT_2 não é mais o efetor exclusivo do sistema. Dois novos eixos têm sido descritos após a descoberta dos novos membros do SRA: o receptor de pró-renina (RPP) e a ECA2.

A ativação do RPP pela renina não apenas catalisa a pró-renina, precursor inativo da renina, para produzir Ang II, como também induz respostas intracelulares independentes da Ang II, resultando em ativação de mecanismos de contratilidade, hipertrofia, fibrose e apoptose. A ECA2 degrada a Ang II para produzir Ang (1-7), que, por sua vez, ativa o receptor MAS, caracterizando uma via contrarregulatória da cascata do SRA. No rim, a ativação do receptor MAS produz efeito natriurético no túbulo proximal e aumenta a liberação de prostaglandinas e óxido nítrico. Recentemente, um novo peptídeo foi descoberto, a alamandina, com estrutura semelhante a Ang (1-7), este novo peptídeo é capaz de produzir vasodilatação dependente de óxido nítrico. Entretanto, o papel fisiológico deste novo fragmento é ainda motivo de investigação.

A Ang II, além de suas ações diretas, também pode influenciar o controle da pressão arterial, atuando sobre outros sistemas. Sabe-se que a Ang II possui a capacidade de amplificar as ações do sistema simpático, atuando tanto periférica como centralmente. Sendo a Ang uma molécula relativamente grande, seu acesso ao sistema nervoso central é restrito e sua passagem ocorre somente em regiões desprovidas de barreira hematoencefálica. Acredita-se que a Ang II, ao atuar em regiões anteriores do sistema nervoso, produz aumento na ingestão de água e sódio e estimula a liberação de vasopressina que, por sua vez, reduz a excreção de água. Além disso, regiões bulbares envolvidas no controle autonômico da pressão arterial, como a área rostroventrolateral do bulbo, acima descrita, possuem grande quantidade de receptores para Ang, e a sua administração nesta região produz aumento da pressão arterial.

Além dos SRA, outros mecanismos atuam no sentido de manter a pressão arterial. Dentre os vários sistemas hormonais, a vasopressina, ou hormônio antidiurético (ADH), participa no controle cardiovascular, controlando a excreção renal de água.

Aldosterona

A Ang II é também capaz de produzir a liberação de outro hormônio produzido pelas células granulares localizadas na zona glomerulosa das glândulas suprarrenais, a aldosterona. Este importante hormônio é capaz de produzir maior absorção de sódio pelos rins e intestino, além de aumentar a excreção de potássio. Portanto, o sistema renina-angiotensina-aldosterona (SRAA) atua em conjunto para aumentar a volemia, reduzir a excreção de sódio e aumentar a atividade vasomotora simpática, culminando em aumento nos níveis tensionais.

Vasopressina

Embora não seja muito reconhecida como um hormônio responsável pela manutenção tônica da pressão arterial, a vasopressina, ou hormônio antidiurético (ADH), tem um papel importante na regulação do volume plasmático em situações específicas.

A vasopressina é um hormônio peptídico sintetizado pelos corpos celulares dos neurônios magnocelulares dos núcleos supraóptico e paraventricular do hipotálamo e armazenado e liberado pela neuro-hipófise. Este hormônio é liberado por meio de estímulos específicos, como aumento da osmolalidade plasmática ou diminuição da pressão arterial, além de outros estímulos, como a dor, o estresse e o vômito. Suas ações são exercidas por dois tipos de receptores: V1 e V2. Os receptores V1 encontram-se na membrana celular da musculatura lisa dos vasos e medeiam as ações vasoconstritoras do VP. Esta ação é desencadeada pelo aumento de cálcio intracelular, pela ativação de fosfoinositídeos. Embora seja um potente vasoconstritor, a ação da VP no controle tônico da pressão arterial é muito discutível. Nem todos os leitos vasculares são sensíveis a este hormônio e, além disso, os efeitos vasoconstritores só são observados com níveis hormonais muito elevados. Entretanto, em situações fisiológicas extremas, como desidratação severa e hemorragia, pode ocorrer a atuação desse hormônio como regulador do fluxo sanguíneo diferenciado, desviando sangue de regiões como músculo esquelético e esplâncnica para tecidos vitais, como o coração e o cérebro, atuando em conjunto com o sistema nervoso simpático no controle seletivo da resistência vascular. Além disso, sabe-se que a VP tem capacidade de aumentar a sensibilidade de certos reflexos cardiovasculares e, também, potencializar as ações do sistema nervoso simpático.

Os receptores do tipo V2 encontram-se densamente localizados na membrana celular dos túbulos renais; a ativação

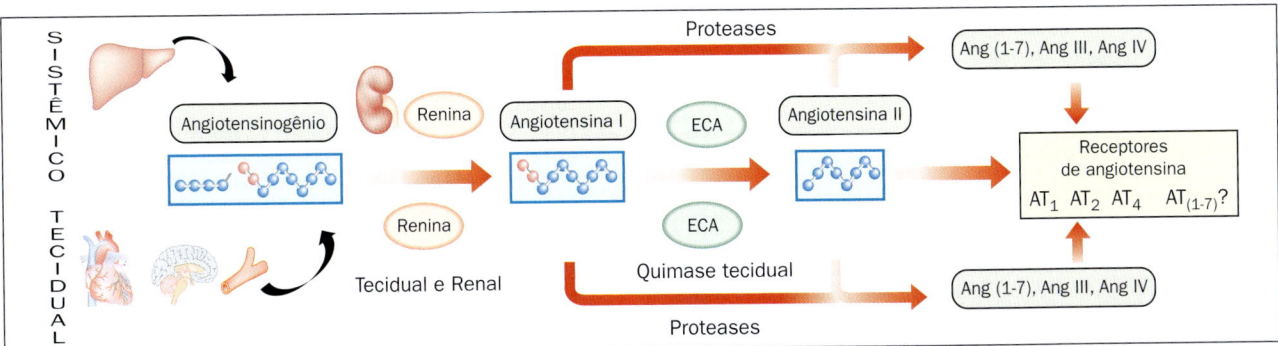

Figura 8 Representação esquemática do sistema renina-angiotensina clássico e tecidual.

desses receptores leva a um aumento da permeabilidade, permitindo a reabsorção de água.

Além dos hormônios já citados, outros ainda podem exercer ações sobre a pressão arterial, sendo, porém, sistemas com participação mais discreta. Dentre eles, o peptídeo natriurético atrial (ANP) é um potente hormônio natriurético produzido, principalmente, pelos miócitos do átrio cardíaco em resposta à distensão local da parede atrial. Além de sua ação natriurética renal, também atua sobre a vasculatura e as glândulas suprarrenais. Desta forma, é capaz de reduzir a pressão arterial em consequência de redução da resistência vascular periférica, do débito cardíaco e do volume intravascular.

Pode-se considerar que os vários mecanismos reguladores da pressão arterial atuam em conjunto a fim de manter os níveis tensionais dentro de patamares considerados normais. Os sistemas simpático e angiotensinérgico interagem fortemente, mantendo a homeostase cardiovascular. Quando um ou mais sistemas de regulação da pressão arterial se torna hiperativo, novos patamares tensionais são estabelecidos, levando à hipertensão arterial sistêmica sustentada.

Resumo

O controle da pressão arterial dentro de níveis considerados adequados é essencial para a correta perfusão tissular e para a manutenção da homeostase corporal. O controle hemodinâmico depende de múltiplos sistemas reguladores, que interagem com a intenção de ajustar os níveis de pressão arterial de acordo com as necessidades do indivíduo.

Os mecanismos de regulação da pressão arterial são agrupados de acordo com sua capacidade de resposta (rápida ou lenta) e com o tempo de atuação para promover alterações de pressão arterial. Os mecanismos neurais, principalmente aqueles dependentes do sistema nervoso autônomo, são considerados mecanismos de regulação rápida. Os mecanismos hormonais, como o sistema renina-angiotensina, são considerados de atuação média. O sistema renina-angiotensina é constituído por vários componentes que contribuem para a formação da angiotensina II, potente vasoconstritor que possui diversas ações sobre o sistema cardiovascular para aumentar a pressão arterial. Finalmente, existem os mecanismos de atuação lenta, categoria representada pela função renal, que é capaz de ajustar os níveis tensionais e, com isso, modificar a excreção de sódio e água. Esse mecanismo é extremamente efetivo em ajustar o volume corporal e, consequentemente, a pressão arterial.

Referências bibliográficas

1. Heesch CM. Reflexes that control cardiovascular function. American Journal of Physiology – Adv Physiol Educ. 1999;22:S234-S243.
2. Stjernberg L, Blumberg H, Wallin BG. Sympathetic activity in man after spinal cord injury. Outflow to muscle below the lesion. Brain. 1986;109(Pt 4):695-715.
3. Guertzenstein PG, Silver A. Fall in blood pressure produced from discrete regions of the ventral surface of the medulla by glycine and lesions. J Physiol. 1974;242(2):489-503.
4. Bergamaschi C, Campos RR, Schor N, Lopes OU. Role of the rostral ventrolateral medulla in maintenance of blood pressure in rats with Goldblatt hypertension. Hypertension. 1995;26(6 Pt 2):1117-20.
5. Blessing W. The lower brainstem bodily homeostasis. New York: Oxford University Press, 1997;192.
6. Sved AF, Gordon FJ. Amino acids as central neurotransmitters in the baroreceptor reflex pathway. NIPS. 1994;9:243-5.
7. Krieger EM. Time course of baroreceptor resetting in acute hypertension. Am J Physiol. 1970;218(2):486-90.
8. Paul M, Meher AP, Kreutz R. Physiology of local renin-angiotensin systems. Physiol Rev. 2005;86:747-803.
9. Lavoie JL, Sigmund CD. Minireview: overview of the rennin-angiotensin system – an endocrine and paracrine system. Endocrinology. 2003;144:2179-83.
10. Atlas SA. The rennin-angiotensin aldosterone system: phatophysiological role and pharmacologic inhibition. J Manag Care Pharm. 2007;13:S9-S20.
11. Nickenig G, Ostergren J, Struijker-Boudier H. Clinical evidence for the cardiovascular benefits of angiotensin receptors blockers. JRAAS. 2006;7:S1-S7.
12. Krieger EM, Franchini KG, Krieger JE. Fisiopatogenia da hipertensão arterial. Medicina Ribeirão Preto. 1996;29:181-92.
13. Michelini LC. Regulação momento a momento da pressão arterial na normotensão e hipertensão. Hipertensão. 2000;3:90-8.
14. Brown MJ. Direct renin-inhibition – a new way of targeting the renin system. JRAAS. 2006;7:S7-S11.
15. Carey RM, Siragy HM. Newly recognized components of the rennin-angiotensin system: potential roles in cardiovascular and renal regulation. Endocr Rev. 2003;24:261-71.
16. Bader M, Peterson J, Baltatu O, Muller DN, Luft FC, Ganten D. Tissue renin-angiotensin systems: new insights from experimental animal models in hypertension research. J Mol Med. 2001;79:76-102.
17. Morimoto S, Sigmund CD. Angiotensin mutant mice: a focus on the brain rennin-angiotensin system. Neuropeptides. 2002.36:194-200.
18. Cowley AW. Long term control of blood pressure. Physiol Rev. 1992;72:231-99.
19. Noronha IL, Graciano ML. Peptídeos vasoativos e o rim. Riella M (ed.) Princípios de nefrologia e distúrbios hidroeletrolíticos. Rio de Janeiro: Guanabara-Koogan, 2003.
20. Krum H, Schlaich M, Whitbourn R, Sobotka PA, Sadowski J, Bartus K, Kapelak B, Walton A, Sievert H, Thambar S, Abraham WT, Esler M. Catheter-based renal sympathetic denervation for resistant hypertension: a multicentre safety and proof-of-principle cohort study. Lancet. 2009;373(9671):1275-81.
21. Villela DC, Passos-Silva DG, Santos RA.Alamandine: a new member of the angiotensin family. Curr Opin Nephrol Hypertens. 2014;23(2):130-4.
22. Santos RA. Angiotensin-(1-7). Hypertension. 2014;63(6):1138-47.
23. Biancardi VC, Son SJ, Ahmadi S, Filosa JA, Stern JE. Circulating angiotensin II gains access to the hypothalamus and brain stem during hy-pertension via breakdown of the blood-brain barrier. Hypertension. 2014;63(3):572-9.
24. Nishi E E, Lopes NR, Gomes GN, Perry JC, Sato AYS, Naffah-Mazzacoratti. Renal denervation reduces sympathetic overactivation, brain oxidative stress, and renal injures in rats with renovascular hypertension independent of its effects on reducing blood pressure. Hypertense Res. 2019;42(5):628-40.
25. Azizi M, Schmieder RE, Mahfoud F, Weber MA, Daemen J, Davies J, et al.; RADIANCE-HTN Investigators. Endovascular ultrasound renal denervation to treat hypertension (RADIANCE-HTN SOLO): a multicentre, international, single-blind, randomised, sham-controlled trial. Lancet. 2018;391:2335-45.
26. Mahfoud F, Bakris G, Bhatt DL, Esler M, Ewen S, Fahy M, et al. Reduced blood pressure-lowering effect of catheter-based renal denervation in patients with isolated systolic hypertension: data from SYMPLICITY HTN-3 and the Global SYMPLICITY Registry. Eur Heart J. 2017;38:93-100.
27. Fengler K, Rommel KP, Blazek S, Besler C, Hartung P, von Roeder M, et al. A three-arm randomized trial of different renal denervation devices and techniques in patients with resistant hypertension (RADIOSOUND-HTN). Circulation. 2019;139:590-600.
28. Ram CVS. Status of renal denervation therapy for hypertension. Circulation. 2019;139(5):601-3.
29. Nishi EE, Lopes NR, Gomes GN, Perry JC, Sato AYS, Naffah-Mazzacoratti MG, et al. Renal denervation reduces sympathetic overactivation, brain oxidative stress, and renal injury in rats with renovascular hypertension independent of its effects on reducing blood pressure. Hypertens Res. 2018.
30. Kandzari DE, Böhm M, Mahfoud F, Townsend RR, Weber MA, Pocock S, et al.; SPYRAL HTN-ON MED Trial Investigators. Effect of renal denervation on blood pressure in the presence of antihypertensive drugs: 6-month efficacy and safety results from the SPYRAL HTN-ON MED proof-of-concept randomised trial. Lancet. 2018;391(10137):2346-55.
31. Guyton AC, Hall, JE. Tratado de fisiologia médica, 13. ed. São Paulo: Elsevier; 2017.

Capítulo 2

Papel do endotélio
no sistema cardiovascular

Protásio Lemos da Luz
Desidério Favarato

Pontos-chave

- O endotélio é uma extensa camada única de células que recobre a porção interna dos vasos. Exerce inúmeras funções fisiológicas, permitindo a motricidade arterial, a incoagulabilidade do sangue e protegendo a parede arterial como barreira semipermeável.
- Quando alterado, o endotélio muda suas características fisiológicas, permite a entrada de células e partículas circulantes para a região sub-endotelial. Facilita a formação de trombos, induz formação de espécies reativas de oxigênio e, portanto, participa ativamente de processos que envolvem os vasos, como aterosclerose.

Endotélio normal

O endotélio constitui-se de uma fina camada de células que cobre a superfície interna dos vasos sanguíneos, atua como barreira entre o meio circulante e a parede arterial, secreta substâncias vasodilatadoras e vasoconstritoras e, desta forma, regula a vasomotricidade arterial, resguarda contra a coagulação do sangue e é antiproliferativo. O endotélio exerce função endócrina ativa em resposta a estímulos humorais, neurais e mecânicos, sintetizando e liberando substâncias vasoativas que modulam o fluxo sanguíneo, o tônus e o calibre vascular.

Como ilustrado na Figura 1, as células dos vasos são constantemente submetidas a forças mecânicas: pressão hidrostá-

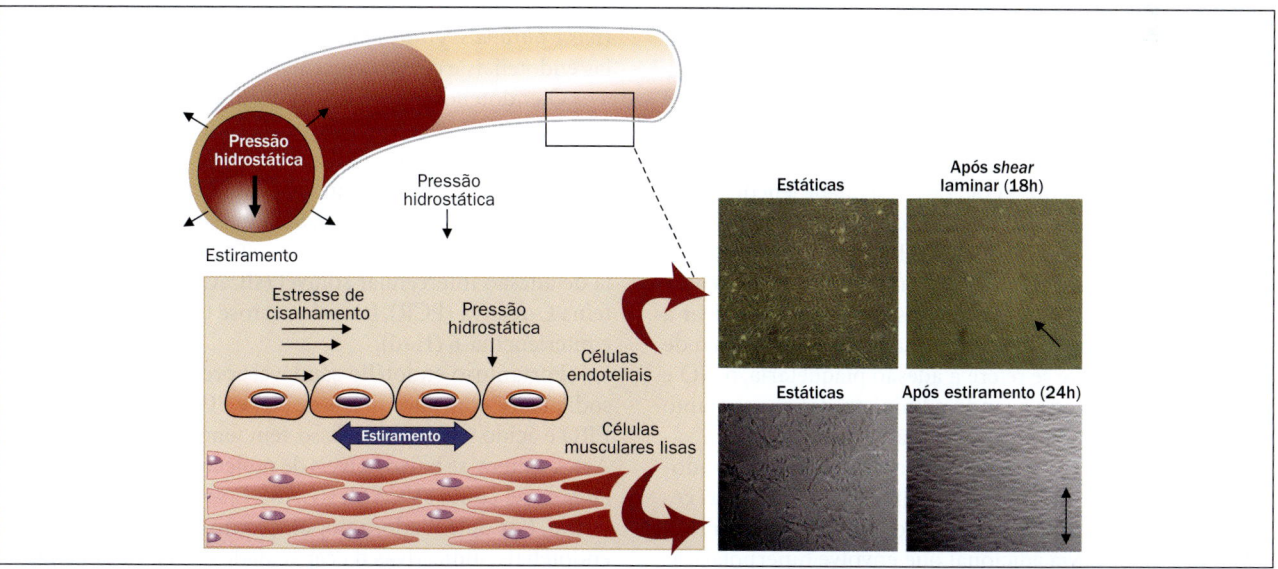

Figura 1 As células do vaso estão constantemente expostas à pressão hidrostática (representada pela pressão sanguínea), estiramento (causado pela pulsatilidade do fluxo sanguíneo) e, no caso do endotélio, também ao estresse de cisalhamento (pressão de cisalhamento – *shear stress*, causado pela força friccional tangencial do fluxo sanguíneo no endotélio). Tanto *shear stress* quanto estiramento alteram a morfologia celular, e células endoteliais e musculares lisas tendem a se orientar de acordo com o sentido do fluxo (mostrado nas fotos como setas).
Fonte: modificada de Fernandes et al., 2016.[1]

Tabela 1 Fatores vasoativos derivados do endotélio	
Fatores relaxantes derivados do endotélio (FRDE)	**Fatores constritores dependentes do endotélio (FCDE)**
Óxido nítrico (NO)	Endotelina (ET)
Prostaciclina (PGI2)	Prostaglandina H2 (PGH2)
Fator hiperpolarizante derivado do endotélio (EDHF)	Tromboxane A2 (TXA2)
	Ânion superóxido (O_2^-)
	Prostanoides
	Angiotensina II (AII)

tica, pressão de cisalhamento (*shear stress*) e estreitamento induzido pela pulsatilidade do fluxo sanguíneo. Estas forças alteram a morfologia celular.[1]

A função de barreira é de suma importância como discutido por Bouskella.[2] Esta barreira preserva a integridade da parede do vaso e, quando alterada por lesão celular ou disfunções intracelulares, facilita a penetração de células circulantes, como monócitos ou partículas de lipoproteínas de baixa densidade (LDL), para a região subendotelial, como ocorre na aterosclerose.

Compostos vasoativos originados no endotélio

O endotélio produz fatores vasoativos, que são classificados como relaxantes (FRDE) ou vasoconstritores (FCDE). O principal fator relaxante derivado do endotélio é o óxido nítrico (NO) que é responsável por aproximadamente 80% da vasodilatação arterial (Tabela 1). O NO é produzido a partir da L-arginina, sob ação do *shear stress*, pela ação da enzima sintase de NO e depende de co-fatores como tetra-hidrobiopterina (BH4), calmodulina, flavina entre outros. Várias alterações nesse sistema podem alterar a produção NO, mas isto não será discutido aqui.

O NO se dissemina rapidamente até as fibras musculares lisas, onde se combina com o ferro da porção ativa da guanilil-ciclase, ativando-a para a produção de GMP-cíclico, que provoca o relaxamento das fibras musculares lisas.[3] O NO também desempenha importante ação regulatória *in situ*, influenciando diretamente o grau de adesividade leucocitária e expressão de moléculas de adesão leucocitária.

A PGI2 é considerada um FRDE pelas suas propriedades vasodilatadoras e sua origem primariamente endotelial;[4] provoca relaxamento do músculo liso vascular por ativar a adenilato ciclase, aumentando desta forma a produção de AMP cíclico. No que se refere à adesão plaquetária, o NO e a PGI2 são sinérgicas e quando administradas em conjunto causam inibição intensa da agregação plaquetária.[4] Em vários vasos sanguíneos o relaxamento dependente do endotélio e pode ser acompanhado por hiperpolarização das células do músculo liso dependente do endotélio; portanto, a existência de uma via adicional que envolve hiperpolarização do músculo liso foi sugerida e atribuída a um fator endotelial não caracterizado denominado EDHF.[5] Existem evidências de que respostas mediadas pelo EDHF são iniciadas por um aumento na concentração de $[Ca^{+2}i]$ endotelial e consequente ativação do canal SKca [canal de K^+ de baixa condutância (sensíveis a cálcio) e IKca (canal de K^+ de condu-

tância intermediária), os quais induzem a hiperpolarização das células endoteliais.[6]

Os fatores constritivos derivados do endotélio (FCDE) incluem a endotelina, as substâncias prostanoides e a angiotensina II (AII). A isoforma mais comum de endotelina é a endotelina 1, a qual é secretada pelas células endoteliais, contudo também está presente em células epiteliais dos pulmões e intestinos, macrófagos e monócitos. A endotelina age por meio da ligação aos receptores A e B, existentes no músculo liso vascular e promove vasoconstrição. A ativação do receptor do tipo A provoca vasoconstrição e estimula a proliferação das células do músculo liso vascular e a síntese da AII, sendo que e a geração da AII pode estimular a síntese da endotelina. A AII e a endotelina são os mais potentes promotores da proliferação celular.[7] A AII estimula a vasoconstrição e liberação de endotelina e a geração de espécies reativas de oxigênio (ERO). As ERO estimulam também a proliferação celular e podem aumentar o efeito proliferativo e vasoconstritor da AII por meio da inativação do agente antiproliferativo e vasodilatador NO.[8] O superóxido de O_2^- também está envolvido na fisiopatologia da resistência insulínica.

A célula endotelial pode gerar radical superóxido de O_2^- através da AII, oxLDL e eNOS da cadeia de transporte de elétrons da mitôcondria e das oxidases vasculares (NADPH oxidase). O TXA2 e a PGH2 também provocam vasoconstrição. Nos vasos, a fonte principal de ERO é o complexo enzimático NADPH oxidase.[9] O endotélio também contém e libera na circulação as micropartículas endoteliais (MPE) que medeiam funções vasculares). As MPE exercem papel na angiogênese, trombose e inflamação pela transferência da citocina RANTES (*regulated on activation, normal T cell expressed and secreted*), fatores de crescimento: VEGF (*vascular endothelial growth factor*), PDGF (*platelet derived growth fator*), bFGF (*basic fibroblast growth fator*) e microRNAs para outras células endoteliais e células musculares lisas vasculares.

O endotélio normal evita adesão e agregação plaquetárias, prevenindo ou limitando a formação de trombos.[10] Além disso, tem ações anticoagulantes com baixos níveis de inibidor 1 do ativador de plasminogênio (PAI-1), fator de von Willebrand (vWF) e P-selectina. Somam-se a isso níveis baixos de moléculas de adesão vascular solúvel (sVCAM.), molécula de adesão intercelular solúvel (sICAM), E-selectina, proteína C-reativa (PCR), fator de necrose tumoral alfa (TNF-α) e interleucina-6 (IL-6).

Portanto, o endotélio saudável apresenta o fenótipo vasodilatador com altos níveis de NO e PGI2 e baixos níveis de ERO e ácido úrico. Além disso, tem fenótipo anticoagulante. Acrescentem-se baixos níveis de moléculas de adesão vascular solúvel como sVCAM, sICAM, E-selectina, PCR, TNF-α e IL-6. Por outro lado, a população de células progenitoras endoteliais, indicativas da capacidade de reparação endotelial, é alta; ao contrário dos baixos níveis de micropartículas de origem endotelial e células endoteliais circulantes indicativas de estresse ou dano endotelial.

Em contrapartida, na disfunção endotelial, o fenótipo inclui prejuízo da vasodilatação com baixos níveis de NO, aumento do estresse oxidativo, do ácido úrico, radicais lipídicos peroxidados, nitrotirosina e perfil pró-coagulante e pró-inflamatório, reduzida capacidade de reparação vascular e aumento do número de micropartículas endoteliais (MPE) e de células endoteliais circulantes (CEC), 6-ceto-prostaglandina F1-alfa, que é produto da degradação de prostaciclina e ADMA (dimetil-arginina assimétrica); NO_2 (nitrito), NO_3 (nitrato) e peroxinitrito.

A Figura 2 ilustra as relações entre fatores de risco, disfunção endotelial e aterosclerose.

A Figura 3 particulariza o conceito de que inflamação, estresse oxidativo, estresse de retículo endoplasmático e disfunção endotelial estão intimamente relacionados e formam os pilares básicos de praticamente todas as doenças cardiovasculares.[12,13]

A relação endotélio/inflamação tem especial significado.[14] Quando a célula endotelial sofre agressão, responde com "ativação endotelial", que se identifica pela presença de padrões moleculares associados a patógenos (PAMPs), padrões moleculares associados a dano, (DAMPs) e pequenas e grandes moléculas mediadoras da inflamação. Ou seja, a célula endotelial muda certas características homeostáticas protetoras e assume outras que potenciam inflamação.[15]

O endotélio ativado pode promover vasoconstrição, estresse oxidativo e acúmulo de trombos. Endotoxina de organismos Gram-negativos e componentes da parede de organismos Gram-positivos são exemplo de PAMPs. Sinais derivados de células expirantes ou mortas são exemplos de DAMPS.

As perturbações de fluxo e *shear stress* podem ativar o fator nuclear NFKB; este regula a expressão de múltiplos genes envolvidos na inflamação.[15] O NFKB bloqueia a expressão de Kruppel-*like* fator 2 (KLF 2) e Kruppel-*like* fator 4 (KLF 4), dois fatores anti-inflamatórios, e estimula a expressão de receptores celulares pró-aterogênicos. O aumento da expressão do KLF 2 estimula a produção do NO, inibe a IL-1β e a estimulação de células de adesão pró-inflamatórias em cultura de células endoteliais humanas.[16] Além disso, em regiões arteriais com fluxo laminar uniforme – regiões de ateroproteção – há também este aumento da expressão do KLF 2, promovendo, assim, efeitos anti-inflamatórios e antitrombóticos que limitam o desenvolvimento da lesão aterosclerótica.[17]

Por outro lado emerge cada vez mais a importância do equilíbrio entre citocinas pró e anti-inflamatórias nas funções endoteliais. Igualmente admite-se o papel de mediadores de baixo peso molecular que promovem a resolução ativa da in-

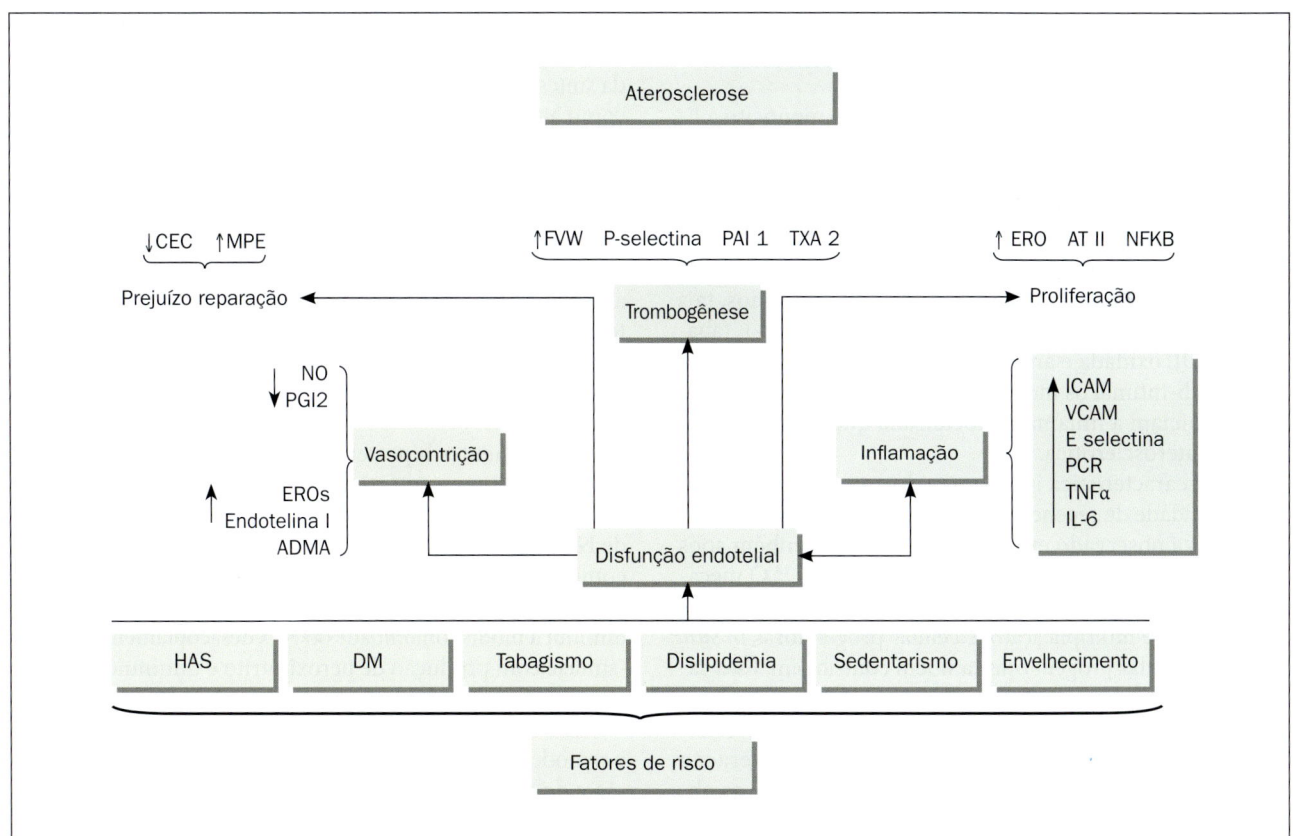

Figura 2 Fatores de risco e disfunção endotelial.
CEC: células endoteliais circulantes; MPE: micropartículas endoteliais; NO: óxido nítrico; PGI2: prostaciclina; EROs: espécies reativas de oxigênio; ADMA: dimetilarginina assimétrica; vWF: fator de von Willebrand; P-selectina: selectina plaquetária; PAI 1: inibidor 1 do plasminogênio; TXA2: tromboxane A2; A-II: angiotensina II; NF-KB: fator de transcrição nuclear Kapa B; ICAM: molécula de adesão intercelular; VCAM: molécula de adesão vascular; E-selectina endotelial; PCR proteína C-reativa; TNF-α: fator de necrose tumoral alfa; IL-6: interleucina-6. Fonte: reproduzida com autorização de Favarato e da Luz, 2016.[11]

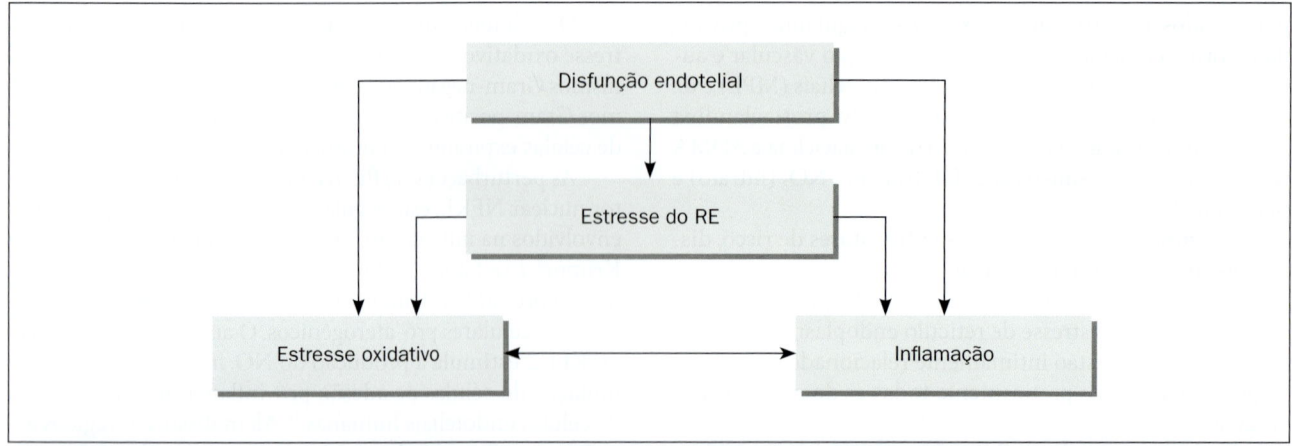

Figura 3   Estresse oxidativo está intimamente ligado à disfunção endotelial e inflamação. Recentemente, várias evidências indicam que estresse do retículo endoplasmático (RE) contribui para esses processos e é um componente importante da fisiopatologia de doença vascular. Fonte: Laurindo et al., 2003.[12]

flamação e a restauração da homeostase nas células endoteliais ativadas. Assim, o endotélio participa de ativamento de quadros inflamatórios nas DCV, e mesmo em outras situações como sepse.

Interação monócitos/macrófagos e endotélio

No processo aterosclerótico a ligação do monócito à E-selectina é chamada de adesão de rolamento, enquanto a sua ligação às ICAM-1 e VCAM-1 é chamada adesão firme. Os monócitos ativados e aderidos usam a PECAM-1 para migrarem entre as células para a região sub-intimal. A ativação dos monócitos e a expressão das moléculas de adesão podem ocorrer por diversos estímulos inflamatórios, tais como: lipopolissacáride (LPS), TNF-α, interleucina-1, tabagismo, LDL oxidada e angiotensina II. Ao se infiltrarem no espaço sub-intimal os monócitos se diferenciam em macrófagos e iniciam a inflamação localizada que leva à geração da placa aterosclerótica.

Uma característica importante do endotélio vascular é sua capacidade de regeneração após diversos tipos de agressão. Isto foi observado experimentalmente, e também após intervenções como em angioplastias coronárias.[18] O mecanismo principal dessa regeneração parece ser pelas CPE, mas possivelmente multiplicação de células progenitoras *in situ*, ou outras células progenitoras também contribuam. Essa capacidade regenerativa é importante em decorrência da exposição do organismo a fatores de risco como fumo, hipercolesterolemia e hipertensão; se não fosse essa regeneração provavelmente haveria mais eventos clínicos do que os observados no dia a dia.

O endotélio e fatores de risco

Em nosso laboratório documentamos redução da dilatação mediada pelo fluxo (DMF), em praticamente todos os fatores de risco (Figura 5).

Envelhecimento

A DMF cai progressivamente a partir dos 40 anos de idade. Está associada à redução da biodisponibilidade de NO, aumento da produção de superóxido por superexpressão da NADPH oxidase, desacoplamento da NO sintase e aumento da síntese mitocondrial durante a fosforilação oxidativa, bem como aumento da endotelina-1, redução da disponibilidade PGI_2, inflamação vascular, formação de de AGEs (*advanced glycation end products*), aumento da apoptose endotelial, queda da expressão do receptor alfa de estrogênio.

Há também diminuição da biodisponiblidade de BH4. Os marcadores de estresse oxidativo, tais como nitrotirosina, aumentam com idade. A administração aguda de antioxidantes, como a vitamina C, melhora a DMF em idosos.[20]

Hipertensão arterial

Em pacientes hipertensos, e mesmo nos pré-hipertensos, a DMF em resposta à acetilcolina está deprimida. Contudo, a vasodilatação endotélio independente com doadores de NO, como o nitroprussiato de sódio, é normal. Também, como no envelhecimento, há aumento da produção de O_2^- pela NADPH oxidase estimulada pela angiotensina II, o que diminui a biodisponibilidade do NO, desacoplamento da NO-sintase com produção de peroxinitrito e diminuição da atividade da superóxido dismutase.

A disfunção endotelial também afeta a rigidez vascular, o remodelamento vascular e a expressão de moléculas de adesão e de citocinas. A DMF em artéria braquial em hipertensos melhora com o uso de inibidores da enzima conversora, por aumento de NO e de bradicinina.[20,21]

Fumo

O fumo deprime a DMF de maneira dose-dependente e a redução pode chegar a 50%.[23] Também causa alterações

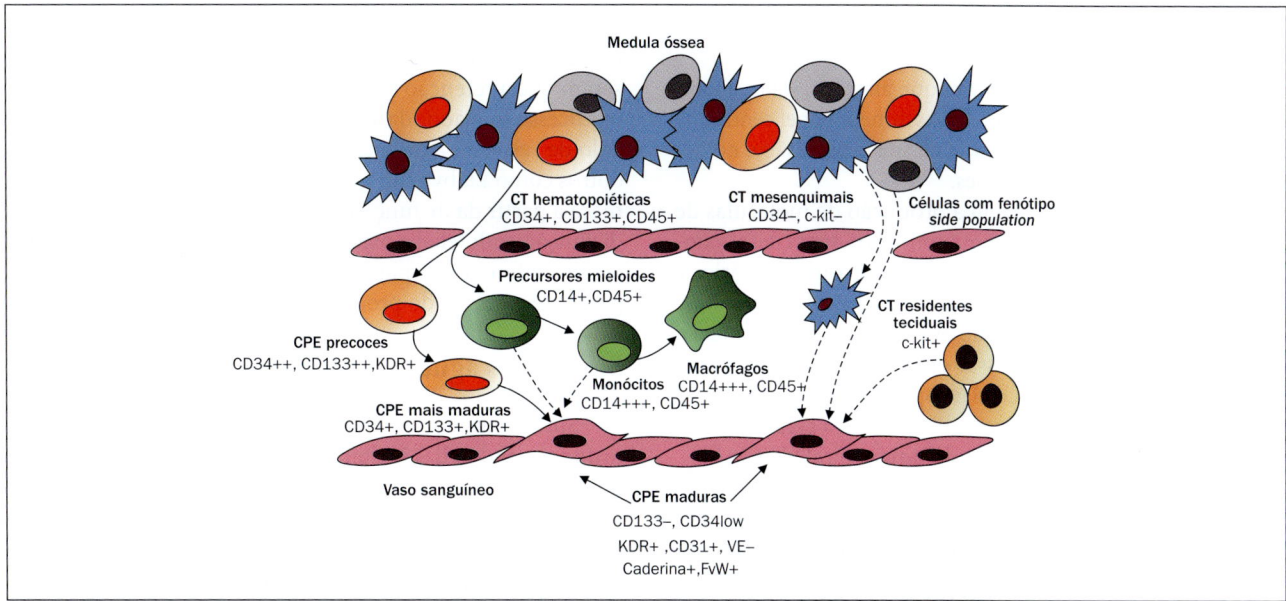

Figura 4 Potenciais origens e vias de diferenciação de células progenitoras endoteliais.
CT: células-tronco; CPE: células progenitoras endoteliais. Modificada de Shantisila e Watson, 2007.[19]

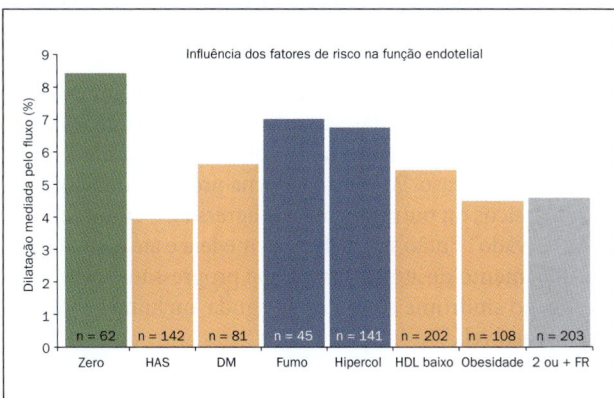

Figura 5 Dilatação medida pelo fluxo em arterial braquial, influência dos fatores de risco.
DM: diabete melito; HAS: hipertensão arterial sistêmica; HDL: lipoproteínas de alta densidade. Fonte Laboratório de Endotélio, Equipe de Aterosclerose, Instituto do Coração do Hospital das Clínicas da Faculdade de Medicina da Universidade de São Paulo (InCor-HCFMUSP).

morfológicas celulares por oxidação e colapso do sistema de tubulinas do citoesqueleto; a diminuição da DMF deve-se à redução da biodisponibilidade do NO, à redução da produção de prostaciclina e ao aumento da expressão de moléculas de adesão. O fumo também aumenta a permeabilidade endotelial às LDL, a aderência de plaquetas e os macrófagos e leva a estado pró-coagulante e inflamatório.

As ERO presentes no próprio cigarro e aqueles induzidos no fumante levam à peroxidação lipídica e geram oxidação e inativação de biomoléculas.[24] O fumo é desencadeador de estresse oxidativo celular, que pode ser revertido pelo uso de antioxidantes, tal como a vitamina C.[25] O estado inflama-

tório leva a ativação de metaloproteinases de matriz e queda dos seus inibidores (TIMP) propiciando as complicações agudas das placas.[26]

Diabete melito

Os mecanismos pelos quais o diabetes leva à disfunção endotelial passam pela hiperglicemia e aumento dos ácidos graxos livres. No diabetes a principal fonte de O_2^- são as mitocôndrias e a sua superprodução está relacionada ao aumento das complicações nessa doença. Inicialmente pensou-se que a hiperglicemia gerava EROs diretamente, mas hoje sabe-se que ela ativa várias cascatas enzimáticas na mitocôndria – NADPH oxidase, NO sintase desacoplada e xantina oxidase. Proteínas glicadas também podem promover a formação de ERO.[27]

Há diferentes mecanismos que ligam o estresse oxidativo e a disfunção vascular no diabetes e estados de resistência a insulina. Um deles é o comportamento ambíguo da insulina que ao mesmo tempo estimula a produção de vasodilatadores como ao NO também estimula a produção de endotelina-1 pelas células endoteliais. Outro mecanismo seria a perda do efeito vasodilatador na presença de insulinemia alta crônica; esta última alteração deve-se ao estresse oxidativo, pois é revertido com vitamina C.[28]

A administração de análogos do GLP-1 melhora a vasodilatação endotélio dependente e independente. Quando administrados após o uso de vitamina C e nitroprussiato de sódio não se observa maior vasodilatação. Isto sugere que seu efeito seja por redução do estresse oxidativo.[29]

O uso de antagonistas de angiotensina II diminui o estresse oxidativo e melhora a disfunção endotelial em diabéticos e hipertensos.

Doença vascular aterosclerótica

Inúmeras evidências indicam que alterações das células endoteliais ou disfunção endotelial assumem papel central na formação da placa aterosclerótica, na sua progressão e no desencadeamento de complicações.

As LDL oxidadas induzem a produção de moléculas de adesão no endotélio, que atraem monócitos, têm efeitos citotóxicos e aumentam a ativação de genes pró-inflamatórios e fatores de crescimento em células endoteliais e da parede vascular, todas levando à disfunção entotelial, a qual propicia a agregação plaquetária, a expressão de metaloproteinases, trombogênese e a formação de células espumosas. Processos que, por sua vez, aumentam o estresse oxidativo e a geração de espécies reativas de oxigênio criando uma espiral viciosa.[30]

Vários estudos revelaram que as LDL oxidadas inibem o relaxamento endotélio dependente por inativação do NO, inativação da NO sintase ou redução da disponibilidade de arginina, o substrato da NO sintase para geração de NO. Desse modo, a elevação das LDL acompanha-se de queda DMF.[31] O aumento do colesterol intracelular eleva a secreção de ADMA, bloqueador competitivo da L-arginina e a transcrição gênica da caveolina-1, por meio da proteína reguladora do ligante de esterol (SREBP). Assim a biodisponibilidade de NO pode ser diminuída independente da concentração de NO sintase.[32,33]

Ação contrária à LDL oxidada é observada com as partículas de HDL que geralmente são antioxidantes e anti-inflamatórias e melhoram a disfunção endotelial. Os mecanismos seriam: transporte reverso do colesterol, proteção à oxidação das LDLs, diminuição das moléculas quimiotáticas, da adesão e migração dos monócitos, aumento da produção de NO e aumento da proteção contra apoptose.[34] Contudo, esse comportamento "virtuoso" das HDLs pode ser não só perdido mas também revertido na presença de estados inflamatórios crônicos de baixa intensidade como o presente na aterosclerose. Aí temos ações oxidativas e queda no efluxo de colesterol dependente do receptor ABCA1 (ATP-*binding cassete transporter A-1*).[35]

Disfunção endotelial como evento precoce

A disfunção endotelial é reconhecida como evento precoce na formação da placa aterosclerótica.[36,37] Alteração da morfologia das células endoteliais e aumento da permeabilidade a macromoléculas permitem a penetração passiva da LDL no espaço subendotelial. Tal permeabilidade é modulada por citocinas, sendo aumentada, por exemplo, por interferon-gama (IFN-γ) e fator de necrose tumoral alfa (TNF-α).[38,39] Interações entre a apolipoproteína B da LDL e componentes da matriz extracelular, como proteoglicanos, colaboram para a retenção da partícula no subendotélio.

Em particular, forças mecânicas influenciam a função destas células e a sinalização de vias inflamatórias. Uma força de cisalhamento (*shear stress*) uniforme reduz a expressão de proteínas inflamatórias e o recrutamento de leucócitos para a parede vascular, enquanto a força de cisalhamento de baixa oscilação tem efeitos opostos. A sinalização de vias inflamatórias é também sensível à frequência e magnitude da onda de pulso.[40]

Não há concordância sobre a cronologia dos eventos que levam à formação da placa. De um lado, Tabas et al.[41] propuseram que a retenção subendotelial de lipoproteínas apo-B é o processo iniciador da aterosclerose; chamaram isso de "modelo de resposta a retenção da aterogenese". Por outro lado, outros como Libby et al.[42] e Ross et al.[42] sugerem que tudo começa a partir da disfunção endotelial, colocando inflamação, disfunção endotelial e oxidação como fatores iniciantes principais. Diferenças à parte, todos esses fenômenos são integrantes essenciais do processo aterosclerótico.

Síndromes agudas e endotélio

Síndromes coronarianas agudas (SCA) começam com disfunção endotelial, incluindo necrose de células endoteliais. Forrester et al.[44] descreveram alterações na superfície endotelial com ulcerações, em pacientes com SCA, usando angioscopia intracoronária, constatando a incorporação de trombo intraluminal à parede arterial, o que contribui para o crescimento da lesão.

Trombose junto à placa de ateroma também pode ocorrer em decorrência da erosão da placa ou, mais raramente, na presença de nódulo calcificado, o que ocorre com mais frequência em idosos com artérias tortuosas e muito calcificadas. As Figuras 6 e 7 ilustram os dois principais mecanismos envolvidos na obstrução coronariana aguda.

Em síntese o endotélio vascular tem papel primordial na preservação da homeostase circulatória, por suas ações vasodilatadoras, anticoagulantes, antiproliferativas e protetoras da integridade do vaso. Por outro lado, na presença de fatores de risco clássicos ou outras formas de agressão, o endotélio torna-se "ativado". Então sua disfunção medeia e até instiga o desencadeamento de aterosclerose, sua progressão e complicações como síndrome coronariana aguda, incluindo infarto e angina instável.

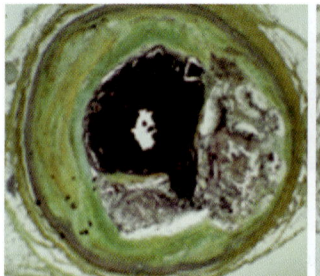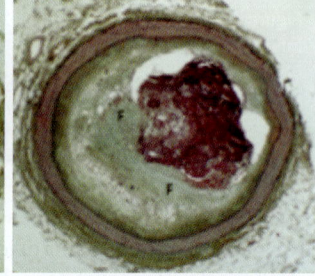

Figura 6   A: Corte da artéria descendente anterior em paciente que faleceu por infarto agudo do miocárdio. Nota-se trombo sub-oclusivo, rotura da placa com capa fibrosa fina, núcleo lipídico grande e comprometimento de toda a circunferência arterial pelo processo aterosclerótico B: Placa com trombose por erosão; placas com erosão são fibróticas, com maior conteúdo em proteoglicanos, menor inflamação que as rotas e são mais frequentes em mulheres.
Fonte: contribuição da Dra. Maria de Lourdes Higuchi – Departamento de Patologia, Instituto do Coração do Hospital das Clínicas da Faculdade de Medicina da Universidade de São Paulo (InCor-HCFMUSP).

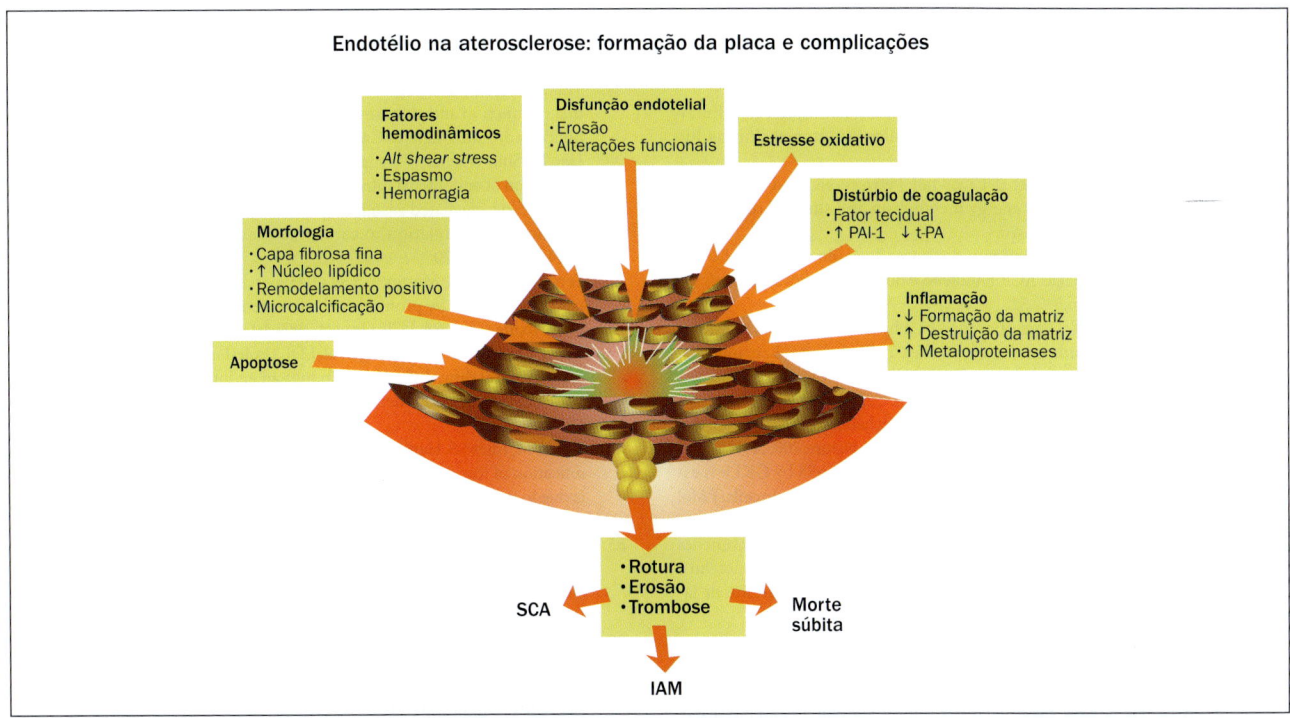

Figura 7 Esquema dos fatores essenciais que participam da instabilização da placa aterosclerótica. Note que a instabilização ocorre principalmente nas placas com morfologia especial (capa fibrosa fina, grande núcleo lipídico, microcalcificações, remodelamento positivo). No entanto, essas características anatômicas por si mesmas não são suficientes para desencadear a instabilização. É necessário que outros fatores (i. e., alterações hemodinâmicas, disfunção endotelial, processo inflamatório e alterações da coagulação) também ocorram para que o trombo se forme e a redução do fluxo sanguíneo aconteça.
IAM: infarto agudo do miocárdio; PAI: inibidor do ativador do plasminogenio; SCA: síndrome coronariana aguda; t-PA: ativador tecidual do plasminogênio.
Fonte: adaptada de Da Luz PL et al., 2016.[45]

Resumo

O endotélio normal é responsável por inúmeras funções essenciais na circulação: é uma barreira que protege a parede dos vasos, é dilatador pela produção de substâncias como o óxido nítrico e prostaciclina, antiplaquetário e antiproliferativo; também produz substâncias vasoconstritoras, como endotelina-1, que é vasoconstritora. A circulação normal depende do equilíbrio entre esses dois tipos de produtos químicos, com predomínio dos vasodilatadores.

Por outro lado, o endotélio sofre agressões constantes, como pelos fatores de risco cardiovasculares. Nestas circunstâncias, torna-se "ativado" e então facilita a inflamação, o recrutamento de células para a região subendotelial, torna-se protrombótico e induz a proliferação celular. Assim, é o local de início da formação de placas ateroscleróticas, de sua progressão e complicações como nas síndromes coronarianas agudas. Portanto, o entendimento dos mecanismos básicos em praticamente todas as doenças cardiovasculares, i. e., doença coronariana, hipertensão, diabetes, insuficiência cardíaca, passa pelo entendimento das funções normais do endotélio e de suas alterações em diversos cenários. Neste artigo, resumimos os conceitos atuais sobre as funções do endotélio em condições normais e também nas doenças cardiovasculares.

Referências bibliográficas

1. Fernandes DC, Laurindo FRM, Araujo TLS, Tanaka LY. Forças hemodinâmicas no endotélio: da mecanotransdução às implicações no desenvolvimento da aterosclerose. In: da Luz PL, Libby P, Chagas ACP, Laurindo FRM. Endotélio e doenças cardiovasculares: biologia vascular e síndromes clínicas. Rio de Janeiro: Atheneu; 2016. Cap7. p.97-108.
2. Svenjo E, Bouskela E. Barreira endotelial: fatores que regulam sua perameabilidade.
3. da Luz PL, Libby P, Chagas ACP, Laurindo FRM. Endotélio e doenças cardiovasculares: biologia vascular e síndromes clínicas. Rio de Janeiro: Atheneu; 2016. Cap4. p.43-55.
4. Moro MA, Russel RJ, Celleck S, et al. CGMP mediates the vascular and platelet action of nitric oxide. Confirmation using an inhibitor of the soluble guanylyl cyclase. Proc Natl Acad Sci USA. 1996;93:1480-85.
5. Radmonski MW, Vallance P, Whitley G, et al. Platelet adhesion to human vascular endothelium is modulate by constitutive and cytokine induced nitric oxide. Cardiovasc Res. 1993;89:2070-78.
6. Mombouli JV, Illians S, Nagao T, et al. The potentiation of bradykinin-induced relaxations by perindoprilat in canine coronary arteries involve both nitric oxide and endothelium-derived hyperpolarizing factor. Circ Res. 1992;71(1):137-44.
7. Busse R, Edwards G, Tou MFI, et al. EDHF: bringing the concepts together. Trends in Pharmacological Science. 2002;23(8):374-80.
8. López-Ongil S, Senchak V, Saura M, et al. Superoxide regulation of endotelin-converting enzyme. J Biological Chemistry. 2000;34:26423-27.
9. Kunusch C, Medford RM. Oxidative stress as a regulator of gene expression in the vasculature. Circ Res. 1999;85:753-66.
10. Anichino-Bizzachi JM, de Paula EV. Coagulação sanguínea e endotélio. In: da Luz PL, Libby P, Chagas ACP, Laurindo FRM. Endotélio e doenças cardiovasculares: biologia vascular e síndromes clínicas. Rio de Janeiro: Atheneu; 2016. Cap11. p.159-64.

11. Favarato D, da Luz PL. Função endotelial e fatores de risco cardiovasculares. In: da Luz PL, Libby P, Chagas ACP, Laurindo FRM. Endotélio e doenças cardiovasculares: biologia vascular e síndromes clínicas. Rio de Janeiro: Atheneu; 2016. Cap34; p.537-52.

12. Laurindo FRM, In da Luz PL, Libby P, Chagas ACP, Laurindo FRM. Endotélio e doenças cardiovasculares: biologia vascular e síndromes clínicas. Rio de Janeiro: Atheneu; 2003. p.139-157.

13. Inoue M, Sato EF, Park AM. et al. Cross-talk between NO and oxyradicals, a supersystem that regulates energy metabolism and survival of animals. Free Rad Res. 2000;33(6);757-70.

14. Laurindo FRM, Leite PF. Mecanismos de síntese do óxido nítrico. In: Da Luz PL, Laurindo FRM, Chagas ACP. Endotélio e doenças cardiovasculares. São Paulo: Atheneu; 2003. p.537-52.

15. Moreira MB, Saffi MAL, Garcia-Cardña G, Libby P. O Endotélio: Coordenador da Inflamação Aguda e Crônica. In: Da Luz PL, Libby P, Laurindo FR, Chagas AC. Endotélio e doenças cardiovasculares; biologia vascular e síndromes clínicas. Rio de Janeiro: Atheneu; 2016. Cap32. p509-515.

16. Tzima E, Irani-Theran M, Kiosses WB, et al. A mechanosensory complex that mediates the endothelial response to fluid shear stress. Nature. 2005;437,426-31.

17. Wassmann S, Wassmann K, Jung A, et al. Induction of p53 by GKLF is essential for inhibition of proliferation of vascular smooth muscle cells. J Mol Cell Cardiol. 2007; 43:301-7.

18. Marchini JF, Esteves V, Lemos PA. Reparação endotelial pós-intervenções percutâneas. In: Da Luz PL, Libby P, Laurindo FR, Chagas AC. Endotélio e doenças cardiovasculares: biologia vascular e síndromes clínicas. Rio de Janeiro: Atheneu; 2016. Cap40. p623-8.

19. Shantsila E, Watson T, Lip GYH. Endothelial progenitor cells in cardiovascular disorders. J Am Coll Cardiol. 2007;49(7):741-52.

20. Eskurza I, Monahan KD, Robinson JA, Seals DR. Effect of acute and chronic ascorbic acid on flow-mediated dilatation with sedentary and physically active human ageing. J Physiol. 2004;556:315-24.

21. Ghiadoni L, Magagna A, Versari D, et al. Different effect of antihypertensive drugs on conduit artery endothelial function. Hypertension. 2003;41:1281-6.

22. Ceconi C, Francolini G, Olivares A, et al. Angiotensin converting enzyme (ACE) inhibitors have different selectivity for bradykinin binding sites of human somatic ACE. Eur J Pharmacol. 2007;577:1-68.

23. Celermajer DS, Sorensen KE, Georgakopoulos D, et al. Cigarette smoking is associated with dose-related and potentially reversible impairment of endothelium-depend dilation in healthy young adults. Circulation. 1993;88 (part I):2149-55.

24. Jaimes EA, DeMaster EG, Tian RX, Raij L. Stable compounds of cigarette smoke induce endothelial superoxide anion production via NADPH oxidase activation. Arterioscler Thromb Vasc Biol. 2004;24:1031-6.

25. Heitzer T, Just H, Munzel T. Antioxidant vitamin C improves endothelial dysfunction in chronic smokers. Circulation. 1996;94:6-9.

26. Perlstein TS, Lee RT. Smoking, metalloproteinases, ad vascular disease. Arterioscler Thromb Vasc Biol. 2006;26:250-6.

27. Mullarkey CJ, Edelstein D, Brownee M. Free radical generation by early glycation products: A mechanism for accelerated atherogenesis in diabetes. Biochem Biophys Res Commun. 1990;173:932-9.

28. Selvaraju V, Joshi M, Suresh S, Sanchez JA, Maulik N, Maulik G. Diabetes, oxidative stress, molecular mechanism, and cardiovascular disease: an overview. Toxicol Mech Methods. 2012;22:330-5.

29. Tesauro M, Schinzari F, Adamo A, et al. Effects of GLP-1 on forearm vasodilator function and glucose disposal during hyperinsulinemia in the metabolic syndrome. Diabetes Care. 2013;36:683-9.

30. Liao JK, Shin WS, Lee WY, et al. Oxidized low density lipoprotein decreases the expression of endothelial nitric oxide synthase. J Biol Chem. 1995;270:319-24.

31. Lind L. Flow-mediated vasodilation over five years in the general elderly population and its relation to cardiovascular risk factors. Atherosclerosis. 2014;237(2):666-70.

32. Feron O, Dessy C, Moniotte S, et al. Hypercholesterolemia decreases nitric oxide production by promoting the interaction of caveolin and endothelial nitric oxide synthase. J Clin Invest. 1999;103:897-905.

33. Boger RH, Sydow K, Borlak J, et al. LDL cholesterol upregulates synthesis of asymmetrical dimethylarginine in human endothelial cells: involvement of S-adenosylmethionine-dependent methyltransferases. Circ Res. 2000;87:99-105.

34. Navab M, Imes SS, Hama SY, et al. Monocyte transmigration induced by modification of low density lipoprotein in cocultures of human aortic wall cells is due to induction of monocyte chemotactic protein 1 synthesis and is abolished by high density lipoprotein. J Clin Invest. 1991;88:2039-46.

35. Van Lenten BJ, Hama SY, de Beer FC, et al. Anti-inflammatory HDL becomes pro-inflammatory during the acute phase response. Loss of protective effect of HDL against LDL oxidation in aortic wall cell cocultures. J Clin Investigation. 1995;96:2758-67.

36. Shimokawa H. Primary endothelial dysfunction: atherosclerosis. J Mol Cell Cardiol. 1999;31:23-37.

37. Harrison DG. Endothelial function and oxidant stress. Clin Cardiol. 1997;20(11 Suppl 2):II-11-7.

38. O'Carroll SJ, et al. Pro-inflammatory TNFα and IL-1β differentially regulate the inflammatory phenotype of brain microvascular endothelial cells. J Neuroinflammation. 2015;12:1-18.

39. Rajan S, Ye J, Bai S, Huang F, Guo YL. NF-κ B, but not p38 MAP Kinase, is required for TNF-α -induced expression of cell adhesion molecules in endothelial cells. J Cell Biochem. 2008;105:477-86.

40. De Keulenaer GW, Chappell DC, Ishizaka N, et al. Oscilatory and steady laminar shear stress differentially affect humans endothelial redo state: role of superoxide-producing NADPH Oxidase. Circ Res. 1998;1094-101.

41. Tabas I, García-Cardeña G, Owens GK. Recent insights into the cellular biology of atherosclerosis. J Cell Biol 2015;209(1):13-22.

42. Libby P, Ridker PM, Hansson GK. Inflammattion in atherosclerosis: from pathophysiology to practice. J Am Coll Cardiol. 2009;54(3):2129-38.

43. Ross R. Atherosclerosis: an inflammatory disease. N Eng J Med. 1999;340:115-26.

44. Forrester JS, Litvack F, Grundfest W, Hickey A. A perspective of coronary seen through the arteries of living man. Circulation. 1987;75(3):505-13.

45. Da Luz PL, Dourado PMM, Chagas ACP, Laurindo FR. Papel do endoélio na aterosclerose: formação da placa e complicações. In: Da Luz PL, Libby P, Laurindo FR, Chagas AC. Endotélio e doenças cardiovasculares; biologia vascular e síndromes clínicas. Rio de Janeiro: Atheneu; 2016, Cap. 33, p.517-36.

Capítulo 3

Coagulação e anticoagulação: conceitos básicos

Joyce M. Annichino-Bizzacchi
Cyrillo Cavalheiro Filho

Pontos-chave

- A varfarina é um medicamento anticoagulante de ampla utilização, mas apresenta limitações na prática clínica, como estreita janela terapêutica, necessidade de controle laboratorial, meia-vida longa e interação medicamentosa e alimentar. Nesse sentido, os anticoagulantes orais diretos (DOAC – do inglês *direct oral anticoagulants*) representam um avanço em todos esses aspectos, embora tenham um custo elevado.
- Os DOAC são tão eficazes quanto a varfarina, e mais seguros em relação aos sangramentos graves, principalmente em sistema nervoso central (SNC). Contudo, o sangramento gastrointestinal é maior com dabigatrana, rivaroxabana e edoxabana.
- Em situações como cirurgias de urgência, sangramentos, comprometimento agudo da função hepática ou renal, a determinação da concentração ou da atividade anticoagulante relacionada ao uso dos DOAC é muito importante, e, nesse sentido, ainda há limitações, pois exames laboratoriais específicos não estão disponíveis na prática clínica. A adesão ao tratamento com DOAC é importante, pela curta meia-vida desses medicamentos.
- O arsenal terapêutico para reversão de anticoagulação é realizado com vitamina K1 (fitomenadiona), plasma fresco congelado (PFC), complexo protrombínico, fator VIIa recombinante e antídotos específicos para DOAC.

Introdução

As indicações mais comuns de anticoagulação oral são profilaxia e tratamento do tromboembolismo venoso (TEV) e prevenção de fenômenos tromboembólicos na fibrilação atrial (FA) ou próteses cardíacas. Depois de mais de 50 anos do uso de antagonistas da vitamina K (AVK), com comprovada eficácia, a limitação de fatores como interações medicamentosa e alimentar, início de ação lento e necessidade de monitoramento rigoroso para manter a relação normalizada internacional (RNI) dentro do índice terapêutico impulsionou o desenvolvimento de novos anticoagulantes. Nesse sentido, os DOAC de trombina ou fator X ativado (Xa) avançaram ao demonstrar risco reduzido de sangramentos graves ou clinicamente relevantes, menor interação com outros medicamentos, nenhuma interação com alimentos, fácil administração, sem a necessidade de controle laboratorial, e, recentemente, disponibilidade de antídotos aprovados na prática clínica.[1,2]

A escolha do anticoagulante deve considerar: indicações aprovadas pelas autoridades regulatórias e sociedades médicas, função renal, fatores de risco, incapacidade de manter um tempo na faixa terapêutica (TTR – do inglês *therapeutic time in range*) adequado com o AVK e a preferência do paciente. Grande parte das diretrizes recentemente expressam a preferência pelos DOAC com base no benefício clínico estabelecido em estudos clínicos e de vida real.[1,2] Em alguns países, os DOAC somente são indicados quando o controle laboratorial com a varfarina não é alcançado.

Vale ressaltar que, apesar da melhora no controle do tratamento anticoagulante, as complicações hemorrágicas ainda são causa importante para internações emergenciais, principalmente de idosos.

Neste capítulo, será discutido o uso prático dos AVK, em especial a varfarina, e dos DOAC, incluindo controle e reversão da anticoagulação, contraindicações e situações especiais.

Fisiologia da hemostasia

A hemostasia é um processo fisiológico de manutenção do sangue fluido dentro dos vasos. O sangramento anormal ou a trombose podem ocorrer na presença de alterações dos componentes que participam do processo hemostático, sendo eles o endotélio, as plaquetas, os fatores e os inibidores da coagulação e a fibrinólise. Trata-se de um processo dinâmico, esquematicamente separado em fases:

- Endotelial.
- Adesão e agregação plaquetária.

- Deflagração e propagação da cascata da coagulação.
- Controle da coagulação via inibidores.
- Fibrinólise e remodelamento vascular.

O fator tecidual, responsável pela maior parte da ativação da coagulação, além de expresso nas células extravasculares, também está presente em células sanguíneas circulantes e em micropartículas. Além disso, leucócitos e eritrócitos também participam do processo de ativação da coagulação e das plaquetas.

Anticoagulantes

Os AVK e os DOAC interferem basicamente na coagulação sanguínea, sendo que os AVK reduzem a atividade de fatores e inibidores dependentes da vitamina K, e os DOAC são inibidores específicos de fatores de coagulação. Isso tem relação com o tratamento nas complicações hemorrágicas.

Antagonistas da vitamina K

Os AVK atuam pela competição com a enzima epóxi-redutase na redução da vitamina K à vitamina K reduzida. Esta última é um cofator da gamacarboxilação dos fatores II, VII, IX, X e dos anticoagulantes naturais proteína C e proteína S. Assim, a diminuição de vitamina K reduzida leva ao comprometimento da atividade dos fatores vitamina-K-dependentes. Como a proteína C é o fator com meia-vida mais curta, é o primeiro a decair após o começo da anticoagulação, podendo inicialmente levar a um estado protrombótico, sobretudo nos pacientes com deficiência de proteína C. Posteriormente, com a diminuição do fator VII, e dos outros fatores de coagulação, a ação anticoagulante se estabelece. O uso concomitante de outro anticoagulante com efeito imediato, geralmente a heparina, é necessário em situações em que a anticoagulação deva ser alcançada rapidamente, como no tratamento do TEV.[1,3]

A varfarina é o AVK mais comumente utilizado e, no Brasil, por causa do custo elevado dos DOAC, é o anticoagulante mais prescrito nas diversas indicações. O tempo necessário para que o efeito terapêutico pleno da varfarina seja alcançado é de 3 a 5 dias.

A dose da varfarina é baseada no RNI, obtido pelo tempo de protrombina (TP) elevado ao Índice de Sensibilidade Internacional (ISI), e normalmente mantido entre 2 e 3. Exceções são assistência circulatória mecânica, prótese mecânica mitral e falha de tratamento com a dose usual; nesses casos, o RNI deve estar entre 2,5 e 3,5.[1,3]

A importância do controle laboratorial é demonstrada em diversos estudos clínicos, que revelam que o sangramento e a trombose ocorrem quando os níveis do RNI estão fora dos parâmetros preestabelecidos. Contudo é importante ressaltar que complicações hemorrágicas ocorrem mesmo com RNI subterapêutico e associadas a alterações locais como fator causal.[1,3]

Os AVK têm algumas indicações exclusivas: prótese mecânica cardíaca, estenose mitral moderada/grave, insuficiência renal grave ou dialítica, síndrome do anticorpo antifosfo-lipídio (SAF), em especial o triplo positivo. A maioria das entidades nosológicas com indicação de anticoagulação deve estar com o RNI entre 2 e 3, exceto na prótese mecânica em posição mitral e na assistência mecânica, quando o RNI deve estar entre 2,5 e 3,5.

O controle da anticoagulação e a correção do RNI na ausência de sangramento podem ser realizados conforme segue:

1. RNI entre o nível terapêutico e 5: apenas corrigir a dose.
2. RNI entre 5 e 10 sem sangramento:
   - Suspender anticoagulante.
   - Administrar vitamina K (1 a 2,5 mg), via oral (VO).
   - Controlar o RNI em 24 horas.
   - Se necessário, administrar doses adicionais de vitamina K (1 a 2,5 mg), VO, até que o RNI esteja abaixo de 3,5.
   - Reiniciar com redução de 50% da dose semanal.
   - Realizar novo controle em 72 horas.
3. RNI maior que 10:
   - Observar em ambiente hospitalar, de preferência.
   - Suspender anticoagulante.
   - Administrar vitamina K (1 a 5 mg), VO.
   - Em paciente com elevado risco hemorrágico, considerar o uso de PFC.
   - Controlar o RNI em 12 horas.
   - Se não houver redução do RNI, administrar doses adicionais de vitamina K (1 a 5 mg), VO, com novo controle entre 12 e 24 horas, até que o RNI esteja abaixo de 3,5.
   - Reiniciar com redução de 50% da dose semanal.
   - Realizar novo controle em 72 horas.

Medicamentos que interferem com a via de metabolização da varfarina e o nível de vitamina K dietético ou produzido pela flora bacteriana intestinal têm impacto significativo sobre o RNI. Pacientes com deficiência de vitamina K têm maior instabilidade do RNI, uma vez que a ingesta de pequenas quantidades de vitamina K pode alterar o exame. Portanto, é de grande valia orientar os pacientes a adotar uma dieta homogênea, que pode incluir vegetais. Sempre que possível, os medicamentos com grande interação devem ser evitados, e caso isso não seja possível, o controle do RNI deve ser mais frequente. Lembrar que produtos naturais e suplementos também interferem no RNI, e este é um cuidado na anamnese, pois os pacientes muitas vezes não referem o uso desses produtos. A prática de exercícios físicos também pode levar a necessidade de aumento da dose do AVK. Fatores genéticos representados por polimorfismos nos genes *CYP2C9* e *VKORC1* também interferem na ação dos AVK, mas, na prática clínica, não há indicação de doses baseadas em farmacogenômica.[1,3]

Os pacientes devem ser orientados a realizar o RNI sempre no mesmo laboratório, pois a diferença do ISI dos *kits* empregados para mensuração do RNI leva a resultados diversos. Após 3 dias do início da varfarina, o RNI é avaliado diariamente ou a cada 2 dias. Assim que o alvo terapêutico for alcançado, os controles podem ser realizados a cada 4 a 6 semanas ou, nos pacientes com RNI muito estável, a cada 3 meses.

Na prática clínica, há grande variação interindividual, e mesmo nos pacientes com adesão adequada, o RNI pode não se estabilizar. O cálculo do TTR é efetivo para avaliar a prevenção de fenômenos tromboembólicos ou hemorrágicos em pacientes sob uso de varfarina, e idealmente deve ser mantido um TTR entre 60 e 70%. O TTR pode ser estimado pelo cálculo da fração do número de RNI dentro da faixa terapêutica dividido pelo total de testes realizados. O uso do escore SAMe-TT2R2 pode auxiliar na identificação de pacientes com mais chance de manter um TTR adequado.[1,3,4]

Serviços especializados no acompanhamento desses pacientes levam a um controle muito mais adequado e favorecem a adesão ao tratamento. O uso de monitores portáteis é muito interessante, uma vez que: o ISI da tromboplastina utilizada nas tiras de medida do RNI é 1, a amostra de sangue é adquirida por punção digital e o autocontrole e o automonitoramento podem ser instituídos com maior facilidade. Contudo, nos dois últimos casos, é necessário treinar o paciente.

O fator mais importante para o risco de sangramento é a intensidade da anticoagulação, que aumenta com RNI acima de 5. O antecedente de sangramento grave é o fator pessoal mais relevante. Contudo, outros fatores como idade avançada, câncer, insuficiência renal ou hepática, hipertensão arterial, angiodisplasia, antecedente de acidente vascular cerebral (AVC) e uso concomitante de antiagregantes plaquetários também são relevantes para o sangramento. Quando o sangramento tem origem no trato gastrointestinal ou urinário, a presença de lesão local deve sempre ser considerada.[1,3]

DOAC

Os DOAC ligam-se diretamente ao alvo específico, sem a necessidade de um cofator, como a antitrombina. As indicações para uso do DOAC são o tratamento do TEV, incluindo pacientes com câncer, profilaxia de trombose em próteses de joelho e quadril, e para a profilaxia de embolia na FA não valvular.[2,5]

Estes medicamentos atualmente são considerados como primeira escolha na maioria das indicações quando comparados aos AVK, em virtude da maior segurança em relação aos sangramentos, principalmente cerebral, e das facilidades na prática clínica. Praticamente não há interação com alimentos e esta é pequena com medicamentos. Pela ampla janela terapêutica e ação anticoagulante mais previsível, não há a necessidade de monitoramento laboratorial.[2,5] Contudo, em determinadas situações, é necessário avaliar a atividade anticoagulante e, eventualmente, a sua quantificação, como na presença de sangramento espontâneo moderado/grave ou cirurgias emergenciais e em eventos trombóticos. Discute-se a avaliação laboratorial em paciente com agravamento agudo da insuficiência renal ou hepática sob uso de medicamentos que podem alterar consideravelmente a concentração do DOAC, e naqueles com pesos extremos. No entanto, os testes de coagulação de rotina não refletem com precisão o efeito anticoagulante dos DOAC, há influência dos reagentes, que é variável entre os diferentes laboratórios, e do tempo decorrido entre a coleta da amostra e a última ingestão do fármaco. Além disso, não há um *cutoff* que

defina o risco de sangramento ou trombose, pois não há uma relação linear clínico-laboratorial. Também não há estudos clínicos com nível de evidência para definição de condutas de acordo com o resultado dos exames.[2,5,6] Os testes utilizados estão descritos na Tabela 1.

Tabela 1 Métodos de coagulação e anticoagulantes orais diretos (DOAC)

	Dabigatrana	Apixabana	Rivaroxabana	Edoxabana
Nível plasmático máximo – Horas pós-administração	2	1-4	2-4	1-2
Nível plasmático mínimo – Horas pós-administração	12-24	12-24	16-24	12-24
TP	↑ Não usado	↑ Não usado	↑↑ Associação clínica	↑ ?
RNI	Não usado	Não usado	Não usado	Não usado
TTPa	↑↑ Associação clínica	Não usado	Não usado	Não usado
ECT	Sensível	-	-	-
TT	↑↑↑↑ Associação clínica	-	-	-
dTT	Sensível	-	-	-

dTT: tempo de trombina diluído; ECT: tempo de coagulação de ecarina; RNI: relação normalizada internacional; TP: tempo de protrombina; TT: tempo de trombina; TTPa: tempo de tromboplastina parcial ativado.
Fonte: Steffel et al., 2018[2].

Os estudos clínicos mostraram que a dispepsia é mais comum com o uso da dabigatrana e que o sangramento gastrointestinal foi mais prevalente com dabigatrana, rivaroxabana e edoxabana. Portanto, a apixabana é mais interessante para uso em pacientes com queixas gastrointestinais.[2,5,7,8] A decisão sobre o melhor DOAC é baseada em idade, função renal, peso e outras comorbidades.[7,8] O uso de inibidores de bomba de prótons (IBP) pode ser considerado em pacientes com história de sangramento gastrointestinal ou úlcera, ou naqueles com indicação de terapia antiagregante simultaneamente.[2,5]

Apesar das vantagens práticas dos DOAC, os pacientes devem ser avaliados 1 mês após o início do tratamento, e depois a cada 3 a 6 meses, dependendo do risco de alterações que indiquem mudanças na anticoagulação. Nesse sentido, os pacientes devem estar bem orientados quanto a fatores clínicos, uso de outros medicamentos incluindo antiagregantes e anti-inflamatórios, e sobre a adesão, uma vez que a meia-vida dos DOAC é curta.[2,5]

Pacientes com alteração de função renal devem ser monitorados a cada 3 a 6 meses. Testes de função hepática e hemograma podem ser realizados anualmente.[2,5] Alterações das doses preconizadas somente devem ser instituídas quando baseadas nos resultados obtidos em grandes estudos de fase III.

É importante ressaltar que ainda há muitas situações específicas, em que não há uma definição de conduta com esses medicamentos, seja por falta de estudos ou porque esses pacientes foram excluídos dos estudos clínicos. O *website* www.NOACforAF.eu, apesar de específico para pacientes com FA, apresenta um avanço nesse sentido.

Como não foram estabelecidas segurança e eficácia dos DOAC em mulheres gestantes e lactantes, e em estudos com animais demonstrou-se que eles atravessam a barreira placentária e são secretados no leite materno, esses medicamentos não devem ser indicados nessas condições.[2,5]

A Tabela 2 apresenta as principais características dos DOAC.

Tabela 2 Principais características dos anticoagulantes orais diretos (DOAC)

	Dabigatrana	Rivaroxabana	Apixabana	Edoxabana
Mecanismo de ação	Inibidor de trombina	Inibidor Xa	Inibidor Xa	Inibidor Xa
Pico de ação (h)	0,5-2	2-4	3-4	1-2
Biodisponibilidade (%)	6	80-100	50	62
Ligação a proteínas plasmáticas (%)	35	92	87	55
Eliminação renal (%)	80	33	25	35
Monitoração laboratorial	TTPa, TT, dTT, ECT	TP Anti-Xa	TP Anti-Xa	TP Anti-XA
Tolerabilidade gastrointestinal	Dispepsia	Boa	Boa	Boa
Ingestão de alimentos	Não	Sim	Não	Não

dTT: tempo de trombina diluído; ECT: tempo de coagulação de ecarina; TP: tempo de protrombina; TT: tempo de trombina; TTPa: tempo de tromboplastina parcial ativado; Xa: fator X ativado.
Fonte: Steffel et al., 2018[2].

Dabigatrana

O etexilato de dabigatrana é um pró-fármaco rapidamente metabolizado pelo fígado, transformando-se em um composto ativo que se liga de forma competitiva e reversível ao sítio ativo da trombina solúvel e a ligada à fibrina.[9] A dabigatrana é absorvida pelo trato gastrointestinal, com pico de ação entre 1-2 horas e uma meia-vida de 12-17 horas, com 80% de excreção renal e 20% fecal. A biodisponibilidade absoluta da dabigatrana após administração oral é de aproximadamente 6,5%.[2,5,9]

A integridade da cápsula de dabigatrana deve ser sempre preservada para evitar um aumento da biodisponibilidade. Portanto, não deve ser macerada para administração oral ou por sonda nasogástrica, pois há um aumento do risco hemorrágico.[2,5,9]

Por não se ligar a outras proteínas, é o único dos DOAC que tem resultados com a diálise.[2,5,9]

A dabigatrana é eliminada principalmente na forma inalterada na urina e não deve ser prescrita a pacientes com *clearance* de creatinina inferior a 30 mL/min.[2,5,9]

Apesar de poucas interações medicamentosas, não é indicado seu uso concomitante com quinidina, cetoconazol sistêmico, tacrolimo e ciclosporina, fortes inibidores da ga-P. Deve-se evitar a associação com amiodarona, dronedarona, verapamil, ritonavir, claritromicina, rifampicina, fenitoína e carbamazepina.[2,5]

Existe uma estreita correlação entre as concentrações plasmáticas de dabigatrana e o grau do efeito anticoagulante. A avaliação qualitativa da atividade anticoagulante é determinada pelo tempo de tromboplastina parcial ativado (TTPa) ou pelo tempo de trombina (TT). O TTPa apresenta uma relação curvilínea, e a relação após 12 horas da última dose é, em média, 1,5 vez o controle; se for superior a 2, pode estar associado a um elevado risco de hemorragia. Um TTPa normal praticamente exclui a presença de quantidades significativas da dabigatrana. O TT é um teste com elevada sensibilidade e é útil para confirmar a ausência de atividade anticoagulante da dabigatrana.

O tempo de coagulação de ecarina (ECT) e o tempo de trombina diluído (dTT), embora não estejam facilmente disponíveis, permitem uma avaliação quantitativa da dabigatrana. Quando o ECT excede 3 vezes o valor normal, após 12-24 horas da ingestão da última dose do medicamento, sugere um elevado risco de hemorragia. O dTT (*Hemoclot*) apresenta uma relação linear com a dabigatrana e, se superior a 65 segundos após 12-24 horas da ingestão da última dose, também indica um alto risco hemorrágico. Um TTPa normal praticamente exclui a presença de quantidades significativas da dabigatrana, mas o grau de elevação não necessariamente se correlaciona com o grau de sangramento/anticoagulação (ver Tabela 1).[6,9]

Rivaroxabana

A rivaroxabana inibe seletivamente o fator Xa livre e associado ao coágulo e, consequentemente, o complexo protrombinase. O pico plasmático se dá de 2-4 horas após a ingestão da droga, com duração de 24 horas e meia-vida de 5-9 horas em indivíduos jovens saudáveis, e de 11-13 horas em indivíduos idosos saudáveis. A absorção oral da rivaroxabana é quase completa com elevada biodisponibilidade (80-100%).[2] Apesar de não ter interação alimentar, doses acima de 15 mg não devem ser ingeridas em jejum.

A ligação às proteínas plasmáticas é alta, sendo a albumina sérica a principal ligante.[2,5] Aproximadamente 65% da dose tem degradação metabólica, sendo igualmente eliminados por via renal ou fecal. Os outros 35% são excretados inalterados pelos rins, sendo o composto mais importante no plasma.[2,5] A rivaroxabana é contraindicada em pacientes com *clearance* de creatinina < 15 mL/min, e usada com cautela naqueles com *clearance* entre 15-30 mL/min.[2] Pacientes com cirrose hepática Child Pugh B e C não devem fazer uso de rivaroxabana, pelo aumento da concentração plasmática do medicamento.[2]

Apesar da baixa interação medicamentosa, a rivaroxabana não é recomendada em pacientes recebendo tratamento sistêmico com antimicóticos azólicos, ritonavir, rifamicina, fenitoína e carbamazepina. Também deve-se evitar o uso concomitante de claritromicina.[2,5]

A avaliação laboratorial inclui o TP, influenciado pela rivaroxabana de um modo dose-dependente, com uma correlação estreita com as concentrações plasmáticas se for usado o reagente Neoplastin® (tromboplastina liofilizada obtida a partir de cérebro de coelho) (ver Tabela 1). Contudo, a maior parte dos serviços não tem esse reagente específico. Como o prolongamento do TP é observado em paralelo ao pico de ação, exceto nesse período, os valores do TP geralmente estão normais. De qualquer forma, o TP – e não o RNI – pode ser utilizado como um guia, pois um teste normal praticamente exclui a presença de quantidades de rivaroxabana no plasma. O teste que avalia a concentração plasmática é o anti-Xa, desde que calibrado especificamente para a rivaroxabana (ver Tabela 1).[2,5,6]

Apixabana

A apixabana é um inibidor direto e reversível do fator Xa livre e ligado ao trombo. Este fármaco apresenta uma biodisponibilidade oral de cerca de 50%, um início de ação rápido, com um pico de ação após 3-4 horas da sua administração, e uma meia-vida de aproximadamente 12 horas. A apixabana apresenta uma elevada ligação às proteínas plasmáticas (87%).[2,5]

A excreção renal da apixabana é de 27%, e a eliminação pelas fezes é de 70%, o que torna a droga mais segura para pacientes com insuficiência renal.[2,5] A insuficiência renal não teve efeito evidente sobre a relação entre a concentração plasmática de apixabana e a atividade anti-Xa. Nenhum ajuste de dose é necessário em pacientes com insuficiência renal leve ou moderada, e deve ser usada com cautela em pacientes com insuficiência renal grave. Pela experiência clínica limitada em pacientes com *clearance* de creatinina < 15 mL/min e dados limitados de pacientes submetidos à diálise, a apixabana não é recomendada para esses pacientes.[7,8] Também não é recomendada a pacientes com insuficiência hepática grave (Child Pugh C).

A inibição do fator Xa prolonga o TP de forma leve e com elevado grau de variabilidade, não sendo útil na prática, exceto para exclusão de um efeito anticoagulante (ver Tabela 1).

Edoxabana

A edoxabana é um inibidor direto e reversível, altamente seletivo do fator Xa livre e ligado. A edoxabana atinge o pico de ação em 1-2 horas. A biodisponibilidade é de aproximadamente 62%. A ligação às proteínas plasmáticas é de aproximadamente 55%. A edoxabana é metabolizada por hidrólise, mas a forma inalterada de edoxabana é a forma predominante no plasma.[2,5]

A meia-vida é de 10-14 horas, sendo 50% eliminada por via renal e 50% pela via biliar/intestinal. A edoxabana é contraindicada em pacientes com *clearance* de creatinina de abaixo de 15 mL/min, e a dose deve ser reduzida para 30 mg naqueles com *clearance* de 15-50 mL/min.[2-5]

A dose reduzida de edoxabana é indicada em pacientes com peso corporal inferior a 60 kg e com uso concomitante com ciclosporina, dronedarona, eritromicina ou cetoconazol. O perfil da edoxabana é o mesmo que a rivaroxabana em relação aos medicamentos que podem promover alterações na concentração da droga.[2,5]

A edoxabana é contraindicada em pacientes com comprometimento hepático grave (Child Pugh C).[2,5]

A inibição do fator Xa prolonga o TP de forma leve e com elevado grau de variabilidade, não sendo útil na prática, exceto para exclusão de um efeito anticoagulante. A avaliação da concentração é realizada pelo anti-Xa calibrado especificamente com a edoxabana (ver Tabela 1).[2,6]

Medicamentos e componentes hemoterápicos para reversão da anticoagulação

O arsenal terapêutico para reversão da anticoagulação com varfarina é composto por vitamina K1 (fitomenadiona), PFC, complexo protrombínico e fator VIIa recombinante. No caso dos DOAC, a vitamina K não é indicada, e há antídotos como o idarucizumabe para a dabigatrana, e andexanete alfa para os inibidores de Xa.

Vitamina K

A vitamina K1 é a forma reduzida da vitamina K e propicia a produção de fatores vitamina-K-dependentes, a despeito da presença do AVK.[1,3]

A administração da vitamina K1 pode ser realizada por via endovenosa (EV) ou VO. Doses orais de vitamina K1 são absorvidas principalmente na porção média do intestino delgado. A biodisponibilidade sistêmica após administração oral é de aproximadamente 50%, com grande variação individual. O início da ação ocorre aproximadamente de 1-3 horas após a administração EV, e de 4-6 horas após a administração VO.

A ampola da vitamina K1 deve ser protegida da luz, devendo ser armazenada em temperatura inferior a 25 °C, e há risco de reações anafiláticas relacionadas aos componentes da preparação, as quais podem ser controladas pela diluição em soro fisiológico e infusão em 20 minutos, ou pelo uso de vitamina K sem componentes que promovam tal reação.

Plasma fresco congelado

O PFC é obtido por meio de centrifugação a partir de uma bolsa de sangue total. Cada unidade contém, em média, 200-250 mL e é constituída de proteínas e fatores coagulantes e anticoagulantes.

A dose é muito variável – normalmente entre 10-20 mL/kg, com tempo máximo de infusão de 4 horas – e depende da situação clínico-cirúrgica do paciente.[1,3]

No caso dos AVK, o PFC propicia a reposição de fatores com atividade normal até que a ação do anticoagulante seja revertida. No caso dos DOAC, os fatores X ou trombina transfundidos serão inibidos pelo anticoagulante e, por esse motivo, o efeito de reversão da anticoagulação do PFC é pratica-mente desprezível, e deve ser considerado como um expansor de volume.

Embora o risco transfusional de transmissão de hepa-tites e HIV tenha diminuído significativamente nas últimas décadas, podem ocorrer reações alérgicas, lesão pulmonar aguda associada à transfusão (Trali), sobrecarga volumétri-ca ou hipotensão pela presença de cininas vasoativas em seu conteúdo.

Concentrado de complexo protrombínico

Os concentrados de complexo protrombínico (CCP) con-têm fatores vitamina K-dependentes em uma concentração 25 vezes maior que a do plasma e são classificados em com-postos de 3 ou 4 fatores, de acordo com a presença do fator VII (FVII), podendo ou não ser ativados. Quando compara-dos ao PFC, são mais eficazes, por sua rápida ação, em peque-no volume, sem risco de sobrecarga volêmica, com preparo e infusão imediatos. O risco de transmissão de agentes infec-ciosos também é menor, pela inativação viral. As complica-ções tromboembólicas devem ser lembradas no momento de sua utilização, especialmente naqueles ativados.[2,11]

Assim, diversas diretrizes os colocam como primeira es-colha para correção emergencial da anticoagulação e sangra-mento induzido pelos AVK. Resultados satisfatórios na cor-reção do sangramento grave pelos DOAC foram relatados, mas com a disponibilidade de antídotos específicos, o uso dos CPP deve ser cada vez menor. Os CPP são preferíveis ao rFVIIa, visto que há poucos estudos disponíveis e pelo custo elevado do último.[2]

Apesar de variações entre as diretrizes das diversas so-ciedades nacionais e internacionais, a dose para reversão dos AVK em geral é de 25-50 U/kg, sendo necessários níveis plas-máticos médios de cada fator de 30-40% do normal para que a hemostasia ocorra de forma correta. Esses níveis equivalem a um RNI < 1,5, e cada unidade de complexo protrombínico por kg de peso eleva os fatores plasmáticos em 1-2%.[1,3,11]

O efeito do CCP na reversão da anticoagulação é espe-rado de 30-40 minutos após sua administração. O controle é realizado pelo RNI, mas vale ressaltar que este pode ser cor-rigido sem reversão do quadro hemorrágico, e vice-versa. A administração da mesma dose pode ser repetida a cada 6-12 horas, ou enquanto forem mantidas as alterações laborato-riais em presença de distúrbios hemorrágicos.[1,3,11]

Há uma indicação de administração concomitante de 5-10 mg de vitamina K EV (diluída em um mínimo de 50 mL e administrada no mínimo em 30 minutos), uma vez que a meia-vida do FVII é de cerca de 6 horas e, assim, garante-se a manutenção dos níveis plasmáticos dos fatores de coagula-ção, evitando-se o aumento "rebote" do RNI 12-24h após a administração do CCP.[11]

Para a reversão do sangramento em pacientes sob uso de DOAC, está indicada a dose de CCP de 50 U/kg, com um acréscimo de 25 U/kg de acordo com a evolução clínica. A dose de 50 U/kg, com um máximo de 200 U/kg/dia de CCP,

pode ser indicada, mas não há estudos demonstrando supe-rioridade em relação ao CCP.[2,10,11]

Fator VIIa recombinante

O fator VII ativado recombinante tem sido utilizado em várias complicações hemorrágicas com grande eficácia e sem apresentar efeitos adversos relevantes. Em circunstâncias es-peciais, é também utilizado para reversão de anticoagulação com AVK com sangramento grave.[11] Raramente é indicado nos sangramentos com risco de morte sob uso de DOAC, na dose de 90 mcg/kg.[2]

A posologia preconizada varia de 15 a 120 mcg/kg infun-didos via EV a cada 2 a 6 horas, conforme a evolução clínica e o controle do sangramento. A infusão em *bolus* é a preco-nizada, devendo-se evitar a infusão contínua.[2,10,11]

Idarucizumabe

O idarucizumabe é um anticorpo humanizado que se liga a dabigatrana rapidamente e reverte seu efeito sem aumento da geração de trombina.[12]

O idarucizumabe no estudo REVERSE-AD mostrou re-versão completa e imediata da atividade anticoagulante em quase todos os pacientes com dabigatrana e sangramentos com risco de morte ou com necessidade de cirurgia de ur-gência. Atualmente, é considerada a terapia de eleição nes-sas situações. Não se mostrou um efeito protrombótico com essa medicação.[12]

A dose total de 5 g é administrada por via EV em 2 *bo-lus* de 2,5 g, com intervalo de 15 minutos. Os seguimentos clí-nico e laboratorial podem indicar a necessidade de repetição da dose, em raras exceções, como na insuficiência renal gra-ve ou em caso de overdose.[12]

Andexanete-alfa

O andexanete-alfa é um fator Xa modificado sem efeito coagulante. O estudo ANEXXA-4 está em andamento e ava-lia apenas pacientes em uso de inibidores de Xa e sangramen-to com risco de morte. Os resultados mostraram eficácia quanto à reversão do sangramento e da anticoagulação, mas alguns casos de trombose foram observados. Contudo, isso foi associado à demora na reintrodução da anticoagulação ou à doença de base.[13]

A dose é dependente do tipo e do tempo da última to-mada do anticoagulante. Para a rivaroxabana com última to-mada superior a 7 horas e para a apixabana, é indicado 400 mg em *bolus* seguido de infusão contínua de 480 mg em 2 horas (4 mg/min). Para a rivaroxabana com tomada há me-nos de 7 horas e edoxabana, é indicada uma dose inicial de 800 mg em *bolus*, seguida de infusão contínua de 960 mg em 2 horas (8 mg/min). Os seguimentos clínico e laboratorial devem ser indicados.[2,13]

Esse medicamento está em fase de aprovação em diver-sos países.

Manejo do paciente anticoagulado para procedimentos cirúrgicos

Os pacientes submetidos à terapia anticoagulante apresentam, com alguma frequência, necessidade de reversão da anticoagulação decorrente de circunstâncias cirúrgicas, traumáticas ou de doença de base que os levaram a uma situação de risco.

No preparo dos pacientes que serão submetidos a tratamento clínico e/ou cirúrgico, requisitos quanto ao estado hemostático e os níveis hematimétricos adequados devem ser preenchidos. Aqueles com alto risco trombótico e/ou hemorrágico devem ser identificados e observados com maior cuidado. Relatos de sangramentos ocasionais e repentinos não são incomuns, assim como de fenômenos trombóticos decorrentes das terapias anticoagulantes e sua reversão em momentos críticos, respectivamente.

Pacientes que serão submetidos a procedimentos menores não necessitam suspender a anticoagulação, e naqueles em que houver interrupção, a ponte não é necessária, exceto na prótese mecânica cardíaca.[14]

No caso de cirurgias ou procedimentos invasivos eletivos com riscos hemorrágico e trombótico moderados, a anticoagulação com varfarina deve ser interrompida 5 dias antes e substituída por heparina, de preferência de baixo peso molecular, quando o RNI estiver abaixo de 2. A heparina deve ser suspensa 12-24 horas antes do procedimento e reiniciada 6 horas após o procedimento, junto com o AVK. A heparina será retirada quando o RNI estiver dentro da faixa terapêutica.[1,3]

A utilização de ponte com heparina não está indicada com o uso dos DOAC, em razão de suas propriedades farmacocinéticas e farmacodinâmicas previsíveis. Para pacientes com uso dos inibidores de Xa e com função renal normal, a suspensão deve ser realizada 24 ou 48 horas antes do procedimento com baixo ou elevado risco hemorrágico, respectivamente. No caso de *clearance* de creatinina inferior a 30 mL/min, a suspensão deve ser feita 36 ou 48 horas antes do procedimento com baixo ou elevado risco hemorrágico, respectivamente. Os pacientes em uso de dabigatrana devem suspender o medicamento entre 24-48 horas para procedimentos com risco hemorrágico baixo, de acordo com a função renal. Nos procedimentos com risco hemorrágico elevado, a suspensão deve ser feita 48-72 horas com *clearance* superior a 50 mL/min, ou após 96 horas naqueles com *clearance* inferior a 50 mL/min.[2,5]

O DOAC pode ser reiniciado em 6-8 horas após a intervenção, quando o risco hemorrágico é baixo, com uma hemostasia adequada. Há situações em que retomar o DOAC nas primeiras 48-72 horas pode representar um risco hemorrágico superior ao risco tromboembólico. Quando o risco tromboembólico é muito alto, pode-se instituir profilaxia com heparina fracionada 6 a 8 horas após a intervenção, retornando o uso do DOAC em 48-72 horas.[2,5]

No caso de cirurgias com elevado risco hemorrágico em paciente com alto risco trombótico, iniciar heparina não fracionada 24 horas após o procedimento, via EV, na dose de 10-15 UI/kg/h, mantendo a relação do TTPa entre 1,7-2,5. A heparina deve ser suspensa 2 horas antes do procedimento e reinstituída 6 horas após o procedimento. A anticoagulação oral deve ser reiniciada quando o risco hemorrágico estiver sob controle.[1-3,5]

Manejo do sangramento em pacientes sob uso de anticoagulantes

O sangramento deve ser classificado em leve, moderado/grave e com risco de morte para condutas apropriadas, e medidas gerais devem ser inicialmente analisadas:

- Hora da última dose.
- Origem e gravidade do sangramento.
- Mudanças nas condições clínicas: idade, peso, *clearance* de creatinina, função hepática.
- Uso de medicamentos que podem ter interação ou que interferem com a função plaquetária.

Testes laboratoriais incluem avaliação da hemoglobina, hematócrito, contagem plaquetária, função renal e hepática; para os AVK, o RNI. Para a dabigatrana, o TTPa; para a rivaroxabana, o TP; ou testes mais específicos como dTT para a dabigatrana e anti-Xa calibrados para os inibidores de Xa. A maior parte desses testes específicos não está disponível na prática clínica.

Sangramento leve

Epistaxe e gengivorragia podem ser tratadas com medidas locais, com antifibrinolíticos. Em casos recorrentes, uma causa local deve ser investigada. Os fatores responsáveis pelo sangramento devem ser corrigidos sempre que possível.[1-3,5]

Nos pacientes em uso de AVK e RNI acima do nível terapêutico, suspender o anticoagulante e administrar vitamina K (1-10 mg), EV. Podem-se administrar doses adicionais de acordo com a evolução clínico-laboratorial. O PFC somente deve ser administrado em situações estritamente necessárias.[1-3]

Pelo fato dos DOAC apresentarem uma curta meia-vida, a hemostasia será restabelecida em 12-24 horas após a suspensão de uma única dose, que na maior parte dos casos é suficiente para melhora do quadro.[2,5]

Sangramento moderado/grave sem risco de morte

Além das medidas como compressão local, hemostasia cirúrgica ou endoscópica, pode ser necessária a transfusão sanguínea e a reposição de fluidos. Procedimentos diagnósticos específicos devem ser realizados prontamente, como a endoscopia digestiva. O uso de antifibrinolíticos ou desmopressina pode ser avaliado no caso de associação com coagulopatia ou trombopatia. O ácido tranexâmico mostrou resultados favoráveis no sangramento associado ao trauma em pacientes sob anticoagulação com DOAC (Tabela 3).[1-3,5]

O AVK deve ser suspenso, com administração de vitamina K (1-10 mg), via EV, com doses adicionais, se necessário. A transfusão de CCP é indicada, mas o PFC, apesar de mais lento, também é efetivo. Excepcionalmente, é indicado o concentrado de fator VIIa recombinante.[1-3]

Caso os DOAC tenham sido ingeridos em um período de 2-4 horas, a lavagem gástrica e o carvão ativado podem reduzir a absorção. Uma diurese adequada é importante para todos os DOAC, particularmente para a dabigatrana. A diálise pode ser indicada nos casos de insuficiência renal grave sob uso de dabigatrana, quando não há disponibilidade dos antídotos.[2,5,9] Dependendo da evolução clínica, pode-se indicar os antídotos, e caso não disponíveis, o CPP e excepcionalmente o fator VIIa recombinante. O antídoto para os inibidores de fator Xa ainda estão em aprovação (Tabela 3).[2,5]

Sangramento com risco de morte

Além de todas as medidas de suporte descritas para o sangramento grave sem risco de morte, a reversão imediata do efeito anticoagulante é obrigatória. Assim, no caso dos DOAC, o uso de antídotos é muito importante, pela efetividade e rapidez na correção da coagulação. Para os AVK, a disponibilidade de CPP é crítica, pela rápida recuperação da coagulação sanguínea.[1-3,5,9]

Situações especiais em pacientes anticoagulados

Após um isquêmico (AVCi) em paciente sob anticoagulação, esta é suspensa e deve ser reiniciada 1-12 dias após o evento, com base na gravidade e em outros fatores clínicos. Avaliações por imagem devem ser repetidas para determinar o início da anticoagulação em pacientes com AVCi extenso e risco de transformação hemorrágica.[15]

Já no caso de sangramento em SNC, a anticoagulação pode ser reiniciada em 4-8 semanas, se a causa do sangramento foi resolvida.[16]

Minimizar ou eliminar os fatores de risco controláveis, como hipertensão arterial, aneurismas intracranianos e úlceras gastrointestinais, é fundamental para reduzir o risco de sangramento. A suspensão permanente do anticoagulante após um episódio hemorrágico é rara.[1-3,5]

Apesar de quedas serem uma preocupação no paciente anticoagulado, não há evidências que essa condição aumente o risco de sangramento. Portanto, a anticoagulação somente deve ser suspensa em situações incontroláveis e graves, por exemplo, na epilepsia.[16]

Uso concomitante de antiplaquetários

Aproximadamente 5-15% dos pacientes com FA sob anticoagulação terão algum evento isquêmico miocárdico com indicação de colocação de *stent* coronariano. Uma metanálise recente avaliou essa situação frente ao uso dos DOAC. Nos pacientes de baixo risco hemorrágico, a tripla terapia pode

Tabela 3		
	Dabigatrana	**Rivaroxabana, apixabana, edoxabana**
Sangramento grave	Medidas locais	
	Reposição de volume	
	CH, se necessário	
	Concentrado de plaquetas, se número < 60.000/mm³	
	PFC como expansor	
	Desmopressina – coagulopatia ou trombopatia – 0,3 mcg/kg, EV, máx. 20 mcg	
	Ácido tranexâmico – 1 g, EV; repetir em 6 h, se necessário	
	Estimar níveis normais no plasma: • Função renal normal: 12-24 h • ClCr 50-80 mL/min: 24-36 h • ClCr 30-50 mL/min: 36-48 h • ClCr < 30 mL/min: > 48 h • Manter diurese • Avaliar idarucizumabe	Estimar níveis normais no plasma: 12-24 h
Sangramento com risco de morte	Todos os anteriores	Todos os anteriores
	Idarucizumabe: 5 g, EV, em 2 doses em *bolus* de 2,5 g, com intervalo de até 15 min	Andexanete-alfa*: *bolus* em 15-30 min, seguido de infusão contínua em 2 h
		Rivaroxabana (última tomada > 7 h) e apixabana: 400 mg em *bolus*, 480 mg (4 mg/min)
		Rivaroxabana (última tomada < 7 h) e edoxabana: 800 mg em *bolus*, 960 mg (8 mg/min)
	CPP 50 U/kg, com adicional de 25 U/kg, se necessário	
	CPPa 50 U/kg, máximo de 200 U/kg/dia	

CH: concentrado de hemácias; ClCr: *clearance* de creatinina; CPP: concentrado de complexo protrombínico.
* Andexanete-alfa está em fase de aprovação para uso clínico.
Fonte: Steffel et al., 2018.[2]

ser indicada por 6 meses, seguida de mais 6 meses de dupla terapia. Naqueles com alto risco hemorrágico, esse tempo deve ser alterado para 1 mês e 11 meses, respectivamente.[17]

Deve-se evitar o plasugrel ou o ticagrelor, exceto quando estritamente necessário, pelo maior risco hemorrágico e poucos estudos disponíveis.[18]

Resumo

Os AVK e os DOAC são medicamentos eficazes para a anticoagulação oral. Os DOAC representam um avanço por: não necessitarem monitoração; terem ampla janela terapêutica e farmacocinética previsível; apresentarem poucas interações alimentares e medicamentosas; terem rápido início de ação; serem administrados em doses fixas; e ter disponibilidade de antídotos.

Os pacientes em uso de terapia anticoagulante podem apresentar necessidade de reversão da anticoagulação, como em decorrência de circunstâncias cirúrgicas, traumáticas ou de doença de base, que os colocam em uma situação de risco. É necessário estratificar o risco trombo-hemorrágico do paciente e, assim, decidir qual a melhor estratégia a ser adotada nessas situações.

Apesar dos DOAC não necessitarem de monitoração laboratorial, em certas situações, exames laboratoriais que tenham uma correlação com a atividade anticoagulante são importantes para maior segurança quanto às condutas clínicas. Nesse sentido, esse é um fator limitante no uso prático dos DOAC.

Referências bibliográficas

1. Kirchhof P, Benussi S, Kotecha D, ESC Guidelines for the management of atrial fibrillation developed in collaboration with EACTS. Eur Heart J. 2016;37:2893-962.
2. Steffel J, Verhamme P, Potpara TS, Albaladejo P, Antz M, Desteghe L, et al. The 2018 European Heart Rhythm Association Practical Guide on the use of non-vitamin K antagonist oral anticoagulants in patients with atrial fibrillation. Eur Heart J. 2018;39(16):1330-93.
3. Ageno W, Gallus AS, Wittkowsky A, Crowther M, Hylek EM, Palareti G. Oral anticoagulant therapy: Antithrombotic therapy and prevention of thrombosis – 9th ed: American College of Chest Physicians Evidence-Based Clinical Practice Guidelines. Chest. 2012;141(Suppl):e44S-e88S.
4. Apostolakis S, Sullivan RM, Olshansky B, Lip GY. Factors affecting quality of anticoagulation control among patients with atrial fibrillation on warfarin: the SAMe-TT(2)R(2) score. Chest. 2013;144:1555-63.
5. Fontana P, Robert-Ebadi H, Bounameaux H, Boehlen F, Righini M. Direct oral anticoagulants: a guide for daily practice. Swiss Med Wkly. 2016;146:w14286.
6. Weitz JI, Eikelboom JW. Urgent need to measure effects of direct oral anticoagulants: table. Circulation. 2016;134:186-8.
7. Diener HC, Aisenberg J, Ansell J, Atar D, Breithardt G, Eikelboom J, et al. Choosing a particular oral anticoagulant and dose for stroke prevention in individual patients with non-valvular atrial fibrillation: part 1. Eur Heart J. 2017;38(12):852-9.
8. Diener HC, Aisenberg J, Ansell J, Atar D, Breithardt G, Eikelboom J, et al. Choosing a particular oral anticoagulant and dose for stroke prevention in individual patients with non-valvular atrial fibrillation: part 2. Eur Heart J. 2017;38(12):860-8.
9. Ganetsky M, Babu KM, Salhanick SD, Brown RS, Boyer EW. Dabigatran: review of pharmacology and management of bleeding complications of this novel oral anticoagulant. J Med Toxicol. 2011;7(4):281-7.
10. Tomaselli GF, Mahaffey KW, Cuker A, Dobesh PP, Doherty JU, Eikelboom JW, et al. 2017 ACC expert consensus decision pathway on management of bleeding in patients on oral anticoagulants: a report of the American College of Cardiology Task Force on Expert Consensus Decision Pathways. J Am Coll Cardiol. 2017;70(24):3042-67.
11. Abreu EMF, Oliveira LSG, Menezes PMB, Jorge JC. O concentrado de complexo protrombínico e suas aplicações na sala de cirurgia. Rev Med Minas Gerais. 2014;24:S37-S48.
12. Pollack CV Jr., Reilly PA, Eikelboom J, Glund S, Verhamme P, Bernstein RA, et al. Idarucizumab for dabigatran reversal. N Engl J Med. 2015;373:511-20.
13. Connolly SJ, Milling TJ, Eikelboom JW, Gibson M, Curnutte JT, Gold A, et al. Andexanet Alfa for acute major bleeding associated with factor Xa inhibitors. N Engl J Med. 2016;375:1131-41.
14. Douketis JD, Spyropoulos AC, Kaatz S, Becker RC, Caprini JA, Dunn AS, et al. BRIDGE Investigators. Perioperative bridging anticoagulation in patients with atrial fibrillation. N Engl J Med. 2015;373:823-33.
15. Nielsen PB, Larsen TB, Skjoth F, Gorst-Rasmussen A, Rasmussen LH, Lip GY. Restarting anticoagulant treatment after intracranial hemorrhage in patients with atrial fibrillation and the impact on recurrent stroke, mortality, and bleeding: a nationwide cohort study. Circulation. 2015;132:517-25.
16. Banerjee A, Clementy N, Haguenoer K, Fauchier L, Lip GY. Prior history of falls and risk of outcomes in atrial fibrillation: the Loire Valley Atrial Fibrillation Project. Am J Med. 2014;127(10):972-8.
17. Oldgren J, Wallentin L, Alexander JH, James S, Jönelid B, Steg G, et al. New oral anticoagulants in addition to single or dual antiplatelet therapy after an acute coronary syndrome: a systematic review and meta-analysis. Eur Heart J. 2013;34(22):1670-80.
18. Jackson LR II, Ju C, Zettler M, Messenger JC, Cohen DJ, Stone GW, et al. Outcomes of patients with acute myocardial infarction undergoing percutaneous coronary intervention receiving an oral anticoagulant and dual antiplatelet therapy: a comparison of clopidogrel versus prasugrel from the TRANSLATE-ACS Study. JACC Cardiovasc Interv. 2015;8(14):1880-9.

Capítulo 4

Regulação do fluxo coronário, isquemia e reperfusão miocárdica

Bruna Romanelli Scarpa Matuck
Antonio Eduardo Pereira Pesaro
Carlos V. Serrano Jr.

Pontos-chave

- Em condições fisiológicas, a oferta de oxigênio, que depende do fluxo coronário e da resistência vascular, deve estar em equilíbrio com o consumo, determinado por inotropismo, cronotropismo e tensão miocárdica.
- Lesões ateroscleróticas geram obstruções significativas ao fluxo arterial epicárdico, limitando a oferta de oxigênio em valores fixos.
- A redução do conteúdo arterial de oxigênio também contribui para a diminuição da oferta: asfixia, intoxicação por monóxido de carbono, *cor pulmonale* ou anemia grave.
- O músculo cardíaco tem metabolismo predominantemente aeróbico, com elevada extração de oxigênio e baixa margem de reserva.
- O fluxo coronário é fundamental para a manutenção da oferta de oxigênio ao miocárdio.
- Na vigência de isquemia, há uma rápida resposta de vasodilatação e incremento de fluxo na microvasculatura, denominada hiperemia reativa.
- O óxido nítrico pode agir sobre a inflamação envolvida na instabilização de placas ateroscleróticas, reduzindo a circulação de citocinas, o recrutamento de células inflamatórias e o fator tecidual, além de diminuir moléculas de adesão leucocitária e a diferenciação de monócitos em macrófagos.
- As artérias coronárias são inervadas por fibras simpáticas e parassimpáticas. A ativação simpática causa aumento da frequência e do inotropismo cardíaco, elevando o consumo de oxigênio.
- A ação parassimpática é mediada pela liberação de acetilcolina.
- Quando o fluxo coronário é reduzido por uma estenose, ocorre uma vasodilatação compensatória dos vasos de resistência da microcirculação.
- A restauração do fluxo sanguíneo leva a alterações fisiológicas e anatômicas, que incluem infiltração de neutrófilos, edema tecidual e dano à microcirculação, com subsequente comprometimento do fluxo sanguíneo.

Introdução

Neste capítulo, serão abordados os conceitos de isquemia miocárdica e de fluxo e reserva coronária. Considerando que para exercer adequadamente sua função contrátil o miocárdio necessita de suprimento contínuo e elevado de oxigênio e glicose, e que é extremamente sensível à interrupção desse suprimento, serão caracterizados os determinantes de oferta e consumo que se alteram na vigência de isquemia, bem como os fatores reguladores do fluxo coronário. Serão abordadas, também, as possibilidades atuais de monitoração invasiva e não invasiva do fluxo coronário e, por fim, mecanismos e tratamentos de lesão de reperfusão e *no reflow*.

Demanda e consumo de oxigênio pelo miocárdio

Em condições fisiológicas, a oferta de oxigênio, dependente do fluxo coronário e da resistência vascular, deve estar em equilíbrio com o consumo, determinado por inotropismo, cronotropismo e tensão miocárdica.

Quando ocorre um desequilíbrio desse sistema, há a isquemia miocárdica.

A redução da oferta pode ocorrer por redução de fluxo ou, menos comumente, por redução do conteúdo arterial de oxigênio (Figura 1).

A redução de fluxo pode ter instalação insidiosa, como no caso das síndromes coronárias crônicas estáveis, ou aguda, como nas síndromes instáveis. Na síndrome coronariana estável, lesões ateroscleróticas geram obstruções significativas ao fluxo arterial epicárdico, limitando a oferta de oxigênio em valores fixos (Figura 2). Com o aumento da demanda, por exemplo, durante exercícios físicos, a oferta torna-se insuficiente, gerando isquemia. A representação clínica caracteriza-se por angina estável aos esforços. Na síndrome coronariana instável, a redução de fluxo é aguda. A causa mais frequente é a rotura ou a erosão de uma placa aterosclerótica, que determina a formação de trombos compostos por plaquetas, fibrina e hemácias.[1] Nesses casos, como a redução de fluxo é abrupta, a isquemia ocorre mesmo em situações de baixa demanda, como no repouso.[2] Durante espasmos coronários, como na angina variante de Prinzmetal, também ocorre redução súbita de fluxo epicárdico, porém geralmente reversível e sem a presença de trombose.[3] Outras etiologias menos frequentes são dissecção coronária e evento embólico. A redução do conteúdo arterial de oxigênio também contribui para a diminuição da oferta. Ela pode ocorrer durante asfixia, intoxicação por monóxido de carbono, cardiopatia congênita cianótica, cor pulmonale ou anemia grave.

A isquemia miocárdica pode, ainda, ser precipitada por elevações no consumo de oxigênio pelo miocárdio, como em situações de taquicardia (ansiedade, febre, dor, insuficiência cardíaca), aumento de contratilidade (durante o exercício, efeito de agentes vasoativos, descarga adrenérgica) ou mesmo na presença de elevação da tensão miocárdica por elevação da pressão intraventricular (hipertrofia ventricular, sobrecarga de volume e complacência reduzida por isquemia).[4]

O músculo cardíaco tem metabolismo predominantemente aeróbico, com elevada extração de oxigênio e baixa margem de reserva. Adicionalmente, não há estoques de oxigênio disponíveis em quantidade significativa no miocárdio. Durante a isquemia, ocorre menor remoção de metabólitos, ocasionando aumento de fosfatos inorgânicos e consequente redução da sensibilidade de miofilamentos ao cálcio. Portanto, a isquemia ocasionada por redução de oferta e/ou elevação de consumo determina profundas alterações metabólicas, elétricas e de contratilidade no miocárdio.

Fluxo coronário

O fluxo coronário é fundamental para manter a oferta de oxigênio ao miocárdio. Ele não depende apenas da perviedade de artérias epicárdicas de condução, frequentemente comprometidas por aterosclerose e trombose intracoronária, mas também de vasos de resistência e da microcirculação. Além disso, o fluxo é regulado por fatores que serão descritos em seguida, sofrendo interferências diversas, como vasodilatação, vasoconstrição e alterações inflamatórias.[5] Entre os fatores reguladores, destacam-se: regulação metabólica, fatores endoteliais, autorregulação, controle miogênico, compressão extravascular e controle neural (Figura 3).

Regulação metabólica

Na vigência de isquemia, há uma rápida resposta de vasodilatação e incremento de fluxo na microvasculatura, de-

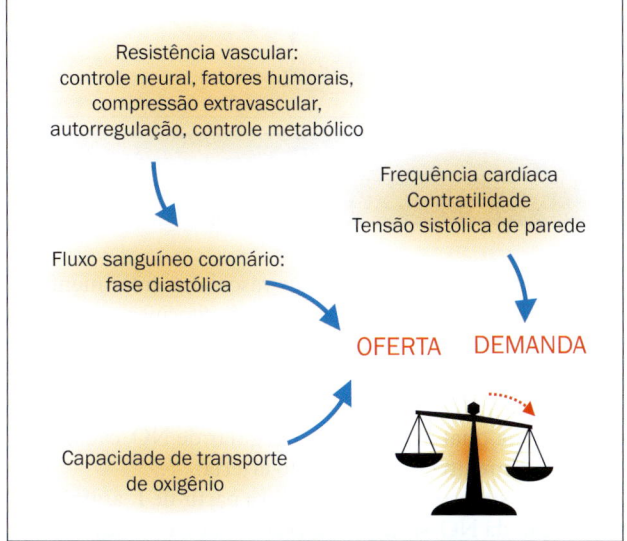

Figura 1 Fatores que influenciam a oferta e a demanda miocárdica de oxigênio.

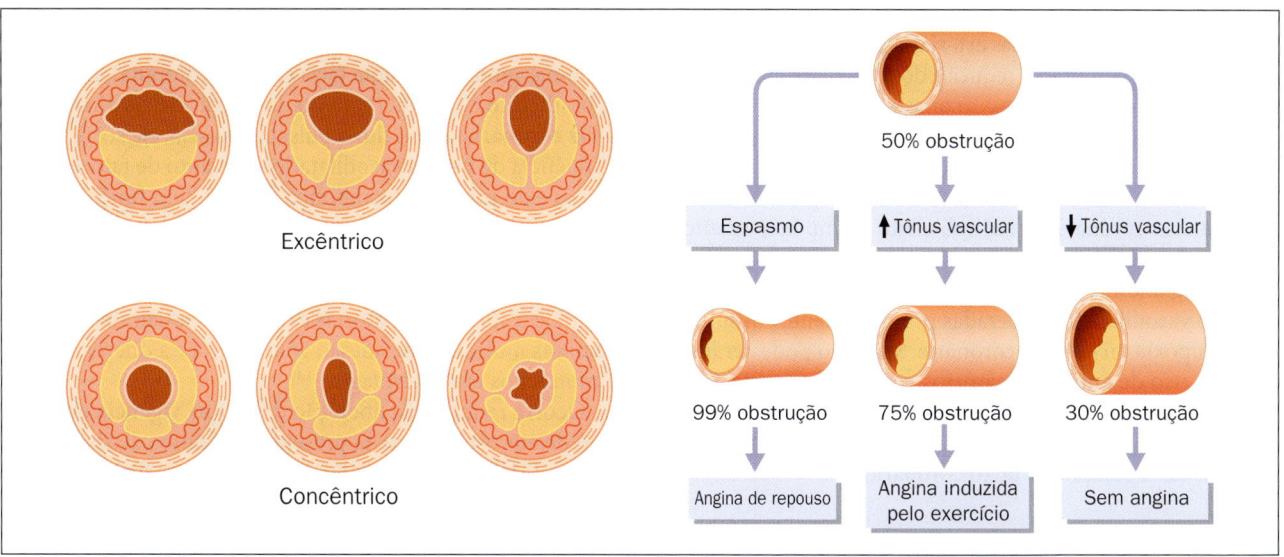

Figura 2 Estenose coronária como causa de isquemia.
Fonte: adaptada de Epstein e Talbot, 1981.[53]

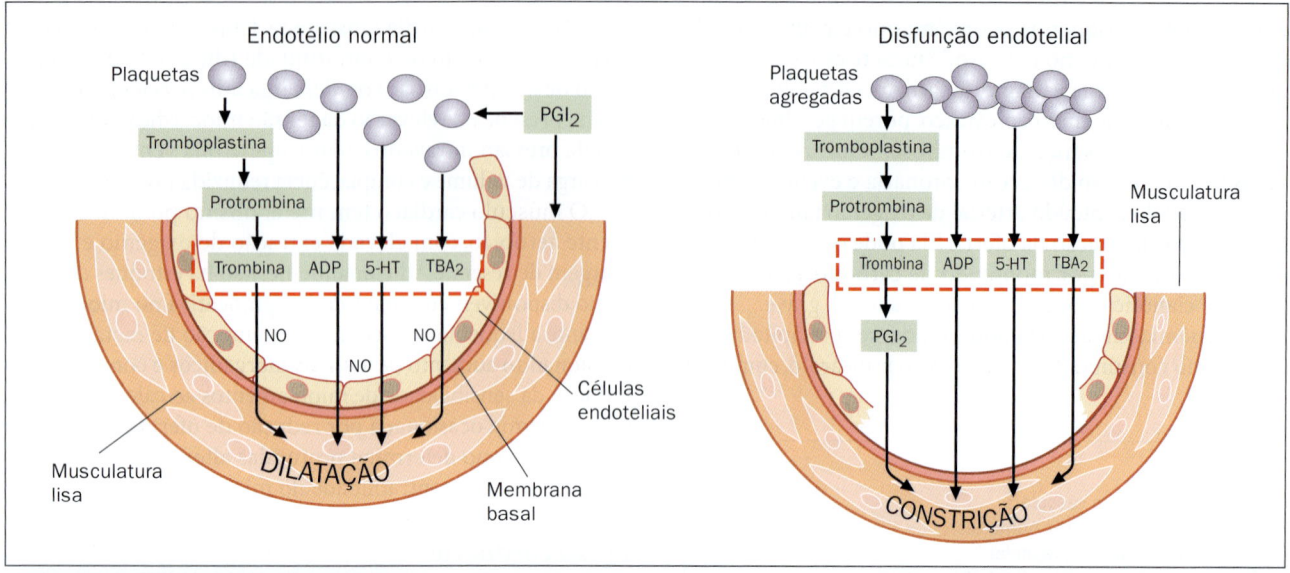

Figura 3 Função endotelial coronária.
ADP: adenosina difosfato; NO: óxido nítrico; PGI2: prostaglandina I2; 5-HT: serotonina; TBA2: tromboxane A2.
Fonte: Abrams; 1997.

nominada hiperemia reativa. Essa resposta é mediada principalmente pela liberação de adenosina, óxido nítrico (NO), prostaglandinas e pela participação dos canais de potássio. A adenosina é liberada sob estímulo da redução da tensão de oxigênio em cardiomiócitos e tem ação dilatadora potente. Forma-se a partir de adenosina trifosfato (ATP) em células miocárdicas, sendo transportada através do espaço intersticial, onde age sobre a musculatura lisa de arteríolas e é transformada em inosina e hipoxantina. Em pacientes portadores de aterosclerose ou fatores de risco cardiovasculares, pode haver incremento da ação da adenosina como mecanismo compensatório da depleção de NO.[6-8]

Os canais de potássio regulados por ATP também participam da vasodilatação reativa à isquemia. A abertura desses canais na musculatura lisa das artérias coronárias gera hiperpolarização da membrana, redução do influxo de cálcio por canais voltagem-dependentes e, consequentemente, vasodilatação. Os canais de potássio podem ser bloqueados por glibenclamida, e diversos experimentos em animais demonstraram que seu bloqueio reduz de maneira significativa a vasodilatação coronária, tanto sob efeito de hipóxia quanto em condições estáveis.[9]

Prostaglandinas são metabólitos do ácido araquidônico com ação vasodilatadora, liberadas principalmente em situações de hipóxia ou oclusão coronária. Sua ação pode ser inibida pelo uso de anti-inflamatórios como a indometacina. Durante o repouso, em condições fisiológicas, ou mesmo durante o exercício, parece não haver participação das prostaglandinas na regulação do fluxo coronário.[10]

Fatores endoteliais

Desde meados do século XX, o endotélio passou a ser reconhecido pelo seu papel crucial em diversos processos bio-

lógicos, como a regulação do tônus vascular, o crescimento e o remodelamento vascular e a produção de citocinas que atuam na regulação de inflamação e processos de aterogênese.

Um dos principais mecanismos envolvidos na instabilização de placa aterosclerótica e vasoespasmo é a disfunção endotelial, na qual há liberação irregular de NO, causando comprometimento do relaxamento arterial.

O NO é sintetizado no endotélio a partir de L-arginina e sofre a ação da NO-sintase. Sua ação vasodilatadora, limitada por meia-vida curta, predomina sobre a musculatura lisa de artérias, pela ativação de guanilato ciclase, elevação de guanosina monofosfato (GMP) cíclico e redução de cálcio intracelular. A dilatação ocorre tanto em artérias epicárdicas quanto nos vasos de resistência. O estímulo para sua liberação depende fundamentalmente da presença de acetilcolina, trombina, agregação plaquetária (ADP, serotonina), histamina, bradicinina e do incremento das forças de cisalhamento na luz coronária ou no fluxo pulsátil. Ou seja, ele sofre tanto a influência de outros vasodilatadores quanto de fatores mecânicos e do processo trombótico, no qual tem função compensatória na regulação de fluxo. O NO também pode agir sobre a inflamação presente na instabilização de placas ateroscleróticas, reduzindo a circulação de citocinas, o recrutamento de células inflamatórias e o fator tecidual, além de diminuir as moléculas de adesão leucocitária e a diferenciação de monócitos em macrófagos.[11,12]

Ocorre redução na liberação de NO na vigência de processo de aterosclerose e na presença de fatores de risco cardiovasculares, como dislipidemia, hipertensão, diabete, tabagismo, menopausa, hiper-homocisteinemia e idade avançada.[7]

Tal redução também se faz notar durante estresse físico. Durante o exercício, em pessoas saudáveis, habitualmente há vasodilatação mediada por NO. No entanto, em portadores de aterosclerose, a redução de NO favorece a vasoconstrição e os sintomas anginosos em reação aos esforços. O mesmo distúrbio foi identificado em situações de estresse mental, teste de estresse térmico (*cold pressure test*) e taquicardia.[13]

Além disso, na doença aterosclerótica, alguns agentes que normalmente não têm ação vasoconstritora passam a promover constrição e espasmo coronário, como é o caso da acetilcolina e da serotonina (liberada por agregação plaquetária). Em relação à acetilcolina, a inversão do efeito vasomotor ocorre pois sua ação vasodilatadora depende da liberação de NO, o qual é depletado na doença aterosclerótica.[14]

O efeito vasoconstritor associado ao tabagismo também está, aparentemente, relacionado ao seu efeito direto sobre a função endotelial e pode ser revertido após interrupção do hábito.[15]

Igualmente, nas síndromes coronárias instáveis, há presença de significativa disfunção endotelial. Nesse contexto, estão presentes vasoconstrição, vasoespasmo e resposta exacerbada à acetilcolina nas artérias relacionadas ao evento agudo, em relação às artérias estáveis.

Acrescenta-se que a disfunção endotelial pode ser reduzida com o controle do colesterol plasmático por meio do uso de estatinas em pacientes dislipidêmicos, com melhora da perfusão e redução da isquemia.[16]

O fator hiperpolarizante do endotélio (FHE) também é um promotor endotelial de vasodilatação. Mediante a hiperpolarização de células musculares lisas, obtida com o envolvimento de canais de potássio ativados por cálcio, há ação vasodilatadora e anti-inflamatória, particularmente sobre artérias de pequeno calibre. A liberação de FHE é estimulada por fatores comuns à liberação de NO, como acetilcolina, bradicinina e aumento de forças de cisalhamento.[17] Em situações de redução de NO por disfunção endotelial, pode haver elevação de FHE como mecanismo compensatório. Da mesma forma, a prostaciclina, vasodilatador igualmente derivado do endotélio e originado da via da ciclo-oxigenase, eleva-se na presença de aterosclerose e pode também compensar a deficiência de NO.

Dentre os fatores vasoconstritores derivados do endotélio, destacam-se as endotelinas, que apresentam potente ação vasoconstritora de início lento e longa duração, e com possível ação na proliferação de células musculares, remodelamento vascular e adesão leucocitária. São estimuladas pela presença de trombina e catecolaminas e encontram-se elevadas em hipertensos, dislipidêmicos e pacientes com infarto do miocárdio ou insuficiência cardíaca.[18]

Autorregulação de fluxo e controle miogênico

A autorregulação constitui-se na capacidade de manutenção do fluxo coronário, da pressão ventricular e da contratilidade, apesar da redução da pressão de perfusão. Essa regulação é possível em virtude da vasodilatação dos vasos de resistência, possivelmente influenciada por NO e pelo controle miogênico. Este último caracteriza-se por resposta direta da musculatura lisa arterial às variações de pressão de perfusão.[19] A autorregulação é possível dentro de limites de pressão e, tanto em animais quanto em humanos, foram identificados valores semelhantes: extremos pressóricos entre 40

e 130 mmHg podem ser compensados, com manutenção da perfusão miocárdica. Fora desses limites, gera-se isquemia e, consequentemente, redução de complacência, aumento de pressão ventricular diastólica e redução ainda maior do fluxo coronário.

Controle neural

As artérias coronárias são inervadas por fibras simpáticas e parassimpáticas. A ativação simpática causa aumento da frequência e inotropismo cardíaco, elevando o consumo de oxigênio. Simultaneamente, há vasoconstrição sistêmica e de artérias coronárias. A contração de artérias epicárdicas de médio e grande calibres, mediada por alfarreceptores, pode favorecer a redistribuição de fluxo com favorecimento da perfusão do endocárdio, região frequentemente mais vulnerável à isquemia, em particular durante o exercício.

Por sua vez, a norepinefrina liberada por terminações nervosas simpáticas age sobre betarreceptores em vasos de resistência, promovendo vasodilatação. Essa ação pode contribuir com cerca de 25% da vasodilatação coronária que ocorre durante esforço físico.[20,21]

A ação parassimpática é mediada pela liberação de acetilcolina. Em pacientes saudáveis, a acetilcolina associada ao NO promove vasodilatação coronária. Contudo, em pacientes com aterosclerose, o efeito pode ser inverso, com contração de células musculares lisas e vasoconstrição.[22]

Isquemia coronária

Diferenças entre o epicárdio e o endocárdio

O fluxo coronário normal é 25% maior no endocárdio quando comparado ao epicárdio. Isso ocorre apesar de as arteríolas subendocárdicas terem seu fluxo reduzido durante a sístole, em razão da maior força compressiva extravascular. Graças à capacidade de dilatação dos vasos nessa porção do miocárdio, entretanto, o fluxo total de sangue durante o ciclo cardíaco consegue suprir a maior necessidade de oxigênio do subendocárdio, submetido à elevada tensão na parede muscular.[23]

Quando ocorre obstrução ao fluxo coronário e isquemia miocárdica, a relação de fluxo de 1,25:1, do endocárdio para o epicárdio, cai consideravelmente. Com apenas 40% de redução no fluxo coronário nas artérias epicárdicas, a relação entre as duas porções do miocárdio cai para 0,37:1. Com reduções progressivas do fluxo, essa relação é reduzida ainda mais e pode levar a quadros de isquemia.[24]

Deve-se lembrar, também, que, nas situações em que a pressão intracavitária se torna maior e a tensão na parede do miocárdio se amplia, o fluxo coronário pode ser reduzido de maneira significativa no endocárdio. Isso ocorre na hipertrofia ventricular esquerda e na insuficiência cardíaca, com um aumento da pressão diastólica final, podendo ser corrigido com regressão da hipertrofia, redução da pressão diastólica ou com o uso de medicamentos como os betabloqueadores[25] ou inibidores da enzima conversora de angiotensina.[26]

Estenoses coronárias

A cinecoronariografia simples, ainda que seja considerada o método de referência para detecção anatômica de estenoses coronárias, traz poucas informações sobre as alterações do fluxo coronário provocadas pela redução do diâmetro arterial. A diferença de pressão no vaso anterior à estenose *versus* sua porção distal é dada pelo inverso do diâmetro da estenose elevado a quatro. Assim, reduções relativamente pequenas da luz coronária já provocam significativas reduções de fluxo. Isso pode ser evidenciado na Figura 4, na qual se observa que, embora no repouso o fluxo coronário só se reduza a partir de uma obstrução de 80% na luz coronária, o fluxo máximo já se reduz a partir de uma diminuição de 40% da luz.[27]

Embora o cateterismo cardíaco diagnóstico possa facilmente prever a redução de fluxo em repouso nas duas pontas da Figura 4 (com estenoses < 40% ou > 80%), nas lesões intermediárias, o fluxo coronário e a diferença de pressão entre o sítio proximal e distal à obstrução podem sofrer grandes variações. Isso ocorre em razão do comprimento da estenose, da capacidade de distensão arterial (dada pela integridade endotelial, entre outros) e do tipo de fluxo existente naquela porção da artéria.[28] Assim, a gravidade da estenose coronária torna-se dinâmica, limitando sua correta avaliação pelo simples luminograma da estenose.

Identificação da importância funcional da estenose

Para identificar se uma estenose coronária tem importância na redução do fluxo coronário e, portanto, pode gerar quadros isquêmicos, é necessária sua avaliação funcional. Quando o fluxo coronário é reduzido por uma estenose, ocorre vasodilatação compensatória dos vasos de resistência da microcirculação, conforme exemplo na Figura 5. Essa dilatação compensatória reduz a reserva de fluxo máxima daquele leito coronário. Quando o consumo de oxigênio miocárdico aumenta, por exercício ou outro estímulo hiperêmico, o fluxo coronário não se eleva tanto quanto nos locais onde não há uma obstrução significativa. Ao mesmo tempo, a diferença de pressão entre a porção proximal e distal da estenose aumenta à medida que a pressão distal é reduzida pela vasodilatação e permanece fixa, ou mesmo com constrição da luz do vaso, no local da estenose.

A primeira forma de avaliar a importância fisiológica de uma estenose se deu pela medida da velocidade do fluxo através de um cateter com Doppler em sua ponta, estabelecendo-se a reserva de velocidade de fluxo (CVR). A diferença de velocidade entre o estado em repouso e após um estímulo hiperêmico (seja com adenosina, dipiridamol, papaverina, exercício ou oclusão coronária) mostra a CVR. Entretanto, essa medida tem uma série de limitações, já que, se a microcirculação estiver anormal (no caso de hipertrofia ventricular esquerda, diabete, isquemia aguda ou crônica), sua medida pode estar reduzida mesmo na ausência de uma obstrução epicárdica. A CVR, portanto, não consegue distinguir qual dos dois componentes, epicárdico ou microcirculatório, é responsável pela sua redução.

Considerando as limitações do método, desenvolveu-se outra medida de avaliação funcional de estenose coronária, denominada reserva de fluxo fracionada (FFR). Diferente da CVR, que mede a velocidade de fluxo, a FFR é baseada na diferença de pressão entre a porção proximal e distal de uma estenose.

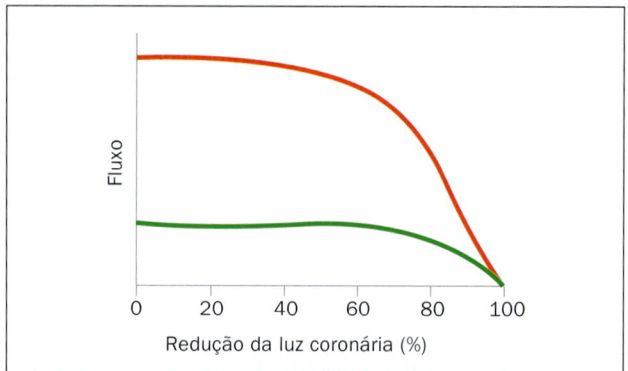

Figura 4 Na linha vermelha, observa-se o fluxo coronário máximo (durante exercício ou após vasodilatação medicamentosa). Nota-se que o fluxo máximo se reduz a partir de uma redução de 40% da luz do vaso. Na linha verde, tem-se o fluxo coronário em repouso (cerca de 4 vezes menor que o fluxo máximo). No repouso, o fluxo só é reduzido a partir de cerca de 80% da obstrução luminal.
Fonte: adaptada de Gould et al., 1990.[27]

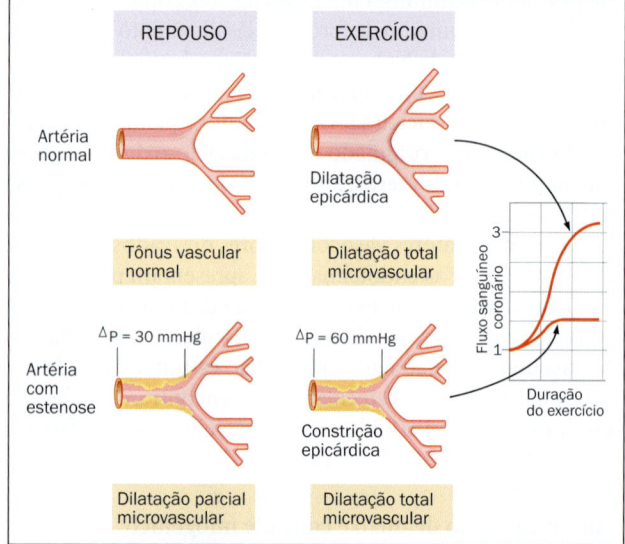

Figura 5 Na artéria normal, a microvasculatura no repouso apresenta-se sem dilatação. Durante o exercício, tanto a microvasculatura quanto as artérias epicárdicas se dilatam, com um aumento significativo do fluxo coronário. Na artéria estenótica, há uma dilatação compensatória da microvasculatura para aumentar o fluxo sanguíneo em repouso, com uma queda da pressão pós-estenose. No exercício, a microvasculatura tem uma baixa reserva para se dilatar ainda mais, levando a uma redução da pressão pós-estenose que é ainda mais intensificada por uma discreta constrição da artéria no local da placa.[28]

Ela mede a fração de fluxo máximo que passa através da estenose em comparação com a mesma artéria na ausência teórica da obstrução. Como a perfusão miocárdica durante a máxima vasodilatação é quase inteiramente dependente das pressões, sua medida nessa situação reproduz de forma bastante precisa o fluxo coronário (Figura 6A). Medindo a pressão distal e a pressão proximal durante o repouso e durante hiperemia máxima, a FFR fica independente da frequência cardíaca, da pressão sistêmica e do *status* da microcirculação, refletindo o fluxo coronário tanto anterógrado quanto o retrógrado promovido por possível circulação colateral.[29] Um exemplo de medida de FFR encontra-se na Figura 6B. Valores de FFR abaixo de 0,75 indicam isquemia miocárdica, enquanto valores acima de 0,8 definem estenoses não isquêmicas.[30]

Medida da reserva de fluxo coronário de forma não invasiva

Do ponto de vista prático, uma vez identificada uma obstrução intermediária, é útil ter a medida invasiva da sua repercussão funcional para optar-se por realizar angioplastia ou implante de *stent* coronário. Entretanto, além do custo dos cateteres para medir as pressões intracoronárias, muitas vezes pretende-se estabelecer de maneira não invasiva a verdadeira gravidade de determinada estenose, a fim de evitar um procedimento mais invasivo.

Os primeiros métodos capazes de realizar tal tarefa surgiram com a medicina nuclear (por meio da tomografia por emissão de pósitrons [PET])[31] e a ecocardiografia.[32] A aplicação de tais métodos é relatada nos capítulos correspondentes. A grande desvantagem no caso da PET é a necessidade de haver uma região miocárdica normal para efeito de comparação, estabelecendo-se sempre a medida relativa da reserva coronária *versus* a medida absoluta dada pela FFR invasiva, por exemplo. Essa não é uma limitação da ecocardiografia, mas a resolução espacial do método também dificulta sua aplicação na prática clínica.

Juntamente a esses métodos, foram descritos trabalhos de identificação da reserva de fluxo absoluta mediante ressonância magnética cardíaca,[33] a qual permite não se limitar a uma medida relativa de fluxo, além de promover uma alta resolução espacial de imagem.

Mais recentemente, vem se destacando, dentre os métodos não invasivos, a avaliação de reserva de fluxo fracionado pela angiotomografia coronária (FFRct). Por meio de um modelo computacional complexo que envolve a reconstrução 3D da árvore coronária, modelos matemáticos considerando a dinâmica de fluidos e variações na atenuação do contraste pré e pós-lesão é possível estimar o fluxo e a pressão em cada ponto da coronária, determinando o impacto funcional das estenoses. Para tal avaliação não são necessárias medicações adicionais (como adenosina) ou dose extra de radiação.[34]

Importância clínica de se estabelecer a medida de fluxo coronário

Nas lesões angiograficamente definidas como intermediárias, a determinação da importância fisiológica da lesão torna-se fundamental para a decisão do cardiologista quanto ao tratamento a ser oferecido ao paciente.

A aferição da FFR consolidou-se nos últimos anos como um bom método de avaliação funcional. Sua sensibilidade para identificar defeitos de perfusão reversíveis por exames de imagem ou teste de esforço foi determinada em 88%, com especificidade de 100% e acurácia de 93%.[35]

O seu uso também demonstra relevância clínica por auxiliar a tomada de condutas. Em ensaio clínico randomizado com o uso da técnica, pacientes que apresentaram FFR > 0,8 e per-

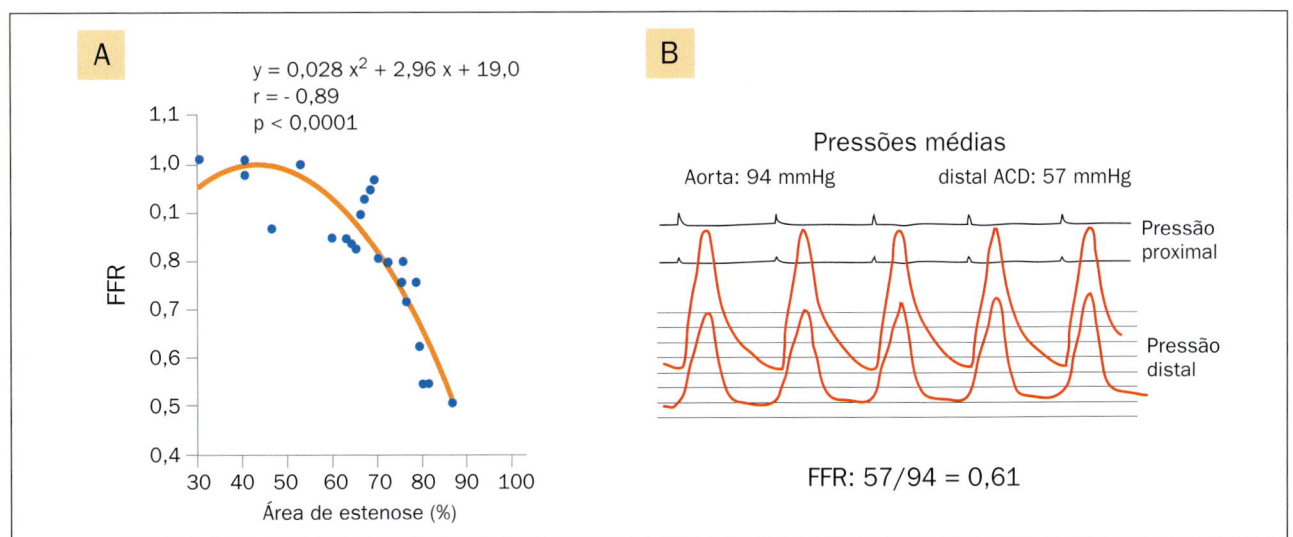

Figura 6 Gráfico demonstrando a relação entre a área de estenose e a FFR. A. Observa-se que a FFR cai acentuadamente após estenoses acima de 70%. B. Medida de pressão distal e proximal em um paciente com estenose da artéria coronária direita (ACD). Nessa lesão, há uma redução siginificativa da FFR para 0,61, indicando limitação grave do fluxo coronário.
FFR: reserva de fluxo fracionada.

maneceram em tratamento clínico tiveram taxa de eventos cardiovasculares (morte, infarto ou revascularização de urgência) de 15%. Dentre os pacientes com FFR < 0,8, os que realizaram angioplastia tiveram taxa de 14%, comparados a 27% no grupo que permaneceu apenas em tratamento medicamentoso.[36]

Além de situações diagnósticas, a avaliação fisiológica do fluxo coronário também pode avaliar o sucesso terapêutico do tratamento percutâneo com a avaliação de FFR de controle pós-intervenção.

Reperfusão miocárdica

Lesão de reperfusão

A reperfusão de uma área previamente isquêmica, apesar de benéfica, pode causar nova corrente de lesão ao miocárdio, caracterizando um processo conhecido por lesão de reperfusão. A restauração do fluxo sanguíneo leva a alterações fisiológicas e anatômicas. A resposta inflamatória é exacerbada, ocorrendo maior liberação de mediadores inflamatórios pelos neutrófilos, como interleucinas, e ativação de complemento. Sabe-se que valores elevados de proteína C reativa à admissão estão associados à reperfusão de microcirculação prejudicada.[37] Também há dano à microcirculação, com prejuízo do fluxo – tanto pelo ambiente pró-trombótico causado quanto por debris ateroscleróticos de uma intervenção mecânica. O retorno súbito do fornecimento de oxigênio favorece a formação de espécies reativas de oxigênio, o acúmulo de cálcio intracelular e, consequente, hipercontratilidade miocárdica e vasoconstrição. A morte do cardiomiócito pode ocorrer por dano direto do citoesqueleto ou pela ativação de cascatas pró-apoptóticas. Ainda, a instabilidade intracelular pode desencadear fibrilação ventricular após reperfusão, levando à morte súbita.[38]

As formas de apresentação da lesão de reperfusão são: miocárdio atordoado, lesão do endotélio e da microcirculação, dano celular irreversível ou necrose.

Fenômeno de *no reflow*

O *no reflow* ocorre quando um segmento miocárdico apresenta perfusão inadequada apesar de circulação epicárdica sem lesões obstrutivas, após um infarto agudo do miocárdio tratado com trombólise ou intervenção mecânica.[39] A incidência é variável a depender do método utilizado para diagnóstico, mas estudos demonstram ocorrência em até 25% dos casos de infarto agudo tratados e está associado a pior prognóstico, com maior incidência de insuficiência cardíaca e remodelamento ventricular.[40]

As causas das alterações de reperfusão que levam ao fenômeno de *no reflow* são múltiplas, havendo cinco fatores determinantes descritos: disfunção microvascular preexistente, microembolização trombótica distal, injúria isquêmica, lesão de reperfusão e susceptibilidade individual (como fatores genéticos, *status* inflamatório basal, comorbidades como dislipidemia e diabete, além da influência do pré-condicionamento isquêmico).[41]

Identificação do *no reflow*

Diversos métodos podem ser utilizados para a identificação do *no reflow*. A suspeita inicial pode ser levantada se a redução do segmento ST no eletrocardiograma for menor que 50% após > 30 minutos da reperfusão.[42] Entretanto, a angiografia invasiva, realizada na fase aguda, foi a primeira técnica a identificar o fenômeno. O exame avalia se há lentificação do fluxo coronário epicárdico após a abertura da artéria que está sendo estudada. Essa lentificação é classificada de acordo com o escore de TIMI:[43]

- 0, para ausência de fluxo coronário.
- 1, para presença de opacificação da artéria após a obstrução, mas sem opacificação de toda a coronária.
- 2, para presença de opacificação total, mas com fluxo lento.
- 3, para fluxo normal.

Mais recentemente, um escore de graduação da perfusão miocárdica, avaliado por angiografia, foi descrito também pelo grupo TIMI:[44]

- 0, para ausência de *blush* miocárdico.
- 1, para contraste que chega ao miocárdio e fica visível até a próxima injeção.
- 2, para contraste que chega ao miocárdio e é lentamente lavado com persistência até o final da injeção.
- 3, para entrada e saída normais do contraste no miocárdio.

Apesar de simples avaliação, os métodos têm baixa sensibilidade e especificidade, havendo número significante de pacientes com TIMI 3 que apresentam *no reflow*.

Ainda de forma invasiva, as medidas de velocidade e reserva de fluxo coronário são bons parâmetros para avaliação de função microvascular. Medidas de pressão intracoronária também podem ser realizadas para avaliar presença de obstrução e resistência microcirculatória.

Dentre os exames não invasivos, o ecocardiograma com contraste e a ressonância magnética se destacam como métodos diagnósticos.

O ecocardiograma é realizado com a injeção de contraste composto por microbolhas, o qual causa opacificação intramiocárdica. Quando a opacificação está ausente, detecta-se área de *no reflow*, sendo este um bom parâmetro na predição de remodelamento ventricular.[45] O teste tem melhor acurácia quando realizado após 24 a 48 h da reperfusão.

A ressonância magnética cardíaca é o método mais sensível e específico ao avaliar a extensão do *no reflow*. O método permite também avaliar a presença e a extensão de necrose miocárdica, acrescentando informações prognósticas quanto à viabilidade do segmento com defeito da microcirculação, suas chances de recuperação contrátil e risco de eventos cardiovasculares.[46,47] Um exemplo de imagem de *no reflow* detectado pela ressonância magnética cardíaca pode ser observada na Figura 7.

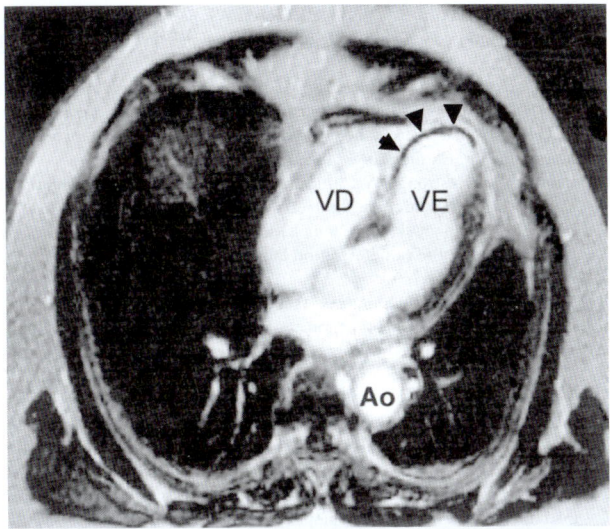

Figura 7 Imagem mostrando segmento anterosseptoapical do ventrículo esquerdo (VE) com obstrução microvascular (setas) após a injeção de gadolíneo. A imagem em cine mostrou discinesia dessa região compatível com miocárdio não viável nessa porção do ventrículo.
VD: ventrículo direito; Ao: aorta.
Fonte: adaptada de Lesser et al., 2003.[48]

Prevenção e tratamento na lesão de reperfusão

Diversos métodos foram testados para prevenir o *no reflow*: trombectomia manual, dispositivos de proteção embólica distal, implante de *stent* sem pré-dilatação, infusão de inibidores de GP IIb/IIIa e infusão de vasodilatadores coronários ou agentes trombolíticos. Nenhum dos métodos recebe indicação de rotina, por não terem demonstrado benefício de longo prazo na população geral.[49]

Algumas medidas gerais contribuem na redução do fenômeno como: redução do tempo porta-balão, controle da pressão arterial e glicemia, especialmente em diabéticos. O uso de estatina também parece estar associado a menor incidência de *no reflow*.[50]

Quanto ao tratamento do paciente que se apresenta com *no reflow* após o tratamento percutâneo, alguns agentes vasodilatadores foram testados em pequenos estudos com algum sucesso.[51,52] Os mais utilizados na prática clínica são: verapamil, nitroprussiato e adenosina, infundidos via intracoronária, com preferência por cateteres distais em vez do guia, para evitar efeitos sistêmicos.

Resumo

Em condições fisiológicas, a oferta de oxigênio, que depende do fluxo coronário e da resistência vascular, deve estar em equilíbrio com o consumo, determinado por inotropismo, cronotropismo e tensão miocárdica. Esse equilíbrio está comprometido durante a isquemia e a lesão do miocárdio. A redução de fluxo pode ter instalação insidiosa ou

súbita. Lesões ateroscleróticas estáveis geram obstruções significativas ao fluxo arterial epicárdico, limitando a oferta de oxigênio em valores fixos. Com o aumento da demanda, a oferta torna-se insuficiente, gerando isquemia.

O fluxo coronário não depende apenas da perviedade de artérias epicárdicas de condução, frequentemente comprometida por aterotrombose intracoronária, mas também de vasos de resistência e da microcirculação. O fluxo é regulado por fatores metabólicos, endoteliais, de autorregulação, miogênicos, de compressão extravascular e neurais.

A medida do fluxo coronário é importante por avaliar a repercussão funcional de uma estenose. Sua aferição, tanto de modo invasivo quanto não invasivo, auxilia na tomada de decisão terapêutica, com implicação prognóstica.

A reperfusão miocárdica de uma área previamente isquêmica, apesar de benéfica, pode causar nova injúria ao miocárdio, caracterizando um processo conhecido por lesão de reperfusão. A restauração do fluxo sanguíneo leva a alterações fisiológicas e anatômicas, que incluem infiltração de neutrófilos, edema tecidual e dano à microcirculação, com comprometimento subsequente do fluxo sanguíneo.

Referências bibliográficas

1. Pesaro AEP, Serrano Jr CV, Nicolau JC. Infarto agudo do miocárdio: síndrome coronária com supradesnível do segmento ST. Rev Assoc Med Bras. 2004;50:214-20.
2. Libby P. Mechanisms of acute coronary syndromes. N Engl J Med. 2013;369:883-4.
3. Beltrame JF, Crea F, Kaski JC; Coronary Vasomotion Disorders International Study Group (COVADIS). The who, what, why, when, how and where of vasospastic angina. Circ J. 2016;80(2):289-98.
4. Braunwald ER. Myocardial oxygen consumption: the quest for its determinants and some clinical fallout. J Am Coll Cardiol. 2000;35:45B-50B.
5. Goodwill AG, Dick GM, Kiel AM, Tune JD. Regulation of coronary blood flow. Compr Physiol. 2017;7(2):321-82.
6. Bender SB, Tune JD, Borbouse L. Altered mechanism of adenosine-induced coronary arteriolar dilation in early-stage metabolic syndrome. Exp Biol Med (Maywood). 2009;234:683-92.
7. Minamino T, Kitakaze M, Matsumura Y, Nishida K, Kato Y, Hashimura K, et al. Impact of coronary risk factors on contribution of nitric oxide and adenosine to metabolic coronary vasodilation in humans. J Am Coll Cardiol. 1998;31:1274-9.
8. Feletou M, Kohler R, Vanhoutte PM. Nitric oxide: orchestrator of endothelium-dependent responses. Ann Med. 2012;44:694-716.
9. Liu Y, Xie A, Singh AK, Ehsan A, Choudhary G, Dudley S, Sellke FW, Feng J. Inactivation of endothelial small/intermediate conductance of calcium-activated potassium channels contributes to coronary arteriolar dysfunction in diabetic patients. J Am Heart Assoc. 2015;4(8):e002062.
10. Tune JD, Richmond KN, Gorman MW, Feigl EO. Control of coronary blood flow during exercise. Exp Biol Med. 2002;227:238-50.
11. Bohlen HG. Nitric oxide and the cardiovascular system. Compr Physiol. 2015;5:808-23.
12. Vanhoutte PM. Endothelial control of vasomotor function: from health to coronary disease. Circ J. 2003;67:572-5.
13. Selwyn AP, Kinlay S, Creager M. Cell dysfunction in atherosclerosis and the ischemic manifestations of coronary artery disease. Am J Cardiol. 1997;79:17-23.
14. Quyyumi AA, Dakak N, Mulcahy D. Nitric oxide activity in the atherosclerotic human coronary circulation. J Am Coll Cardiol. 1997;29:308-17.
15. Messner B, Bernhard D. Smoking and cardiovascular disease: mechanisms of endothelial dysfunction and early atherogenesis. Arterioscler Thromb Vasc Biol. 2014;34(3):509-15.

16. Huggins GS, Pasternak RC, Alpert NM, Fischman AJ, Gewirtz H. Effects of short-term treatment of hyperlipidemia on coronary vasodilator function and myocardial perfusion in regions having substantial impairment of baseline dilator reserve. Circulation. 1998;98:1291-6.

17. Ellinsworth DC, Sandow SL, Shukla N. Endothelium-derived hyperpolarization and coronary vasodilation: diverse and integrated roles of epoxyeicosatrienoic acids, hydrogen peroxide, and gap junctions. Microcirculation. 2016;23:15-32.

18. Gorman MW, Farias M III, Richmond KN. Role of endothelin in alpha-adrenoceptor coronary vasoconstriction. Am J Physiol Heart Circ Physiol. 2005;288:H1937-H1942.

19. Izzard AS, Heagerty AM. Myogenic properties of brain and cardiac vessels and their relation to disease. Curr Vasc Pharmacol. 2014;12:829-35.

20. Tune MD, Gorman MW, Feigl EO. Matching coronary blood flow to myocardial oxygen consumption. J Appl Physiol. 2004;97:404-15.

21. Pradhan RK, Feigl EO, Gorman MW, Brengelmann GL, Beard DA. Open-loop (feed-forward) and feedback control of coronary blood flow during exercise, cardiac pacing, and pressure changes. Am J Physiol Heart Circ Physiol. 2016;310:H1683-H1694.

22. Konidala S, Gutterman DD. Coronary vasospasm and the regulation of coronary blood flow. Prog Cardiovasc Dis. 2004;46(4):349-73.

23. Akinboboye OO, Chou RL, Bergmann SR. Myocardial blood flow and efficiency in concentric and eccentric left ventricular hypertrophy. Am J Hypertens. 2004;17:433-8.

24. Christian TF, Rettmann DW, Aletras AH. Absolute myocardial perfusion in canines measured by using dual-bolus first-pass MR imaging. Radiology. 2004;232:677-84.

25. Togni M, Vigorito F, Windecker S. Does the beta-blocker nebivolol increase coronary flow reserve? Cardiovasc Drugs Ther. 2007;21(2):99-108.

26. Nikolaidis LA, Doverspike A, Huerbin R. Angiotensin-converting enzyme inhibitors improve coronary flow reserve in dilated cardiomyopathy by a bradykinin-mediated, nitric oxide-dependent mechanism. Circulation. 2002;105:2785-90.

27. Gould KL, Kirkeeide RL, Buchi M. Coronary flow reserve as a physiologic measure of stenosis severity. J Am Coll Cardiol. 1990;15:459-74.

28. Wilson RF. Assessing the severity of coronary artery stenoses. N Engl J Med. 1996;334:1735-7.

29. de Bruyne B, Bartunek J, Sys SU. Simultaneous coronary pressure and flow velocity measurements in humans: feasibility, reproducibility, and hemodynamic dependence of coronary flow velocity reserve, hyperemic flow versus pressure slope index, and fractional flow reserve. Circulation. 1996;94:1842-9.

30. Elgendy IY, Conti CR, Bavry AA. Fractional flow reserve: an updated review. Clin. Cardiol. 2014;37(6):371-80.

31. Valenta I, Antoniou A, Marashdeh W, Leucker T, Kasper E, Jones SR, et al. PET-measured longitudinal flow gradient correlates with invasive fractional flow reserve in CAD patients. Eur Heart J Cardiovasc Imaging. 2017;18(5):538-48.

32. Watanabe N. Noninvasive assessment of coronary blood flow by transthoracic Doppler echocardiography: basic to practical use in the emergency room. J Echocardiogr. 2017;15(2):49-56.

33. Li M, Zhou T, Yang LF, Peng ZH, Ding J1, Sun G Diagnostic accuracy of myocardial magnetic resonance perfusion to diagnose ischemic stenosis with fractional flow reserve as reference: systematic review and meta-analysis. JACC Cardiovasc Imaging. 2014;7(11):1098-105.

34. Min JK, Taylor CA, Achenbach S, Koo BK, Leipsic J, Nørgaard BL, et al. Noninvasive fractional flow reserve derived from coronary CT angiography: clinical data and scientific principles. JACC Cardiovasc Imag. 2015;8:1209-22.

35. Pijls NH, Bruyne B de, Peels K, Van Der Voort PH, Bonnier HJ, Bartunek J, et al. Measurement of fractional flow reserve to assess the functional severity of coronary-artery stenoses. N Engl J Med. 1996;334:1703-8.

36. Xaplanteris P, Fournier S, Pijls NHJ, Fearon WF, Barbato E, Tonino PAL, et al. Five-year outcomes with PCI guided by fractional flow reserve. N Engl J Med. 2018;379:250-9.

37. Groot HE, Karper JC, Lipsic E, van Veldhuisen DJ, van der Horst ICC, van der Harst P. High-sensitivity C-reactive protein and long term reperfusion success of primary percutaneous intervention in ST-elevation myocardial infarction. Int J Cardiol. 2017;248:51-6.

38. Bainey KR, Armstrong PW. Clinical perspectives on reperfusion injury in acute myocardial infarction. Am Heart J. 2014;167(5):637-45.

39. Rezkalla SH, Stankowski RV, Hanna J, Kloner RA. Management of no-reflow phenomenon in the catheterization laboratory; JACC Cardiovasc Interv. 2017;10(3):215-23.

40. Morishima I, Sone T, Okumura K, Tsuboi H, Kondo J, Mukawa H, et al. Angiographic no-reflow phenomenon as a predictor of adverse long-term outcome in patients treated with percutaneous transluminal coronary angioplasty for first acute myocardial infarction. J Am Coll Cardiol. 2000;36:1202.

41. Niccoli G, Scalone G, Lerman A, Crea F. Coronary microvascular obstruction in acute myocardial infarction. Eur Heart J. 2016;37(13):1024-33.

42. Santoro GM, Valenti R, Buonamici P, Bolognese L, Cerisano G, Moschi G, et al. Relation between ST-segment changes and myocardial perfusion evaluated by myocardial contrast echocardiography in patients with acute myocardial infarction treated with direct angioplasty. Am J Cardiol. 1998;82(8):932-7.

43. The Thrombolysis in Myocardial Infarction (TIMI) trial. Phase I findings. TIMI Study Group. N Engl J Med. 1985;312:932-6.

44. Gibson CM, Cannon CP, Murphy SA. Relationship of the TIMI myocardial perfusion grades, flow grades, frame count, and percutaneous coronary intervention to long-term outcomes after thrombolytic administration in acute myocardial infarction. Circulation. 2002;105:1909-13.

45. Galiuto L, Garramone B, Scarà A, Rebuzzi AG, Crea F, La Torre G, et al. The extent of microvascular damage during myocardial contrast echocardiography is superior to other known indexes of post infarction reperfusion in predicting left ventricular remodelling: result of the multicentre AMICI study. J Am Coll Cardiol. 2008;51(5):552-9.

46. Abbas A, Matthews GH, Brown IW, Shambrook JS, Peebles CR, Harden SP. Cardiac MR assessment of microvascular obstruction. Br J Radiol. 2015;88(1047):20140470.

47. van Kranenburg M, Magro M, Thiele H, de Waha S, Eitel I, Cochet A, et al. Prognostic value of microvascular obstruction and infarct size, as measured by CMR in STEMI patients. JACC Cardiovasc Imaging. 2014;7(9):930-9.

48. Lesser JR, Johnson K, Lindberg JL. Images in cardiovascular medicine. Myocardial rupture, microvascular obstruction, and infarct expansion: elucidation by cardiac magnetic resonance. Circulation. 2003;108:116-7.

49. Jolly SS, Cairns JA, Yusuf S, Meeks B, Pogue J, Rokoss MJ, et al. Randomized trial of primary PCI with or without routine manual thrombectomy. N Engl J Med. 2015;372:1389-98.

50. Li XD, Yang YJ, Hao YC, Yang Y, Zhao JL, Dou KF, et al. Effects of pre-procedural statin therapy on myocardial no-reflow following percutaneous coronary intervention: a meta analysis. Chin Med J (Engl). 2013;126(9):1755-60.

51. Wang L, Cheng Z, Gu Y, Peng D. Short-term effects of verapamil and diltiazem in the treatment of no reflow phenomenon: a meta-analysis of randomized controlled trials. Biomed Res Int. 2015;2015:382086.

52. Zhao S, Qi G, Tian W, Chen L, Sun Y. Effect of intracoronary nitroprusside in preventing no reflow phenomenon during primary percutaneous coronary intervention: a meta-analysis. J Interv Cardiol. 2014;27(4):356-64.

53. Epstein SE, Talbot TL. Dynamic coronary tone in precipitation, exacerbation and relief of angina pectoris. Am J Cardiol. 1981;48:797-803.

Capítulo 5

Contratilidade cardíaca

Dalmo Antonio Ribeiro Moreira

Pontos-chave

- O músculo cardíaco apresenta também células estria-das, mas suas fibras musculares se dispõem envoltas entre si.
- As fibras cardíacas organizam-se como um sincício fun-cional, por meio de discos intercalados e junções comu-nicantes que favorecem a transmissão do impulso cé-lula a célula, seja por potenciais de ação, seja por condução eletrônica (passagem direta de íons).
- O acoplamento excitação-contração é o mecanismo em que o potencial de ação faz com que as células se con-traiam e sejam coordenadas por mudanças intracelula-res de concentração de íons.
- É o aumento significativo dos níveis de cálcio que pro-duz o deslizamento da actina e da miosina e, portanto, a contração da miofibrila.
- É a ligação do cálcio à troponina C que modifica estru-turalmente a tropomiosina, expondo os sítios de interli-gação da actina à miosina, produzindo, então, a contra-ção efetiva.

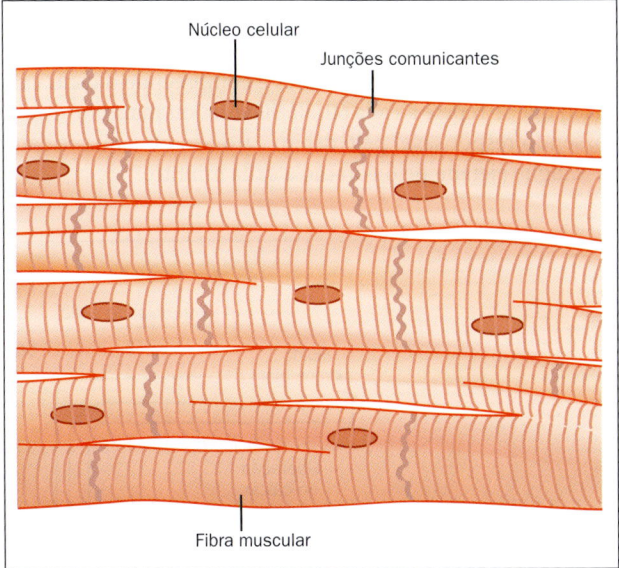

Figura 1 Estrutura das fibras musculares cardíacas. Observe a localização central dos núcleos celulares. As linhas mais grossas que separam as células correspondem às junções comunicantes. O aspecto estriado do miócito, similar ao que ocorre no músculo esquelético, é causado pelas linhas Z que delimitam os sarcômeros (ver discussão no texto). Fonte: Mofidificada de Guyton e Hall, 2011.[1]

Introdução

A atividade contrátil do músculo cardíaco, funcional-mente, não difere daquela do músculo esquelético. Pequenas diferenças contudo, do ponto de vista histológico e elétrico, estão presentes entre essas células. O músculo cardíaco tem uma estrutura em "treliça", com fibras musculares envoltas entre si.[1,2] Na sua composição fazem parte as miofibrilas que compõem a fibra muscular. Estas apresentam também um as-pecto estriado, semelhante ao musculo esquelético, causado pela presença das proteínas contráteis paralelas, de actina e miosina, que se interdigitam (Figura 1). Nas extremidades dos filamentos de actina encontram-se as linhas Z, ponto de ancoragem destes filamentos. O intervalo entre as linhas Z define a unidade funcional contrátil muscular que é o sarcô-mero. O deslizamento das proteínas contráteis entre si, por meio de pontes proteicas especiais, é o mecanismo básico res-ponsável pelo encurtamento dos miócitos durante o proces-so de contração.

Os miócitos estão unidos em série uns aos outros por meio dos discos intercalados que contêm as junções comu-nicantes, estruturas responsáveis pela baixa resistência à con-dução da atividade elétrica intercelular.[3] Por meio dessas jun-ções, o impulso elétrico percorre uma célula a outra, seja por meio de potenciais de ação ou por condução eletrotônica (pas-sagem direta de íons entre as células). Este processo inicia-se logo após a despolarização celular, e a propagação rápida dos impulsos a partir de um ponto estimulado faz com que o coração se contraia de maneira rápida e harmônica a partir de seu ápice em direção à base. Este é o conceito do sincício funcional aplicado à atividade elétrica celular do coração.[1,2]

O coração é efetivamente composto por dois sincícios, o atrial e o ventricular. Os átrios são separados dos ventrículos por um tecido fibroso que circunda as válvulas atrioventriculares.[1,2] Normalmente, o elétrico atravessa o nódulo atrioventricular, sofrendo aí o retardo fisiológico para manutenção do sincronismo contrátil entre essas câmaras, permitindo assim que a contração atrial preceda a contração ventricular.

Uma vez ultrapassado o nódulo atrioventricular, o impulso se propaga pelo feixe de His e seus ramos, direito e esquerdo bem como de suas respectivas subdivisões, até atingir as fibras de Purkinje periféricas, responsáveis pela transição da atividade elétrica do sistema especializado de condução para as fibras musculares ventriculares.

Essa sequência da atividade elétrica é seguida da contração e do relaxamento musculares e compreende o ciclo cardíaco que se repete a cada 60, 80, 90 vezes ou mais por minuto, sendo responsável pelo débito cardíaco ou a quantidade de sangue ejetada pelo coração a cada minuto.

Acoplamento excitação-contração. Função dos íons cálcio e os túbulos transversais na atividade contrátil cardíaca

O termo "acoplamento excitação-contração" refere-se ao mecanismo pelo qual o potencial de ação faz com que as miofibrilas e, consequentemente, as fibras musculares se contraiam.[4]

Quando um potencial de ação percorre a superfície do músculo cardíaco, este se propaga ao longo da membrana celular, que se invagina entre as miofibrilas chegando próximo dos túbulos T.[4-6] A abertura dos canais de cálcio di-hidropiridínicos voltagem-dependentes da membrana dos túbulos T permite a entrada do cálcio extracelular na célula. Este cálcio interage com receptores de rianodina presentes na membrana do retículo sarcoplasmático e, em milésimos de segundo, libera o cálcio aí armazenado para o interior do citoplasma, sendo este um mecanismo de *feedback* positivo no qual o cálcio presente libera mais cálcio do retículo.[2,4] Esse cálcio é que vai catalisar uma série de reações químicas e proporcionar a sequência de eventos que permite a formação das pontes cruzadas que culmina com o deslizamento dos filamentos de actina e miosina, gerando a contração muscular cardíaca (Figura 2).

No final da fase de platô do potencial de ação cardíaco, o influxo de íons cálcio para o interior da fibra muscular é su-

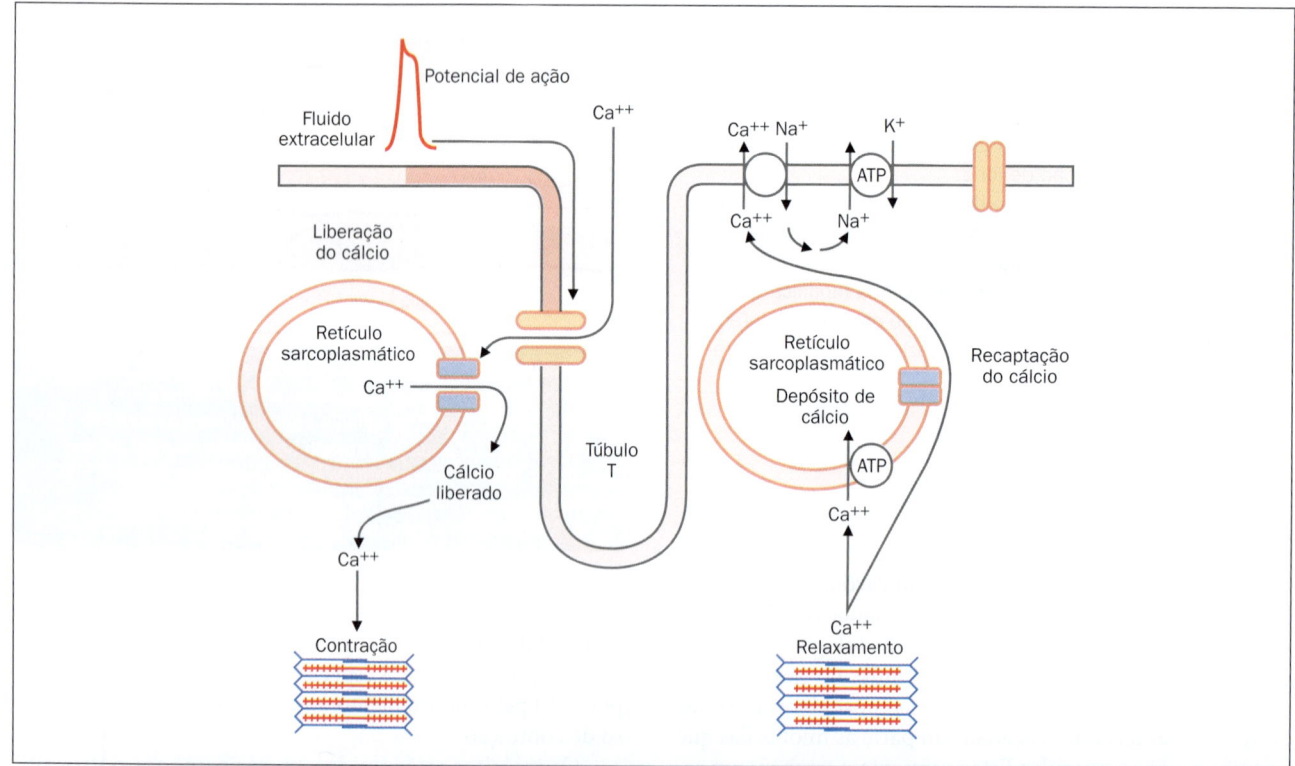

Figura 2 Visão geral do complexo envolvendo a liberação (iniciando o processo de contração) e a recaptação do cálcio (iniciando o processo de relaxamento) no miócito após a propagação do potencial de ação na superfície celular e em especial sobre os túbulos T. Após o potencial de ação, a abertura dos canais de cálcio di-hidropiridínicos permite a entrada de cálcio na célula que por sua vez libera o cálcio aprisionado dentro do retículo sarcoplasmático. Após sua liberação (à esquerda) deflagra a contração muscular. Terminada a contração, iniciando o relaxamento muscular, o cálcio é recaptado para o retículo (esquema à direita) e uma série de etapas está envolvida nesse processo (ver discussão no texto).

bitamente interrompido, e o cálcio no sarcoplasma é rapidamente recaptado para o retículo sarcoplasmático e para o espaço extracelular, onde estão os túbulos T. A recaptação para dentro do retículo é realizada por uma bomba cálcio-ATPase dependente (também conhecida como SERCA – *sarcoplasmic reticulum calcium pump ATPase*) que tem capacidade de concentrar ali o cálcio em até 10.000 vezes. A ação dessa bomba é modulada pela proteína fosfolambam, presente tanto nos átrios como nos ventrículos. Na fase de relaxamento muscular essa proteína inibe a ação da SERCA. Quando fosforilada, efeito que é intensificado pelo próprio cálcio no citosol como por fármacos beta-agonistas, torna-se ativa, aumenta a sensibilidade da SERCA ao cálcio e incrementa a sua recaptação. Esse processo acelera o relaxamento do miócito. A ação da SERCA é altamente dependente de energia que, quando escassa, é responsável pelo acúmulo de cálcio no citoplasma, afetando o relaxamento do miócito. O cálcio recaptado é mantido dentro do retículo pelo efeito de uma proteína conhecida como calsequestrina, que tem a propriedade de se ligar e manter o cálcio aprisionado no seu interior, até que um outro ciclo se reinicie.[4-8] O cálcio remanescente que não foi recaptado para o retículo sarcoplasmático é trocado pelo sódio, por meio do trocador sódio-cálcio (sódio entra na célula e o cálcio sai). Os íons sódio são trocados pelo potássio por meio da atividade da bomba sódio-potássio ATPase dependente (Figura 3). Como resultado, a contração cessa até que surja um novo potencial de ação. A dinâmica do relaxamento é mostrada com mais detalhes na Figura 3, que apresenta as principais etapas da interação dos íons cálcio com o sódio e potássio bem como as enzimas envolvidas em todo esse processo.[6-8]

Sem o cálcio que entra na célula a partir dos túbulos T, a força de contração do músculo cardíaco seria extremamente reduzida porque é com este íon e sua interação com receptores de rianodina que o retículo sarcoplasmático libera o cálcio em maior concentração aí armazenado. Os túbulos T do músculo cardíaco têm um diâmetro 5 vezes maior em comparação com o dos túbulos T do músculo esquelético. Além disso, no interior dos túbulos T há uma grande quantidade de mucopolissacarídeos carregados negativamente que se ligam ao cálcio, mantendo estes íons sempre disponíveis para difusão para o interior da fibra muscular cardíaca quando um potencial de ação aparece.[4,8] Portanto, a quantidade de íons cálcio no sistema tubular T (ou seja, a disponibilidade desse íon para provocar a contração do músculo cardíaco) depende, em grande medida, da concentração de cálcio no fluido extracelular. Esse fato difere da força de contração do músculo esquelético que dificilmente é afetada por alterações na concentração de cálcio no fluido extracelular. Nesse tipo de músculo, o que causa a contração é quase que inteiramente o cálcio liberado pelo retículo sarcoplasmático.[4,7,8]

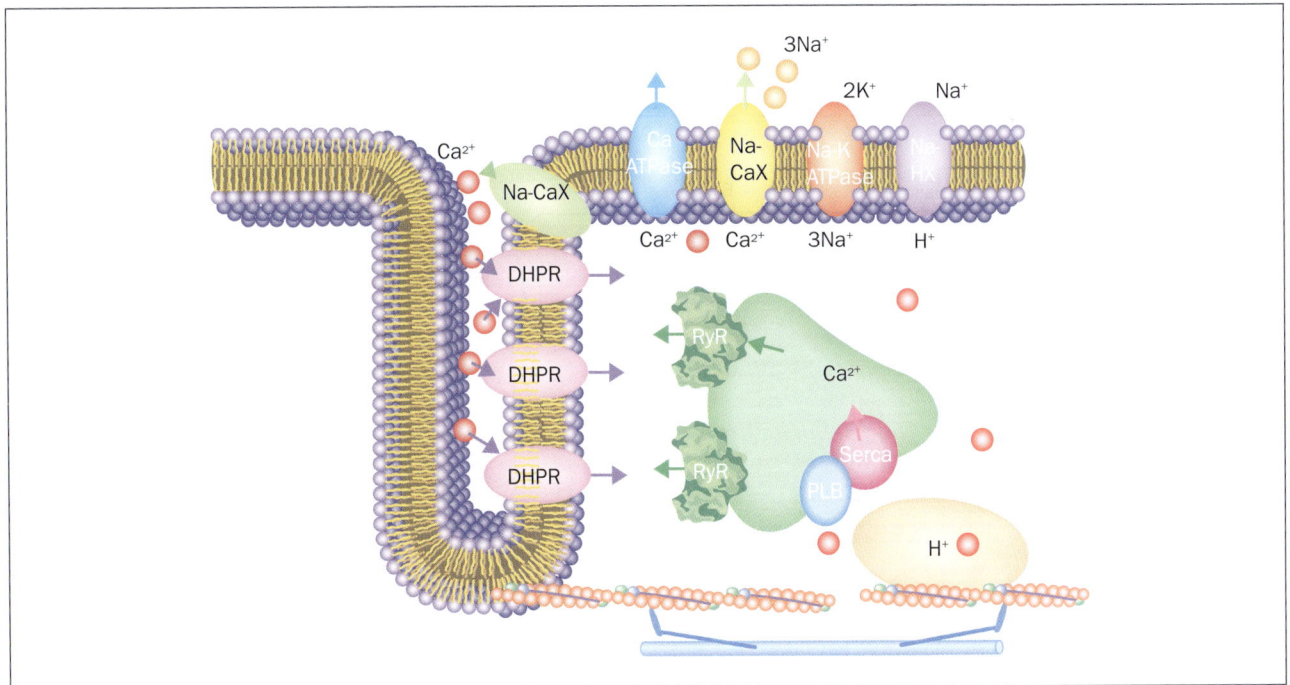

Figura 3 Ultraestrutura do túbulo T e do retículo sarcoplasmático e a dinâmica do íon cálcio no mecanismo excitação-contração. Após a entrada do cálcio pelos canais di-hidropiridínicos e a liberação de mais cálcio pelo retículo sarcoplasmático pela interação deste íon com os receptores de rianodina (RyR) presentes na parede do retículo sarcoplasmático, inicia-se a contração muscular por ativação das pontes cruzadas entre actina e miosina. Na repolarização e no relaxamento muscular, a bomba de cálcio-ATPase (SERCA), auxiliada pela fosforilação da proteína fosfolambam (PLB) recapta o cálcio para o retículo. O trocador de sódio-cálcio (Na-CaX) bem como a bomba de sódio-potássio ATPase dependente, e a bomba de cálcio da membrana celular (Ca-ATPase) também atuam nesse processo (ver discussão no texto). As setas indicam o movimento do cálcio.
Fonte: modificada de Rueda et al., 2014.[7]

Mecanismo da contração do músculo cardíaco

Estrutura contrátil do miócito

A Figura 4 apresenta a ultraestrutura das fibras musculares cardíacas e as suas miofibrilas e um esquema da disposição das proteínas contráteis do miócito responsáveis pelas características histológicas dessas células. O sarcolema da célula se invagina por entre as miofibrilas formando o sistema de túbulos T transversos, que percorrem toda a dimensão da fibra muscular, de um lado ao outro.[5,6,9] Pelo fato de se iniciarem a partir da membrana da célula, comunicam-se com o meio externo por toda sua extensão, de modo que as porções mais internas do sistema miofibrilar estão em contato com o líquido extracelular. Assim, por esse sistema tubular, o potencial de ação penetra por entre as miofibrilas e, pela sua proximidade com o retículo sarcoplasmático, facilita a liberação do cálcio para a contração muscular.[4,5,9]

O retículo sarcoplasmático é dividido em duas porções, a cisterna terminal em muito próximo contato com os túbulos T e um sistema tubular que acompanha o trajeto das miofibrilas.[1]

As miofibrilas são constituídas por unidades que se repetem ao longo de seu comprimento, denominadas sarcômeros. As proteínas responsáveis pela contração muscular são a actina e a miosina.[4,6,10] A distribuição dos filamentos de actina e miosina varia ao longo do sarcômero. As faixas mais extremas e mais claras do sarcômero, chamadas banda I, contêm apenas filamentos de actina. Dentro da banda I existe uma linha que se cora mais intensamente, denominada linha Z, que corresponde a várias uniões entre dois filamentos de actina. A faixa central, mais escura, é chamada banda A, cujas extremidades são formadas por filamentos de actina e miosina sobrepostos. Dentro da banda A existe uma região mediana mais clara – a banda H – que contém apenas miosina. Um sarcômero compreende o segmento entre duas linhas Z consecutivas e é a unidade contrátil da fibra muscular, pois é a menor porção da fibra muscular com capacidade de contração e distensão.[1,2,5]

Mecanismo de contração cardíaca

Proteínas relacionadas à contração muscular cardíaca

Quando o músculo está relaxado, as extremidades dos filamentos de actina que se estendem a partir de duas linhas Z estão pouco sobrepostas sobre os filamentos de miosina. Por outro lado, no estado contraído, os filamentos de actina são tracionados para dentro, sobrepondo-se aos filamentos de miosina, até chegar ao grau máximo de interação. Desse modo, as linhas Z são tracionadas pelos filamentos de actina até as porções terminais dos filamentos de miosina (Figura 5). A contração muscular, portanto, ocorre por um mecanismo de deslizamento entre esses filamentos.[1,2,6]

A miosina é uma proteína formada por filamentos espessos com aproximadamente 300 moléculas. Sob efeito de enzimas proteolíticas desdobram-se dois componentes, a meromiosina leve, que corresponde à estrutura da cauda, e a meromiosina pesada, correspondente à cabeça.[1,2,10] As cabeças possuem atividade ATPásica, fundamental para iniciar a con-

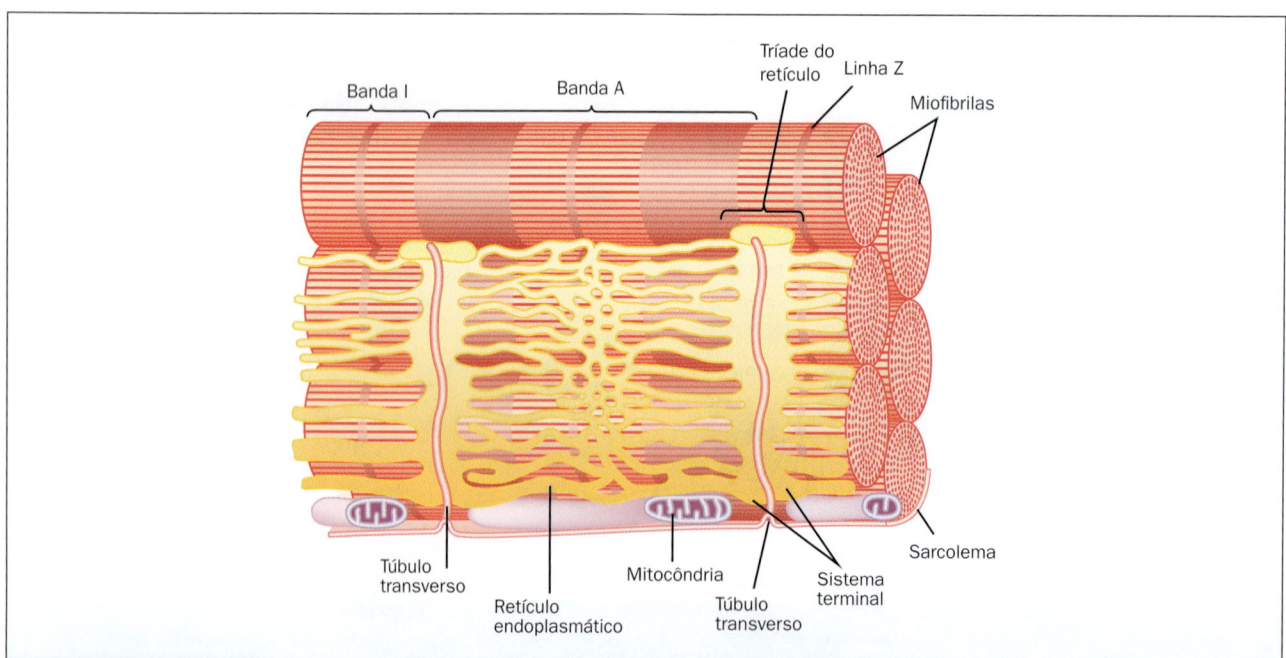

Figura 4 Estrutura das fibras musculares do coração e as correspondentes miofibrilas. Notar a relação das miofibrilas com as invaginações do sarcolema que correspondem aos túbulos T. Estas estruturas também estão muito próximas ao retículo sarcoplasmático, com elevado conteúdo em cálcio, fundamental para o processo da contração miocárdica. São apresentadas também as bandas A e I, além das linhas Z que delimitam o tamanho do sarcômero, a unidade contrátil do miócito (ver discussão no texto).
Fonte: modificada de Guyton e Hall, 2016.[1]

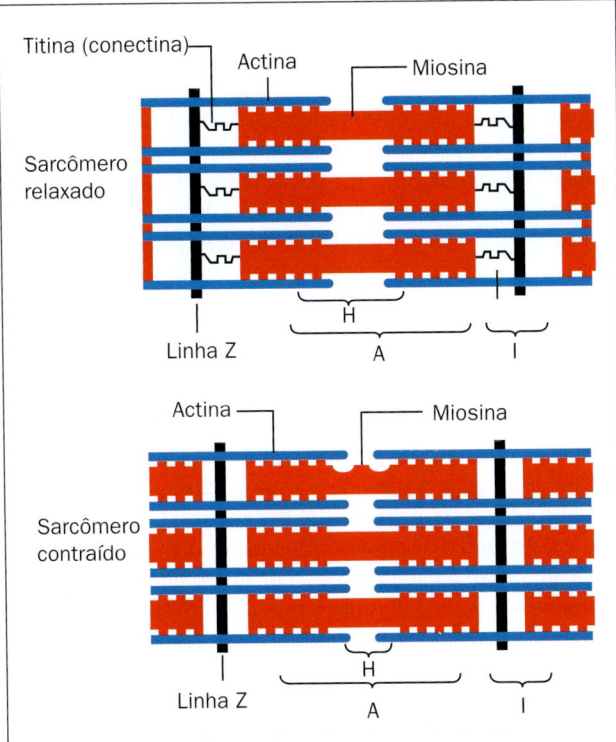

Figura 5 Esquema mostrando os diferentes componentes da unidade contrátil do miócito, incluindo os filamentos de actina e miosina responsáveis pela formação das linhas Z, bandas A, H e I. Na parte superior localiza-se o miócito relaxado e na parte inferior o miócito contraído. Em repouso, as proteínas actina e miosina estão separadas; durante a contração as extremidades da actina apresentam máxima interação com os filamentos de miosina. A titina (também conhecida como conectina) liga os filamentos de miosina às linhas Z (ver discussão no texto).

tração muscular (ver mais detalhes adiante). A actina, uma outra proteína de tamanho menor, é composta de estruturas globulares (monômeros de actina) conhecida como actina G que disposta em filamentos finos, entrelaçados como uma hélice, forma a estrutura denominada actina F.[10] Apresenta pontos de ligação específicos que farão interdigitação com os filamentos espessos de miosina durante a contração. A titina, também conhecida como conectina, liga os filamentos de miosina às linhas Z e é responsável pela elasticidade do processo contrátil.[2]

A tropomiosina é uma proteína de dupla hélice localizada na "fenda" entre os filamentos de actina e, no estado de repouso inibe a interação entre as cabeças de miosina e os filamentos de actina, impedindo a contração. A troponina situa-se a intervalos regulares entre os feixes de actina e é composta de três subunidades polipeptídicas: troponina C, que se liga ao cálcio responsável pela deflagração da contração muscular, a troponina T, que se liga à tropomiosina, e a troponina I, que se une à actina e inibe a sua interação com a miosina (Figura 6).

Na célula muscular cardíaca, o cálcio deve ser transportado a partir do líquido extracelular pra dentro da célula. Sem esse cálcio, o músculo cardíaco para de se contrair em poucos segundos, contrariamente ao que acontece com o músculo esquelético cuja contração pode perdurar por horas.[1,4,10] O cálcio liga-se à subunidade C da troponina, causando sua alteração conformacional, empurrando a tropomiosina para dentro do sulco do filamento de actina, liberando o sítio de ligação da actina à miosina. A miosina tem uma porção alongada, em bastão, formada por duas cadeias pesadas (cada qual é uma alfa-hélice) enroladas em uma espiral e, na extremidade, duas porções globulares, com atividade ATPásica. A porção alongada é denominada cauda (meromiosina leve) e as porções globulares correspondem à cabeça (meromiosina pesada). A cada cabeça aderem duas cadeias leves, com papel estrutural na estabilização da miosina. As cabeças dispõem-se em espiral ao longo do filamento de miosina. A quebra de ATP faz com que a cabeça e parte da cauda dobrem-se, levando junto a actina. A ligação e a quebra de outra molécula de ATP promovem a dis-

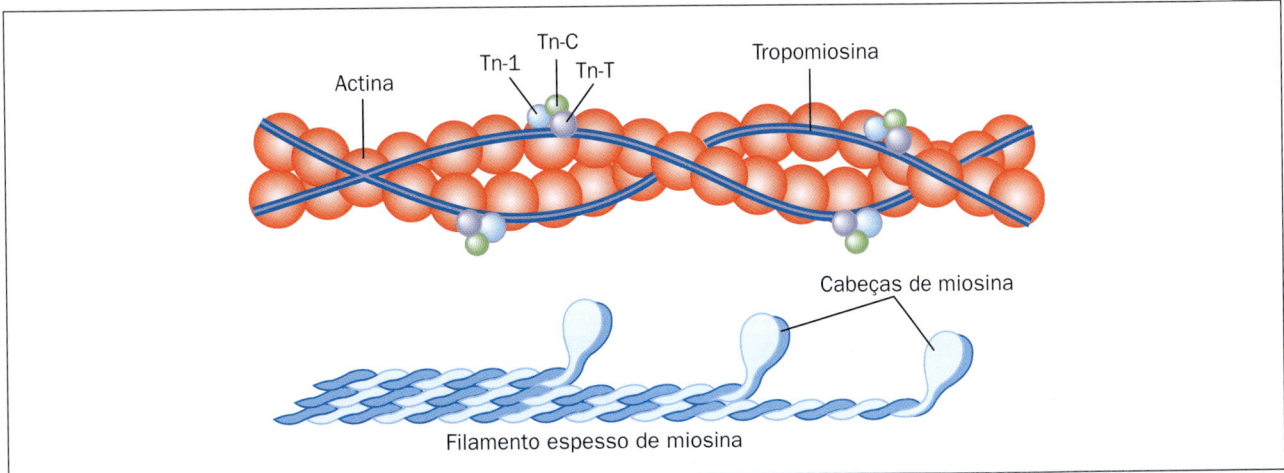

Figura 6 Esquema das proteínas contráteis do miócito, incluindo os filamentos de actina e miosina. A tropomiosina e a troponina (Tn-C é a troponina C; Tn-T é a troponina T; Tn-1 é troponina I) são proteínas reguladoras do processo contrátil.

sociação entre a actina e a miosina. O ciclo de ligação e dissociação repete-se várias vezes, promovendo o deslizamento dos filamentos finos e espessos uns em relação aos outros.

Aspectos moleculares da contração muscular cardíaca

Antes de iniciar a contração, as cabeças da miosina ligam-se ao ATP.[2,4] A atividade ATPásica desta estrutura imediatamente quebra o ATP mas deixa os produtos da clivagem, ADP e o fosfato, ligados à cabeça. Neste estado, a conformação da cabeça é tal que se estende perpendicularmente em direção ao filamento de actina, mas ainda não está conectada a esta (Figura 7A e B) .[1,2,4] Quando o complexo troponina-tropomiosina se liga aos íons cálcio, os locais ativos do filamento de actina ficam descobertos e as cabeças de miosina, então, ligam-se aqueles locais ativos, formando as pontes cruzadas (Figura 7B e C). A inclinação da cabeça da miosina fornece a força que puxa o filamento de actina. A energia que ativa essa força é aquela já armazenada quando a molécula de ATP foi clivada anteriormente. Quando ocorre a movimentação da ponte cruzada, há liberação de ADP e íon fosfato que estavam previamente ligados à cabeça (Figura 7C e D). No local de liberação do ADP, uma nova molécula de ATP se liga e causa o desligamento da cabeça de miosina da actina, desfazendo-se as pontes cruzadas. Após esse desligamento, uma nova molécula de

ATP é quebrada para reiniciar o próximo ciclo, produzindo novamente uma força potente para uma outra contração. Essa força leva a cabeça de volta à sua posição perpendicular, pronta para reiniciar um outro processo contrátil.

Quando a cabeça verticalizada, com toda a energia derivada da quebra de ATP liga-se a um novo local ativo no filamento de actina, ou seja, refazendo-se as pontes cruzadas, ocorre novamente a tração da actina. Assim, o processo se repete várias vezes até que o filamento de actina tracione as linhas Z próximas das porções finais dos filamentos de miosina ou até que a carga no músculo seja suficiente para provocar mais tração entre esses filamentos.[2,4,10] Na contração muscular, portanto, há o encurtamento dos sarcômeros e assim de toda a fibra, em decorrência da maior sobreposição dos filamentos de actina aos de miosina. As bandas I e H tornam-se mais estreitas, enquanto a banda A não altera a sua extensão.

A força contrátil do miócito depende do tamanho do sarcômero no estado de repouso. Quando os filamentos de actina e miosina estão separados, o grau de interdigitação entre esses filamentos é grande durante o processo contrátil, ou seja, há maior extensão do deslizamento entre esses filamentos. Isso em parte explica o fenômeno de Frank-Starling que estabelece um maior desempenho contrátil do coração quanto maior for o comprimento da fibra muscular ao final da diástole.[4,10] Nessa condição, o afastamento entre actina e miosina aumenta, propiciando mais interdigitação entre estes filamentos quando da

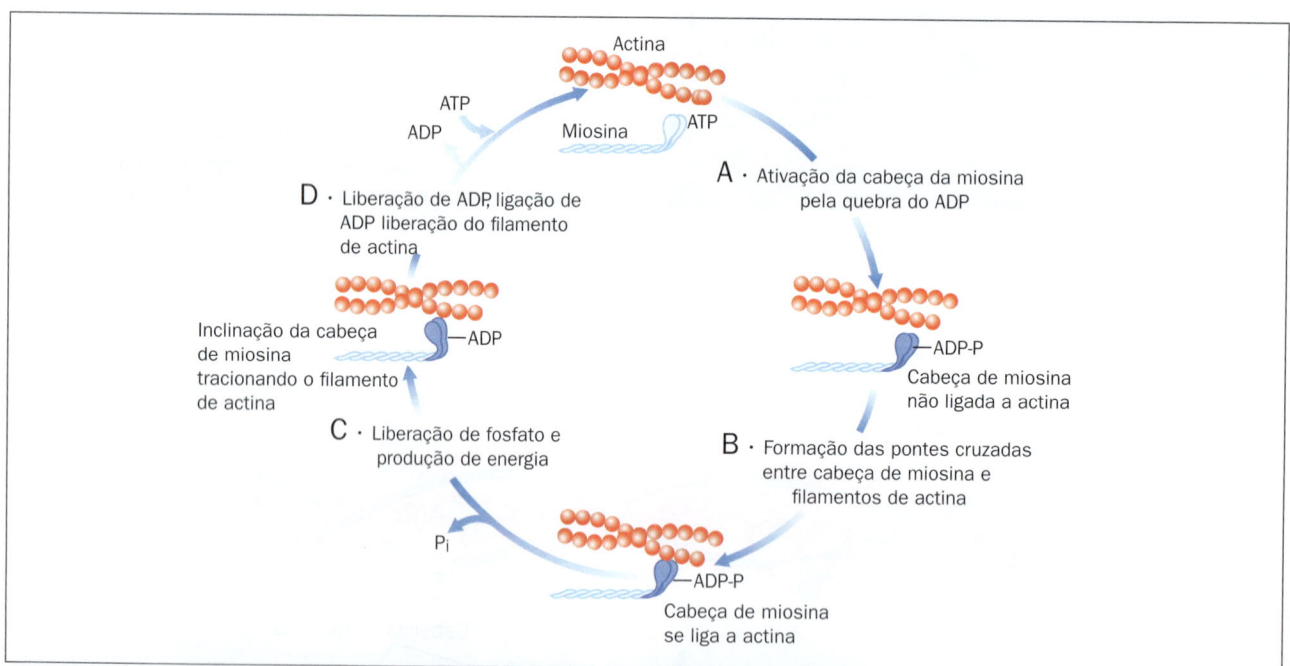

Figura 7 Esquema do processo contrátil do miócito. Em A, a cabeça da miosina é ativada pela hidrólise do ATP. Em B, quando o cálcio entra na célula, remove o processo inibitório da contração formado pelo complexo tropomiosina-troponina, permitindo a formação das pontes cruzadas, ou seja a interação da cabeça da miosina com os filamentos de actina. Em C, após a liberação do fosfato, há energia que facilita a inclinação da cabeça da miosina que traciona o filamento de actina em direção ao centro do sarcômero. Em D, após a liberação do ADP, que é substituído por outro ATP, a cabeça da miosina se dissocia do filamento de actina. Todo esse processo se repete várias vezes até ocorrer o encurtamento muscular. O ciclo persiste até o final da fase 2 do potencial de ação, quando diminui a concentração do cálcio dentro da célula.
Fonte: modificada de Lemieux et al., 2016.[2]

formação das pontas cruzadas (complexo cabeça de miosina-filamento de actina), proporcionando maior força de contração. Estima-se que o comprimento ideal do sarcômero para uma contração muscular potente esteja entre 2 e 2,5 micrômetros.[1]

Resumo

Todo o processo de contratilidade cardíaca é complexo e fascinante. As miofibrilas cardíacas também têm conformação estriada, como a musculatura esquelética, entretanto dispõem-se entre si em treliças, favorecendo o funcionamento repetitivo do coração. Todo o processo do acoplamento excitação-contração é dependente de variações iônicas que geram um potencial de ação e que resultam em um aumento considerável do cálcio intracelular. É o cálcio que se liga à troponina C, que modifica molecularmente a tropomiosina, expondo os sítios de ligação da actina com a miosina. Os sarcômeros, unidades de miofibrilas que se repetem ao longo do seu comprimento, funcionam em harmonia, geradas por comunicações celulares, possibilitando um sincício funcional.

Referências bibliográficas

1. Guyton AC, Hall JP. Contraction of skeletal muscle. In: Textbook of medical physiology. Philadelphia: Saunders-Elesevier; 2016. p.75-88.
2. Lemieux JE, Edelman ER, Strichartz G, Lilly LS. Normal cardiac structure and function. In: Lilly LS (ed.). Pathophysiology of heart disease. Philadelphia: Wolster Kluewer/Lippincott, Williams & Wilkins; 2016. p.1-25.
3. De Mello WC. Intercelular communication in cardiac muscle: physiological and pathologic implications. In: Zipes DP, Jalife J (eds.). Cardiac eletroctrophysiology and arrhythmias. Orlando: Grune & Straton; 1985. p.65-72.
4. Guyton AC. Hall JP. Excitation of skeletal muscle: neuromuscular transmission and excitation-contraction coupling. In: Textbook of medical physiology. 13th ed. Philadelphia: Saunders-Elesevier; 2016. p.89-105.
5. Katz AM. Structure of the heart and cardiac muscle. In: Physiology of the heart. Philadelphia: Wolters Kluwer/Lippincott Williams & Wilkins; 2011. p.3-32.
6. Beers DM, Borlaug BA. Mechanisms of cardiac contraction and relaxation. In: Mann DL, Zipes DP, Libby P, Bonow RO (eds.). Braunwald's heart disease: a textbook of cardiovascular medicine. 11th ed. Philadelphia: Elesevier Saunders; 2019. p.418-41.
7. Rueda A, de Alba-Aguayo DR, Valdivia HH. Receptor de rianodina, fuga de cálcio e arritmias. Arq Cardiol Mex. 2014;84:191-201.
8. Bers DM. Cardiac sarcoplasmic reticulum calcium leak: basis and roles in cardiac dysfunction. Annu Rev Physiol. 2014;76:107-27.
9. Hong T, Shaw RM. Cardiac T-tubule microanatomy and function. Physiol Rev. 2017;97:227-52.
10. Katz AM. The contractile proteins. In: Physiology of the heart. Philadelphia: Wolters Kluwer/Lippincott Williams & Wilkins; 2011. p.88-106.

Capítulo 6

Eletrofisiologia da célula cardíaca

Dalmo Antonio Ribeiro Moreira
Eduardo Rodrigues Bento Costa

Pontos-chave

- Eletrofisiologia é a variação da atividade elétrica e sincronizada intracelular causada pelo transporte ativo de íons através de canais específicos, que favorece correntes elétricas que culminam com a liberação de cálcio.
- O potencial de ação do miócito compreende a despolarização celular, conhecida como fase zero; uma fase de repolarização rápida, conhecida como fase 1; a fase de platô ou fase 2; fase de repolarização final ou fase 3; e por fim, a fase 4 ou de despolarização lenta.
- É na fase de platô, com altos níveis intracelulares de cálcio que ocorre o acoplamento excitação-contração.

Introdução

A atividade contrátil do miócito depende de um estímulo elétrico gerado a partir das células marca-passo localizadas no nódulo sino-atrial, que atravessa os átrios, nódulo atrioventricular, fibras de Purkinje até atingir a musculatura ventricular. A contração muscular depende de uma atividade elétrica harmônica e sincronizada nos sucessivos ciclos cardíacos, secundária ao tráfego de íons pela membrana celular por meio de canais iônicos específicos, gerando correntes elétricas que culminam com a liberação do cálcio intracelular (Figura 1). A partir daí, ativa-se a dinâmica das proteínas contráteis que no processo conhecido como despolarização favorecem a contração muscular e, no processo oposto, o de repolarização, favorecerá o relaxamento muscular. Neste capítulo serão apresentados conceitos básicos sobre a eletrofisiologia do miócito que culmina a seguir com o processo de contração cardíaca.[1]

O potencial de ação do miócito

A atividade elétrica cardíaca ocorre pela passagem de íons através da membrana celular, por meio de canais específicos. Esse trânsito gera correntes elétricas que podem ser registradas na superfície celular, caracterizando o potencial de ação. A correlação entre as características do potencial de ação e o eletrocardiograma de superfície está bem estabelecida de modo a haver uma boa correspondência entre as diferentes fases com a morfologia dos complexos QRS. Em outras palavras, o potencial de ação é a atividade elétrica de uma única célula, enquanto o eletrocardiograma representa a ativação de todas as células cardíacas. A Figura 1 apresenta o esquema do potencial de ação bem como das correntes iônicas, tanto do processo de despolarização como de repolarização.

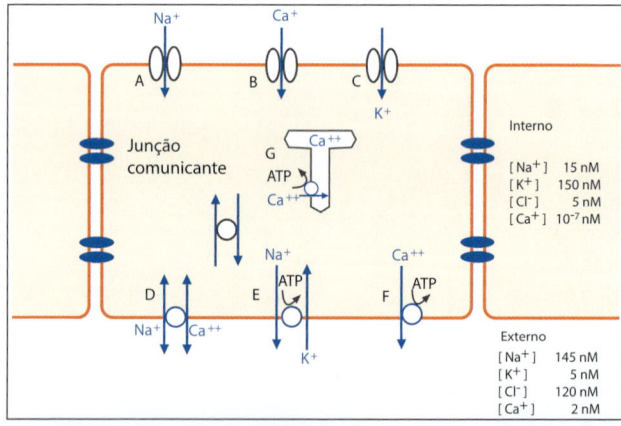

Figura 1 Canais iônicos e os respectivos íons que por eles trafegam, relacionados com a deflagração dos potenciais de ação celular bem como a dinâmica dos íons cálcio relacionados com a contração muscular. A: canais de sódio; B: canais de cálcio relacionados com o potencial de ação celular; C: canais de potássio relacionados principalmente com a repolarização celular; D: correntes trocadoras de sódio-cálcio responsáveis pela manutenção da concentração intracelular de cálcio; E: bomba de sódio-potassio ATPase dependente responsável pelo restabelecimento das concentrações iônicas intracelulares ao final da repolarização; F e G: transportadores de cálcio para fora da célula e para dentro do retículo sarcoplasmático respectivamente, que auxiliam na manutenção da homeostase do cálcio na célula.
Fonte: modificada de Lin et al., 2015.[1]

Com a célula em repouso, há predomínio de cargas positivas no meio externo e de cargas negativas no seu interior. Essa separação se dá pela característica de semipermeabilidade da membrana, que permite somente o trânsito livre de potássio, pelo processo de difusão passiva, entre os meios interno e externo da célula. Os íons sódio e cloreto predominam no meio externo enquanto o potássio predomina dentro da célula. Após um estímulo químico ou elétrico, ocorre transitoriamente a abertura de um canal de sódio que permite a sua entrada na célula. Se a quantidade de sódio que entra nesse momento for suficiente para modificar as características locais de voltagem da membrana, geram-se potenciais de ação que se propagam na sua superfície, ativando células adjacentes.[1-3] Na sequência serão descritos os principais mecanismos iônicos que originam o potencial de ação da célula. Como será visto, o processo de despolarização compreende a fase zero, seguido do processo de repolarização formado pelas fases 1, 2 e 3. A fase 4 é a que corresponde à origem de um novo potencial de ação e precede, portanto, a fase de despolarização.

O potencial de ação do miócito compreende a despolarização celular, conhecida como fase zero; uma fase de repolarização rápida, conhecida como fase 1; a fase de platô ou fase 2; fase de repolarização final ou fase 3 e, por fim, a fase 4 ou de despolarização lenta.

Mecanismos eletrofisiológicos das fases do potencial de ação do miócito

Fase zero[1-3]

Quando a membrana está em repouso, existe uma diferença de potencial entre o lado interno e externo da célula, da ordem de 90 mV. Essa diferença é mantida pela propriedade de semipermeabilidade da membrana, que não permite, em condições normais, a entrada do sódio (que está em maior quantidade do lado de fora da célula), mas permite o livre trânsito do íon potássio (mais abundante no meio intracelular) através da membrana. Além disso, uma bomba eletrogênica que consome energia é responsável pela manutenção da constância de concentração iônica dentro e fora da célula. Essa condição, em que a célula não é ativada e encontra-se polarizada, é conhecida por potencial de repouso da membrana. Após um estímulo mecânico ou elétrico, há uma pequena alteração da permeabilidade (ou resistência) da membrana, que facilita a entrada parcial de sódio e que altera discretamente o potencial de ação local. Quando uma quantidade crítica de sódio penetrou a célula, alterando o seu potencial de repouso até atingir o potencial limiar (ao redor de -70 a -65 mV), abrem-se os canais rápidos de sódio e uma grande quantidade deste íon propaga-se, a favor de seu gradiente eletroquímico, para o interior celular, tornando-o positivo com relação ao seu exterior (Figura 3). Esta corrente de entrada é chamada regenerativa (INa), porque uma pequena entrada de sódio abre outros canais para este íon, aumentando a condutância ao sódio (gNa). Em outras palavras, o aumento de cargas positivas anula progressivamente as cargas negativas e o potencial de repouso passa de

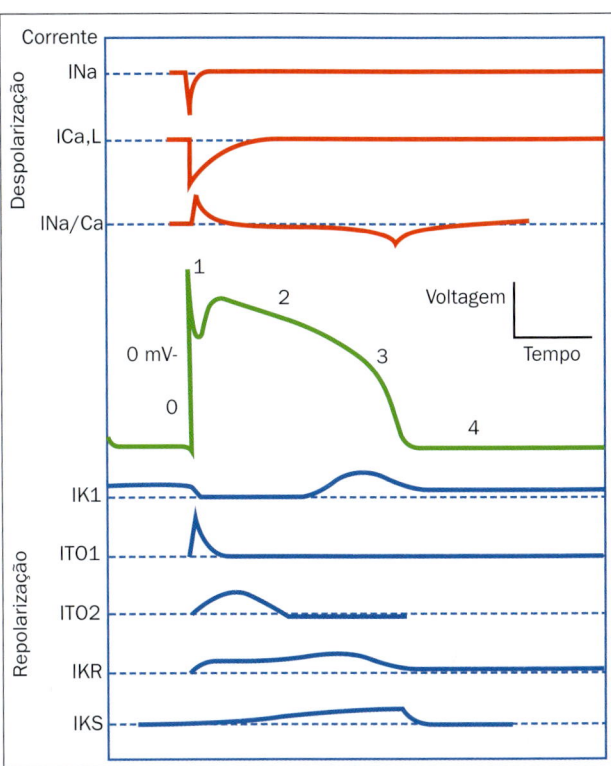

Figura 2 Fases do potencial de ação e as respectivas correntes iônicas envolvidas na sua gênese (ver explicação no texto).

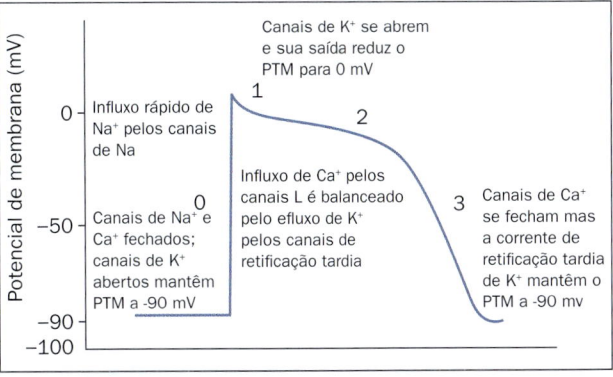

Figura 3 Resumo dos eventos iônicos relacionados ao potencial de ação. Ver discussão no texto. PTM = Potencial transmembrana

-90 mV para -80 mV, -70 mV e assim sucessivamente, até inverter totalmente a polaridade. Quando o potencial de equilíbrio para o sódio (ENa) é atingido, cessa-se a sua entrada. Neste período, o potencial de membrana deixa de ser mediado pelo potássio (como na condição de repouso) e passa a ser mediado pelo sódio.

A velocidade de ascensão do potencial de ação, também definida eletrofisiologicamente como Vmáx, caracteriza a velocidade com que o potencial de ação é propagado para as células. A Vmáx depende do potencial de repouso da membrana, da intensidade da corrente mediada pelo sódio, do gradiente eletroquímico do sódio, que por sua vez depende da quantidade de canais de sódio disponíveis, e varia de acordo com o tipo de célula. Quanto maior o número de canais, mais veloz é a fase de ascensão, sendo da ordem de 500 V/s nas fibras de Purkinje, 200 V/s nas fibras do miocárdio ventricular e entre 100 e 200 V/s no miocárdio atrial. Quanto mais rápida uma célula é ativada mais rapidamente se instala um gradiente de voltagem entre as células vizinhas, mais rápida será a condução do impulso no tecido via junções comunicantes. Esta será, portanto, a força motriz que favorece a progressão da célula vizinha em direção ao potencial limiar de despolarização, facilitando-a para o espraiamento da corrente entre as células. A Vmáx torna-se mais lenta quando os canais estão parcialmente inativados, como em casos de despolarização parcial da membrana (potencial de repouso menos negativo) que ocorre, por exemplo, na isquemia miocárdica.

Modelo hipotético de portões para o transporte de íons[2-5]

Admite se que, para as células musculares dos átrios e ventrículos e células de Purkinje, a entrada do sódio pela membrana ocorra através de canais rápidos, que se mantêm abertos até quando o potencial de ação atinge -55 mV. A condutância ao sódio ou gNA (condutância é igual ao inverso da resistência) é modulada na membrana por meio de um mecanismo baseado em dois tipos de portões de entrada: o portão **m** de ativação (localizado do lado externo da membrana), e o portão **h** de inativação (localizado do lado interno)[7] (Figura 3). Na fase de repouso, o portão **m** encontra-se fechado e o **h**, aberto. No início da fase zero, os portões **m** se abrem

rápida e progressivamente enquanto os portões **h** já estão abertos, permitindo a passagem de sódio. Ao mesmo tempo, com maior ganho de positividade interna, os portões **h** começam a se fechar, porém mais lentamente, tendendo a limitar progressivamente a entrada do sódio. Quando o interior da célula atingiu alta concentração de cargas positivas, o portão **h** já se encontra fechado, cessando a passagem do sódio. Após reiniciada a repolarização (ver adiante), quando a membrana atinge potenciais mais negativos que -55, -60 mV, há uma abertura lenta dos canais **h**, período chamado de reativação ou recuperação da inativação, estando a célula apta a receber um novo estímulo e se despolarizar. Pelo fato dos portões **m** estarem ainda fechados e os portões **h** não estarem totalmente abertos, um estímulo precoce que atinja a membrana quando a repolarização não se completou totalmente, não resultará em um novo potencial de ação. Entretanto, na progressão da repolarização, com a reativação gradual dos portões inicialmente, um número limitado de canais de sódio estará disponível (Figura 4). Deve-se ressaltar que, nesse período, o potencial de membrana é menos negativo. Como consequência, a velocidade de ascensão da fase zero (Vmáx) de um novo potencial que ocorra nesse período será mais lenta, o mesmo acontecendo com sua duração e amplitude. Em outas palavras, o grau de repolarização e, consequentemente, a quantidade de canais de sódio disponíveis para ser reativado é que determinarão a qualidade de um novo potencial de ação. Além disso, o estado de abertura ou fechamento dos portões **m** e **h** está na dependência do potencial de membrana e o tempo no qual o potencial se manteve, ou seja, a abertura e fechamento destes portões são dependentes de voltagem e também de tempo.

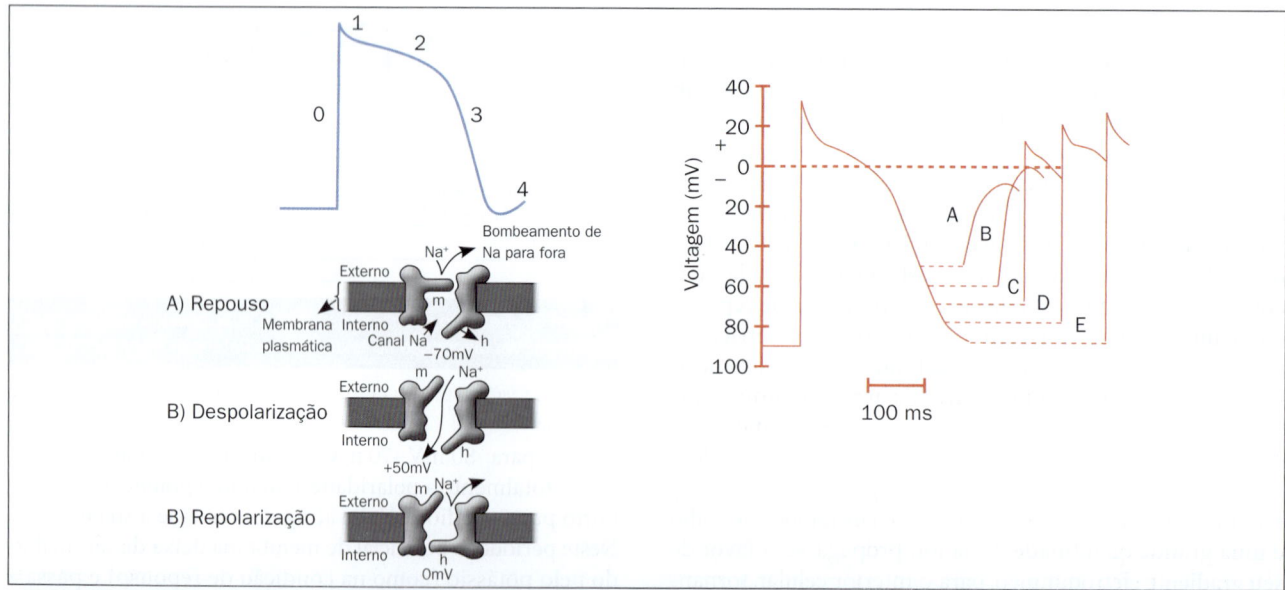

Figura 4 Representação esquemática da cinética de abertura e fechamento dos portões dos canais de membrana, de ativação **m** e inativação **h**, que regulam a entrada de íons, juntamente com as diferentes fases do potencial de ação (0, 1, 2, 3 e 4). Em repouso, o portão **m** está fechado e o **h** aberto; na fase 0 ambos os portões estão abertos e o sódio entra na célula; na fase de repolarização, o portão **m** está se fechando e o **h**, fechado, começa a se abrir, correspondendo à fase de canal inativado. À direita, cinco potenciais de ação (A à D) deflagrados em diferentes níveis de repolarização apresentam fase zero progressivamente mais rápidas em decorrência da maior disponibilidade de canais de sódio à medida que o potencial transmembrana avança para a fase de repouso. Ver discussão no texto.

Os canais de sódio podem se encontrar em duas posições: abertos ou fechados. Três combinações possíveis dos portões m e h identificam sua situação: a) portão **m** fechado e o **h** aberto, definindo o estado fechado em repouso; b) portões **m** e **h** abertos e o canal também encontra-se aberto; c) portão **h** fechado e o **m** aberto, definindo o canal inativo e fechado.

Fase 1

Após ter atingido o nível máximo de despolarização, próximo de +30 mV, inicia-se um curto período de repolarização quando o potencial de ação diminui ao redor de 0 mV (Figura 2). Esta, denominada fase 1, deve-se à inativação da corrente de sódio (INa) ou ativação de uma corrente de "saída" transitória (I$_{TO}$), causada pela fuga de potássio ou ainda, em decorrência da entrada parcial de íons cloretos (cargas negativas) através de canais de cloro. Essas correntes tendem a contrabalançar a entrada do cálcio que se iniciou na fase 0 e que ainda está acontecendo pelos canais lentos. Com a diminuição de cargas positivas (interrupção da entrada de sódio, fuga de potássio, entrada de cloreto) há, nesta fase, um ligeiro aumento das cargas negativas, e o potencial de ação cai a níveis próximos de zero. Portanto, na fase 1, predomina a corrente de "saída", que em termos eletrofisiológicos resulta do predomínio de fluxo de cargas positivas para fora da célula ou fluxo de cargas negativas para seu interior.[2,4,5] É importante lembrar que dentro da célula, nesta fase, a concentração de cargas positivas ainda é proporcionalmente maior que as negativas, tanto é que o potencial de ação ainda é positivo.

Fase 2

Após a fase de repolarização precoce, há diminuição importante da condutância da membrana ao potássio, principalmente da sua saída da célula, apesar do seu gradiente eletroquímico favorecer este movimento (Figura 3). Nessa fase, a entrada do potássio é maior que a fuga, produzindo a "corrente de retificação de entrada".[4-6] A diminuição da saída de potássio mantém a célula no estado de despolarização. De maneira geral, nas membranas biológicas a permeabilidade dos canais de potássio está relacionada à voltagem, e a capacidade de conduzir corrente por estes canais varia com o potencial de membrana. A variação da resistência da membrana com a voltagem do potencial de ação é denominada retificação. Quando a resistência é constante durante variações do potencial de ação, a corrente que atravessa os canais é chamada "não retificada".[5,6]

Na fase 2 há também diminuição da condutância ao sódio e um discreto aumento da entrada de cloreto. O potencial de ação permanece próximo de 0 mV durante cerca de 40 a 80 ms (podendo chegar a 100 ms), visto que não há gradiente elétrico através da membrana, embora haja movimentação iônica. Em outras palavras, a constância do potencial de membrana ocorre em decorrência de correntes que se neutralizam, mantendo a célula em estado de despolarização.

A diminuição da saída do potássio é um dos principais fatores que mantém a membrana despolarizada durante a fase 2, e o infuxo de cálcio que ocorre por meio dos canais lentos de cálcio-sódio é que inicia o processo de contração muscular. Os canais lentos, que conduzem tanto sódio quanto cálcio (principalmente este último) para o interior da célula, podem estar ativos durante a fase inicial do platô. Quanto mais longa essa fase maior a entrada de cálcio e maior será a força de contração do miócito. A amplitude do potencial de membrana durante a fase 2, e a magnitude da corrente de cálcio, são dependentes da concentração extracelular desse íon. A fase 2 só está presente nas células miocárdicas atriais e ventriculares e nas células de Purkinje.

Durante a fase 2 e próximo do início da fase 3, canais distintos de potássio desempenham papéis de destaque tanto no início como na conclusão da fase de repolarização do potencial de ação. A taxa de efluxo de potássio e, consequentemente, da repolarização é determinada pela densidade e função dos canais pelos quais estes íons transitam. Para a regulação da duração da fase de platô do potencial de ação atua a corrente de retificação de potássio composta de um componente rápido (I$_{KR}$) e outro lento (I$_{Ks}$), que trafegam por canais com cinéticas diferentes e propriedades distintas[7,8] (Figura 2). A corrente I$_{KR}$ transita por canais rápidos cuja estrutura proteica é codificada pelo gene *hERG*, responsável pela síntese da subunidade alfa (o corpo principal do canal iônico). A corrente I$_{KS}$ transita por outro canal cuja estrutura é codificada pelo gene *KvLQT1*[9] (lócus 11p15.5).[10] O gene *KCNE1* (lócus 21q22.1- p22) codifica uma subunidade beta (acessória) conhecida por Mink e que se associa com KvLQT1 para formar canais funcionais mediadoras de IKs.[10,11] A corrente de potássio surge progressivamente durante a fase de platô, opondo-se às correntes de despolarização de entrada subjacente. Como no final o saldo destes efeitos é o predomínio das correntes de saída, inicia-se a repolarização.

Fase 3

A repolarização celular ocorre após inibição da corrente de "entrada" mediada pelos canais lentos (sódio e cálcio), diminuindo a passagem de cargas positivas para dentro da célula. Além disso, há aumento da condutância ao potássio, a favor de seu gradiente de concentração (corrente de "saída" de potássio "I$_K$") com inibição da corrente de retificação presente na fase anterior (Figura 3). Haverá aumento da fuga de potássio, estabelecendo predomínio de cargas negativas no interior da célula, trazendo o potencial de ação a valores mais negativos, restaurando parcialmente o potencial de repouso da membrana. À medida que a repolarização continua, a condutância ao potássio aumenta, perpetuando a repolarização de maneira regenerativa. Esta é conhecida como fase de repolarização rápida ou fase 3 (Figura 2)[2-4,12].

Fase 4

No período subsequente, o sódio intracelular acumulado nas fases 0 e 2 é eliminado ativamente em troca pelo potássio extracelular, que saiu da célula durante as fases 2 e 3. Este efeito ocorre por meio da ativação da bomba de sódio e potássio que consome energia, produzida pela quebra de ATP pela enzima Na-K ATP-ase. A relação entre extrusão de sódio e captação de potássio é de 3:2, ou seja, para cada três íons sódio eliminados, dois de potássio são capturados, criando-se uma corrente eletrogênica de "saída" de cargas positivas, restabelecendo os níveis definitivos do potencial de repouso da membrana[2,4,6].

Potencial de ação das células marca-passo

As características do potencial de ação acima descritas são encontradas nas células do tipo resposta rápida do músculo cardíaco e nas células de Purkinje. As células do nódulo sinusal e da região NH do nódulo atrioventricular são do tipo resposta lenta por causa das características do potencial de ação (Figura 5). Este último difere do potencial de ação das primeiras nos seguintes aspectos: a) menor velocidade de ascensão da fase zero (Vmáx variando de 5 a 15 V/s); b) menor amplitude (ao redor de 65 mV); c) ausência de canais rápidos de sódio; d) ausência da fase de platô; e) fase 4 com inclinação ascendente, responsável pela propriedade automática característica das células marca-passo (Tabela 1)[2,6,13,14].

Durante a fase 4 nas células de resposta lenta, há um ganho progressivo de cargas positivas para o interior celular, cujo mecanismo ainda é muito discutido, podendo ser secundário à diminuição da saída de potássio ou causado pela entrada de cálcio e sódio. O aumento de cargas positivas promove diminuição progressiva do potencial de repouso da membrana, até que o potencial limiar é atingido e a célula se despolariza de maneira autônoma.

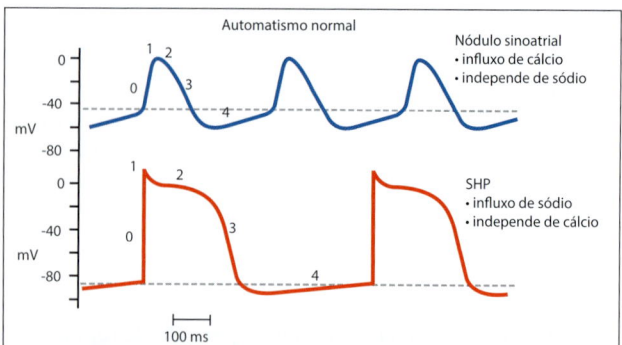

Tabela 1 Diferenças eletrofisiológicas entre as células de repostas rápida e lenta

	Rápida	Lenta
Íon envolvido	Sódio	Cálcio
Limiar de ativação	-70 a -55 mV	-55 a -30 mV
Potencial de repouso da membrana	-80 a -9 mV	-40 a -70 mV
Vmáx da fase 0	200 a 1.000 V/s	5 a 15 V/s
Amplitude do potencial de ação	100 a 130 mV	35 a 75 mV
Recuperação da excitabilidade	Imediata, após a repolarização	Tardia, após a repolarização

Do ponto de vista eletrofisiológico, nas células marca-passo do coração alguns canais voltagem-dependentes são ativados com potenciais negativos da ordem de -50 e -60 mV durante a fase de repolarização rápida. Nesta magnitude de potencial, uma corrente de "entrada" (If ou *funny current*) é ativada e conduzida através de canais pouco seletivos a cátions monovalentes, predominantemente sódio e potássio[2,6]. É possível que os canais lentos que transportam cálcio, bem como os canais que transportam sódio, sejam ativados cau-

Figura 5 Características dos potenciais da ação das células de resposta lenta, do nódulo sinusal e atrioventricular (parte superior da figura) e das células de resposta rápida, como átrios, ventrículos e fibras de Purkinje (parte inferior). Ver discussão no texto.

sando despolarização progressiva da membrana. Os canais que transportam a corrente If o fazem por meio do mecanismo de "portão" cuja abertura e fechamento são dependentes da voltagem transmembrana[2-4,6]. Fármacos que bloqueiam essa corrente, como betabloqueadores e ivabradina, podem reduzir a frequência de disparo do nódulo sinusal. Há vários estudos demonstrando efeitos benéficos da ivabradina na redução da frequência sinusal com melhora do prognóstico de pacientes com insuficiência cardíaca[15]. A vantagem deste agente em relação aos betabloqueadores é a ausência de efeitos inotrópicos negativos (Figura 6).

Outras correntes, mediadas pelos íons cálcio, são descritas na gênese do potencial de ação das células marca-passo. Há uma corrente que só é ativada quando a voltagem da membrana atinge -40 mV, ou seja, quando a célula já iniciou o processo de despolarização. Esta corrente é transportada por canais do tipo I_L (corrente I_{CaL}) cuja contribuição ao potencial diastólico ocorre tardiamente na diástole. Outra corrente mediada por cálcio, denominada I_{CaT}, é ativada a potenciais de membrana ao redor de -50 mV que nas células do nódulo sinusal de coelho, contribui com cerca de 20% para a corrente dos canais lentos de cálcio (I_{Si}). Os canais que transportam as correntes I_{CaL} e I_{CaT} parecem ser específicos, pois apresentam padrões de resposta diferentes frente a diferentes bloqueadores de canais de cálcio como a nifedipina e galopamil e, também, ao níquel[2,6].

O aumento do tônus simpático e dos níveis de AMP cíclico intracelular pelos inibidores da fosfodiesterase (como a teofilina, cilostazol) aumenta a frequência de disparo das células marca-passo por intensificação da fase de ascensão, secundária ao aumento da condutância ao cálcio e, consequentemente, da I_{Si}. A passagem de cálcio é facilitada pela influência do AMP cíclico sobre as proteínas que controlam a permeabilidade a este cátion nos canais I_L. O tempo que os canais permanecem abertos é maior nessas condições, favorecendo a entrada do cálcio. Estudos clínicos demonstram os efeitos benéficos do cilostazol, aumentando a frequência sinusal em pacientes com disfunção sinusal e da frequência ventricular em pacientes com bloqueio atrioventricular de segundo grau (Figura 7)

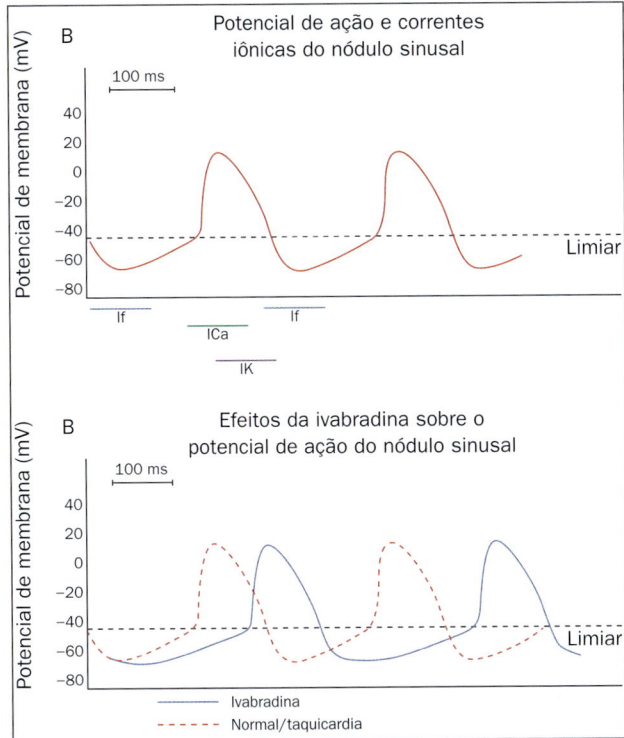

Figura 6 Em A, a corrente If está ativa durante a fase 4. Após atingido o potencial limiar, ativa-se a corrente de cálcio (ICa) que deflagra o potencial de ação. Em seguida inicia-se o processo de repolarização com a abertura dos canais de potássio (IK), reiniciando o ciclo. Em B, observa-se o efeito da ivabradina, tornando ainda mais lenta a ascensão da fase 4 do potencial de ação, reduzindo a frequência cardíaca.
Fonte: modificada de Thorup et al., 2017.[15]

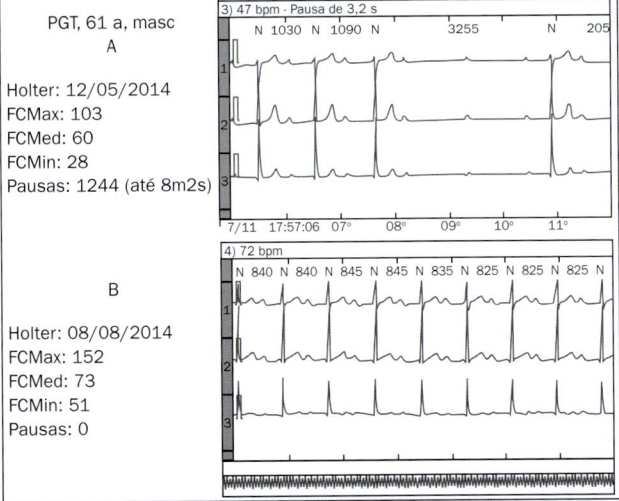

Figura 7 Paciente de 61 anos com história de síncope secundária a bloqueio atrioventricular do segundo grau. Traçados de Holter antes e após a prescrição de cilostazol 200 mg ao dia. Observe as diferenças de frequência cardíaca entre os dois procedimentos e a abolição das pausas após cilostazol. Apesar da permanência do intervalo PR prolongado o paciente não mais teve síncopes.

e com fibrilação atrial com resposta ventricular lenta[16]. A acetilcolina diminui a velocidade de ascensão da fase 4 das células marca-passo, causando diminuição da frequência de disparo celular por causa da diminuição da I_{Si}. A inibição da atividade da adenilciclase pela acetilcolina está envolvida neste fenômeno[6].

Resumo

A contração muscular depende de uma atividade elétrica harmônica e sincronizada nos sucessivos ciclos cardíacos secundários ao tráfego de íons pela membrana celular por meio de canais iônicos específicos. Esse trânsito gera correntes elétricas que podem ser registradas na superfície celular, caracterizando o potencial de ação. O potencial de ação, em suas quatro fases, favorece a variação da concentração intracelular de cálcio, que está diretamente envolvido no acoplamento excitação-contração, possibilitando, dessa forma, a ocorrência de forma harmônica do ciclo cardíaco, em sístole e diástole.

Referências bibliográficas

1. Lin KY, Edelman ER, Strichartz G, Lilly LS. Normal cardiac structure and function. In: Lilly LS ed. Pathophysiology of heart disease. Philadelphia: Wolters Kluewer, Lippincott, Williams & Wilkins; 2015. p.1-26.
2. Issa ZF, Miller JM, Zipoes DP. Molecular mechanisms of cardiac electrical activity. In: Clinical arrhythmology and electrophysiology. A Companion to Braunwald's heart disease. Philadelphia: Elsevier; 2019:1-14.
3. Tomaselli GF, Rubart M, Zipes DP. Mechanisms of cardiac arrhythmias. In: Zipes DP, Libby P, Bonow RO, Mann DL, Tomaselli GF, Braunwald E, eds. Braunwald's heart disease: a textbook of cardiovascular medicine. Philadelphia: Elsevier; 2019. p.619-47.
4. Spector P. Ion channles. In: Understanding clinical cardiac electrophysiology: a conceptually guided approach. Oxford: Wiley-Blackwell; 2016. p.3-8.
5. Katz AM. Cardiac ion channels. N Engl J Med. 1993;328:1244-51.
6. Katz AM. The cardiac action potential. In: Physiology of the heart. Philadelphia: Wolters Kluwer/Lippincott Williams & Wilkins; 2011. p.369-97.
7. Sanguinetti MC, Jurkiewicz NK. Two components of cardiac delayed rectifier K current. Differential sensitivity to block by class III antiarrhythmic agents. J Gen Physiol. 1990;96:195-215.
8. Hancox JC, Levi AJ, Witchel HJ. Time course and voltage dependence of expressed HERG current compared with native 'rapid' delayed rectifier K current during the cardiac ventricular action potential. Pflügers Arch. 1998;436:8.
9. Raay TJ, Shen J, Timothy KW, Vincent GM, de Jager T, Schwartz PJ, et al. Positional cloning of a novel potassium channel gene: KvLQT1 mutations cause cardiac arrhythmias. Nat Genet. 1996;12(1):17-23.
10. Barhanin J, Lesage F, Guillemare E, Fink M, Lazdunski M, Romey G. KvLQT1 and Isk (minK) proteins associate to form the IKs cardiac potassium channel. Nature. 1996;384:78-80.
11. Sanguinetti MC, Curran ME, Zou A, Shen J, Spector PS, Atkinson DL, et al. Coassembly of KvLQT1 and minK (Isk) proteins to form cardiac IKs potassium channel. Nature. 1996;384:80-3.
12. Katz AM. Cardiac íon channels. In: Physiology of the heart. Philadelphia: Wolters Kluwer/Lippincott Williams & Wilkins; 2011. p.343-68.
13. Vassale M. Automaticity and automatic rhythms. Am J Cardiol. 1971;28:245-52.
14. 14. Vassale M. The relationship among cardiac pacemakers: overdrive suppression. Circ Res. 1977;41:269-77.
15. Thorup L, Simonsen U, Grimm D, Hedegaard ER. Ivabradine: current and future treatment of heart failure. Basic Clin Pharmacol Toxicol. 2017;121:89-97.
16. Kanlop N, Chattipakorn S, Chattipakorn N. Effects of cilostazol in the heart. J Cardiovasc Med (Hagerstown). 2011;12:88-95.

Seção 5

FUNDAMENTOS PARA O DIAGNÓSTICO CARDIOLÓGICO

Capítulo 1

História clínica

Minna Moreira Dias Romano
Benedito Carlos Maciel

Pontos-chave

- Em um momento de grandes avanços na instrumentação técnica em medicina, não se deve desvalorizar a adequada coleta de dados da história clínica. O fortalecimento das técnicas de treinamento na obtenção de dados clínicos, mediante anamnese bem conduzida e exame clínico, representa a forma mais efetiva para utilização adequada dos recursos diagnósticos mais sofisticados, ao mesmo tempo em que expressa o resgate da prática médica mais pessoal e humana.
- A história clínica cardiovascular deve ser detalhada, mas guiada por sintomas. É importante a completa caracterização dos sintomas, assim como sua relação com a atividade física e a determinação de fatores desencadeantes ou de alívio.
- Dentre os sintomas fundamentais cardiovasculares, especial atenção deve ser dada à investigação da precordialgia. A caracterização clínica da dor torácica deve ser minuciosa, conduzindo o diagnóstico a várias síndromes clínicas (como a síndrome coronariana aguda), guiando assim a solicitação e a interpretação de exames complementares. A dispneia também é sintoma frequente e pouco específico, e sua correta interpretação clínica terá papel prioritário no diagnóstico, assim como assume também papel prognóstico em algumas doenças como a insuficiência cardíaca.
- A síncope é outra manifestação de doença cardiovascular bastante frequente e com amplo espectro diagnóstico, desde patologias aparentemente benignas como as síncopes neurocardiogênicas ou situacionais até situações ameaçadoras como algumas síndromes arrítmicas, valvares ou miocardiopatias. A anamnese cuidadosa desse sintoma é crucial tanto para confirmá-lo (pois várias situações podem simular síncope) quanto para alcançar o diagnóstico da doença. Porém, essa anamnese pode ser desafiadora, uma vez que envolve características situacionais, fatores desencadeantes e informações que muitas vezes só podem ser fornecidas por uma segunda pessoa que tenha presenciado a perda de consciência.
- Outros sintomas comuns de doenças cardiovasculares como palpitação, edema, tosse, cianose e fadiga devem ser bem desvendados na história clínica. Um erro inicial na avaliação de tais sintomas será refletido em excessos de exames complementares e maior tempo despendido, além de maior custo para alcançar o diagnóstico.

Introdução

Em que pese o expressivo desenvolvimento tecnológico que incorporou à avaliação diagnóstica do sistema cardiovascular um amplo e sofisticado conjunto de recursos instrumentais, nas últimas décadas, não se pode deixar de reconhecer a fundamental importância que se deve atribuir aos dados obtidos na história clínica como instrumental propedêutico. Em uma era de predomínio marcante de moderna e variada tecnologia diagnóstica, que certamente oferece recursos para o aprimoramento e maior acurácia do diagnóstico de doenças cardiovasculares, o grande desafio consiste em manter acesa a chama que alimenta o desenvolvimento e o treinamento das habilidades clínicas fundamentais. Assim, a obtenção de história clínica de qualidade e a execução sistematizada e abrangente do exame físico continuam a ser parte essencial da abordagem clínica, elemento fundamental para que os exames suplementares, muitas vezes sofisticados e caros, sejam utilizados criteriosamente em busca de uma relação custo-efetividade que garanta a melhor precisão diagnóstica com o menor custo para o sistema de saúde.

A utilização indiscriminada de métodos diagnósticos mais sofisticados resulta não apenas em custos crescentes para o sistema de atenção à saúde do país, mas também em um atendimento médico mais instrumental, menos pessoal, menos humano, em que a relação fundamental de confiança entre o médico e seu paciente tende à deterioração progressiva. O fortalecimento das técnicas de treinamento na obtenção de dados clínicos, mediante anamnese bem conduzida e com base no aprimoramento das habilidades no exame físico cardiovascular, representa a forma mais custo-efetiva para utilização adequada dos recursos diagnósticos mais sofisticados, ao mesmo tempo em que expressa o resgate da melhor qualidade intrínseca do atendimento médico, tornando o exercício da medicina mais pessoal e humano.

A análise sistematizada da história clínica adequadamente realizada permite o diagnóstico preciso em 74-90% dos casos, na dependência do tipo de sintoma principal apresentado.[1-3]

Escapa aos objetivos deste texto discutir em profundidade os aspectos técnicos relativos à obtenção de uma adequada história clínica. Entretanto, nunca é demais lembrar que a qualidade dos dados obtidos em uma anamnese depende:

- Do grau de atenção e cuidado com que as informações do paciente são registradas e analisadas.
- Do detalhamento com que as informações são caracterizadas, incluindo a queixa tal como descrita na "linguagem" do paciente, início e duração do sintoma, bem como sua qualidade, localização, irradiação, intensidade, fatores desencadeantes e impacto na capacidade de trabalho, fatores de alívio, manifestações concomitantes e evolução do sintoma ao longo do tempo.
- De oferecer ao paciente tempo suficiente para espontaneamente relatar seus sintomas.
- Do cuidado, ao questionar o paciente, para não conduzi-lo a confirmar ou não determinada manifestação sintomática.
- De observar cuidadosamente a presença de sintomas que mais comumente levantam a suspeita de doença cardiovascular (dispneia, dor torácica, palpitações, síncope, cianose, tosse, fadiga, hemoptise, edema).
- Da inclusão de dados relativos à história familiar, antecedentes pessoais, ocupacionais e hábitos do paciente (tabagismo, ingestão de álcool, uso de drogas ilícitas, exercício físico regular), passado mórbido, bem como de interrogatório de sintomas relativos a outros aparelhos.
- Do estabelecimento de adequada relação de confiança com o paciente.

É importante lembrar, ainda, que a doença cardiovascular pode apresentar-se assintomática, quando, então, o exame físico passa a ter papel ainda mais crucial.

Uma situação que merece destaque especial diz respeito a manifestações sintomáticas que têm alguma relação com o exercício físico ou impacto sobre as atividades desenvolvidas pelo paciente, como ocorre, por exemplo, com a dispneia e a dor torácica. É comum, nessa situação, o relato de que o sintoma se manifesta a pequenos, médios ou grandes esforços. Evidentemente, essa é uma forma inadequada de reportar essa relação, uma vez que a magnitude do esforço depende da capacidade física do indivíduo. Portanto, é fundamental, ao relatar essa relação, apontar o tipo e a intensidade da atividade que desencadeia o sintoma, bem como sua evolução temporal. Ao mesmo tempo, deve-se descrever qual foi o impacto que o surgimento desse sintoma teve sobre a capacidade de trabalho do paciente e sobre as atividades que ele era capaz de desenvolver cotidianamente.

No contexto das doenças cardiovasculares, deve-se destacar a importância de incluir, na anamnese, dados relativos a fatores de risco de doenças cardiovasculares (tabagismo, hipertensão arterial sistêmica, hipercolesterolemia, *diabetes mellitus*, menopausa, uso de contraceptivos, história familiar de doenças cardiovasculares).

Com base nos dados colhidos na história clínica, o médico poderá, então, formular um conjunto de hipóteses diagnósticas, que serão confirmadas ou refutadas com base nos dados obtidos no exame físico.

Sintomas fundamentais de doenças cardiovasculares

Dispneia[4,5]

A dispneia é um dos mais importantes sintomas de doenças cardíacas ou pulmonares e se caracteriza por uma sensação de respiração anormalmente desconfortável ou dificuldade para respirar, geralmente desencadeada por exercício físico.

Mecanismos fisiopatológicos

A dispneia pode ser desencadeada por uma multiplicidade de mecanismos fisiopatológicos. Quando decorrente de uma doença cardíaca, ela geralmente se manifesta em consequência do aumento da pressão capilar pulmonar determinado por aumento da pressão atrial esquerda ou de enchimento ventricular esquerdo. Isso leva ao extravasamento de líquido para o espaço intersticial pulmonar, tornando os pulmões mais rígidos e exigindo deles maior trabalho durante a respiração; ao mesmo tempo, ocorre alteração da relação ventilação-perfusão, com aumento do espaço morto pulmonar, maior resistência em vias aéreas e hipoxemia, estímulos adicionais para a sensação de dispneia. O aumento da estimulação ventilatória ocorre como consequência da excitação de receptores pulmonares sensíveis ao estiramento, localizados em vasos pulmonares e interstícios, bem como de quimiorreceptores sensíveis à hipoxemia e à acidose metabólica.

Nas diferentes doenças do sistema respiratório, a dispneia pode manifestar-se em decorrência de alterações da relação ventilação-perfusão, limitação mecânica da ventilação ou de estímulos associados à hipoxemia. Ela pode surgir ainda em condições não associadas a doenças cardíacas ou pulmonares, incluindo: anemia (redução na capacidade de transporte de oxigênio), descondicionamento físico (redução na capacidade de redistribuição de fluxo sistêmico), obesidade (aumento do trabalho respiratório), gravidez (redução da capacidade pulmonar total) e distúrbios psicológicos (hiperventilação).

Caracterização pelo paciente[4-6]

Quando o paciente descreve o sintoma como "falta de ar", "fôlego curto" ou "dificuldade para respirar", a caracterização dessa manifestação como dispneia não representa nenhuma dificuldade. Entretanto, algumas vezes, o paciente pode queixar-se de "cansaço" ou "'canseira", situações em que se torna necessário definir se o paciente apresenta sensação de cansaço em todo o corpo, representando provavelmente fadiga ou adinamia, ou se essa manifestação é mais localizada no tórax, caracterizando efetivamente dispneia. Eventualmente, ela poderá ser descrita como "dificuldade para realizar respiração profunda", o que muitas vezes caracteriza a dispneia suspirosa, associada a causas psicogênicas.

Geralmente, a dispneia se manifesta nos esforços, o que torna fundamental a caracterização precisa da intensidade do esforço que a desencadeia, sua evolução no tempo, bem como o impacto sobre as atividades habituais do paciente.

Em pacientes com hipertensão venocapilar pulmonar, a dispneia que se manifesta dentro de poucos minutos após deitar-se caracteriza a ortopneia, que se expressa pela necessidade de aumentar o número de travesseiros para dormir. Ao assumir essa posição, há redistribuição de líquidos para o território pulmonar, aumentando o nível de congestão pulmonar e provocando dispneia de decúbito. Esta é uma manifestação pouco específica, uma vez que pode ocorrer em outras situações em que a capacidade vital é reduzida, como na ascite volumosa.

A dispneia paroxística noturna ocorre após o paciente ter conciliado o sono por duas a quatro horas, manifestando-se, então, subitamente, ao acordar o paciente com uma sensação de dispneia intensa, geralmente associada à necessidade imperiosa de levantar-se do leito em busca de ar e à sensação de morte iminente. A melhora dessa manifestação é relativamente demorada (15 a 30 minutos) quando comparada à melhora da ortopneia, que é imediata com a elevação do corpo. Admite-se que sua ocorrência dependa, além da redistribuição de fluidos para o território pulmonar determinada pelo decúbito, de alterações na atividade adrenérgica durante o sono e de depressão do centro respiratório, provocando edema intersticial pulmonar e, eventualmente, edema alveolar. Essa manifestação mostra elevado grau de especificidade para indicar um grave quadro de congestão pulmonar aguda.

Diagnóstico diferencial

Entre as principais causas da dispneia nos esforços, que se manifesta cronicamente, estão as cardiopatias associadas a aumento da pressão em território capilar pulmonar, mecanismo fundamental na síndrome de insuficiência cardíaca congestiva. A dispneia de origem cardíaca deve ser diferenciada da dispneia de causa pulmonar, que pode ocorrer na doença pulmonar obstrutiva crônica, na bronquite crônica, no enfisema pulmonar e na fibrose pulmonar intersticial. A dispneia crônica que se manifesta na anemia, no hipertireoidismo, no hipotireoidismo, na obesidade e no descondicionamento físico geralmente não representa dificuldade no diagnóstico diferencial em face de outras manifestações associadas.

A dispneia de início súbito pode ocorrer no tromboembolismo pulmonar, no pneumotórax, no edema agudo de pulmão, na pneumonia ou na obstrução aguda de vias aéreas. Quando a dispneia se acompanha de sibilos pulmonares, ela pode indicar broncoconstrição primária (asma brônquica) ou hipertensão venocapilar (asma cardíaca).

Deve-se registrar a possibilidade de a dispneia representar manifestação secundária à isquemia miocárdica, quando então ela corresponde a um "equivalente anginoso", reproduzindo outras características da angina, como duração, relação com esforço e melhora com nitratos.

Valor diagnóstico[3]

A utilização sistematizada das informações obtidas na história clínica pode propiciar elementos fundamentais para se definir o diagnóstico de doenças do sistema cardiovascular. Aproximadamente, 74% dos diagnósticos clínicos foram estabelecidos considerando apenas os dados da história de pacientes cuja queixa principal era dispneia.

Dor torácica

Conceito e mecanismos fisiopatológicos[4,5,7]

A dor torácica é uma manifestação sintomática relativamente frequente e complexa, uma vez que pode ser decorrente de causas cardíacas e não cardíacas, múltiplos mecanismos fisiopatológicos, manifestando-se aguda ou cronicamente, com expressão clínica nem sempre de fácil distinção entre as diferentes etiologias. Exatamente por isso, a história clínica tem papel extremamente relevante no diagnóstico diferencial.

Em face da importância epidemiológica e da elevada morbidade e mortalidade a ela inerentes, a doença isquêmica do coração representa o diagnóstico mais importante entre as diferentes causas de dor torácica. Mais da metade das mortes associadas a síndromes isquêmicas agudas ocorre dentro da primeira hora desde o início dos sintomas e antes da chegada do paciente ao hospital. A dor torácica aguda, manifestada por episódio de duração variável, nas últimas 24 horas, representa um dos mais comuns e complexos problemas clínicos em unidades de atendimento de emergências médicas. Até 7% de todos os casos atendidos em unidades de atendimento de emergências relacionam-se a queixas de dor torácica.

A dor torácica decorrente da síndrome isquêmica aguda tem mecanismo fisiopatológico que se inicia com a ruptura ou erosão de uma placa aterosclerótica, à qual se associam diferentes graus de trombose sobreposta e embolização distal, resultando em isquemia de gravidade variável, na dependência do grau de obstrução vascular. Em contrapartida, a isquemia crônica geralmente está associada a desproporção entre a oferta e a demanda de oxigênio por parte do miocárdio, com manifestação isquêmica e dor torácica ocorrendo especialmente durante o exercício ou sob condições de estresse.

Caracterização pelo paciente e diagnóstico diferencial[7,8]

A caracterização precisa da dor torácica é fundamental para embasar o diagnóstico diferencial. É essencial tipificar particularmente os seguintes aspectos: início e duração do sintoma, bem como sua qualidade, localização, irradiação, in tensidade, fatores desencadeantes e impacto na capacidade de trabalho, fatores de alívio, manifestações concomitantes e evolução do sintoma no tempo. Esquematicamente, são apresentadas a seguir as características da dor torácica nas diferentes etiologias. Eventualmente, são apresentadas particularidades do exame físico ou de exames complementares que auxiliem essa diferenciação diagnóstica (Tabela 1).

Características de dor torácica que não são típicas de isquemia miocárdica

- Caráter pleurítico (aguda ou "em facada" deflagrada por respiração ou tosse).
- Desconforto localizado primária ou unicamente na porção média ou inferior do abdome.

Tabela 1 Caracterização e diagnóstico diferencial da dor torácica baseado na história clínica	
Síndrome clínica	**Caracterização**
Síndrome isquêmica aguda • angina instável • infarto agudo do miocárdio	• Desconforto, dor opressiva ou em queimação em região retroesternal ou mais lateral no precórdio ou epigástrica • Duração: desde minutos (10-20) até poucas horas • Irradiação para ombro, braço esquerdo, pescoço ou mandíbula • Sintomas associados: diaforese, náuseas, vômitos, dispneia • Sinais clínicos de obstrução arterial periférica • Dispneia pode ser o sintoma mais importante em pacientes idosos • Manifestações frequentemente atípicas em mulheres e diabéticos
Dissecção da aorta	• Dor intensa, de início súbito, lancinante, na região precordial • Duração: horas • Irradiação acompanhando o trajeto da dissecção na aorta, geralmente para o dorso • Assimetria nos pulsos periféricos; gradiente de pressão arterial entre membros; sopro de insuficiência aórtica • Tratamento fibrinolítico não deve ser iniciado se a probabilidade de dissecção da aorta for elevada
Pericardite aguda	• Dor precordial de caráter pleurítico, piorando com inspiração, ou retroesternal opressiva • Duração de horas ou dias • Piora com movimentação do tórax; pode melhorar com inclinação anterior do tórax • Pode apresentar irradiação similar à isquemia miocárdica • Atrito pericárdico pode estar presente • ECG com elevação de segmento ST distribuída em múltiplos territórios coronários, sem alterações recíprocas • Ecocardiografia tem grande sensibilidade para detecção de derrame pericárdico
Embolia pulmonar	• Tipicamente associado a dispneia, taquipneia e dor precordial pleurítica • Dor pleurítica quando ocorre infarto pulmonar; dor opressiva associada a isquemia de ventrículo direito e/ou hipotensão arterial sistêmica • Antecedentes de decúbito prolongado, cirurgia recente, trauma, insuficiência cardíaca, estados de hipercoagulação • Ecg com desvio de eixo para a direita; novo bloqueio de ramo direito; padrão S1-Q3-T3
Pneumotórax	• Dor de início súbito, geralmente mais lateralizada, no dorso ou nos ombros, associada à dispneia e variando com respiração, apresentando caráter não opressivo • Exame clínico (som claro pulmonar e ausência de ruídos ventilatórios) e radiológico do tórax com sinais típicos • Pneumotórax hipertensivo pode estar associado a insuficiência respiratória e colapso cardiovascular
Dor musculoesquelética	• Piora com a movimentação do tórax e a inspiração • Dor à palpação do local, reproduzindo sintomatologia
Herpes-zóster	• Pode se manifestar com dor precordial intensa, geralmente muito prolongada (até dias) • Aparecimento subsequente de lesões de pele características, que podem ser precedidas de parestesia no local
Dor de origem pulmonar • pleurite • pneumonia	• Manifestações clínicas de infecção • Caráter pleurítico da dor, localização geralmente não precordial
Dor de origem digestiva • gastrite • doença péptica • doença esofágica (espasmo, refluxo, inflamação) • pancreatite • cólica biliar/colecistite	• Dor epigástrica ou retroesternal em queimação; relação com horário ou tipo de alimentação (gástrica/esofágica) • Dor opressiva, retroesternal, que melhora com nitratos; disfagia; frequência e intensidade variáveis (esofágica) • Dor epigástrica intensa em faixa (pancreatite) • Dor intensa, em cólica, no hipocôndrio (doença biliar)
Psicogênica (síndrome do pânico/depressão)	• Manifestações de depressão (falta de interesse, desesperança, perda de concentração, insônia, irritabilidade, diminuição da autoestima) ou ansiedade excessiva • Síndrome do pânico pode ser responsável por até 40% dos casos de dor em que uma causa cardíaca tenha sido excluída

- Dor que pode ser localizada apenas com a ponta de um dedo, especialmente na projeção da região apical do ventrículo esquerdo.
- Dor que pode ser reproduzida com o movimento ou palpação da parede torácica ou dos braços.
- Dor constante que dura muitas horas.
- Episódios de dor muito curtos que duram alguns segundor que se irradia para as extremidades inferiores.

Causas cardíacas de dor torácica crônica

Essas condições clínicas, embora representem causas de dor torácica com manifestação crônica, eventualmente podem ser observadas em atendimento nas unidades de emergência:

- Angina estável.
- Prolapso valvar mitral.
- Estenose valvar aórtica.
- Cardiomiopatia hipertrófica.

Uma parcela dos pacientes com doença de Chagas pode apresentar episódios relativamente intensos de dor precordial, cuja etiologia não é bem definida, que os leva a buscar atendimento emergencial.

Valor diagnóstico[8]

A acurácia dos preditores diagnósticos depende do contexto clínico. Em paciente crônicos, estáveis, com dor torácica, o melhor preditor diagnóstico é a descrição das características da dor torácica pelo paciente (sensibilidade: 50% a 91%; especificidade: 78% a 94%), enquanto nos quadros agudos o eletrocardiograma mostra maior valor diagnóstico.

Palpitações[5]

Palpitação é um sintoma cardiovascular muito comum na prática clínica, mas é também uma manifestação de especificidade particularmente baixa. É caracterizada como uma sensação desconfortável geralmente associada a alteração da regularidade, aumento da intensidade dos batimentos cardíacos e/ou aumento da sua frequência.

Mecanismos fisiopatológicos[9,10]

Várias condições clínicas podem preceder ou estar associadas ao sintoma de palpitação, sendo assim variáveis seus mecanismos fisiopatológicos. Essa manifestação sintomática pode ocorrer em associação a situações fisiológicas ou patológicas, como ansiedade ou reações de pânico (distúrbio do pânico e outras desordens psiquiátricas), excesso de catecolaminas (atividade física, estresse emocional) ou hipertonia vagal, mudanças posturais (hipotensão postural), síncope ou pré-síncope (taquicardias ventriculares ou supraventriculares associadas a reflexos vasovagais).

Caracterização pelo paciente[5,11]

A caracterização de palpitação pelo paciente pode surpreender por sua ampla variabilidade. Descrições como "golpes no coração", "batedeira", "coração disparado" ou "batidas fora do tempo" são comuns. Embora nem sempre seja possível estabelecer uma relação precisa entre a descrição do sintoma pelo paciente e o efetivo distúrbio de ritmo ou da frequência cardíaca determinante da sensação de palpitação, algumas formas de descrição podem sugerir o mecanismo subjacente. A sensação de "golpes" no coração está associada geralmente a ectopias, com a impressão de que o coração pára e volta a bater, típica da pausa pós-extrassistólica. O batimento pós-extrassistólico, mais vigoroso, é então percebido como um "golpe". O termo "disparo cardíaco" costuma ser usado para descrição de taquicardias (atriais, ventriculares ou mesmo sinusais). Outra descrição frequente em histórias clínicas é a de "veias que pulam no pescoço" ou de "golpes no pescoço", às vezes até de "pulsação no pescoço"; essa sensação pode refletir a ocorrência de dissociação atrioventricular, quando a contração atrial ocorre, estando a valva atrioventricular (mitral ou tricúspide) fechada, produzindo ondas A em canhão. Tais ondas são percebidas como pulsação cervical, algumas vezes chamadas de "sinal do sapo". Esse sintoma pode sugerir a presença de arritmias supraventriculares de reentrada, como a taquicardia nodal. Quando a sensação se apresenta como de pulsações ocasionais ou arrítmicas, ela pode representar a ocorrência de extrassistolias. As extrassístoles, ocasionalmente, podem ser ainda referidas como "falhas", ou mesmo como "dificuldade de puxar o ar" ou "fôlego curto", quando então esse sintoma acaba determinando uma investigação de dispneia.

Na coleta da história clínica, além da descrição do sintoma, é importante a definição de seu início, duração e intensidade. Episódios de palpitação associados a arritmias ventriculares podem representar situação de grande risco, pois há a possibilidade de existir baixo débito, com maior chance de se necessitar de intervenção para a recuperação do paciente. Entretanto, palpitações associadas a distúrbios psiquiátricos podem ser fugazes, associadas a estresse emocional e autolimitadas. Os fatores desencadeantes e de alívio também devem ser pesquisados, como situações de vagotonia, exercício físico, estresse psíquico e mudanças posturais ou uso de drogas. Palpitações de início e término abruptos sugerem a presença de taquiarritmias paroxísticas. Palpitações que podem ser supressas por manobras vagais sugerem a presença de taquicardias supraventriculares, particularmente do tipo reentrada nodal ou por vias anômalas de condução.

O grau de comprometimento das atividades diárias deve também ser bem caracterizado, tendo valor diagnóstico e prognóstico. É importante definir se os sintomas ocorrem em repouso ou durante o trabalho, bem como sua manifestação ou não durante o sono.[12] O momento de início dos sintomas é outra informação potencialmente útil: quando inicia-se na infância pode sugerir arritmias supraventriculares, vias anômalas de condução, idiopáticas.

É necessária ainda a definição do ritmo ou da regularidade da palpitação e, para isso, o médico pode solicitar ao paciente que bata com os dedos reproduzindo o ritmo de seu sintoma. Ritmos rápidos e regulares são sugestivos de taquicardias supraventriculares ou ventriculares; ritmos rápidos e irregulares sugerem fibrilação atrial, *flutter* ou taquicardias com bloqueio atrioventricular variável. A Tabela 2 sumaria os principais aspectos a serem abordados na anamnese da palpitação.[13]

Diagnóstico diferencial[5]

Embora a descrição da forma de manifestação da palpitação possa oferecer elementos para orientar o diagnóstico, seu significado clínico geralmente depende da identificação de alteração do ritmo e/ou da frequência cardíaca durante o exame físico e de sua confirmação com avaliação eletrocardiográfica. Ao mesmo tempo, a abordagem diagnóstica deve identificar se há ou não cardiopatia estrutural associada.

Valor diagnóstico[11-13]

Na maioria das vezes, a queixa de palpitação não está relacionada a importantes alterações cardiovasculares, sendo o sintoma um indicador pouco preciso de distúrbios do ritmo. Summerton et al.[13] mostraram que há algumas características da história clínica que podem ser preditoras da presença de arritmias, incluindo o sexo masculino, a regularidade dos sintomas e a ocorrência de manifestações durante o trabalho ou o sono. A história clínica detalhada pode ajudar a discriminar pacientes que necessitam de maior investigação cardiológica, e desta forma ter impacto positivo no custo da avaliação das arritmias que é potencialmente complexa.

Edema[14]

Denomina-se edema a expansão do volume do componente extravascular do líquido extracelular. O conceito não inclui o acúmulo de líquido no interior das células, a não ser no caso do tecido nervoso.

Mecanismos fisiopatológicos

O mecanismo básico e geral da formação do edema consiste em uma ou mais alterações das forças de Starling, que atuam na microcirculação. Há aumento da filtração da extremidade arterial, diminuição da reabsorção da extremidade venosa ou, ainda, bloqueio da drenagem linfática. Porém, tal mecanismo não é suficiente para explicar o edema generalizado. Nesse caso, há também um balanço positivo de sódio e água mediado por complexos mecanismos neuroendócrinos.

Classificação[14]

A classificação dos edemas está sumariada na Tabela 3.

Caracterização pelo paciente[5]

A história detalhada do sintoma é bastante útil na definição da etiologia do edema. A descrição desse sintoma pelo paciente pode variar bastante: ele pode relatar "inchaço" em uma região bem localizada e definida ou mesmo uma queixa inespecífica e mal definida de aumento de peso corporal ou dificuldade em calçar os sapatos. É importante, na obtenção da história clínica, caracterizar a localização do edema, seu período de manifestação e piora ao longo do dia, sua relação com a posição e a presença de sintomas associados. Não se pode deixar de considerar a importância de correlacionar os dados da história clínica com o exame físico de pacientes com edema. Não é raro que alguns pacientes se queixem da sensação de que algumas partes do corpo, ou mesmo o corpo todo, estejam "inchadas", sem que se documente objetiva-

Tabela 2 Itens a serem avaliados na coleta da história clínica de palpitação	
A palpitação ocorre	**Suspeitar de**
Como "falhas" ou "saltos"	Extrassístoles
Em ataques de início súbito, com FC ≥ a 120 bpm, com ritmo regular ou irregular	Taquicardias paroxísticas
Independentemente de exercício ou estímulo adequado para gerar o sintoma	FA, *flutter* atrial, tireotoxicose, anemia, estado febril, hipoglicemia, estado de ansiedade
Em ataques rápidos, mas não abruptos, sem relação com exercícios ou outros estímulos	Hemorragia, hipoglicemia, tumores adrenais
Associada ao uso de drogas	Tabaco, café, chá, álcool, epinefrina, efedrina, aminofilina, atropina, extratos de tireoide, inibidores da MAO
Ao levantar-se	Hipotensão postural
Com FC normal e regular	Distúrbio de ansiedade

Adaptada de Goldman & Braunwald.[10]

Tabela 3 Classificação dos estados edematosos
• No território da circulação sistêmica/generalizado:
Insuficiência cardíaca, nefropatias, hepatopatias, nutricionais, gastroenteropatias perdedoras de proteínas, gravidez normal e patológica, edema idiopático, síndrome do extravasamento vascular sistêmico
• No território da circulação sistêmica/localizado:
Estase venosa periférica, linfedema, inflamatório, urticária e angioedema, edema cerebral
• No território da circulação pulmonar/cardiogênico:
Insuficiência ventricular esquerda, estenose mitral, obstrução valvar mitral por trombo ou mixoma, "Cor triatriatum", drenagem anômala total de veias pulmonares com obstáculo ao retorno venoso pulmonar
• No território da circulação pulmonar/não cardiogênico:
Síndrome da angústia respiratória aguda, edema pulmonar das grandes altitudes, neurogênico, secundário a acidente escorpiônico

mente qualquer evidência de edema no exame físico. A Tabela 4 estabelece uma correlação entre a manifestação do sintoma na história clínica e sua etiologia provável.

O edema da insuficiência cardíaca pode, na sua evolução, alcançar as coxas, a genitália e a parede abdominal. Se o paciente estiver deitado, pode ocorrer na região sacral, inicialmente, e logo atingir também membros superiores. O estado de edema generalizado, chamado anasarca, pode ocorrer na insuficiência cardíaca, em nefropatias (síndrome nefrótica) e hepatopatias. É importante lembrar que alguns fármacos podem causar edema, como é o caso da nifedipina (edema de tornozelos) ou dos corticoesteroides, sendo importante uma história detalhada relativa ao uso de medicamentos.

Diagnóstico diferencial

O diagnóstico diferencial desse sintoma está baseado nos tipos de edema como descrito na Tabela 2 e nas síndromes clínicas de suas prováveis etiologias. Dentre etiologias mais frequentes de edema generalizado, três síndromes clínicas devem ser distinguidas: a insuficiência cardíaca, as nefropatias e as hepatopatias. Dentre os edemas localizados, causas obstrutivas, imunológicas ou inflamatórias devem ser consideradas. A história clínica e a correta caracterização do sintoma podem oferecer grande auxílio na investigação diagnóstica, direcionando, em associação ao exame físico, os exames complementares, de modo a reduzir os custos da investigação diagnóstica.

Tabela 4 Manifestação sintomática de diversos tipos de edema

Descrição do sintoma	Provável etiologia
Edema de membro inferior unilateral sem outros sinais inflamatórios pode estar associado a trauma recente ou a fatores de risco para estase venosa, como obesidade ou imobilização, de instalação aguda	Trombose venosa profunda
Edema de membros, porém unilateral e associado a outros sinais inflamatórios, ocasionalmente associado à febre	Celulite
Edema de membros inferiores, bilateral, que piora à tarde ou com a posição ortostática, crônico	Insuficiência cardíaca
Edema localizado em tornozelos, simétrico, sem sinais inflamatórios	Uso de nifedipina
Edema ao redor dos olhos e na face, principalmente ao acordar, simétrico, crônico, de lenta evolução	Síndrome nefrótica
Edema localizado incluindo face, pescoço e braço de forma unilateral	Obstrução ou compressão de veia cava superior
Edema associado a prurido intenso, generalizado, de instalação súbita	Urticária
Edema generalizado, de evolução lenta, associado a queixas de sonolência, fala empastada, constipação, ganho de peso	Hipotireoidismo

Sintomas associados[5]

A pesquisa de sintomas associados complementa a história, ajudando na definição da etiologia do edema. Aqueles com causa cardíaca frequentemente estão associados à queixa de dispneia, ortopneia ou dispneia paroxística noturna. Quando a causa é hepática, esses sintomas são incomuns, a menos que haja ascite de grande volume, mas pode haver história de abuso de álcool. Já os edemas de causa renal podem estar associados a sintomas urêmicos, como inapetência, irritabilidade, alteração do padrão de sono, alteração do paladar; podendo haver dispneia, porém de forma sutil.

Tosse[5]

Consiste de uma sequência de eventos que incluem inspiração rápida e profunda, seguida de fechamento da glote e contração brusca dos músculos expiratórios, terminando com uma expiração forçada, após súbita abertura da glote.

Fisiopatologia

A tosse resulta de estímulos locais nos receptores da mucosa do trato respiratório ou de estímulos centrais (tosse psicogênica). Os estímulos podem ser inflamatórios (hiperemia, edema, secreções e ulcerações), mecânicos (poeira, corpo estranho, mudanças na pressão pleural, como ocorre nos derrames e atelectasias), químicos (gases) ou térmicos (frio ou calor excessivo). A tosse é um mecanismo de alerta e defesa das vias respiratórias, contudo, pode ser nociva ao sistema respiratório em virtude do excessivo aumento da pressão na árvore brônquica.

Caracterização pelo paciente

A correta semiologia da tosse inclui as seguintes características: frequência (contínua, intermitente), intensidade, tonalidade (rouca, bitonal), presença ou não de expectoração (produtiva ou seca), relação com o decúbito, período em que predomina, características do escarro. A tosse bitonal deve-se a paresia ou paralisia de uma das cordas vocais que pode indicar compressão do nervo laríngeo recorrente. A tosse quintosa é aquela que surge em acessos, frequentemente de madrugada, acompanhada de vômitos e sensação de asfixia.

Diagnóstico diferencial[5]

A história clínica, com a caracterização completa do sintoma, pode guiar o diagnóstico e ajudar, principalmente, na diferenciação (Tabela 5) entre síndromes cardíacas (ICC, valvopatias, pericardiopatias), pulmonares (DPOC, doenças intersticiais, fibrose pulmonar, infecções) ou traqueobrônquicas (bronquites, bronquiolites).

Sintomas associados

Pode haver associação da tosse com febre, sibilância, cianose ou mesmo síncope. A tosse associada à síncope sugere

Tabela 5 Caracterização da tosse e sugestão diagnóstica

Descrição do sintoma	Provável etiologia
Tosse quintosa	Coqueluche ou outras infecções respiratórias
Tosse seca	Irritação da faringe, canal auditivo externo, seios paranasais, pleura parietal ou mediastino
Tosse seca contínua	Corpo estranho nas vias aéreas
Tosse seca em condições de estresse emocional	Psicogênica
Tosse produtiva	Bronquite, ou outras infecções pulmonares
Tosse hemoptoica	Infartos pulmonares, tuberculose, neoplasia pulmonar
Tosse acompanhada de secreção rósea	Edema agudo de pulmão
Tosse rouca em tabagistas	Laringite crônica
Tosse seca, irritativa, espasmódica e noturna que piora com decúbito	Hipertensão venosa pulmonar (estenose mitral ou insuficiência cardíaca)
Tosse seca acompanhada de dispneia aos esforços	ICC ou DPOC
Tosse associada a atopia e fatores irritativos	Asma

o diagnóstico de síncope situacional. Pode haver ainda outros sintomas relacionados à síndrome de insuficiência cardíaca como edema, dispneia e ortopneia.

Cianose[5]

Definição

A cianose representa coloração azulada da pele e das mucosas de grau variável. Ela pode ser central ou periférica (manifestando-se apenas em extremidades). Como sintoma, representa a queixa correspondente a sinal clínico, que pode então ser comprovado mediante exame físico.

Fisiopatologia

A cianose resulta do aumento da quantidade de hemoglobina reduzida no sangue capilar ou da presença de hemoglobinas anormais no sangue. Seu reconhecimento pode ser dificultado por uma coloração mais escura da pele. Tal manifestação pode decorrer da diminuição da tensão de O_2 no ar (grandes altitudes), transtornos da ventilação/perfusão pulmonar, *shunts* de sangue da direita para a esquerda (cardiopatias congênitas), estase venosa causando perda excessiva de O_2 na rede capilar (insuficiências venosas) ou vasoconstrição periférica (frio).

A cianose central geralmente se manifesta quando os níveis de hemoglobina reduzida no leito capilar são maiores que 5 g/dL ou de 1,5 g/dL de metaemoglobina. Ela depende

da redução da saturação arterial de oxigênio secundária a *shunt* direita-esquerda ou a pneumopatias.

A cianose periférica manifesta-se em decorrência de vasoconstrição cutânea secundária a baixo débito cardíaco ou exposição ao frio.

Caracterização pelo paciente

É importante a definição da localização da cianose, se central ou periférica, de sua periodicidade, se é motivada por esforços físicos ou pelo frio, sua duração, intensidade, tempo de início dos sintomas, se surgiu na infância ou desde o nascimento. A cianose que se inicia com o nascimento e desaparece pode sugerir passagem transitória de sangue por meio do forame oval ou comunicação interatrial (CIA) durante período de hipertensão pulmonar, enquanto a cianose de início entre um e três meses de vida pode sugerir o fechamento do canal arterial em doenças congênitas associadas à obstrução da via de saída de ventrículo direito. Caso ela ocorra tardiamente em pacientes com conhecida cardiopatia congênita prévia, pode sugerir a síndrome de Eisenmenger, com *shunt* direita-esquerda secundário ao aumento progressivo da resistência vascular pulmonar.

Diagnóstico diferencial

A diferenciação inicial entre cianose central e periférica já oferece um bom direcionamento do diagnóstico. A cianose central pode ocorrer em uma série de doenças pulmonares (intersticiais, doença pulmonar obstrutiva crônica, embolia pulmonar) ou em cardiopatias congênitas (secundárias a *shunts* direita-esquerda). A cianose periférica pode ocorrer em razão de doenças do sistema venoso periférico, síndrome de Raynaud (transtornos vasomotores), ICC ou patologias que cursem com obstruções venosas.

Sintomas associados

Nas cianoses periféricas, é comum a queixa de frialdade nos membros e pode também ocorrer edema. A estase venosa ocasionalmente leva a pigmentação crônica da pele (dermite ocre). Nos casos centrais, pode haver queixa de dispneia ou outros sintomas de insuficiência cardíaca ou de pneumopatias. O baqueteamento digital, por vezes relatado pelos pacientes como unhas em vidro de relógio, é comum nos casos que tenham causas pulmonares e em portadores de cardiopatias congênitas.

Hemoptise[5,15]

Consiste na expectoração de sangue, puro ou associado a secreções, pela tosse, habitualmente de coloração vermelho vivo. A eliminação de sangue junto às secreções é denominada expectoração hemoptoica.

Fisiopatologia

A hemoptise é secundária a sangramento que pode se originar da traqueia, dos brônquios ou dos pulmões, incluindo sangramento alveolar secundário a congestão venosa pulmonar (edema pulmonar, estenose mitral), ruptura de vasos endobrônquicos dilatados, necrose e hemorragia alveolar (infartos pulmonares, tuberculose), ulceração de mucosa brônquica (tuberculose), invasão vascular por tumores ou necrose de mucosas (bronquiectasias).

Caracterização pelo paciente

Quando a hemoptise é acompanhada de expectoração espumosa rósea, pode significar edema agudo de pulmão ou insuficiência ventricular esquerda; quando sua secreção é descrita como "cor de tijolo", sugere infecções como a pneumonia pneumocócica. Raias de sangue que recobrem grumos de muco aparecem nas bronquites e nos tumores endobrônquicos. Sangue escuro, misturado com expectoração mucosa, com aspecto de "geleia de framboesa", ocorre no infarto pulmonar e na pneumonia necrotizante. Hemoptise volumosa, com sangue vivo, sugere rupturas de vasos brônquicos que podem ocorrer em estenose mitral, bronquiectasias, tuberculose e neoplasias brônquicas.

Diagnóstico diferencial

A hemoptise deve ser diferenciada, na história clínica, da hematêmese. Uma história detalhada do sintoma e das suas características evita confusão diagnóstica. A hematêmese acontece no vômito e pode até ser precedida por tosse; pode ser em forma de sangue vivo ou de sangue coagulado, caracterizado como "borra de café".

Fadiga[5,16]

É um dos sintomas mais comuns em doenças cardiovasculares, ainda que pouco específico e de difícil elucidação. É definido como uma indisposição para realizar tarefas e não só como fraqueza muscular.

Fisiopatologia

Na insuficiência cardíaca, a fadiga deve-se à diminuição do débito cardíaco, com má oxigenação dos músculos esqueléticos. Em pacientes que tiveram diurese abundante, pode ser devida à depleção do volume intravascular ou a distúrbios hidroeletrolíticos, como a hipopotassemia.

Caracterização pelo paciente

A queixa pode ocorrer de várias formas: como fraqueza, cansaço geral, desânimo, "moleza". Em razão de seu caráter inespecífico, frequentemente há subvalorização dessa queixa pelo médico. A inapetência é um frequente sintoma associado e pode contribuir para a piora da astenia. A anamnese deve caracterizar o tempo de início do sintoma, a gravidade, o grau de acometimento em face das atividades diárias, os fatores relacionados e a definição de outros sintomas associados.

Diagnóstico diferencial

Deve ser feito entre entidades como insuficiência cardíaca, distúrbios hidroeletrolíticos e outras síndromes consumptivas, como tuberculose, neoplasias, doenças crônicas degenerativas, doenças musculares, distúrbios do sono e síndromes depressivas.

Valor diagnóstico

A história clínica desse sintoma, isoladamente, tem baixo valor diagnóstico e deve ser sempre complementada pela cuidadosa caracterização de sintomas associados. Papp et al.[16] mostraram que há grande dificuldade entre estudantes de medicina em elucidar o diagnóstico de distúrbio do sono por meio de queixa de fadiga.

Síncope[16,17]

Síncope é a perda súbita e temporária de consciência e do tônus muscular, seguida de recuperação total e espontânea secundária à hipoperfusão cerebral; é caracterizada por início súbito, brevidade e recuperação espontânea. Pode haver ou não sintomas premonitórios, como tontura, distúrbios visuais e perda do equilíbrio motor. Há outras causas de perda súbita de consciência não classificadas como síncope, entre as quais destacam-se as convulsões, causas metabólicas, como hipoglicemia, ou aquelas decorrentes da síndrome do roubo da subclávia.

Fisiopatologia[18-21]

A perda de consciência é secundária à redução intensa e súbita do fluxo sanguíneo à substância reticular ascendente. Essa redução de fluxo cerebral ocorre mediante diferentes mecanismos fisiopatológicos, que estão resumidos na Tabela 6.

Tabela 6	Mecanismos fisiopatológicos envolvidos na síncope
Redução súbita da pressão arterial	Síndromes reflexas (neuromediadas, situacionais e HSC) Hipotensão ortostática
Redução súbita do débito cardíaco e da pressão arterial	Arritmias, obstruções ao fluxo, disfunção miocárdica, tamponamento pericárdico
Aumento súbito da resistência cerebrovascular	Hiperventilação (psicogênica) Hipertensão intracraniana
Doença arterial cerebrovascular	Aterosclerose carotídea ou vertebrobasilar

Caracterização pelo paciente

A história clínica tem papel fundamental na elucidação diagnóstica da síncope e deve incluir os seguintes pontos principais:

1. Descrição do evento:
   A. Houve realmente alteração do nível de consciência associada à queda?
   B. Que circunstâncias precederam o evento?
2. Posição: decúbito, sentada, vertical.
3. Atividade: repouso, associada à mudança postural, exercício físico, durante diurese ou defecação, tosse ou deglutição.Fatores precipitantes: ambientes abafados ou quentes, longo tempo de permanência de pé, período pós-prandial, medo, dor, movimentos cervicais.
   A. Como é o início do evento? Náusea, vômito, dor abdominal, sudorese, sensação de frio, visão borrada.
   B. Alguém testemunhou e pode descrever como foi o evento? Descrição da queda, coloração da pele, duração da perda de consciência, padrão respiratório, movimentos associados (mioclônicos ou tônico-clônicos), movimentos de língua, sintomas associados. Como o evento termina? Recuperação da consciência, sonolência, confusão mental, palpitação, lesões, dores musculares, incontinência de esfíncteres.
4. Antecedentes: história familiar de morte súbita ou doença congênita arritmogênica (QT longo?), doença cardíaca estrutural, doença neurológica (AVC, Parkinson, epilepsia), doenças metabólicas (DM?), uso de medicações, frequência de episódios.

Diagnóstico diferencial[22]

Várias situações podem ser confundidas com síncope; em algumas, pode haver perda de consciência secundária a distúrbios metabólicos, epilepsia ou intoxicações; em outras, a perda de consciência pode ser apenas mimetizada, como ocorre na cataplexia (Tabela 7). Em ambos os casos, o diagnóstico diferencial é estabelecido pela história clínica.

Valor diagnóstico[2]

A história clínica assume importante papel diagnóstico na síncope, e o diagnóstico, muitas vezes presuntivo, baseado na história clínica e no exame físico. O valor diagnóstico da história clínica foi avaliado em síncopes secundárias a taquicardias ventriculares, bloqueio atrioventricular (BAV) e síncopes neurocardiogênicas. No caso de síncopes arrítmicas, foram de alto valor preditivo o sexo masculino, a idade maior que 54 anos, dois ou menos episódios, tempo de duração dos episódios de 5 segundos ou menos. Sintomas como palpitações, visão borrada, náusea, sudorese ou fadiga após os episódios foram pouco indicativos de síncopes arrítmicas. Em mais de três quartos dos pacientes com síncope neurocardiogênica há relato de "cabeça vazia", enquanto em cerca da metade dos casos há queixa de sintomas prodrômicos como náusea e sudorese.

A anamnese cuidadosa e bem dirigida pode diminuir os custos do diagnóstico de síncope e selecionar casos que necessitem de maior investigação com exames complementares.

Tabela 7	Diagnóstico diferencial entre síncope e epilepsia	
	Convulsões epilépticas	**Síncope**
Sinais observados durante a perda de consciência	• Movimentos tônico-clônicos se iniciam junto à perda de consciência • Movimentos clônicos hemilaterais • Automatismos • Movimentos da língua • Face azulada	Movimentos mioclônicos de curta duração precedendo a perda de consciência
Sintomas que precedem o evento	Aura	Náusea, vômito, sensação de frio, sudorese
Sintomas após o evento	Confusão mental prolongada Dores musculares	Recuperação rápida e usualmente assintomática. Pode haver palidez e sudorese
Outros sinais clínicos menores específicos	História familiar Sazonalidade Incontinência de esfíncteres após o evento Cefaleia Sonolência	

Resumo

Apesar do surgimento de novos métodos complementares diagnósticos, ainda são a história clínica e o exame físico bem feitos e direcionados que apresentam a melhor relação custo-benefício para a interpretação diagnóstica. A caracterização dos sintomas é primordial para a diferenciação entre as doenças e suas apresentações. No contexto das doenças cardiovasculares deve-se destacar a importância de incluir, na anamnese, dados relativos a fatores de riscos específicos, assim como a história familiar do paciente.

Referências bibliográficas

1. Hampton JR, Harrison MJ, Mitchell JR, Prichard JS, Seymour C. Relative contributions of history-taking, physical examination, and laboratory investigation to diagnosis and management of medical outpatients. Br Med J. 1975;2(5969):486-9.
2. Kirch W, Schafii C. Reflections on misdiagnosis. Journal of Internal Medicine. 1994;235(5):399-404.
3. Bordage G. Where are the history and the physical? CMAJ. 1995;152(10):1595-8.
4. Chizner MA. The diagnosis of heart disease by clinical assessment alone. Current problems in Cardiology. 2001;26(5):285-379.
5. Braunwald E. Examination of the patient. The history. In: Braunwald EZ, D, editor. Heart disease. 6. ed. Philadelphia: W.B. Saunders; 2001. p. 1823-76.
6. Constant J. Bedside cardiology. 2. ed. 1976.
7. Clinical policy for the initial approach to adults presenting with a chief complaint of chest pain, with no history of trauma. American College of Emergency Physicians. Ann Emerg Med. 1995;25(2):274-99.
8. Bassan R. Chest pain units: a modern way of managing patients with chest pain in the emergency department. Arq Bras Cardiol. 2002;79(2):196-209.

9. Zimetbaum P, Josephson ME. Evaluation of patients with palpitations. N Engl J Med. 1998;338(19):1369-73.

10. Goldman LB, E. Chest pain disconfort and palpitation. Harrinson's principles of internal medicine. 13. ed. Nova York; 1994.

11. Summerton N, Mann S, Rigby A, Petkar S, Dhawan J. New-onset palpitations in general practice: assessing the discriminant value of items within the clinical history. Family Practice. 2001;18(4):383-92.

12. Mayou R, Sprigings D, Birkhead J, Price J. Characteristics of patients presenting to a cardiac clinic with palpitation. QJM: monthly journal of the Association of Physicians. 2003;96(2):115-23.

13. Kunz G, Raeder E, Bruckhardt D. What does the symptom "palpitation" mean? Correlation between symptoms and the presence of cardiac arrhythmias in the ambulatory Ecg. Zeitschrift fur Kardiologie. 1977;66(3):138-41.

14. Eknoyan G. A history of edema and its management. Kidney International Supplement. 1997;59:S118-26.

15. Mal H, Thabut G, Plantier L. Hemoptysis. La Revue du Praticien. 2003; 53(9):975-9.

16. Papp KK, Erokwu B, Decker M, Strohl KP. Medical student competence in eliciting a history for "chronic fatigue". Sleep & Breathing = Schlaf & Atmung. 2001;5(3):123-9.

17. Saklani P, Krahn A, Klein G. Syncope. Circulation. 2013;127(12):1330-9.

18. Calkins H, Shyr Y, Frumin H, Schork A, Morady F. The value of the clinical history in the differentiation of syncope due to ventricular tachycardia, atrioventricular block, and neurocardiogenic syncope. The American journal of medicine. 1995;98(4):365-73.

19. Somers VK, Abboud FM. Neurocardiogenic syncope. Adv Internal Med. 1996;41:399-435.

20. Mathias CJ, Kimber JR. Postural hypotension: causes, clinical features, investigation, and management. Ann Rev Med. 1999;50:317-36.

21. Benditt DG, Adkisson WO. Approach to the patient with syncope: venues, presentations, diagnoses. Cardiology Clinics. 2013;31(1):9-25.

22. Schaer B, Kuhne M. Syncope – reasonable diagnostic tools to identify potentially dangerous syncopes. Therapeutische Umschau Revue Therapeutique. 2014;71(2):67-71.

23. Peeters SY, Hoek AE, Mollink SM, Huff JS. Syncope: risk stratification and clinical decision making. Emerg Med Practice. 2014;16(4):1-22; quiz -3.

Capítulo 2

Exame físico

Carlos Henrique Miranda
Minna Moreira Dias Romano
André Schmidt

Ponto-chave

- Apresentação das técnicas de avaliação e dos principais achados do exame físico cardiovascular em relação a inspeção, palpação, ausculta e medida indireta da pressão arterial das principais síndromes clínicas cardiológicas.

Introdução

O exame físico cardiovascular é composto por habilidades cujo aprendizado exige treinamento intenso e sistematizado, mas que pode fornecer informações fundamentais para o diagnóstico clínico das doenças cardiovasculares. O exame físico do aparelho cardiovascular é compreendido pelas técnicas de inspeção, palpação, percussão e ausculta, bem como pela medida indireta da pressão arterial sistêmica e antropometria básica.

Atualmente, o exame físico vem sendo renegado a um segundo plano, visto o grande desenvolvimento dos exames complementares, principalmente de imagens em cardiologia. Contudo, inúmeras observações comprovam que o exame físico cardiovascular executado por profissional experiente é custo-efetivo e pode diminuir a solicitação de exames complementares desnecessários, auxiliando no diagnóstico, no tratamento e na determinação prognóstica desses pacientes.

Técnicas de exame

Inspeção

A inspeção compreende a primeira parte do exame físico cardiovascular. Por meio da observação cuidadosa do paciente, pode-se obter informações valiosas para a sua abordagem. A inspeção compreende a observação geral do paciente, por exemplo, em relação a sua postura, sua fácies, suas extremidades, boca, olhos, pele, deformidades e cicatrizes toráci-

cas. Após essa avaliação geral, deve-se analisar as ondas do pulso venoso e também as características do *ictus cordis*, sendo que na avaliação semiotécnica deste último parâmetro, será utilizada também a técnica da palpação associada.

Inspeção geral

A avaliação da postura do paciente poderá trazer subsídios diagnósticos. Nos pacientes com insuficiência cardíaca esquerda, pode-se observar que o paciente prefere ficar sentado e quando assume o decúbito dorsal apresenta uma intensificação do desconforto respiratório. Durante quadros de pericardite aguda, o paciente apresenta alívio da dor flexionando o tronco sobre as coxas. Deve-se avaliar a presença de palidez cutânea-mucosa, sugerindo anemia ou baixo débito cardíaco, e a presença de cianose sugerindo *shunts* intracardíacos ou problemas respiratórios. A presença de xantomas (nódulos ricos em colesterol) no tecido subcutâneo ou tendões associados ou não com a presença de xantelasmas (xantomas localizados nas pálpebras) pode sugerir hipercolesterolemia. Estatura elevada, mãos e braços alongados, e escoliose podem sugerir a presença de síndrome de Marfan, sendo importante reconhecer esses pacientes, pois apresentam um risco aumentado de dissecção de aorta. O baqueteamento dos dedos (hipocratismo digital) pode sugerir uma cardiopatia congênita ou hipoxemia crônica secundária à doença pulmonar. A presença dos nódulos de Osler, pequenos nódulos eritematosos e dolorosos nas polpas digitais, na palma das mãos e na planta dos pés; as lesões de Janeway, lesões hemorrágicas, ligeiramente elevadas e não dolorosas em geral distribuídas nas mesmas regiões, assim como a presença de petéquias, hemorragias conjuntivais, são achados importantes da endocardite infecciosa. Na insuficiência aórtica, pode-se observar algumas alterações na inspeção, como o sinal de Musset, que corresponde ao balanço da cabeça síncrono com cada batimento cardíaco, e o sinal de Müller, que corresponde à pulsação sistólica da úvula.

Na inspeção torácica é importante observar a presença de cicatrizes sugestivas de esternotomia ou alguma cirurgia torácica ou cardíaca prévia que pode não ter sido identificada durante a anamnese. A presença de deformidades torácicas como o tórax em barril, em razão de um aumento no diâmetro anteroposterior do tórax secundário, a insuflação pulmonar do paciente enfisematoso, cujos sintomas de dispneia podem ser confundidos com problemas cardíacos e a presença de cifoescoliose podem causar repercussão pulmonar e inclusive levar à *cor pulmonale* crônico. Destaca-se alguns sinais observados na inspeção que são mais prevalentes nos dias atuais, porém existem outras alterações que podem ser importantes para determinadas situações clínicas e que não foram relatadas aqui.

Pulso venoso

A relação de continuidade anatômica entre o átrio direito, a veia cava superior e a veia jugular interna, compondo um sistema tubular não valvado, permite que a pressão da cavidade atrial direita, representando, em última análise, a pressão venosa central, seja transmitida por meio dessa coluna líquida e percebida na região cervical. Embora a veia jugular externa também esteja relacionada a essas estruturas, a presença de valvas nesse vaso torna a transmissão da pressão pouco confiável. As oscilações dessa coluna de sangue constituem o pulso venoso, que é pesquisado pela inspeção das veias do pescoço. O entendimento das oscilações percebidas requer uma revisão dos fenômenos hemodinâmicos pertinentes, lembrando que a morfologia dessas oscilações são semelhantes à curva de pressão obtida do átrio direito (Figura 1).

Imediatamente antes da sístole ventricular, na porção final da diástole, ocorre a sístole atrial, ocasionando elevação da pressão venosa central (onda A). O esvaziamento do átrio implica queda da pressão, ilustrada pelo descenso X. A contração do ventrículo, no início da sístole, se traduz, inicialmente, por uma elevação da pressão atrial direita (onda C) em razão do fechamento da valva tricúspide e seu abaulamento para o interior do átrio e, posteriormente, com o esvaziamento ventricular e o deslocamento do anel valvar em direção ao ápice do ventrículo, por uma queda da pressão venosa central (descenso X'). O enchimento do átrio direito subsequente volta a elevar a pressão venosa central, que é transmitida para as jugulares, sendo percebida como onda V. Com a abertura da valva tricúspide e o início do enchimento ventricular, na fase inicial da diástole, a pressão venosa central volta a cair, sendo expressa na curva de pressão por meio do descenso Y.

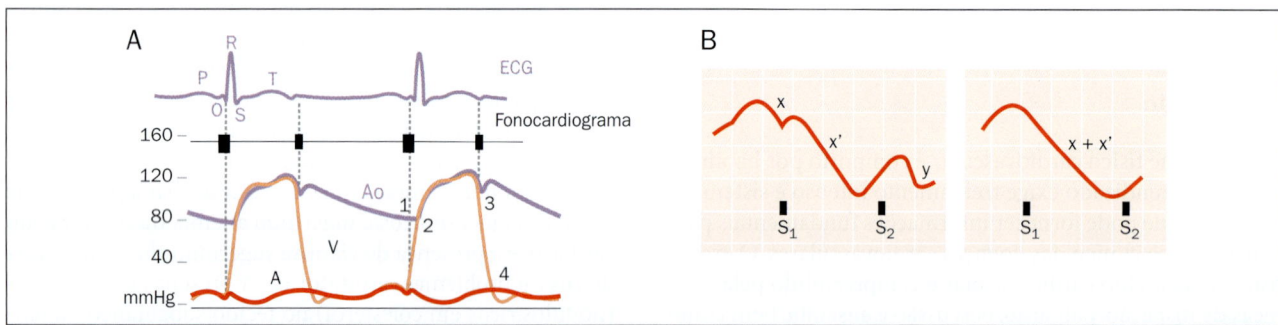

Figura 1 A: a excitação elétrica dos ventrículos inicia o processo de contração ventricular, com aumento da pressão intraventricular esquerda, superando a pressão atrial e determinando o fechamento da valva mitral (ponto 1: correspondente à primeira bulha cardíaca). O crescente aumento da pressão ventricular supera a pressão da aorta e determina a abertura da valva aórtica (ponto 2). O intervalo entre o ponto 1 e o ponto 2 é conhecido como contração isovolumétrica, pois o ventrículo esquerdo apresenta um aumento da pressão intraventricular, sem que ocorra esvaziamento da cavidade. A abertura da valva aórtica delimita o início do período de ejeção ventricular durante o qual ocorre, inicialmente, aumento, seguido de redução, concomitantes da pressão intraventricular e da aorta, que durante essa fase comportam-se como uma cavidade única. Esse período termina quando a pressão ventricular decrescente torna-se menor que a pressão da aorta (ponto 3: correspondente à segunda bulha cardíaca), determinando o fechamento da valva aórtica. Os períodos de contração isovolumétrica e de ejeção ventricular compõem a sístole ventricular. Após o fechamento da valva aórtica, ocorre, como decorrência do relaxamento ventricular, queda rápida e progressiva da pressão intraventricular até valores próximos de zero. Ao ficar menor que a pressão atrial, ocorrerá a abertura da valva mitral (ponto 4), com o consequente início do período de enchimento ventricular. O intervalo de tempo entre os pontos 3 e 4 é denominado relaxamento isovolumétrico, constituindo a primeira fase da diástole. Segue-se a segunda fase da diástole, a fase de enchimento rápido, seguida, devido à equalização de pressões entre as cavidades, de uma fase de enchimento lento ou diástase (terceira fase) e terminando com uma fase de enchimento tardia, representada pela contração atrial (quarta fase). Esse último componente é responsável, em corações normais, por aproximadamente 15% a 20% do volume de enchimento ventricular. B: pressão venosa central obtida durante cateterismo cardíaco, correlacionada com o fonocardiograma. Imediatamente antes da sístole ventricular, na porção final da diástole, ocorre a sístole atrial, ocasionando elevação da pressão venosa central (onda A). O esvaziamento do átrio implica queda da pressão, ilustrada pelo descenso X. A contração do ventrículo, no início da sístole, corresponde, inicialmente, a uma elevação da pressão atrial direita (onda C) e, posteriormente, ao esvaziamento ventricular e ao deslocamento do anel valvar em direção ao ápice do ventrículo, por uma queda da pressão venosa central (descenso X'). O enchimento do átrio direito subsequente torna a elevar a pressão venosa central, que é transmitida para as jugulares, sendo percebida como onda V. Com a abertura da valva tricúspide e o início do enchimento ventricular, na fase inicial da diástole, a pressão venosa central volta a cair, sendo expressa na curva de pressão através do descenso Y.[7]

Do ponto de vista clínico, os descensos são mais facilmente perceptíveis que as ondas, por representarem maiores variações de pressão. Como o descenso X é de pouca expressão pressórica, não se consegue distingui-lo do descenso X′, o que determina a percepção de um único descenso X-X′. Como esse descenso ocorre simultaneamente com a sístole ventricular, ele é mais facilmente identificável, o que pode ser facilitado pela palpação concomitante do pulso radial (que é mais síncrono com o descenso X-X′ que o pulso carotídeo) ou realizando ausculta cardíaca simultaneamente à inspeção do pescoço (o descenso X-X′ termina com a segunda bulha cardíaca). O descenso identificado simultaneamente a esses dois referenciais é por definição o descenso X-X′, e o que a ele se segue é o descenso Y, cuja menor amplitude, decorrente da menor variação de pressão que o determina, é fator adicional para sua identificação.

O pulso venoso pode ser perceptível em todas as veias jugulares (interna e externa, direita e esquerda), porém, as melhores condições anatômicas de transmissão tornam a percepção melhor na veia jugular interna direita. A presença de valvas, bem como o trajeto tortuoso da veia jugular externa, limitam a utilização deste vaso para estimativa da pressão venosa, no contexto clínico.

O regime de pressões no interior do sistema venoso experimenta variações em função de uma série de fatores, incluindo o estado de volemia do paciente e alterações da capacitância venosa, decorrentes das alterações posturais e da respiração, sendo que somente no átrio direito pode-se identificar níveis pressóricos relativamente estáveis. A inspeção do pulso venoso requer a observância de alguns aspectos técnicos:

- Colocar o paciente, em posição confortável, com a cabeça relaxada e voltada para o lado esquerdo.
- O uso de iluminação tangencial ao pescoço pode sensibilizar a sua percepção.
- A cama do paciente deve ser colocada em uma inclinação que permita perceber a pulsação venosa; em pessoas sem alterações patológicas geralmente isto implica um ângulo de 45°, pois ângulos menores elevam o pulso para o interior do crânio e ângulos maiores trazem o pulso para o interior do tórax, tornando-o não perceptível nessas situações.

A amplitude e a localização do pulso venoso variam na dependência da fase do ciclo respiratório. Durante a inspiração, por causa da queda da pressão intratorácica, observa-se a diminuição da amplitude do pulso, que tende a se aproximar da base do pescoço, ou mesmo deixar de ser visível, por se deslocar para o interior da cavidade torácica. Em situações patológicas, em que o enchimento do ventrículo direito encontra-se prejudicado, pode-se observar uma situação paradoxal, na qual, durante a inspiração, nota-se ingurgitamento das veias cervicais, com aumento da amplitude do pulso e deslocamento em direção à mandíbula. Esse padrão de resposta caracteriza o sinal de Kussmaul, que pode ser encontrado em várias situações clínicas, tais como pericardite constritiva, insuficiência cardíaca descompensada, embolia pulmonar, infarto agudo de ventrículo direito e crise aguda de asma.

Um obstáculo à correta identificação do pulso venoso pode ser a confusão com o pulso carotídeo, que também pode ser visível no pescoço. A distinção entre os dois pulsos pode ser efetuada ao se considerar que o pulso jugular não é palpável e pode ser suprimido com a compressão da base do pescoço; ao mesmo tempo, o pulso jugular apresenta um descenso pronunciado e rápido na sístole, enquanto o pulso carotídeo apresenta uma ascensão mais lenta. O pulso jugular é afetado pela inspiração e pela compressão abdominal, o mesmo não ocorre com o pulso carotídeo. Além disso, enquanto o pulso venoso apresenta mais de uma onda em cada ciclo cardíaco, o pulso arterial associa-se a um único movimento por ciclo.

A avaliação clínica do pulso venoso é fundamental no exame físico, uma vez que permite a caracterização da pressão venosa central, bem como mostra comportamentos particulares em algumas doenças específicas. A avaliação não invasiva da pressão venosa central oferece informações fisiopatológicas importantes na investigação clínica de pacientes que apresentam doenças cardiovasculares. Sua importância reside primeiramente no diagnóstico diferencial com outras entidades nosológicas que não cursam com elevação da pressão venosa central. Um dos exemplos mais representativos ocorre na investigação de pacientes com edema, que pode estar associado a outras doenças que não as cardiovasculares, porém a presença de estase jugular a 45° sugere uma etiologia cardíaca como a mais provável para este estado edematoso. Contudo, não se deve esquecer que, por exemplo, uma retenção de sódio e água pelo rim causando uma hipervolemia transitória também pode implicar elevação da pressão venosa central. Um segundo ponto, a análise do formato da onda do pulso venoso pode fornecer informações diagnósticas adicionais conforme mostrado na Tabela 2.

Além da análise das ondas de pulso, pode-se estimar a pressão venosa central a partir da constatação de que a altura em que se observa o pulso venoso no pescoço tem correspondência direta com a pressão venosa central. O referencial mais aceito é a junção entre o corpo do esterno e o manúbrio – o ângulo de Louis. O método considera que o átrio direito fica localizado cerca de 5 cm abaixo dessa junção; assim, a pressão venosa central pode ser obtida somando-se 5 cm à medida da distância vertical compreendida entre o ângulo de Louis até a linha horizontal que margeia o ponto superior onde o pulso venoso é percebido. Considera-se como valores normais, níveis até 2 a 3 cm de água acima do ângulo de Louis. A conversão para mmHg pode ser obtida levando-se em conta que 1,36 cm de água corresponde a 1 mmHg.

Deve-se salientar que essa técnica representa somente uma estimativa da pressão venosa central. A descrição original da técnica orientava apenas para a caracterização da pressão em níveis normais, elevados ou indeterminados de pressão venosa central, não se fixando em sua mensuração objetiva. A meta era apenas fornecer um parâmetro semiquantitativo que permitisse o acompanhamento do tratamento. Estudos que compararam as pressões obtidas dessa maneira com métodos mais acurados, como a Doppler ecocardiografia, ou mesmo com técnicas invasivas e de mensuração direta, como o estudo hemodinâmico, não encontraram correlação elevada. Outro ponto a ser levado em consideração é que a técnica proposta pode implicar que a pressão venosa central seja subestimada, mas não superestimada, conferindo-lhe uma especificidade desejável para a prática clínica.

A pressão venosa central sofre influência de uma série de fatores, sendo um dos principais a variação postural. Essa variação é exacerbada em condições de depleção de volume ou de insuficiência cardíaca e pode ser a causa de discordância entre mensurações obtidas pelo exame físico e aquelas obtidas por métodos invasivos. Na insuficiência cardíaca descompensada, a mudança do decúbito ortostático para a posição supina pode implicar a queda da pressão venosa estimada pelo exame físico, em até 8 cm de água. A explicação mais aceita para esse achado implica o estado hiperadrenérgico como responsável por uma venoconstrição acentuada, diminuindo a capacitância venosa. Na condição normal, quando o indivíduo assume a posição supina, a queda da pressão venosa central é compensada pela venoconstrição periférica, que aumenta o retorno venoso em um mecanismo compensatório. Já nos estados hiperadrenérgicos, a venoconstrição acentuada reduz essa capacidade de compensação e, como resultado, observa-se uma queda sensível da pressão venosa central.

A falsa impressão de que a pressão venosa central se apresenta reduzida, em pacientes nesses estados hiperadrenérgicos, pode ser avaliada ao exame físico pela pesquisa do refluxo abdominojugular, reflexo abdominojugular ou teste abdominojugular. Trata-se de uma manobra em que se realiza uma compressão abdominal, com a mão espalmada, colocada sobre a região superior do abdome. A compressão deve ser lenta e gradual, de modo a não causar desconforto ao paciente. Ao se realizar a compressão, deve-se observar

atentamente o pulso venoso; caso se observe uma elevação de cerca de 3 cm em relação ao valor documentado durante a situação basal, persistente durante todo o período da compressão, evidencia-se que a pressão venosa está elevada. Elevações não persistentes podem ser observadas em adultos normais. Pacientes que apresentam esse teste positivo, geralmente apresentam também o sinal de Kusmaull descrito anteriormente.

Contudo, deve-se enfatizar que o exame do pulso jugular não é tarefa fácil, particularmente em pacientes hipovolêmicos ou com pescoço curto e obesos, e também que o pulso venoso jugular pode não ser observado mesmo em indivíduos normais. A sua avaliação é particularmente difícil em situações caracterizadas por variações amplas dos movimentos respiratórios, tais como a ventilação mecânica e indivíduos muito dispneicos. Em um estudo realizado em ambiente de terapia intensiva, as pulsações jugulares foram adequadas para exame em apenas 20% dos casos, e a pressão venosa central pôde ser avaliada pelo exame físico em apenas metade dos pacientes.

Palpação

A palpação é a segunda técnica semiotécnica utilizada e dependerá muito da experiência do médico em executá-la. Ela consiste principalmente na palpação dos pulsos arteriais, na avaliação do ictus cordis, na determinação da perfusão periférica, das impulsividades precordiais anormais e dos frêmitos e vibrações valvares.

Pulsos arteriais

Pulso, no contexto biológico aplicado ao sistema cardiovascular, é definido como qualquer flutuação periódica no sistema causada pelo coração. Quando o sangue é ejetado para o interior do sistema arterial são geradas alterações no fluxo sanguíneo, na pressão arterial e nas dimensões dos vasos. Embora qualquer um desses três fatores apresente variações pulsáteis durante o ciclo cardíaco, o pulso, tal como é avaliado no exame físico, decorre, principalmente, de alterações da pressão intravascular. Apesar disso, a magnitude do pulso não é diretamente correlacionada com a pressão intravascular. A percepção da amplitude do pulso depende, além da magnitude de pressão intravascular, das dimensões da artéria sob avaliação e da pressão exercida pelos dedos do examinador. A sensação de um pulso de baixa amplitude pode resultar tanto de níveis reduzidos de pressão arterial sistêmica como representar um pulso de amplitude normal avaliado em uma artéria muito estreita.

Outro aspecto da fisiologia de propagação do pulso arterial no sistema cardiovascular é fundamental para a adequada aplicação dessa técnica de investigação clínica. Durante a ejeção ventricular, a parede da aorta se distende e gera uma onda que se propaga por meio de todo o sistema arterial até o nível das arteríolas. Nesse local, em razão da acentuada redução do diâmetro desses vasos, existe um aumento importante da resistência oferecida à propagação des-

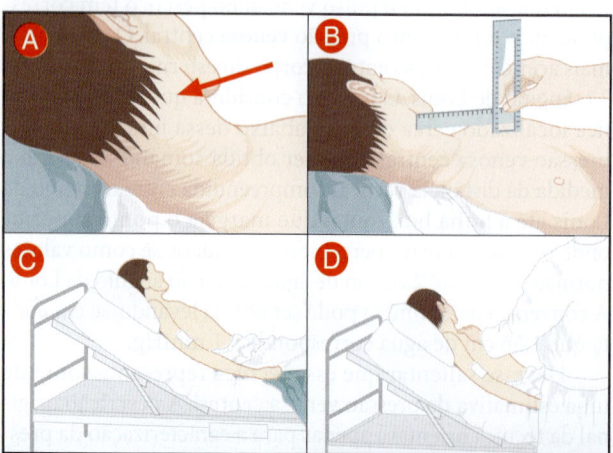

Figura 2 Mensuração do pulso venoso. A: identificação do pulso venoso na inspeção; B: estimativa da pressão venosa central; C: decúbito do leito a 45°; D: estimativa da pressão a 45°.

sa onda. É nesse ponto que ocorre uma reflexão da propagação do pulso, ou seja, é gerada uma onda de pulso de sentido oposto (da periferia para o centro). A propagação dessa onda até as arteríolas e o seu retorno ocorrem muito rapidamente, sendo possível que, dentro do mesmo ciclo cardíaco, esse fenômeno se propague até a periferia e retorne aos vasos mais calibrosos. Desse modo, um fator adicional passa a influenciar na percepção das características do pulso arterial, uma vez que ela passa a representar a somatória da onda que se propagou em direção à periferia e sua correspondente reflexão. Apesar de os sentidos opostos da propagação do fluxo, as ondas de pulso (a original e a refletida) são percebidas no mesmo sentido pelo clínico (Figura 3). Assim, pode-se depreender que a percepção do pulso é influenciada pela velocidade de propagação dessas ondas, que, por sua vez, dependem das características estruturais do sistema arterial. Desse modo, sistemas arteriais mais rígidos, como aqueles encontrados em idosos, permitem uma propagação mais rápida, enquanto que sistemas mais complacentes, como os que ocorrem em jovens, favorecem uma propagação mais lenta dessas ondas.

Uma outra característica que influencia a percepção do pulso, levando em consideração esse fenômeno de reflexão, é o sítio onde o pulso é avaliado. Na dependência da distância a ser percorrida pelo pulso, pode ocorrer que a onda de reflexão interfira com a onda que é gerada durante a ejeção ventricular, de maneira diversa. Em pequenas distâncias, dependendo do ângulo de reflexão, em relação à onda original, ela poderá modificar a sua forma. Entretanto, ao percorrer distâncias maiores, como ocorre nos membros inferiores, o maior tempo para a propagação da onda retrógrada pode determinar que ela venha a somar-se com o pulso anterógrado, aumentando a amplitude do pulso nos membros inferiores. Des-

se modo, se o objetivo da avaliação do pulso for determinar seu contorno ou sua velocidade de inscrição, o exame deve ser realizado em locais mais proximais do sistema arterial, como, por exemplo, os pulsos carotídeos, cuja amplitude e forma aproximam-se mais das características do pulso aórtico.

Frente ao exposto, as características básicas que devem ser investigadas na avaliação dos pulsos arteriais são:

- Frequência: alterações da frequência cardíaca podem ser facilmente determinadas pela palpação do pulso em qualquer sítio; é importante ressaltar que, na presença de alterações do ritmo cardíaco, a frequência será mais precisamente determinada aumentando-se o tempo de observação. Sendo que idealmente, deve-se observar a frequência em um intervalo de um minuto.
- Ritmo: deve-se avaliar se o ritmo é regular ou irregular. Quando irregular, é possível, com a prática, identificar algumas características que sugiram a presença de alguns distúrbios do ritmo cardíaco específicos, como a fibrilação atrial ou extrassistolia. É importante registrar que essa técnica tem especificidade limitada para estabelecer o diagnóstico de arritmias, embora possa oferecer informações relevantes. A avaliação do pulso, simultaneamente com a ausculta cardíaca, possibilita verificar a concomitância entre os eventos. Normalmente, a cada batimento deve ser detectado o pulso arterial correspondente. A não ocorrência dessa concomitância, ou seja, quando nem todo batimento auscultado tem seu correspondente palpável, indica que a contração imediatamente precedente não teve intensidade suficiente para abrir a valva aórtica e gerar o pulso correspondente.
- Localização: a avaliação dos pulsos deve ser realizada em todos os locais onde podem ser palpados: carotídeo, tem-

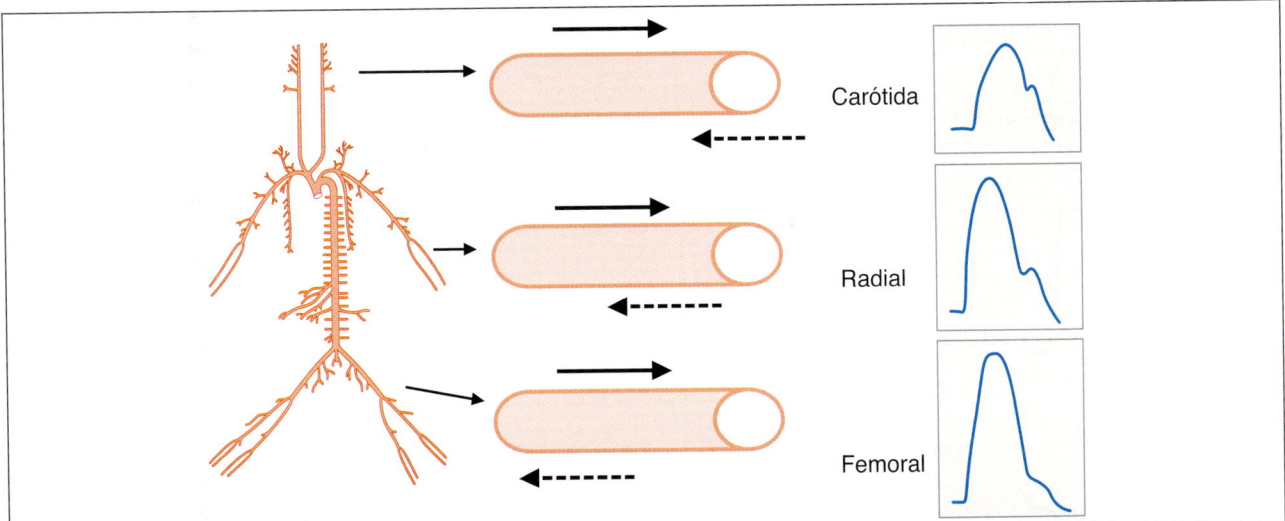

Figura 3 Pulsos arteriais: ondas de pressão obtidas por estudo hemodinâmico invasivo em diversos pontos do sistema cardiovascular (carótidas, radial e femoral). As setas cheias representam a onda de pulso anterógrada (centro-periferia) e as setas tracejadas, a onda de pulso retrógrada (periferia-centro). Observa-se que na carótida, devido à proximidade do coração, a onda retrógrada é muito posterior à onda anterógrada, enquanto o inverso ocorre na artéria femoral, onde a onda anterógrada e a retrógrada são praticamente simultâneas. Esse mecanismo é responsável pelo aumento da amplitude do pulso arterial nos locais mais distantes do coração.

poral, braquial, radial, ulnar, abdominal, femoral, poplíteo, tibial posterior e pedioso.

■ Simetria: envolve a percepção da amplitude dos pulsos palpáveis, em comparação com o mesmo pulso contralateral. Essa análise oferece subsídios para o diagnóstico de situações como obstrução arterial crônica de membros inferiores ou de outras doenças vasculares como, por exemplo, dissecção aguda de aorta.

■ Formato: do ponto de vista clínico, embora uma grande variedade de formatos seja descrita com estudos invasivos das ondas de pulso, essas alterações são de difícil percepção e exigem muita prática. Na Tabela 1, estão exemplificados alguns padrões de pulsos arteriais mais frequentes, com o objetivo primário de demonstrar como a caracterização do formato do pulso pode ser útil para a avaliação de algumas doenças. Para a distinção entre os diversos pulsos de duplo pico, a caracterização do momento do ciclo em que as ondas ocorrem é fundamental. É importante ressaltar que devem ser pesquisados em pulsos proximais, como o pulso carotídeo.

■ Amplitude: a amplitude do pulso pode ser influenciada por vários fatores, como ressaltado acima. Sua percepção pode ser facilitada com o exame de pulsos de localização mais distal no sistema arterial. Quanto à amplitude, os pulsos arteriais podem ser classificados como de amplitude normal, aumentada ou reduzida. É implícita, nessa classificação, que o observador deverá definir a gradação de amplitude segundo uma escala individual que depende, fundamentalmente, da experiência acumulada. Desse modo, essa avaliação tem componentes bastante subjetivos, mas que não diminuem sua importância clínica. Além disso, o pulso arterial pode apresentar amplitude variável, batimento a batimento, como, por exemplo, durante o pulso paradoxal, no qual a amplitude do pulso diminui durante a inspiração. Vide classificação dos principais tipos de pulsos arteriais encontrados na prática clínica nas Tabelas 2 e 3.

Tabela 1	Principais variações na apresentação da morfologia da onda de pulso venoso		
	Achado	Descrição	Patologias
	Onda A gigante	Onda A de grande amplitude em situações que aumentam a resistência do esvaziamento atrial	Estenose tricúspide Tumores no átrio direito Hipertensão pulmonar grave
	Onda A em canhão	Onda A gigante durante algumas sístoles (contração atrial ocorre com a valva tricúspide fechada)	Bloqueio atrioventricular total
	Onda V gigante	Onda V de maior amplitude e duração	Regurgitação tricúspide
	Descenso Y pronunciado	A restrição pericárdica determina elevação e equalização das pressões nos átrios e ventrículos, fazendo com que praticamente todo o enchimento ventricular ocorra no início da diástole, originando um colapso "Y" rápido e profundo	Pericardite constritiva

Tabela 2   Classificação e características clínicas dos pulsos arteriais quanto ao formato

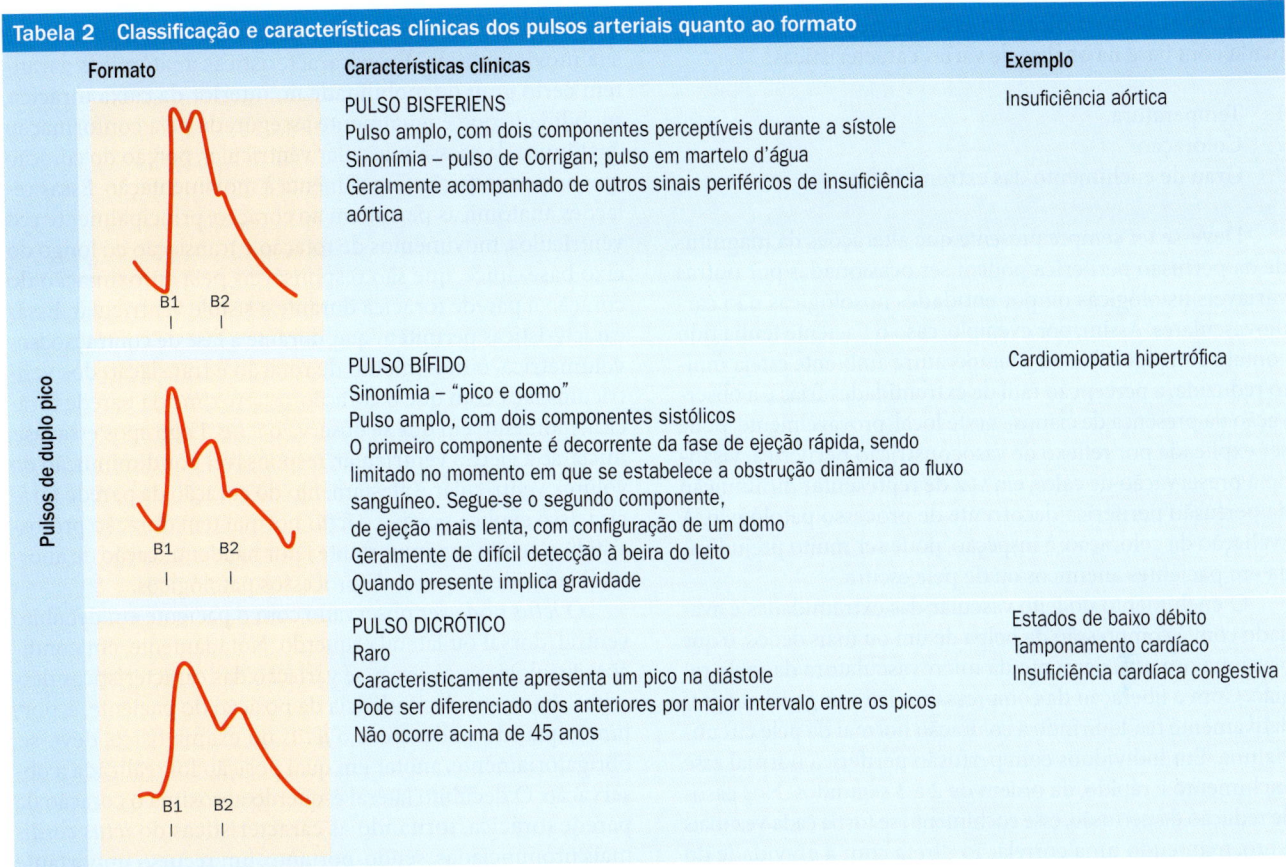

	Formato	Características clínicas	Exemplo
Pulsos de duplo pico	B1 B2	**PULSO BISFERIENS** Pulso amplo, com dois componentes perceptíveis durante a sístole Sinonímia – pulso de Corrigan; pulso em martelo d'água Geralmente acompanhado de outros sinais periféricos de insuficiência aórtica	Insuficiência aórtica
	B1 B2	**PULSO BÍFIDO** Sinonímia – "pico e domo" Pulso amplo, com dois componentes sistólicos O primeiro componente é decorrente da fase de ejeção rápida, sendo limitado no momento em que se estabelece a obstrução dinâmica ao fluxo sanguíneo. Segue-se o segundo componente, de ejeção mais lenta, com configuração de um domo Geralmente de difícil detecção à beira do leito Quando presente implica gravidade	Cardiomiopatia hipertrófica
	B1 B2	**PULSO DICRÓTICO** Raro Caracteristicamente apresenta um pico na diástole Pode ser diferenciado dos anteriores por maior intervalo entre os picos Não ocorre acima de 45 anos	Estados de baixo débito Tamponamento cardíaco Insuficiência cardíaca congestiva

Tabela 3   Classificação e características clínicas dos pulsos arteriais quanto à variação da amplitude

Tipo	Características	Exemplo
Pulso alternante	• Alterna intensidade maior e menor com mesma frequência • Mais perceptível no pulso radial • Um dos sinais mais precoces de disfunção ventricular • Alteração da intensidade das bulhas e dos sopros • Sensibilizado pela posição sentada ou em pé • Quanto mais intensos os achados, maior a disfunção	• Insuficiência cardíaca congestiva
Pulso paradoxal	• Sinonímia – pulso de Kussmaul • Diminui de intensidade ou desaparece com a inspiração • Denominação incorreta – na realidade é exacerbação de um fenômeno normal (queda da pressão com a inspiração) • Mais bem pesquisado mediante aferição da pressão arterial (ver capítulo sobre verificação da pressão arterial)	• Tamponamento cardíaco • Pericardite constritiva • Asma acentuada ou DPOC
Pulso *parvus* e *tardus*	• Sinonímia – pulso anacrótico • Caracterizado por amplitude diminuída e retardo da elevação do pulso, que se encontra lentificado • Pode ser mascarado pelas alterações decorrentes da idade • Quando presente implica gravidade da lesão • Sinal de desenvolvimento tardio	• Estenose aórtica

DPOC: doença pulmonar obstrutiva crônica.

Perfusão periférica

A avaliação da perfusão periférica, durante o exame físico, é extremamente valiosa para determinação da presença de débito cardíaco adequado às necessidades meta-bólicas do organismo, avaliando-se a adequação da microcirculação às condições hemodinâmicas do paciente. O exame do leito vascular das extremidades é de fácil acesso e execução, além de permitir reavaliações repetidas durante intervenções terapêuticas.

A investigação clínica da perfusão periférica pode ser efetuada com base na análise de várias características:

1. Temperatura.
2. Coloração.
3. Grau de enchimento das extremidades.

Deve-se ter sempre presente que alterações da magnitude da perfusão periférica podem ser ocasionadas por outras variáveis fisiológicas ou por entidades nosológicas não cardiovasculares. Assim, por exemplo, caso o paciente tenha tido contato com água fria ou a temperatura ambiente esteja muito reduzida, a percepção tátil de extremidades frias e a observação da presença de cianose neste local, provavelmente, pode ser explicada por reflexo de vasoconstrição periférica, visando à preservação de calor, em vez de representar diminuição da perfusão periférica decorrente de processo patológico. A avaliação da coloração, à inspeção, pode ser muito prejudicada em pacientes anêmicos ou de pele escura.

O enchimento do leito vascular das extremidades é avaliado com a compressão da polpa de um ou mais dedos, o que ocasiona um esvaziamento da microvasculatura daquela região. Com a liberação da compressão, o leito ungueal vai gradativamente readquirindo a coloração normal da pele circunvizinha. Em indivíduos com perfusão periférica normal esse enchimento é rápido, da ordem de 2 a 3 segundos. Nos casos de redução da perfusão, esse enchimento se torna cada vez mais lento, mantendo uma correlação direta com a gravidade do quadro. A correta avaliação do grau de redução na velocidade de enchimento do leito vascular se faz por meio da comparação com o enchimento observado no próprio examinador.

A avaliação da temperatura, a coloração e o enchimento vascular das extremidades são de suma importância para a diferenciação das causas do comprometimento da perfusão tecidual. Assim, por exemplo, no contexto do choque cardiogênico, pode-se observar extremidades frias, cianóticas e com enchimento lentificado, ao passo que na fase inicial do choque séptico, elas podem ser quentes e coradas, secundárias a intensa vasodilatação periférica. Mas apesar desse hiperfluxo, observa-se hipóxia tecidual em razão da abertura de *shunts* na microcirculação, dificultando a extração do oxigênio.

Ictus cordis

O *ictus cordis*, também conhecido como impulso apical ou choque da ponta, traduz o contato da porção anterior do ventrículo esquerdo com a parede torácica durante a fase de contração isovolumétrica do ciclo cardíaco. Embora os termos impulso apical e choque da ponta sejam comumente utilizados para denominar o *ictus cordis*, não se trata realmente da ponta do coração em contato com a parede torácica. Na verdade, o ápice cardíaco encontra-se mais para o interior do tórax e pode estar cerca de meio centímetro lateralmente ao ponto onde se percebe o *ictus cordis* (Figura 4).

O coração é um órgão relativamente móvel no interior da caixa torácica. Encontra-se fixo ao mediastino pela inserção das veias pulmonares no átrio esquerdo, sendo envolvi-

do pelo pericárdio, que limita parcialmente a amplitude de sua movimentação. Essas características anatômicas garantem certo grau de mobilidade no interior da caixa torácica, mobilidade que é igualmente assegurada pela conformação anatômica da massa muscular ventricular, porção do coração que menor restrição experimenta à movimentação. Essas relações anatômicas permitem ao coração, principalmente aos ventrículos, movimentos de rotação e translação ao longo do eixo base-ápice, que são responsáveis pela aproximação do coração à parede torácica durante a sístole ventricular. Essas características permitem que, durante a fase de contração isovolumétrica, o movimento de rotação e translação dos ventrículos faça com que o coração se aproxime da parede torácica, momento em que se observa o *ictus*. Logo após essa fase, inicia-se a ejeção ventricular, responsável por diminuição do volume ventricular e afastamento do coração da parede torácica. Isso explica porque o *ictus* normal tem duração protossistólica, sendo um importante fator na identificação de anormalidades decorrentes de processos patológicos.

O *ictus* pode ser observado com o paciente em decúbito ventral, dorsal ou lateral esquerdo. Notadamente, em condições fisiológicas, observa-se variação das características descritas abaixo, na dependência da posição do paciente, e, portanto, quando se descreve o *ictus* no exame físico, deve-se, obrigatoriamente, anotar em qual posição foi realizada a observação. O decúbito lateral esquerdo aproxima o coração da parede torácica, tornando as características do *ictus cordis* mais pronunciadas, sendo, portanto, um recurso importante naqueles pacientes em que não é possível observá-lo ou palpá-lo em decúbito dorsal. As evidências disponíveis para avaliação do *ictus* são escassas na literatura, e uma padronização da melhor posição para avaliação não existe, embora a maior parte do conhecimento disponível se refira à posição supina (decúbito ventral). Independentemente da posição em que se

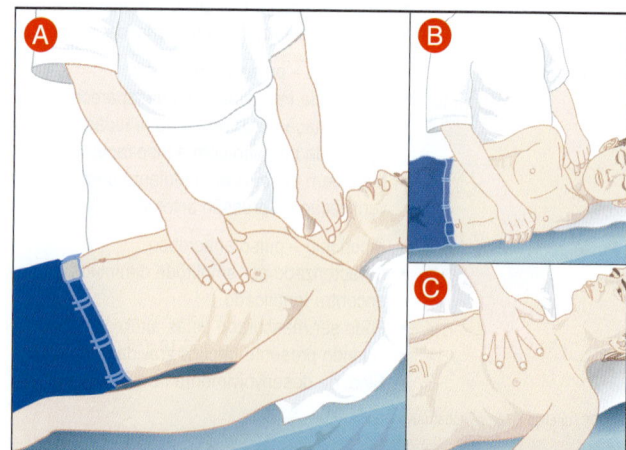

Figura 4 Semiotécnica da avaliação do *ictus cordis*. A: palpação em decúbito dorsal; B: palpação em decúbito lateral esquerdo; C: localização do *ictus cordis* contando-se os espaços intercostais a partir do segundo espaço (ângulo de Louis). Observe que em A e B, a palpação do *ictus* é simultânea ao pulso carotídeo.

pesquisa o *ictus*, o médico deve se colocar à direita do paciente, com seu campo visual voltado para a localização onde ele é mais comumente detectado, tendo-se o cuidado de procurar condições ideais de iluminação.

As características do *ictus cordis* que devem ser examinadas são:

1. Localização.
2. Extensão.
3. Duração.
4. Intensidade.
5. Forma.
6. Ritmo.
7. Componentes acessórios.

Essas características serão sempre identificadas inicialmente para a posição supina e, quando sofrerem influência da posição, também na posição específica sob avaliação.

- Localização: como consequência da relativa mobilidade do coração no interior da caixa torácica, a posição do paciente pode influenciar na localização do *ictus*. Em decúbito dorsal, ele pode ser percebido no quarto ou quinto espaço intercostal esquerdo, na linha hemiclavicular ou medialmente a ela. Já em decúbito lateral esquerdo, pode sofrer um deslocamento de cerca de 2 cm lateralmente, em direção à axila. A percepção da mobilidade do *ictus*, com a mudança de posição, é uma observação importante. A ausência de mobilidade do *ictus*, em direção à axila, quando o paciente é posicionado em decúbito lateral esquerdo, pode sugerir entidades nosológicas específicas, como a pericardite constritiva. A determinação adequada da localização do *ictus* pode ser extremamente dificultada em algumas condições clínicas, especialmente em doenças pulmonares, como o enfisema pulmonar, em que ocorre hiperexpansão do tórax e interposição de tecido pulmonar entre o coração e a parede torácica. Nos pacientes em que se observa aumento da extensão do *ictus*, como ocorre em portadores de miocardiopatia dilatada ou de cardiopatia chagásica crônica, a localização exata pode ser impossível. Como dado isolado, a correlação dessa variável com a presença de hipertrofia ou dilatação ventricular não é sensível, embora seja específica.
- Extensão: geralmente, o *ictus cordis* exibe uma extensão em torno de duas polpas digitais (cerca de 2 a 2,5 cm), ocupando, no máximo, um ou dois espaços intercostais. Trata-se também de uma característica que sofre influência postural. Ao assumir o decúbito lateral esquerdo, a extensão pode aumentar para cerca de três polpas digitais ou 3 a 3,5 cm, por causa da maior proximidade do ventrículo esquerdo em relação à parede torácica. Cardiopatias que determinam dilatações importantes do ventrículo esquerdo implicam um aumento da extensão do *ictus*, podendo-se citar, como exemplo, as miocardiopatias de padrão dilatado e a cardiopatia chagásica crônica.
- Duração: o *ictus* é um fenômeno que se manifesta precocemente na sístole e deve ser simultâneo, ou mesmo preceder, a percepção do pulso carotídeo. Em pacientes com comprometimento da ejeção ventricular, como ocorre em portadores de estenose valvar aórtica significativa ou cardiomiopatias de grau avançado, a ejeção ventricular é prolongada, e o esvaziamento ventricular encontra-se retardado, prolongando o contato dessa cavidade com a parede torácica. No exame físico, isso se expressa pela percepção do *ictus* muito após o desaparecimento do pulso arterial carotídeo. A ausculta cardíaca, simultaneamente à palpação do *ictus*, permite que se identifique melhor essa variável; a percepção de impulsão concomitante à segunda bulha indica alteração patológica. Esse achado é um dos mais sensíveis e específicos associados ao *ictus*.
- Intensidade: a observação sistemática do *ictus* permite identificar pacientes que apresentam impulsividade aumentada ou diminuída, sendo que essa percepção é geralmente associada ao estado contrátil cardíaco. Entretanto, a intensidade da impulsão do *ictus* não guarda relação direta com a contratilidade miocárdica. Pacientes com miocardiopatias de padrão dilatado podem apresentar impulsividade aumentada em razão do aumento da extensão do *ictus*, sem que isso traduza aumento da força contrátil do coração.
- Forma: descrições do *ictus cordis* como globoso ou cupuliforme são comuns na literatura. Entende-se como forma, uma característica composta que leva em consideração a duração e a extensão anteriormente descritas. Aqueles pacientes que apresentam aumento da extensão e da duração do *ictus*, geralmente associadas ao deslocamento lateral e rebaixamento, apresentam *ictus* globoso. Pacientes hipertensos ou com estenose aórtica grave, geralmente, apresentam extensão e localização preservadas, mas duração aumentada, características que se apresentam no *ictus* impulsivo. Geralmente definimos o *ictus cordis* com extensão, localização e duração normais como sendo cupuliforme.
- Ritmo: o exame do *ictus* pode também fornecer informações relativas ao ritmo cardíaco do paciente. A palpação simultânea com o pulso arterial carotídeo deve ser executada para a adequada avaliação dessa característica. Distúrbios do ritmo, como fibrilação atrial ou extrassistolia, podem ser adequadamente identificados, o que pode influenciar outras características descritas. Por exemplo, na fibrilação atrial, que se associa ao enchimento variável do ventrículo esquerdo, a intensidade e a duração do *ictus* podem apresentar variações batimento a batimento.
- Componentes acessórios: além da percepção do componente principal do *ictus*, a inspeção e palpação cuidadosas, associadas à palpação do pulso arterial carotídeo ou à ausculta cardíaca, podem identificar componentes acessórios. Dentre esses componentes acessórios, os dois mais comumente encontrados são os correspondentes à terceira e quarta bulhas. São de importância clínica inequívoca e algumas vezes são palpáveis, mas não audíveis. A correta identificação desses componentes pode ser obtida, de maneira muito mais fácil, pela palpação simultânea do pulso carotídeo. Caso o componente acessório percebido,

geralmente reconhecido por ser de menor amplitude do que o *ictus* propriamente dito, preceder o pulso carotídeo, trata-se do correspondente palpatório da quarta bulha cardíaca. Caso esse componente acessório suceda o pulso carotídeo, trata-se de uma terceira bulha cardíaca.

Impulsividades precordiais anormais

Além da presença do *ictus cordis*, é possível identificar a presença de outras impulsividades precordiais, cuja descrição também é importante pelo valor diagnóstico que encerram. Dentre elas, destacam-se a pulsação epigástrica e a pulsação paraesternal esquerda, cuja identificação está relacionada ao aumento da pressão e/ou do volume do ventrículo direito. Essas regiões de impulsividade precordial ocorrem em situações clínicas nas quais há acometimento de cavidades direitas decorrentes de um processo fisiopatológico primário do pulmão, como no cor pulmonale, ou secundárias a um acometimento de câmaras esquerdas, como nas miocardiopatias de padrão dilatado, nas valvopatias e na doença isquêmica do coração. Considerando-se a pouca expressão auscultatória de condições clínicas que acometem cavidades cardíacas direitas, a percepção dos sinais pode contribuir para a adequada caracterização desse envolvimento.

Frêmitos e vibrações valvares

Durante a palpação do precórdio, pode-se perceber a presença de frêmitos, por meio de uma sensação tátil vibratória causada pelo fluxo sanguíneo turbulento dentro do coração causado por lesões valvares importantes.

Percussão

A percussão da região precordial do tórax é uma técnica de valor semiológico limitado. Ela não demonstra uma boa sensibilidade ou especificidade para estimar a área cardíaca, entretanto pode oferecer algumas informações de relevância clínica. Por um lado, a percussão do segundo espaço intercostal junto ao esterno, tanto à direita como à esquerda, permite sugerir a presença de dilatação do tronco da artéria pulmonar, quando o som claro pulmonar, habitualmente observado neste local, for substituído pela observação de um som submaciço à percussão. Além disso, quando à percussão da região paraesternal esquerda, junto ao esterno, se observa persistência de som claro pulmonar junto ao 3º, 4º e 5º espaços intercostais, sugere-se a presença de ar anteriormente ao coração, o que ocorre em doenças pulmonares obstrutivas, especialmente no enfisema pulmonar.

Ausculta

Ondas sonoras e o papel do estetoscópio

O estetoscópio capta e conduz até o aparelho auditivo as vibrações das estruturas cardíacas e vasculares que atingem a superfície do tórax. Além disso, ele tem a função de reduzir ou eliminar os ruídos ambientais durante o processo de ausculta cardíaca, ao mesmo tempo em que, na dependência de características dos tubos que o compõem, pode até amplificar determinadas frequências sonoras.

As vibrações produzidas em estruturas cardíacas e vasculares durante o ciclo cardíaco propagam-se até a superfície do corpo, obedecendo às leis da física que regem a condução de ondas através de meios de constituição diversa. Elas apresentam, na interface entre esses meios, refração e reflexão, com perda progressiva de energia ao longo desse trajeto. Os ruídos e sopros produzidos no sistema cardiovascular correspondem a fenômenos sonoros que podem ser descritos de acordo com três características físicas fundamentais: intensidade (amplitude), frequência (tonalidade) e qualidade (timbre). A intensidade de uma onda sonora diz respeito à quantidade de energia por unidade de área, perpendicular à direção de propagação que compõe o som. A frequência da onda sonora corresponde ao número de vibrações que ocorrem por unidade de tempo, sendo expressa geralmente em ciclos por segundo (cps) ou Hertz (Hz), que equivale a 1 cps. A sensação auditiva subjetiva determinada pela frequência das ondas sonoras é a tonalidade, que permite caracterizar os sons na dependência do predomínio dos componentes de baixa frequência (graves) ou alta frequência (agudos). A terceira característica fundamental é a qualidade (timbre) do som percebido pelo ouvido humano. Os sons produzidos no sistema cardiovascular são, na verdade, composições de diferentes fre-

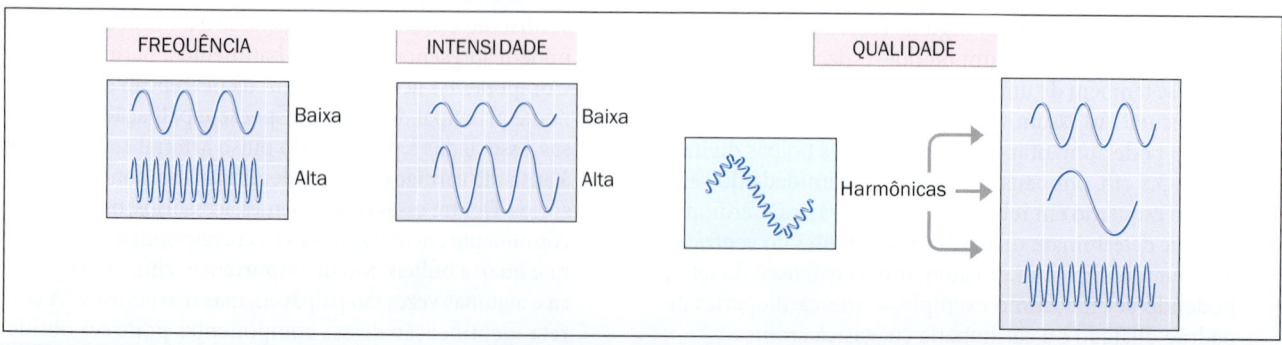

Figura 5 Princípios básicos de física das ondas sonoras aplicadas na ausculta cardíaca.

quências sonoras. A análise dessas misturas complexas de frequências diversas permite identificar frequências que são múltiplas de uma frequência fundamental (harmônicas) e dão ao som percebido pelo ouvido humano um timbre mais ou menos musical, na dependência do número de harmônicas que o compõe. Essa propriedade é que permite caracterizar um sopro como musical ou um ruído como metálico.

O ouvido humano tem a capacidade de perceber vibrações sonoras com frequência variando entre 20 e 20.000 Hz. As frequências superiores a 20.000 Hz são chamadas de ultrassônicas, enquanto as inferiores a 20 Hz são infrassônicas. Essas últimas, ainda que não sejam audíveis, podem ser percebidas pelo tato, como ocorre, por exemplo, na palpação do impulso apical. O limiar de audibilidade do ouvido humano varia em função da frequência do som, sendo que os menores limiares ocorrem para sons de frequência entre 1.000 e 2.000 Hz, onde estão as frequências da fala. Além disso, deve-se ter presente que a intensidade com que um determinado som é percebido (sensação subjetiva) não depende apenas da quantidade de energia que o compõe (amplitude), mas da inter-relação de amplitude com a tonalidade (frequência) do som. Outro aspecto é que a maioria dos sons produzidos que apresenta importância para o processo de ausculta cardíaca situa-se em uma faixa de frequência entre 20 e 500 Hz, uma região de limiar da audibilidade relativamente elevado. A sensibilidade do ouvido humano também é influenciada pela intensidade de sons temporalmente próximos. Assim, um ruído muito intenso em determinada posição do ciclo cardíaco pode dificultar a percepção de outro som, menos intenso, em outra localização do ciclo cardíaco.

Para obter melhor ausculta de sons de baixa frequência (30 a 150 Hz), o estetoscópio deve possuir uma campânula relativamente grande e pouco profunda, a ser aplicada suavemente sobre a superfície torácica. Os sons de alta frequência são melhor audíveis com o diafragma pressionado firmemente sobre o tórax, uma vez que essa estrutura tem uma frequência natural relativamente alta e filtra os sons de frequência mais baixa. O diafragma pode, inclusive, amplificar determinados tipos de sopros que têm frequência próxima da sua frequência natural. Existem diversos tipos de aparelho, e o conhecimento do aparelho em uso é muito importante para a adequada utilização. De fundamental importância ainda é a conformação de sua porção auricular. Elas devem estar ajustadas para respeitar a conformação anatômica básica do ouvido humano, ou seja, devem estar orientadas anteriormente.

Ausculta cardíaca: técnica

A técnica de ausculta cardíaca, como ocorre com todo método de propedêutica clínica, deve, obrigatoriamente, envolver uma sequência lógica e sistematizada de procedimentos, direcionados no sentido de obter o mais abrangente conjunto de informações fisiológicas. Assim, o paciente deve ser examinado em ambiente silencioso e em posição confortável. As áreas clássicas de ausculta são:

1. Foco mitral: ápice.
2. Foco tricúspide: quarto espaço intercostal esquerdo, junto ao esterno.
3. Foco aórtico: segundo espaço intercostal direito, paraesternal.
4. Foco aórtico acessório: terceiro espaço intercostal esquerdo, paraesternal.
5. Foco pulmonar: segundo espaço intercostal esquerdo, paraesternal (Figura 6).

Não obstante essas áreas de ausculta cardíaca devam ser exploradas rotineiramente, outras regiões também precisam ser avaliadas, como o mesocárdio, a região paraesternal direita, o pescoço, a axila e a região infraclavicular e interescapu-

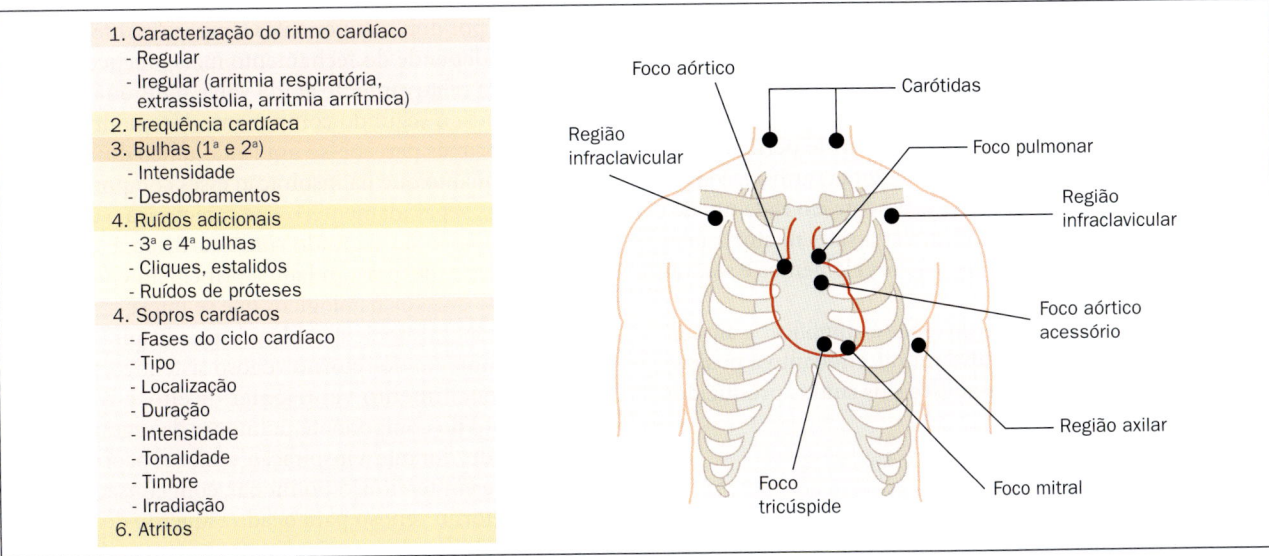

Figura 6 Esquema para sistematização da ausculta cardíaca e identificação dos principais focos de ausculta do exame cardiovascular.

lo-vertebral. Nesse sentido, é importante conhecer as direções naturais de propagação dos sons produzidos em diferentes valvas: os ruídos originários da valva mitral propagam-se frequentemente em direção à axila, enquanto os sons da valva aórtica podem ser audíveis no pescoço ou ao longo da borda esternal esquerda; por outro lado, os ruídos dependentes das valvas situadas no lado direito da circulação tendem a se propagar pouco, mantendo-se mais restritos às áreas clássicas de ausculta, os focos pulmonar e tricúspide.

A definição de uma sequência lógica de ausculta cardíaca é um passo fundamental na aplicação dessa técnica propedêutica e, ainda que ela possa variar entre diferentes examinadores, deve conter todos os elementos relacionados na Figura 6. Na sequência proposta, o passo inicial consiste em caracterizar o ritmo cardíaco do paciente em regular ou irregular, bem como sua variação respiratória. Na segunda hipótese, é possível, eventualmente, identificar um padrão básico de regularidade sobre o qual, intermitentemente, documentam-se batimentos isolados precoces, como ocorre nas extrassistolias. Por outro lado, o ritmo cardíaco pode não apresentar qualquer padrão de regularidade, com os batimentos ocorrendo em sequência totalmente aleatória. Esse padrão é, às vezes, denominado de arritmia arrítmica e ocorre, por exemplo, na fibrilação atrial. Ainda que a ausculta cardíaca seja um método limitado para o diagnóstico preciso de arritmias cardíacas, é possível, mediante uma descrição detalhada do ritmo, reunir informações importantes para a sua caracterização. A seguir, avalia-se a frequência cardíaca, que pode ser estimada pela média de batimentos em 15 ou 30 segundos quando o ritmo é regular, mas deverá considerar um tempo de 1 ou 2 minutos para obtenção de um valor médio, quando houver arritmia cardíaca frequente. A caracterização das bulhas cardíacas (primeira e segunda) é o passo seguinte, que inclui a identificação das bulhas, a avaliação de sua intensidade, a variação respiratória e a identificação de eventuais desdobramentos. A presença de ruídos adicionais deve ser pesquisada na sequência, incluindo a identificação eventual de terceira e quarta bulhas, cliques ou estalidos e ruídos de próteses valvares. A pesquisa de sopros cardíacos deve incluir a caracterização da fase do ciclo, duração, localização, intensidade, tonalidade, timbre, configuração e irradiação. Finalmente, deve-se avaliar a existência ou não de atrito pericárdico.

Um pré-requisito básico para a ausculta cardíaca consiste em tentar concentrar-se individualmente em cada um dos componentes dessa sequência de avaliação auscultatória, analisando as características sonoras desses elementos e sua variação com a respiração.

O decúbito lateral esquerdo tende a amplificar a ausculta dos sons originários da valva mitral, enquanto a posição sentada tende a tornar mais audíveis os ruídos produzidos nas valvas semilunares.

Ruídos cardíacos básicos

São ruídos transitórios, de curta duração, cuja propagação até a superfície do tórax depende do local de origem e da intensidade da vibração. Os sons que se originam do lado es-

querdo do coração geralmente apresentam intensidade suficiente para serem audíveis em todo o precórdio, enquanto que aqueles gerados no lado direito, habitualmente, estão restritos às áreas limitadas da borda esternal esquerda, entre o segundo e quarto espaços intercostais.

Primeira bulha

Ainda que alguma controvérsia tenha existido quanto aos mecanismos determinantes do primeiro ruído, parece ser consensual que dois componentes fundamentais têm maior importância na sua gênese: o primeiro é composto de vibrações intensas de alta frequência, e ocorre como consequência da tensão e desaceleração abrupta da valva mitral (M1) durante o seu fechamento, que delimita o início da sístole; o segundo é, também, constituído de vibrações de alta frequência, ocorre em média 30 milissegundos (ms) depois do primeiro, e depende da desaceleração súbita do sangue, determinada pela tensão a que a valva tricúspide (T1) é submetida durante o seu fechamento (Figura 6). O fechamento das valvas atrioventriculares, assim, coloca em vibração os componentes valvares e do sangue que dão origem ao primeiro ruído cardíaco.

Na prática clínica, como decorrência da proximidade temporal dos componentes mitral e tricúspide do primeiro ruído, nem sempre é possível distingui-los em condições normais, o que faz com que esse ruído muitas vezes seja percebido como um som único de duração relativamente prolongada.

A primeira bulha cardíaca (B1) é representada pela onomatopeia: TUM.

Segunda bulha

As valvas semilunares durante o seu fechamento são submetidas à tensão, que determina uma abrupta desaceleração do sangue e do movimento valvar. As vibrações resultantes desse processo dão origem ao segundo ruído cardíaco. Ele é constituído por dois componentes temporalmente distintos: o primeiro depende do fechamento mais precoce da valva aórtica (A2) relativamente ao da valva pulmonar (P2), ao qual se associa o segundo componente. Na maioria dos indivíduos normais percebe-se um ruído único durante a expiração, enquanto que na inspiração esses componentes são identificados separadamente, o que caracteriza o desdobramento fisiológico do segundo ruído cardíaco. Esse desdobramento depende, por um lado e principalmente, de uma sequência de eventos fisiológicos que se inicia com a redução da pressão intratorácica induzida pela inspiração, resultando em aumento do retorno venoso sistêmico, prolongamento do enchimento ventricular direito, e retardo no aparecimento do componente pulmonar da segunda bulha; por outro lado, durante a inspiração, também ocorre acúmulo de sangue em território pulmonar, com consequente redução do retorno venoso para o lado esquerdo do coração e da duração da sístole ventricular esquerda, resultando em aparecimento mais precoce do componente aórtico do segundo ruído. Mais recentemente, passou-se a considerar que o fator mais importante no atraso da ocorrência do componente pulmonar depende do aumento da capacitância pulmonar na inspiração e suas consequências sobre a dilatação do leito vascular pulmonar, e estaria menos relacionada às alterações do volume ventricular direito durante a respiração. A adequada avaliação dessa variação fisiológica requer a execução da ausculta durante a respiração profunda e de baixa frequência, sendo menos perceptível quando é realizada durante apneia inspiratória ou expiratória. A magnitude desse desdobramento reduz-se à medida que a idade dos indivíduos aumenta.

A segunda bulha cardíaca (B1) é representada pela onomatopeia: TA.

Primeira e segunda bulhas como marcadores descritivos dos fenômenos auscultatórios

O primeiro (B1) e segundo (B2) ruídos cardíacos delimitam os intervalos a partir dos quais todos os eventos observados na ausculta cardíaca são descritos. O início da sístole ventricular é clinicamente identificado pela primeira bulha, enquanto o segundo ruído marca o início da diástole ventricular. Assim, a identificação desses dois sons é elemento primordial do processo auscultatório. Nas frequências cardíacas observadas habitualmente em condições basais de repouso, o intervalo sistólico é mais curto que o intervalo diastólico, mas essa diferença torna-se menos perceptível à medida que a frequência cardíaca se eleva. O primeiro ruído mostra-se mais intenso na região apical e porção inferior da borda esternal esquerda, enquanto a intensidade do segundo ruído tende a ser mais proeminente nos focos da base. A proximidade temporal entre a ocorrência da primeira bulha e o início do pulso carotídeo é outro elemento clínico que pode auxiliar a distinção entre esses dois sons. A partir da identificação de B1 e de B2 todos os demais eventos auscultatórios podem ser, então, localizados no ciclo cardíaco. Os eventos sistólicos podem ser classificados como proto, meso ou telessistólicos, na dependência de ocorrerem na porção inicial, no meio ou ao final da sístole, enquanto os fenômenos diastólicos são caracterizados como proto, meso ou telediastólicos.

Variações da ausculta da primeira e segunda bulhas cardíacas

Intensidade

A avaliação da intensidade das bulhas obedece a critérios que padecem de grau significativo de subjetividade. É importante, no entanto, ao tentar caracterizar um ruído cardíaco como normofonético (intensidade normal), hipofonético (intensidade reduzida) ou hiperfonético (intensidade aumentada), ter presente a variação fisiológica da intensidade das bulhas nas diferentes regiões do precórdio, as características anatômicas (forma e espessura) do tórax, e reconhecer a existência de fatores fisiológicos que podem facilitar ou prejudicar a ausculta cardíaca. A intensidade do primeiro ruído cardíaco irá depender de uma inter-relação entre esses múltiplos fatores fisiológicos, e de aspectos da anatomia do tórax, determinantes da

transmissão das vibrações sonoras. Essa intensidade mantém uma relação direta com a velocidade de elevação da pressão ventricular, e com a distância percorrida pelos folhetos da valva mitral, desde o momento do início da contração ventricular até o fechamento valvar; por outro lado, a relação inversa é verificada com o grau de rigidez dos folhetos valvares. Com base nesses elementos, é possível identificar um conjunto de situações fisiológicas, ou não, que determinam hipofonese ou hiperfonese da primeira bulha cardíaca (Tabela 4).

Tabela 4 Variações da intensidade do primeiro ruído cardíaco		
Mecanismo	Hiperfonese	Hipofonese
Anatomia torácica	Espessura diminuída do tórax	Obesidade, enfisema pulmonar, tamponamento cardíaco
Velocidade de elevação da pressão ventricular	Estados hiperdinâmicos (febre, anemia, tireotoxicose, exercício)	Estado de baixo débito cardíaco (choque, cardiomiopatia) Bloqueio do ramo esquerdo
Amplitude da excursão dos folhetos	Estenose mitral, mixoma atrial, P-R curto	P-R longo (200-500 ms) Insuficiência aórtica grave
Rigidez dos folhetos	Valva mitral com degeneração mixomatosa e folhetos amplos	Estenose mitral calcificada

As características anatômicas do tórax podem facilitar a ausculta da primeira bulha, como ocorre em pacientes com tórax pouco espesso, determinando hiperfonese do ruído ou, em oposição, podem dificultar a propagação dessas vibrações, como documentado em indivíduos obesos e com doença pulmonar obstrutiva crônica ou, também, quando há interposição de estruturas entre o coração e o ouvido humano, como no derrame pericárdico e tamponamento cardíaco.

Em situações clínicas nas quais se documenta um aumento do desempenho ventricular, decorrente de circulação hiperdinâmica, como no estado febril, hipertireoidismo, anemia ou durante exercício físico, observa-se um aumento da intensidade da primeira bulha. Pelo contrário, nos estados de baixo débito cardíaco (choque circulatório, miocardiopatias congestivas), a hipofonese pode ser identificada como resultado da depressão da função sistólica ventricular. Em pacientes com bloqueio completo do ramo esquerdo, o primeiro ruído pode se apresentar hipofonético como consequência da menor velocidade de elevação da pressão ventricular, determinada pelo assincronismo da contração ventricular esquerda. O grau de abertura da valva mitral, no momento do início da contração ventricular, ou a distância a ser percorrida pelos folhetos valvares até o fechamento valvar explica a hiperfonese de B1 documentada na estenose mitral, no mixoma atrial esquerdo e, ainda, quando o intervalo P-R no eletrocardiograma é curto (120 ms). Esse mesmo mecanismo determinando um posicionamento dos folhetos valvares próximo da posição de fechamento, no momento da contração ventricular, é responsável pela observação de hipofonese de primeira bulha na presença de intervalos P-R longos (200-500 ms) e de insuficiência aórtica grave.

Refere-se comumente à insuficiência mitral como uma condição clínica em que o primeiro ruído se apresenta frequentemente hipofonético. No entanto, essa observação parece depender mais da influência de um sopro sistólico, muito intenso, sobre a capacidade de percepção da bulha. Muitas vezes, inclusive, pode-se documentar hiperfonese na ausculta da insuficiência mitral, provavelmente relacionada à extensão da excursão valvar até o fechamento. A posição dos folhetos valvares no momento do início da contração ventricular também determina a variação de intensidade da primeira bulha observada na fibrilação atrial, quando se constata a relação das bulhas menos intensas com os intervalos R-R mais prolongados, e vice-versa. O grau de rigidez dos folhetos valvares pode desempenhar um papel determinante na redução da intensidade do primeiro ruído, tal como se documenta na estenose mitral calcificada. Por outro lado, valvas com prolapso valvar associadas à degeneração mixomatosa, e folhetos amplos, tendem a dar origem ao primeiro ruído hiperfonético.

A intensidade da segunda bulha cardíaca também depende de um conjunto variado de fatores, incluindo: os níveis de pressão arterial em território sistêmico ou pulmonar, a velocidade de variação da pressão arterial na diástole, o grau de fibrose e espessamento das valvas semilunares, a posição espacial relativa dos vasos da base do coração em relação à parede, bem como de fatores que facilitam, ou prejudicam, a transmissão do som por meio da parede torácica. É importante lembrar, ao avaliar clinicamente a intensidade do segundo ruído, que o componente pulmonar tem sua ausculta mais restrita ao foco pulmonar, enquanto o componente aórtico tem uma distribuição auscultatória mais ampla. Portanto, hiperfonese ou hipofonese poderão ser documentadas, clinicamente, dependendo da ocorrência desses fatores (Tabela 5). Obviamente, os fatores anatômicos e aqueles dependentes da dinâmica circulatória que influenciavam a intensidade do primeiro ruído têm o mesmo papel no que diz respeito à segunda bulha.

A presença de hipertensão arterial nos territórios sistêmico e pulmonar é determinante de hiperfonese do componente aórtico e pulmonar do segundo ruído, respectivamente. Em contraposição, situações clínicas às quais se associam hipotensão nesses territórios, como ocorre nos estados de baixo débito cardíaco, estão associadas à hipofonese desse ruído. Esse mecanismo também está implicado na hipofonese de P2, documentada em cardiopatias congênitas associadas ao baixo fluxo pulmonar. Hiperfonese do segundo ruído também pode ser detectada quando a aorta (A2), ou o tronco da artéria pulmonar (P2), estão mais próximos da parede torácica, como é o caso em dilatações desses vasos ou, por exemplo, na transposição das grandes artérias e tetralogia de Fallot. Uma redução seletiva da intensidade dos componentes aórtico ou pulmonar também pode ser observada em consequência da rigidez e perda de mobilidade dos

Tabela 5	Variações da intensidade da segunda bulha	
Mecanismo	Hiperfonese	Hipofonese
Anatomia torácica	Espessura diminuída do tórax	Obesidade, enfisema pulmonar, tamponamento cardíaco
Velocidade de redução da pressão ventricular	Estados hiperdinâmicos (febre, anemia, tireotoxicose, exercício)	Estados de baixo débito cardíaco (choque, cardiomiopatia)
Pressão arterial sistêmica/pulmonar	Hipertensão arterial sistêmica (A2); hipertensão pulmonar	Hipofluxo pulmonar (P2)
Relação espacial grandes vasos/parede torácica	Dilatação da aorta (A2) ou pulmonar (P2), transposição de grandes artérias (A2), tetralogia de Fallot (A2)	
Rigidez dos folhetos		Estenose valvar aórtica ou pulmonar

folhetos valvares, como verificado na estenose valvar aórtica ou pulmonar.

Do ponto de vista prático, em que pesem as considerações já expostas, é de fundamental importância a comparação da fonese das bulhas entre focos com as mesmas características acústicas. Considerando-se a variação da normalidade, não é incomum se considerar uma bulha normal, para um determinado indivíduo, como sendo hiper ou hipofonética. Assim, ao mencionar que a segunda bulha é hiperfonética no foco pulmonar, como ocorre nos contextos de hipertensão pulmonar de diversas etiologias, identifica-se esse sinal com base na comparação da fonese da segunda bulha no foco pulmonar com a fonese da segunda bulha no foco aórtico. Do mesmo modo, quando se registra que a primeira bulha é hiperfonética no foco mitral, como caracteristicamente ocorre na estenose mitral, a rigor, compara-se sua intensidade no foco mitral com a do foco tricúspide, onde normalmente apresenta as mesmas características acústicas.

Desdobramentos

Um mínimo desdobramento do primeiro ruído pode ser percebido em indivíduos normais, na porção inferior da borda esternal esquerda. Desdobramento amplo da primeira bulha ocorre, basicamente, por causa do retardo no aparecimento do componente tricúspide desse som. Situações clínicas em que tal fenômeno pode se manifestar mais claramente incluem o bloqueio completo do ramo direito do feixe de His, a anomalia de Ebstein, a estenose tricúspide e a estimulação elétrica do ventrículo esquerdo por marca-passo. No entanto, deve ser mencionado que o desdobramento do primeiro ruído não é documentado em todos os pacientes com essas condições clínicas.

O desdobramento anormal do segundo ruído cardíaco pode ocorrer na dependência de mecanismos diversos (Figura 7). Ele recebe o nome de paradoxal quando o fechamento da valva aórtica é tão retardado, a ponto de o componente pulmonar ocorrer antes do aórtico. Desse modo, durante a expiração, o desdobramento será detectado, desaparecendo na inspiração, quando ocorre o retardo fisiológico do componente pulmonar. A situação clínica mais comumente associada ao desdobramento paradoxal é o bloqueio completo do ramo esquerdo do feixe de His. Esse tipo de desdobramento tem sido identificado em outras situações clínicas, que incluem a estenose aórtica, a persistência do canal arterial e a hipertensão arterial sistêmica. No entanto, sua ausculta é, com frequência, obscurecida pela presença de sopros, e sua ocorrência pouco frequente. O desdobramento da segunda bulha pode ser, por outro lado, persistente, mas não fixo, significando que os dois componentes podem ser audíveis nas duas fases do ciclo respiratório, mantendo-se a variabilidade inspiratória do componente pulmonar, que aumenta a separação dos dois componentes nessa fase. Tal padrão auscultatório pode ocorrer por retardo do componente pulmonar, como ocorre no bloqueio completo de ramo direito, ou por precocidade do componente aórtico, tal como na insuficiência mitral. Finalmente, o desdobramento do segundo ruído pode ser persistente e fixo, quando estão amplamente separados os dois componentes durante as duas fases do ciclo respiratório, sem apresentar a variação inspiratória do componente pulmonar. Esse padrão auscultatório é, classicamente, observado no defeito do septo atrial tipo *ostium secundum* não complicado. Essa observação está associada à capacitância pulmonar persistentemente elevada nessa condição clínica, com pouca ou nenhuma variação respiratória. O enchimento ventricular direito apresenta variações respiratórias mínimas, uma vez que os efeitos respiratórios sobre o retorno venoso são contrapostos pela variação do volume de *shunt* esquerdo-direito durante o ciclo respiratório. Além disso, a sístole ventricular direita tem duração normal.

Ruídos cardíacos adicionais

Além do primeiro e segundo ruído, alguns sons adicionais podem ser auscultados durante o ciclo cardíaco, tanto em condições fisiológicas como em decorrência de cardiopatias diversas. Estão incluídos aqui a terceira e quarta bulhas cardíacas, os ruídos de ejeção e os cliques, bem como os sons de próteses valvares. É fundamental reforçar aqui a importância da pesquisa sistematizada, rigorosa, da presença, ou não, de cada um desses sons. O sucesso na sua identificação depende, ainda, da utilização adequada das propriedades do estetoscópio em função das características sonoras de cada um desses ruídos.

Terceira bulha

Mecanismos determinantes

O terceiro ruído cardíaco é um som transitório de baixa frequência (20-70 Hz), que ocorre concomitantemente com a fase de enchimento rápido ventricular do ciclo cardíaco, durante a qual ocorre a maior parte do enchimento diastólico do ventrículo (aproximadamente 80%). Esse som pode ser originário tanto do ventrículo direito como do esquerdo e, embora seu mecanismo seja fonte de alguma controvérsia, acredita-se que se origine como resultado da súbita limitação do movimento de expansão longitudinal da parede ventricular durante esta fase do ciclo cardíaco. Sua intensidade poderá ser fisiologicamente aumentada, por manobras que promovam um incremento de velocidade de fluxo por meio das valvas atrioventriculares, como ocorre durante exercício físico dinâmico, ou por elevação dos membros inferiores. Do mesmo modo, a intensidade desse som também poderá estar anormalmente aumentada, quando ocorrerem situações clínicas que se associem ao aumento do fluxo por meio de valvas atrioventriculares, como insuficiência mitral, febre, anemia, hipertireoidismo, ou quando os ventrículos apresentarem anormalidades estruturais que modifiquem sua complacência e seu volume, como se verifica na insuficiência cardíaca.

O conhecimento das implicações prognósticas associadas à terceira bulha é muito importante. No contexto do exame físico do adulto, resguardadas as outras etiologias listadas acima, a terceira bulha é um marcador de disfunção sistólica do ventrículo esquerdo. Pode ser, inclusive, o único achado em um paciente assintomático que apresente disfunção sistólica do ventrículo esquerdo. Evidências recentes confirmam o caráter de evolução desfavorável dos pacientes que apresentam esse sinal.

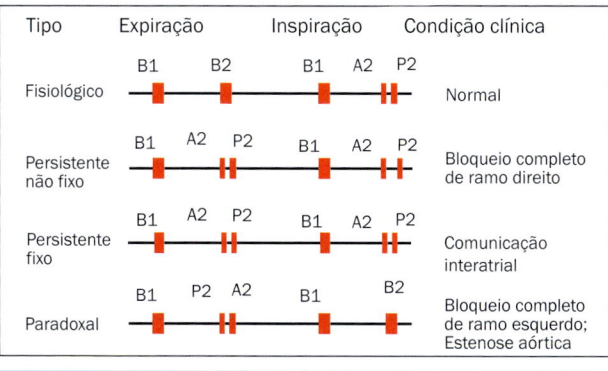

Figura 7 Desdobramentos da segunda bulha cardíaca.

Tabela 6 Dimensões da bolsa de borracha do manguito para aferição da pressão arterial de acordo com a circunferência do braço			
Denominação do manguito		Circunferência do braço (cm) Largura	Bolsa de borracha (cm) Comprimento
Recém-nascido	≤ 10	4	8
Criança	11-15	6	12
Infantil	16-22	9	18
Adulto pequeno	20-26	10	17
Adulto	27-34	12	23
Adulto grande	35-45	16	32

Características auscultatórias

Por se tratar de um ruído de baixa frequência, a terceira bulha será melhor audível com a campânula do estetoscópio posicionada adequadamente, e submetida a uma pressão mínima, suficiente apenas para um perfeito contato com a pele do paciente. Quando originada no ventrículo esquerdo, sua ausculta será melhor se o paciente for posicionado em decúbito lateral esquerdo e a campânula estiver sobre o impulso apical. Por outro lado, o terceiro ruído de origem ventricular direito é melhor audível na porção inferior da borda esternal direita ou na região subxifoide.

Do ponto de vista auscultatório não existe diferença entre um terceiro ruído de origem fisiológica e outro patológico, ficando essa caracterização dependente de outros elementos de ordem clínica. Do ponto de vista prático, a associação da terceira bulha com desvio do ictus cordis em direção à axila e aos espaços intercostais inferiores, bem como o aumento de sua duração e extensão, denotando cardiomegalia, é um dos principais fatores que apontam para uma característica patológica desse achado. A terceira bulha pode ser audível em crianças e adultos jovens normais, mas existem evidências de que ela pode ser detectada em mulheres normais até a idade de 40 anos.

A onomatopeia para representação da terceira bulha é: TUM-TA-TA.

Quarta bulha

Mecanismos determinantes

Este é outro ruído que apresenta características físicas comparáveis à terceira bulha, tanto do ponto de vista de frequência como de duração. Ele demonstra uma relação temporal evidente com a contração atrial, sendo tipicamente um som pré-sistólico. Seu mecanismo provável parece estar relacionado com vibrações da parede ventricular, secundárias à expansão volumétrica dessa cavidade produzida pela contração atrial. Normalmente, sua intensidade é insuficiente para que seja audível em indivíduos normais, apesar de ser possível registrá-la, facilmente, por meio da fonocardiografia. A quarta bulha cardíaca é detectada, com frequência, em situações clínicas nas quais os ventrículos apresentem redução da complacência, tornando necessário um aumento da força de contração atrial para produzir o enchimento pré-sistólico dessa cavidade, tal como observado em hipertensão arterial sistêmica ou pulmonar, em estenose aórtica ou pulmonar, na miocardiopatia hipertrófica e, também, na doença isquêmica do coração. Na maior parte dessas situações clínicas, a avaliação do *ictus cordis* não apresenta sinais de cardiomegalia. Nessas condições, a contração atrial pode ser responsável por mais de 25% do volume de enchimento ventricular. Na ausência de contração atrial, como ocorre na fibrilação atrial, a quarta bulha não está presente.

Características auscultatórias

Os mesmos cuidados técnicos utilizados na ausculta da terceira bulha são válidos para a quarta bulha, uma vez que as características físicas desses ruídos são similares, ao mesmo tempo em que ambos os sons são originários dos ventrículos. Apesar de alguma controvérsia, considera-se que a ausculta de quarta bulha representa um indicador de anormalidade do enchimento ventricular. Alguns, no entanto, admitem que a quarta bulha auscultada em indivíduos idosos, sem cardiopatia clinicamente detectada, representa um fenômeno normal. Diferente da terceira bulha, caracteriza-se temporalmente por ser um ruído pré-sistólico.

A onomatopeia para representação da quarta bulha é TA-TUM-TA.

Na presença de elevações da frequência cardíaca, a ausculta do terceiro e/ou quarto ruídos pode dar origem aos ritmos de galope, que podem ser caracterizados pela ausculta isolada de cada um desses ruídos, ou, quando existe um intervalo diastólico curto ou um intervalo P-R longo. Pode ocorrer coincidência temporal entre ambos os sons, resultando no galope de soma.

Ruídos de ejeção (cliques protossistólicos)

São ruídos transitórios, de alta frequência, com timbre que lembra um estalido de curta duração, que ocorrem logo após o primeiro ruído, relacionando-se temporalmente à ejeção ventricular. Dois mecanismos têm sido propostos para sua gênese: vibrações decorrentes da tensão a que os folhetos de valvas semilunares estenóticas seriam submetidos durante sua abertura na sístole, ou associadas à distensão súbita das paredes arteriais durante a ejeção ventricular. Sua ocorrência está associada às anormalidades estruturais de valvas semilunares e/ou dos vasos da base, que normalmente se apresentam dilatados nessas condições. Não são, portanto, audíveis em indivíduos normais. Podem ocorrer no lado sistêmico da circulação, em decorrência da estenose valvar aórtica, valva aórtica bicúspide, ou dilatação da raiz da aorta. Quando ocorre associado à doença valvar, o ruído indica uma valva não calcificada, com boa mobilidade, embora não se relacione com a gravidade da estenose. Por outro lado, ruídos de ejeção podem ocorrer no lado direito da circulação associados à estenose valvar pulmonar, hipertensão arterial pulmonar, ou dilatação idiopática da artéria pulmonar. Na estenose valvar pulmonar observa-se tendência ao desaparecimento do ruído de ejeção durante a inspiração. Além disso, o intervalo de aparecimento, em relação à primeira bulha, tende a ser tanto mais curto como maior a gravidade da estenose.

Esse ruído habitualmente é detectado sem dificuldades quando ocorre pelo menos 50 ms após a primeira bulha. Suas características de frequência (tonalidade) são similares às da primeira e segunda bulhas, diferenciando-se destas pelo timbre. Desse modo, esses sons são auscultados, em melhores condições, utilizando-se o diafragma do estetoscópio. Os ruídos de ejeção aórticos são melhor audíveis sobre o foco aórtico e na região apical, enquanto aqueles originados no lado direito são detectados no foco pulmonar. Ruídos protossistólicos de características auscultatórias similares também ocorrem em pacientes portadores de próteses metálicas em posição aórtica, mas não são detectados em portadores de próteses biológicas.

É importante estabelecer, do ponto de vista auscultatório, o diagnóstico diferencial de ruídos que ocorrem temporalmente próximos, como a quarta bulha, a primeira bulha desdobrada e o ruído de ejeção. Deve-se lembrar que a quarta bulha corresponde a um ruído pré-sistólico, de baixa frequência, que apenas será audível adequadamente, com a campânula do estetoscópio submetida à pressão mínima e, quando originado do lado esquerdo do coração, o que é mais frequente, em decúbito lateral esquerdo. Assim, a quarta bulha tem características sonoras que não se superpõem ao desdobramento e aos ruídos de ejeção. A diferenciação entre esses dois últimos ruídos é um pouco mais complexa, uma vez que ambos são sons de alta frequência (tonalidade) e ocorrem no início da sístole. Sua distinção baseia-se, fundamentalmente, no timbre de estalido do ruído de ejeção. Além disso, o desdobramento de B1, geralmente, é identificado na porção inferior da borda esternal esquerda, enquanto o ruído de ejeção é melhor audível nos focos da base do coração, e costuma ser mais intenso que o componente tricúspide do primeiro ruído. No entanto, a diferenciação auscultatória nem sempre é possível. Nesse sentido, é importante utilizar o conjunto das informações clínicas para adequada interpretação da ausculta cardíaca. Um dado que pode auxiliar na distinção entre um cliqui de ejeção e um desdobramento da primeira bulha, é que, geralmente, o primeiro vem acompanhado de um sopro protomesossistólico (ou ejetivo).

Ruídos mesotelessistólicos (cliques)

Correspondem a ruídos de alta frequência, de curta duração, que têm timbre de estalido e ocorrem na porção média ou final da sístole. A causa mais frequente desse tipo de clique é o prolapso de valva mitral, admitindo-se que sua gênese, nesse caso, estaria relacionada com a tensão súbita a que os folhetos redundantes e cordas tendíneas são submetidos durante a sístole ventricular. Nessa condição clínica, pode-se auscultar apenas um ou, até mesmo vários desses ruídos em sequência. Manobras fisiológicas que reduzem o enchimento ventricular esquerdo, como a inspiração, a posição ortostática, a inalação de nitrito de amilo, ou a manobra de Valsalva, fazem com que esse estalido ocorra mais precocemente. Algumas estruturas extracardíacas têm sido implicadas na gênese de ruídos mesossistólicos, incluindo sons de origem pericárdica ou relacionados a pneumotórax.

Estalidos de abertura de valvas atrioventriculares

Enquanto, em condições normais, a abertura das valvas atrioventriculares não está habitualmente associada à ocorrência de sons, quando estenóticas, elas podem determinar o aparecimento de ruídos de alta frequência, com timbre de estalido, que surgem, em média, entre 40 e 60 ms após o componente aórtico da segunda bulha. Admite-se que a gênese dos estalidos de abertura dependa da tensão súbita a que são submetidos os folhetos das valvas atrioventriculares, durante sua abertura incompleta no início da diástole, na presença de gradiente de pressão maior que o da situação normal, não patológica. A estenose mitral é, certamente, a condição clínica em que mais comumente esse tipo de som é identificado. Sua presença é um indicador clínico, de que pelo menos o fo-

lheto anterior da mitral apresenta mobilidade satisfatória, enquanto que sua ausência, na estenose mitral pura, indica a possibilidade de calcificação dos folhetos valvares, ou estenose muito leve. Nessa condição clínica, o intervalo entre o estalido de abertura e o componente aórtico do segundo ruído tende a ser tanto mais curto, como maior a gravidade hemodinâmica da estenose. Pelas suas características físicas, esse ruído é melhor audível com o diafragma do estetoscópio posicionado na porção inferior da borda esternal esquerda, mas ele também pode ser percebido na região apical e nos focos da base. A diferenciação entre o estalido de abertura da mitral ou tricúspide e a presença de segunda bulha desdobrada não é tão simples, uma vez que ambos são sons de frequência relativamente elevada. Alguns elementos, no entanto, podem auxiliar nessa distinção: o timbre do estalido tende a ser diferente daquele de P2, sua irradiação é mais ampla, e sua relação com A2 não varia com a respiração, ao contrário do que ocorre com P2. Contudo, existem algumas situações em que é praticamente impossível distinguir clinicamente esses dois ruídos, especialmente quando a estenose mitral grave se associa à hipertensão arterial pulmonar. O estalido de abertura não deve ser confundido com a presença de terceira bulha, uma vez que esse último é um ruído de baixa frequência, mais tardio (geralmente ocorre mais de 120 ms após A2), tanto que muitos autores o classificam como um ruído mesodiastólico.

Além do estalido de abertura das valvas atrioventriculares, existem outros ruídos protodiastólicos identificáveis clinicamente. Em algumas condições, tais como o ducto arterioso persistente, o defeito do septo ventricular, a tireotoxicose, a miocardiopatia hipertrófica e, com maior destaque, a insuficiência mitral, pode ocorrer aumento do fluxo anterógrado por meio das valvas atrioventriculares. Na dependência de condições de complacência ventricular anormal, a descompressão rápida do átrio esquerdo hipertenso pode determinar um movimento rápido e amplo das valvas normais que, quando interrompido, geraria esse ruído protodiastólico. Um mecanismo similar parece ser responsável pelo ruído observado no início da diástole em pacientes com pericardite constrictiva (*pericardialknock*). Nessa condição, o enchimento ventricular ocorre, predominantemente, no início da diástole, de modo que a súbita interrupção da expansão ventricular criaria as condições para o ruído protodiastólico. Ele tende a ser mais precoce (90-120 ms), e também apresenta uma tonalidade mais aguda que o terceiro ruído. A presença de um mixoma atrial direito ou esquerdo pedunculado pode oferecer as condições para outro tipo de ruído protodiastólico. Esse som, de baixa frequência, que ocorre entre 80 e 130 ms depois de A2, tem características similares à terceira bulha, e parece ocorrer como consequência do movimento abrupto do tumor em direção ao orifício valvar na diástole (*tumor plop*).

A abertura de próteses metálicas em posição mitral também se acompanha da produção de ruídos protodiastólicos, que geralmente são mais intensos com próteses do tipo Starr-Edwards. As próteses biológicas não originam ruídos desse tipo durante a diástole ventricular.

Sopros cardíacos

Comparativamente aos sons descritos até aqui, os sopros cardíacos correspondem a um conjunto de vibrações de duração bem mais prolongada, que surgem quando o sangue, submetido a um gradiente de pressão entre dois pontos, modifica o seu padrão laminar de fluxo, tornando-se turbulento. A turbulência pode ocorrer como resultado de um aumento desproporcional da velocidade do fluxo sanguíneo, relativamente às dimensões das estruturas por meio das quais ele se movimenta. Assim, os sopros podem se originar quando o sangue atravessa orifícios restritivos (estenoses e insuficiências valvares), em obstruções arteriais, na coarctação da aorta, e em pequenas comunicações interventriculares, ou em estados de hiperfluxotransvalvar (comunicação interatrial e estados circulatórios hiperdinâmicos), ou, ainda, quando ele flui por meio de dilatações vasculares (dilatações da aorta e da artéria pulmonar).

Existe um conjunto de características fundamentais que devem ser exploradas na avaliação de sopros cardíacos. Isso implica uma abordagem sistematizada, buscando analisar, individualmente, cada uma dessas características e utilizando as propriedades do estetoscópio que mais se ajustam a cada tipo de sopro.

Características descritivas dos sopros cardíacos

Fase do ciclo cardíaco

Os sopros são caracterizados como sistólicos (entre a primeira e a segunda bulha), diastólicos (entre a segunda e a primeira bulha), ou contínuos (ao ocorrerem nas duas fases do ciclo, incorporando, sem interrupção, o segundo ruído).

Duração

De acordo com a duração, desde o momento de início até o seu término, um sopro sistólico pode ser caracterizado como proto, meso, tele ou holossistólico, no caso de a vibração ocorrer predominantemente no início, meio, final ou ao longo de toda a sístole, respectivamente. Do mesmo modo, os sopros diastólicos também podem ser caracterizados como proto, meso, tele ou holodiastólicos.

Localização e irradiação

É fundamental, na avaliação dos sopros cardíacos, identificar o local em que se manifestam com maior intensidade, uma vez que esse dado é utilizado na determinação do local de origem. Nesse sentido, a ausculta não deve ser executada apenas nos focos auscultatórios clássicos. Ela deve incluir, além desses focos, o mesocárdio, as bordas esternais esquerda e direita, a região subxifoide, e áreas de irradiação frequente de sopros como a região axilar, região subclavicular, fúrcula e base do pescoço e, em alguns casos, no dorso. Desde que um sopro seja detectado, deve-se procurar, a partir de pequenos movimentos do estetoscópio, a região de maior intensidade. Essa movimentação também permitirá definir o padrão de irradiação do sopro, outro elemento importante na caracterização clínica desses sons cardíacos.

Intensidade

Esta característica é dependente da inter-relação de diversos fatores, incluindo a distância entre o local de origem da turbulência e a região de ausculta, a velocidade do sangue, e o fluxo sanguíneo por meio do local de produção do sopro, bem como as condições de transmissão desse som até a superfície do tórax. Assim, a intensidade dos sopros tende a aumentar em indivíduos de tórax pouco espesso e em crianças, enquanto os sopros tendem a apresentar menor intensidade em pacientes obesos, com doença pulmonar obstrutiva crônica, ou derrame pericárdico. Do mesmo modo, eles aumentam em condições hiperdinâmicas da circulação e diminuem em estados de hipofluxo. Genericamente, os sopros cardíacos são caracterizados de acordo com a intensidade em 6 graus, definidos como: grau I/6 = representa um sopro tão pouco intenso que só pode ser ouvido com muito esforço e concentração; grau II/6 = sopro de pequena intensidade mas que pode ser identificado rapidamente por um observador experiente; grau III/6 = sopro bem marcante mas não muito intenso; grau IV/6 = sopro intenso; grau V/6 = sopro muito intenso e grau VI/6 = sopro tão intenso que pode ser audível mesmo quando o estetoscópio não está em contato direto com a parede do tórax. Ainda que essa classificação seja utilizada desde a década de 1930, deve-se registrar que ela envolve um grau substancial de subjetividade, o que, no entanto, é inevitável. Sua utilidade clínica, apesar disso, é inquestionável. Uma regra prática para a distinção da intensidade dos sopros é atentar para a presença de frêmitos. Quando existir frêmito, o sopro apresenta intensidade de IV, V ou VI em 6.

Frequência (tonalidade)

A frequência de um sopro geralmente tem relação direta com a velocidade do sangue no local onde este ruído é gerado. O espectro de variação dos ruídos e sopros cardíacos não é muito amplo, estando entre 20 e 500 Hz. Ainda que essa faixa esteja situada na região de baixas frequências do espectro de audibilidade do ouvido humano, do ponto de vista clínico, considera-se que sons com frequências entre 20 e 100 Hz são de baixa frequência, enquanto aqueles que estão entre 100 e 200 Hz têm frequências médias, e aqueles com frequência entre 200 e 500 Hz são considerados de alta frequência. Desse modo, esses sons poderão ser caracterizados clinicamente, com base nessa variação de frequências, como sopros graves ou agudos.

Timbre

A caracterização do timbre (qualidade) de um sopro depende do espectro de frequências (harmônicas) que o compõe. Um conjunto variado de termos tem sido empregado na descrição dessa característica dos sopros, incluindo: rude, áspero, suave, musical, aspirativo, em ruflar, em maquinaria. Cada um deles tem aplicação específica para determinados tipos de sopros, como será descrito posteriormente.

Configuração

A forma de um sopro representa a maneira pela qual a intensidade desse som se distribui ao longo do tempo. Desse modo, eles podem ser descritos como em crescendo quando sua intensidade aumenta progressivamente, enquanto o contrário ocorre nos sopros em decrescendo. No sopro crescendo-decrescendo, a intensidade aumenta no início, atinge um pico e depois se reduz progressivamente. O sopro em plateau mantém uma intensidade constante ao longo de toda sua ocorrência. Nem todos os sopros podem ser enquadrados nessas configurações, uma vez que apresentam intensidade variável no tempo.

Relação com a respiração

A intensidade dos sopros originados nas câmaras cardíacas direitas sofre influência da respiração. Durante a inspiração, o aumento do retorno venoso para as câmaras direitas, que ocorre por causa da diminuição da pressão intratorácica, ocasiona o aumento transitório da intensidade do sopro. Esse fenômeno, conhecido como sinal de Rivero-Carvallo, é melhor explorado com o estetoscópio colocado no foco tricúspide, pedindo-se ao paciente que realize incursões inspiratórias lentas e prolongadas. Esse sinal pode desaparecer na vigência de insuficiência cardíaca descompensada.

Sopros sistólicos

Estes sopros são clinicamente descritos, de acordo com sua duração ao longo da sístole, como mesossistólicos, holossistólicos, protossistólicos e telessistólicos. Do ponto de vista da prática diária, eles merecem destaque, pois são muito prevalentes. Sua presença pode ser identificada desde em situações em que são ditos inocentes, como são chamados os sopros não associados a dano estrutural cardíaco, audíveis em crianças e adultos jovens, até condições clínicas mais graves, como é o caso da estenose aórtica.

Sopros mesossistólicos

São sopros originados entre câmaras de alta pressão, como os ventrículos, e câmaras de média pressão, como os grandes vasos. Nessa situação, o gradiente de pressão responsável pela gênese se estabelece, efetivamente, apenas após o ponto em que o ventrículo ultrapassa a pressão da aorta. Portanto, as condições para que o sopro seja gerado só começam a existir alguns milissegundos após o fechamento da mitral, ou seja, o sopro não se inicia concomitantemente com a primeira bulha, embora, por causa do fato de este retardo não ser tão pronunciado, em uma grande parte das situações clínicas fica a impressão de que o sopro começa com a primeira bulha. Durante a sístole, à medida que o gradiente vai aumentando, a intensidade do sopro também aumenta, fazendo com que ele seja mais intenso no meio da sístole. Com o relaxamento ventricular no final da sístole, o gradiente diminui, conjuntamente com o sopro, o que torna possível a percepção da segunda bulha. Essas características lhe conferem um timbre ejetivo. No fonocardiograma, esse tipo de sopro é descrito como em crescendo-decrescendo ou em diamante.

Esse tipo de sopro ocorre em condições clínicas diversas, que incluem: obstruções ao fluxo da via de saída dos ventrículos (estenose aórtica ou pulmonar em região subvalvar, valvar ou supravalvar), hiperfluxo por meio das valvas semilunares (comunicação interatrial, anemia, exercício, febre, hipertireoidismo, gravidez, bloqueio atrioventricular total), dilatação da aorta ou do tronco pulmonar e anormalidades estruturais em valvas semilunares (degeneração senil da valva aórtica).

Nos casos em que esses sopros traduzem obstrução da via de saída do ventrículo esquerdo ocasionada por lesão valvar (estenose aórtica), a intensidade do sopro se correlaciona diretamente com a gravidade da lesão, ou seja, o sopro se torna cada vez mais intenso à medida que a estenose se torna mais grave. Isso só deixa de ocorrer nos casos onde a lesão é muito grave, sendo conhecida como estenose aórtica silenciosa, ou quando se instala a disfunção ventricular. Ainda no contexto da estenose aórtica, particularmente em idosos, o sopro mesossistólico pode se irradiar para o ápice do ventrículo, sofrendo uma mudança de timbre e se tornando mais agudo, mais musical, com um padrão piante. Esse achado recebe o nome de fenômeno de Gallavardin, e se constitui em um diagnóstico diferencial com o sopro regurgitativo da insuficiência mitral, podendo a distinção ser feita, pois, apesar da mudança de timbre, o sopro da estenose aórtica permanece mesossistólico.

Os fenômenos hemodinâmicos responsáveis pela gênese desse tipo de sopro fazem com que a intensidade do sopro seja dependente das condições de enchimento dos ventrículos. Isso se traduz pela observação de que a intensidade desses sopros varia na fibrilação atrial e nos batimentos pós-extrassistólicos, ou seja, nas condições em que houver tempo maior de enchimento ventricular decorrente de diástole prolongada, a intensidade do sopro do batimento seguinte será maior. Essa observação é útil no diagnóstico diferencial com sopros holossistólicos que não apresentam essa variação.

A maior parte dos sopros ditos inocentes, que ocorre predominantemente em crianças e jovens adultos, é também tipicamente mesossistólicos ejetivos. Esses sopros inocentes podem se originar nos folhetos das valvas pulmonar e aórtica, no tronco pulmonar e em ramos da artéria pulmonar, podendo ter sua ausculta facilitada pela proximidade desse vaso com a parede torácica, como ocorre em pacientes que têm uma dimensão anteroposterior do tórax diminuída (perda da cifose torácica). É a associação com outros achados de exame físico, por exemplo, a presença de frêmito, bem como dados de história clínica, que servirão para distinguir os sopros inocentes de sopros estruturais. Esses sopros podem apresentar um timbre bastante rude e áspero, como observados nas estenoses valvares aórtica e pulmonar, ou suave, como verificado nos sopros inocentes, nas dilatações vasculares e no hiperfluxotransvalvar pulmonar ou aórtico. Nem todos os sopros mesossistólicos são ejetivos. Algumas formas de regurgitação mitral, como acontece em alguns pacientes com disfunção de músculo papilar, podem apresentar um sopro mesossistólico.

Sopros holossistólicos

São sopros originados entre câmaras de alta pressão, como os ventrículos, e câmaras de baixa pressão, como os grandes vasos ou as cavidades direitas. Nessas situações, o gradiente pressórico é estabelecido logo no início da sístole ventricular, concomitante ao fechamento da valva mitral, e persiste durante toda a sua duração, traduzindo-se na observação de um sopro que se inicia com a primeira bulha e se estende até a segunda bulha. Na realidade, a segunda bulha é encoberta pelo sopro, dando a impressão de que esse ruído apresenta-se "apagado" ou mesmo ausente. Essa condição hemodinâmica é a responsável por característica em *plateau* ao fonocardiograma, traduzida na ausculta cardíaca por um timbre dito regurgitativo. Nos sopros regurgitativos decorrentes de insuficiência das valvas atrioventriculares, o gradiente de pressão pode ser extremamente variável na dependência da complacência atrial.

Ainda que, com frequência, esses sopros sejam referidos como regurgitativos, eles não são causados apenas pelo fluxo retrógrado por meio das valvas atrioventriculares, podendo estar relacionados ao fluxo por meio de comunicações intraventriculares. Eles dependem, frequentemente, de grandes gradientes de pressão por meio de orifícios pequenos, o que determina seu padrão de alta frequência. Eles ocorrem nas insuficiências valvares mitral e tricúspide, na comunicação interventricular com orifício restritivo, e em comunicação entre as grandes artérias, como no caso de janelas aortopulmonares, e canal arterial persistente, associados à resistência vascular pulmonar elevada, eliminando o fluxo diastólico por meio do defeito. Os sopros holossistólicos das insuficiências valvares apresentam, geralmente, timbre mais suave, enquanto aqueles relacionados à comunicação interventricular apresentam-se mais rudes. Uma característica diferencial importante do sopro holossistólico da insuficiência tricúspide é o notável aumento inspiratório da intensidade do sopro (sinal de Rivero-Carvallo) que, geralmente, não se manifesta quando a função ventricular direita mostra-se muito alterada. Embora o sinal de Rivero-Carvallo seja utilizado na distinção entre sopros holossistólicos de origem ou tricúspide ou mitral, outros sinais semiológicos, como a inspeção do pulso jugular e do precórdio, são mais fidedignos para a percepção de insuficiência tricúspide significativa.

Nos casos de insuficiência valvar mitral, ao contrário dos defeitos do septo interventricular, pode-se estabelecer uma correlação entre a intensidade do sopro e a magnitude do gradiente de pressão entre o átrio e o ventrículo. Intervenções que acentuem a pressão ventricular (aperto de mão, agachamento, drogas vasoconstritoras) aumentam a intensidade do sopro, enquanto intervenções que promovem diminuição da pressão ventricular (inalação de nitrito de amilo, manobra de Valsalva) apresentam efeito inverso. Essas manobras podem ajudar no diagnóstico diferencial com sopros mesossistólicos.

Como as características dos sopros de insuficiência mitral e dos defeitos do septo interventricular são idênticas, a distinção entre os dois sopros pode ser difícil; alguns elementos podem ser úteis nessa distinção, como a localização do sopro. No defeito do septo interventricular, eles tendem a ser mais localizados na borda esternal, com irradiação para o lado direito do tórax.

A miocardiopatia hipertrófica pode apresentar sopro mesossistólico, em decorrência da obstrução subaórtica da via de saída do ventrículo esquerdo, e um sopro holossistólico de insuficiência mitral, ambos ocasionados pelo movimento sistólico anterior do folheto anterior da valva mitral. Essa situação se constitui um desafio diagnóstico, sendo que as manobras dinâmicas de ausculta adquirem importância no diagnóstico diferencial. Essas manobras influenciam as condições de enchimento do ventrículo esquerdo, sendo que a diminuição do volume diastólico final implica que o movimento sistólico anterior do folheto anterior da mitral ocorra mais precocemente e, consequentemente, o gradiente de pressão entre o ventrículo e a aorta mostre-se mais pronunciado, traduzindo-se em maior intensidade do sopro. Assim, a posição em pé, a fase de esforço da manobra de Valsalva, ou a inalação de nitrito de amilo ocasionam redução do retorno venoso, diminuindo o enchimento cardíaco e acentuando a intensidade do sopro, enquanto o inverso ocorre com a posição de agachamento, a elevação dos membros inferiores e a infusão de vasoconstritores (fenilefrina). Essas características auxiliam no diagnóstico diferencial com sopros holossistólicos de regurgitação mitral por outras etiologias, que não sofrem alteração com essas manobras.

Sopros protomesossistólicos

Estes sopros iniciam-se com a primeira bulha, estendem-se pela parte inicial da sístole, e tendem a decrescer e desaparecer até a metade dessa fase do ciclo. Podem ocorrer nas insuficiências mitral e tricúspide agudas graves, e o seu desaparecimento ao final da sístole parece depender da tendência à equalização das pressões ventricular e atrial nesse momento do ciclo. Do mesmo modo, esse tipo de sopro também é descrito em comunicações interventriculares associadas à resistência vascular pulmonar elevada, quando o fluxo por meio do defeito pode ser desprezível ao final da sístole. Em defeitos muito pequenos do septo ventricular, às vezes, documenta-se um sopro protomesossistólico.

Sopros mesotelessistólicos

São assim catalogados os sopros que se iniciam na metade, ou no final da sístole, e se prolongam até o segundo ruído. O exemplo clássico desse tipo de sopro é aquele identificado no prolapso valvar mitral, que muitas vezes, inclusive, é precedido por um ou mais cliques mesossistólicos. Apresentam alta frequência, têm timbre suave, mas ocasionalmente podem ser musicais.

No prolapso valvar mitral, a intensidade e a posição desses sopros na sístole ventricular podem variar na dependência das condições de enchimento do ventrículo. Essa característica permite que os sopros sofram influência de algumas intervenções durante a ausculta cardíaca. Manobras que diminuam o volume diastólico final do ventrículo e a impedância periférica (posicionar o paciente em pé; inalação de nitrito de amilo) ou que aumentem a contratilidade cardíaca, favorecem condições para que o prolapso dos folhetos da valva mitral ocorra antecipadamente, fazendo com que o sopro se inicie mais precocemente e tende a se tornar holossistólico. De maneira inversa, o aumento do volume diastólico final do ventrículo esquerdo e da impedância periférica (agachamento), bem como a diminuição da contratilidade cardíaca, são responsáveis pelo início mais tardio do sopro, que tende a se tornar telessistólico.

Sopros diastólicos

Podem ser proto, meso ou telessistólicos se, respectivamente, iniciam-se com o segundo ruído, ou após um evidente intervalo subsequente à segunda bulha, ou ocorrem de maneira imediata antes do primeiro ruído. Genericamente, eles podem se originar de regurgitação por meio de valvas semilunares, ou como resultado do fluxo anterógrado por meio de valvas atrioventriculares. Ao contrário dos sopros sistólicos, cuja interpretação clínica pode variar desde um sopro inocente até uma condição clínica com prognóstico mais reservado, os sopros diastólicos são sempre considerados patológicos e demandam investigação. Esse fato torna a sua detecção, embora mais difícil, como exposto a seguir, de suma importância.

Sopros protodiastólicos

Classicamente representados pela insuficiência das valvas semilunares, são decorrentes de um gradiente pressórico que se estabelece precocemente na diástole (Figura 8). A duração do gradiente pressórico, entre o grande vaso e o ventrículo correspondente, dependerá da complacência ventricular, determinada, na maioria das vezes, pela instalação aguda ou crônica da lesão. Essa condição hemodinâmica é responsável pela característica em decrescendo desse sopro, com timbre dito aspirativo, quando predominam os componentes de alta frequência que caracterizam a insuficiência aórtica crônica; entretanto, ele pode ser curto e composto de frequências sonoras mais baixas na insuficiência aórtica aguda. São sopros que se iniciam com o segundo ruído e podem estender-se por toda a diástole, ainda que sua intensidade tenda a decrescer continuamente. Além da insuficiência aórtica, podem ocorrer na insuficiência pulmonar.

Para a correta observação semiológica desses sopros, o foco de melhor percepção se constitui no foco aórtico acessório. A ausculta na posição sentada, com o estetoscópio sobre os focos da base, também é útil. Vale ainda ressaltar, que como todo evento diastólico de alta frequência, o uso do diafragma pode ser crucial para a correta percepção. A intensidade dos sopros de regurgitação aórtica é diretamente relacionada ao gradiente de pressão que se estabelece na diástole entre a aorta e o ventrículo esquerdo. Manobras que acentuem esse gradiente, como o agachamento ou aperto de mão, aumentam a intensidade do sopro, ao elevarem a resistência periférica, enquanto a inalação de nitrito de amilo ocasiona o efeito inverso.

Ao colidir com o endocárdio ventricular, o jato de regurgitação aórtica pode gerar um ruído telediastólico apical de baixa frequência, com características semelhantes à estenose mitral. Esse sopro, associado à regurgitação aórtica, é chamado sopro de Austin Flint. Alguns autores consideram que a origem desse sopro esteja no estreitamento da abertura valvar mitral causado pelo direcionamento do jato de regurgitação aórtica. As manobras descritas acima, capazes de interferir na dimensão cavitária do ventrículo esquer-

do e na resistência vascular periférica, podem ser úteis na diferenciação desse ruído. As manobras dinâmicas descritas, ao alterarem as condições hemodinâmicas da regurgitação aórtica, também alteram a intensidade do sopro de Austin Flint, embora não ocasionem alteração nos casos de estenose mitral orgânica.

Em especial no contexto da insuficiência aórtica, a pressão arterial divergente pode ocasionar uma série de sinais periféricos, indicativos da gravidade da lesão valvar e muitas vezes mais expressivos que o próprio sopro, em particular nos casos de lesões valvares associadas.

Além da insuficiência aórtica, a insuficiência pulmonar também pode ocasionar sopro protodiastólicos ou holodiastólicos, tendo características auscultatórias similares. O sopro holodiastólico decorrente da insuficiência pulmonar originada de hipertensão pulmonar significativa recebe o nome de sopro de Graham-Steel.

Sopros mesodiastólicos ou telediastólicos

Classicamente associados à estenose mitral, são sopros originados de um gradiente de pressão que se estabelece tardiamente na diástole. Isso explica porque esses sopros não são ouvidos junto com a segunda bulha, sendo mais audíveis a partir do meio da diástole. A contração atrial, no final da diástole, exacerba o gradiente de pressão, ocasionando exacerbação desses sopros imediatamente antes da primeira bulha (reforço pré-sistólico). Por causa dessa característica são ditos telediastólicos ou pré-sistólicos. Como a porção final desse sopro depende do efeito da contração atrial sobre o fluxo transvalvar, esse reforço pré-sistólico diminui de intensidade ou desaparece quando o ritmo cardíaco é de fibrilação atrial. Eles têm, habitualmente, configuração em crescendo e padrão de tonalidade composto por baixas frequências de ondas sonoras (menos que 150 Hz), sendo melhor audíveis com a campânula do estetoscópio. Em particular nos sopros telediastólicos da estenose mitral, a utilização do decúbito lateral esquerdo, com a colocação da campânula sobre o foco mitral, pode favorecer a sua percepção.

Além da estenose mitral, os sopros podem ser observados também como consequência do aumento excessivo do fluxo anterógrado por meio de valvas atrioventriculares normais (insuficiência mitral, comunicação interventricular e canal arterial persistente), na comunicação interatrial (em que o fluxo através da valva tricúspide é excessivo), e na insuficiência da valva pulmonar associada à pressão arterial pulmonar normal. Em todas essas condições, o sopro diastólico tende a ser mesodiastólico.

Sopros contínuos

São classificados como contínuos os sopros que têm início na sístole e se estendem por meio do segundo ruído, envolvendo parte, ou até mesmo toda, a diástole. Eles ocorrem em condições nas quais existe comunicação entre segmentos da circulação com grande diferencial de pressão, que se mantém ao longo de todo o ciclo cardíaco, como acontece na persistência do canal arterial, nas fístulas arteriovenosas, na rup-

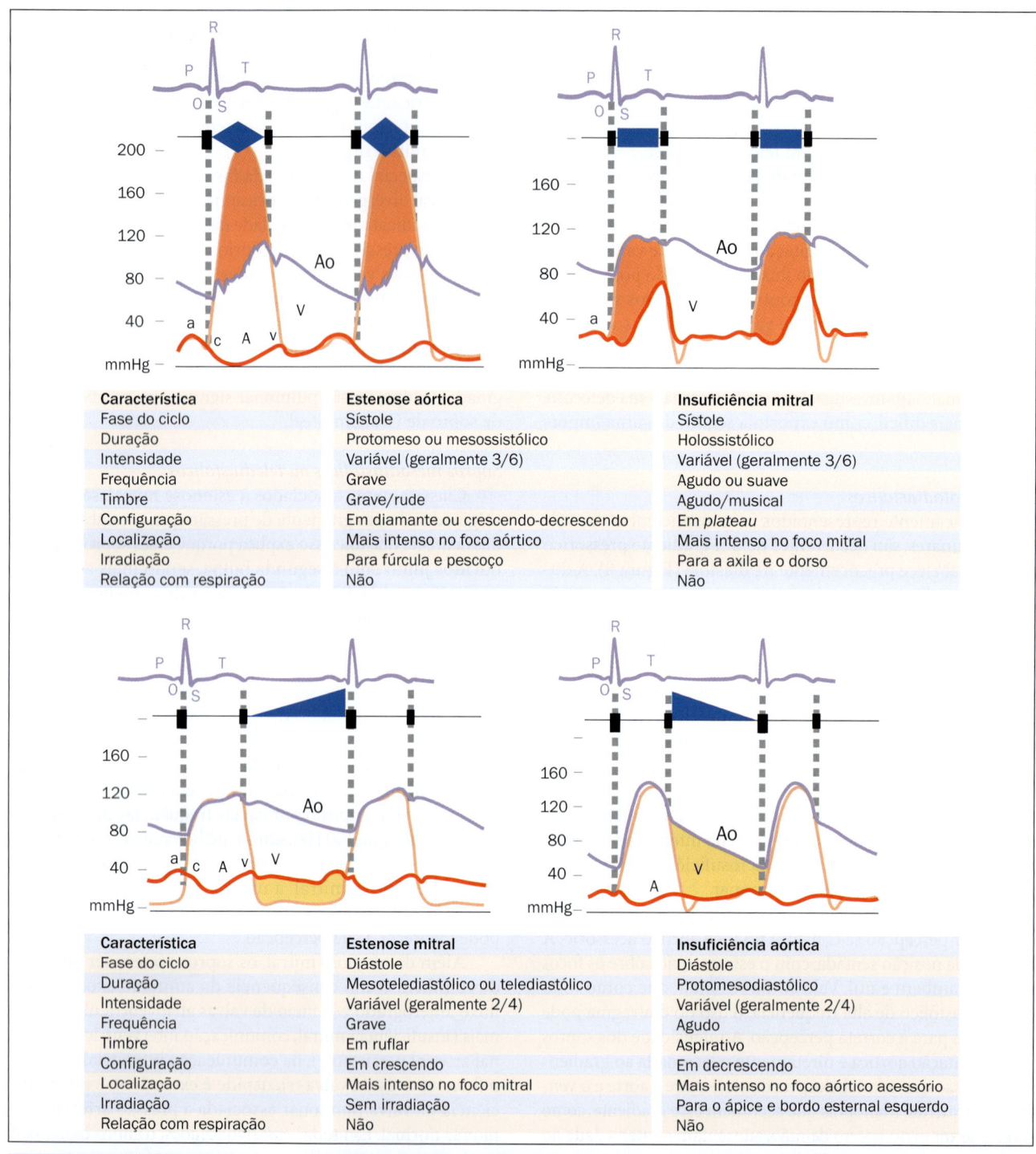

Característica	Estenose aórtica	Insuficiência mitral
Fase do ciclo	Sístole	Sístole
Duração	Protomeso ou mesossistólico	Holossistólico
Intensidade	Variável (geralmente 3/6)	Variável (geralmente 3/6)
Frequência	Grave	Agudo ou suave
Timbre	Grave/rude	Agudo/musical
Configuração	Em diamante ou crescendo-decrescendo	Em *plateau*
Localização	Mais intenso no foco aórtico	Mais intenso no foco mitral
Irradiação	Para fúrcula e pescoço	Para a axila e o dorso
Relação com respiração	Não	Não

Característica	Estenose mitral	Insuficiência aórtica
Fase do ciclo	Diástole	Diástole
Duração	Mesotelediastólico ou telediastólico	Protomesodiastólico
Intensidade	Variável (geralmente 2/4)	Variável (geralmente 2/4)
Frequência	Grave	Agudo
Timbre	Em ruflar	Aspirativo
Configuração	Em crescendo	Em decrescendo
Localização	Mais intenso no foco mitral	Mais intenso no foco aórtico acessório
Irradiação	Sem irradiação	Para o ápice e bordo esternal esquerdo
Relação com respiração	Não	Não

Figura 8   Comparação entre sopros sistólicos e diastólicos.

tura do seio de Valsalva em cavidades cardíacas direitas, e na janela aorta-pulmonar. Sopros contínuos também podem ser detectados na projeção de artérias normais, como acontece na região mamária de mulheres ao final da gravidez ou na lactação, quando representa um sopro inocente. Às vezes, esse sopro mamário é predominantemente sistólico. Do mesmo modo,

sopros contínuos podem ser percebidos em pacientes com cardiopatias cianosantes graves, quando, então, estão relacionados com a presença de circulação colateral abundante. Sopros contínuos também podem ser detectados na base do pescoço, em crianças normais e adultos jovens, bem como em pacientes com anemia, hipertireoidismo ou em mulheres grávidas.

Sopros arteriais

A presença de sopros também pode ser observada em territórios arteriais, como, por exemplo, um sopro carotídeo na região cervical em pacientes com estenose carotídea significativa. Na insuficiência aórtica acentuada, podemos observar a presença de um sopro sistólico audível na artéria femoral, quando esta é comprimida proximalmente, e um sopro diastólico quando ela é comprimida distalmente (sinal de Duroziez), assim como, um ruído súbito de alta frequência, audível na artéria femoral com o uso do diafragma do estetoscópio (Pistolshot femoral ou sinal de Traube).

Atritos pericárdicos

São ruídos de duração relativamente prolongada que podem ocorrer tanto na sístole como na diástole, concomitantemente ou de modo isolado, sendo descritos como sons rudes ou ásperos à ausculta. Estão relacionados ao contato das camadas visceral e parietal do pericárdio envolvidas por um processo inflamatório. Até três componentes podem ser identificados em um mesmo paciente, sendo geralmente um sistólico (o mais prevalente e o último a desaparecer na evolução) e dois diastólicos (um no início e outro no final da diástole). No entanto, pode ser que apenas um ou dois componentes sejam notados. Localiza-se, mais frequentemente, junto à borda esternal esquerda, por volta do quarto espaço intercostal, região onde a relação do pericárdio com a parede torácica é maior. Pode, no entanto, estar presente em todo o precórdio.

A apresentação do atrito pericárdico é variável na dependência da afecção responsável. Pode ser transitório, estando presente em um momento da ausculta e desaparecendo no momento seguinte. Sua duração também é variável, na dependência da resolução do processo inflamatório responsável pela sua gênese. Pode ser acentuado pela inspiração, por uma maior pressão da membrana do estetoscópio contra a parede torácica e pela inclinação do tórax para a frente, com o paciente sentado ou em pé. O decúbito lateral esquerdo pode diminuir a intensidade do atrito.

Medida indireta da pressão arterial

A medida da pressão arterial faz parte do exame clínico e envolve tanto a técnica palpatória como a técnica auscultatória. A medida da pressão arterial deverá ser realizada utilizando-se de esfigmomanômetro de coluna de mercúrio ou aneroide. Deverá ser realizada em condições adequadas em ambiente calmo, após explicar ao paciente sobre o procedimento e garantindo que o paciente não esteja com a bexiga cheia, não tenha praticado exercício físico nos últimos 60 minutos, não tenha fumado nos últimos 30 minutos e que não fique falando durante as medidas de pressão arterial. Deve-se selecionar o manguito apropriado de acordo com a circunferência do braço do paciente conforme demonstrado na Tabela 7. A medida deverá ser realizada em posição sentada e confortável em ambos os braços, considerando-se a medida mais elevada. A diferença entre os braços não deverá ser

maior que 20/10 mmHg, respectivamente para a pressão sistólica e diastólica, se esse fato ocorrer deve-se descartar a presença de doença arterial periférica. O ideal é que seja feita pelo menos três medidas diferentes separadas por pelo menos 1 minuto, devendo-se considerar a média das duas últimas medidas.

Inicialmente deve-se estimar a pressão sistólica por meio da palpação da artéria radial, depois deve-se inflar o manguito rapidamente ultrapassando 20 a 30 mmHg do valor da pressão sistólica medida por meio da palpação da artéria radial. O manguito deverá ser desinflado a uma velocidade de 2 mmHg por segundo até o surgimento do primeiro som (fase I de Korotkoff) que consistirá no valor da pressão arterial sistólica e posteriormente até o desaparecimento do som (fase V de Korotkoff) que consistirá na pressão arterial diastólica. Considera-se valores acima de 140/90 mmHg, respectivamente para pressão arterial sistólica e diastólica, como alterados para as medidas de consultório. Em situações especiais, de redução importante da resistência vascular periférica, como, por exemplo, na insuficiência aórtica, pode-se considerar a pressão diastólica no momento do abafamento dos sons de Korotkoff (fase IV) e não no seu desaparecimento. Também nessa situação poderá ser observado um aumento do diferencial de pressão (diferença entre a pressão arterial sistólica e a diastólica), geralmente superior a 50 mmHg.

Principalmente em pacientes idosos, deve-se tomar cuidado com o "hiato auscultatório" que representa o desaparecimento dos ruídos de Korotkoff entre a fase I e a fase II; se não identificado corretamente, pode-se minimizar a medida da pressão arterial sistólica e magnificar a da pressão arterial diastólica. Por esse motivo, a utilização da técnica palpatória primeiramente evita a ocorrência desse erro.

Em algumas condições clínicas específicas, como pacientes idosos, diabéticos, com suspeita de disautonomia e em investigação de síncope, a pressão arterial deverá ser medida em decúbito ventral e posição ortostática, considerando-se hipotensão ortostática uma redução da pressão sistólica maior que 20 mmHg ou uma redução maior de 10 mmHg na pressão arterial diastólica. Inicialmente o paciente deverá permanecer deitado por pelo menos 5 minutos, e a pressão arterial deverá ser medida imediatamente após o paciente se levantar e depois a cada 2 minutos durante 10 minutos.

A pressão arterial também deverá ser medida em todos os quatro membros na suspeita de doenças da aorta, principalmente dissecção aguda de aorta e coarctação de aorta, considerando-se uma assimetria significativa uma diferença da pressão sistólica superior a 20 mmHg e uma diferença superior a 10 mmHg para a pressão diastólica.

O índice tornozelo-braquial (ITB) deverá ser avaliado na consulta inicial e consiste no valor da pressão arterial sistólica medida no tornozelo dividido pelo valor da pressão arterial sistólica medida na região braquial, e deverá ser realizado de ambos os lados. Um ITB menor ou igual a 0,9 é indicativo da presença de doença arterial periférica, representando um importante marcador de risco cardiovascular.

Na suspeita de tamponamento cardíaco, deve-se avaliar a presença do pulso paradoxal, que consiste em uma redução

Tabela 7	Achados semiológicos do exame físico cardiovascular das principais síndromes clínicas cardiológicas							
Técnica	Estenose aórtica	Regurgitação aórtica	Estenose mitral	Regurgitação mitral	Insuficiência tricúspide	Insuficiência cardíaca	Tamponamento cardíaco	Dissecção de aorta
Inspeção	Sem alterações	Sinal de Musste, sinal de Müller	Fácies *mitrale*	Sem alterações	Pulsação paraesternal, onda V gigante (pulso venoso)	Edema, turgência jugular	Turgência jugular, sinal de Kussmaul	Pulsatilidade arterial, junção estenoclavicular
Palpação	*Ictus* impulsivo, *pulso parvus tardus*	*Ictus* globoso e desviado, pulso *bisferiens*, pulso capilar de Quincke	*Ictus* sem alterações	*Ictus* impulsivo e desviado	*Ictus* sem alterações	*Ictus* globoso e desviado, má perfusão, pulso alternante, pulso dicrótico	Pulso paradoxal, má perfusão	Assimetria de pulsos arteriais
Ausculta	Sopro protomeso ou mesossistólico ejetivo rude, desdobramento paradoxal de B2, clique de ejeção, quarta bulha	Sopro portomesodiastólico aspirativo, sinal de Duroziez, *pistol shot* femural	Sopro mesotelediastólico em ruflar, estalido de abertura, P2 hiperfonética	Sopro holossistólico regurgitativo, desdobramento fixo de B2, clique mesossistólico	Sopro holossistólico, intensificação do sopro com a inspiração	Sopro holossistólico mitral e tricuspídeo, terceira bulha, ritmo de galope	Bulhas hipofonéticas	Sopro protomesodiastólico em foco aórtico e aórtico acessório
Pressão arterial sistêmica	Sem alterações	Aumento do diferencial de pressão	Sem alterações	Sem alterações	Sem alterações	Diferencial de pressão estreito	Redução da pressão sistólica > 10 mmHg com a inspiração	Diferença de pressão arterial entre os membros

da pressão arterial sistólica superior a 10 mmHg durante a inspiração. Insufla-se o manguito 10 mmHg acima do ponto de desaparecimento do pulso radial. Em seguida, com o estetoscópio na região braquial, desinsufla o manguito até o surgimento do primeiro ruído, neste momento oclui-se o manguito e observa-se a respiração do paciente, verificando se durante a inspiração ocorre desaparecimento desse ruído. A seguir, desinsufla o manguito para 5 mmHg abaixo desse ponto, ocluindo-o novamente e observando se ocorre desaparecimento do ruído com a inspiração. Essa desinsuflação gradual é realizada sucessivamente até se observar que não está ocorrendo desaparecimento do ruído durante a inspiração.

Avaliação antropométrica básica

Como a obesidade é um importante fator de risco cardiovascular, a sua identificação por meio de uma avaliação antropométrica básica deverá ser realizada em todo paciente em análise cardiovascular. As medidas do peso corporal em quilogramas e da estatura em metros deverão ser realizadas para o cálculo do índice de massa corporal (IMC), que corresponde ao peso (kg) dividido pela estatura ao quadrado (metros). Considera-se normal um IMC entre 18,5 e 24,9 kg/m² para adultos de ambos os sexos, enquanto o IMC entre 25,0 e 29,9 kg/m² é definido com sobrepeso, o IMC entre 30,0 e 34,99 kg/m² como obesidade grau I, o IMC entre 35 e 39,9 kg/m² como obesidade grau II e o IMC maior que 40 kg/m² como obesidade grau III (OMS, 1998).

A medida da circunferência abdominal (CA) faz parte dessa avaliação, visto que valores elevados apontam a presença de obesidade visceral, sendo ela um critério essencial para o diagnóstico da síndrome metabólica e importante marcador de risco cardiovascular. Para medida da CA utiliza-se uma fita métrica inelástica que será posicionada após a expiração no diâmetro máximo da circunferência abdominal, que normalmente coincide com a cicatriz umbilical. Considera-se valores anormais uma CA maior que 94 cm para homens e maior que 80 cm para mulheres (SBC, 2007).

Resumo

As bases fisiopatológicas dos principais sinais cardiovasculares são discutidas neste capítulo, procurando-se enfatizar aqueles cuja detecção se constitui em um diferencial para o clínico. Procurou-se a valorização das informações adquiridas por técnicas de inspeção e palpação, além das classicamente descritas para a ausculta, bem como a integração de todas essas informações. Embora não se constitua no objetivo primário do texto, foi detalhada a técnica semiológica de alguns sinais particulares, pela dificuldade de obtenção e pela importância clínica que representam.

Tabela 8 Preparo do paciente para a medida da pressão arterial

Preparo do paciente para a medida da pressão arterial

1. Explicar o procedimento ao paciente

2. Repouso de pelo menos 5 minutos em ambiente calmo

3. Evitar bexiga cheia

4. Não praticar exercícios físicos 60 a 90 minutos antes

5. Não ingerir bebidas alcoólicas, café ou alimentos e não fumar 30 minutos antes

6. Manter pernas descruzadas, pés apoiados no chão, dorso recostado na cadeira e relaxado

7. Remover roupas do braço no qual será colocado o manguito

8. Posicionar o braço na altura do coração (nível do ponto médio do esterno ou quarto espaço intercostal), apoiado, com a palma da mão voltada para cima e o cotovelo ligeiramente fletido

9. Solicitar para que não fale durante a medida

Procedimento de medida da pressão arterial

1. Medir a circunferência do braço do paciente

2. Selecionar o manguito de tamanho adequado ao braço

3. Colocar o manguito sem deixar folgas acima da fossa cubital, cerca de 2 a 3 cm

4. Centralizar o meio da parte compressiva do manguito sobre a artéria braquial

5. Estimar o nível da pressão diastólica (palpar o pulso radial e inflar o manguito até seu desaparecimento, desinflar rapidamente e aguardar um minuto antes da medida)

6. Palpar a artéria braquial na fossa cubital e colocar a campânula do estetoscópio sem compressão excessiva

7. Inflar rapidamente até ultrapassar em 20 a 30 mmHg o nível estimado da pressão sistólica

8. Proceder à deflação lentamente (velocidade de 2 a 4 mmHg por segundo)

9. Determinar a pressão sistólica na ausculta do primeiro som (fase I de Korotkoff), que é um som fraco seguido de batidas regulares, e, em seguida, aumentar ligeiramente a velocidade de deflação

10. Determinar a pressão diastólica no desaparecimento do som (fase V de Korotkoff)

11. Auscultar cerca de 20 a 30 mmHg abaixo do último som para confirmar seu desaparecimento e depois preceder à deflação rápida e completa

12. Se os batimentos persistirem até o nível zero, determinar a pressão diastólica no abafamento dos sons (fase IV de Korotkoff) e anotar valores da sistólica/diastólica/zero

13. Esperar 1 a 2 minutos antes de novas medidas

14. Informar os valores de pressão arterial obtidos para o paciente

15. Anotar os valores e o membro

Referências bibliográficas

1. McGee SR. Physical examination of venous pressure: a critical review. Am Heart J. 1998; 136(1): 10-8.

2. Bilchick KC, Wise RA. Paradoxical physical findings described by Kussmaul: pulsus paradoxus and Kussmaul's sign. Lancet. 2002; 359(9321): 1940-2.

3. Economides E, Stevenson LW. The jugular veins: knowing enough to look. Am Heart J. 1998; 136(1): 6-9.

4. Drazner MH, Rame JE, Stevenson LW, Dries DL. Prognostic importance of elevated jugular venous pressure and a third heart sound in patients with heart failure. N Engl J Med. 2001; 23; 345(8): 574-81.

5. Miranda CH, Castro RBP, Pazin-Filho A. Abordagem da descompensação aguda da insuficiência cardíaca crônica. Medicina, RibeirãoPreto. 2003; 36 (2/4): 179-186.

6. Nohria A, Lewis E, Stevenson LW. Medical management of advanced heart failure. JAMA. 2002; 287(5): 628-40.

7. Constant J. Jugular pressures and pulsations. In: Constant J, ed. Bedside cardiology. Filadélfia: Lippincott Williams & Wilkins, 1999; pp. 67-93.

8. Shapira Y, Porter A, Wurzel M, et al. Evaluation of tricuspid regurgitation severity: echocardiographic and clinical correlation. J Am Soc Echocardiogr. 1998; 11(6): 652-9.

9. Goldstein JA. Cardiac tamponade, constrictive pericarditis, and restrictive cardiomyopathy. Curr Probl Cardiol. 2004; 29(9): 503-67.

10. Vlachopoulos C, O'Rourke M. Gênesis of the normal and abnormal arterial pulse. Curr Probl Cardiol. 2000; 25(5): 297-368.

11. Chizner MA. The diagnosis of heart disease by clinical assessment alone. Curr Probl Cardiol. 2001; 26(5): 285-380.

12. Conn RD, Cole JS. The cardiac apex impulse. Clinical and angiographic correlations. Ann Intern Med. 1971; 75(2): 185-91.

13. Eilen SD, Crawford MH, O'Rourke RA. Accuracy of precordial palpation for detecting increased left ventricular volume. Ann Intern Med. 1983; 99(5): 628-30.

14. Del Nero Jr E, Savioli RM, Lima EV. Fonomecanocardiografia. In: Del Nero Jr E, Netto MP, Moffa P, Ortiz J Ed. Semiologia cardiológica não invasiva. Rio de Janeiro: Publicações Médicas, 1979; pp. 103-155.

15. Constant J. Inspection, palpation and auscultation of the chest. In: Constant J, ed. Bedside cardiology. Lippincott Williams & Wilkins, Filadélfia, 1999; pp. 94-118.

16. Perloff J K. Cardiac auscultation. Dis. Mon. 1980; 26: 91-6.

17. Perloff J K. Heart sounds and murmurs: physiological mechanisms. In: Braunwald, E. Heart disease. Filadélfia, W. B. Saunders, 1992; p. 43.

18. Tavel ME. Clinical phonocardiography and external pulse recording. 3 ed. Chicago. Year Book Medical, 1978.

19. Shaver JA. Cardiac auscultation: a cost-effective diagnostic skill. Curr Probl Cardiol 1995; 20(4): 441-532.

20. Ommen SR, Nishimura RA. Hypertrophic cardiomyopathy. Curr Probl Cardiol. 2004; 29(5): 239-91.

21. Richardson TR, Moody JM Jr. Bedside cardiac examination: constancy in a sea of change. CurrProblCardiol. 2000; 25(11): 783-825.

22. Bonow RO, Carabello B, de Leon AC, et al. ACC/AHA Guidelines for the Management of Patients With Valvular Heart Disease. Executive Summary. A report of the American College of Cardiology/American Heart Association Task Force on Practice Guidelines (Committee on Management of Patients With Valvular Heart Disease). J Heart Valve Dis. 1998; 7(6): 672-707.

23. Constant J. Jugular wave recognition breakthrough: X' descent vs the X descent and trough. Chest. 2000; 118(6): 1788-91.

24. Otto CM, Burwash IG, Legget ME, et al. Prospective study of asymptomatic valvular aortic stenosis. Clinical, echocardiographic, and exercise predictors of outcome. Circulation. 1997 Maio 6; 95(9): 2262-70.

25. Choudhry NK, Etchells E. Does this patient have aortic regurgitation? JAMA. 1999; 281(23): 2231-2238.

26. Desjardins VA, Enriquez-Sarano M, Tajik AJ, et al. Intensity of murmurs correlates with severity of valvular regurgitation. Am J Med. 1996 Fev; 100(2): 149-56.

27. Ishmail AA, Wing S, Ferguson J, Hutchinson TA, Magder S, Flegel KM. Interobserver agreement by auscultation in the presence of a third heart sound in patients with congestive heart failure. Chest. 1987 Jun; 91(6): 870-3.

28. Lok CE, Morgan CD, Ranganathan N. The accuracy and interobserver agreement in detecting the 'gallop sounds' by cardiac auscultation. Chest. 1998 Nov; 114(5): 1283-8.

29. Davie AP, Francis CM, Caruana L, et al. Assessing diagnosis in heart failure: which features are any use? QJM. 1997 Maio; 90(5): 335-9.

30. Wang CS, FitzGerald M, Schulzer M, et al. Does this patient in the emergency department have congestive heart failure? JAMA. 2005; 294(15): 1944-1956.

31. Roy CL, Minor MA, Brookhart A, et al. Does this patient with a pericardial effusion have cardiac tamponade? JAMA. 2007; 297(16): 1810-1818.

32. Klompas M. Does this patient have an acute thoracic aortic dissection? JAMA. 2002; 287(17): 2262-72,

33. Tarasoutchi F, Montera MW, Grinberg M, Barbosa MR, Piñeiro DJ, Sanches CRM, et al. Diretriz Brasileira de Valvopatia – SBC 2011. Arq Bras Cardiol. 2011, 97 (5 supl. 1): 1-67.

34. Shub C. Cardiac physical examination. Clinical "pearls"and application. ACC Current Journal Review. Setembro/Outubro 1999: 9-13,

35. Simão AF, Précoma DB, Andrade JP, Correa Filho H, Saraiva JFK, Oliveira GMM, et al. I Diretriz Brasileira de Prevenção Cardiovascular. Arq Bras Cardiol. 2013, 101 (6 supl. 2): 1-63.

Capítulo 3

Eletrocardiografia

Carlos Alberto Pastore
Horacio Gomes Pereira Filho

Pontos-chave

- É um exame rápido e de fácil realização e interpretação.
- Avalia a atividade elétrica cardíaca.
- Derivado da vetorcardiografia, que estuda a ativação tridimensional do coração por meio de planos.
- Fornece informações sobre diferentes patologias cardíacas e não cardíacas.
- É capaz de pautar diagnósticos, prognósticos e orientar terapêutica.

Introdução

O eletrocardiograma (ECG) representa recurso diagnóstico fundamental e de amplo uso na cardiologia, sendo um exame de baixo custo, grande disponibilidade, rápida realização e interpretação. Este capítulo, baseado nas diretrizes de Análise e Emissão de Laudos Eletrocardiográficos da SBC,[1,2] traz descrições e critérios para auxiliar de maneira rápida e correta a interpretação do traçado eletrocardiográfico. Abordaremos primeiramente os conceitos da vetorcardiografia, que fornecem os subsídios para uma melhor compreensão do eletrocardiograma.

Vetorcardiograma

A vetorcardiografia é um método de registro das forças eletromotrizes do coração no tempo e no espaço, de forma que a magnitude e a direção das referidas forças possam ser representadas por uma sucessão de vetores instantâneos.[3] A sua representação é de ordem didática, pois, sendo as curvas vetorcardiográficas bidimensionais, apresentam elementos adicionais para o entendimento e memorização inteligente do ECG. O vetorcardiograma (VCG) tem a sua expressão em planos (frontal ou vertical, horizontal e sagital), uma vez que o fenômeno elétrico relacionado à atividade elétrica cardíaca se desenvolve de um modo tridimensional.[3,4]

Derivações do VCG

No VCG, o coração atua como gerador elétrico representado por um dipolo único com magnitude e direção. O método mais aceito na literatura foi introduzido por Ernest Frank[3-5] em 1956, que utiliza apenas 7 eletrodos para determinar os componentes horizontal (derivação X), vertical (derivação Y) e anteroposterior (derivação Z). A Figura 2 demonstra as três derivações, perpendiculares entre si, com a direção da positividade de cada uma delas.

Os eletrodos do sistema de Frank são colocados em posições padronizadas, ao longo do 5º espaço intercostal, com o paciente em decúbito supino. A Figura 3 demonstra o posicionamento: o eletrodo A na linha medioaxilar esquerda, o E na linha medioesternal e o C a meia distância entre os dois primeiros; o eletrodo I posicionado na linha medioaxilar direita e o M na li-

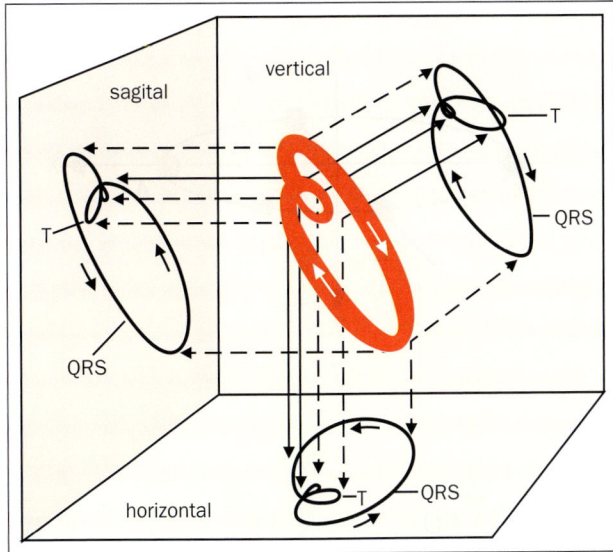

Figura 1 A ativação elétrica do coração (em vermelho) e sua projeção nos três planos espaciais, originando assim as alças vetorcardiográficas nos respectivos planos.

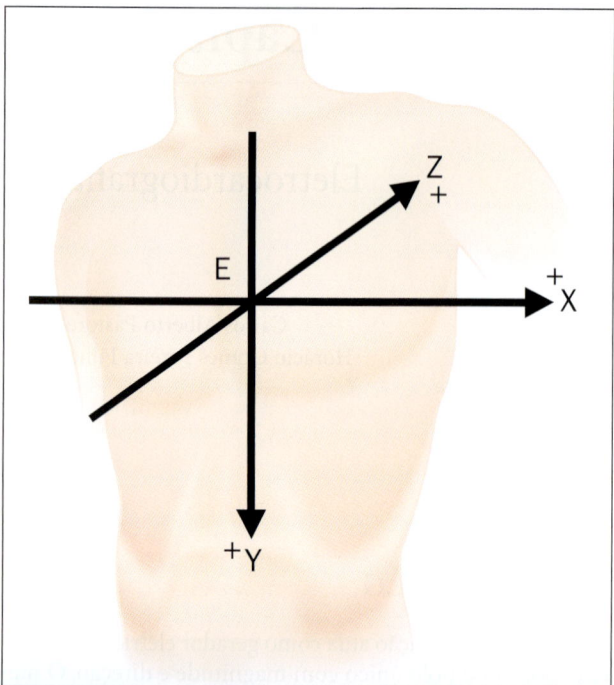

Figura 2 Eixos ortogonais do corpo, cruzando-se perpendicularmente no ponto E (centro do tórax). Os eixos (ou componentes) seguem a seguinte orientação: X, da direita para a esquerda; Y, da cabeça aos pés; Z, da parte anterior para a posterior.

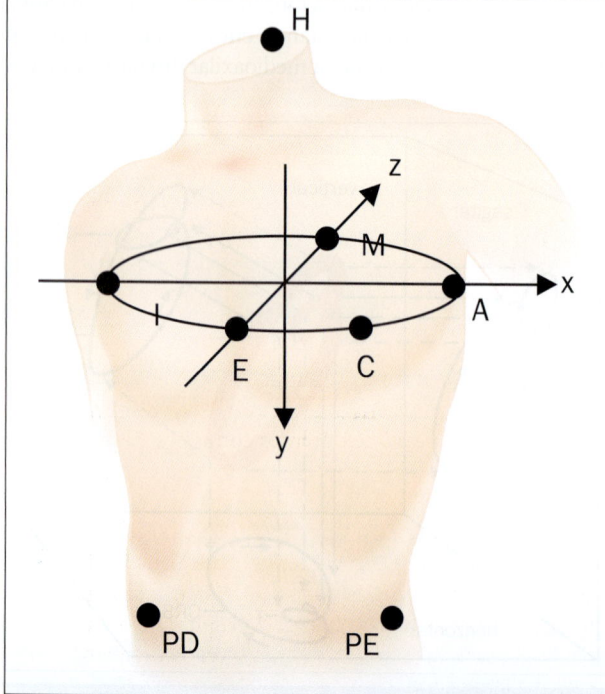

Figura 3 Posição dos eletrodos no sistema de derivações ortogonais corrigidas, proposto por Ernst Frank.

nha medioespinal. Os eletrodos H e F são colocados, respectivamente, na face posterior do pescoço, junto à linha espinal e na perna esquerda.[5,6] O eletrodo da perna direita (usado como terra) e todos os demais são aplicados com pasta apropriada à pele, previamente atritada com álcool.

Dessa forma, temos os seguintes eixos: X, transversal ou componente esquerda-direita (correspondendo a DI), derivado dos eletrodos A, C e I; Y, vertical ou componente craniocaudal (correspondente a aVF), resultante dos eletrodos H, M e F e por fim o eixo Z, anteroposterior ou componente frente-trás, procedente de todos os eletrodos precordiais, situados no 5º espaço intercostal (A, C, E, I e M, correspondendo a V2).

Esses componentes, combinados dois a dois, dão origem aos três planos ortogonais, em que se projetarão as curvas espaciais representativas dos fenômenos elétricos do coração (Figura 4). Assim, dos componentes X e Z decorre o plano horizontal; dos Z e Y, o plano sagital (visto pela direita); e dos X e Y, o plano frontal.[5-7]

Na atualidade, com maior praticidade, rapidez e economia, podemos realizar a aquisição do vetorcardiograma a partir do eletrocardiograma de 12 derivações pelo uso de ferramentas matemáticas como a Matriz Inversa de Dowers e o Método de Kors.[8]

Registros do vetocardiograma

O registro de cada plano depende sempre de duas derivações perpendiculares: transversal e vertical para o plano frontal (PF), transversal e anteroposterior para plano horizontal (PH) e vertical e anteroposterior para o plano sagital (PS). O VCG é constituído por três alças fechadas, isto é, que se iniciam e terminam no mesmo ponto de origem – correspondem aos fenômenos de despolarização atrial e ventricular, e repolarização ventricular.[3-6] A alça assim formada é colocada em frente ao monitor do aparelho e a interrupção é conseguida pela aplicação da diferença do potencial alternante no cátodo do oscilógrafo. Essa ação oferece duas vantagens:[4-6]

Os traços que constituem a alça adquirem a forma de pequenos cometas ou lágrimas. Cada cometa tem sua cauda orientada para o ponto de origem e com isso sua porção anterior (cabeça) determina a orientação da alça (Figura 5).

A interrupção da alça se faz de modo constante, a cada 2 ms, de modo que o número de cometas e a distância entre eles fornecem, respectivamente, o tempo e a variação da velocidade de inscrição da alça.

O comprimento em centímetros desses segmentos é variável, conforme a sensibilidade escolhida para se obter uma análise detalhada da alça. Utilizando-se sensibilidade (S) igual a 1, cada centímetro corresponde a 1 mV. Com S igual a 2, cada centímetro corresponde a 0,5 mV e para sensibilidade igual a 4, cada cm corresponde a 0,25 mV.[8-10]

Como os vetores são tridimensionais e a alça formada é espacial, o VCG é denominado eletrocardiograma espacial do coração. Como não há meios de registrá-lo, por intermédio de aparelhos, em formas tridimensionais, suas características podem ser entendidas analisando suas projeções em três pla-

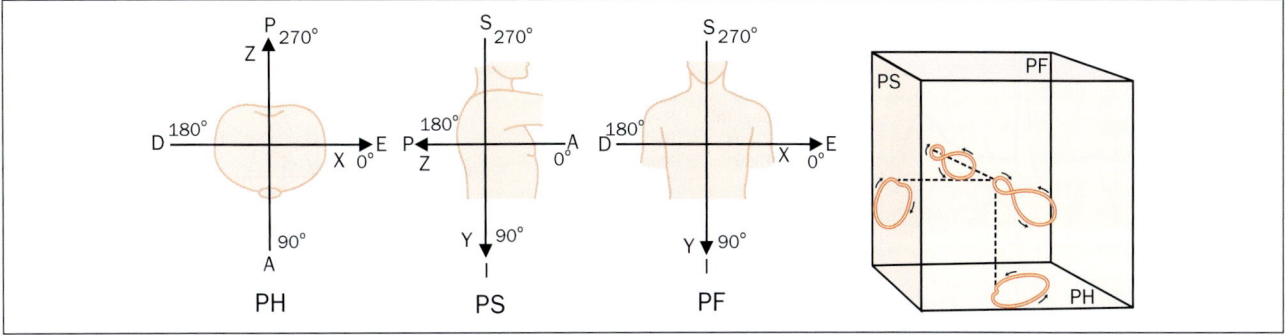

Figura 4 Forma de representação dos planos horizontal (PH), sagital (PS) e frontal (PF) conforme são vistos nos traçados vetorcardiográficos. São indicadas também as notações angulares e as direções de positividade de cada componente (ou eixo), representadas pelas setas. Prefere-se o plano sagital visto pela direita para a uniformidade das medidas angulares.
E: esquerdo, D: direito , P: posterior, A: anterior, S: superior, I: Inferior.

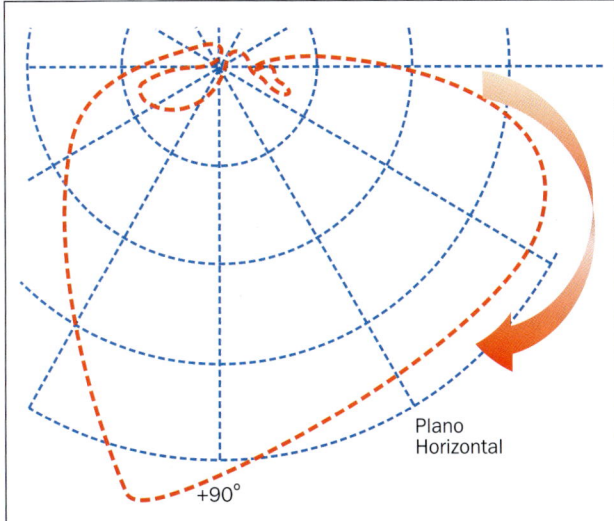

Figura 5 Alças de P, QRS e T, com detalhe da rotação em sentido horário da alça do QRS e aspectos dos respectivos cometas que a constituem.

nos perpendiculares entre si. Dessa maneira, utilizam-se os três planos conhecidos: horizontal, frontal e sagital (direito), como mostra a Figura 6. As alças do VCG representam a soma, ao longo do tempo, de todos os potenciais captados entre os eletrodos dispostos no sistema de Frank.

Nos planos, observam-se três curvas ou alças distintas: uma menor, correspondente à despolarização atrial (alça de P), outra de maior magnitude, relacionada à despolarização ventricular (alça de QRS) e uma de tamanho intermediário, alça de T correspondente à repolarização ventricular. As alças devem ser analisadas nos três planos registrados, mostrando-se sua morfologia, rotação e orientação média em cada um deles. Também poderá ser obtida a magnitude do vetor máximo das alças, medida em milimetros, para depois ser avaliada em milivolts, conforme a calibração do aparelho. O vetor máximo corresponde à distância entre o ponto E (centro elétrico do coração ou ponto de origem aparente de suas forças elétricas) e a parte mais distante da curva em estudo, corresponde à mag-

nitude máxima da alça. Os ramos da alça vetorcardiográfica são nomeados de eferente (a que sai do ponto E, afastando-se deste) e aferente[10] (a que se aproxima do ponto E) (Figura 7).

A ativação normal do coração estudada pelo VCG

Na Figura 8, observam-se esquematicamente as estruturas envolvidas na geração e propagação desse impulso elétrico pelo miocárdio. Em condições normais, o impulso cardíaco se origina nas células do nódulo sinusal. Após seu surgimento, esse impulso elétrico se propaga por meio dos tratos internodais (P [posterior], M [médio], A [anterior] e B [Bachman]), promovendo, assim, a contração dos átrios.[1,5,6] A despolarização atrial é vista no ECG pela onda P, sendo sua porção inicial associada ao átrio direito, e final, ao átrio esquerdo (Figura 9). Ao chegar ao nódulo AV, o impulso é retardado por alguns centésimos de segundo, o que é importante para permitir o enchimento dos ventrículos com o sangue bombeado pelos átrios. Esse atraso é representado no ECG pelo segmento PR.

A alça de P é a menor alça vetorcardiográfica encontrada (Figura 7). As forças iniciais do átrio direito têm orientação anterior, inferior e discretamente para a esquerda. A seguir, a ativação caminha para o átrio esquerdo situado posteriormente, gerando forças orientadas para trás, para a esquerda e discretamente para baixo. A alça de P é mais bem estudada nos planos frontal e sagital. Sua direção de inscrição é difícil de ser reconhecida, necessitando frequentemente de ampliações. Assume diferentes configurações, direções e magnitudes nas várias projeções planares. No plano horizontal comumente se inscreve em sentido anti-horário, com uma parte inicial anterior e um componente tardio posterior, com o aspecto em "8" sendo variante do normal. No plano sagital direito, inscreve-se no sentido horário, é alongada ou triangular e se orienta para baixo. Já no plano frontal a alça de P é alongada e se orienta para baixo e para a esquerda, frequentemente no sentido anti-horário[9,10] (Figura 10).

Após a passagem pelo nódulo AV, o impulso elétrico chega aos ventrículos por meio do feixe de His e seus ramos direito e esquerdo determinando a despolarização ventricular

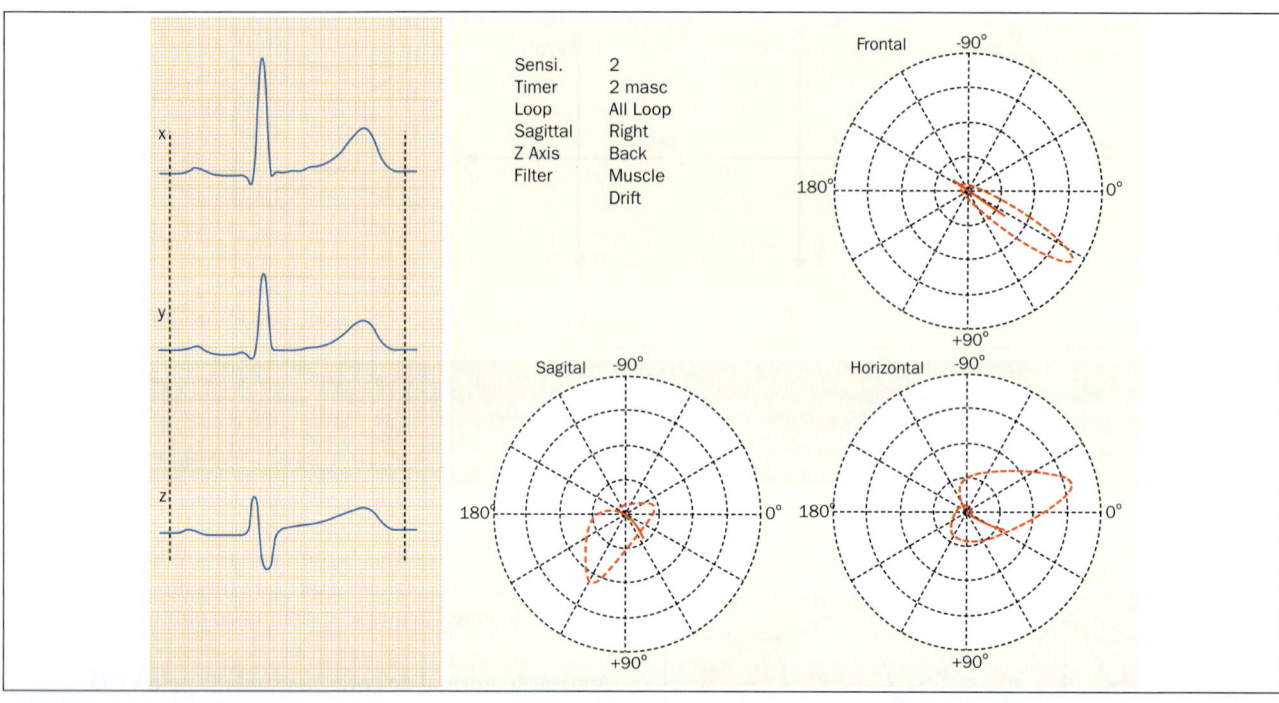

Figura 6 Alças vetorcardiográficas nos três planos habituais: frontal, sagital direito e horizontal, obtidas em sensibilidade 2. Observe as coordenadas X, Y e Z correspondentes a D1, aVF e V2, respectivamente.

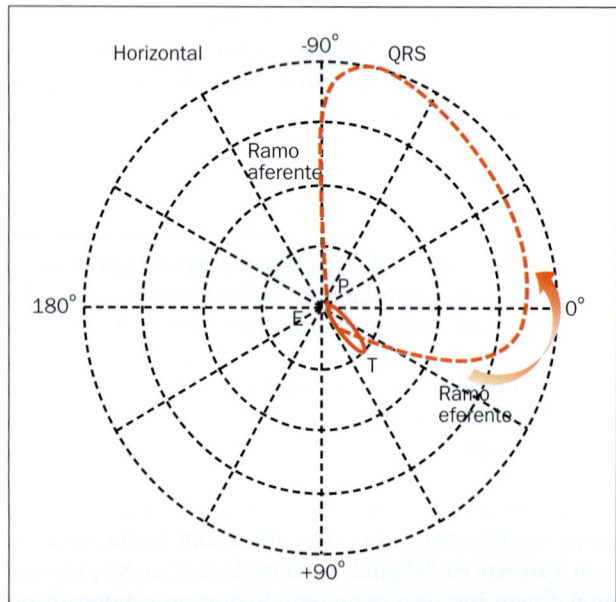

Figura 7 Representação de alça vetorcardiográfica no plano horizontal, sendo destacados o centro elétrico do coração (E), alças de ativação atrial (P), ventricular (QRS) e repolarização ventricular (T). Nota-se também na alça do QRS, com orientação em sentido anti-horário (seta vermelha) e suas porções eferentes e aferentes destacadas.

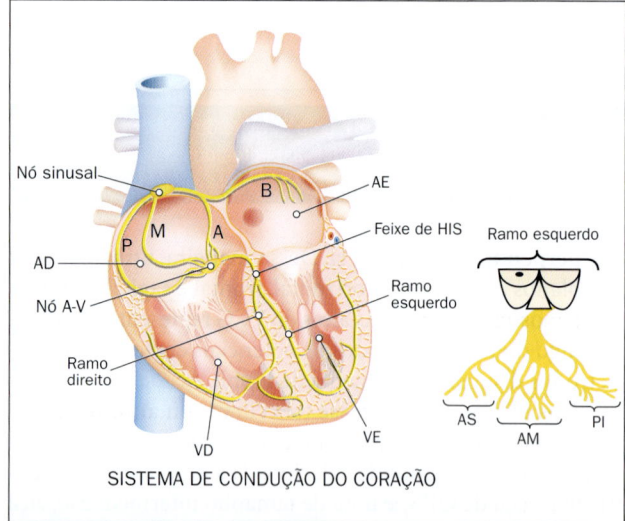

SISTEMA DE CONDUÇÃO DO CORAÇÃO

Figura 8 Representação esquemática do sistema de condução elétrica do miocárdio e sua localização no músculo cardíaco. O trato internodal tem representados os seus quatro fascículos: Bachman (B) para o átrio esquerdo; anterior (A); medial (M); posterior (P), assim como o ramo esquerdo do feixe de His: fascículos anterosseptal (AS); anteromedial (AM) e posteroinferior (PI).
VD: ventrículo direito; VE: ventrículo esquerdo; AD: átrio direito; AE: átrio esquerdo.

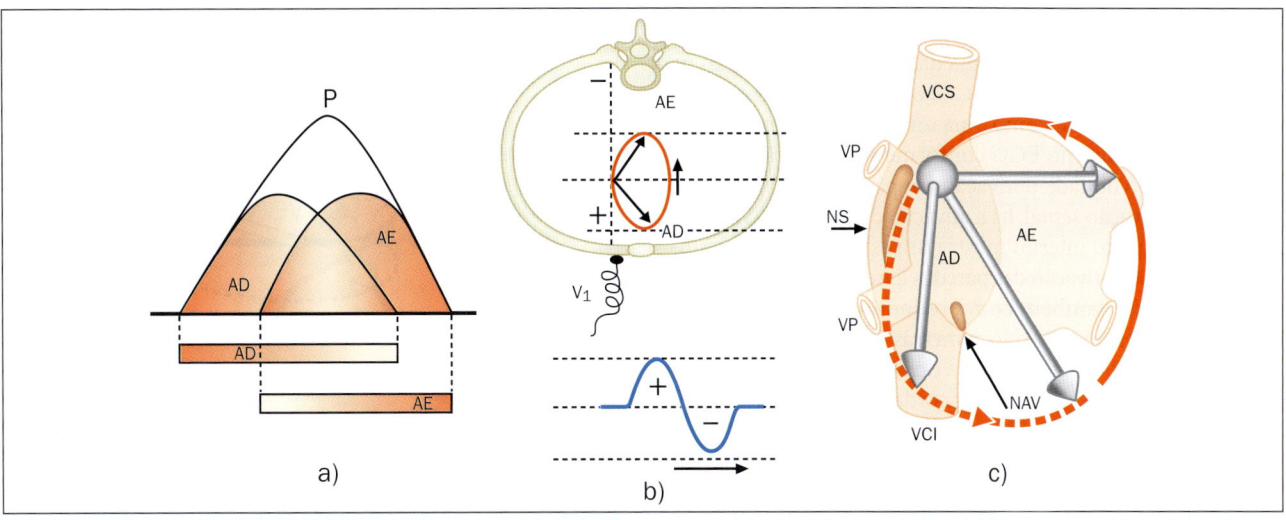

Figura 9 Várias formas de representação da despolarização atrial. a) A onda P como soma das despolarizações dos átrios direito e esquerdo; b) esquema representativo da onda P bifásica em V1 ressaltando a polaridade da derivação eletrocardiográfica e a associação de cada fase da onda P com uma câmara atrial; c) a alça vetorcardiográfica da despolarização atrial como a soma dos vetores gerados pelos átrios durante a onda P.

NS: nó sinusal; NAV: nó atrioventricular; VCI: veia cava inferior; VCS: veia cava superior; VP: veia pulmonar; AD: átrio direito; AE: átrio esquerdo.

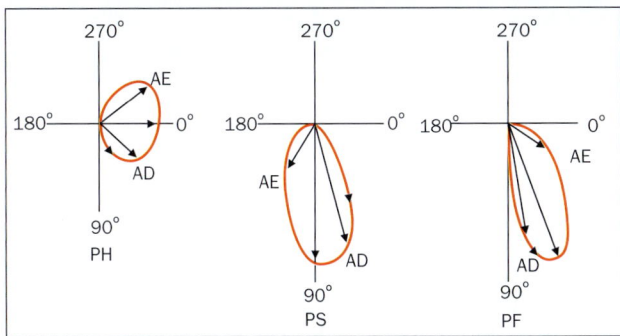

Figura 10 Aspectos da alça de P nos diferentes planos.

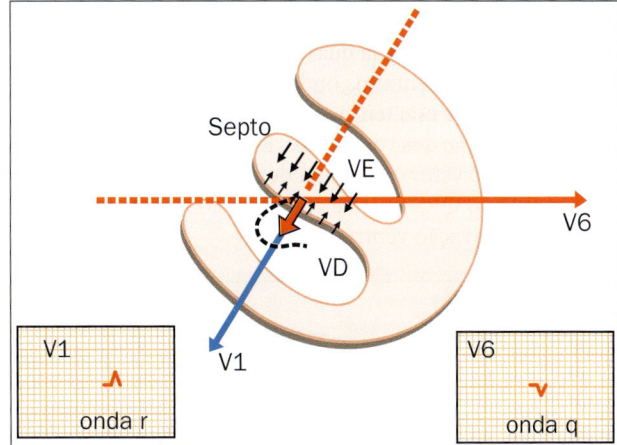

Figura 11 Ativação septal vista no plano horizontal por derivações precordiais diferentes. O mesmo instante provoca ondas distintas no ECG, conforme a polaridade da derivação. Dentro do quadro em detalhe há a representação do vetor resultante (vetor 1, em vermelho), nesse instante como sentido positivo em V1 e, ao mesmo tempo, de sentido negativo em V5 e V6. O traçado pontilhado em preto representa o início da alça do VCG no plano horizontal referente ao primeiro vetor.

(Figura 8). O ventrículo esquerdo possui mais massa muscular do que o direito. Para que essa carga muscular extra se despolarize em sincronia, o ramo esquerdo possui três fascículos: anterosseptal (AS), anteromedial (AM) e posteroinferior (PI). A despolarização ventricular como um todo é representada ao ECG como o complexo QRS. Por último, o segmento ST e a onda T representam a repolarização ventricular.[10] Um vetor é algo que, para ser bem representado e medido, deve possuir informações sobre sua direção, sentido e intensidade (também designado módulo ou magnitude). Um vetor é denominado resultante quando representa a soma da contribuição de vários outros vetores simultâneos; sua direção, magnitude e sentido variam conforme a contribuição de cada vetor nessa soma.[10] Como a despolarização ventricular é um fenômeno de duração mais longa e a massa cardíaca envolvida nesse caso é progressivamente maior, à medida que o coração se despolariza, é interessante para fins didáticos a criação de três vetores resultantes associados a determinados instantes específicos: as ativações septal, das paredes livres e das porções basais dos ventrículos. A ativação septal é mostrada na Figura 11.

Dentro do quadro há o desenho esquemático de como se forma o vetor resultante da ativação septal, com preponderância dos efeitos da parede septal do ventrículo esquerdo sobre a respectiva parede do ventrículo direito, orientado para a frente e para a direita. O vetor resultante da ativação septal é único nesse instante de tempo, mas é registrado por diferentes derivações precordiais. Em V1 sua magnitude é registrada como positiva nessa derivação e projetada como uma onda r no traçado de ECG. Ao contrário, sua direção e sentido são opostos às polaridades de V5 e V6, de modo que sua magnitude seja considerada negativa e projetada como uma onda q no traçado eletrocardiográfico. Esta é uma das diferenças principais na comparação entre o ECG e o VCG: o mesmo vetor resultante da ativação septal, visto como uma única entidade, provém em ondas diferenciadas no ECG conforme sua projeção sobre o eixo imaginário de cada derivação em particular.[10-12]

Após a ativação septal, há a ativação das paredes livres (Figura 12). O quadro interno mostra um esboço do vetor resultante (vetor 2) da ativação das paredes livres dos ventrículos direito e esquerdo, também com predomínio deste último na definição da direção e sentido: para trás, baixo e para a esquerda. Na ativação das paredes livres dos ventrículos, o vetor resultante tem sentido e direção concordantes com as derivações V5 e V6, e opostos à polaridade de V1. Então, o mesmo vetor é visto naquelas derivações como uma onda R de grande magnitude e em V1, como uma onda S, de magnitude semelhante.[10,12]

A última etapa da ativação ventricular é a despolarização das porções basais dos ventrículos (Figura 13). O quadro interno mostra o cálculo do vetor resultante (vetor 3), da soma de todos os vetores locais de ativação elétrica. Como nos instantes anteriores da ativação ventricular, a deflexão que esse vetor resultante causa em uma determinada derivação do ECG depende de como ele é projetado sobre o eixo e da polaridade. O vetor resultante da ativação das porções basais dos ventrículos se situa de forma quase totalmente perpendicular a V1, de modo que nenhuma onda é gerada no complexo QRS dessa derivação, e esta tem a configuração típica rS após a total despolarização dos ventrículos. Em relação a V5 e V6, contudo, o mesmo vetor causa uma deflexão negativa, originando o complexo QRS típico e completo com onda s terminal após a total ativação ventricular.[10,12]

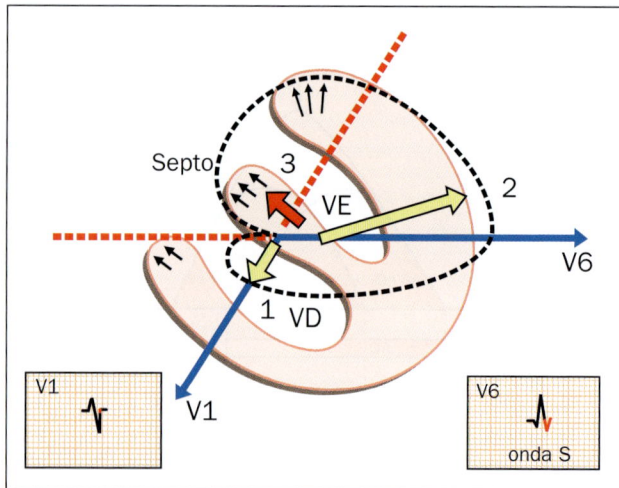

Figura 13 Ativação das porções basais dos ventrículos vista no plano horizontal por derivações precordiais distintas. O mesmo instante pode ser representado ou não no ECG conforme a polaridade da derivação. Dentro do quadro em detalhe há a representação do vetor resultante (vetor 3, em vermelho) nesse instante, perpendicular a V1 – e, portanto, de magnitude inexistente – sendo representado pela deflexão nula da linha isoelétrica; e, ao mesmo tempo, de sentido negativo em V5 e V6. O traçado pontilhado em preto evidencia a alça vetorcardiográfica gerada pelos três vetores no plano horizontal.

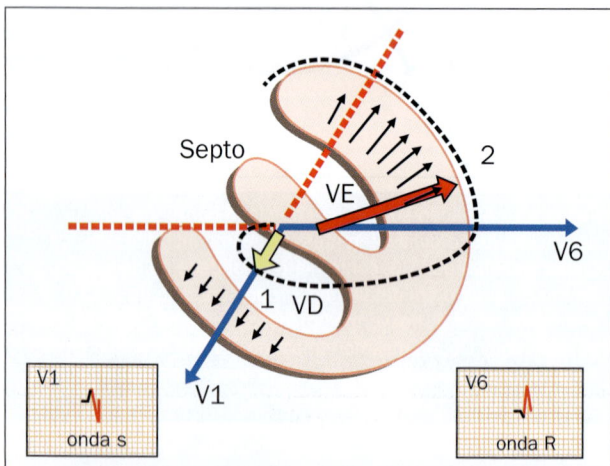

Figura 12 Dois momentos da ativação ventricular vista no plano horizontal por derivações precordiais distintas: septal (vetor 1 amarelo) e das paredes livres (vetor 2 vermelho). O mesmo instante provoca ondas distintas do ECG conforme a polaridade da derivação. Dentro do quadro em detalhe há a representação do vetor resultante da despolarização das paredes livres (vetor 2 vermelho) nesse instante, como sentido negativo em V1 e ao mesmo tempo de sentido positivo em V5 e V6. O traçado pontilhado em preto representa agora o desenho da alça do VCG com os vetores 1 e 2.

A Figura 14 mostra, no mesmo plano horizontal das imagens anteriores, a alça vetorcardiográfica completa da ativação ventricular, sua correspondência com diferentes morfologias de complexos QRS e os três vetores resultantes discutidos anteriormente, sendo cada vetor um instante específico de tempo. A alça vetorcardiográfica do QRS é a composição de todos os vetores instantâneos registrados durante a ativação ventricular, unidos entre si pelas setas. É a alça de maior magnitude, assumindo aspecto alongado ou arrendondado. Quanto à leitura desse VCG, no plano horizontal, a ativação septal ocorre sempre na porção anterior, iniciando-se pelo seu lado direito e seguindo à esquerda.

A ativação das paredes livres se mantém à esquerda, com um claro predomínio da localização da alça na parte posterior. Isso se dá em acordo com a noção anatômica – no plano horizontal, o ventrículo esquerdo, de maior massa e, consequentemente, maior deflexão no ECG, situa-se posteriormente ao ventrículo direito. Por conseguinte, acontece a ativação das porções basais dos ventrículos, ainda na parte posterior do plano, mas já com uma orientação à direita.[12]

A Figura 15 representa, no plano frontal, a alça vetorcardiográfica completa da ativação ventricular, sua correspondência com diferentes morfologias de complexos QRS e os três vetores resultantes, sendo cada vetor um instante específico de tempo. A alça vetorcardiográfica é a composição de todos os vetores instantâneos registrados durante a ativação ventricular, unidos entre si pelas setas. A leitura desse VCG, nesse caso, no plano frontal, destaca a ativação septal ocorrida sempre na porção superior e à direita do pla-

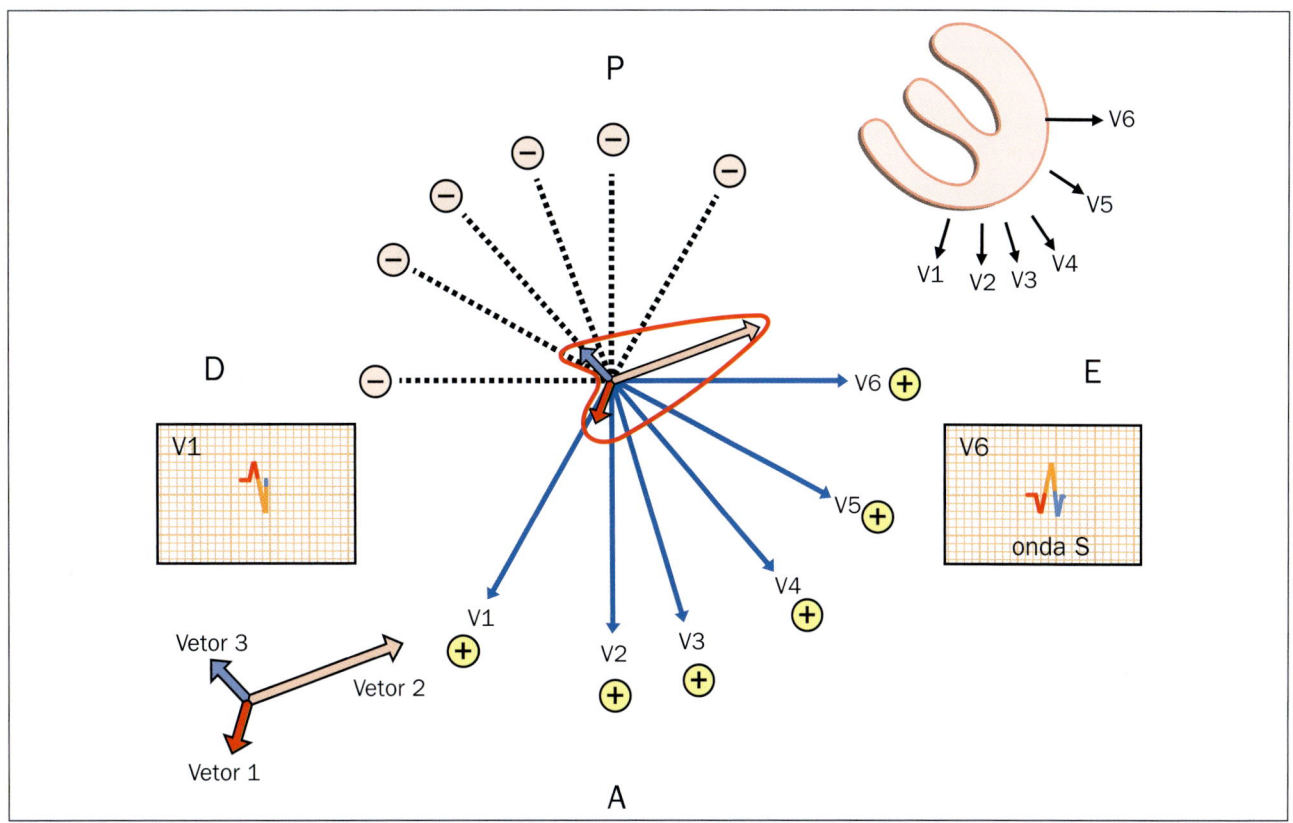

Figura 14 Alça vetorcardiográfica típica da ativação ventricular no plano horizontal (A: anterior; P: posterior; D: direita; E: esquerda). Para fins de comparação e clareza didática são incluídos, com a mesma notação das imagens anteriores, os vetores da ativação septal (vetor 1), das paredes livres (vetor 2) e das porções basais dos ventrículos (vetor 3). Também são mostradas morfologias típicas de QRS nas derivações V1, V5-V6, ressaltando como cada deflexão se correlaciona com trechos específicos da alça. Por último, há a localização dos eixos e polaridades das derivações precordiais V1-V6, tanto no corte anatômico esquemático quanto na representação da alça vetorcardiográfica.

no, iniciando-se pelo seu lado direito e seguindo à esquerda e para baixo. A ativação das paredes livres se mantém na parte inferior do plano, com um claro predomínio da localização da alça à esquerda, ainda que ela termine no lado inferior direito. Isso se dá em acordo com a noção anatômica; no plano frontal, os ventrículos possuem uma grande parede inferior situada acima e próxima ao diafragma. Posteriormente, acontece a ativação das porções basais dos ventrículos, ainda com uma orientação à direita, na parte posterior do plano.[10,12]

De maneira geral, a alça do QRS se inscreve de modo simétrico, suave, sem trocas súbitas de direções. Em todos os planos, a porção inicial e terminal da alça caracteriza-se por moderada lentificação na sua inscrição, particularmente por aproximação dos cometas, que por vezes assumem morfologia de ponto. No plano horizontal, a inscrição é em sentido anti-horário em 99% dos traçados, formando uma figura oval, elíptica ou triangular (Figura 16B). Como já mencionado, as forças iniciais estão sempre com orientação anterior e voltadas para a direita. No plano sagital direito, comumente a inscrição é em sentido horário (95% dos casos). No plano frontal, pode-se encontrar variação do formato das alças, com orientação em sentido horário em 60% das vezes e 15% anti-horário. Podem ocor-

rer configurações de alça aberta e figuras em 8 em até 25% dos casos. O vetor máximo no plano frontal varia de 0 a 90 graus (Figura 16A).[10-13]

A alça da onda T tem forma elíptica ou alongada, sendo seu ramo eferente bem mais lento que o ramo aferente. Em indivíduos normais, a alça de repolarização ventricular situa-se dentro da alça de QRS e tem magnitude inferior a esta e maior que a alça de P. O vetor máximo tem orientação inferior e para a esquerda, sendo a orientação para a frente comum no adulto, com rotação da alça acompanhando a do QRS, ou seja, é no sentido anti-horário no plano horizontal, em sentido horário no plano sagital e variável no plano frontal.[10]

Metodologia para a realização do ECG

Deve-se realizar o ECG em decúbito dorsal horizontal, preferencialmente com paciente confortável sobre a maca e com adequado preparo da pele. O registro utiliza 12 derivações: três bipolares dos membros (I, II e III), três unipolares amplificadas (aVR, aVL e aVF), constituindo-se esse conjunto o plano frontal e seis derivações unipolares torácicas de V1 a V6, que formam o plano horizontal. Ocasionalmente, podem ser utilizadas derivações especiais, para avaliação de in-

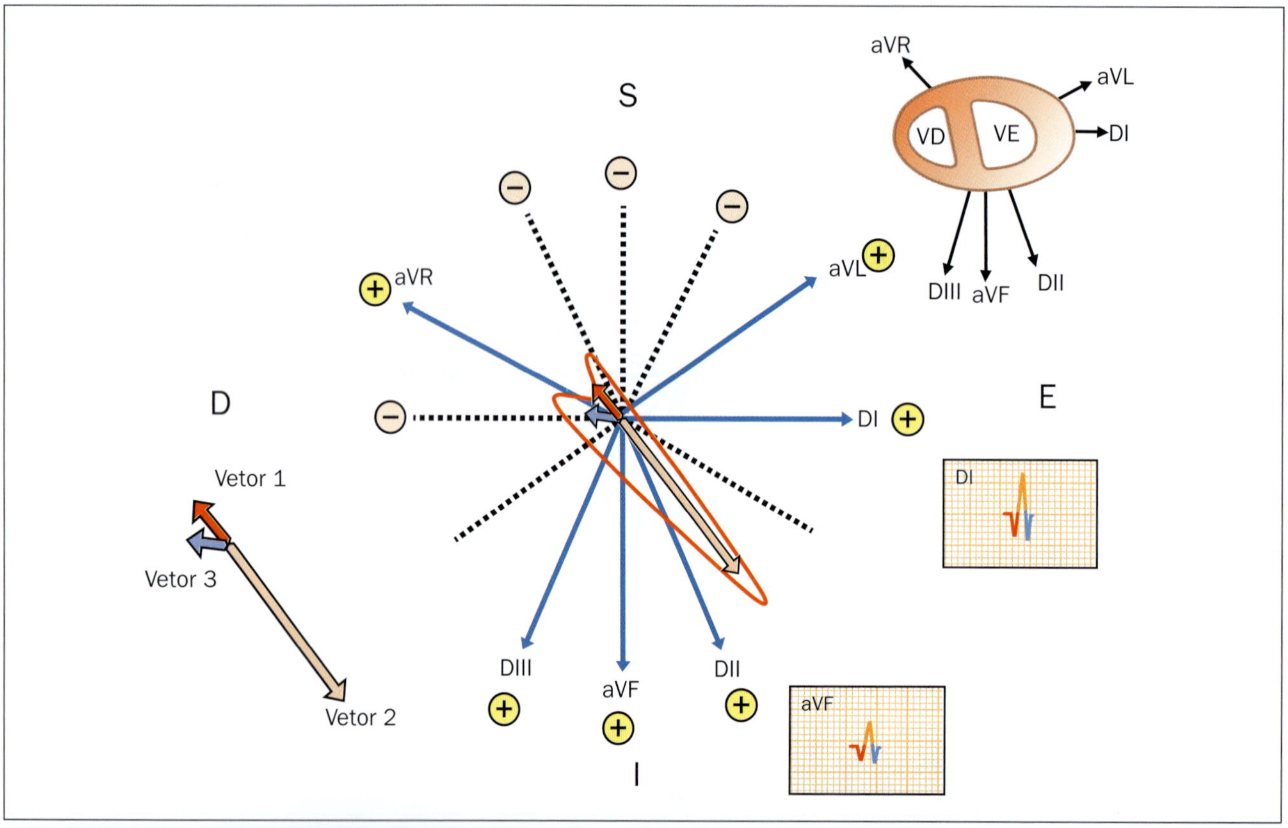

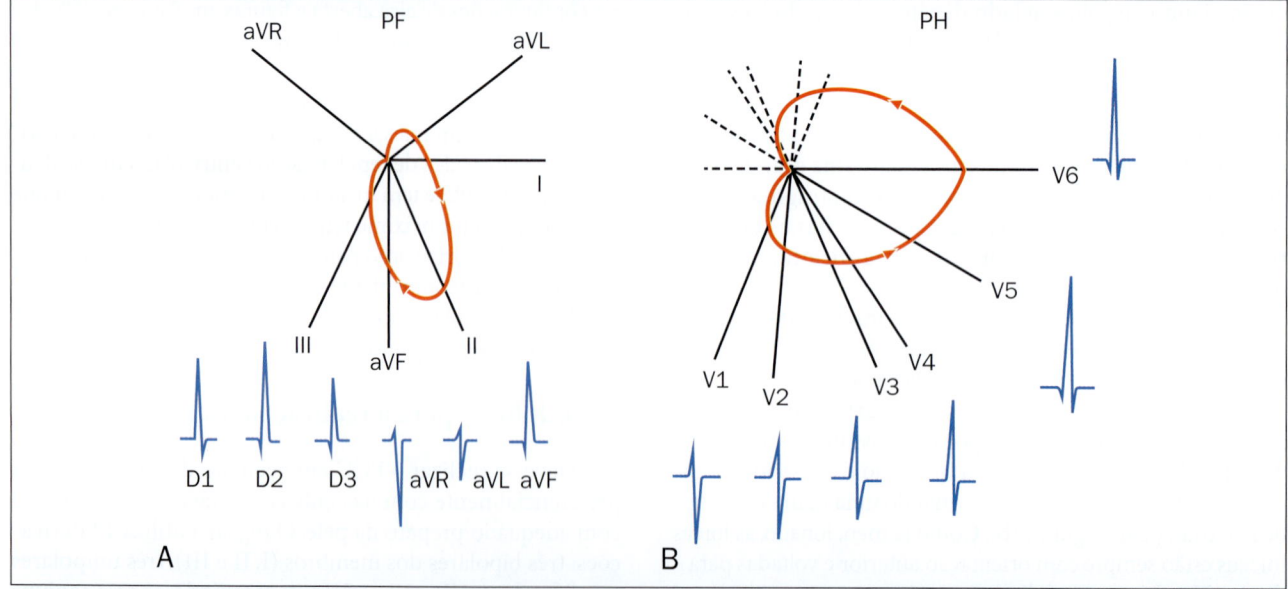

Figura 15 Alça vetorcardiográfica típica da ativação ventricular no plano frontal (I: inferior; S: superior; D: direita; E: esquerda). Para fins de comparação e clareza didática, são incluídos, com a mesma notação das imagens anteriores, os vetores da ativação septal (vetor 1), ativação das paredes livres (vetor 2), ativação das porções basais dos ventrículos (vetor 3). Também são mostradas morfologias típicas de QRS nas derivações DI e aVF, ressaltando como cada deflexão se correlaciona com trechos específicos da alça. Por fim, há a localização dos eixos e polaridades das derivações do plano frontal, tanto no corte anatômico esquemático quanto na representação da alça vetorcardiográfica.

Figura 16 A: representação da alça do plano frontal, orientada em sentido horário, de morfologia ovalada, vetor máximo em torno de 60 graus e aspectos do complexo QRS nas derivações clássicas; B: nota-se alça de QRS no plano horizontal com rotação em sentido anti-horário e respectivos aspectos do QRS nas derivações precordiais.

fartos laterais (V7, V8 e V9), infarto do ventrículo direito (V3R e V4R), de Lewis, Golub etc. A padronização adotada é da velocidade do papel a 25 mm/s e calibração de amplitude (N) de 10 mm = 1 mV.[1,2,10,12,13]

Eletrocardiograma normal

Para a análise correta do ECG, deve-se sempre considerar a idade, o sexo e o contexto clínico de sua realização (Figura 17). No ECG, são analisadas as seguintes ondas e intervalos.[1,2,7,14]

Onda P

Representa a ativação de ambos os átrios, com duração de 0,06 a 0,09 s (crianças) e 0,08 a 0,11 s (adultos). Apresenta morfologia arrendondada, com amplitude de 0,5 a 2 mm, com eixo elétrico da onda P (SÂP) no plano frontal variando de –30 a +90 graus, sendo comumente positiva em DI, DII, aVF e isodifásica em V1 (onda P de origem sinusal).

Intervalo PR

Reflete o caminho do estímulo elétrico, das fibras musculares atriais, nó atrioventricular e início da despolarização ventricular. É aferido do início da onda P ao início do complexo QRS, com duração em adultos de 0,12 a 0,20 s.

Complexo QRS

Representa a ativação ventricular, com duração de 0,08 a 0,12 s, com morfologia variável com complexos do tipo rS, Rs, qRs, QS, RsR' etc. O eixo normal do complexo QRS (SÂQRS) de -30° a +130°, conforme o desenvolvimento corpóreo ao longo da vida.

Segmento ST

Definido como o intervalo entre o fim do complexo QRS (o chamado ponto J) e o início da onda T. Normalmente, apresenta-se isoelétrico, com pequenos desníveis não superiores a 1 mm.

Onda T

Representa a repolarização ventricular, tendo morfologia positiva, arrendondada e levemente assimétrica, com amplitude não superior a 6 mm ou até 30% da amplitude do complexo QRS que a precede.

Onda U

Deflexão pequena e arrendondada logo após a onda T, originada da ativação das células M.

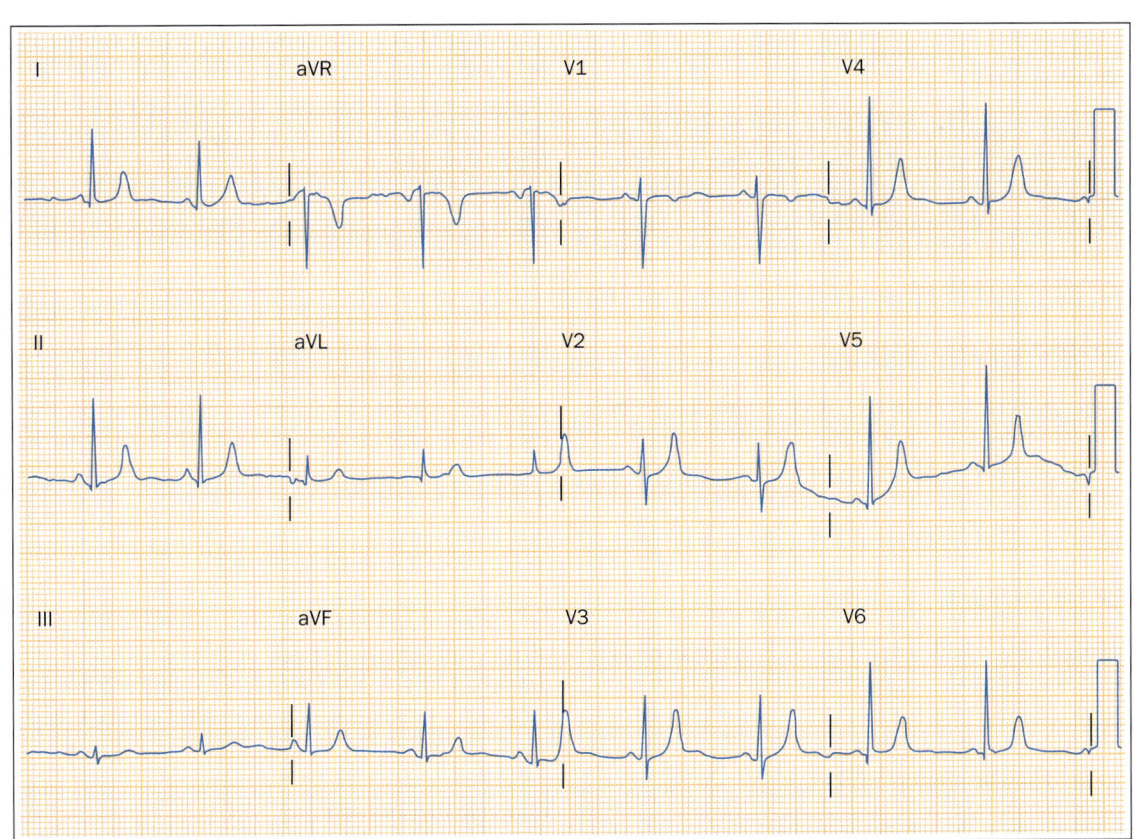

Figura 17 Eletrocardiograma de um homem de 40 anos, considerado dentro dos limites da normalidade para idade e sexo.

Intervalo QT

Medido do início do QRS ao final da onda T. Sua duração é maior em crianças e mulheres quando comparadas com homens adultos. É inversamente proporcional à frequência cardíaca, de tal modo que o QT medido à frequência (QTm) deve ser corrigido pela FC, utilizando-se fórmulas, como a de Bazett,[15] na qual QT corrigido = QTm/RR$^{1/2}$, com RR e QTm em segundos. Quando o QTm > 500 ms e QTc > 460 ms, são considerados prolongados (QT longo).

Existem inúmeros achados eletrocardiográficos que são considerados variantes da normalidade,[1,14] como os padrões gerado pelos biotipos (brevelíneos com eixo horizontalizado ou para cima e esquerda no plano frontal e longilíneos com eixo verticalizado ou à direita), a persistência do padrão juvenil de repolarização, repolarização precoce etc.

A seguir, apresentaremos aspectos eletrocardiográficos mais significativos encontrados em patologias e alterações clínicas mais comuns na cardiologia.

Eletrocardiograma nas sobrecargas de câmaras

O aumento das câmaras cardíacas produz alterações características ao ECG. Prefere-se utilizar o termo sobrecarga,[1,7,16] mais adequado à eletrocardiografia, ao invés de hipertrofia, que se aplica mais adequadamente a um método de investigação por imagem, como a ecocardiografia.

Sobrecarga atrial direita

Onda P com amplitude > 2,5 mm em DII, DIII, aVF, com duração normal (< 0,11 s, onda P *pulmonale* [Figura 18]), aumento da deflexão positiva inicial da onda P em V1, V2 e V4r. São sinais indiretos: complexo qR em V1 (sinal de Sodi), diminuição do complexo QRS em V1 com seu aumento em V2 (sinal de Peñaloza-Tranchesi).

Sobrecarga atrial esquerda (SAE)

Onda P com duração elevada (> 0,11 s), entalhada e bífida nas derivações frontais, com distância de 40 ms entre as duas componentes (AD e AE). Componente final negativo da onda P em V1 aumentado, com duração > 0,04 s e amplitude > 1 mm (índice de Morris).

Sobrecarga biatrial (SBiA)

Combinação dos achados de SAD e SAE, gerando ondas P de grande amplitude (> 2,5 mm), com aumento da duração (> 0,12 s).

Sobrecarga ventricular direita (SVD)

Entre as causas: cardiopatias congênitas (estenose pulmonar, tetralogia de Fallot, CIA etc.) e causas adquiridas, como estenose mitral, insuficiência tricúspide, DPOC, embolia pul-

monar e hipertensão pulmonar secundária. O ECG se caracteriza principalmente por desvio do SÂQRS para a direita (> +90° em adultos, +110° em crianças), aumento da voltagem do complexo QRS (RV1 > 7 mm com SV1 < 2 mm) e achados como padrão rsr' em V1 > 10 mm, onda R V1 + onda S V5 ou V6 > 10 mm, R em aVR > 5 mm e onda R em V5 ou V6 < 5 mm (Figura 18).

Sobrecarga ventricular esquerda (SVE)

Destacam-se como causas as lesões aórticas (estenose, insuficência), insuficiência mitral, a hipertensão arterial sistêmica, cardiomiopatias etc. Diversos trabalhos e índices na literatura relacionam voltagem com SVE, entre eles: Sokolow-Lyon (SV1 + RV5 > 35 mm), Gubner (RDI + SD3 > 25 mm) e Cornell (RaVL + SV3 ≥ 28 mm nos homens ≥ 25 mm nas mulheres, com maior sensibilidade). Na atualidade utilizam-se critérios de Romhilt-Estes[17] (sistema de pontuação dos achados eletrocardiográficos [Tabela 1]), com maior especificidade para o diagnóstico de SVE.

Quando o somatório de pontos for 4, a presença de SVE é sugestiva. Quando for igual a 5, a presença de SVE é definida (Figura 19).

Sobrecarga biventricular (SBiV)

Diagnóstico eletrocardiográfico mais difícil, pelo equilíbrio de forças à direita e esquerda. Comum em cardiopatias congênitas como comunicação intraventricular, ICC e miocardiopatias. Presença de complexos QRS de alta voltagem em derivações precordiais intermediárias, associadas à onda R ampla em precordiais esquerdas (sinal de Katz-Watchel).

Eletrocardiograma nas alterações da condução ventricular

O termo atraso de condução é usado para definir qualquer situação na qual o estímulo elétrico sofre retardo na condução pelo miocárdio ventricular. Este achado eletrocardiográfico é bastante frequente, correspondendo a um amplo espectro clínico, desde uma variação do normal até marcadores de pior prognóstico clínico, como no caso do bloqueio de ramo esquerdo.[10-13]

Atraso final da condução (AFC)

O termo AFC refere-se aos casos de condução pelo ramo direito com grau de atraso considerado leve, em que não há desvio do eixo do QRS, bem como aumento patológico (duração ≥ 120 ms) de sua duração, alterações da repolarização e padrão rSr' em V1 e V2, sendo variante da normalidade.[1,7]

Bloqueio de ramo direito (BRD)

Ocorrência em corações normais, cardiopatias congênitas (Ebstein, tetralogia de Fallot, CIA, estenose pulmonar

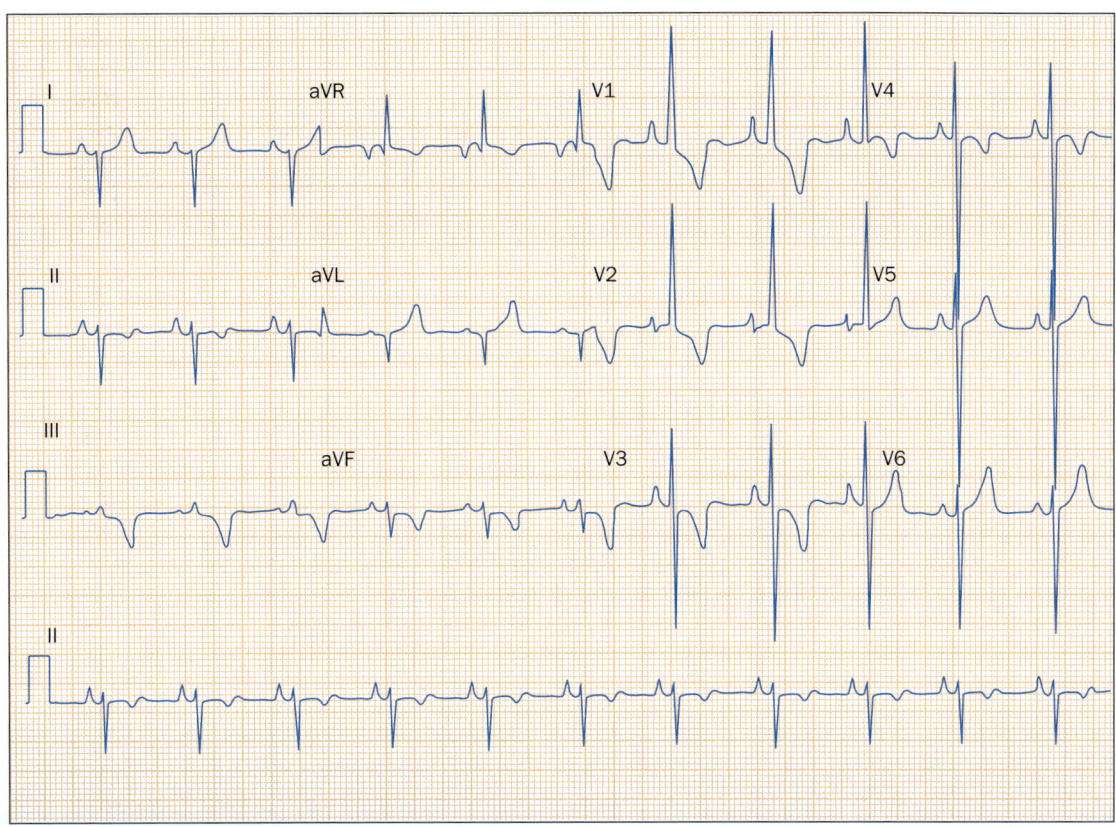

Figura 18 Eletrocardiograma que evidencia ondas P com grande amplitude no plano frontal e V1, associado a desvio do eixo do QRS para a direita e para cima, com R amplo em V1 e V2, S proeminente nas precordiais esquerdas e alterações da repolarização ventricular compatíveis com padrão *strain* do VD, sendo um padrão de sobrecarga das câmaras direitas.

Tabela 1 Critérios de Romhilt-Estes para sobrecarga ventricular esquerda
Aumento de voltagem do QRS: 3 pontos, se: • Onda R ou S em derivações do plano frontal ≥ 20 mm, ou • Onda S V1 ou V2 ≥ 30 mm, ou • Onda R V5 ou V6 ≥ 30 mm
Alterações do segmento ST e onda T (padrão "*strain*"): infradesnível do segmento ST e inversão de onda T • Sem uso de digital: 3 pontos • Em uso de digital: 1 ponto
Sobrecarga atrial esquerda (Morris): 3 pontos
Desvio do eixo do QRS (≥ –30 graus): 2 pontos
Aumento da duração do complexo QRS (≥ 90 ms): 1 ponto
Aumento do tempo de ativação ventricular (> 50 ms em V5 e V6): 1 ponto

etc.), cardiopatia chagásica, estenose mitral. Como complicação no infarto agudo do miocárdio, confere risco para evolução como bloqueio atrioventricular total. São achados eletrocardiográficos: QRS de duração ≥ 0,12 s, nas precordiais direitas R' alargada e entalhada, maior que a onda r inicial (rSR' ou rsR', com morfologia estilizada como M), onda S alargada e espessada nas derivações DI, V5 e V6, onda T com orientação oposta à deflexão terminal do complexo QRS (Figura 20).[1,11-13,18]

Bloqueios divisionais do ramo direito (BDSRD)

O bloqueio da divisão superior do ramo direito[7,19] (BDSRD) apresenta-se como complexos QRS de duração normal, onda S evidente em II, III e aVF, terminal em I e V6 com SII > SIII e R terminal em aVR. Já o bloqueio da divisão inferior do ramo direito (BDIRD) apresenta complexos QRS de duração normal, complexos com onda r de baixa amplitude (< 10 mm) em II, III e aVF, com RII > RIII, além de onda R terminal em aVR e onda, com RIII > RIII, S final em I e V6.

Distúrbio da condução intraventricular (DCIV)

Nomeado ainda por atraso final de condução pelo ramo esquerdo ou bloqueio de ramo esquerdo leve a moderado, caracteriza-se por complexos QRS com duração de 0,10 a 0,12 segundos, com aumento do tempo de ativação ventricular e morfologia de R pura nas precordiais esquerdas, com ausência de onda q inicial. Na Figura 19, além do critério de SVE, a duração dos complexos revela padrão de DCIV.

Bloqueio de ramo esquerdo (BRE)

O BRE comumente é encontrado em situações de HAS, insuficiência coronariana, insuficiência cardíaca, miocardio-

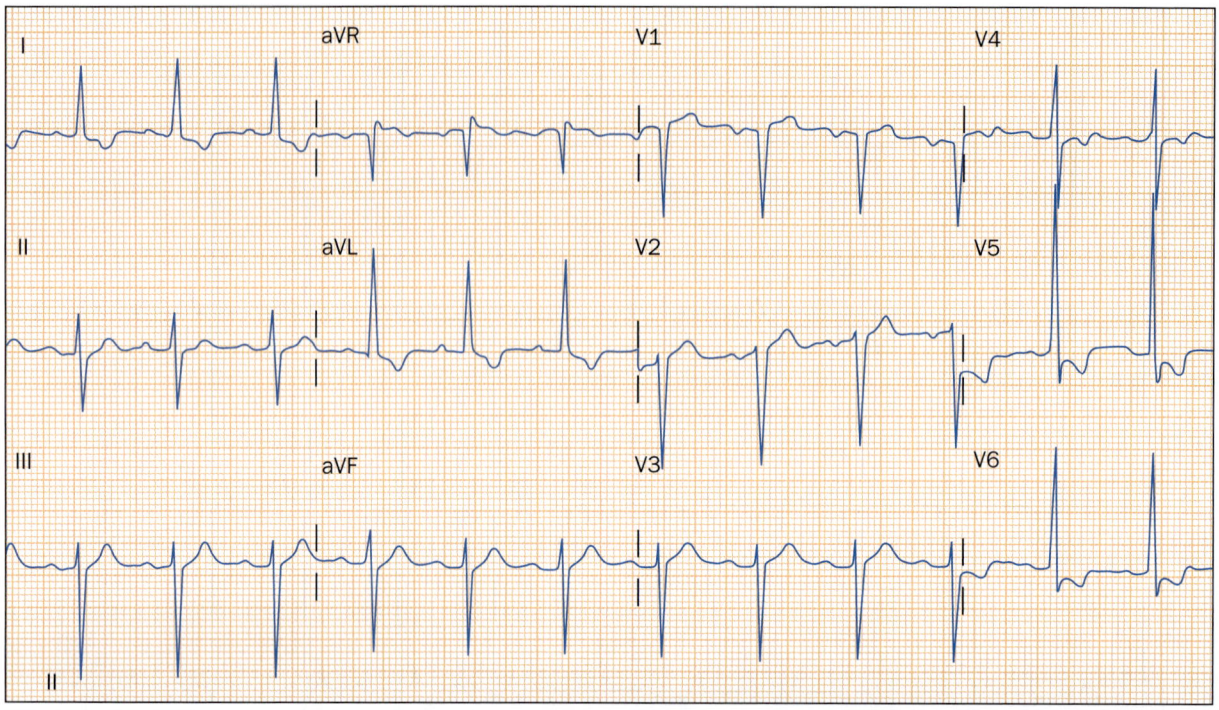

Figura 19 Traçado que evidencia sinais de sobrecarga atrial esquerda com aumento da duração da onda P no PF e índice de Morris (negatividade de P superior em área a 1 mm²) em V1 e alterações sugestivas de SVE (voltagem, alteração de repolarização tipo *strain*, desvio do eixo elétrico, aumento da duração do complexo QRS), configurando sobrecarga das câmaras esquerdas.

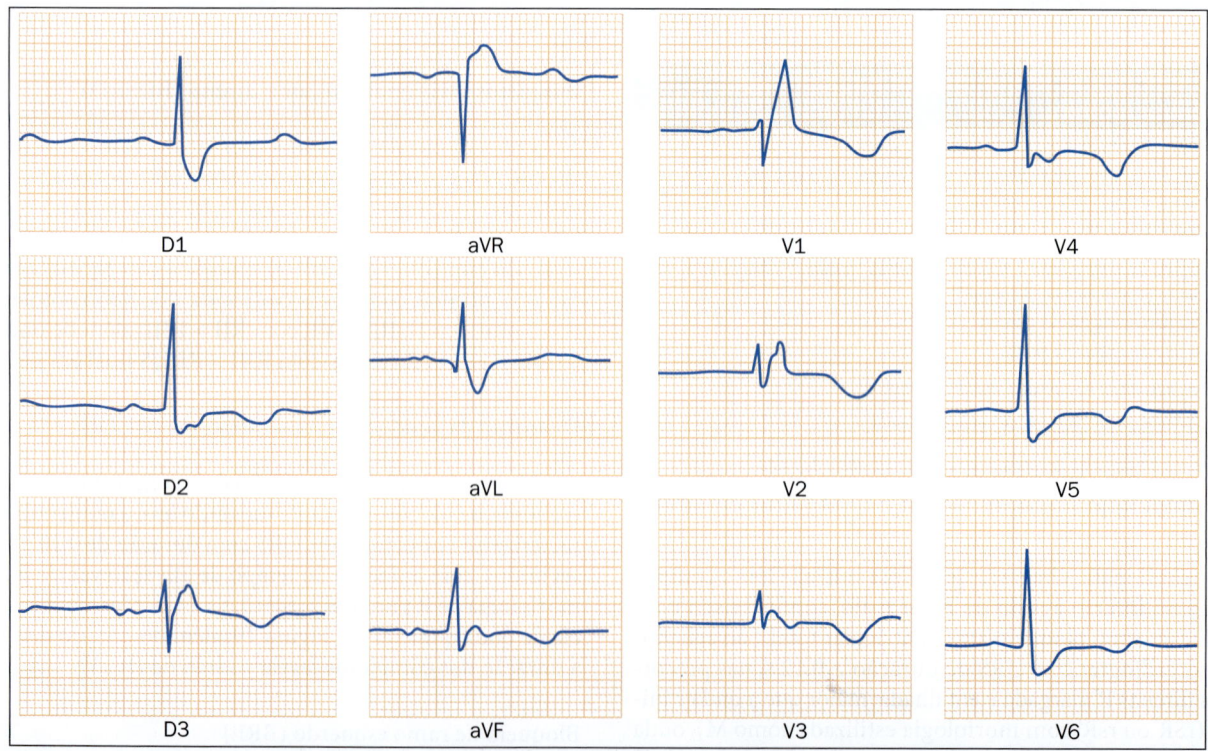

Figura 20 Achados eletrocardiográficos do bloqueio de ramo direito: duração do QRS > 120 ms, padrão rSr' em V1 e V2, ondas S demoradas e empastadas nas precordiais esquerdas.

patias, valvopatias aórtica e mitral, doença de Lenègre, cardiopatias congênitas, entre outras. São características do ECG: complexo QRS ≥ 120 ms, ondas R alargadas e monofásicas, geralmente apresentando entalhes e empastamentos em DI, V5 e V6 (clássico aspecto de torre), onda r com crescimento lento em V1 e V2, ou morfologia QS em V1 a V3, com onda S alargada, com espessamentos ou entalhes em V1 e V2, além de deslocamento do segmento ST e onda T em oposição à maior deflexão do QRS (Figura 21).[1,11-13,18]

Bloqueios divisionais do ramo esquerdo

Bloqueio da divisão anterossuperior do ramo esquerdo (BDASE)

É o bloqueio divisional de ocorrência mais comum. Relaciona-se à presença de cardiopatias congênitas, insuficiência coronariana, HAS, miocardiopatias (Chagas), valvopatia aórtica, miocardites, doença de Lev-Lenègre. São encontrados nessa condição: QRS com duração normal e SÂQRS no plano frontal desviado para a esquerda e para cima, além de $-30°$; presença de complexos rS em DII, DIII, aVF, com relação $SD_{III} > SD_{II}$; onda S em DIII com amplitude ≥ 15 mm, complexos qR em DI e aVL, qR em aVR com R empastado, diminuição de R de V1 a V3 e presença de S de V4 a V6 (Figura 21).

Bloqueio da divisão posteroinferior do ramo esquerdo (BDPIE)

Ocorrência incomum, relacionada à cardiopatia chagásica, insuficiência coronariana e doença de Lev-Lenègre. São

achados: QRS com duração normal e SÂQRS no plano frontal desviado para a direita a partir de +90°; presença de complexos qR em DII, DIII, aVF, com relação $RD_{III} > RD_{II}$; onda R em DIII com amplitude ≥ 15 mm, complexos rS em DI, diminuição de R de V1 a V3 e presença de S de V4 a V6 (Figura 22).

Bloqueio da divisão anteromedial (BDAM) do ramo esquerdo

Entidade muito rara, associada à cardiopatia chagásica e insuficiência coronariana grave.[7,20] O diagnóstico do BDAM é de exclusão. As características são complexo QRS de duração normal, com SÂQRS no plano frontal normal e anteriorizado no plano horizontal; complexos qR em V2-V3, crescendo para as precordiais intermediárias e diminuindo para V5 e V6, com relação $RV_2 > RV_3$; onda R em V2 com amplitude ≥ 15 mm (Figura 22).

Associações de bloqueio

O ECG nessas condições reproduz as características de um dos bloqueios tronculares com os divisionais.[1,12,13] Exemplos: BRD e BDAS, BRE e BDAS, BRD + BDAS + BDAM, etc.

O eletrocardiograma nas alterações da doença isquêmica do miocárdio

De fundamental papel nas síndromes coronarianas agudas (SCA), o ECG permite a caracterização e classificação dos pacientes (síndromes coronarianas de alto, médio e baixo risco), classificação diagnóstica (p.ex., IAM com supradesnive-

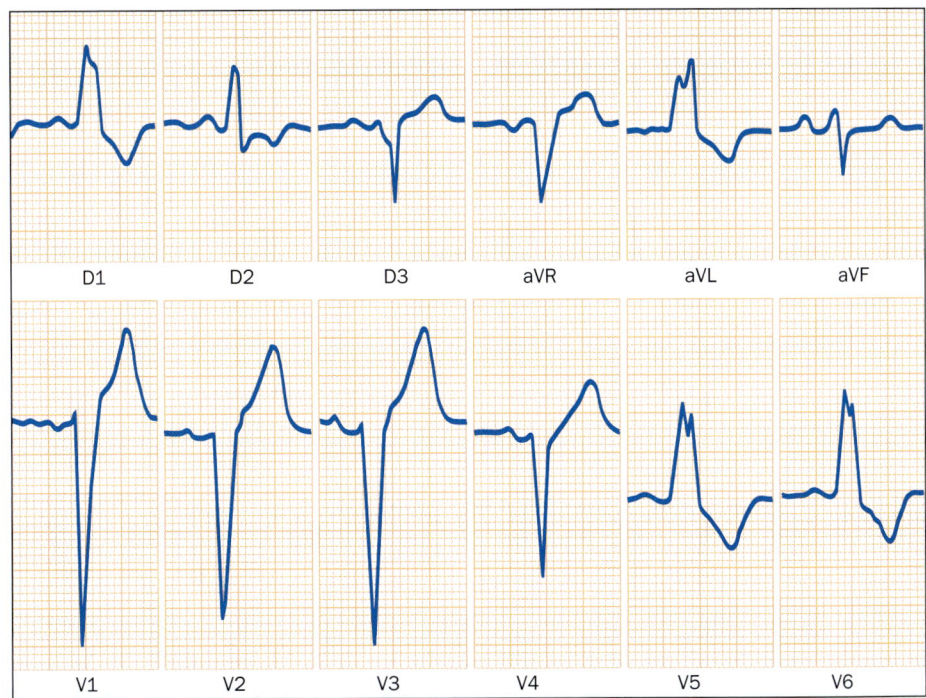

Figura 21 Achados eletrocardiográficos do bloqueio de ramo esquerdo com duração do QRS > 120 ms, complexos QS ou rS em precordiais direitas, morfologia de R pura (torre) em precordiais esquerdas, DI e aVL.

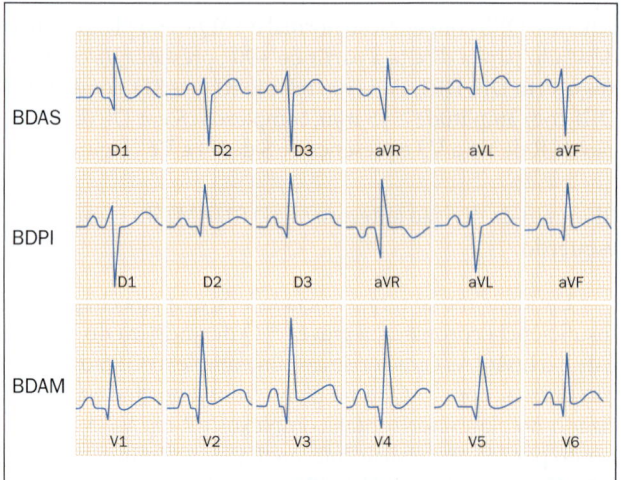

Figura 22 Aspectos do ECG entre os três bloqueios divisionais do ramo esquerdo. Enquanto o BDAS e o BDPI se expressam no plano frontal, o BDAM manifesta-se no plano horizontal. Isoladamente, nenhum bloqueio divisional aumenta a duração do QRS além de 120 ms. Eixos desviados para cima além de -30 graus, morfologia rS nas derivações inferiores, com S III > SI e amplitude de 15 mm, caracterizam o BDASE. Já o BDPI é diagnosticado quando há eixo desviado para a direita além de +90 graus, morfologia qR nas derivações inferiores, com R III > RII. O BDAM apresenta anteriorização do fenômeno elétrico no plano horizontal, com morfologia qR nas derivações precordias, com R amplos (> 15 mm) e RV2 > RV3.

lamento do segmento ST, IAM sem supradesnivelamento do segmento ST), apoio à decisão terapêutica, correlação com dados da cineangiocoronariografia, agregando valor prognóstico e participando nos diagnósticos evolutivo, de complicações e diferenciais das SCA.[20-24] Porém, séries da literatura demonstraram que o ECG inicial do atendimento de pacientes com síndrome coronariana isquêmica pode ser normal ou evidenciar alterações discretas e inespecíficas, o que não exclui o diagnóstico de SCA nessas condições (p.ex., angina instável, IAM sem supradesnível do segmento ST).

A oclusão coronariana por aterotrombose provoca alterações anatomopatológicas que apresentam correlação com mudanças eletrocardiográficas, inclusive do ponto de vista evolutivo. Tais mudanças surgem em três estágios de comprometimento, nomeados como isquemia, lesão e necrose.[1,2,13,14,20-24]

Isquemia miocárdica

Modificação mais precoce das SCA no ECG, envolvendo alterações da onda T quanto à forma (tornando-se simétrica, base estreita e pico pontiagudo), amplitude (aumento) e a direção da onda T. Sua gênese elétrica parece envolver modificação do processo ordenado de repolarização causado pela isquemia nos primeiros minutos da obstrução coronária.[1,2,7,13,20-24] Classificada conforme sua localização em isquemia subendocárdica (Figura 23), que se caracteriza por onda T positiva, simétrica e pontiaguda (apiculada), também chamada de onda T hiperaguda (deve-se diferenciar das alterações decorrentes da hipercalemia, que tem aspecto difuso ao ECG) e isquemia subepicárdica (Figura 23), com onda T negativa, simétrica e pontiaguda, conforme a parede envolvida (deve-se diferenciar das alterações secundárias da repolarização, que são decorrentes da SVE, bloqueios de ramo, onda T cerebral etc.).

Corrente de lesão

A lesão representa a progressão do comprometimento isquêmico do miocárdio, com agravamento da insuficiência co-

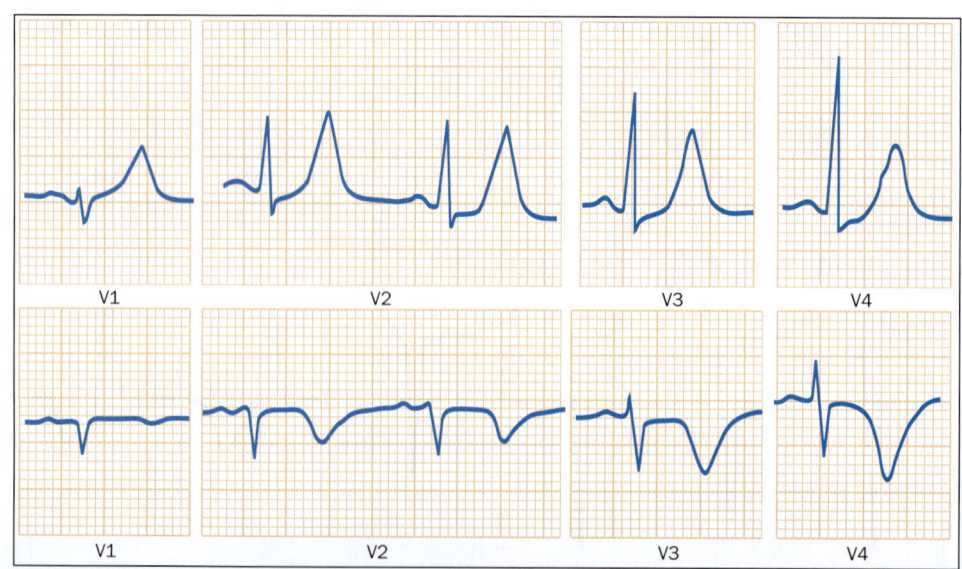

Figura 23 No painel, vê-se acima padrão de isquemia subendocárdica em parede anterior (isquemia subendocárdica anterior (onda T positiva, de grande amplitude e simétrica); e, embaixo, padrão de isquemia subepicárdica em parede anterior (onda T negativa, de grande amplitude e simétrica).

ronariana, criando-se um gradiente de voltagem entre áreas normais e isquêmicas ao surgimento do desnível e modificação do segmento ST.[2, 21-24] Conforme sua localização, pode ser classificada em corrente de lesão subendocárdica (Figura 24A), que se expressa pelo infradesnível do ponto J e do segmento ST, além de 0,5 mm e em pelo menos duas derivações contíguas (correspondendo à manifestação síndromes coronarianas sem supradesnível do segmento ST) e corrente de lesão subepicárdica (Figura 24B), expressa pelos supradesnível do ponto J e do segmento ST, em pelo menos duas derivações contíguas, manifestação dos infartos com supradesnível do segmento ST. A persistência crônica do supradesnível após evento coronariano é indicativo do surgimento de área dis-

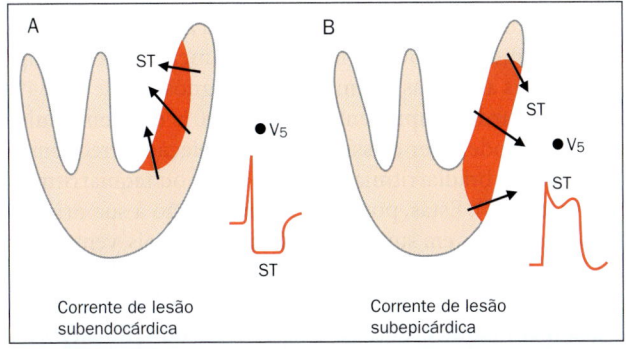

Figura 24 A) Corrente de lesão subendocárdica que se expressa pelo infradesnível do segmento ST; B) Registro de corrente de lesão subepicárdica, expressa ao ECG pelo supradesnível do segmento ST.

cinética e/ou disfunção segmentar da área infartada (aneurisma ventricular). Excetuando-se as derivações precordiais direitas, consideram-se patológicas as elevações do ST acima de 1 mm. Para diferencial dos quadros de repolarização precoce,[23] recomenda-se que para as derivações V1 a V3 observemos que em mulheres a elevação do segmento ST deve ser de 1,5 mm, em homens com idade abaixo de 40 anos 2,5 mm e acima dessa idade, 2,0 mm de supradesnível.

Necrose

Ocorre a morte de miócitos que não mais se ativam, gerando ao ECG ondas Q patológicas (presença de entalhes, duração ≥ 40 ms e amplitude superior a 25-30% da onda R do respectivo complexo) ou diminuição das deflexões positivas normais (Figura 25).[21-25] Pode se manifestar pelos achados ao ECG de complexos do tipo QS (se acompanhados de alterações do segmento ST onda T constituem o achado mais fidedigno de necrose miocárdica), QR ou Qr; perda da deflexão positiva nas derivações que geralmente se iniciam pela onda R; ondas R amplas nas precordiais direitas (como na necrose da parede lateral); diminuição da amplitude habitual da onda R em determinada parede.

Diagnóstico topográfico do infarto do miocárdio

Refere-se à localização anatômica da artéria culpada diante das alterações vistas ao ECG.[11,26] Atualmente, os termos dorsal (posterior) e lateral alto são considerados inapropriados e deve-se usar os termos lateral e anterolateral, respectivamente, baseando-se na segmentação miocárdica adotada

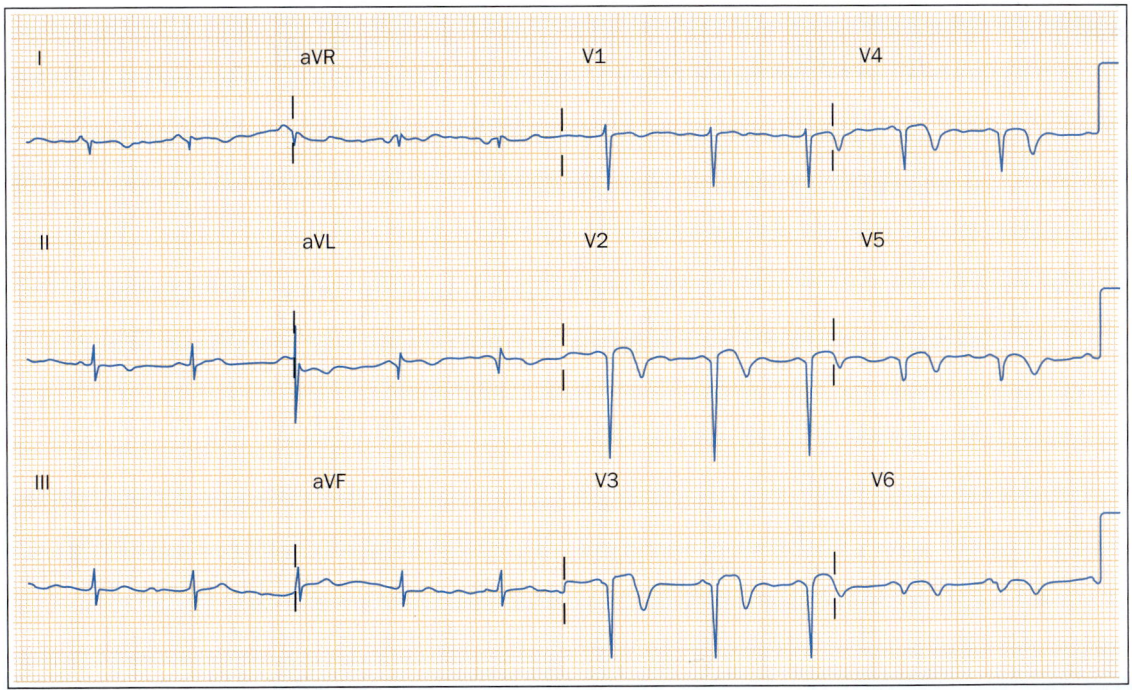

Figura 25 ECG evidenciando área inativa (necrose) anterior extensa com complexos QS de V1 a V6 e Qr em I e aVL.

atualmente nos exames de imagem, dividindo o coração em zonas anterosseptal e inferolateral:

Zona anterosseptal

- Septal: V1, V2 (ramo septal da ADA).
- Anterior-apical: V5 e V6, com ou sem DI e aVL (ADA, distal).
- Anterior médio: DI e/ou aVL. Ocasionalmente V2 e V3 (diagonal).
- Anterior extenso: V1 a V6 (ADA proximal).

Zona inferolateral

- Inferior propriamente dito: DII, DIII, aVF (ACX distal ou ACD).
- Inferolateral: DII, DIII, aVF, V5 e V6 (Figura 14) ou DI, DII, DIII, aVL, aVF, V5, V6, V7 e V8 ou efeito recíproco em V1 e V2 (ACD ou ACX dominante).
- Lateral: V5 e V6 com ou sem DI e aVL ou efeito recíproco V1 e V2 (marginal esquerda).
- Ventrículo direito: V3R e V4R.

Infarto e bloqueios de ramo

Quando associado ao bloqueio de ramo direito, não há dificuldade do reconhecimento do IAM em curso, podendo ocorrer pseudonormalização da onda T na parede anterior.[10,11,13] Quando há associação com bloqueio de ramo esquerdo, podem ser usados os critérios de Sgarbossa (Figura 26):[11,13,27] elevação ST > 1 mm concordante com a polaridade do QRS em qualquer derivação (5 pontos); depressão concordante do segmento ST > 1 mm em V1 a V3 (3 pontos) e elevação do segmento ST > 5 mm discordante da polaridade do QRS (2 pontos), de modo que atingidos 3 pontos ou mais definem a presença de IAM. Áreas inativas em presença de BRE se apresentam com ondas Q em DI, aVL, V5 e V6, entalhes de S de V3 a V5 e V6, entalhe da porção ascendente da onda R em DI, aVL, V5 e V6.

Eletrocardiograma nas alterações do ritmo cardíaco

Arritmias são distúrbios ocasionados por alterações na formação e/ou condução do impulso elétrico através do tecido miocárdico, modificando a origem ou a difusão fisiológica do estímulo elétrico. O ECG é fundamental para o diagnóstico das arritmias, permitindo o diagnóstico de até 84% das taquicardias supraventriculares e 90% das ventriculares.[1,7,28,29] Podem ser classificados, em relação à frequência cardíaca em bradiarritmias (bradicardias) ou taquiarritmias (taquicardias). Estas, por sua vez, em relação à sua origem, são classificadas em supraventriculares ou atriais, ventriculares e ainda serem supraventriculares com aberrância de condução. Em relação à duração do QRS, as taquicardias se classificam em taquicardias de QRS estreito ou QRS largo. As etapas para o diagnóstico de uma arritmia constituem:

- Avaliação da frequência cardíaca: bradicardia (< 50 bpm) ou taquicardia (> 100 bpm).

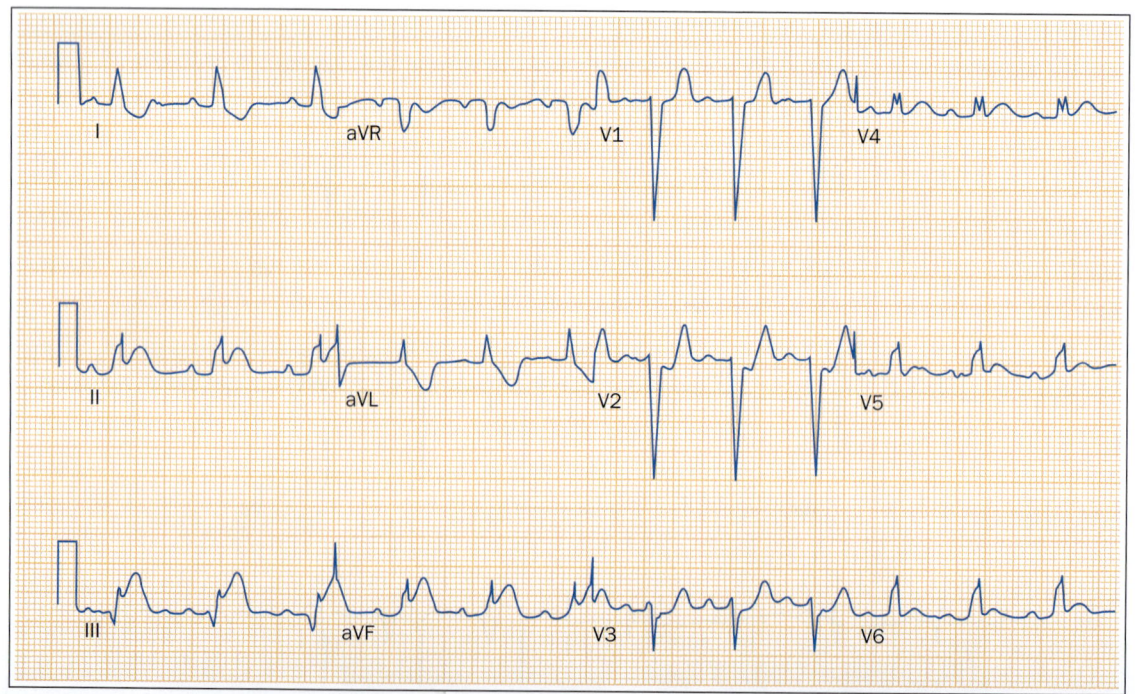

Figura 26 Infarto com supradesnível ST em portador de BRE, segundo critérios de Sgarbossa: supradesnível do segmento ST concordante com o QRS em II, III, aVF, V4 a V6 (5 pontos) e infradesnível em V2 e V3 (3 pontos).

- Análise do QRS: estreito (< 120 ms, supraventricular) ou largo (> 120 ms, ventricular ou supraventricular com aberrância).
- Intervalo RR: regular ou irregular.
- Onda P: presente ou ausente durante o traçado.
- Relação onda P/complexo QRS: intervalos PR, RP e relação P: QRS (1:1, 2:1, 3:1 etc.).

Ritmos, arritmias e taquiarritmias de origem supraventricular

Arritmia sinusal, geralmente fisiológica, na qual há variação na frequência do ritmo sinusal, fásica, na qual há variação relacionada ao ciclo respiratório comum em crianças e idosos, dependente do tônus do sistema nervoso autônomo.

Ritmo ectópico atrial é originado em outras regiões do átrio que não o nó sinusal, gerando onda P com SÂP fora do intervalo de 0 a +90º.

A extrassístole atrial consiste em batimento ectópico, precoce de origem atrial, que pode ser conduzido aos ventrículos gerando complexo QRS estreito ou não ser conduzido (extrassístole atrial não conduzida).

Taquicardia sinusal em ritmo regular, no qual há uma onda P para cada complexo QRS, de morfologia sinusal, com FC ≥ 100 bpm, encontrada como resposta fisiológica a determinados fatores como febre, dor, ansiedade.

Taquicardia atrial apresenta-se com onda P de morfologia e orientação diferente da onda P sinusal, com relação 1:1, 2:1, 3:1 com o QRS (regular) ou relação variável (taquicardia atrial com condução AV variável), com frequência atrial entre 120 a 240 bpm (Figura 27). Descreve-se ainda a taquicardia atrial multifocal (TAMF), na qual há uma onda P para cada QRS, porém as ondas P apresentam ao menos três morfologias distintas e variabilidade dos intervalos PR e RR.

Flutter atrial típico, comum ou tipo I

Ritmo atrial regular, com frequência atrial entre 240 e 340 bpm, com presença das ondas F em aspecto serrilhado. Seu traçado característico evidencia frequência atrial de 300 bpm, condução AV 2:1 e resposta ventricular de 150 bpm, mas em muitos casos a condução AV pode ser variável (Figura 28). Apresenta-se na maioria das vezes em sentido anti-horário da ativação: ondas F negativas em DII, DIII e aVF e positivas em V1, que corresponde a 90% dos casos.

Flutter atrial atípico, incomum ou tipo II

Frequência atrial entre 350 e 450 bpm, com padrão das ondas F não tão característico como o anterior, positivas e quase sempre evoluindo ao longo do tempo para a fibrilação atrial.

Fibrilação atrial

ECG característico dessa arritmia muito comum é a ausência de atividade atrial organizada, sendo vista à linha de

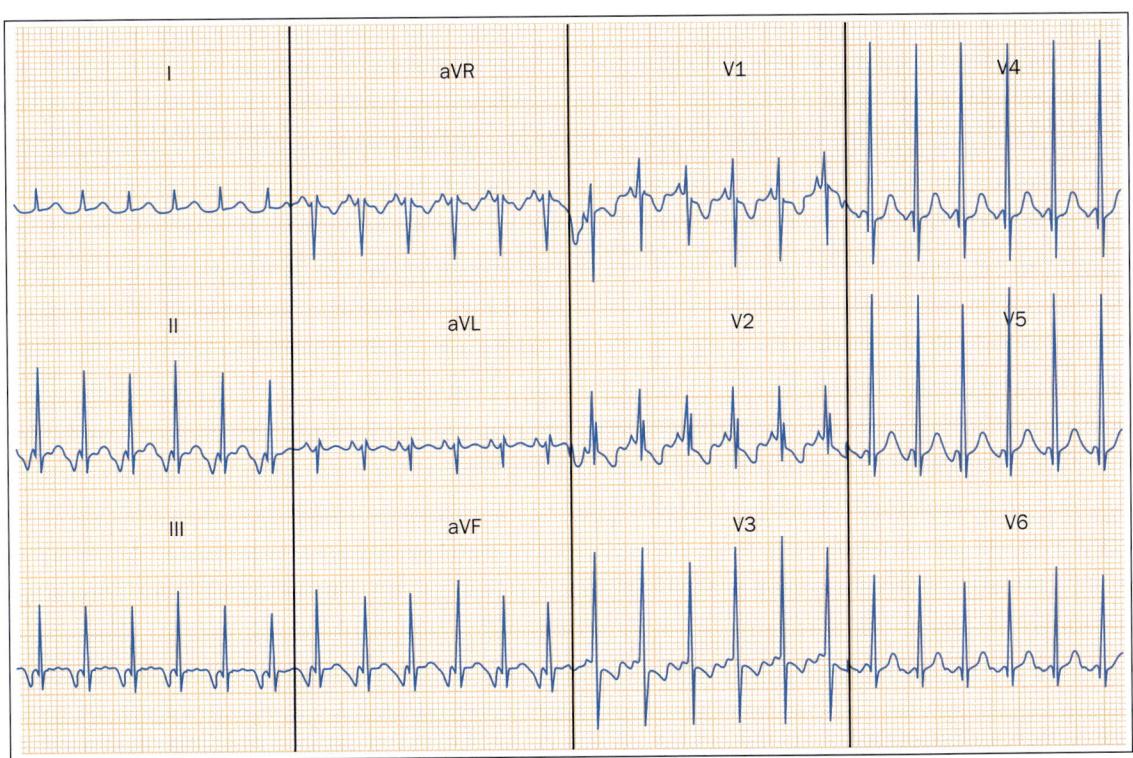

Figura 27 Exemplo de taquicardia atrial, condução 1:1. Ondas P negativas em II, III e aVF (eixo de P no plano frontal fora do intervalo de zero a 90º).

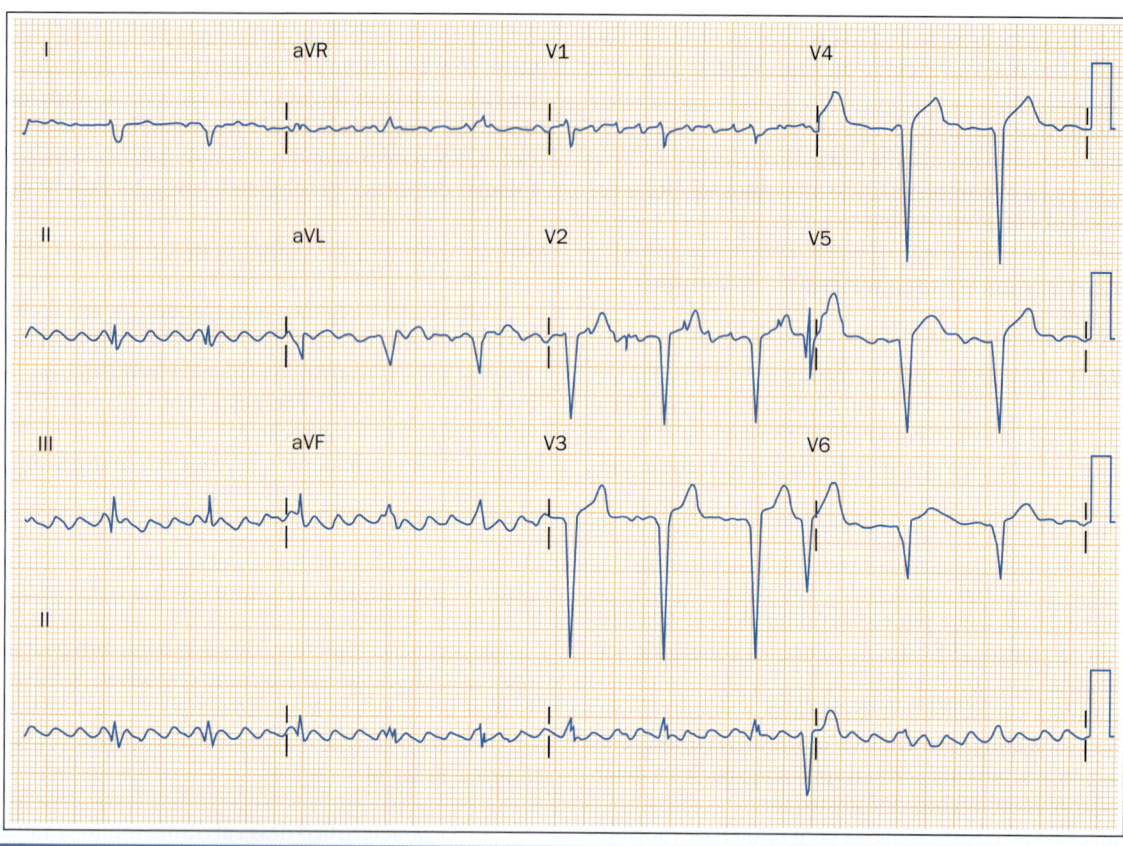

Figura 28 Exemplo de *flutter* atrial típico. Ondas F negativas em II, III e aVF e positivas em V1.

base irregularidades finas, grosseiras ou a presença de ambas, chamadas de ondas f, com frequência de 450 a 700 ciclos por minutos, acompanhada de intervalos RR irregulares. Pode ser classificada ainda em FA de alta resposta ventricular quando a FC é ≥ 120 bpm, de adequada resposta ventricular ou ainda de baixa resposta ventricular (< 60 bpm). Em alguns casos, pode ocorrer situação de fibrilação atrial com bloqueio atrioventricular total, gerando no registro ausência de ondas P e RR regular e bradicardia.

Taquicardia por reentrada nodal (TRN)

Representa 60% das TPSV, é uma arritmia de microreentrada que utiliza o nó AV para sua gênese e propagação. A forma comum apresenta-se como uma taquicardia de QRS estreito com FC entre 140 e 250 bpm, presença de pseudo r' em V1 e pseudo s' em DII, DIII, aVF (ondas P retrógradas, com intervalo RP < PR e RP curto [Figura 29]). Já a forma incomum da TRN (em que o sentido da ativação do circuito é o inverso da TRN comum) apresenta-se com ondas P negativas (retrógradas) em DII, DIII, aVF, imediatamente antes do QRS, porém com intervalo RP > PR (RP longo).

Taquicardia atrioventricular (TAV)

A TAV constitui uma das manifestações da síndrome de Wolff-Parkinson-White (WPW) ou pré-excitação ven-

tricular. O ECG de repouso da síndrome pode ser normal (forma oculta), PR curto e onda delta pouco manifesta (inaparente) e clássico (manifesta). O padrão clássico de pré-excitação ventricular apresenta como achados ao ECG: intervalo PR curto, presença de onda delta, aumento da duração habitual do QRS e alterações da repolarização ventricular (Figura 30). Conforme a polaridade da onda delta ou do complexo QRS, pode-se localizar a via anômala por meio do ECG (Tabela 2).[30] São variantes da pré-excitação ventricular: síndrome de Mahaim (PR normal, QRS alargado com onda delta e padrão de BRE) e síndrome de Lown-Ganon-Levine (PR curto, QRS estreito, ausência de onda delta). A TAV, conforme o sentido de ativação dentro do circuito de macrorrentrada, pode ser classificada em (Figura 31):

■ Ortodrômica: mais frequente, com estímulo seguindo em sentido anterógrado pelo sistema de condução e retrógrado pela via anômala, gerando uma taquicardia de QRS estreito, FC de 140 a 250 bpm, alternância elétrica, onda P de morfologia variável, comumente responsável por infradesnível do segmento ST, RP < PR. Merece menção a taquicardia de Coumel, que se apresenta com FC de ± 130 bpm com ondas P negativas em DII, DIII e aVF, fenômeno de alternância e RP > PR.

■ Antidrômica: sentido anterógrado pela via anômala e retrógrado pelo sistema de condução com uma taquicar-

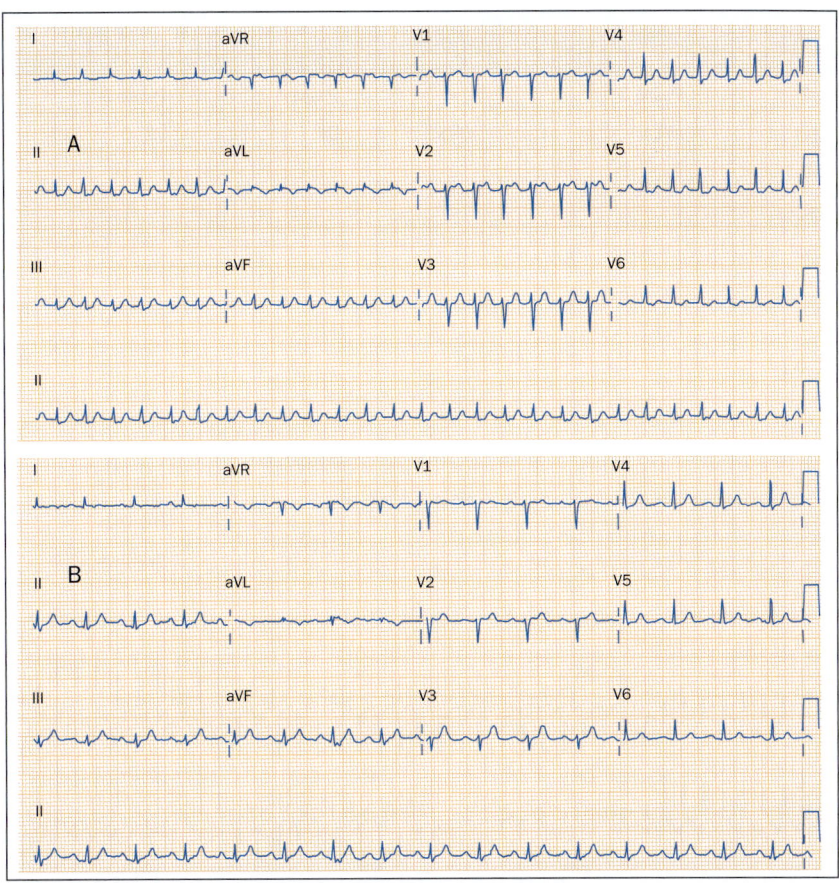

Figura 29   A: presença de taquicardia de QRS estreito, regular, com sugestiva morfologia de pseudo s' em II, III e aVF e pseudo r' em V1 e V2, compatível com TRN; B: reversão após administração de adenosina, com ECG em ritmo sinusal, dentro da normalidade.

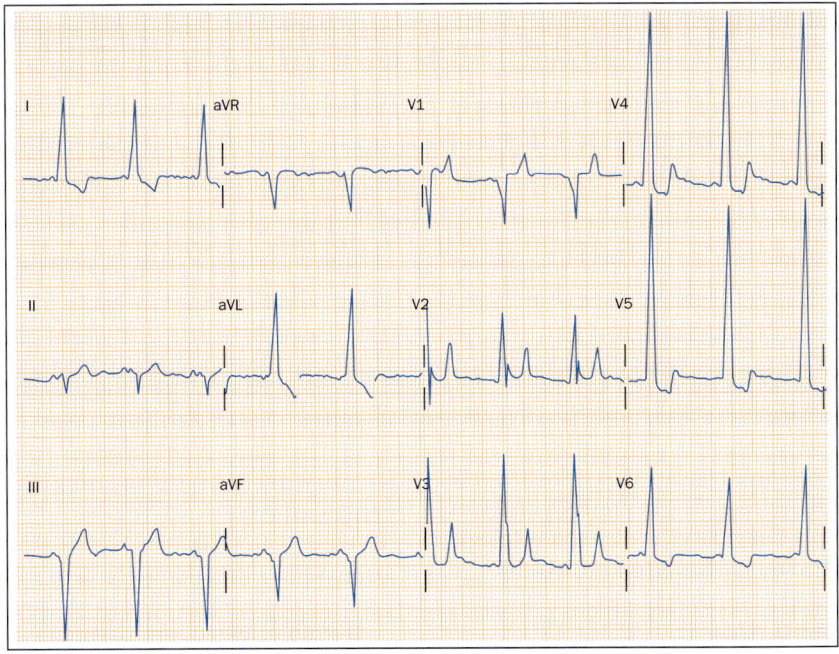

Figura 30   ECG com presença de pré-excitação ventricular em localização posterosseptal, nota-se presença de intervalo PR curto, onda delta, aumento da duração do QRS e alterações da repolarização ventricular.

Tabela 2 Algoritmo para localização de vias anômalas, a partir da polaridade do QRS. No passo 3, o quesito QRS significa padrão morfológico trifásico (Qrs) em V2 ou DII, DIII, aVF, presente ou ausente

Passo 1	Passo 2	Passo 3		Passo 4	Passo 5	Passo 6
V1	DIII	aVL	QRS	DII	V2	Localização
Positiva ou isodifásica	Positiva					Lateral esquerda
	Isodifásica					Posterior esquerda
	Negativa					Parasseptal esquerda
Negativa	Positiva	Positiva				Anterosseptal
		Negativa				Lateral esquerda
		Isodifásica				Anterosseptal
	Negativa		Sim			Medioseptal
			Não	Positiva	Positiva	Posterosseptal direita
					Negativa	Lateral direita
				Negativa	Positiva	Posterosseptal
					Negativa	Lateral direita

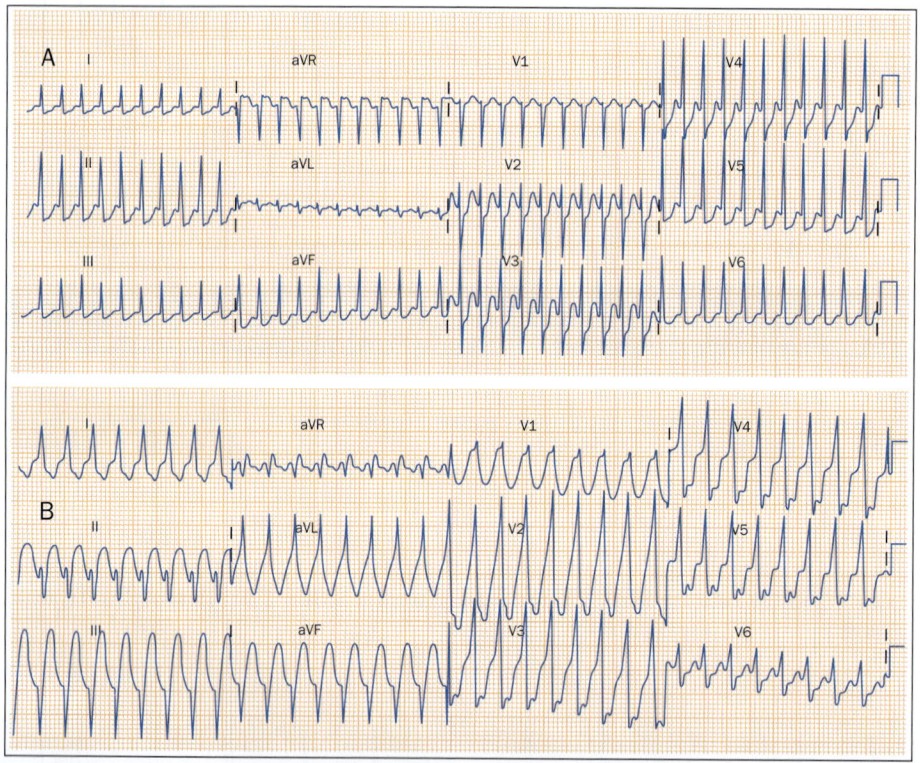

Figura 31 A: taquicardia atrioventricular ortodrômica caracterizada por complexos QRS estreitos, infradesnível do segmento ST, discreta alternância elétrica; B: nota-se taquicardia atrioventricular antidrômica, regular e com complexos QRS bizarros.

dia de QRS largo e bizarro e regular, onda delta presente e despolarização atrial retrógrada. Em presença de FA, os complexos tornam-se irregulares, com sua morfologia comparável ao padrão típico da síndrome de WPW.

Outros ritmos supraventriculares

Batimentos de escape atrial, ritmo juncional, extrassístole juncional e taquicardia juncional.

Ritmos, arritmias e taquicardias de origem ventricular

Ritmo idioventricular acelerado (RIVA)

Ritmo originado no ventrículo, com FC entre 40 e 100 bpm, por conta do automatismo elevado. Autolimitado e relacionado aos quadros de isquemia miocárdica, quando da reperfusão por fibrinolíticos.

Extrassístole ventricular

Batimento ectópico, precoce, de origem ventricular, que se caracteriza por complexo QRS alargado, bizarro, acompanhado de alteração da repolarização ventricular, acompanhado ou não por pausa pós-extrassistólica. Pode ser classificado quanto a morfologia (mono ou polimórfica), local de origem, frequência, apresentação e periodicidade.

Taquicardia ventricular não sustentada (TVNS)

Ritmo ventricular com 3 ou mais batimentos consecutivos, com duração inferior a 30 segundos, FC > 100 bpm e ausência de instabilidade hemodinâmica (Figura 32).

Taquicardia ventricular sustentada (TVS)

Ritmos ventricular com duração maior de 30 s e FC > 100 bpm. Perfazem de 80 a 90% das taquicardias de QRS largo. Conforme a morfologia, classifica-se ainda em monomórfica (morfologia uniforme) ou polimórfica (morfologia variável), sendo esta última forma conhecida como *torsade de pointes* (TdP), pela variação dos complexos em relação a morfologia, que parecem estar girando sobre seu eixo, comumente encontrada nas síndromes do QT longo congênito e adquirido (Figura 33).

Flutter ventricular (FlV)

Arritmia ventricular com aspecto semelhante à taquicardia ventricular e FC de 220 a 300 bpm, pré-fibrilatório.

Fibrilação ventricular (FV)

Quadro gravíssimo, com presença de ondulações irregulares de várias morfologias e amplitudes, que correspondem à parada cardiorrespiratória.

Taquicardias ventriculares com aberrância de condução

Das taquicardias com QRS largos, destacam-se como etiologia: TV (80-90%), TSV com aberrância de condução, pré-excitação ventricular (TAV antidrômica e Mahaim) e taquicardia supraventricular com bloqueio de ramo prévio. São taquicardias supraventriculares com condução aberrante mais comuns as taquicardias atrioventriculares, TRN, *flutter* e fibrilação atrial. A diferenciação entre TV e TSV com condução aberrante tem implicação na conduta terapêutica e prognóstico. São amplamente conhecidos os critérios de Brugada[31] (Tabelas 3 e 4) e de Vereckei[32] (mais simples, utilizando-se a derivação aVR [Tabela 5]) para sua diferenciação.

Bradicardias

A presença de bradicardia é definida quando encontramos FC < 50 bpm e entre as principais causas destacam-se: medicamentos, isquemia miocárdica (no escopo dos infartos de parede inferior), doença de Chagas, doenças que acometam o sistema de condução, alterações do sistema nervoso autônomo.[1,10,13,28,29] Nesse escopo, destacam-se:

1. Bradicardia sinusal: presença de ritmo sinusal com frequência abaixo de 50 bpm.

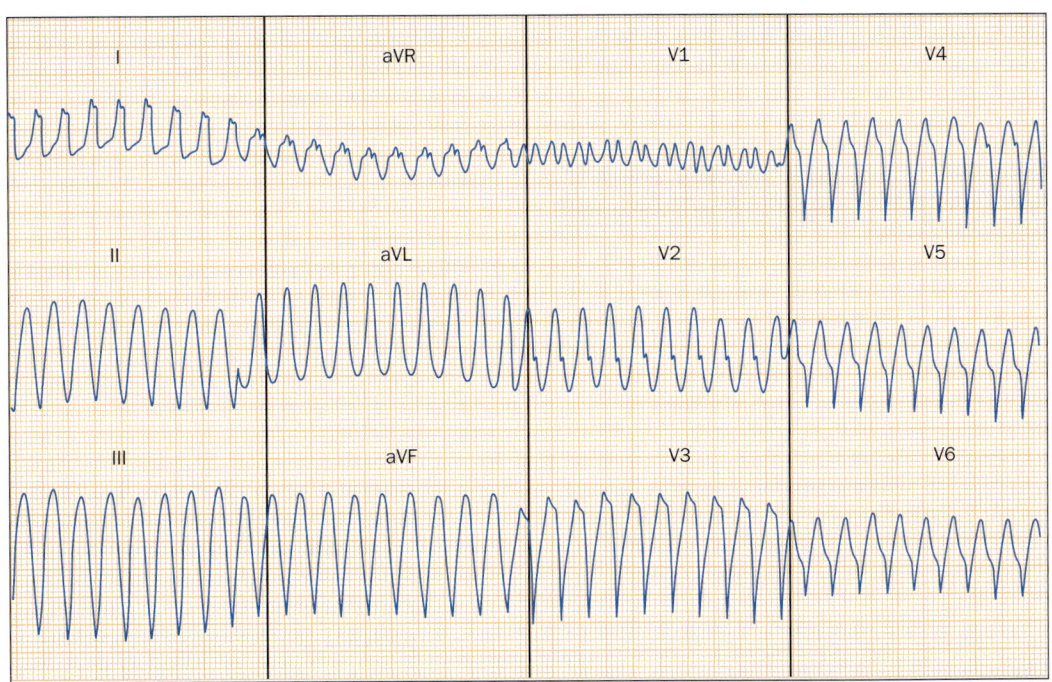

Figura 32 Taquicardia ventricular monomórfica.

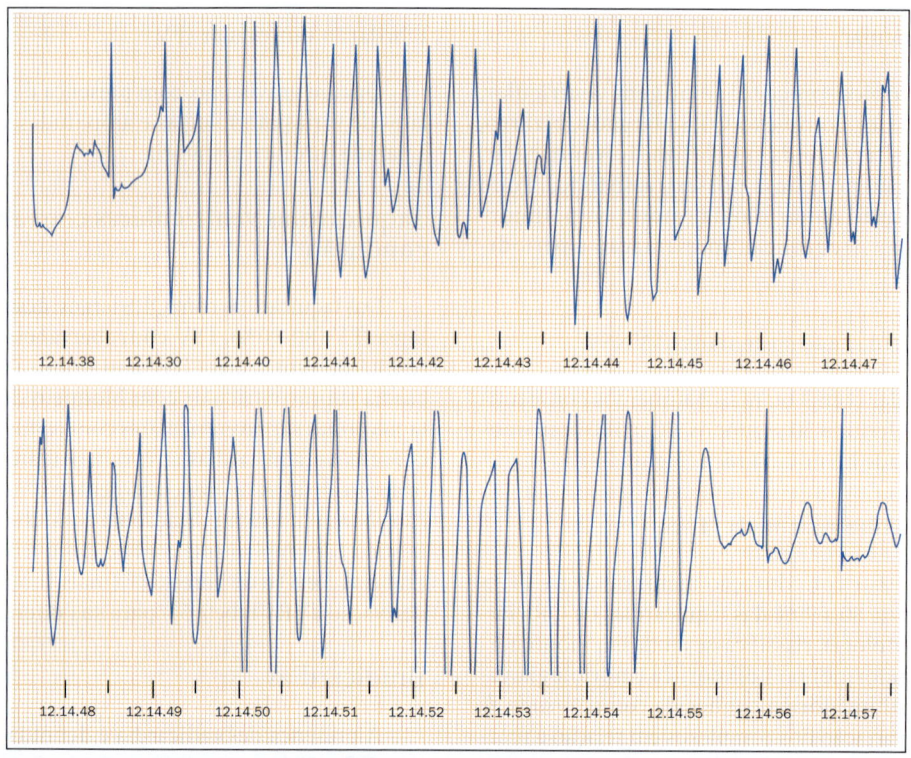

Figura 33 Taquicardia ventricular polimórfica (*torsade de pointes*).

Tabela 3 Critérios de Brugada

Critérios	Sim	Não
1. Ausência de complexos RS nas derivações precordiais	TV	Avalie critério n. 2
2. Intervalo RS > 100 ms em 1 ou mais precordiais	TV	Avalie critério n. 3
3. Dissociação AV	TV	Avalie critério n. 4
4. Critérios morfológicos	TV	TSV com aberrância

Tabela 4 Critérios morfológicos de Brugada para TV na presença de padrões BRD e BRE

Morfologia de BRD		
V1	R monofásico	TV
	QR ou RS	TV
	R trifásico	TSV com aberrância
V6	R/S < 1	TV
	QS ou QR	TV
	R trifásico	TSV com aberrância
Morfologia de BRE		
V1/V2	R > 30 ms	TV
	Duração > 60 s até nadir S	TV
V6	QR ou QS	TV
	R monofásico	TV

Tabela 5 Critérios de Vereckei

Critérios	Sim	Não
1. Onda R inicial presente	TV	Avalie critério n. 2
2. Onda R ou Q inicial > 40 ms	TV	Avalie critério n. 3
3. Entalhe descendente de QRS negativo/predominantemente negativo	TV	Avalie critério n. 4
4. Relação voltagem inicial/voltagem final* ≤ 1	TV	TSV com aberrância

* Voltagem inicial dos 40 ms do complexo QRS em qualquer derivação e os 40 ms finais, na mesma derivação.

2. Bloqueio sinoatrial: condição na qual o estímulo formado nas células do nó sinusal é bloqueado em sua condução para os átrios não havendo despolarização atrial e registro de onda P. São classificados em:
   ▪ Bloqueio sinoatrial de primeiro grau: não diagnosticado ao ECG.
   ▪ Bloqueio sinoatrial de segundo grau Mobitz I: ocorre diminuição progressiva do intervalo PP, porém com intervalo PR constante até ocorrer o bloqueio. Na vigência dessa pausa, o intervalo PP gerado é inferior ao dobro do intervalo PP básico.
   ▪ Bloqueio sinoatrial de segundo grau Mobitz II: presença de intervalos PP constante e quando não ocorre a inscrição da onda P, a pausa resultante tem duração equivalente a um múltiplo do intervalo PP básico.

3. Bloqueio atrioventricular (BAV): caracterizado pelo atraso ou mesmo impossibilidade de transmissão do estímulo atrial para os ventrículos (Figura 34). São classificados em:

- BAV 1º grau: relação AV 1:1, com intervalo PR maior que 200 ms e fixo, sem ocorrência de ondas P bloqueadas.
- BAV 2º grau tipo I (Mobitz I): também chamado de bloqueio tipo Wenckebach, caracterizam-se por aumento progressivo do intervalo PR; porém com incrementos cada vez menores até que uma onda P não é seguida de complexo QRS (onda P bloqueada), repetindo-se o ciclo novamente. Comum no período de sono e indivíduos condicionados.
- BAV 2º grau tipo II (Mobitz II): condução AV com relação 1:1, intervalos PR fixos, até que em dado momento ocorre uma onda P bloqueada, não seguida de QRS. Relaciona-se comumente ao achado de bloqueios de ramo no ECG e presença de doença cardíaca.
- BAV 2º grau 2:1: tipo particular de bloqueio no qual ocorre uma onda P conduzida aos ventrículos e uma onda P bloqueadas, sucessivamente.
- BAV de alto grau ou avançado: ocorrência de mais uma onda P bloqueada no registro.
- BAV 3º grau ou total (BAVT): nenhum estímulo atrial consegue despolarizar os ventrículos, caracterizando ao ECG a ausência total de relação entre as ondas P e os complexos QRS, com frequência atrial superior a frequência. Escapes ventriculares com

QRS estreito são de origem alta (juncional) e com QRS alargado, de origem baixa (ventricular).

Eletrocardiograma na estimulação cardíaca artificial

Este tema será abordado com maior propriedade em capítulo próprio desta obra, contudo deve-se destacar aspectos importantes reconhecidos pelo ECG de dispositivos cardíacos eletrônicos implantáveis:[1,2] captura e sensibilidades normais, modos de estimulação, perdas de capturas, sensibilidade excessiva (*over-sensing*), sensibilidade diminuída (*under-sensing*), batimentos de fusão e pseudofusão, taquicardias mediadas, conduzidas e induzidas pelo dispositivo etc.

Eletrocardiograma nas alterações da repolarização ventricular

A repolarização ventricular é avaliada ao ECG pelo segmento ST e onda T.[1,10,11,13] Pode haver pequena depressão ou elevação do segmento ST de até 1 mm e a onda T se caracteriza por morfologia assimétrica, com amplitude de até 30% do respectivo complexo QRS, positiva na maioria das derivações, com exceção de aVR e frequentemente V1. As alterações de repolarização são achado muito comum e por vezes inespecífico, devendo ser correlacionado ao quadro clínico e/ou etiologia. Podem ser classificadas com inespecíficas, discretas ou difusas, relacionadas às síndromes co-

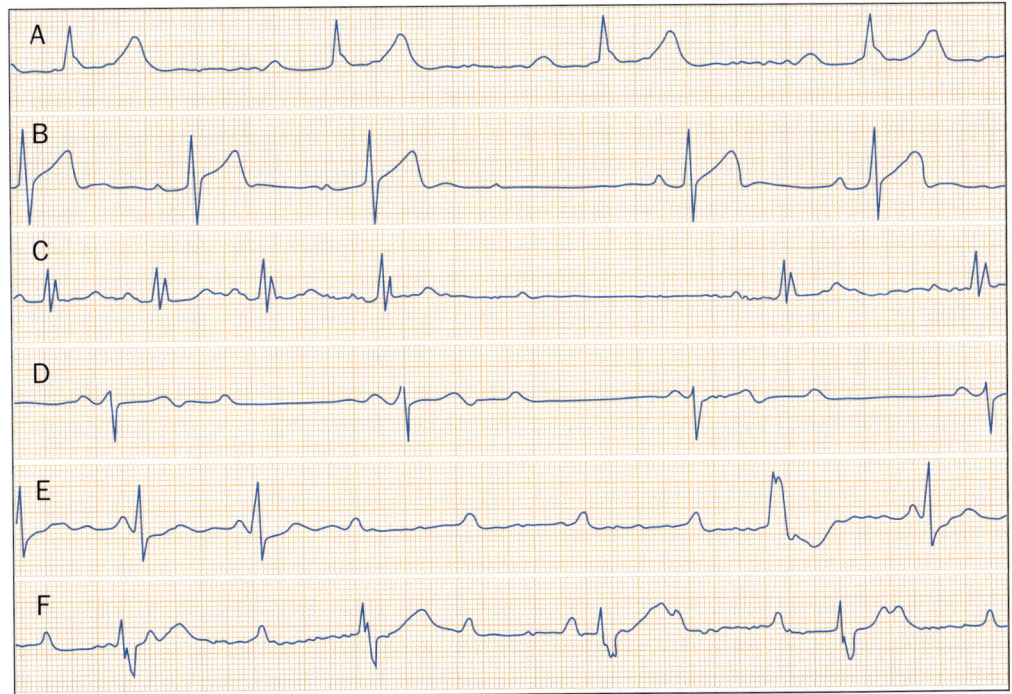

Figura 34 Sequência de traçados exemplares dos bloqueios atrioventriculares. A) Notam-se intervalos PR de 260 ms, fixos, característicos de BAV de primeiro grau; B) aumento progressivo do intervalo PR com surgimento de onda P bloqueada característica do BAV de segundo grau Mobitz I ou Wenckebach; C) intervalos PR fixos com súbito bloqueio de onda P, marcador dos BAV de segundo grau Mobitz II; D) 50% de bloqueio das ondas P, o que caracteriza o bloqueio 2:1; E) mais de uma onda P bloqueada, representando o bloqueio atrioventricular avançado; F) exemplo de bloqueio atrioventricular total.

ronarianas agudas, pericardite, secundárias a sobrecargas, bloqueios de ramo, medicamentos, alterações de eletrólitos ou associadas a padrões específicos, como a síndrome do QT longo (congênito e adquirido), QT curto, displasia arritmogênica, síndrome de Brugada etc. A medida do intervalo QT é utilizada como uma das ferramentas para a análise da repolarização ventricular.[32-35] O intervalo QT apresenta relação inversamente proporcional com a frequência cardíaca, como se observa nas diferentes fórmulas utilizadas para o cálculo do chamado QT corrigido (QTc), como a tradicional de Bazett $QTc = QTmedido/RR^{\frac{1}{2}}$, com as medidas em segundos (Tabela 6).

Eletrocardiograma na infância

As alterações eletrocardiográficas que ocorrem no recém-nascido e na criança são consequências de grandes alterações hemodinâmicas e respiratórias pela mudança do padrão da circulação fetal para a neonatal nas primeiras semanas de vida e pelo desenvolvimento do domínio fisiológico do ventrículo esquerdo.[1,10,37] São características do ECG nas diferentes faixas da infância:

Tabela 6	Duração do intervalo QTc em relação a idade e sexo		
QTc (ms)	Crianças (1-15 anos)	Homens	Mulheres
Normal	< 0,44	< 0,43	< 0,45
Intermediário	0,44-0,46	0,43-0,45	0,45-0,46
Aumentado	> 0,46	> 0,45	> 0,46

- Período neonatal (predomínio da expressão do VD) até 6 meses: FC média de 130 bpm ao nascimento, duração de QRS de 70 ms, desvio do eixo para a direita (+120º) e frente, R dominante em precordiais direitas, onda T positiva em V1 e V2 nas primeiras 48 horas e após, negativa nas precordiais direitas.
- De 6 meses a 3 anos: eixo voltado para a esquerda (< +90º), voltado para a frente, onda R dominante em V6, relação R/S em V1 < 1.
- De 3 a 8 anos: presença de arritmia sinusal, amplitude de P não superior a 2,5 mm, duração do complexo QRS até 90 ms, SÂQRS aproximadamente a + 60º, ondas T negativas em precordiais direitas (Figura 35).
- De 8 a 12 anos: padrão morfológico do adulto, ondas T negativas em precordiais direitas (que se positivam na pré-adolescência).

Eletrocardiograma em outras entidades cardiológicas, clínicas e fenômenos associados

O ECG pode apresentar-se ainda com padrões característicos cujo reconhecimento tem aplicabilidade no diagnóstico de diversas condições,[1,10,11,13,25,29,38] como relacionados a seguir:

Aberrância de condução

Bloqueio de ramo transitório relacionado a mudanças da FC, alterações da condução AV, anormalidades metabólicas, eletrolíticas ou efeitos de drogas, geralmente pelo ramo direito.

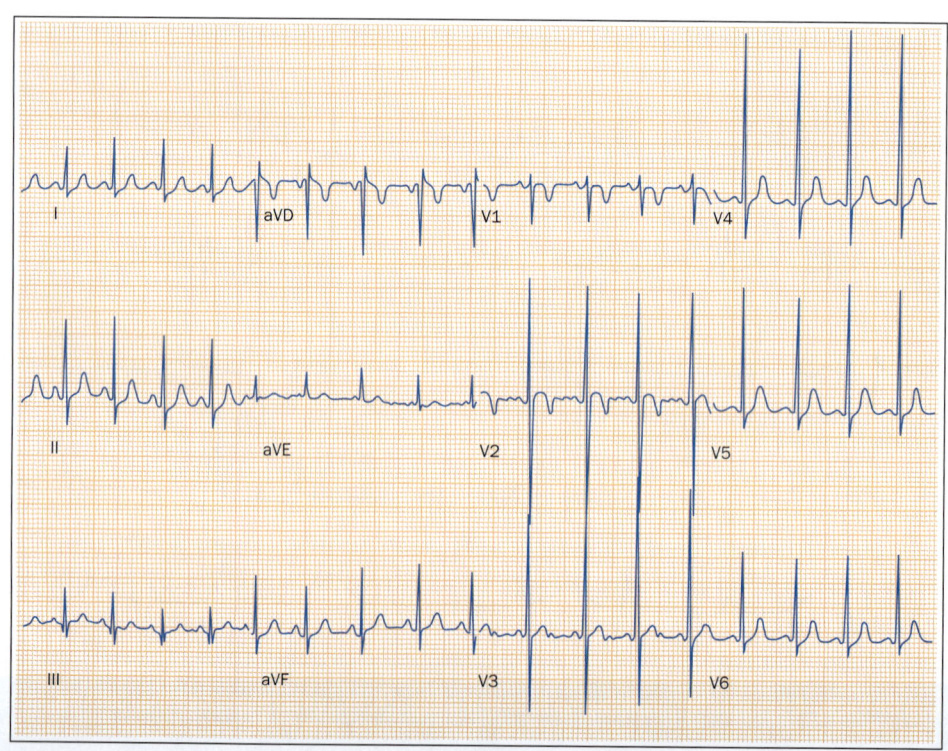

Figura 35   Eletrocardiograma de menina de 5 anos, sendo observado ritmo sinusal, padrão de predomínio do VE, ondas R proeminentes em V1 e V2 com inversão de onda T nessas derivações, dentro da normalidade para a idade.

Ação (impregnação) digitálica

Infradesnível do segmento ST, inversão de onda T (onda T em colher de pedreiro), diminuição do QTc.

Cardiomiocardiopatia hipertrófica

Presença de ondas Q rápidas e profundas nas derivações inferiores e/ou precordiais, SVE, alterações difusas da repolarização ventricular.

Comunicação interatrial (CIA)

Atraso final de condução pelo ramo direito (rsR'), possível associação com SVD. Na CIA *ostium primum*, presença de BDAS associado.

Dextrocardia (*situs inversus*)

Presença de onda P negativa em DI e V6, positiva em aVR, diminuição de amplitude do QRS progressivamente de V1 a V6, padrão QRS com onda T positiva em V1 e rS e T negativo em V6.

Displasia arritmogênica do ventrículo direito (DAVD)

Atraso final de condução, presença de potenciais de baixa amplitude após o QRS (onda épsilon), inversão de onda T em V1-V3 e extrassístoles de via de saída de VD.

Distúrbios hidroeletrolíticos

- Hipercalemia: onda T apiculada e de base estreita, QTC diminuído, distúrbio da condução intraventricular (alargamento QRS), condução sinoventricular em quadros graves.
- Hipocalemia: diminuição de amplitude da onda T e aumento da dona U, depressão do segmento ST e onda T, aumento do intervalo QTU.
- Hipercalcemia: intervalo QT encurtado.
- Hipocalcemia: aumento do QT corrigido às custas da duração do segmento ST.

Distrofias musculares

R amplo V1 e V2, Q em DI e aVL.

DPOC

Desvios dos eixos de P e QRS para a direita, SAD, diminuição da amplitude do QRS, padrão rS V1 a V6, complexos QS V1 e V2, taquiarritmias.

Efeito dielétrico

Baixa voltagem dos complexos QRS em todo o traçado (< 0,5 mV no PF e < 1,0 mV no PH).

Hipotermia

QRS alargado com entalhe final (ondas J ou O de Osborn), ondas T de baixa voltagem, QT elevado, bradicardia e BAV.

Hipotireoidismo

Bradicardia, baixa voltagem de P, QRS, T, distúrbio da condução intraventricular.

Lesão aguda do SNC

Alterações da repolarização (ondas T cerebrais – negativas, simétricas, > 1 mV de amplitude).

Insuficiência renal crônica (IRC)

Achados de hipercalemia e hipocalcemia associados.

Pericardite aguda

Supradesnível difuso do segmento ST, infradesnível do segmento PR.

Síndrome de Brugada

Padrão de bloqueio incompleto de ramo direito, associado com supradesnível do segmento ST de V1 a V3 (tipo 1) ou em sela (tipo 2).

Tromboembolismo pulmonar

Taquicardia sinusal, alterações inespecíficas de ST-T, desvio do QRS para direita (padrão S1Q3T3), distúrbio de condução do ramo direito.

Resumo

A partir do vetorcardiograma, que estuda a ativação elétrica do coração sob um aspecto tridimensional, a qual, projetada em planos, faz surgir o eletrocardiograma de 12 derivações que, por sua vez, de uma maneira rápida, fornece importantes informações diagnósticas e prognósticas sobre alterações cardíacas estruturais como sobrecargas, alterações da condução do estímulo elétrico, alterações da perfusão coronarianas, arritmias, alterações da repolarização ventricular, influência de alterações eletrolíticas, medicamentosas, além do reconhecimento de padrões normais, fisiológicos e suas variantes e padrões característicos e únicos de determinadas condições.

Referências bibliográficas

1. Pastore CA, Pinho JA, Pinho C, Samesima N, Pereira-Filho HG, Kruse JCL, et al. III Diretrizes da Sociedade Brasileira de Cardiologia sobre Análise e Emissão de Laudos Eletrocardiográficos. Arq Bras Cardiol. 2016;106(4Supl.1):1-23.

2. Nicolau JC, Timerman A, Marin-Neto JA, Piegas LS, Barbosa CJDG, Franci A; Sociedade Brasileira de Cardiologia. Diretrizes da Sociedade Brasileira de Cardiologia sobre Angina Instável e Infarto Agudo do Miocárdio sem Supradesnível do Segmento ST. Arq Bras Cardiol 2014;102(3 Supl.1):1-61.

3. Rautaharju PM. A hundred years of progress in electrocardiography. 2: The rise and decline of vectorcardiography. Can J Cardiol 1998;4:60-71.

4. Pastore CA, Moffa PJ. Aspectos técnicos e aplicações clínicas do mapeamento eletrocardiográfico de superfície (Body Surface Mapping). Arq Bras Cardiol 1992;58(5):391-7.

5. Mirvis DM. Electrocardiography. A Physiologic Approach. St. Louis, Missouri: Mosby – Year Book, Inc., 1993.

6. Helm RA. Theory of vectorcardiography: a review of fundamental concepts. Am Heart J 1955;49(1):135-59.

7. Chou TC. Value and limitations of vectorcardiography in cardiac diagnosis. Cardiovasc Clin 1975;6:163-78.

8. Man S, Maan AC, Schalij MJ, Swenne CA. Vectorcardiographic diagnostic & prognostic information derived from the 12-lead electrocardiogram: historical review and clinical perspective. J Electrocardiol. 2015;48:463-75.

9. Waks JW, Tereshchenko LG. Global electrical heterogeneity: a review of the spatial ventricular gradient. J Electrocardiol. 2016;49(6):824-30.

10. Moffa PJ, Sanches PCR. Eletrocardiograma normal e patológico, 7. ed. São Paulo: Roca; 2001.

11. Bayés de Luna A. Clinical Electrocardiography, 4. ed. New York: Wiley-Blackwell; 2012.

12. Pastore CA, Samesima N, Munerato R. ABC do ECG, 3ª ed. São Paulo: Medcel; 2013.

13. Samesima N, Pastore CA, Munerato R. ABC do ECG. CBBE; 2013.

14. Bayés de Luna. ECGS for Beginners. New York: Wiley Blackwell; 2014.

15. AHA/ACC Statements and Guidelines on Electrocardiography. Disponível em: <http://my.americanheart.org/professional/StatementsGuidelines/By-Topic/TopicsD-H/Statement-Guideline-Topics-D-H_UCM_322828_Article.jsp>.

16. Smulyan H, QT interval: Bazett's correction corrected. J Electrocardiol. 2018,51(60):1009-10.

17. AHA/ACCF/HRS Recommendations for the Standardization and Interpretation of the Electrocardiogram: Part V: Electrocardiogram Changes Associated With Cardiac Chamber Hypertrophy – 2009. Disponível em: <http://circ.ahajournals.org/content/119/10/e251.full.pdf>.

18. Bacharova L, Schocken D, Estes EH, Strauss D. The role of ECG in the diagnosis of left ventricular hypertrophy. Curr Cardiol Rev. 2014;10(3):257-61. Review.

19. Surawicz B, Childers R, Deal B, Gettes LS. AHA/ACCF/HRS Recommendations for the Standardization and Interpretation of the Electrocardiogram: Part III: Intraventricular Conduction Disturbances – 2009. Disponível em: <http://circ.ahajournals.org/content/119/10/e235.full.pdf>.

20. Pastore CA, Moffa PJ, Tobias NM, de Moraes AP, Nishioka SA, Chierighini JE, et al. Segmental blocks of the right bundle-branch and electrically inactive areas. Differential electro-vectorcardiographic diagnosis. Arq Bras Cardiol 1985;45(5):309-17.

21. Tranchesi J, Moffa PJ, Pastore CA, de Carvalho Filho ET, Tobias NM, Scalabrini Neto A, et al. Block of the antero-medial division of the left bundle branch of His in coronary diseases. Vectorcardiographic characterization. Arq Bras Cardiol 1979;32(6):355-60.

22. AHA/ACCF/HRS Recommendations for the Standardization and Interpretation of the Electrocardiogram: Part VI: Acute Ischemia/Infarction. J Am Coll Cardiol 2009;53:1003. Disponível em: <http://circ.ahajournals.org/content/119/10/e262.full.pdf>.

23. Thygesen K, Alpert J, Jaffe A, Simoons M, Chaitman BR, White HD, et al.; the Writing Group on behalf of the Joint ESC/ACCF/AHA/WHF. Task Force for the Universal Definition of Myocardial Infarction. Eur Heart J 2012;33:2551-67.

24. Zimetbaum PJ, Josephson ME. Use of the Electrocardiogram in Acute Myocardial Infarction. N Engl J Med 2003;348(10): 933-40.

25. Piegas LS, Timerman A, Feitosa GS, Nicolau JC, Mattos LAP, Andrade MD, et al. V Diretriz da Sociedade Brasileira de Cardiologia sobre Tratamento do Infarto Agudo do Miocárdio com Supradesnível do Segmento ST. Arq Bras Cardiol. 2015;105(2):1-105.

26. Bayés de Luna A, Wagner G, Birnbaum Y, Nikus K, Fiol M, Gorgels A, et al. A new terminology for left ventricular walls and location of myocardial infarcts that present Q wave based on the standard of cardiac magnetic resonance imaging. Circulation 2006a;114:1755.

27. Sgarbossa EB, Pinski SL, Barbagelata A, Underwood DA, Gates KB, Topol EJ, et al. Electrocardiographic diagnosis of envolving acute myocardial infarction in the presence of left bundle branch block. GUSTO 1 Investigators. NEJM 1996;334(8):481-7.

28. Issa Z, Miller JM, Zipes DP. Clinical arrhythmology and electrophysiology: a companion to Braunwald's heart disease. Elsevier; 2010.

29. Mirvis DM, Goldberger AL. Chapter 13: Electrocardiography. In: Braunwald's heart disease: a textbook of cardiovascular medicine. 11.ed. Philadelphia: Elsevier; 2018.

30. Toscani B, Cancellier RH, Macêdo Neto NC, da Silva RAB, da Silva MSD, Andalaft RB, et al. Via acessória médio-septal: papel do eletrocardiograma como preditor da localização no estudo eletrofisiológico. Relampa.2014;27(2):77-84.

31. Brugada P, Brugada J, Mont L, Smeets J, Andries EW. A new approach to the differential diagnosis of a regular tachycardia with a wide QRS complex. Circulation 1991;83:1649.

32. Vereckei A, Duray G, Szénasi G, Altemose GT, Miller JM. New algorithm using only lead aVR for diffential diagnosis of wide QRS complex tachycardia. Heart Rhythm 2008;5(1):89-98.

33. Rautaharju P, Surawicz B, Gettes L. AHA/ACC/HRS Recommendations for the Standardization and Interpretation of the Electrocardiogram: Part IV: The ST segment, T and U Waves, and the QT interval: A Scientific Statement form the American Heart Association Electrocardiography and Arrhytmias Committee, Council on Clinical Cardiology; the American College of Cardiology Foundation; and the Heart Rhytm Society. Circulation 2009;119:e241-50.

34. Surawicz B, Parikh SR. Prevalence of male and female patterns of early ventricular repolarization in the normal ECG of males and females from childhood to old age. J Am Coll Cardiol 2002:40;1870.

35. Galinier M, Vialette JC, Fourcade J, Cabrol P, Dongay B, Massabuau P, et al. QT interval dispersion as a predictor of arrhythmic events in congestive heart failure. Importance of aetiology. Eur Heart J 1998;19:1054-62.

36. Malik M, Acar B, Gang Y, Yap YG, Hnatkova K, Camm AJ. QT dispersion does not represent electrocardiographic interlead heterogeneity of ventricular repolarization. J Cardiovasc Electrophysiol 2000;11(8):835-43.

37. Grindler J, Silveira MAP, Oliveira CAR. Diagnóstico diferencial no eletrocardiograma. Barueri: Manole; 2007

38. Bayés de Luna A, Brugada J, Baranchunk A, Borgreffe M, Breithardt G, Goldwasser D, et al Current electrocardiografica criteria for diagnosis of Brugada pattern: a consensus report. Journal of Electrocardiology 2012;45:433-42.

39. Diretriz dos Equipamentos e Técnicas de Exame para a Realização de Exames de Eletrocardiografia e Eletrocardiografia de Alta Resolução (2003). Arq Bras Cardiol 2003;80(Supl.V).

Capítulo 4

Radiografia de tórax

José de Arimatéia Batista Araújo Filho
César Higa Nomura

Pontos-chave

- A adequada avaliação de uma radiografia de tórax exige a identificação de alguns referenciais anatômicos e sua correlação com as estruturas cardiovasculares do mediastino.
- A incidência frontal posteroanterior (PA) em apneia inspiratória é considerada a aquisição padrão e deve ser idealmente solicitada junto com a incidência em perfil, sobretudo na primeira avaliação radiológica do paciente.
- A aquisição anteroposterior (AP) é geralmente indicada quando não é possível realizar a radiografia PA padrão, estando classicamente associada a magnificação da silhueta cardíaca e graus insuficientes de inspiração.
- Na radiografia simples de tórax é possível avaliar-se o aumento volumétrico de uma ou várias câmaras cardíacas.
- Muitos diagnósticos de significativa importância na prática cardiológica podem ser aventados ou confirmados pela radiografia simples de tórax, com destaque para o edema cardiogênico, o derrame pericárdico, o pneumomediastino, os aneurismas aórticos e as principais patologias pulmonares eventualmente associadas.

Introdução

Por longo tempo, a radiografia simples tem sido o mais solicitado método de imagem na propedêutica das patologias cardiopulmonares. Quer seja como exame complementar inicial ou como importante ferramenta no acompanhamento de alterações torácicas bem documentadas por outros métodos de imagem (sobretudo tomografia computadorizada), a radiografia torácica mantém sua relevância diagnóstica na propedêutica torácica, com ampla disponibilidade, baixo custo e alta rapidez da execução.

Nas últimas décadas, os recentes avanços tecnológicos têm permitido significativa melhora na qualidade, resolução e reprodutibilidade das radiografias de tórax, sobretudo com o advento da radiologia digital. No entanto, sua correta aplicação na prática clínica pressupõe indicações adequadas, condições técnicas respeitadas e interpretação sistemática por médicos treinados e que tenham ciência dos usos e limitações do método. É válido e sempre oportuno reiterar que a interpretação de todo e qualquer achado radiográfico é sempre beneficiada pela correlação com os dados clínicos do paciente e pela análise comparativa com exames anteriores quando disponíveis.

Neste capítulo, iremos revisar alguns conceitos fundamentais para a interpretação sistemática da radiografia simples do tórax, além de apresentar e discutir os principais achados radiológicos pulmonares e cardiovasculares na prática clínica diária.

Anatomia radiológica do tórax

A caixa torácica é limitada superiormente pela abertura superior do tórax (delimitada pelo corpo da 1ª vértebra torácica e pelas primeiras costelas unidas pelas suas cartilagens costais ao manúbrio) e inferiormente pelo diafragma, pelo corpo da 12ª vértebra torácica, pelas 11ª e 12ª costelas e pelas estruturas cartilagíneas que compõem a 7ª até à 10ª costelas torácicas, formando o ângulo infraesternal.[1] O espaço compreendido entre estes limites pode ser dividido em um compartimento mediano (mediastino) e dois compartimentos laterais (pleuras e pulmões). O mediastino, por sua vez, é classicamente dividido em superior e inferior, sendo este último subdividido em anterior, médio e posterior[2] (Figura 1). O mediastino superior é limitado anteriormente pelo manúbrio esternal e posteriormente pelas quatro primeiras vértebras torácicas, contendo o timo, vasos da base, traqueia, esôfago, ducto torácico e troncos simpáticos. O mediastino inferior é limitado anteriormente pelo corpo do esterno e posteriormente pelas oito vértebras torácicas inferiores, contendo parte do timo (anterior); o coração, nervos frênicos de cada lado e o início dos grandes vasos (parte média), além do esôfago, ducto torácico, parte descendente da aorta, veias ázigo e hemiázigo, veia cava inferior, troncos simpáticos, nervos intercostais e nervos esplâncnicos maior e menor (porção posterior).[2]

O parênquima pulmonar com conteúdo aéreo normal apresenta baixa densidade radiológica, sendo mais transparente nas bases (por apresentar menos ar e menor componente de partes moles nessa topografia) e deve ser homogêneo e relativamente simétrico, com exceção das diferenças provenientes do mediastino e coração. O pulmão direito possui duas cissuras (oblíqua e horizontal) que o dividem em lobos superior, médio e inferior; enquanto o pulmão esquerdo possui somente uma (oblíqua) que o divide em lobos superior e inferior[2] (Figura 2). Cada hilo pulmonar contém as estruturas condutoras de ar (brônquios fonte) e os ramos vasculares arteriais e venosos que vascularizam cada um dos pulmões. A ramificação dos hilos observada na radiografia é composta principalmente por ramos vasculares arteriais, pois os brônquios intrapulmonares normais que as acompanham são pouco visíveis na radiografia simples, exceto quando radiografados de forma longitudinal. As artérias apresentam distribuição grosseiramente radial, divergindo a partir dos hilos pulmonares, que apresentam posicionamento medial e relativamente central nos pulmões. As veias pulmonares são pouco visualizadas no indivíduo normal, com trajeto mais vertical nos campos superiores e mais horizontal nos campos inferiores, pois convergem para o átrio esquerdo o qual se localiza na região central do tórax. Conforme os vasos se distanciam das regiões centrais para a periferia pulmonar, eles apresentam redução no seu calibre, devendo-se considerar que nas regiões mais periféricas não são geralmente observados vasos nos indivíduos normais.

Os contornos das principais estruturas mediastinais avaliadas pela radiografia são ilustrados na Figura 3 e serão descritos a seguir. O coração recobre a coluna torácica, normalmente encontrando seu maior componente à esquerda (cerca de ¾ do órgão). Não é possível a avaliação da aorta ascendente no PA ou perfil, uma vez que o vaso é encoberto pelos átrios e pela artéria pulmonar. O arco aórtico e a porção descendente da aorta podem ser identificados em toda a sua extensão até o diafragma. Na radiografia simples de tórax não é possível definir as câmaras cardíacas individualmente, porém é importante conhecer a localização normal de cada câmara, a fim de que se possa determinar se o tamanho e a disposição dos casos avaliados encontram-se dentro dos parâmetros da normalidade. A face esternocostal do coração é formada pelo átrio e ventrículo direitos, sendo melhor avaliada na incidência em perfil. Na incidência póstero-anterior (PA) o contorno direito do mediastino é determinado pelo átrio direito, veia cava superior e aorta, em ordem ascendente.[1] A margem esquerda, por sua vez, é determinada pelo ventrículo esquerdo (ápice cardíaco) e pela aurícula esquerda logo acima, seguida pelo hilo pulmonar e o botão aórtico.[1] Em condições normais, existe uma concavidade logo abaixo do hilo pulmonar esquerdo, sendo identificável o átrio esquerdo (contorno convexo) apenas nos casos em que há aumento de suas dimensões. A face diafragmática é formada pelos ventrículos direito e esquerdo e pela face inferior do átrio direito. No perfil, o átrio esquerdo constitui a porção superior do contorno posterior do coração, porém não pode ser separado do ventrículo esquerdo, que completa esta margem inferiormente. Já a margem ante-

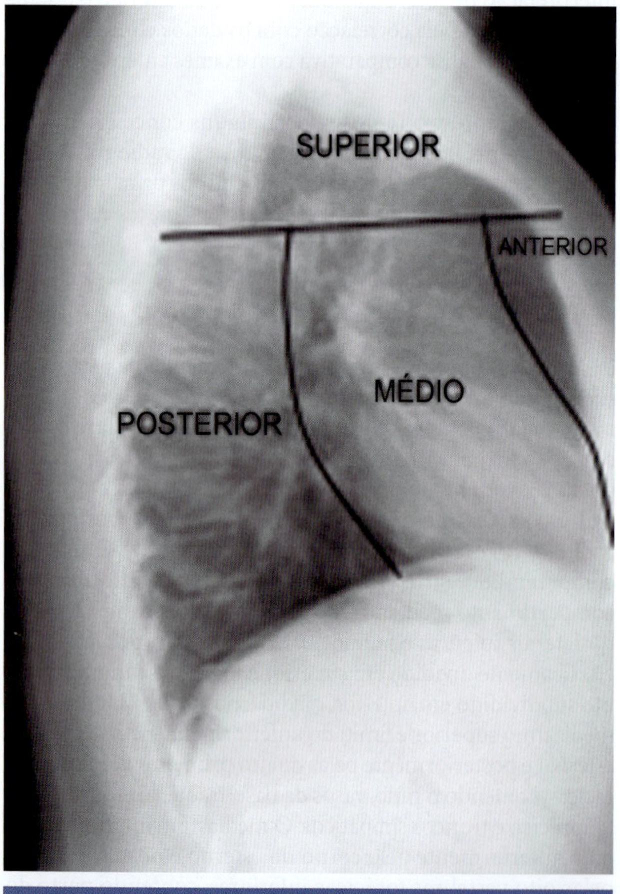

Figura 1 Divisão didática do mediastino em compartimentos superior e inferior, sendo este último subdividido em anterior, médio e posterior.

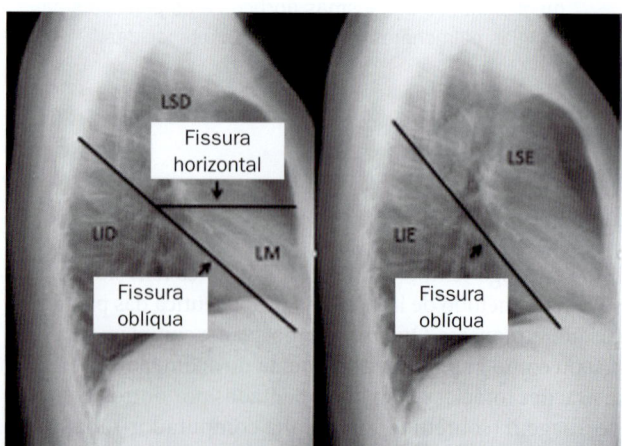

Figura 2 Radiografia de tórax em perfil demonstrando as divisões dos lobos pulmonares a partir das fissuras.
LSD: lobo superior direito; LM: lobo médio; LID: lobo inferior direito; LSE: lobo superior esquerdo; LIE: lobo inferior esquerdo.

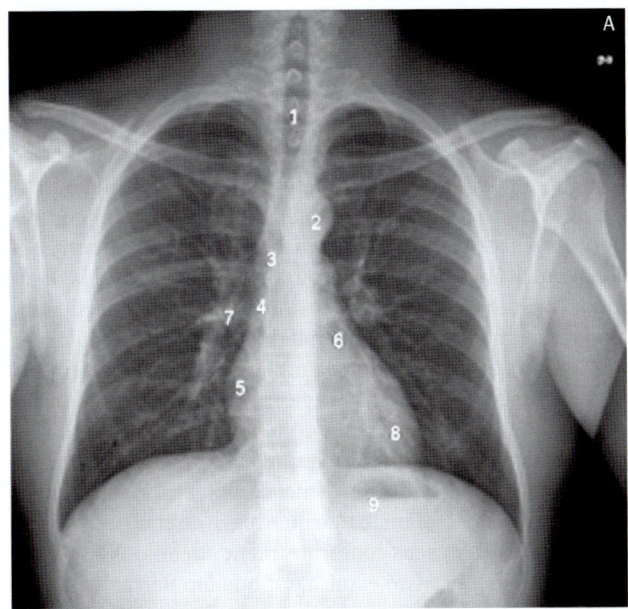

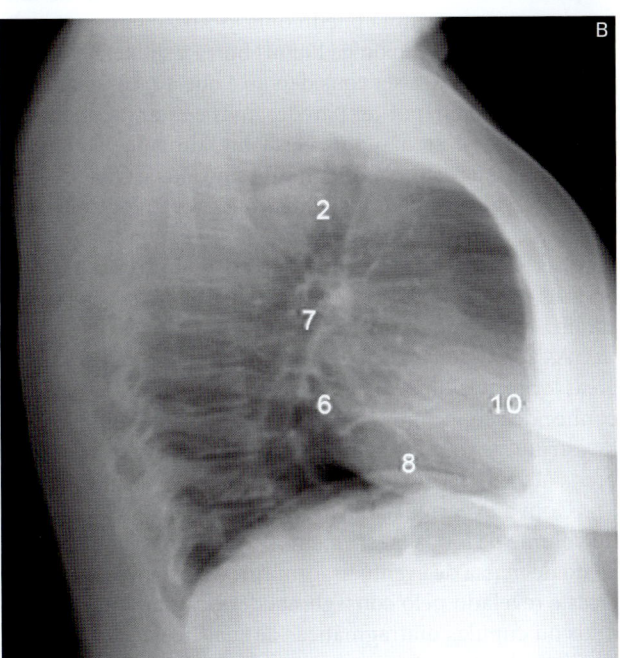

Figura 3 Principais estruturas anatômicas caracterizadas na radiografia de tórax em incidência posteroanterior (PA) (A) e perfil (B). 1: traqueia; 2: arco aórtico; 3: carina; 4: veia cava superior; 5: átrio direito; 6: átrio esquerdo; 7: artéria pulmonar direita; 8: ventrículo esquerdo; 9: bolha gástrica; 10: ventrículo direito.

rior do coração no perfil é determinada pelo ventrículo direito e átrio direito, seguidos da veia cava superior.[1,2]

Aspectos técnicos

Na prática radiológica, várias incidências podem ser utilizadas na aquisição de imagens por radiologia convencional. A incidência frontal posteroanterior (PA) em apneia inspiratória é considerada a aquisição-padrão, pois mantém o coração mais próximo do filme/placa detectora (raios incidem das costas para o peito do paciente), reduzindo assim o efeito de magnificação do coração, e deve ser idealmente solicitada junto com a incidência em perfil, sobretudo na primeira avaliação radiológica do paciente. A aquisição anteroposterior (AP), com os raios incidindo do peito para as costas, é geralmente indicada em pacientes graves, restritos ao leito, inconscientes ou politraumatizados (quando não é possível se realizar a radiografia PA padrão), estando classicamente associada à magnificação da silhueta cardíaca e graus insuficientes de inspiração.

Incidências adicionais podem ser realizadas em situações específicas, dentre as quais: decúbito lateral com raios horizontais (útil para demonstrar mobilização de líquidos pleurais), apicolordótica (melhor avaliação dos ápices pulmonares, lobo médio e língula) e oblíquas (caracterização de lesões parcialmente encobertas por outras estruturas), não devendo ser indicadas rotineiramente, caso não haja indicação clínica.[3-6]

A técnica mais utilizada para a realização da radiografia de tórax é a de alta quilovoltagem (95 a 125 KV) e baixa miliamperagem (mA), com distância entre tubo e filme em torno de 1,80 m. Ao permitir maior espectro de tons de cinzas, esta técnica facilita a identificação das variações de densidade das várias estruturas torácicas. Devem ser evitadas no tórax as radiografias com baixo KV e alto MA (úteis para identificar calcificações mamárias e cálculos renais), nas quais o marcado contraste branco/preto determina uma menor escala de cinza.

Obtida a radiografia de tórax, procede-se a análise de qualidade e interpretação do exame. Os aspectos a ser considerados estão no Quadro 1.

Quadro 1	Análise de qualidade e interpretação do exame
Posicionamento	Verificar se o filme documentou todas as áreas de interesse, incluindo as clavículas e ambos os seios costofrênicos
Centralização	Verificar se a centralização está correta. Para essa análise, observa-se a distância entre as extremidades mediais das clavículas (anteriores), que deverão estar relativamente equidistantes dos pedículos vertebrais. (Figura 4)
Inspiração	Além da primeira impressão visual, pode-se adotar como critério qual costela atinge a porção mais central e superior das cúpulas diafragmáticas: extremidade anterior da 6ª ou 7ª costela ou extremidade posterior do 9ª ou 10º arco costal
Exposição	Nas radiografias que utilizam filme, deve-se identificar de forma tênue o parênquima pulmonar (cinza escuro), visualizarem-se as silhuetas vasculares e caracterizarem-se os espaços discais dorsais superiores, que não devem ser visíveis sobre o coração. Nas radiografias digitais, este último aspecto é menos válido em decorrência da facilidade de manipulação dos parâmetros de janela e nível para distribuição da escala de cinzas, visualizando-se inclusive melhor o pulmão retrocardíaco

(continua)

Quadro 1 Análise de qualidade e interpretação do exame (continuação)	
Movimentação	Radiografias com muita movimentação corpórea ou respiratória devem, na medida do possível, ser repetidas quando houver comprometimento da identificação e avaliação de estruturas normais e patológicas

Análise e interpretação de imagens

Objetivando-se a padronização das descrições e inclusão de todos os itens a serem avaliados, a sistematização da análise radiológica é sempre recomendada.

Vários autores consagraram há décadas uma análise chamada "de fora para dentro", na qual se inicia o estudo pelo abdome superior, partes moles, estruturas ósseas (com especial atenção para as fraturas costais – Figura 5) e vai-se adentrando o tórax. Seguem-se as cúpulas diafragmáticas e espaços pleurais, parênquima pulmonar e sua vascularização, hilos pulmonares, mediastino, traqueia e brônquios fonte; e, por fim, as estruturas mediastinais, inclusive coração e vasos da base. Cada pulmão deve ser avaliado individualmente e, a se-

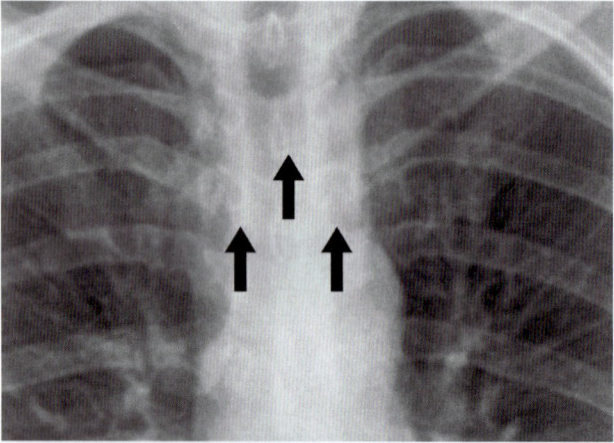

Figura 4   Verificar centralização da radiografia pela equidistância das extremidades mediais das clavículas às apófises posteriores da coluna.

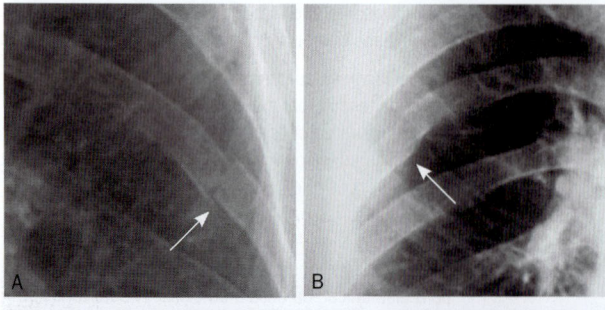

Figura 5   A: Linha radiolucente de fratura. B: Fratura costal com desalinhamento.

guir, comparado com o contralateral em busca das assimetrias de volume ou densidade.

Embora seja um tanto óbvio reiterar que a densidade em uma imagem radiológica dependa não só da densidade do tecido, mas também de sua espessura e localização em relação ao filme, alguns sinais devem ser valorizados. Considerando-se que o ar se apresenta hipoatenuante (preto), em contraponto aos ossos e corpos metálicos que se apresentam com alta atenuação (branco), a gordura e os demais tecidos orgânicos (incluindo coração, vasos aorta e pulmão consolidado) se apresentam com atenuação intermediária (menor ou maior que a água), de acordo com alguns fatores a ser considerados. Por exemplo, a borda cardíaca ficará mal definida se houver contato anatômico do coração com o parênquima consolidado de uma pneumonia, infarto pulmonar ou tumores mediastinais. Isto é conhecido como "sinal da silhueta", no qual estruturas de densidade semelhante que fazem contato anatômico direto entre si têm seus contornos menos definidos e se "fundem" visualmente.[2] Isso explica por que um derrame pleural ou pneumonia basal à direita se funde ao contorno do diafragma ou por que uma pneumonia localizada no segmento medial do lobo médio ou na língula borra a silhueta cardíaca.

Outro aspecto a ser considerado é que a árvore brônquica intrapulmonar, por ter paredes finas e estar preenchida e circundada por ar, não deve ser habitualmente visualizada nas radiografias simples de pulmões normais. Quando o ar alveolar é substituído por algum processo patológico (pneumonia, edema ou infarto pulmonar, por exemplo), o brônquio aerado passa a ser visualizado em meio ao parênquima doente – e, portanto, com densidade diferente –, caracterizando o chamado "sinal do broncograma aéreo".[1]

As zonas apicais, hilares e retrocardíaca, bem como as áreas localizadas abaixo da cúpula do diafragma são também conhecidos como "áreas ocultas" em virtude da sobreposição de estruturas com densidade semelhantes, o que exige redobrada atenção na análise.

Com a experiência na avaliação de imagens, a redução do volume de lobos ou segmentos pulmonares, bem como o efeito de massa de eventuais formações expansivas intratorácicas é revelado pelo conseguinte deslocamento de cisuras, hilos ou cúpulas diafragmáticas de suas posições habituais, consistindo em outro importante sinal a ser valorizado na propedêutica radiológica.

Padrões radiológicos e outras alterações pulmonares

As alterações pulmonares parenquimatosas na radiografia de tórax são didaticamente classificadas em quatro categorias:

▪ Consolidação pulmonar: definida como a substituição do ar alveolar por qualquer material sólido ou líquido (inclusive exsudatos inflamatórios, sangue e tumores) e expressa radiologicamente como opacidades mal definidas, por vezes confluentes, que não estão associadas à perda do volume pulmonar.

- Atelectasia: opacidade pulmonar associada à perda do volume pulmonar (redução volumétrica), melhor descrita mais adiante.
- Nódulos ou massas: compreendem achados que vão desde o nódulo pulmonar solitário, até as massas pulmonares (opacidades medindo mais do que 3,0 cm), metástases e processos granulomatosos.
- Intersticiopatias (Figura 6): referem-se às alterações do tecido conectivo que dá suporte aos pulmões, compreendendo as paredes de brônquios e alvéolos, geralmente não caracterizadas na radiografia simples de tórax.[1] São ainda subdivididas em padrão micronodular (múltiplos nódulos menores que 3 mm, como na sarcoidose, pneumoconioses, tuberculose e metástases miliares), padrão reticular (imagens lineares entrelaçadas como na linfangite carcinomatosa e no edema pulmonar) e reticulonodular (uma mistura dos dois padrões anteriores, descrita em algumas infecções, neoplasias e pneumoconioses).[2]

Existem ainda as alterações parenquimatosas que cursam com redução da atenuação do parênquima, como na hiperinsuflação secundária à asma ou enfisema (Figura 7).

As alterações pleurais serão também discutidas em tópicos específicos em outras seções adiante.

No tocante às alterações cardíacas, os recentes avanços dos novos métodos (ecocardiografia, tomografia, ressonância magnética e medicina nuclear) na propedêutica cardiovascular reduziram a importância diagnóstica da radiografia de tórax. Como apenas os contornos externos do coração são caracterizados pela radiografia convencional, na maioria dos casos limitamo-nos a descrever o aumento volumétrico de uma ou várias câmaras cardíacas. É útil, no entanto, ter-se em mente alguns referenciais anatômicos e sua correlação com as estruturas cardiovasculares do mediastino (já descritos no tópico sobre anatomia radiológica do tórax). O índice cardio-

torácico (relação entre o maior diâmetro transverso do coração e o maior diâmetro do tórax) é ainda a medida mais utilizada para tal avaliação, sendo classicamente alterado quando superior a 0,5 na incidência em PA e 0,55 em AP.[7] Outrossim, a diferenciação de cardiomegalia e derrame pericárdico pode ser bastante difícil pelo raio X, muito embora o aspecto "em moringa" (Figura 8) dos derrames volumosos e o aumento abrupto do índice cardiotorácico no pós-operatório

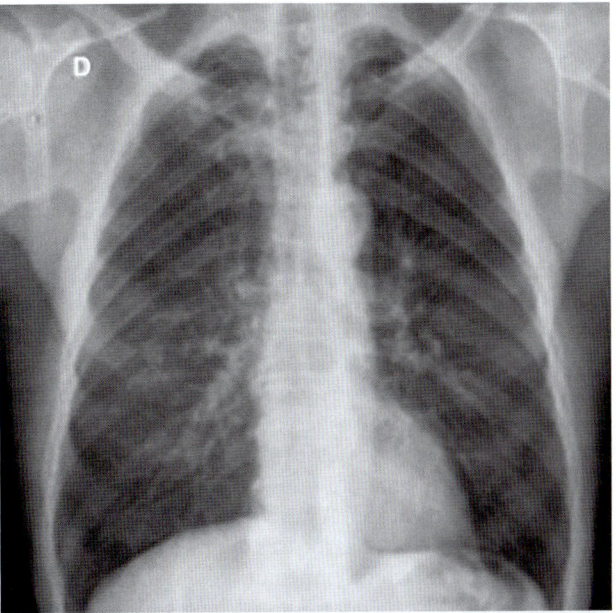

Figura 7 Hiperinsuflação pulmonar bilateral em paciente com doença pulmonar obstrutiva crônica.

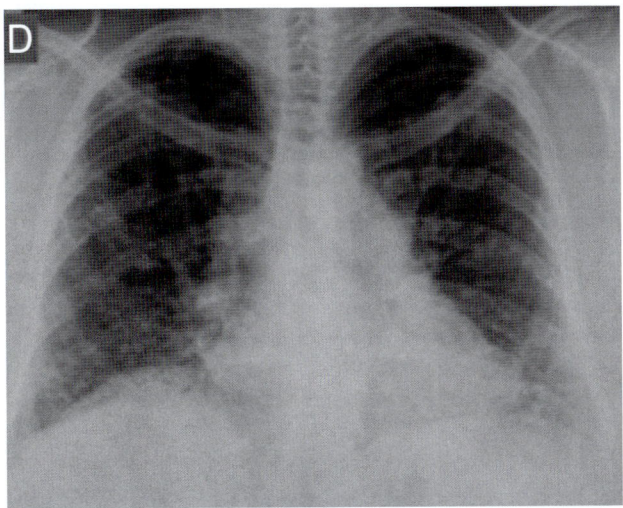

Figura 6 Opacidades reticulares com redução volumétrica caracterizando padrão intersticial reticular em paciente com pneumonia por hipersensibilidade crônica.

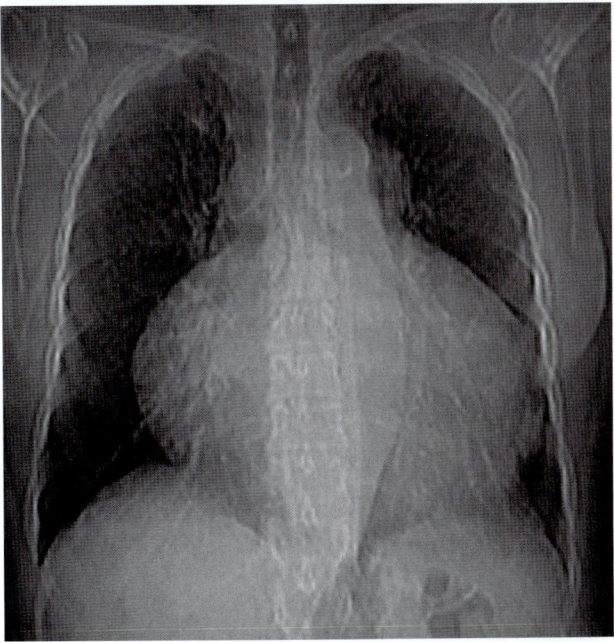

Figura 8 Volumoso derrame pericárdico – coração em "moringa".

de uma cirurgia cardíaca, por exemplo, possam indicar uma patologia pericárdica subjacente. De forma não infrequente, também podemos ver formações arredondadas junto aos ângulos cardiofrênicos, principalmente à direita, que podem ser produzidos por lipomas ou cistos pericárdicos, de fácil confirmação pela tomografia computadorizada (Figura 9).

Diagnósticos radiológicos frequentes

Alterações pulmonares

Atelectasia

Atelectasia é uma causa frequente de opacidade pulmonar e sua apresentação mais frequente é a de opacidade linear ou banda (Figura 10), embora possa variar de acordo com a localização e extensão (formas triangulares ou mal definidas), sendo muitas vezes difícil de ser diferenciada da consolidação parenquimatosa. A incidência é aumentada em pacientes com fatores associados como doença pulmonar prévia, tabagismo, obesidade e em idosos.[8,9] Algumas características que favorecem o diagnóstico de atelectasia incluem: redução volumétrica (sinais diretos ou indiretos como elevação do diafragma, hilos e estruturas adjacentes), resposta à hiperventilação (podem reduzir ou desaparecer com maior inspiração ou aeração), surgimento ou resolução rápidos (em horas) e mudança de localização.[10] A ausência de broncogramas aéreos em meio a atelectasias lobares pode sinalizar obstrução brônquica por impactação mucoide, podendo a broncoscopia terapêutica ser benéfica nestes pacientes.

Edema pulmonar

O edema pulmonar cardiogênico é um achado clínico e radiológico frequente na prática diária e tem a redistribuição com cefalização do fluxo pulmonar (que torna a trama vascular dos campos superiores com calibre igual ou maior se comparado aos inferiores) como um de seus achados radiológicos mais precoces. Com o aumento da pressão venosa pulmonar, tornam-se evidentes sinais de edema intersticial caracterizados por espessamento do feixe peribroncovascular e perda da definição de seus contornos, além do surgimento de linhas A, B e C de Kerley, as quais representam líquido em septos interlobulares e linfáticos. As linhas A de Kerley se associam ao espessamento de septos profundos e linfáticos, observados como longas linhas (5 a 10 cm) direcionadas do hilo para a periferia, mais evidentes nos lobos superiores. As linhas B de Kerley (Figura 11) são as mais frequentemente observadas e representam espessamento de septos interlobulares periféricos, caracterizadas como curtas linhas (até 2 cm) perpendiculares à superfície pleural com predomínio nos campos inferiores. As linhas C de Kerley, menos frequentes, representam linhas B não perpendiculares à superfície pleural, sendo caracterizadas como opacidades reticulares finas em ambos os campos pulmonares inferiores.[8] Posteriormente ocorre a transudação alveolar, preenchendo os espaços antes aerados, com surgimento de infiltrado pa-

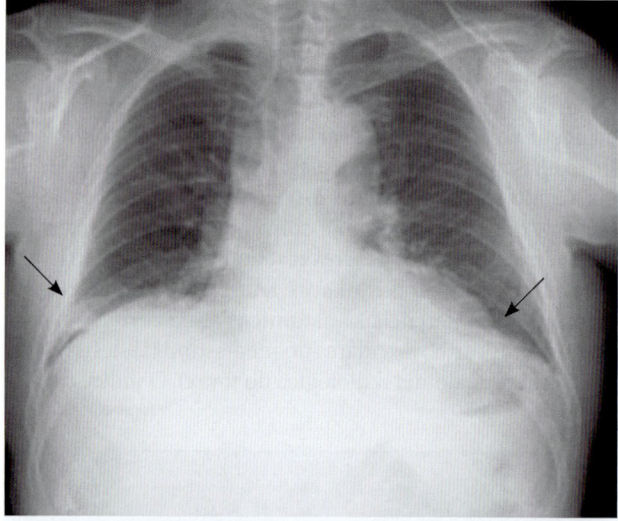

Figura 10 Atelectasias laminares basais típicas de hipoventilação das bases.

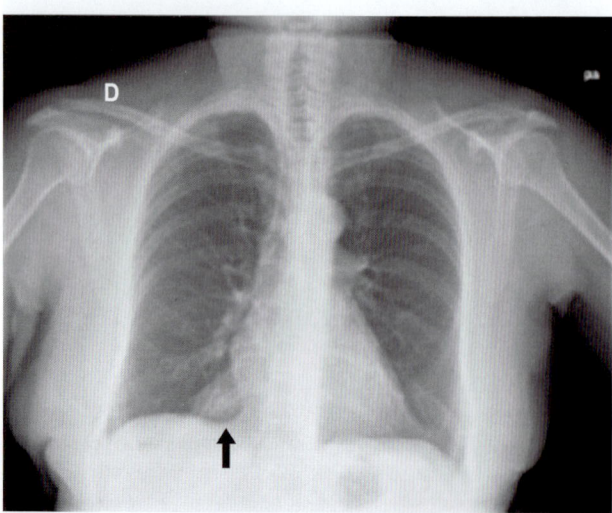

Figura 9 Lipoma pericárdico, junto ao ângulo cardiofrênico direito.

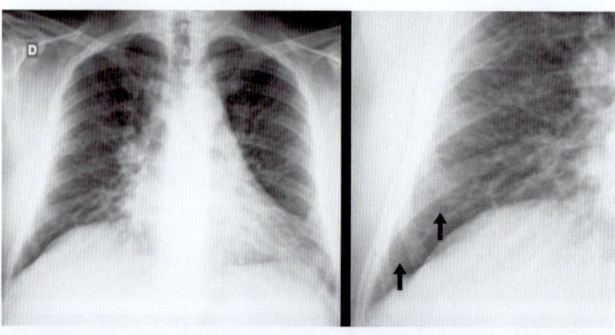

Figura 11 Hilos aumentados e linhas B de Kerley (setas), compatível com congestão pulmonar.

renquimatoso. Na radiografia de tórax, essas opacidades inicialmente se apresentam com distribuição peri-hilar simetricamente (aspecto em "asa de morcego" ou "asa de borboleta"), progredindo o acometimento pulmonar paralelamente ao incremento da pressão venosa até tornarem-se difusas nos casos mais avançados.[8]

O edema cardiogênico apresenta-se mais comumente de forma simétrica e bilateral, embora possa ocorrer de forma assimétrica em algumas condições em particular, tal como na insuficiência mitral, quando o jato de refluxo é direcionado ao óstio de uma veia pulmonar (mais frequentemente a superior direita), ou em associação com a doença pulmonar crônica subjacente (quando há redistribuição do fluxo para as regiões menos acometidas, onde ocorre troca gasosa com maior eficiência). Menos comumente, o edema hidrostático pode se apresentar de forma lobar, miliar ou comprometer os campos inferiores, dificultando sobremaneira o diagnóstico.[4] Outros achados classicamente associados são a cardiomegalia ou os sinais de aumento do átrio esquerdo, como o duplo contorno cardíaco (Figura 12), o aumento do ângulo subcarinal, a elevação do brônquio fonte esquerdo e a compressão anterior do esôfago (observada na incidência em perfil), além do derrame pleural (frequentemente bilateral).[8] O infiltrado alveolar pode ainda apresentar broncogramas aéreos de permeio e rápida mudança do padrão às alterações de decúbito.[9]

A forma não cardiogênica de edema pulmonar em seu grau mais acentuado, conhecido como síndrome da angústia respiratória aguda (SARA), pode ter diferentes causas, in-

cluindo sepse, infecção pulmonar, trauma torácico e choque. Sua apresentação comumente se inicia com opacidades periféricas esparsas evoluindo de forma a confluir em infiltrados maiores que então acometem os pulmões difusamente.[8,10,11] A SARA possui três fases de evolução (exsudativa, proliferativa e fibrótica) e embora não seja clara a distinção por imagem das primeiras duas, na fase fibrótica é observada uma transição das opacidades alveolares para um aspecto reticular e retrátil que pode permanecer como sequela radiológica. O grau de alteração fibrótica residual tem relação com a gravidade do quadro durante sua evolução, duração e extensão.[8,9,10]

Embora muitas vezes a diferenciação da natureza do edema seja difícil (cardiogênica ou não cardiogênica), alguns aspectos devem ser valorizados. Por exemplo, cardiomegalia, cefalização da vascularização pulmonar, linhas de Kerley, derrame pleural bilateral, início com distribuição peri-hilar e clareamento rápido da imagem radiológica com instituição da terapêutica adequada favorecem a possibilidade da etiologia hidrostática.[7,8,10]

Aspiração

Os achados radiológicos de pneumonite aspirativa variam de acordo com a quantidade e o conteúdo do material aspirado e, diferentemente do que ocorre no paciente em ortostase (cujo infiltrado é mais frequentemente observado na base pulmonar direita), no caso do paciente em decúbito dorsal o material é dirigido preferencialmente para os segmentos posteriores dos lobos superiores e segmentos superiores dos lobos inferiores.[9-11] O acometimento tende a ser assimétrico, envolvendo a região peri-hilar de ambos os pulmões e pode ter extensão variada, com repercussão que vai da bronquiolite até extensas consolidações com áreas de pneumonia necrotizante e formação de abscessos. Atelectasias são comumente associadas a quadros aspirativos devido à inflamação brônquica com acúmulo de secreção e material aspirado formando plugs luminais que ocluem a via aérea.[8,10]

Pneumonia

Opacidades parenquimatosas com aspecto alveolar esparsas ou com distribuição segmentar periférica devem levantar a suspeita de infecção pulmonar, principalmente quando em contato com superfícies pleurais ou fissurais e com broncograma aéreo associado.[11] Ao se avaliar infiltrados mais extensos, lobares ou bilaterais, especial atenção deve ser tomada para a presença ou não de redução volumétrica, distribuição dos broncogramas aéreos (se divergentes ou agrupados), bem como para o tempo de surgimento, evolução, modificação ou resolução das opacidades. O exsudato alveolar de natureza infecciosa não cursa com redução volumétrica (podendo até, ao contrário, determinar leve abaulamento de fissuras) e tem evolução relativamente lenta, tanto para o surgimento quanto sua resolução, sem alterações relacionadas à posição de decúbito. A presença de abscesso ou escavação em meio à consolidação aumenta a especificidade para etiologia infecciosa.[9,11]

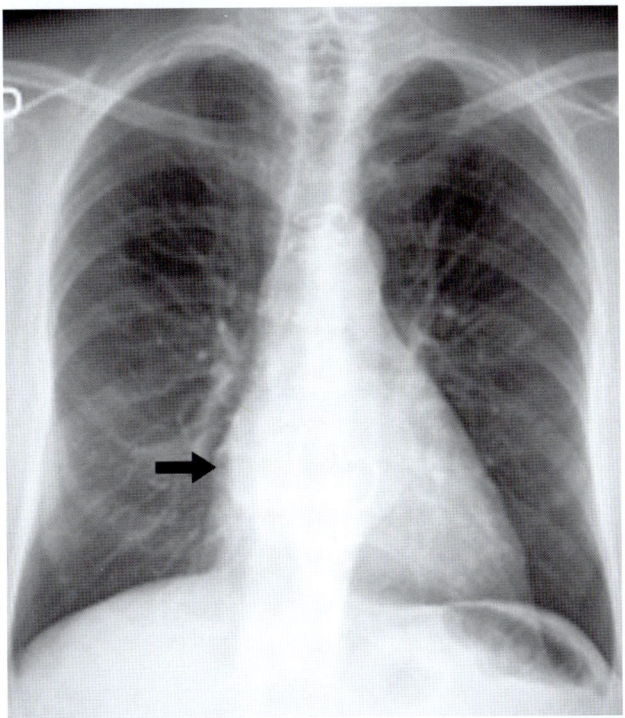

Figura 12 Duplo contorno atrial (seta) indicando aumento atrial esquerdo em paciente com prótese mitral com disfunção.

Embolia pulmonar

Na maior parte dos pacientes com tromboembolismo pulmonar, a radiografia de tórax não evidencia alterações, sendo a angiotomografia computadorizada de artérias pulmonares o método de escolha para tal diagnóstico. Achados eventuais e inespecíficos incluem a presença de bandas atelectásicas e pequeno derrame pleural ipsilaterais, bem como opacidades parenquimatosas em cunha, com base voltada para a face pleural, nos casos em que há infarto pulmonar associado (corcova de Hampton – Figura 13). Alterações menos frequentes, porém mais indicativas de um evento tromboembólico, incluem o sinal de Westermark (oligoemia distal ao ponto de oclusão vascular observada como região de menor atenuação e vascularização do parênquima pulmonar) e o sinal de Palla (aumento do calibre da artéria pulmonar direita devido à impactação tromboembólica).[8,10]

Alterações pleurais

Derrame pleural

A presença de líquido na cavidade pleural é consequência peculiar das condições pressóricas deste compartimento. O "sinal do menisco" ou linha de Demoiseau está presente nas radiografias realizadas em posição ortostática nos casos de derrames livres e, sem componente gasoso associado, representa a zona de transição entre a região onde o derrame é mais espesso inferiormente e menos espesso superiormente (Figura 14). Nas radiografias anteroposteriores realizadas em decúbito, é necessário um volume considerável de líquido (cerca de 500 mL) no espaço pleural para que o derrame se torne evidente,[8] podendo as incidências em decúbito lateral (sobre o lado acometido) com raios horizontais aumentar a sensibilidade para tal diagnóstico. Nesses pacientes, sinais que sugerem derrame pleural incluem o aumento homogêneo da atenuação ou de forma progressiva em direção à base, sem obscurecer a trama broncovascular. Com aumento da quantidade de líquido, ocorre obliteração do seio costofrênico lateral e borramento da cúpula diafragmática.[8-10]

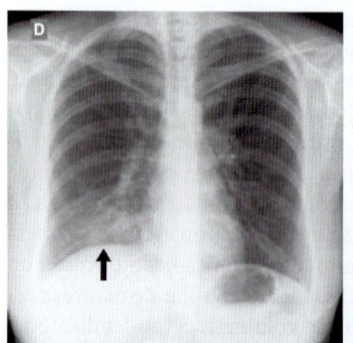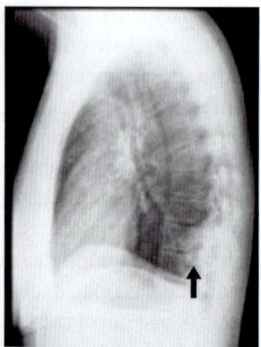

Figura 13 Opacidade pulmonar subpleural com aspecto em cunha no campo inferior direito, sem borrar os contornos cardíacos, correspondente a infarto pulmonar confirmado pela angiotomografia.

Pneumotórax

A presença de gás entre os folhetos pleurais pode ser caracterizada como uma fina linha periférica, sem trama vasobrônquica, observada além desse limite nos pacientes em ortostase (Figura 15). No decúbito dorsal, entretanto, pode ser difícil a observação desses sinais, haja vista que o gás em pequena quantidade tende a se acumular na região anteromedial da caixa torácica e nas regiões subpulmonares[9]. São ain-

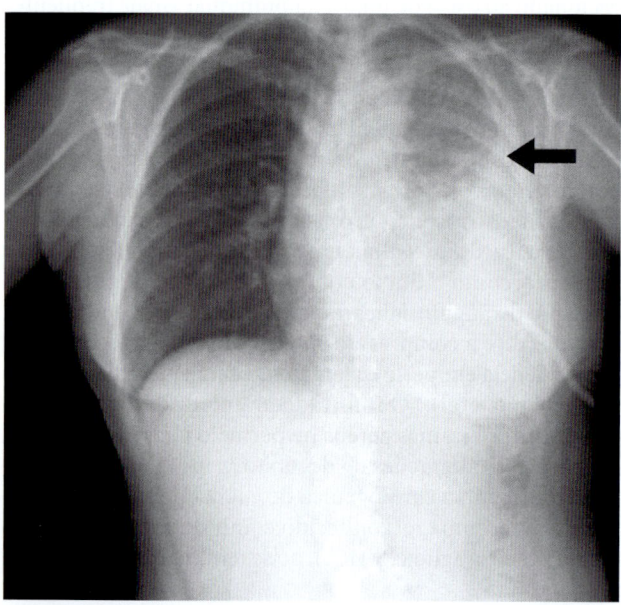

Figura 14 Derrame pleural à esquerda com sinal do menisco (seta).

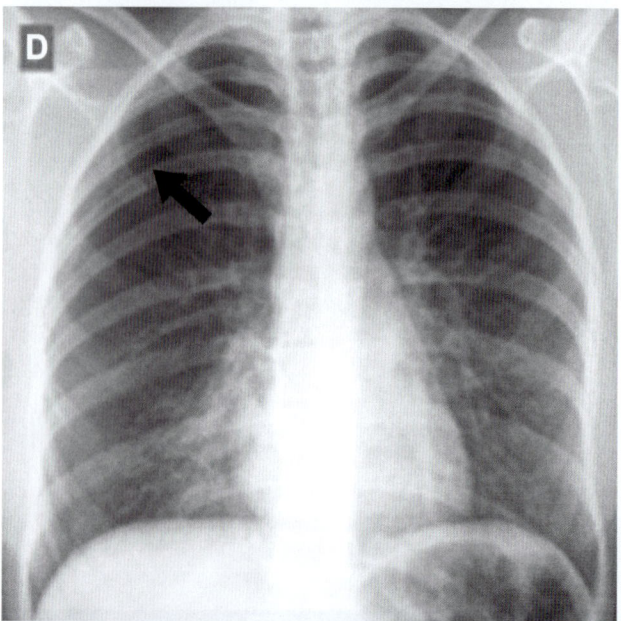

Figura 15 Pneumotórax à direita (seta).

da sinais de pneumotórax (anteromedial e anterolateral) o aumento da transparência e profundidade dos seios cardiofrênicos e costofrênicos laterais, chamados de sinal do sulco profundo. O acúmulo gasoso subpulmonar, por sua vez, determina hiperlucência do respectivo hipocôndrio com melhor delineação da superfície superior do diafragma e contornos cardíacos.[9,11]

Pneumotórax hipertensivo ocorre com maior incidência em pacientes em ventilação mecânica e, embora seu diagnóstico seja baseado no exame físico, a radiografia de tórax pode ser sugestiva ao demonstrar retificação da borda cardíaca direita e da veia cava inferior, depressão da cúpula frênica, aumento do espaço intercostal e deslocamento contralateral do recesso azigoesofágico.[11]

As dobras cutâneas no paciente em decúbito constituem importante fator de confusão para o diagnóstico de pneumotórax quando formam imagens lineares em locais específicos que simulam uma linha pleural. Sua extensão além dos limites pleurais pode facilitar a diferenciação.[8]

Alterações mediastinais

Alargamento mediastinal

Aneurismas e dissecções da aorta torácica (Figura 16) são causas frequentes de alargamento mediastinal na população em geral, sobretudo em idosos. Pacientes submetidos a toracotomia e manipulação do mediastino frequentemente apresentam edema e formação de hematomas que também levam ao alargamento dos contornos, tornando-os pouco definidos. Cirurgias para revascularização do miocárdio com utilização de artéria mamária interna também podem causar discreto

alargamento do contorno mediastinal ipsilateral à artéria interposta devido a soma do pedículo vascular à imagem mediastinal, embora sejam facilmente detectados os clipes metálicos para sua fixação no novo trajeto.[8] Outras causas de alargamento mediastinal incluem o aumento das artérias pulmonares na hipertensão pulmonar (Figura 17), linfonodomegalias e processos expansivos do mediastino anterior, inclusive linfoma (Figura 18).

Pneumomediastino

Sinais sugestivos de pneumomediastino na radiografia incluem áreas hipertransparentes circundando os grandes vasos, a borda medial da veia cava inferior e a veia ázigos. Um importante fator de confusão é o chamado efeito Mach (Figura 19), presente na transição entre os contornos das estruturas mediastinais e pulmonares normais, que pode simular coleção laminar de gás. Trata-se uma ilusão de ótica observada na interface entre diferentes tons de cinza, levando à impressão de um gradiente que realça as bordas das estruturas justapostas, que não corresponde a nenhuma alteração real.

Derrame pericárdico

Como já descrito anteriormente, o derrame pericárdico se apresenta como aumento e alteração de forma da silhueta cardíaca, que pode se tornar globosa (Figura 10) ou "em moringa". O aumento da imagem cardíaca pode alargar ainda o

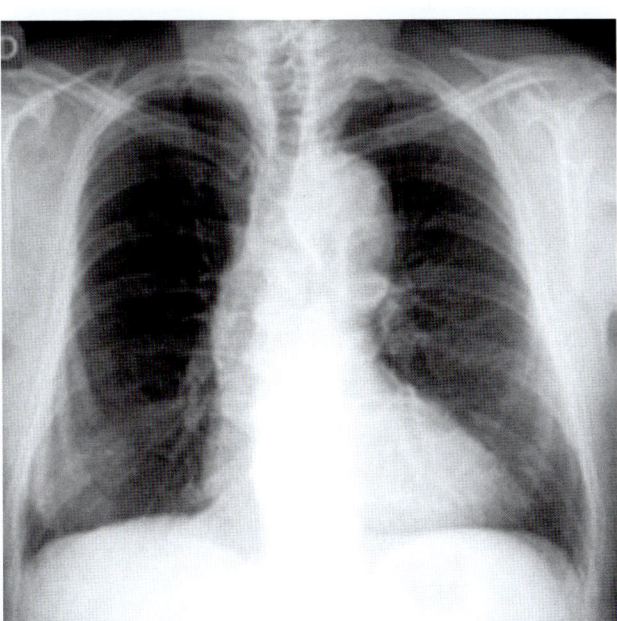

Figura 16 Alargamento mediastinal por aneurisma de aorta ascendente em idoso.

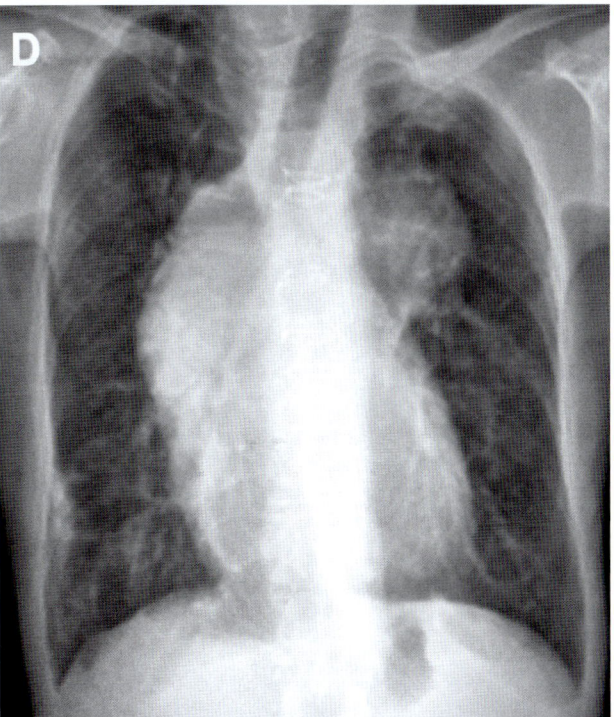

Figura 17 Hilos aumentados em paciente com hipertensão pulmonar.

ângulo subcarinal. O aumento significativo da imagem cardíaca em exames seriados ou alterações de sua forma devem levar à suspeita de derrame pericárdico.

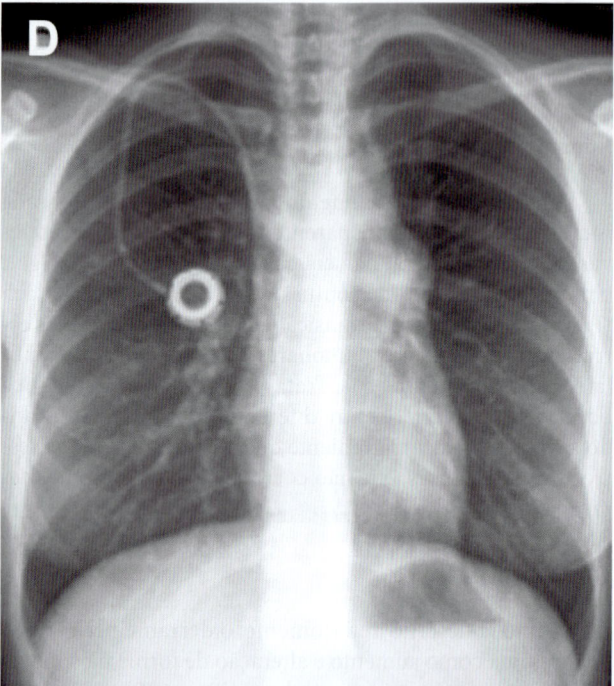

Figura 18   Alargamento mediastinal em paciente jovem com linfoma.

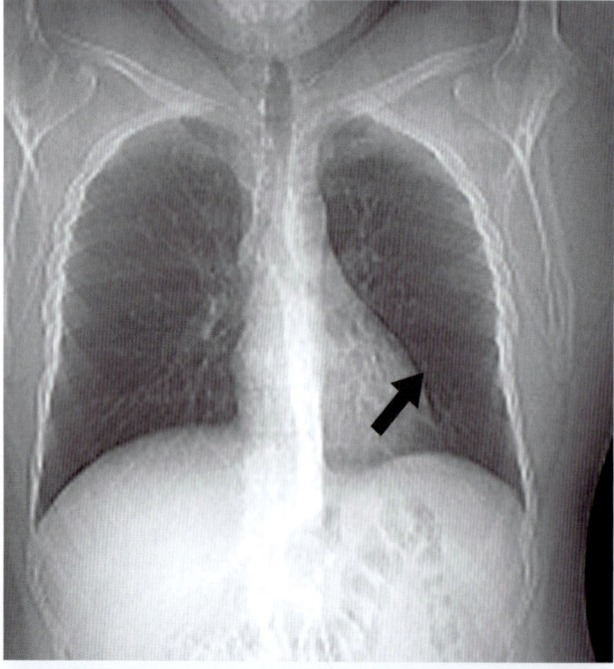

Figura 19   Sinal Mach no contorno cardíaco (linha preta – seta), simulando pneumomediastino.

Pneumopericárdio

Mais comumente caracterizado na UTI em pacientes com cirurgia cardíaca recente, se apresenta radiograficamente como áreas lucentes ao redor da imagem cardíaca, podendo se estender até às artérias pulmonares principais.

Dispositivos de monitorização e suporte

Tubos endotraqueais, sondas digestivas, cateteres venosos, drenos e outros instrumentos ligados ao paciente têm papel crucial em muitos dos casos internados em unidades de terapia intensiva. O posicionamento adequado dos dispositivos utilizados é de suma importância para seu funcionamento correto e, quando em posição insatisfatória, além de não desempenharem a função esperada, eles podem até contribuir para a deterioração da condição clínica do paciente ou ainda cursar com complicações potencialmente letais.[8,11] A avaliação destes dispositivos invasivos tem limitada acurácia pelo exame físico e pode ser mais claramente realizada por imagem. Recomenda-se que seja feita uma radiografia imediatamente após sua instalação, a fim de se avaliar sua posição e detectar eventuais complicações.[8]

Dispositivos cardiovasculares

A avaliação dos cabos do marca-passo requer duas incidências (frontal e lateral) para que seja possível localizá-los espacialmente de forma adequada. Os cabos devem ser cuidadosamente observados em toda a sua extensão para que sejam detectadas dobras ou fraturas (Figura 20). Eletrodos endocárdicos devem estar situados cerca de 3 a 4 mm

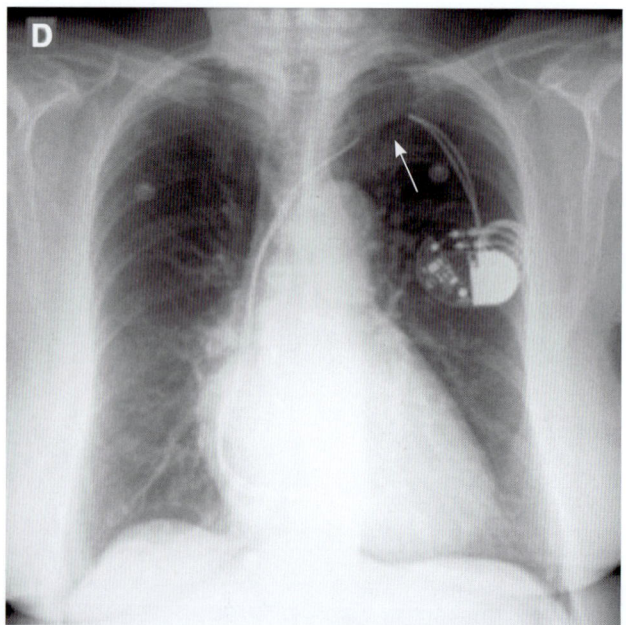

Figura 20   Eletrodos de marca-passo com sinais de descontinuidade (fratura).

abaixo da gordura epicárdica,[8] o que representa seu posicionamento adequado no interior do trabeculado cardíaco. A caracterização da extremidade do eletrodo além do plano adiposo epicárdico pode indicar perfuração da parede miocárdica.

Valvas cardíacas (mecânicas ou biológicas), bem como alguns modelos de dispositivos de oclusão (sobretudo no septo atrial), podem ser vistos na radiografia convencional, embora sua avaliação topográfica e funcional seja idealmente feita pela ecocardiografia. Alguns modelos de *stents* coronarianos (sobretudo os mais calibrosos) podem ter expressão radiográfica, porém sem valor propedêutico significativo.

Quanto aos balões intra-aórticos, a maioria dos modelos é radiotransparente, exceto por um marcador radiopaco distal. Se o filme for obtido na diástole (balão inflado), uma coluna aérea radiolúcida pode ser vista na topografia da aorta descendente,[12] lobo abaixo da emergência da subclávia esquerda, na topografia da janela aortopulmonar.[13]

Os dispositivos de assistência ventricular podem ser instalados objetivando um incremento transitório na função ventricular direita ou esquerda, sendo a segunda mais frequente. Quando posicionado no ventrículo esquerdo, uma cânula de entrada é conectada ao ápice ventricular e uma cânula de saída é conectada à aorta ascendente, enquanto a bomba é posicionada na parede abdominal (Figura 21).

Agradecimentos

Agradecemos gentilmente aos Drs. Ricardo Mazzetti Guerrini, Antônio Fernando Lins de Paiva, Eduardo Seigo Ikari e à Dra. Carolina Sander Reiser pelas imagens cedidas.

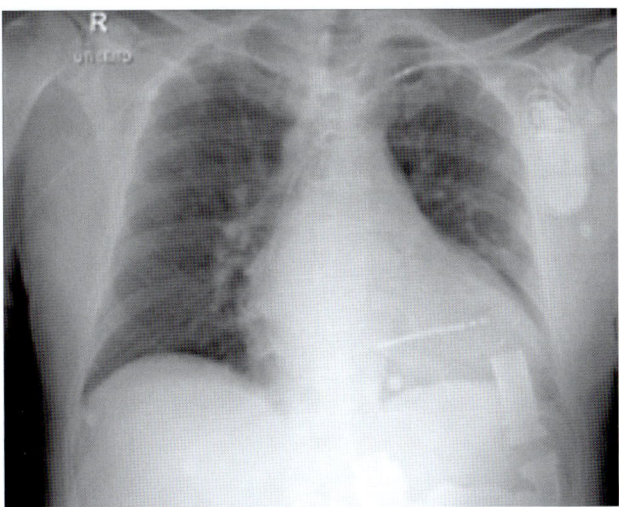

Figura 21 Dispositivo de assistência ventricular normoposicionado conectado ao ventrículo esquerdo.

Resumo

A radiografia simples continua a ter importante valor diagnóstico na avaliação das patologias cardiopulmonares. Sua ampla disponibilidade, seu baixo custo e sua rapidez da execução propiciam sua execução na maior parte dos serviços. No entanto, sua correta aplicação na prática clínica pressupõe aspectos como: indicações adequadas, condições técnicas respeitadas e interpretação sistemática por parte de médicos treinados e conscientes dos usos e das limitações do método. Na prática radiológica, várias incidências podem ser utilizadas na aquisição de imagens por radiologia convencional. A incidência frontal posteroanterior (PA) em apneia inspiratória é considerada a aquisição-padrão, pois mantém o coração mais próximo do filme/placa detectora, reduzindo assim o efeito de magnificação do coração, e deve ser idealmente solicitada junto com a incidência em perfil (sobretudo na primeira avaliação radiológica do paciente). Ainda de acordo com a direção de penetração dos raios de sua fonte ao filme, a aquisição AP é geralmente indicada em pacientes graves, restritos ao leito, inconscientes ou politraumatizados. Diversos padrões radiológicos podem ser encontrados como consolidações, atelectasias, nódulos ou intersticiopatias. A correlação do achado sempre deve ser realizada diante do quadro clínico para se obter diagnóstico e terapêutica corretos.

Referências bibliográficas

1. Funari MBG et al. Diagnóstico por imagem das doenças torácicas; editor da série Giovanni Guido Cerri. Rio de Janeiro: Guanabara Koogan; 2012.
2. Lauand LSL, Souza Junior, EB, Andrade, BA, Sprovieri, SRS. Contribuição da interpretação da radiografia simples do tórax na sala de emergência. Arquivos Médicos da Faculdade de Ciências Médicas da Santa Casa de São Paulo. 2008;53(2):64-76.
3. Osman F, Williams I. Should the lateral chest radiograph be routinely performed? Radiography. 2014;20:162-6.
4. Vom J, Williams I. Justification of radiographic examinations: what are the key issues? J Med Radiat Sci. 2017;64:212-9.
5. Kluthke RA, Kickuth R, Bansmann PM, Tushaus C, Adams S, Liermann D, et al. The additional value of the lateral chest radiograph for the detection of small pulmonary nodules: a ROC analysis. Br J Radiol. 2016;89:20160394.
6. Ittyachen AM, Vijayan A, Isac M. The forgotten view: Chest X-ray - Lateral view. Respiratory Medicine Case Reports. 2017;22:257-59.
7. Silva CIS, et al. Tórax, 1ª. ed. Rio de Janeiro: Elsevier: 4-5, 2010.
8. Fernandez JD, Gay SB, Dee PM, Rubner RC, Jackson JM. Interpretation of the ICU Chest Film. Disponível na internet: http://www.med-ed.virginia.edu/courses/rad/chest/ (13 jan 2013).
9. Horner PE, Primack SL. Chest radiology in the intensive care unit. In: Imaging of the Chest, 1a ed. Philadelphia: Muller; 2008. p. 1288-308.
10. Rubinowitz AN, Smitaman E, Mathur M, Siegel MD. Thoracic radiology in the ICU. PCCSU Volume 24. Lesson 15. 2010. Disponível na internet: http://www.chestnet.org/accp/pccsu/thoracic-radiology-icu?page=0,3.
11. Trotman-Dickenson B. Radiology in the intensive care unit. J Intensive Care Med. 2003;18:198-210.
12. Hunter TB, Taljanovic MS, Tsau PH, Berger WG, Standen JR. Medical devices of the chest. Radiographics. 2004;24(6):1725-46.
13. Mohamed I, Lau CT, Bolen MA et al. Building a bridge to save a failing ventricle: Radiologic evaluation of short- and longterm cardiac assist devices. RadioGraphics. 2015;35:327-56.

Seção 6

MÉTODOS DIAGNÓSTICOS ESPECÍFICOS PARA DOENÇA CARDIOVASCULAR

Capítulo 1

Análise multifatorial das respostas clínicas, eletrocardiográficas e hemodinâmicas frente ao esforço físico

Luiz Eduardo Mastrocola
Fabio Mastrocola
Almir Sérgio Ferraz

Pontos-chave

- O teste ergométrico, além de fornecer informações multifatoriais, objetiva principalmente a avaliação da reserva coronariana frente ao esforço, especialmente quando a indicação é a avaliação da doença arterial coronariana.
- Alterações da razão entre o consumo e a oferta de oxigênio ao miocárdio podem ter como expressão manifestações clínicas (sintomas e sinais), hemodinâmicas (pressão arterial e frequência cardíaca) e eletrocardiográficas sugestivas de isquemia.
- A presença de dor torácica desencadeada ao exercício, incompetência cronotrópica, recuperação anormal da frequência cardíaca após o esforço, comportamento das arritmias, desvios do segmento ST (infradesnivelamento e supradesnivelamento), curvas anormais da pressão arterial, entre outros sinais e sintomas auxilia, de modo integrado, na caracterização diagnóstica e no estabelecimento de risco.
- Fornece também informações relacionadas à capacidade funcional, com implicações prognósticas em doenças cardiovasculares específicas, variável esta de grande impacto e incluída atualmente em algoritmos de estratificação de risco.
- A utilização de escores prognósticos, que envolvem variáveis derivadas do esforço físico, isoladas ou associadas às informações clínicas pré-teste, consolidam-se como ferramentas de reestratificação de risco e de auxílio ao processo de decisão médica.

Introdução

A aplicação do estresse físico de forma programada pelo teste ergométrico (TE) tem como objetivo evidenciar anormalidades cardiovasculares que não estejam presentes na condição de repouso,[1,2] bem como determinar de modo indire-

to a adequação da função cardíaca ao esforço realizado. Quando a doença arterial coronariana (DAC) é a indicação principal, o TE avalia primordialmente o comportamento da reserva coronariana diante do esforço físico, que reflete a elevação do fluxo coronário e da oferta de oxigênio ao miocárdio diante do aumento da demanda imposta pela aplicação de cargas crescentes de trabalho. Desta forma, alterações da razão entre consumo e oferta de oxigênio ao miocárdio resultam em isquemia, habitualmente pelo aumento desproporcional do consumo.

Para tanto, torna-se importante o conhecimento da fisiologia coronariana, em que o fluxo sanguíneo basal pelas artérias coronárias é de aproximadamente 1 mL.min^{-1}.gr^{-1} de miocárdio, mantido constante dentro dos limites da normalidade até obstruções luminais de 70-80%.[3-5] Para estenoses maiores, ainda na condição de repouso, observa-se o esgotamento da reserva coronariana e a queda subsequente de fluxo. No entanto, quando são aplicadas formas de estresse como o exercício físico, verifica-se, como resposta ao estímulo aplicado, aumento variável do fluxo coronariano entre 3 e 4 vezes os valores basais, para indivíduos saudáveis. Em condições de estresse e na presença de lesões obstrutivas, observa-se que a partir de 50% de estenose luminal pode haver comprometimento significativo da reserva de fluxo coronariano, resultando em sua queda mais precoce em comparação à situação de repouso e inferindo, desta forma, maiores sensibilidade e acurácia global para a detecção e caracterização de isquemia miocárdica por DAC. Mesmo assim e em diferentes cenários, como por exemplo na avaliação de lesões não culpadas na síndrome coronariana aguda, observa-se dissociação anatômico-funcional, com porcentual significativo de lesões ≥ 50% evidenciando medidas invasivas (reserva fracionada de fluxo ou FFR) normais.[6-9]

Fisiologia do exercício

A magnitude das respostas hemodinâmicas durante os testes de exercício comumente aplicados, com componente dinâmico-aeróbico (*endurance*) predominante[2] é relacionada a fatores como intensidade, modo de aplicação e duração da carga aplicada, além da massa muscular envolvida, entre outros. Destacam-se como variáveis principais envolvidas na gênese dessas respostas a frequência cardíaca (FC), o volume sistólico (VS), o débito cardíaco (DC) e a diferença arteriovenosa (DAV), todos componentes do consumo máximo de oxigênio (VO$_{2máx}$), além do comportamento da pressão arterial sistêmica (PA). Quando um indivíduo encontra-se em fases preparatórias ao esforço, observa-se elevação da FC por inibição parassimpática, aumento na ventilação alveolar e aumento na pré-carga como resultado de estimulação simpática, além de consequente venoconstrição. Já em etapas iniciais de exercício em posição ortostática o DC, resultado do produto entre o VS e a FC, eleva-se de modo predominante pelo aumento do volume sistólico (VS), via mecanismo de Frank-Starling e pela FC em menor magnitude. Tais modificações são resultantes do aumento da demanda de oxigênio corporal, principalmente dos músculos envolvidos na atividade. O VS alcança, de modo curvilinear, seu maior valor até aproximadamente 60% do VO$_2$ máximo, exceto em atletas de elite.[10] A partir desse momento, a elevação do DC tem como mediador principal a FC até fases finais de esforço, dependente diretamente da estimulação simpática. No exercício extenuante, habitualmente coincidente com o VO$_2$ pico ou máximo, a descarga simpática e a inibição parassimpática são máximas, culminando em vasoconstrição de grande parte do sistema circulatório corporal, à exceção dos órgãos e sistemas envolvidos diretamente na realização da atividade específica (fenômeno da redistribuição do fluxo sanguíneo), bem como as circulações coronariana e cerebral.[10] Torna-se, na verdade, um balanço entre vasoconstrição em locais não envolvidos diretamente no exercício (órgãos não solicitantes), como fígado, baço, intestinos, rins e circulação cutânea, além de vasodilatação no sistema muscular em sobrecarga de trabalho contínua. Há liberação de noradrenalina venosa e arterial de terminações nervosas pós-ganglionares simpáticas, bem como de renina plasmática, verificando-se aumento final da contratilidade ventricular. Adicionalmente, com o progredir do exercício, observa-se:

A. Aumento da diferença arteriovenosa (AV) dentro de limites fisiológicos de 15 a 17 mL de oxigênio por 100 mL de sangue, decorrente da maior extração pelo aumento do fluxo sanguíneo muscular esquelético.
B. Decréscimo da resistência periférica total.
C. Elevação das pressões arteriais sistólica, média e de pulso, mantendo-se inalterada ou com ligeiras oscilações e tendência à queda da pressão arterial diastólica, que por vezes pode ser audível até valores próximos a zero.
D. Nota-se ainda grande capacidade de acomodação para o leito vascular pulmonar diante de elevações de até seis vezes do DC, mas resultando apenas em modestas elevações da pressão arterial pulmonar, da pressão capilar pulmonar e da pressão atrial direita.

Adicionalmente, deve-se ressaltar ainda que aumentos acentuados do DC, por exemplo, durante a realização de maratonas, dependem de características individuais específicas (genéticas) e da dose ou do nível de treinamento. Ainda, a localização e o tamanho dos grupos musculares envolvidos determinarão diferentes comportamentos hemodinâmicos, com maior resposta de elevação da frequência cardíaca e pressão arterial a uma quantidade estabelecida de trabalho nos exercícios dinâmicos com os membros superiores, quando comparados aos inferiores.[2]

O consumo de oxigênio ou VO$_2$ em qualquer momento do exercício é igual ao produto do débito cardíaco vezes a diferença AV de oxigênio e, quando o esforço máximo é alcançado, o VO$_2$ neste momento passa a representar praticamente o DC máximo:[11]

$$VO_{2máx} = (DC \times VS) \times \text{diferença (A-V) } O_2$$

Sendo DC: débito cardíaco; VS: volume sistólico; A: conteúdo arterial de oxigênio; V: conteúdo venoso de oxigênio

Na fase de recuperação ou pós-esforço, existe retorno à atividade vagal e normalização progressiva das modificações hemodinâmicas em tempo variável, a depender do grau de condicionamento físico, da presença de isquemia miocárdica por DAC e ou comorbidades associadas, como insuficiência cardíaca congestiva e disfunção autonômica, entre outras. A rápida queda da FC nos 2 minutos iniciais da fase de recuperação implica predomínio parassimpático ou reativação vagal preservada, enquanto a manutenção de FC elevada traduz domínio simpático e maior associação com eventos no acompanhamento clínico.[12-15] Com o avançar da idade se observa, de modo inverso, o decréscimo da frequência cardíaca máxima, estimada por equações de regressão clássicas (Tabela 1) e débito cardíaco. Mesmo com limitações e falta de evidências comprobatórias, além da larga variabilidade entre indivíduos da mesma idade (desvio-padrão de 12 batimentos), algumas de aplicação separada para homens e mulheres, as equações de regressão de uso comum e maior emprego na prática clínica atual são as de Karvonen, Lange Andersen e Tanaka.[16-18]

Na análise do comportamento da frequência cardíaca durante exercício dinâmico verifica-se elevação linear e paralela ao aumento do consumo de oxigênio dentro de limites definidos, próxima a 10 bpm (batimentos por minuto) para cada unidade metabólica ou MET adicional gasto diante das cargas de trabalho aplicadas (1 MET equivale ao consumo de oxigênio de 3,5 mL.kg^{-1}.min^{-1} em repouso, com a quantidade de exercício estimada em múltiplos da unidade basal). Resposta exacerbada ou acelerada da frequência cardíaca diante de cargas submáximas de trabalho pode ser observada após período de descondicionamento físico, fibrilação atrial e hipertireoidismo, além de outras situações, como anemia, hipovolemia, desordens metabólicas, temperatura corporal elevada, condições ambientais desfavoráveis, volume vascular ou resistência periférica variáveis, disfunção ventricular etc. Da mesma forma, a resposta da FC nos primeiros segundos do exercício tem sido descrita como de grande acurácia para avaliação da atividade parassimpática cardíaca (transiente inicial de FC no exercício dinâmico).[19-20]

Tabela 1 Equações de regressão para a estimativa da frequência cardíaca máxima	
Autores	**Equação de regressão**
Karvonen	FC máxima = (220 – idade em anos) bpm
Lange Andersen	FC máxima = 210 – (0,65 × idade em anos) bpm
Inbar	FC máxima = 205,8 – (0,685 × idade em anos) bpm
Tanaka	FC máxima = 208 – (0,7 × idade em anos) bpm
Tanaka (sexo feminino)	FC máxima = 206 – (0,88 × idade em anos) bpm

Por outro lado, aumento abaixo do esperado da FC diante de um teste de cargas progressivas pode associar-se à maior capacidade aeróbica, utilização de fármacos como betabloqueadores, disfunção do nó sinusal, incompetência cronotrópica, hipotireoidismo, entre outros.

Finalmente vale ressaltar que o consumo de oxigênio do miocárdio, determinado pelo estresse intramiocárdico sobre as paredes do ventrículo esquerdo (produto da pressão intraventricular esquerda x volume/espessura de parede), contratilidade e frequência cardíaca, pode ser estimado na prática clínica e durante a realização de um teste ergométrico pelo duplo produto (PAS x FC), que varia habitualmente de 25.000 (percentil 10) a 40.000 (percentil 90) no pico do exercício.[21]

Aplicações principais

Considerando-se a grande abrangência atual de indicações dos TE, torna-se obrigatória a vinculação entre diagnóstico e prognóstico, em especial dentro da avaliação da DAC, objetivando adicionar o maior valor incremental ao processo de decisão médica. Do comportamento das inúmeras variáveis obtidas durante e após o estresse resultam: a capacidade de detecção de isquemia eletrocardiográfica e/ou clínica; a observação de distúrbios hemodinâmicos desencadeados pelo esforço; o estabelecimento da capacidade funcional; a análise de arritmias; o estabelecimento de diagnóstico e prognóstico em doenças cardiovasculares, bem como a possibilidade de inferir o sucesso de intervenções terapêuticas, invasivas e não invasivas, entre outros. Populações específicas e situações individuais ampliam sobremaneira a aplicação dos TE, mas sempre na busca de recomendações baseadas em evidências.[18]

Assintomáticos

A DAC é a principal causa de morte nos países desenvolvidos e em crescente e alarmante frequência nos países em desenvolvimento. Ressalta-se que muitos indivíduos com aterosclerose coronariana e implicações prognósticas importantes são assintomáticos.[22] No entanto, a investigação complementar por provas não invasivas nesse grupo de indivíduos não encontra aceitação consensual e de relação custo-efetividade questionável, existindo recomendações contrárias à aplicação dos TE como ferramenta de *screening*.[23-24] Entre as justificativas destacam-se as limitações das alterações

do segmento ST durante e após o esforço para o diagnóstico de DAC nessas populações, especialmente em mulheres, resultando em investigação e tratamentos considerados não apropriados. No entanto, diretrizes nacionais recentes destacam o sugestivo valor da ergometria baseados em graus de recomendação e níveis de evidências[18] como:

- Classe I de recomendação:
  - Na avaliação de indivíduos com história familiar de DAC precoce ou morte súbita (nível B de evidências).
  - Para aqueles classificados como de alto risco pelo escore de Framingham (nível B de evidências).
  - Na presença de história familiar de DAC e programação de cirurgia não cardíaca, mas com risco de intermediário a alto (nível C de evidências).

- Classe IIa de recomendação:
  - Avaliação de candidatos a programas de exercício (homens acima de 40 anos e mulheres acima de 50) (nível C de evidências).
  - Avaliação de indivíduos com ocupações especiais que possam implicar riscos populacionais, como pilotos, motoristas de coletivos, embarcações etc. (nível C de evidências).

- Classe IIb de recomendação:
  - Avaliação inicial de atletas de competição (nível B de evidências).
  - Avaliação funcional seriada de atletas para ajustes de prescrição de exercício (nível B de evidências).

Estudos recentes recomendam que indivíduos do sexo masculino classificados como de baixo risco para eventos após avaliação global de risco cardiovascular pelo escore de Framingham, ou chance menor que 0,6-1% de morte ao ano, não necessitam de avaliação complementar, ao passo que indivíduos com possibilidade estabelecida maior que 2% demandam investigação e tratamento agressivo.[25]

Para as avaliações intermediárias de risco, entre 1,0 e 2,0% de chance de eventos no acompanhamento de 1 ano, provas como a eletrocardiografia de esforço, cintilografia miocárdica, angiotomografia de coronárias, ultrassonografia de carótida, detecção de cálcio nas coronárias e índice tornozelo-braquial, destacaram-se como de valor incremental nessas populações.[26-28]

Doença arterial coronariana obstrutiva

Considerando-se que o binômio diagnóstico-prognóstico na DAC é condição imprescindível na principal aplicação dos TE, incluem-se entre os objetivos principais:

A. Detecção de DAC em pacientes com manifestações de dor ou desconforto torácico ou sintomas equivalentes.
B. Avaliação da gravidade funcional e anatômica.
C. Predição de eventos cardiovasculares e mortalidade por todas as causas.
D. Avaliação da capacidade física e tolerância ao esforço.

E. Avaliação de sintomas relacionados ou induzidos pelo exercício.

F. Abordagem da resposta cronotrópica, das arritmias, dos distúrbios da condução átrio e intraventricular.

G. Análise da resposta de dispositivos implantados.

H. Avaliação da resposta a intervenções médicas, invasivas ou não invasivas, entre outros.

- Classe I de recomendação:
  - Pacientes com probabilidade pré-teste intermediária para DAC, baseada em idade, sexo e sintomas, incluindo aqueles com bloqueio de ramo direito ou depressão < 1 mm do segmento ST no eletrocardiograma (ECG) de repouso (nível B de evidências).
  - Pacientes com síndromes coronarianas agudas (SCA), estratificados como de baixo risco na unidade de dor torácica (UDT) ou de emergência ou após estabilização clínica e hemodinâmica sem sinais eletrocardiográficos de isquemia ou disfunção ventricular, ou ainda ausência de arritmias complexas e marcadores sorológicos de necrose considerados normais (nível B de evidências).
  - Pacientes com doença coronariana antes da alta hospitalar, objetivando avaliação de risco e prescrição de atividade física (nível B de evidências).
  - No diagnóstico diferencial de pacientes na UDT com sintomas atípicos e possibilidade de doença coronariana (nível B de evidências).
  - A qualquer momento na avaliação prognóstica de doença cardiovascular estável (nível C de evidências).

- Classe IIa de recomendação:
  - Pacientes com suspeita de angina vasoespástica.
  - Após cinecoronariografia para tomada de decisão em lesões intermediárias (nível B de evidências).
  - Avaliação seriada de pacientes com DAC em programas de reabilitação cardiovascular (nível B de evidências).
  - Avaliação de indivíduos assintomáticos com mais de dois fatores de risco clássicos (nível B de evidências).
  - Avaliação terapêutica farmacológica (nível B de evidências).

Finalmente e com recomendações menos favoráveis para a aplicação do procedimento (classe IIb) encontram-se alguns pacientes com: alta e baixa probabilidade de DAC (nível B), na presença de hipertrofia ventricular esquerda no eletrocardiograma e infradesnivelamento do segmento ST <1 mm (nível B); na avaliação prognóstica e evolutiva de DAC anual, de acordo com a condição clínica (nível B); para investigação de alterações de repolarização ventricular no ECG de repouso (nível C); na complementação de métodos que tenham evidenciado suspeita de DAC (nível B); para avaliação de risco em cirurgia não cardíaca, em pacientes com baixo risco cardiovascular (nível C); objetivando perícia médica:

pesquisa de DAC obstrutiva para fins trabalhistas ou de seguro (nível C).

Hipertensão arterial sistêmica (HAS)

As respostas anormais ou inesperadas da pressão arterial durante as provas de esforço têm sido empregadas na identificação de pacientes com risco de desenvolver hipertensão no futuro.[29-32] Mesmo sem o encontro de normatizações consensuais ou interpretações homogêneas entre diferentes sociedades internacionais e diretrizes, estudos clássicos em indivíduos assintomáticos normotensos evidenciam que respostas exacerbadas da pressão sistólica e diastólica durante a fase de esforço ou pico de pressão sistólica > 214 mmHg ou, ainda, pressão arterial sistólica ou diastólica elevadas no terceiro minuto da recuperação, são marcadores de hipertrofia ventricular esquerda incidente, associam-se a risco aumentado de hipertensão a longo prazo e maior incidência de doença coronariana e eventos vasculares cerebrais. Adicionalmente, observou-se em estudo com 2.366 homens e 18,9 anos de acompanhamento, associação com risco aumentado de morte súbita – valores de PAS > 195 mmHg aos 2 minutos de recuperação, quando comparados a valores < 170 mmHg, razão de risco de 1,74 (IC 95%, 1,18-2,54, p < 0,005), após ajuste para idade, fatores de risco e variáveis do teste ergométrico, mas sem significância quando levada em consideração a PAS de repouso.[33-38]

Tais limitações na interpretação dos dados da literatura decorrem de diferentes definições, metodologias e formas de procedimentos, bem como de diferentes populações selecionadas. No caso de indivíduos assintomáticos, Weiss et al.[34] caracterizaram a resposta elevada da pressão arterial no exercício como preditora de morte cardiovascular, mas novamente sem significância estatística quando considerada em conjunto com a pressão arterial (PA) em repouso. Contudo, a PA > 180/90 mmHg no segundo estágio do protocolo de Bruce identificou casos considerados até então como não hipertensos com maior risco de morte.

Em pacientes com o diagnóstico já estabelecido de hipertensão arterial, as medidas de pressão arterial obtidas durante exercício físico dinâmico podem ser usadas como: avaliação funcional e do comportamento da pressão arterial durante programas de atividade física; ferramenta prognóstica de risco cardiovascular; identificação precoce de futuros pacientes hipertensos; avaliação prognóstica de lesões de órgãos-alvo; e verificação da eficácia terapêutica. Algumas situações específicas devem ser consideradas, como a elevação da PAS > 230 mmHg e associação com risco de infarto do miocárdio ou a queda da pressão arterial sistólica de 20 mmHg ou mais durante o esforço, ou abaixo de valores de repouso, como marcador de risco e pior prognóstico.[39] Adicionalmente, torna-se importante ressaltar a participação limitada do TE no diagnóstico de hipertensão arterial, que tem na medida ambulatorial da pressão arterial (MAPA) e na monitoração residencial da pressão arterial (MRPA) métodos complementares de importância no diagnóstico e avaliação terapêutica da HAS. Para a investigação de DAC associada em hipertensos ou com mais de um fator de risco, o TE encontra recomendação classe I, nível A de evidências, ainda favorável (classe IIa) quando para estudo da curva de PA aos exercícios em indivíduos com história familiar de HAS ou com suspeita de síndrome metabólica (nível B) ou, ainda, avaliação da PA em diabéticos (nível C).

Finalmente, a presença de HAS grave pode participar na gênese de alterações de segmento ST induzidas pelo exercício na ausência de aterosclerose, mesmo quando o ECG de repouso não evidencia anormalidades de ST/T. Quando o eletrocardiograma preenche critérios para sobrecarga ventricular esquerda, a especificidade e a acurácia global para DAC mostram-se menores, sendo mais comum a ocorrência de infradesnivelamento de segmento ST por alteração da razão entre a oferta e o consumo de oxigênio do miocárdio, sem lesões obstrutivas expressivas. Deve-se levar em consideração que a presença de fármacos com ação cronotrópica negativa, como betabloqueadores e bloqueadores dos canais de cálcio, pode levar à diminuição da pressão arterial sistólica em níveis submáximos e máximos de exercício em pacientes hipertensos.

Na ausência de medicação, sugerem-se valores ≥ 210 mmHg para caracterização de resposta exagerada da pressão arterial sistólica em homens e ≥ 190 mmHg em mulheres, assim como o aumento anormal da pressão diastólica $\geq 10\text{-}15$ mmHg acima dos valores de repouso ou valores absolutos de 90 mmHg no exercício. Os critérios de interrupção do esforço apresentam variabilidade considerável, mas valores de PAS ≥ 250 mmHg e de PAD $\geq 115\text{-}120$ mmHg têm sido utilizados na prática clínica.

Análises bayesiana e multivariada na avaliação dos resultados do teste ergométrico

A capacidade diagnóstica do TE é relacionada ao tipo de população estudada, podendo existir vícios de análise ou algum viés, por exemplo, quando seletivamente encaminham-se pacientes com resultados alterados para estudo cinecoronariográfico, o que poderá diminuir a especificidade ou a capacidade do método em selecionar os indivíduos sadios de uma população (aumentará a chance de existir resultado falso-positivo).[40,41] Por outro lado, a especificidade será elevada se a população apresenta mínima probabilidade pré-teste de doença ou, ao contrário, a sensibilidade elevar-se-á expressivamente nos casos encaminhados com alta prevalência de sintomas. Estudo de 814 pacientes com história de dor torácica, que concordaram com a realização de teste ergométrico e cinecoronariografia de modo independente dos resultados e, consequentemente, com redução de vieses metodológicos (estudo QUEXTA), evidenciou menor sensibilidade e maior especificidade, 45 e 84%, respectivamente, quando seus resultados foram comparados ao de publicações prévias.[42] Adicionalmente observou-se que a análise computadorizada do segmento ST foi similar à análise visual para a caracterização de isquemia, e o emprego de equações incorporando variáveis não eletrocardiográficas aumentou o poder diagnóstico. Pelo teorema de Bayes ou das probabilidades condicionais, um teste diagnóstico não pode ser adequadamente interpretado sem a referência da prevalência da doença na população *sub judice*, estabelecendo-se que a probabilidade pós-teste é função também, além da prevalência pré-teste, da sensibilidade e da especificidade.

A partir da demonstração da prevalência angiográfica de coronariopatia aterosclerótica obstrutiva, em estudo clássico de 4.952 pacientes, demonstrou-se que a probabilidade pré-teste pode ser determinada a partir da idade, sexo e sintomas (Tabelas 2 e 3) e utilizada na abordagem clínica depois de conhecidos os resultados do teste aplicado.[43-45] Ainda, pode-se estabelecer a máxima eficiência do TE em indivíduos com probabilidade intermediária de doença, beneficiados de modo apropriado e após reavaliação clínica, de métodos não invasivos de imagem cardiovascular associados, em especial a cintilografia miocárdica de perfusão.[46] Tais populações também incluem indivíduos assintomáticos com TE isquêmicos, com dois ou mais fatores de risco considerados maiores, como diabetes e hipercolesterolemia, por exemplo. Outros métodos de medida de probabilidade pré-teste de doença também têm sido descritos, incorporando dados como idade, sexo e fatores de risco.[47]

Tabela 2 Estimativa da probabilidade (%) de doença arterial coronariana (DAC) em pacientes sintomáticos de acordo com sexo, idade e características da dor torácica

Idade	Dor não anginosa		Angina atípica		Angina típica	
	Homem	Mulher	Homem	Mulher	Homem	Mulher
30-39	4	2	34	12	76	26
40-49	13	3	51	22	87	55
50-59	20	7	65	31	93	73
60-69	27	14	72	51	94	86

Assume-se prevalência mínima de DAC < 5%; baixa < 10%; intermediária entre 10 e 90% e elevada > 90%.

Torna-se, portanto, dedutiva a informação de que nenhum teste diagnóstico é perfeitamente sensível e/ou específico, que os resultados são afetados pela probabilidade pré-teste de doença e que a interpretação das alterações de ST/T deve ser feita à luz da análise multifatorial, combinando respostas clínicas e hemodinâmicas. Além de melhora da acurácia diagnóstica, nitidamente adiciona valor prognóstico à prova que resgata,[49-50] de modo racional, o TE dentro de algoritmos de decisão clínica, quer isolado, quer associado à cintilografia de perfusão do miocárdio.[51-55] Essa abordagem tem mostrado resultados comparáveis a técnicas anatômicas atuais, como a angiotomografia de coronárias na análise de desfechos cardiovasculares, quando é empregada como estratégia inicial de investigação em populações selecionadas.[56] No entanto, torna-se importante o conhecimento de que a sensibilidade e a especificidade de vários testes diagnósticos variam entre os diferentes centros, sob a influência de fatores como população analisada, controle de qualidade, tecnologia empregada, experiência e conhecimento médicos. Além da abordagem bayesiana, a boa qualidade dos resultados foi atestada por modelos de análise multivariada com a vantagem de que, nesta forma de avaliação, não há necessidade de supor

Tabela 3 Comparação da probabilidade de doença arterial coronariana (DAC) (%) em pacientes sintomáticos de baixo risco *versus* pacientes sintomáticos de alto risco

Idade	Dor não anginosa				Angina atípica				Angina típica			
	Homem		Mulher		Homem		Mulher		Homem		Mulher	
	BR	AR	BR	AR	BR	AR	BR	AR	BR	AR	BR	AR
35	3	35	1	19	8	59	2	39	30	88	10	78
45	9	47	2	22	21	70	5	43	51	92	20	79
55	23	59	4	25	45	79	10	47	80	95	38	82
65	49	69	9	29	71	86	20	51	93	97	56	84

Assume-se prevalência mínima de DAC < 5%; baixa < 10%; intermediária entre 10 e 90% e elevada > 90%.
BR: baixo risco (sem tabagismo, diabetes ou dislipidemia); AR: alto risco (tabagismo, diabetes ou dislipidemia).
Fonte: modificada de Gibbons et al.[48] e III Diretrizes da Sociedade Brasileira de Cardiologia sobre Teste Ergométrico.[18]

que os níveis de sensibilidade e especificidade sejam considerados semelhantes mesmo em populações com diferentes prevalências da doença, nem de que os exames sejam diferentes entre si.

Teste ergométrico nas valvopatias

Fornece informações de valor complementar dentro do processo de decisão clínica, especialmente em pacientes cujos sintomas são de difícil caracterização. Dentro da fisiopatologia das doenças valvares, observa-se que a mudança nas condições de enchimento atrial, ventricular e contratilidade que ocorre durante a vida dos pacientes pode levar ou ser decorrente de alterações na gravidade das lesões, na reserva contrátil do ventrículo esquerdo, na complacência ventricular dependente do volume das câmaras cardíacas, entre outros. Adicionalmente, nas decisões médicas referentes às diversas valvopatias, especialmente para definir o impacto funcional em lesões importantes do ponto de vista anatômico, visto que não há correlação linear entre o aspecto morfológico das valvopatias e seu impacto funcional.[57-58]

Nessa abordagem, o TE pode induzir sintomas e auxiliar no estudo da dinâmica valvar e dos ventrículos, além de avaliar de modo indireto modificações no débito cardíaco e pressões pulmonares, de modo seguro, mesmo na presença de doenças como a estenose valvar aórtica grave, previamente assintomática. Desta forma, seu papel é proporcionar uma avaliação objetiva das limitações funcionais impostas pelas valvopatias, que por vezes não são exteriorizadas em razão da adaptação dos pacientes à nova condição.

Valvopatia aórtica

O TE é recomendado na presença de estenoses moderadas e graves, desde que o paciente seja assintomático (classe IIb, nível de evidência B - Diretriz Brasileira de Testes Ergométricos) para eventualmente induzir sintomas e/ou respostas anormais de PA diante do esforço. Sua realização é considerada de baixo risco quando sob supervisão médica direta e com metodologia específica, incluindo exercício em esteira ou bicicleta ergométrica em posição semissupina, medidas repetidas de PA e protocolo de recuperação ativa. A

avaliação de DAC concomitante evidencia baixa acurácia diagnóstica, especialmente na presença de eletrocardiogramas anormais em repouso por hipertrofia ventricular esquerda, e reserva de fluxo coronariano diminuída. Adicionalmente, há relatos de infradesnivelamento de segmento ST em até 80% de indivíduos com estenose aórtica assintomática grave, achado este sem prognóstico claramente definido.[59] Na estenose aórtica (EAo) moderada sugere-se repetição da prova a cada ano, ao passo que lesões valvares graves devem ser reavaliadas a cada 6 meses, comparando-se variáveis como tempo total de exercício, carga de trabalho total alcançado, curva de pressão arterial, duplo produto no pico do exercício, manifestações clínicas (tonturas, precordialgia), arritmias e motivo de interrupção do esforço. As manifestações clínicas desencadeadas pelo esforço também podem indicar, além da maior incidência de sintomas na evolução, maior probabilidade de cirurgia e menor sobrevida. Em estudo nacional, Amato et al. avaliaram 66 pacientes com estenose aórtica isolada (área valvar ≤ 1,0 cm² por ecodopplercardiograma), objetivando estabelecer, em acompanhamento médio de 14,7 meses, o valor prognóstico do teste ergométrico em pacientes assintomáticos. Morte súbita ou desenvolvimento de sintomas foram considerados como desfechos, e as curvas de sobrevida mostraram diferenças significativas entre os testes considerados positivos × negativos (p = 0,0001) e áreas valvares < 0,7 cm² e ≥ 0,7 cm² (p = 0,0021). Não houve relação entre desfechos e gradiente transaórtico (p = 0,6882). Em análise multivariada, a razão de chances de 7,43 foi calculada para pacientes com teste positivo *versus* negativo. Embora assintomáticos nas atividades da vida diária, 6% dos pacientes tiveram morte súbita, todos com teste positivo e área valvar ≤ 0,6 cm².[60]

Finalmente, o ecodopplercadiograma associado ao estresse físico pode incrementar a estratificação de risco e identificar assintomáticos de alto risco para eventos cardíacos. Durante o exercício, o aumento > 18 a 20 mmHg no gradiente médio transvalvar de pressão, a ausência de elevação na fração de ejeção do ventrículo esquerdo (ausência de reserva contrátil) e o achado de pressão arterial sistólica pulmonar > 60 mmHg são sinais sugestivos de prognóstico adverso. O teste ergométrico também é capaz de identificar pacientes assintomáticos que desencadeiam anormalidades induzidas pelo exercício e que servem como gatilho para o apoio à indicação cirúrgica.[58,61-63]

Na insuficiência aórtica, condição em que a capacidade funcional pode permanecer mantida até fases avançadas da doença, o TE apresenta classe I de recomendação na avaliação de sintomas de origem não definida e da capacidade funcional (nível B). Na classe IIa, ressalta-se avaliação da capacidade funcional (CF) como auxiliar na indicação cirúrgica (nível B); avaliação da CF de pacientes com valvopatia leve a moderada para esclarecer sintomas (nível B); avaliação da CF antes da participação em atividades físicas (nível B).[18,64]

Valvopatia mitral

Na insuficiência mitral grave, a CF diminuída e o comportamento da pressão arterial sistólica ao exercício mostram-se como auxiliares valorosos para determinar o melhor momento de indicar cirurgia, especialmente quando analisados em testes seriados.[64] Nos casos de estenose mitral, o teste objetiva avaliar as discrepâncias entre os sintomas e achados do exame físico.[65] Respostas exacerbadas da frequência cardíaca, comportamento deprimido da pressão arterial sistólica, dispneia desproporcional ao esforço e dor torácica, desencadeados pelo esforço, diante de baixa carga de trabalho, podem representar maior comprometimento hemodinâmico e maior gravidade clínica. Nas estenoses mitrais com áreas valvares entre 1,5 e 2,0 cm^2 em pacientes sintomáticos, o TE recebe classe IIb de recomendação (nível B de evidências)[18]. Adicionalmente, intervenção percutânea por balão (valvotomia) pode ser uma opção terapêutica eficaz se a morfologia da valva é favorável, se há limitação da CF ao exercício ou, ainda, se o ecodopplercadiograma de exercício evidencia gradiente transmitral médio de pressão igual ou maior que 15 mmHg, em áreas valvares próximas a 1,5 cm^2 e com pressão sistólica da artéria pulmonar > 60 mmHg (classe IIb e nível C de evidências).

Insuficiência cardíaca

A limitação na capacidade de realizar exercícios é uma das principais manifestações da insuficiência cardíaca (IC), e a redução dos valores máximos ou pico do consumo de oxigênio alcançados durante prova de esforço associa-se a pior evolução na classificação funcional da New York Heart Association (NYHA), piora dos sintomas, na qualidade de vida e da sobrevida dos pacientes.[66] Neste contexto, o TE e o teste cardiopulmonar de exercício (TCPE) têm importante papel no diagnóstico, na quantificação dos sintomas, no prognóstico e na avaliação do sucesso da terapia em pacientes com IC. Mesmo na condição de IC leve, a capacidade ao exercício pode estar reduzida, com a possibilidade de débito cardíaco relativamente normal em repouso, mas sem aumento adequado mesmo aos menores esforços. Torna-se importante a classificação funcional objetiva dos pacientes com IC pela medida direta dos gases expirados, sendo o TCPE considerado o método-padrão para este fim. Das variáveis de maior importância prognóstica para mortalidade, destacam-se os consu-

mos máximo e pico de oxigênio (VO$_{2máx}$ e VO$_2$ pico); os equivalentes ventilatórios de oxigênio (VE/VO$_2$) e de gás carbônico (VE/VCO$_2$), em especial a inclinação ou *slope* do VE/VCO$_2$; a razão de trocas respiratórias (VCO$_2$/VO$_2$) alcançada ou RER; a curva de tendência da variável pulso de oxigênio ou a razão VO$_2$/FC; a presença de ventilação periódica; o tempo de queda dos valores de VO$_2$ à metade após o esforço, entre outros. Ambos os métodos complementares auxiliam no diagnóstico de DAC como possível causa etiológica da IC, servem como orientação para a prescrição de exercícios, avaliam a CF por estimativa (TE) ou por medida direta do VO$_2$ (TCPE), estabelecem prognóstico objetivando indicação de transplante cardíaco (TCPE), auxiliam no processo de otimização terapêutica, atuam no estabelecimento do diagnóstico diferencial da dispneia entre as causas cardíaca ou respiratória (TCPE).[67-69] Finalmente, os testes de exercício devem ser realizados em pacientes estáveis, com protocolos individualizados atenuados ou de rampa, com pequenas elevações de carga e duração total entre 8 e 12 minutos.

O TE apresenta ainda papel preponderante em algumas situações clínicas, como a avaliação de arritmias induzidas por esforço ou sintomas dependentes, estratificação de risco para morte súbita, fibrilação atrial persistente, bradiarritmias, utilização de marca-passo e desfibriladores implantáveis, disfunção do nó sinusal, avaliação de pacientes na sala de emergência, avaliação funcional de cardiopatias congênitas e doenças não cardíacas (Tabela 4).

Respostas clínicas, hemodinâmicas e eletrocardiográficas ao esforço físico

Sintomas e sinais

Quando a detecção e a caracterização de risco da isquemia miocárdica desencadeada por esforço físico decorrente de DAC obstrutiva, constituem o objetivo principal, torna-se importante o conhecimento da sequência de eventos dentro da cascata isquêmica, lembrando que a dor, ou manifestações clínicas equivalentes, surgem como etapas finais deste processo, sendo habitualmente precedidas por alterações eletrocardiográficas, área de abrangência dos TE (Figura 1). A caracterização da dor torácica durante a prova inclui toda a propedêutica convencional, sendo mandatórias as observações de tempo e carga de início, da progressão, do caráter limitante, da frequência cardíaca (FC) e do duplo produto correspondente (PAS x FC), se é acompanhada por alterações eletrocardiográficas concomitantes, do comportamento após o esforço, entre outros. Tais aspectos são de importância diagnóstica quando a angina é caracterizada como típica, por si só caracterizando resposta isquêmica do miocárdio. O aparecimento de outras manifestações, como: dispneia desproporcional ao esforço realizado, sugerindo modificações da complacência ventricular; bulhas anormais (terceira e/ou quarta); sopros holossistólicos apicais; estertores basais na fase imediata de recuperação; sinais de broncoespasmo; sudorese fria, palidez, cianose, sensação de tontura ou desmaio podem representar disfunção ventricular isquêmica e baixo

Tabela 4 Algumas aplicações atuais dos TE considerando-se as recomendações consensuais (classe I) e favoráveis (IIa)

Recomendações	Arritmias	Evidências
Classe I	Pré-síncope ou equivalentes, síncope, palpitações, mal-estar ou palidez relacionadas ao esforço físico	Nível B
	Assintomáticos com suspeita ou arritmia documentada durante ou após o exercício	Nível B
Classe IIa	Avaliação de adultos com arritmias ventriculares e probabilidade intermediária ou elevada de DAC	Nível B
	Avaliação de terapêutica antiarrítmica ou ablação por arritmias induzidas pelo esforço	Nível B
	Síndromes arritmogênicas ou elétricas primárias **Estratificação para morte súbita**	
Classe I	Avaliação de adultos com arritmias ventriculares e probabilidade intermediária ou elevada de DAC	Nível B
	Terapêutica betabloqueadora e indicação de cardiodesfibriladores implantáveis, na presença de taquicardia ventricular catecolaminérgica	Nível C
	Arritmia ventricular conhecida ou suspeita durante o esforço, incluindo taquicardia ventricular catecolaminérgica, independentemente da idade	Nível C
Classe IIa	Recuperados de parada cardiorrespiratória, para a programação das atividades de vida diária e recreacionais	Nível B
	Fibrilação atrial persistente	
Classe IIa	Avaliação da resposta ventricular diante do esforço objetivando prescrição de exercícios e adequação terapêutica	Nível C
	Disfunção de nó sinusal, bradiarritmias, marca-passo, cardiodesfibriladores	
Classe I	Observação da resposta cronotrópica ao exercício (atrial e ventricular) na presença de BAVT congênito	Nível C/B
	Observação da resposta cronotrópica na presença de disfunção do nó sinusal	Nível B
Classe IIa	Avaliação funcional de marca-passo com biossensores	Nível B
	Sala de emergência/Unidade de dor torácica	
Classe I	TE para complementação de estratificação de risco, desde que respeitados contraindicações, cuidados e restrições	Nível B

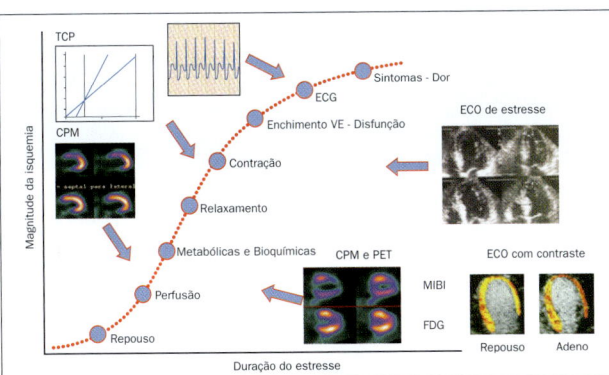

Figura 1 Sequência de eventos da cascata isquêmica e métodos de investigação. No momento em que se instala a situação de isquemia miocárdica, observam-se modificações metabólicas e bioquímicas imediatamente após a diminuição relativa de perfusão, seguindo-se as alterações contráteis, de ECG e clínicas, que podem ser identificadas sequencial e temporalmente por vários métodos: a) tomografia por emissão de pósitrons (PET) avaliando perfusão e viabilidade (FDG: fluordeoxiglicose); b) cintilografia do miocárdio com radiofármacos e ecocardiografia com contraste para avaliação da perfusão e função (MIBI: 2-metoxi-isobutil isonitrila); c) ecocardiografia com contraste, para avaliação da perfusão; d) ecocardiografia de estresse para avaliação de alterações contráteis segmentares e das funções sistólica e diastólica do ventrículo esquerdo; e) teste cardiopulmonar de exercício para avaliação do volume sistólico durante momento de isquemia no exercício, pela curva de pulso de oxigênio; f) teste ergométrico para avaliação da resposta eletrocardiográfica isquêmica e sintomas sugestivos de insuficiência coronariana.

débito resultante. Igualmente a angina de esforço mostra-se como elemento prognóstico, especialmente quando ocorre aos gastos metabólicos pequenos, abaixo de 5 MET (1 MET equivale ao consumo de oxigênio de 3,5 mL.kg^{-1}. min^{-1} de indivíduos em repouso supino ou sentado). Desta forma, além de preditora da presença e gravidade da DAC, de valor igual ou maior que o infradesnivelamento do segmento ST, a angina induzida pelo esforço, limitante ou não, tem sido incorporada a escores prognósticos, com o consequente impacto na abordagem clínica.[70-72]

Capacidade funcional (CF)

Considerada como a habilidade de um indivíduo realizar trabalho aeróbico e definida pelo consumo máximo de oxigênio (VO$_{2máx}$), destaca-se atualmente como de grande importância para a classificação de risco cardiovascular e para a previsão de mortalidade, especialmente em indivíduos assintomáticos e na presença de disfunção ventricular. A inatividade física é dos fatores de risco de maior impacto para mortalidade global, com aumento do risco estimado de morte em 20-30% quando comparada à população fisicamente ativa, dados estes amparados por evidências científicas abundantes demonstrando a ligação entre capacidade cardiorrespiratória (CF) e saúde global, incluindo a associação inversa com mortalidade cardiovascular.[73-74] A variável vem sendo adicionada a fatores de risco demográficos e clássicos, além de discutida como questão crítica para a reclassificação de risco em diretrizes recentes. Mesmo que a medida direta do VO$_{2máx}$ pelo teste TCPE seja a recomendada, pela melhor acurácia e boa reprodutibilidade, existem equações de regressão linear em homens e mulheres que permitem estimar de modo razoável a CF pelo teste ergométrico[75-77] (Tabela 5).

Tabela 5 Exemplos de equações de regressão linear para a estimativa do consumo máximo de oxigênio, em homens e mulheres	
Sexo masculino – gasto metabólico (MET predito)	18 – (0,15 x idade)
Sexo feminino – gasto metabólico (MET predito)	14,7 – (0,13 x idade)

Entendendo a CF como importante fator prognóstico em pacientes com doença cardiovascular,[78-79,80] Prakash et al.[81] avaliaram 6.213 homens encaminhados a TE, com acompanhamento clínico por 6,2 (DP = 3,7) anos e classificados em dois grupos: G1 = 3.679 com prova anormal e/ou história de doença cardiovascular; e G2 = 2.534 com prova normal e ausência de história de doença cardiovascular; sendo a mortalidade global definida como o desfecho principal. Houve 1.256 mortes durante o período de acompanhamento, conferindo taxa anual de 2,6%, eventos estes associados à maior faixa etária, menor frequência cardíaca alcançada e menor capacidade de exercício. Após ajuste para a idade, a capacidade no pico do exercício aferida em MET foi a principal preditora do risco de morte entre os indivíduos normais e com doença cardiovascular, sem interferência em relação à utilização de betabloqueadores. Cada MET adicional na capacidade de exercício associou-se a 12% de melhora nas taxas de sobrevida.[81]

Nas mulheres, a CF também se incorpora como forte preditora independente de risco. Da análise de 5.721 mulheres submetidas a TE limitados por sintomas e/ou máximos com a avaliação da CF, estabeleceu-se um nomograma para estimar os valores porcentuais da capacidade predita de exercício, com base na idade e na capacidade alcançada de esforço. O nomograma foi aplicado tanto na coorte inicial de mulheres como em uma população encaminhada, composta por 4.471 mulheres com sintomas cardiovasculares, que se submeteram igualmente a TE limitados por sinais e/ou sintomas. A equação de regressão linear para a capacidade de exercício (Tabela 5) em MET, em relação à idade, nas mulheres assintomáticas, mostrou que o risco de morte para aquelas cuja capacidade não ultrapassou 85% do valor predito foi o dobro em relação às que atingiram ou ultrapassaram o valor estabelecido (Figuras 2 e 3).[82]

Na insuficiência cardíaca congestiva (ICC) é bem documentada a fraca correlação entre capacidade física e fração de ejeção do VE, em repouso, com as medidas dos gases expirados pelo TCPE consideradas como padrão para a abordagem da capacidade física. A medida dos índices cardiopulmonares durante o exercício está estabelecida como padrão na ICC, caracterizando a classificação funcional desses pacientes, avaliando terapêutica, estimando risco e auxiliando na escolha apropriada de candidatos a transplante cardíaco.[69-83]

Outras avaliações funcionais alternativas para a realização de exercício, como o teste da caminhada de 6 minutos, além de ferramentas sem o envolvimento de provas de esforço, como questionários para a caracterização dos sintomas e da qualidade de vida, foram desenvolvidos para abordagem e orientação terapêutica da ICC, evidenciando-se correlação apenas modesta quando a capacidade medida de exercício é comparada a outras estimativas do estado funcional que não incluem esforço.[84,85]

Finalmente, a despeito da não aceitação consensual de valores de corte de gasto metabólico ou consumo de oxigê-

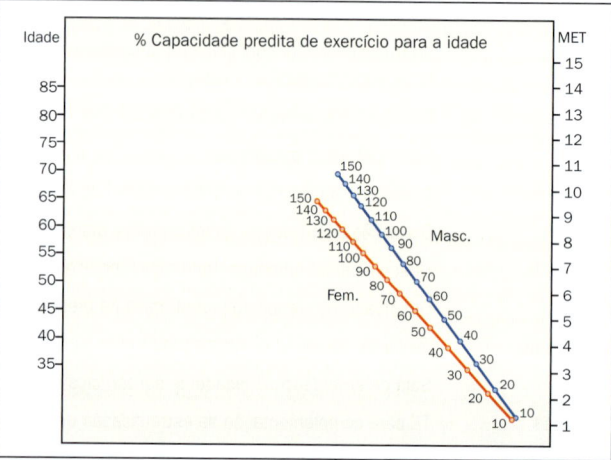

Figura 2 Nomograma de valores porcentuais da capacidade funcional predita para a idade em homens e mulheres sem sintomas. A união da idade (escala à esquerda) com o gasto metabólico em MET (escala à direita) por uma linha cruzará a escala de valores porcentuais da capacidade predita.
Fonte: modificado de Gulati et al.[93]

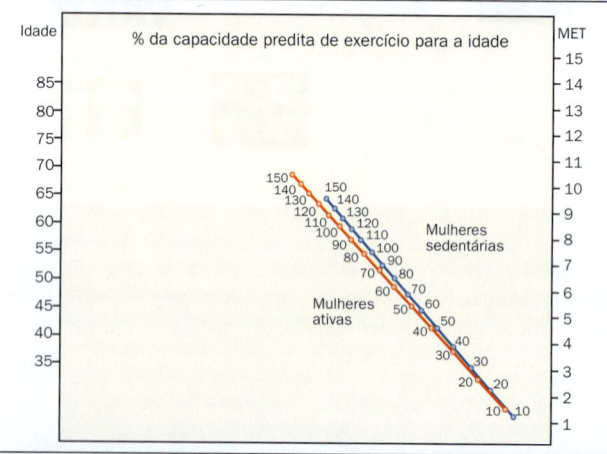

Figura 3 Nomograma de valores porcentuais da capacidade funcional predita para a idade em mulheres sedentárias e ativas na coorte de assintomáticas. A união da idade (escala à esquerda) com o gasto metabólico em MET (escala à direita) por uma linha cruzará a escala de valores porcentuais da capacidade predita.
Fonte: modificado de Gulati et al.[93]

nio alcançado em MET (estimado de acordo com o protocolo aplicado) para populações específicas (p. ex., assintomáticos), sugerem-se limites inferiores < 5 MET, entre 5 e 8 MET e > 8 MET, considerados respectivamente como estratificadores de risco alto, médio e baixo.

Incompetência cronotrópica

Em indivíduos normais, a elevação da FC durante o exercício é resultado da descarga adrenérgica por aumento do tônus simpático e inibição concomitante da atividade parassimpática. Esse comportamento ao esforço obedece à relação linear com o aumento do consumo de oxigênio pelo tempo e pelas cargas aplicadas dentro de determinados limites, sendo inversamente proporcional à idade, com os valores máximos estabelecidos derivados de equações de regressão clássicas. Tanaka et al.[16] realizaram revisão empregando metanálise de 351 estudos e população de 18.712 pacientes, demonstrando que a frequência cardíaca máxima pode estar subestimada na população idosa, detentora de maior prevalência de DAC, sem sofrer interferência por sexo. A redução do incremento da frequência cardíaca frente ao esforço pode ser resultante de treinamento físico, aumento do volume sistólico, doenças que afetam o nó sinusal, hipotireoidismo, doença de Chagas e utilização de fármacos com efeito cronotrópico negativo, como betabloqueadores, bloqueadores do canal de cálcio, amiodarona, entre outros. Adicionalmente, em indivíduos com diferentes graus de insuficiência cardíaca pode ocorrer menor aumento da FC diante de estímulos habituais por sensibilidade diminuída do nó sinusal à estimulação simpática.

De modo global, a incompetência cronotrópica (IC) representa a incapacidade de a frequência cardíaca elevar-se proporcionalmente diante do aumento da demanda de oxigênio imposta por determinada atividade. Essa resposta cronotrópica abaixo do esperado demonstra valor preditivo estabelecido para eventos cardíacos e mortalidade por todas as causas, incluindo outras patologias como cardiomiopatia hipertrófica e diabetes melito.[86-90]

Há várias maneiras empregadas para a definição de IC, como o porcentual alcançado da FC máxima estimada, o porcentual utilizado da reserva de FC e a observação simples do pico da FC, todas de valor prognóstico estabelecido (Tabela 6). Entre as definições sugeridas e fatores interferentes (p. ex., tipo de população analisada), tem sido descrita como a incapacidade do coração elevar sua frequência acima do valor máximo previsto menos dois desvios-padrão (24 batimentos) ou, mais raramente, exteriorizada por queda da FC com o progredir do esforço. Embora por si só não caracterize resposta isquêmica, quando associada a ela atesta a gravidade do fenômeno. Outras publicações caracterizam a IC como a impossibilidade em alcançar 85% da frequência cardíaca máxima predita para a idade, também denominada baixo índice cronotrópico. Nesta conceituação, demonstrou-se aumento de 84% no risco de morte por todas as causas, em período de acompanhamento de dois anos, em 1.877 homens e 1.076 mulheres encaminhadas à cintilografia miocárdica com tálio 201 e teste ergométrico limitado por sintomas.[86]

Tabela 6 Métodos comuns para avaliação da resposta cronotrópica e caracterização de incompetência cronotrópica[95]
Valor atingido da FC ou FC pico
Porcentual da reserva de FC utilizada ≤ 80% = alto risco; IC = FC pico / alcançada – FC repouso/(220 – idade) – FC repouso × 100
Porcentual da reserva de FC utilizada na vigência de betabloqueadores ≤ 62% = alto risco; FC pico ou alcançada – FC repouso/(220 – idade) – FC repouso × 100
FC predita em função da idade (220 – idade) – ≤ 0,85
Incapacidade de alcançar valores de FC no esforço situados abaixo de 2 desvios-padrão da FC máxima estimada, em torno de 24 batimentos

FC: frequência cardíaca.

Com o objetivo de analisar o valor prognóstico incremental do porcentual alcançado da reserva de frequência cardíaca, adicionado à cintilografia de perfusão miocárdica, na previsão de morte cardíaca e morte por todas as causas, além de comparar o limite atingido de 85% da frequência cardíaca máxima predita para a idade, Azarbal et al.[87] estudaram 10.021 pacientes que se submeteram à cintilografia miocárdica pela técnica de *gated*-SPECT, com tempo de evolução de 719 dias (DP = 252). A IC foi caracterizada por baixo valor porcentual alcançado da reserva de FC ou < 80%. Em análise multivariada, a avaliação semiquantitativa da extensão e da intensidade dos defeitos de perfusão às imagens da cintilografia miocárdica, definida pelo somatório dos escores de estresse (SSS), % da reserva de FC e inabilidade de alcançar 85% da FC máxima predita, foram preditores dos desfechos mencionados (p < 0,01). A cintilografia de perfusão miocárdica foi o preditor de maior poder para morte cardíaca (qui-quadrado = 50). Quando o porcentual de reserva da FC e a habilidade de alcançar 85% da FC máxima predita foram comparados, somente o porcentual da reserva de FC (índice cronotrópico) permaneceu como preditor de morte cardíaca. (p = 0,006 × p = 0,59). Considerando-se tais evidências, entre outras, sugeriu-se a IC como índice padrão para avaliação da resposta de frequência cardíaca durante o exercício, com a obrigatoriedade de sua inclusão em algoritmos de estratificação de risco.

Finalmente e à semelhança da CF determinada pelo TE, estudos de populações com indivíduos assintomáticos têm evidenciado que a incompetência cronotrópica associa-se a maiores taxas de eventos cardíacos maiores, incluindo morte, mesmo após abordagens pelo escore de Framingham.[91-93]

Recuperação da frequência cardíaca após esforço

É a expressão da reativação vagal após a cessação da estimulação simpática predominante na fase de esforço, uma vez que a queda rápida da FC na fase imediata de recuperação pode ser prevenida pela injeção de atropina em indivíduos assintomáticos normais e em atletas. Há múltiplos mecanismos envolvidos, como perda do comando central e ativação do barorreflexo, entre outros, resultando em declínio da FC, a despeito da persistência de nível sanguíneo elevado de catecolaminas nesse período. A partir do conhecimento da associação entre risco cardíaco e tônus vagal alterado, estudos objetivando a análise do retorno da FC na etapa de recuperação do teste ergométrico documentaram que a queda lenta nos minutos iniciais após o exercício associou-se à maior incidência de morte durante a evolução.[94,95] Houve validação dos mesmos achados em vários estudos de coorte e epidemiológicos envolvendo indivíduos assintomáticos e diabéticos, entre outras populações.[96] Os valores de corte para a queda da FC no primeiro e segundo minutos da recuperação são relacionados ao protocolo empregado e à diferença calculada a partir da FC pico. Em protocolos que empregam a recuperação ativa (caminhando na velocidade de 1,5 mph e 2,5% de inclinação), a diminuição $\geq$ 12 batimentos no primeiro minuto e de $\geq$ 22 batimentos no segundo minuto é considerada normal, com poder discriminante para melhor evolução em relação ao risco de morte.[97]

Em acompanhamento clínico por 6 anos, Cole et al.[95] analisaram 2.428 indivíduos consecutivos com média de idade de 57 anos (DP 12), 63% do sexo masculino, sem história de ICC, revascularização ou marca-passo implantado. Todos realizaram TE limitado por sinais e sintomas, associado à cintilografia de perfusão do miocárdio (CPM) – técnica de *gated* SPECT, empregando como radiofármaco o tálio 201 para investigação diagnóstica. Houve 213 mortes por todas as causas, com 639 pacientes (26%) evidenciando retorno anormal (< 12 batimentos) da FC na recuperação. Após análise univariada, a baixa recuperação da FC foi fortemente preditora de morte (risco relativo 4,0; IC 95%; 3,0-5,2, p < 0, 001). Após ajustes para idade, sexo, fatores de risco clássicos, uso ou não de medicamentos, presença ou ausência de defeitos de perfusão à CPM, FC de repouso, variação da FC do repouso para o esforço e carga de trabalho alcançada, a queda de menos que 12 bpm no primeiro minuto da recuperação permaneceu com valor preditivo para morte (risco relativo ajustado, 2,0; IC 95%; 1,5-2,7, p < 0,001), mostrando, dessa forma, ser independente das variáveis mencionadas.

À medida que novos métodos foram incorporados aos algoritmos de estratificação clínica, há relatos de associação entre a FC anormal na fase de recuperação, capacidade física, resposta cronotrópica durante o exercício, risco de aterosclerose coronariana subclínica avaliada pela detecção de cálcio (escore de Agatston), achados de alto risco à CPM, entre outros.[97-99]

Finalmente, dados atuais reafirmam o valor da recuperação da frequência cardíaca não somente para coortes específicas, mas também em prevenção primária, na abordagem da população geral. Sydó et al[100] avaliaram desfechos empregando regressão de Cox e o valor de queda de 13 batimentos no primeiro minuto após o esforço como valor discriminante. Em acompanhamento de 12 (DP 5) anos de 19.551 indivíduos incluídos no estudo, 6.756 do sexo feminino (35%), idades 51 (DP 10) anos, houve o relato de 1.271 mortes (< 1% ao ano). Após ajuste para fatores como idade, diabetes, hipertensão, obesidade, baixa capacidade funcional, tabagismo atual, a FC foi preditora dos desfechos estabelecidos, com razão de chance (HR) = 1,56 (95% IC; 1,384-1,77) para mortalidade total, HR = 1,96 (95% IC; 1,57-2,42) para mortes cardiovasculares e HR = 1,41 (95% IC; 1,22-1,64) para causas não cardiovasculares.

Arritmias

Podem ser desencadeadas pelo exercício, ser de origem supra ou ventricular, ocorrendo ou sendo exacerbadas sob inúmeras circunstâncias, como em vigência de medicação (diuréticos, digital), uso de cafeína, ingestão de bebidas alcoólicas, presença de isquemia por DAC, disfunção ventricular, entre outras situações. A prevalência é diretamente relacionada à idade e às anormalidades cardíacas, despertando maior atenção quando há história familiar de morte súbita ou se há diagnóstico de cardiomiopatias, doença valvar ou isquemia acentuada. A inibição ou supressão de atividade ectópica ventricular prévia com o esforço é achado inespecífico, sem associação estabelecida com DAC.

A prevalência de extrassistolia ventricular frequente durante e após o exercício em assintomáticos é pequena (2-3%), mas tem sido associada a risco aumentado de morte,[101] podendo representar instabilidade elétrica por aumento da demanda de oxigênio do miocárdio e/ou alterações do tônus autonômico. O período imediato de recuperação é particularmente vulnerável ao desencadeamento de arritmia ventricular complexa de maior gravidade, considerando-se a intensa atividade simpática e o quadro de vasodilatação arterial periférica induzido pelo esforço. Com a interrupção da atividade muscular, muitas vezes de forma súbita, observa-se diminuição do retorno venoso, do débito cardíaco e, consequentemente, da perfusão coronariana, em momento de FC ainda elevada, o que pode resultar em aceleração da fase 4 do potencial de ação da membrana e aumento final da automaticidade das fibras de Purkinje.

Em um grande estudo de coorte de população encaminhada à realização de TE, evidenciou-se que a atividade ectópica ventricular durante a fase de recuperação foi maior preditora de risco do que a manifestação de arritmia durante o exercício. Foram avaliados 29.244 indivíduos, 70% do sexo masculino, média de idades de 56 a (DP 11), sendo definida arritmia ventricular frequente como sete ou mais extrassístoles por minuto, bigeminismo ou trigeminismo, episódios pareados, em salva, taquicardia ventricular, *flutter* ventricular, *torsades de pointes* ou fibrilação ventricular. Apenas 945 (3%) desenvolveram os episódios arrítmicos durante o exercício, 589 (2%) na fase de recuperação e 491 (2%) em ambas as etapas. Houve 1.862 mortes na população total no período médio de acompanhamento de 5,3 anos, e a arritmia durante o exercício foi preditora de risco aumentado de morte quando comparada à ausência da arritmia (9% × 5%, p < 0,001), mas de maior poder quando exclusiva da etapa de recuperação (11% × 5%, p < 0,001), mesmo quando após a correção de variáveis de confusão.[101,102]

Dentro da proposta de correlacionar características clínicas e significado prognóstico de extrassístoles ventriculares durante e após a fase de esforço de TE, Dewey et al. estudaram 1.847 indivíduos livres de insuficiência cardíaca congestiva, que se submeteram a testes limitados por sinais e sintomas, com protocolos de rampa individualizados e assumindo posição supina no período de recuperação, sem caminhada.[103] Batimentos ectópicos frequentes (> 10% de todas as despolarizações ventriculares durante registros de 30 segundos ou taquicardia ventricular) ocorreram com prevalência de 3% durante o exercício, 0,5% na fase de recuperação e 1,0% em ambas as etapas. Foram também consideradas classificações alternativas para a caracterização da frequência de arritmia ventricular, com prevalência maior ou menor que a média na população estudada (frequente e infrequente, respectivamente) ou a utilização dos critérios de Lown para ectopia ventricular grave. Do total avaliado, 850 (46%) apresentaram extrassístoles no exercício (0,43 bpm) e 620 (33,6%) no período de recuperação (0,60 bpm), sendo a idade, PAS e a presença de extrassístoles em repouso os preditores para arritmia em ambas as etapas do TE. Enquanto as extrassístoles ventriculares durante o exercício estiveram associadas com a elevação da frequência cardíaca, a ocorrência na fase de recuperação correlacionou-se com a presença de doença arterial coronariana e infradesnivelamento de segmento ST. No acompanhamento médio de 5,4 anos, houve 161 (8,7%) mortes, sendo 53 (32,9%) por causas cardíacas. A arritmia exclusiva da fase de recuperação, mas não durante o esforço, associou-se fortemente com maiores taxas ajustadas de mortalidade, reclassificando 33,2% dos indivíduos com escores de risco intermediários em subgrupos de maior risco. Ressalta-se que o prognóstico adverso relacionado às extrassístoles na etapa pós-esforço é independente da presença de arritmia no esforço e similar a achados prévios de estudos de outras coortes clínicas.

Interpretação da resposta eletrocardiográfica durante o teste ergométrico

Considerando-se a padronização para a obtenção das derivações eletrocardiográficas no decorrer da prova, quer empregando o sistema modificado de 12 derivações de Mason e Likar, quer adicionando a 13ª derivação ao mesmo sistema (Figuras 4 e 5), como a derivação bipolar transtorácica MC5, a análise deve incluir a análise das modificações ocorridas durante e/ou após o esforço em relação aos traçados basais, normais ou não. Se os traçados de repouso já exibirem alterações, estas devem ser descontadas do total de arritmias que surgiram durante e após o esforço.

Para a caracterização da resposta isquêmica do miocárdio, as fases de estresse e recuperação têm valor semelhante. A linha de base considerada é uma linha imaginária que une duas junções PQ (final do intervalo PR e início do complexo QRS) do eletrocardiograma e considerada pelo menos em 3 a 4 complexos sucessivos livres de artefatos, servindo de referência para as alterações desenvolvidas durante e após esforço, fisiológicas ou não. Dentro da compreensão que a linha de base pode rebaixar durante o exercício por infradesnivelamento do segmento PR, resultante da influência da captação da onda de repolarização atrial Ta, as variações fisiológicas clássicas e anormais habituais encontram-se explícitas nas Figuras 6 e 7.

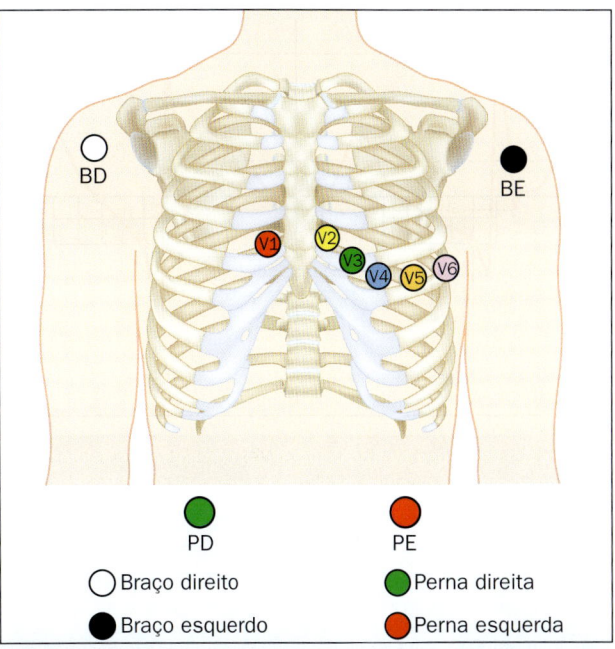

Figura 4 Sistema de 12 derivações eletrocardiográficas de Mason e Likar. Em relação ao ECG convencional, os eletrodos das extremidades dos membros superiores são deslocados para a raiz dos ombros; os das extremidades inferiores são deslocados para a borda superior das cristas ilíacas ou em ponto equidistante entre o rebordo costal e a borda superior da crista ilíaca, bilateralmente. Os eletrodos do plano horizontal são mantidos em suas posições convencionais.

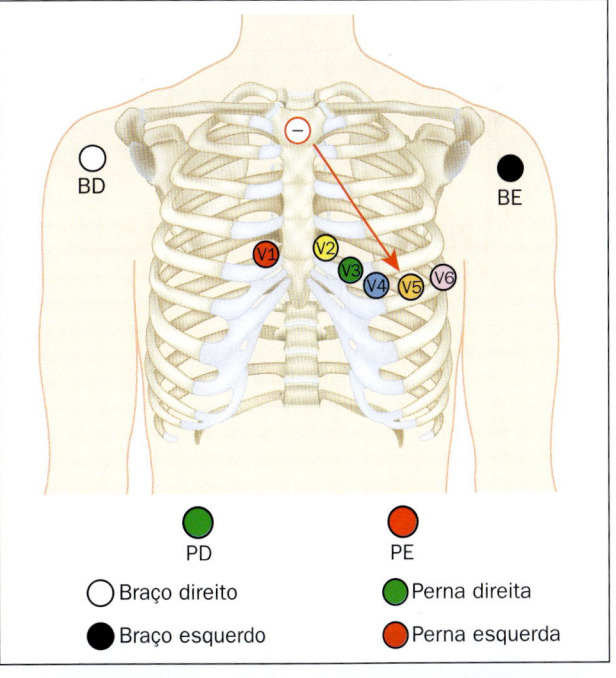

Figura 5 Adição da 13ª derivação (MC5) ao sistema de Mason e Likar. Como uma derivação bipolar transtorácica, utiliza o ponto de referência (polaridade negativa) no manúbrio e o ponto positivo na derivação V5.

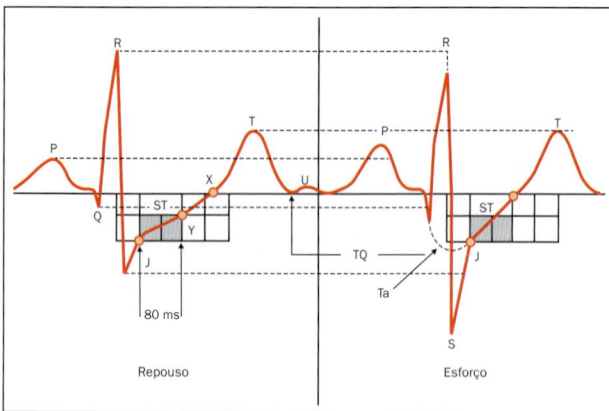

Figura 6 Variações eletrocardiográficas consideradas fisiológicas durante o esforço e comparadas em relação aos traçados de repouso, normais ou não. Habitualmente a deflexão P aumenta de amplitude com aspecto apiculado no exercício máximo; o intervalo PR evidencia infradesnível por influência da onda de repolarização atrial Ta; a deflexão Q aumenta em amplitude também no exercício máximo, a deflexão R diminui, S pode aumentar, o ponto J geralmente pode apresentar infradesnivelamento, mas com rápido retorno do segmento ST à linha de base, antes de 80 ms; as modificações de T são variáveis; a duração dos intervalos clássicos diminui. TQ: intervalo do final da onda T ao início do complexo QRS; X: momento em que o segmento ST retorna à linha de base; Y: ponto medido no segmento ST a 80 ms do ponto J (ou J + 80 ms).[110-114]

Os valores estabelecidos para as modificações eletrocardiográficas (ECG) anormais não são consensuais entre os serviços, podendo variar de acordo com os objetivos do exame, sexo e população estudada. Independentemente dos comentários finais que devem constar ao final dos relatórios dos testes ergométricos e do impacto no manejo médico, devem ser descritos os padrões eletrocardiográficos anormais, que podem sugerir resposta isquêmica do miocárdio e correlações possíveis pertinentes:

A. Infradesnivelamento do segmento ST ≥ 1,5 mm, medido 80 ms após o ponto J ou no ponto Y (J + 80 ms), de aspecto ascendente lento, mas em indivíduos com risco moderado a elevado de DAC (Figura 8).

B. Infradesnivelamento horizontal do segmento ST ≥ 1,0 mm, medido no ponto J ou 80 milissegundos após o ponto J, para ambos os sexos (Figura 9). Outras denominações utilizam infradesnivelamento retificado em vez de horizontal. Há padronizações que empregam 1,5 mm para o sexo feminino.

C. Infradesnivelamento descendente do segmento ST ≥ 1,0 mm, medido no ponto J, para ambos os sexos. Assim como a morfologia horizontal, quando presente em indivíduos com probabilidade intermediária de DAC e com ECG de base sem modificações, evidencia elevada especificidade (sua ocorrência associa-se à pequena possibilidade de resultados falso-positivos) e moderada sensibilidade (Figura 9).

D. Infradesnivelamento do segmento ST ≥ 2,0 mm, medido 80 ms após o ponto J ou no ponto Y (J + 80 ms), de aspecto ascendente, em indivíduos com risco baixo de DAC.

E. Infradesnivelamento convexo do segmento ST ≥ 2,0 mm, medido no nadir. Considerado de menor especificidade

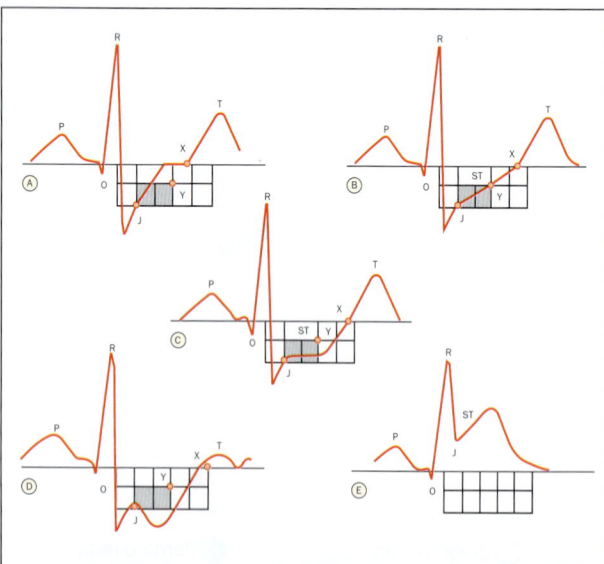

Figura 7 Possibilidades de respostas eletrocardiográficas durante a prova de esforço. A: variações fisiológicas; B: infradesnível de segmento ST de aspecto ascendente lento, medido 80 ms após o ponto J; C: infradesnível do ponto J com segmento ST horizontal por ≥ 80 ms; D: infradesnível medido no ponto J, com segmento ST descendente; E: supradesnível do ponto J ou da junção J/ST.

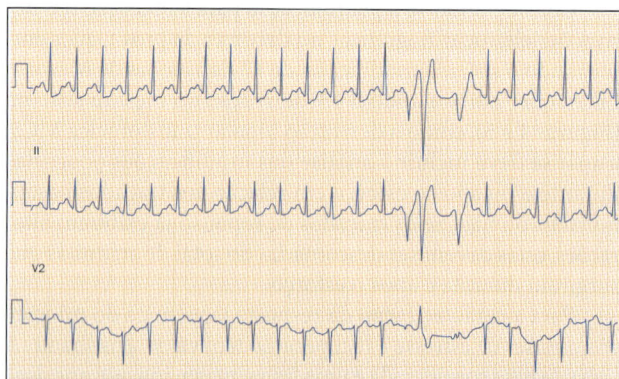

Figura 8 Paciente de 72 anos, sexo masculino, portador de diabete melito não insulinodependente, hipertenso, dislipidêmico, encaminhado para avaliação cardiológica e orientação para atividades físicas. Em uso de metformina, maleato de enalapril, sinvastatina e ácido acetilsalicílico. Eletrocardiograma base normal. O traçado superior corresponde à derivação MC5 em fases intermediárias de esforço; evidencia infradesnível ascendente lento de segmento ST, medido após 80 ms do ponto J, até 1,5/2,0 mm e episódio de salva ou taquicardia ventricular polimórfica.

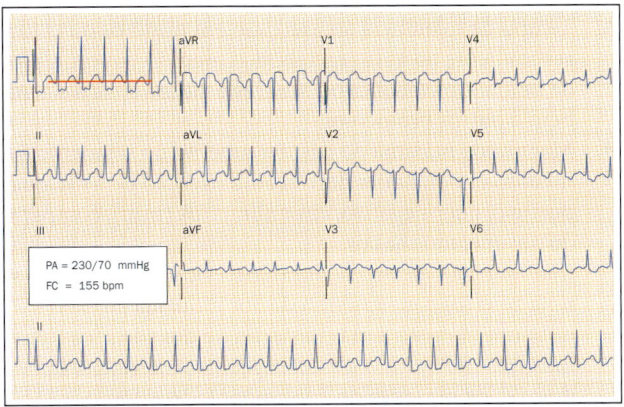

Figura 9 Traçados de eletrocardiograma em esforço máximo do mesmo paciente, 7,41 minutos do protocolo de Bruce (etapa III), assintomático. Em MC5 (derivação I), observa-se infradesnivelamento horizontal de ST, medido 80 ms após o ponto J, até 3 mm, tendendo à convexidade superior em raros complexos; adicionalmente observa-se supradesnivelamento de ST em aVR, infradesnivelamento concomitante em V5 e V6 mas com aspecto descendente de ST. Cinecoronariografia realizada quatro meses após, por episódio noturno de mal-estar precordial, evidenciou lesão moderada em CD (50%), lesão discreta em TCE e DA (40%) e lesão de 70% no óstio da CX, com 80% no terço médio. Submetido à intervenção coronariana percutânea para CX com implante de *stent* Cypher® .
CD: coronária direita; TCE: tronco de coronária esquerda; DA: descendente anterior; CX: circunflexa.

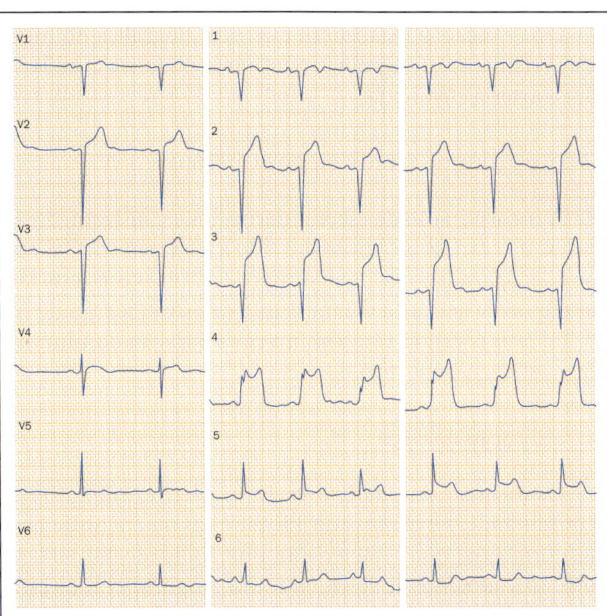

Figura 10 Homem de 51 anos, com angina aos esforços e por vezes em repouso há oito anos. Realizou cinecoronariografia (em 1996), que revelou ponte miocárdica no terço médio da artéria DA. Medicado com betabloqueador, mas os sintomas persistiram. A partir de 2003, os episódios de angina aumentaram em frequência e intensidade. Realizada cintilografia miocárdica associada ao esforço em 01/2004, com supradesnível de segmento ST de até 10 mm durante TE, dor precordial e imagens com isquemia transitória de grande extensão nas paredes apical, septal e anterior do ventrículo esquerdo. Encaminhado a reestudo (em 16/01/2004), que confirmou o diagnóstico de ponte miocárdica em DA, sem lesões ateroscleróticas expressivas, mesmo após complementação com ultrassonografia intracoronariana. Notar a presença de ondas r embrionárias em V1, V2, V3, sugerindo perda de vetores septais. No entanto, o supradesnível de ST se estende por toda a parede anterior.

para DAC, mas podendo associar-se à cardiopatia não aterosclerótica.

F. Supradesnivelamento de ST ≥ 1,0 mm, medido no ponto J ou junção J/ST, não relacionado à onda Q anormal no ECG. Não considerado nas derivações V1 e aVR. Traduz isquemia transmural, associando-se com lesão de tronco de coronária esquerda ou lesões proximais graves, geralmente envolvendo a artéria descendente anterior ou, ainda, espasmo coronariano. Localização eletrocardiográfica da alteração apresenta boa capacidade de identificação da artéria envolvida (Figura 10).

G. Supradesnivelamento de ST na derivação aVR. Há relatos de associação com lesão obstrutiva grave de artéria descendente anterior, especialmente quando concomitante a infradesnivelamento na derivação V5 (Figura 9).

H. Supradesnivelamento adicional de ST ≥ 1,0 mm, medido no ponto J ou junção J/ST, relacionado à área inativa com onda "Q". Associa-se ao aparecimento ou acentuação de movimento discinético de ventrículo esquerdo no esforço, não se podendo descartar isquemia/viabilidade (derivações V1, V2, V3 da Figura 10).

I. Modificações da polaridade da onda U durante e/ou após esforço. Ótima acurácia para o diagnóstico de isquemia miocárdica, mas de difícil identificação em frequências cardíacas elevadas, pela fusão entre as ondas P e T precedentes. Pequena aplicabilidade na prática.

J. Desaparecimento do infradesnivelamento basal de segmento ST e/ou inversão da polaridade de ondas T (pseudonormalização). De ocorrência rara e menor acurácia na identificação de isquemia, são mais valorizados quando concomitantes com angina ou equivalente.

K. Outros achados durante a prova de esforço, como desencadeamento de arritmias ventriculares complexas, dor torácica incaracterística, distúrbios intermitentes da condução intraventricular, déficit cronotrópico, insuficiência cronotrópica, hipotensão arterial sistólica, recuperação anormal da frequência cardíaca, entre outros, devem ser valorizados em concomitância com outros dados exteriorizados durante a prova e analisados diante da probabilidade pré-teste de DAC. Índices como a relação entre a variação do segmento ST (delta ST) e a elevação da frequência cardíaca (delta FC), dispersão do intervalo QT (diferença entre o maior e o menor valor de duração, medidos automaticamente nas 12 derivações eletrocardiográficas) encontram menor aplicação, dependentes da população analisada e dos softwares empregados no sistema de registro utilizado.

Observação: a localização eletrocardiográfica do infra-desnivelamento de segmento ST guarda pequena correlação com a artéria envolvida.

Escores diagnósticos e prognósticos

A incorporação de escores derivados exclusivamente da análise das variáveis obtidas durante a realização de TE ou a consideração adicional de informações clínicas pré-teste leva à melhora da acurácia diagnóstica e da estratificação de risco. Tal fato resultou também na consolidação do binômio diagnóstico-prognóstico do método.[72]

Estratificação de risco

Os escores contemplam variáveis eletrocardiográficas, hemodinâmicas e clínicas do TE, isoladas ou em associação às informações que caracterizam probabilidade pré-teste de DAC. Inicialmente designados como prognósticos, os estudos têm demonstrado que os pacientes podem ser efetivamente estratificados para risco de morte cardiovascular, auxiliando o clínico na identificação de casos de maior gravidade, que podem necessitar de formas mais agressivas de tratamento. Vários escores foram propostos relacionando probabilidade pré e pós-teste para DAC, mas destacam-se os de Duke e Morise como de grande utilização e aceitação,[70,71] entre outros.

Escore de Duke

Desenvolveu-se inicialmente uma equação para estimativa da probabilidade de morte, por Mark et al.,[70] resultante da análise de variáveis do TE realizado com o protocolo de Bruce em 2.842 pacientes internados com história clínica de dor torácica, que se submeteram a estudo cinecoronariográfico. A regressão de Cox foi aplicada à metade da população, escolhida de modo aleatório, objetivando identificar respostas ao esforço que pudessem estar associadas ao aumento de mortalidade cardiovascular. O coeficiente de regressão encontrado como modelo foi empregado para criar um escore linear, utilizado na metade restante da população para validação da amostra. Três variáveis do exercício foram incluídas na equação, evidenciando-se, na associação destas, maior poder prognóstico. A equação que representa o escore de Duke é:

$$\text{Escore} = \text{TT em min} - (5 \times \text{ST}) - (4 \times \text{índice de angina})$$

Sendo que: TT: tempo total em minutos; ST: desnivelamento de segmento ST em valor absoluto; índice de angina em que zero (0): ausência de dor torácica; (1): presença de dor torácica não limitante do esforço; (2) presença de dor torácica limitante, motivando a interrupção do exercício.

Desta forma, os resultados do escore proposto apresentam valor incremental na caracterização do risco quando integrados às informações clínicas prévias, ressaltando-se alguns detalhes metodológicos na interpretação das variáveis, a saber:

A. Tempo de tolerância ao exercício em minutos ou o correspondente ao gasto metabólico medido em múltiplos da unidade metabólica ou MET, este último aplicável também a outros protocolos.

B. Magnitude máxima do desnivelamento do segmento ST, medido em qualquer derivação, à exceção de aVR, quer positivo, quer negativo, em milímetros (mm), comparado aos traçados basais.

C. Manifestação de angina durante o esforço, atribuindo-se nota zero (0) para ausência de dor induzida ao exercício; nota um (1) para a manifestação de dor torácica típica, mas não motivando a interrupção do exercício; e nota dois (2) na presença de dor limitante ao esforço.

A regressão estatística empregada demonstrou que o desnivelamento adicional do segmento ST registrado no exercício mostrou-se importante preditor de risco, e as outras duas variáveis, o índice de angina e o gasto metabólico (MET), proporcionaram informações complementares. A análise de sobrevida mostrou ser este o sistema de escore de utilidade para predizer o prognóstico, discriminando grupos de alto risco (28% de mortalidade global em 5 anos ou > 5% ao ano), risco intermediário (9% de mortalidade global em 5 anos ou entre 1 e 2% ao ano) e baixo risco (3% de mortalidade global em 5 anos ou < 1% ao ano). Os valores resultantes encontrados na aplicação do escore para os subgrupos definidos (alto, médio e baixo risco) foram (≤ -11), entre (-10 a + 4) e (≥ + 5) respectivamente, variando de -25 (maior risco) a +15 (menor risco). A mortalidade anual em cinco anos de acompanhamento clínico foi determinada em cada grupo estudado, disponibilizando-se o escore nas apresentações de fórmula e nomograma, que podem ser empregados em casos de prática clínica. Com o objetivo de validar o escore idealizado para pacientes ambulatoriais, os mesmos autores[49] avaliaram de modo prospectivo 613 pacientes consecutivos encaminhados a teste ergométrico com suspeita de DAC e acompanhamento clínico de 4 anos. Os desfechos previstos pelo escore original para a população ambulatorial correlacionaram-se fortemente com os desfechos observados, com grande poder de separação entre os pacientes que subsequentemente morreram e permaneceram vivos após 4 anos (área sob a curva ROC: 0,849). Os pacientes categorizados como baixo risco (escore ≥ 5) apresentaram sobrevida de 99% ou mortalidade de 0,25% ao ano, ao passo que, nos classificados como alto risco (escore ≤ -11), observou-se taxa de sobrevida de 79% ou mortalidade anual de 5% (Figuras 11 e 12).

Desde a publicação original, que avaliou pacientes sintomáticos predominantemente do sexo masculino, a capacidade do escore original ou modificado como preditor de risco tem sido validada em diferentes populações. Estas incluem pacientes ambulatoriais com suspeita de DAC, sexo feminino,[104] diabéticos,[105] indivíduos submetidos à cintilografia do miocárdio associada ao estresse físico,[106] pacientes com dispneia ou desconforto torácico, com e sem modificações morfológicas basais de ST/T, infarto agudo do miocárdio em evolução recente, entre outros. Ressalta-se a aplicação do escore no sexo feminino, com menor risco de mortalidade dentro dos mes-

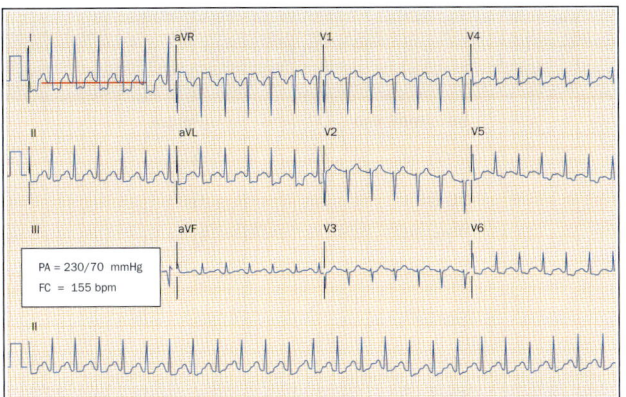

Figura 11 Mesmo paciente da Figura 8; 72 anos, sexo masculino, assintomático, com diabete melito não insulinodependente, hipertenso, dislipidêmico, encaminhado para avaliação cardiológica e orientação de atividades físicas. Em uso de metformina, enalapril, renitec, sinvastatina e ácido acetilsalicílico. ECG de 12 derivações em repouso normal. Esforço máximo aos 7 min, 41 s, protocolo de Bruce (etapa III). Em MC5 (derivação I), observa-se infradesnível horizontal de ST até 3 mm após 80 ms do ponto J, tendendo à convexidade superior em raros complexos. Adicionalmente observa-se supradesnível de ST em aVR, com infradesnível concomitante em V5 e V6. Escore prognóstico de Duke = –8, caracterizando risco intermediário a alto para morte em acompanhamento anual e em cinco anos. Cinecoronariografia realizada quatro meses depois, considerando-se episódio noturno de mal-estar precordial, evidenciou lesões: moderada em CD (50%), discreta em TCE e DA (40%), grave em CX (70% no óstio e 80% no terço médio). Submetido à intervenção coronariana percutânea para CX com implante de *stent* Cypher®. CD: coronária direita; TCE: tronco de coronária esquerda; DA: descendente anterior; CX: circunflexa.

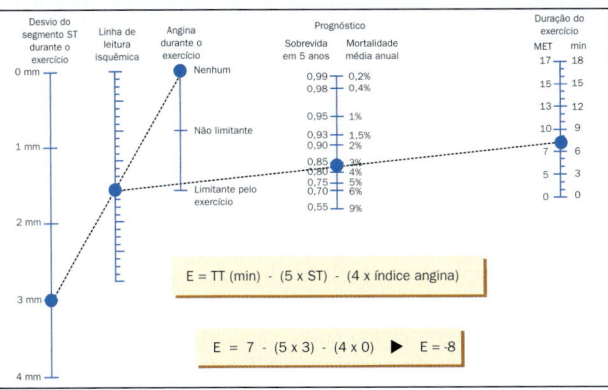

Figura 12 Cálculo do escore (E) empregando-se os dados obtidos durante o esforço no exemplo das Figuras 8 e 9. Marcação dos resultados das três variáveis no nomograma ou utilização da equação resultante. Para a plotagem dos pontos, sugere-se a sequência: a) marcar tempo em minutos ou gasto metabólico em MET na linha vertical à esquerda (duração do exercício); b) marcar valores absolutos do desnível de ST (linha vertical à direita) e índice de angina resultante (linha vertical intermediária) que, interligados, cruzam um ponto na linha de leitura de isquemia (linha vertical intermediária); c) unir esse novo ponto à marcação do tempo de exercício por uma reta, que cruza a linha vertical de prognóstico, com a estimativa resultante da mortalidade anual e da sobrevida livre de eventos em cinco anos.

mos subgrupos em comparação ao sexo masculino. No entanto, há limitações na estimativa de risco em alguns subgrupos, como indivíduos idosos.[107] Finalmente, torna-se consolidada a capacidade do escore em adicionar informações diagnóstica e prognóstica independentes das obtidas por dados clínicos, anatomia coronariana e fração de ejeção do ventrículo esquerdo, sendo na atualidade a capacidade funcional a variável prognóstica de maior valor agregado.[82,108-110]

Escores de Morise pré e pós-teste[72,111-113]

Para pacientes com sintomas de DAC suspeita, o processo de estratificação de risco se inicia com dados da anamnese. Inúmeros escores pré-teste desenvolvidos para categorizar grupos de baixo e alto risco têm sido relatados, considerando-se a presença e a gravidade de doença angiográfica, bem como evolução prognóstica em indivíduos encaminhados a testes ergométricos e, mais raramente, a provas de estresse farmacológico. O escore pré-teste de Morise incorporou dados de algoritmos clínicos clássicos (Diamond-Forrester) e fatores de risco, resultando em uma escala de pontos com subgrupos de baixo (0-8 pontos), intermediário (9-15 pontos) e alto risco (> 15 pontos) (Tabela 7).

Os escores pós-teste foram inicialmente desenvolvidos para melhorar a sensibilidade diagnóstica do TE em homens e posteriormente em mulheres. De modo subsequente, também passaram a ser aplicados para previsão de mortalidade, evidenciando maior capacidade de discriminação de risco que o escore de Duke, na mesma população. Entre outros, abordam o conceito da identificação, por regressão logística, de variáveis clínicas e ergométricas que podem ser utilizadas como um escore multivariado para o aperfeiçoamento da definição do risco cardiovascular.

Modelo diagnóstico inicial (pós-teste) ou método de Raxwal[71]

Foi baseado na análise de 1.282 homens sem infarto prévio, encaminhados para análise de dor torácica, que se submeteram a TE convencional e estudo cinecoronariográfico, propondo-se um modelo de regressão logística para predizer DAC significativa, com obstruções luminais iguais ou maiores que 50%. Outro grupo de 476 indivíduos foi empregado para a validação do escore derivado da população original. Da análise das variáveis e coeficientes derivou-se um escore simplificado, com resultados variando entre 6 e 95 pontos, caracterizando baixa (< 40), intermediária (entre 40 e 60) e elevada (> 60) probabilidade de doença. A seguir, o esquema do método de Raxwal (Tabela 8).

Escore simplificado: (6 × índice de $FC_{máx}$) + (5 × índice de infradesnível de ST) + (4 × código de idade) + (índice de angina) + (índice de colesterol) + (índice de diabetes) + (índice de angina durante TE).

Sendo que: $FC_{máx}$: frequência cardíaca máxima alcançada; TE: teste ergométrico.

Tabela 7   Valores em pontos atribuídos para as variáveis clínicas na caracterização da probabilidade pré-teste de DAC, em pacientes do sexo masculino e feminino. O somatório final caracteriza subgrupos de baixo (0-8 pontos), intermediário (9-15 pontos) e alto risco (> 15 pontos)

Variáveis	Sexo masculino	Pontos	Sexo feminino	Pontos
Idade	< 40	3	< 50	3
	40-54	6	50-64	6
	≥ 55	9	≥ 65	9
Diabete	Sim	2	Sim	2
Dislipidemia	Sim	1	Sim	1
Hipertensão	Sim	1	Sim	1
Tabagismo	Sim	1	Sim	1
AF (primeiro grau)	Sim	1	Sim	1
Obesidade (IMC > 27)	Sim	1	Sim	1
História de angina (método de Diamond)	Típica	5	Típica	5
	Atípica	3	Atípica	3
	Dor não anginosa	1	Dor não anginosa	1
Estado estrogênico			Positivo	– 3
			Negativo	3

AF: história familiar de DAC presente se ocorrência de episódio prematuro, em idade inferior a 60 anos, de coronariopatia (infarto agudo do miocárdio, revascularização ou morte súbita) em parente de primeiro grau. Estado estrogênico "positivo" inclui mulheres pré-menopausadas ou em terapia de reposição hormonal; "negativo" abrange mulheres em pós-menopausa, sem terapia de reposição hormonal ou ooforectomizadas.

Tabela 8   Valores atribuídos para o comportamento das variáveis durante o exercício e para a caracterização clínica da probabilidade pós-teste de DAC em pacientes do sexo masculino

Variável	Resposta ao exercício	Pontuação
FC máxima alcançada	< 100	30
	100 a 129	24
	130 a 159	18
	160 a 189	12
	190 a 220	6
Infradesnível de ST	1 a 2 mm	15
	> 2 mm	25
Angina induzida pelo esforço	Não limitante	3
	Motivo de interrupção	5
Variável (clínica)	**História clínica**	
Idade	> 55 anos	20
	40 a 55 anos	12
Dor torácica – história	Angina	5
	Atípica	3
	Não cardíaca	1
Colesterol elevado	Sim	5
Diabete melito	Sim	5

Escore de Morise para mulheres com suspeita de DAC (pós-teste)

Foram avaliadas 442 mulheres que se submeteram a TE e cinecoronariografia, derivando-se escore em modelo e validação semelhantes ao empregado para homens. Pelo uso de análise de regressão logística, as variáveis foram selecionadas e a cada uma delas foi atribuída um peso relativo (Tabela 9).

Escore de Lauer[114]

Modelo multivariado desenvolvido por Lauer et al.[114] em 2007, contempla as variáveis idade, sexo, história de tabagismo, hipertensão, diabete ou angina típica, além de dados obtidos do teste ergométrico, como capacidade funcional, sintomas, alterações de segmento ST, recuperação da FC e extrassistolia ventricular frequente após o exercício. Sua validação baseia-se na análise de 33.268 pacientes encaminhados por DAC suspeita e acompanhamento clínico com a mediana de 6,2 anos, validando-se o modelo em 5.821 indivíduos. Neste estudo, ambos os escores, de Lauer e Duke, categorizaram os pacientes em subgrupos de baixo e alto risco, e o nomograma de Lauer apresentou características de melhor desempenho (discriminação e calibração) ao prever a frequência de eventos em três anos. O escore de Duke apresentou tendência em superestimar as categorias de risco intermediário e alto, e 64% dos pacientes nestas categorias foram reclassifi-

Tabela 9 Valores atribuídos para o comportamento das variáveis durante o exercício e para a caracterização clínica da probabilidade pós-teste de DAC em pacientes do sexo feminino

Variável (ergométrica)	Resposta ao exercício	Pontuação
FC máxima alcançada	< 100	20
	100 a 129	16
	130 a 159	12
	160 a 189	8
	190 a 220	4
Infradesnível de ST	1 a 2 mm	6
	> 2 mm	10
Angina induzida pelo esforço	Não limitante	9
	Motivo de interrupção	15
Variável (clínica)	**História clínica**	
Idade	> 65 anos	25
	50 a 65 anos	15
Dor torácica – história	Angina	10
	Atípica	6
	Não cardíaca	2
Diabete melito	Sim	10
Tabagismo	Sim	10
Estado estrogênico	Positivo	– 5
	Negativo	5

cados corretamente pelo escore proposto como baixo risco, com mortalidade entre 0 e 3% no período (Figura 13).

Existem ainda disponíveis na literatura escores para cálculo de probabilidade pré-teste, como o de Hubard[72] que considera variáveis clínicas como idade, sexo, angina de peito, diabete melito e antecedentes de infarto do miocárdio (Tabela 10), com valores entre 1 e 10 pontos e alto risco considerado quanto o somatório > 5 pontos. Adicionando-se às mesmas variáveis os resultados do teste ergométrico (desvios do segmento ST segundo critérios estabelecidos – adicionar 1 ponto), Storti et al.[115] idealizaram escore prognóstico simplificado, com somatório máximo de 11 pontos e ponto de corte entre baixo e alto risco de 6 pontos. De 372 pacientes com doença coronariana multiarterial e fração de ejeção preservada, randomizados à revascularização cirúrgica do miocárdio, intervenção percutânea ou tratamento clínico e acompanhados por cinco anos, observou-se diferença na curva de sobrevida (desfecho principal: óbito cardiovascular), após a randomização, naqueles com escore > 6 pontos, bem como quando eram analisados os eventos combinados ou desfechos secundários combinados (infarto do miocárdio não fatal, óbito e reintervenção).

Processo de decisão médica

A melhor relação custo-efetividade pode ser encontrada em pacientes com DAC, incorporando-se a aplicação de escores à decisão clínica. Após avaliação médica e realização de TE, adicionam-se as informações obtidas da análise

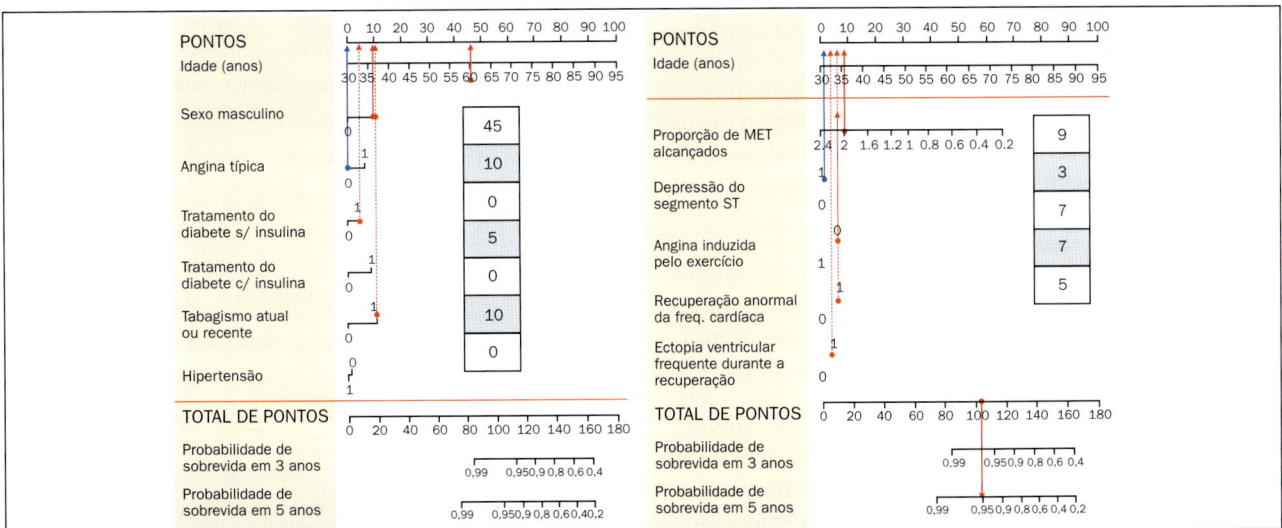

Figura 13 Escore de Lauer: modelo multivariado de previsão de mortalidade total em três anos, envolvendo 33.268 pacientes (validado em 5.821 indivíduos). Para o cálculo do risco, traçar linha vertical a partir de um fator de risco até a linha superior de "pontos", computando os pontos de cada marcador de risco. O somatório de todos os pontos deve ser, então, marcado na linha inferior de "pontos totais". Unir em seguida com linhas verticais até alcançar as retas de probabilidade de sobrevida em 3 e 5 anos. Para as variáveis categóricas, "1" representa sim e "0" representa não (modificado de Lauer et al.). No exemplo assinalado, paciente de 60 anos, sexo masculino, ausência de angina, diabete não insulino dependente, tabagista, informações plotadas na figura à esquerda. À direita, variáveis do teste ergométrico, como "proporção de MET alcançado", ausência de infradesnível de ST, ausência de angina induzida pelo esforço, com recuperação anormal da frequência cardíaca e extrassístoles ventriculares frequentes na fase de recuperação. Somatório total dos pontos (colunas verticais nas figuras à direita e esquerda) = 101, correspondente à sobrevida de 97% em três anos e de 95% em 5 anos.

Tabela 10   Escore de Hubard para o cálculo de probabilidade pré-teste de DAC

Variável clínica	Categorias	Pontuação
Idade (faixa etária)	< 40	0
	40-49	1
	50-59	2
	60-69	3
	70-79	4
	≥ 80	5
Sexo	Feminino	0
	Masculino	1
Angina	Atípica	0
	Típica	1
Infarto do miocárdio	Não	0
	Sim	1
Diabetes	Não	0
	Não insulinodependente	1
	Insulinodependente	2

multifatorial e resultados dos escores, otimizando-se a estratificação de risco e a decisão sobre a indicação de um estudo invasivo. Naqueles com baixo risco, nos quais o estudo invasivo não foi indicado, medidas preventivas deverão ser reforçadas, objetivando impedir a progressão da DAC. O acompanhamento nesse subgrupo poderá ser realizado anualmente ou na dependência da evolução clínica. Na condição de quadro sugestivo que implique progressão da isquemia ou dano miocárdico, como disfunção ventricular esquerda, redução da tolerância ao exercício e angina instável, o cálculo do risco deve ser revisto, considerando-se a realização de novos testes e/ou metodologias associadas, se não estiverem presentes contraindicações absolutas.

Resultados de estudos multicêntricos com envolvimento de TE, grande número de indivíduos e populações selecionadas, respondem apenas a questões específicas, gerando vieses relativos à indicação do procedimento. Para minimizar tais limitações e estabelecer a associação do comportamento das variáveis ao esforço físico e mortalidade, estudo[116] com 6.213 homens (média de idade: 59 ± 11 anos) submetidos a TE convencionais e com acompanhamento médio de 7 anos, identificou respostas clínicas e ergométricas, combinadas em um escore, com elevado poder de estratificação. O modelo de Cox definiu as respostas como independentes e associadas com o tempo até a morte; a capacidade funcional estimada em unidades metabólicas (< 5 MET), idade > 65 anos, história de IC e infarto prévio (IM) mostraram-se de maior poder discriminatório, em ordem decrescente. Escore baseado nessas variáveis (um ponto a cada resposta afirmativa) classificou os pacientes em alto risco (≥ 3 pontos), médio e baixo risco, com taxa de mortalidade anual > 6%, entre 3 e 5% e < 1,5%, respectivamente.

Limitação na aplicação dos escores diagnósticos e prognósticos

Há vieses quando a análise é individualizada ou populações de diferentes prevalências de DAC são empregadas. Para a estimativa real da acurácia do escore de Duke, em 1.461 pacientes categorizados como de baixo risco, que realizaram cintilografia do miocárdio (CPM), comparou-se um escore derivado de imagens CPM e um escore clínico na mesma população, em acompanhamento de sete anos (Figura 14). Somando-se um ponto para cada variável clínica presente, como diabetes, uso de insulina, sexo masculino, história de IM prévio, angina típica e cada década de vida acima da quarta, resultados com valores maiores e menores que 5 foram avaliados. Da análise semiquantitativa das imagens da CPM, composta por número de segmentos acometidos por hipocaptação do radiofármaco, bem como pela intensidade dos defeitos, derivou-se também escore numérico (denominado SSS – *summed stress score*), com resultados de 0 a 3 representando perfusão normal; de 4 a 8, anormalidade moderada de perfusão; e maior que 8, anormalidade grave. A mortalidade global em 5 anos da população sob estudo foi de 2%, concordando com a classificação de risco baixo de Duke que, no entanto, subestimou pacientes considerados de alto risco pelos escores clínico e de medicina nuclear. Estes foram considerados preditores independentes para o desfecho isolado morte cardíaca ou os combinados morte cardíaca/IM não fatal e morte cardíaca/IM não fatal/revascularização tardia.[117]

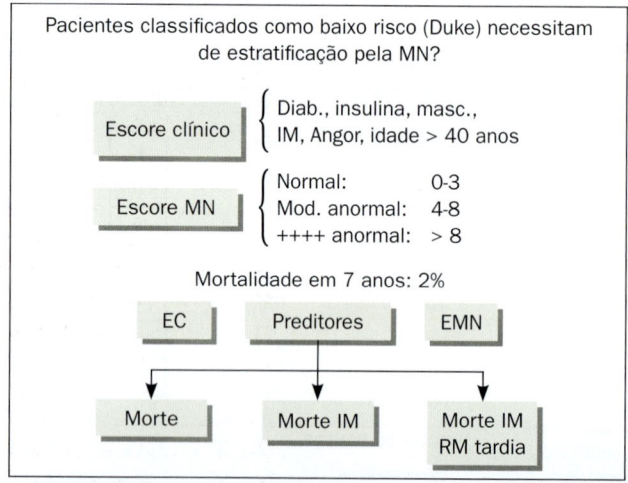

Figura 14   Utilidade da cintilografia de perfusão do miocárdio (CPM) com radiofármacos em 1.461 pacientes estratificados como "baixo risco" pelo escore de Duke e acompanhamento clínico de sete anos, quando são comparados escores clínico e de cardiologia nuclear. Diab.: diabetes; Masc.: sexo masculino; IM: antecedente de infarto do miocárdio; RM: revascularização cirúrgica do miocárdio; Mod.: moderadamente; ++++: intensamente; MN: medicina nuclear; EC: escore clínico, com cada variável no valor de um ponto, em um máximo de cinco (5) pontos; EMN: escore de medicina nuclear, com valores de 0-3: perfusão normal, de 4-8: anormalidade moderada de perfusão e > 8: anormalidade acentuada de perfusão.

O escore clínico classificou 21% dos pacientes como de alto risco (> 5), sendo maior nesse grupo a prevalência de imagens com importantes anormalidades de perfusão (26% × 9%, p < 0,001). Aqueles com escore clínico < 5 apresentaram baixas taxas de morte e IM não fatal, independentemente dos achados das imagens de perfusão, ao passo que resultados > 5 evidenciaram 9% de chance de ocorrência do mesmo evento combinado, a despeito do escore de Duke de baixo risco. Da mesma forma, as imagens cintilográficas mostraram-se úteis para estratificação adicional de risco na mesma população (Tabela 11).

Adicionalmente e com o objetivo de minimizar as limitações na aplicação do escore de Duke, considerando-se que este só incorpora variáveis do teste ergométrico e não informações clínicas prévias, publicação recente de Rafie et al.[118] avaliaram o efeito da inclusão da idade na estimativa do prognóstico já estabelecido, adequando o nomograma com a nova variável. Para tanto, análise de sobrevida de Cox foi realizada em 1.759 homens encaminhados a teste ergométrico, utilizando-se os dados do escore de Duke e da idade. Com o dado adicional, observou-se aumento da área sob a curva ROC (melhora da acurácia prognóstica) de 0,76 (somente escore Duke) para 0,80 (idade e escore Duke), p < 0,001, tendo como desfecho principal mortalidade cardiovascular anual. Mesmo assim, limitações advindas de dados retrospectivos, exclusão de mulheres e idosos, além de validação em outras populações, devem ser levadas em consideração.

Finalmente, com a possibilidade de reclassificação de risco de pacientes enquadrados de modo clássico na ampla e limitada faixa de risco intermediário, incorporando métodos para diagnosticar aterosclerose subclínica, como a tomografia para detecção de cálcio nas coronárias,[52,119-125] ou métodos com avaliação conjunta de dados clínico-epidemiológicos e resultados do escore de Duke para seleção de pacientes candidatos à cintilografia de perfusão do miocárdio,[126,127] ou ainda à angiotomografia de coronárias ou outros métodos de imagem, definem-se bases sólidas para utilização de melhor custo-efetividade no processo de decisão médica. A valorização diagnóstica e prognóstica de novas variáveis, a implementação e modificações dos escores derivados da integração clínica – exercício em diferentes populações e as adequações das indicações à luz de métodos não invasivos convencionais e recentes de estratificação – otimizam, facilitam e ampliam sobremaneira o processo de decisão clínica a partir do resultado de um teste ergométrico, objetivando tanto a prevenção primária como a secundária da DAC.

Dentro do binômio diagnóstico-prognóstico obrigatório para a aplicação e interpretação dos testes ergométricos, bem como do valor agregado de novas variáveis, como capacidade funcional, incompetência cronotrópica, arritmia ventricular na fase pós-esforço, retorno da frequência cardíaca nos primeiros minutos da fase de recuperação e aplicação de escores prognósticos com finalidade adicional diagnóstica (classe IIb de recomendação, nível C de evidência), reafirma-se com grande propriedade a análise multifatorial vinculada à população *sob judice*, com valorização crescente inquestionável diante do processo de decisão médica

Resumo

O teste ergométrico permite a avaliação indireta da reserva de fluxo coronariano e da oferta de oxigênio ao miocárdio diante do aumento da demanda imposta pela aplicação de cargas crescentes de trabalho. Do comportamento das inúmeras variáveis obtidas durante e após o estresse ressaltam-se: a capacidade de detecção de isquemia eletrocardiográfica e/ou clínica; a observação de distúrbios hemodinâmicos desencadeados pelo esforço; a caracterização da capacidade funcional; a análise de arritmas; a avaliação das respostas cronotrópica e da condução atrioventricular e intraventricular, a recuperação da frequência cardíaca após o esforço, o estabelecimento de diagnóstico e prognóstico de doenças cardiovasculares bem como a possibilidade de inferir o sucesso de intervenções terapêuticas, invasivas e não invasivas, entre outros. Continua sendo exame de custo efetividade favorável, com ampla disponibilidade e aplicabilidade clínica, estabelecendo-se como ferramenta inquestionável dentro do processo de decisão médica, não somente no contexto da doença arterial coronária, mas estendendo-se desde a área da prática de atividades físicas até a abordagem de crianças e gerontes.

Tabela 11 Utilidade da CPM em 1.461 pacientes de baixo risco pelo escore de Duke e acompanhamento clínico de sete anos, quando são comparados escores clínico e de cardiologia nuclear. Os pacientes com alto risco clínico (EC > 5 pontos) combinado com alterações acentuadas de perfusão (EMN > 8 pontos) mostraram curva de sobrevida livre de morte, morte ou IM, morte ou IM ou RM, de 84, 78 e 66%, respectivamente. Naqueles com baixo risco clínico (EC < 5 pontos) combinado com perfusão normal pela CPM (EMN entre 0-3 pontos), a curva de sobrevida livre para os eventos isolados ou combinados foi de 99, 97 e 95%, respectivamente.

	Morte		Morte IM		Morte IM, RM tardia	
	EC < 5	EC ≥ 5	EC < 5	EC ≥ 5	EC < 5	EC ≥ 5
Escore MN						
0-3	99%	96%	97%	94%	95%	87%
4-8	99%	100%	97%	97%	92%	80%
> 8	99%	84%	96%	78%	78%	66%
Total	99%	94%	97%	91%	93%	81%

Referências bibliográficas

1. Chaitman BR. Exercise stress testing. In: Braunwald E, Zipes DP, Bonow RO, Mann DL, Zipes DP, Libby P (eds.). Braunwald's heart disease. A textbook of cardiovascular medicine. Volume I. 9. ed. Philadelphia: Elsevier Saunders; 2012. p.168-9.

2. Fletcher GF, Ades PA, Kligfield P, Arena R, Balady GJ, Bittner VA, et al; on behalf of the American Heart Association Exercise, Cardiac Rehabilitation, and Prevention Committee of the Council on Clinical Cardiology, Council on Nutrition, Physical Activity and Metabolism, Council on Cardiovascular and Stroke Nursing, and Council on Epidemiology and Prevention. Exercise standards for testing and training: a scientific statement from the American Heart Association. Circulation. 2013; 128:873-934.

3. Gould KL, Johnson NP, Bateman TM, Beanlands RS, Bengel FM, Bober R, et al. Anatomic versus physiologic assessment of coronary artery disease. Role of coronary flow reserve, fractional flow reserve, and positron emission tomography imaging in revascularization decision-making. J Am Coll Cardiol. 2013;62(18):1639-53.

4. Lim MJ, Kern MJ. Curr coronary pathophysiology in the cardiac catheterization laboratory. Probl Cardiol. 2006;31(8):493-550.

5. Pijls NH, De Bruyne B, Smith L, Aarnoudse W, Barbato E, Bartunek J, et al. Coronary thermodilution to assess flow reserve: validation in humans. Circulation. 2002;105(21):2482-6.

6. Layland J, Oldroyd KG, Curzen N, et al. Fractional flow reserve vs. angiography in guiding management to optimize outcomes in non-ST-segment elevation myocardial infarction: the British Heart Foundation FAMOUS-NSTEMI randomized trial. Eur Heart J. 2015;36:100-11.

7. Smits PC, Vlachojannis GJ, Lunde K, et al. TCT-328: FFR-guided complete revascularization during primary PCI: preliminary data from the COMPARE ACUTE trial (abstr). J Am Coll Cardiol. 2014;64 Suppl 11: B95.

8. Sels JW, Tonino PA, Siebert U, et al. Fractional flow reserve in unstable angina and non-ST-segment elevation myocardial infarction: experience from the FAME (Fractional flow reserve versus Angiography for Multivessel Evaluation) study. J Am Coll Cardiol Intv. 2011;4:1183-9.

9. Johnson NP, K. Gould L, Di Carli MF, Taqueti VR. Invasive FFR and noninvasive CFR in the evaluation of ischemia what is the future? J Am Coll Cardiol. 2016;67:2772-88.

10. Balady GJ, Morise AP. Exercise testing. In: Braunwald E, Bonow RO, Mann DL, Zipes DP, Libby P (eds.). Braunwald's heart disease. A textbook of cardiovascular medicine. 10. ed. Philadelphia: Elsevier Saunders; 2015. p.155-6.

11. Tebexreni AS, Novakoski AFA, Fuchs A, Hossri CAC. Conceitos fisiológicos de importância para a compreensão das variáveis envolvidas no teste ergométrico e no teste cardiopulmonar. Revista da Sociedade de Cardiologia do Estado de São Paulo 2009;19(3):378-96.

12. Shin SY, Park JI, Park SK, Barrett-Connor E. Utility of graded exercise tolerance tests for prediction of cardiovascular mortality in old age: The Rancho Bernardo Study. Int J Cardiol. 2014;181C:323-7.

13. Dhoble A, Lahr BD, Allison TG, Kopecky SL. Cardiopulmonary fitness and heart rate recovery as predictors of mortality in a referral population. J Am Heart Assoc. 2014;3(2): e000559.

14. Jolly MA, Brennan DM, Cho L. Impact of exercise on heart rate recovery. Circulation. 2011;124(14):1520-6.

15. Lachman S, Terbraak MS, Limpens J, Jorstad H, Lucas C, et al. The prognostic value of heart rate recovery in patients with coronary artery disease: a systematic review and meta-analysis. Am Heart J. 2018;199:163-9.

16. Tanaka H, Monahan KD, Seals DR. Age-predicted maximal heart rate revisited. J Am Coll Cardiol. 2001; 37:153.

17. Gulati M, Shaw LJ, Thisted RA, Black HR, Bairey Merz CN, Arnsdorf MF. Heart rate response to exercise stress testing in asymptomatic women: The St. James Women Take Heart Project. Circulation. 2010;122:130.

18. Meneghelo RS, Araújo CGS, Stein R, Mastrocolla LE, Albuquerque PF, Serra SM, et al. Sociedade Brasileira de Cardiologia. III Diretrizes da Sociedade Brasileira de Cardiologia sobre teste ergométrico. Arq Bras Cardiol. 2010;95(5;1):1-26.

19. Chaitman BR: Should early acceleration of heart rate during exercise be used to risk stratify patients with suspected or established coronary artery disease? Circulation. 2007; 115:430.

20. Duarte CV, Myers J, Araujo CGS. Exercise heart rate gradient: A novel index to predict all-cause mortality. Eur J Prevent Cardiol. 2015;22(5):629-35.

21. Balady GJ, Arena R, Sietsema K, Myers J, Coke L, Fletcher GF, et al; on behalf of the American Heart Association Exercise, Cardiac Rehabilitation, and Prevention Committee of the Council on Clinical Cardiology; Council on Epidemiology and Prevention; Council on Peripheral Vascular Disease; and Interdisciplinary Council on Quality of Care and Outcomes Research. Clinician's Guide to cardiopulmonary exercise testing in adults: a scientific statement from the American Heart Association. Circulation. 2010; 122:191-225.

22. Degrell P, Sorbets E, Feldman LJ, Steg PG, Ducrocq G. Screening for coronary artery disease in asymptomatic individuals: Why and how? Pourquoi et comment dépister la maladie coronaire chez le sujet asymptomatique? Arch Cardiovasc Dis. 2015;108(12):675-82.

23. Moyer VA; U.S. Preventive Services Task Force. Screening for coronary heart disease with electrocardiography: U.S. Preventive Services Task Force recommendation statement. Ann Intern Med. 2012;157(7):512-8.

24. Greenland P, Alpert JS, Beller GA, Benjamin EJ, Budoff MJ, Fayad ZA, et al. 2010 ACCF/AHA Guideline for Assessment of CVAS Risk in Asymptomatic Adults: A Report of the ACC Foundation/AHA Task Force on Practice Guidelines. Circulation. 2010;122: e584-636.

25. Earls JP, Woodard PK, Abbara S, Akers SR, Araoz PA, Cummings K, et al. ACR Appropriateness criteria asymptomatic patient at risk for coronary artery disease. J Am Coll Radiol. 2014;11:12-9.

26. Thompson PD, Arena R, Riebe D, Pescatello LS. ACSM's new preparticipation health screening recommendations from ACSM's guidelines for exercise testing and prescription, ninth edition. Curr Sports Med Rep. 2013;12(4):215-7.

27. Wolk MJ, Bailey SR, Doherty JU, Douglas PS, Hendel RC, Kramer CM, et al. ACCF/AHA/ASE/ASNC/HFSA/HRS/SCAI/SCCT/SCMR/STS 2013 multimodality appropriate use criteria for the detection and risk assessment of stable ischemic heart disease: a report of the ACC Foundation Appropriate Use Criteria Task Force, American Heart Association, American Society of Echocardiography, American Society of Nuclear Cardiology, Heart Failure Society of America, Heart Rhythm Society, Society for Cardiovascular Angiography and Interventions, Society of Cardiovascular Computed Tomography, Society for Cardiovascular Magnetic Resonance, and Society of Thoracic Surgeons. J Am Coll Cardiol. 2014; 63:380-406.

28. La Gerche A, Baggish AL, Knuuti J, Prior DL, Sharma S, Heidbuchel H, et al. Cardiac imaging and stress testing asymptomatic athletes to identify those at risk of sudden cardiac death. JACC Cardiovasc Imaging. 2013;6(9):993-1007.

29. Whelton PK, Carey RM, Aronow WS, Casey DE Jr, Collins KJ, Dennison Himmelfarb C, et al. ACC/AHA/AAPA/ABC/ACPM/AGS/APhA/ASH/ASPC/NMA/PCNA Guideline for the Prevention, Detection, Evaluation, and Management of High Blood Pressure in Adults: Executive Summary: a report of the American College of Cardiology/American Heart Association Task Force on Clinical Practice Guidelines.Circulation. 2018;138(17):e426-e483.

30. Schultz MG, Otahal P, Cleland VJ, Blizzard L, Marwick TH, Sharman JE. Exercise-induced hypertension, cardiovascular events, and mortality in patients undergoingexercise stress testing: a systematic review and meta-analysis. Am J Hypertens. 2013;26(3):357-66.

31. Singh JP, Larson MG, Manolio TA, O'Donnell CJ, Lauer M, Evans JC, et al. Blood pressure response during treadmill testing as a risk factor for new-onset hypertension. The Framingham Heart Study. Circulation. 1999;99(14):1831-6.

32. Holmqvist L, Mortensen L, Kanckos C et al. Exercise blood pressure and the risk of future hypertension. J Hum Hypertens. 2012; 26(12):691-5.

33. Laukkanen JA, Willeit P, Kurl S, Mäkikallio TH, Savonen K, Ronkainen K, et al. Elevated systolic blood pressure during recovery from exercise and the risk of sudden cardiac death. J Hypertens. 2014;32(3):659-66.

34. Michaelides AP, Liakos CI, Vyssoulis GP, Chatzismatiou EI, Markou MI, Tzamou V, et al. The interplay of heart rate and blood pressure as a predictor of coronary artery disease and arterial hypertension. J Clin Hypertens (Greenwich). 2013;15(3):162-70.

35. Weiss SA, Blumenthal RS, Sharrett AR, Redberg RF, Mora S. Exercise blood pressure and future cardiovascular death in asymptomatic individuals. Circulation. 2010;121:2109.

36. Thanassoulis G, Lyass A, Benjamin EJ, Larson MG, Vita JA, Levy D, et al. Relations of exercise blood pressure response to cardiovascular risk factors and vascular function in the Framingham Heart Study. Circulation. 2012;125(23):2836-43.

37. Cho MS, Jang SJ, Lee CH, Park CH. Association of early systolic blood pressure response to exercise with future cardiovascular events in patients with uncomplicated mild-to-moderate hypertension. Hypertens Res. 2012;35(9):922-7.

38. Holmqvist L, Mortensen L, Kanckos C, Ljungman C, Mehlig K, Manhem K. Exercise blood pressure and the risk of future hypertension. J Hum Hypertens. 2012;26(12):691-5.

39. Fraga RFP, Buglia S, Negrão CE. Teste ergométrico na hipertensão arterial: Como interpretar as respostas e sua aplicação prática. Revista da Sociedade de Cardiologia do Estado de São Paulo. 2009;19.(3):397-411.

40. Weintraub WS, Madeira SW Jr, Bodenheimer MM, Seelaus PA, Katz RI, Feldman MS, et al. Critical analysis of the application of Bayes' theorem to sequential testing in the noninvasive diagnosis of coronary artery disease. Am J Cardiol. 1984;54(1):43-9.

41. Patterson RE, Eng. C, Horowitz SF. Practical diagnosis of coronary artery disease: a Bayes' theorem nomogram to correlate clinical data with noninvasive exercise tests. Am J Cardiol. 1984;53(1):252-6.

42. Froelicher VF, Lehmann KG, Thomas R, Goldman S, Morrison D, Edson R, et al. The electrocardiographic exercise test in a population with reduced workup bias: diagnostic performance, computerized interpretation, and multivariable prediction. Veterans Affairs Cooperative Study in Health Services #016 (QUEXTA) Study Group. Quantitative Exercise Testing and Angiography. Ann Intern Med. 1998;128(12 Pt 1):965-74.

43. Martinez EZ, Achcar JA. Trends in epidemiology in the 21st century: time to adopt Bayesian methods. Cad Saúde Pública. 2014;30(4):703-14.

44. van Hulst RA. Statistically significant future for Bayes' rule. Science. 2013;341(6144):343.

45. Higgins JPT, Deeks JJ, Altman DG (editors). Chapter 16: Special topics in statistics. In: Higgins JPT, Green S (editors). Cochrane Handbook for Systematic Reviews of Interventions. Version 5.1.0 [updated March 2011]. The Cochrane Collaboration, 2011. Disponível em: www.cochrane-handbook.org.

46. Wolk MJ, Bailey SR, Doherty JU, Douglas PS, Hendel RC, Kramer CM, et al. ACCF/AHA/ASE/ASNC/HFSA/HRS/SCAI/SCCT/SCMR/STS 2013 multimodality appropriate use criteria for the detection and risk assessment of stable ischemic heart disease: a report of the American College of Cardiology Foundation Appropriate Use Criteria Task Force, American Heart Association, American Society of Echocardiography, American Society of Nuclear Cardiology, Heart Failure Society of America, Heart Rhythm Society, Society for Cardiovascular Angiography and Interventions, Society of Cardiovascular Computed Tomography, Society for Cardiovascular Magnetic Resonance, and Society of Thoracic Surgeons. J Am Coll Cardiol. 2014;63:380-406.

47. Pryor DB, Shaw L, McCants CB, Lee KL, Mark DB, Harrell FE Jr, et al. Value of the history and physical in identifying patients at increased risk for coronary artery disease. Ann Intern Med. 1993;118(2):81-90.

48. Gibbons RJ, Abrams J, Chatterjee K, Daley J, Deedwania PC, Douglas JS, et al. ACC/AHA 2002 guideline update for the management of patient with chronic stable angina. JACC. 2003;41:159-68.

49. Mark DB, Shaw L, Harrell FE Jr, Hlatky MA, Lee KL, Bengtson JR, et al. Prognostic value of a treadmill exercise score in outpatients with suspected coronary artery disease. N Engl J Med. 1991;325(12):849-53.

50. Rafie AH, Dewey FE, Myers J, Froelicher VF. Age-adjusted modification of the Duke Treadmill Score nomogram. Am Heart J. 2008;155(6):1033-8.

51. Morise AP, Jalisi F. Evaluation of pretest and exercise test scores to assess all-cause mortality in unselected patients presenting for exercise testing with symptoms of suspected coronary artery disease. J Am Coll Cardiol. 2003;42:842-50.

52. Goff DC Jr, Lloyd-Jones DM, Bennett G, Coady S, D'Agostino RB Sr, Gibbons R, et al. 2013 ACC/AHA guideline on the assessment of cardiovascular risk: a report of the ACC/AHA Task Force on Practice Guidelines. J Am Coll Cardiol. 2014; 63(25 Pt B):2935-59.

53. Shaw LJ, Peterson ED, Shaw LK, Kesler KL, DeLong ER, Harrell FE Jr, et al. Use of a prognostic treadmill score in identifying diagnostic coronary disease subgroups. Circulation. 1998;98(16):1622-30.

54. Poornima IG, Miller TD, Christian TF, Hodge DO, Bailey KR, Gibbons RJ. Utility of myocardial perfusion imaging in patients with low-risk treadmill scores. J Am Coll Cardiol. 2004;43(2):194-9.

55. Cremer P, Hachamovitch R, Tamarappoo B. Clinical decision making with myocardial perfusion imaging in pt. with known or suspected CAD. Semin Nucl Med 2014l;44(4):320-9.

56. Douglas PS, Hoffmann U, Patel MR, Mark DB, Al-Khalidi HR, Cavanaugh B, et al.; PROMISE Investigators. Outcomes of anatomical versus functional testing for coronary artery disease. N Engl J Med. 2015;372(14):1291-300.

57. Bonow RO, Carabello BA, Chatterjee K, de Leon Jr AC, Faxon DP, Freed MD, et al. 2008 Focused Update Incorporated Into the ACC/AHA 2006 Guidelines for the Management of Patients With Valvular Heart Disease: A Report of the ACC/AHA Task Force on Practice Guidelines (Writing Committee to Revise the 1998 Guidelines for the Management of Patients With Valvular Heart Disease Endorsed by the Society of Cardiovascular Anesthesiologists, Society for Cardiovascular Angiography and Interventions, and Society of Thoracic Surgeons J Am Coll Cardiol. 2008;52;e1-142.

58. Tarasoutchi F, Montera MW, Ramos AIO, Sampaio RO, Rosa VEE, Accorsi TAD, et al. Atualização das Diretrizes Brasileiras de Valvopatias: Abordagem das Lesões Anatomicamente Importantes. Arq Bras Cardiol. 2017; 109(6Supl.2):1-34.

59. Morise AP. Exercise testing in nonatherosclerotic heart disease: hypertrophic cardiomyopathy, valvular heart disease, and arrhythmias. Circulation. 2011;123:216-25.

60. Amato MC, Moffa PJ, Werner KE, Ramires JA. Treatment decision in asymptomatic aortic valve stenosis: role of exercise testing. Heart. 2001;86(4):361-2.

61. Magne J, Lancellotti P, Piérard LA. Exercise testing in asymptomatic severe aortic stenosis. JACC Cardiovasc Imaging. 2014;7(2):188-99.

62. Henri C, Lancellotti P. Exercise echocardiography in asymptomatic patients with severe aortic stenosis and preserved left ventricular ejection fraction. J Cardiovasc Ultrasound. 2014;22(1):1-5.

63. Redfors B, Pibarot P, Gillam LD, Burkhoff D, Bax JJ, Lindman BR, et al. Stress testing in asymptomatic aortic stenosis. Circulation. 2017;135(20):1956-76.

64. Dulgheru R, Marchetta S, Sugimoto T, Go YY, Girbea A, Oury C, et al. Exercise testing in mitral regurgitation. Prog Cardiovasc Dis. 2017;60(3):342-50.

65. Nishimura RA, Otto CM, Bonow RO, Carabello BA, Erwin JP III, Guyton RA, et al. 2014 AHA/ACC Guideline for the Management of Patients with Valvular Heart Disease: a report of the American College of Cardiology/American Heart Association Task Force on Practice Guidelines. J Thorac Cardiovasc Surg. 2014;148(1): e1-132.

66. Jessup M, Abraham WT, Casey DE, Feldman AM, Francis GS, Ganiats TG, et al; writing on behalf of the 2005 Guideline Update for the Diagnosis and Management of Chronic Heart Failure in the Adult Writing Committee. 2009 Focused update: ACCF/AHA Guidelines for the Diagnosis and Management of Heart Failure in Adults: a report of the ACC Foundation/AHA Task Force on Practice Guidelines. Circulation. 2009; 119:1977-2016.

67. Guazzi M, Arena R, Halle M, Piepoli MF, Myers J, Lavie CJ. 2016 Focused update: clinical recommendations for cardiopulmonary exercise testing data assessment in specific patient populations. Circulation. 2016;133: e694-e711.

68. Balady GJ, Arena R, Sietsema K, Myers J, Coke L, Fletcher GF, Forman D, Franklin B, Guazzi M, Gulati M, Keteyian SJ, Lavie CJ, Macko R, Mancini D, Milani RV; on behalf of the American Heart Association Exercise, Cardiac Rehabilitation, and Prevention Committee of the Council on Clinical Cardiology; Council on Epidemiology and Prevention; Council on Peripheral Vascular Disease; and Interdisciplinary Council on Quality of Care and Outcomes Research. Clinician's guide to cardiopulmonary exercise testing in adults: a scientific statement from the American Heart Association. Circulation. 2010;122:191-225.

69. Arena R, Guazzi M, Cahalin LP, Myers J. Revisiting cardiopulmonary exercise testing applications in heart failure: aligning evidence with clinical practice. Exerc Sport Sci Rev. 2014;42(4):153-60.

70. Mark DB, Hlatky MA, Harrell FE, Califf RM, Pryor DB. Exercise treadmill score for predicting prognosis in coronary artery disease. Ann Intern Med. 1987;106:793-800.

71. Raxwal V, Shetler K, Morise A, Do D, Myers J, Atwood JE, et al. Simple treadmill score to diagnose coronary disease. Chest. 2001; 119:1933-40.

72. Mastrocola LE, Saliba LA, Mastrocola F, Buchler RDD. Aplicação prática dos escores diagnósticos e prognósticos em ergometria. Implicações preditivas. In: Moreira MCV, Montenegro ST, de Paola AAV (eds.). Livro-texto da Sociedade Brasileira de Cardiologia. 2a ed. Barueri: Manole, 2015. p. 146-154.

73. Fletcher GF, Landolfo C, Niebauer J, Ozemek C, Arena R, Lavie CJ. Promoting physical activity and exercise. JACC Health Promotion Series. JACC 2018;72(14):1622-39.

74. Forman DE, Arena R, Boxer R, Dolansky MA, Eng JJ, Fleg JL, et al. Prioritizing functional capacity as a principal endpoint for therapies oriented to older adults with cardiovascular disease: a scientific statement for healthcare professionals from the American Heart Association. American Heart Association Council on Clinical Cardiology; Council on Cardiovascular and Stroke Nursing; Council on Quality of Care and Outcomes Research; and Stroke Council. Circulation. 2017;135(16):e894-e918.

75. Gupta S, Rohatgi A, Ayers CR, Willis BL, Haskell WL, Khera A, et al. Cardiorespiratory fitness and classification of risk of cardiovascular disease mortality. Circulation 2011;123(13):1377-83.

76. Goff DC Jr, Lloyd-Jones DM, Bennett G, Coady S, D'Agostino RB Sr, Gibbons R, et al. 2013 ACC/AHA Guideline on the Assessment of Cardiovascular Risk: a report of the ACC/AHA Task Force on Practice Guidelines. J Am Coll Cardiol. 2014;63 (25 Pt B):2935-59.

77. Kim ES, Ishwaran H, Blackstone E, Lauer MS. External prognostic validations and comparisons of age- and gender-adjusted exercise capacity predictions. J Am Coll Cardiol. 2007;50:1867.

78. Elgendy IY, Mansoor H, Li Q, Guo Y, Handberg EM, Bairey Merz CN, et al. Long-term mortality and estimated functional capacity among women with symptoms of ischemic heart disease: from the NHLBI-sponsored women's ischemia syndrome evaluation. Am Heart J. 2018; 206:123-6.

79. Sharma K, Kohli P, Gulati M. An update on exercise stress testing. Curr Probl Cardiol. 2012;37(5):177-202.

80. Cahalin LP, Chase P, Arena R, Myers J, Bensimhon D, et al. A meta-analysis of the prognostic significance of cardiopulmonary exercise testing in patients with heart failure. Heart Fail Rev. 2013;18(1):79-94.

81. Prakash M, Myers J, Froelicher VF, Marcus R, Do D, Kalisetti D, et al. Clinical and exercise test predictors of all-cause mortality. Results from > 6000 consecutive referred male patients. Chest. 2001; 120:1003-13.

82. Gulati M, Black HR, Shaw LJ, Arnsdorf MF, Merz CN, Lauer MS, et al. The prognostic value of a nomogram for exercise capacity in women. N Engl J Med. 2005;353:468.

83. Rossi JM, Mastrocolla LE, Ferraz AS, Meneghelo RS. Particularidades do teste cardiopulmonar na insuficiência cardíaca e na insuficiência coronária. Revista da Sociedade de Cardiologia do Estado de São Paulo. 2009;19(3):455-64.

84. J, Albert NM, Boehmer JP, Collins SP, Ezekowitz JA, Givertz MM, et al. Executive summary: HFSA 2010 Comprehensive heart failure practice guideline. J Card Fail. 2010;16:475-539.

85. Oliveira MF, Zanussi G, Sprovieri B, Lobo DML, Mastrocolla LE, Umeda IIK, Sperandio PA. Alternatives to aerobic exercise prescription in patients with chronic heart failure. Arq Bras Cardiol. 2016;106(2): 97-104.

86. Lauer MS, Francis GS, Okin PM, Pashkow FJ, Snader CE, Marwick TH. Impaired chronotropic response to exercise stress testing as a predictor of mortality. JAMA. 1999; 281:524-9.

87. Azarbal B, Hayes SW, Lewin HC, Hachamovitch R, Cohen I, Berman DS. The incremental prognostic value of percentage of heart rate reserve achieved over myocardial perfusion single-photon emission computed tomography in the prediction of cardiac death and all-cause mortality: superiority over 85% of maximal age-predicted heart rate. J Am Coll Cardiol. 2004;44(2):423-30.

88. Santos M, West E, Skali H, Forman DE, Nadsruz W Junior, Shah AM. Resting heart rate and chronotropic response to exercise: prognostic implications in heart failure across the left ventricular ejection fraction spectrum. J Card Fail. 2018;24(11):753-762.

89. Magri D, Agostoni P, Sinagra G, Re F, Correale M, et al. Clinical and prognostic impact of chronotropic incompetence in patients with hypertrophic cardiomyopathy. Int J Cardiol. 2018;271:125-131.

90. Keytsman C, Dendale P, Hansen. Chronotropic incompetence during exercise in type 2 diabetes: etiology, assessment methodology, prognostic impact and therapy. Sports Med. 2015;45(7):985-95.

91. Balady GJ, Larson MG, Vasan RS, Leip EP, O'Donnell CJ, Levy D. Usefulness of exercise testing in the prediction of coronary disease risk among asymptomatic persons as a function of the Framingham risk score. Circulation. 2004;110(14):1920-5.

92. Park JI, Shin SY, Park SK, Barrett-Connor E. Usefulness of the integrated scoring model of treadmill tests to predict myocardial ischemia and silent myocardial ischemia in community-dwelling adults (from the Rancho Bernardo study). Am J Cardiol. 2015;115(8):1049-55.

93. Gulati M, Shaw LJ, Thisted RA, Black HR, Bairey Merz CN, Arnsdorf MF. Heart rate response to exercise stress testing in asymptomatic women: the st. James women take heart project. Circulation. 2010;122(2):130-7.

94. Morshedi-Meibodi A, Larson MG, Levy D, O'Donnell CJ, Vasan RS. Heart rate recovery after treadmill exercise testing and risk of cardiovascular disease events (The Framingham Heart Study). Am J Cardiol. 2002;90(8):848-52.

95. Cole CR, Blackstone EH, Pashkow FJ, Snader CE, Lauer MS. Heart-rate recovery immediately after exercise as a predictor of mortality. N Engl J Med. 1999;341(18):1351-7.

96. Georgoulias P, Demakopoulos N, Valotassiou V, et al. Long-term prognostic value of heart-rate recovery after treadmill testing in patients with diabetes mellitus. Int J Cardiol. 2009;134(1):67-74.

97. Myers J, Tan SY, Abella J, Aleti V, Froelicher VF. Comparison of the chronotropic response to exercise and heart rate recovery in predicting cardiovascular mortality. Eur J Cardiovasc Prevent Rehab. 2007;14:215-21.

98. Möhlenkamp S, Lehmann N, Schmermund A, Roggenbuck, Moebus S, Dragano N, et al. Heinz Nixdorf Recall Study Investigators. Association of exercise capacity and the heart rate profile during exercise stress testing with subclinical coronary atherosclerosis: data from the Heinz Nixdorf Recall study. Clin Res Cardiol. 2009;98(10):665-76.

99. Gera N, Taillon LA, Ward RP. Usefulness of abnormal heart rate recovery on exercise stress testing to predict high-risk findings on single-photon emis-

sion computed tomography myocardial perfusion imaging in men. Am J Cardiol. 2009;103(5):611-4.

100. Sydó N, Sydó T, Carta KAG, Hussain N, Farooq S, et al. Prognostic performance of heart rate recovery on an exercise testing in a primary prevention population. J Am Heart Assoc. 2018;7: e008143.

101. Frolkis JP, Pothier CE, Blackstone EH, Lauer MS. Frequent ventricular ectopy after exercise as a predictor of death. N Engl J Med. 2003;348(9):781-90.

102. Beckerman J, Mathur A, Stahr S, Myers J, Chun S, Froelicher V. Exercise-induced ventricular arrhythmias and cardiovascular death. Ann Noninvasive Electrocardiol. 2005;10(1):47-52.

103. Dewey FE, Kapoor JR, Williams RS, Lipinski MJ, Ashley EA, Hadley D, et al. Ventricular arrhythmias during clinical treadmill testing and prognosis. Arch Intern Med. 2008;168(2):225-34.

104. Cremer PC, Wu Y, Ahmed HM, Pierson LM, Brennan DM, et al. Use of Sex--Specific Clinical and Exercise Risk Scores to Identify Patients at Increased Risk for All-Cause Mortality. JAMA Cardiol. 2017;2(1):15-22.

105. Lakkireddy DR, Bhakkad J, Korlakunta HL, Ryschon K, Shen X, Mooss AN, et al. Prognostic value of the Duke treadmill score in diabetic patients. Am Heart J. 2005;150(3):516-22.

106. Vitola JV, Wanderley MR Jr, Cerci RJ, Pereira Neto CC, Kormann O, et al. Outcome of patients with high-risk Duke treadmill score and normal myocardial perfusion imaging on SPECT. J Nucl Cardiol. 2016;23(6):1291-300.

107. Lai S, Kaykha A, Yamazaki T, Goldstein M, Spin JM, Myers J, Froelicher VF. Treadmill scores in elderly men. J Am Coll Cardiol. 2004;43(4):606-15.

108. Arbit B, Azarbal B, Hayes SW, Gransar H, et al. Prognostic contribution of exercise capacity, heart rate recovery, chronotropic incompetence, and myocardial perfusion single-photon emission computerized tomography in the prediction of cardiac death and all-cause mortality. Am J Cardiol. 2015;116(11):1678-84.

109. Myers J, Prakash M, Froelicher V, Do D, Partington S, Atwood JE. Exercise capacity and mortality among men referred for exercise testing. N Engl J Med. 2002; 346:793-801.

110. Kokkinos P, Myers J, Faselis C, Panagiotakos DB, Doumas M, Pittaras A, et al. Exercise capacity and mortality in older men: a 20-year follow-up study. Circulation. 2010; 122:790-7.

111. Morise AP, Jalisi F. Evaluation of pretest and exercise test scores to assess all--cause mortality in unselected patients presenting for exercise testing with symptoms of suspected coronary artery disease. J Am Coll Cardiol. 2003;42:842-50.

112. Morise AP, Olson MB, Merz CN, Mankad S, Rogers WJ, Pepine CJ, et al. Validation of the accuracy of pretest and exercise test scores in women with a low prevalence of coronary disease: the NHLBI-sponsored Women's Ischemia Syndrome Evaluation (WISE) study. Am Heart J. 2004; 147:1085-92.

113. Morise AP, Evans M, Jalisi F, Shetty R, Stauffer M. A pretest prognostic score to assess patients undergoing exercise or pharmacological stress testing. Heart. 2007;93(2):200-4.

114. Lauer MS, Pothier CE, Magid DJ, Smith SS, Kattan MW. An externally validated model for predicting long-term survival after exercise treadmill testing in patients with suspected coronary artery disease and a normal electrocardiogram. Ann Intern Med. 2007;147:821.

115. Storti FC, Moffa PJ, Uchida AH, Hueb WA, César LAM. Avaliação prognóstica da doença coronariana estável através de um novo escore. Arq Bras Cardiol. 2011;96(5):411-8.

116. Prakash M, Myers J, Froelicher VF, Marcus R, Do D, Kalisetti D, et al. Clinical and exercise test predictors of all-cause mortality. Results from > 6000 consecutive referred male patients. Chest. 2001;120:1003-13.

117. Poornima IG, Miller TD, Christian TF, Hodge DO, Bailey KR, Gibbons RJ. Utility of myocardial perfusion imaging in patients with low-risk treadmill scores. J Am Coll Cardiol. 2004;43(2):194-9.

118. Rafie AH, Dewey FE, Myers J, Froelicher VF. Age-adjusted modification of the Duke Treadmill Score nomogram. Am Heart J. 2008;155(6):1033-8.

119. Möhlenkamp S, Lehmann N, Schmermund A, Roggenbuck U, Moebus S, et al. Association of exercise capacity and the heart rate profile during exercise stress testing with subclinical coronary atherosclerosis: data from the Heinz Nixdorf Recall study. Clin Res Cardiol. 2009;98(10):665-76.

120. Bengrid T, Nicoll R, Zhao Y, Schmermund A, Henein MY. Coronary calcium score is superior to exercise tolerance testing in predicting significant coronary artery stenosis. Int J Cardiol. 2013;168(2):1697-9.

121. Budoff MJ, Mayrhofer T, Ferencik M, Bittner D, Lee KL, et al. PROMISE Investigators Prognostic Value of Coronary Artery Calcium in the PROMISE Study (Prospective Multicenter Imaging Study for Evaluation of Chest Pain). Circulation. 2017;136(21):1993-2005.

122. Dores H, de Araújo Gonçalves P, Monge J, Costa R, Tatá L, et al Subclinical coronary artery disease in veteran athletes: is a new preparticipation methodology required? Br J Sports Med. 2018.

123. Hadamitzky M, Distler R, Meyer T, Hein F, Kastrati A, Martinoff S, et al. Prognostic value of coronary computed tomographic angiography in comparison with calcium scoring and clinical risk scores. Circ Cardiovasc Imaging. 2011;4:16-23.

124. Pletcher MJ, Sibley CT, Pignone M, Vittinghoff E, Greenland P. Interpretation of the coronary artery calcium score in combination with conventional cardiovascular risk factors: the Multi-Ethnic Study of Atherosclerosis (MESA). Circulation. 2013;128(10):1076-84.

125. de Lemos JA Ayers CR, Levine BD, de Filippi CR, Wang TJ et al Multimodality strategy for cardiovascular risk assessment: performance in 2 population-based cohorts. Circulation. 2017;135(22):2119-32.

126. Duarte PS, Mastrocolla LE, Farsky PS, Sampaio CR, Tonelli PA, et al. Selection of patients for myocardial perfusion scintigraphy based on fuzzy sets theory applied to clinical-epidemiological data and treadmill test results. Braz J Med Biol Res. 2006;39(1):9-18.

127. Duarte PS, Mastrocolla LE, Sampaio CR, Rossi JM, Smanio PE, et al. Indication of myocardial perfusion scintigraphy for coronary artery disease detection based on clinical-epidemiological and treadmill test evidences. Arq Bras Cardiol. 2006;87(4):415-22.

Capítulo 2

Teste cardiopulmonar de exercício: uso atual em cardiologia

Antonio Sergio Tebexreni
Alexandre Novakoski Ferreira Alves
João Manoel Rossi Neto

Pontos-chave

- O teste cardiopulmonar permite a avaliação do sistema cardiovascular e do sistema respiratório e é importante ferramenta de diagnóstico diferencial de alguns sintomas, como a dispneia.
- Por meio deste exame pode-se aferir dados fisiológicos e fisiopatológicos fundamentais, como o VO_2, o VCO_2 e a ventilação do paciente.
- O uso deste método é muito importante em pacientes com insuficiência cardíaca com fração de ejeção reduzida, sendo fundamental ao se avaliar candidatos a transplante cardíaco.
- A contribuição do teste cardiopulmonar na insuficiência cardíaca com fração de ejeção preservada em especial a inclinação VE/VCO_2, o pico de VO_2 e o VEP.
- Seu uso é muito importante na avaliação da dispneia, condição na qual diferentes fatores podem indicar as diversas causas relacionadas a este sintoma.
- É um exame extremamente importante na programação do treinamento físico, sendo indispensável para o planejamento das atividades de atletas de elite.

Introdução

Os testes realizados com exercício físico programado configuram-se como ferramenta muito importante para a avaliação da capacidade física em indivíduos presumivelmente sadios ou doentes, pois o estresse provocado pelo esforço pode desencadear e identificar anormalidades que não se manifestam no repouso, melhorando substancialmente a sensibilidade da avaliação.[1]

Em comparação com os testes de exercício tradicionais, o teste cardiopulmonar de exercício (TCPE) permite avaliação completa da fisiologia integrativa do exercício envolvendo os sistemas pulmonar, cardiovascular, muscular e metabólico. O TCPE acrescenta as medidas de ventilação (VE), consumo de oxigênio (VO_2) e produção do dióxido de carbono (VCO_2) aos parâmetros fisiológicos (frequência cardía-

ca e pressão arterial) e de desempenho (tempo de exercício) dos testes de exercício convencionais, fornecendo uma visão geral dos sistemas envolvidos no transporte de oxigênio do ar para a mitocôndria e seu uso durante o esforço físico. Dentre os diversos parâmetros analisados pelo TCPE, o VO_2, os denominados primeiro (LV1) e segundo (LV2) limiares ventilatórios, a relação de trocas gasosas (RQ), o pulso de oxigênio (PuO_2), a eficiência ventilatória de CO_2 (VE/VCO_2 *slope*), a reserva ventilatória (RV) e a pressão parcial de expiração final do dióxido de carbono ($PETCO_2$) são as variáveis mais relevantes no cenário clínico.

As peculiaridades da metodologia do TCPE são o uso de protocolos de rampa, procedimentos de calibração para os aparelhos medidores de fluxo e analisadores de gás, oxímetro de pulso e realização de espirometria.

O TCPE é um método de grande utilidade clínica[2] e tem sido cada vez mais empregado. É considerado padrão-ouro na avaliação funcional cardiorrespiratória,[1-5] pois permite quantificar, de maneira acurada e reprodutível, a aptidão cardiorrespiratória (ACR), classificar a etiologia e gravidade do comprometimento e avaliar objetivamente a resposta à intervenção terapêutica de qualquer natureza, além de ser considerado, especialmente nas duas últimas décadas, um método que associa valor prognóstico verdadeiro à evolução de algumas doenças cardíacas e respiratórias.[6] A escolha dos parâmetros a serem considerados dependerá da indicação do TCPE: avaliação da tolerância ao exercício, estratificação prognóstica, prescrição de treinamento, avaliação da eficácia do tratamento, diagnóstico da dispneia inexplicável ou avaliação da fisiopatologia do exercício para fins de pesquisa.

Conceitos fisiológicos de importância para a compreensão das variáveis envolvidas no teste cardiopulmonar de exercício

As variáveis principais do TCPE são: frequência cardíaca (FC), ventilação (VE), consumo de oxigênio (VO_2) e produção de CO_2 (VCO_2). A principal característica destas variáveis é que todas aumentam com o esforço e mantêm relação linear com o grau de esforço realizado. Destas quatro surgem outras que representam papéis peculiares na avaliação do indivíduo submetido ao TCPE (Tabela 1).

Tabela 1 Parâmetros metabólicos medidos ou derivados do TCPE[7]	
Consumo de oxigênio pico	O maior VO_2 alcançado durante o TCPE. Relatado como um parâmetro ajustado ao peso em $mL.kg^{-1}.min^{-1}$ ou $mL.min^{-1}$
Consumo de oxigênio máximo ($VO_2máx$)	Valor obtido quando o VO_2 permanece estável, apesar de aumento progressivo na intensidade do exercício. Relatado como parâmetro ajustado ao peso em $mL.kg^{-1}.min^{-1}$ ou $mL.min^{-1}$
Reserva ventilatória (RV)	A capacidade de reserva do sistema ventilatório, calculada como 1 menos a relação entre a VE máxima (VE) e a ventilação voluntária máxima. Valor normal $\geq 20\%$
Limiar anaeróbico ventilatório (LAV)	O maior consumo de oxigênio obtido sem aumento sustentado na concentração de lactato. Relatado como parâmetro ajustado ao peso em $mL.kg^{-1}.min^{-1}$
Razão de trocas gasosas (RER)	Definida como a razão da VCO_2/VO_2. Relaciona-se com o metabolismo celular. Exercícios com $RER \geq 1,10$ são considerados máximos
Pressão expiratória final de CO_2 (PETCO$_2$)	Valores normais em repouso variam entre 36 e 42 mmHg. Relação direta com débito cardíaco. Em pacientes com hipertensão pulmonar auxilia no diagnóstico e prognóstico da doença
Pulso de O_2 (PuO$_2$)	Representa a quantidade de O_2 consumida do volume de sangue entregue aos tecidos por cada batimento cardíaco; é calculado como a relação entre VO_2/FC e estima o volume sistólico
Relação da ventilação/produção de dióxido de carbono (VE/VCO$_2$) e sua inclinação (*slope*)	O equivalente ventilatório de CO_2 (VEVCO$_2$), representa uma função de controle respiratório que reflete a sensibilidade dos quimiorreceptores, o equilíbrio ácido-base e a eficiência ventilatória. VE/VCO$_2$ *slope* > 35 é considerado anormal

Consumo de oxigênio (VO_2)

O consumo de oxigênio (VO_2) é uma medida objetiva da capacidade funcional. Reflete a capacidade do sistema cardiopulmonar em manter fluxo sanguíneo adequado às necessidades metabólicas do músculo esquelético em atividade. É determinado pelo produto do débito cardíaco (DC) pela diferença do conteúdo arteriovenoso de oxigênio [dif (a-V) O_2] em um determinado momento, em que DC = [FC X VS (volume sistólico)], como demonstra a equação de Fick[8] na Figura 1. Pode ser expresso em litros ou mililitros de oxigênio por minuto, ou ainda em mililitros de oxigênio por quilograma de peso corporal por minuto ($mL.kg^{-1}.min^{-1}$), facilitando as comparações entre os indivíduos.[9] Um equivalente metabólico (MET) é o consumo de oxigênio em repouso na posição sentada e equivale a 3,5 $mL.kg^{-1}.min^{-1}$.

O consumo máximo de oxigênio ($VO_2máx$) é definido como o maior valor atingido de VO_2 durante um teste de cargas incrementais, a partir do qual existe o aparecimento de platô d e VO_2, apesar do aumento progressivo da carga de trabalho aplicada. Entretanto, em algumas situações, esse platô pode não ser alcançado antes do aparecimento de sintomas/sinais de esforço limitantes, então, o maior valor de VO_2 atingido é caracterizado como VO_2 pico, que, geralmente, é utilizado como uma estimativa do $VO_2máx$.[9]

O $VO_2máx$ é diretamente influenciado por idade, sexo, genética, aptidão física, tipo de exercício e quantidade de musculatura utilizada, presença de doenças e medicações que interferem nos fatores diretamente relacionados.[9] Existem diferentes equações que predizem os valores normais de $VO_2máx$ ou pico,[9,11] considerando-se anormais valores inferiores a 85% do predito.[9]

Independentemente da aptidão física individual, a partir dos 20 anos de idade ocorre declínio do $VO_2máx$ de 10% a cada década, mediado pelas reduções no volume sistólico, na frequência cardíaca máxima, no fluxo sanguíneo para o músculo e, finalmente, pela redução da utilização da musculatura esquelética. Em atletas, a taxa de declínio parece acelerar com a idade, aumentando de 3 a 6% por década em indivíduos jovens (20 a 30 anos) até 20% por década nos indivíduos com 70 anos ou mais.[12,13]

Em qualquer idade, o $VO_2máx$ em homens é 10 a 20% maior do que em mulheres, em parte em decorrência das maiores concentrações de hemoglobina, proporção de mas-

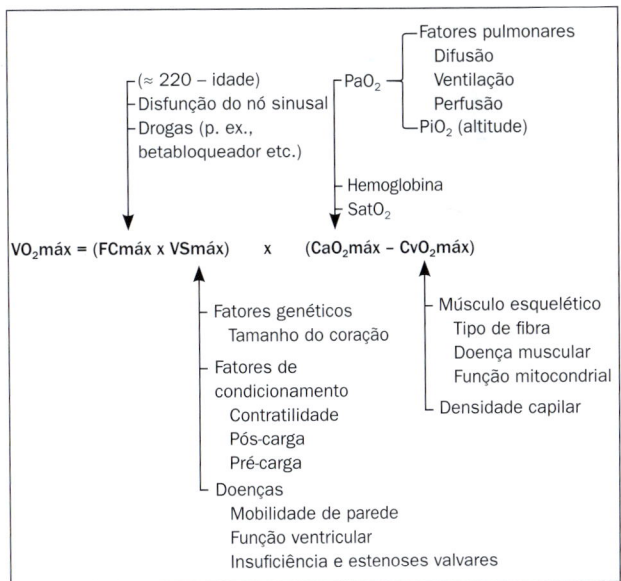

Figura 1 Determinantes do $VO_2máx$ na equação de Fick. $VO_2máx$: consumo máximo de oxigênio; FCmáx: frequência cardíaca máxima; VSmáx: volume sistólico máximo; $CaO_2máx$: conteúdo arterial de O_2 máximo; $CvO_2máx$: conteúdo venoso de O_2 máximo; $SatO_2$: saturação de oxigênio; PaO_2: pressão arterial de oxigênio; PiO_2: pressão de oxigênio inspirado na traqueia.
Fonte: adaptada de Mitchel e Blomqvist, 1971.[10]

sa muscular e volume sistólico. O VO_2máx medido pode atingir valores de 30 a 50 mL/kg/min, ou seja, um aumento de até 15 vezes o valor de VO_2 obtido em repouso (cerca de 3,5 $mL.kg^{-1}.min^{-1}$). Em atletas, o VO_2 atinge valores até 20 vezes maiores do que o de repouso (até 80 $mL.kg^{-1}.min^{-1}$).[9]

Todos os estados fisiopatológicos que dificultam o transporte de oxigênio do ar ambiente para as mitocôndrias, e seu uso durante o exercício, determinarão algum grau de redução do VO_2 em relação aos valores previstos de acordo com a idade e o sexo. O VO_2máx (ou pico) baixo pode refletir problemas com o transporte de oxigênio (débito cardíaco, capacidade carreadora de O_2), limitação pulmonar (mecânica, controle da respiração ou trocas gasosas), extração de O_2 pelos tecidos (perfusão tecidual, difusão), limitações neuromusculares ou muscular esqueléticas e, naturalmente, grau de esforço realizado, portanto, é considerado um índice que reflete não somente a aptidão física em indivíduos normais, mas também em portadores de cardiopatias, pneumopatias e outras doenças como esclerose lateral amiotrófica e miopatias mitocondriais, além da falta de condicionamento físico.[7]

Produção de dióxido de carbono (VCO_2)

A produção de CO_2 (VCO_2) reflete o volume de dióxido de carbono adicionado ao ar inspirado pela ventilação pulmonar, num dado período de tempo, podendo ser expressa em litros ou mililitros por minuto. Durante o exercício é determinada por fatores similares aos envolvidos na determinação do VO_2, entre eles, o débito cardíaco, a capacidade carreadora de O_2 pelo sangue e a troca gasosa tissular. Entretanto, como o CO_2 é muito mais solúvel nos tecidos e no sangue, a VCO_2 medida no ar expirado depende muito mais da VE do que o VO_2.[9]

A produção inicial de CO_2 pelo organismo decorre do metabolismo oxidativo (CO_2 metabólico). Aproximadamente 75% do oxigênio consumido são convertidos em dióxido de carbono e eliminados pelos pulmões. Em exercícios de baixa intensidade, o VCO_2 aumenta de modo linear com o aumento do VO_2 e com o incremento da ventilação (VE). Em cargas mais elevadas de exercício, o metabolismo anaeróbico produz ácido láctico ($C_3H_6O_3$) e íon H^+. O aumento da produção do íon H^+ e, consequente, queda do PH, promove reação de tamponamento pelo bicarbonato: $H^+ + [HCO_3^-] \leftrightarrow [H_2CO_3] \leftrightarrow [CO_2] + [H_2O]$. Como a produção de lactato tissular aumenta [H+], a reação é desviada para a direita produzindo CO_2 extra, acima do nível habitualmente produzido pelo metabolismo aeróbico. O aumento do CO_2 determina elevação imediata da VE com intuito de eliminar (via ar expirado) o excesso de CO_2. Assim, a VCO_2 relaciona-se intimamente com a VE durante o exercício, mantendo o PH dentro da normalidade na maioria das condições. O VCO_2 e a VE elevam-se em paralelo ao VO_2 até intensidades de exercício de 50 a 70% do VO_2 máximo. Acima destas, a VE eleva-se desproporcionalmente ao VO_2, uma vez que, com o aumento da intensidade, o lactato e o íon H^+ são produzidos numa taxa maior do que aquela removida do sangue, gerando CO_2 extra (excesso) decorrente do tamponamento dos íons H^+ pelo bicarbonato, o que estimula o aumento desproporcional da ventilação.[9]

Ventilação pulmonar (VE)

A ventilação pulmonar, que representa o volume de ar exalado expresso em litros por minuto (VE, L/min, BTPS), é determinada pelo produto da frequência respiratória (FR) pelo volume de ar expirado a cada ciclo (volume corrente, VC).[14]

A VE é dependente de múltiplos fatores, incluindo demanda metabólica, grau de acidose lática, ventilação do espaço-morto, condicionamento físico, peso corpóreo, modalidade de exercício realizado e outros determinantes. O objetivo principal é a manutenção do equilíbrio ácido-básico sistêmico e das tensões gasosas arteriais.[14]

A intensidade da resposta da VE frente ao exercício está intimamente ligada à produção de dióxido de carbono (VCO_2), uma vez que é pela remoção do CO_2 produzido perifericamente que a ventilação mantém o pH estável. Em indivíduos saudáveis, a VE aumenta de modo linear com a VCO_2 durante o exercício moderado, sendo necessários 23-25 L de VE para eliminar 1 L de CO_2. Entretanto, a partir do ponto de compensação respiratória (PCR) a VE aumenta desproporcionalmente em relação à VCO_2 com o objetivo único de tentar compensar a progressiva acidose metabólica que se desenvolve com o aumento da intensidade do exercício.[15]

A VE atinge maiores valores em indivíduos treinados, jovens e do sexo masculino, mas sua demanda encontra-se elevada em repouso ou em qualquer intensidade de exercício em portadores de doença pulmonar obstrutiva crônica (DPOC), doença pulmonar intersticial (DPI) e doença vascular pulmonar decorrente de um desequilíbrio na relação ventilação/perfusão (V/Q).[15]

A ventilação aumenta continuamente durante o esforço progressivo no TCPE e sofre aumentos adicionais influenciados pelo metabolismo anaeróbico resultante do acúmulo de ácido láctico, definindo o primeiro e segundo limiares ventilatórios.[16]

A ventilação periódica (VEP) (ou oscilatória) é definida como o padrão oscilatório de repouso que persiste em ≥ 60% do esforço com amplitude ≥ 15% em relação aos valores médios em repouso. Esse padrão de ventilação reflete a gravidade da doença e está relacionado a pior prognóstico em pacientes com IC.[16]

Razão de trocas gasosas (R, RQ, RER)

A razão de trocas gasosas (RER) representa a relação entre a produção de CO_2 e o consumo de O_2 medidos no ar expirado (VCO_2/VO_2). Em condições "estado-estáveis" e no exercício moderado, corresponde ao RER, isto é, relação QCO_2/QO_2 (respiração interna).[14] Em repouso 75% do O_2 consumido em repouso são convertidos em CO_2, com a RER variando de 0,75 a 0,85.[17]

O valor de R depende do tipo de substrato utilizado na produção de energia. Em repouso e nas fases iniciais do exercício, o valor de RER é próximo a 0,7, indicando predomínio dos lipídeos em relação aos carboidratos como combustível de escolha para produção de energia. Com o aumento da intensidade do exercício, o valor de RER também aumenta, refletindo a utilização cada vez maior de carboidratos, até que em maiores intensidades de exercício a RER atinge valor de 1,0, ou seja, os carboidratos tornam-se a principal fonte energética para o organismo. Níveis de RER superiores a 1,0 indicam grau de esforço acentuado, porém, valores iguais ou superiores a 1,1 são considerados resultado de exercício próximo à exaustão ou máximo.[4,14]

Equivalentes ventilatórios para o oxigênio (VE/VO$_2$) e dióxido de carbono (VE/VCO$_2$)

Equivalentes ventilatórios são as razões entre a ventilação (VE) e a taxa de consumo de O$_2$ e/ou produção de CO$_2$ (VE/VO$_2$ e VE/VCO$_2$, respectivamente), em determinado momento. Ambos refletem a necessidade de ventilação para um determinado consumo de O$_2$ (VE/VO$_2$) ou para a eliminação de CO$_2$ (VE/VCO$_2$) resultante do metabolismo celular.[9]

O VE/VO$_2$ reduz-se progressivamente desde o início do exercício até seu ponto mais baixo (nadir), próximo ao limiar I (LV1) e, a partir daí, aumenta até valores máximos, quando o pico do exercício é atingido. O VE/VCO$_2$ também decresce durante o exercício até o primeiro limiar, porém, ao contrário do VE/VO$_2$, eleva-se somente após o ponto de compensação respiratória (segundo limiar) em decorrência da queda do pH sanguíneo acarretada pelo acúmulo de ácido láctico em nível muscular.[9]

Valores elevados dos equivalentes em repouso e no exercício leve a moderado, principalmente quando associados a pressões expiratórias finais baixas, sugerem hiperventilação. Entretanto, VE/VCO$_2$ elevado no LV1 é indicador de má eficiência ventilatória, sugerindo alta relação espaço-morto fisiológico/volume corrente e PCO$_2$ baixa.[9]

O VE/VCO$_2$ é inferior a 32-34 (valor médio de 25 em jovens) próximo ao LV1 e menor do que 36 (raramente 40) no exercício máximo em indivíduos normais e valores anormais representam a gravidade da doença em portadores de IC, cardiomiopatia hipertrófica, hipertensão pulmonar (HP) e doença pulmonar obstrutiva crônica ou restritiva.[9]

Pressões expiratórias finais de O$_2$ e CO$_2$ (PETO$_2$ e PETCO$_2$)

As pressões expiratórias finais de O$_2$ (PETO$_2$) e de CO$_2$ (PETCO$_2$) correspondem aos valores de pressão parcial dos gases respiratórios na porção final da expiração, após a eliminação do ar do espaço morto anatômico. Em indivíduos saudáveis, podem representar as pressões alveolares médias de O$_2$ e CO$_2$.[9] Em repouso, o valor da PETO$_2$ é, habitualmente, maior ou igual a 90 mmHg. Estes valores reduzem-se progressivamente durante o exercício leve e moderado até próximo ao LAV. A partir daí, aumenta de 10 a 30 mmHg, concomitantemente ao aumento do VE/VO$_2$.[9] A PETCO$_2$ varia de 36 a 42 mmHg em repouso, eleva-se cerca de 3 a 8 mmHg durante o exercício suave e moderado até o momento em que ocorre o aumento do VE/VO$_2$. Estabiliza-se a partir deste ponto até que ocorra o aumento do VE/VCO$_2$, quando inicia a queda de seus valores. O período em que ocorre elevação da PETO$_2$ associada à relativa estabilidade da PETCO$_2$ é conhecido como tamponamento isocápnico.[9] VE/VCO$_2$ elevada e PETCO$_2$ baixa sugerem hiperventilação, enquanto VE/VCO$_2$ elevada sem queda nos valores de PETCO$_2$ sugere aumento da ventilação do espaço morto.[9]

Limiares ventilatórios

O primeiro (LAV) e o segundo limiares (PCR) ventilatórios são parâmetros importantes para a prescrição da intensidade do treinamento aeróbico em várias situações, além de determinar a capacidade de exercício, com valores extremos e que se reduzem desde em atletas de alto nível até em pacientes com desempenho gravemente reduzido (Figura 2).

Conforme aumenta o nível de esforço realizado, há incremento das necessidades de energia por parte do organismo, que, a partir de um determinado ponto, ativará o metabolismo anaeróbico, com a concentração de lactato sanguíneo aumentando acima do nível basal a uma taxa progressivamente maior. Quase todos os íons hidrogênio gerados na célula pela dissociação do ácido láctico são tamponados por bicarbonato, produzindo dióxido de carbono em excesso que faz com que a relação VCO$_2$/VO$_2$ se torne mais acentuada. Ao medir por via oral as modificações da troca gasosa induzidas por essas alterações metabólicas, o chamado primeiro limiar ventilatório pode ser identificado pela análise da inclinação da relação VCO$_2$/VO$_2$ (plotada em escalas iguais) durante o exercício incremental em rampa. Assim, o primeiro limiar ventilatório é o ponto de transição do declive de menos de 1 para maior que 1, ocorrendo na grande maioria dos indivíduos saudáveis e pacientes entre 40 e 60% de VO$_2$. Durante o TCPE, quanto mais tardiamente ocorrer esta transição, maior a capacidade de utilizar o metabolismo predominantemente aeróbico, ou seja, utilizar o oxigênio adequadamente e, portanto, maior resistência aeróbica e integridade orgânica. Com o aumento da intensidade do exercício acima do primeiro limiar ventilatório, um ponto no tempo é atingido quando os bicarbonatos intracelulares não são mais capazes de neutralizar adequadamente a acidose metabólica induzida pelo exercício. A hiperventilação se desenvolve porque há aumento da ventilação devido ao excesso de VCO$_2$, que é denominado segundo limiar ventilatório ou "ponto de compensação respiratória" geralmente obtido em torno de 70 a 80% de VO$_2$.[7]

Pulso de oxigênio

O pulso de oxigênio é a relação entre o VO$_2$ e a frequência cardíaca e reflete a quantidade de oxigênio consumida por batimento. Durante o exercício incremental, a contribuição relativa do volume sistólico para o DC é dominante durante as fases iniciais e intermediária no exercício. Assim, o pulso de oxigênio expresso em função da quantidade de trabalho aumenta rapidamente durante os estágios iniciais do exercício e tem curva de crescimento mais plana ao final do exercício. Um deslocamento achatado ou descendente da cinética do pulso de oxigênio durante o exercício incremental provavelmente reflete as limitações na perfusão ou extração vascular periférica ou do desempenho central do coração.[7] Seu significado é melhor compreendido pela observação da equação de Fick.[8] Considerando que, em muitas situações clínicas, a [dif (a-V) O_2] não muda substancialmente no exercício incremental, o pulso de O_2 representa o VS e, de certo modo, o desempenho do ventrículo esquerdo.[16]

Eficiência ventilatória de CO_2 (VE/VCO_2 *slope*)

Ao traçar a ventilação em função do VCO_2 durante o exercício incremental, a inclinação de tal relação (VE/VCO_2 *slope*) descreve a eficiência ventilatória do paciente, isto é, a quantidade de ar que deve ser ventilada para expirar 1 L de dióxido de carbono. O significado fisiológico da inclinação VE/VCO_2 é descrito rearranjando a equação como segue: VE/$VCO_2 = 863/[PaCO_2 \times (1\text{-}VD/VT)]$, em que VD/VT é razão entre espaço morto e volume corrente. Consequentemente, a inclinação de VE/VCO_2 aumentará quando a $PaCO_2$ for reduzida por hiperventilação e quando a VD/VT (isto é, ventilação desperdiçada) for alta. Outra causa proposta para o aumento da inclinação do VE/VCO_2 é a ativação exacerbada do ergorreflexo muscular induzida pelo esforço.[7]

Uma inclinação de VE/VCO_2 maior do que o normal (usualmente entre 20 e 30) pode ser de origem indeterminada (isto é, hiperventilação primária) ou decorrente de doenças respiratórias ou cardíacas (> 35) que induzem um desajuste da ventilação à perfusão. Uma inclinação aumentada de VE/VCO_2 é classicamente observada em pacientes com insuficiência cardíaca e naqueles com hipertensão pulmonar (HP) de diferentes etiologias, com valores progressivamente maiores com o aumento da gravidade da doença. Por outro lado, deslocamento descendente da inclinação VE/VCO_2 ocorre quando o valor de referência da $PaCO_2$ é aumentado (isto é, na hipoventilação alveolar primária).[7]

Reserva respiratória (RV)

Representa a relação entre a ventilação máxima durante o exercício (VEmáx) e a ventilação voluntária máxima (VVM) em repouso, ambas variáveis em L/min. Equações para predizer a VVM podem ser usadas (volume expiratório forçado no primeiro segundo – VEF1 x 40), embora possam ser medidas diretamente na espirometria pré teste. Valores normais da RV são maiores que 0,20. No entanto, tanto em atletas como naqueles que realizam exercícios extenuantes, uma fração maior da reserva respiratória pode ser fisiologicamente usa-

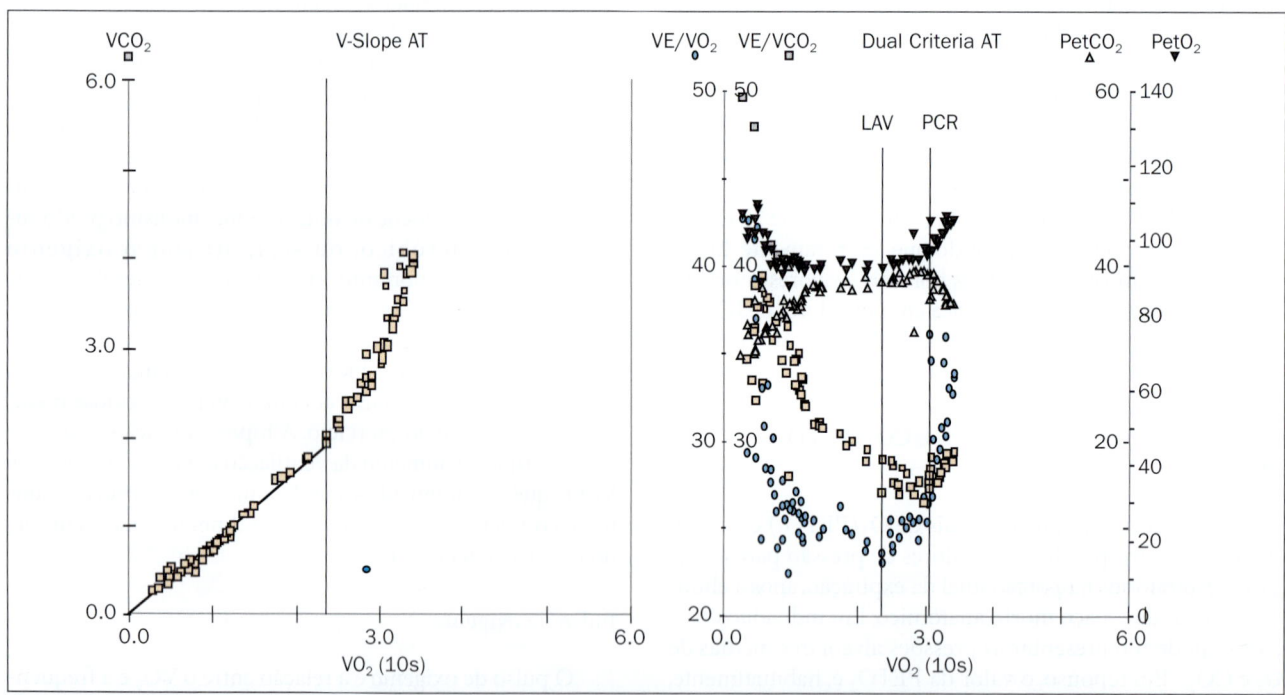

Figura 2 (Painel esquerdo) Volume do dióxido de carbono exalado (VCO$_2$) em função do volume de consumo de oxigênio (VO$_2$) durante o exercício incremental. O ponto no tempo quando a inclinação VCO$_2$ /VO$_2$ aumenta devido ao excesso de VCO$_2$ do tamponamento de ácido láctico é o primeiro limiar ventilatório. (Painel direito) Equivalentes ventilatórios para oxigênio e dióxido de carbono como função da taxa de trabalho (VO$_2$) durante o exercício incremental em rampa. O nadir do equivalente ventilatório para oxigênio (VE/VO$_2$ em azul turquesa) identifica o primeiro limiar ventilatório (ou seja, o momento em que o acionamento ventilatório começa a aumentar em relação ao VO$_2$ devido ao excesso de VCO$_2$ da ativação do metabolismo anaeróbico). O nadir do equivalente ventilatório para o dióxido de carbono (VE/VCO$_2$ em vermelho) identifica o segundo limiar ventilatório, ou seja, o momento em que o acionamento ventilatório começa a aumentar em relação ao VCO$_2$ (ou seja, quando ocorre a hiperventilação).
LAV: primeiro limiar ventilatório; PCR: segundo limiar ventilatório; VE: ventilação.[7]

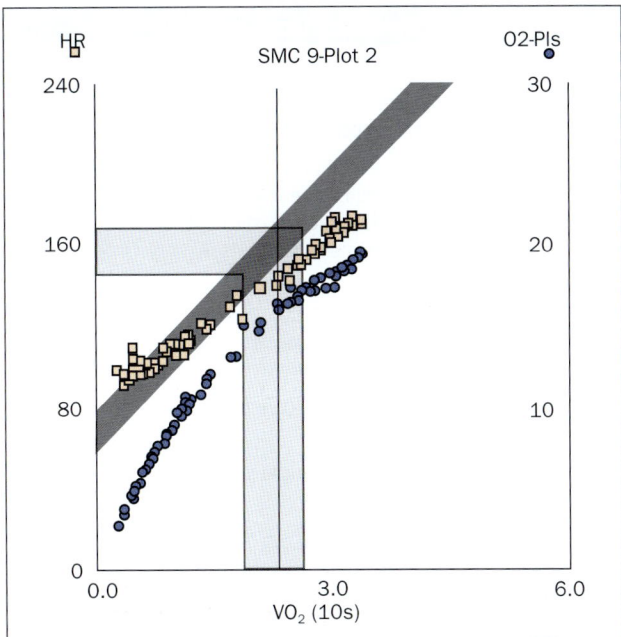

Figura 3 Pulso de oxigênio (em azul marinho) e FC (em vermelho) em função do trabalho (VO$_2$) durante o exercício incremental em rampa.

da. É útil no diagnóstico diferencial da dispneia relacionada ao mecanismo pulmonar.[16] A reserva respiratória há muito é sugerida como discriminadora de limitação respiratória.

Variáveis adicionais

A estimativa da eficiência de consumo de oxigênio (OUES) é medida pela relação entre o VO$_2$ e o logaritmo na base 10 da VE, variável independente e reprodutível da função cardiorrespiratória que não requer exercício máximo, assim como o VE/VCO$_2$ *slope*. Seu uso diminui de forma importante a variabilidade do teste por causa de fatores motivacionais e subjetivos e parece ser uma alternativa submáxima útil em indivíduos incapazes de realizar o exercício máximo.[18]

A potência ventilatória ao exercício é um novo índice ventilatório definido como a razão entre o pico de pressão arterial sistólica (PAS) e a inclinação de VE/VCO$_2$. Usando como ponto de corte ≤/>3,5 mmHg para alto risco, esta variável demonstrou ter maior discriminação de prognóstico do que as respostas tradicionais do TCPE.[19]

A potência circulatória (PC), que é produto do débito cardíaco pela pressão arterial média, foi desenvolvida para caracterizar a relação entre o fluxo sanguíneo gerado pelo coração e a pressão de perfusão periférica, porém sua aplicação é limitada pela dependência de avaliações cardíacas invasivas. No TCPE a PC é calculada como o produto do VO$_2$ pico e PAS.[19]

Utilização nas doenças cardíacas

Tradicionalmente, a principal indicação para o TCPE é insuficiência cardíaca com fração de ejeção reduzida (ICFER)

para a seleção de candidatos ao transplante cardíaco. Hoje em dia as indicações para realização do TCPE vão além da ICFER.

Insuficiência cardíaca com fração de ejeção reduzida

Diversos estudos relataram que um VO$_2$ pico baixo está associado ao aumento nos eventos cardíacos e na mortalidade. Além disso, VO$_2$ pico continua sendo um marcador prognóstico independente do uso de betabloqueador; no entanto, valores de corte inferiores podem ser mais adequados quando este medicamento é prescrito. O pico de VO$_2$ pode ser modificado por tratamento medicamentoso, intervenções de treinamento com exercícios aeróbicos e terapia de ressincronização cardíaca. Em pacientes jovens o valor predito < 50% deve ser considerado como de pior prognóstico. O TCPE é técnica custo-efetiva e mais econômica em comparação às investigações com cateteres cardíacos invasivos e mais dispendiosas.[20] A Tabela 2 mostra a classe de recomendação e nível de evidência do TCPE na IC.

É importante ressaltar que as diretrizes da Sociedade Internacional para Transplante de Coração e Pulmão também sugere o uso de um VE/VCO$_2$ *slope* > 35 (Figura 4) como um determinante na listagem para transplante de coração quando o TCPE é submáximo (RER < 1,05).[22]

A incapacidade de identificar o primeiro limiar ventilatório é um importante preditor prognóstico negativo em pacientes com insuficiência cardíaca avançada.[23]

O monitoramento do tratamento na melhora clínica e/ou aptidão cardiorrespiratória com o uso do TCPE já foi demonstrado com inibidores da enzima conversora de angiotensina (IECA) ou os bloqueadores dos receptores da angiotensina II (BRA), betabloqueadores, ivabradina e sildenafila nos parâmetros de VO$_2$ pico e VE/VCO$_2$ *slope*.[21]

Uma abordagem com múltiplas variáveis é mais apropriada e dessa forma pode-se estratificar a IC como na tabela 3 usando um esquema de cores: todas as variáveis em verde: excelente prognóstico nos próximos 1-4 anos (> 90% livre de eventos); maior número variáveis em vermelho/amarelo/laranja indicativo de pior prognóstico progressivo e forte consideração de tratamento médico mais agressivo e opções cirúrgicas.[19]

Recente metanálise comparando o treinamento intervalado de alta intensidade (HIIT) *versus* treinamento contínuo de intensidade moderada (MICT) na capacidade de exercício e na qualidade de vida em pacientes com ICFER mostrou que HITT teve melhora no VO$_2$ pico e deveria ser considerado um componente nos cuidados dos pacientes com ICFER. No entanto, esta superioridade em relação ao MICT desapareceu quando os protocolos isocalóricos (que ajustam o gasto energético em sessões de exercícios aeróbicos realizados com diferentes intensidades) foram comparados.[24]

Insuficiência cardíaca com fração de ejeção preservada (ICFEP)

O diagnóstico da ICFEP é desafiador, pois a fisiopatologia é heterogênea com diferentes fenótipos e concomitantemente condições cardiovasculares (por exemplo, fibrilação

Tabela 2 Classe de recomendação (CR) e nível de evidência (NE) para aplicações do TCPE na insuficiência cardíaca[21]		
Recomendações prognósticas	CR	NE
O TCPE deve ser realizado em pacientes com ICFER sendo considerado para transplante cardíaco ou implante de dispositivo mecânico. No entanto, o TCPE fornece informação prognóstica robusta em todos os pacientes com ICFER e, portanto, também é recomendado naqueles que não estão sendo considerados para o tratamento cirúrgico em estágio final.	I	A
Variáveis primárias do TCPE, incluindo a inclinação VE/VCO$_2$ *slope*, VO$_2$ pico e VEP, são fortes preditores de eventos adversos. Recomenda-se a resposta dessas três variáveis do TCPE para formar a base da avaliação prognóstica em pacientes com ICFER. Uma combinação de uma inclinação VE/VCO$_2$ ≥ 45,0, VO$_2$ pico ≤ 10 mL/kg/min e a presença de EVEP tem um prognóstico particularmente ruim.		
Variáveis do TCPE secundárias, incluindo PETCO$_2$, PuO$_2$, pressão arterial sistólica e resposta do ECG ao exercício, são preditores adicionais de eventos adversos e podem ser úteis durante a avaliação prognóstica em pacientes com ICFER. Uma PETCO$_2$ em repouso < 33 mmHg, um aumento na PETCO$_2$ < 3 mmHg durante o exercício, uma queda na pressão arterial sistólica durante o exercício e/ou anormalidades no eletrocardiograma garantindo a interrupção do exercício indicam um pior prognóstico.	IIa	B
O valor prognóstico em pacientes com ICFEP mostra resultados muito promissores, particularmente a inclinação VE/VCO$_2$, o pico de VO$_2$ e o VEP. Essas variáveis podem ser úteis para fornecer informações prognósticas também em pacientes com ICFEP.	IIa	B
O uso de um modelo multivariado composto de variáveis chaves e limiares do TCPE pode ser útil para melhorar a resolução prognóstica em pacientes com ICFER em comparação com variáveis avaliadas independentemente.	IIa	B
Recomendações para avaliar a eficácia terapêutica		
As variáveis primárias do TCPE, incluindo a inclinação VE/VCO$_2$ e o pico de VO$_2$, respondem a inúmeras intervenções farmacológicas, cirúrgicas e de exercício em pacientes com ICFER. Como tal, a avaliação da mudança do VE/VCO$_2$ *slope* e pico de VO$_2$ é recomendada quando se avalia a eficácia terapêutica em pacientes com ICFER em ambientes clínicos e de pesquisa.	I	A
A reversão da VEP também pode ocorrer com intervenções farmacológicas e de exercícios em pacientes com ICFER. Portanto, a avaliação da reversão do VEP como um indicador de eficácia terapêutica pode ser útil em contextos clínicos e de pesquisa.	IIa	B
As variáveis primárias do TCPE, incluindo a inclinação VE/VCO$_2$ e o pico de VO$_2$, podem ser responsivas às intervenções farmacológicas, cirúrgicas e de exercício em pacientes com ICFEP. Assim, a inclinação VE/VCO$_2$ e o pico de VO$_2$ podem ser úteis como variáveis centrais quando se avalia a eficácia terapêutica em pacientes com ICFEP em contextos clínicos e de pesquisa.	IIa	C
Recomendações diagnósticas		
As variáveis do TCPE que refletem a eficiência ventilatória, incluindo a inclinação VE/VCO$_2$, VEP e PETCO$_2$ em repouso e durante o exercício, podem ser consideradas na detecção da HP esquerda em pacientes com ICFER e ICFEP. Se todas essas 3 variáveis estiverem em suas respectivas zonas vermelhas, conforme ilustrado na Tabela 1, a suspeita de que o paciente tenha HP do lado esquerdo pode ser razoável. Uma indicação principal do TCPE para fins de diagnóstico não pode ser recomendada no momento. Avaliações diagnósticas podem ser consideradas em pacientes com IC e suspeita de hipertensão pulmonar.	IIb	B

ICFER: insuficiência cardíaca com fração de ejeção reduzida; PuO$_2$: pulso de oxigênio; TCPE: teste cardiopulmonar de exercício.

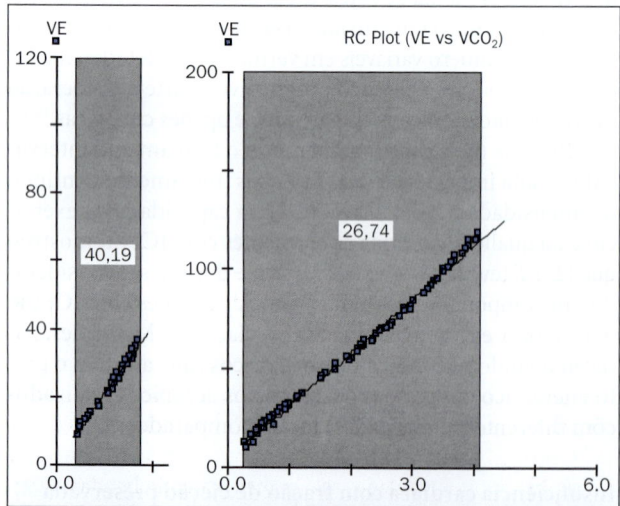

Figura 4 Ventilação (VE) em função do volume de dióxido de carbono exalado (VCO$_2$) durante o exercício incremental em rampa em um indivíduo normal (slope = 26,47) e em um paciente com insuficiência cardíaca (*slope* = 40,19).

Tabela 3 Estratificação clínica para pacientes com insuficiência cardíaca[21]			
VE/VCO$_2$ *slope*	VO$_2$ pico	VE periódica	PETCO$_2$ repouso
Classe ventilatória I < 30,0	Classe ventilatória A > 20,0 mL/kg/min	Ausente	≥ 33,0 mmHg 3-8 mmHg aumento durante exercício
Classe ventilatória II 30,0-35,9	Classe ventilatória B 16,0-20,0 mL/kg/min		
Classe ventilatória III 36,0-44,9	Classe ventilatória C 10,0-15,9 mL/kg/min	Presente	< 33,0 mmHg < 3 mmHg aumento durante exercício
Classe ventilatória IV ≥ 45,0	Classe ventilatória D < 10,0 mL/kg/min		

atrial, hipertensão arterial, doença arterial coronariana, hipertensão pulmonar) e condições patológicas não cardiovasculares (diabetes, doença renal crônica, anemia, deficiência de ferro, DPOC e obesidade). A intolerância ao exercício é o principal sintoma também na ICFEP.

Ao comparar o ICFEP com a ICFER, as medidas derivadas do pico de VO_2 e da resposta ventilatória (VE/VCO_2 slope) foram descritas com reduções similares ou menos comprometidas. Até o momento, o papel preditivo dos parâmetros derivados do TCPE não foi definido de modo inequívoco para a ICFEP, pois não há resultados definitivos. Em alguns relatos, o pico de VO_2, VE/VCO_2 slope e a VEP preservaram seu poder preditivo, enquanto em outros estudos a VE/VCO_2 slope e VEP não lograram manter este poder.[21,25]

Doença arterial coronariana

O TECP ajuda a expandir as contribuições do teste de esforço para além de identificar lesões que limitem o fluxo coronário. No diagnóstico, pode ajudar a confirmar a presença de disfunção cardíaca em pacientes sintomáticos com 50% ou menos de estenose coronariana, que poderia atuar como gatilho para modificação mais agressiva dos fatores de risco no tratamento da DAC. No prognóstico, permite vigilância rigorosa do estado cardiovascular com testes em série em que incrementos de 10% na mudança na capacidade de exercício (por exemplo o VO_2) podem ser quantificados para medir a resposta à mudança ao estilo de vida ou ao tratamento realizado e estimular que a adesão daqueles que estejam respondendo à terapia permaneça por longo prazo.[26]

A definição das zonas de exercício físico de intensidade moderada para pacientes com DAC como ponto de partida de um programa de reabilitação é crucial. O TCPE oferece a capacidade única de definir as zonas de FC específicas e individualizadas que correspondem aos esforços de intensidade moderada (40-60% da reserva de VO_2), visando zonas de trabalho seguras e com eficácia terapêutica.[26]

A identificação de platô na curva do pulso de O_2 ou de padrão descendente ou com valores decrescentes sugere redução no VS durante o exercício incremental e pode representar isquemia miocárdica. Outras condições clínicas podem provocar alterações semelhantes, como as disfunções ventriculares decorrentes de cardiomiopatias não isquêmicas, conferindo informações prognósticas na IC com fração de ejeção reduzida, assim como em doenças oro-valvares obstrutivas. A análise do pulso fica comprometido na presença de alterações cronotrópicas graves, estimulação elétrica artificial e arritmias (por exemplo fibrilação atrial).[16]

Outras situações

Na cardiomiopatia hipertrófica (MCH) numerosos estudos transversais demonstraram que o pico de VO_2 se correlaciona com um número de variáveis clinicamente relevantes, incluindo gravidade da função diastólica, qualidade de vida e (inversamente) com o gradiente da via de saída. Além disso, a intervenção com miectomia ou ablação com álcool para aliviar a obstrução do fluxo de saída, um dos principais determinantes dos sintomas de insuficiência cardíaca na MCH, está associada à melhora do pico de VO_2.[27] O pico de VO_2 pode ser útil para distinguir a MCH com hipertrofia leve do VE da hipertrofia fisiológica (isto é, coração do atleta). Para atletas pacientes, que estão dentro de uma "zona cinzenta" de diagnóstico ambíguo por marcadores de imagem convencionais, um pico de $VO_2 > 50$ mL/kg/min (ou > 20% acima do máximo previsto) é mais consistente com coração de atleta e não com diagnóstico de HCM.[27]

Doença ou disfunção em qualquer valva cardíaca pode ter um impacto significativo na função cardiopulmonar. Dois efeitos principais da doença cardíaca valvular são a elevação da pressão retrógrada (isto é, HP) e débito cardíaco diminuído. Evidências atuais indicam que a eficiência ventilatória (ou seja, VE/VCO_2 *slope*) pode ser um marcador importante para avaliar a gravidade, o prognóstico e as melhorias na doença valvar após a correção cirúrgica. O pico de VO_2 também reflete o grau em que essas doença comprometem o DC e, portanto, a capacidade aeróbica. Não parece que o pico de VO_2 seja um marcador sensível para melhorias imediatas após a correção cirúrgica, embora possam ser demonstradas ao longo do tempo. A avaliação da PA sistólica (PAS) também é uma consideração importante porque a queda na PAS durante o TCPE é indicativa de um limiar crítico no qual a doença valvar está comprometendo novos aumentos do DC.[19]

O uso do TCPE no período perioperatório para avaliar o risco de eventos adversos e o manejo de pacientes submetidos à cirurgia aumentou na última década. O TCPE fornece uma avaliação objetiva da capacidade de exercício no pré-operatório e identifica as causas da limitação, podendo, ainda, ser usado para auxiliar na tomada de decisão acerca do tratamento cirúrgico e não cirúrgico mais apropriado, estimar a probabilidade de morbidade e mortalidade, auxiliar na análise multidisciplinar do manejo dos pacientes, triar casos para cuidados imediatos (enfermaria *versus* cuidados intensivos), direcionar intervenções e otimização de outros procedimentos, identificar comorbidades, avaliar efeitos das terapias adjuvantes contra o câncer e orientar a prática anestésica e a reabilitação. Com a rápida aceitação do TCPE, a padronização é fundamental para garantir resultados válidos e reprodutíveis que possam informar a tomada de decisão clínica.[28]

O TCPE limitado por sintomas foi realizado com segurança em receptores selecionados de dispositivos de assistência ventricular (DAV), com valores de pico de VO_2 variando de 11,5 a 20,3 mL/kg/min. É importante notar que estes achados devem ser considerados com cautela, pois somente os portadores de DAV com tratamento otimizado e estáveis foram selecionados para realizar o TCPE e aqueles com comorbidades importantes foram excluídos.[25] A estratificação de risco do TCPE nesta situação é algo limitada, uma vez que a mortalidade (e morbidade) está principalmente ligada a complicações não relacionadas à capacidade de exercício, como complicações do dispositivo (por exemplo, infecções ou trombose), tromboembolismo ou hemorragia cerebral, hemorragia gastrintestinal e anemia e insuficiência renal aguda.[25]

Avaliação da dispneia a esclarecer

Uma das mais importantes indicações do TCPE é o auxílio no diagnóstico da dispneia sem etiologia conhecida.[29] Define-se dispneia como uma "experiência subjetiva de dificuldade ou desconforto respiratório", sendo um sintoma comum e debilitante que afeta até 50% dos pacientes admitidos em serviços de emergência de hospitais terciários. É um importante preditor de mortalidade.[29]

A fisiopatologia da dispneia é complexa e envolve mecanismos neuro-humorais e mecânicos, tendo como causas principais as doenças pulmonares, cardíacas, distúrbios que afetam o conteúdo ou a qualidade das hemoglobinas, doenças metabólicas, psicogênicas, musculares ou a combinação de duas ou mais causas. Na avaliação da dispneia é obrigatória a realização da prova de função pulmonar (PFP) antes do teste de exercício. Além de diagnosticar possíveis distúrbios ventilatórios no repouso, a PFP permite realizar o cálculo da ventilação voluntária máxima (VVM = VEF1 x 40), sendo VEF1 o volume expiratório forçado no primeiro segundo.[29]

Em casos de suspeita de broncoespasmo induzido pelo exercício (BIE), torna-se necessária a realização de provas de função pulmonar adicionais após o término da atividade física (5, 10, 15 e até 20 minutos após o esforço). A queda da VEF1 superior a 15% em qualquer manobra pós-exercício confirma o diagnóstico de broncoespasmo induzido pelo esforço.

Observa-se na Tabela 4 o comportamento das principais variáveis do TCPE em diversas situações clínicas que podem causar dispneia.

Nas pneumopatias observam-se, normalmente, baixa tolerância ao exercício, ineficiência ventilatória (*slope* VE/VCO$_2$ elevado), RV diminuída e, em alguns casos, ocorre queda significativa da SatO$_2$ (queda > 4% no pico do esforço em relação ao repouso), decorrente do distúrbio das trocas gasosas a nível da membrana alveolocapilar. A frequência cardíaca (FC) está normal ou reduzida (reserva cronotrópica aumentada) e os valores do pulso de O$_2$ permanecem normais.

Nos casos em que predomina a doença vascular pulmonar como causa da dispneia (hipertensão pulmonar, por exemplo), ocorre elevação significativa do *slope* VE/VCO$_2$ (> 40) associada à queda da SatO$_2$, valores particularmente baixos do PETCO$_2$ (< 36 mmHg no LA) com curva em platô e sem a elevação característica presente no início do exercício. Em alguns casos ocorre queda do pulso de O$_2$.

Os distúrbios psicogênicos são causas comuns de dispneia, associadas ou não ao exercício. Em muitos casos é extremamente difícil diferenciar a síndrome da hiperventilação das doenças cardiovasculares ou pulmonares. Nesse sentido, o TCPE pode trazer algumas informações importantes.

Nos casos em que a simulação é a causa da dispneia o TCPE pode ser fundamental no diagnóstico. Durante o teste o paciente refere cansaço extremo, solicita a interrupção precoce do exercício (VO$_2$ pico reduzido), porém, apresenta RV normal, comportamento adequado da SatO$_2$, LA dentro do esperado em relação ao máximo predito (40-60% do VO$_2$máx), mas um R (relação VCO$_2$/VO$_2$) inferior a 1,0 além de aparente déficit cronotrópico, compatíveis com esforço submáximo.

A Figura 5 representa, de modo simplificado, como o teste cardiopulmonar pode ser útil na avaliação da dispneia de etiologia desconhecida. Na Figura 5 estão representadas apenas algumas das variáveis adquiridas durante o exame.

TCPE em indivíduos aparentemente saudáveis

O consumo de oxigênio (VO$_2$máx) é considerado o parâmetro mais importante associado ao condicionamento físico de um indivíduo, sendo indicador prognóstico objetivo e independente para doença cardiovascular.[30] A aptidão cardiorrespiratória (ACR) está inversamente associada a alto risco de doença cardiovascular, mortalidade por todas as causas e mortalidade atribuível a vários tipos de câncer.[31] Melhorias na ACR estão associadas à redução do risco de mortalidade, e pequenos aumentos na ACR (por exemplo, 1 a 2 MET) estão associados a taxas de eventos cardiovasculares consideravelmente menores (10 a 30%).[31,32]

A ACR é frequentemente estimada de modo indireto usando fórmulas matemáticas para calcular a captação de VO$_2$. O TCPE é o teste mais amplamente usado e confiável

Tabela 4	Resposta das variáveis do TCPE em diferentes causas de dispneia[15,16]				
Variáveis	**Cardiovascular**	**Pulmonar**	**Vascular-pulmonar**	**Hiperventilação**	**Descondicionamento**
VO$_2$máx ou pico	↓	↓	↓	Normal	↓
LA	Precoce	Normal	Precoce	Normal	Precoce
FC máxima	Normal (casos leves)	Normal/↓	Normal/↓	Normal/↑	Normal
Pulso O$_2$	↓/platô	Normal	Normal/↓	Normal	Normal
Slope VE/VCO$_2$	↑	↑	↑	↑	Normal
PETCO$_2$	↓	↓	↓ no LAV	↓ no LAV	Normal
RV	Normal	↓	Normal	Normal	Normal
SatO$_2$	Normal	↓	↓	Normal	Normal
VD/VT	↑	↑	↑	Normal	Normal

VO$_2$: consumo de oxigênio; LA: limiar anaeróbico; FC: frequência cardíaca; *slope* VE/VCO$_2$: curva da relação entre ventilação e a produção de dióxido de carbono; PETCO$_2$: pressão expirada de dióxido de carbono; RV: reserva ventilatória (VE/VVM x 100); SatO$_2$: saturação da hemoglobina; VD/VT: razão entre o espaço morto fisiológico e o volume corrente; ↑: alto/aumento; ↓: baixo/diminuída.

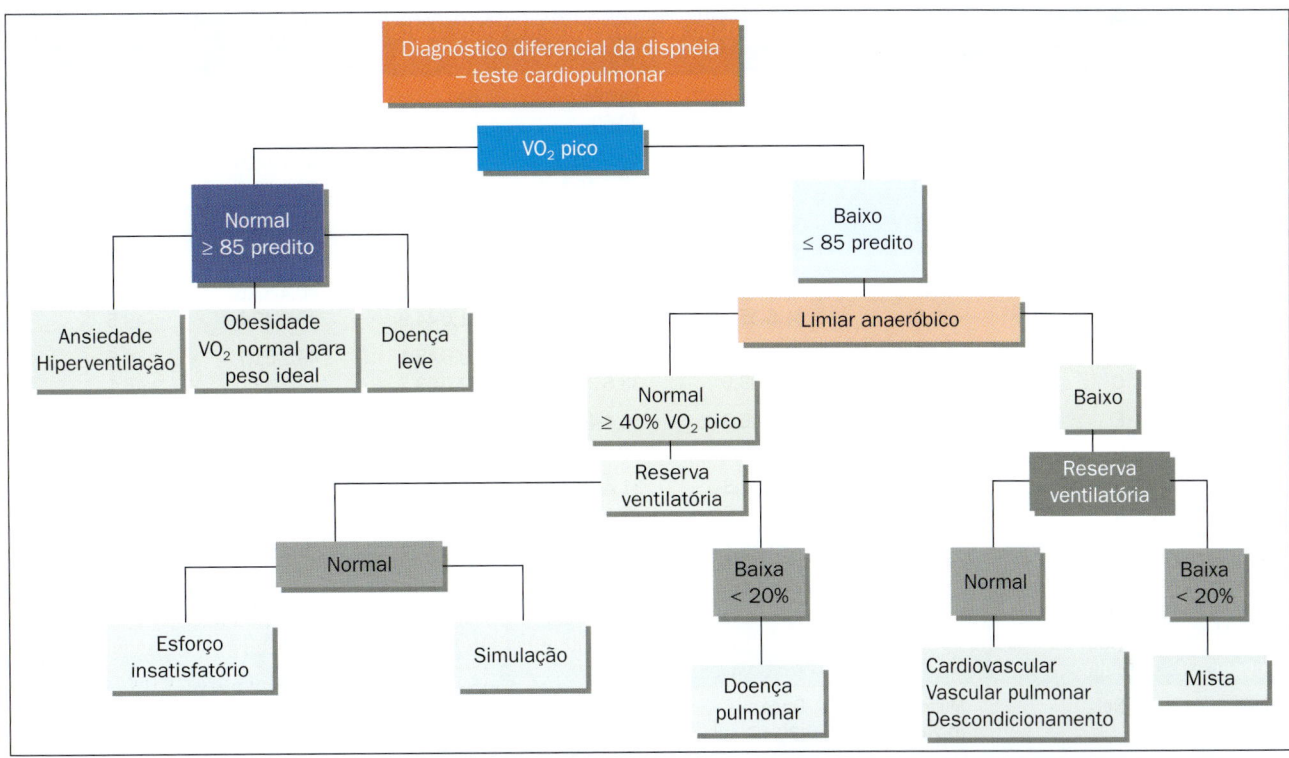

Figura 5 Algoritmo da avaliação da dispneia utilizando o teste cardiopulmonar de exercício (TCPE).

para avaliar a capacidade de exercício, ter valores de referência precisos e inferir o risco à saúde, além de apresentar variação de acordo com a idade, sexo e população.[31]

A procura por valores normativos para a ACR é uma busca importante, havendo clara necessidade de definir pontos de corte para o que é "condicionado" *versus* "sedentário" por sexo e grupos etários em relação aos desfechos de morbidade e mortalidade. No Brasil, os dados de referência mais citados são derivados da Clínica Cooper, que usa valores de ACR estimados, calculados usando a velocidade e o grau de inclinação da esteira.[17] Recentemente, nosso grupo publicou um estudo que forneceu dados de referência para o VO_2máx medido a partir do TCPE em uma grande população brasileira,[13] comparados a dados americanos,[33-35] da Clínica Cooper[17] e noruegueses. Para cada faixa etária, homens e mulheres noruegueses tiveram maior ACR do que as coortes nos Estados Unidos e no Brasil, porém, quando comparamos os nossos dados com os da Clínica Cooper, os valores encontrados para homens avaliados no Grupo Fleury foram maiores nas faixas etárias de 20, 30, 40 e 50 anos e menores nas faixas etárias de 60 e 70 anos.[13] Com os dados do nosso trabalho construímos um nomograma para ACR (Tabelas 5 e 6) e comparamos com a Clínica Cooper.[13]

Nos indivíduos saudáveis, fisicamente ativos ou atletas, o TCPE possibilita obter informações clínicas relevantes como identificar, objetivamente, os fatores limitantes ao esforço máximo (cardiovascular, respiratório e muscular e metabólico), avaliar o comportamento do volume sistólico de ejeção (análise da curva e do valor máximo do pulso de oxigênio) e dos equivalentes respiratórios de oxigênio e do dióxido de carbono ($VEVO_2$ e $VEVCO_2$).[36]

Baseada nas informações obtidas com a realização do TCPE,[32,36] a prescrição de exercícios aeróbicos para indivíduos saudáveis, em fase inicial ou de aprimoramento do condicionamento físico, pode ser individualizada e otimizada. Em se tratando de atletas, de elite ou não e das mais diferentes modalidades, é o método que possibilita obter medida válida e precisa da condição aeróbica para avaliação da performance máxima e dos efeitos do treinamento aeróbico ou das técnicas empregadas com essa finalidade. Os parâmetros utilizados são o consumo máximo ou pico de oxigênio (VO_2máx) e o consumo de oxigênio nos limiares ventilatórios (L1ou LAV e L_2 ou PCR).[21]

Prescrição de exercícios

Tanto do ponto de vista prático como científico, os limiares ventilatórios (LAV e PCR) identificam dois eventos fisiológicos claramente definidos num exercício de cargas crescente, que correspondem aos limiares de lactato denominados aeróbico e anaeróbico, caracterizando três fases de liberação de energia que, por sua vez, refletem a intensidade do exercício e servem para orientar o treinamento:

■ Fase 1, exercícios de baixa intensidade, abaixo do LAV em que a concentração de lactato sanguíneo é menor que 2,0 mmol/L.

Tabela 5 Nomograma de VO₂máx (mL/kg/min) para aptidão cardiorrespiratória entre dados do Grupo Fleury (F) e da Clínica Cooper (C) – masculino

Idade (percentil)	Ref	Muito fraca 0-20	Fraca 20-40	Regular 40-60	Boa 60-80	Excelente 80-90	Superior > 90
<19	F	<42,5	42,6-46,8	46,9- 51,1	51,2- 55,6	55,7-58,6	>58,7
	C	<35,0	35,1-38,3	38,4-45,1	45,2-50,9	51,0-55,9	>56,0
20-29	F	<38,6	38,7-42,8	42,9-46,4	46,5-51,8	51,9-55,2	>55,3
	C	<330	33,1-36,4	36,5-42,4	42,5-46,4	46,5-52,4	>52,5
30-39	F	<36,5	36,6-41,4	41,5-45,3	45,4-50,3	50,4-53,5	>53,6
	C	<31,5	31,6-35,4	35,5-40,9	41,0-44,9	45,0-49,4	>49,5
40-49	F	<34,7	34,8-39,5	39,6-43,5	43,6-48,1	48,2-51,7	>51,8
	C	<30,2	30,3-33,5	33,6-38,9	39,0-43,7	43,8-48,0	<48,1
50-59	F	<31,4	31,5-36,3	36,4-40,5	40,6-45,0	45,1-49,0	>49,1
	C	<26,1	26,2-30,9	31,0-35,7	35,8-40,9	41,0-45,3	>45,4
60-69	F	<27,0	27,1-31,3	31,4-35,3	35,4-39,2	39,3-42,7	>42,8
> 60	C	<20,5	20,6-26,0	26,1-32,2	32,3-36,4	36,5-44,2	>44,3
70-79	F	<22,6	22,7-26,1	26,2-29,9	30,0-34,7	34,8-37,3	>37,4

Tabela 6 Nomograma de VO₂máx (mL/kg/min) para aptidão cardiorrespiratória entre dados do Grupo Fleury (F) e da Clínica Cooper (C) – feminino

Idade (percentil)	Ref	Muito fraca (0-20)	Fraca (20-40)	Regular 40-60	Boa 60-80	Excelente 80-90	Superior > 90
< 19	F	<31,7	31,8-34,9	35,0-39,1	39,2-44,0	44,1-48,2	>48,3
	C	<25,0	25,1-30,9	31,0-34,9	35,0-38,9	39,0-41,9	>42,0
20-29	F	<31,1	31,2-34,9	35,0-38,2	38,3-42,6	42,7-45,6	>45,7
	C	<23,6	23,7-28,9	29,0-32,9	33,0-36,9	37,0-40,9	>41,0
30-39	F	<29,9	30,0-33,7	33,8-37,2	37,3-42,1	42,2-45,2	>45,3
	C	<22,8	22,9-26,9	27,0-31,3	31,4-35,6	35,7-40,0	>40,1
40-49	F	<28,3	28,4-32,2	32,3-36,2	36,3-41,0	41,1-44,2	>44,3
	C	<21,0	21,1-24,4	24,5-28,9	29,0-32,8	32,9-36,9	>37,0
50-59	F	<25,4	25,5-28,8	28,9-32,4	32,5-36,8	36,9-40,8	>40,9
	C	<20,2	20,3-22,7	22,8-26,9	27,0-31,4	31,5-35,7	>35,8
60-69	F	<21,3	21,4-23,4	23,5-27,0	27,1-31,5	31,6-34,3	>34,4
> 60	C	<17,5	17,6-20,1	20,2-24,4	24,5-30,2	30,3-31,4	>31,5
70-79	F	<17,6	17,7-19,7	19,8-23,2	23,3-27,9	28,0-32,8	>32,9

■ Fase 2, exercícios de média e moderada intensidade, entre o LAV e o PCR, onde a concentração de lactato sanguíneo é mais elevada, acima que 2,0 mmol/L e abaixo de 4,0 mmol/L, porém, as taxas de produção e remoção estão em equilíbrio.

■ Fase 3, exercícios de alta intensidade, acima do PCR, onde a produção de lactato excede a capacidade de remoção, e a lactacemia é, geralmente, superior a 4 mmol/L, tornando eminente a fadiga muscular.

Independentemente do indivíduo, a identificação das fases de treinamento pelas variáveis fisiológicas do TCPE possibilita uma prescrição individualizada e mais segura ao praticante de atividade física aeróbica, seja ele um atleta ou não (Figura 6).[37] Para determinar a intensidade do exercício de acordo com as necessidades específicas do momento, as variáveis medidas em laboratório (TCPE) são "tradu-zidas", principalmente, em termos de frequência cardíaca (FC) máxima atingida e FC dos limiares ventilatórios, no entanto, velocidade em quilômetros por hora (km.h⁻¹) ou potência em watts (W) e gasto calórico (kcal. h⁻¹) são também utilizados. Os dispositivos portáteis que aferem a FC "instantânea" tornam mais fáceis a realização do treinamento dentro de faixas preestabelecidas de batimentos por minuto pelo tempo desejado.[37]

A Figura 6, adaptada do modelo de Skinner, demonstra e ilustra as três fases de energia e as duas intersecções definidas com o aumento da intensidade do exercício que acarreta elevação da concentração sanguínea de lactato, delimitadas pelos limiares, além das respostas ventilatórias e metabólicas envolvidas na determinação desses índices, a partir do TCPE de um indivíduo de 49 anos, do sexo masculino e que pratica corrida de rua regularmente, cinco vezes por semana, com objetivo de manter o condicionamen-

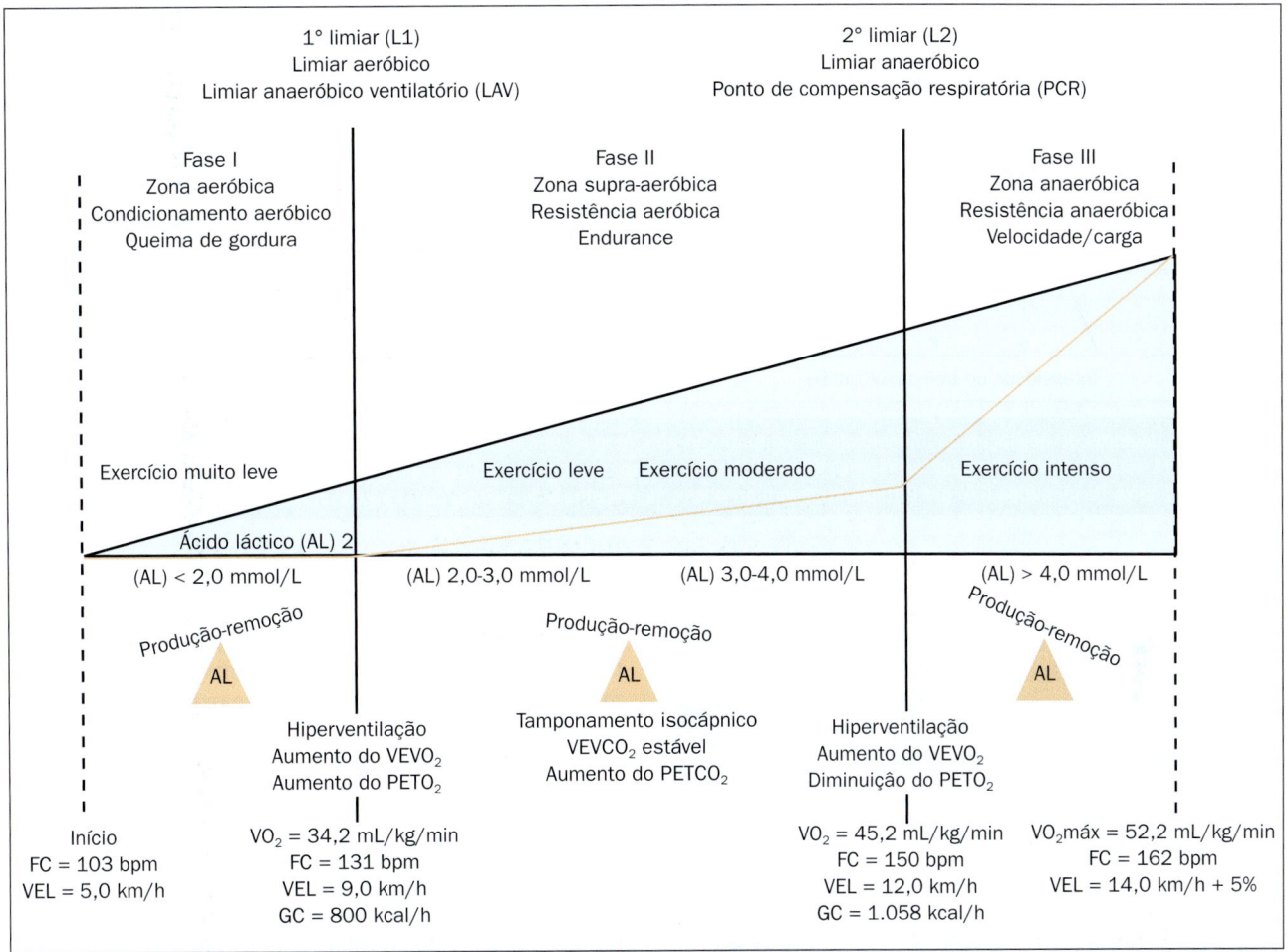

Figura 6 Modelo de Skinner modificado em que se observam as três fases de liberação de energia (I, II e III) de acordo com o exercício incremental, as duas intersecções correspondentes aos limiares de lactato, no caso teóricos (2,0 ≤ [lactato mmol/L] ≥ 4,0), os valores de consumos de oxigênio na maior carga de trabalho executada e nos limiares (VO$_2$máx, LAV e PCR em mL.kg^{-1}.min^{-1}), das FC (bpm), das velocidades (km.h^{-1}) e dos gastos calóricos (GC em kcal.h^{-1}) determinados em TCPE de um homem de 49 anos, praticante de corrida. Observa-se, também, o comportamento da ventilação (VE), dos equivalentes ventilatórios (VEVO$_2$ e VEVCO$_2$) e das pressões expiratórias finais (PETO$_2$ e PETVCO$_2$), que permitem identificar os limiares ventilatórios.

to físico aeróbico e participar de provas de média e longa distância (até meia maratona).

Exemplos de modos de treinamento

A otimização dos métodos de treinamento é uma área de grande interesse para os cientistas, atletas e entusiastas do *"fitness"*. O treinamento envolve manipulação da intensidade, duração e frequência do exercício durante as sessões (Figura 7).

- Treinamento no LAV mostra melhora significativa em indivíduos destreinados que treinam na intensidade próxima ou no LAV.[38]
- Modelo polarizado baseado em estudos com atletas de elite como remadores, ciclistas, maratonistas etc., de alta performance, geralmente demonstram treinamentos abaixo do LAV (talvez 75% das sessões ou treinos de distância) ou muito acima do limiar (15-10% do tempo). Em

essência, deve-se treinar, quer em baixa ou alta intensidade, mantendo um tempo relativamente pequeno de treinamento moderado entre esses dois extremos (limiar lactato) (Figura 7).[37]

Um exemplo da aplicação das informações obtidas no TCPE (Tabela 7) baseadas na intensidade de exercício representadas pelas frequências cardíacas e velocidades máximas atingidas e nos limiares ventilatórios (LAV e PCR), especificamente para a prática de corrida (iniciantes ou não), é a elaboração de planilhas de treinamento individualizadas e específicas (de acordo com o condicionamento do momento), com objetivos definidos, por períodos semanais ou quinzenais, de cinco etapas distribuídas ao longo de cinco dias da semana, com dois dias de descanso, alternando a intensidade das sessões nos quatro primeiros dias entre treinos mais leves no primeiro e terceiro dias, trabalhados por 60 minutos, no primeiro limiar e pouco acima dele, porém, sem atingir o segundo

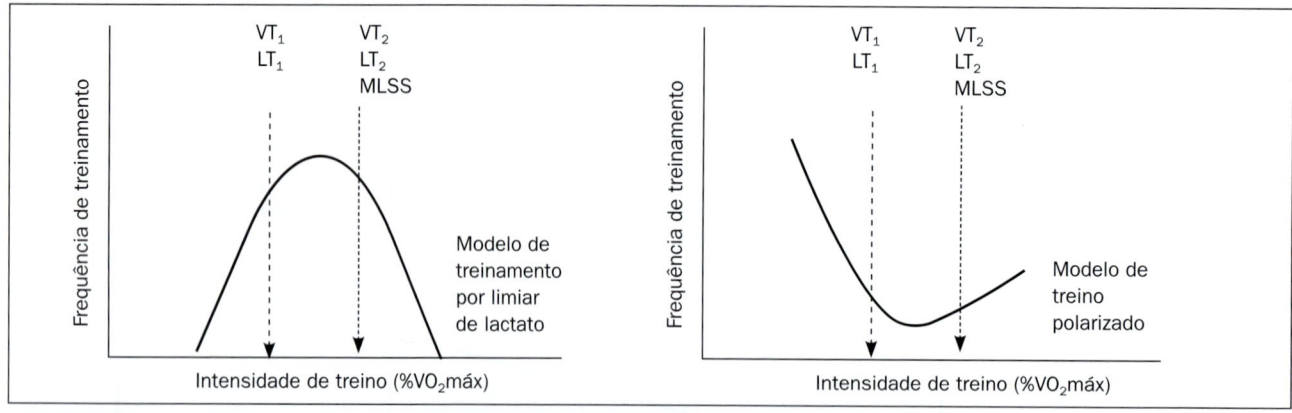

Figura 7 Conceitos de aplicação da intensidade de treinamento pelo modelo dos limiares ventilatórios. No painel esquerdo entre o primeiro (VT1 = LT1 = LAV) e o segundo limiares (VT2 = LT2 = PCR) e no direito, o modelo polarizado destacando um maior volume de atividades abaixo dos limiares (LAV e PCR), combinado com doses significativas de treinos com cargas entre 90 e 100% do VO_2máx.

Tabela 7 Valores de frequência cardíaca (FC), seu percentual em relação à máxima FC atingida de acordo com as velocidades correspondentes, obtidos no TCPE realizado com protocolo de rampa e citado na Figura 6, classificados de acordo com a intensidade de exercício proposta para treinamento específico

Treinamento	FC (bpm)	%FC máxima atingida	Velocidade (km/h)
Muito leve	123-131	75-80	7,0-9,0
Leve (LAV)	131-140	80-86	9,0-10,0
Moderado	140-148	86-92	10,0-11,0
Moderado/ intenso (PCR)	148-151	92-95	11,0-12,0
Intenso	151-155	95-97	12,0-13,0
Muito intenso	155-162	97-100	13,0-14,0+5%

LAV: limiar anaeróbico; PCR: ponto de compensação respiratória; TCPE: teste cardiopulmonar de exercício.

limiar, intercalando com um segundo e quarto dias de treinamentos mais intensos, também de 60 minutos, onde se alternam períodos de trotes de intensidade leve/moderada com períodos mais intensos no 2º limiar ou acima dele, porém, com duração não superior a 20 ou 30 minutos por etapa, seguido por um dia de descanso e um treinamento durante o final da semana (quinto dia) mais prolongado (90 minutos), com trabalho no 2º limiar ou muito próximo dele (abaixo ou acima).

Para os atletas de alto rendimento, cujo treinamento ocorre uma ou duas vezes ao dia durante quase o ano todo, treinar repetidamente na faixa entre os limiares pode gerar estresse excessivo do sistema simpático sem ganho adicional na capacidade e no desempenho. Ao contrário, o treinamento desses atletas deve incluir grandes volumes de trabalho em cargas de intensidades mais baixas combinado com "ataques" de 1 a 3 vezes na semana em intensidades acima de 90% do VO_2máx. Devemos lembrar que atletas de elite

possuem VO_2máx de até 70-80 mL/kg/min, sendo assim, treinar em "baixa" intensidade (VO_2 em torno de 45 mL/kg/min) ainda promove fluxo altamente oxidativo na musculatura em exercício.[39]

Estudos mostram que aumentar o treinamento em alta intensidade (fase 3) para 25 a 30% das sessões pode acarretar sintomas de *overtraining,* como redução da performance, fadiga, insônia, perda de peso, depressão e outros sintomas.[40]

E, dentro da fase 3, a intensidade de treinamento ideal seria de 100% do VO_2máx para representar a carga ideal para estimular um aumento do volume mitocondrial e consequentemente melhorar o desempenho no treinamento de resistência.[41]

Tabela 8 Definição e parâmetros dos modelos de treinamento[42]

Definição de cada zona de treinamento	Fase 1	Fase 2	Fase 3
Limiares lactato	≤ LAV	LAV-PCR	≥ PCR
Lactato sanguíneo (mM)	< 2	2-4	>4
Percentagem de tempo em cada zona de treinamento			
Polarizado (Alternado alta e baixa intensidade)	75-80	0-10	15-20
Limiares	50-60	40-60	0
HVT (alto volume e baixa intensidade)	100	0	0
HIIT (treinamento intervalado de alta intensidade)	50	0	50

Resumo

O teste cardiopulmonar de exercício (TCPE) é, atualmente, uma metodologia disponível, cuja utilização clínica é fundamentada em evidências científicas sólidas e por isso tem lugar definitivo no arsenal clínico para a avaliação dos distúrbios cardiopulmonares. No entanto, todo o potencial dessa técnica continua sendo pouco utilizado, apesar do importante aprimoramento nos últimos anos.

O TCPE fornece dados fisiológicos úteis, permite o monitoramento da resposta a medicações e intervenções cirúrgicas, ajuda na identificação da causa da dispneia de origem desconhecida, estima o prognóstico e guia o encaminhamento para transplante cardíaco. Em indivíduos aparentemente saudáveis, a determinação da capacidade cardiorrespiratória pela medida direta do VO2 pode ser interpretada com maior precisão utilizando os valores de referência específicos conforme a idade e o sexo. Tem papel fundamental na prescrição do exercício e do treinamento mais eficaz em diversas doenças bem como para melhorar a capacidade cardiorrespiratória em indivíduos saudáveis.

Referências bibliográficas

1. Sue DY, Wasserman K. Impact of integrative cardiopulmonary exercise testing on clinical decision making. Chest. 1991;99(4):981-92.

2. Myers J, Madhavan R. Exercise testing with gas exchange analysis. Cardiol Clin. 2001;19(3):433-45.

3. Balady GJ, Arena R, Sietsema K, Myers J, Coke L, Fletcher GF, et al. Clinician's Guide to cardiopulmonary exercise testing in adults: a scientific statement from the American Heart Association. Circulation. 2010;122(2):191-225.

4. Guazzi M, Adams V, Conraads V, Halle M, Mezzani A, Vanhees L, et al. EACPR/AHA Scientific Statement. Clinical recommendations for cardiopulmonary exercise testing data assessment in specific patient populations. Circulation. 2012;126(18):2261-74.

5. Sociedade Brasileira de Cardiologia. III Guidelines of Sociedade Brasileira de Cardiologia on the exercise test. Arq Bras Cardiol. 2010;95(5Suppl1):1-26.

6. Kaminsky LA, Arena R, Ellingsen Ø, Harber MP, Myers J, Ozemek C, et al. Cardiorespiratory fitness and cardiovascular disease - The past, present, and future. Prog Cardiovasc Dis. 2019.

7. Mezzani A. Cardiopulmonary exercise testing: basics of methodology and measurements. Ann Am Thorac Soc. 2017;14(Supplement 1):S3-11.

8. Fick A. Uber die messung des Blutquantums in den Hertzvent rikeln. Vol. July 9th: 36. Sitzber Physik Med Ges Wurzburg; 1870.

9. Wasserman K, Hansen JE, Sue DY, Stringer W, Whipp BJ. Normal Values. In: Principles of Exercise Testing and Interpretation. 4th ed. Philadelphia: Lippincott Williams and Wilkins; 2005. p. 160-82.

10. Mitchell JH, Blomqvist G. Maximal oxygen uptake. N Engl J Med. 1971;284(18):1018–22.

11. Kokkinos P, Kaminsky LA, Arena R, Zhang J, Myers J. New generalized equation for predicting maximal oxygen uptake (from the Fitness Registry and the Importance of Exercise National Database). Am J Cardiol. 2017;120(4):688-92.

12. Fleg JL, Morrell CH, Bos AG, Brant LJ, Talbot LA, Wright JG, et al. Accelerated longitudinal decline of aerobic capacity in healthy older adults. Circulation. 2005;112(5):674-82.

13. Rossi Neto JM, Tebexreni AS, Alves ANF, Smanio PEP, de Abreu FB, Thomazi MC, et al. Cardiorespiratory fitness data from 18,189 participants who underwent treadmill cardiopulmonary exercise testing in a Brazilian population. PLoS ONE. 2019;14(1):e0209897.

14. Neder J, Nery L. Fisiologia do exercício: teoria e prática. Porto Alegre: Artes Médicas; 2003. p. 213-55.

15. American Thoracic Society, American College of Chest Physicians. ATS/ACCP Statement on cardiopulmonary exercise testing. Am J Respir Crit Care Med. 2003;167(2):211-77.

16. Herdy AH, Ritt LEF, Stein R, de Araújo CGS, Milani M, Meneghelo RS, et al. Cardiopulmonary exercise test: background, applicability and interpretation. Arq Bras Cardiol. 2016;107(5):467-81.

17. American College of Sports Medicine, Riebe D, Ehrman JK, Liguori G, Magal M, editors. ACSM's guidelines for exercise testing and prescription. 10th edition. Philadelphia Baltimore New York: Wolters Kluwer; 2018. 472 p.

18. Akkerman M, van Brussel M, Hulzebos E, Vanhees L, Helders PJM, Takken T. The oxygen uptake efficiency slope: what do we know? J Cardiopulm Rehabil Prev. 2010;30(6):357-73.

19. Guazzi M, Arena R, Halle M, Piepoli MF, Myers J, Lavie CJ. 2016 focused update: clinical recommendations for cardiopulmonary exercise testing data assessment in specific patient populations. Eur Heart J. 2018;39(14):1144-61.

20. Wagner J, Agostoni P, Arena R, Belardinelli R, Dumitrescu D, Hager A, et al. The role of gas exchange variables in cardiopulmonary exercise testing for risk stratification and management of heart failure with reduced ejection fraction. Am Heart J. 2018;202:116-26.

21. Guazzi M, Bandera F, Ozemek C, Systrom D, Arena R. Cardiopulmonary exercise testing: what is its value? J Am Coll Cardiol. 2017;70(13):1618-36.

22. Mehra MR, Canter CE, Hannan MM, Semigran MJ, Uber PA, Baran DA, et al. The 2016 International Society for Heart Lung Transplantation listing criteria for heart transplantation: a 10-year update. J Heart and Lung Transplantation. 2016;35(1):1-23.

23. Agostoni P, Corrà U, Cattadori G, Veglia F, Battaia E, La Gioia R, et al. Prognostic value of indeterminable anaerobic threshold in heart failure. Circ Heart Fail. 2013;6(5):977-87.

24. Gomes Neto M, Durães AR, Conceição LSR, Saquetto MB, Ellingsen Ø, Carvalho VO. High intensity interval training versus moderate intensity continuous training on exercise capacity and quality of life in patients with heart failure with reduced ejection fraction: a systematic review and meta-analysis. Int J Cardiol. 2018;261:134-41.

25. Corrà U, Agostoni PG, Anker SD, Coats AJS, Crespo Leiro MG, de Boer RA, et al. Role of cardiopulmonary exercise testing in clinical stratification in heart failure. A position paper from the Committee on Exercise Physiology and Training of the Heart Failure Association of the European Society of Cardiology. Eur J Heart Fail. 2018;20(1):3-15.

26. Chaudhry S, Arena R, Bhatt DL, Verma S, Kumar N. A practical clinical approach to utilize cardiopulmonary exercise testing in the evaluation and management of coronary artery disease: a primer for cardiologists. Curr Opin Cardiol. 2018;33(2):168-77.

27. Rowin EJ, Maron BJ, Olivotto I, Maron MS. Role of exercise testing in hypertrophic cardiomyopathy. JACC Cardiovasc Imaging. 2017;10(11):1374-86.

28. Levett DZH, Jack S, Swart M, Carlisle J, Wilson J, Snowden C, et al. Perioperative cardiopulmonary exercise testing (CPET): consensus clinical guidelines on indications, organization, conduct, and physiological interpretation. Br J Anaesth. 2018;120(3):484-500.

29. An official American Thoracic Society statement: update on the mechanisms, assessment, and management of dyspnea. PubMed - NCBI [Internet]. [cited 2019 Mar 13]. Disponível em: https://www.ncbi.nlm.nih.gov/pubmed/?term=An+official+American+Thoracic+Society+Statement%3A+Update+of+the+mechanisms%2C+assessment%2C+and+management+of+dyspnea

30. Kokkinos P, Myers J. Exercise and physical activity: clinical outcomes and applications. Circulation. 2010;122(16):1637-48.

31. Ross R, Blair SN, Arena R, Church TS, Després J-P, Franklin BA, et al. Importance of assessing cardiorespiratory fitness in clinical practice: a case for fitness as a clinical vital sign: a scientific statement from the American Heart Association. Circulation. 2016;134(24):e653-99.

32. Kodama S, Saito K, Tanaka S, Maki M, Yachi Y, Asumi M, et al. Cardiorespiratory fitness as a quantitative predictor of all-cause mortality and cardiovascular events in healthy men and women: a meta-analysis. JAMA. 2009;301(19):2024-35.

33. Kaminsky LA, Arena R, Myers J. Reference standards for cardiorespiratory fitness measured with cardiopulmonary exercise testing: data from the fitness registry and the importance of exercise national database. Mayo Clin Proc. 2015;90(11):1515-23.

34. Edvardsen E, Hansen BH, Holme IM, Dyrstad SM, Anderssen SA. Reference values for cardiorespiratory response and fitness on the treadmill in a 20- to 85-year-old population. Chest. 2013;144(1):241-8.

35. Loe H, Rognmo Ø, Saltin B, Wisløff U. Aerobic capacity reference data in 3816 healthy men and women 20-90 years. PLoS ONE. 2013;8(5):e64319.

36. Ghorayeb N, Stein R, Daher DJ, Silveira AD, Ritt LEF, Santos DFP et al. The Brazilian Society of Cardiology and Brazilian Society of Exercise and Sports Medicine Updated Guidelines for Sports and Exercise Cardiology - 2019. Arq Bras Cardiol. 2019;326-68.

37. Seiler KS, Kjerland GO. Quantifying training intensity distribution in elite endurance athletes: is there evidence for an "optimal" distribution? Scandin J Med Sci in Sports. 2006;16(1):49-56.

38. Joyner MJ, Coyle EF. Endurance exercise performance: the physiology of champions: Factors that make champions. J Physiology. 2008;586(1):35-44.

39. Lima Paulo LF. Treinamento desportivo – da saúde e emagrecimento ao alto rendimento. São Paulo: Cia de eBook; 2015.

40. Midgley AW, McNaughton LR, Wilkinson M. Is there an optimal training intensity for enhancing the maximal oxygen uptake of distance runners?: empirical research findings, current opinions, physiological rationale and practical recommendations. Sports Med. 2006;36(2):117-32.

41. Edgett BA, Foster WS, Hankinson PB, Simpson CA, Little JP, Graham RB, et al. Dissociation of increases in PGC-1α and its regulators from exercise intensity and muscle activation following acute exercise. PLoS ONE. 2013;8(8):e71623.

42. Hydren JR, Cohen BS. Current scientific evidence for a polarized cardiovascular endurance training model. J Strength Cond Res. 2015;29(12):3523-30.

Monitoração prolongada do eletrocardiograma: Holter, monitor de eventos e outros

Cesar José Gruppi
Silvio Alves Barbosa
João Henrique Clasen

Pontos-chave

- Novas formas de monitoração prolongada (MP) do eletrocardiograma (ECG), inclusive utilizando *smartphones*.
- Interpretação clínica dos achados.
- Necessidade do registro do ECG durante o sintoma.
- Parâmetros do Holter utilizáveis para estratificação de risco de eventos arrítmicos futuros (frequência cardíaca, arritmia ventricular, variabilidade da frequência cardíaca, microalternância da onda T, turbulência espectral, isquemia miocárdica).
- Técnicas de avaliação autonômica com o Holter.
- Importância da MP na abordagem dos quadros de isquemia cerebral.
- Ferramenta de triagem na síndrome da apneia obstrutiva do sono.
- Avaliação de risco nas arritmias geneticamente determinadas.

Introdução

A monitoração prolongada do eletrocardiograma (ECG), que foi introduzida na prática clínica por Norman J. Holter em 1961,[1] engloba um conjunto de tecnologias que têm por objetivo o diagnóstico não invasivo de fenômenos elétricos cardíacos de curta duração ou de ocorrência eventual. Tornou-se uma ferramenta muito útil, especialmente, no manejo de pacientes com arritmias cardíacas, permitindo a obtenção de informações, em condições da vida real, em contraste com "situações irreais e artificiais de repouso" em que são obtidos os ECG padrão.

O objetivo deste capítulo é fornecer uma visão sobre a tecnologia atual e suas implicações para a prática clínica.

Tipos de monitoração

Basicamente todos os sistemas de monitoração do ECG dependem de eletrodos. Com exceção dos monitores implan-

táveis, os eletrodos são afixados no tórax do paciente. Dependendo do sistema de gravação, são usados de 2 a 10 eletrodos produzindo tiras de ECG em 1 a 12 derivações (Figura 1). Esses eletrodos são conectados diretamente ou por meio de cabos a gravadores nos quais o ECG é armazenado. Posteriormente, os traçados de ECG armazenados nos gravadores são transferidos para sistemas de análise que, por sua vez, são computadores com programas específicos para a revisão rápida de traçados, a contagem automática dos eventos e a produção de tabelas e gráficos que auxiliam na interpretação dos resultados. Esses sistemas necessitam de ampla interação com

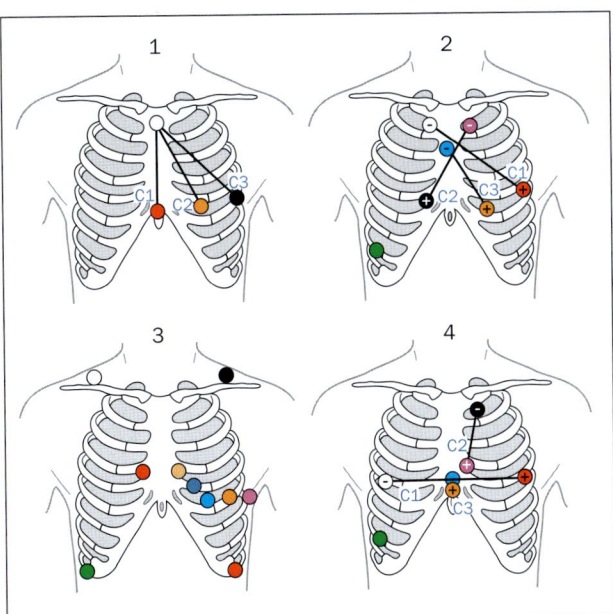

Figura 1 Posicionamento dos eletrodos no tórax. Padrões mais comuns para colocação dos eletrodos no tórax para registro do ECG: 1. Configuração com quatro eletrodos de três canais. 2. Com sete eletrodos e três canais. 3. 10 eletrodos para o registro de 12 derivações no sistema Mason-Likar. 4. Disposição ortogonal para reprodução em três canais (X, Y e Z) ou reconstrução de 12 derivações.

um técnico ou médico habilitado que deverá fazer a edição dos dados brutos provenientes dos gravadores. Além disso, a pessoa a ser examinada leva consigo um diário no qual deve anotar atividades e sintomas que possam ter surgido durante o período de monitoração para depois se fazer as devidas correlações com o ECG. As características dos principais sistemas de monitoração são descritas a seguir.

Holter

É o mais antigo dos sistemas de monitoração prolongada do ECG e tem esse nome em homenagem ao seu criador. Também é o sistema mais usado na prática clínica. Pode fazer gravações de 3 a 12 derivações simultâneas de modo contínuo com duração típica de 24 a 48 horas. Obtém-se o registro de todos os batimentos cardíacos independentemente de ações do paciente. Por isso, com o Holter se podem inferir várias informações fundamentais dos pacientes (Tabela 1). A saber:

■ O ritmo básico e a existência de arritmias transitórias (p. ex., episódios de fibrilação atrial (FA) paroxística ou episódios de bloqueio atrioventricular [BAV]).

■ A curva da frequência cardíaca ao longo de um dia inteiro, inclusive durante as atividades habituais do paciente, ou em eventuais esforços físicos e durante o sono.

■ A presença de extrassístoles atriais ou ventriculares, assim como a sua contagem e a identificação de batimentos repetitivos como pares ou salvas de taquicardias não sustentadas ou sustentadas.

■ A identificação da existência de pausas e bradicardias; e a determinação do seu mecanismo, sejam decorrentes de disfunção do nó sinusal, sejam consequentes a BAV.

■ A identificação de alterações isquêmicas.

■ A documentação de outras alterações transitórias da repolarização ventricular, como mudanças no intervalo QT, presença de padrões eletrocardiográficos da síndrome de Brugada, de repolarização precoce ou de outras canalopatias genéticas.

■ A obtenção, nos pacientes com ritmo básico sinusal, de dados referentes à variabilidade da frequência cardíaca (VFC). Esses parâmetros refletem a função autonômica cardíaca e estão fora dos limites da normalidade em pacientes com coronariopatia, diabete, insuficiência cardíaca embora possam surgir também pelo envelhecimento (Figura 2).

Tabela 1 Alguns parâmetros comumente obtidos em gravações de Holter, respectivos valores de referência e interpretação/aplicação clínica

Parâmetro	Referência	Interpretação/aplicação clínica
Ritmo básico	Sinusal	
Frequência cardíaca média em 24 h	Em adultos, em ritmo sinusal: 60 a 100 bpm Em crianças: sugere-se consultar tabela de Davignon et al.[2]	Bradicardia/taquicardia (necessário correlacionar com as atividades e o quadro clínico)
	Em ritmo de fibrilação atrial: 60 a 90 bpm[3]	Baixa/alta resposta ventricular
Número de extrassístoles ventriculares	< 10/h	≥ 10/h: maior risco de morte súbita em presença de cardiopatia estrutural > 30/h: marcador de mau prognóstico em indivíduos meia-idade saudáveis[4] > de 16 a 20% do total dos batimentos em 24 h: risco de desenvolvimento de taquicardiomiopatia[5]
Complexidade (pares ou TVNS) de arritmias ventriculares	Ausente	Se presentes: maior risco de morte súbita na presença de cardiopatias estruturais e de síncope[6] Holter permite identificar mais de uma morfologia de EV
Número e complexidade de extrassístoles atriais	Não há referência de normalidade	> 32/h: maior risco de fibrilação atrial[7]
Pausas e bradicardias:	< 2 ou 3 s[8]	
• Disfunção sinusal		Identificar a duração da pausa e o número de pausas Necessário correlacionar com sintoma
• Bloqueios AV		Identificar se o BAV do segundo grau é do tipo I (relativamente comum no indivíduo em repouso) ou do tipo II (mau prognóstico)
Segmento ST	Ausência de infra ou supradesnivelamento signficativos	Infradesnivelamento ST descendente, > 1 mm, >1 min, com intervalo > 1 min entre os episódios sugere isquemia por doença coronariana crônica silenciosa (sem sintomas) ou sintomática (com angina)[9] Supradesnivelamento de ST sugere angina vasoespástica (Prinzmetal)[10]
Outras alterações transitórias de repolarização ventricular	Ausentes	Alterações sugestivas de síndrome de Brugada (recomendável Holter com derivações precordiais "altas")[11] Alternância da onda T (necessário *software* específico para identificação da microalternância) é marcador de maior risco de morte súbita

(continua)

Parâmetro	Referência	Interpretação/aplicação clínica
Tabela 1 Alguns parâmetros comumente obtidos em gravações de Holter, respectivos valores de referência e interpretação/ aplicação clínica *(continuação)*		
Variabilidade da frequência cardíaca (somente em ritmo sinusal)	SDNN de 24 h > 70 ms[12]	Variabilidade com SDNN < 70 ms é marcador de risco de morte súbita em pacientes com insuficiência cardíaca[12] e em outras circunstâncias clínicas Outros parâmetros da VFC (no domínio do tempo e no domínio da frequência) úteis na avaliação indireta da ação do sistema nervoso autônomo sobre o coração (p. ex. nas neuropatias e no diabete) (uso principal em pesquisa clínica)[12] Rastreamento de apneia obstrutiva do sono (necessita de *software* específico)
Marca-passos (MP)		Descrição dos parâmetros normais de funcionamento do MP Identificação das disfunções do MP (útil se ter informações sobre a programação do MP no dia do Holter)
Correlação de sintomas com o ECG		25 a 50% dos indivíduos examinados têm sintomas durante o Holter 2 a 15% dos sintomas associam-se com arritmias 35% dos sintomas não têm relação com arritmias[13] Quanto maior o tempo de monitoração, maior a chance de se documentar esta associação[14]

bpm: batimentos por minuto; TVNS: taquicardia ventricular não sustentada; EV: extrassístole ventricular; AV: atrioventricular; ICo: insuficiência coronariana; ECG: eletrocardiograma; SDNN: desvio padrão de todos os intervalos entre batimentos normais (sinusais) consecutivos.
Fonte: Davignon in: Pastore et al., 2016.[2]

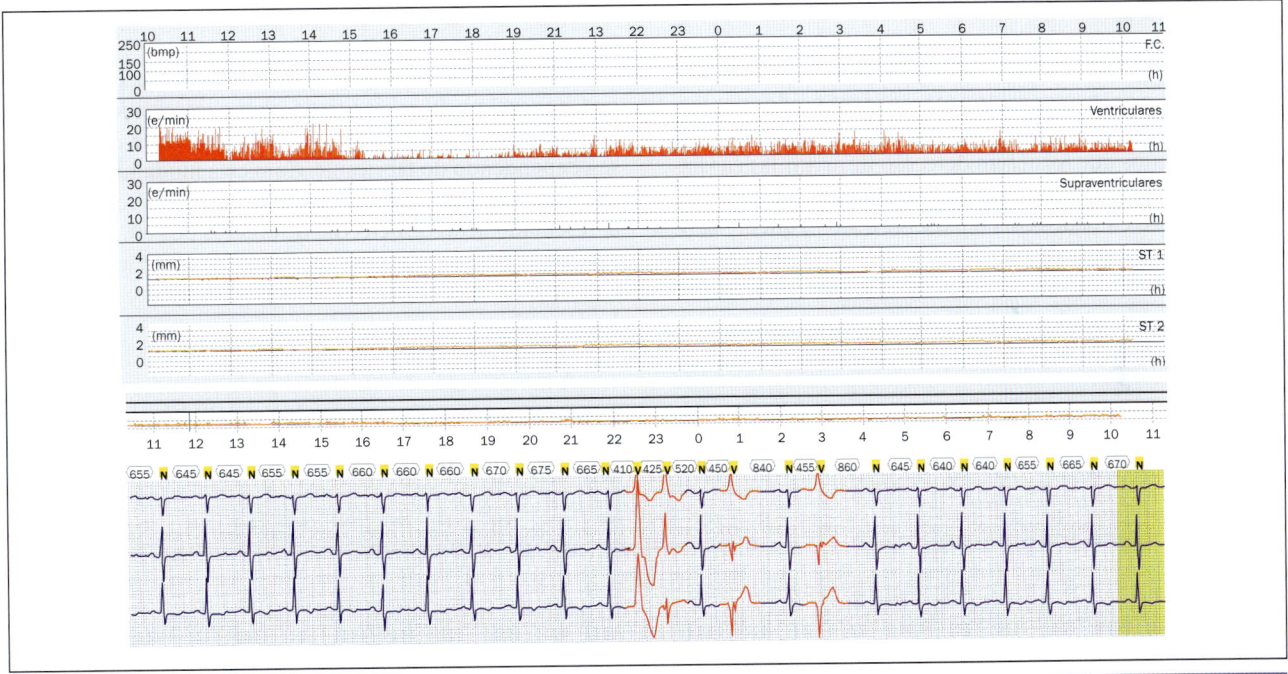

Figura 2 Exemplo de gráficos fornecidos em um relatório de Holter 24 horas. Registro de Holter 24 h mostrando gráficos da frequência cardíaca (FC), ocorrência de extrassístoles ventriculares (EV)/minuto, ocorrência de extrassístoles supraventriculares/minuto, nível do segmento ST dos canais 1 e 2 e tira de ECG mostrando EV. Note a variação da ocorrência das EV, sendo mais frequentes do início do exame às 15:00 h e menos frequentes entre 15:00 e 21:00 horas.

Outras formas de monitoração

Monitor de eventos com memória circular (*looper*) externo

Trata-se de um monitor de ECG geralmente com uma única derivação, entretanto, pode ser utilizado por um período de semanas a meses, aumentando as possibilidades de se registrar um evento arrítmico. Os dispositivos são externos e presos ao tórax do paciente, com necessidade de uso de eletrodos e fios acoplados ao gravador. O sistema registra continuamente o ECG e mantém em memória o último ou últimos minutos, e quando o paciente aciona o comando ele grava os minutos seguintes. Por essa última característica, esses sistemas são tipicamente monitores de eventos sintomáticos.

Alguns aparelhos são equipados com uma função "auto- *-trigger*" que permite documentar certos tipos de arritmias (como pausas, períodos de bradicardias, de taquicardias e FA) e automaticamente fazer a gravação durantes estes eventos, além da gravação durante a ocorrência de sintomas (dependentes do acionamento por parte do paciente).

Adesivo

Os gravadores sem fio não necessitam de cabos elétricos e possuem eletrodos discretos. Podem monitorar de forma contínua, em 1 ou 2 derivações, por um período de até 14 dias. Um gravador desse tipo caracteriza-se por um adesivo compacto e leve, afixado sobre a região peitoral esquerda do paciente, confortável de usar e que não interfere nas suas rotinas diárias, pois é resistente à água e pode permanecer aderido ao corpo durante o banho e os exercícios. Os pacientes podem pressionar um botão para marcar episódios sintomáticos. Por serem usados por períodos maiores, também apresentam maior sucesso na identificação de arritmias[15,16] (Figura 3).

Telemetria móvel (gravadores automáticos)

São dispositivos de monitoração de sinais biológicos, que podem ser utilizados de diversas formas, como: um pingente de colar, uma cinta no peito ou eletrodos convencionais. São capazes de transmitir em tempo real diretamente para a central de leitura. Os dados são processados pelo sistema de monitoramento e os eventos arrítmicos são identificados por técnicos treinados ou por processamento de sinais em tempo real com algoritmos que fornecem detecção de arritmias cardíacas. Esses dados são encaminhados diretamente à equipe responsável pelos cuidados com o paciente e são frequentemente utilizados em situações de atendimento em *home care*.

Dispositivos associados a *smartphones*

Podem ser encontrados em diversos formatos, sendo os mais conhecidos os relógios de pulso que registram a derivação DI ou pequenas placas com eletrodos integrados que podem ser seguradas com as mãos ou colocadas diretamen-

te sobre o tórax, para gravar e transmitir uma derivação do ECG por curtos períodos. São utilizados durante os sintomas ou a intervalos regulares conforme a necessidade de cada caso. Possuem as vantagens de não ser usados continuamente, poder monitorar por muito longo tempo e de transmitir o registro do ECG quase em tempo real, desde que os pacientes reconheçam sintomas e ativem a gravação em tempo hábil. Com a tecnologia evoluindo rapidamente, a estes dispositivos têm sido agregadas novas possibilidades de monitorização de outros parâmetros fisiológicos, como pressão arterial, temperatura corporal, atividade física, etc., constituindo o que hoje tem sido chamado de monitores "vestíveis" quem têm uma expectativa de uso rapidamente crescente.[17,18]

Monitores implantáveis

Mesmo com a evolução das formas de monitoração descritas anteriormente, muitos pacientes com queixas como síncope e palpitações permanecem sem diagnóstico, em especial porque esses episódios podem ser infrequentes e de curta duração. Por isso, Holter e *looper*, muitas vezes, não são capazes de registrar o ECG durante a crise, e a doença de base não é identificada.

Um monitor implantável pode ser inserido, via subcutânea, na região peitoral esquerda, com necessidade apenas de anestesia local. Tem bateria com duração entre 24 e 36 meses, dependendo do fabricante. Com essa modalidade de monitoração, a sensibilidade aumenta. Registros recentes têm apresentado taxas de detecção de eventos de 78% em pacientes com monitoração contínua por 6 meses[19] (Figura 4).

Indicações

A monitoração ambulatorial pode ser indicada em diferentes circunstâncias e o método de realizá-la deverá ser escolhido na dependência das vantagens e desvantagens de cada um deles.[20]

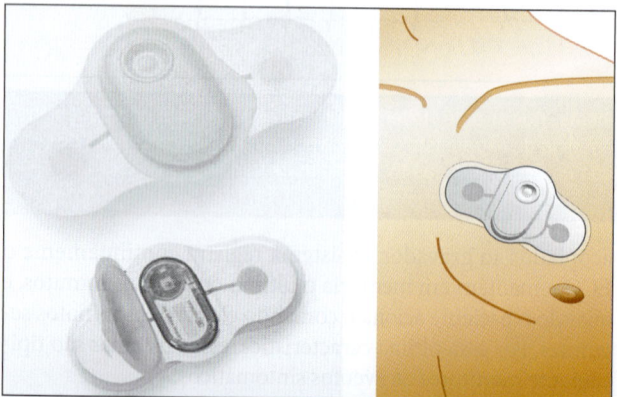

Figura 3 Modelo de monitor do tipo adesivo, sem cabo, à prova d'água, capaz de registrar continuamente o ECG em uma derivação por 15 dias

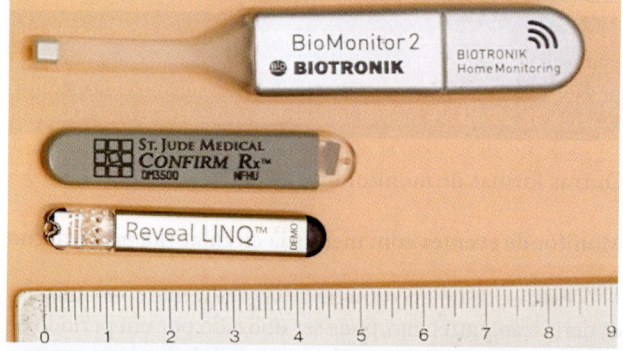

Figura 4 Foto dos tipos de monitores de eventos implantáveis disponíveis no mercado.

Esclarecimento de sintomas

Esta é a indicação mais frequente de monitoração. Os pacientes devem ser estimulados a escrever os seus sintomas em um "diário", acompanhados da hora em que ocorreram e da atividade quando estes surgiram. Com isso, é possível correlacionar os sintomas com as alterações eletrocardiográficas encontradas.

Os sintomas ligados às arritmias cardíacas podem ser divididos em dois grupos:

- Síncope, pré-síncope, tontura, mal-estar, palidez cutânea, relacionados à queda ou aumento súbito da frequência cardíaca com comprometimento hemodinâmico.
- Palpitações, desconforto precordial, mal-estar, dor precordial de curta duração, relacionados às arritmias não sustentadas ou sustentadas sem comprometimento hemodinâmico.

Na avaliação diagnóstica da síncope, é fundamental a diferenciação entre síncope arrítmica e não arrítmica. Isso só é feito com o registro do ECG durante o episódio sincopal, e a monitoração eletrocardiográfica permite esse registro.

A palpitação é um dos sintomas que mais motiva o médico a solicitar uma monitoração. Até 20% dos pacientes ambulatoriais apresentam palpitações e a maioria dos casos tem causas benignas. Embora uma história detalhada, exame físico e ECG de 12 derivações sejam suficientes para fazer o diagnóstico definitivo em até um terço dos pacientes com síncope ou palpitações, nos demais, a monitoração prolongada é um método de suma importância.

O objetivo nestes casos é registrar o ritmo cardíaco no momento dos sintomas, porém, mesmo que o paciente permaneça assintomático, o registro eletrocardiográfico pode mostrar algumas alterações potencialmente associadas com as queixas apresentadas, como a presença de bradicardia súbita, pausas prolongadas, BAV não relacionado a fenômenos vagais, de segundo grau do tipo II ou de grau avançado, taquicardias paroxísticas e FA. Isso permite inferir com elevado índice de acerto que o distúrbio de ritmo encontrado é a causa dos sintomas relatados.[21]

Por outro lado, a ausência de alterações eletrocardiográficas durante o relato dos sintomas constitui elemento importante para afastar as arritmias como causa das alterações clínicas apresentadas.

A sensibilidade diagnóstica depende da frequência dos sintomas e da probabilidade de a síncope ser secundária a alterações de ritmo. Conforme publicado por Krahn, em pacientes em investigação de síncope com monitor cardíaco implantável, acompanhados por 3 anos, o diagnóstico foi obtido em 34 a 53% dos casos.[21,22]

Na investigação diagnóstica, a escolha do melhor método depende de fatores que incluem o tipo de sintoma e a frequência com que ocorrem (Tabela 2).

A interpretação geral dos resultados obedece a critérios que procuram associar sintomas com a presença de alterações do ritmo e que estão descritos na Tabela 3.

Tabela 2 Escolha do método em função da frequência dos sintomas[21]

Ocorrência	Sintomas	Tipo de registrador
Diária	Fugazes ou persistentes Incapacitantes ou não	Holter
Semanal ou mensal	Fugazes	Monitor de eventos Adesivo
	Persistentes e não incapacitantes	Adesivo Dispositivo associado a smartphone
	Fugazes e não incapacitantes	Monitor de eventos
	Incapacitantes	Encaminhar ao pronto socorro
Rara (> 3 meses)	Fugazes	Avaliar a conveniência do esclarecimento Monitor de eventos implantável
	Persistentes	Monitor de eventos implantável Dispositivo associado a smartphone Monitores vestíveis Encaminhar ao pronto socorro

Tabela 3 Situações observáveis durante a monitoração

Paciente	Monitoração	Interpretação
Com sintoma	Com arritmia concomitante	Existe relação de causa e efeito entre a arritmia e os sintomas
	Sem arritmia	Os sintomas estarão provavelmente relacionados a outras causas
	Com arritmia e sem relação	Não existe correlação direta entre a arritmia e os sintomas A arritmia é irrelevante e deve-se procurar outra causa para os sintomas A arritmia é potencialmente indicativa de sintomas
Sem sintoma	Sem arritmia	Repetir a gravação, se possível, até a ocorrência de sintomas
	Com arritmia	Repetir a gravação, se possível, até a ocorrência de sintomas A arritmia é irrelevante e deve-se procurar outra causa para os sintomas A arritmia é potencialmente indicativa de sintomas

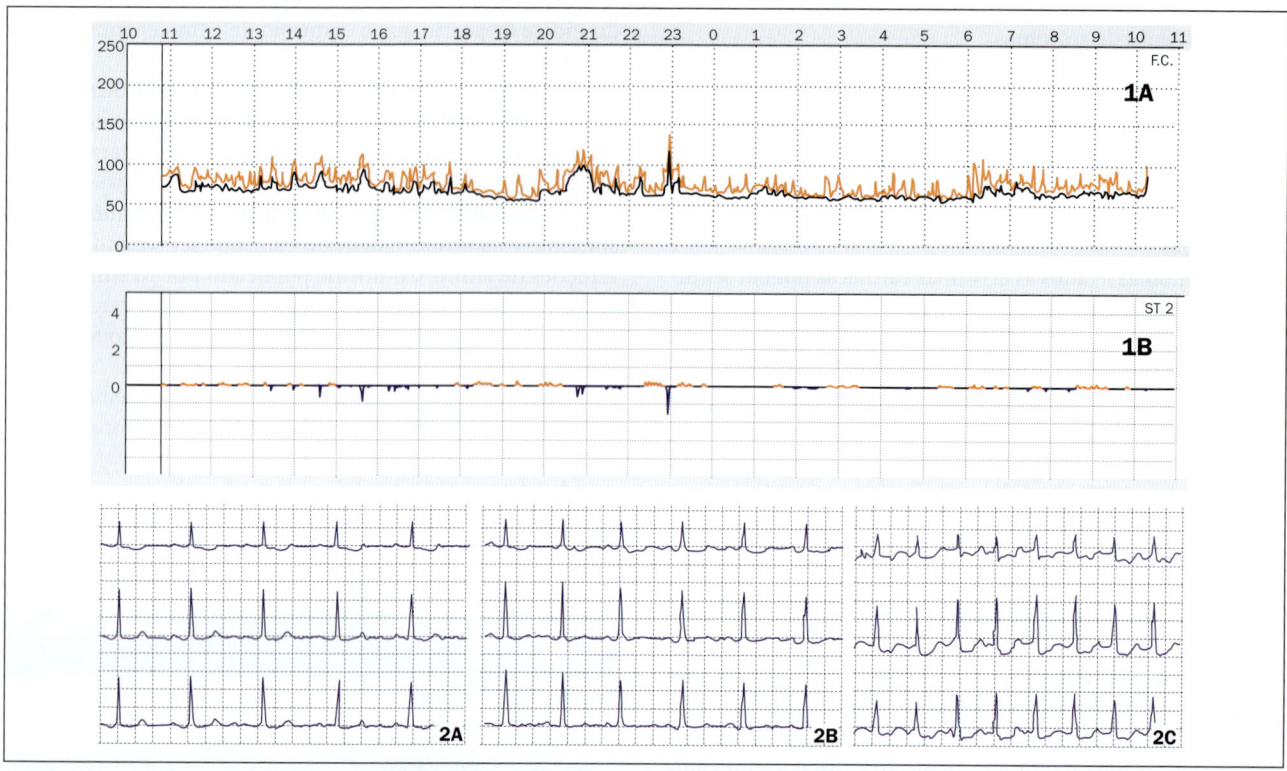

Figura 5 Gráficos simultâneos da FC (1A) e do nível do segmento ST (1B) nas 24 h de gravação. Notam-se, ao menos, quatro episódios de infradesnivelamento do segmento ST às 14:37 h, 15:40 h e 20:49 h, que não atingiram o limite de 1 mm e um episódio às 22:59 h que atinge 1,7 mm, todos relacionados com o aumento da FC. Registro do ECG em três derivações bipolares precordiais em três momentos diferentes. Às 13:23 h (2A), paciente em repouso e assintomático, FC = 80 bpm e sem alteração do segmento ST; às 14:49 h (2B), durante caminhada leve, queixando-se de dor nas costas, com FC = 89 bpm e discretas alterações do segmento ST; e às 22:56 h (2C), durante atividade não relatada, nota-se infradesnivelamento do segmento ST de 1,5 mm com segmento ST retificado.

Diagnóstico de isquemia

O Holter não é uma das principais ferramentas diagnósticas na isquemia miocárdica. Contudo, em alguns casos específicos pode fornecer importantes informações diagnósticas e prognósticas.

A definição de isquemia miocárdica no Holter é caracterizada por infradesnivelamento do segmento ST, transitório, igual ou maior que 1 mm com morfologia horizontal ou descendente, com duração mínima de 1 minuto. Além disso, os episódios devem estar separados por no mínimo 1 minuto[24] (Figura 5).

A principal indicação de Holter é para pacientes com suspeita de isquemia vasoespástica ou angina de Prinzmetal.[10] Particularmente porque, em pacientes com doença arterial coronariana estável, a presença de isquemia silenciosa – sem relato de sintomas –, está associada a maiores taxas de mortalidade.[25]

Na angina instável, a identificação da isquemia espontânea também é associada a maior risco, porém a monitoração pode não ter boa correlação custo-benefício em relação a outros métodos diagnósticos mais específicos. Em pacientes pós-infarto agudo do miocárdio a recorrência de isquemia identifica pacientes de maior risco, e a monitoração com Holter ajuda tanto no diagnóstico quanto no controle terapêutico.

Avaliação de risco

A avaliação de risco utilizando a monitoração eletrocardiográfica ambulatorial é feita tendo em vista os objetivos apresentados a seguir.

Arritmias cardíacas

A ocorrência de extrassístoles tanto atriais quanto ventriculares é um evento comum nas gravações de Holter, inclusive de indivíduos sem doença cardíaca. Dados do laboratório dos autores mostraram que as arritmias atriais ocorrem em 68% dos indivíduos entre 15 e 30 anos, em 84% entre 31 e 64 anos e em 95% daqueles com 65 anos ou mais.[26]

As extrassístoles ventriculares (EV) mostraram-se associadas a um aumento do risco de eventos cardiovasculares, e a força dessa associação é semelhante a fatores modificáveis, incluindo obesidade, hipertensão, diabete e a presença de doença arterial coronariana. Dukes et al.[27] estudaram 1.139 indivíduos saudáveis, com fração de ejeção (FE) preservada que foram submetidos ao estudo de Holter de 24 horas e observou-se que aqueles com carga de ectopias ventriculares no quartil superior (0,123 a 17,7%) em relação àqueles no quartil inferior (< 0,002%) apresentavam aumento no risco de insuficiência cardíaca em 5 anos. EV aparece, também, como fator independente no contexto dos pacientes com doença cardíaca estrutural. A ocorrência de EV frequentes (> 10/h em 24 h) e repetitivas (pares ou episódios de taquicardia ventricular não sustentada [TVNS]) é fator independente de risco, quando associadas à presença de doença coronariana ou miocardiopatia.

Também, é importante a avaliação da arritmia atrial, que é comum, principalmente a partir da quinta década de vida, e está relacionada além da idade, com peso, história de doença cardiovascular, nível de peptídeo natriurético, atividade física e HDL colesterol.

Frequência cardíaca

A frequência cardíaca média, ao Holter, é uma variável que pode ser modificada por vários fatores, como atividade física, estresse psicológico, tabagismo e medicamentos.

Tratando-se de pacientes sem comorbidades, os dados estatísticos são conflitantes, porém em pacientes com doença aterosclerótica, insuficiência cardíaca e arritmias supraventriculares, a frequência média tem valor prognóstico bem estabelecido.

Em pacientes com doença arterial coronariana, a frequência cardíaca é um preditor de mortalidade total. No registro CASS, pacientes com frequência cardíaca de repouso ≥ 83 bpm apresentaram maior risco de mortalidade total e cardiovascular.[28]

Variabilidade da frequência cardíaca

A VFC pode ser definida como a variação de tempo entre batimentos sinusais sucessivos durante um período de observação. Essa variabilidade pode ser quantificada por meio de cálculos matemáticos facilmente realizados por programas de análise de Holter, como será visto a seguir. A VFC permite avaliar o efeito do sistema nervoso autônomo (SNA) sobre o nó sinusal e, portanto, é também uma forma de estudo indireto do SNA. Já foi demonstrado que a redução do VFC está associada com alterações de funcionamento do SNA em diversas situações clínicas, notadamente no diabete, na doença arterial coronariana e na insuficiência cardíaca. Além disso, reduções da VFC e, especificamente, uma redução do desvio-padrão de todos os intervalos entre batimentos normais (sinusais) consecutivos (SDNN) abaixo de 50 a 70 ms têm sido relacionadas com aumento da mortalidade e por isso também pode ser usada como marcador prognóstico.[29]

Isquemia miocárdica

A presença e a extensão da isquemia miocárdica é um fator de risco para eventos adversos em pacientes com doença arterial coronariana. O Holter não está entre os exames complementares de primeira linha para avaliação, porém a presença de alterações eletrocardiográficas sugestivas de isquemia durante a monitoração representa um risco aumentado, principalmente naqueles com relato de infarto do miocárdio prévio.[30,31]

Microalternância de onda T (MAT)

A alternância de onda T representa uma heterogeneidade da repolarização cardíaca que pode ser avaliada no ECG de 12 derivações, conferindo risco mais elevado para morte súbita cardíaca (MSC), com destaque para os portadores de síndrome do QT longo. Os bons resultados encontrados com esta abordagem levaram ao interesse de se buscar alterações não perceptíveis à simples avaliação visual dos registros, mas que pudessem ser detectados por algoritmos dedicados para este fim, com destaque para a técnica *modified moving average* (MMA), que tem sido utilizada em Holter. Esta abordagem mostrou associação positiva com a ocorrência de eventos desfavoráveis. Em pacientes com insuficiência cardíaca, MMA com resultado alterado representava aumento de seis vezes no risco de MSC.[32] Apesar dos resultados favoráveis, seu uso na prática clínica ainda é restrito, necessitando de maiores estudos.

Controle terapêutico

O tratamento das arritmias, com técnicas invasivas ou não, apresenta resultados variados, cuja eficácia e potenciais complicações podem ser avaliadas de modo efetivo pelo Holter.[33]

Fármacos

Após o início da terapêutica farmacológica, é necessário avaliar o tratamento e dois itens deverão ser considerados. O primeiro é a taxa de sucesso terapêutico, em que o objetivo vai depender da arritmia em questão. No caso da FA, com o Holter pode-se avaliar a recorrência da arritmia nos pacientes em controle de ritmo e a frequência cardíaca média durante todo o período de monitoração nos pacientes em controle de frequência cardíaca. No caso das arritmias ventriculares, o objetivo do tratamento é a prevenção da morte súbita, no entanto, para se constatar o efeito antiarrítmico da droga, é necessário demonstrar uma redução no número das EV e dos episódios de TVNS que ultrapasse a variabilidade espontânea dessas arritmias. No estudo ESVEM os critérios de Holter para eficácia do medicamento foram definidos como redução ≥ 70% nas EV, redução ≥ 80% nos pares ventriculares, redução ≥ 90% na taquicardia ventricular de 3 a 15 batimentos em duração, e eliminação de taquicardia ventricular de > 15 batimentos.[34]

O segundo aspecto a ser considerado é a identificação do efeito pró-arrítmico dos fármacos utilizados como: bradicardia importante, acentuação do grau de BAV, distúrbios da condução intraventricular, aumento da ocorrência da arritmia, transformação de uma arritmia não sustentada em sustentada. O mais grave efeito pró-arrítmicos é o aumento do intervalo QT, que representa aumento da dispersão da repolarização ventricular e favorece a ocorrência de arritmias ventriculares polimórficas, como o *"torsades des pointes"*.[35]

Ablação

A ablação por energia de radiofrequência tem melhorado suas técnicas, com taxas de sucesso cada vez maiores, de acordo com o tipo de arritmia. A monitoração prolongada do ECG é o exame indicado para a avaliação da sua efetividade terapêutica.[36]

Marca-passo

Mesmo com o expressivo avanço tecnológico dos dispositivos eletrônicos implantáveis, que fornecem parâmetros como frequência de arritmias e taxas de estimulação, o Holter continua sendo uma ferramenta importante nessa população. Em casos como defeitos transitórios de estimulação, complexos de fusão em portadores de ressincronizador cardíaco, quantificação de EV e avaliações morfológicas, o Holter pode ajudar contribuindo para que o médico otimize a programação das funções do dispositivo e, assim, para a melhora terapêutica.[35]

Avaliação autonômica

Variabilidade da frequência cardíaca

A VFC é analisada por meio de um conjunto de parâmetros que capturam a magnitude e a organização dos intervalos entre batimentos cardíacos normais consecutivos. Anormalidades na VFC têm se mostrado como preditores independentes de mortalidade após infarto do miocárdio e de morte súbita em pacientes com insuficiência cardíaca.[29]

As medidas da VFC podem ser determinadas tanto em períodos de 5 minutos quanto em gravações de 24 horas, fazendo parte dos programas de análise de Holter. A presença de artefatos, extrassístoles atriais ou ventriculares, marca-passo artificial, FA e BAV limita a contribuição desta técnica, que deverá ser aplicada, somente, em pacientes em ritmo sinusal. Além disso, alguns fármacos interferem no resultado, como a propafenona, a procainamida e a mexiletina, reduzindo a utilidade deste parâmetro.

Foram desenvolvidas várias técnicas para o estudo da VFC, incluindo as paramétricas (no domínio do tempo e da frequência) e as não paramétricas (geométricas, gráficos de Poincaré, turbulência espectral, etc.), e dentro de cada técnica foram criados vários índices. Mais recentemente, novos métodos vêm surgindo na avaliação de parâmetros da VFC, como a correlação de longa extensão e o escalonamento fractal, que estuda a irregularidade dos intervalos NN assumindo-se que não há uma escala fixa que a determine; a complexidade de curta duração, que avalia a irregularidade dos intervalos NN em curtas escalas (no máximo 10 intervalos NN); a medida da entropia e da regularidade, que avaliam a desordem dos intervalos NN durante o período do exame; e os sistemas dinâmicos não lineares e o comportamento caótico, os quais ainda carecem de mais estudos para a implementação na prática clínica.[38,39]

A análise no domínio do tempo utiliza índices baseados no desvio padrão da média dos intervalos RR de batimentos normais do período estudado e é dependente do número de intervalos estudados e da frequência cardíaca. Seus resulta-

Tabela 4	Índices da variabilidade da frequência cardíaca obtidos com a análise no domínio do tempo	
Índice	Valor	Definição
RRMED	ms	Média de todos os intervalos NN
SDNN	ms	Desvio padrão de todos os intervalos NN
SDANN	ms	Desvio padrão da média dos intervalos NN, medida em segmentos de 5 min
SDNNi	ms	Média dos desvios padrão dos intervalos NN, medidos em segmentos de 5 min
RMSSD	ms	Raiz quadrada da média das diferenças sucessivas ao quadrado, entre NN adjacentes
pNN50	%	Porcentagem das diferenças sucessivas entre os intervalos NN que são > 50 ms

Intervalo NN: intervalo entre batimentos normais (sinusais) consecutivos.

dos são fornecidos em milissegundos. Os índices da análise da VFC no domínio do tempo são vistos na Tabela 4.

A análise no domínio da frequência decompõe a série de intervalos RR dos batimentos normais e apresenta os seus ciclos de variação. A identificação desses ciclos de variação (ondas), com determinação da sua duração e frequência, é feita por métodos matemáticos (transformação rápida de Fourier ou método autorregressivo paramétrico). A apresentação final mostra a VFC através de dois eixos, sob a forma de curva, onde, no eixo horizontal, estão apresentadas as diferentes bandas de frequência, expressas em Hertz, e no vertical, a amplitude da curva, como densidade da força espectral, em ms²/Hz. Estudos, principalmente de Akselrod, mostraram a associação de bandas de frequência com informações fisiológicas específicas, sendo três as principais. A relação baixa/alta é considerada por alguns como um índice do equilíbrio simpato-vagal (Figura 6). Na VFC, os índices não são considerados como normais ou anormais, mas são utilizados níveis de corte para avaliação de risco ou a comparação de valores para os estudos funcionais. Na fase crônica do infarto do miocárdio, o encontro de SDNN < 50 ms é um preditor de risco mais importante do que a presença de arritmia ventricular.[31]

No momento, para avaliação de risco em pacientes com doença cardíaca, o índice recomendado tem sido o desvio padrão dos intervalos RR em ritmo sinusal (SDNN), sendo o valor de corte de 70 ms.[23]

Turbulência da frequência cardíaca

A turbulência da frequência cardíaca (TFC) analisa as flutuações que ocorrem na duração dos ciclos sinusais após uma EV. Em uma resposta normal de TFC, o intervalo RR encurta-se, logo após uma EV, em seguida alarga-se e posteriormente volta para seus valores normais (à ocorrência da extrassístole). Essas alternâncias representam a sensibilidade de barorreceptores.[40,41]

Existem dois principais parâmetros para avaliação da TFC: TO (*turbulence onset*), que representa a aceleração inicial, e TS (*turbulence slope*), que representa a desaceleração tardia.

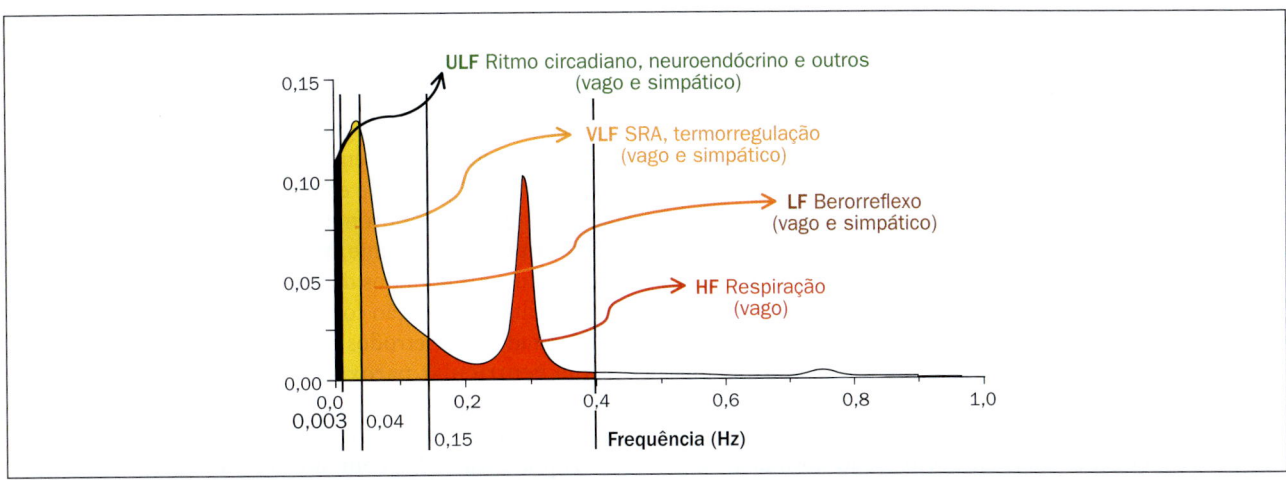

Figura 6 Curva esquemática da distribuição da "força espectral" da análise da variabilidade da frequência cardíaca (VFC). Estão apresentadas no eixo horizontal as diferentes bandas de frequência: ULF – ultrabaixa frequência (0,0001 a 0,003 Hz), VLF – muito baixa frequência (0,003 a 0,04 Hz), LF – baixa frequência (0,04 a 0,15 Hz) e HF – alta frequência (0,15 a 0,4 Hz) e respectivas correlações fisiológicas. Também se pode usar a razão baixa/alta frequência, que é considerada uma medida do balanço simpatovagal. SRA: sistema renina-angiotensina-aldosterona.
Fonte: adaptada de Anis Rassi Jr.

Parâmetros anormais têm sido documentados em pacientes após infarto do miocárdio, com insuficiência cardíaca ou por causas não cardíacas (diabete, síndrome da apneia obstrutiva do sono [SAOS] e doenças do tecido conectivo). O estudo REFINE avaliou alterações de TFC entre 10 e 14 semanas após infarto e demonstrou aumento de MSC em pacientes com FE do ventrículo esquerdo menor que 50%.[42] O estudo FINGER demonstrou que anormalidade em TS associada a TVNS está associada a aumento de risco de morta súbita cardíaca.[43]

Apesar dos dados inicias, que demonstram aumento de desfechos em pacientes com alterações de TFC, são necessários estudos maiores para estabelecer a real utilidade do uso clínico de tais parâmetros como fatores prognósticos.

Indicações especiais

Fibrilação atrial/acidente vascular cerebral

A FA é a arritmia sustentada mais comum, aumentando em prevalência com a idade, resultando em morbidade significativa e altos custos para o sistema de saúde.[44,45] Os pacientes com FA podem mostrar-se assintomáticos mesmo que apresentem a forma permanente da arritmia e estima-se que na forma paroxística somente 10% dos episódios sejam sintomáticos, fazendo com que muitos pacientes permaneçam sem diagnóstico por anos, ou que a arritmia seja identificada apenas após acidente vascular cerebral (AVC) ou internação por insuficiência cardíaca. A monitoração ambulatorial do ECG é uma ferramenta muito utilizada nesse cenário. Gravações prolongadas de Holter e monitores de eventos são superiores no diagnóstico de FA quando comparados ao ECG de 12 derivações e à monitoração de Holter de 24 horas[46] (Figura 7). No Apple Heart Study,[48] que realizou a monitorização prolongada com uma tecnologia vestível em 419.297 in-

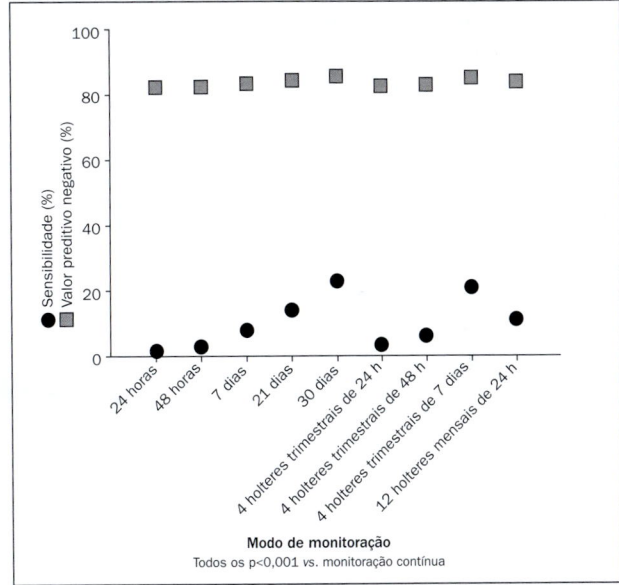

Figura 7 Comparação da sensibilidade (círculo preto) e do valor preditivo negativo (quadrado cinza) da monitoração contínua por ≥ 1 ano com monitor implantável e diversos modos de monitoração externa periódica para detecção de fibrilação atrial. Note que a sensibilidade aumenta proporcionalmente com o aumento do tempo de monitoração.
Fonte: adaptada de Choe et al., 2015.[47]

divíduos, irregularidades do ritmo cardíaco foram identificadas em 0,52% dos casos. Nestes, a FA foi comprovada em 34% dos participantes, usando registro contínuo do ECG por 7 dias.

No controle terapêutico, o Holter é útil permitindo observar o ritmo, a frequência ventricular média, o comportamento circadiano, as pausas e seus picos de elevação e os episódios assintomáticos da arritmia.

Síndrome da apneia do sono

A SAOS é o principal distúrbio relacionado ao sono. Tem prevalência estimada entre 20 a 30% entre homens na América do Norte, e números vêm aumentando a cada ano, relacionados com aumento da obesidade. Os pacientes com SAOS, particularmente quando moderada ou grave (acima de 15 episódios de apneia por hora) e não tratada, apresentam risco aumentado para doenças cardiovasculares, incluindo: hipertensão arterial, hipertensão arterial pulmonar, doença arterial coronariana, arritmias atriais, insuficiência cardíaca e AVC.[49]

A SAOS provoca, inicialmente, um estímulo parassimpático pela obstrução da passagem aérea seguindo-se de importante estímulo adrenérgico (simpático) com aumento nítido da frequência cardíaca que retorna ao normal após o alívio do bloqueio aéreo. Essa sequência provoca alterações na sequência dos intervalos RR.

A gravação de Holter de 24 horas, utilizando *software* específico para análise da frequência cardíaca de pacientes em ritmo sinusal, pode fornecer informações importantes no caso de suspeita diagnóstica da apneia obstrutiva e de outros distúrbios respiratórios durante o sono, sendo úteis no sentido de selecionar melhor pacientes que podem se beneficiar da avaliação por polissonografia (Figura 8).

Arritmias genéticas

Nas arritmias genéticas o Holter é uma importante ferramenta diagnóstica e prognóstica. Na síndrome do QT longo, o Holter avalia a frequência cardíaca com sua variação circadiana, a ocorrência de ectopias e o comportamento do intervalo QT.[50] Na síndrome de Brugada, pode evidenciar o padrão tipo I intermitente, que ocorre predominantemente relacionado aos períodos de maior atividade vagal,[51] devendo ser utilizada gravação com 12 derivações e posicionamento adequado dos eletrodos do plano horizontal.[11] Na taquicardia ventricular paroxística catecolaminérgica, pode registrar episódios de taquicardia polimórfica em momentos de esforço físico ou estresse emocional.[52]

A presença de EV com morfologia sugestiva de origem na via de saída do ventrículo direito, predominantemente monomórficas, em número maior do que 500/24 h constitui critério menor para o diagnóstico de displasia arritmogênica do ventrículo direito (DAVD).[53] O intervalo de acoplamento das EV é facilmente observado e deverá ser sempre avaliado: pacientes que apresentam um acoplamento ultracurto (< 300 ms) possuem risco aumentado de MSC por *torsades de pointes*" (Figura 9).

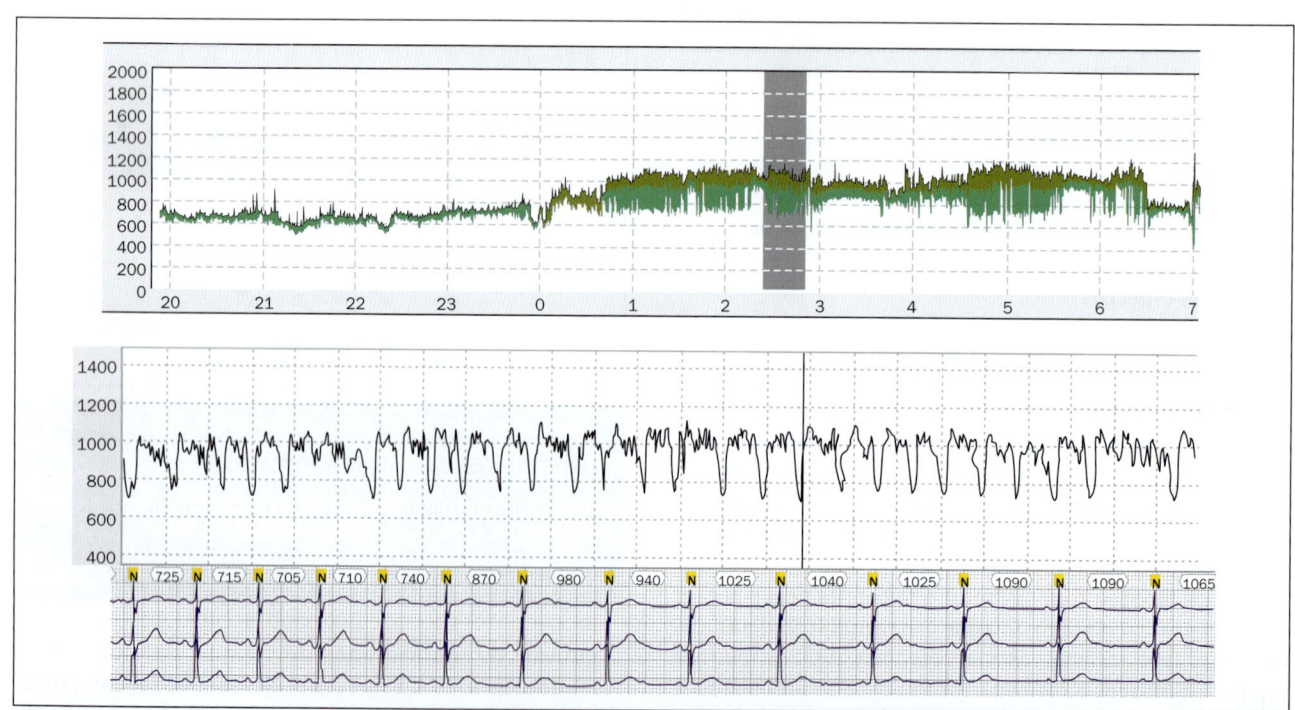

Figura 8 O gráfico superior mostra os intervalos RR (medidos em milissegundos) de paciente em ritmo sinusal, no período de 20:00 às 07:00 h. O gráfico inferior corresponde à ampliação da faixa hachurada onde se podem observar bem as flutuações cíclicas da frequência cardíaca (FC) caracterizadas por, pelo menos, três ciclos consecutivos, grande amplitude de variação, ciclos com duração maior do que 10 s e intervalo de no mínimo 20 s e no máximo 2 minutos entre dois ciclos. O registro do ECG mostra que não existe variação do ritmo, somente a flutuação cíclica da FC. Padrão característico de síndrome da apneia obstrutiva do sono.

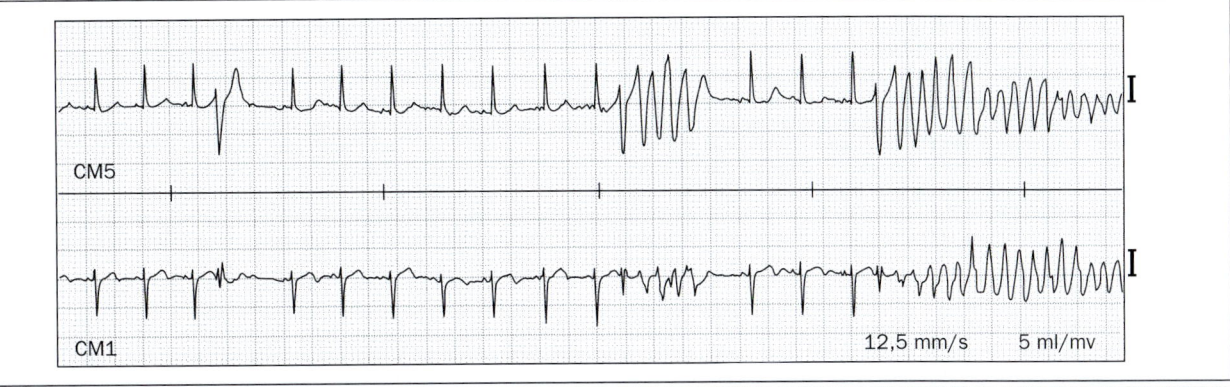

Figura 9 Paciente do sexo feminino com 27 anos e história de síncope sem pródromos de início e término súbitos. A monitoração com Holter mostrou extrassístoles ventriculares com acoplamento curto (280 ms), isoladas e desencadeando episódios de taquicardia ventricular não sustentada e sustentada, com frequência rápida, polimórfica e configurando episódio de *torsades des pointes*.

Monitoração na população pediátrica

Nessa população, a maioria das arritmias não necessita de tratamento. No entanto, alguns casos em especial podem corresponder a emergência, necessitando de rápido diagnóstico e introdução da terapêutica; entre as quais destacam-se arritmias geneticamente determinadas, distúrbios do ritmo consequentes a cicatriz cirúrgica para correção de defeitos anatômicos e os casos associados com cardiomiopatias.

O Holter está especialmente indicado para o esclarecimento de sintomas sugestivos de arritmias como palpitações, desmaios e "convulsões", que em alguns casos da população pediátrica são consequentes a baixo débito sanguíneo cerebral secundários às alterações do rimo cardíaco.[52,54]

Deve-se tentar diagnosticar as arritmias geneticamente determinadas o mais precocemente possível, sendo o ECG de 12 derivações a ferramenta de escolha e o Holter indicado para melhor estratificar o risco. O Holter pode ser usado em casos selecionados de pacientes com síndrome do QT longo para demonstrar variação circadiana do intervalo QT. No caso da taquicardia ventricular polimórfica catecolaminérgica (TVPC), o registro durante estresse físico e/ou emocional em crianças é mais fácil de obter com o Holter do que com o teste de esforço. Holter também está indicado no rastreamento de familiares de pacientes com TVPC. Além disso, o Holter pode, eventualmente, identificar pré-excitação intermitente ou sinais sugestivos da presença de dupla via nodal.[52]

Resumo

A monitoração prolongada do ECG foi introduzida na prática clínica há quase seis décadas e desde então tem se mostrado uma aliada importante nas situações em que se pretende flagrar mudanças transitórias do ECG, em especial nas arritmias cardíacas. Ao Holter foram acrescentadas novas metodologias de monitoração prolongada do ECG como o monitor de eventos e até aplicativos para a monitoração por meio de *smartphones*, além de monitores implantáveis para monitorações extremamente prolongadas.

A indicação mais frequente desse tipo de monitoração é para o diagnóstico de sintomas potencialmente relacionados às arritmias cardíacas. Nesse caso, o ponto principal é a presença de, ao menos, um episódio sintomático durante a monitoração. A ausência de sintomas durante o registro eletrocardiográfico pode fazer necessária sua repetição. A interpretação apropriada dos achados de arritmias na monitoração com os sintomas obedece a critérios específicos.

A monitoração prolongada do ECG também fornece dados, como os relativos à ocorrência de arritmias atriais e ventriculares, às oscilações da frequência cardíaca, às mudanças intermitentes por vezes sutis da repolarização ventricular e à isquemia miocárdica, que podem ser agregados a outros parâmetros clínicos para avaliação de risco de eventos futuros como a morte em geral e a morte súbita.

Referências bibliográficas

1. Holter NJ. New method for heart studies. Science. 1961;134(3486):1214-20.
2. Pastore CA, Pinho JA, Pinho C, Samesima N, Pereira Filho HG, Kruse JC, et al. III Diretrizes da Sociedade Brasileira de Cardiologia sobre Análise e Emissão de Laudos Eletrocardiográficos. Arq Bras Cardiol. 2016;106(4 Suppl 1):1-23.
3. Olshansky B, Rosenfeld LE, Warner AL, Solomon AJ, O'Neill G, Sharma A, et al. The Atrial Fibrillation Follow-up Investigation of Rhythm Management (AFFIRM) study: approaches to control rate in atrial fibrillation. Journal of the American College of Cardiology. 2004;43(7):1201-8.
4. Sajadieh A, Nielsen OW, Rasmussen V, Hein HO, Frederiksen BS, Davanlou M, et al. Ventricular arrhythmias and risk of death and acute myocardial infarction in apparently healthy subjects of age >or=55 years. Am J Cardiol. 2006;97(9):1351-7.
5. Hasdemir C, Ulucan C, Yavuzgil O, Yuksel A, Kartal Y, Simsek E, et al. Tachycardia-induced cardiomyopathy in patients with idiopathic ventricular arrhythmias: the incidence, clinical and electrophysiologic characteristics, and the predictors. J Cardiovasc Electrophysiol. 2011;22(6):663-8.
6. Priori SG, Blomstrom-Lundqvist C, Mazzanti A, Blom N, Borggrefe M, Camm J, et al. 2015 ESC Guidelines for the management of patients with ventricular arrhythmias and the prevention of sudden cardiac death: The Task Force for the Management of Patients with Ventricular Arrhythmias and the Prevention of Sudden Cardiac Death of the European Society of Cardiology (ESC). Endorsed by: Association for European Paediatric and Congenital Cardiology (AEPC). Eur Heart J. 2015;36(41):2793-867.
7. Dewland TA, Vittinghoff E, Mandyam MC, Heckbert SR, Siscovick DS, Stein PK, et al. Atrial ectopy as a predictor of incident atrial fibrillation: a cohort study. Ann Intern Med. 2013;159(11):721-8.
8. Kusumoto FM, Schoenfeld MH, Barrett C, Edgerton JR, Ellenbogen KA, Gold MR, et al. 2018 ACC/AHA/HRS Guideline on the evaluation and management of patients with bradycardia and cardiac conduction delay. J Am Coll Cardiol. 2018.

9. Steinberg JS, Varma N, Cygankiewicz I, Aziz P, Balsam P, Baranchuk A, et al. 2017 ISHNE-HRS expert consensus statement on ambulatory ECG and external cardiac monitoring/telemetry. Heart Rhythm. 2017;14(7):e55-e96.

10. de Luna AB, Cygankiewicz I, Baranchuk A, Fiol M, Birnbaum Y, Nikus K, et al. Prinzmetal angina: ECG changes and clinical considerations: a consensus paper. Ann Noninvasive Electrocardiol. 2014;19(5):442-53.

11. Gray B, Kirby A, Kabunga P, Freedman SB, Yeates L, Kanthan A, et al. Twelve-lead ambulatory electrocardiographic monitoring in Brugada syndrome: potential diagnostic and prognostic implications. Heart Rhythm. 2017;14(6):866-74.

12. Heart rate variability: standards of measurement, physiological interpretation and clinical use. Task Force of the European Society of Cardiology and the North American Society of Pacing and Electrophysiology. Circulation. 1996;93(5):1043-65.

13. Zeldis SM, Levine BJ, Michelson EL, Morganroth J. Cardiovascular complaints. Correlation with cardiac arrhythmias on 24-hour electrocardiographic monitoring. Chest. 1980;78(3):456-61.

14. Grupi CJ, Barbosa SA, Sampaio CR, Moffa PJ. Contribuição do monitor de eventos no diagnóstico de sintomas. Arq Bras Cardiol. 1998;70(5):309-14.

15. Lobodzinski SS. ECG patch monitors for assessment of cardiac rhythm abnormalities. Prog Cardiovasc Dis. 2013;56(2):224-9.

16. Lobodzinski SS, Laks MM. New devices for very long-term ECG monitoring. Cardiol J. 2012;19(2):210-4.

17. Pevnick JM, Birkeland K, Zimmer R, Elad Y, Kedan I. Wearable technology for cardiology: an update and framework for the future. Trends Cardiovasc Med. 2018;28(2):144-50.

18. Cheung CC, Krahn AD, Andrade JG. The emerging role of wearable technologies in detection of arrhythmia. Can J Cardiol. 2018;34(8):1083-7.

19. Krahn AD, Klein GJ, Skanes AC, Yee R. Insertable loop recorder use for detection of intermittent arrhythmias. PACE. 2004;27(5):657-64.

20. Crawford MH, Bernstein SJ, Deedwania PC, DiMarco JP, Ferrick KJ, Garson A Jr, et al. ACC/AHA guidelines for ambulatory electrocardiography: executive summary and recommendations. A report of the American College of Cardiology/American Heart Association task force on practice guidelines (committee to revise the guidelines for ambulatory electrocardiography). Circulation. 1999;100(8):886-93.

21. Brignole M, Moya A, de Lange FJ, Deharo JC, Elliott PM, Fanciulli A, et al. 2018 ESC Guidelines for the diagnosis and management of syncope. Eur Heart J. 2018;39(21):1883-948.

22. Bennett MT, Leader N, Krahn AD. Recurrent syncope: differential diagnosis and management. Heart. 2015;101(19):1591-9.

23. Scanavacca MI, de Brito FS, Maia I, Hachul D, Gizzi J, Lorga A, et al. Diretrizes para Avaliação e Tratamento de Pacientes com Arritmias Cardíacas. Arq Bras Cardiol. 2002;79 Suppl 5:1-50.

24. Wimmer NJ, Scirica BM, Stone PH. The clinical significance of continuous ECG (ambulatory ECG or Holter) monitoring of the ST-segment to evaluate ischemia: a review. Prog Cardiovasc Dis. 2013;56(2):195-202.

25. Stone PH. ST-segment analysis in ambulatory ECG (AECG or Holter) monitoring in patients with coronary artery disease: clinical significance and analytic techniques. Ann Noninvasive Electrocardiol. 2005;10(2):263-78.

26. DePaula RS, Antelmi I, Vincenzi MA, Andre CD, Artes R, Grupi CJ, et al. Cardiac arrhythmias and atrioventricular block in a cohort of asymptomatic individuals without heart disease. Cardiology. 2007;108(2):111-6.

27. Dukes JW, Dewland TA, Vittinghoff E, Mandyam MC, Heckbert SR, Siscovick DS, et al. Ventricular ectopy as a predictor of heart failure and death. Journal of the American College of Cardiology. 2015;66(2):101-9.

28. Diaz A, Bourassa MG, Guertin MC, Tardif JC. Long-term prognostic value of resting heart rate in patients with suspected or proven coronary artery disease. Eur Heart J. 2005;26(10):967-74.

29. Patel VN, Pierce BR, Bodapati RK, Brown DL, Ives DG, Stein PK. Association of Holter-derived heart rate variability parameters with the development of congestive heart failure in the Cardiovascular Health Study. JACC Heart Fail. 2017;5(6):423-31.

30. Conti CR, Bavry AA, Petersen JW. Silent ischemia: clinical relevance. Journal of the American College of Cardiology. 2012;59(5):435-41.

31. Kleiger RE, Miller JP, Bigger JT, Jr., Moss AJ. Decreased heart rate variability and its association with increased mortality after acute myocardial infarction. Am J Cardiol. 1987;59(4):256-62.

32. Quan XQ, Zhou HL, Ruan L, Lv JG, Yao JH, Yao F, et al. Ability of ambulatory ECG-based T-wave alternans to modify risk assessment of cardiac events: a systematic review. BMC Cardiovasc Disord. 2014;14:198.

33. Zipes DP, Camm AJ, Borggrefe M, Buxton AE, Chaitman B, Fromer M, et al. ACC/AHA/ESC 2006 Guidelines for management of patients with ventricular arrhythmias and the prevention of sudden cardiac death: a report of the American College of Cardiology/American Heart Association Task Force and the European Society of Cardiology Committee for Practice Guide-lines (writing committee to develop Guidelines for Management of Patients With Ventricular Arrhythmias and the Prevention of Sudden Cardiac Death): developed in collaboration with the European Heart Rhythm Association and the Heart Rhythm Society. Circulation. 2006;114(10):e385-484.

34. The ESVEM trial. Electrophysiologic Study Versus Electrocardiographic Monitoring for selection of antiarrhythmic therapy of ventricular tachyarrhythmias. The ESVEM Investigators. Circulation. 1989;79(6):1354-60.

35. Frommeyer G, Eckardt L. Drug-induced proarrhythmia: risk factors and electrophysiological mechanisms. Nat Rev Cardiol. 2016;13(1):36-47.

36. Katritsis DG, Siontis GC, Camm AJ. Prognostic significance of ambulatory ECG monitoring for ventricular arrhythmias. Prog Cardiovasc Dis. 2013;56(2):133-42.

37. Diemberger I, Gardini B, Martignani C, Ziacchi M, Corzani A, Biffi M, et al. Holter ECG for pacemaker/defibrillator carriers: what is its role in the era of remote monitoring? Heart. 2015;101(16):1272-8.

38. Sassi R, Cerutti S, Lombardi F, Malik M, Huikuri HV, Peng CK, et al. Advances in heart rate variability signal analysis: joint position statement by the e-Cardiology ESC Working Group and the European Heart Rhythm Association co-endorsed by the Asia Pacific Heart Rhythm Society. Europace. 2015;17(9):1341-53.

39. Huikuri HV, Stein PK. Heart rate variability in risk stratification of cardiac patients. Prog Cardiovasc Dis. 2013;56(2):153-9.

40. Bauer A, Malik M, Schmidt G, Barthel P, Bonnemeier H, Cygankiewicz I, et al. Heart rate turbulence: standards of measurement, physiological interpretation, and clinical use: International Society for Holter and Noninvasive Electrophysiology Consensus. Journal of the American College of Cardiology. 2008;52(17):1353-65.

41. Schmidt G, Malik M, Barthel P, Schneider R, Ulm K, Rolnitzky L, et al. Heart-rate turbulence after ventricular premature beats as a predictor of mortality after acute myocardial infarction. Lancet. 1999;353(9162):1390-6.

42. Exner DV, Kavanagh KM, Slawnych MP, Mitchell LB, Ramadan D, Aggarwal SG, et al. Noninvasive risk assessment early after a myocardial infarction the REFINE study. Journal of the American College of Cardiology. 2007;50(24):2275-84.

43. Makikallio TH, Barthel P, Schneider R, Bauer A, Tapanainen JM, Tulppo MP, et al. Prediction of sudden cardiac death after acute myocardial infarction: role of Holter monitoring in the modern treatment era. Eur Heart J. 2005;26(8):762-9.

44. Israel CW, Gronefeld G, Ehrlich JR, Li YG, Hohnloser SH. Long-term risk of recurrent atrial fibrillation as documented by an implantable monitoring device: implications for optimal patient care. Journal of the American College of Cardiology. 2004;43(1):47-52.

45. Magalhaes LP, Figueiredo MJO, Cintra FD, Saad EB, Kuniyoshi RR, Menezes Lorga Filho A, et al. II Diretrizes Brasileiras de Fibrilação Atrial. Arq Bras Cardiol. 2016;107((4Supl.2)):1-22.

46. Rosero SZ, Kutyifa V, Olshansky B, Zareba W. Ambulatory ECG monitoring in atrial fibrillation management. Prog Cardiovasc Dis. 2013;56(2):143-52.

47. Choe WC, Passman RS, Brachmann J, Morillo CA, Sanna T, Bernstein RA, et al. A comparison of atrial fibrillation monitoring strategies after cryptogenic stroke (from the Cryptogenic Stroke and Underlying AF Trial). Am J Cardiol. 2015;116(6):889-93.

48. Turakhia M, Perez M. Results of a large-scale, app-based study to identify atrial fibrillaion using a smartwatch: The Apple Heart Study. Paper presented at: ACC.19 - American College of Cardiology; 2019 March 16; New Orleans, LA; United States of America.

49. Drager LF, Lorenzi-Filho G, Cintra FD, Pedrosa RP, Bittencourt LR, Poyares D, et al. 1º Posicionamento Brasileiro sobre o Impacto dos Distúrbios de Sono nas Doenças Cardiovasculares da Sociedade Brasileira de Cardiologia. Arq Bras Cardiol. 2018;111(2):290-341.

50. Locati EH, Maison-Blanche P, Dejode P, Cauchemez B, Coumel P. Spontaneous sequences of onset of torsade de pointes in patients with acquired prolonged repolarization: quantitative analysis of Holter recordings. Journal of the American College of Cardiology. 1995;25(7):1564-75.

51. Cerrato N, Giustetto C, Gribaudo E, Richiardi E, Barbonaglia L, Scrocco C, et al. Prevalence of type 1 brugada electrocardiographic pattern evaluated by twelve-lead twenty-four-hour holter monitoring. Am J Cardiol. 2015;115(1):52-6.

52. Magalhaes LP, Guimaraes I, Melo SL, Mateo E, Andalaft RB, Xavier L, et al. Diretriz de Arritmias Cardíacas em Crianças e Cardiopatias Congênitas SOBRAC e DCC – CP. Arq Bras Cardiol. 2016;107(1 Suppl 3):1-58.

53. Haugaa KH, Haland TF, Leren IS, Saberniak J, Edvardsen T. Arrhythmogenic right ventricular cardiomyopathy, clinical manifestations, and diagnosis. Europace. 2016;18(7):965-72.

54. Rodrigues TR, Sternick EB, Moreira MC. Epilepsy or syncope? An analysis of 55 consecutive patients with loss of consciousness, convulsions, falls, and no EEG abnormalities. PACE. 2010;33(7):804-13.

Capítulo 4

Monitorização ambulatorial da pressão arterial

Fernando Nobre
Décio Mion Junior

Pontos-chave

- A monitorização ambulatorial da pressão arterial (MAPA) está definitivamente incorporada à prática clínica, por oferecer contribuições peculiares sobre o comportamento da pressão arterial (PA) em 24 horas, que pode ser subdividido em dois sub-períodos: vigília e sono.
- As principais indicações e vantagens desse método justificam essa afirmativa e estão solidamente discutidas neste capítulo.
- As principais indicações da MAPA são: suspeita de hipertensão do avental branco; avaliação da eficácia terapêutica anti-hipertensiva quando a PA permanecer elevada apesar da otimização do tratamento anti-hipertensivo para diagnóstico de hipertensão arterial resistente ou efeito do avental branco quando a PA casual estiver controlada e houver indícios da persistência ou progressão de lesão de órgãos-alvo; avaliação de normotensos com lesão de órgãos-alvo; avaliação de sintomas, principalmente hipotensão.

Introdução

Desde que Riva-Rocci[1] criou o esfigmomanômetro em 1886, as medidas de pressão arterial casuais têm sido utilizadas para a avaliação da pressão arterial (PA) e determinação do diagnóstico, prognóstico e eficácia do tratamento anti-hipertensivo. Entretanto, o valor dessas medidas tem sido questionado em todos esses contextos.

Desde a publicação de Aiman e Goldshine em 1940,[2] é conhecido que porcentagem significativa de pacientes apresenta valores de PA mais elevados quando examinados na clínica do que em casa. Também foi demonstrado que diferentes observadores como o médico, o enfermeiro ou o próprio paciente registram valores diferentes de PA, sendo que o médico obtém os valores mais elevados.[3,4] Isso pode ocasionar falsas aferições da PA que resultam em diagnóstico incorreto e condutas inapropriadas.[5,6]

Estes aspectos têm ocasionado uma mudança de paradigma com relação ao melhor método de se avaliar o comportamento da pressão arterial. Considerando-se as vantagens da monitorização ambulatorial da pressão arterial (MAPA), estabelecidas em várias revisões e diretrizes,[7-10] este é hoje o método de escolha para medida da pressão arterial.

Isso se deve, principalmente, ao avanço nas técnicas de avaliação da pressão arterial em 24 horas e à utilização de equipamentos de novas gerações com características mais apropriadas, fáceis de serem manuseados, com custos cada dia mais acessíveis, validados por protocolos internacionais rigorosos, totalmente automáticos e eletronicamente sofisticados, que conferem grande confiabilidade ao seu desempenho.[11]

As evidências de que as medidas de pressão obtidas pela MAPA são mais bem correlacionadas com os riscos decorrentes da hipertensão arterial, quando comparadas às medidas convencionais, constituem-se em outro fator decisivo para a sua crescente utilização.[12-14]

História da MAPA

Na década de 1960 Kain et al.[15] demonstraram os benefícios da MAPA e a possibilidade atraente de avaliar a PA durante as atividades usuais do paciente.

A Figura 1 exibe uma sequência de aparelhos de monitorização ambulatorial da PA em 24 horas em três diferentes momentos, e a evolução desses equipamentos com o tempo.

A MAPA consolidou-se no Brasil a exemplo do que ocorreu em todo o mundo.

Definição e aplicações

Monitorização ambulatorial da pressão arterial (MAPA) é o método que permite o registro da pressão arterial (PA) por meio de equipamento automático de obtenção de PA por um período de 24 horas ou mais.

O uso racional da MAPA é normatizado por diretrizes das Sociedades Brasileiras de Cardiologia, de Hipertensão e de Nefrologia, bem como por declarações de sociedades internacionais. Tais documentos contribuem para o uso correto e consistente do método em diferentes populações, inclusive adolescentes.[16,17]

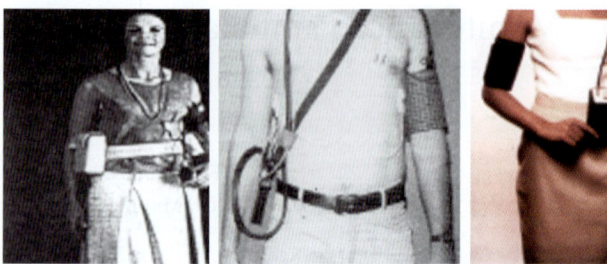

Figura 1 Da esquerda para a direita aparelhos para monitorização da pressão arterial em 24 horas em 1966 (A), 1988 (B) e em 2019 (C). Arquivo pessoal dos autores.

Além disso, diretrizes editadas por sociedades internacionais que normatizaram o uso racional e cientificamente correto da MAPA,[7-9,18,19] inclusive em crianças e adolescentes,[20] contribuíram para sua utilização cada vez mais consistente e ampliada.

Assim, é possível registrar medidas de pressão arterial durante períodos de 24 horas ou mais, avaliando-se parâmetros hemodinâmicos que refletem flutuações da PA: médias de PA sistólicas e diastólicas, cargas de pressão, áreas sob as curvas, variações da pressão entre os períodos de vigília e sono, variabilidade da pressão arterial, pressão de pulso (PP) dentre outros. Esses dados podem ser apresentados na forma de um resumo analítico ou de gráficos que expressem as variações das pressões obtidas durante as 24 horas de exame.[21]

Assim, o emprego da MAPA ampliou-se pelo conhecimento de que os dados obtidos melhor expressam o compor-

Exame: _____ **MAPA – monitorização ambulatorial da pressão arterial**

Parâmetro analisado	Valores		
	Mínimo	Média	Máximo
24 horas			
Pressão sistólica (mmHg)	84	122	151
Pressão diastólica (mmHg)	49	71	91
Pressão média (mmHg)	58	89	116
Frequência cardíaca (bpm)	63	73	100
Vigília			
Pressão sistólica (mmHg)	88	122	151
Pressão diastólica (mmHg)	49	70	91
Pressão média (mmHg)	63	89	116
Frequência cardíaca (bpm)	63	73	100
Sono			
Pressão sistólica (mmHg)	84	123	147
Pressão diastólica (mmHg)	49	72	91
Pressão média (mmHg)	58	89	112
Frequência cardíaca (bpm)	67	76	100

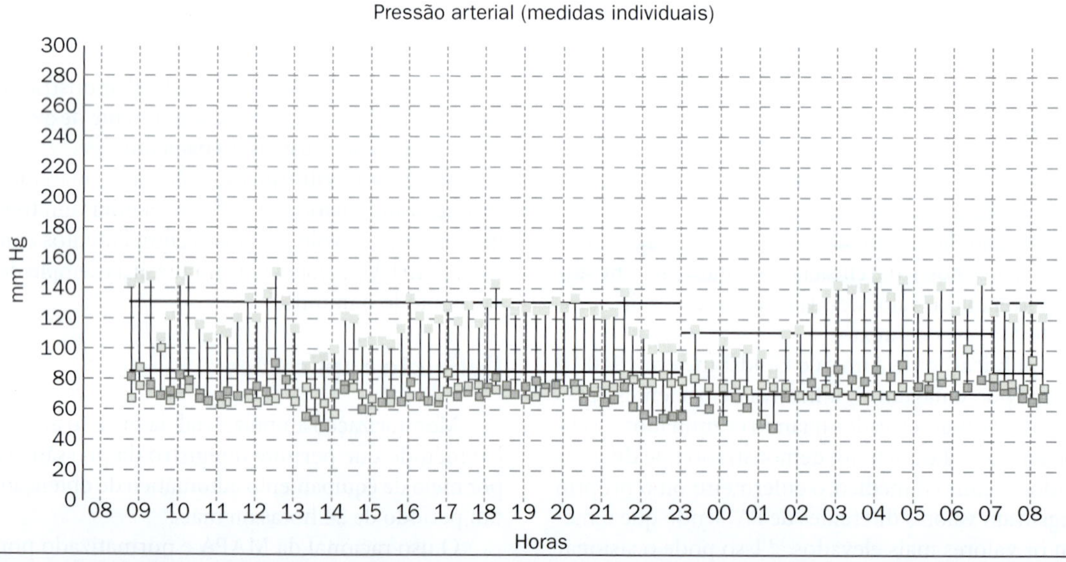

Pressão arterial (medidas individuais)

Figura 2 Resumo dos dados obtidos com a MAPA de 24 horas e gráfico expressando o registro das medidas obtidas.

tamento da PA com equipamentos mais confortáveis, seguros e confiáveis.

Indicações, vantagens e limitações

As indicações, vantagens e limitações da MAPA de acordo com as VI Diretrizes Brasileiras para o uso da MAPA[17] estão nas Tabelas 1 a 3.

Tabela 1 Principais indicações para a monitorização ambulatorial da pressão arterial de 24 horas
1. Suspeita de hipertensão do avental branco (grau de recomendação I, nível de evidência A)
2. Avaliação de pacientes normotensos com lesão de órgãos-alvo no consultório, ou seja, suspeita de hipertensão mascarada (grau de recomendação I, nível de evidência A)
3. Avaliação da eficácia terapêutica anti-hipertensiva: A. quando a pressão arterial casual permanecer elevada apesar da otimização do tratamento anti-hipertensivo para diagnóstico de hipertensão arterial resistente (grau de recomendação IIa, nível de evidência B) ou efeito do avental branco (grau de recomendação IIa, nível de evidência B), ou   B. quando a pressão arterial casual estiver controlada e houver indícios da persistência (grau de recomendação IIa, nível de evidência B) ou progressão (grau de recomendação I, nível de evidência B) de lesão de órgãos-alvo
4. Avaliação de sintomas, principalmente hipotensão (grau de recomendação I, nível de evidência D)

Fonte: Nobre et al., 2018.[17]

Tabela 2 Principais vantagens para o uso da monitorização ambulatorial da pressão arterial de 24 horas
1. Obtenção de múltiplas medidas nas 24 horas. Avaliação da pressão arterial durante as atividades cotidianas. Avaliação da PA durante o sono
2. Avaliação do padrão circadiano da pressão arterial
3. Avaliação das médias, cargas e variabilidade da pressão arterial. Identificação da "reação de alarme"
4. Atenuação do efeito placebo
5. Avaliação do efeito anti-hipertensivo nas 24 horas
6. Possibilidade de estratificação de risco

Fonte: Nobre et al., 2018.[17]

Tabela 3 Limitações para aplicação da monitorização ambulatorial da pressão arterial de 24 horas (grau de recomendação I, nível de evidência D)
1. Braços que não permitam ajuste adequado do manguito
2. Valores muito elevados de PA sistólica
3. Situações clínicas associadas a distúrbios de movimento (parkinsonismo, por exemplo)
4. Pulsos muito irregulares, decorrentes de arritmias cardíacas (fibrilação e *flutter* atriais)
5. Hiato auscultatório quando empregado método auscultatório

Fonte: Nobre et al., 2018.[17]

Com relação às indicações da MAPA, em 2001 o Centers for Medicare and Medcaid Services recomendou o reembolso da MAPA para os pacientes com suspeita de hipertensão do avental branco[22] enquanto em 2011 o National Institute for Health and Care Excellence (NICE) recomendou a MAPA para todos os indivíduos com PA ≥ 140/ 90 mmHg no consultório por ser procedimento custo-efetivo.[23] Esta recomendação possibilita o diagnóstico da hipertensão do avental branco, com economia de custos segundo estudo que empregou análise de custo-efetividade baseado no modelo probabilístico de Markov.[24] No entanto, pacientes com hipertensão mascarada não estão incluídos na recomendação do NICE, pois se mostram normotensos no consultório. Essa situação tende a ser solucionada à medida que ocorra o barateamento do exame de MAPA e ele possa ser indicado também para hipertensos e normotensos.[25]

Contribuição da MAPA para avaliar os comportamentos da PA e estabelecimento de diagnóstico

O uso da MAPA para a avaliação dos diversos comportamentos da PA tem sido ampliado e referendado por diretrizes nacionais[17] e internacionais.[7-9,18-21] De modo geral, o objetivo principal de se utilizar a MAPA está centrado na decisão entre tratar ou não um determinado paciente com base nos valores de PA obtidos. Quando se considera que a instituição do tratamento anti-hipertensivo será baseada na PA obtida, dois tipos de erros indesejáveis e potencialmente danosos aos pacientes podem ocorrer, caso os valores obtidos não representem o real comportamento da PA. Se a medida da pressão arterial casual ou de consultório superestimar o valor real, poderá ser instituído tratamento desnecessário ou, por outro lado, se subestimar o valor real, ele poderá ser privado de tratamento que seria benéfico.

Graças ao emprego da MAPA, hoje sabemos que os valores da PA medida em consultório podem ser maiores, semelhantes ou menores do que os obtidos com o método. Essas diferenças possibilitam a identificação de quatro diferentes diagnósticos: normotensão, hipertensão, hipertensão do avental branco (hipertensão isolada de consultório) e hipertensão mascarada (normotensão do avental branco)[17] – Figura 3.

A normotensão caracteriza-se por valores normais de PA no consultório (< 140/90 mmHg) e na MAPA de 24 horas (< 130/80 mmHg), enquanto a hipertensão caracteriza-se por valores anormais da PA no consultório (≥ 140/90 mmHg) e na MAPA (≥ 130/80 mmHg).[17]

Os valores considerados anormais no consultório e na MAPA (24 horas, vigília e sono) estão expressos na Tabela 4.

A hipertensão do avental branco ocorre em 15 a 30% dos indivíduos com PA elevada no consultório.[7] É definida pela presença de valores anormais na medida de PA no consultório (≥ 140/90 mmHg) e valores normais pela MAPA de vigília (≤ 135/85 mmHg).[17,26] É importante observar que nessa condição ocorre mudança de diagnóstico de normotensão fora do consultório para hipertensão no consultório.

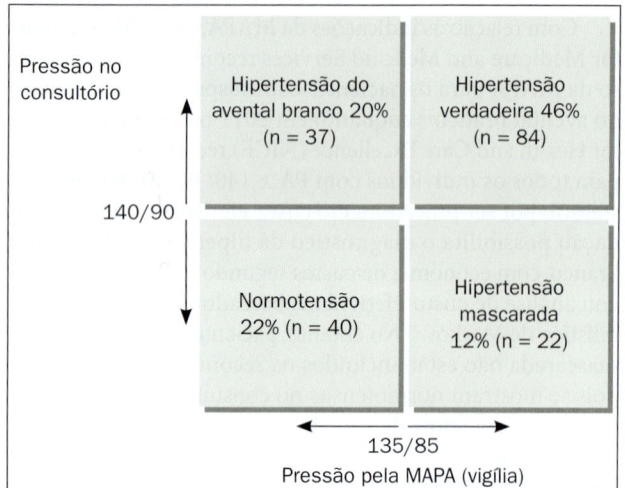

Figura 3 Possibilidades de diagnóstico (hipertensão do avental branco, hipertensão verdadeira, normotensão e hipertensão mascarada) segundo comportamento da pressão arterial no consultório e pela monitorização ambulatorial da pressão arterial (MAPA).

Tabela 4 Valores considerados anormais pelas medidas de consultório e MAPA[17]

	PAS		PAD
Consultório	≥ 140	e/ou	90
MAPA			
▪ 24 horas	≥ 130	e/ou	80
▪ Vigília	≥ 135	e/ou	85
▪ Sono	≥ 120	e/ou	70

Como não existem dados patognomônicos, as características que orientam a pesquisa diagnóstica de hipertensão do avental branco são: idosos, mulheres, gestantes, não fumantes, pacientes com diagnóstico de hipertensão estágio I após algumas medidas de PA no consultório e indivíduos sem lesão de órgão-alvo.[27] O risco atribuído aos pacientes que têm hipertensão do avental branco tem sido muito discutido.[26] Alguns estudos apontam que a hipertensão do avental branco apresenta risco cardiovascular intermediário entre normotensão e hipertensão, porém mais próximo ao risco dos normotensos. O estudo IDACO, uma coorte com 7.295 indivíduos, mostrou em acompanhamento de 10,6 anos que a incidência de eventos cardiovasculares em hipertensos do avental branco não tratados não foi diferente da verificada em normotensos não tratados.[29] Não existem evidências de benefícios de intervenções neste grupo de pacientes.[26] Esses pacientes necessitam de acompanhamento, e as mudanças de hábitos de vida são imperativas para todos.[7,26] Recomenda-se que o diagnóstico de hipertensão do avental branco seja confirmado em 3 a 6 meses, e o paciente seja seguido anualmente com MAPA para detectar progressão para hipertensão mantida, já que esses pacientes têm maior probabilidade de se tornarem hipertensos estabelecidos.[7]

Por outro lado, define-se efeito ou fenômeno do avental branco a diferença entre a medida da PA no consultório e a da MAPA na vigília, sem mudança no diagnóstico de normotensão ou hipertensão. O efeito do avental branco é considerado significativo quando a diferença é superior a 20 e 10 mmHg nas pressões sistólica e diastólica, respectivamente. Descrito por Mancia et al. em 1983,[30] está presente em maior ou menor magnitude em quase todos os indivíduos, sendo a elevação média da PA sistólica de 27 mmHg.[4,26]

A hipertensão mascarada ou normotensão do avental branco ocorre em 10 a 40% dos pacientes sem tratamento anti-hipertensivo.[31,32] É definida pela presença de valores normais na medida de PA no consultório (< 140/90 mmHg) e valores anormais pela MAPA durante o período de vigília (acima de 130/85 mmHg).[17] Nessa condição, ocorre mudança de diagnóstico de normotensão no consultório para hipertensão fora dele. Os estudos de análises multivariadas identificaram como fatores de risco associados: hipertensão mascarada, sexo masculino, tabagismo e índice e massa corporal elevado.[33] A hipertensão mascarada está associada a aumento do risco de morbidade e mortalidade cardiovascular, mas como as medidas de consultório estão normais, esses riscos podem ser subestimados.[34]

Metanálise de 12 estudos com 4.884 indivíduos não tratados, sendo 2.467 normotensos, 776 hipertensos mascarados e 1.641 hipertensos, mostrou associação entre hipertensão mascarada e aumento do risco de alterações estruturais do ventrículo esquerdo.[35] O risco observado nos hipertensos mascarados é aproximadamente duas vezes maior do que o dos normotensos.[28] O tratamento anti-hipertensivo medicamentoso parece conduta racional nesses indivíduos, mas não há ainda estudos aleatorizados para avaliar esse procedimento.[31,32]

MAPA e prognóstico do paciente com hipertensão arterial

Bonegas et al.[36] avaliaram o impacto dos diversos tipos de comportamento da pressão arterial, demonstrando que a hipertensão do avental branco pode determinar risco 2,24 vezes maior do que a normotensão enquanto no caso da hipertensão mascarada esse risco pode ser 2,92 vezes maior. Em conclusão, parece, portanto, que a HAB não teria prognóstico tão benigno quanto se supunha.

Perloff et al.[37] em 1983 foram pioneiros em avaliar mais de mil pacientes hipertensos pela MAPA e medida de PA de consultório e mostrar que as medidas da MAPA são um indicador de prognóstico de risco independente. Valores maiores nas 24 horas eram mais consistentes na determinação do nível de risco que os obtidos pelas medidas casuais ou de consultório.

Estudos longitudinais baseados em eventos forneceram evidências inequívocas da associação independente entre a PA da MAPA e o risco de doença cardiovascular na população geral e em hipertensos.[12-14] Baseado nestes estudos, a MAPA passou a ser considerada marcador de risco mais consistente que as medidas convencionais de PA.

Alguns parâmetros obtidos pela MAPA de 24 horas podem contribuir para a avaliação do prognóstico e serão analisados a seguir, individualmente.

Médias de pressão arterial

Há melhor correlação entre risco cardiovascular e PA média de 24 horas na MAPA do que com a PA de consultório.[38-40] Conen e Bamberg[41] demonstraram em uma metanálise que cada elevação de 10 mmHg da pressão sistólica de 24 horas está associada a aumento do risco de 27% de evento cardiovascular, independentemente da pressão arterial do consultório. Em outra metanálise, Fagard et al.[14] analisaram quatro estudos prospectivos realizados na Europa e mostraram que a pressão arterial sistólica da vigília e a do sono da MAPA de 24 horas apresentaram importância prognóstica para mortalidade cardiovascular, doença coronariana e acidente vascular encefálico, independentemente da pressão arterial do consultório. A PA do sono e a razão sono/vigília da pressão arterial demonstraram significado prognóstico para todos os desfechos, enquanto a pressão arterial da vigília não adicionou precisão prognóstica à pressão do sono. Tal fato confere grande importância à MAPA, uma vez que é o único método de medida de PA ambulatorial não invasivo durante o sono.

Assim, acumulam-se evidências de que as pressões obtidas pela MAPA oferecem melhor correlação com prognóstico do que as medidas casuais, para risco total, cardíaco e encefálico.[40]

Relação vigília-sono

A MAPA é o único método de avaliação da PA durante o sono e de análise do comportamento entre os períodos de vigília e sono nas 24 horas.

O'Brien et al.,[42] em 1988, em carta ao periódico Lancet, sugeriram que os pacientes cuja pressão arterial não apresentasse uma redução de pelo menos 10% entre os períodos de vigília e de sono tinham maior probabilidade de acidentes encefálicos.

O descenso da pressão arterial durante o sono pode ser calculado como: (média da pressão de vigília - média da pressão do sono) X 100 ÷ média da pressão de vigília. Assim, de acordo com este cálculo, os indivíduos podem ser classificados com: descenso presente, atenuado, ausente ou acentuado, quando a redução da pressão entre os períodos de vigília e sono for: ≥ 10%, < 10%, ≤ 0% e ≥ 20%, respectivamente.[17]

Há evidências de que o comportamento da pressão nas 24 horas, levando-se em consideração os dois períodos em questão, é importante para o prognóstico.[43] Ao avaliarem 3.957 pacientes durante o período médio de 6,5 anos, Ben-Dov et al.[44] verificaram mortalidade maior em pacientes com descenso atenuado e ausente comparando-os àqueles com descenso presente. Os pacientes com descenso acentuado e presente apresentaram risco semelhante. Em outro estudo[45] os indivíduos com descenso atenuado ou ausente apresentaram maior probabilidade de mortalidade. Mas, em contrapartida,

estes indivíduos também apresentavam idade mais avançada, maior prevalência de não brancos, assim como índices mais elevados de tabagismo, diabetes, hipertensão, doença coronariana, insuficiência cardíaca congestiva e insuficiência renal. Portanto, embora o descenso atenuado ou ausente determine maior risco de mortalidade, está em grande parte associado a outros fatores de risco cardiovascular.

Em banco de dados internacional em que foram incluídos 8.711 indivíduos de 10 populações,[46] a hipertensão noturna isolada, ou seja, indivíduos com PA durante o sono acima da normalidade e com PA normal durante a vigília foi associada a risco maior de mortalidade total e eventos cardiovasculares, quando comparada aos indivíduos normotensos. Os mecanismos determinantes da hipertensão noturna e de sua correlação com pior prognóstico cardiovascular não estão bem estabelecidos. Podem estar envolvidos aumento da atividade simpática, diminuição da sensibilidade do barorreceptor ou disfunção autonômica, diminuição da excreção de sódio durante a vigília, natriurese pressórica noturna,[47] aumento de atividade durante o sono, apneia do sono, resistência à insulina, disfunção endotelial ou todos estes fatores em diferentes graus.

Gomes et al.[48] realizaram MAPA em 407 indivíduos durante o período de sesta (118 ± 58 minutos), e este período de repouso influenciou os parâmetros estruturais cardíacos e a média da PA sistólica e diastólica do período de vigília. Pacientes que apresentaram redução da PA durante a sesta de 0 a 5% tinham maior espessura do septo interventricular e da parede posterior do que os com redução acima de 5%.

Deste modo, a disponibilidade da MAPA para avaliação do comportamento do descenso da pressão durante o sono assim como da média de pressão durante este período fornecem informação prognóstica clinicamente importante.

Variabilidade

A MAPA de 24 horas oferece avaliação adequada da variabilidade de curto prazo desde que o intervalo entre as medidas não seja maior do que 15 minutos. No entanto, ela não permite avaliação de parâmetros mais sofisticados da variabilidade da PA, como índices espectrais e análise da sensibilidade do barorreflexo porque não oferece registro batimento a batimento.[7,50]

Estudos longitudinais evidenciaram que a variabilidade de curto prazo pode contribuir para o risco cardiovascular. Pacientes com variabilidade da PA aumentada apresentam maior probabilidade de ter hipertensão do avental branco ou mascarada.[51]

Mais recentemente, foi proposto um novo índice de variabilidade em curto prazo da PA - *average real variability* (ARV) que é uma representação mais confiável da variabilidade da série temporal que o desvio-padrão e pode ser menos sensível à baixa frequência de amostragem relativa dos monitores de MAPA. Os resultados sugerem que ARV acrescenta valor prognóstico para a MAPA e poderia auxiliar no uso de medidas terapêuticas para controlar a variabilidade da PA. Foi mostrado que 48 leituras de PA em 24 horas foram adequadas para calcular ARV sem perda significativa de informação prognóstica.

A avaliação da variabilidade da PA não faz parte da rotina de análise do exame porque ainda não existem valores estabelecidos de normalidade. Ainda não está estabelecido se a redução da variabilidade a curto prazo induzida por tratamento seria acompanhada por redução da mortalidade e da morbidade. Ou ainda, se o tratamento anti-hipertensivo deve ser orientado não só para a redução da PA média de 24 horas, mas também para a estabilização da variabilidade da PA e otimização da proteção cardiovascular. Dolan e O'Brien[52] assim como Boggia et al.[53] ressaltam que a variabilidade da PA pela MAPA não aumenta a previsão de risco cardiovascular além da PA média, principalmente em indivíduos de baixo risco.

Pressão de pulso

A pressão de pulso (PP) tem sido considerada um importante marcador de prognóstico, particularmente para os pacientes com mais de 55 anos.[43,54] Cabe destacar, entretanto, que ela pode ser fortemente influenciada pela reação de alerta durante a visita médica, particularmente no que diz respeito à PA sistólica. Assim, a PP estimada pelas medidas de consultório pode ser superestimada. Verdecchia et al.[55] avaliaram 2010 pacientes pela MAPA e, de acordo com a distribuição da PP em *tercis*, encontraram taxas de risco para eventos cardiovasculares totais de: 1,19; 1,81 e 4,92, ao passo que para eventos fatais, as taxas foram de: 0,11, 0,17 e 1,23. Por esse estudo e para esse grupo de pacientes, os autores estratificaram como de alto risco os indivíduos que, pela MAPA, apresentaram pressão de pulso > 53 mmHg. Estudos prospectivos de apropriado delineamento são necessários para determinar, pela MAPA, o real significado prognóstico da PP na população em geral.

Áreas sob as curvas de pressão

As áreas que se formam sob as curvas de pressão foram estudadas por Nobre e Mion,[56] tendo sido mostradas correlações diretas entre os valores obtidos e a massa do ventrículo esquerdo. Constituem, assim, parâmetro que pode expressar uma forma de avaliação do comportamento da PA e lesão de órgão-alvo.

MAPA e avaliação da eficácia terapêutica anti-hipertensiva

Está bem estabelecida a necessidade de adequado controle da pressão arterial nas 24 horas. A avaliação e o acompanhamento dos pacientes hipertensos sob tratamento medicamentoso pela MAPA parece ser mais eficiente do que quando utilizadas as medidas de consultório.[46]

Duas questões, entretanto, precisam ser consideradas.[57] Primeiro, o custo da MAPA para o controle da hipertensão em pacientes tratados não será mais elevado que o das medidas de consultório? Segundo, há evidências de que os indivíduos hipertensos tratados e controlados com base nas informações da MAPA terão melhor prognóstico, expressos por menores morbidade e mortalidade?

Em relação à primeira, Staessen et al.[58] demonstraram, em estudo publicado em 1997 com 419 pacientes hipertensos tratados (213 com base nos dados da MAPA, comparados com 206 que se valeram das medidas de consultório), que não houve maior custo com o uso da MAPA durante o período de acompanhamento. Isso deveu-se a três aspectos: os indivíduos com hipertensão do avental branco foram excluídos do grupo que recebeu tratamento medicamentoso; o número de medicamentos utilizados foi menor no grupo seguido pela MAPA; e o número de consultas médicas foi também inferior no grupo da MAPA em comparação ao grupo seguido por medidas de consultório. Quando foram analisados os custos do acompanhamento em ambos os grupos, o valor da aplicação da MAPA foi compensado pelas duas outras circunstâncias (menor uso de medicamentos e menor número de consultas médicas).

Em relação à segunda questão, Schrader et al.[59] demonstraram, por estudo prospectivo e aleatorizado envolvendo 851 pacientes, que a morbidade e a mortalidade foram menores naqueles indivíduos que utilizaram os valores de pressão obtidos pela MAPA para orientar o tratamento anti-hipertensivo. O estudo incluiu 1.298 pacientes, dos quais 851 concluíram o acompanhamento de 5 anos. Destes, 439 tiveram as medidas de consultório como referência para o acompanhamento e 412 as obtidas pela MAPA. No grupo da MAPA foram registrados em cinco anos de acompanhamento vinte eventos primários (morbidade e mortalidade totais e eventos cerebrovasculares), contra 35 no grupo de medidas de consultório (p = 0,037). Foram identificados 22% de hipertensos do avental branco, excluídos do tratamento anti-hipertensivo medicamentoso.

Ademais, Clement et al.[60] demonstraram que a pressão sistólica pela MAPA quando acima de 135 mmHg correlacionou-se fortemente com pior prognóstico de pacientes sob tratamento anti-hipertensivo, independentemente da pressão arterial de consultório.

Com relação ao papel da MAPA na orientação do tratamento anti-hipertensivo, ainda são necessários estudos que, de forma incontestável, confirmem e ampliem as informações iniciais de que seu uso resultará em menor morbidade e mortalidade decorrentes da hipertensão arterial.

Uma questão de ordem prática não absolutamente respondida é: a despeito de todas as considerações sobre o método de avaliação da pressão arterial nas 24 horas, como aplicar a MAPA na prática clínica com parcimônia?

Sugerimos uma sequência de avaliações, baseadas no fluxograma da Diretriz Canadense,[61] para aplicação da MAPA com a finalidade de definir os diversos comportamentos da pressão arterial e, assim, responder a essa intrigante pergunta (Figura 4).

Interpretação do exame

De modo geral a MAPA é aplicada para duas condições muito frequentes: avaliação do comportamento da PA e para

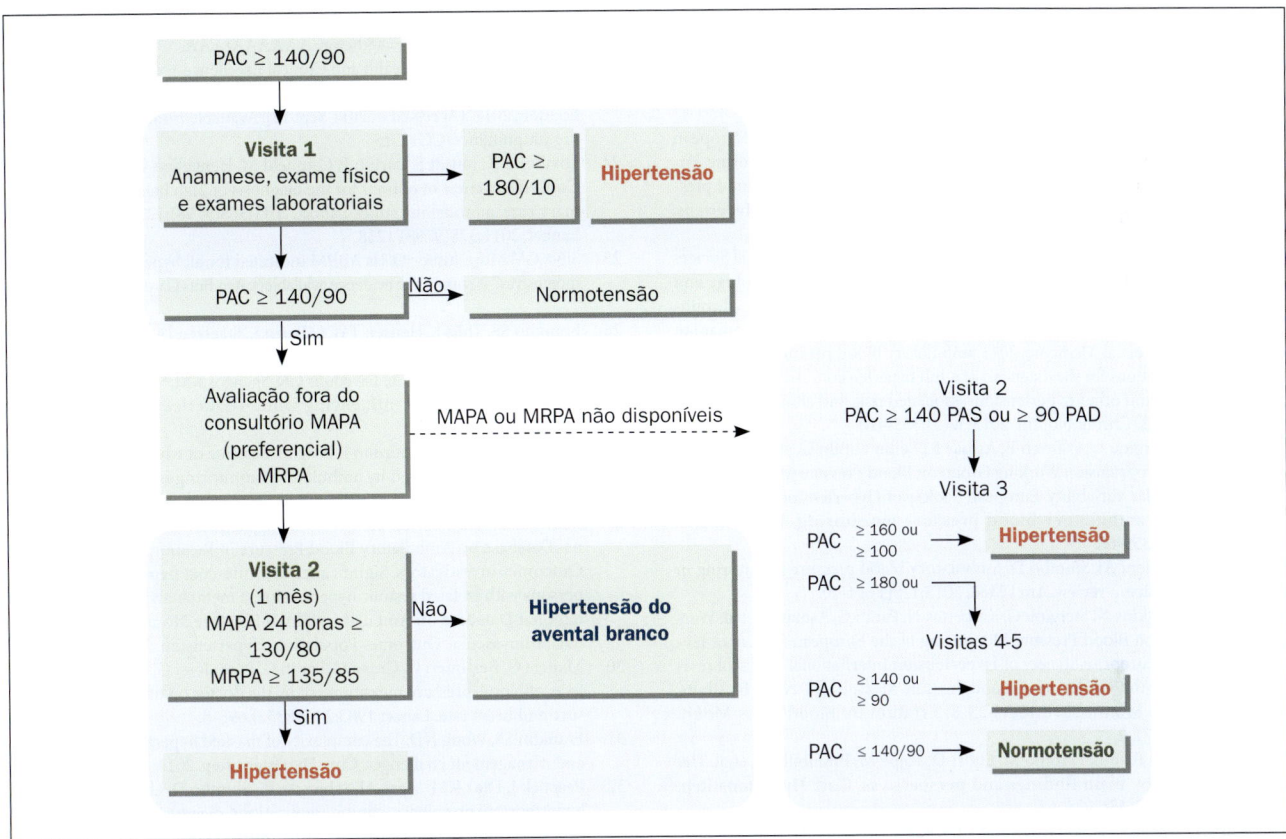

Figura 4 Fluxograma sugerido para aplicação da MAPA e avaliação dos diversos comportamentos da pressão arterial.
MAPA: monitorização ambulatorial da pressão arterial; MRPA: monitorização residencial da pressão arterial; PAC: pressão arterial no consultório.[61]

quantificar os resultados de um determinado tratamento proposto.

Quando o objetivo é avaliar o comportamento da pressão arterial quatro definições são possíveis (veja Figura 3): normotensão verdadeira, hipertensão sustentada, hipertensão do avental branco e hipertensão mascarada.

Em relação a avaliação do tratamento instituído as conclusões serão de duas formas apresentadas: Tratamento exercendo adequado controle da pressão arterial nas 24 horas ou tratamento não exercendo adequado controle da PA nas 24 horas.

A avaliação da PA pela MAPA deve obedecer rigorosamente as informações do médico que avalia o paciente considerando suas observações ao solicitar o exame.

Resumo

Com o advento da MAPA foi possível a identificação de outros tipos de comportamento da PA antes não conhecidos.

Assim, do ponto de vista de diagnóstico, a estratificação dos indivíduos pode ser em: normotensão, hipertensão verdadeira, hipertensão do avental branco e hipertensão mascarada ou normotensão do avental branco.

Cada uma dessas condições apresenta prognósticos peculiares e necessitam de tratamentos e acompanhamentos igualmente particularizados.

A MAPA permite, além da melhor definição de diagnóstico, mais acurácia no acompanhamento do tratamento instituído, bem como melhor definição dos tratamentos instituídos.

Do ponto de vista econômico, há consistentes demonstrações de que sua aplicação não aumenta os custos com diagnóstico, tratamento e acompanhamento dos pacientes.

Referências bibliográficas

1. Riva-Rocci S. Um nuovo sfigmomanometro. Gazz Med Torino. 1896;47:981-1001.
2. Ayman D, Goldshine AD. Blood pressure determinations by patients with essential hypertension. Am J Med Sci. 1940;200:465-74.
3. Gomes MA, Pierin AM, Segre CA, Mion Junior D. [Home blood pressure measurement and ambulatory blood pressure measurement versus office blood pressure measurement]. Arq Bras Cardiol. 1998;71(4):66-78.
4. Pierin AM, Souza V, Lima JC, Mano GM, Ortega K, Ignês EC, et al. White coat effect and white coat hypertension and office blood pressure measurement taken by patients, nurses, and doctors compared with ambulatory blood pressure monitoring. J Hypertens. 2002;20(4 Suppl):S975.
5. Segre CA, Ueno RK, Warde KR, Accorsi TA, Miname MH, Chi CK, et al. White-coat hypertension and normotension in the League of Hypertension of

the Hospital das Clínicas, FMUSP: prevalence, clinical and demographic characteristics. Arq Bras Cardiol. 2003;80(2):117-26.

6. Myers MG, Godwin M, Dawes M, Kiss A, Tobe SW, Kaczorowski J. Measurement of blood pressure in the office: recognizing the problem and proposing the solution. Hypertension. 2010;55(2):195-200.

7. O'Brien E, Parati G, Stergiou G, Asmar R, Beilin L, Bilo G, et al; European Society of Hypertension Working Group on Blood Pressure Monitoring. European Society of Hypertension position paper on ambulatory blood pressure monitoring. J Hypertens. 2013;31(9):1731-68 Erratum: J Hypertens. 2013;31(12):2467.

8. Hermida RC, Smolensky MH, Ayala DE, Portaluppi F; International Society for Chronobiology; American Association of Medical Chronobiology and Chronotherapeutics; Spanish Society of Applied Chronobiology, Chronotherapy, and Vascular Risk; Spanish Society of Atherosclerosis; Romanian Society of Internal Medicine. 2013 ambulatory blood pressure monitoring recommendations for the diagnosis of adult hypertension, assessment of cardiovascular and other hypertension-associated risk, and attainment of therapeutic goals. Chronobiol Int. 2013;30(3):355-410.

9. Parati G, Stergiou G, O'Brien E, Asmar R, Beilin L, Bilo G, et al; European Society of Hypertension Working Group on Blood Pressure Monitoring and Cardiovascular Variability. European Society of Hypertension practice guidelines for ambulatory blood pressure monitoring. J Hypertens. 2014;32(7):1359-66.

10. Turner JR, Viera AJ, Shimbo D. Ambulatory blood pressure monitoring in clinical practice: a review. Am J Med. 2015;128(1):14-20.

11. O'Brien E, Atkins N, Stergiou G, Karpettas N, Parati G, Asmar R, et al; Working Group on Blood Pressure Monitoring of the European Society of Hypertension. European Society of Hypertension International Protocol revision 2010 for the Validation of Blood Pressure Measuring Devices in Adults. Blood Press Monit. 2010;15(1):23-8. Erratum in: Blood Press Monit. 2010;15(3):171-2.

12. Bombelli M, Toso E, Peronio M, Fodri D, Volpe M, Brambilla G, et al. The Pamela study: main findings and perspectives. Curr Hypertens Rep. 2013;15(3):238-43.

13. Hara A, Tanaka K, Ohkubo T, Kondo T, Kikuya M, Metoki H, et al. Ambulatory versus home versus clinic blood pressure: the association with subclinical cerebrovascular diseases: the Ohasama Study. Hypertension. 2012;59(1):22-8.

14. Fagard RH, Celis H, Thijs L, Staessen JA, Clement DL, de Buyzere ML, et al. Daytime and nighttime blood pressure as predictor of death and cause-specific cardiovascular events in hypertension. Hypertension. 2008;51(1):55-61.

15. Kain HK, Hinman AT, Sokolow M. Arterial blood pressure measurements with a portable recorder in hypertensive patients. I. Variability and correlation with "casual" pressures. Circulation. 1964;30:882-92.

16. Hinman AT, Engel BT, Bickford AF. Portable blood pressure recorder: accuracy and preliminary use in evaluating intra-daily variations in pressure. Am Heart J. 1962; 63:663-8.

17. Nobre F, Mion Jr, D, Gomes, MAM, Barbvosa ECD, Neves, MFT, Branão AA et al . VI Diretriz de monitorização ambulatorial da pressão arterial e IV Diretriz de monitorização residencial da pressão arterial. V MAPA / III MRPA. Arq Bras Cardiol. 2018;110(5 supl 1):1-29.

18. National Heart Foundation and High Blood Pressure Research Council of Australia. Ambulatory Blood Pressure Monitoring Consensus Committee. Ambulatory blood pressure monitoring. Aust Fam Physician. 2011;40(11):877-80.

19. JCS Joint Working Group. Guidelines for the clinical use of 24 hours ambulatory blood pressure monitoring (ABPM) (JCS 2010): digest version. Circ J. 2012;76(2):508-19.

20. Flynn JT, Daniels SR, Hayman LL, Maahs DM, McCrindle BW, Mitsnefes M, et al; American Heart Association Atherosclerosis, Hypertension and Obesity in Youth Committee of the Council on Cardiovascular Disease in the Young. Update: ambulatory blood pressure monitoring in children and adolescents: a scientific statement from the American Heart Association. Hypertension. 2014;63(5):1116-35.

21. Omboni S, Palatini P, Parati G; Working Group on Blood Pressure Monitoring of the Italian Society of Hypertension. Standards for ambulatory blood pressure monitoring clinical reporting in daily practice: recommendations from the Italian Society of Hypertension. Blood Press Monit. 2015;20(5):241-4.

22. Centers for Medicare & Medicaid Services. (CMS). Medicare coverage policy decisions. ABPM monitoring (#CAG-00067N). 2001. [Accessed in 2015 Sept 12]. Available from: https://www.cms.gov/medicare-coverage-database/details/nca-decision-memo.aspx?NCAId=5&NcaName=Am bulatory+Blood+Pressure+Monitoring&ver=9&from=%252527lmrp state%252527&co

ntractor=22&name=CIGNA+Government+Services+(05535)+-
-+Carrier&letter_range=4&bc=gCAAAAAAIAAA.

23. National Institute for Health and Clinical Excellence. (NICE). Hypertension: clinical management of primary hypertension in adults. Clinical Guideline. London; 2011. [Accessed in 2011 Sept 12]. Available from: https://www. nice. org.uk/guidance/CG127m

24. Lovibond K, Jowett S, Barton P, Caulfield M, Heneghan C, Hobbs FD, et al. Cost-effectiveness of options for the diagnosis of high blood pressure in primary care: a modelling study. Lancet. 2011;378(9798):1219-30. Erratum in: Lancet. 2011;378(9798):1218.

25. Silva GV, Mion Júnior D. [Is ABPM indicated for all hypertensives and normotensives? Is supportive evidence available?]. Arq Bras Cardiol. 2005;85(3):215-7.

26. Franklin SS, Thijs L, Hansen TW, O'Brien E, Staessen JA. White-coat hypertension: new insights from recent studies. Hypertension. 2013;62(6):982-7.

27. Manios ED, Koroboki EA, Tsivgoulis GK, Spengos KM, Spiliopoulou IK, Brodie FG, et al. Factors influencing white-coat effect. Am J Hypertens. 2008;21(2):153-8.

28. Pierdomenico SD, Cuccurullo F. Prognostic value of white-coat and masked hypertension diagnosed by ambulatory monitoring in initially untreated subjects: an updated meta-analysis. Am J Hypertens. 2011;24(1):52-8.

29. Franklin SS, Thijs L, Hansen TW, Li Y, Boggia J, Kikyua M, et al; International Database on Ambulatory Blood Pressure in Relation to Cardiovascular Outcomes investigators. Significance of white-coat hypertension in older persons with isolated systolic hypertension: a meta-analysis using the International Database on Ambulatory Blood Pressure Monitoring in Relation to Cardiovascular Outcomes Population. Hypertension. 2012;59(3):564-71.

30. Mancia G, Bertinieri G, Grassi G, Parati G, Pomidossi G, Ferrari A, et al. Effects of blood-pressure measurement by the doctor on patient's blood pressure and heart rate. Lancet 1983;24;2(8352):695-8.

31. Franklin SS, Wong ND. The complexity of masked hypertension: diagnostic and management challenges. Curr Hypertens Rep. 2014;16(9):474.

32. Peacock J, Diaz KM, Viera AJ, Schwartz JE, Shimbo D. Unmasking masked hypertension: prevalence, clinical implications, diagnosis, correlates and future directions. J Hum Hypertens. 2014;28(9):521-8.

33. Bobrie G, Clerson P, Ménard J, Postel-Vinay N, Chatellier G, Plouin PF. Masked hypertension: a systematic review. J Hypertens. 2008;26(9):1715-25.

34. Turner JR, Viera AJ, Shimbo D. Ambulatory blood pressure monitoring in clinical practice: a review. Am J Med. 2015;128(1):14-20.

35. Cuspidi C, Sala C, Tadic M, Rescaldani M, Grassi G, Mancia G. Untreated masked hypertension and subclinical cardiac damage: a systematic review and meta-analysis. Am J Hypertens. 2015;28(6):806-13.

36. José R. Banegas, Luis M. Ruilope, Alejandro de la Sierra, Ernest Vinyoles, Manuel Gorostidi, Juan J. de la Cruz et al. Relationship between Clinic and Ambulatory Blood-Pressure Measurements and Mortality. N Engl J Med 2018; 378:1509-1520.

37. Perloff D, Sokolov M, Cowam R. The prognostic value of ambulatory blood pressure. JAMA. 1983;249(20):2792-8.

38. Sega R, Facchetti R, Bombelli M, Cesana G, Corrão G, Grassi G, et al. Prognostic value of ambulatory and home blood pressures compared with office blood pressure in the general population Follow-up results from the Pressioni Aarteriose Monitorate e Loro Associazioni (PAMELA) study. Circulation. 2005;111(14):1777-83.

39. Kikuya M, Ohkubo T, Asayama K, Metoki H, Obara T, Saito S, et al. Ambulatory blood pressure and 10-year risk of cardiovascular and noncardiovascular mortality: the OHASAMA study. Hypertension. 2005;45(2):240-5.

40. Hansen TW, Kikuya M, Thijs L, Bjorklund-Bodegard K, Kuznetsova T, Ohkubo T, et al; IDACO Investigators. Prognostic superiority of daytime ambulatory over conventional blood pressure in four populations: a meta-analysis of 7030 individuals. J Hypertens. 2007;25(8):1554-64.

41. Conen D, Bamberg F. Noninvasive 24-h ambulatory blood pressure and cardiovascular disease: a systematic review and meta-analysis. J Hypertens. 2008;26(7):1290-9.

42. O'Brien E, Sheridan J, O'Malley K. Dippers and non-dippers. Lancet. 1988;2(8607):397.

43. Ortega KC, Mion Júnior D. What is the best prognostic determinant for ambulatory blood pressure monitoring: nondipping or morning surge in blood pressure? Arq Bras Cardiol. 2005;85(3):208-9.

44. Ben-Dov IZ, Kark JD, Bem-Ishay D, Mekler J, Bem-Arie L, Bursztyn M. Predictors of all-cause mortality in clinical ambulatory monitoring: unique aspects of blood pressure during sleep. Hypertension. 2007;49(6):1235-41.

45. Brotman DJ, Davidson MB, Boumitri M, Vidt DG. Impaired diurnal blood pressure variation and all-cause mortality. Am J Hypertens. 2008;21(1):92-7.

46. Fan H, Li Y, Thijs L, Hansen TW, Boggia J, Kikuya M, et al; International Database on Ambulatory Blood Pressure in Relation to Cardiovascular Outcomes (IDACO) Investigators. Prognostic value of isolated nocturnal hypertension on ambulatory measurement in 8711 individuals from 10 populations. J Hypertens. 2010;28(10):2036-45.

47. Ortega KC, da Silva GV, Mion D Jr. Nocturnal blood pressure fall changes in correlation with urinary sodium excretion. Hypertension. 2008;52(2):e10.

48. Gomes MA, Pierin AM, Mion D Jr. The effect of siesta in parameters of cardiac structure and in interpretation of ambulatory arterial blood pressure monitoring. Arq Bras Cardiol. 2000;74(4):314-8.

49. Parati G. Blood pressure variability: its measurement and significance in hypertension. J Hypertens Suppl. 2005;23(1):S19-25.

50. Mancia G, Bombelli M, Facchetti R, Madotto F, Corrao G, Trevano FQ, et al. Long-term prognostic value of blood pressure variability in the general population: results of the Pressioni Arteriose Monitorate e Loro Associazioni study. Hypertension. 2007;49(6):1265-70.

51. Hansen TW, Thijs L, Li Y, Boggia J, Kikuya M, Bjorklund-Bodegard K, et al; International Database on Ambulatory Blood Pressure in Relation to Cardiovascular Outcomes Investigators. Prognostic value of reading-to-reading blood pressure variability over 24 h in 8938 subjects from 11 populations. Hypertension. 2010;55(4):1049-57. Erratum in: Hypertension. 2010;55(6):e27.

52. Dolan E, O'Brien E. Is it daily, monthly, or yearly blood pressure variability that enhances cardiovascular risk? Curr Cardiol Rep. 2015;17(11):93.

53. Boggia J, Asayama K, Li Y, Hansen TW, Mena L, Schutte R. Cardiovascular risk stratification and blood pressure variability on ambulatory and home blood pressure measurement. Curr Hypertens Rep. 2014;16(9):470.

54. Franklin SS, Kham SA, Wong ND, Larson MG, Levy D. Is pulse pressure useful in predicting risk of coronary heart disease? The Framingham Heart Study. Circulation. 1999;100(4):354-60.

55. Verdecchia P, Schillaci G, Borgioni C, Ciucci A, Pede S, Porcellati C. Ambulatory pulse pressure: a potent predictor of total cardiovascular risk in hypertension. Hypertension. 1998;32(6):983-8.

56. Nobre F, Mion D Jr. Is the area under blood pressure curve the Best parameter to evaluate 24-h ambulatory blood pressure monitoring data? Blood Press Monit. 2005;10(5):263-70.

57. Nobre F, Coelho EB. 3 decades of AMBP: 24-hour ambulatory monitoring of blood pressure. Paradigm changes in the diagnosis and treatment of arterial hypertension. Arq Bras Cardiol. 2003;81(4):428-34.

58. Staessen JA, Byttebier G, Buntinx F, Celis H, O'Brien ET, Fagard R. Anti-hypertensive treatment based on conventional or ambulatory blood pressure measurement: a randomized controlled trial. Ambulatory Blood Pressure Monitoring and Treatment of Hypertension Investigators. JAMA. 1997;278(13):1065-72.

59. Schrader J, Luders S, Zuchner C, Herbold M, Schrandt G. Pratice vs ambulatory blood pressure measurement under treatment with ramipril (PLUR Study): a randomised, prospective long-term study to evaluate the benefits of ABPM in patients on antihypertensive treatment. J Hum Hypertens. 2000;14(7):435-40.

60. Clement DL, De Buyzere ML, De Bacquer DA, de Leeuw PW, Duprez DA, Fagard RH, et al; Office versus Ambulatory Pressure Study Investigators. Prognostic value of ambulatory blood pressure in patients with treated hypertension. N Engl J Med. 2003;348(24):2407-15.

61. Cloutier L, Daskalopoulou SS, Padwal RS, Lamarre-Cliche M, Bolli P, McLean D, et al. A new algorithm for the diagnosis of hypertension in Canada. Can J Cardiol. 2015;31(5):620-30.

Capítulo 5

Atividade autonômica: teste de inclinação ortostática (*tilt table test*)

Martina Battistini Pinheiro
Denise Tessariol Hachul

Pontos-chave

- O teste de inclinação foi fundamental na elucidação dos mecanismos fisiopatológicos da síncope vasovagal (SVV), possibilitando melhores intervenções terapêuticas.
- As indicações para realização do teste são: história de síncope recorrente de origem indeterminada em não cardiopatas sem fatores sugestivos de síncope vasovagal (SVV); episódio isolado de síncope em pacientes de risco; episódios recorrentes sugestivos de SVV, propiciando ao paciente o reconhecimento dos sintomas iniciais para evitar a queda; síncope recorrente em cardiopata ou associada ao exercício, desde que afastadas causas cardíacas; diagnóstico diferencial entre síncope reflexa e hipotensão ortostática e entre síncope convulsiva e epilepsia; diagnóstico de síncope conversiva; avaliação de quedas recorrentes em idosos.
- O diagnóstico da síncope vasovagal pode, na maioria das vezes, ser elucidado pela história clínica do paciente: presença de sintomas premonitórios, situações desencadeantes, características do paciente durante a perda de consciência e tipo e duração dos sintomas pós-sincopais.
- É contraindicado na gravidez, estenose aórtica ou mitral grave, coronariopatia obstrutiva proximal ou doença cerebrovascular obstrutiva.
- O chamado *tilt training*, ou treinamento postural passivo, tem eficácia comprovada no controle clínico da maioria dos casos, desde que haja adesão do paciente à sua prática.

Introdução

O mecanismo fisiopatológico das síncopes vasovagais não é completamente conhecido. Em razão das conexões recíprocas existentes entre o núcleo do trato solitário, o hipotálamo e os receptores autonômicos periféricos, vários estímulos emocionais ou somáticos, tais como dor, medo, micção, defecação, tosse ou deglutição, podem desencadear o reflexo vasovagal.

Assim, as síncopes vasovagais podem ter várias origens, mas o mecanismo que leva à efetiva perda da consciência é sempre o hipofluxo cerebral global em decorrência da hipotensão arterial com ou sem bradicardia, provocado pelo aumento da atividade eferente vagal e diminuição da atividade simpática sobre o sistema cardiovascular.[1,2,3]

O *tilt table test*, ou teste de inclinação ortostática, é um método diagnóstico subsidiário que identifica suscetibilidade a um tipo de síncope vasovagal: aquele cujo estímulo deflagrador é a hipovolemia central, absoluta ou relativa, mediada pelo estresse ortostático.[1-8]

Fisiopatologia da síncope vasovagal desencadeada pelo teste de inclinação

Desde que foi introduzido na prática clínica há mais de 30 anos, o teste de inclinação muito auxiliou no conhecimento de mecanismos fisiopatológicos envolvidos nas síncopes disautonômicas. O estresse postural, desencadeado pela inclinação passiva do paciente do decúbito dorsal horizontal para a posição ortostática, provoca um sequestro de parte do volume sanguíneo no compartimento inferior do organismo e diminuição do retorno venoso e do débito cardíaco.

Um aumento da atividade simpática é então deflagrado, mediado pelos barorreceptores arteriais e cardiopulmonares, com o objetivo de restaurar o fluxo sanguíneo cerebral. O aumento de catecolaminas circulantes provoca aumento da contratilidade miocárdica, da frequência cardíaca e da resistência vascular periférica. Pacientes suscetíveis à síncope vasovagal apresentam, em sua maioria, comprometimento da vasorreatividade microcirculatória. Assim, o retorno venoso e o débito cardíaco não podem ser completamente restabelecidos e a hipovolemia central não é adequadamente compensada. O aumento da contratilidade miocárdica e da frequência cardíaca em uma cavidade ventricular relativamente vazia estimula os mecanorreceptores miocárdicos (fibras C), com consequente deflagração do reflexo vasovagal (reflexo de Bezold-Jarish).[4-8]

Aumento da resistência cerebrovascular foi demonstrado pela monitorização da circulação cerebral com Doppler transcraniano, durante o reflexo vasovagal induzido pelo teste de inclinação. Essa resposta pode estar implicada no mecanismo de perda de consciência, pela isquemia da substância reticular e dos centros vasomotores e cardioinibitórios do sistema nervoso central.[9] O aumento da atividade simpática, associado a aumento do volume-minuto e do volume corrente, presentes durante os pródromos da síncope vasovagal, provavelmente contribuem para o processo de vasoconstrição cerebral.[10]

Indicações do teste de inclinação

Apesar de ser um método não invasivo, pouco dispendioso e seguro, as recomendações para realização de teste de inclinação devem obedecer a critérios bem estabelecidos.[12-16] O diagnóstico de síncope vasovagal pode, na grande maioria das vezes, ser realizado pela história clínica do paciente.

As indicações para realização do teste de inclinação, enumeradas a seguir, são baseadas nas recomendações da Diretriz Europeia de Cardiologia.[13]

- O *tilt* teste deve ser recomendado na suspeita de síncope vasovagal, hipotensão ortostática e síndrome postural ortostática taquicardizante (POTS) – classe de indicação IIaB.
- O *tilt* teste pode ser solicitado para orientar o paciente sobre sintomas prodrômicos e manobras para evitar a síncope – classe de indicação IIb, B.
- Pode ser útil na diferenciação de síncope com movimentos anormais da epilepsia.[14]
- Pode ser útil na diferenciação de síncope e queda.
- Pode ser útil no diagnóstico de síncope psicogênica.

Atenção:

- *Tilt* teste negativo não exclui síncope reflexa.
- Nas síncopes de origem indeterminada e mesmo nas síncopes de causa cardíaca, o *tilt* teste pode indicar uma suscetibilidade a hipotensão que pode não ser a causa principal, mas, na verdade, fator contribuidor. Esta condição pode ser representada, por exemplo, por um paciente com taquiarritmia que tenha suscetibilidade a hipotensão levando a síncope.
- *Tilt* teste com resposta cardioinibitória prediz, com alta probabilidade, síncope espontânea relacionada a assistolia. O mesmo não é verdade em relação às outras respostas.
- O teste não deve ser utilizado para avaliação de resposta terapêutica.

O teste é contraindicado nas seguintes condições:

- Estenose aórtica grave, cardiomiopatia hipertrófica com gradiente importante e em pacientes com estenose mitral crítica.

- Síncope em presença de doença arterial coronariana obstrutiva, especialmente proximal, em que hipotensão e bradiarritmia provocadas pelo reflexo vasovagal poderão trazer complicações irreversíveis.
- Síncope em presença de doença cerebrovascular obstrutiva, pelas mesmas razões anteriores.
- Na gestação.

Especificações técnicas

Em se tratando de método destinado para a avaliação do sistema nervoso autônomo, e sendo este muito vulnerável a variações circadianas, sazonais e a estímulos do meio ambiente, o teste de inclinação deve ser realizado preferencialmente em ambiente silencioso, com iluminação diminuída e temperatura agradável. Normalmente, não se recomenda a permanência de familiares no laboratório. Quanto mais próximo do evento sincopal o teste for realizado, maior será a probabilidade diagnóstica. O laboratório deve ter equipamento de reanimação cardiorrespiratória disponível, embora sejam raras as intercorrências durante o teste.[7,10,12-19]

Há inúmeras variações metodológicas publicadas, no que se refere a testes passivos ou com sensibilização medicamentosa.[12-20] É recomendável que manipulações venosas sejam evitadas, pois aumentam a vulnerabilidade ao reflexo vasovagal. Quando houver necessidade de punções venosas, recomenda-se aguardar pelo menos 30 minutos antes do início do teste.[12-16]

O estado de hidratação do paciente deve estar adequado. A monitorização do eletrocardiograma e da pressão arterial deve ser realizada de forma contínua, batimento a batimento, assim como a gravação dos dados. A monitorização batimento a batimento possibilita maior acurácia na interpretação do tipo de resposta antes e durante o colapso hemodinâmico induzido pelo teste. Caso a monitorização intermitente seja realizada, recomenda-se que as medidas sejam realizadas com a maior frequência possível, especialmente em caso de aparecimento de sintomas.

Recomenda-se período de repouso em decúbito dorsal horizontal por, no mínimo, vinte minutos. O paciente deve permanecer em jejum oral por pelo menos seis horas para minimizar os sintomas de mal-estar e possível vômito com aspiração, em caso de indução de síncope.

A maca deve ser inclinada a 60° ou 70° e deve ter suporte para os pés e cintos de segurança. Ângulos menores podem diminuir os índices de positividade, assim como ângulos maiores podem diminuir a especificidade.[8,11,12]

O tempo de exposição pode ser entre 30 e 45 minutos para o teste passivo prolongado.[8,12] Em crianças, o tempo para positivação é, em média, de 10 a 15 minutos, motivo pelo qual recomenda-se a exposição ortostática por vinte minutos.[8,13] A criança deve ser informada sobre os procedimentos do teste e, em poucos casos, é necessária a presença do responsável.

Pode ser acompanhado por enfermeiro ou auxiliar de enfermagem, desde que capacitado para atender intercorrências, em conjunto com o médico assistente, que deve permanecer em local acessível para atendimento de emergência, nos casos em que isto for necessário.

Em pacientes com idade superior a 40 anos, como complementação da investigação, deve-se proceder à massagem dos seios carotídeos em postura ortostática, com monitorização contínua da pressão arterial e eletrocardiograma. Esse procedimento sensibiliza a manobra vagal, melhorando assim sua acurácia diagnóstica e possibilitando o diagnóstico da forma vasodepressora da hipersensibilidade do seio carotídeo.[14-17] Comparando-se os resultados da compressão do seio carotídeo realizada tanto na posição supina como após a inclinação a 60°, demonstrou-se que a compressão do seio carotídeo realizada com o paciente na posição inclinada permitiu o diagnóstico de hipersensibilidade em um porcentual significativamente maior do que na posição supina (60% e 8,7%, respectivamente). A taxa de diagnóstico falso-positivo foi relativamente baixa (6,6%). Em razão desse aumento significativo na sensibilidade diagnóstica, a compressão do seio carotídeo deve ser realizada na posição supina e, nos casos negativos, durante os primeiros minutos de um teste de inclinação.

Considera-se hipersensibilidade do seio carotídeo quando, na ausência de agentes depressores do nó sinusal e da condução atrioventricular, ocorrer pausa ventricular > 3 segundos – por parada sinusal ou bloqueio atrioventricular (tipo cardioinibitório) ou queda da PA sistólica ≥ 50 mmHg sem sintomas ou > 30 mmHg com sintomas (tipo vasodepressora), durante manobra de compressão do seio carotídeo por 5 a 10 segundos[14-17] (Figuras 1 e 2).

Sensibilização medicamentosa

Não havendo um teste padrão-ouro de referência, a efetiva sensibilidade do teste de inclinação não pode ser avaliada com precisão. A decisão sobre usar ou não protocolos sensibilizados deve respeitar a necessidade individual de cada paciente e sua interpretação deve ser criteriosa.

Sabe-se que o teste passivo prolongado tem menor positividade, mas fornece diagnóstico com alta especificidade. A síncope vasovagal é uma condição clínica à qual todo ser

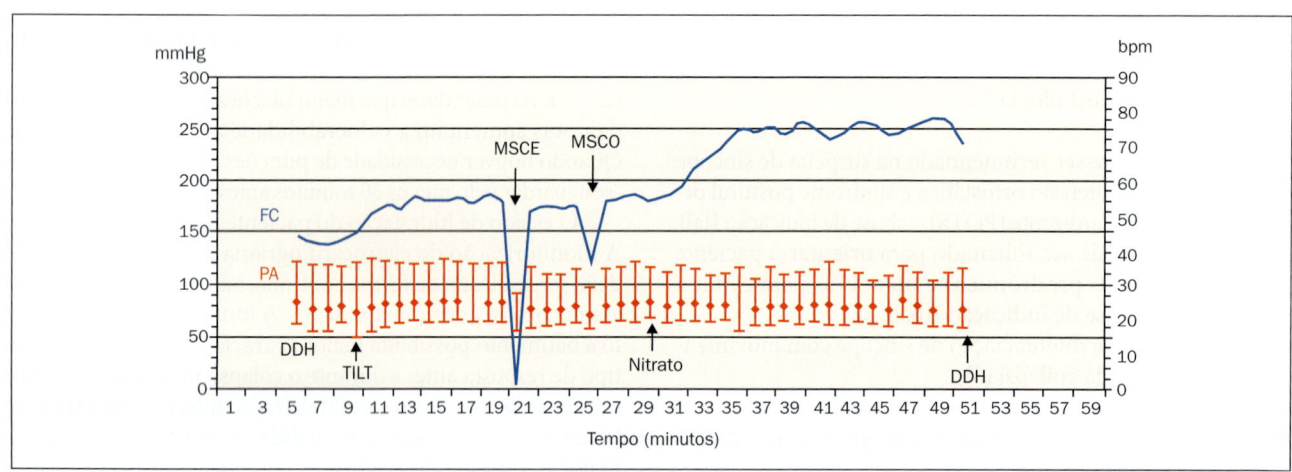

Figura 1 Exemplo de gráfico de *tilt* teste com hipersensibilidade do seio carotídeo a esquerda. Note a assistolia durante massagem.

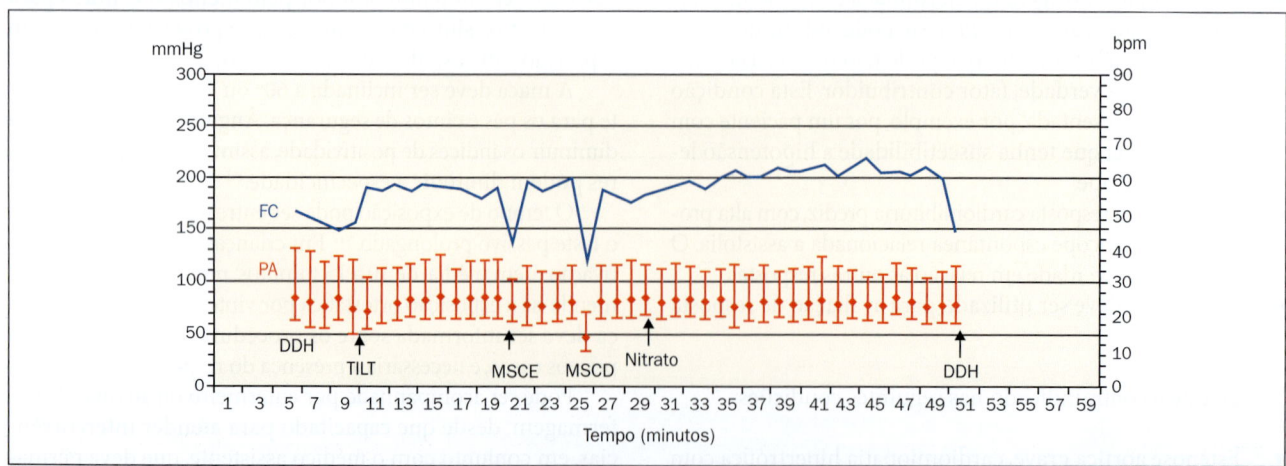

Figura 2 Exemplo de gráfico de *tilt* teste com hipersensibilidade do seio carotídeo à direita. Note a queda expressiva da pressão arterial.

humano é vulnerável. A administração de agente sensibilizante pode levar à perda da especificidade maior ou menor, de acordo com a dose do medicamento aplicado, tempo de exposição à ortostase e ângulo de inclinação utilizado. A interpretação do resultado do teste sensibilizado deve ser individualizada, levando-se em consideração a reprodução dos sintomas clínicos do paciente.

Embora vários agentes medicamentosos provocativos tenham sido propostos, os mais aceitos são o isoproterenol, a nitroglicerina e os nitratos sublinguais. O isoproterenol tem a desvantagem de requerer punção venosa, que comprovadamente aumenta a suscetibilidade ao reflexo vasovagal. Quando administrado em doses baixas, com objetivo de aumentar a frequência cardíaca basal em 25 a 30%, apresenta boa especificidade, podendo ser complementar ao teste basal prolongado. Normalmente esse objetivo é atingido com doses de 1 a 2 mg/minuto.[18]

Quando esses níveis de frequência cardíaca são atingidos, aguarda-se 5 minutos e inclina-se o paciente a 60° ou 70° em ortostase, posição na qual permanecerá até a indução do reflexo vasovagal ou por no máximo vinte minutos. O teste com isoproterenol é contraindicado em pacientes portadores de doença arterial coronariana, estenose aórtica, cardiomiopatia hipertrófica. Reservas devem ser feitas para portadores de taquiarritmias ventriculares. As complicações relatadas na literatura médica restringem-se aos testes com isoproterenol: vasoespasmo coronariano, cefaleia, indução de arritmias, intolerância.[19]

Outra forma de sensibilização é a administração de nitroglicerina *spray* (um *puff* de 400 mg) ou de 1,25 mg de dinitrato de isossorbida via sublingual, depois de vinte minutos de exposição ortostática passiva, prolongando-se o tempo por mais quinze ou vinte minutos. Esse protocolo denomina-se combinado (passivo + sensibilizado), tem boa especificidade e boa acurácia diagnóstica, além da vantagem de evitar manipulação venosa.[20] Sua utilização clínica é amplamente aceita pela facilidade de execução e ausência de complicações.

Resultados esperados

O critério de positividade do teste de inclinação ortostática é a reprodução dos sintomas clínicos associada ao colapso hemodinâmico. Existem pelo menos duas classificações propostas para as respostas anormais observadas durante o teste de inclinação.[8,10-12,21]

Resposta vasovagal clássica

Mista (tipo 1): queda da pressão arterial sistólica > 30 mmHg, associada à queda da frequência cardíaca (Figura 3). Cardioinibitória (tipo II):

A. Tipo 2A: queda abrupta da FC para menos de 40 bpm por mais de 10 segundos ou assistolia por menos de 3 segundos, com queda da PA menor que 30 mmHg (Figura 4).
B. Tipo 2B: assistolia maior que 3 segundos, com queda da PA menor que 30 mmHg (Figura 5).

Vasodepressora (tipo 3): queda da pressão arterial sistólica > 30 mmHg, sem alterações significativas da frequência cardíaca (Figura 6).

Resposta disautonômica

Hipotensão postural mantida durante todo o período de exposição ortostática, ou queda gradual e progressiva da pressão arterial, à medida que se prolonga a exposição, algumas vezes acompanhada de discreto aumento da frequência sinusal. O paciente, nesse caso, pode apresentar hipertensão supina e hipotensão ortostática, caracterizando insuficiência autonômica (Figura 7).[22,23]

Síndrome postural ortostática taquicardizante (SPOT)

Incremento de no mínimo 30 batimentos na frequência cardíaca basal imediatamente ao se assumir a postura ortostá-

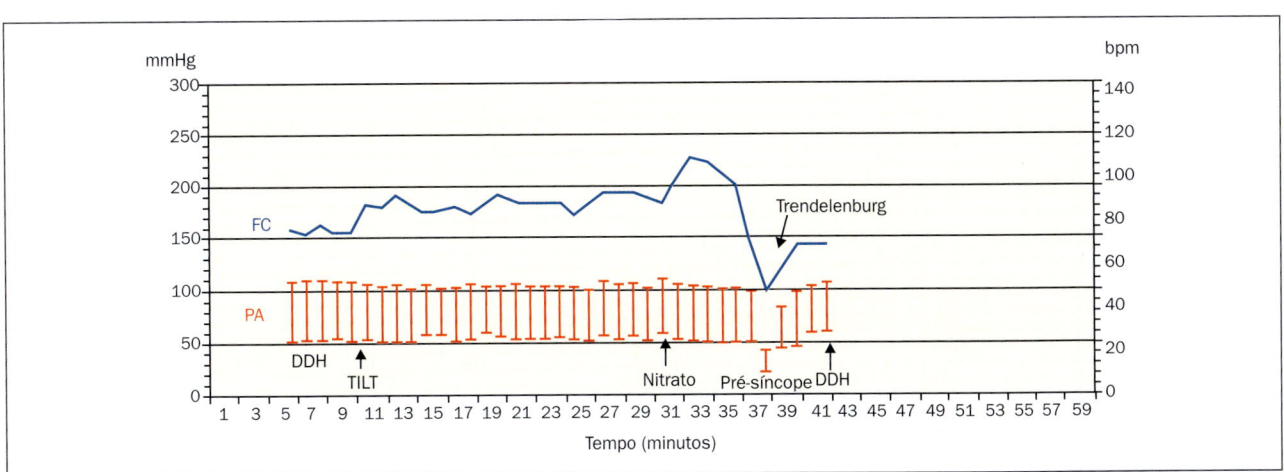

Figura 3 Exemplo de gráfico de *tilt* teste com resposta mista. Note a queda da frequência cardíaca (FC) simultaneamente à queda da pressão arterial (PA).

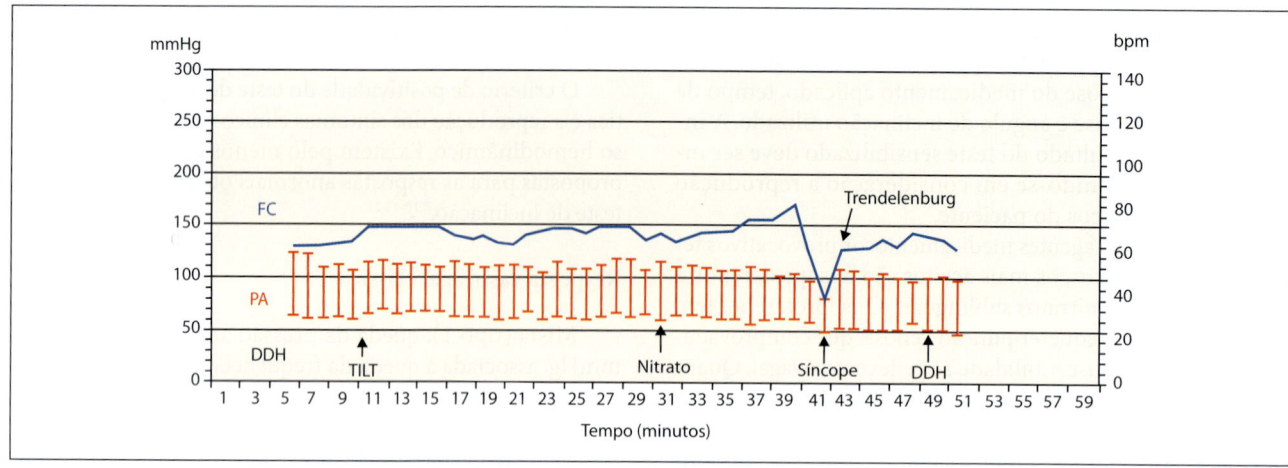

Figura 4 Exemplo de gráfico de *tilt* teste com resposta cardioinibitória tipo 2A. Note a assistolia com queda pouco significativa da pressão arterial (PA).

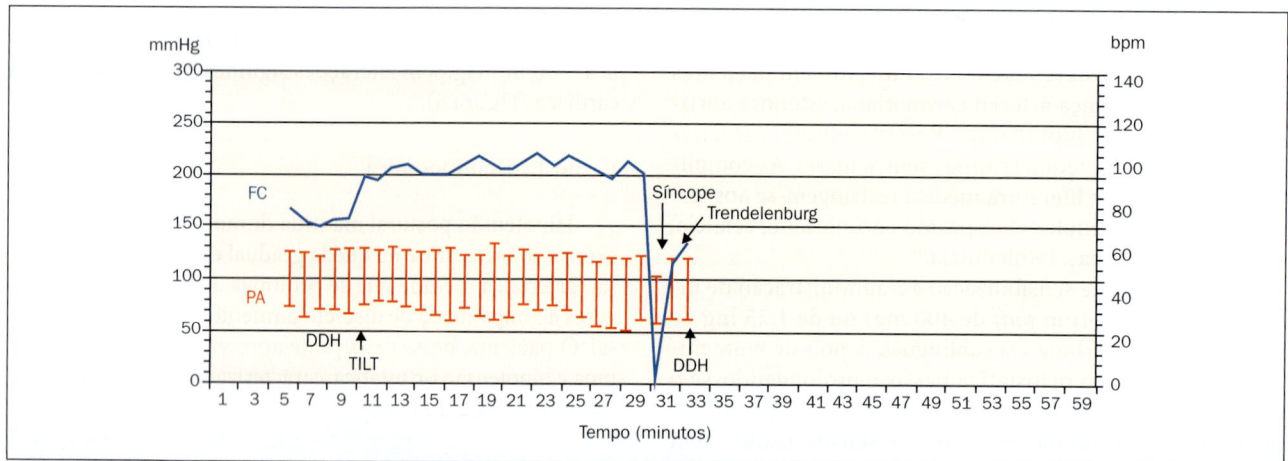

Figura 5 Exemplo de gráfico de *tilt* teste com reposta cardioinibitória do tipo IIB. Notar queda pouco acentuada da pressão arterial (PA) com assistolia.

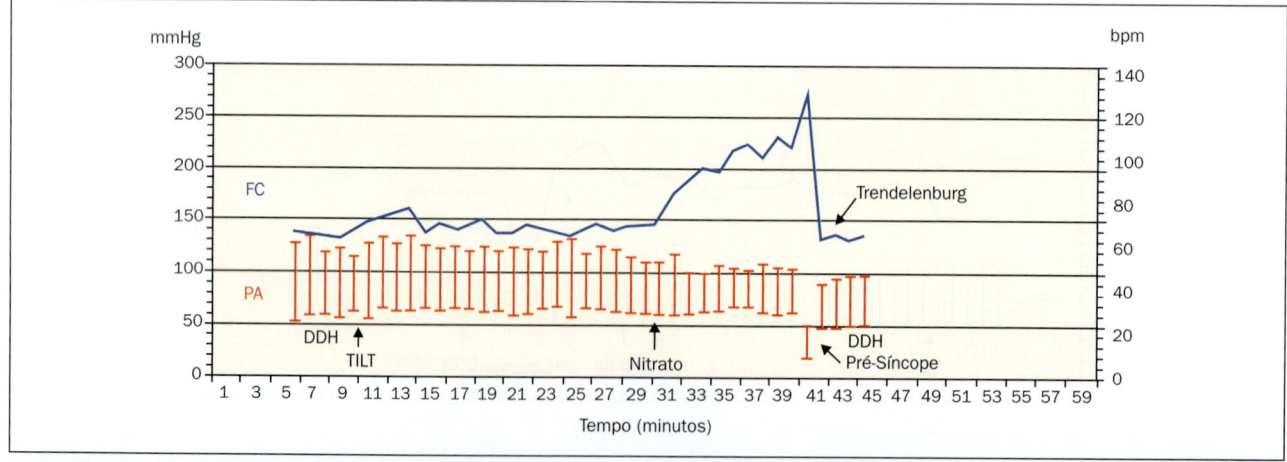

Figura 6 Exemplo de gráfico de *tilt* teste com resposta vasodepressora. Note a frequência cardíaca (FC) elevada no momento da queda da pressão arterial (PA).

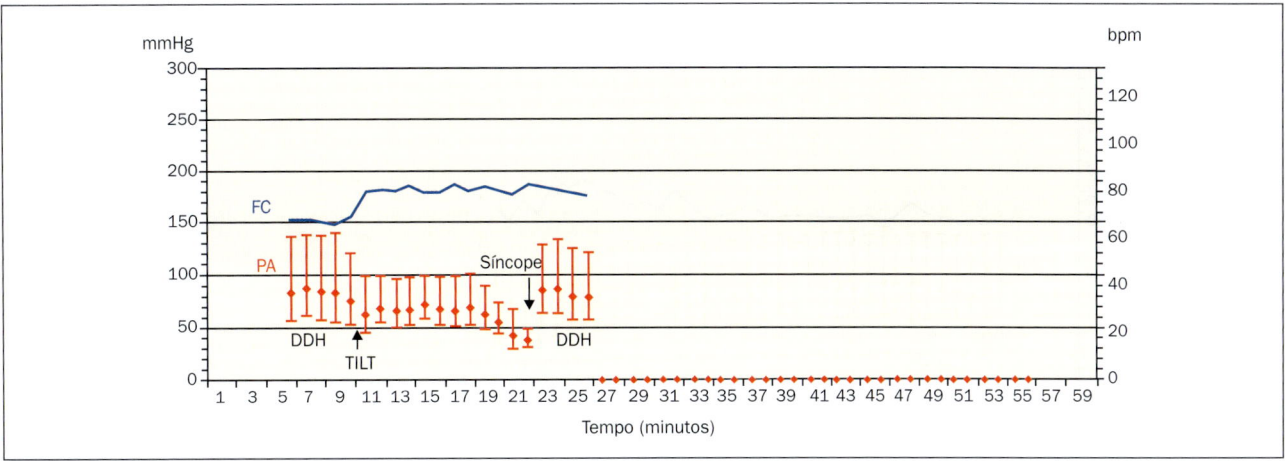

Figura 7 Exemplo de gráfico de disautonomia. Note a hipertensão supina e a queda progressiva da pressão arterial (PA) em ortostase.

tica, mantida ou maior que 120 bpm nos primeiros 10 minutos de exposição, com sintomas de intolerância à postura e acompanhados de PA limítrofe ou normal, porém sem atingir níveis para desencadear franco hipofluxo cerebral (Figura 8).[21,24,25]

Resposta exagerada ao nitrato

Em testes sensibilizados com nitratos e nitroglicerina, foi descrita a resposta exagerada ao nitrato, caracterizada por queda gradual e progressiva da pressão arterial com taquicardia sinusal progressiva. Não é considerada uma resposta positiva, mas simplesmente um efeito intrínseco do vasodilatador (Figura 9).

Síncope cerebral

Em casos mais raros, pode-se observar perda de consciência por vasoconstrição cerebral documentada com

Doppler transcraniano, sem alterações hemodinâmicas periféricas concomitantes.[26]

Testes autonômicos básicos

Além do estresse ortostático, alguns testes ajudam a identificar alterações autonômicas como causa da síncope.[27,28]

Manobra de Valsalva

É uma manobra de expiração forçada. Quando não ocorre queda da PA e aumento da FC com a manobra, sugere-se falência autonômica, que pode ser primária ou secundária. O grau de hipotensão e de falta de compensação da FC está diretamente relacionada ao grau de disfunção autonômica[29]. Uma queda da PA maior que o esperado, mas com resposta cronotrópica adequada, sugere síncope situacional relacionada a levantamento de peso, tosse, risada entre outros.[30,31]

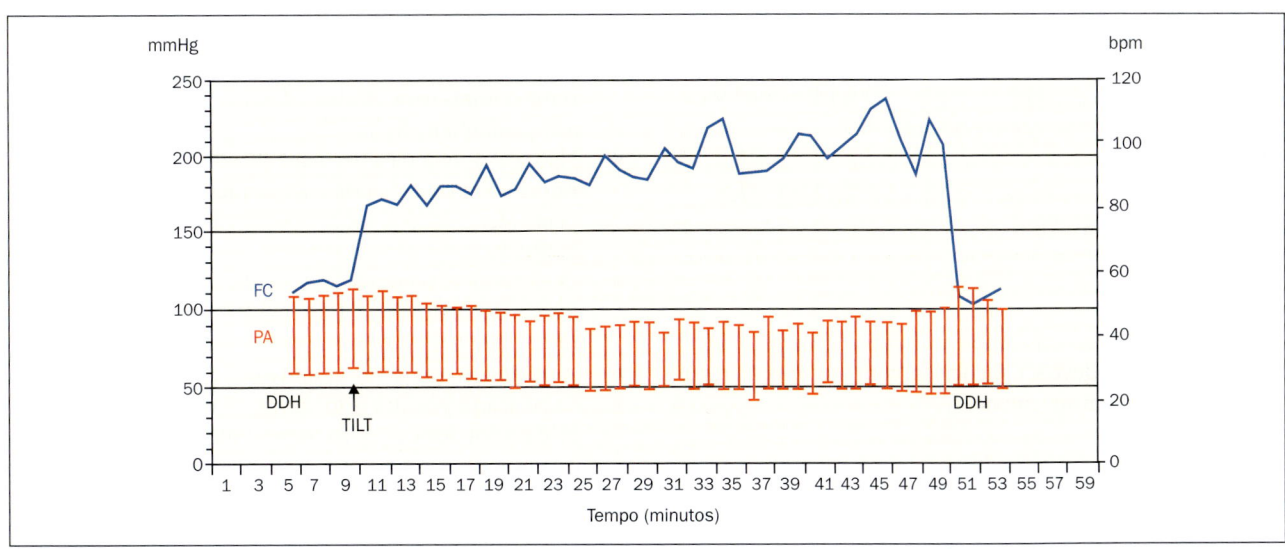

Figura 8 Exemplo de gráfico de *til* teste com síndrome postural ortostática taquicardizante (SPOT). Note o aumento abrupto da frequência cardíaca (FC) na exposição ortostática e a manutenção da taquicardia durante todo o período de ortostase.

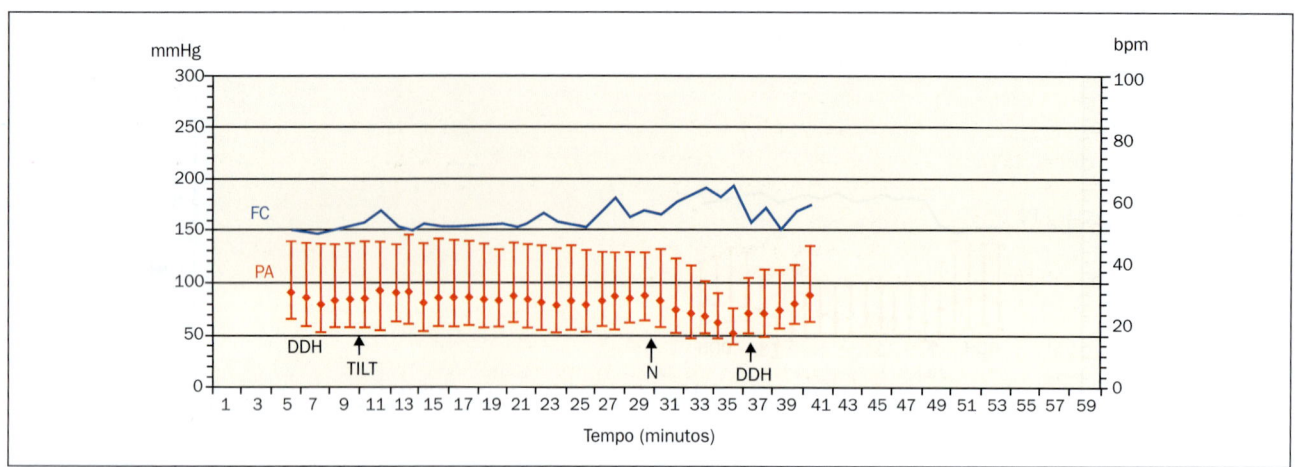

Figura 9 Exemplo de gráfico de *til* teste com resposta exagerada ao nitrato. Note a queda progressiva da pressão arterial (PA) a partir do primeiro minuto após sensibilização.

Manobra de inspiração profunda

Em condições fisiológicas, a FC aumenta durante a inspiração e cai durante a expiração. A variabilidade da FC durante inspiração profunda é maior que 15 bpm em indivíduos saudáveis com mais de 50 anos.[32] Uma variação menor ou a ausência de variação sugere disfunção parassimpática.

Utilização do teste de inclinação seriado (*tilt training*) como terapia da síncope vasovagal

O *tilt training*, ou treinamento postural passivo, consiste na exposição ortostática prolongada repetitiva, com objetivo de promover maior sensibilização do barorreflexo e da reatividade vascular.[33]

Apesar da eficácia obtida em estudos de séries de casos, nem todos os pacientes são capazes de aderir ao *tilt training* por tempo prolongado. Segundo estudo multicêntrico, essa é a maior limitação para sua utilização na prática clínica diária. Para maior adesão são necessários intensa motivação por parte do paciente e empenho por parte do médico, no incentivo à prática do treinamento postural.[33,34]

Aspectos práticos para realização do teste de inclinação ortostática

Recursos hospitalares

■ Deve ser realizado em ambiente hospitalar de segurança.
■ O laboratório deve ser silencioso, com iluminação regulável e temperatura amena.

Equipamento necessário

■ Maca basculante, com capacidade de inclinação de -20° (posição de Trendelenburg) até 70° ortostáticos, com apoio para os pés e cintos de segurança.
■ Monitor e registrador do eletrocardiograma contínuo.

■ Monitorização de pressão arterial contínua de preferência.
■ No caso de monitor intermitente, as medidas devem ser feitas com a maior frequência possível.
■ Equipamento de reanimação cardiorrespiratória, em caso de necessidade de recuperação do paciente após indução de síncope.
■ Monitorização da oximetria periférica é aconselhável.
■ Bomba de infusão no caso de uso de isoproterenol.

Especificações técnicas do procedimento

Sem que haja um teste padrão ouro de referência, o tempo de repouso, o tempo de inclinação, o ângulo de inclinação e a sensibilização do teste por agentes farmacológicos variavam muito entre diferentes serviços. Atualmente, as diretrizes de conduta orientam que:

■ Pode ser realizado no período matutino ou vespertino, mas deve-se dar preferência ao período matutino.
■ O paciente deve permanecer em jejum oral por no mínimo 6 horas para sólidos e 4 horas para líquidos, e estar adequadamente hidratado.
■ Não se recomenda a permanência de familiares no laboratório. Em caso de crianças pequenas ou pacientes dependentes, ponderar sobre a presença de apenas um acompanhante.
■ O período de repouso deve ser de pelo menos 10 minutos em decúbito dorsal horizontal e a elevação passiva da maca, feita em 10 a 15 segundos.
■ A inclinação pode variar entre 60° e 70°.
■ Exposição à postura ortostática deve durar entre 40 e 45 minutos no teste passivo para adultos e 20 minutos para crianças.

Para sensibilização por agentes pode-se usar:

■ Isoproterenol

- Doses de 1 a 2 mg/minuto em infusão endovenosa por bomba de infusão, na diluição de uma ampola de isoproterenol 1:5.000 para 100 mL de soro glicosado ou fisiológico realizada a partir dos últimos 5 minutos de repouso em decúbito horizontal.
- Tempo de inclinação de no máximo vinte minutos.
- Vasodilatadores
  - Dose de 1,25 mg via sublingual ou um *puff* de 400 mcg de nitroglicerina, administrado depois de completados os primeiros vinte minutos de exposição à postura ortostática passiva. Prolonga-se o tempo de inclinação por mais 20 a 25 minutos.

Recursos humanos

- É necessária a presença de um médico especializado durante todo o procedimento.
- É necessária a presença de técnico ou auxiliar de enfermagem capacitado para atendimento de emergência.

Relatório mínimo

- Identificação do paciente: nome, idade.
- Relato sobre uso de fármacos que podem interferir no resultado e na sua interpretação.
- Descrição do procedimento: se protocolo simples ou sensibilizado com medicamentos.
- Descrição dos sintomas relatados pelo paciente durante o procedimento.
- Gráfico contendo os valores da pressão arterial e frequência cardíaca durante o procedimento.
- Na conclusão, se o teste for positivo, definir o padrão de resposta hemodinâmica e se houve ou não reprodução dos sintomas clínicos.

Resumo

Desde que foi introduzido na prática clínica, há mais de 30 anos, o teste de inclinação muito nos auxiliou no conhecimento de mecanismos fisiopatológicos envolvidos na síncope vasovagal.

Todos os seres humanos são suscetíveis à síncope vasovagal, dependendo da intensidade do estímulo nocivo a que são submetidos. Por isso, a interpretação clínica dos seus resultados deve sempre ser realizada de acordo com a reprodução dos sintomas clínicos e reconhecimento dos mesmos pelo paciente. Os protocolos utilizados devem obedecer rigorosamente às recomendações dos consensos de especialistas e diretrizes de conduta internacionais, a fim de garantir boa especificidade diagnóstica, evitando resultados falso-positivos e, consequentemente, diagnósticos equivocados.

Referências bibliográficas

1. Grubb B. Neurocardiogenic syncope. In: Grubb B, Olshansky B (ed.). Syncope: mechanisms and management. Armonk: Futura; 1998. p.73-106.
2. Sutton R, Brignole M. Twenty-eight years of research permit reinterpretation of tilt-testing: hypotensive susceptibility rather than diagnosis. Eur Heart J. 2014;35:2211-2.
3. Neurocardiogenic syncope. An International Symposium. PACE. 1997; 20(II).
4. Benditt DG, Lurie K, Adler WS, et al. J. Pathophysiology of vasovagal syncope. In: Blanc JJ, Benditt D, Sutton R (ed.). Neurally mediated syncope: pathophysiology, investigation and treatment, 1st ed. Armonk: Futura; 1996. p.1-24.
5. Quan KJ, Carlson MD, Thames MD. Mechanisms of heart rate and arterial blood pressure control: implications for the pathophysiology of neurocardiogenic syncope. PACE. 1997; 20:764-74.
6. Mansouratti J, Blanc JJ. Tilt test procedure: angle, duration, positivity criteria. In Blanc JJ, Benditt D, Sutton R (ed.). Neurally mediated syncope: pathophysiology, investigations and treatment, 1st ed. Armonk: Futura; 1996. p.79-83.
7. Sneddon JF, Counihan PJ, Bashir Y, et al. Impaired immediate vasoconstrictor responses in patients with recurrent neurally mediated syncope. Am J Cardiol. 1993;71:72-6.
8. ESC Guideline for diagnostic and management of syncope. Eur Heart J. 2018;39:1883-948.
9. Grubb B, Gerard G, Roush K. Cerebral vasoconstriction during head upright tilt-induced vasovagal syncope: a paradoxic and unexpected response. Circulation. 1995;84:1157-64.
10. Kapoor W, Smith M, Miller N. Upright tilt testing in evaluating syncope: a comprehensive literature review. Am J Med. 1994;97:78-88.
11. Benditt D, Ferguson D, Grubb B, et al. ACC Expert Consensus Document: tilt table testing for assessing syncope. J Am Coll Cardiol. 1996;28:263-75.
12. Sutton R, Bloomfield D. Indications, methodology and classification of results of tilt table test. Am J Cardiol. 1999;84:10-9.
13. Wu TC, Hachul D, Scanavacca M, Sosa E. Valor diagnóstico do teste de inclinação em crianças e adolescentes. Arq Bras Cardiol. 2001.
14. McIntosh SJ, Lawson J, Kenny RA. Clinical characteristics of vasodepressor, cardioinhibitory and mixed carotid sinus syndrome in the elderly. Am J Med. 1993;100:418-22.
15. Solari D, Maggi R, Oddone D, Solano A, Croci F, Donateo P, Brignole M. Clinical context and outcome of carotid sinus syndrome diagnosed by means of the 'method of symptoms'. Europace. 2014;16:928-34.
16. Solari D, Maggi R, Oddone D, Solano A, Croci F, Donateo P, et al. Assessment of the vasodepressor reflex in carotid sinus syndrome. Circ Arrhythm Electrophysiol. 2014;7:505-10.
17. Ungar A, Rivasi G, Rafanelli M, Toffanello G, Mussi C, Ceccofiglio A, et al. Safety and tolerability of tilt testing and carotid sinus massage in the octogenarians. Age Ageing. 2016;45:242-8.
18. Morillo C, Klein G, Sandri S, Yee R. Diagnostic accuracy of a low dose isoproterenol head up tilt protocol. Am Heart J 1995; 129:901-6.
19. Wang et al. Coronary vasospasm during isoproterenol infusion. Am J Cariol. 1997;80:1508-10.
20. Ammirati F, Colivicchi F, Biffi A, et al. Head-up tilt testing potentiated with low-dose sublingual isosorbide dinitrate: a simplified time-saving approach for the evaluation of unexplained syncope. Am Heart J. 1998;135:671-6.
21. Sheldon RS, Grubb BP, et al. 2015 Heart Rhythm Society expert consensus statement on the diagnosis and treatment of postural tachycardia syndrome, inappropriate sinus tachycardia, and vasovagal syncope. Heart Rythm. 2015;12:e41-e63.
22. Ricci F, De Caterina R, Fedorowski A. Orthostatic hypotension: epidemiology, prognosis, and treatment. J Am Coll Cardiol. 2015;66:848-60.
23. Nilsson D, Sutton R, Tas W, Burri P, Melander O, Fedorowski A. Orthostatic changes in hemodynamics and cardiovascular biomarkers in dysautonomic patients. PLoS One. 2015;10:e0128962.
24. Morillo CA, Klein GJ, Thakur RK, et al. Mechanism of "inappropriate" sinus tachycardia. Role of sympathovagal balance. Circulation. 1994;90:873-7.
25. Schondorf R, Low P. Idiopathic postural tachycardia syndrome. In Low P (ed.). Clinical autonomic disorders. 1.ed. Boston: Little, Brown and Company; 1993. p.641-52.
26. Grubb B, Samoil D, Kosinski D, et al. Cerebral syncope: loss of consciousness associated with cerebral vasoconstriction in the absence of systemic hypotension. PACE. 1998;21:652-8.
27. Jones PK, Gibbons CH. The role of autonomic testing in syncope. Auton Neurosci. 2014;184:40-5.

28. Lee SH, Yang JH, Yim HR, Park J, Park SJ, Park KM, et al. Hemodynamics parameters and baroreflex sensitivity during head-up tilt test in patients with neurally mediated syncope. Pacing Clin Electrophysiol. 2017;40:1454-61.

29. Novak P. Assessment of sympathetic index from the Valsalva maneuver. Neurology. 2011;76:2010-6.

30. Kim AJ, Frishman WH. Laughter-induced syncope. Cardiol Rev. 2012;20:194-6.

31. Kohno R, Adkisson WO, Detloff BLS, Sakaguchi S, Benditt DG. Swallow (deglutition) syncope: An evaluation of swallowing-induced heart rate and hemodynamic changes in affected patients and control subjects. J Cardiovasc Eletrophysiology. 2019;30:221-9.

32. Ndayisaba JP, Fanciulli A, Granata R, Duerr S, Hintringer F, Goebel G, et al. Sex and age effects on cardiovascular autonomic function in healthy adults. Clin Auton Res. 2015;25:317-26.

33. Reybrouck T, Heidbüchel H, Van De Werf F, Ector H. Tilt training: a treatment for malignant and recurrent neurocardiogenic syncope. PACE. 2000;23:493-8.

34. Manzillo GF, Giada F, Gaggioli G, et al. Efficacy of tilt training in the treatment of neurally mediated syncope. A randomized study. Europace. 2004;6:199-204.

Capítulo 6

Ecocardiografia Doppler: aspectos fundamentais

Frederico José Neves Mancuso
Manuel Adan Gil
Orlando Campos Filho

Pontos-chave

- Ampla disponibilidade, ótima relação custo-benefício, inocuidade, portabilidade e versatilidade diagnóstica são algumas vantagens que colocam o ecocardiograma em posição de destaque na avaliação cardiológica não invasiva.
- A ecocardiografia é uma excelente técnica para análise estrutural e funcional do coração. São obtidas de forma fácil e rápida as dimensões cavitárias, a espessura das paredes, a função valvar, as características do pericárdio, a medida da pressão em artéria pulmonar e a avaliação da aorta.
- Técnicas especiais atualmente disponíveis complementam o arsenal da ecocardiografia, aumentando o alcance diagnóstico do método em situações especiais: ecocardiografia sob estresse, ecocardiografia transesofágica, medida do strain e ecocardiografia tridimensional.
- A ultrassonografia cardíaca direcionada é uma modalidade que pode ser utilizada por não ecocardiografistas para obter respostas rápidas para decisões clínicas.

Introdução

A ecocardiografia com Doppler permanece um exame diagnóstico importante na cardiologia, apesar do desenvolvimento de outras técnicas de imagem. Entre suas vantagens, a ecocardiografia fornece dados anatômicos e funcionais precisos, além de ser exame versátil, facilmente realizado à beira do leito e com custo baixo, totalmente não invasivo, que não utiliza radiação ionizante.

A ecocardiografia transtorácica convencional compreende submodalidades como imagem bidimensional, modo-M, Doppler espectral, mapeamento de fluxo em cores e o Doppler tecidual.[1] O strain, obtido pela técnica de speckle tracking, e a ecocardiografia tridimensional em tempo real são técnicas relativamente novas que podem acrescentar dados importan-

tes em situações específicas, porém ainda não estão amplamente disponíveis.[2,3]

Nos últimos anos tem aumentado o uso da ultrassonografia cardíaca direcionada ou focada, na qual se realiza exame direcionado por médico não ecocardiografista com o objetivo de obter uma resposta clínica específica, geralmente em situação de emergência ou em unidades de terapia intensiva. Para este fim, habitualmente são utilizados equipamentos portáteis, com dimensões de um notebook ou menores, semelhantes a smartphones. Estas avaliações objetivam avaliar a função ventricular, detectar sinais indiretos de hipertensão pulmonar, avaliar a necessidade de reposição volêmica e definir se há ou não sinais de derrame/tamponamento pericárdico.[4,5]

Fundamentos do exame ecocardiográfico

A ecocardiografia é baseada nas ondas de ultrassom, na qual feixes de ondas acústicas de alta frequência, em uma faixa inaudível (2 a 10 MHz), são emitidos por transdutores e penetram tecidos de densidade variável nas chamadas janelas acústicas. Ao incidir em interfaces de estruturas com diferentes densidades acústicas, as ondas são parcialmente refletidas e captadas pelo mesmo transdutor que as converte em sinal elétrico. O processamento eletrônico do sinal é realizado por computador, que analisa variações na intensidade e tempo de transmissão das ondas, gerando imagens planares bidimensionais dinâmicas, que reproduzem em tempo real a morfologia e o deslocamento das estruturas cardíacas (Figuras 1 a 3).[6]

A análise da variação entre as frequências do ultrassom emitido e refletido possibilita a determinação das velocidades do fluxo sanguíneo, dando origem a outras modalidades de estudo, todas fundamentadas neste efeito Doppler (Figura 4).[6]

A técnica unidimensional ou modo-M consiste na representação gráfica da profundidade versus tempo, indicando a movimentação de estruturas ao longo de uma linha única, selecionada a partir da imagem bidimensional.[6] Tem sido menos utilizada com a melhora progressiva da imagem bidimensional, porém ainda contribui de modo importante para a

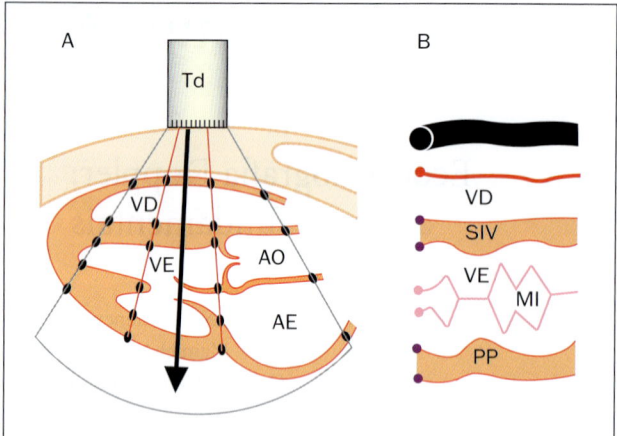

Figura 1 A: diagrama ilustrativo de uma imagem bidimensional do coração no corte longitudinal, obtida pela conjunção de múltiplas linhas de feixes ultrassônicos emitidos, refletidos e captados pelo transdutor (Td). B: observa-se a representação de um eco unidimensional (modo-M) obtido no nível dos folhetos mitrais.
VD: ventrículo direito; VE: ventrículo esquerdo; AE: átrio esquerdo; AO: aorta; SIV: septo interventricular; MI: valva mitral; PP: parede posterior do ventr.culo esquerdo. Fonte: adaptada do *site* http://www.echoincontext.com.

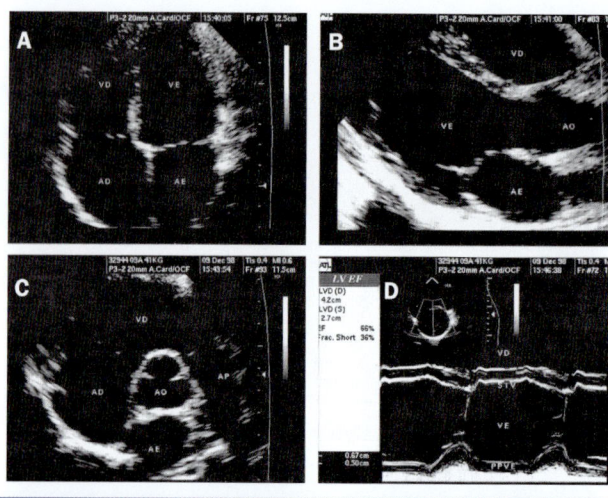

Figura 3 Exemplo de um ecocardiograma transtorácico normal (A, B, C: imagens bidimensionais; D: imagem unidimensional modo-M). A: corte apical de quatro câmaras; B: corte paraesternal longitudinal; C: corte paraesternal transversal no nível da valva aórtica; D: eco modo-M no nível das câmaras ventriculares.
VD: ventrículo direito; VE: ventrículo esquerdo; AD: átrio direito; AE: átrio esquerdo; SIV: septo interventricular; PPVE: parede posterior do ventrículo esquerdo.

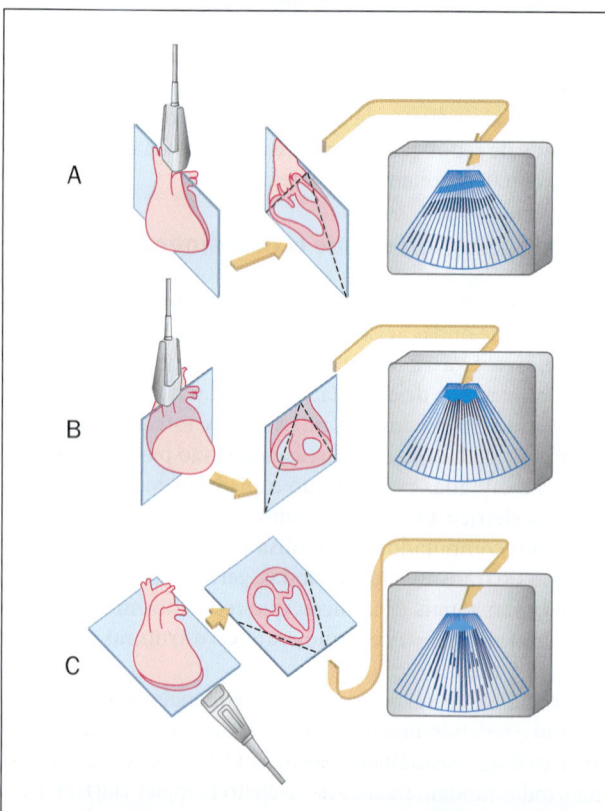

Figura 2 Esquema relacionando os planos ecocardiográficos com os respectivos cortes anatômicos biplanares e as imagens bidimensionais correspondentes. A: corte longitudinal; B: corte transversal no nível dos músculos papilares; C: corte apical de quatro câmaras.

melhor definição de bordos endocárdicos, avaliação de movimento de estruturas e determinação de tempos cardíacos.

A análise do fluxo cardíaco é feita utilizando as diversas técnicas de Doppler espectral, que avaliam a velocidade de fluxo em um determinado local (Doppler pulsátil) ou ao longo de um eixo (Doppler contínuo).[6]

O Doppler pulsátil tem melhor resolução espacial, sendo útil para determinar a velocidade de fluxo em um ponto determinado do coração, porém ele não é capaz de estimar altas velocidades. Por sua vez, o Doppler contínuo pode estimar altas velocidades, porém não é possível determinar o ponto de maior velocidade, sendo estimada a maior velocidade presente ao longo do feixe do ultrassom.[6]

O mapeamento de fluxo em cores (MFC) analisa a distribuição espacial do fluxo sanguíneo por uma escala de cores que discrimina variações de direção e velocidade da corrente sanguínea, cujas imagens são sobrepostas à imagem bidimensional. Fluxos que se aproximam do transdutor são representados pela cor vermelha e os que se afastam pela cor azul. Tonalidades e brilhos diferentes significam variações de velocidade.[6]

No coração normal, as velocidades da corrente sanguínea são uniformes e caracterizam o fluxo laminar, com representação no MFC por cor única, podendo variar em tonalidade. Em situações em que há passagem de sangue com alta velocidade através de orifício restritivo comunicando duas cavidades com pressões diferentes (ex., insuficiências e estenoses valvares ou "*shunts* intracavitários"), há fluxo turbulento caracterizado por um "mosaico" de cores ao MFC.[6]

Ao Doppler espectral (pulsátil ou contínuo), as curvas de velocidades diastólicas das valvas atrioventriculares são bifásicas e positivas (anterógradas); apresentam componente ini-

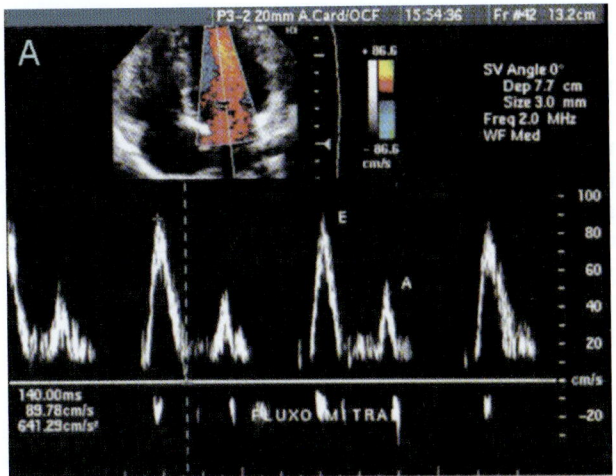

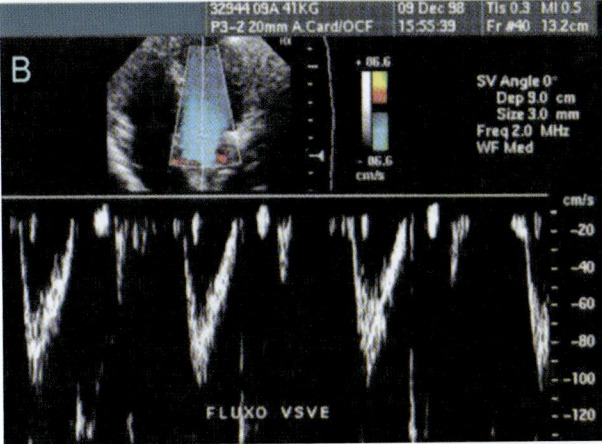

Figura 4 Exemplo de um estudo normal dos fluxos transvalvares pelo mapeamento de fluxo em cores (figura reduzida) e as respectivas curvas espectrais da vçelocidade de fluxo sanguíneo obtidas pelo Doppler pulsátil. A: fluxo diastólico mitral normal, bifásico, com o mapeamento colorido em vermelho e a curva de Doppler típica com seus dois componentes: ondas "E" e "A". Após o pico da onda E, ocorre redução progressiva da velocidade (rampa "EF" de desaceleração do fluxo) seguida de uma nova aceleração conferida pela contração atrial. B: fluxo sistólico normal da via de saída do ventrículo esquerdo (VSVE), com um único componente negativo e o correspondente mapeamento de fluxo colorido em azul. Observam-se as cores homogêneas do mapeamento de fluxo em cores que expressam o fluxo laminar uniforme e a escala de cores à direita. Nas curvas espectrais do Doppler pulsátil, a escala de velocidades encontra-se à direita (cm/s).

cial (onda E), que reflete o enchimento protodiastólico passivo e componente tardio (onda A) que representa a contração atrial e são codificadas em vermelho ao MFC. As curvas espectrais de velocidade sistólica das vias de saída dos ventrículos são unifásicas e negativas (retrógradas), por se afastarem do transdutor e são codificadas em azul pelo MFC.[6]

O Doppler tecidual (DT) utiliza um filtro para medir as velocidades de deslocamento do miocárdio ao longo do ciclo cardíaco. As velocidades sistólicas podem ser utilizadas para avaliação da contratilidade de ambos os ventrículos e para pesquisa de dissincronia do ventrículo esquerdo (VE). Por outro lado, as velocidades diastólicas, do anel mitral septal e lateral são utilizadas no estudo da função diastólica e estimativa das pressões de enchimento do VE.[6]

O ecocardiograma transtorácico é realizado preferencialmente em decúbito lateral esquerdo para obter os melhores resultados, fazendo uso das janelas ecocardiográficas:[6]

- Janela paraesternal: cortes longitudinal e transversal. Utilizada principalmente para visibilização das câmaras cardíacas, valvas cardíacas, aorta ascendente e artéria pulmonar.
- Janela apical: cortes 4-, 2- e 5-câmaras. Utilizada primordialmente para visualização das câmaras cardíacas e valvas cardíacas.
- Janela subcostal: utilizada particularmente para visualização da veia cava inferior, aorta abdominal e também cavidades cardíacas e valvas.
- Janela supraesternal: utilizada especialmente para visualização da aorta (arco e aorta torácica descendente proximal) e artéria pulmonar.

Exames ecocardiográficos especiais

Ecocardiografia transesofágica

A ecocardiografia transesofágica (ETE) utiliza uma sonda que é introduzida no esôfago, permitindo obter imagens mais nítidas, principalmente de estruturas posteriores, como o átrio esquerdo e seu apêndice, do septo atrial e da valva mitral (Figuras 5 e 6). Também é particularmente útil para avaliação de próteses valvares e pesquisa de vegetações endocárdicas e para avaliação da aorta torácica. A ETE ainda possibilita a realização do exame durante cirurgias cardíacas e da aorta e a monitorização de procedimentos invasivos em sala de hemodinâmica.[7]

Em razão da ótima qualidade das imagens obtidas, a ETE permite superar algumas limitações do exame transtorácico, sendo particularmente útil na pesquisa de fontes embolígenas, na identificação de vegetações endocárdicas, na avaliação da integridade do septo interatrial, no estudo dos mecanismos e da gravidade da insuficiência mitral, na avaliação das disfunções de próteses valvares, na avaliação de massas ou tumores intra ou extracardíacos, nas doenças da aorta torácica, na seleção de pacientes para cardioversão de fibrilação atrial, entre outras indicações.[6]

A ETE também pode ser utilizada para monitorização de procedimentos intervencionistas na sala de hemodinâmica (oclusão de defeitos septais, inserção de endopróteses aórticas, implante transcateter de prótese aórtica) e no intraoperatório de cirurgias cardíacas (plastia mitral, cardiomiopatia hipertrófica, dissecção aórtica). A ETE é um procedimento seguro, realizado com anestesia local (*spray*) e sedação leve e jejum absoluto de pelo menos 6 horas. Não deve ser realizado em pacientes com hemorragia digestiva alta ativa ou recente.[7]

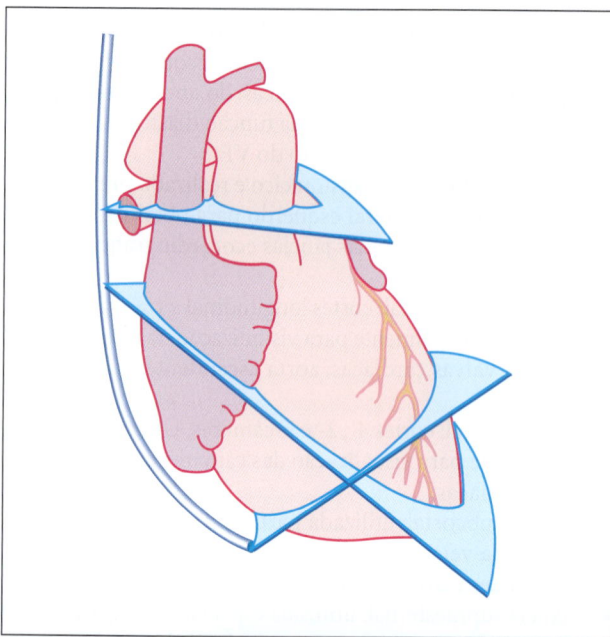

Figura 5 Ilustração esquemática de uma sonda de eco transesofágico demonstrando sua íntima relação com as estruturas cardíacas e os níveis habitualmente utilizados para estudo: esofágico superior (cerca de 20-25 cm da arcada dentária), esofágico médio (25-35 cm) e transgástrico, após ultrapassar o hiato esofágico (40-45 cm). Estão representados apenas os cortes transversais.

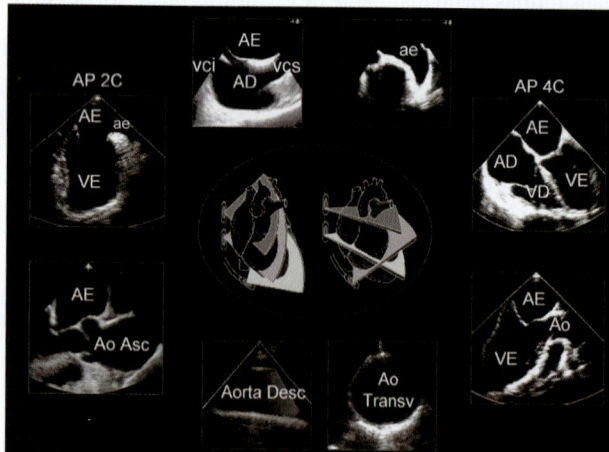

Figura 6 Representação dos diversos cortes obtidos pelo eco transesofágico em múltiplos planos e níveis variados de profundidade da sonda esofágica.
AE: átrio esquerdo; AD: átrio direito; VE: ventrículo esquerdo; VD: ventrículo direito; ae: apêndice atrial esquerdo; vcs: veia cava superior; vci: veia cava inferior; Ao: aorta torácica.

O contraste salino – solução salina agitada – é utilizado para pesquisa de forame oval pérvio ou fístula pulmonar. As microbolhas geradas não ultrapassam a circulação pulmonar e, assim, quando surgem em cavidades esquerdas, decorrem de forame oval pérvio (passagem precoce) ou fístula pulmo-

nar (passagem tardia, após 4 ou 5 ciclos da injeção). Geralmente é utilizado durante a ETE, porém pode ser realizado também na ecocardiografia transtorácica.[7]

Por outro lado, o contraste ecocardiográfico propriamente dito ultrapassa a circulação pulmonar e tem por objetivo melhorar o delineamento do bordo endocárdico do VE, para avaliação da contratilidade segmentar, especialmente na ecocardiografia sob estresse, além de ser utilizado para avaliar a perfusão miocárdica.[6]

Ecocardiografia sob estresse

O ecocardiograma sob estresse (farmacológico ou físico) representa uma modalidade de exame particularmente útil na avaliação da isquemia miocárdica e de doenças valvares ou cardiomiopatia hipertrófica.[6]

Ecocardiografia tridimensional

O ecocardiograma tridimensional (eco 3D) em tempo real pode ser realizado por via transtorácica e transesofágica (Figuras 7, 8 e 9). As imagens ainda podem ser adquiridas para análise *offline* para medidas e cálculos. Novos aparelhos permitem a aquisição da imagem em um batimento (*one beat*), o que pode trazer benefícios na avaliação de pacientes com ritmos irregulares, como nos casos de fibrilação atrial.[3,6]

Na avaliação do VE, o eco 3D permite a visualização da segmentação miocárdica com suas respectivas curvas de função regional, as quais permitem o cálculo do índice de dissincronia intraventricular, que pode ser utilizado na seleção de pacientes para terapia de ressincronização cardíaca.[6] Na avaliação do VD, o eco 3D pode trazer vantagens na avaliação dos volume e função, pois esta é uma câmara cardíaca de anatomia peculiar e de difícil avaliação pelas imagens bidimensionais, porém, esta análise ainda depende de *softwares* específicos que ainda não estão presentes em todos os aparelhos com capacidade de avaliação tridimensional.

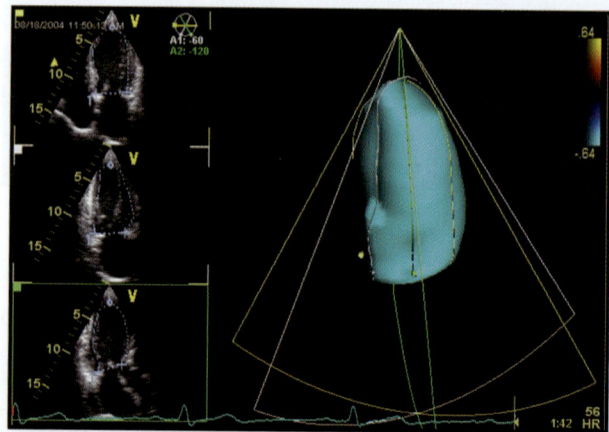

Figura 7 Eco tridimensional: corte apical, demonstrando a configuração espacial da cavidade ventricular esquerda após reconstrução a partir de cortes ortogonais.

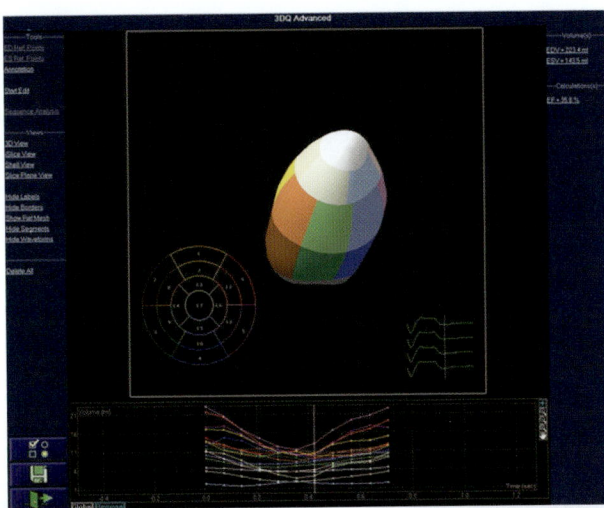

Figura 8 Eco tridimensional (3D) com a representação espacial da segmentação do ventrículo esquerdo em 17 segmentos miocárdicos, com suas respectivas curvas de função regional individualizadas abaixo. Modelo utilizado também para cálculo do índice de ressincronização ventricular pelo eco 3D.

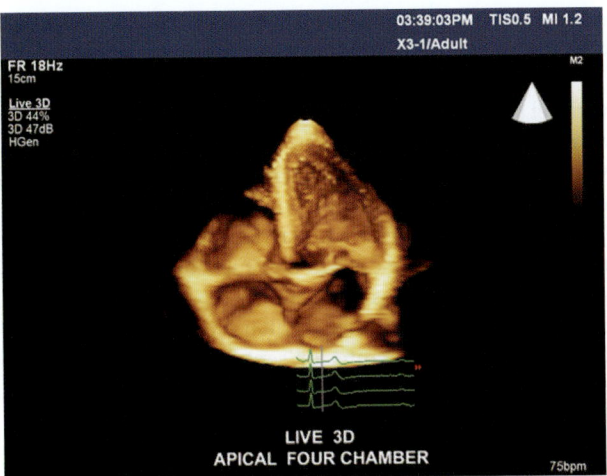

Figura 9 Imagem de eco tridimensional, corte apical, demonstrando detalhes internos das estruturas e cavidades cardíacas.

O eco 3D é particularmente útil em sua modalidade transesofágica, permitindo melhor detalhamento anatômico, especialmente das doenças valvares. Há uma excelente correlação das imagens tridimensionais com os achados cirúrgicos, principalmente no detalhamento de aspectos anatômicos da valva mitral. Também é crescente o uso do exame tridimensional para guiar procedimentos em salas de hemodinâmica e híbridas, como fechamento de comunicação interatrial e implante de prótese transvalvar aórtica percutânea, entre outros.[3,6]

Strain

Uma nova ferramenta de grande contribuição clínica é a medida da deformação miocárdica – o *strain* – pela técnica do *speckle tracking*. O *strain* pode ser avaliado nos planos longitudinal, circunferencial e radial, assim como nas imagens tridimensionais. Até o presente, a medida do *strain* longitudinal global sistólico tem se mostrado a modalidade mais consistente e estudada. O *strain* é apresentado em percentagem, sendo o longitudinal um valor negativo. Considera-se normal valores de *strain* longitudinal global igual ou mais negativos que 18% para o VE (ou valor absoluto ≥ 18%) (Figura 10).[2]

A medida do *strain* miocárdico se mostrou um bom parâmetro para avaliação da função sistólica ventricular, e ele parece se alterar precocemente – antes de haver alteração da fração de ejeção – possibilitando a detecção precoce de comprometimento miocárdico (disfunção subclínica) em diversas doenças que podem evoluir com este comprometimento, como cardiotoxicidade por quimioterápicos, doenças valvares, cardiomiopatia hipertrófica, entre outras. O *strain* também pode ser utilizado para avaliação da função sistólica do ventrículo direito (VD) e na pesquisa de dissincronia cardíaca.[2]

Esta é uma técnica que ainda não está amplamente disponível e ainda existem problemas de aparelhos de fabricantes diferentes fornecerem valores diferentes, embora esta limitação tenha se reduzido nos últimos anos. Contudo, ainda é recomendado que exames seriados sejam sempre realizados no mesmo aparelho (ou, pelo menos, em equipamento do mesmo fabricante).

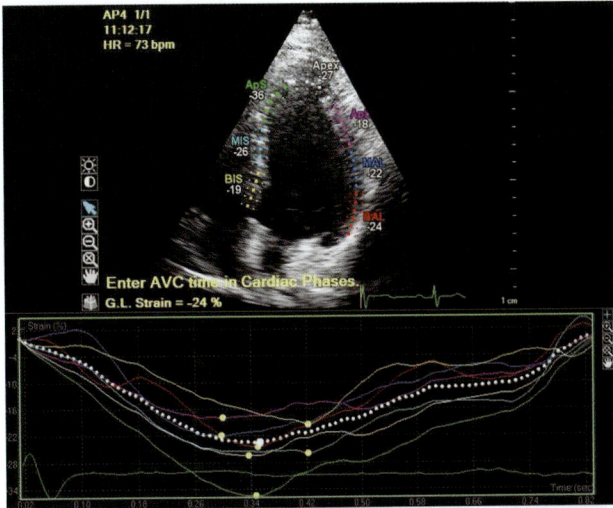

Figura 10 Exemplo de curvas de *strain* sistólico longitudinal do ventrículo esquerdo (VE), que avalia o encurtamento sistólico de cada segmento miocárdico, da base em direção ao ápice. Os sete segmentos e respectivas curvas de deformação são representados em cores neste corte apical de quatro câmaras. O *strain* de cada segmento é expresso em porcentagem, que corresponde ao encurtamento máximo ao final da sístole. Neste caso, com fração de ejeção do VE normal (67%) as curvas são uniformes e síncronas, uma vez que não há anormalidade contrátil segmentar nem distúrbio de condução. Observe que as curvas são negativas no caso do *strain* longitudinal, pois há uma redução do comprimento de cada segmento na sístole. A curva pontilhada em amarelo constitui o *strain* longitudinal global (SLG), resultante da média de todos os segmentos, igual a 24% (normal: acima de 18%).

Avaliação da função ventricular e da massa miocárdica do ventrículo esquerdo

Função sistólica global

Para análise da função sistólica do VE habitualmente avalia-se a fração de ejeção (FE), que expressa o desempenho sistólico global, com valores diagnóstico e prognóstico consagrados. A FE matematicamente é representada pela fórmula:

(volume diastólico final – volume sistólico final/volume diastólico final x 100),

Sendo expressa em percentagem. São considerados normais valores ≥ 52% para homens e ≥ 54% para mulheres.[8]

Idealmente, os volumes do VE devem ser obtidos pela técnica de Simpson modificado, na qual é tracejada (planimetria) a borda endocárdica nos planos apicais 4- e 2-câmaras em diástole e sístole (Figura 12). Em pacientes com geometria normal do VE, sem alteração contrátil segmentar ou movimentação atípica ou paradoxal do septo ventricular, os volumes podem ser calculados pelo método de Teichholz, no qual eles são obtidos a partir de fórmula matemática que emprega apenas diâmetros do ventricular esquerdo.[8]

Volumes também podem ser obtidos pelo eco 3D.[3] Para o ecocardiografista experiente e bem treinado, a FE pode ser estimada subjetivamente, sendo especialmente útil na presença de imagens de má qualidade que dificultam a planimetria para cálculo quantitativo dos volumes ventriculares.

Função sistólica segmentar ou regional

A análise da contração segmentar é fundamental na pesquisa da doença arterial coronariana e suas consequências, que se caracterizam por comprometimento miocárdico segmentar. Disfunção segmentar não é específica de isquemia

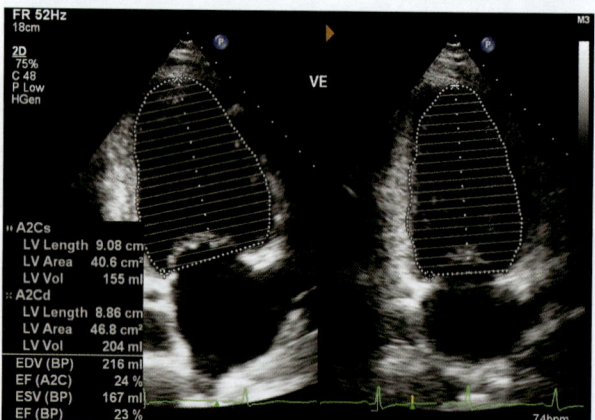

Figura 11 Função diastólica normal em homem de 31 anos, assintomático. Fluxo mitral normal com tempo de desaceleração da onda E de 246 ms e relação E/A de 1,6 (acima à esquerda), volume normal do átrio esquerdo (21,8 ml/m²) (acima à direita). Abaixo, notam-se as curvas do Doppler tecidual mostrando onda e' septal de 9,75 cm/s e e' lateral de 17,6 cm/s, com relação E/e' média de 5,5.

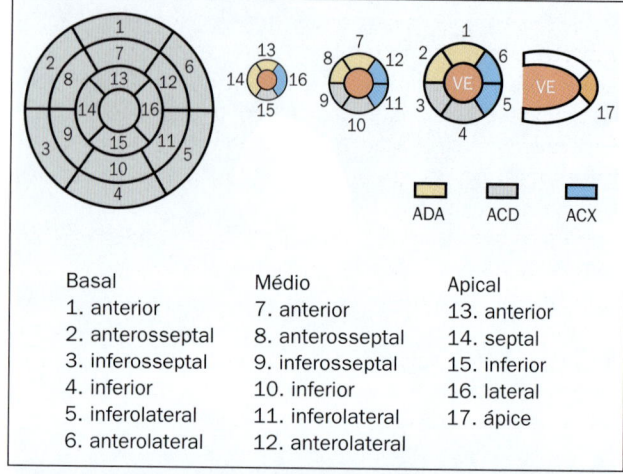

Figura 12 Esquema proposto para designar 17 segmentos miocárdicos do ventrículo esquerdo (6 basais, 6 médios e 5 apicais), relacionados à perfusão das artérias coronárias correspondentes. As cores amarela, cinza e azul discriminam, respectivamente, o território vascular das artérias coronárias descendente anterior (ADA), direita (ACD) e circunflexa (ACX).

Legenda da figura:

Basal	Médio	Apical
1. anterior	7. anterior	13. anterior
2. anterosseptal	8. anterosseptal	14. septal
3. inferosseptal	9. inferosseptal	15. inferior
4. inferior	10. inferior	16. lateral
5. inferolateral	11. inferolateral	17. ápice
6. anterolateral	12. anterolateral	

miocárdica, já que também podem ocorrer em outras situações, como doença de Chagas e miocardite aguda.[5,6]

A alteração contrátil segmentar pode ser de intensidade variável (hipocinesia, acinesia ou discinesia), acometendo um ou mais segmentos das paredes miocárdicas, de forma reversível (isquemia miocárdica espontânea ou induzida por estresse físico/farmacológico) ou definitiva (infarto do miocárdio ou fibrose). Para localizar as disfunções regionais, utiliza-se esquema de divisão do ventrículo esquerdo em 17 segmentos miocárdicos de diferentes topografias (apical, média e basal), que constituem as diferentes paredes do ventrículo esquerdo (septal anterior, septal inferior, anterior, lateral, lateral inferior e inferior) e que estão relacionados à irrigação coronariana (Figura 12).[6]

Função diastólica

Atualmente, a função diastólica é avaliada pela combinação do fluxo mitral avaliado pelo Doppler pulsátil, a velocidade da onda é septal e lateral do anel mitral obtida pelo Doppler tecidual, volume do átrio esquerdo e pressão sistólica em artéria pulmonar, sendo valorizado principalmente a determinação das pressões de enchimento do VE ou pressão em átrio esquerdo (AE).[9]

Com estes parâmetros, considera-se que há disfunção diastólica com aumento das pressões de enchimento quando 3 ou 4 deles estão anormais:[9]

- Relação E/e' média > 14.
- Velocidade onda e' septal < 7 cm/s ou da onda e' lateral < 10 cm/s.
- Volume do átrio esquerdo > 34 mL/m².
- Velocidade máxima do refluxo tricúspide > 2,8 m/s (como marcador de aumento da pressão pulmonar).

Se houver apenas dois destes itens fora da normalidade, as diretrizes norte-americanas atuais consideram como função diastólica indeterminada e se houver modificação em apenas um ou em nenhum item, considera-se como função diastólica normal. A disfunção diastólica pode ser classificada em disfunção diastólica graus I, II ou III, conforme o aumento da gravidade (Figuras 13 e 14).[9,10]

O disfunção diastólica grau I geralmente está associada à alteração do relaxamento diastólico do VE, que habitualmente não apresenta aumento da pressão em átrio esquerdo. Os graus II e III costumam correlacionar-se a aumento da pressão em átrio esquerdo. A disfunção diastólica grau III, também chamada de padrão restritivo, está associada a desfechos cardiovasculares desfavoráveis.[6,9,10]

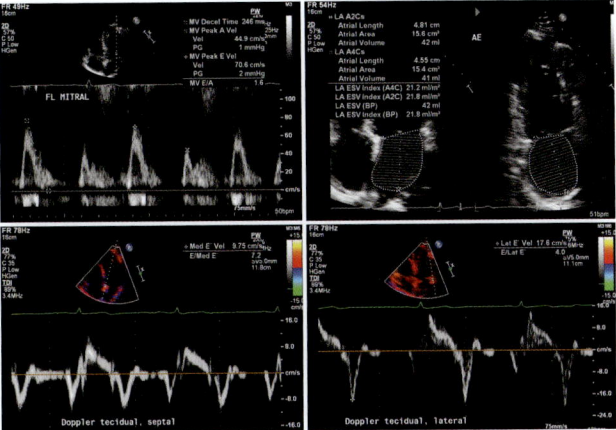

Figura 13 Exemplo do método de Simpson para obtenção da fração de ejeção em um paciente com cardiomiopatia dilatada e disfunção sistólica importante do ventrículo esquerdo, com fração de ejeção de 23%.

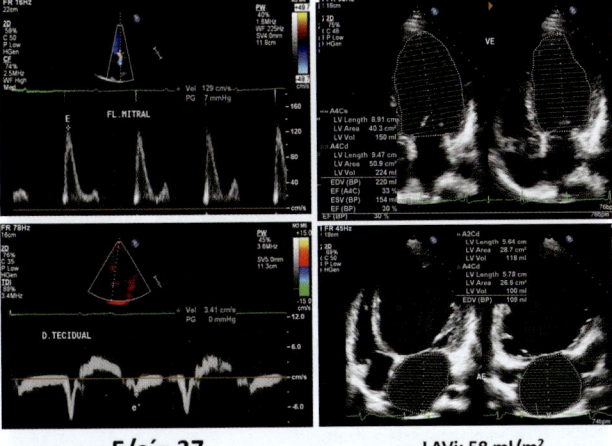

Figura 14 Disfunção diastólica grau III em paciente com cardiomiopatia dilatada com fração de ejeção do ventrículo esquerdo de 30%. Observa-se fluxo mitral com padrão restritivo (acima à esquerda), relação E/e' de 37, indicando aumento da pressão em átrio esquerdo (abaixo à esquerda) e volume atrial esquerdo com aumento importante, de 58 mL/m² (abaixo à direita).

Em casos duvidosos, outros parâmetros podem ser utilizados, como o fluxo em veias pulmonares, o tempo de desaceleração da onda E mitral e a velocidade de propagação do fluxo diastólico.[9,10]

Fibrilação atrial, taquicardia sinusal, ritmo de marca-passo e valvopatia mitral são fatores que interferem na avaliação da função diastólica, muitas vezes impedindo a sua análise.[9,10]

Avaliação funcional do ventrículo direito

A geometria complexa do ventrículo direito (VD) dificulta a determinação de um algoritmo ou de uma fórmula matemática que calcule adequadamente seus volumes. A variação percentual das áreas diastólica e sistólica do ventrículo direito (FAC; *fractional área change*), no corte apical 4-câmaras, tem sido utilizada como alternativa de avaliação quantitativa da sua função sistólica (valores normais acima de 35%).[8]

Outro índice utilizado para avaliação da função do VD é a excursão sistólica do anel tricúspide (TAPSE; valor normal ≥ 16 mm), que tem valor prognóstico, especialmente em casos de hipertensão pulmonar. O Doppler tecidual, medindo a velocidade de deslocamento do anel tricúspide (onda S), também tem sido utilizado.[8]

O *strain* parece ser uma técnica promissora para avaliação da função do VD, sendo considerados normais valores mais negativos que 21% (ou valores absolutos ≥ 21%).[2] O eco 3D supera as limitações geométricas do VD, permitindo avaliação da função pela fração de ejeção,[3] porém aparelhos com *software* para análise do VD ainda não muito pouco disponíveis.

Massa ventricular esquerda e hipertrofia miocárdica

A espessura miocárdica normal ao final da diástole é de até 9 mm para mulheres e de até 10 mm para homens. A massa ventricular esquerda é calculada indiretamente a partir da estimativa dos volumes ventriculares, derivados de fórmulas que geralmente levam em consideração as dimensões cavitárias lineares e a espessura miocárdica. O índice de massa do VE é obtido dividindo-se a massa miocárdica absoluta pela área de superfície corpórea, com valores normais ≤ 95 g/m² em mulheres e ≤ 115 g/m² em homens. Esses dados são úteis no diagnóstico e quantificação da hipertrofia do VE, com acurácia superior ao eletrocardiograma e com valor prognóstico em pacientes com hipertensão arterial.[8]

O cálculo da espessura relativa da parede é feito com a espessura da parede lateral inferior (posterior) multiplicada por dois, dividida pelo diâmetro ventricular, cujo valor normal é de até 0,42. A associação desse índice à massa miocárdica permite caracterizar hipertensos com padrões geométricos específicos:[8]

- Normal: índice de massa e espessura relativa normais.
- Remodelamento concêntrico: índice de massa normal com espessura relativa aumentada.
- Hipertrofia excêntrica: índice de massa aumentado com espessura relativa normal.

■ Hipertrofia concêntrica: índice de massa e espessura relativa aumentados.

Esses padrões têm valor prognóstico, pois hipertensos com hipertrofia miocárdica ou remodelamento concêntrico têm maiores chances de desenvolver eventos cardiovasculares adversos.

Cardiomiopatias e transplante cardíaco

O eco é fundamental para a caracterização estrutural e funcional das cardiomiopatias, cuja classificação envolve muitos elementos obtidos por esse método. O exame auxilia no manuseio clínico dessas doenças, orientando seu tratamento farmacológico, estabelecendo critérios objetivos de resultados terapêuticos e avaliando gravidade e prognóstico.

Cardiomiopatia dilatada

O exame revela aumento das dimensões da cavidade ventricular esquerda e, geralmente em menor grau, dilatação do átrio esquerdo e das câmaras direitas. Há alteração da conformação geométrica do VE, com aumento da esfericidade dessa câmara.[6]

O aspecto mais marcante é o comprometimento global da função sistólica, com hipocontratilidade difusa de ambos os ventrículos e redução da FE do VE. Alterações segmentares da contração ventricular são incomuns na forma idiopática e podem ocorrer em etiologias específicas como nas miocardites, cardiomiopatia chagásica e na presença de bloqueio de ramo esquerdo (BRE). Entretanto, a hipocinesia difusa não é específica da cardiomiopatia dilatada e pode estar presente na cardiomiopatia isquêmica com envolvimento multiartrial e na fase avançada de valvopatia aórtica e/ou insuficiência mitral.[6]

O refluxo mitral é frequente, provocado por distorção geométrica do aparelho valvar causada pela dilatação e esfericidade ventricular, com desalinhamento e deslocamento inferolateral dos músculos papilares, além de dilatação do anel valvar, resultando em coaptação incompleta e insuficiência valvar em grau variável. Refluxo tricúspide também é frequente, associado ou não a graus variáveis de disfunção ventricular direita ou elevação da pressão arterial pulmonar.[6]

A disfunção diastólica do VE frequentemente está associada à disfunção sistólica, desde as formas mais leves, até o padrão restritivo como manifestação de aumento significativo da pressão diastólica final do VE e da pressão no átrio esquerdo. Tais padrões podem variar em função do tratamento: a redução da pré-carga pode causar redução da disfunção diastólica. A inclusão de dados sobre a função diastólica em pacientes com cardiomiopatia dilatada acrescenta informação prognóstica à FE, a exemplo do padrão restritivo irreversível às manobras terapêuticas, que se associa a pior evolução clínica.[6]

Pode haver formação de trombos no interior de um ou mais ventrículos, em geral na região apical do VE.[6] As valvas apresentam textura normal e certa redução de sua abertura pelo baixo fluxo transvalvar.

Cardiomiopatia chagásica

Na cardiopatia chagásica, há amplo espectro de alterações, desde exames normais até a presença de acentuado comprometimento difuso da função sistólica (cardiomiopatia) associado à disfunção diastólica avançada nas formas mais graves. Podem ser observadas alterações segmentares apicais (hipocinesias, acinesias, aneurisma digitiforme) ou das parede lateral inferior e inferior, descritas algumas vezes até mesmo nas formas indeterminadas da doença.[11] Trombos apicais podem ocorrer no VE. Na cardiomiopatia chagásica é muito comum o comprometimento do ventrículo direito, com dilatação e disfunção contrátil desta câmara. A cardiomiopatia chagásica também apresenta comprometimento do átrio esquerdo.[11]

Cardiomiopatia hipertrófica

As diferentes localizações da hipertrofia são facilmente reconhecíveis ao eco bidimensional. A apresentação mais comum é a hipertrofia predominante no septo interventricular, seguida das formas concêntrica, apical e da parede livre do VE (Figura 15). A hipertrofia com predomínio septal se caracteriza por relação superior a 1,3 entre as espessuras diastólicas do septo interventricular e da parede posterior do VE.[6]

Na forma obstrutiva, o exame pode identificar o movimento sistólico anterior da valva mitral, projetando-se em direção ao septo hipertrofiado, obliterando a via de saída do VE na sístole. Essa obstrução dinâmica causa um jato turbulento com gradiente subaórtico sistólico crescente, de pico tardio, demonstrado ao Doppler contínuo, que pode estar presente em repouso ou ser induzido por manobra de Valsalva.[6] A ecocardiografia sob estresse físico pode ser realizada para evidenciar gradiente significativo na via de saída do VE, quando este é discreto ou ausente em repouso.[6,12]

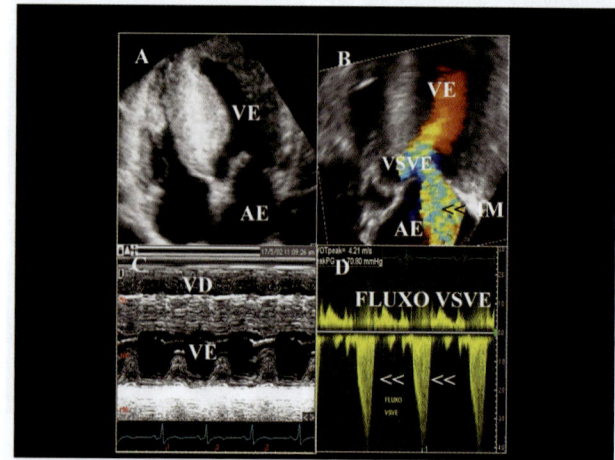

Figura 15 Cardiomiopatia hipertrófica obstrutiva. A: corte apical (ETT) demonstrando intensa hipertrofia septal. B: mapeamento de fluxo em cores com refluxo mitral e turbulência subaórtica; C: eco modo-M com relação espessura septal/parede posterior > 1,5; D: curva de Doppler contínuo ao longo da via de saída do VE com aspecto típico de obstrução dinâmica subaórtica.

O tracionamento do aparelho valvar mitral durante a sístole produz refluxo mitral de grau variável. Por vezes é difícil diferenciar, ao Doppler contínuo, o jato da obstrução subaórtica do jato do refluxo mitral. A cavidade ventricular esquerda é reduzida e a função sistólica é normal. Disfunção diastólica geralmente está presente, em grau variável. A insuficiência mitral e a disfunção diastólica produzem dilatação atrial esquerda.[6]

A forma apical de cardiomiopatia hipertrófica, mais rara, produz imagem característica que pode ser realçada com o uso de contraste de microbolhas. Algumas vezes a cardiomiopatia hipertrófica apresenta obstrução medioventricular demonstrada pelo mapeamento de fluxo em cores, com gradiente dinâmico estimado por meio do Doppler contínuo.[6]

Cardiomiopatia restritiva

Esse grupo é constituído por doenças que apresentam em comum o comportamento hemodinâmico restritivo, com função sistólica relativamente preservada, incluindo a endomiocardiofibrose, as doenças infiltrativas ou de depósito (amiloidose, sarcoidose e hemocromatose) e, ainda, a forma idiopática.[6]

A endocardiomiofibrose apresenta aspecto ecocardiográfico peculiar pela presença de obliteração da ponta de um ou ambos os ventrículos por material fibrotrombótico (Figura 16). No acometimento preferencial do ventrículo direito, observam-se dilatação da via de saída dessa câmara, com movimento paradoxal do septo interventricular, "ancorado" pela fibrose endocárdica e refluxo tricúspide, sem hipertensão pulmonar. Nas formas avançadas, chama a atenção a dilatação acentuada do átrio direito, desproporcional ao grau de refluxo tricúspide, em decorrência do quadro restritivo, com redução do tempo de desaceleração e dilatação da veia cava inferior. Pode haver derrame pericárdico. No acometimento predominante ou exclusivo do VE, observa-se, além da obliteração apical, a desproporção da dilatação atrial em relação ao ventrículo, que pode ter dimensão normal ou discretamente aumentada com cavidade de morfologia arredondada. A função sistólica é normal, hiperdinâmica ou levemente reduzida. O refluxo mitral em grau variável geralmente é discreto. O padrão de fluxo mitral é tipicamente restritivo (relação onda E/A > 1; redução dos tempos de relaxamento isovolumétrico e do tempo de desaceleração mitral) e pode ocorrer hipertensão pulmonar secundária. Nas formas mistas, ou predominantemente direitas, o diagnóstico diferencial é feito com a pericardite constritiva, anomalia de Ebstein e valvopatias.[6]

A amiloidose constitui uma doença de depósito, cujos sinais ecocardiográficos são dilatação dos átrios e aumento da espessura miocárdica (incluindo septo interatrial) com textura granular e brilhante (Figura 17). Há graus variáveis de disfunção diastólica evolutivos até o padrão restritivo, comprometimento tardio da função sistólica, espessamento e regurgitações valvares discretas e derrame pericárdico.[6]

Displasia arritmogênica do ventrículo direito

A displasia arritmogênica do ventrículo direito, em sua forma mais típica, apresenta dilatação com hipocontratilida-

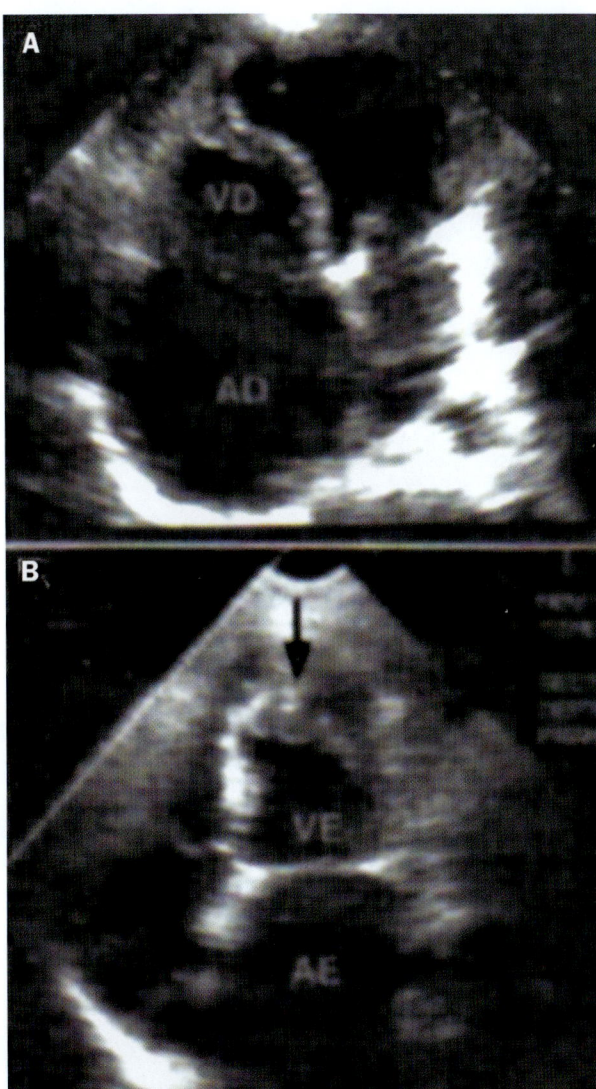

Figura 16 A: endocardiomiofibrose do ventrículo direito (VD) no corte apical de câmaras: observe a obliteração da ponta do VD, o septo interventricular serpiginoso e a acentuada dilatação do átrio direito (AD); B: endocardiomiofibrose do ventrículo esquerdo (VE), com material fibrino-trombótico obliterando o ápex (seta), associado à dilatação expressiva do átrio esquerdo (AE).

de ventricular direita, associadas a pequenos aneurismas trabeculares.[6] Esses aspectos podem ser vistos ao ecocardiograma, que é ferramenta útil na avaliação diagnósitica.

Miocárdio não compactado

O miocárdio não compactado, outra forma rara de cardiomiopatia, é caracterizado ao eco pela presença de uma camada endocárdica com trabeculação excessiva e exuberante, permeada por recessos intratrabeculares proeminentes demonstráveis ao MFC, com acometimento preferencial das paredes apical e lateral do VE (Figura 18). Além disso, geralmente há hipocinesia difusa em graus variáveis e pode haver trombos ventriculares.[6]

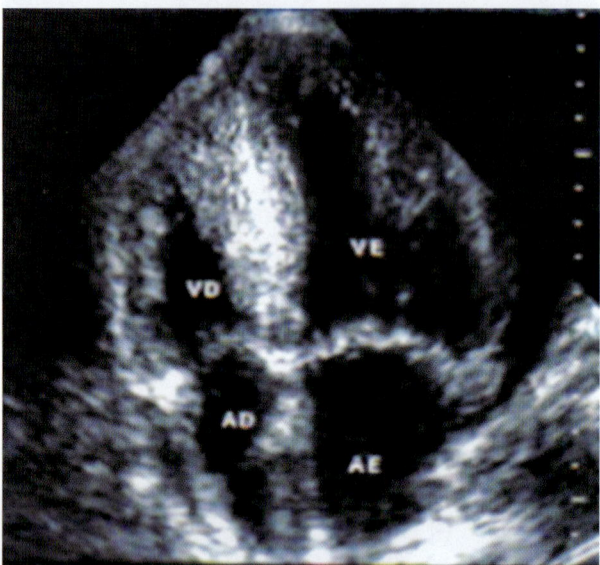

Figura 17 Amiloidose cardíaca ao eco transtorácico (corte apical de câmaras). Chama a atenção o septo interventricular espessado com textura tipicamente granular e hiper-refringente. VE: ventrículo esquerdo; VD: ventrículo direito; AE: átrio esquerdo; AD: átrio direito.

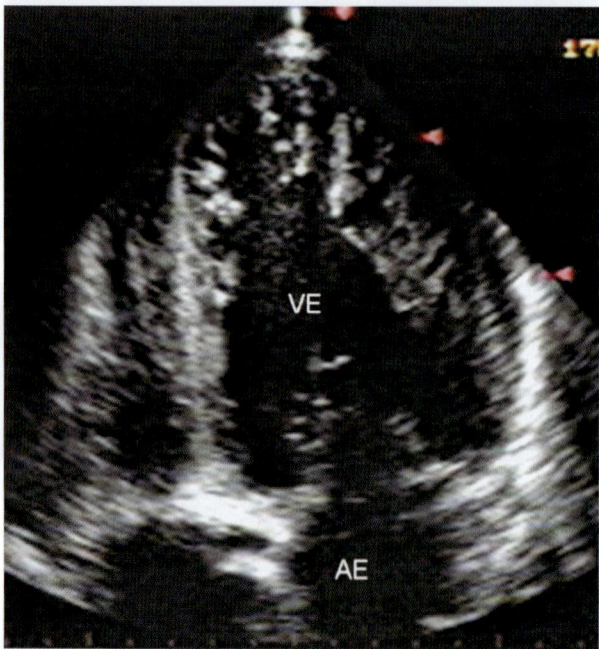

Figura 18 Imagem bidimensional (corte apical de quatro câmaras) de um caso de miocárdio não compactado, em paciente adulto com insuficiência cardíaca. Observa-se trabeculação grosseira afetando particularmente os segmentos apicais e médios das paredes anterolateral e septal do ventrículo esquerdo, que deve ser diferenciada de trombos. AE: átrio esquerdo.

Transplante cardíaco

O coração transplantado (ortotópico) exibe particularidades estruturais e funcionais ao eco. Observam-se aumento dos átrios (resultante da união do átrio do doador com parte do receptor), espessamento nas linhas de sutura da anastomose biatrial, hipocinesia ou movimento paradoxal do septal com desempenho sistólico conservado. Pode haver discreto aumento do ventrículo direito, com refluxo tricúspide de grau variável na dependência de persistência de hipertensão pulmonar no pós-operatório. O derrame pericárdico é frequente no pós-operatório recente, desaparecendo com a evolução. A função diastólica sofre variações temporais, inicialmente com padrão do tipo restritivo mesmo quando o paciente está evoluindo sem complicações.[6]

A rejeição aguda ao enxerto produz uma série de eventos que têm manifestação ecocardiográfica, que incluem mudança no padrão de função diastólica, aumento da espessura miocárdica, novo refluxo mitral, reaparecimento de derrame pericárdico e, tardiamente, redução da função sistólica ventricular. Mais recentemente o *strain* tem sido estudado para este propósito e tem conseguido aprimorar o desempenho deste exame.[6]

Avaliação do infarto e suas consequências

A característica ecocardiográfica do infarto é a presença de anormalidades contráteis segmentares (hipocinesia, acinesia ou discinesia), associadas à diminuição do espessamento sistólico, mais frequentes nos pacientes com alteração eletrocardiográfica. Após a fase aguda, zonas fibróticas tornam-se, na evolução, mais delgadas e refringentes ao eco. Convém lembrar outras causas de movimentação atípica ou discinética do septo interventricular, como marca-passo, bloqueio de ramo esquerdo, síndrome de pré-excitação, pós-operatório de cirurgia cardíaca, sobrecarga de volume do ventrículo direito e derrame pericárdico.[6]

O papel do eco é ainda mais relevante no infarto agudo do miocárdio complicado com insuficiência cardíaca ou choque, podendo revelar imediatamente grande área de comprometimento ventricular, aneurisma do VE (Figura 19), infarto do ventrículo direito ou complicações mecânicas agudas que exigem diagnóstico precoce e tratamento imediato como pseudoaneurisma (Figura 20), comunicação interventricular aguda por ruptura do septo interventricular (Figura 21), insuficiência mitral aguda por disfunção/ruptura de músculo papilar e tamponamento cardíaco por ruptura da parede livre do VE.[6]

Aneurismas verdadeiros localizam-se frequentemente na porção septal anterior, anterior e apical e, em geral, têm colo largo. Pseudoaneurismas são mais observados nas paredes inferior lateral e lateral, tendo colo estreito. Ambos podem conter trombos cavitários.[6]

Trombos murais localizam-se, com maior frequência, na região apical do VE e surgem em áreas infartadas acinéticas ou discinéticas. Os trombos protrusos para a cavidade e móveis apresentam maior potencial embólico (Figura 22).[3] O eco

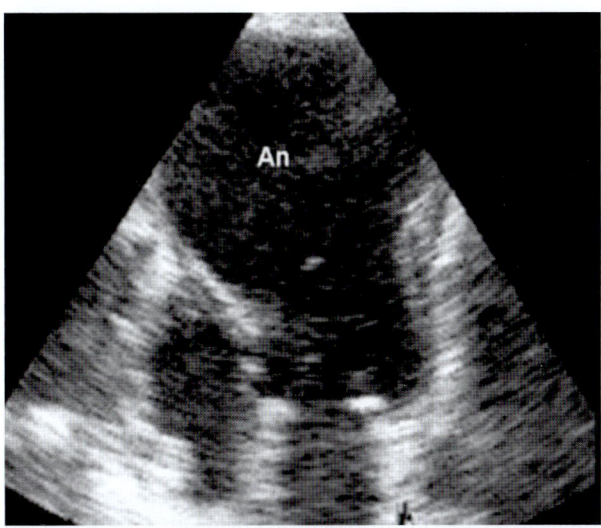

Figura 19 Volumoso aneurisma verdadeiro (An) anterosseptolateral do ventrículo esquerdo com colo amplo (corte apical de quatro câmaras).

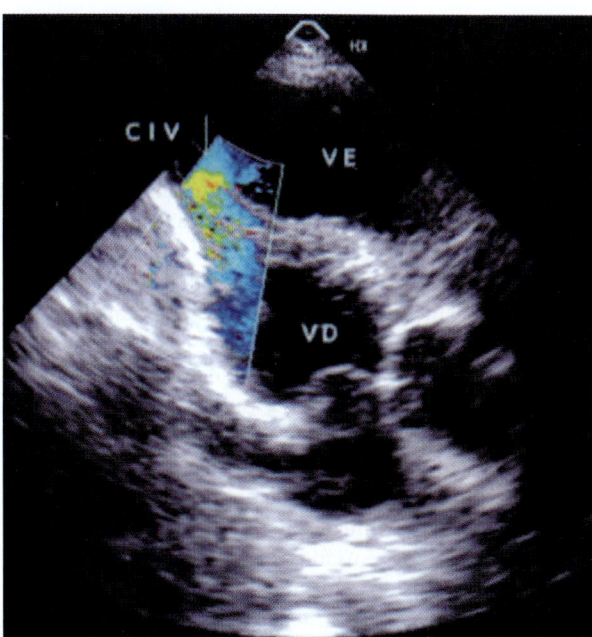

Figura 21 Infarto do miocárdio da parede anterosseptal complicado por comunicação interventricular (CIV), caracterizada ao mapeamento de fluxo em cores pela aceleração proximal na face ventricular esquerda (VE) em direção ao ventrículo direito (VD) (corte apical modificado).

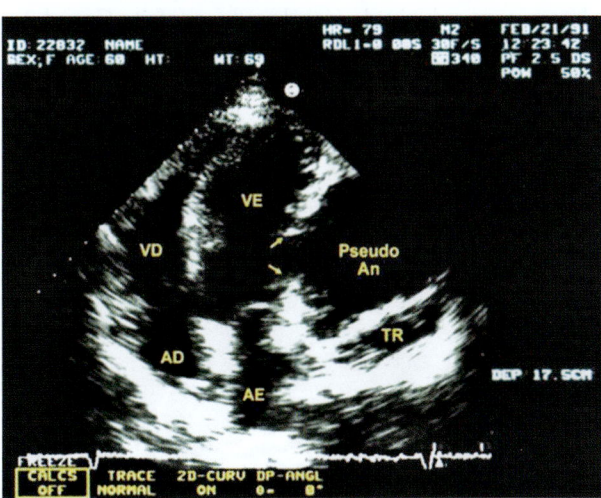

Figura 20 Imagem bidimensional de grande pseudoaneurisma (pseudo-An) do ventrículo esquerdo, em paciente com infarto lateral, exibindo colo estreito (setas) e trombo (TR) laminar em seu interior.
AD: átrio direito; AE: átrio esquerdo; VD: ventrículo direito.

é método sensível no diagnóstico de trombo em VE e pode documentar a resolução espontânea destes ainda na fase aguda, ou sua persistência na fase crônica, habitualmente relacionada à disfunção ventricular irreversível.[6]

Valvopatias, próteses valvares e endocardite infecciosa

O ecocardiograma permite a avaliação da estrutura valvar e da etiologia e gravidade da lesão, assim como do grau de repercussão hemodinâmica da sobrecarga de volume ou de pressão sobre as câmaras cardíacas. Em geral, as lesões val-

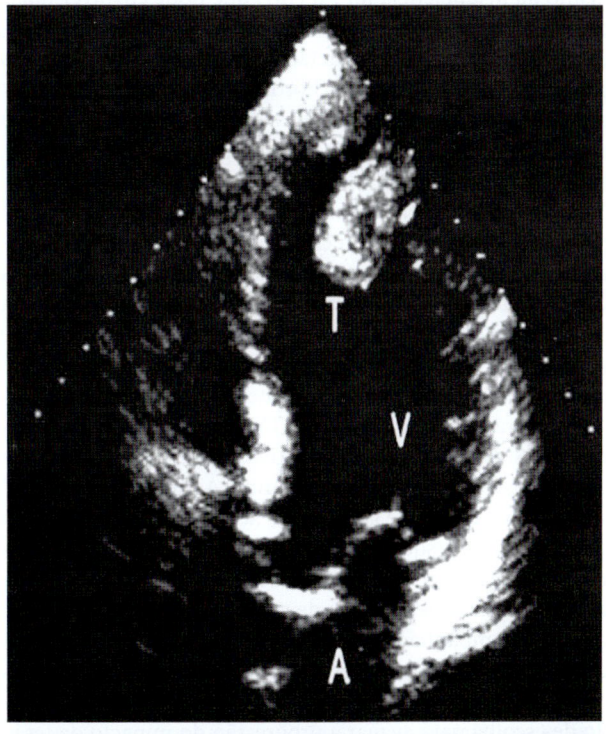

Figura 22 Trombo apical pediculado e móvel (T) com 3 cm de extensão, em paciente com infarto agudo do miocárdio anterosseptoapical.
V: ventrículo esquerdo; A: átrio esquerdo (corte apical de quatro câmaras).

vares podem ser avaliadas de forma semiquantitativa ou qualitativa, classificadas em graus crescentes de gravidade (discreta, moderada ou grave).

Um conceito importante nas estenoses valvares (nativas ou protéticas) é o caráter lábil dos gradientes, que podem variar em razão das condições de fluxo: aumentam quando há refluxo associado e diminuem em presença de disfunção ventricular sistólica. Índices independentes das condições de fluxo, como a área valvar, são úteis nessas situações. É importante também destacar que nenhum dado ecocardiográfico isolado deve constituir elemento único de avaliação da gravidade da lesão ou de sua repercussão hemodinâmica durante o acompanhamento de casos crônicos. Ao contrário, essa tarefa deve envolver todos os dados disponíveis do exame, julgados no contexto clínico do paciente. Nos casos duvidosos, é prudente a análise evolutiva de exames ecocardiográficos periódicos para confirmação dos resultados.

O termo "escape" é usado por alguns quando se observam somente traços de regurgitação ao estudo Doppler, sem alterações cardíacas estruturais ou funcionais. Essa situação com mínimos refluxos valvares, extremamente frequente na prática clínica, caracteriza os denominados "refluxos fisiológicos" que acometem frequentemente as valvas tricúspide, pulmonar e também a valva mitral.

Insuficiência mitral

O ecocardiograma auxilia no esclarecimento do mecanismo da insuficiência mitral (IM) que pode envolver qualquer elemento do aparelho valvar mitral (anel, cúspides, cordas e músculos papilares), afetado por agentes diversos como calcificações, espessamento (fibrose) dos folhetos valvares e/ou do aparelho subvalvar, ruptura de cordas tendíneas ou de músculo papilar, prolapso valvar, vegetações, perfurações, aneurismas e *clefts* dos folhetos.[6,13]

A degeneração mixomatosa pode ser presumida ao eco pelo aspecto peculiar, com cúspides redundantes e espessadas e textura alterada, associado ao prolapso de um ou dos dois folhetos da valva mitral, por vezes associado à ruptura de cordas. A disfunção isquêmica do músculo papilar pode ser suspeitada em presença de refluxo mitral associado à hipocinesia ou acinesia da parede lateral inferior do VE.[6,13]

A duração e a gravidade da IM são os principais determinantes das mudanças adaptativas das câmaras cardíacas em resposta à sobrecarga de volume. Assim, refluxo mitral significativo crônico é geralmente acompanhado por dilatação das câmaras esquerdas, habitualmente proporcional à gravidade da lesão valvar. Já os refluxos de instalação aguda, decorrentes de endocardite ou de ruptura de cordas tendíneas, não são acompanhados de remodelação das câmaras cardíacas mesmo nas lesões graves, uma vez que as alterações se instalam em curto período de tempo. O eco também é o método de escolha para avaliar a progressão do impacto da lesão regurgitante nas dimensões das câmaras cardíacas e na função sistólica ventricular ao longo da evolução.[13]

A caracterização do refluxo mitral é feita pelas diferentes técnicas de Doppler que identificam a presença de fluxo anômalo sistólico turbulento no interior do AE, seja pelo Doppler espectral seja pelo mapeamento de fluxo em cores ("mosaico").[6,13]

Para avaliar a gravidade da IM crônica leva-se em conta o grau de dilatação das câmaras esquerdas, predominante do AE, e diversos índices baseados no MFC e no Doppler espectral. O MFC permite avaliar a regurgitação mitral em diferentes níveis de manifestação, seja no interior da cavidade do AE (área do jato regurgitante; Figura 23) seja na origem do jato regurgitante (*vena contracta*) ou imediatamente antes de se formar o jato (convergência de fluxo).[6,13]

A avaliação da área do jato regurgitante é a forma mais prática e corriqueira de estimativa semiquantitativa do refluxo mitral, baseada na extensão e distribuição espacial do jato no AE. De maneira geral, quanto maior a área do jato no interior do átrio, maior a gravidade da lesão, expressa em porcentagem da área do átrio ocupada pelo jato. Porém diversos fatores técnicos, fisiológicos e anatômicos podem afetar a análise pela área do jato regurgitante, devendo ser evitado seu uso isolado para quantificação das lesões. O principal fator que pode levar à subestimação é a excentricidade do jato – nesses casos ocorre colisão do jato com a parede da câmara coletora, com redução da área de refluxo (efeito Coanda). A janela ecocardiográfica limitada por condições individuais é outra causa importante de subestimação do grau do defeito.

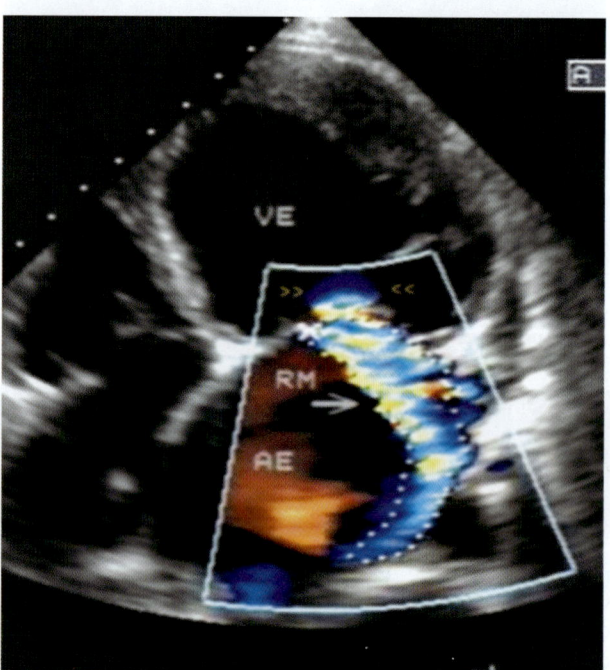

Figura 23 Eco transtorácico (corte apical de quatro câmaras) de um caso de insuficiência mitral por prolapso. Observa-se jato regurgitante assimétrico no interior do átrio esquerdo, caracterizado pelo mosaico de cores (fluxo turbulento) "aderido" à parede lateral dessa câmara. O fenômeno da convergência de fluxo (setas) pode ser observado na face ventricular esquerda, seguido pelo ponto mais estreito do jato ao mapeamento de fluxo em cores (*vena contracta*) no nível da passagem pelo orifício regurgitante.

A presença de disfunção contrátil manifesta do VE, como nas cardiomiopatias acompanhadas de IM, pode reduzir a extensão da área do jato regurgitante, dificultando a classificação da IM.[13]

Nas insuficiências que pareçam moderadas ou importantes pela AR, outros elementos relacionados ao refluxo devem ser analisados. A *vena contracta* é a porção mais estreita do jato, onde ocorre a maior velocidade de fluxo no interior do orifício regurgitante (OR). A largura da *vena contracta* pode ser obtida pelo MFC e representa a medida do OR efetivo, sofrendo pouca influência da velocidade e direção do jato. A presença de mais de um jato de refluxo invalida a medida da *vena contracta*.[13]

Outra forma de avaliação se baseia no fluxo na face ventricular da valva mitral, imediatamente antes de o jato penetrar no átrio esquerdo e envolvem o fenômeno da convergência de fluxo (PISA: *proximal isovelocity surface area*)[68] observado próximo ao plano de coaptação dos folhetos mitrais. Nessa situação, à medida que o sangue se aproxima do OR, ocorre aumento progressivo da velocidade de fluxo que se traduz ao MFC por arcos coloridos paralelos (áreas concêntricas de isovelocidades), apesar do volume de sangue permanecer constante ao longo desse trajeto. Após a aceleração proximal, esse volume de sangue atravessa o OR com máxima velocidade de fluxo (Vp) para se transformar no jato regurgitante. Considerando que o volume de sangue do hemisfério proximal ao OR é necessariamente igual àquele que ultrapassou o OR, podemos estabelecer diversos cálculos que permitirão, em última análise, mensurar as dimensões deste orifício, bem como quantificar o volume regurgitante.[13]

A partir da primeira linha concêntrica de isovelocidade, podemos obter a velocidade local (Va) e o respectivo raio do hemisfério de isovelocidade (r) para calcularmos o volume de sangue neste segmento ($2 \pi r^2$ x Va). Depois, obtém-se a velocidade-pico do fluxo regurgitante pelo Doppler contínuo (Vp) e, assim, calcula-se a área efetiva do OR pela fórmula: $OR = 2 \pi r^2$ x Va/Vp . Multiplicando-se a área do OR pela integral da velocidade do jato regurgitante obtida pelo Doppler contínuo obtém-se o volume regurgitante (VR). É necessário ter cautela para não incorrer em erros nas diversas etapas desses cálculos. Esses parâmetros, derivados do princípio do PISA, podem ser acrescidos aos dados tradicionais e são úteis para o esclarecimento de casos de difícil quantificação do re-

fluxo mitral ou ainda para o acompanhamento periódico da evolução de um caso potencialmente cirúrgico, pois este índice tem alto valor prognóstico em populações com diferentes etiologias de insuficiência mitral.[6,13]

Outros dados que caracterizam refluxo mitral importante são: a velocidade da onda E do fluxo diastólico mitral maior que 1,2 m/s e presença de fluxo reverso sistólico em uma ou mais veias pulmonares detectada pela ETE.[6,13] A Tabela 1 lista os principais parâmetros para classificação da IM.

O ecocardiograma é fundamental para definir o momento ideal de indicação cirúrgica em casos de IM crônica oligossintomática ou assintomática, que, por outro lado, ainda é uma tarefa difícil e controversa. O eco pode indicar comprometimento subclínico da função do VE, ao surpreender diminuições progressivas da FE, além de aumento progressivo nos diâmetros ou volumes ventriculares. É oportuno lembrar que na IM crônica significativa a FE está aumentada no início da evolução, o que ocorre em razão do aumento do volume diastólico pela sobrecarga volumétrica, e redução do volume sistólico por conta do esvaziamento parcial do VE para um circuito de baixa pressão constituído pelo AE dilatado e complacente, caracterizando assim um VE "hiperdinâmico". Dessa forma, o desenvolvimento de disfunção ventricular latente pode passar despercebido se a mudança do padrão contrátil não for identificada por meio de exames ecocardiográficos periódicos.[6,13]

O aumento evolutivo dos níveis de pressão da artéria pulmonar também deve ser levado em conta nesta abordagem. É necessário destacar que não há parâmetro ecocardiográfico isolado que isoladamente indique a realização de cirurgia. É preciso individualizar cada caso, dentro do contexto clínico e cirúrgico (plastia x prótese valvar). Indivíduos assintomáticos com IM significativa devem realizar eco a cada 6-12 meses. Nestes pacientes, a possibilidade de cirurgia pode ser considerada se a FE reduzir-se abaixo de 0,60 e o diâmetro sistólico do VE for superior a 40-45 mm, ou se houver aumento da pressão sistólica em artéria pulmonar (> 50 mmHg em repouso ou 60 mmHg ao esforço) com função do VE normal, sobretudo se houver queda da fração de ejeção durante o da fração de ejeção durante o exercício.[6,12,13]

Insuficiência aórtica

As causas valvares (fibrocalcificação, vegetações endocárdicas, ruptura ou prolapso dos folhetos aórticos), anulares (dilatação do anel por doenças da aorta torácica com ectasias ou aneurismas) ou mistas (dissecção aórtica com desinserção ou má coaptação dos folhetos) de insuficiência aórtica (IA) podem ser investigadas ao eco bidimensional. Nos casos crônicos, o grau de dilatação ventricular esquerda é, em geral, proporcional à gravidade do refluxo aórtico, e exprime a repercussão funcional da lesão valvar sobre essa câmara.[6,13]

A avaliação da gravidade da IA envolve técnicas semiquantitativas que incluem o estudo do comportamento do jato regurgitante no interior da câmara receptora (VE) e das repercussões do refluxo na aorta. Entretanto, não há uma relação estreita entre o tamanho ou a profundidade do jato com

Tabela 1	Classificação da insuficiência mitral[6,13]		
	Discreta	Moderada	Importante
Área do jato regurgitante	< 4 cm²	4-10 cm²	> 10 cm² ou ocupando mais que 50% da área do átrio esquerdo
Vena contracta	< 0,3 cm	0,3-0,69 cm	≥ 0,7 cm
Área do orifício regurgitante	< 0,20 cm²	0,20-0,39 cm²	≥ 0,40 cm²
Volume regurgitante	< 30 mL	30-49 mL	≥ 50 mL

o grau de refluxo aórtico. A relação da largura da origem do jato regurgitante com o diâmetro da via de saída do VE tem sido utilizada como critério de gravidade (Figura 24).[13]

Insuficiência importante é caracterizada por tempo de meia-pressão (PHT; *pressure half-time*) do refluxo, avaliado pelo Doppler contínuo, menor que 200 ms. A avaliação isolada desses dados requer cuidado, uma vez que pode sofrer

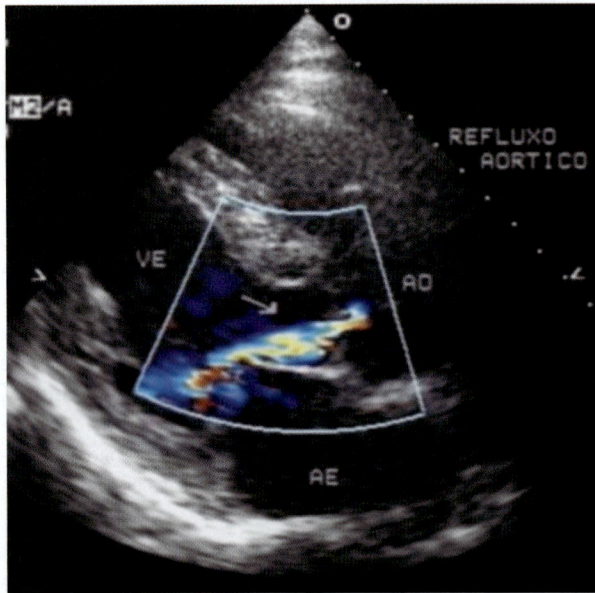

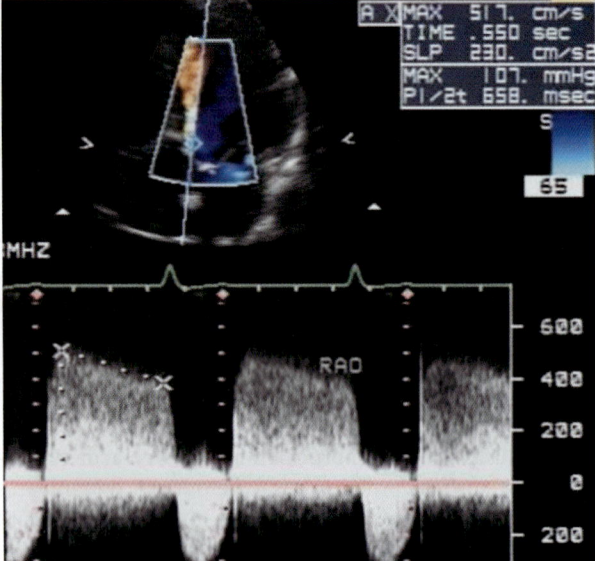

Figura 24 A: corte paraesternal longitudinal demonstrando refluxo aórtico, caracterizado por meio do mapeamento de fluxo em cores pelo jato regurgitante diastólico na via de saída do ventrículo esquerdo direcionado ao folheto anterior da valva mitral. Observa-se o fenômeno da convergência de fluxo na face aórtica da valva aórtica. A aorta ascendente encontra-se dilatada. B: curva espectral de Doppler contínuo do jato regurgitante aórtico, obtida por via apical, mostrando fluxo turbulento holodiastólico. O tempo de meia-pressão de 658 mseg é compatível com refluxo aórtico discreto.

influência da complacência ventricular esquerda e da frequência cardíaca, sobretudo nos casos agudos. A presença de fluxo reverso holodiastólico em diferentes níveis da aorta torácica e abdominal proximal também constitui critério de gravidade do refluxo aórtico.[13]

Nas formas agudas, pode ser observado o fechamento precoce da valva mitral ao eco modo-M, e não há tempo hábil para mudanças estruturais do VE. Nas formas crônicas, observa-se o processo de remodelamento ventricular, com dilatação progressiva e manutenção da espessura diastólica, na dependência da gravidade do refluxo. Após longo período de adaptação, pode se instalar insidiosamente disfunção ventricular esquerda assintomática, que pode ser surpreendida pela detecção de queda progressiva da FE. Essas anormalidades podem anteceder a diminuição da capacidade funcional e podem servir de critério de indicação cirúrgica nos casos com IAo crônica grave antes do aparecimento de sintomas.[6,13]

Insuficiência tricúspide

O ecocardiograma permite diferençar as principais causas de insuficiência tricúspide que também faculta a identificação de formas fisiológicas e das formas secundárias à hipertensão pulmonar ou à dilatação do anel que ocorre nos casos de aumento dos volumes e/ou disfunção ventricular direita, a exemplo das cardiomiopatias dilatadas. Formas primárias incluem doença reumática, prolapso de valva tricúspide, endocardite infecciosa, endomiocardiofibrose, ruptura traumática de cordoalha, radioterapia, anomalia de Ebstein, síndrome carcinoide e do uso de certos anorexígenos. A gravidade da lesão é presumida pela extensão do jato no interior do átrio direito, pelo grau de dilatação das câmaras direitas e da veia cava inferior. A presença de fluxo sistólico reverso em veias hepáticas ou até em veia cava superior indica refluxo significativo.[6,13]

Estenose mitral

A imensa maioria dos casos de estenose mitral (EM) em nosso meio se relaciona à doença reumática, com seus aspectos característicos ao eco: abertura em cúpula dos folhetos em grau reduzido, acompanhada de diminuição da mobilidade dos folhetos por espessamento e calcificação, fusão de comissuras, espessamento e fusão de cordoalha. A calcificação do anel mitral de caráter degenerativo, presente em pacientes idosos, pode ser outra causa de estenose mitral discreta, porém raramente causa distúrbio hemodinâmico relevante.[6,14]

A EM reumática evolui lentamente com dilatação atrial esquerda progressiva. O VE tem tamanho normal ou discretamente reduzido, com função sistólica geralmente preservada, se não houver refluxo mitral ou valvopatia aórtica significativos. A dilatação ou disfunção ventricular direita pode ser resultante de comprometimento reumático da valva tricúspide por vezes subestimado, mas frequentemente é decorrente do aumento da pressão na artéria pulmonar, que pode levar ao desenvolvimento de insuficiência tricúspide secundária.[6,14]

O eco transtorácico assume papel fundamental na seleção de pacientes com EM candidatos a valvotomia por cateter-balão pelos critérios de Wilkins e Block, que estabeleceram escores de 1 a 4 pontos para cada um dos quatro elementos que envolvem aspectos dos folhetos (espessamento, calcificação, mobilidade valvar) e o grau de envolvimento subvalvar. Casos ideais devem ter escore total inferior ou igual a 8 pontos. Calcificação dos folhetos e fibrose subvalvar têm maior repercussão na previsão de maus resultados. A presença de refluxo mitral significativo ou trombo em AE ou em seu apêndice contraindicam o procedimento.[6,14]

O estudo Doppler demonstra jato diastólico turbulento na via de entrada do VE, com o fenômeno da convergência de fluxo na face atrial esquerda dos folhetos mitrais. Podem ocorrer graus variáveis de refluxo mitral. Os critérios de gravidade da estenose mitral envolvem, sobretudo, o cálculo da área efetiva de fluxo mitral, complementados pela determinação dos gradientes diastólicos transvalvares.[6,14]

A estimativa da área valvar pode ser feita mediante diversas técnicas. A mais simples consiste na planimetria do orifício estenótico ao eco bidimensional no plano transversal ao fluxo. O método planimétrico tem boa correlação com a cirurgia e o cateterismo cardíaco. Porém, apresenta certas limitações como a grande variabilidade intra e interobservador, subestimar a área em casos de calcificação significativa das cúspides, não permitir a avaliação do componente subvalvar e o fato de não ser um método adequado para a avaliação da reestenose pós-cirúrgica. O método mais utilizado é baseado no *pressure half-time* (PHT) ou tempo de meia-pressão, derivado da curva do fluxo diastólico mitral ao Doppler espectral. Esse índice baseia-se no tempo necessário para a queda da pressão diastólica na câmara atrial e aumenta com a gravidade da estenose. Os aparelhos atuais calculam o orifício mitral por uma fórmula em que o PHT é obtido a partir do traçado da porção descendente da onda E da curva diastólica do fluxo mitral ao Doppler espectral. O método é adequado para avaliação dos componentes valvar e subvalvar e pode ser utilizado mesmo quando há refluxo mitral associado ou fibrilação atrial, mas tem menor acurácia quando há refluxo aórtico significativo ou disfunção ventricular esquerda (sistólica ou diastólica). A área valvar mitral também pode ser calculada a partir da equação da continuidade e do método de PISA (Figura 25).[6,14]

Os gradientes diastólicos mitrais (máximo e médio) são facilmente obtidos a partir do traçado de curvas do fluxo diastólico mitral pelo Doppler espectral. Podem variar de acordo com a condição hemodinâmica e, portanto, devem ser analisados com critério. Casos de EM moderada com alto fluxo mitral, como ocorre na gravidez ou na IM significativa associada, podem ser considerados como situações de gradiente elevado nestas condições. Entretanto, casos com EM significativa podem apresentar gradientes não tão elevados, quando adequadamente tratados com diuréticos e agentes que diminuem a frequência cardíaca, facilitando assim o esvaziamento diastólico. Em contrapartida, a fibrilação atrial com alta frequência produz elevação expressiva dos gradientes diastólicos. Por essa razão, o elemento mais confiável para quantificação da gravidade da estenose mitral é a área valvar, que independe das condições de fluxo.[6,14] A Tabela 2 lista os parâmetros utilizados para classificação da estenose mitral.

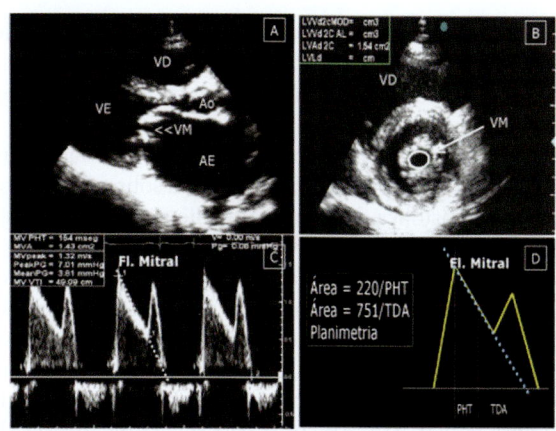

Figura 25 Exemplo de um caso de estenose mitral, avaliado pelo ecocardiograma transtorácico. A: corte paraesternal longitudinal demonstrando espessamento e limitação de abertura dos folhetos mitrais com aspecto em cúpula, e dilatação atrial esquerda; B: corte paraesternal transversal demonstrando a redução do orifício mitral, com área valvar estimada em 1,5 cm² pela planimetria; C: perfil do fluxo diastólico mitral obtido com Doppler pulsátil: observa-se as velocidades de fluxo elevadas, com lentidão na despressurização do átrio esquerdo, caracterizada pela maior horizontalização da rampa EF; neste caso, a área valvar mitral estimada pelo método do "*pressure half time*" foi de 1,4 cm². D: demonstração esquemática da obtenção do "*pressure half time*" a partir da curva de fluxo diastólico mitral.

Tabela 2	Classificação da estenose mitral		
	Discreta	Moderada	Importante
Gradiente diastólico médio	< 5 mmHg	5-10 mmHg	> 10 mmHg
Área valvar mitral	> 1,5 cm²	1,0-1,5 cm²	< 1,0 cm²

O eco sob estresse com esforço físico pode ser útil na avaliação de casos com dissociação clínico-ecocardiográfica, avaliando o comportamento dinâmico dos gradientes diastólicos mitrais e da pressão sistólica em artéria pulmonar.[12,14]

Estenose tricúspide

A avaliação de estenose tricúspide (condição rara e geralmente de etiologia reumática) é semelhante à da estenose mitral. Considera-se estenose tricúspide acentuada quando o gradiente médio é superior a 7 mmHg e o PHT acima ou igual a 190 ms. Devem ser levadas em consideração as variações respiratórias, que têm maior impacto nas cavidades cardíacas direitas e podem influenciar os resultados deste tipo de avaliação.[6]

Estenose aórtica

O exame bidimensional pode indicar a etiologia da estenose aórtica (EAo), ao demonstrar valva aórtica bivalvulada (Figura 26), ou sugerir a possibilidade de envolvimento reumático em presença de estenose comissural associada a comprometimento mitral reumático. O processo de calcificação tardia dificulta a análise dos aspectos anatômicos da valva aórtica, nos quais eventualmente a ETE pode acrescentar informações.[6,15]

A hipertrofia ventricular esquerda pode ser facilmente avaliada ao eco e expressa a magnitude da sobrecarga sistólica. A função sistólica do VE, usualmente normal, pode estar comprometida em estágios avançados da doença.[6,15]

A gravidade da EA é caracterizada pelos gradientes sistólicos e pelo cálculo da área valvar. É necessário relembrar a influência das condições de fluxo sobre os gradientes sistólicos: a queda do fluxo transvalvar resultante de disfunção ventricular pode determinar redução dos gradientes com área valvar fixa. Ao contrário, nas situações de alto fluxo, como exercício, gravidez, estados febris, anemia, ou refluxo aórtico significativo associado, há aumento dos gradientes aórticos. Por essa razão, o uso de variáveis "fluxo-independentes", como a área valvar aórtica e o índice Doppler de velocidades, deve ser estimulado para estimar a gravidade da lesão.[6,14,15]

Os gradientes sistólicos (máximo e médio) são calculados a partir da curva de velocidade de fluxo transaórtico obtida pelo Doppler contínuo, pela aplicação automática da equação simplificada de Bernoulli ($4 \times$ velocidade^2), em que velocidade se refere à velocidade do fluxo.[6]

O gradiente sistólico máximo assim aferido costuma ser maior do que o calculado pelo estudo hemodinâmico invasivo, pois nesse último analisa-se a diferença entre a pressão máxima na aorta e a pressão intraventricular esquerda (gradiente pico a pico), fenômenos que não coincidem temporalmente. Por sua vez, o Doppler mede a máxima diferença de pressão (gradiente de pico) que ocorre em um determinado

momento da sístole ventricular. Na prática, essa diferença é mínima e sem significado clínico.[6,15]

Para a adequada avaliação dos gradientes transaórticos, é necessário o correto alinhamento do feixe de ultrassom com o sentido do fluxo, pois as velocidades registradas são inversamente proporcionais ao ângulo formado por esses elementos. Subestimação significativa dos gradientes ocorre a partir de ângulos superiores a 20°, mais frequentes quando o jato é excêntrico ou a janela ecocardiográfica é limitada. Além da janela apical, alternativamente devem ser utilizadas as janelas paraesternal direita ou supraesternal para se obterem os maiores gradientes.[6]

A área valvar aórtica é obtida pela aplicação da equação da continuidade. Esta se baseia no princípio de que o fluxo volumétrico (F) entre duas cavidades (1 e 2), comunicadas por um orifício restritivo, deve permanecer constante: F1 = F2. Considerando que o F, expresso em cm^3, pode ser obtido pelo produto da área transversal (A) pela velocidade local (V), substituindo os termos da equação anterior, teremos: A1 $\times$ V1 = A2 $\times$ V2. Se considerarmos A1 como a área da via de saída do ventrículo esquerdo, A2 como a área da valva aórtica estenótica, V1 a velocidade média do fluxo na via de saída obtida pelo Doppler pulsátil e V2 a velocidade média do fluxo transvalvar aórtico obtido pelo Doppler contínuo, obteremos a área aórtica (A2) pela equação:[6,15]

$$A2 = A1 \times V1/V1$$

Na presença de disfunção sistólica do VE, o gradiente pressórico sistólico entre o ventrículo e a valva aórtica estenosada estará reduzido e pode subestimar a gravidade da EAo, sendo imprescindível o cálculo da área valvar. Devemos suspeitar dessa situação, por exemplo, na presença de valva aórtica calcificada com gradiente aórtico máximo de 30 mmHg, na vigência de FE $\leq$ 0,35. Um método alternativo para se avaliar a gravidade da EA, que independe de avaliações geométricas, é o índice Doppler de velocidades obtido através da relação entre a velocidade da via de saída do VE e a velocidade transvalvar aórtica (Índice de Velocidade VSVE/Ao). Quando essa relação é inferior a 0,25, indica uma estenose importante. A estimativa da área estenótica pode ser feita eventualmente com a planimetria do orifício valvar aórtico pela ETE.[6,14,15] A Tabela 3 lista os parâmetros para classificação da EAo.

Nos casos com disfunção ventricular esquerda manifesta, o ecocardiograma sob estresse farmacológico com dobutamina é útil na diferenciação de estenose crítica com cardiomiopatia secundária, de estenose não crítica associada a outra causa de disfunção miocárdica. Na vigência de disfunção ventricular relacionada à EAo importante, o exame pode revelar melhora da função contrátil com aumento dos gradientes, o que pressupõe a existência de reserva miocárdica e perspectiva de melhora do desempenho ventricular após o tratamento cirúrgico. Por outro lado, quando o déficit ventricular não é secundário à redução da área valvar aórtica, o exame pode demonstrar melhora da contratilidade sem aumento significativo dos gradientes valvares.[6,12,14,15]

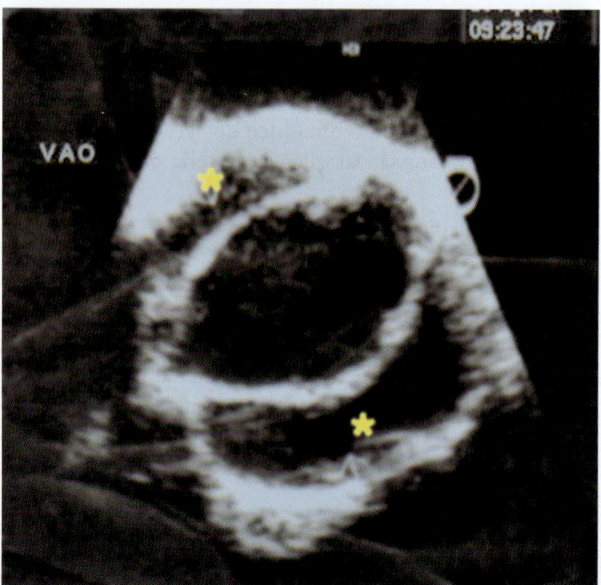

Figura 26   Imagem de valva aórtica bicúspide (em sístole) obtida por meio do eco transesofágico. As duas cúspides individualizadas são bem evidentes (asteriscos), separadas pelo orifício de abertura.

Tabela 3 Classificação da estenose aórtica[14,15]	Discreta	Moderada	Importante
Gradiente sistólico máximo	< 36 mmHg	36-64 mmHg	≥ 64 mmHg
Gradiente sistólico médio	< 20 mmHg	20-39 mmHg	≥ 40 mmHg
Velocidade máxima	2,6-2,9 m/s	3,0-3,9 m/s	≥ 4,0 m/s
Área valvar aórtica *	> 1,5 cm^2	0,8-1,5 cm^2 1,0-1,5 cm^2	< 0,8 cm^2 < 1,0 cm^2
Relação de velocidade VSVE/VAo	> 0,50	0,26-0,50	≤ 0,25

* As diretrizes brasileiras consideram o valor de corte de 0,8 cm^2 para diferenciar estenose moderada de importante, enquanto diretrizes norte-americanas utilizam 1,0 cm^2 como valor limítrofe.

A ecocardiografia com esforço tem sido proposta para avaliação da repercussão funcional de estenoses moderadas, quando se deseja estudar o comportamento dos gradientes transaórticos e da função ventricular esquerda durante o exercício físico.[12]

Um novo conceito na avaliação da EAo é o estudo de pacientes que apresentam baixo fluxo, baixo gradiente com FE do VE preservada, também chamada de EA com baixo fluxo, baixo gradiente paradoxal. Nesta situação, observa-se área valvar reduzida (< 0,8 cm^2 ou < 1,0 cm^2), sem elevação importantes dos gradientes transvalvares (gradiente sistólico médio < 40 mmHg) e com volume sistólico reduzido (VS < 35 mL) e estes pacientes podem ser considerados portadores de EAo importante. É mais comum em mulheres idosas, com baixo índice de massa corporal e cavidade ventricular esquerda pequena.[6,15]

Recentemente, o implante de prótese valvar aórtica por via percutânea possibilitou o tratamento de pacientes com EA importante e alto risco cirúrgico, sendo a ecocardiografia importante na avaliação pré-implante. A medida do anel aórtico (pelo exame transtorácico ou transesofágico; bi ou tridimensional) é fundamental na escolha da prótese e seu tamanho. Também é importante mediar a junção sinotubular e a distância dos óstios das coronárias até o anel aórtico. Esta última requer o uso de ETE, tomografia ou ressonância cardíaca. Por outro lado, durante a realização do procedimento, a ecocardiografia transesofágica pode auxiliar no posicionamento correto da prótese e permitir o diagnóstico precoce ou a estratificação do risco para que estes pacientes apresentem insuficiência aórtica.[16]

Próteses valvares

A avaliação ecocardiográfica das próteses inicia-se com o ETT, complementado com o ETE quando necessário. O eco possibilita a avaliação da estrutura e elementos móveis das próteses mecânicas (disco único ou duplo, bola), bem como da arquitetura das próteses biológicas (folhetos e anel protético rígido, quando presente). Novos substitutos biológicos, incluindo bioproteses *stentless* (sem suporte), valva pulmonar autóloga transposta para a posição aórtica na cirurgia de Ross e homoenxertos criopreservados aórticos, são difíceis de serem distinguidos de valvas nativas, exceto pela linha de sutura ao nível da raiz aórtica.[6,17]

Os princípios utilizados pelo eco para avaliação hemodinâmica não invasiva das próteses valvares são os mesmos das valvas nativas. Em geral, toda prótese é discretamente restritiva, ou seja, tem área efetiva de fluxo menor que a valva nativa. Por essa razão, o fluxo através das próteses é relativamente turbulento e com velocidades discretamente aumentadas, resultando em pequenos gradientes transprotéticos "fisiológicos" ao estudo com Doppler. As áreas protéticas mitrais normais calculadas pelo tempo de meia-pressão (PHT) são maiores que aquelas derivadas da equação de continuidade: variam desde 1,2 cm^2 nas próteses de bola (Star-Edwards) até 4,4 cm^2 nas de duplo disco (St. Jude). As áreas das próteses aórticas normofuncionantes variam entre 1,4 e 3,0 cm^2.[11] Recomenda-se também o cálculo do índice Doppler de velocidade.[6,17]

Podem ser detectados discretos refluxos transprotéticos centrais, sem que isto represente disfunção da prótese, o que ocorre sobretudo ao se empregar o ETE para analisar próteses em posição mitral. Discretos refluxos paraprotéticos ao ETE são descritos no período pós-operatório recente de próteses, sem significado patológico. As velocidades e gradientes através das próteses dependem do tipo e tamanho do substituto valvar, da posição anatômica e das condições hemodinâmicas do paciente. Em posição aórtica, o gradiente sistólico pico pode ser inexpressivo nos homoenxertos e bioproteses stentless (em média 7 mmHg), discretos nas bioproteses com suporte (em média 12 mmHg) e um pouco maiores nas mecânicas (em média 12 a 28 mmHg).[6,17]

Na avaliação das próteses é sempre recomendável a realização de estudo ecocardiográfico no pós-operatório recente (três a quatro semanas), a fim de estabelecer parâmetros quantitativos e qualitativos individuais de referência para análises comparativas posteriores. O diagnóstico de disfunção protética baseado em exame isolado pode ser passível de falhas; devem ser levadas em consideração mudanças no padrão hemodinâmico habitual e a condição da função ventricular, por meio de estudos seriados longitudinais. Exemplo disso é a presença de estenose intrínseca da prótese aórtica implantada em anéis valvares pequenos (*prosthetic mismatch*), o que pode levar a falso diagnóstico de disfunção protética quando baseado em um único exame de pós-operatório tardio.[6,17]

Nas próteses estenóticas, pode ser observada restrição do elemento móvel (disco) nas mecânicas, ou espessamento, calcificação e graus variados de limitação de abertura dos folhetos das próteses biológicas. A diferenciação entre trombo (Figura 27) e *pannus* como causa de estenose de próteses mecânicas pode ser difícil mesmo à ETE. Ao Doppler, observa-se gradiente transprotético proporcional ao grau de obstrução, desde que a função ventricular esquerda seja normal e não haja refluxo significativo associado.[6,17]

Nas disfunções caracterizadas por regurgitação, o eco permite a diferenciação dos refluxos paraprotéticos dos centrais, auxiliando na determinação da conduta a ser adotada. O ETE por vezes é necessário para esclarecer o mecanismo e o grau de refluxo protético. A ruptura dos folhetos por falência primária do enxerto biológico ou "fratura" do folheto calcificado é causa de refluxo transprotético nas bioproteses, identificável ao eco.[6,17]

A hiper-refringência das estruturas metálicas das próteses, a formação de sombras acústicas e a dificuldade de caracterização de estruturas anômalas implantadas nos substitutos valvares podem diminuir a acuidade diagnóstica do ETT convencional no diagnóstico de disfunção protética. Nesses casos, especialmente na suspeita de trombos e/ou vegetações, a abordagem por via transesofágica aumenta significativamente a sensibilidade diagnóstica. A ETE é particularmente superior ao ETT no diagnóstico de abscessos paraprotéticos aórticos, com ou sem deiscência, no diagnóstico do vazamento paraprotético e na avaliação do refluxo de próteses mecânicas mitrais.[6,17]

Endocardite infecciosa

O eco constitui um dos elementos essenciais da tríade diagnóstica para endocardite infecciosa (EI), que inclui também quadro clínico e hemocultura. Representa um critério maior nos critérios diagnósticos estabelecidos pela Duke University.[6]

Nos pacientes com suspeita de EI pode-se iniciar a pesquisa pela ecocardiografia transtorácica (ETT) que, apesar de apresentar menor sensibilidade (60%-70%) que a ecocardiografia transesofágica (ETE) (sensibilidade: 90-95%), é mais rapidamente disponível e permite visibilizar a vegetação endocárdica ou sinais indiretos sugestivos de EI em um grande número de pacientes.

O diagnóstico ecocardiográfico de endocardite infecciosa se baseia na visibilização de estrutura com aspecto algodonoso, frequentemente móvel (mobilidade independente), aderida a valva, prótese, cateter ou junto a defeitos congênitos (Figura 28). Geralmente, a vegetação encontra-se na face de menor pressão da valva ou do *shunt* (exemplo: face atrial na valva mitral). Além disso, o método pode ser útil na identificação de complicações como abcessos, fístulas, rupturas de valvas ou próteses e consequentes disfunções hemodinâmicas.[6]

Outro critério ecocardiográfico maior para o diagnóstico de EI é a presença de abscesso perivalvar. Geralmente envolve a valva aórtica, na junção mitroaórtica, sendo visualizado como uma zona perivalvar heterogênea com ecogenicidade aumentada.[3,6]

A ETT tem sensibilidade bem inferior à ETE para visualização de abscessos, porém consegue identificar quando este tem grandes dimensões ou está localizado anteriormente à valva aórtica.[3,6]

Outra complicação das próteses é a formação de pseudoaneurismas ou fístulas. O abscesso perivalvar aórtico pode ter fístula para o átrio esquerdo, átrio direito ou via de saída do ventrículo direito.[3,6]

A deiscência nova de uma prótese valvar representa outro critério ecocardiográfico para o diagnóstico de EI. A presença de nova regurgitação perivalvar, mesmo na ausência de vegetações ou abscesso, deve ser valorizada como achado sugestivo de EI, principalmente quando ocorre em pós-operatório tardio.

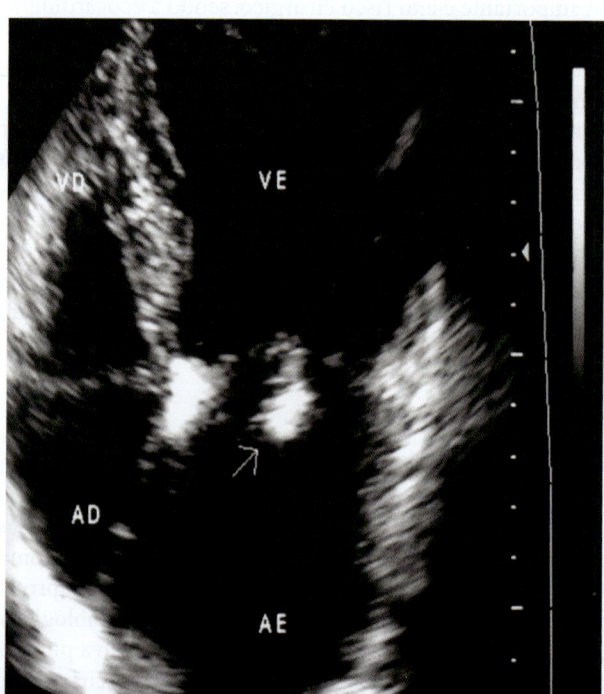

Figura 28 Vegetação endocárdica aderida à face atrial da valva mitral (seta). Imagem apical quatro câmaras de eco transtorácico em paciente com endocardite infecciosa.
VE: ventrículo esquerdo; AE: átrio esquerdo; VD: ventrículo direito; AD: átrio direito.

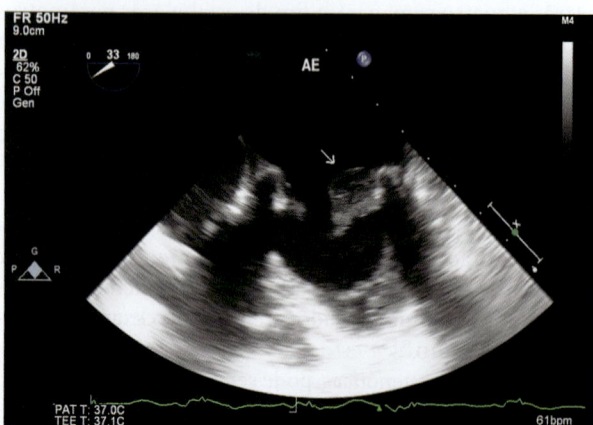

Figura 27 Ecocardiografia transesofágica demonstrando trombose (seta) em prótese biológica mitral.

As principais limitações ecocardiográficas no diagnóstico da EI são vegetações pequenas (< 3 mm), localizações atípicas, ou em valvas com grave distorção anatômica prévia. Em situações de alta suspeita de EI e ETT e ETE negativos, deve-se repetir o exame aproximadamente sete dias depois.[3] O diagnóstico diferencial de vegetações ao ecocardiograma são trombos, tumores, prolapso de cúspides/folhetos, ruptura de cordoalha mitral, degeneração mixomatosa, excrescência de Lambl e endocardite marântica (não infecciosa). Desta forma, é importante a análise conjunta do achado ecocardiográfico com o quadro clínico para definição diagnóstica.[3,6]

Pesquisa de fonte embolígena

O coração, como fonte embolígena cardíaca, é responsável por cerca de 30% dos casos de acidente vascular encefálico embólico ou de embolia periférica. A identificação da origem do êmbolo constitui procedimento fundamental diante do paciente com quadros vasculares isquêmicos agudos, uma vez que o manuseio desses casos difere substancialmente daqueles com etiologia aterosclerótica trombótica. Entre os pacientes considerados de alto risco cardíaco para a ocorrência de fenômenos cardioembólicos incluem-se os portadores de estenose mitral, fibrilação atrial, cardiomiopatia dilatada, infarto miocárdico recente, aneurismas ventriculares, próteses valvares, endocardite infecciosa e tumores intracardíacos (mixomas, fibroelastomas), que devem ser abordados inicialmente pelo eco transtorácico.[6,18]

A ETE pode identificar anormalidades cardíacas consideradas causas potenciais de acidentes vasculares embólicos, frequentemente não diagnosticadas ao eco transtorácico. Estas incluem trombos no átrio esquerdo (especialmente em apêndice atrial esquerdo) e anomalias do septo interatrial (forame oval pérvio, comunicação interatrial, aneurisma do septo). Deve também ser lembrada a participação da aorta torácica como potencial fonte embolígena, por meio das placas ateromatosas protrusas e móveis presentes na parede aórtica. Todas essas situações são facilmente reconhecíveis pela ETE, em decorrência da proximidade da sonda esofágica com as estruturas envolvidas (septo interatrial, apêndice atrial esquerdo, aorta torácica) sem a interposição de tecidos, resultando em imagens de alta definição.[6,18]

O forame oval pérvio (FOP) tem sido responsabilizado ocasionalmente pela embolia paradoxal, na qual trombos (intracardíacos ou periféricos) que vêm pelas veias cavas para o átrio direito alcançam o átrio esquerdo através do forame oval, em condições de aumento transitório ou definitivo da pressão atrial direita. Pela ETE é possível caracterizar a presença de FOP, mesmo diante de um septo interatrial aparentemente íntegro no qual a presença de fluxo anômalo através do descolamento parcial da membrana da fossa oval pode ser visualizado pelo MFC. O uso de contraste, obtido pela agitação de solução salina a 0,9%, injetada em veia periférica, seguida de manobra de Valsalva para provocar aumento da pressão atrial direita, aumenta a sensibilidade diagnóstica (Figura 29).[6,8,18]

O aneurisma do septo interatrial consiste de membrana da fossa oval redundante e hiperdinâmica, que pode raramente ser

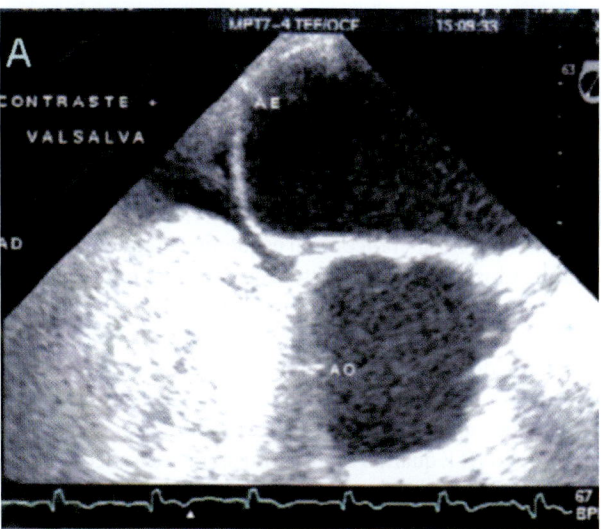

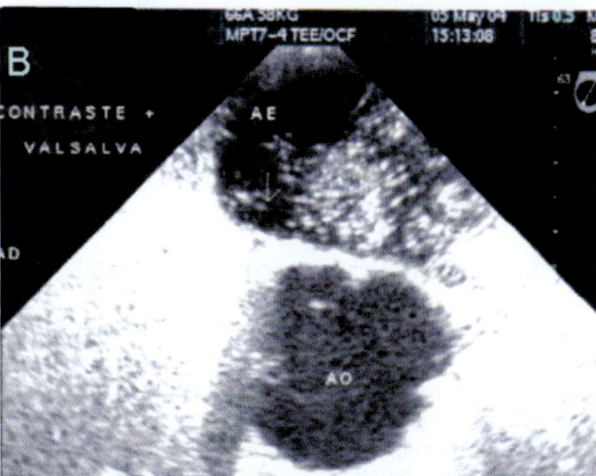

Figura 29 Forame oval patente identificado pelo uso de contraste de macrobolhas e manobra de Valsalva ao eco transesofágico (corte transversal alto). A: observa-se o átrio direito repleto de microbolhas intensamente brilhantes, separado do átrio esquerdo pela membrana da fossa oval. B: logo após (dois batimentos), surgem microbolhas no átrio esquerdo que ultrapassaram precocemente o forame oval patente.

sede de processo tromboembólico principalmente se o aneurisma apresenta múltiplas perfurações ou exibe FOP associado.[6]

Contraste ecocardiográfico espontâneo caracteriza-se ao ETE por uma nuvem tênue de ecos com movimentação lenta, circular ou espiralada. Sua presença é indicativa de estase sanguínea, potencialmente trombogênica. Associa-se frequentemente à fibrilação atrial e disfunção ventricular esquerda, em graus variáveis de intensidade. Quando de grau intenso, o contraste assume aspecto denso e gelatinoso, como substrato precursor de trombos. É, em geral, mais pronunciado no apêndice atrial esquerdo, que por ser uma estrutura em fundo de saco tem menores velocidades de fluxo, razão pela qual é o local preferencial para formação de trombos. O contraste espontâneo pode ser visibilizado com maior frequência nas cavidades atriais, mas também pode ocorrer nos ventrículos em presença de disfunção grave e baixo débito, e por vezes na aorta associado à dilatação e ateromatose do vaso. Em geral, não sofre modificações em seu aspecto pelo uso de anticoagulantes, apesar de esses medicamentos reduzirem a frequência de fenômenos embólicos em vigência de fibrilação atrial.[6,18]

Trombos no apêndice atrial esquerdo geralmente não são visibilizados ao exame transtorácico, necessitando de ETE para seu reconhecimento (Figura 30). Trombos recentes no interior da cavidade atrial esquerda por vezes podem passar despercebidos ao ETT, e serem identificados apenas ao ETE. Os trombos localizados nas cavidades ventriculares, sobretudo na região apical, são bem caracterizados ao ETT, e não necessitam do ETE quando a janela transtorácica é adequada.[6,8,18]

Por ser o local sítio mais comprometido por aterosclerose, a aorta também deve ser investigada como fonte emboligênica. Nestes casos, o risco de embolia progride à medida que aumentam as dimensões de placas de ateroma, em especial se forem maiores do que 4 mm de espessura, se forem proeminentes ou se protruirem para a luz do vaso, sobretudo quando complicadas pela presença de ulcerações e trombose local, predispondo ao aparecimento de componentes móveis em sua superfície (debris), que podem constituir fonte de êmbolos (placas grau IV).[6,18]

Uso da ecocardiografia na fibrilação atrial

A ecocardiografia transtorácica (ETT) é bastante útil na avaliação de cardiopatia subjacente que pode facilitar o aparecimento de fibrilação atrial (FA) e a formação de trombos intracavitários. A ETE, por outro lado, tem contribuído para melhor compreensão dos mecanismos responsáveis pelos fenômenos tromboembólicos durante a FA, aumentando a ca-

pacidade de identificação de trombos atriais, auxiliando na seleção de pacientes para cardioversão ou para uso de anticoagulação, além de fornecer informações prognósticas a respeito da FA.[6]

A ETE tem sensibilidade muito superior ao eco transtorácico na detecção de trombos no átrio esquerdo, sobretudo em seu apêndice (AAE), sendo considerado o método de eleição para este fim. O contraste ecográfico espontâneo é um marcador de estase sanguínea, geralmente associado à FA e facilmente identificado à ETE. Ele pode ser considerado precursor da formação de trombos. A estratificação de risco embólico na FA inclui elementos da ETT (dimensão do átrio esquerdo, disfunção ou hipertrofia ventricular esquerda, valvopatia mitral) e da ETE (trombo em AE/AAE e contraste espontâneo denso/importante).[6]

A disfunção contrátil do AAE caracterizada à ETE, em vigência de FA, é uma causa potencial de embolia. Essa disfunção mecânica se acentua no período imediato pós-cardioversão (atrial stunning), independentemente do método utilizado para restauração do ritmo sinusal, com possibilidade de formação de trombo de novo, contribuindo para possíveis eventos embólicos nesse período. A ETE é útil na orientação terapêutica da FA com mais de 48 horas de duração, auxiliando na escolha da melhor estratégia terapêutica, como a cardioversão após exclusão de trombo em AE/AAE.[6]

Massas e tumores cardíacos

A ecocardiografia é fundamental na pesquisa de massas e tumores cardíacos primários ou secundários (metastáticos). Trombos representam a maior parte das massas intracardíacas e podem ocorrer em qualquer câmara. Quando o trombo não se associa à cardiopatia estrutural, pode ter se originado em veias dos membros inferiores, nas veias cavas ou, mais raramente, pode estar relacionado à trombofilia.[6]

O tumor primário mais comum no coração é o mixoma, de natureza benigna. Apresenta aspecto peculiar ao eco como uma massa globosa, de grandes dimensões, com textura "gelatinosa", pedunculada, geralmente aderida à face atrial esquerda do septo interatrial no nível da fossa oval, podendo se projetar para o orifício mitral. O diagnóstico diferencial se faz com trombo, associado à estenose mitral e fibrilação atrial. Mixomas podem ocorrer menos frequentemente no átrio direito, quando deve ser feito o diagnóstico com tumores malignos do tipo sarcoma, principalmente se fortemente aderido à parede atrial. Trombos cilíndricos ou tumores extracardíacos (hipernefroma) podem permear a veia cava inferior e ocupar a cavidade atrial direita, com relativa mobilidade e devem ser distinguidos de mixoma de átrio direito.[6]

O papiloma (fibroelastoma) é outro tumor primário benigno, menos frequente, de menor proporção (< 1 cm), aderido a estruturas valvares (cordas mitrais ou folhetos valvares) e deve ser diferenciado de vegetações ou trombos, ou, mais raramente, de pequenas metástases intracavitárias implantadas no endotélio ventricular. O rabdomioma ocorre em crianças, geralmente como múltiplas massas, intra ou extramurais. Fibromas intramurais podem ocorrer.[6]

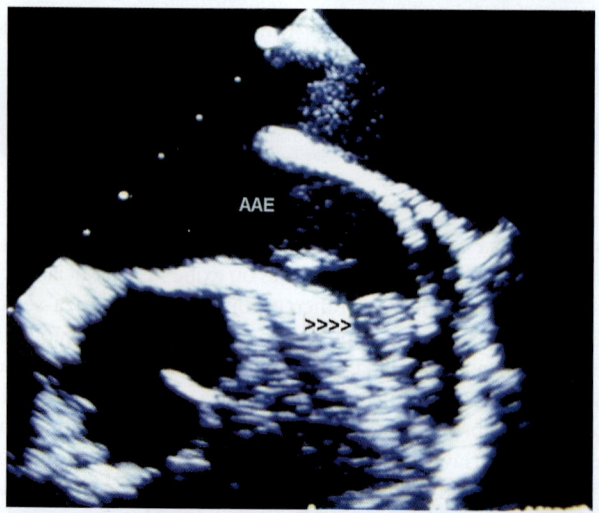

Figura 30　Imagem de pequeno trombo (setas) móvel no interior do apêndice atrial esquerdo (AAE), com cerca de 1 cm de diâmetro, detectado exclusivamente pelo eco transesofágico (corte transversal alto).

Em geral, as formas mais comuns de envolvimento tumoral maligno são extracavitárias, constituídas por metástases pericárdicas (carcinoma de mama, pulmão, esôfago) que podem evoluir para derrame e até mesmo tamponamento cardíaco. Linfomas mediastinais podem infiltrar as paredes cardíacas e causar processo restritivo. Quando há massa infiltrando a parede posterior do átrio esquerdo, ou permeando veia pulmonar, a suspeita principal é de tumor maligno extracardíaco (sarcoma/linfoma, melanoma/carcinoma).[6]

Hipertensão pulmonar (HP) e tromboembolismo pulmonar (TEP)

Hipertensão pulmonar (HP) pode ser diagnosticada facilmente em presença de refluxo tricúspide, estimando-se a velocidade máxima do jato regurgitante e os níveis de pressão sistólica da artéria pulmonar. Sua magnitude depende do grau de HP e da função ventricular direita, que pode estar deprimida em casos avançados.[6]

A pressão em artéria pulmonar pode ser estimada pela ecocardiografia, sendo mais confiável quando se considera a pressão sistólica em artéria pulmonar (PSAP) pelo refluxo tricúspide RT). Com o Doppler contínuo, obtém-se a velocidade máxima do RT (Figura 31). Sabendo a pressão em AD, é possível calcular a pressão sistólica no VD, a qual é igual à PSAP, na ausência de estenose pulmonar. A pressão do AD é estimada entre 3 e 15 mmHg, conforme o diâmetro e a variação respiratória da veia cava inferior.[6]

Mais recentemente, tem sido proposto o uso da velocidade do RT (VRT), em vez da PSAP, para determinar a presença de hipertensão pulmonar, já que a estimativa da pressão em átrio direito é mais suscetível a erros.[19]

Considera-se normal PSAP ≤ 36 mmHg e VRT ≤ 2,8 m/s; HP possível quando a PSAP está entre 37 e 50 mmHg ou VRT entre 2,9 e 3,4 m/s e HP provável quando a PSAP é maior que 50 mmHg ou a VRT é maior que 3,4 m/s. É importante lembrar que o diagnóstico definitivo de hipertensão arterial pulmonar é feito por exames invasivos.[19]

Nos casos graves de HP, há aumento das cavidades cardíacas direitas com retificação ou até inversão da curvatura do septo interventricular durante o ciclo cardíaco, com abaulamento na direção do ventrículo esquerdo (Figura 32). Pode também haver dilatação da veia cava inferior, indicativa de aumento da pressão atrial direita.[6]

Nos casos de HP com instalação aguda, deve ser suspeitada a presença de tromboembolismo pulmonar. Tromboembolismos de pequena monta (envolvimento menor que 25% da árvore arterial pulmonar) podem não provocar alterações ecocardiográficas. Entretanto, na embolia pulmonar maciça (30 a 40% de obstrução vascular), com choque cardiogênico, há disfunção ventricular direita grave e HP que podem ser vistas na ecocardiografia e que podem indicar também a necessidade de fibrinólise.[6]

No paciente hemodinamicamente instável, sem diagnóstico definido, o ETE pode ser realizado à beira do leito, podendo evidenciar trombos na artéria pulmonar e na porção proximal de seus ramos, além de permitir também afastar dissecção da aorta. Eventualmente, o ETT e o ETE podem surpreender trombos altamente móveis nas cavidades direitas. Outras vezes, trombos podem se originar da extremidade de cateteres de longa permanência, na desembocadura da veia cava superior.[6]

Nos casos de hipertensão pulmonar crônica, excluídas as causas pulmonares (DPOC etc.), por vezes é necessário a ETE

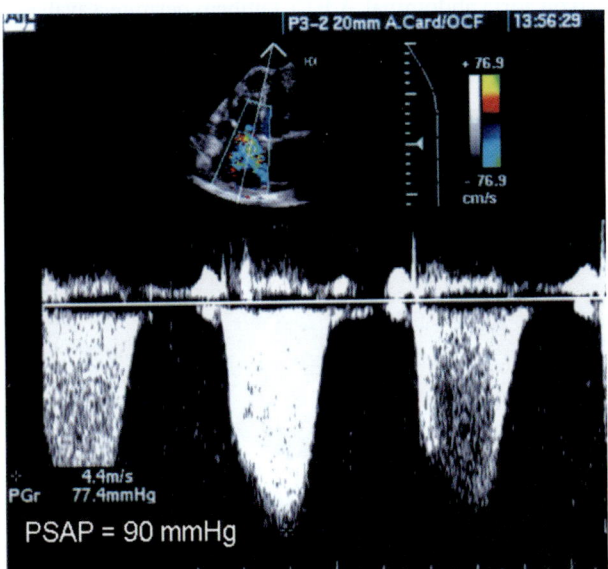

Figura 31 Eco transtorácico de um caso de hipertensão pulmonar primária. Observe na imagem superior (corte apical de quatro câmaras) a presença de refluxo tricúspide ao mapeamento de fluxo em cores. Abaixo, curva espectral de Doppler contínuo demonstrando gradiente sistólico entre ventrículo e átrio direito de 77 mmHg. Acrescentando-se o valor presumido de 13 mmHg de pressão atrial direita, obtém-se a pressão sistólica do ventrículo direito, por conseguinte, da artéria pulmonar, estimada em torno de 90 mmHg.

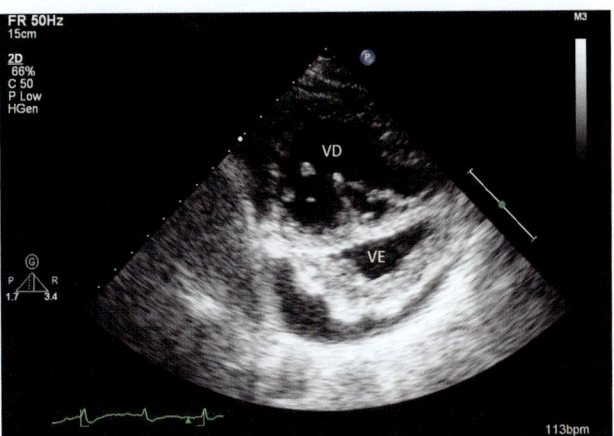

Figura 32 Corte paraesternal transversal mostrando ventrículo direito (VD) com dilatação importante, septo interventricular abaulado para a esquerda e ventrículo esquerdo (VE) com dimensões reduzidas em pacientes com hipertensão pulmonar importante.

para excluir a presença de defeitos do septo interatrial, sobretudo em adultos.

Doenças do pericárdio

O ecocardiograma é a ferramenta diagnóstica de escolha para identificar o derrame pericárdico e avaliar sua repercussão hemodinâmica. O derrame deve ser pesquisado em diversas janelas, para detectar coleções loculadas ou septadas, comuns em pós-operatório de cirurgia cardíaca. Pode ser classificado em discreto, moderado ou importante (Figura 33).[6]

As consequências hemodinâmicas vão depender não só do volume, mas sobretudo da velocidade de instalação do derrame. Assim, derrames pequenos e moderados de rápida evolução, como nos hemopericárdios traumáticos, iatrogênicos (durante cateterismo), por ruptura de parede livre no infarto agudo do miocárdio ou na dissecção aórtica proximal, podem causar tamponamento cardíaco e colapso circulatório. Por outro lado, derrames grandes, de instalação insidiosa, podem ser mais bem tolerados.[6]

Em derrames de evolução mais lenta, podem ser apreciados sinais progressivos de restrição pericárdica ao eco: colapso diastólico tardio do átrio direito, colapso diastólico precoce do ventrículo direito, exagero das reduções inspiratórias das velocidades de fluxo das valvas mitral/tricúspide (fluxo tricúspide: aumento ≥ 40% da velocidade da onda E com a inspiração; fluxo mitral: redução ≥ 25% da velocidade da onda E com a inspiração). Nota-se também pletora da veia cava inferior (dilatação com redução ou abolição do colapso inspiratório).[6]

Na pericardite aguda, a ecocardiografia pode ser normal ou revelar espessamento dos folhetos pericárdicos, por vezes acompanhado de derrame pericárdico discreto.[6]

A pericardite constritiva produz sinais ecocardiográficos que, além do espessamento ou calcificação pericárdica, expressam a condição hemodinâmica restritiva. Embora nem sempre as alterações anatômicas do pericárdio sejam evidentes ao eco, deve-se suspeitar de pericardite constritiva se houver inequívoca pletora da veia cava inferior (dilatação com ausência ou atenuação do colapso inspiratório), cavidades ventriculares normais e acentuação das variações respiratórias fásicas dos fluxos valvares do coração direito e sua recíproca no coração esquerdo, a exemplo do que ocorre quando há derrame pericárdico.[6]

O principal diagnóstico diferencial desta entidade são as cardiomiopatias restritivas; o Doppler tecidual pode demonstrar velocidades normais de deslocamento do anel atrioventricular na pericardite constritiva. Outras situações podem provocar, algumas vezes, as mesmas alterações respiratórias dos fluxos valvares presentes na pericardite constritiva ou no tamponamento cardíaco, como tromboembolismo pulmonar, doença pulmonar obstrutiva crônica, asma, infarto do ventrículo direito e derrame pleural hipertensivo.[6]

Doenças da aorta

A ecocardiografia, particularmente a ETE, pode ser utilizada na suspeita de síndrome aórticas agudas (dissecção aórtica, hematoma intramural e úlcera aterosclerótica penetrante) (Figuras 34, 35 e 36).[6]

A ETT, apesar de baixa sensibilidade para o diagnóstico de dissecção, pode ser realizada rapidamente após o início dos sintomas e, em alguns casos, mostrar a presença da lâmina (*flap*) de dissecção em aorta torácica ascendente, arco aórtico ou aorta abdominal. A ETT também permite a avaliação do comprometimento da valva aórtica.[6]

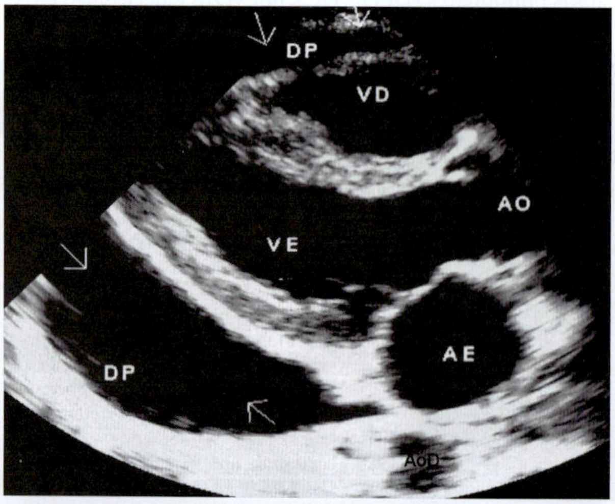

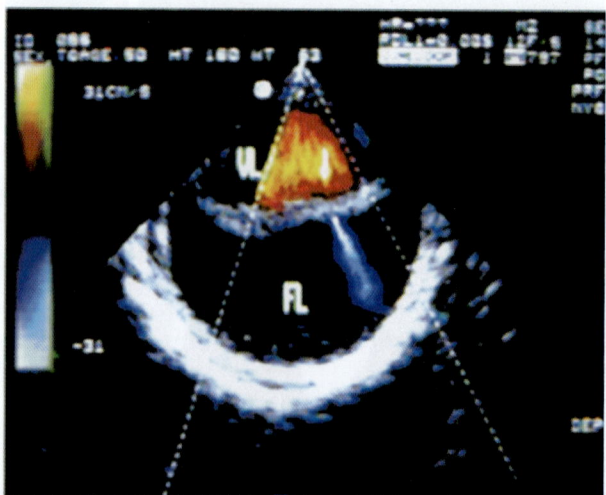

Figura 33 Eco transtorácico (imagem paraesternal longitudinal) demonstrando derrame pericárdico (DP) anterior e posterior de grau moderado a grave.
VD: ventrículo direito; VE: ventrículo esquerdo; AE: átrio esquerdo; AO: aorta ascendente; AoD: aorta descendente.

Figura 34 Imagem transversal da aorta descendente de um caso de dissecção aórtica do tipo A, obtida por eco transesofágico. Observam-se verdadeiras (VL) e falsas (FL) luzes, separadas pela membrana dissecante (*flapping* da íntima). O jato em azul caracterizado ao mapeamento de fluxo em cores corresponde a pequeno orifício comunicante distal, que não foi reconhecido pelo exame bidimensional por não haver descontinuidade aparente.

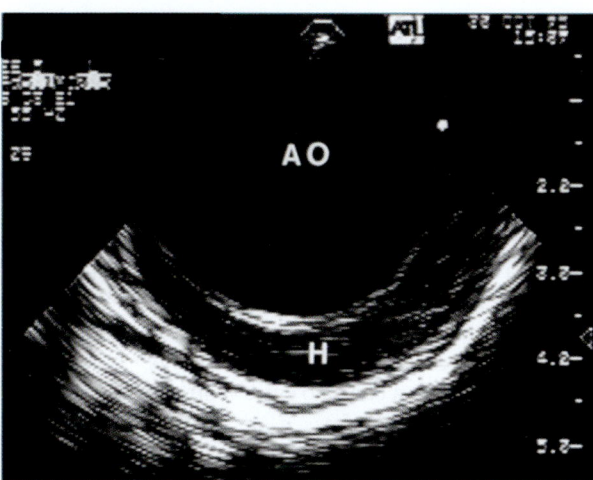

Figura 35   Caso de hematoma intramural (H) diagnosticado pelo eco transesofágico. Observa-se corte transversal da aorta descendente, com imagem típica de lua em quarto crescente, preenchida por trombos e separada da luz verdadeira pela camada íntima de superfície uniforme. Não havia comunicações entre os dois compartimentos.

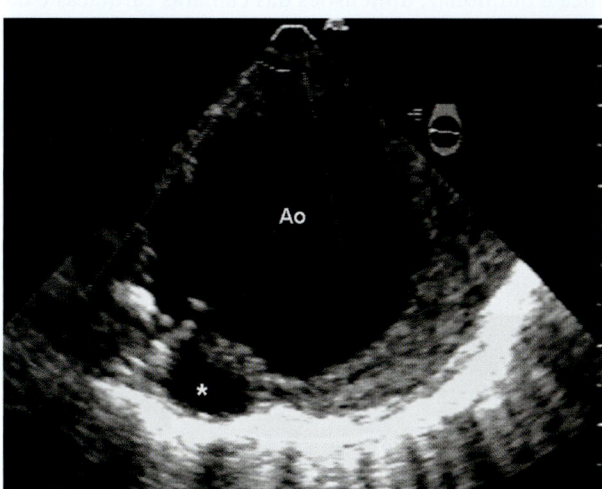

Figura 36   Úlcera aterosclerótica penetrante em direção à adventícia (asterisco), identificada por meio do eco transesofágico, no início da aorta descendente. Há trombos parietais laminares fixos, com superfície levemente irregular e sem membrana, o que os diferencia do hematoma intramural.

A ETE possui a mesma sensibilidade diagnóstica da tomografia computadorizada na dissecção aórtica, tendo como vantagens pode ser realizada à beira do leito e dispensar o uso de contraste iodado. A ETE ainda pode ser utilizada como ferramenta de monitorização durante procedimento cirúrgico ou percutâneo para o tratamento da dissecção.[6]

Na ETE, o hematoma intramural é observado como espessamento da parede da artéria, com aspecto em crescente em cortes transversais. A úlcera aterosclerótica penetrante é visibilizada como um "divertículo" ou evaginação com bordos irregulares na parede da aorta, geralmente associada a doença ateromatosa extensa.[6]

Peculiaridades ecocardiográficas de subgrupos especiais

Idosos apresentam tipicamente desalinhamento da porção basal do septo interventricular (septo "sigmoide"), por vezes acompanhado de discreto aumento local da espessura miocárdica, sem repercussão hemodinâmica. Nessa faixa etária, é comum a presença de sinais de processo esclerodegenerativo, como fibrocalcificação focal dos folhetos ou anéis valvares mitral/aórtico, com discreto refluxo associado. Pode haver discreto aumento do calibre da raiz aórtica ou do átrio esquerdo. Disfunção diastólica grau I (padrão de alteração de relaxamento) são descritos com frequência.[6]

Remodelamento cardíaco fisiológico e reversível que ocorre durante a gravidez normal, sendo processo consequente à adaptação cardiovascular inerentes ao período. Há discretos aumentos das câmaras cardíacas (sobretudo das direitas) sem ultrapassar os valores normais da população não gravídica. Além disso, são frequentes refluxos fisiológicos valvares (mitral, tricúspide e pulmonar) particularmente nas etapas mais tardias da gestação. Não há dilatação da raiz aórtica e em geral não se observa refluxo aórtico. Os índices de função sistólica e diastólica permanecem em valores normais.[6]

O condicionamento físico sustentado em indivíduos normais, que praticam exercícios dinâmicos (corrida, ciclismo) periódicos, pode induzir discreto aumento das cavidades ventriculares, hipertrofia ventricular esquerda "fisiológica" e desempenho sistólico preservado, como parte do espectro de características conhecido como coração de atleta. O Doppler tecidual e seus derivados (*strain, strain rate*), podem auxiliar na diferenciação deste processo com hipertrofia patológica.[6]

Cardiopatias congênitas

O estudo ecocardiográfico da anatomia cardíaca nas cardiopatias congênitas envolve a análise segmentar sequencial, com avaliação sistemática dos segmentos cardíacos. Isso é particularmente importante nas anomalias complexas, nas quais estruturas cardíacas podem estar ausentes ou mal posicionadas. São necessárias informações sobre a presença, a posição e as conexões de cada segmento: átrios, ventrículos e grandes artérias. Os itens a serem conferidos e a sequência pela qual essa análise deve ser realizada são: 1º) *situs* atrial e posição do coração no tórax; 2º) identificação dos ventrículos; 3º) definição da conexão atrioventricular; 4º) identificação das grandes artérias; 5º) estabelecimento da conexão ventrículo-arterial.[6]

Situs atrial, *situs* solitus (normal)

No *situs* atrial, o átrio morfologicamente direito (AD) está posicionado à direita e o átrio morfologicamente esquerdo (AE) à esquerda. No *situs inversus* a situação é oposta. No *situs ambiguos* ambos os átrios são morfologicamente direitos (isomerismo direito) ou esquerdos (isomerismo esquerdo). Na prática, são utilizadas as posições relativas da aorta abdominal, veia cava inferior e coluna vertebral para definir o *situs*. No *situs solitus* a aorta abdominal está à esquerda da coluna vertebral e a veia cava inferior à direita. No *situs in-*

versus, a posição é inversa. No isomerismo direito os vasos estão muito próximos e podem estar posicionados à direita, à esquerda ou à frente da coluna vertebral, com a veia cava geralmente posicionada anteriormente à aorta. No isomerismo esquerdo há interrupção da veia cava inferior, estando as veias hepáticas drenando diretamente no AD. A veia ázigos ou hemiázigos nesses casos encontra-se dilatada e localizada posteriormente à aorta e lateralmente à coluna. Quanto à posição do coração do tórax, independentemente do situs, pode-se encontrar levocardia (normal): coração localizado no hemitórax esquerdo, mesocardia: coração na posição mediana e dextrocardia quando este se localiza no hemitórax direito. É importante também definir a posição do ápex cardíaco, que pode ser à esquerda, à direita ou para o centro.[6]

Identificação e localização dos ventrículos

Define-se como ventrículo a câmara que está conectada a mais de 50% do anel de uma valva atrioventricular (AV). O ventrículo morfologicamente esquerdo (VE) tem formato elipsoidal e trabeculado discreto. A valva AV conectada a ele é a mitral: bicúspide, com continuidade fibrosa com a valva aórtica e com dois músculos papilares inseridos na parede livre. O ventrículo morfologicamente direito (VD) tem formato triangular, trabeculado grosseiro e banda moderadora; está conectado à valva tricúspide que apresenta inserção mais apical em relação à mitral e tem músculos papilares múltiplos inseridos no septo interventricular, além da parede livre e ápex. Quanto à posição dos ventrículos, pode ser: a) normal: VE à esquerda e posterior ao VD; b) inversa: VE à direita e o VD à esquerda, posicionados lado a lado (exemplo: transposição corrigida das grandes artérias); c) superior-inferior: VD em posição superior e VE em posição inferior, com septo interventricular horizontalizado; d) cruzada (*criss-cross*): VE e VD com eixos longitudinais cruzados.[6]

Definição da conexão atrioventricular[6]

1. Conexão atrioventricular biventricular:
   A. Concordante (normal): AD conecta-se ao VD; AE conecta-se ao VE.
   B. Discordante: AD conecta-se ao VE; AE conecta-se ao VD.
   C. Ambígua: átrios isoméricos conectados a ventrículos separados.
2. Conexão atrioventricular univentricular:
   – Dupla via de entrada: os dois átrios e as duas valvas AV conectam-se ao mesmo ventrículo (esquerdo, direito ou indeterminado).
   – Ausência de uma das conexões: existe atresia de uma valva AV (mitral ou tricúspide).
   – Via de entrada comum (valva AV única).
3. Conexão atrioventricular ambígua: ocorre no isomerismo.

Identificação das grandes artérias

Normalmente, a artéria pulmonar bifurca-se precocemente e tem trajeto anteroposterior, localizada anterior e à esquerda da valva aórtica. A aorta apresenta trajeto ínfero-superior e dá origem às artérias coronárias.[6]

Conexão ventrículo-arterial[6]

1. Conexão concordante (normal): VD conectado à artéria pulmonar e VE à aorta.
2. Conexão discordante: VD conectado à aorta e VE conectado à artéria pulmonar (exemplo: transposição das grandes artérias).
3. Dupla conexão: um dos ventrículos está conectado a uma grande artéria e a mais de 50% da outra.
4. Conexão única: a conexão entre ventrículos e grandes artérias é feita através de:
   – Valva e tronco arterial comuns (tronco arterioso).
   – Atresia de uma das valvas semilunares (tronco pulmonar único, com atresia aórtica ou tronco aórtico único com atresia pulmonar).

Concomitantemente à análise minuciosa da arquitetura segmentar do coração, devem ser avaliados: integridade dos septos interventricular e interatrial; drenagem venosa sistêmica e pulmonar; dimensões das câmaras cardíacas e das grandes artérias; desempenho sistólico dos ventrículos; morfologia das valvas AV e semilunares; origem e calibre das artérias coronárias.[6]

Com o uso associado do estudo com Doppler espectral (pulsado e contínuo) MFC, é possível a caracterização e avaliação da gravidade de *shunts* (comunicação interatrial [Figura 37], comunicação interventricular, janela aortopulmonar, persistência do canal arterial), de estenoses valvares,

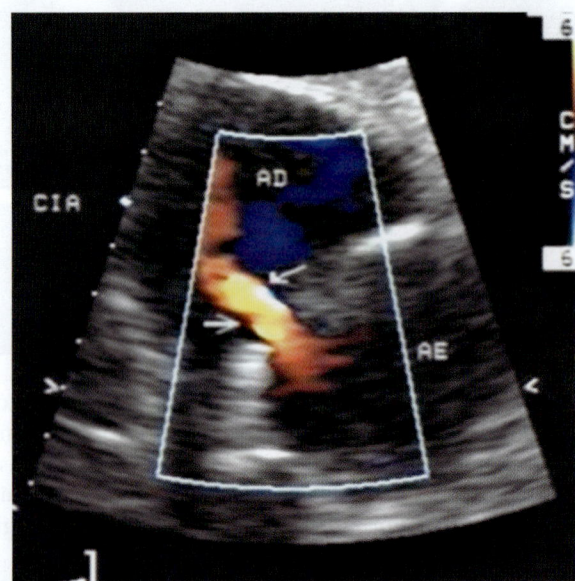

Figura 37 Comunicação interatrial (CIA) do tipo *ostium secundum* em criança submetida a ecocardiograma transtorácico pela via subcostal. O estudo caracterizou a presença de fluxo anômalo através do defeito (em vermelho), direcionado do átrio esquerdo para o direito.

subvalvares e supravalvares e de refluxos valvares. Além disso, nas cardiopatias que cursam com hiperfluxo pulmonar, é possível a determinação dos níveis de pressão arterial em território pulmonar.[6]

Agradecimento

Os autores agradecem de modo especial a Dra. Solange Bernardes Tatani pelo auxílio na elaboração deste capítulo.

Resumo

A Doppler-ecocardiografia pemite a mensuração da morfologia e a avaliação da função das cavidades cardíacas, por diferentes modalidades, tais como a transtorácica e a transesofágica, que é mais adequada para avaliar as cavidades posicionadas mais posteriormente na cavidade torácica. O exame também fornece diferentes parâmetros de função ventricular, incluindo o *strain* ventricular, cujo papel vem crescendo nos últimos anos. A ecocardiografia também possibilita o diagnóstico de isquemia miocárdica por meio de imagens obtidas sob estresse físico ou farmacológico e analisa complicações pós-infarto. A análise da mofologia e do próprio *strain* contribuem para o diagnóstico e estratificação de risco em cardiomiopatias, bem como para o diagnóstico diferencial de massas intracavitárias. A ecocardiografia ocupa papel central não apenas no diagnóstico, mas também no planejamento terapêutico de valvopatias e na avaliação de pacientes com fibrilação atrial e cardiopatias congênitas.

Referências bibliográficas

1. Mitchell C, Rahko PS, Blauwet LA, Canaday B, Finstuen JA, Foster MC, et al. guidelines for performing a comprehensive transthoracic echocardiographic examination in adults: recommendations from the American Society of Echocardiography. J Am Soc Echocardiogr. 2019;32(1):1-64.

2. Mor-Avi V, Lang RM, Badano LP, Belohlavek M, Cardim NM, Derumeaux G, et al. Current and evolving echocardiographic techniques for the quantitative evaluation of cardiacmechanics: ASE/EAE consensus statement on methodology and indications endorsed by the Japanese Society of Echocardiography. J Am Soc Echocardiogr. 2011;24(3):277-313.

3. Lang RM, Badano LP, Tsang W, Adams DH, Agricola E, Buck T, et al.; American Society of Echocardiography; European Association of Echocardiography. EAE/ASE recommendations for image acquisition and display using three-dimensional echocardiography. J Am Soc Echocardiogr. 2012;25(1):3-46

4. Spencer KT, Kimura BJ, Korcarz CE, Pellikka PA, Rahko PS, Siegel RJ. Focused cardiac ultrasound: recommendations from the American Society of Echocardiography. J Am Soc Echocardiogr. 2013;26(6):567-81.

5. Mancuso FJN, Hotta VT, Campos Filho O, Carvalho ACC. Ecocardiografia na terapia intensiva e na emergência. 1a ed. Barueri: Manole; 2014.

6. Otto CM. Textook of clinical echocardiography, 6th ed. Philadelphia: Elsevier, 2018.

7. Hahn RT, Abraham T, Adams MS, Bruce CJ, Glas KE, Lang RM, et al. Guidelines for performing a comprehensive transesophageal echocardiographic examination: recommendations from the American Society of Echocardiography and the Society of Cardiovascular Anesthesiologists. J Am Soc Echocardiogr. 2013;26(9):921-64.

8. Lang RM, Badano LP, Mor-Avi V, Afilalo J, Armstrong A, Ernande L, et al. Recommendations for cardiac chamber quantification by echocardiogra-

phy in adults: an update from the American Society of Echocardiography and the European Association of Cardiovascular Imaging. J Am Soc Echocardiogr. 2015;28(1):1-39.e14.

9. Nagueh SF, Smiseth OA, Appleton CP, Byrd BF 3rd, Dokainish H, Edvardsen T, et al. Recommendations for the evaluation of left ventricular diastolic function by echocardiography: an update from the American Society of Echocardiography and the European Association of Cardiovascular Imaging. J Am Soc Echocardiogr. 2016;29(4):277-314.

10. Mitter SS, Shah SJ, Thomas JD. A test in context: E/A and E/e' to assess diastolic dysfunction and LV filling pressure. J Am Coll Cardiol. 2017;69(11):1451-64.

11. Acquatella H, Asch FM, Barbosa MM, et al. Recommendations for multimodality cardiac imaging in patients with Chagas disease: a report from the American Society of Echocardiography in Collaboration With the InterAmerican Association of Echocardiography (ECOSIAC) and the Cardiovascular Imaging Department of the Brazilian Society of Cardiology (DIC--SBC). J Am Soc Echocardiogr. 2018;31(1):3-25.

12. Lancellotti P, Pellikka PA, Budts W, Chaudhry FA, Donal E, Dulgheru R, et al. The clinical use of stress echocardiography in non-ischaemic heart disease: recommendations from the European Association of Cardiovascular Imaging and the American Society of Echocardiography. J Am Soc Echocardiogr. 2017;30(2):101-38.

13. Zoghbi WA, Adams D, Bonow RO, Enriquez-Sarano M, Foster E, Grayburn PA, et al. Recommendations for noninvasive evaluation of native valvular regurgitation: a report from the American Society of Echocardiography Developed in Collaboration with the Society for Cardiovascular Magnetic Resonance. J Am Soc Echocardiogr. 2017;30(4):303-371.

14. Tarasoutchi F, Montera MW, Grinberg M, Barbosa MR, Piñeiro DJ, Sánchez CRM, et al. Diretriz Brasileira de Valvopatias - SBC 2011/I Diretriz Interamericana de Valvopatias - SIAC 2011. Arq Bras Cardiol. 2011;97(5 supl. 1):1-67.

15. Baumgartner H, Hung J, Bermejo J, Chambers JB, Edvardsen T, Goldstein S, et al. Recommendations on the echocardiographic assessment of aortic valve stenosis: a focused update from the European Association of Cardiovascular Imaging and the American Society of Echocardiography. J Am Soc Echocardiogr. 2017;30(4):372-92.

16. Jabbour A, Ismail TF, Moat N, Gulati A, Roussin I, Alpendurada F, et al. Multimodality imaging in transcatheter aortic valve implantation and post-procedural aortic regurgitation: comparison among cardiovascular magnetic resonance, cardiac computed tomography, and echocardiography. J Am Coll Cardiol. 2011;58(21):2165-73.

17. Zoghbi WA, Chambers JB, Dumesnil JG, Foster E, Gottdiener JS, Grayburn PA, et al.; American Society of Echocardiography's Guidelines and Standards Committee; Task Force on Prosthetic Valves; American College of Cardiology Cardiovascular Imaging Committee; Cardiac Imaging Committee of the American Heart Association; European Association of Echocardiography; European Society of Cardiology; Japanese Society of Echocardiography; Canadian Society of Echocardiography; American College of Cardiology Foundation; American Heart Association; European Association of Echocardiography; European Society of Cardiology; Japanese Society of Echocardiography; Canadian Society of Echocardiography. Recommendations for evaluation of prosthetic valves with echocardiography and doppler ultrasound: a report From the American Society of Echocardiography›s Guidelines and Standards Committee and the Task Force on Prosthetic Valves, developed in conjunction with the American College of Cardiology Cardiovascular Imaging Committee, Cardiac Imaging Committee of the American Heart Association, the European Association of Echocardiography, a registered branch of the European Society of Cardiology, the Japanese Society of Echocardiography and the Canadian Society of Echocardiography, endorsed by the American College of Cardiology Foundation, American Heart Association, European Association of Echocardiography, a registered branch of the European Society of Cardiology, the Japanese Society of Echocardiography, and Canadian Society of Echocardiography. J Am Soc Echocardiogr. 2009;22(9):975-1014;

18. Saric M, Armour AC, Arnaout MS, Chaudhry FA, Grimm RA, Kronzon I, et al. Guidelines for the Use of echocardiography in the evaluation of a cardiac source of embolism. J Am Soc Echocardiogr. 2016;29(1):1-42.

19. Galiè N, Hoeper MM, Humbert M, Torbicki A, Vachiery JL, Barbera JA, et al.; ESC Committee for Practice Guidelines (CPG). Guidelines for the diagnosis and treatment of pulmonary hypertension: the Task Force for the Diagnosis and Treatment of Pulmonary Hypertension of the European Society of Cardiology (ESC) and the European Respiratory Society (ERS), endorsed by the International Society of Heart and Lung Transplantation (ISHLT). Eur Heart J. 2009;30(20):2493-537.

Capítulo 7

Doppler-ecocardiografia na avaliação de isquemia e viabilidade

Fernanda Saboya Cruz
Jaime Paula Pessoa Linhares Filho
Marcelo Luiz Campos Vieira

Pontos-chave

- O ecocardiograma permite avaliação funcional em repouso, durante e após a realização de estresse físico ou farmacológico.
- Os fármacos mais utilizados para o estudo da perfusão miocárdica são a dobutamina, o dipiridamol e a adenosina, o primeiro inotrópico e cronotrópico positivo, os dois últimos vasodilatadores que promovem redistribuição do fluxo para áreas nutridas por vasos isentos de obstruções significativas.
- A presença de defeitos regionais da contratilidade miocárdica ao ecocardiograma é fortemente sugestiva de doença coronariana.
- Casos com isquemia e viabilidade têm isquemia transitória.
- Exames com apresentação bifásica da contratilidade (melhora – piora) indicam miocárdio em sofrimento isquêmico, mas ainda viável.
- O uso de contraste é seguro, aprimora a identificação do endocárdio e permite o estudo da perfusão miocárdica além da contratilidade.
- Exames sob estresse farmacológico usando a dobutamina são muito úteis para a pesquisa de viabilidade miocárdica.

Introdução

A ecodopplercardiografia continua ocupando uma situação de destaque na avaliação não invasiva de isquemia e viabilidade miocárdica em razão de sua ampla disponibilidade, ótima relação custo-efetividade, segurança biológica e abrangência de informações morfofuncionais do coração. Além de auxílio diagnóstico, a investigação ecocardiográfica fornece elementos para a orientação terapêutica e a estratificação prognóstica.

Bases anatômicas e fisiológicas

A visibilização direta e completa das artérias coronárias em toda sua extensão pela ecocardiografia ainda não é possível. Por outro lado, pode-se identificar a origem dos vasos e seu trajeto proximal quando a imagem ecográfica é bastante adequada.

Dessa forma, a identificação da doença coronariana por meio da ecocardiografia baseia-se principalmente na alteração da contração das paredes ventriculares em repouso ou após o estímulo com fármacos ou após estresse físico. Além disso, a avaliação da espessura e da refringência (textura) de cada segmento miocárdico fornece dados adicionais para a identificação de presença ou da ausência de viabilidade miocárdica.

A função miocárdica regional é descrita segundo um sistema de segmentação parietal em que o ventrículo esquerdo é dividido em dezessete segmentos com a observação a partir de múltiplos planos de investigação, divididos em segmentos apicais, médios.[1] A anatomia e a topografia das artérias coronárias podem variar entre os pacientes, no entanto, existe padrão de distribuição mais habitual, que pode ser observado na Figura 1, em que se observa o trajeto mais comum destes vasos conforme a distribuição nos eixos curto, longitudinal horizontal e longitudinal vertical do ventrículo esquerdo.

A contratilidade de cada segmento do miocárdio pode ser definida conforme escore qualitativo de análise da mobilidade miocárdica como hiperdinâmica, normal, hipocinética, acinética ou discinética, tendo como base o grau de movimentação do endocárdio e o espessamento da parede durante a sístole (Tabela 1). O mais recomendável é que cada segmento seja analisado individualmente e pontuado conforme o escore de mobilidade parietal e espessamento sistólico, de acordo com a seguinte pontuação: 1) contração normal ou hiperdinâmica; 2) hipocinético; 3) acinético; 4) discinético ou aneurisma. Do escore atribuído aos segmentos analisados, obtém-se média conhecida como índice de escore de mobilidade e espessamento de parede. Atualmente, sabe-se que esse escore apresenta relação direta com a função sistólica global do ventrículo esquer-

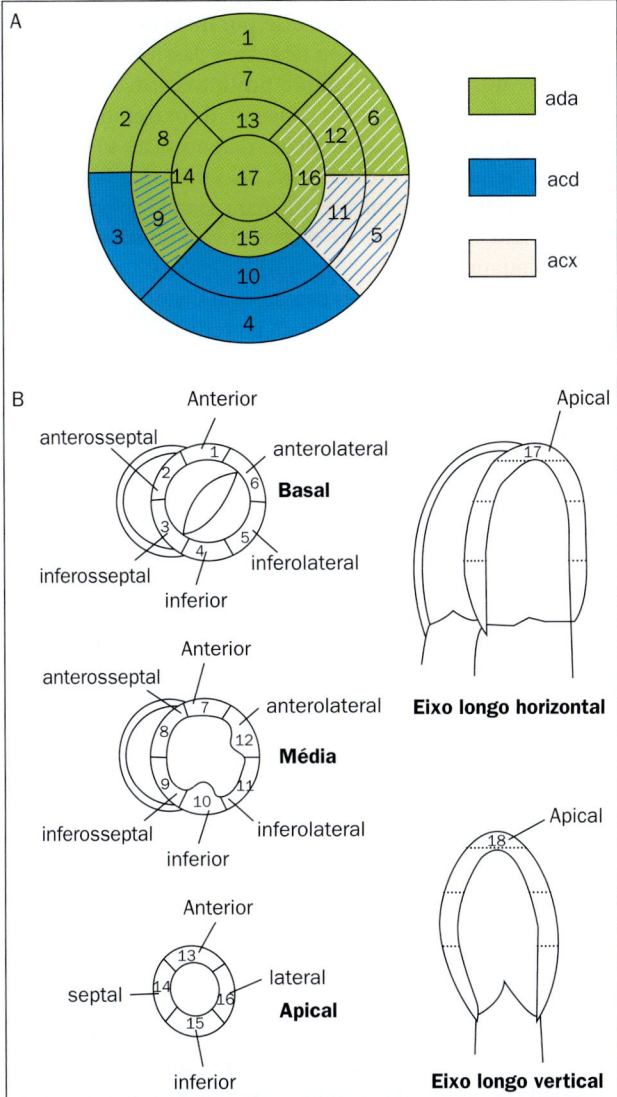

Figura 1   Segmentação do ventrículo esquerdo. A. Correlação dos segmentos miocárdicos com os territórios irrigados pelas artérias coronárias. B. Segmentação do ventrículo esquerdo em seus eixos curto e longo.

Tabela 1   Escala ecocardiográfica qualitativa para avaliação do movimento parietal do ventrículo esquerdo

Normal: movimentação normal do endocárdio, amplitude normal e velocidade normal do espessamento da parede ventricular na sístole

Hipocinesia: redução da movimentação do endocárdio e da amplitude (< 5 mm) e velocidade do espessamento da parede na sístole. Retardo no início da contração e relaxamento

Acinesia: ausência de movimentação do endocárdio e de espessamento (< 2 mm) da parede na sístole

Discinesia: movimento externo ou abaulamento do segmento na sístole, geralmente associado ao miocárdio adelgaçado (cicatrizado)

Aneurisma: anormalidade do contorno diastólico e discinesia

do, sendo o valor normal igual a 1,0. Valores ≥ 2,0 correlacionam-se com disfunção contrátil importante do ventrículo esquerdo e com maior probabilidade para a ocorrência de arritmias graves, insuficiência cardíaca e morte.[2]

Além de informações anatômicas e estruturais, o emprego da ecocardiografia permite realizar a avaliação não invasiva de isquemia miocárdica. A seguinte sequência de eventos fisiopatológicos é deflagrada pela isquemia: heterogeneidade de perfusão, alteração metabólica, alteração de relaxamento, disfunção sistólica, alterações eletrocardiográficas e angina. Dessa forma, a alteração contrátil regional do ventrículo esquerdo provocada pela isquemia miocárdica, expressa pela diminuição ou ausência do movimento do endocárdio e do espessamento sistólico do miocárdio, é fenômeno precoce e identificável pela ecocardiografia, mesmo antes de alterações eletrocardiográficas ou manifestação dos sintomas.

Além disso, anormalidades de movimentação parietal podem não ser detectadas em repouso, mesmo quando há doença coronariana crônica importante com estenose luminal significativa, porém sem isquemia em condições basais. No entanto, ocorrendo aumento da demanda de oxigênio pelo miocárdio, a isquemia miocárdica induzida é evidenciada por alteração da contratilidade regional de caráter reversível.

Há, ainda, outros dois estados fisiopatológicos peculiares de isquemia conhecidos como miocárdio atordoado e miocárdio hibernado, os quais apresentam disfunção contrátil prolongada, mas potencialmente reversível, muitas vezes com a espessura e a ecogenicidade do miocárdio mostrando poucas alterações.[3]

O fenômeno reversível do miocárdio atordoado é identificado quando há disfunção contrátil durante episódio de isquemia aguda e intensa, persistindo mesmo após restauração do fluxo coronário, caracteristicamente por período de dias a semanas.

Já o termo miocárdio hibernado relaciona-se à presença de regiões ventriculares que, submetidas à isquemia crônica não suficientemente intensa para causar necrose celular, tornam-se desprovidas, reversivelmente, de capacidade contrátil. Nessas condições, restaurando-se o fluxo sanguíneo a níveis normais, ocorre a recuperação da função. Trata-se de mecanismo essencialmente adaptativo, no sentido de evitar a morte celular em condições de reduzido aporte de oxigênio, preservando a viabilidade miocárdica, uma vez que, não havendo contração, diminui a necessidade energética e o escasso fluxo sanguíneo disponível torna-se suficiente para manter as funções celulares vitais.[4]

A distinção entre a presença de tecido cicatricial irreversível e disfunção contrátil em um músculo viável (miocárdio hibernado), em pacientes portadores de coronariopatia crônica em que se observam áreas acinéticas ou gravemente hipocinéticas na ecocardiografia, é de fundamental importância para seu adequado tratamento, uma vez que a revascularização miocárdica pode resultar em melhora dos sintomas e diminuição de risco para eventos futuros nos casos de viabilidade miocárdica substancial comprovada.[5]

Síndrome coronariana aguda

Uma vez que os distúrbios de contratilidade miocárdica precedem as alterações eletrocardiográficas e os sintomas anginosos em pacientes com isquemia aguda, o ecocardiograma em repouso mostra-se útil e altamente sensível para o diagnóstico de síndrome coronariana aguda (SCA) em pacientes com dor torácica no momento da avaliação. Dessa forma, a evidência de função miocárdica regional normal, simultaneamente com sintomas de dor no peito, indica possibilidade baixa de SCA.[6]

Em geral, nos quadros de SCA com estenose grave ou oclusão da artéria coronária por ruptura de uma placa aterosclerótica e trombo luminal, dentre os achados ecocardiográficos em repouso, identificam-se regiões de hipocinesia ou acinesia do miocárdio suprido pelo vaso ocluído, com espessura normal da parede.[6]

Entretanto, em casos de doença coronária prévia, pode ser difícil distinguir alterações segmentares agudas de preexistentes na avaliação de pacientes com dor torácica e suspeita de SCA, o que diminui a especificidade do método.

Doença arterial coronariana estável

A avaliação ecocardiográfica da isquemia e da viabilidade miocárdicas na doença coronariana crônica baseia-se em três parâmetros principais: espessura da parede miocárdica, avaliação da contratilidade segmentar após estímulo inotrópico e uso de contraste com microbolhas.

Espessura da parede miocárdica

Na doença arterial coronária estabelecida, a função contrátil miocárdica regional pode estar alterada de forma irreversível em virtude de necrose miocárdica e fibrose. Nessa ocasião, em geral, observam-se adelgaçamento (espessura miocárdica reduzida) e maior ecogenicidade do miocárdio associados a acinesia ou discinesia das regiões acometidas. Uma medida da espessura da parede, ao final da diástole, com menos de 6 mm, e aumento da refringência é um sinal pouco sensível, porém específico, de fibrose, por causa da extensa substituição dos miócitos por fibroblastos. Essas áreas possuem alto valor preditivo negativo de recuperação contrátil após revascularização miocárdica.[7]

Ecocardiografia sob estresse

A ecocardiografia sob estresse é particularmente útil na avaliação diagnóstica e prognóstica dos pacientes com doença coronariana e baseia-se na comparação de imagens obtidas em repouso com aquelas obtidas após a indução de estresse por meio de esforço físico ou mediante procedimento farmacológico, utilizando um sistema especial de captura e análise de imagens digitalizadas em movimento e dispostas lado a lado (tela quádrupla ou *quadscreen*).

A ecocardiografia sob estresse compreende distintas modalidades, como esforço físico, uso de marca-passo e uso de medicações, sejam vasodilatadoras como dipiridamol e adenosina ou adrenérgicas como a dobutamina.[8]

A ecocardiografia sob estresse, por meio de esforço físico, pelo uso de dobutamina e ou de marca-passo transesofágico, baseia-se no aumento do duplo produto cardíaco e, consequentemente, na elevação do consumo de oxigênio miocárdico. Considera-se que há condições diagnósticas, se o estresse elevou a frequência cardíaca para, pelo menos, ≥ 85% da frequência cardíaca máxima prevista para a idade do paciente em exames feitos com o uso de estresse físico ou farmacológico com dobutamina.

A ecocardiografia com uso de vasodilatadores, como dipiridamol e adenosina, baseia-se na redistribuição de fluxo coronário e, em menor escala, no aumento do duplo produto, causando isquemia em regiões supridas por artéria com grau significativo de estenose, fenômeno manifestado por alteração transitória da contração segmentar.

A ecocardiografia sob estresse possibilita avaliar a extensão, a localização e a gravidade da isquemia, fornecendo dados não só quanto ao diagnóstico, mas também quanto ao prognóstico da doença coronária. O teste distingue grupos com diferentes riscos para eventos cardíacos futuros, adversos e, particularmente, aqueles com bom prognóstico em casos de exame negativo ou com pequenas áreas isquêmicas.[9]

A busca da viabilidade miocárdica é fundamental em pacientes com cardiomiopatia isquêmica para predizer a recuperação da função miocárdica regional. Em pacientes com função ventricular em repouso acentuadamente reduzida, a melhora da contração segmentar por meio da ecocardiografia sob estresse durante baixas doses de dobutamina é considerada indicativa de reserva contrátil e indica a possibilidade de recuperação da função ventricular e aumento de sobrevida após revascularização miocárdica.[10]

Uma vez que os critérios de isquemia e viabilidade miocárdica são baseados na detecção de alterações temporárias da contratilidade em qualquer segmento miocárdico, uma das principais limitações da ecocardiografia sob estresse é a necessidade de adequada visibilização e observação do delineamento das bordas endocárdicas para a detecção de alterações transitórias e, algumas vezes, bastante discretas da contratilidade miocárdica. A não definição adequada das bordas do endocárdio do ventrículo esquerdo é razão da possibilidade da ocorrência de resultado falso-negativo e de aumento da variabilidade intra e interobservador na interpretação do exame. O uso de agentes de contraste ecocardiográfico tem melhorado a acurácia diagnóstica do método.

A escolha da modalidade da ecocardiografia sob estresse leva em consideração a indicação do exame, as condições do paciente, as medicações em uso, a experiência do ecocardiografista e a disponibilidade do serviço em que se realizará o exame, atentando-se para as contraindicações específicas de cada modalidade de estresse.

Estresse físico

Geralmente considerado a primeira opção nos pacientes sem limitação física, o estresse físico pode ser utilizado para avaliação da capacidade física, situação importante para a predição de eventos. O esforço físico pode ser realizado em esteira ou bicicleta ergométrica, conforme protocolos convencionais para testes de esforço com aumento gradual do trabalho físico a cada estágio do teste.

O protocolo mais utilizado no teste em esteira é o protocolo de Bruce com aquisição de imagens em repouso e imediatamente após o término do esforço, uma vez que a frequência cardíaca cai rapidamente com a interrupção do esforço. O nível de exercício esperado para determinada idade e sexo pode ser expresso como capacidade aeróbica funcional. Protocolo em bicicleta é realizado em posição vertical ou posição supina, tendo a possibilidade de aquisição de imagens durante todo o esforço, sendo esta a principal vantagem desta abordagem em relação ao teste em esteira.

O exame de estresse por esforço máximo pode ser interrompido quando o paciente já não pode fazer exercício adicional em razão da brevidade da respiração, fadiga de membros ou outros sintomas. O teste de esforço também é finalizado quando ocorre qualquer redução da pressão sanguínea, arritmia relevante, aumento excessivo da pressão sanguínea ou alteração eletrocardiográfica isquêmica significativa.

As dificuldades relacionadas à realização do esforço físico e os problemas na captação e na interpretação de imagens ecocardiográficas durante o esforço, decorrentes da movimentação excessiva do tórax e dispneia, são fatores limitantes a essa modalidade.

Dobutamina-atropina

Dentre os agentes farmacológicos utilizados para indução do estresse, a dobutamina é o mais empregado na prática clínica para pesquisa de isquemia e viabilidade miocárdicas. O protocolo utilizado rotineiramente consiste na infusão endovenosa de dobutamina na dose de 5 µg/kg/min com aumentos crescentes para 10, 20, 30 até 40 µg/kg/min a cada 3 minutos.

Caso o paciente não apresente sinais evidentes de isquemia miocárdica, não tenha atingido a frequência cardíaca de no mínimo 100 batimentos por minuto com dose de 20 µg/kg/min de dobutamina e não tenha contraindicação específica, a atropina pode ser administrada na dose de 0,25 mg a cada minuto, até no máximo 2 mg, a fim de obter a frequência cardíaca desejada (alvo), pelo menos frequência cardíaca submáxima na investigação de isquemia miocárdica.

Ritmo, frequência cardíaca e sintomas do paciente são monitorados durante o exame. A pressão arterial e o eletrocardiograma de doze derivações são registrados a cada estágio.

Após o pico do estresse, betabloqueador endovenoso pode ser administrado (metoprolol na dose de até 5 mg ou esmolol na dose de 0,1 mg/kg) de forma rápida (durante 1 minuto), desde que não haja contraindicação para o seu uso. O uso do betabloqueador endovenoso tem como objetivo o aumento da acurácia diagnóstica do exame.

O estresse máximo alcançado é um elemento chave na interpretação. Para fins diagnósticos, deve-se, sempre que possível, atingir a frequência cardíaca alvo (mínimo de 85% da frequência cardíaca máxima prevista para a idade), desde que o paciente não apresente sinais de isquemia miocárdica ou efeitos colaterais significativos.

São considerados critérios de interrupção do exame a presença de angina intensa ou típica; alterações eletrocardiográficas isquêmicas; alterações ecocardiográficas evidentes de isquemia; dose máxima permitida para o protocolo; arritmias supraventriculares ou ventriculares; pressão arterial sistólica (PAS) $\geq$ 240 mmHg ou pressão arterial diastólica (PAD) $\geq$ 120 mmHg ou presença de sinais clínicos de encefalopatia hipertensiva independentemente dos níveis pressóricos atingidos; hipotensão arterial sintomática; sintomas intoleráveis.

Efeitos colaterais, como palpitações, náuseas, cefaleia, tremores, urgência miccional e ansiedade, geralmente são bem tolerados sem necessidade de interrupção do teste. Extrassístoles atriais ou ventriculares ocorrem em cerca de 10% dos pacientes e taquicardias supraventriculares ou ventriculares podem ocorrer em cerca de 4% dos pacientes.

O exame deve ser interpretado como positivo para presença de isquemia sempre que aparecer nova alteração segmentar do ventrículo esquerdo com o estresse, expresso pelo aumento no escore ecocardiográfico de um ou mais segmentos, no mínimo em um ponto. A identificação da provável artéria coronária acometida é feita a partir da localização da anormalidade do movimento da parede com o seu correspondente suprimento sanguíneo (Tabela 2).

Mudanças estresse-induzidas na forma do ventrículo esquerdo, na cavidade ventricular (aumento dos volumes ventriculares durante o estresse demonstra isquemia induzida) e na contratilidade global têm sido mostradas como indicadores da presença ou ausência de isquemia. Na doença coronária triarterial, em vez da anormalidade de movimento da parede regional, o único achado pode ser ausência de hipercinesia global ou falha em reduzir, apropriadamente, as dimensões da cavidade ventricular ou, ainda, dilatação do ventrículo esquerdo e decréscimo global da função sistólica.

Quando já existe alteração da contratilidade segmentar em repouso, o teste é considerado positivo se houver piora de alteração contrátil preexistente ou quando houver alteração contrátil do ventrículo esquerdo em repouso que melhora em doses baixas de fármaco com posterior piora utilizando-se doses altas (resposta bifásica), indicando isquemia e viabilidade miocárdica, respectivamente (Tabela 2).[11]

Tabela 2 Movimentação parietal em repouso e estresse no ecocardiograma sob estresse farmacológico (dobutamina). A melhora inicial com baixas doses de dobutamina seguida da piora da contratilidade miocárdica com altas doses é chamada de "resposta bifásica", sendo considerado um achado de alta probabilidade de viabilidade miocárdica

Repouso	Estresse	Diagnóstico
Normal	Hipercinesia	Normal
Normal	Hipocinesia/acinesia	Isquemia
Acinesia	Acinesia	Infarto
Hipocinesia	Acinesia/discinesia	Isquemia ou infarto
Hipocinesia/acinesia	Normal	Viabilidade

Anormalidades na contratilidade parietal em repouso, que não modificam com o estresse, são classificadas como "fixas" e, mais frequentemente, representam regiões sem viabilidade miocárdica por infarto prévio (Tabela 2).

Dipiridamol e adenosina

A ecocardiografia sob estresse pelo dipiridamol é o teste padrão para a avaliação de redução da reserva coronariana causada por estenoses coronarianas hemodinamicamente significativas.

O protocolo consiste em etapas de administração endovenosa de dipiridamol totalizando dose de até 0,84 mg/kg em 10 minutos. Se não forem alcançados critérios diagnósticos, a atropina pode ser administrada a partir do décimo segundo minuto (em doses de 0,25 mg a cada minuto, até dose cumulativa de 1 mg). O teste é finalizado com a infusão de aminofilina no décimo oitavo minuto em caso de teste negativo ou sempre que houver alteração da motilidade segmentar.

Efeitos colaterais limitantes do dipiridamol (bradicardia, hipotensão, cefaleia, náuseas e broncoespasmo) podem impedir a realização do estresse farmacológico máximo em cerca de 2% dos pacientes.

A adenosina é um potente vasodilatador coronário com rápido início de ação e metabolismo, apresentando meia-vida de aproximadamente 30 segundos. O protocolo consiste na infusão de adenosina na dose de 140 µg/kg/min em 6 minutos.

Comparando com o dipiridamol, os efeitos colaterais da adenosina têm menor duração, porém são mais frequentes e menos tolerados, impedindo a finalização do teste máximo em até 25% dos pacientes, embora apresente uma baixa incidência de eventos mais graves.

Tanto a adenosina quanto o dipiridamol são contraindicados em pacientes apresentando obstrução reativa das vias aéreas ou em pacientes com defeitos no sistema de condução.

Uso de contrastes com microbolhas

Os contrastes com microbolhas são produtos elaborados, constituídos por soluções relativamente uniformes com dimensões capazes de atravessar a barreira capilar pulmonar após injeção endovenosa, e assim alcançar e opacificar as cavidades cardíacas esquerdas, melhorando a definição do endocárdio e refletindo o fluxo pelas artérias coronárias e microcirculação miocárdica, chegando até o miocárdio, onde produz aumento da reflexão ultrassônica do músculo cardíaco perfundido. São produzidos com gases inertes, envoltos por cápsula de substâncias variadas, que lhes conferem a capacidade de refletir a ultrassonografia com alta intensidade, sendo destruídos a seguir, sem danos ao paciente.

O uso do contraste está indicado para melhora no delineamento endocárdico em pacientes com imagem ecocardiográfica considerada inadequada para a observação dos segmentos miocárdicos, tanto em repouso quanto durante o estresse. Seu uso para avaliar as bordas endocárdicas se aplica quando pelo menos dois segmentos miocárdicos não são adequadamente visibilizados em qualquer dos planos apicais.[12]

Vários estudos demonstram que em cerca de 10 a 20% dos casos a análise das bordas endocárdicas é subótima e há evidências de que o uso de contraste aperfeiçoa a imagem, tanto fundamental quanto com harmônica, permitindo melhor definir o espessamento e a contratilidade parietal.[12]

Além do realce de delineamento das bordas endocárdicas do ventrículo esquerdo, melhorando a análise da função regional ventricular esquerda, o emprego de microbolhas em ecocardiografia tem sido particularmente útil para o estudo da perfusão miocárdica, ampliando o papel deste método no campo da doença arterial coronariana. O aparecimento de defeitos contráteis da parede isquêmica é precedido pelo desenvolvimento de incongruências regionais de perfusão coronária, o que pode ser mais bem avaliado com o emprego de agentes de contraste ecocardiográfico.

As microbolhas podem servir como marcadores de fluxo de sangue, permanecendo totalmente dentro do espaço intravascular, e sua distribuição no miocárdio reflete a integridade da microcirculação coronária. Defeitos de perfusão miocárdica são normalmente observados como área desprovida de microbolhas no subendocárdio ou por toda espessura miocárdica transmural.

A vantagem da ecocardiografia com o uso do contraste é permitir a análise simultânea da perfusão e da contração, simultaneamente, de modo não invasivo, aumentando assim a sensibilidade, sem perda na especificidade do método, sem toxicidade ou uso de radiação ionizante.

As aplicações clínicas da ecocardiografia com contraste incluem a avaliação de isquemia miocárdica em pacientes com doença arterial coronária crônica para detectar anormalidades de perfusão e da reserva de fluxo coronariano, determinar a área de risco e a eficácia das terapias de reperfusão em pacientes com infarto agudo do miocárdio, além de servir para determinar se há viabilidade miocárdica após infarto (identificação do fenômeno de *no-reflow*) e no contexto da doença arterial coronariana crônica (identificação de miocárdio hibernado).

A área do infarto é resultante da duração da oclusão coronária, da área total suprida pela artéria acometida, e da presença de circulação colateral. Durante a oclusão coronária aguda, a ecocardiografia com contraste miocárdico permite determinar a extensão da real área em risco, uma vez que as áreas supridas por circulação colateral podem exibir algum grau de fluxo que mantém a viabilidade miocárdica, e, assim, diferenciar entre pacientes de baixo risco (área de risco restrita ou alto grau de fluxo colateral) e aqueles com maior risco de apresentar extensa área de infarto caso a reperfusão não seja estabelecida.

A ecocardiografia contrastada também pode ser utilizada para avaliar a eficácia da terapia de reperfusão e servir de indicador de viabilidade miocárdica. A ausência de perfusão microvascular apesar do restabelecimento da patência da artéria coronária epicárdica é denominada de fenômeno de *no-reflow*. Esse parece ser um marcador de necrose miocárdica e tem consistentemente sido associado com menor chance de recuperação funcional, pior prognóstico clínico e associa-se com complicações agudas pós-infarto agudo do miocárdio.[13]

O fato de a integridade microvascular ser um pré-requisito para a manutenção do metabolismo miocelular nas áreas isquêmicas com potencial de recuperação funcional forma a base para a utilização da ecocardiografia contrastada como forma de avaliação de viabilidade miocárdica.

Técnicas ecocardiográficas especiais

Os avanços tecnológicos e o desenvolvimento de *softwares* modernos têm permitido ao ecocardiografista novas análises na abordagem da doença arterial coronariana.

A avaliação da reserva de fluxo coronariano, por exemplo, representa forma de estimação do significado funcional da obstrução coronariana ou de estudar distúrbios da microcirculação por indução de anormalidades durante o estresse físico ou farmacológico em regiões supridas por artérias com lesões obstrutivas. Recentemente, o uso de microbolhas com perfusão em tempo real tem possibilitado a quantificação regional da reserva de fluxo coronariano, por meio da avaliação das curvas de repreenchimento microvascular.[14]

Além disso, por meio das técnicas de Doppler tecidual ou *speckle tracking*, novos parâmetros ecocardiográficos como o encurtamento pós-sistólico, o aumento do tempo para o início do relaxamento regional e a redução no pico sistólico do *strain* e *strain rate* têm sido mostrados como sendo marcadores acurados de isquemia em estudos clínicos.[15]

Resumo

O emprego da Doppler-ecocardiografia para a avaliação de isquemia e viabilidade miocárdicas possibilita não somente a observação diagnóstica como também informa do ponto de vista prognóstico e impacta para a escolha da melhor terapêutica nos pacientes acometidos pelas síndromes coronarianas. Trata-se de modalidade de investigação por imagem que deve ser utilizada de forma central para a melhor observação não somente da anatomia miocárdica como também do impacto das situações de isquemia sobre a função contrátil ventricular e do melhor conhecimento da fisiopatologia das síndromes coronarianas.

Referências bibliográficas

1. Cerqueira MD, Weissman NJ, Dilsizian V, Jacobs AK, Kaul S, Laskey WK, et al. Standardized myocardial segmentation and nomenclature for tomographic imaging of the heart. A statement for healthcare professionals from the Cardiac Imaging Committee of the Council on Clinical Cardiology of the American Heart Association. Circulation. 2002;105:539-42.
2. Lang RM, Badano LP, Mor-Avi V, Afilalo J, Armstrong A, Ernande L, et al. Recommendations for Cardiac Chamber Quantification by Echocardiography in Adults: an update from the American Society of Echocardiography and the European Association of Cardiovascular Imaging. J Am Soc Echocardiogr. 2015;28(1):1-39.
3. Bogaert J, Gheysens O, Dymarkowski S, Goetschalckx K. Comprehensive evaluation of hibernating myocardium: use of noninvasive imaging. J Thorac Imaging. 2014;29(3):134-46.
4. Lima EG, Carvalho FP, Linhares-Filho JP. Ischemic left ventricle systolic dysfunction: an evidence-based approach in diagnostic tools and therapeutics. Rev Assoc Med Bras. 2017;63(9):793-800.
5. Kim RJ, Wu E, Rafael A, Chen EL, Parker MA, Simonetti O, et al. The use of contrast-enhanced magnetic resonance imaging to identify reversible myocardial dysfunction. N Engl J Med. 2000;343(20):1445-53.
6. Lancellotti P, Price S, Edvardsen T, Cosyns B, Neskovic AN, Dulgheru R, et al. The use of echocardiography in acute cardiovascular care: Recommendations of the European Association of Cardiovascular Imaging and the Acute Cardiovascular Care Association. Eur Heart J Cardiovasc Imaging. 2015;16(2):119-46.
7. Cwajg JM, Cwajg E, Nagueh SF, He ZX, Qureshi U, Olmos LI, et al. End-diastolic wall thickness as a predictor of recovery of function in myocardial hibernation: relation to rest-redistribution T1-201 tomography and dobutamine stress echocardiography. J Am Coll Cardiol. 2000;35(5):1152-61.
8. Otto CM. Textbook of clinical echocardiography. 6. ed. Elsevier; 2018.
9. Romero-Farina G. Angina pectoris: value of stress echocardiography (diagnosis, follow-up). E-Journal of Cardiology Practice. 2017;15(6).
10. Sicari R, Cortigiani L. The clinical use of stress echocardiography in ischemic heart disease. Cardiovasc Ultrasound. 2017;15(1):7.
11. Senior R, Lahiri A. Enhanced detection of myocardial ischemia by stress dobutamine echocardiography utilizing the "biphasic" response of wall thickening during low and high dose dobutamine infusion. J Am Coll Cardiol. 1995;26(1):26-32.
12. Kaul S. Myocardial contrast echocardiography. A 25-year retrospective. Circulation. 2008;118:291-308.
13. Wei K. Assessment of myocardial viability using myocardial contrast echocardiography. Echocardiography. 2005;22(1):85-94.
14. Simova I. Coronary flow velocity reserve assessment with transthoracic doppler echocardiography. European Cardiology Review. 2015;10(1):12-8.
15. Asanuma T, Nakatani S. Myocardial ischaemia and post-systolic shortening. Heart. 2015;101(7):509-16.

Capítulo 8

Cintilografia de perfusão miocárdica

Carlos Alberto Buchpiguel
Nelisa Helena Rocha
Eduardo Flávio de Lacerda Marçal Filho

Pontos-chave

- A cintilografia de perfusão miocárdica é um método não invasivo que permite a avaliação de doença arterial coronariana (DAC) com emprego de compostos radioativos (radiofármaco). O principal radiofármaco utilizado atualmente é a isonitrila ^{99m}Tc-sestamibi.
- A perfusão nas paredes do ventrículo esquerdo é avaliada em dois momentos: em repouso e sob estresse (farmacológico ou físico). Desse modo, defeitos perfusionais fixos ou transitórios podem ser identificados.
- A função ventricular esquerda também pode ser avaliada simultaneamente com imagens sincronizadas ao eletrocardiograma (gated–SPECT).
- As principais indicações estão relacionadas ao espectro de apresentação dos pacientes com DAC: diagnóstico, estratificação de risco, avaliação da terapia, avaliação de isquemia em artéria com lesão detectada por método anatômico, pesquisa de viabilidade miocárdica.
- A cintilografia de perfusão miocárdica é capaz de definir prognóstico em diversos cenários clínicos, agregando informações relevantes para a definição de conduta.
- De forma geral, uma cintilografia de perfusão miocárdica normal correlaciona-se com alta sobrevida e baixa probabilidade de eventos cardíacos (< 1% ao ano), mesmo em pacientes com DAC diagnosticada.

Introdução

As doenças cardiovasculares são as principais causas de óbito no mundo. Nas últimas décadas, grandes avanços foram alcançados tanto no diagnóstico quanto no tratamento dessas doenças. A medicina nuclear é uma das especialidades de diagnóstico não invasivo, com papel fundamental na detecção e na estratificação de risco da doença arterial coronariana (DAC), o que permite a identificação de casos com maior chance de apresentar desfechos clínicos adversos. Uma das técnicas mais difundidas é a cintilografia de perfusão miocárdica, que será o tema deste capítulo.

A cintilografia de perfusão miocárdica é método não invasivo que permite o diagnóstico da DAC, detectando alterações relativas da perfusão miocárdica, que refletem indiretamente o grau de fluxo coronário, em distintas condições hemodinâmicas. Ela é essencialmente fundamentada nos princípios fisiológicos que regulam a perfusão e o metabolismo do músculo cardíaco. O registro de déficits perfusionais do miocárdio, seja em condições de estresse seja de repouso, permite caracterizar a repercussão funcional de uma determinada obstrução coronária uma vez que a existência de placas permite o diagnóstico de DAC, mas não de doença isquêmica do coração. A identificação de defeitos de perfusão, visíveis apenas em situações de estresse induzido, é uma clara demonstração de um evento isquêmico por meio da cintilografia (Figura 1).

É bem conhecido o fato de que a perfusão miocárdica depende do controle da resistência dos vasos coronários. Os pacientes com lesão obstrutiva crítica e, portanto, com elevada resistência intravascular, apresentam aumento da velocidade do fluxo sanguíneo laminar na parede do vaso, que por sua vez promove a liberação de metabólitos como o ácido nítrico, um potente vasodilatador. Quando a resistência não é crítica, o fluxo é regulado pelas arteríolas que representam os vasos de reserva primária da circulação coronária.[1,2]

O fluxo sanguíneo coronário é influenciado por forças mecânicas em razão da ação direta sobre o calibre da obstrução e indireta sobre o tono vasomotor. Como estes vasos encontram-se dentro do músculo cardíaco, a dinâmica do fluxo é afetada pelas forças mecânicas da contração e relaxação do ciclo cardíaco. Essa ação produz o padrão característico dos fluxos arterial e venoso do miocárdio.[2]

De forma simplificada, vê-se que a regulação da resistência se dá entre as arteríolas com dimensões inferiores a 150 micras de diâmetro. Quando submetidas a algum tipo de estresse, essas arteríolas se dilatam, diminuindo sua resistência e possibilitando o aumento proporcional do fluxo sanguíneo e da reserva de fluxo coronário regional. Quando há lesão obstrutiva crítica em uma ou mais das artérias principais, essa

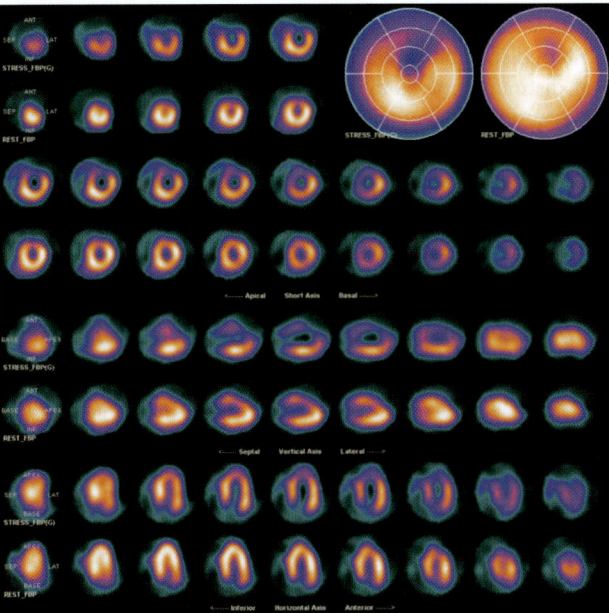

Figura 1 Exibição do padrão de imagens de perfusão miocárdica de estresse e repouso (SPECT). As imagens de estresse e repouso são exibidas em linhas alternadas (estresse acima e repouso abaixo). Imagens de eixo curto (4 linhas superiores) são exibidas do ápice para a base (da esquerda para a direita). Imagens de eixo longo vertical são exibidas do septo para a parede lateral (da esquerda para a direita). Imagens do eixo longo horizontal são exibidas da parede inferior para a parede anterior (da esquerda para a direita). Essas imagens demonstram um defeito de perfusão na parede anterior (artéria descendente anterior).

reserva microvascular encontra-se reduzida, tendo em vista que os mecanismos de vasodilatação estarão ativados na tentativa de aumentar o fluxo e atender às necessidades metabólicas do organismo.[2]

A medicina nuclear utiliza provas de estresse físico ou farmacológico para tentar encontrar defeitos na irrigação do músculo cardíaco, uma vez que esta pode estar preservada mesmo diante de lesões acentuadas.[3]

Aspectos técnicos

Modalidades de estresse

Diferentes modalidades de estresse podem ser empregadas para avaliar a perfusão miocárdica.[3,4] A forma mais amplamente utilizada é a realização de esforço em esteira rolante/bicicleta ergométrica uma vez que tais exames reproduzem a fisiologia do exercício físico habitual. Entretanto, os testes medicamentosos são indicados com frequência pelas limitações que comprometem ou impedem a realização de um esforço efetivo por parte do paciente.

Estresse físico (teste ergométrico)

Esse é o tipo de estresse mais solicitado para a realização da cintilografia de perfusão miocárdica. O teste de esforço é

procedimento seguro, sendo a opção mais comum o uso de esteiras ergométricas em relação aos cicloergômetros.

Os protocolos mais utilizados no país seguem as diretrizes atuais da Sociedade Brasileira de Cardiologia.[5] Considerando o teste de esforço aplicado à cintilografia de perfusão miocárdica, as orientações para a realização do exame são as mesmas encontradas para realização do teste de esforço isolado. Entretanto, como esses estudos estão vinculados a uma prova funcional cintilográfica, a suspensão prévia de drogas que limitam a eficácia do teste com objetivos diagnósticos como os betabloqueadores é usualmente recomendada.[5]

Quando existem contraindicações absolutas para realização do teste ergométrico ou mesmo quando existem condições que irão limitar sua eficácia ou interpretação, recomenda-se a utilização de agentes de estresse farmacológico.

Estresse farmacológico

Os testes medicamentosos serão normalmente indicados quando houver impedimento na realização de estresse físico efetivo, como na existência de insuficiência cardíaca, doença pulmonar obstrutiva crônica, doenças do sistema musculoesquelético, sequelas de acidentes vasculares cerebrais, hipertensão arterial grave, arritmias complexas ou causadas pelo esforço, baixa capacidade funcional, estratificação de infarto agudo recente, limitações físicas para a realização de atividade eficaz e bloqueio do ramo esquerdo. Os medicamentos que desencadeiam estresse miocárdico podem ser divididos em duas categorias: 1) medicamentos que promovem a dilatação dos vasos coronários; 2) medicamentos que promovem a elevação do consumo de oxigênio.[6-9]

Vasodilatadores

As escolhas mais frequentes nesta categoria são a adenosina e o dipiridamol, que apresentam resultados semelhantes no que se refere ao diagnóstico e às informações prognósticas.[6,7,10,11]

O dipiridamol, com base pirimídica, tem efeito indireto bloqueando o transporte da adenosina para o meio intracelular, assim como seu metabolismo, e, consequentemente, aumentando sua concentração plasmática, aumentando sua oferta aos receptores A2 da musculatura lisa dos pequenos vasos. Seus efeitos são revertidos com administração de aminofilina.

A adenosina, administrada por via venosa, tem efeito direto com mínima ação nos vasos epicárdicos e efeito máximo na microcirculação. Ao contrário do exercício, ela causa apenas aumento de 5 a 15% na frequência cardíaca, discreta queda da pressão arterial e aumento de três a cinco vezes do fluxo arterial coronário, em caso de haver vasos isentos de ateromatose. Seu efeito cessa com a parada da infusão, já que sua meia-vida é de cerca de 2 segundos.

Ambas as drogas exigem preparo adequado, com suspensão absoluta por período mínimo de 24 horas de cafeína – café, chá, chocolate, refrigerantes – e 48 horas quando utilizada alguma droga que contenha metilxantinas. Essas drogas são contraindicadas para pacientes com história de broncoespasmo e bloqueios avançados da condução atrioventricular.

Inotrópicos/cronotrópicos

Esses fármacos, representados pela dobutamina, produzem aumento do consumo de oxigênio como consequência de suas ações inotrópicas e cronotrópicas, que elevam o trabalho cardíaco e, portanto, causam estresse real. São indicados para pacientes que não podem realizar provas com vasodilatadores ou exercício físico efetivo. É contraindicado para pacientes em uso de betabloqueadores, portadores de arritmias complexas, angina instável, infarto do miocárdio recente, hipertensão arterial severa, insuficiência vascular cerebral e cardiomiopatias hipertróficas graves.

O mecanismo de ação é dose-dependente. Sua ação progressiva ocorre nos receptores beta-1-adrenérgicos com estimulação inotrópica, nos receptores beta-2 estimulando a vasodilatação periférica e nos alfa-1 quando em doses maiores provocando vasoconstrição periférica e aumento da força contrátil.[12]

Radiofármacos

As anormalidades da perfusão miocárdica são detectadas quando se provoca estresse físico ou medicamentoso que por sua vez provoque diferenças nos fluxos regionais entre artérias com e sem obstruções,[13] lembrando que o agente ideal deve ser extraído totalmente pelo miocárdio. No Brasil, dispõe-se de tálio-201, ^{99m}Tc-sestamibi e, muito menos frequentemente, de ^{99m}Tc-tetrofosmin.

O tálio-201 possui taxa de extração que reflete fielmente a hiperemia até que esta seja de 3 vezes o fluxo basal; acima deste valor, esta correlação passa a ser menos intensa e é melhor representada por uma curva que tende a um platô. Sua captação no interior da fibra miocárdica é dependente da bomba de Na+/K+ ATPase, portanto ocorrendo de forma ativa e com algum dispêndio de energia. A imagem precoce obtida 5 minutos após a administração desse agente no pico do esforço ou estresse representa essencialmente o fluxo que passa pelas artérias coronárias. Com o decorrer do tempo há redistribuição do tálio-201 em repouso, com clareamento diferenciado em comparação ao território irrigado por artérias coronárias normais e com obstrução significativa. A imagem de redistribuição (ou de repouso) obtida 4 horas após a injeção reflete a integridade ou a viabilidade da célula miocárdica. A despeito de suas qualidades, algumas características físicas limitam sua aplicabilidade em larga escala nos dias atuais, como a meia-vida física de 73 horas (relativamente longa) restringindo a quantidade de dose por paciente não superior a 111 MBq para pacientes adultos. Sua energia baixa, por volta de 69 a 83 Kev, está em faixa inferior à ideal para os cristais utilizados nos equipamentos modernos, propicia mais facilmente o aparecimento de artefatos provocados por atenuação de mamas densas ou pelo diafragma.[13]

O ^{99m}Tc-sestamibi é uma isonitrila marcada com tecnécio-99m, que é o isótopo radioativo mais utilizado na atualidade. As características físicas desse radioisótopo, meia-vida curta de 6 horas e energia baixa de 140 Kev propiciam a obtenção de imagens de boa qualidade com baixa exposição à radiação. Esse agente lipofílico entra na célula por mecanismo passivo atra-

vés do sarcolema, liga-se às mitocôndrias e praticamente não existe redistribuição dentro do período de sua meia-vida. Por isso, distintamente do tálio-201, são necessárias duas injeções de sestamibi, uma em repouso e outra em estresse máximo para realização do estudo completo. Do ponto de vista químico e de biodistribuição, ele tem vantagens e desvantagens. Sua extração miocárdica não é 100% e não é linear com patamares mais elevados de hiperemia coronária.[13]

Apesar das diferenças aqui expostas, do ponto de vista clínico, imagens obtidas após exercício ou com estresse medicamentoso mostram resultados semelhantes e todos os agentes são apropriados para a análise da perfusão miocárdica e da insuficiência coronária.

Aplicações clínicas e indicações

A cintilografia de perfusão miocárdica pode ser utilizada com diferentes finalidades em pacientes com diagnóstico ou suspeita de DAC, incluindo diagnóstico, estratificação do risco, estratégias de terapia, monitoração terapêutica e avaliação de viabilidade miocárdica.

Diagnóstico de DAC

Um dos pontos mais fortes da cintilografia do miocárdio na avaliação da doença isquêmica do miocárdio é o acúmulo de mais de 30 anos de uso e de publicações desta metodologia neste subgrupo de pacientes. Em condição de esforço isotônico, ou sob estímulo vasodilatador, pode-se obter respostas de aumento de fluxo da ordem de 2,7 a 3,2 vezes quando a circulação coronária é normal.[14,15] A heterogeneidade de fluxo é o evento que dá início à cascata isquêmica e os radiotraçadores utilizados na cintilografia de perfusão miocárdica refletem esta condição. Portanto, alterações precoces de fluxo miocárdico podem constituir um dos sinais funcionais mais sensíveis da presença de obstrução coronária significativa.[14,15]

A maioria dos trabalhos na literatura compara os resultados obtidos com a cintilografia com os achados da cineangiocoronariografia. Contudo, a avaliação anatômica, apesar da presença, por vezes, de lesão anatômica obstrutiva "grave", não necessariamente reflete a situação funcional. Estudos têm demonstrado sensibilidade aproximada de 90% da cintilografia de perfusão miocárdica na detecção de DAC.[16] A especificidade calculada é tipicamente menor e tem variado muito entre os estudos, sendo de aproximadamente de 84%.[17-19]

Alguns fatores podem influenciar o resultado do exame cintilográfico, como características do paciente (variáveis relacionadas ao gênero, peso e massa corporal por artefatos de atenuação, etc.), aderência ao preparo e execução da prova de estresse, tipo e característica da lesão coronária, aspectos técnicos relacionados ao tipo de equipamento empregado, qualificação do médico que interpreta os procedimentos, bem como critérios empregados para interpretação. Apesar destas limitações, reconhece-se a cintilografia de perfusão miocárdica como de elevada importância clínica, permitindo que muitos pacientes assintomáticos com fatores de risco para doença coronariana ou mesmo com dor torácica a definir possam ser avaliados de forma não invasiva, antes de serem direcionados para estudos cinecoronariográficos ou mesmo para angiotomografia de artérias coronárias. Seu valor, entretanto, apenas é reconhecido quando respeitados aspectos básicos relacionados à probabilidade clínica pré-teste de o paciente ser portador de doença arterial coronária. O grupo de pacientes que mais se beneficia com a indicação da cintilografia é aquele que apresenta probabilidade intermediária de possuir doença arterial coronária. Pacientes com baixa probabilidade não necessitam de uma investigação com estudos funcionais. Por sua vez, os pacientes que já apresentam sinais clínicos fortemente indicativos de DAC podem ter indicação preferencial de cinecoronariografia do que de exames não invasivos.

Além do diagnóstico de isquemia miocárdica, a cintilografia permite avaliar a importância funcional de placas coronárias individuais. Com a possibilidade de implantação de *stents* cada vez mais eficientes, e da indicação de procedimentos cirúrgicos minimamente invasivos, torna-se importante caracterizar o grau de repercussão hemodinâmica de cada obstrução coronária, principalmente em situações de envolvimento multiarterial. Pode-se, assim, selecionar o território mais crítico a ser abordado terapeuticamente, sem que seja obrigatório o procedimento de revascularização de territórios funcionalmente sem grande repercussão funcional; isso é posto principalmente em situações em que os procedimentos de revascularização se revestem de alto risco ou mesmo alto custo.

Na avaliação da insuficiência coronária aguda, poderia ser citada a aplicação do método na caracterização da dor torácica de origem a esclarecer. Baseia-se no princípio de que na vigência de dor torácica de origem cardíaca ocorre normalmente alteração do fluxo sanguíneo coronário, que desencadeia fenômeno isquêmico. Isso pode ser detectado por meio da determinação do fluxo coronário ou da perfusão miocárdica no momento da crise de angina. Portanto, devem-se empregar radiofármacos que possibilitem o registro do estado perfusional no momento da dor sem que isso acarrete prejuízos ao tratamento e à condução clínica do paciente. Contudo, com o desenvolvimento da angiotomografia de artérias coronárias, essa aplicação da cintilografia ficou mais restrita a locais onde a tomografia não está disponível ou quando o paciente apresenta contraindicações para realizar aquele método.[20]

Um dos aspectos de desenvolvimento que trouxeram substancial valor incremental para a cintilografia de perfusão miocárdica é a possibilidade de se obter dados de função contrátil, global e regional, por meio da aquisição de imagens tomográficas sincronizadas com o eletrocardiograma. Com isso pode-se avaliar imagens em sístole e diástole, após a soma de vários ciclos cardíacos, aliando em um único estudo dados qualitativos e quantitativos de perfusão e função (Figuras 2 e 3).

Sabe-se que na cascata isquêmica existe relativa correspondência entre alterações de perfusão e alterações de contratilidade regional, embora estas últimas sejam consequência da primeira. Contudo, a possibilidade de se obter dados funcionais em duas condições distintas, repouso e após estresse, fornece dados adicionais que podem auxiliar no diagnóstico diferencial, na estratificação de risco, possibilitando reduzir significativamente os resultados falso-positivos.[21,22]

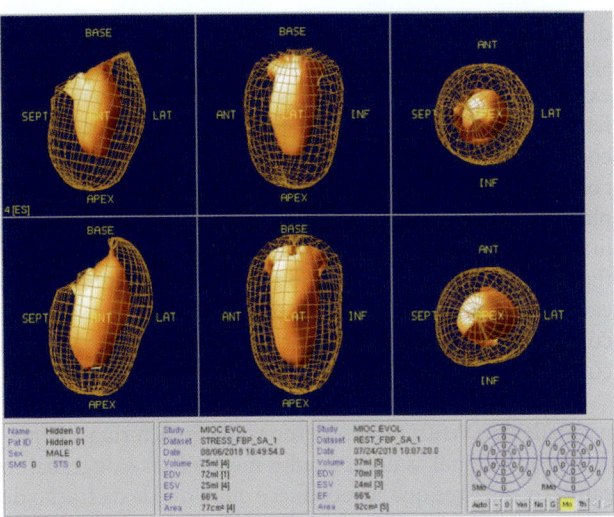

Figura 2 Imagens demonstrando a motilidade das paredes do ventrículo esquerdo (*gated*–SPECT normal).

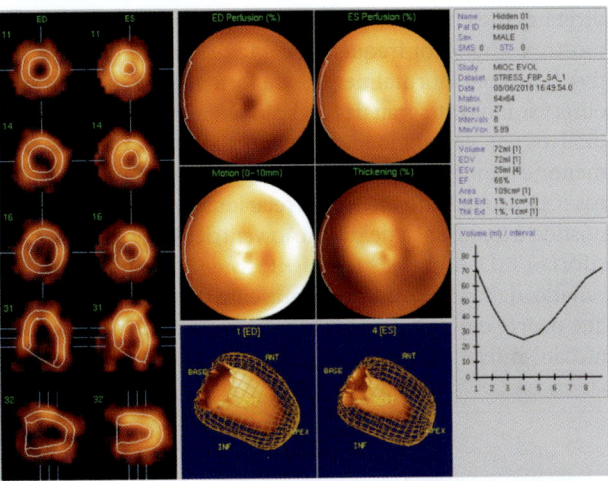

Figura 3 Imagens do movimento e do espessamento da parede do miocárdio em um estudo gated SPECT normal, com a fração de ejeção do ventrículo esquerdo (FEVE) calculada em 66%.

Estudo inicial mostrou que exames falso-positivos passaram de 14% para 3% com o acréscimo dos dados de função contrátil.[21] Defeito de perfusão miocárdica que provoque isquemia normalmente se acompanha de déficit de contratilidade no período pós-estresse imediato.

Estratificação de risco

Nos últimos anos, passou-se a valorizar a possibilidade de se aprimorar a estratificação de risco a partir do uso de métodos diagnósticos. Vários ensaios clínicos tentam estabelecer o melhor planejamento terapêutico, considerando não apenas os aspectos diagnósticos, mas também os aspectos prognósticos.

A cintilografia disponibiliza três tipos de indicadores prognósticos: 1) miocárdico; 2) funcional; e 3) não miocárdico. O indicador "miocárdico" correlaciona-se com a extensão e a gravidade dos defeitos perfusionais. Quanto maior a extensão e o número de defeitos e mais acentuado for o defeito de perfusão, maior será o risco de desenvolver eventos coronários futuros. Igualmente, quanto mais acentuado for o componente de transitoriedade de um defeito perfusional, pior o prognóstico do paciente.[23,24] Para avaliação tanto qualitativa como quantitativa do exame de cintilografia de perfusão miocárdica é utilizada nomenclatura da segmentação cardíaca de acordo com as paredes do ventrículo esquerdo, como também de acordo com a sua irrigação coronariana, conforme padronização ilustrada na Figura 4.[25]

O indicador "funcional" está intimamente associado à capacidade de o ventrículo esquerdo contrair de forma adequada e proporcional às necessidades metabólicas e de trabalho cardíaco, uma vez que se reconhece que a queda da fração de ejeção do ventrículo esquerdo é um dos fatores prognósticos mais importantes[26] (Figura 5).

O grau de concentração pulmonar é outro achado de valor prognóstico dentro da categoria "não miocárdio". A captação pulmonar de tálio-201 na fase de estresse correlaciona-se diretamente com pior prognóstico.[3,27] Embora o sestamibi mostre com menor frequência captação pulmonar significativa (visto que normalmente e de forma fisiológica pode-se observar um certo grau de captação pulmonar), índices quantitativos têm permitido identificar e estratificar pacientes com menor e maior risco de desenvolver eventos cardíacos futuros.[28] Outro achado que se correlaciona com um pior prognóstico é a presença de dilatação ventricular esquerda transitória (TID, do inglês *transient ischemic dilatation*). Esse achado, na fase de estresse, representa dilatação ventricular que ocorre em virtude de fenômeno isquêmico grave, como mecanismo de compensação e tentativa de manter o volume

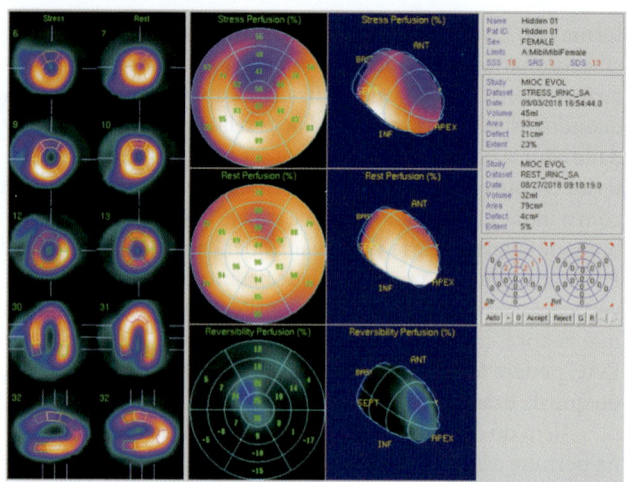

Figura 5 Estudo com isquemia da parede anterior do ventrículo esquerdo. As imagens de estresse mostram hipoperfusão da parede anterior. As imagens de repouso mostram melhora. Visualização do mapa polar em 2D e 3D.

sistólico em condição de carga de trabalho aumentada. Alguns trabalhos comprovam o valor prognóstico desse achado em pacientes com doença arterial coronária.[29]

O uso da cintilografia na estratificação de risco pode ser observado em pacientes sem doença coronária comprovada, em pacientes com doença arterial coronária comprovada, após eventos isquêmicos agudos ou infarto agudo do miocárdio, e mesmo em pacientes que são candidatos a cirurgias não cardíacas de grande porte. Estudo realizado com pacientes avaliados nas universidades de Virginia e Harvard, acompanhados por período médio de 4 anos, mostrou que a gravidade e a extensão do defeito de perfusão detectado pela cintilografia apresenta poder prognóstico incremental em relação ao que estima a partir da avaliação clínica e eletrocardiográfica de esforço ($p < 0,05$).[30]

Pancholy et al.[31] avaliaram 212 mulheres com suspeita diagnóstica de doença arterial coronária. Entre as múltiplas variáveis analisadas, incluindo-se idade, frequência cardíaca atingida ao esforço, extensão da doença arterial coronária à angiografia, o número, a gravidade e a extensão dos defeitos transitórios foram os indicadores prognósticos mais potentes entre todos os demais analisados. Mulheres que apresentaram defeito de perfusão envolvendo > 15% do miocárdio mostraram sobrevida livre de eventos muito menor do que aquelas que apresentaram defeitos perfusionais envolvendo < 15% do miocárdio ($p < 0,0001$).

Em um outro estudo, Machecourt et al.,[32] avaliando 1.926 pacientes, demonstraram uma taxa de morte por causas cardiovasculares de 1,5% ao ano naqueles que apresentavam defeito de perfusão miocárdica contra uma taxa de eventos futuros de apenas 0,1% ao ano naqueles com cintilografia normal.

Berman et al. analisaram os achados em 1.702 pacientes que se submeteram à avaliação funcional com cintilografia de perfusão miocárdica com sestamibi-Tc99m.[33] Observaram taxa de eventos leves de 0,7%/ano (cirurgia ou angioplastia),

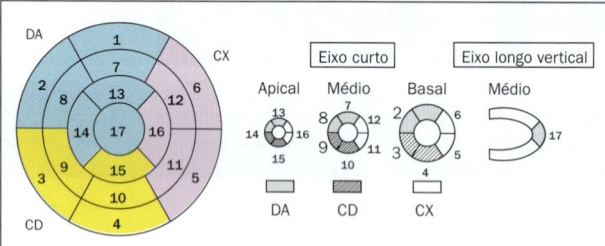

Regiões	Distal	Medial	Basal
Anterior	(13)	(7)	(1)
Anterosseptal	(14-septal)	(8)	(2)
Inferosseptal		(9)	(3)
Inferior	(15)	(10)	(4)
Inferolateral		(11)	(5)
Anterolateral		(12)	(6)
Lateral	(16)		
Ápice	(17)		

Vert.: vertical; LAD: artéria coronária coronária descendente anterior; RCA: artéria coronária direita; LCX: artéria coronária circunflexa

Figura 4 Padronização da segmentação miocárdica e nomenclatura segundo o Cardiac Imaging Committee of the Council on Clinical Cardiology of the American Heart Association.
DA: artéria descendente anterior; CX: artéria circunflexa esquerda; CD: artéria coronária direita. Fonte: Heller et al., 2002.[25]

e graves de apenas 0,2%/ano (infarto não fatal ou óbito cardiovascular) naqueles pacientes com cintilografia normal ou discretamente alterada, em contraste com 7,5%/ano de eventos cardíacos graves naqueles com nítida alteração à cintilografia. Hachamovitch et al.,[34] analisando 2.200 pacientes que se submeteram à avaliação funcional com cintilografia, demonstraram que parcela significativa de pacientes classificados como de baixo risco pelo *Duke Treadmill Score* foram classificados como de alto risco por mostrarem defeitos extensos à cintilografia.

Em um estudo que avaliou 521 pacientes com angina estável que se submeteram a teste de esforço máximo e cintilografia de perfusão miocárdica,[35] a taxa de eventos cardíacos foi substancialmente maior no grupo com alterações significativas (7,0%/ano) do que naquele que mostrou padrão de perfusão normal (0,5%/ano) (p < 0,001). A taxa de sobrevida livre de eventos foi menor no subgrupo que apresentou defeitos perfusionais mais extensos (p < 0,002).

Independentemente do agente estressor utilizado, cintilografias utilizando estresse farmacológico têm mostrado poder de estratificação similar ao observado com o emprego do teste ergométrico.[36-38]

No contexto da estratificação de risco pré-operatória, a cintilografia de perfusão miocárdica tem mostrado alto valor de predição negativo, principalmente no grupo de pacientes com risco intermediário.[39]

Carga isquêmica e estratégias de terapia

Muito se estuda em relação à melhor escolha dentro do arsenal terapêutico atualmente disponível para intervir no paciente com isquemia. A quantificação da carga isquêmica por meio da cintilografia pode auxiliar na definição da conduta terapêutica mais apropriada. Pacientes com carga isquêmica superior a 10% podem se beneficiar mais de estratégias terapêuticas invasivas como cirurgia de revascularização ou angioplastia. Por outro lado, pacientes com carga isquêmica inferior a 10% tem boa evolução se mantidos em tratamento clínico otimizado, sem a necessidade de tratamento invasivo. Tais dados são sugeridos pelo subestudo nuclear do COURAGE (*Clinical Outcomes Utilizing Revascularization and Aggressive Drug Evaluation*), que avaliou 314 pacientes, no qual se observou que pacientes com redução de carga isquêmica tiveram melhor prognóstico.[40]

O estudo ISCHEMIA apresenta como grande diferencial a inclusão apenas de pacientes com isquemia moderada ou grave (> 10%), sendo eles randomizados para terapia medicamentosa otimizada e revascularização. Os resultados ainda estão sendo coletados e sua publicação pode ter impacto relevante neste cenário.[41]

Monitoração terapêutica

Outra aplicação reconhecida da cintilografia de perfusão miocárdica é na monitoração de pacientes submetidos a procedimento de revascularização percutânea ou cirúrgica. No caso da intervenção percutânea, pode haver sinais de isquemia nos primeiros três meses que se seguem ao procedimento, uma vez que, nesta fase, existe um processo de adaptação endotelial, que pode ainda limitar a capacidade do vaso se dilatar em condições de maior demanda. Esse distúrbio funcional associado a certo grau de hiperplasia da íntima pode se manifestar como isquemia à cintilografia, sem necessariamente traduzir perda de resultado da intervenção. Contudo, reconhece-se que em fases mais tardias, a cintilografia de perfusão miocárdica pode ser um indicador confiável de doença arterial coronariana residual ou em progressão e, portanto, reforçar a indicação de reestudo cinecoronariográfico. Milavetz et al.,[42] analisando 33 pacientes que receberam *stents* reavaliados por cinecoronariografia, mostraram sensibilidade da cintilografia em detectar reestenoses da ordem de 95%, especificidade de 73%, valor de predição positivo de 88%, valor de predição negativo de 89% e acurácia de 88%. Mesmo após cirurgia de revascularização, não é incomum, mais tardiamente no curso da doença, o aparecimento de sintomas inespecíficos, que podem ser esclarecidos por meio da análise funcional. Caso exista isquemia em alguma modalidade de estresse, justifica-se o reestudo anatômico dos vasos coronários.

Viabilidade miocárdica

Pacientes com insuficiência coronariana crônica e disfunção do ventrículo esquerdo podem se beneficiar de procedimentos de revascularização que pode aumentar a expectativa de vida, reduzir o número de eventos e melhorar a qualidade de vida.[43]

Situações de defeitos reversíveis de disfunção miocárdica, como hibernação ou atordoamentos múltiplos, podem coexistir no mesmo paciente e respondem de modo positivo à revascularização.[44,45] Nestes casos, há preservação da integridade da membrana celular e suficiente manutenção da atividade metabólica em níveis suficientes para que o miócito permaneça viável, mesmo após repetidas crises de isquemia.

Miocárdio hibernado, condição na qual há disfunção ventricular esquerda em repouso consequente a diminuição da irrigação, apresenta viabilidade do tecido que justifica o tratamento mais agressivo e, por isso, exige diagnóstico acurado. Esse mecanismo crônico, denominado *down regulation*, implica redução do trabalho contrátil do coração para que ele possa sobreviver mesmo em condições de limitada oferta de oxigênio.[45,46]

A viabilidade miocárdica pode ser detectada por meio da presença de perfusão com captação diferenciada nas imagens de redistribuição com emprego do tálio-201, presença de metabolismo em áreas de acentuado déficit de fluxo (discordância perfusional/metabólica) ou melhora contrátil após estímulos apropriados em segmentos miocárdicos com defeitos cinéticos, mais frequentemente analisado com ecocardiografia de estresse e ressonância magnética, que também permite avaliar o grau de comprometimento transmural de território supostamente hibernante.[47]

Estudos demonstraram que o valor preditivo positivo da cintilografia de perfusão miocárdica com tálio-201 (associado a técnica de reinjeção e obtenção de imagens tardias após

24 horas) em relação à melhora funcional após revascularização do miocárdio é de 80 a 87%, e o valor preditivo negativo, de 82 a 100%.[48] As limitações dessa técnica consistem na baixa qualidade de imagem em pacientes obesos, artefatos de atenuação que podem ser interpretados como defeitos de perfusão e a pouca capacidade de facultar o diferencial entre viabilidade endocárdica e epicárdica.

Resumo

A cintilografia de perfusão miocárdica mostra a distribuição de agentes traçadores no músculo cardíaco, o que reflete o real fluxo sanguíneo coronário. Em condições normais, em que a reserva de fluxo estiver preservada, o aporte de sangue pode aumentar de 3 a 5 vezes em situações de aumento de demanda. Quando existe obstrução parcial das artérias coronárias, há dilatação do leito distal e da microcirculação mesmo em repouso, o que reduz a capacidade de aumento de oferta dos vasos que irrigam o coração. A cardiologia nuclear se utiliza desse mecanismo para, por meio de marcadores radioisotópicos administrados por via endovenosa, mostrar as áreas com desproporção de fluxo entre as fases de estresse e repouso. As características e o mecanismo de ação dos marcadores de perfusão miocárdica são críticos para definir qual o melhor agente em diferentes condições clínicas

O tálio-201 e os agentes marcados com tecnécio-99m, como o sestamibi, apresentam diferentes taxas de extração e características físicas. Os diversos tipos de estresse e provas medicamentosas apresentam características próprias que pesam na escolha do melhor teste a ser realizado. Várias são as condições em que limitações para a realização de provas de esforço físico e estudos com dipiridamol ou adenosina podem ser utilizadas para analisar a capacidade de aumento de oferta por parte dos vasos coronários. Quando contraindicados, ainda resta o uso de inotrópicos e cronotrópicos, como a dobutamina, que podem também demonstrar o grau de reserva regional disponível. Recentes avanços tecnológicos, como a aquisição simultânea de imagens de perfusão e de análise da função ventricular, têm desempenhado importante papel diagnóstico e prognóstico na prática clínica

Referências bibliográficas

1. Marinescu MA, Löffler AI, Ouellette M, Smith L, Kramer CM, Bourque JM. Coronary microvascular dysfunction, microvascular angina, and treatment strategies. Jacc Cardiovasc Imaging. 2015;8(2):210-20.
2. Shimokawa H. 2014 Williams Harvey lecture: importance of coronary vasomotion abnormalities: from bench to bedside. Eur Heart J. 2014;35(45):3180-93.
3. Dorbala S, Ananthasubramaniam K, Armstrong IS, Chareonthaitawee P, De-Puey GE, Einstein AJ, et al. Single photon emission computed tomography (SPECT) myocardial perfusion imaging guidelines: instrumentation, acquisition, processing, and interpretation. J Nuclear Cardiol. 2018;25(5):1784-846.
4. Verberne HJ, Acampa W, Anagnostopoulos C, Ballinger J, Bengel F, Bondt P, et al. EANM procedural guidelines for radionuclide myocardial perfusion imaging with SPECT and SPECT/CT: 2015 revision. Eur J Nucl Med Mol I. 2015;42(12):1929-40.
5. Meneghelo R, Araújo C, Stein R, Mastrocolla L, Albuquerque P, Serra. III Diretrizes da Sociedade Brasileira de Cardiologia sobre teste ergométrico. Arq Bras Cardiol. 2010;95(5):1-26.
6. Iskandrian AS, Verani MS, Heo J. Pharmacologic stress testing: mechanism of action, hemodynamic responses, and results in detection of coronary artery disease. J Nucl Cardiol. 1994;1(1):94-111.
7. Lee J, Chae S, Lee K, Heo J, Iskandrian A. Biokinetics of thallium-201 in normal subjects: comparison between adenosine, dipyridamole, dobutamine and exercise. J Nucl Medicine Official Publ Soc Nucl Medicine. 1994;35(4):535-41.
8. Henzlova MJ, Duvall LW, Einstein AJ, Travin MI, Verberne HJ. ASNC imaging guidelines for SPECT nuclear cardiology procedures: Stress, protocols, and tracers. J Nucl Cardiol. 2016;23(3):606-39.
9. Saab R, Hage FG. Vasodilator stress agents for myocardial perfusion imaging. J Nucl Cardiol. 2017;24(2):434-8.
10. Treuth MG, Reyes GA, He ZX, Cwajg E, Mahmarian JJ, Verani MS. Tolerance and diagnostic accuracy of an abbreviated adenosine infusion for myocardial scintigraphy: a randomized, prospective study. J Nucl Cardiol. 2001;8(5):548-54.
11. Leppo JA. Comparison of pharmacologic stress agents. J Nucl Cardiol. 1996;3(Suppl 6):S22-6.
12. Verani MS. Dobutamine myocardial perfusion imaging. J Nucl Medicine Official Publ Soc Nucl Medicine. 1994;35(4):737-9.
13. Heller GV. Tracer selection with different stress modalities based on tracer kinetics. J Nucl Cardiol. 1996;3(Suppl 6):S15-21.
14. Holmberg S, Serzysko W, Varnauskas E. Coronary circulation during heavy exercise in control subjects and patients with coronary heart disease. Acta Med Scand. 1971;190(1-6):465-80.
15. Heiss H, Barmeyer J, Wink K, Hell G, Cerny F, Keul J, et al. Studies on the regulation of myocardial blood flow in man. Basic Res Cardiol. 1976;71(6):658-75.
16. Underwood S, Anagnostopoulos C, Cerqueira M, Ell P, Flint E, Harbinson M, et al. Myocardial perfusion scintigraphy: the evidence. Eur J Nucl Med Mol I. 2004;31(2):261–91.
17. Mahmarian JJ, Boyce TM, Goldberg RK, Cocanougher MK, Roberts R, Verani MS. Quantitative exercise thallium-201 single photon emission computed tomography for the enhanced diagnosis of ischemic heart disease. J Am Coll Cardiol. 1990;15(2):318–29.
18. Train VK, Maddahi J, Berman D, Kiat H, Areeda J, Prigent F, et al. Quantitative analysis of tomographic stress thallium-201 myocardial scintigrams: a multicenter trial. J Nucl Medicine Official Publ Soc Nucl Medicine. 1990;31(7):1168–79.
19. Maddahi J, van Train K, Prigent F, Garcia EV, Friedman J, Ostrzega E, et al. Quantitative single photon emission computed thallium-201 tomography for detection and localization of coronary artery disease: Optimization and prospective validation of a new technique. J Am Coll Cardiol. 1989;14(7):1689-99.
20. Lee H, Yoo S, White CS. Coronary CT angiography in emergency department patients with acute chest pain: triple rule-out protocol versus dedicated coronary CT angiography. Int J Cardiovasc Imaging. 2009;25(3):319-26.
21. DePuey E. Gated Tc-99m sestamaibi SPECT to characterize fixed defects as infarct or artifact. J Nucl Med. 1992;33.
22. Berman D, Kiat H, Train VK, Germano G, Maddahi J, Friedman J. Myocardial perfusion imaging with technetium-99m-sestamibi: comparative analysis of available imaging protocols. J Nucl Medicine Official Publ Soc Nucl Medicine. 1994;35(4):681-8.
23. Berman DS, Kiat H, Train K, Garcia E, Friedman J, Maddahi J. Technetium 99m sestamibi in the assessment of chronic coronary artery disease. Semin Nucl Med. 1991;21(3):190-212.
24. Brown K, Altland E, Rowen M. Prognostic value of normal technetium-99m--sestamibi cardiac imaging. J Nucl Medicine Official Publ Soc Nucl Medicine. 1994;35(4):554-7.
25. Heller GV, Cerqueira MD, Weissman NJ, Dilsizian V, Jacobs AK, Kaul S, et al. Standardized myocardial segmentation and nomenclature for tomographic imaging of the heart: a statement for healthcare professionals from the Cardiac Imaging Committee of the Council on Clinical Cardiology of the American Heart Association. J Nucl Cardiol. 2002;9(2):240-5.
26. Zaret BL, Wackers FJ. Nuclear cardiology. N Engl J Med. 1993;329(11):775-83.
27. Gill JB, Ruddy TD, Newell JB, Finkelstein DM, Strauss WH, Boucher CA. Prognostic importance of thallium uptake by the lungs during exercise in coronary Artery disease. N Engl J Med. 1987;317(24):1485-9.
28. Hurwitz G, Fox S, Driedger A, Wille C, Powe J. Pulmonary uptake of sestamibi on early post-stress images. Nucl Med Commun. 1993;14(1):15-22.
29. Weiss TA, Berman DS, Lew AS, Nielsen J, Potkin B, Swan HJC, et al. Transient ischemic dilation of the left ventricle on stress thallium-201 scintigraphy: a marker of severe and extensive coronary artery disease. J Am Coll Cardiol. 1987;9(4):752-9.
30. Pollock S, Abbott R, Boucher C, Beller G, Kaul S. Independent and incremental prognostic value of tests performed in hierarchical order to evalua-

te patients with suspected coronary artery disease. Validation of models based on these tests. Circulation. 2018;85(1):237-48.

31. Pancholy SB, Fattah A, Kamal AM, Ghods M, Heo J, Iskandrian AS. Independent and incremental prognostic value of exercise thallium single-photon emission computed tomographic imaging in women. J Nucl Cardiol. 1995;2(2):110-6.

32. Machecourt J, Longère P, Fagret D, Vanzetto G, Wolf JE, Polidori C, et al. Prognostic value of thallium-201 single-photon emission computed tomographic myocardial perfusion imaging according to extent of myocardial defect Study in 1,926 patients with foilow-up at 33 months. J Am Coll Cardiol. 1994;23(5):1096-106.

33. Berman DS, Hachamovitch R, Kiat H, Cohen I, Cabico AJ, Wang F, et al. Incremental value of prognostic testing in patients with known or suspected ischemic heart disease: a basis for optimal utilization of exercise technetium--99m sestamibi myocardial perfusion single-photon emission computed tomography. J Am Coll Cardiol. 1995;26(3):639-47.

34. Hachamovitch R, Berman D, Kiat H, Cohen I. Exercise myocardial perfusion SPECT in patients without known coronary artery disease: incremental prognostic value and use in risk stratification. Circulation. 1996; 93(5):905-14.

35. Stratmann H, Williams G, Wittry, Chaitman B, Miller D. Exercise technetium-99m sestamibi tomography for cardiac risk stratification of patients with stable chest pain. Circulation. 1994;89(3):615-22.

36. Heller GV, Herman SD, Travin MI, Baron JI, Santos-Ocampo C, Mcclellan JR. Independent prognostic value of intravenous dipyridamole with technetium-99m sestamibi tomographic imaging in predicting cardiac events and cardiac-related hospital admissions. J Am Coll Cardiol. 1995;26(5):1202-8.

37. Stratmann HG, Younis LT, Wittry MD, Amato M, Miller DD. Exercise technetium-99m myocardial tomography for the risk stratification of men with medically treated unstable angina pectoris. Am J Cardiol. 1995;76(4):236-40.

38. Miller DD, Stratmann HG, Shaw L, Tamesis BR, Wittry MD, Younis LT, et al. Dipyridamole technetium 99m sestamibi myocardial tomography as an independent predictor of cardiac event-free survival after acute ischemic events. J Nucl Cardiol. 1994;1(1):72-82.

39. Weinstein H, Steingart R. Myocardial perfusion imaging for preoperative risk stratification. J Nucl Med. 2011;52(5):750-60.

40. Shaw LJ, Berman DS, Maron DJ, Mancini JG, Hayes SW, Hartigan PM, et al. Optimal medical therapy with or without percutaneous coronary intervention to reduce ischemic burden. Circulation. 2008;117(10):1283-91.

41. Maron DJ, Hochman JS, O'Brien SM, Reynolds HR, Boden WE, Stone GW, et al. International Study of Comparative Health Effectiveness with Medical and Invasive Approaches (ISCHEMIA) Trial: rationale and design. Am Heart J. 2018;201:124-35.

42. Milavetz JJ, Miller TD, Hodge DO, Holmes DR, Gibbons RJ. Accuracy of single-photon emission computed tomography myocardial perfusion imaging in patients with stents in native coronary arteries. Am J Cardiol. 1998;82(7):857-61.

43. Bax JJ, Delgado V. Myocardial viability as integral part of the diagnostic and therapeutic approach to ischemic heart failure. J Nucl Cardiol. 2015;22(2):229-45.

44. Members C, Klocke FJ, Baird MG, Lorell BH, Bateman TM, Messer JV, et al. ACC/AHA/ASNC Guidelines for the clinical use of cardiac radionuclide imaging: executive summary. J Am Coll Cardiol. 2003;42(7):1318-33.

45. Braunwald E, Rutherford JD. Reversible ischemic left ventricular dysfunction: Evidence for the "hibernating myocardium". J Am Coll Cardiol. 1986;8(6):1467-70.

46. Mari C, Strauss W. Detection and characterization of hibernating myocardium. Nucl Med Commun. 2002;23(4):311-22.

47. Carli MF, Hachamovitch R, Berman DS. The art and science of predicting postrevascularization improvement in left ventricular (LV) function in patients with severely depressed LV function. J Am Coll Cardiol. 2002;40(10):1744-7.

48. Carli DM, Asgarzadie F, Schelbert H, Brunken R. Quantitative relation between myocardial viability and improvement in heart failure symptoms after revascularization in patients with ischemic cardiomyopathy. Circulation. 1995;92(12):3436-44.

Capítulo 9

Tomografia computadorizada

Ibraim Masciarelli F. Pinto
José Rodrigues Parga Filho

Pontos-chave

- Tomografia computadorizada é a melhor forma atual de avaliação não invasiva das artérias coronárias.
- Sua maior contribuição é na exclusão de doença arterial coronariana obstrutiva, graças ao seu elevado valor preditivo negativo.
- A elevada resolução espacial da tomografia faz dela uma ferramenta fundamental para o planejamento de procedimentos intervencionistas na valva mitral e na valva aórtica.
- A tomografia pode ser útil em casos de cardiopatias congênitas, em especial nos casos em que há envolvimento das artérias pulmonares e seus ramos.
- O avanço tecnológico tem feito com que este seja um exame em que a dose de radiação é cada vez mais baixa, sem prejuízo da qualidade de imagem.

Introdução

As bases teóricas da tomografia computadorizada (TC) já eram, ao menos em parte, conhecidas desde o início do século XX e tiveram fundamental impulso com a publicação dos estudos de Cormack em 1963. Sua aplicação clínica, entretanto, foi possível apenas a partir do ano de 1972, quando foram feitas imagens do sistema nervoso central de uma paciente no equipamento desenvolvido por Godfrey N. Hounsfield. Tal foi a relevância dessa invenção que Cormack e Hounsfield receberam conjuntamente o prêmio Nobel de física em 1973 pelos seus esforços que levaram ao advento da tomografia. A forma de obtenção de imagens conseguidas naquele sistema permanece como a base para o processo utilizado ainda atualmente. Fundamentalmente, inclui o posicionamento do paciente sobre uma maca que atravessa um túnel curto, mais conhecido pelo termo inglês *gantry*, no interior do qual se encontram posicionados o tubo gerador e os detectores de raios X. Os raios produzidos atravessam o corpo do paciente e interagem com as estruturas no seu interior, sendo atenuados de forma distinta pelos órgãos e tecidos das regiões avaliadas. A atenuação é expressa por um número (número TC) e tem seu valor expresso em unidades Hounsfield (UH). Utilizando-se como referência a atenuação da água (0 UH), observa-se que as estruturas do corpo humano exibem ampla gama de atenuação, que variam entre o ar no limite inferior (-1.000 UH) e a porção cortical dos ossos no limite superior (+1.000 UH) (Tabela 1).[1,2]

O próximo avanço significativo compreendeu o desenvolvimento do sistema helicoidal, o qual compreende o deslocamento contínuo da maca do equipamento, concomitantemente à constante emissão de raios X pelo tubo que gira ao redor do paciente. Isso levou a significativo aumento da resolução temporal aprimorando a reprodução da anatomia humana e tornando mais relevante a contribuição clínica do exame.[1,2]

Tais tomógrafos, porém, não eram adequados para a avaliação cardiovascular, uma vez que os movimentos cardíacos ocorrem em uma velocidade superior à resolução temporal daqueles equipamentos. Além disso, o tempo necessário para a cobertura de toda a área cardíaca exigia períodos de apneia muito longos, impossíveis de atingir, pois na maioria das ve-

Tabela 1 Coeficientes de atenuação em tomografia computadorizada de vários tipos teciduais e estruturas frequentemente avaliadas no exame	
Tecidos e outras estruturas	Atenuação (UH)
Ar	-1.000
Pulmões	-900 a -750
Gordura	-120 a -50
Água	0
Sangue	30 a 50
Músculo	30 a 80
Sangue contrastado	200 a 500
Calcificação	130 a 500
Osso cortical	1.000
Metal	> 1.000

zes ela deveria durar cerca de 30 s. Adicionalmente, a espessura dos cortes obtidos com respiratório nos primeiros aparelhos de TC era de 3 mm, superior àquela necessária para a documentação precisa das artérias coronárias. Em decorrência desses aspectos tecnológicos, o uso da tomografia helicoidal para realizar exames cardíacos era muito limitado.[1,2]

No final do século passado, porém, surgiu novo e importante avanço técnico, com a introdução de tomógrafos que realizam giros completos ao redor dos pacientes em 1 s ou menos e nos quais a captação é feita por múltiplas fileiras de detectores, que eram quatro nos tomógrafos das primeiras gerações e que atualmente pode ser de até mais de 256. Tais aparelhos, conhecidos como tomógrafos de múltiplos detectores, podem, desde as primeiras gerações, fazer imagens de todo o coração em poucos segundos e com espessuras de corte submilimétricas, tão finas que a soma delas fornece a reprodução volumétrica dos órgãos estudados. Com o progresso tecnológico os tempos de ciclo do conjunto tubo gerador/detectores é tão rápido quanto 270 ms, e a área coberta pelos detectores pode ser de 11, 16 ou 18 cm. Na verdade, nos equipamentos com área de cobertura mais extensa, o conjunto tubo gerador/detectores é estático e não gira ao redor do paciente, e, assim como em equipamentos que dispõem de dois conjuntos de tubos geradores/fileiras de detectores, imagens de todo o coração são adquiridas em apenas um ou dois ciclos cardíacos. A maturidade tecnológica foi obtida nos equipamentos de 64 fileiras de detectores, pois a partir da sua introdução na prática atingiu-se eficácia na avaliação das artérias coronárias que consolidaram o uso clínico prático dessa tecnologia, uma vez que a espessura do corte é de 4 mm ou menos e a resolução temporal pode ser tão baixa quanto 150 ou 75 ms. Assim, de acordo com as diretrizes brasileiras em vigor, imagem de artérias coronárias devem ser realizadas em tomógrafos de 64 fileiras de detectores ou superiores e o escore de cálcio em equipamentos de pelo menos 16 fileiras de detectores.[1,2]

Preparo e segurança do paciente

O preparo do paciente antes da realização da tomografia computadorizada cardiovascular (TCC) é uma etapa fundamental do exame, uma vez que mesmo nos sistemas mais modernos a qualidade do exame é melhor quanto menos movimentos cardíacos existem. A qualidade do exame também pode ser limitada por outras condições, tais como obesidade mórbida (IMC ≥ 40 kg/m²), dificuldade em manter apneia, incapacidade de obedecer a comandos por alguma alteração cognitiva e impossibilidade de elevar os braços (para minimizar artefatos ósseos). A indicação do exame nesses casos deve ser considerada cuidadosamente, uma vez que a qualidade das imagens pode ser limitada nessas condições.[3]

Frequência cardíaca (FC) e vasodilatação coronariana

Imagens mais precisas do coração são obtidas, na maior parte dos equipamentos, se a FC for de, no máximo, 65 bpm. Por isso, a maior parte dos pacientes recebe betabloqueado-

res por via oral ou endovenosos a menos que existam contraindicações, tais como bloqueios atrioventriculares, associação de bloqueio de ramo esquerdo e bloqueio de ramo direito e a presença de bronquite ou asma, particularmente durante crises. Alguns serviços podem preferir o emprego de fármacos endovenosos, e outros escolhem a via oral, que pode até mesmo ser iniciada dias antes da realização do exame. Fármacos alternativos tais como bloqueadores do canal de cálcio (diltiazem, p. ex.) e, mais recentemente, a ivabradina têm se mostrado seguros e eficientes em casos selecionados que apresentam contraindicação ao uso de betabloqueadores. Em FC abaixo de 65 bpm, o período de diástole é mais longo e assim é possível reproduzir a anatomia com elevada qualidade, com rápidas exposições aos raios X, trazendo assim a vantagem de se utilizar doses reduzidas de radiação ionizante.[3-5]

A presença de arritmias (fibrilação ou *flutter* atrial, extrassistolia frequente) pode causar artefatos, em especial nos equipamentos de 64, 128 e 160 fileiras de detectores. Nesses casos, a obtenção da qualidade de imagem requer o uso de protocolos menos sensíveis a movimentos e que implicam maior exposição à radiação.[1-6]

Outro elemento que beneficia a qualidade de imagem é o uso de agentes vasodilatadores, em especial nitratos sublinguais, que, por isso, fazem parte dos protocolos de rotina da maior parte dos serviços, pois seu uso aumenta o diâmetro das artérias e reduz a resistência arterial, melhorando a contrastação dos vasos coronários. Contudo, deve-se manter em mente que tais fármacos são contraindicados quando há estenose aórtica grave, pressão arterial sistólica inferior a 90 mmHg e se houve uso de inibidores da fosfodiesterase nos dias que antecedem o exame.[6]

Meio de contraste

Parte importante das tomografias cardiovasculares e elemento fundamental quando se objetiva analisar o lúmen arterial, inclusive das artérias coronárias, o meio de contraste habitualmente utilizado nos casos de tomografia é baseado em iodo, um material cuja segurança aumenta de modo expressivo, mas que requer alguns cuidados para sua administração. Eventos adversos são cada vez mais raros (taxas atuais de 0,2 a 0,7%), sendo ainda mais infrequentes quando se empregam as formulações não iônicas de baixa osmolaridade. As reações mais comuns são classificadas como fisiológicas (i. e., náuseas e vômitos) e alérgicas.[7]

Reações alérgicas na grande maioria dos casos são leves (*rash* cutâneo e prurido, em geral), enquanto reações mais graves (anafilaxia) são extremamente raras (0,04%). Embora não sejam consenso, a profilaxia medicamentosa (corticosteroide e anti-histamínico H1 e H2) representa a prática corrente na maioria dos serviços, em especial nos casos que são classificados como de risco ao menos moderado (reação prévia com necessidade de intervenção medicamentosa).[7,8]

Outro risco potencial com a utilização de material de contraste iodado é a indução de insuficiência renal. O efeito nefrotóxico do contraste iodado já é bem descrito: lesão renal aguda definida manifestando-se com elevação no nível da creatinina sérica basal em cerca de 25 a 50%, ou aumento absoluto de 0,5 mg/dL, 48 a 72 horas após uso do material iodado, sem outros fatores que justifiquem tal elevação. Atenção especial, porém, deve ser dada aos pacientes de maior risco: acima de 70 anos, insuficiência cardíaca em classe funcional pela NYHA III ou IV, portadores de diabete melito, insuficiência renal crônica (*clearance* de creatinina [ClCr] < 60 mL/m^2) e anemia. Nessas condições, alguns autores sugerem utilizar de meios de contraste não iônico, isosmolar em doses menores (< 100 mL), suspender fármacos potencialmente nefrotóxicos, bem como evitar desidratação. Alguns autores recomendavam o emprego de soluções bicarbonadas, mas a hidratação com solução salina tem-se mostrado útil e eficaz nos estudos atualmente disponíveis, em especial no ensaio randomizado PRESERVE.[7,8] Recomenda-se evitar o uso do contraste iodado em indivíduos com ClCr inferior a 30 mL/m^2.

Metformina

Destaque especial merecem os pacientes candidatos à TCC e que fazem uso de metformina, pois nesses casos é obrigatório medir a creatinina sérica antes do exame, em virtude da nefrotoxidade do contraste iodado. No caso de existir redução do ritmo de filtração glomerular, pode existir acúmulo de metformina – que tem excreção preferencialmente renal – no organismo e com isso pode-se instar acidose lática, um quadro potencialmente grave.

Em decorrência do exposto, recomenda-se suspender o uso dessa medicação nas 48 horas que se seguem ao exame e, no caso de portadores de insuficiência renal crônica, o fármaco deve ser suspenso também nas 48 horas que precedem o exame.[7,9]

Radiação

Muito se debateu o potencial risco de desenvolvimento de tumores em pacientes submetidos a exames de imagem que empregam radiação ionizante, como é o caso da TC.[1,10-12] De fato, exames de imagem constituem importante causa de exposição à radiação ionizante que, em doses elevadas ou em casos de exposições repetidas, pode provocar mutações que estão associadas ao desenvolvimento de tumores.[1,10-12] Isso, por outro lado, fez com que a indústria investisse no desenvolvimento de equipamentos que realizassem exames de qualidade com níveis inferiores de radiação. No momento atual, a dose de radiação à qual os pacientes submetidos a TCC são expostos é superponível àquela de outras modalidades de diagnóstico por imagem invasivas e não invasivas (Tabela 2). Além disso, quando se dispõe de equipamentos de gerações mais modernas, como os de mais de 256 fileiras de detectores ou com duplo conjunto tubo gerador/detectores, a dose à qual o paciente é exposto é ainda menor e pode ser até inferior a 1,0 milisievert (mSv).[1,10-12]

Indicações clínicas

A elevada resolução espacial da TC torna-a uma opção particularmente interessante para a análise da anatomia hu-

Tabela 2 Comparação da dose de radiação efetiva em exames utilizados na prática clínica

Exame	Dose efetiva (mSv)
Radiografia de tórax	0,1
Radiografia de abdome	1
TC de crânio	1 a 2
TC de abdome	5 a 7
Escore de cálcio	1 a 3
TCC	5 a 12
Angiografia coronariana diagnóstica	5 a 10
Cintilografia miocárdica (sestamibi)	12 a 16
Cintilografia miocárdica (tálio)	30 a 40

mSv: milisievert.

mana e esta é a característica que dá suporte a maior parte das indicações clínicas desse exame, como, por exemplo, quando se deseja diagnosticar ou excluir a presença de obstruções nas artérias coronárias. Mais recentemente, o avanço da tecnologia tem permitido também obter dados sobre outros aspectos importantes, tais como a presença de isquemia e a carga aterosclerótica total, além de poder contribuir para o diagnóstico e o manejo de outras cardiopatias.[1,2]

Doença arterial coronariana (DAC)

Escore de cálcio coronariano

A maior parte das placas de ateroma apresenta algum grau de calcificação na sua composição. Cálcio é um elemento que promove intensa atenuação dos raios X, o que o torna facilmente identificável mesmo em exames que não utilizam meio de contraste iodado e mesmo com baixas doses de radiação ionizante. O escore de cálcio (CAC) é, portanto, um exame sem riscos, rápido e que permite identificar pacientes que já apresentam comprometimento aterosclerótico de suas artérias coronárias, anos mesmo antes de haver qualquer tipo de manifestação clínica. O tempo de exame é de apenas alguns segundos e, ao término da obtenção das imagens, utiliza-se um método semiautomático que determinará como calcificadas as áreas que apresentarem atenuação igual ou superior a 130 UH (índice que reflete a atenuação que uma estrutura provoca nos raios X), em pelo menos 3 *pixels* adjacentes. A soma de todas as áreas consideradas calcificadas fornece um escore (Agatston) e também são calculados o volume e a massa desse material ao longo de todas as artérias coronárias. Os resultados obtidos são comparados com um banco de dados de indivíduos com semelhante apresentação de idade, gênero e etnia (Figura 1).[1,2,13]

Diferentes trabalhos confirmam que este é um índice de elevado valor prognóstico em assintomáticos, de modo que, quanto menor o escore de cálcio, menor a chance de haver eventos adversos, e quanto maior o escore de cálcio, maior a chance de acontecer algum evento cardiovascular significativo no

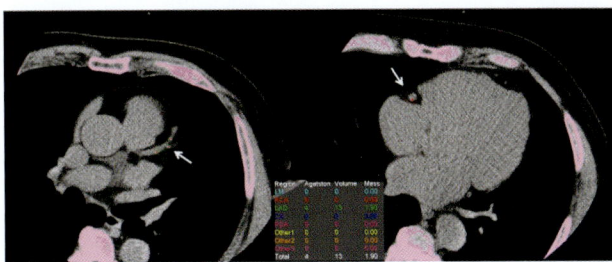

Figura 1 Tomografia computadorizada cardiovascular para avaliação de escore de cálcio (CAC), Agatston, volume e massa, da artéria descendente anterior, 4, 13 e 1,9; e da artéria coronária direita 4, 13 e 1,9, respectivamente.

período de até 10 anos que se segue à realização do exame.[13-19] O estudo HNR (*Heinz Nixdorf Recall Study Investigative Group*) demonstrou que o escore de cálcio era um preditor independente de morte e infarto do miocárdio, capaz de reclassificar corretamente o risco de haver manifestações clínicas de DAC.[15] Já o registro MESA (*Multi Ethnic Study on Atherosclerosis*) revelou o impacto positivo de se avaliar indivíduos assintomáticos com risco pré-teste intermediário por esse exame para orientar o manejo clínico, pois no longo prazo, isso resultou na significativa redução de eventos, acompanhada de diminuição dos custos.[16] A diretriz conjunta de ambas sociedades americanas de cardiologia recomenda o uso do escore de cálcio para avaliar pacientes sem sintomas e sem diagnóstico de DAC em perfil de risco pré-teste intermediário definido como os que se encontravam na faixa entre 7,5 e 20% de apresentar evento adverso em até 10 anos. Os autores consideram que valores absolutos acima de 300 ou que coloquem o paciente acima do percentil 75 de acordo com suas características de gênero, etnia e idade reestratificariam o risco estimado clinicamente para o paciente e indicariam a necessidade de intensificar o tratamento clínico do paciente. Na mesma publicação, porém, os autores destacam o fato de que, até aquele momento (2014), não havia dados que demonstrassem de modo inequívoco o benefício de tratar pacientes baseando-se apenas nos resultados do CAC.[17]

Mais recentemente, Mitchell et al. publicaram os resultados observados em 13.644 pacientes sem diagnóstico prévio de DAC, acompanhados por uma mediana de 9,4 anos, e que foram submetidos à quantificação do escore de cálcio seguida do início de terapia com estatinas, conforme a indicação clínica. Houve benefício com o uso de estatinas apenas nos casos em que o CAC era maior do que zero. Quando não havia calcificação coronariana, não se observou benefício com o uso dos fármacos. Mais do que isso, considerando a prevenção de eventos adversos maiores (infarto, acidente vascular cerebral e morte) em 10 anos, o impacto do uso de estatinas era maior quanto mais elevado o grau de calcificação, de modo que o NNT era 100 nos casos em que o CAC variava entre 1 e 100 e 12 nos pacientes com CAC ≥ 100. Esses achados ampliam a utilidade clínica do exame por demonstrar que seus resultados têm impacto nos desfechos clínicos.[18]

Em pacientes sintomáticos, por outro lado, o CAC permanece como preditor de eventos cardiovasculares, mas não

há relação entre a intensidade da calcificação coronariana e a presença de estenoses significativas, existindo casos em que há obstruções mesmo com CAC = 0. No estudo multicêntrico ACCURACY, dos 230 pacientes com angina estável e sem diagnóstico prévio de DAC, mais de 90% das placas significativas (obstrução da luz > 70%) eram não calcificadas ou apenas parcialmente calcificada.[19] O registro CONFIRM e experiências nacionais confirmaram que pode haver placas significativas mesmo na ausência de calcificação coronariana. Portanto, há que se ter cuidado na indicação e na interpretação dos escore de cálcio em pacientes com sintomas, sendo a contribuição da tomografia com contraste maior nessa população.[19-21]

Angiografia coronariana por TC

Após a introdução dos equipamentos de múltiplos detectores, a tomografia passou a ser uma opção para realizar o imageamento não invasivo das artérias coronárias, com qualidade que foi aumentando conforme surgiam novas gerações de equipamentos, atingindo a maturidade para uso clínico após o advento dos tomógrafos de 64 fileiras de detectores. Sua principal contribuição advém do fato de que nos casos em que não há calcificação coronariana e em que o exame não revela a presença de estenoses calcificadas, pode-se excluir com grande segurança a presença de DAC obstrutiva. Por causa desses aspectos, o exame tem sua principal indicação nos casos de pacientes sintomáticos, com probabilidade pré-teste baixa ou intermediária (Tabela 3). No caso de exame de boa qualidade considerado normal à tomografia, o poder preditivo negativo do exame é superior a 95% e a probabilidade de ocorrer evento adverso nos 5 anos que se seguem ao exame é inferior a 3%.[22-28]

A maior parte das indicações clínicas tem, portanto, como base o poder preditivo negativo do exame que, habitualmente, responde à pergunta clínica se há ou não aterosclerose comprometendo as artérias coronárias. No Brasil, as diretrizes de utilização do método elaboradas pela Agência Nacional de Saúde Suplementar em conjunto com a Sociedade Brasileira de Cardiologia e o Colégio Brasileiro de Radiologia mostram como as principais indicações do exame a pesquisa de DAC em pacientes sintomáticos com risco pré-teste estimado pelo escore de Duke-Forrester entre 30 e 70%, para identificar se há ou não DAC em pacientes com história de insuficiência cardíaca de início recente ou se há bloqueio de ramo esquerdo de início recente, em especial porque a tomografia possibilita realizar o diagnóstico diferencial entre miocardiopatia isquêmica e não isquêmica. Ainda está garantida a realização do exame em casos de suspeita de origem anômala de coronária esquerda e para avaliar DAC como causa de dor torácica na sala de emergência.[29]

Se o elevado valor preditivo negativo é o destaque da TC, o valor preditivo positivo costuma ser menor, inclusive porque há uma tendência da TCC em superestimar o grau de estenoses, e a acurácia do método para quantificar o grau de lesão arterial é limitada em placas densamente calcificadas, um problema que pode ser agravado em vasos de menor calibre (menor que 1,5 mm) e no caso de a lesão se encontrar em

Tabela 3 Acurácia da TCC para diagnosticar estenose coronariana significativa, quando comparada a angiografia coronariana invasiva

Autor	Periódico	N	S (%)	E (%)	VPP (%)	VPN (%)
Achenbach, 2001	Circulation	64	91	84	59	98
Nieman, 2002	Circulation	58	95	86	80	97
Ropers, 2003	Circulation	77	92	93	79	97
Mollet, 2004	J Am Coll Cardiol	128	92	95	79	98
Raff, 2005	J Am Coll Cardiol	70	95	90	93	93
Schuijf, 2006	Am J Cardiol	61	94	97	97	93
Lebber, 2007	Eur Heart J	59	94	92	97	100
Miller, 2008	N Engl J Med	291	85	90	91	81
Budoff, 2008	J Am Coll Cardiol	230	95	83	64	99
Alkadhi, 2010	Heart	100	93	94	89	97
Petchersk, 2013	Am J Cardiol	121	97	97	75	99

S: sensibilidade; E: especificidade; VPP: valor preditivo positivo; VPN: valor preditivo negativo.

áreas de bifurcação. Nesses casos, o desvio padrão das medidas feitas para determinar o grau de estenose pode ser de até 25%. Em razão disso, há uma tendência em se relatar o grau de obstrução arterial de forma qualitativa, do seguinte modo:[30]

- Normal: ausência de placa e/ou estenose coronariana.
- Obstrução mínima: placa determinando até 25% de redução no diâmetro da luz arterial.
- Obstrução discreta: placa determinando estenose entre 25 e 49%.
- Obstrução moderada: placa determinando estenose entre 50 e 69%.
- Obstrução significativa ou grave: placa determinando estenose entre 70 e 99%.
- Oclusão.[30]

Alguns autores tentaram identificar características das placas coronarianas que pudessem estar associadas a maior risco da ocorrência de eventos adversos, buscando encontrar indicadores de vulnerabilidade de placas, o que poderia ser útil na identificação de pacientes de alto risco. Estudos iniciais mostraram que placas não calcificadas, grande volume de placa, remodelamento positivo e baixo coeficiente de atenuação radiológica, em especial se este se apresenta de forma excêntrica circundando a luz do vaso, formando um sinal que é conhecido como sinal de anel de guardanapo (*napkin-ring*), parecem estar correlacionadas com a ocorrência de síndrome coronariana aguda durante a evolução do paciente (Figura 2).[31] Metanálise feita por Nerlekar et al. selecionou 13 estudos que incluíram 13.977 pacientes, acompanhados períodos que variaram de 1,3 a 8,2 anos. Houve eventos adversos em 552 (3,9%) casos com maior associação com placas não calcificadas, correlação intermediária quando havia placas com componentes calcificados e não calcificados e menor nos casos de placas calcificadas. Os autores demonstraram que todas as características chamadas de alto risco aumentavam a probabilidade de eventos adversos e destacaram

o fato de que a presença de dois ou mais sinais de risco elevado era um importante preditor independente de eventos adversos (9,17; IC95%: 4,10–20,50; $P < 0,001$).[32] Assim, concluíram que no caso de essas características de alto risco serem vistas à tomografia, elas devam ser relatadas, pois podem indicar pacientes de risco mais desfavorável, lembrando que ainda não existem dados comprovando o impacto do tratamento mais agressivo na redução de desfechos clínicos nos pacientes que apresentam esse tipo de obstrução.[32]

O estudo SCOT-HEART procurou analisar se o uso da TC daria, além de informações sobre a presença ou não de aterosclerose e da existência ou não de estenoses significativas, dados que tivessem impacto na evolução de pacientes com suspeita clínica de doença coronariana. Os autores incluíram 4.146 pacientes divididos em dois grupos, um submetido ao manejo habitual e outro no qual, além da forma usual de avaliação diagnóstica os pacientes, também foram encaminhados à TC das artérias coronárias. Ao final dos 5 anos de evolução, os pacientes do grupo TC que exibiam aterosclerose receberam tratamento farmacológico mais intenso do que os demais casos, o que resultou em importante diminuição de eventos desfavoráveis. Além disso, as características das placas e a quantidade de ateromas – a carga aterosclerótica total – de cada paciente eram elementos que auxiliavam na identificação de condições de maior risco. A conclusão do trabalho foi que incorporar a TC de coronárias na prática clínica tem impacto positivo no tratamento e na redução de desfechos adversos em pacientes com suspeita de DAC.[33,34]

Diante das evidências disponíveis, um grupo de autores propôs a padronização do relatório da TC, de modo a deixar clara a relação entre os achados desse exame e a evolução clínica de pacientes com suspeita de apresentar DAC. Assim, desenvolveu-se o consórcio CADS-RAD, que sugere a realização de testes diagnósticos adicionais e medidas terapêuticas conforme os resultados da TC, considerando não apenas o grau de redução da luz arterial mas também dados da história do paciente e critérios de vulnerabilidade da placa. Essa proposta ainda não

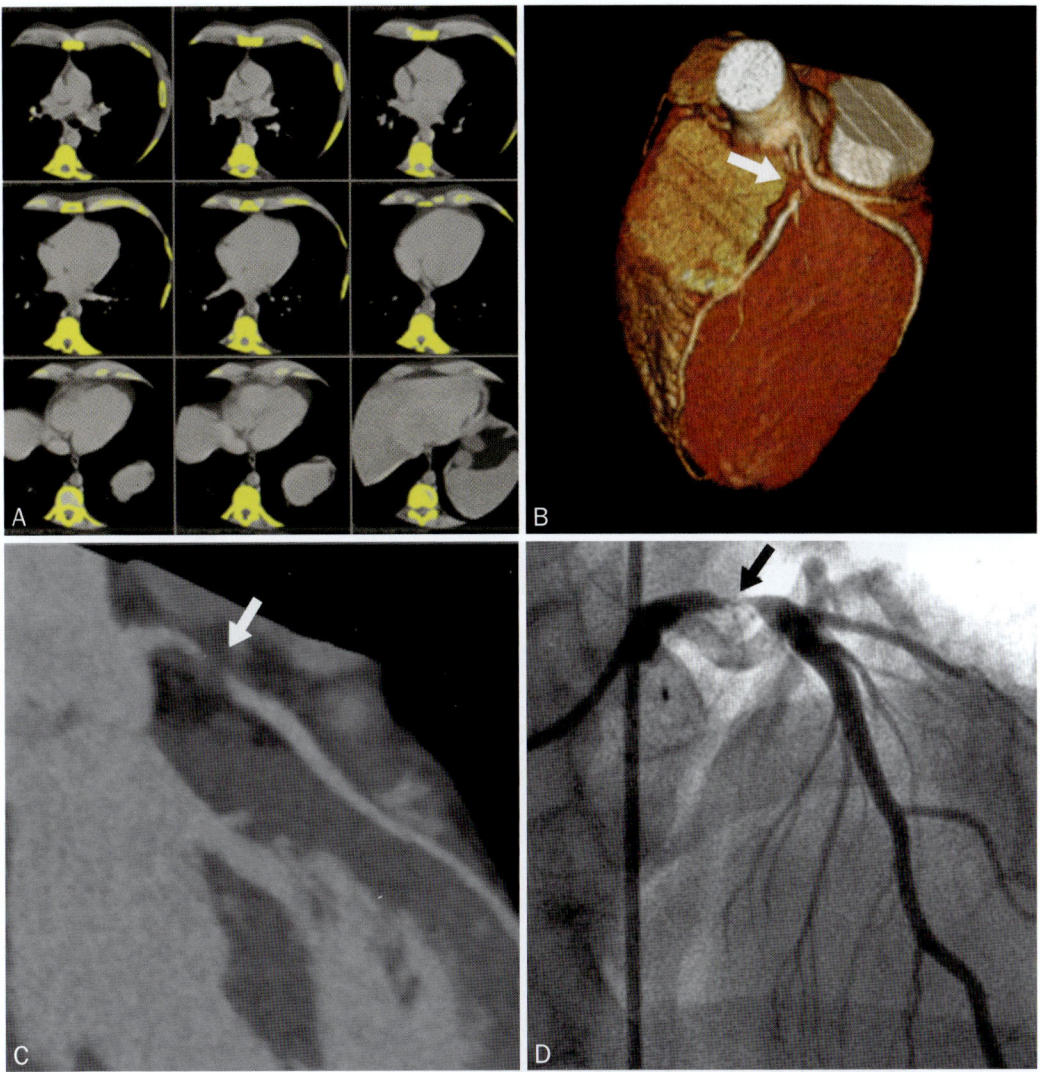

Figura 2 TCC de um paciente com dor torácica, CAC zero, apresentando placa não calcificada na artéria descendente anterior proximal (A), determinando estenose significativa (B e C) e confirmado pela angiografia coronariana invasiva (D).

foi adotada em todos os centros, mas representa um passo importante na direção de se incorporar as informações da tomografia na prática diária, baseada em critérios científicos sólidos.[35]

A TC tem-se mostrado uma forma eficaz de avaliar pacientes com suspeita clínica de DAC, por permitir a exclusão com segurança de placas obstrutivas e por apontar casos de alto risco, que se beneficiariam de tratamento farmacológico intensivo que leva a menor número de eventos adversos na evolução tardia.

Enxertos cirúrgicos e endopróteses (*stents*)

A avaliação por TCC da patência de enxertos cirúrgicos possui excelente acurácia, servindo como opção para sua avaliação diagnóstica, tanto no período pós-operatório precoce quanto tardio. Como os enxertos vasculares são pouco móveis durante o ciclo cardíaco, eles estão menos sujeitos a artefatos de movimento (Figura 3), especialmente em sua por-

ção proximal. Já a avaliação do leito nativo e da anastomose distal do enxerto pode ser comprometida se houver intensa calcificação parietal, uma condição que vem sendo superada pelos equipamentos mais recentes.[36-39]

A avaliação de *stents* representa um desafio em potencial, pois as estruturas metálicas interferem com a passagem adequada dos feixes de raios X e podem provocar alguns artefatos. Os mais comuns são o *blooming* (brilho exagerado da malha que dificulta a visualização da luz vascular) e o *beam-hardening* (atenuação excessiva dos raios em parte das imagens, a qual pode ser confundida com proliferação neointimal intra-*stent*). Tais artefatos são menos limitantes quando as endopróteses possuem diâmetro maior que 3 mm e/ou são localizados em segmentos coronários proximais, em especial no tronco da coronária esquerda, condições nas quais a TC pode ser mais eficaz (Figura 4).[1,38,39] Avanços tecnológicos dos equipamentos e dos programas de pós-processamento de imagem possibilitam melhor avaliação intra-*stent* e tem aumentado a confiabi-

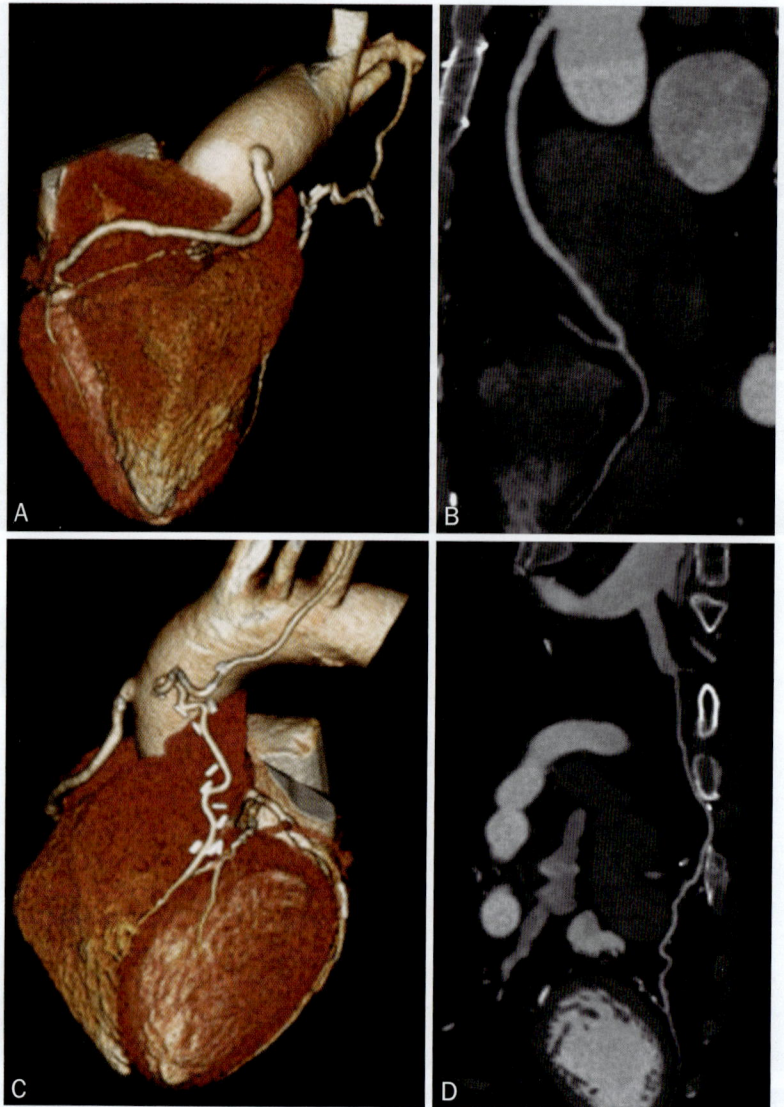

Figura 3 Tomografia computadorizada cardiovascular para avaliação de enxertos vasculares: ponte venosa de safena para artéria coronária direita (A e B) e da mamária interna esquerda para artéria descendente anterior (C e D).

lidade dos resultados da TC nesse subgrupo de pacientes, com o potencial de ampliar a contribuição do método no acompanhamento sequencial desses pacientes.[1] O papel da TC, porém, é bem definido para analisar os resultados tardios de endopróteses bioabsorvíveis, uma vez que, como não há hastes metálicas nesses casos, a análise da parede vascular e da luz do vaso é feita de maneira semelhante àquela que se usa ao estudar artérias nativas não revascularizadas.[40]

Dor torácica na sala de emergência

Como a TC permite o imageamento não invasivo das artérias coronárias com elevado poder preditivo negativo, houve interesse em utilizá-la para avaliar pacientes com dor torácica que procuram a sala de emergência e que se encontram em risco pré-teste intermediário ou intermediário baixo (Tabela 4). Isto porque, nesses casos, o objetivo do exame é de-

terminar se há ou não a possibilidade de que a DAC seja a causa do desconforto precordial e, dessa forma, indicar estudo invasivo ou a necessidade de exames adicionais nos casos em que houver estenose arterial coronariana e dispensar com segurança os casos sem obstruções coronarianas.[1]

Essa abordagem ganhou apoio em diferentes estudos que demonstraram não apenas a segurança mas também a custo-efetividade dessa abordagem. Estudos que incluíram mais de 3.000 pacientes são concordantes em apontar que há redução em cerca de 50% do tempo de permanência hospitalar e de 40% no custo total do manejo do paciente, sem que isso implique em pior evolução ou em maior número de eventos adversos.[1,41]

É importante, porém, definir que a tomografia deve ser utilizada em um subgrupo de pacientes nos quais não se consegue definir com segurança o diagnóstico de síndrome coronariana aguda. As principais características dos pacientes que devem ser conduzidos à TC são:[1,41,42]

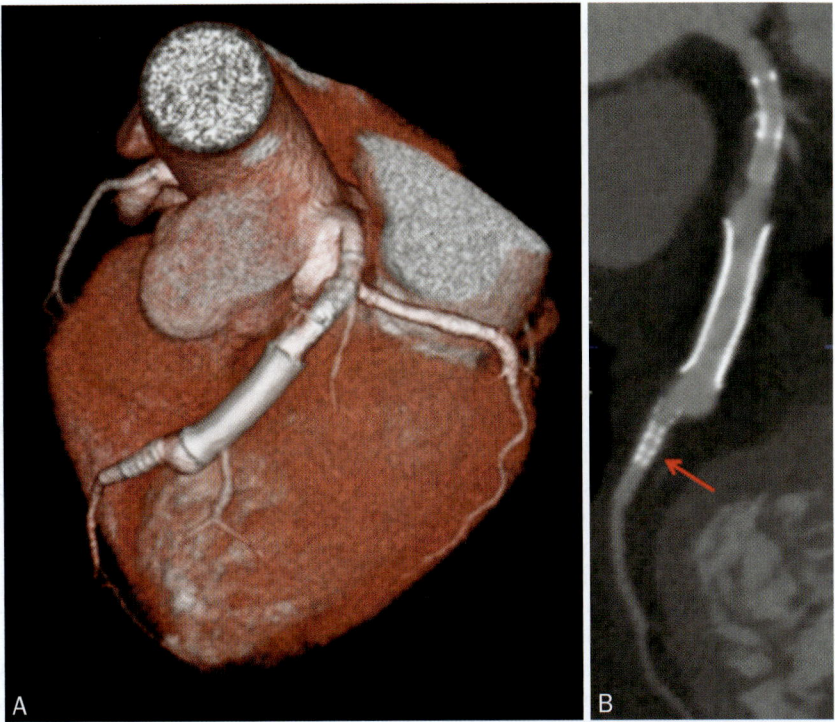

Figura 4 Tomografia computadorizada cardiovascular para avaliação de três diferentes *stents* na artéria descendente anterior: os dois proximais com boa avaliação e o mais distal (seta) com avaliação luminal comprometida pelo artefato de *blooming*.

Tabela 4 Acurácia da TCC para diagnosticar estenose coronariana significativa em pacientes com dor torácica na emergência

Autor	Ano	Probabilidade pré-teste	N	Diagnóstico de DAC	Sensibilidade	Especificidade	VPP	VPN
Hoffmann	2006	Todas	103	Estenose > 50%	100	85	47	100
Meijboon	2007	Todas	254	Estenose > 50%	98	88	65	99
Rubinstein	2007	Intermediária	58	Estenose > 50%	100	92	87	100
Goldstein	2007	Baixa	99	Estenose > 70%	98	95	67	100
Hoffmann	2007	Baixa	368	Estenose >50%	100	54	17	100

DAC: doença arterial coronariana; TCC: tomografia computadorizada cardiovascular; VPP: valor preditivo positivo; VPN: valor preditivo negativo.

- ECG negativo ou indeterminado para isquemia miocárdica.
- Probabilidade pré-teste baixa ou intermediária de a dor torácica ser secundária à síndrome coronariana aguda (a partir das classificações pelos escores TIMI *risk*, HEART *score*, ACCF/AHA).

Alguns pesquisadores também correlacionaram a possibilidade de os sintomas manifestados pelos pacientes serem a manifestação de síndrome coronariana aguda segundo as imagens obtidas com a tomografia. Segundo eles, a impressão visual do grau de redução da luz pode fornecer uma estimativa segura para orientar a conduta a ser tomada:[43]

- Grau de lesão entre 0 e 25%: síndrome coronariana aguda improvável. Alta da sala de emergência é uma conduta razoável e a critério clínico sugere-se acompanhamento ambulatorial com diagnóstico de DAC mínima.

- Grau de lesão entre 26 e 49%: síndrome coronariana aguda pouco provável. Alta da sala de emergência é razoável, recomenda-se acompanhamento ambulatorial para controle de fatores de risco.
- Grau de lesão entre 50 e 69%: síndrome coronariana aguda possível. Recomenda-se investigação adicional antes de considerar alta da sala de emergência.
- Grau de lesão > 70%: síndrome coronariana aguda provável. Internação e programação de tratamento conforme o protocolo de manejo de síndrome coronariana aguda da instituição na qual o paciente está sendo atendido.

Protocolo de descarte triplo

Nos primeiros anos após o advento da tomografia das artérias coronárias, houve grande expectativa sobre a possibilidade de avaliar pacientes com dor torácica pela tomografia, pois seria factível diagnosticar, em um único exame, a existência de tromboembolismo pulmonar, dissecção de aorta e a presença de DAC obstrutiva. Por outro lado, a experiência clínica não mostrou resultados favoráveis. O estudo CAPTURE avaliou pacientes com diagnóstico de dor torácica e sem diagnóstico confirmado de síndrome coronariana aguda randomizando-os para serem submetidos aos protocolos tradicionais ou ao esquema de descarte triplo. Não houve redução do tempo de internação nem de custos, e os resultados também foram semelhantes no que se refere à necessidade de exames adicionais. A acurácia também foi semelhante e os pacientes submetidos ao protocolo de descarte triplo tiveram a desvantagem de receber maior dose de radiação. Esses resultados não eliminaram o fato, porém, de que a TC por múltiplos detectores tem resultados de excelência diante da suspeita de dissecção da aorta, pois é um exame rápido, de elevada resolução espacial, que permite em poucos minutos caracterizar a presença de dissecção, bem como os pontos de interesse para o planejamento cirúrgico (ponto de entrada, sírio de término, presença de sinais de derrame pericárdico ou pleural, envolvimento das artérias coronárias ou carótidas, sinais de ruptura e janelas de reentrada). A TC é mais eficaz, por outro lado, em identificar causas não isquêmicas de dor torácica, tais como a miocardite, condição na qual o exame mostra desempenho inferior ao da ressonância magnética, mas que pode contribuir para o manejo correto dos pacientes.[1,44,45]

Análise funcional

A despeito de ser um exame anatômico, cujo ponto mais forte é o elevado poder preditivo negativo, recentes avanços técnicos têm possibilitado obter dados funcionais a partir das imagens tomográficas.[1] Este item será abordado em maior profundidade em outro capítulo, mas cabem aqui algumas considerações.

Uma possibilidade de avaliação funcional é a realização de estresse farmacológico durante uma etapa da tomografia. O protocolo compreende a aquisição de um exame padrão, para a avaliação da anatomia, e uma etapa com estresse farmacológico feito com agentes vasodilatadores, e a análise da qualidade da contrastação do miocárdio ventricular esquerdo em todas as paredes dos ventrículos. O desempenho dessa estratégia foi comparado com um modelo de avaliação mais tradicional que compreendia a análise funcional a partir da cintilografia de perfusão do miocárdio e o estudo anatômico baseado na angiografia invasiva convencional. Os resultados tardios demonstraram que ambas as formas de pesquisa de DAC obstrutiva eram semelhantes, sem diferenças significativas nas áreas sob a curva, e que não havia prejuízo para a evolução tardia dos pacientes. Ficou evidente também que a combinação de dados anatômicos e funcionais potencializa os resultados da TC, aumentando a acurácia por elevar a especificidade do exame. A despeito desses bons resultados, a necessidade de se realizar duas injeções de contraste e de expor o paciente duas vezes à radiação ionizante tem limitado a ampla utilização clínica desse exame. Sua maior utilidade ainda é complementar a avaliação de ca-

sos que representem dificuldade particular para a análise puramente anatômica como acontece com placas densamente calcificadas, nos portadores de algum tipo de *stent* e nos casos com artefatos de imagem.[46]

Outra forma de se realizar a avaliação funcional de estenoses coronarianas a partir da TC se dá com a medida da reserva de fluxo coronariana fracionada de forma não invasiva. A partir da análise da intensidade de contrastação e o emprego de técnicas de dinâmica de fluidos computacionais, logrou-se obter informações funcionais das placas estudadas que não eram inferiores à análise da reserva de fluxo fracionada conseguida por métodos invasivos.[47] Resultados positivos também foram mostrados pelo estudo PLATFORM, que comparou a evolução de 287 pacientes com suspeita de DAC submetidos a avaliação clínica habitual, com os dados de 297 outros que foram submetidos a TC de artérias coronárias com a quantificação da reserva de fluxo fracionada.[48] Os resultados de 1 ano demonstraram que não houve diferenças em relação à incidência de eventos adversos e evolução, mas no grupo em que a medida do FFRct foi feita houve menor custo, essencialmente em virtude do reduzido número de cateterismos invasivos.[48] Aspectos práticos e de custo ainda são limitantes do uso indiscriminado desse exame na prática, mas há grande potencial nessa abordagem e acredita-se que ela possa vir a ter impacto no diagnóstico e nas decisões sobre o manejo de pacientes com suspeita clínica de DAC.

Carga aterosclerótica total

Recentemente, alguns estudos demonstraram que existe relação direta entre a quantidade de placas que compromete as artérias coronárias e a evolução clínica de pacientes com DAC. A isso foi dado o nome de carga aterosclerótica total e esse parâmetro tem potencial para ocupar lugar central no manejo de pacientes com DAC. Revisão do registro CONFIRM demonstrou que a implicação prognóstica desse parâmetro era tão grande quanto a avaliação funcional das estenoses medidas pela reserva de fluxo fracionada.[48] Naoum e associados, avaliando os 21.132 pacientes do mesmo registro, definiram índices para quantificar a carga aterosclerótica em homens e mulheres e comprovaram que a extensão da doença aterosclerótica medida pela tomografia deve ser avaliada e considerada na prática clínica.[49] O acompanhamento tardio mostrou que a taxa de eventos adversos anualizada era maior quanto mais alta a carga aterosclerótica (2,1%, IC95%: 1,7%–2,7% vs. 3,9%, IC95%: 3,0%–5,1% e 7,2%, IC95%: 5,4%–9,6% em casos de pacientes abaixo do percentil 50, entre o percentil 51 e 75 e acima do percentil 75, respectivamente; $p < 0,001$).[49]

Avaliação da valva aórtica e da valva mitral para planejamento de tratamento intervencionista

Técnicas de tratamento intervencionistas não cirúrgicas encontram-se hoje disponíveis para o tratamento de valvopatias aórtica e mitral com excelente desempenho, mas para que se obtenham os melhores resultados há a necessidade de se obter uma avaliação precisa e completa das estruturas anatômicas que serão tratadas. A elevada resolução espacial da TC faz dela o método de escolha para complementar o exame ecocardiográfico.[49,50]

Nos casos de pacientes com estenose mitral, o uso da TC permite estimar o grau de estenose a partir da quantificação do grau de calcificação e da própria planimetria da área de fluxo. Por outro lado, a mensuração correta tanto das dimensões do átrio, do diâmetro do anel valvar quanto da via de saída do ventrículo esquerdo é um elemento importante para a estratégia do tratamento percutâneo.[49]

A experiência com o uso da TC em pacientes com estenose aórtica grave é mais antiga e as contribuições do exame nesses pacientes são mais bem definidas.[64] O escore de cálcio da valva aórtica pode ser um critério de gravidade da estenose, as imagens de angiotomografia permitem identificar casos de valva aórtica bivalvular, estenose aórtica supra ou infravalvar mesmo em caso de fração de ejeção reduzida, e o uso do exame para planejar o tratamento percutâneo é fundamental.[1,64]

Para que o procedimento intervencionista tenha sucesso e logre os melhores resultados tardios possíveis, é necessário que se obtenham imagens precisas da via de acesso, do anel valvar aórtico, da raiz da aorta e da altura dos óstios das artérias coronárias. Todos esses parâmetros podem ser obtidos a partir de um único exame de tomografia.[64]

Diferentes parâmetros têm relevância prognóstica sobre os resultados da intervenção, além das dimensões mencionadas. A extensão da porção membranosa do septo interventricular e o diâmetro dos seios de Valsalva entre eles devem constar do relatório do exame, pois auxiliarão na escolha da melhor via de acesso e do tipo de prótese a ser utilizada[64,65] (Figuras 5 e 6).

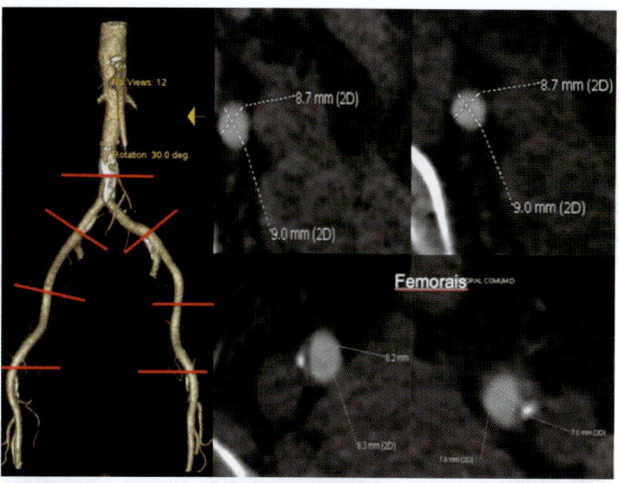

Figura 6 Ainda na área do tratamento intervencionista de pacientes com estenose aórtica, é fundamental analisar a via de acesso procurando por placas e mensurando o diâmetro mínimo, para estimar se o calibre é suficiente para a passagem do sistema que será usado para o implante da prótese valvar.

Cardiopatias congênitas

Uma das maiores limitações do uso disseminado da TC na avaliação de cardiopatias congênitas é a necessidade de expor o paciente a radiação ionizante, uma vez que o risco de indução de tumores é maior quanto mais jovem é o paciente.[1,66-68] Por outro lado, os bons resultados obtidos no tratamento das cardiopatias congênitas têm feito com que até 85% desses casos atinjam a vida adulta. Esses pacientes devem ser acompanhados de modo seriado.[66,67] Os métodos mais habitualmente utilizados para esse fim são a Doppler-ecocardiografia e a ressonância magnética, uma vez que esses exames oferecem importantes dados funcionais e não utilizam radiação ionizante.[1,66-68] Contudo, o desenvolvimento das modernas técnicas de redução da radiação fazem com que a TC seja considerada para a complementação diagnóstica em algumas condições, em especial naquelas que envolvem a anatomia vascular extracardíaca, como acontece em portadores de drenagem anômala parcial ou total das veias pulmonares, drenagem anômala das veias sistêmicas, alterações que envolvam a circulação pulmonar e a coarctação da aorta.[1,66-68] Na verdade, sempre que há envolvimento das artérias pulmonares e coarctação da aorta, a qualidade da imagem da tomografia faz dela uma opção diagnóstica mesmo em crianças pequenas, desde que se disponha de tomógrafos de gerações mais modernas, que possibilitam obter imagens com doses diminutas de radiação ionizante, de modo muito particular se há necessidade de definir a existência, o calibre e a qualidade de vasos colaterais sistêmico-pulmonares.[1,66-70] O mesmo vale para a pesquisa de anomalias congênitas das artérias coronárias, uma vez que, além de revelar a anatomia das artérias coronárias, a TC demonstra ainda o trajeto e a relação das coronárias com as demais estruturas cardíacas e extracardíacas[1,66-70] (Figuras 7 a 9).

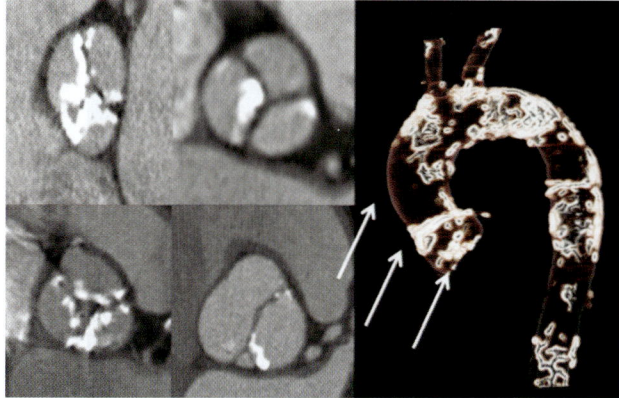

Figura 5 A tomografia permite a adequada visualização da valva aórtica, incluindo sua morfologia, a presença de calcificação e suas dimensões. Ela também faculta a identificação dos pontos de calcificação na aorta torácica (setas). Essas informações são fundamentais para o planejamento do tratamento intervencionista de pacientes com estenose aórtica.

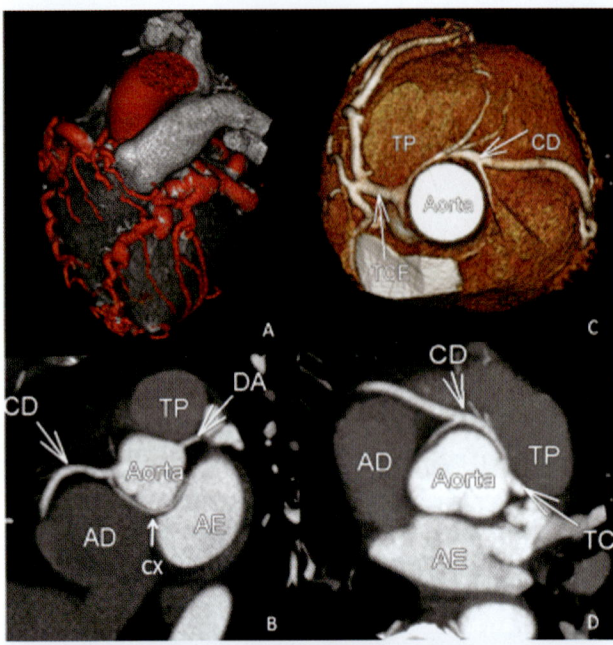

Figura 7 A: reformatação 3D volume *rendering* de uma paciente com ALCAPA (*Anomalous Left Coronoary Artery from Pulmonary Artery*), notando-se extensa circulação colateral e ectasia das artérias coronárias; B: reformatação em MIP mostrando a anomalia de origem coronariana mais comum: artéria circunflexa (seta) com origem na coronária direita e trajeto retroaórtico; C e D: reformatação em 3D volume *rendering* e MIP demonstrando anomalia de origem da coronária direita, com trajeto maligno interarterial.
DA: artéria descendente anterior; CD: coronária direita; Cx: artéria circunflexa; TC: tronco da coronária esquerda; AD: átrio direito; AE: átrio esquerdo; TP: tronco da artéria pulmonar.

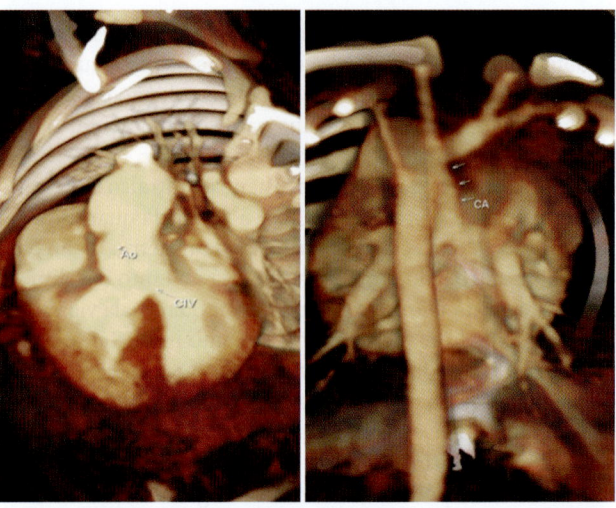

Figura 8 A elevada resolução espacial da tomografia faz dela uma opção importante para o estudo de malformações cardíacas que envolvem o território arterial pulmonar. Esta imagem apresenta os achados de um neonato com atresia pulmonar no qual foi possível identificar a circulação colateral sistêmico pulmonar (setas). A dose de radiação progressivamente mais baixa tem permitido usar o exame de modo satisfatório e seguro em pacientes com esse tipo de cardiopatia.

Massas e tumores cardíacos

Tumores cardíacos são entidades raras, habitualmente diagnosticados de modo incidental ou mais raramente na pesquisa de potenciais causas para manifestações de quadros tromboembólicos. Sua prevalência varia de 0,002 a 0,3% em estudos de autópsias e são visualizados em especial pela Doppler-ecocardiografia.[71-73] Por outro lado, a caracterização da massa e o planejamento cirúrgico podem necessitar de exploração mais completa e pode ser necessário complementar

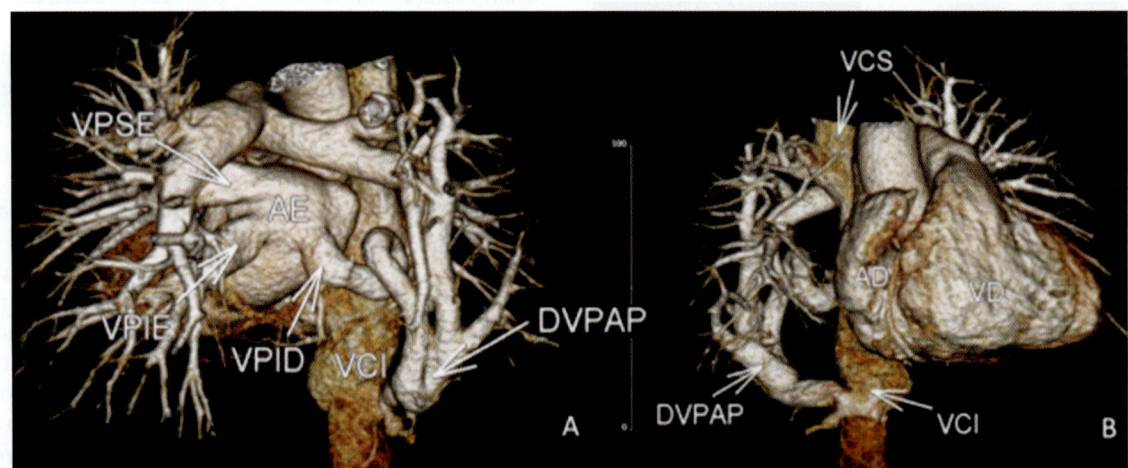

Figura 9 Reconstruções 3D volume rendering em visão posterior (A) e lateral direita (B), mostrando drenagem venosa pulmonar anômala parcial (DVPAP) do lobo superior direito para a veia cava inferior, em uma paciente com síndrome da cimitarra.
VPSE: veia pulmonar superior esquerda; VPIE: veia pulmonar inferior esquerda; VPID: veia pulmonar inferior direita; VCS: veia cava superior; VCI: veia cava inferior; AE: átrio esquerdo; AD: átrio direito; VD: ventrículo direito.

com outras técnicas.[73] A ressonância magnética é usada frequentemente, mas diante da presença de arritmias, artefatos secundários à movimentação do paciente ou em massas de localização pouco usual e de pequenas dimensões a TC pode contribuir porque, a despeito da caracterização tecidual limitada do exame, ela pode fornecer dados relevantes, em especial no que se refere a informações anatômicas.[73] Para confirmar o diagnóstico, muitas vezes é necessário combinar informações a respeito da localização da massa com a forma como ela atenua a radiação. Trombos costumam se apresentar como estruturas de baixa atenuação de radiação, que não captam contraste e que mostram superfície geralmente lobular. Tumores lipomatosos também mostram hipoatenuação, mas têm sua localização em locais onde se pode encontrar gordura de modo habitual, como, por exemplo, no septo interatrial.[71-73]

Das massas tumorais benignas, o mixoma costuma ser o mais comum, é hipoatenuante (atenuação semelhante à da água), pode ser móvel e costuma estar aderido por um pedúnculo à superfície do endocárdio, podendo raramente ser calcificado, enquanto o elastoma é habitualmente aderido a uma superfície valvar.[71-73] Na infância, os tumores mais comuns são o rabdomioma e o fibroma. Rabdomiomas podem ser múltiplos, geralmente pequenos, hipo ou hiperdensos em relação ao miocárdio normal.[71-73] Fibromas habitualmente são únicos, maiores do que os rabdomiomas e podem apresentar realce e calcificações distróficas[71-73] (Figuras 10 e 11).

Hemangiomas cardíacos exibem tipicamente intenso realce pelo meio de contraste, podendo, inclusive, conter pequenas calcificações no interior, relacionadas a flebólitos.[71-73]

Paragangliomas também demonstram intenso realce após a injeção de meio de contraste, podendo ou não apresentar

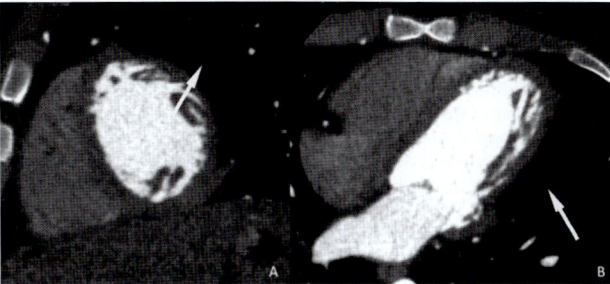

Figura 11 Reformatações multiplanares no corte em eixo curto (A) e quatro câmaras (B) do coração, demonstrando lipoma na parede lateral do ventrículo esquerdo (setas).

necrose e calcificações internas.[73] A angiotomografia de coronárias é muito útil na avaliação pré-operatória dos tumores, pois é capaz de permitir a análise da irrigação arterial, aspecto fundamental para o planejamento cirúrgico.[71,73]

Ao se considerar tumores malignos, merecem destaque as metástases, que são mais comuns do que os tumores malignos primários e que têm aspecto tomográfico semelhante ao tumor primário.[72,73] Linfomas podem comprometer o coração em taxas de até 8 a 20% em estudos de autópsias e costumam surgir como massas homogêneas, que captam contraste e que não respeitam o limite entre os tecidos.[73]

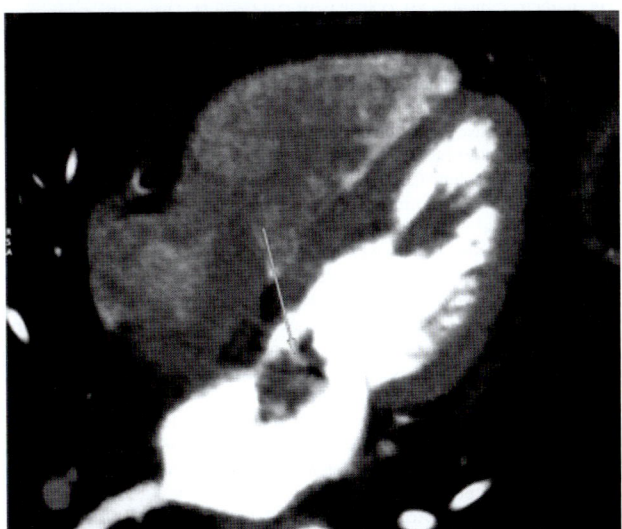

Figura 10 Reformatação no corte em quatro câmaras do coração, demonstrando mixoma do átrio esquerdo aderido ao septo interatrial.

Resumo

A tomografia computadorizada é um exame de elevada resolução espacial, rápido, que auxilia no diagnóstico e no planejamento terapêutico de diversas doenças cardiovasculares. No caso de avaliação de DAC, a tomografia pode contribuir a partir da quantificação do escore de cálcio em assintomáticos e da avaliação da anatomia das artérias coronárias em pacientes sintomáticos, situação na qual sua maior contribuição é excluir, com segurança, a presença de doença obstrutiva. Também está indicada nos casos de avaliação de dor torácica em pacientes com probabilidade pré-teste de DAC baixa ou intermediária, quando também pode contribuir no diagnóstico de tromboembolismo pulmonar ou de dissecção da aorta. A utilidade para avaliar anatomia faz da tomografia um exame importante para o planejamento do tratamento percutâneo de estenose mitral ou de estenose aórtica, e é uma arma importante para avaliar algumas malformações congênitas, em especial as que afetam a circulação pulmonar. Finalmente, a despeito de não ter a mesma resolução temporal da Doppler-ecocardiografia ou da ressonância magnética, que também tem capacidade de caracterização tecidual superior, a tomografia pode ajudar a pesquisar massas e tumores intracardíacos e contribuir para o planejamento terapêutico mais adequado nesses casos.

Referências bibliográficas

1. Sara L, Szarf G, Tachibana A, Shiozaki AA, Villa AV, Oliveira AC, et al. Sociedade Brasileira de Cardiologia. II Diretriz de Ressonância Magnética e Tomografia Computadorizada Cardiovascular da Sociedade Brasileira de Cardiologia e do Colégio Brasileiro de Radiologia. Arq Bras Cardiol. 2014;103(6Supl.3):1-86.

2. Abbara S, Arbab-Zadeh A, Callister TQ, Desai MY, Mamuya W, Thomson L, Weigold WG. SCCT guidelines for performance of coronary computed tomographic angiography: a report of the Society of Cardiovascular Computed Tomography Guidelines Committee. J Cardiovasc Comput Tomogr. 2009;3(3):190-204.

3. Westwood ME, Raatz HD, Misso K, Burgers L, Redekop K, Lhachimi SK, et al. Systematic review of the accuracy of dual-source cardiac CT for detection of arterial stenosis in difficult to image patient groups. Radiology. 2013;267(2):387-95.

4. Scheffel H, Alkadhi H, Plass A, Vachenauer R, Desbiolles L, Gaemperli O, et al. Accuracy of dual-source CT coronary angiography: first experience in a high pre-test probability population without heart rate control. Eur Radiol. 2006;16:2739-47.

5. Celik O, Atasoy MM, Erturk M, Yalcin AA, Aksu HU, Diker M, et al. Comparison of different strategies of ivabradine premedication for heart rate reduction before coronary computed tomography angiography. J Cardiovasc Comput Tomogr. 2014;8(1):77-82.

6. Oncel D, Oncel G, Tastan A. Effectiveness of dual-source CT coronary angiography for the evaluation of coronary artery disease in patients with atrial fibrillation: initial experience. Radiology. 2007;245:703-11.

7. Decramer I, Vanhoenacker PK, Sarno G, Van Hoe L, Bladt O, Wijns W, et al. Effects of sublingual nitroglycerin on coronary lumen diameter and number of visualized septal branches on 64-MDCT angiography. AJR Am J Roentgenol. 2008;190(1):219-25.

8. American College of Radiology. Manual on Contrast Media. Version 9, 2013. Disponível em: http://www.acr.org/quality-safety/resources/contrast-manual.

9. Weisbord SD, Gallagher M, Jneid H, Garcia S, Cass A, Thwin SS, et al.; PRESERVE Trial Group. Outcomes after angiography with sodium bicarbonate and acetylcysteine. N Engl J Med. 2018;378(7):603-14.

10. Wiholm BE, Myrhed M. Metformin-associated lactic acidosis in Sweden 1977-1991. Eur J Clin Pharmacol, 1993;44:589-91.

11. Strzelczyk JJ, Damilakis J, Marx MV, Macura KJ. Facts and controversies about radiation exposure, part 2: low-level exposures and cancer risk. J Am Coll Radiol. 2007;4:32-9.

12. Smith-Bindman R, Lipson J, Marcus R, Kim KP, Mahesh M, Gould R, et al. Radiation dose associated with common computed tomography examinations and the associated lifetime attributable risk of cancer. Arch Intern Med. 2009;169:2078-86.

13. Einstein AJ, Elliston CD, Arai AE, Chen MY, Mather R, Pearson GD, et al. Radiation dose from single-heartbeat coronary CT angiography performed with a 320-detector row volume scanner. Radiology. 2010;254:698-706.

14. Raff GL, Chinnaiyan KM, Share DA, Goraya TY, Kazerooni EA, Moscucci M, et al. Radiation dose from cardiac computed tomography before and after implementation of radiation dose-reduction techniques. JAMA. 2009;301:2340-8.

15. Chen MY, Shanbhag SM, Arai AE. Submillisievert median radiation dose for coronary angiography with a second-generation 320-detector row CT scanner in 107 consecutive patients. Radiology. 2013;267(1):76-85.

16. Raff GL, Chinnaiyan KM, Cury RC, Garcia MT, Hecht HS, Hollander JE, et al. SCCT guidelines on the use of coronary computed tomographic angiography for patients presenting with acute chest pain to the emergency department: a report of the Society of Cardiovascular Computed Tomography Guidelines Committee. J Cardiovasc Comput Tomogr. 2014;8(4):254-71.

17. Wong ND, Budoff MJ, Pio J, Detrano RC. Coronary calcium and cardiovascular event risk: evaluation by age- and sex-specific quartiles. Am Heart J. 2002;143:456-9.

18. Santos RD, Nasir K, Rumberger JA, Budoff MJ, Braunstein JB, Meneghelo R, et al. Difference in atherosclerosis burden in different nations and continents assessed by coronary artery calcium. Atherosclerosis. 2006;187(2):378-84.

19. Detrano R, Guerci AD, Carr JJ, Bild DE, Burke G, Folsom AR, et al. Coronary calcium as a predictor of coronary events in four racial or ethnic groups. N Engl J Med. 2008;358(13):1336-45.

20. Erbel R, Möhlenkamp S, Moebus S, Schmermund A, Lehmann N, Stang A, et al. Coronary risk stratification, discrimination, and reclassification improvement based on quantification of subclinical coronary atherosclerosis: the Heinz Nixdorf Recall study. J Am Coll Cardiol. 2010;56(17):1397-406.

21. Goff DC Jr, Lloyd-Jones DM, Bennett G, Coady S, D'Agostino RB, Gibbons R, et al. 2013 ACC/AHA guideline on the assessment of cardiovascular risk: a report of the American College of Cardiology/American Heart Association Task Force on Practice Guidelines. Circulation. 2014;129(25 Suppl 2):S49-73.

22. Mitchell JD, Fergestrom N, Gage BF, Paisley R, Moon P, Novak E, et al. Impact of statins on cardiovascular outcomes following coronary artery calcium scoring. J Am Coll Cardiol. 2018;72(25):3233-42.

23. Min JK, Edwardes M, Lin FY, Labounty T, Weinsaft JW, Choi JH, et al. Relationship of coronary artery plaque composition to coronary artery stenosis severity: results from the prospective multicenter ACCURACY trial. Atherosclerosis. 2011;219(2):573-8.

24. Gabriel FS, Gonçalves LFG, Melo EV, Sousa ACS, Pinto IMF, Santana SMM, et al. Atherosclerotic plaque in patients with zero calcium score at coronary computed tomography angiography. Arq Bras Cardiol. 2018;110(5):420-7.

25. Gottlieb I, Miller JM, Arbab-Zadeh A, Dewey M, Clouse ME, Sara L, et al. The absence of coronary calcification does not exclude obstructive coronary artery disease or the need for revascularization in patients referred for conventional coronary angiography. J Am Coll Cardiol. 2010;55(7):627-34.

26. Villines TC, Hulten EA, Shaw LJ, Goyal M, Dunning A, Achenbach S, et al. Prevalence and severity of coronary artery disease and adverse events among symptomatic patients with coronary artery calcification scores of zero undergoing coronary computed tomography angiography: results from the CONFIRM (Coronary CT Angiography Evaluation for Clinical Outcomes: An International Multicenter) registry. J Am Coll Cardiol. 2011;58(24):2533-40.

27. Arbab-Zadeh A, Miller JM, Rochitte CE, Dewey M, Niinuma H, Gottlieb I, et al. Diagnostic accuracy of computed tomography coronary angiography according to pre-test probability of coronary artery disease and severity of coronary arterial calcification. The CORE-64 (Coronary Artery Evaluation Using 64-Row Multidetector Computed Tomography Angiography) international multicenter study. J Am Coll Cardiol. 2012;59(4):379-87.

28. Achenbach S, Giesler T, Ropers D, Ulzheimer S, Derlien H, Schulte C, et al. Detection of coronary artery stenoses by contrast-enhanced, retrospectively electrocardiographically-gated, multislice spiral computed tomography. Circulation. 2001;103(21):2535-8.

29. Nieman K, Cademartiri F, Lemos PA, Raaijmakers R, Pattynama PM, de Feyter PJ. Reliable noninvasive coronary angiography with fast submillimeter multislice spiral computed tomography. Circulation. 2002;106(16):2051-4.

30. Ropers D, Baum U, Pohle K, Anders K, Ulzheimer S, Ohnesorge B, et al. Detection of coronary artery stenoses with thin-slice multi-detector row spiral computed tomography and multiplanar reconstruction. Circulation. 2003;107(5):664-6.

31. Mollet NR, Cademartiri F, Nieman K, Saia F, Lemos PA, McFadden EP, et al. Multislice spiral computed tomography coronary angiography in patients with stable angina pectoris. J Am Coll Cardiol. 2004;43(12):2265-70.

32. Raff GL, Gallagher MJ, O'Neill WW, Goldstein JA. Diagnostic accuracy of noninvasive coronary angiography using 64-slice spiral computed tomography. J Am Coll Cardiol. 2005;46(3):552-7.

33. Schuijf JD, Pundziute G, Jukema JW, Lamb HJ, van der Hoeven BL, de Roos A, et al. Diagnostic accuracy of 64-slice multislice computed tomography in the noninvasive evaluation of significant coronary artery disease. Am J Cardiol. 2006;98(2):145-8.

34. Miller JM, Rochitte CE, Dewey M, Arbab-Zadeh A, Niinuma H, Gottlieb I, et al. Diagnostic performance of coronary angiography by 64-row CT. N Engl J Med. 2008;359(22):2324-36.

35. Budoff MJ, Dowe D, Jollis JG, Gitter M, Sutherland J, Halamert E, et al. Diagnostic performance of 64-multidetector row coronary computed tomographic angiography for evaluation of coronary artery stenosis in individuals without known coronary artery disease: results from the prospective multicenter ACCURACY (Assessment by Coronary Computed Tomographic Angiography of Individuals Undergoing Invasive Coronary Angiography) trial. J Am Coll Cardiol. 2008;52(21):1724-32.

36. Agência Nacional de Saúde Suplementar. Parecer técnico Nº 01/GEAS/GGRAS/DIPRO/2016 cobertura: angiotomografia coronariana. Disponível em: http://www.ans.gov.br/images/stories/parecer_tecnico/uploads/parecer_tecnico/_parecer_2016_01.pdf.

37. Leipsic J, Abbara S, Achenbach S, Cury R, Earls JP, Mancini GJ, et al. SCCT guidelines for the interpretation and reporting of coronary CT angiography: a report of the Society of Cardiovascular Computed Tomography Guidelines Committee. J Cardiovasc Comput Tomogr. 2014;8(5):342-58.39.

38. Motoyama S, Ito H, Sarai M, Kondo T, Kawai H, Nagahara Y, et al. Plaque characterization by coronary computed tomography angiography and the likelihood of acute coronary events in mid-term follow-up. J Am Coll Cardiol. 2015;66:337-46.

39. Nerlekar N, Ha FJ, Cheshire C, Rashid H, Cameron JD, Wong DT, et al. Computed tomographic coronary angiography-derived plaque characteristics predict major adverse cardiovascular events: a systematic review and meta--analysis. Circ Cardiovasc Imaging. 2018;11(1):e006973.

40. Cury RC, Abbara S, Achenbach S, Agatston A, Berman DS, Budoff MJ, et al. CAD-RADS™ Coronary Artery Disease – Reporting and Data System. An expert consensus document of the Society of Cardiovascular Computed Tomography (SCCT), the American College of Radiology (ACR) and the North American Society for Cardiovascular Imaging (NASCI). Endorsed by the American College of Cardiology. J Cardiovasc Comput Tomogr. 2016;10(4):269-81.

41. The SCOT-HEART Investigators. Coronary CT angiography and 5-year risk of myocardial infarction. New Engl J Med. 2018;379:924-33.

42. Williams MC, Moss AJ, Dweck M, Adamson PD, Alam S, Hunter A, et al. Coronary artery plaque characteristics associated with adverse outcomes in the SCOT-HEART Study. J Am Coll Cardiol. 2019;73(3):291-301.

43. Weustink AC, Nieman K, Pugliese F, Mollet NR, Meijboom WB, van Mieghem C, et al. Diagnostic accuracy of computed tomography angiography in patients after bypass grafting: comparison with invasive coronary angiography. JACC Cardiovasc Imaging. 2009;2(7):816-24.

44. Barbero U, Iannaccone M, d'Ascenzo F, Barbero C, Mohamed A, Annone U, et al. 64 slice-coronary computed tomography sensitivity and specificity in the evaluation of coronary artery bypass graft stenosis: a meta-analysis. Int J Cardiol. 2016;216:52-7.

45. Ippolito D, Fior D, Franzesi CT, Riva L, Casiraghi A, Sironi S. Diagnostic accuracy of 256-row multidetector CT coronary angiography with prospective ECG-gating combined with fourth-generation iterative reconstruction algorithm in the assessment of coronary artery bypass: evaluation of dose reduction and image quality. Radiol Med. 2017;122:893-901.

46. Andreini D, Pontone G, Bartorelli AL, Trabattoni D, Mushtaq S, Bertella E, et al. Comparison of feasibility and diagnostic accuracy of 64-slice multidetector computed tomographic coronary angiography versus invasive coronary angiography versus intravascular ultrasound for evaluation of in-stent restenosis. Am J Cardiol. 2009;103(10):1349-58.

47. Roura G, Gomez-Lara J, Ferreiro JL, Gomez-Hospital JA, Romaguera R, Teruel LM, et al. Multislice CT for assessing in-stent dimensions after left main coronary artery stenting: a comparison with three dimensional intravascular ultrasound. Heart. 2013;99(15):1106-12.

48. von Spiczak J, Morsbach F, Winklhofer S, Frauenfelder T, Leschka S, Flohr T, et al. Coronary artery stent imaging with CT using an integrated electronics detector and iterative reconstructions: first in vitro experience. J Cardiovasc Comput Tomogr. 2013;7(4):215-22.

49. Abizaid A, Costa RA, Schofer J, Ormiston J, Maeng M, Witzenbichler B, et al. Serial multimodality imaging and 2-year clinical outcomes of the novel DESolve novolimus-eluting bioresorbable coronary scaffold system for the treatment of single de novo coronary lesions. JACC Cardiovasc Interv. 2016;9:565-74.

50. Meijboom WB, Mollet NR, Van Mieghem CA, Weustink AC, Pugliese F, van Pelt N, et al. 64-Slice CT coronary angiography in patients with non-ST elevation acute coronary syndrome. Heart. 2007;93(11):1386-92.

51. Rubinshtein R, Halon DA, Gaspar T, Jaffe R, Karkabi B, Flugelman MY, et al. Usefulness of 64-slice cardiac computed tomographic angiography for diagnosing acute coronary syndromes and predicting clinical outcome in emergency department patients with chest pain of uncertain origin. Circulation. 2007;115:1762-8.

52. Hoffmann U, Bamberg F, Chae CU, Nichols JH, Rogers IS, Seneviratne SK, et al. Coronary computed tomography angiography for early triage of patients with acute chest pain: the ROMICAT (Rule Out Myocardial Infarction using Computer Assisted Tomography) trial. J Am Coll Cardiol. 2009;53(18):1642-50.

53. Goldstein JA, Chinnaiyan KM, Abidov A, Achenbach S, Berman DS, Hayes SW, et al. The CT-STAT (Coronary Computed Tomographic Angiography for Systematic Triage of Acute Chest Pain Patients to Treatment) trial. J Am Coll Cardiol. 2011;58(14):1414-22.

54. Maffei E, Seitun S, Guaricci AI, Cademartiri F. Chest pain: coronary CT in the ER. British Journal of Radiology. 2016;89(1061).

55. Rogers IS, Banerji D, Siegel EL, Truong QA, Ghoshhajra BB, Irlbeck T, et al. Usefulness of comprehensive cardiothoracic computed tomography in the evaluation of acute undifferentiated chest discomfort in the emergency department (CAPTURE). Am J Cardiol. 2011;107(5):643-50.

56. Montera MW, Mesquita ET, Colafranceschi AS, de Oliveira AC Jr, Rabischoffsky A, Ianni BM, et al. I Brazilian guidelines on myocarditis and pericarditis. Arq Bras Cardiol. 2013;100(4 Suppl 1):1-36.

57. Kim JW, Goo HW. Coronary artery abnormalities in Kawasaki disease: comparison between CT and MR coronary angiography. Acta Radiol. 2013;54(2):156-63.

58. Wang Y, Qin L, Shi X, Zeng Y, Jing H, Schoepf UJ, et al. Adenosine-stress dynamic myocardial perfusion imaging with second-generation dual-source CT: comparison with conventional catheter coronary angiography and SPECT nuclear myocardial perfusion imaging. AJR Am J Roentgenol. Chen MY, Rochitte CE, Arbab-Zadeh A, Dewey M, George RT, Miller JM, et al. Prognostic value of combined CT angiography and myocardial perfusion imaging versus invasive coronary angiography and nuclear stress perfusion imaging in the prediction of major adverse cardiovascular events: the CORE320 Multicenter Study. Radiology. 2017;284:55-65.

59. Nakazato R, Park HB, Berman DS, Gransar H, Koo BK, Erglis A, et al. Noninvasive fractional flow reserve derived from computed tomography angiography for coronary lesions of intermediate stenosis severity: results from the DeFACTO study. Circ Cardiovasc Imaging. 2013;6(6):881-9.

60. Nørgaard BL, Leipsic J, Gaur S, Seneviratne S, Ko BS, Ito H, et al. Diagnostic performance of noninvasive fractional flow reserve derived from coronary computed tomography angiography in suspected coronary artery disease: the NXT trial (Analysis of Coronary Blood Flow Using CT Angiography: Next Steps). J Am Coll Cardiol. 2014;63(12):1145-55.

61. Douglas PS, De Bruyne B, Pontone G, Patel MR, Norgaard BL, Byrne RA, et al. 1-year outcomes of FFRCT-guided care in patients with suspected coronary disease: the PLATFORM study. J Am Coll Cardiol. 2016;68(5):435-45.

62. Loghin C, Loghin A. Role of imaging in novel mitral technologies—echocardiography and computed tomography. Ann Cardiothorac Surg. 2018;7(6):799-811.

63. Achenbach S, Delgado V, Hausleiter J, Schoenhagen P, Min JK, Leipsic JA. SCCT expert consensus document on computed tomography imaging before transcatheter aortic valve implantation (TAVI)/transcatheter aortic valve replacement (TAVR). J Cardiovasc Comput Tomogr. 2012;6(6):366-80.

64. Blanke P, Weir-McCall JR, Achenbach S, Delgado V, Hausleiter J, Jilaihawi H, et al. Computed tomography imaging in the context of transcatheter aortic valve implantation (TAVI) / transcatheter aortic valve replacement (TAVR): An expert consensus document of the Society of Cardiovascular Computed Tomography. J. Cardiovasc Comput Tomogr. 2019;13(1):1-20.

65. Marelli AJ, Mackie AS, Ionescu-Ittu R, Rahme E, Pilote L. Congenital heart disease in the general population: changing prevalence and age distribution. Circulation. 2007;115:163-72.

66. Warnes CA, Liberthson R, Danielson GK, Dore A, Harris L, Hoffman JI,et al. Task force 1: the changing profile of congenital heart disease in adult life. J Am Coll Cardiol. 2001;37:1170-5.

67. Warnes CA, Williams RG, Bashore TM, Child JS, Connolly HM, Dearani JA, et al. ACC/AHA 2008 guidelines for the management of adults with congenital heart disease: a report of the American College of Cardiology/American Heart. Association Task Force on Practice Guidelines (Writing Committee to Develop Guidelines on the Management of Adults With Congenital Heart Disease). J Am Coll Cardiol. 2008;52(23):e143-263.

68. Cademartiri F, La Grutta L, Malagò R, Alberghina F, Meijboom WB, Pugliese F, et al. Prevalence of anatomical variants and coronary anomalies in 543 consecutive patients studied with 64-slice CT coronary angiography. Eur Radiol. 2008;18(4):781-91.

69. Kimura-Hayama ET, Meléndez G, Mendizábal AL, Meave-González A, Zambrana GF, Corona-Villalobos CP. Uncommon congenital and acquired aortic diseases: role of multidetector CT angiography. RadioGraphics. 2010;30:79-98.

70. Díaz Angulo C, Méndez Díaz C, Rodríguez García E, Soler Fernández R, Rois Siso A, Marini Díaz M. Imaging findings in cardiac masses (Part I): study protocol and benign tumors. Radiologia. 2015;57:480-8.

71. Diaz AC, Méndez DC, Rodríguez GE, Soler FR, Rois SA, Marini DM. Imaging findings in cardiac masses. Part II: malignant tumors and pseudotumors. Radiologia. 2016;58(1):26-37.

72. Young PM, Foley TA, Araoz PA, Williamson EE. Computed tomography imaging of cardiac masses. Radiol Clin North Am. 2019;57(1):75-84.

Capítulo 10

Ressonância magnética

Juliano Lara Fernandes
André Schmidt

- A ressonância magnética cardíaca (RMC) é um exame não invasivo que não usa radiação ionizante ou contrastes nefrotóxicos, com alta segurança para o paciente.
- A avaliação de doença arterial coronariana pela RMC é realizada integrando informações de isquemia, infartos prévios e função global e regional, com acurácia superior a outros exames não invasivos e sendo incorporados nas principais diretrizes mundiais.
- Na estratificação de risco de arritmias e morte súbita, a RMC pode auxiliar no diagnóstico etiológico, bem como determinar a presença e extensão de cicatrizes miocárdicas que agravam significativamente o prognóstico de pacientes em prevenção primária ou secundária.
- O diagnóstico diferencial entre cardiomiopatias isquêmicas e não isquêmicas pode ser feito de rotina utilizando a RMC, sendo que neste último grupo o exame ainda pode fornecer significativo auxílio na diferenciação entre o grupo de doenças hipertróficas, dilatadas e restritivas. Nas cardiomiopatias hipertróficas, o exame tem papel destacado na estratificação de risco.
- Usando imagens com contraste e mapas paramétricos o exame tem elevada acurácia para o diagnóstico e para a estratificação de risco de miocardite tanto na fase aguda como na fase crônica.
- A avaliação funcional e anatômica do exame permite a investigação do pericárdio, alterações valvares, massas cardíacas, cardiopatias congênitas complexas e dos grandes vasos torácicos.

O que é ressonância e por que ganhou tanta importância na cardiologia

A ressonância magnética cardiovascular (RMC) é um método não invasivo, sem radiação ionizante que tem como característica principal a possibilidade de diferenciação tecidual nas diversas estruturas cardiovasculares.[1] A imagem é feita a partir da interação de campos magnéticos e ondas de radiofrequência com o corpo humano e é disponível em todas as regiões do país e em muitas cidades do estado de São Paulo. Anteriormente considerado um método demorado, complexo, caro e inacessível, ele hoje faz parte de diversas diretrizes clínicas e, graças aos avanços técnicos, tornou-se prático e utilizado no dia a dia clínico, com custo-efetividade comprovada em comparação a estratégias diagnósticas mais tradicionais e por vezes consideradas menos custosas.[2]

O objetivo deste capítulo é discutir aspectos relevantes do método na prática clínica, discutindo as principais contribuições do exame, como ele deve ser solicitado e como seus resultados devem ser interpretados.

Ressonância magnética para o clínico: princípios técnicos e nomenclatura

Aparelhos de ressonância têm como elemento central um grande imã supercondutor cuja força magnética é medida por meio da unidade Tesla (T).[4] A maioria dos equipamentos usados em RMC é de 1,5 T, mas cresce o número de magnetos de 3,0 T que são vantajosos em casos específicos. O exame é baseado no alinhamento de prótons livres da cada molécula do corpo com o campo magnético do equipamento. Potencialmente, diferentes átomos podem ser empregados para a produção das imagens, mas, em decorrência de sua abundância, o hidrogênio é mais utilizado. Os prótons alinhados adotam movimento de rotação circular denominada precessão, com direção alinhada ao campo magnético e velocidade angular de rotação determinada pela força deste campo (frequência de Larmor).

Para geração de imagens, são aplicados pulsos de radiofrequência exatamente nesta frequência de Larmor que assim transferem energia aos átomos, modificando seu alinhamento e rotação temporariamente. Ao se interromper esta onda eletromagnética, a energia acumulada é liberada pelos prótons que retornam ao seu estado natural por um fenômeno conhecido como relaxação, que tem um componente vertical cujo tempo de retorno denomina-se T1 e um componente horizontal cujo tempo denomina-se T2. T1 e T2 são medidas de tempo cuja exploração pelas diversas técnicas de aquisição de imagens permitem determinar o contraste entre os diversos tecidos baseados em diferenças não só na quantidade de átomos de hidrogênio, mas também na interação deste com as moléculas ao seu redor. Um conjunto de pulsos de radiofrequência com diferentes intensidades e polaridades caracterizam uma sequência de pulsos que, ao final de sua aplicação, geram uma ou mais imagens de RMC a partir da captura dos sinais por bobinas colocadas sobre o tórax e sob as costas do paciente. O tempo entre cada pulso é denominado TR (*time of repetition*) e o tempo entre a aplicação do pulso e a leitura do sinal é denominado TE (*time of echo*).[3]

O exame completo compreende o uso de diversos tipos de sequências de pulsos com objetivos distintos: determinadas sequências são utilizadas para pesquisa de perfusão miocárdica, outras para avaliar a contratilidade, outras ainda para caracterizar cicatrizes miocárdicas. Entende-se, assim, que a RMC é uma técnica bastante versátil, não existindo uma única forma de aplicação que pode ser feita de modo personalizado, respondendo a perguntas clínicas específicas. No caso dos exames cardiovasculares, tem-se ainda a informação obtida pelo eletrocardiograma que é acoplado ao paciente no início do exame para que os pulsos de radiofrequência sejam transmitidos no momento correto e que as imagens sejam obtidas no momento correto, com o mínimo de artefatos possíveis. A presença do cardiologista ou radiologista acompanhando todo o exame é crucial, uma vez que cada exame é dirigido à hipótese diagnóstica, e é necessário adaptar as aquisições à pergunta clínica, acompanhar o eletrocardiograma e, sobretudo, monitorar o paciente durante a infusão dos medicamentos utilizados na fase de repouso e possível estresse.[3]

Solicitando um exame: cuidados antes e após o exame, contraindicações, contrastes e demais medicamentos utilizados

O exame de RMC dura entre 15 e 40 minutos dependendo da indicação e é extremamente seguro, com raras complicações relacionadas, mesmo considerando exames mais complexos com indução de isquemia. A incidência de complicações graves nestes casos está na faixa de 0,05% (1 a cada 2.000 exames).[5] Pacientes de qualquer idade podem ser submetidos ao exame, podendo ser necessária sedação em crianças abaixo de 5 anos, pois há a necessidade de o paciente permanecer imóvel por 10 a 20 minutos, pelo menos, no interior do magneto. A maior parte dos aparelhos suporta pesos de até 250 kg, sendo o principal limitador a circunferência torácica ou abdominal do paciente para colocação na parte interna do magneto, que tem entre 60 e 72 cm de diâmetro. Aparelhos denominados "abertos" usualmente são de baixo campo e não realizam exames de RMC de rotina.

As principais contraindicações à realização do exame são aquelas consideradas para os exames de ressonância de outros órgãos, destacando-se a presença de clipes ferromagnéticos cerebrais, de marca-passos ou desfibriladores implantados, aparelhos cocleares e artefatos metálicos próximos aos olhos. Alguns aparelhos mais recentes já apresentam progra-

mação especial que permitem que sejam expostos ao campo magnético, mas é necessário certificar-se do tipo do gerador e dos eletrodos, para que se tenha certeza da compatibilidade do sistema empregado com o exame de ressonância.[6] Alguns centros, por outro lado, realizam com certa rotina o exame em pacientes portadores de dispositivos mais antigos com segurança.[7] Há um endereço eletrônico que pode ser consultado para avaliar a segurança do procedimento, pois contém informações atualizadas sobre dispositivos implantáveis, dentre outros dados relativos ao exame (www.mrisafety.com).

Alguns componentes comumente utilizados na cardiologia não são considerados contraindicações para a realização da RMC e estão listados na Tabela 1.[8] A claustrofobia é, na prática, o grande limitador para realização dos exames de RMC com incidência descrita de 1-3%. Entretanto, a maior parte dos pacientes consegue realizar o exame após melhor compreensão do procedimento, especialmente se for permitida a presença de acompanhantes dentro da sala do exame ou, se necessário, com o uso de doses leves de ansiolíticos 30-60 minutos antes do exame.

Tabela 1   Itens frequentemente utilizados na cardiologia que não contraindicam o exame de ressonância magnética

Itens*
Sutura metálica de esterno pós-cirurgia cardíaca
Stents coronários
Próteses valvares biológicas e metálicas
Stents periféricos e de aorta
Dispositivos cardíacos oclusivos
Filtros de veia cava
Próteses ortopédicas

* Existem algumas exceções raras e estas devem ser verificadas no momento da execução do exame pelo especialista.

Grande parte dos exames de RMC utiliza contraste na sua realização seja para a caracterização tecidual e análise da perfusão, seja para realizar angiografias não invasivas; o paciente necessita de 3 horas de jejum de sólidos e 1 hora jejum de líquidos previamente à injeção do contraste. O contraste utilizado na ressonância é baseado no gadolínio, metal raro que, quando acoplado à molécula carreadora, torna-se extremamente estável e seguro. Os riscos de reações alérgicas ao contraste da RMC são cerca de quatro vezes menores do que os observados nos meios iodados de baixa osmolaridade, tendo a maior parte dos trabalhos relatado reações na ordem de 0,04%, sendo apenas 1 a cada 40.000 casos de reações graves (0,0025%).[9] Pacientes com maior risco para alergia (história de broncoespasmo, atopia prévia, desidratação etc.) podem ser identificados previamente ao exame e receber preparo medicamentoso para reduzir o risco de reações, observando que este preparo usualmente requer 24-72 horas para apresentar resultados mais efetivos.

Apesar de o contraste utilizado na RMC não ser nefrotóxico, existe histórico de associação de uso de grandes volumes de contraste com a incidência de uma doença conhecida como fibrose nefrogênica sistêmica (FNS).[10] Esta tem maior prevalência em pacientes com depuração renal < 30 mL/min/m² e quando o contraste utilizado é do tipo linear, não há casos descritos nos materiais em que a estrutura química do composto é cíclica. Desta forma, vários cuidados devem ser tomados quando o exame é realizado em pacientes com insuficiência renal crônica: usar contrastes não relacionados com a FNS, aplicar a menor dose possível e realizar diálise no mesmo dia do exame.[11] Entretanto, se o exame de RMC é essencial, as recomendações atuais são de que o exame deva ser realizado com os cuidados acima relatados e isso não deve ser considerado uma contraindicação absoluta.[12]

Durante a RMC, além do contraste, outros medicamentos podem vir a ser utilizados se o paciente estiver realizando a pesquisa de isquemia. Dentre estes medicamentos destacam-se o uso de dipiridamol, adenosina e regadenoson e também a dobutamina, no caso de pesquisa de disfunção regional ao estresse farmacológico. No caso do primeiro grupo, as principais contraindicações à sua realização são bloqueios atrioventriculares avançados, hipotensão importante e broncoespasmo presente na hora do exame, embora o uso do regadenoson tenha reduzido parte destes problemas.[13] No caso da dobutamina, pacientes com hipertensão grave não controlada, taquicardia ou dor precordial em repouso não devem realizar o exame.

Portanto, ao solicitar exame de RMC para o paciente, o médico solicitante deve realizar uma breve interrogação em que considera se há: a) história de implantes que contraindiquem o exame; b) história de claustrofobia importante; c) história ou risco aumentado de alergia; d) insuficiência renal crônica grave; e) necessidade de pesquisar isquemia. Estas considerações clínicas devem ser relatadas para que os cuidados pré-exame possam ser feitos de modo adequado, conforme o exposto acima. Após o exame, o paciente usualmente volta à sua rotina normal, não sendo necessário nenhum cuidado especial na grande maioria dos casos. A checagem de todos estes itens pré e pós-exame também é realizado de rotina nos centros que realizam os exames.

Indicações clínicas – diagnóstico de isquemia miocárdica

A pesquisa de isquemia miocárdica pela RMC passou por evolução técnica bastante significativa nos últimos anos, sendo hoje considerada por muitos autores o método mais acurado na investigação funcional da doença arterial coronariana (DAC).[14,15] O exame usualmente compreende a indução de isquemia por meio farmacológico com a avaliação de perfusão ou alterações de contratilidade regional, mas é possível também fazer o exame sob estresse físico, em esteira em ambientes preparados para isso.[16]

Os principais indutores de isquemia na RMC são a dobutamina e os vasodilatadores (dipiridamol, adenosina e regadenoson). No caso da pesquisa de isquemia utilizando-se a dobutamina, protocolo de incremento de doses similar ao utilizado ao ecocardiograma de estresse é realizado com obten-

ção de imagens dinâmicas em diversos estágios progressivos do aumento do cronotropismo e inotropismo. Em decorrência da maior resolução espacial da ressonância e da possibilidade de se registrar imagens em diversos planos, os estudos comparativos indicam que a acurácia diagnóstica do método pode ser superior ao ecocardiograma, especialmente em casos de pacientes com bloqueio completo do ramo esquerdo.[17,18] Exame negativo para isquemia miocárdica utilizando a RMC confere taxa prognóstica de eventos cardiovasculares bastante baixa, de 0,8% *versus* 3,2% no caso de exame de ecocardiograma de estresse normal (P = 0,002),[17] com reclassificação de risco significativa.[19]

Apesar dos resultados superiores da avaliação de isquemia com dobutamina, a estratégia mais empregada em todo o mundo é o estresse utilizando fármacos vasodilatadores em decorrência da menor incidência de complicações e por apresentar acurácia semelhante. Com estes, a pesquisa de isquemia é realizada por meio de análise da perfusão miocárdica, embora se possa acrescentar também, no mesmo exame, a avaliação da contratilidade regional em estresse e a estimativa da concentração de desoxi-hemoglobina tecidual. A aplicação do dipiridamol e adenosina em doses-padrão é a mais utilizada no país e segue os protocolos recomendados na literatura.[20] Trabalhos multicêntricos que compararam os resultados obtidos da RMC com técnicas de cintilografia por tomografia computadorizada por emissão de fóton único (SPECT) fornecem as bases para o crescente uso da RMC neste cenário.[21-25] Vários estudos multicêntricos randomizados demonstraram maior sensibilidade e valor preditivo negativo da RMC em comparação a outros métodos.[26-29] Metanálises reforçam a segurança e eficácia da RMC.[14] Estudos comparativos com técnicas de tomografia por emissão de pósitrons (PET) que avaliam quantitativamente a perfusão miocárdica absoluta demonstraram que a RMC tem a mesma acurácia que este método, com alguma vantagem traduzida pela simplicidade e pelo custo do exame.[30,31] Além disso, têm-se demonstrado também que a RMC é capaz de identificar lesões coronárias com significância funcional comparativamente às medidas invasivas provenientes da análise de reserva de fluxo fracionada (FFR), considerado o padrão de referência para determinação da importância funcional de estenoses coronárias.[32,33] Este resultado tem especial importância se considerarmos que diversos estudos demonstraram que pacientes com estenoses tratados de acordo com a presença de isquemia detectada pelo FFR tiveram melhor evolução que pacientes orientados apenas segundo resultados anatômicos,[34] destacando-se, aqui, o estudo FAME.[35] Atualmente, é possível realizar a pesquisa clínica de isquemia por RMC de forma quantitativa, com valores de cortes bastante correlacionados aos achados do FFR invasivo.[36] Na análise semiquantitativa, a identificação de isquemia moderada-grave se dá a partir da visualização de defeitos perfusionais em dois ou mais segmentos miocárdicos, caracterizando ao menos 10% de miocárdio isquêmico.[15]

Não só os aspectos diagnósticos da RMC são bem característicos, mas também os dados prognósticos fornecidos pelo método demonstram que a presença de defeito perfusional foi significativamente associada a maior risco de desfechos cardiovasculares duros (mortalidade e infarto do miocárdio) de forma independente e significativa (HR ajustado de 3,02 a 7,77).[37] Fundamental, também, é a segurança que advém de exame normal, pois o exame tem valor preditivo negativo de 95,6% em 5 anos de acompanhamento.[38] A Figura 1 mostra exemplo de paciente com isquemia na parede anterior e lateral, avaliada tanto no aspecto qualitativo quanto quantitativo.

As limitações à investigação de isquemia pela RMC incluem as já citadas previamente e relacionadas ao uso da ressonância em geral, além das relacionadas ao uso de medicamentos vasodilatadores ou da dobutamina. A acurácia do exame independe de sexo, peso, infartos prévios ou bloqueios de ramo. Em decorrência da alta acurácia diagnóstica, ausência de radiação e poucas limitações técnicas, o método vem rapidamente entrando no rol diagnóstico da avaliação de DAC, sendo incorporado em diversas diretrizes clínicas e fluxogramas.[39,40]

Identificação de infarto e viabilidade

Para identificação de cicatrizes no miocárdio utiliza-se a técnica do realce tardio, que se vale da característica dos contrastes à base de gadolínio de ficarem retidos por períodos relativamente longos de tempo em segmentos do músculo cardíaco que tiveram sua arquitetura de matriz extracelular alteradas por processos patológicos. Este acúmulo se dá em situações de infartos com substituição por colágeno, edema ou inflamação, três processos fisiopatológicos que podem estar presentes tanto na fase aguda quanto na fase crônica de diversas patologias. A técnica rapidamente ganhou aplicação clínica a partir de publicação em 2000 por Kim et al., afirmando que quando há mais de 50% da área de comprometimento do segmento miocárdico estudado, há baixa probabilidade de recuperação funcional após revascularização.[41] A RMC passou então a ter relevante papel na identificação de viabilidade miocárdica e estudos posteriores apontaram que a RMC tem vantagens sobre o SPECT, sobretudo na identificação de infartos subendocárdicos, condição na qual a RMC foi capaz de identificar 92% destas lesões *versus* apenas 28% pelo SPECT.[42] Na comparação com o PET, a RMC mostrou-se similar em acurácia na maioria dos estudos,[43,44] com possibilidade de complementaridade dos métodos sobretudo em casos intermediários.[45] Exemplo de imagens de realce tardio utilizadas para determinação de viabilidade miocárdica está na Figura 2.

O uso do realce tardio em pacientes com DAC foi incrementado por meio da possibilidade de diagnósticos de infartos silenciosos, determinação prognóstica e utilização na fase aguda para confirmar o diagnóstico e quantificar a área comprometida. Por causa da alta resolução espacial da RMC e possibilidade de contraste de até 500% em relação ao tecido miocárdico normal, infartos a partir de 0,16 g de massa podem, em teoria, ser detectados pelo método.[46] A presença de infartos não detectados por outros métodos tem significati-

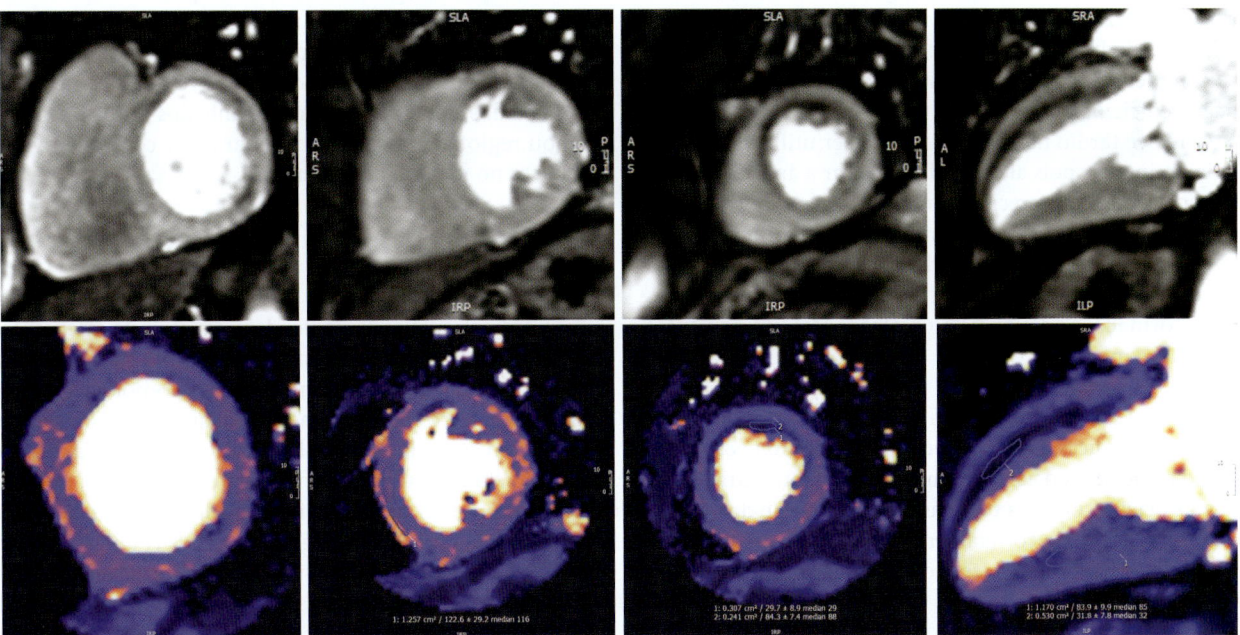

Figura 1 Na fileira superior observa-se a imagem de perfusão com estresse com defeito perfusional subendocárdico na parede anterior medioapical e na parede lateral basal. A avaliação qualitativa é complementada simultaneamente pela quantificação da perfusão absoluta (em mL/g/min), evidenciando o caráter difuso da doença coronariana e permitindo a avaliação direta do grau de isquemia. Neste caso, observa-se redução significativa da perfusão nos segmentos isquêmicos (0,32 mL/g/min), com acometimento também difuso nos segmentos da parede inferior apical (0,84 mL/g/min). Imagens quantitativas obtidas a partir da plataforma Gadgetron desenvolvida por Peter Kellman et al. (NIH, Bethesda, EUA).
Fonte: Radiologia Clínica de Campinas, Instituto de Ensino e Pesquisa Jose Michel Kalaf.

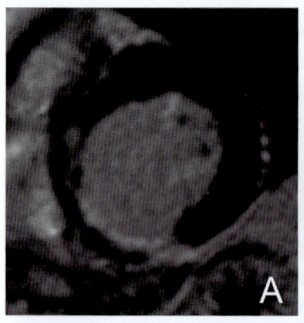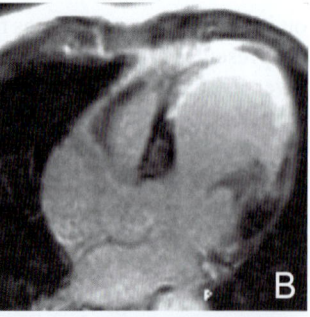

Figura 2 Infarto subendocárdico identificado pela técnica de realce tardio na parede inferosseptal basal (A), com viabilidade preservada (< 50% dos segmentos infartados acometidos). Em B, observa-se extenso infarto anterior transmural em imagem de 4-câmaras, sem viabilidade.
Fonte: Radiologia Clínica de Campinas, Instituto de Ensino e Pesquisa Jose Michel Kalaf.

vo impacto clínico, pois a mortalidade de pacientes com infartos detectados pela RMC é sete vezes maior que de pacientes sem infarto após ajuste para os demais fatores de risco.[37,47,48] O impacto deste achado é ainda maior em pacientes diabéticos nos quais a presença de infartos silenciosos pode chegar a até 30% dos casos e tem impacto relevante na evolução destes casos.[49]

A presença de realce tardio também modifica o impacto de pacientes com DAC e fração de ejeção reduzida. Avaliando casos de cardiomiopatia isquêmica com fração de ejeção média de 24%, a estratificação por graus distintos de realce tardio foi capaz de identificar um subgrupo com melhor prognóstico, tendo impacto relevante sobre o tratamento,[50] inclusive com determinação prognóstica pós-cirurgia de reconstrução ventricular.[51]

O realce tardio também foi útil ao ser utilizado na fase aguda do infarto, pois além de demonstrar a área cicatricial, a técnica revela com precisão tanto áreas de *no reflow* como zonas cinza peri-infarto que também têm significativo impacto prognóstico.[53,54] Técnicas de mapeamento paramétrico do miocárdio com mapas de T1 e T2 nativos têm acrescentado informações adicionais ao realce tardio em pacientes com DAC e infartos prévios.[55]

A RMC permite, assim, em um só procedimento, diagnosticar isquemia e determinar a presença e a extensão de cicatrizes miocárdicas, elementos que apresentam impacto prognóstico e que influenciam o manejo do paciente. Para que as corretas orientações sejam dadas aos pacientes e que o protocolo seja executado corretamente, o clínico deve identificar no pedido se há ou não necessidade de pesquisar isquemia miocárdica.[56,57]

Investigação de arritmias

A RMC sempre foi considerada o método ideal para a avaliação da displasia arritmogênica do ventrículo direito (DAVD). Contudo, nos últimos anos o método vem ganhando espaço no estudo das demais arritmias, em especial na estratificação de risco.[58]

Frente a um quadro de ectopias ventriculares frequentes ou taquicardias ventriculares acompanhadas de ecocardiograma normal, a indicação de RMC tem especial sentido especialmente se considerarmos que o método pode modificar o diagnóstico inicial em cerca de 2/3 dos casos, incluindo 9% de novos diagnósticos, além de influenciar o tratamento nos demais, de acordo com estudo multicêntrico com 27.000 pacientes.[59] Quanto à necessidade de se implantar cardioversores desfibriladores implantáveis (CDI), a identificação e quantificação do realce tardio é fundamental para determinar o risco de eventos adversos tanto em cardiomiopatias isquêmicas quanto não isquêmicas.[60] A reclassificação de risco usando os resultados da RMC chega a 30% em relação ao uso isolado da função ventricular.[61] Esses resultados têm estimulado o uso do exame para estabelecer programas de prevenção da morte súbita.[60,62]

Afora esta estratificação de risco e seu uso mais ampliado na investigação de diversas etiologias para arritmias ventriculares, a pesquisa específica para DAVD também sofreu algumas modificações nos últimos anos, sobretudo após a publicação dos critérios revisados para diagnóstico da doença em 2010[63]. Mais que a identificação de gordura nas paredes ventriculares, o principal critério maior identificado pela ressonância se refere ao aumento de volumes do ventrículo direito associado a disfunção global ou regional. O impacto destes novos critérios foi bastante importante no maior rigor diagnóstico, reduzindo de forma significativa o número de falsos-positivos determinado pelos critérios mais frouxos anteriores.[64]

O próprio diagnóstico de DAVD por RMC passou por mudança intensa desde a publicação de novos critérios em 2010. Mais do que buscar a presença de infiltração gordurosa no miocárdio ventricular direito, os volumes ventriculares aumentados, em especial se acompanhados de disfunção global ou regional, passaram a ocupar lugar central e tiveram impacto no manejo destes casos.[64]

Cardiomiopatias: diagnóstico diferencial pela RMC

Cardiomiopatias compreendem um capítulo extenso, com entidades que mostram curso clínico e prognóstico muito distinto entre si e que exigem diagnóstico etiológico preciso para que se escolha o tratamento adequado. A RMC, em especial com as técnicas de realce tardio, tem acurácia diagnóstica de 97% para identificar a causa da disfunção, podendo inclusive apontar a existência de cardiomiopatia isquêmica sem a necessidade de angiografia invasiva (Figura 3).[66,69,70]

Assim, a RMC pode ser utilizada de rotina em pacientes com ICC para sua determinação prognóstica[69] ou, mais ainda, para a definição etiológica em casos sem origem definida em que se tem apenas a identificação inicial de um paciente com disfunção ventricular global sem maiores informações.[70]

Cardiomiopatia hipertrófica (CMH)

A RMC tem particular importância nesta entidade, mostrando hipertrofia patológica até mesmo em alguns casos em

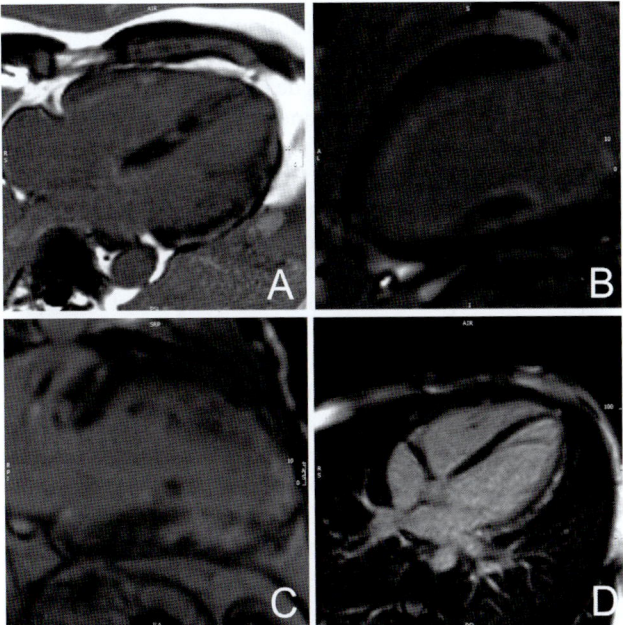

Figura 3 Exemplos de realce tardio em pacientes com diferentes patologias não isquêmicas, ilustrando como o padrão do realce pode auxiliar no diagnóstico diferencial destas cardiomiopatias. Em A, padrão de realce mesocárdico heterogêneo difuso, indicando o achado de cardiomiopatia dilatada idiopática, em que a presença do realce está associada à maior probabilidade de desfechos cardiovasculares. Em B, paciente com cardiomiopatia chagásica, com realce difuso e subendocárdico. Em C, observa-se o realce depositado de forma heterogênea na região apical em paciente com cardiomiopatia hipertrófica neste padrão específico. Em D, paciente com miocardite aguda, no qual o realce é predominantemente localizado em regiões epicárdicas em parede lateral.

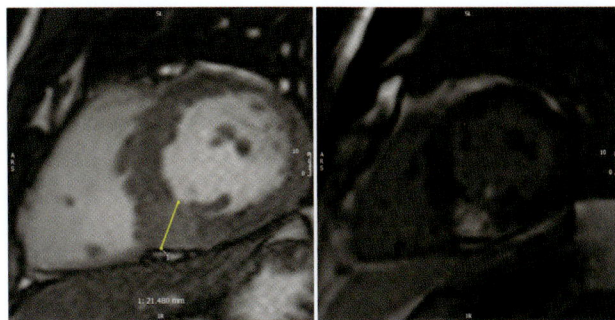

Figura 4 Imagem em eixo curto em terço médio do coração mostrando a hipertrofia assimétrica importante inferosseptal (21 mm) obtida com imagens em cine. Ao lado, imagem de realce tardio correspondente com realce difuso e em grande quantidade junto à região hipertrófica, caracterizando o maior risco de desfechos cardiovasculares independentemente do grau da hipertrofia. Neste paciente, a extensão total do realce foi medida em 18% da massa ventricular, compatível com maior probabilidade de arritmias e morte súbita pela patologia.

que o ecocardiograma não revelou anormalidades, especialmente na forma apical da doença.[71] Além do diagnóstico etiológico, a maior resolução espacial da RMC também permite mensuração mais precisa da espessura da parede miocárdica e do acompanhamento longitudinal, importantes elementos clínicos que compõem os critérios de classificação da gravidade da patologia.[72]

A presença de realce tardio pode ser encontrada de forma frequente em pacientes com CMH com prevalência em torno de 40-60%, mas se associa em especial a maior frequência de taquicardias ventriculares não sustentadas (28% *versus* 4% no grupo sem realce; P < 0,0001),[73] com impacto prognóstico e chance de desfechos maiores na ordem de 3,4 vezes o risco de pacientes sem realce (P = 0,006).[74] A determinação quantitativa da massa fibrótica parece ter ainda mais importância, sendo que valores maiores que 15% duplicam a chance de eventos adversos, mesmo em pacientes clinicamente considerados de baixo risco (Figura 4).[75]

Um diagnóstico diferencial importante da CMH é a amiloidose cardíaca, que pode se apresentar também com sinais de hipertrofia ventricular, mas tem como grande diferencial o baixo potencial elétrico no ECG, o que pode ser feito com

relativa facilidade pela RMC considerando-se que os padrões de realce tardio são muito distintos e particularmente característicos no caso da amiloidose, que mostra depósitos subendocárdicos circunferenciais e rápida lavagem do contraste da cavidade, cuja apresentação pode, inclusive, indicar qual o tipo de proteína depositada.[76] Um comparativo do tipo de realce tardio encontrado na amiloidose *versus* o realce da CMH é mostrado na Figura 5. O padrão de realce também permite diferençar a cardiomiopatia hipertrófica da doença de Anderson-Fabry, entidade rara, recessiva ligada ao X, que também se apresenta com hipertrofia, mas com realce epicárdico inferolateral basal característico.[68] Finalmente, o diagnóstico diferencial com coração de atleta pode ser facilitado pela RMC pois este não apresenta cicatrizes miocárdicas e tem índices geométricos que a RMC determina de forma precisa, tendo o exame especificidade de 99% para este diagnóstico.[77]

Cardiomiopatias dilatadas

A RMC contribui de forma decisiva nestas entidades, pois ajuda a definir a etiologia subjacente à disfunção miocárdica, em especial pelo padrão de realce que costuma apresentar diferenças entre as doenças de base.[78] Este item também apresenta impacto prognóstico e, quando presente, pode aumentar até 2,43 vezes o risco de eventos adversos, mesmo após ajuste para a fração de ejeção.[61]

Entre as patologias específicas das cardiomiopatias dilatadas, a doença de Chagas é particularmente prevalente em nosso país e boa parte da base científica da RMC na doença foi desenvolvida por pesquisadores brasileiros. Estes trabalhos mostraram que na cardiomiopatia chagásica o padrão de realce é caracterizado pelo envolvimento epicárdico ou mesocárdico com predomínio da parede inferolateral, mas que também o ápice pode estar envolvido[79] e estudos recentes mostraram que este achado modifica de modo relevante o prognóstico destes pacientes.[79,80,81] A sarcoidose é outra doença que pode ser identificada pela RMC de maneira característica pela presença de realce tardio transmural associado a áreas de afilamento miocárdico predominantes nos segmentos basais e laterais,[82] presente em até um quarto dos casos e sendo um importante preditor de eventos adversos.[83]

Uma patologia cujo diagnóstico diferencial inclui síndromes coronarianas agudas é a cardiomiopatia de *takotsubo*, cuja avaliação pela ressonância permite descartar a presença de realce tardio, característica desta entidade, além de possibilitar a identificação da presença de inflamação/edema regional na fase aguda.[84] Esta distinção é fundamental dado o caráter reversível da doença em comparação a outras etiologias que podem provocar dano ventricular permanente (Figura 6).

Finalmente, nas patologias com depósito de ferro no miocárdio, a técnica de T2* permite determinar com exatidão a quantidade de ferro no músculo cardíaco e orienta tanto o diagnóstico como o tratamento específico.[85]

Cardiomiopatias restritivas

Quando há insuficiência cardíaca com volumes ventriculares e função global preservada, o diagnóstico diferencial é importante e deve incluir as cardiomiopatias restritivas.[86,87] A amiloidose pode, por muitas vezes, apresentar-se como uma cardiomiopatia restritiva antes de evoluir com quadro de hipertrofia mais importante, o que pode ser detectado com a RMC mesmo em fase precoce. O diagnóstico diferencial com pericardite constritiva é importante já que a terapêutica é absolutamente distinta. Neste sentido, a identificação pela RMC de retificação septal oferece importante suporte diagnóstico para casos de pericardiopatia enquanto sua ausência traz valor preditivo negativo de 83%, sendo compatível com quadros miocárdicos restritivos.[88]

Um caso particular de cardiomiopatia restritiva cujo diagnóstico a RMC pode auxiliar de forma importante é a endomiocardiofibrose, caracterizada pelo preenchimento apical do VE com três camadas facilmente identificáveis pelo método: miocárdio normal, endocárdio espesso com sinais inflamatórios e trombo aderido acima deste[89], assumindo aspecto característico de sinal de "V" na imagem da RMC.

Miocardites

Outra condição clínica na qual a RMC se estabeleceu como um dos principais métodos de investigação é a miocardite. Em decorrência do quadro clínico agudo muito similar ao de síndromes coronarianas agudas, incluindo dor torácica e eventual aumento de marcadores de necrose miocárdica, o diagnóstico diferencial desta condição é fundamental sobretudo em pacientes jovens para que exista manejo adequado. O aspecto de imagem da miocardite é distinto de quadros is-

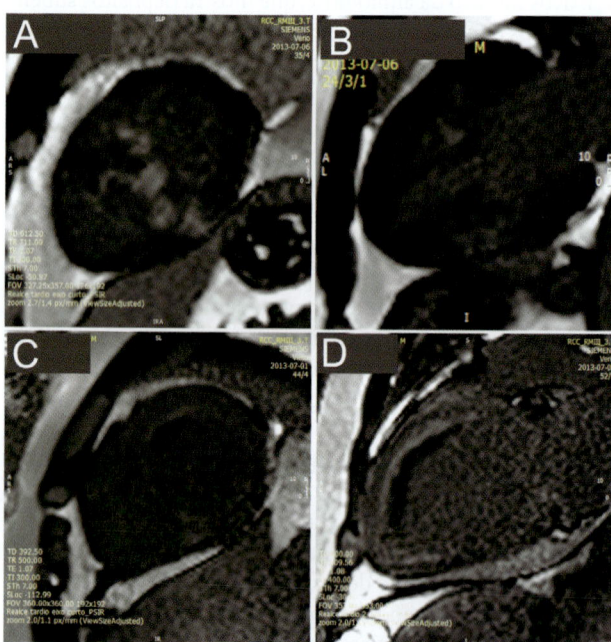

Figura 5 A e B: Realce tardio extenso em imagem de eixo curto e 2-câmaras respectivamente, calculado em mais de 22% de acometimento da massa ventricular total, identificando paciente de alto risco para desfechos cardiovasculares apesar da classificação clínica como baixo risco na cardiomiopatia hipertrófica (CMH). Em C e D, observa-se a comparação do tipo de realce tardio encontrado na amiloidose em situação de hipertrofia similar a CMH, mas com padrão bastante diferente com realce subendocárdico circunferencial e depósito também epicárdico. Nesta imagem ainda identifica-se trombo aderido em parede anterior (em preto) e derrame pericárdico na parede inferior.
Fonte: Radiologia Clínica de Campinas, Instituto de Ensino e Pesquisa Jose Michel Kalaf.

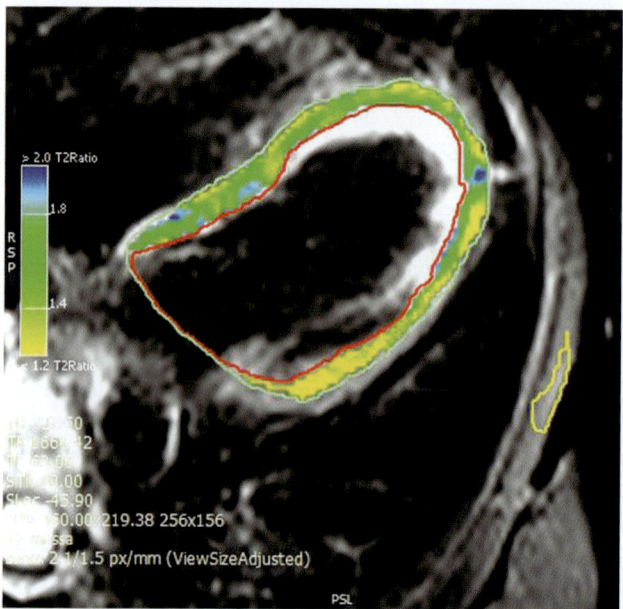

Figura 6 Paciente com *takotsubo* investigada por ressonância que demonstrou em sequências ponderadas em T2 aumento do sinal miocárdico com predomínio medioapical em comparação ao músculo esquelético.
Fonte: Radiologia Clínica de Campinas, Instituto de Ensino e Pesquisa Jose Michel Kalaf.

quêmicos: o realce tardio, presente em pelo menos dois terços dos pacientes, é mesocárdico ou epicárdico, localizado em territórios não contíguos e de forma heterogênea ao longo do miocárdio, com certa predominância na parede lateral.[90]

A sensibilidade e especificidade da RMC atualmente atingem patamares de 94 e 97%, respectivamente, graças à capacidade de detecção por meio de técnicas de T1 e T2 do edema e inflamação que são características fisiopatológicas da doença. Os critérios de Lake Louise foram revisados recentemente e confirmam o diagnóstico se pelo menos dois dos seguintes critérios estiverem presentes: aumento de sinal global ou regional de T2, aumento de sinal de T1 pós-contraste ou uma lesão de realce tardio focal (Figura 7).[91] O uso de mapas de T2 pode deixar o método ainda mais preciso, com valores acima de 59 ms sendo utilizados para corte para o diagnóstico em 1,5 T.[92] Outra forma de aumentar a acurácia diagnóstica é incorporar aos métodos tradicionais o uso de mapas de T1 com cálculo de volume extracelular, algo que aprimorou a investigação ao se comparar com o uso isolado dos critérios de Lake Louise.[93] Na fase aguda a RMC se mostrou importante também para auxiliar a determinação de pacientes que têm maior potencial de recuperar a função ventricular. Se houver edema inicial, determinado por aumento de sinal de T2, há maior possibilidade de resolução satisfatória da disfunção ventricular no acompanhamento de 12 meses em comparação a pacientes sem tecido miocárdico com injúria reversível.[94]

Uma forma especial de miocardite cuja incidência vem aumentando é aquela secundária ao uso de quimioterápicos. O tratamento pode ser monitorado tanto na fase aguda quanto na crônica pela RMC, identificando-se também tanto a inflamação quanto o edema associado. A detecção tardia de cardiomiopatia também pode ser identificada pela RMC não tanto pela presença de cicatrizes regionais mas sobretudo pela fibrose difusa identificada nos mapas de T1, tendo a RMC papel de destaque no acompanhamento de pacientes oncológi-

cos.[95] Desta forma, o uso de RMC na investigação de pacientes com suspeita de cardiotoxicidade por quimioterápicos consta de diversas recomendações clínicas, não só pela precisa caracterização de função ventricular, mas também pelas técnicas adicionais providas pelo método.[96]

Doenças valvares

Embora o ecocardiograma seja sempre a primeira opção para avaliação de lesões valvares, a RMC tem indicações bem definidas e reservadas para casos nos quais houve dúvida diagnóstica, dificuldade de janela acústica ou nos quais dados adicionais fornecidos pela RMC podem modificar a conduta clínica. A ressonância pode adicionar informações mais precisas em relação a volumes e função ventricular tanto do ventrículo esquerdo quanto direito e pode apresentar a anatomia de grandes vasos num único mesmo exame. Embora pareça algo trivial, considerando que muitas diretrizes clínicas baseiam suas indicações cirúrgicas em valores de cortes de volumes e fração de ejeção,[97] a determinação e o acompanhamento preciso destes dados pode ser fundamental para o tratamento correto dos portadores de valvopatias.

As graduações de estenoses da valva mitral e, sobretudo, da valva aórtica podem ser fácil e acuradamente feitas pela planimetria direta com excelentes correlações com medidas invasivas. Isso pode ser especialmente importante nos casos de estenoses aórticas graves com baixo fluxo e/ou baixos gradientes ou em condições nas quais o cálculo da estenose baseado nas estimativas de pressões intracavitárias possa gerar falsos resultados.[98]

O cálculo de volumes e frações regurgitantes das mesmas valvas pode ser feito com elevada precisão por técnicas de contraste de fase, em especial porque a ressonância é menos operador-dependente e independe da janela acústica.[9] Todas essas vantagens também são aplicadas ao estudo das valvas tricúspides e pulmonares cuja abordagem pelo ecocardiograma pode se tornar especialmente mais difícil.[100]

Além dos dados já discutidos, a RMC fornece outras informações exclusivas, em especial caracterizando o miocárdio e encontrando lesões cicatriciais. Isso foi demonstrado em patologias aórticas em que a presença mais extensa de realce tardio esteve associada a menor recuperação funcional pós-cirúrgica.[101] Mais recentemente, a adição desta informação no pós-operatório de pacientes submetidos a reparo da valva aórtica por método percutâneo (TAVR) também identificou pacientes com maior risco de redução de função ventricular no acompanhamento tardio. As mesmas informações, agora coletadas em valvopatias mitrais, identificaram que a presença de realce em pacientes com insuficiência mitral e prolapso tem implicação prognóstica significativa.[102-104]

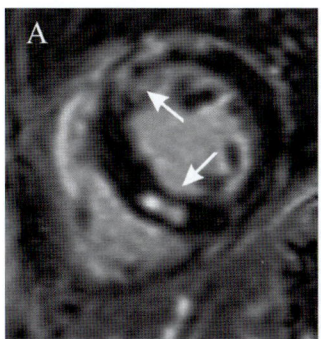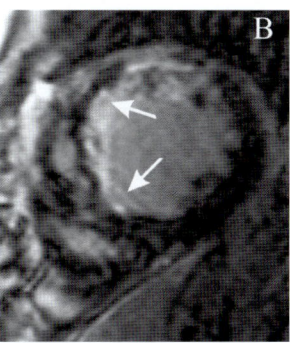

Figura 7 Em A, pode-se observar o aspecto de realce heterogêneo e mesocárdico, não contíguo, em paciente com dor torácica aguda e supradesnivelamento de ST em parede anterosseptal. O padrão de realce é bastante distinto do paciente em B, que se apresentava com mesma característica clínica e eletrocardiográfica, mas exibia realce subendocárdico contínuo típico de infarto agudo.
Fonte: Radiologia Clínica de Campinas, Instituto de Ensino e Pesquisa Jose Michel Kalaf.

Cardiopatias congênitas

À medida que pacientes com cardiopatias congênitas passaram a sobreviver até a fase adulta, os exames de imagem passaram a ter papel preponderante no acompanhamento destes casos. Mais uma vez, o ecocardiograma oferece muitas informações necessárias, mas a RMC pode auxiliar em muito o clínico a tomar a decisão mais adequada para cada caso.[105]

A angiorressonância para diagnóstico e estimativas da repercussão funcional da coarctação da aorta é facilmente estabelecida pela RMC não só com medida direta da estenose por planimetria mas também por cálculos baseados em desaceleração do fluxo na aorta descendente.[106] O exame fornece todos os dados necessários para o manejo da doença de Ebstein e a avaliação do diagnóstico diferencial, como a doença de Uhl, por exemplo, complementando de modo adequado a ecocardiografia.[107,108]

Na tetralogia de Fallot, a RMC tem especial valor, sobretudo no acompanhamento pós-operatório destes pacientes uma vez que complicações tardias são comuns e muitas vezes de difícil avaliação pela ecocardiografia.[109] A presença de realce tardio neste grupo é a regra, mas a presença de cicatrizes apicais no ventrículo esquerdo ou supramedianas no ventrículo direito foram associadas a pior evolução clínica.[110] Os achados de insuficiência pulmonar residual, aneurismas de via de saída de ventrículo direito ou das artérias pulmonares também podem ser encontrados com frequência nestes pacientes, sendo a RMC uma boa opção diagnóstica uma vez que também pode fornecer no mesmo exame os dados funcionais necessários.[111]

Massas cardíacas

A RMC determina não apenas a localização e as correlações anatômicas de imagens suspeitas, mas também guiar o clínico quanto ao diagnóstico, sugerindo a natureza da massa. Para estas definições são comumente utilizados diversos tipos de sequências distintas, incluindo imagens anatômicas estáticas ponderadas em T1 e T2, com e sem saturação de gordura, perfusão tecidual, angiografias, cines e realce tardio. A integração de todos estes métodos, associados às características de localização, entre outras características, permitem diferenciar usualmente trombos de tumores e, entre estes últimos, auxiliar a inferir o tipo histológico.[112]

No caso de identificação de trombos ventriculares, a RMC é superior ao ecocardiograma de rotina na identificação destes, sobretudo quando se trata de estruturas pequenas ou murais, com valor preditivo positivo de 29% para o ecocardiograma *versus* 75% para a RMC (P < 0,02).[113] Além do diagnóstico, a diferenciação entre trombo e tumores neoplásicos também é de grande relevância clínica e a RMC tem excelente acurácia para este fim.[114] Usualmente, os trombos são menores, mais homogêneos e menos móveis que as massas neoplásicas, sendo o uso de mapas de T1 a técnica mais acurada (95%) para diferenciação entre os dois. Para a identificação de tumores benignos *versus* malignos a distinção pode ocorrer, mas com acurácia bem mais modesta (79%), sendo o realce tardio a técnica que mais contribui neste aspecto.

Dentre os tumores cardíacos benignos identificados pela RMC (que correspondem a 75% do total de tumores), os lipomas e fibromas são facilmente identificáveis pelas suas características teciduais específicas.[115] Mixomas e hemangiomas também têm algumas características particulares que permitem sua determinação. Os demais tumores benignos e malignos têm, muitas vezes, aspecto menos diferenciado e não mostram aspectos patognomônicos pela RMC. O fibroelastoma papilífero muitas vezes tem grande mobilidade e pequenos volumes e podem não ser identificados facilmente pelo método.

Doenças do pericárdio

O pericárdio pode ser avaliado pela RMC tanto do ponto de vista funcional quanto no aspecto de sua repercussão funcional. Embora a calcificação pericárdica seja melhor estudada com a tomografia, o método permite o preciso diagnóstico de espessamento pericárdico.[116] O pericárdio normal pela RMC mede entre 1 e 2 mm; é considerado espesso se apresentar valores ≥ 4 mm e pode ser identificado em diversas sequências estáticas ou em cine. O diagnóstico de pericardite e sua repercussão funcional (assim como o diagnóstico diferencial já citado anteriormente com cardiomiopatias restritivas) pode ser feito pela RMC por meio do realce pós-contraste e da identificação da perda de complacência do pericárdio, tanto do ponto de vista regional quanto global com repercussão ventricular e atrial.[117] A análise funcional é especialmente importante se considerarmos que cerca de 20% dos casos de pericardite constritiva podem ocorrer sem espessamento pericárdico significativo.[118] O acompanhamento pela RMC de casos agudos de pericardite constritiva que foram tratados com anti-inflamatórios pode mostrar redução do realce pericárdico e de sua espessura, além da melhoria dos padrões hemodinâmicos,[119] aspectos que se correlacionam com melhor prognóstico.[120]

Entre as patologias mais específicas do pericárdio, a RMC auxilia no diagnóstico diferencial de cistos pericárdicos de maneira bastante precisa, identificando estas estruturas comumente localizadas no sulco cardiofrênico e que têm sinal típico de conteúdo líquido.[116] Da mesma forma, os defeitos pericárdicos parciais (mais comuns) ou totais podem ser identificados pela RMC e caracterizados pela típica rotação esquerda do coração, embora a visualização de toda a cobertura pericárdica seja muitas vezes difícil pela presença da gordura adjacente. Outras massas ou neoplasias que acometem a região, sobretudo as metástases pericárdicas, podem ser identificadas pela RMC, embora o diagnóstico diferencial etiológico seja tradicionalmente difícil de ser estabelecido.

Finalmente, em relação aos derrames pericárdicos, a RMC pode ser utilizada para melhor definição de sua presença (em especial fazendo diagnóstico diferencial com gordura epicárdica abundante), quantificação de seus volumes, impacto hemodinâmico e relação concomitante com alterações próprias do pericárdio propriamente dito.[121] A caracterização do fluido contido no derrame pela RMC tem menor valor uma vez que o tempo de doença e a presença ou não de mobilidade do fluido pode alterar sua imagem à RMC, sendo muitas vezes difícil a distinção entre transudatos e exsudatos ou mesmo a determinação de coágulos associados.

Doenças dos grandes vasos torácicos

Técnicas de angiorressonância, bem como séries de caracterização das paredes dos vasos, permitem avaliar as diferentes doenças das aortas e artérias pulmonares, com elevada precisão.[122] Enquanto a tomografia é o exame preferencial na fase aguda de dissecções, por sua praticidade e curto tempo de execução, em condições crônicas a RMC oferece características clínicas e essenciais para a adequada condução dos casos.

No caso da aorta, as imagens para quantificação e determinação de aneurismas podem ser feitas pela RMC mesmo sem o uso de contrastes, uma aplicação bastante interessante em casos de pacientes nefropatas ou com acesso venoso periférico difícil.[123] Técnicas de aquisição ultrarrápidas, gerando angiografias dinâmicas com informações funcionais adicionais, também podem ser realizadas, assim como técnicas de 4D que incorporam a análise de fluxo temporal na aorta e vêm se tornando especialmente importantes para a análise de fluxos complexos e para a possibilidade de medir o *shear stress* e determinar gradientes pressóricos de forma não invasiva.[124] A aplicação clínica dessas técnicas ainda é pouco frequente, mas deve ganhar rápida aceitação à medida que estiver disponível em maior número de equipamentos.

Na análise das artérias pulmonares, a angiografia por RMC tem alta sensibilidade para detecção de tromboembolismos em terços proximais e médios dos ramos arteriais, mas menor acurácia para detecção de pequenos êmbolos mais distais em comparação com a angiotomografia.[125] Ao mesmo tempo, além da anatomia, a RMC permite o cálculo preciso da hipertensão pulmonar quando comparado à angiografia invasiva, possibilitando medida mais acurada do que as técnicas ultrassonográficas que superestimam em grande número de pacientes a pressão arterial pulmonar real.[126] Com a adição da angiografia e da análise do VD simultaneamente, a RMC pode ter papel único no diagnóstico e no acompanhamento de pacientes com hipertensão pulmonar, embora sua aplicação na prática ainda esteja muito aquém do seu potencial.[127]

Conclusões e diretrizes

Como conclusão, a RMC tem ampla aplicação na grande maioria dos problemas clínicos dentro da cardiologia sendo, em muitos casos, um exame único e capaz de oferecer respostas clínicas não invasivas exclusivas ou integrar diversas informações. Com base nas diretrizes mais atuais, podemos sumarizar suas indicações e níveis de evidência como visto na Tabela 2.

Tabela 2 Sumário de recomendações gerais para uso da ressonância magnética cardíaca (RMC) com níveis de evidências baseados nas últimas diretrizes americanas, europeias, asiática e brasileira

Indicação	Recomendação	Nível de evidência
Estudos morfológicos	I	B
Estudos funcionais globais e regionais (VE e VD)	I	A
Avaliação de isquemia (perfusão e cine-estresse)	I	A

(continua)

Tabela 2 Sumário de recomendações gerais para uso da ressonância magnética cardíaca (RMC) com níveis de evidências baseados nas últimas diretrizes americanas, europeias, asiática e brasileira *(continuação)*

Indicação	Recomendação	Nível de evidência
Viabilidade por realce tardio	I	A
Viabilidade por dobutamina	I	A
Análise de fluxo – doenças valvares	IIa	B
Análise de fluxo – doenças congênitas	I	A
Caracterização tecidual – miocardites	I	A
Caracterização tecidual – cardiomiopatias	I	A
Doenças pericárdicas	IIa	B
Caracterização tecidual – massas e trombos	IIa	B
Suporte para eletrofisiologia (arritmias ventriculares e fibrilação atrial)	IIa	B

Resumo

A ressonância magnética cardiovascular (RMC) é um exame não invasivo, não emprega radiação ionizante e utiliza meio de contraste de baixa toxicidade, que em menos de 30 minutos fornece inúmeras informações sobre anatomia, função, isquemia e viabilidade miocárdica. O método tem ampla cobertura no sistema privado e público e avalia pacientes mesmo em estados graves.

As principais indicações do exame incluem: a) avaliação integral da doença arterial coronariana, com pesquisa de isquemia, detecção e quantificação da extensão de infartos agudos e crônicos e função global e regional miocárdicas; b) investigação etiológica de arritmias ventriculares e auxílio na decisão terapêutica; c) diagnóstico diferencial das cardiomiopatias, sendo importante na determinação etiológica e prognóstica das insuficiências cardíacas, incluindo miocardites, cardiomiopatias restritivas e hipertrofia miocárdica; d) avaliação anatômica e funcional valvar, pericárdica e de massas cardíacas; (5) investigação de cardiopatias complexas; (6) estudo anatômico e funcional da aorta e artérias pulmonares.

Referências bibliográficas

1. Pfeiffer MP, Biederman RW. Cardiac MRI: a general overview with emphasis on current use and indications. Med Clin North Am. 2015;99:849-61.
2. Campbell F, Thokala P, Uttley LC, Sutton A, Sutton AJ, Al-Mohammad A, et al. Systematic review and modelling of the cost-effectiveness of cardiac magnetic resonance imaging compared with current existing testing pathways in ischaemic cardiomyopathy. Health technology assessment. 2014;18:1-120.
3. Fernandes JL. Ressonância e tomografia cardiovascular. 1 ed. Barueri: Manole; 2013.
4. Ridgway JP. Cardiovascular magnetic resonance physics for clinicians: part I. J Cardiovasc Magn Reson. 2010;12:71.
5. Bruder O, Schneider S, Nothnagel D, Dill T, Hombach V, Schulz-Menger J, et al. EuroCMR (European Cardiovascular Magnetic Resonance) registry: results of the German pilot phase. J Am Coll Cardiol. 2009;54:1457-66.

6. Blissett S, Chetrit M, Kovacina B, Mardigyan V, Afilalo J. Performing cardiac magnetic resonance imaging in patients with cardiac implantable electronic devices: a contemporary review. Can J Cardiol. 2018;34:1682-6.

7. Cohen JD, Costa HS, Russo RJ. Determining the risks of magnetic resonance imaging at 1.5 tesla for patients with pacemakers and implantable cardioverter defibrillators. Am J Cardiol. 2012;110:1631-6.

8. Dill T. Contraindications to magnetic resonance imaging: non-invasive imaging. Heart. 2008;94:943-8.

9. Hunt CH, Hartman RP, Hesley GK. Frequency and severity of adverse effects of iodinated and gadolinium contrast materials: retrospective review of 456,930 doses. AJR Am J Roentgenol. 2009;193:1124-7.

10. Rydahl C, Thomsen HS, Marckmann P. High prevalence of nephrogenic systemic fibrosis in chronic renal failure patients exposed to gadodiamide, a gadolinium-containing magnetic resonance contrast agent. Investigat Radiol. 2008;43:141-4.

11. Reiter T, Ritter O, Prince MR, Nordbeck P, Wanner C, Nagel E, Bauer WR. Minimizing risk of nephrogenic systemic fibrosis in cardiovascular magnetic resonance. J Cardiovasc Magn Reson. 2012;14:31.

12. Nandwana SB, Moreno CC, Osipow MT, Sekhar A, Cox KL. Gadobenate dimeglumine administration and nephrogenic systemic fibrosis: is there a real risk in patients with impaired renal function? Radiology. 2015;276:741-7.

13. Nguyen KL, Bandettini WP, Shanbhag S, Leung SW, Wilson JR, Arai AE. Safety and tolerability of regadenoson CMR. Eur Heart J Cardiovasc Imaging. 2014;15:753-60.

14. Chen L, Wang X, Bao J, Geng C, Xia Y, Wang J. Direct comparison of cardiovascular magnetic resonance and single-photon emission computed tomography for detection of coronary artery disease: a meta-analysis. PloS one. 2014;9:e88402.

15. Vincenti G, Masci PG, Monney P, Rutz T, Hugelshofer S, Gaxherri M, et al. Stress perfusion CMR in patients with known and suspected CAD: prognostic value and optimal ischemic threshold for revascularization. JACC Cardiovasc Imaging. 2017;10:526-37.

16. Foster EL, Arnold JW, Jekic M, Bender JA, Balasubramanian V, Thavendiranathan P, et al. MR-compatible treadmill for exercise stress cardiac magnetic resonance imaging. Magn Reson Med. 2012;67:880-9.

17. Bikiri E, Mereles D, Voss A, Greiner S, Hess A, Buss SJ, et al. Dobutamine stress cardiac magnetic resonance versus echocardiography for the assessment of outcome in patients with suspected or known coronary artery disease. Are the two imaging modalities comparable? Int J Cardiol. 2014;171:153-60.

18. Mordi I, Stanton T, Carrick D, McClure J, Oldroyd K, Berry C, et al. Comprehensive dobutamine stress CMR versus echocardiography in LBBB and suspected coronary artery disease. JACC Cardiovascular Imaging. 2014;7:490-8.

19. Shah R, Heydari B, Coelho-Filho O, Murthy VL, Abbasi S, Feng JH, et al. Stress cardiac magnetic resonance imaging provides effective cardiac risk reclassification in patients with known or suspected stable coronary artery disease. Circulation. 2013;128:605-14.

20. Kramer CM, Barkhausen J, Flamm SD, Kim RJ, Nagel E; Society for Cardiovascular Magnetic Resonance Board of Trustees Task Force on Standardized P. Standardized cardiovascular magnetic resonance (CMR) protocols 2013 update. J Cardiovasc Magn Reson. 2013;15:91.

21. Greenwood JP, Maredia N, Younger JF, Brown JM, Nixon J, Everett CC, et al. Cardiovascular magnetic resonance and single-photon emission computed tomography for diagnosis of coronary heart disease (CE-MARC): a prospective trial. Lancet. 2012;379:453-60.

22. Greenwood JP, Motwani M, Maredia N, Brown JM, Everett CC, Nixon J, et al. Comparison of cardiovascular magnetic resonance and single-photon emission computed tomography in women with suspected coronary artery disease from the Clinical Evaluation of Magnetic Resonance Imaging in Coronary Heart Disease (CE-MARC) Trial. Circulation. 2014;129:1129-38.

23. Schwitter J, Wacker CM, van Rossum AC, Lombardi M, Al-Saadi N, Ahlstrom H, et al. MR-IMPACT: comparison of perfusion-cardiac magnetic resonance with single-photon emission computed tomography for the detection of coronary artery disease in a multicentre, multivendor, randomized trial. Eur Heart J. 2008;29:480-9.

24. Schwitter J, Wacker CM, Wilke N, Al-Saadi N, Sauer E, Huettle K, et al. Superior diagnostic performance of perfusion-cardiovascular magnetic resonance versus SPECT to detect coronary artery disease: The secondary endpoints of the multicenter multivendor MR-IMPACT II (Magnetic Resonance Imaging for Myocardial Perfusion Assessment in Coronary Artery Disease Trial). J Cardiovasc Magn Reson. 2012;14:61.

25. Schwitter J, Wacker CM, Wilke N, Al-Saadi N, Sauer E, Huettle K, et al. MR-IMPACT II: Magnetic Resonance Imaging for Myocardial Perfusion Assessment in Coronary artery disease Trial: perfusion-cardiac magnetic resonance vs. single-photon emission computed tomography for the detection of coronary artery disease: a comparative multicentre, multivendor trial. Eur Heart J. 2013;34:775-81.

26. Biglands JD, Ibraheem M, Magee DR, Radjenovic A, Plein S, Greenwood JP. Quantitative myocardial perfusion imaging versus visual analysis in diagnosing myocardial ischemia: a CE-MARC Substudy. JACC Cardiovasc Imaging. 2018;11:711-8.

27. Biglands JD, Magee DR, Sourbron SP, Plein S, Greenwood JP, Radjenovic A. Comparison of the diagnostic performance of four quantitative myocardial perfusion estimation methods used in cardiac MR imaging: CE-MARC Substudy. Radiology. 2015;275:393-402.

28. Greenwood JP, Maredia N, Younger JF, Brown JM, Nixon J, Everett CC, et al. Cardiovascular magnetic resonance and single-photon emission computed tomography for diagnosis of coronary heart disease (CE-MARC): a prospective trial. Lancet. 2012;379:453-60.

29. Schwitter J, Wacker CM, van Rossum AC, Lombardi M, Al-Saadi N, Ahlstrom H, et al. MR-IMPACT: comparison of perfusion-cardiac magnetic resonance with single-photon emission computed tomography for the detection of coronary artery disease in a multicentre, multivendor, randomized trial. Eur Heart J. 2008;29:480-9.

30. Morton G, Chiribiri A, Ishida M, Hussain ST, Schuster A, Indermuehle A, et al. Quantification of absolute myocardial perfusion in patients with coronary artery disease: comparison between cardiovascular magnetic resonance and positron emission tomography. J Am Coll Cardiol. 2012;60:1546-55.

31. van Dijk R, van Assen M, Vliegenthart R, de Bock GH, van der Harst P, Oudkerk M. Diagnostic performance of semi-quantitative and quantitative stress CMR perfusion analysis: a meta-analysis. J Cardiovasc Magn Reson. 2017;19:92.

32. Ebersberger U, Makowski MR, Schoepf UJ, Platz U, Schmidtler F, Rose J, et al. Magnetic resonance myocardial perfusion imaging at 3.0 Tesla for the identification of myocardial ischaemia: comparison with coronary catheter angiography and fractional flow reserve measurements. Eur Heart J Cardiovasc Imaging. 2013;14:1174-80.

33. Li M, Zhou T, Yang LF, Peng ZH, Ding J, Sun G. Diagnostic accuracy of myocardial magnetic resonance perfusion to diagnose ischemic stenosis with fractional flow reserve as reference: systematic review and meta-analysis. JACC Cardiovascular Imaging. 2014.

34. Johnson NP, Toth GG, Lai D, Zhu H, Acar G, Agostoni P, et al. Prognostic value of fractional flow reserve: linking physiologic severity to clinical outcomes. J Am Coll Cardiol. 2014;64:1641-54.

35. Tonino PA, De Bruyne B, Pijls NH, Siebert U, Ikeno F, van't Veer M, et al.; Investigators FS. Fractional flow reserve versus angiography for guiding percutaneous coronary intervention. N Engl J Med. 2009;360:213-24.

36. Kotecha T, Martinez-Naharro A, Boldrini M, Knight D, Hawkins P, Kalra S, et al. Automated pixel-wise quantitative myocardial perfusion mapping by CMR to detect obstructive coronary artery disease and coronary microvascular dysfunction. Validation Against Invasive Coronary Physiology. 2019:2914.

37. El Aidi H, Adams A, Moons KG, Den Ruijter HM, Mali WP, Doevendans PA, et al. Cardiac magnetic resonance imaging findings and the risk of cardiovascular events in patients with recent myocardial infarction or suspected or known coronary artery disease: a systematic review of prognostic studies. J Am Coll Cardiol. 2014;63:1031-45.

38. Sammut EC, Villa ADM, Di Giovine G, Dancy L, Bosio F, Gibbs T, et al. Prognostic value of quantitative stress perfusion cardiac magnetic resonance. JACC Cardiovasc Imaging. 2018;11:686-694.

39. Task Force M; Montalescot G, Sechtem U, Achenbach S, Andreotti F, Arden C, Budaj A, et al. 2013 ESC guidelines on the management of stable coronary artery disease: the Task Force on the management of stable coronary artery disease of the European Society of Cardiology. Eur Heart J. 2013;34:2949-3003.

40. Fihn SD, Gardin JM, Abrams J, Berra K, Blankenship JC, Dallas AP, et al.; American College of Cardiology Foundation/American Heart Association Task F. 2012 ACCF/AHA/ACP/AATS/PCNA/SCAI/STS guideline for the diagnosis and management of patients with stable ischemic heart disease: a report of the American College of Cardiology Foundation/American Heart Association task force on practice guidelines, and the American College of Physicians, American Association for Thoracic Surgery, Preventive Cardiovascular Nurses Association, Society for Cardiovascular Angiography and Interventions, and Society of Thoracic Surgeons. Circulation. 2012;126:e354-471.

41. Kim RJ, Wu E, Rafael A, Chen EL, Parker MA, Simonetti O, et al. The use of contrast-enhanced magnetic resonance imaging to identify reversible myocardial dysfunction. N Engl J Med. 2000;343:1445-53.

42. Wagner A, Mahrholdt H, Holly TA, Elliott MD, Regenfus M, Parker M, et al. Contrast-enhanced MRI and routine single photon emission computed tomography (SPECT) perfusion imaging for detection of subendocardial myocardial infarcts: an imaging study. Lancet. 2003;361:374-9.

43. Klein C, Nekolla SG, Bengel FM, Momose M, Sammer A, Haas F, et al. Assessment of myocardial viability with contrast-enhanced magnetic resonance imaging: comparison with positron emission tomography. Circulation. 2002;105:162-7.

44. Kuhl HP, Beek AM, van der Weerdt AP, Hofman MB, Visser CA, Lammertsma AA, et al. Myocardial viability in chronic ischemic heart disease: comparison of contrast-enhanced magnetic resonance imaging with (18)F-fluorodeoxyglucose positron emission tomography. J Am Coll Cardiol. 2003;41:1341-8.

45. Knuesel PR, Nanz D, Wyss C, Buechi M, Kaufmann PA, von Schulthess GK, et al. Characterization of dysfunctional myocardium by positron emission tomography and magnetic resonance: relation to functional outcome after revascularization. Circulation. 2003;108:1095-100.

46. Wu E, Judd RM, Vargas JD, Klocke FJ, Bonow RO, Kim RJ. Visualisation of presence, location, and transmural extent of healed Q-wave and non-Q-wave myocardial infarction. Lancet. 2001;357:21-8.

47. Kwong RY, Chan AK, Brown KA, Chan CW, Reynolds HG, Tsang S, et al. Impact of unrecognized myocardial scar detected by cardiac magnetic resonance imaging on event-free survival in patients presenting with signs or symptoms of coronary artery disease. Circulation. 2006;113:2733-43.

48. Schelbert EB, Cao JJ, Sigurdsson S, Aspelund T, Kellman P, Aletras AH, et al. Prevalence and prognosis of unrecognized myocardial infarction determined by cardiac magnetic resonance in older adults. JAMA. 2012;308:890-6.

49. Kwong RY, Sattar H, Wu H, Vorobiof G, Gandla V, Steel K, et al. Incidence and prognostic implication of unrecognized myocardial scar characterized by cardiac magnetic resonance in diabetic patients without clinical evidence of myocardial infarction. Circulation. 2008;118:1011-20.

50. Kwon DH, Halley CM, Carrigan TP, Zysek V, Popovic ZB, Setser R, et al. Extent of left ventricular scar predicts outcomes in ischemic cardiomyopathy patients with significantly reduced systolic function: a delayed hyperenhancement cardiac magnetic resonance study. JACC Cardiovascular Imaging. 2009;2:34-44.

51. Ribeiro GC, Lopes M, Antoniali F, Nunes A, Costa CE, Fernandes JL. Importance of the area of fibrosis at midterm evolution of patients submitted to ventricular reconstruction. Arq Bras Cardiol. 2009;93:564-70, 611-6.

52. Bulluck H, Dharmakumar R, Arai AE, Berry C, Hausenloy DJ. Cardiovascular magnetic resonance in acute st-segment-elevation myocardial infarction: recent advances, controversies, and future directions. Circulation. 2018;137:1949-64.

53. Matsumoto H, Matsuda T, Miyamoto K, Shimada T, Mikuri M, Hiraoka Y. Peri-infarct zone on early contrast-enhanced CMR imaging in patients with acute myocardial infarction. JACC Cardiovascular Imaging. 2011;4:610-8.

54. Cochet AA, Lorgis L, Lalande A, Zeller M, Beer JC, Walker PM, et al. Major prognostic impact of persistent microvascular obstruction as assessed by contrast-enhanced cardiac magnetic resonance in reperfused acute myocardial infarction. Eur Radiol. 2009;19:2117-26.

55. Verhaert D, Thavendiranathan P, Giri S, Mihai G, Rajagopalan S, Simonetti OP, et al. Direct T2 quantification of myocardial edema in acute ischemic injury. JACC Cardiovascular Imaging. 2011;4:269-78.

56. Lipinski MJ, McVey CM, Berger JS, Kramer CM, Salerno M. Prognostic value of stress cardiac magnetic resonance imaging in patients with known or suspected coronary artery disease: a systematic review and meta-analysis. J Am Coll Cardiol. 2013;62:826-38.

57. Klem I, Heitner JF, Shah DJ, Sketch MH, Jr., Behar V, Weinsaft J, et al. Improved detection of coronary artery disease by stress perfusion cardiovascular magnetic resonance with the use of delayed enhancement infarction imaging. J Am Coll Cardiol. 2006;47:1630-8.

58. Al-Khatib SM, Stevenson WG, Ackerman MJ, Bryant WJ, Callans DJ, Curtis AB, et al. 2017 AHA/ACC/HRS Guideline for management of patients with ventricular arrhythmias and the prevention of sudden cardiac death: a report of the American College of Cardiology/American Heart Association Task Force on Clinical Practice Guidelines and the Heart Rhythm Society. J Am Coll Cardiol. 2018;72:e91-e220.

59. Bruder O, Wagner A, Lombardi M, Schwitter J, van Rossum A, Pilz G, et al. European Cardiovascular Magnetic Resonance (EuroCMR) registry: multinational results from 57 centers in 15 countries. J Cardiovasc Magn Reson. 2013;15:9.

60. Disertori M, Quintarelli S, Mazzola S, Favalli V, Narula N, Arbustini E. The need to modify patient selection to improve the benefits of implantable car-

dioverter-defibrillator for primary prevention of sudden death in non-ischaemic dilated cardiomyopathy. Europace. 2013;15:1693-701.

61. Gulati A, Jabbour A, Ismail TF, Guha K, Khwaja J, Raza S, et al. Association of fibrosis with mortality and sudden cardiac death in patients with nonischemic dilated cardiomyopathy. JAMA. 2013;309:896-908.

62. Disertori M, Gulizia MM, Casolo G, Delise P, Di Lenarda A, Di Tano G, et al. Improving the appropriateness of sudden arrhythmic death primary prevention by implantable cardioverter-defibrillator therapy in patients with low left ventricular ejection fraction. Point of view. J Cardiovasc Med (Hagerstown). 2016;17:245-55.

63. Marcus FI, McKenna WJ, Sherrill D, Basso C, Bauce B, Bluemke DA, et al. Diagnosis of arrhythmogenic right ventricular cardiomyopathy/dysplasia: proposed modification of the task force criteria. Circulation. 2010;121:1533-41.64.

64. Liu T, Pursnani A, Sharma UC, Vorasettakarnkij Y, Verdini D, Deeprasertkul Pet al. Effect of the 2010 task force criteria on reclassification of cardiovascular magnetic resonance criteria for arrhythmogenic right ventricular cardiomyopathy. J Cardiovasc Magn Reson. 2014;16:47.

65. Felker GM, Thompson RE, Hare JM, Hruban RH, Clemetson DE, Howard DL, et al. Underlying causes and long-term survival in patients with initially unexplained cardiomyopathy. N Engl J Med. 2000;342:1077-84.

66. Patel MR, White RD, Abbara S, Bluemke DA, Herfkens RJ, Picard M, et al.; American College of Cardiology Foundation Appropriate Use Criteria Task F. 2013 ACCF/ACR/ASE/ASNC/SCCT/SCMR appropriate utilization of cardiovascular imaging in heart failure: a joint report of the American College of Radiology Appropriateness Criteria Committee and the American College of Cardiology Foundation Appropriate Use Criteria Task Force. J Am Coll Cardiol. 2013;61:2207-31.

67. Assomull RG, Shakespeare C, Kalra PR, Lloyd G, Gulati A, Strange J, et al. Role of cardiovascular magnetic resonance as a gatekeeper to invasive coronary angiography in patients presenting with heart failure of unknown etiology. Circulation. 2011;124:1351-60.

68. Mahrholdt H, Wagner A, Judd RM, Sechtem U, Kim RJ. Delayed enhancement cardiovascular magnetic resonance assessment of non-ischaemic cardiomyopathies. Eur Heart J. 2005;26:1461-74.

69. Becker MAJ, Cornel JH, van de Ven PM, van Rossum AC, Allaart CP, Germans T. The Prognostic value of late gadolinium-enhanced cardiac magnetic resonance imaging in nonischemic dilated cardiomyopathy: a review and meta-analysis. JACC Cardiovasc Imaging. 2018;11:1274-84.

70. Shanbhag SM, Greve AM, Aspelund T, Schelbert EB, Cao JJ, Danielsen R, et al. Prevalence and prognosis of ischaemic and non-ischaemic myocardial fibrosis in older adults. Eur Heart J. 2019;40:529-38.

71. Moon JC, Fisher NG, McKenna WJ, Pennell DJ. Detection of apical hypertrophic cardiomyopathy by cardiovascular magnetic resonance in patients with non-diagnostic echocardiography. Heart. 2004;90:645-9.

72. Quarta G, Aquaro GD, Pedrotti P, Pontone G, Dellegrottaglie S, Iacovoni A, et al. Cardiovascular magnetic resonance imaging in hypertrophic cardiomyopathy: the importance of clinical context. Eur Heart J Cardiovasc Imaging. 2018;19:601-10.

73. Adabag AS, Maron BJ, Appelbaum E, Harrigan CJ, Buros JL, Gibson CM, et al. Occurrence and frequency of arrhythmias in hypertrophic cardiomyopathy in relation to delayed enhancement on cardiovascular magnetic resonance. J Am Coll Cardiol. 2008;51:1369-74.

74. O'Hanlon R, Grasso A, Roughton M, Moon JC, Clark S, Wage R, et al. Prognostic significance of myocardial fibrosis in hypertrophic cardiomyopathy. J Am Coll Cardiol. 2010;56:867-74.

75. Maron BJ, Maron MS. The remarkable 50 years of imaging in hcm and how it has changed diagnosis and management: from m-mode echocardiography to CMR. JACC Cardiovasc Imaging. 2016;9:858-72.

76. Martinez-Naharro A, Treibel TA, Abdel-Gadir A, Bulluck H, Zumbo G, Knight DS, et al. Magnetic resonance in transthyretin cardiac amyloidosis. J Am Coll Cardiol. 2017;70:466-77.

77. Petersen SE, Selvanayagam JB, Francis JM, Myerson SG, Wiesmann F, Robson MD, et al. Differentiation of athlete's heart from pathological forms of cardiac hypertrophy by means of geometric indices derived from cardiovascular magnetic resonance. J Cardiovasc Magn Reson. 2005;7:551-8.

78. Patel AR, Kramer CM. Role of cardiac magnetic resonance in the diagnosis and prognosis of nonischemic cardiomyopathy. JACC Cardiovasc Imaging. 2017;10:1180-93.

79. Rochitte CE, Oliveira PF, Andrade JM, Ianni BM, Parga JR, Avila LF, et al. Myocardial delayed enhancement by magnetic resonance imaging in patients with Chagas' disease: a marker of disease severity. J Am Coll Cardiol. 2005;46:1553-8.

80. Volpe GJ, Moreira HT, Trad HS, Wu KC, Braggion-Santos MF, Santos MK, et al. Left ventricular scar and prognosis in chronic chagas cardiomyopathy. J Am Coll Cardiol. 2018;72:2567-76.

81. Senra T, Ianni BM, Costa ACP, Mady C, Martinelli-Filho M, Kalil-Filho R, et al. Long-term prognostic value of myocardial fibrosis in patients with chagas cardiomyopathy. J Am Coll Cardiol. 2018;72:2577-87.

82. Smedema JP, Snoep G, van Kroonenburgh MP, van Geuns RJ, Dassen WR, Gorgels AP, et al. Evaluation of the accuracy of gadolinium-enhanced cardiovascular magnetic resonance in the diagnosis of cardiac sarcoidosis. J Am Coll Cardiol. 2005;45:1683-90.

83. Greulich S, Deluigi CC, Gloekler S, Wahl A, Zurn C, Kramer U, et al. CMR imaging predicts death and other adverse events in suspected cardiac sarcoidosis. JACC Cardiovascular imaging. 2013;6:501-11.

84. Eitel I, von Knobelsdorff-Brenkenhoff F, Bernhardt P, Carbone I, Muellerleile K, Aldrovandi A, et al. Clinical characteristics and cardiovascular magnetic resonance findings in stress (takotsubo) cardiomyopathy. JAMA. 2011;306:277-86.

85. Fernandes JL. MRI for iron overload in thalassemia. Hematology/oncology clinics of North America. 2018;32:277-295.

86. Pereira NL, Grogan M, Dec GW. Spectrum of restrictive and infiltrative cardiomyopathies: part 2 of a 2-part series. J Am Coll Cardiol. 2018;71:1149-66.

87. Pereira NL, Grogan M, Dec GW. Spectrum of restrictive and infiltrative cardiomyopathies: part 1 of a 2-part series. J Am Coll Cardiol. 2018;71:1130-48.

88. Giorgi B, Mollet NR, Dymarkowski S, Rademakers FE, Bogaert J. Clinically suspected constrictive pericarditis: MR imaging assessment of ventricular septal motion and configuration in patients and healthy subjects. Radiology. 2003;228:417-24.

89. Syed IS, Martinez MW, Feng DL, Glockner JF. Cardiac magnetic resonance imaging of eosinophilic endomyocardial disease. Intern J Cardiol. 2008;126:e50-2.

90. Mahrholdt H, Goedecke C, Wagner A, Meinhardt G, Athanasiadis A, Vogelsberg H, et al. Cardiovascular magnetic resonance assessment of human myocarditis: a comparison to histology and molecular pathology. Circulation. 2004;109:1250-8.

91. Ferreira VM, Schulz-Menger J, Holmvang G, Kramer CM, Carbone I, Sechtem U, et al. Cardiovascular magnetic resonance in nonischemic myocardial inflammation: expert recommendations. J Am Coll Cardiol. 2018;72:3158-3176.

92. Thavendiranathan P, Walls M, Giri S, Verhaert D, Rajagopalan S, Moore S, et al. Improved detection of myocardial involvement in acute inflammatory cardiomyopathies using T2 mapping. Circ Cardiovasc Imaging. 2012;5:102-10.

93. Radunski UK, Lund GK, Stehning C, Schnackenburg B, Bohnen S, Adam G, et al. CMR in patients with severe myocarditis: diagnostic value of quantitative tissue markers including extracellular volume imaging. JACC Cardiovascular Imaging. 2014;7:667-75.

94. Kotanidis CP, Bazmpani MA, Haidich AB, Karvounis C, Antoniades C, Karamitsos TD. Diagnostic accuracy of cardiovascular magnetic resonance in acute myocarditis: a systematic review and meta-analysis. JACC Cardiovasc Imaging. 2018;11:1583-90.

95. Parashar A, Hundley WG. The role of cardiovascular magnetic resonance for surveillance of cardiac performance upon receipt of potentially cardiotoxic cancer therapeutics. Curr Cardiol Rep. 2018;20:142.

96. Plana JC, Galderisi M, Barac A, Ewer MS, Ky B, Scherrer-Crosbie M, et al. Expert consensus for multimodality imaging evaluation of adult patients during and after cancer therapy: a report from the American Society of Echocardiography and the European Association of Cardiovascular Imaging. Eur Heart J Cardiovasc Imaging. 2014;15:1063-93.

97. Sociedade Brasileira de Cardiologia; Sousa MR, Feitosa GS, Paola AA, Schneider JC, Feitosa-Filho GS, Nicolau JC, et al. First guidelines of the Brazilian Society of Cardiology on processes and skills for education in cardiology in Brazil. Arq Bras Cardiol. 2011;96:4-24.

98. Orwat S, Kaleschke G, Kerckhoff G, Radke R, Baumgartner H. Low flow, low gradient severe aortic stenosis: diagnosis, treatment and prognosis. EuroIntervention. 2013;9 Suppl:S38-42.

99. Myerson SG. Heart valve disease: investigation by cardiovascular magnetic resonance. J Cardiovasc Magn Reson. 2012;14:7.

100. Kim HK, Kim YJ, Park EA, Bae JS, Lee W, Kim KH, et al. Assessment of haemodynamic effects of surgical correction for severe functional tricuspid regurgitation: cardiac magnetic resonance imaging study. Eur Heart J. 2010;31:1520-8.

101. Azevedo CF, Nigri M, Higuchi ML, Pomerantzeff PM, Spina GS, Sampaio RO, et al. Prognostic significance of myocardial fibrosis quantification by

102. Ribeiro HB, Orwat S, Hayek SS, Larose E, Babaliaros V, Dahou A, et al. Cardiovascular magnetic resonance to evaluate aortic regurgitation after transcatheter aortic valve replacement. J Am Coll Cardiol. 2016;68:577-85.

103. Kitkungvan D, Nabi F, Kim RJ, Bonow RO, Khan MA, Xu J, et al. Myocardial fibrosis in patients with primary mitral regurgitation with and without prolapse. J Am Coll Cardiol. 2018;72:823-34.

104. Uretsky S, Argulian E, Narula J, Wolff SD. Use of cardiac magnetic resonance imaging in assessing mitral regurgitation: current evidence. J Am Coll Cardiol. 2018;71:547-63.

105. Orwat S, Diller GP, Baumgartner H. Imaging of congenital heart disease in adults: choice of modalities. Eur Heart J Cardiovasc Imaging. 2014;15:6-17.

106. Nielsen JC, Powell AJ, Gauvreau K, Marcus EN, Prakash A, Geva T. Magnetic resonance imaging predictors of coarctation severity. Circulation. 2005;111:622-8.

107. Bonello B, Kilner PJ. Review of the role of cardiovascular magnetic resonance in congenital heart disease, with a focus on right ventricle assessment. Archives of cardiovascular diseases. 2012;105:605-13.

108. Richardson JD, Teo KS, Bertaso AG, Wong DT, Disney P, Worthley SG. Uhl's anomaly. Int J Cardiol. 2012;154:e36-7.

109. Helbing WA, de Roos A. Clinical applications of cardiac magnetic resonance imaging after repair of tetralogy of Fallot. Pediatr Cardiol. 2000;21:70-9.

110. Babu-Narayan SV, Kilner PJ, Li W, Moon JC, Goktekin O, Davlouros PA, et al. Ventricular fibrosis suggested by cardiovascular magnetic resonance in adults with repaired tetralogy of fallot and its relationship to adverse markers of clinical outcome. Circulation. 2006;113:405-13.

111. Gartner RD, Sutton NJ, Weinstein S, Spindola-Franco H, Haramati LB. MRI and computed tomography of cardiac and pulmonary complications of tetralogy of fallot in adults. J Thoracic Imaging. 2010;25:183-90.

112. Luna A, Ribes R, Caro P, Vida J, Erasmus JJ. Evaluation of cardiac tumors with magnetic resonance imaging. Eur Radiol. 2005;15:1446-55.

113. Weinsaft JW, Kim HW, Crowley AL, Klem I, Shenoy C, Van Assche L, et al. LV thrombus detection by routine echocardiography: insights into performance characteristics using delayed enhancement CMR. JACC Cardiovascular Imaging. 2011;4:702-12.

114. Pazos-Lopez P, Pozo E, Siqueira ME, Garcia-Lunar I, Cham M, Jacobi A, et al. Value of CMR for the differential diagnosis of cardiac masses. JACC Cardiovascular imaging. 2014;7:896-905.

115. Syed IS, Feng D, Harris SR, Martinez MW, Misselt AJ, Breen JF, et al. MR imaging of cardiac masses. Magn Reson Imaging Clin N Am. 2008;16:137-64, vii.

116. Bogaert J, Francone M. Cardiovascular magnetic resonance in pericardial diseases. J Cardiovasc Magn Reson. 2009;11:14.

117. Cheng H, Zhao S, Jiang S, Lu M, Yan C, Ling J, et al. The relative atrial volume ratio and late gadolinium enhancement provide additive information to differentiate constrictive pericarditis from restrictive cardiomyopathy. J Cardiovasc Magn Reson. 2011;13:15.

118. Talreja DR, Edwards WD, Danielson GK, Schaff HV, Tajik AJ, Tazelaar HD, et al. Constrictive pericarditis in 26 patients with histologically normal pericardial thickness. Circulation. 2003;108:1852-7.

119. Feng D, Glockner J, Kim K, Martinez M, Syed IS, Araoz P, et al. Cardiac magnetic resonance imaging pericardial late gadolinium enhancement and elevated inflammatory markers can predict the reversibility of constrictive pericarditis after antiinflammatory medical therapy: a pilot study. Circulation. 2011;124:1830-7.

120. Kumar A, Sato K, Yzeiraj E, Betancor J, Lin L, Tamarappoo BK, et al. Quantitative pericardial delayed hyperenhancement informs clinical course in recurrent pericarditis. JACC Cardiovasc Imaging. 2017;10:1337-46.

121. Bogaert J, Francone M. Pericardial disease: value of CT and MR imaging. Radiology. 2013;267:340-56.

122. Hartung MP, Grist TM, Francois CJ. Magnetic resonance angiography: current status and future directions. J Cardiovasc Magn Reson. 2011;13:19.

123. Provenzale JM, Sarikaya B. Comparison of test performance characteristics of MRI, MR angiography, and CT angiography in the diagnosis of carotid and vertebral artery dissection: a review of the medical literature. AJR Am J Roentgenol. 2009;193:1167-74.

124. Hope MD, Hope TA, Crook SE, Ordovas KG, Urbania TH, Alley MT, et al. 4D flow CMR in assessment of valve-related ascending aortic disease. JACC Cardiovascular imaging. 2011;4:781-7.

125. Stein PD, Chenevert TL, Fowler SE, Goodman LR, Gottschalk A, Hales CA, et al.; Investigators PI. Gadolinium-enhanced magnetic resonance angiogra-

phy for pulmonary embolism: a multicenter prospective study (PIOPED III). Ann Intern Med. 2010;152:434-43, W142-3.

126. Kreitner KF, Wirth GM, Krummenauer F, Weber S, Pitton MB, Schneider J, et al. Noninvasive assessment of pulmonary hemodynamics in patients with chronic thromboembolic pulmonary hypertension by high temporal resolution phase-contrast MRI: correlation with simultaneous invasive pressure recordings. Circ Cardiovasc Imaging. 2013;6:722-9.

127. Swift AJ, Wild JM, Nagle SK, Roldan-Alzate A, Francois CJ, Fain S, et al. Quantitative magnetic resonance imaging of pulmonary hypertension: a practical approach to the current state of the art. J Thoracic Imaging. 2014;29:68-79.

128. Rochitte CE, Pinto IM, Fernandes JL, Filho CF, Jatene A, Carvalho AC, et al. Cardiovascular magnetic resonance and computed tomography imaging guidelines of the Brazilian Society of Cardiology. Arq Bras Cardiol. 2006;87:e60-100.

129. Asci CCT, Group CMRGW, Tsai IC, Choi BW, Chan C, Jinzaki M, et al.; Asian Society of Cardiovascular Imaging Cardiac Computer T and Cardiac Magnetic Resonance Imaging Guideline Working G. ASCI 2010 appropriateness criteria for cardiac computed tomography: a report of the Asian Society of Cardiovascular Imaging Cardiac Computed Tomography and Cardiac Magnetic Resonance Imaging Guideline Working Group. Int J Cardiovasc Imaging. 2010;26 Suppl 1:1-15.

130. Sara L, Szarf G, Tachibana A, Shiozaki AA, Villa AV, de Oliveira AC, et al.; Sociedade Brasileira de C and Colegio Brasileiro de R. II Guidelines on Cardiovascular Magnetic Resonance and Computed Tomography of the Brazilian Society of Cardiology and the Brazilian College of Radiology. Arq Bras Cardiol. 2014;103:1-86.

Capítulo 11

Avaliação da perfusão miocárdica por tomografia computadorizada e por ressonância magnética

Otávio Rizzi Coelho Filho
Ibraim Masciarelli Pinto
Carlos Eduardo Rochitte

Pontos-chave

- A avaliação da perfusão miocárdica ainda ocupa papel central no planejamento terapêutico de pacientes com doença coronária obstrutiva. Ressonância magnética e tomografia são opções eficazes, que utilizam estresse farmacológicos pra definir se há isquemia.
- O estresse farmacológico pode ser feito por agentes que aumentam o trabalho cardíaco, sendo o mais usado a dobutamina, ou por fármacos vasodilatadores, como o dipiridamol, a adenosina e o regadenoson, este último ainda não disponível para uso clínico no Brasil. A dobutamina é pouco utilizada nos estudos de tomografia.
- O diagnóstico de isquemia por tomografia utilizando estresse habitualmente inclui duas fases, uma para a aquisição de imagens anatômicas outra para a análise da perfusão miocárdica. Esta abordagem já foi validada em diversos trabalhos, incluindo estudo multicêntrico internacional.
- A quantificação não invasiva da reserva de fluxo fracionada pela tomografia tem a vantagem adicional de não exigir dupla exposição à radiação, nem de duas injeções de contraste. Esta abordagem também já foi validada e encontra-se próxima de ser usada de modo amplo na prática.
- A inclusão da análise da perfusão por tomografia aumenta a acurácia do método, por elevar a especificidade deste exame, que já tem elevada sensibilidade.
- A análise da perfusão miocárdica por ressonância é disponível há várias décadas e tem impacto clínico comprovado. Dentre suas vantagens, encontra-se o fato de não usar radiação ionizante.
- O diagnóstico de isquemia por ressonância tem valor diagnóstico, prognóstico, identifica pacientes de risco mais elevado e aponta quais casos seriam mais beneficiados por tratamento intervencionista.
- Além da análise de isquemia, no mesmo exame, a ressonância faculta a quantificação da função ventricular e a caracterização do miocárdio, mostrando a existência de áreas de necrose e fibrose, que agregam valor à estratificação de risco e tem impacto prognóstico.

Introdução

A definição e a quantificação de isquemia miocárdica por exames não invasivos ocupam lugar central no manejo de pacientes com doença arterial coronariana (DAC). Diferentes exames realizam este tipo de avaliação, dentre eles a tomografia computadorizada e a ressonância magnética, cada um deles com características técnicas e metodológicas particulares, mas que podem ser utilizados como formas eficazes de obter os dados necessários para a correta decisão terapêutica de pacientes com obstruções das artérias coronárias.[1,2]

Avaliação da perfusão miocárdica por estresse farmacológico

O objetivo de realizar exames não invasivos para analisar a perfusão miocárdica é encontrar pacientes que se beneficiariam de procedimentos de revascularização que, segundo as diretrizes vigentes, são aqueles que apresentam isquemia miocárdica pelo menos moderada (comprometendo 10% ou mais da massa do músculo cardíaco) em situações que reproduzam a demanda de oxigênio por parte do coração durante exercício físico.[2] Embora alguns autores tentem realizar estes exames durante ou imediatamente após a realização de exercício físico, o mais habitual é a utilização de estímulos farmacológicos, que têm eficácia clínica comprovada e que provocam menos desconforto para o paciente.[3,4]

Agentes vasodilatadores são empregados pois eles promovem hiperemia que é acompanhada por diminuição da resistência nos vasos coronários subepicárdicos (principalmente arteríolas pré-capilares). Assim, nos casos em que há obstruções significativas, a resistência ao fluxo é equalizada entre territórios com e sem obstrução e o fluxo será maior para as áreas nutridas por vasos isentos de estenoses graves (fluxo proporcional à área de secção dos vasos epicárdicos).[3,4] Esta finalidade pode ser obtida com o uso de dipiridamol, adenosina ou, mais recentemente, regadenoson.[4] O dipiridamol age por via indireta, aumentando a concentração intracelular de adenosina, que é um potente agente natural, cuja ação se dá por ligar-se a receptores específicos, que promovem maior degradação do ATP, com consequente ativação dos canais de potássio, o que leva ao relaxamento da musculatura lisa. O tempo necessário para o efeito e a meia-vida da adenosina administrada diretamente são menores do que o dipiridamol cuja meia-vida pode ser de até 30 minutos. Por isso, aconselha-se que quando este for o fármaco utilizado, os pacientes recebam aminofilina por injeção endovenosa lenta, de modo a reverter a ação vasodilatadora. Dentre os efeitos adversos que podem acontecer com o uso destes fármacos e que exigem cuidado por parte da equipe médica, destacam-se os bloqueios atrioventriculares, broncoespasmo, hipotensão, cefaleia e rubor cutâneo.[4]

Regadenoson é um agente introduzido na prática clínica mais recentemente, que age por ligar-se diretamente ao receptor A2A da adenosina. Este agente tem menor risco de eventos adversos quando comparado à adenosina e ao dipiridamol, mas alguns estudos com medicina nuclear sugerem que ela possa ter menor acurácia.[4] Este agente, aprovado pela Food and Drug Administration (FDA), agência americana que regula medicamentos, ainda não foi avaliado e aprovado pela Agência Nacional de Vigilância Sanitária (Anvisa) e, portanto, não é disponível para uso clínico no Brasil.

A dose empregada mais habitualmente no caso do dipiridamol é a de 0,56 mg/kg, injetados ao longo de 4 minutos, embora alguns centros utilizem doses mais elevadas, que podem chegar a 0,84 mg/kg. No caso da adenosina, utiliza-se 140 mcg/kg/min em infusão contínua ao longo de 6 minutos e nos casos em que o agente escolhido é o regadenoson administra-se 0,4 mg em dose única, numa veia periférica calibrosa, seguida de 5 mL de solução salina.[5,6]

Outra opção para identificar pacientes com isquemia miocárdica, em especial por ressonância, é o uso de agentes que promovam o aumento do trabalho cardíaco, com consequente aumento da demanda de oxigênio por parte do miocárdio. No caso de haver lesões que limitem o fluxo em repouso, pode-se encontrar déficits de irrigação e até mesmo de contratilidade regional. A opção mais frequentemente utilizada é o uso da dobutamina, um agonista dos receptores beta-1-adrenérgicos, que também atua moderadamente sobre os receptores alfa-1 e beta-2. Em doses mais elevadas (20-40 µg/kg/min) a dobutamina apresenta efeito cronotrópico e inotrópico acompanhados de vasodilatação sistêmica, que aumentam o trabalho miocárdico e podem promover redistribuição do fluxo coronário, semelhante ao que ocorre com os agentes vasodilatadores.

Qualquer que seja o agente escolhido alguns cuidados são necessários. No caso dos vasodilatadores os pacientes devem evitar substâncias que contenham xantinas (café, chá, chocolate, refrigerantes e energéticos) 24 horas antes do exame, pois estes elementos são inibidores competitivos dos receptores da adenosina. O exame é contraindicado em pacientes com asma brônquica, doença pulmonar obstrutiva crônica, hipotensão arterial sistólica (PAS < 90 mmHg), bradicardia significativa e nos bloqueios atrioventriculares de segundo grau ou maiores.[5]

Quando o exame for feito com o uso da dobutamina, os pacientes devem evitar o uso de medicações com efeitos cronotrópicos negativos que possam dificultar o aumento da frequência cardíaca alvo a ser atingida. O exame é contraindicado em pacientes com angina instável, na fase aguda do infarto, com hipertensão arterial não controlada (PA ≥ 220 × 120 mmHg), que apresentem arritmias complexas (incluindo fibrilação atrial com alta frequência ventricular), estenose aórtica grave, cardiomiopatia hipertrófica obstrutiva, dissecção da aorta e aneurismas arteriais.[5]

Pelo potencial raro, mas não desprezível, para o surgimento de complicações durante a fase de estresse, estes exames devem ser acompanhados presencialmente por médico especialista, que deve monitorar os pacientes em relação à frequência cardíaca, pressão arterial e outros parâmetros hemodinâmicos. No caso de pacientes submetidos a ressonância, a monitoração deve ser feita por equipamentos compatíveis com o ambiente de um alto campo magnético e deve-se dar atenção especial aos sintomas e queixas eventuais que o paciente possa apresentar. No caso do estresse com vasodilatadores, são critérios para interrupção do exame angina acentuada, bloqueios atrioventriculares de alto grau, hipotensão arterial (PAS ≤ 80 mmHg) e broncoespasmo. Para o estresse com dobutamina, são critérios para interrupção sintomas ou sinais de gravidade como angina ou dispneia acentuadas, hipertensão grave (PA > 240 × 120 mmHg), hipotensão significativa (queda da PAS ≥ 40 mmHg acompanhada de sintomas) e arritmias cardíacas complexas. Caso nenhum sintoma surja, os exames devem prosseguir até o final, que no caso do dipiridamol, da adenosina e do regadenoson se dá com a injeção do meio de contraste feita após a administração da dose total do fármaco estressor. No caso da dobutamina o exame prossegue até que se atinja a frequência cardíaca predeterminada para o paciente (usualmente 85% da FC máxima para idade e com uso de atropina até 2 mg se necessário).[5]

Recomenda-se ainda que seja realizado eletrocardiograma de 12 derivações antes e depois do exame, tanto para ajudar a identificar contraindicações ao exame como para determinar se aconteceram alterações consequentes ao uso dos agentes provocadores de isquemia.

Avaliação da perfusão miocárdica por tomografia computadorizada

A contribuição da angiografia por tomografia para o diagnóstico anatômico de doença coronariana obstrutiva e sua importância para o manejo destes casos, em especial nas populações de risco intermediário-baixo, já foram bem demonstradas em estudos multicêntricos como o EVINCI e o SCOTT-HEART.[7,8] Nestes, e em outros trabalhos, o exame é valorizado por seu poder preditivo negativo e tem como sua maior utilidade clínica a possibilidade de excluir com segurança a presença de doença arterial coronariana obstrutiva[1]. Tornou-se muito atrativo, portanto, desenvolver técnicas que elevassem o poder preditivo positivo deste exame anatômico, característica mais habitualmente associada aos exames funcionais, pois isto daria a este exame um caráter único que facultaria a análise anatômica e funcional num único momento com óbvias vantagens para o diagnóstico e o planejamento do tratamento de pacientes com doença arterial coronariana.[1]

Perfusão miocárdica por tomografia computadorizada – aspectos técnicos

Perfusão estática com mono-energia

A identificação de áreas isquêmicas pela tomografia baseia-se no encontro de regiões de opacificação reduzida pelo contraste iodado após a administração do agente estressor. Para tanto, é empregada a técnica de primeira passagem, isto é, o registro de imagens imediatamente após a injeção do fármaco utilizado para desencadear isquemia e as regiões nutridas por vasos que apresentam obstruções significativas surgirão como áreas escuras.[1,4]

É importante destacar que as imagens de perfusão, na maior parte das vezes, não têm qualidade suficiente para que se proceda à avaliação da isquemia e da anatomia simultaneamente. Por isso, a maior parte dos centros faz dois registros de imagem, um para analisar a contrastação do miocárdio durante o estímulo farmacológico e outro que pode ser empregado tanto para o estudo da anatomia como para a avaliação da opacificação miocárdica em repouso (Figura 2).[1,4]

Estudos de perfusão por tomografia utilizando a dobutamina são menos habituais, mas alguns sugerem que este possa ser o agente de escolha nos casos de origem anômala de artérias coronárias, pois nestes casos o uso apenas dos agentes vasodilatadores pode não ser suficiente para documentar a potencial isquemia destes pacientes.[4]

Perfusão estática com dupla-energia

Alguns modelos de tomógrafos permitem a construção da imagem não apenas de um nível de energia, mas sim a partir de dois níveis, seja por apresentarem dois tubos geradores de raios X, seja por produzirem raios X em dois níveis de energia no mesmo tubo ou ainda por contarem com detectores que decompõem o espectro dos raios X por serem construídos de dois materiais distintos. A grande vantagem desta forma de imagem por tomografia é apresentar melhor caracterização tecidual, com maior resolução de contraste e menor quantidade de artefatos. Além disso, existe a possibilidade de se compor mapas de iodo e obter desta forma a perfusão miocárdica quantitativa em mg/mL o que tem potencialmente mais acurácia do que a análise visual qualitativa (Figura 3).[4,9]

Perfusão dinâmica por tomografia

Alguns tomógrafos permitem o registro contínuo de imagens durante a maior parte do tempo de fluxo do contraste. Com isso, pode-se calcular o fluxo de sangue miocárdico, derivar parâmetros quantitativos, tais como o fluxo proporcional e o volume de sangue miocárdico, além de parâmetros semiquantitativos como o tempo de trânsito tecidual, o tempo

para o pico de contrastação e a área sob a curva (Figura 4).[10] Apesar das vantagens potenciais, a maior dose de radiação a qual o paciente é exposto durante o exame tem limitado o uso desta abordagem que, na prática, fica restrita aos tomógrafos que tem maior área de cobertura, sejam os de 256 ou 320 fileiras de detectores ou aos modelos de dupla fonte com detectores mais extensos.[4,10]

O volume de contraste utilizado varia conforme o protocolo utilizado e, principalmente, o modelo de tomógrafo empregado, mas habitualmente varia entre 40 e 80 mL apenas para a fase de perfusão.[4,9,10]

É importante lembrar que o meio de contraste iodado pode piorar a função renal. Por isso, deve-se selecionar os pacientes com cuidado e prepará-los adequadamente, o que é, habitualmente, conseguido com a hidratação antes do exame. Além disso, há de se avaliar os indivíduos que farão o exame para identificar aqueles que têm maior potencial de reações anafilactoides, em especial aqueles que já apresentaram eventos graves no passado. Nestas situações, caso seja feita a escolha por efetuar o exame, deve-se dessensibilizar o paciente e acompanhar na hora que se segue ao exame, para minimizar as consequências do uso do material iodado. Contudo, o mais aconselhável é que se considere com rigor se não há a possibilidade de se utilizar outro exame que analise a perfusão miocárdica.

Perfusão por tomografia – aplicações clínicas

O potencial papel que a análise da perfusão miocárdica por tomografia teria na prática clínica surgiu já nos estudos iniciais. Blankstein et al. avaliaram 34 pacientes submetidos a cintilografia miocárdica e à coronariografia invasiva, observando que a acurácia relativa da tomografia foi equivalente à

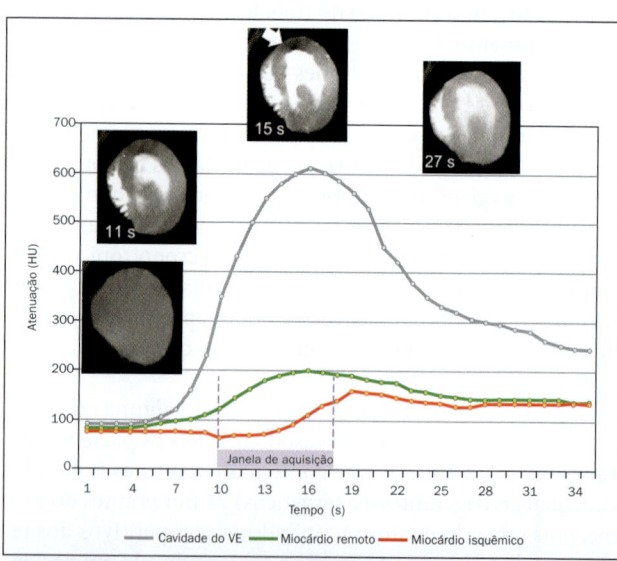

Figura 1 Análise de perfusão por tomografia. Após a injeção do meio de contraste iodado as imagens são adquiridas na "janela ideal" que é o momento em que se tem a maior contrastação do miocárdio. As regiões isquêmicas se manifestam como regiões de hipocontrastação (seta branca, imagem de 15 s).

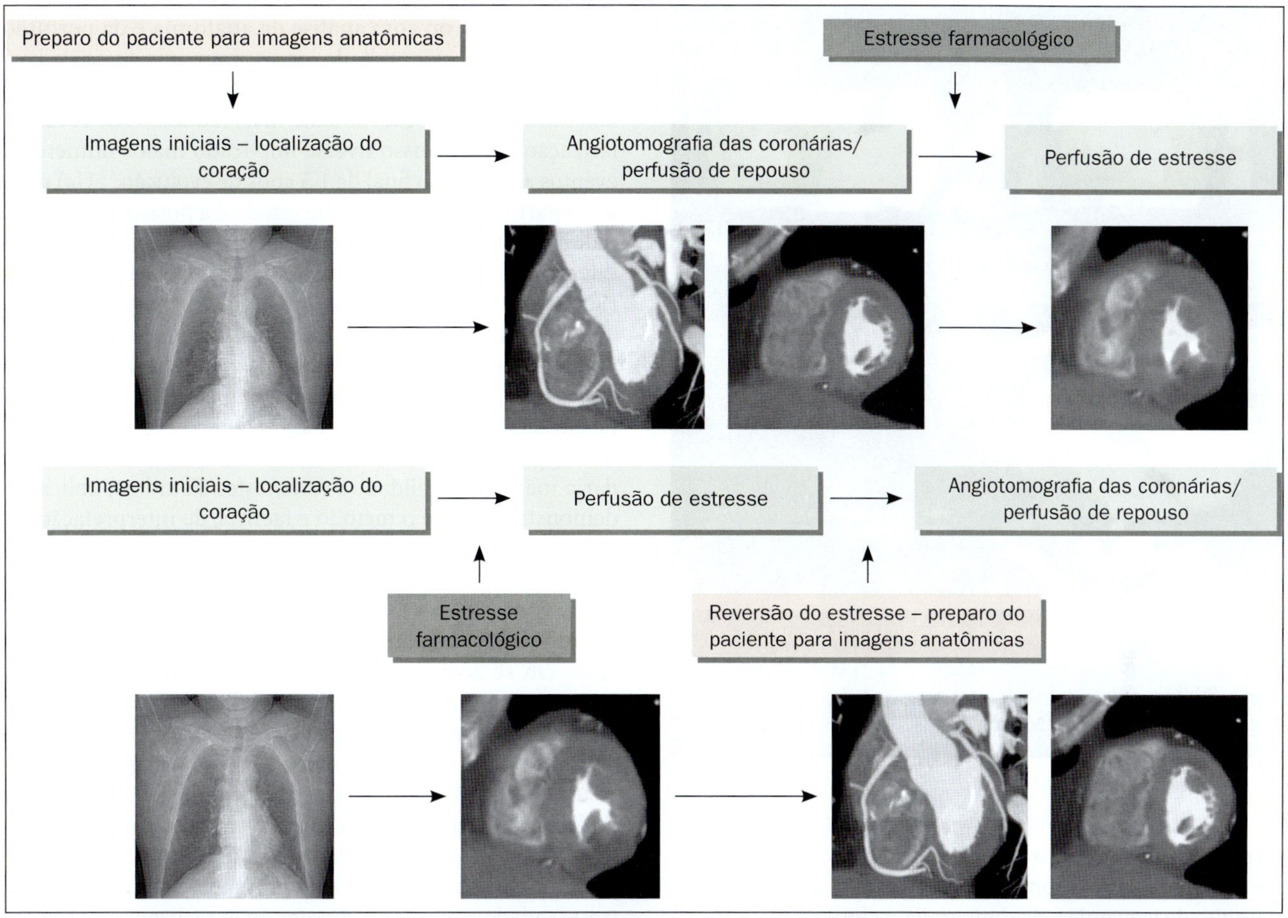

Preparo do paciente para imagens anatômicas

Estresse farmacológico

Imagens iniciais – localização do coração

Angiotomografia das coronárias/ perfusão de repouso

Perfusão de estresse

Imagens iniciais – localização do coração

Perfusão de estresse

Angiotomografia das coronárias/ perfusão de repouso

Estresse farmacológico

Reversão do estresse – preparo do paciente para imagens anatômicas

Figura 2 Protocolos de avaliação de isquemia por tomografia computadorizada. Alguns serviços realizam inicialmente as imagens de repouso e depois realizam o estresse farmacológico, enquanto outros autores dão preferência a obter em primeiro lugar as imagens de estresse e em seguida registrar os dados em repouso, tanto para a análise da anatomia como da perfusão em repouso.

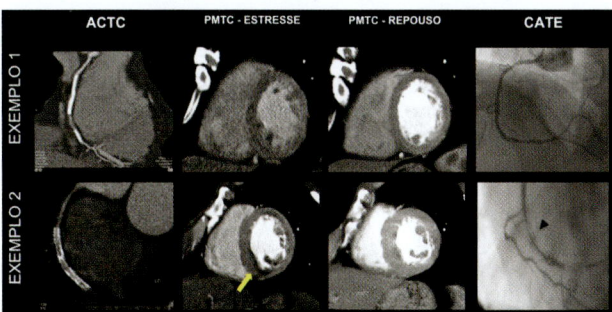

Figura 3 Exemplo 1: paciente com *stents* na artéria coronária direita com artefatos que limitam a acurácia da avaliação anatômica e não permitem excluir a presença de re-estenose. Por outro lado, não há sinais de isquemia, indicando que o resultado inicial deve ter sido mantido. A cinecoronariografia mostrou diâmetros luminares preservados, sem a presença de obstruções significativas. Exemplo 2: outro paciente com *stents* na artéria coronária direita, também apresentando artefatos que limitam a acurácia da quantificação da luz arterial, mas apresentando áreas de hipoperfusão nas imagens obtidas sob estresse. A cinecoronariografia indica a presença de re--estenose, confirmando a utilidade clínica da avaliação funcional.

medicina nuclear.[11] A tomografia mostrou sensibilidade de 93%, especificidade de 74% e teve acurácia semelhante àquela do exame nuclear para diagnosticar estenoses ≥ 50% à cinecoronariografia (estatística-C de 0,793 para ambos os métodos). Estudo posterior mostrou que, ao associar-se a avaliação da perfusão à análise anatômica, a acurácia para diagnosticar obstruções > 50% à coronariografia invasiva passou de 77 para 90% na avaliação. Além disso, comprovou-se que a contribuição da avaliação funcional era maior nos casos em que havia elementos que representavam particular dificuldade para o estudo da anatomia, tais como calcificações ou artefatos de movimento.[12]

Magalhães et al. avaliaram pacientes que apresentavam outra limitação para a análise pela tomografia convencional, isto é, aqueles que haviam sido submetidos ao implante de *stents* metálicos. Eles demonstram que a acurácia passou de 81 para 91% (p = 0,03), confirmando o fato de que a avaliação da perfusão miocárdica pela tomografia melhorava o desempenho do estudo por tomografia, em especial em situações desfavoráveis.[13]

A eficácia da avaliação combinada da anatomia e da perfusão por tomografia foi demonstrada de modo mais rigoro-

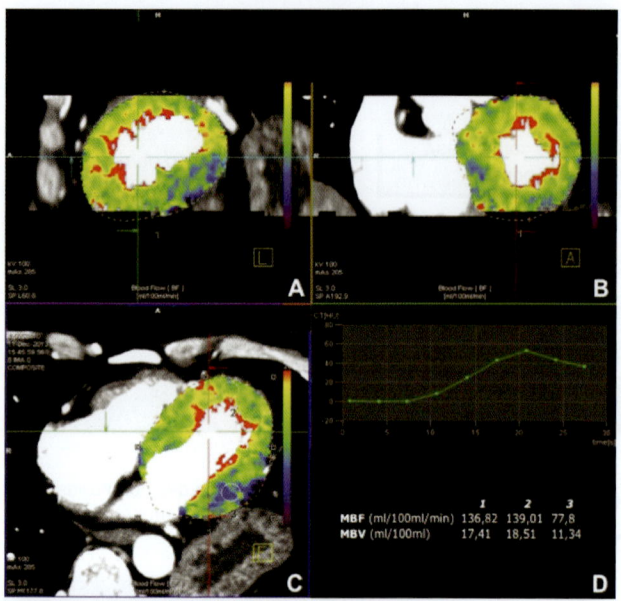

Figura 4 A análise dinâmica da perfusão utiliza a cinética da contrastação na cavidade ventricular para construir mapas em código de cores que indica a qualidade da irrigação global e regional do miocárdio (1, 2 e 3, painel D).
MFB: fluxo sanguíneo miocárdico; MBV: volume sanguíneo miocárdico.

so pelo estudo randomizado CORE 320, que incluiu 381 pacientes que foram submetidos a avaliação anatômica e à pesquisa de isquemia pela tomografia, à cintilografia miocárdica e à cinecoronariografia invasiva. O estudo demonstrou que os resultados da análise pela tomografia beneficiaram-se significativamente da análise funcional concomitante, pois a acurácia medida pela área sob a curva passou de 0,84 para 0,87 (p = 0,02), considerando-se a eficácia de encontrar placa obstrutiva > 50% pela cinecoronariografia que provocasse defeito de perfusão à cintilografia.[14] O acompanhamento de 2 anos confirmou a eficácia do exame, uma vez que tanto a abordagem por tomografia como a análise de cintilografia e cinecoronariografia mostraram igual capacidade de prever os eventos que comprometeram 51 dos 379 pacientes que completaram o período de acompanhamento.[15] Assim como aconteceu no estudo inicial, a inclusão da análise funcional à avaliação anatômica melhorava os resultados do exame.[15]

Cury et al. também realizaram estudo multicêntrico que embora incluindo menor número de pacientes, 110, avaliou os resultados de tomógrafos de mais de um fabricante.[16] Neste trabalho, o objetivo era comparar a detecção de isquemia por tomografia com os resultados conseguidos com a cintilografia. Os autores encontraram resultados semelhantes pelos dois métodos, com taxa de concordância de 0,86 (IC 95%, 0,74-0,98).[16]

A contribuição deste exame foi avaliada também em cenários mais instáveis. Avaliando pacientes com angina de início recente, Sorgaard et al. estudaram 600 pacientes com esta apresentação clínica de angina e que foram randomizados para serem submetidos à tomografia ou com avaliação ana-

tômica apenas, ou com análise da anatomia e da perfusão miocárdica.[17] Seus resultados mostraram que o uso da perfusão resultou em menor número de procedimentos invasivos e índices significativamente mais reduzidos de revascularização, sem que isso tivesse implicado maior número de eventos adversos ao final de 1,5 anos de evolução.[17] Um ponto de particular interesse neste estudo é a possibilidade de se reduzir o custo e a complexidade do manejo de pacientes com diferentes apresentações clínicas de doença arterial coronariana.

Alguns trabalhos sugerem que os resultados clínicos da avaliação de perfusão por tomografia podem ser ainda melhores no caso de se empregar a avaliação dinâmica.[18,19] A vantagem seria consequente à possibilidade de se analisar mais de um parâmetro, conforme discutido anteriormente, o que daria maior sensibilidade a estes testes. Estudos publicados demonstraram que o método é factível, de interpretação relativamente simples e que vem se beneficiando do avanço da tecnologia, que permite obter imagens com níveis de radiação ionizante cada vez menores. Embora a experiência clínica com este tipo de abordagem ainda seja limitada, há interesse em se acompanhar sua evolução, pois esta técnica mostra potencial para uso clínico mais amplo.[4]

Pelo exposto, percebe-se que a avaliação concomitante da anatomia e perfusão por tomografia é possível e oferece resultados confiáveis que podem auxiliar no manejo clínico de forma relevante. Por um lado, esta abordagem sofre alguma limitação pela necessidade de aumentar a exposição do paciente à radiação e de se utilizar maiores volumes de contraste iodado e outros exames também realizam este tipo de avaliação. Contudo, a consistência dos estudos publicados faz com esta abordagem deva ser considerada, em especial nos pacientes que não são capazes de realizar esforço físico adequado e que mostram obstruções à tomografia ou que sejam de difícil quantificação por apresentarem elementos que dificultam a análise das imagens ou por mostrarem placas que promovem redução moderada da luz. Nestes casos, o fato de ser factível a análise num único momento de anatomia e perfusão pode reduzir o tempo e o custo necessário para a decisão clínica quanto ao manejo correto do paciente.

Avaliação da reserva de fluxo fracionada pela tomografia

Recentemente, houve a introdução na prática clínica da possibilidade de se realizar a análise da reserva de fluxo fracionada a partir das imagens de tomografia computadorizada. Reserva de fluxo fracionada é uma forma de avaliar o impacto funcional de uma placa de ateroma, baseada na relação entre o fluxo máximo, em condições de hiperemia e sem obstruções, com o fluxo presente, em condições de hiperemia, num vaso comprometido por aterosclerose.[20] O uso desta ferramenta aconteceu inicialmente na cardiologia invasiva e comprovou-se, em ensaios randomizados, que ela levava a menor número de revascularizações ao mesmo tempo em que implicava significativa redução no número de eventos e de custo, quando comparada à decisão terapêutica baseada apenas na análise da cinecoronariografia.[21] Tais resultados despertaram o interesse na aplicação mais disseminada e na tentativa de se obter o mesmo resultado a partir das tomografias das artérias coronárias.[22] Com o aprimoramento na qualidade de imagem, conseguida a partir da introdução dos equipamentos de 64 fileiras de detectores, e com o avanço da ciência da computação logrou-se sucesso na aplicação não invasiva deste teste.[22] Para tanto, lança-se mão de sofisticadas técnicas matemáticas de dinâmica de fluidos computacionais, reconstruindo toda a árvore arterial coronária, simulando-se condições de hiperemia a partir das equações de Navier-Stokes, extrapola-se a resolução espacial do método em reconstruções subvoxel de até 0,25 mm, criam-se modelos tridimensionais de todos os segmentos coronários e estima-se a demanda de fluxo conforme a massa miocárdica.[22] Assim como acontece com os exames invasivos, assume-se como valor normal resultados $\geq$ 0,8, isto é, acredita-se que lesões com resultado igual ou superior a este valor não provoquem isquemia.[4,22] Toda essa complexidade de cálculos ainda requer algumas horas para seu cálculo e os sistemas disponíveis, até o momento, não fornecem resultados imediatos, contudo ensaios randomizados foram feitos para definir se esta abordagem teria ou não potencial de aplicação clínica.[4]

O estudo DISCOVER-FLOW avaliou 103 pacientes e mostrou que a adoção da FFRct aumentava a acurácia do exame não invasivo em relação à análise anatômica isolada (área sob a curva de 0,90 vs. 0,75, p = 0,001).[23] O estudo NXT incluiu 254 pacientes que seriam submetidos à cinecoronariografia invasiva e que foram antes levados a tomografia, com a quantificação da FFFct. A análise funcional não melhorou a sensibilidade (86 vs. 94%) mas teve importante impacto sobre a especificidade (79 vs. 39%) e a acurácia (área sob a curva 0,90 vs. 0,81). O impacto do exame permaneceu alto mesmo nos casos em que havia obstruções intermediárias.[24] Recentemente, o estudo PLATFORM mostrou resultados de um ano de 584 pacientes com angina de recente começo, que foram randomizados para serem submetidos ou ao manejo habitual (287) ou à tomografia com o cálculo da FFRct (297). No final do período de acompanhamento, os dados obtidos em 581 indivíduos mostraram que não havia diferença em relação ao número de eventos adversos nos dois braços, mas o número de procedimentos invasivos e o custo eram significativamente menores nos pacientes submetidos à tomografia com FFRct.[25]

Comparações entre a tomografia com realização de estresse farmacológico e como cálculo de FFRct também já foram realizadas. Yang et al. realizaram nos mesmos 72 pacientes tomografia para avaliar anatomia, análise de perfusão pela tomografia e avaliação do FFRct. Eles encontraram vantagem da FFRct com exceção dos casos em que havia placas muito calcificadas, condição na qual o exame de perfusão com estresse farmacológico mostrou resultados superiores.[26] Já Coenen et al. determinaram em 74 pacientes que ambas as abordagens apresentavam resultados semelhantes, com discreta superioridade de sensibilidade para a FFRct (82 vs.73% da tomografia com estresse).[27] Por outro lado, eles concluíram que a utilização dos dois exames aumentava de modo relevante a acurácia dos resultados (0,85 vs. 0,78).[27] De qualquer modo, os trabalhos realizados incluíram pequenas amostras de pacientes e há necessidade de estudos mais expressivos para que se possam traçar conclusões definitivas.

A avaliação da reserva de fluxo fracionada por tomografia representou um notável avanço tecnológico que mostra resultados clínicos iniciais animadores. Caso novos trabalhos com populações maiores confirmem estas impressões, esta abordagem poderá vir a ser parte importante da avaliação diagnóstica de pacientes com suspeita de doença arterial coronariana, em especial por não implicar a injeção de volume adicional de contraste iodado, nem aumentar a exposição do paciente a maiores doses de radiação quando comparado com a tomografia habitual. Recentemente, *softwares* baseados em técnicas de inteligência artificial (incluindo *machine learning*) tornaram possível o cálculo da FFRct em computadores convencionais e em poucos minutos (15 a 20 minutos, Rochitte CE, comunicação pessoal). No entanto, estes novos aplicativos requerem aprovação de órgãos regulatórios no Brasil e não estão diponíveis para uso clínico rotineiro.

Avaliação da perfusão miocárdica por ressonância magnética

A resolução temporal e a resolução de contraste da ressonância são muito superiores à sua resolução espacial, em virtude disto, desde o princípio de sua aplicação clínica, suas contribuições mais significativas encontram-se no terreno das avaliações funcionais e da caracterização tecidual. Tentativas de avaliar as artérias coronárias por ressonância ainda não atingiram o mesmo patamar de excelência vista no caso da tomografia, mas a potencialidade do método para ocupar lugar destacado na pesquisa de isquemia miocárdica é clara há mais de 2 décadas.[1] Empregando técnicas de estresse farmacológico, a ressonância permite a identificação de áreas hipoperfundidas com grande precisão e que têm impacto na decisão clínica e no manejo terapêutico de pacientes com suspeita de doença arterial coronariana.[1] Ademais, ao contrário do que habitualmente se acredita, o exame pode ser feito na maior parte dos equipamentos comercialmente disponíveis, em períodos de duração aceitáveis e em custos competitivos com outras técnicas de pesquisa não invasiva de isquemia.[1,28]

Perfusão miocárdica por ressonância magnética: aspectos técnicos

O diagnóstico de isquemia pela ressonância pode ser feito tanto pela presença de áreas de hipoperfusão como pela existência de defeitos de contratilidade induzidos pelo agente estressor, sendo a importância relativa destes dependente do agente estressor escolhido. No caso de se empregar fármacos vasodilatadores, o encontro de hipocinesias transitórias é mais rara, embora dê maior especificidade ao teste quando presentes e o que se busca encontrar é, basicamente, o defeito de opacificação de paredes miocárdicas que sejam irrigadas por vasos obstruídos. No caso de se utilizar dipiridamol, adenosina ou regadenoson, o protocolo básico (Figura 5) inicia-se com a realização de séries dinâmicas em cinerressonância no eixo curto e no plano de quatro câmaras, de modo a permitir a análise da função ventricular e da dinâmica de funcionamento das valvas cardíacas. Em seguida é feito o estímulo farmacológico e são obtidas séries dinâmicas durante a injeção de contraste paramagnético. Opcionalmente, podem ser realizadas aquisições dinâmicas na tentativa de encontrar anormalidades da contratilidade regional induzidas pelo agente estressor, como já discutido em outra seção de raro surgimento com o uso desta classe de fármacos. O próximo passo inclui a reversão da isquemia com a injeção de aminofilina endovenosa, etapa obrigatória quando se utiliza dipiridamol e por vezes dispensável quando se utiliza adenosina ou regadenoson e realiza-se então nova injeção do contraste paramagnético, para documentar a perfusão miocárdica em repouso. A etapa final compreende a aquisição das séries de realce tardio para o diagnóstico de áreas de necrose ou fibrose, que tem elevado poder preditivo positivo para o diagnóstico de doença coronariana e ajuda a definir se há ou não viabilidade em territórios isquêmicos.[1, 28]

No caso de se empregar a dobutamina, adquirem-se imagens de cinerressonância pelo menos no plano do eixo curto e de quatro câmaras e, em seguida, dá-se início à injeção de dobutamina. São feitos incrementos de doses a cada 3 minutos, 5, 10, 20, 30 e 40 µg/kg/min com aquisição de imagens de

cinerressonância, habitualmente também no plano eixo curto antes de cada mudança de dose. Se o paciente não apresentar sintomas, o exame prossegue até que se atinja a frequência cardíaca alvo, que corresponde a 85% da frequência cardíaca máxima (220 – idade). Caso a frequência cardíaca alvo não seja atingida com a dose máxima (40 µg/kg/min), recomenda-se o uso de pequenas doses de atropina em bolo (0,25 mg até o máximo de 1 mg) para aumentar a frequência cardíaca (Figura 6). Alguns autores recomendam injetar o meio de contraste paramagnético, para avaliar defeitos de perfusão, bem como para pesquisar a existência de realce tardio, contudo, tais séries são opcionais, uma vez que o objetivo deste protocolo é encontrar defeitos de contratilidade transitórios, que traduziriam a existência de estenoses significativas nas artérias coronárias.[1,28,29]

Embora não seja assunto específico deste capítulo, é importante lembrar que a análise da perfusão miocárdica pela ressonância exige o uso do meio de contraste paramagnético e isso exige cuidado em pacientes com insuficiência renal. A despeito do fato de que a nefrotoxicidade do gadolínio seja expressivamente menor do que a do contraste iodado, nos pacientes que estejam em tratamento dialítico ou nos casos em que o ritmo de filtração glomerular seja inferior a 30 mL/min pode haver o desenvolvimento de fibrose nefrogênica sistêmica, uma doença potencialmente grave, com alta taxa de le-

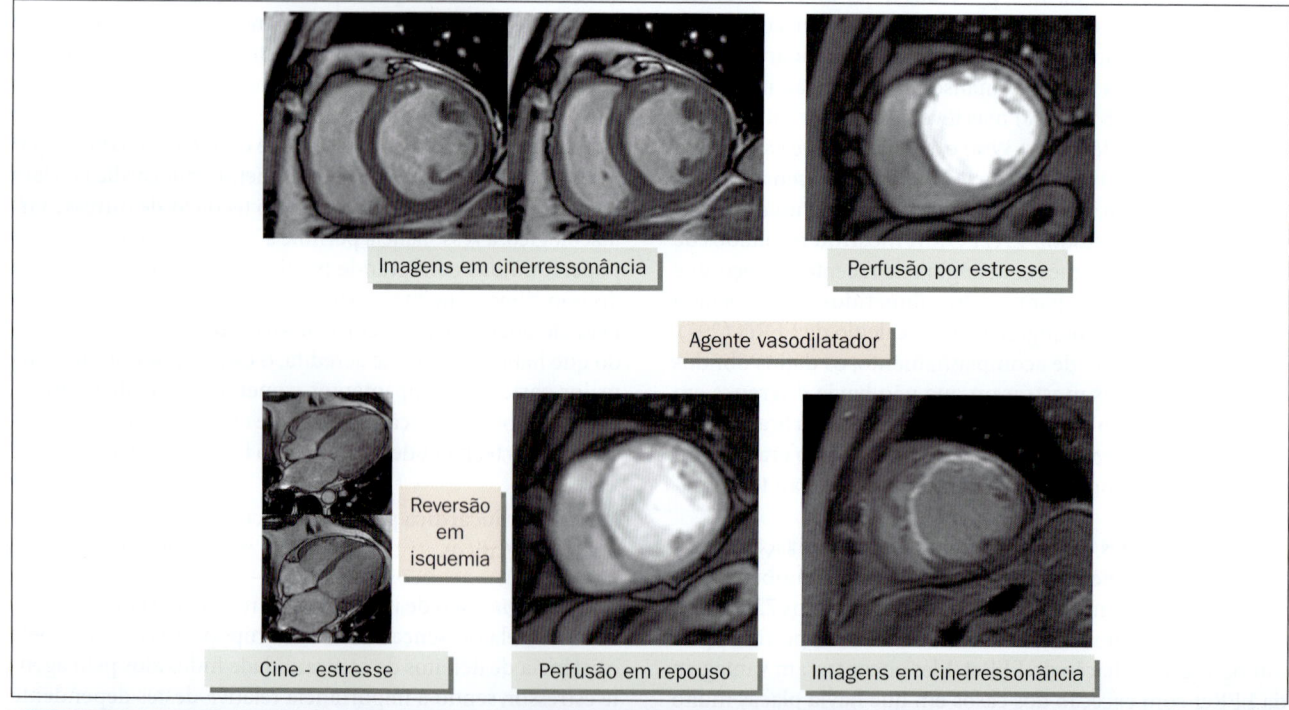

Imagens em cinerressonância

Perfusão por estresse

Agente vasodilatador

Reversão em isquemia

Cine - estresse

Perfusão em repouso

Imagens em cinerressonância

Figura 5 Protocolo para avaliação de isquemia por ressonância. Inicialmente são obtidas imagens dinâmicas em repouso para avaliação da função contrátil global e segmentar. Em seguida se administra o fármaco a ser usado (dipiridamol, adenosina ou regadenoson) e se obtêm imagens para analisar a perfusão miocárdica, reduzida no caso desta figura, na parede septal. Opcionalmente, podem-se obter imagens de cinerressonância para avaliar se há, ou não, alterações da contratilidade segmentar induzida pelo estresse. O próximo passo, em especial quando se utiliza o dipiridamol, é reverter a isquemia, com a injeção de aminofilina e se obtêm imagens de repouso. A última etapa, feita cerca de 10 a 15 minutos após a injeção da segunda dose de contraste paramagnético, é a aquisição de imagens de realce tardio que, no caso deste exemplo, mostram imagem compatível com infarto prévio na parede anterior e septal.

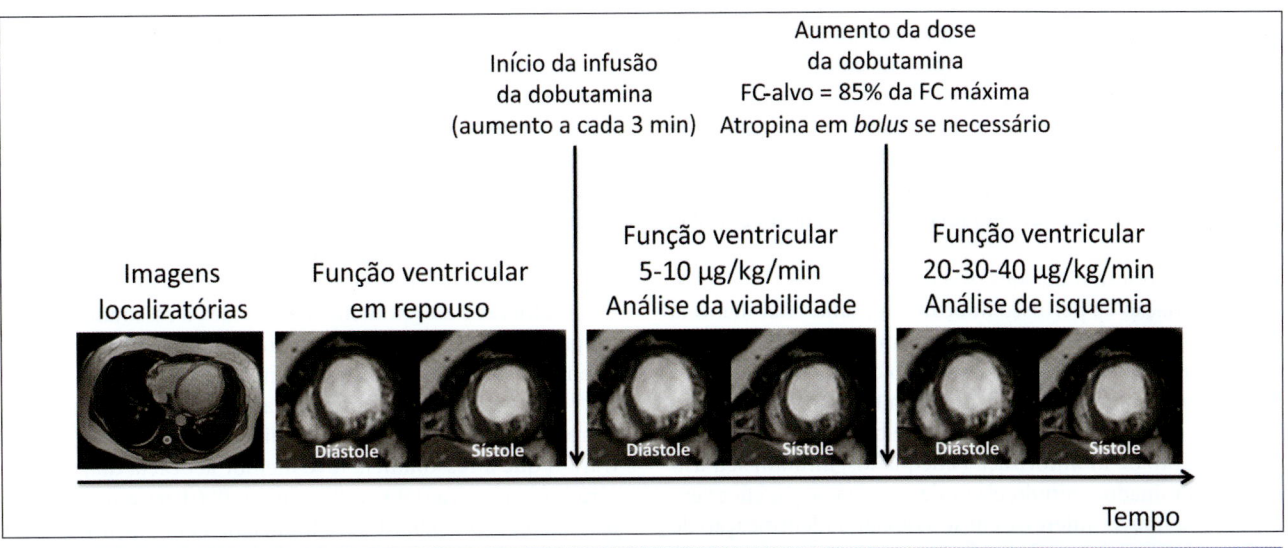

Figura 6 Fases do protocolo de ressonância magnética cardíaca sob estresse farmacológico com dobutamina.

talidade.[1] Nos últimos anos, porém, esta entidade tornou-se extremamente rara, ao menos em parte após a melhor seleção de pacientes e na eliminação do uso clínico de contrastes de cadeia linear que eram mais associados à liberação do metal paramagnético em tempos relativamente curtos, um dos elementos creditados importantes na etiopatogenia desta entidade. Novos contrastes baseados em gadolínio com macromolécula quelante de conformação macrocíclica promovem ligação forte e duradoura do gadolínio na macromolécula, promovendo sua eliminação mais segura.[30]

Da mesma forma, ao selecionar o paciente para o estudo por tomografia, é importante pesquisar se ele apresenta, ou não, alguma contraindicação para a realização de ressonância magnética (Tabela 1).[1]

Tabela 1 Contraindicações e dúvidas comuns em cardiologia para exames de ressonância magnética cardíaca

Não podem realizar exames	Podem realizar exames
Portadores de marca-passo	Pacientes com *stents* coronarianos (mesmo na fase aguda)
Portadores de desfibriladores implantados	Portadores de próteses valvares (biológicas e metálicas)
Pacientes com clipes cerebrais	Pacientes submetidos a cirurgias cardíacas com sutura de esterno
Pacientes com implantes cocleares	Pacientes com próteses de aorta
Fragmentos metálicos nos olhos	

* Uma lista completa de contraindicações e permissões pode ser encontrada no site <www.mrisafety.com>.

Pesquisa de isquemia miocárdica por ressonância: dobutamina

Nagel et al. publicaram um dos primeiros estudos relatando os achados com esta técnica, descrevendo os achados em 208 pacientes que foram submetidos a Doppler-ecocardiografia e a ressonância magnética com estresse por dobutamina. Eles relataram tanto a factibilidade como a segurança do procedimento e apontaram que a ressonância tinha maior sensibilidade (86,2 vs. 74,3%) e especificidade (85,7 vs. 69,8%), concluindo que o exame apresentava grande potencial de uso clínico.[31] Rerkpattanapipat et al. avaliaram a contribuição potencial deste exame para avaliar 107 pacientes que seriam submetidos a cirurgia não cardíaca e que mostravam fatores de risco para a presença de doença arterial coronariana. Eles compararam os resultados deste exame com a Doppler-ecocardiografia também feita por estresse com dipiridamol e concluíram que a ressonância mostrava resultados favoráveis e era um preditor independente de eventos, no caso de detectar isquemia[32]. Jahnke e associados mostraram que a ressonância feita com estresse por dobutamina tinha também alto valor prognóstico. Acompanhando pacientes submetidos a este exame por 3 anos, eles encontraram 3,3% de eventos adversos (morte cardíaca e infarto do miocárdio) nos pacientes sem alterações da contratilidade segmentar induzidas pela dobutamina. Já nos casos em que o agente estressor induzia defeitos transitórios, essa taxa subia para 18,8% naqueles com exames alterados.[33]

O impacto sobre o prognóstico tardio dos resultados da ressonância com dobutamina foram avaliados em 1.369 pacientes submetidos ao exame e seguidos por 44 ± 24 meses. Eventos adversos incidiram sobre 301 pacientes, sendo em 3,1% dos pacientes sem defeito de contratilidade induzido pela dobutamina e em 8,0% dos pacientes com resultado positivo para isquemia. Por outro lado, os pacientes com isquemia induzida pela dobutamina que foram submetidos a revascularização precoce mostraram taxa de eventos reduzida (3,2%).[34]

Metanálise publicada em 2017 confirmou os bons resultados obtidos com essa abordagem; revendo os resultados de 14 estudos, eles encontraram sensibilidade de 0,83 (IC 95%; 0,79-0,88) e especificidade de 0,86 (IC 95%; 0,81-0,91).[35] A exemplo de Gebker et al., estes autores também recomendam que o exame inclua a injeção do meio de contraste paramagnético para avaliar a perfusão, desta forma aumentado a acurácia em particular em pacientes que possam apresentar algum defeito basal da mobilidade regional, como acontece quando há bloqueio de ramo esquerdo.[35,36] A metanálise confirmou também os bons resultados em relação ao prognóstico tardio, mostrando que a taxa de eventos anual de pacientes sem defeitos de contração induzidos pela dobutamina é de 1,3%.[35]

A avaliação da perfusão miocárdica usando dobutamina é um exame seguro, que oferece informações diagnósticas e prognósticas relevantes para o manejo clínico dos pacientes e que permite identificar pacientes de alto risco. Alguns fatores práticos, como disponibilidade de bombas de infusão e equipamento de monitorização adequados, limitam seu uso mais disseminado, contudo, ela pode ser uma opção eficaz em especial se houver interesse em se associar a identificação de defeitos de contração e de perfusão concomitantemente.

Pesquisa de isquemia miocárdica por ressonância: fármacos vasodilatadores

A pesquisa de isquemia miocárdica por meio de estudos de ressonância magnética empregando fármacos vasodilatadores já era realizada nos primeiros anos de aplicação clínica do método em cardiologia. Trabalhos iniciais utilizando dipiridamol e comparando os resultados deste exame com outras formas de análise da perfusão miocárdica já mostravam o potencial clínico desta abordagem.[37] A despeito de a tecnologia da época estar ainda nas fases iniciais de desenvolvimento, metanálises realizadas na primeira década do século XXI já apontavam resultados favoráveis e estimulavam tanto a realização de novas pesquisas como o uso clínico do exame, em especial no caso de pacientes nos quais se desejava evitar o uso de radiação e nos quais se previa que o esforço físico não atingiria a eficácia desejada.[38] Além disso, experiências multicêntricas internacionais ajudaram a padronizar a técnica do exame, definir a dose de contraste paramagnético a ser utilizada de modo a conseguir a melhor qualidade de imagem e a padronizar a interpretação dos resultados.[39]

Os bons resultados iniciais foram confirmados pelo estudo multicêntrico MR-IMPACT, que selecionou 234 pacientes para serem submetidos à cintilografia ou à ressonância de primeira passagem. Os autores definiram a presença de doença coronariana como a existência de obstruções > 50% em pelo menos uma artéria coronária e encontraram desempenho satisfatório da ressonância (área sob a curva 0,86 +/- 0,06 vs. 0,75 +/- 0,09 da cintilografia.[40] Achados favoráveis à ressonância também foram apresentados em grande registro multicêntrico, que analisou 1.722 pacientes demonstrando mais uma vez que havia correlação entre as anormalidades encontradas e a ocorrência de eventos adversos.[41] Contudo, esse registro chamou a atenção para alguns elementos em particular. Revascularização orientada pelos resultados da ressonância reduzia de modo significativo o número de eventos (7% vs. 26%, p = 0,0004). Este estudo também destacou que a presença de realce tardio de padrão isquêmico, que indica a existência de necrose ou fibrose, aumentava tanto a acurácia diagnóstica como o poder prognóstico do exame.[41]

Por sua vez, o MR-IMPACT II incluiu 533 pacientes num ensaio multicêntrico e que utilizou magnetos de diferentes fabricantes, utilizou uma vez mais a angiografia invasiva como o exame padrão-ouro para encontrar doença arterial coronariana obstrutiva e mostrou que a cintilografia cursou com maior especificidade e a ressonância com maior sensibilidade.[42] Outro estudo multicêntrico, o CE-MARC que incluiu 235 mulheres e 393 homens, submetidos a ressonância, cintilografia e usando como padrão-ouro para o diagnóstico de doença coronariana obstrutiva também a cinecoronariografia.[43] Os autores empregaram todas as técnicas diagnósticas da ressonância, incluindo a pesquisa de realce tardio e mostraram que a ressonância teve melhor acurácia diagnóstica (área sob a curva 0,90 vs. 0,67, p < 0,0001 para mulheres e 0,89 vs. 0,74, p < 0,0001 para homens), melhor sensibilidade (86,5% vs. 66,5%) e especificidade (83,4% vs. 82,6%) e ao se considerar apenas as imagens de perfusão os resultados em mulheres eram superiores aos da cintilografia.[43,44] Ainda mais relevantes foram os resultados tardios, relatando a incidência de eventos tardios nos 628 pacientes que completaram ao menos 5 anos de evolução e haviam sido submetidos a cintilografia, ressonância e cinecoronariografia invasiva.[45] Os autores relataram que a presença de anormalidade era preditora de eventos adversos tanto pela cintilografia (razão de chance 1,62) como pela ressonância (razão de chance 2,77), mas apenas a ressonância permaneceu como preditor da evolução clínica após o ajuste para outras variáveis, incluindo fatores de risco cardiovascular, a estratificação de risco inicial, o tratamento no momento da inclusão no estudo e o resultado do estudo angiográfico.[45]

Outros confirmaram a eficácia do método bem como deixaram clara a utilidade de outras informações que a ressonância pode trazer, além da análise da opacificação do miocárdio e de trazer avanços tecnológicos e metodológicos que poderiam aprimorar ainda mais os resultados deste exame. Mather demonstrou a propriedade do diagnóstico de lesões na microcirculação por ressonância, tanto para o diagnóstico como para a estratificação de risco em pacientes com doença coronariana, fato confirmado em estudos subsequentes.[28,35,46] Buckert et al. mostraram, em 845 pacientes investigados por suspeita clínica de doença coronariana, que a presença de realce tardio levava a re-estratificação do risco estimado clinicamente, independentemente de haver ou não história de infarto prévio[47]. Surgiram dados demonstrando que a realização de técnicas tridimensionais, a análise quantitativa dos resultados e a determinação da carga isquêmica global pela ressonância eram factíveis e têm potencial de aplicação clínica.[28,48-50] O estudo multicêntrico EXACT renovou as tentativas de realizar o exame sob esforço físico, realizando 223 exames em pacientes cujo estresse foi realizado após atividade física em esteiras compatíveis com o ambiente da ressonância.[51] Tais avanços estimulam a se continuar a pesquisar e procurar desenvolver o método, mas, por outro lado, consegue-se hoje um volume de evidências que justifica a maior aplicação do exame na prática.

Vincenti et al. pesquisaram isquemia por ressonância em 1.024 pacientes consecutivos. Os autores analisaram a existência de defeitos de perfusão, a existência de realce tardio e de lesões de microcirculação e consideraram o número de segmentos comprometidos, num modelo de 16 segmentos.[52] Eles demonstraram que a presença de alterações em pelo menos 1,5 segmentos associava-se com pior prognóstico e identificava casos que se beneficiariam de procedimentos de revascularização.[52] Além das vantagens clínicas, Moschetti et al. analisaram 3.647 pacientes e demonstrou que a associação entre avaliação de isquemia por ressonância e cinecoronariografia quando comparada à combinação de cinecoronariografia e determinação invasiva da reserva de fluxo fracionada mostrava resultados equivalentes, acompanhada de redução de custos, em especial nos pacientes de risco intermediário.[53]

Finalmente, estudo de Heitner et al. mostrou resultados de grande impacto, ao divulgar a contribuição da ressonância em 9.151 pacientes consecutivos, recrutados em 7 centros diferentes e acompanhados por um período de mediana de 5 anos, levando a um acompanhamento de 48.000 pacientes-ano.[54] Os autores encontraram resultados indicativos de isquemia em 4.743 casos e apontaram que a ressonância aprimorou a capacidade de prever mortes em dois modelos distintos, melhorou a estratificação de risco em 11,4% (IC 95%; 7,3-136, p < 0,001) e permanecia como preditor independente de óbito após ajuste para sexo, idade e fatores de risco para doença arterial coronariana e naqueles com fração de ejeção normal e com fração de ejeção alterada.[54]

A detecção não invasiva de DAC em mulheres tem sido um desafio, em decorrência de diversos fatores que incluem a atenuação causada pelas mamas, a menor dimensão do coração e a baixa tolerância ao exercício.[55-57] A ressonância magnética cardíaca (RMC) permite acessar a função cardíaca, avaliar a presença de infarto e viabilidade miocárdica com alta resolução espacial e contraste tissular, além de permitir a avaliação da perfusão miocárdica com elevada resolução espacial, permitindo a avaliação de pequenos defeitos de perfusão ou de defeitos de perfusão subendocárdicos, situações que frequentemente estão presentes em pacientes do sexo feminino ou em pacientes com alteração nos testes de estresse e coronárias normais.[58,59] Nesse sentido RMC com estresse[6,60] é um método com elevada sensibilidade e especificidade para o diagnóstico de DAC com repercussão hemodinâmica em ambos o sexos, incluindo mulheres com suspeita clínica de isquemia miocárdica, possuindo robusto papel prognóstico para predizer eventos cardíacos, incluindo morte, para ambos os sexos, sendo que pacientes sem evidência de isquemia miocárdica pela RMC apresentam muito baixo risco para eventos adversos cardíacos.

A avaliação da perfusão miocárdica por ressonância usando agentes vasodilatadores é um método consagrado, seguro, com impacto no manejo clínico e com resultado custo-benefício favorável ao ser comparada com outras modalidades. Evidências sólidas, baseadas em grande número de publicações que abordaram grandes populações, sustentam estas conclusões e estimulam a ampliação de seu uso clínico. O fato de o exame ser realizado sem o uso de radiação ionizante o torna seguro para o acompanhamento evolutivo, quando há a necessidade de se repetir avaliações ocasionalmente, e dá apelo adicional à ampliação de sua utilização prática.

Resumo

A avaliação da perfusão miocárdica ainda é um dado fundamental para o manejo de pacientes com doença arterial coronariana e o diagnóstico de isquemia pode ser feito por exames não invasivos que podem empregar estímulos físicos ou farmacológicos para detectar defeitos de perfusão. Ressonância magnética e tomografia podem fazer este tipo de análise, em especial com o uso de estresse farmacológicos seja com agentes que aumentam o trabalho cardíaco, em especial a dobutamina, pouco empregada em tomografia, seja com fármacos vasodilatadores. A análise de perfusão miocárdica por tomografia compreende um exame de duas fases, uma para o estudo da anatomia e outra feita após o estresse farmacológico, sendo opcional a sequência em que estas imagens são feitas, dependendo do centro. Esta abordagem já foi validada em diferentes estudos, inclusive em trabalho multicêntrico, e pode ser usada na prática clínica, em especial quando há placas de difícil caracterização unicamente pela abordagem anatômica. Outra opção para definir a relevância hemodinâmica de estenoses coronárias se dá por meio da medida da reserva de fluxo fracionada por tomografia, que tem a vantagem adicional de obter os dados de anatomia e função num único registro. Este tipo de análise já mostrou melhorar a acurácia do exame e identificar casos de maior gravidade, que se beneficiariam de tratamento intervencionista, reduzindo custos e pode ter maior aplicação prática à medida que a tecnologia progride.

A análise de isquemia por ressonância já é disponível há algumas décadas e tem papel comprovado em diferentes estudos por ser útil para diagnosticar isquemia, identificar casos de maior gravidade e por aprimorar a estratificação de risco de pacientes com suspeita clínica de doença coronariana. Seus resultados não são inferiores aos da análise invasiva da reserva de fluxo fracionada e o manejo de pacientes baseados em seus resultados mostra relação custo-benefício favorável. Além disso, por se tratar de exame que dispensa o uso de radiação, é uma opção segura para o acompanhamento evolutivo deste grupo de pacientes.

Referências bibliográficas

1. Sara L, Szarf G, Tachibana A, Shiozaki AA, Villa AV, de Oliveira AC, et al. II Guidelines on cardiovascular magnetic resonance and computed tomography of the Brazilian Society of Cardiology and the Brazilian College of Radiology. Arq Brasil Cardiol. 2014;103(6 Suppl 3):1-86.
2. Cesar LA, Mansur Ade P, Ferreira JF. Executive summary of the Guidelines on stable coronary disease. Arq Brasil Cardiol. 2015;105(4):328-38.
3. Beaudry RI, Samuel TJ, Wang J, Tucker WJ, Haykowsky MJ, Nelson MD. Exercise cardiac magnetic resonance imaging: a feasibility study and meta-analysis. Am J Physiol Regul Integr Comp Physiol. 2018;315(4):R638-R45.
4. Seitun S, De Lorenzi C, Cademartiri F, Buscaglia A, Travaglio N, Balbi M, et al. CT myocardial perfusion imaging: a new frontier in cardiac imaging. Biomed Res Int. 2018;2018:7295460.

5. Henzlova MJ, Duvall WL, Einstein AJ, Travin MI, Verberne HJ. ASNC imaging guidelines for SPECT nuclear cardiology procedures: Stress, protocols, and tracers. J Nucl Cardiol. 2016;23(3):606-39.

6. Coelho-Filho OR, Rickers C, Kwong RY, Jerosch-Herold M. MR myocardial perfusion imaging. Radiology. 2013;266(3):701-15.

7. Neglia D, Rovai D, Caselli C, Pietila M, Teresinska A, Aguade-Bruix S, et al. Detection of significant coronary artery disease by noninvasive anatomical and functional imaging. Circ Cardiovasc Imaging. 2015;8(3).

8. Investigators S-H, Newby DE, Adamson PD, Berry C, Boon NA, Dweck MR, et al. Coronary CT angiography and 5-year risk of myocardial infarction. N Engl J Med. 2018;379(10):924-33.

9. Danad I, B OH, Min JK. Dual-energy computed tomography for detection of coronary artery disease. Expert Rev Cardiovasc Ther. 2015;13(12):1345-56.

10. Ho KT, Ong HY, Tan G, Yong QW. Dynamic CT myocardial perfusion measurements of resting and hyperaemic blood flow in low-risk subjects with 128-slice dual-source CT. Eur Heart J Cardiovasc Imaging. 2015;16(3):300-6.

11. Blankstein R, Shturman LD, Rogers IS, Rocha-Filho JA, Okada DR, Sarwar A, et al. Adenosine-induced stress myocardial perfusion imaging using dual-source cardiac computed tomography. J Am Coll Cardiol. 2009;54(12):1072-84.

12. Rocha-Filho JA, Blankstein R, Shturman LD, Bezerra HG, Okada DR, Rogers IS, et al. Incremental value of adenosine-induced stress myocardial perfusion imaging with dual-source CT at cardiac CT angiography. Radiology. 2010;254(2):410-9.

13. Magalhaes TA, Cury RC, Pereira AC, Moreira Vde M, Lemos PA, Kalil-Filho R, et al. Additional value of dipyridamole stress myocardial perfusion by 64-row computed tomography in patients with coronary stents. J Cardiovasc Comput Tomogr. 2011;5(6):449-58.

14. Rochitte CE, George RT, Chen MY, Arbab-Zadeh A, Dewey M, Miller JM, et al. Computed tomography angiography and perfusion to assess coronary artery stenosis causing perfusion defects by single photon emission computed tomography: the CORE320 study. Eur Heart J. 2014;35(17):1120-30.

15. Chen MY, Rochitte CE, Arbab-Zadeh A, Dewey M, George RT, Miller JM, et al. Prognostic value of combined CT angiography and myocardial perfusion imaging versus invasive coronary angiography and nuclear stress perfusion imaging in the prediction of major adverse cardiovascular events: The CORE320 Multicenter Study. Radiology. 2017;284(1):55-65.

16. Cury RC, Kitt TM, Feaheny K, Blankstein R, Ghoshhajra BB, Budoff MJ, et al. A randomized, multicenter, multivendor study of myocardial perfusion imaging with regadenoson CT perfusion vs single photon emission CT. J Cardiovasc Comput Tomogr. 2015;9(2):103-12 e1-2.

17. Sorgaard MH, Linde JJ, Kuhl JT, Kelbaek H, Hove JD, Fornitz GG, et al. Value of myocardial perfusion assessment with coronary computed tomography angiography in patients with recent acute-onset chest pain. JACC Cardiovasc Imaging. 2018;11(11):1611-21.

18. Meinel FG, Ebersberger U, Schoepf UJ, Lo GG, Choe YH, Wang Y, et al. Global quantification of left ventricular myocardial perfusion at dynamic CT: feasibility in a multicenter patient population. AJR Am J Roentgenol. 2014;203(2):W174-80.

19. Rossi A, Dharampal A, Wragg A, Davies LC, van Geuns RJ, Anagnostopoulos C, et al. Diagnostic performance of hyperaemic myocardial blood flow index obtained by dynamic computed tomography: does it predict functionally significant coronary lesions? Eur Heart J Cardiovasc Imaging. 2014;15(1):85-94.

20. Pijls NH, De Bruyne B, Peels K, Van Der Voort PH, Bonnier HJ, Bartunek JKJJ, et al. Measurement of fractional flow reserve to assess the functional severity of coronary-artery stenoses. N Engl J Med. 1996;334(26):1703-8.

21. Pijls NH, van Schaardenburgh P, Manoharan G, Boersma E, Bech JW, van't Veer M, et al. Percutaneous coronary intervention of functionally nonsignificant stenosis: 5-year follow-up of the DEFER Study. J Am Coll Cardiol. 2007;49(21):2105-11.

22. Min JK, Taylor CA, Achenbach S, Koo BK, Leipsic J, Norgaard BL, et al. Noninvasive fractional flow reserve derived from coronary CT angiography: clinical data and scientific principles. JACC Cardiovasc Imaging. 2015;8(10):1209-22.

23. Koo BK, Erglis A, Doh JH, Daniels DV, Jegere S, Kim HS, et al. Diagnosis of ischemia-causing coronary stenoses by noninvasive fractional flow reserve computed from coronary computed tomographic angiograms. Results from the prospective multicenter DISCOVER-FLOW (Diagnosis of Ischemia-Causing Stenoses Obtained Via Noninvasive Fractional Flow Reserve) study. J Am Coll Cardiol. 2011;58(19):1989-97.

24. Norgaard BL, Leipsic J, Gaur S, Seneviratne S, Ko BS, Ito H, et al. Diagnostic performance of noninvasive fractional flow reserve derived from coronary computed tomography angiography in suspected coronary artery disease:

25. the NXT trial (Analysis of Coronary Blood Flow Using CT Angiography: Next Steps). J Am Coll Cardiol. 2014;63(12):1145-55.

25. Douglas PS, De Bruyne B, Pontone G, Patel MR, Norgaard BL, Byrne RA, et al. 1-Year outcomes of FFRCT-guided care in patients with suspected coronary disease: The PLATFORM Study. J Am Coll Cardiol. 2016;68(5):435-45.

26. Yang DH, Kim YH, Roh JH, Kang JW, Ahn JM, Kweon J, et al. Diagnostic performance of on-site CT-derived fractional flow reserve versus CT perfusion. Eur Heart J Cardiovasc Imaging. 2017;18(4):432-40.

27. Coenen A, Rossi A, Lubbers MM, Kurata A, Kono AK, Chelu RG, et al. Integrating CT myocardial perfusion and CT-FFR in the work-up of coronary artery disease. JACC Cardiovasc Imaging. 2017;10(7):760-70.

28. Hendel RC, Friedrich MG, Schulz-Menger J, Zemmrich C, Bengel F, Berman DS, et al. CMR First-pass perfusion for suspected inducible myocardial ischemia. JACC Cardiovasc Imaging. 2016;9(11):1338-48.

29. Le TT, Huang W, Bryant JA, Cook SA, Chin CW. Stress cardiovascular magnetic resonance imaging: current and future perspectives. Expert Rev Cardiovasc Ther. 2017;15(3):181-9.

30. Marti-Bonmati L, Marti-Bonmati E. Retention of gadolinium compounds used in magnetic resonance imaging: a critical review and the recommendations of regulatory agencies. Radiologia. 2017;59(6):469-77.

31. Nagel E, Lehmkuhl HB, Bocksch W, Klein C, Vogel U, Frantz E, et al. Noninvasive diagnosis of ischemia-induced wall motion abnormalities with the use of high-dose dobutamine stress MRI: comparison with dobutamine stress echocardiography. Circulation. 1999;99(6):763-70.

32. Rerkpattanapipat P, Morgan TM, Neagle CM, Link KM, Hamilton CA, Hundley WG. Assessment of preoperative cardiac risk with magnetic resonance imaging. Am J Cardiol. 2002;90(4):416-9.

33. Jahnke C, Nagel E, Gebker R, Kokocinski T, Kelle S, Manka R, et al. Prognostic value of cardiac magnetic resonance stress tests: adenosine stress perfusion and dobutamine stress wall motion imaging. Circulation. 2007;115(13):1769-76.

34. Kelle S, Chiribiri A, Vierecke J, Egnell C, Hamdan A, Jahnke C, et al. Long-term prognostic value of dobutamine stress CMR. JACC Cardiovasc Imaging. 2011;4(2):161-72.

35. Foley JR, Plein S, Greenwood JP. Assessment of stable coronary artery disease by cardiovascular magnetic resonance imaging: current and emerging techniques. World J Cardiol. 2017;9(2):92-108.

36. Gebker R, Frick M, Jahnke C, Berger A, Schneeweis C, Manka R, et al. Value of additional myocardial perfusion imaging during dobutamine stress magnetic resonance for the assessment of intermediate coronary artery disease. Int J Cardiovasc Imaging. 2012;28(1):89-97.

37. Pennell DJ, Underwood SR, Ell PJ, Swanton RH, Walker JM, Longmore DB. Dipyridamole magnetic resonance imaging: a comparison with thallium-201 emission tomography. Br Heart J. 1990;64(6):362-9.

38. Muhling O, Jerosch-Herold M, Nabauer M, Wilke N. Assessment of ischemic heart disease using magnetic resonance first-pass perfusion imaging. Herz. 2003;28(2):82-9.

39. Giang TH, Nanz D, Coulden R, Friedrich M, Graves M, Al-Saadi N, et al. Detection of coronary artery disease by magnetic resonance myocardial perfusion imaging with various contrast medium doses: first European multi-centre experience. Eur Heart J. 2004;25(18):1657-65.

40. Schwitter J, Wacker CM, van Rossum AC, Lombardi M, Al-Saadi N, Ahlstrom H, et al. MR-IMPACT: comparison of perfusion-cardiac magnetic resonance with single-photon emission computed tomography for the detection of coronary artery disease in a multicentre, multivendor, randomized trial. Eur Heart J. 2008;29(4):480-9.

41. Bodi V, Husser O, Sanchis J, Nunez J, Monmeneu JV, Lopez-Lereu MP, et al. Prognostic implications of dipyridamole cardiac MR imaging: a prospective multicenter registry. Radiology. 2012;262(1):91-100.

42. Schwitter J, Wacker CM, Wilke N, Al-Saadi N, Sauer E, Huettle K, et al. MR-IMPACT II: Magnetic Resonance Imaging for Myocardial Perfusion Assessment in Coronary artery disease Trial: perfusion-cardiac magnetic resonance vs. single-photon emission computed tomography for the detection of coronary artery disease: a comparative multicentre, multivendor trial. Eur Heart J. 2013;34(10):775-81.

43. Greenwood JP, Motwani M, Maredia N, Brown JM, Everett CC, Nixon J, et al. Comparison of cardiovascular magnetic resonance and single-photon emission computed tomography in women with suspected coronary artery disease from the Clinical Evaluation of Magnetic Resonance Imaging in Coronary Heart Disease (CE-MARC) Trial. Circulation. 2014;129(10):1129-38.

44. Greenwood JP, Maredia N, Younger JF, Brown JM, Nixon J, Everett CC, et al. Cardiovascular magnetic resonance and single-photon emission computed

tomography for diagnosis of coronary heart disease (CE-MARC): a prospective trial. Lancet. 2012;379(9814):453-60.

45. Greenwood JP, Herzog BA, Brown JM, Everett CC, Nixon J, Bijsterveld P, et al. Prognostic value of cardiovascular magnetic resonance and single-photon emission computed tomography in suspected coronary heart disease: long-term follow-up of a prospective, diagnostic Accuracy Cohort Study. Ann Intern Med. 2016.

46. Mather AN, Lockie T, Nagel E, Marber M, Perera D, Redwood S, et al. Appearance of microvascular obstruction on high resolution first-pass perfusion, early and late gadolinium enhancement CMR in patients with acute myocardial infarction. J Cardiovasc Magn Reson. 2009;11:33.

47. Buckert D, Cieslik M, Tibi R, Radermacher M, Rottbauer W, Bernhardt P. Cardiac magnetic resonance imaging derived quantification of myocardial ischemia and scar improves risk stratification and patient management in stable coronary artery disease. Cardiol J. 2017;24(3):293-304.

48. Manka R, Paetsch I, Kozerke S, Moccetti M, Hoffmann R, Schroeder J, et al. Whole-heart dynamic three-dimensional magnetic resonance perfusion imaging for the detection of coronary artery disease defined by fractional flow reserve: determination of volumetric myocardial ischaemic burden and coronary lesion location. Eur Heart J. 2012;33(16):2016-24.

49. Manka R, Wissmann L, Gebker R, Jogiya R, Motwani M, Frick M, et al. Multicenter evaluation of dynamic three-dimensional magnetic resonance myocardial perfusion imaging for the detection of coronary artery disease defined by fractional flow reserve. Circ Cardiovasc Imaging. 2015;8(5).

50. Hussain ST, Paul M, Morton G, Schuster A, Chiribiri A, Perera D, et al. Correlation of fractional flow reserve with ischemic burden measured by cardiovascular magnetic resonance perfusion imaging. Am J Cardiol. 2017;120(11):1913-9.

51. Raman SV, Dickerson JA, Mazur W, Wong TC, Schelbert EB, Min JK, et al. Diagnostic performance of treadmill exercise cardiac magnetic resonance: The Prospective, Multicenter Exercise CMR's Accuracy for Cardiovascular Stress Testing (EXACT) Trial. J Am Heart Assoc. 2016;5(8).

52. Vincenti G, Masci PG, Monney P, Rutz T, Hugelshofer S, Gaxherri M, et al. Stress perfusion CMR in patients with known and suspected CAD: Prognostic Value and Optimal Ischemic Threshold for Revascularization. JACC Cardiovasc Imaging. 2017;10(5):526-37.

53. Moschetti K, Petersen SE, Pilz G, Kwong RY, Wasserfallen JB, Lombardi M, et al. Cost-minimization analysis of three decision strategies for cardiac revascularization: results of the "suspected CAD" cohort of the european cardiovascular magnetic resonance registry. J Cardiovasc Magn Reson. 2016;18:3.

54. Heitner JF, Kim RJ, Kim HW, Klem I, Shah DJ, Debs D, et al. Prognostic value of vasodilator stress cardiac magnetic resonance imaging: a multicenter study with 48000 patient-years of follow-up. JAMA Cardiol. 2019.

55. Kwok Y, Kim C, Grady D, Segal M, Redberg R. Meta-analysis of exercise testing to detect coronary artery disease in women. Am J Cardiol. 1999;83(5):660-6.

56. Mieres JH, Shaw LJ, Arai A, Budoff MJ, Flamm SD, Hundley WG, et al. Role of noninvasive testing in the clinical evaluation of women with suspected coronary artery disease: consensus statement from the Cardiac Imaging Committee, Council on Clinical Cardiology, and the Cardiovascular Imaging and Intervention Committee, Council on Cardiovascular Radiology and Intervention, American Heart Association. Circulation. 2005;111(5):682-96.

57. Hansen CL, Crabbe D, Rubin S. Lower diagnostic accuracy of thallium-201 SPECT myocardial perfusion imaging in women: an effect of smaller chamber size. J Am Coll Cardiol. 1996;28(5):1214-9.

58. Panting JR, Gatehouse PD, Yang GZ, Grothues F, Firmin DN, Collins P, et al. Abnormal subendocardial perfusion in cardiac syndrome X detected by cardiovascular magnetic resonance imaging. N Engl J Med. 2002;346(25):1948-53.

59. Pilz G, Klos M, Ali E, Hoefling B, Scheck R, Bernhardt P. Angiographic correlations of patients with small vessel disease diagnosed by adenosine-stress cardiac magnetic resonance imaging. J Cardiovasc Magn Reson. 2008;10:8.

60. Coelho-Filho OR, Seabra LF, Mongeon FP, Abdullah SM, Francis SA, Blankstein R, et al. Stress myocardial perfusion imaging by CMR provides strong prognostic value to cardiac events regardless of patient's sex. JACC Cardiovasc Imaging. 2011;4(8):850-61.

Capítulo 12

PET/CT em cardiologia

José Soares Junior
Nelisa Helena Rocha
Eduardo Flávio de Lacerda Marçal Filho

Pontos-chave

- Com o uso de radiofármacos de perfusão emissores de pósitron, é possível, além da avaliação da perfusão miocárdica relativa, a avaliação da função ventricular esquerda por meio do *gated*-PET e a avaliação quantitativa absoluta do fluxo sanguíneo miocárdico em repouso e sob estresse, permitindo o cálculo da reserva coronariana de forma não invasiva e padronizada.
- A tecnologia PET oferece modelos validados de cinética do traçador para a quantificação absoluta do fluxo sanguíneo miocárdico (mL/min/g) em repouso e sob estresse, de forma não invasiva.
- A quantificação absoluta do FSM e da RC melhora o diagnóstico de isquemia miocárdica e possibilita a reestratificação de risco de eventos sobre os dados clínicos, da perfusão miocárdica e funcionais do VE.
- Miocárdio hibernado consome glicose como substrato para produzir ATP.
- O PET/CT com ^{18}F-FDG (glicose marcada com flúor-18) é capaz de detectar o miocárdio hibernado por meio da avaliação de seu metabolismo glicolítico *in vivo*.
- A imagem do metabolismo glicolítico com ^{18}F-FDG é considerada o padrão-ouro para detecção do miocárdio hibernado, portanto viável.
- De forma geral, regiões que apresentam-se hipoperfundidas, mas com o metabolismo glicolítico preservado, encontram-se viáveis.
- Os exames de medicina nuclear podem ser realizados em pacientes com insuficiência renal e em portadores de implantes cardíacos metálicos.
- Em casos duvidosos ou inconclusivos, para endocardite infecciosa, o exame PET-CT com ^{18}F-FDG pode aumentar a sensibilidade de detecção quando associado aos critérios de Duke modificados. Com base nos resultados de estudos mais recentes, diretrizes como as da Sociedade Europeia de Cardiologia sugerem a inclusão do procedimento como critério maior no algoritmo diagnóstico da endocardite infecciosa (critérios de Duke modificados).

Introdução

A tomografia por emissão de pósitrons (PET) constitui modalidade de imagem que permite o estudo *in vivo* de diversos processos fisiológicos e patológicos, incluindo perfusão miocárdica, metabolismo, inervação, além da avaliação da função de receptores. Neste capítulo, serão apresentadas as principais aplicações clínicas da PET na cardiologia: estudos de perfusão com quantificação do fluxo sanguíneo miocárdico (FSM) e estudos de metabolismo glicolítico para pesquisa de viabilidade e processos infecciosos.

Nos últimos anos houve aumento significativo do número de equipamentos PET/CT no Brasil, constituídos por aparelhos híbridos de tomografia por emissão de pósitrons acoplada a tomografia computadorizada. Seu uso na avaliação de enfermidades cardiovasculares possui valor incremental em relação às modalidades convencionais de investigação por imagem, principalmente no contexto do paciente com doença arterial coronariana (DAC).

Instrumentação

Algumas características dos equipamentos PET aliadas a características dos radiofármacos emissores de pósitrons tornam essa tecnologia extremamente adequada para a avaliação *in vivo* de vários processos fisiológicos e patológicos: a) alta resolução espacial; b) alta sensibilidade e resolução de contraste, permitindo imagens de melhor qualidade; c) correção de atenuação precisa; d) alta resolução temporal (da ordem de segundos), permitindo a estimativa da mudança da concentração do radiofármaco e consequentemente a quantificação absoluta de parâmetros biológicos nos quais as concentrações da radioatividade no tecido são determinadas em unidade de radioatividade por unidade de massa,[1] como por exemplo na quantificação do FSM expressa em mL/min/g; e e) meia-vida curta e maior fração de extração miocárdica dos traçadores PET, permitindo imagens seriadas com rapidez, maior resolução de contraste e menor exposição à radiação.

A Figura 1 ilustra esquematicamente o princípio de aquisição de imagens PET.

Principais radiofármacos emissores de pósitrons

Dado o número crescente de radiotraçadores que podem ser aplicados em cardiologia, este capítulo apresentará apenas aqueles mais citados na literatura médica e abordará as aplicações clínicas mais relevantes, explorando principalmente os mais disponíveis no Brasil. A Tabela 1 resume os principais radiotraçadores emissores de pósitrons citados na literatura médica. Pode-se observar que a água marcada com oxigênio-15 e a amônia marcada com nitrogênio-13 possuem meia vida física curta e são produzidas em cíclotron, exigindo que sua produção seja feita no local onde será usado ou em sítio próximo ao de sua utilização, resultando em aumento do custo operacional. Por outro lado, radiofármacos marcados com flúor-18, embora também produzidos em cíclotron, possuem meia-vida física pouco mais longa, com logística mais fácil em relação ao transporte.[2] O rubídio-82, apesar de possuir meia vida física muito curta (76 s), tem a vantagem de ser produzido no local de utilização por meio de geradores de estrôncio-82, dispensando a utilização de cíclotron.

Principais aplicações clínicas

Perfusão miocárdica com PET/CT

A avaliação da perfusão miocárdica por meio de radiotraçadores de perfusão em equipamentos PET/CT oferece algumas vantagens sobre a tecnologia SPECT (*single photon emission computed tomography*), relacionadas ao equipamento e às características dos traçadores emissores de pósitron, descritas anteriormente. Os radiofármacos mais utilizados são ^{13}N-amônia e ^{82}Rb. O exame com tais agentes adquirido no equipamento PET/CT permite a avaliação da perfusão miocárdica relativa, avaliação da função ventricular esquerda por meio do *gated*-PET e a avaliação quantitativa do FSM (em mL/min/g) de repouso, FSM de estresse e o cálculo da reserva coronariana (RC). O exame é feito nas condições de repouso e sob estresse farmacológico com dipiridamol ou adenosina (fluxo hiperêmico) e tem duração total de cerca de 30 a 40 minutos. De modo geral, as imagens PET de perfusão miocárdica possuem sensibilidade, especificidade, acurácia e taxa de normalidade de cerca de 91%, 89%, 90% e 89 a 95%, respectivamente.[3] Esses valores são superiores aos observados com a tecnologia SPECT, em virtude da melhor qualidade. Isso significa, por exemplo, que caso o paciente apresente lesões triarteriais balanceadas o diagnóstico é feito de modo mais preciso pelo PET em relação ao SPECT. Além disso, a carga isquêmica obtida por meio das imagens de perfusão PET está fortemente relacionada à estratificação de risco em pacientes com doença coronariana, sendo que o risco anual de eventos maiores (infarto agudo do miocárdio e morte) passa de 0,4% quando o resultado é normal ou com alterações isquêmicas de pequena extensão (< 5% do ventrículo esquerdo [VE]) para 11,5% na presença de alterações isquêmicas de média e grande extensão (> 10% do VE).[4]

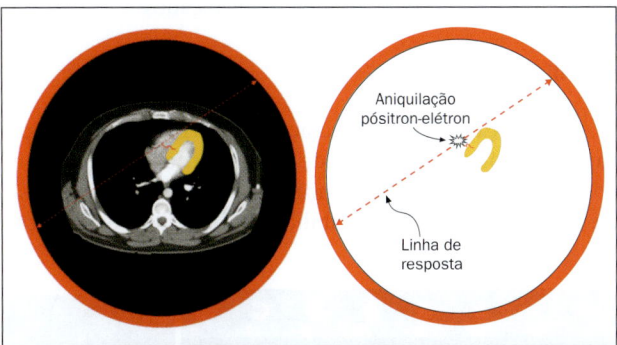

Figura 1   A estrutura que concentra o radiofármaco (neste exemplo, o ventrículo esquerdo) emite maior quantidade de pósitrons em relação às estruturas que concentram menos radiofármaco. Com uso de algoritmos de reconstrução tomográfica é possível formar a imagem da PET. Ao dispor de equipamento híbrido (PET/CT), a imagem funcional (representada do lado direito) pode ser registrada juntamente com a imagem anatômica (tomografia computadorizada [CT], representada do lado esquerdo). O registro conjunto de ambas as imagens permite adequada correção de atenuação das estruturas do corpo, tornando ainda possível avaliações referentes à CT como escore de cálcio coronariano e a angiotomografia de artérias coronárias, associadas a informações advindas da utilização de radiofármacos PET, seja para perfusão miocárdica, avaliação da viabilidade miocárdica, diagnóstico de processos infecciosos, entre outros.

Tabela 1   Resumo dos principais radiotraçadores PET utilizados em cardiologia

Radiotraçador	Produção	Meia-vida física	Princípio/indicação
Rubídio-82 (^{82}Rb)	Gerador	76 segundos	Perfusão miocárdica
^{13}N-Amônia	Cíclotron	9,96 minutos	Perfusão miocárdica
^{15}O-H$_2$O	Cíclotron	2,7 minutos	Perfusão miocárdica
^{18}F-fluordeoxiglicose (^{18}F-FDG)	Cíclotron	110 minutos	Análogo da glicose; permite o estudo do metabolismo glicolítico, avaliando processos inflamatórios/infecciosos e viabilidade (miocárdio hibernado)
^{18}F-flurpiridaz	Cíclotron	110 minutos	Perfusão miocárdica
^{11}C-meta-hidroxiefedrina (HED)	Cíclotron	20 minutos	Análogo da noradrenalina; avalia a captação pré-sináptica de catecolamina
^{18}F-fluorodopamina	Cíclotron	110 minutos	Função pré-sináptica simpática

A avaliação funcional pode ser feita utilizando-se rubídio 82 com obtenção da fração de ejeção do ventrículo esquerdo (FEVE) no real pico de ação do agente estressor. Estudos mostraram que a variação da FEVE entre o repouso e o estresse, chamada delta FEVE, quando negativa, ou seja, quando há queda da FEVE estresse induzida, está relacionada à doença coronariana triarterial grave ou à lesão de tronco da coronária esquerda, o que aumenta o risco coronariano.[5]

Avaliação da reserva coronariana (RC) com PET/CT

A circulação coronariana é única na capacidade de autorregular a oferta diante de variações da demanda metabólica. A relação entre o FSM máximo e o FSM de repouso foi chamada pela primeira vez de reserva de fluxo coronariano por Lance Gould em 1974.[6] Pode ser definida como a capacidade da circulação coronariana de aumentar o FSM para atender às maiores exigências de oxigênio por parte do coração. Ao permitir a quantificação absoluta do FSM de repouso (mL/min/g) e do FSM hiperêmico (mL/min/g sob estresse com dipiridamol ou adenosina), estabelece-se a relação entre eles (FSM estresse/FSM repouso) o que determina com precisão a reserva coronariana. De fato, a PET oferece modelos validados de cinética do traçador para a quantificação absoluta do FSM de forma não invasiva. É importante ressaltar que a RC é uma medida da disfunção vasomotora coronariana que reflete as consequências hemodinâmicas da estenose coronariana epicárdica, da aterosclerose difusa e da disfunção microvascular coronariana sobre a perfusão miocárdica tecidual. Portanto, RC rebaixada na ausência de doença coronariana epicárdica obstrutiva é indicativa de doença da microcirculação coronariana. Valores de RC ≥ 2 são considerados normais.

Vários estudos demonstraram que a adição de valores de RC reestratifica o risco de eventos em relação a dados clínicos, à perfusão miocárdica e a avaliações funcionais do VE.[7] De fato, as medidas quantitativas da PET (FSM e RC) melhoram a acurácia diagnóstica, a estratificação de risco e a seleção de pacientes para intervenções. Além disso, adicionando valores de RC aos achados da perfusão miocárdica, nota-se que há reestratificação do risco em um terço dos pacientes, tendo valor adicional tanto em casos normais como nos pacientes que têm exames alterados.[8,9]

Estudo recente de Gupta A et al., que acompanhou 4.029 pacientes, demonstrou que em pacientes com DAC conhecida ou com suspeita, a reserva coronariana foi um preditor independente de mortalidade cardiovascular, mais forte que o FSM absoluto máximo, a carga hemodinâmica, a isquemia e fibrose miocárdicas, a FEVE, os fatores de risco tradicionais e a revascularização pós-exame.[10]

A quantificação absoluta do FSM e da RC melhora o diagnóstico de isquemia miocárdica. A gravidade da DAC pode ser estimada por meio dos estudos de perfusão com PET de forma mais precisa.[1,11] O significado funcional de estenoses coronarianas pode ser diretamente avaliado; pode-se avaliar a disfunção microvascular coronariana na aterosclerose inicial e mesmo em doença microvascular não aterosclerótica

associada com cardiomiopatias primárias e secundárias; a detecção de doença multiarterial ou lesão de tronco que podem produzir isquemia balanceada pode ser feita com facilidade; a avaliação dos efeitos de intervenções medicamentosas ou procedimentos intervencionistas pode ser feita de forma mais objetiva. A Figura 2 ilustra um exame de perfusão com PET [82]Rb.

O Serviço de Medicina Nuclear e Imagem Molecular do Instituto do Coração do Hospital das Clínicas da Faculdade de Medicina da Universidade de São Paulo (Serviço de Medicina Nuclear do InCor-HCFMUSP) foi o primeiro a utilizar o [82]Rb na América do Sul e relatou resultados satisfatórios na avaliação das imagens de perfusão, função ventricular e na quantificação absoluta do FSM e da RC. Essa experiência inicial foi feita a partir de um protocolo de pesquisa, pois os geradores de [82]Rb não são aprovados pela Anvisa para uso rotineiro no país, situação que pode ser modificada, em breve, diante da excelência dos resultados alcançados.

Viabilidade miocárdica

A doença isquêmica cardíaca continua sendo a principal causa de morte e incapacidade no mundo, apesar dos avanços no tratamento de prevenção. Em subpopulações de pacientes de alto risco com viabilidade miocárdica e disfunção

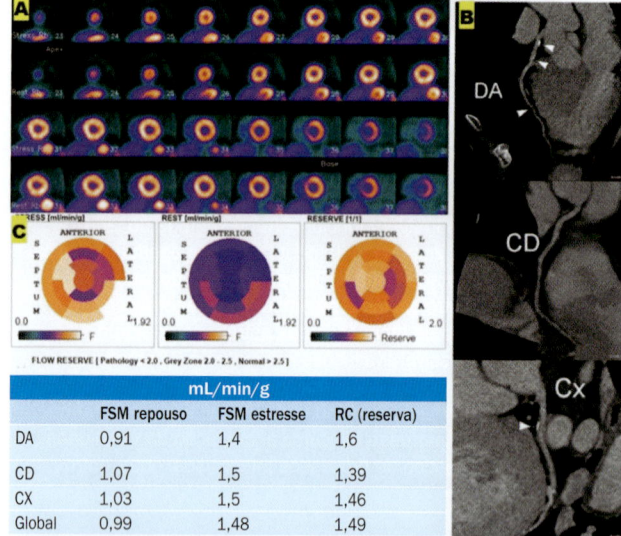

	mL/min/g		
	FSM repouso	FSM estresse	RC (reserva)
DA	0,91	1,4	1,6
CD	1,07	1,5	1,39
CX	1,03	1,5	1,46
Global	0,99	1,48	1,49

Figura 2 A: Estudo de perfusão miocárdica realizado por meio de PET [82]Rb – imagens no eixo curto, sendo possível observar perfusão homogênea, tanto na fase de estresse (fileira de imagens superiores) quanto na fase de repouso (fileira de imagens inferiores), ou seja, perfusão sem alterações significativas. B: Angiotomografia computadorizada de coronárias realizada no mesmo equipamento não detectou lesões coronarianas obstrutivas significativas. C: A quantificação do fluxo sanguíneo miocárdico (FSM) e da reserva coronariana mostra reserva coronariana anormal (baixa) nos três territórios arteriais (< 2,0). O conjunto dos achados (perfusão normal, ausência de lesões coronarianas epicárdicas e reserva coronariana reduzida) permite inferir que o paciente apresenta doença da microcirculação coronariana.

do VE, a revascularização pode resultar em melhora da função ventricular esquerda, dos sintomas de insuficiência cardíaca e da sobrevida. O termo hibernação é utilizado para descrever a condição de hipocontratilidade atribuída à hipoperfusão crônica em pacientes portadores de DAC e nos quais a revascularização miocárdica está associada à recuperação funcional parcial ou completa. O atordoamento miocárdico se refere à disfunção contrátil resultante de isquemia grave e aguda, que melhora espontaneamente após a restauração do fluxo sanguíneo. O termo miocárdio viável constitui um contínuo de alterações fisiopatológicas (p. ex., isquemia, atordoamento, remodelamento e hibernação). Contudo, neste tópico, será usado o termo viabilidade miocárdica para avaliar o miocárdio hibernado, sendo ele compreendido como resultado da hipoperfusão prolongada em repouso, gerando uma resposta adaptativa do músculo cardíaco.[12]

A medicina nuclear oferece vários testes para a avaliação da viabilidade miocárdica, sejam por meio da SPECT ou da PET, as quais avaliam a perfusão miocárdica, a integridade da membrana celular e a presença de metabolismo nos miócitos.

PET na avaliação da viabilidade miocárdica

A avaliação da viabilidade miocárdica com PET baseia-se na identificação da integridade da função metabólica dos miócitos. Este exame identifica viabilidade com base na avaliação da perfusão miocárdica, que pode ser feita com traçadores de perfusão (^{13}N-amônia ou ^{82}Rb) ou mesmo por meio do estudo perfusional com ^{99m}Tc-sestamibi ou tálio-201, associados ao estudo do metabolismo de glicose com fluordeoxiglicose marcada com flúor-18 (^{18}F-FDG). A ^{18}F-FDG é um análogo da glicose que entra na célula cardíaca do mesmo modo que a glicose e após fosforilação pela hexoquinase não pode ser metabolizada por enzimas, permanecendo assim na célula cardíaca, permitindo a obtenção de imagens que refletem o consumo de glicose do miocárdio *in vivo*. A imagem do metabolismo glicolítico com ^{18}F-FDG é considerada o padrão-ouro para hibernação, uma vez que o miocárdio hibernado, em decorrência da adaptação metabólica às mudanças da perfusão regional (com baixa oferta de oxigênio), muda o seu metabolismo para consumir essencialmente glicose, o que pode ser detectado por meio das imagens PET. Assim, o *"mismatch"* perfusão/metabolismo de glicose (zonas hipoperfundidas que apresentam metabolismo de glicose presente) representa o miocárdio viável/hibernado. Zonas de fibrose mostram hipoperfusão acompanhada de hipometabolismo glicolítico, enquanto o miocárdio normal apresenta perfusão e metabolismo glicolítico preservados. As zonas com *"mismatch"* representam, portanto, o miocárdio hibernado e estão associadas com alta probabilidade de melhora funcional após revascularização. A PET tem alta acurácia para prever a melhora da função do VE após revascularização, com VPN 76 a 90% e VPP 82 a 100%.[13] É importante reconhecer que a viabilidade de determinado segmento não implica, necessariamente, melhora da função após a revascularização, a menos que uma quantidade suficiente de segmentos com viabilidade estejam disponíveis. O número crítico de segmentos necessários para

justificar as estratégias de revascularização ainda não foi adequadamente definido e dependerá, em parte, das comorbidades do paciente, além dos riscos de desfechos adversos de curto prazo da intervenção,[14] além da extensão da fibrose e do remodelamento ventricular esquerdo. Contudo, na prática clínica tem se demonstrado que pacientes com viabilidade detectada por meio da PET e submetidos à revascularização miocárdica apresentam melhora da sobrevida e da qualidade de vida (redução dos sintomas, do número de internações e da insuficiência cardíaca), fatores considerados clinicamente relevantes. No estudo PARR (*PET and Recovery Following Revascularization*), cujas avaliações incluíram não apenas a redução da mortalidade mas também a redução do número de internações por causa cardíaca, sugeriu-se que cerca de 7 a 10% de miocárdio viável/hibernado à PET seria o valor de corte para selecionar pacientes com grande potencial de recuperação funcional pós-revascularização.[15] É importante salientar que o miocárdio hibernado pode estar presente mesmo em áreas com fibrose extensa detectadas à ressonância magnética por meio do realce tardio. Além disso, os exames de medicina nuclear podem ser realizados em pacientes com insuficiência renal e em portadores de implantes metálicos.

Há vários protocolos para a avaliação da viabilidade miocárdica com uso do PET-CT ^{18}F-FDG, sendo que o mais utilizado, inclusive no Serviço de Medicina Nuclear do InCor-HCFMUSP, é o *clamp* hiperinsulínico-euglicêmico, que estimula o consumo de glicose em todo o miocárdio, tornando fácil a detecção de áreas de hibernação, de fibrose e de miocárdio normal. Exemplo de exame positivo para viabilidade miocárdica é apresentado na Figura 3.

Na hibernação há estado metaestável caracterizado por fluxo sanguíneo, metabolismo e contração reduzidos, que pode persistir por meses, mas que progride para a morte celular por razões que permanecem indefinidas. A detecção de áreas com potencial para impedir esse processo e levar, assim, à melhora das condições clínicas dos pacientes permanece como importante tópico na cardiologia e a medicina nuclear traz muitas contribuições nesse sentido, como mencionado neste capítulo.

Endocardite infecciosa

A endocardite infecciosa (EI) é uma infecção provocada por bactérias ou fungos do endocárdio ou do endotélio vascular, podendo ser caracterizada pela formação de vegetações que consistem no aglomerado de plaquetas, fibrinas e microrganismos. Pode ser aguda, com duração de dias a semanas, ou subaguda, de semanas a meses. Origina-se na valva nativa (normal ou lesada) ou em próteses valvares e dispositivos implantáveis (como marca-passo, desfibrilador cardioversor implantável, dispositivo ventricular e seus cabos). Apesar dos avanços diagnósticos e terapêuticos, a EI ainda possui altas taxas de mortalidade e complicações, sendo sua confirmação diagnóstica muitas vezes um grande desafio clínico. A taxa de mortalidade dos pacientes com diagnóstico de EI varia entre 15 e 30%.[16]

O manejo clínico da EI envolve o diagnóstico rápido e preciso, terapia antimicrobiana e, em alguns casos, a manipulação cirúrgica. Complicações embólicas podem estar pre-

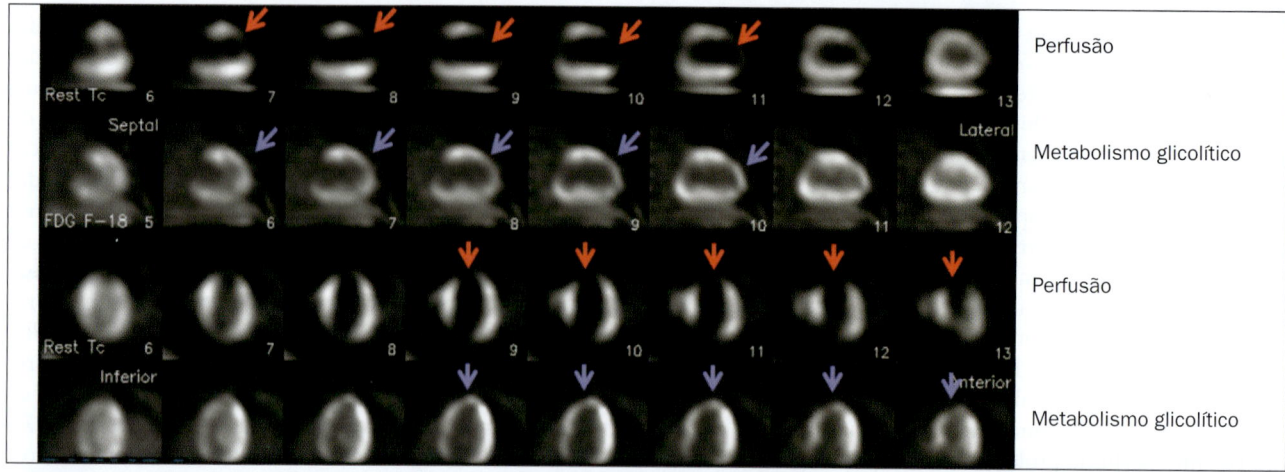

Figura 3 Pesquisa de viabilidade miocárdica (perfusão e metabolismo de glicose) em paciente masculino de 53 anos, com história de infarto agudo do miocárdio prévio. ECG com área inativa anterior e alteração difusa da repolarização ventricular. Cineangiocoronariografia mostra DA 100% médio, Dg 95% proximal, Cx 95% distal, MgE 60% médio e CD 30% proximal; acinesia da parede anterior, discinesia apical e hipocinesia médio-apical do VE. As imagens de perfusão miocárdica mostram ausência de captação do radiofármaco nas paredes anterior (segmento apical e médio), apical, anterosseptal (segmento médio) e septal (segmento apical) do VE. As imagens do metabolismo glicolítico (^{18}F-FDG-PET/CT) demonstram metabolismo glicolítico presente nas regiões hipoperfundidas, revelando assim padrão de "*mismatch*" perfusão/metabolismo de glicose, indicativo de viabilidade miocárdica nessas paredes (hibernação).

sentes em até 25% dos pacientes já ao diagnóstico, devendo entrar como uma das hipóteses diagnósticas em pacientes com eventos embólicos associados a febre.[16,17]

Papel do PET-CT com ^{18}F-FDG no diagnóstico de EI

Apesar de o padrão-ouro para caracterizar EI ser o exame patológico do tecido valvar ressecado, na prática clínica, o diagnóstico se baseia na associação da síndrome infecciosa com envolvimento recente do endocárdio. O ecocardiograma é o principal método diagnóstico e de manejo da EI, sendo a técnica de escolha.[16] Atualmente, são utilizados os critérios de Duke modificados que tentam facilitar o manejo desta entidade e esta classificação é fundamentada nos achados clínicos, ecocardiográficos e biológicos, fornecendo a probabilidade diagnóstica: definitiva, possível ou rejeitada.[18]

Apesar de estudos epidemiológicos mostrarem que os critérios modificados de Duke possuem sensibilidade e especificidade aproximada de 80% para o diagnóstico de EI na valva nativa, sua acurácia é menor no diagnóstico da infecção em prótese valvar e dispositivos intracardíacos.[19] Exames normais ou inconclusivos ocorrem em até 30% dos casos nesse grupo, pois o ecocardiograma pode apresentar imagens hiperecoicas, sendo difícil sua diferenciação com vegetações. Outros fatores que podem levar a testes inconclusivos são a prevalência de germes atípicos e o uso de antibióticos, que podem provocar resultado falso-negativo à hemocultura.[16]

Nesses casos inconclusivos, o estudo de PET-CT com ^{18}F-FDG pode aumentar a sensibilidade de detecção quando associado aos critérios de Duke modificados. O radiofármaco ^{18}F-FDG é um análogo da glicose, que, em sítios de infecção e inflamação, é incorporado *in vivo* pela ativação de leucócitos, monócitos, macrófagos e linfócitos T CD4.[16]

O estudo de Saby et al. propõe a inclusão do ^{18}F-FDG-PET-CT como critério maior da classificação de Duke modificada, uma vez que sua inclusão no diagnóstico inicial de pacientes com prótese valvar e suspeita de EI aumentou a sensibilidade de 70% (sem a inclusão da PET) para 97% (incluindo PET no algoritmo diagnóstico) e reduziu significativamente o número de casos de endocardite de prótese valvar possível de 56% para 32%, sem perder a especificidade.[20]

O estudo de Pizzi et al., que envolveu 92 pacientes consecutivos portadores de prótese valvar ou dispositivos eletrônicos cardíacos implantáveis, demonstrou que a PET-CT melhorou a acurácia diagnóstica. Nesse estudo, parte dos pacientes realizou a angiotomografia associada a PET, que proporcionou melhor desempenho diagnóstico, reclassificando os pacientes diagnosticados como EI possível, permitindo diagnóstico conclusivo (EI definida ou rejeitada) em 88% dos casos.[21]

A European Society of Cardiology (ESC) propõe que a captação anormal de ^{18}F-FDG no exame de PET-CT passe a ser considerado critério maior no diagnóstico de EI nos pacientes com próteses valvares, quando realizado no mínimo 3 meses após o implante e que a identificação de evento embólico recente poderia ser considerada como critério menor (Figura 4). Achado anormal no exame de PET-CT com ^{18}F-FDG na prótese valvar utilizando os critérios de Duke modificados na admissão pode incrementar a sensibilidade do diagnóstico de endocardite de prótese valvar de 70 para 97%.[17]

Embora o PET-CT com ^{18}F-FDG tenha limitado valor na avaliação na suspeita de EI em pacientes com valva nativa, com alguns estudos demonstrando sensibilidade variando entre 14 e 39%, o exame tem o potencial adicional de detectar sítios de infecção extracardíacos, mesmo em assintomáticos, podendo ajudar no encontro de foco embólico infeccioso em até 43% dos casos.[22-24]

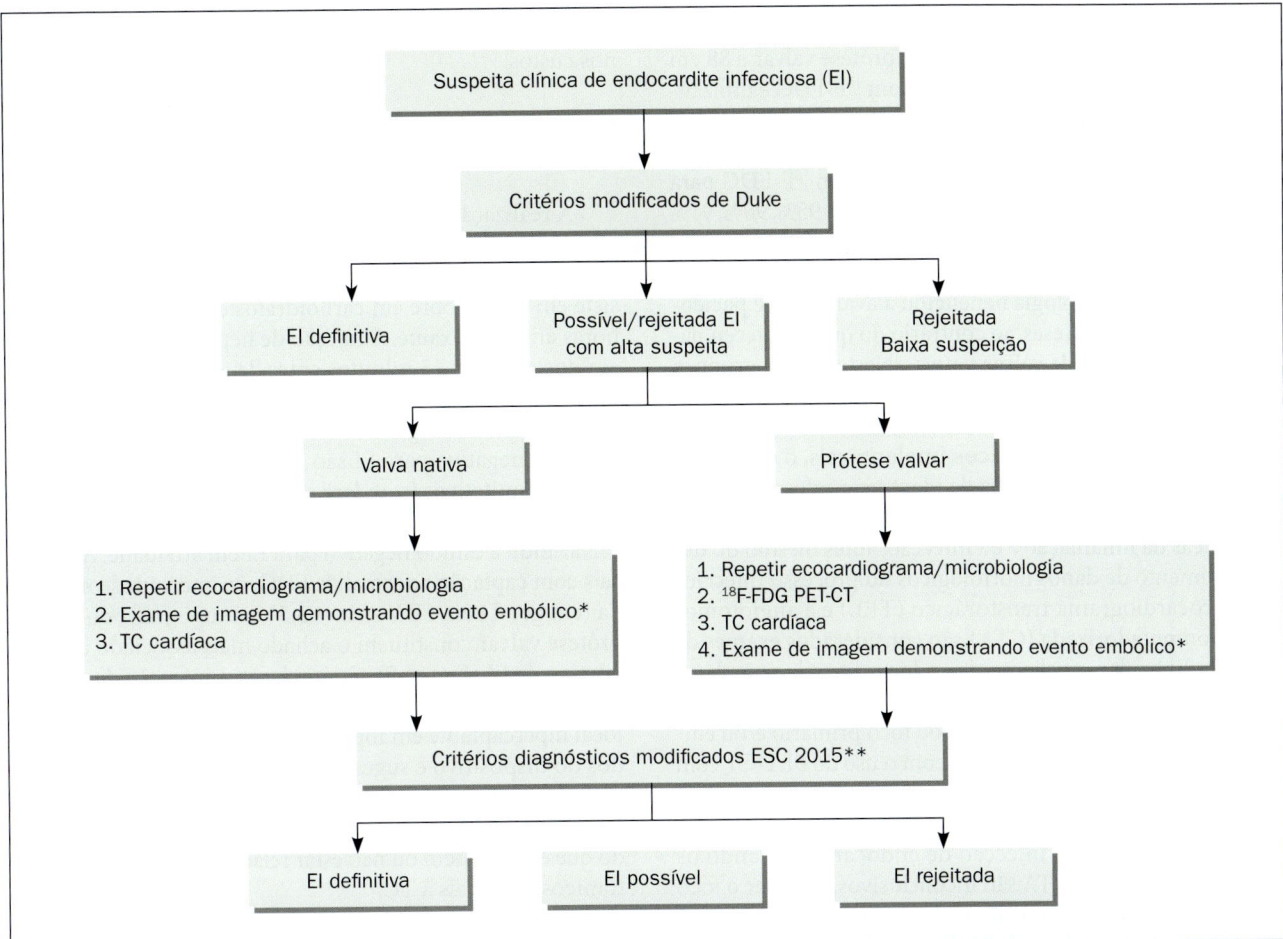

Figura 4 Captação anormal de ¹⁸F-FDG no exame de PET-CT como critério maior no diagnóstico de endocardite infecciosa (EI) nos pacientes com próteses valvares.
TC: tomografia computadorizada; FDG: fluordeoxiglicose. *Pode incluir ressonância magnética cerebral, TC de corpo inteiro e/ou PET-CT com ¹⁸F-FDG. ** Ver Tabela 2.
Fonte: adaptada de ESC IE Task Force 2015. Eur Heart J. 2015;36(44):3075-128.

Tabela 2 Definição dos termos usados pela European Society of Cardiology com critérios modificados para diagnóstico de endocardite infecciosa (EI)
Critérios maiores
Hemocultura positiva*
Imagem positiva para EI
1. Ecocardiograma positivo para EI*
2. Captação anormal ao redor do sítio de implantação da prótese valvar detectada pelo PET-CT com ¹⁸F-FDG (somente se implantada > 3 meses) ou SPECT-CT com leucócitos marcados
3. Lesões paravalvares definitivas pela TC cardíaca
Critérios menores*
1. Predisposição a condição cardíaca ou uso de drogas injetáveis
2. Febre (> 38°C)
3. Fenômeno vascular (incluindo os detectáveis somente com métodos de imagem como eventos embólicos)
4. Fenômeno imunológico
5. Evidência microbiológica

*Condições específicas não foram detalhadas. Fonte: adaptada de ESC IE Task Force 2015. Eur Heart J. 2015;36(44):3075-128.

Estudo realizado no InCor-HCFMUSP, analisando 224 pacientes com suspeita de EI (124 em prótese valvar e 88 em valva nativa) submetidos ao PET-CT com ^{18}F-FDG e utilizando os critérios modificados de Duke para diagnóstico final, mostrou sensibilidade, especificidade, valor preditivo positivo e valor preditivo negativo do PET-CT com ^{18}F-FDG para detecção de endocardite em prótese valvar de 95%, 90%, 91% e 95%, respectivamente, e 18%, 100%, 100% e 66%, respectivamente, para endocardite em valva nativa, demonstrando que o uso desta tecnologia beneficiou a avaliação de pacientes portadores de próteses, ao contrário do que aconteceu naqueles com suspeita de valvas nativas. Neste último grupo, o exame contribuiu, porém, para detectar focos embólicos a distância não detectados por outras técnicas.[25]

Nos dispositivos cardíacos implantáveis, o estudo de PET-CT com ^{18}F-FDG é capaz de identificar infecção no dispositivo cardíaco precocemente, por detectar as alterações fisiológicas da inflamação e da infecção, antes mesmo do desenvolvimento de danos morfológicos do processo infeccioso. O ecocardiograma transtorácico (TEE) e a angiotomografia computadorizada (CTA) são considerados exames de primeira linha para avaliação de endocardite relacionada ao dispositivo, contudo possuem aplicação limitada na avaliação do componente extracardíaco ou foco primário e/ou embólico.[26] Esta limitação é superada com o uso do PET-CT com ^{18}F-FDG que tem as vantagens adicionais de promover o diagnóstico precoce, antes até de acontecerem alterações morfológicas; identificar a infecção de endocardite quando os achados no TEE e na CTA são inconclusivos; detectar o foco não suspeito da infecção primária e diagnóstico das consequências embólicas da endocardite e reduzir a necessidade de retirar/reimplantar dispositivos.[26]

É importante ressaltar que por meio das imagens de corpo inteiro, a PET-CT permite a detecção de infecção relacionada ao local de implantação do gerador (pele e subcutâneo), no trajeto intravascular dos cabos e também no trajeto intracardíaco dos cabo-eletrodos. O método tem alta sensibilidade para a detecção de infecção e pode orientar a retirada do dispositivo dependendo do local e da extensão do processo infeccioso.

A introdução de protocolos mais bem padronizados para realização do exame PET-CT na investigação de infecção cardiovascular tem mostrado achados muito favoráveis na avaliação de infecção em dispositivo cardíaco eletrônico implantável (DCEI). A sensibilidade relatada é de 83 a 88% e a especificidade 85%.[27,28] Dados de estudo realizado no InCor-HCFMUSP que avaliou 45 pacientes portadores de DCEI com suspeita de infecção mostraram que a ^{18}F-FDG-PET-CT apresentou sensibilidade, especificidade, valor preditivo positivo negativo de 75%, 86%, 78% e 83% respectivamente.[29] Com base nesses resultados e em observações clínicas, o exame teria maior importância para identificar corretamente pacientes com achados clínicos e ecocardiográficos inconclusivos aos quais a terapêutica conservadora seria prejudicial. A boa sensibilidade obtida permite considerar que a integração dos resultados da PET-CT na decisão clínica evitaria a necessidade de remoção desnecessária do dispositivo em uma por-

centagem considerável de pacientes, com implicações diretas nos custos.

Critérios utilizados para a aquisição e interpretação das imagens

A realização do exame ^{18}F-FDG-PET-CT para investigação de EI exige preparo adequado, visando a inibir o metabolismo fisiológico de glicose do miocárdio. Esse preparo consiste em dieta pobre em carboidratos e rica em gorduras 24 horas antes do exame. A injeção de heparina não fracionada em doses baixas 15 minutos antes da administração venosa da ^{18}F-FDG também pode ser utilizada. Como critérios de interpretação das imagens do PET-CT com ^{18}F-FDG como positivo ou negativo para EI são utilizados parâmetros visuais e semiquantitativos (*standard uptake value* – SUVmáx). A ausência de áreas focais hipercaptantes em topografia do anel valvar indica estudo negativo para EI em atividade. Áreas focais com captação anormal de FDG, de intensidade moderada (em geral com SUV máx > 3,5) em topografia do anel da prótese valvar constituem o achado mais associado ao diagnóstico de EI (Figura 5). Com relação à infecção de dispositivos cardíacos eletrônicos implantáveis, a presença de área focal hipercaptante em topografia do trajeto dos cabo-eletrodos do dispositivo é sugestiva de foco de infecção. Focos de embolia séptica são caracterizados pela presença de área(s) focal(is) hipermetabólica(s) no exame de corpo inteiro, sendo que estas podem ou não estar relacionadas a achados anatômicos anormais à TC.

Limitações do método

As limitações do uso do PET-CT com ^{18}F-FDG são incluídas na Tabela 3.

Embora várias condições sejam referidas como possíveis causas de achados falso-positivos, o uso de imagem de fusão permite, com certa facilidade, diferenciá-las de captação no

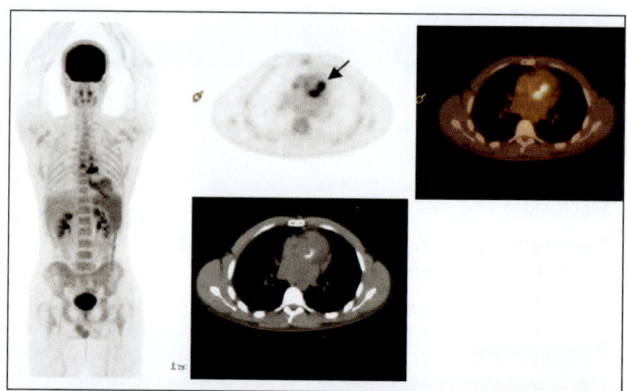

Figura 5 Paciente masculino em pós-operatório tardio de colocação de prótese valvar aórtica apresentando febre sem etiologia definida, com hemocultura positiva para Staphylococcus warneri e ecocardiograma negativo, mostrando ao PET-CT com 18F-FDG áreas focais com captação acentuada no anel da prótese aórtica (seta) indicativas de EI em atividade.

Tabela 3   Limitações do método (PET-CT com ^{18}F-FDG)

Localização de foco embólico cerebral
- Alta captação fisiológica do radiofármaco no córtex cerebral
- Focos infecciosos metastáticos geralmente possuem < 5 mm, no limite de resolução espacial do equipamento

Paciente recém-operados em cirúrgica cardíaca
- Resposta inflamatória pós-operatória, resultando em captação não específica do ^{18}F-FDG (falso-positivo)
- Orienta-se no mínimo 3 meses da cirurgia para a realização de PET-CT

Causas de falso-positivo que podem mimetizar EI (falso-positivo):
- Trombo ativo, placas ateroscleróticas moles, vasculite, tumores cardíacos primários, metástases cardíacas de tumores não cardíacos, inflamação pós-cirúrgica e reação a corpo estranho

Preparo inadequado do paciente:
- A dieta deve ser pobre/isenta de carboidratos e rica em gorduras, sendo realizada 24 horas antes do exame

Uso de antibióticos antes da realização do exame de PET-CT (pode levar a achado falso-negativo)

plano valvar ou no trajeto dos cabo-eletrodos dos dispositivos implantáveis. Com relação à troca valvar recente, o achado que em geral pode ocorrer é uma captação difusa e discreta de FDG na topografia do anel valvar, o que não é critério diagnóstico de endocardite valvar pela PET-CT.

O principal benefício do exame de PET-CT com ^{18}F-FDG é reduzir a taxa de EI categorizados como "possíveis" pelos critérios de Duke modificados e na detecção de evento embólico periférico.[20] Os resultados de estudos recentes encorajam a realização da ^{18}F-FDG-PET-CT na avaliação diagnóstica de pacientes com suspeita de EI, especialmente aqueles com prótese valvar, e principalmente nos casos com suspeita clínica de EI com resultados do ecocardiograma transesofágico inconclusivo ou negativo. Mais estudos são necessários objetivando a uniformização das indicações e dos critérios diagnósticos. Outro futuro benefício do uso do PET-CT que necessita de maiores estudos é a monitoração da resposta à terapia antimicrobiana.

Resumo

A tomografia por emissão de pósitrons (PET) é uma modalidade de imagem promissora, possuindo diferentes radiofármacos com inúmeras aplicações em cardiologia.

O método tem impacto clínico relevante sobre outras modalidades de avaliação da doença arterial coronariana, na medida em que torna possível quantificar parâmetros como a reserva coronariana, permitindo melhor compreensão da fisiopatologia da doença, uma vez que possibilita o diagnóstico de doença da microcirculação coronariana, propiciando uma melhor estratificação de risco dos pacientes coronariopatas. Com o uso de determinados radiotraçadores é possível identificar a integridade da função metabólica dos miócitos, permitindo a caracterização do miocárdio viável.

Nos últimos anos, o exame de PET-CT com ^{18}F-FDG tem demonstrado desempenho superior ao do ecocardiograma na detecção de endocardite de prótese valvar e dispositivos intracardíacos. Além da confirmação ou não da suspeita de endocardite infecciosa (EI), o PET-CT com ^{18}F-FDG tem o potencial de diagnosticar focos de embolia séptica. Com base em resultados promissores de estudos mais recentes e bem conduzidos, algumas diretrizes sugerem a inclusão do procedimento como critério maior no algoritmo diagnóstico da endocardite infecciosa (critérios de Duke modificados). O principal benefício do exame de PET-CT com ^{18}F-FDG é reduzir a taxa de EI "possível" pelos critérios de Duke modificados, especialmente em pacientes com prótese valvar, levando a diagnóstico de certeza, e na detecção de evento embólico periférico.

Referências bibliográficas

1. Di Carli MF, Dorbala S. Integrated PET/CT for cardiac imaging. Q J Nucl Med Mol Imaging. 2006;50:44-52.
2. Maddahi J. Properties of a ideal PET perfusion tracer: new PET tracer and data. J Nucl Cardiol. 2012;19:30-37.
3. Marcelo F. Di Carli, Martin J. Lipton. Cardiac PET and PET/CT Imaging – 2007 Springer Science Business Media.
4. Shaw LJ, Hage FG, Berman DS, Hachamovitch R, Iskandrian A. Prognosis in the era of comparative effectiveness research: where is nuclear cardiology now and where should it be? J Nuclear Cardiol. 2012;19(5):1026-43.
5. Dorbala S, Vangala D, Sampson U, Limaye A, Kwong R, Di Carli MF. Value of vasodilator left ventricular ejection fraction reserve in evaluating the magnitude of myocardium at risk and the extent of angiographic coronary artery disease: a 82Rb PET/CT study. J Nucl Med. 2007;48:549-58.
6. Gould K, Lipscomb K. Effects of coronary stenoses on coronary flow reserve and resistance. Am J Cardiol. 1974;34(1):48-55.
7. Ziadi MC, Dekemp RA, Williams KA, Guo A, Chow BJ, Renaud JM, et al. Impaired myocardial flow reserve on rubidium-82 positron emission tomography imaging predicts adverse outcomes in patients assessed for myocardial ischemia. J Am Coll Cardiol. 2011;58(7):740-8.
8. Murthy VL, Naya M, Foster CR, Hainer J, Gaber M, Carli GD, et al. Improved cardiac risk assessment with noninvasive measures of coronary flow reserve. Circulation. 2011;124(20):2215-24.
9. Farhad H, Dunet V, Bachelard K, Allenbach G, Kaufmann PA, Prior JO. Added prognostic value of myocardial blood flow quantitation in rubidium-82 positron emission tomography imaging. Eur Heart J Cardiovasc Imaging. 2013;14:1203-10.
10. Gupta A, Taqueti VR, Hoef TPVD, Bajaj NS, Bravo PE, Murthy VL, et al. Integrated noninvasive physiological assessment of coronary circulatory function and impact on cardiovascular mortality in patients with stable coronary artery disease. Circulation. 2017;136(24):2325-36.
11. Machac J. Cardiac positron emission tomography imaging. Seminars in Nuclear Medicine. 2005;35(1):17-36.
12. Selvanayagam JB, Jerosch-Herold M, Porto I, Sheridan D, Cheng AS, Petersen SE, et al. Resting myocardial blood flow is impaired in hibernating myocardium: a magnetic resonance study of quantitative perfusion assessment. Circulation. 2005;112:3289-96.
13. Jamiel A, Ebid M, Ahmed AM, Ahmed D, Al-Mallah MH. The role of myocardial viability in contemporary cardiac practice. Heart Failure Reviews. 2017;22(4):401-13.
14. Holly TA, Abbott BG, Al-Mallah M, Calnon DA, Cohen MC, Difilippo FP, et al. Single photon-emission computed tomography. Journal of Nuclear Cardiology. 2010;17(5):941-73.
15. Abraham A, Nichol G, Williams KA, Guo A, Dekemp RA, Garrard L, et al. 18F-FDG PET imaging of myocardial viability in an experienced center with

access to 18F-FDG and integration with clinical management teams: the Ottawa-FIVE Substudy of the PARR 2 Trial. Journal of Nuclear Medicine. 2010;51(4):567-74.

16. Habib G, Lancellotti P, Antunes MJ, Bongiorni M, Casalta JP, Zotti F, et al. 2015 ESC Guidelines for the management of infective endocarditis. The task force for the management of infective endocarditis of the European Society of Cardiology (ESC). Endorsed by: European Association for Cardio-Thoracic Surgery (EACTS), the European Association of Nuclear Medicine (EANM). Eur Heart J. 2015;36(44):3075-128.

17. Thuny F, Disalvo G, Belliard O, Avierinos JF, Pergola V, Rosenberg V, et al. Risk of embolism and death in infective endocarditis: prognostic value of echocardiography. Circulation. 2005;112(1):69-75.

18. Li JS, Sexton DJ, Mick N, Nettles R, Fowler VG, Ryan T, et al. Proposed modifications to the Duke criteria for the diagnosis of infective endocarditis. Clin Infect Dis. 2000;30(4):633-8.

19. Gomes A, Glaudemans AW, Touw DJ, van Melle JP, Willems TP, Maass AH, et al. Diagnostic value of imaging in infective endocarditis: a systematic review. Lancet Infect Dis. 2017;17.

20. Saby L, Laas O, Habib G, Cammilleri S, Mancini J, Tessonnier L, et al. Positron emission tomography/computed tomography for diagnosis of prosthetic valve endocarditis increased valvular 18F-fluorodeoxyglucose uptake as a novel major criterion. J Am Coll Cardiol. 2013;61(23):2374-82.

21. Pizzi PM, Roque A, Fernández-Hidalgo N, Cuéllar-Calabria H, Ferreira-González I, Gonzàlez-Alujas MT, et al. Improving the diagnosis of infective endocarditis in prosthetic valves and intracardiac devices with 18F-fluordeoxyglucose positron emission tomography/computed tomography angiography. Circulation. 2015;132(12):1113-26.

22. Kouijzer IJ, Vos FJ, Janssen MJ, van Dijk AP, Oyen WJ, Bleeker-Rovers CP. The value of 18F-FDG PET/CT in diagnosing infectious endocarditis. Eur J Nucl Med Mol I. 2013;40(7):1102-7.

23. Orvin K, Goldberg E, Bernstine H, Groshar D, Sagie A, Kornowski R, et al. The role of FDG-PET/CT imaging in early detection of extra-cardiac complications of infective endocarditis. Clin Microbiol Infec. 2015;21(1):69-76.

24. Salomäki S, Saraste A, Kemppainen J, Bax JJ, Knuuti J, Nuutila P, et al. 18F--FDG positron emission tomography/computed tomography in infective endocarditis. J Nucl Cardiol. 2017;24(1):195-206.

25. Camargo RA, Siciliano RF, Paixao MR, Soeiro AM, Soares Jr J, Felicio MF, et al. Diagnostic value of positron emission tomography (PET/CT) in native and prosthetic infective endocarditis. Eur Heart J. 2017;38(suppl_1).

26. Chen W, Sajadi MM, Dilsizian V. Merits of FDG PET/CT and functional molecular imaging over anatomic imaging with echocardiography and CT angiography for the diagnosis of cardiac device infections. Jacc Cardiovasc Imaging. 2018;11(11):1679-91.

27. Rouzet F, Hyafil F, Guludec D. FDG PET/CT in cardiac electronic devices infection: now is the time to target guidelines implementation. J Nucl Cardiol. 2015;22(4):800-3.

28. Sarrazin J-F, Philippon F, Tessier M, Guimond J, Molin F, Champagne J, et al. Usefulness of fluorine-18 positron emission tomography/computed tomography for identification of cardiovascular implantable electronic device infections. J Am Coll Cardiol. 2012;59(18):1616-29.

29. Sia Filho EJ, Costa R, Silva KR, Soeiro A, Siciliano RF, Camargo RA, et al. Papel da tomografia por emissão de pósitrons com flúor-18 fluorodesoxiglicose (FGD-18F) no diagnóstico de processos infeccionados relacionados a dispositivos cardíacos eletrônicos implantáveis: resultados iniciais de um centro de referência. XXXVII Congresso da SOCESP, 2016, São Paulo.

Capítulo 13

Estudo eletrofisiológico

Cristiano de Oliveira Dietrich
Bruno Pereira Valdigem
Angelo Amato V. de Paola

Pontos-chave

- O estudo eletrofisiológico é um procedimento invasivo útil na investigação das arritmias cardíacas.É usado como ferramenta diagnóstica para sintomas não esclarecidos pelos métodos não invasivos.
- Útil na estratificação de morte súbita em síndromes clínicas específicas.
- Orienta o diagnóstico específico de taquiarritmias ou bradiarritmias, auxiliando na escolha da melhor alternativa terapêutica.
- Os mecanismos das arritmias podem ser definidos pelo procedimento do estudo eletrofisiológico.
- nAvanços na tecnologia acrescentaram novas ferramentas auxiliares para investigação invasiva das arritmias cardíacas.

Introdução

A eletrofisiologia clínica cardíaca teve início no final da década de 1960 a partir do registro pioneiro do potencial do feixe de His[1] por Scherlag. A partir de 1969, houve significativa evolução tecnológica e delineamento das técnicas empregadas na atualidade para elucidação do mecanismo, diagnóstico e terapêutica das arritmias cardíacas.

Neste capítulo, serão abordados de forma prática os componentes necessários para realização do procedimento diagnóstico e, em seguida, as suas indicações clínicas. A utilidade terapêutica por meio da ablação por cateter será discutida posteriormente em outros capítulos deste livro.

Laboratório de eletrofisiologia

O procedimento deve ser realizado em ambiente hospitalar e em sala equipada com os seguintes componentes: aparelhagem de hemodinâmica, polígrafo de eletrofisiologia com canais intracavitários (registro de eletrogramas) e de super-fície (registro de eletrocardiograma de doze derivações), gerador de radiofrequência, estimulador cardíaco com capacidade de ofertar estímulos elétricos básicos (estimulação contínua) e complexos (até três extraestímulos), marca-passo cardíaco temporário, cardioversor-desfibrilador externo e equipamento de ressuscitação cardiopulmonar. O estudo eletrofisiológico é conduzido por profissionais capacitados com conhecimento em eletrofisiologia cardíaca.[2-4]

Descrição do procedimento

O paciente deve ser submetido ao estudo obedecendo jejum de 8 horas sob monitorização eletrocardiográfica contínua, oximetria de pulso e pressão arterial não invasiva ou invasiva. Após assepsia das regiões inguinal direita e/ou esquerda e cervical direita, são realizadas as punções vasculares sob anestesia local pela técnica de Seldinger. Para o estudo eletrofisiológico diagnóstico (EEF), são realizadas com mais frequência duas a três punções: veia femoral direita (1 ou 2 cateteres) e veia jugular interna direita (1 cateter). Pelas punções, são alocados os cateteres diagnósticos que são posicionados na região anterior do anel tricúspideo para registro dos eletrogramas do feixe de His, na região superior do átrio direito (registro e estimulação atrial D), no seio coronário (registro e estimulação atrial E) e no ventrículo direito (registro e estimulação do ápex e via de saída do ventrículo direito) – Figura 1. A abordagem das cavidades esquerdas raramente é necessária para estudos somente diagnósticos. São então efetuadas as medidas basais seguidas pelos protocolos de estimulação elétrica atrial e ventricular, sob condições basais e ação farmacológica com isoproterenol, atropina, adenosina e/ou procainamida.

A estimulação elétrica pode ser realizada com decrementos progressivos do ciclo ou pela introdução de um a três extraestímulos durante a diástole atrial ou ventricular. Usando-se estes protocolos, determinam-se: a) função do nó sinusal, condução atrioventricular, intraventricular e ventrículo-atrial; b) refratariedade atrial, ventricular e do sistema de condução; c) indução de taquiarritmia (Figura 2). Após o término do exame, os cateteres e os introdutores são retirados e a hemos-

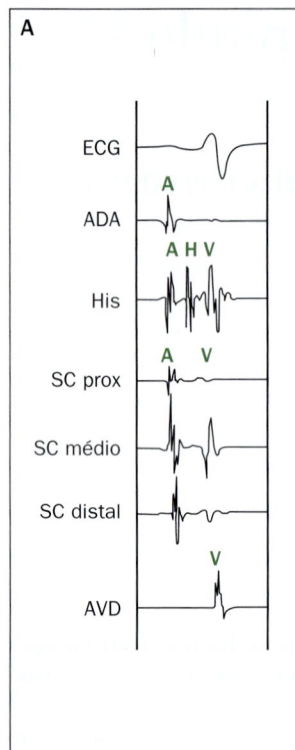

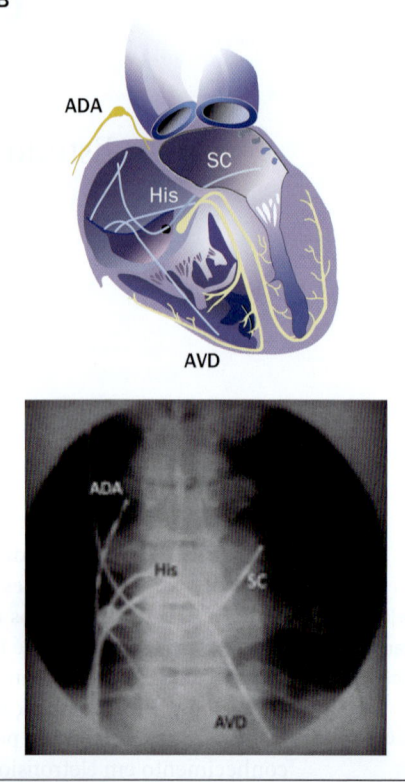

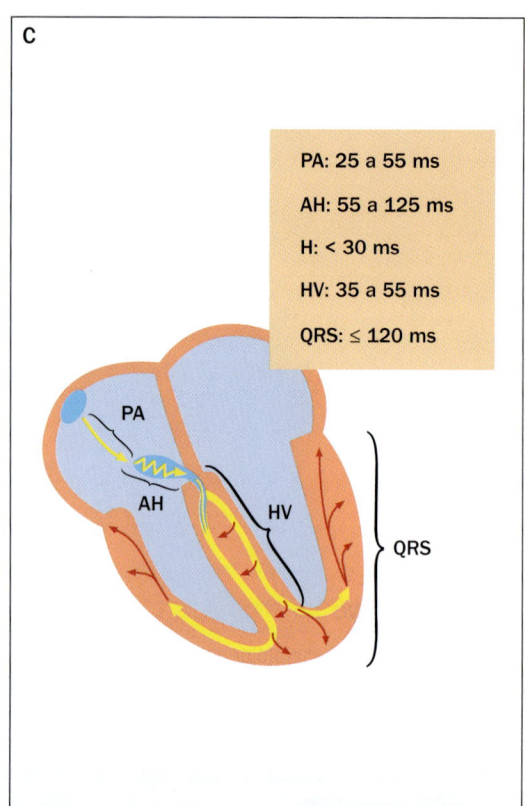

Figura 1 Representação do posicionamento dos cateteres nas câmaras cardíacas e o registro elétrico durante estudo eletrofisiológico (A e B). Os intervalos básicos de condução registrados durante o ritmo sinusal e seus valores normais (C). O intervalo PA representa o tempo entre o início da onda P do eletrocardiograma e o início do eletrograma atrial registrado no cateter posicionado na região do feixe de His, representando a ativação internodal. A condução através do nó atrioventricular é avaliada pelo intervalo entre o início do eletrograma atrial e do sinal hissiano registrados no cateter HIS. Já a ativação pelo sistema His-Purkinje é determinado pelo intervalo HV (medido do início da despolarização hissiana ao início do complexo QRS). Em B, quatro cateteres introduzidos pelo sistema venoso (veias femorais e veia jugular interna ou subclávia) para estimulação e registro dos eletrogramas.
A: eletrograma atrial; ADA: átrio direito alto; AVD: ápice do ventrículo direito; H: eletrograma hissiano; His: feixe de His; SC: seio coronário; V: eletrograma ventricular.

tasia local é realizada por compressão manual, sendo recomendado repouso de 4 a 6 horas evitando-se flexão da coxa (punções em veia femoral) ou rotação do pescoço (nas punções de veia jugular). As complicações são raras nos exames diagnósticos (de 0,5 a 1%), sendo principalmente relacionadas à trombose venosa profunda do membro inferior, ipsilateral à veia femoral puncionada.[2-4]

Indicações para realização do estudo eletrofisiológico diagnóstico

O EEF tem muita utilidade na prática clínica, tanto para investigação de sintomas não esclarecidos, como para avaliação de taquiarritmias documentadas ou estratificação de morte súbita. Essas indicações serão resumidas nos próximos parágrafos, baseando-se principalmente nas recomendações das diretrizes da Sociedade Brasileira, Europeia e Norte-Americana.[3,5-8]

Graus de recomendação – I: consenso e evidências para a indicação; IIa: divergência mas maioria aprova; IIb: divergência e divisão de opiniões; III: não recomendado.

Palpitações

A palpitação é sintoma frequente, podendo estar relacionada tanto com bradiarritmias, quanto com taquiarritmias. A avaliação não invasiva com a documentação eletrocardiográfica da arritmia é muitas vezes suficiente para efetuar o diagnóstico, pela correlação da arritmia com a sintomatologia. O estudo eletrofisiológico pode ser indicado nos casos em que não houve esclarecimento do sintoma pela investigação não invasiva. Na Tabela 1, estão as recomendações para o EEF.

Tabela 1 Recomendações para realização do estudo eletrofisiológico diagnóstico para avaliação de palpitações não esclarecidas

Palpitação recorrente, com início e término súbitos, refratária a tratamento clínico e não esclarecida pela avaliação não invasiva (I)[3]
Palpitação taquicárdica associada com síncope não esclarecida pela avaliação não invasiva[3]
Palpitação taquicárdica sem documentação eletrocardiográfica (IIb)[3]

Síncope

A investigação diagnóstica da síncope em pacientes sem doença cardíaca estrutural é realizada pelos métodos não invasivos, como com as técnicas de monitorização eletrocardiográfica e o teste de inclinação. Nesse cenário clínico, a acurácia diagnóstica do EEF é baixa. No entanto, para pacientes com história de infarto do miocárdio prévio ou portadores de cardiomiopatias, o EEF pode ser útil para definição diagnóstica nos casos em que o episódio sincopal pode estar relacionado a arritmias sustentadas dependentes de substrato cicatricial. O estudo eletrofisiológico também é recomendado para a investigação de síncope associada com taquicardia supraventricular e síndrome de Wolff-Parkinson-White pela possibilidade de terapia curativa pela ablação por cateter, realizada ao mesmo tempo do estudo diagnóstico. A síncope de etiologia cardíaca está relacionada com mortalidade de até 30%, necessitando, portanto, de rigorosa investigação e tratamento. As recomendações mais comuns estão sumarizadas na Tabela 2.

Tabela 2   Recomendações para realização do estudo eletrofisiológico diagnóstico para avaliação de síncope inexplicada
Síncope em paciente com história de infarto do miocárdio prévia em que se suspeita de taquicardia ventricular (classe I)[8]
Síncope inexplicada em paciente com cardiopatia estrutural ou fração de ejeção reduzida (classe I)[8]
Síncope com avaliação não invasiva inconclusiva, existindo a suspeita de bradiarritmia ou taquiarritmia como causa (classe IIa)[8]

Bradiarritmias

Nas bradiarritmias, a avaliação não invasiva por eletrocardiograma, Holter de 24 horas e teste ergométrico, e a avaliação da resposta cronotrópica com o uso de fármacos como atropina ou isoproterenol, associada ao quadro clínico do paciente, são suficientes na maioria dos casos para se determinar a conduta. Contudo, em alguns casos, a investigação diagnóstica torna-se necessária.

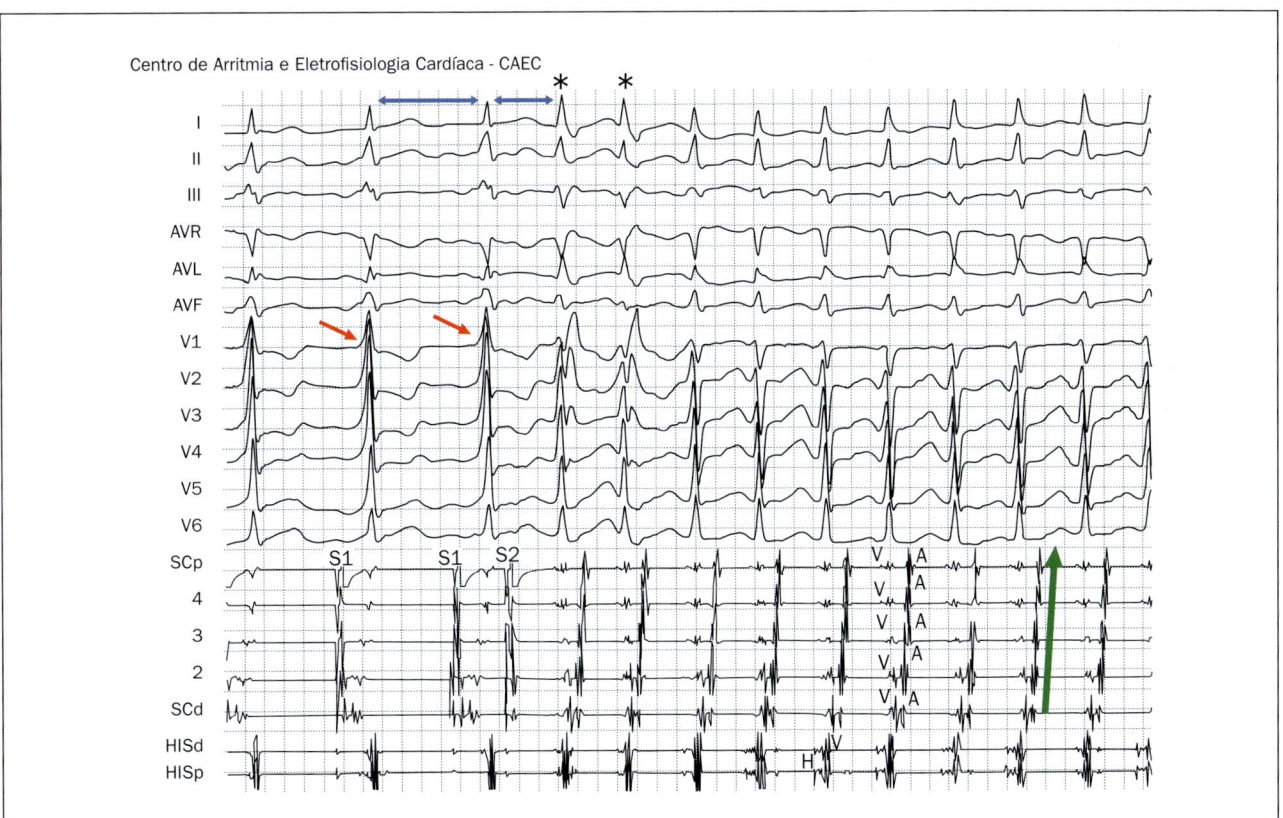

Figura 2 Indução de taquicardia supraventricular pela estimulação atrial programada. Durante a estimulação atrial básica (ciclo S1-S1 de 600 ms), há verificação de pré-excitação ventricular manifesta (onda delta, seta vermelha). O acréscimo de estímulo extra (S1-S2) atinge o período refratário de feixe acessório lateral esquerdo (desaparecimento da pré-excitação ventricular) e, dependente de retardo nodal na condução atrioventricular, permite o início da taquicardia supraventricular por reentrada atrioventricular na forma ortodrômica, existindo uma ativação atrial retrógrada (seta verde) que se inicia a partir da porção mais distal do anel atrioventricular registrada pelo cateter inserido no seio coronário (SCd). Os primeiros dois batimentos da taquicardia induzida apresentam padrão de bloqueio de ramo direito (BRD) (asteriscos) pelo fenômeno fisiológico de Asherman (ciclo longo, ciclo curto). Registro dos eletrogramas bipolares dos cateteres posicionados no His (feixe de His). SC: seio coronário – 5 pares de polos da parte distal do seio coronário (SCd) até o seio coronário proximal (SCp).

Disfunção do nó sinusal

O estudo eletrofisiológico invasivo é restrito para os pacientes nos quais não se consegue documentação eletrocardiográfica dos sintomas ou quando existem alterações sugestivas de disfunção sinusal, mas sem correlacionar-se com os sintomas do paciente. As indicações para EEF nessa situação são raras, e algumas podem estar apoiadas nas diretrizes da SBC, na Tabela 3. A avaliação da função do nó sinusal pode ser feita por meio da estimulação atrial contínua com ciclo mais rápido que o nó sinusal durante 60 s, sendo avaliado o tempo de recuperação do nó sinusal (TRNS) após desligar a estimulação (Figura 3). O valor de referência para o TRNS é inferior a 1.500 ms, podendo ser corrigido pela subtração do ciclo de frequência sinusal: TRNS obtido – ciclo de frequência = TRNS corrigido (normal < 500 ms).

Tabela 3   Recomendações para realização do estudo eletrofisiológico diagnóstico na disfunção sinusal
Bradicardia sinusal, sem documentação dos eventos durante avaliação não invasiva, e suspeita de taquiarritmias como causa dos sintomas[3]

Distúrbios da condução atrioventricular e intraventricular

A obtenção do registro do eletrograma do feixe de His aumentou a compreensão da fisiopatologia e do prognóstico dos bloqueios atrioventriculares. Dessa forma, a ocorrência de bloqueio da condução atrioventricular acima do feixe de His está relacionada ao bloqueio de segundo grau do tipo I (Mobitz I ou Wenckebach) e a bom prognóstico, ao passo que o bloqueio da condução intra ou infra-hissiano correlaciona-

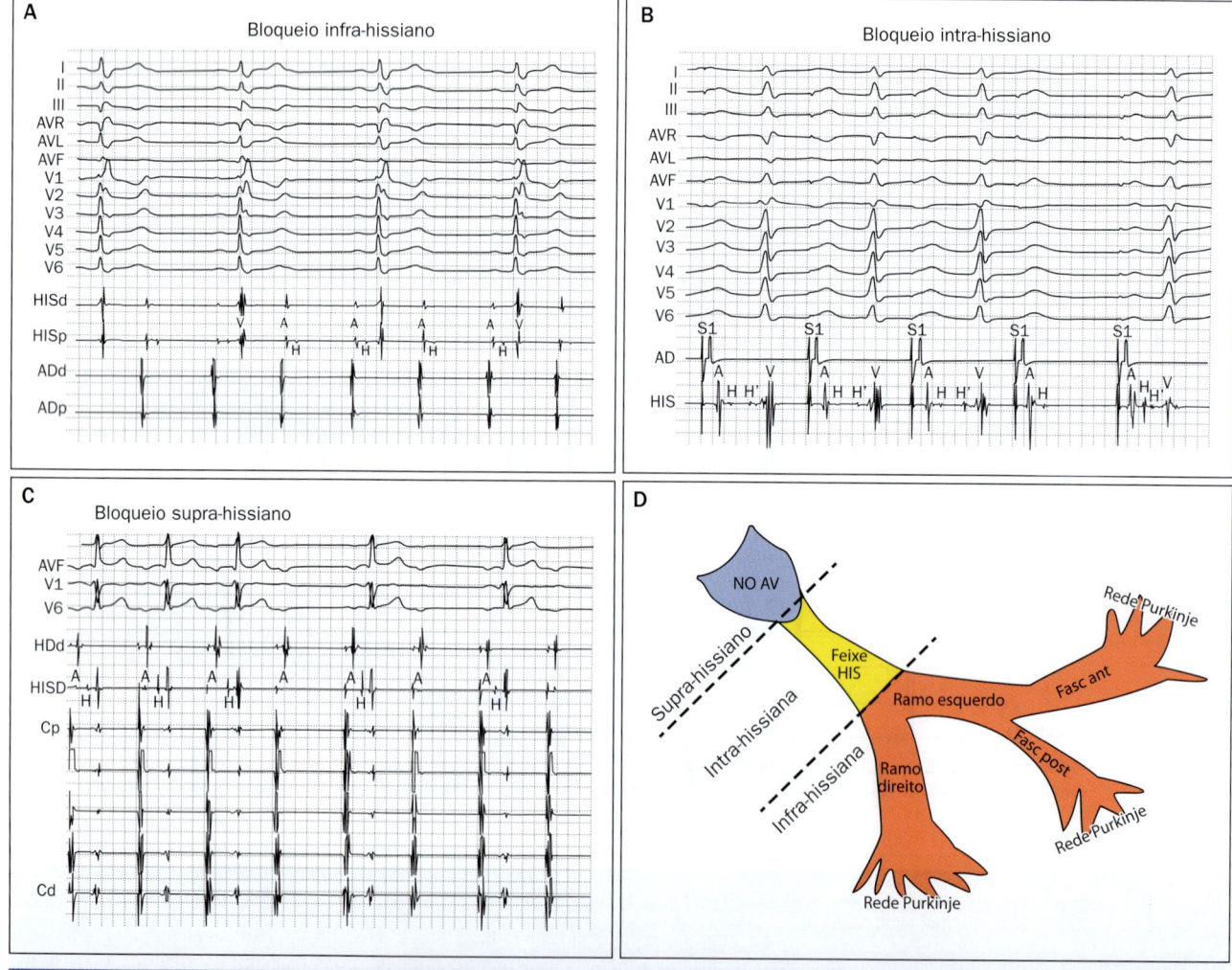

Figura 3   Bloqueio da condução atrioventricular infra-hissiana (A), intra-hissiana (B) e supra-hissiano (C). Em A, verifica-se durante o ritmo sinusal o bloqueio AV de segundo grau 2:1 abaixo do feixe de His (registro de A-H sem V) e, em C, nota-se a presença de bloqueio AV de segundo grau (tipo Wenckebach) no nível do feixe de His (prolongamento progressivo do intervalo H-H'). No traçado C, há registro de bloqueio atrioventricular no nível do nó atrioventricular (registro de A sem H e V), inciando-se como fenômeno de Wenckebach e, após, bloqueio 2:1. A: átrio; V: ventrículo; H: sinal de His; H': segundo sinal de His; S1: estímulo.

-se com o bloqueio de segundo grau do tipo II (Mobitz II) e a evolução para bloqueio atrioventricular total ocorre na maioria das vezes (Figura 3). Os estudos não invasivos são suficientes para caracterizar o bloqueio atrioventricular, determinar o prognóstico e a conduta em cada situação.

A presença de bloqueio de ramo no eletrocardiograma é comum e funciona como marcador de algum grau de lentificação da condução do impulso elétrico pelo sistema His-Purkinje. Em geral, a evolução para bloqueio atrioventricular total é lenta e precedida por graus menores de bloqueio, ocasionando sintomas que alertem para a progressão da doença. A incidência anual da progressão para BAV varia na dependência da presença de sintomas, sendo de 0,6 a 0,8% para assintomáticos e de 5 a 11% para os pacientes com síncope.[6]

A indicação de EEF fica limitada às situações apresentadas na Tabela 4.

Taquiarritmias

O registro eletrocardiográfico do episódio de taquicardia sintomática é fundamental para orientar o EEF. O eletrocardiograma de superfície é, em geral, suficiente para a diferenciação ou restrição das arritmias possíveis, para que posteriormente se faça o diagnóstico diferencial no EEF. Quando documentada no Holter de 24 horas, a análise de início e término pode também ser de grande utilidade. A necessidade de diagnóstico diferencial invasivo pode ocorrer, por exemplo, nas taquicardias com QRS alargado, entre taquicardias ventriculares e supraventriculares conduzidas por via acessória ou bloqueios de ramo. Além disso, o EEF proporciona oportunidade de mapeamento e ablação por cateter da arritmia, resultando muitas vezes na cura do paciente. As indicações para EEF nas taquiarritmias seguem na Tabela 5.

Avaliação de taquicardia ventricular

O EEF é utilizado para documentar a indução de taquicardia ventricular, guiar ablação, avaliar a perda de consciência em pacientes selecionados com arritmias suspeitas de serem a causa do evento e acessar indicações para terapia com cardioversor-desfibrilador implantável.

Tabela 4 Recomendações para realização do estudo eletrofisiológico nos distúrbios de condução atrioventricular e intraventricular
Bloqueio atrioventricular (BAV) de II e III graus, com marca-passo implantado normofuncionante, nos quais persistam os sintomas e com suspeita de que outra arritmia seja a causa dos sintomas[3]
BAV de I grau sintomático, com distúrbio na condução intraventricular, em que se suspeita de lesão no sistema His-Purkinje[3]
BAV de II grau assintomático, com distúrbio na condução intraventricular[3]
Pacientes com bloqueio bifascicular ou trifascicular associados a síncope, nos quais não se tenha documentação de bloqueio atrioventricular como causa desta e não se tenha excluído taquicardia ventricular como responsável pelo evento[6,8]

Tabela 5 Recomendações para realização do estudo eletrofisiológico nas taquiarritmias[3]
Crises de taquicardia supraventricular frequentes ou hemodinamicamente mal toleradas, que não respondem ao tratamento ou que o paciente prefira ser submetido ao tratamento não farmacológico (grau I)
Pré-excitação ventricular em pacientes sintomáticos que serão submetidos à ablação cirúrgica ou por cateter (grau I)
Pré-excitação ventricular em pacientes assintomáticos, com atividades de alto risco (IIa)
Taquicardia com QRS largo na qual o mecanismo ou a origem da arritmia estão mal definidos por métodos não invasivos, visando principalmente à terapêutica adequada (grau I)
Taquicardia com QRS largo, mesmo que o mecanismo e/ou a origem da arritmia estejam bem definidos por métodos não invasivos, para melhor definição da terapêutica não farmacológica (grau I)
Taquicardias supraventriculares com condução aberrante ou pré-excitadas claramente definidas por métodos não invasivos, nas quais se considera a opção de terapia não medicamentosa (grau I)

Para a avaliação de arritmias ventriculares, a estimulação ventricular é realizada com ciclo basal de 600 a 450 ms e até três extraestímulos no ápice e via de saída de VD, com energia duas vezes superior ao limiar diastólico, com e sem infusão de isoproterenol. A prematuridade do extraestímulo é aumentada até atingir o período refratário ventricular ou a indução de taquicardia ventricular sustentada (Figura 4). Sequências de ciclo longo-curto também podem ser testadas.

Nos pacientes com cardiomiopatia dilatada, o EEF tem papel menor na avaliação e no manejo da taquicardia ventricular, o que está relacionado à baixa indução, reprodutibilidade e valor preditivo da taquicardia ventricular induzida.

O EEF não apresenta utilidade nos pacientes com síndrome do QT longo para estratificação de risco.

Não há evidência convincente de que o EEF tenha papel importante na identificação de pacientes com alto risco de morte súbita na cardiomiopatia hipertrófica.

Novas ferramentas para auxílio do estudo eletrofisiológico

Nos últimos anos, grandes avanços ocorreram nas tecnologias para procedimentos diagnósticos na cardiologia. No campo da eletrofisiologia cardíaca, podemos enumerar os métodos de mapeamento eletroanatômico (MEA) e de ecocardiografia intracardíaca (EIC). Esses exames são auxiliares ao procedimento eletrofisiológico convencional, sendo principalmente úteis durante a terapia percutânea de arritmias complexas, como a fibrilação atrial e a taquicardia ventricular associada com doença cardíaca estrutural.

Basicamente, os sistemas de MEA permitem a construção virtual da câmara cardíaca envolvida na gênese do distúrbio do ritmo. Os mapas de ativação, propagação e voltagem permitem a elucidação do mecanismo da arritmia, contribuindo, sobretudo, com a diferenciação entre taquicardias focais ou por reentrada (Figura 5). Já a EIC contribui com

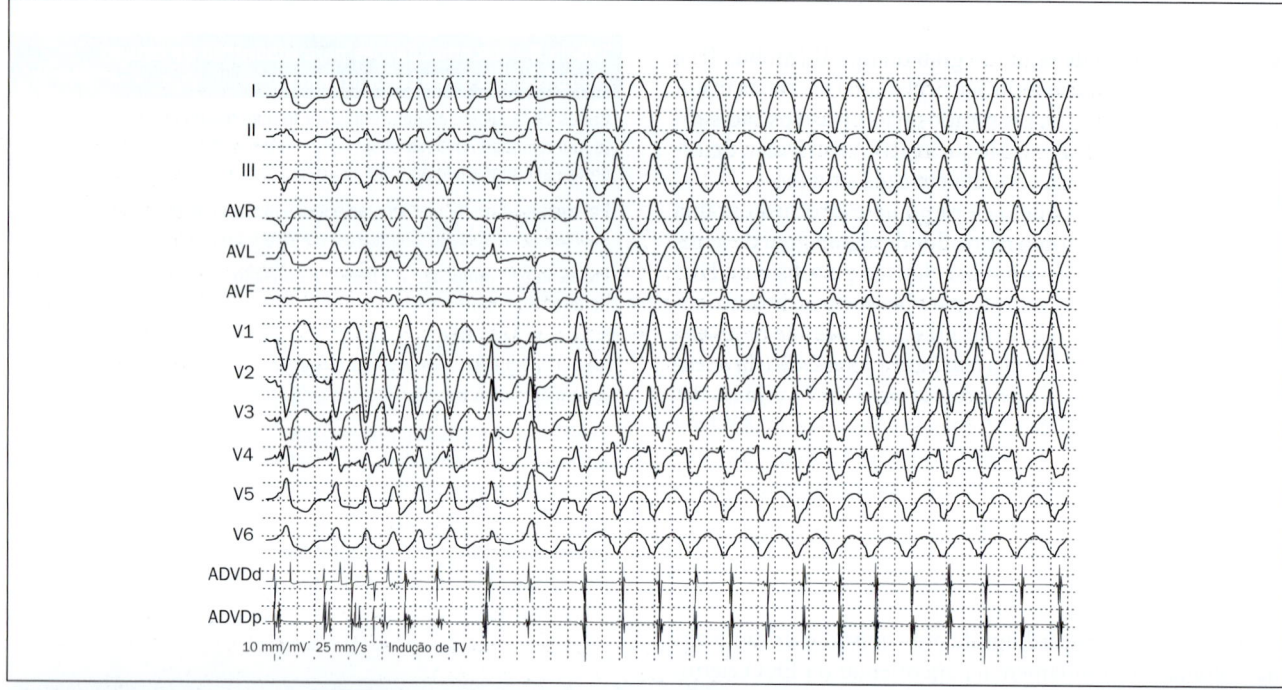

Figura 4 Indução de taquicardia ventricular sustentada pela estimulação ventricular programada, indicativo de substrato para desencadeamento de arritmias recorrentes e que apresentam grande especificidade para o esclarecimento de fenômenos sincopais em pacientes com cardiopatia estrutural.

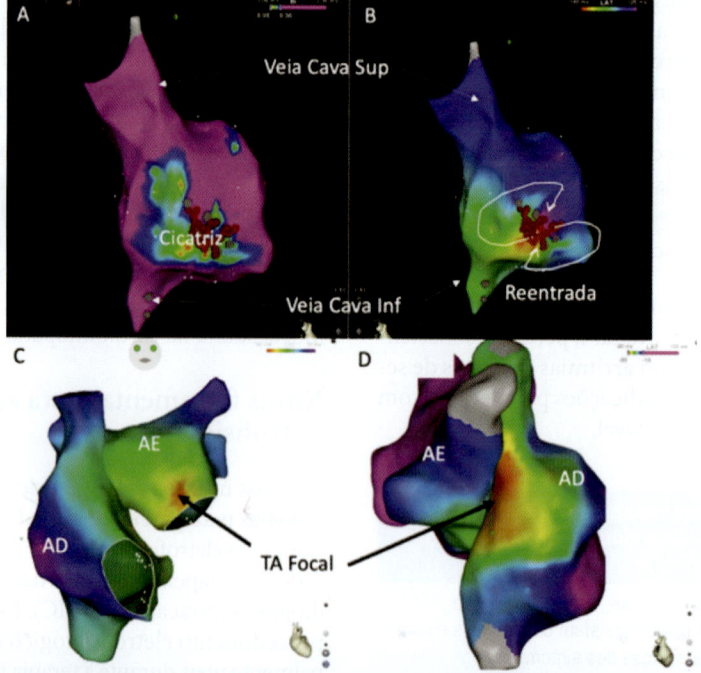

Figura 5 Sistema eletroanatômico auxiliar para caracterização do mecanismo de arritmias. A e B: circuito de reentrada envolvendo cicatriz na parede lateral do átrio direito (AD). C: taquicardia atrial focal com origem no átrio esquerdo (AE). D: taquicardia atrial focal com origem na crista terminalis superior do AD. Este tipo de mapa 3D permite por meio da codificação de cores o reconhecimento do mecanismo de taquicardias, pela ativação, e o substrato arritmogênico, pelo mapa de voltagem. O mapa de ativação apresenta a cor vermelha representativa da ativação mais precoce e a coloração púrpura como ativação mais tardia. Arritmia por reentrada é demonstrada pelo encontro da cor vermelha com a púrpura (imagem B) e, nas focais, a uma ativação centrífuga a partir do foco representado pela cor vermelha (C e D). Já no mapa de voltagem, a coloração vermelha representa a menor voltagem (no mapa A, uma amplitude do sinal abaixo de 0,08 mV) e a púrpura, uma voltagem normal (no mapa A, acima de 0,5 mV).

informações sobre anatomia das câmaras cardíacas por meio das técnicas ecocardiográficas usuais. Além disso, auxilia na realização da punção transeptal e na monitorização de potenciais complicações durante a ablação por cateter.

Recentemente, novas ferramentas auxiliares têm sido desenvolvidas para a investigação e localização dos potenciais rotores perpetuadores e mantenedores da fibrilação atrial. Estas ferramentas apresentam o registro simultâneo de múltiplos sinais cardíacos por meio de métodos não invasivos (método superficial)[11] e invasivos (cateter-balão)[12] que geram a propagação do impulso elétrico nas câmaras atriais. Os resultados desses estudos clínicos ainda necessitam da sedimentação do método para incorporá-lo nas técnicas de ablação.[13]

Resumo

O estudo eletrofisiológico invasivo possibilitou a compreensão do mecanismo das bradiarritmias e das taquiarritmias clínicas racionalizando a terapêutica. Sua utilização propedêutica é importante na investigação dos fenômenos clínicos secundários à alteração do ritmo cardíaco, quando a definição exata de taqui ou bradiarritmia é necessária para a terapêutica correta.

Referências bibliográficas

1. Scherlag BJ, Lau SH, Helfant RH, Berkowitz WD, Stein E, Damato AN. Catheter technique for recording His bundle activity in man. Circulation. 1969;39:13-8.

2. Josephson ME (ed.). Electrophysiologic investigation: technical aspects. In: Josephson ME (ed.). Clinical cardiac electrophysiology, techniques and interpretations. 5th ed. Philadelphia: Williams & Wilkins, 2015. p.1-18.

3. Scannavaca MI, de Brito FS, Maia I, Hachul D, Guizzi J, Lorga A, et al. Diretrizes para avaliação e tratamento de pacientes com arritmias cardíacas. Arq Bras Cardiol. 2002;79:1-50.

4. Tracy CM, Akhtar M, DiMarco JP, Packer D, Creages MA, et al. ACC/AHA Update of the clinical competence statement on invasive electrophysiology studies, catheter ablation, and cardioversion. J Am Coll Cardiol. 2006;48:1503-17

5. Brignole M, Moya A, de Lange FJ, Deharo JC, Elliott PM, Fanciulli A, et al. 2018 ESC Guidelines for the diagnosis and management of syncope. Eur Heart J. 2018; 39(21):1883-194.

6. Brignole M, Auricchio A, Baron-Esquiias G, Bordachar P, Boriani G, Breithardt, Ole-A, et al. 2013 ESC Guidelines for cardiac pacing and cardiac resynchronization therapy. Eur Heart J. 2013;34:2281–329.

7. Page RL, Joglar JA, Caldwell MA, Calkins H, Conti JB, Deal, BJ, et al. 2015 ACC/AHA/ESC Guidelines for the management of adult patients with supraventricular tachycardia. Circulaiton. 2015;133:e506-e574.

8. Al-Khatib SM, Stevenson WG, Ackerman MJ, Bryant WJ, Callans DJ Curtis, AB, et al. 2017 AHA/ACC/HRS Guideline for management of patients with ventricular arrhythmias and the prevention of sudden cardiac death – a report of the American College of Cardiology/American Heart Association Task Force on clinical practice guidelines and the Heart Rhythm Society. Circulation. 2018;138:e272-e391.

9. Zipes DP, Jalife J, Stevenson W (eds.). Cardiac electrophysiology: from cell to bedside. 77th ed. Philadelphia:Elsevier; 2018.

10. Ellenbogen KA, Wilkoff BL, Kay GN, Lau CP, Auriccio A (eds). Clinical cardiac pacing, defibrillation and resynchronization therapy. 5th ed. Elsevier; 20117.

11. Jones AR1, Krummen DE, Narayan SM. Non-invasive identification of stable rotors and focal sources for human atrial fibrillation: mechanistic classification of atrial fibrillation from the electrocardiogram. Europace. 2013;15:1249-58.

12. Narayan SM, Krummen DE, Clopton P, Shivkumar K, Miller JM. Direct or coincidental elimination of stable totors or focal sources may explain successful atrial fibrillation ablation on-treatment analysis of the CONFIRM trial (Conventional ablation for AF with or without focal impulse and rotor modulation). J Am Coll Cardiol. 2013;62:138-47.

13. Narayan SM1, Krummen DE, Shivkumar K, Clopton P, Rappel WJ, Miller JM. Treatment of atrial fibrillation by the ablation of localized sources CONFIRM (Conventional ablation for atrial fibrillation with or without focal impulse and rotor modulation). Trial. J Am Coll Cardiol. 2012;60:628-36.

Capítulo 14

Cateterismo cardíaco direito e esquerdo e cinecoronariografia

Julio F. Marchini
Pedro Alves Lemos Neto

Pontos-chave

- O cateterismo permanece como a forma preferencial de avaliar as artérias coronárias, os átrios e os ventrículos.
- O exame utiliza radiação e contraste iodado. Os pacientes necessitam ter a função renal avaliada antes do exame. Necessita-se fazer avaliação pormenorizada dos medicamentos que o paciente utiliza.
- O risco do exame é reduzido, mas varia, dentre outras variáveis, conforme a gravidade do quadro clínico e das características do paciente.
- Diferentes sítios podem servir como via de acesso, havendo crescente interesse pela utilização da via radial que apresenta diferentes vantagens.
- O uso de meios de contraste de menor osmolaridade aumenta a segurança do exame.

Introdução

O cateterismo cardíaco é o exame das câmaras cardíacas, coronárias e aorta através de cateteres introduzidos perifericamente, que atravessam a circulação e são manipulados por sua porção distal. O procedimento pode ser dividido em direito ou esquerdo dependendo se o ponto de introdução for uma artéria ou uma veia. Em geral, o lado direito é utilizado pela prática usual e pela disposição da sala de hemodinâmica. Comumente são utilizados vasos do membro inferior (artéria e veia femorais), mas podem ser escolhidos acessos do membro superior (artérias radial, ulnar ou braquial e veias basílica ou cefálica). Em geral, a veia basílica é escolhida, pois sua posição medial é mais favorável ao passo que a veia cefálica forma um ângulo desfavorável em sua junção com a veia braquial.[3]

A maioria dos cateteres utilizados são pré-moldados para função específica como facilitar a cateterização dos óstios coronarianos (cateteres de Judkins esquerda e direita), ou para permitir a injeção de grande quantidade de contraste (cateter *pigtail).* O lúmen do cateter permite passagem de contraste, a coleta ou aspiração de sangue ou trombos, ou ainda a passagem de instrumentos para realização de procedimento terapêuticos.

O cateterismo esquerdo permite o acesso à aorta, ventrículo esquerdo e coronárias, e possibilita a coronariografia e ventriculografia. O cateterismo direito permite acesso às cavas, átrio direito, ventrículo direito, artéria pulmonar e ramos.

Indicações

Cateterismo esquerdo

O cateterismo cardíaco, assim como qualquer procedimento médico invasivo, envolve riscos inerentes ao ato. A realização de cateterismo cardíaco deve ter clara indicação com benefícios esperados superando os riscos para cada paciente individualmente.

A estratificação invasiva da doença aterosclerótica coronariana é a indicação mais comum, e é feita em função da probabilidade pré-teste do paciente, da presença de sintomas e de seu risco de eventos cardíacos e morte. A probabilidade pré-teste pode ser determinada utilizando diversos algoritmos como o de Diamond-Forrester.[4] Consenso sistemático das indicações apropriadas para o cateterismo diagnóstico foi publicado previamente.[5] Destacam-se algumas indicações como a fase aguda da angina instável, no infarto agudo do miocárdio e nos pacientes estáveis com alta probabilidade pré-teste, seja por avaliação clínica ou como consequência de provas não invasivas. Ainda está bem indicado naqueles pacientes que serão submetidos a cirurgia valvar. Também tem papel nos achados inconclusivos e nos discordantes, como clínica sugestiva de doença e estratificação não invasiva de baixo risco. Ressalta-se que a estratificação não invasiva que sugere a presença de isquemia, mas com característica de baixo risco (como área miocárdica isquêmica < 5%, ou de pequena extensão) não indica a realização de exame invasivo. Estudos não mostram benefício na revascularização de pacientes com pequena área isquêmica quando comparada ao tratamento conservador.[6]

Indicações de emergência

O momento da indicação do cateterismo esquerdo em emergências depende do diagnóstico e quadro clínico do paciente. Em caso de infarto agudo do miocárdio com supradesnivelamento do segmento ST o paciente deve ser encaminhado para angioplastia primária com tempo porta-balão de até 90 minutos. Caso não haja serviço de hemodinâmica onde o paciente está sendo atendido, deve se avaliar o tempo porta-balão total incluindo o transporte até o centro com serviço de hemodinâmica. Caso seja inferior a 120 minutos, o paciente deve ser transferido. Caso contrário, o paciente deve receber tratamento no serviço local.[7]

Em caso de infarto agudo do miocárdio sem supradesnivelamento do segmento ST a estratégia invasiva ou conservadora deve ser seguida conforme a Tabela 1.

Tabela 1 Parâmetros valorizados para a escolha da melhor estratégia em pacientes com síndrome coronariana aguda sem supradesnivelamento de segmento ST[8]

Estratégia invasiva imediata (< 2 horas)	Instabilidade hemodinâmica e choque cardiogênico
	Instabilidade elétrica com taquiarritmia ventricular sustentada ou fibrilação ventricular
	Angina refratária a despeito do tratamento clínico
	Insuficiência mitral aguda
Estratégia invasiva precoce (< 24 horas)	Escore de risco alto (GRACE > 140)
	Elevação de marcadores de necrose miocárdica
	Alterações dinâmicas de ST
Estratégia invasiva (nas primeiras 72 horas)	Escore TIMI ≥ 2, GRACE 109-140
	Presença de diabetes ou insuficiência renal (*clearance* de creatinina < 60 mL/min)
	Disfunção ventricular esquerda (FE < 40%)
	ICP ou RM prévias
Estratégia "conservadora" (invasiva seletiva)	Escores de risco baixos (TIMI 0-1, GRACE < 109)
	Preferência do paciente
	Dúvidas quanto a natureza dos sintomas

FE: fração de ejeção; ICP: intervenção coronária percutânea, RM: revascularização miocárdica.

Cateterismo direito

Por meio do cateterismo das câmaras cardíacas direitas é possível obter as pressões e oximetria das câmaras direitas, assim como a resposta a vasodilatadores. É indicado para fazer diagnóstico de *shunts* intracardíacos e quantificar sua importância. Contribui para ajudar a diferenciar causas de dispneia, edema pulmonar e doenças pulmonares e ainda avalia a resposta ao uso de diuréticos. Define a pressão de artéria pulmonar e sua resposta a vasodilatadores em pacientes com suspeita de hipertensão arterial pulmonar. Constitui parte da avaliação de pacientes candidatos a transplante cardíaco. O cateterismo do ventrículo direito também define o diagnóstico de pericardite constritiva em comparação à cardiomiopatia restritiva.

Riscos e complicações

Para respeitar a autonomia do paciente e para que este possa dar seu consentimento esclarecido, o médico sempre deve relatar todos os riscos e potenciais complicações do cateterismo cardíaco. Nos procedimentos de urgência, isto é ainda mais importante uma vez que os riscos são maiores. Mantendo-se em mente que os riscos do cateterismo guardam relação com a gravidade do quadro clínico apresentado pelo paciente, este também deve ser informado dos riscos que corre caso decida não se submeter ao procedimento.

No cateterismo diagnóstico, em pacientes estáveis, os riscos são de 0,07%-0,2% para morte, 0,06%-0,25% para infarto agudo do miocárdio (IAM) e 0,03%-0,07% para acidente vascular cerebral (AVC).[9] Hematomas em local de acesso ocorrem em 1 a 5% dos pacientes, enquanto a incidência de complicações vasculares que necessitam de intervenção é de 0,5%. Infecção no local de acesso e infecção sistêmica como resultados do cateterismo são raras. Arritmias ou bloqueio atrioventricular foram relatados em 0,47% dos procedimentos, podendo ocorrer, por exemplo, durante a injeção de contraste na coronária direita e ramo do cone. Arritmias ventriculares e supraventriculares também podem ocorrer por meio do contato do cateter com a superfície interna das cavidades cardíacas durante manipulação nos ventrículos e átrios. Dissecção de aorta é rara no estudo diagnóstico, mas pode ocorrer durante intervenção de lesões aortoostiais. Existe ainda o risco de embolia gasosa ou pelo deslocamento de algum trombo intracavitário durante o procedimento. Este risco se concentra principalmente no início do aprendizado do operador.

Na ventriculografia, dependendo da posição do óstio do cateter, além do risco de arritmia referido acima, existe a possibilidade de infiltração de material contrastado no endocárdio e no miocárdio. Pequenas quantidades de contraste no endocárdio raramente trazem problemas, mas grandes acúmulos podem provocar arritmias ventriculares refratárias. Raramente, pode haver perfuração miocárdica pela injeção de contraste com bomba, o que resulta em extravasamento para o espaço pericárdico, podendo necessitar de pericardiocentese de urgência. Em pacientes com disfunção ventricular grave, ou com elevação importante de pressão diastólica final do ventrículo esquerdo, pode haver edema agudo de pulmão com injeção de contraste durante a ventriculografia ou se houver arritmias consequentes ao estímulo do cateter ou por irritação por parte do meio de contraste.

Complicações referentes ao uso do contraste variam de menos grave, as mais comuns, até reações graves e raras. Náuseas e vômitos ocorrem em 3 a 15% dos pacientes, prurido e urticária ocorrem em 1 a 3%. Reações alérgicas graves como choque anafilactoide ocorrem em 0,04-0,2%.

Os riscos do procedimento intervencionista são maiores do que os riscos do procedimento diagnóstico, a grosso modo por um fator de dez. O risco de óbito foi relatado como de 0,6-1,5%, IAM igual a 0,7-3,2%, acidente vascular cerebral 0,3%, perfuração cardíaca 0,3%, trombose de *stent* precoce 0,5%, insuficiência renal igual a 0,3%, hemodiálise 0,2% e sangramento retroperitoneal 0,2%.[10] O risco de necessidade de revascularização cirúrgica de urgência é de 0,2-0,5%. O risco de embolo gasoso chega a 0,84%. Estatísticas mais recentes têm números reduzidos de complicações,[10] mas algumas situações ainda merecem cuidado especial, como quadro clínico agudo, choque circulatório, insuficiência cardíaca, padrão obstrutivo coronariano triarterial ou lesão de tronco de coronária esquerda, hipertensão pulmonar grave, idade avançada, obesidade, diabetes, insuficiência renal, distúrbios eletrolíticos, doença cerebrovascular e doença aórtica valvar.

No cateterismo direito existe risco estimado em 0,1% de ruptura de artéria pulmonar pelo cateter, trauma ou superinsuflação de balão de Swan-Ganz.[10] Perfuração cardíaca e tamponamento como resultado de biópsia de ventrículo direito ocorre em 0,5 a 1% casos.

Preparo do paciente e redução de riscos

O preparo do paciente envolve o reconhecimento de fatores que afetarão a abordagem e os riscos do procedimento, como sangramento e nefropatia e os pacientes devem ter avaliação recente da função renal. Caso não exista história de sangramento nem do uso de anticoagulantes, não são necessários exames para avaliação da coagulação ou plaquetas. A metformina deve ser suspensa 24 a 48 horas antes do procedimento.[8] Em casos de revascularização cirúrgica prévia, o envio do relato cirúrgico é fundamental para redução do tempo de exame e do volume de contraste utilizado.

Deve-se suspender as medicações anticoagulantes antes do exame. Nos pacientes com alto risco de trombose não há consenso sobre a conduta mais adequada[11] e sugere-se que o anticoagulante seja substituído por heparina de baixo peso molecular, que só será suspensa nas 12 horas que antecedem o exame. A Tabela 2 apresenta o intervalo adequado entre a última dose aplicada e a realização do procedimento. O uso do acesso radial diminui risco de sangramento e pode ser opção para realização do exame sem a reversão da anticoagulação.

É importante identificar pacientes com maior risco de nefropatia induzida por contraste. Fatores de risco incluem insuficiência renal prévia, diabetes, idade, insuficiência cardíaca, hipertensão e desidratação. Nos casos com a presença de vários fatores de risco e quando se julgar necessário, os pacientes devem ser internados para hidratação 12 a 24 horas antes do procedimento. Nesses pacientes, deve-se usar o mínimo de contraste, prescindir da ventriculografia e preferir uso de material iodado não iônico de baixa ou iso-osmolaridade. Não há benefício do uso de n-acetilcisteína.[12]

O risco de evento adverso grave com uso de contraste iônico de baixa osmolaridade é de 0,04%. Para pacientes com história prévia de reações anafilactoides, o uso de anti-histamínicos imediatamente antes da infusão de contraste reduz a recorrência de reação alérgica. Adicionalmente, dois estudos demonstraram redução de reações anafilactoides com uso de 32 mg de metilprednisolona em duas doses, sendo a primeira pelo menos 6 horas antes do procedimento.

Acesso arterial

A escolha do acesso arterial depende de fatores do paciente, material disponível e proficiência do operador. Estudos mostram que o acesso radial reduz sangramento, complicações vasculares, eventos cardíacos maiores e mortalidade.[13] Por outro lado, a artéria radial deve ser evitada em pacientes com cirurgia profunda no braço e axila, como o esvaziamento ganglionar axilar, por levar a tortuosidades que podem impossibilitar a progressão do cateter.

Artéria radial

A artéria radial é continuação da artéria braquial, inicia-se na bifurcação logo abaixo da dobra do cotovelo e percorre lateralmente o antebraço ao punho. Em geral, no punho o calibre da artéria radial é igual ou maior que o da artéria ulnar. Nesse ponto a artéria radial está sob a fáscia antebraquial entre os músculos braquiorradial e flexor radial do carpo. Juntas, ambas as artérias radial e ulnar formam uma rede anastomótica de até quatro arcos irrigando a mão. A maioria das pessoas possui arcos palmares completos que permitem a perfusão completa da mão através de apenas uma das artérias.

Antes do acesso devem ser avaliadas as condições locais, como sinais de infecção, a amplitude dos pulsos radial e ulnar e o teste de Allen. Existem estudos que defendem a dispensabilidade deste teste sem perda de segurança. O risco de oclusão de artéria radial é de 4-6% mas pode ser reduzido a 0,8% com uso de 5.000 UI heparina intrarradial.[14] O risco de oclusão atinge até 13% quando o diâmetro do introdutor é maior que o diâmetro da artéria radial.[15] Oitenta porcento das mulheres e 90% dos homens possuem diâmetro de artéria radial que comporta introdutor com diâmetro de 5F.[15]

O local preferencial de punção situa-se 2 cm proximalmente ao processo estiloide do osso radial. Apesar da artéria ser mais palpável distal a este ponto, ela ganha tortuosidade, podendo impossibilitar a progressão do fio-guia. Deve-se infiltrar o local com solução anestésica tentando evitar a infusão na artéria radial que pode provocar espasmo. Recentemente, foi descrito o acesso da artéria radial do lado dorsal

Tabela 2 Intervalo sem medicação para reversão de anticoagulação de acordo com a função renal

Anticoagulante	Clearance de creatinina	Intervalo sem medicação (dias)
Varfarina*		5
Apixaban	> 30	2
	15-30	4
Dabigatrana	> 50	2
	30-50	4
	15-30	6
Rivaroxabana	> 30	2
	15-30	4

* Sugere-se solicitar o tempo de protrombina no dia do exame.

da mão entre o adutor longo e extenso breve do polegar por um lado e o extensor longo do polegar por outro lado.[16] Este acesso facilita o trabalho do operador quando é necessário acessar o braço esquerdo especialmente em pacientes obesos.

Artéria femoral

A artéria femoral comum é a continuação da artéria ilíaca externa após atravessar o ligamento inguinal. Ela se bifurca nos ramos superficial e profundo. Medial à artéria encontram-se a veia femoral e o canal femoral que contém vasos linfáticos. Lateral à artéria situa-se o nervo femoral. O local ideal para punção está 1 cm no sentido lateral em relação à porção mais medial da cabeça do fêmur, no ponto médio entre suas bordas superior e inferior, de forma a ficar distante do ponto mais inferior do curso da artéria epigástrica inferior. Este local é acima da bifurcação da artéria femoral em 77% dos casos. O ponto de referência é a borda inferior da cabeça do fêmur na fluoroscopia. A punção na pele nesse ponto, com angulação de 30 a 45 graus, levará a canulação da artéria femoral no sítio ideal. Punções proximais aumentam o risco de hemorragia retroperitoneal e punções distais aumentam o risco de sangramento, hematoma, pseudoaneurisma e fístula arteriovenosa.

Manometria

Os eventos elétricos cardíacos determinam atividade mecânica que exerce força sobre o sangue, determinando as curvas de pressão específicas de cada câmara conforme o ciclo cardíaco. Desta forma, existe relação temporal entre o eletrocardiograma e a curva de pressão de cada câmara cardíaca.

O ciclo cardíaco inicia-se com a onda P no ECG que sinaliza o início da contração atrial e corresponde à onda a (Figura 1), visualizado tanto nos átrios quanto nos ventrículos.

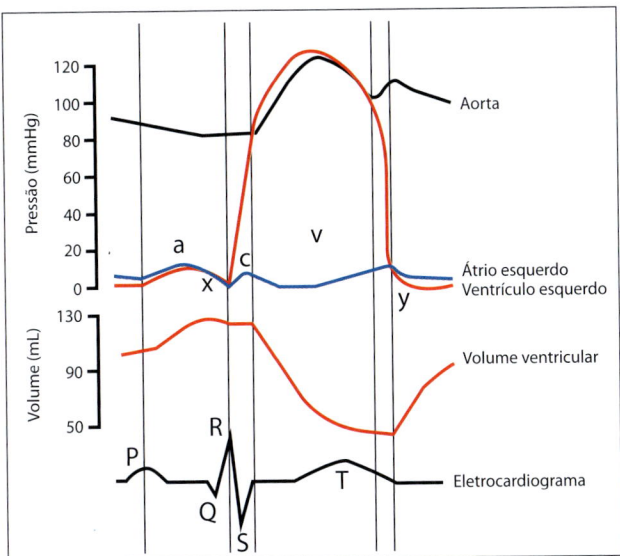

No ventrículo esquerdo, a pressão ao final da onda a é conhecida como a pressão diastólica final e é simultânea ao pico da onda R no eletrocardiograma. A diminuição de complacência do ventrículo esquerdo pode provocar o aumento da onda a e da pressão diastólica final do ventrículo esquerdo. A diástole atrial é detectada na curva pressórica atrial como a descendente x.

O complexo QRS sinaliza a contração ventricular com consequente aumento da pressão do ventrículo. Enquanto permanece abaixo da pressão aórtica, trata-se do período de contração isovolumétrica. No instante em que ultrapassa a pressão aórtica, a válvula aórtica se abre e começa a ejeção sistólica. Esta se prolonga até a pressão ventricular cair abaixo da pressão aórtica, coincidente com a repolarização cardíaca (a onda T no eletrocardiograma). A valva aórtica se fecha determinando a incisura dicrótica na curva de pressão aórtica. A valva mitral, por sua vez, se abre quando a pressão ventricular se reduz abaixo da pressão do átrio esquerdo.

O átrio aumenta sua pressão enquanto recebe o retorno venoso e não pode dar vazão já que a valva atrioventricular está fechada até o final da sístole. Esta condição é traduzida pela onda v. A onda v termina na descendente y, ponto em que as valvas atrioventriculares se abrem. A complacência é definida como a alteração de pressão em resposta a determinada alteração de volume. Quanto maior a complacência atrial, menor a variação de pressão com o mesmo volume, portanto isto se expressa com ondas a e v menores.

Avaliação das coronárias

Na cineangiocoronariografia, a estrutura tridimensional das artérias coronárias é avaliada de forma bidimensional. Portanto, ocorre sobreposição de estruturas, dificuldade para visualizar elementos excêntricos e alteração da percepção do comprimento de segmentos. Quanto mais perpendicular o segmento avaliado em relação ao plano da projeção, mais curto este segmento se projetará. Para superar estas dificuldades são realizadas múltiplas projeções que permitem a separação das estruturas, detecção de elementos excêntricos em projeções ortogonais e alinhamento da projeção com cada segmento coronariano.

Na coronariografia esquerda (Figura 2), a projeção oblíqua anterior direita (OAD) caudal mostra o tronco de coronária esquerda (TCE), a artéria circunflexa (CX) e seus ramos marginais, e o segmento médio da artéria descendente anterior (DA). A projeção oblíqua anterior esquerda (OAE) caudal mostra a bifurcação do TCE e os óstios e segmentos proximais da DA e CX. A projeção OAE cranial permite visualização do segmento proximal da DA, óstios e segmentos proximais dos ramos diagonais e o segmento proximal da CX. A projeção posteroanterior cranial mostra bem toda a extensão da DA e diagonais. Ambas as projeções craniais mostram os ramos ventricular e descendente posterior esquerdo. Outras projeções podem ser necessárias conforme o hábito corporal do paciente.

Na coronariografia direita, Figura 3, a projeção OAE reta mostra o segmento proximal da coronária direita (CD). A

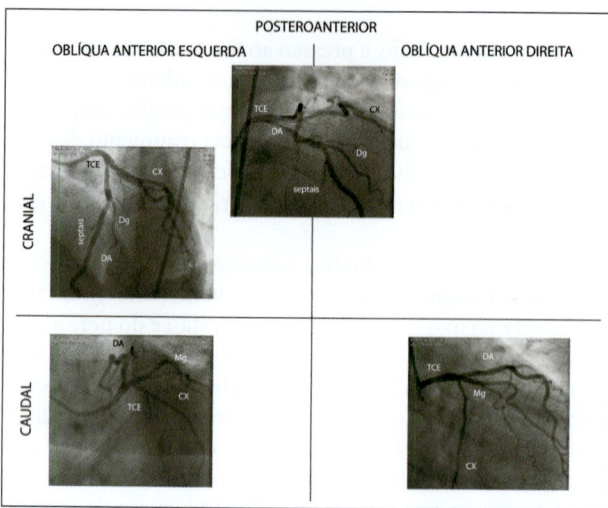

Figura 2 Projeções para visualização da coronária esquerda e seus ramos.
TCE: tronco de coronária esquerda; DA: artéria descendente anterior; Dg: ramos diagonais; CX: artéria circunflexa; Mg: ramos marginais.

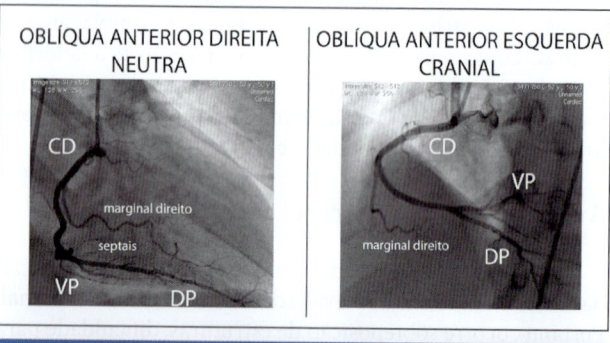

Figura 3 Projeções para visualização da coronária direita e seus ramos.
CD: coronária direita; DP: ramo descendente posterior; VP: ramo ventricular posterior.

Tabela 3	Características das lesões SCAI tipo I a IV	
Tipo SCAI	**Características**	**Patência**
I	Não possui critérios da lesão SCAI tipo II	Patente
II	Qualquer um dos seguintes: Lesão segmentar (> 20 mm) Tortuosidade excessiva proximal à lesão Lesão angulada > 90 graus Inabilidade de proteger bifurcações significativas Enxerto venoso degenerado	Patente
III	Não possui critérios da lesão SCAI tipo II	Ocluída
IV	Possui critérios da lesão SCAI tipo II	Ocluída

SCAI: Society for Cardiovascular Angiography and Interventions.

grau I. Se o ramo ocluído é opacificado parcialmente trata-se de grau II. Se o ramo ocluído é visto em sua totalidade, trata-se de grau III.

Ventriculografia

A ventriculografia esquerda define anatomia e função do ventrículo esquerdo. Permite detectar insuficiência mitral, comunicações interventriculares (CIV) e cardiomiopatia hipertrófica. É importante salientar que, analogamente à coronariografia trata-se de visualização bidimensional de uma estrutura tridimensional. A projeção em OAD, Figura 4, com 30 graus retira a sobreposição do ventrículo com a coluna vertebral e permite visualização das paredes anterior, apical e inferior, mas não possibilita visualizar as paredes lateral e septal. Em geral, prescinde-se de uma segunda projeção quando não se suspeita de alteração de mobilidade segmentar específica destas paredes ou de CIV. A segunda projeção possível é a ventriculografia em OAE que permite a visualização de CIV e das paredes septal, lateral e posterior do ventrículo esquerdo.

A insuficiência mitral é avaliada de forma semiquantitativa em quatro graus pela visualização da regurgitação do contraste para o átrio esquerdo[17] na projeção OAD reta. Quando há diminuição do brilho a cada batimento trata-se de grau 1. Quando o contraste não clareia, mas nunca se torna mais opaco que o ventrículo, trata-se de grau 2. Quando o átrio esquerdo se torna completamente opaco e no mesmo nível que o ventrículo, trata-se de grau 3. Finalmente quando o átrio se contrasta já no primeiro batimento, permitindo até visualização das veias pulmonares, trata-se de grau 4.

A estimativa de função ventricular pode ser feita de maneira quantitativa assumindo a forma geométrica de um esferoide prolato e traçando-se a área do ventrículo na sístole e na diástole em computador equipado com programas específicos. Em geral, no entanto, a função ventricular é estimada visualmente. Pode-se, também, classificar especificamente a mobilidade por segmentos da parede do ventrículo esquerdo em hipocinesia leve, moderada ou acentuada, acinesia ou discinesia. Na discinesia ocorre movimento paradoxal com expansão do segmento durante a sístole ventricular.

A ventriculografia esquerda não deve ser realizada em pacientes com prótese aórtica mecânica pelo risco de disfunção

projeção OAE cranial mostra o segmento distal da CD e sua bifurcação nos ramos ventricular e descendente posterior direita. A projeção OAD mostra o segmento médio da CD.

As lesões coronarianas são quantificadas pelo grau de estenose e classificadas pela Society for Cardiovascular Angiography and Interventions (SCAI). Esta classificação tem como fundamento a taxa de sucesso angiográfico de revascularização. São quatro tipos, delineados na Tabela 3. No estudo original a taxa de sucesso foi de 96,8%, 90,0%, 87,6% e de 75,0% respectivamente para cada tipo SCAI. Existem ainda outras ferramentas que ajudam a estratificar o risco do procedimento, possibilitando a tomada de decisão entre tratamento clínico, revascularização percutânea ou cirúrgica, como o escore de risco NCDR e o escore Syntax.

As artérias coronárias ou ramos ocluídos podem ser perfundidos por ramos colaterais. Utiliza-se a classificação de Rentrop para quantificar o grau de perfusão do ramo ocluído. Se apenas os ramos colaterais são visualizados, trata-se de

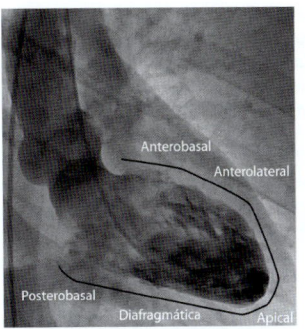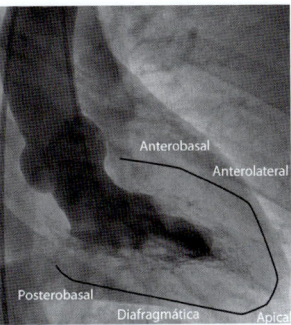

Figura 4 Ventriculografia esquerda em projeção oblíqua anterior direita em diástole (esquerda) e sístole (direita) mostrando a contração dos segmentos anterobasal, anterolateral, apical, diafragmático e posterobasal.

protética aguda. Também não deve ser realizada em pacientes com trombos ventriculares grandes ou móveis ou na presença de vegetações de valvas mitral ou aórtica. A injeção de contraste para a ventriculografia em pacientes instáveis ou com elevação importante da pressão diastólica final de ventrículo esquerdo pode resultar em deterioração hemodinâmica.

Aortografia

A injeção de contraste na aorta ascendente permite a visualização da anatomia da raiz da aorta e do aparato valvar, e semiquantificação de insuficiência aórtica, investigação de aneurisma de aorta, anormalidades congênitas como coarctação da aorta e canal arterial patente e identificação da origem de enxertos venosos. É realizada na projeção OAE que possibilita a visualização da aorta ascendente, arco e aorta descendente sem sobreposição além da origem dos grandes vasos.

A insuficiência aórtica é classificada de maneira semelhante a insuficiência mitral em quatro graus pela regurgitação de contraste da aorta para o ventrículo esquerdo. Quando o contraste se esvai a cada batimento, trata-se de grau 1. Quando o contraste não se esvai, mas também não opacifica tanto quanto a aorta, trata-se de grau 2. Quando a contrastação do ventrículo é tão intensa quanto a aorta torácica, trata-se de grau 3. Finalmente, quando todo o ventrículo se contrasta já no primeiro batimento, trata-se de grau 4.

A injeção de contraste na aorta permite a detecção de dissecção de aorta e seu ponto de origem.

Resumo

No Brasil, as doenças do aparelho circulatório se instalaram como a principal causa de mortalidade, em especial na população adulta e idosa.[1] No Brasil no ano de 2017 foram realizados mais de 123.723 cateterismos cardíacos, parte essencial do diagnóstico e tratamento das doenças do aparelho circulatório.[2] O cateterismo cardíaco possui in-

dicações precisas que visam identificar pacientes com provável doença aterosclerótica coronariana. Os riscos do procedimento são proporcionais às características e condições clínicas do paciente em especial se o procedimento é realizado de urgência. Na maioria dos casos, não haverá urgência, e os riscos do procedimento podem ser mitigados com a preparação adequada, que consiste, dentre outras ações, na suspensão de medicações e hidratação adequada em pacientes com risco de insuficiência renal. O cateterismo traz informações das pressões intracardíacas e de sua dinâmica conforme o ciclo cardíaco, da saturação de oxigênio das diferentes câmaras cardíacas, da anatomia coronariana, cardíaca e da aorta, de lesões obstrutivas coronarianas e da função contrátil dos ventrículos.

Referências bibliográficas

1. Rede Interagencial de Informações para a Saúde. Indicadores e dados básicos (DATASUS); 2012.
2. Ministério da Saúde. DATASUS. Informações e saúde. Produção ambulatorial do SUS por local de atendimento – Brasil. Procedimento: Cateterismo cardíaco – 2010. 2010.
3. Kern MJ. The cardiac catheterization handbook. 5. ed. Philadelphia: Elsevier; 2011.
4. Shmilovich H, Cheng VY, Nakazato R, Smith TW, Otaki Y, Nakanishi R, et al. Incremental value of diagonal earlobe crease to the diamond-forrester classification in estimating the probability of significant coronary artery disease determined by computed tomographic angiography. Am J Cardiol. 2014.
5. Patel MR, Bailey SR, Bonow RO, Chambers CE, Chan PS, Dehmer GJ, et al. ACCF/SCAI/AATS/AHA/ASE/ASNC/HFSA/HRS/SCCM/SCCT/SCMR/STS 2012 appropriate use criteria for diagnostic catheterization: a report of the American College of Cardiology Foundation Appropriate Use Criteria Task Force, Society for Cardiovascular Angiography and Interventions, American Association for Thoracic Surgery, American Heart Association, American Society of Echocardiography, American Society of Nuclear Cardiology, Heart Failure Society of America, Heart Rhythm Society, Society of Critical Care Medicine, Society of Cardiovascular Computed Tomography, Society for Cardiovascular Magnetic Resonance, and Society of Thoracic Surgeons. J Am Coll Cardiol. 2012;59:1995-2027.
6. Hachamovitch R, Rozanski A, Shaw LJ, Stone GW, Thomson LE, Friedman JD, et al. Impact of ischaemia and scar on the therapeutic benefit derived from myocardial revascularization vs. medical therapy among patients undergoing stress-rest myocardial perfusion scintigraphy. Eur Heart J. 2011;32:1012-24.
7. Marchini JF. Infarto agudo do miocárdio com supradesnivelamento do segmento ST. In: Velasco IT, Brandão Neto RA, Souza HP, Marino LO, Marchini JF, eds. Manual de medicina de emergência. 1 ed. Barueri: Manole; 2018. p.140-8.
8. Feres F, Costa RA, Siqueira D, Costa JR, Jr., Chamie D, Staico R, et al. Diretriz da sociedade brasileira de cardiologia e da sociedade brasileira de hemodinamica e cardiologia intervencionista sobre intervencao coronaria percutanea. Arq Bras Cardiol. 2017;109:1-81.
9. West R, Ellis G, Brooks N, Joint Audit Committee of the British Cardiac S and Royal College of Physicians of L. Complications of diagnostic cardiac catheterisation: results from a confidential inquiry into cardiac catheter complications. Heart. 2006;92:810-4.
10. Stathopoulos I, Jimenez M, Panagopoulos G, Kwak EJ, Losquadro M, Cohen H, et al. The decline in PCI complication rate: 2003-2006 versus 1999-2002. HJC. 2009;50:379-87.
11. Investigators BS. Bridging anticoagulation: is it needed when warfarin is interrupted around the time of a surgery or procedure? Circulation. 2012;125:e496-8.
12. Investigators ACT. Acetylcysteine for prevention of renal outcomes in patients undergoing coronary and peripheral vascular angiography: main re-

sults from the randomized Acetylcysteine for Contrast-induced nephropathy Trial (ACT). Circulation. 2011;124:1250-9.

13. Mamas MA, Ratib K, Routledge H, Neyses L, Fraser DG, de Belder M, et al.; Research BCISatNIfCO. Influence of arterial access site selection on outcomes in primary percutaneous coronary intervention: are the results of randomized trials achievable in clinical practice? JACC Cardiovasc Interv. 2013;6:698-706.

14. Bernat I, Bertrand OF, Rokyta R, Kacer M, Pesek J, Koza J, et al. Efficacy and safety of transient ulnar artery compression to recanalize acute radial artery occlusion after transradial catheterization. Am J Cardiol. 2011;107:1698-701.

15. Saito S, Ikei H, Hosokawa G, Tanaka S. Influence of the ratio between radial artery inner diameter and sheath outer diameter on radial artery flow after transradial coronary intervention. Catheter Cardiovasc Interv. 1999;46:173-8.

16. Kiemeneij F. Left distal transradial access in the anatomical snuffbox for coronary angiography (ldTRA) and interventions (ldTRI). EuroIntervention. 2017;13:851-7.

17. Sandler H, Dodge HT, Hay RE, Rackley CE. Quantitation of valvular insufficiency in man by angiocardiography. Am Heart J. 1963;65:501-13.

Capítulo 15

Avaliação funcional (FFR, iFR) e por imagem (USIC) intracoronária

José Ribamar Costa Jr.
Fausto Feres

Pontos-chave

- Ultrassom e FFR/iFR são ferramentas adjuntas que auxiliam na avaliação da intervenção coronária percutânea.
- O ultrassom pode ser utilizado para avaliar lesões intermediárias/ambíguas no tronco da coronária esquerda, para guiar ICP complexas e para compreensão dos mecanismos de falência dos *stents*.
- Tanto a FFR como a iFR estão indicadas na avaliação de lesões intermediárias, representando os exames invasivos padrão-ouro para detecção de isquemia.
- A realização de ICP em pacientes multiarteriais com base na avaliação da FFR/iFR mostrou-se seguro no acompanhamento de médio/longo prazo, além de representar uma estratégia custo-efetiva.

Introdução

Tradicionalmente, a angiografia coronária quantitativa constituiu-se na primeira modalidade de imagem utilizada com o propósito de avaliar a doença aterosclerótica coronária.[1,2]

Entretanto, logo foi compreendido que a aterosclerose não é uma doença da luz vascular e que a angiografia, por se tratar de representação bidimensional da silhueta do lúmen vascular, apresenta notória limitação na quantificação da extensão e distribuição do processo aterosclerótico, sobretudo na avaliação de sua progressão ao longo do tempo.[3]

Nas últimas décadas, vários métodos invasivos e não invasivos foram desenvolvidos com o propósito de favorecer o diagnóstico mais preciso da doença coronária e, com isso, garantir tratamento mais propício. Entre as modalidades adjuntas de diagnóstico em cardiologia intervencionista, três merecem destaque especial: o ultrassom intracoronário (USIC), a medida de reserva de fluxo coronário (FFR, do inglês *fractional flow reserve*) e a mensuração da reserva de fluxo instantânea (iFR, do inglês *instantenous flow reserve*). Enquanto o USIC avalia o ateroma do ponto de vista anatômico e

morfométrico, tanto o FFR como o iFR avaliam da perspectiva funcional.

Neste capítulo, faremos a análise destas três modalidades de avaliação da doença coronariana, dando ênfase a suas aplicações na sala de cateterismo.

Reserva de fluxo fracionada

A presença de isquemia miocárdica representa o elemento central na indicação de procedimentos de revascularização em pacientes com doença arterial coronariana estável. Entretanto, uma parcela não desprezível destes pacientes chega à sala de cateterismo sem prévia investigação sobre a presença de isquemia miocárdica ou com testes não invasivos inconclusivos. Neste cenário, a avaliação de lesões intermediárias com a utilização da FFR representa a melhor opção para tomada de decisão terapêutica no laboratório de hemodinâmica.

Desde o trabalho pioneiro de Gould et al., publicado em 1982, estabeleceu-se a relação entre a resistência de fluxo sanguíneo coronário e o grau de obstrução do conduto, compreendendo-se a fisiologia coronária e desenvolvendo-se métodos para sua avaliação.[4] Entre estes aparatos invasivos, citam-se os transdutores de pressão e de Doppler montados em fios-guias de 0,014 polegada de diâmetro, desenvolvidos para auxiliar o cardiologista na tomada de decisão frente a lesões consideradas intermediárias ou moderadas à angiografia coronária.[4]

Nos próximos parágrafos abordaremos os princípios básicos da mensuração da FFR e do iFR, e suas principais indicações de acordo com as mais recentes diretrizes nacionais e internacionais.

Princípios básicos da medida de reserva de fluxo fracionada

Reserva de fluxo fracionada (FFR) é definida como o fluxo máximo de sangue para o território miocárdico irrigado por determinada artéria coronária e dividido pelo fluxo máximo considerado "normal" para o mesmo território.

Esse conceito pode ser definido matematicamente pela expressão:

$$(Pd-Ra)/(Pa-Ra)$$

Em que Pd representa a pressão distal à estenose coronária, Pa corresponde à pressão na aorta e Ra representa a pressão no átrio direito. Considerando que na maioria dos indivíduos a pressão do átrio direito é próxima a zero e, portanto, desprezível do ponto de vista prático, a equação pode ser simplificada da seguinte forma: Pd/Pa.

Por não ser influenciado por oscilações na pressão arterial e na frequência cardíaca e ainda levar em conta o suprimento de circulação colateral, esse método tem ganhado espaço nas salas de hemodinâmica como forma de aferir a gravidade de estenoses no leito arterial coronário.

Após posicionar o fio-guia com transdutor de FFR distal à lesão a ser avaliada, é necessária a obtenção da hiperemia máxima da microcirculação para se obter o valor da FFR. Uma vez atingido o estado de hiperemia máximo, o guia é lentamente recuado da porção distal para proximal e a FFR é calculada como a razão da pressão média intracoronária distal (aferida na ponta do fio-guia) dividida pela pressão arterial média, ao nível do óstio coronário (aferida pelo cateter-guia).

Existem vários fármacos capazes de induzir hiperemia máxima em coronárias humanas. Na prática, por simplicidade e segurança, a adenosina tornou-se o mais utilizado, por ser de fácil administração e segura, uma vez que seu efeito é bastante fugaz. Quando administrada de forma endovenosa contínua (forma mais recomendada na atualidade, uma vez que foi a mais testada nos estudos contemporâneos), a adenosina na dose de 140 µg/kg/min parece ser efetiva em produzir máxima hiperemia.

Princípios básicos da medida de reserva de fluxo instantânea (iFR)

A obtenção de hiperemia máxima é conceito fundamental para a mensuração da FFR. No entanto, alguns aspectos práticos geram questionamentos sobre a eficiência da hiperemia obtida (por exemplo, quais agentes utilizar, doses, vias de administração etc.).

Nesse sentido, foi proposto novo índice, que dispensa a necessidade de hiperemia, o *instantaneous wave-free ratio* (iFR). À semelhança da FFR, o iFR mede a relação entre a pressão distal à estenose e a pressão medida na ponta do cateter-guia, porém sob condições de repouso, em uma janela de tempo específica da diástole, quando a transmissão de ondas de pulso é ausente (*wave-free period*) e o fluxo coronário tem sua velocidade mais alta.

O iFR foi validado na série de estudos *ADenosine Vasodilator Independent Stenosis Evaluation* (ADVISE), nos quais correlações favoráveis entre iFR e RFF foram encontradas com elevada acurácia do iFR em identificar lesões com RFF < 0,80.[5]

Aplicações clínicas da FFR/iFR

Avaliação de lesões intermediárias

Em estudo clássico publicado por Pijls et al. em 1996, 45 pacientes portadores de doença coronária estável e função ventricular esquerda preservada foram avaliados, de forma não invasiva, para detecção de isquemia de três maneiras: teste de esforço com esteira; cintilografia com tálio-201 e ecocardiograma com estresse farmacológico (dobutamina endovenosa). A seguir, foram conduzidos ao laboratório de hemodinâmica e avaliados para mensuração de FFR. Observou-se que para valores de FFR < 0,75 (21 pacientes), havia isquemia miocárdica incontestável em pelo menos um dos testes não invasivos. Ainda, 21 dos 24 pacientes que apresentaram FFR > 0,75 tiveram todos os três testes não invasivos negativos para isquemia miocárdica e nenhuma intervenção foi necessária nestes pacientes nos 14 meses seguintes em que foram clinicamente acompanhados. Portanto, na avaliação de estenoses coronárias únicas em vasos epicárdicos, a FFR apresentaria especificidade de 100% do método neste cenário, com sensibilidade de 88% e acurácia de 93%.[6]

Corroborando os achados de Pijls, Bech et al. publicaram em 1999 o resultado do estudo DEFER (*Deferal of PTCA versus Performance of PTCA*) avaliando 325 pacientes portadores de lesões coronárias ditas intermediárias.[7] De acordo com o protocolo deste estudo, pacientes com FFR < 0,75 (n = 44) eram submetidos à angioplastia. Pacientes com FFR > 0,75 eram randomizados para tratamento clínico (n = 91) ou para intervenção percutânea (n = 90). Os pacientes foram seguidos por até 5 anos. Como resultado, não se observou diferença na evolução clínica de longo prazo entre pacientes tratados percutaneamente ou clinicamente quando a FFR era > 0,75. Portanto, estabeleceu-se este valor como de referência para adiar a intervenção percutânea.

Com base nestas premissas, dois grandes estudos randomizados avaliaram o papel da FFR como instrumental para guiar intervenção percutânea em pacientes com doença multiarterial. Estes estudos, porém, alteraram o ponto de corte para detecção de isquemia de 0,75 para 0,80, pois assim aumentariam a sensibilidade da FFR em detectar lesões causadoras de isquemia, ainda que às custas de discreta redução na especificidade do método.

No estudo FAME (*Fractional Flow Reserve versus Angiography for Multivessel Evaluation*), a utilização da FFR para guiar ICP resultou na redução de 30-35% na taxa de eventos combinados (óbito, IAM e nova revascularização) ao final de um ano de acompanhamento clínico.[8] Ao final de 2 anos de acompanhamento, os resultados foram mantidos, com redução inclusive na ocorrência isolada de IAM.[9] Ademais, o uso de FFR resultou em um melhor custo/benefício, com redução de até 30% no número de *stents* utilizados entre os pacientes cuja ICP baseou-se nos achados deste método.

A seguir, o estudo FAME 2 (*Fractional Flow Reserve versus Angiography for Multivessel Evaluation* 2) avaliou o papel da ICP na abordagem de pacientes com doença coronariana estável com isquemia documentada pela FFR. Pacientes com pelo menos uma lesão com FFR < 0,80 foram randomizados para tratamento medicamentoso otimizado *versus* ICP com *stent* farmacológico e seguidos por até 60 meses, a fim de averiguar a ocorrência do desfecho combinado de óbito, IAM e revascularização urgente. Entretanto a randomização foi precocemente interrompida após inclusão de 888 pacientes em decorrência do grupo mantido em tratamento medicamentoso otimizado ter apresentado excesso significativamente maior de eventos do desfecho primário do estudo (12,7% *vs.* 4,3% no grupo ICP, OR 0,32; IC 95%: 0,19 a 0,53; P < 0,001), sobretudo por causa da maior necessidade de procedimentos de revascularização urgente no grupo em tratamento clínico (11,1% *vs.* 1,6%; OR 0,13; IC 95%: 0,06 a 0,30; P < 0,001).[10]

Em 2018, os autores publicaram os resultados de 5 anos deste estudo, demonstrando que os pacientes com isquemia ao FFR e submetidos à ICP tiveram significativa redução no desfecho primário do estudo, composto de óbito, IAM e nova revascularização (13,9% vs. 27,0%; HR, 0,46; IC 95%, 0,34-0,63; P < 0,001). Este benefício foi obtido sobretudo à custa da redução na necessidade de revascularização de urgência no grupo ICP (6,3% *vs.* 21,1%, HR 0,27; IC 95% 0,18-0,41; P < 0,001). De forma inédita na DAC estável, o estudo FAME 2 também demonstrou que pacientes com isquemia (FFR positivo) mantidos em tratamento clínico evoluem com maiores taxas de IAM (12,0% *vs.* 8,1%, HR 0,66; IC 95% 0,43-1,0; p = 0,049), em especial após o terceiro ano de evolução.[11] Adicionalmente, ambos os estudos mostraram também redução de custos (custo-efetividade) no uso da FFR.

A aplicação clínica do iFR foi avaliada em dois estudos randomizados, que somadas totalizam a maior população de pacientes em estudos comparativos de fisiologia coronária invasiva até a presente data. Os estudos *Functional Lesion Assessment of Intermediate Stenosis to guide Revascularization* (DEFINE-FLAIR)[12] e *Instantaneous Wave-free Ratio versus Fractional Flow Reserve in Patients with Stable Angina Pectoris or Acute Coronary Syndrome* (iFR-SWEDEHEART)[13] incluíram pacientes com estenoses coronárias epicárdicas intermediárias que necessitavam de complementação diagnóstica para definir a propriedade da revascularização. Ambos os estudos testaram a não inferioridade da ICP guiada por iFR em comparação com a ICP guiada pelo método referência RFF, e os pontos de corte do iFR e RFF para indicar a revascularização das estenoses investigadas foram 0,89 e 0,80, respectivamente. O desfecho primário dos estudos foi a ocorrência de ECAM (morte por todas as causas, IM não fatal, ou revascularização não planejada) ao final de um ano de acompanhamento. No estudo DEFINE-FLAIR (n = 2.492), as taxas de ECAM foram semelhantes entre os grupos (iFR 6,8% vs. RFF 7,0%; diferença de risco = -0,2%; IC 95% = -2,3 a 1,8; $P_{\text{não inferioridade}}$ < 0,001).[12]

Os pacientes submetidos à avaliação com iFR reportaram menos sintomas ou desconforto (p. ex.: dor torácica, dispneia) durante o procedimento em comparação àqueles estudados com RFF (3,1% *vs.* 30,8%; p < 0,001), e a duração dos procedimentos foi mais curta com iFR (40,5 *vs.* 45,0 minutos, p = 0,001).

Notavelmente, a proporção de pacientes em quem a ICP foi contraindicada pelos resultados do iFR foi maior do que a do RFF (53% *vs.* 47%, p = 0,003), mas não houve diferença quanto à ocorrência de eventos adversos entre estes pacientes.[12] Similarmente, no estudo iFR-SWEDEHEART (n = 2.037),[13] a ocorrência de ECAM foi semelhante entre os grupos (iFR 6,7% vs. RFF 6,1%; diferença de risco = 0,7%; IC 95% = -1,5 a 2,8; $P_{\text{não inferioridade}}$ = 0,007), sendo o desconforto torácico também menor com iFR (3% vs. 68,3%; p < 0,001).

Avaliação de estenose em tronco de coronária esquerda

Presença de estenose significativa no TCE tem grande importância prognóstica, e a determinação do significado funcional de tais estenoses é fundamental para a decisão da estratégia terapêutica. Revascularização de lesões no TCE não significativas, do ponto de vista funcional, pode levar à oclusão precoce dos enxertos cirúrgicos, mesmo que condutos de artéria mamária interna esquerda sejam utilizados. Ademais, deve-se ter em mente que o TCE representa o local da árvore coronária em que a avaliação angiográfica da gravidade da estenose é mais ambígua e variável.[14]

Nos casos em que doença significativa também está presente na artéria coronária direita, os testes não invasivos de perfusão miocárdica podem apresentar captação reduzida do radiotraçador em todos os territórios (isquemia balanceada), promovendo resultados falso-negativos.[15] Nesse cenário de alta complexidade, diversos estudos, com população relativamente reduzida, demonstraram que a FFR pode ser utilizada com segurança na avaliação do significado funcional de lesões em TCE e auxílio na tomada de decisão.

É importante notar que a estenose do diâmetro angiográfica apresenta correlação apenas moderada com os valores da FFR (r = 0,38; p < 0,001), com grande dispersão dos pontos. No estudo de Hamilos et al., a FFR < 0,80 foi observada em apenas 23% das lesões em TCE com diâmetro de estenose > 50%, ressaltando a pobre correlação entre a gravidade angiográfica e o impacto funcional das estenoses.[16]

Deve-se ter em mente ainda que doença no TCE está frequentemente associada a doença em ramos subsequentes, e a presença de estenoses significativas na artéria descendente anterior e/ou na artéria circunflexa pode sub ou superestimar o valor da FFR medida na lesão no TCE. A influência que as lesões na artéria descendente anterior e/ou na artéria circunflexa exercem na medida de FFR (da lesão) do TCE relaciona-se com a gravidade da estenose e, principalmente, com a localização dessa estenose. Nessas situações, a interpretação dos resultados da FFR pode ser complexa e imprecisa, logo, sua utilização deve ser feita com cautela.[17]

Não se encontram publicados até o momento estudos de validação do iFR no cenário de lesões intermediárias no TCE.

FFR em pacientes com síndromes coronarianas agudas

Na SCAcSST, edema e disfunção microvascular transitória impedem que a microcirculação no território infartado alcance vasodilatação máxima, não fornecendo resistência mínima, uniforme e constante, premissas básicas para a realização da FFR. Com isso, a FFR tem valor limitado e não é recomendada quando utilizada na artéria relacionada ao IAM dentro das primeiras 24-48 horas após o evento agudo.

No que tange a avaliação de lesões não culpadas, estudos recentes (DANAMI 3 PRIMULTI, COMPARE Acute, etc.) demonstraram que guiar o tratamento destas lesões com FFR, realizado no momento da ICP primária, é factível e reduz eventos cardiovasculares quando comparada ao tratamento clínico apenas. Como crítica, cabe ressaltar que estes estudos não contemplam abordagem intermediária, que seria tratar as demais lesões graves (não culpadas) em outro momento que não durante a ICP primária, com base nos achados angiográficos, como é feito de rotina na maioria dos serviços. Ou avaliar com provas funcionais não invasivas quando houver dúvida sobre sua importância.

Nas síndromes coronarianas agudas sem supradesnivelamento do segmento ST (SCASSST), as alterações transitórias da microcirculação são menos proeminentes que as observadas na SCACSST, e o impacto dessas alterações no território servido por lesões não culpadas é mínimo. Com o objetivo de avaliar a segurança de se realizar ICP em pacientes com SCASSST, Potvin et al. investigaram 201 pacientes consecutivos (62% com angina instável, SCASSST ou SCACSST com mais de 24 horas de evolução; 30% com angina estável; e 8% com dor torácica atípica), com 231 lesões, cuja revascularização foi guiada pelos resultados da FFR (ponto de corte de 0,75).[18] A média dos valores de FFR foi de 0,87 ± 0,06, e a média do porcentual do diâmetro de estenose à angiografia foi de 41 ± 8%. Durante o acompanhamento de 11 ± 6 meses, eventos cardiovasculares adversos ocorreram em 20 pacientes (10%), sem diferença significativa entre os pacientes com angina instável ou IAM e aqueles com angina estável (9% vs. 13%; p = 0,44), sugerindo que a FFR pode ser utilizada para definir a necessidade de revascularização de lesões intermediárias em pacientes com SCASSST. Mais recentemente, Layland et al. conduziram o primeiro estudo dedicado apenas a pacientes com SCASSST.[19] Em seis centros britânicos, 350 pacientes com SCASSST e ≥ 1 lesão foram randomizados para ICP guiada por angiografia (n = 174) ou FFR (n = 176). FFR foi medida em todas as lesões com estenose ≥ 30%, sendo utilizado valor de corte de FFR < 0,80 para indicar revascularização. No geral, a estratégia guiada por FFR esteve associada a menos lesões tratadas e, consequentemente, maior número de lesões mantidas em tratamento clínico (22,7% vs. 13,2%; p = 0,022). Ao final de 12 meses, a taxa de revascularização continuou menor no grupo guiado por FFR (79% vs. 86,8%; p = 0,054). Não houve diferença significativa com relação aos desfechos clínicos e de qualidade de vida.

Embora os estudos de validação clínica do iFR (DEFINE-FLAIR e iFR-SWEDEHEART) tenham incluído um razoável número de indivíduos com SCASSST, até o presente não há estudos com este método dedicados a pacientes com SCA, em especial no caso do IAM com supra de ST.

A Tabela 1 sintetiza as principais aplicações do FFR e iFR na prática clínica, com graus de recomendação e níveis de

Tabela 1   Recomendações, classe de indicação e nível de evidência da FFR e iFR

Recomendações	Classe	Nível de evidência
FFR e iFR são recomendados como ferramentas acuradas para identificar estenoses coronárias hemodinamicamente significativas em pacientes sem evidência de isquemia por métodos não invasivos ou em casos em que esses métodos sejam inconclusivos, indisponíveis ou discordantes	I	A
FFR e iFR para guiar procedimentos de ICP em pacientes com DAC multiarterial estável, em estenoses > 50% e < 90% à angiografia	I	A
FFR para avaliar o significado funcional e indicar a necessidade de revascularização de estenoses em TCE	IIa	B
FFR para avaliar o significado funcional e indicar a necessidade de revascularização de lesões não culpadas na ICP primária em pacientes com IAMCSST	IIb	B
FFR para avaliar o significado funcional e indicar a necessidade de revascularização de lesão culpada no momento da ICP primária em pacientes com IAMCSST	III	C

DAC: doença arterial coronariana; IAMCSST: infarto agudo do miocárdio com supradesnivelamento do segmento ST; ICP: intervenção coronária percutânea; iFR: reserva de fluxo instantânea; FFR: reserva fracionada de fluxo; TCE: tronco de coronária esquerda.

evidência, de acordo com as mais recentes diretrizes nacional[20] e europeia.[21]

Ultrassom intracoronário

O ultrassom intracoronário (USIC) constitui modalidade tomográfica de imagem que possibilita caracterizar com bastante acurácia, in vivo, a parede vascular normal e as placas ateroscleróticas. Desde sua introdução na prática clínica, em 1989, por Yock et al., esta modalidade de imagem passou a representar uma importante ferramenta da cardiologia intervencionista, auxiliando a melhor compreensão da doença arterial coronariana.[22,23] Na atualidade, sua aplicabilidade estende-se desde a pesquisa clínica até a prática intervencionista diária, sobretudo para guiar o procedimento percutâneo a fim de otimizar seu resultado.

A seguir nos deteremos na utilização do USIC em três cenários da prática clínica: a) como guia para aperfeiçoar o implante de stents; b) como ferramenta para detectar o mecanismo de falência das intervenções coronárias percutâneas; e c) na avaliação de lesões intermediárias/ambíguas.

USIC como guia para implante de stent

Em geral, não se preconiza o uso rotineiro do USIC para guiar todas as intervenções coronárias percutâneas. Entretanto, foi a partir de estudos com esta modalidade de imagem que foi possível compreender o modo de ação dos stents e sobretudo os principais mecanismos relacionados ao seu insucesso no curto e longo prazo (subexpansão, cobertura incompleta da placa etc.).

Em termos de impacto do uso rotineiro de USIC na redução de desfechos clínicos, existem estudos e metanálises que apontam para um provável benefício do uso dessa modalidade de imagem para guiar o implante de *stents*, especialmente nos cenários de maior complexidade, a despeito de certas limitações metodológicas, sobretudo no que tange à ausência de critérios definitivos de implante "ótimo" de *stent* por USIC.[24-30]

Em 2014, Witzenbichler et al., utilizando um modelo de escore de propensão e avaliando mais de 8 mil pacientes incluídos no estudo *Assessment of Dual Antiplatelet Therapy With Drug-Eluting Stents* (ADAPT-DES), demonstraram que indivíduos submetidos a ICP guiada por USIC (39% da população total do estudo) tiveram redução de 60% na ocorrência de trombose do *stent*, 34% na ocorrência de IAM não fatal e 30% na taxa de ECAM combinados (morte, IAM não fatal e necessidade de nova RLA), todas significantes do ponto de vista estatístico.[31] Entretanto, trata-se de análise *post hoc* de estudo não destinado primariamente a este fim.

Recentemente, dois estudos randomizados foram publicados comparando o implante de *stent* guiado pela angiografia *versus* o uso do USIC. No estudo IVUS-XPL, Hong et al. randomizaram 1.400 pacientes com lesões longas (> 28 mm) para realizar ICP guiada por angiografia vs. USIC. Os autores observaram que o grupo guiado por imagem intracoronária apresentou redução de 50% na ocorrência do desfecho combinado de morte, IAM e reestenose (5,8% *vs.* 2,9%, p = 0,007), basicamente por redução de novos procedimentos de revascularização da lesão-alvo (5,0 *vs.* 2,5%, p = 0,02), sem impacto nos chamados desfechos duros (mortalidade e IAM) e na taxa de trombose (0,3% em ambos os grupos).[32]

De forma similar, Zhang et al. publicaram em 2018 os resultados do estudo Ultimate, que randomizou 1.448 pacientes para ICP guiada por angiografia *vs.* USIC. Ao contrário do estudo IVUS-XPL que só incluiu lesões longas, este estudo incluiu variedade maior de lesões, tais como bifurcações, oclusões crônicas etc. Da mesma forma que o estudo prévio, ao final de 12 meses de acompanhamento o grupo guiado por USIC apresentou redução de praticamente 50% no combinado óbito, IAM e reestenose (5,4% vs. 2,9%; p = 0,019), essencialmente por menor necessidade de nova intervenção na lesão-alvo, sem impacto nos desfechos duros e na trombose.[33]

Vale destacar que em ambos os estudos, a definição de implante "ótimo" do stent ao USIC foi bastante leniente, e ainda assim, em praticamente metade da população guiada por imagem intravascular, os critérios não foram atingidos, o que com certeza reduz os benefícios do método.

Ultrassom para identificar mecanismos de falência das intervenções percutâneas

Quando nos deparamos com um caso de falência de *stent* (trombose ou reestenose), em especial de um *stent* farmacológico, o uso do USIC pode auxiliar na compreensão do mecanismo responsável pelo evento adverso.

Dentre as principais causas de falência dos *stents* identificadas pelo USIC e em geral subavaliadas à angiografia destacam-se: subexpansão das endopróteses, fratura, cobertura incompleta da lesão, presença de má aposição adquirida das hastes dos *stents*, etc. Embora não existam ensaios clínicos randomizados para demonstrar os benefícios do USIC neste cenário, séries publicadas de trombose e reestenose corroboram estas observações.

USIC para avaliação de lesões intermediárias e ambíguas

Em artérias epicárdicas maiores (exceto tronco da coronária esquerda)

Em um dos trabalhos pioneiros que utilizaram USIC para avaliar lesões intermediárias, Abizaid et al. demonstraram que, em coronárias nativas de diâmetro de referência entre 3 e 3,5 mm, uma área mínima da luz ≥ 4 mm^2 e/ou diâmetro mínimo da luz > 2 mm estariam associados a sobrevida livre de eventos (óbito, IAM e RLA) > 95% no acompanhamento a médio prazo.[34] Recentemente, uma série de estudos revisitou a questão sobre qual seria o melhor valor de corte da USIC, inclusive estendendo a aplicabilidade do método para cenários antes não investigados (por exemplo, os vasos finos), visando correlacionar a avaliação anatômica à presença de isquemia pelos métodos de avaliação funcional, em especial a FFR.[35-40] Em comum, em todos estes estudos o USIC apresenta baixa especificidade na detecção de lesões causadoras de isquemia.

Porém, é sempre importante destacar que o valor da área luminal ≥ 4 mm^2 (ou qualquer dos novos valores propostos) pode ser utilizado como critério de segurança para não se indicar intervenção. A decisão de intervir é muito mais complexa e envolve outras importantes variáveis (quadro clínico, risco/benefício etc.).

Estudos recentes demonstram que, comparativamente à FFR, a USIC, quando utilizada para avaliar lesões intermediárias, resulta em mais intervenções coronárias, sem que isso se traduza em benefício clínico a médio prazo, ou seja, não é um método custo-efetivo para tal propósito.[41]

No tronco da coronária esquerda (TCE)

Na avaliação de lesões intermediárias/ambíguas em TCE, o papel da USIC está mais bem definido. Por conta de algumas particularidades daquele segmento coronário (pequena extensão, dificuldade de visualização em decorrência de cúspide aórtica e sobreposição de ramos na bifurcação), somos frequentemente levados a indicar procedimentos de revascularização desnecessários, e vice-versa.

Na avaliação do TCE, considera-se, em geral, lesão significativa com área luminal $\leq 5,5$-6 mm^2.[42-44] Mais recentemente, Park et al. propuseram redução do valor de corte para detecção de lesão significativa em TCE para 4,5 mm^2, mas talvez esse valor ainda merecesse melhor validação no que se refere à capacidade de predizer desfechos clínicos.[45] Neste nobre território da circulação coronária, dois registros contemporâneos apontam que o uso do USIC pode não somente auxiliar na decisão de intervir no TCE, mas pode auxiliar no tratamento percutâneo, quando este for a estratégia de revascularização adotada. Trabalhos de Park[46] e de la Torres[42] associaram o uso do USIC no TCE como preditor de melhores desfechos clínicos, inclusive com redução de mortalidade e trombose no médio prazo. Mais recentemente, Maehara et al. apresentaram uma subanálise do estudo randomizado EXCEL, corroborando os achados prévios destes registros. No estudo EXCEL, a área final atingida ao USIC (> 9,8 mm²) associou-se a maior sobrevida livre de eventos.

A Tabela 2 sintetiza as principais aplicações do USIC na prática clínica, com graus de recomendação e níveis de evidência, de acordo com as mais recentes diretrizes nacional[20] e europeia.[21]

Tabela 2 Recomendações, classe de indicação e nível de evidência da ultrassonografia intracoronária (USIC)		
Recomendações	Classe	Nível de evidência
A USIC pode ser utilizada para avaliar lesões intermediárias/ambíguas em TCE e para guiar seu tratamento	IIa	B
A USIC pode ser utilizada, em casos selecionados, para guiar implante de stents coronários	IIa	B
A USIC pode ser utilizada para determinar o mecanismo de falência dos stents (reestenose e trombose), auxiliando na decisão sobre a melhor terapêutica a ser instituída	IIa	C
A USIC pode ser utilizada para avaliar precocemente (entre 4 semanas e 12 meses) a presença de doença vascular do enxerto em pacientes submetidos a transplante cardíaco, inclusive fornecendo informações com valor prognóstico	IIa	B
A USIC pode ser utilizada para avaliar lesões intermediárias (40-70%) em coronárias nativas, à exceção do TCE	IIb	B

TCE: tronco de coronária esquerda.

Resumo

O progresso recente da cardiologia intervencionista acompanhou-se de substancial avanço das modalidades invasivas de caracterização do ateroma. Cada vez mais, pacientes e lesões complexas, outrora abordados exclusivamente de forma cirúrgica, estão sendo tratados por meio de procedimentos percutâneos com implante de stents. Neste cenário, a tomada de decisão sobre a necessidade de intervir, assim como o acompanhamento da intervenção a fim de aperfeiçoar seus resultados, faz-se mais necessária. Para tal, tanto o ultrassom intracoronário como a medida da reserva fracionada de fluxo coronário têm sido empregados. Embora se alicercem em princípios completamente

distintos (avaliação anatômica *versus* fisiológica do ateroma), estas duas modalidades de avaliação da doença aterosclerótica coronária foram bastante utilizadas na última década, havendo ampla variedade de estudos clínicos que suportam seu uso nos diversos cenários da prática intervencionista atual, desde a avaliação das placas ateromatosas ditas moderadas ou intermediárias até a definição do implante ótimo do *stent* intracoronário, conforme analisado neste capítulo.

Referências bibliográficas

1. Pitt B, Mancini GB, Ellis SG, Rosman HS, Park JS, McGovern ME. Pravastatin limitation of atherosclerosis in the coronary arteries (PLAC I): reduction in atherosclerosis progression and clinical events. PLAC I investigation. J Am Coll Cardiol. 1995;26(5):1133-9.
2. Blankenhorn DH, Azen SP, Kramsch DM, et al. MARS Research Group. Coronary angiographic changes with lovastatin therapy. The Monitored Atherosclerosis Regression Study (MARS). Ann Intern Med. 1993; 119(10):969-76.
3. Topol EJ, Nissen SE. Our preoccupation with coronary luminology. The dissociation between clinical and angiographic findings in ischemic heart disease. Circulation. 1995;92(8):2333-42.
4. Gould KL, Kelley KO. Physiological significance of coronary flow velocity and changing stenosis geometry during coronary vasodilation in awake dogs. Circ Res. 1982;50(5):695-704.
5. Sen S, Escaned J, Malik IS, Mikhail GW, Foale RA, Mila R, et al. Development and validation of a new adenosine-independent index of stenosis severity from coronary wave-intensity analysis: results of the ADVISE (ADenosine Vasodilator Independent Stenosis Evaluation) study. J Am Coll Cardiol. 2012;59:1392-402.
6. Pijls NH, De Bruyne B, Peels K, Van Der Voort PH, Bonnier HJ, Bartunek J et al. Measurement of fractional flow reserve to assess the functional severity of coronary-artery stenoses. N Engl J Med. 1996;334(26):1703-8.
7. Bech GJ, Pijls NH, De Bruyne B, Peels KH, Michels HR, Bonnier HJ, Koolen JJ. Usefulness of fractional flow reserve to predict clinical outcome after balloon angioplasty. Circulation. 1999;99(7):883-8.
8. Tonino PA, De Bruyne B, Pijls NH, Siebert U, Ikeno F, van't Veer M, et al.; FAME Study Investigators. Fractional flow reserve versus angiography for guiding percutaneous coronary intervention. N Engl J Med. 2009;360(3):213-24.
9. Pijls NH, Fearon WF, Tonino PA, Siebert U, Ikeno F, Bornschein B, et al.; FAME Study Investigators. Fractional flow reserve versus angiography for guiding percutaneous coronary intervention in patients with multivessel coronary artery disease: 2-year follow-up of the FAME (Fractional Flow Reserve Versus Angiography for Multivessel Evaluation) study. J Am Coll Cardiol. 2010;56(3):177-84.
10. De Bruyne B, Pijls NH, Kalesan B, Barbato E, Tonino PA, Piroth Z, et al.; FAME 2 Trial Investigators. Fractional flow reserve-guided PCI versus medical therapy in stable coronary disease. N Engl J Med. 2012;367(11):991-1001.
11. Xaplanteris P, Fournier S, Pijls NHJ, Fearon WF, Barbato E, Tonino PAL, et al.; FAME 2 Investigators. Five-Year Outcomes with PCI Guided by Fractional Flow Reserve. N Engl J Med. 2018;379(3):250-9.
12. Davies JE, Sen S, Dehbi HM, Al-Lamee R, Petraco R, Nijjer SS, et al. Use of the instantaneous wave-free ratio or fractional flow reserve in PCI. N Engl J Med. 2017;376:1824-34.
13. Gotberg M, Christiansen EH, Gudmundsdottir IJ, Sandhall L, Danielewicz M, Jakobsen L, et al. Instantaneous wave-free ratio versus fractional flow reserve to guide PCI. N Engl J Med. 2017;376:1813-23.
14. Lindstaedt M, Spiecker M, Perings C, Lawo T, Yazar A, Holland-Letz T, et al. How good are experienced interventional cardiologists at predicting the functional significance of intermediate or equivocal left main coronary artery stenoses? Int J Cardiol. 2007;120:254-61.
15. Ragosta M, Bishop AH, Lipson LC, Watson DD, Gimple LW, Sarembock IJ, et al. Comparison between angiography and fractional flow reserve versus single-photon emission computed tomographic myocardial perfusion ima-

ging for determining lesion significance in patients with multivessel coronary disease. Am J Cardiol. 2007;99:896-902.

16. Hamilos M, Muller O, Cuisset T, Ntalianis A, Chlouverakis G, Sarno G, et al. Long-term clinical outcome after fractional flow reserve-guided treatment in patients with angiographically equivocal left main coronary artery stenosis. Circulation. 2009;120:1505-12.

17. Park SJ, Ahn JM and Kang SJ. Unprotected left main percutaneous coronary intervention: integrated use of fractional flow reserve and intravascular ultrasound. J Am Heart Assoc. 2012;1:e004556.

18. Potvin JM, Rodes-Cabau J, Bertrand OF, Gleeton O, Nguyen CN, Barbeau G, et al. Usefulness of fractional flow reserve measurements to defer revascularization in patients with stable or unstable angina pectoris, non- ST-elevation and ST-elevation acute myocardial infarction, or atypical chest pain. Am J Cardiol. 2006;98:289-97.

19. Layland J, Oldroyd KG, Curzen N, Sood A, Balachandran K, Das R, et al. Fractional flow reserve vs. angiography in guiding management to optimize outcomes in non-ST-segment elevation myocardial infarction: the British Heart Foundation FAMOUS-NSTEMI randomized trial. Eur Heart J. 2015;36:100-11.

20. Feres F, Costa RA, Siqueira D, Costa JR Jr, Chamié D, Staico R, et al. Diretriz da Sociedade Brasileira de Cardiologia e da Sociedade Brasileira de Hemodinâmica e Cardiologia Intervencionista sobre intervenção coronária percutânea. Arq Bras Cardiol. 2017;109(1Suppl 1):1-81.

21. Neumann FJ, Sousa-Uva M, Ahlsson A, Alfonso F, Banning AP, Benedetto U, et al. 2018 ESC/EACTS Guidelines on myocardial revascularization. EuroIntervention. 2019. pii: EIJY19M01-01.

22. Yock PG, Linker DT, Angelsen BA. Two-dimensional intravascular ultrasound: technical development and initial clinical experience. J Am Soc Echocardiogr. 1989;2(4):296-304.

23. Yock PG, Linker DT, White NW, Yock PG, Linker DT, White NW, et al. Clinical applications of intravascular ultrasound imaging in atherectomy. Int J Card Imaging. 1989;4(2-4):117-25.

24. Park SJ, Kim YH, Park DW, Lee SW, Kim WJ, Suh J, et al. Impact of intravascular ultrasound guidance on long-term mortality in stenting for unprotected left main coronary artery stenosis. Circ Cardiovasc Interv. 2009;2:167-77.

25. Casella G, Klauss V, Ottani F, Siebert U, Sangiorgio P, Bracchetti D. Impact of intravascular ultrasound-guided stenting on long-term clinical outcome: a meta-analysis of available studies comparing intravascular ultrasound-guided and angiographically guided stenting. Catheter Cardiovasc Interv. 2003;59(3):314-21.

26. Chieffo A, Latib A, Caussin C, Presbitero P, Galli S, Menozzi A, et al. A prospective, randomized trial of intravascular-ultrasound guided compared to angiography guided stent implantation in complex coronary lesions: the AVIO trial. Am Heart J. 2013;165(1):65-72.

27. Park SJ, Kim YH, Park DW, Lee SW, Kim WJ, Suh J, et al.; MAIN-COMPARE Investigators. Impact of intravascular ultrasound guidance on long-term mortality in stenting for unprotected left main coronary artery stenosis. Circ Cardiovasc Interv. 2009;2(3):167-77.

28. Parise H, Maehara A, Stone GW, Leon MB, Mintz GS. Meta-analysis of randomized studies comparing intravascular ultrasound versus angiographic guidance of percutaneous coronary intervention in pre-drug-eluting stent era. Am J Cardiol. 2011;107(3):374-82.

29. Zhang Y, Farooq V, Garcia-Garcia HM, Bourantas CV, Tian N, Dong S, et al. Comparison of intravascular ultrasound versus angiography-guided drug-eluting stent implantation: a meta-analysis of one randomised trial and ten observational studies involving 19,619 patients. EuroIntervention. 2012;8(7):855-65.

30. Ahn JM, Kang SJ, Yoon SH, Park HW, Kang SM, Lee JY, et al. Meta-analysis of outcomes after intravascular ultrasound-guided versus angiography guided drug-eluting stent implantation in 26,503 patients enrolled in three randomized trials and 14 observational studies. Am J Cardiol. 2014;113:1338-47.

31. Witzenbichler B, Maehara A, Weisz G, Neumann FJ, Rinaldi MJ, Metzger DC, et al. Relationship between intravascular ultrasound guidance and clinical outcomes after drug-eluting stents: The Assessment of Dual Antiplatelet Therapy With Drug-Eluting Stents (ADAPT-DES) Study. Circulation. 2014;129(4):463-70.

32. Hong SJ, Kim BK, Shin DH, Nam CM, Kim JS, Ko YG, et al.; IVUS-XPL Investigators. Effect of intravascular ultrasound-guided vs angiography-guided everolimus-eluting stent implantation: The IVUS-XPL randomized clinical trial. JAMA. 2015;314(20):2155-63.

33. Zhang J, Gao X, Kan J, Ge Z, Han L, Lu S, et al. Intravascular ultrasound versus angiography-guided drug-eluting stent implantation: The ULTIMATE Trial. J Am Coll Cardiol. 2018;72(24):3126-37.

34. Abizaid A, Mintz GS, Pichard AD, Kent KM, Satler LF, Walsh CL, et al. Clinical, intravascular ultrasound, and quantitative angiographic determinants of the coronary flow reserve before and after percutaneous transluminal coronary angioplasty. Am J Cardiol. 1998;82(4):423-8.

35. Nishioka T, Amanullah AM, Luo H, Berglund H, Kim CJ, Nagai T, et al. Clinical validation of intravascular ultrasound imaging for assessment of coronary stenosis severity: comparison with stress myocardial perfusion imaging. J Am Coll Cardiol. 1999;33(7):1870-8.

36. Briguori C, Anzuini A, Airoldi F, Gimelli G, Nishida T, Adamian M, et al. Intravascular ultrasound criteria for the assessment of the functional significance of intermediate coronary artery stenoses and comparison with fractional flow reserve. Am J Cardiol. 2001;87(2):136-41.

37. Takagi A, Tsurumi Y, Ishii Y, Suzuki K, Kawana M, Kasanuki H. Clinical potential of intravascular ultrasound for physiological assessment of coronary stenosis: relationship between quantitative ultrasound tomography and pressure-derived fractional flow reserve. Circulation. 1999;100(3):250-5.

38. Kang SJ, Lee JY, Ahn JM, Mintz GS, Kim WJ, Park DW, et al. Validation of intravascular ultrasound-derived parameters with fractional flow reserve for assessment of coronary stenosis severity. Circ Cardiovasc Interv. 2011;4(1):65-71.

39. Ben-Dor I, Torguson R, Gaglia MA Jr, Gonzalez MA, Maluenda G, Bui AB, et al. Correlation between fractional flow reserve and intravascular ultrasound lumen area in intermediate coronary artery stenosis. EuroIntervention. 2011;7(2):225-33.

40. Waksman R, Legutko J, Singh J, Orlando Q, Marso S, Schloss T, et al. FIRST: Fractional Flow Reserve and Intravascular Ultrasound Relationship Study. J Am Coll Cardiol. 2013;61(9):917-23.

41. Nam CW, Yoon HJ, Cho YK, Park HS, Kim H, Hur SH, et al. Outcomes of percutaneous coronary intervention in intermediate coronary artery disease: fractional flow reserve-guided versus intravascular ultrasound-guided. JACC Cardiovasc Interv. 2010;3(8):812-7.

42. de la Torre Hernandez JM, Lopez-Palop R, Garcia Camarero T, Carrillo Saez P, Martin Gorria G, Frutos Garcia A, et al. Clinical outcomes after intravascular ultrasound and fractional flow reserve assessment of intermediate coronary lesions. Propensity score matching of large cohorts from two institutions with a differential approach. EuroIntervention. 2013;9(7):824-30.

43. Abizaid AS, Mintz GS, Abizaid A, Mehran R, Lansky AJ, Pichard AD, et al. One-year follow-up after intravascular ultrasound assessment of moderate left main coronary artery disease in patients with ambiguous angiograms. J Am Coll Cardiol. 1999;34(3):707-15.

44. Jasti V, Ivan E, Yalamanchili V, Wongpraparut N, Leesar MA. Correlations between fractional flow reserve and intravascular ultrasound in patients with an ambiguous left main coronary artery stenosis. Circulation. 2004;110(18):2831-6.

45. Park SJ, Ahn JM, Kang SJ, Yoon SH, Koo BK, Lee JY, et al. Intravascular ultrasound-derived minimal lumen area criteria for functionally significant left main coronary artery stenosis. JACC Cardiovasc Interv. 2014;7:868-74.

46. Park SJ, Kim YH, Park DW, Lee SW, Kim WJ, Suh J, et al.; MAIN-COMPARE Investigators. Impact of intravascular ultrasound guidance on long-term mortality in stenting for unprotected left main coronary artery stenosis. Circ Cardiovasc Interv. 2009;2(3):167-77.

Capítulo 16

Tratamento intervencionista da doença valvar aórtica

Dimytri Alexandre Siqueira
Matheus Simonato
Alexandre A. C. Abizaid

Pontos-chave

- A prevalência da estenose aórtica tende a aumentar como consequência do envelhecimento populacional.
- O tratamento cirúrgico é a via tradicional, mas estes pacientes podem apresentar comorbidades que aumentam muito o risco deste procedimento.
- O implante de próteses percutâneas é uma opção, cuja eficácia ficou demonstrada inicialmente em pacientes com alto risco cirúrgico.
- Novos estudos demonstram a eficácia deste procedimento para casos de risco intermediário e, mais recentemente, também nos de baixo risco.
- O progresso tecnológico tem diminuído o número de complicações imediatas e tardias do tratamento percutâneo.

Introdução

Nos últimos anos, a cardiologia tem obtido significativos avanços no tratamento percutâneo das valvopatias. Dentre os procedimentos empregados, o implante por cateter de prótese aórtica (TAVI, do inglês *transcatheter aortic valve implantation*) ocupa destacado papel, em decorrência de sua comprovada eficácia em promover alívio nos sintomas e reduzir a mortalidade de pacientes idosos com estenose aórtica, inoperáveis ou de maior risco para cirurgia de troca valvar – indivíduos frequentemente encontrados em consultórios e hospitais e que até o início do século não possuíam alternativa terapêutica para uma doença que cursa com alta letalidade, com taxas de mortalidade de até 75% após 3 anos do seu diagnóstico ou de 2% por mês.[1] Neste capítulo, abordaremos os resultados clínicos principais, as indicações atuais e as perspectivas futuras do TAVI em diferentes subgrupos de pacientes – categorizados conforme a estimativa de risco cirúrgico.

Resultados do TAVI

As evidências científicas que corroboram a indicação do TAVI são provenientes de grandes estudos randomizados e multicêntricos, com inclusão de pacientes avaliados como inoperáveis, de alto risco cirúrgico e indivíduos de risco cirúrgico intermediário – conforme aplicação do escore STS (Society of Thoracic Surgeons). Nestes trabalhos, foram selecionados pacientes com estenose aórtica importante e sintomática, sendo a média de idade em torno de 80 anos. A Tabela 1 apresenta resumo dos principais estudos clínicos realizados sobre a técnica transcateter até o presente momento. A Figura 1 sumariza as principais vantagens e desvantagens da cirurgia e do TAVI.

Pacientes inoperáveis

Nos estudos clínicos publicados, os pacientes eram definidos como inoperáveis quando o risco estimado de óbito ou complicação maior caso fossem tratados por cirurgia de troca valvar convencional excedesse 50% aos 30 dias. Indivíduos com contraindicações anatômicas à cirurgia clássica, como aorta calcificada (em porcelana) ou tórax hostil após radioterapia também foram categorizados como inoperáveis. No ano de 2010 foi publicado o primeiro ensaio clínico randomizado sobre TAVI, o estudo PARTNER (*Placement of Aortic Transcatheter Valve*) IB. Neste estudo (n = 358), que utilizou a válvula Sapien (Edwards Lifesciences) foi observada redução expressiva da mortalidade global com o TAVI ao final de 1 ano, em comparação com o tratamento clínico – que poderia incluir ou não a valvoplastia com balão (30,7% *vs.* 50,7%, p < 0,001).[2] A expectativa de vida dos pacientes submetidos ao TAVI elevou-se de 1,2 para 3,1 anos; menor taxa de novas hospitalizações (22,3% *vs.* 44,1%; p < 0,001) e significativa melhora na função ventricular foram também observados. Em análises posteriores, demonstrou-se que os benefícios auferidos com o TAVI – em termos de sobrevida e sintomas – sustentaram-se após evolução de 5 anos.[3]

Tabela 1 Principais estudos clínicos sobre a técnica transcateter

Ano	Nome do Estudo	População	Período de inclusão	Número de pacientes	Válvula utilizada	Randomização	Desfecho primário	Principais achados
2010	PARTNER IB	Inoperável (vs. tratamento clínico)	Maio de 2007 a março de 2009	358 (179 TAVI)	SAPIEN	Sim	Mortalidade por qualquer causa	Tratamento clínico não alterou sobrevida dos pacientes TAVI transfemoral teve menor mortalidade que o manejo clínico Melhora sintomática (NYHA e teste de caminhada de 6 minutos) no grupo TAVI Maior taxa de AVC, sangramentos, complicações vasculares no grupo TAVI
2011	PARTNER IA	Alto risco (vs. cirurgia)	Maio de 2007 a agosto de 2009	699 (348 TAVI)	SAPIEN	Sim	Mortalidade por qualquer causa em 1 ano	Não inferioridade na comparação ao grupo cirúrgico Não inferioridade na comparação do subgrupo transfemoral com grupo cirúrgico Tempo de internação hospitalar e de UTI mais curta no grupo TAVI Maiores taxas de AVC e complicação vascular no grupo TAVI Maior taxa de sangramento e fibrilação atrial no grupo cirúrgico Gradientes menores e maior taxa de refluxo paravalvar moderado ou grave no grupo TAVI (12,2% vs. 0,9% 30 dias; 6,8% vs. 1,9% 1 ano)
2014	CoreValve Extreme Risk	Inoperável (vs. alvo de performance, objetivo)	Fevereiro de 2011 a agosto de 2012	489 (489 TAVI)	CoreValve	Não	Desfecho composto por óbito e AVC maior	Desfecho primário de 26% ao final do primeiro ano Mortalidade combinada a AVC maior em 12 meses < 43% após TAVI
2014	CoreValve High Risk	Alto risco (vs. cirurgia)	Fevereiro de 2011 a setembro de 2012	795 (390 TAVI)	CoreValve	Sim	Mortalidade por qualquer causa durante 1 ano	Primeiro estudo a demonstrar sobrevida superior no grupo TAVI vs. cirurgia Índices de estenose valvar, classe funcional e qualidade de vida não inferiores com TAVI Redução em eventos cardíacos e cerebrovasculares maiores no grupo TAVI Diminuição de refluxo paravalvar ao longo do acompanhamento (expansão continuada da prótese?) Sem aumento do risco de AVC com TAVI
2015	NOTION	Baixo risco (vs. cirurgia)	Dezembro de 2009 a abril de 2013	280 (145 TAVI)	CoreValve	Sim	Composto de mortalidade por qualquer causa, AVC ou infarto após 1 ano	Resultado semelhante entre TAVI e cirurgia ao final de 1 ano Menores taxas de sangramento, choque cardiogênico, insuficiência renal aguda e fibrilação atrial no grupo TAVI Maior taxa de marca-passo definitivo e dispneia ao final de 1 ano no grupo TAVI Sem diferença nas complicações vasculares entre grupos
2016	PARTNER II	Risco intermediário (vs. cirurgia)	Dezembro de 2011 a novembro de 2013	2032 (1011 TAVI)	SAPIEN XT	Sim	Composto não hierárquico de morte por qualquer causa ou AVC incapacitante ao final de 2 anos na população (com intenção de tratamento)	TAVI não inferior a cirurgia ao final de 2 anos, superioridade no grupo transfemoral Gradientes menores e área valvar maior no grupo TAVI Maior taxa de refluxo paravalvar no grupo TAVI Associação de refluxo moderado a grave com maior mortalidade Menor risco de sangramento, insuficiência renal aguda e nova fibrilação atrial no grupo TAVI Vantagem para cirurgia nas complicações vasculares Recuperação mais rápida no grupo TAVI Menos AVC do que em estudos prévios

(continua)

Tabela 1 Principais estudos clínicos sobre a técnica transcateter *(continuação)*

Ano	Nome do Estudo	População	Período de inclusão	Número de pacientes	Válvula utilizada	Randomização	Desfecho primário	Principais achados
2016	SAPIEN 3 Observational Study	Risco intermediário (vs. cirurgia)	Fevereiro de 2014 a setembro de 2014	1824 (1077 TAVI)	SAPIEN 3	Não	Composto não hierárquico de morte por qualquer causa, AVC, e insuficiência aórtica moderada ou grave após tratamento ao final de 1 ano	TAVI não inferior e superior a cirurgia no modelo com escore de propensão Taxas mais baixas de mortalidade e AVC no grupo TAVI Apenas refluxo moderado ou grave afetou mortalidade de 1 ano Refluxo moderado ou grave presente em apenas 1,5% dos casos de TAVI
2017	SURTAVI	Risco intermediário (vs. cirurgia)	Junho de 2012 a junho de 2016	1746 (879 TAVI)	CoreValve	Sim	Composto de morte por todas as causas ou AVC incapacitante ao final de 2 anos	TAVI não inferior a cirurgia TAVI associado a menores taxas de insuficiência renal aguda, transfusão e nova fibrilação atrial TAVI associado a maiores taxas de refluxo paravalvar e necessidade de marca-passo TAVI com hemodinâmica superior em comparação com cirurgia
2019	PARTNER III	Baixo risco (vs. cirurgia)	Março de 2016 a outubro de 2017	1000 (496 TAVI)	SAPIEN III	Sim	Composto de morte por todas as causas, AVC e re-hospitalização ao final de 1 ano	Superioridade de TAVI no desfecho primário TAVI com menor taxa de AVC e composto de AVC e morte aos 30 dias Menor taxa de fibrilação atrial, tempo de hospitalização e no composto de morte e baixa qualidade de vida em 30 dias no grupo TAVI Mais sangramento no grupo cirúrgico Sem diferenças nas taxas de marca-passo, complicações vasculares e insuficiência paravalvar moderada ou grave entre grupos
2019	Evolut Low Risk Trial	Baixo risco (vs. cirurgia)	Março de 2016 a novembro de 2018	468 (725 TAVI)	Evolut R/ Evolut PRO	Sim	Composto de mortalidade e AVC incapacitante em 24 meses	Não inferioridade no desfecho primário Maiores taxas de fibrilação atrial, lesão renal aguda e sangramentos no grupo cirúrgico Maior taxa de marca-passo no grupo TAVI Menor taxa de re-hospitalização no grupo TAVI Gradiente menor e área maior nos pacientes TAVI; mais insuficiência paravalvar de grau moderado ou grave no grupo TAVI

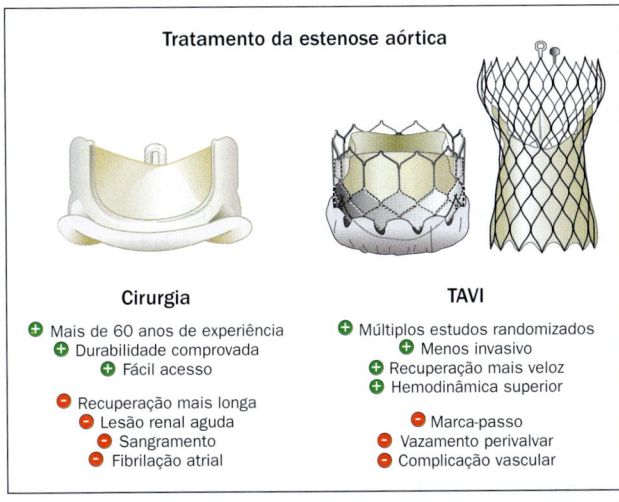

Tratamento da estenose aórtica

Cirurgia
+ Mais de 60 anos de experiência
+ Durabilidade comprovada
+ Fácil acesso

− Recuperação mais longa
− Lesão renal aguda
− Sangramento
− Fibrilação atrial

TAVI
+ Múltiplos estudos randomizados
+ Menos invasivo
+ Recuperação mais veloz
+ Hemodinâmica superior

− Marca-passo
− Vazamento perivalvar
− Complicação vascular

Figura 1 Principais vantagens e desvantagens das técnicas para o tratamento da estenose aórtica.

Em outro estudo com seleção de pacientes inoperáveis (*CoreValve Extreme Risk Pivotal Trial*) não houve randomização de pacientes para tratamento clínico, considerando-se que após os resultados do PARTNER IB esta conduta seria considerada antiética. Ao contrário, 489 pacientes foram submetidos consecutivamente ao implante da prótese autoexpansível CoreValve (Medtronic Inc.).[4] A taxa de mortalidade global e acidente vascular cerebral (AVC) após o TAVI foi de 26% aos 12 meses, significativamente menor do que a historicamente relatada nos pacientes mantidos em tratamento conservador (43%, p < 0,0001). A ocorrência de acidente vascular cerebral (AVC) foi de 2,3% em 30 dias e 4,3% em 12 meses.

Pacientes de alto risco cirúrgico

No ensaio PARTNER IA (n = 699) foram selecionados pacientes com STS maior ou igual a 10%. O TAVI com prótese balão expansível Sapien revelou-se não inferior à cirurgia valvar aórtica, no tocante a mortalidade por todas as causas aos 30 dias (3,4% vs. 6,5%, respectivamente) e 1 ano (24,2% vs. 26,8%; p = 0,001 para não inferioridade).[5] Neste período, as taxas de AVC seguido de déficit sequelar foram de 3,8% após TAVI e 2,1% após a cirurgia (p = 0,20). Na evolução de 5 anos, a mortalidade foi 67,8% no grupo TAVI e 62,4% no grupo cirúrgico (HR: 1,04, IC 95% de 0,86 a 1,24; p = 0,76).[6]

O principal estudo randomizado que avaliou o implante de próteses autoexpansíveis em pacientes de alto risco foi o *U.S. CoreValve High Risk Study*, parte do *U.S. Pivotal Trial*, com 795 pacientes de alto risco cirúrgico. O uso da prótese CoreValve associou-se a taxa de sobrevida significativamente mais alta aos 12 meses, quando comparado à cirurgia (14,2% vs. 19,1%, limite superior de 95% de intervalo de confiança, -0,4; p < 0,001 para não inferioridade; p = 0,04 para superioridade).[7] A ocorrência de desfecho composto por óbito e AVC aos 36 meses foi significativamente mais baixa no grupo TAVI que no grupo cirúrgico (37,3% vs. 46,7%; p = 0,006).[8] Os resultados ecocardiográficos evolutivos de 5 anos demonstra-

ram manutenção do gradiente transvalvar médio (7,1 ± 3,6 mmHg para TAVI e 10,9 ± 5,7 mmHg para cirurgia).[9]

Pacientes de risco cirúrgico intermediário

Com a consolidação do TAVI nos pacientes de alto risco cirúrgico, avaliou-se o desempenho deste tipo de tratamento em pacientes com risco cirúrgico intermediário, definido como STS entre 3 e 4% até 10%. Os principais estudos publicados entre 2016 e 2017 abordaram pacientes com este perfil de risco.

O estudo PARTNER II, publicado em 2016, randomizou 2.032 pacientes com estenose aórtica e STS ≥ 4% para TAVI com a prótese balão-expansível de 2ª geração Sapien XT (Edwards Lifesciences) ou para cirurgia convencional.[10] A ocorrência do desfecho primário composto por óbito e AVC maior aos 24 meses foi 19,3% após TAVI e 21,1% após cirurgia (p = 0,001 para não inferioridade). Não houve diferenças entre a mortalidade 30 dias entre os grupos (3,9% TAVI vs. 4,1% cirurgia; p = 0,78) e a taxa de AVC foi numericamente inferior, mas sem diferença estatística, nos pacientes submetidos a TAVI (3,2% vs. 4,3%; p = 0,2). Complicações vasculares foram mais frequentes no grupo TAVI, com vantagens demonstradas porém em relação a sangramentos, insuficiência renal aguda e fibrilação atrial. No grupo TAVI, a maioria dos casos (76,3%) foi submetida ao implante da prótese por via femoral; podendo o operador optar também pelos acessos transapical ou transaórtico. Nos indivíduos tratados por via femoral, o TAVI resultou em menor ocorrência de óbito e AVC do que a cirurgia (HR 0,79; IC 95% de 0,62 a 1,0; p = 0,05). Em relação a achados hemodinâmicos, a incidência de refluxo (*leak*) paravalvar foi maior nos pacientes alocados para TAVI, sendo 22,5%, categorizados como de grau leve e 3,7% definidos como de grau moderado ou grave. Neste estudo, demonstrou-se ainda que pacientes com *leaks* paravalvares de intensidade moderada ou grave apresentaram maior mortalidade ao final de 2 anos, comparativamente a pacientes com refluxo de grau leve ou sem refluxo (34% vs. 13,5% vs. 14,1%, respectivamente; p < 0,001).

A prótese de nova geração Sapien 3 (Edwards Lifesciences), desenhada especialmente para reduzir a incidência e gravidade do refluxo paravalvar, foi avaliada em estudo observacional com seleção prospectiva de 1.077 pacientes de risco intermediário (STS médio de 5,2%). A via de acesso femoral foi utilizada em 88% dos casos. Aos 12 meses, a mortalidade foi de 7,4%, AVC ocorreu em 2%, reintervenção foi requerida em 1% e apenas 2% dos pacientes apresentavam regurgitação paraprotética classificada como de grau moderado ou importante, demonstrando a eficácia de um novo dispositivo (*skirt*) ao redor da prótese para selar espaços porventura existentes entre a parede da aorta e a nova válvula. Após análise utilizando o modelo de escore de propensão comparativo nos pacientes cirúrgicos do estudo PARTNER II (n = 747) e indivíduos tratados com a Sapien 3 (n = 963), o TAVI mostrou-se não inferior (diferença: −9,2%; IC 95%: −12,4 a −6; p < 0,0001) e superior (diferença: −9,2%; IC 95%: −13 a −5,4; p < 0,0001) à cirurgia valvar, ao se analisar a ocorrência de desfechos compostos por óbito, AVC e refluxo valvar de grau importante.[11]

No estudo SURTAVI (*Surgical Replacement and Transcatheter Aortic Valve Implantation*), publicado em 2017,[12] 1.746 pacientes foram randomizados para TAVI com a prótese autoexpansível CoreValve (ou CoreValve Evolut, Medtronic Inc.) e a cirurgia de troca valvar aórtica convencional. O STS médio foi de 4,5±1,6%. A ocorrência do desfecho composto de óbito e AVC maior aos 24 meses foi de 12,6% no grupo TAVI e de 14% no grupo cirúrgico, preenchendo critério de não inferioridade. A mortalidade foi similar entre os grupos ao final de 2 anos (11,4% TAVI vs. 11,6% cirurgia). A incidência de AVC ao final de 30 dias foi numericamente menor no grupo TAVI em comparação ao grupo cirúrgico (3,4% vs. 5,6%), porém sem diferença estatística em 2 anos de acompanhamento. A cirurgia esteve associada a maiores taxas de insuficiência renal (4,4%), fibrilação atrial (43,4%) e transfusão (41,1%); o TAVI com a prótese CoreValve esteve relacionada à maior ocorrência de refluxo paravalvar de grau moderado ou importante (5,3%) e de necessidade de marca-passo definitivo (25,6%). Em termos hemodinâmicos, ao final de 2 anos, o grupo TAVI demonstrou maior área valvar aórtica e menores gradientes conforme avaliação ecocardiográfica.

Pacientes de baixo risco cirúrgico

Os pacientes de baixo risco cirúrgico, definidos como aqueles com escore STS abaixo de 4%, eram até recentemente os menos estudados no contexto do TAVI. No entanto, importantes ensaios clínicos publicados em 2019 fornecem relevantes informações a respeito dos benefícios do tratamento percutâneo neste subgrupo de pacientes e justificam a expansão das indicações do TAVI.

O estudo NOTION (*Nordic Aortic Valve Intervention*), iniciado em 2009 em três hospitais da Dinamarca e Suécia, randomizou 280 pacientes para TAVI com a prótese autoexpansível CoreValve (Medtronic Inc.) ou cirurgia de troca valvar aórtica tradicional.[13] A proposta do estudo era incluir população mais ampla e irrestrita de pacientes (*all-comers*), contudo, 82% dos indivíduos inicialmente avaliados foram excluídos da participação. O STS médio era 2,9 ± 1,6% em pacientes do grupo TAVI e 3,1 ± 1,7% nos pacientes do grupo cirúrgico, sendo 81,8% destes classificados como de baixo risco cirúrgico. A ocorrência do desfecho primário composto por mortalidade, AVC ou infarto em 1 ano foi semelhante entre ambos os grupos (13,1% TAVI vs. 16,3% cirurgia); embora sem diferença significativa, a taxa de mortalidade aos 12 meses foi numericamente menor no grupo TAVI (4,9% vs. 7,5% com a cirurgia). Em consonância a outros estudos, pacientes submetidos ao TAVI tiveram menor ocorrência de sangramentos (11,3% *vs.* 20,9%; p = 0,03), menor risco de lesão renal aguda (0,7% *vs.* 6,7%; p = 0,01) e de fibrilação atrial após o procedimento (16,9% *vs.* 57,8%; p < 0,001). A taxa de marca-passo aos 30 dias foi menor no grupo cirúrgico (34,1% *vs.* 1,6%; p < 0,001) e, distintamente de outras investigações, não houve diferença de complicações vasculares entre os grupos analisados. No acompanhamento de 6 anos deste estudo

publicado em 2019,[14] não foi observada diferença entre taxas de mortalidade após TAVI ou cirurgia (42,5% *vs.* 37,7%, respectivamente). Neste período, o diagnóstico de disfunção valvar de grau moderado ou grave (levando-se em conta a ocorrência de desproporção paciente-prótese ou *mismatch*) foi notado em 4,8% dos pacientes submetidos a TAVI e em 24% dos indivíduos levados a cirurgia (p < 0,001) – especialmente por melhor performance hemodinâmica da técnica transcateter. Por sua vez, a observação de deteriorização protética de grau importante foi semelhante entre os grupos ao final de 6 anos de acompanhamento (7,5% TAVI *vs.* 6,7% cirurgia; p = 0,89). As principais limitações do estudo NOTION estão relacionadas ao pequeno tamanho da amostra e restrita seleção de pacientes, com alta taxa de indivíduos excluídos após avaliação do *Heart Team*.

No PARTNER III, 1.000 pacientes de baixo risco operatório foram randomizados para TAVI com a prótese balão-expansível SAPIEN 3 ou cirurgia de troca valvar convencional.[15] Neste ensaio clínico, o desfecho primário foi definido como o composto de mortalidade de todas as causas, AVC e re-hospitalização aos 12 meses de acompanhamento. Os pacientes incluídos no estudo PARTNER III apresentavam média de idade de 73 anos, e tinham STS médio de 1,9%. O desfecho primário ocorreu em 8,5% no grupo TAVI, comparado com 15,1% no grupo cirúrgico, preenchendo critério de superioridade (p = 0,001). Em termos de desfechos secundários, o TAVI associou-se a: menores taxas de AVC (0,6% vs. 2,4%; p = 0,02) e do desfecho composto de AVC e óbito (1% vs. 3,3%; p = 0,01) aos 30 dias; menor ocorrência de nova fibrilação atrial no grupo TAVI; e menor tempo de hospitalização. O composto de óbito e baixa qualidade de vida pelo escore *Kansas City Cardiomyopathy Questionnaire* (KCCQ) aos 30 dias ocorreu em menor frequência nos pacientes do grupo TAVI (3,9% *vs.* 30,6%, p < 0,001). Em um ano, a taxa de óbito ou AVC foi de 1% nos pacientes TAVI e 2,9% no grupo cirúrgico. Evidenciou-se ainda mais rápida recuperação na classe funcional, no teste de caminhada de 6 minutos e no escore KCCQ nos pacientes randomizados para o tratamento percutâneo. Não foram observadas diferenças no que se refere à necessidade de marca-passo definitivo pós-procedimento (6,5% com TAVI e 4% com cirurgia) e no surgimento de complicações vasculares. A taxa de refluxo paravalvar de grau moderado ou importante entre os grupos TAVI e cirurgia foi semelhante aos 30 dias (0,8% *vs.* 0%) e aos 12 meses (0,6% *vs.* 0,5%, respectivamente).

No ensaio clínico Evolut Low Risk Trial,[16] 1.468 pacientes foram randomizados para TAVI com a prótese autoexpansível Evolut (Medtronic Inc.) ou cirurgia de troca valvar aórtica. O desfecho primário definido foi o composto de mortalidade ou AVC incapacitante ao final de 2 anos de acompanhamento. Utilizando-se métodos estatísticos bayesianos, esta análise foi realizada em 850 pacientes com 12 meses de evolução, por método de imputação de dados. Os pacientes apresentavam média de idade de 74 anos, e tinham STS médio de 1,9%. Em relação ao desfecho primário, a taxa foi 5,3% no grupo TAVI e 6,7% no grupo cirúrgico, atingindo-se a nível estatístico de não inferioridade – porém sem atingir critérios para superioridade. A mortalidade estimada em 2 anos foi de apenas 4,5% nos dois grupos. Este ensaio clínico corrobora ainda resultados de estudos anteriores, com demonstração de maiores taxas de fibrilação atrial (35,4%), lesão renal aguda (2,8%) e sangramentos (7,5%) no grupo cirúrgico e maior necessidade de marca-passo definitivo no grupo TAVI (17,4%). A taxa de refluxo paravalvar moderado ou grave foi de 3,5% no grupo TAVI e 0,5% no grupo cirúrgico.

Valve-in-valve

A técnica *valve-in-valve* (ViV) consiste no uso de dispositivos transcateter para o tratamento de doença valvar de próteses cirúrgicas. Tendências mundiais demonstram aumento no uso de biopróteses cirúrgicas, em comparação às válvulas mecânicas.[17] Isto se dá eminentemente em decorrência da necessidade de anticoagulação de longo prazo nos pacientes que recebem válvulas mecânicas. A desvantagem das biopróteses é sua tendência degenerativa ao longo do tempo. Estima-se que a necessidade de reoperação seja de 40% em 20 anos de acompanhamento, com resultados piores em algumas próteses.[18-20]

A grande dificuldade na reintervenção destes pacientes está na idade avançada e elevado grau de comorbidade, que pode impedir a realização de cirurgia convencional. O ViV surge assim como alternativa menos invasiva para estes casos. Atualmente, não existem ensaios clínicos randomizados comparando diretamente o ViV com a cirurgia aberta tradicional. Os dados disponíveis são oriundos de grandes registros, como o registro VIVID (*Valve-in-Valve International Data*),[21] o registro TVT[22] e o registro STS.[23]

Os principais estudos a respeito deste procedimento selecionaram pacientes com idade entre o final da sétima e início da oitava década de vida. Análises mostram que quase metade dos pacientes submetidos a ViV tem insuficiência renal crônica e até um quarto dos pacientes podem ser considerados frágeis.[21,24] Mesmo assim, bons resultados têm sido obtidos. Um exemplo é a análise *propensity-matched* do registro STS, que demonstrou menor mortalidade de 30 dias, menor mortalidade de um ano e menor taxa de hospitalização por insuficiência cardíaca nos pacientes tratados com ViV em comparação aos submetidos à cirurgia convencional.[23]

O procedimento ViV é modificado por diversos fatores. Em primeiro lugar, o tipo de válvula cirúrgica tratada (isto é, com *stent* vs. sem *stent*) afeta os resultados hemodinâmicos finais, com gradientes mais elevados nas válvulas com *stent* e mais insuficiência residual nas válvulas sem *stent*.[21] Além disso, o grau de *mismatch* entre a bioprótese cirúrgica e o paciente afeta a sobrevida pós-ViV, com aumento na mortalidade.[25]

O tipo de dispositivo transcateter utilizado também é importante. Dispositivos intra-anulares balão-expansíveis, como os da família Sapien, tendem a gerar gradientes mais altos em comparação com válvulas supra-anulares autoexpansíveis como a CoreValve.[21] A profundidade de implantação da válvula transcateter desempenha importante função nesse sentido, podendo também melhorar ou piorar, dependendo de quão adequada está a posição da válvula, o resultado hemodinâmico final.[26] Há alguma experiência no uso de balões com alta pressão para a quebra do anel valvar cirúrgico, visando aumentar a área de implantação da prótese transcateter com menor grau de estenose residual.[27]

As principais complicações do procedimento ViV são a obstrução coronária e a trombose de folhetos. Segundo o registro VIVID, a obstrução coronária tem uma incidência de 2,3%.[28] A mortalidade de trinta dias nestes pacientes é de 48,6%. Esta incidência é modificada pelo tipo de válvula cirúrgica que estiver sendo tratada, já que válvulas sem *stent* e válvulas cujos folhetos são montados externamente possuem risco mais elevado de obstrução. Esta complicação pode ser evitada com planejamento adequado, sendo recomendada a obtenção de medidas tomográficas que predizem o risco de obstrução. Em casos de alto risco, uma técnica adicional conhecida como BASILICA (*Bioprosthetic or native aortic scallop intentional laceration to prevent coronary artery obstruction*) utiliza fio eletrificado para lacerar o folheto da válvula cirúrgica, com redução significativa do risco de obstrução.[29]

A trombose de folheto nos casos de ViV também foi descrita recentemente, com incidência de 7,3%. A maior parte dos casos apresenta aumento nos gradientes valvares habitualmente associado a achados ecocardiográficos, como espessamento de folhetos. Mais de 60% apresentam-se sintomáticos.[30] O uso de anticoagulante oral (varfarina) parece prevenir a ocorrência desta complicação e constitui o tratamento de escolha nesta situação – com nenhum caso de reintervenção invasiva reportado nesta casuística.

Indicações

Baseadas nos estudos clínicos acima citados, as indicações de TAVI foram recentemente revisadas com uma atualização focada em 2017 da Diretriz Americana de Tratamento das Doenças Valvares (Figura 2).[31] Naturalmente, os resultados dos ensaios clínicos publicados em 2019 – com pacientes de baixo risco cirúrgico – ainda não constam das diretrizes.

O TAVI constitui o tratamento de escolha para pacientes portadores de estenose aórtica grave e avaliados como inoperáveis, com expectativa de vida > 1 ano (recomendação classe I, nível de evidência A). O principal estudo que apoia esta indicação é o PARTNER IB, demonstrando menor mortalidade em 2 anos e melhora sintomática em comparação aos pacientes submetidos a manejo clínico, apesar de desvantagens na incidência de AVC e complicações vasculares.

Em indivíduos avaliados como de alto risco cirúrgico, o TAVI tem recomendação classe I, com nível de evidência A. Neste subgrupo de pacientes, a cirurgia de troca valvar aórtica também recebe recomendação classe IA. Esta indicação é balizada pelo coorte A do PARTNER I e também pelo *U.S. Pivotal Trial* da CoreValve. Assim, preconiza-se que a tomada de decisão a respeito do tratamento a ser instituído esteja embasada por grupo multidisciplinar, composto por cardiologistas clínicos, intervencionistas, cirurgiões cardiovasculares, especialistas em imagens cardiovasculares e anestesistas. Aspectos

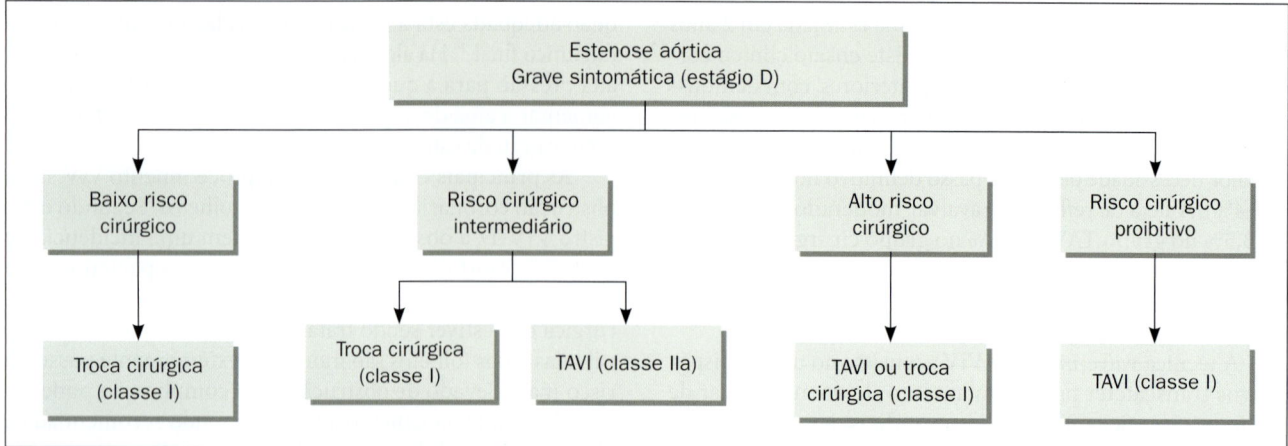

Figura 2 Fluxograma para decisão de técnica transcateter *versus* cirurgia em pacientes com estenose aórtica grave.
Fonte: Nishimura et al, 2017.[25]

importantes como o acesso vascular a ser empregado (femoral *vs.* não transfemoral), a anatomia do complexo valvar aórtico, a presença ou não de comorbidades e o volume/experiência do serviço influenciam os resultados clínicos do TAVI. Os valores e o desejo do paciente e seus familiares devem ser respeitados, obedecendo aos princípios da bioética.

Em pacientes de risco intermediário, o TAVI representa estratégia alternativa para a cirurgia de troca valvar, com recomendação classe IIa e nível de evidência B, sendo apoiada pelo PARTNER II e pelo estudo observacional da SAPIEN 3. O estudo SURTAVI foi publicado posteriormente, não tendo sido incluído nesta diretriz. A opção por um outro tratamento deve ser embasada por discussão aprofundada com o paciente a respeito dos benefícios almejados e complicações a curto e longo prazo; particularmente, considerações a respeito da durabilidade (> 5 anos) da prótese transcateter devem ser aventadas.

Finalmente, a diretriz norte-americana oferece recomendação de classe IIb, com nível de evidência B, para a realização de ViV, considerando razoável seu uso em pacientes com degeneração de bioprótese cirúrgica tanto por estenose quanto por insuficiência quando o *Heart Team* entender que há alto risco cirúrgico e houver expectativa de melhora hemodinâmica. Esta indicação é pautada em estudos observacionais como os reportados pelo registro VIVID.

Situação atual do TAVI no Brasil

No Brasil, o TAVI enfrenta um desafio especial no que tange ao acesso da população ao procedimento. Até o momento, este tratamento não é disponibilizado pelo Sistema Único de Saúde por causa de seu alto custo (comparativamente às próteses cirúrgicas). Iniciativas em trâmite visam demonstrar a custo-utilidade do TAVI em nosso meio. Do ponto de vista de saúde suplementar, o TAVI ainda não encontra-se incluído no rol de procedimentos da ANS, e a maior parte dos procedimentos é garantida aos pacientes por meio de judicialização.

As principais próteses de nova geração utilizadas na Europa e nos Estados Unidos estão disponíveis no Brasil. Dentre estas, destacam-se as próteses Acurate *neo* (Boston Scientific), CoreValve Evolut (Medtronic Inc.) e Sapien 3 (Edwards Lifesciences). Além destas, há uma opção nacional produzida pela Braile Biomédica, denominada Inovare; idealizada para implante transapical, esta prótese tem sido utilizada em grande número de pacientes em nosso meio.[32]

Perspectivas

A despeito dos excelentes resultados obtidos com as próteses atualmente disponibilizadas para uso clínico, almeja-se redução ainda mais pronunciada de desfechos adversos como o AVC, refluxo paravalvar, distúrbios de condução que levam à indicação de marca-passo definitivo e complicações vasculares – todos potencialmente relacionados a morbidade e mortalidade a curto e longo prazos. Assim, justifica-se o desenvolvimento de novas próteses aórticas percutâneas, com o intuito de facilitar e aprimorar os resultados do procedimento: reduzindo-se ainda mais o calibre dos instrumentais, possibilitando a recaptura e o reposicionamento em casos de refluxo aórtico ou bloqueios no sistema de condução e permitindo a incorporação de características no arcabouço das próteses que reduzam a ocorrência de *leak* paravalvar.

Vários subgrupos de pacientes com estenose aórtica necessitam ser melhor estudados, à medida que se vislumbra a ampliação nas indicações do tratamento percutâneo: embora factível, as evidências a respeito do TAVI em indivíduos com insuficiência aórtica predominante, doença coronária concomitante ou em pacientes assintomáticos são escassas. Em andamento, o estudo TAVR-UNLOAD fornecerá informações a respeito da indicação de TAVI a pacientes com estenose aórtica moderada e disfunção ventricular esquerda.

Tendo em vista os resultados animadores dos estudos PARTNER III e *Evolut Low Risk*, a expectativa para os próximos anos envolve a expansão das indicações do TAVI a indivíduos idosos de menor risco cirúrgico. Baseadas nestas evidências, mudanças são esperadas em diretrizes nacionais e internacionais e vislumbra-se que o TAVI possa receber o mesmo nível de recomendação aplicado à cirurgia convencional neste subgrupo de pacientes. De fato, a maioria dos indivíduos com estenose aórtica importante e sintomática são categorizados como de baixo risco, o que abre a perspectiva de que o TAVI possa vir a ser o tratamento mais empregado para esta condição. A análise de desfechos clínicos e ecocardiográficos após acompanhamento de 10 anos dos pacientes incluídos nos estudos acima citados fornecerá evidências em relação à durabilidade das próteses percutâneas, aspecto fundamental e que constitui a última fronteira a ser conquistada para embasar a indicação deste tratamento não só a pacientes idosos e de menor risco, mas também a portadores de estenose aórtica mais jovens e com maior expectativa de vida.

Conclusão

O TAVI constitui tratamento seguro e eficaz para a doença valvar aórtica, com larga experiência já adquirida e robusto embasamento científico. A sua indicação apropriada (tanto clínica como anatômica) é imperiosa para o sucesso do procedimento. Nos próximos anos, vislumbra-se que este possa ser a modalidade de tratamento preferencial para a estenose aórtica, sendo aplicada a indivíduos idosos categorizados como de risco cirúrgico alto, intermediário ou baixo; a sua indicação a indivíduos mais jovens e com maior expectativa de vida requer a comprovação de sua durabilidade.

Resumo

Estenose aórtica grave em pacientes idosos é um problema de saúde pública que vem aumentando com o envelhecimento populacional. O tratamento cirúrgico, embora eficaz, pode ter seus resultados comprometidos em consequência do alto risco dos pacientes, consequentes às comorbidades que também são prevalentes nesta população. A disponibilidade de tratamento percutâneo passou a ser uma opção para o manejo de casos de alto risco para a troca valvar cirúrgica, com utilidade comprovada por diferentes estudos. Com o progresso tecnológico há maior disponibilidade de tipos de próteses, com dimensões e características diferentes. Trabalhos randomizados subsequentes mostraram que os benefícios desta tecnologia podem ser estendidos também para populações de risco mais baixo, com taxas comparáveis de sobrevida e de melhora funcional, além de menor incidência de AVC. Seu uso para tratar pacientes que já apresentam próteses valvares ainda é reservado para casos que apresentem risco cirúrgico elevado.

Referências bibliográficas

1. Ross J, Braunwald E. Aortic stenosis. Circulation [Internet]. 1968 Jul [cited 2019 Feb 25];38(1 Suppl):61-7. Disponível em: http://www.ncbi.nlm.nih.gov/pubmed/4894151.

2. Leon MB, Smith CR, Mack M, Miller DC, Moses JW, Svensson LG, et al. Transcatheter aortic-valve implantation for aortic stenosis in patients who cannot undergo surgery. N Engl J Med [Internet]. 2010 Oct 21 [cited 2016 Jun 7];363(17):1597–607. Disponível em: http://www.ncbi.nlm.nih.gov/pubmed/20961243

3. Kapadia SR, Leon MB, Makkar RR, Tuzcu EM, Svensson LG, Kodali S, et al. 5-year outcomes of transcatheter aortic valve replacement compared with standard treatment for patients with inoperable aortic stenosis (PARTNER 1): a randomised controlled trial. Lancet (London, England) [Internet]. 2015 Jun 20 [cited 2019 Feb 25];385(9986):2485–91. Disponível em: https://linkinghub.elsevier.com/retrieve/pii/S0140673615602902.

4. Popma JJ, Adams DH, Reardon MJ, Yakubov SJ, Kleiman NS, Heimansohn D, et al. Transcatheter aortic valve replacement using a self-expanding bioprosthesis in patients with severe aortic stenosis at extreme risk for surgery. J Am Coll Cardiol [Internet]. 2014 May 20 [cited 2019 Feb 25];63(19):1972-81. Disponível em: http://www.ncbi.nlm.nih.gov/pubmed/24657695.

5. Smith CR, Leon MB, Mack MJ, Miller DC, Moses JW, Svensson LG, et al. Transcatheter versus surgical aortic-valve replacement in high-risk patients. N Engl J Med [Internet]. 2011 Jun 9 [cited 2016 Nov 27];364(23):2187–98. Disponível em: http://www.nejm.org/doi/abs/10.1056/NEJMoa1103510.

6. Mack MJ, Leon MB, Smith CR, Miller DC, Moses JW, Tuzcu EM, et al. 5-year outcomes of transcatheter aortic valve replacement or surgical aortic valve replacement for high surgical risk patients with aortic stenosis (PARTNER 1): a randomised controlled trial. Lancet [Internet]. 2015 Jun 20 [cited 2019 Feb 25];385(9986):2477–84. Disponível em: http://www.ncbi.nlm.nih.gov/pubmed/25788234.

7. Adams DH, Popma JJ, Reardon MJ, Yakubov SJ, Coselli JS, Deeb GM, et al. Transcatheter aortic-valve replacement with a self-expanding prosthesis. N Engl J Med [Internet]. 2014 May 8 [cited 2016 Nov 27];370(19):1790–8. Disponível em: http://www.nejm.org/doi/abs/10.1056/NEJMoa1400590.

8. Deeb GM, Reardon MJ, Chetcuti S, Patel HJ, Grossman PM, Yakubov SJ, et al. 3-Year outcomes in high-risk patients who underwent surgical or transcatheter aortic valve replacement. J Am Coll Cardiol [Internet]. 2016 Jun 7 [cited 2019 Feb 25];67(22):2565–74. Disponível em: http://www.ncbi.nlm.nih.gov/pubmed/27050187.

9. Gleason TG, Reardon MJ, Popma JJ, Deeb GM, Yakubov SJ, Lee JS, et al. 5-Year outcomes of self-expanding transcatheter versus surgical aortic valve replacement in high-risk patients. J Am Coll Cardiol [Internet]. 2018 Dec 4 [cited 2019 Feb 25];72(22):2687–96. Disponível em: http://www.ncbi.nlm.nih.gov/pubmed/30249462

10. Leon MB, Smith CR, Mack MJ, Makkar RR, Svensson LG, Kodali SK, et al. Transcatheter or surgical aortic-valve replacement in intermediate-risk patients. N Engl J Med [Internet]. 2016 Apr 28 [cited 2016 Nov 27];374(17):1609–20. Disponível em: http://www.nejm.org/doi/10.1056/NEJMoa1514616

11. Thourani VH, Kodali S, Makkar RR, Herrmann HC, Williams M, Babaliaros V, et al. Transcatheter aortic valve replacement versus surgical valve replacement in intermediate-risk patients: a propensity score analysis. Lancet [Internet]. 2016 May [cited 2016 Nov 27];387(10034):2218–25. Disponível em: http://linkinghub.elsevier.com/retrieve/pii/S0140673616300733.

12. Reardon MJ, Van Mieghem NM, Popma JJ, Kleiman NS, Søndergaard L, Mumtaz M, et al. Surgical or Transcatheter Aortic-Valve Replacement in Intermediate-Risk Patients. N Engl J Med [Internet]. 2017 Apr 6 [cited 2019 Feb 25];376(14):1321–31. Disponível em: http://www.ncbi.nlm.nih.gov/pubmed/28304219.

13. Thyregod HGH, Steinbrüchel DA, Ihlemann N, Nissen H, Kjeldsen BJ, Petursson P, et al. Transcatheter Versus Surgical Aortic Valve Replacement in Patients With Severe Aortic Valve Stenosis. J Am Coll Cardiol [Internet]. 2015 May 26 [cited 2019 Feb 25];65(20):2184–94. Disponível em: https://linkinghub.elsevier.com/retrieve/pii/S0735109715008190

14. Søndergaard L, Ihlemann N, Capodanno D, Jørgensen TH, Nissen H, Kjeldsen BJ, et al. Durability of Transcatheter and Surgical Bioprosthetic Aortic Valves in Patients at Lower Surgical Risk. J Am Coll Cardiol [Internet]. 2019 Feb 12 [cited 2019 Feb 25];73(5):546–53. Disponível em: https://linkinghub.elsevier.com/retrieve/pii/S0735109718393975

15. Mack MJ, Leon MB, Thourani VH, Makkar R, Kodali SK, Russo M, et al. Transcatheter Aortic-Valve Replacement with a Balloon-Expandable Valve in Low-Risk Patients. N Engl J Med [Internet]. 2019 Mar 16 [cited 2019 Mar 16];NEJMoa1814052. Disponível em: http://www.nejm.org/doi/10.1056/NEJMoa1814052

16. Popma JJ, Deeb GM, Yakubov SJ, Mumtaz M, Gada H, O'Hair D, et al. Transcatheter aortic-valve replacement with a self-expanding valve in low-risk patients. N Engl J Med [Internet]. 2019 Mar 16 [cited 2019 Mar 16];NEJMoa1816885. Disponível em: http://www.nejm.org/doi/10.1056/NEJMoa1816885.

17. Brown JM, O'Brien SM, Wu C, Sikora JAH, Griffith BP, Gammie JS. Isolated aortic valve replacement in North America comprising 108,687 patients in 10 years: changes in risks, valve types, and outcomes in the Society of Thoracic Surgeons National Database. J Thorac Cardiovasc Surg [Internet]. 2009 Jan [cited 2014 Feb 22];137(1):82–90. Disponível em: http://www.ncbi.nlm.nih.gov/pubmed/19154908.

18. David TE, Armstrong S, Maganti M. Hancock II.Bio prosthesis for aortic valve replacement: the gold standard of bioprosthetic valves durability? Ann Thorac Surg [Internet]. 2010 Sep 1 [cited 2018 Oct 30];90(3):775–81. Disponível em: https://www.sciencedirect.com/science/article/pii/S0003497510011975.

19. Forcillo J, Pellerin M, Perrault LP, Cartier R, Bouchard D, Demers P, et al. Carpentier-Edwards pericardial valve in the aortic position: 25-years experience. Ann Thorac Surg [Internet]. 2013 Aug 1 [cited 2018 Oct 30];96(2):486–93. Disponível em: https://www.sciencedirect.com/science/article/pii/S0003497513006097.

20. David TE, Feindel CM, Bos J, Ivanov J, Armstrong S. Aortic valve replacement with Toronto SPV bioprosthesis: Optimal patient survival but suboptimal valve durability. J Thorac Cardiovasc Surg [Internet]. 2008 Jan 1 [cited 2018 Oct 30];135(1):19–24. Disponível em: https://www.sciencedirect.com/science/article/pii/S0022522307011361.

21. Dvir D, Webb JG, Bleiziffer S, Pasic M, Waksman R, Kodali S, et al. Transcatheter aortic valve implantation in failed bioprosthetic surgical valves. JAMA [Internet]. 2014 Jul [cited 2015 Mar 10];312(2):162–70. Disponível em: http://www.ncbi.nlm.nih.gov/pubmed/25005653.

22. Deeb GM, Chetcuti SJ, Reardon MJ, Patel HJ, Grossman PM, Schreiber T, et al. 1-Year results in patients undergoing transcatheter aortic valve replacement with failed surgical bioprostheses. JACC Cardiovasc Interv [Internet]. 2017 May 22 [cited 2017 Aug 13];10(10):1034-44. Disponível em: http://www.ncbi.nlm.nih.gov/pubmed/28521921.

23. Tuzcu EM, Kapadia SR, Vemulapalli S, Carroll JD, Holmes DR, Mack MJ, et al. Transcatheter aortic valve replacement of failed surgically implanted bioprostheses: The STS/ACC Registry. J Am Coll Cardiol [Internet]. 2018 Jul 24 [cited 2019 Feb 25];72(4):370–82. Disponível em: https://linkinghub.elsevier.com/retrieve/pii/S0735109718349350.

24. Webb JG, Mack MJ, White JM, Dvir D, Blanke P, Herrmann HC, et al. Transcatheter Aortic Valve Implantation Within Degenerated Aortic Surgical Bioprostheses: PARTNER 2 Valve-in-Valve Registry. J Am Coll Cardiol [Internet]. 2017 May 9 [cited 2017 Aug 6];69(18):2253–62. Disponível em: http://linkinghub.elsevier.com/retrieve/pii/S0735109717360473.

25. Pibarot P, Simonato M, Barbanti M, Linke A, Kornowski R, Rudolph T, et al. Impact of pre-existing prosthesis-patient mismatch on survival following aortic valve-in-valve procedures. JACC Cardiovasc Interv. 2018;11(2). Disponível em: https://www.ncbi.nlm.nih.gov/pubmed/29348008.

26. Simonato M, Webb J, Kornowski R, Vahanian A, Frerker C, Nissen H, et al. Transcatheter Replacement of Failed Bioprosthetic Valves. Circ Cardiovasc Interv [Internet]. 2016 Jun 14 [cited 2017 Aug 6];9(6):e003651. Disponível em: http://circinterventions.ahajournals.org/lookup/doi/10.1161/CIRCINTERVENTIONS.115.003651.

27. Chhatriwalla AK, Allen KB, Saxon JT, Cohen DJ, Aggarwal S, Hart AJ, et al. Bioprosthetic valve fracture improves the hemodynamic results of valve-in-valve transcatheter aortic valve replacement. Circ Cardiovasc Interv [Internet]. 2017 Jul 11 [cited 2017 Aug 13];10(7):e005216. Disponível em: http://circinterventions.ahajournals.org/lookup/doi/10.1161/CIRCINTERVENTIONS.117.005216.

28. Ribeiro HB, Rodés-Cabau J, Blanke P, Leipsic J, Kwan Park J, Bapat V, et al. Incidence, predictors, and clinical outcomes of coronary obstruction following transcatheter aortic valve replacement for degenerative bioprosthetic surgical valves: Insights from the VIVID registry. Eur Heart J. 2018;39(8). Disponível em: https://www.ncbi.nlm.nih.gov/pubmed/29020413.

29. Khan JM, Dvir D, Greenbaum AB, Babaliaros VC, Rogers T, Aldea G, et al. Transcatheter laceration of aortic leaflets to prevent coronary obstruction during transcatheter aortic valve replacement: concept to first-in-human. JACC Cardiovasc Interv [Internet]. 2018 Apr 9 [cited 2018 Nov 1];11(7):677–89. Disponível em: https://www.sciencedirect.com/science/article/pii/S1936879818303649?via%3Dihub.

30. Abdel-Wahab M, Simonato M, Latib A, Goleski PJ, Allali A, Kaur J, et al. Clinical Valve Thrombosis After Transcatheter Aortic Valve-in-Valve Implantation. Circ Cardiovasc Interv [Internet]. 2018;11(11):e006730. Disponível em: http://www.ncbi.nlm.nih.gov/pubmed/30571208.

31. Nishimura RA, Otto CM, Bonow RO, Carabello BA, Erwin JP, Fleisher LA, et al. 2017 AHA/ACC Focused Update of the 2014 AHA/ACC Guideline for the management of patients with valvular heart disease. J Am Coll Cardiol [Internet]. 2017 Jul 11 [cited 2017 Aug 13];70(2):252–89. Disponível em: http://www.ncbi.nlm.nih.gov/pubmed/28315732.

32. Gaia DF, Breda JR, Duarte Ferreira CBN, Marcondes de Souza JA, Macedo MT, Gimenes MV, et al. New Braile Inovare transcatheter aortic prosthesis: clinical results and follow-up. EuroIntervention [Internet]. 2015 Oct 22 [cited 2015 Nov 24];11(6):682–9. Disponível em: http://www.ncbi.nlm.nih.gov/pubmed/26499221.

Seção 7

FATORES DE RISCO PARA DOENÇA ATEROSCLERÓTICA

Capítulo 1

Fatores de risco clássicos e emergentes

André Arpad Faludi
Marcelo Chiara Bertolami
Adriana Bertolami

Pontos-chave

- Múltiplos estudos epidemiológicos observacionais têm sido desenvolvidos ao longo dos anos trazendo informações sobre os fatores de risco para o desenvolvimento da aterosclerose e de suas complicações.
- Entre eles, destaca-se o estudo de Framingham, iniciado em 1948, que até hoje contribui sobremaneira para a área.
- Os designados como fatores de risco clássicos ou tradicionais são aqueles nos quais se conseguiu estabelecer relação causal com a doença.
- Paralelamente, numerosos estudos têm tentado relacionar novos possíveis fatores de risco, os chamados emergentes.
- Entretanto, tais estudos não têm apresentado sucesso em estabelecer os critérios de causalidade para esses fatores.
- O conhecimento dos fatores de risco para aterosclerose e suas complicações é fundamental para que sejam desenvolvidas estratégias de combate contra esse mal, que tem sido designado como "a doença do século" desde o século passado.
- Assim, estratégias diagnósticas e de tratamento, mas principalmente de prevenção têm sido pautadas no entendimento e luta contra os fatores de risco.
- Este capítulo traz informações sobre os fatores de risco clássicos e os mais importantes entre os emergentes, possibilitando a compreensão de sua atuação e das estratégias empregadas em seu combate.

Introdução

A publicação dos resultados do estudo de Framingham em 1961, descrevendo a relação entre hipertensão arterial, colesterol total, hipertrofia ventricular esquerda e doença coronariana trouxe pela primeira vez o emprego do termo "fator de risco" para a literatura médica.[1] Em contraposição a marcadores de risco, fatores de risco passaram a representar condições causais, não meramente associações estatísticas, provendo informação valiosa sobre o prognóstico e a fisiopatologia subjacente; com os que são modificáveis servindo como alvos terapêuticos. Os fatores de risco tradicionais, todos descritos aproximadamente há meio século, são relativamente poucos em número e limitados a dislipidemias, história familiar, hipertensão arterial, idade, tabagismo, diabete melito (DM), obesidade e inatividade física. Esforços para expandir essa lista obtiveram sucesso limitado em função da grande dificuldade imposta pela causalidade.[2] Tem sido assim, por exemplo, com a proteína C-reativa de alta sensibilidade e a lipoproteína (a) [Lp(a)]. Por outro lado, pesquisas trouxeram avanços e melhorias na quantificação das condições causais.

Muito se tem evoluído com novos procedimentos diagnósticos e terapêuticos das complicações da aterosclerose, no entanto, ela permanece como principal causa de morbidade e mortalidade nos países ocidentais. Esse cenário deverá piorar ainda mais nos próximos anos, particularmente nos países em desenvolvimento como o Brasil. Diante disso, fica claro que, paralelamente a essa evolução tecnológica, deve-se investir na prevenção da aterosclerose e de suas complicações. Para que a prevenção possa ser eficaz, os fatores de risco que levam à aterosclerose precisam ser bem conhecidos, uma vez que é por meio do combate a eles que se realiza a prevenção.

Neste capítulo serão discutidos os fatores de risco clássicos ou tradicionais com algumas considerações sobre os que têm sido sugeridos como os mais importantes entre os emergentes, muitos dos quais lutam há anos para ganhar lugar na lista dos clássicos.

Fatores de risco clássicos

Os fatores de risco clássicos podem ser classificados como passíveis de modificação com a finalidade da prevenção das complicações cardiovasculares e aqueles sobre os quais a intervenção não é possível.

Fatores de risco não modificáveis

Gênero

O risco de doença cardiovascular entre as mulheres tem sido subestimado ao longo dos anos principalmente em função do falso conceito de que o sexo feminino estaria protegido contra as doenças cardiovasculares.[3] Na verdade, as doenças cardiovasculares permanecem como a principal causa de morbidade e mortalidade entre as mulheres, particularmente entre as com mais de 50 anos. Além disso, é importante ressaltar que mulheres portadores de doença arterial coronariana costumam apresentar pior evolução do que os homens, independentemente da faixa etária.[4] O climatério marca nítida mudança no perfil de risco das mulheres em relação às doenças cardiovasculares. Vários parecem ser os fatores que explicam essa modificação: deficiência estrogênica, maior prevalência de tabagismo, obesidade, dislipidemias e hipertensão arterial estão entre eles.[5]

Idade

A idade é importante fator de risco para o desenvolvimento da aterosclerose e suas complicações. Embora quanto maior a idade, maior o risco, com base em estudos observacionais, considera-se a idade acima de 55 anos nas mulheres e acima de 45 anos para os homens como fator de risco independente.

Em todos os algoritmos empregados para estratificação de risco cardiovascular, a idade tem peso muito importante, com aumento significativo do risco com a avançar dos anos.

Observe-se que ocorrem diferenças significativas quando são comparados os países desenvolvidos com os em desenvolvimento como o Brasil. Nestes últimos, a média de idade de óbito por causa cardiovascular ocorre uma a duas décadas antes da média de idade dos países desenvolvidos. Dessa forma, fatores de risco como a hipercolesterolemia possuem maior peso, uma vez que sua importância é tanto maior quanto mais prematura a idade do indivíduo[6]. Quanto aos idosos, apresentam mais comumente comorbidades como a hipertensão arterial, alterações renais, DM, entre outras.

Hereditariedade (antecedentes familiares)

O risco aumentado de doença coronariana entre parentes de pacientes acometidos pela doença é observação genético-epidemiológica de longa data e trouxe o reconhecimento da história familiar como importante fator de risco para doença cardiovascular.[7,8] Alguns resultados de estudos fundamentam a inclusão da história familiar como fator de risco. O risco de morte por doença coronariana entre os pais dos portadores de doença coronariana foi cinco vezes maior do que o dos pais dos controles; para os irmãos dos pacientes, o risco do desenvolvimento de doença coronariana fatal ou não fatal foi cerca de 5,5 vezes maior do que entre os irmãos dos controles e para as irmãs dos pacientes, 2,5 vezes maior. Para as mães dos pacientes o risco não foi aumentado.[9]

O risco de um membro da família apresentar doença coronariana foi 10,4 vezes maior quando um parente de primeiro grau tinha doença coronariana antes dos 55 anos, 7,1 quando um parente de primeiro grau teve doença antes dos 65 anos e 2,4 quando um parente de segundo grau tinha história de doença coronariana.[10] Conclusão óbvia dessas observações[11] é que o sexo e a idade de aparecimento da doença coronariana são variáveis fundamentais quando se avalia o efeito do histórico familiar.

A maioria das ferramentas disponíveis para estratificação de risco não leva em conta os antecedentes familiares. Exceção ocorre com o Escore de Reynolds para ambos os sexos.[12,13] A história familiar de doença arterial coronariana prematura faz parte da estratificação de risco dos indivíduos com diabetes segundo a Diretriz Brasileira Baseada em Evidências sobre Prevenção de Doenças Cardiovasculares em pacientes com diabetes publicada em 2017.[14] É considerada doença coronariana prematura quando esta acontece em parentes de primeiro grau abaixo dos 55 anos nos homens e dos 65 anos nas mulheres e é interpretada, nessa diretriz, como um estratificador de risco, classificando os pacientes com diabetes como de alto risco cardiovascular quando esse histórico familiar está presente.

Fatores de risco potencialmente modificáveis

Tabagismo

O tabagismo está relacionado com múltiplas doenças crônicas, particularmente câncer de pulmão e doenças cardiovasculares.[15] Os fumadores de mais de um maço de cigarros por dia têm quatro vezes mais infarto do miocárdio do que os não fumadores.[16] Contudo, até o fumo de poucos cigarros por dia – tabagismo ligeiro – aumenta o risco de infarto do miocárdio: o fumo de apenas um a cinco cigarros por dia aumenta o risco para 40%.[17] O risco de acidente vascular cerebral também aumenta nos fumadores de modo proporcional ao número de cigarros fumados por dia.[18]

O tabagismo é considerado a principal causa de morte evitável em todo o mundo.[19,20]

Mesmo exposição a níveis baixos, como fumar ocasionalmente ou o tabagismo passivo são suficientes para aumentar o risco de doenças cardiovasculares.[21] Define-se tabagismo passivo como a inalação da fumaça de derivados do tabaco (cigarro, charuto, cigarrilhas, cachimbo e outros produtores de fumaça) por indivíduos não fumantes, que convivem com fumantes em ambientes fechados.[21]

Os benefícios da interrupção do fumo têm sido amplamente evidenciados.[22] Algumas das vantagens são quase imediatas, enquanto outras requerem mais tempo. A interrupção do fumo após um infarto do miocárdio é potencialmente a mais efetiva de todas as medidas: revisão sistemática e metanálise de 20 estudos de coorte de interrupção do tabagismo após o infarto mostraram benefício na mortalidade de 0,64 (IC 95%; 0,58-0,71) em comparação com os que continuaram fumando.[23] O benefício na mortalidade foi consistente para ambos os sexos, duração do acompanhamento, local do estudo e período de tempo. O risco é reduzido rapidamente após o abandono, com diminuições significativas da morbidade e mortalidade já observadas após seis meses.[24] Evidências apontam para redução do risco cardiovascular que se aproxima do risco dos que nunca fumaram em 10 a 15 anos, entretanto, sem nunca atingir o mesmo nível. Embora não existam dados para comprovar que a redução do número de cigarros fumados ao dia leve a maior probabilidade do abandono do fumo, essa estratégia pode ser utilizada para aqueles que não conseguem ou não querem parar.[25] O abandono do tabagismo deve ser estimulado em todos os fumantes e não há limite de idade para os benefícios da interrupção do fumo.

A interrupção do tabagismo é um processo complexo e difícil por causa do vício ser fortemente mantido por fatores farmacológicos e psicológicos. A mais importante preditora do abandono bem-sucedido é a motivação, que pode ser aumentada pela assistência profissional. O trabalho de grupos antitabaco compostos por médico, psicólogo, nutricionista, enfermeira, educador físico, costumam aumentar a chance do abandono.[26] Medicamentos como substitutos da nicotina, bupropiona, vareniclina e antidepressivos podem auxiliar no processo.[22]

Nutrição

Sabe-se que os hábitos alimentares influenciam o risco cardiovascular por meio de interferência sobre os fatores de risco como colesterol sérico, pressão arterial, peso corpóreo ou DM bem como por efeitos independentes dos fatores de risco. Uma dieta saudável reduz também o risco de outras doenças crônicas como o câncer. A maior parte das evidências que avaliaram as relações entre nutrição e as doenças cardiovasculares é baseada em estudos observacionais.

De acordo com a tendência da mudança da avaliação e tratamento de fatores de risco isolados para a avaliação do perfil de risco total de um indivíduo, mais pesquisas têm focado nos padrões alimentares ao invés de em nutrientes isolados. A mais estudada tem sido a dieta mediterrânea, cujo conceito inclui: alto consumo de frutas, vegetais, legumes, grãos, peixe e ácidos graxos polinsaturados (especialmente azeite de oliva), consumo moderado de álcool (particularmente vinho, consumido preferencialmente com as refeições) e baixo consumo de carne vermelha, laticínios e ácidos graxos saturados. Vários estudos mostraram efeito protetor dessa dieta.[27]

O maior desafio na prevenção cardiovascular por meio da dieta é o do desenvolvimento de estratégias eficazes que consigam mudanças dos hábitos alimentares das pessoas (tanto quantitativa quanto qualitativamente) e a manutenção de dieta saudável e peso normal. As pesquisas continuam para determinação de substâncias nos alimentos que proporcionam efeitos protetores.

Dislipidemias

As dislipidemias têm sido consideradas dos mais importantes fatores de risco para o desenvolvimento da ateroscle-

rose e suas complicações. Particularmente o LDL-colesterol(C) tem sido evidenciado como o mais relevante entre os componentes do perfil lipídico e o que acumula mais evidências de que sua redução traz benefícios cardiovasculares.[28] A Atualização da Diretriz Brasileira de Dislipidemias e Prevenção da Aterosclerose de 2017[29] trouxe modificações nas ferramentas propostas para estratificação de risco, ampliando o universo de potenciais candidatos ao uso de estatinas. Esta atualização associou o conceito de porcentagem de redução do LDL-C de acordo com a categoria de risco do indivíduo para aqueles que não estão em uso de hipolipemiantes, e manteve o conceito de metas de tratamento, com foco exclusivo nas taxas de LDL-C e do colesterol não HDL (Tabela 1), embora com valores mais agressivos.

Tabela 1 Metas lipídicas de acordo com o risco cardiovascular

Risco	Sem estatinas Redução (%)	Com estatinas Meta de LDL (mg/dL)	Meta de não HDL (mg/dL)
Muito alto	> 50	< 50	< 80
Alto	> 50	< 70	< 100
Intermediário	30-50	< 100	< 130
Baixo	> 30	< 130	< 160

Fonte: Faludi et al., 2017.[29]

O arsenal terapêutico para tratamento das dislipidemias conta, além das medidas comportamentais, com pequeno número de medicamentos. Entre eles, as estatinas são as que mais evidências acumulam de benefícios na prevenção cardiovascular em diferentes populações. Quanto aos restantes, como resinas, fibratos e ácido nicotínico apresentam evidências apenas em uso isolado. Quando associados às estatinas, não conseguiram evidenciar benefícios. A ezetimiba, o único inibidor da absorção intestinal do colesterol disponível até o momento, em comparação com monoterapia com sinvastatina, no estudo IMPROVE-IT, mostrou redução significativa de eventos cardiovasculares após síndrome coronária aguda com uso da associação estatina e ezetimiba.[30]

Dois inibidores da PCSK9 (*Proprotein convertase subtilisin/kexin type 9*) totalmente humanos foram aprovados no Brasil para comercialização em 2016, o alirocumabe[31] e o evolocumabe.[32] Esta classe farmacológica reduz de forma bastante intensa as concentrações de LDL-C em comparação ao placebo (redução média de 60%) associada a redução significativa de desfechos cardiovasculares.

Hipertensão arterial

A hipertensão arterial é o mais prevalente dos fatores de risco para o desenvolvimento das doenças cardiovasculares. É considerada como a principal causa de morte em todo mundo, pela sua elevada prevalência, nitidamente associada à idade, bem como pela relação com a doença coronariana, cerebrovascular e insuficiência cardíaca.[33] A mortalidade por doença cardiovascular aumenta progressivamente com a elevação da pressão arterial a partir de 115/75 mmHg de forma linear, contínua e independente.[34]

Os benefícios do tratamento da hipertensão arterial, têm sido exaustivamente evidenciados em grande ensaios clínicos e embora sejam disponibilizados medicamentos muito bem tolerados e eficientes para que as metas preconizadas sejam atingidas, por uma variedade de causas, o controle pressórico é muito aquém do que se poderia esperar.[35]

A Tabela 2 mostra a classificação da pressão arterial de acordo com a medida casual do consultório para indivíduos maiores de 18 anos.

Tabela 2 Classificação da pressão arterial de acordo com a medida casual do consultório para indivíduos maiores de 18 anos		
Classificação	PAS (mmHg)	PAD (mmHg)
Normal	≤ 120	≤ 80
Pré-hipertensão	121-139	81-89
Hipertensão estágio 1	140-159	90-99
Hipertensão estágio 2	160-179	100-109
Hipertensão estágio 3	≥ 180	≥ 110

Quando a PAS e a PAD situam-se em categorias diferentes, a maior deve ser utilizada para classificação da PA. Considera-se hipertensão sistólica isolada se PAS ≥ 140 mmHg e PAD < 90 mmHg, devendo a mesma ser classificada em estágios 1, 2 e 3. PAD: pressão arterial diastólica; PAS: pressão arterial sistólica. Fonte: Malachias et al., 2016.[35]

Segundo a 7ª Diretriz, o hipertenso deve ser classificado tendo como base o nível médio de sua pressão arterial e a presença ou não de fatores de risco associados, lesões de orgãos-alvo e doenças cardiovasculares ou renais já presentes.[35] A decisão terapêutica deverá basear-se na estratificação de risco, conforme mostrado na Tabela 3.

Mudanças no estilo de vida devem ser incentivadas, pois são fortes as evidências de que a redução do consumo de sal, do álcool, aumento do consumo de frutas e outros vegetais, redução de gorduras e aumento na atividade física reduzem não apenas os níveis pressóricos mas os desfechos cardiovasculares e outras alterações metabólicas associadas.

O controle adequado dos níveis pressóricos traz benefícios incontestáveis na redução do risco cardiovascular, sendo que as metas pressóricas propostas pela 7ª Diretriz dependem da situação individual (Tabela 4).[35]

Tabela 4 Metas a serem atingidas em conformidade com as características individuais			
Categoria	Meta recomendada	Classe	Nível de evidência
Hipertensos estágios 1 e 2, com risco CV baixo e moderado e HA estágio 3	< 140/90 mmHg	I	A
Hipertensos estágios 1 e 2 com risco CV alto	< 130/80 mmHg*	I	A**

CV: cardiovascular; HA: hipertensão arterial. *Para pacientes com doenças coronarianas, a PA não deve ficar < 120/70 mmHg, particularmente com a diastólica abaixo de 60 mmHg pelo risco de hipoperfusão coronariana, lesão miocárdica e eventos cardiovasculares. **Para diabéticos, a classe de recomendação é IIB, nível de evidência B. Fonte: Malachias et al., 2016.[35]

Diabete

O diabete é causa importante de complicações cardiovasculares. Aproximadamente dois terços dos indivíduos com o diagnóstico de DM acabam por falecer devido a doença arterial coronariana ou doença cerebrovascular.[36] Acompanhando o aumento do peso populacional, a incidência de diabete tem crescido em todo o mundo.[37]

A agressão macrovascular ocasionada pelo diabete tem início, em geral, vários anos antes de ser feito o diagnóstico do próprio diabete. Implicação disso é que quando se diag-

Tabela 3 Decisão terapêutica – Recomendações para início de terapia anti-hipertensiva: Intervenções no estilo de vida e terapia farmacológica				
Situação	Abrangência (medida casual)	Recomendação	Classe	Nível de evidência
Início de intervenções no estilo de vida	Todos os estágios de hipertensão e PA 135-139/85-89 mmHg	Ao diagnóstico	I	A
	Hipertensos estágio 2 e 3	Ao diagnóstico	I	A
	Hipertensos estágio 1 e alto risco CV	Ao diagnóstico	I	B
	Hipertensos idosos com idade até 79 anos	PAS ≥ 140 mmHg	IIa	B
	Hipertensos idosos com idade ≥ 80 anos	PAS ≥ 160 mmHg	IIa	B
Início de terapia farmacológica	Hipertensos estágio 1 e risco CV moderado ou baixo	Aguardar 3 a 6 meses pelo efeito de intervenções no estilo de vida	IIa	B
	Indivíduos com PA 130-139/85-89 mmHg e DCV preexistente ou alto risco CV	Ao diagnóstico	IIb	B
	Indivíduos com PA 130-139/85-89 mmHg sem DCV preexistente e risco CV baixo ou moderado	Não recomendado	III	–

CV: cardiovascular; DCV: doença cardiovascular; PA: pressão arterial; PAS: pressão arterial sistólica. Fonte: Malachias et al., 2016.[35]

nostica o diabete, cerca de metade dos pacientes já apresenta aterosclerose significativa.[38]

Evidências mostram que o controle glicêmico adequado é capaz de reduzir o aparecimento de complicações microvasculares[39] e também na redução de eventos cardiovasculares, particularmente após longo prazo de acompanhamento[40] ou quando se associam medidas intensivas de mudança de estilo de vida e farmacológicas.[41] De acordo com a Diretriz Brasileira Baseada em Evidências sobre Prevenção de Doenças Cardiovasculares em pacientes com diabetes a meta ideal de HbA1c para adultos com diabetes e na ausência de gravidez é menor que 7%, devendo haver individualização desse alvo, com atenção especial quanto ao risco de hipoglicemia, a qual deve ser evitada, uma vez que está relacionada com piora da isquemia miocárdica e surgimento de arritmias cardíacas. Assim, HbA1c em torno de 8,0% pode ser apropriada para pacientes com menos motivação para o tratamento, maior risco de hipoglicemia, duração longa da doença, com idade mais avançada e menor expectativa de vida, presença de outras doenças, ou complicações macrovasculares.[14]

Atualmente dispomos de mais opções para o tratamento medicamentoso do DM2 sendo que a escolha do melhor agente depende de características individuais de cada paciente. Algumas medicações como a empaglifozina,[42] a dapaglifozina[43] e a liraglutida,[44] mostraram benefícios cardiovasculares em populações de alto risco, sendo boas opções principalmente para aqueles indivíduos com doença aterosclerótica clinicamente manifesta.

Sedentarismo

O estilo de vida sedentário é um dos fatores de risco maiores para a doença cardiovascular.[45] Inversamente, a atividade física regular e o treinamento aeróbico são relacionados a risco reduzido de eventos coronarianos fatais e não fatais em indivíduos saudáveis,[46] indivíduos que apresentam fatores de risco[47] e cardiopatas[48 49] em ampla faixa de idade.

Todas as diretrizes de prevenção cardiovascular recomendam o treinamento físico regular como medida não farmacológica para evitar o aparecimento de complicações cardiovasculares. Entretanto, essa recomendação é difícil de ser seguida na prática diária, com a maioria dos pacientes permanecendo sedentários ou interrompendo a prática de exercícios pouco depois de tê-la iniciado. Na visão dos autores, a melhor forma de implementar a prática regular de exercícios físicos é iniciá-la precocemente, na infância, para que haja o crescimento com o hábito saudável da atividade física. Entretanto, o início de programa de exercícios físicos regulares traz benefícios se adotado em qualquer idade e deverá ser sempre incentivado.

Obesidade

A obesidade tem natureza multifatorial e é um dos fatores preponderantes para explicar o aumento da carga das doenças crônicas não transmissíveis, uma vez que está associada frequentemente a enfermidades cardiovasculares como hipertensão arterial, dislipidemias, diabete, osteoartrites e certos tipos de câncer, sendo também apontada como importante condição que predispõe à mortalidade.[50]

A redução do peso corpóreo deve ser objetivada por meio de mudanças de estilo de vida, particularmente as que envolvem os hábitos alimentares e a prática regular de exercícios físicos. Quando necessário, poucos medicamentos são hoje disponíveis que conseguem auxiliar no emagrecimento, com efeitos contestáveis em longo prazo. Entretanto, até o momento, a única forma de obtenção de perda de peso que levou à redução da mortalidade cardiovascular e total foi por meio da cirurgia bariátrica.[51]

Psicossociais

Entre os fatores psicossociais que contribuem para o risco de desenvolvimento da doença cardiovascular, bem como para piora de sua evolução e prognóstico citam-se: baixo nível socioeconômico, falta de apoio social, estresse no trabalho e no ambiente familiar, depressão, ansiedade, hostilidade e personalidade tipo D. Esses fatores agem como barreiras à aderência ao tratamento e esforços para melhora do estilo de vida e promoção da saúde, mas mecanismos fisiopatológicos diversos foram identificados, que estão diretamente envolvidos na patogênese da doença cardiovascular.[22] A personalidade do tipo D, tem sido caracterizada como aquela em que há tendência a experimentar largo espectro de emoções negativas (afetividade negativa) e à inibição a autoexpressão em relação aos outros (inibição social). Observou-se que ela foi capaz de predizer pior prognóstico em portadores de doença cardiovascular, mesmo após ajuste para sintomas depressivos, estresse e raiva.[52]

Ainda dispomos de limitadas evidências de que o rastreamento rotineiro de fatores de risco sociais contribui para a redução de eventos cardiovasculares, uma vez que esse rastreamento não foi, até o momento, traduzido em modelos de melhoria dos cuidados com a saúde.[22]

Fatores de risco emergentes

Fibrinogênio

O fibrinogênio, proteína abundante no sangue, desempenha papel importante na formação do trombo, na agregação plaquetária e também participa da resposta inflamatória de fase aguda. Assim, aumento das concentrações séricas de fibrinogênio pode ser marcador de inflamação associada ao processo aterosclerótico.[53]

As taxas séricas de fibrinogênio são influenciadas por fatores genéticos e ambientais. O tabagismo de forma dose-dependente constituiu importante determinante de elevação dos níveis de fibrinogênio.[54] As concentrações séricas de fibrinogênio se associam também com outros fatores de risco CV entre os quais o sexo masculino, idade, obesidade, diabete, hipertensão arterial, hipercolesterolemia e taxas elevadas de triglicérides.[55,56]

O ECAT (*Angina Pectoris Study Group*) mostrou que concentrações de fibrinogênio superiores a 300 mg/dL se associaram a hipercoagulação e aumento de eventos tromboembólicos.[57] Resultados de metanálise com 31 estudos prospectivos evidenciaram associação independente e significativa entre elevação do fibrinogênio e eventos coronarianos e cerebrovasculares.[58]

Vários são os mecanismos pelo qual o fibrinogênio promove a aterosclerose. Tem sido demonstrado que o fibrinogênio aumenta a permeabilidade vascular e a síntese de colágeno,[59] predispõe a disfunção e lesão endotelial e a proliferação e migração das células musculares lisas.[60]

No estudo BIP (*Bezafibrate Infarction Prevention Study*)[61] o bezafibrato reduziu significativamente as taxas de fibrinogênio, mas, apesar disso, não foi capaz de reduzir os eventos coronarianos e cerebrovasculares.[62] As estatinas reduzem os níveis de fibrinogênio embora de maneira menos efetiva do que alguns fibratos.[63]

Homocisteína

A relação entre a elevação da homocisteína e aumento do risco aterotrombótico foi descrita inicialmente em pacientes com uma doença rara, de transmissão autossômica recessiva, a hiperhomocisteinúria. Esses indivíduos apresentam altas taxas sanguíneas de homocisteína e aterosclerose prematura.[64] Desde então, numerosos estudos mostraram a associação de elevações discretas das taxas de homocisteína e risco aumentado de doença arterial coronariana (DAC), acidente vascular cerebral (AVC) e doença arterial periférica[65]. Metanálise com 27 estudos retrospectivos caso-controle mostrou que o aumento em 5 μmol/L dos níveis de homocisteína se associou a aumento do risco relativo de DAC, AVC e doença arterial periférica em 1,6 a 1,8 vez.[66] Todavia, outros estudos mostraram resultados conflitantes. Entre eles se destacam o *Physicians' Health Study*,[67] o *Multiple Risk Factor Intervention Trial*[68] e o *North Karelia Project*[69] que não evidenciaram correlação entre altas taxas de homocisteína e maior risco de DAC ou AVC.

Diversos são os mecanismos aterogênicos atribuídos à homocisteína, dentre eles se destacam: promoção de disfunção endotelial e de oxidação das partículas de LDL, aumento da adesão de monócitos à parede arterial, ativação da cascata inflamatória, proliferação de células musculares lisas e tendência à trombose pela ativação dos fatores de coagulação e disfunção plaquetária.

A homocisteína pode ser reduzida por meio da suplementação de ácido fólico, vitamina B6 e B12. Todavia, estudos randomizados falharam em demonstrar benefícios de seu controle sobre os eventos cardiovasculares. O *Vitamin Intervention for Stroke Prevention Study*[70] não mostrou benefícios de altas doses de vitamina B na incidência de eventos coronarianos ou mortes, bem como na recorrência de eventos cerebrovasculares. Nesta mesma direção, o *Norwegian Vitamin Trial*[71] mostrou que, apesar da redução significativa da homocisteína em 27%, não houve redução de desfechos cardiovasculares.

Adiponectina

A adiponectina é produzida exclusivamente pelo tecido adiposo e suas concentrações estão reduzidas nos obesos, diabéticos tipo II e em pacientes com DAC,[72] AVC[73] e doença arterial periférica.[74]

A adiponectina atua em vários passos do processo aterosclerótico. Sabe-se que a adiponectina inibe a adesão de monócitos às células endoteliais induzida pelo TNF-α, inibe a expressão de VCAM-1, ICAM-1 e E-selectina,[73] estimula a produção de óxido nítrico e previne a apoptose de células endoteliais.[75]

Estudos em animais mostraram que a elevação da adiponectina plasmática, tanto por abordagens farmacológicas, como genética[76] melhorou a disfunção endotelial induzida pela obesidade e hipertensão arterial, como também preveniu a aterosclerose, infarto do miocárdio e a cardiomiopatia diabética.

Pelo fato da adiponectina apresentar numerosos efeitos benéficos sobre a saúde cardiovascular, a sua elevação plasmática pode representar estratégia promissora para a prevenção e tratamento de doenças cardiovasculares.

Embora a suplementação de adiponectina exógena seja eficaz em reduzir a DCV em animais, a utilização da adiponectina recombinante como terapia em seres humanos é difícil devido à necessidade de elevados níveis circulantes para a sua atividade e apresentar meia vida curta.

Abordagem alternativa é aumentar a secreção endógena de adiponectina pelo adipócitos, processo que está prejudicado em doenças relacionadas com a obesidade. Neste sentido, várias intervenções, entre as quais a modificação do estilo de vida[77] e a utilização de fármacos antidiabéticos, estão associadas à elevação da adiponectina circulante.[78]

Lp(a)

A lipoproteína "a" Lp(a) pertence a uma classe de lipoproteínas semelhantes à LDL pela composição lipídica e proteica. A principal diferença está na presença da glicoproteína apo(a) ligada à apoB-100. Os níveis séricos de Lp(a) variam entre populações, são determinados por fatores genéticos[79] e dependem primariamente da síntese hepática. São considerados normais valores séricos até 30 mg/dL, exceto na raça negra que apresenta em condições normais valores muito mais elevados dessa lipoproteína[80].

A apo(a) é muito semelhante à molécula do plasminogênio. Estudos *in vitro* demonstraram que a Lp(a), em níveis elevados compete com algumas funções do plasminogénio na cascata da coagulação e fibrinólise e assim, pode ter propriedades trombogênicas[81]. Por ser semelhante à partícula de LDL, a Lp(a) também possui potencial aterogênico. Estudos epidemiológicos evidenciaram que taxas elevadas de Lp(a) se associaram a aumento da incidência de doença cardiovascular aterosclerótica, especialmente em doentes com menos de 60 anos de idade.[82] Além disso, partículas de Lp(a) foram encontradas na íntima arterial, particularmente em associação com a placa aterosclerótica.

O receptor de LDL não parece participar da remoção da Lp(a), dado este reforçado pelo fato das estatinas, fármacos que atuam aumentando a expressão de receptores de LDL, não atuarem sobre os níveis de Lp(a). Vale ressaltar que as taxas séricas de Lp(a) são refratárias às modificações de estilo de vida e tambem à intervenção medicamentosa, exceto ao ácido nicotínico que mostrou reduções de suas concentrações de 15 a 25%.[83]

Estudos com inibidores da PCSK9 têm evidenciado reduções significativas da Lp(a), atingindo média de 29,5% em 12 semanas de tratamento com evolocumabe.[84]

No entanto, não existem ainda estudos provando que a diminuição terapêutica da Lp(a) reduza o número de eventos cardiovasculares.

Inflamação

A inflamação desempenha papel de destaque no processo aterogênico. A lesão aterosclerótica se inicia pela adesão e transmigração de monócitos através do endotélio vascular. Ocorre posteriormente a transformação de monócitos em macrófagos com progressiva captação de LDL oxidadas que resultam na formação das células espumosas, lesão inicial característica do processo aterosclerótico. Seguem-se aumento de recrutamento de células inflamatórias, proliferação de células musculares lisas e formação da placa aterosclerótica madura.

Assim, as avaliações laboratoriais dos marcadores inflamatórios circulantes tais como as selectinas *E* e *P*, as moléculas de adesão intercelular (ICAM-1) e a molécula de adesão vascular (VCAM-1), o fator de necrose tumoral alfa (TNF-α), a interleucina 6 (IL-6) e a proteína C-reativa ultrassensível (PCRus) podem ajudar a predizer quais pacientes estão sob maior rico de apresentar evento CV futuro. Dentre elas, a PCRus é a que apresenta maior volume de evidências como preditor de futuro evento CV.

A proteína C-reativa (PCR) é uma proteína no sangue que demonstra a presença de inflamação em resposta do organismo a uma lesão ou presença de infecção. Como descrito anteriormente, a inflamação parece contribuir em todos os passos do desenvolvimento da aterotrombose, desde a formação da placa até a sua ruptura.

Estudos mostraram que níveis sanguíneos elevados de PCR podem estar associados a risco aumentado de desenvolvimento de DAC.[85] No *Women's Health Study*, investigadores descreveram que pequenas elevações da PCRus foram associadas com aumento significativo de eventos CV. Aquelas pacientes que se encontravam no quartil superior desse marcador inflamatório sofreram cinco vezes mais eventos CV do que as que se situavam no quartil mais baixo (p = 0,0001).[86] No Estudo Monica-Augsburg em acompanhamento de oito anos também foi evidenciado o valor preditivo da PCRus nos eventos coronarianos.[87] O estudo avaliou a associação da PCRus com a DAC em 936 homens de meia idade aparentemente saudáveis. Os pacientes foram selecionados de forma aleatória da população geral. Foi observada relação linear positiva e significativa entre PCRus e a incidência de eventos coronarianos, mesmo após ajustes para os principais fatores de confusão.

No Estudo JUPITER, indivíduos saudáveis, sem hiperlipidemia mas com altas taxas de PCRus, a rosuvastatina reduziu significativamente a incidência de eventos cardiovasculares maiores.[88]

Estudos com medicamentos antiinflamatórios específicos mostraram resultados divergentes. No estudo CANTOS (*Canakinumab Anti-Inflammatory Thrombosis Outcomes Study*)[89] que avaliou o canakinumab, inibidor da interleucina 1-β (IL-1β) foi observada redução dos marcadores inflamatórios como PCR-us e IL-6, com redução de eventos cardiovasculares independente do perfil lipídico. Já no CIRT (*Cardiovascular Inflammation Reduction Trial*) que empregou o metotrexate, não foi demonstrada redução dos marcadores inflamatórios e de desfechos cardiovasculares.[90]

Vitamina D

A deficiência de Vitamina D pode ser resultante da exposição inadequada aos raios solares, absorção inadequada ou catabolismo acelerado por alguns medicamentos.

Nos seres humanos, apenas 10 a 20% da vitamina D necessária à adequada função do organismo provém da dieta. As principais fontes dietéticas são a vitamina D3 (colecalciferol, de origem animal, presente nos peixes gordurosos de água fria e profunda, como atum e salmão) e a vitamina D2 (ergosterol, de origem vegetal, presente nos fungos comestíveis). Os restantes 80 a 90% são sintetizados endogenamente através da exposição à radiação solar ultravioleta B (UVB).

Diversos são os mecanismos fisiopatológicos propostos do aumento da DCV na hipovitaminose D. O sistema renina-angiotensina-aldosterona (SRAA) desempenha papel importante na patogênese de doenças cardiovasculares. A vitamina D desempenha papel de destaque na regulação do SRAA. A deficiência de vitamina D predispõe ao aumento da regulação do SRAA e à hipertrofia do ventrículo esquerdo. A vitamina D também afeta os mecanismos relacionados com a fisiopatologia da síndrome metabólica e do diabete melito tipo 2, incluindo diminuição da função das células B e aumento da resistência à insulina, provavelmente por ação direta por receptores de vitamina D ou por efeitos indiretos através da homeostase do cálcio. Estudos demonstraram que a deficiência da vitamina D determina um quadro pró-inflamatório. Estudo observacional de 957 hipertensos idosos mostrou que a deficiência de vitamina D (< 25 nmol/L) esteve associada com taxas mais elevadas da interleucina-6 (IL-6) e da proteína C-reativa (PCR) em comparação a indivíduos com níveis séricos de vitamina D > 75 nmol/L.[91]

Kestenbaum et al. em estudo prospectivo de coorte avaliaram 2.312 idosos, aparentemente sem DAC em acompanhamento de mais de 14 anos. A deficiência de vitamina D se associou a aumento da incidência de infarto do miocárdio e da mortalidade (cada redução de 10 ng/mL na vitamina D se associou a aumento de 9 e 25% de IM fatal e não fatal, respectivamente). Além disso, o excesso de PTH (paratormônio) esteve associado a aumento do risco em 30% de insuficiência cardíaca.[92] Deficiência grave de vitamina D (25 (OH)

D3 < 10 ng/mL) se associou a aumento da mortalidade intra-hospitalar em pacientes internados por síndrome coronariana aguda.[93]

Uma metanálise avaliou o efeito da suplementação de vitamina D (suplementação média de 500 UI por dia) sobre todas as causas de mortalidade em 18 estudos clínicos randomizados com 57.311 participantes com acompanhamento médio de 5,7 anos e encontrou redução do risco relativo de 7% na mortalidade total no grupo com suplementação de vitamina D.[94]

Todavia, o Grupo de Prevenção dos Estados Unidos pondera que até o presente momento não existem dados suficientes a favor ou contra a triagem de rotina de adultos saudáveis assintomáticos para deficiência de vitamina D. Os dados sugerem que os resultados dos testes de vitamina D apresentam variações significativas intra e interlaboratoriais e que ainda existe debate no que diz respeito a quais os níveis ideais de vitamina D. Além disso, o documento reitera que não existem até o momento evidências de que a sua reposição irá reduzir o risco de câncer, diabetes tipo 2, fratura (em pessoas que não foram consideradas de alto risco de fratura) ou mortalidade cardiovascular.[95]

Portanto, a triagem para a deficiência de vitamina D é recomendada somente naqueles indivíduos que estão em alto risco de deficiência de vitamina D, incluindo:

- Pacientes com osteoporose.
- Pacientes com síndrome de má absorção.
- Negros e indivíduos de origem hispânica.
- Pessoas obesas (IMC > 30 kg/m²).
- Pacientes com doenças que afetam o metabolismo de vitamina D e de fosfato (por exemplo, doença renal crônica).

Apneia obstrutiva do sono (AOS)

Os pacientes com síndrome da apnéia obstrutiva do sono têm aumento da morbidade e mortalidade cardiovascular.[96] Todavia, o quanto isso se deve à doença propriamente dita ou secundária a sua associação com fatores de risco tais como a obesidade abdominal, resistência à insulina, aumento da idade, ingestão de álcool e cafeína e tabagismo é difícil de ser determinado. Múltiplos são os mecanismos fisiopatológicos do desenvolvimento da aterosclerose na AOS (Figura 1).

Estudos epidemiológicos transversais têm implicado a AOS como fator de risco independente de doença arterial trombótica[97] e hipertensão arterial.[98]

No entanto, grandes estudos randomizados e controlados utilizando a pressão contínua positiva em vias aéreas (CPAP), principal forma de tratamento da AOS, não mostraram benefícios cardiovasculares.[99,100]

Conclusões

O estudo e o conhecimento dos fatores de risco cardiovascular são passos importantes para a possibilidade da prevenção das doenças cardiovasculares, uma vez que é por meio do combate a eles que se consegue a almejada melhora do risco cardiovascular.

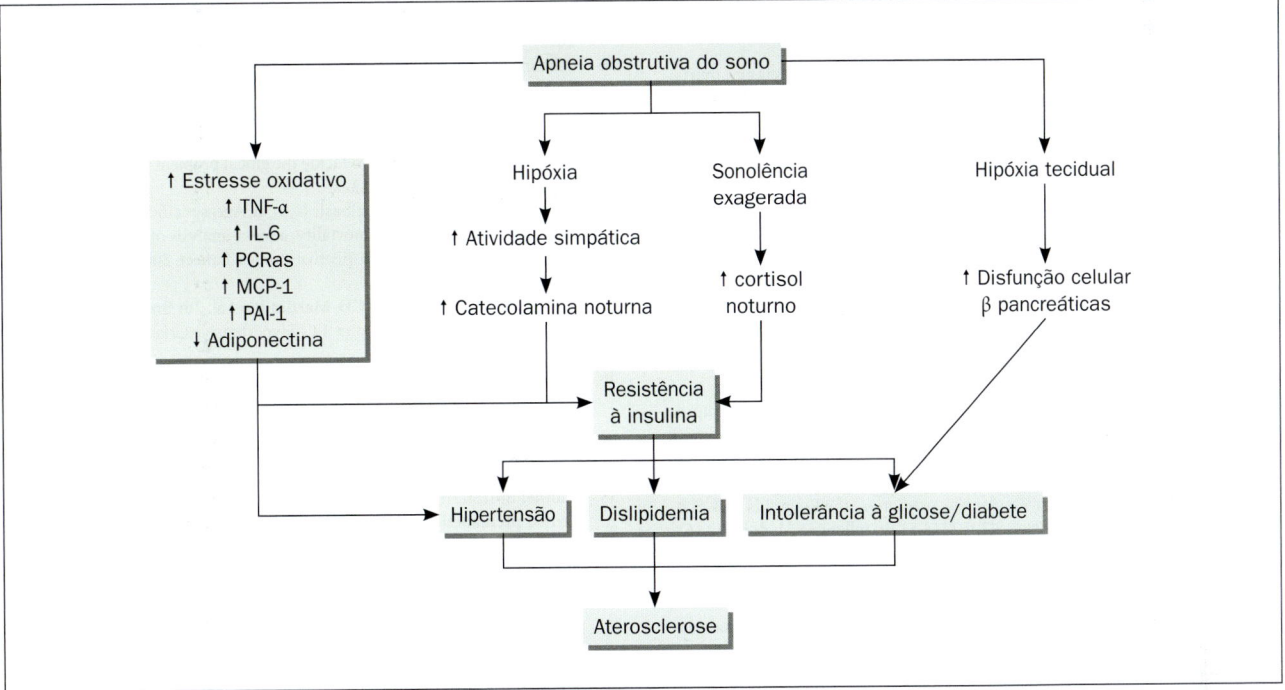

Figura 1 Mecanismo fisiopatológico da aterosclerose na apneia obstrutiva do sono.

Resumo

As doenças cardiovasculares, particularmente as consequentes à aterosclerose, por suas elevadas prevalência e gravidade de complicações, têm representado importante desafio para todos os profissionais da saúde. É inegável a evolução que temos vivenciado dos métodos diagnósticos e terapêuticos da aterosclerose e suas complicações. Entretanto, a prevenção emerge como a mais destacada arma contra esse problema. Tal prevenção se baseia fundamentalmente no conhecimento e combate dos fatores de risco para a aterosclerose. Tradicionalmente eles têm sido classificados como clássicos, que engloba aqueles em que foi possível estabelecer clara relação causal e os novos ou emergentes, em que tal relação ainda não pode ser evidenciada. Este capítulo traz informações sobre os principais fatores de risco clássicos e emergentes, visando possibilitar a melhora de seu controle para a prática da prevenção cardiovascular.

Referências bibliográficas

1. Kannel WB, Dawber TR, Kagan A, et al. Factors of risk in the development of coronary heart disease: six year follow-up experience. The Framingham Study. Ann Intern Med. 1961;55:33-50.
2. Wang TJ. New cardiovascular risk factors exist, but are they clinically useful? Eur Heart J. 2008;29(4):441-4.
3. Maas AH, van der Schouw YT, Regitz-Zagrosek V, et al. Red alert for women's heart: the urgent need for more research and knowledge on cardiovascular disease in women: proceedings of the workshop held in Brussels on gender differences in cardiovascular disease, 29 September 2010. Eur Heart J. 2011;32(11):1362-8.
4. Stangl V, Witzel V, Baumann G, et al. Current diagnostic concepts to detect coronary artery disease in women. Eur Heart J. 2008;29(6):707-17.
5. P L. Doenças cardiovasculares no Brasil: por que altas taxas de mortalidade entre mulheres? Revista da Sociedade de Cardiologia do Estado de São Paulo. 2007;17:294-8.
6. Kronmal RA, Cain KC, Ye Z, et al. Total serum cholesterol levels and mortality risk as a function of age. A report based on the Framingham data. Arch Intern Med. 1993;153(9):1065-73.
7. K B. Genetics of coronary heart disease. Prog Med Genet. 1983(5):35-90.
8. Williams RR. Nature, nurture, and family predisposition. N Engl J Med. 1988;318(12):769-71.
9. Rissanen AM, Nikkila EA. Coronary artery disease and its risk factors in families of young men with angina pectoris and in controls. Br Heart J. 1977;39(8):875-83.
10. Nora JJ, Lortscher RH, Spangler RD, et al. Genetic--epidemiologic study of early-onset ischemic heart disease. Circulation. 1980;61(3):503-8.
11. Hunt SC, Williams RR, Barlow GK. A comparison of positive family history definitions for defining risk of future disease. J Chronic Dis. 1986;39(10):809-21.
12. Ridker PM, Buring JE, Rifai N, et al. Development and validation of improved algorithms for the assessment of global cardiovascular risk in women: the Reynolds Risk Score. JAMA. 2007;297(6):611-9. doi: 10.1001/jama.297.6.611
13. Ridker PM, Paynter NP, Rifai N, et al. C-reactive protein and parental history improve global cardiovascular risk prediction: the Reynolds Risk Score for men. Circulation. 2008;118(22):2243-51, 4p following 51. doi: 10.1161/CIRCULATIONAHA.108.814251
14. Faludi AA, Izar MCO, Saraiva JFK, et al. Arq Bras Cardiol. 2017;109(6 Suppl 1):1-31.
15. Kristein MM. 40 years of U.S. cigarette smoking and heart disease and cancer mortality rates. J Chronic Dis. 1984;37(5):317-23.
16. Edwards R. The problem of tobacco smoking. BMJ. 2004;328(7433):217-9.
17. Prescott E, Scharling H, Osler M, et al. Importance of light smoking and inhalation habits on risk of myocardial infarction and all cause mortality. A 22 year follow up of 12 149 men and women in The Copenhagen City Heart Study. J Epidemiol Community Health. 2002;56(9):702-6.
18. Boden-Albala B, Sacco RL. Lifestyle factors and stroke risk: exercise, alcohol, diet, obesity, smoking, drug use, and stress. Curr Atheroscler Rep. 2000;2(2):160-6.
19. Delamothe T. Deaths from smoking: the avoidable holocaust. BMJ. 2012;344:e2029.
20. Rostron BL, Chang CM, Pechacek TF. Estimation of cigarette smoking-attributable morbidity in the United States. JAMA Intern Med. 2014;174(12):1922-8.
21. Heidrich J, Wellmann J, Heuschmann PU, et al. Mortality and morbidity from coronary heart disease attributable to passive smoking. Eur Heart J. 2007;28(20):2498-502.
22. Perk J, De Backer G, Gohlke H, et al. European Guidelines on cardiovascular disease prevention in clinical practice (version 2012). The Fifth Joint Task Force of the European Society of Cardiology and Other Societies on Cardiovascular Disease Prevention in Clinical Practice (constituted by representatives of nine societies and by invited experts). Eur Heart J. 2012;33(13):1635-701.
23. Critchley J, Capewell S. Smoking cessation for the secondary prevention of coronary heart disease. Cochrane Database Syst Rev. 2004(1):CD003041.
24. Chow CK, Jolly S, Rao-Melacini P, et al. Association of diet, exercise, and smoking modification with risk of early cardiovascular events after acute coronary syndromes. Circulation. 2010;121(6):750-8.
25. National Institute for Health and Clinical Excellence. NICE Public Health Guidance Smoking CEssation Services in Primary Care, Pharmacies, Local Authorities and Workplace, Particulary for Manual Groups, Pregnant Women and Hard to Reach Communities. Online Source. 2008.
26. Stead LF, Lancaster T. Group behaviour therapy programmes for smoking cessation. Cochrane Database Syst Rev. 2005(2):CD001007.
27. Sofi F, Abbate R, Gensini GF, et al. Accruing evidence on benefits of adherence to the Mediterranean diet on health: an updated systematic review and meta-analysis. Am J Clin Nutr. 2010;92(5):1189-96.
28. Cholesterol Treatment Trialists C, Baigent C, Blackwell L, et al. Efficacy and safety of more intensive lowering of LDL cholesterol: a meta-analysis of data from 170,000 participants in 26 randomised trials. Lancet. 2010;376(9753):1670-81.
29. Faludi AA, Izar MCO, Saraiva JFK, et al. Arq Bras Cardiol. 2017;109(2 Supl 1):1-76.
30. Cannon CP, Blazing MA, Giugliano RP, et al. Ezetimibe Added to Statin Therapy after Acute Coronary Syndromes. N Engl J Med. 2015;372(25):2387-97.
31. Schwartz GG, Steg PG, Szarek M, et al. Alirocumab and Cardiovascular Outcomes after Acute Coronary Syndrome. N Engl J Med. 2018;379(22):2097-107.
32. Sabatine MS, Giugliano RP, Keech AC, et al. Evolocumab and Clinical Outcomes in Patients with Cardiovascular Disease. N Engl J Med. 2017;376(18):1713-22.
33. Shrivastava SR, Shrivastava PS, Ramasamy J. The determinants and scope of public health interventions to tackle the global problem of hypertension. Int J Prev Med. 2014;5(7):807-12.
34. Lewington S, Clarke R, Qizilbash N, et al. Age-specific relevance of usual blood pressure to vascular mortality: a meta-analysis of individual data for one million adults in 61 prospective studies. Lancet. 2002;360(9349):1903-13.
35. Malachias MVB, Barbosa ECD, Martim JF, et al. 7th Brazilian Guideline of Arterial Hypertension: Chapter 14 - Hypertensive Crisis. Arq Bras Cardiol. 2016;107(3 Suppl 3):79-83.
36. Roger VL, Go AS, Lloyd-Jones DM, et al. Heart disease and stroke statistics – 2012 update: a report from the American Heart Association. Circulation. 2012;125(1):e2-e220.
37. Chauhan HK. Diabesity: the 'Achilles Heel' of our modernized society. Rev Assoc Med Bras. 2012;58(4):399.
38. Haffner SM, Stern MP, Hazuda HP, et al. Cardiovascular risk factors in confirmed prediabetic individuals. Does the clock for coronary heart disease start ticking before the onset of clinical diabetes? JAMA. 1990;263(21):2893-8.
39. Diabetes C, Complications Trial Research G, Nathan DM, et al. The effect of intensive treatment of diabetes on the development and progression of long--term complications in insulin-dependent diabetes mellitus. N Engl J Med 1993;329(14):977-86.
40. Holman RR, Paul SK, Bethel MA, et al. 10-year follow-up of intensive glucose control in type 2 diabetes. N Engl J Med. 2008;359(15):1577-89.

41. Gaede P, Lund-Andersen H, Parving HH, et al. Effect of a multifactorial intervention on mortality in type 2 diabetes. N Engl J Med. 2008;358(6):580-91.

42. Zinman B, Wanner C, Lachin JM, et al. Empagliflozin, cardiovascular outcomes, and mortality in type 2 diabetes. N Engl J Med. 2015;373(22):2117-28.

43. Wiviott SD, Raz I, Bonaca MP, et al. Dapagliflozin and cardiovascular outcomes in type 2 diabetes. N Engl J Med. 2019;380(4):347-57.

44. Marso SP, Daniels GH, Brown-Frandsen K, et al. Liraglutide and cardiovascular outcomes in type 2 diabetes. N Engl J Med. 2016;375(4):311-22.

45. Warren TY, Barry V, Hooker SP, et al. Sedentary behaviors increase risk of cardiovascular disease mortality in men. Med Sci Sports Exerc. 2010;42(5):879-85.

46. Lollgen H, Bockenhoff A, Knapp G. Physical activity and all-cause mortality: an updated meta-analysis with different intensity categories. Int J Sports Med. 2009;30(3):213-24.

47. Richardson CR, Kriska AM, Lantz PM, et al. Physical activity and mortality across cardiovascular disease risk groups. Med Sci Sports Exerc. 2004;36(11):1923-9.

48. Taylor RS, Brown A, Ebrahim S, et al. Exercise-based rehabilitation for patients with coronary heart disease: systematic review and meta-analysis of randomized controlled trials. Am J Med. 2004;116(10):682-92.

49. Piepoli MF, Davos C, Francis DP, et al. Exercise training meta-analysis of trials in patients with chronic heart failure (ExTraMATCH). BMJ. 2004;328(7433):189.

50. Caballero B. The global epidemic of obesity: an overview. Epidemiol Rev 2007;29:1-5.

51. Adams TD, Mehta TS, Davidson LE, et al. All-cause and cause-specific mortality associated with bariatric surgery: a review. Curr Atheroscler Rep. 2015;17(12):74.

52. Denollet J, Schiffer AA, Spek V. A general propensity to psychological distress affects cardiovascular outcomes: evidence from research on the type D (distressed) personality profile. Circ Cardiovasc Qual Outcomes. 2010;3(5):546-57.

53. Kannel WB, D'Agostino RB, Belanger AJ. Fibrinogen, cigarette smoking, and risk of cardiovascular disease: insights from the Framingham Study. Am Heart J. 1987;113(4):1006-10.

54. Ernst E, Matrai A. Abstention from chronic cigarette smoking normalizes blood rheology. Atherosclerosis. 1987;64(1):75-7.

55. Meade TW, Stirling Y, Thompson SG, et al. An international and interregional comparison of haemostatic variables in the study of ischaemic heart disease. Report of a working group. Int J Epidemiol. 1986;15(3):331-6.

56. Ernst E. Plasma fibrinogen: an independent cardiovascular risk factor. J Intern Med. 1990;227(6):365-72.

57. ECAT angina pectoris study: baseline associations of haemostatic factors with extent of coronary arteriosclerosis and other coronary risk factors in 3000 patients with angina pectoris undergoing coronary angiography. Eur Heart J. 1993;14(1):8-17.

58. Fibrinogen Studies C, Danesh J, Lewington S, et al. Plasma fibrinogen level and the risk of major cardiovascular diseases and nonvascular mortality: an individual participant meta-analysis. JAMA. 2005;294(14):1799-809.

59. Velican D, Velican C. Study of fibrous plaques occurring in the coronary arteries of children. Atherosclerosis. 1979;33(2):201-5.

60. Smith EB. Fibrinogen, fibrin and fibrin degradation products in relation to atherosclerosis. Clin Haematol. 1986;15(2):355-70.

61. Bezafibrate Infarction Prevention s. Secondary prevention by raising HDL cholesterol and reducing triglycerides in patients with coronary artery disease. Circulation. 2000;102(1):21-7.

62. Behar S. Lowering fibrinogen levels: clinical update. BIP Study Group. Bezafibrate Infarction Prevention. Blood Coagul Fibrinolysis. 1999;10 Suppl 1:S41-3.

63. Tanne D, Benderly M, Goldbourt U, et al. A prospective study of plasma fibrinogen levels and the risk of stroke among participants in the bezafibrate infarction prevention study. Am J Med. 2001;111(6):457-63.

64. Selhub J. Homocysteine metabolism. Annu Rev Nutr. 1999;19:217-46.

65. Graham IM, Daly LE, Refsum HM, et al. Plasma homocysteine as a risk factor for vascular disease. The European Concerted Action Project. JAMA. 1997;277(22):1775-81.

66. Boushey CJ, Beresford SA, Omenn GS, et al. A quantitative assessment of plasma homocysteine as a risk factor for vascular disease. Probable benefits of increasing folic acid intakes. JAMA. 1995;274(13):1049-57.

67. Verhoef P, Kok FJ, Kruyssen DA, et al. Plasma total homocysteine, B vitamins, and risk of coronary atherosclerosis. Arterioscler Thromb Vasc Biol. 1997;17(5):989-95.

68. Evans RW, Shaten BJ, Hempel JD, et al. Homocyst(e)ine and risk of cardiovascular disease in the Multiple Risk Factor Intervention Trial. Arterioscler Thromb Vasc Biol. 1997;17(10):1947-53.

69. Alfthan G, Pekkanen J, Jauhiainen M, et al. Relation of serum homocysteine and lipoprotein(a) concentrations to atherosclerotic disease in a prospective Finnish population based study. Atherosclerosis. 1994;106(1):9-19.

70. Toole JF, Malinow MR, Chambless LE, et al. Lowering homocysteine in patients with ischemic stroke to prevent recurrent stroke, myocardial infarction, and death: the Vitamin Intervention for Stroke Prevention (VISP) randomized controlled trial. JAMA. 2004;291(5):565-75.

71. Bonaa KH, Njolstad I, Ueland PM, et al. Homocysteine lowering and cardiovascular events after acute myocardial infarction. N Engl J Med. 2006;354(15):1578-88.

72. Hotta K, Funahashi T, Arita Y, et al. Plasma concentrations of a novel, adipose-specific protein, adiponectin, in type 2 diabetic patients. Arterioscler Thromb Vasc Biol. 2000;20(6):1595-9.

73. Chen MP, Tsai JC, Chung FM, et al. Hypoadiponectinemia is associated with ischemic cerebrovascular disease. Arterioscler Thromb Vasc Biol. 2005;25(4):821-6.

74. Iwashima Y, Horio T, Suzuki Y, et al. Adiponectin and inflammatory markers in peripheral arterial occlusive disease. Atherosclerosis. 2006;188(2):384-90. doi: 10.1016/j.atherosclerosis.2005.10.039

75. Tan KC, Xu A, Chow WS, et al. Hypoadiponectinemia is associated with impaired endothelium-dependent vasodilation. J Clin Endocrinol Metab 2004;89(2):765-9.

76. Zhu W, Cheng KK, Vanhoutte PM, et al. Vascular effects of adiponectin: molecular mechanisms and potential therapeutic intervention. Clin Sci (Lond) 2008;114(5):361-74.

77. Kriketos AD, Gan SK, Poynten AM, et al. Exercise increases adiponectin levels and insulin sensitivity in humans. Diabetes Care. 2004;27(2):629-30.

78. Tao L, Wang Y, Gao E, et al. Adiponectin: an indispensable molecule in rosiglitazone cardioprotection following myocardial infarction. Circ Res. 2010;106(2):409-17.

79. Scanu AM. Lipoprotein(a). A genetic risk factor for premature coronary heart disease. JAMA. 1992;267(24):3326-9.

80. Cobbaert C, Kesteloot H. Serum lipoprotein(a) levels in racially different populations. Am J Epidemiol. 1992;136(4):441-9.

81. Hajjar KA, Gavish D, Breslow JL, et al. Lipoprotein(a) modulation of endothelial cell surface fibrinolysis and its potential role in atherosclerosis. Nature. 1989;339(6222):303-5.

82. Rhoads GG, Dahlen G, Berg K, et al. Lp(a) lipoprotein as a risk factor for myocardial infarction. JAMA. 1986;256(18):2540-4.

83. Kolski B, Tsimikas S. Emerging therapeutic agents to lower lipoprotein (a) levels. Curr Opin Lipidol. 2012;23(6):560-8.

84. Raal FJ, Giugliano RP, Sabatine MS, et al. Reduction in lipoprotein(a) with PCSK9 monoclonal antibody evolocumab (AMG 145): a pooled analysis of more than 1,300 patients in 4 phase II trials. J Am Coll Cardiol. 2014;63(13):1278-88.

85. Arroyo-Espliguero R, Avanzas P, Cosin-Sales J, et al. C-reactive protein elevation and disease activity in patients with coronary artery disease. Eur Heart J. 2004;25(5):401-8.

86. Ridker PM, Buring JE, Shih J, et al. Prospective study of C-reactive protein and the risk of future cardiovascular events among apparently healthy women. Circulation. 1998;98(8):731-3.

87. Koenig W, Sund M, Frohlich M, et al. C-Reactive protein, a sensitive marker of inflammation, predicts future risk of coronary heart disease in initially healthy middle-aged men: results from the MONICA (Monitoring Trends and Determinants in Cardiovascular Disease) Augsburg Cohort Study, 1984 to 1992. Circulation. 1999;99(2):237-42.

88. Ridker PM, Danielson E, Fonseca FA, et al. Rosuvastatin to prevent vascular events in men and women with elevated C-reactive protein. N Engl J Med. 2008;359(21):2195-207.

89. Ridker PM, Everett BM, Thuren T, et al. Antiinflammatory Therapy with Canakinumab for Atherosclerotic Disease. N Engl J Med. 2017;377(12):1119-31.

90. Ridker PM, Everett BM, Pradhan A, et al. Low-dose methotrexate for the prevention of atherosclerotic events. N Engl J Med. 2018.

91. Laird E, McNulty H, Ward M, et al. Vitamin D deficiency is associated with inflammation in older Irish adults. J Clin Endocrinol Metab 2014;99(5):1807-15.

92. Kestenbaum B, Katz R, de Boer I, et al. Vitamin D, parathyroid hormone, and cardiovascular events among older adults. J Am Coll Cardiol. 2011;58(14):1433-41.

93. Correia LC, Sodre F, Garcia G, et al. Relation of severe deficiency of vitamin D to cardiovascular mortality during acute coronary syndromes. Am J Cardiol. 2013;111(3):324-7.

94. Autier P, Gandini S. Vitamin D supplementation and total mortality: a meta-analysis of randomized controlled trials. Arch Intern Med. 2007;167(16):1730-7.

95. LeBlanc ES, Zakher B, Daeges M, et al. Screening for vitamin D deficiency: a systematic review for the U.S. Preventive Services Task Force. Ann Intern Med. 2015;162(2):109-22.

96. Peker Y, Hedner J, Norum J, et al. Increased incidence of cardiovascular disease in middle-aged men with obstructive sleep apnea: a 7-year follow-up. Am J Respir Crit Care Med. 2002;166(2):159-65.

97. Shahar E, Whitney CW, Redline S, et al. Sleep-disordered breathing and cardiovascular disease: cross-sectional results of the Sleep Heart Health Study. Am J Respir Crit Care Med. 2001;163(1):19-25.

98. Peppard PE, Young T, Palta M, et al. Prospective study of the association between sleep-disordered breathing and hypertension. N Engl J Med. 2000;342(19):1378-84.

99. Cowie MR, Woehrle H, Wegscheider K, et al. Adaptive servo-ventilation for central sleep apnea in systolic heart failure. N Engl J Med. 2015;373(12):1095-105. doi: 10.1056/NEJMoa1506459

100. McEvoy RD, Antic NA, Heeley E, et al. CPAP for prevention of cardiovascular events in obstructive sleep apnea. N Engl J Med. 2016;375(10):919-31.

Abordagem da síndrome metabólica e do diabetes melito na redução de eventos cardiovasculares

Nathalia dos Reis de Moraes
Aloisio Marchi da Rocha
José Francisco Kerr Saraiva

Pontos-chave

- A presença de resistência à insulina é condição diagnóstica essencial da síndrome metabólica (SM), uma vez que a simples presença de distúrbios metabólicos independentes, sem uma base fisiopatológica comum, não configuram SM.
- Embora grande parte das terapias aprovadas para o DM2 tenham comprovado melhorias no controle glicêmico, poucas demonstraram redução de eventos cardiovasculares.
- Diretrizes recomendam a utilização dos inibidores da SGLT-2 e análogos da GLP-1, com comprovada eficácia na redução de desfechos cardiovasculares em diabéticos com DCV estabelecida, e inibidores da SGLT-2 em indivíduos portadores ou com alto risco de desenvolvimento de insuficiência cardíaca.

Introdução

Nas últimas décadas, o entendimento sobre os mecanismos fisiopatológicos da síndrome metabólica (SM) e do diabetes melito tipo 2 (DM2) avançou e, a partir deste, compreendeu-se a estreita relação entre estas duas entidades e o risco cardiovascular (RCV). Considerando que a SM é uma entidade multifatorial, estratégias para redução do RCV envolvem o manejo de múltiplos fatores de risco. A doença cardiovascular (DCV) aterosclerótica é a principal causa de morbidade e mortalidade em pacientes com DM2. Tanto os fatores de risco cardiovasculares associados à resistência à insulina (RI) quanto à hiperglicemia crônica podem contribuir para o risco da DCV no DM2.

Síndrome metabólica e resistência à insulina

A SM é caracterizada pela agregação de distúrbios metabólicos de alto risco para o desenvolvimento de DM2 e DCV.

Sua prevalência varia conforme os critérios diagnósticos e as diversas definições utilizadas por diferentes autores, levando a uma ausência de comparabilidade entre os estudos. O conceito de SM possibilita ao clínico ampliar o espectro diagnóstico e adotar estratégias preventivas abrangentes, contemplando os diversos distúrbios que a compõem.

O consenso brasileiro define SM como um conjunto de fatores de RCV relacionados à obesidade visceral e à RI, que levam a aumento da mortalidade geral, especialmente de origem cardiovascular.[1,2] Sua prevalência já atinge cerca de 1/4 da população adulta mundial e é responsável por aumentar em 2 vezes o risco de morte e em até 5 vezes o risco para desenvolvimento de DM2.[3,4]

Não há dados brasileiros que expressem a prevalência da SM, entretanto, dados de populações distintas demonstraram taxas de 12,4-28,5% em homens e de 10,7-40,5% em mulheres.[5,6]

A presença de RI é condição diagnóstica essencial da SM, uma vez que a simples presença de distúrbios metabólicos independentes, sem uma base fisiopatológica comum, não configuram SM, apesar de também determinarem maior risco de DCV.

A RI pode ser considerada o principal mecanismo na associação da gordura visceral com demais fatores de risco, como DM2, hipertensão e dislipidemia. Ela é definida pela redução da habilidade da insulina em extrair glicose do tecido adiposo e da musculatura esquelética e geralmente vem acompanhada de diversas morbidades, incluindo obesidade, DM2, hepatite C e ovários policísticos. Além dos efeitos nos níveis de glicose no sangue, a RI também está associada ao aumento de 2 a 3 vezes no risco de mortalidade cardiovascular.[7]

Síndrome metabólica e risco cardiovascular

A existência de SM está relacionada ao aumento do RCV, sendo a disfunção endotelial a principal causa, associada à deposição de LDL-colesterol (LDL-C) e ao recrutamento, à migração e à proliferação de monócitos nas células musculares lisas da parede arterial, que são mecanismos centrais no início e na progressão da aterosclerose.[8]

A disfunção endotelial na SM correlaciona-se a diversos fatores, como: estresse oxidativo associado ao processo inflamatório crônico; perfil lipídico pró-aterogênico; maior vasoconstrição induzida pela supressão de síntese de óxido nítrico, uma vez que a insulina, em circunstâncias normais, estimula a enzima óxido nítrico-sintase; maior coagulabilidade, envolvendo o aumento na expressão do inibidor do ativador do plasminogênio 1 (PAI-1); e, por fim, a elevação dos níveis pressóricos.[8]

Indivíduos com SM não diabéticos apresentaram incidência 2,5 maior de espessamento da camada íntima-média de carótidas, que é um indicador precoce de aterosclerose subclínica. Além de maior incidência de doença coronariana, a morbimortalidade relacionada à isquemia é maior em portadores de SM.

Manejo da síndrome metabólica

Considerando que a SM tem origem multifatorial, as estratégias para redução do RCV nos portadores desta síndrome envolve o tratamento de múltiplos riscos. Mudança no estilo de vida representa a primeira linha no tratamento da SM. Ensaios clínicos demonstraram que a modificação intensa no estilo de vida, incluindo aumento na intensidade de atividade física e mudanças na dieta, reduzem o risco de DM2 em 39-58%.[9-11] Estudos demonstraram que uma dieta rica em vegetais, frutas e baixo teor de gordura produz efeitos benéficos em pressão arterial, HDL-C, triglicerídios, glicemia e peso em portadores de SM[12] e está associada à redução de mortalidade por causas cardiovasculares.[13,14]

A terapia farmacológica também pode ser apropriada para reduzir RCV em portadores de SM. Comumente utilizados para o controle pressórico, os diuréticos e os betabloqueadores podem agravar a SM ou aumentar o risco de DM2.[15-17] Por conta disso, os inibidores da enzima conversora de angiotensina (IECA) e os bloqueadores do receptor de aldosterona (BRA) com efeitos de proteção renal e vascular atraíram interesse no manejo da SM.[18]

Alguns ensaios demonstraram que a telmisartana melhora a sensibilidade à insulina e reduz a glicemia e a concentração de triglicerídios em portadores de SM.[19-23]

As estatinas – medicamentos de primeira linha para controle do colesterol – reduzem eventos cardiovasculares em portadores de SM.[24-26] Elas podem variar em eficácia na redução de LDL-C. Alguns ensaios demonstraram que a rosuvastatina é mais efetiva na redução de LDL-C, triglicerídios e não HDL-C; na relação colesterol total/HDL-C; na apolipoproteína B; e no aumento do HDL-C em portadores de SM, quando comparada a outras estatinas.[27-29]

Os fibratos exercem efeitos benéficos no perfil lipídico na SM, especialmente na redução dos triglicerídios e no aumento do HDL-C. Dados sugerem que pacientes com SM ou DM2 teriam maior benefício com o uso de fibratos.[30,31] O benzofibrato demonstrou atenuar a progressão da RI em portadores de doença arterial coronariana (DAC)[32] e reduziu a incidência de infarto agudo do miocárdio (IAM) em 29% em portadores de SM.[33]

Estudos demonstraram o efeito benéfico da metformina na função endotelial em portadores de SM.[34,35] No *Diabetes prevention program trial*, a metformina reduziu a incidência de SM em 17% comparado a placebo em indivíduos isentos de SM na admissão.[36]

As tiazolidinedionas aumentam a sensibilidade à insulina por meio da ativação dos receptores gama ativados pelo proliferador de peroxissomo (PPAR-gama) que, em troca, reduzem os níveis de glicemia em portadores de DM2 ou SM.[37] Em estudos que envolveram pacientes com SM, o tratamento com pioglitazona melhorou o perfil lipídico e reduziu a pressão arterial.[38,39]

Outras terapias, como as drogas incretinomiméticas e os inibidores da dipeptidilpeptidase-4 (DPP-4) parecem ter efeitos benéficos na SM, por contribuírem com perda de peso e aumento na produção de insulina.[40,41]

Diabetes e doença cardiovascular

Há mais de um século é conhecida a relação entre DM2 e DCV. A prevalência do DM2 tem aumentado em todo o mundo nos últimos anos e, junto com ela, as DCV, incluindo DAC, acidente vascular cerebral (AVC) e doença arterial periférica, que constituem a principal causa de morte nessa população.[42]

O estudo *Framingham* apontou que o DM2 foi associado ao aumento de cerca de 2 vezes do risco de insuficiência cardíaca em homens e 4 vezes em mulheres, independentemente de outros fatores de risco. Comparados à população geral, indivíduos diabéticos apresentam risco de 3 a 4 vezes maior de sofrer evento cardiovascular e o dobro do risco de óbito por causas cardiovasculares.[42]

Embora grande parte das terapias aprovadas para o DM2 tenham comprovado melhorias no controle glicêmico, poucas demonstraram redução de eventos cardiovasculares. Os benefícios foram mais significativos na redução de eventos microvasculares em comparação à redução de desfechos macrovasculares. Algumas delas, entretanto, demonstraram incremento no RCV com aumento do risco de IAM, como observado com o uso da rosiglitazona.[40,43] Em 2007, uma metanálise gerou grande controvérsia ao demonstrar aumento de 43% no risco de IAM nos pacientes diabéticos em uso dessa medicação. Outra metanálise, que incluiu outras tiazolidinedionas, revelou um aumento na taxa de piora clínica em pacientes portadores de insuficiência cardíaca.[44-47] Em relação às sulfonilureias, diferentes revisões passaram a questionar a segurança cardiovascular do seu uso na prática clínica, porém, não se pode ter nenhuma interpretação definitiva desses achados, uma vez que muitas dessas publicações envolveram análises retrospectivas e uso de diversas formulações.[43] Este resultado impulsionou o Food and Drug Administration (FDA) a colocar restrições no uso desta medicação em determinado perfil de pacientes e, desde 2008, determinou que toda nova classe de antidiabético deverá ter a segurança cardiovascular avaliada em estudos randomizados controlados envolvendo pacientes com alto RCV.[48]

Fármacos que reduzem risco cardiovascular

Metformina

Desde a década de 1950, a metformina tornou-se medicação de primeira linha no tratamento do DM2. Apesar de não ter a segurança cardiovascular testada em ensaios clínicos randomizados, existe grande experiência clínica e de farmacovigilância com esta droga, o que sugere seu benefício protetor quando usada em longo prazo. O *UK prospective diabetes study* (UKPDS) mostrou que a introdução precoce de metformina em portadores de DM2 reduziu a incidência de complicações vasculares relacionadas ao DM2 em 32%, de IAM em 39%, de mortes relacionadas ao diabetes em 42% e de mortalidade por todas as causas em 36%. Estudos subsequentes também mostraram efeitos similares, comprovando que metformina oferece efeito protetor contra desfechos cardiovasculares em portadores de DM2.[49]

Inibidores da dipeptidilpeptidase-4

Os inibidores da DPP-4 aumentam os níveis de peptídio semelhante ao glucagon-1 (GLP-1) endógeno pela inibição da degradação enzimática deste. Estudos clínicos em pacientes com DM2 têm demonstrado que inibidores da DPP-4 reduzem a hemoglobina glicada (HbA1C) elevada, reduzem as glicemias pós-prandial e de jejum, suprimem a liberação elevada do glucagon e são neutros quanto ao peso.[40,41]

O SAVOR–TIMI não observou redução significativa de desfecho primário (morte cardiovascular, IAM ou AVC isquêmico) no grupo saxagliptina em comparação ao placebo: 7,3% e 7,2%, respectivamente, relação de risco (RR) com saxagliptina 1,00; 95% intervalo de confiança (IC), 0,89-1,12; p = 0,99 para superioridade; p < 0,001 para não inferioridade. O desfecho secundário (composto por morte cardiovascular, IAM, AVC, hospitalizações por angina instável, revascularização coronariana ou insuficiência cardíaca) ocorreu em maior número no grupo saxagliptina em relação ao placebo: 12,8% e 12,4%, respectivamente, RR 1,02; 95% IC; 0,94-1,11; p = 0,66. Houve maior número de hospitalizações por insuficiência cardíaca no grupo saxagliptina comparado ao grupo placebo (3,5% *vs.* 2,8%; RR 1,27; 95% IC, 1,07-1,51; p = 0,007).[50]

O estudo EXAMINE avaliou alogliptina em pacientes com história recente de IAM ou angina instável (AI) e mostrou que a droga não é inferior no desfecho primário composto de morte por causas cardiovasculares, IAM não fatal ou AVC não fatal (11,3% do grupo alogliptina comparado a 11,8% do grupo placebo: RR 0,96; limite máximo do IC 1,16; p < 0,001 para não inferioridade, p = 0,32 para superioridade).[51]

O TECOS também demonstrou não inferioridade com o uso de sitagliptina em portadores de DM2 com DCV estabelecida em desfecho primário composto por mortalidade cardiovascular, IAM não fatal, AVC não fatal ou hospitalização por AI (RR 0,98; 95% IC, 0,88-1,09; p < 0,001).[52]

Todos esses estudos com DPP-4 alcançaram não inferioridade em relação ao placebo no que diz respeito a eventos cardiovasculares maiores, sugerindo que saxaglitpina, aloglip-

tina e sitagliptina são fármacos neutros do ponto de vista cardiovascular, não sendo alcançada superioridade do ponto de vista cardiovascular com nenhuma dessas drogas. Em 2016, o FDA alertou sobre eventuais riscos do uso de alogliptina e saxagliptina para o aumento do risco de insuficiência cardíaca.

Análogos do GLP-1

Os incretinomiméticos são medicamentos peptídicos que mimetizam várias das ações do GLP-1 e têm demonstrado reduzir níveis de HbA1C em pacientes com DM2. Adicionalmente, reduzem as glicemias pós-prandial e de jejum, suprimem a liberação elevada do glucagon e são associados com redução de peso. Há pelo menos duas décadas vem sendo estudados os potenciais efeitos benéficos dessa classe de fármacos sobre o aparelho cardiovascular.[53]

O ELIXA avaliou a segurança cardiovascular da lixisenatida em portadores de DM2 pós-síndrome coronariana aguda. A lixisenatida foi considerada não inferior ao placebo em relação ao desfecho primário composto de morte por causas cardiovasculares, IAM não fatal, AVC não fatal ou hospitalização por AI (13,4% *vs.* 13,2%; HR 1,02; 95% IC, 0,89-1,17; p < 0,001 para não inferioridade; p = 0,81 para superioridade). Este agente falhou em demonstrar superioridade comparada ao placebo neste estudo, no entanto, a segurança cardiovascular foi alcançada, e a lixisenatida apresentou efeito neutro quanto a hospitalizações por insuficiência cardíaca.[54]

O estudo LEADER mostrou que a liraglutida pode contribuir na redução do risco cardiovascular e na incidência de morte por causas cardiovasculares. Neste estudo, 81% dos indivíduos apresentavam DCV estabelecida. A hipótese do estudo LEADER era comprovar a não inferioridade da liraglutida em comparação ao placebo em eventos cardiovasculares maiores (morte por causa cardiovascular, IAM não fatal ou AVC não fatal). A liraglutida demonstrou superioridade em desfechos primários (13% *vs.* 14,9%; HR 0,87; 95% IC, 0,78-0,97; p < 0,001 para não inferioridade; p = 0,01 para superioridade). Houve também redução de morte por causa cardiovascular (4,7% *vs.* 6%; HR 0,78; 95% IC, 0,66-0,93). No *endpoint* secundário composto por mortalidade cardiovascular, IAM não fatal, AVC não fatal, revascularização do miocárdio e hospitalização por AI ou insuficiência cardíaca, a liraglutida mostrou-se superior ao placebo (HR 0,88; 95% IC, 0,81-0,96). Ainda, a mortalidade por todas as causas também foi menor no grupo liraglutida (8.2% *vs.* 9,6%; HR, 0,85; 95% IC, 0,74-0,97). A hospitalização por insuficiência cardíaca não diferiu entre os dois grupos (HR, 0,87; 95% IC, 0,73-1,05).

Observou-se também uma redução significativa de ocorrência de eventos microvasculares de 16% (IC 95% 0,73-0,97; p = 0,02). Essa redução se deu principalmente à custa de primeiro evento renal em que houve uma redução de 22% (IC 95% 0,67-0,92; p = 0,003). Recentemente, foram publicados dados dos subgrupos de pacientes do estudo LEADER com insuficiência renal crônica e de indivíduos com idade acima de 75 anos. Em ambos os subgrupos, houve consistência em relação à manutenção da segurança e à redução de desfechos cardiovasculares.[55]

O SUSTAIN 6 avaliou a segurança cardiovascular para uso de semaglutida. Nesse estudo, 83% dos pacientes apresentavam DCV estabelecida e/ou doença renal crônica. O semaglutida demonstrou tanto não inferioridade quanto superioridade em *endpoint* primário composto de morte cardiovascular, IAM não fatal, AVC não fatal (6,6% *vs.* 8,9%; HR, 0,74; 95% IC, 0,58-0,95; p < 0,001 para não inferioridade; p = 0,02 para superioridade), sendo a redução suportada pela menor taxa de AVC não fatal (1,6% no grupo do semaglutida *vs.* 2,7% no grupo placebo, HR 0,61, IC95% 0,38-0,99, p = 0,04). No *endpoint* secundário composto de morte cardiovascular, IAM não fatal, AVE, revascularização (coronariana ou periférica) ou hospitalização por AI ou insuficiência cardíaca, a semaglutida foi superior ao placebo (HR, 0,74; 95% IC, 0,62-0,89). Nefropatia ocorreu em 3,8% no grupo recebendo semaglutida *vs.* 6,1% no grupo placebo (HR 0,64, IC95% 0,46-0,88, p = 0,005).[56]

No estudo EXSCEL, a exenatida não aumentou a incidência de eventos cardiovasculares maiores, desfecho composto de morte cardiovascular, IAM não fatal ou AVC não fatal, comparado ao uso de placebo (RR, 0,91; 95% IC: 0,83-1,0; p < 0,001 para não inferioridade). Entretanto, falhou ao demonstrar benefício cardiovascular em relação ao placebo.[57]

Inibidores do cotransportador 2 de sódio-glicose (SGLT-2)

Os inibidores da SGLT-2 (responsável por 90% da reabsorção de glicose nos túbulos renais) provocam um aumento da glicosúria e, assim, promovem uma diminuição da glicemia de modo totalmente independente da ação da insulina. A inibição da reabsorção tubular de glicose promovida por estas medicações leva a uma diminuição discreta da glicemia de jejum (em torno de 20 a 30 mg/%) e a uma diminuição mais expressiva da hiperglicemia pós-prandial (em torno de 50 a 70 mg/%). A diminuição da HbA1C é de cerca de 0,9%, partindo de um basal inicial de 8%.

O EMPA-REG OUTCOME avaliou os efeitos da empagliflozina comparados ao placebo, sobre a mortalidade cardiovascular e global em portadores de DM2 com alto risco de eventos cardiovasculares e taxa de filtração glomerular de pelo menos 30 mL/min. Os resultados mostraram uma redução de 14% dos desfechos primários (composto de morte de origem cardiovascular, IAM não fatal, AVC não fatal) no grupo de pacientes que receberam empagliflozina comparados ao placebo (IC 0,74-0,99; p = 0,04 para a superioridade). Além disso, no grupo que recebeu empagliflozina, houve uma taxa significativamente menor de mortalidade cardiovascular (3,7% *vs.* 5,9% no grupo de placebo; 38% redução do risco relativo) e redução de mortalidade por todas as causas em 32%. Em relação à insuficiência cardíaca e quando comparado ao placebo, o uso de empagliflozina associou-se a redução na hospitalização por insuficiência cardíaca (2,7% e 4,1%, respectivamente, 35% redução do RR) e mortalidade por todas as causas (5,7% e 8,3% respectivamente; 32% redução de RR). Além disso, observou-se redução do risco de início ou piora da nefropatia em 39%, com redução significativa do risco de progressão para macroalbuminúria, duplicação de creatini-

na sérica e início de terapia de substituição renal em 38%, 44% e 55%, respectivamente.

Não houve diferenças significativas entre os grupos nas taxas de infarto do miocárdio ou AVC. Houve um aumento da taxa de infecção genital, mas nenhum aumento em outros eventos adversos.[58]

Importante salientar que esses benefícios foram observados numa população com DCV estabelecida, recebendo em sua maioria tratamento adequados para o controle de fatores de risco para a DCV, na qual o controle da pressão arterial e da dislipidemia encontravam-se próximos às metas estabelecidas pelas diretrizes.

O CANVAS comparou o uso de canagliflozina em portadores de DM2 com alto risco cardiovascular. Cerca de 65% dos pacientes apresentavam história prévia de DCV e 14% de insuficiência cardíaca. A taxa de desfecho primário (morte por causas cardiovasculares, IAM não fatal e AVC não fatal) foi menor no grupo canagliflozina comparada ao grupo placebo (26,9 *vs.* 31,5 participantes por 1.000 pacientes-ano; RR 0,86; 95% IC 0,75-0,97; p < 0,001 para não inferioridade; p = 0,02 para superioridade). Demonstrou-se também possível benefício na progressão de albuminúria (RR 0,73; 95% IC 0,67-0,79), no desfecho composto de redução da taxa de filtração glomerular, necessidade de terapia de substituição renal ou morte por causas renais (RR 0,60; 95% IC 0,47-0,77) e hospitalização por insuficiência cardíaca (RR 0,67; 95% IC 0,52-0,87). Entretanto, o estudo CANVAS demonstrou aumento de quase o dobro do número de amputações, em sua maioria na altura do metatarso (6,3 *vs.* 3,4 casos por 1.000 pacientes-ano; RR 1,97).[59]

De forma interessante, a redução da HbA1c com uso de empagliflozina e canagliflozina foi modesta, em torno de 0,5% e 0,58%, respectivamente. Muitos outros estudos clínicos não foram capazes de demonstrar redução em eventos cardiovasculares maiores com o controle glicêmico intenso. Portanto, ainda não está claro o real mecanismo que levou a benefícios cardiovasculares com uso dos inibidores do SGLT-2.

Um estudo de vida real, o *The CVD-REAL study*[60], seguiu mais de 300.000 pacientes portadores de DM2 com ou sem DCV estabelecida em 6 países e avaliou desfechos de hospitalização por insuficiência cardíaca e mortalidade por todas as causas em diabéticos tipo 2 tratados com inibidores do SGLT-2 *vs.* outras drogas hipoglicemiantes. O tratamento com inibidores do SGLT-2 associou-se a redução de risco relativo de 39% em relação a hospitalizações por insuficiência cardíaca, a 51% de redução de mortalidade por todas as causas e 46% de redução de composto de hospitalização por insuficiência cardíaca ou morte. Cerca de 87% dos pacientes avaliados desconheciam a existência de DCV. Esses dados sugerem que o benefício desta classe de drogas se estende à população sem DCV conhecida.

Mais recentemente, foram publicados os resultados do Estudo DECLARE, que avaliou os efeitos da dapagliflozina sobre a incidência de morte cardiovascular, IAM ou AVC isquêmico em indivíduos com DM2. Esse estudo envolveu uma população com amplo espectro de risco cardiovascular em indivíduos com idade maior que 40 anos cujos principais critérios de inclusão englobaram portadores de múltiplos fatores de risco ou DCV estabelecida. Foram randomizados 17.160 pacientes, dos quais 10.189 (59,4%) eram portadores de múltiplos fatores de risco e 6.971 (40,6%) possuíam DCV estabelecida; 9,9% dos pacientes tinham diagnóstico de insuficiência cardíaca. Em relação aos desfechos primários, a dapagliflozina alcançou uma redução estatisticamente significativa de 17% para morte cardiovascular e hospitalização por insuficiência cardíaca (RR 0,83; 0,73-0,95; p = 0,005 para superioridade). Além disso, a dapagliflozina atingiu o desfecho primário de segurança de não inferioridade para eventos adversos cardiovasculares maiores (RR 0,93; 0,84-1,03; p < 0,001 para não inferioridade), entretanto, não estatisticamente significativa para superioridade (p = 0,17). Em relação aos desfechos renais combinados – 40% de redução na taxa estimada de filtração glomerular, doença renal em estágio final, morte renal ou cardiovascular –, observou-se RR 0,76 (0,67-0,87; p < 0,001).[61]

Ressalte-se que a comparação direta dos resultados dos CVOT (*cardiovascular outcome trials*) e dos inibidores do SGLT-2 não pode ser feita, uma vez que não foram realizados estudos comparativos diretos para avaliar as diferenças nos resultados cardiovasculares entre os diferentes inibidores do SGLT-2. Como se pode observar, os estudos DECLARE-TIMI 58, EMPA-REG OUTCOME e CANVAS tiveram diferenças significativas em seus desenhos e nas características dos pacientes randomizados.

Resumo

O DM2 é um importante fator de risco para a DCV, aumentando significativamente o risco de mortalidade por DAC, AVC, doença arterial periférica e doença renal. Além disso, nas ultimas décadas, uma grande preocupação tem ocorrido diante do aumento dos casos de insuficiência cardíaca, cujas taxas de mortalidade atingem níveis alarmantes nessa população. Com base nos resultados observados nos estudos EMPAREG e LEADER, as diretrizes de várias sociedades internacionais, e também a Diretriz Conjunta das Sociedades Brasileiras de Endocrinologia, Diabetes e Cardiologia, recomendam a utilização dos inibidores da SGLT-2 e análogos da GLP-1, com comprovada eficácia na redução de desfechos cardiovasculares em diabéticos com DCV estabelecida, e inibidores da SGLT-2 em indivíduos portadores ou com alto risco de desenvolvimento de insuficiência cardíaca.[62,63]

Referências bibliográficas

1. Sociedade Brasileira de Hipertensão, Sociedade Brasileira de Cardiologia, Sociedade Brasileira de Endocrinologia e Metabologia, Sociedade Brasileira de Diabetes, Associação Brasileira para Estudos da Obesidade. I Diretriz Brasileira de Diagnóstico e Tratamento da Síndrome Metabólica. Arq Bras Cardiol. 2005;84 (supl 1):1-28.
2. Saboya PP, Bodanese LC, Zimmermann PR, Gustavo AS, Macagnan FE, Feoli AP, et al. Lifestyle intervention on metabolic syndrome and its impact on quality of life: a randomized controlled trial. Arq Bras Cardiol [Internet]. 2017;108(1):60-9.
3. Vidigal FC, Bressan J, Babio N, Salas-Salvadó J. Prevalence of metabolic syndrome in Brazilian adults: a systematic review. BMC Public Health [Internet]. 2013;13:1198. Available from: www.ncbi.nlm.nih.gov/pmc/articles/PMC3878341/pdf/1471-2458-13-1198.pdf.
4. Araújo MFM, Freitas RWJF, Lima ACS, Pereira DCR, Zanetti ML, Damasceno MMC. Relation between sleep quality and metabolic syndrome among university students. Texto Contexto Enferm [Internet]. 2015;24(2):505-12.
5. Oh JY, Hong YS, Sung YA, Barrett-Connor E. Prevalence and factor analysis of metabolic syndrome in an urban Korean population. Diabetes Care. 2004;27(8):2027-32.
6. De Luis DA, Lopez Mongil R, Gonzalez Sagrado M, Lopez Trigo JA, Mora PF, Castrodeza Sanz J. Group Novomet. Prevalence of metabolic syndrome with International Diabetes Federation Criteria and ATP III Program in patients 65 years of age or older. J Nutr Health Aging. 2010;14(5):400-4.
7. Egan BM. Insulina resistance and the sympathetic nervous system. Current Hypertension Rep. 2003;5(3):247-54.
8. Stamler J, Vaccaro O, Neaton JD, Wentworth D. Diabetes, other risk factors, and 12-year cardiovascular mortality for men screened in the Multiple Risk Factor Intervention Trial (MRFIT). Diabetes Care. 1993;16:434-44.
9. Pan XR, Li GW, Hu YH, Wang J-X, Yang W-Y, Na Z-X, et al. Effects of diet and exercise in preventing NIDDM in people with impaired glucose tolerance. The Da Qing IGT and Diabetes Study. Diabetes Care. 1997;20:537-44
10. Tuomilehto J, Lindstrom J, Eriksson JG, Valle TT, Hämäläinen H, Ilanne-Parikka P, et al. Prevention of type 2 diabetes mellitus by changes in lifestyle among subjects with impaired glucose tolerance. N Engl J Med. 2001;344(18):1343-50.
11. Zhu S, St-Onge MP, Heshka S, Heymsfield SB. Lifestyle behaviors associated with lower risk of having the metabolic syndrome. Metabolism. 2004;53:1503-11.
12. Azadbakht L, Mirmiran P, Esmaillzadeh A, Azizi T, Azizi F. Beneficial effects of a dietary approaches to stop hypertension eating plan on features of the metabolic syndrome. Diabetes Care. 2005;28:2823-31.
13. Trichopoulou A, Costacou T, Bamia C, Trichopoulos D. Adherence to a Mediterranean diet and survival in a Greek population. N Engl J Med. 2003;348:2599-608.
14. Esposito K, Marfella R, Ciotola M, Di Palo C, Giugliano F, Giugliano G, et al. Effect of a Mediterranean-style diet on endothelial dysfunction and markers of vascular inflammation in the metabolic syndrome: a randomized trial. JAMA. 2004;292(12):1440-6.
15. Ames RP. A comparison of blood lipid and blood pressure responses during the treatment of systemic hypertension with indapamide and with thiazides. Am J Cardiol. 1996;77:12b-16b.
16. Schmitz G, Stumpe KO, Herrmann W, Weidinger G. Effects of bunazosin and atenolol on serum lipids and apolipoproteins in a randomised trial. Blood Press. 1996;5:354-9.
17. Yusuf S, Sleight P, Pogue J, Bosch J, Davies R, Dagenais G. Effects of an angiotensin-converting-enzyme inhibitor, ramipril, on cardiovascular events in high-risk patients. The Heart Outcomes Prevention Evaluation Study Investigators. N Engl J Med. 2000;342:145-53.
18. Effects of ramipril on cardiovascular and microvascular outcomes in people with diabetes mellitus: results of the HOPE study and MICRO-HOPE substudy. Heart Outcomes Prevention Evaluation Study Investigators. Lancet. 2000;355(9200):253-9.
19. Benson SC, Pershadsingh HA, Ho CI, Chittiboyina A, Desai P, Pravenec M, et al. Identification of telmisartan as a unique angiotensin II receptor antagonist with selective PPARgamma-modulating activity. Hypertension. 2004;43(5):993-1002.
20. Kurtz TW, Pravenec M. Antidiabetic mechanisms of angiotensin converting enzyme inhibitors and angiotensin II receptor antagonists: beyond the renin–angiotensin system. J Hypertens. 2004;22:2253-61.
21. Pershadsingh HA. Treating the metabolic syndrome using angiotensin receptor antagonists that selectively modulate peroxisome proliferator-activated receptor-gamma. Int J Biochem Cell Biol. 2006;38:766-81.
22. Pershadsingh HA, Kurtz TW. Insulin-sensitizing effects of telmisartan: implications for treating insulin-resistant hypertension and cardiovascular disease. Diabetes Care. 2004;27:1015.
23. Vitale C, Mercuro G, Castiglioni C, Cornoldi A, Tulli A, Fini M, et al. Metabolic effect of telmisartan and losartan in hypertensive patients with metabolic syndrome. Cardiovasc Diabetol. 2005;4:6.
24. Pyörälä K, Ballantyne CM, Gumbiner B, Lee MW, Shah A, Davies MJ, et al. Reduction of cardiovascular events by simvastatin in nondiabetic coronary

heart disease patients with and without the metabolic syndrome: subgroup analyses of the Scandinavian Simvastatin Survival Study (4S). Diabetes Care. 2004;27(7):1735-40.

25. Clearfield M, Downs JR, Lee M, Langendorfer A, McConathy W, Gotto Jr. AM. Implications from the Air Force/Texas Coronary Atherosclerosis Prevention Study for the Adult Treatment Panel III guidelines. Am J Cardiol. 2005;96:1674-80.

26. Geluk CA, Asselbergs FW, Hillege HL, Bakker SJ, de Jong PE, Zijlstra F, et al. Impact of statins in microalbuminuric subjects with the metabolic syndrome: a substudy of the PREVEND Intervention Trial. Eur Heart J. 2005;26(13):1314-20.

27. Stender S, Schuster H, Barter P, Watkins C, Kallend D. Comparison of rosuvastatin with atorvastatin, simvastatin and pravastatin in achieving cholesterol goals and improving plasma lipids in hypercholesterolaemic patients with or without the metabolic syndrome in the MERCURY I trial. Diabetes Obes Metab. 2005;7:430-8.

28. Deedwania PC, Hunninghake DB, Bays HE, Jones PH, Cain VA, Blasetto JW. Effects of rosuvastatin, atorvastatin, simvastatin, and pravastatin on atherogenic dyslipidemia in patients with characteristics of the metabolic syndrome. Am J Cardiol. 2005;95:360-6.

29. Stalenhoef AF, Ballantyne CM, Sarti C, Murin J, Tonstad S, Rose H, et al. A comparative study with rosuvastatin in subjects with metabolic syndrome: results of the COMETS study. Eur Heart J. 2005;26(24):2664-72.

30. Rubins HB, Robins SJ, Collins D, Nelson DB, Elam MB, Schaefer EJ, et al. Diabetes, plasma insulin, and cardiovascular disease: subgroup analysis from the Department of Veterans Affairs high-density lipoprotein intervention trial (VA-HIT). Arch Intern Med. 2002;162(22):2597-604.

31. Robins SJ, Rubins HB, Faas FH, Schaefer EJ, Elam MB, Anderson JW, et al. Insulin resistance and cardiovascular events with low HDL cholesterol: the Veterans Affairs HDL Intervention Trial (VA-HIT). Diabetes Care. 2003;26(5):1513-7.

32. Tenenbaum A, Fisman EZ, Boyko V, Benderly M, Tanne D, Haim M, et al. Attenuation of progression of insulin resistance in patients with coronary artery disease by bezafibrate. Arch Intern Med. 2006;166(7):737-41.

33. Tenenbaum A, Motro M, Fisman EZ, Tanne D, Boyko V, Behar S. Bezafibrate for the secondary prevention of myocardial infarction in patients with metabolic syndrome. Arch Intern Med. 2005;165:1154-60.

34. de Aguiar LG, Bahia LR, Villela N, Laflor C, Sicuro F, Wiernsperger N, et al. Metformin improves endothelial vascular reactivity in first-degree relatives of type 2 diabetic patients with metabolic syndrome and normal glucose tolerance. Diabetes Care. 2006;29(5):1083-9.

35. Vitale C, Mercuro G, Cornoldi A, Fini M, Volterrani M, Rosano GM. Metformin improves endothelial function in patients with metabolic syndrome. J Intern Med. 2005;258:250-6.

36. Orchard TJ, Temprosa M, Goldberg R, Haffner S, Ratner R, Marcovina S, et al. The effect of metformin and intensive lifestyle intervention on the metabolic syndrome: the Diabetes Prevention Program randomized trial. Ann Intern Med. 2005;142(8):611-9.

37. Durbin RJ. Thiazolidinedione therapy in the prevention/delay of type 2 diabetes in patients with impaired glucose tolerance and insulin resistance. Diabetes Obes Metab. 2004;6:280-5.

38. Nissen SE, Wolski K. Effect of rosiglitazone on the risk of myocardial infarction and death from cardiovascular causes. N Engl J Med. 2007;356:2457-71.

39. Nissen SE, Wolski K. Rosiglitazone revisited: an updated meta-analysis of risk for myocardial infarction and cardiovascular mortality. Arch Intern Med. 2010;170:1191-201.

40. Joy SV, Rodgers PT, Scates AC. Incretin mimetics as emerging treatments for type 2 diabetes. Ann Pharmacother. 2005;39:110-8.

41. McIntosh CH, Demuth HU, Kim SJ, Pospisilik JA, Pederson RA. Applications of dipeptidyl peptidase IV inhibitors in diabetes mellitus. Int J Biochem Cell Biol. 2006;38:860-72.

42. Kannel WB, McGee D. Diabetes and cardiovascular disease. The Framingham study. JAMA. 1979; 241:2035-8.

43. Yosefy C, Magen E, Kiselevich A, Priluk R, London D, Volchek L, et al. Rosiglitazone improves, while glibenclamide worsens blood pressure control in treated hypertensive diabetic and dyslipidemic subjects via modulation of insulin resistance and sympathetic activity. J Cardiovasc Pharmacol. 2004;44(2):215-22.

44. Loke YK, Kwok CS, Singh S. Comparative cardiovascular effects of thiazolidinediones: systematic review and meta-analysis of observational studies. BMJ. 2011;342:d1309.

45. Graham DJ, Ouellet-Hellstrom R, MaCurdy TE, Ali F, Sholley C, Worrall C, et al. Risk of acute myocardial infarction, stroke, heart failure, and death in elderly Medicare patients treated with rosiglitazone or pioglitazone. JAMA;304(4):411-8.

46. Goldberg RB, Kendall DM, Deeg MA, Buse JB, Zagar AJ, Pinaire JA, et al. A comparison of lipid and glycemic effects of pioglitazone and rosiglitazone in patients with type 2 diabetes and dyslipidemia. Diabetes Care. 2005;28(7):1547-54.

47. Natali A, Baldeweg S, Toschi E, Capaldo B, Barbaro D, Gastaldelli A, et al. Vascular effects of improving metabolic control with metformin or rosiglitazone in type 2 diabetes. Diabetes Care. 2004;27:1349-57.

48. Food and Drug Administration (FDA). Guidance for industry: diabetes mellitus - evaluating cardiovascular risk in new antidiabetic therapies to treat type 2 diabetes Therapy Update Antidiabetic Therapies 976. Am J Health-Syst Pharm. 2017;74(13).

49. Effect of intensive blood-glucose control with metformin on complications in overweight patients with type 2 diabetes (UKPDS 34). UK Prospective Diabetes Study (UKPDS) Group. Lancet. 1998;352:854-65.

50. Scirica BM, Bhatt DL, Braunwald E, Steg PG, Davidson J, Hirshberg B, et al. Saxagliptin and cardiovascular outcomes in patients with type 2 diabetes mellitus. N Engl J Med. 2013;369(14):1317-26.

51. White WB, Cannon CP, Heller SR, Nissen SE, Bergenstal RM, Bakris GL, et al. Alogliptin after acute coronary syndrome in patients with type 2 diabetes. N Engl J Med. 2013;369(14):1327-35.

52. Green JB, Bethel MA, Armstrong PW, Buse JB, Engel SS, Garg J, et al. Effect of sitagliptin on cardiovascular outcomes in type 2 diabetes. N Engl J Med. 2015;373(3):232-42.

53. Saraiva FK, Sposito AC. Cardiovascular effects of glucagon-like peptide 1 (GLP-1) receptor agonists. Cardiovasc Diabetol. 2014;13:142.

54. Pfeffer MA, Claggett B, Diaz R, Dickstein K, Gerstein HC, Køber LV, et al. Lixisenatide in patients with type 2 diabetes and acute coronary syndrome. N Engl J Med. 2015;373(23):2247-57.

55. Marso SP, Daniels GH, Brown-Frandsen K, Kristensen P, Mann JFE, Nauck MA, et al. Liraglutide and cardiovascular outcomes in type 2 diabetes. N Engl J Med. 2016;375:311-22.

56. Marso SP, Bain SC, Consoli A, Eliaschewitz FG, Jódar E, Leiter LA, et al. Semaglutide and cardiovascular outcomes in patients with type 2 diabetes. N Engl J Med. 2016;375:1834-44.

57. Holman RR, Bethel A, Mentz RJ, Thompson VP, Lokhnygina Y, Buse JB, et al. Effects of once-weekly exenatide on cardiovascular outcomes in type 2 diabetes. N Engl J Med 2017;377(13):1228-39.

58. Zinman B, Wanner C, Lachin JM. Empagliflozin, cardiovascular outcomes, and mortality in type 2 diabetes. N Engl J Med. 2015;373:2117-28.

59. Neal B, Perkovic V, Mahaffey KW, de Zeeuw D, Fulcher G, Erondu N, et al. Canagliflozin and cardiovascular and renal events in type 2 diabetes; N Engl J Med. 2017;377(7):644-57.

60. Kosiborod M, Cavender MA, Fu AZ, Wilding JP, Khunti K, Holl RW, et al. Lower risk of heart failure and death in patients initiated on sglt-2 inhibitors versus other glucose-lowering drugs: the CVD-REAL Study. Circulation. 2017;136(3):249-59.

61. Wiviott SD, Raz I, Bonaca MP, Mosenzon O, Kato ET, Cahn A, et al. Dapagliflozin and cardiovascular outcomes in type 2 diabetes. N Engl J Med. 2019;380(4):347-57.

62. Faludi AA, Izar MCO, Saraiva JFK, Bianco HT, Chacra APM, Bertoluci MC, et al. Diretriz brasileira baseada em evidências sobre prevenção de doenças cardiovasculares em pacientes com diabetes: posicionamento da SBD, da SBC e da SBEM. Arq Bras Cardiol. 2017;109(6 suppl.1):1-31.

63. American Diabetes Association (ADA). Standards of medical care in diabetes 2019. Diabetes Care. 2019;42(Suppl 1):S173-S181.

Capítulo 3

Dislipidemias: diagnóstico, estratificação de risco e tratamento

Hermes Toros Xavier
Henrique Tria Bianco
Francisco Antonio Helfenstein Fonseca

Pontos-chave

- Dislipidemias são subdiagnosticadas e subtratadas, contribuindo para a elevada incidência e recorrência das doenças cardiovasculares.
- Colesterol possui papel relevante na aterosclerose e sua diminuição em longo prazo reduz de maneira progressiva os desfechos cardiovasculares.
- Melhor conhecimento do metabolismo lipídico e resultados de estudos controlados mostraram que a terapia é segura em longo prazo.
- Sinais físicos como xantomas tendinosos e arco corneal auxiliam no reconhecimento da hipercolesterolemia familiar e xantomas eruptivos para hipertrigliceridemias graves e devem ser pesquisados rotineiramente, sobretudo em pacientes com história familiar de dislipidemia ou de doença aterosclerótica prematura.
- O perfil lipídico permite a classificação da dislipidemia em hipercolesterolemia, hipertrigliceridemia, dislipidemia mista e hipoalfalipoproteinemia (HDL-C baixo), podendo ainda sugerir sua base genética com base na intensidade da alteração lipídica.
- A estratificação de risco pode ser feita por meio de calculadoras e é baseada na presença de manifestações clínicas da aterosclerose ou gravidade da aterosclerose subclínica (muito alto risco), aterosclerose subclínica e presença de fatores de risco para o alto risco e risco intermediário e, geralmente pela ausência de fatores de risco clássicos para o paciente de baixo risco.
- A estratificação do risco é fundamental para indicação do tratamento hipolipemiante.
- O tratamento envolve modificações no estilo de vida, abstenção do fumo, prática regular de atividade física e dieta saudável.
- O tratamento farmacológico deve ser adicionado às mudanças no estilo de vida na presença de risco cardiovascular intermediário (quando forem insuficientes para o alcance de metas) ou para todos os pacientes de risco mais elevado (alto ou muito alto).

Introdução

Reconhecida como um dos principais fatores de risco modificáveis para a doença arterial coronariana, a dislipidemia é ainda relativamente pouco diagnosticada e tratada no âmbito da saúde pública. Em centros médicos de diferentes países, inclusive no Brasil, estima-se que somente um terço dos pacientes com manifestações de doença coronária, portanto em prevenção secundária, esteja orientado em relação ao tratamento da dislipidemia, e, possivelmente, para a prevenção primária, o panorama parece ainda mais grave, estando essas populações suprimidas dos benefícios clínicos comprovados pelos diversos estudos já publicados.

Esse fato é por vezes atribuído a dificuldades no diagnóstico, falta de treinamento e de informação sobre orientação nutricional, desconhecimento da necessidade de manutenção do tratamento medicamentoso indefinidamente, hipótese de que a sobrevida após infarto do miocárdio não seja modificada pela correção da dislipidemia, extrema valorização dos procedimentos invasivos, mito de que a diminuição do colesterol pode levar a riscos, falta de tempo durante a consulta para um aconselhamento adequado e finalmente, custo da terapia.[1-5]

Entretanto, se faz necessária ampla conscientização de médicos e pacientes para uma tomada de decisão quanto à necessidade e benefícios do tratamento das dislipidemias.

Aspectos gerais do metabolismo lipídico

Os lípides são transportados no plasma sob a forma de partículas denominadas de lipoproteínas, as quais são constituídas por uma porção externa hidrofílica, formada por fosfolipídios, colesterol livre e proteínas, as chamadas apolipoproteínas (apo), que têm como função estruturar a partícula (apo-B100 e apo-B48), ser o ligante desta com receptores celulares (apo-B100 e apo-E) e atuar na ativação de determinadas enzimas relacionadas ao metabolismo lipídico (apo-CII, apo-CIII e apo-AV), e uma porção interna hidrofóbica que contém triglicérides (TG) e colesterol esterificado.

O colesterol é uma substância orgânica de importância fundamental, participando na formação e na função das membranas celulares, na produção dos ácidos biliares para a digestão das gorduras, na síntese dos hormônios esteroides e da vitamina D.

Os TG são fontes de reserva energética, enquanto os fosfolípides são fundamentais para a manutenção da integridade das membranas celulares e da solubilidade dos ésteres de colesterol e dos TG no interior das lipoproteínas. As fontes de lípides do organismo são a alimentação, fonte exógena, e a síntese interna, fonte endógena.

Ciclo exógeno: no intestino, o colesterol e a gordura provenientes da alimentação são incorporados aos quilomícrons (QM), sintetizados no retículo endoplasmático das células da mucosa intestinal e posteriormente liberados na linfa mesentérica. Ricos em TG, os QM ganham a circulação sistêmica via ducto torácico. No plasma, ao nível dos capilares, sofrem ação da enzima lipase lipoproteica (LLP), que hidrolisa os TG, liberando ácidos graxos livres (AGL), que são armazenados no tecido adiposo ou utilizados no tecido muscular como fonte de energia. As partículas, agora de tamanho menor, são chamadas de quilomícrons remanescentes (QMr). São removidas da circulação pela interação entre a apo-E e o receptor celular específico localizado principalmente nas células hepáticas.

Ciclo endógeno: as lipoproteínas de muito baixa densidade (VLDL) são formadas nos hepatócitos e contêm principalmente TG e as apo-B100, apo-E e apo-C. Nos capilares, por ação da LLP, são convertidas em partículas mais densas denominadas VLDL-remanescentes ou lipoproteínas de densidade intermediária (IDL). Haverá também liberação de AGL, que serão armazenados na forma de TG no tecido gorduroso ou utilizados como fonte energética. Em condições normais, grande parte das IDL formadas são rapidamente removidas pelo fígado, pelos receptores de apo-B e apo-E. As IDL restantes sofrem ação da enzima lipase hepática (LH), perdendo TG e fosfolípides, formando as lipoproteínas de baixa densidade (LDL), as partículas mais aterogênicas, sendo as principais responsáveis pelo transporte de colesterol para os tecidos periféricos. Além disso, as LDL podem sofrer modificações oxidativas, por radicais livres de oxigênio, aumentando ainda mais o seu potencial aterogênico.

Assim, os níveis de colesterol plasmático dependem do metabolismo das lipoproteínas, principalmente das LDL, que são removidas no fígado e outros tecidos por intermédio de ligação com receptores específicos (receptores B/E). O aporte de LDL no plasma exerce atividade regulatória sobre a expressão desses receptores e sobre a atividade da enzima hidroximetil-glutaril CoA (HMG-CoA) redutase, que é a enzima limitante da síntese do colesterol hepático. Portanto a síntese intracelular de colesterol e dos receptores B/E varia na razão inversa da captação do colesterol plasmático. Esse controle ocorre em indivíduos que não apresentam alterações nos genes que atuam no metabolismo lipídico. Na fisiologia normal, os níveis séricos de colesterol estão sob regulação, apresentando pequenas variações mesmo na presença de aporte alimentar.

Transporte reverso do colesterol: as lipoproteínas de alta densidade (HDL) são sintetizadas no fígado e no intestino ou a partir de componentes das lipoproteínas ricas em TG que sofreram ação da LLP. Nos tecidos periféricos, as HDL captam o colesterol livre e por ação da enzima lecitina-colesterol-acil-transferase (LCAT) tornam-se ricas em colesterol esterificado. As HDL, por sua vez, transportam esse colesterol para o fígado ou o transferem pela ação enzimática de uma proteína, a proteína de transferência de colesterol esterificado (CETP), para as VLDL e LDL, para posteriormente serem transportados para o fígado. A única maneira de que organismo dispõe para eliminar colesterol é a excreção biliar.[7]

Diagnóstico das dislipidemias

O diagnóstico clínico das dislipidemias é difícil, uma vez que a grande maioria dos pacientes com alteração do perfil lipídico não apresenta qualquer sintoma ou sinal decorrente diretamente de sua alteração lipídica. Assim, a dislipidemia só será diagnosticada após a determinação do perfil lipídico, que algumas vezes só é realizado após alguma manifestação clínica de aterosclerose ou de pancreatite.

Entretanto, no caso de hiperlipidemias mais graves, geralmente de caráter familiar, pode ocorrer acúmulo de material lipídico (colesterol ou TG) em determinados tecidos como junto aos olhos (arco corneano e xantelasmas), ao longo de tendões (xantomas tendinosos, especialmente tendão de Aquiles e nas mãos), algumas regiões do corpo como joelhos e cotovelos (xantomas tuberosos) e os xantomas eruptivos (relacionados à hipertrigliceridemia).

Na maior parte dos casos, o diagnóstico laboratorial das dislipidemias é feito pela determinação bioquímica do perfil lipídico: dosagem do colesterol total (CT), do TG e do colesterol ligado à HDL (HDL-C) e cálculo do colesterol ligado à LDL (LDL-C) estimado pela fórmula de Friedewald: LDL-C = CT – (HDL-C + TG/5). Essa fórmula possui menor acurácia à medida que se tem valores mais extremos de TG. Assim, mais recentemente, novo método de estimativa dos valores de LDL-C foi adotado pelo Departamento de Aterosclerose da Sociedade Brasileira de Cardiologia (DA-SBC),[8] definindo diferentes divisores para o valor de TG, que permitem estimar com maior fidedignidade os valores de VLDL-C. Para obter esses divisores, depende-se das concentrações do colesterol não HDL (não HDL-C) e do TG da amostra do paciente. Com esse novo divisor (x) aplica-se a fórmula: LDL-C = CT – HDL-C – TG/x, em que x varia de 3,1 a 11,9. Os valores referenciais do perfil lipídico são mostrados na Tabela 1.

Classificação laboratorial

- Hipercolesterolemia isolada: aumento isolado do LDL-C (LDL-C ≥ 160 mg/dL).
- Hipertrigliceridemia isolada: aumento isolado dos TG (TG ≥ 150 mg/dL ou ≥ 175 mg/dL, se a amostra for obtida sem jejum).
- Hiperlipidemia mista: aumento do LDL-C ≥ 160 mg/dL e dos TG ≥ 150 mg/dL ou ≥ 175 mg/dL, se a amostra for

Tabela 1 Valores referenciais e de alvo terapêutico, conforme avaliação do risco CV estimado pelo médico solicitante do perfil lipídico para adultos com mais de 20 anos, em mg/dL, com e sem jejum, segundo Atualização da Diretriz Brasileira de Dislipidemias e Prevenção da Aterosclerose – 2017

Lípides	Valores	Categoria
CT	< 190	Desejável
HDL-C	> 40	Desejável
TG	< 150 (< 175, sem jejum)	Desejável
LDL-C	< 130	Baixo risco CV
	< 100	Risco CV intermediário
	< 70	Alto risco CV
	< 50	Muito alto risco CV
Colesterol não HDL	< 160	Baixo risco CV
	< 130	Risco CV intermediário
	< 100	Alto risco CV
	< 80	Muito alto risco CV

obtida sem jejum. Se TG ≥ 400 mg/dL, o cálculo do LDL--C pela fórmula de Friedewald é inadequado, devendo--se considerar a hiperlipidemia mista quando o colesterol não HDL for ≥ 190 mg/dL.

■ HDL-C baixo: diminuição isolada do HDL-C (homens < 40 mg/dL e mulheres < 50 mg/dL) ou associada a aumento de TG e/ou LDL-C.

Quanto à etiologia, as dislipidemias (DLP) podem ser classificadas em (1) DLP primárias – de origem genética: hipercolesterolemias comum ou poligênica e familiar, DLP familiar combinada, hipertrigliceridemias comum e familiar, hipoalfalipoproteinemia ou síndrome do HDL baixo; e (2) DLP secundárias – causadas por outras doenças ou uso de medicamentos: hipotireoidismo, diabete melito, síndrome nefrótica, insuficiência renal crônica, obesidade, alcoolismo, icterícia obstrutiva, uso de doses altas de diuréticos, betabloqueadores, corticosteroides ou uso de anabolizantes.[9]

Estratificação de risco

A capacidade de identificar, entre os indivíduos assintomáticos, subgrupos de maior risco para desenvolver eventos cardiovasculares futuros representa etapa crucial em qualquer estratégia voltada à diminuição das taxas de eventos cardiovasculares. Ainda no século XX, a cidade norte-americana de Framingham foi selecionada para ser o local de um emblemático estudo epidemiológico. Contribuíram para a realização do estudo a inesperada morte do presidente Franklin D. Roosevelt por doença cardíaca hipertensiva e acidente vascular cerebral (AVC) em 1945, sugerindo a necessidade de se identificar fatores precipantes para a doença cardiovascular em indivíduos aparentemente saudáveis. Inicialmente foram recrutados 5.209 participantes saudáveis entre 30 e 60 anos de idade para uma avaliação clínica e laboratorial extensiva. Des-

de então, periodicamente essa população e também as gerações descendentes (*Framingham offspring cohort*) têm sido avaliadas sistematicamente em relação ao desenvolvimento de doença cardiovascular. Esse estudo foi pioneiro na identificação e no estabelecimento do conceito de fatores de risco para o desenvolvimento de doença cardíaca e cerebrovascular.[10]

De forma interessante, antes desse estudo, grande parcela dos médicos e agentes de saúde acreditava que as doenças ateroscleróticas faziam parte de um processo inevitável do envelhecimento e a hipertensão arterial, um resultante fisiológico desse processo (chamada à época de hipertensão essencial). Foram inúmeras as publicações emanadas dessa coorte que levaram a um entendimento aprofundado das características individuais e ambientais relacionadas com maior probabilidade de doença cardíaca. Estudos estes que confirmaram a importância de fatores como o tabagismo, níveis elevados de colesterol das LDL, baixos das HDL, diabete melito, hipertensão arterial, história familiar, obesidade, sedentarismo e obesidade central, entre outros, todos relacionados com a aterosclerose e suas manifestações clínicas.[11]

A identificação dos fatores de risco de maior prevalência populacional permitiu que programas de prevenção cardiovascular em vários países, a exemplo dos Estados Unidos, Canadá, Finlândia, Reino Unido, Austrália e Japão, conseguissem reduzir de forma expressiva a mortalidade por doenças cardiovasculares.[12]

Critérios metodológicos para análise de escores de predição

Na análise crítica dos escores ou modelos de predição de risco é importante reconhecer que existem fatores determinantes de acurácia, desempenho e potencial generalização para outras populações. Entre eles, destacam-se características da população original do modelo, subgrupos de pacientes ou critérios de exclusões aplicadas, variáveis capturadas e analisadas nos modelos e notadamente os desfechos escolhidos. As populações originais ou chamadas de coortes de derivação, provenientes de estudos populacionais grandes, na sua maioria, viveram nos Estados Unidos, países da Europa e Ásia. Entre estes, estão as coortes de Framingham, *Atherosclerosis Risk in Communities* (ARIC), *Women's Health Study* (WHI), nos EUA; *Prospective Cardiovascular Münster* (PROCAM) e *Uppsala Longitudinal Study of Adult Men* (ULSAM), na Europa. É conhecido que o risco cardiovascular do primeiro grupo em estudo da coorte de Framingham apresentou incidência de eventos maiores do que as populações mais recentes, europeias e asiáticas. Alguns estudos foram restritos a homens e/ou mulheres, extremos de faixas etárias e/ou grupos étnicos.

Os escores clínicos desenvolvidos apresentaram também uma heterogeneidade importante na definição dos seus desfechos de interesse cardiovasculares. Por exemplo, desfecho duro cardiovascular (*hard endpoint*) tem pelo menos duas definições: morte súbita coronariana e infarto agudo do miocárdio, com ou sem procedimentos de revascularização. Além desses, AVC também possui mais de seis definições: AVC he-

Tabela 2 Valores utilizados para o cálculo do colesterol da lipoproteína de densidade muito baixa e posterior cálculo do colesterol da lipoproteína de baixa densidade

Triglicérides (mg/dL)	Não HDL-C (mg/dL)					
	< 100	100 a 129	130 a 159	160 a 189	190 a 219	> 220
7 a 49	3,5	3,4	3,3	3,3	3,2	3,1
50 a 56	4,0	3,9	3,7	3,6	3,6	3,4
57 a 61	4,3	4,1	4,0	3,9	3,8	3,6
62 a 66	4,5	4,3	4,1	4,0	3,9	3,9
67 a 71	4,7	4,4	4,3	4,2	4,1	3,9
72 a 75	4,8	4,6	4,4	4,2	4,2	4,1
76 a 79	4,9	4,6	4,5	4,3	4,3	4,2
80 a 83	5,0	4,8	4,6	4,4	4,3	4,2
84 a 87	5,1	4,8	4,6	4,5	4,3	4,3
88 a 92	5,2	4,9	4,7	4,6	4,4	4,3
93 a 96	5,3	5,0	4,8	4,7	4,5	4,4
97 a 100	5,4	5,1	4,8	4,7	4,5	4,3
101 a 105	5,5	5,2	5,0	4,7	4,6	4,5
106 a 110	5,6	5,3	5,0	4,8	4,6	4,5
111 a 115	5,7	5,4	5,1	4,9	4,7	4,5
116 a 120	5,8	5,5	5,2	5,0	4,8	4,6
121 a 126	6,0	5,5	5,3	5,0	4,8	4,6
127 a 132	6,1	5,7	5,3	5,1	4,9	4,7
133 a 138	6,2	5,8	5,4	5,2	5,0	4,7
139 a 146	6,3	5,9	5,6	5,3	5,0	4,8
147 a 154	6,5	6,0	5,7	5,4	5,1	4,8
155 a 163	6,7	6,2	5,8	5,4	5,2	4,9
164 a 173	6,8	6,3	5,9	5,5	5,3	5,0
174 a 185	7,0	6,5	6,0	5,7	5,4	5,1
186 a 201	7,3	6,7	6,2	5,8	5,5	5,2
202 a 220	7,6	6,9	6,4	6,0	5,6	5,3
221 a 247	8,0	7,2	6,6	6,2	5,9	5,4
248 a 292	8,5	7,6	7,0	6,5	6,1	5,6
293 a 399	9,5	8,3	7,5	7,0	6,5	5,9
400 a 13.975	11,9	10,0	8,8	8,1	7,5	6,7

HDL-C: lipoproteína de alta densidade-colesterol.
Com este novo divisor (x) aplica-se a fórmula:
LDL-C = CT – HDL-C – TG/x, em que x varia de 3,1 a 11,9.[9]

morrágico, isquêmico e acidente transitório. Esse fato torna bastante difícil validar e comparar os vários modelos em diferentes populações. Igualmente se torna crítica a quantificação de risco absoluto para estimativa de ocorrência dos desfechos.

Estratificadores de risco

Por sua vez, a possibilidade de se estimar o risco absoluto em 10 anos permite ações preventivas, principalmente dirigir a estratégia populacional e a busca de grupos em mais alto risco. Entre os algoritmos existentes, há o escore de ris-

co de Framingham (ERF),[13] escore de risco de Reynolds (ERR),[14,15] o escore de risco global (ERG)[16] e o risco pelo tempo de vida (RTV).[16-18] O ERF estima a probabilidade de ocorrer infarto do miocárdio ou morte por doença coronária no período de 10 anos em indivíduos em prevenção primária. Embora essa estimativa de risco seja sujeita a correções conforme indicadores epidemiológicos da população estudada, ele identifica adequadamente indivíduos de alto e baixo risco. Já o ERR inclui a proteína C-reativa (PCR) e o antecedente familiar de doença coronariana prematura e estima a probabilidade de infarto do miocárdio, AVC, morte e revascularização em 10 anos. No ERG há a estimativa de risco de infarto do miocárdio, AVC, insuficiência vascular periférica e insuficiência cardíaca em 10 anos. No escore de RTV a avaliação se dá em um indivíduo, a partir de 45 anos, apresentar um evento isquêmico. O cálculo do RTV considera que o indivíduo pertença exclusivamente a uma das seguintes categorias: a) sem fatores de risco, ou com todos os fatores de risco ótimos aos 45 anos; b) um ou mais fatores de risco não ótimos; c) um ou mais fatores de risco elevados; d) um dos principais fatores de risco; e) dois ou mais dos principais fatores de risco. A combinação desses diversos escores permite uma melhor estimativa de risco. A justificativa para o emprego de um escore de curto prazo e outro de longo prazo é o fato de que grande parte das mulheres e de homens adultos jovens encontra-se na faixa de baixo risco predito em curto prazo, no entanto, parte deles continuará sendo de baixo risco, enquanto outra parte será de alto risco predito ao longo da vida. Assim, a abordagem do risco pelo tempo de vida pode ser usada para melhorar a motivação de indivíduos de baixo risco em curto prazo, mas com alto risco em longo prazo, e intensificar as mudanças de estilo de vida e o controle de fatores de risco.

Recentemente, o Departamento de Aterosclerose, afiliado à Sociedade Brasileira de Cardiologia, em sua atualização da Diretriz de Dislipidemia e Prevenção Cardiovascular, desenvolveu um prático e dedicado aplicativo para predição de risco, que pode ser acessado em: http://departamentos.cardiol.br/sbc-da/2015/CALCULADORAER2017/index.html, propondo metas terapêuticas absolutas e redução porcentual do LDL-C e do colesterol não HDL para pacientes com ou sem uso de estatinas. Para o subgrupo de indivíduos com risco cardiovascular muito alto, a meta de LDL-C deve ser < 50 mg/dL. Para os indivíduos classificados como de risco cardiovascular alto, é recomendada meta de LDL-C < 70 mg/dL. Sempre que possível e tolerado, deve-se dar preferência para o uso de estatina de alta intensidade ou a associação entre ezetimiba e estatinas, ou seja, os tratamentos que promovem, em média, redução do LDL-C > 50%. Para os indivíduos de risco cardiovascular intermediário, a diretriz propõe meta de LDL-C < 100 mg/dL. Nesses casos, sempre que possível e tolerado, deve-se preferir o uso de estatina de intensidade pelo menos moderada, ou seja, tratamentos associados à redução do LDL-C entre 30 e 50%. Para indivíduos de baixo risco cardiovascular, a meta de LDL-C deve ser < 130 mg/dL. O tratamento medicamentoso deve ser considerado principalmente naqueles com LDL-C persistentemente acima de 160 mg/dL.[19]

Dessa forma, os escores de risco apresentam utilidade em práticas de prevenção de doenças cardiovasculares, mas sempre dentro de contexto clínico e epidemiológico. Ressalta-se que o Brasil assumiu compromissos de prevenção e lançou o Plano de Ações Estratégicas para o Enfrentamento das Doenças Crônicas Não Transmissíveis (DCNT), 2011-2022, que define e prioriza as ações e os investimentos necessários para preparar o país para enfrentar e deter as DCNT e seus fatores de risco nos próximos 10 anos. O plano aborda os quatro principais grupos de doenças (cardiovasculares, on-cológicas, respiratórias crônicas e diabete) e seus fatores de risco em comum modificáveis (tabagismo, álcool, inatividade física, alimentação inadequada e obesidade) e define três diretrizes estratégicas: a) vigilância, informação, avaliação e monitoramento; b) promoção da saúde; c) cuidado integral. O plano define metas e compromissos assumidos pelo Brasil em relação às DCNT.[20,21]

Tratamento das dislipidemias com base em mudanças no estilo de vida

Terapia nutricional

Estudos epidemiológicos e observacionais têm contribuído para recomendações alimentares pelo DA-SBC, que incluem:[9]

- Consumo < 10% do valor calórico total em ácidos graxos saturados para população geral saudável e < 7% em indivíduos de alto risco cardiovascular.
- Não consumir gordura *trans*.
- Substituir parcialmente a gordura saturada por gordura mono ou poli-insaturada.
- Evitar a substituição da gordura saturada por carboidratos.
- O colesterol da dieta exerce influência relativamente pequena no perfil lipídico e na mortalidade cardiovascular e a diretriz do DA-SBC não recomenda redução específica.
- Restrição de gorduras entre 25 e 35% no caso de hipertrigliceridemias, ao lado de restrição moderada de açúcares e abstenção de álcool nas hipertrigliceridemias mais graves.
- Consumo de ácidos graxos ômega-3 também contribuem para redução de TG e podem diminuir desfechos cardiovasculares (incluindo morte cardiovascular) em pacientes de alto risco cardiovascular ou diabete (particularmente na forma purificada de ácido eicosapentaenoico [EPA]).[22]
- Além de priorizar poli e monoinsaturados, a diretriz DA-SBC também recomenda maior consumo de hortaliças, frutas, grãos e carnes magras.
- Adequação de calorias totais para controle de peso.
- Restrição de açúcares de suplementação como a sacarose a 5% da ingestão calórica total.
- Consumo de fitosteróis ou de fitostanóis (aproximadamente 2 g/dia) pode se associar a uma redução ao redor de 10% no LDL-C na população geral e pode ser indicado em crianças portadoras de hipercolesterolemia familiar (1,2 a 1,5 g/dia).

Atividade física

O exercício físico propicia vários benefícios cardiovasculares, antagonizando alguns mecanismos da doença vascular, como a função endotelial, e propiciando importantes benefícios metabólicos, como a redução de TG e o aumento de colesterol das HDL.[9,23]

O DA-SBC em sua diretriz revisada em 2017 recomenda:[9]

- Avaliação clínica e um teste ergoespirométrico progressivo máximo para avaliação das respostas cardiovasculares e metabólicas em esforço e a capacidade física.
- Na impossibilidade de teste ergoespirométrico, pode-se realizar o teste ergométrico.
- Recomenda sessões de 60 minutos três a cinco vezes por semana e deve ser precedida por exercícios de aquecimento e alongamento (5 minutos).
- A intensidade deve ser entre o limiar aeróbio e o ponto de compensação respiratória ou 60 a 80% da frequência cardíaca pico.
- Exercícios aeróbios devem corresponder a 30 a 40 minutos e os exercícios de resistência muscular localizada 15 a 20 minutos com intensidade menor ou igual a 50% da força de contração voluntária máxima.
- Exercício físico promove redução de TG e aumento de HDL-C.

Cessação do tabagismo

A interrupção do fumo tem sido recomendada e a diretriz DA-SBC[9] recomenda em todas as fases da vida do fumante sua interrupção. Os indivíduos fumantes possuem disfunção endotelial e possuem menores valores de colesterol das HDL, sugerindo comprometimento do transporte reverso relacionado à atividade da enzima responsável pela esterificação do colesterol captado na parede vascular.[24] Pacientes mais dependentes podem necessitar do uso de fármacos para cessação do fumo, e a segurança desses medicamentos tem sido avaliada em relação a pacientes de alto risco cardiovascular. Foram feitas as seguintes recomendações:[9]

- A terapia de reposição de nicotina (TRN) com goma ou *patch*, bupropiona e vareniclina constituem estratégias de primeira linha para cessação do tabagismo.
- Metanálise com esses medicamentos mostraram que os fármacos acima são seguros e não determinam aumento de desfechos cardiovasculares como infarto do miocárdio ou AVC.
- Esses medicamentos também se mostraram seguros em relação à frequência cardíaca ou pressão arterial, seja em uso isolado ou combinado, mesmo em pacientes com doença cardiovascular estabelecida.

Tratamento farmacológico das dislipidemias

A decisão para o tratamento farmacológico das dislipidemias depende do risco cardiovascular e do tipo de dislipidemia.

A Diretriz Brasileira do DA-SBC[9] prioriza o tratamento farmacológico das dislipidemias em adição às mudanças de estilo de vida para os pacientes de muito alto ou de alto risco cardiovascular, sendo que o tratamento não farmacológico pode ser estabelecido inicialmente, sem o concomitante

tratamento com medicamentos para os pacientes de menor risco cardiovascular (risco intermediário e baixo).

A escolha dos medicamentos deve ter em conta também a natureza da dislipidemia, uma vez que os hipolipemiantes têm sido classificados de acordo com sua efetividade maior para controle do colesterol ou dos TG.

Medicamentos de ação predominante sobre o colesterol

Estatinas

As estatinas, em razão de similaridade em parte de sua estrutura molecular com a HMG-CoA, competem com esse substrato para interação com a enzima HMG-CoA redutase. Ao reduzir a interação entre a enzima com seu substrato natural, ocorre menor ativação da via que leva à formação de colesterol a partir de mevalonato. Estatinas de mais nova geração possuem maior afinidade com a enzima, o que explica sua maior efetividade na redução da síntese endógena de colesterol. Quanto maior a redução na síntese de colesterol, maior a expressão de receptores de LDL no fígado, determinando maior captação do colesterol plasmático, explicando a redução na colesterolemia, particularmente do colesterol das LDL. A visão mais moderna do metabolismo de colesterol sugere que as estatinas reduzem a quantidade de colesterol por partículas de VLDL formadas e que diversas lipoproteínas são internalizadas no fígado por múltiplos canais, ao contrário do modelo tradicional de metabolismo de lipoproteínas.[25]

Com base em metanálise envolvendo 26 estudos prospectivos, randomizados e controlados, que incluíram 170.000 indivíduos, a redução de aproximadamente 40 mg/dL no LDL-C foi associada com redução significativa de desfechos cardiovasculares, incluindo AVC e infarto agudo do miocárdio, além de 20% de redução de mortes por doença coronária e 10% de diminuição nas mortes por todas as causas.[9,26] Esses resultados reafirmaram a indicação de estatinas na prevenção primária e secundária da aterosclerose[9]. Além disso, comprovada regressão da aterosclerose foi mostrada com as estatinas mais efetivas e nas doses mais elevadas.[27,28]

As principais considerações da Diretriz do DA-SBC[9] incluem:

- As estatinas diferem em sua potência redutora de colesterol, sendo consideradas de maior efetividade a rosuvastatina e a atorvastatina. Com base nos achados de redução no LDL-C superior a 50% com as doses de 20 a 40 mg de rosuvastatina e de 40 a 80 mg de atorvastatina, são consideradas as opções principais para alcance de metas em pacientes de alto ou muito alto risco
- Essas mesmas estatinas geralmente são mais efetivas na redução de TG, um efeito também associado a sua maior meia-vida plasmática
- Estatinas são seguras e raramente se associam com eventos adversos relevantes, como miosite grave
- Não determinam hepatopatia, embora elevação inicial (geralmente dentro da faixa de normalidade) possa ocorrer para enzimas hepáticas. Em longo prazo, tem sido as-

sociado com redução de elevação de enzimas hepáticas com possível benefício em indivíduos com doença hepática gordurosa não alcoólica.[29,30]

- Dosagem rotineira de enzimas musculares não é recomendada em pacientes em uso crônico de estatinas, exceto na presença de sintomas musculares.
- Da mesma forma, não se recomenda dosagem rotineira de enzimas hepáticas, exceto na presença de sintomas e antes da introdução do fármaco.

Ezetimiba

A ezetimiba inibe a absorção de colesterol e de esteróis vegetais por inibição da proteína transportadora desses esteróis no intestino delgado. Por inibição dessa proteína Niemann-Pick C1 *like* 1 (NPC1L1) a ezetimiba consegue reduzir em média 50% da absorção de colesterol proveniente da dieta ou da bile. O uso da ezetimiba possui sinergismo com as estatinas propiciando reduções adicionais ao redor de 20%. Possui excelente tolerabilidade, com sua segurança comprovada em dois grandes estudos: SHARP[31] e IMPROVE-IT,[32] quando foi adicionada à sinvastatina. Nesses estudos houve redução de desfechos cardiovasculares combinados (objetivos primários de ambos).

Com base em metas de LDL-C mais baixas para pacientes de alto ou muito alto risco cardiovascular, a ezetimiba tornou-se um hipolipemiante recomendado e necessário muitas vezes para adição às estatinas, possibilitando alcance de metas e maior benefício cardiovascular.

Resinas

São atualmente pouco utilizadas, pois a ezetimiba tornou-se o hipolipemiante mais receitado junto às estatinas para alcance de metas. No Brasil, apenas a colestiramina ainda é disponível. É administrada em envelopes de 4 g (dose máxima 24 g), não é absorvida, mas, além de reduzir a absorção intestinal de sais biliares contendo colesterol, pode reduzir a absorção de outros medicamentos e vitaminas. Pode ser administrada para gestantes, mas tem o inconveniente de provocar obstipação. Além dos eventos adversos mencionados pode provocar elevação de TG, sendo contraindicada em presença de TG elevados.[9] Seu uso em prevenção primária de pacientes com hipercolesterolemia resultou em redução de eventos cardiovasculares combinados em estudo prospectivo, randomizado, controlado por placebo.[33]

Inibidores da *PCSK9*

Esta nova classe de medicamentos constitui um dos grandes avanços para o controle de dislipidemias de base genética como portadores de hipercolesterolemia familiar e para pacientes de alto ou muito alto risco cardiovascular que não atinjam metas de lipídicas com estatinas isoladas ou combinadas com ezetimiba. De fato, com uma redução adicional ao redor de 60% sobre os níveis de LDL-C e ótimo perfil de segurança, as indicações para uso desses medicamentos (aliro-

cumabe e evolocumabe) têm sido reconhecidas, a despeito do custo elevado desses anticorpos monoclonais.

Esses inibidores da PCSK9 possuem extenso programa destinado à avaliação de sua segurança e efetividade e já contam com dois grandes estudos clínicos, comprovando seu benefício em pacientes de alto risco cardiovascular.[34,35]

Pacientes de maior gravidade como portadores de diabete,[36] doença vascular periférica,[37] doença coronariana multivascular ou desfechos coronarianos recentes,[38] ou com maior atividade inflamatória com base em níveis de PCR,[39] constituem subgrupos de maior benefício absoluto. Além disso, esses fármacos também reduzem moderadamente os níveis de lipoproteína (a), uma lipoproteína que parece adicionar risco cardiovascular de forma independente aos valores de LDL-C e que não são modificadas por estatinas ou estatinas e ezetimiba.[40]

Além dos medicamentos descritos, novos medicamentos foram aprovados em alguns países para tratamento da hipercolesterolemia familiar forma homozigótica, como o antissenso anti-apoB (Mipomersen, Kynamro®)[41] e o inibidor da proteína de transferência microssomal de TG (lomitapide, Justapid®),[42] mas ainda não estão aprovados para uso no Brasil.

Medicamentos que atuam predominantemente sobre triglicérides

Pacientes com elevações de TG apresentam maior risco de pancreatite, proporcional ao seu grau de elevação.[43] As recomendações no tratamento da hipertrigliceridemia dependem dos níveis basais de TG. Se acima de 500 mg, recomenda-se o uso de fibrato, de ácido nicotínico ou de ácidos graxos ômega-3. Na presença de níveis alterados, mas < 500 mg/dL, dá-se preferência ao uso de estatinas, particularmente de meia-vida mais longa, como atorvastatina ou rosuvastatina, e se necessário adiciona-se um segundo fármaco. A Tabela 3 mostra os principais fármacos comercializados no Brasil, dosagens e precauções.

Fibratos

Esses medicamentos atuam estimulando receptores nucleares da proliferação de peroxissomas tipo alfa (PPAR-alfa). Essa ação determina maior atividade da lipoproteína lipase, redução da atividade da apo-CIII e de outras proteínas envolvidas no catabolismo lipídico, favorecendo a hidrólise de TG, VLDL e QM, promovendo redução dos níveis plasmáticos de TG. Além disso, possui outras ações mediadas pelos PPAR-alfa, como maior síntese de apo-A1, contribuindo para melhora no transporte reverso do colesterol mediada pelas HDL, efeitos anti-inflamatórios, entre outros.[9] A despeito desses benefícios sobre o metabolismo lipídico, estudos clínicos randomizados resultaram em benefícios aparentemente restritos aos pacientes com hipertrigliceridemia e baixos níveis de HDL-C, embora a metanálise de 18 estudos com fibratos tenha mostrado redução de 10% em eventos cardiovasculares e 13% em desfechos coronarianos, sem contudo modificar a mortalidade cardiovascular.[44] O uso de fibratos é geral-

Tabela 3 Tratamento farmacológico com fármacos de ação preferencial sobre o colesterol		
Fármacos	Dosagens	Precauções
Estatinas		Interações farmacocinéticas, miosite, rabdomiólise (raro), hepatopatias graves, pequeno aumento no risco de diabete e de acidente vascular cerebral hemorrágico
Sinvastatina	10 a 40 mg	
Pravastatina	10 a 40 mg	
Fluvastatina	20 a 80 mg	
Pitavastatina	2 a 4 mg	
Atorvastatina	10 a 80 mg	
Rosuvastatina	5 a 80 mg	
Inibidor da absorção de colesterol		
Ezetimiba	10 mg	Hepatopatias graves
Resinas		
Colestiramina	4 a 24 g	Hipertrigliceridemias, distúrbios gastrointestinais, absorção de vitaminas e medicamentos
Inibidores da PCSK9		
Evolocumabe	140 mg*	
Alirocumabe	75 a 150 mg*	

* Administração a cada 2 semanas. Fármacos podem ter restrições para uso na infância, gravidez ou lactação.

mente bem tolerado, mas como o fármaco é de eliminação renal, a dose deve ser ajustada a essa condição e ele não deve ser prescrito para a insuficiência renal grave. Além disso, recomenda-se maior cautela com seu uso em pacientes com doença biliar, uso de anticoagulantes e de estatinas.[9]

O uso do fenofibrato em dois estudos envolvendo pacientes com diabete mostrou benefícios na doença microvascular desses pacientes, particularmente na retinopatia diabética.[45]

Ácido nicotínico

O uso desse medicamento é hoje mais restrito, a despeito de modificações favoráveis no perfil lipídico (aumento de HDL-colesterol, redução de LDL-C e de TG) em virtude de efeitos adversos frequentes e falta de resultados em estudos clínicos na era das estatinas.[9] Na apresentação de liberação intermediária com titulações graduais tem sido melhor tolerado e constitui alternativa para pacientes com intolerância a outros fármacos, como estatinas.[9]

Ácidos graxos ômega-3

Com a apresentação recente de resultados de grandes estudos, foi possível estabelecer uma melhor compreensão dos efeitos dos ácidos graxos marinhos na doença cardiovascular na era das estatinas, além de sua ação redutora de TG. Os principais estudos avaliaram os efeitos do EPA e do ácido docosaexaenoico (DHA) em pacientes de alto risco cardiovascular. O estudo ASCEND[46] avaliou os efeitos da suplementação de 1 g diária de ácidos graxos ômega-3 em 15.840 pacientes acompanhados por uma média de 7,4 anos. Não houve benefício nos objetivos primário ou secundário envolvendo desfechos cardiovasculares. Entretanto, em outro estudo (REDUCE-IT),[47] envolvendo 8.179 pacientes de alto risco cardiovascular (prevenção secundária ou diabete com

outros fatores de risco cardiovasculares), seguidos por 4,9 anos e tratados com a forma purificada de EPA e na dose de 4 g diárias em comparação ao placebo, observou-se redução de 25% no objetivo primário (morte cardiovascular, infarto ou AVC não fatais, revascularização coronária ou hospitalização por angina instável). No objetivo secundário (morte cardiovascular, infarto ou AVC não fatais) houve redução de 26%. O estudo mostrou que essa forma de ácidos graxos e a dose utilizada reduz desfechos cardiovasculares de maneira expressiva, mesmo na era das estatinas. Outras formas de ácidos graxos marinhos incluem o óleo de krill, que possui melhor absorção intestinal, boa tolerabilidade, reduz TG, mas ainda não possui estudos de desfechos cardiovasculares.

Outros medicamentos, ainda em estudo ou não disponíveis no Brasil, têm sido desenvolvidos, atuando em formas graves de hipertrigliceridemia, lipoproteína (a), *PCSK9* e lipase ácida lisossomal, na forma de antissenso ou RNA de transferência.[9] A Tabela 4 mostra os principais fármacos, dosagens e precauções com esses medicamentos de ação preferencial sobre os TG.

Tabela 4 Tratamento farmacológico com fármacos de ação preferencial sobre triglicérides		
Fármacos	Dosagens	Precauções
Fibratos		Interações farmacocinéticas, insuficiência renal, colecistopatia
Genfibrozila*	600 a 1.200 mg	
Genfibrozila retard*	900 mg	
Bezafibrato	200 a 600 mg	
Bezafibrato retard	400 mg	
Ciprofibrato	100 mg	
Fenofibrato	250 mg	
Fenofibrato micronizado	160 a 200 mg	

(continua)

Tabela 4   Tratamento farmacológico com fármacos de ação preferencial sobre triglicérides *(continuação)*

Fármacos	Dosagens	Precauções
Ácido nicotínico	500 a 2.000 mg	Eritema, hepatopatia, diabete, gota
Ácidos graxos ômega-3#	1 a 4 g	Podem elevar discretamente LDL-colesterol

*Restrições para combinação com estatinas devido a potencial interação farmacocinética e eventos adversos. Fármacos podem ter restrições para uso na infância, gravidez ou lactação.
Incluem óleo de Krill.[9]

Resumo

Tratamento não farmacológico deve ser instituído para todos os pacientes com dislipidemias ou com doença aterosclerótica significativa

Estatinas constituem a base do tratamento para redução do colesterol, mas pode ser necessária associação com ezetimiba, ou inibidor da PCSK9 para alcance de metas, particularmente para pacientes com hipercolesterolemia familiar grave ou de maior gravidade da doença aterosclerótica.

Fibratos constituem a base do tratamento de hipertrigliceridemias graves, mas podem ser associados a pacientes de alto ou muito alto risco cardiovascular que mantenham níveis altos de triglicérides e baixos de HDL-C a despeito do tratamento com estatina.

Ácidos graxos ômega-3 em doses apropriadas e sobretudo em formas purificadas do ácido eicosapentanoico reduzem desfechos cardiovasculares e podem ser associados ao tratamento com estatinas em pacientes com hipertrigliceridemia.

Inibidores da *PCSK9* se mostraram seguros e efetivos para redução adicional do LDL-C em pacientes que não atinjam as metas de LDL-C ou de colesterol não HDL.

Estes medicamentos mostraram maior benefício absoluto em pacientes de maior risco cardiovascular, como pacientes de prevenção secundária com diabete, doença arterial periférica, doença multivascular ou manifestações clínicas recentes da doença coronariana.

Referências bibliográficas

1. Kannel WB, Wilson PWF. An update on coronary risk factors. Medical Clinics of North America. 1995;79(5):951-71.
2. Anderson M, Castelli WP, Levy D. Cholesterol and mortality: 30 years of follow-up from the Framingham Study. JAMA. 1987;257:2176-80.
3. Verschuren WMM, Jacobs DR, Bloemberg BPM, Kromhout D, Menotti A, Aravanis C, et al. Serum total cholesterol and long-term coronary heart disease mortality in different cultures: 25 years follow-up of the Seven Countries Study. JAMA. 1995;274:131-6.
4. Gotto AM. Lipid lowering, regression and coronary events: a review of the Interdisciplinary Council on Lipids and Cardiovascular Risk Intervention, 70th council meeting. Circulation. 1995;92:646-56.
5. Glasser SP, Selwyn AP, Ganz P. Atherosclerosis: risk factors and the vascular endothelium. Am Heart J. 1996;131:379-84.
6. Fuster V, Badimon L, Badimon JJ, Chesebro JH. The pathogenesis of coronary heart disease. N Engl J Med. 1992;326:246-52, 310-8.
7. Xavier HT. In: Manual de dislipidemias e cardiometabolismo. São Paulo: BBS Editora; 2004. 215 p.
8. Martin SS, Blaha MJ, Elshazly MB, Toth PP, Kwiterovich PO, Blumenthal RS, et al. Comparison of a novel method vs the Friedewald equation for estimating low-density lipoprotein cholesterol levels from the standard lipid profile. JAMA. 2013;310(19):2061-8.
9. Faludi AA, Izar MCO, Saraiva JFK, Chacra APM, Bianco HT, Afiune Neto A, et al. Atualização da Diretriz Brasileira de Dislipidemias e Prevenção da Aterosclerose – 2017. Arq Bras Cardiol. 2017;109(2Supl.1):1-7
10. http://www.framingham.com/heart/backgrnd.htm, acessado em 28/12/2018.
11. Kannel WB. Lessons from curbing the coronary artery disease epidemic for confronting the impending epidemic of heart failure. Med Clin North Am. 2004;88:1129-33.
12. Yusuf S, Hawken S, Ounpuu S, Dans T, Avezum A, Lanas F, et al.; INTERHEART Study Investigators Population Health Research Institute. Effect of potentially modifiable risk factors associated with myocardial infarction in 52 countries (the INTERHEART study): case-control study. Lancet. 2004;364(9438):937-52
13. Expert Panel on Detection, Evaluation, and Treatment of High Blood Cholesterol in Adults. Executive Summary of The Third Report of the National Cholesterol Education Program (NCEP) Expert Panel on Detection, Evaluation, and Treatment of High Blood Cholesterol in Adults (Adult Treatment Panel III). JAMA. 2001;285(19):2486-97.
14. Ridker PM, Buring JE, Rifai N, Cook NR. Development and validation of improved algorithms for the assessment of global cardiovascular risk in women: the Reynolds Risk Score. JAMA. 2007;297(6):611-9.
15. Ridker PM, Paynter NP, Rifai N, Gaziano JM, Cook NR. C-reactive protein and parental history improve global cardiovascular risk prediction: the Reynolds Risk Score for men. Circulation. 2008;118(22):2243-51.
16. D'Agostino RB, Vasan RS, Pencina MJ, Wolf PA, Cobain M, Massaro JM, et al. General cardiovascular risk profile for use in primary care: the Framingham Heart Study. Circulation. 2008;117(6):743-53.
17. Lloyd-Jones DM, Leip EP, Larson MG, D'Agostino RB, Beiser A, Wilson PW, et al. Prediction of lifetime risk for cardiovascular disease by risk factor burden at 50 years of age. Circulation. 2006;113(6):791-8.
18. Berry JD, Dyer A, Cai X, Garside DB, Ning H, Thomas A, et al. Lifetime risks of cardiovascular disease. N Engl J Med. 2012;366(4):321-9.
19. Fox CS, Pencina MJ, Wilson PW, Paynter NP, Vasan RS, D'Agostino RB Sr. Lifetime risk of cardiovascular disease among individuals with and without diabetes stratified by obesity status in the Framingham Heart Study. Diabetes Care. 2008;31(8):1582-4.
20. Council Foreign Relations. Political declaration of the high-level meeting of the General Assembly on the prevention and control of non-communicable diseases. In: VN General Assembly meeting on September 19-20, 2011.
21. Malta DC, Morais Neto OL, Silva Junior JB. Apresentação do plano de ações estratégicas para o enfrentamento das doenças crônicas não transmissíveis no Brasil, 2011 a 2022. EpidemiolServ Saúde. 2011;20(4):425-38.
22. Bhatt DL, Steg PG, Miller M, Brinton EA, Jacobson TA, Ketchum SB, et al.; REDUCE-IT Investigators. Cardiovascular risk reduction with icosapent ethyl for hypertriglyceridemia. N Engl J Med. 2019;380(1):11-22.
23. Bittencourt CR, Izar MC, Schwerz VL, Póvoa RM, Fonseca HA, Fonseca MI, et al. Effects of high-intensity training of professional runners on myocardial hypertrophy and subclinical atherosclerosis. PLoS One. 2016;11(11):e0166009.
24. Moriguchi EH, Fusegawa Y, Tamachi H, Goto Y. Effects of smoking on HDL subfractions in myocardial infarction patients: effects on lecithin-cholesterol acyltransferase and hepatic lipase. Clin Chim Acta. 1991;195(3):139-43.
25. Sniderman AD, Kiss RS, Reid T, Thanassoulis G, Watts GF. Statins, PCSK9 inhibitors and cholesterol homeostasis: a view from within the hepatocyte. Clin Sci (Lond). 2017;131(9):791-7.
26. Cholesterol Treatment Trialists' (CTT) Collaboration, Baigent C, Blackwell L, Emberson J, Holland LE, Reith C, et al. Efficacy and safety of more intensive lowering of LDL cholesterol: a meta-analysis of data from 170,000 participants in 26 randomised trials. Lancet. 2010;376(9753):1670-81.
27. Nissen SE, Nicholls SJ, Sipahi I, Libby P, Raichlen JS, Ballantyne CM, et al.; ASTEROID Investigators. Effect of very high-intensity statin therapy on regression of coronary atherosclerosis: the ASTEROID trial. JAMA. 2011;306(19):2099-109.
28. Nicholls SJ, Ballantyne CM, Barter PJ, Chapman MJ, Erbel RM, Libby P, et al. Effect of two intensive statin regimens on progression of coronary disease. N Engl J Med. 2011;365(22):2078-87.
29. Athyros VG, Tziomalos K, Gossios TD, Griva T, Anagnostis P, Kargiotis K, et al.; GREACE Study Collaborative Group. Safety and efficacy of long-term

statin treatment for cardiovascular events in patients with coronary heart disease and abnormal liver tests in the Greek Atorvastatin and Coronary Heart Disease Evaluation (GREACE) Study: a post-hoc analysis. Lancet. 2010;376(9756):1916-22.

30. Gao X, Nan Y, Zhao Y, Yuan Y, Ren B, Sun C, et al. Atorvastatin reduces lipid accumulation in the liver by activating protein kinase A-mediated phosphorylation of perilipin 5. Biochim Biophys Acta Mol Cell Biol Lipids. 2017;1862(12):1512-9.

31. Baigent C, Landray MJ, Reith C, Emberson J, Wheeler DC, Tomson C, et al.; SHARP Investigators. The effects of lowering LDL cholesterol with simvastatin plus ezetimibe in patients with chronic kidney disease (Study of Heart and Renal Protection): a randomised placebo-controlled trial. Lancet. 2011;377(9784):2181-92.

32. Cannon CP, Blazing MA, Giugliano RP, McCagg A, White JA, Theroux P, et al.; IMPROVE-IT Investigators. Ezetimibe added to statin therapy after acute coronary syndromes. N Engl J Med. 2015;372(25):2387-97.

33. The Lipid Research Clinics Coronary Primary Prevention Trial results. II. The relationship of reduction in incidence of coronary heart disease to cholesterol lowering. JAMA. 1984;251(3):365-74.

34. Sabatine MS, Giugliano RP, Keech AC, Honarpour N, Wiviott SD, Murphy SA, et al.; FOURIER Steering Committee and Investigators. Evolocumab and clinical outcomes in patients with cardiovascular disease. N Engl J Med. 2017;376(18):1713-22.

35. Schwartz GG, Steg PG, Szarek M, Bhatt DL, Bittner VA, Diaz R, et al.; ODYSSEY OUTCOMES Committees and Investigators. Alirocumab and cardiovascular outcomes after acute coronary syndrome. N Engl J Med. 2018 Nov 29;379(22):2097-2107.

36. Sabatine MS, Leiter LA, Wiviott SD, Giugliano RP, Deedwania P, De Ferrari GM, et al. Cardiovascular safety and efficacy of the PCSK9 inhibitor evolocumab in patients with and without diabetes and the effect of evolocumab on glycaemia and risk of new-onset diabetes: a prespecified analysis of the FOURIER randomised controlled trial. Lancet Diabetes Endocrinol. 2017;5(12):941-50.

37. Bonaca MP, Nault P, Giugliano RP, Keech AC, Pineda AL, Kanevsky E, et al. Low-density lipoprotein cholesterol lowering with evolocumab and outcomes in patients with peripheral artery disease: insights from the FOURIER Trial (Further Cardiovascular Outcomes Research With PCSK9 Inhibition in Subjects With Elevated Risk). Circulation. 2018;137(4):338-50.

38. Sabatine MS, De Ferrari GM, Giugliano RP, Huber K, Lewis BS, Ferreira J, et al. Clinical benefit of evolocumab by severity and extent of coronary artery disease. Circulation. 2018;138(8):756-66.

39. Bohula EA, Giugliano RP, Leiter LA, Verma S, Park JG, Sever PS, et al. Inflammatory and cholesterol risk in the FOURIER Trial. Circulation. 2018;138(2):131-40.

40. O'Donoghue ML, Fazio S, Giugliano RP, Stroes ESG, Kanevsky E, Gouni-Berthold I, et al. Lipoprotein(a), PCSK9 inhibition and cardiovascular risk: insights from the FOURIER Trial. Circulation. 2018. [Epub ahead of print].

41. Raal FJ, Braamskamp MJ, Selvey SL, Sensinger CH, Kastelein JJ. Pediatric experience with mipomersen as adjunctive therapy for homozygous familial hypercholesterolemia. J Clin Lipidol. 2016;10(4):860-9.

42. Blom DJ, Cuchel M, Ager M, Phillips H. Target achievement and cardiovascular event rates with lomitapide in homozygous familial hypercholesterolaemia. Orphanet J Rare Dis. 2018;13(1):96.

43. Pedersen SB, Langsted A, Nordestgaard BG. Nonfasting mild-to-moderate hypertriglyceridemia and risk of acute pancreatitis. JAMA Intern Med. 2016;176(12):1834-44.

44. Jun M, Foote C, Lv J, Neal B, Patel A, Nicholls SJ, et al. Effects of fibrates on cardiovascular outcomes: a systematic review and meta-analysis. Lancet. 2010;375(9729):1875-84.

45. Knickelbein JE, Abbott AB, Chew EY. Fenofibrate and diabetic retinopathy. J Diabetes Res. 2014;2014:540326.

46. ASCEND Study Collaborative Group, Bowman L, Mafham M, Wallendszus K, Stevens W, Buck G, et al. Effects of n-3 fatty acid supplements in diabetes mellitus. N Engl J Med. 2018;379(16):1540-50.

47. Bhatt DL, Steg PG, Miller M, Brinton EA, Jacobson TA, Ketchum SB, et al.; REDUCE-IT Investigators. Cardiovascular risk reduction with icosapent ethyl for hypertriglyceridemia. N Engl J Med. 2019;380(1):11-22.

Capítulo 4

Apneia obstrutiva do sono e o risco cardiovascular

Luciano F. Drager
Sônia Maria Guimarães Pereira Togeiro
Geraldo Lorenzi-Filho

Pontos-chave

- A apneia obstrutiva do sono (AOS) é uma condição muito comum na população geral mas atinge níveis alarmantes em pacientes com doença cardiovascular.
- Estudos recentes sugerem que a AOS contribui de forma independente para o aumento da morbidade e mortalidade de origem cardiovascular, incluindo arritmias, o infarto agudo do miocárdio e o acidente vascular cerebral.
- Os mecanismos envolvidos na maior morbidade e mortalidade cardiovascular associada à AOS incluem o aumento da atividade simpática, disfunção endotelial, inflamação, aumento de espécies reativas de oxigênio e a desregulação metabólica, incluindo a resistência à insulina.
- As evidências mais consistentes estão relacionadas a hipertensão arterial, sendo a AOS uma das condições clínicas mais comumente associadas à hipertensão resistente.
- O tratamento de escolha para a AOS moderada a grave consiste na aplicação da pressão positiva de vias aéreas superiores (*continuous positive airway pressure* – CPAP). O benefício do CPAP não está limitado apenas à supressão dos eventos respiratórios, mas também à diminuição de desfechos intermediários (por exemplo, pressão arterial) e da morbidade e mortalidade cardiovascular em pacientes sem eventos cardiovasculares prévios.
- Em pacientes com doença cardiovascular prévia, o impacto do tratamento da AOS com o CPAP ainda é controverso.
- O grande desafio desta importante área de pesquisa é o de aperfeiçoar a identificação de pacientes com maior risco para as complicações cardiovasculares da AOS bem como o de aperfeiçoar os tratamentos existentes e desenvolver novos tratamentos para estes pacientes.

Introdução

A apneia obstrutiva do sono (AOS) é um dos distúrbios do sono mais frequentes caracterizada pelo colapso intermitente das vias aéreas superiores durante o sono, acarretando obstruções totais (apneias) e parciais (hipopneias).[1] As pausas respiratórias levam ao aumento do esforço respiratório e geram redução da pressão intratorácica que aumentam a pressão transmural do ventrículo esquerdo, quedas cíclicas da saturação de oxigênio (a chamada hipóxia intermitente), hipercapnia (usualmente discreta) e fragmentação do sono.[2] Dentre estas características, considera-se que a hipóxia intermitente é um dos principais fatores que levam a repercussões cardiovasculares adversas durante o sono.[2] Entre os mecanismos envolvidos podemos citar a ativação do sistema nervoso simpático, inflamação sistêmica, aumento na produção de espécies reativas de oxigênio, disfunção endotelial, resistência à insulina, entre outras.[2]

A prevalência da AOS é alta na população geral e depende dos critérios diagnósticos. Em adultos, acomete cerca de 9,6% das mulheres e 24,8% dos homens.[3] Nos pacientes com HAS, estima-se ao redor de 56%.[4] Em hipertensos resistentes, a AOS é a condição mais comumente associada, com prevalência de 64%.[5] A AOS é, provavelmente, a causa mais comum de HAS secundária.[5] Parte desta maior prevalência da AOS em pacientes com doenças cardiovasculares é explicada pela coexistência de fatores de risco comuns como idade, sexo masculino e sobrepeso/obesidade.

O tratamento considerado padrão-ouro para casos de AOS moderada a grave é o uso de um aparelho gerador de pressão positiva contínua na via aérea, o CPAP (derivado do inglês *continuous positive airway pressure*). A pressão positiva garante a manutenção da patência da via aérea superior durante o sono, refletindo em aumento da saturação de oxi-hemoglobina noturna e na diminuição dos despertares relacionados aos eventos respiratórios.[1] Ao promover uma redução significativa dos eventos respiratórios na AOS, o CPAP tem sido o principal tratamento estudado para avaliar as consequências cardiovasculares deste distúrbio do sono em estudos não randomizados e randomizados. Neste sentido, o objetivo deste artigo é o de descrever as consequências cardiovasculares da AOS com enfoque no tratamento deste distúrbio do sono e o potencial efeito preventivo sobre as doenças cardiovasculares.

AOS e a hipertensão arterial sistêmica (HAS)

Episódios de apneia e hipopneia associam-se a elevações cíclicas da pressão arterial (PA), especialmente ao final dos eventos respiratórios. Este fato pode contribuir para a redução ou ausência de descenso noturno da PA durante a monitorização ambulatorial da PA (MAPA).[6] Estes padrões de alteração da PA são considerados de risco aumentado para o surgimento de doença cardiovascular. Dados recentes sugerem que alterações do padrão de descenso noturno, especialmente o padrão reverso do descenso noturno (média da PA mais alta no sono do que na vigília), aumenta a chance para a presença da AOS em cerca de 3 a 4 vezes (Figuras 1 e 2).[6] Estes achados foram independentes da presença de sintomas ou do uso dos questionários, o que pode ajudar na triagem dos pacientes com AOS.

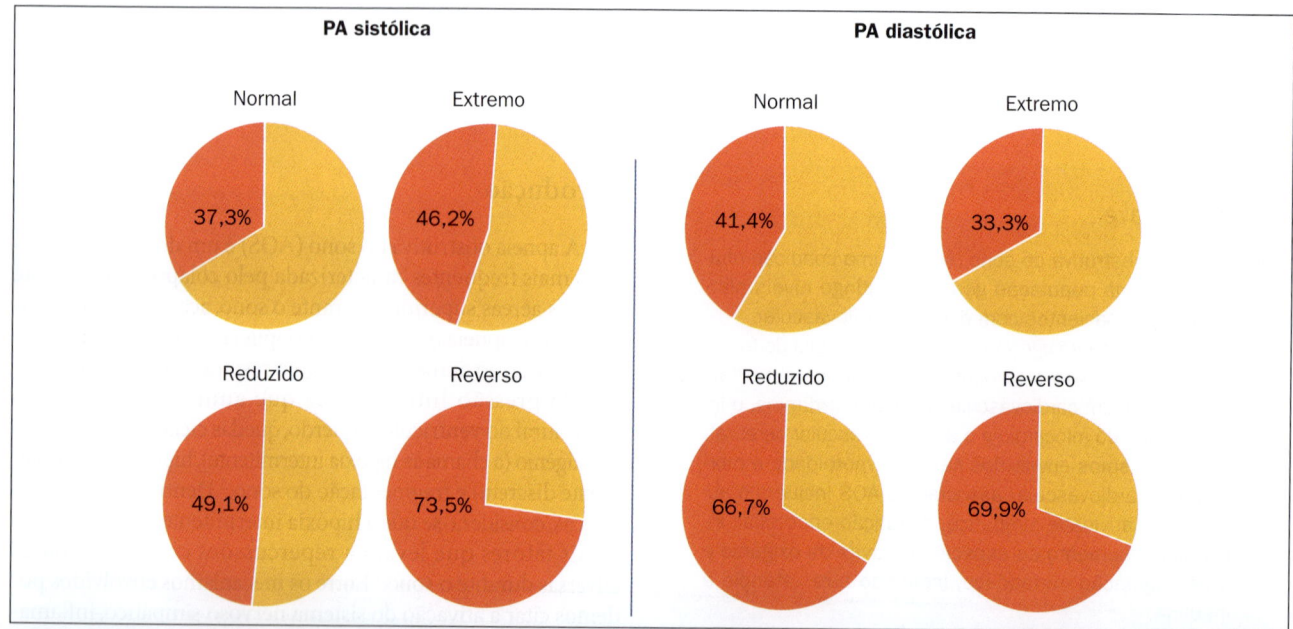

Figura 1 Frequência da apneia obstrutiva do sono (AOS) nos diferentes padrões de descenso noturno verificado pela monitorização ambulatorial da pressão arterial (MAPA) em pacientes consecutivos com indicação para a realização deste exame.
Fonte: modificada de Genta-Pareira et al., 2018.[6]

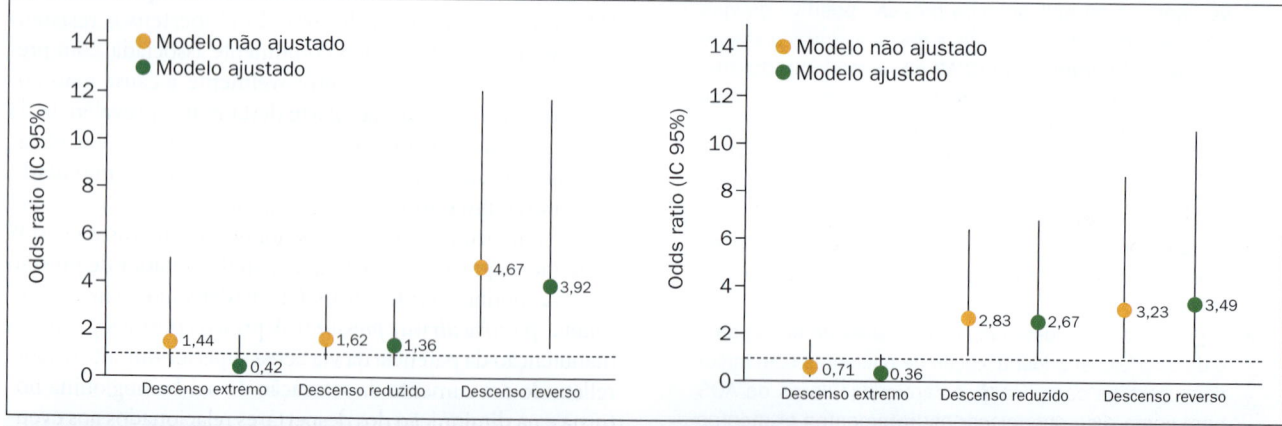

Figura 2 Análise não ajustada e ajustada para determinar a associação independente entre os diferentes padrões de descenso noturno da pressão arterial sistólica (A) e da pressão arterial diastólica (B) com a presença da apneia obstrutiva do sono (AOS). Notem que somente o padrão reverso da pressão arterial sistólica foi independentemente associado com a AOS ao passo que tanto o descendo noturno reduzido quanto o reverso da pressão arterial diastólica foram preditores independentes para a presença da AOS.
Fonte: modificada de Genta-Pareira et al, 2018.[6]

Além disto, há associação entre AOS e lesões em órgãos-alvo, normalmente atribuídas à HAS.[7] A coorte de Wisconsin demonstrou uma associação independente entre presença de AOS na avaliação inicial e surgimento de HAS no acompanhamento, com relação dose-resposta entre gravidade da AOS e o risco de aparecimento de HAS.[8] De forma consistente, um estudo de coorte espanhol com acompanhamento médio de 12,2 anos também mostrou uma associação independente entre as formas mais graves da AOS e a incidência de HAS.[9] De forma interessante, um subgrupo de pacientes tratados com o CPAP apresentou um efeito protetor para o surgimento da HAS (Figura 3).

No que diz respeito ao efeito do tratamento da AOS sobre a PA, os resultados são em geral modestos muito em parte justificado pela mistura de pacientes normotensos e hipertensos e pela adesão nem sempre adequada ao uso do CPAP.[10] Em uma metanálise (1.166 participantes), verificou-se que o tratamento da AOS com CPAP causou redução da pressão arterial sistólica de 3,20 mmHg (IC 95% -4,67 a -1,72) e redução na pressão arterial diastólica de 2,87 mmHg (IC 95% -5,18 a -0,55).[11] Estudos randomizados mostraram que o impacto do tratamento da AOS sobre a pressão arterial é maior em pacientes com hipertensão resistente (em torno de 5 mmHg em média) mas em geral não leva ao controle pressórico destes pacientes.[12-13] Considerando apenas os estudos randomizados (n = 309), demonstrou-se redução de 3,9 mmHg na pressão arterial sistólica média de 24 horas com CPAP *versus* terapia medicamentosa (IC 95% -7,1 a -0,8, p = 0,014) e redução de 3,5 mmHg na pressão arterial diastólica média de 24 horas *versus* terapia medicamentosa (IC 95% -5,3 a -1,6).[14] De forma interessante, um estudo mostrou que a presença de alteração do descenso noturno foi um preditor de melhor resposta do CPAP na redução da PA em pacientes com AOS.[15] Novos estudos são necessários para o entendimento dos principais grupos de pacientes com AOS (inclusive com o uso de biomarcadores)[16] que terão melhor resposta pressórica ao CPAP.

AOS e alterações metabólicas

Pela relação estreita da AOS com a obesidade, a prevalência da AOS é mais alta em pacientes obesos (especialmente naqueles com diabetes mellitus e na obesidade grau 3) e em pacientes com síndrome metabólica.[17] Por isto, a AOS é frequentemente interpretada como um epifenômeno da obesidade, sendo subestimado seu potencial impacto cardiometabólico.[2] Dados de estudos com modelos animais,[18-20] translacionais[21,22] e em humanos[23] sugerem que a hipóxia intermitente no tecido adiposo é um importante mecanismo de disfunção metabólica na AOS decorrente da inflamação crônica, aumento da lipólise, redução do *clearance* de lipoproteínas ricas em triglicérides, infiltração de macrófagos, redução dos níveis de adiponectina, elevação nos níveis de grelina, aceleração de apoptose do adipócito e disfunção mitocondrial. Todos estes fatores podem contribuir para a aterosclerose e o consequente aumento do risco cardiovascular.[2,21]

A seguir, iremos abordar as principais disfunções metabólicas.

Resistência insulínica, diabetes melito tipo 2

No pâncreas e tecidos periféricos, a hipóxia intermitente leva à diminuição da secreção e ação da insulina por meio do aumento do estresse oxidativo no pâncreas, indução da apoptose das células beta e aumento de glicogênio hepático.[24] O efeito da hipóxia crônica intermitente parece agravar a hiperglicemia de jejum, a intolerância à glicose e a resistência insulínica tanto em camundongos com dieta hipergordurosa[19] e naqueles com obesidade geneticamente determinada.[25] Em humanos, a AOS (e com destaque para o papel da hipoxemia intermitente) contribuiu para a resistência à insulina e ao desenvolvimento do diabetes dando suporte à aplicabilidade dos achados em modelos animais.[26-28]

Outros mecanismos menos explorados na literatura são a ativação do eixo hipotálamo-hipófise-adrenal com hipercortisolismo[29] e a redução da secreção do hormônio do crescimento (GH) e dos níveis do fator de crescimento semelhante à insulina tipo 1 (IGF-1).[30] Embora não totalmente elucidada a fisiopatogenia das reduções destes hormônios, é postulado que o GH liberado durante o sono de ondas lentas poderá estar reduzido quando diminuição deste estágio do sono como ocorre em pacientes com AOS de grau significativo em decorrência da fragmentação do sono. A redução do GH e do IGF1, por sua vez estão associados à resistência insulínica.

Dislipidemia

Estudos com modelo animal também demonstraram que a hipóxia intermitente induz a dislipidemia de jejum tanto em camundongos magros como em obesos em decorrência da ativação da transcrição do fator esterol regulatório elemento carreador da proteína 1 (SREBP-1) e stearoyl-CoA dessaturase, enzima envolvida na biossíntese do triglicéride e fosfolípides. Adicionalmente também foi demonstrado que a hipóxia intermitente reduz o *clearance* de proteínas ricas em triglicérides inativando a lipase lipoproteína no tecido adiposo.[33] Entretanto, a despeito de existir evidencias de que em humanos a AOS está associada com a dislipidemia,[34] ainda faltam dados clínicos consistentes (incluindo de estudos randomizados) para esclarecer se a AOS é, de fato, um fator de risco para dislipidemia.

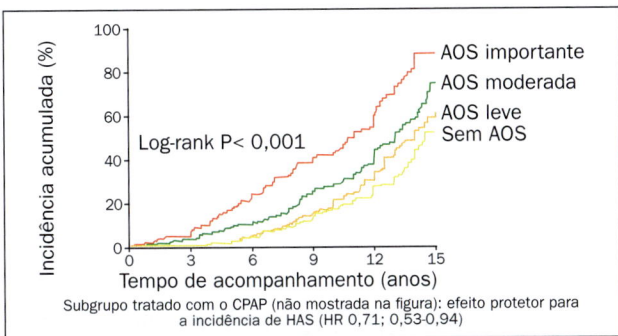

Figura 3 Presença da apneia obstrutiva do sono (AOS) e incidência da hipertensão arterial sistêmica.
Fonte: modificada de Marin et al., 2012.[9]

AOS e arritmias

Evidências crescentes correlacionam a presença da AOS com diversos tipos de arritmias.[35] Por exemplo, a ocorrência de bradicardia associada a eventos de apneia e hipopneia reflete uma hiperativação parassimpática no sentido de reduzir o consumo de oxigênio pelo músculo cardíaco num contexto de hipoxemia. Quando ocorre hipoxemia na ausência de ventilação, a estimulação dos quimiorreceptores carotídeos tem efeito vagotônico causando bradicardia. Quando a ventilação é reiniciada, ainda na presença de hipoxemia, o estiramento dos receptores pulmonares inibe a estimulação vagal, o que resulta em taquicardia mediada pela descarga simpática cardíaca não antagonizada.[35] Além disso, a apneia simula o "reflexo do mergulho", que se associa à bradicardia decorrente de hiperativação parassimpática.[35]

A prevalência de bradiarritmias em pacientes portadores de AOS pode variar dependendo da gravidade da AOS e fatores predisponentes.[38] Koehler et al. observaram bloqueio atrioventricular do segundo ou terceiro grau e ou parada sinusal superior a 2 segundos em 7% dos pacientes com AOS, sendo que a ocorrência de bradiarritmias estava relacionada ao grau de obesidade e gravidade da AOS.[37] Roche e colaboradores relataram que assistolias paroxísticas no período noturno eram significativamente mais prevalentes em pacientes com AOS em relação àqueles sem AOS (10,6% vs. 1,2%; p < 0,02; respectivamente) e que havia associação positiva com a gravidade da doença.[38]

O tratamento com o CPAP em pacientes com AOS pode trazer benefício na redução das bradiarritmias e, em alguns casos, evitar o implante desnecessário de marca-passos. Em um interessante estudo envolvendo pacientes com AOS e bradicardia noturna (incluindo episódios de pausas superiores a 2 segundos e bloqueios atrioventriculares do segundo ou terceiro grau, houve redução significativa do número de episódios após tratamento com CPAP evitando-se o implante de marca-passo.[39] Em pacientes com AOS e monitorizados continuamente pelo *loop recorder* implantável, foi observada redução do número de bradiarritmias nas primeiras 8 semanas de terapia com CPAP, e o benefício foi progressivo nos 6 meses seguintes.[40] Estes dados reforçam a importância de triar a AOS em pacientes com bradiarritmias com predominância noturna para a prevenção de procedimentos desnecessários.

Fibrilação atrial (FA) e AOS

A FA é a arritmia cardíaca mais frequente e está associada a morbidade e mortalidade significativas. Em decorrência de sua importância, um número crescente de investigações nos últimos anos tem associado a FA à AOS, incluindo FA paroxística ou as formas crônicas e persistentes.[41,42] Em pacientes consecutivos com FA aguda que reverteram com sucesso a arritmia, a presença de AO não tratada foi um preditor de maior recorrência da FA quando comparado ao grupo controle (sem AOS) e de um grupo de pacientes com AOS que realizaram o tratamento com o CPAP.[43] Uma metanálise incluindo aproximadamente 4.000 pacientes mostrou que os pa-

cientes com AOS diagnosticados com polissonografia tinham cerca de 40% maior risco de recorrência de FA após a ablação por cateter do que aqueles sem AOS.[44] Em relação ao impacto do tratamento da AOS na recorrência de FA, duas metanálises avaliaram o efeito global do tratamento da AOS com CPAP mostrando uma redução de 40% no risco de recorrência.[45,46]

Com relação às arritmias ventriculares, elas são mais prevalentes em indivíduos com AOS quando comparada a indivíduos sem AOS. O índice de apneia e hipopneia e o grau de dessaturação noturna parecem estar associados com a densidade de arritmias.[47] Mehra e colaboradores encontraram uma prevalência aumentada de taquicardia ventricular não sustentada (5,3 vs. 1,2%) e extrassistolia ventricular complexa (25 vs. 14,5%) em indivíduos com AOS quando comparados aos indivíduos sem AOS, respectivamente. Além disso, os indivíduos com AOS apresentavam uma chance três vezes maior de apresentar taquicardia ventricular não sustentada e quase duas vezes de apresentar extrassistolia ventricular complexa.[47] Pelo menos dois estudos avaliando pacientes com AOS, insuficiência cardíaca e arritmia ventricular demonstraram que o tratamento da AOS com CPAP foi capaz de reduzir a densidade de arritmias ventriculares.[48,49]

AOS e morte cardíaca súbita

O significado clínico das arritmias cardíacas na AOS também diz respeito à possibilidade de complicações mais graves, incluindo a morte súbita cardíaca. Pacientes com AOS apresentaram risco aumentado (2,6 vezes) de morte cardíaca súbita durante a noite, que foi um padrão marcadamente diferente comparado à população geral sem AOS que apresenta maior taxa de eventos fatais durante o dia.[50]

AOS e eventos cerebrovasculares

O acidente vascular cerebral (AVC) é a segunda principal causa de morte em todo o mundo. A maioria dos AVC (aproximadamente 85%) é isquêmica e resulta de redução transitória ou permanente do fluxo sanguíneo cerebral em uma área específica do cérebro. A lesão cerebral subsequente com o rompimento da barreira hematoencefálica inicia uma cascata de inflamação, estresse oxidativo, excitotoxicidade e apoptose. Vários destes mecanismos foram descritos na AOS, o que fornece plausibilidade biológica para inferir que a AOS possa contribuir para a ocorrência do AVC.[51] De fato, a associação entre AOS e AVC foi confirmada em uma metanálise incluindo 25.760 indivíduos que relatou um risco de ocorrência de AVC em indivíduos com AOS acentuada de 2,15 vezes maior.[52]

Apesar do número reduzido de estudos investigando os efeitos do CPAP em pacientes com AOS e AVC, ainda não está claro se o tratamento com CPAP em pacientes com AOS pode diminuir o risco de AVC em pacientes sem eventos cerebrovasculares prévios.[53]

Em pacientes que tiveram eventos coronarianos ou cerebrovasculares prévios, os resultados também são conflitantes. O estudo multicêntrico SAVE abordou este tema incluindo

2.717 pacientes com idade entre 45 a 75 anos, com história prévia de doença coronariana ou cerebrovascular e AOS.[54] Os pacientes foram alocados para tratamento com CPAP ou cuidados habituais por uma média de 3,7 anos. Neste estudo, o uso do CPAP não preveniu mais uma nova recorrência do AVC na população estudada em relação ao grupo que ficou com o tratamento de rotina.[54] Em uma subanálise, no entanto, foi encontrado um risco menor de um desfecho composto para os eventos cerebrais no grupo de pacientes que usaram CPAP por pelo menos 4 horas/dia (razão de risco: 0,52; IC 95%, 0,30-0,90; p = 0,02).[54] Uma metanálise incluindo o estudo SAVE e outros estudos menores sugere que o tratamento da AOS com o CPAP pode melhorar parâmetros neurofuncionais pós-AVC e potencialmente reduzir novos eventos cerebrovasculares.[55]

AOS, doença coronariana e mortalidade cardiovascular

Vários estudos observacionais demonstraram que a AOS está independentemente associada com um risco aumentado de infarto do miocárdio e mortalidade cardiovascular.[56-58] Uma recente metanálise destes estudos encontrou um *hazard ratio* de 2,21 para mortalidade cardiovascular (IC 95%, 1,61-3,04; P < 0,0001). No entanto, não se encontrou um aumento da mortalidade cardiovascular em pacientes com AOS moderada (*hazard ratio* 1,40; IC 95%, 0,77-2,53) mas somente para a AOS grave (*hazard ratio* 2,65; IC 95%, 1,82-3,85).[59]

É importante destacar aqui um padrão distinto de potencial impacto do tratamento com o CPAP na morbidade e mortalidade cardiovascular. Em pacientes sem eventos cardiovasculares prévios, o tratamento com o CPAP (atuando como prevenção primária) promoveu redução do risco de eventos cardiovasculares fatais e não fatais tanto em homens (Figura 4),[56] quanto em idosos[57] e mulheres[58] com AOS.

No cenário da prevenção secundária, no entanto, este dado não foi consistente. No mencionado estudo SAVE,[54] não

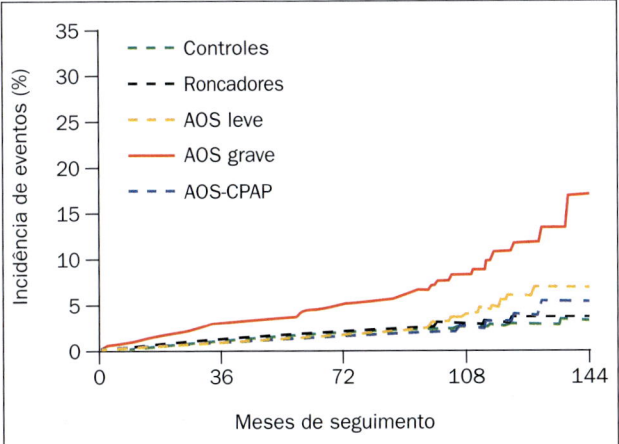

Figura 4 Impacto do tratamento da apneia obstrutiva do sono (AOS) na prevenção primária de eventos cardiovasculares fatais em homens.
Fonte: modificada de Marin et al., 2005.[56]

foi observado uma redução na mortalidade cardiovascular com o tratamento da AOS pelo CPAP. No entanto, o uso de CPAP médio foi de 3,3 horas por noite. Apesar do desfecho principal (mortalidade) ter sido neutro, o estudo teve vários achados importantes.[54] Apesar de que os pacientes incluídos não eram muito sintomáticos, houve melhora no grau de sonolência e sintomas de ansiedade e depressão no grupo randomizado para CPAP. Como já mencionado, no subgrupo de pacientes que utilizou CPAP por pelo menos 4 horas por noite, houve uma diminuição de novos episódios de AVC.[54] Esse estudo demonstra a complexidade da AOS e reforça a necessidade de uma boa adesão ao tratamento para entender de forma definitiva o real impacto do tratamento da AOS com CPAP em desfechos cardiovasculares.[60]

Conclusão

A literatura disponível até o momento sugere que a AOS pode predispor ao surgimento da HAS, contribuir para os distúrbios metabólicos, arritmias e para o surgimento da doença cardiovascular no cenário de prevenção primária. No entanto, as evidências são baseadas de estudos observacionais. No cenário de prevenção secundária, o tratamento da AOS pode prevenir a recorrência de FA. No entanto, em pacientes com doença cardiovascular prévia, o aumento do risco atribuído à AOS em pacientes em estudos observacionais não foi confirmado por ensaios randomizados recentes. Neste contexto, a AOS pode não ser um fator de risco adicional para as doenças cardiovasculares, mas os efeitos neutros do CPAP podem ser parcialmente explicados pela exclusão de pacientes hipoxêmicos graves e pela baixa adesão ao CPAP observada nesses estudos.[60] Portanto, esforços adicionais para melhorar o uso de CPAP ou o desenvolvimento de novos tratamentos podem ajudar a entender a magnitude da AOS na doença cardiovascular e adotar medidas preventivas neste sentido. Finalmente, a identificação de pacientes com AOS que possuem maior risco cardiovascular podem direcionar prioridades para um tratamento multidisplinar eficaz. A criação de biomarcadores é um campo crescente de interesse.[61] Neste sentido, evidências recentes sugerem que a carga de hipoxemia (independente do número de eventos respiratórios),[62] quando a presença de uma AOS com sintomas de sonolência[63] mostraram-se marcadores associados com pior prognóstico na AOS.

Resumo

Os distúrbios respiratórios do sono são muito comuns na população geral e a prevalência é extremamente alta entre os pacientes com doença cardiovascular já estabelecida. Estes distúrbios continuam sendo pouco reconhecidos apesar de poderem causar muitos sintomas, incluindo sono de má qualidade, sonolência excessiva diurna, cansaço e baixa qualidade de vida.

De forma importante, os distúrbios respiratórios do sono estão estreitamente relacionados com várias doenças cardiovasculares. Neste capítulo abordaremos dois dos principais distúrbios respiratórios do sono: a apneia obstrutiva do sono (AOS) e a apneia central. A AOS é caracterizada por obstruções parciais ou completas das vias aéreas superiores, promovendo redução da pressão intratorácica, fragmentação do sono e hipoxemia intermitente. Evidências crescentes apontam que a AOS pode contribuir para o surgimento e/ou contribuir para piorar o prognóstico de diversas doenças cardiovasculares, incluindo a hipertensão arterial, a fibrilação atrial, o infarto agudo do miocárdio e o acidente vascular cerebral. O principal tratamento da AOS, a pressão contínua de vias aéreas superiores (CPAP) é muito eficaz em abolir os eventos respiratórios quando bem utilizado além de promover a redução da pressão arterial (particularmente nos pacientes com hipertensão arterial resistente), prevenir a recidiva de episódios de fibrilação atrial pós cardioversão ou pós-ablação e de reduzir os eventos cardiovasculares não fatais e fatais em pacientes sem eventos cardiovasculares prévios (prevenção primária). No contexto da prevenção secundária (pacientes com AOS e eventos cardiovasculares prévios), dados de dois grandes estudos mostrou que o uso preventivo do CPAP não foi capaz de prevenir novos eventos cardiovasculares nestes pacientes. Este achado parece ser parcialmente explicado pela relativa baixa adesão média verificada nestes estudos uma vez que sub-análises de pacientes com boa adesão ao CPAP reduziu eventos cerebrovasculares, o que levanta a hipótese de que o aperfeiçoamento do tratamento da AOS visando aumentar a adesão bem como a identificação de subgrupos de mais alto risco pode contribuir para o nosso entendimento do real impacto da AOS na doença cardiovascular.

Referências bibliográficas

1. Jordan AS, McSharry DG, Malhotra A. Adult obstructive sleep apnoea. Lancet. 2014;383:736-47.
2. Drager LF, Togeiro SM, Polotsky VY, Lorenzi-Filho G. Obstructive sleep apnea: a cardiometabolic risk in obesity and the metabolic syndrome. J Am Coll Cardiol. 2013;62:569-76.
3. Tufik S, Santos-Silva R, Taddei JA, Bittencourt LRA. Obstructive sleep apnea syndrome in the Sao Paulo Epidemiologic Sleep Study. Sleep Med. 2010;11:441-6.
4. Drager LF, et al. Characteristics and predictors of obstructive sleep apnea in patients with systemic hypertension. Am J Cardiol. 2010;105:1135-9.
5. Pedrosa RP, et al. Obstructive sleep apnea: the most common secondary cause of hypertension associated with resistant hypertension. Hypertension. 2011;58:811-7.
6. Genta-Pereira DC, Furlan SF, Omote DQ, Giorgi DMA, Bortolotto LA, Lorenzi-Filho G, et al. Nondipping blood pressure patterns predict obstructive sleep apnea in patients undergoing ambulatory blood pressure monitoring. Hypertension. 2018;72:979-85.
7. Drager LF, Bortolotto LA, Figueiredo AC, Silva BC, Krieger EM, Lorenzi-Filho G. Obstructive sleep apnea, hypertension, and their interaction on arterial stiffness and heart remodeling. Chest. 2007;131(5):1379-86.
8. Peppard PE. Prospective study of the association between sleep-disordered breathing and hypertension. N Engl J Med. 2000;342:1378-84.
9. Marin JM, Agusti A, Villar I, Forner M, Nieto D, Carrizo SJ, et al. Association between treated and untreated obstructive sleep apnea and risk of hypertension. JAMA. 2012;307:2169-76.
10. Fatureto-Borges F, Lorenzi-Filho G, Drager LF. Effectiveness of continuous positive airway pressure in lowering blood pressure in patients with obstructive sleep apnea: a critical review of the literature. Integr Blood Press Control. 2016;9:43-7.
11. Schein ASO, Kerkhoff AC, Coronel CC, Plentz RDM, Sbruzzi G. Continuous positive airway pressure reduces blood pressure in patients with obstructive sleep apnea; a systematic review and meta-analysis with 1000 patients. J Hypertens. 2014;32:1762-73.
12. Pedrosa RP, et al. Effects of OSA treatment on BP in patients with resistant hypertension: A randomized trial. Chest. 2013;144:1487-94.
13. Martínez-García MA, et al. Effect of CPAP on blood pressure in patients with obstructive sleep apnea and resistant hypertension: the HIPARCO randomized clinical trial. JAMA. 2013;310:2407-15.
14. Varounis C, et al. Effect of CPAP on blood pressure in patients with obstructive sleep apnea and resistant hypertension: a systematic review and meta-analysis. Intern J Cardiol. 2014;175.
15. Castro-Grattoni AL, Torres G, Martínez-Alonso M, Barbé F, Turino C, Sánchez-de-la-Torre A, et al. Blood pressure response to CPAP treatment in subjects with obstructive sleep apnoea: the predictive value of 24-h ambulatory blood pressure monitoring. Eur Respir J. 2017;50(4).pii:1700651.
16. Sánchez-de-la-Torre M, Khalyfa A, Sánchez-de-la-Torre A, Martinez-Alonso M, Martinez-García MÁ, Barceló A, et al.; Spanish Sleep Network. Precision medicine in patients with resistant hypertension and obstructive sleep apnea: blood pressure response to continuous positive airway pressure treatment. J Am Coll Cardiol. 2015;66(9):1023-32.
17. Li M, Li X, Lu Y. Obstructive sleep apnea syndrome and metabolic diseases. Endocrinology. 2018;159(7):2670-5.
18. Reinke C, Bevans-Fonti S, Drager LF, Shin MK, Polotsky VY. Effects of different acute hypoxic regimens on tissue oxygen profiles and metabolic outcomes. J Appl Physiol 2011;111:881-90.
19. Drager LF, Li J, Reinke C, Bevans-Fonti S, Jun JC, Polotsky VY. Intermittent hypoxia exacerbates metabolic effects of diet-induced obesity. Obesity (Silver Spring) 2011;19:2167-74.
20. Thorn CE, Knight B, Pastel E, McCulloch LJ, Patel B, Shore AC, et al. Adipose tissue is influenced by hypoxia of obstructive sleep apnea syndrome independent of obesity. Diabetes Metab. 2017;43(3):240-247.
21. Drager LF, Yao Q, Hernandez KL, Shin MK, Bevans-Fonti S, Gay J, et al. Chronic intermittent hypoxia induces atherosclerosis via activation of adipose angiopoietin-like 4. Am J Respir Crit Care Med. 2013;188(2):240-8.
22. Murphy AM, Thomas A, Crinion SJ, Kent BD, Tambuwala MM, Fabre A, et al. Intermittent hypoxia in obstructive sleep apnoea mediates insulin resistance through adipose tissue inflammation. Eur Respir J. 2017;49(4).pii:1601731.
23. Carneiro G, Togeiro SM, Ribeiro-Filho FF, et al. Continuous positive airway pressure therapy improves hypoadiponectinemia in severe obese men with obstructive sleep apnea without changes in insulin resistance. Metab Syndr Relat Disord. 2009;7:537-42.
24. Polak J, Shimoda LA, Drager LF, Undem C, McHugh H, Polotsky VY, et al. Intermittent hypoxia impairs glucose homeostasis in C57BL6/J mice: partial improvement with cessation of the exposure. Sleep. 2013;36(10):1483-90; 1490A-1490B.
25. Polotsky VY, Li J, Punjabi NM, et al. Intermittent hypoxia increases insulin resistance in genetically obese mice. J Physiol. 2003;552:253-64.
26. Muraki I, Tanigawa T, Yamagishi K, Sakurai S, Ohira T, Imano H, et al.; CIRCS Investigators. Nocturnal intermittent hypoxia and the development of type 2 diabetes: the Circulatory Risk in Communities Study (CIRCS). Diabetologia. 2010;53:481-8.
27. Botros N, Concato J, Mohsenin V, Selim B, Doctor K, Yaggi HK. Obstructive sleep apnea as a risk factor for type 2 diabetes. Am J Med. 2009;122:1122-7.
28. Kendzerska T, Gershon AS, Hawker G, Tomlinson G, Leung RS. Obstructive sleep apnea and incident diabetes: a historical cohort study. Am J Respir Crit Care Med. 2014;190:218-25.
29. Carneiro G, Togeiro SM, Hayashi LF, Ribeiro-Filho FF, Ribeiro AB, Tufik S, et al. Effect of continuous positive airway pressure therapy on hypothalamic-pituitary-adrenal axis function and 24-h blood pressure profile in obese men with obstructive sleep apnea syndrome. Am J Physiol Endocrinol Metab. 2008;295:E380-E384.
30. Izumi S, Ribeiro-Filho FF, Carneiro G, Togeiro SM, Tufik S, Zanella MT. IGF-1 levels are inversely associated with metabolic syndrome in obstructive sleep apnea. J Clin Sleep Med. 2016;12(4):487-93.
31. Li J, Grigoryev DN, Ye SQ, et al. Chronic intermittent hypoxia upregulates genes of lipid biosynthesis in obese mice. J Appl Physiol. 2005;99:1643-8.
32. Savransky V, Jun J, Li J, et al. Dyslipidemia and atherosclerosis induced by chronic intermittent hypoxia are attenuated by deficiency of stearoyl coenzyme A desaturase. Circ Res. 2008;103:1173-80.

33. Drager LF, Li J, Shin MK, et al. Intermittent hypoxia inhibits clearance of triglyceride-rich lipoproteins and inactivates adipose lipoprotein lipase in a mouse model of sleep apnoea. Eur Heart J. 2012;33:783-90.

34. Barros D, García-Río F. Obstructive sleep apnea and dyslipidemia. From animal models to clinical evidence. Sleep. 2018.

35. May AM, Van Wagoner DR, Mehra R. OSA and cardiac arrhythmogenesis: mechanistic insights. Chest. 2017;151(1):225-41.

36. Grimm W, et al. Electrophysiologic evaluation of sinus node function and atrioventricular conduction in patients with prolonged ventricular asystole during obstructive sleep apnea. Am J Cardiol. 1996;77:1310-4.

37. Koehler U, et al. Relations among hypoxemia, sleep stage, and bradyarrhythmia during obstructive sleep apnea. Am Heart J.; 2000;139:142-8.

38. Roche F, et al. Relationship among the severity of sleep apnea syndrome, cardiac arrhythmias, and autonomic imbalance. PACE. 2003;26:669-77.

39. Stegman SS, Burroughs JM, Henthorn RW. Asymptomatic bradyarrhythmias as a marker for sleep apnea: appropriate recognition and treatment may reduce the need for pacemaker therapy. Pacing Clin Electrophysiol. 1996;19(6):899-904.

40. Simantirakis EN, et al. Severe bradyarrhythmias in patients with sleep apnoea: The effect of continuous positive airway pressure treatment: a long-term evaluation using an insertable loop recorder. Eur Heart J. 2004;25:1070-6.

41. Kwon Y, Koene RJ, Johnson AR, Lin GM, Ferguson JD. Sleep, sleep apnea and atrial fibrillation: Questions and answers. Sleep Med Rev. 2018;39:134-42.

42. Braga B, Poyares D, Cintra F, Guilleminault C, Cirenza C, Horbach S, et al. Sleep-disordered breathing and chronic atrial fibrillation. Sleep Med. 2009;10(2):212-6.

43. Kanagala R, et al. Obstructive sleep apnea and the recurrence of atrial fibrillation. Circulation. 2003;107:2589-94.

44. Ng CY, Liu T, Shehata M, Stevens S, Chugh SS, Wang X. Meta-analysis of obstructive sleep apnea as predictor of atrial fibrillation recurrence after catheter ablation. Am J Cardiol. 2011;108:47-51.

45. Shukla A, Aizer A, Holmes D, Fowler S, Park DS, Bernstein S, et al. Effect of obstructive sleep apnea treatment on atrial fibrillation recurrence: a meta-analysis. JACC: Clinical Electrophysiology. 2015;1:41-51.

46. Qureshi WT, Nasir UB, Alqalyoobi S, O'Neal WT, Mawri S, Sabbagh S, et al. Meta-analysis of continuous positive airway pressure as a therapy of atrial fibrillation in obstructive sleep apnea. Am J Cardiol. 2015;116:1767-73.

47. Mehra R, Benjamin EJ, Shahar E, Gottlieb DJ, Nawabit R, Kirchner HL, et al.; Sleep Heart Health Study. Association of nocturnal arrhythmias with sleep-disordered breathing: The Sleep Heart Health Study. Am J Respir Crit Care Med. 2006;173(8):910-6.

48. Javaheri S. Effects of continuous positive airway pressure on sleep apnea and ventricular irritability in patients with heart failure. Circulation. 2000;101(4):392-7.

49. Ryan CM, Usui K, Floras JS, Bradley TD. Effect of continuous positive airway pressure on ventricular ectopy in heart failure patients with obstructive sleep apnoea. Thorax. 2005;60(9):781-5.

50. Gami AS, Howard DE, Olson EJ, Somers VK. Day-night pattern of sudden death in obstructive sleep apnea. N Engl J Med. 2005;352:1206-14.

51. Lyons OD, Ryan CM. Sleep apnea and stroke. Can J Cardiol. 2015;31(7):918-27.

52. Wang X, Ouyang Y, Wang Z, et al. Obstructive sleep apnea and risk of cardiovascular disease and all-cause mortality: a meta-analysis of prospective cohort studies. Int J Cardiol. 2013;169:207-14.

53. Culebras A. Sleep apnea and stroke. Curr Neurol Neurosci Rep. 2015;15(1):503.

54. McEvoy RD, Antic NA, Heeley E, Luo Y, Ou Q, Zhang X, et al.; SAVE Investigators and Coordinators. CPAP for Prevention of Cardiovascular Events in Obstructive Sleep Apnea. N Engl J Med. 2016;375(10):919-31.

55. Brill AK, Horvath T, Seiler A, Camilo M, Haynes AG, Ott SR, et al. CPAP as treatment of sleep apnea after stroke: a meta-analysis of randomized trials. Neurology. 2018;90(14):e1222-e1230.

56. Marin JM, Carrizo SJ, Vicente E, Agusti AGN. Long-term cardiovascular outcomes in men with obstructive sleep apnoea-hypopnoea with or without treatment with continuous positive airway pressure: An observational study. Lancet. 2005;365;1046-53.

57. Campos-Rodriguez F, et al. Cardiovascular mortality in women with obstructive sleep apnea with or without continuous positive airway pressure treatment. Ann Intern Med. 2012;156:115.

58. Martínez-García MA, Campos-Rodríguez F, Catalán-Serra P, Soler-Cataluña JJ, Almeida-Gonzalez C, De la Cruz Morón I, et al. Cardiovascular mortality in obstructive sleep apnea in the elderly: role of long-term continuous positive airway pressure treatment: a prospective observational study. Am J Respir Crit Care Med. 2012;186(9):909-16.

59. Ge X, et al. Is Obstructive sleep apnea associated with cardiovascular and all-cause mortality? PLoS One. 2013;8.

60. Drager LF, McEvoy RD, Barbe F, Lorenzi-Filho G, Redline S; INCOSACT Initiative (International Collaboration of Sleep Apnea Cardiovascular Trialists). Sleep apnea and cardiovascular disease: lessons from recent trials and need for team science. Circulation. 2017;136:1840-50.

61. Lebkuchen A, Carvalho VM, Venturini G, Salgueiro JS, Freitas LS, Dellavance A, et al. Metabolomic and lipidomic profile in men with obstructive sleep apnea: implications for diagnosis and biomarkers of cardiovascular risk. Sci Rep. 2018;8(1):11270.

62. Azarbarzin A, Sands SA, Stone KL, Taranto-Montemurro L, Messineo L, Terrill PI, et al. The hypoxic burden of sleep apnoea predicts cardiovascular disease-related mortality: the Osteoporotic Fractures in Men Study and the Sleep Heart Health Study. Eur Heart J. 2018.

63. Mazzotti DR, Keenan BT, Lim DC, Gottlieb DJ, Kim J, Pack AI. Symptom subtypes of obstructive sleep apnea predict incidence of cardiovascular outcomes. Am J Respir Crit Care Med. 2019.

Capítulo 5

Doença aterosclerótica subclínica: diagnóstico e impacto no prognóstico

Viviane Zorzanelli Rocha
Marcio Hiroshi Miname
Ana Paula Cornado Marte

Pontos-chave

- O uso de marcadores de aterosclerose subclínica baseados em métodos de imagem tem o intuito de refinar a estimativa do risco cardiovascular do indivíduo.
- A tomografia com escore de cálcio coronariano é um marcador de aterosclerose subclínica com significativa capacidade de predição de eventos cardiovasculares e com o melhor poder de discriminação e reclassificação.
- A espessura íntima-média carotídea (EIMC) aumentada também é preditora de eventos cardiovasculares e cerebrovasculares, mas a utilidade desse marcador na estratificação de risco em adição ao escore de risco de Framingham é questionável. A EIMC e a presença de placa carotídea podem ser utilizadas como agravantes de risco.
- O índice tornozelo-braquial (ITB) < 0,9 (ou > 1,4) é outro método com capacidade aditiva de predizer eventos cardiovasculares e cerebrovasculares.

Introdução

A doença cardiovascular permanece como a principal causa de morte no mundo e também no Brasil. De acordo com dados mais recentes da Organização Mundial da Saúde (OMS), quase 18 milhões de pessoas morrem anualmente por doenças cardiovasculares, sendo 85% dessas mortes decorrentes de doença arterial coronariana (DAC) e acidentes vasculares cerebrais (AVC).[1]

A estratificação do risco cardiovascular dos indivíduos, principalmente quando aliada ao manejo dos fatores de risco, como o controle do tabagismo e da pressão arterial, o tratamento do diabetes e a redução dos níveis de LDL-colesterol (LDL-C), representa estratégia importante para a diminuição do risco cardiovascular.

Quanto ao controle lipídico em particular, a prescrição de hipolipemiantes, em especial as estatinas, para reduzir o LDL-C em indivíduos assintomáticos de prevenção primária baseia-se no risco cardiovascular estimado para o paciente mediante seus fatores de risco. Infelizmente, o poder preditivo desses fatores é imperfeito, abrindo espaço para uma gama de marcadores de risco adicionais, como os marcadores de aterosclerose subclínica.

A investigação de aterosclerose subclínica, principalmente baseada em exames de imagem, visa a identificar indivíduos de maior risco cardiovascular, seguida da implementação de estratégias mais intensivas e dirigidas de redução de risco nesses pacientes. De fato, indivíduos com maior carga aterosclerótica apresentam mais risco cardiovascular e se beneficiam mais das medidas preventivas. Entre os métodos não invasivos destinados à identificação e à quantificação de aterosclerose subclínica estão a calcificação arterial coronariana (CAC) e a espessura da íntima-média carotídea (EIMC), ambas preditoras do risco cardiovascular independentes de fatores de risco tradicionais.

Este capítulo se propõe a revisar os principais marcadores de aterosclerose subclínica, sua associação com eventos cardiovasculares, sua utilidade em relação aos fatores de risco tradicionais e a evidência acerca do benefício do tratamento que cada método dirige.

Escore de cálcio

A calcificação vascular coronariana tem de ser entendida como representativa do processo de aterosclerose em curso. Alguns mecanismos foram propostos como iniciadores dessa calcificação: morte de células inflamatórias e debris necróticos que servem como sítios para formação de cristais de fosfato de cálcio; redução da expressão local de inibidores de mineralização; indução de formação óssea resultante da diferenciação de células musculares lisas vasculares.[2] Existem fatores procalcificação e fatores inibidores da calcificação vascular. O balanço entre esses elementos determina sua ocorrência. Inicialmente, a calcificação surge de forma microscópica em região de intensa inflamação, com expressão de fatores procalcificação.[2] Essas regiões de microcalcificação podem se agregar e formar regiões maiores de calcificação vascular, que passam a ser detectáveis em exames de imagem.

A detecção da CAC pode ser feita por diferentes métodos invasivos e não invasivos. Na prática clínica, o método mais utilizado é a tomografia de coronárias com a quantificação do escore de cálcio coronariano. A presença e a intensidade da CAC estão relacionadas com a carga total de placas ateroscleróticas.[3] A presença e a gravidade da CAC são quantificadas pelo escore desenvolvido por Agatston et al. ou pelo escore de volume ou pela massa de cálcio coronariano.[4] O escore de Agatston é o mais amplamente utilizado e é calculado multiplicando-se a área da lesão (mm²) por um fator de densidade do cálcio (que varia de 1 a 4).[4] A aquisição de CAC é feita com uso de tomografia computadorizada (TC) e não requer infusão de contraste endovenoso (EV). A dose de radiação é baixa (menos de 1 mSv) e é comparável a um exame de mamografia.[4]

Associação do escore de cálcio com evento cardiovascular

Diversos estudos demonstraram a correlação entre CAC e eventos coronarianos em pacientes sem eventos cardiovasculares prévios. Os dois estudos mais importantes que avaliaram essa relação foram o *Multi-ethnic study of atherosclerosis* (MESA) e o *Heinz Nixdorf recall*. O estudo MESA incluiu 6.722 indivíduos sem doença cardiovascular manifesta, submetidos à realização de CAC e acompanhados por uma mediana de 3,8 anos.[5] Ocorreram 162 eventos coronarianos. Comparados a indivíduos com CAC zero, indivíduos com CAC de 101-300 tinham risco de 7,73 vezes maior de evento coronariano, e aqueles com CAC acima de 300 tinham risco 9,67 vezes maior.[6] O estudo *Heinz Nixdorf recall* incluiu 4.129 indivíduos acompanhados por 5 anos.[7] Ocorreram 93 mortes coronarianas e infarto do miocárdio (IM) não fatais. O risco relativo de evento coronariano ajustado para categorias de risco foi 2,80 para CAC 100-399 e 6,40 para CAC acima de 400 em comparação a escore de cálcio zero.[8] O risco absoluto de evento coronariano também aumenta com níveis mais elevados de CAC e, dessa forma, a taxa absoluta percentual de evento em 10 anos para CAC zero, 1-100, 101-400, > 400 e > 1.000 é, respectivamente: 1,1-1,7; 2,3-5,9; 12,8-16,4; 22,5-28,6 e 37.[4] O CAC zero está associado a taxa de evento coronariano muito baixa, enquanto CAC > 400 apresenta taxa de evento semelhante a paciente de prevenção secundária mesmo em longo prazo (10 anos).[9]

Informações adicionais fornecidas pelo escore de cálcio

O estudo MESA mostrou que o modelo de predição de risco cardiovascular com escore de cálcio melhorou a reclassificação de risco comparado ao modelo apenas com variáveis clínicas.[10] Nesse estudo, a área sob a curva ROC para discriminação de qualquer evento coronariano foi de 0,77 para os fatores de risco tradicionais e aumentou para 0,82 com adição do CAC (p < 0,001).[5] Esse achado foi corroborado pelo estudo alemão *Heinz Nixdorff* que também demonstrou me-

lhora na reclassificação e discriminação de risco cardiovascular com uso do escore de cálcio coronariano em pacientes de prevenção primária: a área sob a curva ROC do escore de Framingham aumentou de 0,653 para 0,755 com adição do CAC (p = 0,0001).[7] Também existe evidência de que a CAC melhora a reclassificação de risco principalmente em pacientes de risco intermediário, nos quais a taxa de reclassificação varia de 52 a 65,6%.[4]

A despeito da importância da estratificação de risco cardiovascular, o escore de cálcio não deve ser utilizado na avaliação rotineira de pacientes sintomáticos, uma vez que pode ocorrer doença coronariana e mesmo síndrome coronariana aguda em vigência de escore de cálcio zero.

Evidências de tratamento dirigido pelo escore de cálcio

Apesar de forte evidência de CAC como ferramenta auxiliar na estratificação de risco de pacientes assintomáticos, ainda não há a mesma evidência para utilizá-lo como filtro de quem deve ser tratado ou não com estatinas. Um indício de que essa ferramenta pode auxiliar nessa decisão foi um estudo de registro em que foram incluídos pacientes de prevenção primária submetidos a CAC, analisando-se o uso ou não de estatina. Os autores incluíram 13.644 pacientes (idade média de 50 anos, 71% homens), acompanhados por uma mediana de 9,4 anos. Apenas os pacientes com CAC positivo apresentaram redução de evento com uso de estatina; em particular aqueles com CAC > 100 derivaram maior benefício com número necessário para tratar (NNT) de 12 (p < 0,0001).[11] A diretriz norte-americana de 2018 para tratamento do colesterol incorpora o CAC como forma de auxiliar na decisão terapêutica com estatina. Em particular para pacientes de 40-75 anos sem diabetes melito, com LDL-C entre 70-189 mg/dL e escore de risco de evento aterosclerótico entre 7,5-19,9%, o tratamento com estatina poderia não ser feito se CAC igual a zero (exceto para tabagistas, diabéticos ou aqueles com história familiar de doença aterosclerótica prematura). CAC de 1-99 favorece uso de estatina para aqueles com mais de 55 anos e CAC > 100 ou acima do percentil 75 teriam indicação do uso de estatina.[12] A US Preventive Services Task Force adota uma postura mais conservadora e acredita não haver recomendação para uso do CAC, por falta de evidência sobre impacto real do tratamento guiado por esse exame sobre a avaliação dos fatores de risco tradicionais.[13] A atualização da diretriz brasileira de dislipidemias de 2017 orienta tratar os pacientes com CAC > 100 como alto risco cardiovascular independente dos demais fatores de risco.[14]

Outro ponto de potencial aplicação do CAC é na seleção de pacientes com benefício do uso da aspirina na prevenção primária. Uma análise do estudo MESA concluiu que haveria malefício do uso para CAC zero, porém existiria um benefício líquido para CAC > 100, a despeito dos fatores de risco.[15] São necessários mais estudos que corroborem essa indicação de CAC, apesar de um consenso da Sociedade de Tomografia Cardiovascular já colocar indicação de aspirina em pacientes com CAC > 100.[16]

Angiotomografia coronariana

A angiotomografia coronariana permite visualizar a luz do vaso e analisar sua parede e, dessa forma, quantificar a obstrução luminal e trazer informação sobre a composição de placa aterosclerótica (calcificada, não calcificada e mista). O exame necessita de infusão de contraste EV, e a qualidade da aquisição de imagens depende de ritmo cardíaco regular e frequência cardíaca controlada. A capacidade de discriminação de obstrução luminal é elevada, com área sob a curva ROC média de 0,98 em estudos unicêntricos, variando entre 0,93-0,96 em estudos muticêntricos.[17]

Dessa maneira, a angiotomografia coronariana pode ser utilizada para avaliação de DAC em três cenários clínicos: suspeita de DAC crônica em paciente sintomático com probabilidade pré-teste intermediária pelos critérios de Diamon-Forrester; suspeita de DAC crônica em pacientes com provas isquêmicas conflitantes ou inconclusivas; e suspeita de síndrome coronariana aguda de baixo/intermediário risco com eletrocardiograma (ECG) normal ou não diagnóstico e marcadores de necrose miocárdica negativa.[18]

Associação da angiotomografia coronariana com evento cardiovascular

Existem alguns aspectos derivados da angiotomografia coronariana que estão associados a evento cardiovascular: detecção de obstrução coronariana, composição de placa, qualidade da placa e avaliação de inflamação perivascular.

O estudo de registro *Coronary CT angiography evaluation for clinical outcomes: an international multicenter registry* (CONFIRM) incluiu 27.125 pacientes consecutivos submetidos à angiotomografia coronariana (7.590 assintomáticos). Em 2,5 anos de seguimento, a taxa de mortalidade para indivíduos com DAC obstrutiva foi maior do que aqueles sem obstrução (4,1% *versus* 1,7%), e também aumentava quanto maior o número de vasos com DAC obstrutiva.[19,20] Uma análise *post-hoc* do *Scottish COMputed tomography of the HEART trial* (SCOT-HEART – estudo multicêntrico randomizado em pacientes com suspeita de angina *pectoris*) mostrou que a presença de placas com características adversas (remodelamento positivo ou baixa atenuação) leva a um risco 3 vezes maior de morte coronaria-na ou IM não fatal.[8] A detecção não invasiva de inflamação coronariana foi avaliada em uma análise *post-hoc* do estudo *Cardiovascular RISk prediction using computed tomography* (CRISP-CT). Existe uma correlação entre um índice de atenuação de gordura perivascular avaliado pela angiotomografia coronariana com inflamação. Esse estudo demonstrou um risco 2 vezes maior de mortalidade cardíaca com uso desse índice, sendo que um *cutoff* ≥ 70,1 unidades Hounsfield associou-se com risco 9 vezes maior.[21] Interessante notar a evidência de que, mesmo em população de mais alto risco, como os diabéticos, a presença e a extensão de DAC detectada pela angiotomografia coronariana em assintomáticos é forte preditora de eventos cardiovasculares.[6]

Informações adicionais fornecidas pela angiotomografia coronariana

O uso da angiotomografia coronariana em pacientes assintomáticos poderia ganhar aplicação na prática clínica caso agregasse informação aos fatores de risco tradicionais e a CAC na estratificação de risco e se mudasse o desfecho cardiovascular relacionado a mudança de tratamento guiado por seu resultado. A primeira premissa foi avaliada em uma subanálise do estudo CONFIRM, em que se avaliou o poder do incremento da angiotomografia coronariana na avaliação do risco de mortalidade por todas as causas e infarto não fatal em indivíduos assintomáticos em diferentes níveis de CAC. O estudo mostrou que pacientes com CAC < 100 não apresentaram melhora da área sob a curva ROC ou reclassificação de risco (NRI, do inglês *net reclassification improvement*) com uso da angiotomografia coronariana em comparação ao escore de Framingham. Os pacientes com CAC > 100 apresentaram um aumento da área sob a curva ROC de 0,53 para 0,77 (p < 0,001) e NRI de 0,62 (p < 0,001), porém o benefício ocorreu em particular para os pacientes com CAC 100-400, ou seja, indivíduos com nível de risco intermediário. Outra publicação do mesmo estudo demonstra que essa melhora no poder de incremento da estratificação do risco com angiotomografia coronariana ocorre em particular em pacientes mais idosos, pois a melhora da discriminação do risco e do NRI sobre o modelo com escore de Framingham + CAC ocorreu apenas no tercil de idade mais avançada (acima de 62 anos).[22] Logicamente, ainda não há resposta definitiva para esse tema, pois trata-se de um estudo observacional e com tempo de seguimento relativamente curto (2,5 anos). Ainda são necessários outros estudos para confirmar esses achados. A segunda premissa será discutida a seguir.

Evidência de tratamento dirigido pela angiotomografia coronariana

A avaliação do benefício do uso da angiotomografia coronariana na mudança de tratamento do paciente assintomático é complexa, pois envolve intensificação de tratamento clínico e possível atitude em relação a revascularização coronariana.

O único estudo randomizado em pacientes assintomáticos nesse tema é o FACTOR 64. Esse estudo avaliou se a angiotomografia coronariana em pacientes assintomáticos com diabetes tipos 1 ou 2 poderia trazer benefício em reduzir eventos clínicos.[23] Foram incluídos pacientes com duração de diabetes há pelo menos 3 ou 5 anos, randomizados para realizar ou não angiotomografia coronariana, sendo o resultado utilizado na sua condução clínica. Todos os pacientes foram submetidos a tratamento-padrão dos fatores de risco, sendo estimulados a atingir metas terapêuticas segundo diretrizes vigentes na época (hemoglobina glicada < 7%, LDL-C < 100 mg/dL e pressão sistólica < 130 mmHg). Os pacientes do grupo angiotomografia com coronárias normais eram mantidos no tratamento padrão. Aqueles que apresentavam doença coronariana leve proximal ou grave proximal ou distal, ou, ainda, escore de cálcio de 10, eram recomendados a passar por tratamento agressivo

(LDL-C < 70 mg/dL, HDL-C > 50 mg/dL, triglicerídios < 150 mg/dL, hemoglobina glicada < 6% e pressão sistólica < 120 mmHg). Os pacientes com estenose grave eram submetidos à angiografia coronariana invasiva, ficando a decisão sobre revascularização a critério do médico assistente. Pacientes com lesão moderada eram submetidos a uma pesquisa de isquemia miocárdica. No total, foram randomizados 900 pacientes, sendo 452 para o grupo da angiotomografia, com tempo médio de seguimento de 4 anos. A duração média do diabetes no grupo sem angiotomografia foi de 13,5 anos; já no grupo com angiotomografia, de 12,3 anos. A taxa de eventos do desfecho primário (mortalidade total, infarto não fatal ou angina instável) não foi diferente entre os dois grupos, sendo de 6,2% no grupo angiotomografia e de 7,6% no grupo controle (HR 0,80; IC de 95%: 0,49 a 1,32; p = 0,38). Também não houve diferença em relação ao desfecho secundário (eventos isquêmicos cardíacos maiores). A taxa de eventos observada esteve abaixo do previsto para cálculo do tamanho amostral, o que pode ter interferido no resultado negativo do estudo.

De qualquer forma, pode-se concluir que pacientes diabéticos assintomáticos e apresentando fatores de risco bem controlados não parecem ter benefício com o rastreamento por angiotomografia coronariana.

Diante das evidências expostas até o momento, não existe uma recomendação do uso da angiotomografia coronariana em pacientes assintomáticos, estando as recomendações do uso dessa tecnologia reservadas para os sintomáticos.

Espessura íntima-média carotídea (EIMC)

A medida da EIMC é um marcador precoce de aterosclerose, globalmente utilizado por ser um método simples, reprodutível e não invasivo.[24]

A medida da EIMC é definida como a distância entre a interface lúmen-íntima e a interface média-adventícia da artéria carótida. O espaço entre essas duas linhas hiperecoicas, ou "dupla linha", é definido como EIMC.[24] Existem diversas estratégias para medir a EIMC, podendo haver certa confusão na literatura. Além disso, critérios unificados são indispensáveis para a apropriada diferenciação entre uma placa aterosclerótica inicial e o espessamento da íntima-média, este último correspondendo não apenas ao processo aterosclerótico em sua fase inicial, mas também ao remodelamento não aterosclerótico compensatório decorrente, em grande parte, de hipertrofia da média.[25] A diferenciação entre EIMC e placa aterosclerótica é relevante, considerando as diferenças entre esses dois biomarcadores, incluindo o próprio poder de predição de eventos vasculares.[25] De acordo com a atualização do consenso de Mannheim, as placas são estruturas focais e se projetam para a luz arterial em pelo menos 0,5 mm ou 50% do valor da EIMC, podendo ainda corresponder a uma espessura > 1,5 mm, medida da interface lúmen-íntima até a interface média-adventícia.[25]

Associação da EIMC com evento cardiovascular

Diversos estudos demonstraram a relação entre EIMC e eventos vasculares. O estudo *Atherosclerosis risk in commu-nities* (ARIC) acompanhou 12.841 pacientes sem eventos cardiovasculares prévios por uma média de 5,2 anos.[26] O estudo avaliou a relação de eventos coronarianos (IM, morte coronariana) com a EIMC e observou uma taxa de eventos de 5,07 (IC 95% 3,08-8,36) para mulheres e de 1,85 (IC 95% 1,28-2,69) para homens, comparando a EIMC ≥ 1 mm com a EIMC < 1 mm.[26] Em outra análise do ARIC, os mesmos autores também constataram aumento do risco de AVC entre pacientes com maior valor da EIMC.[27]

O *Cardiovascular Health Study* (CHS) acompanhou 4.476 pacientes sem doença cardiovascular prévia, com idade igual ou acima de 65 anos, com seguimento médio de 6,2 anos.[28] O risco relativo de AVC ou IM foi maior quanto maior o quintil da EIMC (p < 0,001). O risco relativo de IM ou AVC comparando o quintil mais espesso com o menos espesso (ajustado para sexo e idade) foi de 3,87 (IC 95% 2,72 a 5,51).[28]

Em uma metanálise publicada em 2007, Lorenz et al. avaliaram a capacidade de predição de eventos cardiovasculares da EIMC.[29] Foram incluídos 8 estudos observacionais e mais de 37.000 indivíduos seguidos por um tempo médio de 5,5 anos. O risco relativo de IM ajustado por sexo e idade foi de 1,26 (IC 95%, 1,21 a 1,30) por diferença de 1 desvio-padrão da EIM da carótida comum, e 1,15 (IC 95%, 1,12 a 1,17) por diferença de 0,10 mm da EIM da carótida comum.[29] No caso do AVC, o risco relativo por diferença da EIMC foi discretamente maior do que o observado para o IM: 1,32 (IC 95%, 1,27 a 1,38) e 1,18 (IC 95%, 1,16 a 1,21), respectivamente. Essa metanálise mostrou que a EIMC é um preditor forte de eventos vasculares futuros. No entanto, o risco para ambos os desfechos diminuiu com o número de ajustes para os fatores de risco. Esse estudo também destacou potenciais dificuldades decorrentes das diferentes metodologias utilizadas para a medição da EIMC.[29]

Embora a EIMC se associe a risco de eventos cardiovasculares na população geral, a associação entre a progressão da EIMC avaliada a partir de dois exames de ultrassonografia (USG) e o risco cardiovascular ainda é incerta. Na metanálise de Lorenz et al., em que foram incluídos mais de 36.000 indivíduos, com seguimento médio de 7 anos, a progressão anual da EIMC foi derivada de dois exames de USG, realizados com intervalo de 2-7 anos. Nesse estudo, embora a média das medidas de EIMC dos dois exames estivesse robustamente associada com risco cardiovascular (HR 1,16, IC 95% 1,10-1,22 após ajustes), não foi detectada nenhuma associação entre progressão da EIMC e risco de eventos cardiovasculares subsequentes.[30]

Informações adicionais fornecidas pela EIMC

Se, por um lado, a associação da EIMC com o risco de eventos cardiovasculares é sólida entre os vários estudos, a utilidade desse marcador na estratificação de risco em adição ao escore de risco de Framingham é duvidosa. O estudo *USE intima-media thickness* (USE-IMT) – uma metanálise com dados individuais de estudos prospectivos que incluiu mais de 45.000 indivíduos – avaliou o valor da adição da EIM da carótida comum a modelos de predição de risco cardiovascular em indivíduos assintomáticos.[31] Nesse estudo, a adição da EIMC ao escore de risco de Framingham foi associada apenas a discreta melhora na predição de eventos cardiovasculares com base na estatística C (*C statistic*) e na NRI, sugerindo pouca utilidade no uso rotineiro da EIMC para a população geral.[31] Entretanto, o estudo de Polak et al. avaliou diferentes variáveis carotídeas, incluindo EIMC e placas carotídeas, quanto a sua capacidade de predição de eventos cardiovasculares, constatando que a adição dessas métricas aos fatores de risco de Framingham pode melhorar a predição de risco de eventos.[24,32]

Uso da EIMC como desfecho substituto para avaliação de intervenções

Finalmente, o uso da EIMC como desfecho substituto para avaliação de intervenções também se mantém questionável. Vários estudos clínicos já utilizaram esse parâmetro, demonstrando que diversas intervenções redutoras de eventos cardiovasculares, como as estatinas, por exemplo, se associam também à redução da EIMC. No entanto, ainda é incerta a associação entre redução da EIMC e redução de eventos. Por exemplo, a metanálise de Costanzo et al., que incluiu mais de 18.000 participantes, não observou relação significativa entre a regressão da EIMC e eventos cardiovasculares, mostrando que a redução da EIMC induzida por terapias pode não refletir benefícios clínicos.[33]

Assim, a medida da EIMC representa importante marcador de aterosclerose subclínica e preditor de eventos cardiovasculares e cerebrovasculares, principalmente quando associada à avaliação de presença, número e composição de placas ateroscleróticas pela USG de carótidas. Trata-se de exame seguro e acessível, porém ainda com críticas relacionadas à diversidade de metodologias utilizadas para a medida da EIMC. Por outro lado, o consenso da Sociedade Americana de Ecocardiografia e outros já destacou que a metodologia é bem definida e tem excelente reprodutibilidade.[34,35] Segundo o consenso, a USG de carótidas dirigida à estratificação de risco cardiovascular deve se basear na medida da EIM da artéria carótida comum associada à pesquisa extensa de placas nas carótidas, incluindo a bifurcação e carótida interna, sítios mais comuns de presença de placa.[35]

Algumas diretrizes contemplam a avaliação ultrassonográfica das carótidas na estratificação de risco cardiovascular. A diretriz brasileira de dislipidemias considera de alto risco indivíduos portadores de aterosclerose subclínica documentada por diversas metodologias, como a presença de placa à USG de carótidas.[14] A diretriz europeia de manejo das dislipidemias (ESC/EAS) também considera de risco mais alto indivíduos com aterosclerose subclínica detectada por diversos métodos, incluindo a USG de carótidas.[36] No entanto, outros documentos não recomendam a USG de carótidas entre os métodos para refinamento da estratificação de risco. A revisão sistemática da US Preventive Services Task Force avaliou três marcadores não tradicionais para estratificação de risco cardiovascular – a proteína C-reativa (PCR) de alta sensibilidade, o índice tornozelo-braquial (ITB) e o escore de cálcio coronariano – mas não considerou a evidência científica suficiente para a indicação de qualquer um deles.[37] Essa análise não incluiu a USG de carótidas. Já a nova diretriz norte-americana de manejo do colesterol (ACC/AHA), embora não tenha citado a USG de carótidas como um dos vários fatores agravantes de risco, incluiu outros marcadores, por exemplo o escore de cálcio e o ITB, em sua árvore de decisões para estratificação de risco em indivíduos de prevenção primária.[38]

Índice tornozelo-braquial

A doença arterial obstrutiva periférica (DAOP) é uma manifestação de aterosclerose *nos* membros inferiores, podendo prejudicar a marcha e, em casos graves, levar a infecção e amputação. Além da morbidade, a DAOP, independentemente de sintomas, está associada à doença arterial obstrutiva em outros leitos vasculares (coronariano, cerebral, carotídeo) e, consequentemente, a eventos cardiovasculares, numa proporção de 4-6% ao ano, em portadores da doença.[39]

Dentre os fatores de risco principais para a DAOP, destacam-se o tabagismo com risco relativo (RR) de 3,7, diabetes melito (para cada aumento de 1% no valor da hemoglobina glicada, há aumento de 26% no risco de DAOP), e hipertensão arterial sistêmica (HAS) com risco relativo menor do que o tabagismo.[40] A correlação entre dislipidemia e DAOP foi demonstrada no estudo de Framingham e, apesar do colesterol total ≥ 270 mg/dL estar associado a uma incidência 2 vezes mais elevada de DAOP, o HDL-C baixo demonstrou ser melhor preditor.[40]

A presença de DAOP aumenta o risco de desfechos cardiovasculares como infarto agudo do miocárdio (IAM), AVC e morte.[41] Assim, a identificação dos indivíduos portadores de DAOP, mesmo na sua forma assintomática, pode auxiliar na estratificação de risco dos pacientes.

O ITB é o método padrão de referência para o rastreamento da DAOP, detectando tanto casos sintomáticos como assintomáticos da doença.[42] Quando realizado por pessoas bem treinadas, o ITB tem confiabilidade excelente, além de alta sensibilidade e especificidade. Tem como objetivo medir a perviedade da circulação arterial dos membros inferiores. Desta forma, define a gravidade da doença e detecta a presença de obstruções arteriais com repercussão hemodinâmica.[40]

Este método se expressa pela razão da medida da pressão sistólica do tornozelo pela pressão sistólica braquial.[43] Em condições normais, a pressão sistólica dos membros inferiores é igual ou ligeiramente superior a dos membros superiores. Na presença de obstruções arteriais em membros inferiores capazes de provocar redução da pressão nos leitos distais à lesão, há queda na pressão sistólica dos tornozelos e, consequentemente, redução nos valores do ITB.[43]

O ITB é um método não invasivo que pode ser usado frequentemente na prática clínica, pelo fácil e rápido manuseio e seu baixo custo, exigindo apenas equipamento adequado e treinamento. A razão entre as pressões tornozelo-braquial varia de 1-1,4 em indivíduos normais e geralmente é menor que 0,90 em indivíduos com DAOP.[42] A presença de

ITB acima de 1,4 indica menor compressibilidade por maior rigidez arterial, calcificação e também pode indicar maior risco cardiovascular.[44]

Dada a coexistência frequente de processos ateroscleróticos em distintos territórios vasculares, estudos anteriores demonstraram que o ITB apresenta forte correlação com a presença e a gravidade da aterosclerose nas artérias carótidas e coronarianas.[45] O estudo MESA mostrou uma correlação entre valores mais baixos de ITB com aterosclerose subclínica carotídea e coronariana.[46] Em adultos de meia-idade e idosos, um ITB diminuído está associado ao aumento da mortalidade e a elevado risco de DAC e doenças cerebrovasculares.[45]

Outros estudos também relataram que valores reduzidos de ITB podem predizer eventos coronarianos futuros, mortalidade cardiovascular e por outras causas.[47,48] Em um desses estudos, constatou-se que o ITB é capaz de detectar DAOP em homens e mulheres com idade média de 66 anos e que esses indivíduos teriam um risco aumentado de morte por doença cardiovascular (DCV) (RR 6,3), morte por DAC (RR 4,8) e morte por outras causas (RR 3,1).[39] O risco relativo alto foi encontrado mesmo após a exclusão de indivíduos com DCV conhecida no início do estudo e após o ajuste de outros fatores de risco para DCV, como nível de colesterol, idade, sexo, tabagismo, nível de glicose e alto índice de massa corporal (IMC).

As taxas de prevalência de doença coronariana, AVC e placa de artéria carótida pré-clínica aumentam com a diminuição dos índices de ITB ≤ 0,90.[49] Indivíduos com valores de ITB < 0,90 têm o dobro de chance de desenvolver DCV do que aqueles com valor de ITB > 0,90. Homens com valores < 0,90 têm 4 vezes mais chances de ter algum episódio de AVC ou ataque isquêmico transitório (AIT); em mulheres, essa associação foi mais fraca e não estatisticamente significativa.[49]

Uma metanálise avaliou o papel aditivo do ITB sobre a predição do risco de eventos coronarianos determinada pelos escores de Framingham.[44] A medida do ITB melhorou o poder preditor de risco do escore de Framingham em ambos os sexos.

Várias diretrizes contemplam o uso dessa ferramenta na estratificação de risco de indivíduos de prevenção primária. Como mencionado anteriormente, a diretriz brasileira de dislipidemias considera como de alto risco os portadores de aterosclerose subclínica documentada por diferentes métodos, incluindo o ITB (< 0,9).[14] A diretriz norte-americana de manejo das dislipidemias também posiciona o ITB < 0,9 como um dos fatores agravantes de risco. Por outro lado, a US Preventive Task Force, em revisão recente, ainda considerou a evidência insuficiente para avaliação dos benefícios/danos do rastreamento de DAOP e risco cardiovascular com o uso do ITB em assintomáticos.

Considerações finais

A estratificação do risco cardiovascular consiste em ferramenta importante para estimar a probabilidade de eventos cardiovasculares de um indivíduo e, portanto, para definir estratégias preventivas adequadas. Apesar da utilidade dos algoritmos de predição de risco, o aperfeiçoamento desses instrumentos ainda é necessário na tentativa de melhorar medidas como discriminação e calibração. Diversos biomarcadores de risco, em particular alguns métodos de imagem, surgiram com o objetivo de refinar e aumentar a acurácia da estratificação de risco (Quadro 1). Dentre esses, destaca-se o escore de cálcio coronariano, capaz de aumentar a discriminação do risco cardiovascular e com grande potencial de guiar a terapêutica na prevenção primária. No entanto, mais estudos são necessários para avaliar se o uso desse escore ou outros métodos são capazes de influenciar a incidência de desfechos cardiovasculares.

Quadro 1 Resumo das principais diretrizes quanto ao uso do escore de CAC, EIMC ou placa carotídea e ITB para a estratificação de risco cardiovascular em indivíduos de prevenção primária				
	USPTF[37]	ACC/AHA, 2018[38]	ESC/EAS, 2016[36]	Diretriz brasileira de 2017[14]
Escore de CAC	Considera evidência insuficiente para recomendação	Em adultos de risco intermediário e alguns com risco *borderline*, é razoável utilizar o exame se a decisão sobre uso de estatina é incerta: CAC 1-99 → favorece estatina CAC ≥ 100 e/ou percentil ≥ 75 → iniciar estatina	A presença de CAC > 400 é agravante de risco	A presença de CAC > 100 é indicativa de alto risco
EIMC ou placa carotídea	Não avaliada na última análise	Sem recomendação formal	A presença de placa à USG de carótidas é agravante de risco	A presença de placa à USG de carótidas é indicativa de alto risco
ITB	Considera evidência insuficiente para recomendação	ITB < 0,9 usado como agravante de risco	ITB < 0,9 ou > 1,4 é usado como agravante de risco	ITB < 0,9 é indicativo de alto risco

ACC/AHA: American College of Cardiology/American Heart Association; CAC: cálcio arterial coronariano; EIMC: espessura íntima-média carotídea; ESC/EAS: European Society of Cardiology/European Atherosclerosis Society; ITB: índice tornozelo-braquial; USG: ultrassonografia; USPTF: US Preventive Services Task Force.

Resumo

A estratificação de risco cardiovascular é sugerida para indivíduos assintomáticos de prevenção primária com o objetivo de instituir medidas preventivas mais apropriadas.

O uso de marcadores de aterosclerose subclínica, em particular de alguns métodos de imagem, visa a refinar a estimativa do risco cardiovascular do indivíduo. Assim, indivíduos de maior risco cardiovascular serão beneficiados com a implementação de estratégias mais intensivas, enquanto determinados indivíduos de baixo risco poderão ser poupados de algumas dessas medidas.

A tomografia com escore de CAC é um marcador de aterosclerose subclínica com significativa capacidade de predição de eventos cardiovasculares. Quanto mais alto o índice de CAC, maior o risco de eventos cardiovasculares. Já o CAC zero está associado à taxa de evento coronariano muito baixo. Dentre os marcadores de aterosclerose subclínica, o escore de cálcio é o método com melhor capacidade de discriminação e reclassificação. O CAC elevado é utilizado em várias diretrizes como agravante de risco e para ratificar a prescrição de estatina.

Até o momento, não existe uma recomendação do uso da angiotomografia coronariana em pacientes assintomáticos, estando as recomendações do uso dessa tecnologia reservadas para os sintomáticos.

A EIMC aumentada é preditora de eventos cardiovasculares e cerebrovasculares, mas a utilidade desse marcador na estratificação de risco em adição ao escore de risco de Framingham é questionável. A variedade de técnicas para a medição da EIMC ainda é citada como uma das limitações para aplicação do método. A EIMC aumentada e principalmente a presença de placa carotídea podem ser utilizadas como agravantes de risco em algumas diretrizes

ITB < 0,9 (ou > 1,4) é outro método com capacidade aditiva de predizer eventos cardiovasculares e cerebrovasculares.

Referências bibliográficas

1. World Health Organization (WHO). 2019.
2. Nakahara T, Dweck MR, Narula N, Pisapia D, Narula J, Strauss HW. Coronary artery calcification: from mechanism to molecular imaging. JACC Cardiovascular Imaging. 2017;10(5):582-93.
3. Greenland P, Blaha MJ, Budoff MJ, Erbel R, Watson KE. Coronary calcium score and cardiovascular risk. Journal of the American College of Cardiology. 2018;72(4):434-47.
4. Hecht HS. Coronary artery calcium scanning: past, present, and future. JACC Cardiovascular Imaging. 2015;8(5):579-96.
5. Detrano R, Guerci AD, Carr JJ, Bild DE, Burke G, Folsom AR, et al. Coronary calcium as a predictor of coronary events in four racial or ethnic groups. N Engl J Med. 2008;358(13):1336-45.
6. Beller E, Meinel FG, Schoeppe F, Kunz WG, Thierfelder KM, Hausleiter J, et al. Predictive value of coronary computed tomography angiography in asymptomatic individuals with diabetes mellitus: systematic review and meta-analysis. Journal of Cardiovascular Computed Tomography. 2018;12(4):320-8.
7. Erbel R, Mohlenkamp S, Moebus S, Schmermund A, Lehmann N, Stang A, et al. Coronary risk stratification, discrimination, and reclassification improvement based on quantification of subclinical coronary atherosclerosis: the Heinz Nixdorf Recall study. Journal of the American College of Cardiology. 2010;56(17):1397-406.
8. Williams MC, Moss AJ, Dweck M, Adamson PD, Alam S, Hunter A, et al. Coronary artery plaque characteristics associated with adverse outcomes in the SCOT-HEART Study. Journal of the American College of Cardiology. 2019;73(3):291-301.
9. Mitchell JD, Paisley R, Moon P, Novak E, Villines TC. Coronary artery calcium and long-term risk of death, myocardial infarction, and stroke: the Walter Reed Cohort Study. JACC Cardiovascular Imaging. 2018;11(12):1799-806.
10. Polonsky TS, McClelland RL, Jorgensen NW, Bild DE, Burke GL, Guerci AD, et al. Coronary artery calcium score and risk classification for coronary heart disease prediction. Jama. 2010;303(16):1610-6.
11. Mitchell JD, Fergestrom N, Gage BF, Paisley R, Moon P, Novak E, et al. Impact of statins on cardiovascular outcomes following coronary artery calcium scoring. Journal of the American College of Cardiology. 2018;72(25):3233-42.
12. Grundy SM, Stone NJ, Bailey AL, Beam C, Birtcher KK, Blumenthal RS, et al. 2018 AHA/ACC/AACVPR/AAPA/ABC/ACPM/ADA/AGS/APhA/ASPC/NLA/PCNA Guideline on the management of blood cholesterol. Circulation. 2018 Nov 10:CIR0000000000000625.
13. US Preventive Services Task Force, Curry SJ, Krist AH, Owens DK, Barry MJ, Caughey AB, et al. Risk assessment for cardiovascular disease with nontraditional risk factors: US Preventive Services Task Force Recommendation Statement. Jama. 2018;320(3):272-80.
14. Faludi AA, Izar MCO, Saraiva JFK, Chacra APM, Bianco HT, Afiune AN, et al. Atualizacao da Diretriz Brasileira de Dislipidemias e Prevencao da Aterosclerose - 2017.Arquivos Brasileiros de Cardiologia. 2017;109(2 Supl 1):1-76.
15. Miedema MD, Duprez DA, Misialek JR, Blaha MJ, Nasir K, Silverman MG, et al. Use of coronary artery calcium testing to guide aspirin utilization for primary prevention: estimates from the multi-ethnic study of atherosclerosis. Circulation Cardiovascular Quality and Outcomes. 2014;7(3):453-60.
16. Hecht H, Blaha MJ, Berman DS, Nasir K, Budoff M, Leipsic J, et al. Clinical indications for coronary artery calcium scoring in asymptomatic patients: Expert Consensus Statement from the Society of Cardiovascular Computed Tomography. Journal of Cardiovascular Computed Tomography. 2017;11(2):157-68.
17. Miller JM, Rochitte CE, Dewey M, Arbab-Zadeh A, Niinuma H, Gottlieb I, et al. Diagnostic performance of coronary angiography by 64-row CT. N Engl J Med. 2008;359(22):2324-36.
18. Sara L, Szarf G, Tachibana A, Shiozaki AA, Villa AV, de Oliveira AC, et al. II Diretriz de Ressonancia Magnetica e Tomografia Computadorizada Cardiovascular da Sociedade Brasileira de Cardiologia e do Colegio Brasileiro de Radiologia. Arquivos Brasileiros de Cardiologia. 2014;103(6 Supl 3):1-86.
19. Cho I, Chang HJ, Sung JM, Pencina MJ, Lin FY, Dunning AM, et al. Coronary computed tomographic angiography and risk of all-cause mortality and nonfatal myocardial infarction in subjects without chest pain syndrome from the CONFIRM Registry (coronary CT angiography evaluation for clinical outcomes: an international multicenter registry). Circulation. 2012;126(3):304-13.
20. Min JK, Dunning A, Lin FY, Achenbach S, Al-Mallah M, Budoff MJ, et al. Age- and sex-related differences in all-cause mortality risk based on coronary computed tomography angiography findings results from the International Multicenter CONFIRM (Coronary CT Angiography Evaluation for Clinical Outcomes: An International Multicenter Registry) of 23,854 patients without known coronary artery disease. Journal of the American College of Cardiology. 2011;58(8):849-60.
21. Oikonomou EK, Marwan M, Desai MY, Mancio J, Alashi A, Hutt Centeno E, et al. Non-invasive detection of coronary inflammation using computed tomography and prediction of residual cardiovascular risk (the CRISP CT study): a post-hoc analysis of prospective outcome data. Lancet. 2018;392(10151):929-39.
22. Han D, Hartaigh BO, Gransar H, Lee JH, Rizvi A, Baskaran L, et al. Incremental prognostic value of coronary computed tomography angiography over coronary calcium scoring for major adverse cardiac events in elderly asymptomatic individuals. European Heart Journal Cardiovascular Imaging. 2018;19(6):675-83.
23. Muhlestein JB, Lappe DL, Lima JA, Rosen BD, May HT, Knight S, et al. Effect of screening for coronary artery disease using CT angiography on mortality and cardiac events in high-risk patients with diabetes: the FACTOR-64 randomized clinical trial. Jama. 2014;312(21):2234-43.
24. Nezu T, Hosomi N, Aoki S, Matsumoto M. Carotid intima-media thickness for atherosclerosis. J Atheroscler Thromb. 2016;23(1):18-31.
25. Touboul PJ, Hennerici MG, Meairs S, Adams H, Amarenco P, Bornstein N, et al. Mannheim carotid intima-media thickness and plaque consensus (2004-2006-2011). An update on behalf of the advisory board of the 3rd, 4th and 5th watching the risk symposia, at the 13th, 15th and 20th European Stroke

Conferences, Mannheim, Germany, 2004, Brussels, Belgium, 2006, and Hamburg, Germany, 2011. Cerebrovascular Diseases. 2012;34(4):290-6.

26. Chambless LE, Heiss G, Folsom AR, Rosamond W, Szklo M, Sharrett AR, et al. Association of coronary heart disease incidence with carotid arterial wall thickness and major risk factors: the Atherosclerosis Risk in Communities (ARIC) Study, 1987-1993. American Journal of Epidemiology. 1997;146(6):483-94.

27. Chambless LE, Folsom AR, Clegg LX, Sharrett AR, Shahar E, Nieto FJ, et al. Carotid wall thickness is predictive of incident clinical stroke: the Atherosclerosis Risk in Communities (ARIC) study. American Journal of Epidemiology. 2000;151(5):478-87.

28. O'Leary DH, Polak JF, Kronmal RA, Manolio TA, Burke GL, Wolfson SK Jr. Carotid-artery intima and media thickness as a risk factor for myocardial infarction and stroke in older adults. Cardiovascular Health Study Collaborative Research Group. N Engl J Med. 1999;340(1):14-22.

29. Lorenz MW, Markus HS, Bots ML, Rosvall M, Sitzer M. Prediction of clinical cardiovascular events with carotid intima-media thickness: a systematic review and meta-analysis. Circulation. 2007;115(4):459-67.

30. Lorenz MW, Polak JF, Kavousi M, Mathiesen EB, Volzke H, Tuomainen TP, et al. Carotid intima-media thickness progression to predict cardiovascular events in the general population (the PROG-IMT collaborative project): a meta-analysis of individual participant data. Lancet. 2012;379(9831):2053-62.

31. Den Ruijter HM, Peters SA, Anderson TJ, Britton AR, Dekker JM, Eijkemans MJ, et al. Common carotid intima-media thickness measurements in cardiovascular risk prediction: a meta-analysis. JAMA. 2012;308(8):796-803.

32. Polak JF, Szklo M, Kronmal RA, Burke GL, Shea S, Zavodni AE, et al. The value of carotid artery plaque and intima-media thickness for incident cardiovascular disease: the multi-ethnic study of atherosclerosis. Journal of the American Heart Association. 2013;2(2):e000087.

33. Costanzo P, Perrone-Filardi P, Vassallo E, Paolillo S, Cesarano P, Brevetti G, et al. Does carotid intima-media thickness regression predict reduction of cardiovascular events? A meta-analysis of 41 randomized trials. J Am Coll Cardiol. 2010;56(24):2006-20.

34. Stein JH, Korcarz CE, Hurst RT, Lonn E, Kendall CB, Mohler ER, et al. Use of carotid ultrasound to identify subclinical vascular disease and evaluate cardiovascular disease risk: a consensus statement from the American Society of Echocardiography Carotid Intima-Media Thickness Task Force. Endorsed by the Society for Vascular Medicine. Journal of the American Society of Echocardiography: Official Publication of the American Society of Echocardiography. 2008;21(2):93-111; quiz 89-90.

35. Stein JH, Tattersall MC. Carotid intima-media thickness and cardiovascular disease risk prediction. J Am Coll Cardiol. 2014;63(21):2301-2.

36. Catapano AL, Graham I, De Backer G, Wiklund O, Chapman MJ, Drexel H, et al. 2016 ESC/EAS Guidelines for the Management of Dyslipidaemias. Eur Heart J. 2016;37(39):2999-3058.

37. Lin JS, Evans CV, Johnson E, Redmond N, Coppola EL, Smith N. Nontraditional risk factors in cardiovascular disease risk assessment: updated evidence report and systematic review for the US Preventive Services Task Force. JAMA. 2018;320(3):281-97.

38. Grundy SM, Stone NJ, Bailey AL, Beam C, Birtcher KK, Blumenthal RS, et al. 2018 AHA/ACC/AACVPR/AAPA/ABC/ACPM/ADA/AGS/APhA/ASPC/ NLA/PCNA Guideline on the Management of Blood Cholesterol: a report of the American College of Cardiology/American Heart Association Task Force on Clinical Practice Guidelines. J Am Coll Cardiol. 2018; pii: S0735-1097(18)39034-X.

39. Criqui MH, Langer RD, Fronek A, Feigelson HS, Klauber MR, McCann TJ, et al. Mortality over a period of 10 years in patients with peripheral arterial disease. The New Engl J Med. 1992;326(6):381-6.

40. Dormandy JA, Rutherford RB. Management of peripheral arterial disease (PAD). TASC Working Group. TransAtlantic Inter-Society Consensus (TASC). Journal of Vascular Surgery. 2000;31(1 Pt 2):S1-S296.

41. Criqui MH, Denenberg JO, Langer RD, Fronek A. The epidemiology of peripheral arterial disease: importance of identifying the population at risk. Vascular Medicine. 1997;2(3):221-6.

42. Hirsch AT, Haskal ZJ, Hertzer NR, Bakal CW, Creager MA, Halperin JL, et al. ACC/AHA 2005 Practice Guidelines for the management of patients with peripheral arterial disease (lower extremity, renal, mesenteric, and abdominal aortic): a collaborative report from the American Association for Vascular Surgery/Society for Vascular Surgery, Society for Cardiovascular Angiography and Interventions, Society for Vascular Medicine and Biology, Society of Interventional Radiology, and the ACC/AHA Task Force on Practice Guidelines (Writing Committee to Develop Guidelines for the Management of Patients With Peripheral Arterial Disease): endorsed by the American Association of Cardiovascular and Pulmonary Rehabilitation; National Heart, Lung, and Blood Institute; Society for Vascular Nursing; TransAtlantic Inter-Society Consensus; and Vascular Disease Foundation. Circulation. 2006;113(11):e463-654.

43. Donnelly R, Hinwood D, London NJ. ABC of arterial and venous disease. Non-invasive methods of arterial and venous assessment. BMJ. 2000;320(7236):698-701.

44. Ankle Brachial Index Collaboration, Fowkes FG, Murray GD, Butcher I, Heald CL, Lee RJ, et al. Ankle brachial index combined with Framingham Risk Score to predict cardiovascular events and mortality: a meta-analysis. JAMA. 2008;300(2):197-208.

45. Garcia LA. Epidemiology and pathophysiology of lower extremity peripheral arterial disease. Journal of Endovascular Therapy. 2006;13 Suppl 2:II3-9.

46. McDermott MM, Liu K, Criqui MH, Ruth K, Goff D, Saad MF, et al. Ankle-brachial index and subclinical cardiac and carotid disease: the multi-ethnic study of atherosclerosis. American Journal of Epidemiology. 2005;162(1):33-41.

47. McKenna M, Wolfson S, Kuller L. The ratio of ankle and arm arterial pressure as an independent predictor of mortality. Atherosclerosis. 1991;87(2-3):119-28.

48. Vogt MT, Cauley JA, Newman AB, Kuller LH, Hulley SB. Decreased ankle/ arm blood pressure index and mortality in elderly women. JAMA. 1993;270(4):465-9.

49. Zheng ZJ, Sharrett AR, Chambless LE, Rosamond WD, Nieto FJ, Sheps DS, et al. Associations of ankle-brachial index with clinical coronary heart disease, stroke and preclinical carotid and popliteal atherosclerosis: the Atherosclerosis Risk in Communities (ARIC) Study. Atherosclerosis. 1997;131(1):115-25.

Seção 8

HIPERTENSÃO ARTERIAL

Capítulo 1

Fisiopatologia da hipertensão arterial

Fernanda Marciano Consolim-Colombo
Kátia De Angelis
Maria Cláudia Irigoyen

Pontos-chave

- Os valores de PA sistólica e diastólica que definem a hipertensão arterial sistêmica dependem do método de aferição e sofreram mudanças nas diretrizes mais recentes.
- Os mecanismos de controle da pressão arterial podem ser classificados didaticamente em mecanismos de curto e longo prazo.
- Achados fornecem uma justificativa para a busca da desativação simpática por meio de intervenções não farmacológicas e farmacológicas que visam reduzir a PA e proteger os pacientes de complicações relacionadas à HAS.
- Uma melhor compreensão do controle autonômico sobre os processos imunes cardiovasculares abre novas possibilidades de entendimento, considerando que existem ferramentas que podem quantificar a influência autonômica e outros elementos que a modulam.

Introdução

A hipertensão arterial sistêmica (HAS) é caracterizada clinicamente por valores de pressão arterial (PA) persistentemente altos nas artérias sistêmicas. É considerada o principal fator de risco para o desenvolvimento das doenças cardiovasculares (DCV), que é passível de prevenção ou que pode ser controlado. Evidências incontestáveis na literatura demonstram que há um aumento progressivo e linear na mortalidade por DCV à medida que a PA sistólica ultrapassa 115 mmHg e a diastólica 75 mmHg, independente do gênero, da faixa etária e da raça.[1] Os valores de PA sistólica e diastólica que definem a HAS dependem do método de aferição e sofreram mudanças nas diretrizes mais recentes.[2]

A prevenção bem-sucedida e o tratamento da HAS são essenciais para reduzir a carga de doenças e promover a longevidade na população mundial. No tratamento do paciente hipertenso, deve-se considerar não somente o valor da PA, mas sim o risco cardiovascular global para desenvolvimento da doença aterosclerótica (ASCVD), já que as pessoas com alto risco de ASCVD obtêm o maior benefício do tratamento de redução da PA.[3]

Quanto à etiologia, a HAS é classicamente dividida em HAS primária (ou essencial) ou secundária. A maioria dos pacientes (90-95%) tem HAS primária, com a etiologia relacionada a fatores ambientais e distúrbios em múltiplos genes. É frequente a presença de antecedentes familiares de HAS em pacientes hipertensos. A herdabilidade da HAS é estimada entre 35 e 50%.[4] Estudos de associação genômica ampla (GWAS) identificaram cerca de 120 *loci* que estão associados à regulação da PA e juntos explicam 3,5% da variância do fenótipo da PA.[5] Corroborando o papel genético na HAS, formas raras de HAS monogênica foram descritas (por exemplo, síndrome de Liddle, aldosteronismo remediável com glicocorticoide, mutações na PDE3A), nas quais uma única mutação genética explica totalmente a patogênese da HAS e sugere a melhor modalidade de tratamento.[6,7] Quando a HAS é causada por outra condição determinada é denominada HAS secundária. São exemplos de causas de HAS secundária: feocromocitoma (tumor neuroendócrino das glândulas suprarrenais ou outros tecidos neuroendócrinos), aldosteronismo primário (adenoma ou hiperplasia suprarrenal), coarctação da aorta, estenose da artéria renal, dentre outros.[2] Neste capítulo, iremos nos ater à fisiopatologia da HAS primária, que serve de base para a compreensão dos mecanismos de lesão de órgãos-alvo e para o desenvolvimento de terapêuticas. Ainda, exploraremos as lacunas de conhecimento, as tendências e as perspectivas na pesquisa e no tratamento da HAS na próxima década.

Mecanismos de regulação da pressão arterial

O valor médio da PA de um indivíduo (componente tônico) bem como a variação momento a momento da PA (componente fásico) dependem de mecanismos complexos e redundantes que determinam ajustes apropriados da frequência e contratilidade cardíacas, do estado contrátil dos vasos de resistência e de capacitância e da distribuição de fluido dentro e fora dos vasos.[8,9] Os diferentes mecanismos redundantes de controle da PA são recrutados a agirem imediatamente (neurais), em alguns minutos (hormonais) e a longo prazo e a sua eficiência em trazerem o valor da PA a seus níveis basais anteriores à perturbação vai depender da causa e da extensão da perturbação. O desbalanço do sistema neuro-humoral integrado de controle da PA (Figura 1) pode levar ao aumento da PA, da variabilidade da PA ou de ambos, ao longo do tempo, resultando em dano a órgãos-alvo (por exemplo, hipertrofia do ventrículo esquerdo e doença renal) e outros desfechos cardiovasculares.[10,11]

Na HAS primária estabelecida existem alterações em praticamente todos os controladores, sendo difícil definir quais os que tiveram papel preponderante no desencadeamento e mesmo na manutenção de valores elevados de PA. A complexidade das interações observadas entre fatores ambientais e genéticos sobre mecanismos de controle cardiovascular na determinação da HAS mais uma vez indica que todos esses fatores possam não estar alterados ao mesmo tempo num dado paciente e que arranjos múltiplos podem ser encontrados. Mais recentemente, outros mecanismos moleculares vêm sendo explorados e uma interação entre a sistema imune e o sistema nervoso autônomo parece indicar que a complexida-

de dos ajustes circulatórios nas diferentes circunstâncias fisiopatológicas vai muito além da visão de sistemas reguladores, como classicamente conhecemos.

Mecanismos neurogênicos e hormonais

Os mecanismos de controle da PA podem ser classificados didaticamente em mecanismos de curto e longo prazo. Essa classificação pressupõe uma dependência temporal da ação desses mecanismos, todos importantes e muitas vezes redundantes, no controle da PA. Isto quer dizer que após uma mudança súbita na PA os sistemas neurogênicos são os primeiros a serem recrutados, seguidos dos mecanismos hormonais ou múltiplos sistemas vasoativos. Só então entra em ação o sistema de controle que envolve o rim e a regulação dos líquidos corporais que serão recrutados se as alterações forem de mais longa duração.

Um grande número de evidências dá suporte ao aumento da atividade simpática precocemente na HAS.[8,12,13] Poder-se-ia dizer que este sistema é determinante não só no controle a curto, mas também a longo prazo. As fibras vasoconstritoras simpáticas são distribuídas à maioria das regiões vasculares, cardíacas e renais e a ativação do sistema nervoso simpático (SNS) poderia aumentar a PA muito rapidamente, em poucos segundos não só por induzir vasoconstrição, mas também por provocar aumento do bombeamento car-

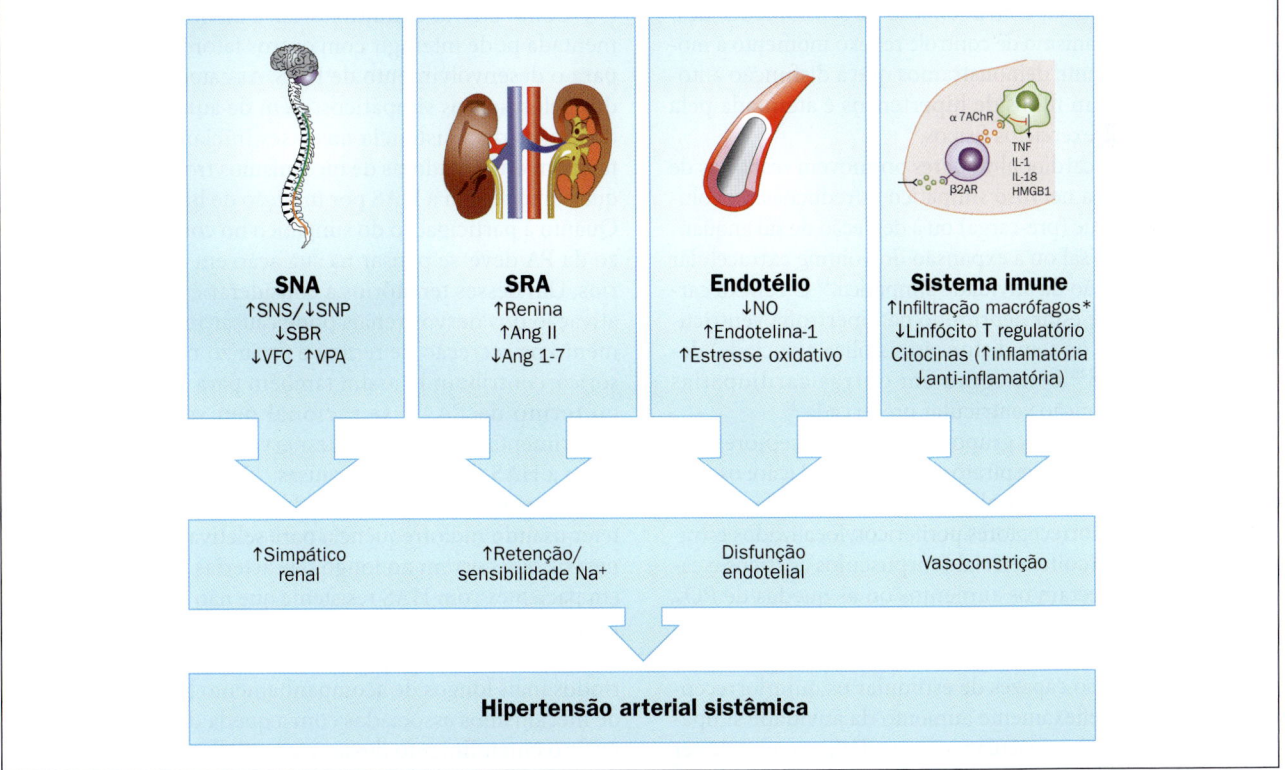

Figura 1 Principais alterações associadas à hipertensão nos sistemas neuroendócrinos envolvidos na regulação da pressão arterial.
Ang II: angiotensina II; Ang 1-7: angiotensina 1-7; NO: óxido nítrico; SBR: sensibilidade barorreflexa; SNA: sistema nervoso autônomo; SNS: sistema nervoso simpático; SNP: sistema nervoso parassimpático; SRA: sistema renina-angiotensina; VFC: variabilidade da frequência cardíaca; VPA: variabilidade da pressão arterial.

díaco e da frequência cardíaca. Dessa forma, modulação da atividade simpática causada por diferentes mecanismos reflexos ou por isquemia do sistema nervoso central provoca uma resposta rápida e eficiente, capaz de regular a PA momento a momento.[10]

Sabe-se que pelos menos três grandes arcos reflexos estão envolvidos na modulação da atividade simpática: os barorreceptores arteriais (alta pressão), os receptores cardiopulmonares (baixa pressão) e os quimiorreceptores arteriais.[10]

Os barorreceptores arteriais são o mais importante mecanismo de controle reflexo da PA, momento a momento. A deformação da parede dos vasos induzida por aumentos da PA gera potenciais de ação que são conduzidos ao núcleo do trato solitário no sistema nervoso central. A partir daí, são produzidas respostas de aumento da atividade vagal e queda da frequência cardíaca, bem como de redução da atividade simpática para o coração e os vasos, contribuindo para a bradicardia, reduzindo a contratilidade cardíaca e a resistência vascular periférica e aumentando a capacitância venosa.

Alterações da função barorreflexa têm sido demonstradas em várias DCV[14] e na HAS clínica e experimental.[15,16] Dados obtidos em nosso grupo demonstraram que jovens normotensos, filhos de hipertensos apresentam níveis mais elevados de PA e de catecolaminas séricas de repouso, maior atividade simpática basal e menor resposta de taquicardia em resposta à hipotensão induzida por vasodilatador quando comparados com jovens normotensos, filhos de normotensos.[17] Esses resultados indicam que a predisposição genética para a HAS pode cursar com a redução da sensibilidade desse importante mecanismo de controle reflexo momento a momento. Recentemente demonstramos que a disfunção autonômica precoce em filhos de hipertensos é atenuada pela prática regular de exercícios físicos.[18]

Os receptores cardiopulmonares promovem respostas de ativação do sistema nervoso simpático às reduções no volume central de sangue (pré-carga) ou à depleção de sal enquanto a sobrecarga de sal ou a expansão do volume extracelular determina supressão da atividade simpática.[19] O reflexo cardiopulmonar pode estar deprimido na hipertrofia ventricular esquerda (com ou sem disfunção sistólica associada) decorrente da HAS[20] bem como em outras cardiopatias (chagásica) com função ventricular preservada.[21]

Existem dois grandes grupos de quimiorreceptores responsáveis pelos ajustes respiratórios e da circulação: os quimiorreceptores centrais, localizados no assoalho da medula oblonga e os quimiorreceptores periféricos, localizados estrategicamente no circuito arterial (corpúsculos aórticos e carotídeos) que detectam os aumentos ou as quedas de PO_2, PCO_2 e/ou pH e desencadeiam respostas homeostáticas para corrigir essas variações. Em sujeitos normais, ambos, hipercapnia e hipóxia são capazes de estimular os quimiorreceptores e provocar reflexamente aumento da atividade simpática para os vasos da musculatura esquelética que pode ser potencializado durante a apneia, quando desaparece a influência inibitória da ventilação sobre a atividade simpática.[22] O resultado é um aumento da PA que claramente pode ser visto em pacientes com apneia obstrutiva do sono, quando a des-

saturação de oxigênio pode chegar a 40% durante os eventos de apneia. Resultados recentes mostram que a fragmentação do sono pode ser considerada o principal determinante da ativação simpática independentemente da frequência e gravidade da dessaturação de oxigênio.[23]

Apesar de muitas evidências apontarem fortemente para a participação do aumento da atividade do sistema nervoso simpático na patogênese da HAS existem ainda dúvidas de como isso se inicia ou se mantém. Uma das possibilidades do aumento tônico na atividade do simpático na HAS seria o prejuízo da sensibilidade dos barorreceptores. Como já sabido, o reflexo barorreceptor está reduzido em eficiência no indivíduo hipertenso. Considerando que sua ação é inibitória sobre a atividade simpática periférica, a redução no ganho ou na capacidade de regular o simpático levaria a um aumento tônico do mesmo, contribuindo dessa forma para o aumento da PA. Adicionalmente, o prejuízo do barorreflexo está associado com redução da variabilidade da frequência cardíaca, aumento da variabilidade da PA[11,24,25] e com respostas exacerbadas da PA frente a estímulos fisiológicos ou não (Figura 1). De acordo com essa ideia estudos recentes têm demonstrado que a disfunção barorreflexa impede os benefícios cardiovasculares induzidos pelo treinamento físico em animais hipertensos[26] assim como pode estar associada à disfunção diastólica em animais normais.[27] Apesar das fortes evidências demonstradas acima, em animais de experimentação não se conseguiu demonstrar que a hiperatividade simpática isolada seja capaz de provocar HAS.[28]

Como a HAS é multifatorial, a atividade simpática aumentada pode interagir com outros fatores que contribuem para o desenvolvimento de HAS. As catecolaminas, liberadas pelos nervos simpáticos, além de aumentarem o tônus dos vasos de resistência nas fases iniciais da HAS, seriam também estimuladoras de mecanismos tróficos nos vasos, os quais manteriam a HAS por indução de hipertrofia vascular. Quanto à participação do simpático no controle a longo prazo da PA deve-se pensar na sua ação em diferentes territórios. Um desses territórios a considerar é o rim,[29] no qual a ativação dos nervos renais pode causar retenção de Na, aumento na secreção de renina e prejuízo na natriurese pressórica, contribuindo assim também para a regulação a longo termo da PA. Esse racional deu suporte a estudos experimentais nos quais a desnervação renal aboliu ou atenuou a HAS de diferentes causas.[30] Neste sentido, a desnervação renal bilateral por meio do método de ablação por cateter usando radiofrequência para seletivamente eliminar os nervos que correm ao longo das artérias renais reduz a PA em pacientes com HAS resistente que não responderam a terapia anti-hipertensiva usual. Embora a redução da PA tenha sido sustentada após 2 anos de acompanhamento, períodos mais longos de acompanhamento bem como a busca de mecanismos associados com a queda da PA deverão permitir o entendimento desses efeitos.[31,32]

Mesmo com essas evidências, ainda não se conhece com clareza o que levaria ao aumento sustentado da atividade simpática na HAS. Neste sentido, tem sido amplamente aceito que o estresse crônico pode levar ao aumento sustentado da PA.

Observações clínicas sugerem que hipertensos e indivíduos com predisposição para desenvolver HAS apresentam maior estresse e respondem de forma diferente a ele.[33,34] A prevalência de HAS pode ser até cinco vezes maior em alguns grupos de indivíduos que trabalham ou vivem em situações estressantes, quando comparados com indivíduos afastados dessas situações.[35] Uma grande dificuldade em se atribuir ao estresse (e consequente aumento da atividade simpática) um papel preponderante no desenvolvimento da HAS está na observação de existirem nesses indivíduos outros fatores de risco associados como dieta, nível econômico, sedentarismo e hábitos sociais.[33,35] Nesse sentido, um estudo recente de nosso grupo demonstrou que em modelo genético de HAS submetido a dieta rica em frutose a disfunção barorreflexa antecedeu alterações cardiometabólicas, inflamatórias ou de estresse oxidativo, reforçando o papel do SNA na gênese das HAS.[36] De fato, há evidências de uma atenuação do controle cardiovascular autonômico na HAS e que o *overdrive* adrenérgico é um dos principais componentes dessa desregulação autonômica. Esses achados também mostram que a ativação adrenérgica é precoce no curso dessa doença e se torna ainda mais pronunciada com o aumento da gravidade do estado hipertensivo, participando no desenvolvimento das lesões de órgãos-alvo, que são frequentemente observadas em hipertensos. Tais achados fornecem uma justificativa para a busca da desativação simpática por meio de intervenções não farmacológicas e farmacológicas que visam reduzir a PA e proteger os pacientes de complicações relacionadas à HAS.[12,16,37,38]

Além das rápidas respostas neurais (segundos), os diferentes arcos reflexos participam da regulação da liberação de vários hormônios que prolongam por minutos, ou até mesmo horas, as respostas cardiovasculares comandadas por estes receptores. As catecolaminas adrenais, por exemplo, são sintetizadas pela medula adrenal após estimulação simpática induzida por quedas sustentadas da PA. No plasma, elas podem agir no coração (receptores β-adrenérgicos) ou nos vasos (receptores α-adrenérgicos), provocando respostas semelhantes àquelas desencadeadas pelos arcos reflexos neurais, mas com efeitos mais duradouros. Além das catecolaminas ocorre maior liberação de vasopressina pela neuro-hipófise e aumento dos níveis plasmáticos de renina, os quais prolongam por minutos ou até mesmo horas as respostas cardiovasculares comandadas pelos diferentes receptores.[8,10]

A importância do sistema renina-angiotensina-aldosterona (SRAA) na HAS pode ser avaliada pelo valor terapêutico de drogas como os bloqueadores da enzima de conversão da angiotensina (ECA) e, mais recentemente, dos antagonistas dos receptores da angiotensina II e dos inibidores da renina. Os inibidores do SRA são a classe de drogas mais amplamente prescritas para o manejo da HAS: os inibidores da ECA estão entre as drogas anti-hipertensivas mais efetivas com a combinação de eficácia, baixa incidência de efeitos adversos e manutenção da qualidade de vida pela proteção que oferece aos órgãos-alvo como coração, rins e vasos.[39] Um inibidor direto da renina, o aliskireno tem também sido usado no tratamento da HAS, tanto como monoterapia quanto combinado com outros agentes anti-hipertensivos.[40]

Nas últimas décadas, a visão do SRA se expandiu para um conceito mais complexo.[41] O chamado eixo da angiotensina II, conhecido pelos seus efeitos deletérios obtidos pela sua interação com o receptor AT1, pode ser contrabalançado pelo eixo da angiotensina 1-7-ECA2- receptor Mas, que exerce seus efeitos benéficos na homeostasia cardiovascular em condições fisiológicas e patológicas. As novas descobertas chamam a atenção para a existência de duas enzimas conversoras. Por formar a angiotensina II, a ECA desempenha um papel central como uma enzima pressora. Por outro lado, a ECA2 além de gerar angiotensina 1-7 não metaboliza a bradicinina, sendo vista como uma enzima que favorece a vasodilatação.[42] As duas enzimas seriam, cada uma, um elemento chave nos dois eixos de ação do SRA. A angiotensina 1-7 tem sido bastante estudada, geralmente apresentando efeitos opostos aos da angiotensina II, levando à vasodilatação mediada por óxido nítrico,[43] facilitando o reflexo barorreceptor[44] e participando do efeito antitrombótico de agentes como captopril e losartana.[45] Entretanto, outras evidências das ações e efetividade deste novo braço do SRA ainda estão sendo construídas na literatura.

Além das funções já caracterizadas, a angiotensina II vem sendo considerada uma citocina multifuncional com propriedades não hemodinâmicas, entre as quais a de fator de crescimento, de citocina pró-fibrinogênica e pró-inflamatória, e modulador da resposta imunológica, como a quimiotaxia, a proliferação e a diferenciação de monócitos em macrófagos.[46,47] É importante ressaltar aqui que pacientes hipertensos apresentam aumento de moléculas de adesão no soro e em células inflamatórias, fato que deve estar diretamente associado às ações da própria angiotensina II. Dessa forma, a angiotensina II desempenha um papel no desenvolvimento da HAS (Figura 1) não só pelas suas ações vasoconstritoras, levando ao aumento da resistência periférica total, mas também por participar da disfunção endotelial, do remodelamento vascular e por induzir inflamação de baixo grau.[48] De fato, a angiotensina II desempenha um papel na inflamação por meio do estresse oxidativo e da produção de moléculas de adesão e citocinas.[49] Na HAS e nas lesões de órgão-alvo induzidas por angiotensina II a imunidade inata e adaptativa estão envolvidas, conforme sugerido inicialmente por Shao et al.[50] que demonstraram que a infusão de angiotensina II em ratos levava ao recrutamento de células T no rim, efeito esse prevenido pela administração dos bloqueadores do receptor AT1.

A aldosterona desempenha um papel crucial na HAS. Ao ligar-se ao receptor mineralocorticoide, induz efeitos não genômicos (ou seja, sem modificar diretamente a expressão gênica) que incluem a ativação do canal de Na sensível à amilorida, comumente conhecido como canal de Na epitelial (ENaC), e resulta na reabsorção de Na no ducto coletor cortical.[36] A aldosterona também tem muitos efeitos não epiteliais que contribuem para a disfunção endotelial, vasoconstrição e HAS.[51,52] Estes incluem proliferação de células musculares lisas vasculares, deposição de matriz extracelular vascular, remodelamento vascular, fibrose e aumento do estresse oxidativo.[51,52]

Finalmente, os peptídeos natriurético atrial (ANP) e natriurético cerebral (BNP) desempenham um papel importante na sensibilidade ao sal e na HAS. A deficiência de peptídeo natriurético promove HAS. A corina (também conhecida como enzima conversora do peptídeo natriurético atrial) é uma serina protease que é largamente expressa no coração e converte os precursores do ANP e do BNP pró-ANP e pró-BNP em suas formas ativas. A deficiência de corina tem sido associada à sobrecarga de volume, insuficiência cardíaca e HAS sensível ao sal.[53] A deficiência de peptídeo natriurético também predispõe a resistência à insulina e diabetes melito tipo 2.

Endotélio e hipertensão

O endotélio é um importante regulador do tônus vascular e um dos principais contribuintes para a sensibilidade ao sal, por meio da produção de óxido nítrico (NO). As células endoteliais produzem continuamente o NO que é um dos mais importantes reguladores da PA, em resposta ao estresse de cisalhamento (*shear stress*) na parede dos vasos. Sendo um gás altamente difusível, o NO atua nas células musculares lisas dos vasos e leva ao relaxamento muscular por meio da ativação da guanilato ciclase e produção de GMP cíclico intracelular.[54] A redução do NO *per se* ou sua maior degradação são fatos comuns na disfunção endotelial decorrente de HAS[55] (Figura 1). Em modelos animais, a inibição crônica da NOS, por meio de drogas ou manipulação genética, provoca HAS em animais experimentais, ao passo que o aumento da biodisponibilidade de NO diminui a PA nesses modelos experimentais.[56]

As células endoteliais também secretam uma variedade de outras substâncias vasorreguladoras, incluindo vasodilatadores (como prostaciclina e fatores hiperpolarizantes derivados do endotélio) e vasoconstritores (como a endotelina 1, angiotensina II gerada localmente e os prostanoides – tromboxano A2 e prostaglandina A2). A endotelina 1 (ET-1) é um potente vasoconstritor que ativa o receptor específico (ET$_A$) no músculo liso vascular.[57] Diferentes substâncias vasodilatadoras secretadas por outros tipos de células, como adrenomedulina, substância P, CGRP (*calcitonin gene related peptide*) e GLP-1 (*glucagon-like peptide*), atuam primariamente por meio de aumentos na liberação de NO pelas células endoteliais.[2] O equilíbrio entre todos esses fatores determina o efeito final do endotélio no tônus vascular.[58]

A ET-1 é um dos mais potentes vasoconstritores produzidos pelo organismo e apresenta ação natriurética nos rins. A ET-1 pode causar aumento nos valores de PA ativando receptores específicos do tipo A (ET$_A$), ou produz efeitos anti-hipertensivos pela ativação da via que se inicia pela estimulação dos receptores tipo B nos rins. O aumento da atividade da ET-1 é particularmente importante no modelo de HAS sal sensível.[59] Os níveis circulantes de ET1 não estão consistentemente aumentados na HAS, mas há uma tendência a maior sensibilidade aos efeitos vasoconstritores e hipertensivos da ET1 em indivíduos com HAS.[60] O uso clínico de uma droga que inibe os receptores ET$_A$-ET$_B$ não se mostrou tão eficaz

para o tratamento da HAS. Novas drogas, com maior seletividade para os receptores da ET-1, estão sendo estudadas.[61] Os antagonistas do receptor ET$_A$ atenuam ou abolem a HAS em uma variedade de modelos experimentais e são eficazes na redução da PA em humanos.[59,62]

A disfunção endotelial desempenha um papel crucial na patogênese da HAS. Filhos normotensos de pais com HAS têm frequentemente menor vasodilatação dependente do endotélio, o que implica um componente genético no desenvolvimento da disfunção endotelial.[56] A disfunção endotelial no cenário de HAS crônica está relacionada a uma combinação de lesão direta mediada pelo aumento da pressão e pelo aumento do estresse oxidativo. Vários sistemas enzimáticos (incluindo NADPH oxidase, xantina oxidase e ciclo-oxigenase) geram espécies reativas de oxigênio, e a menor atividade do sistema antioxidante (superóxido dismutase) também colabora nesse processo.[2,56] O endotélio de indivíduos que são sensíveis ao sal pode ser muito responsivo ao estresse hemodinâmico decorrente do aumento do volume sanguíneo, o que leva à superprodução de TGFβ e estresse oxidativo, e consequentemente ocorre limitação da biodisponibilidade de NO. A angiotensina II, juntamente com outros fatores, incluindo o estiramento circular do vaso (*cyclic stretch*) decorrente do aumento da PA, ET1, ácido úrico, inflamação sistêmica, noradrenalina, ácidos graxos livres e tabagismo, aumentam a atividade da NADPH oxidase e desempenham um papel central na geração de estresse oxidativo na HAS.[2]

Estudos clínicos evidenciaram que pacientes com HAS apresentam disfunção endotelial, caracterizada por menor vasodilatação dependente do endotélio em artérias coronária, braquial, renal, assim como na microcirculação e no território venoso.[58,59,63] A atenuação da disfunção endotelial pode ser obtida por meio de abordagens não farmacológicas (atividade física regular e dieta) bem como pode estar relacionada a efeitos pleiotrópicos de classes de fármacos anti-hipertensivos ou mesmo estatinas.

Mecanismos imunológicos/inflamação e hipertensão arterial

Recentemente, o papel da imunidade/inflamação foi acrescentado aos demais mecanismos envolvidos na fisiopatologia da HAS primária (Figura 1). A inflamação "de baixo grau", ou inflamação subclínica, é atualmente uma característica reconhecida de HAS, aterosclerose e obesidade.[64] A proteína C-reativa ultrassensível (PCRus) encontra-se aumentada em pacientes hipertensos, de forma contínua e gradual aos valores de PA. Ainda, níveis elevados da PCRus em normotensos e pré-hipertensos são preditores do desenvolvimento de HAS. Há uma literatura em expansão sobre a participação da inflamação na elevação da PA e lesões de órgãos-alvo, em modelos animais e em estudos clínicos. Para uma maior revisão sobre o tema, existem excelentes publicações.[65-67]

Tanto a resposta imune inata como a adaptativa participam na geração de espécies reativas de oxigênio e alterações inflamatórias nos rins, vasos sanguíneos e cérebro em modelos de HAS.[68,69] As respostas imunes inatas, especialmente aquelas mediadas por macrófagos, têm sido associadas à HAS induzida pela angiotensina II, aldosterona e antagonismo do NO. Reduções na infiltração de macrófagos no rim ou no espaço perivascular da aorta e de artérias de tamanho médio levam a reduções da PA e da sensibilidade ao sal.[68,69] As respostas imunes adaptativas, via linfócitos T, também foram ligadas à gênese da HAS e ao dano em órgãos-alvo. Os linfócitos T expressam o receptor tipo 1 de angiotensina II (AT1) e estão associados à HAS dependente de angiotensina II; a depleção de linfócitos maduros reduz a HAS e a lesão renal resultante de uma dieta com alto teor de sal no modelo de ratos sensíveis à sal (Dahl). Linfócitos T regulatórios têm papel de inibir a HAS associada à infusão de angiotensina II.[47] Camundongos RAG-1[-/-] (animais geneticamente com deficiência de linfócitos T e B) foram resistentes ao desenvolvimento de HAS e protegidos do dano vascular induzidos pela infusão de angiotensina II, e a transferência adotiva de células T, mas não B, restaurou a resposta hipertensiva, com um padrão característico de infiltração de células T para a adventícia dos vasos sanguíneos. A NADPH oxidase e as citocinas, tais como a interleucina-17 (IL-17), produzidas pelas células T foram necessárias para a elevação da PA.[68]

Citocinas pró-inflamatórias originadas dos linfócitos T promovem a entrada de outras células inflamatórias, como macrófagos, nos rins e gordura perivascular, levando a vasoconstrição renal e maior reabsorção de Na, aumentando a gravidade da HAS.[67] Estudos animais evidenciaram que a administração de imunossupressores reduz a PA de animais espontaneamente hipertensos, associada a um incremento nas células Tregs (anti-inflamatórias) e redução de células Th17. Além disso, os linfócitos Tregs reduzem o estresse oxidativo vascular e a disfunção endotelial induzida por angiotensina II, reduzindo, desta forma, a lesão vascular.[47] Essas células também reduzem o dano cardíaco (hipertrofia, fibrose, inflamação) em resposta a infusão de angiotensina II, por meio de ações anti-inflamatórias.[70] No contexto clínico, inflamação causa disfunção endotelial e suas consequências (vasoconstrição, remodelação, enrijecimento, calcificação) tem em comum a possibilidade de interferir nos componentes pressóricos, aumentar a resistência periférica total e elevar a PA. A participação de áreas do sistema nervoso central como integrantes do circuito de ativação imune, causando HAS dependente de angiotensina II ainda não está totalmente elucidada.[2,67]

A interação entre o sistema imune e o sistema nervoso autônomo (modulação neuroimune) vem sendo intenso alvo de investigação.[71] Áreas centrais do sistema nervoso autônomico são informadas sobre o estado imunológico periférico por meio de vias aferentes de comunicação, incluindo vias neurais (aferências vagais) e não neurais (citocinas, células imunes periféricas, micróglia). Essas áreas centrais integram essa informação e se conectam com núcleos que regulam comportamento, gasto energético, que inervam órgãos linfoides, e também áreas de controle cardiovascular. Ambos os braços do sistema nervoso autônomo são as vias eferentes dos processos neuroimunes. Dessa forma, as citocinas e outros fatores imunológicos (estímulo inicial desse arco reflexo) afetam o nível de atividade e responsividade das descargas eferentes dos nervos simpáticos e parassimpáticos que inervam diversos alvos (tecidos e células). Como as células imunes (células-alvo ou efetoras) expressam receptores adrenérgicos e nicotínicos, os neurotransmissores liberados pelas terminações nervosas simpáticas e parassimpáticas ligam-se a seus respectivos receptores localizados na superfície celular e iniciam respostas que modulam a função de macrófagos e linfócitos.[71,72]

Há uma relação entre maior atividade simpática e maior resposta inflamatória. Por outro lado, está bem estabelecido o papel do parassimpático (atividade vagal) e a modulação da resposta anti-inflamatória. Tracey et al. descreveram os mecanismos estruturais e funcionais envolvidos na redução da inflamação em resposta à estimulação colinérgica (por meio de estímulo direto no nervo vago ou por meio de fármacos) em diferentes modelos animais e em estudos clínicos, e cunharam o termo reflexo colinérgico anti-inflamatório.[72] No entanto, ainda são necessários estudos adicionais para compreender interações complexas entre os sistemas adrenérgico e colinérgico, a nível pós-ganglionar, tecidual e celular.

Publicações recentes indicam profunda influência da modulação neuroimune nas doenças cardiovasculares e metabólicas. Isso significa que a noção do controle autonômico da circulação necessita ser revista e expandida além da influência hemodinâmica. Vários mecanismos moleculares estão envolvidos no desenvolvimento da HAS, destacando-se a ativação de células do sistema imunológico, menor biodisponibilidade de NO e aumento do estresse oxidativo. As alterações celulares levam a mudanças na estrutura e função dos tecidos (SNA, vasos, coração, rins) e, consequentemente, os sistemas tornam-se disfuncionantes. A história natural que se segue é a manifestação clínica das lesões dos órgãos-alvo relacionadas ao aumento sustentado da PA.

Uma melhor compreensão do controle autonômico sobre os processos imunes cardiovasculares abre novas possibilidades de entendimento considerando que existem ferramentas que podem quantificar a influência autonômica e outros elementos que a modulam. Apesar do grande volume de informações, permanecem grandes questões sobre esse tema, que certamente deverão ser abordadas em breve.

Mecanismo de controle da PA a longo prazo: rim/fluidos corporais

O controle da PA a longo prazo depende claramente dos mecanismos de *feedback* entre rim e fluidos corporais e, portanto, da homeostase do volume como um todo.[73,74] O Na é um regulador fundamental do volume extracelular e do volume de sangue total. Classicamente, o volume do fluido extracelular é determinado pelo balanço entre a ingesta e a excreção de sal e água pelos rins. Mesmo um desbalanço temporário entre a ingesta e a excreção da Na poderia levar a uma mudança no volume do líquido extracelular e consequentemente a uma mudança na PA. O componente-chave desse mecanismo é o efeito da PA na excreção renal de água e sal, conhecido como diurese e natriurese pressóricas. O aumento da ingestão de Na leva a aumento da PA e consequentemente, maior pressão de perfusão renal e aumento da excreção de Na e água. Por outro lado, o aumento da ingestão de sal e do volume de sangue são acompanhados da redução da formação de angiotensina II e aldosterona que aumentam da eficiência da natriurese pressórica, e do aumento da produção de NO que causa vasodilatação. A interação desses sistemas permite o equilíbrio no balanço de sal, com pouco ou nenhum aumento da PA. Porém, quando esses sistemas não funcionam de forma adequada há aumento dos valores pressóricos.

De acordo com a teoria de Guyton[73,74] em situações como aumento da formação da angiotensina II, aumento da atividade simpática ou doença renal (alteração da capacidade excretora renal) a capacidade do rim excretar sal estaria reduzida o que levaria a retenção de sal e água (se a ingestão permanecesse constante). A denominada HAS sal sensível, que é caracterizada pelo incremento de pelo menos 10 mmHg algumas horas após a sobrecarga de 5 g de ingesta de sal pode acometer significativa porcentagem da população. Os mecanismos associados incluem, predisposição genética, alteração na relação pressão natriurese e também a disfunção endotelial (com menor biodisponibilidade de NO).[75]

Referências bibliográficas

1. Lawes CM, Vander Hoorn S, Rodgers A. International Society of H. Global burden of blood-pressure-related disease, 2001. Lancet. 2008;371(9623):1513-8.
2. Oparil S, Acelajado MC, Bakris GL, Berlowitz DR, Cífková R, Dominiczak AF, et al. Hypertension. Nat Rev Dis Primers. 2018;4:18014.
3. Blood Pressure Lowering Treatment Trialists' Collaboration. Blood pressure-lowering treatment based on cardiovascular risk: a meta-analysis of individual patient data. Lancet. 2014;384:591-8.
4. Luft FC. Twins in cardiovascular genetic research. Hypertension. 2001;37:350-6.
5. Liu C, et al. Meta-analysis identifies common and rare variants influencing blood pressure and overlapping with metabolic trait loci. Nat Genet. 2016;48:1162-70.
6. Ehret GB, Caulfield MJ. Genes for blood pressure: an opportunity to understand hypertension. Eur Heart J. 2013;34:951-61.
7. Maass PG, et al. PDE3A mutations cause autosomal dominant hypertension with brachydactyly. Nat. Genet. 2015;47:647-53.
8. Consolim-Colombo FM, Irigoyen MC. Fisiopatologia da hipertensão arterial. Medicina cardiovascular reduzindo o impacto das doenças., 1ed. São Paulo: Atheneu; 2016, v. 1. p. 719-36.
9. Kaplan NM. Primary hypertension: pathogenisis. In: Kapklan NM, editor. Clinical hypertension. Baltimore: Williams & Wilkins; 1998. p. 41-99.
10. Hall ME, Hall JE. Hypertension: a companion to Braunwald's heart disease 3rd ed. (eds Bakris GL, Sorrentino M). Philadelphia: Elsevier; 2018. p. 33-51.
11. Irigoyen MC, De Angelis K, Dos Santos F, Dartora DR, Rodrigues B, Consolim-Colombo FM. Hypertension, blood pressure variability, and target organ lesion. Curr Hypertens Rep. 2016;18(4):31.
12. Grassi G1, Ram VS. Evidence for a critical role of the sympathetic nervous system in hypertension. J Am Soc Hypertens. 2016;10(5):457-66.
13. De Angelis K, Santos F, Farah VMA, Irigoyen MC. Revisitando a fisiologia do sistema nervoso simpático: o que há de novo?. Revista da SOCESP. 2014;24:9-15.
14. La Rovere MT, Bigger JT Jr., Marcus FI, Mortara A, Schwartz PJ. Baroreflex sensitivity and heart-rate variability in prediction of total cardiac mortality after myocardial infarction. ATRAMI (Autonomic Tone and Reflexes After Myocardial Infarction) Investigators. Lancet. 1998;351(9101):478-84.
15. Irigoyen MC, Krieger EM. Baroreflex control of sympathetic activity in experimental hypertension. Brazilian Journal of Medical and Biological Research/Sociedade Brasileira de Biofisica. 1998;31(9):1213-20.
16. Mancia G, Grassi G. The autonomic nervous system and hypertension. Circ Res. 2014;114:1804-14.
17. Lopes HF, Silva HB, Consolim-Colombo FM, Barreto Filho JA, Riccio GM, Giorgi DM, et al. Autonomic abnormalities demonstrable in young normotensive subjects who are children of hypertensive parents. Brazilian Journal of Medical and Biological Research/Sociedade Brasileira de Biofisica. 2000;33(1):51-4.
18. Santa-Rosa FA, Shimojo GL, Sartori M, Rocha AC, Francica JV, Paiva J, et al. Familial history of hypertension-induced impairment on heart rate variability was not observed in strength-trained subjects. Braz J Med Biol Res. 2018;51(12):e7310
19. Luft FC, Rankin LI, Bloch R, Weyman AE, Willis LR, Murray RH, et al. Cardiovascular and humoral responses to extremes of sodium intake in normal black and white men. Circulation. 1979;60(3):697-706.
20. Otto ME, Consolim-Colombo FM, Rodrigues Sobrinho CR, Krieger EM. Pressure and time dependence of the cardiopulmonary reflex response in patients with hypertensive cardiomyopathy. Brazilian Journal of Medical and Biological Research/Sociedade Brasileira de Biofisica. 2004;37(11):1615-22.
21. Consolim-Colombo FM, Filho JA, Lopes HF, Sobrinho CR, Otto ME, Riccio GM, et al. Decreased cardiopulmonary baroreflex sensitivity in Chagas' heart disease. Hypertension. 2000;36(6):1035-9.
22. Somers VK, Mark AL, Zavala DC, Abboud FM. Contrasting effects of hypoxia and hypercapnia on ventilation and sympathetic activity in humans. J Applied Physiol. 1989;67(5):2101-6.
23. Seravalle G, Mancia G, Grassi G. Sympathetic nervous system, sleep, and hypertension. Curr Hypertens Rep. 2018;20(9):74.
24. Krieger EM. Neurogenic hypertension in the rat. Circ Res. 1964;15:511-21.
25. Irigoyen MC, Moreira ED, Ida F, Pires M, Cestari IA, Krieger EM. Changes of renal sympathetic activity in acute and chronic conscious sinoaortic denervated rats. Hypertension. 1995;26(6 Pt 2):1111-6.
26. Moraes-Silva IC, De La Fuente RN, Mostarda C, Rosa K, Flues K, Damaceno-Rodrigues NR, et al. Baroreflex deficit blunts exercise training-induced cardiovascular and autonomic adaptations in hypertensive rats. Clinical and Experimental Pharmacology & Physiology. 2010;37(3):e114-20.
27. Mostarda C, Moraes-Silva IC, Moreira ED, Medeiros A, Piratello AC, Consolim-Colombo FM, et al. Baroreflex sensitivity impairment is associated with cardiac diastolic dysfunction in rats. J Cardiac Failure. 2011;17(6):519-25.
28. Franchini KG, Krieger EM. Neurogenic hypertension in the rat. In: Ganten D (ed.). Handbook of hypertension experimental and genetic models. Amsterdam: Elsevier; 1993. p. 119-46.
29. DiBona GF. Neural control of the kidney: past, present, and future. Hypertension. 2003;41(3 Pt 2):621-4.
30. Janssen BJ, Smits JF. Renal nerves in hypertension. Mineral and Electrolyte Metabolism. 1989;15(1-2):74-82.
31. DiBona GF, Esler M. Translational medicine: the antihypertensive effect of renal denervation. Am J Physiol Regulatory. 2010;298(2):R245-53.
32. Krum H, Sobotka P, Mahfoud F, Bohm M, Esler M, Schlaich M. Device-based antihypertensive therapy: therapeutic modulation of the autonomic nervous system. Circulation. 2011;123(2):209-15.
33. Henry JP, Liu J, Meehan WP. Psychosocial stress and experimental hypertension. In: Laragh JH, Brenner BM (eds.). Hypertension: pathophysiology diagnosis and management. New York: Raven Press; 1995. p. 901-21.
34. Francica JV, Heeren MV, Tubaldini M, Sartori M, Mostarda C, Araujo RC, et al. Impairment on cardiovascular and autonomic adjustments to maximal isometric exercise tests in offspring of hypertensive parents. Eur J Prev Cardiol. 2013;20(3):480-5.
35. Pickering TG. Psychological stress and hypertension. In: Swalles JD (ed.). Textbook of hypertension. London: Blackwell Science; 1994. p. 640-54.
36. Bernardes N, da Silva Dias D, Stoyell-Conti FF, de Oliveira Brito-Monzani J, Malfitano C, Caldini EG, et al. Baroreflex impairment precedes cardiometabolic dysfunction in an experimental model of metabolic syndrome: role of inflammation and oxidative stress. Sci Rep. 2018;8(1):8578.
37. La Rovere MT, Bersano C, Gnemmi M, Specchia G, Schwartz PJ. Exercise-induced increase in baroreflex sensitivity predicts improved prognosis after myocardial infarction. Circulation. 2002;106(8):945-9.
38. de Leeuw PW, et al. Sustained reduction of blood pressure with baroreceptor activation therapy. Results of the 6-year open follow-up. Hypertension. 2017;69:836-43.
39. van Vark LC, Bertrand M, Akkerhuis KM, Brugts JJ, Fox K, Mourad JJ, et al. Angiotensin-converting enzyme inhibitors reduce mortality in hypertension: a meta-analysis of randomized clinical trials of renin-angiotensin-aldosterone system inhibitors involving 158,998 patients. Eur Heart J. 2012;33(16):2088-97.
40. Gradman AH, Schmieder RE, Lins RL, Nussberger J, Chiang Y, Bedigian MP. Aliskiren, a novel orally effective renin inhibitor, provides dose-dependent

antihypertensive efficacy and placebo-like tolerability in hypertensive patients. Circulation. 2005;111(8):1012-8.

41. Irigoyen MC, De Angelis K, Moraes-Silva IC, Lacchini S, Ferreira JB, Scapini KB, et al. Renin-angiotensin system and cardiovascular physiology. In: Casarini DE, Arita DY, Colucci JA, Cunha TS (orgs.). New aspects of the renin angiotensin system in cardiovascular and renal diseases. 1ed.: Bentham eBooks; 2016. p. 45-78.

42. Santos RA, Ferreira AJ, Simoes ESAC. Recent advances in the angiotensin-converting enzyme 2-angiotensin(1-7)-Mas axis. Experimental Physiology. 2008;93(5):519-27.

43. Brosnihan KB, Li P, Ferrario CM. Angiotensin-(1-7) dilates canine coronary arteries through kinins and nitric oxide. Hypertension. 1996;27(3):523-8.

44. Benter IF, Diz DI, Ferrario CM. Pressor and reflex sensitivity is altered in spontaneously hypertensive rats treated with angiotensin-(1-7). Hypertension. 1995;26(6):1138-44.

45. Passos-Silva DG, Verano-Braga T, Santos RA. Angiotensin-(1-7): beyond the cardio-renal actions. Clin Sci (Lond). 2013;124(7):443-56.

46. Ruiz-Ortega M, Lorenzo O, Rupérez M, Esteban V, Suzuki Y, Mezzano S, et al. Role of the renin-angiotensin system in vascular diseases: expanding the field. Hypertension. 2001;38(6):1382-7.

47. Barhoumi T, Kasal DA, Li MW, Shbat L, Laurant P, Neves MF, et al. T regulatory lymphocytes prevent angiotensin II-induced hypertension and vascular injury. Hypertension. 2011;57(3):469-76.

48. Marchesi C, Paradis P, Schiffrin EL. Role of the renin-angiotensin system in vascular inflammation. Trends in pharmacological sciences. 2008;29(7):367-74.

49. Schiffrin EL. The flame that lights the fire: oxidative stress, inflammation, and renal damage in angiotensin II-induced hypertension. Hypertension. 2008;52(2):205-6.

50. Shao J, Nangaku M, Miyata T, Inagi R, Yamada K, Kurokawa K, et al. Imbalance of T-cell subsets in angiotensin II-infused hypertensive rats with kidney injury. Hypertension. 2003;42(1):31-8.

51. Zhou ZH, Bubien JK. Nongenomic regulation of EnaC by aldosterone. Am J Physiol Cell Physiol. 2001;281:C1118-C1130.

52. McCurley A, Jaffe IZ. Mineralocorticoid receptors in vascular function and disease. Mol. Cell. Endocrinol. 2012;350:256-65.

53. Armaly Z, Assady S, Abassi Z. Corin: a new player in the regulation of salt-water balance and blood pressure. Curr Opin Nephrol Hypertens. 2013;22:713-22.

54. Moncada S, Palmer RM, Higgs EA. Nitric oxide: physiology, pathophysiology, and pharmacology. Pharmacological Reviews. 1991;43(2):109-42.

55. Ayub T, Khan SN, Ayub SG, Dar R, Andrabi KI. Reduced nitrate level in individuals with hypertension and diabetes. J Cardiovasc Dis Res. 2011;2:172-6.

56. Panza JA, Casino PR, Badar DM, Quyyumi AA. Effect of increased availability of endothelium-derived nitric oxide precursor on endothelium-dependent vascular relaxation in normal subjects and in patients with essential hypertension. Circulation. 1993;87:1475-81.

57. Kohan DE, Barton M. Endothelin and endothelin antagonists in chronic kidney disease. Kidney Int. 2014;86:896-904.

58. Aird WC. Endothelium as an organ system. Critical Care Med. 2004;32(5 Suppl):S271-9.

59. Konukoglu D, Uzun H. Endothelial dysfunction and hypertension. Adv Exp Med Biol. 2017;956:511-40.

60. Schiffrin EL. Vascular endothelin in hypertension. Vascular Pharmacology. 2005;43(1):19-29.

61. Davenport AP, Kuc RE, Southan C, Maguire JJ. New drugs and emerging therapeutic targets in the endothelin signaling pathway and prospects for personalized precision medicine. Physiol Res. 2018;67(Supplementum 1):S37-S54.

62. Krum H, Viskoper RJ, Lacourciere Y, Budde M, Charlon V. The effect of an endothelin-receptor antagonist, bosentan, on blood pressure in patients with essential hypertension. Bosentan Hypertension Investigators. N Engl J Med. 1998;338(12):784-90.

63. Rubira MC, Consolim-Colombo FM, Rabelo ER, Yugar-Toledo JC, Casarini D, Coimbra SR, et al. Venous or arterial endothelium evaluation for early cardiovascular dysfunction in hypertensive patients? J Clin Hypertens (Greenwich). 2007;9(11):859-65.

64. Ridker PM, Lüscher TF. Anti-inflammatory therapies for cardiovascular disease. Eur Heart J. 2014;35(27):1782-91.

65. Schiffrin EL. The immune system: role in hypertension. Canad J Cardiol. 2013;29(5):543-8.

66. Wenzel U, Turner JE, Krebs C, Kurts C, Harrison DG, Ehmke H. Immune mechanisms in arterial hypertension. J Am Soc Nephrol. 2016;27(3):677-86.

67. Nosalski R, McGinnigle E, Siedlinski M, Guzik TJ. Novel immune mechanisms in hypertension and cardiovascular risk. Curr Cardiovasc Risk Rep. 2017;11(4):12.

68. Marvar PJ, Thabet SR, Guzik TJ, Lob HE, McCann LA, Weyand C, et al. Central and peripheral mechanisms of T-lymphocyte activation and vascular inflammation produced by angiotensin II-induced hypertension. Circ Res. 2010;107(2):263-70.

69. Wu J, Thabet SR, Kirabo A, Trott DW, Saleh MA, Xiao L, et al. Inflammation and mechanical stretch promote aortic stiffening in hypertension through activation of p38 mitogen-activated protein kinase. Circ Res. 2014;114(4):616-25.

70. Kvakan H, Kleinewietfeld M, Qadri F, Park JK, Fischer R, Schwarz I, et al. Regulatory T cells ameliorate angiotensin II-induced cardiac damage. Circulation. 2009;119(22):2904-12.

71. Kenney MJ, Ganta CK. Autonomic nervous system and immune system interactions. Comp Physiol. 2014;4(3):1177-200.

72. Pavlov VA, Chavan SS, Tracey KJ. Annu Rev Immunol. 2018;36:783-812.

73. Guyton AC. Arterial pressure and hypertension. Philadelphia: WB Saunders; 1980.

74. Guyton AC. Long-term arterial pressure control: an analysis from animal experiments and computer and graphic models. Am J Physiol. 1990;259(5 Pt 2):R865-77.

75. Feng W, Dell'Italia LJ, Sanders PW. Novel paradigms of salt and hypertension. J Am Soc Nephrol. 2017;28:1362-9.

Capítulo 2

Avaliação clínica e laboratorial do paciente hipertenso

Fernando Nobre

Tabela 1 Objetivos da avaliação clínica e laboratorial do paciente com HAS[1]
Confirmar o diagnóstico de HAS por medida da PA
Identificar fatores de risco para doenças cardiovasculares
Pesquisar lesões em órgãos-alvo, clínicas ou subclínicas
Pesquisar presença de outras doenças associadas
Estratificar o risco cardiovascular global
Avaliar indícios do diagnóstico de hipertensão arterial secundária

PA: pressão arterial.

Introdução

Avaliar o paciente com hipertensão arterial sistêmica (HAS) do ponto de vista clínico e laboratorial é tarefa a ser desempenhada pelo médico e sua equipe para obter, com base nesses dados, o melhor conhecimento sobre aquele indivíduo que será por ele tratado.

Neste capítulo faremos um conjunto de orientações, de forma muito prática e com base em tabelas que orientam as melhores condutas para esse fim específico.

A avaliação clínica e laboratorial do paciente com hipertensão arterial deve ser composta pelas seguintes partes:

1. Histórico clínico e exame físico.
2. Exames laboratoriais.

Os objetivos da avaliação desses pacientes estão expressos na Tabela 1.

Histórico clínico e exame físico

O histórico clínico é fundamental para o conhecimento das principais características do paciente, assim como para todas as avaliações médicas. Deve obrigatoriamente incluir:

- Quando a doença começou.
- Tratamentos e exames anteriores.
- Fatores de risco eventualmente presentes.
- Indícios de outras doenças que podem cursar com elevação da PA (hipertensão secundária).
- Medicamentos em uso e que podem interferir na PA.

No exame físico, a medida da pressão arterial é o ponto cardinal, pois será a partir desses valores que se considerará o diagnóstico de HAS.

Outros aspectos do exame são fundamentais, como:

- Obtenção da frequência cardíaca.
- Peso, estatura e índice de massa corporal (IMC), calculado a partir desses dados: peso (kg)/altura^2 (em metros) = IMC. Considera-se que estão com peso ideal os indivíduos que apresentarem valores 18 e 24,9 kg/m^2 de IMC, enquanto aqueles que estiverem com IMC entre 25 e 29,9 kg/m^2 são considerados portadores de sobrepeso. A obesidade é identificada quando o IMC for maior ou igual a 30 kg/m^2.

A obesidade visceral, um parâmetro que estima risco cardiovascular com muita precisão, pode ser estimada pela medida da circunferência abdominal.[2]

Segundo o NCEP III,[3] são considerados valores normais aqueles inferiores a 88 cm para as mulheres e a 102 cm para os homens.

Para a medida da pressão arterial, devemos considerar as orientações específicas apresentadas em outro capítulo deste livro, mas será fundamental a observância das orientações apresentadas na Tabela 2,[1] obtidas nas VI Diretrizes Brasileiras de Hipertensão.[1]

Para a obtenção da pressão arterial e, por conseguinte, para a definição do padrão de seu comportamento e definição de diagnósticos, podemos lançar mão de três métodos distintos, de acordo com o fluxograma apresentado na Figura 1.

São considerados valores de normalidade para cada um desses métodos, segundo as Diretrizes Europeias de Hipertensão Arterial,[4] os expressos na Tabela 3.

Com a história clínica, valores de pressão arterial e exame físico, é possível estratificar o risco de cada paciente com HAS, o que será fundamental para o estabelecimento do tratamento e para que se definam as metas ideais de pressão arterial a serem atingidas com as intervenções propostas.

A estratificação do risco (Tabela 4) é, portanto, fundamental na avaliação do paciente com HAS e dependerá da história clínica, do exame físico e dos exames complementares, que serão discutidos adiante.

Nesse fluxograma é válido e necessário ressaltar que é preciso ter claramente os valores de PA, bem como fatores de risco, lesões em órgãos-alvo e situações clínicas associadas.

É importante também considerar que um mesmo valor de PA pode resultar em diferentes níveis de risco cardiovascular, na dependência dessas condições, presentes ou não.

Exames laboratoriais

A avaliação laboratorial básica deverá contemplar os exames definidos na Tabela 5, segundo as VII Diretrizes Brasileiras de Hipertensão.[1]

Segundo a Diretriz Europeia de Hipertensão,[4] os exames recomendados para a avaliação do paciente com HAS são os apresentados na Tabela 6, sendo divididos em testes de rotina, testes adicionais baseados no histórico clínico, exame físico e exames de rotina e avaliação especializada, em geral de competência do especialista em hipertensão arterial sistêmica.

Essa mesma diretriz europeia considera a aplicação de exames segundo o valor preditivo, a disponibilidade e a reprodutibilidade e a relação custo/eficácia.

Tabela 2   Orientações para a medida da pressão arterial[1]
Preparo do paciente
Explicar o procedimento ao paciente e deixá-lo em repouso por pelo menos 5 minutos em ambiente calmo. Deve ser instruído a não conversar durante a medida. Possíveis dúvidas devem ser esclarecidas antes ou após o procedimento
Certificar-se de que o paciente não: • Esteja com a bexiga cheia • Tenha praticado exercícios físicos há pelo menos 60 minutos • Tenha ingerido bebidas alcoólicas, café ou alimentos • Tenha fumado nos 30 minutos anteriores
O paciente deve estar na posição sentada, com as pernas descruzadas, pés apoiados no chão, dorso recostado na cadeira e relaxado. O braço deve estar na altura do coração (nível do ponto médio do esterno ou quarto espaço intercostal), livre de roupas, apoiado, com a palma da mão voltada para cima e o cotovelo ligeiramente fletido
Para a medida em si
Obter a circunferência aproximadamente no meio do braço. Após a medida, selecionar o manguito de tamanho adequado ao braço
Colocar o manguito, sem deixar folgas, 2 a 3 cm acima da fosse cubital
Centralizar o meio da parte compressiva do manguito sobre a artéria braquial
Estimar o nível da pressão sistólica pela palpação do pulso radial. Seu reaparecimento corresponderá à pressão arterial sistólica
Palpar a artéria braquial na fossa cubital e colocar a campânula ou o diafragma do estetoscópio sem compressão excessiva
Inflar rapidamente até ultrapassar 20 a 30 mmHg o nível estimado da pressão sistólica, obtido pela palpação
Proceder à deflação lentamente (2 mmHg/s)
Determinar a pressão sistólica pela ausculta do primeiro som (fase I de Korotkoff), que é, em geral, seguido de batidas regulares e, em seguida, aumentar ligeiramente a velocidade de deflação
Determinar a pressão diastólica no desaparecimento dos sons (fase V de Korotkoff)
Auscultar cerca de 20 a 30 mmHg abaixo do último som para confirmar seu desaparecimento e depois proceder à deflação rápida e completa
Se os batimentos persistirem até o nível zero, determinar a pressão diastólica no abafamento dos sons (fase IV de Korotkoff) e anotar valores da sistólica/diastólica/zero
Sugere-se esperar em torno de 1 minuto para nova medida, embora a orientação seja controversa
Informar os valores de pressões arteriais obtidos para o paciente
Anotar os valores exatos sem "arredondamento" e o braço no qual a pressão arterial foi medida

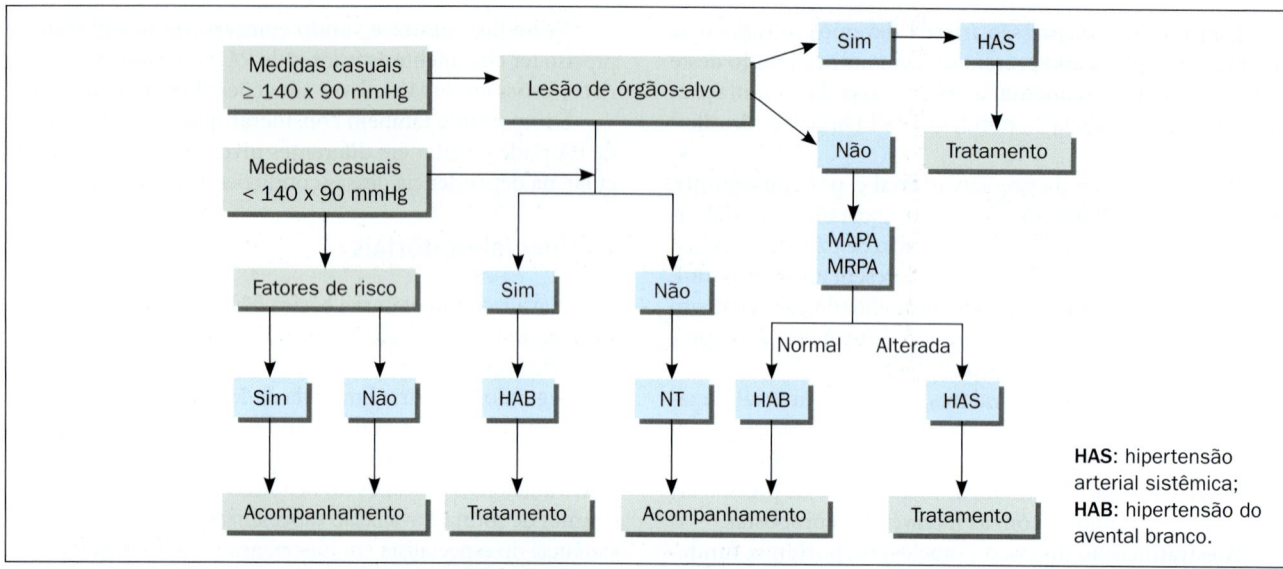

Figura 1 Fluxograma para o diagnóstico do comportamento da pressão arterial aplicando-se as medidas casuais e a MAPA – monitorização ambulatorial da pressão arterial de 24 horas. Dessa forma, será possível identificar as diversas possibilidades de diagnóstico: hipertensão; hipertensão mascarada; hipertensão do avental branco e normotensão.

Tabela 3 Valores de normalidade para as medidas de pressão arterial obtidas no consultório; pela MAPA e pelas medidas residenciais (MRPA)[4]

Categoria	Pressão arterial sistólica (mmHg)		Pressão arterial diastólica (mmHg)
Pressão arterial em consultório	≥ 140	e/ou	≥ 90
Pressão arterial pela MAPA			
▪ Vigília	≥ 135	e/ou	≥ 85
▪ Sono	≥ 120	e/ou	≥ 70
▪ 24 horas	≥ 130	e/ou	≥ 80
Pressão arterial em casa	≥ 135	e/ou	≥ 85

MAPA: monitorização ambulatorial da pressão arterial.

Tabela 4 Avaliação do risco cardiovascular global: risco atribuído à classificação da hipertensão arterial de acordo com a presença de fatores de risco, lesões em órgãos-alvo e condições clínicas associadas[1]

	Normotensão			Hipertensão		
Outros fatores de risco ou doenças	Ótimo (PAS < 120 ou PAD < 80)	Normal (PAS 120-129 ou PAD 80-84)	Limítrofe (PAS 130-139 ou PAD 85-80)	Estágio 1 (PAS 140-159; PAD 90-99)	Estágio 2 (PAS 160-179; PAD 100-109)	Estágio 3 (PAS > 180; PAD 110)
Nenhum fator de risco	Risco basal	Risco basal	Risco basal	Risco baixo adicional	Risco moderado adicional	Risco alto adicional
Um ou dois fatores de risco	Risco baixo adicional	Risco baixo adicional	Risco baixo adicional	Risco moderado adicional	Risco moderado adicional	Risco adicional muito alto
Três ou mais fatores de risco	Risco moderado adicional	Risco moderado adicional	Risco alto adicional	Risco alto adicional	Risco alto adicional	Risco adicional muito alto
Condições clínicas associadas	Risco adicional muito alto	Risco adicional muito alto	Risco adicional muito alto	Risco adicional muito alto	Risco adicional muito alto	Risco adicional muito alto

PAD: pressão arterial diastólica; PAS: pressão arterial sistólica.

Tabela 5 Exames básicos e fundamentais para a avaliação inicial dos pacientes com hipertensão arterial sistêmica[1]
Análise de urina (classe I, nível C)
Potássio plasmático (classe I, nível C)
Creatinina plasmática (classe I, nível B) e estimativa do ritmo de filtração glomerular (classe I, nível B)
Glicemia de jejum (classe I, nível C)
Colesterol total, HDL, triglicérides plasmáticos (classe I, nível C)*
Ácido úrico plasmático (classe I, nível C)
Eletrocardiograma convencional (classe I, nível B)

* O LDL-C é calculado pela fórmula: LDL-C = colesterol total − (HDL-C + triglicérides/5), quando a dosagem de triglicérides for < 400 mg/dL.

Tabela 6 Investigação laboratorial no paciente com hipertensão arterial sistêmica[4]
Exames de rotina
Hemoglobina e/ou hematócrito
Glicemia de jejum
Colesterol plasmático total, LDL-C, HDL-C
Triglicérides plasmáticos
Sódio e potássio
Ácido úrico
Creatinina (*clearance* estimado)
Análise de urina: examinação microscópica; proteinúria "*dipstick*"
Microalbuminúria
Eletrocardiograma de 12 derivações
Exames adicionais, baseados em histórico clínico, exames físicos e achados de exames laboratoriais de rotina
Hemoglobina$_{A1C}$, se glicemia de jejum ≥ 100 mg ou diagnóstico prévio de diabetes
Proteinúria quantitativa de teste prévio deu positivo
Monitorização ambulatorial da pressão arterial (MAPA) ou residencial (MRPA)
Ecocardiograma
Holter em caso de arritmias que necessitam de avaliação detalhada
Ultrassom das carótidas
Ultrassom de artérias periféricas e abdominais
Determinação da velocidade de onda de pulso
Índice tornozelo-braquial
Fundoscopia
Se houver hipertensão resistente: avaliações especializadas cerebrais, renais e cardíacas
Pesquisa de hipertensão arterial secundária se houver indícios de doenças que sugerem uma causa de elevação da pressão arterial

Esses parâmetros deverão ser considerados antes da decisão de solicitar exames nas avaliações dos pacientes com HAS (Tabela 7).

Com relação aos exames complementares, além dos recomendados na Tabela 5, as VII Diretrizes Brasileiras de Hipertensão Arterial[1] recomendam os expressos na Tabela 8.

Outros aspectos fundamentais para o conhecimento apropriado dos pacientes com HAS são relacionados à identificação de fatores de risco concomitantes.

A maior parte dos pacientes com HAS apresenta, além da doença, outros fatores de risco associados, sendo por isso indispensável identificá-los por meio do histórico clínico e dos exames subsidiários.

Outras avaliações laboratoriais recomendadas e de utilidade são representadas por exames que possibilitam a identificação de lesões subclínicas em órgãos-alvo.

Pode-se com isso ampliar a avaliação dos pacientes com HAS, refinando o conhecimento sobre eles.

A Tabela 9 exibe as avaliações que poderão ser feitas com esse objetivo, devendo-se considerar o que está explicitado na Tabela 7.

Tabela 7 Valor preditivo, disponibilidade, reprodutibilidade e relação custo/eficácia de alguns marcadores de lesões em órgãos-alvo[4]				
Marcador	**Valor preditivo cardiovascular**	**Disponibilidade**	**Reprodutibilidade**	**Custo/eficácia**
Eletrocardiografia	+++	++++	++++	++++
Ecocardiografia e Doppler	++++	+++	+++	+++
Taxa de filtração glomerular estimada	+++	++++	++++	++++
Microalbuminúria	+++	++++	++	++++
Espessura íntima – média carotídea e placa	+++	+++	+++	+++
Rigidez arterial (velocidade da onda de pulso)	+++	++	+++	+++
Índice tornozelo-braço	+++	+++	+++	+++
Fundoscopia	+++	++++	++	+++
Medições adicionais				
Escore de cálcio coronariano	++	+	+++	+
Disfunção endotelial	++	+	+	+
Lacunas cerebrais/lesões da substância branca	++	+	+++	+
Ressonância magnética cardíaca	++	+	+++	++

A análise judiciosa dessas avaliações tornará as utilizações desses exames mais apropriadas.

Após a avaliação clínica e laboratorial, a identificação de fatores de risco associados e doenças presentes é necessária para a obtenção da estratificação do risco e a qualificação dos indivíduos portadores de HAS. Dessa forma, devemos acrescentar às avaliações já realizadas informações como: idade (homens com mais de 55 anos e mulheres com 65 anos ou mais); tabagismo; dislipidemias; diabete melito e histórico de doença cardiovascular precoce.

Igualmente, as condições clínicas associadas deverão fazer parte da avaliação complementar. Essas condições clínicas que deverão ser obrigatoriamente estão identificadas na Tabela 10.

Com esse conjunto de dados e informações, deveremos, então, fazer a estratificação do risco cardiovascular.

Tabela 8   Exames que compõem a avaliação subsidiária para os pacientes com HAS, indicando as razões para a sua aplicação[1,5-14]

Radiografia de tórax: recomendada para pacientes com suspeita clínica de insuficiência cardíaca (classe IIa, nível C), quando demais exames não estiverem disponíveis; e para avaliação de acometimento pulmonar e de aorta

Ecocardiograma: hipertensos estágios 1 e 2 sem hipertrofia ventricular esquerda ao eletrocardiograma, com dois ou mais fatores de risco (classe IIa, nível C); hipertensos com suspeita clínica de insuficiência cardíaca (classe I, nível C)

Microalbuminúria: pacientes hipertensos diabéticos (classe I, nível A), hipertensos com síndrome metabólica e hipertensos com dois ou mais fatores de risco (classe I, nível C)

Ultrassonografia de carótida: pacientes com sopro carotídeo, com sinais de doença cerebrovascular, ou com doença aterosclerótica em outros territórios (classe IIa, nível B)

Teste ergométrico: suspeita de doença coronariana estável, diabetes ou antecedente familiar para doença coronariana em paciente com pressão arterial controlada (classe IIa, nível C)

Hemoglobina glicada (classe IIa, nível B): na impossibilidade de realizar hemoglobina glicada, sugere-se a realização do teste oral de tolerância à glicose em pacientes com glicemia em jejum entre 100 e 125 mg/dL (classe IIa, nível B)

MAPA, MRPA e medida domiciliar segundo as indicações convencionais para os métodos

Outros exames: velocidade de onda de pulso, se disponível (classe IIb, nível C)

Investigação de hipertensão secundária, quando indicada por história, exame físico ou avaliação laboratorial inicial

Tabela 9   Exames para avaliação de lesões subclínicas de órgãos-alvo[1]

Eletrocardiograma com HVE (Sokolow-Lyon > 35 mm; Cornell > 28 mm para homens e > 20 mm para mulheres)

ECO em HVE (índice de massa de VE > 134 g/m^2 em homens ou 110 g/m^2 em mulheres)

Espessura médio-intimal de carótida > 0,9 mm ou presença de placa de ateroma

Índice tornozelo-braquial < 0,9

Depuração de creatinina estimada < 60 mL/min/1,72 m^2

Baixo ritmo de filtração glomerular ou *clearance* de creatinina < 60 mL/min

Microalbuminúria 30-300 mg/24 h ou relação albumina/creatinina > 30 mg/g

Velocidade de onda de pulso (se disponível) > 12 m/s

Tabela 10   Condições clínicas possivelmente associadas à hipertensão arterial sistêmica[1]

Doença cardiovascular (AVE, AVEI, AVEH, alteração cognitiva)

Doença cardíaca (infarto, angina, revascularização coronariana, insuficiência cardíaca)

Doença renal: nefropatia diabética, déficit importante de função (*clearance* < 60 mL/min)

Retinopatia avançada: hemorragias ou exsudatos, papiledema

Doença arterial periférica

AVE: acidente vascular encefálico; AVEI: acidente vascular encefálico isquêmico; AVEH: acidente vascular encefálico hemorrágico.

Resumo

A avaliação clínica e laboratorial do paciente com HAS deve ser composta pelas seguintes partes:
- História clínica e exame físico.
- Exames laboratoriais.

Tendo como objetivos fundamentais:
- Confirmar o diagnóstico de hipertensão arterial sistêmica (HAS) por medida da pressão arterial (PA) pelo método convencional ou de consultório ou aplicando a MAPA – monitorização ambulatorial da pressão arterial.
- Identificar fatores de risco para doenças cardiovasculares.
- Pesquisar lesões em órgãos-alvo clínicas ou subclínicas.
- Pesquisar presença de outras doenças associadas.
- Estratificar o risco cardiovascular global.
- Avaliar indícios do diagnóstico de hipertensão arterial secundária.

Cada um desses itens deve ser seguido com rigor para se obter diagnóstico preciso dos diversos tipos de comportamentos da PA e estabelecer planos de cuidados e acompanhamentos adequados a cada um deles.

Referências bibliográficas

1. VII Diretrizes Brasileiras de Hipertensão. Arq Bras Cardiol. 2016;107 (3Supl.3):1-83.
2. Pouliot MC, Despres JP, Lemieux S, et al. Waist circumference and abdominal sagital diameter: best simple anthropometric indexes of abdominal vis-

ceral adipose tissues accumulation and related cardiovascular risk in men and women. Am J.Cardiol 1994;73(7): 460-68.

3. Faludi AA, Izar MCO, Saraiva JFK, Chacra APM, Bianco HT, Afiune A Neto, et al. Atualização da diretriz brasileira de dislipidemias e prevenção da aterosclerose – 2017. Arq Bras Cardiol. 2017;109(2Supl.1):1-76.

4. Williams B, Mancia G, Spiering W, Agabiti Rosei E, Azizi M, Burnier M, et al. 2018 ESC/ESH Guidelines for themanagement of arterial hypertension. The Task Force for the management of arterial hypertension of the European Society of Cardiology (ESC) and the European Society of Hypertension (ESH). Eur Heart J. 2018;36(10):1953-2041.

5. Rayner BL, Goodman H, Opie LH. The chest radiograph. A useful investigation in the evaluation of hypertensive patients. Am J Hypertens 2004;17:507-10.

6. Martinez MA, Sancho T, Armada E, et al. Prevalence of left ventricular hypertrophy in patients with mild hypertension in primary care: impact of echocardiography on cardiovascular risk stratification. Am J Hypertens 2003;16: 556-63.

7. Koren MJ, Devereux RB, Casale PN, Savage DD, Laragh J. Relation of left ventricular mass and geometry to morbidity and mortality in uncomplicated essential hypertension. Ann Intern Med 1991;114:345-52.

8. Hsu CC, Brancati FL, Astor BC, et al. Blood pressure, atherosclerosis, and albuminuria in 10,113 participants in the atherosclerosis risk in communities study. J Hypertens 2009;27(2):397-409.

9. Volpe M, Consentino F, Ruilope LM. Is it to measure microalbuminuria in hypertension. J Hypertens 2003;21:1213-20.

10. Gerstein HC, Mann JF, Yi Q, et al. HOPE Study Investigators. Albuminuria and risk of cardiovascular events, death, and heart failure in diabetic and nondiabetic individuals. JAMA 2001;286:421-6.

11. Cuspidi C, Ambrosioni E, Mancia G, Pessina AC, Trimarco B, Zanchetti A. role of echocardiography and carotid ultrasonography in stratifying risk in patients with essential hypertension: the assessment of prognostic risk observational survey. J Hypertens 2002;20:1307-14.

12. Selvin E, Steffes MW, Zhu H, Matsushita K, Wagenknecht L, Pankow J, et al. Brancati Glycated hemoglobin, diabetes, and cardiovascular risk in nondiabetic adults. N Engl J Med 2010 Mar 4; 362(9):800-11.

13. Safar ME, Levy BI, Struijker-Boudier H. Current perspectives on arterial stiffness and pulse pressure in hypertension and cardiovascular diseases. Circulation 2003;107:2864-2869.

14. Nobre F, Brandão AA, Amodeo C. Hipertensão arterial secundária. In: Nobre F, Brandão AA, Amodeo C (eds.). Hipertensão. 2. ed. Elsevier: São Paulo, 2014. p. 471-506.

Capítulo 3

Hipertensão arterial: tratamento não farmacológico

Daniela Bruno Conforti

Matheus Kiszka Scheffer

Celso Amodeo

Pontos-chave:

- A prevalência da hipertensão arterial sistêmica (HAS) tem aumentado nos últimos anos tanto em países desenvolvidos quanto em desenvolvimento.
- O tratamento não farmacológico está indicado a todos os pacientes com HAS.
- As principais medidas relacionadas ao tratamento não farmacológico são: dieta DASH, restrição salina de até 5,0 g/dia (2,0 g de sódio/dia), moderação no consumo de álcool, cessação do tabagismo, redução de peso e atividade física regular.
- A adoção de medidas para mudança do estilo de vida auxilia a ação de anti-hipertensivos e viabiliza o uso de menores doses destas medicações.
- O tratamento da HAS leva a reduções no risco de eventos cardiovasculares e morte.

A hipertensão arterial sistêmica (HAS), diagnóstico mais comum em pacientes adultos ambulatoriais, apresentou nos últimos anos um aumento de sua prevalência em países desenvolvidos e em desenvolvimento, com dados que apontam para um mau controle mundialmente. Seu tratamento produz grandes reduções no risco de eventos cardiovasculares (CV), incluindo acidente vascular encefálico (AVE), insuficiência cardíaca (IC), doença renal crônica (DRC), dissecção aórtica, doença coronariana e morte. Embora terapias farmacológicas e intervenções como a denervação renal ou a terapia de ativação do barorreflexo permaneçam em desenvolvimento, as mudanças de estilo de vida mostram-se ferramentas eficazes e podem ser suficientes para retardar ou impedir a necessidade de terapia farmacológica em pacientes com HAS estágio 1.[1] Também, potencializam os efeitos anti-hipertensivos dos medicamentos.[2]

O tratamento não farmacológico (TNF) está indicado para todos os pacientes com HAS, pois viabilizam menores doses dos anti-hipertensivos.[3] Para pacientes com HAS estágio 1 e baixo a moderado risco CV, sem evidência de lesão em órgãos-alvo, o TNF está indicado isoladamente por um período de 3 a 6 meses, antes de se iniciar a terapia farmacológica. Paciente com HAS estágio 1, mas com alto risco CV e lesão em órgãos-alvo devem iniciar simultaneamente o tratamento farmacológico e não farmacológico.[2]

As mudanças de estilo de vida recomendadas para redução da pressão arterial (PA) são: restrição de sal, moderação do consumo de álcool, alto consumo de vegetais e frutas, redução de peso com manutenção do peso corporal ideal e atividade física regular. Além disso, o tabagismo possui um efeito agudo prolongado que pode aumentar a PA ambulatorial da vigília. Sua cessação e outras medidas também são importantes para prevenção de doenças cardiovasculares (DCV) e câncer.[2] Uma potencial desvantagem da modificação do estilo de vida é sua baixa adesão ao longo do tempo.

Neste capítulo, será discutida a implantação dessas medidas com base nas evidências atualmente disponíveis. A Tabela 1 resume as principais medidas não farmacológicas para o tratamento da HAS conforme as recomendações apresentadas na última diretriz de HAS da Sociedade Europeia de Cardiologia (2018).

Hábitos alimentares

É importante salientar que orientação de estilo de vida do ponto de vista nutricional não é recomendar dieta e sim educação nutricional para o resto da vida. Dieta dá uma ideia de um começo, um meio e um fim. A reeducação alimentar, por sua vez, implementa o conceito de mudança de hábitos alimentares que terão impacto na prevenção CV ao longo da vida. O êxito do tratamento da HAS com medidas nutricionais sujeita-se à adoção de um plano alimentar saudável e sustentável. A utilização de dietas radicais resulta em abandono do tratamento. Assim, a abordagem contemporânea dos estudos de nutrição e saúde concentra-se nos padrões alimentares, que permitem avaliar o sinergismo entre nutrientes/alimentos, ao invés de nutrientes específicos.[1,3]

Vários estudos têm pesquisado o papel de intervenções dietéticas específicas, incluindo baixa ingestão de sódio, alto

Tabela 1 Principais medidas não farmacológicas			
Medida	**Recomendação**	**Classe**	**NE**
Controle de peso	Manter IMC entre 20 e 25 kg/m² e circunferência abdominal < 94 cm em homens e < 80 cm nas mulheres	I	A
Padrão alimentar	Aumentar o consumo de legumes, frutas frescas, peixe, nozes e ácidos graxos insaturados (azeite de oliva); reduzir o consumo de carnes vermelhas; consumir produtos lácteos com baixo teor de gordura	I	A
Redução do consumo de sal	Restringir o consumo diário de sódio para < 5 g/dia	I	A
Moderação no consumo de álcool	Limitar o consumo semanal de álcool a 8 unidades nas mulheres e 14 unidades nos homens (1 unidade equivale a 125 mL de vinho ou 250 mL de cerveja)	I	A
Atividade física	Exercícios aeróbicos regulares (pelo menos 30 minutos de exercício dinâmico moderado entre 5 e 7 dias na semana)	I	A
Cessação do tabagismo	Cessação do tabagismo, suporte e encaminhamento a programas de cessação do tabagismo	I	B

IMC: índice de massa corpórea.

consumo de frutas e vegetais, bem como produtos lácteos com baixo teor de gordura no tratamento da HAS. Dois padrões alimentares, em particular, passaram por estudos contemporâneos e rigorosos em relação ao controle da PA: o padrão de dieta (hábitos alimentares) do Mediterrâneo e o padrão alimentar da "dieta" DASH (*Dietary Approaches to Stop Hypertension*).[1]

Estudos randomizados e controlados mostraram que o padrão alimentar da dieta DASH poderia reduzir a pressão arterial sistólica (PAS) em mais de 5 mmHg em adultos com HAS em comparação com a dieta controle. Ela preconiza consumo de vegetais, frutas, laticínios com baixo teor de gordura, cereais integrais, aves, peixes e nozes; redução da ingestão de doces, bebidas açucaradas e carne vermelha; baixo teor de gordura saturada, gordura total e colesterol; é rica em potássio, magnésio e cálcio, bem como em proteínas e fibras.[2]

Além da dieta DASH, a adesão ao padrão alimentar do Mediterrâneo, que é tradicionalmente caracterizado pela alta ingestão de vegetais, frutas, legumes, cereais não refinados, nozes, azeite em vez de lipídios saturados, moderada ingestão de peixe, baixa a moderada ingestão de laticínios, carne e aves, bem como um consumo regular de vinho tinto principalmente durante as refeições, foi associado a menor prevalência de HAS em diversos estudos epidemiológicos, enquanto inúmeras intervenções publicadas examinaram o efeito da dieta mediterrânea no risco CV. Vários estudos e metanálises mostraram que a dieta mediterrânea está associada a uma redução nos eventos CV e mortalidade por todas as causas. Um estudo em indivíduos de alto risco realizando a dieta mediterrânea durante 5 anos mostrou uma redução do risco CV de 29% em comparação com uma dieta controle com baixo teor de gordura, e uma redução de 39% de AVE. A dieta mediterrânea também reduziu significativamente a PA ambulatorial, a glicemia e os níveis lipídicos. Essa dieta deve ser acompanhada por outras mudanças no estilo de vida, como exercício físico e perda de peso.[1,2,4]

Com relação ao consumo de café, a cafeína tem um efeito pressórico agudo. No entanto, o consumo de café está associado a benefícios CV, como destacado por uma recente revisão sistemática de estudos prospectivos que incluíram mais de 1 milhão de participantes e 352 eventos CV. Além disso, o consumo de chá-verde ou preto também pode ter um pequeno, mas significativo efeito na redução da PA. O consumo regular de refrigerantes açucarados tem sido associado com sobrepeso, síndrome metabólica, diabete tipo 2 e maior risco CV, devendo ser desencorajado. Assim, a adoção de uma dieta saudável e equilibrada pode auxiliar na redução da PA e também reduzir o risco CV.[2]

Redução do consumo de sódio

Os efeitos da ingestão de sódio na PA e os benefícios CV de limitar o consumo de sódio geram controvérsias. Alguns estudos sugerem que o consumo muito baixo eleva o risco de DCV, enquanto outros sustentam que a diminuição de sódio reduz o risco CV. Há evidências de uma relação causal entre a ingestão de sódio e o aumento da PA, e o consumo excessivo de sódio (> 5 g de sódio por dia, p. ex., uma pequena colher de chá de sal por dia) mostrou ter efeito de aumento pressórico e está associado a uma maior prevalência de hipertensão arterial sistólica com a idade. Por outro lado, a restrição de sódio mostrou ter um efeito redutor da PA em muitos estudos. Uma metanálise recente mostrou que uma redução de 1,75 g de sódio por dia (4,4 g de sal por dia) está associada a uma redução média de 4,2 mmHg e 2,1 mmHg na PAS e na PAD, respectivamente, com um efeito mais pronunciado de 5,4 mmHg e 2,8 mmHg em indivíduos com HAS. O efeito benéfico de uma ingestão reduzida de sódio na PA tende a diminuir com o tempo, em parte por causa da má adesão da dieta. O efeito redutor na PA com a restrição de sódio é maior em negros, idosos, diabéticos e na síndrome metabólica ou DRC.[3,5]

Globalmente, a ingestão habitual de sódio varia entre 3,5 a 5,5 g/dia (o que corresponde a 9 a 12 g de sal por dia), com diferenças marcantes entre países e até mesmo entre regiões. É recomendado que a ingestão de sódio seja limitada a aproximadamente 2,0 g/dia (equivalente a aproximadamente 5,0 g de sal por dia) na população em geral, mas principalmente nos hipertensos. A redução eficaz do sal não é fácil e, muitas vezes, há pouca valorização de quais alimentos contêm altos níveis de sal. Recomendações devem ser dadas para evitar sal e alimentos com alto teor de sal. Uma redução no consumo de sal na população continua sendo uma prioridade de saúde pública, mas requer um esforço combinado entre a indústria de alimentos, governos e o público em geral, já que 80% do consumo de sal envolve sal oculto em alimentos processados.

O paciente com HAS deve ser orientado a ler os rótulos dos alimentos e adquirir aqueles com menores percentuais de valor diário (%VD) para o sódio. Esse valor refere-se à quantidade percentual de sódio contida naquele produto, em relação à recomendação máxima para um indivíduo adulto saudável, ou seja, 2.400 mg de sódio. É preciso cuidado com os alimentos chamados *diet* ou *light,* eles podem conter grande concentração de sódio (um bom exemplo disto são os refrigerantes *diet* ou *light).* É importante, também, entender o que os termos nos rótulos dos produtos significam:

- Baixo teor de sal: contém até 140 mg de sódio/100 g.
- Muito baixo teor de sal: contém até 35 mg de sódio/100 g.
- Não contém sal: contém até 5 mg de sódio/100 g.

O efeito da redução do sódio na dieta em eventos CV permanece incerto. Estudos de coorte prospectivos demonstraram um aumento geral do risco de mortalidade e eventos CV na alta ingestão de sódio. Além disso, eles também relataram que a redução da ingestão de sódio abaixo de um certo nível (cerca de 3 g de sódio por dia) reduziu ainda mais a PA. Paradoxalmente, foi associada a um aumento do risco de mortalidade por todas as causas e CV na população geral e em hipertensos, sugerindo um fenômeno da curva J. O mecanismo desse aparente aumento do risco com baixa ingestão de sódio está, provavelmente, associado a maior atividade do sistema renina angiotensina sob uma restrição muito grande de sal na dieta. Não há evidências de estudos epidemiológicos em que a ingestão muito baixa de sódio possa causar danos.[2]

O consumo adequado de frutas e vegetais potencializa o efeito benéfico da dieta com baixo teor de sódio sobre a PA em razão, principalmente, do aumento no consumo de potássio, que sabidamente reduz a PA.[6]

Consumo de álcool

Há uma associação linear positiva bem estabelecida entre o consumo de álcool, PA, prevalência de HAS e o risco de DCV. Beber compulsivamente pode ter um forte efeito pressórico. O Estudo de Prevenção e Tratamento da Hipertensão (PATHS) investigou os efeitos da redução do álcool na PA; o grupo de intervenção obteve uma redução modesta da PA em relação ao grupo controle no final do período de 6 meses. Uma metanálise de 56 estudos epidemiológicos sugeriu que a redução do consumo de álcool, mesmo para etilistas leves a moderados, poderia ser benéfica para a saúde CV. Homens hipertensos que consomem álcool devem ser aconselhados a limitar seu consumo a 14 unidades por semana, e mulheres, a 8 unidades por semana (1 unidade é igual a 125 mL de vinho ou 250 mL de cerveja). Dias sem álcool durante a semana e abstenção do consumo excessivo de álcool também são recomendados.[2]

Perda de peso

O peso corporal está diretamente relacionado com a PA. Isso se torna mais evidente com o aumento da prevalência de obesidade ao redor do mundo. A perda de peso, além de promover a queda da PA, reduz o risco CV e melhora a eficácia das medicações anti-hipertensivas.[2,7] O benefício já pode ser observado com reduções modestas do peso, sem necessariamente atingir o peso corporal desejável. Conforme aponta uma metanálise que engloba 25 ensaios clínicos, uma perda de 5,1 kg reduz em média 4,4 mmHg e 6,6 mmHg na pressão sistólica e diastólica, respectivamente.[8] Uma redução ainda maior da PA pôde ser observada em indivíduos que obtiveram maior perda de peso.

A perda de peso é recomendada para todos os pacientes hipertensos com obesidade ou sobrepeso. O objetivo é manter o índice de massa corpórea (IMC) entre 20 e 25 kg/m^2 em indivíduos com menos de 60 anos ou mais elevado em pacientes idosos. Recomenda-se manter a circunferência abdominal < 80 cm nas mulheres e < 94 cm nos homens. A perda de peso também está indicada em indivíduos não hipertensos e com sobrepeso para sua prevenção.[2] A cirurgia bariátrica deve ser considerada após falha do tratamento medicamentoso e não medicamentoso para adultos com IMC > 40 kg/m^2 ou com IMC > 35 kg/m^2 na presença de comorbidades que justifiquem a perda de peso, levando à redução do risco CV.[9,10]

O estudo brasileiro GATEWAY randomizou 100 pacientes obesos (IMC entre 30 e 39,9 kg/m^2) com hipertensão (dois ou mais anti-hipertensivos em dose máxima ou três ou mais em dose moderada) em duas estratégias de tratamento: o primeiro grupo sofreu cirurgia bariátrica e o segundo grupo permaneceu em tratamento clínico.

A idade média dos pacientes era de 43 anos, 70% eram do sexo feminino, com IMC médio maior que 35 kg/m^2. O desfecho primário foi redução de 30% ou mais do número de anti-hipertensivos utilizados.

A perda de peso foi mais significativa no grupo cirúrgico (como esperado). Os resultados em relação ao tratamento anti-hipertensivo, no entanto, superaram as expectativas. Metade dos pacientes atingiu PA inferior a 140/90 mmHg, e 22% do total tornou-se normotenso sem uso de medicações anti-hipertensivas. Apenas dois pacientes apresentaram complicações relacionadas ao procedimento, sem morte ou sequela.

O interessante é que a redução ocorreu desde o primeiro mês após o procedimento, momento em que a redução de peso ainda não havia sido significativa. Ao todo, 80% dos pacientes do grupo cirúrgico atingiram o desfecho previsto ao final de 1 ano.[11]

Atividade física

Conforme apontam diversos estudos epidemiológicos e observacionais, a inatividade física correlaciona-se com o aumento do risco CV.[1] A prática de atividade física aeróbica regular está indicada tanto para o tratamento quanto para a prevenção da HAS, além de reduzir o risco CV e a mortalidade. Os efeitos da atividade física dependem se a atividade envolve exercícios aeróbicos, resistidos ou uma combinação de ambos. O exercício aeróbico reduz em média 8,3 mmHg e 5,2 mmHg nas pressões sistólica e diastólica, respectivamente, em pacientes hipertensos, e a sua prática deve ser incentivada em toda a população.[3,12]

As diretrizes mais atuais recomendam a realização de exercícios aeróbicos dinâmicos de moderada intensidade por pelo menos 30 minutos em 5 a 7 dias na semana. O treinamento resistido dinâmico é recomendado 2 a 3 vezes na semana, em complemento ao aeróbico. O impacto de exercícios isométricos sobre a PA e o risco CV está menos estabelecido. Para pacientes com níveis de PA mais elevados ou que possuam alto risco CV, recomenda-se a realização de teste ergométrico antes da realização de exercícios físicos de intensidade moderada.[2,3]

Cessação do tabagismo

O tabagismo está relacionado com inúmeras doenças, incluindo DCV e câncer. Aponta-se como um fator de risco CV maior potencialmente modificável. Apesar de não haver evidências relacionando a cessação do tabagismo com a redução da PA, a redução do número de cigarros fumados ao dia está relacionada com a redução do risco CV e está indicada para todos os pacientes. Evidências também apontam os malefícios sobre a saúde em fumantes passivos.

Recomenda-se pesquisar o histórico de tabagismo a cada consulta e oferecer aconselhamento para sua cessação.[2] O tratamento farmacológico aumenta a chance de abstinência e pode ser realizado com repositores de nicotina, bupropiona ou vareniclina, considerados fármacos de primeira linha.

Referências bibliográficas

1. Zipes DP, Libby P, Bonow RO, Mann DL, Tomaselli GF. Braunwald's heart disease: a textbook of cardiovascular medicine. 11. ed. Philadelphia: Elsevier; 2018. 2128 p.
2. Williams B, Mancia G, Spiering W, Agabiti Rosei E, Azizi M, Burnier M, et al. 2018 ESC/ESH Guidelines for the management of arterial hypertension. Eur Heart J. 2018;00:1-98.
3. Malachias M, Souza W, Plavnik F, Rodrigues C, Brandão A, Neves M. 7ª Diretriz Brasileira De Hipertensão Arterial. Arq Bras Cardiol. 2016;107(3Supl.3):1-83.
4. Katsarou AL, Vryonis MM, Protogerou AD, Alexopoulos EC, Achimastos A, Papadogiannis D, et al. Stress management and dietary counseling in hypertensive patients: a pilot study of additional effect. Prim Health Care Res Dev. 2014;15(01):38-45.
5. Frisoli TM, Schmieder RE, Grodzicki T, Messerli FH. Salt and hypertension: is salt dietary reduction worth the effort? Am J Med. 2012;125(5):433-9.
6. Paola AAV, Montenegro S, Moreira MDCV. Livro-texto da Sociedade Brasileira de Cardiologia. 2. ed. Barueri: Manole; 2015. 1824 p.
7. Bakris GL, Sorrentino MJ. Hypertension: a companion to Braunwald's heart disease. 3. ed. Philadelphia; 2018. 520 p.
8. Neter JE, Stam BE, Kok FJ, Grobbee DE, Geleijnse JM. Influence of weight reduction on blood pressure: a meta-analysis of randomized controlled trials. Hypertension. 2003;42(5):878-84.
9. Jordan J, Yumuk V, Schlaich M, Nilsson PM, Zahorska-Markiewicz B, Grassi G, et al. Joint statement of the European Association for the Study of Obesity and the European Society of Hypertension: obesity and difficult to treat arterial hypertension. J Hypertens. 2012;30(6):1047-55.
10. Jensen MD, Ryan DH, Apovian CM, Ard JD, Comuzzie AG, Donato KA, et al. 2013 AHA/ACC/TOS guideline for the management of overweight and obesity in adults: a report of the American College of Cardiology/American Heart Association task force on practice guidelines and the obesity society. Circulation. 2014;129(25 Suppl. 1):102-38.
11. Schiavon C, Bersch-Ferreira A, Santucci E, Oliveira J, Torreglosa C, Bueno P, et al. Effects of bariatric surgery in obese patients with hypertension: the GATEWAY randomized trial (Gastric Bypass to Treat Obese Patients With Steady Hypertension). Circulation. 2018;137(11):1132-42
12. Cornelissen VA, Smart NA. Exercise training for blood pressure: a systematic review and meta-analysis. J Am Heart Assoc. 2013;2(1):e004473-e004473.

Resumo

A HAS é a condição clínica de diagnóstico mais comum em pacientes adultos ambulatoriais. Sua abordagem terapêutica inclui o tratamento não medicamentoso e uso de fármacos anti-hipertensivos com o objetivo de reduzir a pressão arterial, proteger órgãos-alvo, prevenir desfechos cardiovasculares e morte. A terapia não farmacológica deve ser iniciada em todos os portadores de HAS e pode ser iniciada isoladamente por 3 a 6 meses em pacientes hipertensos estágio 1 de baixo a moderado risco cardiovascular. As medidas recomendadas são: redução do consumo de sal em até 5 g/dia; mudança do padrão alimentar, com aumento no consumo de legumes, frutas secas, peixes, nozes e ácidos graxos insaturados, além da redução do consumo de carne vermelha e estímulo do consumo de produtos lácteos com baixo teor de gordura; moderação no consumo de álcool; prática de atividades físicas regulares; cessação do tabagismo; e controle de peso, mantendo IMC entre 20-25 kg/m^2 e circunferência abdominal menor que 80 cm nas mulheres e 94 cm nos homens.

Capítulo 4

Tratamento medicamentoso da hipertensão arterial

Luiz Aparecido Bortolotto
Heno Ferreira Lopes

Pontos-chave

- O principal objetivo do tratamento da hipertensão arterial é a diminuição da morbidade e da mortalidade cardiovasculares pelo controle adequado da pressão arterial.[1,2] Para se atingir esses objetivos, vários fatores devem ser considerados, pois a hipertensão é uma doença crônica de etiologia multifatorial.
- O tratamento deve incluir, entre outras ações, a participação do paciente na compreensão da importância do tratamento de uma doença essencialmente assintomática e também a recomendação de um tratamento integrado de adoção de hábitos de vida saudáveis e medicamentos apropriados.
- De uma maneira geral, o tratamento atual da hipertensão arterial deve ser individualizado considerando as condições clínicas associadas à hipertensão arterial, os aspectos sociodemográficos e as evidências de benefícios com determinada classe farmacológica para aquele tipo de paciente.
- Espera-se que a utilização da genética e da farmacogenética possa tornar o tratamento muito mais individualizado e direcionado ao avaliar e predizer as respostas à adoção de hábitos saudáveis de vida e os efeitos dos medicamentos anti-hipertensivos.

Introdução

O tratamento farmacológico da hipertensão arterial se iniciou no começo do século XX, com medicações que atuavam no sistema nervoso central, eram eficazes em pacientes com hipertensão grave, mas traziam efeitos colaterais muito indesejáveis. Com o passar dos anos, e o melhor entendimento da fisiopatologia da doença, novas medicações foram surgindo, e os benefícios do tratamento foram sendo evidenciados a partir de estudos clínicos prospectivos randomizados em diferentes populações.[3] As recentes diretrizes internacionais[3-6] e brasileiras[7] de hipertensão orientam o tratamento medicamentoso considerando, sobretudo, a capacidade com-provada de reduzir a pressão arterial e os resultados dos desfechos cardiovasculares e de mortalidade observados nos importantes estudos que avaliaram os principais fármacos usados para o tratamento anti-hipertensivo na prática clínica. Os ensaios clínicos com desfechos cardiovasculares relevantes têm demonstrado redução de morbidade e mortalidade com todas as principais classes farmacológicas anti-hipertensivas,[8-15] incluindo diuréticos, inibidores da enzima conversora da angiotensina (IECA), bloqueadores do receptor AT1 da angiotensina II (BRA), betabloqueadores e antagonistas dos canais de cálcio (ACC). Metanálises[11-14] recentes reforçam esses achados e mostram diferenças nos desfechos com algumas classes de fármacos: menor prevenção de acidente vascular cerebral (AVC) com betabloqueadores e menor prevenção de insuficiência cardíaca com os bloqueadores de canais de cálcio. No entanto, os principais desfechos cardiovasculares e mortalidade foram similares com o tratamento baseado na terapia inicial com as cinco classes descritas acima. Assim, as diretrizes europeias atuais[3] recomendam essas classes como as mais adequadas para o início e também para o acompanhamento do tratamento da hipertensão arterial, seja em monoterapia ou quando necessário em combinações. As diretrizes brasileiras[7] também recomendam as cinco classes, destacando que os betabloqueadores devem ser indicados preferencialmente quando há condição clínica associada, e não recomendados para pacientes acima de 60 anos de idade como monoterapia. Por sua vez, as recomendações americanas[4,6] e inglesas[16] incluem as mesmas classes como primeira escolha, exceto os betabloqueadores.

Os benefícios do tratamento estão relacionados a cada classe individualmente, mas deve-se destacar que na maior parte dos estudos foi necessária associação de anti-hipertensivos para se atingir as metas de redução da pressão arterial preconizadas.[17] Baseadas nessas evidências, a maioria das recomendações recentes[4,5,7] para o tratamento anti-hipertensivo indica a introdução precoce da associação de duas classes farmacológicas quando o paciente apresentar pressão arterial superior a 160/100 mmHg, e as diretrizes europeias[3] e americanas[6] recomendam a introdução de associação de duas classes mesmo em níveis mais baixos de pressão arterial ($\geq$ 140/90 mmHg), dependendo do risco cardiovascular.

Todos os ensaios clínicos realizados até hoje mostraram que a diminuição dos eventos cardiovasculares associada ao controle da pressão arterial tem relação direta com a redução da pressão arterial *per se*, e parece ser independente da classe farmacológica do medicamento utilizado.[18] Redução de risco cardiovascular semelhante é observada também em subpopulações de hipertensos, como idosos,[19] diabéticos[20] e portadores de insuficiência renal.[21] Em pacientes idosos, diminuir a pressão arterial leva a uma significativa redução de eventos cardiovasculares, independentemente da classe farmacológica, e as evidências mais recentes indicam que há benefício para metas mais baixas (ao redor de 130/80 mmHg),[4,22] mas devendo-se levar em conta a tolerabilidade desses valores reduzidos, pois há maior chance de eventos adversos nessa população. Assim, em pacientes idosos com menos de 80 anos, pode-se tentar atingir a meta mais próxima a 130/80 desde que bem tolerado, e em alguns casos e nos idosos acima de 80 anos, podem ser toleráveis níveis de pressão sistólica até 150 mmHg.[6,22] Nos pacientes que apresentam disfunção renal moderada a importante, a redução da pressão arterial é uma das mais significativas estratégias visando a evitar a ocorrência de eventos cardiovasculares, sem aparente superioridade de uma classe farmacológica sobre a outra.[21]

Princípios do tratamento medicamentoso

Ao se iniciar um medicamento para obter o controle da pressão arterial, é fundamental a existência de uma relação médico-paciente bem constituída para que o paciente possa compreender de maneira adequada que o uso correto da medicação é muito importante para o sucesso do tratamento, que, na maioria das vezes, é para sempre. Também é muito importante explicar ao paciente de que forma a diminuição da pressão arterial vai ocorrer, o que é esperado conseguir com o tratamento além de reduzir a pressão, a possibilidade de haver mudanças na medicação inicialmente prescrita e o tempo que será necessário para que o efeito desejado dos medicamentos seja alcançado, além dos efeitos colaterais que podem surgir. Todas essas explicações são imprescindíveis para a melhor adesão ao tratamento farmacológico e consequentemente para o melhor controle da pressão arterial e para a prevenção de suas complicações.

A escolha do medicamento para o tratamento anti-hipertensivo deve considerar as principais características do fármaco que devem se aproximar ao máximo das descritas na Tabela 1.[7] Apesar de não existir medicação anti-hipertensiva que apresente todas essas características, é fundamental escolher o medicamento que tenha as melhores características para o paciente que receberá a medicação. De acordo com as últimas diretrizes brasileiras,[7] qualquer uma das principais classes de anti-hipertensivos mostradas na Tabela 2 e comercialmente disponíveis no Brasil pode ser escolhida para o tratamento da hipertensão arterial, desde que as indicações e contraindicações específicas e o perfil clínico individual dos pacientes sejam considerados.

Tabela 1 Características dos fármacos a serem consideradas para a escolha do medicamento no tratamento da hipertensão arterial
• Ter demonstrado a capacidade de reduzir a morbimortalidade cardiovascular
• Ser eficaz por via oral
• Ser bem tolerado
• Poder ser usado no menor número de tomadas por dia
• Ser iniciado com as menores doses efetivas
• Poder ser usado em associação
• Ser utilizado por um período mínimo de 4 semanas, antes de modificações, salvo em situações especiais
• Ter controle de qualidade em sua produção
• Ser utilizado por um período de pelo menos 4 semanas, exceto em situações especiais, antes de aumentar a dose, substituir ou mudar as associações em uso
• Ter demonstração em ensaios clínicos da capacidade de reduzir a morbidade e a mortalidade cardiovascular associada à hipertensão arterial (característica para preferência de escolha)

Tabela 2 Classes de anti-hipertensivos disponíveis para uso clínico
Diuréticos
Inibidores adrenérgicos • Ação central – agonistas alfa-2 centrais • Betabloqueadores – bloqueadores beta-adrenérgicos • Alfabloqueadores – bloqueadores alfa-1-adrenérgicos
Vasodilatadores diretos
Bloqueadores dos canais de cálcio
Inibidores da enzima conversora da angiotensina
Bloqueadores do receptor AT1 da angiotensina II
Inibidor direto da renina

Nos próximos tópicos serão descritos os aspectos mais significativos relacionados às principais classes farmacológicas para o tratamento da hipertensão arterial, incluindo os mecanismos fundamentais de ação de redução da pressão, além dos resultados dos ensaios clínicos relevantes com os medicamentos e os possíveis efeitos adversos. Os principais fármacos utilizados para o tratamento da hipertensão arterial e as respectivas doses baseadas no seu uso nos ensaios clínicos mais importantes sobre o impacto na redução da pressão arterial e da morbidade e mortalidade cardiovascular estão relacionados na Tabela 3.[4]

Diuréticos

Os diuréticos reduzem a pressão arterial por mecanismos que incluem inicialmente um aumento da excreção de renal de sódio e água, com consequente diminuição do volume extracelular,[23] e, após cerca de 4 a 6 semanas, o volume sanguíneo praticamente se normaliza e há vasodilatação por diminuição da resistência vascular periférica em decorrência

Tabela 3 Doses dos fármacos anti-hipertensivos mais utilizados baseadas em evidências de ensaios clínicos randomizados

Fármacos	Dose inicial diária (mg)	Dose alvo em diferentes ensaios clínicos (mg)	N. doses por dia
Diuréticos			
Clortalidona	12,5	12,5 a 25	1
Hidroclorotiazida	12,5 a 25	25 a 100	1 a 2
Bendroflumetiazida	5	10	1
Indapamida	1,25	1,25 a 2,5	1
IECA			
Captopril	50	150 a 200	2
Enalapril	5	20	1 a 2
Lisinopril	10	40	1
Bloqueadores de canais de cálcio			
Anlodipina	2,5	10	1
Diltiazem (liberação prolongada)	120 a 180	360	1
Nitrendipina	10	20	1 a 2
Bloqueadores de receptores da angiotensina			
Losartana	50	100	1
Valsartana	40 a 80	160 a 320	1 a 2
Candesartana	4	12 a 32	1
Irbesartana	75	300	1
Betabloqueadores			
Atenolol	25 a 50	100	1
Metoprolol	50	100 a 200	1 a 2

de mecanismo ainda não reconhecido. Em estudos experimentais prévios, demonstrou-se redução de cálcio intracelular e do tônus vascular induzidos por diuréticos tiazídicos, levando à vasodilatação.[23] Os diuréticos têm comprovado efeito anti-hipertensivo, e, nos ensaios clínicos mais importantes envolvendo os diuréticos tiazídicos, há clara demonstração de redução de morbidade e mortalidade cardiovasculares.[8,9,23] Para a escolha do tratamento anti-hipertensivo, deve-se dar preferência ao uso dos diuréticos tiazídicos e similares, em doses de 12,5 a 50 mg, conforme a medicação. Clortalidona e indapamida têm sido utilizadas em vários ensaios clínicos randomizados no tratamento de hipertensão arterial e são mais potentes por miligrama do que a hidroclorotiazida em reduzir a pressão arterial, com uma duração de ação mais longa, sem evidências de maior número de eventos adversos.[3,24] Assim, a redução da pressão arterial observada com 25 mg de clortalidona é equivalente à observada com 50 mg de hidroclorotiazida.[24] Apesar disso, uma metanálise[25] recente de estudos controlados reportou efeitos similares nos desfechos cardiovasculares comparado com placebo com hidroclorotiazida, clortalidona e indapamida, e assim as três medicações podem ser usadas como diuréticos no tratamento anti-hipertensivo. Pode-se dar preferência ao uso de clortalidona em pacientes que apresentam sinais de hipervolemia, associada a excesso da ingestão de sódio.[24] Os diuréticos de alça, como a furosemida e a bumetamida, são indicados no tratamento da hipertensão arterial na presença de insuficiência renal com taxa de filtração glomerular abaixo de 30 mL/min/1,73 m^2 ou de insuficiência cardíaca congestiva com retenção de sódio e água.[3] Em pacientes com maior gravidade de hipervolemia (insuficiências cardíaca e renal avançadas ou em associação), os diuréticos de alça podem ser indicados em associação com os tiazídicos, tanto para controle do edema quanto para redução dos sintomas de congestão pulmonar, além do melhor controle da pressão arterial, devendo-se ter cautela quanto ao maior risco de eventos adversos.[26]

Os diuréticos que têm ação no túbulo distal, conhecidos como poupadores de potássio, como a espironolactona e o eplerenona, têm efeitos diuréticos e anti-hipertensivos limitados como monoterapia, mas teêm indicação para a prevenção e para o tratamento de hipocalemia, se usados em associação com os tiazídicos e com os diuréticos de alça.[26] Outra indicação da espironolactona é como quarta opção farmacológica em pacientes com hipertensão resistente,[27] isto é, a hipertensão arterial não controlada com esquema terapêutico de três classes (diuréticos, inibidores do sistema renina angiotensina, ACC). Além disso, esses diuréticos são indicados como primeira escolha nos pacientes portadores de hiperaldosteronismo primário. Quando usados cronicamente, sobretudo em pacientes com disfunção renal, os níveis de potássio devem ser frequentemente monitorados.

Efeitos adversos mais frequentes

Entre os principais efeitos adversos descritos com o uso crônico dos diuréticos, particularmente em doses mais altas, destacam-se a hiperuricemia, com sinais e sintomas de gota, e a hipopotassemia, que pode levar a sintomas de cãibras e, nos graus mais acentuados, pode ocasionar arritmias ventriculares, principalmente quando associada à hipomagnesemia.[26] Para diminuir o risco dos efeitos colaterais sem prejudicar o efeito anti-hipertensivo, recomendam-se doses mais baixas de diuréticos, sobretudo em associação com outros anti-hipertensivos. Há evidências de que o uso crônico de diuréticos em altas doses pode levar ao surgimento de intolerância à glicose e também a maior risco de desenvolvimento de diabete, além de elevar níveis de triglicérides, especialmente nos pacientes que tenham predisposição para apresentar essas alterações metabólicas, como os portadores de obesidade ou síndrome metabólica.[26] Recente estudo mostrou que os efeitos adversos dos tiazídicos sobre metabolismo de glicose podem ser reduzidos pela adição de um diurético poupador de potássio.[3] Estudo recentemente publicado associa o uso crônico e cumulativo de hidroclorotiazida e câncer de pele não melanoma, em razão da maior fotossensibilização,[28] sendo recomendado que os usuários crônicos de hidroclorotiazida evitem a superexposição ao sol e fiquem atentos com o aparecimento de lesões de pele, mas sem suspender a medicação antes de avaliação médica.

Antagonistas dos canais de cálcio

O mecanismo principal pelo qual os ACC reduzem a pressão arterial decorre da diminuição da resistência vascular periférica por redução da concentração de cálcio nas células musculares lisas vasculares. Essa menor concentração de cálcio resulta de um menor influxo transmembrana do cálcio extracelular dependente de voltagem que age no músculo liso vascular.[26] Há três subtipos de ACC com um mesmo mecanismo vasodilatador comum, mas com outras características farmacológicas diferentes,[26] como se pode ver na Tabela 4.

A ação anti-hipertensiva dos ACC é muito potente, principalmente a dos di-hidropiridínicos, e os estudos mostram redução significativa da morbidade e mortalidade cardiovasculares.[9,13,18,29] A maioria dos estudos utilizou a anlodipino como representante da classe, que é especialmente eficaz na redução de acidente vascular encefálico, o qual teve uma diminuição de até 40% em alguns estudos com a medicação, maior do que o esperado para a redução da pressão arterial.[13,29] A insuficiência cardíaca foi o único evento ao qual os ACC foram menos efetivos na prevenção.[30] Dentre os ACC, devem ser usados preferencialmente aqueles que tenham duração de ação mais prolongada. Nas diretrizes americanas, os ACC são indicados como primeira opção para o tratamento da hipertensão arterial em pacientes afrodescendentes.[4,6] Também há evidências de que essa classe farmacológica também apresenta comprovada eficácia, tolerabilidade e segurança no tratamento anti-hipertensivo de pacientes com doença arterial coronariana.[26] Em pacientes com hipertensão arterial associada à arritmia supraventricular, as fenilalquilaminas são uma ótima opção de tratamento.

Efeitos adversos mais frequentes

Os efeitos adversos dos antagonistas de cálcio mais frequentemente observados são, na maioria dos casos, dose-dependentes e incluem edema de membros inferiores, cefaleia, tontura e rubor facial (mais comum com di-hidropiridínicos de curta ação).[26] O edema é mais observado no maléolo e tem características gravitacionais, melhorando com a posição supina, e também pode ser atenuado com o uso associado de IECA ou BRA.[26] Novas gerações dos ACC como o levanlodipino parecem promover uma redução significativa na taxa de edema de membros inferiores. Outro efeito observado mais raramente é hipertrofia gengival, que pode ocasionar dor e dificuldades para a mastigação. Os di-hidropiridínicos com curta duração de ação podem causar um importante estimulo simpático reflexo, com taquicardia sintomática.[18] Outro efeito adverso que pode ser observado com as fenilalquilaminas (verapamil) e as benzotiazepinas (diltiazem), sobretudo quando associadas a betabloqueadores, é depressão da função miocárdica e bloqueio atrioventricular, podendo a levar a sérias consequências. Obstipação intestinal também pode ser observada com verapamil, que deve ser usado com cautela em pacientes com distúrbios gastrointestinais.[26]

Inibidores da enzima conversora da angiotensina

Os mecanismos hipotensores do uso crônico dos IECA são vários, incluindo a diminuição dos níveis circulantes da angiotensina II gerada por inibição da ECA, bloqueando assim a transformação da angiotensina I em angiotensina II tanto no sangue quanto nos tecidos.[26] A inibição da ECA pode reduzir a pressão arterial por outros mecanismos como diminuição de atividade do sistema nervoso simpático (menor liberação de noradrenalina nos neurônios terminais), menor retenção de sódio por redução da secreção de aldosterona e/ou por aumento do fluxo de sangue renal, e por diminuição na formação de endotelina.[26]

Os IECA têm um efeito anti-hipertensivo semelhante ao observado com outras classes farmacológicas, atingindo resposta de controle de pressão arterial em 40 a 60% dos pacientes hipertensos em estágios 1 ou 2.[31] Existem fortes evidências de que a morbidade e a mortalidade cardiovasculares diminuem significativamente em hipertensos tratados com IECA.[8,11,31,32] Há evidências também de que essa classe é efetiva na prevenção e na regressão de lesões de órgãos-alvo em hipertensos, sobretudo hipertrofia cardíaca e do remodelamento vascular, e também podem reduzir a incidência de fibrilação atrial.[30] Além desses benefícios em hipertensos, os IECA também reduzem complicações e mortalidade cardiovasculares[32] em pacientes após infarto agudo do miocárdio, portadores de insuficiência cardíaca, naqueles com alto risco para aterosclerose e na prevenção secundária do acidente vascular encefálico. A administração de IECA em longo prazo atenua o declínio da função renal em portadores de nefropatia diabética, hipertensiva ou por outras etiologias.[32-34] Na Tabela 5 são apresentadas as principais condições clínicas que

Tabela 4	Características diferenciais farmacológicas dos três subtipos de antagonistas de canais de cálcio			
Subtipo	Fármacos	Seletividade	Vasodilatação	Efeito cardíaco
Fenilalquilaminas	Verapamil	Não seletivo	Menor potência vasodilatadora	Inibição sinoatrial e atrioventricular, redução de contratilidade miocárdica
Benzotiazepinas	Diltiazem	Não seletivo	Menor potência vasodilatadora	Inibição sinoatrial e atrioventricular
Di-hidropiridinas	Nifedipino, nitrendipino, anlodipino, felodipino, lercanidipino, manidipino, nisoldipino, levanlodipino	Seletivo	Predominantemente vasodilatador	Com mínima ação sobre a contratilidade miocárdica

indicam o uso dos IECA como primeira escolha no tratamento da hipertensão arterial.

Tabela 5 Situações indicativas do uso de inibidores da enzima conversora da angiotensina (IECA) em hipertensos
Hipertensão com hipertrofia ventricular
Disfunção sistólica ventricular e/ou insuficiência cardíaca
Após infarto agudo do miocárdio
Diabete melito com proteinúria/albuminúria
Hipertensão com outras doenças concomitantes ▪ Doença pulmonar obstrutiva crônica ▪ Doença arterial periférica ▪ Depressão
Síndrome metabólica (evita resistência a insulina e neutralidade com lípides)

Efeitos adversos mais frequentes

De uma forma geral, os IECA são bem tolerados, não têm interferência na qualidade de vida e muitos pacientes relatam sensação de bem-estar com seu uso. Os efeitos adversos mais comumente descritos pelos pacientes que usam os IECA são alteração do paladar, tosse seca e reações de hipersensibilidade com erupção cutânea e edema angioneurótico, que são mais raras.[26]

Em pacientes hipertensos com doença renal crônica, especialmente naqueles com ritmo de filtração glomerular abaixo de 60 mL/1,73 m², o uso do IECA pode promover aumento dos níveis de creatinina até 30% dos valores basais, além de elevação de potássio sérico, que devem ser sempre monitorados.[26] Apesar disso, a utilização de IECA em longo prazo em pacientes com insuficiência renal crônica tem efeito protetor com atenuação da perda de função renal.[26] Recente metanálise comprova que os IECA, ao lado dos bloqueadores dos receptores da angiotensina são as únicas classes que comprovadamente reduzem o risco de progressão para doença renal terminal.[35] Por outro lado, em pacientes com estenose de artéria renal bilateral ou unilateral associada a rim único funcional, os IECA podem levar à redução da filtração glomerular com maior aumento dos níveis séricos de creatinina, e por isso devem ser contraindicados nesses pacientes. Em pacientes hipertensas durante a gravidez, os IECA são contraindicados pelo risco de complicações fetais.[26] Por isso, sua indicação deve ser cautelosa em adolescentes e mulheres em idade fértil, que devem ser orientadas quanto a não engravidar enquanto em uso da medicação.

Bloqueadores dos receptores AT1 da angiotensina II

Os BRA foram disponibilizados para o uso clínico como anti-hipertensivos no final do século XX.[32] O principal mecanismo de ação anti-hipertensiva dos BRA é a inibição da ação da angiotensina II nos receptores AT1 pelo seu bloqueio, além de proporcionar ação mais efetiva da angiotensina II nos receptores AT2, que gera vasodilatação por aumento in-

direto da produção de óxido nítrico.[26] Assim, os BRA podem reduzir a resistência vascular periférica sem modificar o débito cardíaco ou a frequência cardíaca, e sem interferir no metabolismo de carboidratos ou de lípides.

Os ensaios clínicos também demonstram eficácia dos BRA no tratamento da hipertensão arterial, sobretudo em populações de alto risco, com redução significativa da morbidade e mortalidade cardiovascular.[12,36] Os efeitos anti-hipertensivos dos BRA parecem ser semelhantes tanto em jovens quanto em idosos, assim como em homens e mulheres. Em pacientes com diabete melito do tipo 2 e nefropatia instalada ou incipiente,[37] o uso dos BRA também tem ação nefroprotetora. Os principais fármacos representantes da classe são losartana, valsartana, irbersartana, candesartana e olmesartana, sendo que os dois últimos possuem ação mais prolongada.

Efeitos adversos mais frequentes

Os BRA são associados com taxas significativamente mais baixas de abandono de tratamento do que as demais classes de anti-hipertensivos,[3] e apresentam taxas similares de efeitos adversos que as do placebo.[38] Em uma pequena porcentagem dos usuários são referidas tonturas e, mais raramente, reação de hipersensibilidade cutânea.[26] As precauções com o uso dos BRA são as mesmas descritas para os IECA. Os IECA e os BRA não devem ser combinados para o tratamento de hipertensão, pois não há benefício adicional da associação e pode ocorrer excesso de eventos adversos renais.[3]

Inibidores adrenérgicos

Betabloqueadores

Os mecanismos pelos quais os betabloqueadores reduzem a pressão não são totalmente conhecidos, mas as evidências indicam que o efeito hipotensor esteja relacionado a um ou mais dos seguintes: redução parcial do débito cardíaco, diminuição da liberação de renina pelo aparelho justaglomerular, ação nos barorreceptores e diminuição das catecolaminas nas sinapses dos neurônios.[39] Há diferenças nas ações entre os subtipos de betabloqueadores, pois apresentam seletividades distintas aos receptores adrenérgicos (beta-1 e beta-2), e os desenvolvidos mais recentemente têm efeitos de vasodilatação por mecanismos diversos, como aumento da disponibilidade de óxido nítrico (nebivolol) ou ação antagonista no receptor alfa-1-adrenérgico (carvedilol).[39,40] Esses betabloqueadores de geração mais recente parecem ter efeito mais benéfico sobre pressão arterial central, rigidez arterial e disfunção endotelial do que os primeiras gerações.[3]

Os betabloqueadores adrenérgicos têm sido recomendados para o tratamento da hipertensão arterial desde os anos 1970-1980, baseado em várias evidências da eficácia em reduzir a pressão arterial e os eventos cardiovasculares.[26] Ensaios clínicos randomizados e metanálises demonstram que, quando comparados ao placebo, os betabloqueadores reduzem significantemente o risco de AVC, insuficiência cardíaca e desfechos cardiovasculares maiores em pacientes hipertensos.[25] Na comparação com outras classes de anti-hipertensivos, os betabloqueadores são equivalentes em prevenir eventos cardiovasculares, exceto para AVC.[35]

Apesar disso, nas últimas duas décadas, a partir dos resultados de alguns ensaios clínicos e de outras metanálises, o verdadeiro benefício dos betabloqueadores como tratamento inicial hipotensor tem sido questionado.[14] Esse questionamento se refletiu em diretrizes internacionais,[6,16] que não recomendam mais os betabloqueadores como primeira escolha para o tratamento da hipertensão.

Em pacientes mais jovens, com idade inferior a 60 anos, os estudos mostram redução significativa da morbidade e da mortalidade cardiovascular com o uso de betabloqueadores como anti-hipertensivos.[40,41] No entanto, em pacientes idosos com idade acima de 60 anos, não se demonstrou redução importante de desfechos cardiovasculares, sobretudo acidente vascular encefálico.[42]

Entretanto, essa classe farmacológica continua sendo a preferida para pacientes hipertensos com insuficiência cardíaca ou doença coronária associada, baseados em resultados de ensaios clínicos nos quais os pacientes que apresentavam infarto do miocárdio e insuficiência cardíaca e receberam betabloqueadores tiveram um melhor prognóstico cardiovascular, inclusive com risco menor de mortalidade.[39]

Assim, essa classe é particularmente útil para o tratamento da hipertensão em situações específicas como angina sintomática, taquicardia supraventricular, controle da frequência cardíaca quando indicado, pós-infarto do miocárdio, insuficiência cardíaca, como alternativa em mulheres jovens que planejam gravidez, enxaqueca, além de outras indicações compulsórias que estão assinaladas na Tabela 6.[3] Em pacientes idosos, o uso dos betabloqueadores seria indicado apenas para as situações especiais descritas na Tabela 6.[3]

Deve-se ressaltar que a maior parte dos estudos com betabloqueadores em hipertensão arterial utilizou o atenolol como o fármaco principal, e o efeito não satisfatório verificado é mais relacionado ao próprio medicamento do que à classe farmacológica, pois outros estudos que empregaram outros betabloqueadores, como metoprolol e bisoprolol, não mostraram ausência de benefícios em relação ao placebo ou aos demais fármacos anti-hipertensivos.[14]

Tabela 6 Indicações dos betabloqueadores como tratamento inicial da hipertensão arterial baseadas na presença de condições clínicas associadas
Doença arterial coronariana com angina estável
Infarto do miocárdio previamente ocorrido
Insuficiência cardíaca diastólica e sistólica
Enxaqueca
Estado hiperadrenérgico (ansiedade, taquicardia, etc.)
Aneurisma de aorta sob tratamento clínico conservador
Arritmias supraventriculares

Efeitos adversos mais frequentes

A ocorrências das reações adversas associadas ao uso dos betabloqueadores depende das suas características farmacológicas, como especificidade pelos subtipos dos receptores beta-adrenérgicos, de sua distribuição nos receptores e de sua solubilidade.[42] De um modo geral, na prática clínica, essa classe é bem tolerada, mas alguns efeitos colaterais que incluem fadiga, depressão, diminuição da capacidade de exercício, disfunção sexual e crises de asma são descritos e podem comprometer a adesão ao tratamento.[26]

O uso continuado dos betabloqueadores tem sido relacionado também a efeitos metabólicos que podem influenciar a evolução clínica dos pacientes hipertensos, sobretudo quando eles apresentam síndrome metabólica.[43] Dentre esses efeitos metabólicos, que são mais observados com os betabloqueadores mais antigos, destacam-se a hiperglicemia e a hipertrigliceridemia.[43] Como esses betabloqueadores não apresentam ação vasodilatadora periférica, o aumento persistente da resistência vascular periférica diminui a disponibilidade de glicose ao músculo esquelético, reduzindo seu uso, o que gera intolerância à glicose.[43] Consequentemente, isso pode gerar o aparecimento de novos casos de diabete, como tem sido demonstrado em ensaios clínicos que utilizaram betabloqueadores por pelo menos 1 ano.[43] Entretanto, cabe ressaltar que o aparecimento de diabete foi apenas observado nos estudos com atenolol, mas não visto em outros estudos que utilizaram metoprolol, bisoprolol ou propranolol.[43]

Em contrapartida, os betabloqueadores adrenérgicos mais recentes, como o carvedilol e o nebivolol, não influenciam o metabolismo glicídico ou lipídico, ou até podem melhorar as alterações metabólicas, possivelmente em virtude do efeito vasodilatador com redução da resistência à insulina e consequente melhora da captação de glicose pelos tecidos periféricos.[43]

Outro cuidado no uso dessa classe diz respeito à suspensão abrupta, pois pode proporcionar aumento da atividade simpática, manifesta por hipertensão arterial rebote, taquicardia e/ou manifestações clínicas de isquemia miocárdica (angina, etc.), principalmente em pacientes hipertensos com níveis prévios muito elevados de pressão arterial.[43] As contraindicações dos betabloqueadores de 1ª e 2ª geração são: pacientes com asma brônquica, doença pulmonar obstrutiva crônica e bloqueio atrioventricular avançado (segundo grau e total). Os betabloqueadores devem ser utilizados com cautela em pacientes com doença arterial periférica, especialmente nos que apresentam claudicação intermitente.[26]

Alfabloqueadores

Os alfabloqueadores reduzem a pressão arterial por diminuição da resistência vascular periférica mediada por ação antagonista seletiva dos receptores alfa-1-adrenérgicos vasculares.[26] Por causa desse efeito, há maior tendência de se obter uma redução mais acentuada da pressão arterial na posição ortostática do que na posição supina, e por isso os alfabloqueadores devem ser usados com cautela nos pacientes idosos.[26] Os principais fármacos representantes da classe para o tratamento da hipertensão arterial são o doxazosin e o prazosin, que são indicados como quarta opção terapêutica em associação com outras classes em hipertensão resistente, visto que o efeito hipotensor é discreto como monoterapia. O doxazosin foi efetivo no estudo ASCOT (*Anglo-Scandinavian Cardiac Outcomes Trial*) como terapia de terceira escolha sem aumento de risco de insuficiência.[44]

Os alfabloqueadores apresentam uma vantagem de terem efeito neutro ou mesmo de melhora do metabolismo lipídico e glicídico, permitindo seu uso em pacientes com diabete ou dislipidemias graves. Além disso, os alfabloqueadores, principalmente o doxazosin, melhoram os sintomas de pacientes portadores de hipertrofia prostática benigna, e têm indicação compulsória nesse grupo de pacientes quando apresentam essa condição associada à hipertensão arterial.[26] Em virtude de sua ação principal nos receptores alfa-1-adrenérgicos, os alfabloqueadores são os agentes de primeira escolha indicados para o tratamento de pacientes portadores de feocromocitoma antes do procedimento cirúrgico.

Efeitos adversos mais frequentes

O efeito adverso dos alfabloqueadores mais indesejável é a condição "hipotensão da primeira dose", isto é, hipotensão postural exacerbada, que geralmente ocorre 30 a 90 minutos após a primeira dose do fármaco. Outro efeito que limita seu uso crônico na maioria dos pacientes é o surgimento de tolerância às doses terapêuticas, exigindo o uso de doses gradativamente maiores para se obter o mesmo efeito hipotensor. Também são descritos com o seu uso palpitações taquicárdicas e, em alguns casos, astenia limitante. Apesar de ter sido usado para tratamento de insuficiência cardíaca antes da era dos IECA, resultados do estudo clínico ALLHAT[8] demonstraram maior número de internações por insuficiência cardíaca congestiva entre os pacientes tratados com o alfabloqueador doxazosin quando comparados com os que utilizaram a clortalidona.

Agentes de ação simpática central

Apesar de ter sido uma das primeiras classes terapêuticas usadas para o controle da pressão arterial, com comprovada eficácia, o uso desses agentes como monoterapia no tratamento da hipertensão arterial é extremamente limitado por causa da elevada incidência de eventos adversos quando empregados em doses muito altas. Essa classe farmacológica engloba basicamente dois subgrupos de fármacos: os inibidores de receptores imidazolidínicos (moxonidina e rilmenidina) e os agonistas dos receptores pré-sinápticos centrais alfa-2-adrenérgicos (alfametildopa, clonidina e guanabenzo).[26] Dentre esses, a alfametildopa, indicada durante a hipertensão na gestação, e a clonidina, como quarta opção farmacológica em pacientes com hipertensão resistente, são as mais utilizadas da classe.

Os agentes de ação simpática central diminuem diretamente o tônus simpático cardíaco e vascular ao estimular receptores alfa-2-adrenérgicos no núcleo da medula ventrolateralrostral no sistema nervoso central, resultando em vasodilatação e redução da frequência cardíaca.[26] Portanto, a pressão arterial diminui, assim como possíveis manifestações adrenérgicas associadas podem ser atenuadas ou desaparecer. A despeito do efeito hipotensor discreto como monoterapia, podem ser úteis quando utilizados em associação com medicamentos de outras classes, como diuréticos, particularmente quando há evidência clínica de hiperatividade simpática ou em pacientes que apresentam muita ansiedade.[26] Como não interferem perfil metabólico, servem como opções para associação com outras classes em pacientes com diabete e/ou dislipidemias.

A alfametildopa é recomendada como anti-hipertensivo de primeira escolha para o tratamento da hipertensão arterial durante a gestação, pois apresenta segurança favorável tanto da mãe quanto do feto, sendo a dose máxima 2 g/dia.[7] A clonidina, em doses inferiores a 0,600 mg/dia, é uma opção como quarta medicação no paciente com hipertensão resistente que não controla com três fármacos combinados adequadamente.[23] No recente estudo brasileiro ReHOT,[45] o uso da clonidina como quarta opção terapêutica para hipertensão resistente teve o mesmo percentual de pacientes atingindo a meta de controle do que o uso da espironolactona.

Efeitos adversos mais frequentes

Os efeitos mais observados com o uso dessa classe são decorrentes, em sua maioria, da ação direta no sistema nervoso central, como: sedação, boca seca, sonolência, astenia, hipotensão postural e impotência sexual.[26] A frequência desses efeitos é ligeiramente menor com os inibidores de receptores imidazolidínicos. Em relação à clonidina, principalmente quando usada em altas doses, hipertensão arterial rebote na forma de urgência hipertensiva pode ocorrer quando a medicação é suspensa abruptamente. Por esse motivo, os pacientes que utilizam clonidina devem ser muito bem orientados quanto ao uso adequado. Por outro lado, a alfametildopa pode, embora em menor frequência, também provocar galactorreia, anemia hemolítica e disfunção hepática, sendo contraindicada nos casos de insuficiência hepática.[26]

Vasodilatadores diretos

Essa classe farmacológica tem por característica principal a ação direta sobre o músculo liso da parede vascular, levando a seu relaxamento e consequente vasodilatação, proporcionando diminuição da resistência vascular periférica e resultando em queda da pressão arterial.[26] São utilizados preferencialmente em associação com diuréticos e/ou betabloqueadores em razão da retenção de volume e aumento da frequência cardíaca associados.

Entre os vasodilatadores diretos disponíveis, a hidralazina e o minoxidil são os dois principais fármacos desse grupo utilizados no tratamento da hipertensão arterial, reservados para pacientes com hipertensão grave, especialmente para os portadores de hipertensão acelerada-maligna.[26] O minoxidil é também indicado em pacientes que estão em uso de vasodilatador arterial endovenoso por crise hipertensiva, na intenção de retirar mais precocemente a medicação parenteral.

Efeitos adversos mais frequentes

Os principais eventos adversos da hidralazina são retenção de líquidos e taquicardia reflexa à vasodilatação, o que faz com que sejam contraindicados como monoterapia. Além disso, podem ser observados rubor facial e cefaleia, e o uso de doses muito altas de hidralazina (superior a 200 mg/dia) pode desencadear uma síndrome clínica similar ao lúpus eritematoso sistêmico.[26] O uso crônico de minoxidil pode causar hirsutismo, fator muito limitante para o uso da medicação em mulheres.

Inibidores diretos da renina

Essa classe é a mais recente que compõe o arsenal terapêutico para o tratamento da hipertensão arterial, e o alisquireno é o único fármaco da classe disponível e aprovado para o uso clínico.[46] O alisquireno é um agente não peptídeo de baixo peso molecular que inibe diretamente a renina produzindo supressão da atividade plasmática da enzima com consequente redução da formação de angiotensina II,[44-46] levando a vasodilatação e redução da pressão arterial. Além disso, outras ações adicionais podem contribuir para a queda da pressão arterial, como bloqueio de um receptor celular próprio de renina/prorenina[46] e diminuição da síntese intracelular de angiotensina II.[46]

Os estudos clínicos mostram comprovada capacidade de controle da pressão arterial quando usado em monoterapia, de forma semelhante às demais classes de anti-hipertensivos.[46] Estudos de curta duração indicam que o alisquireno tem possível efeito benéfico em reduzir morbidade cardiovascular e renal, além de diminuir as lesões de órgãos-alvo, como albuminúria e hipertrofia ventricular.[47] Até o momento, não há resultados disponíveis sobre o efeito do alisquireno na mortalidade e morbidade cardiovascular e renal, e por isso não está entre as opções farmacológicas para indicação como monoterapia no tratamento anti-hipertensivo.[7]

Eventos adversos mais frequentes

O alisquireno é bem tolerado, com eventos adversos semelhantes aos observados com placebo, se administrado em doses adequadas de 150 a 300 mg diárias. Em doses mais altas (acima de 300 mg/dia), podem causar vermelhidão, diarreia, fadiga, cefaleia, aumento de creatinofosfoquinase e tosse, mas a incidência é inferior a 1%.[47] Assim como os IECA e os BRA, não podem ser prescritos para pacientes gestantes.

Escolha dos medicamentos

A escolha dos medicamentos a serem prescritos para o paciente, tanto em monoterapia quanto em combinações, depende do estágio e da gravidade da hipertensão arterial, sempre tendo como objetivo a meta de valores de pressão arterial a ser atingida. Baseados nisso, pode-se iniciar com monoterapia em pacientes com estágios menores (estágio 1) e com associação de fármacos em estágios mais avançados da doença hipertensiva (estágios 2 e 3). Recomenda-se que o tratamento anti-hipertensivo seja individualizado, considerando-se todas as características clínicas e demográficas dos pacientes.[3,7]

A monoterapia pode ser indicada para pacientes com hipertensão arterial estágio 1 e risco cardiovascular baixo, baseado nas tabelas de estratificação de risco mencionadas em outro capítulo. Também pode ser indicada para pacientes com idade muito avançada (idade ≥ 80 anos) e pacientes frágeis. Nesses pacientes, a escolha do tratamento deve ser individualizada e o medicamento inicial para a monoterapia deve ser escolhido tendo como base as seguintes características: capacidade do agente escolhido em reduzir morbidade e mortalidade cardiovasculares; medicamento com bom perfil de segurança; doenças associadas; possível identificação do mecanismo fisiopatológico da hipertensão predominante no paciente; características individuais do paciente; condições socioeconômicas. Assim, baseadas nessas características principais, as classes de anti-hipertensivos indicadas atualmente como monoterapia para o controle da pressão arterial são:[3,7] diuréticos; IECA; BRA, betabloqueadores (exceto em pacientes idosos); bloqueadores dos canais de cálcio.

A posologia deve ser ajustada até que se consiga atingir a meta pressórica, ou seja, valores inferiores a 140/90 mmHg na maioria dos pacientes.[3,7] Se o objetivo não for atingido com a monoterapia inicial, pode-se adotar uma entre as três condutas recomendadas pelas Diretrizes Europeias de Hipertensão:[3] a) uso de combinação de dois fármacos de classe farmacológica diferente em doses baixas e ajuste da dose de acordo com a tolerância do paciente; b) o uso de combinação tripla é recomendado para pacientes que não atingiram a meta com combinação dupla em dose máxima; c) nos pacientes considerados como resistentes recomenda-se o uso de combinação tripla com a adição de espironolactona (25 a 50 mg 1 vez dia) ou outro diurético, alfabloqueador ou betabloqueador (Figura 2).

De acordo com as VII Diretrizes Brasileiras de Hipertensão[7] a utilização de associações de dois medicamentos em baixas dosagens em hipertensos estágio 1, mesmo com baixo ou moderado risco cardiovascular, embora não preferencial, também poderá ser considerada em casos individuais. Em pacientes com hipertensão arterial estágio 1 e risco cardiovascular alto ou muito alto, e naqueles com hipertensão em estágios 2 e 3, independentemente do risco, as recomendações das principais diretrizes internacionais e nacionais[3,7] mais recentes indicam o tratamento com combinação de duas classes como primeira opção terapêutica (Figura 1).

Para as associações de fármacos anti-hipertensivos de diferentes classes recomenda-se seguir as orientações esquematizadas na Figura 2, adaptada das mais recentes diretrizes brasileiras,[7] nas quais se observam as combinações mais adequadas por serem mais eficazes e aquelas não recomendadas ou menos benéficas. Não se recomenda usar combinações com fármacos da mesma classe farmacológica, exceto a associação de diuréticos tiazídicos ou de alça com diuréticos poupadores de potássio, visando a menor risco de hipocalemia. As associações de fármacos anti-hipertensivos podem

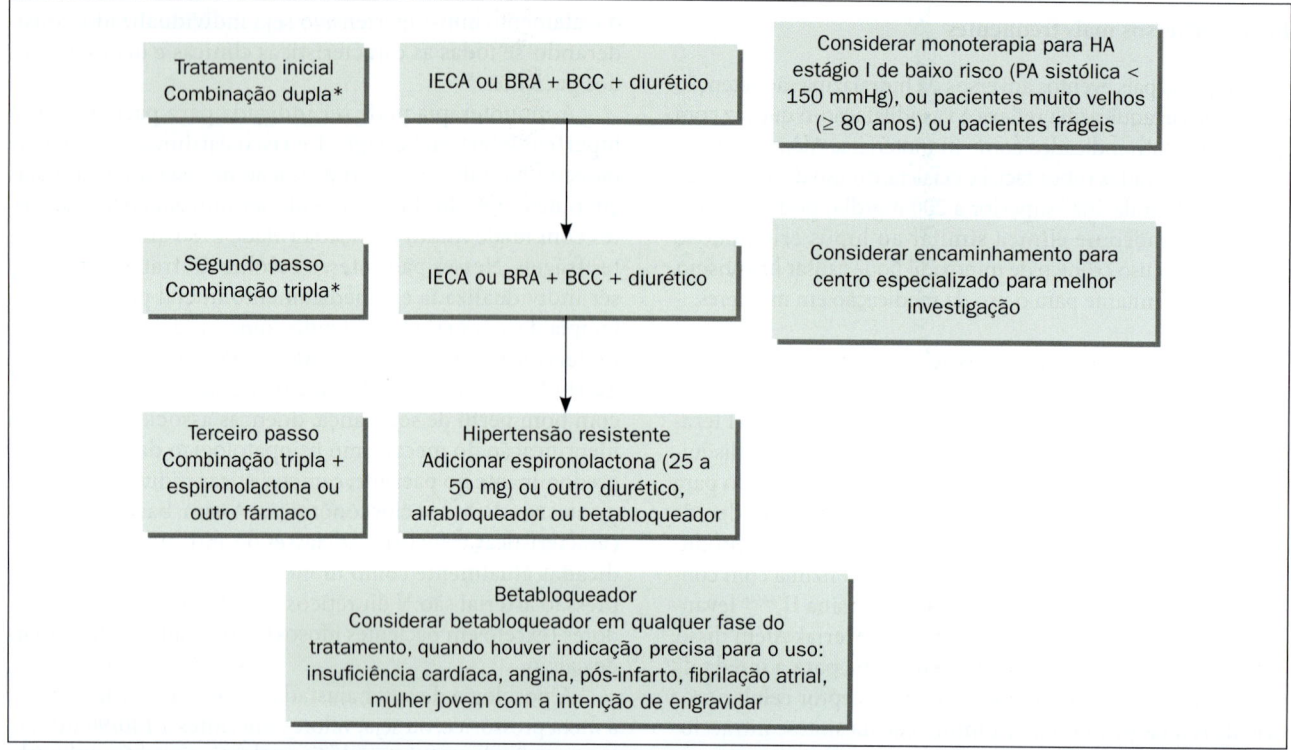

Figura 1 Fluxograma para o tratamento da hipertensão arterial.[3]
*Considerar a combinação fixa dentro do possível.

ser feitas tanto por meio de prescrição de medicamentos em separado quanto por combinações em doses fixas em um mesmo comprimido.[48]

Embora o efeito hipotensor dessas associações pareça ser semelhante, os estudos que compararam diretamente o controle da pressão arterial obtido com cada uma dessas combinações são pouco conclusivos para a prática clínica.[3] As combinações mais recomendadas são as que combinam diuréticos com IECA ou BRA, ou aquelas que combinam ACC com IECA ou BRA.[3] Muitas dessas associações estão disponíveis em doses fixas em único comprimido, e sua utilização pode proporcionar simplificação do esquema posológico, motivando a adesão ao tratamento.

Mais recentemente, um ensaio clínico com desfechos cardiovasculares significativos avaliou comparativamente o impacto do tratamento da hipertensão arterial com combinações fixas de um IECA com um diurético e do mesmo IECA com um ACC, em pacientes com alto risco cardiovascular.[49] Os autores observaram que para um mesmo grau de redução da pressão arterial, a combinação do IECA com o ACC foi significativamente melhor em diminuir a morbidade e a mortalidade cardiovasculares.[49]

Considerando-se as outras combinações possíveis, a associação de betabloqueadores com diuréticos deve ser prescrita com cuidado em pacientes com ou predispostos a ter distúrbios metabólicos, particularmente os relacionados aos distúrbios glicêmicos.[3] A combinação de IECA com BRA não

está recomendada em pacientes com hipertensão arterial,[3] pois, além de não trazer benefício cardiovascular adicional quando comparada aos fármacos usados separadamente, pode aumentar muito a chance de ocorrência de eventos adversos, sobretudo hipercalemia.[3]

De acordo com a Figura 1, no tratamento inicial, pode-se iniciar o tratamento com combinação de dose menor e fazer o ajuste de acordo com a resposta do paciente. Se a metade de pressão arterial não for atingida com a associação inicialmente indicada, em dose máxima, ou se houver eventos adversos não toleráveis, pode-se substituir a combinação. Ainda de acordo com o fluxograma da Figura 1, se a meta da pressão não for atingida com a combinação de dois fármacos em dose máxima, o passo seguinte é usar uma combinação tripla. Para os pacientes considerados resistentes, além da combinação tripla deve-se considerar o uso de espironolactona (25 a 50 mg 1 vez ao dia) ou outro diurético, alfabloqueador ou betabloqueador. A Figura 2 apresenta as combinações mais comumente usadas.

Tratamento da hipertensão arterial resistente

Quando o paciente não consegue obter o controle da pressão arterial com tríplice terapia otimizada, incluindo um diurético, apesar de uma boa adesão ao tratamento, caracteriza-se a condição clínica como hipertensão resistente.[50] Nessa situação deve-se obrigatoriamente avaliar a presença de fa-

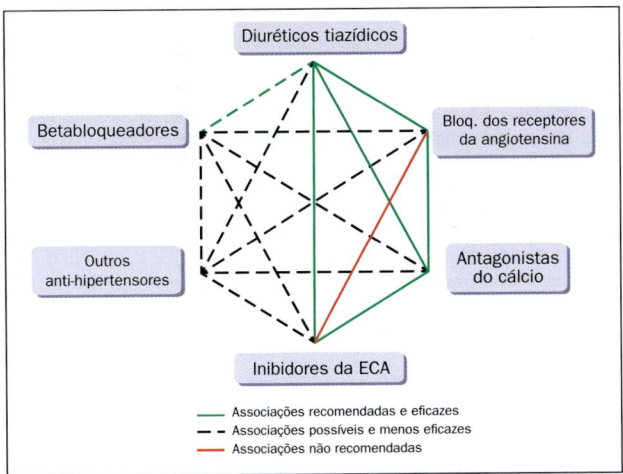

Associações recomendadas e eficazes
Associações possíveis e menos eficazes
Associações não recomendadas

Figura 2 Esquema de associações farmacológicas possíveis no tratamento da hipertensão arterial.

tores que possam estar dificultando o controle da pressão arterial, incluindo ingestão de sal em excesso, uso abusivo de álcool, obesidade, uso concomitante de medicamentos que elevam a pressão arterial, e causas secundárias de hipertensão, como apneia obstrutiva do sono, hiperaldosteronismo primário e estenose de artéria renal.[50] Após a identificação, as causas devem ser corrigidas, e se não houver uma causa ou se mesmo após a correção desses possíveis fatores não houver controle da pressão arterial, uma quarta medicação deve ser adicionada ao esquema triplo já iniciado (Figura 1). Entre as opções, tem sido recomendada a adição de espironolactona ou de simpatolíticos centrais ou de betabloqueadores ao esquema terapêutico com resultados satisfatórios.[50] Se apesar dessas estratégias a pressão arterial se mantiver elevada, pode-se considerar a adição de vasodilatadores diretos, como hidralazina e minoxidil.[7]

Para esses pacientes com hipertensão resistente, novas opções para o tratamento têm sido propostas,[50] como a denervação renal por ablação de radiofrequência ou a estimulação de barorreceptores carotídeos por um dispositivo similar a um marca-passo, instituindo-se um tratamento intervencionista para a hipertensão arterial. Além dessas já mencionadas, existem outras técnicas sendo testadas.[50]

Denervação simpática renal

A atividade simpática renal promove liberação de renina, retenção de sódio e aumento da volemia, e tem sido implicada como um importante mecanismo presente em pacientes com hipertensão resistente, tornando-se um interessante alvo terapêutico.[51] Técnicas intervencionistas têm sido desenvolvidas e aplicadas recentemente em estudos clínicos, com o foco no tratamento do sistema nervoso simpático.[52] Uma dessas técnicas, a denervação simpática renal por cateter de radiofrequência, visa a diminuir a atividade simpática renal tanto aferente quanto eferente e consequen-

temente reduzir os efeitos deletérios dessa maior atividade.[52] Estudos clínicos preliminares mostraram resultados muito satisfatórios do procedimento em pacientes portadores de hipertensão resistente, com diminuição significativa da pressão arterial, atingindo até 30 mmHg sem graves complicações da intervenção.[53] Esses resultados geraram uma grande expectativa para o tratamento dessa população especial de hipertensos. Entretanto, um estudo randomizado que incluiu mais de 500 pacientes comparou a denervação renal por cateter de ablação com um tratamento clínico otimizado incluindo procedimento arteriográfico "placebo" (Simplicity HTN-3)[54] e não mostrou diferenças significativas no controle da pressão arterial entre o grupo denervação e o grupo controle. Esses resultados colocaram em dúvida o real benefício da denervação simpática renal como forma de tratamento para pacientes com hipertensão resistente. No entanto, alguns pontos críticos referentes ao estudo devem ser considerados, principalmente no que se refere ao número insuficiente de ablações, à falta de treinamento adequado de alguns centros e à falta de padronização no tratamento medicamentoso, que podem ter influenciado negativamente os resultados. Diante dessas novas evidências, a denervação simpática renal pode ser indicada para pacientes com hipertensão resistente, mas alguns critérios rígidos devem ser respeitados para a seleção dos pacientes e a realização dos procedimentos:[3] a) seleção de pacientes após amplo rastreamento para causas da resistência ao tratamento anti-hipertensivo, como má adesão ao tratamento medicamentoso e à dieta hipossódica, efeito "avental branco" e alterações metabólicas associadas; b) melhor identificação dos pacientes que podem ter uma reposta mais adequada ao tratamento; c) realização do procedimento por profissionais adequadamente treinados; d) escolha cuidadosa do cateter; e) número padronizado de aplicações de energia de radiofrequência. Nas recentes diretrizes europeias de hipertensão, o uso de terapias de hipertensão baseadas em cateteres não é recomendado para o tratamento de rotina de hipertensão, a não ser no contexto de estudos clínicos e ensaios randomizados, até que maiores evidências de sua segurança e eficácia tornem-se disponíveis.[3]

Estimulação elétrica dos barorreceptores

Outra alternativa de tratamento intervencionista da hipertensão resistente é a que propõe uma estimulação elétrica dos barorreceptores carotídeos por eletrodos implantados nas artérias carótidas e conectados a um dispositivo implantado no tecido subcutâneo do tórax do paciente, semelhantemente a um marca-passo.[55] Os resultados dos primeiros estudos clínicos têm demonstrado redução persistente e significativa da pressão arterial por período de até 5 anos, sem complicações graves do procedimento.[55] Entretanto, o procedimento é invasivo e exige uma cirurgia prolongada por equipe experiente e treinada, além de ter um elevado custo, limitando no momento a maior aplicabilidade clínica mais global, sendo restrita a alguns centros em todo o mundo. No Brasil, essa modalidade terapêutica ainda não está disponível.

Uso de pressão positiva contínua (CPAP)

A apneia obstrutiva do sono pode ser um fator agravante nos pacientes com hipertensão arterial resistente. O CPAP foi usado em pacientes portadores de apneia obstrutiva do sono resultando em redução discreta na pressão arterial diastólica nas 24 horas em pacientes portadores com hipertensão arterial resistente (HAR) com apneia do sono.[56] Queda na pressão arterial média e diastólica nas 24 horas também já foi observada em pacientes portadores de hipertensão arterial resistente e apneia do sono após o uso de CPAP. O maior tempo de uso do CPAP resultou em maior queda na pressão arterial.[56,57]

Novas possibilidades terapêuticas[50]

Além da denervação simpática renal e da estimulação elétrica dos barorreceptores, existem outras modalidades terapêuticas propostas no momento para o tratamento da hipertensão arterial resistente. Dentre essas podem-se destacar a anastomose arteriovenosa central (ROX coupler device), a denervação endovascular renal por ultrassonografia (ReCor) e a técnica de eletroacupuntura para estimulação do nervo mediano para redução do tônus simpático. Vale salientar que os estudos com esses novos métodos não são controlados e as amostras são pequenas, de modo que a pesquisa para novos métodos que possam auxiliar no melhor controle da pressão arterial de pacientes portadores de hipertensão arterial resistente deve ser encorajada.

Referências bibliográficas

1. Go AS, Mozaffarian D, Roger VL, Benjamin EJ, Berry JD, Blaha MJ, et al.; American Heart Association Statistics Committee and Stroke Statistics Subcommittee. Executive summary: heart disease and stroke statistics--2014 update: a report from the American Heart Association. Circulation. 2014;129(3):399-410.
2. Lackland DT, Roccella EJ, Deutsch AF, Fornage M, George MG, Howard G, et al.; American Heart Association Stroke Council; Council on Cardiovascular and Stroke Nursing; Council on Quality of Care and Outcomes Research; Council on Functional Genomics and Translational Biology. Factors influencing the decline in stroke mortality: a statement from the American Heart Association/American Stroke Association. Stroke. 2014;45(1):315-53.
3. Williams B, Mancia G, Spiering W, Agabiti Rosei E, Azizi M, Burnier M, et al.; ESC Scientific Document Group. 2018 ESC/ESH Guidelines for the management of arterial hypertension. Eur Heart J. 2018;39:3021-104.
4. James PA, Oparil S, Carter BL, Cushman WC, Dennison-Himmelfarb C, Handler J, et al. 2014 evidence-based guideline for the management of high blood pressure in adults: report from the panel members appointed to the Eighth Joint National Committee (JNC 8). JAMA. 2014;311(5):507-20.
5. Weber MA, Schiffrin EL, White WB, Mann S, Lindholm LH, Kenerson JG, et al. Clinical practice guidelines for the management of hypertension in the community: a statement by the American Society of Hypertension and the International Society of Hypertension. J Hypertens. 2014;32(1):3-15.
6. Whelton PK, Carey RM, Aronow WS, Casey DE Jr, Collins KJ, Dennison Himmelfarb C, et al. 2017 ACC/AHA/AAPA/ABC/ACPM/AGS/APhA/ASH/ASPC/NMA/PCNA guideline for the prevention, detection, evaluation, and management of high blood pressure in adults: a report of the American College of Cardiology/American Heart Association Task Force on Clinical Practice Guidelines. Hypertension. 2018;71(6):e13-e115.
7. Malachias MVB, Póvoa RMS, Nogueira AR, Souza D, Costa LS, Magalhães ME. VII Diretriz Brasileira de Hipertensão Arterial. Arq Bras Cardiol. 2016;7(3 supl.3):1-82.
8. The ALLHAT Officers and Coordinators for the ALLHAT Collaborative Research Group. Major outcome in high-risk hypertensive patients to angio-tensin-converting enzyme inhibitor or calcium channel blocker vs diuretic. The Antihypertensive and Lipid-Lowering Treatment to Prevent Heart Attack Trial (ALLHAT). JAMA. 2002;228:2981-97.
9. Neal B, MacMahon S, Chapman N. Blood Pressure Lowering Trialist's Collaboration. Effects of ACE inhibitors, calcium antagonists and other blood-pressure-lowering drugs: results of prospectively designed overviews of randomized trials. Lancet. 2000;356:1955-64.
10. Ferrari R, Boersma E. The impact of ACE inhibition on all-cause and cardiovascular mortality in contemporary hypertension trials: a review. Expert Rev Cardiovasc Ther. 2013;11(6):705-17.
11. van Vark LC, Bertrand M, Akkerhuis KM, Brugts JJ, Fox K, Mourad JJ, et al. Angiotensin-converting enzyme inhibitors reduce mortality in hypertension: a meta-analysis of randomized clinical trials of renin-angiotensin-aldosterone system inhibitors involving 158,998 patients. Eur Heart J. 2012;33(16):2088-97.
12. Zaiken K, Hudd TR, Cheng JW. A review of the use of angiotensin receptor blockers for the prevention of cardiovascular events in patients with essential hypertension without compelling indications. Ann Pharmacother. 2013;47(5):686-93.
13. Chen GJ, Yang MS. The effects of calcium channel blockers in the prevention of stroke in adults with hypertension: a meta-analysis of data from 273,543 participants in 31 randomized controlled trials. PLoS One. 2013;8(3):e57854.
14. Wiysonge CS, Bradley HA, Volmink J, Mayosi BM, Mbewu A, Opie LH. Beta-blockers for hypertension. Cochrane Database Syst Rev. 2012;11:CD002003.
15. SPRINT Research Group, Wright JT Jr, Williamson JD, Whelton PK, et al. A randomized trial of intensive versus standard blood-pressure control. N Engl J Med. 2015;373(22):2103-16.
16. Jaques H. National Institute for Health and Clinical Excellence (NICE). NICE guideline on hypertension. Eur Heart J. 2013;34(6):406-8.
17. Bakris G, Sarafidis P, Agarwal R, Ruilope L. Review of blood pressure control rates and outcomes. J Am Soc Hypertens. 2014;8(2):127-41.
18. Law MR, Morris JK, Wald NJ. Use of blood pressure lowering drugs in the prevention of cardiovascular disease: meta-analysis of 147 randomized trials in the context of expectations from prospective epidemiological studies. BMJ. 2009;338:b1665.
19. Briasoulis A, Agarwal V, Tousoulis D, Stefanadis C. Effects of antihypertensive treatment in patients over 65 years of age: a meta-analysis of randomized controlled studies. Heart. 2014;100(4):317-23.
20. Wu HY, Huang JW, Lin HJ, Liao WC, Peng YS, Hung KY, et al. Comparative effectiveness of renin-angiotensin system blockers and other antihypertensive drugs in patients with diabetes: systematic review and Bayesian network meta-analysis. BMJ. 2013;347:f6008.
21. Blood Pressure Lowering Treatment Trialists' Collaboration, Ninomiya T, Perkovic V, Turnbull F, Neal B, Barzi F, Cass A, et al. Blood pressure lowering and major cardiovascular events in people with and without chronic kidney disease: meta-analysis of randomised controlled trials. BMJ. 2013;347:f5680.
22. Williamson JD, Supiano MA, Applegate WB, Berlowitz DR, Campbell RC, Chertow GM, et al.; SPRINT Research Group. Intensive vs standard blood pressure control and cardiovascular disease outcomes in adults aged ≥ 75 years: a randomized clinical trial. JAMA. 2016;315(24):2673-82.
23. Ernst ME, Mann SJ. Diuretics in the treatment of hypertension. SeminNephrol. 2011;31(6):495-502.
24. Roush GC, Buddharaju V, Ernst ME. Is chlorthalidone better than hydrochlorothiazide in reducing cardiovascular events in hypertensives? CurrOpinCardiol. 2013;28(4):426-32.
25. Thomopoulos C, Parati G, Zanchetti A. Effects of blood pressure lowering on outcome incidence in hypertension: 4. Effects of various classes of antihypertensive drugs–overview and meta-analyses. J Hypertens. 2015;33:195-211.
26. Giorgi DMA, Lima JJG, Ribeiro JM. Tratamento farmacológico. In: Krieger E, coordenador. Hipertensão arterial. Bases fisiopatológicas e prática clínica. São Paulo: Atheneu; 2013. p. 523-44.
27. Departamento de Hipertensão Arterial da Sociedade Brasileira de Cardiologia. I Posicionamento brasileiro sobre hipertensão arterial resistente. Arq Bras Cardiol. 2012;99(1):576-85.
28. Pedersen SA, Gaist D, Schmidt SAJ, Hölmich LR, Friis S, Pottegård A. Hydrochlorothiazide use and risk of nonmelanoma skin cancer: A nationwide case-control study from Denmark. J Am Acad Dermatol. 2018;78(4):673-81.
29. Coca A, Mazón P, Aranda P, Redón J, Divisón JA, Martínez J, et al. Role of dihydropyridinic calcium channel blockers in the management of hypertension. Expert Rev Cardiovasc Ther. 2013;11(1):91-105.

30. Thomopoulos C, Parati G, Zanchetti A. Effects of blood pressure-lowering on outcome incidence in hypertension: 5. Head-to-head comparisons of various classes of antihypertensive drugs - overview and meta-analyses. J Hypertens. 2015;33:1321-41.

31. Ferrari R. RAAS inhibition and mortality in hypertension. Glob Cardiol Sci Pract. 2013;2013(3):269-78.

32. White WB. Angiotensin-converting enzyme inhibitors in the treatment of hypertension: an update. J ClinHypertens (Greenwich). 2007;9(11):876-82.

33. Epstein BJ, Leonard PT, Shah NK. The evolving landscape of RAAS inhibition: from ACE inhibitors to ARBs, to DRIs and beyond. Expert Rev Cardiovasc Ther. 2012;10(6):713-25.

34. Wu HY, Huang JW, Lin HJ, Liao WC, Peng YS, Hung KY, et al. Comparative effectiveness of renin-angiotensin system blockers and other antihypertensive drugs in patients with diabetes: systematic review and Bayesian network meta-analysis. BMJ. 2013;347:f6008.

35. Thomopoulos C, Parati G, Zanchetti A. Effects of blood-pressure-lowering treatment on outcome incidence. 12. Effects in individuals with high-normal and normal blood pressure: overview and meta-analyses of randomized trials. J Hypertens. 2017;35:2150-60.

36. St Peter WL, Odum LE, Whaley-Connell AT. To RAS or not to RAS? The evidence for and cautions with renin-angiotensin system inhibition in patients with diabetic kidney disease. Pharmacotherapy. 2013;33(5):496-514.

37. Savarese G, Costanzo P, Cleland JG, Vassallo E, Ruggiero D, Rosano G, et al. A meta-analysis reporting effects of angiotensin-converting enzyme inhibitors and angiotensin receptor blockers in patients without heart failure. J Am CollCardiol. 2013;61:131-42.

38. Thomopoulos C, Parati G, Zanchetti A. Effects of blood-pressure-lowering treatment in hypertension: 9. Discontinuations for adverse events attributed to different classes of antihypertensive drugs: meta-analyses of randomized trials. J Hypertens 2016;34:1921-32.

39. Helfand M, Peterson K, Christensen V, Dana T, Thakurta S. Drug class review: beta adrenergic blockers: Final Report Update 4 [Internet]. Portland (OR): Oregon Health & Science University; 2009.

40. Frishman WH. β-Adrenergic blockade in cardiovascular disease. J Cardiovasc Pharmacol Ther. 2013;18(4):310-9.

41. Chatterjee S, Biondi-Zoccai G, Abbate A, D'Ascenzo F, Castagno D, Van Tassell B, et al. Benefits of β blockers in patients with heart failure and reduced ejection fraction: network meta-analysis. BMJ. 2013;346:f55.

42. López-Sendón J, Swedberg K, McMurray J, Tamargo J, Maggioni AP, Dargie H, et al.; Task Force On Beta-Blockers of the European Society of Cardiology. Expert consensus document on beta-adrenergic receptor blockers. Eur Heart J. 2004;25(15):1341-62.

43. Chrysant SG, Chrysant GS. Current status of β-blockers for the treatment of hypertension: an update. Drugs Today (Barc). 2012;48(5):353-66.

44. Chapman N, Chang CL, Dahlof B, Sever PS, Wedel H, Poulter NR. Effect of doxazosin gastrointestinal therapeutic system as third-line antihypertensive therapy on blood pressure and lipids in the Anglo-Scandinavian Cardiac Outcomes Trial. Circulation. 2008;118:42-8.

45. Krieger EM, Drager LF, Giorgi DMA, Pereira AC, Barreto-Filho JAS, Nogueira AR, et al; ReHOT Investigators. Spironolactone versus clonidine as a fourth-drug therapy for resistant hypertension: The ReHOT randomized study (Resistant Hypertension Optimal Treatment). Hypertension. 2018;71(4):681-90.

46. Morganti A, Lonati C. Aliskiren: the first direct renin inhibitor available for clinical use. J Nephrol. 2011;24(5):541-9.

47. Musini VM, Fortin PM, Bassett K, Wright JM. Blood pressure lowering efficacy of renin inhibitors for primary hypertension: a Cochrane systematic review. J Hum Hypertens. 2009;23(8):495-502.

48. Richards TR, Tobe SW. Combining other antihypertensive drugs with β-blockers in hypertension: a focus on safety and tolerability. Can J Cardiol. 2014;30(5 Suppl):S42-6.

49. Jamerson K, Weber MA, Bakris GL, Dahlöf B, Pitt B, Shi V, et al. Benazepril plus amlodipine or hydrochlorothiazide for hypertension in high-risk patients. N Engl J Med. 2008;359(23):2417-28.

50. Carey RM, Calhoun DA, Bakris GL, Brook RD, Daugherty SL, Dennison-Himmelfarb CR, et al. Resistant hypertension: detection, evaluation, and management a scientific statement from the American Heart Association AHA Scientific Statement. Hypertension. 2018;72:e53-e90.

51. Ammar S, Ladich E, Steigerwald K, Deisenhofer I, Joner M. Pathophysiology of renal denervation procedures: from renal nerve anatomy to procedural parameters. EuroIntervention. 2013;9(Suppl R):R89-95.

52. Krum H, Sobotka P, Mahfoud F, Böhm M, Esler M, Schlaich M. Device-based antihypertensive therapy: therapeutic modulation of the autonomic nervous system. Circulation. 2011;123(2):209-15.

53. Morganti A, Mancia G. Resistant hypertension: renal denervation or intensified medical treatment? Eur J Intern Med. 2018;50:6-11.

54. Bhatt DL, Kandzari DE, O'Neill WW, D'Agostino R, Flack JM, Katzen BT, et al.; SYMPLICITY HTN-3 Investigators. A controlled trial of renal denervation for resistant hypertension. N Engl J Med. 2014;370(15):1393-401.

55. Briasoulis A, Bakris G. Efficacy of baroreflex activation therapy for the treatment of resistant hypertension. EuroIntervention. 2013;9(Suppl R):R136-9.

56. Lozano L, Tovar JL, Sampol G, Romero O, Jurado MJ, Segarra A, et al. Continuous positive airway pressure treatment in sleep apnea patients with resistant hypertension: a randomized, controlled trial. J Hypertens. 2010;28(10):2161-8.

57. Martinez-Garcia MA, Capote F, Campos-Rodriguez F, Lloberes P, Díaz de Atauri MJ, Somoza M, et al.; Spanish Sleep Network. Effect of CPAP on blood pressure in patients with obstructive sleep apnea and resistant hypertension: the HIPARCO randomized clinical trial. JAMA. 2013;310:2407-15.

Capítulo 5

Hipertensão arterial resistente e secundária

Heitor Moreno Júnior
Rui Manoel dos Santos Póvoa
Juan Carlos Yugar-Toledo

Pontos-chave

- A hipertensão arterial resistente (HAR) é definida quando a pressão arterial (PA) permanece acima das metas recomendadas com o uso de três anti-hipertensivos de diferentes classes em doses máximas preconizadas e toleradas.
- A HAR, controlada ou não, associa-se à maior prevalência de lesão de órgãos-alvo
- A avaliação de pacientes com suspeita de HAR deve ser dirigida para confirmação de HAR verdadeira, exclusão das causas de pseudorresistência, pesquisa das principais causas secundárias de hipertensão arterial, avaliação das comorbidades e detecção das lesões em órgãos-alvo.

Hipertensão arterial resistente

A hipertensão arterial resistente (HAR) é definida quando a pressão arterial (PA) permanece acima das metas recomendadas com o uso de três anti-hipertensivos de diferentes classes, incluindo um bloqueador do sistema renina-angiotensina (inibidor da enzima conversora ou bloqueador do receptor AT1), um bloqueador dos canais de cálcio de ação prolongada e um diurético tiazídico de longa ação em doses máximas preconizadas e toleradas, administradas com frequência, dosagem apropriada e comprovada adesão.[1-2]

Nesta definição está incluído o subgrupo de pacientes hipertensos resistentes, cuja PA está controlada com quatro ou mais medicamentos anti-hipertensivos chamada de "hipertensão resistente controlada" (HAR-C).[3-4]

A divisão da hipertensão resistente em hipertensão resistente controlada (HAR-C) e não controlada (HAR-NC),[5] incluindo a hipertensão refratária (HAR-Ref), um fenótipo extremo de HAR não controlada em uso de cinco ou mais anti-hipertensivos[3,6-7] é uma proposta que ganha espaço na literatura[7] (Figura 1).

Epidemiologia

A real prevalência de HAR não é conhecida. A metanálise de Achelrod et al. avaliando populações de hipertensos tratados encontrou uma prevalência de 13,72% (IC 95%; 11,19% a 16,24%) de pacientes com HAR de acordo com 20 estudos observacionais e 16,32% (IC95%; 10,68% a 21,95%) e quatro ensaios clínicos randomizados.[8] Sarafidis et al. em revisão sistemática afirmam que a prevalência de HAR verdadeira na população hipertensa, após excluir a pseudorresistência, é de, aproximadamente, 12-15%.[9] No Brasil, um estudo multicêntrico utilizando a monitorização ambulatorial da pressão arterial (MAPA) (ReHOT *study*) mostrou uma prevalência de HAR de 11,7%.[10]

Fatores relacionados a HAR

A HAR é mais prevalente em idosos, obesos, afrodescendentes e no sexo masculino.

Vários fatores influenciam o diagnóstico de HAR: a) técnica inadequada de aferição da PA, efeito do avental branco;[1,9] b) maior sensibilidade ao sal, expansão volêmica (DRC), uso de fármacos anti-inflamatórios não hormonais, esteroides anabolizantes, contraceptivos orais, simpaticomiméticos (descongestionantes nasais, inibidores do apetite, cocaína), quimioterápicos, antidepressivos, eritropoietina, imunodepressores e álcool;[1,9] c) causas secundárias de hipertensão;[9] d) prescrição inapropriada de fármacos ou em doses insuficientes, inércia médica e baixa adesão à mudança de estilo de vida e à terapia medicamentosa.[11-12]

Prognóstico

A HAR está relacionada a uma alta morbidade e mortalidade cardiovascular (CV), apresentando um risco 47% maior de desenvolver desfechos combinados, morte, infarto do miocárdio, insuficiência cardíaca, acidente vascular cerebral ou doença renal crônica (DRC) quando comparados aos hipertensos controlados observados em um período de 3,8 anos de acompanhamento.[13]

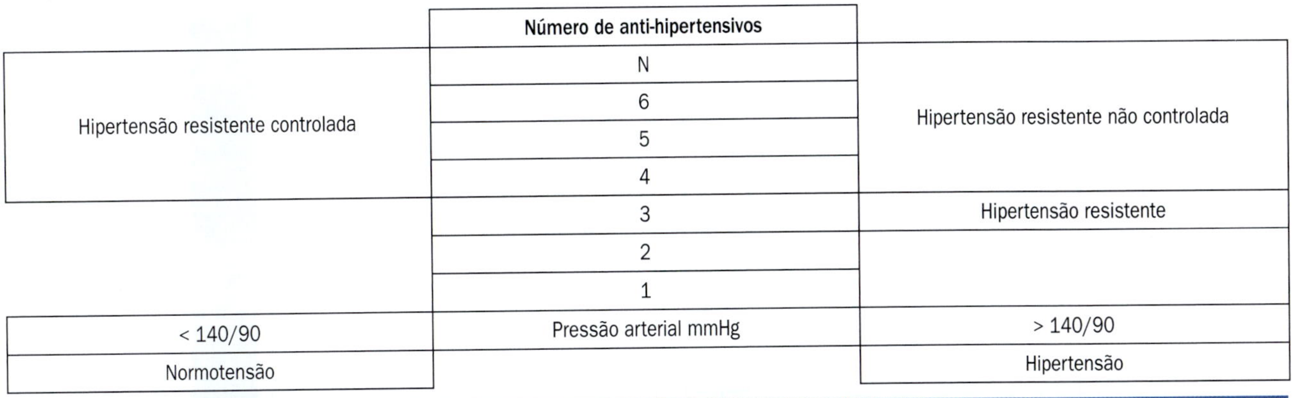

	Número de anti-hipertensivos	
	N	
	6	Hipertensão resistente não controlada
Hipertensão resistente controlada	5	
	4	
	3	Hipertensão resistente
	2	
	1	
< 140/90	Pressão arterial mmHg	> 140/90
Normotensão		Hipertensão

Figura 1 Classificação da hipertensão arterial resistente.
Fonte: Yugar-Toledo, et al., 2018.[7]

O estudo de Sim et al.,[14] com 470.386 hipertensos dos quais 60.327 HAR subdivididos em HAR controlado (23.104) e HAR não controlado (37.223), demonstrou que pacientes HAR apresentam risco 32% maior de desenvolver DRC, 24% de evento isquêmico miocárdico, 46% de insuficiência cardíaca, 14% de AVC e 6% de morte súbita, quando comparados a hipertensos não resistentes. Estudos prospectivos utilizando MAPA sugerem risco duas vezes maior para eventos CV em comparação a hipertensos responsivos ao tratamento.[15-16]

Lesões em órgãos-alvo

A HAR, controlada ou não, associa-se à maior prevalência de lesão de órgãos-alvo (LOA).[14,17-18] A investigação de LOA na HAR é fundamental para complementar a estratificação de risco e estabelecer o prognóstico.[18]

O comprometimento vascular ocorre por aumento do estresse oxidativo, disfunção endotelial, remodelamento vascular, hipertrofia de células musculares lisas, alterações na distribuição de colágeno/elastina, inflamação vascular e maior expressão de mediadores inflamatórios e metaloproteinases de reparação de matriz.[19-20]

Na microcirculação, a disfunção endotelial promove vasoconstrição, remodelamento eutrófico (aumento da relação M/L sem modificação externa), diminuição da reserva vasodilatadora e rarefação vascular, esta última avaliada por capilaroscopia *in vivo*.[21] Nas grandes artérias, o remodelamento parietal leva ao aumento de rigidez arterial.[20,22-23]

A rigidez arterial é estimada pela velocidade da onda de pulso carótida-femoral (VOPc-f) e pelo cálculo do índice de incremento (*augmentation index AI*) por tonometria de aplanação.[24-25] O comprometimento macrovascular é caracterizado por doença aterosclerótica carotídea, cerebral, coronariana e periférica.[26]

Alterações cardíacas como hipertrofia ventricular esquerda (HVE), disfunção diastólica do ventrículo esquerdo (DDVE) e isquemia miocárdica acompanham pacientes com HAR.[27-28] Cerca de um terço dos pacientes com HAR têm diagnóstico de DAC. Contudo, mesmo na ausência de DAC manifesta, até 28% dos pacientes com HAR apresentam isquemia miocárdica,[29] a qual pode resultar de redução na reserva coronária e aumento no consumo de oxigênio miocárdico, especialmente nos portadores de HVE, e de aumento na rigidez arterial.[27]

A associação entre HAR e DRC está bem estabelecida, podendo ser causa ou consequência. O substrato anatomopatológico é a nefroesclerose hipertensiva, decorrente de alterações hemodinâmicas (hiperfiltração e hipertrofia glomerular) que culminam em glomeruloesclerose. Albuminúria e redução do ritmo de filtração glomerular estimado (RFGe) e a diminuição da albuminúria, que pode ser alvo terapêutico na HAR.[30-31]

Fluxograma de avaliação de HAR

A avaliação de pacientes com suspeita de HAR deve ser dirigida para confirmação de HAR verdadeira, verificação das causas que contribuem para pseudorresistência (falha na adesão ao tratamento, técnica inadequada de aferição da PA, efeito do avental branco), exclusão das causas secundárias de hipertensão arterial, avaliação das comorbidades e detecção das lesões em órgãos-alvo obedecendo às orientações do posicionamento brasileiro sobre HAR[1] são apresentadas na Figura 2.

A MAPA é o exame indicado para a confirmação do controle inadequado da PA,[32] porém, caso não disponível, a monitorização residencial da pressão arterial (MRPA) pode ser utilizada. Afastada a pseudorresistência, deve ser iniciada a investigação das lesões em órgãos-alvo e hipertensão secundária obedecendo a orientação das diretrizes.[33] A ingestão de sódio deve sempre ser verificada. A quantificação da excreção de sódio em urina de 24 horas é recomendada.

Tratamento não medicamentoso

Não existem evidências sobre o efeito da perda de peso induzida por dieta em hipertensos resistentes, mas esta recomendação atende ao bom senso e às evidências disponíveis nos demais subgrupos. Sobre o efeito da cirurgia bariátrica em relação a PA neste subgrupo de hipertensos, a literatura é escassa. Recente estudo aleatorizado demonstrou redução de,

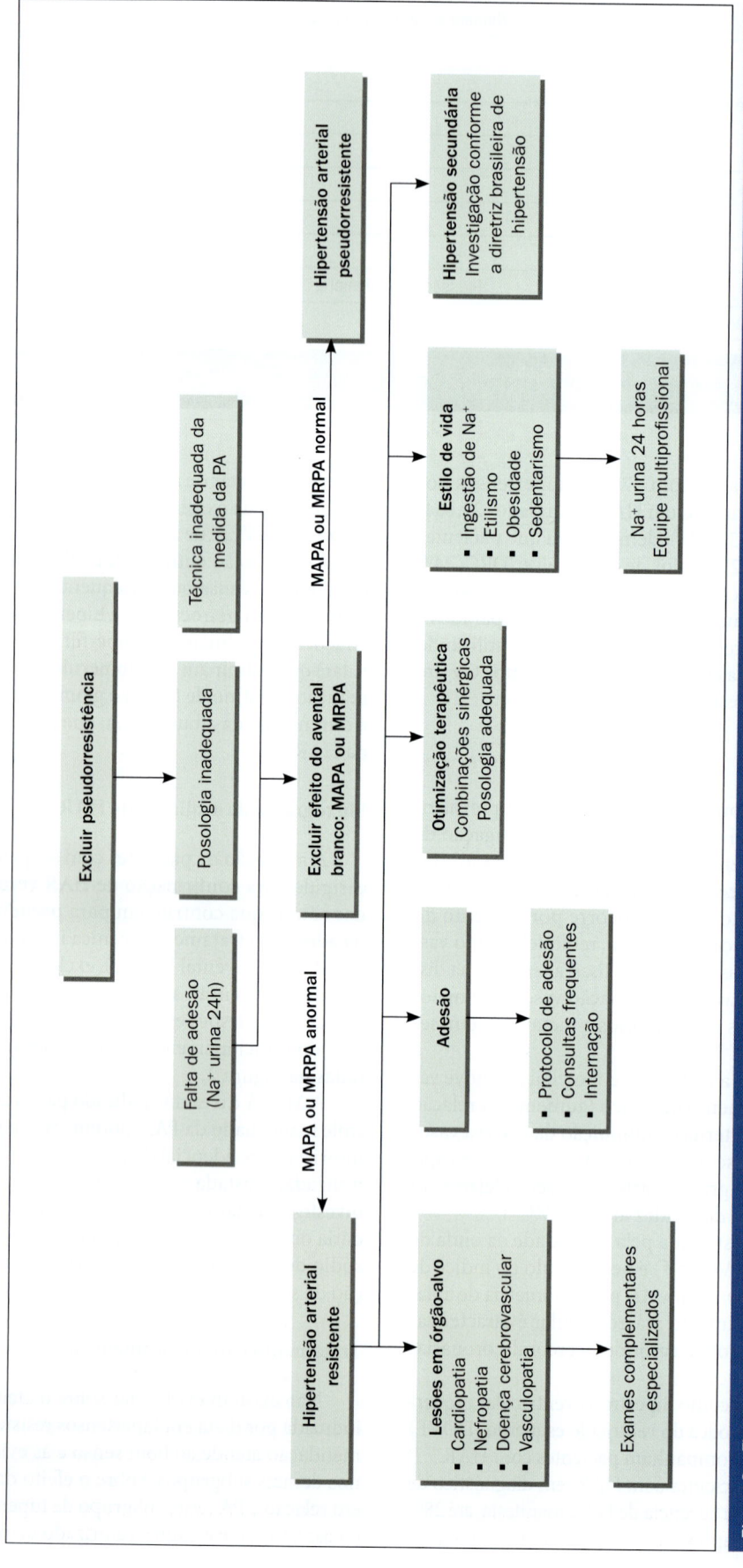

Figura 2 Fluxograma da avaliação da hipertensão arterial resistente.
Fonte: Alessi, et al, 2012.[47]

ao menos, 30% no número de anti-hipertensivos em 84% dos pacientes operados em comparação a 12,4% do grupo tratado clinicamente.[34]

Restrição de sal

Uma dieta com restrição de sódio está bem comprovada em diminuir a PA,[35] particularmente em idosos, afrodescendentes e naqueles com filtração glomerular diminuída.[36] No entanto, ocorrem variações individuais, relacionadas à sensibilidade ao sódio, diferente resposta de retenção volêmica, disfunção endotelial, ativação simpática, supressão do eixo renina-angiotensina, ativação de receptores mineralocorticoides e modulação das células imunológicas.[37-38] A sensibilidade ao sódio e a sobrecarga volêmica respondem pelo principal mecanismo fisiopatológico da HAR.[39] As recomendações da American Heart Association (AHA) sugerem que a ingestão diária ideal de sódio seja de 1,5 g/dia, particularmente entre as populações de alto risco.[36]

Ingestão de álcool

Há relação direta entre consumo de álcool e níveis pressóricos.[40] Recente metanálise de 36 estudos com 2.865 participantes revelou que a redução de 50% na ingestão diária de álcool entre os consumidores de, aproximadamente, 72 g de álcool promoveu queda de 5,50 mmHg na PAS (IC 95%; 6,70 a 4,30) e de 3,97 mmHg (IC 95%; 4,70 a 3,25) na PAD.[41] Não há estudos publicados sobre ingestão alcoólica em hipertensos resistentes, mas com base nas informações disponíveis, recomenda-se a restrição do consumo diário de álcool inferior a 24 g ou até sua cessação.

Atividade física

Numerosos ensaios clínicos demonstram que o exercício reduz a PA de forma efetiva. Apesar de avaliada apenas em pequenos grupos de hipertensos resistentes, a atividade física, provavelmente, é tão ou mais benéfica nestes do que em não resistentes,[42-43] e também atenua a ativação neuro-humoral.[44] Além disso, a melhor capacidade cardiorrespiratória obtida com atividade física parece reduzir a mortalidade de hipertensos resistentes.[45] Portanto, deve ser incentivada a realização de atividade física regular de moderada intensidade sob supervisão adequada em hipertensos resistentes.

Tratamento medicamentoso da hipertensão resistente (HAR)

O tratamento anti-hipertensivo tríplice deve incluir fármacos com ações sinérgicas, um inibidor de enzima de conversão (IECA) ou bloqueador do receptor AT1 da angiotensina (BRA), um bloqueador dos canais de cálcio (BCC) diidropiridínico e um diurético tiazídico (DT).[2,33,46] Os IECA ou BRA, por serem mais bem tolerados, devem ser elevados às doses máximas na HAR. Deve ser utilizado um DT de longa ação e maior potência, como a clortalidona (12,5 a 50 mg)

em lugar da hidroclorotiazida, administrada em dose única pela manhã.[33,35,47] A indapamida constitui uma segunda opção de DT na HAR.[35] A furosemida deve ser utilizada em casos de DRC com RFGe igual ou inferior a 30 mL/min.[1,33] A intolerância aos BBC, por efeitos colaterais, muitas vezes é uma das causas de resistência ao tratamento. Nestes casos, pode ser tentada a utilização de BCC não diidropiridínicos, como diltiazem e verapamil.[33] Na impossibilidade de uso de um BBC, pode ser considerada a introdução de um betabloqueador (BB), preferencialmente com ação vasodilatadora, como nebivolol ou carvedilol.

O não alcance da meta pressórica com o esquema tríplice exige a utilização de um quarto fármaco, a opção preferencial atual é a espironolactona, de 25 a 50 mg ao dia.[10,48-49] Em casos de intolerância à espironolactona (ginecomastia em homens), pode ser tentada a utilização de 12,5 mg ao dia. Como não há disponibilidade de eplerenone em nosso meio, caso persista a intolerância à espironolactona, mesmo em baixas doses, deverá ser avaliada a sua substituição por um simpatolítico central, preferencialmente a clonidina, de 0,1 a 0,2 mg, duas vezes ao dia,[48] ou um diurético poupador de potássio, preferencialmente a amilorida (só disponível em nosso meio de forma isolada em formulações magistrais), de 10 a 20 mg;[50] ou um betabloqueador, preferencialmente com ação vasodilatadora, se não tiver sido ainda empregado.[47] Todas as classes de anti-hipertensivos podem ser utilizadas em associações sinérgicas quando necessário, de acordo com o fluxograma de orientações das Diretrizes e posicionamentos (Figura 3).[33]

Novos tratamentos

Intervenções que promovem estimulação dos barorreceptores carotídeos têm sido usadas para o tratamento de pacientes com HAR não responsivos a tratamento clínico.[51-53] A denervação simpática renal (DSR) por cateter de ablação pode ser utilizado para diminuir a atividade eferente renal com consequente aumento do fluxo sanguíneo renal, diminuição da ativação do sistema renina-angiotensina-aldosterona e da retenção de água. Associa-se a esse efeito redução da ação simpática sobre coração e vasos.[54] Finalmente, a confecção de uma fístula arteriovenosa (FAV) pode promover diminuição de PA por mecanismos relacionados à redução na resistência periférica total, volume sanguíneo, inibição de barorreflexo e liberação de peptídeos natriuréticos.[55] Esses procedimentos estão em estudo e a indicação permanece restrita a centros de referência treinados para essa finalidade.

Hipertensão arterial secundária

A hipertensão arterial secundária (HAsec) é definida como um aumento de pressão arterial decorrente de uma causa identificável que pode ser tratada com uma intervenção específica para causa. Um alto índice de suspeição e detecção precoce das causas secundárias de hipertensão arterial pode resultar em intervenção bem-sucedida, especialmente em jovens com coarctação da aorta, ou angioplastia em pacientes

Tratamento não medicamentoso			
↓ Sal (< 2,5 g/dia)	Redução peso	Apneia obstrutiva do sono	↓ Álcool
Tratamento medicamentoso otimizado			
IECA/BRA	BCC diidropiridínico		Diurético tiazídico (Clortalidona preferencialmente)
Quarto fármaco: espironolactona 25/50 mg ao dia			
Betabloqueador vasodilatador Alfa-2-agonista central			
Bloqueador alfa-1-adrenérgico Hidralazina – minoxidil			

Figura 3 Fluxograma de orientações mo tratamento da hipertensão arterial resistente (HAR).
Fonte: Alessi, et al, 2012.[47]

com hipertensão renovascular por doença fibromuscular, adrenalectomia em pacientes com adenoma de adrenal ou feocromocitoma e tratamento medicamentoso em pacientes com defeito do transporte de sódio, reversível com amilorida (síndrome de Lidlle).[33,56]

A prevalência de hipertensão secundária varia de 5-15%. Assim, pacientes com características que levantam a suspeita de HAsec devem ser submetidos a rastreamento. As principais manifestações que sugerem HAsec são listadas na Tabela 1.

As principais causas de HAsec, os sinais e sintomas mais frequentes, sua prevalência e os métodos de rastreamento sugeridos pela VII Diretriz Brasileira de Hipertensão Arterial são apresentados na Tabela 2.[57]

A incidência das principais causas de HAsec por grupo etário é mostrada na Tabela 3.

Hipertensão arterial secundária de causas não endócrinas

Síndrome da apneia obstrutiva do sono (SAOS)

A SAOS é definida como a cessação total do fluxo das vias aéreas durante o sono, resultando em pausas respiratórias não inferiores a 10 segundos (apneia) ou obstrução tran-

Tabela 1   Características do paciente que devem levantar a suspeita de hipertensão secundária

Pacientes mais jovens (<40 anos) com hipertensão estágio 2 ou início de qualquer grau de hipertensão na infância

Agravamento agudo da hipertensão em pacientes com normotensão cronicamente estável previamente documentada

Hipertensão arterial resistente

Hipertensão grave (estágio 3) ou uma emergência hipertensiva

Presença de lesões em órgãos-alvo

Características clínicas ou bioquímicas sugestivas de causas endócrinas de hipertensão ou DRC

Aspectos clínicos sugestivos de apneia obstrutiva do sono

Sintomas sugestivos de feocromocitoma ou história familiar de feocromocitoma

DRC: doença renal crônica.

sitória e incompleta do fluxo aéreo superior a 50% (hipopneia) acompanhada de dessaturação da oxi-hemoglobina, microdespertares durante o sono e sonolência diurna.

A SAOS está presente em 50-60% dos indivíduos com hipertensão arterial, obesidade, diabetes, insuficiência cardía-

Tabela 2   Principais causas de hipertensão arterial secundária, sinais indicativos e métodos de diagnóstico

Causas não endócrinas		
Sinais e sintomas	Causa – prevalência	Método de diagnóstico
Ronco, cefaleia matinal Sonolência diurna	SAOS 5-10%	Escore de Epwhort Questionário de Berlin Polissonografia
Edema, fadiga, anorexia, hematúria, proteinúria, noctúria, anemia, em adultos rim policístico	Doença renal parenquimatosa 2-10%	Creatinina, eletrólitos, RFGe, sedimento urinário, relação albumina/creatinina ultrassom renal
Idosos com aterosclerose diabetes, edema pulmonar recorrente, sopro abdominal Jovens, mais comum em mulheres, sopro abdominal	Doença renovascular Aterosclerótica 1-10% Displasia fibromuscular	Doppler de artérias renais Angiotomografia Angioressonância
Causas endócrinas		
Sinais e sintomas	Causa – prevalência	Método de rastreamento

(continua)

Tabela 2 Principais causas de hipertensão arterial secundária, sinais indicativos e métodos de diagnóstico *(continuação)*		
HAR com ou sem hipocalemia, fraqueza muscular (raro). Tumor adrenal	Aldosteronismo primário 5-10%	Aldosterona plasmática (>15) Atividade da renina. Relação Aldosterona/renina > 30, hipocalemia (pouco frequente), TC com cortes finos RM
Sintomas episódicos (5 Ps) hipertensão **P**aroxística, cefaleia **P**ulsátil, **P**erspiração, **P**alpitações, **P**alidez. PA lábil, fármacos que desencadeiam crises (betablo-queadores, metoclopramida, simpaticomiméticos, opiáceos, antidepressivos tricíclicos	Feocromocitoma <1%	Metanefrinas plasmáticas, ou urinárias fracionadas de 24 h Exames de imagem TC com cortes finos (adrenal)
Fácies de lua cheia, hirsutismo, obesidade central, atrofia de pele, estrias purpúreas, giba dorsal, uso crônico de corticoides	Síndrome de Cushing <1%	Cortisol livre na urina de 24 h Teste de supressão Exames de imagem TC com cortes finos (adrenal) RM hipófise
Sinais de hiper ou hipotireoidismo	Hipertireoidismo/hipotireoidismo 1-2%	Teste de função tireoidiana
Outras causas		
Pulsos femorais ausentes ou diminuídos. Diferença de PAS ou PAD > 20/10 mmHg entre as extremidades superiores e inferiores ou entre MSD e MSE, pulsação radial femoral tardia, sopro interescapular, corrosão de arcos costais (Rx tórax)	Coarctção da aorta < 1%	Ecocardiograma

RGFe: ritmo de filtração glomerular estimada; RM: ressonância magnética; SAOS: síndrome da apneia obstrutiva do sono; TC: tomografia computadorizada.

Tabela 3 Incidência de causas secundárias de hipertensão arterial por grupo etário		
Grupo etário	**Incidência**	**Causas**
Crianças < 12 anos	70-85%	Doença parenquimatosa renal, coarctação da aorta, doença monogênica
Adolescentes 12-18 anos	10-15%	Doença parenquimatosa renal, coarctação da aorta, doença monogênica
Adulto jovem 19-40 anos	5-10%	Doença parenquimatosa renal, doença renovascular (fibrodisplasia – mulheres) Doença monogênica não diagnosticada
Adulto meia-idade 41-65	5-15%	Aldosteronismo primário Síndrome da apneia obstrutiva do sono Cushing Feocromocitoma Doença parenquimatosa renal Doença renovascular aterosclerótica

ca, acidente vascular cerebral e morte súbita.[58-60] Essa associação é de aproximadamente 83% em pacientes com HAR.[61-62] A associação entre obesidade (particularmente a obesidade central) e SAOS tem efeito aditivo sobre a hipertensão arterial.

A elevada presença de SAOS em pacientes com HAR foi associada a um aumento da retenção de líquidos com edema das vias aéreas superiores (consequência do deslocamento de fluidos das extremidades inferiores para a parte superior do corpo durante o sono em decúbito dorsal), excesso de aldosterona, assim como a alta ingestão de sódio nesse grupo de pacientes.[63-64] Esse efeito é atenuado pela intensificação da terapia diurética, incluindo o uso de espironolactona.[65-67]

A prevalência de SAOS é estimada em 17% dos adultos americanos, de 30% na população de hipertensos e pode atingir 60-80% entre os hipertensos resistentes.[61] Uma recente metanálise concluiu que a presença de SAOS está relacionada a um maior risco de HAR.[68]

Fisiopatologia

Os principais mecanismos envolvidos na fisiopatologia da hipertensão arterial associada à SAOS incluem hiperatividade do sistema simpático manifestada pela excitação dos quimiorreceptores e a disfunção dos barorreceptores que levam à elevação da PA.[69] A obesidade também estimula de forma independente o sistema nervoso autônomo e, assim, reduz o controle pressórico. O excesso de aldosterona por mecanismos que envolvem retenção de líquidos e edema da nasofaringe promove obstrução das vias aéreas superiores.[70]

A disfunção endotelial promove alterações na vasorreatividade associada à SAOS e tem sido relatado que a função endotelial pode ser restaurada após a terapia com CPAP.[71] Outras consequências das alterações da integridade do endotélio vascular incluem maior rigidez arterial, desenvolvimento de doença aterosclerótica e arritmias cardíacas.[72] Assim, recomenda-se triagem agressiva para SAOS em pacientes com hipertensão não controlada que são obesos e têm relação aldosterona/renina aumentada.[73]

Diagnóstico

A suspeita clínica deve ser realizada em indivíduos que apresentem ronco alto, cansaço e sonolência diurna, redução da capacidade de concentração, obesidade, circunferência do pescoço aumentada, insuficiência cardíaca e sinais de hipertensão pulmonar. O rastreamento pode ser iniciado aplicando-se o questionário de Berlin[74] ou a escala de Epwhort. O diagnóstico é feito com a polissonografia, que registra os índices de apneia/hipopneia maiores que cinco eventos/hora.

Tratamento

As orientações sobre qualidade do sono, perda de peso e redução do consumo de sódio devem ser instituídas antes de iniciar-se terapia para desobstrução das vias aéreas, com uso de equipamento que produz pressão positiva contínua nas vias aéreas (*continuous positive airway pressure* – CPAP). O impacto desse tratamento na redução dos valores de pressão arterial ainda é matéria de debate.[75-76]

Doença do parênquima renal (DPR)

A doença parenquimatosa renal é causa e complicação da hipertensão não controlada. A hipertensão arterial é uma das principais causas de insuficiência renal dialítica e de transplante renal, com elevada incidência de eventos cardiovasculares responsáveis pela alta morbidade e mortalidade dessa população.[77] A progressão da disfunção renal nos portadores de DPR é diretamente relacionada aos valores pressóricos. As doenças parenquimatosas renais são representadas pelas glomerulopatias, doença renal policística, nefropatia por refluxo e nefropatias tubulointersticiais.

Prevalência

A prevalência varia de acordo com o comprometimento renal existente. O envelhecimento da população provoca um aumento proporcional da prevalência de DPR. Segundo dados do NHANES (1999-2010), o risco de desenvolver DRC terminal para hipertensos em estágio 1 por faixa etária seria de 54% (faixa etária 30-49 anos), 52% (50-64 anos) e 42% (> 65 anos).[78] Adequada terapia anti-hipertensiva é necessária para a maioria dos pacientes com DRC (30,2% para pacientes com DRC estágio 1 e 78,9% para DRC estágio 4). No entanto, o alcance do alvo terapêutico (PA > 130/80 mmHg) é menor quanto maior o estágio da DRC (49,5% para estágio 1 e 30,2% para estágio 4), apesar do arsenal terapêutico existente.[79]

Fisiopatologia

A redução da função renal resulta em retenção de sódio, ativação do sistema renina-angiotensina-aldosterona, aumento da atividade do sistema nervoso simpático e elevação das catecolaminas plasmáticas. Além disso, o sal tem um efeito direto sobre a vasculatura, acelerando a arteriosclerose e diminuindo a resposta vascular à medicação.

A participação do sistema simpático tornou-se mais complexa com uma descoberta da renalase, um novo regulador da função cardíaca e pressão arterial produzido pelos rins.[80] Em contraste porém, não é detectada em pacientes urêmicos. Contribui, ainda, de modo importante no metabolismo de dopamina, epinefrina e norepinefrina, mas com a diminuição de sua capacidade nos urêmicos ocorre um importante incremento da atividade simpática e consequente elevação da pressão arterial.[81]

São fatores de risco conhecidos para progressão da DRC: idade > 50 anos, sexo masculino, predisposição genética, história familiar, afrodescendência, duração e estágio da HA, baixo nível socioeconômico, intensidade da albuminúria, grau de disfunção renal, dislipidemia, obesidade, diabetes, estilo de vida (dieta hipersódica, hiperproteica e fumo), uso de substâncias nefrotóxicas, entre outros.[82]

Diagnóstico

Na avaliação e no acompanhamento da lesão renal são recomendados: exame de urina, creatinina sérica para estimar o RFGe pelas fórmulas MDRD ou CKD-EPI (disponíveis no *site*: http://ckdepi.org/equations/gfr-calculator/), ultrassonografia renal e de vias urinárias e cálculo da razão albuminúria ou proteinúria/creatininúria para a classificação do estágio de DRC[82-83] (Figura 4).

Tratamento

Nos portadores de DRP e nos transplantados renais, os inibidores da ECA e os antagonistas dos receptores da angiotensina II demonstraram proteção renal adicional, além da obtida pela redução do nível pressórico, sendo, por isso, os fármacos preferenciais.[33,56,84]

Doença renovascular

Mais de 80 anos se passaram desde as observações originais indicando que a constrição das artérias renais produz um aumento da PA.[85] Esses estudos estabeleceram o papel primordial do rim na regulação da circulação e da PA. Desde então, as lesões renais vasculares obstrutivas têm sido reconhecidas como uma forma importante de "hipertensão secundária" e têm sido um modelo amplamente aplicado para a compreensão do papel do sistema renina-angiotensina-aldosterona (SRAA).

A doença renovascular (DRV) é o termo usado para definir o acometimento das artérias renais (estenose de artéria renal – EAR) por diferentes patologias, como doença aterosclerótica, displasia fibromuscular e vasculites, que podem levar à obstrução. Quando há discreta obstrução arterial, usualmente não há sintomas. Porém pode ocorrer HA grave e até mesmo nefropatia isquêmica quando há obstruções maiores que 70%.

Prognóstico de DRC de acordo com a categoria do RFG e a albuminúria: KDIGO 2012				Categorias de albuminúria persistente Descrição e intervalos		
				A1 Normal e levemente aumentada	**A2** Moderadamente aumentada	**A3** Gravemente aumentada
				< 30 mg/g < 3 mg/mmol	30-300 mg/g 3-30 mg/mmol	> 300 mg/g > 30 mg/mmol
Categorias de RFG (mL/min/1,73 m²) Descrição e intervalo	G1	Normal ou alto	≥ 90			
	G2	Levemente diminuído	60-89			
	G3a	Leve a moderadamente diminuído	45-59			
	G3b	Moderado a extremamente diminuído	30-44			
	G4	Extremamente diminuído	15-29			
	G5	Doença renal terminal	≤ 15			

Figura 4 Prognóstico da doença renal crônica (DRC) de acordo com os graus de albuminúria e declínio do RFG-e. Verde: baixo risco; amarelo: risco moderado; laranja: alto risco; vermelho: risco muito alto.
Fonte: Summary of Recommendation Statements, 2013.[83]

Epidemiologia

Nos países ocidentais, a principal causa de DRV (85%) é a estenose aterosclerótica da artéria renal. Ocorre como parte da doença aterosclerótica sistêmica que afeta diversos leitos vasculares, incluindo artérias coronarianas, cerebrais e artérias periféricas. Estudos sugerem que 6,8% dos indivíduos acima de 65 anos têm estenose aterosclerótica da artéria renal que promove redução da luz vascular superior a 60%.[86] Estudos de imagem de pacientes com doença vascular coronariana, aórtica e periférica indicam que mais de 50% da oclusão de luz nas artérias renais pode ser detectada em 14 a 33% desses indivíduos.[87] Deve ser enfatizado que muitos desses casos são incidentais sem importância clínica ou hemodinâmica.[88] Sabe-se que EAR pode existir em indivíduos que não apresentaram hipertensão arterial durante a evolução da doença aterosclerótica, assim como pode ocorrer EAR em hipertensos com insuficiência renal que não foram adequadamente diagnosticados.[89]

A fibrodisplasia da camada média (FDM) das artérias renais, que se apresenta de forma semelhante a um "colar de contas" e de localização preferencial no segmento distal da artéria renal, é outra causa de EAR, particularmente na população jovem do sexo feminino (Figura 5). Raramente é detectada em homens e mulheres normotensas. Todavia, 3% dos doadores renais apresentam FDM das artérias renais. A evolução para HRV ocorre predominantemente em mulheres tabagistas.

Causas menos frequentes de EAR incluem trauma renal, oclusão de artéria renal por dissecção, trombose, embolia e vasculite inflamatória como a arterite de Takayasu, esta última muito prevalente no Sudeste Asiático.

Fisiopatologia

O principal mecanismo fisiopatológico envolvido é a ativação do sistema renina-angiotensina-aldosterona (SRAA) que resulta em liberação de diversos peptídeos vasoativos. Inicial-

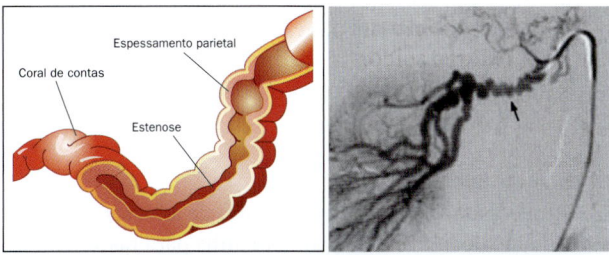

Figura 5 Fibrodisplasia da camada média da artéria renal.
Fonte: Olin, et al., 2014.1[15]

mente, a renina sintetizada no aparelho justaglomerular do rim cliva o angiotensinogênio produzido pelo fígado para angiotensina I (Ang I). A Ang I é convertida em angiotensina II (Ang II) por ação da enzima conversora da angiotensina (ECA) presente no endotélio dos capilares pulmonares (40%) e em outros leitos vasculares (60%), como coração e coronárias.[90-91] A Ang II atua via receptores de angiotensina 1 (AT1) e causa vasoconstrição, fibrose intersticial, crescimento, migração celular e liberação de aldosterona a partir da adrenal.[92] A aldosterona, além de aumentar a pressão arterial, está implicada na gênese da hipertrofia cardíaca, fibrose cardíaca e vascular, arritmias ventriculares e a fibrilação atrial.[93-95] Outros mecanismos envolvem a participação do sistema simpático e o aumento da atividade inflamatória manifestada por níveis elevados de citocinas pró-inflamatórias, (TGF-β, MCP-1), biomarcadores de lesão (NGAL), além do aparecimento de linfócitos T e macrófagos no parênquima renal.[96]

Diagnóstico

O diagnóstico da DRV inicia-se com o reconhecimento de um quadro clínico caracterizado por hipertensão arterial progressiva e não controlada com ou sem doença renal associada. A Tabela 4 exibe as situações clínicas nas quais deve ser investigada DRV.[97]

Tabela 4 Situações clínicas suspeitas de hipertensão renovascular
Hipertensão arterial com início em jovens < 30 anos
Hipertensão arterial com início após 55 anos, associada à DRC e/ou ICC
Hipertensão arterial e sopro abdominal
Agravamento rápido e persistente de hipertensão previamente controlada
Hipertensão arterial resistente (excluídas as causas secundárias de HA e meta não alcançada com quatro ou mais classes de anti-hipertensivos)
Crise hipertensiva (insuficiência renal aguda, insuficiência cardíaca, encefalopatia hipertensiva ou retinopatia grau 3-4)
Uremia ou piora da função renal após tratamento com bloqueadores do SRAA
Rim atrófico ou discrepância no tamanho do rim ou insuficiência renal inexplicável
Edema pulmonar

DRC: doença renal crônica; ICC: insuficiência cardíaca congestiva; HA: hipertensão arterial; SRAA: sistema renina-angiotensina-aldosterona.

Os principais métodos de avaliação para detecção da DRV utilizados em estudos clínicos dedicados à investigação de hipertensão secundária por comprometimento das artérias renais estão descritos a seguir.

Doppler de artérias renais

A ultrassonografia Doppler (USD) de artérias renais é a modalidade de imagem de primeira linha para rastreamento de estenoses significativas (≥ 60%).[98-99] Embora possa superestimar o grau de estenose, pode ser repetido para avaliar a progressão da estenose e suas consequências hemodinâmicas (velocidade de fluxo e resistência vascular). O pico de velocidade sistólica na artéria renal principal mostra a melhor sensibilidade (85%) e especificidade (92%) para identificar estenoses angiograficamente significativas[100] (Figura 6). Ainda, outros critérios devem ser usados para apoiar o diagnóstico. O índice de resistência renal (IRR) ajuda a identificar EAR mais grave e fornece informações adicionais sobre a resposta do paciente à intervenção.

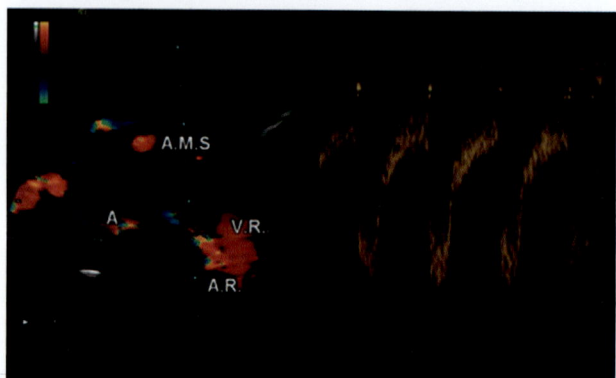

Figura 6 Doppler de artérias renais (estenose de artéria renal esquerda figura ilustrativa).
A: aorta; AMS: artéria mesentérica superior; VR: veia renal; AR: artéria renal.
Fonte: Bavishi, et al., 2016.[112]

Borelli et al.[101] avaliaram a sensibilidade e especificidade, assim como os valores preditivos positivo e negativo dos exames não invasivos mais utilizados para o diagnóstico de estenose da artéria renal comparados ao padrão-ouro. Concluíram que a tomografia e o Doppler das artérias renais mostraram qualidade e grande possibilidade no diagnóstico de EAR, com vantagem para o segundo, pois não há necessidade do uso de meio de contraste na avaliação de uma doença que frequentemente ocorre em diabéticos e associa-se à disfunção renal e à disfunção ventricular esquerda grave. Os principais critérios para o diagnóstico são o pico sistólico de velocidade do fluxo renal ≥ 150 cm/s e a relação dos picos sistólicos de velocidade na artéria renal e na aorta (relação AR/Ao) ≥ 3,5 descritos por Caps et al.,[102] que são apresentados na Tabela 5.

Cintilografia renal

A cintilografia renal com DTPA-Tc-99m (ácido triamino dietileno pentacético marcado com tecnécio-99) ainda é realizada utilizando uma gama-câmara dotada de dois detectores de cintilação, angulados a 90°, com colimadores de furos paralelos de alta resolução e baixa energia. O exame é realizado 3 dias após a suspensão de inibidores da enzima conversora da angiotensina e/ou dos bloqueadores do receptor da Ang II. A captação das imagens cintilográficas nas fases pré e pós-administração de captopril são obtidas e, quando necessário, o imageamento é repetido após a injeção endovenosa de 40 mg de furosemida, 20 minutos após a injeção de DTPA-Tc-99m. É importante levar em consideração que a qualidade do exame, assim como a confiabilidade dos resultados, está diretamente relacionada à integridade do parênquima renal, pouco presente na população com estenose de artéria renal, na qual a disfunção renal é vista com muita frequência.

Angiotomografia e ressonância magnética

A angiotomografia de múltiplos detectores e a ressonância magnética (RM) (com ou sem gadolínio) têm alta sensibilidade (64-100% e 94-97%) e especificidade (92-98% e 85-93%), respectivamente, para detecção de EAR.[103]

A RM com gadolínio proporciona uma excelente caracterização das artérias renais, dos vasos circundantes, da massa renal e até da função de excreção renal. Entretanto, tende a superestimar a gravidade da estenose. É menos útil em pacientes com stents da artéria renal por causa da presença de artefatos.[104]

A angiografia de artérias renais é o padrão-ouro para o diagnóstico de EAR.[103-104] Como a correlação entre a estenose angiográfica e o impacto hemodinâmico é ruim, uma gran-

Tabela 5 Critérios Doppler-ultrassonográficos para avaliação do grau de estenose de artéria renal		
Grau de estenose	VSP na artéria renal	Relação artéria renal/aorta
Normal	< 180 cm/s	< 3,5
< 60%	< 180 cm/s	< 3,5
> 60%	> 180 cm/s	> 3,5
Oclusão	Ausência de fluxo	Ausência de sinal

de vantagem da angiografia é a possibilidade de medir o gradiente de pressão ao longo da lesão, o que é especialmente útil, quando a estenose é moderada. Um gradiente de pressão sistólica > 20 mmHg ou uma razão de pressão de repouso distal à estenose < 0,90 é suficiente para confirmar estenose significativa em pacientes sintomáticos.[105] A reserva de fluxo da artéria renal medida durante hiperemia máxima induzida por papaverina, dopamina ou acetilcolina é um método alternativo, avalia a gravidade da estenose e pode predizer a resposta clínica à intervenção.[106] Em decorrência dos riscos potenciais dos procedimentos invasivos, a angiografia geralmente se limita à visualização e quantificação da estenose antes da intervenção vascular. Também é indicada quando a suspeita clínica é alta e os resultados de exames não invasivos são inconclusivos.[103] A investigação diagnóstica deve ser realizada de forma custo/efetiva mediante seleção apropriada da população com suspeita de EAR por meio de exames que permitam avaliação anatômica e funcional e auxiliem a estabelecer a etiologia renovascular da hipertensão. A Figura 7 mostra um estudo angiográfico de EAR de etiologia aterosclerótica.

A Tabela 6 mostra as recomendações (classe e nível de evidência) atuais para diagnóstico de DRV por estenose da artéria renal.[97]

Tratamento

O controle pressórico adequado e o adiamento da progressiva deterioração da função renal são os objetivos principais

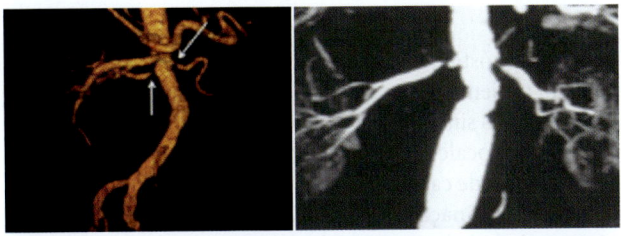

Figura 7 Angiografia de artérias renais.
Fonte: Van der Niepen, et al., 2017.[113]

Tabela 6 Recomendações atuais para diagnóstico de estenose de artéria renal (EAR)

Recomendações	Classe	Nível de evidência
Doppler de artérias renais (exame inicial), angiotomografia e ressonância magnética são indicadas para estabelecer o diagnóstico de EAR	I	B
Angiografia por subtração digital pode ser considerada para confirmar EAR, quando a suspeita clínica é alta e os exames não invasivos inconclusivos	IIb	C
Cintilografia renal, dosagem de renina plasmática antes e após administração de captopril não são recomendadas para pesquisa de EAR	III	C

do tratamento desses pacientes. Duas são as possibilidades terapêuticas: clínico ou intervencionista (cirúrgico ou percutâneo, com ou sem implante de próteses vasculares (*stents*).

O tratamento clínico inclui administração de fármacos anti-hipertensivos (bloqueadores do SRAA – IECA e BRA, bloqueadores dos canais de cálcio, betabloqueadores e diuréticos) em doses eficientes e bem toleradas para adequado controle da PA e desaceleração da progressão da lesão renal.[107] A tolerância a IECA e BRA é boa nesse grupo de pacientes. Tratamento clínico mostrou benefício na redução da morbidade e mortalidade em pacientes com EAR.[108-109] Todavia, redução da pressão intraglomerular e da pressão hidrostática renal provocada por esses fármacos pode acompanhar-se de discreta e transitória redução da taxa de filtração glomerular e discreta elevação da creatinina plasmática, requerendo acompanhamento próximo para evitar complicações.[107,110]

A prescrição de estatinas está associada à maior sobrevida em pacientes com EAR, lenta progressão da lesão e redução do risco de re-estenose após angioplastia.[111] A terapia antiplaquetária também está indicada pós-intervenção.

A terapia intervencionista está recomendada para os pacientes com HAR ou HA acelerada, com perda progressiva da função renal, com estenose bilateral ou com estenose em rim "único" e com graves complicações (insuficiência cardíaca congestiva e edema agudo de pulmão de repetição).[33,112-114]

Em portadores de EAR por fibrodisplasia e arterite de Takayasu o tratamento intervencionista está indicado.[115] Os resultados mostram melhora ou cura de hipertensão arterial em um percentual bastante elevado, cerca de 90% dos casos, pois as lesões fibrodisplásicas acometem uma população mais jovem e com pouco comprometimento dos órgãos-alvo, o que justificaria resultados finais mais satisfatórios.[116-118]

As indicações para intervenções cirúrgicas são excepcionais, como obstrução total da artéria renal, grandes fístulas arteriovenosas, lesão de aorta englobando as artérias renais, insucesso no tratamento clínico ou endovascular e dissecção de artéria renal durante angioplastia mal sucedida.[117-119] A metanálise de Trinquart et al.[118] incluiu 47 estudos para terapia endovascular (1.616 pacientes) e 23 estudos para cirurgia (1.014 pacientes) e demonstrou taxas de complicações graves e de mortalidade menores para terapia endovascular (6,3% e 0,9% *vs.* 15,4% e 1,2%, respectivamente). Portanto, a cirurgia aberta deve ser reservada para o manejo da estenose associado a aneurismas, lesões complexas (bifurcação arterial ou ramos) ou falha na terapia endovascular.

Assim, excetuando-se as indicaçõess precisas, o tratamento clínico ainda é a primeira opção terapêutica nessa população. A Tabela 7 sumariza o fluxograma de avaliação e tratamento da DRV.

Hipertensão arterial secundária de causas endócrinas

Aldosteronismo primário

Hipertensão arterial acompanhada de supressão da atividade da renina plasmática (ARP) e aumento da excreção de aldosterona caracteriza a síndrome de aldosteronismo pri-

Tabela 7	Fluxograma de avaliação e tratamento de doença renovascular		
Probabilidade pré-teste	**Características clínicas**	**Tratamento recomendado**	**Indicação de exames de imagem**
Baixo risco	Função renal estável Adequado controle pressórico	Tratamento conservador	Não
Moderado risco	Hipertensão não controlada Piora aguda ou subaguda da função renal	Otimização terapêutica, adesão a MEV Confirmar hipertensão não controlada (MAPA) Avaliar outras possíveis causas de disfunção renal Glomerulopatia, nefrotoxicose e outras	Doppler de artérias renais
Alto risco	Hipertensão resistente, maligna ou acelerada Deterioração inexplicável da função renal (> 30% TFGe em < 3 meses) Edema agudo de pulmão em paciente com boa adesão ao tratamento	Estudos de imagem Avaliar risco/benefício de intervenção Considerar intervenção para pacientes com clínica e exames de imagem sugestivos de lesão significante	Doppler de artérias renais Se negativo, porém com forte suspeita clínica Angiotomografia ou angiorressonância Se positivo angiografia e intervenção com *stent* se presente lesão significante

MAPA: monitorização ambulatorial da pressão arterial; MEV: mudança de estilo de vida; TFG: taxa de filtração glomerular estimada.

mário. Esse quadro foi descrito pela primeira vez em 1955 por Conn em um paciente hipertenso grave hipocalêmico e com secreção elevada de aldosterona, que submetido à adrenalectomia direita resultou em cura da HA.[120]

Durante décadas, vários pesquisadores demonstraram diferentes graus de associação entre HA e níveis plasmáticos de aldosterona,[121-123] sobretudo da sua apresentação clínica na forma normocalêmica descrita em 1965.[124] Trabalhos publicados nas últimas décadas revelaram que níveis elevados de aldosterona também estão associados à hipertrofia ventricular esquerda, lesão renal, doença vascular[125-127] e alterações estruturais e funcionais das artérias de médio calibre,[128] assim como a lesões da microcirculação.[129-131]

Prevalência

Anteriormente era considerada forma rara de HA secundária (1%), na atualidade parece estar presente em 22% dos pacientes com HAR.[132-133] Gordon et al. observaram em 52 hipertensos normocalêmicos em tratamento com anti-hipertensivos submetidos à quantificação da relação aldosterona-atividade da renina plasmática, confirmada por medidas repetidas e por testes de supressão da aldosterona, que a incidência de aldosteronismo primário na população de hipertensos primários está entre 5 e 15%, provavelmente, cerca de 12%.[134] À mesma conclusão chegaram Lim et al., que demonstraram em população do Reino Unido que 1 em cada

10 pacientes hipertensos apresenta relação aldosterona-atividade da renina plasmática elevada sem necessariamente apresentar tumor adrenal (adenoma) ou hiperplasia.[135]

O adenoma da adrenal é a causa mais frequente, enquanto a hiperplasia uni ou bilateral é menos detectada. Carcinomas, apesar de infrequentes, também podem ser responsáveis pela instalação da doença.

As principais causas de hipertensão arterial que acompanham o excesso de secreção de mineralocorticoide estão categorizadas com base nos níveis de renina e aldosterona, e apresentadas na Tabela 8.

Diagnóstico

O diagnóstico de aldosteronismo primário é geralmente feito em pacientes que estão na terceira à sexta década de vida. Poucos são os sintomas específicos, porém, pacientes com importante hipocalemia podem apresentar fraqueza muscular, cólicas, dores de cabeça, palpitações, polidipsia, poliúria, noctúria ou combinação dessas.[136] Outra manifestação é a tetania associada à diminuição do cálcio ionizado com alcalose hipocalêmica acentuada. A poliúria e noctúria são um resultado da concentração renal induzida por hipocalemia e a apresentação é frequentemente confundida com prostatismo nos homens.

O grau de hipertensão é tipicamente moderado a grave. Todos os portadores de HAR, não apenas aqueles que apresen-

Tabela 8	Principais causas de secreção elevada de aldosterona	
Renina baixa Aldosterona elevada	**Renina baixa Aldosterona baixa**	**Renina alta Aldosterona elevada**
Aldosteronismo primário Adenoma (35%) Hiperplasia bilateral (60%) Hiperplasia unilateral (23%) Carcinoma adrenocortical (<1%) Hiperaldosteronismo familiar Secreção ectópica de aldosterona	Hiperdeoxocortisolismo Hiperplasia adrenal congênita Deficiência de 11-β-hidroxilase Deficiência de 17-β-hidroxilase Resistência a cortisol Aparente excesso de mineralocorticoide Síndrome de Cushing Iatrogenia	Hipertensão renovascular Abuso de diuréticos Hipertensão maligna Tumor secretor de renina Coarctação de aorta

tem hipocalemia, devem ser avaliados para a presença de aldosteronismo primário.[33] A triagem inclui avaliação da razão AP/ARP, aldosterona plasmática (AP, expressa em ng/dL) pela atividade de renina plasmática (ARP, expressa ng/mL/h). Esse método tem grande sensibilidade, mas pode apresentar falsos positivos. Dessa forma, recomenda-se utilizar como valores mínimos de AP e de ARP, respectivamente, 15 ng/dL e 0,5 ng/mL/h. Considera-se a razão AP/ARP com valores ≥ 100 diagnóstico da aldosteronismo; valores < 20-30 indicam baixa probabilidade; e valores entre esses extremos detectam "potenciais portadores" dessa condição.[136] Nesse último caso, testes para avaliação do eixo renina-aldosterona (prova de infusão de volume, caminhada, uso de diuréticos) podem ser realizados.

Para identificação de adenomas ou hiperplasia na adrenal por imagem, usa-se a tomografia computadorizada com cortes finos para adrenal ou a RM. A ausência de um tumor visível à tomografia não exclui um microadenoma, daí a importância na procura de um excesso na produção lateralizada de aldosterona. Imagens funcionais, obtidas pela cintilografia de adrenal, podem ser úteis na detecção dos adenomas, podendo diferenciá-los das hiperplasias nodulares em até 90% dos casos. A coleta de amostra de sangue na veia adrenal pode ser utilizada para confirmar a lateralização na secreção de aldosterona e a presença de adenoma unilateral.[136-137]

Tratamento

Na presença de adenoma unilateral, a ressecção unilateral geralmente corrige a produção excessiva de aldosterona e a perda de potássio. A resposta da pressão arterial ao tratamento cirúrgico é variável. As hiperplasias são beneficiadas com o bloqueio dos receptores de aldosterona.[137] A dosagem inicial de 12,5 a 25 mg/dia de espironolactona é recomendada e pode ser aumentada até 400 mg/dia. Suplementação de potássio deve ser feita se necessário. Hipocalemia responde prontamente, mas o controle da hipertensão arterial pode levar até 4 a 8 semanas. A dosagem de espironolactona pode ser reduzido para apenas 25 a 50 mg por dia posteriormente.[138]

Feocromocitoma

O feocromocitoma é um tumor neuroendócrino raro, originário de células cromafins (produtoras de catecolaminas) e cuja manifestação clínica mais comum é a hipertensão arterial. O tumor pode ser originário da medula adrenal ou de tecidos extra-adrenais (paragangliomas). Seu pico de exacerbação clínica está entre a terceira e quarta década de vida, porém 10% dos casos surgem na infância. Ocorre numa proporção de 2-8 casos por milhão de habitantes e são causa rara de hipertensão (0,2-0,6%), entretanto correspondem a 4-7% dos incidentalomas das adrenais. O tumor pode se apresentar de modo esporádico ou associado a síndromes genéticas[139-140] (aproximadamente 20% dos casos), em que predominam a de Von-Hippel-Lindau, neoplasia endócrina múltipla tipo 2A e 2B, neurofibromatose tipo 1 e paragangliomas, com pelo menos 6 genes de suscetibilidade (RET, VHL, NF1, SDHB, SDHD e SDHC). Geralmente é unilateral, mas nas síndromes familiares pode ser bilateral, múltiplo e extra-adrenal, benigno ou maligno (5-26% dos casos).

Essa etiologia deve ser investigada em todos os pacientes que apresentem HAR e/ou sintomas ou sinais sugestivos de liberação adrenérgica. A hipertensão paroxística ocorre em 30% dos casos, sendo desencadeada por atividades físicas habituais, exercícios mais intensos, procedimentos cirúrgicos, e pelo uso de algumas substâncias, como antidepressivos tricíclicos, histamina e opiáceos. Os paroxismos podem ser acompanhados de cefaleia (60-90%), sudorese (55-75%) e palpitações (50-70%). Sintomas de insuficiência cardíaca e alterações no eletrocardiograma podem ser indicativos de miocardite induzida por excesso de catecolaminas, assim como infarto agudo do miocárdio e diabetes.[141]

Diagnóstico

A dosagem de metanefrinas (metabólitos das catecolaminas) tanto no plasma quanto na urina de 24 horas apresenta maior sensibilidade e especificidade que a dosagem direta de catecolaminas. Quando os exames laboratoriais não forem elucidativos, o teste de supressão com clonidina pode ser realizado (administração de 0,2 mg de clonidina com dosagem de catecolaminas 1 hora antes e 2 horas após a ingestão do fármaco). Para o diagnóstico topográfico dos tumores e eventualmente de metástases, os métodos de imagens recomendados são tomografia computadorizada com cortes finos para adrenal e a ressonância magnética, ambas com sensibilidades próximas a 100% para tumores adrenais. O mapeamento de corpo inteiro com 131 ou 123 iodo-metaiodobenzilguanidina (MIBG), possui sensibilidade de 56 a 85% (tumores malignos) e alta especificidade. O octreoscan, mapeamento ósseo e PET (com diferentes marcadores) podem ser decisivos quando os exames de localização anteriores são negativos ou na investigação de doença maligna.[142]

Tratamento

O tratamento é cirúrgico. No tratamento medicamentoso pré-operatório ou crônico é usado inicialmente alfabloqueadores (prazosin, doxazocin e dibenzilina), combinados ou não a outros agentes, como betabloqueadores (após alfa bloqueio efetivo), inibidores da enzima conversora e bloqueadores dos canais de cálcio. Para a intervenção cirúrgica, recomenda-se controle prévio dos níveis de pressão arterial e reposição volêmica.[143] Em crises agudas e durante a cirurgia, nitroprussiato de sódio pode ser utilizado.[143]

O acompanhamento do paciente é essencial para detecção de recorrências ou de metástases, recomendando-se, atualmente, detecção de mutações dos genes envolvidos para rastreamento familiar e de outros exames relativos a apresentações de cada uma das síndromes.

Síndrome de Cushing

A síndrome de Cushing é uma síndrome rara que afeta 0,1% da população geral.[144] O hipercortisolismo (endógeno e/ou exógeno) é responsável pelas manifestações clínicas. Os pacientes com esta síndrome apresentam obesidade, fácies de lua cheia, giba dorsal, hirsutismo e estrias purpúreas.[145] Hipertensão é muito comum, afetando 80% dos pacientes com Cushing. Corresponde a 0,2-0,6% dos casos de hipertensão arterial. É recomendado teste de supressão com 1 mg de dexametasona às 23:00 horas e quantificação da concentração plasmática de cortisol na manhã seguinte (valores inferiores a 1,8 µg/dL são considerados normais) para rastreamento. Se o teste de supressão for considerado positivo, testes comprobatórios de hipercortisolismo devem ser realizados. Se confirmado o hipercortisolismo, a dosagem de ACTH deve ser realizada. A ausência de supressão por ACTH sugere produção independente de cortisol e a localização adrenal deve ser pesquisada com tomografia computadorizada de adrenal ou RM de hipófise nos casos de hipercortisolismo ACTH-dependente. Os exames de imagem só devem ser realizados após diagnóstico clínico e laboratorial de hipercortisolismo. O tratamento do Cushing endógeno depende da etiologia do hipercortisolismo; a conduta pode ser cirúrgica ou medicamentosa.[146]

Hipotireoidismo, hipertireoidismo

A hipertensão arterial pode estar presente em 40% dos portadores que apresentam distúrbios da tireoide (hipo ou hipertireoidismo). A correção da disfunção glandular geralmente é responsável pelo controle da pressão arterial.[147] No hipotireoidismo, ocorre elevação da PA diastólica, pois o débito cardíaco baixo é compensado pela vasoconstrição periférica para manter a perfusão tecidual adequada. O hipertireoidismo está associado a um aumento do débito cardíaco com elevação predominantemente da PA sistólica. A dosagem de TSH e dos hormônios tireoidianos livres estabelece o diagnóstico. Uma vez corrigido o hipo ou o hipertireoidismo, e persistindo níveis elevados de pressão arterial, está indicado o uso de fármacos anti-hipertensivos.[148-149]

Coarctação da aorta

A coarctação da aorta é segunda causa mais comum de hipertensão arterial em crianças e adultos jovens. Caracteriza-se por constrição do lúmen após a origem da subclávia esquerda próximo ao ducto arterioso. Representa 7% de todas as causas de cardiopatia congênita.[150] É mais prevalente no sexo masculino e sua correção precoce guarda relação direta com o controle adequado da hipertensão arterial. Define-se como coarctação importante aquela com gradiente ≥ 20 mmHg no local da constrição. Geralmente, os pacientes apresentam-se assintomáticos, porém sintomas de insuficiência cardíaca, angina do peito e hemorragia cerebral podem ocorrer nos casos mais graves.[151] O exame físico revela a presença de hipertensão arterial em membros superiores, com uma pressão sistólica no mínimo 10 mmHg maior na artéria braquial em relação à artéria poplítea. A ausência ou diminuição dos pulsos pediosos pode também representar indício da coarctação. A auscultação pode revelar sopro sistólico interescapular proveniente do local da coarctação e também em toda a parede torácica, em decorrência da dilatação das artérias intercostais (circulação colateral). Os exames complementares incluem o eletrocardiograma, a radiografia de tórax (entalhes nos arcos

posteriores) e o ecocardiograma com Doppler e mapeamento de fluxo a cores (essencial). A angiorressonância e a tomografia contrastada são exames para confirmação diagnóstica e permitem indicar o tratamento definitivo. O tratamento é sempre intervencionista, podendo ser realizado por procedimento endovascular em indivíduos mais jovens e crianças, ou cirurgia, nos casos de hipoplasia do arco aórtico e/ou necessidade de ressecção da coarctação.[152] A Figura 8 mostra uma coarctação e o aspecto pós-procedimento.

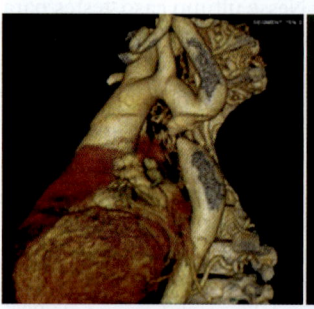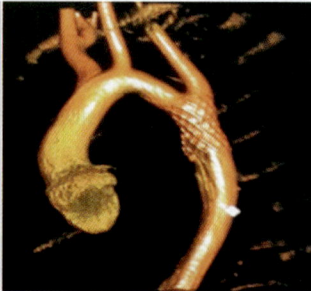

Figura 8 Coarctação de aorta e aspecto pós-procedimento.
Fonte: Rimoldi et al., 2014.[56]

Resumo

A hipertensão arterial resistente (HAR) é definida quando a pressão arterial (PA) permanece acima das metas recomendadas com o uso de três anti-hipertensivos de diferentes classes em doses máximas preconizadas e toleradas. Nesta definição está incluído o subgrupo de pacientes cuja PA está controlada com quatro ou mais anti-hipertensivos chamada de "hipertensão resistente controlada" (HAR-C).

A avaliação de pacientes com suspeita de HAR deve ser dirigida para confirmação de HAR verdadeira, exclusão das causas de pseudorresistência (falha na adesão ao tratamento, técnica inadequada de aferição da PA, efeito do avental branco), pesquisa das principais causas secundárias de hipertensão arterial (aldosteronismo primário, hipertensão renovascular, feocromocitoma e outras), avaliação das comorbidades e detecção das lesões em órgãos-alvo.

A HAR está relacionada a um risco 47% maior de desenvolver eventos CV quando comparados aos hipertensos em geral. O tratamento anti-hipertensivo tríplice deve incluir fármacos com ações sinérgicas, um IECA ou BRA, um bloqueador dos canais de cálcio (BCC) diidropiridínico e um diurético tiazídico. O não alcance da meta pressórica com o esquema tríplice exige a utilização de um quarto fármaco, preferencialmente a espironolactona.

Referências bibliográficas

1. Calhoun DA, et al. Resistant hypertension: diagnosis, evaluation, and treatment. A scientific statement from the American Heart Association Professional Education Committee of the Council for High Blood Pressure Research. Hypertension. 2008;51(6):1403-19.

2. Carey Robert M, et al. Resistant hypertension: detection, evaluation, and management: a scientific statement from the American Heart Association. Hypertension. 2018;72(5):e53-e90.

3. Moreno H. Jr, Coca A. Resistant and refractory hypertension: reflections on pathophysiology and terminology. Blood Press. 2012;21(4):209-10.

4. Modolo R, et al. Resistant or refractory hypertension: are they different? Curr Hypertens Rep. 2014;16(10):485.

5. Martins LC, et al. Characteristics of resistant hypertension: ageing, body mass index, hyperaldosteronism, cardiac hypertrophy and vascular stiffness. J Hum Hypertens. 2011;25(9):532-8.

6. Dudenbostel T, et al. Refractory hypertension: a novel phenotype of antihypertensive treatment failure. Hypertension. 2016;67(6):1085-92.

7. Yugar-Toledo JC, et al. Controlled versus uncontrolled resistant hypertension: are they in the same bag? Curr Hypertens Rep. 2018;20(3):26.

8. Achelrod D, Wenzel U, Frey S. Systematic review and meta-analysis of the prevalence of resistant hypertension in treated hypertensive populations. Am J Hypertens. 2015;28(3):355-61.

9. Sarafidis PA, Bakris GL. Resistant hypertension: an overview of evaluation and treatment. J Am Coll Cardiol. 2008;52(22):1749-57.

10. Krieger EM, et al. Spironolactone versus clonidine as a fourth-drug therapy for resistant hypertension: The ReHOT Randomized Study (Resistant Hypertension Optimal Treatment). Hypertension. 2018;71(4):681-90.

11. Sim JJ, et al. Characteristics of resistant hypertension in a large, ethnically diverse hypertension population of an integrated health system. Mayo Clin Proc. 2013;88(10):1099-107.

12. Cai A, Calhoun DA. Resistant hypertension: an update of experimental and clinical findings. Hypertension. 2017;70(1):5-9.

13. Daugherty SL, et al. Incidence and prognosis of resistant hypertension in hypertensive patients. Circulation. 2012;125(13):1635-42.

14. Sim JJ, et al. Comparative risk of renal, cardiovascular, and mortality outcomes in controlled, uncontrolled resistant, and nonresistant hypertension. Kidney Int. 2015;88(3):622-32.

15. Muxfeldt ES, Cardoso CR, Salles GF. Prognostic value of nocturnal blood pressure reduction in resistant hypertension. Arch Intern Med. 2009;169(9):874-80.

16. Tsioufis C, et al. Dynamic resistant hypertension patterns as predictors of cardiovascular morbidity: a 4-year prospective study. J Hypertens. 2014;32(2):415-22.

17. Cuspidi C, et al. High prevalence of cardiac and extracardiac target organ damage in refractory hypertension. J Hypertens. 2001;19(11):2063-70.

18. de la Sierra A, et al. Clinical differences between resistant hypertensives and patients treated and controlled with three or less drugs. J Hypertens. 2012;30(6):1211-6.

19. Barbaro NR, et al. Vascular damage in resistant hypertension: TNF-alpha inhibition effects on endothelial cells. Biomed Res Int. 2015;2015:631594.

20. Barbaro NR, et al. Increased arterial stiffness in resistant hypertension is associated with inflammatory biomarkers. Blood Pressure. 2015;24(1):7-13.

21. Rizzoni D, et al. New methods to study the microcirculation. Am J Hypertens. 2018; 31(2):265-73.

22. Cecelja M, Chowienczyk P. Molecular mechanisms of arterial stiffening. Pulse (Basel). 2016;4(1):43-8.

23. Mikael LR, et al. Vascular aging and arterial stiffness. Arq Bras Cardiol. 2017;109(3):253-8.

24. Balduino Mendes AB, et al. How to investigate the vascular changes in resistant hypertension. Curr Hypertens Rev. 2016;12(2):139-47.

25. Virdis A. Arterial stiffness and vascular aging: from pathophysiology to treatment, with a look at the future. High Blood Press Cardiovasc Prev. 2018.

26. Lotufo PA, et al. resistant hypertension: risk factors, subclinical atherosclerosis, and comorbidities among adults: The Brazilian Longitudinal Study of Adult Health (ELSA-Brasil). J Clin Hypertension. 2015;17(1):74-80.

27. Nadruz W. Myocardial remodeling in hypertension. J Hum Hypertens. 2015;29(1):1-6.

28. Nadruz W, Shah AM, Solomon SD. Diastolic dysfunction and hypertension. Med Clin North Am. 2017;101(1):7-17.

29. Modolo R, et al. Predictors of silent myocardial ischemia in resistant hypertensive patients. Am J Hypertens. 2015;28(2):200-7.

30. Oliveras A, et al. Urinary albumin excretion at follow-up predicts cardiovascular outcomes in subjects with resistant hypertension. Am J Hypertens. 2013;26(9):1148-54.

31. da Costa PM, et al. Prognostic impact of baseline urinary albumin excretion rate in patients with resistant hypertension: a prospective cohort study. J Hum Hypertens. 2018;32(2):139-49.

32. de la Sierra A, et al. Clinical features of 8295 patients with resistant hypertension classified on the basis of ambulatory blood pressure monitoring. Hypertension. 2011;57(5):898-902.

33. Malachias M, et al. 7th Brazilian Guideline of Arterial Hypertension: Chapter 1 – Concept, epidemiology and primary prevention. Arq Bras Cardiol. 2016;107(3 Suppl 3):1-6.

34. Schiavon CA, et al. Effects of bariatric surgery in obese patients with hypertension: The GATEWAY Randomized Trial (gastric bypass to treat obese patients with steady hypertension). Circulation. 2018;137(11):1132-42.

35. Whelton PK, et al., 2017 ACC/AHA/AAPA/ABC/ACPM/AGS/APhA/ASH/ASPC/NMA/PCNA Guideline for the Prevention, detection, evaluation, and management of high blood pressure in adults: a report of the American College of Cardiology/American Heart Association Task Force on Clinical Practice Guidelines. Hypertension. 2018;71(6):e13-e115.

36. Whelton PK, et al. Sodium, blood pressure, and cardiovascular disease: further evidence supporting the American Heart Association sodium reduction recommendations. Circulation. 2012;126(24):2880-9.

37. Edwards DG, Farquhar WB. Vascular effects of dietary salt. Curr Opin Nephrol Hypertens. 2015;24(1):8-13.

38. Oh YS, et al. National Heart, Lung, and Blood Institute Working Group report on salt in human health and sickness: building on the current scientific evidence. Hypertension. 2016;68(2):281-8.

39. White WB, et al. Detection, evaluation, and treatment of severe and resistant hypertension: proceedings from an American Society of Hypertension Interactive forum held in Bethesda, MD, U.S.A., October 10th 2013. J Am Soc Hypertens. 2014;8(10):743-57.

40. Wildman RP, et al. Alcohol intake and hypertension subtypes in Chinese men. J Hypertens. 2005;23(4):737-43.

41. Roerecke M, et al. The effect of a reduction in alcohol consumption on blood pressure: a systematic review and meta-analysis. Lancet Public Health. 2017;2(2):e108-e120.

42. Ribeiro F, Costa R, Mesquita-Bastos J. Exercise training in the management of patients with resistant hypertension. World J Cardiol. 2015;7(2):47-51.

43. Kruk PJ, Nowicki M. Effect of the physical activity program on the treatment of resistant hypertension in primary care. Prim Health Care Res Dev. 2018:1-9.

44. Cruz LG, et al. Neurohumoral and endothelial responses to heated water-based exercise in resistant hypertensive patients. Circ J. 2017;81(3):339-45.

45. Narayan P, et al. Impact of cardiorespiratory fitness on mortality in black male veterans with resistant systemic hypertension. Am J Cardiol. 2017;120(9):1568-71.

46. Povoa R, et al. I brazilian position paper on antihypertensive drug combination. Arq Bras Cardiol. 2014;102(3):203-10.

47. Alessi A, et al. First Brazilian position on resistant hypertension. Arq Bras Cardiol. 2012;99(1):576-85.

48. Williams B, et al. Spironolactone versus placebo, bisoprolol, and doxazosin to determine the optimal treatment for drug-resistant hypertension (PATHWAY-2): a randomised, double-blind, crossover trial. Lancet. 2015;386(10008):2059-68.

49. Liu G, et al. Effect of aldosterone antagonists on blood pressure in patients with resistant hypertension: a meta-analysis. J Hum Hypertens. 2015; 29(3):159-66.

50. Williams B, et al. Endocrine and haemodynamic changes in resistant hypertension, and blood pressure responses to spironolactone or amiloride: the PATHWAY-2 mechanisms substudies. Lancet Diabetes Endocrinol. 2018;6(6):464-75.

51. Heusser K, et al. Acute response to unilateral unipolar electrical carotid sinus stimulation in patients with resistant arterial hypertension. Hypertension. 2016;67(3):585-91.

52. Wallbach M, et al. Effects of baroreflex activation therapy on ambulatory blood pressure in patients with resistant hypertension. Hypertension. 2016;67(4):701-9.

53. van Kleef MEAM, Bates MC, Spiering W. Endovascular baroreflex amplification for resistant hypertension. Current Hypertension Reports. 2018;20(5):46.

54. Schmieder RE, et al. European Society of Hypertension position paper on renal denervation 2018. J Hypertens. 2018.

55. Bertog SC, et al. Percutaneous creation of a central iliac arteriovenous anastomosis for the treatment of arterial hypertension. Curr Hypertens Rep. 2018;20(3):18.

56. Rimoldi SF, Scherrer U, Messerli FH. Secondary arterial hypertension: when, who, and how to screen? Eur Heart J. 2014;35(19):1245-54.

57. Malachias MVB, et al. 7th Brazilian Guideline of Arterial Hypertension. Chapter 12 - Secondary arterial hypertension. Arq Bras Cardiol. 2016;107(3 Suppl 3):67-74.

58. Sjostrom C, et al. Prevalence of sleep apnoea and snoring in hypertensive men: a population based study. Thorax. 2002;57(7):602-7.
59. Drager LF, et al. Characteristics and predictors of obstructive sleep apnea in patients with systemic hypertension. Am J Cardiol. 2010;105(8):1135-9.
60. Marin JM, et al. Association between treated and untreated obstructive sleep apnea and risk of hypertension. JAMA. 2012;307(20):2169-76.
61. Pedrosa RP, et al. Obstructive sleep apnea: the most common secondary cause of hypertension associated with resistant hypertension. Hypertension. 2011;58(5):811-7.
62. Muxfeldt ES, et al. Prevalence and associated factors of obstructive sleep apnea in patients with resistant hypertension. Am J Hypertens. 2014;27(8):1069-78.
63. Gonzaga CC, et al. Severity of obstructive sleep apnea is related to aldosterone status in subjects with resistant hypertension. J Clin Sleep Med. 2010;6(4):363-8.
64. Pimenta E, et al. Increased dietary sodium is related to severity of obstructive sleep apnea in patients with resistant hypertension and hyperaldosteronism. Chest. 2013;143(4):978-83.
65. Gaddam K, et al. Spironolactone reduces severity of obstructive sleep apnoea in patients with resistant hypertension: a preliminary report. J Hum Hypertens. 2010;24(8):532-7.
66. Yang L, et al. Effect of spironolactone on patients with resistant hypertension and obstructive sleep apnea. Clin Exp Hypertens. 2016;38(5):464-8.
67. Kasai T, et al. Effect of intensified diuretic therapy on overnight rostral fluid shift and obstructive sleep apnoea in patients with uncontrolled hypertension. J Hypertens. 2014;32(3):673-80.
68. Hou H, et al. Association of obstructive sleep apnea with hypertension: A systematic review and meta-analysis. J Glob Health. 2018;8(1):010405.
69. Duchna HW, et al. Vascular reactivity in obstructive sleep apnea syndrome. Am J Respir Crit Care Med. 2000;161(1):187-91.
70. Dudenbostel T, Calhoun DA. Resistant hypertension, obstructive sleep apnoea and aldosterone. J Hum Hypertens. 2012;26(5):281-7.
71. Duchna HW, et al. Vascular endothelial dysfunction in patients with mild obstructive sleep apnea syndrome. Wien Med Wochenschr. 2006;156(21-22):596-604.
72. Drager LF, et al. Early signs of atherosclerosis in obstructive sleep apnea. Am J Respir Crit Care Med. 2005;172(5):613-8.
73. Yugar-Toledo JC, et al. Managing resistant hypertension: focus on mineralocorticoid-receptor antagonists. Vasc Health Risk Manag. 2017;13:403-11.
74. Senaratna CV, et al. Validity of the Berlin questionnaire in detecting obstructive sleep apnea: A systematic review and meta-analysis. Sleep Med Rev. 2017;36:116-24.
75. Fava C, et al. Effect of CPAP on blood pressure in patients with OSA/hypopnea a systematic review and meta-analysis. Chest. 2014;145(4):762-71.
76. Guo J, et al. Effect of CPAP therapy on cardiovascular events and mortality in patients with obstructive sleep apnea: a meta-analysis. Sleep Breath. 2016;20(3):965-74.
77. Horl MP, Horl WH. Hemodialysis-associated hypertension: pathophysiology and therapy. Am J Kidney Dis. 2002;39(2):227-44.
78. Hoerger TJ, et al. The future burden of CKD in the United States: a simulation model for the CDC CKD Initiative. Am J Kidney Dis. 2015;65(3):403-11.
79. Kuznik A, Mardekian J, Tarasenko L. Evaluation of cardiovascular disease burden and therapeutic goal attainment in US adults with chronic kidney disease: an analysis of national health and nutritional examination survey data, 2001-2010. BMC Nephrol. 2013;14:132.
80. Xu J, et al. Renalase is a novel, soluble monoamine oxidase that regulates cardiac function and blood pressure. J Clin Invest. 2005;115(5):1275-80.
81. Desir GV, Wang L, Peixoto AJ. Human renalase: a review of its biology, function, and implications for hypertension. J Am Soc Hypertens. 2012;6(6):417-26.
82. Rodrigues CIS, Almeida FA. In: Moura LRR, Alves MAR, Santos DR, Pecoits Filho R, Hipertensão arterial resistente. Tratado de nefrologia, vol. 1. São Paulo: Atheneu; 2018.
83. Summary of recommendation statements. Kidney International Supplements, 2013. 3(1):5-14.
84. Wolley MJ, Stowasser M. resistant hypertension and chronic kidney disease: a dangerous liaison. Curr Hypertens Rep. 2016;18(5):36.
85. Goldblatt H, et al. Studies on experimental hypertension. I. The production of persistent elevation of systolic blood pressure by means of renal ischemia. J Exp Med. 1934;59(3):347-79.
86. Hansen KJ, et al. Prevalence of renovascular disease in the elderly: a population-based study. J Vasc Surg. 2002;36(3):443-51.
87. de Mast Q, JJ Beutler. The prevalence of atherosclerotic renal artery stenosis in risk groups: a systematic literature review. J Hypertens. 2009;27(7):1333-40.

88. Lorenz EC, et al. Prevalence of renal artery and kidney abnormalities by computed tomography among healthy adults. Clin J Am Soc Nephrol. 2010;5(3):431-8.
89. Textor SC, Misra S, Oderich GS. Percutaneous revascularization for ischemic nephropathy: the past, present, and future. Kidney Int. 2013;83(1):28-40.
90. Giestas A, Palma I, Ramos MH. Renin-angiotensin-aldosterone system (RAAS) and its pharmacologic modulation. Acta Med Port. 2010;23(4):677-88.
91. Bernstein KE, et al. A modern understanding of the traditional and nontraditional biological functions of angiotensin-converting enzyme. Pharmacol Rev. 2013;65(1):1-46.
92. Seferovic PM, et al. Mineralocorticoid receptor antagonists, a class beyond spironolactone: focus on the special pharmacologic properties of eplerenone. Int J Cardiol. 2015;200:3-7.
93. Rossi G, et al. Aldosterone as a cardiovascular risk factor. Trends Endocrinol Metab. 2005;16(3):104-7.
94. Funder JW. The role of aldosterone and mineralocorticoid receptors in cardiovascular disease. Am J Cardiovasc Drugs. 2007;7(3):151-7.
95. Gaddam KK, et al. Aldosterone and cardiovascular disease. Curr Probl Cardiol. 2009;34(2):51-84.
96. Textor SC, Lerman LO. Paradigm shifts in atherosclerotic renovascular disease: where are we now? JASN. 2015;26(9):2074-80.
97. Aboyans V, et al. Editor's choice: 2017 ESC Guidelines on the diagnosis and treatment of peripheral arterial diseases, in collaboration with the European Society for Vascular Surgery (ESVS). Eur J Vasc Endovasc Surg. 2018;55(3):305-68.
98. Jennings CG, et al. Renal artery stenosis: when to screen, what to stent? Current Atherosclerosis Reports. 2014;16(6):416.
99. Tafur-Soto JD, White CJ. Renal artery stenosis. Cardiology Clinics. 2015;33(1):59-73.
100. Williams GJ, et al. comparative accuracy of renal duplex sonographic parameters in the diagnosis of renal artery stenosis: paired and unpaired analysis. Am J Roentgenol. 2007;188(3):798-811.
101. Borelli FA, et al. Analysis of the sensitivity and specificity of noninvasive imaging tests for the diagnosis of renal artery stenosis. Arq Bras Cardiol. 2013;101(5):423-33.
102. Schäberle W, et al. Ultrasound diagnostics of renal artery stenosis: Stenosis criteria, CEUS and recurrent in-stent stenosis. Gefasschirurgie: Zeitschrift fur vaskulare und endovaskulare Chirurgie: Organ der Deutschen und der Osterreichischen Gesellschaft fur Gefasschirurgie unter Mitarbeit der Schweizerischen Gesellschaft fur Gefasschirurgie. 2016;21:4-13.
103. AbuRahma AF, Yacoub M. Renal imaging: duplex ultrasound, computed tomography angiography, magnetic resonance angiography, and angiography. Semin Vasc Surg. 2013;26(4):134-43.
104. Jennings CG, et al. Renal artery stenosis-when to screen, what to stent? Curr Atheroscler Rep. 2014;16(6):416.
105. De Bruyne B, et al. Assessment of renal artery stenosis severity by pressure gradient measurements. J Am Coll Cardiol. 2006;48(9):1851-5.
106. Tafur-Soto JD, White CJ. Renal artery stenosis. Cardiol Clin. 2015;33(1):59-73.
107. Evans KL, et al. Use of renin-angiotensin inhibitors in people with renal artery stenosis. Clin J Am Soc Nephrol. 2014;9(7):1199-206.
108. Losito A, et al. Long-term follow-up of atherosclerotic renovascular disease. Beneficial effect of ACE inhibition. Nephrol Dial Transplant. 2005;20(8):1604-9.
109. Hackam DG, et al. Angiotensin inhibition in renovascular disease: a population-based cohort study. Am Heart J. 2008;156(3):549-55.
110. Chrysochou C, et al. Dispelling the myth: the use of renin-angiotensin blockade in atheromatous renovascular disease. Nephrol Dial Transplant. 2012;27(4):1403-9.
111. Hackam DG, et al. Statins and renovascular disease in the elderly: a population-based cohort study. Eur Heart J. 2011;32(5):598-610.
112. Bavishi C, de Leeuw PW, Messerli FH. Atherosclerotic renal artery stenosis and hypertension: pragmatism, pitfalls, and perspectives. Am J Med. 2016;129(6):635 e5-635 e14.
113. Van der Niepen P, et al. Renal artery stenosis in patients with resistant hypertension: stent it or not? Curr Hypertens Rep. 2017;19(1):5.
114. Kane GC, et al. Renal artery revascularization improves heart failure control in patients with atherosclerotic renal artery stenosis. Nephrol Dial Transplant. 2010;25(3):813-20.
115. Olin JW, et al. Fibromuscular dysplasia: state of the science and critical unanswered questions: a scientific statement from the American Heart Association. Circulation. 2014;129(9):1048-78.
116. Davies MG, et al. The long-term outcomes of percutaneous therapy for renal artery fibromuscular dysplasia. J Vasc Surg. 2008;48(4):865-71.
117. Mousa AY, et al. Short- and long-term outcomes of percutaneous transluminal angioplasty/stenting of renal fibromuscular dysplasia over a ten-year period. J Vasc Surg. 2012;55(2):421-7.

118. Trinquart L, et al. Efficacy of revascularization for renal artery stenosis caused by fibromuscular dysplasia: a systematic review and meta-analysis. Hypertension. 2010;56(3):525-32.

119. Mulherin JL Jr, Edwards WH. Alternative methods of renal revascularization. Ann Surg. 1987;205(6):740-6.

120. 120. Conn JW. Primary aldosteronism. J Lab Clin Med. 1955;45(4):661-4.

121. Lim RC Jr. et al. Primary aldosteronism: changing concepts in diagnosis and management. Am J Surg. 1986;152(1):116-21.

122. Gordon RD, et al. High incidence of primary aldosteronism in 199 patients referred with hypertension. Clin Exp Pharmacol Physiol. 1994; 21(4):315-8.

123. Lim PO, MacDonald TM. Primary aldosteronism, diagnosed by the aldosterone to renin ratio, is a common cause of hypertension. Clin Endocrinol (Oxf). 2003;59(4):427-30.

124. Conn JW, et al. Normokalemic primary aldosteronism. A detectable cause of curable "essential" hypertension. JAMA. 1965;193:200-6.

125. 125. Duprez DA, et al. Influence of arterial blood pressure and aldosterone on left ventricular hypertrophy in moderate essential hypertension. Am J Cardiol. 1993;71(3):17A-20A.

126. 126. El-Gharbawy AH, et al. Arterial pressure, left ventricular mass, and aldosterone in essential hypertension. Hypertension. 2001;37(3):845-50.

127. Dartsch T, et al. Aldosterone induces electrical remodeling independent of hypertension. Int J Cardiol. 2011.

128. Martinez-Aguayo A, et al. Primary aldosteronism and its impact on the generation of arterial hypertension, endothelial injury and oxidative stress. J Pediatr Endocrinol Metab. 2010;23(4):323-30.

129. Rocha R, et al. Aldosterone: a mediator of myocardial necrosis and renal arteriopathy. Endocrinology. 2000;141(10):3871-8.

130. Rossi GP, et al. Vascular remodeling and duration of hypertension predict outcome of adrenalectomy in primary aldosteronism patients. Hypertension. 2008;51(5):1366-71.

131. Tsioufis C, et al. The diverse associations of uric acid with low-grade inflammation, adiponectin and arterial stiffness in never-treated hypertensives. J Hum Hypertens. 2011;25(9):554-9.

132. Calhoun DA. Is there an unrecognized epidemic of primary aldosteronism? Pro. Hypertension. 2007;50(3):447-53; discussion 447-53.

133. Kline GA. Primary aldosteronism: a common cause of resistant hypertension. CMAJ. 2017;189(22):E773-E778.

134. Gordon RD, et al. Evidence that primary aldosteronism may not be uncommon: 12% incidence among antihypertensive drug trial volunteers. Clin Exp Pharmacol Physiol. 1993;20(5):296-8.

135. Lim PO, et al. High prevalence of primary aldosteronism in the Tayside hypertension clinic population. J Hum Hypertens. 2000;14(5):311-5.

136. Young JWF, et al. Screening for endocrine hypertension: an Endocrine Society Scientific Statement. Endocrine Reviews. 2017;38(2):103-22.

137. Funder JW, et al. The management of primary aldosteronism: case detection, diagnosis, and treatment: an Endocrine Society Clinical Practice Guideline. J Clin Endocrinol Metab. 2016;101(5):1889-916.

138. Sechi LA, et al. mineralocorticoid receptor antagonists and clinical outcomes in primary aldosteronism: as good as surgery? Horm Metab Res. 2015;47(13):1000-6.

139. Lenders JW, et al. Phaeochromocytoma. Lancet. 2005;366(9486):665-75.

140. Pillai S, et al. Updates on the genetics and the clinical impacts on phaeochromocytoma and paraganglioma in the new era. Crit Rev Oncol Hematol. 2016;100:190-208.

141. Martin JF, et al. Coronary emergency and diabetes as manifestations of pheochromocytoma. Int J Cardiol. 2010;139(3):e39-41.

142. Plouin PF, et al. European Society of Endocrinology Clinical Practice Guideline for long-term follow-up of patients operated on for a phaeochromocytoma or a paraganglioma. Eur J Endocrinol. 2016;174(5):G1-G10.

143. Naranjo J, Dodd S, Martin Y. Perioperative management of pheochromocytoma. J Cardiothorac Vasc Anesth. 2017;31(4):1427-39.

144. Newell-Price J, et al. Cushing's syndrome. Lancet. 2006;367(9522):1605-17.

145. Nieman LK, et al. The diagnosis of Cushing's syndrome: an Endocrine Society Clinical Practice Guideline. J Clin Endocrinol Metab. 2008;93(5):1526-40.

146. Nieman LK, et al. Treatment of Cushing's syndrome: an Endocrine Society Clinical Practice Guideline. J Clin Endocrinology & Metabolism. 2015;100(8):2807-31.

147. Saito I, Ito K, Saruta T. Hypothyroidism as a cause of hypertension. Hypertension. 1983;5(1):112-5.

148. Levey GS, Klein I. Catecholamine-thyroid hormone interactions and the cardiovascular manifestations of hyperthyroidism. Am J Med. 1990;88(6):642-6.

149. Williams B, et al. 2018 ESC/ESH Guidelines for the management of arterial hypertension. Eur Heart J. 2018;39(33):3021-104.

150. Prisant LM, et al. Coarctation of the aorta: a secondary cause of hypertension. J Clin Hypertens (Greenwich). 2004;6(6):347-52.

151. Weber HS, Cyran SE. Endovascular stenting for native coarctation of the aorta is an effective alternative to surgical intervention in older children. Congenit Heart Dis. 2008;3(1):54-9.

152. Christopher AB, et al. Diastolic velocity half time is associated with aortic coarctation gradient at catheterization independent of echocardiographic and clinical blood pressure gradients. Congenit Heart Dis. 2018;13(5):713-20.

Capítulo 6

Hipertensão arterial em situações especiais: gestantes

Rodrigo Rocha Codarin
Maria Rita de Figueiredo Lemos Bortolotto
Rossana Pulcinelli Vieira Francisco

Pontos-chave

- As síndromes hipertensivas continuam a ser a principal causa de morbidade e mortalidade materna, fetal e neonatal.
- A suspeita diagnóstica deve ser realizada quando há presença de elevação dos níveis pressóricos e edema ou ganho acentuado de peso.
- A identificação das formas graves das síndromes hipertensivas permite tratamento clínico e obstétrico adequados, e reduz a morbidade e mortalidade materna e perinatal.
- Uma vez diagnosticada alguma forma grave de síndrome hipertensiva na gestação, torna-se obrigatória a pesquisa de síndrome HELLP.
- O tratamento com drogas anti-hipertensivas reduz complicações maternas e perinatais.
- A metildopa é o medicamento mais utilizado, mas outras drogas podem ser empregadas, com exceção dos inibidores da enzima de conversão da angiotensina e dos antagonistas dos receptores de angiotesina.
- Evita-se a associação de drogas anti-hipertensivas até que a dose máxima de cada medicamento seja atingida.
- O medicamento de escolha para o tratamento e prevenção da eclâmpsia é o sulfato de magnésio.
- A pré-eclâmpsia deve ser considerada como uma oportunidade de identificação de pacientes com maior risco cardiovascular futuro.

Introdução

As síndromes hipertensivas durante a gestação abarcam um amplo espectro de doenças, desde as pacientes portadoras de hipertensão arterial crônica até aquelas que desenvolvem a hipertensão como uma complicação da gestação, usualmente classificadas como pré-eclâmpsia.[1] Nos Estados Unidos, por ano, em torno de 240.000 mulheres sofrem consequên-

cias da hipertensão arterial na gestação e sua frequência aumentou em 25% nas últimas duas décadas.[2-7]

As síndromes hipertensivas continuam a ser a principal causa de morbimortalidade materna, fetal e neonatal[4] e, segundo dados da Organização Mundial da Saúde, são responsáveis por aproximadamente 18% das mortes maternas no mundo (62 a 77 mil mortes/ano). A chance de *near-miss* (morbidade materna grave com risco de morte) aumenta em oito vezes em mulheres com pré-eclâmpsia e em 60 vezes em mulheres com eclâmpsia, quando comparadas a pacientes sem essas condições.[8]

Durante a gestação, ocorrem mudanças fisiológicas nos sistemas endócrino, respiratório, hematológico, digestivo e circulatório que permitem o crescimento e desenvolvimento adequado do feto. Tais mudanças apresentam grande impacto principalmente quando complicadas por alguma forma de hipertensão. Entendê-las é essencial para os profissionais que irão prestar assistência à gestante. Um pré-natal adequado é fundamental para redução da morbimortalidade durante a gestação e necessário como medida de saúde pública.[9]

Definições

As definições e as classificações das síndromes hipertensivas durante a gestação variam muito na literatura médica. Em obstetrícia, define-se hipertensão arterial quando o nível pressórico for maior ou igual a 140 mmHg (pressão arterial sistólica) e/ou 90 mmHg (pressão arterial diastólica), em duas medidas, com intervalo mínimo de quatro horas, desde que aferida de forma adequada (com repouso pré-mensuração e manguito de tamanho compatível com a circunferência braquial).[10-12] Para a aferição da pressão arterial diastólica considera-se a fase V de Korotkoff (desaparecimento do som). Atualmente, não se utiliza mais o diagnóstico de pré-eclâmpsia diante do aumento de 30 mmHg na pressão arterial sistólica e de 15 mmHg na pressão arterial diastólica.[10]

Diversas são as organizações internacionais de obstetrícia e de hipertensão que tentam classificar as síndromes hipertensivas durante a gestação. Atualmente, existem mais de sete maneiras de classificação dessa síndrome, a depender da fonte utilizada, o que demonstra que existe bastante inexatidão em sua forma.[1,3,10,12-14]

Hipertensão arterial crônica

Classicamente, toda hipertensão arterial que se apresenta clinicamente antes da vigésima semana de gestação, excluindo-se casos de doença trofoblástica gestacional, é denominada hipertensão arterial crônica (HAC), ou seja, doença prévia a gestação, independente da etiologia desta. A maioria dos casos de HAC deve-se a hipertensão essencial e usualmente associam-se a história familiar positiva, sobrepeso ou obesidade. Ainda que se trate de mulheres jovens, causas secundárias de hipertensão são menos frequentes.[1,11,12,15]

Vale lembrar que níveis pressóricos normais no primeiro trimestre da gravidez não excluem totalmente o diagnóstico de HAC, já que neste período ocorre diminuição fisiológica dos níveis pressóricos, devendo o diagnóstico definitivo nestes casos ser confirmado após o puerpério.[15]

A HAC ainda pode ser classificada como complicada e não complicada. Sua forma complicada define-se quando existe a presença de insuficiência cardíaca ou renal, ou ainda com a pré-eclâmpsia associada à condição de base.[10]

Pré-eclâmpsia

O aparecimento de hipertensão arterial pode ocorrer após a vigésima semana de gravidez em decorrência de alterações patológicas que acompanham o quadro classicamente chamado de pré-eclâmpsia. Seus critérios diagnósticos variam na literatura (conforme Quadro 1), entretanto, ela basicamente ocorre por causa de vasoconstrição arterial por hiper-reatividade vascular. Usualmente, exige-se a presença de proteinúria maior que 300 mg em análise de 24 horas para o diagnóstico de pré-eclâmpsia. A presença de hiperuricemia sérica acompanhando o quadro clínico é uma grande preditora de pré-eclâmpsia e muitas vezes utilizada para corroborar o diagnóstico.[16]

Muitas vezes, é difícil a realização do diagnóstico diferencial entre as síndromes hipertensivas. As tentativas de classificações sempre esbarram na multiplicidade de formas clínicas da doença. As formas mais utilizadas para classificação da hipertensão arterial durante a gestação ainda descrevem a entidade chamada hipertensão gestacional, definida como a presença de nova hipertensão arterial após a 20ª semana de gestação sem a presença de proteinúria. Tal denominação enfrenta certa resistência, pois pode tratar-se de hipertensão crônica latente, não observada no início da gravidez, em especial nos casos de início tardio de assistência pré-natal, ou ainda uma fase mais precoce de pré-eclâmpsia, ainda sem proteinúria. Não deve ser vista como uma entidade de menor gravidade, visto que existem diversos relatos de complicações da pré-eclâmpsia (como eclâmpsia e síndrome HELLP) em pacientes diagnosticadas como hipertensão gestacional.

Em 2018, a International Society for the Study of Hypertension in Pregnancy[15] ratificou seus critérios diagnósticos para pré-eclâmpsia como o surgimento de hipertensão após a 20ª semana de gestação associada a proteinúria ou algumas disfunções orgânicas maternas e fetais (Quadro 1).

Quadro 1 Critérios diagnósticos para pré-eclâmpsia pela International Society for the Study of Hypertension in Pregnancy

Surgimento de hipertensão arterial após a vigésima semana de gestação acompanhada de uma ou mais alterações a seguir:

Proteinúria

Disfunção de órgãos maternos:
- Insuficiência renal aguda (creatinina ≥ 1 mg/dL)
- Alteração hepática (TGO ou TGP elevadas) com ou sem dor em hipocôndrio direito
- Complicações neurológicas (eclampsia, alterações cognitivas, alterações visuais, acidentes vasculares, enxaqueca, escotomas)
- Complicações hematológicas (trombocitopenia, plaquetopenia, hemólise)

Disfunções uteroplacentárias
- Restrição de crescimento fetal
- Insuficiência placentária com alteração de dopplerfluxometria das artérias umbilicais
- Óbito fetal

Fonte: adaptado de Brown et al., 2018.[15]

Nas pacientes diagnosticadas com HAC, em 25% da vezes pode ocorrer a sobreposição da pré-eclâmpsia, denominada pré-eclâmpsia superajuntada, o que implica piora o prognóstico materno e fetal.[17]

Na Clínica Obstétrica do Hospital das Clínicas da Faculdade de Medicina da Universidade de São Paulo (HCFMUSP), Kahhale e Zugaib optaram por outra forma de classificação e diagnóstico das síndromes hipertensivas na gestação (adaptada da Classificação de Hughes de 1972), definida como:[10,18]

- Hipertensão arterial crônica: hipertensão arterial persistente anterior à gravidez ou anterior a 20 semanas e que se mantém após o puerpério:
  - não complicada;
  - complicada (acompanhada de pré-eclâmpsia superajuntada, insuficiência renal ou insuficiência cardíaca).
- Doença hipertensiva específica da gestação:
  - pré-eclâmpsia: presença de hipertensão arterial associada a edema generalizado e/ou proteinúria;
  - pré-eclâmpsia superajuntada: piora no controle pressórico associado a edema generalizado e/ou proteinúria;
  - eclâmpsia.

É importante destacar:

- Edema: define-se edema generalizado aquele que acomete também mãos e face, além de membros inferiores. O ganho súbito de peso acima de 1 kg por semana pode ser considerado como sinal clínico de edema. O edema de membros inferiores de forma isolada está presente em

60% das gestantes ao final do terceiro trimestre e não deve ser considerado para o diagnóstico.

■ Proteinúria: considera-se a presença de proteinúria quando maior ou igual a 300 mg em 24 horas, maior ou igual a 1 g/dL em amostra isolada, maior ou igual a 1+ em avaliação de fita ou relação proteinúria/creatinúria acima de 0,3.

Formas graves

As formas graves de pré-eclâmpsia são as principais responsáveis pelas taxas de morbimortalidade associadas a esta doença. A definição de gravidade também varia na literatura, assim como o diagnóstico e a classificação da doença. Os critérios utilizados pela Task Force on Hypertension in Pregnancy do American College of Obstetricians and Gynecologists (ACOG) e pela Clínica Obstétrica do HCFMUSP estão demonstrados no Quadro 2.[12]

Quadro 2 Critérios de gravidade para pré-eclâmpsia	
Task Force on Hypertension in Pregnancy (ACOG)[12]	**Clínica Obstétrica HCFMUSP[10]**
■ PAS ≥ 160 mmHg ou PAD ≥ 110 mmHg em duas ocasiões com pelo menos 4 horas de intervalo entre as medidas	■ PAS ≥ 160 mmHg ou PAD ≥ 110 mmHg em duas ocasiões com pelo menos 4 horas de intervalo entre as medidas
■ Trombocitopenia (plaquetas abaixo de 100.000/mL)	■ Iminência de eclâmpsia: conjunto de sintomas que precede a crise convulsiva da eclâmpsia (cefaleia, alterações visuais e epigastralgia)
■ Disfunção hepática (aumento das enzimas hepáticas em pelo menos o dobro de seu valor de normalidade ou dor epigástrica ou em hipocôndrio direito sem outras causas e refratária a medicação analgésica)	■ Proteinúria de 24 horas maior ou igual a 5 g
	■ Oligúria: volume urinário menor ou igual a 400 mL em 24 horas
■ Insuficiência renal progressiva (creatinina sérica maior que 1,1 mg/dL ou o dobro de seu valor inicial na ausência de outras nefropatias)	■ Edema agudo de pulmão
■ Edema agudo de pulmão	
■ Sintomas cerebrais ou visuais	

ACOG: American College of Obstetricians and Gynecologists; HCFMUSP: Hospital das Clínicas da Faculdade de Medicina da Universidade de São Paulo; PAD: pressão arterial diastólica; PAS: pressão arterial sistólica.

Outro ponto a ser observado é a idade gestacional do aparecimento da pré-eclâmpsia. Quanto mais precoce o surgimento da doença, pior será o seu prognóstico, principalmente se antes de 34 semanas de gestação. Nestes casos existe grande possibilidade do surgimento de forma grave de doença.

Complicações da pré-eclâmpsia

As pacientes consideradas como graves são as principais candidatas a evolução da pré-eclâmpsia para uma de suas complicações. As principais são:

■ Eclâmpsia: aparecimento de convulsões tônico-clônicas generalizadas, excluindo-se aquelas de outras causas ou alterações do sistema nervoso central, em gestantes com sinais e sintomas de pré-eclâmpsia. Ela pode se manifestar durante a gestação, o parto ou o puerpério.[3,10,12]

■ Síndrome HELLP: termo inicialmente utilizado por Weinstein, em 1982, define um conjunto de sinais ou sintomas associado a hemólise microangiopática, elevação das enzimas hepáticas e plaquetopenia.[3,10,12]

Fisiopatologia

A fisiopatologia da pré-eclâmpsia é tema controverso. Em 1916, Zweifel já a caracterizava como a "doença das teorias". Talvez seja a etiologia multifatorial no surgimento da doença um dos principais fatores para a dificuldade na definição da fisiopatologia[10].

Em relação aos fatores dietéticos, o excesso ou a falta de nutrientes vêm sendo correlacionados ao surgimento de pré-eclâmpsia. Alguns estudos sugeriram associação inversa entre o consumo de cálcio e o nível pressórico, mas tal correlação não foi uniforme em estudos controlados. Estudos com substâncias antioxidantes, na tentativa de diminuir o estado inflamatório provocado pela doença, também não obtiveram sucesso, sendo tal conclusão corroborada por revisão sistemática da Biblioteca Cochrane.[10,19-22]

Fatores placentários

A única forma de tratamento definitivo para a pré-eclâmpsia é o parto. A presença dessa doença, mesmo em situações em que não exista feto (como nas moléstias trofoblásticas gestacionais) e o fato de a retirada da placenta iniciar o processo de resolução da doença, com melhora dos sintomas, sugere que a placenta tenha papel principal na patogênese da pré-eclâmpsia.

A placentação normal promove a invasão da camada muscular média das artérias espiraladas do endométrio pelo sinciciotrofoblasto até aproximadamente o final da 20ª semana, diminuindo a resistência vascular e aumentando do fluxo sanguíneo placentário. A placenta torna-se órgão extremamente vascularizado que permite as trocas materno-fetais. Esse processo vascular deriva de um intrincado balanço de fatores angiogênicos, antiangiogênicos, citocinas, metaloproteinases, moléculas do processo principal de histocompatibilidade, antígenos leucocitários e fatores de crescimento que cada dia mais são implicados na fisiopatologia da doença.

Kahhale e Zugaib, em 1995, já propunham que, quando a placentação ocorre de forma insuficiente, os fatores produzidos pela placenta, em decorrência da isquemia trofoblástica poderiam ser implicados no surgimento da pré-eclâmpsia, chamando-os de "endotoxina placentária".[23]

As gestantes produzem uma variante solúvel do receptor para o fator de crescimento endovascular denominada *fms-like tyrosine kinase* solúvel (sFlt1). Este receptor possibilita a ligação com o fator de crescimento endovascular (VEGF), mas não promove a resposta biológica intracelular que o receptor presente na membrana provoca. Outra molécula que reage com o sFlt1 é uma variante do fator de crescimento produzida pela placenta, denominada fator de crescimento placentário (PGF). O VEGF e o PGF são potentes estimuladores da expansão vascular, mecanismo essencial para o desenvolvimento da unidade uteroplacentária. Estudos apontam que mulheres com pré-eclâmpsia apresentam níveis mais elevados de sFlt1 e mais baixos de PGF e VEGF quando comparados a mulheres com gestações sem complicações. Os níveis circulantes de sFlt1 e PGF mostram-se alterados várias semanas antes do aparecimento da doença clínica e correlacionam-se com a gravidade da doença. Dessa forma, o sFlt1 apresenta efeito antiangiogênico.[2,24-26]

A relativa "isquemia uteroplacentária" pode ser um dos principais fatores no surgimento da doença. As placentas das pacientes com pré-eclâmpsia usualmente apresentam alterações compatíveis com esse quadro. Este caminho fisiopatológico explica a maior frequência de pré-eclâmpsia em pacientes com volumes placentários aumentados, tais como gestações gemelares e molares. A isquemia uteroplacentária também pode ser implicada no aumento da incidência em pacientes com doença vascular subjacente (diabetes, hipertensão e colagenoses).

Fator endotelial

O tecido mais afetado na apresentação clínica da doença é o endotélio vascular. Especula-se que possa haver ativação endotelial generalizada, decorrente da ativação anormal do sistema inflamatório materno, promovida pelo *status* pró-inflamatório desencadeado pela "isquemia placentária relativa". Assim sendo, ocorre ativação de células inflamatórias por substâncias como citocinas, fator de necrose tumoral e interleucinas, responsáveis pela agressão endotelial e pela formação de radicais livres de oxigênio (estresse oxidativo). Haveria, também, a possibilidade do envolvimento de fatores genéticos que poderiam determinar maior ou menor expressão na modulação da resposta inflamatória materna.[27]

Com o processo desencadeado pelo aumento de resistência placentária, com liberação de citocinas e prostaglandinas pró-inflamatórias, o endotélio entraria em estresse oxidativo. Tal reação seria a responsável pelo aumento na permeabilidade capilar, permitindo o extravasamento de proteínas sanguíneas para o terceiro espaço (mecanismo responsável pelo aparecimento de proteinúria na fase clínica da doença). Dessa forma, a pressão coloidosmótica do capilar terminal estaria diminuída, promovendo também a diminuição do retorno do líquido extravasado pela pressão hidrostática no início do capilar, perda de líquido para o terceiro espaço (edema) e hemoconcentração. A característica anatomopatológica renal típica da pré-eclâmpsia é a endoteliose glomerular, com aumento de volume e vacuolização das células glomerulares, acúmulo proteico, diminuição do espaço de Bowman e da superfície filtrante do glomérulo. A taxa de filtração glomerular, que fisiologicamente aumenta durante a gestação, nestas pacientes se reduz, mecanismo que colabora para a piora nos níveis pressóricos e a susceptibilidade destas pacientes em desenvolver

quadros de insuficiência renal em graus variados (que usualmente se revertem após o parto).[28]

Durante a gestação sem comorbidades, ocorre aumento em todos os componentes séricos do sistema renina-angiotensina-aldosterona. Na paciente com pré-eclâmpsia, entretanto, ocorre diminuição da atividade da renina, da angiotensina II e da aldosterona. O mecanismo pelo qual isso ocorre ainda é incerto. Alguns estudos apontam a presença de anticorpo agonista do receptor da angiotensina II tipo 1. Esses autoanticorpos poderiam aumentar certos fatores inflamatórios e imunomediados, facilitando o aparecimento da doença.[29]

Taylor, Davidge e Roberts colocam a disfunção endotelial como o ponto principal da doença. Eles apontam que a "ativação" endotelial e sua disfunção são refletidas em vasoconstrição inadequada, hipercoagulabilidade e trombos microvasculares generalizados. Entre os vários compostos, que atuam sobre o endotélio, os mais estudados são as prostaglandinas e o óxido nítrico.[30] Ainda que não se saiba exatamente o mecanismo primário envolvido, verifica-se desequilíbrio na produção de prostaglandinas, com predomínio da produção plaquetária de tromboxane A2 (ação vasoconstritora e agregante plaquetária) em relação às prostaciclinas (ação vasodilatadora e inibidora da agregação plaquetária), concorrendo para a reatividade vascular e ativação da coagulação.[27]

Fator imunológico

A placentação e a evolução normal da gestação dependem de um grau de imunodepressão fisiológica, que permite a "tolerância" da carga genética paterna durante o tempo da gestação.

A pré-eclâmpsia é mais comum nas primigestas, nas pacientes que mudam de parceiro sexual, em pacientes com grandes intervalos interpartais e em mulheres que utilizam método contraceptivo de barreira.[31-33] Nas pacientes que engravidam após retirada cirúrgica de espermatozoides dos testículos de seus parceiros e que, portanto, nunca foram expostas a seu esperma, apresentam risco três vezes maior de desenvolver pré-eclâmpsia quando comparadas a pacientes que engravidaram sem a necessidade dessa abordagem cirúrgica.[34] Os pontos relacionados inferem que a patogênese da pré-eclâmpsia também teria um componente imunológico.[35]

Uma vez que o embrião apresenta diferenças genéticas e imunológicas em relação à receptora, as gestações obtidas por meio de ovodoação representam um modelo interessante para estudo da complexa interação imunológica entre o feto e a gestante.[36] A maioria dos estudos sobre desfechos obstétricos em pacientes com ovodoação reporta uma frequência de 20-50% de doença hipertensiva, mesmo quando os dados são corrigidos para a idade das pacientes (que usualmente são mais velhas quando necessitam desta técnica). Os achados de maior incidência da doença em pacientes com ovodoação falam a favor da hipótese imunológica, na qual o desenvolvimento da doença hipertensiva estaria relacionado a uma imunoproteção alterada ou inadequada da unidade fetoplacentária nas receptoras de óvulos, em decorrência da curta exposição aos antígenos não maternos.[35,36]

Fatores de risco

Embora a causa de pré-eclâmpsia permaneça incerta, vários fatores de risco têm sido descritos. Dentre eles podemos citar a nuliparidade, extremos de idade materna (muito jovem ou idosa), gestações múltiplas, obesidade, etnia afrodescendente, gestações após fertilização assistida, história familiar de pré-eclâmpsia, antecedente pessoal de doenças que evoluam com vasculopatias ou estados hipercoagulatórios (hipertensão arterial crônica, diabetes melito, colagenoses, síndrome do anticorpo antifosfolípede e outras trombofilias) e antecedente pessoal de pré-eclâmpsia em gestação anterior.

Paré et al., em 2014, em estudo coorte prospectivo multicêntrico, encontraram os seguintes riscos relativos, demonstrados nas Tabelas 1 e 2.[3]

Tabela 1 Fatores de risco para pré-eclâmpsia		
Fator	Odds ratio	Intervalo de confiança 95%
HAC	2,72	1,78 – 4,13
Diabetes	3,88	2,08 – 7,26
Gestação múltipla	2,96	1,74 – 5,03
Afrodescendente	1,91	1,35 – 2,71
Antecedente pessoal de pré-eclâmpsia	3,63	2,29 – 5,73
Nuliparidade	1,73	1,26 – 2,38
Gestação pós-reprodução assistida	1,72	1,10 – 2,68

Fonte: adaptada de Paré et al., 2014.[37]

Tabela 2 Índice de massa corpórea (IMC) como fator de risco para pré-eclâmpsia[37]		
IMC	Odds ratio	Intervalo de confiança 95%
25 ou menos	Referência	Referência
Sobrepeso (IMC 25-30)	1,65	1,13-2,41
Obesidade grau 1 (IMC 30-35)	2,34	1,51-3,61
Obesidade grau 2 (IMC 35-40)	3,59	2,13-6,03
Obesidade grau 3 (IMC maior que 40)	6,04	3,56-10,24

Fonte: adaptada de Paré et al., 2014.[37]

Quadro clínico

A maioria das gestantes em fases iniciais da pré-eclâmpsia é assintomática. Dessa forma, a rotina propedêutica cuidadosa, com ênfase na anamnese e no exame físico, é fundamental para o diagnóstico precoce.[10] Usualmente, a paciente relata edema generalizado como único sintoma até o agravamento do caso. A suspeita diagnóstica deve ser realizada quando há presença de elevação dos níveis pressóricos e edema ou ganho acentuado de peso (maior que 1 kg por semana).

Aquelas pacientes que evoluem para forma grave da doença podem apresentar sintomas mais floridos. Cefaleia, altera-

ções visuais e dor epigástrica são sintomas frequentemente correlacionados a picos pressóricos na pré-eclâmpsia. Quando em conjunto, estes sintomas são denominados iminência de eclâmpsia e, como o nome sugere, usualmente ocorrem pouco antes da evolução do quadro para eclâmpsia.

Eclâmpsia

A eclâmpsia conceitua-se como o aparecimento de convulsões tonicoclônicas generalizadas, excluindo-se aquelas de outras causas ou alterações do sistema nervoso central, em gestantes com sinais e sintomas de pré-eclâmpsia, podendo se manifestar durante a gestação, o parto ou o puerpério.[3,10,12] O processo de instalação da eclâmpsia é geralmente gradual, embora em alguns casos a instalação seja rápida e devastadora. A convulsão típica da eclâmpsia evolui clinicamente em quatro fases:[10]

- Fase de invasão: pode ser silenciosa ou precedida de grito ou aura. Surgem fibrilações, principalmente em torno da boca. Os membros superiores ficam em pronação com o polegar sobre a mão fechada. Esta fase dura cerca de 30 segundos.
- Fase de contrações tônicas: tetanização de todo o corpo com opistótono cefálico. O rosto se mostra cianótico e pletórico com os olhos voltados para cima e as pupilas dilatadas.
- Fase de contrações clônicas: inspiração profunda seguida de expiração estertorosa. Pode haver incontinência de fezes e urina.
- Fase de coma: surge diante de convulsões repetidas ou prolongadas com perda de consciência e ausência de reflexos. Se mantida deve ser investigado outros quadros neurológicos tais como acidente vascular cerebral.

Síndrome HELLP

A síndrome HELLP engloba um conjunto de sinais e sintomas associado a hemólise microangiopática, elevação das enzimas hepáticas e plaquetopenia.[3,10,12] Sua incidência varia de 4 a 20% das gestantes com pré-eclâmpsia grave e de aproximadamente 11% das com eclâmpsia.[38]

Usualmente a síndrome HELLP é oligossintomática, sendo seu diagnóstico laboratorial. Os sintomas mais comuns em pacientes acometidas são dor em hipocôndrio direito, epigastralgia, náuseas e vômitos. A cefaleia é descrita em 30 a 60% e as alterações visuais em 20% dos casos em algum momento durante a gestação.[39]

Na hiperbilirrubinemia predomina a bilirrubina indireta, dessa forma, somente em quadros avançados a paciente pode apresentar icterícia clínica.[10]

Alterações no sistema coagulatório podem ocorrer. Acredita-se que a causa da plaquetopenia seja o consumo e deva-se à ativação plaquetária exagerada provocada pela lesão endotelial difusa. A evolução, em casos graves, para coagulação intravascular disseminada corrobora com a piora do caso e é diagnosticada por níveis diminuídos de fibrinogênio, antitrombina e aumento no tempo de protrombina e na fibrina.[40]

Diagnóstico

A HAC, a pré-eclâmpsia e a pré-eclâmpsia superajuntada devem ser pesquisadas durante o pré-natal e seu diagnóstico é possível com anamnese, exame físico e exames complementares simples.

Hipertensão arterial crônica

O diagnóstico da HAC é feito pela observação de níveis de PA aumentados antes da 20ª semana da gravidez, ou informação de hipertensão arterial prévia à gestação. Em alguns casos, os níveis pressóricos podem apresentar-se diminuídos no primeiro trimestre em decorrência da queda fisiológica dos níveis pressóricos, o que não exclui o diagnóstico de HAC, muitas vezes somente sendo possível a diferenciação diagnóstica da pré-eclâmpsia após o puerpério.

Pré-eclâmpsia

O diagnóstico da pré-eclâmpsia é feito ao se observar aumento dos níveis de PA após a 20ª semana, acompanhada de edema e/ou proteinúria.

O exame de urina 1 deve ser solicitado pois, além de demonstrar a análise quantitativa da proteinúria, possibilita a avaliação de sedimentoscopia e, em alguns casos, demonstra indícios de nefropatia.

O ácido úrico é um marcador de estresse oxidativo, lesão tecidual e disfunção renal, sendo seus níveis séricos marcadores prognósticos da pré-eclâmpsia, com piores resultados quando aumentados. A elevação do ácido úrico correlaciona-se fortemente com o diagnóstico de pré-eclâmpsia. Em nosso meio, considera-se marcador laboratorial de pré-eclâmpsia níveis séricos de ácido úrico acima de 6 mg/dL, em gestantes sem o uso de diurético e com valores anteriormente normais.[10]

O hemograma também pode ajudar no diagnóstico, pois pode se observar hemoconcentração, o que na maioria da população atendida traduz-se em valor acima de 37%.

A análise da função renal, com dosagem sérica de ureia e creatinina, é importante no diagnóstico, pois o rim é um dos órgãos mais acometidos pela pré-eclâmpsia.

Pré-eclâmpsia superajuntada

Piora no controle pressórico associado a edema generalizado e/ou proteinúria.

Síndrome HELLP

Uma vez diagnosticada alguma forma grave de síndrome hipertensiva na gestação, torna-se obrigatória a pesquisa de síndrome HELLP. A literatura diverge em relação aos valores dos parâmetros que definem essa síndrome.

Sibai et al. propuseram uma sistematização dos padrões de valores laboratoriais para o diagnóstico de síndrome HELLP, que foram adotados pelo Ministério da Saúde do Brasil. Seus critérios diagnósticos são:[41,42]

- Anemia hemolítica.
  - bilirrubina total > 1,2 mg%.
- Alteração de enzimas hepáticas.
  - aspartato aminotransferase > 70 UI/L.
  - oxalato aminotransferase > 70UI/L.
- Plaquetopenia.
  - contagem de plaquetas < 100.000/mm³.

Também não existe consenso no diagnóstico de síndrome HELLP denominada "parcial", que alguns autores atribuem à presença de apenas uma ou duas das alterações hematológicas e/ou bioquímicas.[41]

O diagnóstico diferencial é particularmente difícil para doenças como púrpura trombocitopênica trombótica (PTT), síndrome hemolítico-urêmica (SHU), esteatose hepática aguda da gravidez (FGAG) e exacerbação de lúpus eritematoso sistêmico, em decorrência de pobre história clínica e da semelhança dos aspectos fisiopatológicos. Alguns autores sugerem tratar-se de espectros diferentes da mesma doença.[30] O Quadro 3 mostra os principais diagnósticos diferencias e suas particularidades.

A análise da função renal torna-se obrigatória, já que a principal complicação apresentada por essas pacientes é a insuficiência renal aguda, acometendo 38% dos casos.

A presença de hemácias dismórficas, principalmente os esquizócitos, são frequentes nesses casos e ocorrem pela passagem da hemácia em capilares com lesão endotelial e extremamente vascoconstritos.

Tratamento

Prevenção

A prevenção primária da pré-eclâmpsia é bastante discutível e a dificuldade na compreensão fisiopatológica e a sua multicausalidade são os empecilhos principais desta tarefa.

Fatores antioxidantes

A partir da observação de marcadores de estresse oxidativo estão presentes na fisiopatologia da PE, postulou-se a hipótese que a melhora do *status* inflamatório reduziria o risco de desenvolvimento desta entidade.[20-22,44-47] Chappell et al., em 1999, encontraram redução de 54% no risco relativo das pacientes que receberam vitamina C e E durante o pré-natal (risco relativo 0,39; IC 95%; 0,17 a 0,90).[45] A partir deste estudo inicial, Xu et al., em 2010, avaliaram mais de 2.640 gestações de forma multicêntrica, randomizada, placebo controlada e concluíram que a reposição de vitamina C e E não reduziu a taxa de pré-eclâmpsia e aumentou o risco para perda fetal, morte neonatal e parto prematuro.[48]

Fatores nutricionais

O ponto mais estudado para a prevenção da pré-eclâmpsia é o uso de cálcio durante a gestação. Em estudo nutricional na Guatemala encontraram-se baixas taxas de pré-eclâmpsia na população e este aspecto foi correlacionado a alta

Quadro 3	Principais diagnósticos diferenciais de síndrome HELLP							
Parâmetros clínicos		**Parâmetros laboratoriais**						
		Hemólise/ anemia	Bilirrubina aumentada	Plaquetopenia	Creatinina aumentada	AST/ALT aumentados	CIVD	Hipoglicemia
PE	HA leve/grave, proteinúria, eclâmpsia iminente, convulsão	Comum, geralmente leve	Geralmente leve	Leve/ moderada	Variável, leve/ moderada	Variável, leve/ moderada	Rara, leve	Ausente
FGAG	Náusea e vômito, HA leve, insuficiência hepática	Comum, leve/ moderada	Comum, moderada	Moderada/ grave	Comum, moderada/ grave	Comum, moderado	Comum, grave (hipofibrinogenia)	Comum, moderada/ grave
PTT	Hemólise grave, plaquetopenia, comprometimento do SNC, HA casual	Comum, moderada/grave	Variável, leve/ moderada	Comum, moderada/ grave	Variável, leve/ moderada	Raro, leve	Rara, leve	Ausente
LES	HA, proteinúria, sintomas exuberantes de lúpus	Ocasional, leve/ moderada	Rara	Variável, leve/ grave	Comum, leve/ moderada	Raro, leve	Rara, leve	Ausente
SHU	HA casual	Comum, moderada/grave	Casual	Grave	Grave	Raro	Ausente	Ausente

FGAG: fígado gorduroso agudo da gravidez; LES: lúpus eritematosos sistêmico; PTT: púrpura trombocitopênica trombótica; SHU: síndrome hemolítico-urêmica.
Fonte: FEBRASGO, 2011.[43]

ingestão de cálcio. Tal achado foi responsável por hipótese que correlacionava aumento na ingesta de cálcio com prevenção de pré-eclâmpsia. Em revisão sistemática da Biblioteca Cochrane, com aproximadamente 15.730 mulheres, foi encontrado que a eficácia na redução no risco de desenvolvimento de pré-eclâmpsia se dava de forma mais pronunciada no grupo com baixa ingesta de cálcio na dieta (risco relativo 0,36; 95% IC; 0,20 a 0,65).

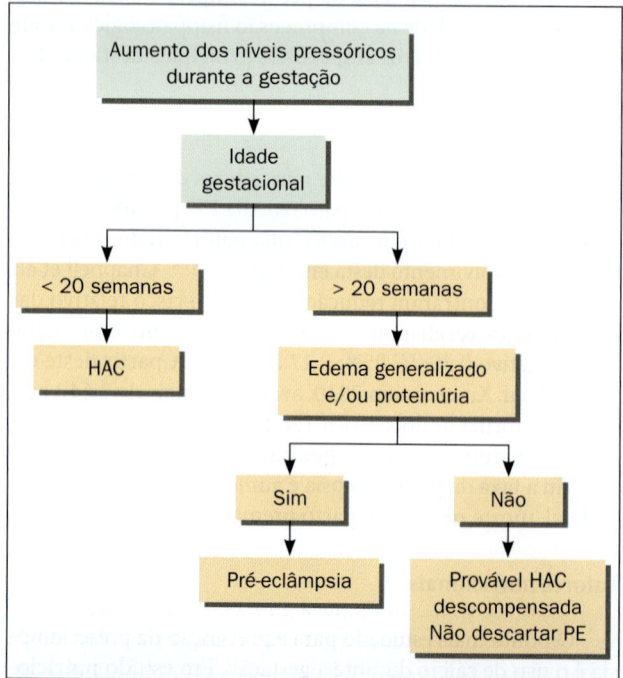

Figura 1 Diagnóstico das síndromes hipertensivas na gestação.

Agentes antiplaquetários

Os estudos de metanálise da Biblioteca Cochrane revelam que o emprego de agentes antiplaquetários (principalmente baixas doses de ácido acetilsalicílico, 1,0 mg/kg/dia, com objetivo de inibir a produção do tromboxano plaquetário) apresentariam benefícios moderados na prevenção da pré-eclâmpsia e suas consequências.

Em 2017, foi publicado o estudo "ASPRE – *Aspirin versus placebo in pregnancies at high risk for preterm preeclampsia*" que avaliou a utilização de 150 mg de AAS em pacientes com alto risco para pré-eclâmpsia diagnosticado pelo estudo morfológico de primeiro trimestre. Essa terapêutica reduziu de maneira significativa a frequência desse diagnóstico, principalmente quando analisado o grupo mais grave com pré-eclâmpsia precoce (diagnóstico antes de 34 semanas) (*odds ratio* = 0,38; 95%IC; 0,20-0,74; P = 0,004).[49]

Dessa forma propõe-se o uso de AAS para aquelas paciente com alto risco para o desenvolvimento de pré-eclâmpsia, sendo inclusas neste grupo aquelas que já apresentam antecedente pessoal de forma grave de síndrome hipertensiva em alguma gestação prévia ou nefropatia de base.

Conduta clínica e obstétrica durante o pré-natal

Hipertensão arterial crônica

O objetivo da terapêutica da paciente com HAC é a manutenção do controle pressórico com a tentativa de placentação em níveis pressóricos adequados, diminuição nas taxas de pré-eclâmpsia superajuntada e melhora no prognóstico.

Repouso adequado, redução do estresse emocional, atividades físicas regulares e dieta hipossódica (2 a 3 g/dia de sal) são recomendados.

No início do pré-natal, sugere-se a coleta de proteinúria de 24 horas, ácido úrico e função renal, além dos exames de rotina do pré-natal. Tais exames podem ajudar na diferenciação diagnóstica na suspeita de pré-eclâmpsia superajuntada ao final da gestação. Se a paciente apresentar antecedente de hipertensão de longa, data cabe aproveitar a oportunidade para otimização da avaliação de lesão de órgãos-alvo, como fundo de olho e ecocardiograma.

A terapêutica medicamentosa hipotensora tem como meta antes da 20ª semana, a normalização dos níveis pressóricos. Quando sua introdução se dá após a 20ª semana, seu objetivo é diminuir em 20 a 30% dos valores pressóricos iniciais. O estudo "CHIPS", realizado em 2015, é o mais importante em validar a utilização de medicações hipotensoras para diminuição de eventos hipertensivos maternos graves durante a gestação.[50]

As drogas mais utilizadas em nosso meio estão descritas na Tabela 3. Vale lembrar que em obstetrícia, diferente da clínica médica, opta-se por monoterapia até que a dose máxima seja atingida (para reduzir a exposição fetal a diferentes fármacos). Se necessário, procede-se à adição de mais drogas, cautelosa e progressivamente. Considera-se bom controle pressórico aquelas pacientes que apresentam PAD usualmente menor que 100 mmHg.

Os medicamentos inibidores da enzima de conversão da angiotensina e os antagonistas dos receptores da angiotensina estão proscritos em qualquer fase da gravidez, devido ao risco de teratogênese e supressão do sistema renina-angiotensina-aldosterona do feto, com possível consequências em diminuição de função renal, mas podem ser utilizados no puerpério, pois a excreção láctea é insignificante e não impede a lactação.

Tabela 3	Drogas mais utilizadas para controle ambulatorial da hipertensão arterial crônica		
Droga	**Mecanismo de ação**	**Posologia**	
Metildopa	Inibidor alfa adrenérgico de ação central	750 mg a 2 g/dia	1ª opção
Anlodipino	Antagonista dos canais de cálcio	5 a 20 mg/dia	2ª opção
Prazosina	Bloqueador dos receptores alfa-1 adrenérgicos pós-sinápticos	1 a 3-4 mg/dia	3ª opção

Em decorrência da disponibilidade na rede de distribuição do Sistema Único de Saúde e de seu efeito menos pronunciado como anti-hipertensivo (diminuindo lentamente os níveis pressóricos) a alfametildopa acaba, na prática, sendo a droga mais utilizada. A alfametildopa apresenta efeito hepatotóxico e é contraindicada em paciente com hepatopatia ativa.

Os bloqueadores dos canais de cálcio são boas opções no tratamento da hipertensão durante a gestação. O anlodipino é um inibidor do influxo do íon de cálcio (bloqueador do canal lento de cálcio ou antagonista do íon cálcio) e inibe o influxo transmembrana do íon cálcio para o interior da musculatura lisa cardíaca e vascular. Usualmente na prática clínica a dose máxima de anlodipino é de 10 mg/dia. Na Clínica Obstétrica do HCFMUSP, em casos graves, com intuito de postergar o parto, e levando em conta a limitação da terapêutica, temos utilizado até 20 mg/dia.

A nifedipina, outro bloqueador de canal de cálcio, pode ser utilizada, desde que em sua forma de liberação lenta. O uso sub-lingual de nifedipina é proscrito da prática obstétrica por causa da queda brusca dos níveis pressóricos.

A prazosina causa redução na resistência vascular periférica total. Seu efeito vasodilatador está relacionado ao bloqueio dos receptores alfa-1 adrenérgicos pós-sinápticos. Os resultados dos estudos pletismográficos realizados nos antebraços de humanos demonstraram que o efeito vasodilatador periférico é resultado do efeito balanceado tanto sobre os vasos de resistência (arteríolas) como sobre os vasos de capacitância (veias). Ao contrário dos agentes alfabloqueadores adrenérgicos não seletivos, a ação anti-hipertensiva do cloridrato de prazosina não é acompanhada usualmente por taquicardia reflexa.

Os critérios de internação das pacientes com HAC são:

- Diagnóstico de pré-eclâmpsia superajuntada.
- Urgência ou emergência hipertensiva.
- Controle pressórico inadequado após otimização de medicações.

Pré-eclâmpsia

A primeira linha de tratamento para a pré-eclâmpsia é repouso, seguido de sedação, se necessário, que poderá ser feita com diazepam 5 a 10 mg/dia em pacientes ambulatoriais e com levomepromazina 3 mg (três gotas) a cada 8 horas em pacientes internadas.

Abalos et al, encontraram em revisão sistemática que o tratamento de pacientes com níveis pressóricos aumentados de forma leve a moderada reduziria o risco de evolução para formas graves (OR 0,50; IC95%; 0,41 a 0,61).[51]

Vale lembrar que pacientes com pré-eclâmpsia apresentam hipovolemia relativa e reatividade vascular aumentada, portanto são mais susceptíveis as medicações hipotensoras. Recomenda-se, portanto, cuidado na dosagem das medicações para não promover hipotensão e hipofluxo placentário. As medicações hipotensoras mais utilizadas na pré-eclâmpsia são as mesmas utilizadas para a HAC.

Ressaltamos que o uso de diuréticos de alça restringe-se apenas nos casos com clara indicação clínica, como em cardiopatias, nefropatas crônicas com retenção hídrica ou em situações onde seja relevante maior redução do volume plasmático (edema agudo de pulmão).

Caso a paciente apresente algum dos critérios que a classifique como "forma grave" ou caso exista a necessidade de utilização de mais de duas drogas para o controle pressórico é indicada a internação hospitalar.

Eclâmpsia

A conduta inicial em pacientes com eclâmpsia deve ser o emprego de medidas para estabilização clínica de pacientes graves (jejum, oxigenação, proteção da língua com cânula de Guedel, acesso venoso, leito com grades de proteção levantadas e em posição semissentada). A paciente deve ser mantida, preferencialmente, em ambiente calmo, porém sob monitoração intensa.

O medicamento de escolha para o tratamento de qualquer caso de eclâmpsia é o sulfato de magnésio. Os esquemas de administração da medicação estão descritos na Tabela 4. Independentemente do esquema utilizado, os sinais clínicos de intoxicação por magnésio devem ser pesquisados periodicamente (nos esquemas de administração endovenosa) ou antes da próxima dose (no esquema intramuscular). Caso a paciente apresente abolição de reflexos patelares, frequência respiratória menor que 14 irpm ou diurese inferior a 25 mL/h a infusão/dose deve ser temporariamente suspensa/atrasada até obtenção de critérios clínicos para manutenção da medicação. Caso ocorra intoxicação grave por magnésio, seu antídoto é o gluconato de cálcio.

Tabela 4   Esquemas de administração do sulfato de magnésio na gravidez para prevenção e tratamento de eclâmpsia

Esquema	Dose ataque	Dose de manutenção*
Pritchard	4 g EV + 10 g IM (5 g em cada nádega)	5 g IM 4/4h
Zuspan	4 g EV em 5-10 min	1-2 g/h EV
Sibai	6 g EV em 20 min	2-3 g/h EV

*A dose de manutenção de ver mantida por 24 horas após o parto ou a última convulsão. EV: endovenoso.

Na eventualidade da paciente manter convulsões após o tratamento com sulfato de magnésio opta-se por medicá-la com hidantal e realizar exames de imagem do sistema nervoso central para investigação de diagnóstico diferencial para os episódios convulsivos.

Síndrome HELLP

Quadros de síndrome HELLP são muito graves e geralmente opta-se pela resolução da gestação em presença de viabilidade fetal. Em pacientes com descontrole pressórico e sem utilização de tratamento prévio, pode-se tentar a otimização do tratamento, reavaliação precoce dos exames laboratoriais (em no máximo 6 horas após internação) e caso haja melhora laboratorial e clínica é possível tratamento expectante com criteriosa observação.

Em gestações inviáveis, em decorrência da prematuridade extrema, em que a gravidade do caso exija a resolução da gestação, pode ser utilizada corticoterapia com dexametasona para melhora na condição clínica materna e tentativa de parto por via vaginal.

Emergência/urgência hipertensivas

Define-se emergência hipertensiva como a elevação abrupta da PA acompanhada de sinais de comprometimento agudo de órgãos-alvo. Nestes casos, principalmente se nível de PAD acima de 110 mmHg, o controle pressórico deve ser realizado com a utilização de medicação endovenosa. A placenta é também considerada um órgão-alvo, portanto, o diagnóstico dessas intercorrências na gestação diferem dos *guidelines* adotados pelas associações clínicas. A medicação de escolha é a hidralazina, pois apresenta melhor segurança fetal. As condutas nestas situações estão demonstradas na Figura 2.

Após controle pressórico, se manutenção de sintomas, prescrever sintomáticos. Se mesmo após utilização de 30 mg de hidralazina endovenosa a paciente ainda apresentar emergência hipertensiva pode ser utilizado o nitroprussiato de sódio, entretanto seu tempo de uso deve se restringir a no máximo 6 horas, pois após este período pode haver intoxicação fetal por metabólitos da droga. Outra opção é a utilização de infusão de nitroglicerina. Em ambos os casos, o controle deve ser intenso, e a redução da PA deve ser de 20 a 30% dos níveis iniciais.

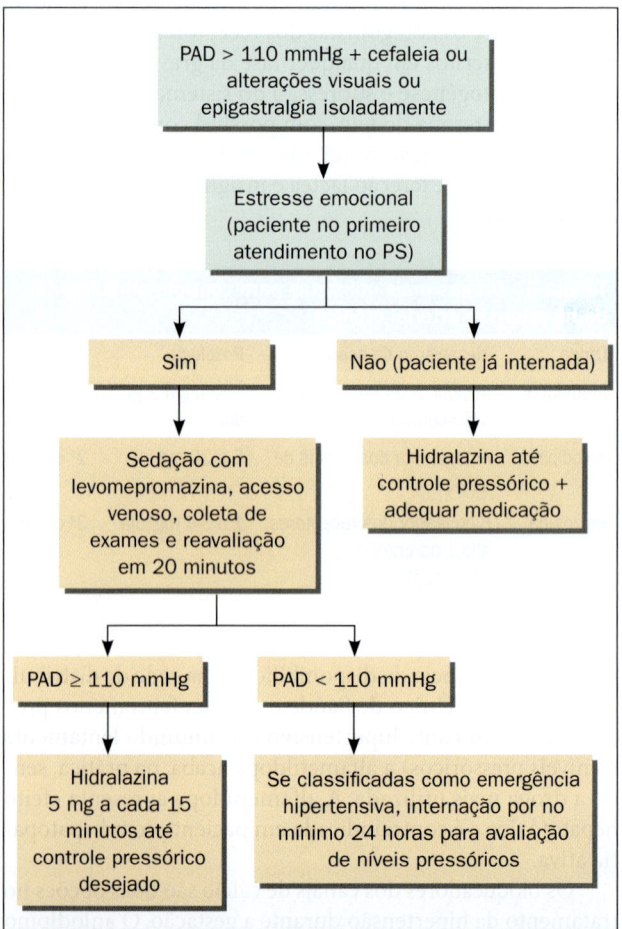

Figura 2   Conduta diante de emergência hipertensiva.

Conduta obstétrica

O tratamento da pré-eclâmpsia é o parto. Entretanto controlá-la, para postergar o parto, possibilita redução drástica na morbidade e mortalidade fetal.

O feto deve ser avaliado frente a qualquer quadro de síndrome hipertensiva na gestação. Em gestações viáveis, fica indicada a realização de vitalidade fetal com dopplerfluxometria de artérias umbilicais, perfil biofísico fetal (incluindo a cardiotocografia) e a estimativa de peso fetal com ultrassonografia obstétrica. Usualmente o critério para a resolução prematura da gestação ocorre por acometimento fetal.

Os casos são seguidos dessa forma até que se observe critério para resolução da gestação, materno ou fetal; ou até a idade gestacional considerada como meta para cada síndrome hipertensiva da gestação (descrita na Tabela 5). Os critérios de resolução da gestação são:

- Maternos.
  - Impossibilidade de controle da doença materna.
  - Eclâmpsia em gestação com feto em idade gestacional viável.
  - Síndrome HELLP sem melhora clínica inicial.
- Fetais.
  - Alterações no perfil hemodinâmico fetal com ducto venoso maior que 1 (mediata) ou maior que 1,5 (imediata).
  - Perfil biofísico fetal alterado.
  - Oligoâmnio (índice de líquido amniótico menor que 5 cm).

Tabela 5 Meta de idade gestacional nas síndromes hipertensivas para resolução da gestação na Clínica Obstétrica do HCFMUSP	
Síndrome hipertensiva	**Meta**
Forma leve	Pré-eclâmpsia leve — Parto com 40 semanas
	HAC não complicada
Forma grave	Pré-eclâmpsia grave — Parto com 37 semanas
	HAC complicada
	Pré-eclâmpsia superajuntada
	Síndrome HELLP — Parto com 34 semanas*
	Eclâmpsia — Parto após a viabilidade fetal

* A depender das condições clínicas maternas.

Impacto futuro das síndromes hipertensivas na gestação

Atualmente, a literatura médica questiona se as pacientes que desenvolvem alguma forma de hipertensão durante a gestação o fazem em decorrência de alguma predisposição à doença cardiovascular. Alguns estudos propõe que essas pacientes apresentam *status* metabólico "preparado" para o desenvolvimento da doença cardiovascular e que a sobrecarga imposta pela gestação não seria o fator necessário para a manifestação clínica da doença já existente.[52-56]

Bellamy et al., em 2007, em metanálise identificaram qual o impacto da pré-eclâmpsia para diversas formas de complicações cardiovasculares. Os principais resultados encontrados pelos autores estão demonstrados na Tabela 6.[52] Em 2014, Ahmed et al. em estudo de revisão encontraram resultados semelhantes.[55]

Tabela 6 Doenças cardiovasculares e pré-eclâmpsia		
Morbidade	**Risco relativo**	**Intervalo de confiança 95%**
Hipertensão na vida futura	3,7	2,70-5,05
Isquemia miocárdica	2,16	1,86-2,52
Acidente vascular cerebral (AVC)	1,81	1,45-2,27
Tromboembolismo venoso (incluindo AVC)	1,79	1,37-2,33

Fonte: adaptada de Bellamy et al., 2007.[52]

Resumo

As síndromes hipertensivas na gestação formam um grupo de doenças que representa considerável agravo no resultado materno, fetal e perinatal. Seu tratamento adequado melhora os resultados gestacionais e o prognóstico materno. Além disso, a pré-eclâmpsia deve ser considerada uma oportunidade de identificação de pacientes com maior risco cardiovascular futuro.

Referências bibliográficas

1. Visintin C, Mugglestone MA, Almerie MQ, et al. Management of hypertensive disorders during pregnancy: summary of NICE guidance. BMJ. 2010;341:c2207.
2. Mustafa R, Ahmed S, Gupta A, Venuto RC. A comprehensive review of hypertension in pregnancy. J Pregnancy. 2012;2012:105918.
3. Regitz-Zagrosek V, Blomstrom Lundqvist C, Borghi C, et al. ESC Guidelines on the management of cardiovascular diseases during pregnancy: the Task Force on the Management of Cardiovascular Diseases during Pregnancy of the European Society of Cardiology (ESC). Eur Heart J. 2011;32:3147-97.
4. Vega CE, Kahhale S, Zugaib M. Maternal mortality due to arterial hypertension in Sao Paulo City (1995-1999). Clinics (Sao Paulo, Brazil) 2007;62:679-84.
5. Wallis AB, Saftlas AF, Hsia J, Atrash HK. Secular trends in the rates of preeclampsia, eclampsia, and gestational hypertension, United States, 1987-2004. Am J Hypertension. 2008;21:521-6.
6. Kearney PM, Whelton M, Reynolds K, Muntner P, Whelton PK, He J. Global burden of hypertension: analysis of worldwide data. Lancet. 2005;365:217-23.
7. Pak KJ, Hu T, Fee C, Wang R, Smith M, Bazzano LA. Acute hypertension: a systematic review and appraisal of guidelines. The Ochsner Journal. 2014;14:655-63.
8. Abalos E, Cuesta C, Carroli G, et al. Pre-eclampsia, eclampsia and adverse maternal and perinatal outcomes: a secondary analysis of the World Health Organization Multicountry Survey on Maternal and Newborn Health. Bjog. 2014;121 Suppl 1:14-24.
9. Tan EK, Tan EL. Alterations in physiology and anatomy during pregnancy. Best Practice & Research Clinical Obstetrics & Gynaecology. 2013;27:791-802.
10. Bittar RE, Pereira PP, Liao AW, Fittipaldi FS. Doença hipertensiva específica da gestação. In: Zugaib M, ed. Zugaib Obstetrícia. 2ª ed. Barueri: Manole; 2012.
11. Tranquilli AL, Dekker G, Magee L, et al. The classification, diagnosis and management of the hypertensive disorders of pregnancy: A revised statement from the ISSHP. Pregnancy Hypertension. 2014;4:97-104.

12. Hypertension in pregnancy. Report of the American College of Obstetricians and Gynecologists' Task Force on Hypertension in Pregnancy. Obstet Gynecol. 2013;122:1122-31.

13. Lowe SA, Bowyer L, Lust K, et al. The SOMANZ Guidelines for the Management of Hypertensive Disorders of Pregnancy 2014. Aust N Z J Obstet Gynaecol. 2015;55:11-6.

14. Gillon TE, Pels A, von Dadelszen P, MacDonell K, Magee LA. Hypertensive disorders of pregnancy: a systematic review of international clinical practice guidelines. PloS one. 2014;9:e113715.

15. Brown MA, Magee LA, Kenny LC, et al. The hypertensive disorders of pregnancy: ISSHP classification, diagnosis & management recommendations for international practice. Pregnancy Hypertension. 2018;13:291-310.

16. Koopmans CM, van Pampus MG, Groen H, Aarnoudse JG, van den Berg PP, Mol BW. Accuracy of serum uric acid as a predictive test for maternal complications in pre-eclampsia: bivariate meta-analysis and decision analysis. Eur J Obstet Gynecol Reprod Biol. 2009;146:8-14.

17. Sibai BM. Chronic hypertension in pregnancy. Obstet Gynecol. 2002;100:369-77.

18. Ruano R, Yoshizaki CT, S M, Pereira PP. Hipertensão arterial sistêmica - Intercorrências Clinico-Cirúrgicas. In: Zugaib M, ed. Obstetrícia. 2 ed. Barueri: Manole; 2012. p. 881-90.

19. Levine RJ, Hauth JC, Curet LB, et al. Trial of calcium to prevent preeclampsia. N Engl J Med. 1997;337:69-76.

20. Poston L, Briley AL, Seed PT, Kelly FJ, Shennan AH. Vitamin C and vitamin E in pregnant women at risk for pre-eclampsia (VIP trial): randomised placebo-controlled trial. Lancet. 2006;367:1145-54.

21. Rumbold AR, Crowther CA, Haslam RR, Dekker GA, Robinson JS. Vitamins C and E and the risks of preeclampsia and perinatal complications. N Engl J Med. 2006;354:1796-806.

22. Rumbold A, Duley L, Crowther CA, Haslam RR. Antioxidants for preventing pre-eclampsia. Cochrane Database Syst Rev. 2008:Cd004227.

23. Kahhale S, Zugaib M. Fisiopatologia da Pré-eclâmpsia. In: Kahhale S, Zugaib M, eds. Sindromes hipertensivas na gravidez. Rio de Janeiro: Atheneu; 1995:15-30.

24. Levine RJ, Maynard SE, Qian C, et al. Circulating angiogenic factors and the risk of preeclampsia. N Engl J Med. 2004;350:672-83.

25. Makris A, Thornton C, Thompson J, et al. Uteroplacental ischemia results in proteinuric hypertension and elevated sFLT-1. Kidney International. 2007;71:977-84.

26. Robinson CJ, Johnson DD, Chang EY, Armstrong DM, Wang W. Evaluation of placenta growth factor and soluble Fms-like tyrosine kinase 1 receptor levels in mild and severe preeclampsia. Am J Obstet Gynecol. 2006;195:255-9.

27. Silva FRO, Sass N. Fundamentos fisiopatológicos. In: Sass N, ed. Hipertensão arterial e nefropatias na gestação. Diretrizes e rotinas assistenciais. 2 ed. São Paulo: Universidade Federal de São Paulo – Escola Paulista de Medicina; 2007.

28. August P. Preeclampsia: a "nephrocentric" view. Advances in Chronic Kidney Disease. 2013;20:280-6.

29. Granger JP, LaMarca BB, Cockrell K, et al. Reduced uterine perfusion pressure (RUPP) model for studying cardiovascular-renal dysfunction in response to placental ischemia. Methods in Molecular Medicine. 2006;122:383-92.

30. Taylor RN, Davidge ST, Roberts JM. Endothelial cell dysfunction and oxidative stress. In: Lindheimer MD, Cunningham FG, Roberts JM, eds. Chesley's hypertensive disorders in pregnancy. 3 ed. Amsterdam: Elsevier; 2009. p. 145-70.

31. Klonoff-Cohen HS, Savitz DA, Cefalo RC, McCann MF. An epidemiologic study of contraception and preeclampsia. JAMA. 1989;262:3143-7.

32. Tubbergen P, Lachmeijer AMA, Althuisius SM, Vlak MEJ, van Geijn HP, Dekker GA. Change in paternity: a risk factor for preeclampsia in multiparous women? Journal of Reproductive Immunology. 1999;45:81-8.

33. Tuffnell DJ, Jankowicz D, Lindow SW, et al. Outcomes of severe pre-eclampsia/eclampsia in Yorkshire 1999/2003. BJOG: An International Journal of Obstetrics & Gynaecology. 2005;112:875-80.

34. Wang JX, Knottnerus A-M, Schuit G, Norman RJ, Chan A, Dekker GA. Surgically obtained sperm, and risk of gestational hypertension and pre-eclampsia. The Lancet. 2002;359:673-4.

35. Levron Y, Dviri M, Segol I, et al. The 'immunologic theory' of preeclampsia revisited: a lesson from donor oocyte gestations. Am J Obstet Gynecol. 2014;211:383.e1-5.

36. Le Ray C, Scherier S, Anselem O, et al. Association between oocyte donation and maternal and perinatal outcomes in women aged 43 years or older. Hum Reprod. 2012;27:896-901.

37. Paré E, Parry S, McElrath TF, Pucci D, Newton A, Lim KH. Clinical risk factors for preeclampsia in the 21st century. Obstet Gynecol. 2014;124:763-70.

38. Haram K, Mortensen JH, Nagy B. Genetic aspects of preeclampsia and the HELLP syndrome. J Pregnancy. 2014;2014:910751.

39. Haram K, Svendsen E, Abildgaard U. The HELLP syndrome: clinical issues and management. A Review. BMC Pregnancy and Childbirth. 2009;9:8.

40. Townsley DM. Hematologic complications of pregnancy. Seminars in Hematology. 2013;50:222-31.

41. Sibai BM. The HELLP syndrome (hemolysis, elevated liver enzymes, and low platelets): much ado about nothing? Am J Obstet Gynecol. 1990;162:311-6.

42. Parpinelli MA, Pinto e Silva JL, Pereira BG, Amaral E, Rodrigues F, Torres JLC. Distúrbio hipertensivo na gravidez acompanhado por síndrome HELLP. Revista Brasileira de Ginecologia e Obstetrícia. 1994;16:129-34.

43. FEBRASGO. Manual de gestação de alto risco. 2011.

44. Beazley D, Ahokas R, Livingston J, Griggs M, Sibai BM. Vitamin C and E supplementation in women at high risk for preeclampsia: a double-blind, placebo-controlled trial. Am J Obstet Gynecol. 2005;192:520-1.

45. Chappell LC, Seed PT, Briley AL, et al. Effect of antioxidants on the occurrence of pre-eclampsia in women at increased risk: a randomised trial. Lancet. 1999;354:810-6.

46. Spinnato JA 2nd, Freire S, Pinto ESJL, et al. Antioxidant therapy to prevent pre-eclampsia: a randomized controlled trial. Obstet Gynecol 2007;110:1311-8.

47. Villar J, Purwar M, Merialdi M, et al. World Health Organisation multicentre randomised trial of supplementation with vitamins C and E among pregnant women at high risk for pre-eclampsia in populations of low nutritional status from developing countries. Bjog. 2009;116:780-8.

48. Xu H, Perez-Cuevas R, Xiong X, et al. An international trial of antioxidants in the prevention of preeclampsia (INTAPP). Am J Obstet Gynecol. 2010;202:239.e1-.e10.

49. Rolnik DL, Wright D, Poon LC, et al. Aspirin versus Placebo in pregnancies at high risk for preterm preeclampsia. N Engl J Med. 2017;377:613-22.

50. Magee LA, Singer J, von Dadelszen P. Less-tight versus tight control of hypertension in pregnancy. N Engl J Med. 2015;372:2367-8.

51. Abalos E, Duley L, Steyn DW. Antihypertensive drug therapy for mild to moderate hypertension during pregnancy. Cochrane Database Syst Rev. 2014;2:Cd002252.

52. Bellamy L, Casas JP, Hingorani AD, Williams DJ. Pre-eclampsia and risk of cardiovascular disease and cancer in later life: systematic review and meta-analysis. BMJ. 2007;335:974.

53. Wilson BJ, Watson MS, Prescott GJ, et al. Hypertensive diseases of pregnancy and risk of hypertension and stroke in later life: results from cohort study. BMJ. 2003;326:845.

54. Ray JG, Vermeulen MJ, Schull MJ, Redelmeier DA. Cardiovascular health after maternal placental syndromes (CHAMPS): population-based retrospective cohort study. Lancet. 2005;366:1797-803.

55. Ahmed R, Dunford J, Mehran R, Robson S, Kunadian V. Pre-eclampsia and future cardiovascular risk among women: a review. J Am Coll Cardiol. 2014;63:1815-22.

56. Sattar N, Greer IA. Pregnancy complications and maternal cardiovascular risk: opportunities for intervention and screening? BMJ. 2002;325:157-60.

Capítulo 7

Hipertensão arterial no idoso

Mariana Bellaguarda de Castro Sepulvida
Claudia F. Gravina
Roberto Dischinger Miranda

Pontos-chave

- Mais de 60% dos idosos brasileiros são hipertensos e a rigidez arterial decorrente do envelhecimento é a principal responsável pelo aumento da pressão arterial sistólica (PAS).
- A hipertensão arterial (HA) do idoso apresenta particularidades que podem dificultar o diagnóstico correto, destacando-se o hiato auscultatório, a hipotensão ortostática e pós-prandial, hipertensão mascarada e do avental branco, pseudo-hipertensão e hipertensão sistólica isolada.
- A redução de peso, dieta DASH (*Diet Approach to Stop Hypertension*), restrição de sódio, controle de potássio na dieta, atividade física e controle de bebida alcoólica são ferramentas úteis no tratamento da HA do idoso, contribuindo para a redução da polifarmácia.
- O tratamento farmacológico deve ser iniciado em todo idoso com expectativa de vida > 1 ano e PAS > 160 mmHg. Idosos com baixa expectativa de vida devem ser avaliados individualmente.
- A meta para idosos com até 80 anos é de PAS < 140 mmHg. Após os 80 anos, o objetivo inicial é de PAS < 150 mmHg. Posteriormente, pode-se tentar metas mais rígidas (PAS < 130 ou 140 mmHg), desde que o tratamento esteja sendo muito bem tolerado.

Introdução

O envelhecimento altera a morfologia e a hemodinâmica cardiovascular. O aumento da pressão arterial sistólica (PAS) observado com a idade é decorrente da diminuição da distensibilidade e da elasticidade dos grandes vasos. A artéria mais rígida é menos complacente e sofre maior variação da pressão para um mesmo volume ejetado, elevando a PAS.[1] Isso não significa que a hipertensão arterial (HA) não deva ser adequadamente tratada na população idosa. Além de estar associada a todas as doenças cardiovasculares, a HA também já foi destacada como principal fator de risco para anos de vida perdidos ou vividos com dependência.[2] Seu diagnóstico e tratamento adequado trazem benefício para indivíduos de qualquer faixa etária, inclusive para aqueles com idade mais avançada.

Epidemiologia e risco cardiovascular

Com o envelhecimento populacional, há um aumento na prevalência global de HA. Segundo um estudo epidemiológico brasileiro, mais de 60% dos idosos brasileiros e até 80% das mulheres com mais de 75 anos são hipertensos.[3] Estima-se que o risco de um indivíduo normotenso entre 55 e 65 anos de idade desenvolver HA ao longo dos próximos 20 anos de vida seja de 90%.[4]

Estudos já demonstraram que o controle da PA no idoso pode reduzir o risco em até 47% de acidente vascular cerebral (AVC), 33% de infarto do miocárdio (IM) e até 43% de mortalidade cardiovascular e global.[5,6]

Diagnóstico

A medida de PA deve ser realizada pelo menos duas vezes em pelo menos duas ocasiões distintas. O médico deve certificar-se de que o paciente não esteja com a bexiga cheia, tenha praticado exercícios físicos na última hora, ingerido bebidas alcoólicas, café ou alimentos, ou fumado nos 30 minutos anteriores. O paciente deve permanecer em repouso por 3 a 5 minutos em ambiente calmo, em silêncio, confortável, em posição sentada com dorso recostado, pernas descruzadas e pés apoiados no chão. O braço deve estar na altura do coração, apoiado, com a palma da mão para cima. As roupas não podem garrotear o membro.[7]

Segundo as recomendações brasileiras, é hipertenso aquele que apresentar valores de PAS ≥ 140 mmHg e ou PAD ≥ 90 mmHg durante a aferição de consultório. Caso considere necessário, pode-se lançar mão de ferramentas complementares para auxiliar o diagnóstico. A monitoração ambulatorial da pressão arterial (MAPA) e a monitoração residencial da pressão arterial (MRPA) são opções para avaliação em domicílio e refletem a PA durante as atividades usuais do paciente. Além disso, só a MAPA é capaz de avaliar o comportamento pressórico durante o sono.[7]

Peculiaridades da pressão arterial do idoso

Na população idosa, a PA apresenta grande variabilidade em situações distintas. É fundamental conhecer suas peculiaridades a fim de realizar o diagnóstico adequado e instituir o melhor tratamento para cada caso.

Hipotensão ortostática

Seu diagnóstico é definido com a aferição da PA na posição deitada seguida da aferição na posição em pé após 2 a 5 minutos. Caracteriza-se como hipotensão ortostática (HO) caso ocorra uma redução da PAS maior que 20 mmHg ou da pressão arterial diastólica (PAD) maior que 10 mmHg. Alterações ateroscleróticas dos seios carotídeos podem reduzir a sensibilidade dos barorreceptores, ocasionando maior variabilidade da PA nos idosos e redução dos reflexos posturais, predispondo à HO.[9] Polineuropatias periféricas e doenças parkinsonianas, assim como o uso de medicamentos tais quais diuréticos (DIU), antidepressivos, vasodilatadores e betabloqueadores (BB) podem também ocasionar HO em até 34% de idosos com mais de 75 anos.[10]

O quadro clínico associado à HO é consequente da diminuição da perfusão cerebral levando a sintomas como tontura, turvação visual, escotomas e até mesmo síncope. Pode haver sintomas imediatamente após a mudança do decúbito ou demorar para se manifestar, o que dificulta o diagnóstico.[11] Sintomas mais inespecíficos também são comuns e cerca de 16,2% dos casos podem ser assintomáticos.[12] A HO está associada ao aumento do risco de quedas, ataque isquêmico transitório (AIT) e IM.[12]

Seu tratamento baseia-se em identificar possíveis fatores desencadeantes e corrigi-los. Adequar as medicações, promover a euvolemia, encorajar o uso de meias elásticas e a prática de atividade física e orientar cuidado com ambientes quentes ou mudança brusca de posição.[11] Durante a manifestação dos sintomas, o paciente deve realizar medidas que aumentem o retorno venoso como cruzar as pernas ou agachar-se.[13] Para os casos refratários, a fludrocortisona é o medicamento de escolha. A dose inicial é de 0,1 mg/dia podendo ser aumentada para até 1 mg/dia se necessário, porém, acima de 0,3 mg/dia há aumento do risco de eventos adversos sem a certeza de melhora na eficácia.

Hipotensão pós-prandial

Os parâmetros para diagnóstico de hipotensão pós-prandial (HPP) são os mesmos da HO, no entanto, a medida é realizada 15 a 90 minutos após a refeição e não se relaciona com a posição do paciente. Acredita-se que ocorra uma compensação simpática inadequada ao aumento do fluxo sanguíneo esplâncnico, com diminuição do débito cardíaco

e resistência vascular sistêmica.[11] Outras possíveis causas incluem vasodilatação induzida por insulina ou peptídeos vasoativos gastrointestinais.[14]

Os sintomas são semelhantes aos da HO, mas seu diagnóstico pode ser ainda mais difícil. O efeito cumulativo de alterações posturais assim como a ingestão de medicamentos concomitante com as refeições pode potencializar o sintoma e até camuflar o diagnóstico. A fim de evitar o quadro, o paciente deve alterar o horário de tomada das medicações hipotensoras ou diuréticas para longe das refeições, ingerir quantidades menores de alimentos, em intervalos curtos, com baixo teor de carboidrato e álcool. Deve-se evitar atividade física ou posição ortostática após as refeições, podendo ser indicado o descanso em semidecúbito por até 90 minutos após o período pós-prandial.[11,14]

Pseudo-hipertensão

A pseudo-hipertensão pode surgir em idosos com arteriosclerose pronunciada, cuja calcificação da parede arterial e o enrijecimento vascular não permitem que a artéria braquial colabe durante a insuflação do manguito para a aferição da PA, superestimando a pressão real intra-arterial. A manobra de Osler consiste em inflar o manguito até níveis acima da PAS obtida pelo método auscultatório, e então palpar a artéria radial. Se ela persistir palpável após não estar mais pulsátil, há indícios de que a rigidez arterial esteja impedindo a aferição exata da PA. Nesses casos, o paciente apresenta pouca lesão de órgão-alvo (LOA) e costuma manifestar sintomas de hipotensão ou hipersensibilidade ao tratamento anti-hipertensivo ainda que em doses baixas.[13]

Hipertensão do avental branco

A hipertensão do avental branco (HAB) ocorre quando a pressão se eleva no consultório, porém se mantém normal durante as atividades rotineiras. Essa condição está relacionada com hiperatividade simpática e pode ser mais bem avaliada pela MAPA de 24 horas ou pela MRPA. Em consultório, seu efeito pode ser minimizado por meio de aferições seriadas. Sua prevalência em idosos é de 15 a 25%.[15,16]

Hipertensão mascarada

Deve-se considerar o diagnóstico de hipertensão mascarada (HM) em indivíduos com PA limítrofe ou normal em consultório, mas com indícios de LOA ou outras doenças cardiovasculares, como diabete melito (DM). Sua prevalência em idosos sem tratamento anti-hipertensivo é de 16% e de até 18% naqueles em uso de medicação.[15] Em geral, pode ser desencadeada por fatores modificáveis como o consumo de álcool, tabagismo, atividade física (principalmente em idosos sem condicionamento físico), ansiedade e estresse. Metanálises de estudos prospectivos indicam que a incidência de eventos cardiovasculares é cerca de duas vezes maior na HM do que na normotensão. Seu diagnóstico é feito a partir da MAPA ou da MRPA e seu tratamento deve ser equiparado ao da HAS.[7]

Hipertensão sistólica isolada

A artéria mais rígida é menos complacente e sofre maior variação da pressão para um mesmo volume ejetado, elevando a PAS. Além disso, a onda de pulso propaga-se com maior velocidade, fazendo com que a onda reflexa retorne à aorta ascendente durante a sístole, o que também contribui para o aumento da PAS. A diferença entre a PAS e a PAD é conhecida como pressão de pulso (PP) e seu aumento está associado a maior risco cardiovascular.[1,13] Dessa forma, a hipertensão sistólica isolada (HSI) é definida por níveis de PAS ≥ 140 mmHg com PAD < 90 mmHg. Trata-se da forma mais comum de HA no idoso e pode corresponder a até 65% de todos os casos de HA não controlada e até 80% daqueles com mais de 50 anos.[6,17,18] Um estudo em HSI em indivíduos com idade superior a 59 anos demonstrou que a terapia anti-hipertensiva pode promover a redução de 42% em AVC e 31% em eventos cardíacos.[18]

Hiato auscultatório

O hiato auscultatório é uma situação em que, após ausculta do 1º som (fase I de Korotkoff), os demais ruídos desaparecem e podem reaparecer somente após decréscimo de até 40 mmHg da PA.[1] Isso leva à subestimação da PAS ou superestimação da PAD. A fim de driblar esse efeito, deve-se desinflar o manguito após 20 a 30 mmHg da PAS estimada pela ausculta e palpar o pulso radial. A PAS real deve ser aquela cujo valor corresponde ao início do pulso palpável durante a desinflação do manguito.[13]

Avaliação complementar

Feito o diagnóstico de HA e concomitante ao início do tratamento, a investigação de LOA deve ser realizada. Os idosos, seja pelo tempo mais longo de HA ou pela soma de fatores de risco, possuem uma maior prevalência dessas lesões, como alterações no fundo do olho, insuficiência renal, doença cerebrovascular, hipertrofia de ventrículo esquerdo (HVE) e aterosclerose periférica.[13] Testes cognitivos fazem parte dessa avaliação uma vez que o tratamento de HA está relacionado a redução de síndromes demenciais como a própria doença de Alzheimer.[18] Durante o exame físico, o cálculo do índice de massa corpórea (IMC) também apresenta particularidades, visto que é considerado eutrófico aquele idoso com índice entre 22 e 27 kg/m². Níveis sanguíneos de creatinina em idosos podem ser normais, apesar da queda da função renal. Esse fato decorre da perda progressiva da massa muscular, principal determinante da produção de creatinina. Por isso, deve-se sempre estimar a taxa de filtração glomerular estimada (TFGE), sendo a fórmula mais utilizada a de Cockcroft-Gault (mL/min).

Tratamento e metas

Todo hipertenso deve ser orientado a realizar as medidas não farmacológicas, sendo que o hipertenso de estágio 1, e sem LOA, pode utilizá-las de forma exclusiva por até 6 meses.

Em geral, todos os indivíduos com expectativa de vida superior a 1 ano e com PAS > 160 mmHg devem iniciar o tratamento farmacológico, assim como qualquer hipertenso de médio ou alto risco cardiovascular, portadores de LOA ou DM. Nesses casos, a terapia combinada inicial é preferível.[19] Para idosos frágeis e com baixa expectativa de vida, o início do tratamento, o número de medicações e a meta proposta devem ser avaliados individualmente.[7,19]

Para indivíduos de até 80 anos, a meta pressórica inicial esperada é de até 140 mmHg. A partir dos 80 anos, preconiza-se que a PAS inicialmente fique entre 140 e 150 mmHg. Posteriormente, podem-se tentar metas mais rígidas (PAS < 130 mmHg) desde que o tratamento esteja sendo muito bem tolerado.[7,8]

Diversos estudos buscaram analisar o real benefício do controle intensivo da PA.[20,21] Há evidências de que níveis muito baixos de PA em idosos podem ser prejudiciais, fato este conhecido como curva em J ou em U.[22] Dois novos estudos buscaram esclarecer essa questão. O estudo ACCORD analisou o benefício do controle pressórico rigoroso (PAS < 120 mmHg) *versus* a meta-padrão (PAS < 140 mmHg) em mais de 4.000 diabéticos hipertensos entre 40 e 79 anos. A taxa de AVC foi menor, porém não houve diferença significativa na taxa anual de desfechos combinados ou de mortalidade por todas as causas.[20]

Posteriormente, o estudo SPRINT (*Systolic Blood Pressure Intervention Trial*) trouxe resultados positivos para o controle intensivo. Foram incluídos no estudo mais de 9.000 indivíduos com idade superior a 50 anos e risco cardiovascular maior ou igual a 15%, porém sem antecedente de AVC, DM ou doença renal crônica (DRC) com TFG < 20 mL/min/1,73 m². As metas pressóricas estipuladas foram semelhantes às do ACCORD. O grupo de controle intensivo apresentou redução significativa de morte por doenças cardiovasculares, AVC, insuficiência cardíaca (IC) e mortalidade por todas as causas. Ao analisar os eventos adversos, houve maior taxa de hipotensão e bradicardia sintomática, síncope, hipocalemia e elevação da creatinina basal no grupo de controle intensivo de ambos os estudos, porém a incidência foi relativamente baixa.

A análise de subgrupo pré-especificado com 75 anos ou mais incluiu 2.636 indivíduos com idade média de 79,9 anos, sendo que 815 eram considerados idosos frágeis. Aqueles submetidos ao controle mais rígido da pressão tiveram, em 3 anos, taxas menores de mortalidade geral ou cardiovascular e o benefício manteve-se mesmo nos idosos frágeis.

Vale ressaltar que, nesta análise, o grupo em tratamento intensivo também apresentou mais tendência a hipotensão, distúrbios eletrolíticos, insuficiência renal aguda ou falência renal, porém sem significância estatística. Por sua vez, ao avaliar os idosos sem DRC na época da randomização, o grupo de tratamento intensivo apresentou mais desfechos secundários relacionados ao declínio da função renal do que o grupo conservador (p < 0,001).

Uma metanálise com 10.857 pacientes com idade maior que 75 anos, incluindo o SPRINT e outros três *trials* randomizados, avaliou que um melhor controle pressórico reduz taxa de eventos cardiovasculares, mortalidade cardiovascular e IC.[23]

Um limitante para o controle pressórico intensivo em idosos seria o risco de queda. No entanto, um estudo publicado recentemente demonstrou que apenas os indicadores de fragilidade estavam associados ao maior risco de lesão por queda. O número de medicações anti-hipertensivas e os valores da PA *per se* não se relacionaram ao maior risco de quedas entre os idosos.[24]

Tratamento não medicamentoso

O tratamento não medicamentoso (TNM) é importante para o melhor controle pressórico e a diminuição da polifarmácia. Um estudo realizado com 875 idosos demonstrou que a redução de peso e/ou de sódio na alimentação pode contribuir com o sucesso terapêutico. Os idosos eram hipertensos em tratamento farmacológico com apenas uma droga. Foram randomizados para restrição da ingestão de sódio e/ou redução de peso em obesos, ou tratamento habitual durante o período de 3 meses. Posteriormente, a medicação anti-hipertensiva foi descontinuada. Em 29 meses de seguimento, 44% dos pacientes do grupo de redução de sódio e peso, 37% do grupo de redução de peso e 34% do grupo de redução de sódio não apresentaram hipertensão ou necessidade de reintrodução de medicamento, contra 26% do grupo-controle (p < 0,001).[26]

A prática de atividade física contribui para o controle pressórico, o ganho de massa magra e a diminuição de gordura corporal, além de contribuir para a manutenção da *status* funcional. O controle da dieta deve ser acompanhado com cautela. Com o envelhecimento, a sensibilidade gustativa diminui e o apetite pode acompanhar esse declínio, contribuindo para a subnutrição. O acompanhamento com nutricionista é fundamental para a adesão à dieta correta.

Além das medidas sugeridas na Tabela 1, a revisão de medicações de uso regular ou esporádico deve ser feita a fim de evitar que ocorra uma cascata de prescrição iatrogênica decorrente de fármacos que contribuem para a elevação da PA.

Tratamento medicamentoso

A escolha da melhor medicação deve levar em consideração o perfil previsto de tolerabilidade, o custo do tratamento e a viabilidade para mantê-lo, a posologia mais efetiva e segura, a interação medicamentosa com outras substâncias de uso crônico e até mesmo o efeito desejado para outras condições clínicas do paciente.[7,13]

Ao iniciar o tratamento farmacológico, a dose da medicação deve ser baixa, porém efetiva. A redução da PA deve ser gradual a fim de minimizar reações adversas ao tratamento. O paciente deve ser reavaliado a cada 4 semanas. Caso a PA permaneça fora da meta estabelecida, deve-se aumentar a dose da medicação e/ou associar outra classe de anti-hipertensivo. Vale ressaltar que quanto maior a dose da medicação, maior a probabilidade de efeitos adversos a ela relacionados.[7,8,19]

Todos os medicamentos anti-hipertensivos podem ser utilizados para o controle da PA,[7,8,16,19,27] conforme descrito na Tabela 2, porém os fármacos mais comumente utilizados no idoso são os DIU, bloqueadores do canal de cálcio (BCC), inibidores da enzima de conversão da angiotensina (IECA), bloqueadores do receptor da angiotensina II (BRA) e BB.[7,19]

Os DIU tiazídicos e correlatos (hidroclorotiazida, clortalidona, indapamida) são indicados como fármacos de primeira linha em idosos sem comorbidades.[19] Além disso, apresentam uso preferencial em idoso com osteoporose, pois diminuem a excreção urinária de cálcio, e em fases iniciais da IC, por reduzirem a pré-carga cardíaca, o volume e a congestão pulmonar. Na maioria dos casos, os DIU são associados ao esquema terapêutico. Entretanto, devem ser evitados em idosos com incontinência urinária incipiente, gota e prostatismo.[13] Deve-se ter atenção aos usuários de antidiabéticos orais ou insulina, pois os tiazídicos podem aumentar a glicemia.

Tabela 1 Mudanças no estilo de vida		Redução da PAS	
Intervenção		**Hipertenso**	**Normotenso**
Perda de peso e gordura corporal	Peso ideal ou redução de peso*	5 mmHg	2 a 3 mmHg
Dieta DASH	Rica em frutas, verduras, grãos e pobre em gorduras totais ou saturadas	11 mmHg	3 mmHg
Controle de sódio (Na⁺)	< 1.500 mg/dia (3 g de sal) ou reduzir 1.000 mg, no mínimo	5 a 6 mmHg	2 a 3 mmHg
Controle de potássio (K⁺)	3.500 a 5.000 mg/dia na dieta	4 a 5 mmHg	2 mmHg
Atividade física	Aeróbica: 90 a 150 min/semana†	5 a 8 mmHg	2 a 4 mmHg
	Resistida dinâmica: 90 a 50 min/semana	4 mmHg	2 mmHg
	Resistida isométrica: 3 vezes/semana	5 mmHg	4 mmHg
Controle de bebida alcoólica	Homem: ≤ 2 doses/dia Mulher ou baixo peso: ≤ 1 dose/dia †	4 mmHg	3 mmHg

*Redução de 1 mmHg para a cada 1 kg – segundo ensaios clínicos.
†65 a 75% da frequência cardíaca máxima.
‡Uma dose contém cerca de 14 g de etanol e equivale a 350 mL de cerveja, 150 mL de vinho e 45 mL de bebida destilada.
PAS: pressão arterial sistólica; DASH: *Diet Approach to Stop Hypertension*.
Adaptada de Whelton et al., 2018.[25]

Tabela 2 Medicamentos anti-hipertensivos

Classe	Subclasse	Modo de ação	Principais fármacos	Dose máxima	Efeitos adversos	Preferir se	Evitar se
Diuréticos	Tiazídicos Tiazídicos-*like*	↓ Volume intravascular ↓ Resistência vascular	Hidroclorotiazida	Até 25 mg	↓ K, Mg ↑ Ácido úrico ↑ Glicemia ↑ Triglicérides Disfunção sexual	Osteoporose	IU HPB sintomática Gota DM IRC (Cr > 2,5)
			Clortalidona	Até 25 mg			
			Indapamida	Até 1,5 g			
	Alça		Furosemida	Variável	↓ K, Mg, Na HO Desidratação	DRC IC	IU HPB sintomática
	Poupador de K (em associação)		Amilorida	Até 5 mg	↑ K	Osteoporose Hepatopatia IC	IU HPB sintomática Hipercalemia IRC
			Espironolactona	Até 100 mg	Ginecomastia (espironolactona)		
Bloqueador de canal de cálcio	Di-hidropiridínicos	↑ Resistência vascular ↓ Ca⁺ no músculo liso arterial Não altera perfil lipídico, função sexual ou eletrólitos	Anlodipino	Até 10 mg	Cefaleia Tontura Rubor facial Edema periférico	DAOP DAC sintomática	Edema de MMII
			Nitrendipino	Até 40 mg			
			Nifedipino	Até 60 mg			
	Não di-hidropiridínicos		Diltiazem	Até 480 mg	Bradicardia Constipação (verapamil) Parkinsonismo (diltiazem)	DAOP DAC sintomática Taquiarritmia (QRS estreito)	IC sistólica Bradiarritmia
			Verapamil	Até 480 mg			
Antagonistas do sistema renina--angiotensina--aldosterona	Inibidor direto da renina	Diminuição da formação de angiotensina II	Alisquireno	Até 300 mg	*Rash* cutâneo Diarreia Aumento de CPK Tosse	Obs.: pouco usado Sem evidência de benefício sobre morbidade e mortalidade	Suspeita de estenose de artérias renais DRC grave
	Inibidor da enzima de conversão da angiotensina	Bloqueia a transformação de angiotensina I em II, não permitindo a vasoconstrição	Enalapril	Até 40 mg	Tosse seca (IECA) Alteração do paladar *Rash* cutâneo	DCV DAC IC HVE DM AVC DRC leve (Cr < 2,5) *nefroprotetor	
			Captopril	Até 150 mg			
			Ramipril	Até 10 mg			
	Antagonista dos receptores de angiotensina II	Bloqueia a ação da angiotensina II, não permitindo a vasoconstrição	Losartana	Até 100 mg			
			Valsartana	Até 320 mg			
			Candesartana	Até 32 mg			
			Olmesartana	Até 40 mg			

(continua)

Tabela 2 Medicamentos anti-hipertensivos *(continuação)*

Classe	Subclasse	Modo de ação	Principais fármacos	Dose máxima	Efeitos adversos	Preferir se	Evitar se
Inibidores adrenérgicos	Betabloqueadores	↓ Débito cardíaco (ação inicial) ↓ Secreção de renina com readaptação dos barorreceptores e catecolaminas nas sinapses nervosas	Atenolol	Até 100 mg	Bradicardia BAV	Tremor essencial (propranolol) Migrânea Hipertireoidismo IC DAC Taquiarritmia AAA Ansiedade	Bradiarritmia DAOP grave Asma/DPOC SAHOS Depressão Disfunção sexual
			Bisoprolol	Até 10 mg	Broncoespasmo Disfunção sexual Depressão		
			Carvedilol	Até 50 mg			
			Metoprolol (Succ)	Até 200 mg	Os mais seletivos e menos lipossolúveis têm menos efeito no SNC, brônquios e circulação periférica		
			Nebivolol	Até 10 mg			
			Propranolol	Até 240 mg			
	Ação central	Inibição da atividade simpática e do reflexo dos barorreceptores ↓ Níveis plasmáticos de renina e retenção de fluidos	Alfametildopa	Até 1.500 mg	Sonolência Sedação Boca seca Fadiga HO	Obs.: pouco usados HAS de difícil controle SPI, enxaqueca e retirada de opioides (clonidina)	Idosos Depressão Disfunção sexual AVC Hepatopatia (alfametildopa)
			Clonidina	Até 0,6 mg	Disfunção sexual		
	Alfabloqueadores	Antagonistas competitivos dos receptores pós-sinápticos ↓ Resistência vascular periférica sem alterar o débito cardíaco	Doxazosina	Até 8 mg	HO IU Taquifilaxia	Obs.: pouco usados HPB sintomática Disfunção sexual	Idosos IU HO
			Prazosina	Até 10 mg			
	Vasodilatadores de ação direta	Relaxamento da musculatura lisa arterial ↓ Resistência vascular periférica	Hidralazina	Até 200 mg	Cefaleia *Flushing* Taquicardia reflexa Reação lúpus-*like* Anorexia Intolerância TGI	Obs.: pouco usados HAS de difícil controle CI a IECA ou BRA	Idosos Disfunção sexual HVE AAA dissecante Hemorragia SNC recente Enxaqueca (CI)
			Minoxidil	Até 40 mg	Hirsutismo (minoxidil)		

AAA: aneurisma de aorta abdominal; AVC: acidente vascular cerebral; BAV: bloqueio atrioventricular; BRA: bloqueadores do receptor de angiotensina; Ca²⁺: cálcio; CI: contraindicação; CPK: creatinofosfoquinase; DAC: doença arterial coronariana; DAOP: doença arterial obstrutiva periférica; DCV: doença cardiovascular; DLP: dislipidemia; DM: diabete melito; DPOC: doença pulmonar obstrutiva crônica; DRC: doença renal crônica; HAS: hipertensão arterial sistêmica; HO: hipotensão ortostática; HPB: hiperplasia prostática benigna; HVE: hipertrofia de ventrículo esquerdo; IC: insuficiência cardíaca; IECA: inibidor da enzima conversora de angiotensina; IU: incontinência urinária; K: potássio; Mg: magnésio; MMII: membros inferiores; Na: sódio; SAHOS: síndrome da apneia e hipopneia obstrutiva do sono; SNC: sistema nervoso central; SPI: síndrome das pernas inquietas; Succ: succinato.

Os BCC compreendem os di-hidropiridínicos (anlodipino, nifedipino, nitrendipino, manidipino, entre outros) e os não di-hidropiridínicos (verapamil e diltiazem). Os di-hidropiridínicos têm efeito vasodilatador potente e os de última geração provocam menos edema. São bastante utilizados em idosos com HAS e doença coronariana sintomática. Já os não di-hidropiridínicos, em especial o verapamil, têm menor efeito vasodilatador e são prescritos nos casos em que se deseja o efeito inotrópico negativo e de redução da FC, como no caso da IC diastólica.

Apesar da diminuição da renina plasmática com o envelhecimento, os IECA demonstraram boa eficácia em idosos, diminuindo eventos cardiovasculares principalmente em hipertensos portadores de IC ou disfunção ventricular assintomática. Como efeitos adversos, encontram-se a alteração do paladar, especialmente com o captopril, que pode levar a menor ingestão de alimentos, e tosse seca, que limitam seu uso. É fundamental o controle de potássio em virtude da função renal frequentemente reduzida. Os BRA também são eficazes na IC e apresentam ação protetora renal e cardíaca no diabético tipo 2 com nefropatia estabelecida, além de apresentarem bom perfil de tolerabilidade com poucos efeitos adversos (tontura ocasional e, raramente, reação de hipersensibilidade cutânea).

Os BB não são indicados como monoterapia inicial em idosos sem comorbidades. São utilizados principalmente para idosos hipertensos com insuficiência coronariana ou cardíaca. Os BB menos lipossolúveis, como atenolol, metoprolol e bisoprolol, são os recomendados em idosos por seu menor risco de efeito colateral no sistema nervoso central (depressão, sonolência, confusão, distúrbio do sono).

à tolerabilidade, às interações farmacológicas e polifarmácia, além de periodicamente verificar a pressão na posição ortostática, entre outros.

O tratamento não farmacológico deve ser sempre encorajado e, se bem orientado, tem boa adesão mesmo naqueles cujos hábitos de vida são muito antigos. A escolha do(s) fármaco(s) anti-hipertensivo(s) deve considerar, entre outros fatores, a presença frequente de comorbidades CV ou não.

Referências bibliográficas

1. Sun, Z. Aging, arterial stiffness, and hypertension. Hypertension. 2014;65:252-6.
2. Lim SS, Vos T, Flaxman AD, Danaei G, Shibuya K, Adair-Rohani H, et al. A comparative risk assessment of burden of disease and injury attributable to 67 risk factors and risk factor clusters in 21 regions, 1990–2010: a systematic analysis for the Global Burden of Disease Study 2010. Lancet. 2012;380:2224-60.
3. Ferreira C, Luna Filho B, Pinto ESAL, et al. Estudo de prevenção de doenças cardiovasculares para servidores da Unifesp-2000 (Estudo PrevServ-UNIFESP - 2000) [acesso em mar 2017]. Disponível em: http://www.epm.br/medicina/cardio/ch/index.htm.
4. Vasan RS, Beiser A, Seshadri S, Larson MG, Kannel WB, D'Agostino RB, et al. Residual lifetime risk for developing hypertension in middle-aged women and men: the Framingham Heart Study. JAMA. 2002;287(8):1003-10.
5. Dahlöf B, Lindholm LH, Hansson L, Scherstén B, Ekbom T, Wester PO. Morbity and mortality in the Swedish Trial in Older Patients with Hypertension (STOP-Hypertension) Lancet. 1991;338:1281-5.
6. Prevention of stroke by antihypertensive drug treatment in older persons with isolated systolic hypertension final results of the Systolic Hypertension in the Elderly Program (SHEP). JAMA. 1991;265(24):3255-64.
7. Malachias MVB, Póvoa RMS, Nogueira AR, Souza D, Costa LS, Magalhães ME. 7ª Diretriz Brasileira de Hipertensão Arterial. Arq Bras Cardiol. 2016;107(3 supl 3):1-83.
8. Feitosa-Filho GS, Peixoto JM, Pinheiro JES, Afiune Neto A, Albuquerque ALT, Cattani AC, et al. Atualização das Diretrizes em Cardiogeriatria da Sociedade Brasileira de Cardiologia. Arq Bras Cardiol. 2019;112(5):649-705.
9. Perllof DP, Grimm C, Flack J, Frohlich EO, Hill M, McDonand M, et al. Human blood pressure determination by sphygmomanometry. Circulation. 1993;88(part I):2460-70.
10. Hiitola P, Enlund H, Kettunen R, Sulkava, Hartikainen RS. Postural changes in blood pressure and the prevalence of orthostatic hypotension among homedwelling elderly aged 75 years or older. J Hum Hypertens. 2009;23:33-9.
11. Wajngarten M, Serro-Azul JB, Maciel LG. Abordagem das hipotensões ortostática e pós-prandial. Rev Bras Hipertens. 2007;14(1):29-32.
12. Rutan GH, Hermanson B, Bild DE, Kittner SJ, LaBaw F, Tell GS. Orthostatic hypotension in older adults. The Cardiovascular Health Study. CHS Collaborative Research Group. Hypertension. 1992;19(6 Pt 1):508-19.
13. Miranda RD, Perrotti TC, Bellinazzi VR, Nóbrega TM, Cendoroglo MS, Toniolo-Neto J. Hipertensão arterial no idoso: peculiaridades na fisiopatologia, diagnóstico e tratamento. Rev Bras Hipertens. 2002;9(3):293-300.
14. Jansen RW, Lipsitz LA. Postprandial hypotension: epidemiology, pathophysiology, and clinical management. Ann Intern Med. 1995;122:286.
15. Ohkubo T, Kikuya M, Hirohito Metoki H, Obara T, Hashimoto J, Tatsune K, et al. Prognosis of "Masked" hypertension and "White-Coat" hypertension detected by 24-h ambulatory blood pressure monitoring, 10-year follow-up from the Ohasama Study. J Am Coll Cardiol. 2005;46:508-15.
16. Aronow WS, Fleg JL, Pepine CJ, Artinian NT, Bakris G, Brown AS, et al. ACCF/AHA 2011 expert consensus document on hypertension in the elderly: a report of the American College of Cardiology Foundation Task Force on Clinical Expert Consensus Documents. Circulation. 2011;123:2434-506.
17. Franklin SS, Jacobs MJ, Wong ND, L'Italien GJ, Lapuerta P. Predominance of isolated systolic hypertension among middle-aged and elderly US hypertensives: analysis based on National Health and Nutrition Examination Survey (NHANES) III. Hypertension. 2001;37:869-74.
18. Staessen JA, Fagard R, Thijs L, Celis H, Arabidze GG, Birkenhager WH, et al. Randomised double-blind comparison of placebo and active treatment for

Resumo

A prevalência da hipertensão arterial (HA) aumenta progressivamente com a idade, acometendo a maioria dos idosos, sendo que o mais comum é a elevação isolada ou predominante da pressão sistólica. A presença de HA eleva o risco de eventos cardiovasculares (CV), morte, incapacidade, assim como de demência, não devendo ser negligenciada em hipótese alguma. Para o diagnóstico correto da HA no idoso é fundamental estar atento a algumas peculiaridades, além do uso com frequência da monitorização da PA fora do consultório, com a MRPA e MAPA.

Estabelecer e atingir uma meta pressórica individualizada é fundamental. Inúmeras condições típicas do envelhecimento devem influenciar a decisão terapêutica, assim como as metas pressóricas, como por exemplo: comorbidades CV ou não, função renal, presença de hipotensão postural ou pós-prandial, cognição e expectativa de vida.

De forma geral, as metas de PA para idosos com boa expectativa de vida são as mesmas para o indivíduo adulto, devendo-se atentar para alguns cuidados adicionais, como a redução mais gradativa da PA, observação atenta older patients with isolated systolic hypertension. The Systolic Hypertension in Europe (Syst-Eur) Trial Investigators. Lancet. 1997;350(9080):757-64.

19. Gravina CF, Rosa RF, Franken RA, Freitas EV, Batlouni M, Rich M, et al. II Diretrizes Brasileira em Cardiogeriatria da Sociedade Brasileira de Cardiologia. Arq Bras Cardiol. 2010;95(3 supl.2):1-112.

20. Margolis KL, O'Connor PJ, Morgan TM, Buse JB, Cohen RM, Cushman WC, et al. Outcomes of combined cardiovascular risk factor management strategies in type 2 diabetes: the ACCORD randomized trial. Diabetes Care. 2014;37(6):1721-8.

21. Williamson JD, Supiano MA, Applegate WB, Berlowitz DR, Campbell RC, Chertow GM, et al. Intensive vs standard blood pressure control and cardiovascular disease outcomes in adults aged ≥ 75 years: a randomized clinical trial. JAMA. 2016;315(24):2673-82.

22. Böhm M, Schumacher H, Teo KK, Lonn EM, Mahfoud F, Mann JFE, et al. Achieved blood pressure and cardiovascular outcomes in high- risk patients: results from ONTARGET and TRANSCEND trials. Lancet. 2017;389:2226-37.

23. Bavishi C, Bangalore S, Messerli FH. Outcomes of intensive blood pressure lowering in older hypertensive patients. J Am Coll Cardiol. 2017;69(5):486-93.

24. Bromfield SG, Ngameni CA, Colantonio LD, Bowling CB, Shimbo D, Reynolds K, et al. Blood pressure, antihypertensive polypharmacy, frailty, and risk for serious fall injuries among older treated adults with hypertension. Hypertension. 2017;70(2):259-66.

25. Whelton PK, Carey RM, Aronow WS, Casey DE Jr, Collins KJ, Dennison Himmelfarb C, et al. 2017 ACC/AHA/AAPA/ABC/ACPM/AGS/APhA/ASH/ ASPC/NMA/PCNA guideline for the prevention, detection, evaluation and management of high blood pressure in adults: executive summary: a report of the American College of Cardiology/American Heart Association Task Force on clinical practice guidelines. J Am Coll Cardiol. 2018;71(19):2199-269.

26. Whelton PK, Appel LJ, Espeland MA, Applegate WB, Ettinger WH Jr, Kostis JB, et al. Sodium reduction and weight loss in the treatment of hypertension in older persons: a randomized controlled trial of nonpharmacologic interventions in the elderly (TONE). JAMA. 1998;279(11):839-46.

27. Freitas EV, Py L, Gorzoni ML, Doll J, Cançado FAX. Tratado de Geriatria e Gerontologia. 4. ed. Rio de Janeiro: Guanabara Koogan; 2016.

Capítulo 8

Hipertensão arterial na criança e no adolescente

Vera Koch

Maria Teresa Nogueira Bombig

Fernanda Marciano Consolim-Colombo

Pontos-chave

- Novas recomendações racionalizam o manejo inicial dos pacientes com pressão arterial (PA) elevada ou hipertensão arterial (HA) e ampliam a importância da avaliação por monitorização ambulatorial de pressão arterial (MAPA) no diagnóstico e manejo da hipertensão pediátrica.
- Dispositivos oscilométricos podem ser usados para a avaliação inicial da PA em crianças e adolescentes.
- A MAPA é útil para a confirmação da hipertensão do avental branco e da hipertensão mascarada.
- A prevenção da HA primária em crianças e adolescentes é baseada em uma estratégia de intervenção nas modificações dos fatores de risco.

Introdução

A adoção das definições e a normatização de pressão arterial (PA) do *National High Blood Pressure Education Program* (NHBPEP) 2004[1] promoveu uniformidade na classificação da PA na população pediátrica. Sugere-se que a porcentagem de crianças e adolescentes com diagnóstico de hipertensão arterial (HA) sistêmica dobrou nas últimas duas décadas. A prevalência atual de HA na idade pediátrica encontra-se ao redor de 3 a 5% e a de pré-hipertensão atinge 10 a 15%, e esses valores têm sido atribuídos à epidemia atual de obesidade infantil. No Brasil, um estudo recente (ERICA) evidenciou a prevalência de 9,6% de valores acima dos percentis considerados normais para sexo e idade.[2]

Dentre as principais etiologias da HA pediátrica destacam-se:

- HA secundária:
  - As doenças renais (parenquimatosas, renovasculares e obstrutivas) são responsáveis por aproxi-

damente 60 a 90% dos casos de HA de etiologia secundária; podem acometer todas as faixas etárias (infantes, crianças e adolescentes), mas são mais prevalentes em crianças mais jovens e que apresentam maiores elevações da PA.
  - Os distúrbios endócrinos correspondem a aproximadamente 5% dos casos de HA: excesso de mineralocorticoide, corticosteroide ou catecolaminas; doenças da tireoide; hipercalcemia associada ao hiperparatireoidismo.
  - Coarctação da aorta, ao redor de 2%.
  - Demais etiologias, cerca de 5%.
  - Efeitos adversos de medicamentos ou abuso de drogas esteroides, drogas vasoativas, imunossupressores, antidepressivos; alterações no sistema nervoso central, aumento pressão intracraniana, e outros.
- HA primária:
  - No momento pode ser a forma mais comum de HA no adolescente, mas o seu diagnóstico é de exclusão.
  - Mais prevalente em crianças com obesidade e sobrepeso e com história familiar de HA.

Em 2017, em consonância com as novas práticas clínicas sugeridas para diagnóstico e tratamento da hipertensão no adulto,[3] foram feitas modificações nos valores normativos de PA e nas recomendações para diagnóstico e manejo da hipertensão pediátrica.[4]

Os valores normativos atualizados foram obtidos a partir da revisão da base de dados utilizada na publicação de 2004 após exclusão de crianças e adolescentes com sobrepeso e obesidade. O termo pré-hipertensão foi substituído por PA elevada. As novas recomendações, apresentadas a seguir, redefinem o estadiamento da HA na infância e na adolescência, simplificam as recomendações para avaliação preventiva da PA em consultas pediátricas de rotina, racionalizam o manejo inicial dos pacientes com diagnóstico de PA elevada ou HA e ampliam a importância da avaliação por monitoração ambulatorial de pressão arterial (MAPA) no diagnóstico e manejo da hipertensão pediátrica.

A Tabela 1 apresenta a definição atualizada de PA normal, PA elevada, estágios 1 e 2 de HA na criança e no adolescente.

Aspectos metodológicos da medida de pressão arterial

A PA deve ser medida anualmente em crianças e adolescentes ≥ 3 anos de idade. A medida de PA deve ser repetida em todas as consultas no caso de condições de risco como obesidade, doença renal, obstrução de arco aórtico ou coarctação de aorta, diabete melito ou utilização crônica de medicamentos reconhecidamente associados a elevação de PA. A execução correta da técnica de medida de PA na criança e no adolescente, segundo padronização previamente estabelecida,[5,6] é condição obrigatória para obtenção de valor fidedigno de medida e categorização correta da PA pediátrica.

A PA deve ser medida preferencialmente no braço direito, com o paciente deitado até 3 anos, e, nas crianças maiores, em posição sentada com o braço apoiado ao nível do coração. Deve-se selecionar o manguito correto, sendo o comprimento da bolsa inflável de 80 a 100% da circunferência do braço (CB), e a largura de, pelo menos, 40% da CB. O sino do estetoscópio deve ser colocado na artéria braquial, na fossa antecubital, com a extremidade inferior do manguito posicionada a 2 a 3 cm acima da fossa antecubital. A PA deve ser avaliada incialmente através da palpação da artéria braquial, considerando-se que o desaparecimento do pulso radial durante a inflação do manguito corresponde à PA sistólica (PAS). Em sequência, para a medida auscultatória, o manguito deve ser inflado até 20 a 30 mmHg acima do ponto em que o pulso radial desaparece e depois esvaziado lentamente, 2 a 3 mmHg/s. Os primeiros sons audíveis (fase I de Korotkoff) correspondem à PAS, o desaparecimento dos sons (fase V de Korotkoff) deve ser considerado PA diastólica (PAD). Se os sons de Korotkoff forem ouvidos até zero mmHg, considera-se PAD o ponto em que o som se abafa (Korotkoff fase IV). Todo paciente hipertenso deve ter a medida de PA avaliada nos 4 membros. A medida da PA em membros inferiores (MMII) deve ser feita com o paciente em decúbito ventral, utilizando um manguito de tamanho apropriado colocado na coxa e o estetoscópio aposto sobre a artéria poplítea. A PAS em MMII é geralmente 10 a 20% mais elevada do que a PA medida na artéria braquial.[6]

As seguintes condições clínicas de risco determinam a necessidade de medida rotineira de PA em crianças < 3 anos de idade: prematuridade, muito baixo peso ao nascer, restrição de crescimento intrauterino, antecedente de internação em unidade de terapia intensiva neonatal ou de cateterização umbilical pós-natal, cardiopatias congênitas operadas ou não, infecção urinária de repetição, hematúria ou proteinúria, nefrouropatias, transplante de órgãos sólidos, doença oncológica ou transplante de medula óssea, uso crônico de medicamentos com reconhecido efeito de elevação de PA, doenças sistêmicas associadas a HA (neurofibromatose, esclerose tuberosa, anemia falciforme, entre outras), evidência de hipertensão intracraniana.[7]

Em relação à medida de PA do recém-nascido, sugere-se que seja avaliada por metodologia oscilométrica. Uma compilação de valores normativos para PA no período neonatal está disponível para recém-nascidos a partir de 15 dias de vida de 26 até 44 semanas de idade pós-conceptual.[7]

Valores normativos para PA de crianças até 1 ano de idade foram publicados em 1987.[8]

O diagnóstico de PA elevada ou HA na faixa etária pediátrica requer anamnese detalhada, incluindo história perinatal, histórico nutricional e de atividade física, avaliação psicossocial e levantamento de antecedentes de saúde familiar, assim como a realização de um exame clínico cuidadoso, para identificar os achados sugestivos de causas secundárias de HA. Crianças ≥ 6 anos de idade não devem ser submetidas a rastreamento extensivo para causas secundárias de hipertensão se apresentarem antecedentes familiares positivos para hipertensão, sobrepeso ou obesidade e/ou não apresentarem anamnese ou exame clínico sugestivo de causas secundárias de HA.[7]

Dispositivos oscilométricos, devidamente validados para a faixa etária pediátrica, podem ser usados para a avaliação inicial da PA em crianças e adolescentes. Se houver suspeita de PA elevada com base em leituras oscilométricas, medidas confirmatórias devem ser realizadas por metodologia auscultatória. O diagnóstico de HA pediátrica baseia-se na confirmação de valores de PA ≥ percentil 95 em 3 visitas diferentes por metodologia auscultatória.

A Tabela 2 oferece uma opção simplificada de valores de PA que sugerem a necessidade de avaliação clínica adicional e a Tabela 3 apresenta valores normativos para PA no período neonatal para recém-nascidos a partir de 15 dias de vida de 26 até 44 semanas de idade pós-conceptual.

Tabela 1 Definição atualizada de pressão arterial normal, pressão arterial elevada, estágios 1 e 2 de hipertensão arterial na criança e no adolescente	
1 a 13 anos de idade	**≥ 13 anos**
PA normal: < percentil 90	PA normal: < 120/< 80 mmHg
PA elevada: ≥ percentil 90 até < percentil 95 ou 120/80 mmHg até < percentil 95 (adotar o valor mais baixo)	PA elevada: 120/< 80 a 129/< 80 mmHg
HA estágio 1: ≥ percentil 95 até percentil 95 + 12 mmHg, ou 130/80 até 139/89 mmHg (adotar o valor mais baixo)	HA estágio 1: 130/80 a 139/89 mmHg
HA estágio 2: ≥ percentil 95 + 12 mmHg, ou ≥ 140/90 mmHg (adotar o valor mais baixo)	HA estágio 2: ≥ 140/90 mmHg

HA: hipertensão arterial; PA: pressão arterial.

Tabela 2 Valores de pressão arterial considerados sinal de alerta para a necessidade de avaliação clínica adicional segundo idade cronológica

Idade	Sexo masculino		Sexo feminino	
	PAS	PAD	PAS	PAD
1	98	52	98	54
2	100	55	101	58
3	101	58	102	60
4	102	60	103	62
5	103	63	104	64
6	105	66	105	67
7	106	68	106	68
8	107	69	107	69
9	107	70	108	71
10	108	72	109	72
11	110	74	111	74
12	113	75	114	75
≥ 13	120	80	120	80

PAD: pressão arterial diastólica; PAS: pressão arterial sistólica.

Tabela 3 Valores estimados de pressão arterial após 2 semanas de vida em lactentes de 26 a 44 semanas de idade pós-concepcional

	PAS			PAD			PAM		
Percentil PA	50	95	99	50	95	99	50	95	99
44 semanas	88	105	110	50	68	73	63	80	85
42 semanas	85	98	102	50	65	70	62	76	81
40 semanas	80	95	100	50	65	70	60	75	80
38 semanas	77	92	97	50	65	70	59	74	79
36 semanas	72	87	92	50	65	70	57	72	77
34 semanas	70	85	90	40	55	60	50	65	70
32 semanas	68	83	88	40	55	60	49	64	69
30 semanas	65	80	85	40	55	60	48	63	68
28 semanas	60	75	80	38	50	54	45	58	63
26 semanas	55	72	77	30	50	56	38	57	63

Esta tabela fornece estimativas dos valores de pressão arterial após 2 semanas de idade em RN de 26 a 44 semanas após a idade pós-conceptual. Os valores dos percentis 95 e 99 destinam-se a servir como uma referência para identificar os pacientes com hipertensão persistente que podem necessitar de tratamento anti-hipertensivo.
PAD: pressão arterial diastólica; PAM: pressão arterial média; PAS: pressão arterial sistólica. Fonte: Dionne, 2012.[7]

Tabelas completas relacionando valores de PA normal, PA elevada e HA estágio 1 e 2, idade, sexo e percentil de altura relacionados podem ser encontradas na publicação de Flynn et al.[4]

Monitoração ambulatorial de pressão arterial (MAPA)

A MAPA deve ser realizada para a confirmação da HA em crianças e adolescentes com medidas de PA de consultório compatíveis com PA elevada por pelo menos 1 ano ou com valores de PA compatíveis com HA estágio 1 em 3 consultas ambulatoriais. O procedimento deve seguir técnicas padronizadas, utilizar monitores validados para uso pediátrico e dados normativos pediátricos.[9] A MAPA é útil para a confirmação da hipertensão do avental branco e da hipertensão mascarada. Na há do avental branco, o paciente apresenta medida compatível com HA em consultório que não se confirma na MAPA que demonstra PAS ou PAD < percentil 95 e carga pressórica S/D < 25%. Na hipertensão mascarada, a PA de consultório encontra-se normal, firmando-se o diagnóstico de HA por meio da MAPA.

A MAPA deve ser considerada parte da avaliação de rotina de crianças e adolescentes com as seguintes condições de alto risco, para avaliar a gravidade da hipertensão e a presença de prejuízo ao ritmo circadiano de PA, configurando risco aumentado para lesões de órgão-alvo: hipertensão secundária, doença renal crônica (DRC), diabete melito, síndrome da apneia obstrutiva do sono, obesidade, pós-operatório de coarctação de aorta, prematuridade, transplante de órgãos sólidos, assim como no seguimento clínico de pacientes com diagnóstico estabelecido de HA e na hipertensão refratária.[9]

Avaliação complementar

Recomenda-se que a investigação complementar para HA seja racionalizada de acordo com os achados de anamnese e exames clínicos.

Sugerem-se os seguintes exames complementares para todos os pacientes: urinálise, avaliação de eletrólitos, ureia, creatinina e perfil lipídico no sangue com dosagem de colesterol total e HDL, ultrassonografia de rins e vias urinárias, especialmente para crianças < 6 anos de idade e para aqueles com resultados alterados na urinálise ou função renal.

Na criança ou adolescente obeso (índice de massa corpórea [IMC] ≥ percentil 95), recomenda-se associar aos exames listados acima: hemoglobina A1c, enzimas hepáticas (triagem de esteatose hepática) e perfil lipídico completo, no sangue, em jejum.[3,6]

Exames complementares opcionais a depender dos dados clínicos e resultados de exames iniciais, podem ser realizados os seguintes exames complementares opcionais: glicemia de jejum (pacientes com risco elevado de diabete melito), hormônio estimulante da tireoide (TSH), hemograma completo (em caso de retardo de crescimento ou perda funcional renal), triagem para uso de drogas ilícitas e polissonografia (história de ronco, sonolência diurna ou apneia do sono). A medida rotineira de ácido úrico no sangue não é recomendada, sendo sugerida em casos de síndrome metabólica, redução de massa renal congênita ou adquirida ou em vigência de perda funcional renal.

Sugere-se suspeitar de hipertensão monogênica em pacientes com história familiar de hipertensão de início precoce, hipocalemia, supressão da renina plasmática ou relação aldosterona/renina elevada. Suspeitar hipertensão renovascular em crianças e adolescentes selecionados com estágio 2 HTN, hipertensão diastólica significativa, tamanhos de rim discrepantes em ultrassonografia, hipocalemia em laboratórios de triagem, ou um sopro abdominal superior ou epigástrico no exame.

A avaliação rotineira da microalbuminúria em pacientes com HA primária não é recomendada.

O eletrocardiograma não é recomendado para triagem de hipertrofia de ventrículo esquerdo (HVE). O ecocardiograma deve ser realizado para avaliação da massa de ventrículo esquerdo, geometria e função cardíaca no momento em que a terapia farmacológica da HA estiver sendo considerada.

Define-se HVE como:

- Massa de VE > 51 g/m² (crianças de ambos os sexos até 8 anos de idade).[7]
- Massa de VE > 115 g/superfície corpórea para crianças do sexo masculino > 8 anos.

- Massa de VE > 95 g/superfície corpórea para crianças do sexo feminino > 8 anos.

Pacientes com exame ecocardiográfico inicial sem alterações podem ter indicação de ecocardiografia de controle, a intervalos anuais, em caso de HA estágio 2, HA secundária, HA parcialmente controlada ou refratária, para avaliar o desenvolvimento da lesão do órgão-alvo do VE. No caso de alterações na ecocardiografia inicial, recomenda-se realização de ecocardiografia de controle, para monitorar a melhora ou a progressão do dano cardíaco a intervalos de 6 a 12 meses. Nesse caso, as indicações para a ecocardiografia de controle incluem hipertensão refratária, hipertrofia concêntrica do VE ou redução da fração de ejeção do VE.[3,6]

A hipertensão renovascular em crianças e adolescentes pode se manifestar por meio de hipertensão estágio 2, hipertensão diastólica significativa, presença de sopro abdominal superior ou epigástrico ao exame clínico, discrepância no tamanho dos dois rins à ultrassonografia ou hipocalemia. A ultrassonografia renal com Doppler pode ser utilizada como estudo não invasivo para a avaliação de estenose da artéria renal em crianças e adolescentes com peso normal e idade ≥ 8 anos e suspeita de HAS renovascular. Esse estudo pode ser complementado por tomografia computadorizada ou angiografia por ressonância magnética. A renografia nuclear é menos útil e geralmente deve ser evitada. O uso rotineiro de imagens vasculares, tais como medidas de espessura médio-intimal carotídeo ou medidas de velocidade de onda de pulso, não é recomendado na avaliação de hipertensão em crianças e adolescentes.[3,6]

A Tabela 4 apresenta agentes farmacológicos comumente associados com HA na criança e no adolescente

Abordagem não farmacológica do adolescente com fatores de risco e HAS

Os objetivos para o tratamento da HA primária e secundária em crianças e adolescentes são: redução da PA e do ris-

Tabela 4 Agentes farmacológicos comumente associados com hipertensão arterial sistêmica na criança e no adolescente	
Medicação disponível sem receita médica	Descongestionantes
	Cafeína
	Anti-inflamatórios não hormonais
	Terapias alternativas, à base de ervas e suplementos nutricionais
Medicação regulada por receita médica	Estimulantes para o transtorno de atenção e hiperatividade
	Anticoncepção hormonal
	Esteroides
	Antidepressivos tricíclicos
Drogas ilícitas	Anfetaminas
	Cocaína

co de lesões de órgãos-alvo na infância e a redução do risco de HA e doença cardiovascular (CV) na vida adulta.

A prevenção da HA primária em crianças e adolescentes é baseada em uma estratégia de intervenção nas modificações dos fatores de risco (FR), entre eles os de maior impacto, como sobrepeso, dieta, consumo de sal, sedentarismo e má qualidade do sono.

Em crianças e adolescentes diagnosticados com HA, a meta de tratamento não farmacológico e farmacológico deve ser uma redução na PAS e PAD para abaixo do percentil 90 e abaixo de 130/80 mmHg em adolescentes com 13 anos ou mais.[10]

Intervenções no estilo de vida em crianças são recomendadas para a redução da PA e devem ser introduzidas para todos os pacientes pediátricos com PA acima do percentil 90.

Recomenda-se reavaliar crianças e adolescentes tratados com modificação exclusiva de estilo de vida a cada 3 meses inicialmente e depois a cada 6 meses.

Dieta/consumo de sal

A média de ingestão de sódio em crianças e adolescentes excede a quantidade recomendada pela Organização Mundial de Saúde (OMS) de 2 g/dia.[11]

O estudo de base populacional NHANES mostrou correlações entre o sódio da dieta e PA na infância e PA elevada e HA, particularmente em pessoas com excesso de peso.[12] O aumento do consumo de sódio está associado com o aumento da PA. Estudos clínicos mostraram que reduzindo o sódio da dieta ocorre redução da PA e da mortalidade CV.[13]

A dieta DASH (*Dietary Approaches to Stop Hypertension*) e componentes específicos dessa dieta têm sido a estratégia primária testada na literatura. Preconiza baixo consumo de sódio, redução da ingestão de carne vermelha, doces e bebidas com açúcar; enfatiza o consumo de frutas, hortaliças e laticínios com baixo teor de gordura; inclui a ingestão de cereais integrais, aves, peixe e frutas oleaginosas. É rica em potássio, cálcio, magnésio e fibras e contém quantidades reduzidas de colesterol, gordura total e saturada.

Em 2.185 meninas acompanhadas por 10 anos, o padrão alimentar DASH – consumo diário maior ou igual a 2 por-

ções de laticínios e 3 porções de frutas e legumes – foi associado com PA mais baixa na infância e 36% menos risco de PA alta em adultas jovens.[14]

Consumo alto de frutas, vegetais e legumes foi associado com PA mais baixa em adolescentes, assim como alta ingestão de laticínios com baixo teor de gorduras em crianças.[15]

Recomenda-se que a dieta tipo DASH seja introduzida como parte da terapêutica não farmacológica ao momento do diagnóstico de PA elevada ou HAS, juntamente com a orientação para atividade física moderada a vigorosa por pelo menos 3 a 5 dias por semana (30 a 60 min por sessão). A Tabela 5 apresenta as características da dieta DASH.[16]

Peso corporal e atividade física

O aumento do peso corporal está diretamente relacionado ao aumento da PA tanto em adultos quanto em crianças; relação observada a partir de 8 anos de idade.[17] A obesidade é o principal FR para HA em crianças e adolescentes.

Tanto para crianças e adolescentes só com HA quanto para aquelas com vários FR associados à obesidade são recomendadas dieta DASH e atividade física vigorosa como parte do tratamento intensivo para perda de peso.[18]

Programas que combinam dieta e atividade física podem proporcionar benefícios na PAS conforme mostrado em estudos desenhados para prevenir obesidade na infância e abordar o risco cardiometabólico.[19]

Dados observacionais estabeleceram relação entre atividade física e PA mais baixa,[20] assim como dados de intervenção mostraram que aumentando-se a intensidade da atividade física ocorre redução da PA.

A atividade física pode exercer um possível efeito no sobrepeso, balanço do sódio e má qualidade do sono, atuando indiretamente nos mecanismos metabólicos envolvidos no desenvolvimento e na manutenção do aumento da PA, tais como deposição e distribuição da massa gordurosa, a resistência a insulina, a ativação do sistema nervoso simpático, a homeostase do sódio, o sistema renina angiotensina e a regulação da função vascular.

Qualquer tipo de exercício, seja treinamento aeróbico, de resistência ou combinados são benéficos; reduzem a PA e melhoram marcadores precoces de aterosclerose em crianças obesas.[21]

Uma metanálise de 9 estudos randomizados controlados que avaliou o efeito do exercício físico na PA em repouso em crianças obesas mostrou que programas de 3 sessões de exercícios de pelo menos 60 minutos por semana induziram uma redução na PAS entre 0,58 e 0,82 mmHg. Apenas com frequência maior que 3 vezes por semana foi possível observar uma redução também da PAD.[22]

Metanálise recente analisou os efeitos na PA de programas de prevenção da obesidade na infância.[23] A maioria das intervenções efetivas, excluindo aquelas em crianças que já eram obesas ou com sobrepeso, foram as que combinaram intervenções dietéticas com atividade física. A média de redução da PA obtida após 6 a 12 meses com a combinação das duas estratégias foi de 1,64 mmHg para a PAS e de 1,44 mmHg para a PAD.

Tabela 5	Recomendações da dieta DASH
Alimento	Porções por dia
Frutas e verduras	4 a 5
Produtos lácteos desnatados	≥ 2
Grãos	6
Peixe, aves e carne vermelha magra	≤ 2
Leguminosas e nozes	1
Azeite/gordura	2 a 3
Açúcar adicionado e doces (incluídos refrigerantes e bebidas adoçadas)	≤ 1
Sódio dietético	< 2.300 mg/dia

DASH: *Dietary Approaches to Stop Hypertension*. Adaptada de Barnes et al.27 e Expert Panel on Integrated Guidelines for Cardiovascular Health and Risk Reduction in Children and Adolescents.28

Intervenções só com dieta ou só com atividade física foram menos sucedidas. Mesmo reduções aparentemente bem modestas reduzem o risco de HA na idade adulta acima de 10%.

Frente ao diagnóstico de PA elevada ou HA na criança ou adolescente, é prudente introduzir a dieta DASH e recomendar atividade física pelo menos 3 a 5 dias por semana durante 30 a 60 minutos para reduzir a PA.

Atividade física praticada regularmente induz perda de sódio pelo suor, favorecendo a realização e/ou a manutenção do equilíbrio do balanço de sódio. Caso o nível de exercício seja intensificado, a sudorese aumenta e consequentemente a perda de sódio também.

A recomendação para a prática de atividade física em crianças deve ser de pelo menos 60 minutos por dia de moderada a intensa com pelo menos 3 sessões por semana.[24]

A participação em esportes competitivos pode ser liberada para crianças e adolescentes com valores de PA abaixo dos valores compatíveis com HA estágio 2, após avaliação do risco CV e da pesquisa de lesões de órgãos-alvo.

Sono

A duração do sono correlacionou-se inversamente com o risco cardiometabólico, a obesidade e os níveis de atividade física em crianças.

Crianças que dormem mais que 9 horas por noite apresentam maior intensidade de atividade física e são mais magras que crianças que dormem menos. Entretanto, não se sabe se é o mais alto nível de atividade (duração e/ou intensidade) que causa aumento na duração do sono ou vice-versa.

A regularidade da duração do sono também durante os dias da semana e no fim de semana está relacionado com maiores níveis de atividade física.[25]

Se dieta e mudanças do estilo de vida não resolverem a hipertensão após 6 meses, é indicativo de que o tratamento farmacológico adicional é necessário.[26]

Tratamento medicamentoso da criança e do adolescente

A terapêutica farmacológica deve ser introduzida para crianças e adolescentes hipertensos cujo controle de PA não respondeu às recomendações não farmacológicas, particularmente em vigência de HVE, hipertensão sintomática ou hipertensão de estágio 2 sem um fator claramente modificável (p. ex., obesidade). O tratamento farmacológico deve ser iniciado com um inibidor da enzima de conversão da angiotensina (IECA), bloqueadores do receptor da angiotensina II (BRA), bloqueador dos canais de cálcio de ação prolongada ou diurético tiazídico.

A eficácia do tratamento pode ser acompanhada por meio da MAPA especialmente quando a avaliação da PA em consultório ou em domicílio indicarem uma resposta insuficiente ao tratamento.

O critério para tratamento da HA em crianças e adolescentes com DRC considera que a meta de tratamento deve ser a redução da PA média de 24 h da MAPA para valores inferiores ao percentil 50. Esses pacientes precisam ter a PA de consultório avaliada em todas as consultas médicas e, mesmo se ela se mostrar dentro de valores adequados, a MAPA deve ser repetida anualmente, pelo risco de hipertensão mascarada. A avaliação da criança/adolescente com DRC deve incluir a dosagem de proteinúria, para a qual, em caso positivo, a medicação anti-hipertensiva de escolha deve ser um IECA ou BRA.

Crianças e adolescentes com diabete melito tipo 1 ou 2 devem ter a PA medida em cada consulta médica e tratados se PAS ou PAD ≥ percentil 95 ou se PA > 130/80 mmHg em adolescentes ≥ 13 anos de idade.

Pacientes pediátricos com hipertensão aguda grave/emergência hipertensiva devem receber tratamento imediato com medicação anti-hipertensiva de curta duração. Nas primeiras 8 horas de tratamento a PA não deve ser reduzida em mais que 25% da redução total planejada.

Pacientes sob medicação anti-hipertensiva devem ser reavaliados a cada 4 a 6 semanas até que a PA seja controlada, prolongando-se depois o intervalo entre as consultas.

Crianças e adolescentes com hipertensão refratária devem ser conduzidos à semelhança do recomendado para adultos com hipertensão resistente. Pacientes hipertensos com dislipidemia devem ser conduzidos de acordo com orientações existentes para controle da dislipidemia na faixa etária pediátrica.

Adolescentes com diagnóstico de PA elevada ou HA devem fazer a transição de seus cuidados, com transferência de informações sobre a etiologia da HA, suas manifestações e complicações, para um clínico de adulto, em geral, após 22 anos de idade. Esse limite superior de idade pode ser alterado particularmente no caso de jovens com necessidades especiais de saúde.

Sugere-se informar e educar pacientes e seus familiares sobre a prevenção, o tratamento e as complicações potencias da HA, para melhorar a adesão do paciente ao tratamento e aos objetivos terapêuticos. Consideram-se estratégias úteis para a prevenção da hipertensão: a manutenção do IMC dentro de limites normais, o consumo de uma dieta do tipo DASH, a prevenção do consumo excessivo de sódio e a atividade física regular e vigorosa.[27,28]

As Tabelas 6 e 7 apresentam as medicações anti-hipertensivas para uso oral e parenteral mais utilizadas na criança e no adolescente.

Tabela 6	Medicações anti-hipertensivas para uso oral		
Droga	**Dose (mg/kg/dia)**	**Mecanismo de ação**	**Efeitos colaterais**
Nifedipina (de liberação lenta)	0,25 a 2	Vasodilatação arteriolar (bloqueia canais de cálcio)	Taquicardia reflexa, vômitos, cefaleia, rubor, facial, hipotensão grave, palpitação, síncope, edema de tornozelo
Anlodipina	0,1 a 0,5	Vasodilatação arteriolar (bloqueia canais de cálcio)	Edema periférico, rubor e cefaleia
Enalapril	0,1 a 0,5	Vasodilatação arteriolar e venosa (bloqueia ECA)	Hipotensão, cefaleia, vômitos, erupção, cutânea, tosse, hipercalemia Contraindicado: insuficiência renal na estenose da artéria renal, em gestantes
Captopril	0,3 a 5	Vasodilatação arteriolar e venosa (bloqueia ECA)	Hipotensão, cefaleia, vômitos, erupção cutânea, tosse, hipercalemia Contraindicado: insuficiência renal na estenose da artéria renal, em gestantes
Propranolol	1 a 0	Betabloqueador	Contraindicado: asma, ICC Uso cauteloso: diabete melito, doença renal e hepática Pode causar: hipoglicemia, hipotensão, náusea, fraqueza, broncoespasmo, impotência, bloqueio cardíaco
Atenolol	1 a 2	Betabloqueador seletivo Beta-1	Contraindicado: asma, ICC Uso cauteloso: diabete melito, doença renal e hepática Pode causar: hipoglicemia, hipotensão, náusea, broncoespasmo, fraqueza, impotência, bloqueio cardíaco
Hidralazina	1 a 8	Vasodilatador	Taquicardia reflexa, retenção hidrossalina, cefaleia, vômitos, reação *lúpus-like*
Furosemida	0,5 a 4	Bloqueio na reabsorção renal de cloro e sódio	Hipopotassemia, hiponatremia, alcalose metabólica hiperclorêmica, hiperuricemia, ototoxicidade
Hidroclorotiazida	1 a 4	Diurético tiazídico	Taquicardia reflexa, cefaleia, dispepsia
Espironolactona	1 a 3	Diurético poupador de K	Contraindicado: na insuficiência renal aguda, pode causar hipercalemia, ginecomastia, *rash*
Minoxidil	0,1 a 2		Contraindicado: aneurisma dessecante de aorta, feocromocitoma

ECA: enzima conversora da angiotensina; ICC: insuficiência cardíaca congestiva.

Tabela 7	Drogas anti-hipertensivas de uso endovenoso		
Droga	**Dose (mg/kg)**	**Mecanismo de ação**	**Efeitos colaterais**
Fentolamina	0,1 a 0,2	Bloqueador periférico alfa-adrenérgico	
Nitroprussiato de sódio	0,3 a 10	Vasodilatação arteriolar e venosa	Retenção hidrossalina, intoxicação por cianeto e tiocianeto, metemoglobinemia, hipotensão grave Proteja o equipo da luz e troque-o a cada 4 horas
Labetolol	1 a 3	Bloqueador alfa e beta	Idem a betabloqueador Muito potente, pode ser usado na crise hipertensiva

Resumo

Novas recomendações redefinem o estadiamento da hipertensão arterial (HA) na infância e adolescência, simplificam as recomendações para avaliação preventiva da pressão arterial (PA) em consultas pediátricas de rotina, racionalizam o manejo inicial dos pacientes com diagnóstico de PA elevada ou hipertensão arterial e ampliam a importância da avaliação por monitorização ambulatorial de pressão arterial (MAPA) no diagnóstico e manejo da hipertensão pediátrica.

A MAPA deve ser considerada parte da avaliação de rotina de crianças e adolescentes com condições de alto risco, para avaliar a gravidade da hipertensão e a presença de prejuízo ao ritmo circadiano de PA, configurando risco aumentado para lesões de órgão-alvo.

A prevenção da HA primária em crianças e adolescentes é baseada em uma estratégia de intervenção nas modificações dos fatores de risco, entre eles os de maior impacto como sobrepeso, dieta, consumo de sal, sedentarismo e má qualidade do sono.

A terapêutica farmacológica deve ser introduzida para crianças e adolescentes hipertensos cujo controle de PA não respondeu às recomendações não farmacológicas, particularmente em vigência de hipertrofia de ventrículo esquerdo, hipertensão sintomática ou hipertensão de estágio 2 sem um fator claramente modificável.

Referências bibliográficas

1. National High Blood Pressure Education Program Working Group on High Blood Pressure in Children and Adolescents. The fourth report on the diagnosis, evaluation, and treatment of high blood pressure in children and adolescents. Pediatrics. 2004;114(2 Suppl 4th Report):555-76.

2. Bloch KV, Klein CH, Szklo M, Kuschnir MC, Abreu Gde A, Barufaldi LA, et al. ERICA: prevalences of hypertension and obesity in Brazilian adolescents. Rev Saúde Pública. 2016;50(supl 1):9s.

3. Whelton PK, Carey RM, Aronow WS, Casey DE Jr, Collins KJ, Dennison Himmelfarb C, et al. ACC/AHA/AAPA/ABC/ACPM/AGS/APhA/ASH/ASPC/NMA/PCNA guideline for the prevention, detection, evaluation, and management of high blood pressure in adults: executive summary: a report of the American College of Cardiology/American Heart Association Task Force on Clinical Practice Guidelines. Hypertension. 2018;71(6):1269-324.

4. Flynn JT, Kaelber DC, Baker-Smith CM, Blowey D, Carroll AE, Daniels SR, et al.; Subcommittee on Screening and Management of High Blood Pressure in Children. Clinical Practice Guideline for screening and management of high blood pressure in children and adolescents. Pediatrics. 2017;140(3).

5. Pickering TG, Hall JE, Appel LJ, Falkner BE, Graves J, Hill MN, et al. Recommendations for blood pressure measurement in humans and experimental animals: part 1: blood pressure measurement in humans: a statement for professionals from the Subcommittee of Professional and Public Education of the American Heart Association Council on High Blood Pressure Research. Circulation. 2005;111(5):697-716.

6. Malachias MVB, Koch V, Colombo Consolim F, Silva S, Guimarães IC, Nogueira PK. 7th Brazilian Guideline of Arterial Hypertension: Chapter 10 - Hypertension in children and adolescents. Arq Bras Cardiol. 2016;107(3 Suppl 3):53-63.

7. Dionne JM, Abitbol CL, Flynn JT. Hypertension in infancy: diagnosis, management and outcome [published correction appears in Pediatr Nephrol. 2012;27(1):159-60]. Pediatr Nephrol. 2012;27(1):17-32.

8. Report of the second task force on blood pressure control in children–1987. Task force on blood pressure control in children. National Heart, Lung, and Blood Institute, Bethesda, Maryland. Pediatrics. 1987;79(1):1-25.

9. Flynn JT, Daniels SR, Hayman LL, Maahs DM, McCrindle BW, Mitsnefes M, et al. Update ambulatory blood pressure monitoring in children and adolescents: a scientific statement from the American Heart Association. Hypertension. 2014;63(5):1116-35.

10. Theodore RF, Broadbent J, Nagin D, Ambler A, Hogan S, Ramrakha S, et al. Childhood to early-midlife systolic blood pressure trajectories: early-life predictors, effect modifiers, and adult cardiovascular outcomes. Hypertension. 2015;66(6):1108-15.

11. World Health Organization. Guideline: sodium intake for adults and children. Geneva: World Health Organization; 2012.

12. Yang Q, Zhang Z, Kuklina EV, Fang J, Ayala C, Hong Y, et al. Sodium intake and blood pressure among US children and adolescents. Pediatrics. 2012;130(4):611-9.

13. Adler AJ, Taylor F, Martin N, Gottlieb S, Taylor RS, Ebrahim S. Reduced dietary salt for the prevention of cardiovascular disease. Cochrane Database Syst Rev. 2014;18(12):CD009217.

14. Moore LL, Bradlee ML, Singer MR, Qureshi MM, Buendia JR, Daniels SR. Dietary approaches to stop hypertension (DASH) eating pattern and risk of elevated blood pressure in adolescent girls. Br J Nutr. 2012;108(9):1678-85.

15. Yuan WL, Kakinami L, Gray-Donald K, Czernichow S, Lambert M, Paradis G. Influence of dairy product consumption on children's blood pressure: results from the QUALITY cohort. J Acad Nutr Diet. 2013;113(7):936-41.

16. Van Horn L, Carson JA, Appel LJ, Burke LE, Economos C, Karmally W, et al.; American Heart Association Nutrition Committee of the Council on Lifestyle and Cardiometabolic Health; Council on Cardiovascular Disease in the Young; Council on Cardiovascular and Stroke Nursing; Council on Clinical Cardiology; and Stroke Council. Recommended Dietary Pattern to Achieve Adherence to the American Heart Association/American College of Cardiology (AHA/ACC) Guidelines: a scientific statement from the American Heart Association. Circulation. 2016;134(22):e505-e529.

17. Vaněčková I, Maletínská L, Behuliak M, Nagelová V, Zicha J, Kuneš J. Obesity-related hypertension: possible pathophysiological mechanisms. J Endocrinol. 2014;223(3):R63-78.

18. Asghari G, Yuzbashian E, Mirmiran P, Hooshmand F, Najafi R, Azizi F. Dietary approaches to stop hypertension (DASH) dietary pattern is associated with reduced incidence of metabolic syndrome in children and adolescents. J Pediatr. 2016;174:178-84.e1.

19. Monzavi R, Dreimane D, Geffner ME, Braun S, Conrad B, Klier M, et al. Improvement in risk factors for metabolic syndrome and insulin resistance in overweight youth who are treated with lifestyle intervention. Pediatrics. 2006;117(6).

20. Rebholz CM, Gu D, Chen J, Huang JF, Cao J, Chen JC, et al.; GenSalt Collaborative Research Group. Physical activity reduces salt sensitivity of blood pressure: the Genetic Epidemiology Network of Salt Sensitivity study. Am J Epidemiol. 2012;176(suppl 7):S106-S113.

21. Farpour-Lambert NJ, Aggoun Y, Marchand LM, Martin XE, Herrmann FR, Beghetti M. Physical activity reduces systemic blood pressure and improves early markers of atherosclerosis in pre-pubertal obese children. J Am Coll Cardiol. 2009;54(25):2396-406.

22. García-Hermoso A, Saavedra JM, Escalante Y. Effects of exercise on resting blood pressure in obese children: a meta-analysis of randomized controlled trials. Obes Rev. 2013;14(11):919-28.

23. Cai L, Wu Y, Cheskin LJ, Wilson RF, Wang Y. Effect of childhood obesity prevention programmes on blood lipids: a systematic review and meta-analysis. Obes Rev. 2014;15(12):933-44.

24. Lobelo F, Rohm Young D, Sallis R, Garber MD, Billinger SA, Duperly J, et al.; American Heart Association Physical Activity Committee of the Council on Lifestyle and Cardiometabolic Health; Council on Epidemiology and Prevention; Council on Clinical Cardiology; Council on Genomic and Precision Medicine; Council on Cardiovascular Surgery and Anesthesia; Stroke Council. Routine assessment and promotion of physical activity in healthcare settings: a scientific statement from the American Heart Association. Circulation. 2018;137(18):e495-e522.

25. Fobian AD, Elliott L, Louie T. A systematic review of sleep, hypertension, and cardiovascular risk in children and adolescents. Curr Hypertens Rep. 2018;20(5):42.

26. Patel N, Walker N. Clinical assessment of hypertension in children. Clinical Hypertension. 2016;22:15.

27. Barnes TL, Crandell JL, Bell RA, Mayer-Davis EJ, Dabelea D, Liese AD. Change in DASH diet score and cardiovascular risk factors in youth with type 1 and type 2 diabetes mellitus: the SEARCH for Diabetes in Youth study. Nutr Diabetes. 2013;3:e91.

28. Expert Panel on Integrated Guidelines for Cardiovascular Health and Risk Reduction in Children and Adolescents; National Heart, Lung, and Blood Institute. Expert panel on integrated guidelines for cardiovascular health and risk reduction in children and adolescents: summary report. Pediatrics. 2011;128(suppl 5):S213-S256.

Seção 9

DOENÇA ARTERIAL CORONARIANA

Capítulo 1

Patogênese da aterosclerose

Lucas Colombo Godoy
Fabiana Hanna Rached
Carlos Vicente Serrano Jr

Pontos-chave

- Aterosclerose é a base fisiopatológica de grande parte das doenças cardiovasculares, entre elas a doença arterial coronariana crônica e os quadros de infarto agudo do miocárdio, responsáveis por grande morbidade e mortalidade na sociedade contemporânea.
- O grande processo que permeia todo o desenvolvimento da aterosclerose, desde suas fases iniciais até suas complicações, é a inflamação.
- O espaço anatômico onde ocorre a maior parte da aterogênese é a parede das artérias das mais variadas regiões do organismo (por exemplo, artérias coronárias), sendo a camada íntima a mais importante para o desenvolvimento deste processo.
- As células endoteliais e as células musculares lisas, provenientes, em sua maior parte, das camadas arteriais íntima e média, respectivamente, e as células do sistema inflamatório (monócitos, macrófagos – que originam as células espumosas – linfócitos T e monócitos) são os grandes responsáveis celulares pelo desenvolvimento do processo aterogênico.
- Dentre as principais substâncias implicadas no desenvolvimento da placa aterosclerótica, podemos citar: molécula de adesão celular vascular 1 (VCAM-1); proteína quimiotática de monócito (MCP-1); fator estimulador de colônia de macrófago (M-CSF); metaloproteinase de matriz 9 (MMP-9); e CD40 ligante, todos eles detalhados no texto deste capítulo.
- As síndromes coronarianas agudas associadas às placas ateroscleróticas ocorrem mais comumente por dois mecanismos principais: rotura da capa fibrosa ou erosão superficial da íntima.

Introdução

Nas últimas décadas, o conhecimento sobre a fisiopatologia da aterosclerose apresentou uma grande evolução. O conceito de aterosclerose antigamente aceito e reconhecido era de um processo proliferativo insidioso e passivo[1] e suas consequências vasculares decorrentes apenas da obstrução mecânica simples ao fluxo sanguíneo. Por meio de estudos experimentais recentes, do advento da biologia molecular e da imunologia e da associação desses resultados às observações anatomopatológicas da placa aterosclerótica, podemos afirmar que a aterosclerose trata-se de uma doença inflamatória crônica sistêmica de grande complexidade que ocorre sobretudo na camada íntima das artérias, mas também envolvendo as camadas média e adventícia.[2] Múltiplas evidências experimentais apontam a inflamação como processo regulatório chave em todos os estágios do desenvolvimento da aterosclerose,[3] havendo íntima relação entre células e citocinas inflamatórias com o endotélio vascular, com as lipoproteínas e com a cascata de coagulação. Assim, podemos dizer que a inflamação acaba por modular as seguintes ações na aterogênese:

- A ativação do endotélio e recrutamento monolinfocitário.
- A captação e oxidação das partículas de lipoproteínas de baixa densidade (LDL).
- A produção local e sistêmica de citocinas pró-inflamatórias.
- A produção de proteases e a degradação da capa fibrótica, responsáveis pela desestabilização da placa.
- A indução da apoptose das células da placa.
- O controle da coagulação após rotura da placa, aumentando fatores pró-coagulantes tanto no núcleo lipídico quanto no sangue.

O processo de crescimento e de desenvolvimento da doença aterosclerótica se dá de maneira silenciosa e ao longo de décadas, iniciando-se com a formação da estria gordurosa em crianças e adolescentes, progredindo para formação de placas complexas na idade adulta. Nesse momento, essas placas, a depender do seu tamanho e do seu grau de instabilidade, podem levar a um quadro sintomático como angina *pectoris*, infarto agudo do miocárdio, acidente vascular cerebral ou claudicação intermitente.[4]

Recentemente, a importância central da inflamação na fisiopatologia da doença aterosclerótica foi também demonstrada clinicamente, por meio do estudo clínico CANTOS (*Canakinumab Antiinflammatory Thrombosis Outcome Study*).[5] Esse estudo randomizou pacientes com doença coronária aterosclerótica clinicamente manifesta e com níveis aumentados de proteína C-reativa de alta sensibilidade (PCRus), um marcador de atividade inflamatória, para tratamento com uma droga anti-inflamatória, mais precisamente um anticorpo monoclonal contra a interleucina 1β (canaquinumabe), de administração subcutânea. Após 4 anos de acompanhamento, os pacientes tratados com canaquinumabe apresentaram redução nos níveis de PCRus e uma redução de aproximadamente 15% no desfecho combinado de infarto, acidente vascular cerebral e morte de causa cardiovascular, todas complicações da doença aterosclerótica. Ainda que essa medicação não seja utilizada na prática clínica atual com o objetivo de prevenção cardiovascular, esse estudo foi uma importante prova de conceito que a modulação da atividade inflamatória pode interferir diretamente na incidência de desfechos clínicos. Outros estudos clínicos, testando outras medicações anti-inflamatórias, estão sendo conduzidos no momento em pacientes com doença cardiovascular.[6,7]

Conceitos de biologia vascular

Antes de iniciarmos o estudo da fisiopatologia da aterosclerose *per se*, torna-se necessário conhecer melhor o espaço onde esta doença se desenvolve: a íntima vascular.

Células vasculares

Os dois tipos celulares predominantes em uma artéria normal e que têm importância fundamental na gênese da placa aterosclerótica são as células endoteliais (CE) e as células musculares lisas (CML). As CE estão localizadas primordialmente na camada íntima do vaso, estando, assim, em contato direto com o sangue e permitindo que o mesmo, em situações de homeostase normal, possa fluir adequadamente pelos vasos.[8] A superfície dessas células expressa constitutivamente moléculas de heparan sulfato, trombomodulina, entre outros, responsáveis por essa propriedade fundamental de manutenção da reologia sanguínea. O endotélio também possui propriedades endócrinas, com secreção, por exemplo, de óxido nítrico, capaz de promover relaxamento de CML da túnica média e inibir a agregação plaquetária. Além disso, as CE também possuem importância na expressão de moléculas de adesão celular, como a molécula de adesão celular vascular 1 (VCAM-1), responsável pela adesão e internalização de células inflamatórias do lúmen vascular para o interior de sua parede.[9] Já as CML estão localizadas majoritariamente, em condições normais, na camada média do vaso e possuem propriedade de contração e relaxamento, sendo, assim, capazes de regular o fluxo de sangue em diversos territórios arteriais. Essas células também sintetizam matriz extracelular (sobretudo colágeno) e podem migrar para a camada íntima durante o desenvolvimento da placa aterosclerótica.[10]

Camadas de uma artéria normal

Em condições habituais, uma artéria possui três camadas (ou túnicas) principais:[2,8]

- Túnica íntima: é a camada mais próxima da luz vascular, sendo composta por uma monocamada de CE (previamente descritas), que ficam apoiadas na lâmina elástica interna, uma membrana constituída de colágeno não fibrilar do tipo IV, laminina, fibronectina, entre outras substâncias, e separa esta camada da seguinte, a túnica média.
- Túnica média: é constituída pelas já comentadas CML, em camadas concêntricas de disposição helicoidal, permeadas por matriz composta de colágeno fibrilar e glicoproteínas variadas. Tem função fundamental para receber e "conter" a energia cinética proveniente da sístole ventricular. Separando esta camada da próxima, em geral encontramos a lâmina elástica externa.
- Túnica adventícia: mais externa das três, é formada principalmente por colágeno tipo 1 e fibras elásticas. Em geral, apresenta continuidade com o tecido conjuntivo do órgão onde o vaso está localizado. Seu papel na fisiopatologia da reestenose vascular pós-angioplastia por balão já era conhecido sendo que, mais recentemente, está sendo demonstrado que também pode contribuir para a formação da placa de ateroma.

Outro componente que pode estar presente na parede arterial é a *vasa vasorum*, diminutos vasos sanguíneos responsáveis pela nutrição das camadas mais distantes do lúmen e que, sobretudo em artérias de médio e grande calibre, não seriam suficientemente nutridas apenas pela embebição do sangue proveniente da luz vascular. Quando há presença de aterosclerose, a reação inflamatória local pode estimular a síntese de fatores como o fator de crescimento de endotélio vascular (VEGF), que promove a formação de neovasos para irrigação das células componentes da placa[2] (Figura 1).

Fases do desenvolvimento da aterosclerose

Apesar de se tratar de um processo contínuo, para fins didáticos, iremos dividir o processo ateromatoso em quatro grandes fases:

- Fase inicial da aterogênese.
- Fase de desenvolvimento da estria gordurosa.
- Fase de progressão para placa complexa.
- Fase de rotura da placa.

Fase inicial da aterogênese

Como já foi destacado acima, a inflamação participa da aterosclerose em todas as suas fases: no início, no desenvolvimento e nos eventos finais, como as complicações trombóticas.[11] Em seu estado normal, as CE, que recobrem a superficial da parede arterial, não permitem a adesão de células sanguíneas como os leucócitos. Entretanto, fatores de risco

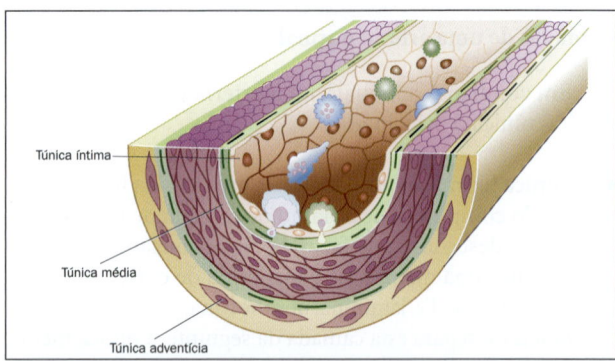

ou desencadeadores da aterosclerose como fumo, hipertensão, hiperglicemia, dieta rica em gorduras saturadas, obesidade ou resistência à insulina podem instigar a expressão de moléculas de adesão pelas CE, permitindo a adesão dos leucócitos à parede arterial. Atualmente, uma grande variedade de fatores não tradicionais têm sido implicados como desencadeadores do processo de aterogênese, desde mutações clonais de células hematopoiéticas conhecidas como CHIP (ver adiante neste texto) desde fatores psicossociais, como ter vivenciado uma experiência adversa na infância (*adverse childhood experience* – ACE),[12] como separação dos pais ou violência física e sexual. Com relação aos ACE, acredita-se que esses eventos desencadeiam um estado de hipervigilância e estresse crônico na infância, com alterações neuroendócrinas, metabólicas e imunes associadas, que acabam por culminar em aumento do risco de desenvolvimento de doença cardiovascular na idade adulta.

Um dos responsáveis por permitir a adesão das células sanguíneas ao endotélio é a molécula de adesão celular vascular 1(VCAM-1). A VCAM-1 liga-se a monócitos e linfócitos T, os dois tipos principais de leucócitos encontrados na fase inicial da placa aterosclerótica. Estudos em ratos submetidos a uma dieta aterogênica evidenciaram a expressão de VCAM-1 pelas CE tanto em áreas propensas a formação de lesão como já em lesões iniciais. Foi também evidenciado que a expressão de VCAM-1 precede o aparecimento de macrófagos na íntima arterial e o aparecimento da lesão acontece após três semanas. Ao controlar a expressão de VCAM-1 em ratos geneticamente modificados, nota-se que a diminuição de sua expressão leva a uma menor formação de lesões ateroscleróticas. A expressão de VCAM-1 é induzida por diversas substâncias. Podemos citar entre elas os lipídios oxidados e as citocinas pró-inflamatórias, como interleucina 1 (IL-1) e fator de necrose tumoral-α (TNF-α) que induzem a expressão de VCAM-1 através do mecanismo mediado pelo fator-nuclear kappa ß (NFkß).[13]

Sabemos também que a formação de placas ateroscleróticas é influenciada pelo tipo de fluxo sanguíneo. Em áreas onde o fluxo é turbulento, há uma maior propensão para formação de placas ateroscleróticas. Já em áreas com fluxo laminar, mecanismos antiaterogênicos são deflagrados, como a expressão de uma enzima antioxidante, a superóxido dismutase, e a produção de oxido nítrico, um potente vasodilatador.[8] Acredita-se que as CE possam sentir as diferenças de fluxo através de cílios presentes em sua superfície luminal e receptores de adesão em sua parede lateral, embora estes mecanismos ainda necessitem de maiores estudos.[14,15] Essas estruturas seriam responsáveis por fazer a transdução de um sinal mecânico (alteração do fluxo sanguíneo vascular) em químico, através da ativação de uma cascata de sinalização intracelular em resposta a esse estímulo, culminando em alterações de transcrição gênica. O aumento do oxido nítrico apenas pode limitar a expressão de VCAM-1 por inibir a ativação de NFkß e por impedir a adesão plaquetária.[14]

Também nessa fase inicial da aterogênese, observamos a ocorrência de acúmulo extracelular de lípides na íntima. O maior exemplo disso é a ligação das partículas de LDL aos proteoglicanos da matriz extracelular arterial, através de um sítio específico da apoproteína B que compõe as LDLs. Postula-se também que as LDL pequenas e densas tenham ainda maior afinidade para formação dessas ligações.[16] Outros mecanismos responsáveis pela retenção das LDL na íntima seriam a ação da lipoproteína lipase local da íntima e a ação de fosfolipases. Uma vez no espaço intimal, as lipoproteínas apresentam suscetibilidade aumentada à oxidação, dada a escassez de antioxidantes nessa região. O processo inflamatório inicial pode contribuir para a oxidação das lipoproteínas por diversos mecanismos, dentre os quais: redução da relação entre NADH/NADPH (dinocleotídeo nicotinamida adenina/NADH fosfato), aumento de expressão de enzimas oxidadeses, lipoxigenases e mieloperoxidases pelas CE e células inflamatórias. De maneira complementar, a LDL-oxidada também pode ser capaz de amplificar o processo inflamatório inicial local.[17] A lipoproteína (a) – Lp(a), que essencialmente é a LDL ligada a uma partícula de apolipoproteína (a) – é reconhecidamente um fator de risco independente para doença cardiovascular. Postula-se que a oxidação de fosfolípides da Lp(a) possa ter um papel causal na aterogênese, o que ainda carece de maiores evidências tanto clínicas como experimentais.[18]

Nas últimas três décadas, o papel causal do colesterol LDL (LDL-c) no desenvolvimento da doença aterosclerótica foi evidenciado por uma grande variedade de experimentos básicos e clínicos, nos quais a administração de medicações redutoras do LDL-c (fundamentalmente estatinas) levou à redução das taxas de eventos cardiovasculares. Estima-se que a redução de aproximadamente 40 mg/dL nos níveis séricos de LDL-c está relacionada a redução de 20% na incidência de eventos cardiovasculares por ano e redução de 10% em mortalidade cardiovascular.[19] O recente desenvolvimento de fármacos capazes de reduzir o colesterol LDL circulante para níveis ainda mais baixos (como os inibidores da proproteína convertase subtilisina/quexina tipo 9 - PCSK9) reforçaram ainda mais a importância dessa partícula na aterogênese[20], aventando inclusive a possiblidade de que grandes reduções no colesterol LDL circulante possam levar à regressão de placas ateroscleróticas já estabelecidas.[21]

Recentemente, tem sido postulado que a microbiota intestinal também pode ter um papel importante no desenvolvimento da placa aterosclerótica. Tanto em roedores quanto em humanos, a microbiota é responsável por transformar os aminoácidos colina e L-carnitina presentes nos alimentos em um gás volátil – trimetilamina (TMA), que, por sua vez, é convertido no fígado em N-óxido de TMA (TMAO). O aumento nos níveis de TMAO pode induzir o aumento da expressão de diversas substâncias pró-inflamatórias, como interleucina 6, cicloxigenase 2 e moléculas de adesão celular. Níveis aumentados de TMAO já foram correlacionados com aumento de incidência de eventos cardiovasculares em seres humanos[22] e, em animais de experimentação, a administração de um inibidor oral da produção de TMA pela microbiota foi capaz de reduzir os níveis séricos de TMAO e o desenvolvimento da placa aterosclerótica.[23] Ainda por mecanismos pouco esclarecidos, acredita-se que a microbiota também possa influenciar o desenvolvimento de fatores de risco tradicionalmente associados à doença aterosclerótica, como diabetes, hipertensão e obesidade.[24]

Retomando a sequência de eventos, as células inflamatórias passam a se aderir ao endotélio, inicialmente por uma fase de rolamento, mediada por moléculas endoteliais de adesão denominadas selectinas. Em seguida, os monócitos passam para a fase de adesão firme, caracterizada pela interação entre a já descrita VCAM-1 do endotélio e moléculas específicas de integrina na superfície dos monócitos e linfócitos T.[25] Uma vez aderidos ao endotélio arterial, os monócitos penetram por meio do endotélio e entram na íntima do vaso por diapedese, processo dependente de gradiente quimiotático, gerado, por exemplo, pela proteína quimiotática de monócito (MCP-1). Placas de ateroma hiperexpressam MCP-1 e essa citocina é responsável por recrutar monócitos de caráter inflamatório, presentes nos estágios iniciais da placa de ateroma. Dados revelam que em ratos suscetíveis à aterosclerose e sem a habilidade de expressar MCP-1, há uma redução de 83% na deposição de lipídios e uma menor presença de macrófagos na parede arterial. Essa hipótese foi testada inibindo a expressão do receptor da MCP-1, o CCR2, o que revelou uma menor progressão da lesão[26] (Figura 2).

Fase de desenvolvimento da estria gordurosa

Na intima das artérias, monócitos maturam–se em macrófagos que, por apresentarem expressão de receptores *scavenger* (como o *lectin-like oxidized low-density lipoprotein receptor-1*

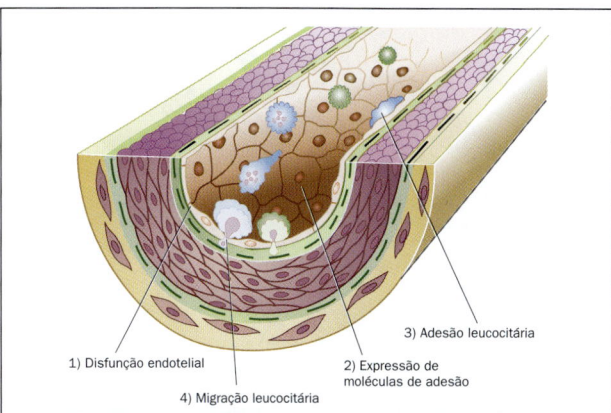

1) Disfunção endotelial
2) Expressão de moléculas de adesão
3) Adesão leucocitária
4) Migração leucocitária

Figura 2 Fase inicial da aterogênese. Em seu estado normal, as células endoteliais (CE), que recobrem a superficial da parede arterial, não permitem a adesão de células sanguíneas como os leucócitos. Entretanto, fatores de risco ou desencadeadores da aterosclerose como cigarro, hipertensão, hiperglicemia, dieta rica em gorduras saturadas, obesidade ou resistência à insulina podem levar a disfunção endotelial e instigar a expressão de moléculas de adesão pelas CE, permitindo a adesão dos leucócitos à parede arterial. Após uma fase inicial de rolamento, mediada por moléculas endoteliais de adesão denominadas selectinas, os monócitos passam para a fase de adesão firme, caracterizada pela interação entre a VCAM-1 do endotélio e moléculas específicas de integrina na superfície dos monócitos e linfócitos T. Uma vez aderidos ao endotélio arterial, os monócitos penetram por meio do endotélio e entram na íntima do vaso por diapedese, processo dependente de um gradiente quimiotático, gerado, por exemplo, pela proteína quimiotática de monócito (MCP-1).
Fonte: adaptada de: Ross R. Atherosclerosis: an inflammatory disease. N Engl J Med. 1999;340(2):115-26.

(LOX-1), expresso na parede arterial e também em macrófagos), permitem a internalização excessiva de lipídios modificados, principalmente a LDL-oxidada. Interessante notar que os receptores clássicos de LDL não participam desse processo.[27] Ésteres de colesterol acumulam-se no citoplasma e, assim, os macrófagos tornam-se células espumosas, características desse estágio da aterogênese. Os macrófagos multiplicam-se e liberam vários fatores de crescimento e citocinas, amplificando e sustentando os sinais pró-inflamatórios. Um mediador importante para esse processo é o fator estimulador de colônia de macrófago (M-CSF) que é hiperexpresso em placas ateroscleróticas humanas.[28] A presença de numerosos macrófagos transformados em células espumosas na íntima vascular caracteriza uma lesão aterosclerótica precursora conhecida como estria gordurosa que, nesse estágio, ainda pode ser reversível e não causar repercussões clínicas (Figura 3).

As ações de fagocitose e de liberação de citocinas exercidas por estes macrófagos são componentes da chamada resposta imunológica inata, aquela que não necessita da ativação e interação entre linfócitos T e B para ocorrer. Hoje, sabemos também, entretanto, que essas outras funções do sistema imunológico, chamadas de resposta imune adaptativa, também contribuem para a aterogênese. Apesar de em menor número, linfócitos T também estão presentes na placa

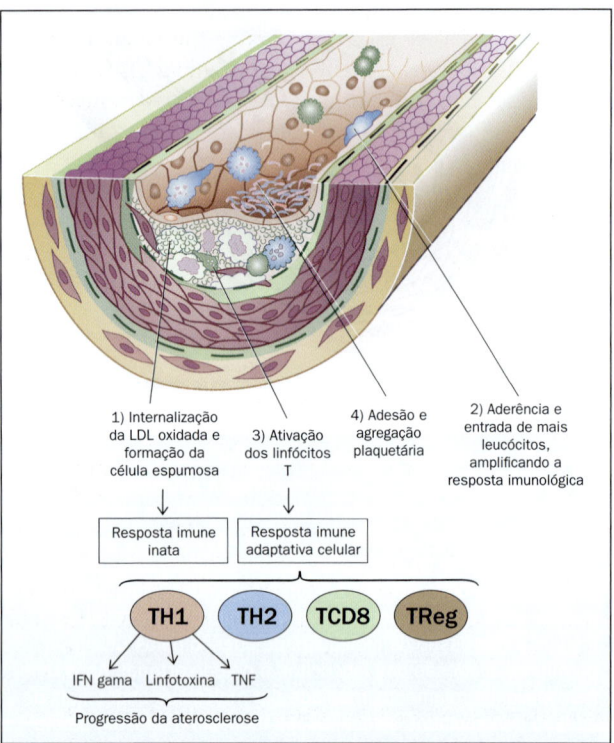

1) Internalização da LDL oxidada e formação da célula espumosa

3) Ativação dos linfócitos T

4) Adesão e agregação plaquetária

2) Aderência e entrada de mais leucócitos, amplificando a resposta imunológica

Resposta imune inata

Resposta imune adaptativa celular

TH1 TH2 TCD8 TReg

IFN gama   Linfotoxina   TNF

Progressão da aterosclerose

Figura 3   Fase de desenvolvimento da estria gordurosa. Na íntima das artérias, monócitos maturam-se em macrófagos e após a internalização excessiva de lipídios modificados, os macrófagos tornam-se células espumosas. As ações de fagocitose e de liberar citocinas exercidas por estes macrófagos são componentes da chamada resposta imunológica inata, aquela que não necessita da ativação e interação entre linfócitos T e B para ocorrer. Hoje, sabemos também, entretanto, que a resposta imune adaptativa também contribui para a aterogênese. Os linfócitos T ativados apresentam diferentes comportamentos de resposta imune, a depender de sua programação genética e das citocinas específicas a que é exposto. De maneira especial, os linfócitos TCD4+ que apresentam resposta TH1 contribuem para progressão das lesões ateroscleróticas (vide texto para maiores detalhes).
Fonte: adaptada de: Ross R. Atherosclerosis: an inflammatory disease. N Engl J Med. 1999;340(2):115-26.

aterosclerótica. Células dendríticas teciduais ou os próprios macrófagos provenientes da circulação funcionam como células apresentadoras de antígenos para os linfócitos T.[29] Os antígenos apresentados são bastante variáveis, como, por exemplo, porções de lipoproteínas (como epítopos da ApoB das LDLs), agentes infecciosos, proteínas de choque térmico (*heat shock proteins*), entre outros. Especula-se que alguns desses antígenos poderiam atuar como agente causadores ou iniciadores do processo de aterogênese (como no caso da teoria da origem infecciosa da aterosclerose, com implicação da *Chlamydia pneumoniae*) o que, até o momento, ainda não foi demonstrado.[30] É importante ressaltar que, ao menos de maneira indireta, infecções podem acelerar a progressão das lesões ateroscleróticas ou mesmo precipitar eventos cardiovasculares. Infecções crônicas, como periodontites, bronquites, úlceras cutâneas, podem aumentar os níveis sistêmicos de infla-

mação, o que poderia acelerar a aterogênese. Em processos infecciosos agudos, endotoxinas bacterianas lançadas na circulação (conhecidas como PAMPs – *pathogen-associated molecular patterns*), que ativam receptores da resposta imune inata, como os *toll-like receptors*) podem aumentar agudamente a atividade inflamatória sistêmica e também nas placas de ateroma, com a possibilidade de desencadear eventos cardiovasculares agudos. Na sepse, o aumento de proteínas de fase aguda (como fibrinogênio) leva a um estado pró-trombótico, também favorecendo a ocorrência de eventos cardiovasculares, enquanto que as repostas fisiológicas, como taquicardia e febre, podem levar a aumento de consumo de oxigênio pelo músculo cardíaco, podendo causar um infarto miocárdico do tipo 2.[31,32]

Após a apresentação do antígeno ("sinapse imunológica"), as células T CD4+ (linfócitos T *helper*) são ativadas e diferenciam-se em dois subtipos principais de linfócitos T CD4+, que realizam ações imunológicas distintas: as células efetoras Th1 e Th2. A resposta Th1 produz citocinas pró-inflamatórias, como o interferon-γ, linfotoxina e TNF-α, contribuindo para desestabilização da placa. A resposta Th2, por sua vez, é responsável por secretar outro perfil de citocinas, como IL-4 e IL-10, que podem diminuir a inflamação, inclusive controlando a resposta Th1 e reduzindo a apresentação de antígenos às células T; sua função na aterogênese, entretanto, é menos estabelecida do que para a resposta Th1. Outro subtipo, os linfócitos Th17 secretam interleucina 17, que possui efeitos mistos na placa de ateroma, tanto pró-aterogênico quanto pró-fibrótico. Ainda outra população de células TCD4+, os linfócitos T reguladores (CD4+; CD25+), também estão presentes nesse cenário e possivelmente desempenham funções antiateroscleróticas.[32,33]

Os linfócitos TCD8+ (linfócitos T citotóxicos), por sua vez, estão relacionados ao processo de apoptose de células como macrófagos, CE e CML, por meio da expressão do fator citotóxico de membrana Fas ligante e de DAMPs (*damage-associated molecular patterns*), além de outros mecanismos. Os TCD8+ são ativados tanto via células apresentadoras de antígeno quanto via linfócitos TCD4+.[34] Todas as ações descritas até o momento são chamadas de resposta imune adaptativa celular. A resposta imune adaptativa humoral, que envolve a ativação das células B e sua decorrente produção de anticorpos, possivelmente também participa do processo aterogênico, por meio da produção de imunoglobulinas M (possivelmente ateroprotetora) pelas células B1 e de citocinas e imunoglobulinas G (pró-aterogência) pelas células B2. Sua importância, entretanto, ainda está sendo investigada, sobretudo em seres humanos.[35] Mastócitos são outras células do sistema imunológico que talvez também desempenhem funções importantes na aterogênese, o que está sendo investigado em modelos murinos. Essas células poderiam aumentar o poder aterogênico das LDLs e, em humanos, poderiam estar associadas a crescimento e instabilidade da placa aterosclerótica. Reforçamos que inúmeras outras moléculas de adesão, quimiocinas, citocinas e fatores de crescimento participam desse processo. Porém, VCAM-1, MCP-1, e

M-CSF são os mediadores chaves para o início e progressão da placa de ateroma.[29]

Recentemente, um novo elemento tem sido reconhecido como fator de risco e possível mediador para o desenvolvimento da doença aterosclerótica: a ocorrência de hematopoiese clonal de potencial indeterminado (CHIP). À medida que envelhecemos, mutações adquiridas em células tronco hematopoiéticas vão ocorrendo e se acumulando, podendo levar à expansão clonal dessas células. Algumas linhagens mutantes podem ser eventualmente detectadas na circulação periférica, o que predispõe a aumento de risco para malignidades hematológicas em uma parcela pequena dos portadores dessas mutações. Recentemente observou-se que a mortalidade geral de indivíduos portadores de CHIP é maior do que a população geral, mesmo nos indivíduos que não desenvolvem nenhuma neoplasia hematológica. Percebeu-se, então, que a principal causa de óbito desses pacientes era doença cardiovascular e que mesmo levando-se em consideração a influência de outros fatores de risco (como idade), a presença de CHIP está independentemente associada a uma incidência quase duas vezes maior de eventos cardiovasculares.[36] Os mecanismos relacionados a esse aumento de risco ainda não são bem entendidos, mas acredita-se que as mutações que originam a CHIP (como mutações dos genes Tet2 e Jak2) também sejam responsáveis por causar alterações epigenéticas (metilação) no DNA das células hematológicas, levando à hiperexpressão de fatores pró-inflamatórios e pró-trombóticos.[37]

Fase de progressão para placa complexa

Enquanto o conjunto de células espumosas é característico da estria gordurosa, a deposição do tecido fibroso define a lesão aterosclerótica mais avançada. Como vimos, macrófagos e linfócitos T infiltram as lesões ateroscleróticas e localizam preferencialmente na borda do ateroma, onde a atividade inflamatória é mais ativa e por onde se dá o crescimento da placa.

Na fase de progressão da placa, as CML sintetizam a matriz extracelular. Essas células migram da túnica média para a íntima em resposta à produção de fator de crescimento derivado de plaqueta (PDGF) secretado pelos macrófagos ativados e pelas CE, processo em parte estimulado pela degradação da matriz extracelular pela metaloproteinase de matriz 9 (MMP-9) e por outras proteinases. Acredita-se também que parte dessas CML seja proveniente de precursores vindos da corrente sanguínea ou mesmo de células tronco presentes na própria parede arterial.[38] Uma vez na íntima, as CML proliferam sob influência de vários fatores de crescimento e secretam proteínas da matriz extracelular, entre eles o colágeno intersticial. Em contrapartida, também observamos simultaneamente a ocorrência de apoptose de CML, mediada, sobretudo, pelos linfócitos T citotóxicos, via interação das proteínas de membrana Fas (da CML) e Fas ligante (do linfócito). Além de formação de matriz, também ocorre nesse momento a mineralização (calcificação) da placa, também por ação das CML. Esse processo parece ser mediado pelo sistema RANK/RANK ligante (como estimulantes da mineralização) e osteoprotegerina (como inibidor), de maneira análoga à mineralização no tecido ósseo.[39] A identificação de cálcio nas placas de ateroma vem sendo cada vez mais utilizada para a detecção precoce de aterosclerose coronária e para predição de risco de eventos cardiovascular futuros.[40]

Outro processo importante para a progressão da aterogênese é a formação de novos vasos sanguíneos a partir da *vasa vasorum*, processo conhecido como neovascularização. A neovascularização é mediada por fatores como o já citado VEGF, fatores de crescimento de fibroblasto, oncostatina M e fatores de crescimento placentário. Os neovasos permitem a progressão da placa aterosclerótica por facilitarem a entrada de mais leucócitos nas placas já estabelecidas (através da hiperexpressão de VCAM-1) e por possibilitarem o aporte de nutrientes para regiões mais centrais da placa e, por isso, mais afastadas do lúmen vascular original.[41] Os neovasos favorecem também a hemorragia intraplaca e trombose *in situ*, visto que são vasos pequenos e friáveis. Nesse fenômeno, há a produção de trombina, que promove a ativação de CE, de monócitos e macrófagos, de CML e de plaquetas. Em resposta à trombina, essas células secretam mediadores inflamatórios, entre eles CD 40L e RANTES (*regulated upon activation, normal T cell express sequence*), que promovem o crescimento da placa, tornando-as suscetíveis às complicações trombóticas da aterosclerose.[42]

As plaquetas têm um papel importante nessa fase, secretando mediadores inflamatórios, entre eles CD40L e fator de crescimento plaquetário, o que favorece o sinergismo entre inflamação e trombose na fisiopatologia da aterotrombose. Destacamos, entre os mediadores plaquetários, o CD40L, dada sua grande importância. Todas as principais células que participam da aterosclerose expressam essa citocina pró-inflamatória como também o seu receptor CD40. Essa ligação estimula a expressão de moléculas de adesão e a secreção de MMP envolvidas na degradação da matriz extracelular. Essa citocina também tem um efeito protrombótico, ao estimular a exposição de fator tecidual pelas CE, macrófagos e CML, ativando a coagulação extrínseca.[43]

A hemorragia causada pelos neovasos consiste num bom exemplo para ilustrar o conceito mais atual em relação à progressão temporal da doença aterosclerótica.[44] Antes, admitia-se que o crescimento das lesões ocorria de maneira contínua e uniforme ao longo do tempo. Hoje, acredita-se, na verdade, que essa evolução se dê em surtos: as placas podem permanecer quiescentes por algum tempo, talvez anos, até que algum evento específico (como, por exemplo, uma hemorragia intraplaca) deflagra uma piora dessa lesão, levando a um aumento de atividade inflamatória na região, com acúmulo de CML, aumento de deposição de matriz e crescimento da espessura global da placa (Figura 4).

Fase de rotura da placa

Ao longo de todo o caminho de progressão da aterogênese, no qual há a transformação de uma placa rica em gordura para uma placa fibrosa e muitas vezes calcificada, pode haver estenose do lúmen do vaso. Considera-se que, em ge-

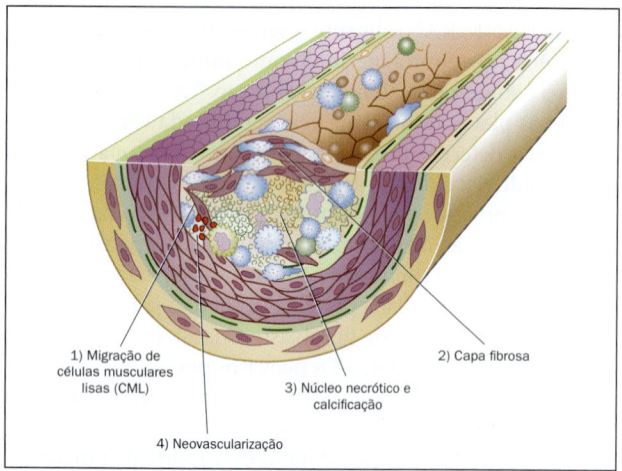

Figura 4 Fase de progressão para placa complexa. A deposição do tecido fibroso define a lesão aterosclerótica mais avançada, com a formação da capa fibrosa. Nesta fase, as células musculares lisas (CML) sintetizam a matriz extracelular. Essas células migram da túnica média para a íntima em resposta à produção de fator de crescimento derivado de plaqueta secretado pelos macrófagos ativados e pelas células endoteliais (CE), processo em parte estimulado pela degradação da matriz extracelular pela metaloproteinase de matriz 9 (MMP-9) e por outras proteinases. Concomitantemente, mais macrófagos e linfócitos T infiltram as lesões ateroscleróticas e localizam-se preferencialmente na borda do ateroma, onde a atividade inflamatória é mais ativa e por onde se dá o crescimento da placa.

Fonte: adaptada de: Ross R. Atherosclerosis: an inflammatory disease. N Engl J Med. 1999;340(2):115-26.

ral, no início do desenvolvimento das lesões ateroscleróticas, o crescimento da placa se dá num sentido contrário à luz vascular, aumentando, assim, a espessura total da parede do vaso. Esse processo é conhecido como remodelamento positivo, sendo mediado, sobretudo, pelos diversos ciclos de secreção e degradação da matriz extracelular secretada pelas CML. Acredita-se que quando a placa atinge um determinado tamanho (cerca de 40% da espessura vascular em corte seccional), a lesão passe a crescer em direção à luz do vaso, podendo assim, causar lesões estenóticas.[45] Essa progressão lenta da lesão em geral é responsável por quadros clínicos crônicos, como a angina estável, com desenvolvimento sintomático progressivo ao longo de anos, mas, que, salvas exceções, não costuma gerar eventos clínicos agudos.

A rotura da placa com sua trombose é a complicação mais temida da aterosclerose, estando por trás da fisiopatologia de grande parte das síndromes coronárias agudas (SCA). Nas tromboses agudas que ocorrem na luz das artérias coronárias, a placa geralmente não causa obstrução ao fluxo sanguíneo. Dados evidenciam que em somente 15% dos casos de infarto há estenose crítica semanas ou meses antes do evento clínico.[46] Sabe-se que o mais importante para a instabilização da placa é o seu nível de atividade inflamatória mais do que seu grau de estenose. A SCA, em particular, pode mais frequentemente resultar de dois mecanismos distintos em relação à fase final de instabilização da placa: rotura da capa fi-

brosa ou erosão superficial da íntima, o que acaba por permitir que o sangue tenha contato com o material trombogênico do core lipídico ou com espaço subendotelial da íntima.[47] Destes, a rotura de capa fibrosa ainda é o mais comum e, estima-se, responsável por cerca de dois terços das SCA.[48]

Acredita-se que, para que a rotura aconteça, deva haver um desequilíbrio entre produção e degradação de matriz extracelular que compõe a capa fibrosa, sendo que, no cômputo final, haja predomínio da degradação da matriz, enfraquecimento da capa e rotura. A inflamação, mais uma vez, seria o processo básico que faria essa regulação, sendo que a degradação da capa fibrosa se dá essencialmente por enzimas (metaloproteinases e catepsinas) liberadas pelos macrófagos. Os linfócitos T ativados têm um importante papel nessa fase: secretam IFN-γ, que inibe a produção de colágeno pelas CML. Podem ainda contribuir para o aumento da colagenólise, uma vez que tanto IL-1 como CD-40L induzem o macrófago a liberar colagenases como MMP-1, -8,-9 e -13. A borda da placa, região rica em macrófagos, contém acúmulo de MMP-9. A inflamação também é responsável por estimular a apoptose das CMLs, como já comentado, contribuindo ainda mais para diminuição da síntese de matriz nas placas vulneráveis. Isso explica o achado histológico nessas placas de redução relativa do número de CML e aumento de células espumosas.[49-51]

Com a rotura, as moléculas de fator tecidual do núcleo lipídico exposto, proveniente das células espumosas e de partículas apoptóticas de CML, irão interagir com moléculas de fibrinogênio e inibidor do ativador plasminogênio (PAI-1) presentes no sangue, levando à formação de um trombo sobre a placa rota. Este trombo pode tanto levar a uma obstrução total e dramática do fluxo sanguíneo como pode ser não oclusivo e transitório, a depender de como essas interações complexas irão ocorrer. Se considerarmos que tanto o fibrinogênio quanto o PAI-1 são proteínas de fase aguda e que o CD40 ligante é um dos grandes estímulos indutores para expressão do fator tecidual, perceberemos novamente como a inflamação é capaz de modular o início e a propagação da cascata de coagulação, tendo, assim, importância na determinação das repercussões clínicas diretamente advindas da instabilização da placa aterosclerótica[52,53] (Figura 5).

O segundo mecanismo para SCA, a erosão superficial da íntima, é menos compreendido. Seu conceito foi introduzido na década de 1990, ao se constatar, em peças de anatomopatologia, a ocorrência de trombose coronariana na ausência de placas rotas. Nesses casos, encontravam-se erosões no endotélio da placa, expondo ao sangue uma camada íntima rica em CML e proteoglicanos, sem haver, entretanto, exposição do núcleo lipídico. Atualmente, com o maior uso de métodos de imagem intracoronários, como a tomografia de coerência óptica, tem-se diagnosticado a erosão superficial em um maior número de pacientes com SCA, embora ainda seja incerto o impacto da identificação deste mecanismo para a tomada de decisão clínica.[54] Acredita-se que acometa mais mulheres e idosos, além de indivíduos com hipertrigliceridemia importante e diabetes melito. A patogenia da erosão superficial possivelmente está relacionada à apoptose das CE, mediada, por

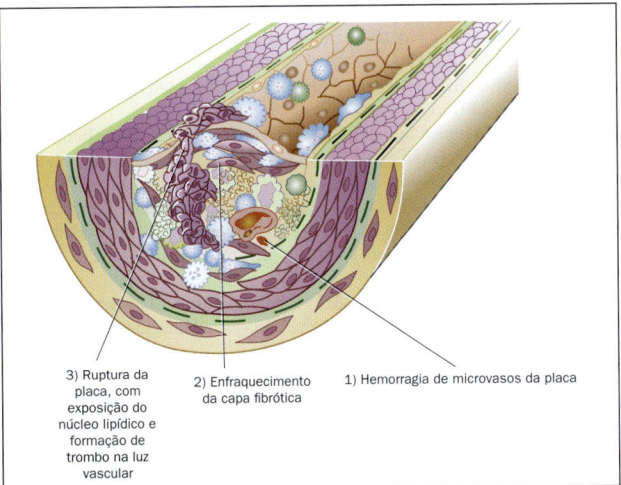

3) Ruptura da placa, com exposição do núcleo lipídico e formação de trombo na luz vascular

2) Enfraquecimento da capa fibrótica

1) Hemorragia de microvasos da placa

Figura 5 Fase de rotura da placa. A rotura da placa com sua trombose é a complicação mais temida da aterosclerose, estando por trás da fisiopatologia de grande parte das síndromes coronarianas agudas. Acredita-se que para a rotura acontecer deva haver um desequilíbrio entre produção e degradação de matriz extracelular que compõe a capa fibrosa, sendo que, no cômputo final, haja predomínio da degradação da matriz, enfraquecimento da capa e rotura. A inflamação, mais uma vez, seria o processo básico que faria essa regulação. Com a rotura, as moléculas de fator tecidual do núcleo lipídico exposto, proveniente das células espumosas e de partículas apoptóticas de CMLs, irão interagir com moléculas de fibrinogênio e inibidor do ativador plasminogênio (PAI-1) presentes no sangue, levando à formação de um trombo sobre a placa rota.
Fonte: Adaptada de Ross R. Atherosclerosis: an inflammatory disease. N Engl J Med. 1999;340(2):115-26.

exemplo, pela ativação de *Toll-like receptor 2* por ácido hialurônico. A partir disso, plaquetas seriam atraídas para a região, dando início à formação do trombo. Ao se comparar placas que sofreram erosão endotelial *versus* rotura, Observa-se que o processo inflamatório é menos intenso na erosão superficial, com predomínio neutrofílico, em vez de macrófagos ou linfócitos T. Também se observa maior quantidade de colágeno e um menor núcleo lipídico nas placas acometidas por erosão superficial.[55,56]

Resumo

A aterosclerose é doença multissistêmica e de fisiopatologia complexa, que tem como base o processo inflamatório, responsável por modular todas as etapas do seu desenvolvimento. Fatores de risco conhecidos para aterosclerose talvez sejam o gatilho inicial para alterações funcionais e estruturais nas células do endotélio arterial e do sistema imunológico, deflagrando o início do processo de formação da placa de ateroma. Após esse gatilho, células endoteliais passam a expressar moléculas como o VCAM-1, responsáveis pela adesão de monócitos. Estes penetram através do endotélio pela ação de moléculas quimiotáticas, como o MCP-1. Uma vez no espaço subintimal, macrófagos

internalizam muitas partículas de lipoproteínas oxidadas, dando origem às células espumosas. Essas células liberam grande quantidade de citocinas inflamatórias e multiplicam-se graças à ação de fatores como M-CSF. Esse processo todo acaba por estimular outras células do sistema imune, sobretudo os linfócitos T CD4+, capazes de perpetuar e amplificar a inflamação e a consequente aterogênese local. Com o avançar da lesão, células musculares lisas migram da túnica médica para a íntima (por ação de metaloproteinases de matriz) e secretam grande quantidade de matriz extracelular, dando origem à capa fibrosa que compõe o ateroma. Processos de mineralização e neovascularização ocorrem concomitantemente e contribuem para o crescimento da lesão. A rotura da placa com sua trombose é a complicação mais temida da aterosclerose. Entende-se hoje que esse evento ocorre pelo desequilíbrio entre estímulos para produção e degradação da matriz extracelular e estímulos para migração e crescimento versus apoptose das células musculares lisas, etapas todas mediadas por ação de IL-1, CD 40 ligante, metaloproteinases, dentre outros. Com a rotura, as moléculas de fator tecidual do núcleo lipídico exposto irão interagir com o fibrinogênio e o inibidor do ativador plasminogênio (PAI-1) presentes no sangue, levando à formação de um trombo sobre a placa rota. A erosão superficial é outro mecanismo para a ocorrência de síndrome coronária aguda, que vem sendo cada vez mais reconhecido e estudado nos últimos anos.

Referências bibliográficas

1. Ross R, Glomset JA. The pathogenesis of atherosclerosis (first of two parts). N Engl J Med. 1976;295(7):369-77.
2. Libby P, Hansson GK. Inflammation and immunity in diseases of the arterial tree: players and layers. Circ Res. 2015;116(2):307-11.
3. Libby P. Inflammation in atherosclerosis. Nature. 2002;420(6917):868-74.
4. Valgimigli M, Biscaglia S. Stable angina pectoris. Current atherosclerosis reports. 2014;16(7):422.
5. Ridker PM, Everett BM, Thuren T, MacFadyen JG, Chang WH, Ballantyne C, et al. Antiinflammatory therapy with canakinumab for atherosclerotic disease. N Engl J Med. 2017;377(12):1119-31.
6. Ridker PM. Clinician's guide to reducing inflammation to reduce atherothrombotic risk: JACC Review Topic of the Week. J Am Coll Cardiol. 2018;72(25):3320-31.
7. Geovanini Glaucylara R, Libby P. Atherosclerosis and inflammation: overview and updates. Clinical Science. 2018;132(12):1243.
8. Gimbrone MA Jr., Garcia-Cardena G. Vascular endothelium, hemodynamics, and the pathobiology of atherosclerosis. Cardiovascular Pathology. 2013;22(1):9-15.
9. Atkins GB, Jain MK, Hamik A. Endothelial differentiation: molecular mechanisms of specification and heterogeneity. Arteriosclerosis, Thrombosis, and Vascular Biology. 2011;31(7):1476-84.
10. Gomez D, Owens GK. Smooth muscle cell phenotypic switching in atherosclerosis. Cardiovasc Res. 2012;95(2):156-64.
11. Raggi P, Genest J, Giles JT, Rayner KJ, Dwivedi G, Beanlands RS, et al. Role of inflammation in the pathogenesis of atherosclerosis and therapeutic interventions. Atherosclerosis. 2018;276:98-108.
12. Suglia SF, Koenen KC, Boynton-Jarrett R, Chan PS, Clark CJ, Danese A, et al. Childhood and adolescent adversity and cardiometabolic outcomes: a scientific statement from the American Heart Association. Circulation. 2018;137(5):e15-e28.
13. Cybulsky MI, Won D, Haidari M. Leukocyte recruitment to atherosclerotic lesions. Canadian J Cardiol. 2004;20(Suppl B):24b-8b.
14. Hahn C, Schwartz MA. Mechanotransduction in vascular physiology and atherogenesis. Nature Reviews Molecular Cell Biology. 2009;10(1):53-62.

15. Baeyens N, Bandyopadhyay C, Coon BG, Yun S, Schwartz MA. Endothelial fluid shear stress sensing in vascular health and disease. J Clin Invest. 2016;126(3):821-8.

16. Younis NN, Soran H, Pemberton P, Charlton-Menys V, Elseweidy MM, Durrington PN. Small dense LDL is more susceptible to glycation than more buoyant LDL in type 2 diabetes. Clinical Science. 2013;124(5):343-9.

17. Miller YI, Tsimikas S. Oxidation-specific epitopes as targets for biotheranostic applications in humans: biomarkers, molecular imaging and therapeutics. Curr Opinion Lipidol. 2013;24(5):426-37.

18. Boffa MB, Koschinsky ML. Oxidized phospholipids as a unifying theory for lipoprotein(a) and cardiovascular disease. Nature Reviews Cardiology. 2019.

19. Collins R, Reith C, Emberson J, Armitage J, Baigent C, Blackwell L, et al. Interpretation of the evidence for the efficacy and safety of statin therapy. Lancet. 2016;388(10059):2532-61.

20. Dadu RT, Ballantyne CM. Lipid lowering with PCSK9 inhibitors. Nature Reviews Cardiology. 2014;11(10):563-75.

21. Nicholls SJ, Puri R, Anderson T, Ballantyne CM, Cho L, Kastelein JJP, et al. Effect of evolocumab on progression of coronary disease in statin-treated patients: The GLAGOV Randomized Clinical Trial. JAMA. 2016;316(22):2373-84.

22. Tang WHW, Wang Z, Levison BS, Koeth RA, Britt EB, Fu X, et al. Intestinal microbial metabolism of phosphatidylcholine and cardiovascular risk. N Engl J Med. 2013;368(17):1575-84.

23. Wang Z, Roberts AB, Buffa JA, Levison BS, Zhu W, Org E, et al. Non-lethal inhibition of gut microbial trimethylamine production for the treatment of atherosclerosis. Cell. 2015;163(7):1585-95.

24. Komaroff AL. The microbiome and risk for obesity and diabetes. JAMA. 2017;317(4):355-6.

25. Galkina E, Ley K. Vascular adhesion molecules in atherosclerosis. Arteriosclerosis, Thrombosis, and Vascular Biology. 2007;27(11):2292-301.

26. Boring L, Gosling J, Cleary M, Charo IF. Decreased lesion formation in CCR2-/- mice reveals a role for chemokines in the initiation of atherosclerosis. Nature. 1998;394(6696):894-7.

27. Pothineni NVK, Karathanasis SK, Ding Z, Arulandu A, Varughese KI, Mehta JL. LOX-1 in atherosclerosis and myocardial ischemia: biology, genetics, and modulation. J Am Coll Cardiol. 2017;69(22):2759-68.

28. Clinton SK, Underwood R, Hayes L, Sherman ML, Kufe DW, Libby P. Macrophage colony-stimulating factor gene expression in vascular cells and in experimental and human atherosclerosis. Am J Pathol. 1992;140(2):301-16.

29. Libby P, Lichtman AH, Hansson GK. Immune effector mechanisms implicated in atherosclerosis: from mice to humans. Immunity. 2013;38(6):1092-104.

30. Andraws R, Berger JS, Brown DL. Effects of antibiotic therapy on outcomes of patients with coronary artery disease: a meta-analysis of randomized controlled trials. JAMA. 2005;293(21):2641-7.

31. Tufano A, Di Capua M, Coppola A, Conca P, Cimino E, Cerbone AM, et al. The infectious burden in atherothrombosis. Seminars in Thrombosis and Hemostasis. 2012;38(5):515-23.

32. Libby P, Loscalzo J, Ridker PM, Farkouh ME, Hsue PY, Fuster V, et al. Inflammation, immunity, and infection in atherothrombosis: JACC Review Topic of the Week. J Am Coll Cardiol. 2018;72(17):2071-81.

33. Witztum JL, Lichtman AH. The influence of innate and adaptive immune responses on atherosclerosis. Ann Rev Pathol. 2014;9:73-102.

34. Kavurma MM, Tan NY, Bennett MR. Death receptors and their ligands in atherosclerosis. Arteriosclerosis, Thrombosis, and Vascular Biology. 2008;28(10):1694-702.

35. Lichtman AH, Binder CJ, Tsimikas S, Witztum JL. Adaptive immunity in atherogenesis: new insights and therapeutic approaches. J Clin Invest. 2013;123(1):27-36.

36. Jaiswal S, Natarajan P, Silver AJ, Gibson CJ, Bick AG, Shvartz E, et al. Clonal hematopoiesis and risk of atherosclerotic cardiovascular disease. N Engl J Med. 2017;377(2):111-21.

37. Libby P, Ebert BL. CHIP (clonal hematopoiesis of indeterminate potential). Circulation. 2018;138(7):666-8.

38. Nguyen AT, Gomez D, Bell RD, Campbell JH, Clowes AW, Gabbiani G, et al. Smooth muscle cell plasticity: fact or fiction? Circ Res. 2013;112(1):17-22.

39. Derwall M, Malhotra R, Lai CS, Beppu Y, Aikawa E, Seehra JS, et al. Inhibition of bone morphogenetic protein signaling reduces vascular calcification and atherosclerosis. Arteriosclerosis, Thrombosis and Vascular Biology. 2012;32(3):613-22.

40. Andrews J, Psaltis PJ, Bartolo BAD, Nicholls SJ, Puri R. Coronary arterial calcification: A review of mechanisms, promoters and imaging. Trends Cardiovasc Med. 2018;28(8):491-501.

41. Vuorio T, Jauhiainen S, Yla-Herttuala S. Pro- and anti-angiogenic therapy and atherosclerosis with special emphasis on vascular endothelial growth factors. Expert Opinion on Biological Therapy. 2012;12(1):79-92.

42. Croce K, Libby P. Intertwining of thrombosis and inflammation in atherosclerosis. Curr Opinion Hematol. 2007;14(1):55-61.

43. Schönbeck U, Mach F, Sukhova GK, Herman M, Graber P, Kehry MR, et al. CD40 ligation induces tissue factor expression in human vascular smooth muscle cells. Am J Pathol. 2000;156(1):7-14.

44. Chistiakov DA, Orekhov AN, Bobryshev YV. Contribution of neovascularization and intraplaque haemorrhage to atherosclerotic plaque progression and instability. Acta Physiologica. 2015;213(3):539-53.

45. Heusch G, Libby P, Gersh B, Yellon D, Bohm M, Lopaschuk G, et al. Cardiovascular remodelling in coronary artery disease and heart failure. Lancet. 2014;383(9932):1933-43.

46. Hackett D, Davies G, Maseri A. Pre-existing coronary stenoses in patients with first myocardial infarction are not necessarily severe. Eur Heart J. 1988;9(12):1317-23.

47. Bentzon JF, Otsuka F, Virmani R, Falk E. Mechanisms of plaque formation and rupture. Circ Res. 2014;114(12):1852-66.

48. Falk E, Nakano M, Bentzon JF, Finn AV, Virmani R. Update on acute coronary syndromes: the pathologists' view. Eur Heart J. 2013;34(10):719-28.

49. Libby P. Mechanisms of acute coronary syndromes and their implications for therapy. N Engl J Med. 2013;368(21):2004-13.

50. Libby P. Collagenases and cracks in the plaque. J Clin Invest. 2013;123(8):3201-3.

51. Otsuka F, Joner M, Prati F, Virmani R, Narula J. Clinical classification of plaque morphology in coronary disease. Nature Reviews Cardiology. 2014;11(7):379-89.

52. Libby P, Tabas I, Fredman G, Fisher EA. Inflammation and its resolution as determinants of acute coronary syndromes. Circ Res. 2014;114(12):1867-79.

53. Sadowski M, Zabczyk M, Undas A. Coronary thrombus composition: links with inflammation, platelet and endothelial markers. Atherosclerosis. 2014;237(2):555-61.

54. Jia H, Dai J, Hou J, Xing L, Ma L, Liu H, et al. Effective anti-thrombotic therapy without stenting: intravascular optical coherence tomography-based management in plaque erosion (the EROSION study). Eur Heart J. 2017;38(11):792-800.

55. Santos-Gallego CG, Picatoste B, Badimon JJ. Pathophysiology of acute coronary syndrome. Current Atherosclerosis Reports. 2014;16(4):401.

56. Crea F, Libby P. Acute coronary syndromes: the way forward from mechanisms to precision treatment. Circulation. 2017;136(12):1155-66.

Diagnóstico e decisão terapêutica na doença coronariana crônica

Silvio Reggi
Edson Stefanini
Antonio Carlos C. Carvalho (*in memoriam*)

Pontos-chave

- No diagnóstico da doença arterial coronariana (DAC) o clínico não deve fugir das bases acadêmicas da anamnese e do exame físico. Exames subsidiários nem sempre precisam ser solicitados e devem obedecer a uma hierarquia, sempre com o objetivo de ajudar no diagnóstico, no prognóstico e na decisão terapêutica.
- A presença de placas ateroscleróticas nas artérias pode não levar à ocorrência de sintomas, mesmo quando exames adicionais mostram a sua presença.
- Embora os testes não invasivos sejam de enorme valia para o diagnóstico de DAC, só devem ser indicados nas situações em que a probabilidade de doença é pelo menos intermediária.
- Em pacientes com probabilidade pré-teste elevada e sintomáticos, a cinecoronariografia pode ser o exame de eleição, mesmo antes dos testes não invasivos.
- A decisão terapêutica tem se tornado um desafio, pois recentemente tem sofrido sensível mudança de paradigmas, visto que as evidências científicas nos direcionam cada vez mais para o tratamento clínico.
- A decisão da terapêutica no paciente com doença coronariana depende de vários fatores: intensidade de sintomas, resultados de testes não invasivos, risco de morte (estratificação de risco) e a possibilidade de intervenção, percutânea ou cirúrgica.
- Em situações de difícil decisão, é altamente recomendando pelas sociedades médicas que haja um consenso obtido pelo *Heart Team*, grupo composto por clínicos, intervencionistas e cirurgiões, levando também em conta o desejo do paciente, com o propósito de oferecer o melhor caminho terapêutico.

Introdução

O diagnóstico da doença arterial coronariana estável (DAC) tem se tornado um dos maiores desafios para o cardiologista, uma vez que o arsenal disponível para a avaliação do paciente, sintomático ou não, é cada vez maior. Os inúmeros exames disponíveis vão ao encontro de uma população preocupada com o diagnóstico precoce, o que pode levar a condutas diagnósticas e terapêuticas muitas vezes inadequadas. Para a formação de um cenário ainda mais complexo, soma-se o desafio da decisão terapêutica, que recentemente sofre sensível mudança de paradigmas, com evidências científicas que nos direcionam cada vez mais para o tratamento clínico.

Diante disso, o clínico não deve fugir das bases acadêmicas da anamnese e do exame físico. Somente após isto os exames subsidiários deverão ser solicitados, procurando obedecer a uma hierarquia, sempre com o objetivo de ajudar no diagnóstico, no prognóstico e na decisão do tratamento. O uso indiscriminado de exames, sem qualquer raciocínio clínico, dificilmente ajudará, sendo boa parte das vezes o motivo de condutas desnecessárias.

Habitualmente correlacionamos o diagnóstico da DAC aos sintomas ou achados de exames subsidiários existentes, em pacientes com obstruções significativas das artérias coronárias, quase sempre maior ou igual a 50% no tronco da coronária esquerda (TCE) ou maior ou igual a 70%, em uma ou mais artérias maiores. Contudo, não é incomum pacientes com sintomas típicos, muitas vezes com evidência de isquemia miocárdica em testes não invasivos, terem as coronárias livres de qualquer tipo de lesão aterosclerótica. Portanto, DAC também engloba outras situações, como a doença microvascular e o vasoespasmo. Sendo assim, o uso correto das ferramentas para o diagnóstico, somado a uma criteriosa avaliação clínica, é fundamental desde o primeiro momento.

Definição

A doença arterial coronariana estável (DAC) pode ser caracterizada como uma alteração anatômica e/ou funcional, levando à isquemia do músculo cardíaco, quase sempre reversível e, muitas vezes, relacionadas aos esforços – aumento da demanda de oxigênio e/ou diminuição da oferta, seja acompanhada de sintomas ou não.

São diversas as situações clínicas (Tabela 1) que podem levar ao distúrbio entre a oferta e a demanda de oxigênio, sendo a aterosclerose com subsequente diminuição da luz coronariana a mais comum. Outros mecanismos incluem: (a) o vasoespasmo de artérias, seja com ou sem a presença de placas ateroscleróticas; (b) a disfunção microvascular; e (c) a insuficiência ventricular esquerda causada por infarto prévio ou pelo fenômeno de hibernação do miocárdio (cardiomiopatia isquêmica), podendo, estas condições serem agravadas por outras doenças clínicas sistêmicas (ex.: sepse, anemia etc.). Estes mecanismos podem também estar presentes ao mesmo tempo. Vale lembrar que a presença de placas ateroscleróticas nas artérias pode não levar à ocorrência de sintomas, algumas vezes mesmo quando exames adicionais são solicitados.

Tabela 1 Mecanismos de isquemia miocárdica
Placas ateroscleróticas com estreitamento da luz do vaso
Vasoespasmo coronariano
Disfunção microvascular
Cardiomiopatia isquêmica
Associação de alguns ou de todos os mecanismos acima
Doenças clínicas que diminuem a oferta ou aumentam o consumo de oxigênio

Epidemiologia

A prevalência da DAC varia de acordo com o estudo considerado, na medida em que os estudos referentes ao tema utilizam muitas vezes definições distintas. Estima-se que no ano de 2018, 16,5 milhões de americanos apresentavam doença coronária, sendo predominante no sexo masculino (55%). Naturalmente que tanto no homem quanto na mulher a prevalência aumenta com a idade.[1] Nas fases mais precoces da vida, a maior prevalência entre as mulheres pode ser explicada pela disfunção microvascular, mais comum nesse grupo.

Em relação a angina do peito, estima-se que nos Estados Unidos 10 milhões de pessoas sejam portadoras de angina.[1,2] Na população ocidental, entre 45 e 65 anos, a incidência é de aproximadamente 1% ao ano, podendo chegar a 4%, em pacientes com idade entre 75 e 85 anos. Números precisos para a população brasileira não estão disponíveis.

Diagnóstico

O diagnóstico da doença arterial coronariana estável (DAC) deve seguir os princípios da semiologia médica, ou seja, deve incluir a anamnese detalhada, exame físico e exames subsidiários. A regra também é válida para os pacientes assintomáticos, uma vez que a busca ativa pela doença, utilizando exames subsidiários, só se justifica em pacientes de maior risco, identificados durante o atendimento médico.

Na história clínica, além da avaliação da dor torácica, quando existente, é fundamental que os antecedentes pessoais e familiares sejam explorados adequadamente. Pacientes com fa-

tores de risco conhecidos[3-5] (Tabela 2) estão mais sujeitos a ter ou a desenvolver a doença, o que torna sua abordagem diferente daqueles sem qualquer um dos fatores. Doenças associadas também são igualmente importantes, pois muitas delas podem, mesmo isoladamente, levar ao diagnóstico de DAC, como no caso de um infarto do miocárdio prévio por exemplo.

O exame clínico normalmente não mostra alterações específicas nos pacientes com DAC, ainda que sintomáticos. Contudo, doenças associadas podem manifestar alterações significativas no exame físico, como por exemplo, na doença aterosclerótica grave das carótidas, quando os sopros podem ser detectados. Pacientes com insuficiência cardíaca (IC) ou arritmias também podem apresentar alterações relevantes no exame físico.

Tabela 2 Fatores de risco para doença arterial coronariana
Idade
Diabetes melito
Hipertensão arterial
Dislipidemia
Obesidade
Sedentarismo
Tabagismo
História familiar positiva

Diagnóstico clínico

Como referido anteriormente, toda avaliação médica adequada começa pela anamnese e pelo exame físico. A dor torácica, ou angina do peito, sintoma típico da DAC, tem característica própria, cuja presença pode praticamente confirmar o diagnóstico em certos contextos.

O desconforto no peito causado pela isquemia miocárdica é geralmente localizado no precórdio, em aperto, piora com as atividades físicas e melhora com o repouso. Contudo, não é incomum a presença de sintomas diferentes dos descritos. Em idosos, por exemplo, a dispneia é muito comum. A dor também pode ter localização distinta, muitas vezes no epigástrio ou mesmo na mandíbula. A irradiação pode acontecer para ambos os braços, em certos casos até ao mesmo tempo, assim como para as costas. As características clássicas da dor torácica anginosa estão descritas na Tabela 3.[6]

Tabela 3 Classificação da dor torácica (angina do peito)[6]	
Angina típica	Presença dos seguintes critérios: ■ Desconforto retroesternal, com características e duração compatíveis ■ Provocada pelo exercício ou estresse emocional ■ Aliviada pelo repouso ou uso de nitratos
Angina atípica	Apenas dois dos critérios acima descritos
Dor não anginosa	Apenas um ou nenhum dos critérios acima descritos

A dispneia relacionada à DAC pode, muitas vezes, ser confundida com patologias relacionadas ao sistema respiratório. Em grande parte das vezes será necessário explorar os sintomas associados à dispneia, pois a presença de tosse, sibilos ou o relato de exacerbações, pode nos direcionar para um diagnóstico não cardiológico. O tabagismo atual ou pregresso pode não ajudar na elucidação, uma vez que é fator de risco tanto para as doenças cardiológicas como pulmonares.

A duração do desconforto também tem características próprias na doença coronariana crônica estável. Geralmente ele é curto e não ultrapassa 10 minutos na maioria dos casos. Contudo, sintomas com duração de poucos segundos não costumam estar relacionados a DAC. Outro ponto relevante é a intensidade de exercício para o desenvolvimento dos sintomas. Apesar de não existir uma regra, o paciente quase sempre tem o desencadeamento dos sintomas sempre com a mesma intensidade de esforço, a não ser quando há uma piora do quadro clínico. A esta característica dá-se o nome de reprodutibilidade. Ou seja, esforço semelhante, dor semelhante. Os sintomas também podem estar relacionados às refeições, principalmente quando há uma exagerada ingesta alimentar.

A angina que ocorre em virtude do vasoespasmo pode ter característica distinta. Apesar da localização e intensidade poderem ser as mesmas, ela pode se iniciar no repouso e se intensificar progressivamente até atingir seu ponto mais intenso onde permanece por alguns minutos. A angina secundária a doença microvascular, por sua vez, responde mal ao uso dos nitratos.

Há ainda o "equivalente isquêmico", conjunto de sintomas muito comum em idosos e que não incluem a dor torácica típica, como dispneia, desconforto torácico incaracterístico, cansaço intenso ou mesmo a síncope.

Além de caracterizar a dor torácica e definir se é angina típica ou não, cabe ao médico classificar a intensidade dos sintomas. O método mais usado é a classificação da Sociedade Canadense de Cardiologia[7] (CCS), como pode ser notado a seguir:

- Classe I: atividades habituais não causam angina, como andar ou subir escadas. Sintomas podem aparecer em atividades intensas ou muito prolongadas.
- Classe II: leve limitação das atividades habituais. Sintomas presentes ao caminhar ou subir escadas rapidamente. Atividades mais leves podem causar sintomas no frio, após as refeições ou durante momentos de estresse. Os sintomas também podem estar presentes em caminhadas maiores do que 100 a 200 metros.
- Classe III: grande limitação das atividades habituais. Sintomas presentes durante caminhadas no plano, ainda que curtas – menores que 100 a 200 metros. Sintomas ao subir um lance de escadas em condições normais.
- Classe IV: limitação de todas as atividades. Sintomas presentes até mesmo em repouso.

Contudo, é preciso ficar claro que a classificação proposta possui limitações. A angina em repouso, por exemplo, pode surgir sobre qualquer uma das classificações e cabe aos médicos reavaliarem o paciente, pois tanto o vasoespasmo quanto um novo episódio de síndrome coronariana aguda pode levar a mudanças nas características da dor. Além disso, o paciente pode ter modificações no padrão, para mais ou para menos, de um dia para outro, sem necessariamente significar um avanço da doença.

Em 2010, Boesner et al.[8] propuseram cinco características para que em um contexto de atendimento primário fosse possível confirmar ou descartar a hipótese de doença coronariana:

- Homens com idade superior a 55 anos e mulheres com idade superior a 65 anos.
- Doença cardiovascular conhecida.
- Crença, pelo paciente, que a dor seja de origem cardíaca.
- Piora da dor durantes os esforços.
- Ausência de dor à palpação torácica.

Ainda, segundo os autores, quando apenas duas características (ou menos) estiverem presentes, é possível descartar a hipótese de DAC com especificidade de 81%. No entanto, quando 3 a 5 características estão presentes, a sensibilidade do teste chega a 87%.

Com relação ao exame físico, deve-se destacar a importância de se detectar as complicações da doença isquêmica cardíaca e ainda, o diagnóstico de outras patologias que podem ser responsáveis pelos sintomas apresentados pelo paciente. Valvopatias, cardiomiopatias, anemia e hipotiroidismo são exemplos de doenças nas quais o exame físico é de enorme valia. Além disso, alguns dos fatores de risco para DAC são avaliados nesta etapa da avaliação clínica, como o peso e a pressão arterial, e ainda a presença de xantelasma que leva ao diagnóstico de dislipidemia. Porém, vale lembrar que na maioria dos casos a propedêutica clínica será normal.

Testes não invasivos

Embora os testes não invasivos sejam de enorme valia para o diagnóstico de DAC, seu uso só se aplica nas situações em que a probabilidade de doença é pelo menos intermediária. Exames realizados em pacientes assintomáticos ou com probabilidade baixa de doença não são custo/efetivos, além de aumentarem a possibilidade de um resultado falso-positivo, o que pode, em diversas situações, levar a condutas inadequadas.[9]

Os mesmos testes usados para o diagnóstico são também de grande importância para a determinação da gravidade da doença e, por consequência, do seu prognóstico. Assim, mesmo nas situações em que o diagnóstico já está confirmado, os testes não invasivos podem ser realizados para estratificação de risco ou avaliação da eficácia terapêutica.

Qualquer teste, ainda que de baixo custo, só deveria ser solicitado quando seu resultado influenciar no pensamento médico, tanto para o diagnóstico, quanto para a conduta terapêutica, ou na determinação do prognóstico. Na prática clínica, excesso de exames são, muitas vezes, solicitados sem a menor necessidade, de modo totalmente alheio ao pensamento clínico.

Entre os exames que podem ajudar na avaliação inicial do paciente com suspeita de DAC, destacam-se: (a) testes bioquímicos, (b) eletrocardiograma em repouso; (c) ecocardiograma transtorácico em repouso.

Exames bioquímicos

Os testes bioquímicos têm fundamental importância na medida em que ajudam a avaliar adequadamente o risco e/ou o prognóstico do paciente, auxiliam no diagnóstico de doenças associadas e colaboram para a decisão terapêutica.

A correlação entre diabetes melito e DAC está muito bem estabelecida, uma vez que a doença é mais prevalente e normalmente mais grave nos portadores de alterações no metabolismo da glicose. Assim, a medida da glicemia de jejum, da hemoglobina glicada (HbA1c) e, eventualmente, o teste de tolerância oral à glicose são fundamentais.[10] A função renal está diretamente relacionada à DAC. Diversas doenças que comprometem a capacidade de filtração glomerular são consideradas fatores de risco para coronariopatia, como a hipertensão arterial e o diabetes. Também pioram o prognóstico de pacientes com angina estável.[11,12] Portanto, a avaliação da função renal associada ao cálculo da filtração glomerular, seja por métodos matemáticos (MDRD, Cocrkroft-Gault) ou pela medição direta, é fundamental na avaliação inicial e no seguimento do paciente.

Os níveis lipídicos estão diretamente relacionados ao risco de desenvolvimento de doença coronariana. O colesterol total, suas frações HDL e LDL, e também os triglicérides devem ser avaliados anualmente, em todos os pacientes com DAC com o objetivo de otimizar o tratamento e diminuir o risco de progressão da doença.[13]

A proteína C-reativa (PCR) tem sido há algum tempo associada ao aumento de risco de eventos cardiovasculares em pacientes com DAC. Entretanto, é controversa a utilização da PCR, pois por ser inespecífica pode sofrer influência de processos inflamatórios agudos não relacionados à DAC.

Outros testes, como hemograma, função hepática e tiroidiana, apesar de não estarem diretamente relacionados à DAC, podem ser fundamentais principalmente na avaliação de doenças associadas. Portanto, deverão ser solicitados conforme o julgamento clínico.

Eletrocardiograma em repouso

Alterações eletrocardiográficas em repouso podem estar ausentes em 50% dos pacientes portadores de angina estável, principalmente aqueles com função de ventrículo esquerdo normal.[14] Distúrbios de condução como bloqueio de ramo esquerdo, e bloqueio da divisão anterossuperior do ramo esquerdo, podem ocorrer em pacientes portadores de DAC e disfunção ventricular, comprometimento multiarterial, ou infarto prévio.

Embora um eletrocardiograma (ECG) em repouso normal, não seja capaz de excluir a presença da doença coronariana, algumas alterações podem nos direcionar para o diagnóstico, como aquelas relacionadas a um quadro isquêmico

prévio. Assim, todo paciente com suspeita de DAC deve ter o ECG realizado.

O ECG tem papel ainda maior na avaliação do paciente no momento em que a dor se faz presente. Alteração do segmento ST e da onda T, principalmente as dinâmicas, são fortemente sugestivas de doença coronária.

Ecocardiograma em repouso

O ecocardiograma em repouso é um exame importante na avaliação do paciente com DAC, apesar de não ser sempre necessário. Alterações de função ventricular são alterações que se destacam, pois se constituem em importante parâmetro para a avaliação do prognóstico destes pacientes.[15] Os achados mais comuns relacionados à doença são as alterações segmentares do ventrículo esquerdo que, inclusive, podem determinar, com alguma precisão, qual a artéria comprometida.

O ecocardiograma pode ter papel central em outras doenças cardiológicas que podem cursar com angina.[16] A mais comum é a estenose aórtica, em que é o exame de eleição. As cardiomiopatias também têm seu diagnóstico baseado em achados ecocardiográficos, além dos aspectos clínicos evidentemente.

Testes não invasivos para avaliação de isquemia

A avaliação de um teste não invasivo não passa somente pela leitura de seu resultado, mas também pela probabilidade pré-teste do paciente ser portador de DAC (Tabela 5). Quando os sintomas são compatíveis com coronariopatia, a idade, o sexo e o tipo de dor presente podem fundamentalmente mudar a interpretação dos exames, uma vez que a prevalência da doença é muito diferente dependendo do grupo avaliado. Em muitas situações – seja pela probabilidade muito baixa, ou muito alta, de doença –, os exames podem ser desnecessários ou até mesmo prejudiciais.

Tabela 4   Probabilidade pré-teste em pacientes com sintomas relacionados à doença arterial coronariana[21]

Idade	Angina típica		Angina atípica		Dor não anginosa	
	Homem	Mulher	Homem	Mulher	Homem	Mulher
30-39	59	28	29	10	18	5
40-49	69	37	38	14	25	8
50-59	77	47	49	20	34	12
60-69	84	58	59	28	44	17
70-79	89	68	69	37	54	24
> 80	93	76	78	47	65	32

Os testes não invasivos para DAC têm em média sensibilidade e especificidade por volta de 85%. Por esta razão, a maioria das recomendações feitas pelas sociedades médicas não contempla testes para pacientes cuja probabilidade pré-teste de doença é menor que 15 ou maior que 85%.[17-19] Nestas situações, a avaliação clínica somada aos fatores demográficos, poderão trazer informações mais valiosas que o próprio exame.

Os testes de estresse, físico ou farmacológico, constituem uma valiosa ferramenta para o diagnóstico, prognóstico e decisão terapêutica em pacientes com DAC. A escolha da melhor modalidade de teste deve contemplar alguns fatores: a) habilidade do paciente para realizar esforço físico, b) presença de alterações no ECG de repouso, c) objetivo do exame d) história de revascularização miocárdica prévia.

Teste ergométrico

O teste ergométrico (TE) continua sendo uma ótima opção para a avaliação de paciente com provável DAC. A sensibilidade e especificidade do TE é em torno de 45-50% e de 85-90%, respectivamente,[20,21] tornando-o especialmente interessante nos pacientes com probabilidade pré-teste entre 15-65%.

Durante o teste, o principal achado de isquemia consiste no infradesnivelamento do segmento ST de pelo menos 0,1 mV, que persiste por pelo menos 0,06 s após o ponto J em uma ou mais derivações. É importante salientar que em 15% dos pacientes os sintomas só aparecerão na recuperação, fase fundamental do teste. O TE ainda traz informações adicionais, como resposta pressórica, presença de sintomas e capacidade funcional. Estas duas últimas são importantes não somente para o diagnóstico como também para o prognóstico.

Vale ressaltar que em paciente com anormalidade no ECG em repouso, como o bloqueio de ramo esquerdo ou nas alterações persistentes do segmento ST, a interpretação pode ser prejudicada ou mesmo impossível.

Ecocardiograma com estresse

O ecocardiograma com estresse pode ser realizado tanto pelo esforço físico (esteira ou bicicleta) como farmacológico (dobutamina). Cada um dos métodos tem suas vantagens e desvantagens, porém destaca-se o fato do ecocardiograma associado ao exercício ser mais fisiológico, o que nos garante algumas informações adicionais muito valiosas, como a capacidade funcional e a resposta cronotrópica. Por outro lado, o estresse farmacológico permite a avaliação de pacientes com capacidade reduzida de se exercitar, além de ser capaz de avaliar a viabilidade miocárdica – quando realizado com dobutamina, trazendo informação importante naqueles pacientes que já possuem alterações segmentares no ventrículo esquerdo em repouso.

Qualquer dos métodos utilizados tem boa sensibilidade e especificidade para a avaliação de isquemia. No caso do teste físico, elas estão entre 80-85% e 80-88% respectivamente. Já no farmacológico, estes números são 79-83% para a sensibilidade e 82-86% para a especificidade.[22]

O ecocardiograma de estresse com contraste utilizando microbolhas permite avaliação da perfusão miocárdica além do espessamento da parede ventricular com isquemia, tanto com estresse farmacológico utilizando vasodilatador como com dobutamina.[23] Também o Doppler tecidual e a taxa de *strain* miocárdico são recursos que promovem maior acurácia do ecocardiograma de estresse.

Cintilografia de perfusão miocárdica

A cintilografia é largamente utilizada em nosso meio como método de detecção de isquemia miocárdica. Como o ecocardiograma, o método pode ser realizado tanto em esteira (ou bicicleta) quando pela injeção de fármacos (adenosina, dipiridamol ou dobutamina). Para que haja a avaliação da perfusão miocárdica é necessária a infusão de um radiotraçador. O mais utilizado é o sestamibi (tecnécio-99m), cuja diferença de distribuição no miocárdio, durante o repouso e após o estresse, pode nos dar informações seguras quanto a presença de isquemia e consequentemente de DAC. O exame também pode ser realizado com tálio-201, mas tem sido pouco empregado ultimamente a não ser para avaliação de viabilidade miocárdica.

No caso da cintilografia, o estresse físico é sempre o preferido, uma vez que os exames com fármaco não trazem avaliações adicionais como no caso do ecocardiograma. Portanto, o teste com fármacos deve ser quase sempre reservado àqueles que não conseguem se exercitar. Ainda uma indicação muito importante para realização da cintilografia de perfusão miocárdica com agentes farmacológicos é a presença de bloqueio de ramo esquerdo ou quando o paciente possui marca-passo.

Quanto à captação das imagens, elas podem ser obtidas por tomografia por emissão de fóton único (SPECT) ou por tomografia por emissão de pósitrons (PET). Os exames realizados com PET possuem melhor qualidade de imagens, porém são menos disponíveis e utilizam radiotraçadores menos comuns (82Rb, 13N-amonia), o que tornam os exames por este método bem mais caros e menos disponíveis.

No caso dos exames realizados com SPECT e estresse físico, a sensibilidade para DAC encontra-se entre 73-92% e a especificidade entre 63-87%. O mesmo exame, mas quando realizado com vasodilatadores, tem sensibilidade de 90-91% e especificidade de 75-84%.[23,24]

A melhor indicação clínica para a cintilografia de estresse é no paciente com risco intermediário pré-teste para DAC quando há discordância entre a clínica e o resultado de prova funcional previamente realizada.[25] A importância da realização da cintilografia de perfusão miocárdica é, não só para o diagnóstico de DAC, mas também para a avaliação prognóstica destes pacientes.[26]

Ressonância magnética com estresse

A ressonância magnética (RM) do coração tem aumentado seu espaço nos últimos anos. Sua capacidade de avaliar a presença de isquemia é comparável à cintilografia o que torna o exame um excelente método diagnóstico.[27] A RM pode empregar tanto a dobutamina quanto os vasodilatadores para a sua realização, porém, estes últimos têm sido a escolha na maioria dos serviços.

Se considerado os exames realizados com vasodilatadores, a sensibilidade do método é de 67-94% e a especificidade de 61-85%.[27,28]

Testes não invasivos para avaliação da anatomia coronariana

Tomografia computadorizada

A tomografia das artérias coronárias tem sido o método não invasivo mais utilizado para a avalição da anatomia coronariana. Com o desenvolvimento dos tomógrafos com múltiplos canais de detecção, é possível obter imagens de ótima qualidade e com compacidade de definir com grande precisão a anatomia da maioria dos pacientes. O exame pode ser realizado com ou sem contraste, dependendo do seu objetivo.

A avaliação do escore de cálcio coronariano é feito sem a necessidade de infusão de contraste iodado. Exceto em pacientes com insuficiência renal crônica, cuja camada média arterial pode ser calcificada, todo o cálcio coronariano é proveniente de lesões ateroscleróticas. As lesões são classificadas de acordo com o escore de Agatston,[29] quanto maior o seu valor maior a calcificação e, por consequência, maior a quantidade de aterosclerose.[30] O escore de cálcio é um método não invasivo que utiliza baixas doses de radiação ionizante que pode reclassificar paciente considerado com o nível de risco baixo a intermediário para níveis mais elevados, permitindo aprimoramento do tratamento clínico farmacológico da DAC.[31] Contudo, é preciso ficar claro que o escore de cálcio não se relaciona com a diminuição da luz do vaso. Da mesma forma, não é capaz de excluir a presença de lesões coronarianas, uma vez que nem todas são ricas em cálcio, principalmente quando considerados os indivíduos mais jovens.

Já a infusão de contraste iodado (angiotomografia) torna possível a visualização da luz do vaso, porém é preciso que o exame seja realizado dentro de seus preceitos técnicos e que a escolha do paciente seja adequada. Pacientes idosos (por possuírem muitas calcificações), obesos e taquicárdicos, por exemplo, não deveriam ser candidatos à angiotomografia.

Em pacientes com suspeita de DAC, a angiotomografia tem mostrado sensibilidade de 95-99% e especificidade de 97-99%.[32,33] Porém, pacientes com grande quantidade de cálcio coronariano podem ter a acurácia do método comprometida na avaliação do grau de obstrução da luz do vaso. Da mesma forma, para a avaliação de *stents* coronarianos, a angiotomografia apresenta limitações, o que tem sido superado atualmente com os tomógrafos com maior número de detectores. Quanto aos pacientes revascularizados, o método pode ser considerado para avaliação dos enxertos, no entanto, o desempenho do exame depende das características do equipamento e da experiência do examinador.

Dois importantes estudos recentes realizados para avaliação de portadores de angina estável crônica, compararam a angiotomografia coronária com os testes de isquemia. Um deles comparou a angiotomografia com teste de perfusão miocárdica. Depois de 2 anos verificaram-se resultados semelhantes entre os métodos quanto a óbito, infarto ou complicações de procedimentos.[34] Quando o teste isquêmico foi realizado sem imagem, a angiotomografia revelou após 5 anos redução da mortalidade e de infarto entre aqueles examinados com esse método.[35]

De modo geral podemos assim resumir as melhores indicações da angiotomografia coronária no coronariopata crônico: a) pesquisa e avaliação de origem anômala de artérias coronárias; b) diagnóstico de doença coronária significativa como causa de insuficiência cardíaca de recente começo ou no surgimento de bloqueio de ramo esquerdo; c) avaliação de pacientes com resultados conflitantes de outros exames não invasivos; d) método de avaliação inicial de dor torácica em pacientes ambulatoriais ou de consultório considerados de risco intermediário.[16,36] É ainda uma opção razoável como exame inicial para pacientes com nível baixo ou intermediário de DAC sem condições de realizar um teste ergométrico ou um teste de isquemia com imagem.

Atualmente não há evidência científica que apoie a realização de angiotomografia coronariana em pacientes assintomáticos como método de rastreamento de doença.[19]

Coronariografia por ressonância magnética

A coronariografia por ressonância magnética é um exame possível, mas ainda muito incipiente. Estudos iniciais têm mostrado sensibilidade e especificidade adequadas,[37,38] mas ainda há um longo caminho a ser percorrido. A maior vantagem da ressonância continua sendo a ausência de radiação. Com ela também é possível uma ótima avaliação do miocárdio, inclusive com pesquisa de isquemia, parâmetro da mais alta importância para indicação do tratamento de revascularização, e de viabilidade.[39]

Cineangiocoronariografia

Com os vários testes não invasivos, seja para avaliação de isquemia ou da anatomia coronária, a cinecoronariografia tem espaço limitado dentro do contexto exclusivo do diagnóstico. Sua indicação quase sempre se baseia após a realização de um teste não invasivo cujo resultado é alterado, ou ainda em situações em que o teste não invasivo não pode ser realizado, o que é muito raro; paciente com insuficiência cardíaca com fração de ejeção reduzida sem etiologia definida é um exemplo. A angiotomografia coronariana trouxe uma grande contribuição nesse contexto.[36]

Em pacientes com probabilidade pré-teste elevada e rico em sintomas, a cinecoronariografia pode ser o exame de eleição, mesmo antes dos testes não invasivos. Isso porque por meio dela é possível planejar o tratamento, seja por via percutânea (angioplastia coronária) ou cirúrgica. Por este mesmo motivo, pacientes que não são candidatos à angioplastia ou cirurgia de revascularização não devem ser submetidos à cinecoronariografia, uma vez que o exame não se justifica apenas para o diagnóstico, e o tratamento clínico seja bem definido.

Avaliação do paciente assintomático

Pacientes assintomáticos não devem rotineiramente ser submetidos a exames subsidiários para a avaliação de isquemia ou da anatomia coronariana. Apesar disso, verificamos que um grande número deles, sem qualquer indicação, realizam tais exames, sempre com o objetivo do diagnóstico precoce, o que nem sempre se traduz em menor morbidade ou mortalidade.

Não existem sólidas evidências científicas de como devemos manejar os pacientes assintomáticos cujo resultado de um exame inapropriadamente solicitado apresenta-se alterado. Em princípio, paciente com probabilidade baixa de DAC deve ser conduzido de acordo com os princípios de redução de risco, sem necessariamente ser submetido a exame invasivo.[16] Como referido, o escore de cálcio avaliado pela tomografia de coronárias sem contraste, pode revelar no paciente assintomático, a presença de doença aterosclerótica coronariana, o que reforça a necessidade de aprimoramento terapêutico farmacológico, particularmente para redução nos níveis de LDL-colesterol.[40]

Contudo, pacientes mesmo assintomáticos, cujos resultados revelam alto risco de eventos deveriam ser considerados para a realização de cinecoronariografia, apesar de ainda não estar claro na literatura se eventuais intervenções mudariam o prognóstico destes pacientes. Praticamente o mesmo se aplica a casos com antecedentes familiares de muito alto risco (morte súbita em várias pessoas jovens, história familiar de lesão de tronco etc.).

Estratificação de risco e decisão terapêutica

A decisão terapêutica é um assunto complexo mesmo para os especialistas. Hoje, com a disponibilidade de diversos agentes farmacológicos, associada às evidências de que nem sempre o tratamento por revascularização, seja percutâneo ou cirúrgico, se faz necessário, é fundamental identificarmos adequadamente quem é o paciente que potencialmente se beneficiará de cada uma das etapas do tratamento.

Talvez a melhor maneira de se definir qual conduta tomar diante de um paciente com diagnóstico de DAC seja através da estratificação do seu risco de evoluir com um evento isquêmico agudo (infarto do miocárdio ou óbito). Sabemos que os testes diagnósticos são também muito importantes no fornecimento de informações que nos revelam a gravidade, e por consequência o prognóstico, de cada paciente. Baseados nestes testes, podemos classificar o risco dos pacientes conforme a proposta da Diretriz de Doença Coronária Estável de 2014 publicada pela Sociedade Brasileira de Cardiologia.[19]

Estraficação de risco baseada em testes não invasivos

Alto risco (> 3% morte/ano)

- Disfunção do ventrículo esquerdo (VE) em repouso grave, FE < 0,35.

- Escore de risco elevado ao teste ergométrico, escore de Duke < -10.
- Disfunção do VE grave ao teste de imagem com estresse, FE < 0,35.
- Grandes defeitos de perfusão durante teste de imagem com estresse.
- Múltiplos defeitos de perfusão de tamanho moderado durante teste de imagem com estresse.
- Grandes defeitos fixos de perfusão com dilatação do VE ou aumento na captação pulmonar, usando a angiografia com radionuclídeos com tálio.
- Moderados defeitos com dilatação do VE ou aumento na captação pulmonar durante teste de imagem com estresse, utilizando tálio.
- Defeitos em mais de dois segmentos com baixa frequência cardíaca (< 120 bpm) ou com baixa dose de dobutamina (10 µg/kg/min) durante teste de ecocardiograma com estresse.
- Evidência de isquemia extensa durante ecocardiograma com estresse.

Moderado risco (1 a 3% morte/ano)

- Leve a moderada disfunção do VE em repouso, FE entre 0,49 e 0,35.
- Risco intermediário no teste ergométrico, escore de Duke entre 4 e -10.
- Moderados defeitos de perfusão sem dilatação do VE ou captação pulmonar durante teste de imagem com estresse.
- Defeitos de perfusão limitados, envolvendo dois segmentos e com dose de dobutamina maiores que 10 µg/kg/min durante o ecocardiograma com estresse.

Baixo risco (< 1% morte/ano)

- Escore de Duke baixo durante o teste ergométrico (≥ 5).
- Teste normal ou pequenos defeitos de perfusão em repouso ou em teste de imagem com estresse.
- Contração miocárdica normal ou nenhuma mudança em alguma porção do miocárdio durante teste do ecocardiograma com estresse.

Decisão terapêutica na DAC

A decisão terapêutica no paciente com doença coronariana depende de vários fatores: intensidade de sintomas, resultados de testes não invasivos, risco de morte (estratificação de risco) e a possibilidade de intervenção, seja percutânea ou cirúrgica.

As modificações do estilo de vida, que classicamente se baseiam em dieta adequada, perda de peso se necessária e prática regular de atividades físicas, além da cessação do tabagismo, devem sempre ser recomendadas para todos os indivíduos, independentemente do diagnóstico ou não de doença coronariana. Contudo, cabe ao médico ser mais enfático nos casos em que a doença estiver presente, uma vez que tais medidas, quando aceita pelos pacientes, modificam a progressão da doença.

O tratamento clínico permeia todos os pacientes com diagnóstico de DAC, como será discutido em outros capítulos deste tratado. Porém, a intensidade e o momento deste tratamento deverá ser guiada, não só pela gravidade dos sintomas, mas também pelo perfil de risco. Pacientes muito sintomáticos ou com perfil de risco mais grave deverão sempre ser considerados para uma estratégia mais invasiva, uma vez que tal conduta pode diminuir a intensidade de sintomas e, em alguns casos, mudar o prognóstico. A Figura 1, proposta pela Diretriz de Doença Coronária Estável da Sociedade Brasileira de Cardiologia nos auxilia na decisão de permanecer no tratamento clínico ou seguir para a avaliação invasiva do paciente.[19]

Para que o tratamento por revascularização seja indicado, há diversos aspectos que precisam ser considerados: quantidade de vasos envolvidos, local da estenose, presença de disfunção ventricular, área do miocárdio sob risco e a possibilidade de realização do procedimento. Este último aspecto se destaca, uma vez que seja por motivos técnicos, seja por motivos médicos ou até mesmo sociais, quando não há a possibilidade de se realizar a intervenção, ou de manejar suas eventuais complicações, ela não deverá ser indicada. Na Figura 2, adaptada da Diretriz de Doença Coronariana Estável da Sociedade Europeia de Cardiologia,[16] pode-se verificar, com mais clareza, as situações em que o tratamento por revascularização está indicado.

Como pode ser notado na Figura 2, são diversos os aspectos que precisam ser considerados. Diante disso, torna-se muito difícil se fazer uma recomendação para cada particularidade possível de ser encontrada, cabendo ao médico se basear em evidências científicas existentes, mas também no bom senso, para tomar a conduta mais apropriada.[41,42]

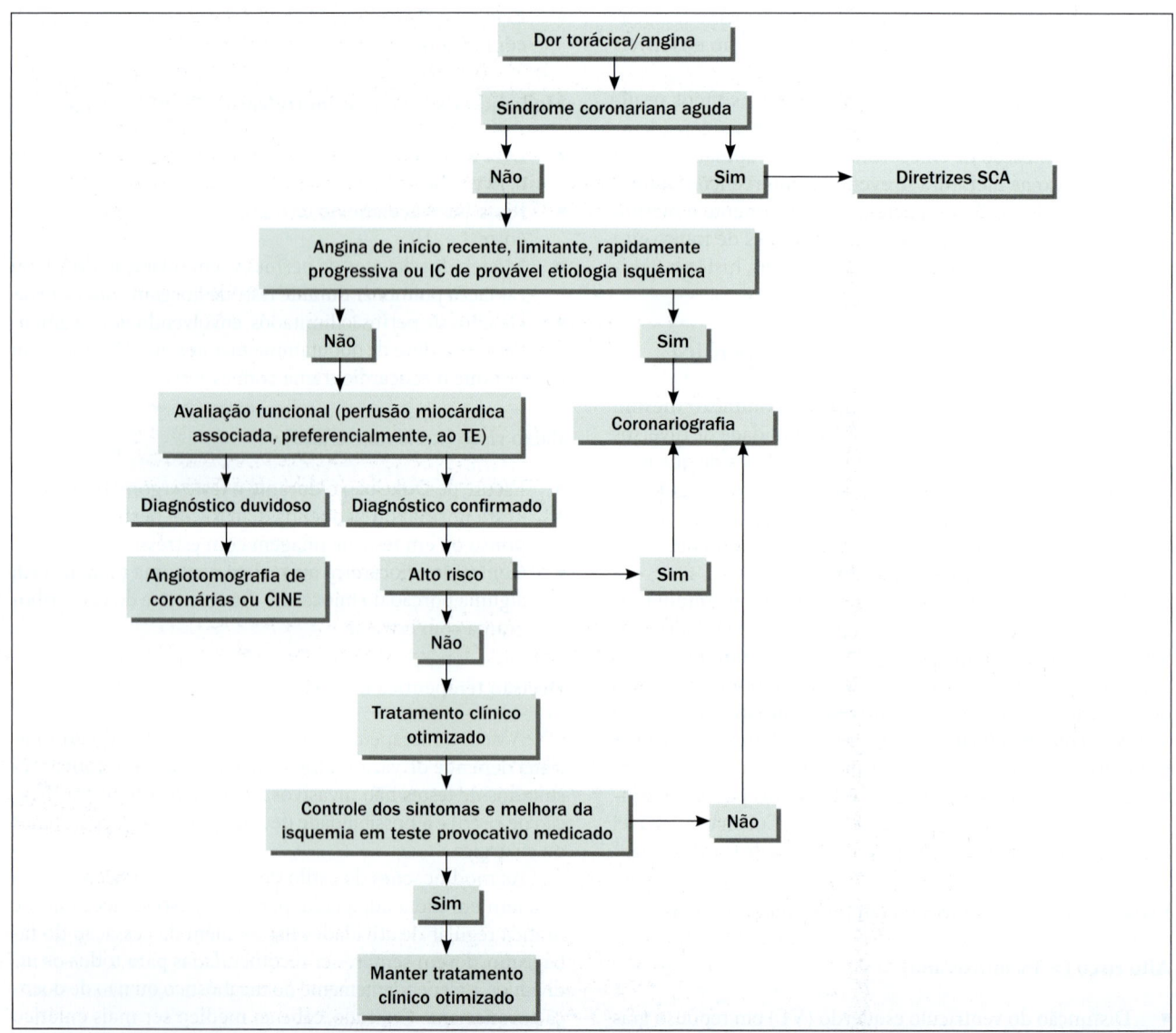

Figura 1 Algoritmo para diagnóstico e estratificação na doença arterial coronariana.[19]

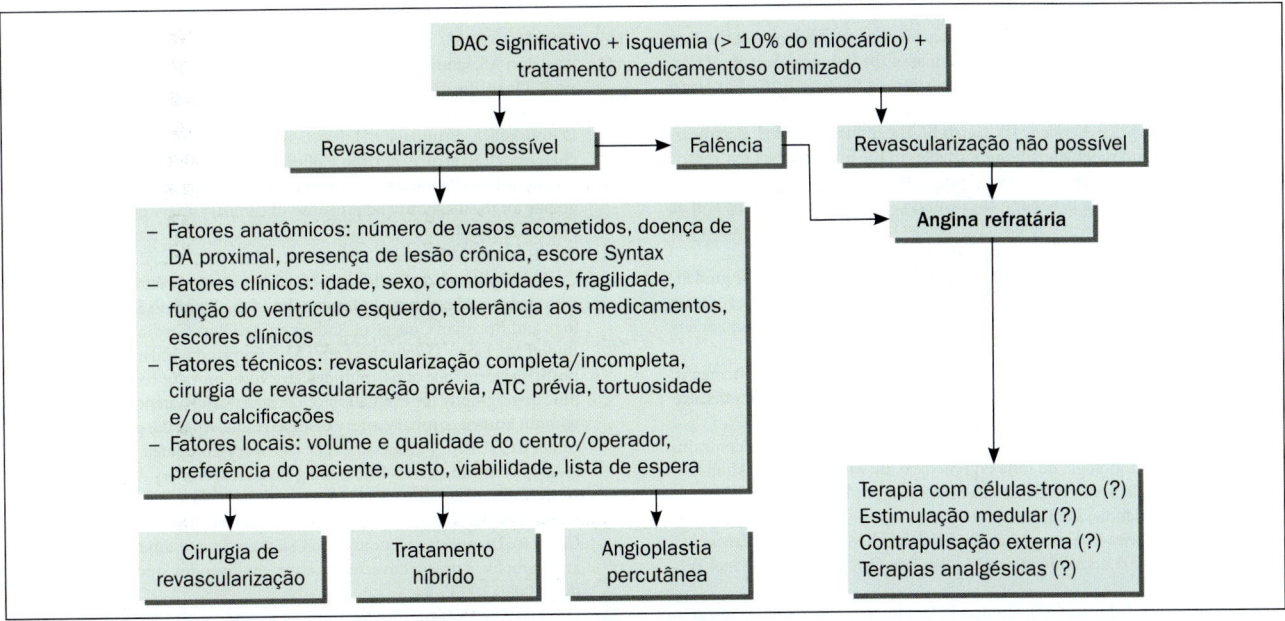

Figura 2 Algoritmo de decisão terapêutica na doença arterial coronariana.[16]

Em situações mais difíceis, é altamente recomendando pelas sociedades médicas, o consenso obtido pelo *Heart Team*, grupo composto por cirurgiões, clínicos e intervencionistas, cujo objetivo é unir a experiência de todos, num só momento, levando também em conta o que pensa o paciente, com o propósito de lhe oferecer o melhor caminho terapêutico.[16,19]

Resumo

O paciente portador de DAC pode ser totalmente assintomático, manifestando ou não isquemia miocárdica em testes específicos. Um grande contingente manifesta quadros de angina, principalmente aos esforços. O diagnóstico de DAC deve ter como pilares a anamnese, o exame físico e a utilização de exames subsidiários, valorizando seus achados no paciente com alguma probabilidade de doença aterosclerótica. A avaliação da função ventricular e a presença e extensão da isquemia miocárdica com testes não invasivos auxiliam na estratificação do risco do paciente orientando para realização ou não de exames que detectam a presença de lesões coronárias, seja a angiotomografia ou a cinecoronariografia diretamente. Fortes evidências científicas têm priorizado o tratamento farmacológico e mudança do estilo de vida nestes pacientes. A revascularização miocárdica por intervenção percutânea ou cirúrgica tem sido reservada para os casos refratários ao tratamento clínico e para aqueles de maior risco de infarto ou óbito nos testes não invasivos.

Referências bibliográficas

1. Benjamim EJ, Viranni SS, Callanay CW, et al. Heart disease and stroke statistics. 2018 Update: a report from the American Heart Association. Circulation. 2018;137(12):e67-e492.
2. Hemingway H, McCallum A, Shipley M, Manderbacka K, Martikainen P, Keskimaki I. Incidence and prognostic implications of stable angina pectoris among women and men. JAMA. 2006;295:1404-11.
3. Bayturan O, Kapadia S, Nicholls SJ, Tuzcu EM, Shao M, Uno K, et al. Clinical predictors of plaque progression despite very low levels of low-density lipoprotein cholesterol. J Am Coll Cardiol. 2010;55:2736-42.
4. Chhatriwalla AK, Nicholls SJ, Wang TH, Wolski K, Sipahi I, Crowe T, et al. Low levels of low-density lipoprotein cholesterol and blood pressure and progression of coronary atherosclerosis. J Am Coll Cardiol. 2009;53:1110-5.
5. Kronmal RA, McClelland RL, Detrano R, Shea S, Lima JA, Cushman M, et al. Risk factors for the progression of coronary artery calcification in asymptomatic subjects: results from the Multi-Ethnic Study of Atherosclerosis (MESA). Circulation. 2007;15:2722-30.
6. Diamond GA. A clinically relevant classification of chest discomfort. J Am Coll Cardiol. 1983;1: 574-5.
7. Letter CL. Grading of angina pectoris. Circulation. 1976;54:522-3.
8. Boesner S, Haasenritter J, Becker A, Karatolios K, Vaucher P, Gencer B, et al. Ruling out coronary artery disease in primary care: development and validation of a simple prediction rule. CMAJ. 2010;182: 1295-300.
9. Chou R. cardiac screening with elecrocardiography, stress echocardiography, or myocardial perfusion omaging: advice for high-value care from the American College of Physicians. Ann Intern Med. 2015;162:438-47.
10. Faludi AA, Izar MCO, Saraiva JFK, Bianco HT, Chacra APM, Bertoluci MC, et al. Diretrizes brasileiras baseadas em evidências sobre prevenção de doenças cardiovasculares em pacientes com diabetes: posicionamento da Sociedade Brasileira de Diabetes (SBD), da Sociedade Brasileira de Cardiologia (SBC) e da Sociedade Brasileira de Endocrinologia e Metabologia (SBEM). Arq Bras Cardiol. 2017;109(6 Supl.1):1-31.
11. Sedlis SP, Jurkovitz CT, Hartigan PM, Goldfarb DS, Lorin JD, Dada M, et al. Optimal medical therapy with or without percutaneous coronary intervention for patients with stable coronary artery disease and chronic kidney disease. Am J Cardiol. 2009;104:1647-53.
12. Di Angelantonio E, Chowdhury R, Sarwar N, Aspelund T, Danesh J, Gudnason V. Chronic kidney disease and risk of major cardiovascular disease and non-vascular mortality: prospective population based cohort study. BMJ. 2010;341:c4986.

13. Reiner Z, Catapano AL, De Backer G, Graham I, Taskinen MR, Wiklund O, et al. ESC/EAS Guidelines for the management of dyslipidaemias: the Task Force for the management of dyslipidaemias of the European Society of Cardiology (ESC) and the European Atherosclerosis Society (EAS). Eur Heart J. 2011;32:1769-818.

14. Rihal CS, Davis KB, Kennedy JW, Gersh BJ. The utility of clinical, electrocardiographic, and roentgenographic variables in the prediction of left ventricular function. Am J Cardiol. 1995;75(4):220-3.

15. Daly CA, De Stavola B, Sendon JL, Tavazzi L, Boersma E, Clemens F, et al. Predicting prognosis in stable angina: results from the Euro heart survey of stable angina: prospective observational study. BMJ. 2006;332:262-7.

16. Montalescot G, Udo Sechtem UDO, Achenbach S, et al. 2013 ESC guidelines on the management of stable coronary artery disease. The Task Force on the management of stable coronary artery disease of the European Society of Cardiology. Eur Heart J. 2013;34:2949-3003.

17. Genders TS, Steyerberg EW, Alkadhi H, Leschka S, Desbiolles L, Nieman K, et al. A clinical prediction rule for the diagnosis of coronary artery disease: validation, updating, and extension. Eur Heart J. 2011;32:1316-30.

18. Costa RVC, Albuquerque PF, Serra SM, Freitas OGA. Indicações contraindicações e metodologia do teste ergométrico. In: Moreira MCV, Montenegro ST, de Paola AAV. Livro-texto da Sociedade Brasileira de Cardiologia, 2ª ed. Barueri: Manole; 2015. p.128.

19. Cesar LA, Ferreira JF, Armaganijan D, Gowdak LH, Mansur AP, Bodanese LC, et al. Diretriz de doença cororária estável. Arq Bras Cardiol. 2014;103(3Supl.2):1-59.

20. Froelicher VF, Lehmann KG, Thomas R, Goldman S, Morrison D, Edson R, et al. The electrocardiographic exercise test in a population with reduced workup bias: diagnostic performance, computerized interpretation, and multivariable prediction. Veterans Affairs Cooperative Study in Health Services #016 (QUEXTA) Study Group. Quantitative Exercise Testing and Angiography. Ann Intern Med. 1998;128:965-74.

21. Morise AP, Diamond GA. Comparison of the sensitivity and specificity of exercise electrocardiography in biased and unbiased populations of men and women. Am Heart J. 1995;130:741-7.

22. Heijenbrok-Kal MH, Fleischmann KE, Hunink MG. Stress echocardiography, stress single-photon-emission computed tomography and electron beam computed tomography for the assessment of coronary artery disease: a meta analysis of diagnostic performance. Am Heart J. 2007;154:415-23.

23. Senior R, Moreo A, Gaibazzi N, et al. Comparison of sulfur hexafluoride microbubble (SonoVue)-enhanced myocardial echocardiography to gated single photon emission computerized tomography for the detection of significant coronary artery disease: a large european multicentre study. J Am Coll Cardiol. 2013; pii: S0735-1097(13)02262-6.

24. Higgins JP, Williams G, Nagel JS, Higgins JA. Left bundle-branch block artifact on single photon emission computed tomography with technetium Tc 99m (Tc-99m) agents: mechanisms and a method to decrease false-positive interpretations. Am Heart J. 2006;152:619-26.

25. Hachamovitch R, Kang X, Amanullah AM, et al. Prognostic implications of myocardial perfusion single-photon emission computed tomography inelderly. Circulation. 2009;120(22):2197-206.

26. Smanio PEP, Schmidt A. Métodos de avaliação da perfusão miocárdica. Ver Soc Cardiol Estado de São Paulo. 2017;27(2):150-62.

27. Schwitter J,Wacker CM, Wilke N, Al-Saadi N, Sauer E, Huettle K, et al. MR-IMPACTII: Magnetic Resonance Imaging for Myocardial Perfusion Assessment in Coronary artery disease Trial: perfusion-cardiac magnetic resonance vs. single-photon emission computed tomography for the detection of coronary artery disease: a comparative multicentre, multivendor trial. Eur Heart J. 2012;34(10):775-81.

28. Nandalur KR, Dwamena BA, Choudhri AF, Nandalur MR, Carlos RC. Diagnostic performance of stress cardiac magnetic resonance imaging in the detection of coronary artery disease: a meta-analysis. J Am Coll Cardiol. 2007;50:1343-53.

29. Agatston AS, Janowitz WR, Hildner FJ, Zusmer NR, Viamonte M Jr., Detrano R. Quantification of coronary artery calcium using ultrafast computed tomography. J Am Coll Cardiol. 1990;15:827-32.

30. O'Rourke RA, Brundage BH, Froelicher VF, Greenland P, Grundy SM, Hachamovitch R, et al. American College of Cardiology/American Heart Association Expert Consensus document on electron-beam computed tomography for the diagnosis and prognosis of coronary artery disease. Circulation. 2000; 102:126-40.

31. Sara L, Szarf G, Tachibana A, et al. Sociedade Brasileira de Cardiologia and Colégio Brasileiro de Radiologia. II Guidelines on cardiovascular magnetic ressonance and computed tomography of the Brazilian Society of Cardiology and Brazilian College of Radiology. Arq Bras Cardiol. 2014;103:1-86.

32. Budoff MJ, Dowe D, Jollis JG, Gitter M, Sutherland J, Halamert E, et al. Diagnostic performance of 64-multidetector row coronary computed tomographic angiography for evaluation of coronary artery stenosis in individuals without known coronary artery disease: results from the prospective multicenter ACCURACY (Assessment by Coronary Computed Tomographic Angiography of Individuals Undergoing Invasive Coronary Angiography) trial. J Am Coll Cardiol. 2008;52:1724-32.

33. Meijboom WB, Meijs MF, Schuijf JD, Cramer MJ, Mollet NR, van Mieghem CA, et al. Diagnostic accuracy of 64-slice computed tomography coronary angiography: a prospective, multicenter, multivendor study. J Am Coll Cardiol. 2008;52:2135-44.

34. Douglas OS, Hoffman U, Patel MR, et al. Outcomes of anatomical versus functional testing for coronary artery disease. N Engl J Med. 2015;372:1291-300.

35. SCOT-HEART investigator; Newby DE, Adams PD, et al. Coronary CT angiography and 5-year risk of myocardial infarction. N Engl J Med. 2018;379:924-33.

36. Pinto IMF. Uso racional dos exames diagnósticos por imagem em Cardiologia. Rev Soc Cardiol Estado de São Paulo. 2017;27(2):163-70.

37. Kato S, Kitagawa K, Ishida N, Ishida M, Nagata M, Ichikawa Y, et al. Assessment of coronary artery disease using magnetic resonance coronary angiography: a national multicenter trial. J Am Coll Cardiol. 2010;56:983-91.

38. Hamon M, Fau G, Née G, et al. Meta-analysis of the diagnostic performance of stess perfusion cardiovascular magnetic resonance for detection of coronary disease. J Cardiovasc Magn Reson. 2010;12:29.

39. Silva TQAC, Sande L, Coelho-Filho OR. Ressonância magnética e doença coronariana: Quiando o exame faz a diferença. Rev Soc Cardiol Estado de São Paulo. 2017;27(2):123-30.

40. Fallud AA, Izar MCO, Saraiva JFK, Chacra APM, Bianco HT, Afiune Neto A, et al. Atualização da Diretriz brasileira de dislipidemias e prevenção da aterosclerose – 2017. Arq Bras Cardiol. 2017;109(2 Supl. 1):1-76.

41. Patel MR, Calhoon JH, Dehmer GJ, Grantham JA, Maddox TM, Maron DJ, et al. ACC/AATS/AHA/ASE/ASNC/SCAI/SCCT/STS 2017 Appropriate use criteria for coronary revascularization in patients with stable ischemic heart disease: a report of the American College of Cardiology Appropriate Use Criteria Task Force, American Association for Thoracic Surgery, American Heart Association, American Society of Echocardiography, American Society of Nuclear Cardiology, Society for Cardiovascular Angiography and Interventions, Society of Cardiovascular Computed Tomography, and Society of Thoracic Surgeons. J Am Coll Cardiol. 2017;69(17):2212-41.

42. Neumann FJ, Sousa-Uva M, Ahlsson A, Alfonso F, Banning AP, Benedetto U, et al. 2018 ESC/EACTS Guidelines on myocardial revascularization. Eur Heart J. 2019;40(2):87-165.

Capítulo 3

Doença arterial coronariana crônica: tratamento intervencionista

Ricardo A. Costa
Alexandre A. Abizaid
Expedito Eustáquio Ribeiro

Pontos-chave

- As recomendações tradicionais para o tratamento da angina estável se baseiam em estudos comparativos entre o tratamento clínico, a intervenção coronária percutânea (ICP) e a cirurgia de revascularização miocárdica (CRM).
- A revascularização miocárdica promove redução da isquemia e da utilização de fármacos, além de melhora dos sintomas, da capacidade de exercícios e da qualidade de vida.
- A ICP em tronco de coronária esquerda vem apresentando cada vez melhores resultados, sendo hoje, conforme as evidências atuais mostram, segura.

Introdução

Desde a primeira angioplastia transluminal coronariana (ATC), realizada por Andréas Gruentzig em 1977, em Zurique, passaram-se 40 anos e as técnicas de intervenção coronária percutânea (ICP) das lesões coronárias vêm se desenvolvendo rapidamente. Atualmente são obtidos índices de sucesso e baixíssimos índices de complicações, mesmo em pacientes complexos, o que tem conferido ao método um importante papel entre os recursos disponíveis para a revascularização miocárdica. Pode-se destacar como fatores responsáveis por esse sucesso da ICP o desenvolvimento dos *stents*, próteses metálicas expansíveis que praticamente eliminaram, durante os procedimentos, as complicações decorrentes de oclusões arteriais agudas. A seguir, a evolução dos *stents* com plataformas de baixo perfil e sistemas liberadores de fármacos antiproliferativos – os *stents* farmacológicos (SF) – trouxeram grande eficácia destes dispositivos em termos de inibição da hiperplasia neointimal. Ademais, as complicações hemorrágicas no local da punção arterial foram também drasticamente reduzidas, graças ao desenvolvimento de ca-

teteres-guia de menor perfil e, principalmente, em decorrência dos progressos na terapêutica antitrombótica adjunta. Consequentemente, situações anatômicas de maior complexidade podem hoje ser abordadas com altos índices de sucesso, com o uso de fios condutores especiais e de balões e *stents* de alta flexibilidade e eficácia tardia, fazendo da ICP o principal método de revascularização miocárdica utilizado na prática diária.

Revascularização na doença arterial coronariana estável

A população de pacientes com síndromes coronarianas clinicamente estáveis é extremamente heterogênea, englobando desde casos em que as manifestações clínicas decorrem da presença de placa de ateroma isolada em ramo arterial pouco desenvolvido até casos de pacientes assintomáticos com placas gravemente obstrutivas localizadas em duas ou três artérias coronárias principais, ou mesmo no tronco da artéria coronária esquerda (TCE). As recomendações tradicionais para o tratamento da angina estável se baseiam em estudos comparativos entre o tratamento clínico, a ICP e a cirurgia de revascularização miocárdica (CRM), estudos esses que apresentam sérias limitações. Por exemplo, os números de pacientes que compõem os estudos representam, em geral, uma proporção muito pequena da população inicialmente selecionada, de sorte a não refletir a população geral. Em consequência, nesses estudos tende a haver grande predomínio de pacientes com lesões coronárias focais e função ventricular preservada, o que limita a aplicação dos resultados em cenários distintos, como por exemplo lesões mais difusas em pacientes com disfunção ventricular importante. Entre os pacientes submetidos à revascularização cirúrgica, pode haver predomínio de utilização de veias safenas, que apresentam permeabilidade tardia muito inferior à dos enxertos arteriais. Em muitos casos, pacientes submetidos à angioplastia não receberam os potentes agentes antitrombóticos modernos atuais, além de terem sido predominantemente tratados por angioplastia por balão, *stents* não farmacológicos (SNF) ou SF de primeira geração, uma vez que muitos dos estudos foram desenvolvidos antes do advento dos SF de segunda (ou nova) geração usados na atualidade.

A revascularização miocárdica na angina estável está particularmente indicada em casos de persistência de sintomas a despeito de adequado tratamento clínico, em casos de lesão obstrutiva em TCE, em casos de lesões obstrutivas localizadas nos três vasos coronários principais (em dois, quando o segmento proximal do ramo descendente anterior está incluído) e mesmo em lesão de vaso único, quando há grande massa de miocárdio em risco. Especificamente, a angina está associada a piora da qualidade de vida, redução da capacidade física, depressão e maior necessidade de visitas médicas e de hospitalizações.[1] A revascularização miocárdica, seja cirúrgica ou percutânea, promove redução da isquemia e da utilização de fármacos, além de melhora dos sintomas, da capacidade de exercícios e da qualidade de vida.[2-10]

Gravidade da lesão coronariana

O parâmetro angiográfico mais amplamente utilizado na descrição da gravidade de uma obstrução coronária e, também, para a tomada de decisão, é percentual de estenose do diâmetro, o qual avalia a proporcionalidade entre a menor luz do vaso, ou diâmetro mínimo do lúmen, e o diâmetro normal deste mesmo vaso, ou diâmetro de referência do vaso.[11] De maneira geral, as lesões com estenose do diâmetro < 40% são classificadas como discretas, entre 40-69% como intermediárias, e ≥ 70% como importantes. No contexto da DAC estável, considera-se a indicação de tratamento de revascularização em lesões com estenose do diâmetro ≥ 70%, ou ≥ 50% em situações especiais como TCE não protegido ou vasos derradeiros (Tabela 1).[12-14] Dentre os parâmetros angiográficos classicamente associados a falência da ICP destacam-se os vasos de fino calibre e as lesões extensas.[15]

Impacto dos escores angiográficos

Vários escores angiográficos foram desenvolvidos ao longo do tempo com a finalidade de quantificar o risco associado a DAC multiarterial. Inicialmente, avaliava-se a área de miocárdio em risco tomando como referência a presença de estenose(s) significativa(s) e a localização desta(s) de acordo com a distribuição da circulação coronariana. O escore DUKE foi validado pelo estudo de Califf e cols. que incluiu 462 pacientes com estenose ≥ 75% em pelo menos um vaso coronário de maior relevância, excluindo-se o TCE.[16] O estudo BARI descreveu o Índice de Risco Miocárdico relacionado com a vasculatura coronária e suprimento miocárdico correspondente.[17] Por outro lado, o escore de risco APPROACH foi baseado em estudos anatomopatológicos que demonstraram a quantidade de miocárdio suprido para cada vaso epicárdico de maior importância, sendo 41% para a artéria descendente anterior e o restante proporcionado pelas artérias circunflexa e coronária direita, dependente do padrão de dominância.[17] Outro escore descrito recentemente e já amplamente incorporado na prática clínica é o denominado SYNTAX, no qual foi realizada a comparação entre o tratamento percutâneo e a CRM em pacientes multiarteriais complexos, com ou sem comprometimento do TCE. A finalidade principal deste escore é a de quantificar a complexidade angiográfica das lesões coronárias, baseando-se no número destas lesões, na localização e na morfologia de cada uma delas. Desta forma, o SYNTAX acrescentou outras características anatômicas e morfológicas relacionadas à complexidade como calcificação, tortuosidade, bifurcação, presença de trombo etc., e a análise de cada segmento coronário relacionado com a respectiva área do ventrículo esquerdo irrigada. Isto, por sua vez, é utilizado como fator multiplicador para calcular o escore de risco de Leaman que também foi incorporado ao escore SYNTAX.[18] Neste estudo, foram consideradas lesões com redução do lúmen ≥ 50% localizadas em qualquer ramo coronário com diâmetro ≥ 1,5 mm, sendo ainda estratificadas como lesões oclusivas (100%) ou não oclusivas (50-99%). Nas lesões oclusivas, analisa-se ainda a presença e quantificação da circulação colateral. No acompanhamento clínico até 5 anos, observou-se que o escore SYNTAX não discriminou de maneira significativa os resultados dos pacientes submetidos à CRM; por outro lado, nos pacientes submetidos à ICP, observou-se interação significativa entre o escore SYNTAX e os resultados clínicos tardios (p = 0,01). Considerando-se sua divisão em tercis, o escore baixo (0-22) revelou resultados comparáveis entre os grupos de tratamento em termos de eventos cardíacos/cerebrovasculares adversos maiores. Já os escores intermediário (23-32) e elevado (≥ 33) revelaram resultados mais favoráveis ao grupo tratado por CRM, as custas principalmente de maior necessidade de revascularização da lesão-alvo nos pacientes tratados por ICP.[19] É interessante observar que a subanálise pré-especificada em pacientes com lesão de TCE demonstrou resultados superponíveis entre os submetidos à ICP e CRM em casos com escores baixo e intermediário.[20] Baseado nestes dados fornecidos pelo SYNTAX e outras evidências atuais, as mais recentes diretrizes da revascularização miocárdica e intervenção coronária percutânea na DAC estável tem indicado o tratamento e o método de revascularização em função do escore SYNTAX, tanto na doença multiarterial como no TCE (Tabela 2).[13,14]

Avaliação da isquemia

No contexto da DAC estável, guiar o procedimento de revascularização, guiado por isquemia tem sido recomendado (Tabela 1); especificamente, o tratamento apenas de estenoses fisiologicamente significativas, ao invés de guiar a revascularização pela angiografia, mostrou-se seguro e reduziu o custo do procedimento e a ocorrência de eventos adversos a longo prazo.

No estudo FAME,[21] o impacto clínico da reserva de fluxo fracionada (RFF) no tratamento de pacientes com DAC multiarterial foi avaliado, sendo que os pacientes alocados para ICP guiada por RFF só tiveram lesões tratadas no caso de RFF ≤ 0,80. No geral, a ICP guiada por RFF associou-se a menor número de *stents* por paciente (1,9 vs. 2,7; P < 0,001), menor volume de contraste (272 mL *vs.* 302 mL; P < 0,001),

Tabela 1 Recomendações de revascularização miocárdica nas síndromes coronárias estáveis pelas Diretrizes Brasileiras sobre Intervenção Coronária Percutânea (2017)

Indicação para revascularização em pacientes com angina estável ou isquemia silenciosa – recomendações*	Extensão da DAC (antônima e/ou funcional)	Classe	Nível de evidência
Prognóstico	Doença de TCE > 50%	I	A
Prognóstico	Estenose de artéria coronária descendente anterior proximal > 70%	IIa	B
Prognóstico	Doença de 2 ou 3 vasos > 70% com má função do VE	IIa	B
Prognóstico	Grande área isquêmica (> 10%)	IIa	B
Prognóstico	Artéria derradeira com estenose > 50%	I	C
Sintomas	Obstrução coronária > 70% com angina (ou equivalente anginoso), refratária ao tratamento medicamentoso	I	A

Fonte: Feres et al., 2017.[14] *Adaptado de Windecker et al.[13]
DAC: doença arterial coronariana; TCE: tronco de coronária esquerda; VE: ventrículo esquerdo.

Tabela 2 Recomendações sobre o método de revascularização miocárdica nas síndromes coronárias estáveis pelas Diretrizes Brasileiras sobre Intervenção Coronária Percutânea (2017)

Recomendações para o tipo de revascularização (cirurgia ou ICP) em pacientes com DAC estável e anatomia favorável para ambos os procedimentos e baixo risco cirúrgico*	ICP**/classe	Nível de evidência	Cirurgia**/classe	Nível de evidência
Um ou dois vasos sem artéria coronária descendente anterior proximal	I	C	IIb	C
Um vaso com artéria coronária descendente anterior proximal	I	A	I	A
Dois vasos com artéria coronária descendente anterior proximal	I	C	I	B
Tronco com escore SYNTAX < 22	I	B	I	B
Tronco com escore SYNTAX 23-32	I	B	I	B
Tronco com escore SYNTAX > 32	III	B	I	B
Três vasos com escore SYNTAX < 22	I	B	I	A
Três vasos com escore SYNTAX 23-32	IIb	B	I	A
Três vasos com escore SYNTAX > 32	III	B	I	A

Fonte: Feres et al., 2017.[14] *Adaptado de Windecker et al.[13]
DAC: doença arterial coronária; ICP: intervenção coronária percutânea. **Considerar os resultados locais dos procedimentos.

além de menor custo do procedimento (P < 0,001) e menor tempo de internação (P = 0,05). Ao final de 1 ano, a ocorrência do desfecho primário (óbito, infarto do miocárdio [IM] ou necessidade de nova revascularização) foi significativamente menor com a ICP guiada por RFF (13,2% *vs.* 18,3%; P = 0,02); ainda, observou-se redução relativa de 35% nas taxas de IM (principalmente periprocedimento). Aos 2 anos, observaram-se menores taxas de IM (6,1% *vs.* 9,9%; P = 0,03) e de óbito/IM (8,4% *vs.* 12,9%; P = 0,02) no grupo com ICP guiada por RFF.[22] Notavelmente, nos pacientes com ICP guiada por RFF, 38,6% das estenoses não foram submetidas a ICP por terem apresentado RFF > 0,80 e as taxas de IM ou necessidade de novas revascularizações relacionadas a essas lesões não tratadas inicialmente foram de apenas 0,2 e 3,2% no acompanhamento tardio (2 anos), respectivamente, reafirmando a segurança desta estratégia de não intervir em estenoses que não sejam funcionalmente significativas. Ademais, o acompanhamento de até 5 anos do estudo FAME revelou que as taxas de eventos adversos maiores foram se-

melhantes entre os dois grupos, reforçando a segurança tardia desta abordagem.[23] Ainda no contexto da DAC multiarterial, o estudo FAME 2[4] avaliou o papel da ICP associada ao tratamento clínico otimizado (TCO) *vs.* TCO isoladamente em pacientes com isquemia miocárdica, conforme determinado pela presença de RFF < 0,80. Pacientes com DAC estável e lesões passíveis de ICP nos vasos foram triados para inclusão. Todas as estenoses consideradas adequadas para ICP, por critérios clínicos e angiográficos, foram avaliadas por RFF. No caso de pelo menos uma das estenoses apresentar RFF ≤ 0,80, os pacientes eram randomizados para ICP com implante de SF associada a TCO ou para TCO isolado. No entanto, o estudo foi interrompido precocemente (apenas 54% da população inicialmente prevista), em virtude de uma diferença significativa entre os grupos em termos do desfecho primário (óbito, IM ou revascularizações de urgência), com decréscimo relativo de 68% associado a estratégia inicial de ICP. Ressalta-se que a diferença na ocorrência do desfecho primário (4,3% no grupo ICP + TCO vs.

12,7% no grupo TCO; HR = 0,32; IC 95% = 0,19-0,53; P < 0,001) foi decorrente principalmente da maior necessidade de revascularizações de urgência (HR = 0,13; IC 95% 0,04-0,43; P < 0,001) por angina instável (78,6%) ou IM (21,4%) no grupo mantido apenas em TCO. Aos 2 anos, as taxas do desfecho primário permaneceram significativamente menores nos pacientes submetidos a ICP associada a tratamento clínico otimizado (8,1% vs. 19,5%; HR = 0,39; IC 95% = 0,26-0,57; P < 0,001), sendo essa redução também determinada por menor necessidade de revascularizações de urgência no grupo submetido a ICP (4% vs. 16,3%; HR = 0,23; IC 95% = 0,14-0,38; P < 0,001), sem diferenças significativas entre os grupos quanto às taxas de óbito e IM.[14,24] Em decorrência da interrupção precoce, o estudo não teve poder estatístico adequado para avaliação dos desfechos de óbito e IM; mesmo assim, o acompanhamento muito tardio deste estudo evidenciou menores taxas de IM associado a estratégia inicial de TCO + ICP.[25] Metanálise recente incluindo 49.517 pacientes provenientes de 7 estudos (4 prospectivos e 3 retrospectivos) mostrou que a ICP guiada por angiografia resultou em maiores ocorrências de ECAM (OR = 1,71; IC 95% = 1,31-2,23), morte (OR = 1,64; IC 95% = 1,37-1,96), IM (OR = 2,05; IC 95% = 1,61-2,60), nova revascularização (OR = 1,25; IC 95% = 1,09-1,44) e morte/IM (OR = 1,84; IC 95% = 1,58-2,15) quando comparada a guia com RFF.[14,26]

Dispositivos

Na cardiologia intervencionista contemporânea, não há um cenário clínico ou angiográfico em que os SNF tenham se mostrado superiores aos SF. Vários estudos comparativos e metanálises demonstraram a superioridade dos SF de nova geração quando comparados aos de primeira geração e aos SNF, tanto em termos de eficácia como em segurança, com marcante redução da ocorrência de eventos adversos, incluindo óbito, IAM não fatal e trombose, na evolução a longo prazo.[14,27-30] Diante desses achados, os SF de nova geração devem representar o dispositivo padrão para utilização em procedimentos de intervenção coronária, independentemente da complexidade angiográfica abordada.[14] A única limitação para seu uso residia na impossibilidade de o paciente fazer uso de terapêutica antiplaquetária dupla (TAD) prolongada, como pacientes em uso de anticoagulação, com risco aumentado de sangramento, dificuldade de aderência à terapêutica prescrita, necessidade de se submeter a cirurgia não cardíaca que requeira interrupção da TAD, etc.[14] Mesmo assim, novos estudos demonstraram a segurança e eficácia superiores de SF não poliméricos ou com polímeros biodegradáveis em pacientes com elevado risco de sangramento submetidos a TAD de curta duração (30 dias),[31] logo, surgindo como opção mesmo nesse cenário de restrição a TAD prolongada.

Doença multiarterial

No estudo MASS II,[6] foram randomizados 611 pacientes estáveis com doença multiarterial para tratamento clí-

nico, cirurgia de revascularização e ATC. Dos pacientes tratados por angioplastia, 72% receberam pelo menos um *stent*. Após um ano, os resultados da ATC foram inferiores aos dos tratamentos clínico e cirúrgico quando se compararam as taxas de sobrevida livre de eventos (morte, IM e angina refratária com nova revascularização), respectivamente 76% vs. 88% vs. 93%. A mortalidade ao fim do primeiro ano foi inferior entre pacientes mantidos em tratamento clínico quando comparada à dos pacientes submetidos à angioplastia e à cirurgia (1,5% vs. 4,5% vs. 4,0%, respectivamente). A ocorrência de infartos com onda Q foi superior no grupo tratado por angioplastia quando comparado ao grupo mantido em tratamento clínico e ao grupo cirúrgico (8,3% vs. 5,0% vs. 2,0%, respectivamente). Finalmente, a necessidade de nova revascularização foi maior no grupo tratado por ATC do que no grupo cirúrgico e no grupo mantido em tratamento clínico (13,3% vs. 8,3% vs. 0,5%, respectivamente). Até o acompanhamento muito tardio, a CRM mostrou-se superior a outras modalidades de tratamento.[6] No entanto, deve-se levar em consideração que em apenas 41% dos pacientes tratados por angioplastia a revascularização foi completa (contra 74% no grupo cirúrgico), além de não terem sidos utilizados SF nem os potentes agentes antiplaquetários atualmente incorporados à farmacoterapia adjunta das intervenções percutâneas. No estudo COURAGE, os resultados do tratamento clínico foram comparados aos da ICP em população de 2.287 pacientes randomizados, portadores de doença coronária obstrutiva, com angina estável e evidência objetiva de isquemia miocárdica.[3] Os pacientes foram incluídos no estudo entre 1999 e 2004, separados em dois grupos: terapêutica farmacológica ideal (otimizada) e terapêutica farmacológica ideal associada à ICP. Analisaram-se as taxas de ocorrência de morte e de IM não fatal em período de observação de 2,5 a 7,0 anos (mediana = 4,6 anos). Houve 211 eventos primários no grupo ICP (19%) e 202 eventos no grupo tratamento clínico (18,5%), p = ns. Também não houve diferença significativa entre os grupos na incidência somada de morte, infarto ou acidente vascular cerebral (20% vs. 19,5%), internação hospitalar por síndromes coronarianas agudas (12,4% vs. 11,8%) ou infarto agudo do miocárdio (13,2% vs. 12,3%). Os autores concluíram que no tratamento inicial da angina estável, a ICP associada à terapia clínica não reduziu o risco de morte, infarto e outros eventos cardiovasculares graves, quando comparada à terapêutica otimizada não associada à revascularização. Várias publicações se sucederam com comentários a favor e contra o estudo COURAGE. O fato mais importante é que a ICP não foi realizada com os mesmos cuidados dispensados ao tratamento clínico, cuja utilização média dos vários medicamentos ao longo dos 5 anos foi de mais de 85%. A ICP realizada neste estudo foi abaixo dos padrões atuais, tendo sido o sucesso inferior a 90%, a utilização de *stents* SNF de 86% e a de SF de apenas 3%. Além disso, 69% dos pacientes eram multiarteriais e, destes, quase a metade não recebeu tratamento percutâneo adequado, e a revascularização foi incompleta, o que confere importante preditor de nova revascularização percutânea ou cirúrgica, na evolução clínica tardia. Também vale ressaltar que no estudo se esperava 7% de cruzamento de tratamento clínico para angioplastia na evolução clínica, mas isso ocorreu em 32% dos pacientes, contra 22% dos pacientes randomizados para ICP e que necessitaram de nova intervenção, sem saber se foi em decorrência da reestenose ou do elevado índice de revascularização incompleta. Concluindo, o estudo COURAGE não evidenciou diferenças quanto a óbito e IM na evolução, e mesmo com os comentários descritos observou-se menor incidência de angina na evolução até 3 anos, menor utilização de nitratos e de bloqueadores dos canais de cálcio e também melhor qualidade de vida. Mesmo em estudos mais recentes, o tratamento cirúrgico mostrou-se superior quanto à menor mortalidade, menos IM e necessidade de nova revascularização, se comparado ao tratamento percutâneo com SF de primeira geração. No entanto, a análise de subgrupos conforme a complexidade anatômica, apresenta resultados semelhantes quanto a ECAM em menores complexidades anatômicas (baixo escore SYNTAX).[19] A superioridade do tratamento cirúrgico se acentua aos 5 anos de acompanhamento, comparativamente aos primeiros 2 anos.[19,33,34] Há que se considerar o pior desempenho dos SF de primeira geração empregados nesses estudos, que determinou sua retirada da prática clínica. Já com a utilização de SF de segunda geração e técnica mais contemporânea, observam-se resultados mais comparáveis entre a ICP e a CRM em pacientes com doença do TCE e multiarterial.[35,36] No estudo SYNTAX II, 454 pacientes com doença multiarterial foram recrutados e considerados para ICP baseados no escore SYNTAX II – o qual leva em consideração critérios objetivos angiográficos e clínicos. Ademais, os procedimentos foram guiados por isquemia, utilizou-se apenas SF de nova geração, o implante de *stent* foi otimizado com métodos de imagem invasivos, e foram utilizadas técnicas modernas em centros experientes no caso de lesões complexas como oclusões crônicas. O resultado de 2 anos foi comparado aos dados históricos dos grupos ICP e CRM do estudo SYNTAX original, e demonstrou taxa de eventos cardíacos/cerebrovasculares adversos significativamente menor no grupo ICP do estudo SYNTAX II *versus* o grupo ICP do estudo SYNTAX (13,2% vs. 21,9%; p = 0,001), e semelhante ao grupo CRM do estudo SYNTAX (13,2% vs. 15,1%; p = 0,42).[37] Outro aspecto a se considerar é o ajuste dos resultados de estudos para a realidade local de cada hospital, em decorrência da grande variabilidade dos indicadores da cirurgia de revascularização.[14,38] A individualização deve considerar não só as características do paciente, mas os resultados dos procedimentos e a estrutura dos hospitais.[14]

Diabéticos

O estudo BARI 2D[10] investigou o papel das diferentes estratégias de revascularização miocárdica em pacientes diabéticos com DAC estável. Nesse estudo, que incluiu 2.368 pacientes diabéticos, os indivíduos avaliados foram randomizados para terapia medicamentosa otimizada ou estratégia de revascularização miocárdica. A modalidade de revascularização miocárdica (cirurgia ou ICP) ficava à escolha do médico do paciente. Foram excluídos desse estudo pacientes com lesão em TCE, disfunção ventricular significativa, portadores de DAC instável com necessidade urgente de revascularização miocárdica e aqueles com disfunção renal. No geral, o BARI 2D não mostrou benefício das estratégias de revascularização miocárdica comparativamente ao tratamento medicamentoso otimizado, no sentido de reduzir mortalidade ou o combinado de óbito/IAM não fatal e AVC. Considerando-se a estratégia de revascularização, no subgrupo de indivíduos submetidos a cirurgia observou-se significativa redução do desfecho combinado de óbito/IAM não fatal e AVC, quando comparados aos pacientes mantidos em terapia farmacológica apenas.[10] Esse benefício não foi identificado entre os pacientes submetidos a ICP. Cabe ressaltar, porém, que os pacientes para os quais a cirurgia foi a opção de revascularização selecionada apresentavam, de modo geral, DAC mais extensa, o que foi posteriormente consubstanciado pela análise do escore de risco angiográfico do BARI 2D e seu impacto nos desfechos clínicos.[14,39] Entre os indivíduos inicialmente alocados para tratamento medicamentoso, 42% necessitaram de procedimentos de revascularização durante o período de acompanhamento do estudo. Entre os pacientes randomizados para estratégias de revascularização miocárdica, observaram-se, na evolução de 3,8 anos, maiores taxas de sobrevida livre de angina, menor ocorrência de novos sintomas anginosos e menor progressão do grau de angina.[10,14]

Em uma era um pouco mais atual, utilizando SF, apenas o estudo FREEDOM[34] foi desenhado com poder estatístico adequado para avaliar desfechos clínicos nesse cenário. Entre os 1.900 pacientes incluídos no estudo, o desfecho primário combinado de óbito/IAM não fatal e AVC no acompanhamento até 5 anos (mediana de 3,8 anos) foi significativamente menor entre os pacientes submetidos a cirurgia (26,6% *vs.* 18,7%; P = 0,005) (Tabela 3), sobretudo em decorrência da expressiva redução de IAM não fatal, mas também com benefício na diminuição da mortalidade, com as curvas de sobrevida divergindo em especial a partir do segundo ano de evolução,[34] entretanto, a ocorrência de AVC foi duas vezes maior no braço cirúrgico. A cirurgia foi superior em reduzir o desfecho primário de forma consistente em todos os subgrupos analisados, exceção feita aos pacientes tratados fora dos Estados Unidos, onde o benefício da cirurgia de revascularização não foi observado. No estudo SYNTAX, quando se analisa o subgrupo de pacientes diabéticos (n = 452), ambas as estratégias de revascularização demonstraram similar ocorrência do desfecho combinado de óbito/IAM não fatal e AVC no tercil de baixa complexidade angiográfica (escore SYNTAX ≤ 22). Nos tercis de média e alta complexidades, houve benefício a favor da cirurgia.[14,40]

Tronco da coronária esquerda

A doença aterosclerótica acometendo o tronco da artéria coronária esquerda (TCE) possui um cenário completa-

Tabela 3	Estudos em diabéticos comparando ICP *versus* CRM com seguimento tardio						
Estudo	**Tratamento**	**Multiarteriais**	**Acompanhamento**	**Desfecho primário**	**Óbito**	**IAM**	**Nova revascularização**
BARI-2D*	TMO vs. ICP	20% (triarteriais)	5	Óbito	10,8% vs. 10,2%	5% vs. 4,2%	N/I
SYNTAX†	ICP (SF) vs. CRM	100%	5	Óbito/IAM/AVC/nova revascularização (26% vs. 14%)†	19,5% vs. 12,9%	9% vs. 5,4%	35,3% vs. 14,6%†
FREEDOM	ICP (SF) vs. CRM	100%	3,8	Óbito/IAM/AVC (26,6% vs. 18,7%)†	16,3% vs. 10,9%†	13,9% vs. 6%†	12,6% vs. 4,8%†

* Sub-grupo de diabéticos; † P < 0,05.
AVC: acidente vascular cerebral; CRM: cirurgia de revascularização miocárdica; IAM: infarto agudo do miocárdio. ICP: intervenção coronária percutânea.
Fonte: adaptada de Feres et al., 2017.[14]

mente diferente dos demais vasos epicárdicos, possuindo uma gravidade indiscutível. A justificativa para isso baseia-se no grande território, cerca de 70% da massa ventricular, irrigado por ele, acarretando em uma alta carga isquêmica em risco, responsável por uma significativa morbi-mortalidade. A abordagem cirúrgica da lesão acometendo o TCE era considerado um tema unânime pois quando comparado ao tratamento clínico, o mesmo apresentava uma importante redução relativa na mortalidade tardia destes pacientes. Além disso a elevada patência tardia da artéria mamária, frequentemente utilizada neste procedimento, acarretava em um bom prognóstico a longo prazo. Com o desenvolvimento de novas técnicas de ICP, assim como o surgimento de drogas adjuvantes no tratamento, destacando-se os novos e mais potentes antiagregantes plaquetários, e por fim, a aquisição das novas gerações de *stents*, em especial os SF, este paradigma está mudando, possibilitando a utilização deste método para determinados casos.

A ICP em TCE desprotegido vem apresentando cada vez melhores resultados, sendo hoje, conforme as evidências atuais mostram, um procedimento bastante factível e seguro.[19,35] Um fator que sem dúvidas contribui para este desempenho é o uso rotineiro de SF, em especial os de segunda geração. Vários trabalhos observacionais evidenciaram a superioridade dos SF sobre os SNF no TCE, basicamente em termos de necessidade de nova revascularização no acompanhamento tardio. No estudo não randomizado MAIN-COMPARE (n = 1.217), os resultados foram favoráveis ao SF em relação a revascularização do vaso alvo (5,4% vs. 12,1%; p < 0,001) ao final de 3 anos, sem diferença estatisticamente significativa nos desfechos de morte e morte ou IM. Os pesquisadores também observaram que quando a ICP envolveu bifurcação do TCE, os SF também apresentaram uma taxa menor de revascularização do vaso alvo (6,9% vs. 16,3%, p = 0,009), concluindo que os SF ofereciam maior eficácia, sem comprometimento da segurança.

Na última década, a análise de diversos grandes registros envolvendo pacientes com doença de TCE, tratados com ICP vs. CRM, evidenciou a não inferioridade da estratégia intervencionista nesse contexto, com resultados comparáveis aos da CRM em termos de mortalidade e desfecho combinado morte, IM ou AVC, sugerindo que a ICP poderia ser capaz de oferecer resultados equivalentes aos da CRM em longo prazo, e colocando-a como uma opção terapêutica para pacientes selecionados. A subanálise do estudo SYNTAX avaliou os desfechos dos dois grupos levando-se em consideração o escore SYNTAX, e mostrou que os pacientes com escore SYNTAX ≤ 32 apresentam desfechos semelhantes aos da CRM em termos de sobrevida, quando tratados com ICP (ICP 12,8% *vs.* CRM 14,6%; HR 0,88, IC 95% 0,58-1,32, p = 0,53), enquanto os pacientes com escore SYNTAX > 33 têm melhores desfechos quando tratados com CRM, sugerindo que a ICP em lesões de TCE pode trazer resultados semelhantes aos da CRM no subgrupo selecionado de pacientes com escore SYNTAX ≤ 32.[20] Mais recentemente foram publicados os dois grandes ensaios randomizados comparando ICP com SF. No estudo NOBLE, com um total de 1.201 pacientes com DAC de TCE randomizados para ICP ou CRM, em decorrência do inesperado baixo número de eventos encontrados durante o acompanhamento tardio, o desfecho primário de óbito, IM não relacionado ao procedimento índice, nova revascularização ou AVC foi avaliado na mediana de tempo de 3 anos, e os resultados demonstraram superioridade da CRM em termos do desfecho primário (19% *vs.* 29%; P = 0,007), mas sem impacto significativo na mortalidade (9% *vs.* 12%, P = 0,77). Já o estudo EXCEL[35] comparou a segurança e a eficácia do SF de nova geração liberador de everolimus mais moderno à CRM em 1.905 pacientes com lesão em TCE de baixa ou moderada complexidade anatômica (escore SYNTAX < 33). O desfecho primário era composto por óbito, IM ou AVC após acompanhamento médio de 3 anos, e a ocorrência de nova revascularização foi definida como desfecho secundário. O desenho do estudo possuía poder estatístico adequado para a detecção de diferenças nas taxas de eventos cardíacos adversos (como óbito, IM ou AVC) entre a ICP e a cirurgia, e os resultados em termos do desfecho primário foram 15,4% vs. 14,7% (P = 0,02 para não inferioridade; P = 0,98 para superioridade), respectivamente. Em relação à ocorrência de morte, IM, AVC ou revascularização guiada por isquemia, também observaram-se resultados semelhantes (23,1% *vs.* 19,1%, P = 0,01 para não inferioridade; P = 0,10 para superioridade); respectivamente. De maneira geral, os resultados do estudo EXCEL têm respaldado a ICP como uma alternativa equivalente à CRM em pacientes selecionados com doença do TCE não protegido. Ademais, em uma metanálise recente, envolvendo 11 estudos randomizados, demonstrou mortalidade global semelhante aos 5 anos entre a ICP e CRM no TCE (10,7% vs. 10,5%, respectivamente; p = 0,52).[32]

Terapêutica de antiagregação plaquetária dupla pós-ICP

A TAD, consistindo em AAS e agente tienopiridínico, tem sido recomendada como tratamento antitrombótico padrão no pré-procedimento (dose de ataque se não em uso crônico) e após implante de *stent* metálico para o tratamento de estenose em artéria coronária, tanto em vaso nativo como em enxerto arterial ou venoso, em qualquer cenário clínico.[12-14] O racional para tal tratamento baseia-se na necessidade de proteção do segmento vascular tratado contra o desenvolvimento de trombose do *stent*, uma vez que o processo de cicatrização vascular e endotelização das hastes metálicas está em andamento. Para pacientes tratados com SNF, a TAD por 30 dias (em caso de DAC estável ou crônica), seguida de monoterapia com AAS, está bem estabelecida.[41-46] Já com os SF, o tempo ideal de TAD pode ser prolongado, uma vez que se espera que tais dispositivos, como efeito de classe, retardem o processo de cicatrização e reendotelização vascular, em decorrência da ação local do fármaco antiproliferativo.[47] Metanálise[48] envolvendo 8.180 pacientes, provenientes dos estudos EXCELLENT, PRODIGY, RESET e OPTIMIZE, comparou a TAD de curta duração (3 meses ou 6 meses) e de duração prolongada (≥ 12 meses). No geral, 2.622, 1.473 e 4.085 pacientes foram alocados para TAD com duração de 3 meses, 6 meses e 12 meses ou mais (750 pacientes até 24 meses), respectivamente. Ao final de 12 meses, não se observou diferença significativa nos desfechos de morte por todas as causas (HR = 0,89; IC 95% = 0,66-1,20; P = 0,47), morte cardíaca (HR = 0,85; IC 95% = 0,59-1,25; P = 0,47), IM (HR = 1,11; IC 95% = 0,81-1,54; P = 0,52), morte cardíaca ou IM (HR = 1,08; IC 95% = 0,83-1,41; P = 0,56) e trombose de *stent* definitiva ou provável (HR = 1,19; IC 95% = 0,66-2,13; P = 0,57) comparando a TAD de curta duração com a de longa duração. No entanto, a ocorrência de qualquer sangramento (HR = 0,66; IC 95% = 0,46-0,94; P = 0,02) ou sangramento maior (HR = 0,58; IC 95% = 0,32-1,03; P = 0,06) foi reduzida naqueles submetidos a TAD de curta duração. Considerando-se apenas os eventos ocorridos entre a interrupção pré-especificada da TAD e o acompanhamento de 12 meses, ambos os desfechos de qualquer sangramento (HR = 0,41; IC 95% = 0,21-0,91; P = 0,03) ou sangramento maior (HR = 0,30; IC 95% = 0,10-0,91; P = 0,03) mostraram-se significativamente associados ao tempo de TAD, com benefício a favor da terapêutica de curta duração, mas sem diferença significativa para outros desfechos isquêmicos.[14] Já outra metanálise, de Giustino et al.,[49] envolvendo 32.135 pacientes, a TAD de curta duração esteve associada a maiores taxas de trombose de *stent* (OR = 1,71; IC 95% = 1,26-2,32; P = 0,001), mas o efeito da TAD de curta duração na trombose de *stent* foi atenuado com o uso de SF

de segunda geração (OR = 1,54; IC 95% = 0,96-2,47), comparado ao uso de SF de primeira geração (OR = 3,94; IC 95% = 2,20-7,05; P = 0,008). Ademais, a TAD de curta duração teve menor risco de sangramento clinicamente significativo (OR = 0,63; IC 95% = 0,52-0,75; P < 0,001) e taxa numericamente menor de mortalidade por todas as causas (OR = 0,87; IC 95% = 0,74-1,01; P = 0,07), em comparação à TAD de longa duração. No estudo de Palmerini et al.,[50] 31.666 pacientes foram categorizados de acordo com o tempo de TAD (3-6 meses vs. 12 meses vs. ≥ 12 meses), e os resultados demonstraram menor mortalidade por todas as causas com TAD de curta duração, comparativamente à TAD de longa duração (HR = 0,82; IC 95% = 0,69-0,98; P = 0,02), com número necessário para tratar (NNT) de 325. Essa redução da mortalidade foi atribuída à menor mortalidade não cardíaca (HR = 0,67; IC 95% = 0,51-0,89; P = 0,006; NNT = 347), com mortalidade cardíaca semelhante (HR = 0,93; IC 95% = 0,73-1,17; P = 0,52). Igualmente, no estudo de Giustino et al.,[49] a TAD de curta duração esteve associada a menor risco de sangramento maior, mas também a maior risco de IM e trombose de *stent*. Entre os pacientes com DAC estável, não se observou diferença no risco de IM ou trombose de *stent* comparando a TAD por 3 vs. 6 vs. 12 meses. Por fim, a TAD por 3-6 meses esteve associada a menores taxas de sangramento em comparação a TAD por 12 meses, independentemente da apresentação clínica.[14,51]

Atualmente, recomenda-se TAD por 6-12 meses pós ICP em casos de DAC estável, podendo ser encurtado o tratamento em pacientes com elevado risco de sangramento.[14]

Resumo

À luz dos conhecimentos atuais, acredita-se que o tratamento de pacientes portadores de síndromes coronarianas estáveis deva ser individualizado, uma vez que há muitas variáveis que têm influência direta nos resultados das diferentes modalidades terapêuticas.

Referências bibliográficas

1. Spertus JA, Salisbury AC, Jones PG, Conaway DG and Thompson RC. Predictors of quality-of-life benefit after percutaneous coronary intervention. Circulation. 2004;110:3789-94.

2. Coronary angioplasty versus medical therapy for angina: the second Randomised Intervention Treatment of Angina (RITA-2) trial. RITA-2 trial participants. Lancet. 1997;350:461-8.

3. Boden WE, O'Rourke RA, Teo KK, Hartigan PM, Maron DJ, Kostuk WJ, et al. Optimal medical therapy with or without PCI for stable coronary disease. N Engl J Med. 2007;356:1503-16.

4. De Bruyne B, Pijls NH, Kalesan B, Barbato E, Tonino PA, Piroth Z, et al.; Investigators FT. Fractional flow reserve-guided PCI versus medical therapy in stable coronary disease. N Engl J Med. 2012;367:991-1001.

5. Erne P, Schoenenberger AW, Burckhardt D, Zuber M, Kiowski W, Buser PT, et al. Effects of percutaneous coronary interventions in silent ischemia after myocardial infarction: the SWISSI II randomized controlled trial. JAMA. 2007;297:1985-91.

6. Hueb W, Lopes N, Gersh BJ, Soares PR, Ribeiro EE, Pereira AC, et al. Ten-year follow-up survival of the Medicine, Angioplasty, or Surgery Study (MASS II): a randomized controlled clinical trial of 3 therapeutic strategies for multivessel coronary artery disease. Circulation. 2010;122:949-57.

7. Investigators T. Trial of invasive versus medical therapy in elderly patients with chronic symptomatic coronary-artery disease (TIME): a randomised trial. Lancet. 2001;358:951-7.

8. Pursnani S, Korley F, Gopaul R, Kanade P, Chandra N, Shaw RE, et al. Percutaneous coronary intervention versus optimal medical therapy in stable coronary artery disease: a systematic review and meta-analysis of randomized clinical trials. Circ Cardiovasc Interv. 2012;5:476-90.

9. Wijeysundera HC, Nallamothu BK, Krumholz HM, Tu JV, Ko DT. Meta-analysis: effects of percutaneous coronary intervention versus medical therapy on angina relief. Ann Intern Med. 2010;152:370-9.

10. Group BDS, Frye RL, August P, Brooks MM, Hardison RM, Kelsey SF, et al. A randomized trial of therapies for type 2 diabetes and coronary artery disease. N Engl J Med. 2009;360:2503-15.

11. Lansky A, Costa RA, Reiber JH. The core laboratory: quantitative coronary angiography. In: King III SB, Yeung AC, eds. Interventional Cardiology China: MdGraw-Hill; 2007. p.743-56.

12. Levine GN, Bates ER, Blankenship JC, Bailey SR, Bittl JA, Cercek B, et al. 2011 ACCF/AHA/SCAI Guideline for percutaneous coronary intervention: a report of the American College of Cardiology Foundation/American Heart Association Task Force on Practice Guidelines and the Society for Cardiovascular Angiography and Interventions. Circulation. 2011;124:e574-651.

13. Windecker S, Kolh P, Alfonso F, Collet JP, Cremer J, Falk V, et al. 2014 ESC/EACTS Guidelines on myocardial revascularization. Kardiol Pol. 2014;72:1253-379.

14. Feres F, Costa RA, Siqueira D, Costa JR Jr, Chamié D, Staico R, et al. Diretriz da Sociedade Brasileira de Cardiologia e da Sociedade Brasileira de Hemodinâmica e Cardiologia Intervencionista sobre Intervenção Coronária Percutânea. Arq Bras Cardiol. 2017;109(1Suppl1):1-81.

15. Popma JJ, Leon MB, Moses JW, Holmes DR Jr., Cox N, Fitzpatrick M, et al.; Investigators S. Quantitative assessment of angiographic restenosis after sirolimus-eluting stent implantation in native coronary arteries. Circulation. 2004;110:3773-80.

16. Califf RM, Armstrong PW, Carver JR, D'Agostino RB, Strauss WE. 27th Bethesda Conference: matching the intensity of risk factor management with the hazard for coronary disease events. Task Force 5. Stratification of patients into high, medium and low risk subgroups for purposes of risk factor management. J Am Coll Cardiol. 1996;27:1007-19.

17. Graham MM, Faris PD, Ghali WA, Galbraith PD, Norris CM, Badry JT, et al.; Investigators A. Validation of three myocardial jeopardy scores in a population-based cardiac catheterization cohort. Am Heart J. 2001;142:254-61.

18. Sianos G, Morel MA, Kappetein AP, Morice MC, Colombo A, Dawkins K, et al. The SYNTAX Score: an angiographic tool grading the complexity of coronary artery disease. EuroIntervention. 2005;1:219-27.

19. Mohr FW, Morice MC, Kappetein AP, Feldman TE, Stahle E, Colombo A, et al. Coronary artery bypass graft surgery versus percutaneous coronary intervention in patients with three-vessel disease and left main coronary disease: 5-year follow-up of the randomised, clinical SYNTAX trial. Lancet. 2013;381:629-38.

20. Morice MC, Serruys PW, Kappetein AP, Feldman TE, Stahle E, Colombo A, et al. Five-year outcomes in patients with left main disease treated with either percutaneous coronary intervention or coronary artery bypass grafting in the synergy between percutaneous coronary intervention with taxus and cardiac surgery trial. Circulation. 2014;129:2388-94.

21. Tonino PA, De Bruyne B, Pijls NH, Siebert U, Ikeno F, van' t Veer M, et al. Fractional flow reserve versus angiography for guiding percutaneous coronary intervention. N Engl J Med. 2009;360:213-24.

22. Pijls NH, Fearon WF, Tonino PA, Siebert U, Ikeno F, Bornschein B, et al.; Investigators FS. Fractional flow reserve versus angiography for guiding percutaneous coronary intervention in patients with multivessel coronary artery disease: 2-year follow-up of the FAME (Fractional Flow Reserve Versus Angiography for Multivessel Evaluation) study. J Am Coll Cardiol. 2010;56:177-84.

23. van Nunen LX, Zimmermann FM, Tonino PA, Barbato E, Baumbach A, Engstrom T, et al.; Investigators FS. Fractional flow reserve versus angiography for guidance of PCI in patients with multivessel coronary artery disease (FAME): 5-year follow-up of a randomised controlled trial. Lancet. 2015.

24. De Bruyne B, Fearon WF, Pijls NH, Barbato E, Tonino P, Piroth Z, et al.; Investigators FT. Fractional flow reserve-guided PCI for stable coronary artery disease. N Engl J Med. 2014;371:1208-17.

25. Xaplanteris P, Fournier S, Pijls NHJ, Fearon WF, Barbato E, Tonino PAL, et al.; Investigators F. Five-year outcomes with PCI guided by fractional flow reserve. N Engl J Med. 2018;379:250-9.

26. Zhang D, Lv S, Song X, Yuan F, Xu F, Zhang M, et al. Fractional flow reserve versus angiography for guiding percutaneous coronary intervention: a meta-analysis. Heart. 2015;101:455-62.

27. Planer D, Smits PC, Kereiakes DJ, Kedhi E, Fahy M, Xu K, et al. Comparison of everolimus- and paclitaxel-eluting stents in patients with acute and stable coronary syndromes: pooled results from the SPIRIT (A Clinical Evaluation of the XIENCE V Everolimus Eluting Coronary Stent System) and COMPARE (A Trial of Everolimus-Eluting Stents and Paclitaxel-Eluting Stents for Coronary Revascularization in Daily Practice) Trials. JACC Cardiovasc Interv. 2011;4:1104-15.

28. Windecker S, Stortecky S, Stefanini GG, da Costa BR, Rutjes AW, Di Nisio M, et al. Revascularisation versus medical treatment in patients with stable coronary artery disease: network meta-analysis. BMJ. 2014;348:g3859.

29. Park KW, Kang SH, Velders MA, Shin DH, Hahn S, Lim WH, et al. Safety and efficacy of everolimus- versus sirolimus-eluting stents: a systematic review and meta-analysis of 11 randomized trials. Am Heart J. 2013;165:241-50 e4.

30. Stefanini GG, Baber U, Windecker S, Morice MC, Sartori S, Leon MB, et al. Safety and efficacy of drug-eluting stents in women: a patient-level pooled analysis of randomised trials. Lancet. 2013;382:1879-88.

31. Shah R, Rao SV, Latham SB, Kandzari DE. Efficacy and safety of drug-eluting stents optimized for biocompatibility vs bare-metal stents with a single month of dual antiplatelet therapy: a meta-analysis. JAMA Cardiol. 2018;3:1050-9.

32. Head SJ, Milojevic M, Daemen J, Ahn JM, Boersma E, Christiansen EH, et al. Mortality after coronary artery bypass grafting versus percutaneous coronary intervention with stenting for coronary artery disease: a pooled analysis of individual patient data. Lancet. 2018;391:939-48.

33. Capodanno D, Stone GW, Morice MC, Bass TA, Tamburino C. Percutaneous coronary intervention versus coronary artery bypass graft surgery in left main coronary artery disease: a meta-analysis of randomized clinical data. J Am Coll Cardiol. 2011;58:1426-32.

34. Farkouh ME, Domanski M, Sleeper LA, Siami FS, Dangas G, Mack M, et al.; Investigators FT. Strategies for multivessel revascularization in patients with diabetes. N Engl J Med. 2012;367:2375-84.

35. Stone GW, Sabik JF, Serruys PW, Simonton CA, Genereux P, Puskas J, et al.; Investigators ET. Everolimus-Eluting Stents or Bypass Surgery for Left Main Coronary Artery Disease. N Engl J Med. 2016.

36. Park SJ, Ahn JM, Kim YH, Park DW, Yun SC, Lee JY, et al.; Investigators BT. Trial of everolimus-eluting stents or bypass surgery for coronary disease. N Engl J Med. 2015;372:1204-12.

37. Serruys PW, Kogame N, Katagiri Y, Modolo R, Buszman PE, Iniguez-Romo A, et al. Clinical outcomes of state-of-the-art percutaneous coronary revascularization in patients with three-vessel disease: 2-year follow-up of the SYNTAX II study. EuroIntervention. 2019.

38. Piegas LS, Bittar OJ, Haddad N. Myocardial revascularization surgery (MRS): results from national health system (SUS). Arq Bras Cardiol. 2009;93:555-60.

39. Brooks MM, Chaitman BR, Nesto RW, Hardison RM, Feit F, Gersh BJ, et al.; Group BDS. Clinical and angiographic risk stratification and differential impact on treatment outcomes in the Bypass Angioplasty Revascularization Investigation 2 Diabetes (BARI 2D) trial. Circulation. 2012;126:2115-24.

40. Kappetein AP, Head SJ, Morice MC, Banning AP, Serruys PW, Mohr FW, et al.; Investigators S. Treatment of complex coronary artery disease in patients with diabetes: 5-year results comparing outcomes of bypass surgery and percutaneous coronary intervention in the SYNTAX trial. Eur J Cardio-thoracic Surg. 2013;43:1006-13.

41. Mehta SR, Yusuf S, Peters RJ, Bertrand ME, Lewis BS, Natarajan MK, et al.; Clopidogrel in Unstable angina to prevent Recurrent Events trial I. Effects of pretreatment with clopidogrel and aspirin followed by long-term therapy in patients undergoing percutaneous coronary intervention: the PCI-CURE study. Lancet. 2001;358:527-33.

42. Steinhubl SR, Berger PB, Mann JT 3rd, Fry ET, DeLago A, Wilmer C, et al.; Observation CICftRoED. Early and sustained dual oral antiplatelet therapy following percutaneous coronary intervention: a randomized controlled trial. JAMA. 2002;288:2411-20.

43. Valgimigli M, Campo G, Monti M, Vranckx P, Percoco G, Tumscitz C, et al.; Prolonging Dual Antiplatelet Treatment After Grading Stent-Induced Intimal Hyperplasia Study I. Short- versus long-term duration of dual-antiplatelet therapy after coronary stenting: a randomized multicenter trial. Circulation. 2012;125:2015-26.

44. Schomig A, Neumann FJ, Kastrati A, Schuhlen H, Blasini R, Hadamitzky M, et al. A randomized comparison of antiplatelet and anticoagulant therapy

after the placement of coronary-artery stents. N Engl J Med. 1996;334:1084-9.

45. Leon MB, Baim DS, Popma JJ, Gordon PC, Cutlip DE, Ho KK, et al. A clinical trial comparing three antithrombotic-drug regimens after coronary-artery stenting. Stent Anticoagulation Restenosis Study Investigators. N Engl J Med. 1998;339:1665-71.

46. Antithrombotic Trialists C. Collaborative meta-analysis of randomised trials of antiplatelet therapy for prevention of death, myocardial infarction, and stroke in high risk patients. BMJ. 2002;324:71-86.

47. Sousa JE, Serruys PW, Costa MA. New frontiers in cardiology: drug-eluting stents: Part I. Circulation. 2003;107:2274-9.

48. Palmerini T, Sangiorgi D, Valgimigli M, Biondi-Zoccai G, Feres F, Abizaid A, et al. Short- versus long-term dual antiplatelet therapy after drug-eluting stent implantation: an individual patient data pairwise and network meta-analysis. J Am Coll Cardiol. 2015;65:1092-102.

49. Giustino G, Baber U, Sartori S, Mehran R, Mastoris I, Kini AS, et al. Duration of dual antiplatelet therapy after drug-eluting stent implantation: a systematic review and meta-analysis of randomized controlled trials. J Am Coll Cardiol. 2015;65:1298-310.

50. Palmerini T, Benedetto U, Bacchi-Reggiani L, Della Riva D, Biondi-Zoccai G, Feres F, et al. Mortality in patients treated with extended duration dual antiplatelet therapy after drug-eluting stent implantation: a pairwise and Bayesian network meta-analysis of randomised trials. Lancet. 2015;385:2371-82.

51. Palmerini T, Della Riva D, Benedetto U, Bacchi Reggiani L, Feres F, Abizaid A, et al. Three, six, or twelve months of dual antiplatelet therapy after DES implantation in patients with or without acute coronary syndromes: an individual patient data pairwise and network meta-analysis of six randomized trials and 11,473 patients. Eur Heart J. 2017;38:1034-43.

Capítulo 4

Doença arterial coronariana crônica: tratamento cirúrgico

Luís Alberto Oliveira Dallan
Luís Augusto Palma Dallan
Luís Roberto Palma Dallan

Pontos-chave

- A revascularização cirúrgica do miocárdio visa aliviar os sintomas e estender a sobrevida.
- A revascularização do miocárdio está indicada especialmente em estenose do tronco de coronária esquerda e em estenoses de dois ou mais vasos que envolvam lesão proximal de descendente anterior.
- O *Heart Team* é composto por cardiologista, hemodinamicista e cirurgião.
- Os principais enxertos utilizados são a veia safena magna, ambas as artérias torácicas internas ("mamárias). Segue-se a artéria radial, a artéria gastroepiploica esquerda e a artéria epigástrica.
- A revascularização miocárdica menos invasiva inclui procedimentos sem circulação extracorpórea (CEC) ou por miniacesso.
- Métodos alternativos à revascularização tradicional incluem a revascularização transmiocárdica a laser e a utilização de células tronco.
- A cirurgia híbrida básica consiste na anastomose da artéria torácica interna esquerda para o ramo descendente anterior, complementada por angioplastia das demais coronárias.

Conceito de revascularização do miocárdio

A revascularização cirúrgica do miocárdio constitui um procedimento seguro e eficiente no tratamento da doença arterial coronariana crônica. As diferentes táticas cirúrgicas empregadas vem sendo continuamente aprimoradas, com redução significativa da morbidade e mortalidade relacionadas ao procedimento. As inovações cirúrgicas vem se instalando de forma gradual, gerando avanços significativos.[1]

Por outro lado, diversos métodos alternativos também têm sido descritos diante da insuficiência coronariana, especialmente por meio do tratamento clínico ou percutâneo. A possibilidade de mais de um procedimento para o tratamento da mesma lesão coronariana gerou polêmica, envolvendo qual a melhor conduta frente a diferentes lesões arteriais. Neste capítulo, serão apresentados os enxertos utilizados na revascularização do miocárdio, bem como os resultados de inúmeros estudos multicêntricos, visando estabelecer normas que possibilitem conduzir ao adequado tratamento da insuficiência coronariana.

Tratamento cirúrgico da doença arterial crônica: recomendações atuais

O objetivo da revascularização cirúrgica do miocárdio, em sua forma crônica, é aliviar os sintomas e estender a sobrevida. A indicação de revascularizar o miocárdio baseia-se na presença de estenose obstrutiva significativa da artéria coronária, com consequente isquemia do território a ela relacionado.[2] A abordagem cirúrgica da doença coronariana ganhou destaque a partir da década de 1970. Em nosso meio, personalidades como os professores Euriclides Zerbini e Adib Jatene contribuíram de forma efetiva nessa área. Esse grau de desenvolvimento na cirurgia de revascularização do miocárdio propiciou reconhecimento mundial e desde então somos considerados centro de excelência.[1]

A despeito de todos os avanços cirúrgicos obtidos, ainda persistem dúvidas quanto à melhor estratégia para o tratamento da doença arterial coronariana, através de método clínico, percutâneo ou cirúrgico.

As principais indicações para o tratamento cirúrgico da doença arterial crônica podem ser observadas na Tabela 1.[2]

Revascularização cirúrgica *versus* tratamento clínico

Diferentes estudos comparam o tratamento médico otimizado (TMO) com o tratamento cirúrgico. Dentre eles destaca-se o estudo MASS, em suas versões I e II. Na primeira, randomizou-se pacientes com doença uniarterial e angina estável, com lesão proximal na artéria interventricular anterior e função ventricular normal, para um dos três tratamentos: clínico, cirúrgico ou angioplastia. Já o estudo MASS-II teve o

Tabela 1 Indicações para o tratamento cirúrgico da doença arterial crônica[2]

Grau de recomendação I

- Estenose ≥ 50% em tronco de coronária esquerda (TCE) ou na situação de tronco equivalente – artérias descendende anterior (DA) e circunflexa (Cx) no óstio, ou antes da saída de ramos importantes – nível de evidência A.

- Estenoses proximais (> 70%) nos três vasos principais, com ou sem envolvimento de DA proximal, principalmente nos pacientes com fração de ejeção (FE) < 50%, ou com prova funcional mostrando isquemia moderada a importante – nível de evidência B.

- Estenose em dois vasos principais, com lesão proximal de DA, em pacientes com FE < 50%, ou com prova funcional com isquemia de grau moderado a importante – nível de evidência B.

- Estenoses em uma ou duas artérias principais, sem envolvimento da DA, mas com prova funcional com isquemia de grau importante – nível de evidência B.

- Angina incapacitante, com qualquer número de artérias envolvidas, esgotadas todas as opções terapêuticas não invasivas, mesmo sendo artéria secundária, e na impossibilidade técnica de tratamento por cateter – nível de evidência B.

- Estenoses em uma ou duas artérias, sem comprometimento da DA, após evento de morte súbita reanimada ou taquicardia ventricular sustentada – nível de evidência B.

Grau de recomendação IIa

- Estenoses de artérias e enxertos em pacientes já operados, com isquemia ao menos moderada em testes funcionais ou angina incapacitante, com comprometimento do enxerto para a DA e na impossibilidade técnica de tratamento com cateter – nível de evidência C.

- Utilização de enxerto arterial de mamária esquerda para pacientes com estenose significativa (> 70%) em DA proximal e evidência de isquemia em território extenso, visando melhora de sobrevida – nível de evidência B.

- Realização de cirurgia de revascularização miocárdica (CRM) em detrimento de intervenção coronariana percutânea (ICP) para pacientes com doença arterial crônica (DAC) multivascular e diabetes melito, particularmente com utilização de enxerto arterial de mamária esquerda para DA proximal – nível de evidência B.

- Realização de CRM em detrimento de ICP para pacientes com DAC multivascular complexa (por exemplo, escore Syntax > 22), com ou sem comprometimento de DA proximal – nível de evidência B.

Grau de recomendação III – contraindicações

- Assintomáticos, com função ventricular normal e sem áreas extensas de isquemia, especialmente sem comprometimento proximal da DA – nível de evidência C.

- Pacientes assintomáticos sem lesões coronarianas significativas anatômicas (< 70%, ou < 50% no TCE) ou funcionais (por exemplo: reserva de fluxo fracionada (RFF) > 0,8 ou isquemia discreta em provas não invasivas) – nível de evidência C.

- Uma ou duas artérias comprometidas, exceto DA proximal, sem nenhuma área importante de isquemia em teste funcional ou com irrigação de pequena área de miocárdio viável – nível de evidência B.

- Lesões moderadas (entre 50 a 60%), exceto TCE, sem isquemia pelo menos moderada, demonstrável em teste funcional.

- Lesões insignificantes (< 50%).

mesmo delineamento, mas envolveu pacientes multiarteriais. O tratamento por angioplastia, na maioria dos casos (> 70%), consistiu no implante de *stents*.[3-5]

No acompanhamento de 10 anos, observou-se vantagens na CRM frente a intervenção coronariana percutânea (ICP) e ao tratamento medicamentoso otimizado. Houve maior prevenção de novos eventos cardiovasculares em pacientes coronanariopatas multivasculares, especialmente pela menor necessidade de nova revascularização e por menores taxas de infarto agudo do miocárdio (IAM). A taxa de mortalidade nos três grupos, entretanto, não mostrou diferença estatisticamente significativa.[6]

O estudo COURAGE (*Clinical Outcomes Utilizing Revascularization and Aggressive Drug Evaluation*)[7,8] avaliou 2.287 pacientes e comparou ICP + TMO vs TMO isolado, em pacientes com DAC estável ou isquemia e lesões coronarianas adequadas para ICP. A população-alvo do estudo foi de pacientes com angina *pectoris* crônica pós-infarto do miocárdio estável e pacientes assintomáticos com evidência objetiva de isquemia miocárdica, dos quais 30% apresentavam lesão uniarterial e 39% lesões biarteriais. Pacientes com estenose > 80% em um ou mais vasos, portadores de grande área do miocárdio sob risco, puderam participar mesmo na ausência de isquemia documentada. O acompanhamento médio de 4,6 anos não diferiu entre os dois grupos, quando se considerou o desfecho primário de morte (causa geral), ou infarto do miocárdio não fatal. No entanto, ao final de 3 anos de acompanhamento, o período livre de angina nos pacientes tratados de forma invasiva foi significativamente melhor. Porém, um sub-estudo incluindo pacientes com mais de 10% de isquemia (cintilografia miocárdica de perfusão com estresse) evidenciou maior taxa de morte ou IAM. Além disso, o grupo ICP + TMO apresentou redução de isquemia significativa (33 *vs.* 19%); p = 0,0004. Pacientes com redução de isquemia tiveram um risco menor não ajustado para morte ou infarto do miocárdio, principalmente se a isquemia basal fosse de moderada a grave.[9]

O estudo BARI 2D (*Bypass Angioplasty Revascularization Investigation in Type 2 Diabetes*) incluiu 2.368 pacientes. Avaliou se ICP ou CRM (escolha deixada ao critério do cardiologista), combinadas com a TMO, seria melhor que TMO isolada em pacientes com DAC crônica estável e diabéticos.[10] Pacientes com estenose > 70%, apresentando sintomas de angina, foram elegíveis para randomização, mesmo sem isquemia documentada. Apenas 13,2% apresentavam comprometimento proximal da descendente anterior. Ao final de 5 anos, o desfecho primário de mortalidade geral não diferiu entre as duas estratégias de tratamento, nem houve variação nas taxas de infarto do miocárdio ou de AVC. Os pacientes com doença mais grave foram selecionados para CRM em vez de ICP, e compuseram um grupo de maior risco, o que levou a maior benefício de revascularização precoce (redução de infato do miocárdio em comparação com a TMO).[11]

O estudo FAME-2 (*Fractional Flow Reserve vs. Angiography for Multivessel Evaluation*) incluiu 888 pacientes com DAC estável e estenose significativa (RFF ≤ 0,80). Esses pacientes foram randomizados para ICP guiada por RFF associada a

TMO ou TMO isolada, sendo 34,9% biarteriais com pelo menos uma lesão significativa na artéria descendente anterior proximal ou média.[12] A população-alvo do estudo foi composta por pacientes que tiveram pelo menos uma estenose funcionalmente significante e, em média, grandes áreas de isquemia miocárdica (valor médio de RFF de 0,68). Os pacientes de baixo risco, com RFF não isquêmico, não foram randomizados, mas acompanhados separadamente como um registro. O estudo foi interrompido prematuramente pelo Conselho de Monitoramento de Segurança, em decorrência de uma redução muito significativa na taxa de readmissão hospitalar e de revascularização urgente no grupo de RFF ≤ 0,80-ICP, em comparação ao grupo RFF ≤ 0,80-TMO. Não houve diferença nas taxas de morte ou infarto entre as duas estratégias. Em pacientes sem isquemia (registro), a evolução e os desfechos foram favoráveis para o grupo tratado apenas com TMO.[13]

Em resumo, os grandes ensaios clínicos randomizados de revascularização versus a TMO na DAC crônica estável demonstraram que, em pacientes de baixo risco, depois de documentação de isquemia e uma seleção clínica e angiográfica cuidadosa, a estratégia de TMO inicial é segura e deve ser a abordagem padrão. Enquanto o período da TMO não for adequadamente conduzido, os cardiologistas e os cirurgiões devem ser mais conservadores na tomada de decisão sobre a revascularização, especialmente no caso de co-morbidades que envolvam alto risco, anatomias difíceis, pacientes levemente sintomáticos ou sem extensa isquemia induzida.[10,11,14-16]

Revascularização cirúrgica *versus* tratamento percutâneo

Importantes estudos, como o FREEDOM[17] e o SYNTAX[18] corroboram a indicação de cirurgia de revascularização miocárdica em pacientes portadores de DAC tri-arterial e diabetes associada.

O estudo FREEDOM envolveu 1.900 portadores de diabetes com doença arterial coronariana multiarterial documentada angiograficamente e indicação de revascularização (angina ou evidência de isquemia) para tratamento cirúrgico (com ou sem circulação extracorpórea), ou ICP multivascular (com *stent* farmacológico e infusão de abciximab). O padrão arterial deveria ser passível de tratamento por qualquer uma das técnicas de revascularização. Todos os pacientes foram mantidos em tratamento clínico, com as medicações recomendadas. O desfecho primário do estudo consistiu em mortalidade global, infarto do miocárdio (IAM) não fatal ou acidente vascular cerebral (AVC), ao final de 5 anos de acompanhamento. Esses eventos ocorreram em 205 pacientes (26,6%) submetidos a tratamento percutâneo com *stent* recoberto e 147 (18,7%) tratados com RM (p = 0,005). O escore SYNTAX médio da população foi de 26, indicando dificuldade moderada do procedimento percutâneo, enquanto o EuroSCORE médio foi de 2,7, sugerindo baixo risco cirúrgico. Em conclusão, em pacientes com diabetes e doença coronariana avançada, a CRM foi superior à ICP com declínio das taxas de morte e IAM. O estudo não mostrou interação significativa entre o efeito da CRM e o desfecho primário do estudo, em qualquer subgrupo pré-especificado. Assim, a CRM deve ser o tratamento de escolha em pacientes com diabetes e doença coronariana multiarterial.[17]

Já o estudo SYNTAX foi multicêntrico, realizado em 62 centros europeus e 23 centros americanos, com o objetivo de comparar as estratégias de revascularização miocárdica cirúrgica e angioplastia percutânea (ATC) em pacientes com doença aterosclerótica coronariana triarterial ou com lesão de tronco. Foram incluídos 3.075 pacientes, randomizados em dois grupos: 903 pacientes para realização de angioplastia com *stent* farmacológico TAXUS (ATC) e 897 pacientes para cirurgia de revascularização miocárdica (CRM). Foi realizada uma comparação de não inferioridade, por meio da avaliação dos desfechos primários de eventos cardiovasculares e cerebrovasculares maiores ("MACCE": mortalidade por todas as causas, AVC, IAM e necessidade de nova revascularização). Ao final de 5 anos de acompanhamento, não houve diferença quanto à mortalidade geral (13,9% no grupo ATC *vs.* 11,4% no grupo CRM, p = 0,10), porém foi demonstrada maior mortalidade cardiovascular no grupo ATC (9,0% *vs.* 5,3, p = 0,003). Não foi observada maior incidência de eventos cerebrovasculares no grupo cirúrgico (3,7% no CRM vs. 2,4% no ATC, p = 0,09). A incidência de IAM foi maior no grupo ATC (9,7% no ATC e 3,8% no CRM, P < 0,001). A necessidade de repetição de revascularização foi maior no grupo ATC (25,9% *vs.* 13,7% no CRM, p < 0,001). A taxa de eventos cerebrovasculares e cardíacos maiores combinados (MACCE) ao final de 5 anos foi, respectivamente, 37,3% no grupo ATC e 26,9% no grupo CRM. O estudo concluiu ser a CRM a terapia de escolha para pacientes com anatomia coronariana complexa, principalmente nos pacientes com SYNTAX escore intermediário e elevado. Já a angioplastia apresentou resultados semelhantes à CRM em pacientes com lesões de baixa complexidade.[18]

Outros dois grandes e importantes estudos, EXCEL[19] e NOBLE[20], corroboram a indicação de cirurgia de revascularização miocárdica em pacientes portadores de DAC triarterial com envolvimento do tronco de coronária esquerda (TCE). Apesar de maiores evidências para auxiliar na decisão do melhor tratamento nesse grupo de pacientes, persistem controvérsias. O estudo NOBLE foi favorável à revascularização cirúrgica e o estudo EXCEL mostrou equivalência com a intervenção coronariana percutânea (ICP).

Evidências principalmente derivadas do estudo SYNTAX já haviam mostrado que pacientes com lesão de tronco e alto risco (escore Syntax > 32) beneficiavam-se mais do tratamento cirúrgico (recomendação classe I); entretanto, pacientes com escore Syntax < 32 (risco baixo e intermediário) poderiam ter resultados similares com ambas as terapias. Como o estudo Syntax não teve poder para definir essa questão, houve necessidade de estudos adicionais. Para tanto, o estudo EXCEL foi delineado para avaliar comparativamente as terapias de revascularização miocárdica cirúrgica e percutânea, em pacientes com lesão de TCE e escore Syntax < 32.[18]

O estudo EXCEL[19] comparou os resultados do tratamento da lesão de TCE por ICP utilizando o *stent* eluído com everolimus versus a cirurgia de revascularização do miocárdio (CRM). Após 3 anos de acompanhamento, o estudo EXCEL sugeriu que em pacientes com lesão de tronco de coronária esquerda de risco baixo e intermediário, a ICP com *stents* eluídos com everolimus foi não inferior à CRM, quando se considerava o desfecho composto por morte, AVC e infarto do miocárdio. Entretanto, a análise ao final de 3 anos não conferiu poder de recomendação. Neste subgrupo (pacientes de risco baixo e intermediário), estudos anteriores já haviam mostrado que o benefício de sobrevida, conferido pela cirurgia, prevalece em maior prazo (após 5 anos de acompanhamento). Portanto, haverá necessidade de se esperar os resultados em 5 anos para conclusões mais plausíveis. De fato, analisando as curvas do desfecho "morte por todas as causas", os resultados começam a se separar a partir de 18 meses de acompanhamento, com maior mortalidade no grupo ICP. As curvas de acompanhamento comparativas dos desfechos AVC e infarto também mostram tendências semelhantes.

Já o estudo NOBLE[20] avaliou se a ICP com *stents* eluídos com droga geraria resultados clínicos comparáveis à CRM, em 1.200 pacientes com lesão de tronco de artéria coronária esquerda não protegido. O desfecho primário foi um composto dos principais eventos adversos cardíacos e cerebrovasculares (MACCE; morte de qualquer causa, infarto do miocárdio, nova revascularização e AVC). A conclusão do estudo NOBLE, após 5 anos de acompanhamento, foi de que as taxas de MACCE foram de 29% para ICP e 19% para CRM, excedendo o limite de não inferioridade. Portanto, a CRM foi significantemente superior à ICP (p = 0,0066) para o tratamento da lesão de TCE.

Com base nesse conjunto de dados, as diretrizes conjuntas das entidades brasileiras de cardiologia, hemodinâmica e cirurgia criaram uma tabela e um algoritmo didático para auxiliar na decisão final e individualizada do *Heart Team*, de acordo com as características de cada paciente (Figura 1 e Tabela 2).

Tabela 2 Critérios de adequação para revascularização coronariana ou intervenção percutânea[2]

Método de revascularização: DAC multiarterial, angina ≥ classe III CCS e/ou evidência de achados de risco intermediário a alto de isquemia em testes não invasivos

		Escore de adequação ICP	CABG (1-9)
1.	Uni ou biarterial sem envolvimento proximal da artéria DA e/ou sem teste não invasivo	I (3)	I (3)
	Biarterial com estenose proximal de artéria DA	A (7)	A (8)
2.	Triarterial com baixa carga aterosclerótica (p. ex., três estenoses locais, baixa pontuação no escore SYNTAX)	A (7)	A (9)
3.	Triarterial com sintaxe escore de intermediário a elevado risco (p. ex., múltiplas lesões difusas, presença de OCT ou alta pontuação no escore)	U (4)	A (9)
4.	Lesão de tronco da coronária esquerda isolada	U (6)	A (9)
5.	Lesão de tronco e adicional doença de baixo risco (p. ex., envolvimento uni ou biarterial adicional, baixo escore SYNTAX)	U (5)	A (9)
6.	Lesão de tronco e adicional doença de intermediário a alto risco (p. ex., envolvimento de três vasos, presença de OCT ou alta pontuação de escore SYNTAX)	I (3)	A (9)

A: adequado; CCS: Canadian Cardiovascular Society; DAC: doença aterosclerótica coronariana; CRM: cirurgia de revascularização miocárdica; DA: descendente anterior; I: inadequado; ICP: intervenção coronariana percutânea; OCT: oclusão crônica total; U: incerto.
Fonte: ACCF/SCAI/STS/AATS/AHA/ASCN/HFSA/SCCT, 2012.[22]

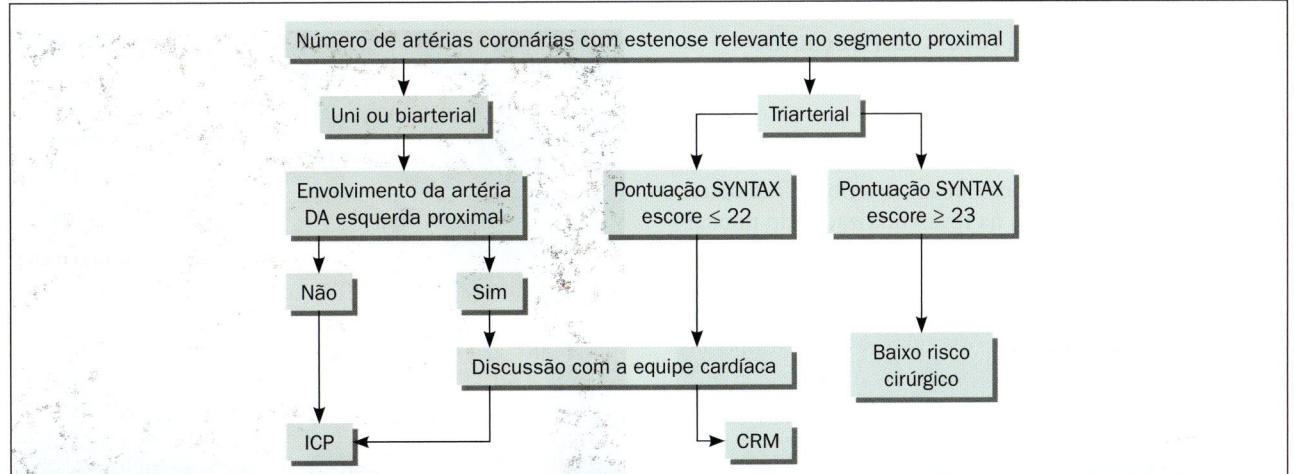

Figura 1 Intervenção coronariana percutânea (ICP) ou cirurgia de revascularização miocárdica (CRM) na doença aterosclerótica coronariana estável, sem envolvimento do tronco da coronária esquerda.[2] ICP ou CRM na doença aterosclerótica coronariana estável sem envolvimento do tronco da coronária esquerda. A: ≥ 50% de estenose e comprovação de isquemia, lesão > 90% por dois médicos ou reserva de fluxo fracionada de 0,80. B: CRM é a opção preferida na maioria dos pacientes, a menos que eles apresentem comorbidades ou particularidades que mereçam a discussão com o *Heart Time* da equipe cardiológica. Conforme prática local (limitações de tempo e carga de trabalho, por exemplo), a transferência direta para a CRM pode ser permitida para pacientes de baixo risco, quando a discussão formal em uma equipe multidisciplinar não for necessária. DA: descendente anterior.
Fonte: adaptada de Orientações da ESC/EACTS sobre Revascularização Miocárdica de 2010.

Conceito de *Heart Team*

Considerando em conjunto esses conhecimentos, foram definidas indicações das situações mais comuns, baseadas primordialmente na anatomia coronariana, na função do ventrículo esquerdo, provas funcionais de isquemia e nos sintomas do paciente. A indicação da CRM é feita para aliviar sintomas, melhorar a tolerância às atividades físicas ou, em alguns subgrupos de pacientes, aumentar o tempo de vida dos pacientes, e mesmo reduzir as chances de um infarto do miocárdio.[21]

Desde então, impôs-se o conceito de *Heart Team*, ou seja, uma equipe composta por cardiologista, hemodinamicista e cirurgião, que idealmente é recomendada para individualizar a decisão do melhor tratamento para pacientes com as lesões coronarianas mais complexas.[2,22] As principais variáveis avaliadas pelo *Heart Team* p ara a decisão individualizada de tratamento de acordo com o perfil de cada paciente podem ser observadas na Tabela 3.

Variáveis na decisão cirúrgica

Na prática clínica diária existem diversos fatores que podem influenciar na conduta diante da insuficiência coronariana. Nesse aspecto, tem peso importante a idade avançada, a presença de comorbidades e especialmente a fragilidade do paciente. Mesmo pacientes com doença multiarterial, em que a revascularização cirúrgica estaria indicada, pode-se optar por procedimentos mais paliativos com o emprego de cateteres.

Nos pacientes com fragilidade aumentada deve-se considerar com mais rigor a possibilidade de complicações infecciosas (respiratórias, ou mesmo de ferida operatória), alterações neurológicas ou disfunções gerais. A estimativa do risco cirúrgico deverá ser estabelecida caso a caso.[2,22]

Enxertos utilizados na revascularização do miocárdio

Veia safena magna

A veia safena magna constitui um enxerto de fácil obtenção e de extrema eficiência na revascularização do miocár-

dio. Em decorrência, ela é utilizada mesmo nos dias atuais, especialmente na complementação da revascularização multiarterial[23] (Figura 2).

Sua retirada pode ser de ambos os membros inferiores e simultânea à toracotomia ou à dissecção da mamária. Para facilitar a cicatrização dos membros inferiores, a dissecção deve ser realizada por pequenas incisões nas pernas ou nas coxas, que não devem exceder 4 cm. Recomenda-se a manutenção de um segmento de pele íntegra entre essas incisões. Atualmente, a veia safena pode ser obtida de maneira menos invasiva, através da utilização de dispositivos auxiliares que permitem sua retirada de modo menos invasivo, a partir de miniacessos de poucos milímetros de extensão.

A técnica de dissecção da veia safena está diretamente relacionada à sua perviabilidade a longo prazo. Estudos demonstram que deve ser evitada sua distensão por pressão elevada durante o preparo, sob o risco de lesões em seu endotélio. Trabalho com acompanhamento de 16 anos com a técnica *non touch* relata patência significativamente melhor do que a dissecção de veia esqueletizada convencional.[24] Além da redução na hiperplasia intimal, acredita-se que com isso haja preservação na secreção de óxido nítrico.[25] A melhora na perviedade também é influenciada positivamente com a administração de medicamentos como aspirina e estatinas.[1]

Apesar desses cuidados, a patência da veia safena humana é reconhecidamente inferior à das artérias torácicas internas ("mamárias"). A explicação decorre de tratar-se de enxerto venoso, submetido a pressão muito acima de sua origem. Quando se compara a estrutura da veia safena com a da artéria torácica interna, observa-se que a veia safena apresenta mais fibras musculares e menos fibras elásticas em sua camada média, o que a torna mais vulnerável a altas pressões de distensão.[26,27]

Tabela 3 Fatores considerados na tomada de decisão da melhor estratégia de tratamento na doença arterial coronariana (DAC) estável[2]
Anatômicos: DAC uniarterial/multiarterial/TCE, DAC em vaso derradeiro, DAC em DA proximal, OCT, e escore SYNTAX
Clínicos: idade, sexo, diabetes melitos, comorbidades, fragilidade, função ventricular, tolerância a fármacos e escores clínicos
Técnicos: revascularização completa/incompleta, pós-CRM, pós-ICP, tortuosidade e/ou calcificação extensas
Ambientais: volume/qualidade do centro/operador, preferência do paciente, custos locais, disponibilidade e lista de espera

CRM: cirurgia de revascularização miocárdica; DA: descendente anterior; ICP: intervenção coronariana percutânea; OCT: oclusão crônica total.

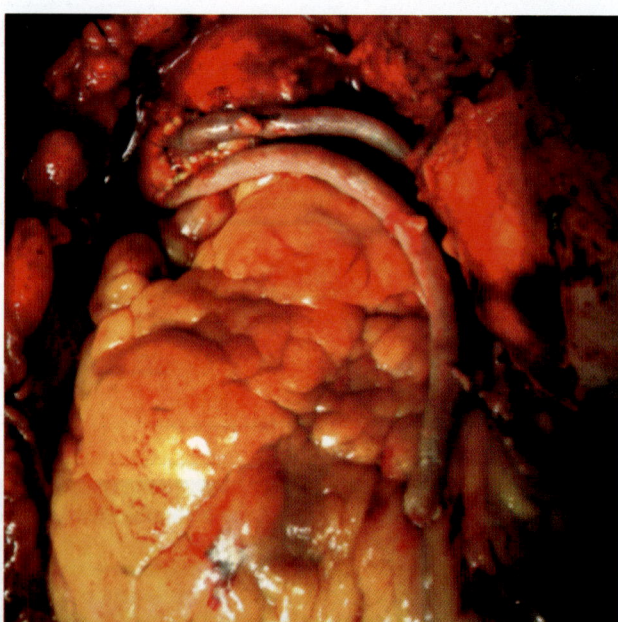

Figura 2 Veias safenas magnas utilizadas como ponte entre a aorta e as artérias coronárias.

Artérias torácicas internas

O uso das artérias torácicas internas ("mamárias") alterou substancialmente a evolução natural da doença coronariana, especialmente em pacientes jovens. Acompanhamentos de longo prazo demonstraram perviedade da ATI superior a 90% e isso popularizou a artéria torácica interna esquerda como enxerto padrão na revascularização do ramo interventricular anterior da artéria coronária esquerda. Esses resultados trouxeram um impacto positivo na evolução da cirurgia cardíaca, elegendo o emprego da artéria torácica interna esquerda como o método mais confiável de revascularização miocárdica até os dias atuais.[28,29]

Sua dissecção pode ser realizada em "em bloco", ou seja, incluindo os tecidos circunvizinhos, como a fáscia endotorácica, tecido adiposo e veias satélites. Ou ser retirada de maneira mais isolada, método que desvitaliza menos a parede torácica e possibilita seu maior comprimento (Figura 3).

Outra possibilidade para a revascularização miocárdica é a anastomose da artéria torácica interna direita *in situ* por via retroaórtica, para ramos *diagonalis* ou marginais da artéria coronária esquerda. Desenvolvida em nosso meio,[30] atualmente já foram propostas diversas variações técnicas, com excelentes resultados.[31]

Os mesmos resultados de patência não foram obtidos quando a artéria torácica interna direita foi anastomosada diretamente à artéria coronária direita e ou seus ramos. Acredita-se que essa artéria empregada na forma *in situ* não atinja as porções mais distais da artéria coronária direita e a evolução da doença possa a comprometer além da região da anastomose. Essas limitações de comprimento podem ser contornadas com seu emprego como enxerto livre, associadas à sua esqueletização, o que eleva seu comprimento.[32]

Um grande número de evidências, clínicas e angiográficas, também sugeriu a superioridade do uso das duas artérias mamárias (ATI) sobre um único enxerto de mamária, complementado por enxertos venosos. Metanálise envolvendo 15.583 pacientes, seguidos por mais de 9 anos, demonstrou maior sobrevida nos pacientes que receberam dupla ATI, em detrimento aos que receberam apenas um enxerto com ATI.[33]

Porque, então, não usar sempre a dupla mamária? A razão decorre do risco aumentado de infecção esternal. A dificuldade cicatricial é mais frequente em pacientes obesos, frágeis, diabéticos (naqueles com hemoglobina glicada elevada), função renal debilitada e doença pulmonar obstrutiva crônica. Essas evidências fazem com que o índice de utilização das artérias torácicas internas seja baixo, variando de 4% a 30%, mesmo em países como Estados Unidos, Japão e diversos da Europa.[34] Esse risco pode ser minimizado caso a dissecção da ATI seja realizada de forma esqueletizada (ao invés da técnica pediculada).[35]

O estudo ART (*Arterial Revascularization Trial*) vem buscando trazer essa resposta. Foram randomizados 3.102 pacientes com uso único ou duplo das ATI. Na análise de 30 dias as taxas de mortalidade, AVC, infarto do miocárdio e re-revascularização foram comparáveis em ambos grupos, embora com risco aumentado de infecção esternal desfavorável à dupla ATI.[36] O acompanhamento de 5 anos mostrou que não houve diferença entre uso único de ATI ou uso duplo para o

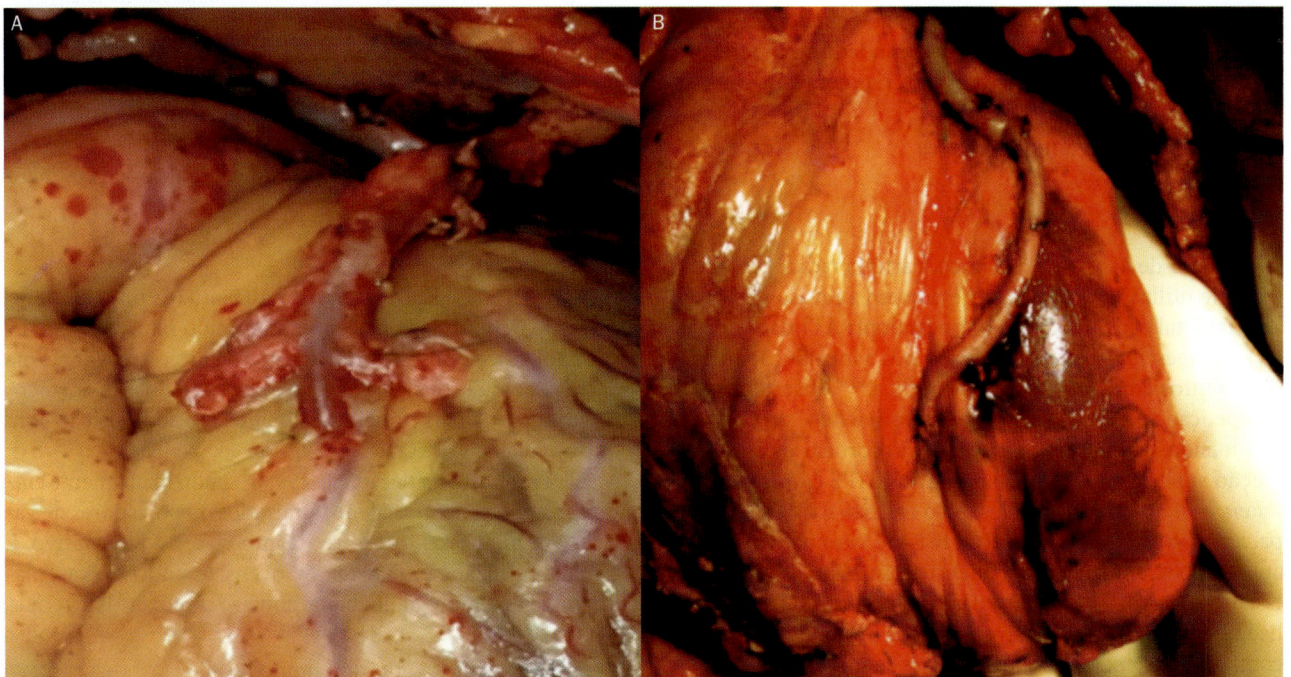

Figura 3 A: Artéria torácica interna esquerda ("mamária") dissecada juntamente com suas estruturas adjacentes (fáscia, tecido adiposo, veias satélites) e anastomosada à artéria interventricular anterior da coronária esquerda. B: Artéria torácica interna esquerda dissecada de forma esqueletizada e anastomosada em sequência aos ramos diagonal e interventricular anterior da coronária esquerda.

desfecho morte (8,7% contra 8,4%, respectivamente, p = 0,77) ou para o desfecho composto de mortalidade, infarto do miocárdio e acidente vascular cerebral (12,2% *versus* 12,7%, respectivamente, p = 0,69).[37] Esses resultados podem ter sido influenciados pela utilização de um segundo enxerto arterial em 20% dos pacientes no grupo com uso único de ATI, nos quais se empregou a artéria radial. Além disso, a falha precoce do enxerto venoso pode ter sido limitada pela elevada taxa de adesão à terapia medicamentosa em ambos os grupos. Por outro lado, é sabido que a falha do enxerto venoso se acelera mais após os 5 anos.

Enxertos arteriais compostos

Apesar do uso de ambas as ATI estar bem consolidado, ainda se discute se na CRM com dupla ATI os enxertos devem ser obrigatoriamente realizados com as artérias mamárias *in situ* ou pode-se utilizar configuração em "Y". Estudo randomizado incluindo 304 pacientes concluiu que, após 3 anos, a perviedade dos mesmos foi semelhante em ambos os casos, sem diferença no índice de infarto do miocárdio e com mesma sobrevida.[38] No entanto, o enxerto composto reduziu significativamente a taxa de re-revascularização em 7 anos.

Considera-se hoje, portanto, que o uso das artérias torácicas internas esquerda e direita, complementado ou não por enxertos arteriais, constitui procedimento de excelência na revascularização cirúrgica do miocárdio.[29] Devem ser utilizadas sempre que a anatomia coronariana seja favorável e o risco de infecção profunda da ferida esternal seja aceitável.[39,40]

Uma possibilidade para os pacientes de alto risco é a realização de CRM sem CEC, com a utilização de enxertos arteriais bilaterais (mamárias esquerda e direita) obtidos de maneira esqueletizada.[41] Apesar de maior morbidade perioperatória, a sobrevida e os benefícios tardios são consideráveis.[42]

Enxertos arteriais complementares

Artéria radial

Apesar de um início polêmico, a artéria radial é frequentemente utilizada em pacientes em quem a revascularização arterial total é justificada, ou o uso da dupla ATI não é viável.

Seu reestabelecimento ocorreu após a introdução de medicamentos com ação antiespasmódica.[32,43] Visando evitar competição de fluxo, que pode gerar esse efeito ("*string sign*"), recomenda-se limitar seu uso a artérias coronárias com obstrução superior a 70%.[44,45] No estudo RAPS (*Radial Artery Patence Study*), a taxa de oclusão do enxerto foi de 11,8% em pacientes com estenose de 70% a 89% no vaso nativo, mas de apenas 5,9% em pacientes com estenose ≥90% (p = 0,03).[46] Isso deu origem a inúmeros ensaios randomizados. Metanálise de cinco estudos mostrou sua maior patência quando comparada a enxertos venosos,[47] mas sem reduções no desfecho morte por todas as causas.[48,49] Seu emprego, por outro lado, melhorou a sobrevida tardia.[50,51]

No estudo RAPCO (*Radial Artery Patency and Clinical Outcomes*), 394 pacientes com idade inferior a 70 anos foram randomizados para receber ATI ou artéria radial, num acompanhamento de 5,5 anos. A perviedade do enxertos foram, respectivamente, 89,8% e 83,2% (p = 0,06).[52]

Outra polêmica constante é seu uso comparado à mamária direita (ATID). Metanálise envolvendo 15.374 pacientes mostrou maior sobrevida com o uso de ATI direita do que com artéria radial (p = 0,03), demonstrando a superioridade da ATID.[53]

Com isso, focou-se mais para comparar o uso da artéria radial frente aos enxertos venosos. Benedetto et al. estudaram qual seria o melhor enxerto complementar entre pacientes que receberam, além do uso da dupla ATI, uma artéria radial ou enxerto de veia safena. Após acompanhamento médio de 10,6 anos, não observaram diferença na mortalidade entre os grupos (p = 0,54).[54] Grau et al. não obtiveram resultado semelhante. Em pacientes com dupla ATI, complementadas com enxerto radial ou veia safena, a sobrevida após 10 anos foi significativamente superior nos que receberam a artéria radial.[55] Isso também foi corroborado por Shi et al., que em 15 anos de observação verificaram sobrevida de, respectivamente, 82% *versus* 72% em pacientes que receberam um enxerto radial *versus* veia safena como terceiro enxerto (p = 0,021).[56]

Artéria gastroepiploica

Geralmente utilizada *in situ*, a artéria gastroepiploica destina-se preferencialmente para pacientes em que se visa a revascularização cirúrgica com o uso exclusivo de enxertos arteriais. Utilizada inicialmente por Pym et al.,[57] localiza-se na porção anterior da grande curvatura do estômago, originando-se da artéria hepática e em sequência das artérias gastroduodenal e pancreatoduodenal. Seu uso não é rotineiro e habitualmente é dirigida à artéria coronária direita ou seus ramos.

Sua dissecção envolve a abertura peritoneal, mas pode ser realizada pela mesma incisão da toracotomia. Entretanto, não é possível prepará-la simultaneamente às mamárias, o que demanda maior tempo de cirurgia e desestimula o seu emprego.

Artéria epigástrica inferior

A artéria epigástrica inferior está situada no terço inferior da parede abdominal, entre o músculo reto abdominal e sua aponeurose posterior. Origina-se da artéria ilíaca interna e tem trajeto curto, mas suficiente para um enxerto aortocoronariano ou, mais preferencialmente, em composição com outros enxertos arteriais.

Foi proposta na década de 1990,[58] sendo inicialmente empregada em pacientes safenectomizados ou portadores de varizes em membros inferiores, como enxerto alternativo. É também utilizada em pacientes jovens, visando a revascularização com emprego de maior número de enxertos arteriais.

Artéria circunflexa lateral femoral

Proposta em 2003 por Fabrocini et al., o ramo descendente da artéria circunflexa lateral femoral constitui outra opção na revascularização do miocárdio. Os índices de patência inicialmente descritos foram elevados, respectivamente 97% ao final de 1 ano e 93% após 3 anos.[59] Estudos com o enxerto em nosso meio revelaram perviedade de 92% em 90 dias, além de remodelamento positivo em seu diâmetro luminal.[60]

Revascularização miocárdica menos invasiva

Sem circulação extracorpórea (CEC)

Os primeiros seis casos de revascularização miocárdica com emprego da artéria torácica interna não utilizaram a circulação extracorpórea. Apesar disso, apenas na década de 1990 a técnica foi difundida. Indicado inicialmente para o tratamento de lesões únicas da artéria coronária esquerda, na face anterior do coração, esse método foi rapidamente estendido para o tratamento cirúrgico de múltiplas artérias coronárias.[61,62]

O desenvolvimento de diversos modelos de estabilizadores cardíacos propiciou grande desenvolvimento dessa técnica, que permite reduzir a movimentação do coração no segmento a ser revascularizado. Isso foi complementado pelo emprego de *shunts* intracoronarianos, que mantêm o fluxo sanguíneo através do vaso durante a realização da anastomose. Esses artifícios dão maior segurança ao procedimento, à medida que reduzem a isquemia do leito distal e previnem uma eventual deterioração hemodinâmica.[63]

Os procedimentos de CRM sem CEC são realizados sem parar o coração. Do ponto de vista técnico o método é mais exigente, mas teoricamente permite reduzir complicações da CEC como microembolias, aumento da permeabilidade à barreira hematoencefálica e especialmente a síndrome de resposta inflamatória sistêmica. Seu grande trunfo é eliminar a necessidade de canulação da aorta para instalação da CEC e procedimentos como o pinçamento total da aorta.[64]

A comparação entre as técnicas com e sem CEC sempre foi polêmica e diversos artigos apresentaram resultados conflitantes. A maior parte desses estudos baseava-se no argumento de que a cirurgia sem circulação extracorpórea geraria menor reação inflamatória, com vantagens no intra e no pós-operatório, o que vem sendo contestado. Entretanto, um dos benefícios indubitáveis do método consiste na possibilidade de menor manipulação da aorta ascendente, podendo prevenir maiores complicações neurológicas. Portanto, embora diversos grupos defendam evitar a circulação extracorpórea, ainda há controvérsias sobre sua utilização na revascularização do miocárdio. Como exemplo, dados de procedimentos realizados nos Estados Unidos mostram que o número de cirurgias sem CEC foi reduzido de 23% em 2002 para 17% em 2012.[65]

Dois dos maiores estudos contemporâneos com e sem CEC (CORONARY, n = 4.752 e GOPCABE, n = 2.539) observaram taxas de mortalidade, acidente vascular encefálico, infarto do miocárdio, insuficiência renal que requer diálise e re-revascularização similares em 1 ano, bem como nos desfechos compostos.[66]

No estudo CORONARY, envolvendo 79 centros, ao final de 5 anos a sobrevida foi idêntica nos 2 grupos, sem diferença significativa dos desfechos clínicos.[67]

O estudo GOPBAPE randomizou pacientes com 75 anos de idade ou mais para primeira revascularização do miocárdio eletiva, com ou sem circulação extracorpórea. O desfecho primário foi um composto de morte, acidente vascular cerebral, infarto do miocárdio e nova revascularização em 30 dias e aos 12 meses de pós-operatório. Dentre os 2.539 pacientes randomizados, ao final de 12 meses não houve diferença significativa entre os pacientes que foram submetidos a cirurgia com ou sem CEC (13,1% *vs.* 14,0%; p = 0,48). Entretanto, numa análise de subgrupo, houve maior necessidade de nova revascularização no grupo sem CEC (1,3% *vs.* 0,4; p = 0,04).[68]

O estudo ROOBY incluiu 2.203 pacientes randomizados para grupos com e sem CEC. Em 1 ano, os pacientes operados sem CEC apresentaram maiores taxas de eventos adversos. A revascularização sem CEC apresentou menor patência dos enxertos arteriais (85,8% *vs.* 91,4%; p = 0,003) e de veia safena (72,7% *vs.* 80,4%; p < 0,001).[69,70]

Mais de 60 estudos randomizados compararam a CRM com e sem CEC. Entretanto, diversas dessas metanálises foram realizadas em momentos variáveis e com critérios de inclusão diferentes. De uma maneira geral, observou-se que a CRM sem CEC reduziu significativamente as taxas de acidente vascular cerebral e insuficiência renal, mas não reduziu o risco de mortalidade ou infarto do miocárdio em pacientes com baixo risco e risco intermediário.[71,72] Estudos específicos em pacientes de alto risco sugeriram redução significativa na mortalidade da CRM sem CEC, em comparação na com CEC, embora com taxa maior de re-revascularização.[72,73] Portanto, a discussão sobre o tema ainda permanece aberta e controversa.[74,75]

Sem tocar na aorta

Certamente o potencial benefício da CRM sem CEC é a possibilidade de evitar a manipulação da aorta. A RM sem CEC, entretanto, invariavelmente envolve o pinçamento lateral da aorta para a realização das anastomoses proximais, o que pode descolar alguma placa aterosclerótica local e gerar embolia. Isso pode explicar a ocorrência de acidente vascular cerebral mesmo em pacientes operados sem CEC. Estudos têm revelado tendência de redução significativa de todas as causas de mortalidade e de acidente vascular cerebral quando o pinçamento aórtico foi evitado.[76] Metanálise incluindo 37.720 pacientes demonstrou redução significativa de mortalidade, acidente vascular cerebral e insuficiência renal com a técnica em que se evita esse contato.[77] A certeza é de a manipulação aórtica, com ou sem CEC, está diretamente relacionada ao maior risco de acidente vascular cerebral.

Ultrassom epiaórtico

Cirurgiões experientes sempre palpam a aorta antes de sua manipulação. Isso inclui sua canulação ou a confecção de anastomoses proximais. Estima-se que essas placas estão presentes em mais de 50% dos pacientes submetidos à CRM.[64]

Essa impressão sobre a presença de placas é, entretanto, subjetiva e sujeita a consequências desastrosas. Habitualmente as placas menos calcificadas são pouco detectáveis à simples palpação e essa sensibilidade fica limitada pela incapacidade de tocar a circunferência completa da aorta. Na suspeita de lesões em aorta, especialmente pelos métodos radiológicos, recomenda-se a realização intraoperatória de ultrassom epiaórtico. Vários estudos retrospectivos têm demostrado que seu uso reduz significativamente a incidência de acidente vascular cerebral, especialmente pela mudança de técnica na abordagem da aorta.[78] Estima-se que, baseado nesses achados intraoperatórios, essa mudança tática ocorra em cerca de 4-31% dos casos.[79,80] Enfatizamos o uso rotineiro de ultrassom epiaórtico intraoperatório antes da manipulação aórtica.

Miniacesso

Dentre os procedimentos considerados minimamente invasivos, a minitoracotomia (MIDCAB) ganha destaque. Trata-se de uma alternativa à toracotomia tradicional e completa. Pode ser realizada através de uma pequena toracotomia anterior esquerda (5-10 cm), ou por secção parcial do esterno. A toracoscopia é de grande auxílio nesses casos, mas pode ser dispensada. Cirurgiões experientes conseguem, por esse acesso, dissecar a artéria torácica interna esquerda e anastomosá-la à artéria descendente anterior.[81,82]

Um dos problemas na experiência inicial nos casos de miniacesso foi a qualidade da anastomose da artéria torácica interna com a artéria coronária, pela não utilização de circulação extracorpórea, trabalhando num campo restrito. A taxa de reoperação precoce nesse início variou de 10 a 15% dos pacientes.[83,84] O advento de estabilizadores regionais coronarianos permitiu maior segurança e conforto na anastomose com o coração batendo, o que elevou a aceitação do método pela comunidade cirúrgica.[85-87]

Holzhey et al.[88] submeteram 1.768 pacientes a MIDCAB, demonstrando, em cineangiografia pós-operatória, patência de 95,5% dos enxertos estudados (n = 712). Uma análise prospectiva, comparando procedimentos MIDCAB com revascularização convencional, mostrou taxas comparáveis de complicações e tempo de internação após anastomose da ATIE para a artéria coronária esquerda.[89] Apesar de maior dor referida no pós-operatório imediato, a recuperação completa após MIDCAB parece ser mais rápida do que após a esternotomia.

Robótica

A evolução dos sistemas robóticos tem permitido seu uso em diferentes atividades. Na cirurgia cardíaca isso não foi diferente. Especificamente na revascularização do miocárdio, o uso de robôs visou procedimento totalmente endoscópico, no qual a ATI esquerda é dissecada e anastomosada ao ramo interventricular anterior da artéria coronária esquerda. A técnica é minimamente invasiva e exige apenas pequenas incisões no tórax para a introdução dos instrumentais e do estabilizador tecidual. Isso permite melhor estética, possibilita uma recuperação mais rápida e menor tempo de internação hospitalar.[90]

Em uma primeira etapa, iniciamos em 2001 a dissecção robótica da artéria torácica interna esquerda, com o emprego de videotoracoscopia guiada por braço robótico (AESOP).

A movimentação da fibra óptica era integrado ao procedimento através de comunicação por voz, previamente estabelecido. Após um período inicial de aprendizado, foi possível diminuir substancialmente o tempo do procedimento.[91]

A RM totalmente robótica também está associada a tempos cirúrgicos mais longos, quando confrontada à técnica tradicional, embora estudos tenham mostrado resultados comparáveis no curto prazo.[92] Outra preocupação se refere à qualidade da anastomose. Análise de 199 pacientes submetidos à essa técnica e estudados angiograficamente antes da alta hospitalar, demonstrou perviabilidade de 95% dos enxertos com a mamária esquerda.[93] No acompanhamento de 8 anos, a perviedade do enxerto permaneceu entre 92-97%.[94,95] É importante citar, entretanto, que num braço do registro houve 13% de exclusão por dificuldades técnicas no intraoperatório (13 dos 98 pacientes).[96] Outros relatos reportam taxa de conversão para esternotomia variável entre 15-20%.[97]

A revascularização robótica vem, portanto, sendo progressivamente estabelecida na prática clínica, principalmente visando a dissecção da artéria torácica interna e a realização da anastomose coronariana.[98-100] Cirurgias sem a abertura convencional do tórax já constituem realidade em alguns centros americanos e europeus. Entretanto, apesar dos resultados favoráveis, a grande dificuldade técnica de aprendizado e o custo elevado do equipamento tem limitado os procedimentos a poucos centros especializados no mundo.[101,102]

Métodos alternativos à revascularização tradicional

Determinados pacientes são inadequados para o tratamento convencional de revascularização miocárdica, seja pela ausência de enxertos disponíveis ou, mais frequentemente, por não existir leito coronariano receptivo a esses enxertos, a despeito de ainda possuírem miocárdio viável.

Esses pacientes estão frequentes em diversos serviços mundo afora e constituem motivo de preocupação frequente dos cardiologistas, que não conseguem aliviar seus sintomas anginosos apenas com o tratamento medicamentoso.

Nesses pacientes com anatomia coronariana desfavorável, muitas vezes portadores de múltiplos *stents* coronarianos e frequentemente já revascularizados mais de uma vez, é possível a realização da revascularização transmiocárdica a *laser*.[103] A técnica consiste na confecção de múltiplos canais transmiocárdicos e busca comunicar o sangue arterial presente no ventrículo esquerdo diretamente com o músculo cardíaco. Sua realização através do laser de CO_2 impede a lesão muscular adjacente ao canalículo e produz um canal homogêneo de 1 mm de diâmetro.

Outra possibilidade alternativa é a injeção miocárdica direta de células hematopoéticas ainda não diferenciadas (tronco), obtidas da medula óssea do próprio paciente, visando obter neovascularização local ou mesmo a criação de novos miócitos.[104]

Em casos em que a artéria interventricular anterior da coronária esquerda se apresente muito lesada, prevendo sucesso discutível na anastomose com a ATIE, sugerimos técnica desenvolvida em nosso meio: consiste em realizar a cirurgia de implante intramiocárdico da ATIE, como proposto por Vineberg nos primórdios da cirurgia cardíaca, complementada pela anastomose distal desse enxerto com a DA.[105] Caso essa anastomose venha a se ocluir, esperamos que o implante da ATIE possa estabelecer circulação colateral à microvasculatura da parede anterior, reduzindo a isquemia local.

Todos esses métodos são bastante polêmicos e exigem uma discussão adequada, que deverá ser realizada com mais detalhes em apresentação específica.

Cirurgia híbrida

Entende-se por cirurgia miocárdica híbrida (RMH) a revascularização cirúrgica de uma artéria coronária fundamental (habitualmente a anastomose da ATI esquerda para o ramo descendente anterior), complementada por angioplastia das demais coronárias. Para isso, foram desenvolvidas salas que permitem realizar técnicas de cirurgia cardíaca minimamente invasiva e também hemodinâmica intervencionista, visando a combinação desses procedimentos.[106]

As salas híbridas são muito úteis em procedimentos mais sofisticados e complexos, que exigem ainda no intraoperatório imagens fidedignas do sistema coronariano, permitindo ao operador avaliação rápida e segura.[107] Desta forma, pode-se limitar custos e facilitar o fluxo operacional da Instituição, reduzindo tempo de hospitalização. A segurança que a mesma oferece constitui outro aspecto relevante, uma vez que eventuais complicações relacionadas aos procedimentos (cirúrgicos ou percutâneos) podem ser resolvidas no mesmo local.

Dentre os critérios para RMH estão incluídos a lesão proximal de DA, passível de tratamento cirúrgico minimamente invasivo e lesões nas outras artérias coronárias adequadas para angioplastia, sem contraindicação à dupla terapia antiplaquetária.

Vários ensaios vem sendo conduzidos visando avaliar se existe vantagem no tratamento híbrido. Estudo randomizado incluiu 200 pacientes, que foram selecionados para RMH ou CRM convencional. Ao final do primeiro ano, não se constatou diferença na incidência de morte, infarto do miocárdio, acidente vascular cerebral, sangramento ou na necessidade de nova revascularização.[108] Diversos centros dos Estados Unidos também relataram resultados semelhantes quanto a complicações globais a curto prazo.[109] O diferencial consistiria na maior satisfação do paciente e em tempo mais curto de recuperação. Existem relatos, entretanto, de taxas mais altas de re-revascularização na RMH.[110,111]

Atualmente, recomenda-se a técnica híbrida para pacientes cuidadosamente selecionados. Isso pode ser corroborado por levantamento de 198.622 pacientes operados nos Estados Unidos entre 2011 e 2013. Dentre eles, apenas 0,5% foram submetidos a RMH.[112] Entretanto, pesquisa revelou que 75% dos cirurgiões acreditam que a RMC expandirá na próxima década.[113] Essa resposta poderá ser facilitada com os resultados de estudo em andamento, envolvendo 11 centros cardíacos norte-americanos. Por meio de randomização, serão comparados RMH *versus* ICP multiarterial, em pacientes com SYNTAX escore baixo.[114]

Outra questão polêmica é qual procedimento deve ser realizado primeiro. Caso a angioplastia seja realizada antes da CRM, persiste a necessidade da manutenção da terapia antiplaquetária dupla no pré-operatório. Se a RM ocorrer antes, persiste o risco de potencial de isquemia pelas lesões remanescentes. A solução vem com a sala híbrida, no procedimento simultâneo, embora exista maior chance de sangramento pela minitoracotomia recém-realizada.

Precisa-se ter em mente que, para o sucesso do tratamento híbrido, há necessidade de planejamento adequado e especialmente de integração de toda equipe multidisciplinar, que inclui cardiologista clínico, cirurgião, hemodinamicista, anestesiologista, enfermagem e toda a infraestrutura hospitalar (*Heart Team*).[115]

Podemos concluir que os procedimentos híbridos e minimamente invasivos, comparados às cirurgias convencionais, podem ser vantajosos para os pacientes sob vários aspectos como o estético, menor trauma cirúrgico e redução no tempo de recuperação.[116]

Estado da arte

A cirurgia de revascularização do miocárdio, iniciada há mais de 50 anos, ainda persiste como opção real e resolutiva no tratamento da doença arterial coronária obstrutiva. Sua indicação se faz presente em inúmeras situações, com destaque para pacientes com baixa fração de ejeção de ventrículo esquerdo,[117] pacientes diabéticos[118,119] e até mesmo pacientes idosos.[120,121]

As evidências de maiores taxas de sucesso e de sobrevida foram observadas nos pacientes que receberam a revascularização miocárdica completa com enxertos arteriais, sobretudo com a utilização de uma ou duas mamárias. O uso da artéria radial foi restabelecido e hoje ela faz parte do arsenal de enxertos arteriais sugeridos. Apesar de inúmeras evidências, o número de enxertos arteriais múltiplos empregados permanece baixo, principalmente por causa de temores relacionados a infecção do sítio cirúrgico.

A veia safena magna também vem sendo prestigiada, não só por sua quantidade e fácil obtenção, mas por evidências de sua eficiência na revascularização do miocárdio. Seu emprego é rotineiro mesmo nos dias atuais, especialmente na complementação da revascularização de artérias coronárias mais distais e de leito mais desfavorável.

Procedimentos alternativos, como o uso de raios *laser*, células-tronco e até variações no emprego da artéria torácica interna constituem exceção na rotina diária, mas devem ser considerados em casos especiais.

Cada vez mais pacientes muito graves e com maior morbidade vem sendo encaminhados para CRM. Isso gerou o desenvolvimento de novas técnicas e de dispositivos que facilitam a RM. Ganhou destaque a cirurgia minimamente invasiva, utilizando incisões restritas e sem o uso da CEC, ou seja, sem parar o coração. Se sob o ponto de vista teórico o procedimento sem CEC permite reduzir complicações, por outro lado ele exige mais experiência do cirurgião. Logo surgiram preocupações com a CRM sem CEC, particularmente relacionadas aos resultados: se haveria menor revascularização completa, se a patência dos enxertos seria inferior e se haveria impacto na sobrevida. A despeito de inúmeros estudos pertinentes, o assunto permanece controverso. Ficou bem estabelecido, entretanto, que a redução na manipulação aórtica está diretamente relacionada a taxas mais baixas de AVC após CRM. O ultrassom Doppler intraoperatório da aorta deve ser uma rotina, especialmente na CRM com CEC.

Resumidamente, acreditamos que pacientes frágeis deverão ser abordados de forma híbrida, associando a revascularização da DA com procedimentos percutâneos complementares. Já o futuro da cirurgia de revascularização do miocárdio incluirá utilização máxima de enxertos arteriais, restrição ao uso de circulação extracorpórea e atuações minimamente invasivas.

Resumo

O objetivo da revascularização cirúrgica do miocárdio, em sua forma crônica, é aliviar os sintomas e estender a sobrevida.

Principais indicações para o tratamento cirúrgico da doença arterial crônica: grau de recomendação I (estenose $\geq$ 50% em tronco de coronária esquerda; estenoses proximais (> 70%) nos três vasos principais; estenose em dois vasos principais; angina incapacitante).

Contraindicações: pacientes assintomáticos, com função ventricular normal e sem áreas extensas de isquemia, especialmente sem comprometimento proximal da DA; lesões moderadas (entre 50 a 60%), exceto TCE, sem isquemia pelo menos moderada do miocárdio.

O *Heart Team* é um conceito de equipe composta por cardiologista, hemodinamicista e cirurgião que, em conjunto, busca individualizar a decisão do melhor tratamento para pacientes com lesões coronarianas complexas.

Variáveis na decisão cirúrgica: idade avançada, presença de comorbidades e especialmente fragilidade do paciente. Nesses pacientes deve-se considerar com mais rigor a possibilidade de complicações infecciosas (respiratórias, ou mesmo de ferida operatória), alterações neurológicas ou disfunções gerais.

Enxerto utilizado na veia safena magna: de fácil obtenção e de extrema eficiência na revascularização do miocárdio. Sua retirada pode ser de ambos os membros inferiores e simultânea à toracotomia e à dissecção da artéria torácica interna. Apesar dos cuidados em sua retirada, a patência da veia safena humana é reconhecidamente inferior à das artérias torácicas internas.

O emprego das artérias torácicas internas ("mamárias") trouxe impacto positivo na evolução da cirurgia cardíaca. Até os dias atuais, considera-se o uso da artéria torácica interna esquerda como o método mais confiável de revascularização miocárdica.

Revascularização miocárdica menos invasiva sem circulação extracorpórea (CEC): são procedimentos realizados sem parar o coração. Do ponto de vista técnico, o método é mais exigente, mas teoricamente permite reduzir complicações da CEC como microembolias e a síndrome de resposta inflamatória sistêmica. Seu grande trunfo é eliminar a necessidade de canulação da aorta para instalação da CEC e evitar procedimentos como o pinçamento total da aorta.

O miniacesso é uma alternativa à toracotomia tradicional e completa. Pode ser realizada através de uma pequena toracotomia anterior esquerda (5-10 cm), ou por secção parcial do esterno. A toracoscopia é de grande auxílio nesses casos, mas pode ser dispensada.

No procedimento totalmente endoscópico, a artéria torácica interna esquerda é dissecada e anastomosada ao ramo interventricular anterior da artéria coronária esquerda. A técnica é minimamente invasiva e exige apenas pequenas incisões no tórax para a introdução dos instrumentais e do estabilizador tecidual. Isso permite melhor estética, possibilita uma recuperação mais rápida e menor tempo de internação hospitalar. Entretanto, a grande dificuldade técnica de aprendizado e o elevado custo do equipamento têm limitado o procedimento a poucos centros especializados no mundo.

Determinados pacientes são inadequados para o tratamento convencional de revascularização miocárdica. Nesses casos pode-se utilizar a revascularização transmiocárdica a laser (confecção de múltiplos canais transmiocárdicos, através de disparos de laser de CO_2 diretamente no miocárdio por minitoracotomia), visando comunicar o sangue arterial presente no ventrículo esquerdo diretamente com o músculo cardíaco.

Outra possibilidade é a injeção miocárdica direta de células hematopoéticas ainda não diferenciadas (tronco), obtidas da medula óssea do próprio paciente, visando neovascularização local ou mesmo a criação de novos miócitos.

A cirurgia híbrida trata-se da revascularização cirúrgica de uma artéria coronária fundamental (habitualmente a anastomose da artéria torácica interna esquerda para o ramo descendente anterior), complementada por angioplastia das demais coronárias, em salas que permitem realizar ambas as técnicas. A questão polêmica é qual procedimento deve ser realizado primeiro. Caso a angioplastia seja realizada antes da CRM, persiste a necessidade da manutenção da terapia antiplaquetária dupla no pré-operatório. Se a revascularização ocorrer antes, persiste o risco de potencial de isquemia pelas lesões remanescentes. A solução seria o procedimento simultâneo, embora exista maior chance de sangramento por meio da minitoracotomia recém-realizada.

A cirurgia de revascularização do miocárdio, iniciada há mais de 50 anos, ainda persiste como excelente opção no tratamento da doença arterial coronariana obstrutiva, incluindo pacientes diabéticos, pacientes idosos e até aqueles com baixa fração de ejeção de ventrículo esquerdo.

O desenvolvimento de novas técnicas e de dispositivos como a cirurgia minimamente invasiva, utilizando incisões restritas e sem o uso da CEC ,está diretamente relacionado à esse avanço. Certamente o futuro da cirurgia de revascularização do miocárdio incluirá utilização máxima de enxertos arteriais, restrição ao uso de circulação extracorpórea e atuações minimamente invasivas.

Referências bibliográficas

1. Dallan LAO, Jatene FB. Rev Bras Cir Cardiovasc. 2013;28(1):137-44.
2. Nicolau JC, Timerman A, Marin-Neto JA, Piegas LS, Barbosa CJDG, Franci A; Sociedade Brasileira de Cardiologia. Diretrizes da Sociedade Brasileira de Cardiologia sobre angina instável e infarto agudo do miocárdio sem supradesnível do segmento ST. Arq Bras Cardiol. 2014;102(3Supl.1):1-61.
3. Hueb WA, Bellotti G, Oliveira AS, et al. The medicine angioplasty or surgery Study (MASS): a prospective, randomized trial of medical therapy, balloon angioplasty or baypass surgery for single proximal left anterior descending artery stenosis. J Am Coll Cardiol. 1995;26:1600-5.
4. Hueb W, Soares PR, Gersh BJ, et al. The medicine, angioplasty, or surgery study (MASS-II): a randomized, controlled clinical trial of three therapeutic strategies for multivessel coronary artery disease: one-year results. J Am Coll Cardiol. 2004;43:1743-51.
5. Favarato D, Hueb W, Gersh BJ, et al. First year follow-up of MASS II Study. Relative cost comparison of treatments for coronary artery disease: the first year follow-up of MASS II Study. Circulation. 2003;108(Suppl 1):II21-3.
6. Hueb W, Lopes N, Gersh B, et al. Ten-year follow-up survival of the Medicine, Angioplasty, or Surgery Study (MASS II). A randomized controlled clinical trial of 3 therapeutic strategies for multivessel coronary artery disease. Circulation. 2010.
7. Boden WE, O'Rourke RA, Teo KK, Hartigan PM, Maron DJ, Kostuk WJ, et al; COURAGE Trial Research Group. Optimal medical therapy with or without PCI for stable coronary disease. N Engl J Med. 2007;356(15):1503-16.
8. Weintraub WS, Spertus JA, Kolm P, Maron DJ, Zhang Z, Jurkovitz C, et al; COURAGE Trial Research Group. Effect of PCI on quality of life in patients with stable coronary disease. NEngl J Med. 2008;359(7):677-87.
9. Shaw LJ, Berman DS, Maron DJ, Mancini GB, Hayes SW, Hartigan PM, et al; COURAGE Investigators. Optimal medical therapy with or without percutaneous coronary intervention to reduce ischemic burden: results from the Clinical Outcomes Utilizing Revascularization and Aggressive Drug Evaluation (COURAGE) trial nuclear substudy. Circulation. 2008;117(10):1283-91.
10. Frye RL, August P, Brooks MM, Hardison RM, Kelsey SF, MacGregor JM, et al; BARI 2D Study Group. A randomized trial of therapies for tipe 2 diabetes and coronary artery disease. The BARI 2 study group. N Eng J Med. 2009;360(24):2503-15.
11. Dagenais GR, Lu J, Faxon DP, Kent K, Lago RM, Lezama C, et al; Bypass Angioplasty Revascularization Investigation 2 Diabetes (BARI 2D) Study Group. Effects of optimal medical treatment whit or without coronary revascularization on angina and subsequent revascularizations in patients with type 2 diabetes mellitus and stable ischemic heart disease. Circulation. 2011;123(14):1492-500.
12. Pijils NH, Fearon WF, Toninno PA, Sievert U, Ikeno F, Bornschein B, et al; FAME Study Investigators.Fractional flow reserve versus angiography for guiding percutaneous coronary intervention in patients with multivessel coronary artery disease: 2-year follow-up of the FAME (Fractional flow reserve versus angiography for multivessel evaluation) study. J Am Coll Cardiol. 2010;56(3):177-84.
13. De Bruyne B, Pijls NH, Kalesan B, Barbato E, Tonino PA, Piroth Z, et al; FAME 2 Trial Investigators. Fractional flow reserve-guided PCI versus medical therapy in stable coronary disease. N Eng J Med. 2012;367(11):991-1001. Erratum in N Engl J Med. 2012;367(18):176.
14. Nishigaki K, Yamazaki T, Kitabatake A, Yamaguchi T, Kanmatsuse K, Kodama I, et al; Japanese Stable Angina Pectoris Study Investigators. Percutaneous coronary intervention plus medical therapy reduces the incidence of acute coronary syndrome more effectively than initial medical therapy only among patients with low-risk coronary artery disease a randomized, comparative, multicenter study. JACC Cardiovasc Interv. 2008;1(5):469-79.
15. Pfisterer M; Trial of Invasive versus Medical therapy in Elderly patients Investigators. Long-term outcome in elderly patients with chronic angina managed invasively versus by optimized medical therapy: four-year follow-up of the randomized Trial of Invasive versus Medical therapy in Elderly patients (TIME). Circulation.2004;110(10):1213-8.
16. Serruys PW, Ong AT, van Herwerden LA, Sousa JE, Jatene A, Bonnier JJ, et al. Five-year outcomes after coronary stenting versus bypass surgery for the treatment of multivessel disease: the final analysis of the Arterial Revascularization Therapies Study (ARTS) randomized trial.J Am Coll Cardiol. 2005;46(4):575-81.
17. Farkouh ME, Domanski M, Sleep LA, et al. Strategies for multivessel revascularization in patients with diabetes. For the investigators of the FREEDOM TRIAL. N Engl J Med. 2012;367:2375-84.
18. Serryus PW, Morice MC, Kappetein P, Colombo A et al. Percutaneous coronary intervention versus coronary-artery bypass grafting for severe coronary artery disease. For the investigators of the SYNTAX TRIAL. N Engl J Med. 2009;360:961-72.
19. Stone GW, Sabik JF, Serruys PW, et al., on behalf of the EXCEL Trial Investigators. Everolimus-eluting stents or bypass surgery for left main coronary artery disease. N Engl J Med. 2016;375:2223-5.
20. Makikallio T, Holm NR, Lindsay M et al. Percutaneous coronary angioplasty versus coronary artery bypass grafting in treatment of unprotected left main stenosis (NOBLE): a prospective, randomised, open-label, non-inferiority trial. Lancet. 2016;388:2743-52.
21. Yusuf S, Zucker D, Chalmers TC. Ten-year results of the randomized control trials of coronary artery bypass graft surgery: tabular data compiled by the collaborative effort of the original trial investigators. Part 2 of 2. Online J Curr Clin Trials. 1994;144.
22. Fihn SD, Gardin JM, Abrams J, et al. ACCF/AHA/ACP/AATS/PCNA/SCAI/STS Guideline for the diagnosis and management of patients with stable ischemic heart disease. J Am Coll Cardiol. 2012;60(24):e44-e164.
23. Favaloro RG. Saphenous vein autograft replacement of severe segmental coronary artery occlusion: operative technique. Ann Thorac Surg. 1968;5(4):334-9.
24. Samano N, Geijer H, Liden M, Fremes S, Bodin L, Souza D. The no-touch saphenous vein for coronary artery bypass grafting maintains a patency, after 16 years, comparable to the left internal thoracic artery: a randomized trial. J Thorac Cardiovasc Surg. 2015;150:880-8.
25. Verma S, Lovren F, Pan Y, Yanagawa B, Deb S, Karkhanis R, et al. Pedicled no-touch saphenous vein graft harvest limits vascular smooth muscle cell activation: the PATENT saphenous vein graft study. Eur J Cardiothorac Surg. 2014;45:717-25.
26. Dallan LAO, Miyakawa AA, Lisboa LA, Abreu Filho CA, Campos L, Borin T, et al. Alterações estruturais e moleculares (cDNA) precoces em veias safenas humanas cultivadas sob regime pressórico arterial. Rev Bras Cir Cardiovasc. 2004;19(2):126-35.
27. Dallan LAO, Miyakawa AA, Lisboa LA, Borin TF, Abreu Filho CAC, Campos LC, et al. Ação inibitória da interleucina-1β sobre a proliferação de células musculares lisas cultivadas a partir de veias safenas humanas. Rev Bras Cir Cardiovasc. 2005;20(2):111-6.
28. Lev-Ran O, Pevni D, Matsa M, Paz Y, Kramer A, Mohr R. Arterial myocardial revascularization with in situ crossover right internal thoracic artery to left anterior descending artery. Ann Thorac Surg. 2001;72(3):798-803.
29. Loop FD, Lytle BW, Cosgrove DM, Stewart RW, Goormastic M, Williams GW, et al. Influence of the internal-mammary-artery graft on 10-year survival and other cardiac events. N Engl J Med. 1986;314(1):1-6.
30. Puig LB, França Neto L, Rati M, Ramires JA, Luz PL, Pillegi F, et al. A technique of anastomosis the right internal mammary artery to the circumflex artery and its branches. Ann Thorac Surg. 1984;38(5):533-4.
31. Kappetein AP. Bilateral mammary artery vs. single mammary artery grafting: promising early results: but will the match finish with enough players? Eur Heart J. 2010;31(20):2444-6.
32. Lisboa LAF, Dallan LAO, Puig LB, Abreu Filho C, Leca RC, Dallan LAP, et al. Acompanhamento clínico a médio prazo com uso exclusivo de enxertos arteriais na revascularização completa do miocárdio em pacientes com doença coronária triarterial. Rev Bras Cir Cardiovasc. 2004;19(1):9-16.
33. Yi G, Shine B, Rehman SM, Altman DG, Taggart DP. Effect of bilateral internal mammary artery grafts on long-term survival: a meta-analysis approach. Circulation. 2014;130:539-45.
34. Kinoshita T, Asai T. Bilateral internal thoracic artery grafting: current state of the art. Innovations (Phila). 2011;6(2):77-83.
35. Benedetto U, Altman DG, Gerry S, Gray A, Lees B, Pawlaczyk R, et al; Arterial Revascularization Trial Investigators. Pedicled and skeletonized single and bilateral internal thoracic artery grafts and the incidence of sternal wound complications: insights from the Arterial Revascularization Trial. J Thorac Cardiovasc Surg. 2016;152:270-6.
36. Taggart DP, Altman DG, Gray AM, Lees B, Nugara F, Yu LM, et al; ART Investigators. Randomized trial to compare bilateral vs. single internal mammary coronary artery bypass grafting: 1-year results of the Arterial Revascularisation Trial (ART). Eur Heart J. 2010;31:2470-81.
37. Taggart DP, Altman DG, Gray AM, Lees B, Gerry S, Benedetto U, Flather M; ART Investigators. Randomized trial of bilateral versus single internalthoracic- artery grafts. N Engl J Med. 2016;375:2540-9.
38. Glineur D, Boodhwani M, Hanet C, de Kerchove L, Navarra E, Astarci P, et al. Bilateral internal thoracic artery configuration for coronary artery bypass surgery: a prospective randomized trial. Circ Cardiovasc Interv. 2016;9:e003518.

39. Lytle BW, Blackstone EH, Sabik JF, Houghtaling P, Loop FD, Cosgrove DM. The effect of bilateral internal thoracic artery grafting on survival during 20 postoperative years. Ann Thorac Surg. 2004;78(6):2005-12.

40. Endo M, Nishida H, Tomizawa Y, Kasanuki H. Benefit of bilateral over single internal mammary artery grafts for multiple coronary artery bypass grafting. Circulation. 2001;104:2164-70.

41. Kinoshita T, Asai T, Suzuki T, Kambara, Matsubayashi K. Off-pump bilateral versus single skeletonized internal thoracic artery grafting in high-risk patients. Circulation. 2011;124:S130-4.

42. Puskas JD, Sadiq A, Vassiliades TA, Kilgo PD, Lattouf OM. Bilateral internal thoracic artery grafting is associated with significantly improved long-term survival, even among diabetic patients. Ann Thorac Surg. 2012;94(3):710-5.

43. Dallan LA, Oliveira SA, Poli de Figueiredo LP, Lisboa LA, Platania F, Jatene AD. Externally supported radial artery graft for myocardial revascularization: a new technique to avoid vasospasm. J Thorac Cardiovasc Surg. 1999;118(3):563-5.

44. Dallan LAO, Oliveira SA, Lisboa LA, Platania F, Jatene FB, Iglézias JCR, et al. Revascularização completa do miocárdio com uso exclusivo de enxertos arteriais. Rev Bras Cir Cardiovasc.1998;13(3):187-93.

45. Carneiro LJ, Platania F, Dallan LAP, Dallan LAO, Stolf NAG. Revascularização miocárdica com artéria radial: influência da anastomose proximal na oclusão a médio e longo prazo. Rev Bras Cir Cardiovasc. 2009;24(1):38-43.

46. Desai ND, Cohen EA, Naylor CD, Fremes SE; Radial Artery Patency Study Investigators. A randomized comparison of radial-artery and saphenousve in coronary bypass grafts. N Engl J Med. 2004;351:2302-9.

47. Cao C, Manganas C, Horton M, Bannon P, Munkholm-Larsen S, Ang SC, et al. Angiographic outcomes of radial artery versus saphenous vein in coronary artery bypass graft surgery: a meta-analysis of randomized controlled trials. J Thorac Cardiovasc Surg. 2013;146:255-61.

48. Petrovic I, Nezic D, Peric M, Milojevic P, Djokic O, Kosevic D, et al. Radial artery vs saphenous vein graft used as the second conduit for surgical myocardial revascularization: long-term clinical follow-up. J Cardiothorac Surg. 2015;10:127.

49. Collins P, Webb CM, Chong CF, Moat NE; Radial Artery Versus Saphenous Vein Patency (RSVP) Trial Investigators. Radial artery versus saphenous vein patency randomized trial: five-year angiographic follow-up. Circulation. 2008;117:2859-64.

50. Tranbaugh RF, Dimitrova KR, Friedmann P, Geller CM, Harris LJ, Stelzer P, et al. Radial artery conduits improve long-term survival after coronary artery bypass grafting. Ann Thorac Surg. 2010;90:1165-72.

51. Schwann TA, Engoren M, Bonnell M, Clancy C, Habib RH. Comparison of late coronary artery bypass graft survival effects of radial artery versus saphenous vein grafting in male and female patients. Ann Thorac Surg. 2012;94:1485-91.

52. Hayward PA, Gordon IR, Hare DL, Matalanis G, Horrigan ML, Rosalion A et al. Comparable patencies of the radial artery and right internal thoracic artery or saphenous vein beyond 5 years: results from the Radial Artery Patency and Clinical Outcomes trial. J Thorac Cardiovasc Surg. 2010;139:60-5.

53. Benedetto U, Gaudino M, Caputo M, Tranbaugh RF, Lau C, Di Franco A, et al. Right internal thoracic artery versus radial artery as the second best arterial conduit: Insights from a meta-analysis of propensity-matched data on long-term survival. J Thorac Cardiovasc Surg. 2016;152:1083-91.

54. Benedetto U, Caputo M, Zakkar M, Bryan A, Angelini GD. Are three arteries better than two? Impact of using the radial artery in addition to bilateral internal thoracic artery grafting on long-term survival. J Thorac Cardiovasc Surg. 2016;152:862-9.

55. Grau JB, Kuschner CE, Johnson CK, Ferrari G, Zapolanski A, Brizzio ME, et al. The effects of using a radial artery in patients already receiving bilateral internal mammary arteries during coronary bypass grafting: 30- day outcomes and 14-year survival in a propensity-matched cohort. Eur J Cardiothorac Surg. 2016;49:203-10.

56. Shi WY, Tatoulis J, Newcomb AE, Rosalion A, Fuller JA, Buxton BF. Is a third arterial conduit necessary? Comparison of the radial artery and saphenous vein in patients receiving bilateral internal thoracic arteries for triple vessel coronary disease. Eur J Cardiothorac Surg. 2016;50:53-60.

57. Pym J, Brown PM, Charette EJ, et al. Gastroepiploic-coronary anastomosis. A viable alternative bypass graft. J Thorac Cardiovasc Surg. 1987;94(2):256-59.

58. Suma H, Amano A, Fukuda S, et al. Gastroepiploic artery graft for anterior descending coronary artery bypass. Ann Thorac Surg. 1994;57(4):925-27.

59. Fabbrocini M, Fattouch K, Camporini G, DeMicheli G, Bertucci C, Cioffi P, et al. The descending branch of lateral femoral circumflex artery in arterial CABG: early and midterm results. Ann Thorac Surg. 2003;75(6):1836-41.

60. Gaiotto FA, Vianna CB, Busnardo FF, Parga JR, Dallan LAO, Cesar LAM, et al. The descending branch of the lateral femoral circumflex artery is a good option in CABG with arterial grafts. Rev Bras Cir Cardiovasc. 2013;28(3):317-24.

61. Buffolo E, Andrade JC, Branco JN, Aguiar LF, Ribeiro EE, Jatene AD. Myocardial revascularization without extracorporeal circulation. Seven-year experience in 593 cases. Eur J Cardiothorac Surg. 1990;4(9):504-7.

62. Benetti FJ, Naselli G, Wood M, Geffner L. Direct myocardial revascularization without extracorporeal circulation. Experience in 700 patients. Chest. 1991;100(2):312-6.

63. Jatene FB, Pego-Fernandes PM, Hueb AC, Oliveira PM, Hervoso CM, Dallan LA, et al. Revascularização do miocárdio por técnica minimamente invasiva: o que aprendemos após 3 anos com seu emprego. Rev Bras Cir Cardiovasc. 1999;14(1):6-13.

64. Mejia OAV, Dallan LRP, Dallan LAP, Dallan LAO. Tratamento cirúrgico da doença arterial coronária. In: Ramires JAF, Kalil Filho R (eds.). Série InCor de Cardiologia. Volume Doença cardiovascular aterosclerótica Hueb W (ed.). São Paulo: Atheneu; 2019 (no prelo).

65. Bakaeen FG, Shroyer AL, Gammie JS, Sabik JF, Cornwell LD, Coselli JS, et al. Trends in use of off-pump coronary artery bypass grafting: results from the Society of Thoracic Surgeons Adult Cardiac Surgery Database. J Thorac Cardiovasc Surg. 2014;148:856-63.

66. Diegeler A, Börgermann J, Kappert U, Breuer M, Böning A, Ursulescu A, et al.; GOPCABE Study Group. Off-pump versus onpump coronary-artery bypass grafting in elderly patients. N Engl J Med. 2013;368:1189-98.

67. Lamy A, Devereaux PJ, Prabhakaran D, Taggart DP, Hu S, Straka Z, et al.; CORONARY Investigators. Five-year outcomes after off-pump or on-pump coronary-artery bypass grafting. N Engl J Med. 2016;375:2359-68.

68. Diegeler A, Börgermann J, Kappert U, Breuer M, et al. Off-pump versus on--pump coronary-artery bypass grafting in elderly patients. N Engl J Med. 2013;368:1189-98.

69. Hattler B, Messenger JC, Shroyer AL, Collins JF, et al. Off-pump coronary artery bypass surgery is associated with worse arterial and saphenous vein graft patency and less effective revascularization – ROOBY trial. Circulation. 2012;125:2827-35.

70. Lazar HL. Should off-pump coronary artery bypass grafting be abandoned? Circulation. 2013;128:406-13.

71. Afilalo J, Rasti M, Ohayon SM, Shimony A, Eisenberg MJ. Off-pump vs. on--pump coronary artery bypass surgery: an updated meta-analysis and meta-regression of randomized trials. Eur Heart J. 2012;33:1257-67.

72. Deppe AC, Arbash W, Kuhn EW, Slottosch I, Scherner M, Liakopoulos OJ, et al. Current evidence of coronary artery bypass grafting off-pump versus on--pump: a systematic review with meta-analysis of over 16,900 patients investigated in randomized controlled trials. Eur J Cardiothorac Surg. 2016;49:1031-41.

73. Kowalewski M, Pawliszak W, Malvindi PG, Bokszanski MP, Perlinski D, Raffa GM, et al. Off-pump coronary artery bypass grafting improves short-term outcomes in high-risk patients compared with on-pump coronary artery bypass grafting: metaanalysis. J Thorac Cardiovasc Surg. 2016;151:60-77.

74. Chu D, Bakaeen FG, Dao TK, LeMaire AS, et al. On-pump versus off-pump coronary artery bypass grafting in a cohort of 63,000 patients. Ann Thorac Surg. 2009;87:1820-6.

75. Synnergren MJ, Ekroth R, Odén A, Rexius H, Wiklund L. Incomplete revascularization reduces survival benefit of coronary artery bypass grafting: role of off-pump surgery. J Thorac Cardiovasc Surg. 2008;136:29-36.

76. Börgermann J, Hakim K, Renner A, Parsa A, Aboud A, Becker T, et al. Clampless off-pump versus conventional coronary artery revascularization: a propensity score analysis of 788 patients. Circulation. 2012;126(suppl 1):S176-S182.

77. Zhao DF, Edelman JJ, Seco M, Bannon PG, Wilson MK, Byrom MJ, et al. Coronary artery bypass grafting with and without manipulation of the ascending aorta: a network meta-analysis. J Am Coll Cardiol. 2017;69:924-36.

78. Ozatik MA, Göl MK, Fansa I, Uncu H, Küçüker SA, Küçükaksu S, et al. Risk factors for stroke following coronary artery bypass operations. J Card Surg. 2005;20:52-7.

79. Rosenberger P, Shernan SK, Löffler M, Shekar PS, Fox JA, Tuli JK, et al. The influence of epiaortic ultrasonography on intraoperative surgical management in 6051 cardiac surgical patients. Ann Thorac Surg. 2008;85:548-53.

80. Hangler HB, Nagele G, Danzmayr M, Mueller L, Ruttmann E, Laufer G, et al. Modification of surgical technique for ascending aortic atherosclerosis: impact on stroke reduction in coronary artery bypass grafting. J Thorac Cardiovasc Surg. 2003;126:391-400.

81. Benetti FJ, Ballester C. Use of thoracoscopy and a minimal thoracotomy, in mammary-coronary bypass to left anterior descending artery, without ex-

tracorporeal circulation. Experience in 2 cases. J Cardiovasc Surg (Torino). 1995;36(2):159-61.

82. Subramanian VA, McCabe JC, Geller CM. Minimally invasive direct coronary artery bypass grafting: two-year clinical experience. Ann Thorac Surg. 1997;64(6):1648-53.

83. Alessandrini F, Luciani N, Marchetti C, Guadino M, Possati G. Early results with the minimally invasive thoracotomy for myocardial revascularization. Eur J Cardiothorac Surg. 1997;11(6):1081-5.

84. Pagni S, Qaqish NK, Senior DG, Spence PA. Anastomotic complications in minimally invasive coronary bypass grafting. Ann Thorac Surg. 1997;63(6 Suppl):S64-7.

85. Borst C, Jansen EW, Tulleken CA, Grundeman PF, Mansvelt Beck HJ, van Dongen JW, et al. Coronary artery bypass grafting without cardiopulmonary bypass and without interruption of native coronary flow using a novel anastomosis site restraining device ("Octopus"). J Am Coll Cardiol. 1996;27(6):1356-64.

86. Jansen EW, Grundeman PF, Borst C, Eefting F, Diephuis J, Nierich A, et al. Less invasive off-pump CABG using a suction device for immobilization: the 'Octopus' method. Eur J Cardiothorac Surg. 1997;12(3):406-12.

87. Oliveira SA, Lisboa LA, Dallan LA, Rojas SO, Figueiredo LFP. Minimally invasive single-vessel coronary artery bypass with the internal thoracic artery and early postoperative angiography: midterm results of a prospective study in 120 consecutive patients. Ann Thorac Surg. 2002;73(2):505-10.

88. Holzhey DM, Cornely JP, Rastan AJ, Davierwala P, Mohr FW. Review of a 13-year single-center experience with minimally invasive direct coronary artery bypass as the primary surgical treatment of coronary artery disease. Heart Surg Forum. 2012;15:E61–E68.

89. Raja SG, Benedetto U, Alkizwini E, Gupta S, Amrani M; Harefield Cardiac Outcomes Research Group. Propensity score adjusted comparison of MIDCAB versus full sternotomy left anterior descending artery revascularization. Innovations (Phila). 2015;10:174-8.

90. Jatene FB, Fernandes PM, Stolf NA, Kalil R, Hayata AL, Assad R, et al. Minimally invasive myocardial bypass surgery using video-assisted thoracoscopy. Arq Bras Cardiol. 1997;68(2):107-11.

91. Dallan LAO, Lisboa LA, Abreu Filho CA, Platania F, Dallan LAP, Iglézias JC, et al. Assistência robótica para dissecção minimamente invasiva da artéria torácica interna na revascularização do miocárdio. Rev Bras Cir Cardiovasc. 2003;18(1):110.

92. Halkos ME, Vassiliades TA, Myung RJ, Kilgo P, Thourani VH, Cooper WA, et al. Sternotomy versus nonsternotomy LIMA-LAD grafting for single-vessel disease. Ann Thorac Surg. 2012;94:1469-77.

93. Halkos ME, Liberman HA, Devireddy C, Walker P, Finn AV, Jaber W, et al. Early clinical and angiographic outcomes after robotic-assisted coronary artery bypass surgery. J Thorac Cardiovasc Surg. 2014;147:179-85.

94. Yang M, Wu Y, Wang G, Xiao C, Zhang H, Gao C. Robotic total arterial off-pump coronary artery bypass grafting: seven-year single-center experience and long-term follow-up of graft patency. Ann Thorac Surg. 2015;100:1367-73.

95. Currie ME, Romsa J, Fox SA, Vezina WC, Akincioglu C, Warrington JC, et al. Long-term angiographic follow-up of robotic-assisted coronary artery revascularization. Ann Thorac Surg. 2012;93:1426-31.

96. Argenziano M, Katz M, Bonatti J, Srivastava S, Murphy D, Poirier R, et al.; TECAB Trial Investigators. Results of the prospective multicenter trial of robotically assisted totally endoscopic coronary artery bypass grafting. Ann Thorac Surg. 2006;81:1666-74.

97. Bonatti J, Schachner T, Bonaros N, Lehr EJ, Zimrin D, Griffith B. Robotically assisted totally endoscopic coronary bypass surgery. Circulation. 2011;124:236-44.

98. Milanez AMM. Revascularização do miocárdio minimamente invasiva com dissecção da artéria torácica interna esquerda por videotoracoscopia robótica e anastomose ao ramo interventricular anterior via minitoracotomia anterior: estudo comparativo com a técnica convencional [Tese de doutorado]. São Paulo: Faculdade de Medicina da Universidade de São Paulo; 2011.

99. Loulmet D, Carpentier A, d'Attellis N, Berrebi A, Cardon C, Ponzio O, et al. Endoscopic coronary artery bypass grafting with the aid of robotic assisted. J Thorac Cardiovasc Surg. 1999;118(1):4-10.

100. Reichenspurner H, Damiano RJ, Mack M, Boehm DH, Gulbins H, Detter C, et al. Use of the voice-controlled and computer-assisted surgical system ZEUS for endoscopic coronary artery bypass grafting. J Thorac Cardiovasc Surg. 1999;118(1):11-6.

101. Bonatti J, Schachner T, Bernecker O, Chevtchik O, Bonaros N, Ott H, et al. Robotic totally endoscopic coronary artery bypass: program development and learning curve issues. J Thorac Cardiovasc Surg. 2004;127(2):504-10.

102. Oehlinger A, Bonaros N, Schachner T, Ruetzler E, Friedrich G, Laufer G, et al. Robotic endoscopic left internal mammary artery harvesting: what have we learned after 100 cases? Ann Thorac Surg. 2007;83(3):1030-4.

103. Dallan LAO, Gowdak LH, Lisboa LAF, Schettert I, César LAM, Oliveira SA, et al. Terapia celular associada à revascularização transmiocárdica a laser como proposta no tratamento da angina refratária. Rev Bras Cir Cardiovasc. 2008;23(1):46-52.

104. Gowdak LH, Schettert IT, Rochitte CE, Lisboa LA, Dallan LA, Cesar LA, et al. Early increase in myocardial perfusion after stem cell therapy in patients undergoing incomplete coronary artery bypass surgery. J Cardiovasc Transl Res. 2011;4(1):106-13.

105. Dallan LAO, Gowdak LH, Lisboa LAF, Milanez AMM, Platania F, Moreira LFP, et al. Modificação de antigo método (Vineberg) na era das células tronco: nova tática? Arq Bras Cardiol. 2009;93(5):79-81.

106. Murad H, Murad FF. A cirurgia endovascular e as salas híbridas. Rev Col Bras Cir. 2012;39(1):1-2.

107. Kpodonu J. Hybrid cardiovascular suite: the operating room of the future. J Card Surg. 2010;25(6):704-9.

108. Gąsior M, Zembala MO, Tajstra M, Filipiak K, Gierlotka M, Hrapkowicz T, et al.; POL-MIDES (HYBRID) Study Investigators. Hybrid revascularization for multivessel coronary artery disease. JACC Cardiovasc Interv. 2014;7:1277-83.

109. Harskamp RE, Brennan JM, Xian Y, Halkos ME, Puskas JD, Thourani VH, et al. Practice patterns and clinical outcomes after hybrid coronary revascularization in the United States: an analysis from the Society of Thoracic Surgeons Adult Cardiac Database. Circulation. 2014;130:872-9.

110. Modrau IS, Holm NR, Maeng M, Bøtker HE, Christiansen EH, Kristensen SD, et al.; Hybrid Coronary Revascularization Study Group. One-year clinical and angiographic results of hybrid coronary revascularization. J Thorac Cardiovasc Surg. 2015;150:1181-6.

111. Rosenblum JM, Harskamp RE, Hoedemaker N, Walker P, Liberman HA, de Winter RJ, et al. Hybrid coronary revascularization versus coronary artery bypass surgery with bilateral or single internal mammary artery grafts. J Thorac Cardiovasc Surg. 2016;151:1081-9.

112. Harskamp RE, Halkos ME, Xian Y, Szerlip MA, Poston RS, Mick SL, et al. A nationwide survey on perception, experience, and expectations of hybrid coronary revascularization among top-ranked US hospitals. Am Heart J. 2015;169:557-63.

113. Puskas JD, Halkos ME, DeRose JJ, Bagiella E, Miller MA, Overbey J, et al. Hybrid coronary revascularization for the treatment of multivessel coronary artery disease: a multicenter observational study. J Am Coll Cardiol. 2016;68:356-65.

114. Byrne JG, Leacche M, Vaughan DE, Zhao DX. Hybrid cardiovascular procedures. JACC Cardiovasc Interv. 2008;1(5):459-68.

115. Kpodonu J, Raney A. The cardiovascular hybrid room a key component for hybrid interventions and image guided surgery in the emerging specialty of cardiovascular hybrid surgery. Interact Cardiovasc Thorac Surg. 2009;9(4):688-92.

116. Galbut DL, Kurlansky PA, Traad EA, Dorman MJ, Zucker M, Ebra G. Bilateral internal thoracic artery grafting improves long-term survival in patients with reduced ejection fraction: a propensity-matched study with 30-year follow-up. J Thorac Cardiovasc Surg. 2012;143(4):844-53.

117. Stevens LM, Carrier M, Perrault LP, Hébert Y, Cartier R, Bouchard D, et al. Influence of diabetes and bilateral internal thoracic artery grafts on long-term outcome for multivessel coronary artery bypass grafting. Eur J Cardiothorac Surg. 2005;27(2):281-8.

118. Lev-Ran O, Mohr R, Aviram G, Matsa M, Nesher N, Pevni D, et al. Repeat median sternotomy after prior ante-aortic crossover right internal thoracic artery grafting. J Card Surg. 2004;19(2):151-4.

119. Guru V, Fremes SE, Tu JV. How many arterial grafts are enough? A population-based study of midterm outcomes. J Thorac Cardiovasc Surg. 2006;131(5):1021-8.

120. Kieser TM, Lewin AM, Graham MM, Martin BJ, Galbraith PD, Rabi DM, et al; APPROACH Investigators. Outcomes associated with bilateral internal thoracic artery grafting: the importance of age. Ann Thorac Surg. 2011;92(4):1269-75.

Capítulo 5

Doença arterial coronariana crônica: quando o *Heart Team* faz a diferença?

Adriano Caixeta
Edson Stefanini
Walter Gomes

Pontos-chave

- Mudanças de estilo de vida e novos fármacos constituem a pedra angular no tratamento clínico da doença coronariana crônica.
- No paciente com carga isquêmica significativamente alta a revascularização miocárdica leva à redução de morte e ocorrência de infarto agudo do miocárdio.
- Grande extensão de doença aterosclerótica, disfunção ventricular e refratariedade da sintomatologia são fatores para indicação de intervenção percutânea ou cirurgia de revascularização miocárdica.
- Fatores clínicos, anatômicos e locais levam a um grande número de combinações que dificultam a escolha do melhor tratamento.
- Uma equipe multidisciplinar com o cardiologista clínico, o intervencionista e o cirurgião cardiovascular constituem o *Heart Team*, facilitando a decisão do melhor caminho terapêutico.
- É fundamental que o paciente participe da decisão, devendo ser amplamente informado sobre as vantagens e desvantagens de cada procedimento.

Introdução

Na doença arterial coronariana (DAC) crônica, com a crescente complexidade dos casos e a gravidade dos pacientes, aliada à introdução de novos fármacos e tecnologias, tornam frequentemente difícil selecionar a melhor decisão terapêutica para a condição individual dos pacientes. Baseado em evidências de que as decisões multidisciplinares relativas ao diagnóstico e tratamento são mais eficientes e fornecem melhores resultados, as sociedades internacionais de cardiologia desenvolveram o conceito do *Heart Team*, sobre a necessidade das decisões serem tomadas no contexto de equipes multidisciplinares e compartilhadas, levando em consideração diversos aspectos.[1]

A criação de uma equipe multidisciplinar para a melhor estratégia terapêutica na DAC crônica tem o propósito de permitir decisão clínica equilibrada, com protocolos baseados em evidências de alto valor científico, na maioria das vezes sintetizadas e analisadas em contexto de diretrizes e recomendações, concebido primordialmente em colaboração entre o cardiologista clínico, o cardiologista intervencionista e o cirurgião cardíaco.

Atualmente, está bem estabelecido que na DAC crônica, o tratamento clínico com modificações nos hábitos de vida, controle dos fatores de risco para aterosclerose e uso adequado dos recursos farmacológicos disponíveis é primordial, tanto para a prevenção da evolução da doença como da ocorrência de eventos isquêmicos e ainda, para controle efetivo dos sintomas anginosos.[2]

No entanto, para alguns grupos de pacientes que apresentam alto nível de risco de eventos agudos muitas vezes fatais, ou mesmo evidências de progressão da deterioração funcional do ventrículo esquerdo e também para aqueles que se mantêm sintomáticos apesar do tratamento clínico, a revascularização miocárdica por intervenção percutânea ou cirurgia estará indicada.[3,4]

A real necessidade de se acrescentar o tratamento de revascularização e qual o tipo de procedimento vai trazer o maior benefício para determinado paciente nem sempre é muito clara e em algumas circunstâncias gera aquecidas controvérsias.

Incontestavelmente, nesta última década, tanto o tratamento cirúrgico utilizando técnicas mais modernas, enxertos arteriais preferencialmente e ainda a não utilização de circulação extracorpórea, como também a intervenção percutânea avaliando melhor a indicação do procedimento e com utilização de novos dispositivos apresentam resultados mais promissores. Estudos que compararam o tratamento cirúrgico ao tratamento clínico exclusivamente mostraram benefícios da cirurgia com redução da mortalidade, IAM e necessidade de novos procedimentos de revascularização na evolução do paciente. No entanto, também foi mostrada, mais recentemente, redução de mortalidade quando se utiliza *stents* farmacológicos de última geração na intervenção percutânea, o que não ocorreu com os dispositivos anteriores. Fica claro, portanto, que a revascularização miocárdica, além do tratamento clínico, em situações muito bem definidas, pode trazer benefícios não só para alívio de sintomas, mas inclusive com redução da mortalidade e do risco de infarto em portadores de doença coronariana crônica. A definição da indicação do tratamento de revascularização e qual o tipo de procedimento para um determinado paciente tem necessariamente que advir da compilação e síntese das melhores evidências científicas que compõem as diretrizes clínicas mais recentes de intervenção percutânea e de cirurgia cardiovascular.[3,4]

A tomada da melhor decisão terapêutica de pacientes deve levar em conta uma abordagem multidisciplinar que envolve o cardiologista clínico, o intervencionista e o cirurgião que constituem o *Heart Team*.[3] Fica ressaltado nas diretrizes que toda a discussão deve levar em conta a decisão do paciente, que precisa ser esclarecido quanto à necessidade, vantagens e desvantagens das possibilidades terapêuticas. Essa discussão tem que se basear em princípios éticos fundamentais no cuidado à saúde: autonomia, beneficência, não maleficência e justiça.

Quando o tratamento de revascularização deve ser indicado

A indicação do tratamento de revascularização se faz baseado na premissa de melhora do prognóstico para o paciente (redução do risco de morte e de infarto do miocárdio) e/ou melhora da qualidade de vida (alívio anginoso e melhora da capacidade de exercício) Quando tecnicamente viável e com nível de risco aceitável e boa expectativa de vida, a revascularização é indicada em pacientes com angina que compromete a qualidade de vida e é refratária ao tratamento médico farmacológico otimizado ou quando existem fortes evidências de que a doença coronariana pode trazer comprometimento da função do ventrículo esquerdo ou mesmo ameaça à vida.

O paciente multiarterial

A revascularização do miocárdio em pacientes portadores de doença coronariana multiarterial pode ser alcançada mediante a intervenção coronariana percutânea (ICP) ou a cirurgia de revascularização miocárdica. Existem vários fatores que devem ser considerados no manuseio de pacientes portadores de doença coronariana multiarterial. Um dos aspectos mais importantes diz respeito à gravidade e extensão do acometimento aterosclerótico e à presença de disfunção ventricular esquerda. Esses dois fatores possuem impacto prognóstico indiscutível, que se torna ainda mais relevante quanto pior a disfunção ventricular e maior o número de vasos acometidos. Esse princípio norteia a opção de tratamento dos pacientes portadores de DAC (tratamento medicamentoso otimizado, ICP ou cirurgia de revascularização miocárdica).[2] Adicionalmente, a localização da lesão na circulação coronariana (proximal ou distal) e a sua gravidade também afetam diretamente o prognóstico e a decisão do tratamento. Desta maneira, quanto mais proximal e grave a lesão, maior a área de miocárdio em risco de isquemia e, consequentemente, menor a sobrevivência livre de eventos em

longo prazo. Esta condição é particularmente verdadeira em casos de acometimento de tronco de coronária esquerda e lesões proximais envolvendo a artéria descendente anterior.[3]

Avaliação funcional pré-procedimento

A presença de isquemia relaciona-se à ocorrência de eventos cardíacos; quanto maior a carga isquêmica, pior o prognóstico.[7] O estudo COURAGE, que comparou o tratamento farmacológico otimizado *versus* a ICP no tratamento de pacientes portadores de DAC estável e anatomia coronária de baixo risco, demonstrou que aqueles com redução ≥ 5% no grau de isquemia apresentaram ocorrência significativamente menor de morte e IAM em relação aos que não obtiveram tal redução (16,2% *versus* 32,4%; p = 0,001). De nota, observou-se que o maior percentual de redução da carga isquêmica foi obtido pela ICP relativamente ao tratamento farmacológico otimizado (respectivamente, 78% *versus* 52%, p = 0,007).[8] Consequentemente, a melhor opção na abordagem do tratamento da DAC apresenta relação direta com a presença e a magnitude da isquemia.[9,10]

Estudo SYNTAX e suas implicações na tomada de decisão

O SYNTAX constituiu um estudo randomizado, multicêntrico, que estabeleceu novos parâmetros e conceitos para a comparação entre as duas técnicas de revascularização (ICP + *stents* farmacológicos (SF) x CRM), dentre os quais destacam-se: a) a criação de um time multidisciplinar (*Heart Team*) envolvendo o cirurgião, o intervencionista e o cardiologista clínico com o objetivo de avaliar a factibilidade e a equivalência da revascularização obtidas pela ICP e CRM de forma individualizada para cada paciente; b) o desenvolvimento do escore SYNTAX, ferramenta original que permite estratificar riscos e estimar sobrevida, que combina diversas variáveis anatômicas, com o propósito de orientar o *Heart Team* a escolher a estratégia mais adequada de revascularização para portadores de DAC complexa, e já incorporadas as diretrizes europeia e americana.[5]

O escore SYNTAX I possuía limitações por não incorporar variáveis clínicas que certamente influem no prognóstico tardio para ambas as formas de revascularização. Para superar essa limitação, foi desenvolvido o escore SYNTAX II, que incorporou oito variáveis ao novo modelo: escore SYNTAX anatômico, sexo feminino, idade, *clearance* de creatinina, fração de ejeção, presença de lesão de TCE, doença vascular periférica e DPOC.[6] O escore SYNTAX pode ser calculado acessando o *site* www.syntaxscore.com.

Recomendações das diretrizes

Diretrizes e algoritmos para auxiliar a melhor decisão possível são desenvolvidos a partir das melhores evidências científicas disponíveis, geralmente ensaios randomizados controlados e metanálises. Ajudam a simplificar o processo de tomada de decisão e, ao mesmo tempo, evitam a necessidade de discussão sistemática de cada paciente com protocolos que podem ser localmente acordados.

As diretrizes têm enfatizado a importância do escore SYNTAX, que continua a ser a melhor ferramenta para guiar as decisões baseadas em evidências sobre a escolha da estratégia de revascularização. Com escores SYNTAX baixos, a intervenção coronariana percutânea (ICP) e a cirurgia de revascularização miocárdica (CRM) obtêm desfechos similares em longo prazo em relação à sobrevida e ao composto de morte, infarto do miocárdio (IM) e acidente vascular cerebral. Assim, a ICP pode ser preferida como a modalidade de tratamento mais conveniente e menos consumidora de recursos. Por outro lado, em pacientes com escore SYNTAX intermediário ou alto, a menor mortalidade tardia após CRM, associada à menor incidência de IAM, tornam-na mais eficiente e propícia de indicação.

As diretrizes mais recentes, americana[4] e europeia[3] sobre revascularização percutânea e cirúrgica, são de grande valor por incorporar as melhores evidências disponíveis no momento, com os grandes ensaios clínicos randomizados sendo comentados e analisados, provendo informação inestimável para proceder à decisão clínica.

A diretrizes postulam que alguns critérios devem ser considerados para a revascularização do paciente, independente da estratégia escolhida: a) a adequação do procedimento para alívio de sintomas limitantes e persistentes apesar do tratamento farmacológico otimizado; b) mudança de prognóstico: na DAC complexa (escore de SYNTAX intermediário e alto) envolvendo grandes territórios e presença de isquemia grave e extensa, a CRM parece ser mais adequada na medida em que aumenta a sobrevida e reduz significativamente a necessidade de nova revascularização, apesar do maior risco de AVE; c) além da anatomia coronária, a função ventricular esquerda, a presença de revascularização prévia e de características clínicas como a coexistência de condições crônicas devem influenciar a tomada de decisão. O *Heart Team* (recomendação casse I para ambas as sociedades) deve atuar de forma criteriosa, aplicando as recomendações baseadas na melhor evidência disponível e sempre considerando as características clínicas (que podem eventualmente contraindicar procedimentos mais agressivos, como idade muito avançada e graves comorbidades associadas), angiográficas e as preferências dos pacientes e seus familiares.

O conceito de *Heart Team*

Diversos fatores, entre eles clínicos, anatômicos, técnicos e locais, devem ser discutidos e os riscos e benefícios devem ser avaliados antes que uma intervenção de revascularização possa ser indicada. O vasto número de combinações possíveis torna as recomendações difíceis de serem exigidas em todas as situações. Nesse sentido, para um determinado paciente em um determinado hospital, a tomada de decisão deve ser consensual e não individual, derivada da recomendação do *Heart Team*.

A implementação da abordagem multidisciplinar (*Heart Team*), apesar dos benefícios inerentes, não está isenta de múltiplos problemas e conflitos potenciais. Embora estratégias específicas para a prática dessas equipes variem, essa abordagem ampla tenderá a tornar-se doravante o padrão de cuidados cardiovasculares. Há atualmente especial ênfase em hospitais que reuniões semanais do *Heart Team* para discussão dos casos de doença coronariana passem a ser rotina e definam a melhor estratégia de abordagem e tratamento. Principalmente em situações em que as diretrizes não estabelecem claramente qual seria a melhor terapêutica e ainda quando existem maiores riscos para a cirurgia embora considerada a melhor forma de tratamento.

Há evidências crescentes de que as condutas de tratamento em pacientes com DAC são aprimoradas por meio de um processo de tomada de decisão compartilhada que inclui o paciente e sua família, o cardiologista clínico, o cardiologista intervencionista e o cirurgião cardiovascular. Com a crescente complexidade dos casos e a gravidade dos pacientes, muitas vezes há a necessidade de envolver outros especialistas, dependendo das comorbidades, como o diabetologista, o clínico geral, o nefrologista, o intensivista, o médico assistente, o pneumologista ou o anestesista, cuja conjunção de experiências e conhecimentos pode contribuir para a decisão mais apropriada.

O paciente no foco da decisão

O paciente também deve ter participação ativa no processo de decisão terapêutica. A informação ao paciente precisa ser objetiva, imparcial e baseada em evidências científicas atualizadas, além de compreensível, acessível e consistente. O consentimento informado exige que haja transparência, especialmente se há controvérsia sobre a indicação de um tratamento singular.

O paciente merece compreender os riscos, benefícios e incertezas associados com a sua doença e seu tratamento. Evitar a linguagem técnica incompreensível e utilizar terminologia consistente que o paciente possa compreender que são medidas obrigatórias; e a informação da decisão médica deve considerar benefícios relacionados ao procedimento e os riscos em curto prazo, bem como o esperado em longo prazo. Riscos e benefícios em termos de sobrevida, o alívio da angina, qualidade de vida e a necessidade potencial de reintervenção tardia devem ser claramente informados. É igualmente importante ressaltar que qualquer outro interesse na tomada de decisão por parte dos profissionais envolvidos nas várias opções de tratamento seja dado a conhecer ao paciente. Deve também o paciente ser informado quando existem limitações para o tratamento mais indicado. Essas limitações muitas vezes não são exclusivamente de natureza clínica, mas também estruturais, ou seja, dificuldades locais tanto materiais quanto de recursos humanos.

Recomenda-se que ao paciente deve ser oferecido tempo suficiente, até vários dias, se necessário, entre o cateterismo diagnóstico e a intervenção para refletir sobre os resultados da angiografia diagnóstica, para buscar uma segunda opinião como desejável, ou para discutir os resultados e as consequências com o seu cardiologista ou o médico de referência.

A crescente demanda pública por transparência em relação aos resultados do operador e do hospital faz com que o tratamento anônimo deva ser evitado. O paciente tem o direito de saber quem está prestes a tratá-lo e obter informações sobre o nível de conhecimento do operador e o volume de procedimentos do centro. Além disso, o paciente deve ser informado se todas as opções de tratamento estão disponíveis no local e se a cirurgia é oferecida no local ou não.

Portanto, a instituição da abordagem multidisciplinar das doenças cardíacas com o *Heart Team*, particularmente no coronariopata crônico, representa um avanço que deve necessariamente ser implementado com o apoio dos médicos, hospitais e sociedades de especialidade, colocando o paciente como o objetivo primeiro de atenção e do tratamento médico, o maior beneficiado pelas decisões clínicas tomadas em consenso.

Resumo

Em que pese o valor do tratamento clínico na DAC crônica, a alta carga de isquemia miocárdica, a presença de disfunção ventricular, a extensão da doença aterosclerótica e a dificuldade no controle clínico da sintomatologia determinam a necessidade de revascularização miocárdica.

A melhor indicação para o tratamento de revascularização e qual o tipo de procedimento devem resultar da compilação e síntese das melhores evidências científicas que compõem as diretrizes para intervenção percutânea e para cirurgia.

O *Heart Team* constituído pelo cardiologista clínico, pelo intervencionista e pelo cirurgião cardiovascular, levando em conta as melhores diretrizes, as características clínicas do paciente e ainda a decisão deste último, é a forma mais indicada para orientar e escolher o melhor caminho terapêutico.

Referências bibliográficas

1. Task Force on Myocardial Revascularization of European Society of Cardiology (ESC) and the European association for Cardio-Thoracic Surgery (EACTS); European Association for Percutaneous cardiovascular Interventions. Guidelines on Myocardial Revascularization. Eur J Cardiothorac Surg. 2010;38:S1-S52.
2. Montalescot G, Sechtem U, Achenbach S, Andreotti F, Arden C, Budaj A, et al. 2013 ESC guidelines on the management of stable coronary artery disease: the Task Force on the management of stable coronary artery disease of the European Society of Cardiology. Eur Heart J. 2013;34(38):2949-3003.
3. Neumann FJ, Sousa-Uva M, Ahlsson A, Alfonso F, Banning AP, Benedetto U, et al. 2018 ESC/EACTS Guidelines on myocardial revascularization. Eur Heart J. 2019;40(2):87-165.
4. Patel MR, Calhoon JH, Dehmer GJ, Grantham JA, Maddox TM, Maron DJ, et al. ACC/AATS/AHA/ASE/ASNC/SCAI/SCCT/STS 2017 Appropriate Use Criteria for Coronary Revascularization in Patients With Stable Ischemic Heart Disease: A Report of the American College of Cardiology Appropriate Use Criteria Task Force, American Association for Thoracic Surgery, American Heart Association, American Society of Echocardiography, American Society of Nuclear Cardiology, Society for Cardiovascular Angiography and Interventions, Society of Cardiovascular Computed Tomography, and Society of Thoracic Surgeons. J Am Coll Cardiol. 2017;69(17):2212-41.
5. Mohr FW, Morice MC, Kappetein AP, Feldman TE, Ståhle E, Colombo A, et al. Coronary artery bypass graft surgery versus percutaneous coronary intervention in patients with three-vessel disease and left main coronary disease: 5-year follow-up of the randomised, clinical SYNTAX trial. Lancet. 2013;381(9867):629-38.
6. Farooq V, van Klaveren D, Steyerberg EW, Meliga E, Vergouwe Y, Chieffo A, et al. Anatomical and clinical characteristics to guide decision making between coronary artery bypass surgery and percutaneous coronary intervention for individual patients: development and validation of SYNTAX score II. Lancet. 2013;381(9867):639-50.
7. Hachamovitch R, Berman DS, Shaw LJ, Kiat H, Cohen I, Cabico JA, Friedman J, Diamond GA. Incremental prognostic value of myocardial perfusion single photon emission computed tomography for the prediction of cardiac death: differential stratification for risk of cardiac death and myocardial infarction. Circulation. 1998;97(6):535-43.
8. Shaw LJ, Berman DS, Maron DJ, Mancini GB, Hayes SW, Hartigan PM, et al.; COURAGE Investigators.Optimal medical therapy with or without percutaneous coronary intervention to reduce ischemic burden: results from the Clinical Outcomes Utilizing Revascularization and Aggressive Drug Evaluation (COURAGE) trial nuclear substudy. Circulation. 2008;117(10):1283-91.
9. Hachamovitch R, Hayes SW, Friedman JD, Cohen I, Berman DS. Comparison of the short-term survival benefit associated with revascularization compared with medical therapy in patients with no prior coronary artery disease undergoing stress myocardial perfusion single photon emission computed tomography. Circulation. 2003;107(23):2900-7.
10. Hachamovitch R. Assessing the prognostic value of cardiovascular imaging: a statistical exercise or a guide to clinical value and application? Circulation. 2009;120(14):1342.

Capítulo 6

Nova classificação das síndromes coronarianas agudas

Daniel B. Munhoz
Otavio R Coelho
Andrei C. Sposito

Pontos-chave

- Síndrome coronariana aguda (SCA) é definida como suspeita de isquemia miocárdica aguda ou infarto do miocárdio (IM).
- Lesão miocárdica preenche apenas o critério laboratorial de infarto do miocárdio – curva de troponina – sem uma clínica compatível.
- Lesão miocárdica está associada a pior prognóstico clínico.
- Existem múltiplas causas isquêmicas e não isquêmicas de elevação de troponinas.
- SCA exige que haja alteração clínica e/ou eletrocardiográfica.
- IM tipo 1 ocorre por rotura ou erosão de placa ateromatosa.
- IM tipo 2 ocorre por desbalanço oferta-demanda.
- Para diferenciar IM tipo 1 de tipo 2 é necessário contexto clínico.
- IM sem coronárias obstruídas (IMsCO) representam até 14% dos IM.
- A cineangiocoronariografia não afasta causa aterotrombótica.
- Ressonância cardíaca é recomendada para avaliar a causa do IMsCO.

Introdução

Apesar da atual aceitação da conexão entre infarto do miocárdio (IM) e trombose coronariana, este é um conceito que demorou anos para ser formado e universalmente aceito.[1] O conceito era particularmente desafiado por um estudo que mostrava que até 31% dos pacientes falecidos em decorrência de um IM tinham coronárias sem obstrução.[2] É importante entender as limitações dos métodos de avaliação das coronárias e do miocárdio para a formação dos novos conceitos de lesão miocárdica e IM com coronárias normais, que reforçam a importância da avaliação do quadro clínico do paciente. Estes temas serão o principal foco deste capítulo.

O termo síndrome coronariana aguda (SCA) é usado para pacientes em que há suspeita de isquemia miocárdica aguda ou IM. São classificadas em três apresentações: angina instável (AI), IM sem supradesnivelamento do segmento ST (IMsSST) e IM com supradesnivelamento do segmento ST (IMcSST). O discernimento entre IM e AI em geral é feito ao comparar as curvas de marcadores de necrose miocárdica. Pela disponibilidade de troponinas ultrassensíveis, a interpretação desses marcadores foi recentemente modificada.[3] No entanto, é sempre importante ratificar que os termos IMcSST, IMsSST e AI são mais bem aplicados a pacientes com quadro clínico de SCA. Elevações de troponina em outros contextos clínicos devem ser interpretadas com cautela.

A quarta definição universal de IM introduziu o conceito de lesão miocárdica.[3] Há uma importante associação entre lesão miocárdica e pior prognóstico clínico, além de ser frequentemente diagnosticada no cotidiano clínico.[4,5] Embora a lesão miocárdica seja um pré-requisito para o diagnóstico de IM, ela é uma entidade por si só. Para estabelecer o diagnóstico de IM, são necessários outros critérios diagnósticos descritos adiante. Lesão miocárdica não isquêmica pode acontecer em diversas patologias cardíacas, como a miocardite, ou mesmo não cardíacas, como a insuficiência renal. Portanto, utilizando critérios clínicos, o médico deve diferenciar a elevação de troponina não isquêmica dos tipos de IM. Se não houver indício que suporte a hipótese de IM, o diagnóstico é de lesão miocárdica. Este diagnóstico pode ser mudado caso indícios subsequentes preencham o critério de IM.

Características patológicas da isquemia e infarto miocárdico

A definição de IM é a morte celular de miócitos decorrente de isquemia prolongada. Redução celular de glicogênio, relaxamento de miofibrilas e disrupção do sarcolema são as primeiras mudanças e já são vistas nos primeiros 10-15 minutos.[6] Anormalidades mitocondriais são observadas depois de somente 10 minutos de oclusão coronariana e são progressivas.[7] Pode levar horas para que a necrose miocárdica seja identificada *post-mortem* em humanos; isso é um contraste com modelos animais, nos quais a evidência bioquímica de morte celular miocárdica por apoptose pode ser detectada com 10 minutos de isquemia miocárdica induzida associada com morte miocítica.[8] Experimentalmente, a necrose progride do subendocárdio para o subepicárdio ao longo de horas. O tempo pode ser prolongado por circulação colateral aumentada, redução dos determinantes de consumo de oxigênio pelo miocárdio e oclusão/reperfusão intermitentes, que podem pré-condicionar o miocárdio.[9] Implementação imediata da terapia de reperfusão, quando apropriado, reduz a lesão isquêmica miocárdica.[10,11]

Biomarcadores na detecção de lesão miocárdica e infarto

Troponina cardíaca I e T são componentes do aparato contrátil das células miocárdicas e são expressas quase exclusivamente no coração.[12] Aumentos da troponina I não estão associados a lesão de outros tecidos não miocárdicos. A situação é mais complexa com a troponina T. Dados bioquímicos indicam que os músculos esqueléticos expressam proteínas detectadas como troponina T.[13] Dados recentes sugerem que a frequência de tal elevação sem isquemia miocárdica é maior do que o previamente imaginado.[14] Troponina I e troponina T são os biomarcadores preferenciais para avaliar lesão miocárdica, e os ensaios de troponina ultrassensível são recomendados para prática clínica rotineira.[15] Outros marcadores, como a creatinoquinase (CKMB), são menos sensíveis e menos específicos. Lesão miocárdica é definida como elevação acima do percentil 99 do limite superior da normalidade (LSN).[15,16] A lesão pode ser aguda, caracterizada por um aumento e/ou queda dinâmica de troponina acima do percentil 99 do LSN, ou crônica, caracterizada por uma elevação persistente dos níveis de troponina.

Embora a elevação de troponina reflita a lesão das células miocárdicas, isto não indica o mecanismo fisiopatogênico subjacente, que pode ser secundário a um alongamento de fibras miocárdicas induzidas por aumento de pré-carga ou estresses fisiológicos em corações normais.[17,18] Várias causas têm sido sugeridas para a liberação de proteínas estruturais do miocárdio, incluindo uma troca normal de miócitos, apoptose, liberação celular de produtos de degradação de troponina, aumento de permeabilidade da parede celular, formação e liberação de bolhas na membrana celular e necrose miocítica.[19] Independentemente do mecanismo, se há uma curva com ascensão e queda de troponina acima do percentil 99 do LSN, isso é designado como IM.[15] Evidência histológica de lesão miocárdica com morte de miócitos pode ser detectada em condições clínicas associadas com mecanismos não isquêmicos de lesão miocárdica.[20]

Condições de lesão miocárdica isquêmicas e não isquêmicas associadas com aumento de troponina estão apresentadas no Quadro 1. A complexidade das circunstâncias clínicas pode dificultar a identificação de quais mecanismos específicos levaram à lesão miocárdica. Nesta situação, contribuições multifatoriais que levem à lesão miocárdica devem ser registradas no prontuário do paciente.

Quadro 1 Razões para a elevação de troponinas por lesão miocárdica	
Lesão miocárdica relacionada à isquemia miocárdica aguda	Rotura de placa aterosclerótica com trombose
Lesão miocárdica relacionada à isquemia miocárdica aguda por desbalanço oferta/demanda	
Perfusão miocárdica reduzida	Espasmo coronariano, disfunção microvascular
	Embolismo coronariano
	Dissecção coronariana
	Bradiarritmia sustentada
	Hipotensão ou choque
	Insuficiência respiratória
	Anemia grave
Aumento de demanda miocárdica de oxigênio	Taquiarritmia sustentada
	Hipertensão grave com ou sem hipertrofia ventricular
Outras causas de lesão miocárdica	
Condições cardíacas	Insuficiência cardíaca
	Miocardite
	Cardiomiopatia (qualquer tipo)
	Síndrome de Takotsubo
	Procedimento de revascularização miocárdica
	Outro procedimento cardíaco que não revascularização
	Ablação por cateter
	Choques de desfibrilação
	Contusão cardíaca
Condições sistêmicas	Sepse, infecção
	Insuficiência renal crônica
	Acidente vascular encefálico, hemorragia subaracnoide
	Tromboembolismo pulmonar, hipertensão pulmonar
	Doenças infiltrativas: amiloidose; sarcoidose
	Agentes quimioterápicos
	Doentes críticos
	Exercício extenuante

Apresentações clínicas de IM

O início de isquemia miocárdica é o primeiro passo no desenvolvimento de IM e resulta de um desbalanço entre a oferta e a demanda de oxigênio no miocárdio. Isquemia miocárdica em um contexto clínico pode, com maior frequência, ser identificado pela anamnese e por alterações no eletrocardiograma (ECG). Sintomas isquêmicos incluem várias combinações de desconforto torácico, de extremidades superiores, mandibular, epigástrico ou um equivalente isquêmico, como dispneia ou astenia. Frequentemente, o desconforto é

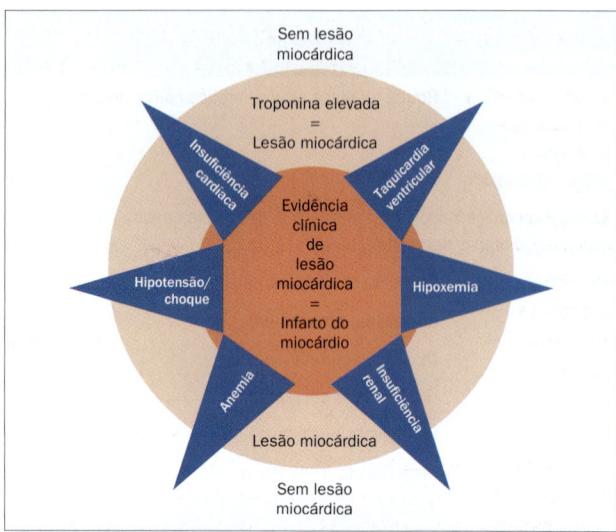

Figura 1 Quanto maior o estímulo, maior a chance de progressão para IM.
Adaptada de Thygesen et al., 2018[15].

difuso, não localizado, não posicional e não é afetado pela movimentação da região. No entanto, estes sintomas não são específicos para isquemia miocárdica e podem ser observados em outras condições gastrointestinais, neurológicas, pulmonares ou musculoesqueléticas. IM pode ocorrer com sintomas atípicos, como palpitação, parada cardiorrespiratória ou mesmo sem sintomas.[15] Episódios de isquemia muito curtos para causar necrose também podem causar liberação e aumento de troponina T. Os miócitos envolvidos podem morrer subsequentemente, em virtude da apoptose.[21]

Se a isquemia miocárdica está presente clinicamente ou é detectada por mudanças no ECG associadas a lesão miocárdica, manifestada por uma curva de marcadores de necrose miocárdica, o diagnóstico de IM está fechado. Se isquemia miocárdica não está presente clinicamente, então a elevação de troponina pode indicar lesão miocárdica aguda, se o padrão for uma curva, ou lesão miocárdica crônica, se não houver mudança no padrão.[5] Considerações similares são relevantes quando se avaliam eventos potencialmente relacionados a procedimentos que podem levar a lesão miocárdica ou IM. Avaliações sequenciais podem modificar o diagnóstico inicial, o que torna a reavaliação necessária.

Pacientes com suspeita de SCA afastados do diagnóstico de IM por valores de marcadores de necrose miocárdica (<percentil 99) podem ter AI ou um diagnóstico alternativo. Estes pacientes devem ser avaliados e tratados adequadamente.[22]

Classificação clínica do IM

Para facilitar as estratégias de tratamento, como a reperfusão, é prática comum designar IM em pacientes com desconforto precordial que apresenta novas elevações do segmento ST em duas derivações contíguas ou um novo bloqueio de ramo esquerdo como um IMcSST. Em contraste, pacientes sem uma elevação do segmento ST na apresentação são designados como IMsSST. Adicionalmente a estas categorias, IM pode ser classificado em vários tipos, com base em diferenças patológicas, clínicas e prognósticas, e também com diferentes estratégias de tratamento.

IM tipo 1

IM causado por doença arterial coronariana (DAC) aterotrombótica e usualmente precipitada pela rotura ou erosão de uma placa aterosclerótica é designado como IM tipo 1. A carga relativa de aterosclerose e trombose nas lesões envolvidas varia bastante, e o componente trombótico dinâmico pode levar à embolização distal, resultando em necrose miocítica. A rotura de placa pode ser complicada não apenas por trombose intraluminal, mas também por hemorragia para dentro da placa através da superfície rota.[23] É essencial integrar os achados de ECG com o objetivo de classificar o IM tipo 1 em IMcSST ou IMsSST e estabelecer o tratamento apropriado segundo diretrizes.[24,25]

Critérios IM tipo 1 (ver Quadro 1)

A detecção de aumento e queda de troponina com pelo menos um valor acima do percentil 99 do LSN e pelo menos um dos seguintes:

- Sintomas de isquemia miocárdica.
- Novas mudanças eletrocardiográficas isquêmicas.
- Surgimento de novas ondas Q patológicas.
- Evidência imagenológica de nova perda de miocárdio viável ou nova anormalidade regional de motilidade de parede miocárdica em um padrão consistente com uma etiologia isquêmica.
- Identificação de um trombo coronariano pela angiografia incluindo imagem intracoronariana ou por autópsia. A demonstração *post-mortem* de um aterotrombo em uma artéria suprindo um miocárdio infartado, ou, macroscopicamente, a identificação de uma área de necrose com ou sem hemorragia intramiocárdica preenchem o critério de IM tipo 1 independentemente dos valores de troponina.

IM tipo 2

O mecanismo fisiopatogênico que leva à lesão miocárdica isquêmica no contexto de um desbalanço entre suprimento de oxigênio e demanda está classificado como IM tipo 2.[15] Por definição, rotura aterotrombótica de placa não é uma característica de IM tipo 2. Em pacientes com DAC estável, um estressor agudo – como sangramento gastrointestinal com uma queda significativa de hemoglobina ou uma taquiarritmia sustentada com manifestações clínicas de isquemia miocárdica – pode resultar em uma lesão miocárdica e um IM tipo 2. Estes efeitos resultam de fluxo sanguíneo insuficiente para o miocárdio isquêmico para suprir a demanda de oxigênio do estressor. Limites isquêmicos podem variar substancialmente em pacientes dependendo da magnitude do estressor, da presença de comorbidades, da extensão da DAC subjacente e de anormalidades estruturais cardíacas.

Estudos demonstraram ocorrências variáveis de IM tipo 2, dependendo dos critérios utilizados no diagnóstico. Alguns artigos usam critérios de desbalanço de oxigênio pré-determinados,[26] enquanto outros têm critérios mais liberais. A maior parte dos estudos mostra uma frequência mais alta de IM tipo 2 em mulheres. As taxas de mortalidade no longo e no curto prazo são geralmente mais altas no IM tipo 2 do que no IM tipo 1 na maioria dos estudos, mas não em todos eles, em razão de uma maior incidência de comorbidades.[26-29] Aterosclerose coronariana é um achado comum em infarto tipo 2 selecionados para cineangiocoronariografia. Em geral, estes pacientes têm um prognóstico pior do que aqueles sem DAC.[29,30] Avaliações prospectivas da importância de DAC em IM tipo 2 usando evidências consistentes são necessárias.

Tem sido demonstrado que a frequência de supradesnivelamento do segmento ST em IM tipo 2 varia de 3-24%.[31] Em alguns casos, embolia coronariana causada por trombos, cálcio ou vegetação dos átrios ou ventrículos ou dissecção aórtica aguda pode resultar em IM tipo 2. Dissecção espontânea de artérias coronárias com ou sem hematoma intramural é outra condição não aterosclerótica que pode ocorrer, especialmente em mulheres jovens. É definida como dissecção espontânea de coronária o acúmulo de sangue no falso lúmen, o que pode comprimir o lúmen verdadeiro em vários níveis.[32]

Toda a informação clínica disponível deve ser considerada para distinguir IM tipo 1 de tipo 2. O contexto e os mecanismos do IM tipo 2 devem ser considerados para estabelecer este diagnóstico. O desbalanço de oferta e demanda do miocárdio, atribuível a isquemia miocárdica, pode ser multifatorial e relacionado a:

- Perfusão miocárdica reduzida por lesões ateroscleróticas estáveis sem rotura de placa; espasmo coronariano.
- Disfunção microvascular (que inclui disfunção endotelial, disfunção de musculatura lisa e desregulação da inervação simpática).
- Embolismo coronariano; dissecção coronariana com ou sem hematoma intramural ou outros mecanismos que reduzam o suprimento de oxigênio, como bradicardia grave, insuficiência respiratória com hipoxemia grave, anemia grave e hipotensão ou choque.
- Aumento de demanda por oxigênio decorrente de taquicardia sustentada ou hipotensão grave com ou sem hipertrofia ventricular.

Em pacientes que realizam angiografia coronariana no momento oportuno, a descrição de uma placa rota com trombo na artéria envolvida pode ser útil para distinguir entre o IM tipo 2 e o tipo 1, mas a angiografia nem sempre é definitiva, clinicamente indicada ou necessária para estabelecer o diagnóstico de IM tipo 2.

É aconselhável que, durante a fase aguda, trate-se o desbalanço isquêmico de suprimento e demanda de oxigênio. Esse tratamento pode incluir ajuste de volume, manejo pressórico, administração de componentes hematológicos, controle de frequência cardíaca e suporte ventilatório.[15] Dependendo da situação clínica, avaliações coronarianas podem ser indicadas para descobrir a chance de DAC. Se houver tal chance, as diretrizes de IM devem ser aplicadas de acordo com os achados de ECG de IMcSST ou IMsSST. No entanto, se DAC estiver ausente, os benefícios de estratégias de redução de risco cardiovascular em IM tipo 2 continuam incertos.

IM tipo 2 e lesão miocárdica

IM tipo 2 e lesão miocárdica são frequentemente encontrados na prática clínica e ambos estão relacionados com pior prognóstico.[4,5,26,29] Um modelo conceitual para facilitar a distinção clínica entre lesão miocárdica isquêmica aguda com ou sem aterotrombose (IM tipos 1 ou 2) e condições com lesão miocárdica aguda estão expostas na Figura 2. IM requer aumento e/ou queda de troponina. Lesão miocárdica aguda também pode se manifestar com esse padrão, mas se a lesão está relacionada a doença cardíaca estrutural, os valores de troponina devem estar estáveis ou sem mudança. IM tipo 2 e lesão miocárdica não isquêmica também podem coexistir.

Deve ser reconhecido que algumas entidades nosológicas podem estar em ambos os lados do diagrama – como insuficiência cardíaca aguda, que pode acontecer no contexto de lesão miocárdica aguda. No entanto, níveis anormais de troponina, no caso de insuficiência cardíaca aguda ou crônica, são mais bem caracterizados como uma condição de lesão miocárdica. Poucos estudos compararam a incidência de características clínicas de IM tipo 2 contra lesão miocárdica sem isquemia miocárdica aguda.

Critérios IM tipo 2 (ver Quadro 1)

Detecção de aumento e/ou queda de troponina com pelo menos um deles acima do percentil 99 do LSN, além de evidência de um desbalanço entre suprimento de oxigênio miocárdico e demanda não relacionada a aterotrombose coronariana, requerendo ainda um dos seguintes:

- Sintomas de isquemia miocárdica.
- Novas mudanças eletrocardiográficas isquêmicas.
- Surgimento de novas ondas Q patológicas.
- Evidência imagenológica de nova perda de miocárdio viável ou nova anormalidade regional de motilidade de parede miocárdica em um padrão consistente com uma etiologia isquêmica.

IM tipo 3

A detecção de biomarcadores no sangue é fundamental para estabelecer o diagnóstico de IM.[15] No entanto, os pacientes podem ter uma manifestação típica de isquemia/IM, incluindo novas mudanças de ECG isquêmicas ou fibrilação ventricular, e evoluir a óbito antes que seja possível obter sangue para determinar os biomarcadores; ou o paciente pode sucumbir logo após o início dos sintomas, antes mesmo que uma elevação de marcadores venha a acontecer. Estes pacientes são designados como IM tipo 3, quando a suspeita de um evento isquêmico é alta, mesmo que falte marcadores para determinar o IM.

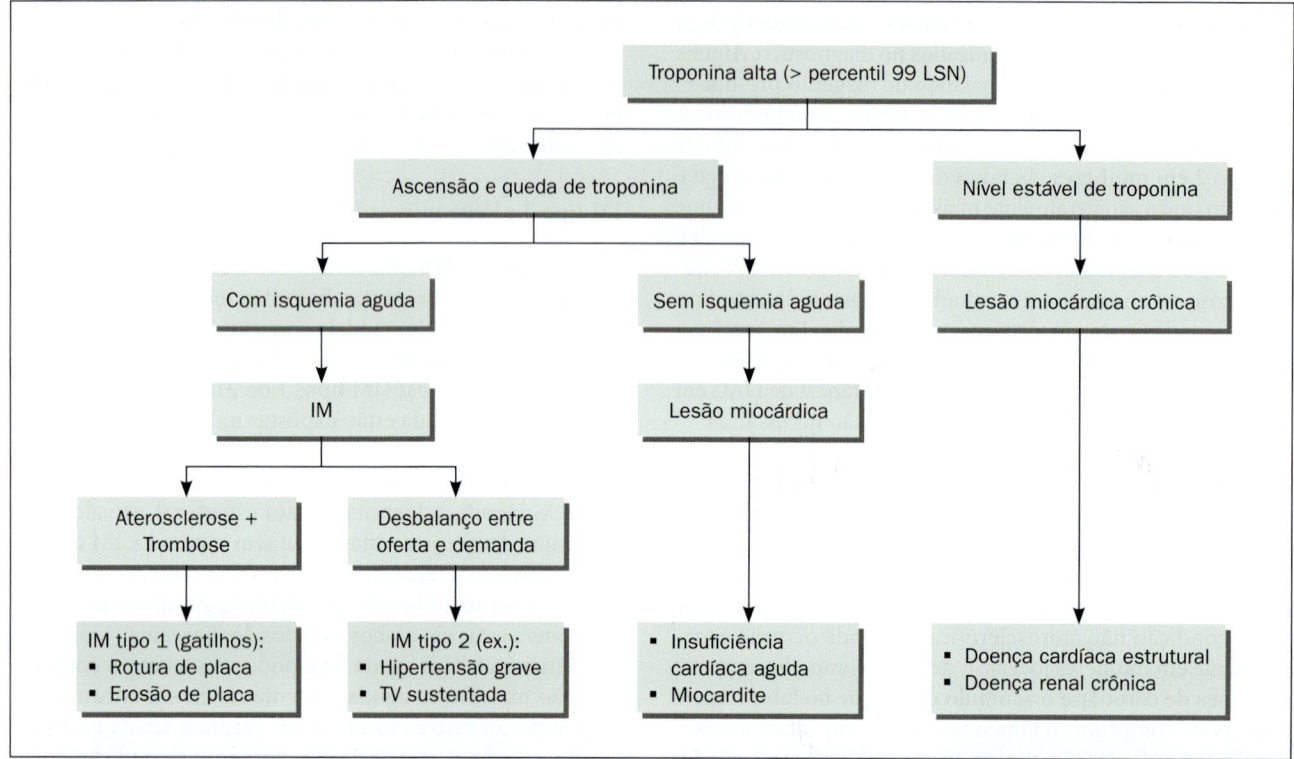

Figura 2 Modelo para interpretação de alteração de troponina.
IM: infarto do miocárdio; LSN: limite superior da normalidade; TV: taquicardia ventricular.

Esta categoria permite separar o IM fatal de um grupo muito mais abrangente de episódios de morte súbita que podem ser de origem cardíaca (não isquêmica) ou não cardíacas. Quando um IM tipo 3 é diagnosticado e uma autópsia subsequente revela evidências de um IM recente, com um trombo fresco na artéria envolvida, o IM tipo 3 é automaticamente reclassificado como IM tipo 1. Investigações originais que pesquisem a incidência de IM tipo 3 são esparsas, mas um estudo demonstrou a incidência anual inferior a 10/100 mil pessoas-ano e uma frequência de 3-4% entre todos os tipo de IM.[33]

Critérios IM tipo 3 (ver Quadro 1)

Pacientes que sofrem morte cardíaca, com sintomas sugestivos de isquemia miocárdica, acompanhados de novas mudanças isquêmicas presumidas nos ECG ou fibrilação ventricular, porém que vão à óbito antes que biomarcadores possam ser coletados ou antes que o aumento nos biomarcadores possa ser identificado, ou nos quais o IM seja identificado em um exame de autópsia.

Lesão miocárdica relacionada a procedimentos coronarianos

Lesão miocárdica periprocedimento relacionada a revascularização miocárdica, seja angioplastia transluminal percutânea (ATC) coronariana ou revascularização cirúrgica (RVM),
pode estar temporalmente relacionada ao próprio procedimento, refletindo complicações periprocedimento, ou pode ocorrem mais tarde, refletindo complicações de um dispositivo, como trombose precoce ou tardia de *stent* ou reestenose intra-*stent* para angioplastia, ou ainda fechamento/estenose de enxertos para a revascularização cirúrgica. O realce tardio do gadolínio em ressonância magnética (RM) permite avaliar a lesão miocárdica periprocedimento.[34] Quando quantificada a lesão periprocedimento usando a RM antes e brevemente após a angioplastia ou a cirurgia, foi encontrado que 32% dos pacientes tinham evidências de lesão miocárdica periprocedimento. Além do mais, tem sido demonstrado que pacientes com elevação de troponina após procedimento percutâneo ou cirúrgico têm evidência de lesão miocárdica periprocedimento na RM.[35] É importante destacar que, se o valor basal antes do procedimento estiver acima do percentil 99 do LSN, é essencial que os níveis de troponina sejam estáveis antes da avaliação, de forma a determinar com segurança a presença de lesão miocárdica periprocedimento. Ao intervir em um paciente com IM recente, não é possível determinar se um aumento no nível de troponina está mais relacionado ao procedimento ou mais ao IM.

Uma grande proporção de pacientes tem valores anormais de troponina após ATC, variando entre 20-40% em DAC estável e 40-50% em IM.[36] A ocorrência de lesão miocárdica periprocedimento pode ser detectada pela mensuração da troponina antes do procedimento e repetida 3-6 h após. Se o segundo valor estiver aumentado, é necessário dar sequência às mensurações para documentar o pico de troponina. Valores em ascensão após o procedimento só podem ser atribuídos com certeza à lesão miocárdica periprocedimento quando os valores pré-procedimento eram normais, estáveis ou em queda. Pacientes que apresentam SCA e são submetidos prontamente a uma revascularização miocárdica, acabam tendo uma única medida basal pré-procedimento, a qual está normal ou levemente aumentada; se os valores pós-procedimento seguem em aumento, este deve ser atribuído à SCA. Dados recentes corroboram a importância de valores elevados de troponina pré-procedimento como um marcador prognóstico em pacientes com valores que aumentam após o procedimento.[37] Para diagnosticar lesão miocárdica periprocedimento em uma situação de um único biomarcador pré-procedimento, os valores do biomarcador devem estar estáveis ou caindo após o procedimento, seguido por um aumento que excede o percentil 99 do LSN; caso o valor não retorne para o basal, o aumento de mais de 20% com um valor absoluto acima do percentil 99 do LSN fecha o diagnóstico.

Critérios para lesão miocárdica periprocedimento (ver Quadro 1)

Lesão miocárdica periprocedimento é arbitrariamente definida por aumentos nos níveis de troponina (> percentil 99 do LSN) em pacientes com valores basais normais (< percentil 99 do LSN) ou um aumento > 20% do basal quanto estiver acima do percentil 99 do LSN, mas estável ou em queda.

IM associado com ATC (IM tipo 4a)

Aumentos isolados de troponina pós-ATC são suficientes para o diagnóstico de lesão miocárdica periprocedimento, porém são insuficientes para o diagnóstico de IM tipo 4a.

IM tipo 4a requer também que haja critérios clínicos de isquemia miocárdica, seja de novas mudanças de ECG, evidência imagenológica ou por complicações periprocedimento com redução do fluxo coronariano, como dissecção coronariana, oclusão de uma coronária epicárdica importante ou de um ramo lateral, oclusão de fluxo colateral, fluxo lento, ausência de reflux ou embolização distal. O uso de troponina ultrassensível para diagnosticar IM tipo 4a (e IM tipo 5) é uma área de pesquisa ativa. Muitas troponinas ultrassensíveis estão disponíveis, com limites dinâmicos. Critérios diferentes podem ser necessários para ensaios diferentes. No entanto, recentemente tem sido demonstrado que os limites de troponina ultrassensível para predizer eventos cardiovasculares em 30 dias e 1 ano foram muito próximos de um aumento de 5 vezes, sugerido na 3ª definição universal de IM.[38] Estes critérios são, portanto, retidos por conta da ausência de novo indício científico que identifica critérios superiores para definir o subtipo de IM. Outros critérios que preenchem os pontos para o diagnóstico de IM tipo 4a, independentemente de valores de troponina, são o desenvolvimento de novas ondas Q patológicas ou evidência em autópsia de trombo recente relacionado à artéria envolvida.

Critérios para IM relacionado a ATC após < 48 h do procedimento índice (IM tipo 4a) (ver Quadro 1)

IM relacionado a intervenção coronariana é arbitrariamente definido como uma elevação de troponina acima do percentil 99 do LSN em pacientes com valores normais basais. Em pacientes com troponina elevada pré-procedimento, nos quais os níveis de troponina estão estáveis (< 20% de variação) ou em queda, o aumento pós-procedimento deve ser > 20%. No entanto, o valor absoluto pós-procedimento ainda deve ser 5 vezes o percentil 99 do LSN. Adicionalmente, um dos seguintes elementos é requerido:

- Novas mudanças eletrocardiográficas isquêmicas.
- Surgimento de novas ondas Q patológicas, que preenche os critérios de IM tipo 4a mesmo se os valores de troponina não se elevarem 5 vezes o percentil 99 do LSN.
- Evidência imagenológica de nova perda de miocárdio viável ou nova anormalidade regional de motilidade de parede miocárdica em um padrão consistente com uma etiologia isquêmica.
- Achados angiográficos consistentes com uma limitação de fluxo por complicações como dissecção coronariana, oclusão de uma artéria coronária epicárdica ou oclusão/trombose de um ramo, disrupção de fluxo colateral ou embolização distal. A demonstração *port-mortem* de um trombo relacionado ao procedimento na artéria envolvida ou uma área de necrose macroscópica ampla com ou sem hemorragia intramiocárdica preenche os critérios de IM tipo 4a.

Trombose de *stent* (IM tipo 4b)

Uma subcategoria de IM relacionado a ATC é trombose de *stent*, quando documentado por angiografia ou autópsia usando os mesmos critérios do IM tipo 1. Este IM é categorizado em relação ao tempo de ocorrência:

- Agudo – 0-24 h.
- Subagudo – > 24 h até 30 dias.
- Tardio – > 30 dias até 1 ano.
- Muito tardio – > 1 ano após o implante do *stent*.[39]

Reestenose pós-ATC (IM tipo 4c)

Ocasionalmente, quando acontece um IM, a única explicação angiográfica é a reestenose de *stent* ou reestenose após ATC pós-balão no território de IM, já que nenhuma outra lesão envolvida ou trombo podem ser identificados. Esse IM relacionado a ATC pode ter reestenose focal ou difusa, ou uma lesão complexa associada com a curva de valores de troponina acima do percentil 99 do LSN, os mesmos critérios utilizados para IM tipo 1.[15]

Critérios para IM relacionado a RVM < 48 h do procedimento índice (IM tipo 5) (ver Quadro 1)

IM relacionado a RVM é arbitrariamente definido como elevação de troponina > 10 vezes o percentil 99 do LSN em pacientes com valores de troponinna basais normais. Em pacientes com troponina elevada pré-procedimento, nos quais os níveis de troponina estão estáveis (< 20% de variação) ou em queda, o aumento pós-procedimento deve ser > 20%. No entanto, o valor absoluto pós-procedimento ainda deve ser 5 vezes o percentil 99 do LSN. Adicionalmente, um dos seguintes elementos é requerido:

- Novas mudanças eletrocardiográficas isquêmicas.
- Surgimento de novas ondas Q patológicas. O desenvolvimento isolado dessas ondas preenche os critérios de IM tipo 4a mesmo se os valores de troponina não se elevarem 10 vezes o percentil 99 do LSN.
- Evidência imagenológica de nova perda de miocárdio viável ou nova anormalidade regional de motilidade de parede miocárdica em um padrão consistente com uma etiologia isquêmica.
- Achados angiográficos consistentes com uma limitação de fluxo por complicações como dissecção coronariana, oclusão de uma artéria coronária epicárdica ou oclusão/trombose de um ramo, disrupção de fluxo colateral ou embolização distal.

IM sem coronárias obstruídas (IMsCO)

Uma quantidade significativa de IM acontece sem obstrução detectável de coronárias à cineangiocoronariografia (1-14%).[40] A demonstração de DAC não obstrutiva (obstruções < 50%) à cineangiocoronariografia não afasta uma etiologia aterotrombótica, já que o fenômeno de trombose é extremamente dinâmico. O clínico atencioso precisa levar em consideração a limitação dos métodos para fazer o diagnóstico de IMsCO e tratar o paciente com aterosclerose subjacente adequadamente.

O diagnóstico de IMsCO é uma hipótese diagnóstica que precisa ter sua causa adequadamente investigada. Não identificar a etiologia pode levar ao tratamento inapropriado destes pacientes.

Os pacientes com IMsCO podem preencher os critérios tanto de IM tipo 1 como IM tipo 2. As diferentes etiologias para IMsCO podem ser organizadas em grupos:

- Secundária a distúrbios das coronárias epicárdicas (rotura de placa aterosclerótica, ulceração, fissura, erosão ou dissecção coronariana) – IM tipo 1.
- Desbalanço oferta/demanda do suplemento de oxigênio (espasmo coronariano, embolia coronariana) – IM tipo 2.
- Disfunção endotelial (espasmo microvascular) – IM tipo 2.
- Secundário a distúrbios miocárdicos sem envolvimento de coronárias (miocardite[41] ou Takotsubo).

As últimas duas entidades mimetizam IM, mas são mais bem classificadas como condições de lesão miocárdica. Embora o prognóstico dependa bastante da causa subjacente do IMsCO, o prognóstico deste grupo costuma ser bastante sério, em torno de 3,5% de mortalidade em 1 ano.[40]

Uma vez afastadas obstruções coronarianas com a cineangiocoronariografia, recomenda-se ventriculografia ou ecocardiograma para investigar disfunção segmentar ou derrame pericárdico.

RM cardíaca é um exame particularmente interessante por caracterizar não invasivamente o tecido miocárdico, permitir a avaliação da motilidade das paredes cardíacas, presença de edema e presença/padrão de cicatrizes/fibroses no tecido miocárdico. A realização da RM nas primeiras 2 semanas dos sintomas deve ser considerada para investigar a causa do IMsCO.[42]

Resumo

Lesão miocárdica é a principal atualização na classificação das síndromes coronarianas agudas. Ela é definida como curva de ascensão e queda de troponina acima do percentil 99 do LSN sem clínica compatível com SCA. A lesão miocárdica é uma entidade por si só e está ligada a um pior prognóstico. Esta entidade se torna essencial no contexto da detecção de troponinas ultrassensíveis.

SCA tem um espectro de apresentações que envolvem diversas manifestações de dor precordial a dor mandibular ou epigástrica, associadas ou não a alteração eletrocardiográfica. A curva de troponina com ascensão e queda não afasta SCA, uma vez que AI não exige alteração de troponinas.

IM tipo 1 pode acontecer por rotura clássica da placa ateromatosa ou por erosão da placa mais modernamente, associada a um quadro clínico compatível com SCA e curva de troponina. IM tipo 2 acontece em um contexto clínico em que há desbalanço oferta-demanda da perfusão do miocárdio – levando a quadro clínico de SCA e curva enzimática compatível com IM. A distinção de IM tipo 1 e tipo 2 é um desafio clínico que deve ser enfrentado, avaliando o contexto de fatores de risco do paciente, a situação clínica da apresentação e lesões coronárias fixas.

IM tipo 3 é definido como morte súbita com sintomas sugestivos de isquemia miocárdica acompanhada por mudanças presumidas nos ECG em um contexto em que não é possível colher biomarcadores antes do desfecho. IM tipo 4 é definido como associado a procedimentos percutâneos, sendo dividido em 4a: associado a ATC; 4b: trombose de *stent*; 4c: reestenose pós-ATC (quando não há outra explicação angiográfica plausível). IM tipo 5 se associa a RVM.

IMsCO representa uma quantidade significativa dos IM – até 14%. É importante reforçar que a cineangiocoronariografia não afasta uma etiologia aterotrombótica. As causas de IMsCO se organizam em: secundárias a desordens de coronárias epicárdicas; desbalanço oferta/demanda do suplemento de oxigênio; disfunção endotelial; secundário a desordens miocárdicas sem envolvimento de coronárias. Ressonância cardíaca é interessante para investigar a causa do IMsCO.

Referências bibliográficas

1. Herrick JB. Landmark article (JAMA 1912). Clinical features of sudden obstruction of the coronary arteries. JAMA 1983;250:1757-65.
2. Friedberg CK, Horn H. Acute myocardial infarction not due to coronary artery occlusion. JAMA. 1939;112(17):1675-9.

3. Thygesen K. What's new in the Fourth Universal Definition of Myocardial infarction? Eur Heart J. 2018;39:3757-8.

4. Sarkisian L, Saaby L, Poulsen TS, Gerke O, Jangaard N, Hosbond S, et al. Clinical characteristics and outcomes of patients with myocardial infarction, myocardial injury, and nonelevated troponins. Am J Med. 2016;129(4):446.e5-446.e21.

5. Sarkisian L, Saaby L, Poulsen TS, Gerke O, Hosbond S, Jangaard N, et al. Prognostic impact of myocardial injury related to various cardiac and noncardiac conditions. Am J Med. 2016;129(5):506-514.e1.

6. Jennings RB, Ganote CE. Structural changes in myocardium during acute ischemia. Circ Res. 1974;35(Suppl 3):156-72.

7. Virmani R, Forman MB, Kolodgie FD. Myocardial reperfusion injury. Histopathological effects of perfluorochemical. Circulation. 1990;81:IV57-68.

8. Ooi DS, Isotalo PA, Veinot JP. Correlation of antemortem serum creatine kinase, creatine kinase-MB, troponin I, and troponin T with cardiac pathology. Clin Chem. 2000;46:338-44.

9. Reimer KA, Jennings RB, Tatum AH. Pathobiology of acute myocardial ischemia: metabolic, functional and ultrastructural studies. Am J Cardiol. 1983;52:72A-81A.

10. Ibáñez B, Heusch G, Ovize M, Van de Werf F. Evolving therapies for myocardial ischemia/reperfusion injury. J Am Coll Cardiol. 2015;65(14):1454-71.

11. Montecucco F, Carbone F, Schindler TH. Pathophysiology of ST-segment elevation myocardial infarction: novel mechanisms and treatments. Eur Heart J. 2016;37:1268-83.

12. Thygesen K, Mair J, Giannitsis E, Mueller C, Lindahl B, Blankenberg S, et al. How to use high-sensitivity cardiac troponins in acute cardiac care. Eur Heart J. 2012;33(18):2252-7.

13. Mair J, Lindahl B, Müller C, Giannitsis E, Huber K, Möckel M, et al. What to do when you question cardiac troponin values. Eur Heart J Acute Cardiovasc Care. 2018;7(6):577-586.

14. Vestergaard KR, Jespersen CB, Arnadottir A, Sölétormos G, Schou M, Steffensen R, et al. Prevalence and significance of troponin elevations in patients without acute coronary disease. Int J Cardiol. 2016;222:819-25.

15. Thygesen K, Alpert JS, Jaffe AS, Chaitman BR, Bax JJ, Morrow DA, et al. Fourth Universal Definition of Myocardial Infarction (2018). Circulation. 2018;138:e618-e651.

16. Apple FS, Jaffe AS, Collinson P, Mockel M, Ordonez-Llanos J, Lindahl B, et al. IFCC educational materials on selected analytical and clinical applications of high sensitivity cardiac troponin assays. Clin Biochem. 2015;48(4-5):201-3.

17. Turer AT, Addo TA, Martin JL, Sabatine MS, Lewis GD, Gerszten RE, et al. Myocardial ischemia induced by rapid atrial pacing causes troponin T release detectable by a highly sensitive assay: insights from a coronary sinus sampling study. J Am Coll Cardiol. 2011;57(24):2398-405.

18. Weil BR, Suzuki G, Young RF, Iyer V, Canty JM Jr. Troponin release and reversible left ventricular dysfunction after transient pressure overload. J Am Coll Cardiol. 2018;71(25):2906-16.

19. White HD. Pathobiology of troponin elevations: do elevations occur with myocardial ischemia as well as necrosis? J Am Coll Cardiol. 2011;57: 2406-8.

20. Eggers KM, Lindahl B. Application of cardiac troponin in cardiovascular diseases other than acute coronary syndrome. Clin Chem. 2017;63:223-35.

21. Weil BR, Young RF, Shen X, Suzuki G, Qu J, Malhotra S, et al. Brief myocardial ischemia produces cardiac troponin I release and focal myocyte apoptosis in the absence of pathological infarction in swine. JACC Basic Transl Sci. 2017;2(2):105-14.

22. Braunwald E, Morrow DA. Unstable angina: is it time for a requiem? Circulation. 2013;127:2452-7.

23. Falk E, Nakano M, Bentzon JF, Finn AV, Virmani R. Update on acute coronary syndromes: the pathologists' view. Eur Heart J.;34(10):719-28.

24. Avezum Junior Á, Feldman A, Carvalho AC, Sousa AC, Mansur Ade P, Bozza AE, , et al. V Guideline of the Brazilian Society of Cardiology on acute myocardial infarction treatment with ST segment elevation. Arq Bras Cardiol. 2015;105(2 Suppl 1):1-105.

25. Nicolau JC, Timerman A, Marin-Neto JA, Piegas LS, Barbosa CJ, Franci A, et al. Guidelines of Sociedade Brasileira de Cardiologia for unstable angina and non-ST-segment elevation myocardial infarction (II Edition, 2007) 2013-2014 Update. Arq Bras Cardiol.2014;102(3 Suppl 1):1-61.

26. Cediel G, Gonzalez-Del-Hoyo M, Carrasquer A, Sanchez R, Boqué C, Bardají A. Outcomes with type 2 myocardial infarction compared with non-ischaemic myocardial injury. Heart. 2017;103(8):616-22.

27. Gupta S, Vaidya SR, Arora S, Bahekar A, Devarapally SR. Type 2 versus type 1 myocardial infarction: a comparison of clinical characteristics and outcomes with a meta-analysis of observational studies. Cardiovasc Diagn Ther. 2017;7(4):348-58.

28. Saaby L, Poulsen TS, Diederichsen AC, Hosbond S, Larsen TB, Schmidt H, et al. Mortality rate in type 2 myocardial infarction: observations from an unselected hospital cohort. Am J Med. 2014;127(4):295-302.

29. Chapman AR, Shah ASV, Lee KK, Anand A, Francis O, Adamson P, et al. Long-term outcomes in patients with type 2 myocardial infarction and myocardial injury. Circulation. 2018;137(12):1236-45.

30. Neumann JT, Sörensen NA, Rübsamen N, Ojeda F, Renné T, Qaderi V, et al. Discrimination of patients with type 2 myocardial infarction. Eur Heart J. 2017;38(47):3514-20.

31. Sandoval Y, Thygesen K. Myocardial infarction type 2 and myocardial injury. Clin Chem. 2017;63:101-7.

32. Saw J, Mancini GBJ, Humphries KH. Contemporary review on spontaneous coronary artery dissection. J Am Coll Cardiol. 2016;68:297-312.

33. Jangaard N, Sarkisian L, Saaby L, Mikkelsen S, Lassen AM, Marcussen N, et al. Incidence, frequency, and clinical characteristics of type 3 myocardial infarction in clinical practice. Am J Med. 2017;130(7):862.e869-862.e814.

34. Rahimi K, Banning AP, Cheng AS, Pegg TJ, Karamitsos TD, Channon KM, et al. Prognostic value of coronary revascularisation-related myocardial injury: a cardiac magnetic resonance imaging study. Heart. 2009;95(23):1937-43.

35. Selvanayagam JB, Porto I, Channon K, Petersen SE, Francis JM, Neubauer S, et al. Troponin elevation after percutaneous coronary intervention directly represents the extent of irreversible myocardial injury: insights from cardiovascular magnetic resonance imaging. Circulation. 2005;111(8):1027-32.

36. Tricoci P. Consensus or controversy? Evolution of criteria for myocardial infarction after percutaneous coronary intervention. Clin Chem. 2017;63:82-90.

37. Ndrepepa G, Colleran R, Braun S, Cassese S, Hieber J, Fusaro M, et al. High-sensitivity troponin T and mortality after elective percutaneous coronary intervention. J Am Coll Cardiol. 2016;68:2259-68.

38. Thygesen K, Alpert JS, Jaffe AS, Simoons ML, Chaitman BR, White HD et al. Third universal definition of myocardial infarction. Eur Heart J. 2012;33(20):2551-67.

39. Garcia-Garcia HM, McFadden EP, Farb A, Mehran R, Stone GW, Spertus J, et al. Standardized end point definitions for coronary intervention trials: the Academic Research Consortium-2 Consensus Document. Eur Heart J. 2018;39(23):2192-207.

40. Pasupathy S, Air T, Dreyer RP, Tavella R, Beltrame JF. Systematic review of patients presenting with suspected myocardial infarction and nonobstructive coronary arteries. Circulation. 2015;131(10):861-70.

41. Caforio AL, Pankuweit S, Arbustini E, Basso C, Gimeno-Blanes J, Felix SB, et al. Current state of knowledge on aetiology, diagnosis, management, and therapy of myocarditis: a position statement of the European Society of Cardiology Working Group on Myocardial and Pericardial Diseases. Eur Heart J. 2013;34(33):2636-48, 2648a-2648d.

42. Pathik B, Raman B, Mohd Amin NH, Mahadavan D, Rajendran S, McGavigan AD, et al. Troponin-positive chest pain with unobstructed coronary arteries: incremental diagnostic value of cardiovascular magnetic resonance imaging. Eur Heart J Cardiovasc Imaging. 2016;17(10):1146-52.

Capítulo 7

Diagnóstico e tratamento das síndromes coronarianas agudas sem supradesnivelamento do segmento ST

Luciano Moreira Baracioli
Flávia Bittar B. Arantes
José Carlos Nicolau

Pontos-chave

- Todo paciente com suspeita de coronariopatia aguda deve ser submetido a eletrocardiograma (ECG) em, no máximo, 10 minutos após sua chegada à unidade de emergência.
- Os marcadores bioquímicos de necrose miocárdica (troponina e CKMB) devem ser dosados na admissão do paciente e, caso estejam normais, devem ser repetidos 9 a 12 horas após o início dos sintomas.
- Pacientes com síndrome coronariana aguda sem supradesnivelamento do segmento ST (SCASSST) devem ser estratificados quanto ao risco de eventos isquêmicos e hemorrágicos.
- A dupla antiagregação antiplaquetária deve ser iniciada, de forma precoce, nos pacientes de risco intermediário ou alto para eventos isquêmicos.
- Terapia antitrombínica (enoxaparina, heparina não fracionada ou fondaparinux) deve ser associada a dupla antiagregação plaquetária.
- A estratificação invasiva inicial (cineangiocoronariografia) deve ser a preferida nos pacientes com risco intermediário ou alto risco para eventos isquêmicos.

Introdução

Nos Estados Unidos, aproximadamente 780.000 pessoas por ano desenvolvem quadros de coronariopatia aguda. Destas, aproximadamente 70% se apresentam com quadro clínico de síndrome coronariana aguda sem supradesnivelamento do segmento ST (SCASSST).[1] Em virtude da ampla variação das manifestações clínicas das SCASSST, sua estratificação de risco ajuda a determinar estratégias individualizadas de tratamento, o que se reflete em melhor adequação de custos em função do risco e da eficácia terapêutica.

Definição

Nas SCASSST, em cerca de dois terços dos casos, ocorre trombose coronária não oclusiva, resultante da ruptura de uma placa aterosclerótica; no terço restante dos casos, ocorre erosão da placa, determinando limitação significativa, porém parcial, do fluxo coronário. Em cerca de 70% dos pacientes ocorre necrose miocárdica (IAMSSST) diagnosticada por elevação sanguínea nos níveis de marcadores bioquímicos, como creatinoquinase MB (CK-MB) massa e/ou troponina (TnT) T ou troponina I (TnI). Os restantes 30% compreendem os pacientes portadores de angina instável (AI).[2,3]

De acordo com a definição mais recente sobre o assunto, o termo infarto agudo do miocárdio (IAM) deve ser utilizado quando houver evidência de necrose miocárdica com elevação de marcadores de necrose miocárdica (preferencialmente troponina) acima do porcentual 99 do limite máximo de referência e, pelo menos, um dos seguintes parâmetros: sintomas sugestivos de isquemia; desenvolvimento de novas ondas Q no ECG; alterações novas ou presumivelmente novas e significativas do segmento ST, da onda T ou presença de BRE novo; evidência, em exame de imagem, de perda de miocárdio viável ou de nova alteração segmentar de contratilidade ventricular; identificação de trombo intracoronariano por angiografia ou necropsia.[4] A Tabela 1 mostra a classificação do IAM. Observa-se que o infarto pode ser considerado uma complicação da intervenção coronariana percutânea (ICP) quando há aumento da troponina de pelo menos cinco vezes acima do porcentual 99 (IAM tipo 4a) após o procedimento; e com cirurgia de revascularização miocárdica (CRM) quando esse valor ultrapassa 10 vezes (IAM tipo 5).

Diagnóstico

Em razão da heterogeneidade da apresentação do quadro clínico da AI, Braunwald et al.[5] desenvolveram uma clas-

Tabela 1 Classificação do IAM de acordo com as situações relacionadas ao seu desenvolvimento[4]	
Classificação	**Descrição**
1	IAM espontâneo relacionado a isquemia em razão de evento coronariano como ruptura, fissura ou dissecção de placa aterosclerótica coronariana
2	IAM secundário à isquemia por inadequação de oferta/demanda de oxigênio pelo miocárdio, como em espasmo coronariano, anemia, arritmias, hipotensão e hipertensão
3	Morte cardíaca súbita. Diagnóstico obtido em necrópsia
4a	IAM associado a intervenção coronariana percutânea
4b	IAM associado a trombose documentada de stent
5	IAM associado a cirurgia de revascularização miocárdica

sificação baseada nas circunstâncias clínicas do episódio isquêmico agudo e na intensidade dos sintomas, cujo valor prognóstico e terapêutico tem sido validado em numerosos estudos clínicos prospectivos (Tabela 2).[6]

Os marcadores bioquímicos de lesão miocárdica trouxeram subsídios importantes para o diagnóstico e o prognóstico das SCASSST, levando a uma adaptação da classificação original de Braunwald, cuja alteração fundamental ocorreu no grupo 2B. O grupo foi subdividido em 2B-troponina negativa e 2B-troponina positiva, este, obviamente, com pior prognóstico.[7]

História clínica e exame físico

A caracterização da dor torácica é essencial para a avaliação e a definição de diagnósticos diferenciais (Tabela 3) no paciente com suspeita de coronariopatia aguda.

Tabela 2 Classificação de Braunwald para angina instável[5]
1. Gravidade dos sintomas
Classe I – angina de início recente (menos de dois meses), frequente ou de grande intensidade (três ou mais vezes ao dia), acelerada (evolutivamente mais frequente ou desencadeada por esforços progressivamente menores)
Classe II – angina de repouso subaguda (um ou mais episódios em repouso nos últimos 30 dias, o último episódio ocorrido há mais de 48 horas)
Classe III – angina de repouso aguda (um ou mais episódios em repouso nas últimas 48 horas)
2. Circunstâncias das manifestações clínicas
Classe A – angina instável secundária (anemia, febre, hipotensão, hipertensão não controlada, emoções não rotineiras, estenose aórtica, arritmias, tireotoxicoses, hipoxemia, etc.)
Classe B – angina instável primária
Classe C – angina pós-infarto do miocárdio (mais de 24 horas e menos de duas semanas)
3. Intensidade do tratamento
Classe 1 – sem tratamento ou com tratamento mínimo
Classe 2 – terapia antianginosa usual
Classe 3 – terapia máxima

Tabela 3 Diagnósticos diferenciais de dor torácica	
Cardiovasculares	**Não cardiovasculares**
Angina instável	Pneumonia com pleurisia
IAM sem supradesnivelamento de ST	Pneumotórax
IAM com supradesnivelamento de ST	Distúrbios musculoesqueléticos
Dissecção aguda de aorta	Herpes-zóster
Pericardite	Refluxo/espasmo esofágico
Embolia pulmonar	Úlcera péptica
Miocardite	Doença da vesícula biliar
Estenose aórtica	Estados de ansiedade

Na SCASSST, a dor é mais comumente retroesternal ou precordial, podendo ser epigástrica, em opressão, peso ou queimação, que normalmente ocorre em repouso ou com o mínimo esforço;[4] pode ter irradiação para um ou ambos os braços, pescoço, mandíbula ou mesmo ocorrer apenas nessas áreas isoladamente. Também podem ocorrer sintomas concomitantes, como sudorese, dispneia, náuseas ou síncope. A dispneia de início súbito ou piora recente representa o equivalente isquêmico mais comum. Apesar de haver alguma divergência na literatura, admite-se que nos pacientes mais idosos, mulheres e diabéticos a apresentação clínica "atípica" é mais frequente, devendo ser valorizadas queixas como dor epigástrica, indigestão, dor pleurítica e dispneia, mesmo na ausência de dor torácica.[8,9]

O exame físico é de grande importância na avaliação de possíveis diagnósticos diferenciais da dor torácica e na avaliação prognóstica nas SCASSST. Além de exame físico compatível com insuficiência cardíaca, que se correlaciona de forma direta com prognóstico,[10] a presença de atrito pericárdico sugere pericardite aguda; pulso paradoxal, tamponamento cardíaco; dispneia e diminuição de murmúrio vesicular, pneumotórax; assimetria de pulsos e/ou insuficiência aórtica, dissecção de aorta; entre outros.[2,3] Porém, o exame físico normal pode ser feito até mesmo em pacientes com lesões multiarteriais ou de tronco de coronária esquerda.[11]

Eletrocardiograma

Idealmente, o eletrocardiograma (ECG) de doze derivações deve ser realizado e interpretado dentro de 10 minutos após a admissão do paciente. Alterações no ECG em pacientes com SCASSST incluem depressão do segmento ST, elevação transitória do segmento ST ou nova inversão da onda T. Ressalta-se que AI e IAMSSST são geralmente indistinguíveis pelo ECG e que este, sendo normal, não exclui o diagnóstico de SCASSST. Nesse caso, deve ser repetido de forma mais frequente (por exemplo, com intervalos de 15 a 30 minutos na primeira hora).[2,3]

A acurácia diagnóstica de um ECG anormal aumenta quando se dispõe de um traçado de ECG prévio para comparação. Alterações dinâmicas no segmento ST (depressão ou elevação do ST) ou inversões da onda T durante episódio doloroso são importantes marcadores de prognóstico adverso.[12]

Pacientes com alterações de ST em derivações anterosseptais e/ou inversão simétrica da onda T (≥ 2 mm [0,2 mV]) em derivações precordiais, comumente apresentam estenose significativa da artéria coronária descendente anterior e constituem um grupo de alto risco.[13]

No estudo GUSTO II, o ECG de apresentação dos pacientes com SCASSST teve importância prognóstica em relação à mortalidade precoce. Bloqueio de ramo esquerdo, hipertrofia ventricular esquerda ou ritmo de MP cursaram com mortalidade de 11,6%; depressão do segmento ST, com 8%; elevação do segmento ST, com 7,4%; inversão da onda T ou ECG normal, com 1,2%.[17]

Marcadores bioquímicos de necrose miocárdica

Um conjunto de macromoléculas liberadas para a corrente sanguínea no contexto do IAM com e sem supradesnivelamento do segmento ST tem sido denominado de marcadores bioquímicos de lesão miocárdica. Quando as células miocárdicas são irreversivelmente danificadas, suas membranas celulares perdem a integridade, as macromoléculas se difundem no interstício e vão para os linfáticos e capilares. Após a lesão miocárdica, a cinética dos marcadores depende de diversos fatores: do compartimento intracelular das proteínas, do tamanho das moléculas, dos fluxos regionais linfático e sanguíneo e da taxa de depuração do marcador.[3]

Em pacientes que se apresentam com quadro sugestivo de SCASSST, nos quais o diagnóstico de IAM não está estabelecido, os marcadores bioquímicos são fundamentais para confirmar ou afastar tal diagnóstico. Em revisão recente, Braunwald e Morrow reforçam que, com o uso de troponinas de maior sensibilidade, o diagnóstico de AI vem perdendo espaço para o IAMSSST.[15]

É importante lembrar que os biomarcadores de necrose miocárdica fornecem importantes informações prognósticas, visto que existe uma direta associação entre seus níveis, tamanho do infarto e risco de eventos cardíacos de curto e médio prazos.[16,17]

Troponinas

As troponinas são proteínas do complexo de regulação miofibrilar que não estão presentes no músculo liso. Existem três subunidades: troponina T, troponina I e troponina C, sendo que a última não é considerada um marcador específico cardíaco. Acredita-se que esses ensaios têm duas principais vantagens em relação à CK-MB: maior especificidade para lesão miocárdica, posto que a CK-MB é encontrada em tecidos não cardíacos, e habilidade em detectar pequenas quantidades de lesão miocárdica, não detectáveis pelos ensaios de CK-MB, principalmente atividade. As troponinas cardíacas permanecem elevadas por tempo relativamente longo, podendo se manter alteradas por cerca de 14 dias após do início dos sintomas[2-4] (Figura 1). Além disso, para indivíduos com um valor basal maior que o percentil 99, é necessário um menor grau de alteração (acima de 20% em relação ao valor inicial), durante as medições seriadas da troponina, para o diagnóstico de IAM.

Com a introdução das troponinas de 2ª e 3ª gerações (conhecidas globalmente como troponinas de alta sensibilidade ou ultrassensíveis – Trop-US), passou a ser possível a detecção de níveis mais baixos de troponina em menor tempo após início do quadro isquêmico e, consequentemente, menor tempo para detecção do IAM. Nos pacientes que chegam ao serviço de emergência com menos de 3 horas do início do quadro, as Trop-US são significativamente mais sensíveis que a troponina convencional para o diagnóstico de SCA, melhorando em 61% o poder diagnóstico de SCA naquele momento e em 100% se colhido 6 horas após o início do quadro.[18,19]

Creatinoquinases

A creatinoquinase MB (CK-MB) é o marcador tradicionalmente utilizado, embora tenha diversas limitações conhecidas. Idealmente, a CK-MB deve ser mensurada por meio de imunoensaio para dosagem de sua concentração no plasma (CK-MB massa), em vez de sua atividade. Essa mudança no padrão de aferição se deve, em parte, a estudos que demonstraram maiores sensibilidade e especificidade (aproximadamente 97 e 90%, respectivamente) para IAM com o uso de CK-MB massa.[20] A CK-MB massa apresenta como principal limitação elevar-se após dano em outros tecidos não cardíacos (falso-positivos), especialmente após lesão em músculos liso e esquelético. Mesmo com a utilização da dosagem de CK-MB massa, pode haver resultados falso-positivos (em torno de 4% dos pacientes), nos quais a CK-MB é positiva e a troponina é negativa.[17,21]

Mioglobina

A mioglobina é um marcador muito precoce de necrose miocárdica, precedendo a liberação de CK-MB em 2 a 5 horas. Como é uma molécula pequena, ela é liberada na circulação dentro de 1 hora após a morte da célula miocárdica, com valores de pico sendo atingidos em 5 a 12 horas. Pela elevada sensibilidade precoce, a mioglobina normal pode auxiliar o afastamento do diagnóstico de infarto (elevado valor preditivo negativo).[22]

Em resumo, do ponto de vista dos marcadores bioquímicos de necrose miocárdica, o diagnóstico de IAM deve ser feito de acordo com os seguintes critérios:[2,3]

1. Troponina T ou I: aumento acima do porcentual 99 em pelo menos uma ocasião nas primeiras 24 horas de evolução.
2. Valor máximo de CK-MB, preferencialmente massa, maior do que o limite superior da normalidade em duas amostras sucessivas; ou valor máximo de CK-MB acima de duas vezes o limite máximo da normalidade em uma ocasião durante as primeiras horas após o evento.

As diretrizes nacionais sobre o assunto recomendam dosagens de CKMB-massa e troponina logo na admissão do paciente e, caso estejam normais, devem ser repetidas 9 a 12 horas após o início dos sintomas. Na condição de IAM, continua-se dosando a CKMB-massa de 8 em 8 horas até seu

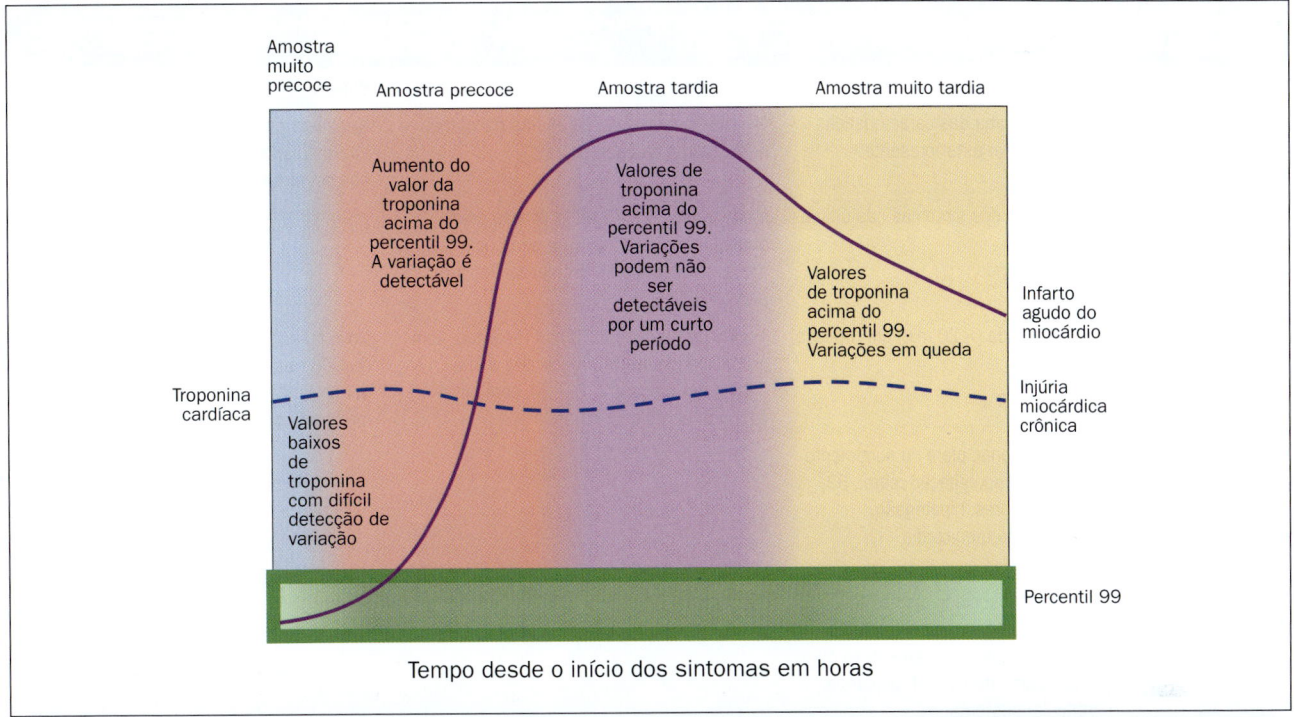

Figura 1 Ilustração da cinética da troponina cardíaca precoce em pacientes após lesão miocárdica aguda, incluindo infarto agudo do miocárdio. O aumento da liberação do biomarcador na circulação depende do fluxo sanguíneo e da rapidez com que o início das amostras de sintomas é obtido. Assim, a capacidade de considerar pequenas alterações no diagnóstico de IAM pode ser problemática. Além disso, muitas comorbidades aumentam os valores de cTn e, em particular, os valores de troponina US. Alterações nos valores ou nas variações da troponina podem ser usadas para definir eventos agudos em comparação com eventos crônicos, e a capacidade de detectá-los é indicada na figura. Valores elevados de cTn podem frequentemente ser detectados por dias após um evento agudo.
Fonte: adaptada de Thygesen et al., 2018.[4]

pico e, depois, de 12 em 12 horas até sua normalização; além disso, deve ser dosada em qualquer recorrência dolorosa ou suspeita de novo evento coronário.[3]

Finalmente, salienta-se que níveis anormais de marcadores bioquímicos, incluindo das troponinas, não traduzem obrigatoriamente diagnóstico de IAM. Os níveis podem estar alterados em pacientes com taquiarritmias, trauma cardíaco, insuficiência cardíaca, hipertrofia de ventrículo esquerdo (VE), miocardite e pericardite ou, ainda, condições não cardíacas graves, como sepse, falência respiratória, doenças neurológicas agudas, embolia pulmonar e insuficiência renal, entre outros.[4,23]

Estratificação de risco e prognóstico

A estratificação do risco (de eventos isquêmicos e de sangramento) tem papel fundamental na condução dos pacientes com SCASSST, principalmente em relação à conduta terapêutica a ser adotada.

Na década de 1990, Braunwald et al.[24] propuseram uma classificação com base em critérios clínicos, com divisão dos pacientes em subgrupos de alto, intermediário e baixo risco para óbito ou IAM não fatal (Tabela 4) em curto prazo. Essa classificação é pontual, já que a presença de uma única variável (infradesnivelamento do segmento ST, por exemplo) pode catalogar o paciente como de alto risco.

Escores de risco para evento isquêmico

Antman et al.[25], a partir de uma análise do banco de dados do estudo TIMI 11B, detectaram os marcadores que se correlacionavam de forma independente com pior prognóstico e propuseram o chamado "escore de risco TIMI para coronariopatia sem supradesnivelamento do segmento ST" (www.timi.org). Conferindo um ponto para cada uma dessas variáveis, esse escore é o de mais fácil utilização, perdendo, entretanto, em seu poder discriminatório para escores de utilização mais trabalhosa. É considerado de baixo risco o paciente com escore de 0 a 2, de risco intermediário aquele com escore de 3 ou 4 e de alto risco o paciente com escore de 5 a 7. O escore TIMI foi validado em outros estudos de SCASSST, observando-se em todos eles aumento na incidência de eventos (óbito, reinfarto e isquemia recorrente necessitando de revascularização) em proporção direta ao aumento no escore de risco (Figura 2).

O escore de risco GRACE[26] (www.gracescore.org), desenvolvido a partir do registo internacional de mesmo nome, é de utilização bem mais complexa em relação ao anterior, mas tem poder discriminatório melhor. A Tabela 5 apresenta os principais elementos desse escore. Em resumo, quando a soma dos pontos é < 108, o paciente é considerado de baixo risco para óbito hospitalar; entre 109 e 140, é considerado de risco intermediário e quando a soma for > 140, o paciente é de alto risco.

Tabela 4 Estratificação de risco de morte ou infarto em pacientes com síndrome isquêmica aguda sem supradesnivelamento do segmento ST[24]

	Alto	Moderado	Baixo
Variável prognóstica	Pelo menos uma das características seguintes deve estar presente:	Nenhuma característica de alto risco, mas com alguma das seguintes:	Nenhuma característica de risco intermediário ou alto, mas com alguma das seguintes:
História	Agravamento dos sintomas nas últimas 48 horas. Idade > 75 anos	Idade entre 70 e 75 anos, infarto prévio, doença cerebrovascular ou periférica, diabete melito, cirurgia de revascularização, uso prévio de AAS	
Dor precordial	Dor prolongada (> 20 min) em repouso	Angina de repouso > 20 min resolvida, com probabilidade de DAC moderada a alta. Angina em repouso ≤ 20 min, com alívio espontâneo ou com nitrato	Novo episódio de angina classes III ou IV da CCS nas últimas duas semanas sem dor prolongada em repouso, mas com moderada ou alta probabilidade de DAC
Exame físico	Edema pulmonar, piora ou surgimento de sopro de regurgitação mitral, B3, novos estertores, hipotensão, bradicardia ou taquicardia		
Eletrocardiograma	Infradesnivelamento do segmento ST ≥ 0,5 mm (associado ou não à angina), alteração dinâmica do ST, bloqueio completo de ramo novo ou presumidamente novo. Taquicardia ventricular sustentada	Inversão da onda T > 2 mm; ondas Q patológicas	Normal ou inalterado durante o episódio de dor
Marcadores séricos de isquemia*	Acentuadamente elevados (por exemplo, TnTC > 0,1 ng/mL)	Discretamente elevados (por exemplo, TnTc entre 0,03 e 0,1 ng/mL)	Normais

*Troponina I cardíaca (TnIc), troponina T cardíaca (TnTc) ou creatinoquinase MB (CK-MB) (preferencialmente massa) elevados = acima do porcentual 99; elevação discreta = acima do nível de detecção e inferior ao porcentual 99.
AAS: ácido acetilsalicílico; DAC: doença arterial coronariana; CCS: Canadian Cardiovascular Society.

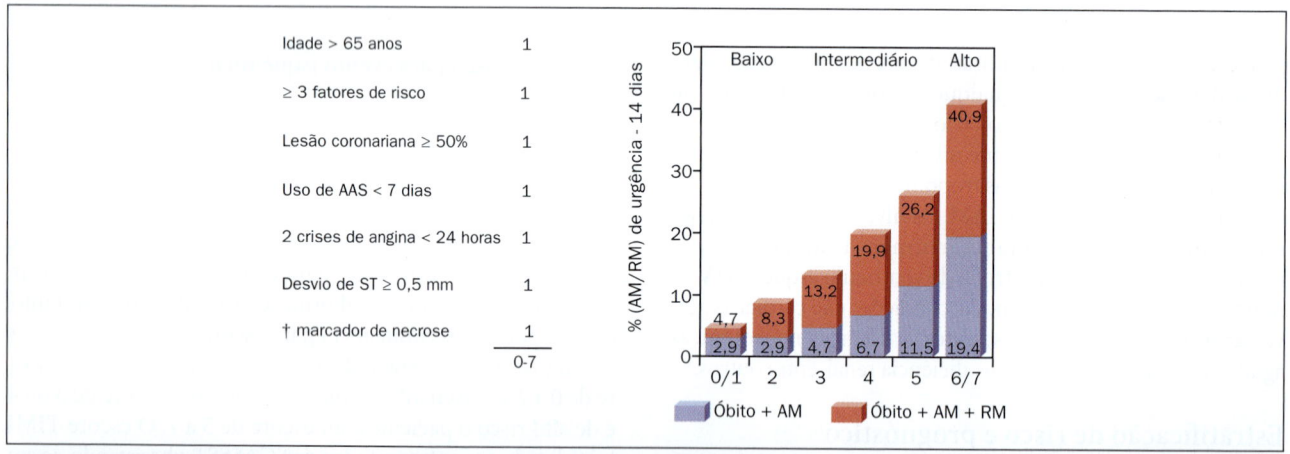

Figura 2 Escore de risco TIMI.[25]
Fonte: adaptada da Diretriz Brasileira de SCASSST, 2014.

Escores de risco para sangramento

O sangramento é associado a prognóstico adverso na coronariopatia aguda e, sempre que possível, todos os esforços devem ser realizados para reduzi-lo. Escores de risco de sangramento foram desenvolvidos com base em coortes de registros e de estudos clínicos no cenário de coronariopatia aguda e intervenção coronariana percutânea.

O escore de sangramento CRUSADE[27] (www.crusadebleedingscocre.org) foi proposto a partir de uma coorte de 71.277 pacientes do registro de mesmo nome, posteriormente validado em coorte de 17.857 pacientes do mesmo registro (Tabela 6). A taxa de sangramento maior aumentou de forma proporcional à elevação do escore de risco de sangramento.

Mehran et al.[28] desenvolveram um escore de sangramento derivado dos estudos *Acute Catheterization and Urgent In-*

Tabela 5 Escore de risco GRACE[26]

Killip	Pontos	PAS (mmHg)	Pontos	FC (bpm)	Pontos	Idade (anos)	Pontos	Creatinina (mg/dL)	Pontos
I	0	≤ 80	58	≤ 50	0	≤ 30	0	0-0,39	1
II	20	80-99	53	50-69	3	30-39	8	0,4-0,79	4
III	39	100-119	43	70-89	9	40-49	25	0,8-1,19	7
IV	59	120-139	34	90-109	15	50-59	41	1,2-1,59	10
		140-159	24	110-149	24	60-69	58	1,6-1,99	13
		160-199	10	150-199	38	70-79	75	2-3,99	21
		≥ 200	0	≥ 200	46	80-89	91	> 4	28
						≥ 90	100		

Outras variáveis	Pontos
Parada cardíaca na admissão	39
Desvio do segmento ST	28
Aumento das enzimas	14

Somar os pontos:

Killip + PAS + FC + Idade + Creatinina + PCR + ST + Enzimas = Total

Localizar, com os pontos encontrados, o risco (%) correspondente:

Pontos	≤ 60	70	80	90	100	110	120	130	140	150	160	170	180	190	200	210	220	230	240	250
Risco	≤ 0,2	0,3	0,4	0,6	0,8	1,1	1,6	2,1	2,9	3,9	5,4	7,3	9,8	13	18	23	29	36	44	≥ 52

FC: frequência cardíaca; PAS: pressão arterial sistólica.

Tabela 6 Escore de risco CRUSADE[27]

Fator prognóstico	Escores
Hematócrito basal (%)	
< 31	9
31-33,9	7
34-36,9	3
37-39,9	2
> 40	0
Clearance de creatinina (mL/min)	
< 15	39
16-30	35
31-60	28
61-90	17
91-120	7
> 120	0
Frequência cardíaca (bpm)	
< 70	0
71-80	1
81-90	3
91-100	6
101-110	8
111-120	10
> 120	11
Sexo	

Tabela 6 Escore de risco CRUSADE[27] (continuação)

Fator prognóstico	Escores
Masculino	0
Feminino	8
Sinais de insuficiência cardíaca na apresentação	
Não	0
Sim	7
Doença vascular prévia	
Não	0
Sim	6
Pressão arterial sistólica (mmHg)	
< 90	10
91-100	8
101-120	5
121-180	1
181-200	3
> 200	5
Diabete melito	
Não	0
Sim	6
Resultado	01-20 Risco muito baixo (3,1%)
	21-30 Risco baixo (5,5%)
	31-40 Risco moderado (8,6%)
	41-50 Risco alto (11,9%)
	51-91 Risco muito alto (19,5%)

(continua)

tervention Triage strategY (ACUITY) e *Harmonizing Outcomes with Revascularization and Stents* (HORIZONS). Sete variáveis independentes (sexo feminino, idade avançada, creatinina séria elevada, contagem de glóbulos brancos, anemia, SIMI com ou sem elevação de ST, uso de heparina + inibidor da glicoproteína IIb-IIIa ou bivalirudina isolada) foram detectadas. Esse escore identificou pacientes em risco aumentado de sangramento não associado a cirurgia de revascularização do miocárdio (CRM) e seu impacto na mortalidade em um ano (Tabela 7). Tal escore tem sido validado em diversas publicações, inclusive em nosso meio.[29]

Os escores de sangramento têm uma acurácia alta para estimar o risco de sangramento por incorporarem variáveis de admissão e de tratamento e devem ser usados como ferramenta de auxílio nas decisões clínicas em pacientes de alto risco.

Tratamento

Conduta nos pacientes de baixo risco

Pacientes caracterizados como sendo de baixo risco para eventos isquêmicos, que permanecem sem dor, sem alteração do ECG e com marcadores bioquímicos de lesão miocárdica normais, podem ser encaminhados para teste de esforço após 9 horas (idealmente em torno de 12 horas), em regime ambulatorial ou ainda no setor de emergência.[2,3] Na impossibilidade de realização do teste de esforço ou nos casos de ECG não interpretável, o paciente pode ser estratificado com teste provocativo de isquemia com imagem (cintilografia do miocárdio ou ecocardiograma com estresse farmacológico). Outra alternativa segura na avaliação de pacientes de risco baixo ou intermediário, nas primeiras 12 horas de estratificação, é a realização da angiografia por tomografia computadorizada das artérias coronárias, com impacto sobre custos e tempo de internação.[30]

Conduta nos pacientes de risco intermediário e alto

Os pacientes com SCASSST de risco intermediário e alto devem ser internados em unidade coronária de terapia intensiva (UCO) sempre que possível, até que a conduta definitiva para seu caso seja decidida.[2,3]

Estratificação invasiva *versus* não invasiva

■ Nos pacientes com risco intermediário:
  – A estratificação inicial pode ser invasiva ou não invasiva. Para pacientes estáveis clinicamente e com risco muito elevado para estudo hemodinâmico, a estratificação não invasiva é indicada.
  – A estratificação não invasiva pode ser realizada com cintilografia miocárdica, ecocardiograma ou ressonância magnética, sempre com estresse farmacológico, de preferência entre 48 e 72 horas pós-estabilização do quadro.
  – A estratificação invasiva, deve ser realizada, de preferência, no dia útil subsequente à internação do paciente.
■ Nos pacientes de alto risco:
  – De emergência (assim que o paciente chegar ao hospital): quando paciente com isquemia persistente, instabilidade hemodinâmica, instabilidade elétrica/arritmia ventricular maligna revertida, parada cardiorrespiratória (PCR), insuficiência cardíaca aguda, ou supradesnivelamento de ST transitório.
  – De urgência (realizado a qualquer momento antes do primeiro dia útil após a internação): quando da presença de isquemia recorrente ou evidência eletro e/ou ecocardiográfica de extensa área em risco.
  – Eletivo (no dia subsequente à internação): caso não haja nenhuma das complicações anteriormente referidas.

Tabela 7 Escore de risco de sangramento proposto por Mehran et al.[28]							
Fator prognóstico			**Escore**				**Resultados**
Sexo	Homens		Mulheres				< 10 Risco baixo (1,9%)
	0		+ 8				10-14 Risco moderado (3,3%)
Idade (anos)	< 50	50-59	60-69		70-79	≥ 80	15-19 Risco alto (6,9%)
	0	+ 3	+ 6		+ 9	+ 12	> 20 Risco muito alto (12,4%)
Creatinina sérica (mg/dL)	< 1,0	1,0	1,2	1,4	1,6	1,8	≥ 2,0
	0	+ 2	+ 3	+ 5	+ 6	+ 8	+ 10
Leucócitos totais (giga/mL)	< 10	10	12	14	16	18	≥ 20
	0	+ 2	+ 3	+ 5	+ 6	+ 8	+ 10
Anemia	Não		Sim				
	0		+ 6				
Apresentação da SCA	IAM CSST		IAM SSST		Angina instável		
	0		+ 2		+ 6		
Medicações antitrombóticas	Heparina+IGP IIb/IIIa		Bivalirudina				
	0		– 5				

IGP: inibidor de glicoproteína.

Estudo hemodinâmico

Cuidado especial deve ser tomado com pacientes idosos (> 75 anos) e/ou diabéticos e/ou com disfunção renal. Nessas situações, deve-se, idealmente, fazer preparo do paciente 12 a 24 h antes e 12 a 24 h depois do procedimento com hidratação venosa contínua (1 mL/kg/h). Na necessidade de procedimento mais precoce, realizar o preparo com bicarbonato de sódio 8,4% 150 mL + água destilada 850 mL (IV, 3 mL/kg/h por 1 hora antes e 1mL/kg/h por 6 horas após o procedimento.

Oxigenoterapia

Apesar de evidências prévias sugerirem que a administração de oxigênio é capaz de diminuir a extensão da lesão miocárdica, dados revisados da literatura sugerem aumento de resistência vascular sistêmica, redução de fluxo coronário e aumento no risco de mortalidade.[31,32] Por esse motivo, dados recentes de diretrizes internacionais[2] sugerem que O_2 inalatório seja utilizado somente em situações em que haja cianose ou desconforto respiratório ou na presença de saturação arterial de oxigênio < 90%.

Analgesia

O uso de analgésico em pacientes com dor isquêmica intensa, refratários à terapêutica antianginosa, deve ser indicado. Nessa situação, o sulfato de morfina tem sido utilizado historicamente. No entanto, dados recentes sugerem que o uso da morfina pode causar atrasos na reabsorção do clopidogrel, diminuindo os níveis plasmáticos do metabólito ativo e, portanto, acarretando em possíveis danos ao paciente em uso do medicamento, principalmente no cenário da coronariopatia aguda.[33,34] Por conta dessas evidências, as diretrizes americanas reclassificaram o uso da morfina de classe I para classe IIb.[2]

Nitrato

Não existem estudos clínicos controlados que tenham testado os efeitos dos nitratos em desfechos clínicos e mortalidade nas SCASSST, embora seu uso seja universalmente aceito.[2,3]

Os benefícios terapêuticos do nitrato estão relacionados aos seus efeitos na circulação periférica e coronária. Seu efeito venodilatador, diminuindo o retorno venoso ao coração e o volume diastólico final do VE, reduz o consumo de oxigênio pelo miocárdio. Adicionalmente, observam-se efeitos de vasodilatação de artérias coronárias, normais ou ateroscleróticas, redirecionamento de fluxo intercoronariano, com aumento da circulação colateral e inibição da agregação plaquetária.

Podem ser usados por via oral (VO), sublingual, IV e transdérmica. O tratamento deve ser iniciado na sala de emergência, administrando-se o nitrato por via sublingual (nitroglicerina 0,4 mg/comp, ou dinitrato de isossorbida 5 mg/comp, ou mononitrato de isossorbida 5 mg/comp; a dose total não deve ultrapassar três comprimidos, separando as administrações por intervalos de 5 minutos). Caso não haja alívio rápi-do da dor, esses pacientes podem se beneficiar com a administração intravenosa. A nitroglicerina IV é empregada na dose de 10 µg/min com incrementos de 10 µg a cada 5 minutos até que se obtenha melhora sintomática ou redução da pressão arterial (a queda da PAS não deve ser superior a 20 mmHg ou PAS não atingindo < 110 mmHg), ou então aumento da FC (> 10% da basal).

É de se esperar o aparecimento de tolerância aos efeitos hemodinâmicos do medicamento após 24 horas de uso em razão da depleção dos radicais sulfidrila existentes na parede arterial. Quando se estiver utilizando a via oral, a tolerância poderá ser reduzida com o emprego de doses menores e espaçadas (no mínimo 8 horas).

Os nitratos são contraindicados na presença de hipotensão arterial significativa (PAS < 100mmHg), infarto de ventrículo direito ou uso prévio de inibidores da fosfodiesterase (sildenafil) nas últimas 24 horas. Seus principais efeitos colaterais são cefaleia e hipotensão.[35]

Betabloqueador

Os betabloqueadores inibem competitivamente os efeitos das catecolaminas circulantes. Na coronariopatia aguda, seus benefícios estão relacionados com sua ação nos receptores beta-1, diminuindo a frequência cardíaca (FC), a pressão arterial e a contratilidade miocárdica, e levando deste modo à redução no consumo de oxigênio pelo miocárdio. São classificados em cardiosseletivos (maior afinidade pelos receptores β1- succinato de metoprolol) e não seletivos (ligam-se tanto aos β1 quanto aos β2- propranolol), o que implica em menor ou maior incidência de efeitos adversos (broncoespasmo, por exemplo) associados ao bloqueio de receptores não β1. Há, ainda, um subgrupo que bloqueia tanto receptores α quanto receptores β (carvedilol e acebutolol), resultando sua administração em vasodilatação periférica, o que não se observa com os demais betabloqueadores. Não existem evidências de superioridade de um betabloqueador sobre outro.[36]

Apesar da inexistência de estudos randomizados em larga escala, avaliando a ação sobre desfechos clínicos graves, como mortalidade, esses fármacos, juntamente com os nitratos, são considerados agentes de primeira escolha no tratamento das SCASSST.[2,3]

Portanto, recomenda-se o uso rotineiro de betabloqueador oral aos pacientes sem contraindicação, devendo-se iniciar no paciente estável, em doses pequenas, com aumento de forma gradual, no sentido de se manter a frequência cardíaca ao redor de 60 batimentos por minuto. No caso de o paciente apresentar dor isquêmica persistente e/ou taquicardia (não compensatória de um quadro de insuficiência cardíaca), pode-se utilizar a formulação venosa. Cuidado especial deve ser tomado em pacientes com sinais de falência cardíaca ou com risco aumentado para choque cardiogênico (idade > 70 anos, pressão arterial sistólica < 120 mmHg, FC > 110 bpm e tempo prolongado de apresentação após início dos sintomas).

As doses comumente utilizadas dos betabloqueadores estão resumidas na Tabela 8.

Tabela 8 Betabloqueadores, doses e via de administração	
Betabloqueador	**Dose diária usual**
Atenolol	VO: 50 a 200 mg/dia
Tatarato de metoprolol	IV: 5 a 15 mg VO: 50 a 200 mg/dia
Succinato de metoprolol	VO: 25 a 200 mg/dia
Propranolol	IV: 1 a 3 mg até 0,15 mg/kg VO: 40 a 160 mg/dia
Carvedilol	VO: 3,125 a 100 mg/dia
Bisoprolol	VO: 1,25 a 10 mg/dia
Esmolol	IV: 0,15 mg/kg em 1 min e 50 a 300 µg/kg/min

Tabela 9 Recomendações das Diretrizes Nacionais[3] para uso de antiplaquetários e antitrombóticos na SCASSST		
	Classe de recomendação	**Nível de evidência**
AAS (162 a 300 mg em dose de ataque, com dose de manutenção de 81 a 100 mg/dia), a todos os pacientes, salvo contraindicações, independentemente da estratégia de tratamento e por tempo indeterminado	I	A
Uso de terapia antiplaquetária dupla por 12 meses após o evento agudo, salvo contraindicações	I	A
Clopidogrel (300 mg em dose de ataque, com dose de manutenção de 75 mg/dia) em adição ao AAS, em pacientes portadores de angina instável de risco intermediário ou alto, além de IAMSSST, por 12 meses	I	A
Clopidogrel (600 mg em dose de ataque, seguida por 150 mg ao dia por 7 dias e dose posterior de 75 mg ao dia), em adição ao AAS, em pacientes submetidos a ICP com alto risco de eventos isquêmicos e baixo risco de sangramento	IIa	B
Ticagrelor (180 mg de ataque seguido por 90 mg, 2 vezes ao dia) em pacientes portadores de angina instável de risco moderado ou alto, além do IAMSSST, independentemente da estratégia de tratamento posterior (clínico, cirúrgico ou percutâneo), por 12 meses	I	B
Prasugrel 60 mg de ataque seguidos por 10 mg ao dia em pacientes portadores de angina instável de risco moderado ou alto, além do IAMSSST, com anatomia coronária conhecida, submetidos à ICP e sem fatores de risco para sangramento (maior ou igual a 75 anos de idade; menos de 60 kg; AVE ou AIT prévios)	I	B
Adição de um inibidor da GP IIb/IIIa em pacientes com baixo risco hemorrágico, sob dupla antiagregação plaquetária, submetidos a ICP de alto risco (presença de trombos, complicações trombóticas da ICP)	I	A
Uso rotineiro dos inibidores da GP IIb/IIIa em pacientes sob uso de dupla antiagregação plaquetária antes do cateterismo	III	A
Uso de HNF em todos os pacientes	I	A
Uso de enoxaparina em todos os pacientes	I	A
Fondaparinux 2,5 mg SC 1 vez ao dia por 8 dias ou até a alta hospitalar	I	B
Considerar interrupção da anticoagulação após a ICP, exceto se houver outra indicação para mantê-la	IIa	C
Troca de heparinas (HNF e enoxaparina)	III	B

AAS: ácido acetilsalicílico (aspirina); IAMSSST: infarto agudo do miocárdio sem supradesnivelamento do segmento ST; ICP: intervenção coronária percutânea; AVE: acidente vascular encefálico; AIT: ataque isquêmico transitório; GP: glicoproteína; HNF: heparina não fracionada.

Antagonistas dos canais de cálcio

Existem três grupos de antagonistas dos canais de cálcio (ACC) disponíveis comercialmente, quimicamente distintos e com efeitos farmacológicos diferentes: derivados di-hidropiridínicos (nifedipina e anlodipino), fenilalquilaminas (verapamil) e benzodiazepínicos (diltiazem).

Seus efeitos benéficos nas SCASSST se correlacionam, fundamentalmente, à diminuição no consumo miocárdico de oxigênio por diminuição na pós-carga, na contratilidade e na FC (exceção dos derivados di-hidropiridínicos) e a um aumento na oferta de oxigênio ao miocárdio, por vasodilatação coronária direta. Os di-hidropiridínicos ocasionam, proporcionalmente, vasodilatação arterial periférica mais pronunciada, o que pode levar à taquicardia reflexa (mais evidente com a nifedipina de ação curta); o verapamil e o diltiazem tendem a causar bradicardia por deprimirem o cronotropismo e o dromotropismo.

Para controle dos sintomas, os ACC podem ser tão eficientes quanto os betabloqueadores, entretanto não reduzem a incidência de infarto ou óbito. Estão recomendados em associação com betabloqueadores e nitratos quando o tratamento inicial não foi eficaz e nos quadros de angina variante de Prinzmetal.[37] Os ACC não di-hidropiridínicos ainda são indicados em substituição aos betabloqueadores quando houver contraindicação a eles. Suas principais contraindicações são disfunção ventricular esquerda, bradicardia, doença do nó sinusal e bloqueio atrioventricular (diltiazem e verapamil).

Inibidores do sistema renina-angiotensina-aldosterona

Os inibidores da enzima de conversão da angiotensina (IECA) apresentam larga utilização no tratamento de pacientes com hipertensão arterial, diabete melito, insuficiência cardíaca, e na doença arterial coronariana. Não existem, no entanto, evidências conclusivas de benefícios quando da utilização precoce dos IECAs em pacientes com SCASSST. Alguns estudos sugerem que podem ser úteis na fase crônica após o episódio agudo, como The Heart Outcomes Prevention Evaluation (HOPE)[38], que demonstrou em pacientes de alto risco para eventos cardiovasculares, frequentemente com doença aterosclerótica importante (geralmente atingindo o território coronário) e independentemente da fase em que se encontravam, benefício com o uso de ramipril (dose alvo de 10 mg/dia) em longo prazo [em cinco anos de acompanhamento observou-se redução do risco relativo de óbito de 26% (p < 0,001); infarto, 20% (p < 0,001); e acidente vascular encefálico (AVE), 32% (p < 0,001)].

A recomendação atual é a de se utilizar IECA nos pacientes de risco intermediário e alto com disfunção ventricular esquerda, hipertensão ou diabete melito; os bloqueadores dos receptores da angiotensina II são indicados quando houver intolerância aos IECAs.[3]

Agentes antiplaquetários

Ácido acetilsalicílico

De forma resumida, o ácido acetilsalicílico (AAS) bloqueia a ciclo-oxigenase, o que leva a um bloqueio na produção de tromboxane, potente vasoconstritor e indutor da agregabilidade plaquetária. Rapidamente absorvido no estômago e na parte superior do intestino delgado, o AAS apresenta pico plasmático em 30 minutos e meia-vida curta, de 15 a 20 minutos; entretanto, como bloqueia de forma irreversível a agregabilidade plaquetária, é suficiente seu uso em dose única diária.

Sua indicação nas SCASSST remonta à década de 1980, a partir de estudos que demonstraram ao redor de 50% de diminuição de eventos isquêmicos com o uso do medicamento a médio e longo prazos.[39]

Em relação à dose, estudos prévios sugeriam aumento de sangramento com doses > 100 mg, na ausência de benefício anti-isquêmico.[40]

Mais recentemente, o estudo CURRENT OASIS-7,[41] no qual 71% da população apresentava SCASSST, mostrou no braço AAS não haver diferença entre a dose de manutenção habitual (75 a 100 mg/dia) e a dose elevada (300 a 325 mg/dia) na ocorrência de eventos cardiovasculares graves (mortalidade, IAM não fatal ou AVE, p = 0,61). Tampouco encontraram diferenças significativas em relação à ocorrência de sangramentos graves.

As contraindicações ao AAS incluem alergia ou intolerância gástrica, sangramento ativo, hemofilia ou úlcera péptica ativa, e, ainda, alta probabilidade de sangramento gastrointestinal ou genitourinário.

Clopidogrel

Esse derivado tienopiridínico, que age sobre o receptor P2Y12 plaquetário de forma irreversível, é um antagonista da ativação plaquetária mediada pela adenosina difosfato (ADP). É uma pró-droga, dependente do mecanismo de primeira passagem hepática para formação de metabólito ativo, por meio de metabolização pelas enzimas do citocromo P450.

No contexto das SCASSST, o estudo CURE[42] testou a associação de AAS + clopidogrel versus AAS + placebo em cerca de 12.500 pacientes. Em acompanhamento médio de 9 meses (até 1 ano), a dupla terapia antiplaquetária reduziu em 20% o risco de infarto do miocárdio, AVE ou óbito cardiovascular (p < 0,001), à custa de um aumento na incidência de sangramentos maiores de 38% no grupo clopidogrel + AAS (p = 0,001).

Diferentes doses do clopidogrel foram testadas recentemente no estudo CURRENT OASIS-7,[41] que incluiu cerca de 25.000 pacientes com coronariopatia aguda e programação de estratificação invasiva (71% dos pacientes com SCASSST). Nesse estudo, a dose de 600 mg de ataque seguida por 150 mg ao dia por seis dias e 75 mg ao dia após a primeira semana foi testada de forma aleatória contra a posologia testada no estudo CURE (300 mg de ataque seguidos por 75 mg ao dia). O desfecho principal de óbito cardiovascular, IAM e AVE em 30 dias não apresentou diferenças significativas (4,2% versus 4,4%, p = 0,30), e o sangramento maior foi mais frequente com a dose dobrada de clopidogrel (HR = 1,24%, p = 0,01). No subgrupo de pacientes submetidos à ICP (n = 17263), demonstrou-se redução significativa no desfecho principal a favor da dose dobrada (3,9% versus 4,5%, HR = 0,85, p = 0,036, NNT = 167) e na trombose definitiva de stent (0,7% versus 1,3%, p < 0,001), porém à custa de aumento nos sangramentos graves (1,6% versus 1,1%, HR = 1,41, p = 0,009, NNH = 200).

Por outro lado, doses de clopidogrel ajustadas de acordo com a resposta antiplaquetária obtida por métodos laboratoriais foram testadas em dois estudos recentes (GRAVITAS[43] e ARCTIC[44]), não se demonstrando qualquer benefício adicional com tal estratégia.

Diretrizes nacionais[3,45] recomendam o clopidogrel em adição ao AAS, em pacientes portadores de SCASSST de risco intermediário ou alto por 12 meses. Nos casos de indicação cirúrgica, o clopidogrel deve ser descontinuado por, pelo menos, 5 dias antes do procedimento.

É importante ressaltar que existem evidências de má resposta ao uso desse medicamento, sendo três os principais fatores relacionados com a resistência ao clopidogrel:

1. Variabilidade genética, caracterizada por polimorfismos associados às enzimas do citocromo P450 envolvidas no processo de metabolização hepática (CYP2C19 e CYP3A4).[46]

2. Utilização concomitante de outros fármacos que podem interferir no metabolismo hepático mediado por enzimas do citocromo P450. Nesse contexto, a associação de clopidogrel com inibidores de bomba de prótons, no que tange à ocorrência de eventos isquêmicos, apresenta evidências clínicas conflitantes.[47-51]

Assim sugere-se que o uso de inibidores de bomba de próton (em especial o omeprazol) em associação com o clopidogrel deva ser evitado sempre que possível.

Prasugrel

O prasugrel também é um derivado tienopiridínico, portanto com mecanismo de ação similar ao do clopidogrel. Por também ser uma pró-droga, necessita de conversão para um metabólito ativo antes de se ligar ao receptor plaquetário, tendo, porém, somente uma passagem hepática. Entretanto, demonstra-se que, em relação ao clopidogrel, seu início de ação é mais rápido, tem efeito antiplaquetário mais intenso e estável, sofre menor interferência de agentes que atuam no citocromo P450 e não apresenta vulnerabilidade genética.

O estudo TRITON-TIMI[38,52] randomizou 13.605 pacientes com coronariopatia aguda submetidos à cineangiocoronariografia, sem uso recente de clopidogrel e com ICP programada para receberem, em adição ao AAS, prasugrel (dose de ataque de 60 mg seguidos de 10 mg ao dia) *versus* clopidogrel (dose de ataque de 300 mg seguido de 75 mg ao dia). A população com SCASSST representou 74% da amostra. O desfecho primário de óbito, infarto do miocárdio não fatal e AVE não fatal, em acompanhamento mediano de 14,5 meses, foi reduzido de forma significativa no grupo prasugrel (9,9% *versus* 12,1%, p < 0,001); esse benefício ocorreu à custa unicamente de diminuição na incidência de IAM, demonstrando-se adicionalmente diminuição significativa na incidência de trombose de *stent*. Do ponto de vista de segurança, observou-se no grupo prasugrel um aumento de 32% no risco de sangramento maior não relacionado a cirurgia cardíaca, avaliado pelo escore TIMI (2,4% *versus* 1,8%, p = 0,03); além disso, houve significante aumento na incidência de sangramentos ameaçadores à vida (1,4 *versus* 0,9%, p = 0,01).

A análise pré-especificada de "benefício clínico líquido" com o desfecho composto de morte, infarto do miocárdio, AVE ou sangramento maior não relacionado a cirurgia cardíaca foi favorável ao grupo prasugrel (12,2% *versus* 13,9 %, HR 0,87, p = 0,004).

Análises *post hoc* identificaram três subgrupos de maior risco de sangramento com o uso do prasugrel: idade ≥ 75 anos, peso < 60 kg (nesses dois subgrupos não se demonstrou qualquer benefício líquido), e antecedente de acidente vascular encefálico/ataque isquêmico transitório (no qual o benefício líquido foi significativamente favorável ao clopidogrel).

Na sequência ao TRITON foi desenvolvido o estudo TRILOGY,[53] no sentido de testar o valor do prasugrel agora em uma população não submetida a terapêuticas de intervenção. Foram incluídos 9.326 pacientes com SCASSST submetidos ou não a cineangiocoronariografia e com indicação específi-

ca de tratamento clínico, randomizados para clopidogrel (300 mg de ataque com 75 mg ao dia de manutenção) ou prasugrel (30 mg de ataque com manutenção de 10 mg ao dia se idade < 75 anos, ou 5 mg ao dia se idade ≥ 75 anos ou peso < 60 kg), acompanhados por 17 meses em média. O desfecho primário de eficácia (morte cardiovascular, IAM ou AVC) e os desfechos principais de segurança (sangramento grave ou ameaçador à vida pelo critério GUSTO ou sangramento grave pelo critério TIMI) não apresentaram diferenças significativas entre as duas medicações.

Portanto, o prasugrel está indicado por 12 meses na SCASSST de risco intermediário e alto, após definição da anatomia coronária, e que tenham programação de ICP. Dose de manutenção menor, de 5 mg, pode ser considerada para indivíduos com menos de 60 kg ou com idade maior ou igual a 75 anos; é contraindicado nos pacientes com acidente vascular encefálico/ataque isquêmico transitório prévio. Deve ser suspenso por, pelo menos, 7 dias antes de procedimentos cirúrgicos.[2,3,45]

Ticagrelor

O ticagrelor é um derivado das ciclopentiltriazolopirimidas que também age inibindo a ação do ADP via bloqueio do receptor P2Y12, mas, ao contrário dos tienopiridínicos, tem atividade reversível. Não é uma pró-droga, tendo seu efeito principal mediado pelo próprio ticagrelor e, de maneira menos expressiva, por um metabólito ativo. Possui meia-vida de aproximadamente 12 horas e apresenta efeito antiagregante mais intenso, rápido e estável em relação ao clopidogrel.

No estudo PLATO[54] foram randomizados cerca de 18.000 pacientes com coronariopatia aguda (62% dos pacientes com SCASSST) para ticagrelor (ataque de 180 mg seguida de uma dose de 90 mg, 2 vezes/dia) ou clopidogrel (ataque de 300 mg seguida de 75 mg/dia). O tempo de acompanhamento foi de 12 meses, sendo permitido o uso de clopidogrel previamente à randomização ou mesmo dose dobrada de clopidogrel quando o paciente for submetido a angioplastia.

Os resultados principais mostraram, a favor do grupo ticagrelor, 16% de redução no desfecho primário (óbito cardiovascular, IAM não fatal ou AVC não fatal – 9,8% *versus* 11,7%, p < 0,001). Importante salientar que, além de diminuir de forma significativa a incidência isolada de IAM, observaram-se adicionalmente diminuições significativas nas incidências isoladas de óbito cardiovascular (HR 0,79, p = 0,0013) e mortalidade global (HR 0,78, p = 0,0003). Em relação a sangramentos maiores, com diferentes definições, as incidências foram similares entre os grupos, na população global.

Alguns efeitos colaterais apresentaram incidências maiores no grupo ticagrelor:

1. Dispneia (13,8% *versus* 7,8%, p < 0,001), em geral discreta e transitória, sem relação com função cardíaca ou pulmonar, provavelmente relacionada ao aumento de adenosina circulante provocado pelo ticagrelor. Esse efeito colateral levou à suspensão do medicamento em < 1% dos casos.

2. Bradicardia, com significativo aumento na incidência de pausas ventriculares maiores que 3 segundos nos primeiros 7 dias de uso da medicação (5,8% *versus* 3,6%, p = 0,01), e com incidências similares aos 30 dias de acompanhamento (2,1% *versus* 1,7%, p < 0,52); não houve diferença entre os grupos em termos de repercussão clínica (implante de marca-passo, síncope ou bloqueio cardíaco).

3. Aumentos nos níveis de creatinina (10% *versus* 8%) e de ácido úrico (14% *versus* 7%), diferenças estas que desapareceram um mês após o final do tratamento.

Dessa forma, o ticagrelor está indicado por 12 meses em todo o espectro de pacientes com SCASSST (com exceção de pacientes submetidos a tratamento fibrinolítico), independentemente da estratégia de tratamento posterior (invasivo ou conservador). Em caso de intervenção cirúrgica, o fármaco deve ser suspenso 5 dias antes do procedimento. Deve-se ter precaução nos pacientes com asma ou DPOC ou com riscos elevados de eventos bradicárdicos, sendo desencorajado seu uso nos pacientes com *clearance* de creatinina menor que 30 mL/min (orienta-se dosar função renal 1 mês após o início do uso do medicamento). Quando do uso do ticagrelor, a dose do AAS não deve ultrapassar 100 mg/dia de AAS.[2,3,45]

Inibidores da glicoproteína (IGP) IIb/IIIa

Essa classe de medicamentos bloqueia a via final comum da agregação plaquetária. São administrados por via venosa, uma vez que os IGP IIb/IIIa de formulação oral não apresentaram bons resultados em ensaios clínicos.

O abciximab é um anticorpo monoclonal que atua como bloqueador não competitivo e irreversível dos receptores de GP IIb/IIIa; tem meia-vida plasmática curta (5 a 10 min) e sua meia-vida biológica é de 6 a 12 horas após a injeção.

O tirofiban é um derivado sintético, não peptídio, de molécula pequena, que possui em sua estrutura molecular a sequência RGD (arginina-glicina-aspartato). Também age competitivamente no receptor celular IIb/IIIa, impedindo sua ligação ao fibrinogênio.

Nos pacientes com SCASSST submetidos à estratégia essencialmente "conservadora" (conforme detalhado a seguir), os estudos com IGP IIb/IIa são bastante heterogêneos. Metanálise incluindo cerca de 30 mil pacientes demonstrou redução de 9% no risco relativo de óbito ou infarto aos 30 dias de acompanhamento (p = 0,015), sendo o benefício restrito aos pacientes de maior risco (com troponina positiva, por exemplo).[55]

No contexto de estratégia intervencionista precoce, com realização de ICP sempre que factível, os resultados são mais homogêneos, demonstrando invariavelmente benefício com o uso desses medicamentos, porém à custa de aumento na incidência de sangramento. É importante salientar que essa evidência se fundamenta em estudos que não contemplavam o uso de dupla antiagregação plaquetária antes do uso do IGP IIb/IIIa.

As diretrizes nacionais recomendam evitar o uso rotineiro dos inibidores da GP IIb/IIIa antes do cateterismo, em pacientes sob uso de dupla antiagregação plaquetária. De maneira inversa, em pacientes com baixo risco hemorrágico, sob dupla antiagregação plaquetária, submetidos à ICP de alto risco (presença de trombos, complicações trombóticas da ICP), o uso dos IGPIIb/IIIa deve ser estimulado.[3,51]

Agentes antitrombínicos

Heparinas

O principal efeito anticoagulante da heparina não fracionada (HNF) depende de sua ligação à antitrombina, o que leva à inativação da trombina e diversos fatores da coagulação, o que explica os aumentos nos tempos de protrombina, de tromboplastina parcial ativado (TTPa) e de trombina, que ocorrem com o uso do medicamento.

Evidências sugerem redução significativa no risco de IAM ou morte nos pacientes que receberam terapia combinada de AAS e HNF, em relação àqueles que receberam AAS isoladamente (HR = 0,44; IC 95%, 0,21-0,93).[56]

Em relação às heparinas de baixo peso molecular (HBPM), estas apresentam baixa atividade antitrombínica, mas mantém a capacidade de inativar o fator Xa (proporção anti-Xa e anti-IIa de 2:1 a 4:1), o que explica o fato de só alterarem o TTPa quando utilizado em altas doses.[57] Seu uso é facilitado, pois dispensa a monitorização na maioria dos pacientes (exceção feita para as grávidas, obesos e pacientes com disfunção renal, nos quais o fator anti-X ativado, quando disponível, deve ser utilizado para um melhor controle da dose a ser empregada.

Uma metanálise dos primeiros estudos comparando HNF *versus*. enoxaparina demonstrou redução significativa de 20% em morte e eventos cardíacos sérios a favor da HBPM.[58]

Um estudo mais contemporâneo, com 10.000 pacientes portadores de SCASSST de alto risco e com programação de estratificação invasiva precoce (a maioria com o uso de IGP IIb/IIIa), falhou em reproduzir os resultados dos estudos anteriores, e encontrou incidências de óbito ou (re)IAM aos 30 dias similar entre os grupos enoxaparina e HNF, com aumento na incidência de sangramento no grupo HBPM. Entretanto, do total dessa população, aproximadamente 6.000 pacientes utilizaram apenas um tipo de heparina durante a hospitalização – em análise *post hoc* desse subgrupo "com terapia consistente", demonstrou-se diminuição significativa na incidência do desfecho principal de óbito ou IAM aos 30 dias de evolução, a favor da HBPM (12,8% *versus*. 15,6%, HR 0,81, p = 0,003).[59] Uma metanálise realizada por Petersen et al., levando em conta apenas pacientes sem terapêutica anticoagulante pré-randomização, encontrou um OR = 0,81 (0,70 a 0,94) a favor da enoxaparina.[60]

Os modos de utilização preconizados pelas diretrizes são:[45]

- HNF: 60 a 70 UI/kg (ataque) EV, máximo de 5.000 UI, seguido por infusão contínua de 12 a 15 UI/kg/hora, máximo inicial de 1.000 UI/hora, durante um período mínimo de 48 horas. Na prática clínica, sugere-se manter TTPa de 1,5 a 2,5 vezes o valor de controle.

- Enoxaparina: 1 mg/kg SC 12/12 horas, reduzindo a dose para 0,75 mg/kg SC 12/12 horas se paciente com idade > 75 anos e para 1 mg/kg SC 1 vez/dia se ClCr < 30 mL/min. Um período de uso de 8 dias ou até a alta hospitalar, porém, ressalta também a suspensão do medicamento após procedimento de intervenção coronária percutânea. Nos pacientes enviados para cateterismo durante um episódio de SCASSST com menos de 8 horas da última dose de enoxaparina, não há necessidade de anticoagulação adicional. Caso o tempo desde a última dose de enoxaparina seja superior a 8 horas, deverá ser feito 0,3 mg/kg IV de enoxaparina.

Fondaparinux

Esse pentassacáride sintético, que age inibindo de forma indireta o fator Xa, liga-se seletivamente à antitrombina. Permite dose subcutânea uma vez ao dia (pois apresenta meia-vida de 17 horas), tem contraindicação em pacientes com depuração de creatinina (ClCr) < 20 mL/min (por causa da eliminação renal), não induz trombocitopenia e não necessita de monitoramento da ação.

O estudo OASIS-5[61] randomizou cerca de 20.000 pacientes com SCASSST para fondaparinux (2,5 mg SC 1 vez/dia) ou enoxaparina (1 mg/kg de 12/12 horas ou de 24/24 horas se ClCr < 30 mL/min). Essa medicação não foi inferior à enoxaparina para o desfecho composto de óbito, IAM e isquemia refratária aos nove dias – objetivo principal do estudo (RR = 1,01; IC 0,9-1,13; p = 0,007 para não inferioridade) e aos 30 dias, havendo nesse tempo de acompanhamento sugestão de diminuição isolada de mortalidade a favor do fondaparinux. Em relação a sangramentos, resultado favorável ao fondaparinux foi demonstrado (2,2% *versus* 4,1%, RR = 0,52; p < 0,001). Interessantemente, observou-se aumento significativo na incidência de trombose em cateter no grupo fondaparinux (0,9% *versus*. 0,3%, RR 3,59; p = 0,001).

Do mesmo modo que a enoxaparina e a HNF, o fondaparinux também recebe recomendação I das diretrizes atuais, com a ressalva de que, nos pacientes submetidos a ICP, bolus de HNF deve ser utilizado de forma concomitante durante o procedimento.[2,3,45]

Abordagem lipídica

Poucos são os dados sobre o uso dos hipolipomiantes na fase inicial da coronariopatia aguda.[69,70] Pacientes de alto risco, como nas SCASSST, apresentam benefício na redução de eventos com o uso de estatinas de alta potência e em altas doses. No estudo PROVE-IT TIMI 22,[62] houve redução significativa de 16% no risco para a ocorrência do objetivo primário (mortalidade por todas as causas, (re)infarto do miocárdio, angina instável, revascularização do miocárdio e acidente vascular encefálico) no grupo que recebeu atorvastatina 80 mg/dia (LDL-c aproximadamente 70 mg/dL) em relação ao grupo que recebeu pravastatina 40 mg/dia (LDL-c aproximadamente 90 mg/dL).

Mais recentemente, o estudo IMPROVE-IT[63] demonstrou, em acompanhamento médio de 7 anos, diminuição significativa no desfecho composto de óbito CV, IAM, hospitalização por angina instável, revascularização coronária ou AVC, a favor do grupo que utilizou ezetimiba + sinvastatina (LDL-c aproximadamente 50 mg/dL), em relação ao grupo que utilizou sinvastatina isolada (LDL-c aproximadamente 70 mg/dL). Esses dados fortalecem a hipótese de "quanto menor, melhor" e demonstram que a ezetimiba é bastante segura nessa população, já que não foi observada nenhuma diferença significativa entre os grupos em relação aos quesitos de segurança analisados.

Segundo diretrizes nacionais,[3,64] a abordagem terapêutica lipídica deve incluir a avaliação de perfil lipídico em jejum de todos os pacientes ainda nas primeiras 24 horas de hospitalização. As estatinas, preferencialmente em alta doses, devem ser utilizadas na ausência de contraindicações, com meta de LDL de < 50 para os pacientes classificados como Muito Alto Risco de eventos cardiovasculares.

Tende, portanto a concordar com a diretriz americana[65], que por sua vez abandonou o conceito de metas e indica estatina em altas doses para mulheres ou homens ≤ 75 anos, sem contraindicações, após evento agudo.

Revascularização miocárdica

A principal diferença entre o cuidado do paciente com SCASSST e o paciente com DAC crônica é a maior probabilidade de complicações clínicas naqueles, o que leva a decisões e condutas mais rápidas, no sentido de evitar que potenciais complicações piorem ainda mais o prognóstico do paciente.

Ressalta-se que, principalmente em casos mais complexos, a participação conjunta de uma equipe, que, recentemente, vem sendo chamada de *Heart Team*, formada por cardiologista clínico, cardiologista intervencionista e cirurgião cardíaco é fundamental para a tomada de decisão quanto à melhor conduta a ser tomada.[66]

O cálculo do escore de SYNTAX[67] é razoável nesses pacientes para orientar a escolha de revascularização. O escore de SYNTAX engloba aspectos que influenciam a indicação de ICP ou cirurgia de revascularização miocárdica, já que leva em conta as seguintes variáveis:

- Extensão da doença coronariana (uni, bi, ou triarterial).
- Importância anatômica do vaso.
- Número de lesões a serem abordadas.
- Características morfológicas da lesão.
- Dificuldade técnica do procedimento.
- Quantidade de miocárdio em risco.
- Condições clínicas do paciente.
- Doenças associadas (por exemplo, diabete melito).

Pacientes com ESCORE SYNTAX > 22 (intermediário ou alto) têm maior benefício em longo prazo com a revascularização cirúrgica.

Outro grupo que também se beneficia mais com o tratamento cirúrgico é o dos pacientes diabéticos. O estudo FREEDOM[68] avaliou 1.900 pacientes diabéticos, 30% deles com coronariopatia aguda recente, com lesão em dois ou três vasos, randomizados para ICP com *stent* farmacológico ou cirurgia de revascularização do miocárdio (CRM). Aos cinco anos de acompanhamento, demonstrou redução significativa nas incidências de IAM (p < 0,001) e de mortalidade por qualquer causa (p = 0,049) a favor da CRM.

As recomendações para ICP ou CRM, segundo as diretrizes nacionais, estão resumidas na Tabela 10.

Tabela 10 Recomendações para cirurgia versus angioplastia na SCASSST[3]		
Doença arterial coronariana complexa	Classe de recomendação	Nível de evidência
Conhecimento do risco cirúrgico do paciente (escore próprio da instituição e/ou STS escore e/ou EuroSCORE)	I	B
Conhecimento da anatomia coronária (SYNTAX escore)	I	B
Lesão em tronco de coronária esquerda:		
Cirurgia	I	B
Angioplastia se o paciente for de alto risco para cirurgia ou se com AI ou IAMSSST e não candidato a cirurgia	IIa	B
Lesão em três vasos com ou sem DA:		
Cirurgia	I	B
Cirurgia tem maior benefício do que angioplastia, se SYNTAX escore > 22	IIa	B
Angioplastia	IIb	B
Lesão de dois vasos com DA proximal:		
Cirurgia	I	B
Angioplastia	IIa	B
Lesão de dois vasos sem DA proximal:		
Cirurgia (se grande área em risco)	IIa	B
Angioplastia	IIa	B
Lesão de um vaso com DA proximal		
Cirurgia: se utilizado enxerto de artéria mamária interna	I	B
Angioplastia	IIa	B
Lesão de um vaso sem DA proximal		
Cirurgia	III	C
Angioplastia	I	A

Resumo

A coronariopatia aguda sem supradesnivelamento do segmento "ST" é uma entidade clínica reconhecida e estudada em tempos relativamente recentes, na qual, apesar dos enormes avanços fisiopatológicos e terapêuticos obtidos, muitos questionamentos permanecem em aberto, dependendo das condutas e, frequentemente, da experiência dos especialistas.

Todos os pacientes com essa suspeita devem ser avaliados precocemente e submetidos à realização de eletrocardiograma e dosagem de marcadores de necrose miocárdica. A estratificação do risco para eventos isquêmicos e hemorrágicos é fundamental para a melhor decisão terapêutica e avaliação prognóstica. O tratamento, nos pacientes de risco intermediário ou alto, deve incluir fundamentalmente terapêutica antitrombótica (dupla antiagregação plaquetária e antitrombínico). A decisão entre estratégia invasiva (cineangiocoronariografia) ou conservadora (testes provocativos de isquemia) depende fundamentalmente de uma cuidadosa estratificação do risco do paciente frente ao risco do procedimento. Em geral, a estratégia invasiva é preferencial nos pacientes de risco intermediário e alto. O sucesso do tratamento será obtido pela associação da estratificação de risco, a correta seleção da terapêutica e do melhor julgamento clínico, com a utilização do Heart Team sempre que necessário.

Referências bibliográficas

1. Go AS, Mozaffarian D, Roger VL, et al. Heart disease and stroke statistics −2013 Update: a report from the American Heart Association. Circulation. 2013;127:e6-245.
2. Amsterdam EA, Wenger NK, Brindis RG, et al. 2014 AHA/ACC Guideline for the Management of Patients WithNon–ST-Elevation Acute Coronary Syndromes. J Am Coll Cardiol. 2014. J Am Coll Cardiol. 2014;64(24):e139-e228.
3. Nicolau JC, Timerman A, Marin-Neto JA, et al. Sociedade Brasileira de Cardiologia. Diretrizes da Sociedade Brasileira de Cardiologia sobre Angina Instável e Infarto Agudo do Miocárdio sem Supradesnível do Segmento ST. Arq Bras Cardiol. 2014;102(3Supl.1):1-61.Disponível em: www.cardiol.br.
4. Thygesen K, Alpert JS, Jaffe AS, et al. Fourth universal definition of myocardial infarction. Circulation. 2018;138:e618-e651.
5. Braunwald E. Unstable angina: a classification. Circulation. 1989;80(2):410-4.
6. van Miltenburg-van AJ, Simoons ML, Veerhoek RJ, Bossuyt PM. Incidence and follow-up of Braunwald subgroups in unstable angina pectoris. J Am Coll Cardiol. 1995;25(6):1286-92.
7. Hamm CW, Braunwald E. A classification of unstable angina revisited. Circulation. 2000;102(1):118-22.
8. Brieger D, Eagle KA, Goodman SG, et al. Acute coronary syndromes without chest pain, an underdiagnosed and undertreated high-risk group: insights from the Global Registry of Acute Coronary Events. Chest. 2004;126:461-9.
9. Nicolau JC, Barbosa CJDG, Franci A, et al. Do diabetic patients with acute coronary syndromes have a higher threshold for ischemic pain? Arq Bras Cardiol. 2014;103(3):183-191.
10. Nicolau,JC, Serrano CV Jr., Garzon SA, Ramires JA. Prognosis of acute myocardial infarction in the thrombolytic era: medical evaluation is still valuable. Eur J Heart Fail. 2001;3:569-76.
11. Jolly SS, Devereaux P. Does knowledge of the coronary anatomy save lives in patients with unstable angina?. Ann Intern Med. 2017;166:848-9.
12. Bosch X, Theroux P, Pelletier GB, et al. Clinical and angiographic features and prognostic significance of early postinfarction angina with and without electrocardiographic signs of transient ischemia. Am J Med. 1991;91(5):493-501.
13. de Winter RJ, Verouden NJW, Wellens HJJ, Wilde AAM. A new ECG sign of proximal LAD occlusion. N Engl J Med. 2008;359:2071-3.
14. Armstrong PW, Fu Y, Chang WC, et al. Acute coronary syndromes in the GUSTO-IIb trial: prognostic insights and impact of recurrent ischemia. The GUSTO-IIb Investigators. Circulation. 1998;98(18):1860-8.
15. Braunwald E, Morrow DA. Unstable angina: is it time for a requiem? Circulation. 2013;127(24):2452-7.
16. Giannitsis E, Steen H, Kurz K, et al. Cardiac magnetic resonance imaging study for quantification of infarct size comparing directly serial versus single time-point measurements of cardiac troponin T. J Am Coll Cardiol. 2008;51:307-14.
17. Apple FS, Sandoval Y, Jaffe AS, Ordonez-Llanos J; IFCC Task Force on Clinical Applications of Cardiac Bio-Markers. Cardiac troponin assays: Guide

to understanding analytical characteristics and their impact on clinical care. Clin Chem. 2017;63:73-81.

18. Reichlin T, Hochholzer W, Bassetti S, et al. Early diagnosis of myocardial infarction with sensitive cardiac troponin assays. N Engl J Med. 2009;361(9):858-67.

19. Nejatian A, Omstedt A, Hoijer J et al. Outcomes in patients with chest pain discharged after evaluation using a high-sensitivity troponin T assay, J Am Coll Cardiol. 2017;69:2622-30.

20. Mair J, Morandell D, Genser N, et al. Equivalent early sensitivities of myoglobin, creatine kinase MB mass, creatine kinase isoform ratios, and cardiac troponins I and T for acute myocardial infarction. Clin Chem. 1995;41(9):1266-72.

21. Lin JC, Apple FS, Murakami MM, Luepker RV. Rates of positive cardiac troponin I and creatine kinase MB mass among patients hospitalized for suspected acute coronary syndromes. Clin Chem. 2004;50(2):333-8.

22. de Winter RJ, Koster RW, Sturk A, Sanders GT. Value of myoglobin, troponin T, and CK-MBmass in ruling out an acute myocardial infarction in the emergency room. Circulation. 1995; 92(12):3401-7.

23. Weil BR, Suzuki G, Young RF, Iyer V, Canty JM Jr. Troponin release and reversible left ventricular dysfunction following transient pressure overload: Stress-induced myocardial stunning. J Am Cardiol Coll. 2018;71:2906-16.

24. Braunwald E, Jones RH, Mark DB, et al. Diagnosing and managing unstable angina. Agency for Health Care Policy and Research. Circulation. 1994;90(1):613-22.

25. Antman EM, Cohen M, Bernink PJ, et al. The TIMI risk score for unstable angina/non-ST elevation MI: a method for prognostication and therapeutic decision making. JAMA. 2000;284(7):835-42.

26. Granger CB, Goldberg RJ, Dabbous O, et al. Predictors of hospital mortality in the global registry of acute coronary events. Arch Intern Med. 2003;163:2345-53.

27. Subherwal S, Bach RG, Chen AY, et al. Baseline risk of major bleeding in non--ST-segment-elevation myocardial infarction: the CRUSADE (Can Rapid risk stratification of unstable angina patients suppress adverse outcomes with early implementation of the ACC/AHA Guidelines) bleeding score. Circulation. 2009;119(14):1873-82.

28. Mehran R, Pocock SJ, Nikolsky E, et al. A risk score to predict bleeding in patients with acute coronary syndromes. J Am Coll Cardiol. 2010;55(23):2556-66.

29. Nicolau JC, Moreira HG, Baracioli LM, et al. The bleeding risk score as a mortality predictor in patients with acute coronary syndrome. Arq Bras Cardiol. 2013;101(6):511-8.

30. Dedic A, Lubbers MM, Schaap J, Lammers J, Lamfers EJ, Rensing BJ, et al. Coronary CT angiography for suspected ACS in the era of high-sensitivity troponins: Randomized multicenter study. J Am Coll Cardiol. 2016;67:16-26.

31. Hofmann R, James SK, Jernberg T, et al. Oxygen therapy in suspected acute myocardial infarction. N Engl J Med. 2017;377:1240-9.

32. Hofmann R, Jenberg T, Lindahl B, et al., on behalf of the DETO2X-SWE-DEHEART Investigators. Long-term effects of oxygen therapy on death or hospitalization for heart failure in patients with suspected acute myocardial infarction. Circulation. 2018;138(24):2754-62.

33. Hobl EL, Stimpfl T, Ebner J, et al. Morphine decreases clopidogrel concentrations and effects: randomized, double-blind, placebo-controlled trial. J Am Coll Cardiol. 2014;63(7):630-5.

34. McCarthy CP, Mullins KV, Sidhu SS, Schulman SP, McEvoy JW. The on- and off- target effects of morphine in acute coronary syndrome: a narrative review. Am Heart J. 2016;176:114–121.

35. Yusuf S, Collins R, MacMahon S, et al. Effect of intravenous nitrates on mortality in acute myocardial infarction: an overview of the randomised trials. Lancet. 1988;1:1088-92.

36. Goldberger JJ, Bonow RO, Cuffe M, et al. Effect of beta-blocker dose on survival after acute myocardial infarction. J Am Coll Cardiol. 2015;66(13):1431-41.

37. Smith NL, Reiber GE, Psaty BM, et al. Health outcomes associated with beta-blocker and diltiazem treatment of unstable angina. J Am Coll Cardiol. 1998;32(5):1305-11.

38. Yusuf S, Sleight P, Pogue J, et al. Effects of an angiotensin-converting-enzyme inhibitor, ramipril, on cardiovascular events in high-risk patients. The Heart Outcomes Prevention Evaluation Study Investigators. N Engl J Med. 2000;342(3):145-53. Erratum in N Engl J Med. 2000;342(10):748, N Engl J Med. 2000;342(18):1376.

39. Theroux P, Ouimet H, McCans J, et al. Aspirin, heparin, or both to treat acute unstable angina. N Engl J Med. 1988;319:1105-11.

40. Peters RJ, Mehta SR, Fox KA, et al. Effects of aspirin dose when used alone or in combination with clopidogrel in patients with acute coronary syndromes: observations from the clopidogrel in unstable angina to prevent recurrent events (CURE) study. Circulation. 2003;108:1682-7.

41. Mehta SR, Tanguay JF, Eikelboom JW, et al. Current-oasis 7 trial investigators. Double-dose versus standard-dose clopidogrel and high-dose versus low-dose aspirin in individuals undergoing percutaneous coronary intervention for acute coronary syndromes (CURRENT-OASIS 7): a randomised factorial trial. Lancet. 2010;376:1233-43.

42. Yusuf S, Zhao F, Mehta SR, et al; Clopidogrel in unstable angina to prevent recurrent events trial investigators. Effects of clopidogrel in addition to aspirin in patients with acute coronary syndromes without ST-segment elevation. N Engl J Med. 2001;345:494-502.

43. Price MJ, Berger PB, Teirstein PS, et al; GRAVITAS Investigators. Standard- vs high-dose clopidogrel based on platelet function testing after percutaneous coronary intervention: the GRAVITAS randomized trial. JAMA. 2011;305:1097-105.

44. Collet JP, Cuisset T, RangéG, et al; ARCTIC Investigators. Bedside monitoring to adjust antiplatelet therapy for coronary stenting. N Engl J Med. 2012;367:2100-9.

45. Serrano Jr CV, Fenelon G, Soeiro AM, et al. Sociedade Brasileira de Cardiologia. Diretrizes Brasileiras de Antiagregantes Plaquetários e Anticoagulantes em Cardiologia. Arq Bras Cardiol. 2013;101(3supl.3):1-93. www.cardiol.br.

46. Mega JL, Simon T, Collet JP, et al. Reduced-function CYP2C19 genotype and risk of adverse clinical outcomes among patients treated with clopidogrel predominantly for PCI: a meta-analysis. JAMA. 2010;304:1821-30.

47. Zhang L, Yang J, Zhu X, Wang X, Peng L, Li X, et al. Effect of high-dose clopidogrel according to CYP2C19*2 genotype in patients undergoing percutaneous coronary intervention- a systematic review and meta-analysis. Thromb Res. 2015;135:449-58.

48. Ho PM, Maddox TM, Wang L, et al. Risk of adverse outcomes associated with concomitant use of clopidogrel and proton pump inhibitors following acute coronary syndrome. JAMA. 2009;301:937-44.

49. Nicolau JC, Bhatt D, Roe M, et al. The association between concomitant proton-pump inhibitor use and clinical outcomes in patients with acute coronary syndromes treated with prasugrel versus clopidogrel and managed without revascularization: insights from the TRILOGY ACS Study Trial. J Am Coll Cardiol. 2013;61(10-5):A110.

50. Bhatt DL, Cryer BL, Contant CF, et al; COGENT Investigators. Clopidogrel with or without omeprazole in coronary artery disease. N Engl J Med. 2010;363(20):1909-17.

51. Goodman SG, Clare R, Pieper KS, et al; Platelet Inhibition and Patient Outcomes Trial Investigators. Association of proton pump inhibitor use on cardiovascular outcomes with clopidogrel and ticagrelor: insights from the platelet inhibition and patient outcomes trial. Circulation. 2012;125:978-86.

52. Wiviott SD, Braunwald E, McCabe CH, et al; TRITON-TIMI 38 Investigators. Prasugrel versus clopidogrel in patients with acute coronary syndromes. N Engl J Med. 2007;15(357):2001-15.

53. Roe MT, Armstrong PW, Fox KA, et al; TRILOGY ACS Investigators. Prasugrel versus clopidogrel for acute coronary syndromes without revascularization. N Engl J Med. 2012;367:1297-309.

54. Wallentin L, Becker RC, Budaj A, et al. PLATO Investigators. Ticagrelor versus clopidogrel in patients with acute coronary syndromes. N Engl J Med. 2009;361:1045-57.

55. Boersma E, Harrington RA, Moliterno DJ, et al. Platelet glycoprotein IIb/IIIa inhibitors in acute coronary syndromes: a meta-analysis of all major randomised clinical trials. Lancet. 2002;359:189-98.

56. Oler A, Whooley MA, Oler J, Grady D. Adding Heparin to Aspirin Reduces the Incidence of Myocardial Infarction and Death in Patients With Unstable Angina: A Meta-analysis. JAMA. 1996;276(10):811-815.

57. Nicolau JC, Cohen M, Montalescot G. Differences among low molecular--weight heparins: evidence in patients with acute coronary syndromes. J Cardiovasc Pharmacol. 2009;53:440-5.

58. Antman EM, Cohen M, Radley D, et al. Assessment of the treatment effect of enoxaparin for unstable angina/non-Q-wave myocardial infarction. TIMI 11B-ESSENCE meta-analysis. Circulation. 1999;100:1602-8.

59. Ferguson JJ, Califf RM, Antman EM, et al. Enoxaparin vs unfractionated heparin in high-risk patients with non-ST-segment elevation acute coronary syndromes managed with an intended early invasive strategy: primary results of the SYNERGY randomized trial. JAMA. 2004;292:45-54.

60. Petersen JL, Mhaffey KW, Hasselblad V. et al. Efficacy and bleeding complications among patients randomized to enoxaparin or unfractionated heparin for antithrombin therapy in non-ST-segment elevation acute coronary syndromes. JAMA. 2004;292:89-96.

61. Yusuf S, Mehta SR, Chrolavicius S, et al. Comparison of fondaparinux and enoxaparin in acute coronary syndromes. N Engl J Med. 2006;354:1464-76.

62. Cannon CP, McCabe CH, Belder R, et al. Design of the Pravastatin or Atorvastatin Evaluation and Infection Therapy (PROVE IT)-TIMI 22 trial. Am J Cardiol. 2002;89:860-1.

63. Cannon CP, et al for IMPROVE-IT Investigators. Ezetimibe Added to Statin Therapy after Acute Coronary Syndromes. N Engl J Med. 2015;372:2387–97.

64. Faludi AA, Izar MCO, Saraiva JFK, Chacra APM, Bianco HT, Afiune Neto A, et al. Atualização da Diretriz Brasileira de Dislipidemias e Prevenção da Aterosclerose – 2017. Arq Bras Cardiol. 2017; 109(2Supl.1):1-76.

65. Grundy SM, Stone NJ, Bailey AL, et al. 2018 AHA/ACC/AACVPR/AAPA/ABC/ACPM/ADA/AGS/APhA/ASPC/NLA/PCNA guideline on the management of blood cholesterol: executive summary: a report of the American College of Cardiology/American Heart Association Task Force on Clinical Practice Guidelines. Circulation. 2018.

66. Park D-W, Ahn J-M, Yun S-C, Yoon Y-H, Kang D-Y, Lee PH, et al. Ten-year outcomes of stents versus coronary-artery bypass grafting for left main coronary artery disease. J Am Coll Cardiol. 2018.

67. Morice MC, Serruys PW, Kappetein AP, et al. Outcomes in patients with de novo left main disease treated with either percutaneous coronary intervention using paclitaxel-eluting stents or coronary artery bypass graft treatment in the synergy between percutaneous coronary intervention with TAXUS and Cardiac Surgery (SYNTAX) trial. Circulation. 2010;121:2645-53.

68. Farkouh ME, Domanski M, Sleeper LA, et al. Strategies for multivessel revascularization in patients with diabetes. N Engl J Med. 2012;367:2375-84.

Capítulo 8

Diagnóstico e tratamento do infarto agudo do miocárdio com supradesnivelamento do segmento ST

Amanda Guerra de Moraes Rego Sousa
André Feldman
Ari Timerman

Pontos-chave

- Quanto mais precoce o diagnóstico do infarto agudo do miocárdio com supradesnivelamento de ST, melhor será a eficácia da estratégia terapêutica para redução da morbidade e da mortalidade.
- Tanto a avaliação clínica quanto o eletrocardiograma de admissão permitem uma estratificação prognóstica e são fundamentais para a definição da estratégia terapêutica a ser adotada.
- Os marcadores de lesão miocárdica em pacientes com supradesnivelamento do segmento ST não devem retardar o tratamento de reperfusão.
- Os principais objetivos do tratamento do infarto agudo do miocárdio com supradesnivelamento de segmento ST são aliviar os sintomas, reduzir o risco de morte e de complicações e limitar a extensão da lesão miocárdica.
- Após a identificação de um paciente com infarto agudo do miocárdio com supradesnivelamento de ST, a terapia de reperfusão deve ser instituída o mais precocemente possível.
- A dupla antiagregação plaquetária eficaz permite melhores taxas de reperfusão e menor incidência de complicações em curto e longo prazos.

A importância do diagnóstico precoce

A precocidade da reperfusão coronária no tratamento do infarto agudo do miocárdio tem influência direta em seu prognóstico, com significativa redução da mortalidade. Assim, o diagnóstico correto e precoce dessa condição clínica tornou-se imprescindível.[1]

A não realização do diagnóstico correto e a liberação de um paciente com síndrome coronariana aguda (SCA) do serviço de emergência pode trazer sérias consequências. A razão de risco de óbito para o paciente liberado com infarto agudo do miocárdio é de 1,9 e para pacientes com angina instável é de 1,7.[2,3]

O melhor desempenho no atendimento de emergência, alcançado com a disseminação do conceito da unidade de dor torácica, a adoção e elaboração de protocolos de atendimento, o treinamento da equipe multiprofissional, a integração dos diferentes métodos diagnósticos e a implementação da terapêutica adequada tem levado a experiências muito edificantes, com melhor qualidade do tratamento e consequente redução da morbidade, da mortalidade e dos custos.[4,5]

O diagnóstico da síndrome coronariana aguda com supradesnivelamento do segmento ST (SCACSST) é baseado fundamentalmente na história clínica do paciente admitido ao pronto-socorro. A anamnese é o pilar diagnóstico mais importante e deve ser explorada de forma criteriosa para um adequado manejo terapêutico subsequente.

Diagnóstico

Anamnese

A principal manifestação clínica em um paciente com isquemia miocárdica é a dor torácica em região precordial ou retroesternal, de intensidade variável (geralmente forte) em pacientes com infarto agudo do miocárdio. A dor torácica pode ser caracterizada como aperto, peso, constrição, ardência ou queimação; em repouso, pode ter sido desencadeada por esforço físico ou estresse e vir acompanhada de fatores como náuseas, vômitos, sudorese ou palidez.

O quadro clínico clássico de infarto agudo do miocárdio apresenta dor retroesternal, com irradiação para membros superiores, geralmente ambos os membros ou membro superior esquerdo, mandíbula, pescoço e/ou região dorsal. Muitas vezes, a irradiação para o braço esquerdo se caracteriza por dor ou formigamento no punho, na mão ou restrita à região ulnar e ao quinto dedo. Não infrequentemente, a dor se localiza na região do epigástrio, em queimação, irradiando-se para a face anterior do tórax, podendo ser confundida com manifestações clínicas de doenças do trato digestivo alto, como dispepsia, gastrite, colecistopatias ou úlcera péptica.

Algumas vezes, a apresentação clínica é atípica, com ausência de sintomas ou presença de desconforto, peso ou mal-estar torácico indefinido, sudorese e fraqueza sem causa aparente. Essas formas de apresentação podem aparecer, principalmente, em idosos, diabéticos, mulheres e em portadores de insuficiência cardíaca. Vale lembrar que algumas condições clínicas, como confusão mental, dispneia, edema agudo do pulmão, síncope, parada cardiorrespiratória, tromboembolismo arterial cerebral ou periférico podem ter o infarto agudo do miocárdio como substrato patológico mesmo na ausência de precordialgia.[6,7]

Antecedentes e fatores de risco

Os antecedentes pessoais e familiares, assim como o levantamento completo para a presença de fatores de risco para doença aterosclerótica podem contribuir para a valorização da dor torácica como manifestação de isquemia miocárdica na avaliação inicial. O diabete melito e a história de doença arterial coronariana prévia, particularmente, reforçam a possibilidade diagnóstica de evento isquêmico miocárdico agudo, bem como também o uso prévio de medicações anti-isquêmicas.[3]

Outros fatores de risco, como hipertensão arterial, dislipidemia, tabagismo, sobrepeso e sedentarismo incrementam o risco e a probabilidade de evento coronário em pacientes que se apresentam com dor torácica ao pronto-socorro.

Exame físico

O exame físico inicial é dirigido para os sistemas cardiovascular e neurológico e, embora sumário, é fundamental antes de qualquer atitude terapêutica.

O paciente com infarto agudo do miocárdio pode apresentar fácies de dor, inquietação, apreensão, palidez, sudorese e/ou extremidades frias. Essas manifestações clínicas melhoram com o desaparecimento da dor em razão da redução da hiperestimulação simpática.

Dependendo do grau de comprometimento da função ventricular esquerda, graus variáveis de desconforto respiratório e tosse podem estar presentes.

A pressão arterial sistêmica pode estar normal, alta ou baixa. Um quadro de hipotensão pode significar evolução para choque cardiogênico em presença de áreas de necrose extensa ou pode ser transitório, associado à bradicardia no infarto de parede inferior por ativação do reflexo de Bezold-Jarisch.[6] A hipotensão e o baixo débito cardíaco na ausência de sinais de congestão pulmonar podem estar associados a infarto do ventrículo direito, hipovolemia ou uso de medicamentos como opiáceos, vasodilatadores ou betabloqueadores.[8-10]

Estase jugular pode indicar insuficiência cardíaca, choque cardiogênico e hipoperfusão periférica ou infarto de ventrículo direito. A avaliação dos pulsos, se presentes e simétricos, assim como a intensidade dos mesmos, é fundamental para o diagnóstico diferencial com a dissecção aguda de aorta.

Eletrocardiograma

Apesar de todos os avanços tecnológicos, o eletrocardiograma ainda é de fundamental importância no diagnóstico do infarto agudo do miocárdio com supradesnivelamento do segmento ST. Deve ser realizado em até 10 minutos após a admissão do paciente.[11,12]

A elevação do segmento ST em presença de dor torácica identifica com alta probabilidade um infarto agudo do miocárdio.[3] As alterações eletrocardiográficas começam a aparecer minutos após a oclusão da artéria coronária, inicialmente com ondas T apiculadas seguidas do supradesnivelamento do segmento ST. Se a oclusão arterial persiste, a onda Q aparece em um período de 1 a 12 horas. Seu significado é de área eletricamente inativa em razão de necrose miocárdica.[13,14] O supradesnivelamento de ST resolve em 3 a 15 dias em 95% dos infartos inferiores e 40% dos infartos anteriores. A persistência do supradesnivelamento após 2 semanas está relacionada a pior prognóstico, extensa área de necrose ou aneurisma de ventrículo esquerdo[15,16] (Figura 1).

Diferentemente do que se acreditava, a presença da onda Q no eletrocardiograma não é patognomônica de infarto transmural. Ela pode surgir em infarto de grande extensão, mesmo subendocárdico.[16]

O grau de supradesnivelamento do segmento ST sugestivo de isquemia miocárdica foi redefinido. O supradesnivelamento do segmento ST novo em duas derivações contíguas: ≥ 2 mm em homens e ≥ 1,5 mm em mulheres, nas derivações V2 e V3 e ≥ 1 mm nas demais derivações, deve ser considerado isquemia miocárdica aguda.[17] Correlacionando as derivações comprometidas pela elevação do segmento ST com o ventrículo esquerdo, podemos inferir a parede acometida e também identificar a artéria coronária relacionada.[18] O valor prognóstico do supradesnivelamento do segmento ST está relacionado ao número de derivações envolvidas: quanto mais derivações forem acometidas, maior será a extensão da necrose e pior o prognóstico.[19] A Tabela 1 relaciona a localiza-

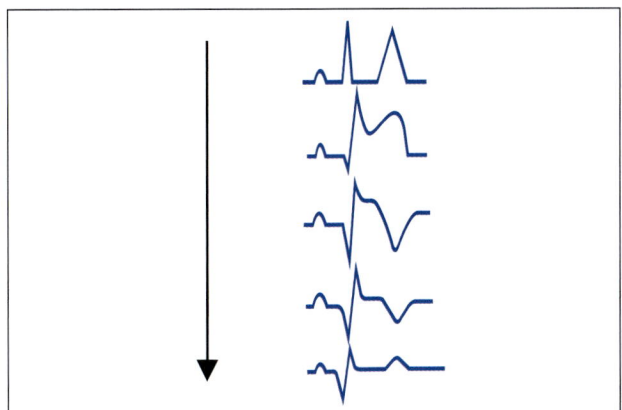

Figura 1 Evolução temporal das alterações eletrocardiográficas no infarto agudo do miocárdio com supradesnivelamento do segmento ST.

ção do infarto no eletrocardiograma com o ecocardiograma e a artéria coronária "culpada". As Figuras 2 e 3 mostram as alterações eletrocardiográficas típicas de infarto agudo do miocárdio em paredes anterior e inferior, assim como as respectivas artérias responsáveis pelo infarto.

Tabela 1 Localização do infarto agudo do miocárdio no eletrocardiograma, no ecocardiograma e sua relação com a coronária "culpada"			
Local do IAM	**Supra de ST**	**Local no ECO**	**Coronária**
Anterior	V1-4	Apical e anterosseptal média	ADA
Anterior extenso	V1-6 (D1, AVL)	Apical e anterosseptal	ADA
Inferior	D2, D3, ACF	Inferior e dorsal	ACD ou ACx
Posterior	V7-8 e infra de ST na parede anterior	Posterior e/ou lateral	ACx ou ACD
Lateral alto	D1, AVL	Lateral e/ou dorsal	ACx
Ventrículo direito	DV3-5, V1	Posterior e lateral do VD	ACD

ADA: artéria descendente anterior; ACD: artéria coronária direita; ACx: artéria cincunflexa; IAM: infarto agudo do miocárdio

Naqueles que se apresentam com intervalo de tempo entre o início da dor e a chegada ao hospital superior a 6 ou mesmo 12 horas, a persistência de um expressivo desvio do segmento ST, especialmente se ainda vier acompanhado de dor, indica, muito provavelmente, que existe músculo cardíaco viável e a terapêutica de reperfusão coronária ainda pode ser útil. Ao contrário, a observação de uma onda Q de necrose que se supõe recente com supra de ST de pouca expressão em pacientes cuja dor já tem muitas horas com intensidade bem reduzida ou ausente sugere que a recanalização espontânea possa ter ocorrido ou uma grande necrose já tenha se estabelecido.

Os pacientes com elevação do segmento ST devem ser considerados de alto risco para óbito por arritmias malignas, insuficiência ventricular esquerda ou ruptura miocárdica. No estudo GUSTO–IIb,[13] que avaliou 12.142 pacientes com manifestações clínicas de isquemia miocárdica em repouso e suas alterações eletrocardiográficas com 12 horas de evolução, 28% apresentavam supradesnivelamento do segmento ST de pelo menos 0,5 mm. Esse grupo evoluiu com a maior mortalidade (9,8%), em 30 dias de acompanhamento.

A presença de um eletrocardiograma inicialmente normal não exclui a possibilidade de SCA, sendo recomendada a repetição do exame em cerca de 30 minutos ou em qualquer momento de piora ou melhora da dor torácica, independentemente do uso de medicação antianginosa. Eletrocardiogramas seriados aumentam a sensibilidade diagnóstica do método.

A obtenção de traçados seriados, com a análise criteriosa do segmento ST e da onda T e a realização de derivações adicionais, como V_3R, V_4R, V_7 e V_8, pode aumentar a sensibilidade para 85 a 90%.

Algumas situações, que não o infarto agudo do miocárdio, podem mimetizar as alterações eletrocardiográficas já

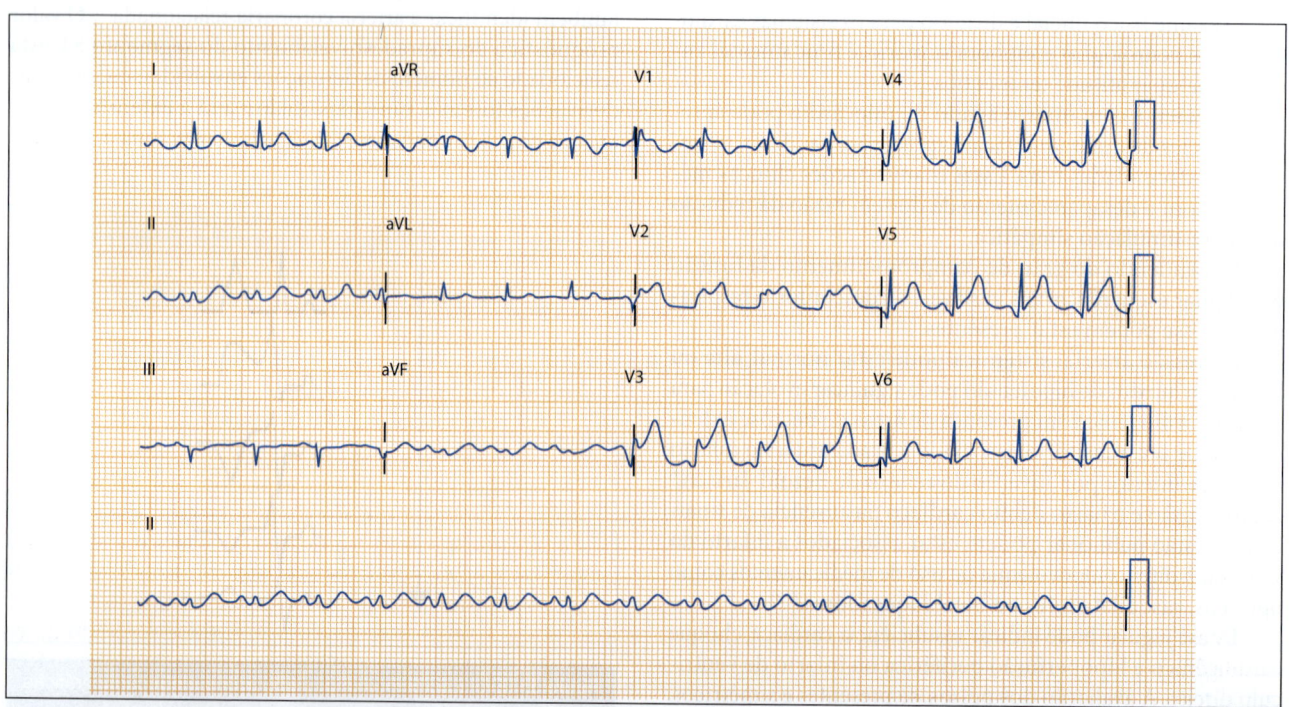

Figura 2 Eletrocardiograma demonstrando supradesnivelamento do segmento ST em parede anterior (V1 a V5).

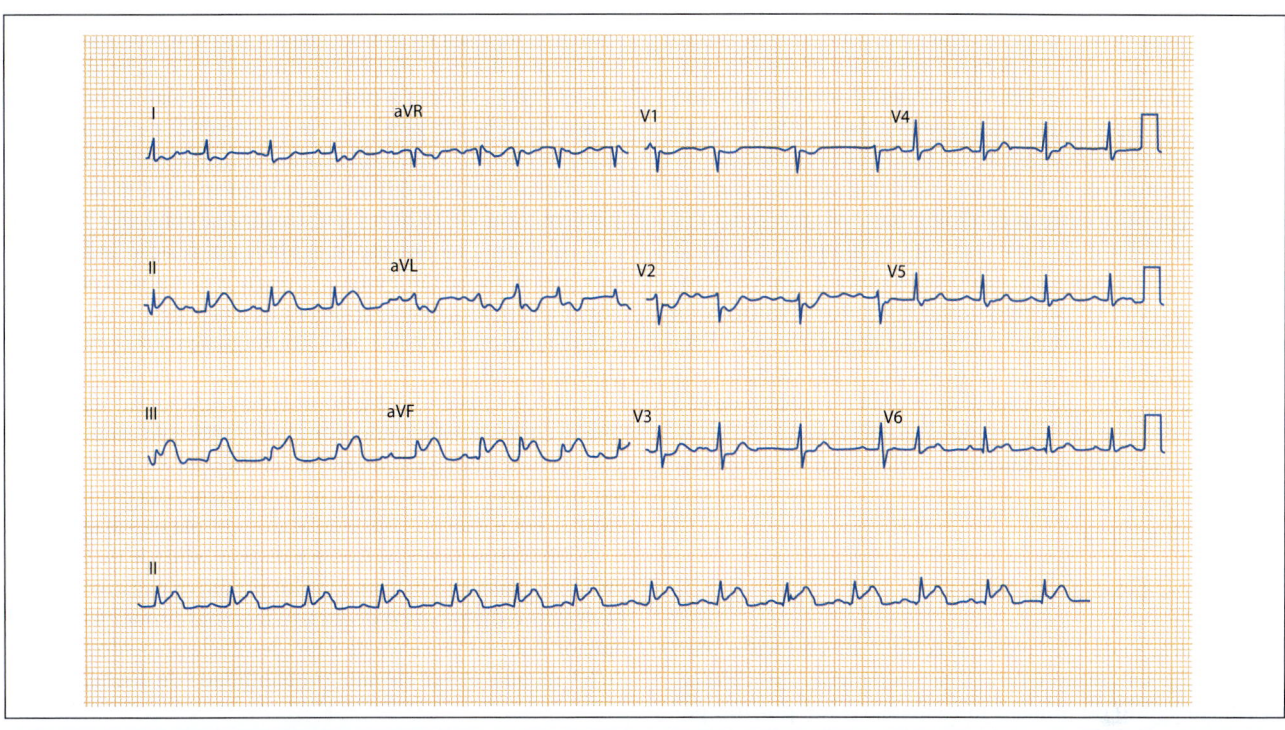

Figura 3 Eletrocardiograma demonstrando supradesnivelamento do segmento ST em parede inferior (DII, DIII e AvF).

descritas, como a repolarização precoce, pericardites, hipertrofia miocárdica ou infarto prévio, mesmo na ausência de um aneurisma ventricular esquerdo.

As alterações eletrocardiográficas nas diferentes derivações do eletrocardiograma permitem não só diagnosticar, como também localizar o infarto agudo do miocárdio (Tabela 1). No entanto, as doze derivações podem não detectar áreas pequenas de necrose. Infartos na localização dorsal ou lateral, secundários à oclusão da artéria circunflexa, podem não ser detectados pelas derivações usuais.[20]

No diagnóstico do infarto do ventrículo direito, é fundamental que se acrescentem as derivações V_3R, V_4R, V_7 e V_8 em razão da dificuldade diagnóstica; por isso, todo eletrocardiograma realizado em pacientes com infarto inferior (supradesnivelamento em DII, DIII e AVF) deve conter as 16 derivações.[9] O supradesnivelamento de ST em V_3R e/ou V_4R diagnostica o infarto de ventrículo direito com sensibilidade de 100% e especificidade de 87%.[21] O supradesnivelamento de ST em V_3R e V_4R é transitório e raramente permanece por mais de 12 horas de evolução do infarto. Outras alterações, como o supradesnivelamento de ST em V1 a V3 reduzindo progressivamente, associado ao supradesnivelamento em D2, D3 e AVF, com o supradesnivelamento de ST em D3 maior do que em D2, contribuem para o diagnóstico de oclusão proximal de artéria coronária direita e infarto do ventrículo direito.[15]

A realização de derivações adicionais aumenta a sensibilidade diagnóstica do eletrocardiograma e deve ser realizada em todos os pacientes com suspeita de isquemia miocárdica.

As derivações posteriores V_7 e V_8 melhoram a sensibilidade diagnóstica para a detecção dos infartos que comprometem a parede posterior do ventrículo esquerdo. Essa contribuição é particularmente importante no esclarecimento diagnóstico na presença de infradesnivelamento do segmento ST na parede anterosseptal (V_1 a V_4), associado à onda T de alta amplitude, que sugere SCA sem supradesnivelamento de ST em parede anterior do ventrículo esquerdo. A utilização adequada do eletrocardiograma nessa situação é fundamental, possibilitando o tratamento desses pacientes com terapia de reperfusão.[22]

Asfour et al.,[23] analisando a presença do infradesnivelamento do segmento ST de maior magnitude em V_1 a V_3 em relação àqueles que apresentavam essa mesma alteração em outras derivações, ou mesmo aqueles que não as apresentavam, sugeriram que essa alteração é compatível com infartos de maior extensão localizados na região dorsal do ventrículo esquerdo.

Distúrbios de condução de ramo

A presença de bloqueio de ramo direito ao eletrocardiograma de admissão, no paciente com manifestações clínicas características, não parece trazer maiores dificuldades para o diagnóstico de infarto agudo do miocárdio, mas está relacionada a um infarto de pior prognóstico e, quando for recente, com oclusão proximal da artéria descendente anterior.[17]

Em presença de bloqueio de ramo esquerdo ou na vigência de marca-passo estimulando o ventrículo direito, o diagnóstico é mais limitado, pois as alterações do segmento ST-T já existentes prejudicam o diagnóstico de infarto agudo do miocárdio.

Sgarbossa et al.,[24] em 1996, estabeleceram um algoritmo com base em três critérios para o diagnóstico de infarto agudo do miocárdio na vigência de bloqueio completo de ramo esquerdo, que apresentam alta especificidade (90%) e baixa sensibilidade (50%). Esses critérios foram posteriormente validados em estudo de Sokolove et al.,[25] demonstrando concordância diagnóstica entre os cardiologistas e os emergencistas.

Vale ressaltar que o aparecimento de bloqueio completo de ramo esquerdo novo associado a precordialgia típica e prolongada deve ser considerado infarto agudo do miocárdio, portanto, com total indicação de terapia de reperfusão.[26] Essa forma de apresentação eletrocardiográfica tem sido apontada como uma das principais causas de retardo ou mesmo de não realização desse tratamento. A angioplastia coronária percutânea tem sido recomendada como preferencial nesses casos.[8]

Exames laboratoriais

Marcadores de lesão miocárdica

A liberação do conteúdo intracelular dos miócitos para a circulação sanguínea é característica da lesão miocárdica. O infarto agudo do miocárdio é caracterizado por um padrão previsível de liberação das proteínas cardíacas na circulação sanguínea.

A dosagem dos marcadores de lesão miocárdica em pacientes admitidos com quadro clínico característico e com supradesnivelamento do segmento ST no eletrocardiograma não é essencial para o diagnóstico do infarto agudo do miocárdio. Não se deve aguardar o resultado dos marcadores para iniciar o tratamento, principalmente a reperfusão coronária. Esses pacientes devem ser rapidamente encaminhados a uma técnica de reperfusão arterial coronária, quer seja mecânica ou química.[27]

O diagnóstico de infarto agudo do miocárdio com os marcadores de lesão miocárdica é confirmado somente quando eles estão elevados em presença de isquemia miocárdica associada, seja por quadro clínico, eletrocardiograma ou um método de imagem.[28]

Existem três marcadores de lesão miocárdica que são utilizados atualmente:

- Troponina I (TnI) e troponina T (TnT).
- Creatina quinase (CK) e sua isoforma MB (CK-MB).
- Mioglobina.

As troponinas são consideradas os marcadores preferidos para diagnóstico de necrose miocárdica por sua elevada especificidade. Seu aparecimento se dá entre 4 e 6 horas após o início da necrose, o que torna sua sensibilidade reduzida nas primeiras horas de infarto. Assim sendo, um teste negativo nessas primeiras horas não exclui o diagnóstico de IAM. Recomenda-se seriar de rotina a cada 6 horas os níveis de marcadores. Tem elevado valor para prognóstico, no qual encontra sua principal utilidade em pacientes com SCACSST.

A relação CK/CK-MB atividade com uma curva característica com elevação e normalização de seus níveis ainda é bastante utilizada na prática clínica. Considera-se exame positivo quando essa relação se situa entre 4 e 25%: abaixo de 4%, em geral, se deve a processos na musculatura periférica; acima de 25%, em geral, ocorre na presença de macromoléculas. A CK-MB massa dispensa a utilização dessa relação.

Eleva-se em 4 a 6 horas após o início dos sintomas, com pico em torno de 18 horas, e normaliza-se entre 48 e 72 horas.

Apresenta menor especificidade em relação às troponinas, pois eleva-se também em presença de outras condições, como cirurgia cardíaca; lesões musculares periféricas; doença maligna; em lesões de próstata, língua e útero; e no uso de drogas ilícitas.

Mioglobina é uma hemoproteína transportadora de oxigênio, citoplasmática, encontrada em músculo esquelético e cardíaco de pouco valor em pacientes com SCACSST. Pode ser utilizada para descartar um IAM quando da dúvida diagnóstica em pacientes com eletrocardiograma não diagnóstico.

Em alguns serviços existe a disponibilidade de troponina ultrassensível. Seu grande valor preditivo negativo permite excluir o diagnóstico de infarto logo nas primeiras horas e menor valor na presença de supradesnivelamento do segmento ST na qual existe elevada probabilidade de doença aguda.

Métodos de imagem

Além da inequívoca contribuição para descartar diagnósticos diferenciais que determinam mudanças na estratégia terapêutica, os métodos de imagem podem ter importante participação no diagnóstico do infarto do miocárdio nas primeiras horas, na avaliação das repercussões anatômicas e funcionais da necrose miocárdica e na estratificação de risco.

Como qualquer outro exame subsidiário, a realização de um método de imagem não deve constituir fator de retardo para a terapia de reperfusão no paciente que se apresenta com SCACSST no eletrocardiograma.[10] No entanto, quando há suspeita de que o quadro clínico pode corresponder a uma dissecção aórtica, está plenamente justificada a realização de uma radiografia de tórax com equipamento portátil, à beira do leito, ecocardiograma transtorácico ou transesofágico, tomografia computadorizada do tórax ou até mesmo ressonância nuclear magnética, para melhor esclarecer o diagnóstico antes da administração de fibrinolítico. Em relação à ressonância nuclear magnética, é importante destacar seu papel na avaliação da viabilidade miocárdica pós-infarto.[29] Estudos experimentais e clínicos comprovam a propriedade desse exame na identificação de áreas de necrose ou fibrose miocárdica, distinguindo-as das regiões isquêmicas. O contraste paramagnético (gadolínio) atinge as regiões necrosadas mais tardiamente e permanece nelas retido por mais tempo (realce tardio).

Tratamento

Anualmente, o Brasil registra cerca de 350.000 óbitos por SCA ao ano. Destes, grande parte apresenta o supradesnivelamento do segmento ST ao eletrocardiograma. Nessa situação, a precocidade do tratamento é fundamental determinante prognóstica desses indivíduos.[8,23]

No momento da admissão, todos os casos de dor torácica aguda sugestiva de isquemia miocárdica podem ser inicialmente denominados SCA[30-33] que, de acordo com os eletrocardiogramas iniciais, podem ser classificados em:

- SCA com supradesnivelamento de segmento ST (SCACSST);
- SCA sem supradesnivelamento de segmento ST (SCASSST).

Tratamento da SCACSST no local do primeiro atendimento

Medidas iniciais

Os principais objetivos do tratamento da SCACSST são: aliviar os sintomas, reduzir o risco de morte e de complicações e limitar a extensão da lesão miocárdica. Para isso, é fundamental que o paciente com suspeita de SCACSST seja atendido o mais rapidamente possível (Tabelas 2 e 3).

Tabela 2 Medidas iniciais no atendimento da síndrome coronariana aguda
Oxigênio (se SatO$_2$ < 90%); acesso venoso; monitor (PA, ECG, SatO$_2$)
História e EF direcionados: • Características da dor/fatores de risco • Exame cardíaco e pulmonar • Pulsos periféricos
MONA-beta-CH
Marcadores de necrose, coagulação, HB, plaquetas
ECG de 12 derivações
Radiografia de tórax/ecocardiograma

PA = pressão arterial; SatO$_2$ = saturação de oxigênio; MONABCH = iniciais de morfina, oxigênio, nitrato, aspirina®, betabloqueador, clopidogrel (ou prasugrel ou ticagrelor), heparina. Fonte Timerman A – Projeto Emerge – Brasil. www.medicalservices.com.br

Tabela 3 Medicamentos administrados no atendimento inicial das síndromes coronarianas agudas
Morfina IV
Oxigênio (4 L/min)
Nitrato ou nitroglicerina
Ácido acetilsalicílico (200 a 300 mg)
Betabloqueador
Clopidogrel/ticagrelor/prasugrel
Heparina

Como alternativa ao clopidogrel pode-se cogitar a utilização dos novos antiplaquetários prasugrel ou ticagrelor. Fonte Timerman A – Projeto Emerge – Brasil www.medicalservices.com.br

A primeira medida medicamentosa a ser tomada é a administração de ácido acetilsalicílico (AAS) em dose de ataque, que pode anteceder inclusive ao eletrocardiograma.

O paciente com suspeita de SCA deve ser conduzido à sala de emergência onde será monitorado. Acesso venoso e oxigenoterapia, se necessária, devem ser prontamente instalados. O eletrocardiograma deve ser realizado em até 10 minutos.

A monitorização eletrocardiográfica contínua permite detectar distúrbios do ritmo cardíaco que podem levar à instabilidade hemodinâmica ou à morte.

A administração de oxigênio é baseada em estudos experimentais que sugerem redução no tamanho do infarto com essa terapia.[34] Entretanto, apesar de ser uma prática consagrada em todo o mundo, não há evidências definitivas de benefício na redução da morbidade e mortalidade, a menos que haja hipoxemia. Recomenda-se oxigenoterapia para pacientes com saturação inferior a 90%.

Analgesia

A morfina permanece como analgésico de escolha nos casos de infarto agudo do miocárdio porque, além de promover alívio da dor, reduz a ansiedade e promove vasodilatação arterial, diminuindo a liberação de catecolaminas e, consequentemente, reduzem o consumo de oxigênio e a demanda metabólica. Entretanto, observa-se em todo o mundo uma tendência à subutilização da morfina, em razão ao uso de baixas doses ou à opção por não fazer analgesia para ter o controle da dor como parâmetro de resposta à reperfusão coronária e aos medicamentos anti-isquêmicos. Morfina não altera mortalidade e seu uso tem o objetivo de aliviar a dor em pacientes com intensidade elevada da mesma que não obtiveram alívio ou apresentam contraindicação a nitrato. Pode ser bem empregada em pacientes com sinais de congestão pulmonar importante.

Agentes antiplaquetários

Após a ruptura da placa aterosclerótica, ocorre uma sucessão de eventos que culminam na formação do trombo fibrinoplaquetário, responsável pela oclusão da artéria coronária. Um dos principais mecanismos dessa cascata de eventos é a agregação das plaquetas.

Ácido acetilsalicílico (AAS)

O AAS bloqueia a enzima ciclo-oxigenase derivada do ácido araquidônico, causando imediata inibição de seus derivados, tromboxano A$_2$ (vasoconstritor e pró-agregante) e prostaglandina (vasodilatador e antiagregante plaquetário). Esse agente continua sendo o antiplaquetário de escolha em todas as formas de coronariopatias, em função das sólidas evidências científicas que comprovam sua eficácia, segurança e excelente relação custo-efetividade.[35] O uso precoce do AAS reduz o risco de morte em 23% (quando utilizado de forma isolada) e em 42% (quando utilizado com fibrinolítico), além de reduzir de maneira significativa o risco de reoclusão coronária e de eventos isquêmicos recorrentes.[36,37]

Após a alta hospitalar, o AAS deve ser mantido indefinidamente (dose de 81 a 125 mg/dia) para prevenção ou redução na incidência de novos eventos isquêmicos. Sua principal contraindicação é a hipersensibilidade e a presença de sangramento ativo.

Antagonistas do receptor P_2Y_{12}

Os receptores P_2Y_{12} se ligam ao ADP e ativam a agregação plaquetária. Sua inibição, por meio de antagonistas do receptor P_2Y_{12}, aumenta a antiagregação e diminui a recorrência de eventos isquêmicos. Os estudos CLARITY[38] e COMMMIT[39] avaliaram a associação do clopidogrel ao tratamento convencional (somente AAS) em pacientes com SCA. O estudo CLARITY avaliou o clopidogrel na dose de ataque de 300 mg seguida de 75 mg diários em 3.491 pacientes de até 75 anos de idade e até 12 horas de evolução, submetidos a tratamento fibrinolítico. O grupo que recebeu clopidogrel apresentou redução de 36% do risco do objetivo composto de oclusão da artéria coronária "culpada", morte ou infarto do miocárdio. O estudo COMMIT incluiu 45.852 pacientes com até 24 horas de evolução, submetidos ou não a fibrinólise, randomizados para receber clopidogrel (75 mg diários sem dose de ataque) ou placebo. O objetivo principal do estudo foi alcançado, demonstrando-se redução de 9% no risco relativo de morte, reinfarto ou acidente vascular encefálico (AVE) a favor do grupo que utilizou clopidogrel (p < 0,002).

O clopidogrel, porém, apresenta algumas limitações, como início de ação lento e resistência antiplaquetária por mutação genética.

Tais condições motivaram o desenvolvimento de estudos, o que propiciou o aparecimento de outros antiplaquetários que se mostram como alternativa ao uso de clopidogrel, apresentando benefícios na redução de eventos coronários. O prasugrel foi comparado ao clopidogrel (ambos os regimes em associação ao AAS) no estudo TRITON[40] em pacientes com anatomia coronária previamente conhecida e indicação de angioplastia com *stent*. Nesse estudo, o prasugrel mostrou-se superior ao clopidogrel na redução de infarto não fatal e no composto de morte por causas cardiovasculares, infarto agudo do miocárdio e AVE não fatais. Por outro lado, o prasugrel mostrou-se com taxas de sangramento maior mais elevadas. Nesse estudo, evidenciou-se que não havia benefício clínico líquido do prasugrel em relação ao clopidogrel nos pacientes idosos (> 75 anos), baixo peso corporal (< 60 kg) e em pacientes com antecedente de AVE ou acidente isquêmico trasitório. Seu maior benefício deu-se no grupo de pacientes diabéticos.

Outro antiplaquetário, o ticagrelor, foi estudado no ensaio PLATO[41] em associação ao AAS comparativamente à terapia-padrão AAS e clopidogrel. Esse estudo, com desenho diferente ao TRITON, permitiu a avaliação da medicação na chegada do paciente no serviço de emergência, independentemente do momento da realização de cineangiocoronariografia. Foram contemplados todos os cenários de SCA e todos os tratamentos possíveis (clínico, angioplastia e cirurgia de revascularização), à exceção da utilização de fibrinolíticos. Nesse estudo, observou-se uma importante redução do composto por morte cardiovascular, infarto agudo do miocárdio e AVE, bem como dos desfechos isolados de morte por qualquer causa e infarto agudo do miocárdio sem diferença no desfecho primário de segurança. De acordo com as diretrizes mais recentes,[8,30-32,42] todos os três antiplaquetá-

rios, clopidogrel (300 ou 600 mg de ataque + 75 mg/dia), prasugrel (60 mg de ataque + 10 mg/dia) e ticagrelor (180 mg de ataque + 90 mg duas vezes ao dia), podem ser utilizados em associação ao AAS, respeitando-se as particularidades de cada estudo, principalmente a utilização de prasugrel somente após a indicação de angioplastia coronária e em pacientes sem fatores de risco de sangramento (idade < 75 anos, peso inferior a 60 kg e acidente isquêmico transitório ou AVE prévios).

Recentemente, foi publicado o estudo TREAT[43] com 3.799 pacientes que avaliou a segurança da utilização da associação de ticagrelor e fibrinolíticos em pacientes com SCACSST. Tal cenário não havia sido previamente estudado no estudo PLATO.[41] O estudo TREAT mostrou segurança, em 30 dias, de utilizar AAS e ticagrelor em concomitância à terapia com fibrinolíticos.[43]

Após a alta hospitalar, o segundo antiplaquetário, quer seja ele clopidogrel, prasugrel ou ticagrelor, deve ser associado ao AAS por pelo menos um ano, independentemente do tipo de terapia de revascularização utilizado.

Nitratos

Os nitratos são ésteres sintéticos que promovem vasodilatação arterial e principalmente venosa. Como consequência, promovem redução da pré e da pós-carga, diminuindo o trabalho cardíaco e o consumo do oxigênio. Os dois maiores estudos que avaliaram os nitratos na era pós-fibrinolítica foram o GISSI-3[44] e o ISIS-4,[45] e nenhum deles conseguiu demonstrar redução da mortalidade. Sendo assim, não existe unanimidade quanto ao uso rotineiro de nitratos em pacientes com SCACSST.

As principais contraindicações aos nitratos são: infarto com comprometimento de ventrículo direito, uso de sildenafila e derivados nas últimas 48 horas, hipotensão arterial e frequência cardíaca inferior a 50 ou superior a 100 bpm.[8]

Betabloqueadores

Os betabloqueadores agem reduzindo a frequência cardíaca, a contratilidade miocárdica, o inotropismo e a pressão arterial, levando à diminuição do consumo de oxigênio no miocárdio, redução do tamanho do infarto, da frequência de arritmias ventriculares e da incidência de reinfarto nos pacientes submetidos à terapia trombolítica.[35]

Atualmente, a recomendação é utilizar betaloqueadores, preferencialmente por via oral, iniciando nas primeiras 24 horas da admissão do paciente.

Os efeitos colaterais mais comuns dos betabloqueadores são bradicardia excessiva, distúrbios da condução atrioventricular, hipotensão arterial e broncoespasmo. São contraindicações ao seu uso:

- História de doença pulmonar obstrutiva crônica significativa e asma.
- Frequência cardíaca < 60 bpm, principalmente no infarto de parede inferior.

- Disfunção ventricular grave (porém, é uma forte indicação a introdução desse agente antes da alta hospitalar, após a estabilização do quadro).
- Bloqueio atrioventricular de 2º ou 3º graus.
- Pressão arterial sistólica < 90 mmHg ou queda de 30 mmHg em relação ao nível basal.[35]

Métodos de recanalização coronária

Critérios de elegibilidade para recanalização coronária

Após as medidas iniciais, os pacientes com supradesnivelamento de ST ou novo bloqueio de ramo esquerdo devem ser avaliados para procedimento de recanalização coronária: mecânica, por meio da intervenção coronária percutânea (ICP) primária; ou química, com a utilização de fibrinolítico. Já está bem demonstrado que o rápido restabelecimento do fluxo sanguíneo pela artéria coronária ocluída é o principal determinante de resultados na SCACSST em curto e em longo prazos, independentemente do método de recanalização utilizado.[46] Sendo assim, é extremamente importante que essa etapa do atendimento seja iniciada com a maior rapidez possível.

Escolha do método de recanalização coronária

De modo geral, admite-se que a ICP é superior ao fibrinolítico no tratamento do SCACSST.[47] Vale destacar que essa superioridade ocorreu nas seguintes condições:

- Tempo decorrido entre a entrada no hospital e o início do procedimento (tempo porta-balão) de até 90 minutos;
- Diferença entre o tempo necessário para realizar ICP primária e terapia fibrinolítica inferior a 60 minutos;
- ICP realizada por hemodinamicista experiente em centro que realize um grande volume de procedimentos e que tenha cirurgia cardíaca de retaguarda.

Além disso, nos casos em que o paciente é reperfundido com até 3 horas de evolução, a terapia fibrinolítica aparentemente é tão eficaz quanto a ICP primária, cuja superioridade é evidente nos casos de maior risco e maior tempo de evolução[48-50] (Tabela 4). Sendo assim, a tendência atual é selecionar o método de recanalização, levando em conta todos esses fatores.

Tabela 4 Indicações preferíveis da angioplastia primária
Apresentação tardia (> 3 horas)
Centro com experiência e suporte cirúrgico
Intervalo porta-balão < 90 minutos
Intervalo porta-balão porta-agulha < 60 minutos
IAM de alto risco (IC, Killip ≥ 3)
Dúvida no diagnóstico

IAM: infarto agudo do miocárdio. Fonte Timerman A – Projeto Emerge – Brasil
www.medicalservices.com.br

Terapia de reperfusão mecânica – angioplastia

A oclusão trombótica de uma artéria coronária é o principal achado nos pacientes com SCACSST. No processo de oclusão aguda da coronária, existe em conjunto a presença de trombo vermelho e do trombo branco. De Wood et al.[51] evidenciaram pela primeira vez a cineangiocoronariografia, quando realizada precocemente, os achados angiográficos de trombose das artérias coronárias em pacientes com infarto agudo do miocárdio.

O aspecto mais importante no tratamento da SCACSST é a rapidez com que a perfusão miocárdica é reestabelecida, pois o salvamento do músculo depende essencialmente do tempo. Independentemente da estratégia de reperfusão a ser adotada, a precocidade da reperfusão se correlaciona diretamente com o prognóstico em curto e em longo prazos.

A intervenção coronária percutânea (ICP) por balão foi a primeira técnica percutânea utilizada para reperfusão no infarto agudo do miocárdio. Novas técnicas de tratamento percutâneo foram sendo acrescentadas, como os *stents* coronários, os filtros de proteção distal, os dispositivos de trombectomia ou de tromboaspiração.

A ICP é dita como primária quando realizada como primeira medida terapêutica realizada, tendo em vista a recanalização da artéria coronária não tendo sido precedida da administração de fibrinolíticos. A ICP é denominada de resgate ou salvamento quando realizada após a utilização de fibrinolítico que não obteve sucesso na reperfusão miocárdica. Adicionalmente, denomina-se terapia fármaco-invasiva a administração precoce de fibrinolíticos seguida de ICP em vaso-alvo entre 3 e 24 horas em pacientes que obtiveram reperfusão com sucesso após a terapia de reperfusão química.

ICP primária

A ICP primária foi introduzida por Hartzler nos anos 1980 e ganhou grande destaque no tratamento de pacientes com SCACSST. Esse sucesso se deve a elevadas taxas de recanalização coronária (90% dos pacientes) com importante redução de mortalidade. Inicialmente, realizada somente com balão, foi progressivamente substituída pela angioplastia seguida de implante de *stent*, o que reduziu a incidência de retração da parede do vaso e reoclusão da artéria relacionada ao infarto.

Atualmente, a realização de ICP primária é a terapia de escolha, desde que seja respeitada a condição de ser realizada em até 90 minutos da admissão do paciente e que seja realizada em um centro com pelo menos 200 procedimentos ao ano por operadores que realizem pelo menos 75 procedimentos/ano.[8]

Em casos de admissão em hospital sem disponibilidade de ICP primária, deve-se considerar a possibilidade de transferência somente se o tempo desde a chegada ao pronto-socorro até a realização da angioplastia for inferior a 120 minutos. Considerando-se a realidade brasileira envolvida na logística desse processo, temos uma grande dificuldade em atingir esse tempo recomendado, o que torna a fibrinólise a opção mais indicada nessas situações. Em casos de choque cardiogênico, dúvida diagnóstica, pós-cirurgia de revascularização ou na presença de contraindicação para uso de fibrinolíticos, a angioplastia deve ser tentada de forma mais enfática mesmo que o tempo até sua realização seja um pouco superior a 90 minutos (Tabela 4).

ICP de resgate

A ICP de resgate é definida como a estratégia de recanalização mecânica quando a terapia fibrinolítica falha em atingir a reperfusão miocárdica. A falha da terapia fibrinolítica é definida pela oclusão persistente da artéria relacionada ao infarto em 90 minutos após a trombólise. Sua suspeita é feita pela manutenção da dor de forma significativa associada ao supradesnivelamento do segmento ST ainda persistente ao eletrocardiograma. Tal condição visa a preservar a função ventricular, tendo em vista a redução da mortalidade nesses pacientes.

Terapia de reperfusão química – fibrinolíticos

Os efeitos dos fibrinolíticos no tratamento da SCACSST foram avaliados em ensaios clínicos de grande magnitude, envolvendo investigadores de todos os continentes, em um esforço conjunto único até então, no que viria a ser uma das formas de tratamento mais amplamente investigadas da história da medicina. Esses estudos demonstraram que a terapia fibrinolítica preserva a função ventricular e promove redução da mortalidade e do tamanho do infarto, em particular nos casos de maior risco. A metanálise FTT,[52] incluindo todos os grandes estudos que testaram fibrinolíticos e envolvendo mais de 1.000 pacientes demonstrou que, à medida que se aumentava o tempo de evolução, reduziam-se os benefícios, que deixaram de ser observados após 12 horas do início dos sintomas (Tabela 5).

Tabela 5	Indicações dos fibrinolíticos
Dor torácica sugestiva de IAM < 12 horas	
Supradesnivelamento de segmento ST ≥ 1 mm em ≥ 2 derivações contíguas	
Bloqueio de ramo esquerdo novo ou supostamente novo	
Não há limite de idade	

IAM: infarto agudo do miocárdio.

O estudo GUSTO[53] demonstrou a superioridade do ativador do plasminogênio tecidual (t-PA) em relação à estreptoquinase (EQ). A EQ e o t-PA têm várias limitações, principalmente relacionadas a dificuldades de administração. Por isso, alguns derivados do t-PA foram desenvolvidos, sendo hoje comercializados a reteplase (r-PA, não disponível em nosso meio) e a tenecteplase (TNK-TPA).

O TNK-TPA foi comparado ao t-PA no estudo de equivalência ASSENT-II[54], que incluiu cerca de 17 mil pacientes com SCACSST e demonstrou que o TNK-TPA é similar ao t-PA em termos de mortalidade, com menor incidência de hemorragia ou necessidade de transfusão sanguínea. Talvez,

a maior vantagem desse agente na prática clínica resida em sua facilidade de administração (único bolo em 3 a 5 segundos), o que diminui a chance de erros de dosagem e facilita a fibrinólise pré-hospitalar. Sua indicação reside na presença de dor precordial típica associada ao supradesnivelamento do segmento ST ou bloqueio de ramo esquerdo supostamente novo. A Tabela 6 mostra as principais contraindicações absolutas à administração de fibrinolíticos; a Tabela 7 mostra as principais contraindicações relativas.

Tabela 6	Contraindicações absolutas à fibrinólise
AVE hemorrágico	
AVE isquêmico ou AIT nos últimos 3 meses	
Neoplasia intracraniana	
Malformação arteriovenosa cerebral	
Trauma fechado de crânio ou de face importante nos últimos 3 meses	
Sangramento interno ativo (exceto menstruação)	
Suspeita de dissecção de aorta	

AVE: acidente vascular encefálico; AITI: acidente isquêmico transitório

Tabela 7	Contraindicações relativas ao uso de fibrinolíticos
Pós-parada cardiorrespiratória prolongada	
Gestação	
Hipertensão arterial com PA sistólica > 180 mmHg	
Uso de anticoagulantes	

Antitrombóticos adjuntos aos fibrinolíticos

A heparina convencional, heparina não fracionada (HNF), e seu derivados, a heparina de baixo peso molecular (HBPM), são agentes anticoagulantes de ação imediata.[35]

Heparina não fracionada

Os principais estudos que avaliaram a HNF são da era pré-fibrinolítica. Apesar de a heparina ser utilizada há muitos anos no tratamento da SCACSST, até hoje suas indicações permanecem controversas.

A HNF deve ser administrada por via intravenosa na dose de 60 UI/kg, em bolo (máximo de 4.000 UI), seguido da infusão contínua inicial de 12 UI/kg/hora (máximo de 1.000 UI/hora), com o objetivo de manter o tempo de tromboplastina parcial ativada (TTPa) entre 50 e 70 segundos (1,5 a 2 vezes o valor de referência).[8,30] Após o início da infusão, o TTPa deve ser avaliado no máximo de 4 a 6 horas. Enquanto o paciente estiver em uso de heparina, o hematócrito, a hemoglobina, as plaquetas e a creatinina devem ser monitorados.[8,30]

Heparina de baixo peso molecular

A HBPM apresenta perfil medicamentoso mais estável, meia-vida mais longa e dispensa o controle com TTPa por causa de sua ação preferencial sobre o fator-Xa, tendo efeito mais previsível e sustentado.[35]

As evidências científicas necessárias para que a HBPM pudesse ser utilizada na SCACSST vieram do estudo EXRACT--TIMI 25,[55] que comparou a enoxaparina, utilizada por 8 dias ou até a alta hospitalar, à HNF, empregada por pelo menos 48 horas em 20.506 pacientes com SCACSST submetidos à fibrinólise. Foi demonstrada significativa redução de risco relativo do objetivo primário composto (morte ou infarto do miocárdio) a favor do grupo enoxaparina (9,9% *vs.* 12%; RR 0,83; p < 0,0001). A dose de enoxaparanina é de 30 mg em bolo, via intravenosa, seguida de 1 mg/kg de peso por via subcutânea a cada 12 horas. Nos pacientes com mais de 75 anos, não se administra o bolo intravenoso e a dose subcutânea é reduzida a 0,75 mg/kg de peso a cada 12 horas.

Fondaparinux

O fondaparinux é um pentassacárideo sintético que se liga seletivamente à antitrombina e leva à inibição indireta do fator-Xa. Devido à sua discreta interação com componentes do plasma, possui ação previsível e pouca variabilidade individual, não induz trombocitopenia e não necessita de monitoramento da ação sobre a cascata de coagulação. O estudo OASIS-6[55] incluiu 12.092 pacientes com SCACSST e mostrou uma discreta redução na incidência de óbito ou reinfarto em 30 dias no grupo que recebeu fondaparinux (2,5 mg, primeira dose intravenosa seguida por 2,5 mg via subcutânea ao dia) em comparação com HNF ou placebo. Esse benefício foi claro nos pacientes submetidos à terapia fibrinolítica (RR 0,79; p = 0,003) e naqueles que não receberam terapia de reperfusão (RR 0,80; p = 0,03). No entanto, não houve benefício nos pacientes submetidos à ICP graças a um aumento na incidência de trombose de cateter e complicações durante o procedimento e deve ser evitada nessa situação.

Assim, o fondaparinux é uma alternativa à heparina em pacientes submetidos à terapia de reperfusão química.

Medicações após o atendimento emergencial

Inibidores da enzima conversora da angiotensina (ECA)

Os benefícios dos inibidores da ECA (iECA) foram demonstrados em uma série de estudos clínicos randomizados que analisaram no conjunto mais de 100.000 pacientes.[43,44,56,57] Alguns desses estudos selecionaram pacientes com características indicativas de alto risco, como redução da fração de ejeção ventricular esquerda e/ou sinais clínicos de insuficiência cardíaca.[43,44,56,57] A maioria iniciou o uso dos inibidores da ECA entre 3 e 6 dias após infarto agudo do miocárdio, e mantiveram o tratamento por 2 a 4 anos. O número de vidas salvas por 1.000 pacientes tratados, durante o período de acompanhamento, variou entre 40 e 76. Ficou demonstrado que o uso precoce dos inibidores da ECA por via oral foi seguro e efetivo, resultando em sua utilização em cinco vidas salvas por 1.000 pacientes tratados.[43,44]

O tratamento com iECA deve ser iniciado com uma pequena dose, ajustada a cada 24 horas, desde que a condição clínica do paciente permita. A dose deve ser aumentada até que se atinja a dose alvo ou a maior dose tolerada.

Levando-se em conta que a segurança e a eficácia dos iECA, estes permanecem como primeira opção na SCACSST, ficando o antagonista de receptor de angiotensina como alternativa para os pacientes intolerantes a esses agentes.

Estatinas

A recomendação atual é a de se manter, em longo prazo, LDL-c abaixo de 50 mg/dL em pacientes que sofreram infarto. Quando indicadas, as estatinas devem ser introduzidas antes da alta hospitalar, para garantir maior aderência ao tratamento.

Novos anticoagulantes orais

O estudo ATLAS-TIMI 51[58] selecionou 15.526 pacientes com SCA recente (51% de SCACSST) randomizados para três grupos que receberam dose de 2,5 mg ou 5,0 mg de rivaroxabana duas vezes ao dia ou placebo em adição ao AAS e clopidogrel, em média 4,7 dias após o evento agudo. O grupo rivaroxaban associou-se a redução no desfecho primário composto de óbito cardiovascular, IAM e AVC (8,9% × 10,7%, RR = 0,84; p = 0,008). Esse resultado foi obtido à custa de uma redução em mortalidade cardiovascular (RR = 0,8; p = 0,04) e IAM (RR = 0,85; p = 0,047). O fármaco levou ainda a reduções significativas nos desfechos secundários de trombose de *stent* (2,3% 3 2,9%, RR = 0,69, p = 0,006) e do composto mortalidade geral, IAM e AVC (RR 0,84, p = 0,006).

Com relação ao desfecho primário de segurança (sangramento maior não relacionado com a cirurgia de revascularização), o rivaroxabana implicou piores resultados (2,1% × 0,6%; RR = 3,96; p < 0,001). O grupo medicado com rivaroxaban ainda apresentou maior incidência de sangramentos não graves pelo critério TIMI, necessitando de atenção médica e de hemorragias intracranianas; contudo, não resultou em maiores taxas de sangramento fatal. Neste contexto o medicamento está aprovado para sua utilização na Europa embora ainda não tenha aprovação, até o presente momento, nos Estados Unidos e no Brasil.

Apixabana e dabigatrana foram estudados no cenário de SCA, mas mostraram-se deletérias devido ao incremento nas taxas de sangramento.

Resumo

O diagnóstico precoce do infarto agudo do miocárdio com supradesnivelamento de ST é fator de suma importância para utilização da melhor terapêutica. Uma anamnese adequada inclui a caracterização da dor torácica e a pesquisa de fatores de risco para a doença aterosclerótica coronária. O exame físico contribui fundamentalmente para a avaliação da repercussão clínica do infarto e para seu diagnóstico diferencial.

O eletrocardiograma constitui ferramenta essencial, pois, realizado nos primeiros minutos do atendimento, permite o diagnóstico de infarto com supradesnivelamento de ST, direcionando a conduta para a terapêutica de reperfusão.

O tratamento medicamentoso do IAM com supradesnivelamento do segmento ST deve enfocar a otimização da dupla antiagregação plaquetária e a terapia de reperfusão precoce. A escolha da terapia de reperfusão depende da disponibilidade para realizar uma ICP em até 90 minutos. Os antitrombóticos completam o tripé de tratamento: antiplaquetários, antitrombóticos e reperfusão coronariana.

Referências bibliográficas

1. Timm TC, Ross R, Mc Kendall, et al. Left ventricular dysfunction and early cardiac events as a function of time to treatment with tPA: a report from TIMI II. Circulation. 1991;84:II-230.
2. Pope JH, Aufderheid TP, Ruthazer R, et al. Missed diagnoses of acute ischemia in the emergency department. N Eng J Med. 2000;342:1163-70.
3. Pope JH, Selker HP. Identifying acute cardiac ischemia in the emergency department. In: Cannon CP (ed.). Management of acute coronary syndromes. New Jersey: Humana Press; 1999. p.111.
4. Graff LG, Dellara J, Ross MA, et al. Impact of the care of the Emergency Department Chest Pain Patient from the Chest Pain Evaluation Registry (CHEPER) Study. Am J Cardiol. 1997;80:573-78.
5. Nicolau JC, Timerman A, Marin-Neto JA, Piegas LS, Barbosa CJDG, Franci A; Sociedade Brasileira de Cardiologia. Diretrizes da Sociedade Brasileira de Cardiologia sobre angina instável e infarto agudo do miocárdio sem supradesnível do segmento ST. Arq Bras Cardiol. 2014;102(3Supl.1):1-61.
6. Antman EM, Braunwald E. ST Elevation myocardial infarction: pathology, pathophysiology, and clinical features. In: Zipes DP, Libby P, Bonow RO, Braunwald E (eds.). Braunwald's heart disease: a textbook of cardiovascular medicine. 7. ed. Philadelphia: Elsevier Saunders, 2005. p. 1141-65.
7. Kannel WB, Abbot RD. Incidence and prognosis of unrecognized myocardial infarction. N Engl J Med. 1984;31:1144-7.
8. O'Gara PT, et al. 2013 ACCF/AHA Guideline for the management of ST-elevation myocardial infarction: executive summary: a report of the American College of Cardiology Foundation/American Heart Association Task Force on Practice Guidelines. Circulation. 2013;127:529-555.
9. Stefanini E, Mitre N. Complicações hemodinâmicas das síndromes isquêmicas miocárdicas instáveis. In: Nicolau JC, Stefanini E (eds.). Cardiologia intensiva. São Paulo: Atheneu; 2002. p.187-203.
10. Consolin-Colombo FM, Magalhaes CC, Fernando N, Serrano Jr CV. Tratado de cardiologia SOCESP. 3. ed. Barueri: Manole, 2015.
11. Panchal AR, Berg KM, Kudenchuk PJ, et al. 2018 American Heart Association Focused update on advanced cardiovascular life support use of antiarrhythmic drugs during and immediately after cardiac arrest. Circulation. 2018;138:e740–e749.
12. Menow IB, Mackenzie G, Adgey AA. Optimizing the initial 12-lead electrocardiographic diagnosis of acute myocardial infarction. Eur Heart J. 2000;21:275-83.
13. Ingle VV. Prognostic significance of initial electrocardiogram in patients with ST elevation acute myocardial infarction (STEMI): a study of 52 cases. Afr J Med Health Sci. 2014;13:69-72.
14. Raitt MM, Maynard C, Wagner GS, et al. Appearance of abnormal Q waves early in the course of acute myocardial infarction: implications of efficacy of thrombolitic therapy. J Am Coll Cardiol. 1995;25:1084-8.
15. Mills RM, Young E, Gorlin R, et al. Natural history of ST segment elevation after acute myocardial infarction. Am J Cardiol. 1975;35:609-14.
16. Phibbs B, Marcus F, Marriott HJC, et al. Q- wave versus non-Q wave myocardial infarction. A meningless distinction. J Am Coll Cardiol. 1999;33:576.
17. Thygesen K, Alpert JS, Jaffe AS, Chaitman BR, Bax JJ, Morrow DA, et al. ESC Scientific Document Group; Fourth universal definition of myocardial infarction (2018). Eur Heart J. 2019; 40(3):237–69. Disponível em: https://doi.org/10.1093/eurheartj/ehy462.
18. Zimetbaum PJ, Josephson ME. Use of the electrocardiogram in acute myocardial infarction. N Engl J Med. 2003;348:933-40.
19. Magalhaes M, Serrano C, Colombo FMC, Nobre F, Fonseca FAH, Ferreira JFM. Tratado de cardiologia da SOCESP. 3ª ed. Barueri: Manole; 2015.
20. Nestico PF, Hakki AH, Iskandrian AS, et al. Electrocardiographic diagnosis of porterior myocardial infarction revisited: a new approach using a multivariate discriminant analysis and thallium – 201 myocardial scintigraphy. J Electrocardiol. 1986;19:33-40.
21. Lopez-Sendom J, Coma-Canella I, Alcasena S, et al. Electrocardiographic findings in acute right ventricular infarction: sensitivity and specificity of electrocardiographic alterations in right precordial leads V4R, V5R, V1, V2 and V3. J Am Coll Cardiol. 1985;19:1273-9.
22. Effects of tissue plasminogen activator and comparison of early invasive and conservative strategies in unstable angina and non-Q-wave myocardial infarction: results of the TIMI IIIB trial. Thrombolysis in myocardial ischemia. Circulation. 1994;89:1545-56.
23. Asfour W, Bell S, Amkieh AM, et al. The correlation between ST-segment depression on the final size of acute myocardial infarcts in patients with acute coronary syndromes. J Electrocardiol. 2000;33:61-3.
24. Sgarbossa EB, Pinski SL, Barbagelata A, et al. Electrocardiographic diagnosis of evolving acute myocardial infarction in the presence of left bundle-branch block. GUSTO I (Global Utilization of Streptokinase and Tissue Plasminogen Activator for Occluded coronary arteries). Investigators. N Eng J Med. 1996;334:481-7.
25. Sokolove PE, Sgarbossa EB, Amsterdam EA, et al. Inter-observer agreement in the electrocardiographic diagnosis of acute myocardial infarction in patients with left bundle-branch block. Ann Emerg Med. 2000;36:556-71.
26. Fibrinolytic Therapy Trialists (FTT) Collaborative Group. Indications for fibrinolytic therapy in suspected acute myocardial infarction: collaborative overview of early mortality and major morbidity results from all randomised trials of more than 1000 patients. Lancet. 1994;343:311-22.
27. Boersma E, Maas AC, Deckers JW, et al. Early thrombolytic treatment in acute myocardial infarction reappraisal of the golden hour. Lancet. 1996;348:771-5.
28. The Joint European Society Cardiology/American College of Cardiology Committe. Myocardial infarction redefined: a consensus document of the Joint European Society Cardiology/American College of Cardiology Committee for the redefinition of myocardial infarction. J Am Coll Cardiol. 2000;36:959-69.
29. Pennel DJ, Sechtem UP, Higgins CD, et al. Clinical indications for cardiovascular magnetic resonance (CM R): consensus panel report. Eur Heart J. 2004;25:1940-65.
30. Piegas LS, Timerman A, Feitosa GS, Nicolau JC, Mattos LAP, Andrade MP, et al. V Diretriz da Sociedade Brasileira de Cardiologia sobre tratamento do infarto agudo do miocárdio com supradesnível do segmento ST. Arq Bras Cardiol. 2015;105(2):1-105.
31. Ibanez B, James S, Agewall S, et al. 2017 ESC Guidelines for the management of acute myocardial infarction in patients presenting with   ST-segment elevation: The Task Force for the Management of Acute Myocardial Infarction in Patients Presenting With ST-Segment Elevation of the European Society of Cardiology (ESC). *Eur Heart J*. 2017.
32. Ibanez B, James S, Agewall S, Antunes MJ, Bucciarelli-Ducci C, Bueno H, et al. 2017 ESC Guidelines for the management of acute myocardial infarction in patients presenting with ST-segment elevation: The task Force for the management of acute myocardial infarction in patients presenting with ST-segment elevation of the European Society of Cardiology (ESC). Eur Heart J. 2018;39(2):119-77.
33. Sousa AGMR, Timerman A, Sousa JEMR. Tratado sobre doença arterial coronária. São Paulo: Atheneu; 2017.
34. Hofmann R, James SK, Jernberg T, et al. Oxygen therapy in suspected acute myocardial infarction. *N Engl J Med*. 2017;377:1240-9.
35. Douglas P. Zipes DP, Bonow B, Libby P, Braunwald DM. Braunwald: Tratado de doenças cardiovasculares. São Paulo: Elsevier; 2017.
36. Collaborative overview of randomised trials of antiplatelet therapy – I: Prevention of death, myocardial infarction, and stroke by prolonged antiplatelet therapy in various categories of patients. Antiplatelet Trialists' Collaboration. BMJ. 1994;308(6921):81-106.
37. Randomised trial of intravenous streptokinase, oral aspirin, both, or neither among 17,187 cases of suspected acute myocardial infarction: ISIS-2. ISIS-2 (Second International Study of Infarct Survival) Collaborative Group. Lancet. 1988;2(8607):349-60.
38. Sabatine MS, Morrow DA, Montalescot G, et al. Angiographic and clinical outcomes in patients receiving low-molecular-weight heparin versus unfrac-

tionated heparin in ST-elevation myocardial infarction treated with fibrinolytics in the CLARITY-TIMI 28 Trial. Circulation. 2005;112(25):3846-54.

39. Chen ZM, Jiang LX, Chen YP, et al. Addition of clopidogrel to aspirin in 45,852 patients with acute myocardial infarction: randomised placebo-controlled trial. Lancet. 2005;366(9497):1607-21.

40. Wiviott SD, Braunwald E, McCabe CH, et al. Prasugrel versus Clopidogrel in Patients with Acute Coronary Syndromes. N Engl J Med. 2007;357(20):2001-15.

41. Wallentin L, Becker RC, Budaj A, et al. Ticagrelor versus clopidogrel in patients with acute coronary syndromes. N Eng J Med. 2009;361(11):1045-57.

42. Cesar LA, Ferreira JF, Armaganijan D, Gowdak LH, Mansur AP, Bodanese LC, et al. Diretriz de doença coronária estável. Arq Bras Cardiol. 2014;103(2Supl.2):1-59.

43. Berwanger O, Nicolau JC, Carvalho AC, et al. Ticagrelor vs clopidogrel after fibrinolytic therapy in patients with ST-elevation myocardial infarction: a randomized clinical trial. *JAMA Cardiol.* 2018;3(5):391-9.

44. GISSI-3: effects of lisinopril and transdermal glyceryl trinitrate singly and together on 6-week mortality and ventricular function after acute myocardial infarction. Gruppo Italiano per lo Studio della Sopravvivenza nell'infarto Miocardico. Lancet. 1994;343(8906):1115-22.

45. ISIS-4: a randomised factorial trial assessing early oral captopril, oral mononitrate, and intravenous magnesium sulphate in 58,050 patients with suspected acute myocardial infarction. ISIS-4 (Fourth International Study of Infarct Survival) Collaborative Group. Lancet. 1995;345(8951):669-85.

46. Scholz KH, Maier SKG, Maier LS, et al. Impact of treatment delay on mortality in ST-segment elevation myocardial infarction (STEMI) patients presenting with and without haemodynamic instability: results from the German prospective, multicentre FITT-STEMI trial. Eur Heart J. 2018;39(13):1065-74.

47. Keeley EC, Boura JA, Grines CL. Primary angioplasty versus intravenous thrombolytic therapy for acute myocardial infarction: a quantitative review of 23 randomised trials. Lancet. 2003;361(9351):13-20.

48. Bonnefoy E, Lapostolle F, Leizorovicz A, et al. Primary angioplasty versus prehospital fibrinolysis in acute myocardial infarction: a randomised study. Lancet. 2002;360(9336):825-9.

49. Widimsky P, Budesinsky T, Vorac D, et al. Long distance transport for primary angioplasty vs immediate thrombolysis in acute myocardial infarction. Final results of the randomized national multicentre trial – PRAGUE-2. Eur Heart J. 2003;24(1):94-104.

50. Santos ES, Trindade PHDM, Moreira HG. Tratado Dante Pazzanese de emergências cardiovasculares. 1a ed. São Paulo: Atheneu; 2016. p. 327-42.

51. deWood MA, Spores J, Notske R, et al. Prevalence of total coronary occlusion during early hours of transmural myocardial infarction. N Eng J Med. 1980;303:897-902.

52. Indications for fibrinolytic therapy in suspected acute myocardial infarction: collaborative overview of early mortality and major morbidity results from all randomised trials of more than 1000 patients. Fibrinolytic Therapy Trialists' (FTT) Collaborative Group. Lancet. 1994;343(8893):311-22.

53. An international randomized trial comparing four thrombolytic strategies for acute myocardial infarction. The GUSTO investigators. N Engl J Med. 1993;329(10):673-82.

54. Guilhermin A, Yan DJ, Perrier A, Marti C. Safety and efficacy of tenecteplase versus alteplase in acute coronary syndrome: a systematic review and meta-analysis of randomized trials. Arch Med Sci. 2016; 12(6):1181-7.

55. Szummer K, Oldgren J, Lindhagen L, et al. Association between the use of fondaparinux vs low-molecular-weight heparin and clinical outcomes in patients with non-ST-segment elevation myocardial infarction. JAMA. 2015;313:707–16.

56. Pfeffer MA, Braunwald E, Moye LA et al. Effect of captopril on mortality and morbidity in patients with left ventricular dysfunction after myocardial infarction. Results of the survival and ventricular enlargement trial. The SAVE Investigators. N Engl J Med. 1992;327(10):669-77.

57. Effect of ramipril on mortality and morbidity of survivors of acute myocardial infarction with clinical evidence of heart failure. The Acute Infarction Ramipril Efficacy (AIRE) Study Investigators. Lancet. 1993;342(8875):821-8.

58. Mega JL, Braunwald E, Wiviatt SD, Bassand JP, Bhatt DL, Bade C, et al.; ATLAS ACS 2-TIMI 51 Investigators. Rivaroxaban in patients with a recent acute coronary syndrome. N Engl J Med. 2012;336(1):9-19.

Capítulo 9

Angina refratária

Luís Henrique Wolff Gowdak
Luiz Antonio Machado César

Pontos-chave

- Pacientes com angina refratária são mais frequentemente hospitalizados e submetidos à investigação diagnóstica complementar, determinando aumento do consumo de recursos da saúde sem ganhos expressivos na qualidade de vida dos afetados.
- Rigoroso controle dos fatores de risco (dislipidemia, hipertensão arterial e diabete melito; cessação do tabagismo e controle do peso) por meio de modificações no estilo de vida e fármacos específicos deve ser oferecido a todos os pacientes com diagnóstico de AR.
- Os medicamentos anginosos atualmente disponíveis para uso no Brasil complementares aos agentes hemodinâmicos clássicos são a trimetazidina, a ivabradina, o alopurinol e, mais recentemente, a ranolazina.
- Tratamento não farmacológico: contrapulsação externa aumentada, revascularização miocárdica mediada por ondas de choque, revascularização transmiocárdica a laser, estimulação do cordão espinhal, terapia gênica, terapia celular, estreitamento do seio coronário, aférese de lipoproteína (a).

Conceito e importância clínica

Angina refratária (AR) é definida pela presença de sintomas debilitantes (angina ou equivalentes) com duração ≥ 3 meses, secundária à isquemia miocárdica objetivamente demonstrável, a despeito de terapia médica otimizada em pacientes não candidatos a procedimentos de revascularização miocárdica.[1] Em decorrência do aumento da expectativa de vida da população e da diminuição da mortalidade associada à síndrome coronariana aguda, tem-se um aumento da prevalência de doença isquêmica crônica do coração, favorecendo o aparecimento de formas mais graves da doença aterosclerótica, com envolvimento difuso dos vasos coronarianos, oclusão arterial crônica, envolvimento difuso do leito arterial distal, oclusão de enxertos vasculares, restenose intra-stent, etc.

Com base nos dados obtidos a partir do *National Health and Nutrition Examination Survey* conduzido entre 2013 e 2016, estima-se que 18,2 milhões de norte-americanos com idade ≥ 20 anos têm diagnóstico de doença isquêmica crônica do coração, dos quais 9,4 milhões convivem com o diagnóstico de angina de peito.[2] Ainda não dispomos de números precisos, porém calcula-se que a prevalência de AR nos Estados Unidos situe-se entre 600.000 e 1.800.000 de pacientes; anualmente, entre 75.000 e 150.000 pacientes preenchem os critérios para AR.[3] Na Europa, 30.000 a 50.000 novos casos são diagnosticados por ano.[4]

Pacientes com AR são mais frequentemente hospitalizados e submetidos à investigação diagnóstica complementar (não invasiva e/ou invasiva), a qual não se acompanha de procedimentos de revascularização, determinando aumento do consumo de recursos da saúde sem ganhos expressivos na qualidade de vida dos afetados.[5] Neste aspecto, como a mortalidade neste grupo de pacientes não é muito diferente daquela de pacientes com angina estável,[6] os principais objetivos do tratamento voltam-se para um melhor controle dos sintomas e aumento da tolerância ao esforço, com consequente impacto sobre a qualidade de vida. Habitualmente, os afetados são incapazes de realizar qualquer atividade física (caminhar alguns metros no plano ou até mesmo tomar banho) sem o aparecimento de angina. Alguns pacientes são frequentemente despertados durante a noite por angina.

Neste capítulo, discutiremos brevemente as principais estratégias terapêuticas em desenvolvimento ou já aplicadas para o tratamento de pacientes com angina refratária.

Tratamento farmacológico

As bases do tratamento farmacológico do paciente com diagnóstico de AR não diferem daquelas aplicadas no tratamento de pacientes com angina estável. Assim, o rigoroso controle dos fatores de risco (dislipidemia, hipertensão arterial e diabetes mellitus; cessação do tabagismo e controle do peso) por meio de modificações no estilo de vida e fármacos específicos deve ser oferecido a todos os pacientes com diagnóstico de AR.

A otimização dos agentes antianginosos deve respeitar o perfil hemodinâmico do paciente (frequência cardíaca e pressão arterial) e comorbidades, como a presença de disfunção ventricular esquerda ou disfunção renal crônica. Como regra geral, a utilização dos chamados agentes antianginosos hemodinâmicos "clássicos" como os betabloqueadores, os antagonistas dos canais de cálcio e/ou nitratos de ação prolongada constitui a base do tratamento sintomático desses pacientes. O tratamento de pacientes com angina estável foi abordado em outro capítulo deste livro.

Os medicamentos anginosos atualmente disponíveis para uso no Brasil complementares aos agentes hemodinâmicos clássicos são a trimetazidina, a ivabradina, o alopurinol e, mais recentemente, a ranolazina. Saliente-se que, de maneira geral, ainda que historicamente tenham surgido e testados em pacientes com angina de difícil controle, cada vez mais se reconhece a possibilidade de uso precoce destes fármacos também no manuseio de pacientes com angina estável, como já contemplado, por exemplo, na Diretriz de Angina Estável da Sociedade Brasileira de Cardiologia.[7]

Trimetazidina

Trata-se de um inibidor da cadeia longa da enzima mitocondrial 3-cetoacil-coenzima-A-tiolase que, ao bloquear parcialmente a betaoxidação de ácidos graxos e favorecer a oxidação da glicose, determina aumento de 33% na produção de ATP[8] (Figura 1). Além disso, determina redução das concentrações celulares de lactato e reversão da acidose intracelular. O aumento da concentração intracelular de ATP se traduz em aumento da contratilidade miocárdica e melhora do desempenho cardíaco, facilitação do funcionamento dos canais iônicos e fluxo transmembrana de sódio e potássio e preservação da homeostase intracelular.[9] O fármaco não possui qualquer efeito hemodinâmico apreciável e pode ser usado em pacientes com disfunção ventricular esquerda ou bradicardia/hipotensão arterial. Pode ser usada em monoterapia ou associada a outros antianginosos no tratamento de pacientes com angina estável.

No estudo clínico randomizado TRIMPOL II envolvendo 426 pacientes com angina estável a despeito do uso de metoprolol, a adição de trimetazidina se mostrou segura reduzindo a frequência semanal dos episódios anginosos em relação ao grupo controle.[10] Metanálise recentemente publicada sobre o papel da trimetazidina em pacientes com angina estável confirmou o benefício do fármaco em relação à redução semanal de episódios anginosos e redução do consumo de nitrato sublingual.[11] Os efeitos antianginosos de trimetazidina são independentes do tempo de história de angina (início recente *vs.* longa data) e da terapia de base (monoterapia com beta-bloqueadores vs. terapia tripla hemodinâmica) como demonstrado recentemente no estudo CHOICE-2.[12,13]

A Diretriz de Doença Coronária Estável da Sociedade Brasileira de Cardiologia recomenda o uso de trimetazidina em pacientes com angina estável sintomática em uso de betabloqueadores ou associada a outros agentes antianginosos para controle de sintomas e em pacientes com angina estável

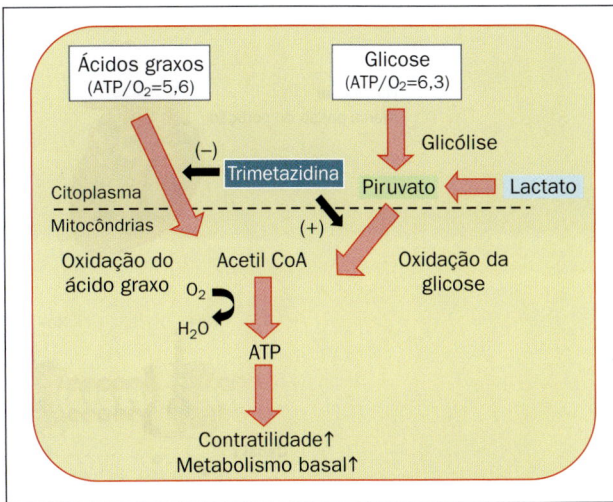

Figura 1 Mecanismo de ação de trimetazidina a nível celular.

e disfunção de ventrículo esquerdo, associada à terapia medicamentosa otimizada, além daqueles submetidos a procedimentos de revascularização miocárdica para diminuição da morbidade e mortalidade.[14]

A posologia preconizada é 35 mg em duas tomadas diárias, a qual deve ser reduzida na presença de disfunção renal moderada (TFG entre 30 e 60 mL.min^{-1}); não deve ser usada em pacientes com TFG < 30 mL.min^{-1}. Tem como efeitos adversos raras reações extrapiramidais, parkinsonismo, alterações de marcha e síndrome das pernas inquietas.

Ivabradina

O mecanismo de ação de ivabradina envolve o bloqueio seletivo dos canais mistos de sódio e potássio I_f presentes no nó sinoatrial com consequente inibição da corrente de marca-passo I_f, determinando redução do automatismo cardíaco[15] (Figura 2). Seu efeito anti-isquêmico se dá por redução da frequência cardíaca, sem efeito significativo na pressão arterial, contratilidade cardíaca, condução atrioventricular ou intraventricular. Dados mais recentes demonstram que, para a mesma redução da frequência cardíaca daquela obtida por betabloqueadores, ivabradina aumenta a reserva de fluxo coronário[16] e o índice de fluxo colateral.[17]

Em estudo envolvendo 889 pacientes, o uso de ivabradina associado a atenolol mostrou-se seguro, bem tolerado e eficaz no aumento da tolerância ao esforço.[18] No estudo clínico BEAUTIFUL[19], em que mais de dez mil pacientes foram incluídos, ivabradina não demonstrou benefício em relação ao tratamento médico otimizado na redução de desfechos cardíacos em pacientes com angina estável, disfunção ventricular esquerda (FEVE < 40%) e frequência cardíaca acima de 60 bpm. No entanto, naqueles pacientes com frequência cardíaca acima de 70 bpm, o uso de ivabradina se associou a menor risco de IAM não fatal, angina instável ou necessidade de revascularização. Em outra análise, em pacientes com angina limitante, o uso de ivabradina demonstrou redução de 24%

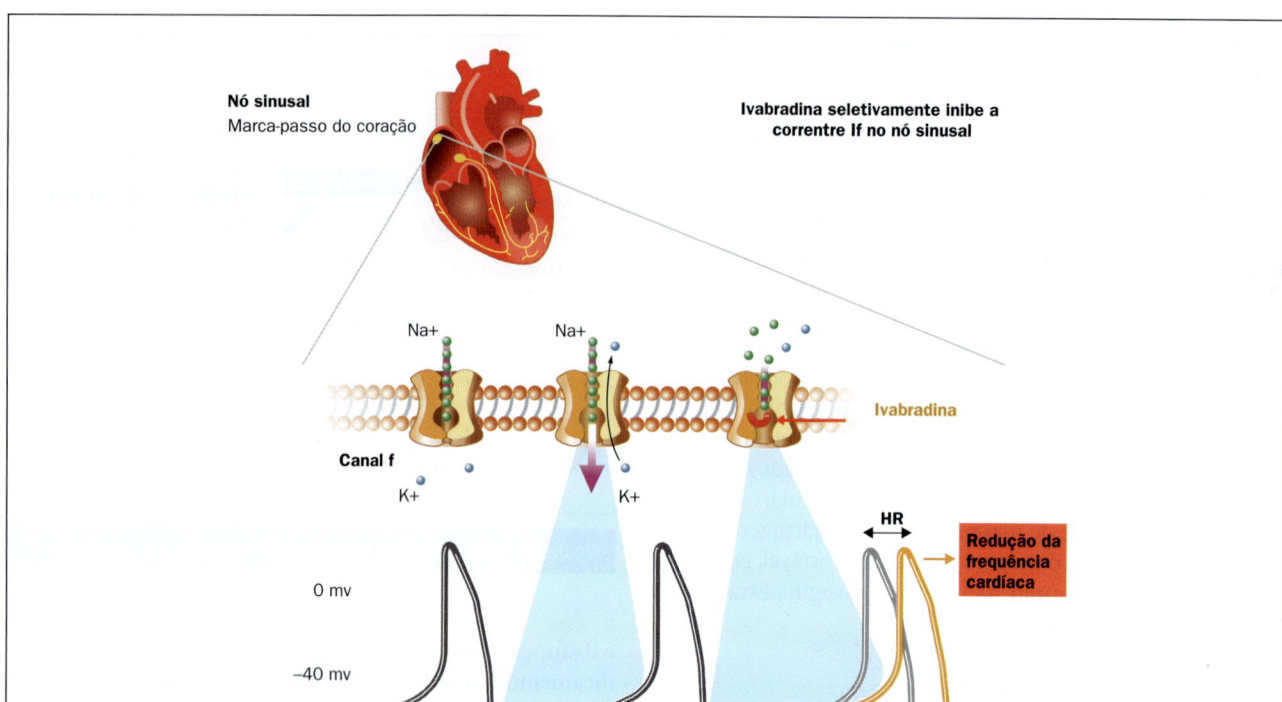

Figura 2 Mecanismo de ação de ivabradina.

dos desfechos combinados de morte cardíaca, hospitalização por infarto agudo do miocárdio e hospitalização por insuficiência cardíaca.[20] Se ambas as condições presentes (angina limitante e frequência cardíaca ≥ 70 bpm), houve 73% de redução do risco de hospitalização por IAM e 59% menos risco de revascularização.

Diretrizes nacionais recomendam uso de ivabradina em pacientes com angina estável sintomática, ritmo sinusal, frequência cardíaca maior que 70 bpm, em uso de ou intolerantes a betabloqueadores. Também indicada em pacientes com angina estável em ritmo sinusal com FC ≥ 70 bpm e FEVE < 40% a despeito de terapia clínica otimizada para redução da morbidade e mortalidade.[14]

Recomenda-se a dose inicial de 5 mg duas vezes ao dia, podendo ser titulada para até 7,5 mg duas vezes ao dia dependendo da frequência cardíaca. Em idosos pode-se iniciar uma dose menor de 2,5 mg, duas vezes ao dia. Tem como efeitos adversos possíveis cefaleia, tontura e escotomas cintilantes.

Alopurinol

Medicamento de escolha para tratamento de gota e hiperuricemia, antioxidante por excelência, alopurinol é um inibidor da xantina oxidase. Postula-se que seu efeito anginoso se dê por inibição do estresse oxidativo[21] e aumento da vasodilatação endotélio-dependente[22] (Figura 3).

É limitada a evidência do uso de alopurinol no tratamento da angina estável, sendo restrita a pequenos ensaios clínicos randomizados e estudos observacionais em que doses de 600 mg/dia foram utilizadas.[23] Não há estudos com alopurinol no contexto de angina refratária.

Diretrizes brasileiras autorizam o uso de alopurinol com 4ª linha de tratamento em pacientes com angina estável sintomática em uso de terapia antianginosa maximamente tolerada.[14]

Ranolazina

Ranolazina age em canais iônicos dos cardiomiócitos de maneira similar à amiodarona, principalmente pela inibição de correntes tardias de sódio (Figura 4). O mecanismo anti-isquêmico exato ainda é tema controverso. Acredita-se que, com a inibição das correntes tardias de sódio, há redução da concentração de cálcio intracelular no músculo isquêmico, aumento da sua complacência, redução da compressão de capilares e melhora do fluxo sanguíneo em áreas de isquemia miocárdica.[24] Assim como a trimetazidina, não possui efeito na frequência cardíaca ou pressão arterial.

Não há estudos que testaram ranolazina no contexto de angina refratária, porém sua eficácia como antianginoso é bem documentada. No ensaio clínico randomizado CARISA,[25] ranolazina foi comparada ao placebo em pacientes com angina estável sintomática que faziam uso de outros antianginosos. Ranolazina se mostrou superior ao placebo em relação à maior

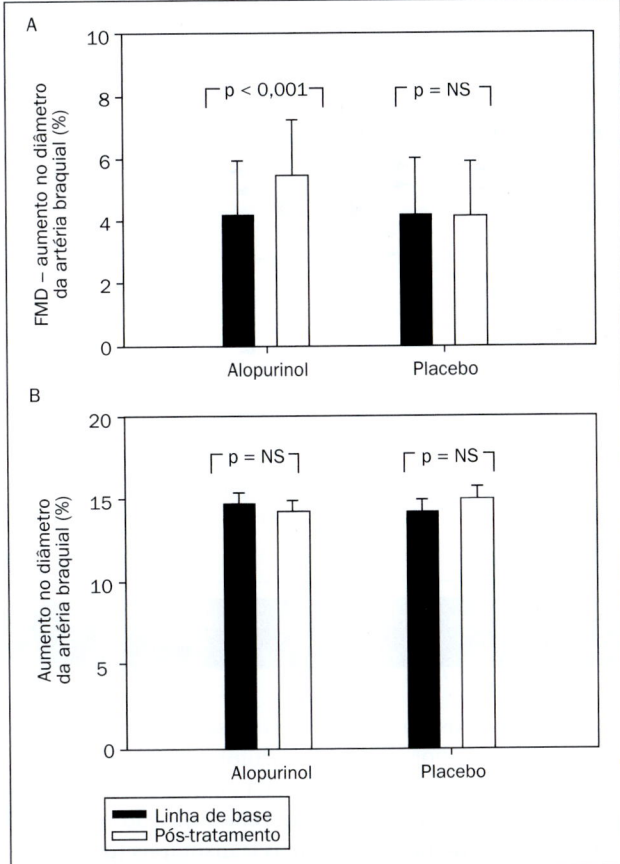

A

B

Linha de base
Pós-tratamento

Figura 3 Aumento da vasodilatação endotélio-dependente após exposição ao alopurinol em pacientes com angina estável.

Apenas muito recentemente ranolazina foi disponibilizada no Brasil, razão pela qual não recebeu grau de recomendação na última edição da Diretriz de Angina Estável da Sociedade Brasileira de Cardiologia. Diretrizes europeias consideram ranolazina como terapia antianginosa de segunda linha;[27] as diretrizes americanas consideram o uso de ranolazina como substituto aos betabloqueadores quando estes não são tolerados ou em associação a eles quando não é alcançado controle adequado dos sintomas.[28]

Em relação à segurança, há potencial de alargamento do intervalo QT. Sofre metabolização hepática pela via do citocromo CYP3A4, devendo ser administrada com cautela em associação a outras medicações de metabolização por esta via (estatinas, bloqueadores de canal de cálcio não diidropiridínicos, dentre outros). Tem como efeitos colaterais tontura e cefaleia, normalmente dose-dependentes.

Tratamento não farmacológico

Contrapulsação externa aumentada

A contrapulsação externa aumentada (em inglês, *enhanced external counterpulsation* ou EECP) se baseia na aplicação sequencial de insuflação de manguitos dispostos nos membros inferiores durante a diástole (Figura 5), que, ao promover aumento do retorno venoso e da pressão diastólica aórtica, determina aumento da perfusão coronariana.[29]

Recente metanálise envolvendo 18 estudos e 1.768 pacientes confirmou a eficácia desta técnica em promover alívio sintomático de tal forma que 85% dos pacientes incluídos nos estudos experimentaram redução de pelo menos uma classe funcional (CCS).[30]

Revascularização miocárdica mediada por ondas de choque

A revascularização miocárdica mediada por ondas de choque (em inglês, *external shockwave myocardial revascularization* ou ESMR) é terapia não invasiva em que, valendo-se da aplicação de ondas de choque direcionadas para áreas isquê-

tolerância ao exercício, menor frequência de episódios anginosos e menor uso de nitrato sublingual. No estudo ERICA,[26] comparou-se ranolazina a placebo em pacientes que persistiram sintomáticos a despeito de terapia otimizada com anlodipina por três meses. Ranolazina se mostrou superior ao placebo em relação à menor frequência de episódios anginosos e menor uso de nitrato sublingual.

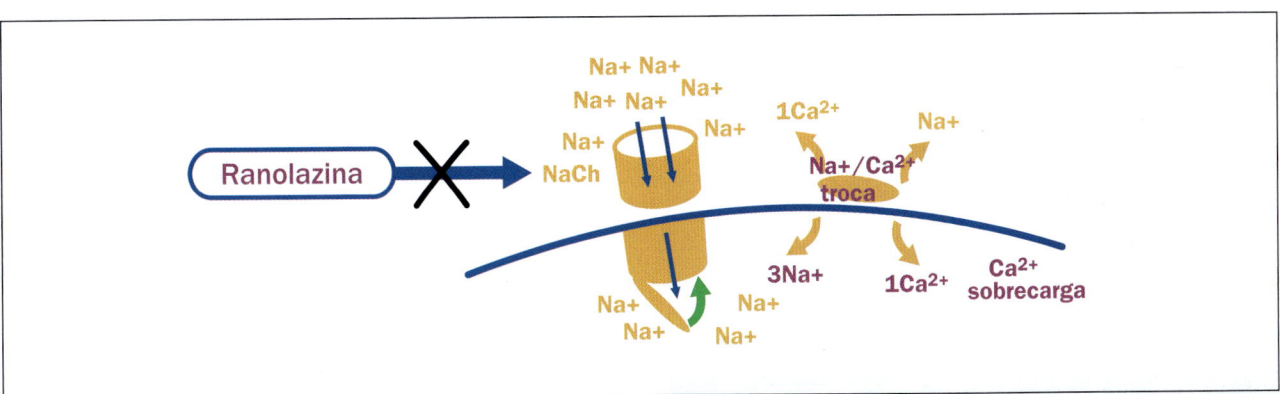

Figura 4 Mecanismo de ação de ranolazina.

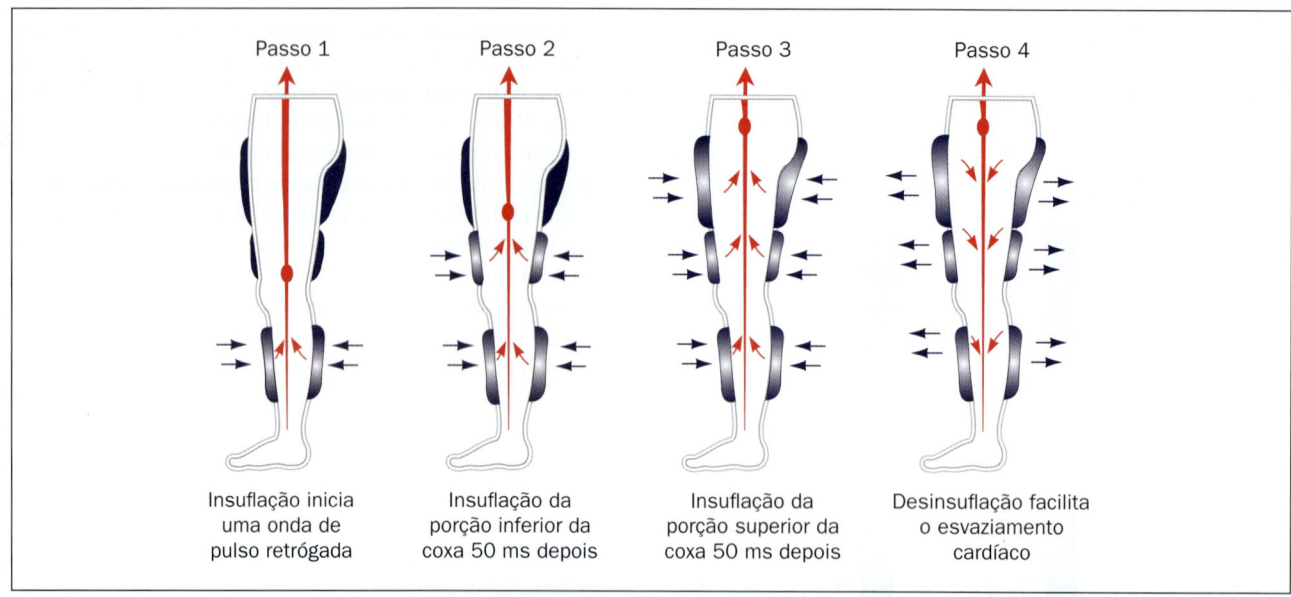

Passo 1	Passo 2	Passo 3	Passo 4
Insuflação inicia uma onda de pulso retrógada	Insuflação da porção inferior da coxa 50 ms depois	Insuflação da porção superior da coxa 50 ms depois	Desinsuflação facilita o esvaziamento cardíaco

Figura 5 Insuflação sequencial ascendente (passos 1 a 3) e desinsuflação conjunta (passo 4) dos manguitos colocados sobre os membros inferiores observada durante a contrapulsação externa aumentada (EECP).

micas do miocárdio, estimula-se o crescimento de novos vasos sanguíneos (neoangiogênese) pela liberação de citocinas angiogênicas como o VEGF,[31] melhorando a perfusão tecidual e propiciando redução das crises de angina[32] (Figura 6).

O protocolo é realizado com o paciente acordado, sendo desnecessária, portanto, sedação ou anestesia. Em cada sessão, as ondas de choque, guiadas pelo ecocardiograma, são aplicadas nas áreas previamente identificadas como isquêmicas. Publicações recentes confirmaram a melhora da qualidade de vida e diminuição da limitação funcional (intolerância ao esforço) após a terapia por ESMR.[32-34]

Revascularização transmiocárdica a *laser*

A revascularização transmiocárdica a *laser* (RTML) é procedimento cirúrgico desenvolvido para o tratamento de pacientes com angina refratária não candidatos a procedimentos cirúrgicos convencionais (revascularização miocárdica). Realiza-se por meio de toracotomia anterolateral esquerda em que raios de laser de alta potência (800 W) são aplicados diretamente na superfície epicárdica do ventrículo esquerdo, criando pequenos canais transmurais (do epicárdio para o endocárdio) no território isquêmico[35] (Figura 7). Inicialmente, imaginou-se que os canais criados pelo laser colocariam o sangue proveniente da cavidade ventricular esquerda em direto contato com o miocárdio isquêmico, aumentando a perfusão miocárdica e diminuindo os sintomas anginosos. No entanto, a patência dos canais criados foi questionada após estudos *post-mortem* revelarem o preenchimento do canal miocárdico por fibrose,[36] fazendo com que explicações alternativas fossem buscadas para explicar a melhora clínica observada em alguns pacientes, incluindo neovascularização e denervação cardíaca.

Os resultados já documentados em diversas séries de pacientes quanto à eficácia desta técnica para o alívio de sintomas foram questionados em função de estudos mostrando aumento do risco de complicações.[37] Uma estratégia combinada entre a revascularização transmiocárdica a *laser* e a injeção intramiocárdica de células-progenitoras hematopoiéticas foi testada em pacientes com doença coronária difusa com resultados promissores.[38]

Estimulação do cordão espinhal

Esta técnica foi inicialmente desenvolvida para o tratamento de dor neuropática, sendo posteriormente expandida para o território da angina refratária. O princípio fisiopatológico é o de atuação na neuromodulação da dor através da neuroestimulação aplicada entre os níveis de T1 e T2 de tal forma que ocorra uma redução da expressão dos nociceptores, diminuindo a estimulação dos receptores centrais da dor.[39]

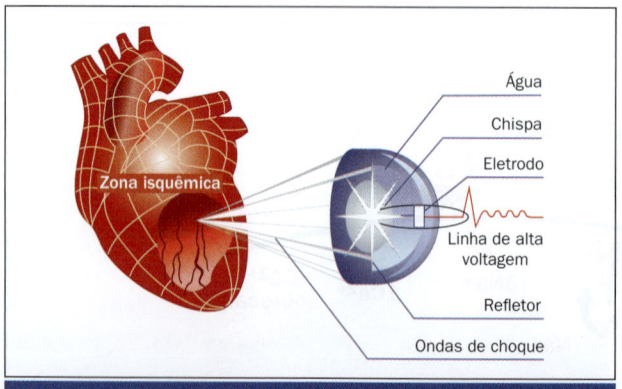

Água
Chispa
Eletrodo
Zona isquêmica
Linha de alta voltagem
Refletor
Ondas de choque

Figura 6 Principais componentes do sistema de geração de ondas de choque para estímulo ao crescimento vascular em pacientes com angina refratária.

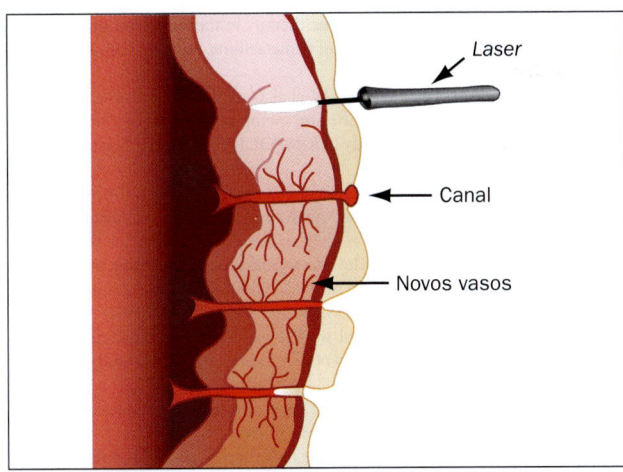

Figura 7 Ilustração representativa do procedimento de revascularização transmiocárdica a *laser*, destacando-se os canais criados permitindo o fluxo de sangue a partir da cavidade do VE para o miocárdio isquêmico, além do estímulo ao crescimento de novos vasos sanguíneos.

Metanálise publicada recentemente envolvendo 12 estudos randomizados e 476 pacientes com angina refratária[40] confirmou os efeitos benéficos da neuroestimulação com redução significativa das crises de angina e do consumo de nitratos de ação rápida e aumento da tolerância ao esforço.

Terapia gênica

Terapia gênica é intervenção baseada na modificação do conteúdo genético da célula-alvo com o intuito de superexpressão ou inibição do gene de interesse com finalidade terapêutica. Na angina refratária, pode-se induzir o crescimento vascular por meio do aumento da expressão de determinadas citocinas angiogênicas, como o VEGF.[41]

Estudos iniciais em modelos animais e estudos clínicos "abertos" *(open-label)* confirmaram o potencial terapêutico desta estratégia;[42] infelizmente, em diversos estudos clínicos posteriores em desenho randomizado, duplo-cego e controlado por placebo os resultados não se suportaram.[43-46] Mais ainda, dentro de um mesmo estudo clínico como o AGENT *Trial*, os resultados de eficácia foram igualmente conflitantes[47] e, aparentemente, dependentes do gênero do paciente.[48]

Metanálise recente envolvendo 14 estudos mostrou que a aplicação de VEGF por meio da terapia gênica levou à redução do risco de eventos cardíacos sérios em 44% e discreto aumento da FEVE.[49]

Terapia celular

A terapia celular explora o potencial terapêutico de diversos tipos celulares com o objetivo de promover o crescimento vascular (angiogênese) e/ou repovoamento miocitário (miogênese). No contexto da angina refratária, já foram explorados diferentes tipos celulares na tentativa de aumento da perfusão de áreas hipoperfundidas, com consequente atenuação dos sintomas anginosos.[50-52] Apesar de ainda experimental e com pequeno número de pacientes incluídos em estudos randomizados, revisão sistemática e metánalise recentemente publicada sinaliza para eficácia da terapia celular na redução da angina.[53]

Estreitamento do seio coronário

Recentemente, uma nova técnica minimamente invasiva propõe o estreitamento do seio coronário por via percutânea por meio do uso de um dispositivo expansível em aço inoxidável em forma de ampulheta.[54] Tal dispositivo cria um estreitamento focal e aumenta a pressão no seio coronário, redistribuindo o sangue para o miocárdio isquêmico (Figura 8). Experiência inicial com 104 pacientes com angina refratária demonstrou a segurança do procedimento e, nos pacientes tratados em relação ao grupo-controle, houve diminuição significativa dos episódios de angina, com consequente melhora da classe funcional e da qualidade de vida, sem, no entanto, diferença no tempo de exercício.[55]

Estudo recente[56] demonstra o acompanhamento de longo prazo em uma pequena série de 10 pacientes que receberam o

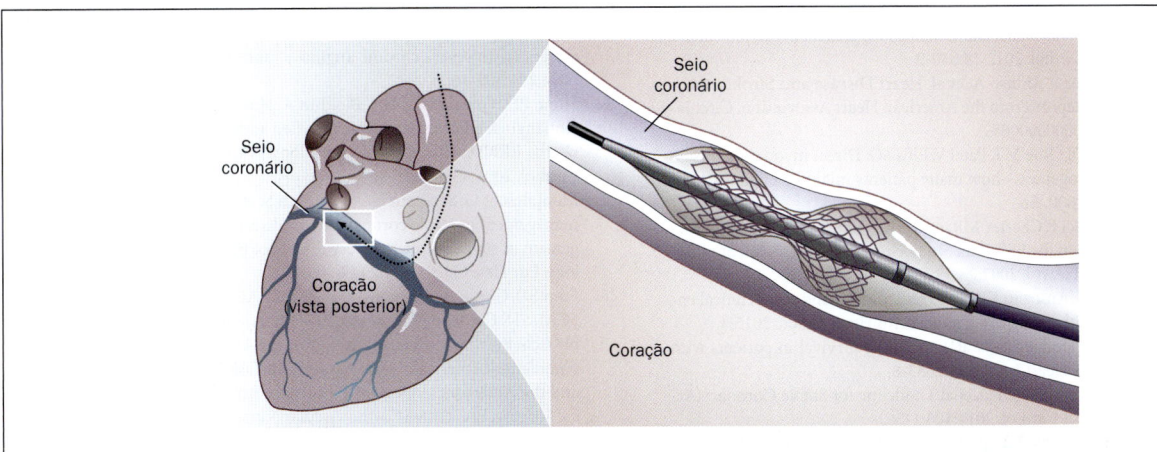

Figura 8 Estreitamento do seio coronário pelo implante de *stent* em forma de "ampulheta".

implante do redutor do seio coronário e foram seguidos por 12 anos. Da série inicial, sete estavam disponíveis para acompanhamento e em todos, estudo de imagem (angiografia por tomografia computadorizada) confirmou a patência do *stent*.

Aférese de lipoproteína (a)

Estudo epidemiológico em 75 pacientes com angina refratária mostrou que 60% deles apresentavam os níveis de Lp (a) > 500 mg/L.[57] A seguir, conduziu-se estudo controlado randomizado, cego e simples para se determinar o efeito da aférese semanal de Lp(a) por 3 meses na reserva de perfusão miocárdica quantitativa (MPR) avaliada pela ressonância magnética cardiovascular em 20 pacientes com angina refratária e níveis elevados de Lp(a) (> 500 mg/L).[58] Os resultados mostraram aumento da reserva de perfusão miocárdica entre os tratados comparativamente ao grupo controle, além de melhora no teste de caminhada de 6 minutos, em 4 dos 5 domínios do questionário de angina de Seattle e componente físico da qualidade de vida avaliado pelo SF36.

Resumo

Pacientes com angina refratária representam um dos grandes desafios terapêuticos na medicina cardiovascular atual. Mais do que impacto sobre mortalidade, os objetivos das estratégias brevemente apresentadas neste capítulo concentram-se em redução dos episódios de angina, com aumento da tolerância ao exercício, redução de hospitalizações para procedimentos diagnósticos e tentativas (frustras) de revascularização, permitindo reinserção social e laborativa. Estes desafios (ambiciosos) vêm sendo conquistados paulatinamente por meio da incansável busca de novas estratégias terapêuticas que possam ser oferecidas aos pacientes com angina refratária de maneira segura e eficaz.

Referências bibliográficas

1. Jolicoeur EM, Cartier R, Henry TD, et al. Patients with coronary artery disease unsuitable for revascularization: definition, general principles, and a classification. Can J Cardiol. 2012;28:S50-9.
2. Benjamin EJ, Muntner P, Alonso A, et al. Heart Disease and Stroke Statistics-2019 Update: A Report From the American Heart Association. Circulation. 2019;CIR0000000000000659.
3. Mukherjee D, Bhatt DL, Roe MT, Patel V, Ellis SG. Direct myocardial revascularization and angiogenesis--how many patients might be eligible? Am J Cardiol. 1999;84:598-600, A8.
4. Mannheimer C, Camici P, Chester MR, et al. The problem of chronic refractory angina; report from the ESC Joint Study Group on the Treatment of Refractory Angina. Eur Heart J. 2002;23:355-70.
5. Povsic TJ, Broderick S, Anstrom KJ, et al. Predictors of long-term clinical endpoints in patients with refractory angina. J Am Heart Assoc. 2015;4.
6. Henry TD, Satran D, Hodges JS, et al. Long-term survival in patients with refractory angina. Eur Heart J. 2013;34:2683-8.
7. Cesar L, Ferreira J, Armaganijan D, et al. Guideline for Stable Coronary Artery Disease. Arq Brasil Cardiol. 2014;103:1-56.
8. Kantor PF, Lucien A, Kozak R, Lopaschuk GD. The antianginal drug trimetazidine shifts cardiac energy metabolism from fatty acid oxidation to glucose oxidation by inhibiting mitochondrial long-chain 3-ketoacyl coenzyme A thiolase. Circ Res. 2000;86:580-8.
9. Stanley WC, Marzilli M. Metabolic therapy in the treatment of ischaemic heart disease: the pharmacology of trimetazidine. Fundam Clin Pharmacol. 2003;17:133-45.
10. Szwed H, Sadowski Z, Elikowski W, et al. Combination treatment in stable effort angina using trimetazidine and metoprolol: results of a randomized, double-blind, multicentre study (TRIMPOL II). TRIMetazidine in POLand. Eur Heart J. 2001;22:2267-74.
11. Peng S, Zhao M, Wan J, Fang Q, Fang D, Li K. The efficacy of trimetazidine on stable angina pectoris: a meta-analysis of randomized clinical trials. Int J Cardiol. 2014;177:780-5.
12. Glezer M, investigators C-s. The effectiveness of trimetazidine treatment in patients with stable angina pectoris of various durations: results from the CHOICE-2 Study. Adv Ther. 2018;35:1103-13.
13. Glezer M, investigators C-s. Real-world evidence for the antianginal efficacy of trimetazidine from the russian observational CHOICE-2 Study. Adv Ther. 2017;34:915-24.
14. Cesar LA, Ferreira JF, Armaganijan D, et al. Guideline for stable coronary artery disease. Arq Bras Cardiol. 2014;103:1-56.
15. DiFrancesco D, Camm JA. Heart rate lowering by specific and selective I(f) current inhibition with ivabradine: a new therapeutic perspective in cardiovascular disease. Drugs. 2004;64:1757-65.
16. Tagliamonte E, Cirillo T, Rigo F, et al. Ivabradine and bisoprolol on doppler-derived coronary flow velocity reserve in patients with stable coronary artery disease: beyond the heart rate. Adv Ther. 2015;32:757-67.
17. Gloekler S, Traupe T, Stoller M, et al. The effect of heart rate reduction by ivabradine on collateral function in patients with chronic stable coronary artery disease. Heart. 2014;100:160-6.
18. Tardif JC, Ponikowski P, Kahan T, Investigators AS. Efficacy of the I(f) current inhibitor ivabradine in patients with chronic stable angina receiving beta-blocker therapy: a 4-month, randomized, placebo-controlled trial. Eur Heart J. 2009;30:540-8.
19. Fox K, Ford I, Steg PG, Tendera M, Ferrari R, Investigators B. Ivabradine for patients with stable coronary artery disease and left-ventricular systolic dysfunction (BEAUTIFUL): a randomised, double-blind, placebo-controlled trial. Lancet. 2008;372:807-16.
20. Fox K, Ford I, Steg PG, et al. Relationship between ivabradine treatment and cardiovascular outcomes in patients with stable coronary artery disease and left ventricular systolic dysfunction with limiting angina: a subgroup analysis of the randomized, controlled BEAUTIFUL trial. Eur Heart J. 2009;30:2337-45.
21. Kelkar A, Kuo A, Frishman WH. Allopurinol as a cardiovascular drug. Cardiol Rev. 2011;19:265-71.
22. Rajendra NS, Ireland S, George J, Belch JJ, Lang CC, Struthers AD. Mechanistic insights into the therapeutic use of high-dose allopurinol in angina pectoris. J Am Coll Cardiol. 2011;58:820-8.
23. Noman A, Ang DS, Ogston S, Lang CC, Struthers AD. Effect of high-dose allopurinol on exercise in patients with chronic stable angina: a randomised, placebo controlled crossover trial. Lancet. 2010;375:2161-7.
24. Rosano GM, Vitale C, Volterrani M. pharmacological management of chronic stable angina: focus on ranolazine. Cardiovasc Drugs Ther. 2016;30:393-8.
25. Chaitman BR, Pepine CJ, Parker JO, et al. Effects of ranolazine with atenolol, amlodipine, or diltiazem on exercise tolerance and angina frequency in patients with severe chronic angina: a randomized controlled trial. JAMA. 2004;291:309-16.
26. Stone PH, Gratsiansky NA, Blokhin A, Huang IZ, Meng L, Investigators E. Antianginal efficacy of ranolazine when added to treatment with amlodipine: the ERICA (Efficacy of Ranolazine in Chronic Angina) trial. J Am Coll Cardiol. 2006;48:566-75.
27. Montalescot G, Sechtem U, Achenbach S, et al. 2013 ESC guidelines on the management of stable coronary artery disease: the Task Force on the management of stable coronary artery disease of the European Society of Cardiology. Eur Heart J. 2013;34:2949-3003.
28. Fihn SD, Gardin JM, Abrams J, et al. 2012 ACCF/AHA/ACP/AATS/PCNA/SCAI/STS Guideline for the diagnosis and management of patients with stable ischemic heart disease: a report of the American College of Cardiology Foundation/American Heart Association Task Force on Practice Guidelines, and the American College of Physicians, American Association for Thoracic Surgery, Preventive Cardiovascular Nurses Association, Society for Cardiovascular Angiography and Interventions, and Society of Thoracic Surgeons. J Am Coll Cardiol. 2012;60:e44-e164.
29. Sharma U, Ramsey HK, Tak T. The role of enhanced external counter pulsation therapy in clinical practice. Clin Med Res. 2013;11:226-32.

30. Zhang C, Liu X, Wang X, Wang Q, Zhang Y, Ge Z. Efficacy of enhanced external counterpulsation in patients with chronic refractory angina on Canadian Cardiovascular Society (CCS) angina class: an updated meta-analysis. Medicine (Baltimore). 2015;94:e2002.

31. Holfeld J, Zimpfer D, Albrecht-Schgoer K, et al. Epicardial shock-wave therapy improves ventricular function in a porcine model of ischaemic heart disease. J Tissue Eng Regen Med. 2016;10:1057-64.

32. Alunni G, Marra S, Meynet I, et al. The beneficial effect of extracorporeal shockwave myocardial revascularization in patients with refractory angina. Cardiovasc Revasc Med. 2015;16:6-11.

33. Alunni G, Barbero U, Vairo A, et al. The beneficial effect of extracorporeal shockwave myocardial revascularization: two years of follow-up. Cardiovasc Revasc Med. 2017.

34. Zuozienė G, Laucevičius A, Leibowitz D. Extracorporeal shockwave myocardial revascularization improves clinical symptoms and left ventricular function in patients with refractory angina. Coron Artery Dis. 2012;23:62-7.

35. Szatkowski A, Ndubuka-Irobunda C, Oesterle SN, Burkhoff D. Transmyocardial laser revascularization: a review of basic and clinical aspects. Am J Cardiovasc Drugs. 2002;2:255-66.

36. Dallan L. Cirurgia de revascularização transmiocárdica a laser de CO_2. In: de Oliveira S, ed. Rev Bras Cir Cardiovasc. 2000:89-104.

37. Briones E, Lacalle JR, Marin-Leon I, Rueda JR. Transmyocardial laser revascularization versus medical therapy for refractory angina. Cochrane Database Syst Rev. 2015:CD003712.

38. Gowdak LH, Schettert IT, Rochitte CE, et al. Transmyocardial laser revascularization plus cell therapy for refractory angina. Int J Cardiol. 2008;127:295-7.

39. Song JJ, Popescu A, Bell RL. Present and potential use of spinal cord stimulation to control chronic pain. Pain Physician. 2014;17:235-46.

40. Pan X, Bao H, Si Y, et al. Spinal cord stimulation for refractory angina pectoris: a systematic review and meta-analysis. Clin J Pain. 2017;33:543-51.

41. Attanasio S, Schaer G. Therapeutic angiogenesis for the management of refractory angina: current concepts. Cardiovasc Ther. 2011;29:e1-e11.

42. Giusti II, Rodrigues CG, Salles FB, et al. High doses of vascular endothelial growth factor 165 safely, but transiently, improve myocardial perfusion in no-option ischemic disease. Hum Gene Ther Methods. 2013;24:298-306.

43. Kukuła K, Chojnowska L, Dąbrowski M, et al. Intramyocardial plasmid-encoding human vascular endothelial growth factor A165/basic fibroblast growth factor therapy using percutaneous transcatheter approach in patients with refractory coronary artery disease (VIF-CAD). Am Heart J. 2011;161:581-9.

44. Kastrup J, Jørgensen E, Fuchs S, et al. A randomised, double-blind, placebo-controlled, multicentre study of the safety and efficacy of BIOBYPASS (AdGVVEGF121.10NH) gene therapy in patients with refractory advanced coronary artery disease: the NOVA trial. EuroIntervention. 2011;6:813-8.

45. Stewart DJ, Kutryk MJ, Fitchett D, et al. VEGF gene therapy fails to improve perfusion of ischemic myocardium in patients with advanced coronary disease: results of the NORTHERN trial. Mol Ther. 2009;17:1109-15.

46. Kastrup J, Jørgensen E, Rück A, et al. Direct intramyocardial plasmid vascular endothelial growth factor-A165 gene therapy in patients with stable severe angina pectoris A randomized double-blind placebo-controlled study: the Euroinject One trial. J Am Coll Cardiol. 2005;45:982-8.

47. Grines CL, Watkins MW, Mahmarian JJ, et al. A randomized, double-blind, placebo-controlled trial of Ad5FGF-4 gene therapy and its effect on myocardial perfusion in patients with stable angina. J Am Coll Cardiol. 2003;42:1339-47.

48. Henry TD, Grines CL, Watkins MW, et al. Effects of Ad5FGF-4 in patients with angina: an analysis of pooled data from the AGENT-3 and AGENT-4 trials. J Am Coll Cardiol. 2007;50:1038-46.

49. Yuan R, Xin Q, Shi W, et al. Vascular endothelial growth factor gene transfer therapy for coronary artery disease: A systematic review and meta-analysis. Cardiovasc Ther. 2018;36:e12461.

50. Henry TD, Pepine CJ, Lambert CR, et al. The Athena trials: autologous adipose-derived regenerative cells for refractory chronic myocardial ischemia with left ventricular dysfunction. Catheter Cardiovasc Interv. 2017;89:169-77.

51. Wojakowski W, Jadczyk T, Michalewska-Włudarczyk A, et al. Effects of transendocardial delivery of bone marrow-derived CD133(+) cells on left ventricle perfusion and function in patients with refractory angina: final results of randomized, double-blinded, placebo-controlled REGENT-VSEL Trial. Circ Res. 2017;120:670-80.

52. Povsic TJ, Henry TD, Traverse JH, et al. The RENEW Trial: efficacy and safety of intramyocardial autologous CD34(+) cell administration in patients with refractory angina. JACC Cardiovasc Interv. 2016;9:1576-85.

53. Khan AR, Farid TA, Pathan A, et al. impact of cell therapy on myocardial perfusion and cardiovascular outcomes in patients with angina refractory to medical therapy: a systematic review and meta-analysis. Circ Res. 2016;118:984-93.

54. Giannini F, Aurelio A, Jabbour RJ, Ferri L, Colombo A, Latib A. The coronary sinus reducer: clinical evidence and technical aspects. Expert Rev Cardiovasc Ther. 2017;15:47-58.

55. Verheye S, Jolicœur EM, Behan MW, et al. Efficacy of a device to narrow the coronary sinus in refractory angina. N Engl J Med. 2015;372:519-27.

56. Parikh P, Bhatt P, Shah D, et al. First-in-Human Use of Coronary Sinus Reducer in Patients With Refractory Angina. J Am Coll Cardiol. 2018;72:3227-8.

57. Khan TZ, Rhodes S, Pottle A, et al. High prevalence of raised lipoprotein(a) in patients with refractory angina. Glob Cardiol Sci Pract. 2015;2015:28.

58. Khan TZ, Hsu LY, Arai AE, et al. Apheresis as novel treatment for refractory angina with raised lipoprotein(a): a randomized controlled cross-over trial. Eur Heart J. 2017;38:1561-9.

Capítulo 10

Perspectiva no tratamento da doença arterial coronariana: risco residual e inflamação

Francisco Antonio Helfenstein Fonseca
José Antonio Franchini Ramires

Pontos-chave

- O risco residual inflamatório tem sido observado a despeito do tratamento de fatores de risco convencionais e intervenções como revascularizações vasculares.
- Embora sem um papel causal na aterosclerose ou doença vascular, a proteína C-reativa permite a identificação de pacientes sob maior risco de eventos cardiovasculares.
- Estudos de base genética mostram papel causal da interleucina 6 na doença cardiovascular e a ativação da via inflamatória mediada por esta citocina está associada com as concentrações da proteína C-reativa.
- Mesmo com reduções mais expressivas do LDL-colesterol, persiste risco residual associado com aumento da proteína C-reativa.
- Entretanto, reduções adicionais no LDL-colesterol diminuem o risco residual inflamatório.
- Estatinas possuem efeitos hipolipemiantes e anti-inflamatórios, tornando difícil avaliação de sua contribuição individual sob o risco cardiovascular inflamatório ou lipídico.
- Com o uso de terapias anti-inflamatórias mais específicas sem modificações lipídicas como o uso de anticorpo monoclonal anti-interleucina 1-beta (canaquinumabe) pode-se comprovar redução do risco cardiovascular pela terapia anti-inflamatória.
- Quanto maior a redução de marcadores inflamatórios como proteína C-reativa ou interleucina 6, maior a redução de eventos cardiovasculares.
- Nem toda terapia anti-inflamatória reduz desfechos cardiovasculares, particularmente quando a via mediada pela interleucina 6 não é afetada.

Papel da inflamação na doença coronariana

A inflamação foi inicialmente relacionada com processos infecciosos, doenças autoimunes, câncer e, mais recentemente, como importante marcador de progressão da aterosclerose e de suas complicações.[1-3] Embora concebida como uma resposta fisiológica de defesa, a intensidade dessa resposta pode trazer complicações graves, como um paciente que morre de pneumonia em razão da intensidade do processo inflamatório pulmonar e não diretamente pelo agente infeccioso. De maneira análoga, maior presença de células inflamatórias com liberação de uma diversidade de citocinas pró-inflamatórias ao lado de menor presença de células produtoras de citocinas anti-inflamatórias e mediadores de resolução celular tem se constituído na base fisiopatológica do infarto agudo do miocárdio, particularmente da forma transmural com completa oclusão vascular.[4,5]

Embora esses conceitos estejam bem estabelecidos, o grande desafio durante muitos anos foi a tradução da resposta inflamatória por biomarcadores confiáveis e de acesso ao laboratório clínico. Separar subtipos de linfócitos ou quantificar interleucinas estão distantes da prática clínica, mas um marcador da atividade inflamatória tem se mostrado útil, a proteína C-reativa de alta sensibilidade (PCRas). Metanálise envolvendo 54 estudos com mais de 160 mil indivíduos sem história de doença cardiovascular confirmou a associação da PCRas com desfechos coronarianos e mortalidade vascular.[6] Embora sem papel causal na aterosclerose,[7] os níveis de PCR sinalizam maior ativação da via inflamatória envolvendo a interleucina 6 (IL-6), esta com comprovado papel causal na aterosclerose.[8,9]

Risco residual inflamatório

A análise de dois grandes estudos com terapias hipolipemiantes, PROVE-IT[10] e IMPROVE-IT,[11] mostrou a associação de níveis aumentados da PCRas com desfechos cardiovasculares, a despeito de alcance de metas de LDL-colesterol (LDL-C). No estudo PROVE-IT, 29% dos pacientes permaneceram com valores de PCRas ≥ 2 mg/L, enquanto no estudo IMPROVE-IT, 33% permaneceram fora dessa meta de PCRas.[12] A Figura 1 mostra o risco residual inflamatório ao lado do risco residual em decorrência da falta de alcance de metas de LDL-C nesses dois estudos. Observa-se que a maior parte do risco residual deriva da falta de alcance de meta para inflamação (PCRas < 2 mg/L).

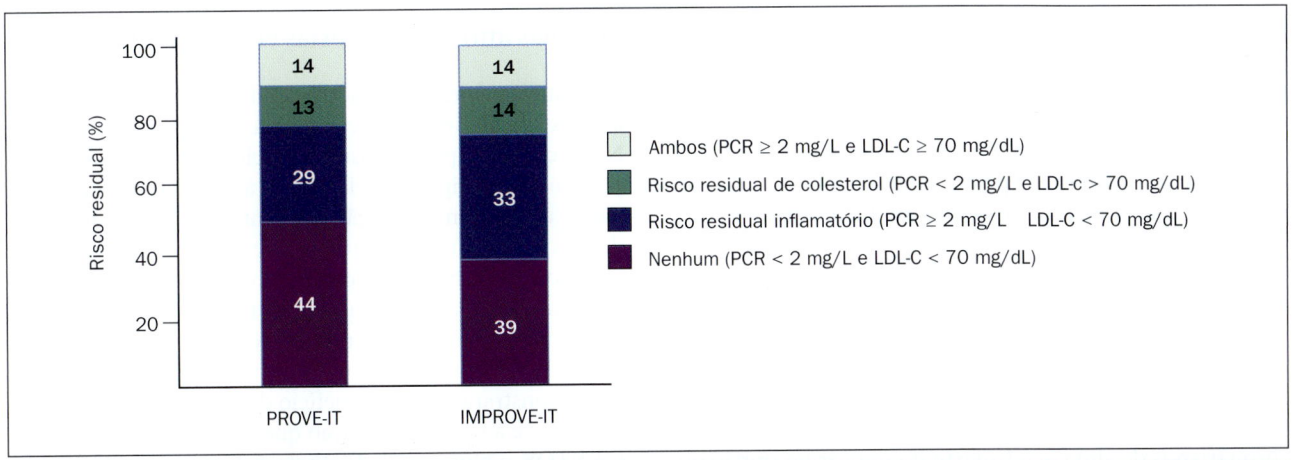

Figura 1   Com base nos estudos PROVE-IT e IMPROVE-IT, a maioria dos pacientes em prevenção secundária e recebendo terapia hipolipemiante de alta efetividade permanece com risco residual em virtude da falta de alcance de metas de LDL-colesterol ou da proteína C-reativa.[12]

De forma interessante, o uso do evolocumabe, um inibidor da proproteína convertase subtilisina/Kexina tipo 9 (*PCSK9*), no estudo FOURIER, reduziu de maneira marcante o LDL-C, mas não modificou os níveis de PCRas. Entretanto, o benefício absoluto do tratamento foi maior entre os pacientes com valores maiores da PCRas.[13] Assim, a despeito de nenhuma modificação nesse marcador inflamatório, pacientes com PCRas mais elevada e sob maior risco de desfechos cardiovasculares beneficiaram-se de uma redução adicional de LDL-C.

Tratamento do risco residual inflamatório

O estudo JUPITER[14] examinou os efeitos do tratamento com a rosuvastatina, estatina de alta efetividade, em 17.802 pacientes em prevenção primária da doença cardiovascular, com níveis relativamente normais de LDL-C, mas com valores de PCRas ≥ 2 mg/L. O estudo mostrou inequívoco benefício para o uso da estatina nessa condição, reduzindo objetivo primário (morte cardiovascular, infarto do miocárdio ou acidente vascular cerebral não fatais, hospitalização por angina instável ou revascularização arterial) em 44% (p < 0,00001), bem como mortalidade por todas as causas em 20%. Entretanto, a despeito de redução de 37% nos níveis de PCRas, houve redução concomitante de 50% nos níveis de LDL-C, tornando difícil a interpretação do quanto a redução isolada da PCRas contribuiu aos resultados do estudo.[15]

Havia a necessidade de uma terapia anti-inflamatória que fosse testada na redução de eventos cardiovasculares, mas que não modificasse os níveis de LDL-C. Isso se tornou possível com o estudo CANTOS,[16] um estudo envolvendo 10.061 pacientes com infarto do miocárdio prévio e PCRas ≥ 2 mg/L. Nesse estudo, o uso de um anticorpo monoclonal anti-interleucina 1-beta (canaquinumabe) administrado a cada 3 meses por via subcutânea reduziu os desfechos cardiovasculares do objetivo primário do estudo (morte cardiovascular, infarto ou acidente vascular cerebrais não fatais) em 15%, mostrando que o tratamento da inflamação

em pacientes com infarto do miocárdio prévio (todos tinham PCRas ≥ 2 mg/L) sem modificar os níveis de LDL-C (pacientes recebiam estatinas ou hipolipemiantes combinados de acordo com diretrizes nacionais ou internacionais) reduzia adicionalmente os principais desfechos cardiovasculares. Além disso, o principal objetivo secundário (que incluía, além do objetivo primário, internação para revascularização coronariana) foi reduzido em 17%.[17] O medicamento foi em tolerado, embora fosse registrado pequeno aumento em mortes por complicações infecciosas, amplamente contrabalançado por uma surpreendente redução de mortes por câncer, principalmente pulmonar.[18]

O estudo CANTOS trouxe importantes ensinamentos. Análise pré-especificada do efeito do tratamento com o canaquinumabe para os pacientes que obtiveram níveis de PCRas < 2 mg/L mostrou maior benefício nos objetivos primário do estudo (25% de redução) bem como na mortalidade cardiovascular e total (ambos 31% de redução), mas nenhum benefício na redução de desfechos cardiovasculares foi observado para aqueles que, a despeito do uso de canaquinumabe, permaneceram com valores de PCRas ≥ 2 mg/L.[19] Além disso, o estudo ainda forneceu uma melhor compreensão do papel da IL-6 na doença cardiovascular, e o uso do canaquinumabe também reduziu de maneira marcante essa interleucina. Os pacientes do estudo que obtiveram redução da IL-6 abaixo da mediana do estudo (1,65 ng/L) apresentaram grande redução do risco de desfechos cardiovasculares (objetivo primário redução de 32%, mesmo com múltiplos ajustes), além de redução de 52% na mortalidade cardiovascular e de 48% na mortalidade total.[20] Assim, com base nesse estudo pode-se constatar que o benefício do uso da terapia anti-inflamatória com o canaquinumabe foi restrito aos pacientes que reduziram marcadores inflamatórios como a PCRas ou a IL-6, e, de fato, nenhum benefício na doença cardiovascular foi observado entre os pacientes que receberam o anticorpo monoclonal, mas permaneceram com PCRas ou IL-6 elevados.

Nem todas as terapias anti-inflamatórias produzem benefícios cardiovasculares. Terapias que não envolvem a IL-6 parecem menos promissoras. Realmente, o uso de darapladib, um inibidor da atividade da fosfolipase A2 associada à lipoproteína, não reduziu desfechos cardiovasculares combinados (morte cardiovascular, infarto ou acidente vascular cerebral não fatais) em 15.828 pacientes portadores de doença coronariana estável e expostos à terapia por 3,7 anos de mediana de seguimento.[21] Esse mesmo medicamento também não reduziu desfechos em 13.026 pacientes com síndrome coronariana aguda, acompanhados por 2,5 anos de mediana de seguimento.[22]

Mais recentemente, o estudo *The Cardiovascular Inflammation Reduction Trial* (CIRT),[23] com 15 a 20 mg de metotrexato semanal, testou a hipótese de que a terapia anti-inflamatória reduziria desfechos cardiovasculares em 4.786 pacientes coronarianos de alto risco (infarto do miocárdio prévio ou doença multivascular e que fossem portadores de diabete tipo 2 ou síndrome metabólica). O estudo foi interrompido prematuramente por futilidade (não reduziu desfechos, não modificou PCR, IL-6 ou IL-1beta) e ainda se acompanhou de aumento de enzimas hepáticas, reduções de leucócitos e hematócrito e aumento de câncer de pele.[24] Outras terapias anti-inflamatórias de menor custo e possivelmente de menor associação com eventos adversos, como baixa dose de colchicina, estão sendo testadas e podem se constituir em terapias alternativas, acessíveis e seguras na redução do risco residual inflamatório da aterosclerose.[25] A Tabela 1 resume os principais estudos envolvendo terapias anti-inflamatórias.

Terapias anti-inflamatórias efetivas e não efetivas

Estudos de randomização mendeliana têm possibilitado a investigação de fatores causais da doença cardiovascular. Nesse contexto, polimorfismos relacionados com menor expressão da fosfolipase A_2 relacionada à lipoproteína (Lp-PLA$_2$) não se associaram a redução de eventos cardiovasculares,[26] e de fato as terapias com darapladib mostraram-se inefetivas em pacientes tanto com doença coronariana estável quanto após síndrome coronariana aguda. Da mesma forma, o uso de imunossupressor metotrexato não trouxe benefício no estudo CIRT. Com efeito, estudos de randomização mendeliana demonstraram que o benefício da terapia anti-inflamatória envolve a via de sinalização que inclua a IL-6. No estudo CANTOS, o bloqueio da IL-1beta reduziu os níveis da IL-6, trazendo inequívocos benefícios da terapia. Por outro lado, a terapia com darapladib ou metotrexato não modifica os níveis da IL-6, possível razão para o insucesso com esses fármacos.[9,27,28]

Conclusões

A evolução das placas ateroscleróticas e as complicações aterotrombóticas da doença coronariana estão associadas à inflamação. Estudos genéticos e intervenções terapêuticas mostraram que terapias envolvendo a IL-6 são promissoras para redução do risco residual inflamatório, presente em apro-

Tabela 1	Estudos com terapias anti-inflamatórias para a doença cardiovascular		
Estudo	**Fármaco**	**Resultados**	**Referências**
JUPITER	Rosuvastatina	PCRas redução de 37%	14, 15
		Objetivo primário redução de 44%	
		IAM redução de 44%	
		AVC redução de 48%	
		Revascularização/angina redução de 47%	
		Mortalidade total redução de 20%	
CANTOS	Canaquinumabe	PCRas redução de 37% (150 mg)	16-20
		Objetivo primário redução de 15%	
		Objetivo secundário redução de 17%	
		Pacientes com PCR < 2 mg/L:	
		• Objetivo primário redução de 25%	
		• Mortalidade CV ou total redução de 41%	
		Pacientes com IL-6 < 1,65 ng/L:	
		• Objetivo primário redução de 32%	
		• Mortalidade CV redução de 52%	
		• Mortalidade total redução de 48%	
STABILITY	Darapladibe	Objetivo primário NS	21
SOLID	Darapladibe	Objetivo primário NS	22
CIRT	Metotrexato	Objetivo primário NS	23, 24

Terapia anti-inflamatória com estatina (JUPITER), canaquinumabe (CANTOS), darapladib (STABILITY, SOLID) e metotrexato (CIRT). Redução de desfechos ocorreu com as terapias envolvendo redução de IL-6 e PCR.
AVC: acidente vascular cerebral; IAM: infarto agudo do miocárdio; NS: não significante.

ximadamente um terço dos pacientes coronarianos, a despeito do uso de estratégias farmacológicas efetivas e controle de fatores de risco tradicionais.

No entanto, os resultados iniciais ainda são discretos ou negativos e, por esses achados, espera-se que novos fármacos venham encontrar formas de inibir a inflamação via IL-6 e/ou novas vias mais eficientes e específicas.

Resumo

A doença cardiovascular está associada com inflamação. A via mediada pela interleucina 6 se associa com outros biomarcadores inflamatórios, como a proteína C-reativa. A despeito de adequada terapia antitrombótica e hipolipemiante, pacientes com aumento da proteína C-reativa apresentam maior risco cardiovascular e podem necessitar de tratamento mais intensivo dos fatores de risco presentes ou de terapias que também reduzam a inflamação. Algumas intervenções anti-inflamatórias não reduziram desfechos cardiovasculares por atuarem em vias não relacionadas com a interleucina 6 ou devido ao uso desta terapia em pacientes sem aumento de marcadores inflamatórios.

Referências bibliográficas

1. De Caterina R, D'Ugo E, Libby P. Inflammation and thrombosis - testing the hypothesis with anti-inflammatory drug trials. Thromb Haemost. 2016;116(6):1012-21.
2. Geovanini GR, Libby P. Atherosclerosis and inflammation: overview and updates. Clin Sci (Lond). 2018;132(12):1243-52.
3. Libby P, Loscalzo J, Ridker PM, Farkouh ME, Hsue PY, Fuster V, et al. Inflammation, immunity, and infection in atherothrombosis: JACC review topic of the week. J Am Coll Cardiol. 2018;72(17):2071-81.
4. Libby P. Mechanisms of acute coronary syndromes and their implications for therapy. N Engl J Med. 2013;368(21):2004-13.
5. Mason JC, Libby P. Cardiovascular disease in patients with chronic inflammation: mechanisms underlying premature cardiovascular events in rheumatologic conditions. Eur Heart J. 2015;36(8):482-9c.
6. Emerging Risk Factors Collaboration, Kaptoge S, Di Angelantonio E, Lowe G, Pepys MB, Thompson SG, et al. C-reactive protein concentration and risk of coronary heart disease, stroke, and mortality: an individual participant meta-analysis. Lancet. 2010;375(9709):132-40.
7. Zacho J, Tybjaerg-Hansen A, Jensen JS, Grande P, Sillesen H, Nordestgaard BG. Genetically elevated C-reactive protein and ischemic vascular disease. N Engl J Med. 2008;359(18):1897-908.
8. Interleukin-6 Receptor Mendelian Randomisation Analysis (IL6R MR) Consortium, Swerdlow DI, Holmes MV, Kuchenbaecker KB, Engmann JE, Shah T, et al. The interleukin-6 receptor as a target for prevention of coronary heart disease: a mendelian randomisation analysis. Lancet. 2012;379(9822):1214-24.
9. Ridker PM, Lüscher TF. Anti-inflammatory therapies for cardiovascular disease. Eur Heart J. 2014;35(27):1782-91.
10. Ridker PM, Cannon CP, Morrow D, Rifai N, Rose LM, McCabe CH, et al.; Pravastatin or Atorvastatin Evaluation and Infection Therapy-Thrombolysis in Myocardial Infarction 22 (PROVE IT-TIMI 22) Investigators. C-reactive protein levels and outcomes after statin therapy. N Engl J Med. 2005;352(1):20-8.
11. Bohula EA, Giugliano RP, Cannon CP, Zhou J, Murphy SA, White JA, et al. Achievement of dual low-density lipoprotein cholesterol and high-sensiti-
vity C-reactive protein targets more frequent with the addition of ezetimibe to simvastatin and associated with better outcomes in IMPROVE-IT. Circulation. 2015;132(13):1224-33.
12. Ridker PM. How common is residual inflammatory risk? Circ Res. 2017;120(4):617-9.
13. Bohula EA, Giugliano RP, Leiter LA, Verma S, Park JG, Sever PS, et al. Inflammatory and cholesterol risk in the FOURIER Trial. Circulation. 2018;138(2):131-40.
14. Ridker PM, Danielson E, Fonseca FA, Genest J, Gotto AM Jr, Kastelein JJ, et al.; JUPITER Study Group. Rosuvastatin to prevent vascular events in men and women with elevated C-reactive protein. N Engl J Med. 2008;359(21):2195-207.
15. Ridker PM, Danielson E, Fonseca FA, Genest J, Gotto AM Jr, Kastelein JJ, et al.; JUPITER Trial Study Group. Reduction in C-reactive protein and LDL cholesterol and cardiovascular event rates after initiation of rosuvastatin: a prospective study of the JUPITER trial. Lancet. 2009;373(9670):1175-82.
16. Ridker PM, Thuren T, Zalewski A, Libby P. Interleukin-1β inhibition and the prevention of recurrent cardiovascular events: rationale and design of the Canakinumab Anti-inflammatory Thrombosis Outcomes Study (CANTOS). Am Heart J. 2011;162(4):597-605.
17. Ridker PM, Everett BM, Thuren T, MacFadyen JG, Chang WH, Ballantyne C, et al.; CANTOS Trial Group. Antiinflammatory therapy with canakinumab for atherosclerotic disease. N Engl J Med. 2017;377(12):1119-31.
18. Ridker PM, MacFadyen JG, Thuren T, Everett BM, Libby P, Glynn RJ; CANTOS Trial Group. Effect of interleukin-1β inhibition with canakinumab on incident lung cancer in patients with atherosclerosis: exploratory results from a randomised, double-blind, placebo-controlled trial. Lancet. 2017;390(10105):1833-42.
19. Ridker PM, MacFadyen JG, Everett BM, Libby P, Thuren T, Glynn RJ; CANTOS Trial Group. Relationship of C-reactive protein reduction to cardiovascular event reduction following treatment with canakinumab: a secondary analysis from the CANTOS randomised controlled trial. Lancet. 2018;391(10118):319-28.
20. Ridker PM, Libby P, MacFadyen JG, Thuren T, Ballantyne C, Fonseca F, et al. Modulation of the interleukin-6 signalling pathway and incidence rates of atherosclerotic events and all-cause mortality: analyses from the Canakinumab Anti-Inflammatory Thrombosis Outcomes Study (CANTOS). Eur Heart J. 2018;39(38):3499-507.
21. STABILITY Investigators, White HD, Held C, Stewart R, Tarka E, Brown R, et al. Darapladib for preventing ischemic events in stable coronary heart disease. N Engl J Med. 2014;370(18):1702-11.
22. O'Donoghue ML, Braunwald E, White HD, Lukas MA, Tarka E, Steg PG, et al.; SOLID-TIMI 52 Investigators, Steen DL. Effect of darapladib on major coronary events after an acute coronary syndrome: the SOLID-TIMI 52 randomized clinical trial. JAMA. 2014;312(10):1006-15.
23. Everett BM, Pradhan AD, Solomon DH, Paynter N, Macfadyen J, Zaharris E, et al. Rationale and design of the Cardiovascular Inflammation Reduction Trial: a test of the inflammatory hypothesis of atherothrombosis. Am Heart J. 2013;166(2):199-207.
24. Ridker PM, Everett BM, Pradhan A, MacFadyen JG, Solomon DH, Zaharris E, et al.; CIRT Investigators. Low-dose methotrexate for the prevention of atherosclerotic events. N Engl J Med. 2018.
25. Kottoor SJ, Arora RR. The utility of anti-inflammatory agents in cardiovascular disease: a novel perspective on the treatment of atherosclerosis. J Cardiovasc Pharmacol Ther. 2018;23(6):483-93.
26. Gregson JM, Freitag DF, Surendran P, Stitziel NO, Chowdhury R, Burgess S, et al.; International Consortium for Blood Pressure; CHARGE inflammation working group; MICAD Exome consortium; EPIC-CVD consortium and the CHD Exome+ consortium. Genetic invalidation of Lp-PLA2 as a therapeutic target: large-scale study of five functional Lp-PLA2-lowering alleles. Eur J Prev Cardiol. 2017;24(5):492-504.
27. Held C, White HD, Stewart RAH, Budaj A, Cannon CP, Hochman JS, et al.; STABILITY Investigators. Inflammatory biomarkers interleukin-6 and C-reactive protein and outcomes in stable coronary heart disease: experiences from the STABILITY (Stabilization of Atherosclerotic Plaque by Initiation of Darapladib Therapy) Trial. J Am Heart Assoc. 2017;6(10).
28. Ridker PM. Anti-inflammatory therapy for atherosclerosis: interpreting divergent results from the CANTOS and CIRT clinical trials. J Intern Med. 2018.

Capítulo 11

Cardiomiopatia isquêmica e viabilidade: estratégias de tratamento

Pedro Silvio Farsky

Pontos-chave

- Cardiomiopatia isquêmica é definida como disfunção ventricular grave por doença arterial coronariana.
- Miocárdio hibernante é definido como segmento disfuncionante em tecido miocárdico viável que apresenta recuperação após revascularização ou mesmo terapia farmacológica.
- Viabilidade miocárdica identifica subgrupos de pacientes de alto risco, sendo um importante indicador de melhor sobrevida.

Introdução

Cardiomiopatia isquêmica é definida como uma grave disfunção do ventrículo esquerdo (VE), com fração de ejeção (FEVE) ≤ 35 a 40%, causada por doença arterial coronariana (DAC). Apesar deste termo ser amplamente utilizado, não é consenso, por não ser uma cardiomiopatia definida pelos consensos americanos e europeu.[1,2]

A disfunção do VE pode ser causada por perda irreversível de tecido miocárdico ou por tecidos que ainda preservem viabilidade. A perda irreversível, geralmente por infarto prévio, constitui tecidos nos quais a revascularização não promove recuperação da contratilidade. Tecidos viáveis podem apresentar viabilidade parcial ou total, possibilitando recuperação parcial ou total da contratilidade segmentar após revascularização. O miocárdio hibernante é definido como segmento disfuncionante em tecido miocárdico viável que apresenta recuperação após revascularização ou mesmo terapia farmacológica.[3,4] Miocárdio atordoado (*stunned*) é definido como disfunção segmentar pós-isquêmica transitória. Repetidos episódios de isquemia transitória podem levar ao miocárdio hibernante. Segmentos miocárdicos com função contrátil preservada são sempre segmentos viáveis.[5]

Tratamento da cardiomiopatia isquêmica

O tratamento envolve terapia farmacológica baseada em evidências, terapias baseadas em dispositivos implantáveis e cirurgia de revascularização do miocárdio em pacientes selecionados.

Terapia farmacológica

A terapia farmacológica baseada em evidências inclui fármacos para o tratamento da disfunção do VE e para DAC. Para a disfunção do ventrículo esquerdo é apropriada a utilização dos inibidores da enzima de conversão da angiotensina (IECA) e betabloqueadores e para a DAC, a adição de aspirina e estatinas em altas doses.

Terapias farmacológicas adicionais, em caso selecionados, incluem os bloqueadores da angiotensina II (BRA) no caso de intolerância aos IECA, inibidor de neprilisina e do receptor da angiotensina (sacubitril valsartana) (ARNI), terapia combinada de hidralazina e nitrato nos pacientes com disfunção renal e antagonistas dos receptores mineralocorticoides (espironolactona e eplerenona) além da ivabradina.

Existem poucos estudos que avaliam a disfunção grave de VE associada a DAC, com evidências de redução da mortalidade com a associação destes fármacos. Recentemente, foi publicado estudo de Farsky et al.[22] que demonstrou redução da mortalidade com terapia farmacológica otimizada nestes pacientes, independentemente de intervenção cirúrgica ou farmacológica isolada.

Betabloqueadores podem melhorar a função de tecidos miocárdicos viáveis pela redução do consumo de oxigênio e aumento da perfusão diastólica. O estudo CHRISTMAS[6] associou a utilização de betabloqueadores no pré-operatório da cirurgia de revascularização do miocárdio com melhora da contratilidade segmentar na presença de miocárdio viável.

Dispositivos implantáveis

Dispositivos de ressincronização cardíaca e desfibriladores implantáveis são recomendados em casos selecionados.

A terapia de ressincronização cardíaca está indicada para a melhora da sintomatologia e sobrevida em pacientes com ritmo sinusal, FEVE ≤ 35%, duração de QRS ≥ 120 ms e sintomas NYHA ≥ II, em terapia médica otimizada.

Um desfibrilador implantável está indicado na prevenção primária de morte súbita em casos selecionados. Pacientes considerados para esta terapia devem aguardar em terapia médica otimizada pelo menos 40 dias pós-infarto agudo do miocárdio e mais de 3 meses após revascularização do miocárdio.

Muitos pacientes apresentam critérios de indicação destas duas formas de terapia e devem receber dispositivos combinados. A identificação de tecidos viáveis é de fundamental importância para o implante dos eletrodos, evitando-se o implante em tecidos fibróticos.[7]

Cirurgia de revascularização do miocárdio

Para pacientes com cardiomiopatia isquêmica (FEVE ≤ 35%) e DAC passível de revascularização cirúrgica, a cirurgia de revascularização do miocárdio (CRM) associada ao tratamento farmacológico otimizado promove redução da mortalidade geral, mortalidade cardiovascular e a associação de hospitalização por causas cardiovasculares e mortalidade geral em um período de acompanhamento médio de 9,8 anos[8] (Figura 1).

Embora a angina não seja necessária para que os pacientes obtenham um benefício clínico da revascularização cirúrgica, a presença de sintomas anginosos, apesar da terapia médica, e o potencial alívio de tais sintomas pela revascularização são frequentemente fatores na escolha de uma estratégia de tratamento.

As curvas de mortalidade são semelhantes até 2 anos de acompanhamento após a CRM, portanto, em pacientes de alto risco operatório ou limitada expectativa de vida o tratamento clínico isolado se torna uma opção razoável. Pacientes mais jovens, habitualmente com maior expectativa de vida e menor risco operatório são os pacientes com maior benefício do procedimento cirúrgico.[8]

Outras características clínicas foram associadas a melhores resultados no STICH e podem ser consideradas para ajudar o clínico a adaptar a tomada de decisão para qualquer paciente individual.[8,9] Tais características incluem maior capacidade funcional (caminhada de 6 minutos > 300 metros), maior carga de DAC (por exemplo, doença triarterial), regurgitação mitral moderada a grave coexistente, fração de ejeção menor (por exemplo, FE < 27%) e maior remodelamento (por exemplo, índice de volume sistólico final do ventrículo esquerdo [LVESVI]> 79 mL/m²).[10]

Não é recomendada a avaliação rotineira de viabilidade para a decisão terapêutica,[11] sendo considerada classe IIb pela Diretriz da European Society of Cardiology de 2018. O benefício da CRM foi independente da presença de isquemia ou viabilidade.[12,13] (Figura 3) Fatores como risco cirúrgico, índice de volumes sistólicos e diastólicos, além da função ventricular foram significativamente superiores à viabilidade na identificação de pacientes com maior benefício do procedimento cirúrgico. A presença de viabilidade identifica um grupo de pacientes com melhor prognóstico, independente da opção terapêutica, de terapia farmacológica isolada ou associada ao procedimento cirúrgico (Figura 2).

Estudos randomizados

O maior estudo randomizado de revascularização cirúrgica na disfunção grave do VE foi o estudo STICH (*Surgical Treatment for Ischemic Heart Failure*), com acompanhamento médio de 9,8 anos. Este estudo demonstrou um benefício

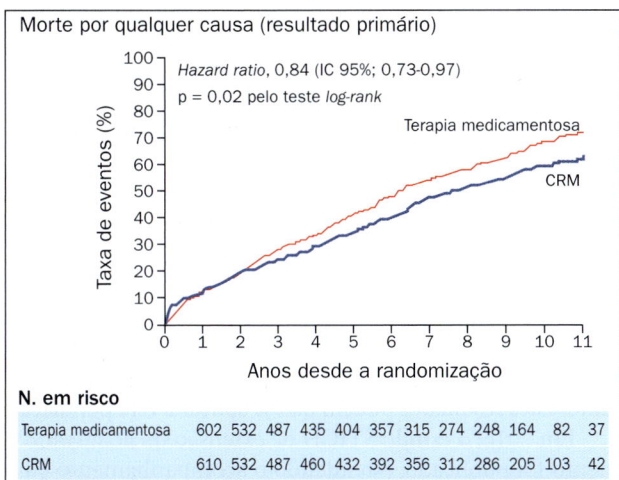

Figura 1 Curvas de sobrevida de Kaplan-Meier de mortalidade em 9,8 anos de acordo com tratamento cirúrgico ou clínico. CRM: cirurgia de revascularização do miocárdio.

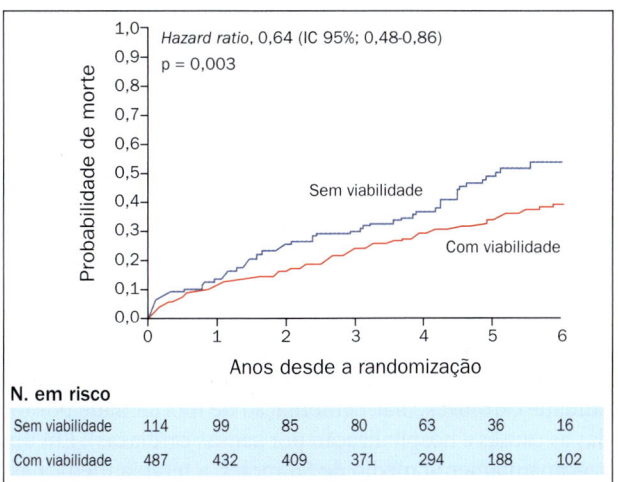

Figura 2 Curvas de sobrevida de Kaplan-Meier analisando a probabilidade de morte, de acordo com a presença de viabilidade miocárdica.

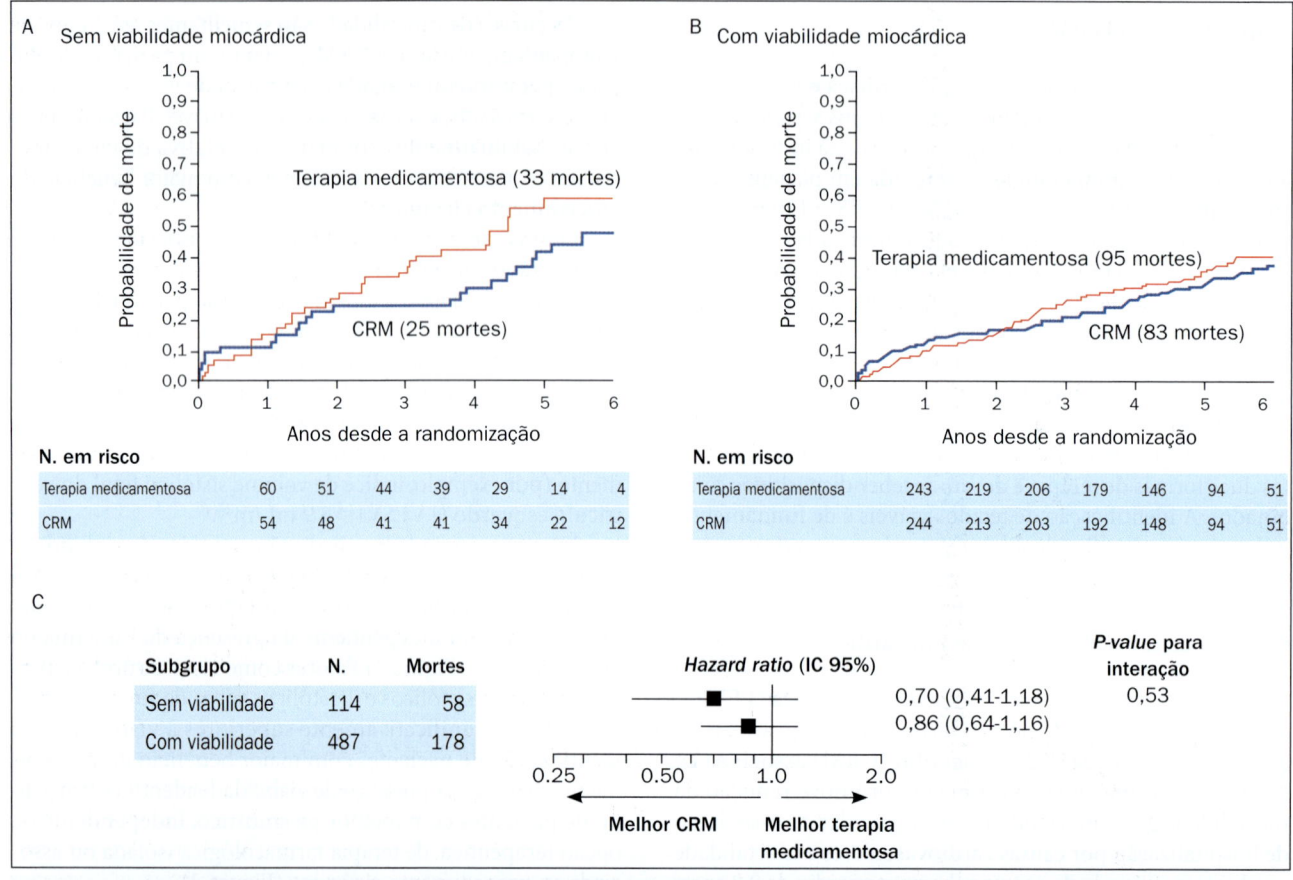

Figura 3 Curvas de sobrevida de Kaplan-Meier analisando a probabilidade de morte de acordo com a viabilidade miocárdica e o tratamento. CRM: cirurgia de revascularização miocárdica.

significativo da mortalidade global para os pacientes que foram submetidos a revascularização cirúrgica. Isso é consistente com os resultados de estudos observacionais iniciais.

Em 2011, a publicação de 5 anos de acompanhamento do STICH foi o primeiro estudo randomizado que comparou revascularização cirúrgica associada a terapia médica otimizada com terapia médica otimizada isolada em pacientes com FEVE ≤ 35% e doença arterial coronariana passível de revascularização miocárdica.[9] O estudo STICH randomizou 1.212 pacientes para terapia médica otimizada, isolada ou associada à CRM. Todos os pacientes foram submetidos a angiografia coronária para definir a extensão da doença coronariana. Pacientes portadores de lesão significativa de tronco de coronária esquerda, síndromes coronarianas agudas ou angina limitante foram excluídos do estudo. O desfecho primário do estudo foi a mortalidade por todas as causas, com dois desfechos secundários pré-especificados adicionais (mortalidade cardiovascular, combinação de mortalidade por todas as causas e hospitalização por causas cardíacas). Em um acompanhamento médio de 56 meses, a terapia médica associada à cirurgia de revascularização do miocárdio não resultou em redução significativa no desfecho primário de mortalidade por todas as causas (36 *versus* 41%). Entretanto, quando avaliado por uma análise pré-especificada de pacien-

tes que receberam o procedimento cirúrgico *vs.* pacientes que se mantiveram em tratamento clínico isolado, foi demonstrada uma redução significativa no desfecho primário de 30%. Esta análise foi possível porque a cirurgia é uma intervenção pontual no início do estudo, sendo que o benefício do procedimento cirúrgico só pode ser alcançado pelos indivíduos que realmente foram operados. Entretanto, o modo mais correto de avaliação estatística é o princípio de *intention to treat* no qual os pacientes são acompanhados de acordo com a randomização.

Ao se transpor os resultados deste estudo para a prática clínica devemos lembrar que a cirurgia foi realizada em centros com maior capacitação técnica e que dentre os critérios de inclusão está a possibilidade da cirurgia ser passível de indicação. Portanto, pacientes em que o risco cirúrgico é muito elevado, o benefício é discutível e quando a cirurgia não pode ser considerada, são pacientes não incluídos no estudo, portanto, estes resultados podem não se aplicar a esta população.

Em 2016, o estudo STICH de extensão do acompanhamento foi publicado, estendendo o acompanhamento para uma mediana de 9,8 anos na população do STICH.[8] Após 9,8 anos, o desfecho primário (mortalidade por todas as causas) foi significativamente menor no grupo CRM comparado com pacientes no grupo de terapia médica isolada (59 *versus* 66%

[359 *versus* 398 pacientes]; *hazard ratio* [HR] 0,84; IC 95% 0,73-0,97). O grupo de CRM também apresentou reduções significativas nos desfechos secundários pré-especificados de mortalidade cardiovascular (40,5 *versus* 49,3%; HR 0,79; IC 95% 0,66-0,93) e a combinação de todas as causas de mortalidade com hospitalização cardiovascular (76,6 *versus* 87%; HR 0,72; IC 95% 0,64-0,82). Com base nessas reduções absolutas da mortalidade total e cardiovascular a longo prazo, está indicada a cirurgia de revascularização miocárdica associada a terapia farmacológica otimizada para pacientes com doença arterial coronariana e FEVE ≤ 35%.

Pesquisa de viabilidade miocárdica na decisão terapêutica

A revascularização miocárdica de tecido viável está associada a melhora da contratilidade regional, e o grau de melhora da FEVE global está significativamente correlacionado com o número de segmentos que recuperam a função após a revascularização.[14] Obviamente a quantidade e localização do tecido viável estão implicados na melhora da contratilidade regional e global e no prognóstico, como também um tecido viável em território de parede anterior é mais importante do que em territórios basais.[5,15] Uma revisão de 29 estudos observacionais de 758 pacientes demonstrou que a FEVE aumentou 8% após a revascularização quando a viabilidade miocárdica estava presente (37 *versus* 45%) mas não mudou na ausência de viabilidade.[16]

A melhora da contratilidade e da espessura miocárdica entre segmentos miocárdicos dilatados também foi demonstrada após a revascularização, embora essa melhora tenha sido limitada a segmentos em que a carga da cicatriz miocárdica (detectada pelo realce tardio do gadolínio durante ressonância magnética (RMC) foi menor que 50% do miocárdio.[17]

Os estudos iniciais de viabilidade miocárdica são em sua maioria retrospectivos, de centros únicos, onde a pesquisa de viabilidade e a decisão terapêutica foram influenciados pela própria presença de viabilidade, pelo risco cirúrgico e anatomia coronária. Estes fatores criam uma forte tendência para a indicação de cirurgia dos pacientes de menor risco e melhor prognóstico. Pacientes com identificação de viabilidade miocárdica e que foram mantidos em tratamento clínico são possivelmente os pacientes de maior risco cirúrgico e pior prognóstico, nos quais qualquer forma de tratamento está associada a um prognóstico reservado. Com base nestes estudos, a metanálise de Allman et al.[18] incluiu, em 2002, 24 estudos de viabilidade não randomizados envolvendo 3.088 pacientes com doença arterial coronariana e disfunção ventricular esquerda com uma FEVE média de 32%. Pacientes com viabilidade miocárdica tiveram uma redução significativa de 80% na mortalidade anual com revascularização (3,2% *versus* 16% com terapia medicamentosa), enquanto não houve diferença na mortalidade anual com revascularização em pacientes sem viabilidade miocárdica (mortalidade anual 7,7% *versus* 6,2% com terapia medicamentosa).

Estes estudos não foram randomizados e, de modo muito importante, o tratamento médico utilizado não é o tratamento contemporâneo da insuficiência cardíaca e DAC.

As limitações destes estudos indicaram a necessidade de um estudo prospectivo, randomizado e com terapia médica contemporânea. O subestudo do STICH, com 601 pacientes, é o único estudo prospectivo randomizado.[13] A pesquisa de viabilidade era realizada após a randomização para tratamento cirúrgico ou clínico, portanto, não foi fator de bias para a escolha da estratégia da terapia a ser seguida. A própria importância do tratamento clínico contemporâneo pode ser demonstrada pelo estudo de Allman, no qual os pacientes com viabilidade mantidos em tratamento clínico apresentaram mortalidade de 16% com uma FEVE média de 32,9%, enquanto no estudo STICH, com terapia médica otimizada, estes pacientes, apresentaram mortalidade menor, de 7% com uma FEVE de apenas 26,7%. Isso se deve ao tratamento farmacológico atual e à ausência de bias de seleção de pacientes.

O estudo STICH não apresentou melhora significativa na mortalidade com terapia médica otimizada associada a CRM em comparação com a terapia médica isolada. A viabilidade miocárdica foi associada à melhora da mortalidade, mas não previu um benefício (em comparação com aqueles sem viabilidade miocárdica) da revascularização, o que levanta a questão de saber se a avaliação da viabilidade é necessária antes da revascularização cirúrgica. A viabilidade miocárdica neste estudo foi avaliada por meio de ecocardiografia sob estresse e cintilografia de perfusão miocárdica por SPECT com radionuclídeos; técnicas mais contemporâneas, como CMR e tomografia por emissão de pósitrons (PET), não foram estudadas. Entretanto, a pesquisa de viabilidade por diferentes técnicas demonstra sensibilidade e especificidade semelhantes,[19] em que foram comparados o PET, a cintilografia de perfusão miocárdica por SPECT com radionuclídeos e a ecocardiografia de estresse pela dobutamina.

Em um estudo de Siebelink,[20] a utilização do PET ou SPECT para decisão terapêutica não modificou os desfechos de sobrevida livre de eventos. Em outro estudo randomizado, utilizou-se o PET *vs.* terapia padrão para decisão terapêutica, e esta tecnologia não trouxe benefícios em relação ao tratamento padrão.[21] Portanto, diferentes técnicas para identificação de viabilidade possivelmente não demonstrariam diferenças significativas.

Quando devemos solicitar estudos de viabilidade?

Devemos lembrar que a viabilidade miocárdica identifica subgrupos de pacientes de alto risco que apresentam melhor resposta aos betabloqueadores e melhor resposta à terapia de ressincronização. É um importante indicador de melhor sobrevida. Entretanto, pacientes uniarteriais não foram adequadamente avaliados no estudo STICH, por não serem eventualmente passíveis de tratamento cirúrgico, critério de inclusão neste estudo. Quando avaliada a indicação de revascularização de uma determinada artéria, a presença ou não de viabilidade e/ou isquemia é de fundamental importância para a decisão da estratégia a ser indicada. Exemplo clássico é a lesão uniarterial de artéria descendente anterior, com disfunção do segmento miocárdico correspondente. Se não houver viabilidade/isquemia o procedimento de revascularização não é adequado.

Entretanto, em pacientes multiarteriais a presença ou não de viabilidade não deve ser considerada pré-requisito para decisões sobre a estratégia terapêutica a ser indicada. Devemos lembrar que mesmo na ausência de viabilidade de determinados territórios, a preservação dos tecidos miocárdicos remanescentes pela revascularização miocárdica é de enorme importância para a sobrevida do paciente.

Resumo

Cardiomiopatia isquêmica é definida como disfunção ventricular grave por doença arterial coronária. A presença de viabilidade miocárdica identifica segmentos miocárdicos com potencial recuperação da contratilidade com tratamento clínico ou revascularização, e está associada a um melhor prognóstico a longo prazo.

Estudos iniciais de viabilidade são retrospectivos, não randomizados, com bias de seleção e não utilizaram a terapia farmacológica atual. Estudos atuais demonstram menor mortalidade mesmo em pacientes com disfunção mais grave do ventrículo esquerdo. O estudo STICH, randomizado, prospectivo e com terapia farmacológica contemporânea demonstrou melhor sobrevida na presença de viabilidade miocárdica, porém esta não deve ser considerada como determinante para a escolha de terapia médica ou cirúrgica

Referências bibliográficas

1. Elliott P, Andersson B, Arbustini E, Bilinska Z, Cecchi F, Charron P, et al. Classification of the cardiomyopathies: a position statement from the European Society Of Cardiology Working Group on Myocardial and Pericardial Diseases. Eur Heart J. 2008;29(2):270-6.

2. Maron BJ, Towbin JA, Thiene G, Antzelevitch C, Corrado D, Arnett D, et al. Contemporary definitions and classification of the cardiomyopathies: an American Heart Association Scientific Statement from the Council on Clinical Cardiology, Heart Failure and Transplantation Committee; Quality of Care and Outcomes Research and Functional Genomics and Translational Biology Interdisciplinary Working Groups; and Council on Epidemiology and Prevention. Circulation. 2006;113(14):1807-16.

3. Underwood SR, Bax JJ, vom Dahl J, Henein MY, Knuuti J, van Rossum AC, et al. Imaging techniques for the assessment of myocardial hibernation. Report of a Study Group of the European Society of Cardiology. Eur Heart J. 2004;25(10):815-36.

4. Shah BN, Khattar RS, Senior R. The hibernating myocardium: current concepts, diagnostic dilemmas, and clinical challenges in the post-STICH era. Eur Heart J. 2013;34(18):1323-36.

5. Chareonthaitawee P, Gersh BJ, Araoz PA, Gibbons RJ. Revascularization in severe left ventricular dysfunction: the role of viability testing. J Am Coll Cardiol. 2005;46(4):567-74.

6. Cleland JG, Pennell DJ, Ray SG, Coats AJ, Macfarlane PW, Murray GD, et al. Myocardial viability as a determinant of the ejection fraction response to carvedilol in patients with heart failure (CHRISTMAS trial): randomised controlled trial. Lancet. 2003;362(9377):14-21.

7. Becker M, Zwicker C, Kaminski M, Napp A, Altiok E, Ocklenburg C, et al. Dependency of cardiac resynchronization therapy on myocardial viability at the LV lead position. JACC Cardiovasc Imaging. 2011;4(4):366-74.

8. Petrie MC, Jhund PS, She L, Adlbrecht C, Doenst T, Panza JA, et al. Ten-year outcomes after coronary artery bypass grafting according to age in patients with heart failure and left ventricular systolic dysfunction: an analysis of the extended follow-up of the STICH Trial (Surgical Treatment for Ischemic Heart Failure). Circulation. 2016;134(18):1314-24.

9. Velazquez EJ, Lee KL, Deja MA, Jain A, Sopko G, Marchenko A, et al. Coronary-artery bypass surgery in patients with left ventricular dysfunction. N Engl J Med. 2011;364(17):1607-16.

10. Velazquez EJ, Bonow RO. Revascularization in severe left ventricular dysfunction. J Am Coll Cardiol. 2015;65(6):615-24.

11. Neumann FJ, Sousa-Uva M, Ahlsson A, Alfonso F, Banning AP, Benedetto U, et al. 2018 ESC/EACTS Guidelines on myocardial revascularization. Eur Heart J. 2019;40(2):87-165.

12. Panza JA, Holly TA, Asch FM, She L, Pellikka PA, Velazquez EJ, et al. Inducible myocardial ischemia and outcomes in patients with coronary artery disease and left ventricular dysfunction. J Am Coll Cardiol. 2013;61(18):1860-70.

13. Bonow RO, Maurer G, Lee KL, Holly TA, Binkley PF, Desvigne-Nickens P, et al. Myocardial viability and survival in ischemic left ventricular dysfunction. N Engl J Med. 2011;364(17):1617-25.

14. Carluccio E, Biagioli P, Alunni G, Murrone A, Giombolini C, Ragni T, et al. Patients with hibernating myocardium show altered left ventricular volumes and shape, which revert after revascularization: evidence that dyssynergy might directly induce cardiac remodeling. J Am Coll Cardiol. 2006;47(5):969-77.

15. Desideri A, Cortigiani L, Christen AI, Coscarelli S, Gregori D, Zanco P, et al. The extent of perfusion-F18-fluorodeoxyglucose positron emission tomography mismatch determines mortality in medically treated patients with chronic ischemic left ventricular dysfunction. J Am Coll Cardiol. 2005;46(7):1264-9.

16. Bax JJ, van der Wall EE, Harbinson M. Radionuclide techniques for the assessment of myocardial viability and hibernation. Heart. 2004;90 Suppl 5:v26-33.

17. Kim RJ, Wu E, Rafael A, Chen EL, Parker MA, Simonetti O, et al. The use of contrast-enhanced magnetic resonance imaging to identify reversible myocardial dysfunction. N Engl J Med. 2000;343(20):1445-53.

18. Allman KC, Shaw LJ, Hachamovitch R, Udelson JE. Myocardial viability testing and impact of revascularization on prognosis in patients with coronary artery disease and left ventricular dysfunction: a meta-analysis. J Am Coll Cardiol. 2002;39(7):1151-8.

19. Camici PG, Prasad SK, Rimoldi OE. Stunning, hibernation, and assessment of myocardial viability. Circulation. 2008;117(1):103-14.

20. Siebelink HM, Blanksma PK, Crijns HJ, Bax JJ, van Boven AJ, Kingma T, et al. No difference in cardiac event-free survival between positron emission tomography-guided and single-photon emission computed tomography-guided patient management: a prospective, randomized comparison of patients with suspicion of jeopardized myocardium. J Am Coll Cardiol. 2001;37(1):81-8.

21. Beanlands RS, Nichol G, Huszti E, Humen D, Racine N, Freeman M, et al. F-18-fluorodeoxyglucose positron emission tomography imaging-assisted management of patients with severe left ventricular dysfunction and suspected coronary disease: a randomized, controlled trial (PARR-2). J Am Coll Cardiol. 2007;50(20):2002-12.

22. Farsky PS, White J, Sueta C, Dabrowski R, Djokovic L, Drazner M, et al. Optimal medical therapy use and long-term outcomes in cabg-eligible heart failure patients: insights from the STICH Trial. JACC. 2019;73(9Suppl 1).

Seção 10

DOENÇA VALVAR

Capítulo 1

Profilaxia da febre reumática

Guilherme Sobreira Spina
Flávio Tarasoutchi
Luiz Francisco Cardoso

Pontos-chave

- A febre reumática (FR) é a mais prevenível das cardiopatias, bastando o adequado tratamento da amigdalite estreptocócica com antibióticos bactericidas.
- Atualmente, sua incidência continua alta no Brasil, com o fator agravante de que a maioria dos casos agudos é assintomática.
- Profilaxia primária deve ser feita com penicilina G benzatina intramuscular em dose única. Para pacientes alérgicos está indicada a eritromicina.
- Profilaxia secundária deve ser feita com penicilina G benzatina intramuscular a cada 21 dias. Para pacientes alérgicos, está indicada sulfadiazina 500 mg duas vezes ao dia
- Pacientes com sequelas cardíacas graves devem manter a profilaxia secundária com penicilina pelo menos até os 40 anos, ou por toda a vida em caso de exposição ocupacional (trabalhadores em creches, escolas, hospitais etc.).
- A profilaxia secundária deve ser mantida mesmo após cirurgia cardíaca.

Introdução

A prevalência de FR e cardiopatia reumática crônica em uma determinada comunidade é reflexo do nível de cuidados preventivos primários e do acesso à saúde.[1] Em muitos países desenvolvidos a doença tornou-se rara, enquanto em muitos países subdesenvolvidos, como o Brasil, a cardiopatia reumática crônica permanece como a maior causa de doença cardíaca entre crianças e adultos jovens.[2]

A febre reumática continua a ter enorme impacto no sistema de saúde mesmo na secunda década do século XXI. Levantamento no Instituto do Coração do Hospital das Clínicas da Faculdade de Medicina da Universidade de São Paulo (InCor-HCFMUSP), com dados da fila cirúrgica de 2018 com 950 pacientes, mostra que 44% dos pacientes possuem valvopatia de etiologia reumática. Dos pacientes reumáticos, 42% têm cirurgia cardíaca prévia, percentagem bem maior que valvopatas de etiologia não reumática (26%). Desta forma, a população de valvopatas reumáticos continua muito significativa e conta com pacientes de alta complexidade.

A doença reumática, desta forma, acarreta um dos maiores custos para o Sistema Único de Saúde e para a comunidade em geral, pois acomete indivíduos muito jovens e frequentemente determina múltiplas internações hospitalares e cirurgias.[2] Segundo dados do Datasus,[3] nos últimos 10 anos tivemos uma média de 10.000 casos de febre reumática aguda por ano que necessitaram de internação hospitalar. Este valor é extremamente elevado, considerando que, entre as doenças cardiológicas, esta é a mais facilmente prevenível.[2]

Profilaxia primária da febre reumática

Para impedir que novos casos continuem surgindo, o mais importante é realizar adequadamente a profilaxia primária da FR, impedindo que os indivíduos suscetíveis contraiam a doença. Infecções (faringites e amigdalites) por estreptococos beta-hemolíticos do grupo A não diagnosticadas e não tratadas adequadamente podem causar um surto de FR em indivíduos sensíveis. Dessa forma, é necessário um esquema eficaz não só de tratamento, mas de prevenção das infecções pelos estreptococos.[2,4]

Devemos lembrar que fatores socioeconômicos estão relacionados a essas infecções que desenvolvem a doença reumática. Classicamente, a FR é considerada uma doença derivada de más condições de vida da população, aglomerações e um sistema de saúde que não consegue dar à população assistência adequada. Portanto, o diagnóstico e o tratamento das infecções estreptocócicas dependem da melhoria dessas condições, especialmente entre a população de mais baixa renda, favoráveis à disseminação dos estreptococos (higiene precária, aglomerações e maior promiscuidade) e pelo difícil acesso ao sistema de saúde.[4] Um dos fatores que levaram ao declínio da FR na Europa e América do Norte foi o avanço da infraestrutura, combinado ao adequado sistema de tratamento de infecções estreptocócicas, com identificação e tratamento precoce dos portadores de amigdalites estreptocócicas.[2]

A profilaxia primária é baseada no diagnóstico precoce dos portadores de infecções de orofaringe pelos estreptococos beta-hemolíticos do grupo A e o tratamento com antibióticos bactericidas.[5] É essencial diagnosticar e iniciar o tratamento o mais breve possível, de preferência nos primeiros dias do quadro, pois a persistência do microrganismo por mais de uma semana acarretará, nos indivíduos suscetíveis, a sequência de reações imunológicas que poderá desenvolver o surto de febre reumática.[4]

O quadro clínico da amigdalite estreptocócica inclui dor de garganta, impedindo a deglutição, febre alta (geralmente mais de 38°C), adenopatia cervical e submandibular, e petéquias em palato e úvula. Geralmente não há secreção nasal ou tosse, sendo o diferencial feito com outras infecções das vias aéreas superiores, como as causadas por vírus. Podem ser realizados exames laboratoriais para o diagnóstico da estreptococcia, como a cultura de orofaringe (que normalmente tem baixa positividade) e os testes rápidos. Esses testes muitas vezes são de difícil obtenção e retardariam o tratamento adequado da estreptococcia, motivo pelo qual, em geral, em saúde pública o procedimento mais adequando é tratar com antibióticos todas as infecções de garganta com a mínima possibilidade de serem bacterianas. Esse regime mais agressivo de uso de antibióticos é adequado a situações de alta prevalência de estreptococos no ambiente ou em surtos epidêmicos de amigdalite aguda.[5]

O antibiótico de eleição para a profilaxia primária da febre reumática é a penicilina G benzatina em dose única de 600.000 UI para crianças de até 25 kg e 1.200.000 UI para pacientes acima desse peso, em injeção intramuscular profunda, em dose única. A grande vantagem desse regime é o seu baixo custo e grande eficácia, além da vantagem de não precisar repetir o tratamento. Considerando o tratamento por via oral, a droga de escolha é a amoxicilina[2,5] na dose de 875 mg de 12 em 12 horas para adultos e dose equivalente para crianças. Devemos lembrar que o tratamento antibiótico deve ser mantido por pelo menos 10 dias, com o objetivo de prevenir também a ocorrência de febre reumática. Devemos lembrar que as penicilinas ocupam lugar de destaque no combate às estreptococcias também pela ausência de resistência a estas drogas.

Um dos grandes dilemas atuais não só no Brasil como em todo o mundo é a escassez da penicilina G benzatina. Por ser antibiótico muito barato e eficaz, gerando pouco retorno financeiro às indústrias farmacêuticas, sofreu um processo de marginalização, com sua manufatura sendo realizada por empresas cada vez menores e incapazes de manter um suprimento regular. Além disso, a aplicação intramuscular da medicação requer técnica apurada a fim de se realizar uma única injeção com pouca dor. O desaparecimento de profissionais capacitados associado ao estigma da injeção tornou a medicação menos prescrita e desta forma menos atraente comercialmente. A solução para este dilema certamente envolve a participação de laboratórios estatais para garantir o supri-

mento desta medicação vital, de forma semelhante ao que é feito para os medicamentos para HIV.

Novos tratamentos para a amigdalite, por exemplo o uso de macrolídeos[6] ou cefalosporinas,[7-10] podem ser efetivos na erradicação do estreptococo, mas por serem medicamentos de alto custo têm seu emprego limitado na amigdalite estreptocócica, principalmente quando há um tratamento tão efetivo e de baixo custo disponível.

Para pacientes alérgicos à penicilina, podemos empregar o uso da eritromicina 10-12 mg/kg de 8 em 8 horas ou 500 mg de 6 em 6 horas, também durante 10 dias. As sulfas são inadequadas para o tratamento das amigdalites estreptocócicas, pois não são bactericidas e assim não previnem a FR.[5,11] Outros antibióticos como azitromicina, claritromicina e clindamicina podem também ser empregados em caso de hipersensibilidade a penicilinas e cefalosporinas. Na Tabela 1 estão expostos os principais esquemas antibióticos empregados na profilaxia primária.

Para o diagnóstico de FR é necessário quadro clínico típico compatível, que geralmente se instala após a amigdalite, e não durante o ciclo da doença. Estudos clássicos em populações confinadas em quartéis mostraram que após um surto de amigdalites estreptocócicas apenas 3% dos infectados desenvolveram quadro clínico compatível com FR. Assim, não basta a estreptococcia, o paciente tem de ser suscetível à FR. Títulos elevados de ASLO apenas demonstram estreptococcia anterior, não fazem diagnóstico de FR.

Tabela 1	Prevenção da febre reumática		
Agente	**Dose**	**Via**	**Duração**
Profilaxia primária			
Penicilina G benzatina	600.000 UI para pacientes < 27 kg 1.200.000 UI para pacientes ≥ 27 kg	IM	Dose única
Penicilina V	Crianças: 250 mg 2-3 vezes ao dia; adolescentes e adultos: 500 mg 2-3 vezes ao dia	VO	10 dias
Para pacientes alérgicos à penicilina			
Eritromicina	40 mg/kg/dia 2-4 vezes ao dia (máximo 1 g/dia)	VO	10 dias
Azitromicina	500 mg por 1 dia 250 mg por 2 dias;	VO	3 dias
	Crianças: 12 mg/kg 1 vez ao dia		5 dias
Claritromicina	250 mg 2 vezes ao dia	VO	10 dias
	Crianças: 7,5 mg/kg/dose (máximo 250 mg/dose), 2 vezes ao dia		10 dias
Clindamicina	600 mg 3 vezes ao dia < 70 kg: 7 mg/kg/dose 3 vezes/dia	VO	10 dias

IM = intramuscular; VO = via oral.

Profilaxia secundária da febre reumática

Nos pacientes com diagnóstico de febre reumática, está indicada a profilaxia secundária para a prevenção de novos surtos. O diagnóstico correto da patologia é fundamental e as melhores ferramentas para realizá-lo são a história clínica detalhada e o exame físico minucioso. Esse cuidado é fundamental para evitar que pacientes sem FR recebam profilaxia apenas por serem portadores de altos títulos de antiestreptolisina e para que pacientes com valvopatia grave não recebam a adequada profilaxia, a qual poderia melhorar o prognóstico do paciente a longo prazo.[2]

A droga de escolha é a penicilina G benzatina, nas mesmas doses de 600.000 UI para crianças com até 27 kg e 1.200.000 UI acima desse peso. A frequência das doses de penicilina é motivo de controvérsia e vem ganhando mais definição graças a muitos estudos comparando diversos regimes de profilaxia. Segundo a American Heart Association,[5] o uso de aplicações mensais seria adequado, reservando-se as aplicações a cada três semanas para localidades com alta incidência de FR ou de amidalites estreptocócicas. Entretanto, vários trabalhos mostram que, ao menos fora dos Estados Unidos e Europa, o regime de uma aplicação de penicilina a cada quatro semanas é inadequado.[12,13,14,15] Em nosso meio, pela alta prevalência de FR e de infecções estreptocócicas, não devemos usar aplicações mensais de penicilina benzatina por não proporcionarem proteção adequada aos portadores de doença reumática. O risco de recorrência com aplicações a cada quatro semanas é cinco vezes maior do que com aplicações a cada três semanas.[12]

Assim, a profilaxia secundária deve ser realizada com aplicações de penicilina G benzatina com intervalo máximo de três semanas. Considerando que o maior risco de recorrência da FR ocorre nos dois primeiros anos após o surto reumático, a penicilina deve ser administrada a cada 15 dias[2] nos dois primeiros anos após o surto e depois em intervalos de 21 dias. A preferência pelo regime de 15 em 15 dias nos dois primeiros anos deve-se ao fato de que neste período é maior a probabilidade de recorrência, e com aplicações quinzenais a reincidência é próxima a zero.[14] Para pacientes com alergia à penicilina está indicada a sulfadiazina,[2] na dose de 1 g/dia, sendo necessário o controle de possíveis quadros leucopênicos. Na Tabela 2 estão as principais medicações utilizadas na profilaxia secundária da FR.

Devemos sempre lembrar que a antibioticoterapia intramuscular é mais efetiva que aquela por via oral na prevenção de novos surtos reumáticos.[16]

Os critérios de suspensão da profilaxia são:[2] pacientes sem acometimento cardíaco, apenas com manifestação articular ou coreia "pura" – suspender aos 18 anos ou 5 anos após o surto reumático; pacientes com cardite durante o surto agudo que não apresentam sequelas tardias ou apresentam sequelas muito discretas – suspender aos 25 anos ou dez anos após o último surto reumático; pacientes nos quais é retirada a profilaxia e os sintomas retornam deverão ter profilaxia mantida por mais 5 anos. Pacientes com acometimento cardíaco, mesmo discreto, deverão ter profilaxia prolongada, de preferência por toda a vida, e quando isso não for possível, até a quinta década.[2,5]

Desde os primeiros trabalhos sobre a profilaxia, vários centros acadêmicos têm incentivado a formação de grupos para o acompanhamento da profilaxia secundária da FR. Esses centros acompanhariam os portadores de FR e seriam capazes de pesquisar ativamente os casos de absenteísmo, pois a falta de adesão entre adolescentes e famílias migrantes leva a uma grande incidência de recidivas. Em nosso meio, a Liga de Combate à Febre Reumática do HCFMUSP desenvolve desde 1955 trabalho de acompanhamento com especial atenção à orientação dos pacientes quanto ao correto uso da profilaxia[17] e cuidados globais ao paciente reumático, como a disponibilidade de serviço de odontologia integrado ao atendimento médico,[18] que é de extrema importância, visto que pacientes com FR têm pouco acesso a serviços de saúde e por isso, em geral, apresentam saúde bucal precária. A associação de infecções dentárias a lesões valvares reumáticas pode ter consequências graves, notadamente a endocardite infecciosa.

Duração da profilaxia antibiótica em pacientes com febre reumática

O risco aumenta com vários ataques prévios, enquanto diminui quanto maior for o intervalo desde o ataque mais recente. É importante considerar a probabilidade de adquirir uma infecção estreptocócica de trato respiratório superior. Entre os pacientes com aumento da exposição a infecções estreptocócicas estão crianças e adolescentes, pais de crianças jovens, professores, médicos, enfermeiras, outros profissionais de saúde em contato com crianças, recrutas militares e outros em ambientes cheios e fechados (aglomerações). Tem-se demonstrado um alto risco de recorrência em populações com dificuldades econômicas.

Médicos devem considerar cada situação individual quando determinam a duração adequada da profilaxia. Pacientes que tiveram cardite reumática são também de alto risco relativo de recorrência e provavelmente de manter um envolvimento cardíaco grave e crescente com cada reincidência. Por isso, pacientes que tiveram cardite reumática devem receber profilaxia antibiótica por longos períodos, talvez por toda a vida. A duração da profilaxia depende de haver ou não valvulopatia residual. A profilaxia deve ser mantida mesmo após a cirurgia valvular, incluindo colocação de prótese valvular. Pacientes que tiveram febre reumática sem cardite são consideravelmente de menor risco para envolvimento cardíaco com recorrência. Portanto, a profilaxia pode ser interrompida nesses indivíduos após vários anos. Em geral, a profilaxia deve continuar até 5 anos após o último ataque de febre reumática ou 21 anos de idade, de acordo com o tempo. A decisão de interromper ou reinstalar a profilaxia deve ser feita após discussão com o paciente dos potenciais riscos e benefícios além de cuidadosa consideração dos fatores de risco epidemiológicos citados anteriormente. Na Tabela 3 está a duração da profilaxia antibiótica na FR. Em pacientes que possuam exposição ocupacional ao estreptococo, como médicos, dentistas, enfermeiros, auxiliares de enfermagem, professores, trabalhadores em creches e que tenham sequelas graves decorrentes da FR, a profilaxia deve ser mantida enquanto persistir a exposição ocupacional. Dessa forma, pacientes com esse perfil devem manter a profilaxia enquanto estiverem atuando profissionalmente.

Tabela 2	Profilaxia secundária da febre reumática	
Agente	**Dose**	**Via**
Penicilina G benzatina	1.200.000 UI a cada 2-3 semanas; crianças 600.000 UI a cada 2-3 semanas	IM
Penicilina V	250 mg 2 vezes ao dia	VO
Sulfadiazina	0,5 g uma vez ao dia para pacientes < 27 kg; 1 g uma vez ao dia para pacientes ≥ 27 kg	VO
Para pacientes alérgicos à penicilina e à sulfadiazina		
Eritromicina	250 mg 2 vezes ao dia	VO
Azitromicina	250 mg ao dia; crianças 5 mg/kg ao dia (máximo 250 mg/dia)	VO

IM = intramuscular; VO = via oral.

Tabela 3	Duração da profilaxia antibiótica em pacientes com febre reumática
Categoria	**Duração**
Febre reumática com cardite e sequela valvar	Pelo menos 10 anos após o último surto, ou até os 40 anos, algumas vezes por toda a vida
Febre reumática com cardite sem sequela valvar	10 anos ou até a idade adulta, o que for mais longo
Febre reumática sem cardite	5 anos ou até os 21 anos, o que for mais longo

Perspectivas

O maior desafio para o controle efetivo da FR é o desenvolvimento de uma vacina contra o estreptococo beta-hemolítico do grupo A. Essa vacina traz muitos desafios, sendo o principal deles identificar um peptídeo que ao mesmo tempo confira proteção e não desencadeie a reação imune tardia que causa a FR. No InCor-HCFMUSP, o grupo do Laboratório de Imunologia tem feito pesquisas relevantes sobre a fisiopatologia da FR[19] e trabalha atualmente para o desenvolvimento de vacina, que poderá ser o desenvolvimento que vai erradicar definitivamente as complicações tardias de infecções estreptocócicas, como a FR.

Resumo

A FR ainda é doença de alta incidência no Brasil e é responsável pela maior parte das valvopatias adquiridas em nosso meio. A única maneira de reverter esse quadro é por meio da aplicação em larga escala da profilaxia primária, com tratamento adequado de todas as amigdalites estreptocócicas, de preferência com penicilina G benzatina intramuscular em dose única, o que é cada vez mais difícil dada a escassez desta essencial medicação. As sequelas valvares geralmente dependem de repetidos surtos, na grande maioria das vezes assintomáticos, para se estabelecerem. Por este motivo, o início rápido da profilaxia secundária para FR

logo após o diagnóstico pode prevenir o desenvolvimento de valvopatias graves que necessitem de correção cirúrgica no futuro. A melhor perspectiva futura para a erradicação da FR é o desenvolvimento da uma vacina antiestreptocócica, atualmente em desenvolvimento no Brasil.

Referências bibliográficas

1. Massel B. Rheumatic fever and streptococcal infection: unraveling the mysteries of a dread disease. Cambridge: Harvard University Press; 1997.
2. Snitcowsky R. Rheumatic fever prevention in industrializing countries: problems and approaches. Pediatrics. 1996; 97(6 Pt 2):996-8.
3. Serviço de informações hospitalares SIH/SUS. Disponível em: <http:// www.datasus.gov.br>. Acesso em:
4. Tanaka ACS. Febre reumática: critérios diagnósticos e tratamento. In: Timerman A, Cesar LAM (Eds.). Manual de Cardiologia – SOCESP. São Paulo: Atheneu; 2000.
5. Dajani A, Taubert K, Ferrieri P, Peter G, Shulman S. Treatment of acute streptococcal pharyngitis and prevention of rheumatic fever: a statement for health professionals. Committee on Rheumatic Fever, Endocarditis, and Kawasaki Disease of the Council on Cardiovascular Disease in the Young, the American Heart Association. Pediatrics. 1995; 96(4 Pt 1):758-64.
6. Hooton TM. A comparison of azithromycin and penicillin V for the treatment of streptococcal pharyngitis. Am J Med. 1991;91:23S.
7. Pichichero ME, Margolis PA. A comparison of cephalosporins and penicillin in the treatment of group A streptococcal pharyngitis: a meta-analysis supporting the concept of microbial copathogenicity. Pediatr Infect Dis J. 1991;10:275.
8. Still J G. Management of pediatric patients with group A beta-hemolytic Streptococcus pharyngitis: treatment options. Pediatr Infect Dis J. 1995;14:S57.
9. Block SL, Hedrick JA, Tyler RD. Comparative study of the effectiveness of cefixime and penicillin V for the treatment of streptococcal pharyngitis in children and adolescents. Pediatr Infect Dis J. 1992;11:919.
10. Dajani AS, Kessler SL, Mendelson R. Cefpodoxime proxetil vs penicillin V in pediatric streptococcal pharyngitis/tonsillitis. Pediatr Infect Dis J. 1993; 12:275.
11. Markowitz M, Gerber MA, Kaplan EL. Treatment of streptococcal pharyngotonsillitis: reports of penicillin's demise are premature. J Pediatr. 1993; 123:679.
12. Lue HC, Wu MH, Wang JK, Wu FF, Wu YN. Three-week versus four-week administration of benzathine penicillin G: effects on incidence of streptococcal infections and recurrences of rheumatic fever. Pediatrics. 1996;97(6 Pt 2):984-8.
13. Oran B, Tastekin A, Karaaslan S, Bas L, Aycicek A, Ceri A, Sutcu A, Erkul I. Prophylactic efficiency of 3-weekly benzathine penicillin G in rheumatic fever. Indian J Pediatr. 2000;67(3):163-7.
14. Kassem AS, Madkour AA, Massoud BZ, Zaher SR. Benzathine penicillin G for rheumatic fever prophylaxis: 2-weekly versus 4-weekly regimens. Indian J Pediatr. 1992;59(6):741-8.
15. Lue HC, Wu MH, Wang JK. Long-term outeome of patients with rheumatic fever receiving benzathine penicillin G prophylaxis every three weeks versus every four weeks. J. Pediatr. 1994;125:812.
16. Manyemba J, Mayosi BM. Intramuscular penicillin is more effective than oral penicillin in secondary prevention of rheumatic fever – a systematic review. S Afr Med J. 2003;93(3):212-8.
17. Weiller C, Dias K, Spina GS, Pedrotti C, Zambon L, Pavani L, Grinberg M. Consulta coletiva na Liga de Combate à Febre Reumática: uma ferramenta bioética para educação em saúde In: 58º Congresso Brasileiro de Cardiologia, 2003, Salvador. Arq Bras Cardiol. 2003;81:118.
18. Moscardi MF, Andrade ACP, Accorsi TAD, Zanbon L, Pedrotti CES, Prado EFGB, Spina GS Atendimento odontológico na Liga de Combate à Febre Reumática: uma experiência de integração multidisciplinar. In: 25º Congresso da Sociedade de Cardiologia do Estado de São Paulo, 2004, Campos do Jordão. Revista da Sociedade de Cardiologia do Estado de São Paulo 2004; 14:119.
19. Guilherme L, Kalil J. Rheumatic fever: from sore throat to autoimmune heart lesions. Int Arch Allergy Immunol. 2004;134:56-64.

Capítulo 2

Estenose aórtica

Alberto Takeshi Kiyose
Valdir Ambrósio Moisés

Pontos-chave

- A estenose valvar aórtica (EAo) é doença de grande importância epidemiológica nos últimos anos. Os sintomas clássicos da EAo são dispneia, angina e síncope induzida pelo esforço. A avaliação é clínica, complementada pela ecocardiografia, que, no paciente com estenose aórtica sintomática, é fundamental na diferenciação dos subtipos com gradiente de pressão elevado, com gradiente de pressão baixo e baixo fluxo por fração de ejeção reduzida e gradiente de pressão baixo com fração de ejeção normal ou baixo fluxo paradoxal.
- Nos pacientes com EAo grave, a presença de sintomas e/ou a disfunção ventricular esquerda são marcadores prognósticos e indicam a necessidade de tratamento cirúrgico ou com intervenção percutânea.
- Os pacientes assintomáticos com EAo grave devem ter conduta individualizada na dependência de critérios de risco. A estratificação de risco deve ser realizada de rotina. Os pacientes assintomáticos com preditores de rápida progressão para sintomas devem ser considerados candidatos à cirurgia particularmente se forem de baixo risco.
- Nos pacientes com risco cirúrgico moderado ou alto, ou inoperáveis, o implante percutâneo de prótese biológica deve ser considerado como opção terapêutica após análise do *Heart Team*.
- Nos pacientes com risco cirúrgico baixo o implante de prótese biológica transcateter pode ser também uma opção ao tratamento cirúrgico convencional.
- Em pacientes com EAo grave e baixo débito cardíaco, a ecocardiografia com dobutamina pode facilitar a elucidação diagnóstica e a definição de conduta.

Introdução

A estenose valvar aórtica (EAo) é caracterizada pela obstrução à passagem do fluxo sanguíneo da via de saída do ventrículo esquerdo (VSVE) para a aorta. As principais causas são a doença reumática, degenerativa (aterosclerótica) e congênita (valva aórtica [VAo] bicúspide).[1-4] Nos países desenvolvidos, as causas degenerativa e congênita são as mais prevalentes, enquanto em países em desenvolvimento, como o Brasil, a causa reumática também é frequente.[5]

A EAo está associada ao envelhecimento populacional. De acordo com projeções do Instituto Brasileiro de Geografia e Estatística (IBGE), em 50 anos, a população brasileira acima de 75 anos representará aproximadamente 10% do total populacional.[6] Cerca de 3% da população acima de 75 anos apresenta EAo grave de causa degenerativa.[7] Deriva-se, portanto, a importância epidemiológica da EAo nos próximos anos.

Fisiopatologia

Independentemente da causa da EAo, em comum há o processo de calcificação dos folhetos valvares e redução progressiva da área do orifício valvar. Na evolução da doença a redução progressiva da área valvar determina a hipertrofia ventricular esquerda (HVE), inicialmente com manutenção da função sistólica. A hipertrofia é um mecanismo adaptativo do miocárdio em resposta à sobrecarga hemodinâmica imposta pela EAo. Em última análise, a HVE garante uma maior eficiência contrátil, fundamental nesse contexto. Além disso, a HVE permite que o paciente seja assintomático por um período variável. Entretanto, com o passar dos anos, os mecanismos adaptativos do miocárdio atingem um limite, ocorrendo desequilíbrio entre os compartimentos muscular, intersticial e vascular, resultando em isquemia e dano miocárdico. Há progressiva disfunção ventricular, inicialmente diastólica. Na fase final, observa-se disfunção sistólica.[8,9] O início dos sintomas geralmente está associado à mudança da fase adaptada para a fase desadaptada da doença, não necessariamente representada pela disfunção ventricular sistólica. De fato, a maioria dos pacientes com EAo que desenvolvem sintomas apresenta função ventricular sistólica normal e disfunção diastólica evidente.[9]

Quadro clínico

Pacientes com EAo podem permanecer assintomáticos por um período variável. Na maioria dos casos, os sintomas aparecem na fase avançada da doença. Os sintomas clássicos são dispneia, angina e síncope induzidas pelo esforço. O advento de sintomas é um marcador de gravidade, com implicação prognóstica. A sobrevida dos pacientes que desenvolvem angina é de 50% em 5 anos; aqueles que desenvolvem síncope têm sobrevida média de 50% em 3 anos; já os pacientes que apresentam sintomas de insuficiência cardíaca apresentam sobrevida ainda menor, sendo de 50% em 2 anos.[1-3,10,11]

O exame físico revela sopro sistólico ejetivo, rude, de intensidade em "crescendo-decrescendo" (Figura 1). Na esclerose aórtica em que não há comprometimento hemodinâmico significativo, o pico sistólico do sopro é precoce e os pulsos periféricos de amplitude normal. Com a progressão da doença o sopro se torna mais intenso com pico sistólico mais tardio e frêmito palpável. A segunda bulha geralmente é hipofonética e os pulsos periféricos apresentam-se reduzidos em amplitude e velocidade de ascensão ("*pulsus parvus et tardus*"). Pode haver irradiação do sopro para fúrcula esternal e região carotídea. Quando há calcificação intensa na VAo, pode ocorrer o fenômeno de Gallavardin (sopro sistólico de alta frequência audível em região de ápice cardíaco, produzido pela irradiação do sopro de estenose aórtica muito calcificada), que pode ser confundido com o sopro de regurgitação mitral, mas que, diferentemente desse último, não apresenta irradiação para a axila. Ainda no exame físico, a presença de frêmito pode indicar maior gravidade da lesão valvar.

A avaliação do paciente com EAo é composta por anamnese criteriosa (sintomas definem gravidade e conduta), exame físico e exames complementares com destaque para a ecocardiografia (ver seção "Exames complementares").

Exames complementares, diagnóstico e estágios da EAo

O eletrocardiograma do paciente com estenose aórtica importante deve demonstrar HVE, às vezes com infradesnivelamento do segmento ST e ondas T negativas. É descrito que o eletrocardiograma pode ser normal em até 15% dos casos de estenose aórtica importante. A radiografia de tórax pode mostrar cardiomegalia nas fases mais avançadas da doença e sinais de congestão pulmonar.

Entre os métodos de imagem, a ecocardiografia é o mais utilizado. A técnica confirma o diagnóstico, identifica as possíveis causas e avalia a gravidade e a repercussão cardíaca da doença. Com ecocardiografia Doppler notam-se redução da mobilidade e da abertura valvar e aumento da velocidade do fluxo; o gradiente sistólico máximo deve ser de ao menos 25 mmHg.[12] Na estenose aórtica reumática, a técnica identifica aumento da espessura, graus variáveis de fusão e calcificação. A estenose aórtica degenerativa caracteriza-se por rigidez valvar e restrição da abertura, decorrentes de graus variáveis de calcificação; usualmente não há fusão entre as comissuras. A VAo bivalvular (ou bicúspide) caracteriza-se ao ecocardiograma pela observação de duas válvulas, ou três com fusão entre duas. A calcificação intensa dificulta a identificação de valva bi ou trivalvular.[12,13]

A gravidade da estenose aórtica pode ser avaliada inicialmente com as medidas da área valvar, do gradiente sistólico médio e da velocidade máxima do fluxo.[2,3,14] Os valores desses parâmetros obtidos em repouso são habitualmente suficientes; recomenda-se também avaliar o grau de calcificação como um indicador de gravidade e prognóstico.[3] A velocidade máxima do fluxo transvalvar aórtico durante a sístole e os gradientes de pressão, máximo e médio, são medidos com Doppler contínuo (Figura 2). Os sistemas de ecocardiografia calculam o gradiente sistólico máximo de pressão com a equação de Bernoulli simplificada (gradiente de pressão = $4 \times v^2$; v: velocidade máxima). Para obter o gradiente médio, deve-se medir a velocidade média (Figura 2).

Para estimar a área valvar aórtica (AVA), podem ser usados o método da planimetria e o da equação de continuidade. O método da planimetria com o ecocardiograma transtorácico consiste na medida direta da abertura valvar máxima no plano paraesternal transversal.[14] É limitado se a imagem perpendicular for difícil ou houver calcificação valvar intensa.[3,14]

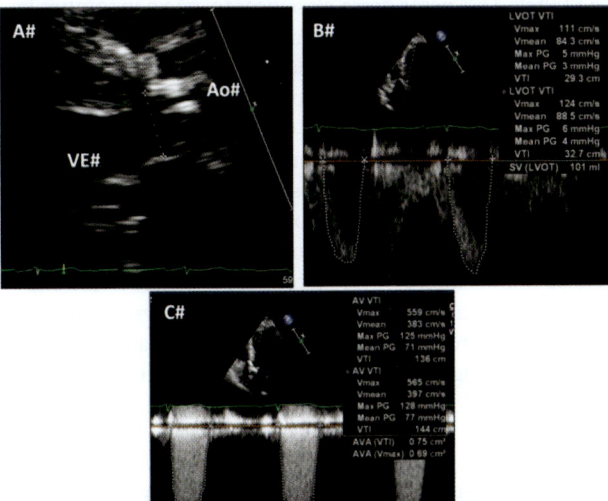

Figura 2 A: medida do diâmetro da via de saída do ventrículo esquerdo; B: medida da integral da velocidade do fluxo da via de saída do ventrículo esquerdo; C: medida da velocidade máxima, integral da velocidade e do gradiente médio por meio da valva aórtica. As medidas são usadas para calcular a área efetiva de abertura da valva aórtica.

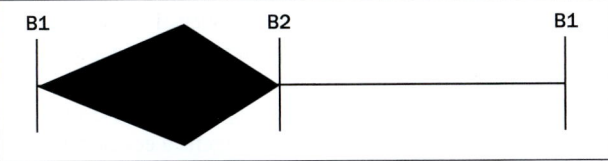

Figura 1 Representação gráfica do sopro de estenose aórtica durante o ciclo cardíaco.

Tabela 1 Gravidade da estenose aórtica[3]					
Classificação	$V_{máx}$ (m/s)	$\Delta P_{méd}$ (mmHg)	AVA (cm²)	AVAi (cm²/m²)	VSVE/VAo
Discreta	2,6 a 2,9	< 20	> 1,5	> 0,85	> 0,50
Moderada	3,0 a 4,0	20 a 40	1,0 a 1,5	0,60 a 0,85	0,25 a 0,50
Importante	≥ 4,0	≥ 40	< 1,0	< 0,60	< 0,25

AVA: área valvar aórtica; AVAi: área valvar aórtica indexada; $V_{máx}$: velocidade máxima; VSVE/VAo: relação da integral velocidade do fluxo da via de saída do ventrículo esquerdo com a do fluxo na valva aórtica; ΔP: gradiente de pressão.

A planimetria com ecocardiografia transesofágica pode ser melhor, em particular com a técnica tridimensional.[14] O método mais recomendado para o cálculo da AVA é o da equação de continuidade pela ecocardiografia bidimensional transtorácica com Doppler. A equação pode ser escrita da seguinte forma:

$$AVA = \pi (D/2)^2 \times VTI_{VSVE}/VTI_{VAo}$$

Nessa equação, D é o diâmetro da VSVE e VTI é a integral da velocidade em função do tempo, obtida com Doppler pulsátil na VSVE e com o Doppler contínuo na VAo (Figura 2).[14] Em algumas situações clínicas recomenda-se indexar a área valvar pela superfície corporal do paciente. A ecocardiografia tridimensional pode também ser usada para medida da área valvar pela planimetria ou com a equação de continuidade.[15,16]

Um parâmetro adicional na avaliação da gravidade da estenose aórtica é a relação entre a integral da velocidade (VTI) do fluxo na VSVE e na valva aórtica. É útil nos pacientes em que a medida do diâmetro da via de saída for limitada.[3,15] A velocidade máxima do fluxo sistólico através da VAo é outro parâmetro para avaliar a gravidade. Os parâmetros descritos auxiliam a classificar a gravidade da estenose aórtica (Tabela 1). Apesar dessa classificação, não é incomum haver discrepâncias entre os parâmetros ecocardiográficos. Os valores de corte de cada grau da estenose aórtica variam entre as diretrizes e podem, em parte, ser os responsáveis por algumas das discrepâncias.[1,3,17] Com base na área valvar pela equação de Gorlin, e também em estudos com ecocardiografia Doppler, AVA de 1,0 cm² (estenose importante) em geral associa-se com gradiente médio de 26 mmHg. Por outro lado, gradiente médio de 40 mmHg ou mais, sugerido como de estenose importante, associa-se com área valvar de 0,81 cm².[17]

Quando há certa discrepância à ecocardiografia, as medidas devem ser revistas e os novos valores reavaliados. Se estiverem corretas, algumas condições fisiológicas podem justificar a discrepância. Condições de alto débito na VSVE como anemia, associação de insuficiência aórtica ou fístulas podem justificar a medida de velocidade máxima acima de 4,0 m/s, sugestiva de estenose importante, e área valvar maior que 1,0 cm², sugestiva de estenose moderada ou leve. Nessa situação, recomenda-se rever o grau de calcificação e a dinâmica valvar e estabelecer o grau de estenose com base na área valvar e na relação de velocidades.[14]

A combinação de gradiente médio inferior a 40 mmHg, que indica estenose não importante e área valvar abaixo de 1,0 cm², sugestiva de estenose importante, sugere estenose aórtica com baixo débito e baixo gradiente, e pode ocorrer com fração de ejeção do VE preservada ou diminuída. Nesse tipo de discrepância, recomenda-se calcular o volume ejetado na sístole, que é considerado diminuído se abaixo de 35 mL/m².[18] Se a fração de ejeção do VE for muito diminuída, é importante diferenciar entre disfunção sistólica decorrente de estenose aórtica importante e de doença miocárdica de outra causa associada com estenose aórtica leve ou moderada.[3,14] Essa diferenciação pode ser feita com as medidas da área valvar, do gradiente médio e da relação de velocidades antes e durante a infusão de dobutamina em doses progressivas até no máximo 20 μg/kg/min.[3,14] Considera-se estenose aórtica importante e responsável pela disfunção sistólica do VE se a área valvar variar menos de 0,3 cm² e for associada a aumento significativo do gradiente transvalvar médio. Quando esses dados forem acompanhados de aumento de ao menos 20% do volume ejetado e da fração de ejeção, possivelmente há reserva contrátil miocárdica. Tem sido descrito que a ausência de reserva contrátil relaciona-se com prognóstico adverso sob tratamento clínico ou cirúrgico.[19] Por outro lado, se a área valvar variar em mais de 0,3 cm² e o aumento no gradiente médio for pequeno, apesar do aumento do volume ejetado, a estenose não deve ser importante e a disfunção ventricular deve ter outra causa.[3,14] Se a fração de ejeção do VE estiver preservada, a situação é chamada estenose aórtica importante com baixo fluxo e baixo gradiente paradoxal, que é mais frequente em mulheres idosas, com superfície corporal pequena e com diagnóstico de hipertensão arterial.[19,20] O baixo débito (volume ejetado abaixo de 35 mL/m²) nessa condição clínica pode ocorrer em razão da disfunção diastólica.[20]

Outros métodos diagnósticos podem auxiliar na avaliação dos pacientes com estenose aórtica. O teste de esforço com eletrocardiograma pode ser usado em pacientes com estenose aórtica importante sem sintomas para avaliar a capacidade física ou detectar sintomas.[1,3,21,22] (Ver seção "Estenose aórtica grave em pacientes assintomáticos".)

À tomografia computadorizada, o grau de calcificação (escore de cálcio > 1.650 UA) auxilia na análise da gravidade da estenose e tem relação com o prognóstico. A técnica permite também estimar a área valvar.[23] Nos pacientes com indicação de troca valvar e risco cirúrgico intermediário ou baixo, a técnica é útil na identificação de doença arterial coronariana.[2]

A ressonância magnética cardíaca pode ser a alternativa não invasiva para estimar a gravidade da estenose pela planimetria da área valvar e avaliar a função sistólica do VE nos pacientes em que a qualidade das imagens à ecocardiografia com Doppler não for adequada.[3] Além disso, quanto maior o grau de fibrose miocárdica do VE pela ressonância magnética, pior o prognóstico.[3]

	Tabela 2 Estágios e gravidade da estenose aórtica de acordo com a American Heart Association[2]				
Estágio	Definição	Anatomia valvar	Hemodinâmica valvar	Repercussões hemodinâmicas	**Sintomas**
A	Em risco de EAo	Valva aórtica bicúspide, alterações congênitas da valva aórtica, esclerose valvar aórtica	$V_{máx} < 2$ m/s	Nenhuma	Nenhum
B	EAo progressiva	Calcificação valvar leve a moderada, alterações reumáticas na valva (fusões comissurais)	EAo leve: $V_{máx}$ 2,0 a 2,9 m/s, ou GradMed < 20 mmHg EAo moderada: $V_{máx}$ 3,0 a 3,9 m/s, ou GradMed 20 a 39 mmHg	Disfunção diastólica do VE, FEVE normal	Nenhum
C: EAo grave em paciente assintomático					
C1	EAo grave no paciente assintomático, FEVE normal	Calcificação valvar intensa, com redução significativa da abertura valvar aórtica	$V_{máx} \geq 4$ m/s GradMed ≥ 40 mmHg AVA $\leq 1,0$ cm^2 AVAI $\leq 0,6$ cm^2/m^2 EAo muito grave: $V_{máx} \geq 5$ m/s GradMed ≥ 60 mmHg	Disfunção diastólica do VE, HVE leve, FEVE normal	Nenhum, e o teste de esforço pode ser considerado para confirmar status funcional
C2	EAo grave no paciente assintomático, FEVE reduzida	Calcificação valvar intensa, com redução significativa da abertura valvar aórtica	$V_{máx} \geq 4$ m/s GradMed ≥ 40 mmHg AVA $\leq 1,0$ cm^2 AVAI $\leq 0,6$ cm^2/m^2	FEVE < 50%	Nenhum
D: EAo grave sintomática					
D1	EAo grave sintomática com gradiente elevado	Calcificação valvar intensa, com redução significativa da abertura valvar aórtica	$V_{máx} \geq 4$ m/s GradMed ≥ 40 mmHg AVA $\leq 1,0$ cm^2 AVAI $\leq 0,6$ cm^2/m^2	Disfunção diastólica do VE, HVE. Possibilidade de hipertensão pulmonar	Dispneia aos esforços e/ou menor tolerância ao exercício, angina aos esforços, síncope ou pré-síncope aos esforços
D2	EAo grave sintomática, com baixo fluxo e baixo gradiente transvalvar aórtico e FEVE reduzida	Calcificação valvar intensa, com redução da mobilidade valvar	AVA $\leq 1,0$ cm^2 e $V_{máx}$ em repouso < 4 m/s ou GradMed < 40 mmHg Eco estresse com dobutamina: AVA $\leq 1,0$ cm^2 e $V_{máx} \geq 4$ m/s	Disfunção diastólica do VE, HVE, FEVE reduzida	Sintomas de ICC, angina ou síncope
D3	EAo grave sintomática, com baixo gradiente transvalvar aórtico, FEVE normal ou EAo com baixo fluxo paradoxal	Calcificação valvar intensa, com redução da mobilidade valvar	AVA $\leq 1,0$ cm^2 e $V_{máx}$ em repouso < 4 m/s ou GradMed < 40 mmHg AVAI $\leq 0,6$ cm^2/m^2 VSI < 35 mL/m^2 Avaliação com o paciente normotenso	Aumento da espessura da parede de VE, VE de tamanho reduzido com redução do volume sistólico, restrição diastólica, FEVE ≥ 50%	Sintomas de ICC, angina ou síncope

AVA: área valvar aórtica; AVAI: área valvar aórtica indexada; FEVE: fração de ejeção do ventrículo esquerdo; GradMed: gradiente médio de pressão transvalvar aórtico; VE: ventrículo esquerdo; $V_{máx}$: velocidade de fluxo transvalvar aórtico no pico da sístole; VSI: volume sistólico indexado.

O uso do cateterismo cardíaco na análise da gravidade da doença é restrito aos pacientes em que os métodos não invasivos forem inconclusivos ou tecnicamente difíceis de serem realizados.[1-3] Por outro lado, a cinecoronariografia deve ser indicada nos pacientes com indicação de cirurgia da estenose aórtica e que tenham risco moderado ou alto de doença coronariana; neste grupo estão as mulheres após a menopausa e os homens com mais de 40 anos.[1-3]

Tratamento

A decisão da conduta médica em pacientes com EAo leva em consideração a tríade sintomas, gravidade da lesão valvar e função sistólica de VE. A fim de caracterizar o ponto da história natural em que se encontra o paciente com EAo, a diretriz americana propôs uma nova classificação para definir estágios e gravidade da EAo,[2] com base em anatomia valvar, parâmetros da hemodinâmica valvar (área valvar, velocidade e gradiente), repercussão anatômica ou funcional para o coração e a existência ou não de sintomas. Essa classificação é útil na orientação terapêutica. A Tabela 2 sumariza essa classificação.

Em pacientes assintomáticos com EAo leve a moderada (estágio B), o tratamento é clínico, com acompanhamento cardiológico semestral. Não há necessidade de tratamento medicamentoso. Não há evidências que indiquem benefícios do uso de estatinas para prevenção da progressão da lesão valvar aórtica, mesmo nos pacientes com EAo degenerativa. O estágio C inclui os pacientes com estenose aórtica importante, sem sintomas, com fração de ejeção normal (estágio C1) ou reduzida (estágio C2). (Ver seção Estenose aórtica grave em pacientes assintomáticos.)

Nos pacientes sintomáticos, com EAo grave (estágio D), o tratamento indicado é cirúrgico. O mesmo vale para aqueles que apresentam lesão valvar grave e evoluem com diminuição da função sistólica do VE.

O tratamento cirúrgico é realizado com a troca da VAo por uma prótese, que pode ser biológica ou metálica, em particular para os pacientes com risco cirúrgico baixo ou moderado. A Figura 3 apresenta um fluxograma de tratamento cirúrgico para EAo. O fluxograma baseia-se nas principais diretrizes de tratamento da EAo,[1-3] mas é especialmente adaptado a partir da última diretriz americana.[2.]

Implante percutâneo de válvula aórtica

Nos últimos anos, o implante percutâneo de válvula aórtica (TAVI) surgiu como uma opção no tratamento de pacientes com EAo grave, de alto risco cirúrgico ou inoperáveis. Trata-se de procedimento realizado mais comumente por via arterial femoral (eventualmente outros acessos são possíveis) com colocação de prótese biológica aórtica ancorada em uma estrutura aramada. As evidências mais robustas acerca da indicação de TAVI surgiram a partir do estudo Partner, que avaliou pacientes de alto risco cirúrgico[24] (Partner coorte A) ou inoperáveis (Partner coorte B).[25]

Na coorte A,[24] 699 pacientes com EAo grave de alto risco cirúrgico foram randomizados para receber tratamento cirúrgico convencional de troca de VAo ou implante percutâneo de bioprótese aórtica, por via transfemoral ou apical. A taxa de sobrevida em 1 ano foi similar nos dois grupos (hipótese de não inferioridade), mostrando naquele momento que o procedimento menos invasivo poderia ser uma opção ao tratamento convencional no grupo de pacientes de alto risco.

Na coorte B,[25] 358 pacientes com EAo grave, considerados inoperáveis foram randomizados para receber tratamento clínico (eventualmente alguns pacientes receberam valvoplastia aórtica) ou TAVI. A inelegibilidade cirúrgica era determinada por pelo menos dois cirurgiões e baseava-se em um risco de 50% ou superior de óbito ou complicações graves irreversíveis dentro dos 30 dias de pós-operatório. Outros fatores considerados determinantes de inelegibilidade eram aorta com calcificação extensa (aorta em porcelana), doença pulmonar em estágio avançado com necessidade de oxigenoterapia e deformidade torácica que dificultasse a abordagem cirúrgica. Ao final de 1 ano, a taxa de mortalidade no grupo sob tratamento clínico foi de 50,7% e no grupo de implante percutâneo foi 30,7% (p < 0,001).

Os resultados do estudo Partner apoiam a indicação de implante percutâneo de bioprótese aórtica em pacientes selecionados. Assim, de acordo com as diretrizes da Sociedade Brasileira de Cardiologia (SBC),[3] recomenda-se o tratamento percutâneo aos pacientes com EAo grave com indicação de cirurgia valvar aórtica, porém com contraindicações ao tratamento cirúrgico convencional (classe I), ou como alternativa à cirurgia convencional em pacientes de alto risco na cirurgia valvar aórtica convencional (classe IIa). O estudo SURTAVI, publicado em 2017, demonstrou também o benefício do implante percutâneo de prótese biológica aórtica em pacientes com risco cirúrgico intermediário.[38] O estudo incluiu 1.746 pacientes de 87 centros que foram randomizados para TAVI (879 pacientes) ou cirurgia convencional (867 pacientes). Na análise com intenção de tratar, o TAVI não foi inferior à cirurgia convencional. Assim, na atualização da diretriz americana de doença valvar de 2017, o TAVI em pacientes com risco cirúrgico intermediário recebeu recomendação classe IIa, configurando alternativa que deve ser considerada ante a cirurgia cardíaca para esse grupo de pacientes. Dois estudos recentes analisaram os resultados de TAVI em pacientes com estenose aórtica importante mas com baixo risco cirúrgico. Em ambos os pacientes foram randomizados para o implante percutâneo ou cirurgia convencional. No estudo que utilizou prótese percutânea expansível com balão foram incluídos 1.000 pacientes; após um ano o desfecho primário (morte, acidente vascular cerebral e hospitalização) foi significativamente menor nos pacientes com tratamento percutâneo do que nos com cirurgia convencional. Também não houve diferença significativa entre os grupos em relação a complicações vasculares maiores, necessidade de marca-passo definitivo ou regurgitação valvar moderada ou importante.[45] O estudo que utilizou prótese percutânea do tipo autoexpansível incluiu 1.403 pacientes com análise de não inferioridade. O desfecho primário (composição de morte ou acidente vascular cerebral) em 850 pacientes que atingiram um ano de seguimento foi também significativamente menor que o grupo com cirurgia convencional. Em 30 dias o grupo com tratamento percutâneo teve maior incidência de marca-passo definitivo e insuficiência aórtica moderada ou importante.[46]

Com estes dois estudos, embora recentes e ainda não incorporados em diretrizes, o TAVI pode ser considerado uma alternativa em pacientes com estenose aórtica com indicação de intervenção e qualquer perfil de risco cirúrgico. Nessa decisão devem ser considerados o perfil hemodinâmico e a durabilidade da prótese biológica implantada por balão. Dados de vários estudos indicam que o desempenho hemodinâmico dessas próteses, avaliado por área valvar e gradiente, é superior ao das próteses biológicas com suporte e das mecânicas.

As sociedades de cardiologia, com destaque para a europeia, recomendam que o implante percutâneo de prótese aórtica seja realizado em local com experiência na realização desse procedimento. Sugerem também que a indicação seja baseada na discussão de uma equipe de especialistas ("*heart team*"), composto por clínicos, cirurgiões e hemodinamicistas, respeitando sempre a opinião do paciente.[1-3] Finalmente, para a indicação do procedimento, a sobrevida estimada para o paciente deve ser de pelo menos 12 meses (considerando as eventuais comorbidades).[1]

Quando o implante percutâneo está indicado, a ecocardiografia, a tomografia computadorizada e a ressonância magnética são úteis na avaliação pré-procedimento.[23] A angiotomografia das artérias ilíacas e femoral auxilia na escolha da via de acesso, femoral ou transapical.[26] A medida do anel aórtico dos pacientes candidatos a esse procedimento é fundamental na escolha do tipo e do tamanho da prótese; pode ser obtida pela ecocardiografia transtorácica ou transesofágica tridimensional, mas nos últimos anos a tomografia tem sido o método de escolha para essas análises.[27,28] Esses métodos auxiliam também na medida do diâmetro da junção sinotubular e da distância entre os óstios das coronárias até o anel aórtico. A ecocardiografia transesofágica (ETE) pode ser usada durante o procedimento para monitorar o posicionamento da prótese e identificar complicações imediatas, como a insuficiência aórtica.[28]

Estenose aórtica grave em pacientes assintomáticos

Nos últimos anos tem-se discutido o momento ideal para o tratamento da EAo grave.[29-31] Classicamente, a indicação para tratamento cirúrgico considera a gravidade da lesão valvar e a presença de sintomas, ou ainda a disfunção sistólica ventricular. Estudos mais recentes têm demonstrado evolu-

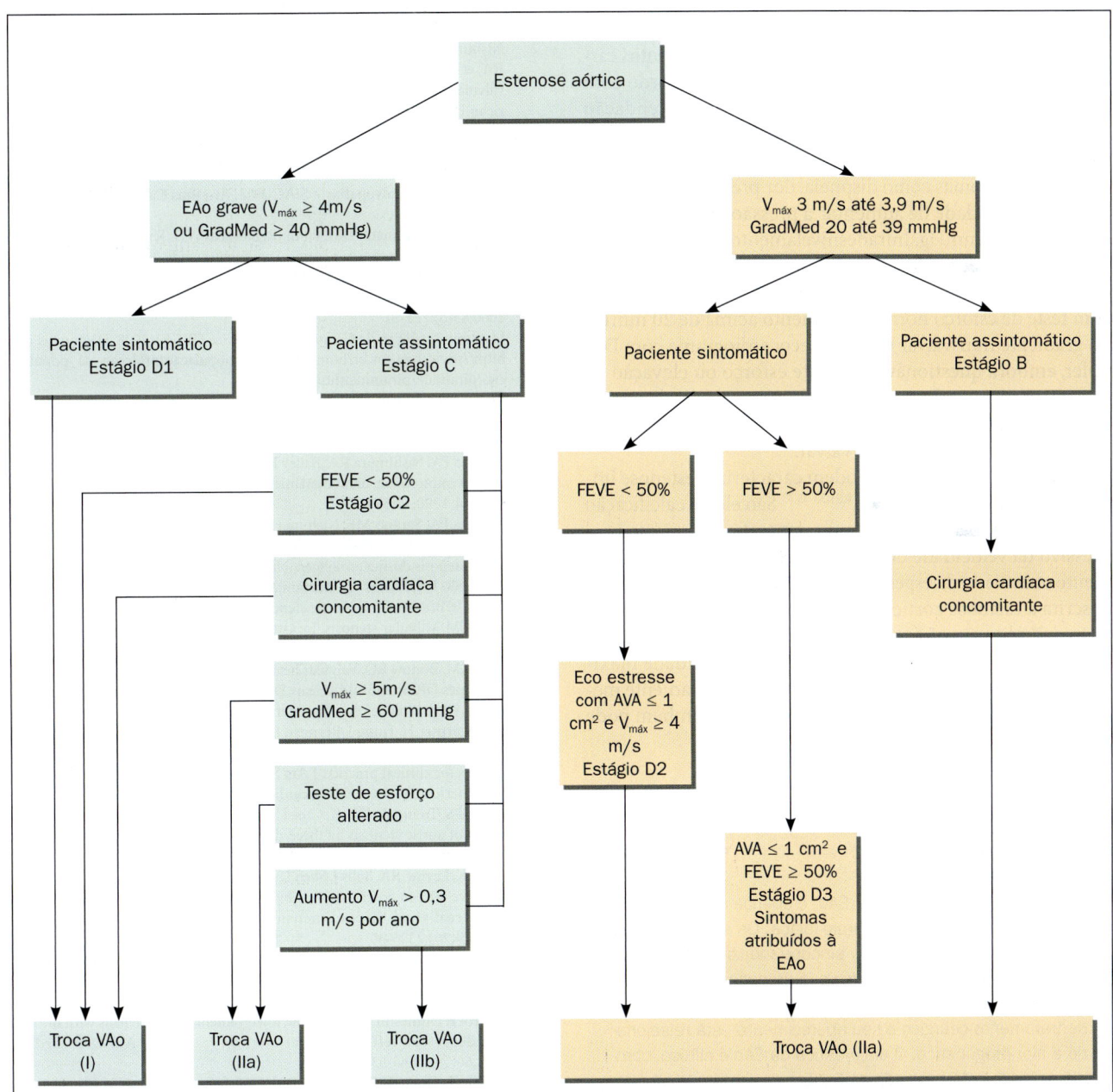

Figura 3 Fluxograma de tratamento cirúrgico da EAo.
Fonte: Adaptada das diretrizes recentes da Sociedade Americana de Cardiologia.[2]

ção desfavorável nos pacientes submetidos ao tratamento cirúrgico em momento mais avançado da doença.[8,9,21,32-35] Paralelamente, nem todos os pacientes com EAo grave sem sintomas têm prognóstico favorável. Reconhecem-se dentro desse subgrupo pacientes de maior risco.[30,31,36]

A abordagem do paciente assintomático com EAo grave deve visar à estratificação desses pacientes, procurando identificar aqueles de maior risco e que, portanto, se beneficiem do tratamento cirúrgico. Nessa estratificação, ressalta-se o papel do teste de esforço e do reconhecimento de critérios de risco.

Embora o teste de esforço seja pouco realizado na prática clínica, uma metanálise[36] analisou o papel do teste ergométrico na avaliação de pacientes assintomáticos com EAo grave. Foi observado que o teste é relativamente seguro e eficaz para identificar pacientes com alto risco para eventos cardíacos adversos e morte súbita. Atualmente, de acordo com a diretriz americana, o teste de esforço tem recomendação classe IIa em pacientes com estenose aórtica importante sem sintomas. O teste é considerado positivo nesses pacientes se ocorrerem sintomas como dispneia, dor precordial ou síncope, ou incapacidade de aumentar a pressão arterial sistólica em mais de 20 mmHg. Infradesnivelamento do segmento ST também é considerado, porém ocorre em muitos pacientes sem estenose grave e tem baixa especificidade. Nos pacientes com teste de esforço normal, o aumento acima de 20 mmHg no gradiente transvalvar médio ao ecocardiograma com Doppler, embora questionável, durante esforço ou elevação da pressão sistólica pulmonar acima de 60 mmHg indicam estenose aórtica grave e pior prognóstico. Portanto, seria outra razão para considerar a troca valvar.[22]

Outros fatores também podem caracterizar estenose importante e de risco maior.[8,9,21,30,31,33-35,37] São eles: a calcificação excessiva, mais bem avaliada com tomografia, o aumento progressivo da velocidade do fluxo sistólico transvalvar e o aumento acentuado da espessura miocárdica. Tem sido também descrita a estenose aórtica crítica, ou muito grave, como critério de indicação cirúrgica em pacientes assintomáticos. A estenose aórtica crítica caracteriza-se por velocidade máxima do fluxo sistólico transvalvar $\geq 5,0$ m/s ou gradiente médio ≥ 60 mmHg (AHA); área valvar $< 0,7$ cm^2 também pode ser incluída nos critérios.[2]

Resumo

A estenose valvar aórtica (EAo) é doença de grande prevalência e importância epidemio-lógica. Os sintomas clássicos são dispneia, angina e síncope induzida pelo esforço. Nos pacientes com EAo grave, a presença de sintomas e/ou a disfunção ventricular esquerda definem a indicação de tratamento cirúrgico e seu aparecimento está relacionado a pior prognóstico. O diagnóstico da EAo é clínico, complementado pela ecocardiografia. Em pacientes de alto risco cirúrgico ou inoperáveis, o implante percutâneo de válvula aórtica pode ser considerado. Os pacientes assintomáticos com EAo grave devem receber conduta individualizada na dependência de critérios de risco. Em pacientes com EAo grave e baixo débito cardíaco, a ecocardiografia com dobutamina pode facilitar a elucidação diagnóstica e a definição de conduta.

Referências bibliográficas

1. Joint Task Force on the Management of Valvular Heart Disease of the European Society of C, European Association for Cardio-Thoracic S, Vahanian A, Alfieri O, Andreotti F, Antunes MJ, et al. Guidelines on the management of valvular heart disease (version 2012). Eur Heart J. 2012;33(19):2451-96.
2. Nishimura RA, Otto CM, Bonow RO, Carabello BA, Erwin JP 3rd, Guyton RA, et al. 2014 AHA/ACC guideline for the management of patients with valvular heart disease: a report of the American College of Cardiology/American Heart Association Task Force on Practice Guidelines. J Am Col Cardiol. 2014;63(22):e57-185.
3. Tarasoutchi F, Montera MW, Grinberg M, Barbosa MR, Piñeiro DJ, Sánchez CRM, et al. Diretriz Brasileira de Valvopatias – SBC 2011 / I Diretriz Interamericana de Valvopatias – SIAC 2011. Arq Bras Cardiol. 2011;97(5 supl. 1):1-67.
4. Passik CS, Ackermann DM, Pluth JR, Edwards WD. Temporal changes in the causes of aortic stenosis: a surgical pathologic study of 646 cases. Mayo Clinic proceedings. 1987;62(2):119-23.
5. Soler-Soler J, Galve E. Worldwide perspective of valve disease. Heart. 2000;83(6):721-5.
6. Instituto Brasileiro de Geografia e Estatística (IBGE). 2008. Disponível em: http://www.ibge.gov.br/home/estatistica/populacao/projecao_da_populacao/piramide/piramide.shtm.
7. Lindroos M, Kupari M, Heikkila J, Tilvis R. Prevalence of aortic valve abnormalities in the elderly: an echocardiographic study of a random population sample. J Am Col Cardiol. 1993;21(5):1220-5.
8. Pellikka PA, Nishimura RA, Bailey KR, Tajik AJ. The natural history of adults with asymptomatic, hemodynamically significant aortic stenosis. J Am Col Cardiol. 1990;15(5):1012-7.
9. Pellikka PA, Sarano ME, Nishimura RA, Malouf JF, Bailey KR, Scott CG, et al. Outcome of 622 adults with asymptomatic, hemodynamically significant aortic stenosis during prolonged follow-up. Circulation. 2005;111(24):3290-5.
10. Carabello BA, Paulus WJ. Aortic stenosis. Lancet. 2009;373(9667):956-66.
11. Ross J Jr, Braunwald E. Aortic stenosis. Circulation. 1968;38(1 Suppl):61-7.
12. Otto CM. Valvular stenosis. In: Otto CM. Textbook of clinical echocardiography. 5. ed. Elsevier, 2013 (versão eletrônica).
13. Otto CM, Bonow RO. Valvular heart disease. In: Libby P, Bonow RO, Mann DL, Zipes DP. Braunwald's Heart Disease: a textbook of cardiovascular medicine, 9. ed. Philadelphia: Saunders/Elsevier; 2012. p. 1468-530.
14. Baumgartner H, Hung J, Bermejo J, Chambers JB, Evangelista A, Griffin BP, et al. Echocardiographic assessment of valve stenosis: EAE/ASE recommendations for clinical practice. J Am Soc Echocardiogr: official publication of the American Society of Echocardiogr. 2009;22(1):1-23;quiz 101-2.
15. Goland S, Trento A, Iida K, Czer LS, De Robertis M, Naqvi TZ, et al. Assessment of aortic stenosis by three-dimensional echocardiography: an accurate and novel approach. Heart. 2007;93(7):801-7.
16. Poh KK, Levine RA, Solis J, Shen L, Flaherty M, Kang YJ, et al. Assessing aortic valve area in aortic stenosis by continuity equation: a novel approach using real-time three-dimensional echocardiography. Eur Heart J. 2008;29(20):2526-35.
17. Minners J, Allgeier M, Gohlke-Baerwolf C, Kienzle RP, Neumann FJ, Jander N. Inconsistencies of echocardiographic criteria for the grading of aortic valve stenosis. Eur Heart J. 2008;29(8):1043-8.
18. Pibarot P, Dumesnil JG. Low-flow, low-gradient aortic stenosis with normal and depressed left ventricular ejection fraction. J Am Col Cardiol. 2012;60(19):1845-53.
19. Monin JL, Quere JP, Monchi M, Petit H, Baleynaud S, Chauvel C, et al. Low-gradient aortic stenosis: operative risk stratification and predictors for long-term outcome: a multicenter study using dobutamine stress hemodynamics. Circulation. 2003;108(3):319-24.

20. Hachicha Z, Dumesnil JG, Bogaty P, Pibarot P. Paradoxical low-flow, low--gradient severe aortic stenosis despite preserved ejection fraction is associated with higher afterload and reduced survival. Circulation. 2007;115(22):2856-64.

21. Amato MC, Moffa PJ, Werner KE, Ramires JA. Treatment decision in asymptomatic aortic valve stenosis: role of exercise testing. Heart. 2001;86(4):381-6.

22. Magne J, Lancellotti P, Pierard LA. Exercise testing in asymptomatic severe aortic stenosis. JACC Cardiovascular imaging. 2014;7(2):188-99.

23. Bloomfield GS, Gillam LD, Hahn RT, Kapadia S, Leipsic J, Lerakis S, et al. A practical guide to multimodality imaging of transcatheter aortic valve replacement. JACC Cardiovascular imaging. 2012;5(4):441-55.

24. Smith CR, Leon MB, Mack MJ, Miller DC, Moses JW, Svensson LG, et al. Transcatheter versus surgical aortic-valve replacement in high-risk patients. N Eng J Med. 2011;364(23):2187-98.

25. Leon MB, Smith CR, Mack M, Miller DC, Moses JW, Svensson LG, et al. Transcatheter aortic-valve implantation for aortic stenosis in patients who cannot undergo surgery. N Eng J Med. 2010;363(17):1597-607.

26. Leipsic J, Gurvitch R, Labounty TM, Min JK, Wood D, Johnson M, et al. Multidetector computed tomography in transcatheter aortic valve implantation. JACC Cardiovascular imaging. 2011;4(4):416-29.

27. Kasel AM, Cassese S, Bleiziffer S, Amaki M, Hahn RT, Kastrati A, et al. Standardized imaging for aortic annular sizing: implications for transcatheter valve selection. JACC Cardiovascular imaging. 2013;6(2):249-62.

28. Moss RR, Ivens E, Pasupati S, Humphries K, Thompson CR, Munt B, et al. Role of echocardiography in percutaneous aortic valve implantation. JACC Cardiovascular imaging. 2008;1(1):15-24.

29. Cheitlin MD. Asymptomatic adult patients with aortic stenosis: should they ever have aortic valve replacement? Am Heart Hosp J. 2005;3(4):243-6;quiz 7-8.

30. Dal-Bianco JP, Khandheria BK, Mookadam F, Gentile F, Sengupta PP. Management of asymptomatic severe aortic stenosis. Am Col Cardiol. 2008;52(16):1279-92.

31. Rahimtoola SH. Valvular heart disease: a perspective on the asymptomatic patient with severe valvular aortic stenosis. Eur Heart J. 2008;29(14):1783-90.

32. Amato MC, Moffa PJ. Prognosis of asymptomatic aortic valve stenosis evaluated with exercise test. Arq Bras Cardiol. 1998;70(4):251-5.

33. Coglianese EE, Davidoff R. Predicting outcome in patients with asymptomatic aortic stenosis. Circulation. 2009;120(1):9-11.

34. Monin JL, Lancellotti P, Monchi M, Lim P, Weiss E, Pierard L, et al. Risk score for predicting outcome in patients with asymptomatic aortic stenosis. Circulation. 2009;120(1):69-75.

35. Rosenhek R, Binder T, Porenta G, Lang I, Christ G, Schemper M, et al. Predictors of outcome in severe, asymptomatic aortic stenosis. N Eng J Med. 2000;343(9):611-7.

36. Rafique AM, Biner S, Ray I, Forrester JS, Tolstrup K, Siegel RJ. Meta-analysis of prognostic value of stress testing in patients with asymptomatic severe aortic stenosis. Am J Cardiol. 2009;104(7):972-7.

37. Otto CM, Burwash IG, Legget ME, Munt BI, Fujioka M, Healy NL, et al. Prospective study of asymptomatic valvular aortic stenosis. Clinical, echocardiographic, and exercise predictors of outcome. Circulation. 1997;95(9):2262-70.

38. Leon MB, Smith CR, Mack MJ, Makkar RR, Svensson LG, Kodali SK, et al. Transcatheter or surgical aortic-valve replacement in intermediate- risk patients. N Engl J Med. 2016;374:1609-20.

39. Thourani VH, Kodali S, Makkar RR, Herrmann HC, Williams M, Babaliaros V, et al. Transcatheter aortic valve replacement versus surgical valve replacement in intermediate-risk patients: a propensity score analysis. Lancet. 2016;387:2218-25.

40. Vandvik PO, Otto CM, Siemieniuk RA, Bagur R, Guyatt GH, Lytvyn L, et al. Transcatheter or surgical aortic valve replacement for patients with severe, symptomatic, aortic stenosis at low to intermediate surgical risk: a clinical practice guideline. BMJ. 2016;354:i5085.

41. Baumgartner H, Falk V, Bax JJ, De Bonis M, Hamm C, Holm PJ, et al. 2017 ESC/EACTS Guidelines for the management of valvular heart. Eur Heart J. 2017;38(36):2739-91.

42. Nishimura RA, Otto CM, Bonow RO, Carabello BA, Erwin JP 3rd, Fleisher LA, et al. 2017 AHA/ACC Focused Update of the 2014 AHA/ACC Guideline for the management of patients with valvular heart disease: a report of the American College of Cardiology/American Heart Association Task Force on clinical practice guidelines. Circulation. 2017;135(25):e1159-e1195.

43. Tarasoutchi F, Montera MW, Ramos AIO, Sampaio RO, Rosa VEE, Accorsi TAD, et al. 2017. Atualização das Diretrizes de Valvopatias: abordagem das lesões anatomicamente importantes. Arq Bras Cardiol. 2017;109(6 suppl 2):1-34.

44. Reardon MJ, Van Mieghem NM, Popma JJ, Kleiman NS, Søndergaard L, Mumtaz M, et al.; SURTAVI investigators. Surgical or transcatheter aortic-valve replacement in intermediate-risk patients. N Engl J Med. 2107;376:1321-31.

45. Mack MJ, Leon MB, Thourani VH, Makkar R, Kodali SK, Russo M, et al. for the PARTNER 3 Investigators. Transcatheter aortic-valve replacement with a balloon-expandable valve in low-risk patients. N Engl J Med. 2019;380(18):1695-1705.

46. Popma JJ, Deeb GM, Yakubov SJ, Mumtaz M, Gada H, O'Hair D, et al, for the Evolut Low Risk Trial Investigators. Transcatheter aortic-valve replacement with a self-expanding valve in low-risk patients. N Engl J Med. 2019;380(18):1706-15.

Capítulo 3

Insuficiência aórtica

Tarso Augusto Duenhas Accorsi
Marcelo Katz
Flávio Tarasoutchi

Pontos-chave

- Prevalência crescente, acompanhando envelhecimento populacional.
- Fisiopatologia complexa, com grande participação do componente mecânico/regurgitativo.
- História natural longa, com grande fase latente assintomática.
- Possível associação com aortopatia.
- Sem tratamento medicamentoso que modifique prognóstico.
- Tratamento intervencionista está indicado quando a insuficiência aórtica se torna anatomicamente importante e cursa com sintomas (insuficiência cardíaca manifesta, angina ou síncope) e/ou complicadores anatômicos.
- A cirurgia cardíaca com implante de prótese em posição aórtica é o tratamento mais estudado, indicado e com melhor resultado em longo prazo para a maioria dos pacientes. Há um progressivo aumento de estratégias de tratamento transcateter.

Introdução

A insuficiência aórtica crônica (IAo) tem prevalência global de até 10%, sendo que até 2,7% da população apresenta IAo anatomicamente importante, condição com potencial evolução à insuficiência cardíaca (IC) e morte.[1] Há uma maior prevalência no sexo masculino e com aumento da idade. No estudo de Framingham, por avaliação ecocardiográfica, encontraram-se as prevalências da Tabela 1.[2]

A insuficiência aórtica aguda é rara, em geral cursa com alta morbimortalidade em curto prazo e implica tratamento cirúrgico de emergência.

A IAo apresenta uma fisiopatologia complexa e multifatorial, não completamente conhecida e cursa com vários mecanismos adaptativos que mantêm o paciente assintomático por longo período.[3] Não há estudos que tenham evidenciado que tratamento farmacológico melhore prognóstico da IAo impor-

Tabela 1 Prevalência da insuficiência aórtica crônica de acordo com o estudo de Framingham

Sexo masculino		Sexo feminino	
50 a 59 anos	3,7%	50 a 59 anos	0,2%
60 a 69 anos	12,1%	60 a 69 anos	0,8%
70 a 83 anos	12,2%	70 a 83 anos	2,3%

tante assintomática, sendo a intervenção no problema valvar (habitualmente cirúrgica convencional – troca de valva aórtica por prótese) no paciente sintomático e/ou com complicadores a única intervenção que pode diminuir a morbimortalidade dessa doença.[4,5] Atualmente, a recomendação diante do paciente portador de IAo é fazer o raciocínio passo a passo recomendado pelo fluxograma geral da Diretriz Brasileira de Valvopatias da Sociedade Brasileira de Cardiologia 2017, em que:[6]

- Passo 1: certificar-se do diagnóstico de IAo anatomicamente importante.
- Passo 2: inferir etiologia e extrair implicações específicas de cada causa.
- Passo 3: avaliação da presença de sintomas atribuíveis à valvopatia.
- Passo 4: avaliação da presença de complicadores, que são alterações de exames complementares que conferem mau prognóstico, à semelhança dos sintomas.
- Passo 5: após confirmação de IAo importante associada a sintomas e/ou complicadores, definição da estratégia de tratamento intervencionista (cirurgia de troca de valva aórtica com ou sem abordagem da aorta torácica ou eventualmente alguma estratégia transcateter).

Etiologia

A insuficiência aórtica é consequente à incompetência do fechamento das cúspides valvares, implicando regurgitação de sangue durante a diástole ventricular da aorta para o ventrículo esquerdo (VE). Essa regurgitação pode ocorrer

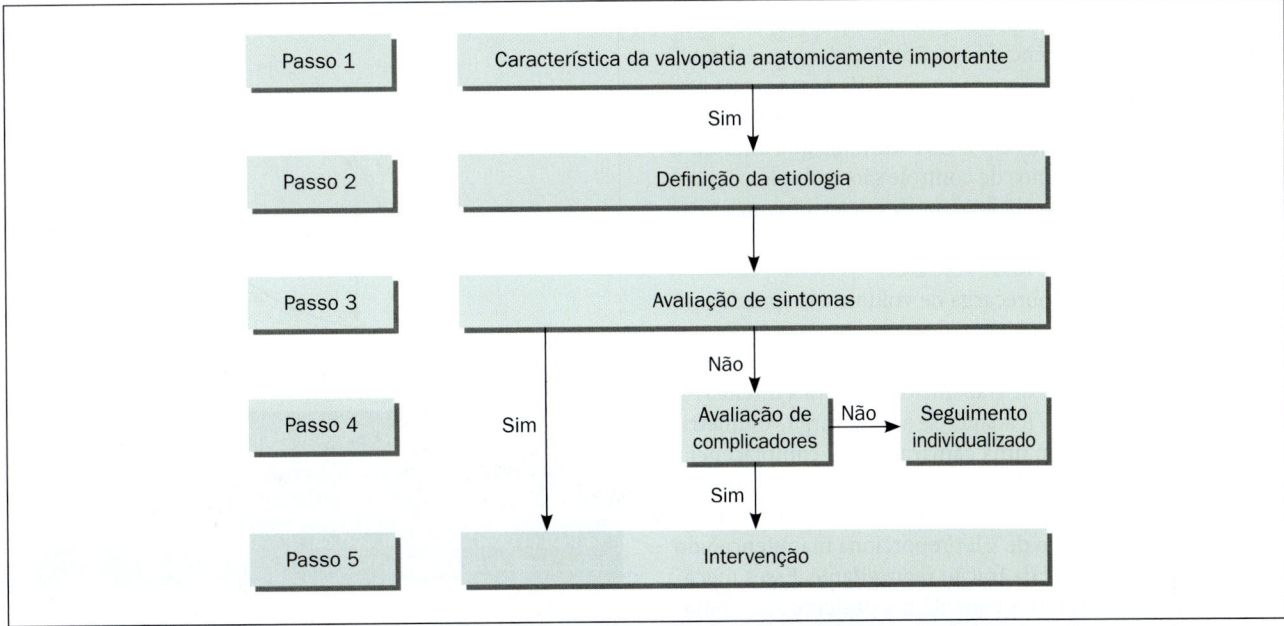

Figura 1 Raciocínio ante o paciente portador de insuficiência aórtica.

por disfunção primária da cúspide, dilatação do anel aórtico (arcabouço de sustentação da valva aórtica – cerca de 25% dos casos) ou ambos. A forma aguda é incomum e, em geral, é complicação de dissecção de aorta, endocardite infecciosa ou trauma, evoluindo geralmente para choque cardiogênico (por não permitir o aparecimento de mecanismos compensatórios cardiovasculares), com necessidade de intervenção cirúrgica urgente. A forma crônica, que é a manifestação habitual da doença, tem várias causas possíveis, com destaque para febre reumática, degenerativa ou secundária a aortopatia. Hipertensão arterial sistêmica (HAS) frequentemente acompanha pacientes com IAo, mas não é fator independente de risco para desenvolvimento da valvopatia.[1,3,6]

Aspectos fisiopatológicos da insuficiência aórtica

A IAo inicia-se com alteração anatômica valvar e a grande maioria dos estudos sobre a fisiopatologia dessa doença avaliou mensurações e repercussões hemodinâmicas, com poucos estudos com avaliações de mecanismos neuro-humorais associados. Na IAo, uma parte do débito cardíaco (DC) anterógrado retorna ao VE, durante a diástole ventricular, culminando com diminuição da pressão arterial (PA) diastólica e aumento da pressão diastólica do VE. Quanto maior a gravidade da lesão valvar, maior a regurgitação. Só há repercussão significativa com regurgitação importante.[7] Apesar da queda da PA diastólica, há elevação da PA sistólica determinada pelo aumento do volume sistólico (VS) ejetado consequente ao maior enchimento ventricular. Caracteristicamente, a IAo importante evolui com PA divergente e pressão de pulso aumentada.

A PA depende do volume de sangue contido no leito arterial e por fatores funcionais como o DC e a resistência arterial periférica (RAP). O DC depende diretamente da frequência cardíaca (FC) e do VS. O VS depende da pré-carga (quantidade de sangue no VE no início da sístole ventricu-

Tabela 2 Etiologia da insuficiência aórtica		
Alterações nas cúspides	**Secundária à aortopatia**	**Causas diversas**
Febre reumática	Estenose subaórtica	Hipertensão arterial sistêmica
Trauma	Dissecção de aorta torácica	Aterosclerótico-degenerativa
Endocardite infecciosa	Síndrome de Marfan	Trauma torácico
Artrite reumatoide	Pseudoxantoma elástico	Dilatação idiopática da aorta
Mixoma	Doenças inflamatórias intestinais	Trauma
Acromegalia	Ectasia ânulo-aórtica	Síndrome de Reiter
Anormalidades congênitas da valva aórtica (mais comumente valva aórtica bicúspide)	Espondilite anquilosante	Osteogênese imperfecta
Espondilite anquilosante	Aortite de células gigantes	Síndrome de Ehlers-Danlos

lar), da contratilidade miocárdica (*status* inotrópico) e da RAP (que proporciona resistência à ejeção). A pré-carga é diretamente proporcional ao retorno venoso (RV) que, por sua vez, depende da volemia (quantidade de sangue no leito arterial) e da capacitância venosa (CV). Os estímulos que alteram a PA e a ação de mecanismos de controle são múltiplos e complexos, mas agem, como via final, nesses determinantes.[8] Pacientes com IAo apresentam, então, alterações nos determinantes primários da PA: RAP, VS e DC.

A IAo cursa com sobrecarga de volume e de pressão no VE, aumento do estresse na parede e consequente hipertrofia concêntrica e excêntrica compensatórias.[9] Há desvio da curva pressão *vs.* volume de trabalho de VE para a direita (Figuras 2 e 3).[8] Na IAo, o VE adapta-se à sobrecarga volumétrica transformando-se em uma câmara de alta complacência, trabalhando com altos volumes sistólicos e diastólicos, sem incremento da pressão de enchimento ventricular. A elevação do volume diastólico de VE proporciona manutenção do DC anterógrado, apesar da fração regurgitante. Esses mecanismos são compensatórios e mantêm o paciente assintomático e com bom prognóstico por longo período.[9] O mecanismo adaptativo de VE – remodelamento – é multifatorial, porém com base predominantemente genética/molecular, por meio de mudanças da expressão gênica induzida pela sobrecarga pressórica e volumétrica nos cardiomiócitos. Apesar de bem documentado, o mecanismo exato do remodelamento na IAo foi pouco estudado, com informações extrapoladas de outros modelos de cardiopatias.[10] Quando o VE não consegue mais se dilatar, inicia-se nova fase com elevação das pressões de enchimento e diminuição do DC, aparecendo sinais e sintomas de IC.[4-6]

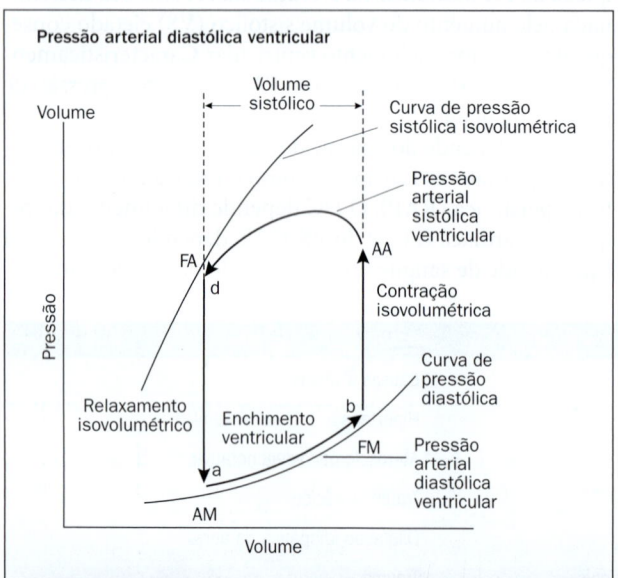

Figura 2 Curva pressão x volume normal representativa do trabalho do ventrículo esquerdo (VE).
AA: abertura da valva aórtica; a=AM: abertura da valva mitral; d=FA: fechamento da valva aórtica; b=FM: fechamento da valva mitral.
Fonte: adaptada de Kusumoto.[8]

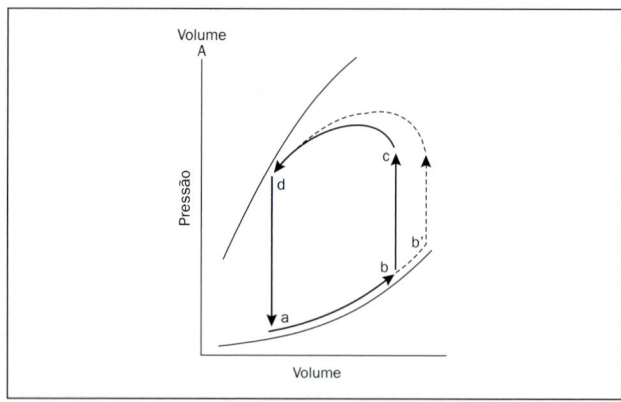

Figura 3 Curva pressão x volume na insuficiência aórtica (IAo).
a: abertura da valva mitral; b: fechamento da valva mitral no coração normal; a-b: enchimento ventricular normal; b': fechamento da valva mitral na IAo; a-b': enchimento ventricular na IAo; c: abertura valvar aórtica; d: fechamento valvar aórtico.
Fonte: adaptada de Kusumoto.[8]

Tendo em vista o papel do volume regurgitante na IAo, é importante a compreensão dos seus determinantes, conforme expressado na equação a seguir:

$$VRAo = AOR \times C^2 \times \sqrt{PdmAO - PDmVE} \times Td$$

Em que:

VRAo = volume regurgitante pela valva aórtica;
AOR = área do orifício valvar;
C = constante variável de acordo com a área da superfície corpórea;
PdmAo = pressão diastólica média na aorta;
PdmVE = pressão diastólica média no VE;
Td = tempo de diástole ventricular.

A interpretação da equação permite estabelecer três determinantes do volume regurgitante pela valva aórtica: área do orifício regurgitante, raiz quadrada do gradiente de pressão na diástole entre VE e aorta (gradiente transvalvar) e tempo de diástole. Em doenças primárias da valva aórtica (cúspides), a área do orifício regurgitante tende a ser fixa e constante, sem possibilidade de alteração por medidas farmacológicas. Contudo, em doenças que afetam o anel valvar por doença da aorta, variações pressóricas tendem a cursar com variações do orifício regurgitante (quanto maior a pressão, maior a dilatação aórtica e consequentemente o orifício), com potencial modificação de seus valores com medicações anti-hipertensivas. O gradiente de pressão transvalvar durante a diástole, apesar de possivelmente modificável farmacologicamente, tem pouca influência no volume regurgitante, tendo em vista que influi na regurgitação considerando-se a raiz quadrada do seu valor. O tempo de diástole é diretamente proporcional ao volume regurgitante, sendo a bradicardia potencialmente deletéria.

A evidência de que o remodelamento de VE depende fundamentalmente do volume regurgitante, sendo este diretamente proporcional à PA, incitou vários estudos a avaliarem o efeito de fármacos vasodilatadores na IAo. Estudos iniciais de curta duração, com diferentes tipos de vasodilatadores, mostraram efeito de diminuição do volume regurgitante e diminuição dos sintomas, motivando estudos de seguimento em longo prazo. Apenas dois estudos testaram vasodilatadores em pacientes com IAo com intuito de avaliar alteração da história natural, isto é, aumento da sobrevida livre de cirurgia. O primeiro estudo, publicado por Sconamiglio et al. em 1994, randomizou pacientes para receber digoxina ou nifedipina e demonstrou melhora de sobrevida e diminuição de eventos no grupo nifedipina.[11] Várias críticas foram feitas a esse estudo, entre elas, a não randomização com placebo, múltiplos efeitos adversos no grupo nifedipina com alta porcentagem de abandono do tratamento, pouco efeito objetivo da diminuição da PA e possível malefício da digoxina.[12] O segundo estudo, realizado por Evangelista et al., em publicação de 2005, randomizou pacientes para receber placebo, ou nifedipina, ou enalapril. Não houve diferença entre os grupos, em relação à sobrevida livre de eventos, com tendência a pior prognóstico nos grupos com vasodilatadores.[12] A principal crítica a esse estudo foi que as medicações vasodilatadoras praticamente não alteraram a PA de base dos pacientes, provocando dúvidas quanto ao efeito hemodinâmico esperado.[13] Portanto, apesar da demonstração da dependência do volume regurgitante ao nível da PA, não há evidência de que a vasodilatação em longo prazo altere a história natural da valvopatia, podendo inclusive ser deletéria se mascarar o aparecimento de sintomas, fazendo com que se perca a confiabilidade no quadro clínico para indicação de tratamento cirúrgico.[7]

Na tentativa de se extrapolar o benefício do bloqueio simpático com betabloqueadores observado em pacientes com IC não valvar para pacientes com IAo, alguns estudos foram feitos, em modelo animal e humano, neste, observacionais e randomizados sem desfecho clínico. As evidências atuais mostram ainda resultados controversos e sem melhora do prognóstico clínico, não sendo também estratégia recomendada.[14,15]

Conforme exposto, por meio do aumento do volume ejetado na raiz da aorta, a IAo causa um aumento da PA sistólica, inclusive sendo causa de HAS. A grande onda de pressão na aorta é transmitida para todo território arterial, sendo mais perceptível nas grandes e médias artérias. Esse fenômeno justifica os vários achados propedêuticos característicos da IAo importante.[1] Esses achados periféricos na IAo são marcadores da gravidade anatômica da valvopatia, porém não há dados que permitam inferir correlação com prognóstico, ou outras alterações fisiopatológicas que interfiram na história natural dessa doença, assim como não há relatos consistentes do comportamento desses achados no contexto pós-operatório.[1-6]

História natural

A história natural da IAo crônica depende da interação entre a gravidade da IAo e a resposta adaptativa do VE.[16] A maioria dos pacientes com IAo crônica evolui com grau de regurgitação leve a moderada, com baixa probabilidade de evolução para regurgitação grave, sem prejuízo à dinâmica

do VE, sem aumento de morbimortalidade e sem necessidade de tratamento. A minoria dos pacientes que evolui de regurgitação importante cursa lentamente com o remodelamento ventricular descrito anteriormente e, após anos de mecanismos compensatórios, pode desadaptar com sinais e sintomas de IC.[17] Em 10 anos de acompanhamento, até 50% dos pacientes com IAo importante evoluem com ICC.[18]

Apesar de poucos, os trabalhos de seguimento em longo prazo mostram baixa morbidade e mortalidade durante a longa fase assintomática.[4,18] A maioria dos pacientes assintomáticos apresenta excelente prognóstico com tratamento conservador. Cerca de nove estudos avaliaram a história natural da IAo, totalizando 593 pacientes. A Tabela 3 resume a taxa de eventos associada a IAo anatomicamente importante.[4]

Na IAo assintomática com FE normal não se indica cirurgia rapidamente, pois a evolução natural costuma ser benigna e com bom prognóstico. A maioria dos pacientes apresenta excelente prognóstico com tratamento conservador/observacional. A chance de desenvolver sintomas ou disfunção de VE é de cerca de 4,3% ao ano. Morte súbita é incomum com incidência de 0,2% ao ano. No entanto, analisando-se a história natural da IAo importante, constata-se alta morbidade: 50% de IC em 10 anos. Apresentam maior mortalidade pacientes com dispneia e/ou angina CF III e IV, com mortalidade anual de 25%, *versus* mortalidade anual de 6,3% para aqueles com dispneia leve. Grandes volumes ventriculares estão associados a maior risco de morte súbita. Pacientes com essas características são classicamente candidatos ao tratamento cirúrgico valvar. Não há estudo randomizado para se definir indicação cirúrgica, sendo a indicação derivada dos estudos observacionais.[4-6]

Portanto, o primeiro – e fundamental – passo na avaliação do paciente portador de IAo é identificar em que ponto da história natural ele se encontra. A Figura 3 exemplifica a história natural da IAo. Destaca-se que a fase assintomática apresenta baixa morbimortalidade, com menor chance de situações emergenciais, enquanto a fase sintomática cursa com alta morbidade e mortalidade e maior chance de situações emergenciais.

A diretriz norte-americana classifica a IAo nos estágios apresentados na Tabela 4, também exemplificados na Figura 4.[4]

Diagnóstico (passo 1 do fluxograma geral de avaliação da IAo)

O diagnóstico da IAo é feito por meio de junção de informações extraídas pela impressão clínica e confirmada pelo eco-

Tabela 3 Taxa de eventos relacionada à IAo de acordo com a presença de sintomas e fração de ejeção (FE)	
Assintomáticos com FE de ventrículo esquerdo (VE) normal	< 6% ao ano de progressão para sintomas e/ou disfunção de VE
	< 3,5% ao ano de progressão para disfunção de VE assintomática
	< 0,2% ao ano de morte súbita
Assintomáticos com FE diminuída	> 25% ao ano de progressão para sintomas
Sintomáticos	> 10% ao ano de morte

Tabela 4	Classificação da insuficiência aórtica	
Estágio	Definição	Descrição
A	Sob risco	Fatores de risco para IAo
B	Progressiva	IAo leve a moderada, assintomática
C	Importante assintomática	C1: VE compensado C2: VE ou VD descompensados
D	Importante sintomática	Sintomas consequentes à IAo

VD: ventrículo direito; VE: ventrículo esquerdo.

cardiograma. O exame físico é bastante específico e, ao encontrar achados típicos de IAo, frequentemente o diagnóstico é confirmado com exames complementares, principalmente o ecocardiograma. No entanto, a avaliação física é pouco sensível, sendo que a não observação de achados típicos de IAo não permite afastar esse diagnóstico. Habitualmente, complementa-se a avaliação física com eletrocardiograma (ECG) de 12 derivações e radiografia de tórax – sendo que essa avaliação em conjunto torna-se sensível para IAo importante –, fazendo com que exame físico não sugestivo de IAo importante associado à ECG e radiografia sem alterações típicas de IAo importante praticamente excluam essa possibilidade diagnóstica. Esse raciocínio é particularmente útil no uso racional de recursos de saúde.

Deve-se pensar na possibilidade de IAo para todo paciente com IC manifesta ou sopro cardíaco. A suspeita inicial se dá pelo exame físico. Enfatiza-se a importância de busca ativa de achados compatíveis com IAo importante, situação a partir da qual pode-se atribuir repercussão clínica e/ou anatômica/funcional.

Exame físico

Na IAo anatomicamente importante há grande regurgitação de sangue para o interior do VE na diástole e consequentemente aumento do volume diastólico final, o que implica também aumento do VS, com aumento do pico sistólico de pressão, o qual, por sua vez, é transmitido para todo território arterial, podendo trazer uma série de sinais propedêuticos característicos da regurgitação aórtica, conforme descritos a seguir:

- Pulso *bisferiens*: acenso rápido, alta amplitude, dois picos ou pico prolongado (junção dos picos).
- PA divergente: aumento da PA sistólica (pelo alto volume ejetado na raiz da aorta na sístole) e diminuição da PA diastólica (pelo retorno de sangue ao VE, diminuindo tensão na aorta na diástole). Classicamente, a PA diastólica cai abaixo de 60 mmHg. Frequentemente ouve-se a batida arterial até o final da deflação da compressão arterial pelo esfigmomanômetro. Nessa situação deve-se usar o quarto som de Korotkoff e descrever a PA com 3 valores, como por exemplo: 152 × 40 × 0 mmHg.
- Sinal de Musset: balanço da cabeça a cada batimento cardíaco.
- Sinal de Traube: ausculta de som sistólico e diastólico (também chamado de *pistol shot*) na artéria femoral.
- Sinal de Duroziez: ausculta de sopro arterial femoral sistólico e diastólico quando essa artéria é parcialmente comprimida.
- Pulso de Quincke: pulsação capilar sincrônica com os batimentos cardíacos no leito ungueal.

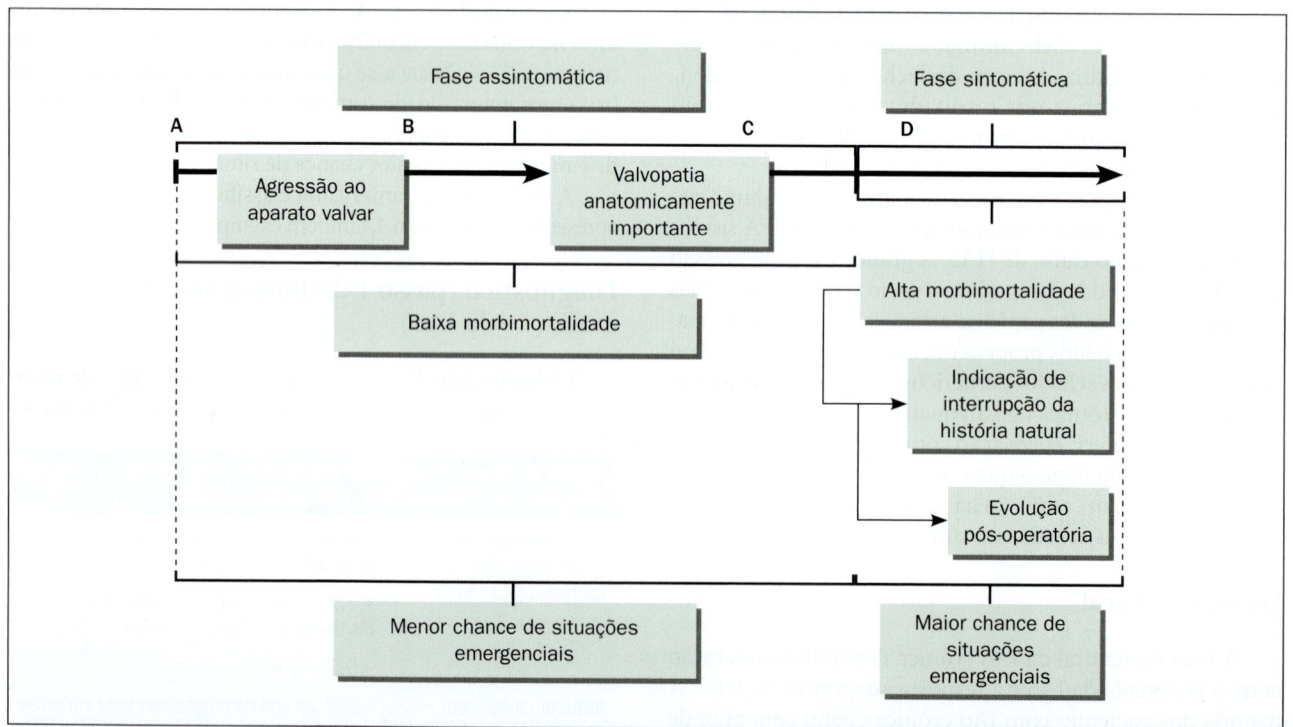

Figura 4 História natural da insuficiência aórtica (IAo).

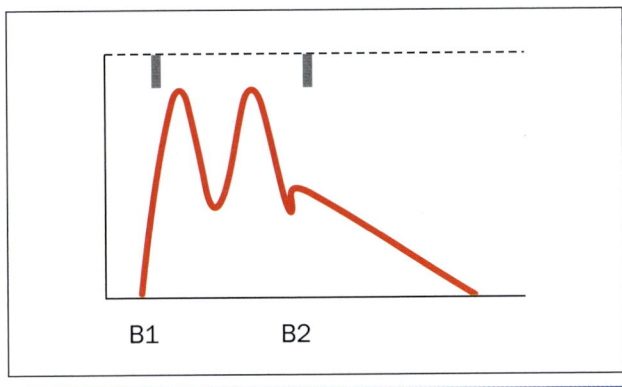

Figura 5 *Pulso bisferiens.*

Tabela 5	
Insuficiência aórtica	**Insuficiência pulmonar**
Melhor audível no foco aórtico acessório (3° espaço intercostal da borda esternal direita)	Melhor audível no foco pulmonar
Pode ter frêmito aórtico	Pode ter frêmito pulmonar
Pode estar acompanhada de pulso dicrótico	Não altera pulso dicrótico
Pode estar acompanhada de pressão de pulso divergente	Não altera pressão arterial
Pouca variação com a respiração	Aumenta intensidade com a inspiração profunda
Pode estar acompanhada de múltiplos sinais propedêuticos periféricos	Não apresenta outras alterações significativas

- Sinal de Mueller: vibração sistólica da úvula.
- Sinal de Becker: pulsação visível da artéria da retina e das pupilas.
- Sinal de Hill: pressão sistólica poplítea maior ou igual a 60 mmHg em relação à pressão braquial.
- Sinal de Mayne: diminuição de mais de 15 mmHg da pressão diastólica braquial após o braço permanecer elevado.
- Sinal de Rosenbach: pulso hepático sistólico.
- Sinal de Gerhard: pulso esplênico sistólico.

É frequente, pelo grande remodelamento excêntrico do VE, desvio do *ictus* cardíaco para baixo e para esquerda, com característica hiperdinâmica (fase inicial de final rápidas).

- Na ausculta cardíaca da IAo importante, destacam-se:
- B1 hipofonética (aumento rápido da pressão de enchimento ventricular, com elevação das cúspides para próximo do plano de aposição).
- B2 hipofonética (por incapacidade de aposição correta dos folhetos e pela diminuição da pressão diastólica).
- Sopro com padrão prodiastólico, em decrescendo, nos focos da base, conforme Figura 6.

Esse sopro representa a regurgitação de sangue através das valvas aórtica ou pulmonar. Quando a valva é insuficiente, logo no início da diástole já ocorre refluxo de sangue para o interior do ventrículo, caracterizando sopro prodiastólico. Esses sopros têm um timbre característico: aspirativo. Representam insuficiência aórtica ou pulmonar e podem ser diferenciadas pela Tabela 5.

O sopro da IAo é melhor audível no foco aórtico acessório e intensifica-se com a manobra da inclinação para frente associada à expiração profunda (aproximando base cardíaca da caixa torácica).

Habitualmente, na IAo importante ocorre um sopro de hiperfluxo na sístole (simulando uma estenose aórtica discreta associada) e também é possível ocorrer o sopro de Austin Flint, que é um sopro mesodiastólico mitral que aparece por compressão relativa do anel valvar mitral (simulando estenose mitral). Ver Figuras 7 e 8.

São marcadores de insuficiência aórtica anatomicamente importante:

- Frêmito aórtico.
- Sopro holodiastólico.

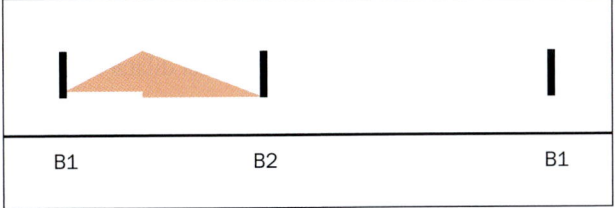

Figura 7 Hiperfluxo aórtico associado: sopro mesossistólico, em crescendo-decrescendo (ou diamante) nos focos da base (melhor audível do aórtico comum).

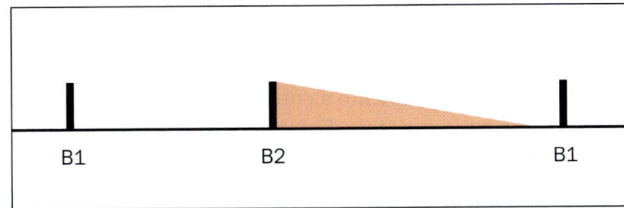

Figura 6 Sopro com padrão prodiastólico.

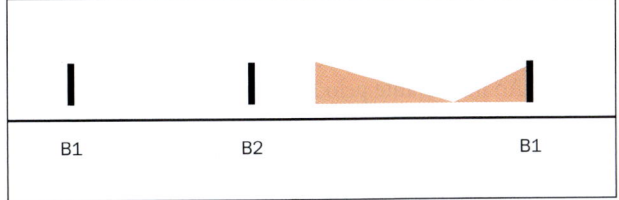

Figura 8 Austin Flint: sopro mesodiastólico, decrescendo e (por vezes) crescendo, em focos apicais (melhor audível no foco mitral).

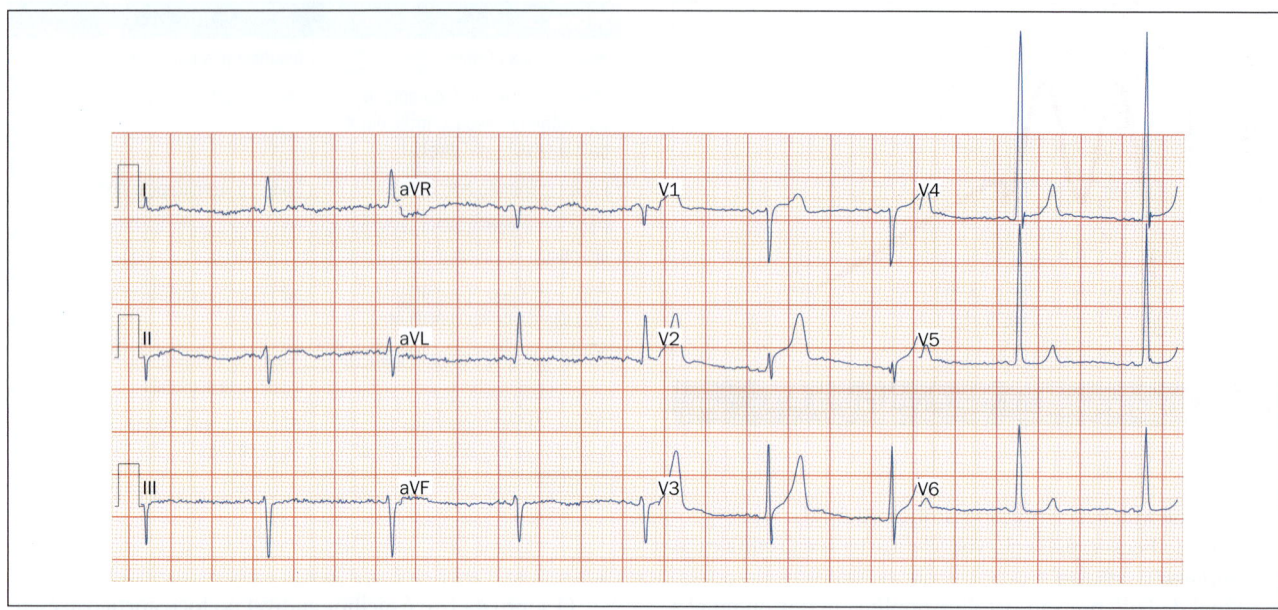

Figura 9 Eletrocardiograma.

- Pressão de pulso alargada.
- Sopro de Austin Flint.

Eletrocardiograma

O ECG reflete a sobrecarga volumétrica/pressórica imposta ao VE, com achados de sinais de sobrecarga ventricular, aumento de amplitude do QRS, alteração de repolarização difusas (Figura 9).

Radiografia

A radiografia torácica usualmente mostra cardiomegalia em virtude da hipertrofia excêntrica e da dilatação do VE, conforme a Figura 10.

Ecodopplercardiograma

Quando há suspeita clínica de IAo (pela avaliação física, ECG e radiografia de tórax), deve-se solicitar ecodopplercardiograma (ECO) – inicialmente transtorácico – para confirmação da hipótese diagnóstica. O ECO também traz uma série de informações adicionais que serão úteis na tomada de conduta. Quando há limitação da janela transtorácica ou necessidade de avaliação de aorta torácica com precisão, deve-se solicitar a avaliação transesofágica. Os critérios diagnósticos de IAo importante pelo ECO estão descritos a seguir:

- Largura do jato ≥ 65% da via de saída do VE; ou
- *Vena contracta* > 0,6 cm; ou
- Fluxo holodiastólico reverso na aorta abdominal proximal; ou
- Volume regurgitante ≥ 60 mL/batimento; ou

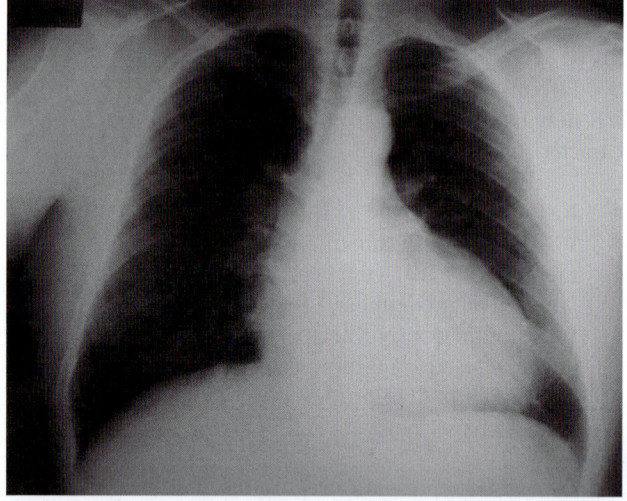

Figura 10 Radiografia.

- Fração regurgitante ≥ 50%; ou
- Área efetiva regurgitante (AER) ≥ 0,3 cm^2; e
- Associada a pelo menos um dos achados anteriores, documentação de dilatação do VE.[19]

A Figura 11 demonstra uma imagem típica de ECO (janela paraesternal esquerda, eixo longo) com refluxo aórtico importante no mapeamento a cores.

Quando há importante dissociação da impressão clínica com avaliação ecocardiográfica, recomenda-se realização de outro método para quantificação da IAo, como a ressonância cardíaca e por vezes o cateterismo cardíaco com manometria e aortografia. No entanto, ressalta-se que essa situação é pouco frequente, e, habitualmente, um ECO minucioso, com ex-

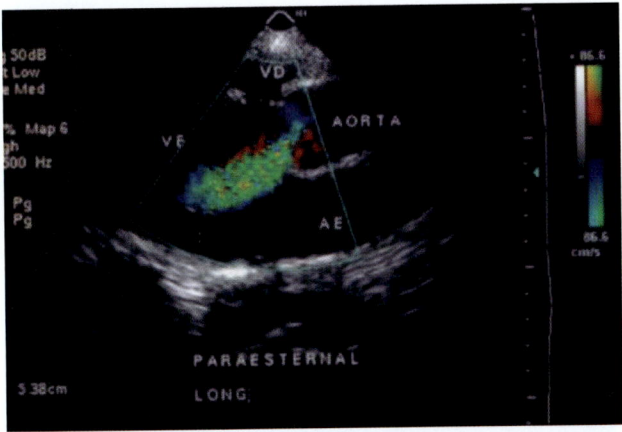

Figura 11 Ecodopplercardiograma.

tração de várias informações, municiado da impressão clínica, é suficiente para um diagnóstico preciso.

Avaliação da etiologia (passo 2 do fluxograma geral de avaliação da IAo)

Após diagnóstico de IAo anatomicamente importante, deve-se presumir qual a etiologia da valvopatia – vide Tabela 2. Dados de anamnese, exame físico, mas principalmente de ECO e outros exames (p. ex., angiotomografia de aorta), permitem inferir etiologia. Há implicações na conduta a depender da etiologia, como:

- Aneurisma de aorta torácica: discussão de abordagem concomitante valvar e na aorta.
- Valva aórtica bivalvularizada – implica avaliação da aorta torácica.
- Vasculite sistêmica primária – tratamento da doença de base; evitar operar em fase de atividade.
- Endocardite infecciosa – avaliação de complicadores anatômicos.
- Febre reumática – avaliação de surto agudo, outra valvopatia concomitante, discussão do tipo de prótese.

Avaliação de presença de sintomas (passo 3 do fluxograma geral de avaliação da IAo)

Uma vez feito diagnóstico de IAo importante, é imperativa a busca ativa por sintomas, que ainda é o principal indicador de tratamento intervencionista. Os sintomas principais associados à IAo estão descritos a seguir, juntamente com racional fisiopatológico:

- Dispneia: ocorre por aumento da pressão diastólica final secundária à sobrecarga de volume sanguíneo no VE e consequente congestão venocapilar pulmonar.
- Angina: ocorre pela redução da reserva miocárdica. Pode ocorrer angina noturna pelo aumento da regurgitação valvar decorrente da bradicardia durante o sono.
- Síncope: baixo DC efetivo.

Avaliação da presença de complicadores (passo 4 do fluxograma geral de avaliação da IAo)

Complicadores são alterações anatômicas em exames complementares que conferem risco à semelhança da presença de sintomas. Habitualmente estão presentes juntos com sintomas, corroborando a fase de desadaptação, mas têm importância marcante principalmente em pacientes autolimitados, pouco ativos, idosos e com comorbidades, situações em que o quadro clínico pode ser duvidoso. Os principais complicadores na IAo são:

- FEVE < 50%; ou
- diâmetro diastólico de ventrículo esquerdo (DDVE) > 70 mm (não reumático); ou
- DDVE > 75 mm (reumático); ou
- DSVE > 50 mm (não reumático); ou
- DSVE > 55 mm (reumático); ou
- DSVE indexado > 25 mm/m^2.[4-6,19]

Avaliação da indicação e tipo de intervenção (passo 5 do fluxograma geral de avaliação da IAo)

Todo paciente com IAo importante que está com sintomas atribuíveis à valvopatia e/ou com complicadores tem indicação conceitual de tratamento cirúrgico da valva aórtica como estratégia de redução da morbimortalidade associada a essa fase da história natural. O risco cirúrgico é habitualmente baixo e bem menor do que o associado à história natural da fase descompensada da IAo. A estimativa do risco da cirurgia é feita por associação de informações (impressão clínica, avaliação de fragilidade, avaliação de disfunções orgânicas, opinião de escores de risco – EuroScore II e STS, avaliação de contraindicações específicas à exequibilidade técnica). Os escores de risco citados são facilmente calculados com ferramentas *online*.[20,21]

Convencionou-se risco cirúrgico baixo aquele menor que 4% de mortalidade, moderado entre 4 e 8%, e alto acima de 8%. Obviamente esses números são apenas um guia de raciocínio e não indicam ou contraindicam procedimentos. De forma geral, em cirurgias com risco presumido alto, recomenda-se a realização de discussão presencial em *Heart Team* (ou *Valve Team*) – múltiplos profissionais – para discussão da melhor estratégia de intervenção (Figura 12). Progressivamente, existem subgrupos de pacientes que podem se beneficiar de estratégias transcateter na IAo ou com intervenções menos invasivas.

Pacientes com baixo a moderado risco presumido para cirurgia convencional são habitualmente encaminhados para essa intervenção, que habitualmente cursa com implante de prótese em posição aórtica com ou sem abordagem da aorta torácica associada. A escolha da prótese (biológica ou mecânica) é complexa e envolve questões clínicas, sociais e opinião do paciente. Em situações de exceção, procede-se ao tratamento conservador da valva aórtica (plástica).[4-6]

Na Tabela 6, estão as recomendações das diretrizes brasileira, norte-americana e europeia para tratamento cirúrgico da IAo.[4-6]

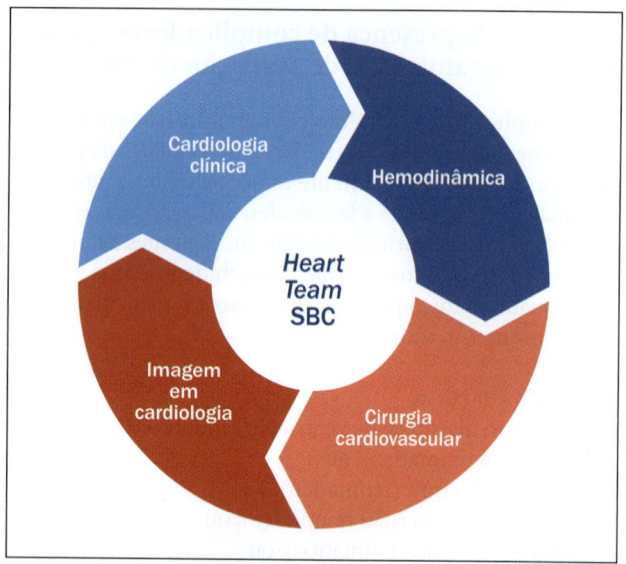

Figura 12 *Heart Team*.

Resumo

A valvopatia aórtica crônica é uma valvopatia de evolução lenta na qual o paciente se mantém assintomático por longo período graças a uma complexa remodelação ventricular esquerda. O ventrículo dilatado adapta-se à sobrecarga e acomoda grande volume com pressão diastólica praticamente normal. O aumento da espessura ventricular, por sua vez, em função da hipertrofia miocárdica, mantém disponibilidade energética suficiente para atender a um maior trabalho cardíaco. Essa interação do VE, da valva aórtica e da aorta (circulação periférica), básicas no desenvolvimento de pré-carga, pós-carga, FC e contratilidade, influencia o grau de regurgitação aórtica e determina, assim, a evolução natural da insuficiência aórtica. Todos esses mecanismos fisiopatológicos tornam difícil obter a melhor decisão terapêutica. Não há dúvida de que os dados de cardioimagem fortalecem as decisões sobre a melhor terapêutica de cada fase da história natural na insuficiência aórtica, uma valvopatia com fisiopatologia complexa pela associação de sobrecargas de volume e de pressão. Todavia, os números não são suficientes e podem levar a erros de avaliação se não forem interpretados à luz da clínica, até porque inexiste índice fidedigno de prognóstico. Para isso, basta lembrar que a complexidade de interações causa dificuldades na interpretação da função ventricular esquerda como exatidão da função miocárdica propriamente. Desse modo, destacam-se os aspectos etiopatogênicos, clínicos e diagnósticos dessa complexa doença.

Tabela 6	Recomendações das diretrizes brasileira, norte-americana e europeia para tratamento cirúrgico da insuficiência aórtica			
Intervenção	Condição clínica	SBC	AHA	ESC
Cirurgia de troca valvar	Sintomas	I B	I B	I B
	Fração de ejeção < 50%	I B	I B	I B
	Diâmetros ventriculares	IIa B; reumático; diâmetro diastólico de ventrículo esquerdo > 75 mm ou diâmetro sistólico de ventrículo esquerdo > 55 mm Ia B; não reumático; diâmetro diastólico de ventrículo esquerdo > 70 mm ou diâmetro sistólico de ventrículo esquerdo > 50 mm ou diâmetro sistólico de ventrículo esquerdo indexado > 25 mm/m²	IIa C; diâmetro diastólico de ventrículo esquerdo > 70 mm ou diâmetro sistólico de ventrículo esquerdo > 50 mm ou diâmetro sistólico de ventrículo esquerdo indexado > 25 mm/m²	IIa B; diâmetro diastólico de ventrículo esquerdo > 70 mm ou diâmetro sistólico de ventrículo esquerdo > 50 mm ou diâmetro sistólico de ventrículo esquerdo indexado > 25 mm/m²
Implante valvar transcateter	Sintomático com expectativa de vida > 1 ano com contra-indicações/risco proibitivo à cirurgia convencional	IIb C*	Sem recomendação	Sem recomendação

*Considerar discussão junto ao *Heart Team*.
SBC: Sociedade Brasileira de Cardiologia; AHA: American Heart Association; ESC: European Society of Cardiology.

Referências bibliográficas

1. Bekeredjian R, Grayburn PA. Aortic regurgitation. Circulation. 2005;112:125-34.

2. Singh JP, Evans JC, Levy D, Larson MG, Freed LA, Fuller DL, et al. Prevalence and clinical determinants of mitral, tricuspid, and aortic regurgitation (The Framingham Heart Study). Am J Cardiol. 1999;83:897-902.

3. Enriquez-Sarano M, Tajik J. Aortic regurgitation. N Engl J Med. 2004;351:1539-46.

4. Nishimura RA, Otto CM, Bonow RO, Carabello BA, Erwin JP 3rd, Fleisher LA, et al. 2017 AHA/ACC Focused Update of the 2014 AHA/ACC Guideline for the management of patients with valvular heart disease: a report of the American College of Cardiology/American HeartAssociation Task Force on Clinical Practice Guidelines. Circulation. 2017;135(25):e1159-e1195.

5. Baumgartner H, Falk V, Bax JJ, De Bonis M, Hamm C, Holm PJ, et al.; ESC Scientific Document Group. 2017 ESC/EACTS Guidelines for the management of valvular heart disease. Eur Heart J. 2017;38(36):2739-91.

6. Tarasoutchi F, Montera MW, Ramos AIO, Sampaio RO, Rosa VEE, Accorsi TAD, et al. Atualização das Diretrizes Brasileiras de Valvopatias: abordagem das lesões anatomicamente importantes. Arq Bras Cardiol. 2017;109(6Supl.2):1-34.

7. Tarasoutchi F, Grinberg M. Insuficiência aórtica crônica. Peculiaridades fisiopatológicas e clínicas. Editorial. Arq Bras Cardiol. 1995;64(5):417-8.

8. Kusumoto FM. Cardiovascular pathophysiology. Hayes Barton Press; 2004.

9. Gaasch WH, Sundaram M, Meyer TE. Managing asymptomatic patients with chronic aortic regurgitation. Chest. 1997;111:1702-09.

10. Grossman W, Jones D, McLaurin LP. Wall stress and patterns of hypertrophy in the human left ventricle. J Clin Invest. 1975;56:56-64.

11. Scognamiglio R, Rahimtoola SH, Fasoli G, Nistri S, Dalla Volta S. Nifedipine in asymptomatic patients with severe aortic regurgitation and normal left ventricular function. N Engl J Med. 1994;331(11):689-94.

12. Accorsi TAD, Tarasoutchi F. Uso de vasodilatadores da insuficiência aórtica crônica grave oligo ou assintomática: ainda uma questão em aberto. Rev Soc Cardiol Estado de São Paulo. 2008;18(4):38-45.

13. Evangelista A, Tornos P, Sambola A, Permanyer-Miralda G, Soler-Soler J. Long-term vasodilator therapy in patients with severe aortic regurgitation. N Engl J Med. 2005;353(13):1342-9.

14. Otto CM. Hearbeat: beta-blocker of aortic regurgitation. Heart. 2016;102:165-7.

15. Evangelista A. Medical treatment for chronic aortic regurgitation: β-blockers: maybe not bad, but good? Heart. 2016;102(3):168-9.

16. Ishii K, Hirota Y, Suwa M, Kita Y, Onaka H, Kawamura K. Natural history and left ventricular response in chronic aortic regurgitation. Am J Cardiol. 1996;78(3):357-61.

17. Carabello BA, Crawford FA. Valvular heart disease. N Engl J Med. 1997;337:32-41.

18. Tarasoutchi F, Grinberg M, Spina GS, Sampaio RO, Cardoso LF, Rossi EG, et al. Ten-year clinical laboratory follow-up after application of a symptom-based therapeutic strategy to patients with severe chronic aortic regurgitation of predominant rheumatic etiology. J Am Coll Cardiol. 2003;41(8):1316-24.

19. Teague SM, Heinsimer JA, Anderson JL, Sublett K, Olson EG, Voyles WF, et al. Quantification of aortic regurgitation utilizing continuous wave Doppler ultrasound. J Am Coll Cardiol. 1986;8:592-9.

20. Shahian DM, O'Brien SM, Filardo G, Ferraris VA, Haan CK, Rich JB, et al. The Society of Thoracic Surgeons 2008 cardiac surgery risk models: part 1--coronary artery bypass grafting surgery. Ann Thorac Surg. 2009;88:S2.

21. O'Brien SM, Shahian DM, Filardo G, Ferraris VA, Haan CK, Rich JB, et al. The Society of Thoracic Surgeons 2008 cardiac surgery risk models: part 2--isolated valve surgery. Ann Thorac Surg. 2009;88:S23.

Capítulo 4

Estenose mitral

Dorival Júlio Della Togna
Lucas José Tachotti Pires
Luiz Felipe Porrio de Andrade

Pontos-chave

- Estenose mitral é a valvopatia reumática mais frequentemente encontrada no Brasil.
- Para indicação de intervenção, são levados em consideração os sintomas de insuficiência cardíaca, sinais de hipertensão arterial pulmonar e risco de tromboembolismo.
- O tratamento clínico inclui profilaxia de febre reumática e endocardite infecciosa, anticoagulação dos pacientes com risco aumentado de fenômenos tromboembólicos e tratamento sintomático enquanto os pacientes aguardam intervenção.
- A intervenção percutânea é a primeira opção para tratamento dos pacientes com estenose mitral reumática importante com sintomas ou complicadores (hipertensão pulmonar).
- A intervenção cirúrgica é reservada aos pacientes sintomáticos com anatomia desfavorável ou contraindicações ao procedimento percutâneo, sendo preferível, sempre que possível, a realização de comissurotomia mitral.

Introdução e etiologia

Descrita inicialmente em 1705 por Raymond de Vieussens, a estenose mitral (EM) é uma das valvopatias mais frequentes no Brasil, responsável por um grande número de cirurgias, e tem a febre reumática como sua principal etiologia (em torno de 95% dos casos).[1] Dois terços dos pacientes são mulheres. Além da febre reumática, outras possíveis causas são: hipoplasia mitral, alteração no anel valvar, valva mitral em paraquedas, lúpus eritematoso sistêmico, artrite reumatoide, mucopolissacaridoses do fenótipo Hunter-Hurler, doenças de Fabry e Whipple, síndrome carcinoide e terapia com metisergida. Há, ainda, na literatura, relatos de casos de EM associada ao uso de drogas anorexígenas.[2]

Atualmente, cresce o número de pacientes com EM degenerativa, chegando a cerca de 25% dos casos em países desenvolvidos. Nestes casos, a doença é caracterizada pela calcificação do anel valvar mitral, sendo mais comum em pacientes idosos.[3-6]

Fisiopatologia

A área valvar mitral normal varia entre 4 e 6 cm². A repercussão hemodinâmica capaz de desencadear sintomas clínicos de insuficiência cardíaca inicia-se quando há uma redução de 50% dessa área, elevando o gradiente diastólico entre o átrio esquerdo (AE) e o ventrículo esquerdo (VE). Isso ocorre em razão da dificuldade para o esvaziamento atrial decorrente do estreitamento do orifício entre o AE e o VE.

O envolvimento reumático leva a espessamento, fibrose, retração e fusão das cúspides, além de fusão e encurtamento das cordas tendíneas (Figura 1). Como resultado, observa-se a EM isolada ou associada a insuficiência mitral.[2] Acredita-se que, além dos surtos reumáticos, também estariam associados à progressão da lesão valvar as próprias alterações hemodinâmicas locais a que o tecido valvar estaria exposto ao longo do tempo, assim como uma discreta e contínua atividade inflamatória local.[2]

A pressão atrial esquerda (PAE) em pacientes com estenose mitral importante varia entre 15 e 20 mmHg em repouso, com um gradiente transvalvar médio de 10 a 15 mmHg, e que se eleva com o exercício.[7] Com a elevação crônica da pressão atrial, ocorre hipertrofia do átrio esquerdo, com dilatação e fibrose atrial. Estas, por sua vez, correlacionam-se à gravidade da lesão, à duração da doença, ao envolvimento inflamatório e à complacência do átrio. Quando em ritmo sinusal, os pacientes cursam com pressão atrial média elevada e elevação da onda A. A presença de fibrilação atrial (FA), que pode resultar das alterações estruturais do átrio, por sua vez, aumenta muito a chance de formação de trombos, com possibilidade de ocorrência de fenômenos embólicos sistêmicos.[8]

Mesmo em pacientes com ritmo sinusal, o aumento do volume atrial esquerdo, associado ao padrão de fluxo lento,

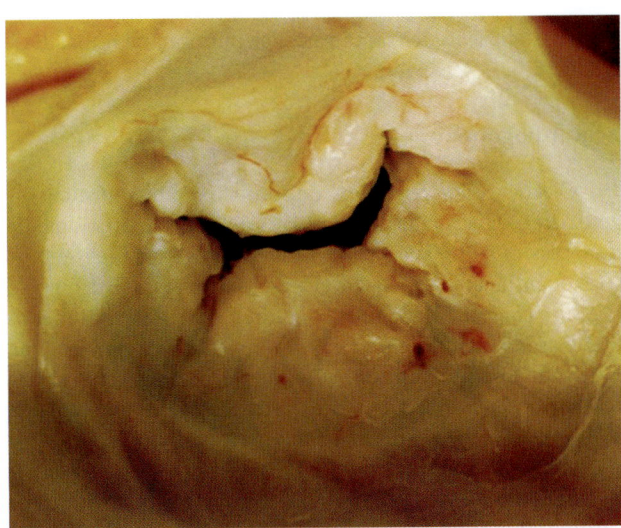

Figura 1 Alterações morfológicas da valva mitral estenótica.

contribui para a formação do trombo, particularmente na aurícula esquerda. Entretanto, após a instalação da fibrilação atrial, o fluxo sanguíneo no átrio esquerdo torna-se mais desorganizado, facilitando ainda mais a formação de trombo.[9,10] Em cerca de 17% dos pacientes encaminhados para cirurgia é encontrado trombo na cavidade atrial ou no apêndice atrial esquerdo.[11] Em trabalho realizado no Instituto Dante Pazzanese de Cardiologia, em São Paulo, foi identificado trombo atrial no momento da intervenção cirúrgica em 7,9% dos pacientes.[12]

A resposta da pressão arterial pulmonar (PAP) à estenose mitral depende do grau de estenose, da vasoconstrição pulmonar reativa e das mudanças morfológicas da circulação pulmonar. Na estenose mitral discreta ou moderada, a resistência vascular pulmonar (RVP) pode não se elevar e a PAP permanece normal em repouso, podendo se elevar em exercício ou quando há aumento da frequência cardíaca. Nas lesões importantes, tanto a RVP como a PAP estão elevadas mesmo em repouso. Quando a PAP excede 60 mmHg, ocorre elevação da impedância para o esvaziamento do ventrículo direito (VD), com consequente elevação da pressão no átrio direito (AD). Inicialmente, as alterações do sistema arterial pulmonar são reversíveis, com vasoconstrição arteriolar seguida por hipertrofia da camada média. Nos estágios avançados, as alterações tornam-se irreversíveis, com dilatação da artéria pulmonar e grave hipertensão arterial pulmonar (HAP).[13] Estudos sugerem que, além da gravidade da estenose mitral, a associação com doença pulmonar crônica pode desempenhar um papel fundamental no desenvolvimento dessa resistência vascular aumentada.

Outra possível explicação para os diferentes graus de hipertensão, diante de um mesmo grau de estenose mitral, é o papel das endotelinas que apresentam efeitos contráteis e proliferativos nas células musculares lisas. A endotelina I foi encontrada em maiores concentrações no átrio esquerdo do que no átrio direito em pacientes submetidos à valvuloplastia mi-

tral por cateter balão (VMCB).[14] A hipertensão atrial produz vasoconstrição e elevação da resistência pulmonar. Quando a PAE excede 30 mmHg acima da pressão oncótica, há transudação de líquido para o interstício pulmonar e redução da complacência pulmonar. A hipertensão pulmonar crônica causa hipertrofia, dilatação e, posteriormente, falência do ventrículo direito e insuficiência da valva tricúspide.

O padrão de enchimento ventricular esquerdo em pacientes com EM é anormal e ocorre com dificuldade. Com isso, o diâmetro diastólico final do VE é normal ou diminuído e a pressão diastólica final é baixa. O débito cardíaco cai e 25% dos pacientes com EM importante têm função sistólica do VE comprometida.[15] A disfunção sistólica do VE poderia ser, ainda, consequência da vasoconstrição reflexa que ocorre em associação com outras doenças cardíacas, como outras valvopatias, doença isquêmica, miocardite reumática ou fibrose ventricular, com consequente elevação da pós-carga. Nos países em desenvolvimento, o processo inflamatório decorrente da doença reumática pode ser bastante agressivo, levando ao comprometimento do miocárdio, com alterações de sua contratilidade.

História natural

A evolução da EM reumática é progressiva e contínua, podendo chegar a períodos de latência de 20 até 40 anos, e com idade média de início dos sintomas de 27 anos.[16,17] Seus marcadores de pior prognóstico são, além da presença de sintomas, o desenvolvimento de FA ou de HAP.[1] Em países desenvolvidos, há séries de casos com idade média de apresentação mais tardia dos sintomas, entre a quinta e a sexta décadas de vida.[2] Em pacientes com EM degenerativa, os casos habitualmente se apresentam após os 60 anos de idade.[3]

De acordo com estudos que avaliaram a história natural dessa valvopatia, 50% dos pacientes mantiveram-se assintomáticos durante 16 anos após o surto de febre reumática inicial, enquanto 35% estavam em classe funcional II e 8% em classe funcional III. Após 25 anos de acompanhamento, 50% dos pacientes haviam sido submetidos à cirurgia.[18]

Apresentação clínica

A dispneia é o principal sintoma, de surgimento variável e insidioso. Pode ser desencadeada por eventos que elevam a PAE (exercício, fibrilação atrial, gestação, estresse). Dispneia em repouso e dispneia paroxística noturna podem estar presentes em lesões importantes. Palpitações e eventos embólicos causados pela instabilidade atrial e pela presença de FA podem também ser a apresentação inicial. Embolia de repetição ocorre em 25% dos pacientes. Pelo menos 40% dos fenômenos embólicos são para o território encefálico, 15% para os vasos viscerais e 15% para as extremidades.[19]

Ocasionalmente, disfagia e rouquidão provocadas pela compressão do esôfago e nervo laríngeo recorrente pelo átrio esquerdo dilatado podem estar presentes. Cansaço e fadiga podem ocorrer também por queda do débito cardíaco e por hipertensão pulmonar, assim como hemoptise causada por congestão e ruptura de veias brônquicas. Apenas 15% dos pacientes apresentam dor torácica, decorrente da hipertensão ventricular direita ou coronariopatia associada.

Exame clínico

No exame clínico do paciente com EM importante pode ser observada *facies mitralis*. O pulso venoso jugular pode apresentar onda A proeminente (hipertensão pulmonar e sobrecarga de VD). A ausculta cardíaca clássica inclui B1 hiperfonética, estalido de abertura da valva mitral, sopro diastólico em ruflar localizado entre o ápice e o bordo esternal esquerdo, de baixa intensidade, mais audível em decúbito lateral e com a campânula e presença de reforço pré-sistólico (contração atrial). Pode haver B2 hiperfonética devido à HAP. Quanto maior a gravidade da EM, mais precoce é o estalido de abertura. Após exercício e durante manobras que aumentam o retorno venoso há aumento da duração do sopro e o estalido fica também mais próximo de B2.[20] Na presença de FA, não ocorre o reforço pré-sistólico.

Exames complementares

Eletrocardiograma

No eletrocardiograma é observada principalmente sobrecarga atrial esquerda. Com o decorrer da doença e o aparecimento de hipertensão pulmonar, surgem sobrecarga de átrio e ventrículo direitos, e o eixo é desviado para a direita (Figura 2). Arritmias atriais, como extrassístoles e fibrilação atrial, também são comuns.[20]

Radiografia de tórax

A radiografia de tórax evidencia duplo contorno à direita, que corresponde à dilatação do átrio esquerdo. Outra evidência dessa dilatação é a presença do sinal da bailarina: o deslocamento cranial do brônquio fonte esquerdo além da visualização do contorno da aurícula esquerda (4º arco). Retificação ou abaulamento do tronco da artéria pulmonar e dilatação do átrio e ventrículo direitos indicam hipertensão pulmonar. Também podem estar presentes congestão pulmonar, caracterizada pelo engurgitamento de hilos pulmo-

nares, cefalização de trama vascular pulmonar e linhas B de Kerley.[20]

Ecocardiograma

O ecocardiograma, além de confirmar o diagnóstico, sugere a etiologia, avalia a gravidade anatômica e funcional da lesão, assim como suas repercussões.[21] Por meio dele, é possível quantificar a área valvar mitral (pela planimetria ou pelo *Pressure Half Time* – PHT) e o gradiente de pressão transmitral, e ainda estimar a pressão sistólica de artéria pulmonar. É de fundamental importância na seleção dos pacientes para VMCB, baseando-se no escore ecocardiográfico ou escore de Wilkins (EW).[22] O achado característico ao ecocardiograma transtorácico (ETT) é a valva com abertura em domo (folhetos espessados com fusão das comissuras) (Figura 4). O ecocardiograma transesofágico (ETE) está recomendado quando a avaliação pelo ETT é inadequada, na identificação de trombo atrial, nos pacientes com antecedentes embólicos, e na análise do grau de insuficiência mitral associada em pacientes candidatos à VMCB.

De acordo com as mais recentes diretrizes (nacional e internacionais),[3,23,24] a classificação da gravidade da estenose mitral é feita conforme demonstrado na Tabela 1.

Tabela 1 Classificação da gravidade da estenose mitral			
	Discreta	Moderada	Importante
Gradiente médio (mmHg)	< 5	5 a 10	> 10
Área valvar (cm²)	> 2	1,5 a 2,0	< 1,5
PSAP (mmHg)	< 30	30 a 50	> 50

A diretriz norte-americana traçou estágios para a classificação das valvopatias com base em sua história natural, por meio de dados da anatomia valvar, repercussão funcional e sintomas:

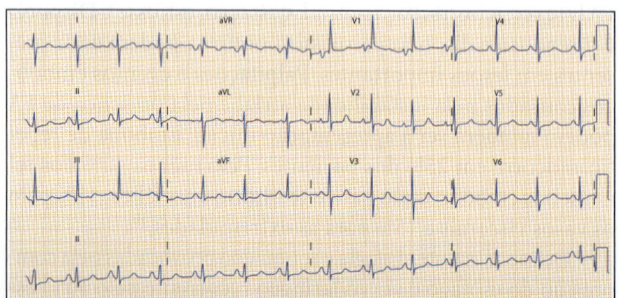

Figura 2 Eletrocardiograma com sobrecarga biatrial e ventricular direita.

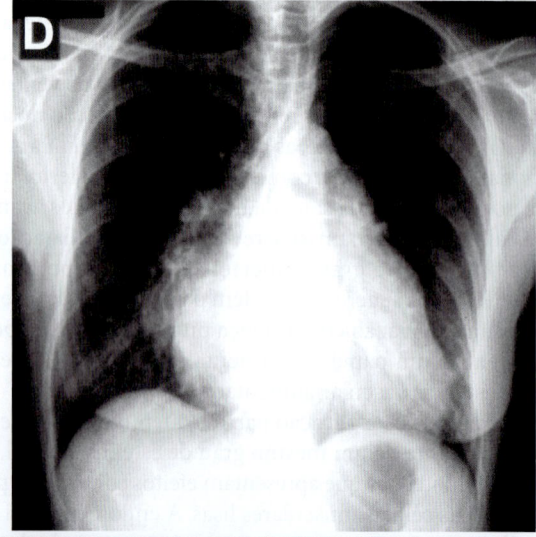

Figura 3 Radiografia de tórax de paciente com estenose mitral.

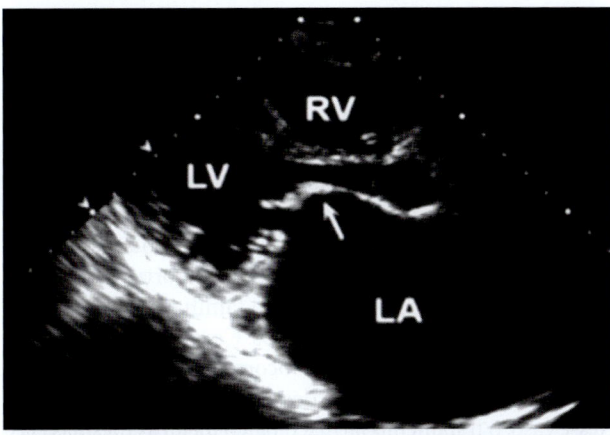

Figura 4 Espessamento da valva mitral, com alteração de sua abertura.

Tabela 2 Escore ecocardiográfico de Wilkins (*continuação*)
Acometimento subvalvar
Mínimo espessamento subvalvar exatamente abaixo dos folhetos mitrais
Espessamento de cordas estendendo-se por mais de um terço do comprimento
Espessamento expandindo-se para o terço distal das cordas
Espessamento extenso e encurtamento de todas as estruturas das cordas expandindo-se para os músculos papilares
Espessura dos folhetos
Espessamento dos folhetos com espessura próxima do normal (4-5 mm)
Camadas médias normais, espessamento considerável de margens (5-8 mm)
Espessamento expandindo através de toda a camada (5-8 mm)
Espessamento considerável de toda a camada de tecido (> 8-10 mm)

- Estágio A – pacientes em risco: valva mitral espessada, com fluxo transmitral normal – sem repercussão hemodinâmica e sem sintomas.
- Estágio B – estenose mitral em progressão: espessamento dos folhetos e fusão comissural, ainda com área valvar > 1,5 cm², mas já com velocidade de fluxo transmitral aumentada e com discreta a moderada dilatação do átrio esquerdo – sem HAP em repouso e sem sintomas.
- Estágio C – estenose mitral importante assintomática: espessamento dos folhetos e fusão comissural, com área valvar ≤ 1,5 cm² (ou ≤ 1,0 cm² – EM muito importante) e acentuada dilatação do átrio esquerdo – com HAP > 30 mmHg, e ainda sem sintomas.
- Estágio D – estenose mitral importante sintomática: espessamento dos folhetos, fusão comissural com área valvar ≤ 1,5 cm² (ou ≤ 1,0 cm² – EM muito importante) e acentuada dilatação do átrio esquerdo – com HAP > 30 mmHg e dispneia aos esforços.

As três diretrizes consideram como importante, e portanto passível de intervenção, a EM com área valvar ≤ 1,5 cm².

O escore de Wilkins avalia quatro critérios: mobilidade, espessura e calcificação dos folhetos da valva mitral e aparelho subvalvar, com pontuação total que varia de 4 a 16, conforme detalhado na Tabela 2.[22]

Tabela 2 Escore ecocardiográfico de Wilkins
Mobilidade dos folhetos
Mobilidade elevada da valva com apenas restrição nas extremidades dos folhetos
Regiões medial e basal apresentam mobilidade normal
A valva continua se movendo adiante na diástole, principalmente na base
Nenhum ou mínimo movimento dos folhetos em diástole

(continua)

Enquanto o ecocardiograma com estresse físico pode ser realizado a fim de estimar a pressão pulmonar e o gradiente transvalvar de forma dinâmica ao esforço,[16] o ecocardiograma tridimensional pode melhorar a acurácia da planimetria e ser utilizado para guiar e monitorizar a realização da VMCB.[21]

Teste ergométrico

O teste ergométrico pode ser realizado em pacientes assintomáticos com lesão moderada a importante para verificar realmente a ausência de sintomas e a classe funcional.[20]

Cateterismo cardíaco

O cateterismo cardíaco com medida de pressões em câmaras esquerdas e direitas deve ser realizado quando os testes não invasivos são inconclusivos ou quando há discrepância entre a clínica e os achados do ecocardiograma (Figura 5). Para melhor esclarecimento diagnóstico, este exame pode ser realizado mediante esforço físico ou prova de volume associada à administração de atropina, medidas capazes de aumentar a sensibilidade para a avaliação da repercussão funcional da EM.[1] A cineangiocoronariografia fica reservada aos pacientes com suspeita de doença arterial coronariana (DAC) ou com programação cirúrgica e fatores de risco para coronariopatia (homens acima de 40 anos e mulheres após menopausa ou com mais de um fator de risco para DAC).[1]

Tratamento farmacológico

As medidas indicadas no tratamento farmacológico da EM reumática não têm o intuito de adiar o momento da intervenção sobre a valva, uma vez que não são capazes de atuar especificamente sobre a obstrução. Assim, as medicações utilizadas para controle de sintomas são indicadas nos pacientes com EM significativa que estão aguardando intervenção ou naqueles que apresentam contraindicação às diferentes formas de intervenção.

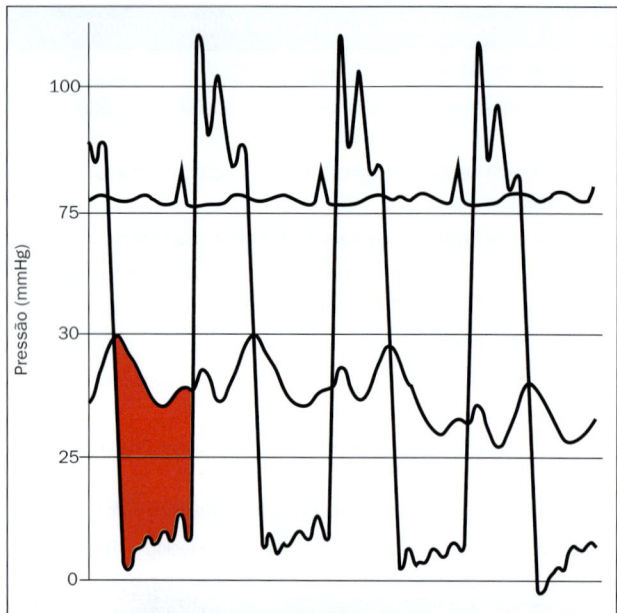

Figura 5 Curva de pressões da estenose mitral no cateterismo cardíaco, destacando o gradiente atrioventricular.

Por outro lado, no caso dos pacientes com EM degenerativa, com calcificação importante no anel valvar mitral, em geral há risco cirúrgico muito elevado, inclusive com possibilidade de disjunção atrioventricular associada ao procedimento. Como habitualmente não há calcificação comissural significativa nestes casos, a VMCB também não se torna uma possibilidade terapêutica eficaz. Desta maneira, nesses pacientes a opção terapêutica inicial consiste no tratamento clínico/farmacológico.[3,23]

Quando há necessidade de controle sintomático, é importante que o paciente seja aderente à restrição hídrica e salina. Drogas cronotrópicas negativas e diuréticos são importantes pilares do tratamento clínico sintomático. Betabloqueadores e bloqueadores de canais de cálcio podem ser utilizados para diminuição da frequência cardíaca, contribuindo para aumento do tempo diastólico e, dessa forma, para o aumento do tempo de esvaziamento atrial, com consequente diminuição da PAE ao final da diástole.[2,25,26] Os diuréticos, por sua vez, diminuem a congestão pulmonar ocasionada pelo aumento da PAE.

Devem ser mantidas as profilaxias para febre reumática e endocardite infecciosa. A profilaxia para febre reumática nos pacientes com EM crônica deve ocorrer até pelo menos os 40 anos de idade, com penicilina benzatina na dose de 1.200.000 UI intramuscular a cada 21 dias (a cada 15 dias nos primeiros 2 anos após o surto reumático).[1] Os pacientes devem manter uma boa higiene oral, prevenindo cáries e infecções periodontais. A profilaxia para endocardite infecciosa antecedendo intervenções que possam cursar com bacteremia é controversa. Foi previamente proposto em diretrizes internacionais que pacientes com valvopatia não necessitariam de antibioticoterapia antes de procedimentos odontológicos, geniturinários ou do trato digestivo.[27,28] Entretanto, novos dados

mostrando o aumento da incidência de endocardite após tais recomendações, tanto em pacientes com alto quanto baixo risco de endocardite, trouxeram novamente esse assunto à discussão.[29] As últimas diretrizes brasileiras sobre o tema mantêm a indicação para os pacientes com valvopatia significativa e que serão submetidos às intervenções citadas.[1]

Como a EM reumática ocorre predominantemente em pacientes do sexo feminino e seus sintomas podem frequentemente surgir ainda em idade fértil, é importante que essas pacientes recebam aconselhamento familiar, incluindo a indicação de métodos contraceptivos. Com o aumento da volemia e do débito cardíaco que ocorrem durante a gravidez, pode haver descompensação dessas pacientes nesse período. Nesse caso, o tratamento farmacológico inclui as mesmas classes de drogas citadas acima, devendo-se atentar à segurança de cada uma das medicações para uso durante a gestação.

A anticoagulação deve ser iniciada na presença de FA, evento tromboembólico prévio, trombo intracavitário ao ecocardiograma, AE > 55 mm e evidências de contraste espontâneo,[30,31] situações que aumentam o risco de embolia sistêmica nesses pacientes. Cabe ressaltar que ainda não há evidência que embase, até o momento, o uso dos novos anticoagulantes orais em pacientes com EM. Desta maneira, nesta população, o anticoagulante a ser utilizado segue sendo a varfarina, com intervalo de INR alvo entre 2,0 e 3,0.[32]

Tratamento intervencionista

A indicação do alívio mecânico da estenose mitral importante tem três objetivos:

- Prevenir a descompensação cardíaca em pacientes assintomáticos com PAP acima de 50 mmHg em repouso e acima de 60 mmHg após exercício, que desejam engravidar ou que necessitam se submeter a grandes cirurgias.
- Prevenir fenômenos embólicos como presença de contraste espontâneo graus III e IV, história prévia de embolia ou episódios de FA paroxística, em pacientes de alto risco.
- Aliviar os sintomas de insuficiência cardíaca nos pacientes que já se encontram em CF II, III ou IV (Figura 6).

Há duas modalidades de intervenção já bem estabelecidas: valvuloplastia mitral percutânea por cateter balão (VMCB) e a cirurgia (comissurotomia mitral ou troca valvar). Além destes, estudos recentes utilizando o implante transcateter valvar mitral em pacientes com calcificação do anel mitral com estenose importante refratários ao tratamento clínico e de alto risco cirúrgico abrem a possibilidade de uma nova abordagem terapêutica para estes pacientes; entretanto, ainda são necessárias evidências mais robustas e uma maior experiência que possa vir a ser ampliada sua indicação.[33]

Valvuloplastia mitral percutânea por cateter balão (VMCB)

A VMCB consiste no tratamento de escolha para os pacientes com EM reumática importante que apresentam indi-

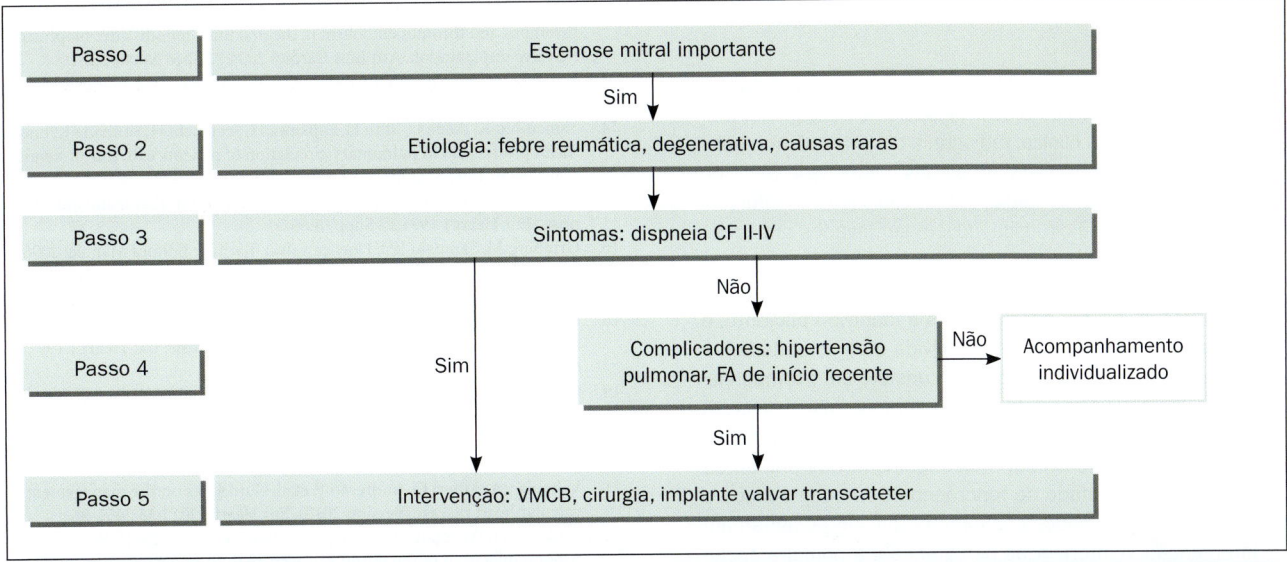

Figura 6 Algoritmo de tratamento intervencionista da estenose mitral. FA: fibrilação atrial; VMCB: valvuloplastia mitral por cateter balão.

cação de intervenção, na ausência de contraindicações. A taxa de sucesso do procedimento é elevada (80-95%) sendo dependente da condição clínica do paciente, anatomia valvar e experiência da equipe médica.

Suas contraindicações são: anatomia valvar desfavorável (escore de Wilkins > 8 associado a calcificação e comprometimento do aparelho subvalvar), insuficiência mitral moderada a importante, trombo em átrio esquerdo, presença de outras valvopatias com indicação de tratamento cirúrgico, e DAC associada com indicação de cirurgia.[34]

Os parâmetros de sucesso são: área valvar pós-procedimento > 1,5 cm², pressão capilar pulmonar < 18 mmHg e redução de 50 a 60% no gradiente transvalvar mitral.[35]

As principais complicações relacionadas ao procedimento são acidente vascular encefálico (0,5-1%), tamponamento cardíaco (0,7-1%), insuficiência mitral importante (0,9-2%) e óbito (< 0,5%).

A melhor taxa de sucesso a longo prazo é atingida nos pacientes com escore ≤ 8, havendo piores resultados naqueles com escore > 12. Nos pacientes com escore intermediário, principalmente entre 9 e 10, o procedimento pode ser considerado quando houver indicação de intervenção e alto risco para o tratamento cirúrgico.[36-38]

Em trabalho realizado no Instituto Dante Pazzanese de Cardiologia, no período de 1987 a 1991, 200 pacientes consecutivos foram submetidos à VMCB. Avaliações clínica e ecocardiográfica foram realizadas antes do procedimento, 48 horas após e, então, anualmente. A média de idade foi de 32 + 12 anos; 86,5% eram do sexo feminino e 80,5% encontravam-se em classe funcional III ou IV. A média do escore foi de 7,6 ±1,2 e o sucesso do procedimento ocorreu em 87,5% (175/200) dos pacientes. Durante o acompanhamento, foram observados 129 pacientes (74%) por 140 ± 79 meses. Houve reestenose após o primeiro procedimento em 46,5% (60/129) dos pacientes, sendo realizada uma segunda VMCB em 25 pacientes, uma terceira em 4 pacientes, e uma quarta em 1

paciente. Em cinco anos, a probabilidade livre de reestenose foi de 85%, em 10 anos foi de 60% e em 20 anos, de 36%. O diâmetro do átrio esquerdo (p = 0,034) e o gradiente transvalvar mitral tanto pré (p = 0,013) como pós-procedimento (p = 0,038) foram preditores de reestenose.[39]

Em outro estudo realizado por grupo coreano, no qual foram incluídos 1.187 pacientes, com acompanhamento médio de 214 meses, foram preditores de pior prognóstico (maior taxa de necessidade de reintervenção, AVC e morte cardiovascular): escore > 8 e área valvar pós-VMCB < 1,76 cm².[40]

Tratamento cirúrgico

A cirurgia é reservada, nos pacientes reumáticos, para os que são sintomáticos com contraindicações à VMCB. Além disso, é também a primeira opção de tratamento intervencionista quando houver necessidade de cirurgia sobre a valva aórtica ou tricúspide, ou também na presença de coronariopatia obstrutiva. Quando indicada, é possível optar pela comissurotomia aberta (mortalidade de 1-3%) ou troca valvar mitral (mortalidade de 3-10%), sendo a mortalidade desse último procedimento influenciada pela idade, classe funcional, hipertensão pulmonar e presença de DAC concomitante. Em uma casuística de 1.280 pacientes com estenose mitral que foram encaminhados para tratamento cirúrgico, a comissurotomia mitral foi realizada em 21% dos casos. Nesse estudo, houve quatro óbitos no período pós-operatório precoce, sem óbitos adicionais no período pós-operatório tardio, em um acompanhamento médio de 65 meses. Três pacientes desenvolveram insuficiência mitral e necessitaram de correção cirúrgica em menos de 30 dias. A área valvar mitral avaliada pelo ecocardiograma antes da alta hospitalar variou entre 1,4 e 3,5 cm² (média de 2,6 ± 0,6 cm²). A incidência de tromboembolismo foi de 0,5% ao ano. A troca valvar por prótese biológica ou mecânica fica reservada para os casos em que a anatomia valvar não permite que a valva seja preservada.[41-43]

Resumo

Estenose mitral é a valvopatia reumática mais frequentemente encontrada no Brasil. Os pacientes devem ser avaliados por história clínica, radiografia de tórax, eletrocardiograma, ecocardiograma e, em alguns casos, pelo teste de esforço e cateterismo cardíaco. Para indicação de intervenção percutânea ou cirúrgica, devem ser levados em consideração os sintomas de insuficiência cardíaca, sinais de hipertensão arterial pulmonar e risco de tromboembolismo. Também devem ser avaliados a idade do paciente, o tipo de atividade por ele desenvolvida e as comorbidades associadas. O tratamento clínico consiste em acompanhamento anual dos pacientes com estenose mitral discreta a moderada, orientação para profilaxia de febre reumática e endocardite infecciosa, anticoagulação dos pacientes com risco aumentado de fenômenos tromboembólicos e tratamento sintomático enquanto os pacientes aguardam intervenção. A intervenção percutânea é a primeira opção para tratamento de pacientes com estenose mitral reumática importante com sintomas ou sinais de mau prognóstico, e que não apresentam contraindicações ao procedimento. A intervenção cirúrgica é reservada a pacientes reumáticos sintomáticos com contraindicações ao procedimento percutâneo, sendo preferível nestes casos, quando possível, a realização de comissurotomia mitral, ou em pacientes selecionados de etiologia degenerativa, refratários ao tratamento clínico.

Referências bibliográficas

1. Tarasoutchi F, Montera MW, Grinberg M, et al. Diretriz Brasileira de Valvopatias – SBC 2011/I Diretriz Interamericana de Valvopatias – SIAC 2011. Arq Bras Cardiol 2011;97:1-67.
2. Carabello BA. Modern management of mitral stenosis. Circulation 2005;112:432-7.
3. Tarasoutchi F, Montera MW, Ramos AI, et al. Atualização das Diretrizes brasileiras de valvopatias: abordagem das lesões anatomicamente importantes. Arq Bras Cardiol. 2017;109(6Supl.2):1-34.
4. Sud K, Agarwal S, Parashar A, et al. Degenerative mitral stenosis. Unmet need for percutaneous interventions. Circulation. 2016;133:1594-604.
5. Pasca I, Dang P, Tyagi G, et al. Survival in patients with degenerative mitral stenosis: results from a large retrospective cohort study. J Am Soc Echocardiogr. 2016;29:461-9.
6. Ukita Y, Yuda S, Sugio H, et al. Prevalence and clinical characteristics of degenerative mitral stenosis. J Cardiol. 2016;68:248-52.
7. Braunwald E, Moscovitz HL, Amram SS, et al. The hemodynamics of the left side of the heart as studied by simultaneous left atrial, left ventricular, and aortic pressures; particular reference to mitral stenosis. Circulation 1955;12:69-81.
8. Pourafkari L, Ghaffari S, Bancroft GR et al. Factors associated with atrial fibrillation in rheumatic mitral stenosis. Asian Cardiovascular & Thoracic Annals 2015, Vol. 23(1) 17–23.
9. Mestres CA. Atrial thrombosis in advanced mitral stenosis with atrial fibrillation: what should we expect? J Thorac Cardiovasc Surg. 2014;148:1976-7.
10. Luo ZQ, Hao XH, Li JH, et al. Left atrial endocardial dysfunction and platelet activation in patients with atrial fibrillation and mitral stenosis. J Thorac Cardiovasc Surg. 2014;148:1970-6.
11. Waller BF. Etiology of mitral stenosis and pure mitral regurgitation. In: Waller BF (ed.) Pathology of the heart and great vessels. Nova York: Churchill Living-Stone 1988;101-48.
12. Ramos AI, Magalhães HM, Maldonado M, et al. Incidence of intracardiac thrombus and thromboembolism in the first three months after bioprosthetic valve implantation. Arq Bras Cardiol 2004;83 Spec No:46-52.
13. Dalen JE. Mitral stenosis. In: Dalen JE, Alpert JS (eds.) Valvular heart disease. Boston: Little, Brown and Company; 1987.
14. Yamamoto K, Ikeda U, Mito H, Fujikawa H, Sekiguchi H, Shimada K. Endothelin production in pulmonary circulation of patients with mitral stenosis. Circulation 1994;89:2093-8.
15. Gaasch WH, Folland ED. Left ventricular function in rheumatic mitral stenosis. Eur Heart J 1991;12 Suppl B:66-9.
16. Grinberg M, Sampaio RO. Doença valvar. Barueri: Editora Manole; 2006.
17. Cardoso L, Rossi E, Bento A. Estenose mitral. In: Grinberg M, Sampaio R, (eds.) Doença valvar. Barueri: Manole; 2006. p. 142-7.
18. Horstkotte D, Niehues R, Strauer BE. Pathomorphological aspects, aetiology and natural history of acquired mitral valve stenosis. Eur Heart J 1991;12 Suppl B:55-60.
19. Coulshed N, Epstein EJ, McKendrick CS, Galloway RW, Walker E. Systemic embolism in mitral valve disease. Br Heart J 1970;32:26-34.
20. Braunwald E. Doença valvar cardíaca. In: Braunwald E. (ed.) Tratado de medicina cardiovascular. São Paulo: Roca; 2003. p. 1701-2.
21. Vahanian A, Alfieri O, Andreotti F, et al. Guidelines on the management of valvular heart disease (version 2012). Eur Heart J 2012;33:2451-96.
22. Wilkins GT, Weyman AE, Abascal VM, Block PC, Palacios IF. Percutaneous balloon dilatation of the mitral valve: an analysis of echocardiographic variables related to outcome and the mechanism of dilatation. Br Heart J 1988;60:299-308.
23. Baumgartner H, Falk V, Bax JJ, et al. 2017 ESC/EACTS Guidelines for the management of valvular heart disease. Eur Heart J. 2017;38:2739-91.
24. Nishimura RA, Otto CM, Bonow RO, et al. 2014 AHA/ACC Guideline for the management of patients with valvular heart disease: a report of the American College of Cardiology/American Heart Association task force on practice guidelines. Circulation 2014;129:e521-643.
25. Agrawal V, Kumar N, Lohiya B, et al. Metoprolol vs ivabradine in patients with mitral stenosis in sinus rhythm. Int J Cardiol. 2016;221:562–6.
26. Rajesh GN, Sajeer K, Sajeev CG, et al. A comparative study of ivabradine and atenolol in patients with moderate mitral stenosis in sinus rhythm. Indian Heart J. 2016;68:311-5.
27. Nishimura RA, Carabello BA, Faxon DP, et al. ACC/AHA 2008 Guideline update on valvular heart disease: focused update on infective endocarditis: a report of the American College of Cardiology/American Heart Association Task force on practice guidelines endorsed by the Society of Cardiovascular Anesthesiologists, Society for Cardiovascular Angiography and Interventions, and Society of Thoracic Surgeons. J Am Coll Cardiol 2008;52:676-85.
28. Richey R, Wray D, Stokes T, Group GD. Prophylaxis against infective endocarditis: summary of NICE guidance. BMJ 2008; 336:770-1.
29. Dayer MJ, Jones S, Prendergast B, Baddour LM, Lockhart PB, Thornhill MH. Incidence of infective endocarditis in England, 2000-13: a secular trend, interrupted time-series analysis. Lancet 2014.
30. Olesen KH. The natural history of 271 patients with mitral stenosis under medical treatment. Br Heart J 1962;24:349-57.
31. Albers GW, Dalen JE, Laupacis A, Manning WJ, Petersen P, Singer DE. Antithrombotic therapy in atrial fibrillation. Chest 2001;119:194S-206S.
32. Iung B, Leenhardt A, Extramiana F. Management of atrial fibrillation in patients with rheumatic mitral stenosis. Heart. 2018;104:1062–8.
33. Sud K, Agarwal S, Parashar A, Raza MQ, Patel K, Min D, et al. Degenerative mitral stenosis: unmet need for percutaneous interventions. Circulation. 2016;133(16):1594-604.
34. Multicenter experience with balloon mitral commissurotomy. NHLBI Balloon Valvuloplasty Registry Report on immediate and 30-day follow-up results. The National Heart, Lung and Blood Institute Balloon Valvuloplasty Registry Participants. Circulation 1992;85:448-61.
35. Jorge E, Pan M, Baptista R, et al. Predictors of very late events after percutaneous mitral valvuloplasty in patients with mitral stenosis. Am J Cardiol. 2016;117:1978-84.
36. Bonow RO, Carabello BA, Chatterjee K, et al. 2008 focused update incorporated into the ACC/AHA 2006 guidelines for the management of patients with valvular heart disease: a report of the American College of Cardiology/American Heart Association task force on practice guidelines (Writing Committee to revise the 1998 guidelines for the management of patients with valvular heart disease). Endorsed by the Society of Cardiovascular Anesthesiologists, Society for Cardiovascular Angiography and Interventions, and Society of Thoracic Surgeons. J Am Coll Cardiol 2008;52:e1-142.

37. Reid CL, Otto CM, Davis KB, Labovitz A, Kisslo KB, McKay CR. Influence of mitral valve morphology on mitral balloon commissurotomy: immediate and six-month results from the NHLBI Balloon Valvuloplasty Registry. Am Heart J 1992;124:657-65.

38. Otto CM. Echocardiographic evaluation of valvular heart disease. In: Otto CM (ed.) Valvular heart disease. Philadelphia: WB Saunders Co. 1999;56-62.

39. Gomes NLG, Lluberas S, Andrade LFP, et al. Immediate and 20 years follow-up results of percutaneous balloon mitral valvotomy for severe mitral stenosis. Eur Heart J 2012;33:973.

40. Kim D, Chung H, Nam J, et al. Yonsei Med J. 2018;59(2):273-8.

41. Pomerantzeff PM, Barbosa GV, de Sousa Filho BS, et al. Guidelines for surgery in heart valve diseases. Arq Bras Cardiol 2004;82 Suppl 5:22-33.

42. Choudhary SK, Dhareshwar J, Govil A, Airan B, Kumar AS. Open mitral commissurotomy in the current era: indications, technique, and results. Ann Thorac Surg 2003;75:41-6.

43. Groves P. Valve disease: Surgery of valve disease: late results and late complications. Heart 2001;86:715-21.

Capítulo 5

Insuficiência mitral

Auristela Isabel de Oliveira Ramos
Tarso Augusto Duenhas Accorsi
Manuel Felipe de Morais Santos

Pontos-chave

- A insuficiência mitral (IM) pode ser secundária à alteração de qualquer um dos componentes do aparelho valvar mitral, folhetos, anel, aparato subvalvar ou à disfunção do ventrículo esquerdo.
- A IM crônica é uma sobrecarga de volume imposta ao ventrículo e ao átrio esquerdos.
- As principais causas de IM são a febre reumática e o prolapso da valva mitral.
- Os pacientes permanecem assintomáticos durante anos, sendo o aparecimento dos sintomas influenciado pela doença de base.
- O sopro pode ser holossistólico ou mesotelessistólico, sendo quase sempre de média ou alta frequência.
- O ecocardiograma tridimensional tem-se mostrado superior ao bidimensional no detalhamento do mecanismo da regurgitação mitral.
- A indicação cirúrgica nos pacientes com IM grave e crônica baseia-se na avaliação dos seguintes dados: sintomas, função ventricular esquerda, história de FA, sinais de hipertensão arterial pulmonar e anatomia valvar.
- O sucesso da plastia mitral depende dos diferentes tipos de patologia mitral e da experiência do serviço.
- As abordagens percutâneas da valva mitral por anuloplastia ou implante de um clipe nos bordos dos folhetos estão não tem demonstrado superioridade ao tratamento cirúrgico convencional.

Etiologia

A insuficiência mitral (IM) pode ser secundária à alteração de qualquer um dos componentes do aparelho valvar mitral, folhetos, anel, aparato subvalvar ou à disfunção do ventrículo esquerdo (VE). Dentre as causas primárias, a febre reumática, que leva ao espessamento e à retração dos folhetos e/ou das cordas tendíneas, ainda constitui a causa mais comum de IM no Brasil, seguida da degeneração mixomatosa, prolapso da valva mitral e endocardite infecciosa. Dentre as causas secundárias, as cardiomiopatias dilatadas ou isquêmicas são as mais frequentes.[1,2,37]

Fisiopatologia

A IM crônica é uma sobrecarga de volume imposta ao ventrículo e ao átrio esquerdos. Em razão dos mecanismos adaptativos, hipertrofia excêntrica e dilatação do ventrículo e do átrio esquerdos, o coração consegue acomodar o volume regurgitante, mantendo o débito cardíaco; o paciente habitualmente permanece assintomático por muitos anos. Na fase compensada, o volume diastólico final é aumentado e o volume sistólico final é normal ou até mesmo reduzido, em razão da facilidade de esvaziamento do VE por duas vias: via de saída do ventrículo esquerdo (VSVE) e valva mitral incompetente. O diâmetro e a função do VE são utilizados para definir em qual dos estágios o paciente com IM se encontra: compensado, intermediário ou descompensado.[1-4,37]

Manifestações clínicas e exame físico

Em geral, os pacientes permanecem assintomáticos durante anos, sendo o aparecimento dos sintomas influenciado pela doença de base, pelo tempo de instalação e gravidade da regurgitação, pela reserva funcional do VE e pela complacência do átrio esquerdo. Dispneia, fraqueza, tosse e palpitação são os sintomas mais comuns. Fenômenos embólicos, hemoptise e insuficiência cardíaca direita aparecem nas fases mais avançadas da doença. No caso da IM aguda, há aumento abrupto de pressão no átrio esquerdo, podendo ocorrer edema agudo de pulmão.

A apresentação clínica varia de acordo com o estágio da doença. Fase compensada é definida como aquela em que o paciente é assintomático e tem diâmetro diastólico final do VE inferior a 60 mm, diâmetro sistólico final inferior a 40 mm e fração de ejeção superior a 60%. Na fase descompensada, as medidas dos diâmetros diastólico e sistólico do VE ultrapassam 70 mm e 45 mm, respectivamente, e a fração de ejeção cai abaixo de 55%. A fase intermediária é aquela entre esses dois estágios.[1,37]

Ao exame físico, nota-se um pulso arterial cheio e amplo, podendo reduzir sua amplitude num paciente com IM importante ou com disfunção ventricular esquerda significativa associada. O *ictus* apical é amplo e hiperdinâmico, e um pouco desviado para a esquerda, em razão do aumento do VE. A primeira bulha é abafada, e a segunda pode ser hiperfonética, sobretudo no seu componente pulmonar, quando já houver hipertensão arterial pulmonar (HAP). Pode ocorrer terceira bulha (B3) se houver grande volume regurgitante. O sopro pode ser holossistólico ou mesotelessistólico, de acordo com o mecanismo da regurgitação mitral, sendo quase sempre de média ou alta frequência. Quando a IM é decorrente de alteração do folheto posterior, o sopro se irradia para a região esternal e base do pescoço, lembrando um sopro de estenose aórtica. Quando decorre de alteração do folheto anterior, o sopro se irradia para a região dorsal do tórax.[1,37]

Exames complementares

O eletrocardiograma pode ser normal ou mostrar sobrecarga atrial e/ou ventricular esquerda. Pode haver fibrilação atrial e, se houver HAP, há sinais de sobrecarga das câmaras direitas.

Na radiografia de tórax nota-se aumento da área cardíaca às custas do átrio e do ventrículo esquerdos. Pode haver abaulamento da artéria pulmonar e presença de um quarto arco, decorrente de HAP e dilatação acentuada do átrio esquerdo, respectivamente.

A ecocardiografia Doppler é essencial para avaliação do mecanismo da regurgitação e da repercussão hemodinâmica, fornecendo dados sobre a anatomia valvar e provável etiologia, grau de regurgitação, diâmetros das cavidades cardíacas, função do VE e presença de HAP. O grau de regurgitação é avaliado por diversos métodos dos quais se destacam: cálculo da largura da *vena contracta*, área do orifício regurgitante, cálculo do volume regurgitante pelo método de Pisa, fração regurgitante, presença de fluxo reverso em veias pulmonares, relação entre área do jato regurgitante e do átrio esquerdo.[1,5,6,37] Na Tabela 1 podem ser encontrados os valores referentes à regurgitação discreta, moderada ou grave.

O ecocardiograma tridimensional tem-se mostrado superior ao bidimensional no detalhamento do mecanismo da regurgitação mitral, porém muitas vezes não se encontra disponível na prática diária.[7] O ecocardiograma com estresse medicamentoso ou com exercício pode ser utilizado quando houver divergência entre a gravidade da regurgitação e os sintomas.

Os testes de esforço tradicional e cardiopulmonar podem ser úteis na avaliação da capacidade funcional dos pacientes com sintomas duvidosos de insuficiência cardíaca, e sua aplicabilidade será discutida adiante.[8,9]

O estudo hemodinâmico tem papel limitado no diagnóstico e no acompanhamento do paciente com IM. Deve ser solicitado apenas quando for indicado o tratamento cirúrgico, com objetivo de avaliar as artérias coronárias. Atualmente, é muito incomum solicitar a ventriculografia esquerda para avaliar o grau de regurgitação valvar. Esse método é reservado para casos em que há discordância entre os achados clínicos e ecocardiográficos.

Tabela 1	Gravidade da regurgitação mitral		
	Discreta	Moderada	Grave
OER (PISA)	< 0,2 cm²	0,2 a 0,39 cm²	> 0,4 cm²
Área do jato	< 0,2% da área do AE	0,2 a 0,4% da área do AE	> 0,4 cm²
Fração regurgitante	< 30%	30 a 49%	> 50%
Largura da vena contracta	< 0,3 cm	0,3 a 0,69 cm	≥ 0,7 cm
Volume regurgitante	< 30 mL/bat	30-59 mL/bat	≥ 60 mL/bat
Fluxo reverso em VP			Presente
Tamanho do AE			Aumentado
Tamanho do VE			Aumentado

OER: orifício regurgitante efetivo; VP: veias pulmonares; AE: átrio esquerdo; VE: ventrículo esquerdo.

Estágios da regurgitação mitral primária

Classificação da IM segundo as diretrizes AHA/ ACC 2014 atualizada em 2017:[10,33]

- A: pacientes em risco (doença reumática, prolapso de valva mitral – mínima regurgitação).
- B: pacientes com doença valvar em progressão (prolapso de valva mitral, alteração reumática da valva mitral com restrição dos folhetos e perda da coaptação central, endocardite infecciosa prévia): *vena contracta* < 0,7 cm, ORE (orifício regurgitante efetivo) < 0,40 cm², volume regurgitante < 60 mL).
- C: pacientes com IM grave, porém ainda assintomáticos (*vena contracta* ≥ 0,7 cm; ORE ≥ 0,4 cm² volume regurgitante ≥ 60 mL).
- C1: FE > 60%; VSFVE (volume sistólico final do VE) < 40 mm.
- C2: FE ≤ 60%; VSFVE ≥ 40 mm.
- D: pacientes com IM grave e com sintomas de insuficiência cardíaca.

Estágios da regurgitação mitral secundária

Classificação da IM segundo as diretrizes AHA/ ACC 2014 atualizadas em 2017:[10,33]

- A: pacientes em risco (doença coronariana ou cardiomiopatia, aparato valvar e subvalvar normal).
- B: pacientes com doença valvar em progressão (anormalidade regional na parede ventricular com tracionamento apical dos folhetos mitrais, dilatação anelar com perda leve de coaptação dos folhetos): ORE (orifício regurgitante efetivo) < 0,20 cm², volume regurgitante < 30 mL).

■ C: pacientes com IM grave, porém ainda assintomáticos (ORE ≥ 0,20 cm², volume regurgitante ≥ 30 mL, fração regurgitante ≥ 50%).

■ D: pacientes com IM grave e com sintomas de insuficiência cardíaca (ORE ≥ 0,20 cm², volume regurgitante ≥ 30 mL, fração regurgitante ≥ 50%).

Classificação da IM segundo Carpentier:[39]
■ Tipo I: regurgitação mitral na presença de mobilidade normal dos folhetos, porém com presença de perfuração ou dilatação do anel.
■ Tipo II: regurgitação mitral decorrente de movimentação excessiva dos folhetos durante a sístole ventricular (prolapso de valva mitral de um ou ambos os folhetos).
■ Tipo IIIa: regurgitação decorrente de restrição de mobilidade dos folhetos tanto na sístole quanto na diástole (doença reumática).
■ Tipo IIIb: regurgitação decorrente de restrição de movimento durante a sístole, secundário à dilatação ventricular e tracionamento apical do folheto.

História natural

A etiologia da IM tem impacto na evolução dos pacientes. Por exemplo, pacientes com o mesmo grau de regurgitação e função ventricular esquerda semelhante têm prognóstico diferente quando se leva em consideração a etiologia da doença. Em um estudo realizado em 248 pacientes submetidos à cirurgia, o diagnóstico anatômico realizado por meio do ecocardiograma transesofágico (ETE) mostrou ótima correlação com o prognóstico do paciente a curto e longo prazos e com a possibilidade de realização de plastia mitral. Os pacientes com IM secundária à degeneração mixomatosa tiveram sobrevida pós-operatória em seis anos significativamente superior àqueles com IM reumática, cuja sobrevida, por sua vez, foi superior a daqueles de etiologia isquêmica ou dilatada (85 ± 3%, 64 ± 9%, 46 ± 9%, respectivamente).[11,12,13] A análise multivariada desses resultados identificou que a classificação anatômica obtida pelo ETE foi um fator independente de mortalidade cirúrgica, da possibilidade de realização de plastia e da sobrevida tardia, mesmo quando ajustado para idade, sexo e função ventricular esquerda.

O grau de IM também é relevante na evolução do paciente com IM. A sobrevida livre de eventos do paciente com prolapso de valva mitral é negativamente afetada se o grau de regurgitação for moderado a grave. Mais recentemente, um estudo realizado em 456 pacientes assintomáticos mostrou que a sobrevida livre de eventos cardíacos (morte de causa cardíaca, insuficiência cardíaca ou fibrilação atrial) foi significativamente maior nos pacientes com orifício regurgitante igual ou inferior a 40 mm² do que nos pacientes com orifício igual ou superior a 40 mm² (62 + 8% *versus* 15 + 4%).[5]

Os pacientes com IM secundária à *flail leaflet* (imagem ecocardiográfica semelhante ao flamular de uma bandeira, em geral secundária à ruptura de cordas tendíneas) parecem ter um prognóstico pior, embora estudos mais recentes demonstrem que mesmo pacientes com *flail*, se forem assintomáticos

e tiverem função ventricular esquerda preservada, têm um prognóstico igual aos de pacientes com prolapso de valva mitral.[13]

Acompanhamento clínico

Nos pacientes com IM, a precisão da classe funcional obtida pela história clínica e pelo exame físico, a classificação anatômica e o grau da regurgitação obtidos pela ecocardiografia Doppler são de fundamental importância para direcionar o tratamento do paciente.[1,2,4,5,10,33,37]

Segundo as recomendações das diretrizes do tratamento da doença valvar publicadas pela AHA/ACC,[10,33,37] o paciente com IM grave deve ser avaliado clinicamente com radiografia de tórax e eletrocardiograma a cada 6 a 12 meses ou assim que o paciente perceber qualquer mudança na sintomatologia. A ecocardiografia Doppler deve ser repetida a cada 6 meses se os diâmetros estiverem progredindo ou próximos dos recomendados para indicação cirúrgica.

O ETE não está indicado para avaliação de rotina do paciente com IM crônica. No entanto, uma avaliação pré-operatória do mecanismo da IM e das alterações do aparelho subvalvar deve ser considerada em casos selecionados. A avaliação do resultado cirúrgico, por meio da ecocardiografia intraoperatória, nos pacientes submetidos à plastia mitral é recomendada e deve ser utilizada principalmente nos serviços cuja equipe cirúrgica não tem grande experiência com as técnicas de plastia mitral.[10]

Vários índices de contratilidade ventricular obtidos de forma invasiva e não invasiva têm sido relacionados ao prognóstico dos pacientes, porém a fração de ejeção do VE permanece sendo um simples e fiel indicador de sobrevida. Quando a fração de ejeção (FE) cai abaixo de 60%, mesmo em pacientes assintomáticos, a sobrevida após a troca valvar ou o reparo valvar é inferior à dos pacientes operados com FE acima de 60%.[14,15]

O diâmetro sistólico final superior a 40 mm e a presença de fibrilação atrial (FA) persistente ou recorrente comprometem a sobrevida pós-operatória mesmo em pacientes com FE preservada.[16,17] Além disso, a persistência da FA impõe a necessidade do uso permanente do anticoagulante oral. O diâmetro do átrio esquerdo maior que 50 mm e a duração da FA superior a três meses são fatores preditores de persistência da FA no pós-operatório.[17] Recentemente, o volume do átrio esquerdo (AE) tem mostrado maior acurácia como determinante para maior probabilidade de FA na evolução tardia e pior prognóstico, sendo importante parâmetro a ser considerado na avaliação dos pacientes.[16,17]

O cálculo do orifício regurgitante efetivo (ERO) foi avaliado por Enriques-Sarano et al.,[5] em 465 pacientes com IM grave isolada, na maioria secundária a prolapso de valva mitral. Os resultados obtidos demonstraram que o ERO foi um preditor independente de sobrevida e de eventos cardíacos, ou seja, pacientes com ERO superior a 40 mm² tiveram maior incidência de complicações cardiológicas e maior mortalidade por qualquer causa do que aqueles que apresentavam ERO inferior a 40 mm². A morte súbita, aliás, nem sempre lembrada na IM, é muito mais frequente nos pacientes com ERO superior a 40 mm².

Tratamento medicamentoso

Em pacientes assintomáticos com IM grave e função ventricular normal não está indicado nenhum tipo de medicação. Se a IM for secundária (miocardiopatia dilatada ou isquêmica), o tratamento deve ser direcionado para a doença de base.

Até o momento, não foi comprovado que os vasodilatadores desempenham algum papel benéfico diminuindo o grau de regurgitação ou prevenindo a disfunção do VE e, consequentemente, adiando com segurança o tratamento cirúrgico dos pacientes assintomáticos.[18-22] As medicações cardiológicas devem ser prescritas com objetivos específicos, controle de hipertensão arterial sistêmica ou controle de frequência cardíaca.

Se houver algum sinal de congestão pulmonar ou periférica, o tratamento com vasodilatador e diurético deve ser iniciado e a correção cirúrgica indicada. Mesmo que o paciente retorne à classe funcional (CF) I ou II, o tratamento cirúrgico é superior ao tratamento clínico. Níveis anormais de norepinefrina têm sido observados nas fases precoces da disfunção do VE nos pacientes com IM. Desse modo, tem sido pesquisado o potencial benefício dos betabloqueadores nesse grupo de pacientes.[23]

Profilaxia para FR e EI

A manutenção clínica do paciente assintomático com IM crônica de origem reumática consta da profilaxia para FR até pelo menos 40 anos de idade,[1,10,33,37] ou mesmo por toda a vida, se o paciente fizer parte de uma população de risco para infecção estreptocócica (como professores de crianças, adolescentes e profissionais da saúde). Todos os pacientes devem ser orientados a manter uma boa higiene bucal para prevenir cáries e infecções periodontais.

A profilaxia para EI nos pacientes com IM que se submetem a intervenções que possam cursar com bacteremia é controversa. Recentemente, foi sugerido que os pacientes com valvopatia não necessitam de profilaxia antes de procedimentos odontológicos, geniturinários ou do trato digestório.[1,10,25,33,37] Como as evidências contra a profilaxia não são muito claras, muitos autores continuam a indicá-la. Do nosso ponto de vista, a profilaxia deve ser mantida nos portadores de IM moderada a grave.[2]

Indicação cirúrgica

A indicação cirúrgica nos pacientes com IM grave e crônica baseia-se na avaliação dos seguintes dados: sintomas, função ventricular esquerda, história de FA, sinais de HAP e anatomia valvar/etiologia. Logo, diante de paciente com IM, os passos da investigação para decisão sobre a indicação de tratamento cirúrgico devem seguir os dados descritos a seguir.

O primeiro passo é assegurar que o paciente seja realmente assintomático durante a realização das tarefas do cotidiano de uma vida normal e ativa para a idade. A história deve ser baseada em perguntas sobre as atividades diárias do paciente e o grau de dificuldade encontrado por ele para realização de tais tarefas. Sempre lembrar que algumas vezes os pacientes limitam suas atividades físicas e se dizem assintomáticos.

Os pacientes submetidos à cirurgia em CF III ou IV têm sobrevida pós-operatória inferior àqueles operados em CF I e II.[1,10,24,26,27,33] Por essa razão, se o paciente, em qualquer momento da evolução, tornar-se sintomático, o tratamento cirúrgico está indicado, mesmo que o paciente retorne à CF I ou II após o uso de medicação, ou que a função VE esteja preservada. Em outras palavras, uma vez que o paciente tenha apresentado sinais de descompensação cardíaca, a correção cirúrgica é a melhor opção terapêutica.

Se houver alguma dúvida sobre a CF do paciente, o teste de esforço (TE) está indicado e pode trazer informações objetivas que não foram obtidas por meio da história clínica.[8,9] A utilização do teste cardiopulmonar com a finalidade de avaliar a capacidade funcional dos pacientes que se dizem assintomáticos ainda necessita de mais esclarecimentos. Contudo, um estudo envolvendo 134 pacientes com IM, dos quais 57% tinham grave regurgitação valvar, submetidos a teste cardiopulmonar concluiu que os indivíduos com baixa capacidade funcional eram os mesmos que apresentavam maiores refluxos e pior desempenho ventricular. Esses pacientes, considerados de fraca capacidade funcional, apresentaram maior incidência de eventos clínicos (morte, insuficiência cardíaca, FA) e indicação cirúrgica mais precoce.[9]

O segundo passo é a avaliação ecocardiográfica da função do VE e dos diâmetros das cavidades cardíacas, além de promover melhor entendimento do mecanismo da regurgitação mitral, demonstrando se a doença é primária ou secundária. Nos casos de regurgitação primária e se a função do VE estiver preservada, ou seja, FE igual ou superior a 60% e diâmetro sistólico do VE inferior a 40 mm, os pacientes podem ser mantidos clinicamente e supervisionados de modo rotineiro. A indicação cirúrgica deve ser feita assim que a FE se aproximar de 60% ou o diâmetro sistólico se aproximar de 40 mm. Para regurgitação secundária a indicação cirúrgica é baseada além dos parâmetros ecocardiográficos na refratariedade dos sintomas (NYHA III-IV) e na abordagem conjunta de uma eventual cirurgia de revascularização ou troca valvar aórtica concomitante.[1,10,24,33,37]

A presença de FA também é uma indicação para cirurgia. A FA paroxística deve ser avaliada por meio de história clínica de palpitação ou de realização de Holter. O diâmetro atrial esquerdo também deve ser avaliado e, quando se aproxima de 50 mm, a chance de episódios de FA se eleva. Da mesma forma, o uso mais recente do volume atrial indexado ($\geq$ 60 mL/m^2) é importante pela maior acurácia e reprodutibilidade na previsão da FA e como marcador prognóstico, embora, infelizmente, ainda seja pouco utilizado em muitos laboratórios de ecocardiografia.[1,10,24]

A presença de HAP, maior ou igual a 50 mmHg no repouso, ou maior que 60 mmHg no exercício, também é indicativa de intervenção cirúrgica nos pacientes com IM primária grave e assintomáticos (estágio C1) (classe IIa).[1,10,24,33,37]

Em resumo, a cirurgia de correção valvar deve ser indicada aos pacientes com regurgitação mitral primária dos estágios C2 e D da classificação da AHA/ACC (classe I). Nos pacientes com regurgitação secundária dos estágios C e D na vigência de uma cirurgia de revascularização ou troca valvar aórtica (classe IIa).[10,33,37]

Plastia *versus* troca valvar

As baixas morbidade e mortalidade peri e pós-operatória dos pacientes submetidos à plastia da valva mitral, em contraste com a queda na sobrevida dos pacientes operados após o aparecimento dos sintomas ou após a deterioração da FE, levaram alguns autores a indicar cirurgia para todos os pacientes com grave regurgitação mitral e com anatomia favorável, independentemente dos sintomas e da função do VE.[28-31] Por sua vez, mesmo nos centros mais especializados e com grande experiência, em cerca de 10% dos pacientes a plastia não se concretiza.

O reparo da valva mitral preserva a função do VE, melhora a sobrevida pós-operatória e evita as complicações decorrentes das próteses, por isso deve ser realizado sempre que possível.[28-31] Kouris et al.[31] avaliaram o impacto da plastia mitral sobre a função ventricular esquerda em 45 pacientes com IM moderada a grave e FE inferior a 50% submetidos à intervenção cirúrgica. Os pacientes submetidos à plastia tiveram uma redução significativa do diâmetro sistólico final do VE, 43 ± 4 mm no período pré-operatório para 39 ± 5 mm no pós-operatório, e a FE caiu no pós-operatório imediato, porém elevou-se no decorrer do acompanhamento. Entretanto, no grupo em que foi realizada a troca valvar mitral, o diâmetro sistólico final do VE permaneceu elevado no pós-operatório e a FE não melhorou.

O sucesso da plastia mitral depende dos diferentes tipos de patologia mitral e da experiência do serviço. A chance de realização de plastia mitral avaliada em 2.500 pacientes operados em Coimbra, Portugal, foi de 90,2% nos pacientes reumáticos, 94,9% naqueles com prolapso de valva mitral e 93,1% em pacientes com IM isquêmica.[32]

Procedimentos percutâneos

A abordagem percutânea da valva mitral por anuloplastia ou implante de um clipe nos bordos dos folhetos está sendo desenvolvida desde a publicação do EVEREST II (Endovascular Valve Edge-to-Edge Repair Study), em 2011. O estudo randomizou 279 pacientes para os grupos MitraClip® e cirurgia convencional (184 versus 95, respectivamente). Apesar de ter sido menos efetivo, o dispositivo demonstrou segurança superior à cirurgia convencional, com melhora importante da classe funcional e manutenção dos benefícios do tratamento ao final de 2 anos de acompanhamento.[34]

Mais recentemente dois grandes estudos MITRA-FR e COAPT foram publicados quase que simultaneamente com o intuito de estabelecer a indicação do MitraClip® na regurgitação mitral. O primeiro, um estudo francês (n = 304), comparou o dispositivo à terapia medicamentosa otimizada. Não houve diferença no desfecho primário composto de morte ou hospitalização em 1 ano (54,6% no grupo MitraClip® versus 51,3% no grupo conservador, p = 0,53). O segundo foi um estudo que envolveu os Estados Unidos

e o Canadá com 618 pacientes incluídos em 78 centros. Ao contrário do MITRA-FR, mostrou uma redução significativa do número de hospitalizações por insuficiência cardíaca em 2 anos (desfecho primário) além de diminuição da mortalidade em 2 anos (desfecho secundário com poder estatístico para superioridade).[34-36] As diretrizes AHA/ACC 2014 com atualização em 2017 recomendam que o reparo mitral transcateter pode ser considerado para tratamento de pacientes sintomáticos (CF III-IV da NYHA) a despeito do tratamento medicamentoso otimizado e com regurgitação mitral primária crônica com anatomia favorável para a realizacão do procedimento, expectativa de vida razoável e risco cirúrgico proibitivo (classe IIb).[10,33]

O tratamento percutâneo da regurgitação mitral secundária é contemplado na diretriz do ESC/EACTS atualizada em 2017 juntamente com a atualização das diretrizes brasileiras com indicação para pacientes sintomáticos, refratários ao tratamento clínico e com risco cirúrgico proibitivo (classe IIb).[37,38] Em decorrência dos dados conflitantes dos últimos estudos é provável que a indicação ainda permaneça IIb, porém um novo trial chamado RESHAPE-HF está em andamento na tentativa de elucidar a indicação mais precisa do dispositivo.

Resumo

A insuficiência mitral (IM) primária crônica é uma valvopatia comum e quando se torna anatomicamente importante pode causar insuficiência cardíaca (IC), fibrilação atrial (FA) e hipertensão arterial pulmonar (HP), com aumento da morbidade e da mortalidade. As principais causas de IM são a febre reumática e o prolapso da valva mitral. Após a suspeita clínica de IM, a ecocardiografia Doppler é exame fundamental para confirmação da valvopatia, quantificação anatômica, documentação do mecanismo de regurgitação, avaliação da repercussão em câmaras cardíacas e estimativa do grau de pressão pulmonar. A prevenção de febre reumática deve ser mantida até pelo menos os 40 anos de idade. Por outro lado, a prevenção de endocardite infecciosa (EI) é controversa: em nosso meio sugere-se que os pacientes sejam estimulados a manter uma boa saúde bucal e, em caso de intervenção dentária, façam profilaxia com antibiótico. Pacientes assintomáticos com diâmetro sistólico do ventrículo esquerdo menor que 40 mm, sem HP ou FA, ou seja, estágios A, B e C1, propostos pela American Heart Association (AHA), devem ser acompanhados periodicamente, sem medicação específica, até que apareçam os critérios de indicação cirúrgica. Para os portadores de IM com sintomas de IC e/ou associação com HP ou FA, estágios C2 e D da AHA indica-se o tratamento cirúrgico. O tratamento cirúrgico ideal é a plastia mitral. Em pacientes com IM e anatomia valvar favorável, que possam ser operados em centros com equipe cirúrgica experiente em plastia mitral, a indicação cirúrgica pode ser antecipada.

Referências bibliográficas

1. Tarasoutchi F, Montera MW, Grinberg M, Piñeiro DJ, Sánchez CRM, Barbosa MdM. Diretriz Brasileira de Valvopatias – SBC 2011/I Diretriz Interamericana de Valvopatias – SIAC 2011. Arq Bras Cardiol 2011;97(5 supl. 1):1-67.
2. Iung B, Baron G, Butchart EG, Delahaye F, Gohlke-Bärwolf C, Levang OW. A prospective survey of patients with valvular heart disease in Europe: the euro heart survey on valvular heart disease. Eur Heart J 2003;24(13):1231-43.
3. Carabello BA. The pathophysiology of mitral regurgitation. J Heart Valve Dis 2000;9(5):600-8.
4. Enriquez-Sarano M, Freeman WK, Tribouilloy CM, Orszulak TA, Khandheria BK, Seward JB. Functional anatomy of mitral regurgitation: accuracy and outcome implications of transesophageal echocardiography. J Am Coll Cardiol 1999;34(4):1129-36.
5. Enriquez-Sarano M, Avierinos JF, Messika-Zeitoun D, Detaint D, Capps M, Nkomo V. Quantitative determinants of the outcome of asymptomatic mitral regurgitation. N Engl J Med 2005;352(9):875-83.
6. Zoghbi WA, Enriquez-Sarano M, Foster E, Grayburn PA, Kraft CD, Levine RA. Recommendations for evaluation of the severity of native valvular regurgitation with two-dimensional and Doppler echocardiography. J Am Soc Echocardiogr 2003;16(7):777-802.
7. Izumo M, Shiota M, Kar S, Gurudevan SV, Tolstrup K, Siegel RJ. Comparison of real-time three-dimensional transesophageal echocardiography to two-dimensional transesophageal echocardiography for quantification of mitral valve prolapse in patients with severe mitral regurgitation. Am J Cardiol 2013;111(4):588-94.
8. Meneghelo R, Meneghelo Z, Buglia S. Teste ergométrico nas valvopatias. In: Meneghelo Z, Ramos A, editores. Lesões das valvas cardíacas: do diagnóstico ao tratamento. São Paulo: Atheneu, 2007. p.109-25.
9. Messika-Zeitoun D, Johnson BD, Nkomo V, Avierinos JF, Allison TG, Scott C. Cardiopulmonary exercise testing determination of functional capacity in mitral regurgitation: physiologic and outcome implications. J Am Coll Cardiol 2006;47(12):2521-7.
10. Nishimura RA, Otto CM, Bonow RO, Carabello BA, Erwin JP, Guyton RA. 2014 AHA/ACC Guideline for the management of patients with valvular heart disease: a report of the American College of Cardiology/American Heart Association task force on practice guidelines. Circulation. 2014;129(23):e521-643.
11. Tribouilloy CM, Enriquez-Sarano M, Schaff HV, Orszulak TA, Bailey KR, Tajik AJ. Impact of preoperative symptoms on survival after surgical correction of organic mitral regurgitation: rationale for optimizing surgical indications. Circulation 1999;99(3):400-5.
12. Avierinos JF, Gersh BJ, Melton LJ, Bailey KR, Shub C, Nishimura RA. Natural history of asymptomatic mitral valve prolapse in the community. Circulation 2002;106(11):1355-61.
13. Ling LH, Enriquez-Sarano M, Seward JB, Tajik AJ, Schaff HV, Bailey KR. Clinical outcome of mitral regurgitation due to flail leaflet. N Engl J Med 1996;335(19):1417-23.
14. Rosenhek R, Rader F, Klaar U, Gabriel H, Krejc M, Kalbeck D. Outcome of watchful waiting in asymptomatic severe mitral regurgitation. Circulation 2006;113(18):2238-44.
15. Enriquez-Sarano M, Tajik AJ, Schaff HV, Orszulak TA, McGoon MD, Bailey KR. Echocardiographic prediction of left ventricular function after correction of mitral regurgitation: results and clinical implications. J Am Coll Cardiol 1994;24(6):1536-43.
16. Eguchi K, Ohtaki E, Matsumura T, Tanaka K, Tohbaru T, Iguchi N. Pre-operative atrial fibrillation as the key determinant of outcome of mitral valve repair for degenerative mitral regurgitation. Eur Heart J 2005;26(18):1866-72.
17. Grigioni F, Avierinos JF, Ling LH, Scott CG, Bailey KR, Tajik AJ. Atrial fibrillation complicating the course of degenerative mitral regurgitation: determinants and long-term outcome. J Am Coll Cardiol 2002;40(1):84-92.
18. Iung B, Gohlke-Bärwolf C, Tornos P, Tribouilloy C, Hall R, Butchart E. Recommendations on the management of the asymptomatic patient with valvular heart disease. Eur Heart J 2002;23(16):1253-66.
19. Grayburn PA. Vasodilator therapy for chronic aortic and mitral regurgitation. Am J Med Sci 2000;320(3):202-8.
20. Sampaio RO, Grinberg M, Leite JJ, Tarasoutchi F, Chalela WA, Izaki M. Effect of enalapril on left ventricular diameters and exercise capacity in asymptomatic or mildly symptomatic patients with regurgitation secondary to mitral valve prolapse or rheumatic heart disease. Am J Cardiol 2005;96(1):117-21.
21. Høst U, Kelbaek H, Hildebrandt P, Skagen K, Aldershvile J. Effect of ramipril on mitral regurgitation secondary to mitral valve prolapse. Am J Cardiol 1997;80(5):655-8.
22. Tischler MD, Rowan M, LeWinter MM. Effect of enalapril therapy on left ventricular mass and volumes in asymptomatic chronic, severe mitral regurgitation secondary to mitral valve prolapse. Am J Cardiol 1998;82(2):242-5.
23. Capomolla S, Febo O, Gnemmi M, Riccardi G, Opasich C, Caporotondi A. Beta-blockade therapy in chronic heart failure: diastolic function and mitral regurgitation improvement by carvedilol. Am Heart J 2000;139(4):596-608.
24. Vahanian A, Baumgartner H, Bax J, Butchart E, Dion R, Filippatos G, et al. Guidelines on the management of valvular heart disease: the task force on the management of valvular heart disease of the European Society of Cardiology. Eur Heart J 2007;28(2):230-68.
25. Nishimura RA, Carabello BA, Faxon DP, Freed MD, Lytle BW, O'Gara PT. ACC/AHA 2008 Guideline update on valvular heart disease: focused update on infective endocarditis: a report of the American College of Cardiology/American Heart Association task force on practice guidelines endorsed by the Society of Cardiovascular Anesthesiologists, Society for Cardiovascular Angiography and Interventions, and Society of Thoracic Surgeons. J Am Coll Cardiol 2008;52(8):676-85.
26. Suri RM, Vanoverschelde JL, Grigioni F, Schaff HV, Tribouilloy C, Avierinos JF. Association between early surgical intervention vs watchful waiting and outcomes for mitral regurgitation due to flail mitral valve leaflets. JAMA 2013;310(6):609-16.
27. Tabata M, Kasegawa H, Suzuki T, Watanabe H, Fukui T, Takanashi S. Long-term outcomes of early surgery for asymptomatic severe chronic mitral regurgitation. J Heart Valve Dis 2013;22(3):354-60.
28. Lee EM, Shapiro LM, Wells FC. Superiority of mitral valve repair in surgery for degenerative mitral regurgitation. Eur Heart J 1997;18(4):655-63.
29. Enriquez-Sarano M, Schaff HV, Orszulak TA, Tajik AJ, Bailey KR, Frye RL. Valve repair improves the outcome of surgery for mitral regurgitation. A multivariate analysis. Circulation. 1995;91(4):1022-8.
30. Ray S, Chambers J, Gohlke-Baerwolf C, Bridgewater B. Mitral valve repair for severe mitral regurgitation: the way forward? Eur Heart J 2006;27(24):2925-8.
31. Kouris N, Ikonomidis I, Kontogianni D, Smith P, Nihoyannopoulos P. Mitral valve repair versus replacement for isolated non-ischemic mitral regurgitation in patients with preoperative left ventricular dysfunction. A long-term follow-up echocardiography study. Eur J Echocardiogr 2005;6(6):435-42.
32. Oliveira JM, Antunes MJ. Mitral valve repair: better than replacement. Heart 2006;92(2):275-81.
33. Nishimura RA, Otto CM, Bonow RO, et al. 2017 AHA/ACC focused update of the 2014 AHA/ACC Guideline for the Management of Patients With Valvular Heart Disease: a report of the American College of Cardiology/American Heart Association Task Force on Clinical Practice Guidelines. J Am Coll Cardiol 2017; 70: 252-89.
34. Feldman T, Foster E, Glower DD, et al. Percutaneous repair or surgery for mitral regurgitation. N Engl J Med 2011; 364:1395-406.
35. Obadia J-F, Messika-Zeitoun D, Leurent G, et al. Percutaneous repair or medical treatment for secondary mitral regurgitation. New England Journal of Medicinde. 2018 doi: 10.1056/NEJMoa1805374.
36. Stone GW, Lindenfeld J, Abraham WT, et al. Transcatheter Mitral-Valve Repair in Patients with Heart Failure. New England Journal of Medicine. 2018 doi:10.1056/NEJMoa1806640.
37. Tarasoutchi F, Montera MW, Ramos AIO, et al. Atualização das Diretrizes Brasileiras de Valvopatias: Abordagem das Lesões Anatomicamente Importantes. Arq BrasCardiol 2017; 109(6 Supl.2):1-34.
38. Baumgartner H, Falk V, Bax JJ, De Bonis M, Hamm C, Holm PJ, et al; 2017 ESC/EACTS Guidelines for the management of valvular heart disease. The Task Force for the Management of Valvular Heart Disease of the European Society of Cardiology (ESC) and the European Association for Cardio-Thoracic Surgery (EACTS). Eur Heart J. 2017;38(36):2739-91.
39. Adams DH, Filsouf F. Another chapter in an enlarging book: Repair degenerative mitral valves. J Thorac Cardiovasc Surg. 2003. 125: 1197-1199.

Capítulo 6

Doenças das valvas tricúspide e pulmonar

Vitor Emer Egypto Rosa
Antonio Carlos Bacelar Nunes Filho

Pontos-chave

- Insuficiência tricúspide primária é entidade rara, sendo, na maioria das vezes, secundária a outra valvopatia, doença ventricular esquerda ou hipertensão pulmonar.
- O tratamento cirúrgico da insuficiência tricúspide secundária depende, em quase todos os casos, do tratamento intervencionista da valvopatia adjacente.
- Estenose tricúspide geralmente é secundária a acometimento valvar reumático, e o tratamento de escolha é a valvuloplastia tricúspide por cateter balão.
- Insuficiência pulmonar usualmente é secundária à hipertensão pulmonar, e o tratamento cirúrgico por meio do implante de bioprótese é exceção.
- Estenose de valva pulmonar tem etiologia congênita na maioria dos casos, e o tratamento preferencial é a valvuloplastia pulmonar por cateter balão.

Introdução

A valva tricúspide (VT), também conhecida como a válvula esquecida, tem como principal acometimento a insuficiência tricúspide (IT) de etiologia funcional. A presença de IT discreta na ecocardiografia Doppler está presente em torno de 80-90% da população, mas carece de significado clínico. No entanto, literatura recente tem demonstrando sua importância clínica com impacto adverso no prognóstico dos pacientes, determinado principalmente por disfunção ventricular direita progressiva e aumento da mortalidade. Atualmente, existem diversas técnicas cirúrgicas efetivas para correção da doença.

Portanto, a doença valvar tricúspide não deve ser ignorada e deve-se realizar sua avaliação de maneira adequada, além de considerar indicação de tratamento cirúrgico em momento oportuno.

Anatomia

A VT é a mais caudal das quatro valvas cardíacas e a que apresenta maior orifício efetivo. O aparelho valvar tricúspide é composto pelo anulo (anel) valvar, cúspides, cordoalhas tendíneas, músculos papilares e ventrículo direito. O funcionamento adequado da VT depende da integridade e da coordenação de todo o aparato valvar.

O anel valvar tem um formato oval, de sela não plana, com estrutura mais complexa que o anulo mitral. Pode assumir uma forma mais circular nos casos de dilatação do anel valvar. Tem uma estrutura dinâmica que muda de acordo com o ciclo cardíaco, em razão da contração do miocárdio ventricular adjacente. Existe aumento do orifício durante a diástole e diminuição durante a sístole. O anulo tricuspídeo é em torno de 20% maior que o anel mitral. Sua circunferência normal varia de 30 a 35 mm e o orifício guarda relação com a superfície corpórea. Portanto, o diâmetro médio normal é de aproximadamente 21 mm/m^2. A área normal da VT é de 7 a 9 cm.^{2}

A VT possui três cúspides: anterior, septal e posterior; a anterior é a maior e a septal, a menor. Tanto a cúspide anterior quanto a posterior originam-se da parede ventricular. A septal origina-se no septo interventricular membranoso.

De um lado, as cordas tendíneas se inserem na margem livre das cúspides ou na superfície ventricular, e do outro, nos músculos papilares. Existem três conjuntos de músculos papilares: anterior, medial e posterior.

Insuficiência tricúspide

A incidência de IT moderada a importante no estudo Framingham foi de 0,8%, com maior prevalência entre as mulheres (até 4,3 vezes maior que no sexo masculino) e em idades mais avançadas. Nos países com prevalência significativa de doença reumática (Brasil, sudeste asiático e África), dados ecocardiográficos sugerem acometimento tricuspídeo em até 9% dos portadores de valvopatia sequelar reumática.

A etiologia da IT é geralmente classificada como primária ou orgânica (doença intrínseca da VT) e secundária ou funcional (na ausência de anormalidades das cúspides). A IT primária resulta das alterações do aparelho valvar, podendo ser congênita ou adquirida, e corresponde a 8 a 10% de todas as causas de IT importante nos países desenvolvidos. Destacam-se como principais etiologias a doença reumática, a endocardite infecciosa, a degeneração mixomatosa e a anomalia de Ebstein, elencadas na Tabela 1.

A IT funcional é frequentemente causada em decorrência do aumento da pós-carga do ventrículo direito (VD), levando à dilatação e à deformação geométrica do anel tricúspide. Recentemente, tem se demonstrado o tracionamento (*tethering*) das cordas tendíneas como importante fator na gênese da IT. Outros fatores como fibrilação atrial, eletrodos de dispositivos cardíacos implantáveis e remodelamento ventricular direito também contribuem com a gravidade da IT. É geralmente decorrente de doenças das câmaras esquerdas, como valvopatias mitrais, miocardiopatias ou doenças pulmonares.

A hipertensão pulmonar (HP) leva à dilatação do anel tricuspídeo, que, por sua vez, leva à sobrecarga volêmica do VD. À medida que a gravidade da IT evoluiu, ela induz remodelamento ventricular e disfunção progressiva do VD com aumento da sobrecarga volêmica, deslocamento dos músculos papilares e acentuação do tracionamento das cúspides.

Manifestações clínicas

Nas fases iniciais da doença, os pacientes são completamente assintomáticos ou apresentam fadiga e dispneia antes de desenvolverem sinais de insuficiência cardíaca direita.

Nos pacientes com IT funcional, geralmente prevalecem os sintomas da doença de base. Os sintomas relacionados à IT importante são decorrentes do baixo débito cardíaco, como fadiga ou aumento da pressão atrial direita, como dor em hipocôndrio direito secundário à congestão hepática, congestão da mucosa gástrica, causando dispepsia, e empachamento ou retenção volêmica, levando a ascite e edemas de membros inferiores.

Durante o exame físico, percebem-se, nas fases de maior repercussão da doença, estase jugular e a existência de duas impulsões durante a fase da diástole. É possível, ainda, notar em alguns pacientes a impulsão paraesternal esquerda na altura do 3º e 4º espaços intercostais, que revela aumento da câmara ventricular direita.

Sopro sistólico de regurgitação, mais audível na área tricúspide, é sinal propedêutico de incompetência valvar. Com inspiração profunda e expiração lenta, procedimento conhecido como manobra de Rivero-Carvallo, consegue-se exacerbação do sopro.

Exames complementares

Exames complementares, principalmente o ecocardiograma transtorácico, dão valorosa contribuição para diagnóstico e quantificação da doença. O ecocardiograma é funda-mental na identificação da etiologia da IT, assim como a definição de IT primária ou secundária.

Na forma avançada da doença, bloqueio de ramo direito e sobrecarga ventricular direita podem estar presentes no eletrocardiograma. O ritmo de fibrilação atrial pode estar presente. Pode-se observar cardiomegalia com aumento das câmaras direitas.

Tabela 1 Etiologia da insuficiência tricúspide
Funcional (cúspides normais com dilatação do anel valvar)
Doenças cardíacas esquerdas (cardiomiopatias ou doença valvar mitral) que levam à hipertensão pulmonar
Hipertensão pulmonar primária
Doenças pulmonares que evoluem com hipertensão pulmonar (doença pulmonar obstrutiva crônica, tromboembolismo pulmonar, fibrose pulmonar)
Disfunção ventricular direita (secundária a infarto agudo do miocárdio, miocardite, Chagas, endomiocardiofibrose, displasia arritmogênica do VD)
Fibrilação atrial persistente/permanente
Tumores cardíacos (mixoma atrial)
Primária (alterações das cúspides)
Adquiridas: Reumática Endocardite infecciosa Degenerativa (prolapso) Síndrome carcinoide Trauma Drogas (fenflurmina-fentermina, metisergida) Radiação Iatrogênica (eletrodos de dispositivos cardíacos eletrônicos implantáveis, biópsia ventricular direita)
Congênitas: Anomalia de Ebstein Displasia/hipoplasia da valva tricúspide *Cleft* da valva tricúspide

Tratamento

No tratamento farmacológico, recomenda-se o uso de diuréticos na presença de sinais e sintomas de congestão sistêmica (ascite, estase jugular, dispneia e edema periférico). Na IT secundária à disfunção ventricular esquerda, o tratamento envolve o uso de drogas, como inibidores da enzima de conversão da angiotensina e betabloqueadores.

Os casos de HP primária requerem uso de medicações específicas, como os inibidores de fosfodiesterase-5 e os antagonistas de endotelina, conforme indicação. Deve-se melhorar a função pulmonar dos pacientes portadores de doença pulmonar obstrutiva crônica (DPOC) e tratar de maneira adequada a apneia obstrutiva do sono.

A indicação de intervenção cirúrgica na IT é influenciada pela existência de outras valvopatias concomitantes, especialmente as lesões mitrais. Os procedimentos disponíveis são a troca valvar e a plástica, e esta última deve ser o tratamen-

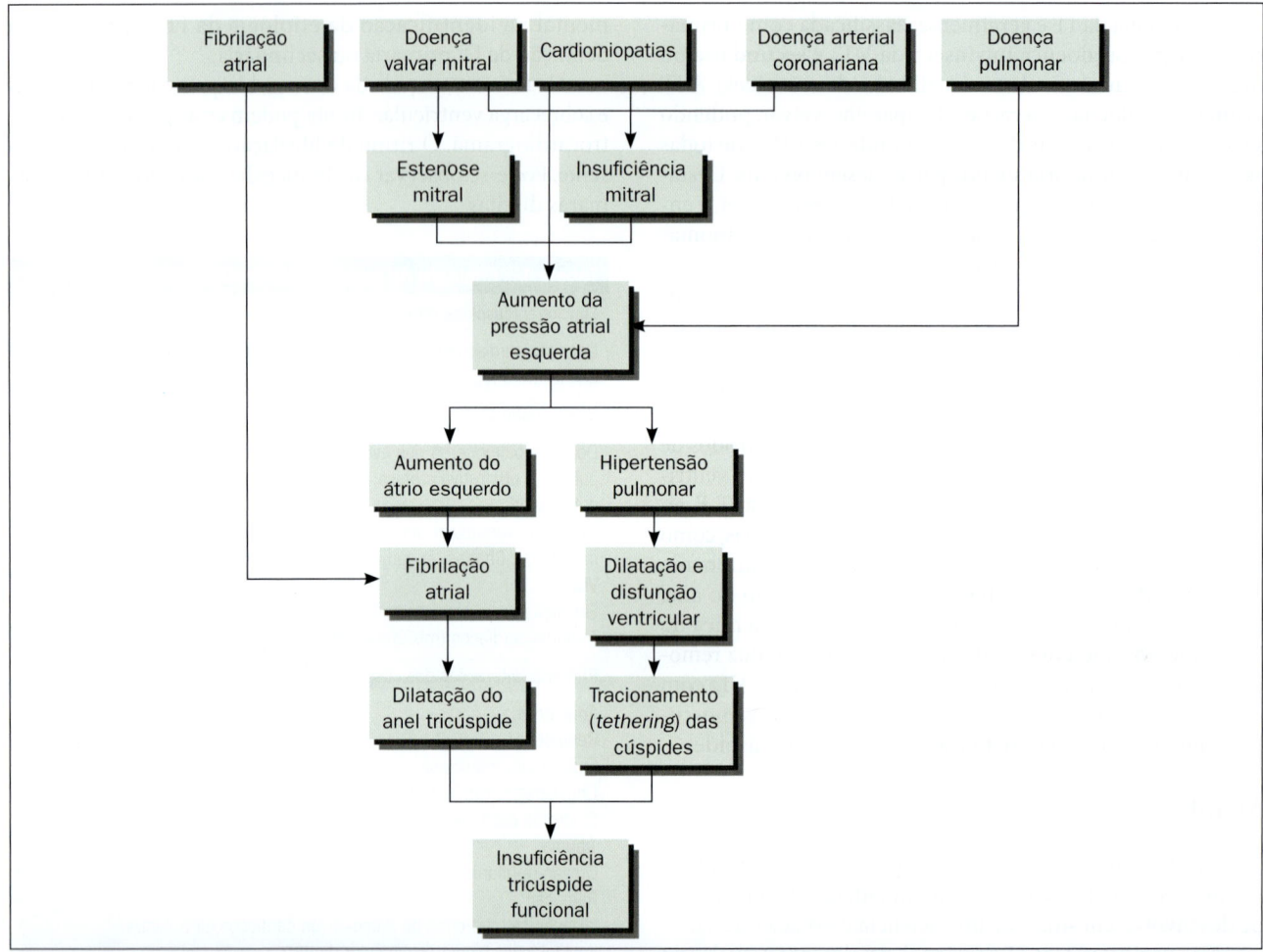

Figura 1 Fisiopatologia da insuficiência tricúspide funcional.
Fonte: adaptada de Shah PM.

Tabela 2	Estágios da insuficiência tricúspide				
Estágio	Definição	Anatomia valvar	Hemodinâmica valvar	Consequências hemodinâmicas	Sintomas
C	IT importante assintomática	Primária ■ Alterações das cúspides Funcional ■ Dilatação do anel valvar (> 40 mm ou 21 mm/m²) ■ Tracionamento *tethering* das cúspides	■ Área central do jato > 10 cm² ■ Espessura da *vena contracta* > 0,7 cm ■ Fluxo sistólico reverso das veias hepáticas	■ Dilatação do VD, AD e VCI ■ VCI com diminuição da variação respiratória ■ Aumento da pressão no AD ■ Onda v gigante	Nenhum, ou relacionado a doenças de câmaras esquerdas ou doenças pulmonares
D	IT importante sintomática	Primária ■ Alterações das cúspides Funcional ■ Dilatação do anel valvar (> 40 mm ou 21 mm/m²) ■ Tracionamento *tethering* das cúspides	■ Área central do jato > 10 cm² ■ Espessura da *vena contracta* > 0,7 cm ■ Fluxo sistólico reverso das veias hepáticas	■ Dilatação do VD, AD e VCI ■ VCI com diminuição da variação respiratória ■ Aumento da pressão no AD ■ Onda v gigante ■ Abaulamento diastólico do septo interventricular para esquerda ■ Disfunção do VD nas fases avançadas	Fadiga, palpitações, dispneia, dispepsia, ascite, edema

VD: ventrículo direito; AD: átrio direito; VCI: veia cava inferior. Fonte: adaptada de Nishimura RA.

to de escolha, quando possível. Para pacientes com IT isolada, a cirurgia é indicada nos casos de regurgitação importante associada à repercussão clínica evidente. Os pacientes com lesões moderadas recebem indicação cirúrgica em caso de dilatação ou disfunção ventricular direita progressivas associadas ao aparecimento de sintomas. Na IT associada à valvopatia mitral, a plástica é recomendada quando houver regurgitação tricuspídea importante. Em grau moderado de insuficiência, a indicação deve basear-se na presença de fatores de risco para progressão da lesão valvar, como idade, sexo feminino, etiologia reumática, presença de FA e HP. É importante notar que até 40% dos pacientes apresentam melhora da IT após cirurgia da valva mitral. No entanto, alguns demonstram progressão da IT mesmo após correção da valvopatia mitral. Nesses casos, a dilatação progressiva do anel valvar seria responsável pela evolução desfavorável, sendo recomendada a realização de anuloplastia tricuspídea quando o diâmetro anular for maior que 40 mm ou 21 mm/m^2 (corrigido pela superfície corpórea) e houver dilatação de câmaras direitas. A técnica mais utilizada de anuloplastia foi descrita por De Vega e consiste na sutura contínua ao redor do anel valvar. No entanto, a utilização de anuloplastia com anel vem ganhando espaço recentemente, pois apresenta maior sobrevida e durabilidade com menos taxa de recorrência quando comparada à técnica de De Vega.

Para pacientes com antecedente de cirurgia mitral, recomenda-se tratamento cirúrgico isolado da IT importante e sintomática apenas na ausência das seguintes condições: disfunção ventricular direita grave, HP grave (PSAP > 60 mmHg) e lesão mitral residual significativa, dada a alta mortalidade operatória reportada nesse grupo (10 a 20%).

Quanto à HP, a literatura sugere que valores sustentados de PSAP > 55 mmHg podem determinar IT secundária. Quando houver IT associada a valores de PSAP < 40 mmHg, deve ser buscadas etiologias primárias.

Novos procedimentos estão em fase de estudos para aqueles pacientes com contraindicação ou alto risco cirúrgico, refratários ao tratamento clínico medicamentoso. Dentre eles, já estão disponíveis o implante de bioprótese transcateter, a utilização do dispositivo MitraClip e o implante heterotópico bicaval de bioprótese transcateter. Lembrando que todos esses tratamentos ainda são *off-label*.

Estenose tricúspide

A estenose tricúspide (ET) é uma valvopatia rara, tendo como principal etiologia a doença reumática. Na maioria dos casos, a apresentação ocorre na forma de dupla lesão, com graus variados de insuficiência. Outra característica é a associação frequente com valvopatia mitral. Em um estudo angiográfico com 525 pacientes com doença valvar reumática, a prevalência de ET foi de 9%. Outras possíveis causas são atresia/estenose congênita da valva, tumores no átrio direito, síndrome carcinoide e endocardite infecciosa.

Não há um sistema bem estabelecido para medir a gravidade da ET. Geralmente, a ET é considerada importante quando a área valvar é menor que 1 cm^2 e o gradiente pressórico médio é maior que 5 mmHg. Como as pressões de enchimento das câmaras cardíacas direitas são baixas, mesmo pequenos incrementos são capazes de elevar a pressão média do átrio direito e determinar congestão sistêmica.

As manifestações clínicas são pobres. Quando ET coexiste com a estenose mitral, os sintomas podem estar mais relacionados a última, que normalmente predomina sobre a primeira.

A identificação do pulso venoso jugular de uma onda A gigante sem outras evidências de HP ou hipertrofia ventricular direita sugere existência de ET. O ruflar diastólico é mais audível no apêndice xifoide, porém pode irradiar para o bordo esternal esquerdo e área mitral. Existe intensificação do sopro com a manobra de Rivero-Carvallo.

O tratamento farmacológico é baseado no uso de betabloqueadores, com o intuito de aumentar o tempo de enchimento ventricular, e diuréticos para alívio dos sintomas congestivos.

A valvuloplastia tricúspide por cateter-balão (VTCB) é segura, eficaz e com baixas taxas de complicações. Mesmo não existindo estudos que comparem o desempenho da VTCB com a cirurgia convencional (plástica ou troca valvar), a intervenção percutânea é uma opção no manejo dos pacientes com ET. A principal contraindicação para a VTCB é a presença de trombo ou vegetação no átrio direito. Contrariamente à estenose mitral, graus moderados de insuficiência tricúspide não contraindicam a VTCB. O tratamento cirúrgico convencional pode ser uma alternativa para pacientes com anatomia valvar desfavorável à intervenção percutânea.

Insuficiência pulmonar

Introdução

Trata-se de uma patologia rara, cuja maioria dos casos é secundária a dilatação patológica do anel valvar relacionada à HP, doenças do tecido conjuntivo ou afecções idiopáticas da artéria pulmonar, sendo caracterizadas como insuficiên-

Tabela 3	Estágios da insuficiência tricúspide				
Estágio	Definição	Anatomia valvar	Hemodinâmica valvar	Consequências hemodinâmicas	Sintomas
C, D	ET importante	Cúspides espessadas, distorcidas, calcificadas	• *Pressure half-time* ≥ 190 ms • Área valvar ≤ 1 cm^2	• Aumento de átrio direito e veia cava inferior	• Nenhum ou variável e dependente da severidade das valvopatias associadas e grau de obstrução

Fonte: adaptada de Nishimura RA.

cia pulmonar (IP) secundária. Os casos descritos como primários comumente se devem à alteração estrutural dos folhetos (endocardite infecciosa, iatrogênica, febre reumática, trauma) ou são congênitos (valva quadricúspide, fenestrações).

Apresentação clínica

Frequentemente, o paciente apresenta sintomas de insuficiência cardíaca direita, secundária ao remodelamento do VD associado à redução da função sistólica, especialmente se associado à hipertensão pulmonar. O sopro da IP isolada é diastólico, aspirativo, com configuração decrescente, semelhante ao sopro de insuficiência aórtica, porém melhor audível no segundo e terceiro espaços intercostais à esquerda, com aumento na inspiração e redução com manobra de Valsalva. Além disso, podem coexistir sopro sistólico ejetivo de hiperfluxo, além de terceira e quarta bulhas relacionadas ao VD. A segunda bulha é hiperfonética nos casos de HP associada e ausente caso a etiologia da IP seja a ausência congênita de cúspide. O sopro da IP secundária à HP por estenose mitral é denominado sopro de Graham-Steell.

O eletrocardiograma pode apresentar padrão de sobrecarga diastólica de VD (rSr' ou rsR' nas derivações precordiais) ou pressórica. A radiografia de tórax também demonstra sinais de sobrecarga de câmaras direitas e alargamento das artérias pulmonares. A ressonância magnética cardíaca é método útil na avaliação funcional e anatômica cardíaca e valvar, assim como a ecocardiografia Doppler colorida, sendo que esta última pode definir a gravidade da valvopatia por meio da medida da *vena contracta*, preenchimento da via de saída do VD pela regurgitação e porcentagem do tempo diastólico ocupado pela regurgitação.

Tratamento

A IP primária tem indicação de correção valvar apenas nos casos de valvopatia anatomicamente significativa associada a sintomas limitantes, como dispneia classe funcional III ou IV da NYHA. A correção é realizada pelo implante de bioprótese valvar cirúrgica ou, em casos selecionados, por meio de inserção percutânea. A intervenção em pacientes assintomáticos ainda é controversa. Nos casos de IP secundária, o tratamento é voltado para a patologia causal, como a HP.

Estenose pulmonar valvar

Introdução

A estenose pulmonar valvar (EPV) é doença rara, de etiologia congênita na maior parte dos casos, podendo também estar associada a doenças cardíacas complexas (tetralogia de Fallot, transposição de grandes artérias, síndrome de Noonan, defeito do canal atrioventricular e dupla via de saída do ventrículo direito). A morfologia valvar é frequentemente descrita como valva pulmonar em domo ("boca-de-peixe") e em 20% como displásica. Causas infrequentes como EP por válvula bicúspide, doença carcinoide, sequela de doença reumática e endocardite infecciosa também podem ocorrer.

Apresentação clínica

Sintomas de insuficiência cardíaca direita são predominantes. No entanto, em casos de queda da pré-carga ou da resistência vascular sistêmica, podem surgir fadiga, síncope e dor torácica. O sopro é sistólico, ejetivo, com pico tardio, melhor audível na borda esternal esquerda no segundo espaço intercostal, com aumento de intensidade com a manobra de Rivero-Carvallo. Podem ocorrer clique de abertura da valva pulmonar e desdobramento da segunda bulha.

Exames complementares

O eletrocardiograma e a radiografia de tórax podem evidenciar sinais de sobrecarga pressórica de câmaras direitas. Nos casos de dissociação clinicoecocardiográfica ou nos pacientes que serão submetidos a VPCB, o cateterismo com medidas de pressões intracavitárias pode ser necessário e gradientes pressóricos entre 40-50 mmHg indicam EP anatomicamente importante. O ecocardiograma transtorácico, além de avaliar a anatomia e função ventriculares, possibilita a estratificação da severidade anatômica da EP conforme abaixo:

- Leve: velocidade de pico inferior a 3 m/s ou gradiente de pico inferior a 36 mmHg.
- Moderada: velocidade de pico entre 3-4 m/s ou gradiente de pico entre 36-64 mmHg.

Tabela 4	Gravidade da insuficiência pulmonar				
Estágio	Definição	Anatomia valvar	Hemodinâmica valvar	Consequências hemodinâmicas	Sintomas
C, D	IP importante	Dilatação de anel, cúspides ausentes ou distorcidas	• Jato colorido preenchendo a via de saída do ventrículo direito • Densidade do jato de onda contínua e contorno: fluxo denso laminar com desaceleração íngreme; pode terminar abruptamente	• Movimentação paradoxal do septo • Aumento do VD	• Nenhum ou variável e dependente da causa da IP e função do VD

VD: ventrículo direito. Fonte: adaptado de Nishimura RA.

Tabela 5	Gravidade da estenose pulmonar				
Estágio	Definição	Anatomia valvar	Hemodinâmica valvar	Consequências hemodinâmicas	Sintomas
C, D	EP importante	• Cúspides espessadas, distorcidas, possivelmente calcificadas com excursão reduzida e/ou formato em domo	• Vmáx > 4 m/s • Gradiente de pico instantâneo > 64 mmHg	• Hipertrofia de ventrículo direito • Possível aumento de ventrículo e átrio direitos • Dilatação pós-estenótica da artéria pulmonar	• Nenhum ou variável dependendo da severidade da obstrução

Fonte: adaptada de Nishimura RA.

- Importante: velocidade de pico maior que 4 m/s, gradiente de pico maior que 64 mmHg ou gradiente médio maior que 30-40 mmHg.

O ecocardiograma transesofágico tem sua indicação nos casos de endocardite infecciosa em valva pulmonar.

Tratamento

A VPCB tem altas taxas de sucesso, além de baixas morbidade e mortalidade. Tem sua indicação em pacientes com EP isolada e valva em domo quando:

- sintomáticos com gradiente de pico maior que 50 mmHg ou gradiente médio acima de 30 mmHg;
- assintomáticos com gradiente de pico superior a 60 mmHg ou gradiente médio acima de 40 mmHg.

Nos casos de displasia das cúspides pulmonares, a VMCB é menos efetiva do que o implante de bioprótese pulmonar, este último também indicado quando há necessidade de procedimento cardíaco combinado, IP moderada a importante ou hipoplasia de anel pulmonar.

Implante percutâneo de valva pulmonar

O implante percutâneo de valva pulmonar (IPVP) é um procedimento novo e pode ser indicado para pacientes com EP, IP isolada e disfunção de bioprótese pulmonar. Pode ser realizado em pacientes com as seguintes características:

- Sintomáticos com velocidade de pico com ecocardiografia Doppler de onda contínua acima de 3,5 m/s na via de saída do ventrículo direito (VSVD);
- Assintomáticos com velocidade de pico com ecocardiografia Doppler de onda contínua acima de 4,0 m/s na VSVD ou pressão sistólica de artéria pulmonar maior que 2/3 da pressão sistólica sistêmica.

Os dois sistemas de liberação disponíveis até o presente momento – valva Melody (Medtronic) e a valva Edwards-Cribier (Edwards Lifesciences) – são liberados por balão, com resultados semelhantes a curto e médio prazos. Dados confrontando a cirurgia e IPVP são escassos.

Resumo

As doenças primárias das valvas em câmaras direitas são raras. A IT, que é a mais comum entre elas, é discreta na ecocardiografia Doppler e está presente em torno de 80 a 90% da população, mas carece de significado clínico. No entanto, literatura recente tem demonstrado sua importância clínica com impacto adverso no prognóstico dos pacientes, determinado principalmente por disfunção ventricular direita progressiva e aumento da mortalidade. A etiologia da IT é geralmente classificada como primária ou orgânica (doença intrínseca da VT) e secundária ou funcional (na ausência de anormalidades das cúspides). A IT primária resulta das alterações do aparelho valvar, podendo ser congênita ou adquirida, e corresponde a 8 a 10% de todas as causas de IT importante nos países desenvolvidos. Destacam-se como principais etiologias a doença reumática, a endocardite infecciosa, a degeneração mixomatosa e a anomalia de Ebstein. Nas fases iniciais da doença, os pacientes são completamente assintomáticos ou apresentam fadiga e dispneia antes de desenvolverem sinais de insuficiência cardíaca direita. O ecocardiograma é fundamental na identificação da etiologia da IT, assim como a definição de IT primária ou secundária. No tratamento farmacológico, recomenda-se o uso de diuréticos na presença de sinais e sintomas de congestão sistêmica (ascite, estase jugular, dispneia e edema periférico). Na IT secundária à disfunção ventricular esquerda, o tratamento envolve o uso de drogas, como inibidores da enzima de conversão da angiotensina e betabloqueadores. A indicação de intervenção cirúrgica na IT é influenciada pela existência de outras valvopatias concomitantes, especialmente as lesões mitrais. Os procedimentos disponíveis são a troca valvar e a plástica, e esta última deve ser o tratamento de escolha, quando possível.

Referências bibliográficas

1. LP B, D M, M E-S. Assessment of functional tricuspid regurgitation. European Heart Journal 2013; 34:11.
2. Shah PM. Tricuspid and pulmonary valve disease evaluation and management. Rev Esp Cardiol 2010; 63(11):1349-65.
3. Nishimura RA, Otto CM, Bonow RO, Carabello BA, Erwin JP 3rd, Guyton RA. 2014 AHA/ACC guideline for the management of patients with valvu-

lar heart disease: executive summary: a report of the American College of Cardiology/American Heart Association Task Force on Practice Guidelin. J Am Coll Cardiol 2014 63(22):2438-88.

4. Tarasoutchi F, Montera MW, Ramos AIO, Sampaio RO, Rosa VEE, Accorsi TAD. Atualização das diretrizes brasileiras de valvopatias: abordagem das lesões anatomicamente importantes. Arq Bras Cardiol. 2017;109(6Supl.2):1-34.

5. Warnes CA, Williams RG, Bashore TM, Child JS, Connolly HM, Dearani JA. ACC/AHA 2008 Guidelines for the management of adults with congenital heart disease: a report of the American College of Cardiology/American Heart Association Task Force on Practice Guidelines (writing committee to develop guidelines on the management of adults with congenital heart disease). Circulation 2008;118: e714.

6. Iris MA, Tierney Jr. LM. Name that murmur — eponyms for the astute auscultician. NEJM 2010;363(22):2164-8.

7. Therrien J, Siu SC, McLaughlin PR, Liu PP, Williams WG, Webb GD. Pulmonary valve replacement in adults late after repair of tetralogy of Fallot: are we operating too late? J Am Coll Cardiol 2000; 36:1670-5.

8. McElhinney DB, Hellenbrand WE, Zahn EM, Jones TK, Cheatham JP, Lock JE. Short- and medium-term outcomes after transcatheter pulmonary valve placement in the expanded multicenter US melody valve trial. Circulation 2010; 122:507.

9. Baumgartner H, Hung J, Bermejo J, Chambers JB, Evangelista A, Griffin BP. Echocardiographic assessment of valve stenosis: EAE/ASE recommendations for clinical practice. J Am Soc Echocardiogr 2009;22:1.

10. Shapiro SM, Young E, Ginzton LE, Bayer AS. Pulmonic valve endocarditis as an underdiagnosed disease: role of transesophageal echocardiography. J Am Soc Echocardiogr 1992; 5:48.

11. Stanger P, Cassidy SC, Girod DA, Kan JS, Lababidi Z, Shapiro SR. Balloon pulmonary valvuloplasty: results of the Valvuloplasty and Angioplasty of Congenital Anomalies Registry. Am J Cardiol 1990; 65:775.

12. Roos-Hesselink JW, Meijboom FJ, Spitaels SE, vanDomburg RT, vanRijen EH, Utens EM. Long-term outcome after surgery for pulmonary stenosis (a longitudinal study of 22-33 years). Eur Heart J 2006; 27:482.

13. Rao PS, Galal O, Patnana M, Buck SH, Wilson AD. Results of three to 10 year follow up of balloon dilatation of the pulmonary valve. Heart 1998; 80:591.

14. Bonhoeffer P, Boudjemline Y, Saliba Z, Merckx J, Aggoun Y, Bonnet D. Percutaneous replacement of pulmonary valve in a right-ventricle to pulmonary-artery prosthetic conduit with valve dysfunction. Lancet 2000; 356:1403.

15. Momenah TS, El Oakley R, Al Najashi K, Khoshhal S, Al Qethamy H, Bonhoeffer P. Extended application of percutaneous pulmonary valve implantation. J Am Coll Cardiol 2009; 53:1859.

16. Boudjemline Y, Brugada G, Van-Aerschot I, Patel M, Basquin A, Bonnet C. Outcomes and safety of transcatheter pulmonary valve replacement in patients with large patched right ventricular outflow tracts. Arch Cardiovasc Dis 2012; 105:404.

17. Gillespie MJ, Rome JJ, Levi DS, Williams RJ, Rhodes JF, Cheatham JP. Melody valve implant within failed bioprosthetic valves in the pulmonary position: a multicenter experience. Circ Cardiovasc Interv 2012; 5:862.

18. Nickenig G, Kowalski M, Hausleiter J, Braun D, Schofer J, Yzeiraj E. Transcatheter treatment of severe tricuspid regurgitation with the edge-to-edge MitraClip technique. Circulation. 2017;135(19):1802-14.

19. Rodés-Cabau J, Hahn RT, Latib A, Laule M, Lauten A, Maisano F. Transcatheter therapies for treating tricuspid regurgitation. J Am Coll Cardiol. 2016;67:1829¨C45.

20. Topilsky Y, Nkomo VT, Vatury O, et al. Clinical outcome of isolated tricuspid regurgitation. J Am Coll Cardiol Img.2014;7:1185-94.

21. Lauten, T. Doenst, A. Hamadanchi, et al. Percutaneous bicaval valve implantation for transcatheter treatment of tricuspid regurgitation: clinical observations and 12-month follow-up. Circ Cardiovasc Interv. 2014:268-72.

22. Hammerstingl C, Schueler R, Malasa M, Werner N, Nickening G. Transcatheter treatment of severe tricuspid regurgitation with the Mitraclip system. Eur Heart J. 2016;37:849-53.

Capítulo 7

Anticoagulação nas doenças valvares

Paulo de Lara Lavítola
Solange Desirée Avakian Mansur

Pontos-chave

- A varfarina ainda é a droga de escolha na prevenção do tromboembolismo em portadores de doença valvar na presença de fibrilação atrial (FA) ou prótese mecânica.
- A dose eficaz de varfarina é individual e conhecida por meio de índices do INR, repetidos a cada 40 dias no máximo.
- Aqueles em uso de varfarina precisam ser alertados a um comportamento obediente a certas normas como dieta pouco variada e contato com seu médico, quando da inclusão de novos medicamentos ou surgimento de sangramento.
- A ponte de heparina deve ser lembrada diante de condutas cirúrgicas que exponham a sangramento.
- Os anticoagulantes que inibem diretamente a trombina ou fator Xa mostram manuseio mais fácil e bons resultados em relação à varfarina, quando utilizados nos portadores de FA e doença valvar nativa, menos estenose mitral. São contraindicados nos portadores de prótese mecânica.

Introdução

A doença valvar está associada a duas importantes ocorrências: tromboembolismo e desadaptação hemodinâmica. Ambas modificam a qualidade de vida. O fenômeno tromboembólico altera, de forma expressiva, a história natural da doença valvar. Uma vez instalado, o paciente fica exposto às consequências, pois existem poucos meios eficientes para revertê-lo. O melhor é a prevenção, que reduz, embora não elimine por completo, a ocorrência de fenômenos tromboembólicos.[1] Assim, a prevenção do tromboembolismo deve constar do arsenal terapêutico dos pacientes com doença valvar na presença de fibrilação atrial (FA).[2,3]

A varfarina, pelas propriedades farmacológicas favoráveis, tornou-se a droga de eleição em relação aos demais compostos do grupo dos cumarínicos na prevenção de eventos embólicos nos portadores de doença valvar. A redução do risco de eventos tromboembólicos em pacientes com FA e doença valvar é bem conhecida.[3] A varfarina é uma medicação segura e eficaz desde que os valores de relação normatizada internacional (*international normalized ratio* – INR) permaneçam dentro da faixa que inclui os valores-alvo estabelecidos em razão da disfunção valvar (2,5 a 3,5 para prótese mecânica e 2,0-3,0 para as demais disfunções valvares que necessitam do tratamento com a varfarina).[5]

Vários fatores externos podem comprometer os resultados do tratamento proposto e, para serem contornados, requerem a obediência a normas rígidas de conduta. No dia a dia de um paciente, a variação no hábito alimentar, a hemodinâmica cardiocirculatória e a ingestão associada de medicação são fatores de interferência na eficácia do tratamento.

Trombogênese em disfunções valvares

O sangue, formado por plasma (parte líquida), células (glóbulos), plaquetas e fibrinas (fragmentos citoplasmáticos), flui por meio do circuito fechado cardiocirculatório, mantendo a capacidade potencial de modificar sua composição biofísica, passando de líquida para sólida todas as vezes em que houver perda de integridade da parede dos vasos e risco de transferência do meio interno para o meio externo. A nova forma biofísica do sangue, reconhecida como coágulo, atua no local lesado como um tampão.[5,6]

As plaquetas presentes na periferia da corrente sanguínea se aderem ao fator de von Willebrand, proteína glicosilada sintetizada no endotélio e secretada para o subendotélio, no local da lesão da parede vascular. O fator de von Willebrand se une ao receptor glicoproteína Ib da superfície plaquetária. Forma-se uma lâmina de plaquetas aderidas e ativadas, que liberam grânulos contendo tromboxane A_2 e adenosina difosfato (ADP). Segue-se o recrutamento de novas plaquetas, formando o tampão plaquetário. Na presença de tromboxane A_2, fosfolípides e fator tecidual (macrófagos, fibroblastos e células musculares lisas), as plaquetas passam a atuar como gatilho ativador dos fatores de coagulação. Há, com isso, velocidade de formação da fibrina maior do que da fibrinólise. O coágulo pode se formar em outros locais, como nas cavidades cardíacas, resultado da estimulação patológica dos fatores pró-coagulantes. Nessa situação o coágulo não tem função tampão e é conhecido como trombo.[6]

A origem do trombo em portadores de FA associada à doença valvar reumatismal é atribuída a três fatores, conforme descrito por Rudolph Virchow[7] há mais de 150 anos: fatores pró-coagulantes ativados, lesão endotelial e estase sanguínea.

Na FA, as câmaras cardíacas atriais se comportam como cisternas, sofrendo modificações anatômicas e funcionais que permitem passagem do sangue de forma passiva. Dessa forma, elas favorecem depósito de fibrina, protrombina e demais fatores pró-coagulantes da cascata de coagulação, além de albergar hemácias hemolisadas que liberam ADP, um fator ativador das plaquetas.[8] Além disso, na FA, o turbilhonamento de sangue dentro da câmara cardíaca atrial e a presença de áreas acinéticas, que se tornam isquêmicas, geram lesões no endocárdio atrial com exposição de colágeno. Tal situação é favorecedora da liberação do fator de von Willebrand e tida como marcador de alteração endotelial. Goswami et al.[8] descreveram aumento significativo no plasma sanguíneo desse marcador endotelial, em pacientes com doença valvar reumatismal, pressupondo existência de lesão endocárdica. Guilherme et al.[9] descreveram presença de reação histomiocítica no endocárdio após 24 meses do surto reumático, situação favorecedora da ativação plaquetária.

A presença elevada de dois marcadores da atividade plaquetária, P-selectina solúvel e beta-tromboglobulina, descritos por Li-Saw-Hee et al.,[10] em portadores de FA confirma hiperatividade desse elemento sanguíneo.

A estase sanguínea em cavidade atrial esquerda e em seu apêndice, comum na associação entre estenose mitral (EM) e FA, é apontada como um dos principais fatores determinantes de hipercoagulabilidade e trombogênese.[11,12] Baseando-se em concentrações plasmáticas elevadas do D-dímero, fibrinogênio, redução da antitrombina III, elevação do fibrinopeptídeo B, B 1542 marcadores da atividade de coagulação, Lip et al.,[12] confirmam a condição de hipercoagulação gerada por associação da doença mitral reumatismal à FA.

Beppu et al.,[14] observaram presença de trombo em átrio esquerdo uma vez e meia a mais em pacientes com FA e EM em relação àqueles com insuficiência mitral (IM). Na IM, o sangue refluído para o átrio esquerdo durante sístole ventricular esquerda proporcionaria fluxo elevado nessa câmara, agitando o sangue estagnado e atuando como protetor da trombogênese.[11]

A prevalência atual de trombose em portadores de prótese biológica mitral é desconhecida e, provavelmente, depende de vários fatores, como ritmo cardíaco, tempo de cirurgia, sexo e idade.[12] A formação do trombo, entretanto, seria favorecida por ativação plaquetária diante da exposição do colágeno, decorrente da perda precoce da cobertura endotelial do tecido usado pela bioprótese. O resultado seria a formação de uma camada de fibrina e agregados plaquetários na superfície da bioprótese, que, com o decorrer do tempo, torna-se uma massa organizada.[5]

Por meio de estudos anatomopatológicos, Zeien et al.[15] evidenciaram 10% de bioproteses com trombos em cúspides, configurando significativa incidência da trombogênese. Métodos não invasivos podem confirmar presença de trombo em átrio esquerdo (AE), na doença mitral reumatismal associada à FA, de forma precoce durante a evolução da doença. Estudo com ecocardiografia transesofágica permite identificação precoce do trombo, com sensibilidade de 93,3% e especificidade de até 100%.[16]

Tromboembolismo

O tromboembolismo sistêmico (TE) é apontado como uma das graves complicações da formação de trombo em câmara atrial esquerda.[17] A exata correlação entre a presença de trombo em AE e a incidência de eventos embólicos não é bem conhecida.[18] Acartürk et al.[19] estudaram portadores de EM, dos quais 45,8% com FA e episódios de tromboembolismo, por meio de ecocardiografia transesofágica, identificando 20% com trombo. Os autores concluíram que não identificar o trombo em AE reduz riscos, embora não os elimine.

Doença mitral reumática é a disfunção valvar que mais se associa a TE. Em 1/5 desses pacientes, fenômenos tromboembólicos são clinicamente diagnosticados.[18] Estudos de Framingham demonstraram que pacientes com FA estão expostos à incidência de TE cinco vezes mais do que a população em geral; e, quando a esse ritmo cardíaco se associa a doença valvar reumática, o risco de evento tromboembólico aumenta em 17,5 vezes.

Coushed et al.[20] confirmaram que portadores de IM reumatismal ou EM que permaneceram em ritmo sinusal apresentam incidência semelhante de eventos embólicos (respectivamente 7,7 e 8%). Entretanto, quando em FA, esses eventos embólicos passaram a ocorrer com maior frequência, aumentando para 21,1% nos pacientes com IM e para 31,5% nos que apresentam EM.

Melhora das condições hemodinâmicas após o implante de prótese biológica não elimina a tendência para TE se persistirem outros fatores considerados pró-tromboembólicos.[21]

É controversa a relação de trombose e tromboembolismo entre aqueles com prótese biológica em posição mitral que se mantêm em ritmo sinusal. Gonzalez-Lavin et al.[22] seguiram por 6 anos pacientes com bioprótese em posição mitral que não receberam proteção com anticoagulação oral (ACO). Não havia outro fator de risco associado, tal como AE elevado, TE pregresso, idade avançada e FA. No período de acompanhamento não foi registrado fenômeno tromboembólico. Outros estudos, entretanto, revelaram TE na frequência de 0,4 a 1,9% ao ano, nas mesmas condições do estudo anterior.[21]

É elevada a incidência de TE entre portadores de prótese mecânica e não protegidos com droga anticoagulante. Cannegieter et al.[23] descrevem maior incidência de eventos embólicos (0,9% por ano) entre os que mantinham a prótese mecânica na posição mitral e 0,5% por ano quando o implante é aórtico. A maior incidência de eventos embólicos com a válvula metálica na posição mitral é atribuída à presença mais frequente de FA e maiores dimensões do AE.[21]

Coushed et al.[20] descrevem incidência de 1,5% de eventos embólicos quando a prótese mecânica está na posição aórtica e o ritmo cardíaco se mantém sinusal, que se torna dez vezes maior quando o ritmo muda para FA.

Anticoagulação

Posologia

A intensidade da anticoagulação eficaz é a que impede formação do trombo ou seu desprendimento do interior da câmara cardíaca sem, contudo, expor o paciente a riscos de sangramento sistêmico.[6]

Estudos de James et al.[24] consideram seguro e eficaz iniciar o tratamento com o anticoagulante na dose de 5 mg, mantida por 3 a 5 dias para pacientes com idade igual ou inferior a 65 anos. No quinto dia de tratamento, deve ser feito ajuste da dose do medicamento, se necessário, baseado no primeiro controle laboratorial. Exames laboratoriais devem ser repetidos a cada 5 dias para conhecimento do valor do INR e ajustes da dose até encontrar a quantidade que mantenha o valor-alvo de INR. Considera-se a dose como adequada quando forem obtidas três amostras de sangue com valores dentro do desejado, com intervalo de 5 a 7 dias entre cada coleta. Em pacientes com idade superior a 65 anos, a dose inicial da varfarina recomendada é de 2,5 mg/dia. Recomenda-se, uma vez encontrada a dose adequada, que os controles do INR não excedam o tempo de 30 dias.[25]

Controle da dose eficaz de varfarina

Para o uso da varfarina se tornar eficaz, é necessário controlar rigorosamente a dose administrada.[26] O controle laboratorial dessa substância é baseado nos índices da INR, critério de padronização proposto pela Organização Mundial da Saúde desde 1982, com valores estipulados entre 2 e 3. Confirmou-se a eficácia da ACO em baixas doses, nessa população de risco, com menores efeitos colaterais.[27]

À medida que os valores do INR se reduzem em relação aos índices-alvo, a probabilidade da ocorrência de TE aumenta. Para valores de INR de 1,7, a probabilidade de TE dobra, e triplica para INR de 1,5. Entre os 119 pacientes medicados com varfarina, todos com alguma doença valvar mitral e FA, registrou-se índice de INR menor do que 2 no momento do TE em 78,2%, enquanto apenas em 17,3% dos pacientes o TE ocorreu com INR adequado. Nesse estudo, a análise multivariada permitiu observar que a cada 1% dos valores de INR < 2, a probabilidade de ocorrer TE aumenta em 8,4%.[28]

Para conseguir benefícios do tratamento com varfarina não basta ingerir comprimidos nas doses recomendadas; é também necessário seguir algumas normas bem definidas que envolvem participação conjunta do paciente e da equipe multiprofissional de saúde. Entre as orientações, está a necessidade de manter uma alimentação composta por cardápios pouco variados. Assim, evita-se flutuação no consumo de vitamina K.[29]

Deve-se procurar manter adequado equilíbrio hemodinâmico, evitando períodos de congestão hepática, que resultará em variações na formação de fatores sanguíneos pró-coagulantes, com consequente aumento nas flutuações dos índices de INR para a mesma dose do ACO.

Existem evidências de que a monitorização domiciliar dos resultados do INR reduziu os eventos tromboembólicos em 42% quando comparados com a monitorização por meio de exames colhidos no laboratório.[27]

Prevenção do tromboembolismo nos pacientes com valva nativa

Os pacientes com disfunção valvar mitral estenótica ou insuficiente, em ritmo sinusal, sem clínica sugestiva de TE prévio e sem trombo em cavidade atrial esquerda detectável por meio da ecocardiografia transesofágica, não necessitam de prevenção medicamentosa.[30]

Vários estudos falharam em demonstrar que as maiores dimensões do AE (AE ≥ 55 mm) aumentam os riscos de TE. Portanto, aumento isolado do AE ≥ 55 mm não é indicativo do tratamento preventivo antitrombótico. Entretanto, no idoso em ritmo pré-fibrilatório ou na presença de contraste espontâneo, deve-se considerar a anticoagulação.[25]

Pacientes com disfunção da valva mitral ou aórtica na presença de FA necessitam da prevenção antitrombótica com anticoagulante oral, assim como pacientes com trombo em AE, mesmo em ritmo sinusal. Há também indicação de ACO no caso de relato de evento tromboembólico, independentemente do ritmo, preconizando-se o INR médio de 2,5.[4]

Prevenção antitrombótica em prótese biológica

As biopróteses são consideradas menos trombogênicas. Entretanto, alguns autores consideram os 3 primeiros meses após a implantação da prótese como os de maior risco para TE. A trombogenicidade estaria ligada aos pontos de sutura e tecidos perivalvares traumatizados ainda não endotelizados, sobretudo na posição mitral.[31] Apesar do risco trombótico, os fenômenos embólicos não são frequentes em pacientes com bioprótese e ritmo sinusal. Assim, há divergência entre as diferentes diretrizes com relação à indicação de ACO nos primeiros 3 meses posteriores ao implante de prótese biológica em posição aórtica, enquanto muitos autores concordam com a prescrição de anticoagulante oral nos pacientes com prótese biológica na posição mitral.[32]

As diretrizes brasileiras concordam com ACO para esse grupo de pacientes, mas com nível de evidência IIb. O consenso da American Heart Association recomenda ACO em nível de evidência IIa, estendendo até 6 meses, mas para aqueles com baixo risco de sangramento. As recomendações das diretrizes europeias para ACO são de nível IIa, quando a prótese biológica é implantada na posição mitral e IIb em posição aórtica. Após os 180 dias, permanecendo em ritmo sinusal, somente o consenso americano sugere em nível de evidência IIa, o uso de aspirina isolada, quando a prótese estiver na posição mitral (Tabela 1).

Tabela 1	Anticoagulação – recomendação				
Condição clínica	Medicação	SBC	AHA	ESC	
Prótese biológica – RS					
Mi/Ao 90-180 dias	Varfarina	IIb	IIa Mi Ao HASBLAD	IIa Mi IIb Ao	
	AAS	–	–	IIa Ao	
Mi/Ao > 180 dias	Varfarina	III	–	–	
	AAS	III	IIa	–	

AAS: ácido acetilsalicílico; AHA: American Heart Association; ESC: European Society of Cardiology; SBC: Sociedade Brasileira de Cardiologia; Ao: posição aórtica; Mi: posição mitral.

A presença de trombo intracavitário observado durante o ato operatório implica anticoagulação por período mínimo de 3 meses após a cirurgia, mesmo que seja realizada retirada do trombo durante o ato cirúrgico, com INR alvo de 2,5.[32]

Para os pacientes com FA, inicia-se o uso da heparina de baixo peso molecular ou heparina não fracionada 48 horas após o término da cirurgia, desde que não haja sinais de sangramento após a retirada dos drenos torácicos. Com a extubação e retorno da capacidade de deglutição, inicia-se concomitantemente à heparina a anticoagulação oral visando a INR entre 2 e 3.

Prevenção antitrombótica em prótese mecânica mitral

É consenso que as próteses mecânicas expõem seu portador a riscos elevados de TE, independentemente do ritmo cardíaco. Estima-se sua incidência em 12% ao ano para as próteses na posição aórtica e em 22% ao ano na posição mitral na ausência do anticoagulante oral.[33]

A incidência de trombogênese na posição aórtica é menor em função da maior pressão do fluxo de sangue sobre a superfície valvar, reduzindo o depósito de fibrina. Independentemente do ritmo cardíaco, os cuidados profiláticos contra o TE devem ser maiores nos casos de prótese mecânica implantada na posição mitral, em relação à posição aórtica. Preconiza-se INR alvo de 3,0 (2,5 a 3,5) em pacientes com prótese mecânica em posição mitral, e INR alvo de 2,5 em posição aórtica.[34]

Diante de algum fator de risco para a trombogênese além da prótese mecânica, como estado de hipercoagulabilidade, tromboembolismo prévio na presença de anticoagulação adequada, ou função ventricular comprometida, recomenda-se

acrescentar à anticoagulação oral ácido acetilsalicílico (AAS) na dose de 50 a 100 mg/dia. São exceções: idosos com mais de 80 anos ou aqueles com tendência a sangramento gastrointestinal.[34] Esta associação tem o potencial, entretanto, de expor o paciente a maior risco de sangramento, podendo dificultar ainda mais o controle adequado da ACO (Tabela 2).

Em acordo com esse raciocínio, fica estabelecido que, a anticoagulação oral preventiva, nesse grupo de pacientes com prótese biológica e em ritmo sinusal e nos três primeiros meses pós-operatório não recebem a medicação anticoagulante (IIb). Entretanto o Consenso Europeu e Americano discordam desta opinião e a indicação do uso de anticoagulante oral deve ser feita (IIa). Após completar os 90 dias da cirurgia e prótese biológica implantada na posição mitral segundo esses consensos, manter a aspirina. Os pacientes com prótese biológica na posição aórtica, seguem sem medicação, quer seja anticoagulante ou antiplaquetários enquanto se mantiverem em ritmo sinusal.

Efeitos indesejáveis da varfarina

Vários são os efeitos colaterais dos anticoagulantes orais:[35] sangramento, necrose cutânea, distúrbio gastrointestinal, púrpura, dermatite urticariforme e alopecia.

Sangramento

Computam-se grandes hemorragias entre 1,2 e 7,7% por ano e como sangramentos menores entre 2 e 24% ao ano. O estudo SPAF 2[36] demonstra serem os usuários da varfarina com idade mais avançada os expostos à maior incidência de sangramento durante uso de ACO (4,2% ao ano para pacientes com mais de 75 anos; e 1,7% ao ano para os mais jovens).

O risco de sangramento é dependente da intensidade da anticoagulação, espelhada pelos valores do INR. A medida que os valores de INR se tornam mais elevados, afastando-se das taxas-alvo (2 a 3), a probabilidade da ocorrência de sangramento triplica (INR 3 a 3,9) ou quadruplica (INR 4 a 4,9). Sangramentos com INR abaixo de 4 estão, frequentemente, ligados a doenças subclínicas associadas à predisposição a sangramento.[37]

Diante de sangramentos de pequena gravidade, como epistaxis, metrorragia e hematúria discretas, recomenda-se diminuir a dose do anticoagulante. Procura-se manter índices de INR não superiores a 2 durante todo o período de san-

Tabela 2	Prevenção do tromboembolismo nas disfunções valvares				
Condição	Anatomia	ECG	Exame laboratorial	Nível de evidência	
Clínica	Posição	Ritmo	INR		
Prótese biológica	Mi/Ao	RS	-	IC	
Prótese biológica	Mi/Ao	FA	2,0-3,0	IC	
Prótese mecânica	Ao	RS			
Prótese mecânica	Mi/Ao	AF	2,5-3,5	IC	
Prótese mecânica	Mi	RS / FA			

Mi: posição mitral; Ao: posição aórtica; ECG: eletrocardiograma; RS: ritmo sinusal; FA: fibrilação atrial.

gramento. Com a subdose do anticoagulante, a eficácia antitrombótica está reduzida, porém não é nula, mantendo-se alguma proteção.

Se houver sangramento de maior magnitude, torna-se necessária internação hospitalar e suspensão da ACO.

Procedimentos durante superdosagem de anticoagulante oral, na ausência de sangramento

Para valores de INR entre 3 e 5, na ausência de sangramento e sem causa aparente para a perda do controle, deve-se suspender a próxima tomada e reiniciar o tratamento com dose menor com novo controle do INR no máximo em 5 dias.[37]

Para valores do INR entre 5 e 9, sem sangramento, sem fator de potencial risco para eventual hemorragia como hipertensão arterial sistêmica, recomenda-se suspender as doses durante os próximos 3 dias, retomar com doses menores após conhecer o valor do INR no 4° dia e controlar a seguir com intervalos não superiores a 7 dias.[37]

Com valores de INR maiores que 9, mesmo sem sangramento, sugere-se internar o paciente, suspender o anticoagulante por 4 dias em média e prescrever vitamina K 2,5 mg a 5 mg por via oral. Nesse caso, exames laboratoriais para avaliação do INR devem ser diários. Se de 24 a 48 horas não houver redução significativa do INR, ou seja, valores próximos a 5,0, deve-se acrescentar nova dose de 1 a 2,5 mg via oral de vitamina K e somente reiniciar o tratamento com o anti-vitamina K, com doses menores do que as habituais, após constatar valores de INR próximos dos valores-alvo (abaixo de 4).

Procedimentos invasivos

Diante do uso de ACO por tempo prolongado, o aparecimento de doença que requer tratamento cirúrgico coloca o médico em situação conflitante. Enquanto por um lado a manutenção da ACO aumenta o risco de sangramento cirúrgico, por outro, sua suspensão deixará o paciente exposto ao fenômeno da trombogênese, com possibilidade de consequente evento embólico. Antes de alterar a medicação, deve-se conhecer os riscos de sangramento esperado para o procedimento, mesmo em ausência de ACO, e contrapô-lo à probabilidade de TE.

Grandes estudos realizados com pacientes que não podem sofrer interrupção da medicação anticoagulante propõem condutas práticas de acordo com o procedimento cirúrgico necessário. Adotando esse raciocínio, o anticoagulante é mantido em muitos dos procedimentos invasivos por terem risco menor de sangramento e maior de embolia. Deve-se lembrar que sangramentos, mesmo pouco expressivos, podem comprometer o resultado de determinadas cirurgias, como ocorre com correções oftalmológicas ou reparadoras da estética. Nesse caso, o anticoagulante deve ser suspenso. Exceção se faz à cirurgia para catarata, na qual a aplicação anestésico local não impõe a retirada da ACO.

As heparinas, seja não fracionada ou de baixo peso molecular, têm se mostrado eficazes no período de transição entre suspensão da ACO e a cirurgia.

A vida média da heparina não fracionada (HNF) é de 4 horas, e da heparina de baixo peso molecular (HBPM) é de 8 a 14 horas. A ponte de heparina fornece proteção a eventos tromboembólicos durante a interrupção do anticoagulante oral. Estudos observacionais aconselham a suspender o anticoagulante oral a partir do quinto dia pré-operatório, e introduzir a HNF de aplicação intravenosa ou a HBPM de aplicação subcutânea a partir do terceiro dia antes do procedimento[37] (Figura 1).

Não existem estudos randomizados e comparativos que avaliaram o momento da última dose da heparina. Recomenda-se que a última dose da HNF seja aplicada de 4 a 6 horas antes da cirurgia, e da HBPM, 24 horas antes.[38]

A determinação do INR 24 horas antes do procedimento cirúrgico dá maior segurança para a realização da cirurgia. Nos casos em que o NR estiver maior que 1,5, a vitamina K oral nas doses de 1 a 2 mg é suficiente para otimizar a situação. Inicia-se a reintrodução da heparina em comum de acordo com o cirurgião. Quando a hemostasia foi eficaz e o risco de TE elevado, a heparina pode ser reintroduzida 12 horas após a cirurgia.

As doses utilizadas devem ser as mesmas para tratamento de eventos embólicos. A dose de HNF deve garantir manutenção do tempo de tromboplastina parcial ativada (TTPa) em 1,5 a 2,5 vezes o normal. Entre as HBPM, a enoxaparina é prescrita na dose de 1 mg/kg a cada 12 horas.[39] O controle laboratorial da HBPM é obtido por meio da dosagem da atividade anti-Xa, que deve permanecer entre 0,7 e 1,0 U/mL.

A reintrodução da varfarina oral deverá ocorrer em comum acordo com o cirurgião. O tempo médio de reintrodução depende do controle do sangramento. Estima-se em 24 a 48 horas o tempo médio para que o esquema da anticoagulação volte a ser prescrito. Inicia-se com a reintrodução da heparina em doses utilizadas antes da cirurgia e o anticoagulante oral em conjunto à heparina tão logo haja condição de deglutição. Esse esquema é mantido por 72 horas. Quanto o INR estiver ≥ 1,8 em portadores de risco médio ou baixo (disfunção valvar nativa ou prótese biológica) de TE, a heparina pode ser suspensa. Para pacientes com maior risco para TE (prótese mecânica), exige-se INR ≥ 2,2 antes da suspensão da heparina.

Estudo multicêntrico prospectivo, Kovacs et al.[40] observaram pacientes com alto risco para TE: portadores de prótese mecânica valvar e FA. Concluíram que o uso da HBPM

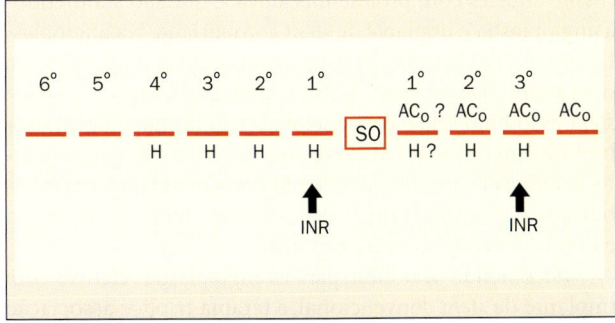

Figura 1   Esquema ponte de heparina.

durante a interrupção temporária da varfarina impediu de forma significativa a ocorrência de eventos embólicos com índices de sangramento aceitáveis, tornando-se opção válida.

Procedimentos cirúrgicos menores

Consideram-se cirurgias de baixo risco de sangramento as de até 0,2% de risco ou quando a hemostasia mecânica (compressão extrínseca) é eficiente, tais como a exodontia de um ou dois dentes, cirurgia oftalmológica para remoção de catarata e pequenas cirurgias de pele.[38] Nessas situações, não há necessidade de suspensão do anticoagulante oral, ficando o paciente liberado para o procedimento indicado, desde que o valor do INR esteja em níveis inferiores aos preconizados (entre 2,0 e 2,5) 24 horas antes do procedimento.[1]

Existe uma situação específica na qual a probabilidade de sangramento é de pequena magnitude, mas a hemostasia é limitada. Pertencem a esse grupo a colonoscopia com ressecção de pólipos intersticiais ≥ 2 cm de diâmetro (as dimensões são conhecidas somente durante o procedimento), postectomia, vasectomia, biópsia de órgãos internos – fígado, rim e próstata. Para esses pacientes, e para os que serão submetidos a cirurgias que expõem a riscos de sangramento maior (por exemplo, laparoscopia exploratória ou cirurgia ortopédica), recomenda-se a suspensão do anticoagulante oral e prescrição da heparina como ponte para o procedimento cirúrgico.

Situação especial

Os pacientes com disfunção valvar e FA que necessitam do uso do anticoagulante oral na prevenção da trombogênese e tromboembolismo podem evoluir com o surgimento de doença arterial coronariana.[41] Com a escolha do método da angioplastia coronariana, o número de candidatos a implante de *stent* vem aumentando. Existe risco elevado de trombose intra-*stent* nos primeiros 30 dias após seu implante, o que implica uso rotineiro de AAS associado a um inibidor de ADP, como o clopidogrel. Sabe-se que a combinação de AAS e clopidogrel é efetiva como tratamento preventivo da trombose intra-*stent*, mas não suficiente na prevenção do TE, notadamente nos portadores de FA e disfunção valvar. Por sua vez, a varfarina como droga isolada não impede a trombose intra-*stent*.[42]

Dessa forma, torna-se complexo o tratamento desse grupo especial de pacientes com FA e doença valvar, principalmente aqueles com prótese mecânica, e que são submetidos a angioplastia e implante de *stent* coronariano. Na angioplastia eletiva, em função do tempo menor de tratamento com drogas antiplaquetárias (AAS e clopidogrel), sugere-se que o *stent* escolhido seja o convencional (não farmacológico), sobretudo em pacientes idosos e com alto risco de sangramento. Os *stents* farmacológicos seriam recomendados para diabéticos e quando houver dificuldades técnicas ou risco elevado de reestenose coronariana.

Recomenda-se utilizar, para as angioplastias eletivas com implante de *stent* convencional, a terapia tríplice associação de AAS 100 mg por dia, clopidogrel 75 mg por dia e varfarina com doses individuais suficientes para manter o INR entre 2 e 3 por 4 semanas. A seguir, mantém-se a varfarina com os mesmos valores-alvo de INR, associados ao AAS.

Para os *stents* farmacológicos, o tempo de tratamento com esquema tríplice é mais prolongado, com proposta de duração desse esquema por até 3 meses. A seguir, propõe-se reduzir para o esquema duplo: varfarina com INR entre 2 e 3 e clopidogrel 75 mg por dia ou AAS 100 mg por dia. Após 12 meses, segue-se o tratamento apenas com varfarina com INR 2-3.[41-43]

Os anticoagulantes dicumarínicos, apesar da conhecida eficácia, necessitam de controle laboratorial frequente, apresentam interação intensa medicamentosa e alimentar, dificultando sua administração.

A partir de 2009, têm sido motivo de estudos novos medicamentos anticoagulantes, com melhor perfil de administração, mais ou igualmente seguros e com eficácia antitrombótica semelhante.

Vários estudos, realizados entre janeiro de 2009 e novembro de 2013, compararam a eficácia e segurança da varfarina com quatro outros anticoagulantes, focando pacientes com FA de origem não valvar.

Os estudos RE-LY, ROCKET, ARISTOTLE e ENGAGE compararam com a varfarina as drogas dabigatrana (Pradaxa®), rivaroxabana (Xarelton®), apixabana (Eliquis®) e edoxabana (Lexiana®), respectivamente, nessa população com FA e sem doença valvar.

Desses novos anticoagulantes, a dabigatrana é inibidor direto da trombina e os demais são inibidores do fator Xa. Por isso são conhecidos como anticoagulantes orais alvo específico.[44]

A análise conjunta desses quatro estudos mostrou que uma população numerosa de 42.411 pacientes receberam varfarina e 29.272 pacientes os novos anticoagulantes. A metanálise do resultado desses estudos foi satisfatória, demonstrando relação risco benefício favorável, no uso dessas novas drogas, com significante redução de eventos tromboembólicos centrais ou periféricos, hemorragia intracraniana assim como mortalidade.[45] Os sangramentos quantificados como maiores foram semelhantes aos encontrados no uso da varfarina, com exceção do gastrointestinal entre os que receberam rivaroxabana.[46]

A revisão em três desses estudos (RE-LY, ROCKET, ARISTOTLE) observou a presença de doença valvar em 22,8% dos 18.113 pacientes alceados no estudo RE-LY, em 26,4% dos 18.201 pacientes do estudo ARISTOTLE e em 14,1% dos 14.171 pacientes do estudo ROCKET.[44]

A metanálise do resultado desses três estudos mostrou que a prevenção ao tromboembolismo foi melhor e os efeitos indesejáveis menores com os novos anticoagulantes em relação à varfarina, independentemente da presença da doença valvar.[44]

Nessa avaliação não estavam alocados portadores de prótese mecânica na posição mitral ou aórtica, assim como a estenose mitral moderada a grave.

Noseworthy et al.[47] conduziram análise retrospectiva num total de 20.158 pacientes com FA e doença valvar, tratados com as novas drogas anticoagulantes comparado com a varfarina. Observaram que, de forma semelhante, a incidência de eventos embólicos e sangramentos maiores foram significativamente menores no grupo tratado com os novos anticoagulantes em relação aos da varfarina.

No estudo RE-ALIGN ocorreram resultados desastrosos com dabigatrana em relação à varfarina, em portadores de prótese mecânica em posição mitral ou aórtica. A alta incidência de TE, incluindo acidente vascular encefálico (5% de dabigatrana *versus* 0% de varfarina) e de sangramento (4% *versus* 2% respectivamente) motivou a interrupção precoce do estudo e a proibição no uso dos novos anticoagulantes nessa população. Para as bioproteses, estudos isolados aprovam o uso dos novos anticoagulantes.[48,49]

Estudo retrospectivo com mais de 20.000 pacientes portadores de estenose mitral reumática e não reumática, mostrou não haver diferença na incidência de eventos TE e de sangramento maiores, quando medicados com os novos anticoagulantes em relação à varfarina. Entretanto, o próprio autor acha pouco consistente a observação não recomendando, assim como os consensos, o uso dos novos anticoagulantes para esse grupo de doentes.[47]

Alguns autores propõem, não existir evidência de que a presença da doença valvar nativa, excluindo a estenose mitral moderada a severa, associada à FA aumentem o risco de TE. Com base nesses achados, aconselham o uso da varfarina ou novos anticoagulantes baseado na associação de doenças trombogênicas (CHA2DS2-VASC2) independente da presença de doença valvar.[50,51]

Preparo pré-operatório para cirurgia eletiva em pacientes em uso dos novos anticoagulantes

O rápido início da ação dos novos anticoagulantes orais (2-4 horas) e a meia-vida curta (7-14 horas) dispensam a necessidade do uso da ponte de heparina (PH).

Para cirurgia eletiva de baixo risco de sangramento ou função renal normal, recomenda-se a suspensão do novo anticoagulante oral 24 horas antes da cirurgia, caso contrário 48 horas antes.

O retorno à medicação com o novo anticoagulante é feito após a liberação do cirurgião, sem a necessidade de PH.

No preparo pré-operatório de cirurgia emergencial, dispomos do antídoto idarucizumab (Praxibind®), para os que estão em uso do dabigatrana na dose total de 5 g endovenosa. É aplicado em duas alíquotas de 2,5 g. A reversão da anticoagulação é obtida em minutos.

Para aqueles que estão em uso dos demais novos anticoagulantes (rivaroxabana, apixabana, edoxabana) o antídoto andexanet α (400 mg EV em bolus seguido de 480 mg em infusão venosa por 2 horas) não foi ainda aprovado.

A alternativa mais eficiente é aplicar o complexo protrombínico 50 u/kg EV.

Os anticoagulantes que inibem diretamente a trombina ou fator Xa mostram manuseio mais fácil, e bons resultados em relação à varfarina, quando utilizados nos portadores de FA e doença valvar nativa, menos estenose mitral.

É contraindicado nos portadores de prótese mecânica.

Resumo

A anticoagulação com dicumarínicos é mandatória em pacientes com fibrilação atrial e doença valvar com valva nativa, bioproteses e na presença de prótese mecânica com qualquer ritmo.

A dose correta de varfarina é constantemente modificada por inúmeros fatores externos e deve ser conhecida através dos valores do INR, determinados com intervalos não superiores a 40 dias. Portanto o manuseio da varfarina, na prática diária é difícil e o paciente se torna diferenciado pois necessita de um contato frequente com o médico e o laboratório. Ao longo do tratamento surge um desgaste por parte do paciente que contribui para a perda da estreita janela terapêutica expondo a riscos de sangramentos ou tromboembolismo.

Necessitamos de novos medicamentos de mais fácil manuseio. O que temos atualmente inibem diretamente a trombina e o fator Xa. Carregam a vantagem de ser dose fixa, dispensam o controle laboratorial e tem menor interferência com a alimentação. No momento liberados para portadores de FA associado a doença valvar nativa, com exceção da estenose mitral. Para portadores de prótese biológica, existe forte evidência no seu emprego, aguardando a etapa final do estudo RIVER.

Tabela 3 A adaptação dos consensos da Sociedade Brasileira de Cardiologia (SBC),[52] American Heart Association (AHA) e European Society of Cardiology (ESC)				
Condição clínica	Medicação	SBC	AHA	ESC
Prótese biológica – FA				
Mi/Ao	Varfarina	IB	IB	IB
	NOAC	IIB RIVER	RIVER	Recomendado
Prótese mecânica – FA				
RS/FA	Varfarina	IB	IA	IB
	NOAC	IIIB	IIIB	III
Valva nativa – FA				
IM/ IAo/EAo	Varfarina	IB	IB	IB
	NOAC	IIB	IIA	Recomendado

Referências bibliográficas

1. Lengyel M. Diagnosis and treatment of left-sided prosthetic valve thrombosis. Expert Rev Cardiovasc Ther. 2008;6(1):85-93.

2. Lip GYH, Collet JP, Caterina R, Fauchier L, Lane DA, Larsen TB, et al; ESC Scientific Document Group. Antithrombotic therapy in atrial fibrillation associated with valvular heart disease: a joint consensus document from the European Heart Rhythm Association (EHRA) and European Society of Cardiology Working Group on Thrombosis, endorsed by the ESC Working Group on Valvular Heart Disease, Cardiac Arrhythmia Society of Southern Africa (CASSA), Heart Rhythm Society (HRS), Asia Pacific Heart Rhythm Society (APHRS), South African Heart (SA Heart) Association and Sociedad Latinoamericana de Estimulación Cardíaca y Electrofisiología (SOLEACE). Europace. 2017;19(11):1757-8.

3. Baumgartner H, Falk V, Bax JJ, De Bonis M, Hamm C, Holm PJ, et al; ESC Scientific Document Group. 2017 ESC/EACTS Guidelines for the management of valvular heart disease. Eur Heart J. 2017 Sep 21;38(36):2739-91.

4. Serrano Júnior CV, Fenelon G, Soeiro AM, Nicolau JC, Piegas LS, Montenegro ST, et al. Sociedade Brasileira de Cardiologia. Diretrizes Brasileiras de Antiagregantes Plaquetários e Anticoagulantes em Cardiologia. Arq Bras Cardiol. 2013;101(3 supl. 3):1-93.

5. Andreotti F, Rocca B, Husted S, Ajjan RA, ten Berg J, Cattaneo M, et al. ESC Thrombosis Working Group. Antithrombotic therapy in the elderly: expert position paper of the European Society of Cardiology Working Group on Thrombosis. Eur Heart J. 2015;36(46):3238-49.

6. Furie B, Furie BC. Mechanisms of thrombus formation. N Engl J Med. 2008;359(9):938-49.

7. Yasaka M, Beppu S. Hypercoagulability in the left atrium: Part 11: Coagulation factors. J Heart Valve Dis. 1993;2(l):25-34;discussion 35-61.

8. Goswami KC, Yadav R, Rao MB, Bahl VK, Talwar KK, Manchanda SC. Clinical and echocardiographic predictors of left atrial clot and spontaneous echo contrast in patients with severe rheumatic mitral stenosIs: a prospective study in 200 patients by transesophageal echocardiography. Int J Cardiol. 2000;73(3):273-9.

9. Guilherme L, Cunha-Neto E, Tanaka AC, Dulphy N, Toubert A, Kalil J. Heart-directed autoimmunity: the case of rheumatic fever. J Autoimmun. 2001;16(3):363-7.

10. Li-Saw-Hee FL, Blann AD, Goldsmith I, Lip GY. Indexes of hypercoagulability measured in peripheral blood reflect levels in intracardiac blood in patients with atrial fibrillation secondary to mitral stenosis. Am J Cardiol. 1999;83(8):1206-9.

11. Ho YL, Wu CC, Lin LC, Chen MF, Lee YT, Huang PJ. Integrated backscatter for quantification and risk stratification of blood stagnation in left atrial appendages of patients with rheumatic mitral stenosis. Cardiology. 2000;93(1-2):113-20.

12. Oliver JM, Gallego P, Gonzalez A, Dominguez FJ, Gamallo C, Mesa JM. Bioprosthetic mitral valve thrombosis: clinical profile, transesophageal echocardiographic features, and follow-up after anticoagulant therapy. J Am Soc Echocardiogr. 1996;9(5):691-9.

13. Wada H, Sakuragawa N. Are fibrin-related markers useful for the diagnosis of thrombosis? Semin Thromb Hemost. 2008;34(1):33-8.

14. Beppu S. Hypercoagulability in the left atrium: Part I: Echocardiography. J Heart Valve Dis. 1993;2(1):18-24.

15. Zeien LB, Klatt EC. Cardiac valve prostheses at autopsy. Arch Pathol Lab Med. 1990;114(9):933-7.

16. Kumar.V, Nanda NC. Is it time to move on from two-dimensional transesophageal to three-dimensional transthoracic echocardiography for assessment of left atrial appendage? Review of existing literature. Echocardiography. 2012;29(1):112-6.

17. Chiang CW, Lo SK, Ko YS, Cheng NJ, Lin PJ, Chang CH. Predictors of systemic embolism in patients with mitral stenosis. A prospective study. Ann Intern Med. 1998;128(11):885-9.

18. Hwang JJ, Kuan P, Lin SC, Chen WJ, Lei MH, Ko YL, et al. Reappraisal by transesophageal echocardiography of the significance of left atrial thrombi in the prediction of systemic arterial embolization in rheumatic mitral valve disease. Am J Cardiol. 1992;70(7):769-73.

19. Acartürk E, Usal A, Demir M, Akgül F, Ozeren A. Thromboembolism risk in patients with mitral stenosis. Jpn Heart J. 1997;38(5):669-75.

20. Coulshed N, Epstein EJ, McKendrick CS, Galloway RW, Walker E. Systemic embolism in mitral valve disease. Br J Heart J. 1970;32(1):26-34.

21. Dangas GD, Weitz JI, Giustino G, Makkar R, Mehran R. Prosthetic heart valve thrombosis. J Am Coll Cardiol. 2016;68(24):2670-89.

22. Gonzalez-Lavin E, Chi S, Blair TC, Lewis B, Daughters G. Thromboembolism and bleeding alter mitral valve replacement with porcine valves: influence of thromboembolic risk factors. J Surg Res. 1984;36(5):508-15.

23. Cannegieter SC, Rosendaal FR, Wintzen AR, van der Meer FJ, Vandenbroucke JP, Briët E. Optimal oral anticoagulant therapy in patients with mechanical heart valves. N Engl J Med. 1995;333(1):11-7.

24. James AH, Britt RP, Raskino CL, Thompson SG. Factors affecting the maintenance dose of warfarin. J Clin Pathol. 1992;45(8):704-6.

25. Abdelhafiz AH, Wheeldon NM. Risk factors for bleeding during anticoagulation of atrial fibrillation in older and younger patients in clinical practice. Am J Geriatr Pharmacother. 2008;6(1):1-11.

26. Salem DN, O'Gara PT, Madias C, Pauker SG, Physicians ACoC. Valvular and structural heart disease: American College of Chest Physicians Evidence-Based Clinical Practice Guidelines (8th Edition). Chest 2008;133(6 Suppl):593S-629S.

27. Lavitola PL, Sampaio RO, Oliveira WA, Bôer BN, Tarasoutchi F, Spina GS, et al. Warfarin or aspirin in embolism prevention in patients with mitral valvulopathy and atrial fibrillation. Arq Bras Cardiol. 2010;95(6):749-55.

28. Holbrook A, Schulman S, Witt DM, Vandvik PO, Fish J, Kovacs MJ, et al. Evidence-based management of anticoagulant therapy: antithrombotic therapy and prevention of thrombosis. 9th ed: American College of Chest Physicians Evidence-Based Clinical Practice Guidelines. Chest. 2012;141(2 Suppl):e152S-84S.

29. Lavitola Pde L, Sampaio RO, Oliveira WA, Bôer BN, Tarasoutchi F, Spina GS. Warfarin or aspirin in embolism prevention in patients with mitral valvulopathy and atrial fibrillation. Arq Bras Cardiol. 2010;95(6):749-55.

30. Lavitola PL. In: Armaganijan D. Programa de atualização em cardiologia (Procardiol). São Paulo: Artmed; 2009. p. 9-38.

31. Whitlock RP, Sun JC, Fremes SE, Rubens FD, Teoh KH, Physicians ACoC. Antithrombotic and thrombolytic therapy for valvular disease: antithrombotic therapy and prevention of thrombosis, 9th ed: American College of Chest Physicians Evidence-Based Clinical Practice Guidelines. Chest. 2012;141(2 Suppl):e576S-600S.

32. Turpie AG, Gunstensen J, Hirsh J, Nelson H, Gent M. Randomised comparison of two intensities of oral anticoagulant therapy after tissue heart valve replacement. Lancet. 1988;1(8597):1242-5.

33. Bonow RO, Carabello B, de Leon AC, Edmunds LH Jr, Fedderly BJ, Freed MD, et al; Task Force Members. Guidelines for the Management of Patients With Valvular Heart Disease Executive Summary: A Report of the American College of Cardiology/American Heart Association Task Force on Practice Guidelines (Committee on Management of Patients With Valvular Heart Disease). Circulation. 1998;98:1949-84.

34. Baudet EM, Puel V, McBride JT, Grimaud JP, Roques F, Clerc F, et al. Long-term results of valve replacement with the St. Jude Medical prosthesis. J Thorac Cardiovasc Surg. 1995;109(5):858-70.

35. Heidbuchel H, Verhamme P, Alings M, Antz M, Hacke W, Oldgren J, et al. European Heart Rhythm Association Practical Guide on the use of new oral anticoagulants in patients with non-valvular atrial fibrillation. Europace. 2013;15(51):625-51.

36. Patrono C, Coller B, Fitzgerald GA, Hirsh J, Roth G. Platelet-active drugs; the relationships among dose, effectiveness, and side effects: the Seventh ACCP Conference on Antithrombotic and thrombolytic Therapy. Chest. 2004;126(3 Suppl):234S-64S.

37. Albers GW, Dalen JE, Laupacis A, Manning WJ, Petersen P, Singer DE. Antithrombotic therapy in atrial fibrillation. Chest. 2001;119(1 Suppl):194S-206S.

38. Douketis JD, Spyropoulos AC, Spencer FA, Mayr M, Jaffer AK, Eckman MH, et al. Perioperative management of antithrombotic therapy: antithrombotic therapy and prevention of thrombosis. 9. ed. American College of Chest Physicians Evidence-Based Clinical Practice Guidelines. Chest. 2012;141(2 Suppl):e326S-50S.

39. Bacelar AC, Lopes AS, Fernandes JR, Pires LJ, Moraes RC, Accorsi TA, et al; Sociedade Brasileira de Cardiologia. Brazilian Guideiines for Valve Disease - SBC 2011/I Guideline Inter-American Valve Disease - 2011 SIAC. Arq Bras Cardiol. 2011;97(5 Suppl.1):1-67.

40. Kovacs MJ, Kearon C, Rodger M, Anderson DR, Turpie AG, Bates SM, et al. Single-arm study of bridging therapy with low-molecular-weight heparin for patients at risk of arterial embolism who require temporary interruption of warfarin. Circulation. 2004;110(12):1658-63.

41. Lip GY, Huber K, Andreotti F, Arnesen H, Airaksinen KJ, Cuisset T, et al. Management of antithrombotic therapy in atrial fibrillation patients presenting with acute coronary syndrome and/or undergoing percutaneous coronary intervention/stenting. Thromb Haemost. 2010;103(l):13-28.

42. Van de Werf F, Bax J, Betriu A, Blomstrom-Lundqvist C, Crea F, Falk V, et al. Management of acute myocardial infarction in patients presenting with persistent ST-segment elevation: the task force on the management of ST-Segment Elevation Acute Myocardial Infarction of the European Society of Cardiology. Eur Heart J. 2008;29(23):2909-45.

43. Brilakis ES, Patel VG, Banerjee S. Medical management after coronary stent implantation: a review. JAMA. 2013;310(2):189-98.

44. Hohnloser SH, Lopes RD. Atrial fibrillation, valvular heart disease, and use of target-specific oral anticoagulants for stroke prevention. Eur Heart J. 2014;35(47):3323-5.

45. Ruff CT, Giugliano RF, Braunwald E, Hoffman EB, Deenadayalu N, Ezekowitz MD, et al. Comparison of the efficacy and safety of new oral anticoagulants with warfarin in patients with atrial fibrillation: a meta-analysis of randomised trials. Lancet. 2014;383(9921):955-62.

46. Pan KL, Singer DE, Ovbiagele B, Wu YL, Ahmed MA, Lee M. Effects of non--vitamin K antagonist oral anticoagulante versus warfarin in patients with atrial fibrillation and valvular heart disease: a systematic review and meta--analysis. J Am Heart Assoc. 2017;6(7):pii: e005835.

47. Noseworthy PA, Yao X, Shah ND, Gersh BJ. Comparative effectiveness and safety of non-vitamin K antagonist oral anticoagulants versus warfarin in patients with atrial fibrillation and valvular heart disease. Int J Cardiol. 2016;209:181-3.

48. Thomas F. Lüscher. Atrial fibrillation: today's guideline-based management. Eur Heart J. 2016;37:2847-50.

49. De Caterina R, Renda G, Carnicelli AP, Nordio F, Trevisan M, Mercuri MF, et al. Valvular Heart Disease Patients on Edoxaban or Warfarin in the ENGAGE AF-TIMI 48 Trial. J Am Coll Cardiol. 2017;69(11):1372-82.

50. Aimo A, Giugliano RP, De Caterina R. Non-vitamin K antagonist oral anticoagulants for mechanical heart valves. Circulation. 2018;138(13):1356-65.

51. Renda G, Ricci F, Giugliano RP, De Caterina R. Non-vitamin K antagonist oral anticoagulants in patients with atrial fibrillation and valvular heart disease. J Am Coll Cardiol. 2017;69(11):1363-71.

52. Tarasoutchi F, Montera MW, Ramos AIO, Sampaio RO, Rosa VEE, Accorsi TAD et al. Atualização das Diretrizes Brasileiras de valvopatias: abordagem das lesões anatomicamente importantes. Arq Bras Cardiol. 2017;109(6Supl.2):1-34.

Capítulo 8

Quadro clínico, diagnóstico e complicações da endocardite infecciosa

Roney Orismar Sampaio
Marcos Gradim Tiveron
Pablo Maria Alberto Pomerantzeff

Pontos-chave

- A endocardite infecciosa é uma doença com altas morbidade e mortalidade, apesar do avanço no conhecimento para o diagnóstico e o tratamento. O prognóstico relaciona-se com a identificação precoce e o tratamento adequado.
- Os critérios de Duke modificados são a melhor ferramenta para o diagnóstico, mas o tratamento não deve ser postergado diante de uma suspeita clínica consistente em que os critérios não ofereçam a pontuação necessária.
- O diagnóstico da endocardite infecciosa requer a identificação em hemoculturas de microrganismos relacionados a essa doença e a visualização de vegetação pelo ecocardiograma.
- Na suspeita de endocardite infecciosa, os pacientes deverão ser submetidos inicialmente a um ecocardiograma transtorácico, mas, se houver limitações técnicas, torna-se imperativo prosseguir a investigação com o ecocardiograma transesofágico.
- Novos métodos como PET-CT e cintilografia de leucócitos podem contribuir para o diagnóstico da endocardite infecciosa em casos suspeitos com ecocardiografia transesofágica (ETE) não conclusivo.
- As complicações decorrentes da infecção podem ser localizadas nos tecidos perivalvares, como os abscessos, ou surgirem em decorrência de embolização sistêmica, como o acidente vascular cerebral e os abscessos esplênicos.

Introdução

A endocardite infecciosa (EI) é uma doença causada por microrganismos que se aderem à superfície endotelial do coração ou sobre algum dispositivo, como eletrodos de marca-passos, desfibriladores implantáveis ou próteses cardíacas. As estruturas mais suscetíveis são as válvulas atrioventricu-lares, podendo também ocorrer no endocárdio dos átrios, ventrículos e grandes vasos. A lesão endotelial é o primeiro evento para o aparecimento da endocardite e ocorre por turbilhonamento do sangue que ocorre nas valvopatias, pelas lesões endoteliais causadas por cateteres ou por lesão bacteriana direta. A agressão endotelial leva à liberação de citocinas inflamatórias e fatores teciduais com expressão de fibronectina que, associada à agregação local de plaquetas e fibrina, resulta na endocardite trombótica não infecciosa, que, em presença de uma bacteremia, proporciona a adesão do microrganismo e a formação da vegetação. A EI é doença complexa e grave, de altas morbidade e mortalidade, com grande espectro de manifestações clínicas, de diagnóstico e tratamento difíceis, podendo cursar com várias complicações cardíacas, sistêmicas, imunes e vasculares.

Apesar dos avanços em estratégias preventivas, no uso de antimicrobianos e nos métodos diagnósticos por imagem, a incidência de EI permanece constante e afeta de 3 a 10 casos por 100 mil pessoas por ano, na Europa e nos Estados Unidos. Entretanto, recentes publicações trazem preocupações pelo aumento estatisticamente significativo de casos de EI causada por estreptococos, embora não tenha havido alteração significativa de elevação no total de internações ou na endocardite estafilocócica. Somente nos Estados Unidos, são diagnosticados 40 a 50 mil novos casos por ano.[1-4] No Brasil, a real prevalência das endocardites não é conhecida, mas especula-se que possa até ser maior em razão do contingente ainda elevado de indivíduos portadores de valvopatia reumática crônica,[5] doença que predispõe à endocardite e cuja prevalência diminuiu de maneira acentuada nos países desenvolvidos.[6]

O progresso no diagnóstico, na terapêutica e nas técnicas cirúrgicas pouco interferiu na mortalidade, que persiste elevada ao longo dos últimos 25 anos, em contraste com a maioria das doenças cardiovasculares, como a insuficiência cardíaca e as síndromes coronarianas agudas, nas quais foram observados importantes avanços na sobrevida. A mortalidade intra-hospitalar atual de pacientes com EI é de 15 a 20%, aumentando para até 40%, após 1 ano do diagnóstico.[7]

A maioria dos estudos de EI são relatos de séries e/ou estudos de caso, havendo marcada ausência de avaliações prospectivas controladas por essa doença, talvez por causa de sua raridade relativa e polimorfismo clínico. Entretanto, um interessante registro multicêntrico prospectivo da EI é a Colaboração Internacional sobre Endocardite (ICE-PCS). Em estudo produzido com a cooperação de 25 países, incluindo o Brasil, com impacto significativo sobre o conhecimento da doença, foram avaliados 2.781 pacientes admitidos em 58 hospitais de 25 países, entre 2000 e 2005, a fim de aprimorar o conhecimento relacionado às formas de apresentação, etiologia e desfecho da EI ao redor do mundo. A idade média dos pacientes foi de 57,9 anos, sendo 72% dos casos em válvula nativa. A maioria (77% dos pacientes) teve apresentação precoce, dentro de 30 dias, com poucas manifestações clínicas. Exposição a cuidados de saúde foi encontrada em 25% dos pacientes. O *Staphylococcus aureus* foi o patógeno mais comum (31,2%). As valvas mitral e aórtica foram as mais infectadas, com 41,1% e 37,6%, respectivamente. As complicações mais comuns foram acidente vascular cerebral (AVC) (16,9%), embolização sistêmica (22,6%), insuficiência cardíaca (32,3%) e abscesso intracardíaco (14,4%). O tratamento cirúrgico foi realizado em 48,2% dos casos, com mortalidade intra-hospitalar de 17,7%.[8]

Padrão epidemiológico e etiologia

A maioria (cerca de 80%) dos casos de EI incide em pacientes com fatores de risco como doença cardíaca estrutural, prótese valvar cardíaca, imunossupressão (medicamentosa ou patológica), EI prévia, procedimentos invasivos intravasculares, hemodiálise e uso de drogas endovenosas. No início do século, o uso de drogas injetáveis foi associado a cerca de 20% dos casos de endocardite, mas recentemente esse percentual aumentou drasticamente para até 50% em alguns estudos. Internações hospitalares nos Estados Unidos por EI relacionada ao uso de injeção de drogas mais do que dobrou desde o ano 2000.[9-11]

Pacientes jovens com EI em geral são portadores de sequela valvar de febre reumática, cardiopatia congênita ou são usuários de drogas endovenosas. Um maior número de casos tem sido observado em idosos, pacientes institucionalizados/hospitalizados e submetidos a procedimentos invasivos, representando cerca de 35% dos casos.[12] Da mesma forma, o implante de prótese por técnica transcateter (TAVI) está revolucionando o manejo da doença cardíaca valvular, mas recentes estudos mostram que pode estar associada a taxas mais altas de EI do que as próteses implantadas cirurgicamente.[13,14] A endocardite em prótese valvar corresponde cerca de 10 a 30% dos casos e acomete 1 a 6% dos portadores de próteses valvares.[15] No primeiro ano após o implante, as próteses implantadas por cirurgia convencional apresentam incidência de 0,1 a 2,3%, independentemente do tipo de prótese valvar (biológica ou mecânica), enquanto recentes publicações apontam uma incidência de EI após TAVI de 0,1 a 3,02%.[16]

Há diferenças geográficas na epidemiologia da EI. Nos países em desenvolvimento, como o Brasil, em razão da alta incidência de portadores de sequela da febre reumática, cuidado inadequado com a higiene dental e deficiência ao acesso aos sistemas de saúde, a forma subaguda da doença ainda é encontrada com frequência. Por outro lado, nos Estados Unidos e na Europa, endocardite em pacientes com lesões reumáticas ocorre em menos de 5% dos casos.

Outros grupos de risco são pacientes idosos, geralmente hospitalizados e com infecções associadas a procedimentos invasivos. Portanto, a endocardite nosocomial é mais comum nos países desenvolvidos (Figura 1), enquanto as nações menos desenvolvidas mantêm o perfil clássico de EI. O Brasil está em uma fase de transição e observa-se um padrão de infecção endocárdica de países desenvolvidos em grandes hospitais privados e, ao mesmo tempo, pacientes com a clássica endocardite estreptocócica nos estratos menos favorecidos da sociedade. Globalmente, a EI é atribuída a procedimentos invasivos (desde acessos venosos, sobretudo em pacientes em diálise, até biópsias) em quase 25% dos pacientes.[17]

Classicamente, as bactérias Gram-positivas como estreptococos, estafilococos e enterococos correspondem a 80 a 90% dos casos de EI. Bactérias Gram-negativas, fungos (1 a 2%) e bactérias do grupo HACEK (*Haemophilus*, *Aggregatibacter*, *Cardiobacterium*, *Eikenella corrodens*, *Kingella*), também com taxas de 1 a 2%, são outros microrganismos que podem causar EI.[18] Os estreptococos são os agentes etiológicos mais comuns (30 a 50% dos casos) nos países em desenvolvimento, incluindo a América do Sul. Ultimamente, entretanto, a porcentagem dos estafilococos vem aumentando, encontrando-se em taxas superiores a 30% em algumas séries, principalmente nos países desenvolvidos.[19,20] A importância desse patógeno como uma infecção potencialmente letal é motivo de preocupação, dada a crescente resistência antimicrobiana de *S. aureus*, incluindo a vancomicina.[21]

O envelhecimento da população tem resultado, igualmente, em maior prevalência de endocardite associada ao *Streptococcus bovis*, principalmente na Europa. Estafilococos coagulase-negativos (10% dos casos) como *Staphylococcus epidermidis*, germes comensais da pele, são o microrganismo mais comumente isolado na endocardite precoce de prótese valvar.[22] Os estafilococos coagulase-negativos também fre-

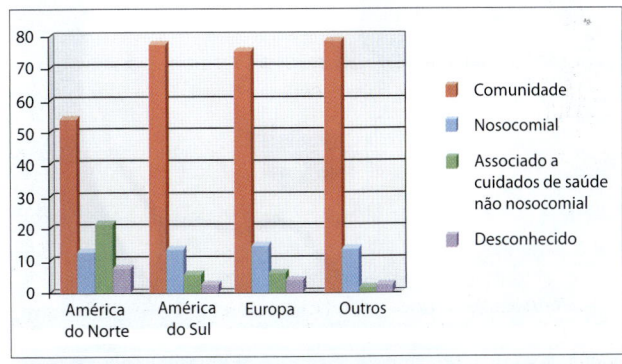

Figura 1 Perfil epidemiológico da endocardite infecciosa em diferentes continentes.[8]

quentemente causam endocardite por valva nativa adquirida no hospital.

Relatos recentes apontam também para aumento da incidência na Europa de endocardite por bactérias do grupo HACEK, além de casos de *Coxiella burnetii* e *Bartonella*. Entretanto, essas etiologias são relativamente raras na América do Norte. As bactérias do grupo HACEK, que causam cerca de 3% dos casos, são organismos de crescimento lento que colonizam a orofaringe. A endocardite zoonótica é causada por *C. burnetii* e *Brucella* (do gado), *Bartonella henselae* (de gatos) e *Chlamydia psittaci* (de papagaios, pombos). A endocardite fúngica, geralmente *Candida* ou *Aspergillus*, é rara, mas frequentemente fatal, surgindo em pacientes imunossuprimidos ou após cirurgia cardíaca, principalmente em próteses valvares.[23] Ainda não foi determinado se esses resultados refletem as diferenças nas características do paciente, acesso aos cuidados de saúde regional ou viés de diagnóstico. As mudanças do perfil etiológico e epidemiológico da EI com o aumento dos casos nosocomiais alertam que medidas rigorosas na prevenção de infecções da corrente sanguínea devem ser aplicadas em hospitais. Os idosos hospitalizados devem ser cuidadosamente investigados na presença de febre e bacteremia.

Quadro clínico

O diagnóstico da EI requer a identificação de microrganismos habitualmente relacionados em hemoculturas e a visualização de vegetação pelo ecocardiograma.

A febre é o principal sintoma da EI e está presente em cerca de 90% dos casos. Portanto, a EI deve ser suspeitada em todo paciente que apresenta febre de origem indeterminada associada a sinais de infecção sistêmica (calafrio, prostração, hiporexia, perda ponderal), e sinais de insuficiência cardíaca (dispneia, hipotensão e sinais de baixo débito cardíaco) em pacientes que apresentam os seguintes fatores de risco: prótese valvar cardíaca, doença cardíaca estrutural ou congêni-

ta, uso de drogas injetáveis e história recente de procedimentos invasivos como tratamento de feridas e hemodiálise. A história clínica compatível com EI inclui presença de febre associada a ausculta de um sopro cardíaco (85% dos pacientes) combinado a uma lesão cardíaca prévia e evidência de uma fonte recente de bacteremia. A presença de alguma anormalidade cardíaca estrutural ocorre em cerca de 75% dos pacientes e a doença reumática é a causa mais comum seguida da doença valvar degenerativa. Outros sinais menos comuns são hematúria, esplenomegalia, embolia pulmonar séptica, hemorragia conjuntival e obstrução arterial aguda.[24] As apresentações atípicas são mais frequentes em idosos e em pacientes imunossuprimidos, e a febre é menos comum quando comparados com a população mais jovem.

O exame físico pode identificar sinais de regurgitação valvar e de insuficiência cardíaca, assim como sinais clássicos de endocardite, como petéquias nas mucosas. Outros sinais clássicos têm sido vistos com cada vez menos frequência, como hemorragias retinianas com palidez central (manchas de Roth) (Figura 2), ou de extremidades, como lesões hemorrágicas maculares nas regiões palmares ou plantares (lesões de Janeway) (Figura 3), ambas em menos de 5% dos casos. Lesões nodulares dolorosas nas palmas das mãos e nas plantas dos pés (nódulos de Osler) também são raramente observadas (Figura 4). Apesar de raras, essas manifestações cutâneas se associam com maior taxa de complicações extracardíacas quando comparadas com pacientes sem lesões cutâneas, particularmente êmbolos cerebrais (32,8% *vs.* 18,4%, P = 0,01). Pacientes com púrpura tiveram maiores vegetações cardíacas (18,1 *vs.* 13,7 mm, P = 0,01), e as lesões de Janeway foram associadas com êmbolos mais extracerebrais (75,0% *vs.* 31,8%, P = 0,02).[25]

Sintomas imunológicos como artrite e glomerulonefrite podem ocorrer em razão da elevada quantidade de imunocomplexos circulantes na EI. As complicações vasculares, como aneurismas micóticos e embolia séptica, podem levar a sintomas neurológicos ou periféricos, algumas vezes se apre-

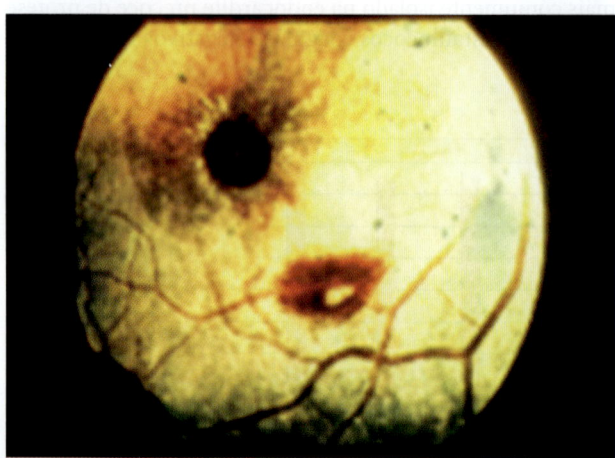

Figura 2 Fundoscopia em paciente com endocardite infecciosa, sendo observada hemorragia retiniana, com palidez central (mancha de Roth).

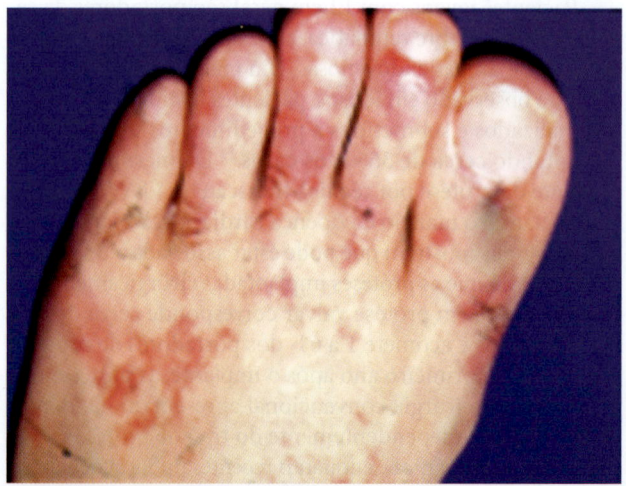

Figura 3 Múltiplas petéquias e lesões hemorrágicas no dorso do pé em portador de endocardite infecciosa.

sentando como manifestação inicial da doença. A endocardite pode se iniciar de forma atípica, simulando várias doenças reumatológicas, neurológicas, hematológicas e nefrológicas. Frequentemente, pacientes com suspeita de EI são encaminhados para outros especialistas em medicina interna. Em particular, o paciente pode ser visto pela primeira vez por um reumatologista por conta de artrite, febre alta, proteínas de fase aguda e frequentemente um fator reumatoide positivo. Essa apresentação polimórfica muitas vezes conduz a atrasos no diagnóstico da EI, resultando igualmente em pior prognóstico.

Diagnóstico

A primeira descrição de quadro clínico sugestivo de endocardite foi feita por Lazare Reviere em 1646. Após em 1885, William Bart Osler, analisando a maior série de casos à época, descreveu as manifestações cardinais da doença, cuja importância as tornou clássicas: cardiopatia predisponente, bacteremia ou fungemia, evidência de valvulite ativa e fenômeno embólico periférico. O progresso clínico e laboratorial permitiu aprimorar o diagnóstico da EI, que envolve hoje a realização de exame clínico detalhado, exames laboratoriais e achados de exames de imagem, porém sem se afastar dos princípios oslerianos.

A sistematização do diagnóstico da endocardite favoreceu maiores rapidez e acurácia no diagnóstico. Essa sistematização foi introduzida por Pelletier e Peterdorf em 1981 e revista por Von Reyn et al. em 1981. Associaram-se os princípios clássicos oslerianos, de cardiopatia predisponente e febre, com dados clínicos, como novo sopro regurgitante e fenômenos vasculares, e dados laboratoriais relevantes, ou seja, hemocultura e estudo anatomopatológico. Contudo, somente em 1994 Durack et al.[26] propuseram uma nova diretriz para o diagnóstico da EI, com a inclusão da imagem ecocardiográfica como um critério importante no diagnóstico definitivo da doença. Esses critérios foram rapidamente aplicados na prática clínica, tornando-se conhecidos como os critérios de Duke, relacionados à instituição universitária onde foram formulados (Tabela 1). A inclusão do ecocardiograma como um parâmetro morfológico melhorou significativamente a sensibilidade. A aplicação dos critérios de Duke resulta em três categorias de diagnóstico: definitiva, possível ou rejeitada. Os principais critérios são a identificação do organismo causal (etiologia) e a demonstração ecocardiográfica de envolvimento endocárdico (vegetação, abscesso paravalvar). Critérios adicionais incluem, por exemplo, febre, comprometimento vascular ou uma doença cardíaca predisponente. Desde a primeira publicação dos critérios de Duke, várias modificações foram propostas, com o objetivo de aumentar sua sensibilidade. Os critérios estendidos de Duke, publicados por Li et al.,[27] consideram que uma hemocultura positiva para *S. aureus* está associada à infecção endovascular em até 15% dos casos. Sempre que são introduzidos novos parâmetros, no entanto, deve-se ter em mente que o aumento da sensibilidade se associa muitas vezes à redução da especificidade.

Tabela 1 Critérios de Duke University modificados e atuais (a partir de 2000) para endocardite infecciosa
Critérios maiores
Microbiológicos: microrganismos típicos consistentes com EI a partir de 2 hemoculturas separadas (*Estreptococcus* grupo *viridans*, *S. bovis*, grupo HACEK, ou *Staphylococcus aureus*, enterococos, em endocardite comunitária na ausência de um foco primário)
Outros agentes isolados em hemocultura persistentemente positivas (amostras colhidas com intervalos de 12 horas; todas de três, ou a maioria de quatro ou mais amostras separadas, com intervalo de, pelo menos, 1 hora entre a primeira e a última) ou uma hemocultura ou sorologia positiva para *Coxiella burnetti* (títulos de anticorpos IgG > 1:800)
Evidência de envolvimento endocárdico: novo sopro regurgitante; piora ou mudança de sopro preexistente indicando sopro, deiscência parcial nova de prótese valvar
Achados ecocardiográficos compatíveis para EI (realizar ecocardiograma transesofágico em prótese valvar, suspeita de envolvimento perivalvar ou se exame transtorácico é negativo e persiste suspeita)
Achados: massa intracardíaca oscilante na válvula ou estruturas de suporte, na direção do fluxo de jatos regurgitantes, ou em material implantado, na ausência de outra explicação anatômica; abscesso; nova deiscência de prótese
Critérios menores
Predisposição à endocardite, ou seja, em portadores de cardiopatias valvares e congênitas, endocardite prévia, cardiomiopatia hipertrófica ou uso de drogas intravenosas
Febre, temperatura > 38°C
Fenômenos vasculares, principal embolia arterial, infarto pulmonar séptico, aneurisma micótico, hemorragia intracraniana, hemorragia conjuntiva e lesões de Janeway
Fenômenos imunológicos: glomerulonefrite, nódulos de Osler, manchas de Roth e fator reumatoide
Achados microbiológicos: encontrar cultura positiva de sangue, mas não cumpre um critério maior ou evidência sorológica de infecção ativa com o organismo de acordo com a EI

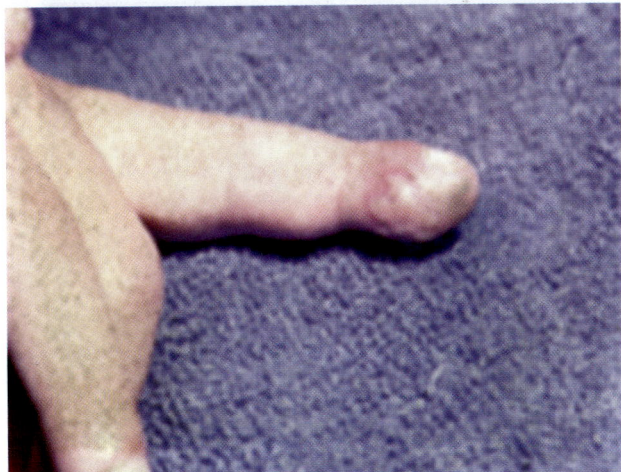

Figura 4 Lesão nodular em segundo quirodáctilo em paciente com endocardite infecciosa (nódulo de Osler).

(continua)

Tabela 1 Critérios de Duke University modificados e atuais (a partir de 2000) para endocardite infecciosa *(continuação)*
Definições de endocardite infecciosa
Endocardite definitiva
Critérios patológicos: microrganismos demonstrados por resultados de cultura ou exame histológico em vegetação, êmbolo séptico ou abscesso intracardíaco; ou lesões patológicas, vegetação ou abscesso intracardíaco confirmado por análise histológica demonstrando endocardite ativa
Critérios clínicos: dois critérios maiores; ou um critério maior e três critérios menores; 5 critérios menores
Endocardite possível
Um critério maior e um critério menor; ou 3 critérios menores
Endocardite rejeitada
Diagnóstico alternativo firme descartando endocardite
Resolução da síndrome infecciosa com antibioticoterapia por ≤ 3 dias
Nenhuma evidência patológica de EI no momento da cirurgia ou autópsia, com antibioticoterapia para EI ≤ 4 dias
Não satisfazem os critérios para possível EI

HACEK: bactérias consistindo em espécies de *Haemophilus, Aggregatibacter* (ex-*Actinobacillus*) *actinomycetemcomitans, Cardiobacterium hominis, Eikenella corrodens* e espécies *Kingella*.
Fonte: adaptada de Li et al.[22]

Os exames laboratoriais mostram com maior frequência um hemograma com leucocitose e desvio de células jovens para esquerda e aumento de provas inflamatórias (proteína C-reativa e velocidade de hemossedimentação). Devem ser coletadas com técnica asséptica três amostras de hemoculturas puncionadas em veia periférica de locais diferentes e antes do início dos antibióticos. A bacteremia da EI é contínua, portanto não há necessidade de se colher as hemoculturas em vigência de febre.[28] Quando aplicada essa rotina, o diagnóstico é feito em mais de 90% dos pacientes.[29] Cerca de 10% das culturas são negativas e ocorrem na maioria dos casos por uso prévio de antibiótico ou outras situações, como pela presença de microrganismos de difícil identificação (*Bartonella, Brucella, C. burnetii* e bactérias do grupo Hacek, além de fungos). Nesse cenário, para a identificação do microrganismo, se houver disponibilidade de coleta do material infectado, podem ser utilizados teste microbiológicos, técnicas moleculares com reação em cadeia da polimerase para amplificar pequenas quantidades de DNA bacteriano ou fúngico conservado e mais recentemente, porém ainda não validado para uso clínico, a análise metagenômica do tecido.[30,31]

A análise da urina pode mostrar hematúria, proteinúria e até mesmo piúria causada pelas alterações imunológicas da endocardite sobre os rins. À radiografia de tórax, podemos encontrar aumento da área cardíaca, sinais de congestão pulmonar, áreas de condensação parenquimatosa refletindo possíveis focos infecciosos, além de sinais de embolia pulmonar séptica quando houver comprometimento da valva tricúspide em pacientes usuários de drogas endovenosas.

O eletrocardiograma auxilia no diagnóstico de manifestações cardíacas decorrentes de complicações, como a exten-

são da infecção por abscesso de anel valvar aórtico que atinge o sistema de condução elétrica causando bloqueios atrioventriculares, além de sinais de isquemia miocárdica decorrente de embolia coronariana.

O ecocardiograma é uma das principais armas diagnósticas e permanece como exame de primeira linha na identificação de alterações estruturais nas valvas acometidas pela endocardite, além de quantificar o grau de disfunção valvar e miocárdica (Figuras 5 e 6). O ecocardiograma transtorácico é a modalidade diagnóstica inicial, porém o ecocardiograma transesofágico pode ser necessário em alguns pacientes, principalmente quando há suspeita de abscessos, fístulas intracavitárias e escapes paravalvares, sendo mandatório nos pacientes com ecocardiograma transtorácico normal, porém com alta suspeita clínica de endocardite, naqueles com próteses valvares e nos que apresentam janela acústica ruim (obesos, ventilação mecânica, janela acústica transtorácica prejudicada). A importância do ecocardiograma vai além do diagnóstico. Recomenda-se repetir o ecocardiograma a cada 7 a 10 dias se o resultado inicial foi negativo com manutenção de alta suspeita clínica e quando aparecem novas complicações como mudança na característica do sopro, abscesso e fístulas intracardíacas. É útil também para definição do momento ideal de indicação cirúrgica ou manutenção do tratamento clínico, além de ser o exame de imagem de eleição para avaliação pós-operatória.[32]

Em algumas situações, como portadores de tubo valvado em aorta, próteses vasculares ou marca-passo, pode haver dificuldade na visualização da vegetação no ecocardiograma transesofágico. Métodos adicionais como PET-CT (tomografia computadorizada com imagem metabólica por tomografia por emissão de pósitrons de 18-fluorodeoxiglicose) ou cintilografia de leucócitos (tomografia computadorizada de

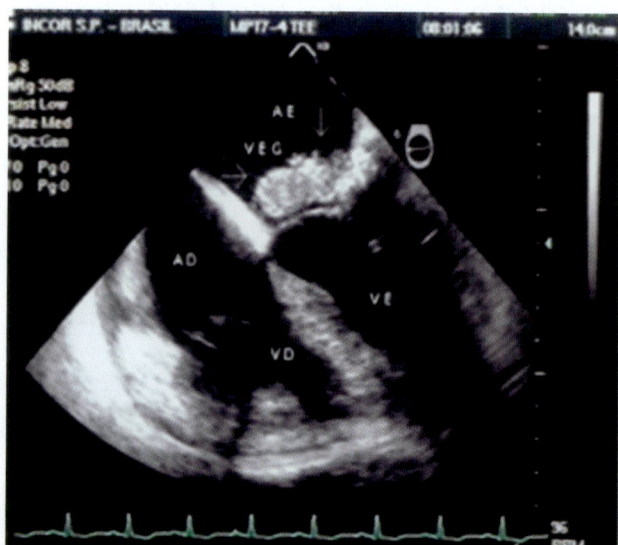

Figura 5 Imagem de ecocardiograma transtorácico mostrando vegetação em face atrial da valva mitral.

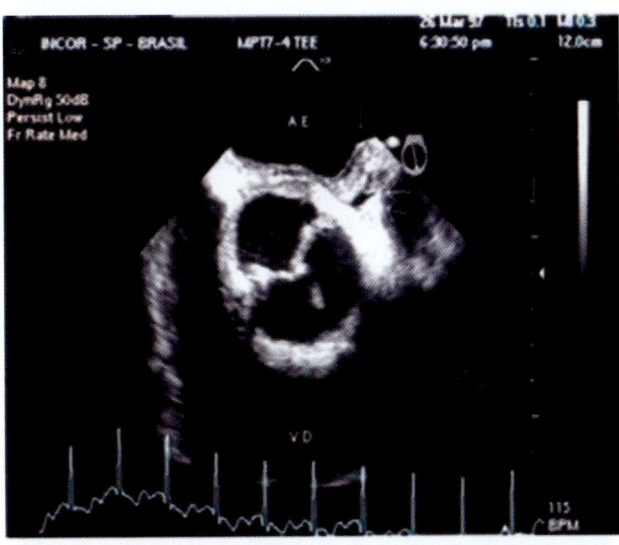

Figura 6 Imagem de ecocardiograma transtorácico mostrando abscesso entre a valva mitral e aórtica.

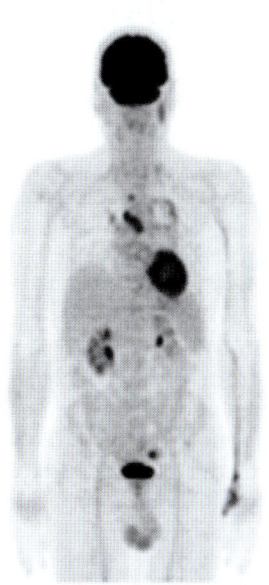

Figura 7 PET-CT mostrando aumento do metabolismo em tubo valvado implantado há 60 dias. O ecocardiograma transesofágico não conseguiu identificar vegetações. Em razão da persistência de febre e atividade inflamatória e após investigação suplementar descartando outro foco infeccioso, optou-se por reoperação. O exame patológico confirmou endocardite no tubo valvado.

emissão de fóton leucocitário radiomarcado [SPECT]) podem ser úteis para identificação de atividade metabólica e inflamatória mais acentuada no coração ou no tubo valvado, sugerindo processo inflamatório ou infeccioso local (Figura 7).[33,34]

Complicações

Principais complicações

As principais complicações da EI são decorrentes da progressão da doença com comprometimento valvar e/ou perivalvar, seja pelo diagnóstico tardio ou pela ineficácia do tratamento vigente, e em aproximadamente 50% dos casos há indicação de tratamento cirúrgico. Entre elas estão a insuficiência cardíaca, o descontrole da infecção e a presença de fenômenos embólicos.

A insuficiência cardíaca é a principal complicação e está presente em 42 a 60% dos casos de endocardite de valvas nativas e é mais comum após envolvimento da valva aórtica em comparação com a valva mitral.[35] Ocorre pelo comprometimento valvar agudo ou crônico por causa da insuficiência decorrente da destruição do aparato valvar (rotura de cúspides e/ou de cordas tendíneas) e, menos frequentemente, por fístulas intracardíacas ou obstrução valvar causado pelas vegetações. Como consequência, os pacientes evoluem com falência cardíaca progressiva, congestão pulmonar, edema agudo de pulmão e choque cardiogênico. A deterioração clínica da insuficiência cardíaca é o mais importante preditor de mortalidade.[36] O tratamento cirúrgico é realizado na maioria dos casos e a presença de insuficiência cardíaca é principal indicação de cirurgia de urgência.[37] O descontrole da infecção é a segunda complicação mais frequente, porém a mais temida. É decorrente da infecção por microrganismos resistentes e/ou de alta virulência. Considera-se que há descontrole da infecção quando há infecção persistente (febre e culturas po-

sitivas após 7 a 10 dias de tratamento antibiótico adequado) ou comprometimento paravalvar com formação de abscessos, bloqueios atrioventriculares, fístulas intracavitárias, pseudoaneurismas e escapes paravalvares, quando houver prótese valvar. A destruição perianular com formação de abscesso é mais frequente na posição aórtica, principalmente na endocardite de prótese. A mudança na característica do sopro sugere o surgimento de uma fístula intracavitária que ocorre em cerca de 1,6% dos casos e está relacionada com a infecção pelo *S. aureus*.[38] Os escapes paravalvares podem evoluir com plaquetopenia, anemia hemolítica e icterícia. Outras consequências menos frequentes da destruição perivalvar extensa incluem comunicação interventricular, bloqueio cardíaco de terceiro grau e síndrome coronariana aguda. Cerca de 87% dos pacientes que evoluem com essa complicação recebem o tratamento cirúrgico a despeito da alta mortalidade, que pode chegar a 41%.[39,40] Portanto, a discussão deve ser feita precocemente pelo Heart Team e a indicação cirúrgica não deve ser postergada.

Os fenômenos embólicos são consequência da migração de vegetações valvares, sendo mais comuns nas vegetações maiores que 10 mm (Figura 8). Essas vegetações migram mais comumente para o sistema nervoso central principalmente através da artéria cerebral média (90%). Outros locais de embolização com consequente isquemia são baço, intestino, extremidades e artérias coronárias. Quando a endocardite se localiza nas valvas das cavidades cardíacas direitas e em cabos de eletrodos de marca-passo, o pulmão é o local mais comum de embolização (Figura 9). De modo geral, o risco de eventos embólicos é de 20 a 50% e diminui para cerca de 6 a 21% com o início da antibioticoterapia adequada, principalmente após a segunda semana de tratamento.[41,42] Portanto, o benefício do tratamento cirúrgico para a prevenção de complicações embólicas é maior nas duas primeiras semanas de antiobioticoterapia. São fatores de risco para eventos embólicos: idade superior a 75 anos, diabete melito, fibrilação atrial, embolia prévia, comprimento da vegetação maior que 10 mm e infecção por *S. aureus*.

Os objetivos da cirurgia são a ressecção total do tecido infectado e a reconstrução morfofuncional do coração com reconstrução ou troca valvar. A adequada fixação da nova prótese deve ser realizada com extremo cuidado, de modo que ela não tenha nenhuma restrição ao seu funcionamento normal e com resolução total da destruição perivalvar. Muitas vezes, a recontrução do anel com tecido de pericárdio autólogo ou bovino se faz necessária.

Outras complicações

A sequela neurológica é a complicação extracardíaca mais frequente e ocorre em cerca de 15 a 30% dos casos, levando a alta mortalidade.[43] As manifestações clínicas incluem o AVC isquêmico/embólico e hemorrágico, aneurisma infectado, meningite, abscesso, encefalopatia e convulsões. São fatores independentes de risco para complicações neurológicas as vegetações maiores que 3 cm, infecção por *S. aureus*, envolvimento da valva mitral e uso de anticoagulante oral.[44] A presença de AVC embólico ou ataque isquêmico transitório não é contraindicação à cirurgia valvar, e a deterioração neurológica pós-operatória é infrequente.[45] Após um AVC isquêmico, o risco associado à cirurgia cardíaca depende da condição neurológica do paciente. Portanto, a cirurgia é realizada quando o paciente não apresenta danos neurológicos importantes e não tem sinais de hemorragia cerebral.[46] Nessa condição, o risco neurológico pós-operatório é baixo (3 a 6%) e há boa probabilidade de recuperação neurológica completa.[47] Em geral, depois de um AVC isquêmico extenso, prefere-se adiar a intervenção por até 4 semanas do evento se a condição clínica for favorável. Na presença de hemorragia intracerebral, especialmente se acompanhada de coma, o tratamento tende a ser mais conservador e recomenda-se adiar a troca valvar por pelo menos 4 semanas, exceto em casos de pequena hemorragia petequial.

A insuficiência renal aguda é uma complicação comum e ocorre em torno de 6 a 30% dos pacientes e é um fator independente de mau prognóstico. Sua etiologia é multifatorial (depósito de imunocomplexos, glomerulonefrite vascular, infarto renal, deterioração hemodinâmica pela insuficiência cardíaca ou choque séptico, exposição a circulação extracorpórea em cirurgia cardíaca, nefrotoxicidade pela antibioticoterapia com aminoglicosídeos e vancomicina ou por exposição a contraste em exames de imagem). As terapias de substituição renal como hemodiálise e diálise peritoneal são necessárias quando o tratamento conservador com hidratação adequada e ajuste da dose de antibióticos é ineficaz.[48]

O miocárdio pode sofrer as consequências da infecção quando houver associação com abscessos e infartos regionais resultando em miocardite. Como resultado, o paciente pode apresentar arritmias ventriculares e falência miocárdica. A pericardite pode ocorrer como complicação de abscessos ou de bacteremia por *S. aureus* e mais raramente pela ruptura de um pseudoaneurisma ou fístula para dentro do pericárdio. A pericardite purulenta exige tratamento cirúrgico de urgência, sendo uma situação grave e com alta mortalidade. As complicações reumatológicas incluem sintomas musculoesqueléticos (artralgia, mialgia e lombalgia) e são umas das primeiras manifestações da doença. Artrite periférica ocorre em 14% e espondilodiscite entre 2 e 18% dos casos (Figura 10). O tratamento auxiliar é feito com analgésicos e anti-inflamatórios ou antibióticos nos casos de espondilodiscite.[49]

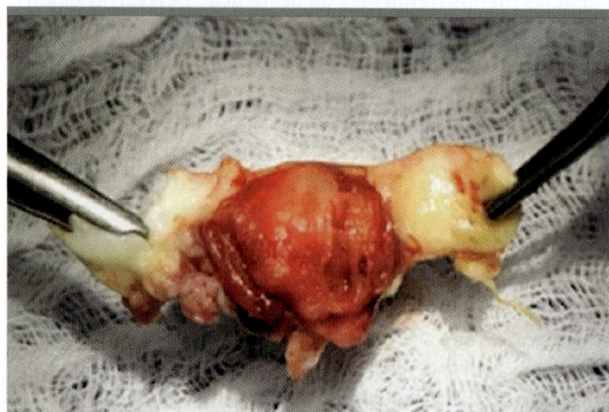

Figura 8 Cúspide posterior da valva mitral com vegetação medindo 20 mm.

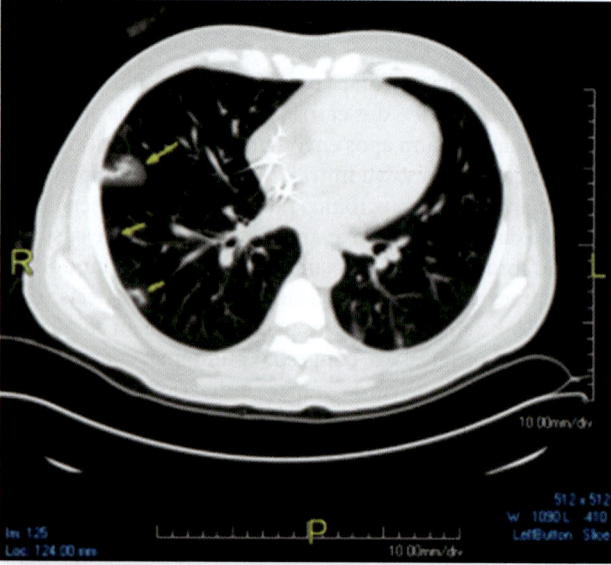

Figura 9 Tomografia de tórax mostrando embolização séptica na periferia do pulmão direito.

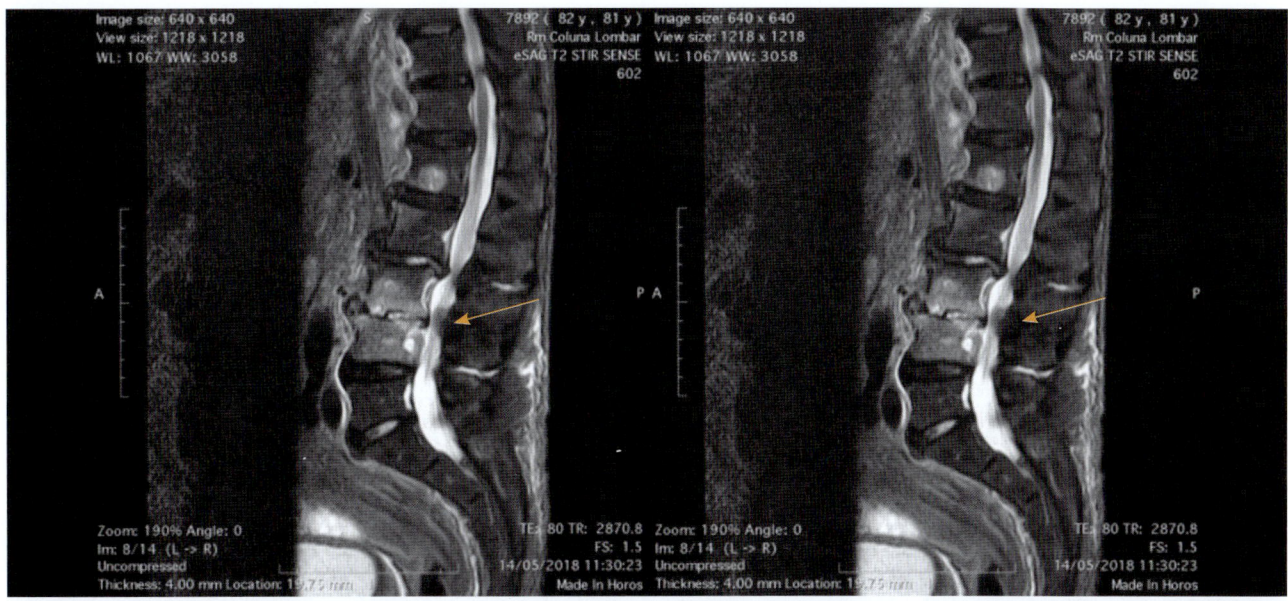

Figura 10 Ressonância magnética de coluna lombossacra mostrando espondilodiscite de L3-L4 com redução coleções epidurais anteriores, estenose no canal vertebral e obliteração parcial de neuroforames.

Os aneurismas micóticos resultam de um embolismo arterial séptico geralmente para uma *vasa vasorum*. O local mais acometido é o cérebro e ocorre em uma frequência de 2 a 4%. Possuem uma parede fina e friável e com tendência a rotura e hemorragia. Clinicamente, o paciente manifesta sintomas neurológicos como cefaleia, confusão mental e convulsões. Quando o aneurisma micótico for pequeno e sem sinais de ruptura, o tratamento clínico com antibioticoterapia adequada é suficiente. Se houver sinais de ruptura, há necessidade de tratamento cirúrgico convencional ou endovascular de acordo com a experiência da equipe de neurocirurgia. Se o paciente for eleito para cirurgia cardíaca, deve-se considerar a intervenção endovascular antes do procedimento cardíaco se a condição hemodinâmica, o risco cirúrgico e o grau de lesões cerebrais permitirem a abordagem pré-cirurgia valvar.

A embolia esplênica com infarto ocorre em cerca de 40% dos pacientes, e o abscesso esplênico, em torno de 5%.[50] Bacteremia e febre persistentes ou recorrentes levantam a suspeita diagnóstica, portanto os pacientes devem ser submetidos a exames de imagem como ultrassonografia ou tomografia computadorizada abdominais. A abordagem terapêutica multidisciplinar é necessária para determinar o momento ideal da intervenção cirúrgica. Idealmente, a esplenectomia prévia à troca valvar é o tratamento de escolha para evitar a infecção da prótese implantada. Embora o tratamento de infecções extracardíacas antes da cirurgia valvar seja preferido, a abordagem deve ser individualizada. Quando houver abscesso esplênico extenso ou ruptura esplênica, a esplenectomia ou a drenagem percutânea estão indicadas. Drenagem percutânea, antibióticos e esplenectomia tardia podem ser razoáveis em pacientes que necessitam de cirurgia cardíaca emergente.

Os distúrbios de condução elétrica ocorrem em 1 a 28%, em virtude da disseminação da infecção para além do endocárdio, desde as válvulas até as vias de condução, e geralmente estão associados a complicações perivalvares. Associam-se com pior prognóstico e mortalidade elevada. As endocardites que afetam o lado direito do coração ocorrem em cerca de 5 a 10% dos casos e acometem com maior frequência a valva tricúspide. A origem da infecção são os cabos de eletrodos de marca-passos, cateteres venosos centrais e em usuários de drogas endovenosas, especialmente em pacientes em estado de imunodeficiência. A apresentação clínica usual inclui febre persistente, bacteremia e embolia séptica múltipla manifestada por dor torácica, tosse e hemoptise. A insuficiência cardíaca direita isolada é rara, mas pode ser consequência de insuficiência ou obstrução valvar importantes ou de hipertensão pulmonar.

Resumo

A EI é uma doença com múltiplas formas de apresentação. Trata-se de uma infecção na superfície endotelial de estruturas cardíacas, frequentemente relacionada a microrganismo com potencial de adesão em pacientes suscetíveis. O diagnóstico baseia-se em aspectos clínicos (febre, novo sopro ou acentuação de preexistente e cardiopatia prévia), laboratoriais (hemocultura, aumento da proteína C reativa), ecocardiográficos (vegetação, abscesso) e de anatomia patológica (bacterioscópico/Gram e cultura de material excisado). O paciente com endocardite poderá apresentar diversas complicações, como insuficiência cardíaca, abscesso, arritmias e embolização periférica ou central. O prognóstico depende de diagnóstico rápido e terapêutica precoce.

Referências bibliográficas

1. Correa de Sa DD, Tleyjeh IM, Anavekar NS, Schultz JC, Thomas JM, Lahr BD, et al. Epidemiological trends of infective endocarditis: a population-based study in Olmsted County, Minnesota. Mayo Clin Proc. 2010;85(5):422-6.

2. Pant S, Patel NJ, Deshmukh A, Golwala H, Patel N, Badheka A, et al. Trends in infective endocarditis incidence, microbiology, and valve replacement in the United States from 2000 to 2011. J Am Coll Cardiol. 2015;65:2070-6.

3. Bor DH, Woolhandler S, Nardin R, Brusch J, Himmelstein DU. Infective endocarditis in the U.S., 1998–2009: a nationwide study. PLoS One. 2013;8:e60033.

4. Dayer MJ, Jones S, Prendergast B, Baddour LM, Lockhart PB, Thornhill MH. Incidence of infective endocarditis in England, 2000-13: a secular trend, interrupted time-series analysis. Lancet. 2015;385:1219-28.

5. Alves Meira ZM, de Castilho SR, Lins Barros MV, Maria Vitarelli A, Diniz Capanema F, Moreira NS, et al. Prevalence of rheumatic fever in children from a public high school in Belo Horizonte. Arq Bras Cardiol. 1995;65(4):331-4.

6. Tibazarwa KB, Volmink JA, Mayosi BM. Incidence of acute rheumatic fever in theworld: a systematic review of population-based studies. Heart. 2008;94(12):1534-40.

7. Sampaio RO, Siciliano RF, Grinberg M. Endocardite infecciosa em valva nativa. In: Grinberg M, Sampaio RO, editores. Doença valvar. Barueri: Manole; 2006.

8. Murdoch DR, Corey GR, Hoen B, Miró JM, Fowler VG Jr, Bayer AS, et al.; International Collaboration on Endocarditis-Prospective Cohort Study (ICE-PCS) Investigators. Clinical presentation, etiology, and outcome of infective endocarditis in the 21st century: the International Collaboration on Endocarditis-Prospective Cohort Study. Arch Intern Med. 2009;169:463-73.

9. Wurcel AG, Anderson JE, Chui KK, Skinner S, Knox TA, Snydman DR, et al. Increasing infectious endocarditis admissions among young people who inject drugs. Open Forum Infect Dis. 2016;3(3):ofw157.

10. Gray ME, Rogawski McQuade ET, Scheld WM, Dillingham RA. Rising rates of injection drug use associated infective endocarditis in Virginia with missed opportunities for addiction treatment referral: a retrospective cohort study. BMC Infect Dis. 2018;18(1):532.

11. Keeshin SW, Feinberg J. Endocarditis as a marker for new epidemics of injection drug use. Am J Med Sci. 2016;352(6):609-14.

12. Francischetto O, da Silva LAP, Simões e Senna KM, Vasques MR, Barbosa GF, Weksler C, et al. Endocardite infecciosa associada aos cuidados de saúde: série de casos em hospital de referência entre 2006 e 2011. Arq Bras Cardiol. 2014;103(4):292-8.

13. Amat-Santos IJ, Messika-Zeitoun D, Eltchaninoff H, Kapadia S, Lerakis S, Cheema AN, et al. Infective endocarditis after transcatheter aortic valve implantation: results from a large multicenter registry. Circulation. 2015;131:1566-74.

14. Mangner N, Woitek F, Haussig S, Schlotter F, Stachel G, Höllriegel R, et al. Incidence, predictors, and outcome of patients developing infective endocarditis following transfemoral transcatheter aortic valve replacement. J Am Coll Cardiol. 2016;67:2907-8.

15. Habib G, Thuny F, Avierinos JF. Prosthetic valve endocarditis: current approach and therapeutic options. Prog Cardiovasc Dis. 2008;50:274-281.

16. Smith CR, Leon MB, Mack MJ, Miller DC, Moses JW, Svensson LG, et al.; PARTNER Trial Investigators. Transcatheter versus surgical aortic-valve replacement in high-risk patients. N Engl J Med. 2011;364:2187-98.

17. Spies C, Madison JR, Schatz IJ. Infective endocarditis in patients with endstage renal disease: clinical presentation and outcome. Arch Intern Med. 2004;164(1):71-5.

18. Selton-Suty C, Célard M, Le Moing V, Doco-Lecompte T, Chirouze C, Iung B, et al.; AEPEI Study Group. Preeminence of *Staphylococcus aureus* in infective endocarditis: a 1-year population-based survey. Clin Infect Dis. 2012;54:1230-9.

19. Mansur AJ, Dal Bó C, Fukushima JT, Issa VS, Grinberg M, Pomerantzeff PM. Relapses, recurrences, valve replacements, and mortality during the long-term follow-up after infective endocarditis. Am Heart J. 2001;141:78-86.

20. Hoen B, Alla F, Selton-Suty C, Béguinot I, Bouvet A, Briançon S, et al.; Association pour l'Étude et la Prevention de l'Endocardite Infectieuse (AEPEI) Study Group. Changing profile of infective endocarditis: results of a 1-year survey in France. JAMA. 2002;288(1):75-81.

21. Molton JS, Tambyah PA, Ang BSP, Ling ML, Fisher DA. The global spread of healthcare-associated multidrug-resistant bacteria: a perspective from Asia. Clin Infect Dis. 2013;56:1310-8.

22. Becker K, Heilmann C, Peters G. Coagulase-negative staphylococci. Clin Microbiol Rev. 2014;27:870-926.

23. Baddley JW, Benjamin DK Jr, Patel M, Miró J, Athan E, Barsic B, et al.; International Collaboration on Endocarditis-Prospective Cohort Study Group (ICE-PCS). Candida infective endocarditis. Eur J Clin Microbiol Infect Dis. 2008;27:519-29.

24. Richet H, Casalta JP, Thuny F, Mérrien J, Harlé JR, Weiller PJ, et al. Development and assessment of a new early scoring system using non-specific clinical signs and biological results to identify children and adult patients with a high probability of infective endocarditis on admission. J Antimicrob Chemother. 2008;62:1434-40.

25. Servy A, Valeyrie-Allanore L, Alla F, Lechiche C, Nazeyrollas P, Chidiac C, et al. Prognostic value of skin manifestations of infective endocarditis. JAMA Dermatol. 2014;150(5):494-500.

26. Durack DT, Lukes AS, Bright DK; Duke Endocarditis Service. New criteria for diagnosis of infective endocarditis: utilization of specific echocardiographic findings. Am J Med.1994;96(3):200-9.

27. Li JS, Sexton DJ, Mick N, Nettles R, Fowler VG Jr, Ryan T, et al. Proposed modifications the Duke criteria for the diagnosis of infective endocarditis. Clin Infect Dis. 2000;30:633-8.

28. Cahill TJ, Prendergast BD. Infective endocarditis. Lancet. 2016;387:882-93.

29. Lee A, Mirrett S, Reller LB, Weinstein MP. Detection of bloodstream infections in adults: how many blood cultures are needed? J Clin Microbiol. 2007;45:3546-8.

30. Fournier PE, Thuny F, Richet H, Lepidi H, Casalta JP, Arzouni JP, et al. Comprehensive diagnostic strategy for blood culture-negative endocarditis: a prospective study of 819 new cases. Clin Infect Dis. 2010;51:131-40.

31. Cheng J, Hu H, Kang Y, Chen W, Fang W, Wang K, et al. Identification of pathogens in culture-negative infective endocarditis cases by metagenomic analysis. Ann Clin Microbiol Antimicrob. 2018;17:43-53.

32. Habib G, Badano L, Tribouilloy C, Vilacosta I, Zamorano JL, Galderisi M, et al. Recommendations for the practice of echocardiography in infective endocarditis. Eur J Echocardiogr. 2010;11:202-19.

33. Pizzi MN, Roque A, Fernández-Hidalgo N, Cuéllar-Calabria H, Ferreira-González I, Gonzàlez-Alujas MT, et al. Improving the diagnosis of infective endocarditis in prosthetic valves and intracardiac devices with 18F-fluorodeoxyglucose positron emission tomography/computed tomography: initial results at an infective endocarditis referral center. Circulation. 2015;132:1113-26.

34. Erba PA, Conti U, Lazzeri E, Sollini M, Doria R, De Tommasi SM, et al. Added value of 99mTc-HMPAO-labeled leukocyte SPECT/CT in the characterization and management of patients with infectious endocarditis. J Nucl Med. 2012;53:1235-43.

35. Olmos C, Vilacosta I, Fernandez C, Sarria C, Lopez J, Del Trigo M, et al. Comparison of clinical features of left-sided infective endocarditis involving previously normal versus previously abnormal valves. Am J Cardiol. 2014;114:278-83.

36. Leone S, Ravasio V, Durante-Mangoni E, Crapis M, Carosi G, Scotton PG, et al. Epidemiology, characteristics, and outcome of infective endocarditis in Italy: the Italian Study on Endocarditis. Infection. 2012;40:527-35.

37. Thuny F, Beurtheret S, Mancini J, Gariboldi V, Casalta JP, Riberi A, et al. The timing of surgery influences mortality and morbidity in adults with severe complicated infective endocarditis: a propensity analysis. Eur Heart J 2011;32:2027-33.

38. Bashore TM, Cabell C, Fowler V Jr. Update on infective endocarditis. Curr Probl Cardiol. 2006;31:274-352.

39. Horstkotte D, Follath F, Gutschik E, Lengyel M, Oto A, Pavie A, et al. Guidelines on prevention, diagnosis and treatment of infective endocarditis executive summary: the Task Force on Infective Endocarditis of the European Society of Cardiology. Eur Heart J. 2004;25:267-76.

40. Anguera I, Miro JM, San Roman JA, de Alarcon A, Anguita M, Almirante B, et al. Periannular complications in infective endocarditis involving prosthetic aortic valves. Am J Cardiol. 2006;98:1261-8.

41. Vilacosta I, Graupner C, San Roman JA, Sarria C, Ronderos R, Fernandez C, et al. Risk of embolization after instituion of antibiotic therapy for infective endocarditis. J Am Coll Cardiol. 2002;39:1489-95.

42. Dickerman SA, Abrutyn E, Barsic B, Bouza E, Cecchi E, Moreno A, et al. The relationship between the initiation of antimicrobial therapy and the incidence of stroke in infective endocarditis: an analysis from the ICE Prospective Cohort Study (ICE-PCS). Am Heart J. 2007;154:1086-94.

43. Hubert S, Thuny F, Resseguier N, Giorgi R, Tribouilloy C, Le Dolley Y, et al. Prediction of symptomatic embolism in infective endocarditis: construction and validation of a risk calculator in a multicenter cohort. J Am Coll Cardiol. 2013;62:1384-92.

44. Garcia-Cabrera E, Fernandez-Hidalgo N, Almirante B, Ivanova-Georgieva R, Noureddine M, Plata A, et al. Neurological complications of infective endocarditis: risk factors, outcome, and impact of cardiac surgery: a multicenter observational study. Circulation. 2013;127:2272-84.

45. Hoen B, Duval X. Infective endocarditis. N Engl J Med. 2013;368;1425-33.

46. Sonneville R, Mirabel M, Hajage D, Tubach F, Vignon P, Perez P, et al. Neurologic complications and outcomes of infective endocarditis in critically ill patients: the ENDOcardite en REAnimation prospective multicenter study. Crit Care Med. 2011;39:1474-81.

47. Morris NA, Matiello M, Lyons JL, Samuels MA. Neurologic complications in infective endocarditis: identification, management, and impact on cardiac surgery. The Neurohospitalist.2014;4(4):213-22.

48. Majumdar A, Chowdhary S, Ferreira MA, Hammond LA, Howie AJ, Lipkin GW, et al. Renal pathological findings in infective endocarditis. Nephrol Dial Transplant. 2000;15:1782-87.

49. Dadon Z, Cohen A, Szterenlicht YM, Assous MV, Barzilay Y, Raveh-Brawer D, et al. Spondylodiskitis and endocarditis due to Streptococcus gordonii. Ann Clin Microbiol Antimicrob. 2017;16:68-72.

50. Baddour LM, Wilson WR, Bayer AS, Fowler VG, Bolger AF, Levison ME, et al. Infective endocarditis: diagnosis, antimicrobial therapy, and management of complications: a statement for healthcare professionals from the Committee on Rheumatic Fever, Endocarditis, and Kawasaki Disease, Council on Cardiovascular Disease in the Young, and the Councils on Clinical Cardiology, Stroke, and Cardiovascular Surgery and Anesthesia, American Heart Association. Circulation. 2005;111:e394-434.

Capítulo 9

Tratamento da endocardite infecciosa

Carlos Manuel de Almeida Brandão
Elinthon Tavares Veronese
Rinaldo Focaccia Siciliano

Pontos-chave

- Os principais microrganismos causadores de endocardite de origem comunitária são *Staphylococcus aureus*, estreptococos do grupo viridans e enterococos.
- O tratamento da endocardite infecciosa é fundamentado na antibioticoterapia endovenosa.
- As principais indicações para tratamento cirúrgico são insuficiência cardíaca, febre refratária ao tratamento antibiótico ou embolizações recorrentes.

Introdução

O tratamento antibiótico, juntamente da estabilização clínica inicial, compõe o cerne do tratamento de pacientes com endocardite infecciosa (EI). A escolha da antibioticoterapia deve ser guiada pelo microrganismo identificado na hemocultura ou no material retirado durante a cirurgia. Nos pacientes de maior gravidade, deve-se instituir precoce e empiricamente o tratamento antimicrobiano.

O tratamento cirúrgico faz-se necessário em cerca de 30% dos casos de EI. As principais indicações são: insuficiência cardíaca refratária, febre persistente a despeito de tratamento antibiótico adequado, extensão perianular da infecção (abscesso de anel ou fístula), embolização séptica durante a terapia antibiótica e endocardite fúngica.

Tratamento clínico

O tratamento da EI está baseado primordialmente na terapia antibiótica de alta potência com o objetivo final de erradicar os microrganismos contidos na vegetação. Esse microambiente favorece a perpetuação da infecção por bactérias ou fungos, pois são menos expostos à resposta imune celular e humoral do hospedeiro e há dificuldade para os antibióticos atingirem concentrações efetivas no seu interior.

O tratamento antimicrobiano ideal seria aquele com alta atividade microbicida, administrado por via venosa e em doses e a intervalos que permitam atingir níveis séricos elevados de forma constante e por período de tempo prolongado. Na prática clínica, entretanto, enfrentam-se problemas quanto à toxicidade de antibióticos, à resistência bacteriana e à necessidade de tratamento cirúrgico combinado por condições cardíacas ou de complicações sépticas à distância. Em virtude da ocorrência esporádica da endocardite, a maioria dos esquemas terapêuticos atuais foi avaliada em modelos experimentais animais ou por meio de estudos clínicos observacionais.

Os pacientes com maior risco de complicações merecem antibioticoterapia imediatamente após a coleta das primeiras hemoculturas: pacientes com sepse, disfunção valvar grave, suspeita de evento embólico ou abscesso perivalvar. Por outro lado, para pacientes que apresentam quadro clínico prolongado e baixo risco para complicações cardíacas ou sepse, é possível aguardar os primeiros dias de incubação das hemoculturas antes do início do tratamento. Os principais microrganismos alvo da terapia antibiótica empírica para endocardites com origem na comunidade são *Staphylococcus aureus*, estreptococos do grupo viridans e enterococos. Endocardites relacionadas a assistência a saúde e endocardites que ocorrem nos primeiros 12 meses de implante de prótese valvar devem conter antibióticos com atividade contra estafilococos resistentes a oxacilina.

Além do controle infeccioso local, o tratamento antibiótico visa à redução de eventos embólicos sistêmicos. Quando há grandes vegetações na superfície endocárdica, especialmente aquelas com diâmetro acima de 10 mm, a instituição de tratamento cirúrgico precoce pode ser útil.[7]

Nos casos de EI de valva nativa (EVN) em que será feita cirurgia de troca valvar durante o tratamento antibiótico, o esquema antimicrobiano pós-operatório deve ser o mesmo recomendado para EVN, não para EI de prótese valvar (EPV). Em ambos os casos, EVN e EPV, a duração do tratamento deve ser baseada no primeiro dia de antibioticoterapia efetiva, e não no dia da cirurgia. Dessa forma, após o procedimento cirúrgico, um novo ciclo de tratamento antibiótico deve ser iniciado apenas se as culturas da biópsia valvar obtida por cirurgia estiverem positivas ou se a indicação cirúrgica foi febre ou bacteremia refratária ao tratamento clínico. A detecção de cocos Gram-positivos no tecido valvar, pelo exame histológico, após uma cirurgia de troca valvar por EI não pode servir como único parâmetro para se prolongar o tempo de tratamento antibiótico. Isso porque bactérias mortas podem persistir por longos períodos em uma vegetação estéril.

Estreptococos

Entre estreptococos do grupo viridans, observa-se a emergência de cepas com suscetibilidade diminuída à penicilina e a outros betalactâmicos, consequente à redução na afinidade de proteínas de membrana ligadoras da penicilina. A determinação da concentração inibitória mínima (CIM) – menor concentração do antibiótico suficiente para inibir o crescimento bacteriano – auxilia na escolha do esquema terapêutico. A EVN causada por estreptococos sensíveis é tratada habitualmente com penicilina ou ceftriaxone associada ou não a um aminoglicosídeo por 2 semanas e manutenção da penicilina/ceftriaxone por mais 14 dias. Esse esquema de 4 semanas garante uma probabilidade de cura bacteriológica de 98%. Embora o sinergismo das penicilinas com aminoglicosídeos permita a redução do tempo de tratamento para 2 semanas, a eficácia desse tratamento não foi testada adequadamente entre pacientes com choque séptico, complicações (abscesso, embolização) ou com prótese valvar.

Em pacientes com história de reação alérgica (urticária ou reação anafilática) a penicilina ou a cefalosporina, está recomendado o uso de vancomicina. Pacientes portadores de EPV causada por estreptococo sensível a penicilina devem receber tratamento com penicilina por 6 semanas, com ou sem a associação de gentamicina nas primeiras 2 semanas.

Pacientes idosos ou com alteração da função renal e que apresentam EI não complicada podem ser tratados com penicilina por 4 semanas, sem associação de aminoglicosídeo. Outra estratégia para minimizar o risco renal é o uso do aminoglicosídeo em dose única diária, embora esse esquema não tenha sido devidamente estudado em pacientes com EI.

Enterococos

Enterococos são resistentes às cefalosporinas e apresentam menor sensibilidade às penicilinas quando comparados aos estreptococos. O tratamento ideal da EI causada por enterococo requer uma interação bactercida sinérgica entre um antibiótico direcionado contra a parede celular bacteriana (penicilina, ampicilina ou vancomicina) e um aminoglicosídeo (estreptomicina ou gentamicina). Os regimes de tratamento recomendados são designados para atingir essa interação bactericida sinérgica e resultam em taxas de cura de cerca de 85%, contra 40% de taxa de cura quando se emprega tratamento com um único antibiótico não bactericida.

Vale a pena destacar que estudos recentes vêm mostrando novas perspectivas no tratamento antibiótico da EI por enterococos. Dentre essas alternativas, a associação de ampicilina com altas doses de ceftriaxone mostrou-se eficaz e com menor risco de nefrotoxicidade, quando comparada com a associação tradicional de penicilina ou ampicilina com aminoglicosídeo. Embora ainda careça de mais estudos clínicos, essa combinação pode ser útil em pacientes com elevado risco de nefrotoxicidade ou quando há resistência aos aminoglicosídeos. Em pacientes alérgicos a penicilina, recomenda-se o uso de vancomicina ou daptomicina associado a aminoglicosídeo. A presença de resistência a gentamicina geralmente está associada a resistência aos demais aminoglicosídeos, exceto à estreptomicina; todavia, caso isso aconteça, todos devem ser testados individualmente.

O tratamento antibiótico deve ser administrado por 4 a 6 semanas, optando-se pelo período mais prolongado nos casos de EPV ou de EVN associados a complicações (como abscessos) ou à permanência dos sintomas por pelo menos 3 meses. É mandatória a monitoração cuidadosa da função renal e dos níveis de aminoglicosídeos, objetivando-se a prevenção da nefrotoxicidade e da ototoxicidade.

Estafilococos

S. aureus adquiridos na comunidade são, em sua maioria, produtores de betalactamase, sendo assim resistentes a penicilina e a ampicilina; por outro lado, são sensíveis à oxacilina. Nos casos de EVN por estafilococos, a associação de um aminoglicosídeo pode garantir um benefício adicional de acelerar a erradicação dos estafilococos no sangue, apesar de não haver evidência de que melhore a evolução clínica ou diminua o risco de complicações. O uso dessa associação (aminoglicosídeo/oxacilina) é sugerido por até 5 dias, em razão da potencial nefrotoxicidade do aminoglicosídeo. Quando é verificada resistência do estafilococo à oxacilina, deve ser optado pelo emprego de vancomicina, teicoplanina ou daptomicina. Nesses casos, a associação de um aminoglicosídeo também tem efeito benéfico, apesar do elevado risco de nefrotoxicidade. Caso seja identificado um estafilococo sensível à oxacilina em um paciente sob tratamento empírico de EI com vancomicina, esta deve ser substituída pela oxacilina, por causa do maior poder bactericida dessa última.

As EPV causadas por *S. aureus* têm alta mortalidade e o tratamento tem por base a associação de três antibióticos (oxacilina/vancomicina/daptomicina + aminoglicosídeo + rifampicina). A rifampicina tem especial atividade antiestafilocócica, contribuindo na erradicação da bactéria aderida à prótese valvar ou a outro material intracardíaco. Deve-se manter em mente que há alto risco de emergência de cepas resistentes, caso seja usada isoladamente. Como é frequente a presença de complicações intracardíacas, muitas vezes está indicada a realização de cirurgia de substituição valvar precocemente.

Fungos

Endocardites fúngicas têm alta mortalidade e elevados índices de recidiva. A anfotericina B ou suas formulações lipossomais permanecem como melhor opção terapêutica para os casos em que é isolada Candida sp. Sugere-se também associação com fluconazol, equinocandinas ou 5-fluorocitosina, especialmente nas endocardites em prótese.10 A manutenção de antifúngico oral, geralmente fluconazol, por longos períodos é sugerida para pacientes que não puderam realizar a cirurgia de substituição valvar por apresentarem elevado risco cirúrgico ou por dificuldades técnico-cirúrgicas, assim como para os pacientes que foram submetidos a cirurgia valvar, em razão do alto risco de recidiva dessa infecção. A associação anfotericina B com 5-fluorocitosina pode ser benéfica.

Tratamento empírico

É apropriada a instituição precoce e empírica de antibioticoterapia em pacientes com EI suspeita ou confirmada e em algum dos seguintes critérios de pior evolução: EI altamente destrutiva e rapidamente progressiva, descompensação clínica (sinais de insuficiência cardíaca) ou instabilidade hemodinâmica. Nos pacientes estáveis com suspeita de EI subaguda, o início precipitado de terapia antimicrobiana não previne complicações precoces e tem o potencial de obscurecer o diagnóstico etiológico, à medida em que compromete o resultado de hemoculturas subsequentes.

A escolha do esquema antibiótico empírico inicial depende de alguns fatores, como uso prévio de antibiótico, presença ou não de prótese valvar, nos casos de EPV, se ela é precoce ou tardia e epidemiologia local, incluindo o perfil de resistência dos antibióticos.

A Tabela 6 traz um esquema sugerido para o tratamento antimicrobiano empírico de EI.

Tratamento cirúrgico

A cirurgia valvar na presença de EI apresenta grande morbimortalidade, sendo considerada uma variável de risco independente para mortalidade hospitalar de acordo com os principais escores de risco utilizados em cirurgia cardiovascular.[15,16] Por se tratar de uma patologia com múltiplas apresentações (desde simples vegetações até a presença de complexas fístulas e/ou abscessos de anel) e complicações (isquemia de membros, acidente vascular cerebral embólico, aneurisma micótico), os preditores de mortalidade variam entre os diversos estudos, e, no geral, os escores de risco costumam subestimar a gravidade cirúrgica desses pacientes.[17,18]

Em estudo publicado do Instituto do Coração do Hospital das Clínicas da Faculdade de Medicina da Universidade de São Paulo (InCor-HCFMUSP), de um total de 104 pacientes submetidos à intervenção cirúrgica por endocardite com abscesso de anel entre janeiro de 1982 e janeiro de 2000, cerca de 12,5% apresentavam comprometimento da valva mitral e 19,2% tinham acometimento da junção mitroaórtica. O agente etiológico mais comum isolado nessa situação foi o *S. aureus* e fatores de risco como diversos graus de bloqueio atrioventricular, idade e endocardite em prótese valvar influenciaram significativamente a taxa de mortalidade hospitalar de 19,2%.[19] Outros fatores como endocardite de prótese valvar,[20-22] cho-

que séptico pré-operatório,[23] etiologia fúngica[24] e a doença renal crônica[25,26] (principalmente dialítica) também foram apontados como fatores de risco independentes para mortalidade em outros estudos, com mortalidade de até 40% em 12 meses de acompanhamento.[27]

Grande parte dos pacientes com EI necessitarão de tratamento cirúrgico. A frequência da indicação cirúrgica dependerá do agente etiológico, das características dos pacientes, da

Tabela 1 Tratamento de endocardite infecciosa de valva nativa (EVN) causada por estreptococo sensível a penicilina (CIM ≤ 0,1 mcg/mL)

Antibiótico	Dose e via de administração	Duração (semanas)
Penicilina G ou	18 milhões UI/dia, EV, a cada 4 h	4
ceftriaxone	2 g/dia, EV, a cada 12 h	4
Penicilina G ou	18 milhões UI/dia, EV, a cada 4 h	2 a 4
ceftriaxone	2 g, EV, a cada 12 h	2 a 4
+ Gentamicina	3 mg/kg/dia, EV, a cada 8 h	2
Vancomicina (alergia a penicilina)	30 mg/kg/dia, EV, a cada 12 h	4

CIM: concentração inibitória mínima; EV: endovenoso.

Tabela 2 Tratamento de endocardite infecciosa de valva nativa (EVN) causada por estreptococo com resistência intermediária a penicilina (0,1 mcg/mL < CIM < 0,5 mcg/mL)

Antibiótico	Dose e via de administração	Duração (semanas)
Penicilina G ou	24 milhões UI/dia, EV, a cada 4 h	4
ceftriaxone	2 g, EV, a cada 12 h	4
+ Gentamicina	3 mg/kg/dia, EV, a cada 8 h	2
Vancomicina (alergia a penicilina)	30 mg/kg/dia, EV, a cada 12 h	4
+ Gentamicina	3 mg/kg/dia, EV, a cada 8 h	2

CIM: concentração inibitória mínima; EV: endovenoso.

Tabela 3 Tratamento sugerido para endocardite infecciosa causada por enterococos

Antibiótico	Dose e via de administração	Duração (semanas)
Penicilina G	18 a 24 milhões UI/dia, EV, a cada 4 h	4 a 6
+ Gentamicina	3 mg/kg/dia, EV, a cada 8 h	4 a 6
Ampicilina	12 g/dia, EV, a cada 4 h	4 a 6
+ Ceftriaxone	2 g, EV, a cada 12 h	4 a 6
Vancomicina (alergia a penicilina)	30 mg/kg/dia, EV, a cada 12 h	6
+ Gentamicina	3 mg/kg/dia, EV, a cada 8 h	6

Tabela 4 Tratamento de endocardite infecciosa de valva nativa (EVN) por estafilococos

Antibiótico	Dose e via de administração	Duração (semanas)
Oxacilina	12 g/dia, EV, a cada 4 h	4 a 6
+ Gentamicina (opcional)	3 mg/kg/dia, EV, a cada 8 h	3 a 5 dias
Vancomicina (meticilino-resistente ou alergia a penicilina) ou daptomicina	30 mg/kg/dia, EV, a cada 12 h / 8 a 10 mg/kg/dia, EV, 1 vez ao dia	4 a 6 / 4 a 6
+ Gentamicina (opcional)	3 mg/kg/dia, EV, a cada 8 h	3 a 5 dias

Tabela 5 Tratamento de endocardite infecciosa de prótese valvar (EPV) ou de outro material prostético causado por estafilococos

Antibiótico	Dose e via de administração	Duração (semanas)
Meticilino-resistente Vancomicina ou daptomicina	30 mg/kg/dia, EV, a cada 12 h / 8 a 10 mg/kg/dia, EV, 1 vez ao dia	≥ 6 / ≥ 6
+ Rifampicina	300 mg, VO, a cada 8 h	≥ 6
+ Gentamicina	3 mg/kg/dia, EV, a cada 8 h	2
Meticilino-sensível Oxacilina	12 g/dia, EV, a cada 4 h	≥ 6
+ Rifampicina	300 mg, VO, a cada 8 h	≥ 6
+ Gentamicina	3 mg/kg/dia, EV, a cada 8 h	2

Tabela 6 Esquemas antibióticos propostos para o tratamento empírico inicial de EI (cultura negativa ou ainda sem resultado)

Antibiótico	Dose e via de administração	Duração (semanas)
Valva nativa ou prótese valvar implantada há mais de 12 meses		
Penicilina G	18 a 24 milhões UI/dia, EV, a cada 4 h	4 a 6
+ Oxacilina	12 g/dia, EV, a cada 4 h	4 a 6
+ Gentamicina	3 mg/kg/dia, EV, a cada 8 h	2
Prótese valvar implantada há menos de 12 meses		
Vancomicina ou daptomicina	30 mg/kg/dia, EV, a cada 12 h / 8 a 10 mg/kg/dia, EV, 1 vez ao dia	6 / 6
+ Gentamicina	3 mg/kg/dia, EV, a cada 8 h	2 a 4
+ Meropenem*	1 g, EV, a cada 8 h	6

* Considerar epidemiologia local. A cobertura para BGN é relevante especialmente nos primeiros 6 meses após implante valvar.

evolução da doença e da natureza do hospital ou serviço médico envolvido, variando de 13,8% em hospitais comunitários a até 44% em hospitais terciários de referência. Em experiência publicada do InCor-HCFMUSP, o tratamento cirúrgico foi indicado em um terço dos pacientes (33,12%) com EI.[28]

A finalidade do tratamento cirúrgico é remover o tecido infectado, restaurar a função valvar e corrigir os eventuais defeitos como abscessos de anel valvar ou fístulas. O extenso desbridamento dos tecidos necróticos e as amplas reconstruções são responsáveis pelo maior êxito no tratamento cirúrgico da endocardite.[29-31] Alguns trabalhos demonstram que a taxa de sobrevida em 12 meses aumenta de 42% para 71% quando se compara o tratamento clínico com o tratamento cirúrgico conjunto, principalmente na presença de abscesso de anel.[32]

As principais indicações de tratamento cirúrgico na endocardite são bastante conhecidas: insuficiência cardíaca refratária, falha de tratamento etiológico, extensão perianular (abscesso de anel ou fístula), embolia de repetição e endocardite por organismo resistente e agressivo (*S. aureus*, fungos).[33,34]

Os casos de EI associada a abscesso anular e/ou fístula constituem uma indicação absoluta de cirurgia e constituem o grupo de maior risco cirúrgico.[32,35] O diagnóstico do abscesso de anel valvar é definido como a presença de tecido necrótico no anel valvar e/ou sua destruição séptica, com uma cavidade remanescente. A fístula é definida como uma comunicação infectada entre duas cavidades próximas.

Em publicação do InCor-HCFMUSP, que analisou a experiência obtida com o tratamento cirúrgico da EI ativa em 361 doentes operados, houve 75 (20,78%) óbitos imediatos e 26 tardios, a grande maioria decorrente de causas cardiogênicas. Duzentos e cinco doentes apresentavam comprometimento em valvas nativas e 156 em próteses (43,2%). Houve 15 recidivas tardias, com necessidade de reoperação em 10 pacientes. O acompanhamento tardio mostrou uma sobrevida de 67,3% em 15 anos de acompanhamento.[36]

Um estudo da UK Heart Valve Registry, que incluiu 322 pacientes com endocardite em prótese, demonstrou mortalidade hospitalar de 20%, com sobrevida de 37,2% em 10 anos. Segundo os autores, o único fator de risco para a mortalidade foi a idade, sendo que a utilização de próteses biológicas ou mecânicas não apresentou diferença significativa na evolução tardia.[37]

As técnicas cirúrgicas, em conjunto com a proteção miocárdica adequada, favorecendo debridamentos mais extensos e melhores reconstruções das estruturas envolvidas, permitem a obtenção de melhores resultados imediatos e tardios. A técnica utilizada varia segundo o achado intraoperatório. Após a remoção das valvas ou das próteses, procura-se remover todo o tecido infectado, procurando sempre que possível preservar a integridade anatômica e funcional do anel valvar e das câmaras cardíacas.

Na presença de fístulas e grandes abscessos, em geral maiores do que 2,0 cm de diâmetro, utilizam-se retalhos de pericárdio bovino para a reconstrução do anel valvar e fechamento das comunicações. A utilização de retalhos de material biológico para o tratamento dos abscessos de anel e das fístulas também contribui para a melhor evolução dos casos.[38]

Idealmente, o material utilizado para reconstrução anular deve prover alta durabilidade e baixa taxa de recidiva da infecção. Em casos em que ocorre a destruição completa do anel valvar, técnicas de reconstrução para o implante de próteses valvares configuram-se verdadeiros desafios até mesmo para cirurgiões com grande experiência.

Vários trabalhos mostram que não há diferença entre próteses biológicas e próteses mecânicas em termos de sobrevida e índices de recorrência da infecção.[31,39] No InCor-HC-FMUSP, assim como em outros serviços com longa experiência, prefere-se a utilização de próteses biológicas, em especial as de pericárdio bovino, em razão de seu fluxo central e seu baixo índice de recorrência da endocardite.[35,40] A utilização de homoenxertos é defendida por alguns autores, principalmente pela maior resistência a infecção, com menores taxas de recidiva e recorrência de endocardite no acompanhamento tardio.[41] Em alguns casos, quando a indicação cirúrgica for precoce e a extensão da lesão valvar for pequena, é possível o emprego das plásticas valvares, com bons resultados.[42]

Resumo

Após a suspeita diagnóstica de EI e, principalmente, após sua confirmação, a conduta médica deve estar focada em três pontos principais que compõem o tratamento dessa doença: estabilização clínica inicial, obtenção precoce de hemoculturas e instituição de tratamento medicamentoso e/ou cirúrgico definitivo.

Nos casos de maior gravidade ou maior risco de eventos adversos, o tratamento antibiótico deve ser instituído precocemente de maneira empírica, sem aguardar o resultado das culturas. Nos demais casos, o tratamento medicamentoso com antibióticos deve ser guiado pelo microrganismo identificado na hemocultura.

O tratamento cirúrgico faz-se necessário em cerca de 30% dos pacientes e suas principais indicações são: sinais e sintomas de insuficiência cardíaca, infecção descontrolada, presença de eventos embólicos e EI de prótese valvar.

Referências bibliográficas

1. Sabe MA, Shrestha NK, Menon V. Contemporary drug treatment of infective endocarditis. Am J Cardiovasc Drugs. 2013;13(4):251-8.
2. Bonow RO, Carabello BA, Chatterjee K, de Leon AC Jr, Faxon DP, Freed MD, et al. 2008 focused update incorporated into the ACC/AHA 2006 guidelines for the management of patients with valvular heart disease: a report of the American College of Cardiology/American Heart Association Task Force on Practice Guidelines (Writing committee to revise the 1998 guidelines for the management of patients with valvular heart disease): endorsed by the Society of Cardiovascular Anesthesiologists, Society for Cardiovascular Angiography and Interventions, and Society of Thoracic Surgeons. J Am Coll Cardiol. 2008;52:e1-e142.
3. Karchmer AW. Infective endocarditis. In: Libby P, Bonow RO, Mann DL, Zipes DP, editores. Braunwald's heart disease: a textbook of cardiovascular medicine. 8. ed. Philadelphia: Elsevier Saunders; 2008. p. 1713-37.
4. Tornos P, Gonzalez-Alujas T, Thuny F, Habib G. Infective endocarditis: the european viewpoint. Curr Probl Cardiol. 2011;36:175-222.
5. Pierce D, Calkins BC, Thornton K. Infectious endocarditis: diagnosis and treatment. Am Fam Physicians. 2012;85(10):981-6.
6. Habib G, Hoen B, Tornos P, Thuny F, Prendergast B, Vilacosta I, et al. Guidelines on the prevention, diagnosis, and treatment of infective endocarditis (new version 2009): the task force on the prevention, diagnosis, and treatment of infective endocarditis of the ESC. Eur Heart J. 2009;30:2369-413.
7. Kang DH, Kim YJ, Kim SH, Sun BJ, Kim DH, Yun SC, et al. Early surgery versus conventional treatment for infective endocarditis. N Engl J Med. 2012;366:2466-73.
8. Tarasoutchi F, Montera MW, Grinberg M, Barbosa MR, Piñeiro DJ, Sánchez CRM, et al. Diretriz Brasileira de Valvopatias – SBC 2011/ I Diretriz Interamericana de Valvopatias – SIAC 2011. Arq Bras Cardiol. 2011;97(5 Supl. 3):1-67.
9. Nigo M, Munita JM, Arias CA, Murray BE. What's new in the treatment of enterococcal endocarditis? Curr Infect Dis Rep. 2014;16(10):431.
10. Tacke D, Koehler P, Cornely OA. Fungal endocarditis. Curr Opin Infect Dis. 2013;26(6):501-7.
11. Habib G, Lancellotti P, Antunes MJ, Bongiorni MG, Casalta JP, Del Zotti F, et al. 2015 ESC Guidelines for the management of infective endocarditis. the task force for the management of infective endocarditis of the European Society of Cardiology (ESC). G Ital Cardiol (Rome). 2016;17(4):277-319.
12. Siciliano RF, Randi BA, Gualandro DM, Sampaio RO, Bittencourt MS, da Silva Pelaes CE, et al. Early-onset prosthetic valve endocarditis definition revisited: prospective study and literature review. Int J Infect Dis. 2018;67:3-6.
13. Peterson SC, Lau TTY, Ensom MHH. Combination of ceftriaxone and ampicillin for the treatment of enterococcal endocarditis: a qualitative systematic review. Ann Pharmacother. 2017;51(6):496-503.
14. Galar A, Weil AA, Dudzinski DM, Muñoz P, Siedner MJ. Methicillin-resistant Staphylococcus aureus prosthetic valve endocarditis: pathophysiology, epidemiology, clinical presentation, diagnosis, and management. Clin Microbiol Rev. 2019;32(2).
15. Jamieson WRE, Edwards FH, Schwartz M, Bero JW, Clark RE, Grover FL. Risk stratification for cardiac valve replacement. National cardiac surgery database. Ann Thorac Surg. 1999;67:943-51.
16. Roques F, Nashef SAM, Michel P, Gauducheau E, de Vincentiis C, Baudet E, et al. Risk factors and outcome in european cardiac surgery: analysis of the EuroSCORE multinational database of 19030 patients. Eur J Cardio-thorac Surg. 1999;15:816-23.
17. Patrat-Delona S, Rouxelb A, Gacouina A, Revesta M, Flécherc E, Fouquetd O, et al. EuroSCORE II underestimates mortality after cardiac surgery for infective endocarditis. Eur J Cardiothorac Surg. 2016;49:944-51.
18. Madeira S, Rodrigues R, Tralhão A, Santos M, Almeida C, Marques M, et al. Assessment of perioperative mortality risk in patients with infective endocarditis undergoing cardiac surgery: performance of the EuroSCORE I and II logistic modelsInteractive. Cardiovasc Thorac Surg. 2016;22:141-8.
19. Pomerantzeff PMA, Brandão CMA, Albuquerque JM, Oliveira JL, Dias AR, Mansur AJ, et al. Risk factor analysis of hospital mortality in patients with endocarditis with ring abscess. J Card Surg. 2005;20:329-331.
20. Della Corte A, Di Mauro M, Actis Dato G, Barili F, Cugola D, Gelsomino S, et al. Surgery for prosthetic valve endocarditis: a retrospective study of a national registry. Eur J Cardiothorac Surg. 2017;52:105-11.
21. Delay D, Pellerin M, Carrier M, Marchand R, Auger P, Perrault LP, et al. Immediate and long-term results of valve replacement for native and prosthetic valve endocarditis. Ann Thorac Surg. 2000;70:1219-23.
22. Manne MB, Shrestha NK, Lytle BW, Nowicki ER, Blackstone E, Gordon SM, et al. Outcomes after surgical treatment of native and prosthetic valve infective endocarditis. Ann Thorac Surg. 2012;93:489-94.
23. Nonaka M, Kusuhara T, An K, Nakatsuka D, Sekine Y, Iwakura A, et al. Long--term clinical outcomes and predictors of survival after prosthetic valve endocarditis surgery. J Heart Valve Dis. 2013;22:704-12.
24. Brandão M, Almeida J, Ferraz R, Santos L, Pinho P, Casanova J. Fungal prosthetic valve endocarditis with mycotic aneurysm: case report. Rev Port Cardiol. 2016;35(9):495.e1-495.e4.
25. Vasudev R, Shah P, Kaur S, Chitturi C, Yamini S, Mechineni A, et al. Infective Endocarditis in Hemodialysis Patients. J Heart Valve Dis. 2016;25:369-74.
26. Raza S, Hussain ST, Rajeswaran J, Ansari A, Trezzi M, Arafat A, et al. Value of surgery for infective endocarditis in dialysis patients. J Thorac Cardiovasc Surg. 2017;154:61-70.
27. Bedeir K, Reardon M, Ramlawi B. Infective endocarditis: perioperative management and surgical principles. J Thorac Cardiovasc Surg. 2014;147:1133-41.
28. Mansur AJ, Grinberg M, Gallucci S, et al. Endocardite infecciosa: análise de 300 episódios. Arq Bras Cardiol. 1990;54:13-21.

29. David TE, Gavra G, Feindel CM, Regesta T, Armstrong S, Maganti MD. Surgical treatment of active infective endocarditis: a continued challenge. J Thorac Cardiovasc Surg. 2007;133:144-9.

30. Kim SW, Park PW, Kim WS, Sung K, Lee YT, Jun TG, et al. Long-term results of aortomitral fibrous body reconstruction with double-valve replacement. Ann Thorac Surg. 2013;95:635-41.

31. Oliveira NC, David TE, Armstrong S, Ivanov J. Aortic and mitral valve replacement with reconstruction of the intervalvular fibrous body: An analysis of clinical outcomes. J Thorac Cardiovasc Surg. 2005;129:286-90.

32. Alonso-Valle H, Fariñas-Álvarez C, Garcáa-Palomo JD, Bernal JM, Martín-Durán R, Díez JFG, et al. Clinical course and predictors of death in prosthetic valve endocarditis over a 20-year period. J Thorac Cardiovasc Surg. 2010;139:887-93.

33. Bayer AS, Bolger AF, Taubert KA, Wilson W, Steckelberg J, Karchmer AW, et al. Diagnosis and management of infective endocarditis and its complications. Circulation. 1998;98:2936-48.

34. Remadi JP, Habib G, Nadji G, Brahim A, Thuny F, Casalta JP, et al. Predictors of death and impact of surgery in Staphylococcus aureus infective endocarditis. Ann Thorac Surg. 2007;83:1295-302.

35. Rouze S, Flecher E, Revest M, Anselmi A, Aymami M, Roisne A, et al. Infective endocarditis with paravalvular extension: 35-year experience. Ann Thorac Surg. 2016;102:549-55.

36. Dias AR, Pomerantzeff PMA, Brandão CMA, Dias RR, Grimberg M, Lahoz EV, et al. Tratamento cirúrgico da endocardite infecciosa ativa: análise de 361 doentes operados. Rev Bras Cir Cardiovasc. 2003;18(3):172-7.

37. Edwards MB, Ratnatungaa CP, Dore CJ, Taylor KM. Thirty-day mortality and long-term survival following surgery for prosthetic endocarditis: a study from the UK heart valve registry. European Journal of Cardio-thoracic Surgery. 1998;14:156-64.

38. Lytle BW, Priest BP, Taylor PC, Loop FD, Sapp SK, Stewart RW, et al. Surgical treatment of prosthetic valve endocarditis. J Thorac Cardiovasc Surg. 1996;111:198-210.

39. Toyoda N, Itagaki S, Tannous H, Egorova NN, Chikwe J. Bioprosthetic versus mechanical valve replacement for infective endocarditis: focus on recurrence rates. Ann Thorac Surg. 2018;106:99-106.

40. Pomerantzeff PMA, Brandão CMA, Cauduro P, Puig LB, Grinberg M, Tarasoutchi F, et al. FISICS-INCOR bovine pericardial bioprosthesis - 15 year results. Heart Surg Forum. 1998;1(2):130-5.

41. Camacho MT, Cosgrove DM. Homografts in the treatment of prosthetic valve endocarditis. Seminars Thorac Cardiovasc Surg. 1995;(7):32-7.

42. Pomerantzeff PMA, Brandão CMA, Grimberg M, Jatene AD. Plásticas valvares no tratamento cirúrgico da endocardite infecciosa. Rev Soc Cardiol Estado de São Paulo. 1995;5(4):462-4.

Seção 11

CARDIOMIOPATIAS

Capítulo 1

Cardiomiopatia dilatada, periparto e alcoólica

Paulo Vinicius Ramos Souza
Felix José Alvarez Ramires
Fábio Fernandes

Pontos-chave

- A cardiomiopatia dilatada (CMD) idiopática caracteriza-se pela dilatação do ventrículo esquerdo associado com disfunção sistólica, nos casos em que não foi possível encontrar nenhuma etiologia conhecida.
- A CMD pode manifestar-se de várias maneiras, sendo mais frequente a progressão para insuficiência cardíaca.
- O tratamento será direcionado no controle da insuficiência cardíaca, prevenção da progressão da doença e tentativa de evitar a ocorrência de fenômenos tromboembólicos e morte súbita.
- A cardiomiopatia periparto (CMP) é um diagnóstico de exclusão, idêntico ao das cardiomiopatias idiopáticas, mas com uma característica peculiar que é seu aparecimento relacionado ao período específico da gestação e pós-parto.
- A cardiomiopatia alcoólica (CMA) tem sido relacionada como um tipo de cardiomiopatia dilatada do tipo não isquêmica, e como o próprio nome diz, a etiologia desta cardiomiopatia se dá pelo consumo de álcool (etanol) excessivo.

Cardiomiopatia dilatada

Introdução

As cardiomiopatias representam um grupo de doenças envolvendo o músculo cardíaco, podendo incluir doenças que acometem o músculo cardíaco primariamente e também doenças sistêmicas que podem afetar de forma indireta a função e anatomia do músculo cardíaco.

A forma mais comum de apresentação desta entidade é a dilatada, podendo chegar a 90% dos casos. Além de comprometer a contração ventricular esquerda, ou de ambos os ventrículos, é muito comum ser acompanhada de outras desordens como arritmias, tromboembolismo e, principalmente, a progressão quase que inexorável para insuficiência cardíaca importante. Muitas vezes a morte súbita pode se fazer presente na evolução clínica desses pacientes.

Sabemos que cardiomiopatia dilatada (CMD) pode ser a via final comum de várias doenças que acometem o miocárdio, resultante de mecanismos genéticos, infecciosos, metabólicos, inflamatórios e citotóxicos. A CMD pode apresentar diversas etiologias, contudo não são considerados consequência de doença hipertensiva, isquêmica, valvar, pericárdica ou congênita. Por tal motivo, devemos utilizar recursos para que essas entidades citadas anteriormente sejam excluídas para podermos estabelecer o diagnóstico de CMD.

Classificação

Com o avanço tecnológico que ocorreu nos últimos anos tanto a respeito da fisiopatologia dos diferentes fenótipos que podem ser expressos quanto da importante influência da base genética desta doença, as classificações foram modificadas também. Em 2006, a American Heart Association (AHA)[1] definiu que as cardiomiopatias são um grupo heterogêneo de doenças do músculo cardíaco com correspondente disfunção mecânica e/ou elétrica, com frequente, mas não sempre presente, dilatação e hipertrofia ventricular inapropriada. Podem ser restritas ao coração ou fazer parte de doenças sistêmicas (Figura 1).

Em 2008, a European Society of Cardiology (ESC)[2] trouxe uma nova proposta de classificação das cardiomiopatias, com a justificativa de se ter uma ferramenta mais prática no manuseio clínico diário. A classificação europeia define as cardiomiopatias como desordem do músculo cardíaco, que se encontra estruturalmente e funcionalmente anormal, na ausência de causas específicas. Manteve as alterações estruturais e morfológicas dos subtipos das cardiomiopatias em dilatada, hipertrófica, restritiva e arritmogênica de ventrículo direito, em forma familiar (genética) e não familiar (não genética). Refere-se familiar com a ocorrência em mais de um membro da família, quer do mesmo transtorno ou um fenótipo que pode ser causado pela mesma mutação genética. Cardiomiopatias não familiares são clinicamente definidas pela presença de uma cardiomiopatia e pela ausência de doença nos outros membros da família (Figura 2).

Já em 2013, a World Heart Foundation (WHF)[3] publicou a classificação MOGE(S), inspirada no estadiamento dos tumores (estágio TNM).

A classificação MOGE(S) baseia-se em anormalidades estruturas e funcionais (M), extensão do comprometimento do órgão envolvido (O), se é de causa genética ou não (G), a natureza do defeito genético molecular ou se a etiologia é co-

nhecida (E) e o grau do estágio de Insuficiência cardíaca ou grau de intolerância aos esforços (S). A definição de cardiomiopatia nesta classificação é descrita como desordem morfológica ou funcional do miocárdio anormal na ausência de qualquer outra doença que possa levar ao fenótipo observado. Os fenótipos convencionais dos subtipos de cardiomiopatia (ex.: dilatado, hipertrófica, restritivo) são a base da classificação, além de descrever se a doença é sistêmica ou a coração é parte da doença sistêmica. A combinação M e O pode sugerir pistas diagnósticas. Por outro lado, incluindo a investi-

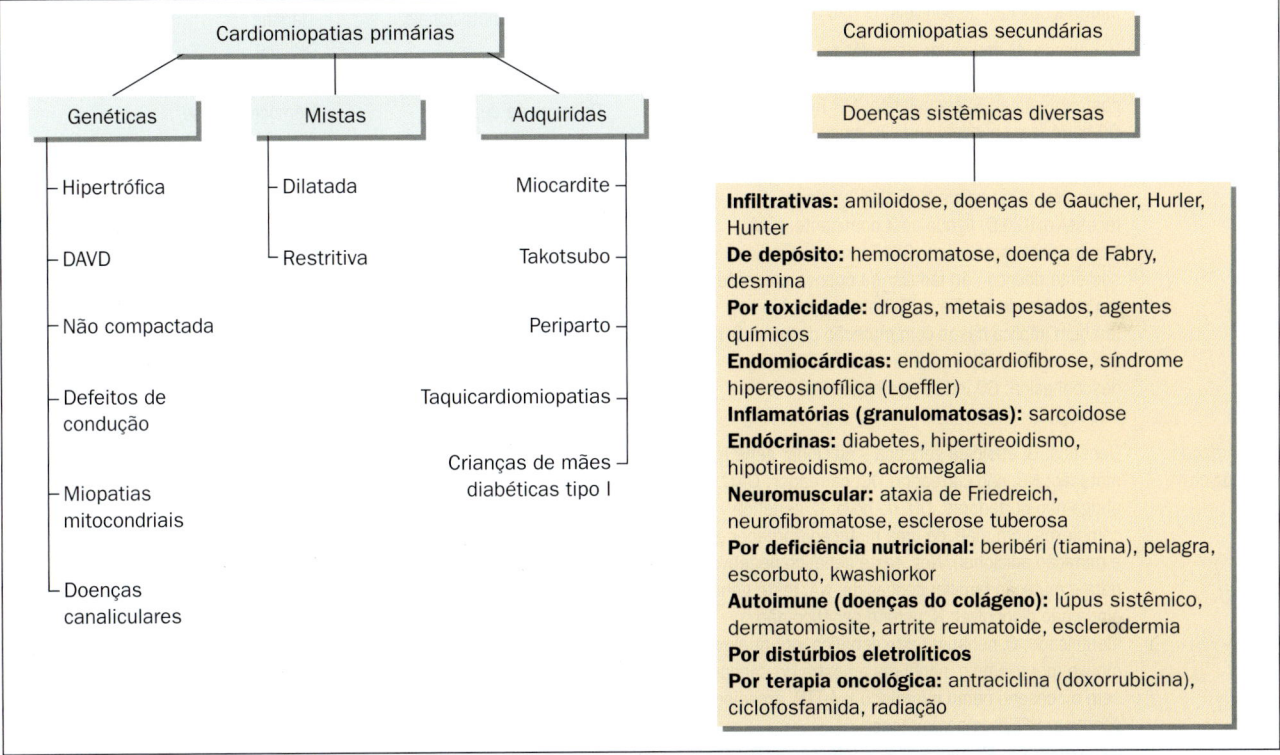

Figura 1 Classificação americana das cardiomiopatias.
DAVD: displasia arritmogênica do ventrículo direito.

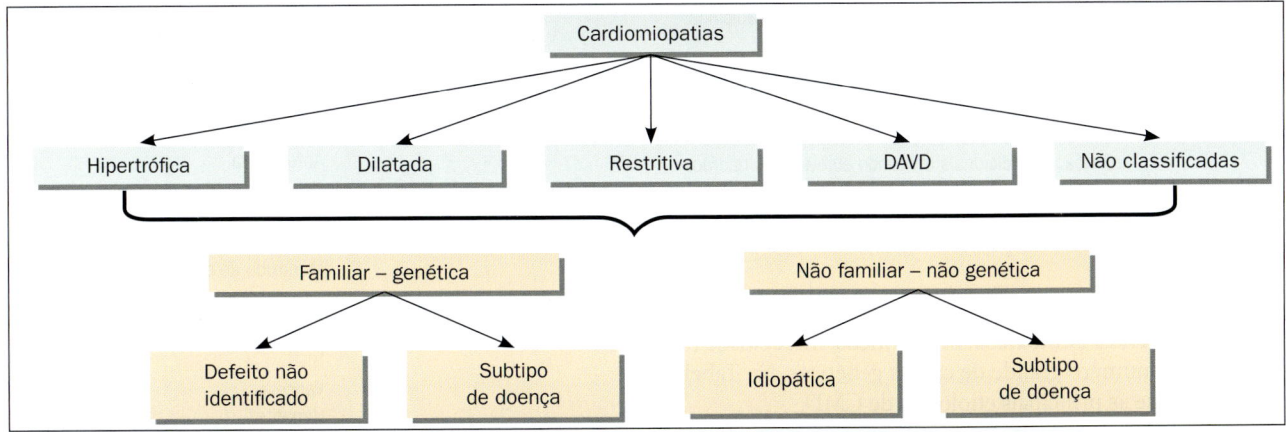

Figura 2 Classificação europeia das cardiomiopatias.
DAVD: displasia arritmogênica do ventrículo direito.

gação para a história da família e do padrão de herança (G), adiciona valiosas informações para a caracterização completa da cardiomiopatia (Tabela 1).

Tabela 1 Resumo da classificação MOGE(S)

M, fenótipo morfofuncional	D, dilatada; H, hipertrófica; R, restritiva; ARVC, cardiomiopatia arritmogênica do ventrículo direito; NCVe, miocárdio não compactado do ventrículo esquerdo; sobreposição, por exemplo, H + R, D + A, NC + H, H + D, D + NC, ou combinações mais complexas, como H + R + NC; E, precoce, com o tipo entre parênteses; NS, fenótipo não específico; NA, informações não disponíveis; O, não afetado
O, órgão ou sistema envolvido	H, coração; M, muscular, esquelético; N, nervoso; C cutâneo; E de olho; A, auditiva; K, rim; G, gastrointestinal; S, esquelético; MR Retardo mental OO carreador saudável coração ainda não envolvido
G, Genética	(GAD), autossômico dominante (GAR) autossômico recessivo, (GXL) ligado X, (GXLR) ligado ao X recessivo, (GXLD) ligado ao X dominante, (GM) transmissão matrilinear. (GS) Esporádico indica somente doença não familiar ou doença presente em um membro da família. (GS) notação esporádica também implica casos com mutação *de novo*. GN indica negativa. GU indica história familiar desconhecida. GO indica que história não foi investigada
E, anotação etiológica	Genética: G, etiologia genética – adicionar gene e mutação; NC, não carreador; OC, carreador; ONC, obriga não portadoras; DN, *de novo*; C, genética complexas com mais de uma mutação (fornecer gene e mutação adicional); Neg, teste genético negativo para a mutação familiar conhecida; NA, teste genético ainda não disponível; N, defeito genético não identificado; O, nenhum teste genético, por qualquer motivo (por exemplo, nenhuma amostra de sangue, sem o consentimento informado); A-TTR, amiloidose genética; HFE, hemocromatose Não genéticos: M, miocardite; V, infecção viral (adicionar o vírus identificado no coração afetado); AI, autoimune ou imunemediada: suspeita (AI-S), comprovados (AI-P); A, amiloidose (adicionar o tipo de amiloidose: AK, AL, A-SAA); I, infecciosa, não viral (adicionar o agente infeccioso); T, toxicidade (adicionar causa ou droga tóxica); Eo, doença cardíaca hipereosinofílica
S, Estágio	Fase ACC/AHA (A, B, C, D); classe funcional (I, II, III, IV). *A descrição morfológica do fenótipo pode conter informações adicionais utilizando abreviações padrão

Etiologia

As causas de CMD podem incluir uma variedade muito grande de agentes citotóxicos, metabólicos, infecciosos ou também um número grande de causas genéticas. Na Tabela 2 observam-se as principais etiologias de CMD.

Quando não se encontra uma causa aparente para a CMD, ela é chamada então de cardiomiopatia dilatada idiopática, em que a etiologia está presente, mas não foi identificada.

Tabela 2 Principais causas de cardiomiopatia dilatada

Doença infecciosa

Anormalidades de eletrólitos	Hipocalcemia Hipofosfatemia Arterite
Bacteriana	Febre tifoide Difteria Brucelose Psiticose Ricketsias Histoplasmose Criptococose
Deficiências nutricionais	Tiamina Selênio Carnitina
Doenças de depósito	Hemocromatose Amiloidose
Doenças endocrinológicas	Hipo ou hipertireoidismo Diabetes melito Feocromocitoma Doença de Cushing
Doenças reumáticas	Lúpus sistêmico Esclerodermia
Genéticas	Distrofia muscular de Duchenne Distrofia miotônica Ataxia de Friedreich
Medicamentos	Agentes quimioterápicos Antraciclinas Ciclofosfamida Trazumab Drogas antivirais Zidovudine Didanosine Zalcitabine
Miscelânea	Cardiomiopatia periparto Sarcoidose Apneia do sono Cardiomiopatia familiar Miocardite Radiação
Parasitárias	Toxoplasmose Tripanossomíase Esquistossomose Triquinose
Toxinas	Etanol Cocaína Anfetamina Cobalto Chumbo Mercúrio Monóxido de carbono
Viral	Coxsackie vírus Citomegalovírus HIV Varicela Hepatite Epstein-Barr Ecovírus Outros

Cardiomiopatia dilatada idiopática

Caracteriza-se pela dilatação do ventrículo esquerdo associado com disfunção sistólica, nos casos em que não foi possível encontrar nenhuma etiologia conhecida. Após todas as causas detectáveis terem sido excluídas, a cardiomiopatia é então chamada de idiopática. O envolvimento do ventrículo direito pode ou não estar presente.

A prevalência nos Estados Unidos está em 1:2500 habitantes, sendo responsável por 50.000 internações e 10.000 mortes por ano nos Estados Unidos,[4] sendo a causa mais frequente de indicação de transplante e a terceira causa de insuficiência cardíaca.[5]

Em adultos a incidência é de 7 para 100.000 por ano. É mais frequente entre homens do que em mulheres (2,5: 1) e entre os negros do que em brancos (2,5:1)[6]. Em crianças a incidência é de 1,13 casos por 100.000 por ano, sendo maior em meninos do que em meninas (0,66 *vs.* 0,47 casos por 100.000; p < 0,006). Em bebês menores de 1 ano do que em crianças maiores (4,40 *vs.* 0,34 casos por 100.000; p < 0,001).[7]

Nas últimas décadas o papel da genética ganhou importância muito elevada com a identificação de uma frequência de casos familiares maior do que o que se antecipava previamente (30 a 50% dos casos). Um grande número de genes identificados (mais de 40) e uma clara evidência de que, mesmo os chamados "casos esporádicos", podem abrigar um defeito genético.[8]

Denomina-se forma esporádica os casos em que não se conseguiu estabelecer um determinante genético e de forma familiar os casos em que o fenótipo é expressado em mais de um membro da família.

Forma esporádica

Sabemos que são múltiplos os fatores envolvidos na fisiopatologia da CMD idiopática, como fatores genéticos, infecciosos ou autoimunes, que podem agir em sinergismo, gerando o fenótipo da doença. Como exemplo, foi visto em uma metanálise que 10 a 20% dos casos de CMD são causados por sequela de infecção viral, em especial por vírus do grupo *Coxsackie* B.[9] A autoimunidade baseia-se na presença de anticorpos específicos para componentes do miocárdio, assim sendo, as alterações imunológicas poderiam ser resultantes de infecção viral prévia.

Forma familiar

A grande maioria dos casos são autossômica dominante e uma minoria recessivo ligado ao X, autossômico recessivo e mitocondrial.[10] Também sabemos hoje que a penetrância é dependente da idade a expressão clínica variável. Nos estudos iniciais acreditava-se que a disfunção genética da cardiomiopatia dilatada idiopática se localizava nas proteínas do citoesqueleto.

Com o avanço da tecnologia genética, viu-se que existem mutações em praticamente todas as estruturas e vias de condução do cardiomiócito, podendo conduzir a dilatação ventricular e má contração do músculo cardíaco.

Foram identificadas mutações em mais de 40 genes diferentes implicadas na patogênese da CF. Em sua maioria, os genes envolvidos fazem parte de codificações do sarcômero, citoesqueleto, cápsula nuclear e sarcolema.[11,12] Na Tabela 3 observam-se os principais genes associados a CMD familiar.

Tabela 3 Cardiomiopatia dilatada familiar – principais genes relacionados			
Gene	Prevalência	Localização	Herança
TTN (titina)	15-25%	Sarcômero	AD
MYH7	4-8%	Sarcômero	AD
TNNT2	3-6%	Sarcômero	AD
TPM1	2-4%	Sarcômero	AD
LMNA (lâmina A/C)	4-8%	Membrana nuclear	AD, AR
EMD (emerina)	< 1%	Membrana nuclear	XL
SCN5A	1-2%	Canal de sódio	AD
DES (desmina)	< 1%	Desmina	AD, AR
ZNF9, DM2	< 1%	Ligado ao ácido nucleico	AD
DMA (dismorfina)	-	Distrofina	XL
DSP	1-3%	Desmosome	AD, AR
RBM20	3-6%	Spliceosome	AD
BAG3, BCL2	2-4%	Cochaperone	AD
PLN	< 1%	Cálcio homeostase	AD
VCL	-	Banda Z	AD

Estes estudos sugerem que as mutações em genes presentes na CF são:

- Mutações em gene do sarcômero: incluem TTN (titina), MYH7 (miosina de cadeia pesada); TNNT2 (troponina T) e TPM1 (alfa – tropomiosina). São as causas mais comuns, representando cerca de 30% dos casos.[13-16] A titina (gigante TTN) é altamente expressa no coração onde funciona como uma mola gigante, que proporciona uma força passiva e regula a contração do sarcômero. Em um estudo multicêntrico recentemente publicado,[13] os autores mostraram que a maioria das mutações da titina ocorreram no grupo CMD (mais de 20%).
- Mutações em gene *LMNA*: mutações no gene da lamina A/C, que codificam uma proteína da cápsula nuclear, têm sido demonstradas e podem causar diferentes fenótipos associados a cardiomiopatia dilatada.

O fenótipo resultante de uma mutação *LMNA* pode variar de uma cardiomiopatia isolada a uma distrofia muscular e frequentemente essas características clínicas podem produzir fenótipos de sobreposição.

Pacientes com mutações *LMNA* também apresentam instabilidade elétrica, com arritmias supraventriculares e bloqueios atrioventriculares frequentemente presentes antes da disfunção sistólica.[17]

A mutação *LMNA* ocorre em 4 a 8% dos casos de CF e nestes casos um pior prognóstico, relacionado a morte súbita está bem determinado,[18-19] principalmente por arritmias ventriculares.

■ Mutações em gene *SCN5A*: gene do canal de sódio; também apresentam relação com a presença de cardiomiopatia familiar.[5] Apresenta frequência de cerca 2% na CMD e foi encontrada tendência para um traço arritmogênico, incluindo defeitos de condução; fibrilação atrial e taquicárdica ventricular.[20]

■ Mutações em gene desmossomal: são uma das causas conhecidas de cardiomiopatia arritmogênica do ventrículo direito (CAVD), mas também podem ter um papel na CF. Alguns pacientes com CAVD podem apresentar doença predominantemente no ventrículo esquerdo, muitas vezes causada por mutações no gene desmossomal (DSP) desmoplakin.[21]

■ Mutações no cromossomo X: podem-se identificar duas patologias bem distintas:
  – A CF ligada ao X (mutação do gene distrofina, que também ocorre nas distrofias musculares de Becker e de Duchenne), que refletem a doença esquelética associada.[22]
  – A síndrome de Barth, que é uma doença rara, recessiva, que afeta somente meninos. Se expressa por miopatia esquelética e CMD. A evolução para ICC e morte súbita é o esperado.[23-24]

■ Mutações menos frequentes: são comuns CF com doenças do esqueleto, incluindo as causadas por mutações DMD (distrofina),[25] DES (desmina),[26] EMD (emerina)[27] e ZNF9.[28] Mutações nestes genes podem causar também cardiomiopatia sem miopatia esquelética aparente.[29]

Testes genéticos

Em 2011, o Heart Rhythm Society (HRS) e o Rhythm Association European Heart (EHRA) publicaram uma declaração de consenso entre os especialistas, analisando o estado atual do conhecimento sobre os testes genéticos para pacientes com cardiomiopatias e canalopatias.[30]

As recomendações de consenso entre os peritos são:

■ Classe I: os testes genéticos são recomendados para pacientes com cardiomiopatia dilatada idiopática e doenças de condução cardíaca significativa (ou seja, primeiro, segundo ou terceiro grau bloqueio cardíaco, átrio ventricular) e/ou uma história familiar de morte súbita prematura. O teste genético pode ser útil, para confirmar o diagnóstico, para reconhecer aqueles que estão em maior risco de arritmia e características sindrômicas.

■ Classe II: quando os resultados dos testes genéticos não são associados com o uso de medidas terapêuticas ou de proteção, mas os resultados podem ser úteis para o aconselhamento genético reprodutivo.

■ Classe II: quando o teste genético é solicitado pelo paciente que quer saber seu estado de mutação.

É importante ressaltar que as decisões de tratamento não devem ser baseadas unicamente no resultado do teste genético, e que o tratamento farmacológico precoce de indivíduos pré-clínicos de mutação positiva pode impedir ou atrasar a manifestação da doença. Os testes genéticos também têm um papel terapêutico para doenças sindrômicas (por exemplo, distrofia muscular) com arritmia conhecida e/ou doença do sistema de condução (por exemplo, LMNA, DES variantes) em termos de possível consideração de um cardiodesfibrilador profilático.

Avaliações de familiares

A identificação de parentes assintomáticos portadores de mutação patogênica poderá introduzir terapias preventivas que venham a limitar a carga de arritmias e o aparecimento da insuficiência cardíaca. Como nesta forma de doença a apresentação pode se dar desde a infância, deve-se iniciar avaliação para todos os familiares (de qualquer idade) com exame clínico, eletrocardiograma e ecocardiograma e com avaliações a cada 3 a 5 anos, em decorrência da penetrância dependente da idade, o que é típico desta patologia.

Abordagem clínica do paciente com CMD

A CMD pode manifestar-se de várias maneiras, sendo mais frequente a progressão para insuficiência cardíaca. No entanto, também se faz presente distúrbios elétricos como arritmias ventriculares e supraventriculares, anormalidades no sistema de condução, tromboembolismo e morte súbita.

História clínica

Pacientes com CMD podem passar por longos períodos assintomáticos, mesmo já na presença de disfunção ventricular. Todavia, deve-se sempre realizar uma história completa, buscando sinais e sintomas de falência ventricular tanto esquerda quanto direita. Os sintomas podem surgir em qualquer idade, mas a frequência maior de aparecimento da doença é na meia idade, entre a quarta e a sexta década e é mais frequente nos homens do que nas mulheres.

Pelo risco de arritmias ventriculares e de defeitos de condução como bloqueios atrioventriculares avançados, deve-se sempre pesquisar também história de síncope ou pré-síncope, uma vez que não raramente, estas podem ser a manifestação inicial da CMD.

Além disso, a história clínica pode ajudar muito também quanto a etiologia da CMD, como no caso da cardiopatia alcoólica, na periparto, entre outras. Por isso a importância de uma história completa e sistemática.

Exame físico

Os pacientes com CMD podem apresentar um exame físico evidente, principalmente quando a doença já gera sintomas. A respiração pode estar normal ou taquipneica, e em alguns casos, é possível encontrar o padrão de Cheyne-Stokes, o que está associado a um pior prognóstico. A pressão arterial pode estar normal ou baixa, refletindo o baixo volume ventricular esquerdo. Também por isso, as extremidades podem estar frias e até com cianose, gerando sinais de má perfusão periférica.

Sinais de falência do ventrículo direito como turgência jugular, refluxo hepatojugular, ondas a e v proeminentes no pulso venoso, hepatomegalia e edema de membros inferiores também podem ser comum nos pacientes com essa patologia.

No exame do precórdio podemos encontrar o *ictus* desviado, presença de B2 paradoxal, muitas vezes refletindo um bloqueio de ramo esquerdo. Além disso em alguns casos é possível também encontrar B4, e nos casos de insuficiência cardíaca descompensada, B3 em ritmo de galope. Quando já existe dilatação do anel mitral, podemos nos deparar com insuficiência mitral, e seu característico: holossistólico, com irradiação para região axilar e dorso.

Diagnóstico

Para firmarmos o diagnóstico de CMD é preciso antes a exclusão de todas as causas possíveis identificadas até então para esta doença. Isto determina uma extensa relação de exames que estes pacientes deverão realizar para que o diagnóstico seja estabelecido de uma forma correta. A eliminação da doença arterial coronária como possível causa da lesão no músculo cardíaco é fundamental para separar as etiologias. Nesse contexto, os principais métodos diagnósticos e suas principais indicações podem ser encontrados na Tabela 4.

Tabela 4 Métodos diagnósticos na cardiomiopatia dilatada

Métodos diagnósticos	Indicações/principais achados
Exames laboratoriais (ureia e creatinina, fósforo sérico, cálcio sérico, testes de função tireoidiana, ferro sérico, ferritina, sorologia para HIV, sorologia para Chagas e outros)	Excluir causas de cardiomiopatias dilatadas que não de origem idiopática
Eletrocardiograma	taquicardia sinusal, arritmias ventriculares e supraventriculares (principalmente a fibrilação atrial), anormalidades na condução intraventricular (especialmente o bloqueio do ramo esquerdo),[31] ondas Q na parede anterior, anormalidades no segmento ST, ondas T e onda P. Sinais de sobrecarga do VE
Radiografia de tórax	Cardiomegalia, redistribuição de trama vascular pulmonar, edema intersticial e alveolar e derrame pleural
Ergoespirometria	Marcador prognóstico de mortalidade. Pode indicar entrada em fila de transplante do coração

(continua)

Tabela 4 Métodos diagnósticos na cardiomiopatia dilatada (continuação)

Métodos diagnósticos	Indicações/principais achados
Holter	Presença de arritmias ventriculares e supraventriculares, principalmente as taquicardias ventriculares não sustentadas (TVNS)
Ecocardiograma	Essencial para o diagnóstico de CMD, além de afastar as doenças valvares, doenças do pericárdio, e a avaliação anatômica das dimensões das cavidades cardíacas, das espessuras das paredes e da função ventricular
Ventriculografia radioisotópica	Utilizado somente quando o ecocardiograma não encontrou condições técnicas adequadas
Cintilografia miocárdica	Avaliação de perfusão miocárdica durante estresse e que são muito confiáveis na diferenciação de etiologia isquêmica
Ressonância magnética cardíaca	Avaliação precisa do tamanho das câmaras ventriculares, da espessura das paredes e da função sistólica. A presença de realce tardio marcado pelo agente de perfusão gadolínio indica a presença de cicatriz na região da parede em que a imagem está presente. O padrão de realce presente na região subepicárdica ou miocárdica característica da CMD e não encontrada na doença isquêmica do coração. O padrão de realce tardio epi ou mesocárdico pode estar presente em etiologias como miocardites ou sarcoidose cardíaca
Angiotomografia de coronárias	Exclusão de doença coronariana
Cateterismo cardíaco	Dor torácica e suspeita de origem isquêmica. Pressões diastólicas finais e pressão capilar pulmonar elevada. A ventriculografia esquerda mostra dilatação ventricular e redução difusa da contratilidade segmentar. Pode estar presente insuficiência da valva mitral e também pode ser encontrada a presença de trombo no ventrículo esquerdo
Biópsia endomiocárdica	Não está indicada de rotina na CMD. Pode ser indicada na piora inesperada do quadro clínico caracterizada pelo surgimento de arritmias ventriculares novas e/ou bloqueio AV de 2º e 3º graus sem resposta ao tratamento usual, na avaliação de pacientes com suspeita de doenças infiltrativas, alérgicas ou restritivas de causa desconhecida[32]

História natural da CMD

Uma vez que se iniciam os sintomas, a CMD cursa com uma mortalidade de 10 a 50% ao ano, sem transplante cardíaco, dependendo da coorte de pacientes estudados.[33] Na forma familiar a morte súbita pode ocorrer em qualquer idade, independente da função ventricular. Nos pacientes sintomáticos ocorre em geral deterioração progressiva da função ventricular, com manifestações clínicas que são fenômenos congestivos, tromboembólicos e arritmias a semelhança de qualquer das cardiomiopatias dilatadas de qualquer natureza.

Prognóstico na CMD

Observou-se que em pacientes com idade avançada, classe funcional III/IV (NYHA), presença de galope protodiastólico (B3), arritmias ventriculares complexas, atrasos acentuados na condução intraventricular, anormalidades no ECGAR, redução da FEVE, acentuada dilatação de VE, baixa massa de VE, presença de insuficiência mitral pelo menos moderada, disfunção diastólica associada, dilatação e disfunção ventricular direita, redução do consumo máximo de oxigênio (menor do que 10 mL/kg/min), as taxas de mortalidade foram maiores.

Tratamento da CMD

O tratamento será direcionado no controle da insuficiência cardíaca, prevenção da progressão da doença e tentativa de evitar a ocorrência de fenômenos tromboembólicos e morte súbita. Para isso, os pacientes deverão ser orientados em relação à adesão ao tratamento, ensinando a identificar os fatores de descompensação, o controle rigoroso da ingestão de líquidos e de sal e participação em um programa de reabilitação física.

Além das orientações descritas, dividimos o tratamento em farmacológico e não farmacológico, como veremos a seguir.

Farmacológico

Por não haver ensaios clínicos especificamente relacionados à cardiomiopatia dilatada idiopática, as evidências científicas atuais indicam que na presença de disfunção ventricular ou insuficiência cardíaca a maior sobrevida está associada ao tratamento farmacológico inicial com os betabloqueadores (carvedilol, succinato de metoprolol e bisoprolol) e aos inibidores de enzima de conversão da angiotensina (IECA). Os bloqueadores dos receptores de angiotensina II (BRA), losartana, candesartana e valsartana, podem ser utilizados na intolerância aos IECA (tosse). Estes dois grupos de medicamentos demonstraram ser eficazes na melhora da sobrevida e da qualidade de vida com redução dos sintomas e internações.

Mais recentemente o estudo PARADIGM[34], que testou uma nova classe de medicação na insuficiência cardíaca, o inibidor da neprilisina sacubitril associado a um bloqueador do receptor da angiotensina (BRA), a valsartana, mostrou que essa associação foi superior ao enalapril na redução de mortalidade e internações hospitalares na IC com fração de ejeção reduzida. A diretriz europeia de IC de 2016[35] já colocou essa nova droga como substituto ao IECA em pacientes sintomáticos que já estão com o tratamento otimizado (I B).

O bloqueio da aldosterona promovido pela espironolactona em pacientes com FEVE < 35% e em classe funcional II, III, e IV está associado a redução de 30% de mortalidade e melhora da qualidade de vida destes pacientes. Os diuréticos (principalmente os de alça) estão indicados nos quadros de congestão pulmonar e edema periférico, para controle dos sintomas e devem ser usados com cautela pois podem exacerbar a ativação neuro-hormonal e piorar a função renal.[36,37]

O uso de nitrato com hidralazina está indicado nos pacientes que apresentam alteração da função renal e hipercalemia com o uso de IECA ou BRA, também a sua associação com o esquema usual é possível em pacientes afrodescendentes que mantêm sinais e sintomas de insuficiência cardíaca com a medicação otimizada.[38] Digoxina é útil no controle dos sintomas, mas sem impacto na sobrevida. O uso da amiodarona é útil no controle de arritmias, mas não mostrou melhora da sobrevida destes pacientes.

Tratamento não farmacológico

O tratamento não farmacológico tem indicações precisas, as quais são discutidas na Tabela 5.

Tabela 5	**Principais métodos de tratamento não farmacológico na cardiomiopatia dilatada (CMD)**
Método	**Comentários**
Terapia de ressincronização cardíaca (TRC)	Refratários ao tratamento medicamentoso que permanecem sintomáticos, pode-se indicar a TRC, se o paciente apresentar BRE com QRS > 150 ms e/ou na presença de dissincronismo cardíaco por exame de imagem
Cardioversor/ desfibrilador implantável (CDI)	Para prevenção secundária em pacientes com CMD e com morte súbita ressuscitada, constatação de taquicardia ventricular sustentada redução em pacientes com fração de ejeção reduzida é classe I A de indicação
Assistência ventricular mecânica	Ponte para transplante
Transplante cardíaco	Padrão ouro para o tratamento da insuficiência cardíaca avançada

Cardiomiopatia periparto

Definição

Quatro critérios foram estabelecidos para se firmar o diagnóstico:[39]

- Aparecimento de insuficiência cardíaca no período do último mês de gestação até o quinto mês pós-parto.
- Ausência de causa identificada pra a insuficiência cardíaca.
- Ausência de doença cardíaca reconhecível antes do último mês de gravidez.
- Disfunção sistólica ventricular esquerda demonstrada por critérios clássicos de ecocardiografia.

A Sociedade Americana, em 2006,[40] definiu a CMP como uma forma rara e dilatada de disfunção ventricular esquerda associada a cardiomiopatia primária do coração. A Sociedade Europeia de Cardiologia em 2008,[41] definiu CMP como "uma forma não familiar, não genética de cardiomiopatia dilatada associada com a gravidez". Em 2010, a Sociedade Europeia de Cardiologia Grupo de trabalho sobre CMP,[42] propôs uma modificação, sendo a CMP uma cardiomiopatia idiopática decorrente de disfunção sistólica do ventrículo esquerdo que ocorre no final da gravidez ou nos meses após o parto, quando nenhuma outra causa de insuficiência cardíaca foi encontrada.

Em suma, a cardiomiopatia periparto (CMP) é um diagnóstico de exclusão, idêntico ao das cardiomiopatias idiopáticas, mas com uma característica peculiar que é seu aparecimento relacionado ao período específico da gestação e pós-parto, assim sendo, também específica para as mulheres.

Epidemiologia

A incidência da CMP varia geograficamente conforme mostrado na Tabela 6.

Tabela 6   Incidência geográfica da cardiomiopatia periparto

Países	Incidência
Nigéria[43]	1:100
Haiti	1:300
África do Sul[44]	1:1.000
Reino Unido[45]	1:2.000
Estados Unidos[46]	1:3.189
Japão[47]	1:6.000
Cingapura[48]	1:40.322

Fatores de risco

Dados do estudo americano[46], também mostraram ser a doença mais frequente em pacientes idosas (29,7 *vs.* 26,9 anos de idade materna), eram mais propensas a serem da raça negra (32,2% *vs.* 15,7%) e encontraram uma incidência maior nas pacientes com distúrbio hipertensivos associados a gravidez (22,5% *vs.* 5,87%). Destes o fator mais importante é ser da raça afro-americana.

Etiologia

Até hoje a etiologia da CMP é desconhecida, alguns processos etiológicos ainda estão sendo sugeridos,[49] contudo trabalhos mais recentes propõe que a CMP seja um espectro da CMD familiar.[50-51]

Fisiopatologia

Os principais mecanismos sugeridos são mostrados a seguir na Tabela 7.

Tabela 7   Principais mecanismos fisiopatológicos na cardiomiopatia periparto (CMP)

Principais mecanismos fisiopatológicos	Achados
Miocardite viral	Alguns autores sugerem a participação de alguns vírus, como: Epstein-Barr, citomegalovírus humano, herpes vírus e parvovírus em CMD e evidências histológicas de processo inflamatório intersticial miocárdico.[52] Porém na CMP não está bem estabelecida
Mecanismos autoimunes	Títulos elevados de autoanticorpos contra as proteínas dos tecidos cardíacos selecionados foram encontrados na maioria das mulheres com CMP.[53] Outro autor[54] encontrou títulos elevados de todas as imunoglobulinas de cadeia pesada de miosina cardíaca em pacientes com CMP
Prolactina; 16-KDa prolactina e catepsina D	Trabalhos experimentais envolvendo modelos com ratos sugerem um mecanismo defeituoso na cascata antioxidante como sendo o responsável pelo desenvolvimento da CMP. Gerando um defeito na cascata, houve a ativação da catepsina D em cardiomiócitos levando a aumento da clivagem da prolactina para a isoforma 16 KDa, fragmento potencialmente prejudicial ao coração, com efeitos antiangiogênicos e pró-apoptóticos, rompimento de estruturas capilares já formadas, vasoconstrição, conduzindo a CMP. Esta teoria é apoiada pela constatação de que em ratos com o defeito na cascata induzido o tratamento com bromocriptina, um inibidor da secreção de prolactina, impediu o desenvolvimento da CMP[55]
Inflamação	Proteína C-reativa, Apo-1, interferon-gama, interleucina-6, TNF estão elevados em CMP[56] Em um estudo pequeno não randomizado com o uso de pentoxifilia, um agente anti-inflamatório, houve melhora da evolução clínica[57]
Suscetibilidade genética	Estudos pequenos já citados sugerem que a CMP seja um espectro da CMD familiar

Manifestações clínicas

A apresentação clínica da CMP é variável e muito semelhante à outras formas de IC secundária a cardiomiopatias. Mulheres com CMP apresentam dispneia, dispneia paroxística noturna, ortopneia, tontura, dor no peito, edema de membros inferiores, tosse seca, distensão das veias do pescoço, distensão abdominal e fadiga.

A maioria das pacientes apresentam os sintomas 4 meses após o parto e apenas 9% no último mês de gravidez, o restante de 13% surge antes do último mês de gravidez ou depois do quarto mês após o parto.[42] A formação de trombo no ventrículo esquerdo é comum em CMP, pacientes com embolias cerebrais e para coronárias já foram descritas na literatura.[58]

Diagnóstico

Discutiremos os principais métodos para o diagnóstico da CMP na Tabela 8, a seguir. Contudo vale ressaltar que o desenvolvimento de sinais e sintomas de insuficiência cardíaca deve se dar no final da gestação ou nos meses seguintes após o parto. Deve ser excluído outras causas identificáveis de insuficiência cardíaca e deve estar presente a disfunção sistólica do ventrículo esquerdo (FEVE geralmente < 45%).

Tabela 8 Principais métodos diagnósticos na cardiomiopatia periparto (CMP)	
Método diagnóstico	**Achados**
Exames laboratoriais	Descartar anemia intensa, distúrbios eletrolíticos, disfunções renal, hepática e de tireoide. A dosagem de BNP ou NT-proBNP pode fortalecer a suspeita clínica de IC
Eletrocardiograma	Descartar a presença de alterações agudas de insuficiência coronária. O encontro de alargamento do QRS maior que 120 ms tem sido apontado como um preditor de mortalidade elevada.[59] Taquicardia sinusal, fibrilação atrial, *flutter* atrial e taquicardia ventricular podem estar presentes
Ecocardiograma	Presença da disfunção sistólica ventricular esquerda descarta a presença de doença valvar associada. Fração de ejeção ventricular esquerda maior que 30% e diâmetro diastólico final de ventrículo esquerdo menor que 55 mm apresentam maior possibilidade de recuperação da função ventricular esquerda.[59] Trombo no ventrículo esquerdo foi encontrado em torno de 10-17% dos casos no ecocardiograma inicial de pacientes com CMP. A incidência maior de tromboembolismo foi evidenciada em CMP em comparação com CMD de outras etiologias
Ressonância magnética do coração	Em estudos recentes, alguns autores mostraram a presença de realce tardio marcado pelo Gadolínio em grupo de pacientes com CMP que apresentou evolução clínica desfavorável[60,61]

Tratamento

Na fase inicial uma abordagem envolvendo o controle hídrico e o uso de diuréticos que podem ser de alça e também tiazídicos, associados a nitrato e hidralazina e o uso de beta-bloqueadores quando não contraindicados, são um esquema seguro para o controle da insuficiência cardíaca e da hipertensão arterial. Os inibidores de enzima de conversão deverão ser evitados durante a gestação, mas são de utilização segura no pós-parto.

Inotrópicos devem ser usados em pacientes que apresentarem sinais de baixo débito cardíaco ou com congestão persistente apesar de diuréticos e agentes de redução de pós-carga.

A anticoagulação é recomendada em pacientes com CMP pela alta incidência de fenômenos tromboembólicos apresentados por estas pacientes, principalmente no grupo com fração de ejeção ventricular esquerda menos que 35. Nestes casos a heparina (não fracionada e de baixo peso molecular) é a droga de escolha uma vez que não atravessa a barreira placentária. Varfarina deve ser evitada uma vez que é teratogênica no início da gravidez e tem um risco de causar hemorragia cerebral no feto, no segundo e terceiro trimestre da gravidez. Após o parto as pacientes com CMP devem ser tratadas de acordo com as diretrizes de tratamento da insuficiência cardíaca.

Algumas medicações ainda aguardam validação para serem usada rotineiramente na CMP, elas são discutidas na Tabela 9.

Tabela 9 Principais medicações no tratamento da cardiomiopatia periparto (CMP) que ainda aguardam validação	
Medicações em fase de validação	**Achados**
Bromocriptina	Baseia-se na estratégia de bloquear a prolactina, como explicado previamente na fisiopatologia. É uma droga que tem sido utilizada em mulheres no pós-parto para impedir a lactação, no entanto tem sido associada a alguns relatos de infarto do miocárdio
Pentoxifilina	Em um estudo realizado,[62] envolvendo 59 pacientes com CMP, a pentoxifilina, uma droga conhecida por inibir a produção de TNF-alfa, foi testada para avaliar a eficácia na evolução da CMP. O tratamento com pentoxifilina foi um preditor independente de resultado favorável com melhor fração de ejeção ventricular esquerda, classe funcional e sobrevivência
Imunossupressores; imunoglobulina intravenosa (IVIG)	Apresentam poucos trabalhos referidos na literatura e com número muito pequeno de pacientes estudados

Prognóstico

As taxas de mortalidade em pacientes com CMP variam muito na literatura (7 a 50%).[63,64] As causas mais comuns de morte para estas pacientes são: a insuficiência cardíaca congestiva, arritmias e tromboembolismo. Em torno de 50% das pacientes com CMP, continuaram a ter sintomas de insuficiência cardíaca após 6 meses de diagnóstico.[65]

Fatores associados a prognóstico favorável foram identificados:

- Diâmetro diastólico ventricular esquerdo entre 5,5 até 6,0 cm no exame diagnóstico.
- Fração de ejeção ventricular esquerda >35% ou fração de encurtamento > 20%, no momento diagnóstico.[66]
- Troponina normal.[67]
- Ausência de trombo no ventrículo esquerdo.[68]
- Etnia não afro-americana.[69]

Gestações futuras não são recomendadas em mulheres com disfunção ventricular permanente.[70,71] As mulheres que se recuperaram de CMP são mais difíceis de se aconselhar, porque gestações subsequentes podem aumentar o risco de episódios recorrentes de CMP.[69,70,72]

Cardiomiopatia alcoólica

A cardiomiopatia alcoólica (CMA) tem sido relacionada como um tipo de cardiomiopatia dilatada do tipo não isquêmica, e como o próprio nome diz, a etiologia desta cardiomiopatia se dá pelo consumo de álcool (etanol) excessivo. Na literatura ainda é motivo de indefinição a dose relativa ao consumo de álcool que seria a responsável pelo desenvolvimento da doença, mas considera-se que o consumo de uma dose maior de 90 gramas de álcool, diárias por um período maior que 5 anos, levaria a maior risco de incidência da doença.

Todavia apenas uma parte dos pacientes que tem uma ingestão pesada de álcool como a definida anteriormente, irá desenvolver CMA. A doença apresenta uma fase inicial assintomática, que é identificada por disfunção ventricular esquerda comprovada pelo ecocardiograma, sem sintomas de insuficiência cardíaca e com a manutenção da ingestão de álcool, a doença pode se tornar sintomática e com a persistência do consumo e álcool pode conduzir a morte em quatro anos, 50% dos pacientes.[73] Diferentemente da CMD cuja deterioração clínica é progressiva, na CMA a suspensão do consumo de álcool precocemente pode bloquear a progressão, ou até reverter a disfunção ventricular presente.

Epidemiologia

A incidência de cardiomiopatia alcoólica relatada na literatura varia de 21 a 32%, considerando os estudos epidemiologicos,[74] e a ingestão excessiva de álcool está presente em 3 a 40% dos pacientes com CMD idiopática. Homens representam a maioria dos casos de CMA, em razão do maior consumo de bebidas alcoólicas entre os homens. Entretanto, as mulheres podem desenvolver a cardiomiopatia alcoólica mais cedo em relação aos homens, ingerindo a mesma quantidade de álcool. Isso é explicado pela menor quantidade de água corpórea e menor metabolização do álcool nas mulheres, levando a maior concentração sérica de álcool.[75]

Fisiopatologia

O consumo de álcool conduz a uma série de alterações histológicas e celulares que podem explicar a evolução da CMA:

- Perda de miócitos ou morte.[76]
- Disfunção da organela intracelular.[77]
- Alteração em proteínas contráteis.[78]
- Alteração na homeostase do cálcio – gerando comprometimento da contratilidade cardíaca.[79]
- Alterações dos sistemas neuro-hormonais. A ação das catecolaminas poderia ser responsável pela indução da hipertrofia e possível insuficiência cardíaca.[80]
- Estresse oxidativo.[81]

- Participação genética: existem variações entre as pessoas na sensibilidade do miocárdio à lesão induzida pelo álcool. A participação do gene *p53no* remodelamento cardíaco induzida pelo etanol, o polimorfismo da enzima conversora de angiotensina, são implicados na disfunção cardíaca.[82]

Manifestações clínicas

O desenvolvimento de sintomas pode ser insidioso, ou alguns pacientes podem apresentar quadro de insuficiência cardíaca aguda com exuberante congestão sistêmica e pulmonar. A presença de fibrilação atrial é frequente nesta patologia. Em casos mais graves o aparecimento de dispneia progressiva, com ortopneia e dispneia paroxística noturna são frequentes. Palpitações e sincopes podem estar presentes e são geralmente decorrentes de taquiarritmias supraventriculares.[83] O exame físico é semelhante ao dos pacientes com cardiomiopatia dilatada idiopática.

Diagnóstico

Mais uma vez devemos excluir outras causas de MPD, e a história clínica de abuso de álcool irá guiar a hipótese diagnóstica. Tanto os achados de eletrocardiograma, radiografia de tórax e ecocardiograma são muito semelhantes aos já citados da MPD, sendo que a disfunção diastólica parece ser um achado precoce frequente, mas tanto a disfunção diastólica como sistólica podem estar presentes na fase assintomática da doença.[84]

Tratamento

O pilar do tratamento é a cessação do alcoolismo o mais precoce possível. Esta medida pode ser muito efetiva na melhora dos sinais e sintomas de insuficiência cardíaca. O tratamento dos episódios de descompensação da insuficiência cardíaca é idêntico ao dos pacientes com cardiomiopatia dilatada.

Prognóstico

Em indivíduos com CMA que desenvolvem sintomas, a abstinência é considerada fundamental para impedir uma maior deterioração da contratilidade miocárdica. Pacientes que apresentam o diagnóstico de CMA e estão na fase assintomática da doença, alguns estudos mostraram que apresentam um prognóstico melhor do que o de outras etiologias se abstinência ao álcool for realizada.[84]

Referências bibliográficas

1. Maron BJ, Towbin JA, Thiene G, Antzelevitch C, Corrado D, Arnett D, et al.; American Heart Association; Council on Clinical Cardiology, Heart Failure and Transplantation Committee; Quality of Care and Outcomes Research and Functional Genomics and Translational Biology Interdisciplinary Working Groups; Council on Epidemiology and Prevention. Contemporary definitions and classification of the cardiomyopathies: an American Heart As-

sociation Scientific Statement from the Council on Clinical Cardiology, Heart Failure and Transplantation Committee; Quality of Care and Outcomes Research and Functional Genomics and Translational Biology Interdisciplinary Working Groups; and Council on Epidemiology and Prevention. Circulation 2006;113(14):1807-16.

2. Elliott P, Andersson B, Arbustini E, et al. Classification of the cardiomyopathies: a position statement from the European Society Of Cardiology Working Group on Myocardial and Pericardial Diseases. Eur Heart J 2008;29(2):270-6.

3. Elliott PM. Classification of cardiomyopathies: evolution or revolution? J Am Coll Cardiol 2013;62(22):2073-4.

4. Mohan SB, Parker M, Wehbi M, Douglass P. Idiopathic dilated cardiomyopathy: a common but mystifying cause of heart failure.Cleve Clin J Med. 2002;69(6):481-7.

5. Jefferies JL, Towbin JA. Dilated cardiomyopathy. Lancet. 2010;375(9716):752-62.

6. Dries DL, Exner DV, Gersh BJ, Cooper HA, Carson PE, Domanski MJ. Racial differences in the outcomes of left ventricular dysfunction. N Engl J Med. 1999;340:609-16.

7. Towbin JA, Lowe AM, Colan SD, Sleeper LA, Orav EJ, Clunie S. et al. Incidence, causes and outcomes of dilated cardiomyopathy in children. JAMA. 2006;296(15):1867-76.

8. Hershberger RE, Lindenfeld J, Mestroni L, Seidman CE, Taylor MR, Towbin JA. Genetic evaluation of cardiomyopathy: a Heart Failure Society of America practice guideline.J Card Fail. 2009;15(2):83-97.

9. Baboonian C, Treasure T. Meta-analysis of the association of enteroviruses with human heart disease. Heart. 1997;78(6):539-43.

10. Towbin JA. The role of cytoskeletal proteins in cardiomyopathies. Curr Opin Cell Biol. 1998;10(1):131-9.

11. Dellefave L, McNally EM. The genetics of dilated cardiomyopathy. Curr Opin Cardiol. 2010;25:198-204.

12. Hershberger RE, Siegfried JD. Update 2011: clinical and genetic issues in familial dilated cardiomyopathy. J Am Coll Cardiol. 2011;57:1641–9.

13. Herman DS, Lam L, Taylor MR, Wang L, Teekakirikul P, Christodoulou D, et al. Truncations of titin causing dilated cardiomyopathy. N Engl J Med. 2012;366:619-28.

14. Hershberger RE, Parks SB, Kushner JD, Li D, Ludwigsen S, JakobsP, et al. Coding sequence mutations identified in MYH7, TNNT2, SCN5A, CSRP3, LBD3, and TCAP from 313 patients with familial or idiopathic dilated cardiomyopathy. Clin Transl Sci. 2008;1:21-6.

15. Hershberger RE, Cowan J, Morales A, Siegfried JD. Progress with genetic cardiomyopathies: screening, couseling and testing in dilated, hypertrophic and arrhythmogenic right ventricular dysplasia/cardiomyopathy. Circ Heart Fail. 2009;2:253-61.

16. Lakdawala NK, Funke BH, Baxter S, Cirino AL, Roberts AE, Judge DP, et al. Genetic testing for dilated cardiomyopathy in clinical practice. J Card Fail. 2012;18:296-303.

17. Lakdawala NK, Givertz MM.Dilated cardiomyopathy with conduction disease and arrhythmia.Circulation. 2010;122(5):527-34.

18. Meune C, Van Berlo JH, Anselme F, Bonne G, Pinto YM, Duboc D. Primary prevention of sudden death in patients with lamin A/C gene mutations. N Engl J Med. 2006;354(2):209-10.

19. Taylor MR, Fain PR, Sinagra G, Robinson ML, Robertson AD, Carniel E, et al. Familial Dilated Cardiomyopathy Registry Research Group. Natural history of dilated cardiomyopathy due to lamin A/C gene mutations. J Am Coll Cardiol. 2003;41:771-80.

20. McNair WP, Sinagra G, Taylor MRG, Di Lenarda A, Ferguson DA, Salcedo EE, et al. SCN5A mutations associate with arrhythmic dilated cardiomyopathy and commonly localize to the voltage-sensing mechanism. J Am Coll Cardiol. 2011;57(21):2160-8.

21. Sen-Chowdhry S, Syrris P, Prasad SK, Hughes SE, Merrifield R, Ward D, et al. Left-dominant arrhythmogenic cardiomyopathy: an under-recognized clinical entity. J Am Coll Cardiol. 2008;52(25):2175-87.

22. Berko BA, Swift M. X-linked dilated cardiomyopathy. N Engl J Med. 1987;316:1186-91.

23. Ades LC, Gedeon AK, Wilson MJ, Latham M, Partington MW, Mulley JC, et al. Barth syndrome: clinical features and confirmation of gene localization to distal Xq28. Am J Med Genet 1993;45:327-34.

24. Mazzocco MMM, Henry AE, Kelly RI. Barth syndrome is associated with a cognitive phenotype. J Dev Behav Pediatr. 2007;28:22-30.

25. Jefferies JL, Eidem BW, Belmont JW, Craigen WJ, Ware SM, Fernbach SD, et al. Genetic predictors and remodeling of dilated cardiomyopathy in muscular dystrophy. Circulation.2005;112(18):2799-804.

26. Dalakas MC, Park KY, Semino-Mora C, Lee HS, Sivakumar K, Goldfarb LG. Desmin myopathy, a skeletal myopathy with cardiomyopathy caused by mutations in the desmin gene. N Engl J Med. 2000;342(11):770-80.

27. Bonne G, Leturcq F, Ben Yaou R. In: Pagon RA, Adam MP, Bird TD, Dolan CR, Fong CT, Stephens K (ed.). Emery-Dreyfuss muscular dystrophy. Gene Rewiews™ [Internet]. Seattle (WA): University of Washington, Seattle; 2004;1993-2013.

28. Bushby K, Muntoni F, Bourke JP. 107th ENMC International workshop: the management of cardiac involvement in muscular dystrophy and myotonic dystrophy. 7th-9th June2002, Naarden, the Netherlands. Neuromuscul Disord. 2003;13:166-72.

29. FengJ,YanJY, Buzin CH, Sommer SS, Towbin JA. Comprehensive mutation scanning of the dystrophin gene in patients with nonsyndromic X-linked dilated cardiomyopathy. J Am Coll Cardiol. 2002;40:1120-4.

30. Ackerman MJ, Priori SG, Willems S, Berul C, Brugada R, Calkins H, et al. Heart Rhythm Society (HRS); European Heart Rhythm Association (EHRA). HRS/EHRA expert consensus statement on the state of genetic testing for the channelopathies and cardiomyopathies: this document was developed as a partnership between the Heart Rhythm Society (HRS) and the European Heart Rhythm Association (EHRA).Europace. 2011;13(8):1077-109.

31. Gruning E, Benz A, Mereles D, Unnebrink K, Kücherer H, Haass M, et al. Prognostic value of serial cardiac assessment and familial screening in patients with dilated cardiomyopathy. Eur J Heart Fail. 2003;5:55-62.

32. Bocchi EA, Braga FG, Ferreira SM, et al.; Sociedade Brasileira de Cardiologia. [III Brazilian Guidelines on Chronic Heart Failure]. Arq Bras Cardiol. 2009;93(1 Suppl 1):3-70.

33. Deedvania PC: The key to unraveling the mystery of mortality in heart failure: An integrated approach. Circulation. 2003;107:1719-21.

34. McMurray JJ, Packer M, Desai AS, Gong J, Lefkowitz MP, Rizkala AR, et al; PARADIGM-HF Investigators and Committees. Angiotensinneprilysin inhibition versus enalapril in heart failure. N Engl J Med. 2014;371(11):993-1004.

35. Ponikowski P, Voors AA, Anker SD, Bueno H, Cleland JGF, Coats AJS, et al.; ESC Scientific Document Group; 2016 ESC Guidelines for the diagnosis and treatment of acute and chronic heart failure: The Task Force for the diagnosis and treatment of acute and chronic heart failure of the European Society of Cardiology (ESC) developed with the special contribution of the Heart Failure Association (HFA) of the ESC. Eur Heart J. 2016; 37(27):2129-200. Disponível em: https://doi.org/10.1093/eurheartj/ehw128

36. Hunt SA, Abraham WT, Chin MH, Feldman AM, Francis GS, Ganiats TG, et al. 2009 Focused update incorporated into the ACC/AHA 2005 Guidelines for the Diagnosis and Management of Heart Failure in Adults A Report of the American College of Cardiology Foundation/ American Heart Association Task Force on Practice Guidelines Developed in Collaboration With the International Society for Heart and Lung Transplantation. J Am Coll Cardiol. 2009;53(15):e1-e90.

37. Dickstein K, Cohen-Solal A, Filippatos G, McMurray JJ, Ponikowski P, Poole-Wilson PA, et al. ESC Guidelines for the diagnosis and treatment of acute and chronic heart failure 2008: the Task Force for the Diagnosis and treatment of Acute and Chronic Heart Failure 2008 of the European Society of Cardiology. Developed in collaboration with the Heart Failure Association of the ESC (HFA) and endorsed by the European Society of Intensive Care Medicine (ESICM). Eur Heart J. 2008; 29(19):23388-442.

38. Carson P, Ziesche S, Johnson G, Cohn JN. Racial differences in response to therapy for heart failure: analysis of the vasodilator-heart failure trials. Vasodilator-Heart Failure Trial Study Group. J Card Fail. 1999;5(3):178-87.

39. Pearson GD, Veille JC, Rahimtoola S, Hsia J, Oakley CM, Hosenpud JD, et al. Peripartum cardiomyopathy: Natural Heart, Lung and Blood Institute and Office of Rare Diseases (National Institutes of Heaths) workshop recommendations and review. JAMA. 2000;283(9):1183-8.

40. Maron BJ, Towbin JA, Thiene L, Antzelevitch C, Conrad D, Arnett D, et al. Contemporary definitions and classification of the cardiomyopathies: an American Heart Association Scientific Statement from the Council on Clinical Cardiology, Heart Failure and Transplantation Committee; Quality of Care and Outcomes Research and Functional Genomics and Translational Biology Interdisciplinary Working Groups; and Council on Epidemiology and Prevention. Circulation. 2006;113(14):1807-16.

41. Dickstein K, Cohen-Solal A, Filippatos G, McMurray JJ, Ponikowski P,Poole-Wilson PA, et al. ESC Guidelines for the diagnosis and treatment of acute and chronic heart failure 2008: the Task Force for the Diagnosis and treatment of Acute and Chronic Heart Failure 2008 of the European Society of Cardiology. Developed in collaboration with the Heart Failure Association of the ESC (HFA) and endorsed by the European Society of Intensive Care Medicine (ESICM). Eur Heart J. 2008; 29(19):23388-442.

42. Sliwa K, Hilfiker-Kleiner D, Petrie MC, Mebazaa A. Pieske B, Buchmann E, et al. Current state of knowledge on etiology, diagnosis, management, and therapy of peripartum cardiomyopathy: a position statement from the Heart Failure Association of the European Society of Cardiology Working Group on peripartum cardiomyopathy. Eur J Heart Fail. 2010;12(8):767-78.

43. Davidson NM, Parry EH. Peripartum cardiac failure. QJMed. 1978;47:431-61.

44. Desai D, Moodley J, Naidoo D. Peripartum cardiomyopathy: experiences at King Edward VIII Hospital, Durban, South Africa and a review of the literature. Trop Doct. 1995;25:118-23.

45. Wilkinson H; Trustees and Medical Advisers. Saving Mothers' lives. Reviewing maternal deaths to make motherhood safer: 2006-2008. BJOG. 2011;118(11):1402-3.

46. Mielniczuk LM, Williams K, Davis DR, Tang AS, Lemery R, Green MS, et al.Frequency of peripartum cardiomyopathy.Am J Cardiol. 2006;97(12):1765-8.

47. Sliwa K, Fett J, Elkayam U. Peripartum cardiomyopathy. Lancet. 2006;368:687-93.

48. Chee KH. Favourable outcome after peripartum cardiomyopathy: a ten-year study on peripartum cardiomyopathy in a university hospital. Singapore Med J. 2013;54(1):28-31.

49. Ntusi NB, Mayosi BM. Aetiology and risk factors of peripartum cardiomyopathy: a systematic review. Int J Cardiol. 2009;131(2):168-79.

50. Van Spaendonck-Zwarts KY, van Tintelen JP, van Veldhuisen DJ, van der Werf R, Jongbloed JD, Paulus WJ, Dooijes D, et al. Peripartum cardiomyopathy as a part of familial dilated cardiomyopathy. Circulation. 2010;121(20):2169-75.

51. Morales A, Painter T, Li R, Siegfried JD, Li D, Norton N, et al. Rare variant mutations in pregnancy-associated or peripartum cardiomyopathy.Circulation. 2010;121(20):2176-82.

52. Fett JD. Viral infection as a possible trigger for the development of peripartum cardiomyopathy. Int J Gynaecol Obstet. 2007;97(2):149-50.

53. Selle T, Renger I, Labidi S, Bultmann I, Hilfiker-Kleiner D. Reviewing peripartum cardiomyopathy: current state of knowledge. Future Cardiol. 2009;5(2):175-89.

54. Warraich RS, Sliwa K, Damasceno A, Carraway R, Sundrom B, Arif G, et al. Impact of pregnancy-related heart failure on humoral immunity: clinical relevance of G3-subclass immunoglobulins in peripartum cardiomyopathy. Am Heart J. 2005;150(2):263-9.

55. Hilfiker-Kleiner D, Kaminski K, Podewski E, Bonda T, Schaefer A, Sliwa K, et al. A catheson D-cleaved 16 kDa form of prolactin mediates postpartum cardiomyopathy. Cell.2007;128(3):589-600.

56. Sliwa K, Skudicky D, Bergemann A, Candy G, Puren A, Sareli P.Peripartum cardiomyopathy: analysis of clinical outcome, left ventricular function, plasma leves of cytokimes and Fas/APO-1. J Am CollCardiol.2000;35(3):701-5.

57. Sliwa K, Skudicky D, Candy G, Bergemann A, Hopley M, Sareli P. The addition of pentoxifylline to conventional therapy improves outcome in patients with peripartum cardiomyopathy. Eur J Heart Fail. 2002;4(3):305-9.

58. Helms AK, Kittner SJ. Pregnancy and stroke. CNS Spectr. 2005;10(7):580-7.

59. Duran N, Günes H, Duran I, Biteker M, Ozkan M. Predictors of prognosis in patients with peripartum cardiomyopathy. Int J Gynaecol Obstet. 2008;101(2):137-40.

60. Arora NP, Mohamad T, Mahajan N, Danrad R, Kottam A, Li T, Afonso LC. Cardiac magnetic resonance imaging in peripartum cardiomyopathy: a new tool to evaluate an old enigma. Am J Med Sci. 2014;347(2):112-7.

61. Renz DM, Röttgen R, Habedank D, Wagner M, Böttcher J, Pfeil A, et al. New insights into peripartum cardiomyopathy using cardiac magnetic resonance imaging. Rofo. 2011;183(9):834-41.

62. Dutt S, Wong F, Spurway JH. Fatal myocardial infarction associated with bromocriptine for postpartum lactation suppression. Aust N Z J Obstet Gynaecol. 1998;38:116-7.

63. Blauwet LA, Libhaber E, Forster O, Tibazarwa K, Mebazaa A, Hilfiker-Kleiner D et al . Predictors of outcome in 176 South African patients with peripartum cardiomyophaty. Heart. 2013;995):308-13.

64. Sliwa K, Skudicky D, Bergemann A, Candy G, Puren A, Sareli P. Peripartum cardiomyopathy: Analysis of clinical outcome, left ventricular function, plasma levels of cytokines and Fas/APO-1. J Am Coll Cardiol. 2000;35:701-5.

65. Landon M. Medical complications of pregnancy: Cardiac disease. In: Ling FW, Duff P, editors. Obstetrics and gynecology: principles for practice. 1^{st}ed. New York: McGraw-Hill; 2001:133-45.

66. Hu CL, Li YB, Zou YG, Zhang JM, Chen JB, Liu J, et al. Troponin T measurement can predict persistent left ventricular dysfunction in peripartum cardiomyopathy. Heart. 2007;93(4):488-90.

67. Goland S, Bitar F, Modi K, Safirstein J, Ro A, Mirocha J, et al. Evaluation of the clinical relevance of baseline left ventricular ejection fraction as a predictor of recovery or persistence of severe dysfunction in women in the United States with peripartum cardiomyopathy. J Car Fail. 2011;17(5):426-30.

68. Amos AM, Jaber WA, Russell SD. Improved outcomes in peripartum cardiomyopathy with contemporary. Am Heart J. 2006;152(3):509-13.

69. Fett JD, Fristoe KL, Welsh SN. Risk of heart failure relapse in subsequent pregnancy among peripartum cardiomyopathy mothers.Inter J Gynaecol Obstet. 2010;109(1):34-6.

70. Elkayam U, Tummala PP, Rao K, Akhter MW, Karaalp IS, Wani OR, et al. Maternal and fetal outcomes of subsequent pregnancies in women with peripartum cardiomyopathy. N Engl J Med. 2001;344:1567-71.

71. Ramaraj R, Sorrell VL. Peripartum cardiomyopathy: Causes, diagnosis, and treatment. Cleve Clin J Med. 2009;76:289–96.

72. Mandal D, Mandal S, Mukherjee D, Biswas SC, Maiti TK, Chattopadhaya N, et al. Pregnancy and subsequent pregnancy outcomes in peripartum cardiomyopathy. J Obstet Gynaecol Res. 2011;37(3):222-7.

73. Skotzko CE, Vrinceanu A, Krueger L, Freudenberger R. Alcohol use and congestive heart failure: incidence, importance, and approaches to improved history taking. Heart Fail Rev. 2009;14(1):51-5.

74. George A, Figueredo VM. Alcoholic cardiomyopathy: a review. J Card Fail. 2011;17(10):844-9.

75. Falk HF, Hershberger RE. The dilated, restrictive, and infiltrative cardiomyopathies In: Mann DL, Zipes DP, Libby P, Bonow RO, Braunwald E, eds. Braunwald's heart disease: a textbook of cardiovascular medicine: tenth edition. Philadelphia: Elsevier; 2015. p.1551-73.

76. Fernandez-Solà J, Lluis M, Sacanella E, Estruch R, Antúnez E, Urbano-Márquez A. Increased myostatin activity and decreased myocyte proliferation in chronic alcoholic cardiomyopathy. Alcohol Clin Exp Res. 2011;35:1220-9.

77. Guo R, Ren J. Alcohol dehydrogenase accentuates ethanol-induced myocardial dysfunction and mitochondrial damage in mice: role of mitochondrial death patway. PLoS One. 2010;5(1):e8757.

78. Krasniqi A . Cardiodepressive effects of alcohol. Rev Med Chir Soc Med Nat Iasi. 2009;113(3):692-7.

79. Fatjó F, Sancho-Bru P, Fernandez-Solà J, Sacanella E, Estruch R, Bataller R, et AL. Up-regulation of myocardial L-type Ca2+ channel in chronic alcoholic subjects without cardiomyopathy. Alcohol Clin Exp Res. 2007;31(7):1099-105.

80. Collier P, McDonald KM. The role of angiotensin system intervention in stage B heart failure. Heart Fail Clin. 2012;8(2):225-36.

81. Jing L, Jin CM, Li SS, Zhang FM, Yuan L, Li WM et al. Chronic alcohol intake-induced oxidative stress and apoptosis: role of CYP2E1 and calpain-1 in alcoholic cariomyopathy. Mol Cell Biochem. 2012;359(1-2):283-92.

82. Jankala H, Eriksson PC, Eklund K, Sarviharju M, Harkonen M, Maki T. Effect of chronic ethanol ingestion and gender on heart left ventricular p53 gene expression. Alcohol Clin Exp Res. 2005;29(8):1368-73

83. George A, Figueredo VM. Alcohol and arrhythymias: a comprehensive review. J Cardiovasc Med (Hagerstown). 2010;11(4):221-8.

84. Laonigro I, Correale M, Di Biase M, Altomare E. Alcohol abuse and heart failure. Eur J Heart Fail. 2009;11(5):453-62.

Capítulo 2

Cardiomiopatia hipertrófica

Murillo de Oliveira Antunes
Edmundo Arteaga-Fernández
Charles Mady

Pontos-chave

- A cardiomiopatia hipertrófica (CMH) é mais prevalente cardiopatia das cardiopatias de transmissão genética.
- Presença de hipertrofia de parede ventricular na ausência de outras causas confirma o diagnóstico.
- Prognóstico é bom e a maioria dos pacientes apresentam expectativa semelhante à da população geral, com baixa mortalidade.
- É a principal causa de morte súbita cardíaca em jovens e atletas.
- Insuficiência cardíaca e fibrilação atrial são complicações comuns.
- Tratamento invasivo está indicado nos pacientes sintomáticos e refratários a terapêutica medicamentosa otimizada.
- Cardiodesfibrilador implantável, conforme avaliação individualizada, está indicado na prevenção da MSC.
- Triagem e acompanhamento familiar são fundamentais para o diagnóstico precoce e a prevenção de complicações.

Introdução

A cardiomiopatia hipertrófica (CMH) é uma doença primária do músculo cardíaco definida pela presença de hipertrofia da parede ventricular que ocorre na ausência de outras doenças cardíaca, sistêmica, metabólica ou sindrômica que justifiquem o desenvolvimento ou magnitude dessa alteração muscular.[1]

A CMH é a mais prevalente das cardiopatias de origem genética, apresenta expressão fenotípica extremamente heterogênea quanto aos sintomas, evolução clínica e prognóstico. Sua principal complicação é a morte súbita cardíaca (MSC), que pode ocorrer de forma imprevisível, sendo a principal causa de morte em jovens e atletas.[2-4]

História

Apesar de se encontrar relatos da doença que datam do século XIX, a primeira descrição da CMH foi realizada por um médico patologista forense, Donald Teare, que em 1958 publicou uma série de oito casos necroscópicos constituído por adolescentes e adultos jovens (sete apresentaram MSC) e relatou como causa mortis a presença de "hipertrofia assimétrica ou tumor benigno" do coração.[5] Entretanto, foram Eugene Braunwald et al., particularmente Andrew Glenn Morrow, criador da cirurgia de miectomia, que publicaram entre 1958 e 1964 três artigos detalhando vários aspectos clínicos, hemodinâmicos e de tratamento dessa cardiopatia reconhecidos até os dias atuais, do que eles denominaram de estenose subaórtica hipertrófica idiopática e a qual agora é referida como "cardiomiopatia hipertrófica".[6-8]

Epidemiologia

Atualmente a CMH já foi relatada em 122 países diferentes, o que representa 90% da população mundial, com prevalência da doença de 1 caso por 500 pessoas na população geral, conforme os primeiros registros epidemiológicos baseados em ecocardiografia.[9,10] No entanto, estudos mais recentes incluindo os indivíduos portadores de genes patogênicos confirmados (genótipo positivo e fenótipo negativo) encontraram uma prevalência de 1 caso por 200 pessoas, o que representa uma condição muito mais comum do que se pensava anteriormente.[2] No Brasil estima-se que cerca de 400 mil pessoas possam ser afetadas, entretanto, estima-se que atualmente menos de 10% dos casos tenham sido clinicamente diagnosticados.

Etiologia

A CMH é transmitida de forma genética autossômica dominante na qual ocorrem mutações em genes que codificam as proteínas dos componentes contráteis dos sarcômeros, do disco Z ou do transporte de cálcio.

Vinte e um genes diferentes com mais de 2.000 mutações já foram identificados, o que aumenta a complexidade de sua caracterização genética. Os genes da cadeia pesada beta-miosina, proteína C de ligação à miosina e da troponina T são responsáveis por até 80% dos casos,[4] sendo que mais de uma mutação pode ser encontrada em até 5% dos indivíduos, resultando em manifestação mais precoce e pior prognóstico.

Sabe-se que o estudo genético é negativo em aproximadamente 40% dos indivíduos acometidos por hipertrofias miocárdicas, em razão de mutações ainda não reconhecidas ou porque a hipertrofia ocorre em virtude de outras causas como: amiloidose, síndromes de malformação genéticas (Leopard, Noonan), erros inatos do metabolismo (Fabry, Pompe, Danon), doenças neuromusculares, anormalidades cromossômicas ou drogas (tacrolimo, hidroxicloroquina ou esteroides).[11]

Anatomia patológica

A CMH é caracterizada macroscopicamente pela presença de hipertrofia ventricular esquerda, a qual pode ser simétrica ou na maioria das vezes assimétrica e localizada no septo interventricular (SIV) em 90% dos casos. A hipertrofia pode ser observada em outras regiões: forma concêntrica, parede livre, região médio apical ou apical do ventrículo esquerdo (VE).

O tamanho da cavidade do VE é normal ou diminuído, o átrio esquerdo dilatado e observam-se alterações anatômicas em valva mitral como espessamento, alongamento das cúspides e inserção anômala dos músculos papilares.

Microscopicamente observam-se hipertrofia dos cardiomiócitos com desarranjo dos feixes musculares, perda da arquitetura miocárdica com aumento do tecido conjuntivo intersticial e formação de fibrose miocárdica. A fibrose, encontrada de forma localizada ou com múltiplos focos, não respeita território coronariano específico, ocorrendo particularmente na junção do SIV com a parede livre do ventrículo direito (VD).

Artérias e arteríolas coronárias apresentam lúmen reduzido secundário à hiperplasia das células musculares lisas e aumento do colágeno da camada média. A presença de trajeto intramiocárdio ("ponte miocárdica") é encontrada em até 30% dos pacientes.[12,13]

Fisiopatologia

As principais alterações fisiopatológicas encontradas na CMH são apresentadas a seguir.

Função diastólica alterada

Observadas na grande maioria dos pacientes com CMH, as anormalidades da função diastólica ocorrem de forma

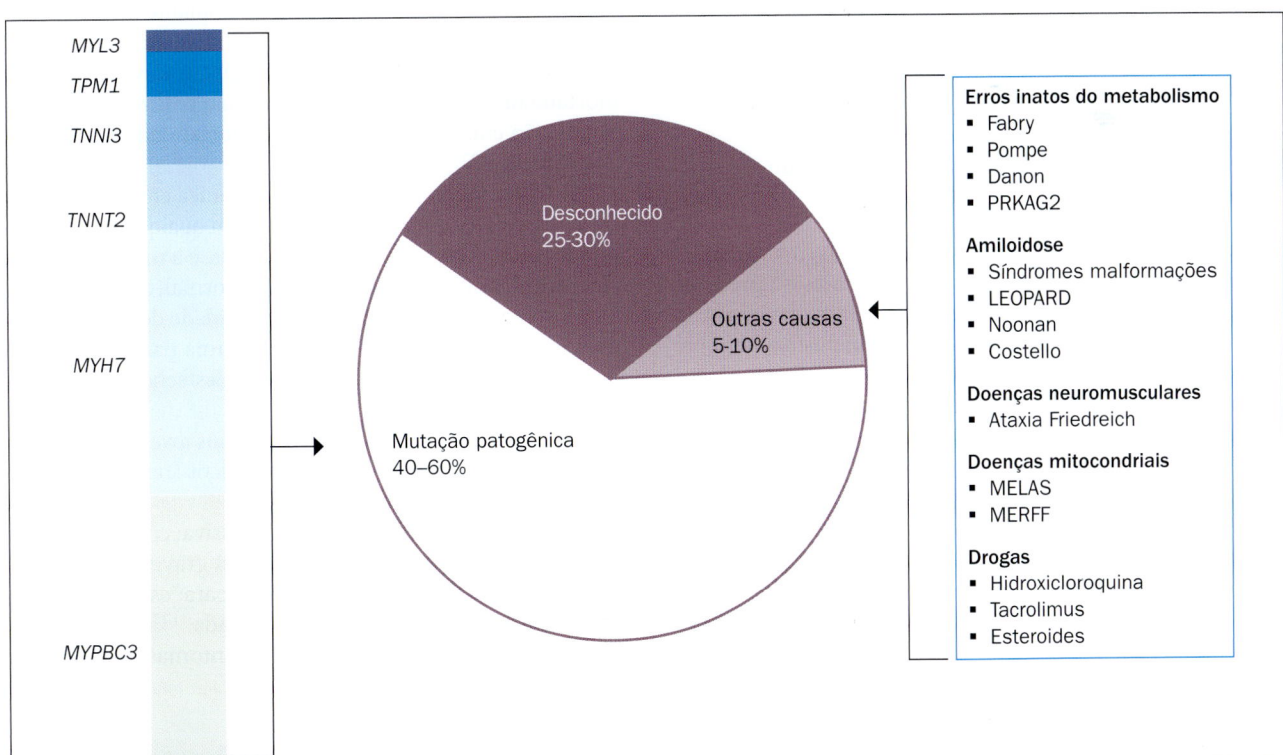

Figura 1 Mutações nos genes das proteínas do sarcômero e outras causas de hipertrofia miocárdica. *MYBPC3*: gene da proteína C de ligação à miosina; *MYH7*: gene da cadeia pesada da betamiosina cardíaca; *TNNT2*: gene troponina T; *TNNTI3*: gene troponina I cardíaca; *TPM1*: gene da alfatropomiosina; *MYL3*: gene da cadeia leve de miosina.

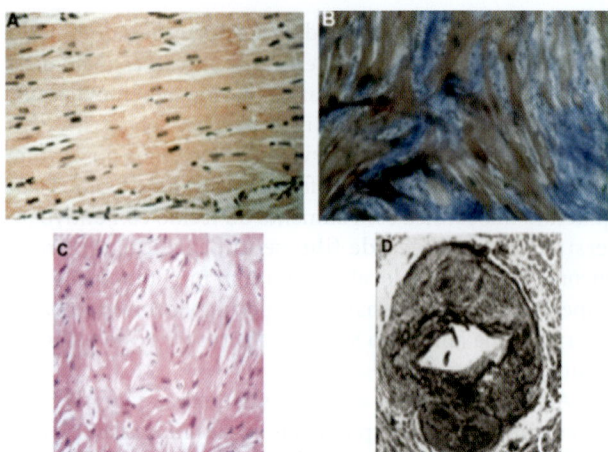

Figura 2 Alterações histopatológicas na cardiomiopatia hipertrófica. A: miocárdio normal (ampliação de 90X); B: desalinhamento dos miócitos e fibrose miocárdica azul; C: desorganização da arquitetura do miocárdio; D: hipertrofia da parede do ramo coronário intramiocárdico.

precoce, muitas vezes mesmo antes do aparecimento da hipertrofia miocárdica e sendo independente da extensão e da espessura miocárdica. Podem ser observadas desde de formas leves de anormalidades do relaxamento ventricular até quadros restritivos graves. Os desarranjos dos miócitos, a presença de fibrose miocárdica variável, as anormalidades da cinética do cálcio intracelular, a distorção da geometria ventricular, a isquemia miocárdica e as alterações da velocidade e da sincronia da repolarização ventricular são os responsáveis por essas alterações.[14]

Obstrução na via de saída de ventrículo esquerdo (OVSVE)

Já nas descrições iniciais da CMH uma das características que mais despertou interesse dos investigadores é a presença do gradiente pressórico na via de saída do ventrículo esquerdo (VSVE), de modo que várias hipóteses foram postuladas sobre sua verdadeira origem. Atualmente admite-se que sua presença seria secundária à associação de fenômenos hemodinâmicos com alterações anatômicas do SIV e da valva mitral.[15]

A presença da hipertrofia em região septal basal estreitando a VSVE associada com a ejeção hiperdinâmica ventricular resulta em aumento da velocidade do fluxo sanguíneo durante a sístole ventricular, tracionando assim, por sucção (efeito Venturi), o folheto anterior da valva mitral em direção ao SIV, causando a obstrução em VSVE. O deslocamento da valva mitral contra o SIV é conhecido por movimento anterior da valva mitral (MAS), que associado à coaptação anormal dos folhetos valvares leva à regurgitação mitral, presente na maioria dos pacientes com a forma obstrutiva da CMH. Algumas outras alterações são observadas na valva mitral, como implantação anatômica inferiorizada e para dentro do VE, cúspides alongadas e cordas tendíneas redundantes que contribuem para ocorrência da obstrução.[16]

Isquemia miocárdica

A isquemia miocárdica é secundária ao desbalanço entre a oferta e o consumo de oxigênio ocasionado por diversos mecanismos: aumento da demanda de oxigênio pelo miocárdio em decorrência do aumento excessivo da massa muscular; diminuição do fluxo sanguíneo, principalmente na região subendocárdica, por elevação das pressões diastólicas de enchimento e compressão microvascular; estrutura microvascular coronária insuficiente em relação ao aumento da massa ventricular; diminuição do lúmen arteriolar e presença de pontes miocárdicas.[17]

Evolução clínica e história natural

O conhecimento da mortalidade na CMH apresentou uma revisão substancial ao longo dos anos. Logo após a descrição inicial da doença, estudos populacionais realizados em pacientes altamente selecionados de centros terciários demonstravam uma mortalidade anual em torno de 4 a 6%, contudo, o viés de seleção desses doentes naquele momento provavelmente superestimou o risco da doença criando-se um conceito de que a CMH seria uma cardiopatia "maligna", de prognóstico sombrio e reduzida expectativa de vida.[2,18,19]

Entretanto estudos recentes utilizando-se de grandes populações e com seguimento de tempo maior demonstraram taxas de mortalidade da CMH entre 0,9 e 1,5% ao ano, e foi reduzida para 0,5% ao ano após o desenvolvimento das novas intervenções terapêuticas, como o implante do cardiodesfibrilador implantável (CDI) e o transplante cardíaco.[18,19] Assim, a CMH é uma cardiopatia benigna, tratável e de baixa mortalidade. No Brasil, um único estudo realizado com essa população encontrou uma taxa de mortalidade de 0,9% ao ano[20] (Figura 3).

A CMH muito provavelmente é a única entre as doenças cardiovasculares que pode manifestar em qualquer idade, desde a infância até a sétima década de vida, e a maioria dos pacientes apresenta expectativa de vida normal, com nenhuma ou poucas complicações e sem a necessidade de intervenções terapêuticas importantes. Entretanto, uma parcela reduzida de pacientes pode evoluir com alguns desfechos como:

- MSC: geralmente acomete indivíduos jovens (< 30 anos) assintomáticos ou oligoassintomáticos (raramente ocorre > 60 anos de idade).[21,22]
- Insuficiência cardíaca (IC) progressiva: com função sistólica preservada (forma restritiva grave) e ocasionalmente (< 5% dos casos) evolução para "estágio final" da doença com função sistólica reduzida.[11,22]
- Fibrilação atrial (FA): piora dos sintomas de IC e risco de fenômenos embólicos.[2,23,24]

Quadro clínico

A maioria dos pacientes com CMH é assintomática ou oligoassintomática e o diagnóstico acaba sendo feito pela detecção de sopros cardíacos ou durante a investigação familiar. Os sintomas mais comuns são dispneia e angina ao esforço, palpitações e síncopes ou pré-síncopes, sendo que < 10% dos pacientes evoluem para sintomas incapacitantes.[2,11,22]

■ Dispneia: é o sintoma mais prevalente da doença presente em cerca de 90% dos pacientes. Desencadeada inicialmente aos grandes esforços, pode evoluir de forma progressiva para médio e pequenos esforços. Alguns pacientes relatam piora dos sintomas após alimentações copiosas.[11]

■ Dor precordial: cerca de um terço dos pacientes queixa-se de dor precordial anginosa aos esforços físicos com características semelhantes às encontradas na doença coronariana, sendo que muitas vezes esses pacientes, nos serviços de emergência, são diagnosticados com síndrome coronariana aguda e encaminhados para cinecoronariografia.

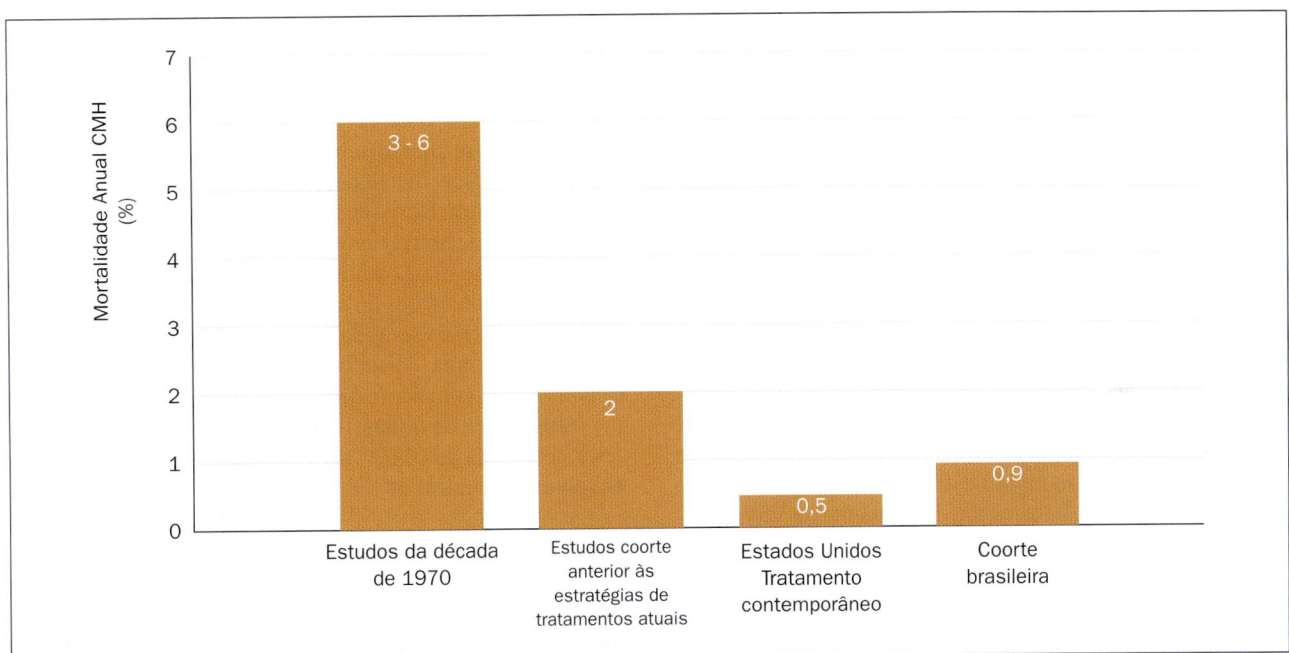

Figura 3 Diminuição da mortalidade durante um período de mais de 50 anos. O tratamento contemporâneo abrange implante de desfibrilador, cardiomiectomia, transplante cardíaco e atendimento pré-hospitalar da parada cardiorrespiratória (desfibrilação e hipotermia).

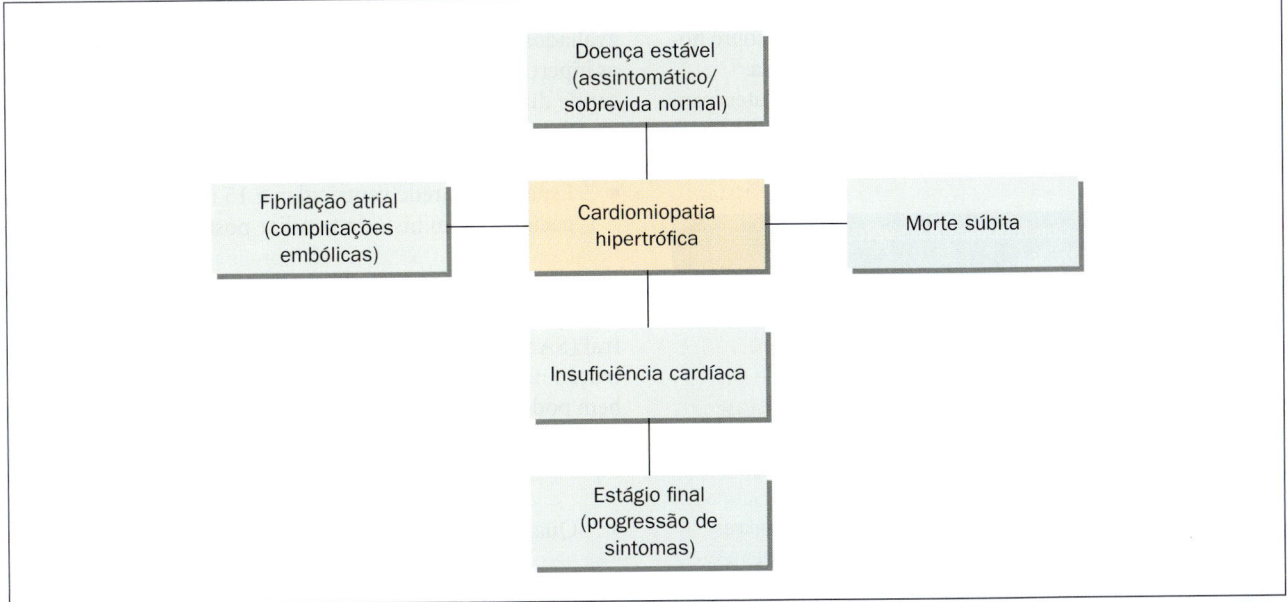

Figura 4 História natural na cardiomiopatia.

- Síncope: cerca de 15 a 25% dos doentes com CMH relatam um episódio de síncope durante a vida e mais de 20% queixam-se de pré-síncope. Os mecanismos envolvidos incluem OVSVE, isquemia durante o esforço, ativação inadequada do barorreceptores ventriculares e vasodilatação, arritmias cardíacas, ou raramente anormalidades de condução e bloqueio atrioventricular. A ocorrência de episódios de síncopes inexplicadas e de repetições, principalmente quando ocorrem em crianças e adolescentes, identifica pacientes com risco aumentado de MSC.[25]
- Palpitações: são uma queixa comum nos portadores CMH e estão associadas a arritmias ventriculares e supraventriculares frequentemente observadas nesses pacientes.[11,22]

Exame físico

Apesar de as alterações miocárdicas serem muitas vezes exuberantes, o exame físico pode ser completamente normal, sobretudo naqueles pacientes que não apresentam OVSVE.

O *ictus* é amplo, forte e desviado para a esquerda, e pode-se palpar frêmito sistólico ao nível da ponta ou na borda esternal baixa. O pulso venoso jugular pode apresentar com elevação da onda "*a*" explicada pela contração atrial acentuada resultante da diminuição da distensibilidade do ventrículo. O pulso carotídeo pode ser evidenciado por aspecto de *bisferiens*, com ascenso rápido e diminuição na mesossístole (à medida que ocorre a formação do gradiente na VSVE), seguida por um aumento secundário.

Na ausculta cardíaca pode ser encontrado o desdobramento paradoxal da B2 (secundário ao atraso do fechamento valvar aórtico e presente nos pacientes com obstrução acentuada da VSVE) e a presença de quarta bulha (B4) em virtude da contração atrial intensa. Contudo, o achado mais marcante da CMH é o sopro cardíaco sistólico, rude, "crescendo-descrescendo", que se inicia logo após a B1 e é audível ao longo da borda esternal esquerda baixa, resultado do fluxo turbulento na VSVE. Na presença de regurgitação mitral ausculta-se um segundo sopro holossistólico suave no ápice e com irradiação para axila.[27]

Algumas manobras realizadas pelo paciente são úteis para diferenciar com o sopro ocasionado pela estenose valvar aórtica, já que na prática clínica muito se assemelham (Tabela 1).

Tabela 1 Manobras que modificam o sopro na cardiomiopatia hipertrófica	
Aumentam o sopro	**Diminuem o sopro**
Diminuindo a pós-carga	**Aumentando a pós-carga**
Posição postural ereta rápida	Agachamento abrupto
Hipovolemia	Exercícios isométricos (*handgrip*)
	Infusão de fenilefrina
Diminuindo a pré-carga	**Aumentando a pré-carga**
Manobra de Valsalva	Elevação dos membros inferiores
Uso de diuréticos	Após a manobra de Valsalva
Posição postural ereta rápida	

(continua)

Tabela 1 Manobras que modificam o sopro na cardiomiopatia hipertrófica *(continuação)*	
Aumentando a contratilidade miocárdica	**Diminuindo a contratilidade miocárdica**
Exercício físico	Administração de betabloqueadores
Administração de nitrito de amilo	Anestesia geral
Isoprotenerol e digital	

Diagnóstico

Eletrocardiograma

Encontra-se alterado em mais de 90% dos pacientes, porém é pouco específico e não apresenta um padrão característico da doença. Deve ser realizado na primeira visita clínica e sempre que houver mudança dos sintomas.

Os achados mais comuns são sobrecarga ventricular esquerda, com alterações do segmento ST, inversão da onda T e sobrecarga atrial esquerda. Presença de ondas Q profundas ≥ 40 ms com onda T positiva em duas derivações contínuas está associada com acometimento assimétrico.

A presença de ondas T invertidas e profundas ("gigantes"), com mais de 10 mV nas derivações precordiais sugere envolvimento apical do VE.[11,22]

Ecodopplercardiograma

O ecocardiograma constitui o principal método de diagnóstico na CMH que permite estabelecer o diagnóstico, a espessura e a localização da hipertrofia, além de determinar a presença e o grau de obstrução e alterações na valva mitral.

Para o diagnóstico, o único parâmetro importante é a espessura máxima da parede ventricular em qualquer segmento, sendo essencial que durante a realização do exame sejam avaliados cuidadosamente todos os segmentos do VE, já que as hipertrofias da parede anterolateral e o ápice do VE podem ser de difícil visualização.

Os critérios diagnósticos pelo ecocardiografia são:

- Espessura parede ventricular ≥ 15 mm ou ≥ 13 mm em pacientes com história familiar positiva para doença.

Aproximadamente um terço dos pacientes é encontrado em repouso, com o movimento sistólico anterior da valva mitral (SAM) causando a obstrução na VSVE. Embora a obstrução na VSVE seja comum em pacientes com CMH, também pode ocorrer em outras circunstâncias, como calcificação do anel mitral posterior, hipertensão, hipovolemia e estados hipercontráteis.

- Quanto à presença do gradiente em VSVE:
  - Forma não obstrutiva: gradiente na VSVE < 30 mmHg em repouso.
  - Forma obstrutiva: gradiente na VSVE ≥ 30 mmHg em repouso.

– Forma obstrutiva latente: gradiente na VSVE ≤ 30 mmHg em repouso e ≥ 30 mmHg no esforço.

A presença de SAM quase sempre resulta em falha de coaptação das cúspides e regurgitação mitral, sendo que sua gravidade varia de acordo com o grau de obstrução na via de saída.

Os pacientes com CMH muitas vezes apresentam disfunção diastólica, e a avaliação das pressões de enchimento do VE é útil na avaliação de sintomas e estadiamento da doença. Desse modo, pacientes com padrão de enchimento restritivo do VE apresentam maior risco de desfechos desfavoráveis mesmo com a fração de ejeção preservada. Uma avaliação abrangente da função diastólica, inclusive de imagem do miocárdio, Doppler pulmonar, velocidades de fluxo das veias, pressão sistólica da artéria pulmonar e tamanho átrio esquerdo, é recomendada como parte da avaliação de rotina desses pacientes.

A avaliação do átrio esquerdo é obrigatório e seu tamanho fornece informações prognósticas importantes.[2,11,22]

Testes genéticos

A análise do DNA constitui o método definitivo para a identificação da CMH, possibilitando a realização do diagnóstico na fase pré-clínica da doença e mesmo antes de ocorrerem alterações estruturais cardíacas. Atualmente, vários

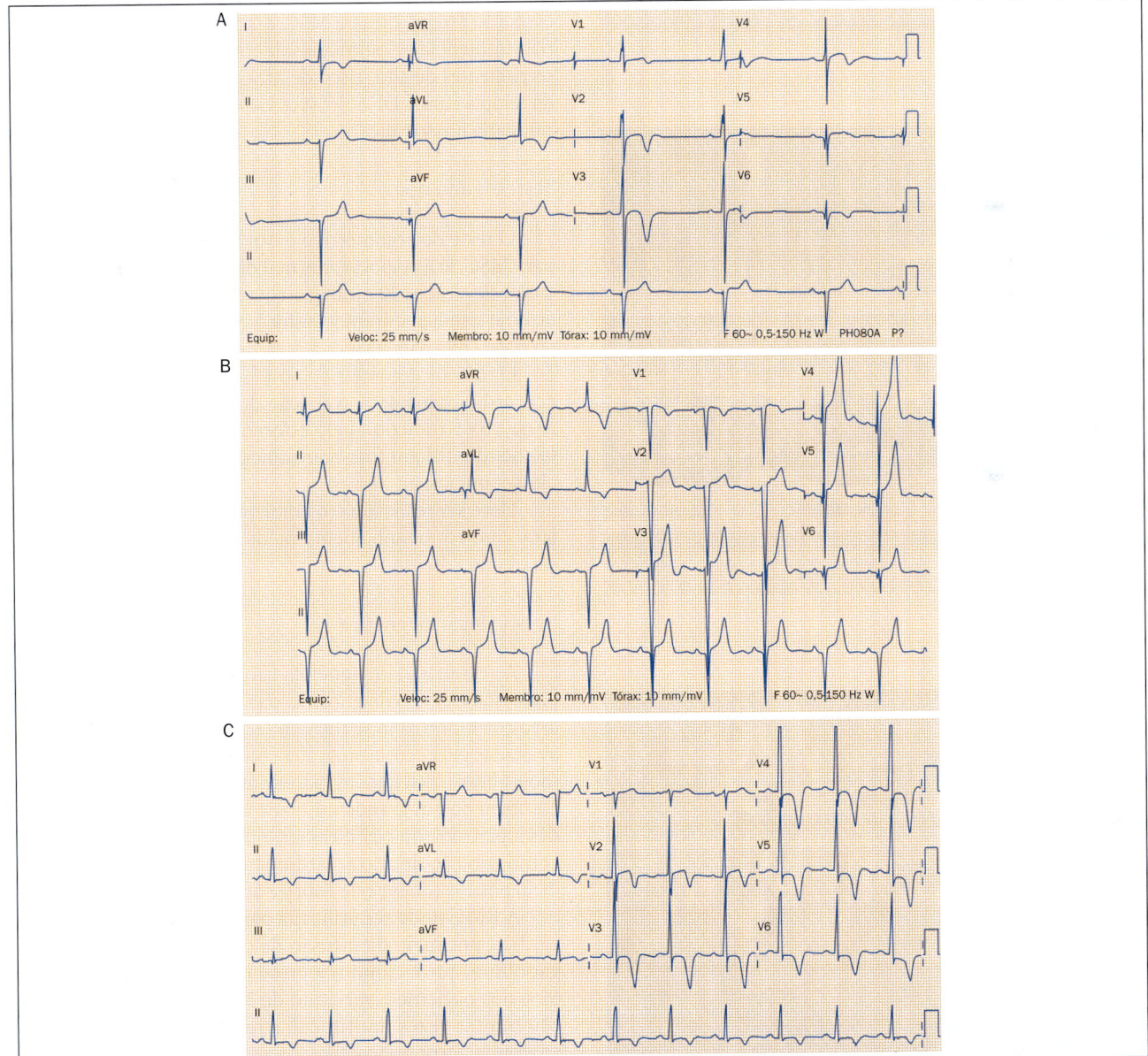

Figura 5 Eletrocardiograma na cardiomiopatia hipertrófica. A: Ondas R em V1 e V2 sugerindo hipertrofia septal. B: Ondas Q profundas em parede inferior. C: Ondas T invertidas e profundas em derivações precordiais (forma apical).

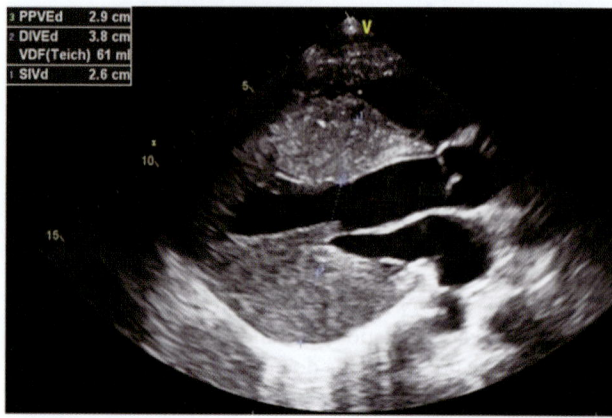

Figura 6 Ecodopplercardiograma evidenciando uma espessura septal de 26 mm e de parede posterior de 29 mm.

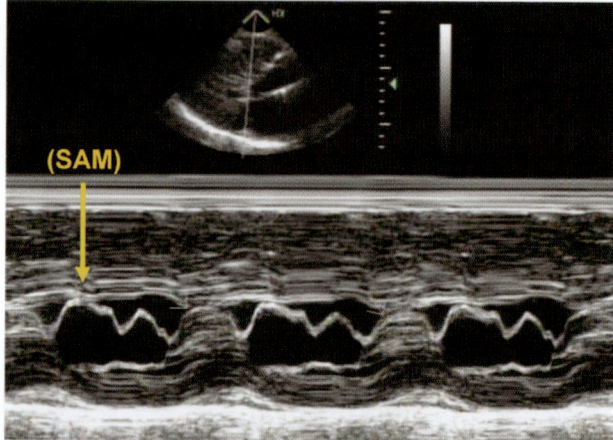

Figura 7 Modo M evidenciando movimento sistólico anterior da valva mitral.

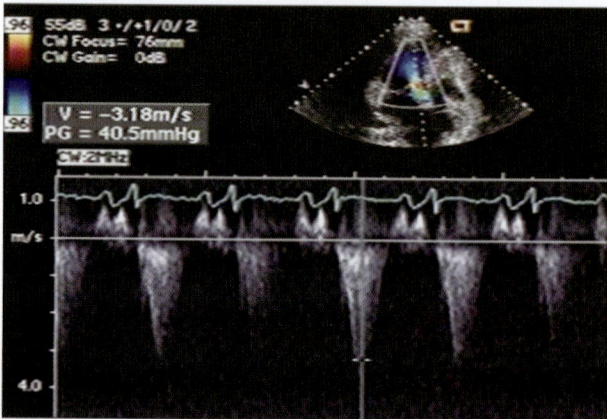

Figura 8 Doppler com presença de gradiente em VSVE.

laboratórios comerciais e centros acadêmicos já oferecem testes genéticos rápidos e com custos acessíveis para identificar as mutações que causam CMH e fornecer um diagnóstico molecular.[11,22]

A razão mais atraente para considerar especificamente os testes genéticos na prática clínica é de identificar os membros da família afetados que ainda não apresentam hipertrofia ventricular e estão em risco de desenvolver a doença.[28]

Para a estratégia de *screening* com testes genéticos, exige-se a identificação de uma mutação patogênica no probando (caso índice).

Apesar do otimismo inicial de que mutações "malignas" ou "benignas" seriam identificáveis entre as populações de pacientes, os estudos genéticos clínicos mais recentes não foram capazes de demostrar a associação de mutações genéticas com evolução prognóstica ou MSC, assim, o resultado dos exames não influencia as estratégias de tratamento e não identifica os pacientes de alto risco de MSC que podem se beneficiar da terapia com CDI[2,11,22,29] (ver Capítulo "Genética da cardiomiopatia hipertrófica").

Teste ergométrico

O teste de ergométrico é útil na estratificação de risco para MSC. Já a resposta anormal da pressão arterial, definida como elevação ≤ 20 mmHg ou queda > 20 mmHg da pressão arterial sistólica durante o esforço, demonstrou ser um fator de risco (FR) para MSC.

O teste de ergométrico pode ser associado ao exame de ecocardiograma para avaliação do incremento de gradiente na VSVE induzido pelo esforço (forma obstrutiva latente), sendo útil em fornecer uma avaliação mais precisa da classe funcional.

Deve ser realizado em ambiente de preferência hospitalar e com acompanhamento médico durante todas as etapas do exame.[11,22]

Ressonância magnética

A ressonância magnética cardiovascular (RMC) é útil para estabelecer o diagnóstico da CMH nos casos em que as áreas de hipertrofia se tornam tecnicamente difíceis de ser avaliadas pela ecocardiografia convencional (janela ecocardiográficas inadequadas, parede anterolateral, ápice e VD). Também possui grande utilidade no diagnóstico diferencial das hipertrofias miocárdicas encontradas em outras situações, como coração de atleta, cardiopatia hipertensiva e doenças de depósitos (doença de Fabry e amiloidose).[30]

A RMC pode ser utilizada para detectar a fibrose miocárdica, por meio da infusão de contraste paramagnético, gadolínio, que é comum e presente em aproximadamente 65% dos pacientes (variando de 33 a 84%), com distribuição muitas vezes multifocal, irregular e não respeitando anatomia coronariana.[30,31]

A presença de fibrose miocárdica extensa está associada com maior risco de dilatação do VE e disfunção sistólica – fase final da doença. Um estudo multicêntrico recente de-

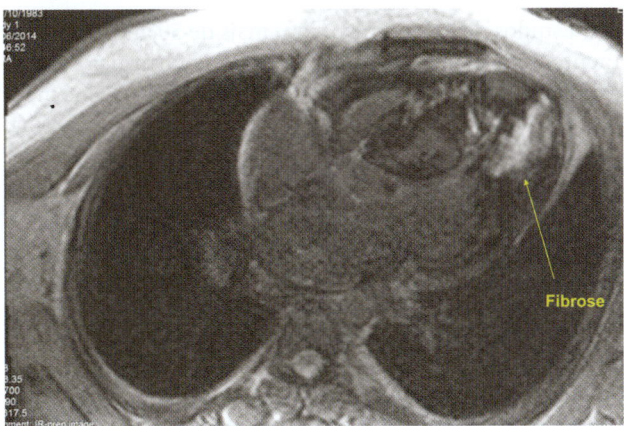

Figura 9 | Fibrose miocárdica identificada pela técnica de realce tardio na ressonância magnética.

monstrou que pacientes que possuem extensão de fibrose ≥ 15% da massa do VE apresentam o dobro de risco para MSC em comparação com pacientes sem fibrose, independentemente de outros FR.[32]

Exames específicos

- Teste ergoespirométrico: deve ser considerado para avaliar a gravidade da limitação ao exercício, independentemente dos sintomas ou em pacientes que serão submetidos ao tratamento invasivo (miectomia ou alcoolização septal).[11,22]
- Cinecoronariografia e angiotomografia de coronárias: para investigação de doença coronariana obstrutiva (DAC), podem ser solicitadas a todos pacientes acima de 40 anos que serão submetidos ao tratamento invasivo ou para pacientes com dor precordial anginosa que possuem probabilidade pré-teste intermediária para DAC.[11,22]
- Estudo eletrofisiológico (EEF): pode ser considerado para pacientes com taquicardia supraventricular persistente ou recorrente (flutter atrial, FA, taquicardias por reentrada nodal e pré-excitação ventricular), com a possibilidade de ablação de um substrato. O EEF, com estimulação ventricular programada, não é recomendado para estratificação de risco de MSC.[11,22]

Tratamento

O tratamento da CMH tem como finalidade melhorar a capacidade funcional, reduzir os sintomas e prevenir a progressão da doença, entretanto o tratamento farmacológico carece de grandes ensaios clínicos randomizados, sendo embasado muitas vezes em pequenos estudos clínicos ou mesmo experiências de especialistas.

A maioria dos pacientes sintomáticos beneficia-se apenas de terapia farmacológica, sendo que as intervenções invasivas são necessárias em menos de 10% dos casos. Pacientes

Tabela 2 Recomendações da AHA/ACC para exames diagnósticos na cardiomiopatia hipertrófica[22]

Método diagnóstico	Recomendação
Teste genético	Classe I • Teste e aconselhamento genético em todos os pacientes com CMH (NE B) • Rastreamento em todos os parentes de primeiro grau de pacientes portadores de alguma mutação específica (NE B)
Eletrocardiograma	Classe I • Na avaliação inicial (NE C) • Com mudança ou piora dos sintomas (NE C) • Em parentes de primeiro grau durante a triagem de familiares (NE C) • A cada 12 a 18 meses quando não se identifica a presença de hipertrofia ventricular no ecocardiograma inicial, como exame de triagem familiar (NE C)
Teste de esforço	Classe IIa • Avaliação da capacidade funcional e resposta terapêutica (NE C) • Estratificação para MSC avaliando a resposta da pressão arterial sistólica (NE B) • Associado ao ecocardiograma para avaliação de formas obstrutivas latentes (NE B)
Holter 24 horas	Classe I • Na avaliação inicial para identificar taquicardia ventricular (NE B) • No aparecimento de palpitações ou pré-síncope (NE B) Classe IIa • Repetir a cada 1 a 2 anos na avaliação de TV/TVNS (NE C)
Ecocardiograma	Classe I • Na avaliação inicial (NE B) • Triagem de familiares de primeiro grau nos quais não foi encontrada a mutação genética no caso índice (NE B) • Triagem familiar a partir de 12 anos e periódico a cada 12 a 18 meses (NE C) • Na piora dos sintomas ou evento cardiovascular (NE B) • Ecotransesofágico no intraoperatório de cirurgia de miectomia (NE B)
Ressonância magnética	Classe I • Avaliação inicial quando o ecocardiograma é inconclusivo para diagnóstico (NE B) • Avaliações adicionais da hipertrofia (distribuição e localização) e anatomia da valva mitral e músculo papilar, para tratamento invasivo (NE B) Classe IIa • Diagnóstico de hipertrofia e/ou aneurisma apical quando o ecocardiograma é inconclusivo (NE B) Classe IIb • Pesquisa de fibrose miocárdica para estratificação de risco de MSC (NE C) • Diagnóstico diferencial de outras cardiopatias como amiloidose, doença de Fabry e LAMP 2 (NE B)

com disfunção sistólica progressiva ou disfunção diastólica refratária ao tratamento clínico podem ser candidatos a transplante cardíaco.

Pacientes assintomáticos apresentam evolução clínica benigna e não devem ser tratados.[2,11,19,22]

Tratamento farmacológico

Por consenso, os betabloqueadores (propranolol, atenolol e metoprolol) são a droga de escolha para pacientes com OVSVE e sintomáticos. Essas medicações reduzem o gradiente na VSVE em repouso ou principalmente durante o esforço físico, diminuindo os sintomas na maioria dos pacientes. Deve ser prescrita com doses tituladas progressivamente, sendo que muitas vezes altas doses podem ser necessárias.[11,22]

Verapamil (dose inicial de 40 mg, 3 vezes/dia, até o máximo de 480 mg/dia) pode ser utilizado quando betabloqueadores são contraindicados ou ineficazes, porém em pacientes com obstrução grave na VSVE (≥ 100 mmHg) ou pressões sistólicas da artéria pulmonar elevadas deve ser usado com cautela, uma vez que pode provocar edema pulmonar. Diltiazem (dose inicial de 60 mg, 3 vezes/dia até o máximo 360 mg/dia) pode ser utilizado em doentes intolerantes ao verapamil, sendo que essas medicações aumentam a capacidade de exercício e melhoram os sintomas, reduzindo a disfunção diastólica do ventrículo esquerdo sem alterar a função sistólica. A associação de betabloqueadores e verapamil/diltiazem pode ser tentada em pacientes que não respondem adequadamente com a monoterapia.[33]

A disopiramida, agente antiarrítmico classe IA, tem demonstrado melhora nos sintomas, reduzindo o gradiente pressórico em repouso, podendo ser indicada para tratamento desses pacientes, entretanto não é produzida no Brasil.

Diuréticos em baixas doses podem ser usados com cautela para melhorar a dispneia. A digoxina é contraindicada e, nos pacientes com OVSVE, os vasodilatadores arterial e venoso, nitratos e inibidores da fosfodiesterase devem ser usados com cautela, já que podem piorar o gradiente.

Tratamento invasivo

O tratamento invasivo deve ser considerado nos pacientes sintomáticos, em CF III-IV (NYHA), refratários a terapia medicamentosa otimizada e que tenham gradiente na VSVE ≥ 50 mmHg (em repouso ou provocado), sendo que não existem dados que suportem o uso de procedimentos invasivos para reduzir a obstrução de saída do VE em pacientes assintomáticos independentemente da gravidade do gradiente.

Cardiomiectomia septal

Em virtude da experiência e dos resultados do procedimento documentados em longo prazo, a cardiomiectomia septal cirúrgica é considerada o tratamento de escolha. É o primeiro tipo de tratamento invasivo proposto e consiste na retirada de uma porção de músculo do septo ventricular aliviando a VSVE (cirurgia de Morrow).[8]

Estudos de longo prazo, com mais de 50 anos de seguimento, têm mostrado que a miectomia cirúrgica reverte sintomas de IC de forma confiável, abolindo permanentemente a obstrução (90% dos casos), restaurando a pressão normal de enchimento do VE e reduzindo ou abolindo a regurgitação mitral. O benefício sintomático em longo prazo é alcançado em 70 a 80% dos pacientes com uma sobrevida comparável à da população em geral. Pacientes do sexo masculino, com idade < 50 anos, tamanho de átrio esquerdo < 46 mm, sem FA são os que apresentam os melhores resultados cirúrgicos.[11,33]

A mortalidade operatória varia de < 1% em centros experientes até 3 a 4% quando realiza reparos na valva mitral associada, e as principais complicações são bloqueio atrioventricular total (BAVT), insuficiência valvar aórtica e comunicação interventricular (CIV). O uso de ecocardiograma transesofágico intraoperatório, auxiliando o cirurgião para adequação da ressecção septal e correção de anormalidades estruturais concomitantes, tem melhorado os resultados cirúrgicos e reduzido as taxas de complicações.[11,33,34]

Ablação septal percutânea pelo álcool

É um procedimento que consiste na oclusão de um ramo septal da artéria descendente anterior e na injeção de álcool absoluto por meio da técnica de cateterismo coronariano, ocasionando um infarto na região (em média de 10% do VE e 30% do septo), com a formação de cicatriz e a redução septal. Atualmente questiona-se se a cicatriz formada no septo poderia contribuir como mecanismo arritmogênico para desencadear taquiarritmias ventriculares com risco de MSC.

A ablação percutânea septal pelo álcool tornou-se uma alternativa à miectomia cirúrgica em pacientes selecionados, como idade avançada, com comorbidades significativas que aumentam risco cirúrgico ou naqueles com forte desejo de evitar a cirurgia com tórax aberto.[22]

Os resultados são semelhantes ao da cirurgia em termos de redução de gradiente, melhora dos sintomas e da capacidade de exercício, com mortalidade semelhante à da miectomia isolada. O BAVT é a principal complicação em 7 a 20% dos pacientes. No total, 12% dos pacientes necessitam repetir o procedimento em virtude de obstrução residual, sendo que a ablação é menos eficaz em espessura de septo > 30 mm ou fibrose septal extensa identificada pela ressonância magnética.[36]

Estimulação cardíaca artificial

A presença do eletrodo na ponta do VD determina uma mudança de ativação contrátil do miocárdio, levando à movimentação paradoxal do SIV, aumentando a câmara ventricular e reduzindo o gradiente na VSVE. Parâmetros de estimulação devem ser otimizados para alcançar a máxima excitação do ápice do VD com o mínimo comprometimento do enchimento do VE (tipicamente alcançado com um intervalo de AV de 100 ± 30 ms).

A estimulação de dupla câmara foi promovida com entusiasmo na década de 1990 como uma alternativa à cirurgia, mas foi abandonada com base em ensaios duplo-cegos cruzados que demonstraram que o benefício sintomático percebido foi em grande parte por um efeito placebo.[37] Atualmente está indicada na exceção e apenas aos pacientes sintomáticos não candidatos às terapias percutâneas ou cardiomiectomia (classe IIb NE C).[11,22]

Transplante cardíaco

Nos Estados Unidos, a CMH é responsável por 1 a 5% dos transplantes cardíacos com taxas de sobrevida semelhantes à de transplante em pacientes com outras cardiomiopatias ou doença cardíaca isquêmica.

Está indicado nos pacientes que evoluem com estágio final e disfunção ventricular esquerda ou em um grupo específico que apresenta uma forma restritiva grave, refratário ao tratamento clínico, e não apresenta obstrução em VSVE, sendo a única opção de tratamento.[38]

Tabela 3 Comparação entre diversos tipos de tratamentos invasivos

	Mortalidade	Efetividade	Seguimento	Complicações
Cardiomiectomia	< 1 a 3%	> 90%	> 50 anos	• BAVT • CIV • Insuficiência V. aórtica
Percutâneo	< 1	70 a 80%	> 20 anos	• BAVT • IAM extenso
Marca-passo	< 1	10 a 40%	> 20 anos	• Infecção ou perfuração

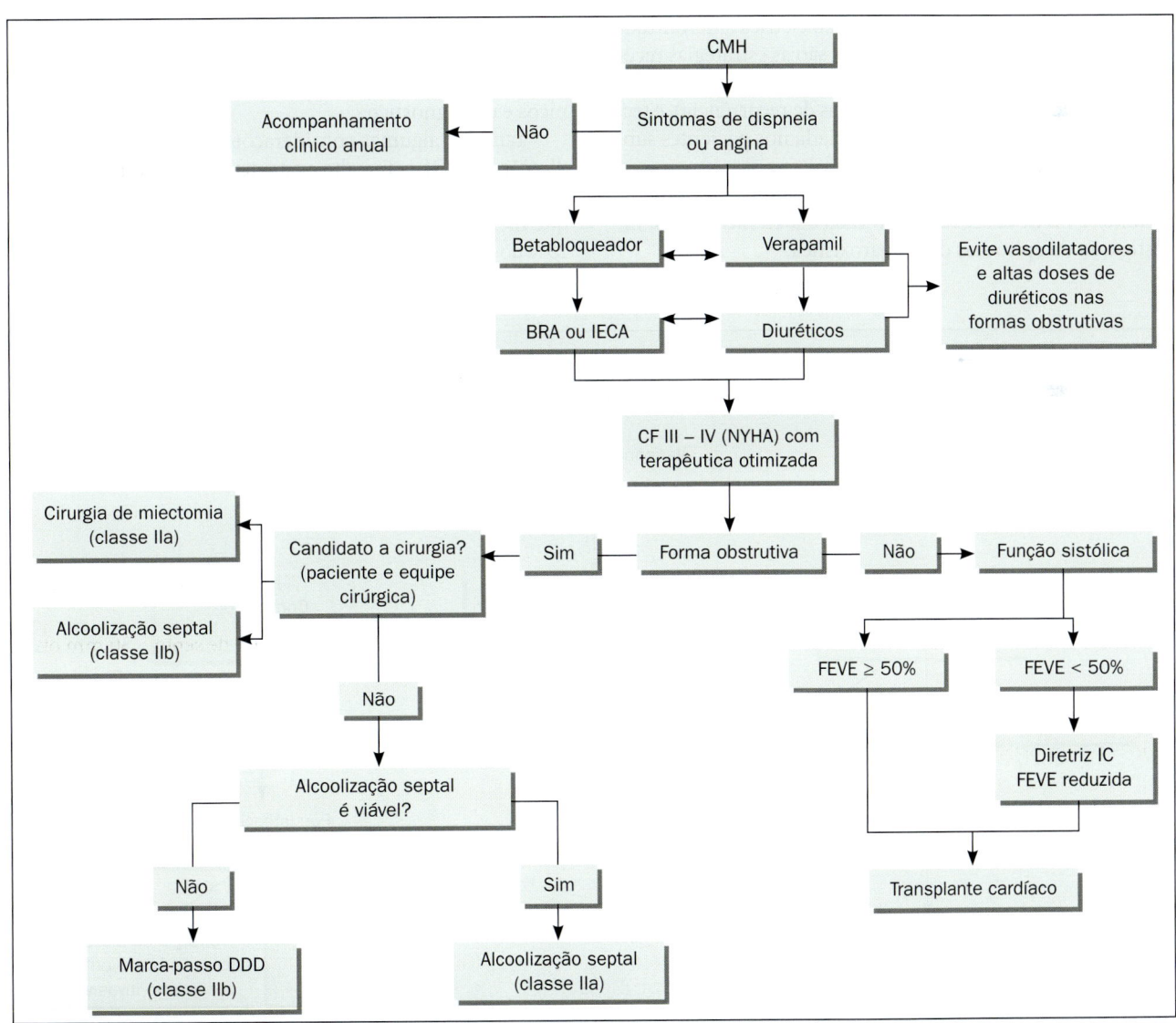

Figura 10 Orientações gerais no acompanhamento dos pacientes com cardiomiopatia hipertrófica.

Fibrilação atrial

A FA é a complicação mais comum em pacientes com CMH, com uma prevalência de 20% e incidência anual de 3,8% de tromboembolismo (acidente vascular cerebral e periférica embolia).

Os fatores predisponentes incluem o aumento do tamanho e da pressão do átrio esquerdo causado por disfunção diastólica, OVSVE e regurgitação mitral. O início da FA ocorre em média aos 55 anos, 10 anos mais cedo que na população em geral, sendo rara em crianças e adultos jovens, podendo não ser bem tolerado quando associado com OVSE.

A incidência de fenômenos embólicos/acidente vascular encefálico é alta nessa população, assim, após o registro da ocorrência da FA, mesmo sendo o primeiro episódio, todos os pacientes devem ser anticoagulados, com varfarina ou novos anticoagulantes.[2,11,22]

A manutenção do ritmo sinusal sempre é preferível em razão da piora dos sintomas e da classe funcional com o aparecimento dessa arritmia. Cardioversão elétrica sincronizada e amiodarona (ou alternativa sotalol) são as estratégias recomendadas. Ablação por cateter é uma opção a ser indicada em casos selecionados (com altas taxas de recorrência), e técnica cirúrgica MAZE pode ser associada nos pacientes submetidos a cardiomiectomia septal.[11,22]

Na presença de diâmetro de átrio esquerdo com ≥ 45 mm, o Holter 24 h deve ser realizado cada 6 a 12 meses para investigação de episódios de FA paroxística.[11]

Morte súbita cardíaca

A MSC é a principal e mais temida complicação da CMH pelo potencial de ocorrência inesperada e repentina, podendo ser a primeira manifestação da doença, tornando-se a principal causa de morte em atletas e jovens, e está associada com realização de atividade física.[2,11,22]

A incidência anual desse evento é de 1 a 2%, mas taxas de 4 a 6% foram descritas em coortes de pacientes de centros terciários de atendimento.[11,22]

A fibrilação ventricular (FV), precedida ou não por episódio de taquicardia ventricular, é responsável como o mecanismo primário por esses eventos, e desse modo o implante de CDI reduz a mortalidade por essa complicação. As taxas apropriadas de intervenções do dispositivo em encerrar FV/TV são de 4%/ano para a prevenção primária e de 11%/ano para a prevenção secundária.

Entretanto, na prática clínica, um dos maiores desafios da CMH ainda é reconhecer os pacientes que se beneficiaram do implante do dispositivo, sendo que atualmente as recomendações são baseadas de estudos de observacionais e retrospectivos que determinaram a relação entre alguns FR clínicos e o prognóstico.

Também algumas considerações são importantes na indicação do CDI, como alto custo; necessidade de troca do gerador por duração limitada da bateria e taxas de complicações que incluem choques inapropriados em aproximadamente 25% dos pacientes; complicações com eletrodos (fratura, des-

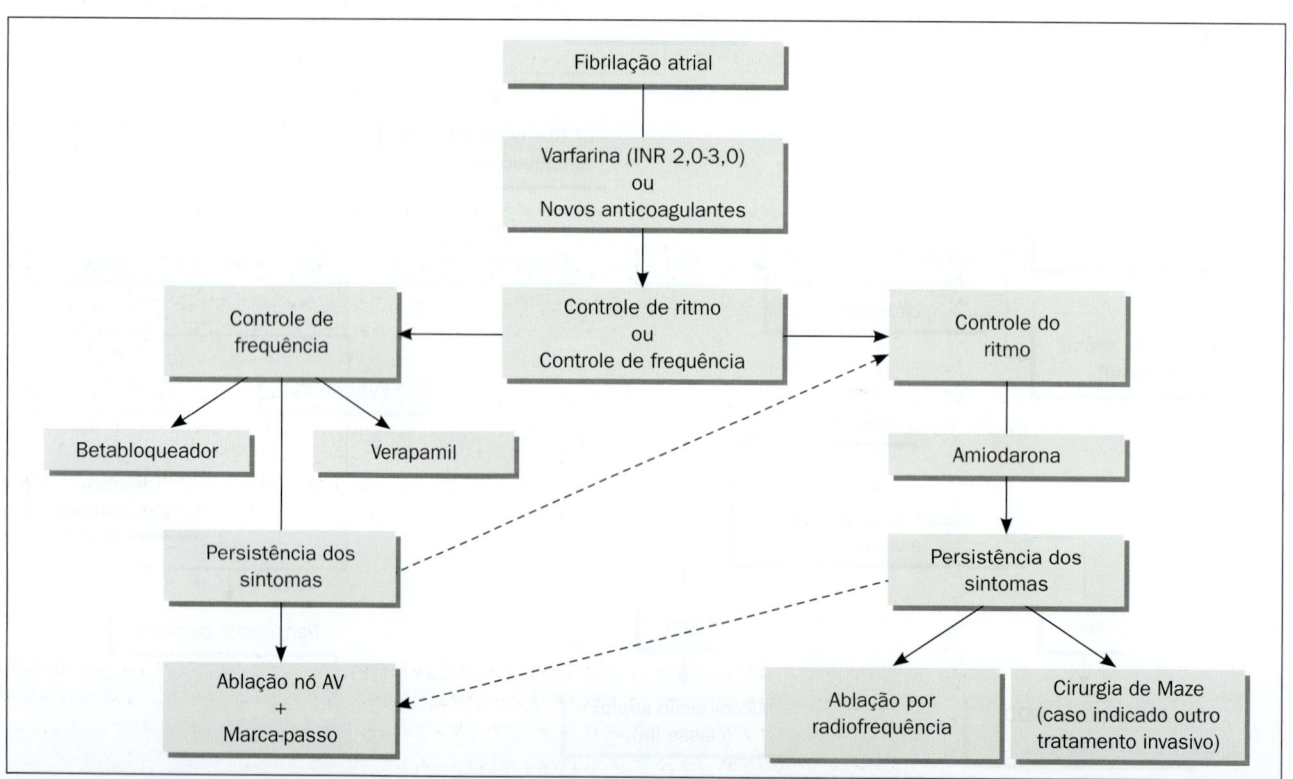

Figura 11 Manejo da fibrilação atrial.

locamento, *oversensing*); infecções, hemorragia ou trombose; e complicações relacionadas ao procedimento cirúrgico.[19,40]

Prevenção da morte súbita cardíaca

Prevenção secundária

Os pacientes que sobrevivem à FV/TV apresentam alto risco para desenvolver novos episódios desses eventos, estando sempre indicado o implante do CDI. Na prática clínica, essa população é muito pequena e a indicação do dispositivo não se questiona.[11,22]

Prevenção primária

A seleção dos pacientes que possuem indicação para implante de CDI para prevenção primária, diferentemente da prevenção secundária, pode ser uma difícil decisão. O caráter imprevisível e heterogêneo da CMH torna a estratificação de risco da MSC um importante desafio, no qual apenas um grupo pequeno de indivíduos atualmente tratados com um CDI recebem choques apropriados, sendo que ao mesmo tempo um grande número de pacientes experimenta choques inapropriados e complicações do dispositivo.[11,22]

Algumas variáveis clínicas ou FR foram identificados como marcadores de risco para MSC em portadores de CMH, sobretudo em pacientes com idade inferior a 50 anos, e orientam na decisão do implante.[2,11,22,41]

Antecedente familiar de MSC

É preditor independente quando ocorre em parentes de primeiro grau (pai, mãe e irmão) e abaixo de 50 anos de idade.

Síncope

Ocorre de forma repetida, sobretudo mais de 2 eventos nos últimos 6 meses, e é inexplicada, afastando-se a possibilidade de etiologia neuromediada. Quando associada com história familiar para MSC torna-se um marcador de prognóstico importante.

Taquicardia ventricular não sustentada (TVNS)

A presença TVNS ao Holter de 24 horas com três ou mais batimentos e FC > 120 bpm apresenta-se como um FR independente sobretudo em pacientes mais jovens (abaixo de 30 anos de idade).

Espessura septal ≥ 30 mm

A relação entre a gravidade da hipertrofia ventricular esquerda e MSC tem sido investigada em vários estudos e baseia-se no conceito de que quanto mais grave é a expressão da doença, maior a probabilidade do paciente apresentar eventos adversos.

Resposta anormal da pressão sistólica no esforço

Um terço dos pacientes com CMH apresenta uma resposta inapropriada da pressão arterial sistólica durante o teste de exercício, definida como queda ou aumento menor de 20 mmHg da pressão durante realização do esforço.

Realce tardio miocárdico pela ressonância magnética

A técnica de realce tardio, com a infusão do contraste paramagnético gadolíneo, permitiu identificar e quantificar áreas de fibrose miocárdica. Na CMH a fibrose está presente em mais de 50% dos pacientes e o risco de eventos aumenta proporcionalmente com a porcentagem de comprometimento do VE. Dessa forma a presença de ≥ 15% de fibrose do VE dobra o risco de MSC quando comparada aos pacientes sem fibrose, sendo que sua ausência representa um fator de segurança associado a um baixo risco para MSC.[2,32,42]

A presença de fibrose auxilia na decisão da indicação do CDI naqueles pacientes em que o risco MSC permanece incerto mesmo após estratificação de risco padrão, já que atualmente ainda não há consenso de que a presença desse achado isoladamente seria suficiente para a recomendação do dispositivo.[2,11,22,32]

Outros fatores de risco

Apresentam valor preditivo positivo baixo para risco de MSC, mas podem ser considerados na estratificação, sobretudo quando associados com os demais FR estabelecidos:

- Idade ao diagnóstico.
- Presença de obstrução da VSVE ≥ 30 mmHg.
- Presença de aneurisma apical.
- Mutações malignas.
- Tamanho do átrio esquerdo.

Tabela 4 Recomendações das Diretrizes da Sociedade Europeia de Cardiologia (ESC 2014)[11]

Diretrizes Sociedade Europeia de Cardiologia (ESC 2014) – profilaxia primária

Para indicação do CDI, as diretrizes da ESC recomendam que seja calculada a taxa de risco de MSC estimada em 5 anos utilizando-se uma calculadora disponível na internet. As variáveis prognósticas adicionadas no cálculo são: idade, espessura do septo, valor do gradiente em VSVE, tamanho do átrio esquerdo, TVNS, história familiar de MSC e síncope

Risco	MSC em 5 anos	Implante de CDI
Baixo	< 4%	Não é indicado
Intermediário	≥ 4% e < 6%	Pode ser considerado
Alto	> 6%	Deve ser indicado

Fonte: www.escardio.org/guidelines-surveys/esc-guidelines/Pages/hypertrophic-cardiomyopathy.aspx.

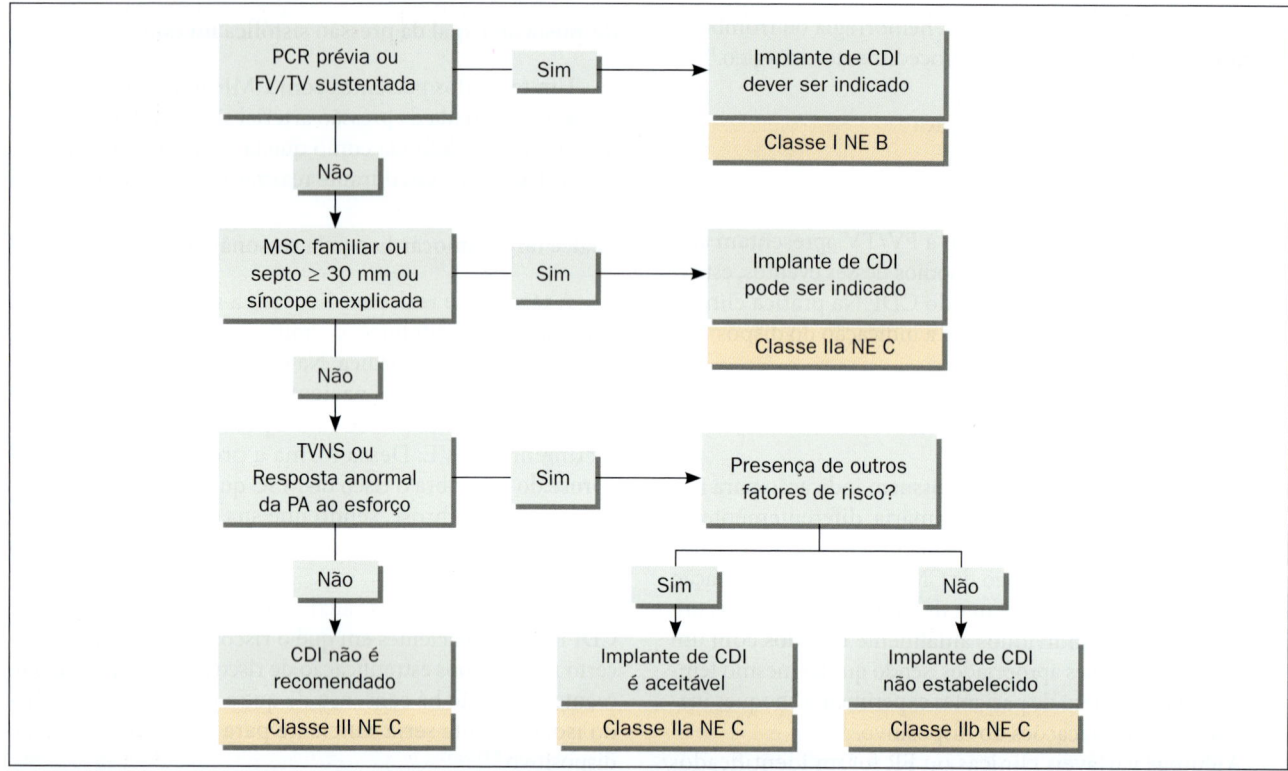

Figura 12 Orientações para o implante do cardiodesfibrilador (AHA/ACC).
* Outros fatores de risco: gradiente em VSVE ≥ 30 mmHg, ressonância miocárdica com fibrose, mutação genética "maligna", aneurisma apical.

Atividade física

Atividades físicas de alta intensidade devem ser desaconselhadas para todos os pacientes com CMH devido ao risco de MSC.[36]

As atividades físicas competitivas de baixa intensidade, consumo máximo de $O_2 < 40\%$, como boliche, golfe, bilhar, tiro ao alvo, podem ser liberadas.

Pacientes com genótipo positivo e fenótipo negativo não possuem nenhuma restrição para a prática esportiva pela diretriz americana.[22,43]

Drogas antiarrítmicas

Não existem dados randomizados e controlados para apoiar o uso de antiarrítmicos para a prevenção de MSC na CMH. Em estudos observacionais, a amiodarona não foi capaz de prevenir esses eventos. Nos pacientes com TV/FV prévia na qual o implante de CDI não é factível, poderia ser indicada como a única opção de tratamento.[44]

o exame de ecocardiograma deve ser realizado anualmente dos 12 aos 20 anos de idade, sendo antes desse período apenas em pacientes que cursam com sintomas ou que desejam participar de competições esportivas de alta intensidade. Após os 20 anos de idade reavaliações a cada 3 a 5 anos com ecocardiograma seriam racionais. Na dificuldade de se realizar o ecocardiograma, a realização de ECG seria uma conduta aceitável.[11,22]

A endocardite infecciosa pode ocorrer em 5% dos pacientes com forma obstrutiva e desse modo a prevenção com antimicrobianos está indicada antes de procedimentos cirúrgicos contaminados ou odontológicos com sangramento ou manipulação gengival.[45]

Nas pacientes assintomáticas a gestação é bem tolerada, com risco pouco elevado de prematuridade e mortalidade materna, porém o alto potencial de transmissão genética da doença indica aconselhamento genético antes de planejar a gravidez. Na presença de gradiente de VSVE > 50 mmHg ou sintomas refratários ao tratamento medicamentoso, a gravidez é considerada de alto risco.[46]

Resumo

Todo indivíduo com história familiar para CMH deve ser acompanhado de perto quanto ao risco do desenvolvimento da doença. Para parentes de primeiro grau, idealmente

Referências bibliográficas

1. Maron BJ, Towbin JA, Thiene G, Antzelevitch C, Corrado D, Arnett D, et al. Contemporary definitions and classification of the cardiomyopathies: an American Heart Association Scientific Statement from the Council on Clinical Cardiology, Heart Failure and Transplantation Committee; Quality of Care and Outcomes Research and Functional Genomics and Translational

Biology Interdisciplinary Working Groups; and Council on Epidemiology and Prevention. Circulation. 2006;113(14):1807-16.

2. Maron BJ. Clinical course and management of hypertrophic cardiomyopathy. N Engl J Med. 2018;379(7):655-68.

3. Spirito P, Chiarella F, Carratino L, Berisso MZ, Bellotti P, Vecchio C. Clinical course and prognosis of hypertrophic cardiomyopathy in an outpatient population. N Engl J Med. 1989;320:749-55.

4. Maron BJ. Hypertrophic cardiomyopathy. Lancet. 1997;350:127-33.

5. Teare D. Asymmetrical hypertrophy of the heart in young adults. Br Heart J. 1958;20:1-8.

6. Braunwald E, Morrow AG, Cornell WP, Aygen MM, Hilbish TF. Idiopathic hypertrophic subaortic stenosis (clinical, hemodynamic and angiographic manifestations). Am J Med. 1960;29(6):924-5. 3.

7. Braunwald E, Lambrew CT, Rockoff SD, Ross J Jr, Morrow A. A description of the disease based upon an analysis of 64 patients. Circulation. 1964;30(Suppl IV):IV3-IV119. 4.

8. Morrow AG, Lambrew CT, Braunwald E. Operative treatment and the results of pre- and postoperative hemodynamic evaluations. Circulation.1964;30(Suppl IV):IV120-IV151.

9. Maron MS, Hellawell JL, Lucove JC, Farzaneh-Far R, Olivotto I. Occurrence of clinically diagnosed hypertrophic cardiomyopathy in the United States. Am J Cardiol. 2016;117:1651-4.

10. Maron BJ, Rowin EJ, Maron MS. Global burden of hypertrophic cardiomyopathy. JACC Heart Fail. 2018;6:376-8.

11. Elliott PM, Anastasakis A, Borger MA, Borggrefe M, Cecchi F, Charron P, et al. ESC Guidelines on diagnosis and management of hypertrophic cardiomyopathy: The Task Force for the Diagnosis and Management of Hypertrophic Cardiomyopathy of the European Society of Cardiology (ESC). Eur Heart J. 2014;35(39):2733-79.

12. Davies MJ, McKenna WJ. Hypertrophic cardiomyopathy: pathology and pathogenesis. Histopathology. 1995;26:493-500.

13. Hughes SE. The pathology of hypertrophic cardiomyopathy. Histopathology. 2004;44(5):412-27.

14. Ho CY, Sweitzer NK, McDonough B, Maron BJ, Casey SA, Seidman JG, et al. Assessment of diastolic function with Doppler tissue imaging to predict genotype in preclinical hypertrophic cardiomyopathy. Circulation. 2002;105:2992-7.

15. Nagata S, Nimura Y, Beppu S, Park YD, Sakakibara H. Mechanism of systolic anterior motion of mitral valve and site of intraventricular pressure gradient in hypertrophic obstructive cardiomyopathy. Br Heart J. 1983;49:234-43.

16. Jiang L, Levine RA, King ME, Weyman AE. An integrated mechanism for systolic anterior motion of the mitral valve in hypertrophic cardiomyopathy based on echocardiographic observations. Am Heart J. 1987;113:633-44.

17. Lima-Filho MO, Figueiredo GL, Simões MV, Pyntia AO, Marin-Neto JA. Isquemia miocárdica na cardiomiopatia hipertrófica. Rev Soc Cardiol Estado de São Paulo. 2000;10:456-61.

18. Maron BJ, Rowin EJ, Casey SA, Maron MS. How hypertrophic cardiomyopathy became a contemporary treatable genetic disease with low mortality: shaped by 50 years of clinical research and practice. JAMA Cardiol. 2016;1:98-105.

19. Maron BJ, Ommen SR, Semsarian C, Spirito P, Olivotto I, Maron MS. Hypertrophic cardiomyopathy: present and future, with translation into contemporary cardiovascular medicine. J Am Coll Cardiol. 2014;64:83-99.

20. Arteaga E, Ianni BM, Fernandes F, Mady C. Benign outcome in a long-term follow-up of patients with hypertrophic cardiomyophaty in Brazil . American Heart Journal. 2005;149:1099-105.

21. Maron BJ. Contemporary insights and strategies for risk stratification and prevention of sudden death in hypertrophic cardiomyopathy. Circulation. 2010;121:445-56.

22. Gersh BJ, Maron BJ, Bonow RO, Dearani JA, Fifer MA, Link MS, et al. 2011 ACCF/AHA Guideline for the diagnosis and treatment of hypertrophic cardiomyopathy: a report of the American College of Cardiology Foundation/American Heart Association Task Force on Practice Guidelines. Circulation. 2011;124(24):2761-96.

23. McKenna WJ, Firoozi S, Sharma S. Arrhytmias and sudden death in hypertrophic cardiomyopathy. Card Eletrophysiol Rev. 2002;6(12):26-31.

24. Rowin EJ, Hausvater A, Link MS, Abt P, Gionfriddo W, Wang W, et al. Clinical profile and consequences of atrial fibrillation in hypertrophic cardiomyopathy. Circulation. 2017;136:2420-36. 91.

25. Siontis KC, Geske JB, Ong K, Nishimura RA, Ommen SR, Gersh BJ. Atrial fibrillation in hypertrophic cardiomyopathy: prevalence, clinical correlations, and mortality in a large high-risk population. J Am Heart Assoc. 2014;3(3):e001002.

26. Spirito P, Autore C, Rapezzi C, Bernabò P, Badagliacca R, Maron MS, et al. Syncope and risk of sudden death in hypertrophic cardiomyopathy. Circulation. 2009;119:1703-10.

27. Wynne JS, Braunwald E. The cardiomyopathies and myocarditis. In: Braunwald E, Zipes DP, Libby P, editores. Heart disease: a textbook of cardiovascular Medicine, 6. ed. Philadelphia: WB Saunders; 2001. p. 1751-806.

28. McKenna W, Deanfield J, Faruqui A, England D, Oakley C, Goodwin J. Prognosis in hypertrophic cardiomyopathy: role of age and clinical, electrocardiographic and hemodynamic features. Am J Cardiol. 1981;47:532-8.

29. Maron BJ, Maron MS, Semsarian C. Genetics of hypertrophic cardiomyopathy after 20 years: clinical perspectives. J Am Coll Cardiol. 2012;60:705-15.

30. Fourey D, Care M, Siminovitch KA, Weissler-Snir A, Hindieh W, Chan RH, et al. Prevalence and clinical implication of double mutations in hypertrophic cardiomyopathy: revisiting the gene-dose effect. Circ Cardiovasc Genet. 2017;10(2):e001685.

31. Maron MS, Maron BJ. Clinical impact of contemporary cardiovascular magnetic resonance imaging in hypertrophic cardiomyopathy. Circulation. 2015;132:292-8.

32. Maron BJ, Maron MS. The remarkable 50 years of imaging in HCM and how it has changed diagnosis and management: from M-mode echocardiography to CMR. JACC Cardiovasc Imaging. 2016;9:858-72.

33. Maron MS, Maron BJ. Clinical impact of contemporary cardiovascular magnetic resonance imaging in hypertrophic cardiomyopathy. Circulation. 2015;132:292-8.

34. Nishimura RA, Holmes DR Jr. Hypertrophic obstructive cardiomyopathy. N Engl J Med. 2004;350:1320-7.

35. Maron BJ, Dearani JA, Ommen SR, Maron MS, Schaff HV, Nishimura RA, et al. Low operative mortality achieved with surgical septal myectomy: role of dedicated hypertrophic cardiomyopathy centers in the management of dynamic subaortic obstruction. J Am Coll Cardiol. 2015;66:1307-8.

36. Pollick, C, Morgan, CD, Gilbert, BW, Rakowski H, Wigle ED. Muscular subaortic stenosis: the temporal relation between systolic anterior motion of the anterior mitral valve leaflet and the pressure gradient. Circulation. 1982;66:1087.

37. Veselka J, Faber L, Liebregts M, Cooper R, Januska J, Krejci J, et al. Outcome of alcohol septal ablation in mildly symptomatic patients with hypertrophic obstructive cardiomyopathy: a long-term follow-up study based on the Euro-Alcohol Septal Ablation Registry. J Am Heart Assoc. 2017;6(5):e005735.

38. Maron BJ, Nishimura RA, McKenna WJ, Rakowski H, Josephson ME, Kieval RS. Assessment of permanent dual-chamber pacing as a treatment for drug-refractory symptomatic patients with obstructive hypertrophic cardiomyopathy. A randomized, double-blind, crossover study (M-Pathy). Circulation. 1999;99:2927-33.

39. Rowin EJ, Maron BJ, Abt P, Kiernan MS, Vest A, Costantino F, et al. Impact of advanced therapies in improving survival to heart transplant in patients with hypertrophic cardiomyopathy. Am J Cardiol. 2018;121:986-96.

40. Schinkel AF, Vriesendorp PA, Sijbrands EJ, Jordaens LJ, ten Cate FJ, Michels M. Outcome and complications after implantable cardioverter defibrillator therapy in hypertrophic cardiomyopathy: systematic review and meta-analysis. Circ Heart Fail. 2012;5:552-9.

41. Maron BJ, Maron MS. Contemporary strategies for risk stratification and prevention of sudden death with the implantable defibrillator in hypertrophic cardiomyopathy. Heart Rhythm. 2016;13:1155-65.

42. Weng Z, Yao J, Chan RH, He J, Yang X, Zhou Y, et al. Prognostic value of LGE-CMR in HCM: a metanalysis. JACC Cardiovasc Imaging. 2016;9:1392-402.

43. Maron BJ, Zipes DP. 36th Bethesda conference: eligibility recommendations for competitive athletes with cardiovascular abnormalities. J Am Coll Cardiol. 2005;45:1312-75.(AR)

44. Zipes DP, Camm AJ, Borggrefe M, Buxton AE, Chaitman B, Fromer M, et al. ACC/AHA/ESC 2006 guidelines for management of patients with ventricular arrhythmias and the prevention of sudden cardiac death—executive summary: a report of the American College of Cardiology/American Heart Association Task Force and the European Society of Cardiology Committee for Practice Guidelines (Writing Committee to Develop Guidelines for Management of Patients With Ventricular Arrhythmias and the Prevention of Sudden Cardiac Death). Circulation. 2006;114:1088-132.

45. Spirito P, Rapezzi C, Bellone P, Betocchi S, Autore C, Conte MR, et al. Infective endocarditis in hypertrophic cardiomyopathy: prevalence, incidence, and indications for antibiotic prophylaxis. Circulation. 1999;99:2132.

46. Autore C, Conte MR, Piccininno M, Bernabò P, Bonfiglio G, Bruzzi P, et al. Risk associated with pregnancy in hypertrophic cardiomyopathy. J Am Coll Cardiol. 2002;40:1864.

Capítulo 3

Cardiomiopatias restritivas

Dirceu Rodrigues Almeida
Rafaela Rádner Reis de Oliveira

Pontos-chave

- As cardiomiopatias restritivas pertencem a um grupo heterogêneo de doenças (genéticas ou adquiridas) que acometem o músculo cardíaco e têm em comum os sinais e os sintomas de insuficiência cardíaca congestiva direita, arritmias e distúrbios de condução.
- Disfunção diastólica importante é, em geral, a anormalidade ecocardiográfica que deve ser observada, associada ao aumento dos átrios e ao espessamento das paredes em algumas patologias específicas como as infiltrativas (amiloidose) e as doenças de depósito.
- A maioria das cardiomiopatias restritivas podem ser secundárias a desordens sistêmicas, como amiloidose, hemocromatose, sarcoidose, esclerodermia ou doenças genéticas de depósitos. Doenças obliterativas como a síndrome hipereosinofílica e a endomiocardiofibrose também entram nessa classificação.
- O diagnóstico das cardiomiopatias restritivas depende da suspeita clínica, sendo baseado em história clínica e exame físico de insuficiência cardíaca congestiva, eletrocardiograma com baixa voltagem, derrame pleural sem cardiomegalia na radiografia de tórax, ecocardiografia com disfunção diastólica importante e paredes espessadas, e ressonância nuclear magnética, cintilografia miocárdica e biópsia endomiocárdica em casos selecionados.
- O ecocardiograma com Doppler e incorporando as novas tecnologias de Doppler tecidual, strain e speckle tracking é provavelmente o exame mais eficaz para investigar e detectar a disfunção diastólica ventricular esquerda; deve ser realizado precocemente e por operador familiarizado com a grande variedade de etiologias. O diagnóstico diferencial com pericardite constritiva também é essencial.
- A ressonância nuclear magnética tem papel relevante crescente na avaliação das cardiomiopatias restritivas pela capacidade de avaliar a estrutura, a textura miocárdica, os depósitos anormais e de detectar inflamação e os diferentes padrões de realce tardio indicando fibrose. A cintilografia miocárdica com pirofosfato de tecné-cio tem grande destaque no diagnóstico da amiloidose genética, e o PET *scan* tem grande importância no diagnóstico da sarcoidose.
- Dentre as cardiomiopatias restritivas, a amiloidose tem um destaque especial por ser uma das mais frequentes e tem se beneficiado dos avanços dos novos métodos diagnósticos e de novas opções terapêuticas.

Introdução

A classificação mais recente das cardiomiopatias contempla a incorporação de outras doenças e também os avanços em genética cardiovascular.[1] Esse consenso define as cardiomiopatias como um grupo heterogêneo de doenças do miocárdio associadas à disfunção mecânica e/ou elétrica que usualmente pode exibir inapropriada hipertrofia ou dilatação ventricular decorrentes de uma variedade de etiologias adquiridas e genéticas. As cardiomiopatias podem ser decorrentes de uma doença específica confinada ao miocárdio ou secundárias a uma doença sistêmica generalizada, que frequentemente leva à insuficiência cardíaca, a arritmias e à morte cardiovascular. A despeito de essa classificação ser mais abrangente e contemplar novas doenças e avanços genéticos das doenças cardiovasculares, a classificação mais antiga proposta por especialistas da Organização Mundial da Saúde (OMS) é a mais conhecida, mais difundida e, ainda, a mais utilizada em razão de sua praticidade, pois baseia-se mais em aspectos morfológicos e funcionais das cardiomiopatias.[2] Essa classificação define três grandes grupos de cardiomiopatias: dilatada, hipertrófica e restritiva. Somente o último grupo será discutido neste capítulo.

Definição e classificação

A cardiomiopatia restritiva é definida como uma doença primária ou secundária do músculo cardíaco, que causa rigidez e redução do relaxamento cardíaco comprometendo o enchimento ventricular e, frequentemente, redução do volume diastólico final de um ou ambos os ventrículos.[1-4] É caracterizada por acentuada redução do enchimento diastólico, pela diminuição do relaxamento e complacência ventricular ou pela obliteração endomiocárdica. A função sistólica geralmente está preservada, pelo menos no início da doença, e a espessura das paredes pode ser normal ou aumentada, dependendo da causa subjacente. Entre as três categorias funcionais de cardiomiopatias, a restritiva responde por aproximadamente 5% de todos os casos na prática clínica e representa um grande desafio diagnóstico para o clínico.[4-6] Representa um grupo heterogêneo de doenças de diferentes etiologias, sendo mais frequentemente associada a doenças genéticas ou adquiridas. Algumas de suas formas secundárias, como a endomiocardiofibrose, têm alta prevalência em determinadas regiões geográficas.[7]

Uma grande variedade de processos patológicos pode resultar em cardiomiopatia restritiva pelo envolvimento miocárdico, endocárdico ou de ambos, podendo ainda ser classificada em infiltrativa, não infiltrativa, de depósitos ou obliterativa (endomiocárdica)[5,6,8,9] (Tabela 1). A cardiomiopatia restritiva pode ser idiopática, genética ou decorrente de várias doenças sistêmicas que comprometam o miocárdio ou o endomiocárdio e se apresentar com sinais e sintomas de insuficiência cardíaca congestiva, arritmias e distúrbios da condução atrioventricular (AV).[8,9] Recentemente, várias mutações gênicas que codificam proteínas do sarcômero têm sido reconhecidas como causas de cardiomiopatia restritiva, destacando-se troponina T (TNNT2), troponina I (TNNI3), alfa-actina (ACT) e beta-miosina de cadeia pesada (MUH7), a maioria delas com padrão de transmissão autossômica dominante.[10]

Tabela 1 Classificação e tipos de cardiomiopatias restritivas de acordo com a etiologia subjacente

Não infiltrativas	Infiltrativas	Doenças de depósito	Endomiocárdicas
Idiopática	Amiloidose	Hemocromatose	Endomiocardiofibrose
Familiar (genética)	Sarcoidose	Doença de Fabry	Síndrome hipereosinofílica
Esclerodermia	Hiperoxalúria	Doença de Gaucher	Doença carcinoide
Hipertrófica		Mucopolissacaridoses (síndromes de Hurler, Hunter)	Radiação
Diabética		Depósito de glicogênio	Antraciclina

Quadro clínico e diagnóstico diferencial

As principais características clínicas e fisiopatológicas das cardiomiopatias restritivas são: disfunção diastólica acentuada, função sistólica preservada ou discretamente reduzida, dilatação dos átrios, pequena ou nenhuma dilatação ventricular, espessura aumentada da parede nas doenças infiltrativas ou de depósito e obliteração de cavidades ventriculares na endomiocardiofibrose.[4-8]

Chama a atenção na suspeita diagnóstica um quadro crônico e exuberante de congestão sistêmica com significativos quadros de estase jugular, hepatomegalia, ascite e edema de membros inferiores.[5,6,8,9] O eletrocardiograma é inespecífico para o diagnóstico etiológico, mas se destacam a presença de sobrecargas atriais, a baixa voltagem dos complexos QRS, os distúrbios de condução e a alteração de repolarização (Figura 1). Na radiografia de tórax não existe cardiomegalia acentuada, sendo frequente a presença de derrame pleural à direita. A ecocardiografia bidimensional com Doppler e incorporando as tecnologias de Doppler tecidual, do *speckle tracking*, é o exame fundamental para a análise da função sistólica e, em especial, para a caracterização da disfunção diastólica predominante com a demonstração de um padrão restritivo grave, dilatação e redução ou ausência de variação inspiratória de fluxo nas cavas, dilatação das cavidades atriais, algumas vezes maiores que as ventriculares (Figura 2), espessura aumentada de paredes nas doenças de depósito ou infiltrativas, hiper-refringência do miocárdio e aumento da espessura do septo atrial na amiloidose (Figura 3), obliteração apical das cavidades ventriculares na endomiocardiofibrose, síndrome hipereosinofílica e síndrome carcinoide, estas com importantes graus de insuficiência tricúspide. A avaliação da espessura, calcificação e inflamação do pericárdio são fundamentais para o diagnóstico diferencial com a pericardite constritiva.[8,17]

O quadro clínico e hemodinâmico das cardiomiopatias restritivas simula o quadro de pericardite constritiva (síndrome restritiva externa). A diferenciação é obrigatória porque a terapêutica cirúrgica é curativa na pericardite constritiva.[5,8,17] Para tal diferenciação, julga-se que a ecocardiografia, a tomografia computadorizada e a ressonância nuclear magnética são de grande valia.[5,6,8,18]

A tomografia de tórax pode ser muito útil na visualização de obliteração de cavidade e tem alto rendimento na avaliação da espessura do pericárdio e na detecção de calcificação pericárdica, que, quando existente, indica a presença de pericardite constritiva. A ressonância nuclear magnética também é muito útil na avaliação do espessamento pericárdico e na detecção de obliteração ventricular por fibrose (realce tardio) na presença de endomiocardiofibrose (Figura 4). Na amiloidose e nas doenças de depósito, a ressonância nuclear magnética vem ganhando grande aceitação com a expectativa de diagnóstico mais precoce e principalmente na distinção entre as diferentes etiologias de cardiomiopatias restritivas, baseadas em dados do padrão de realce tardio.[11] A ressonância, ainda, tem papel relevante no diagnóstico da hemocromatose cardíaca, visto que partículas micromagnéticas de hemossiderina distorcem o campo magnético com redução de sinal que pode ser medido com o "T2 estrela" (T2*), parâmetro de relaxamento que indica e quantifica a deposição de ferro em tecidos, sendo patognomônico de depósito de ferro no miocárdio quando menor que 20 ms (Figura 5). Quando o T2* é menor que 10 ms, ele indica alto risco de insuficiência cardíaca, sendo útil como parâmetro prognóstico e útil também para controle da terapêutica com quelantes de ferro.[12,13]

Na amiloidose por mutação da transtirretina, a cintilografia miocárdica com tecnécio com hipercaptação miocárdica tem se mostrado extremamente útil com altas taxas de sensibilidade e especificidade.[14]

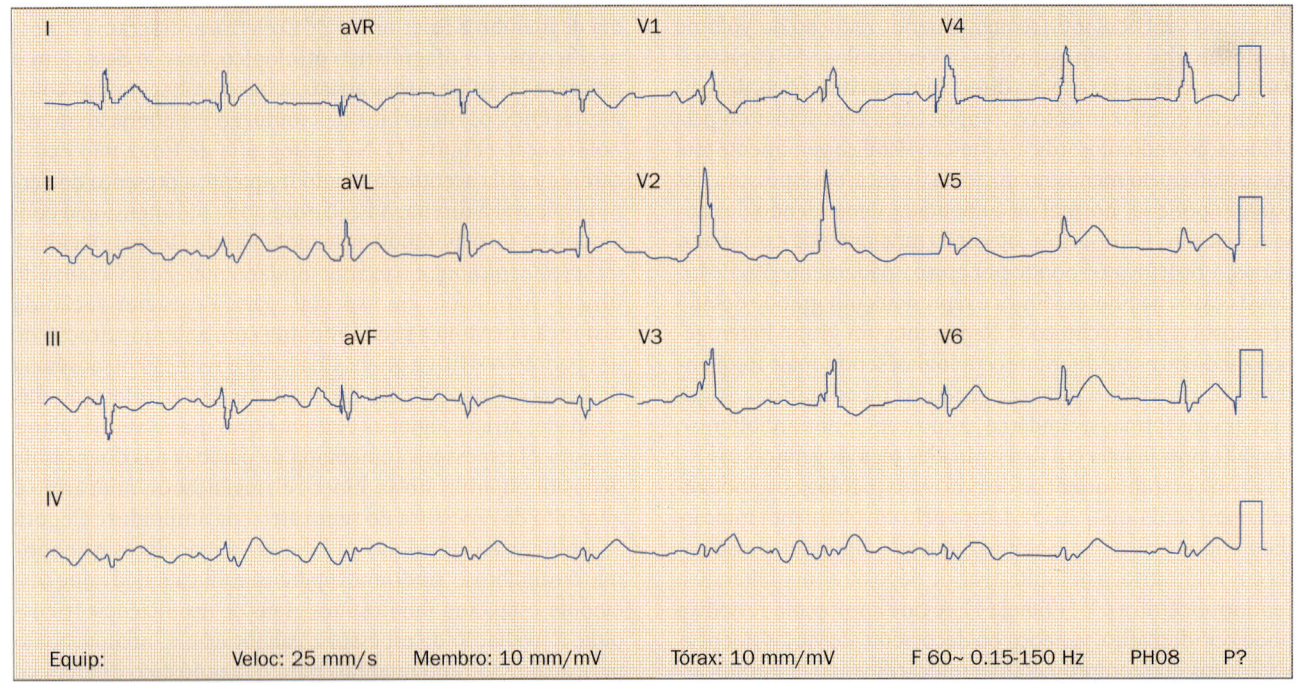

I	aVR	V1	V4
II	aVL	V2	V5
III	aVF	V3	V6
IV			

Equip: Veloc: 25 mm/s   Membro: 10 mm/mV   Tórax: 10 mm/mV   F 60~ 0.15-150 Hz   PH08   P?

Figura 1 Eletrocardiograma demonstrando bloqueio de ramo direito e baixa voltagem em paciente com cardiomiopatia restritiva por amiloidose cardíaca.

O estudo hemodinâmico com manometrias simultâneas de cavidades ainda é muito importante no diagnóstico do padrão restritivo.[4,5] A cardiomiopatia restritiva não apresenta critério diagnóstico uniformemente aceito, e o padrão hemodinâmico clássico de restrição tem sido encontrado em outras doenças que afetam o coração. O padrão hemodinâmico na cardiomiopatia restritiva é caracterizado por elevada pressão de enchimento nos átrios e ventrículos com função sistólica preservada.[15,16] A pressão diastólica inicial declina rapidamente no início da diástole e, a seguir, aumenta rapidamente na diástole precoce, o que caracteriza o traçado em "raiz quadrada" e a tendência à equalização das pressões diastólicas finais de ambos os ventrículos.[15,16]

Essa fisiologia restritiva tem sido atribuída à redução da complacência ventricular secundária à fibrose ou a processo infiltrativo no subendocárdio e/ou miocárdio. A pressão atrial direita na cardiomiopatia restritiva costuma exceder 15 mmHg, devendo haver diferença de pelo menos 5 mmHg entre a pressão atrial direita e a pressão capilar pulmonar e entre as pressões diastólicas finais dos ventrículos esquerdo e direito, em razão do envolvimento desigual e da complacência dos dois ventrículos, diferentemente do encontrado na pericardite constritiva, em que há a equalização das pressões de enchimento ventriculares.[15-17] Entretanto, essa distinção hemodinâmica nem sempre é fácil de ser demonstrada nas síndromes restritivas a despeito do uso de manobras provocativas, como sobrecarga de volume, exercício ou estímulos medicamentosos.[8,15-17]

Apesar dos avanços obtidos com os modernos métodos de imagem, a biópsia endomiocárdica ainda tem papel relevante, pois permite o diagnóstico etiológico preciso nas doen-

ças de depósito, como a hemocromatose e as mucopolissacaridoses, e nas doenças infiltrativas, como a amiloidose.[3-5,8,9]

De extrema importância, e muitas vezes difícil, é o diagnóstico diferencial entre cardiomiopatia restritiva idiopática e pericardite constritiva, visto que a última é satisfatoria-

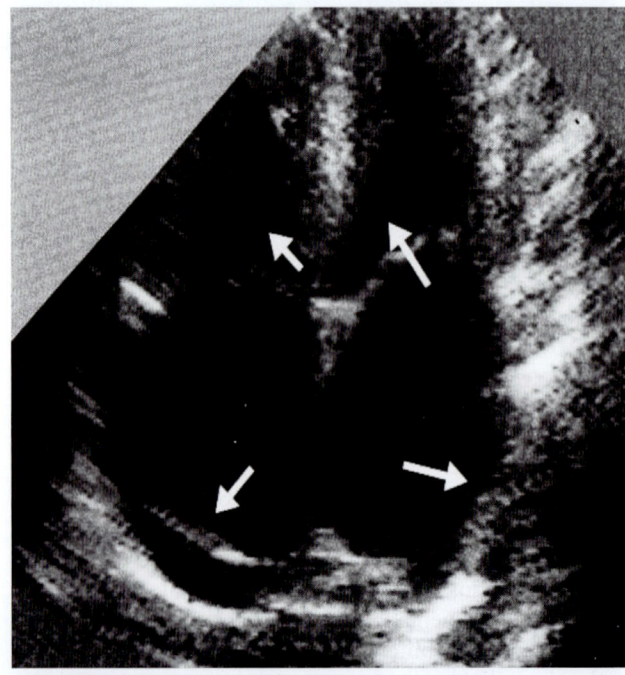

Figura 2 Ecocardiograma de paciente com cardiomiopatia restritiva idiopática demonstrando aumento importante dos átrios e redução das cavidades ventriculares.

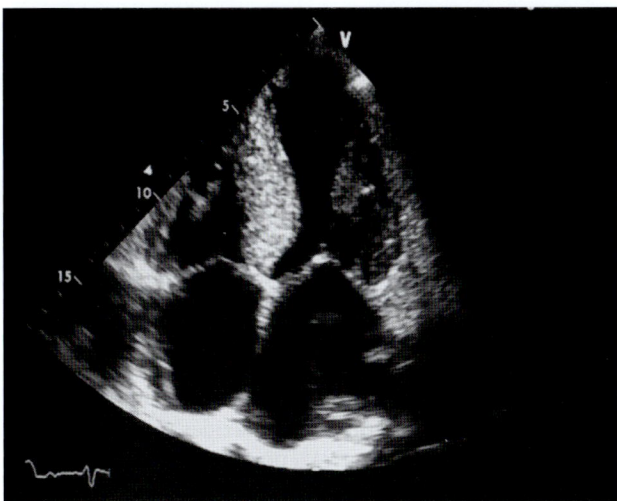

Figura 3 Ecocardiograma demonstrando aumento da espessura miocárdica, hiper-refringência e aumento do septo interatrial em paciente com amiloidose cardíaca.

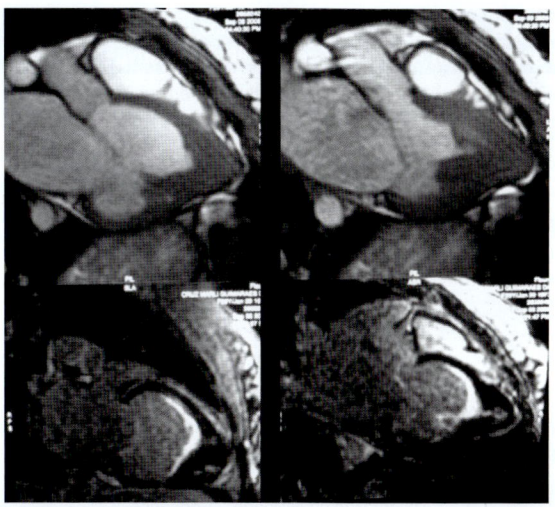

Figura 4 Ressonância magnética demonstrando obliteração apical com intenso realce tardio na endomiocardiofibrose de ventrículo esquerdo.

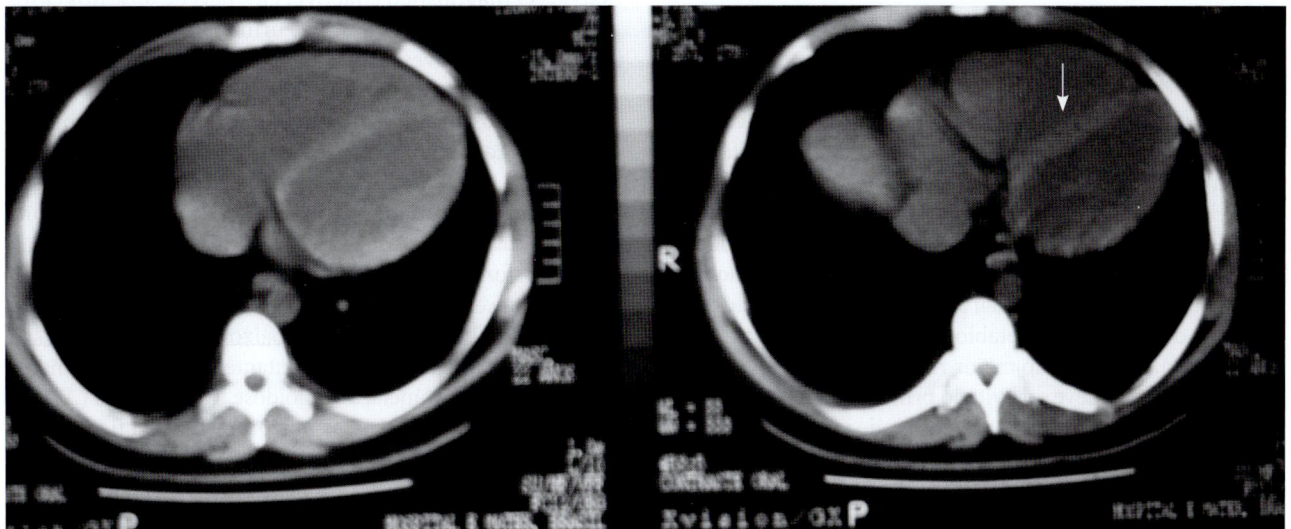

Figura 5 Ressonância magnética demonstrando acúmulo de ferro no miocárdio (seta) na cardiomiopatia restritiva por hemocromatose.

mente curada com a pericardiectomia. Nessa diferenciação é importante analisar vários parâmetros clínicos, eletrocardiográficos, hemodinâmicos e dos métodos diagnósticos de imagem[16,17] (Tabela 2).

O diagnóstico específico da causa da cardiomiopatia restritiva tem implicações importantes, visto que existem tratamentos específicos para algumas situações, como uso de desferroxamina e/ou deferriprone na hemocromatose, reposição enzimática com alfagalactosidase na doença de Fabry, quimioterapia na amiloidose secundária, tafamidis na amiloidose genética com neuropatia[9,13] e cirurgia nas doenças obliterativas com endomiocardiofibrose e síndrome hipereosinofílica. A multimodalidade de imagens tem extrema contribuição no diagnóstico etiológico das diferentes etiologias, destacando-se a ressonância magnética na hemocromatose e na amiloidose,[11,12] a cintilografia com pirofosfato de tecnécio na amiloidose genética,[14] a ressonância magnética e o PET *scan* no diagnóstico da sarcoidose.[18]

Tratamento

O princípio do tratamento das cardiomiopatias restritivas pressupõe tratar a causa de base quando identificada, seguida do manejo da insuficiência cardíaca.[8,9] A endomiocardiofibrose uni ou biventricular tem indicação cirúrgica nos pacientes em classe funcional III ou IV.[7] Diuréticos são essenciais para tratar e prevenir a hipervolemia, destacando-se o cuidado de evitar a hipovolemia e a queda excessiva das pres-

Tabela 2 Parâmetros para diagnóstico diferencial entre cardiomiopatia restritiva e pericardite constritiva		
Parâmetros avaliados	Cardiomiopatia restritiva	Pericardite constritiva
Exame físico	Sinal de Kussmaul, em geral, ausente Presença de B4 e/ou B3	Sinal de Kussmaul, em geral, presente Knock pericárdico
Ecocardiografia com Doppler colorido	Aumento da espessura Disfunção sistólica leve Átrios bem aumentados Pericárdio normal Variação de fluxo nas cavas	Espessura normal Função sistólica normal Átrios normais Pericárdio espessado Ausência de variação no fluxo das cavas
Tomografia/ ressonância	Aumento da espessura Alteração na textura Realce tardio difuso Obliteração de cavidade Fibrose endomiocárdica Pericárdio normal	Espessamento pericárdico Calcificação pericárdica Sem infiltração ou depósito Ausência de fibrose ou obliteração
Estudo hemodinâmico	PD2 de VE 5 mm > PD2 VD	Equalização de todas as pressões diastólicas
Biópsia endomiocárdica	Presença de depósito ou infiltração	Miocárdio normal ou atrofia dos miócitos

sões de enchimento, o que pode levar ao baixo débito cardíaco e a sinais de hipoperfusão. Os antagonistas da aldosterona podem ser empregados e geralmente são bem tolerados. O bloqueio do sistema renina angiotensina aldosterona deve ser considerado, porém, esses agentes geralmente são mal tolerados em virtude de hipotensão, particularmente na amiloidose e na hemocromatose, na qual pode ocorrer hipotensão postural por disautonomia. Betabloqueador pode ser utilizado com cautela, em razão do maior risco de bradicardia e bloqueios AV. Digital deve ser evitado principalmente nas doenças de depósito ou infiltrativas por causa de maior risco de intoxicação digitálica. Nos casos refratários, o transplante cardíaco deve ser considerado, visto que os pacientes em classe funcional avançada apresentam elevado risco de morte em 1 ano. As cardiomiopatias restritivas mais frequentes na prática clínica são aquelas secundárias à amiloidose, à hemocromatose e à endomiocardiofibrose.[5,8,9] A amiloidose é uma das mais frequentes etiologias da cardiomiopatia restritiva e tem renovado interesse pela caracterização genética da mutação da transtirretina (TTR), novas modalidades de diagnóstico de imagem e novas opções terapêuticas.[19,20] Portanto, serão discutidos alguns aspectos específicos das formas mais frequentes de amiloidose cardíaca, com ênfase na patogênese, nos novos métodos diagnósticos e nas novas opções terapêuticas.

Amiloidose cardíaca

A amiloidose cardíaca é causada pelo depósito extracelular de paraproteínas (proteína amiloide) e pela separação e substituição progressiva dos miócitos por material fibrilar amiloide com infiltração intersticial dos átrios e dos ventrículos, o que determina o espessamento das paredes, levando

a alterações importantes do relaxamento e da complacência e com pouco ou nenhum comprometimento da função sistólica nas fases iniciais do acometimento cardíaco.[19-21]

Na evolução tardia, podem ocorrer dilatação discreta da cavidade ventricular e hipossistolia grave. Pericárdio, coronárias e sistema de condução também podem ser acometidos. Existem mais de 30 proteínas amilogênicas reconhecidas que diferem em incidência, patogênese, carditropismo, capacidade de produzir doenças, resposta a tratamento e prognóstico.[18-21] Neste capítulo serão discutidas as duas formas mais frequentes na prática clínica.

Amiloidose AL: é causada pela produção e pela deposição nos tecidos de fragmentos de imunoglobulinas de cadeias leves (kappa ou lambda) produzidas por proliferação clonal das células plasmáticas, nem sempre associadas ao mieloma múltiplo.[18-20] Geralmente está associada a envolvimento hepático, gastrointestinal, renal com síndrome nefrótica e neuropatia periférica.[21,22] O envolvimento cardíaco ocorre em até 50% dos pacientes, e a insuficiência cardíaca, muitas vezes mascarada pela síndrome nefrótica, tende a ser rapidamente progressiva e com grave prognóstico.[18-20] O diagnóstico é factível em mais de 95% dos casos por meio das dosagens séricas e urinárias das imunoglobulinas de cadeias leves. Nessa situação, está indicado o tratamento quimioterápico.[18-20]

Amiloidose trastirretina tipo selvagem (TTRw): a proteína TTR é produzida primariamente no fígado, podendo ser encontrada também em células do plexo coroide cerebral e no epitélio pigmentado retiniano. Essa proteína funciona como um transportador para tiroxina e para retinol proteína. A transformação amiloide dessa proteína ocorre mais frequentemente em idosos (amiloidose senil), podendo ser diagnosticada também em mulheres baixo de 50 anos.[19-21]

Amiloidose transtirretina mutante (TTRm): atualmente com grande importância, a amiloidose transtirretina (ATTR) decorre de mutações gênicas que produzem no fígado uma proteína amilogênica, a *transthyretin*, causadora da cardiomiopatia restritiva e da neuropatia periférica.[19-21] Geralmente afeta homens mais velhos e se apresenta como uma cardiomiopatia restritiva de início tardio, frequentemente precedida por síndrome do túnel do carpo e neuropatia.[21,22] Estão bem documentadas mais de 40 mutações gênicas que se associam à deposição de paraproteína amiloide nos tecidos. A transmissão é autossômica dominante e associa-se à presença de neuropatia periférica ascendente. Precocemente, no envolvimento cardíaco ocorrem alterações do enchimento ventricular. Em uma série de 52 pacientes com amiloidose familiar, 27% tinham cardiomiopatia, e o envolvimento cardíaco é um forte preditor de pior prognóstico. Mais de 50% dos óbitos são decorrentes de insuficiência cardíaca ou arritmia ventricular.[19-22]

Incidência

A incidência da amiloidose AL está estimada entre 3 e 9 casos/milhão/ano. Na amiloidose AL o envolvimento cardíaco ocorre em 60 a 80% dos casos.[20-22] A prevalência da forma TTRm não é conhecida, o que reflete uma variação global na prevalência da mutação gênica e também decorre da preocupação de cada país com a doença e com a capacidade diagnóstica dos diferentes serviços de saúde. Uma série de 100 pacientes com amiloidose comprovada com biópsia mostrou que 74% dos casos foi caracterizada como amiloidose tipo AL, 22% do tipo TTR selvagem e 4% do tipo TTR mutante.[23]

Manifestações clínicas

O quadro clínico é inespecífico e caracterizado pela tríade sintomática de dispneia, palpitações e precordialgia, com sinais de insuficiência cardíaca congestiva grave com estase jugular, hepatomegalia, ascite e edema de membros inferiores. Hipotensão é frequente e edema pulmonar é raro. Pode ocorrer angina típica por comprometimento da microcirculação coronariana. Síncope pode ser decorrente de bradiarritmias, taquiarritmias ou hipotensão postural associada à neuropatia autonômica.[9,18,20,21] Manifestações extracardíacas são frequentes na amiloidose ATT, como síndrome do túnel do carpo em 30 a 40% dos casos e neuropatia periférica em até 50% dos casos, as quais geralmente precedem a sintomatologia cardíaca.[20,21] A proteinúria com síndrome nefrótica também é um achado frequente nessa forma de amiloidose. A macroglossia é mais frequente na forma AL da amiloidose. A história familiar de morte cardíaca e de neuropatia deve ser investigada. Fibrilação atrial com fenômenos tromboembólicos ocorre em até 25% dos pacientes. Morte súbita pode ser encontrada e causada por bloqueio AV avançado (dissociação eletromecânica) ou arritmia ventricular. Na ausculta, nas fases mais avançadas, pode-se encontrar um ritmo de galope com terceira bulha; a quarta bulha em geral não está presente em razão do comprometimento e da disfunção atrial. Em contraste à pericardite constritiva, o sinal de Kussmaul geralmente não está presente.[15]

Os achados eletrocardiográficos são inespecíficos e podem-se encontrar sinais de sobrecarga das cavidades atriais, baixa voltagem, distúrbios de condução, padrão de pseudoinfarto com ondas Q nas derivações V1-V2, bradiarritmias e arritmias ventriculares complexas.[19-21] Na radiografia de tórax, a área cardíaca está normal ou discretamente aumentada, e é frequente a presença de derrame pleural direito de longa duração. Biomarcadores como a troponina e os peptídeos natriuréticos atriais podem estar alterados, são inespecíficos e indicam gravidade da doença, traduzindo o grau de estresse e sofrimento miocárdico.[19-21]

Diagnóstico por imagens

Ecocardiograma

O ecocardiograma caracterizará o padrão de disfunção diastólica grave com as alterações do padrão normal do fluxo mitral e pelas alterações ao Doppler tecidual. Morfologicamente, demonstra um aumento simétrico da espessura miocárdica de ambos os ventrículos e hiper-refringência do tecido miocárdico à ultrassonografia nos casos mais avançados (Figura 2). A associação de espessura aumentada no eco e complexos de baixa voltagem no eletrocardiograma deve deve chamar a atenção do clínico para a presença da amiloidose. Aumento da espessura da parede atrial e do septo interatrial e da parede do ventrículo direito é frequente e altamente indicativo de amiloidose cardíaca.[20,21,23] Ventrículo esquerdo apresenta dimensões menores que o normal. Embora a fração de ejeção seja geralmente preservada, o débito cardíaco é baixo em virtude da diminuição do volume ventricular. Imagens longitudinais usando o *speckle tracking* pela ecocardiografia avaliam a deformação real do miocárdio com o estresse longitudinal alterado em segmentos específicos do ventrículo esquerdo (basal e medioventricular) poupando segmentos apicais, com padrão característico de olho de boi e inclusive com implicações prognósticas.[24,25] Cabe ressaltar que essa alteração não é específica e a sua ausência não afasta o diagnóstico de amiloidose. No ecocardiograma, o diagnóstico diferencial se faz com as doenças de depósito e com a cardiomiopatia hipertrófica.

Ressonância magnética

A ressonância nuclear magnética com gadolínio tem se destacado como um método importante para detectar infiltração miocárdica precoce.[11,26] Na amiloidose, é comum o aumento dos espaços extracelulares e rapidamente o gadolínio migra para esses espaços, dando uma imagem de realce tardio subendocárdico difuso (Figura 6), podendo ser também focal, global ou transmural. Esse padrão se associa a um pior prognóstico.[11,23,24] O realce tardio também pode ser visto no ventrículo direito e nas paredes atriais.[11,26] O realce tardio, o mapeamento T1 nativo (aumentado) e o volume extracelular oferecem informações prognósticas. Nos casos de espessamento difuso das paredes ventriculares, é muito importante o diagnóstico diferencial entre amiloidose e cardiomiopatia hipertrófica, visto que as doenças têm abordagem e prognóstico diferentes.[11,26]

Imagem nuclear

Mais recentemente o envolvimento cardíaco também pode ser feito pela cintilografia miocárdica (99mTc-PYP *scan*), pela presença de hipercaptação maciça e difusa de tecnécio que se liga ao cálcio da proteína amiloide (Figura 7). Nas séries comparadas com ressonância magnética ou biópsia endomiocárdica, tem sensibilidade acima de 95% e especificidade de 86% na amiloidose do tipo TTR[14,27,28] (Figura 5), sendo útil também para o controle de tratamento e prognóstico.[14,22,23,27] Mais de 90% dos pacientes com a forma TTR tem moderada ou alta captação miocárdica, enquanto apenas 20% dos pacientes com a forma AL apresentam a hipercaptação. Quando se exclui os pacientes com gamopatia monoclonal, a presença de hipercaptação de grau moderado a acentuado tem altíssima sensibilidade e valor preditivo positivo de 100% para amiloidose cardíaca pela forma TTR.[27,28]

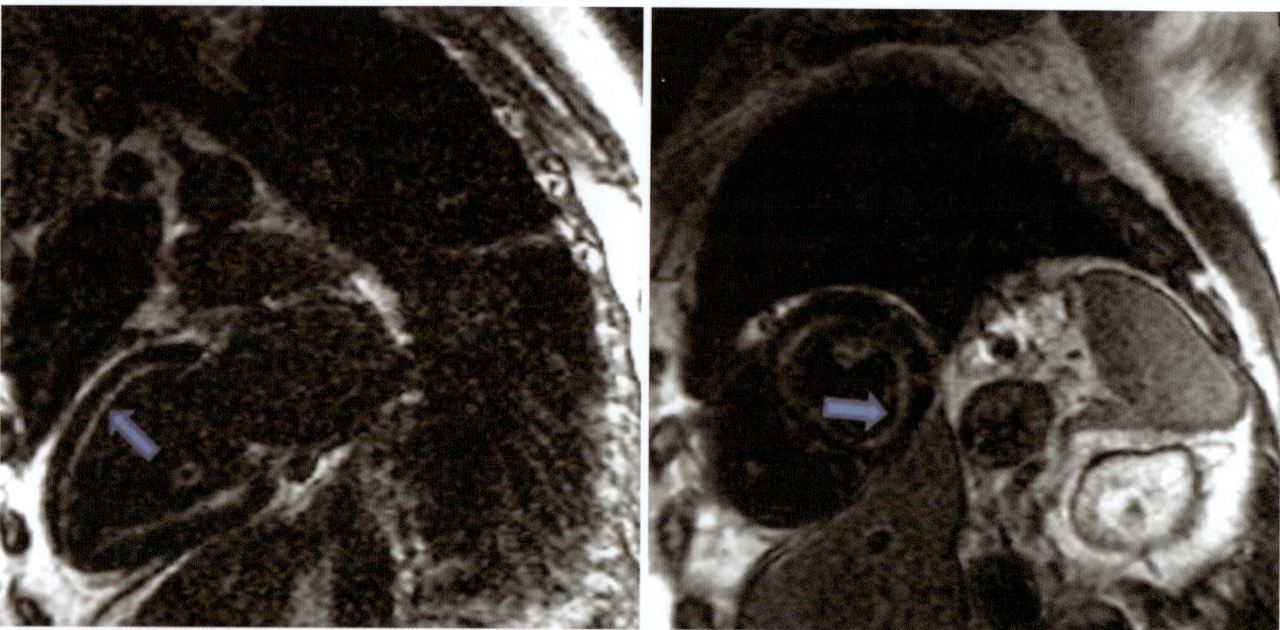

Figura 6   Ressonância magnética com gadolínio demonstrando realce tardio difuso no subendocárdico (setas) na amiloidose cardíaca.

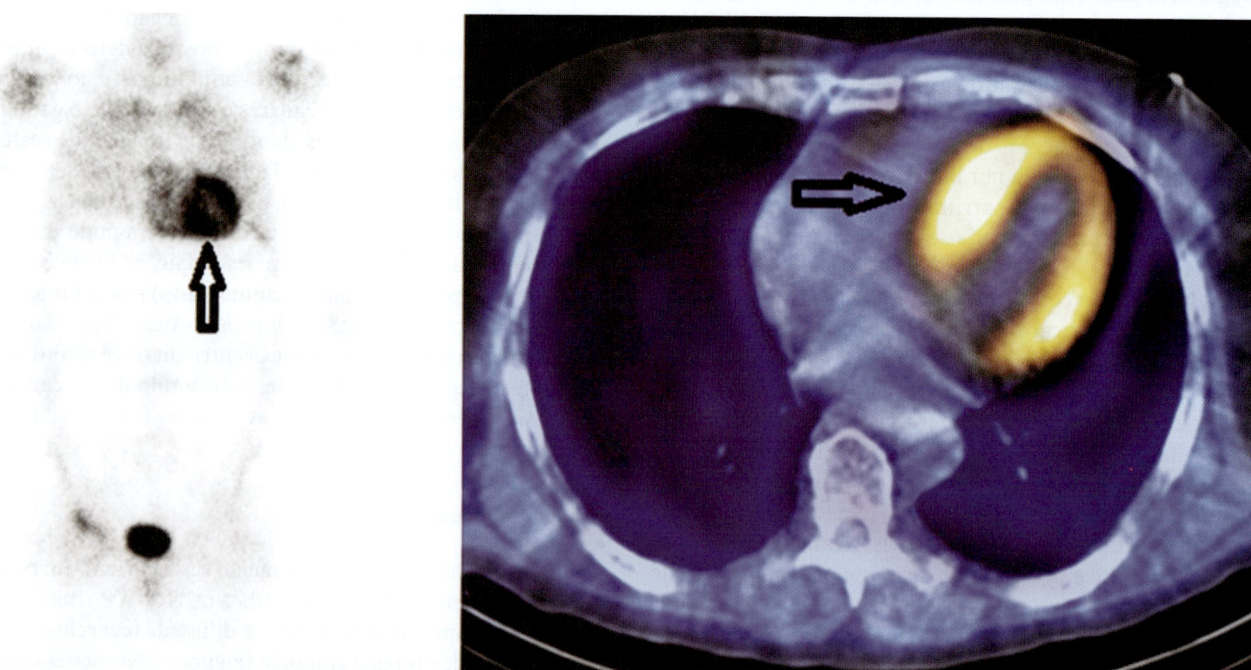

Figura 7   Cintilografia miocárdica com pirofosfato de tecnécio demonstrando hipercaptação difusa do miocárdio na amiloidose cardíaca secundária mutação da transtirretina (ATTR).

Diagnóstico histológico

O diagnóstico histológico requer a demonstração do componente amiloide nos tecidos por meio da coloração com o vermelho congo e se possível com a caracterização do tipo de proteína amiloide depositada. Como a amiloidose AL é uma doença sistêmica, muitas vezes o diagnóstico histológico pode ser facilmente realizado por biópsia cutânea de mucosa oral, intestinal ou renal, de gordura subcutânea e no aspirado de medula óssea na investigação das gamopatias monoclonais.[19-24] Aspirado de gordura subcutânea é positivo em 60 a 80% dos casos, sendo menos frequentes nas formas TTRm (40%) e TTRw (14%).

A certeza do envolvimento cardíaco pode ser obtida por meio da biópsia endomiocárdica, que é o método padrão ouro por apresentar altíssima sensibilidade, visto que o processo é difuso no miocárdio e a análise histológica na microscopia com vermelho congo (Figura 8) demonstra a substituição dos miócitos pelo material fibrilar, que é patognomônico de amiloidose cardíaca.[20,21] A vantagem da biópsia é fornecer material para a tipificação da paraproteína depositada pela técnica de espectroscopia de massa, que tem sensibilidade e especificidade próximas de 100% e pode ser um passo importante atualmente, visto que surgem possibilidades de tratamentos específicos.[29] Atualmente tem se considerado a não necessidade de biópsia endomiocárdica na maioria dos casos, visto que diante de suspeita clínica e combinação positiva de achados do ecocardiograma (espessura, refringência e estresse longitudinal), realce difuso na ressonância magnética ou hipercaptação na cintilografia com tecnécio podem ser suficientes para a definição diagnóstica e inclusive a diferenciação da amiloidose AL e TTR.[23-28] Na prática dos autores, a biópsia endomiocárdica tem sido feita com muita segurança e com riscos mínimos, por isso considera-se que ela deva ser realizada, visto que alguns casos de cardiomiopatia hipertrófica e doenças de depósito como as doenças de Fabry e Pompe podem simular a amiloidose e a cardiomiopatia hipertrófica.

Teste genético

O teste genético está disponível para a caracterização da amiloidose genética, forma TTR, podendo ser realizado com amostra de sangue periférico ou com material de *swab* oral. Essa documentação é importante com perspectiva a prognóstico, tratamento específico com tafamidis e principalmente para aconselhamento genético.

Prognóstico

Atualmente, o diagnóstico de amiloidose com grave envolvimento cardíaco é quase uma sentença de morte. A forma AL, quando associada às síndromes sistêmicas, tem prog-

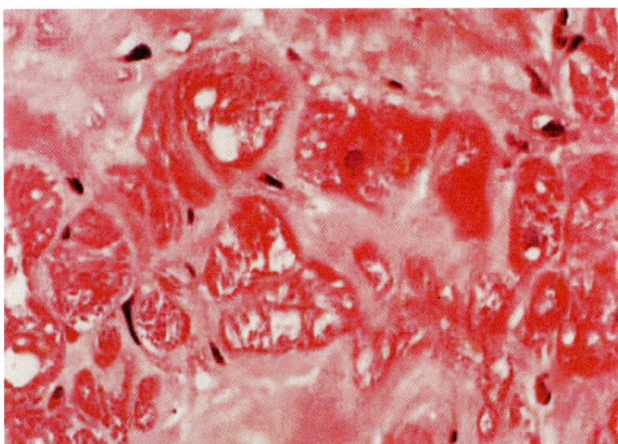

Figura 8 Material de biópsia endomiocárdica demonstrando tecido amiloide na coloração com vermelho congo na amiloidose cardíaca.

nóstico muito grave, com sobrevida média de 6 meses na ausência de tratamento. Na forma TTR o prognóstico também é pobre com expectativa de vida média de 24 meses, a depender do grau de envolvimento cardíaco. Esse prognóstico sombrio está diretamente relacionado ao diagnóstico tardio da doença, envolvimento de múltiplos órgãos, comorbidades e toxicidade de algumas intervenções terapêuticas. Atualmente, com as multimodalidades de imagem e possíveis tratamentos específicos em avaliação, espera-se uma mudança na história natural dessa grave doença.[22-24]

Tratamento da IC na amiloidose

O tratamento da insuficiência cardíaca secundária à amiloidose segue os mesmos princípios de outras etiologias, com bloqueio da ativação do sistema neuro-hormonal com inibidores da enzima conversora da angiotensina (IECA) em baixas doses inicialmente, pelo risco de hipotensão grave, espironolactona com objetivo diurético, redução de hipervolemia com diuréticos em doses altas e reposição de albumina nos casos de síndrome nefrótica. Os betabloqueadores devem ser usados com cautela em razão do maior risco de bloqueio AV e pela exacerbação da hipotensão postural associa à neuropatia. Cabe ressaltar que existe risco de aparecimento, na evolução de bradiarritmias, de bloqueios AV e risco alto de intoxicação digitálica. Quando a insuficiência cardíaca se torna refratária, há uma consideração para transplante cardíaco.[31]

Tratamento específico da amiloidose

O princípio do tratamento específico ideal da miloidose seria interromper a produção e a deposição das paraproteínas anormais nos órgãos afetados, bem como sua eliminação, com a esperança da recuperação funcional dos órgãos.

Amiloidose AL

Para amiloidose AL, o tratamento específico de primeira linha consiste em uma combinação de quimioterápicos com ciclofosfamida ou melphalan associado ao inibidor de proteossoma ou bortezomibe e dexametasona.[30] Cabe ressaltar que os pacientes com envolvimento cardíaco grave toleram mal os esquemas com altas doses, com risco de exacerbação da insuficiência cardíaca e arritmias. Nesse contexto, é mandatório a integração da cardioncologia para definição e monitoração do tratamento. Drogas imunomoduladoras como talidomida e lenalidomida podem ser associadas, principalmente nos pacientes com mielomas. Anticorpos monoclonais com ação anticélulas plasmáticas (CD38) são promissores. Da mesma forma, anticorpos monoclonais contra os depósitos amiloides são promissores no sentido de reduzir os depósitos amiloides. O transplante de medula óssea está indicado nos casos refratários e selecionados nas gamopatias monoclonais. Cabe ressaltar que a principal causa de óbito da amiloidose AL é o grave envolvimento cardíaco, nessa situação com baixa tolerância aos diferentes esquemas quimioterápicos, e nesse contexto o transplante cardíaco pode ser uma opção em pacientes selecionados mesmo antes da quimioterapia, para que o paciente possa tolerar o esquema quimioterápico mais efetivo. O transplante cardíaco deve ser considerado somente para os pacientes com insuficiência cardíaca avançada, com único órgão envolvido e sem outras comorbidades graves.[30,31] A deposição amiloide pode continuar no enxerto cardíaco, principalmente se o paciente não responde à quimioterapia, comprometendo seu resultado no longo prazo.[30,31] Nos pacientes que respondem à quimioterapia, o resultado do transplante tem se mostrado muito bom em médio e longo prazo em centros especializados.[32-34]

Amiloidose TTR

Na amiloidose TTR, existem duas opções terapêuticas recentes já em emprego clínico. O tafamidis é um estabilizador das formas tetraméricas de paraproteínas presentes na forma mutante e selvagem. Em um ensaio clínico recente, o tratamento com tafamidis tem demonstrado melhora dos sintomas de neuropatia e benefícios na amiloidose cardíaca, com estabilização e não progressão da doença.[35] Mais recentemente o FDA aprovou o Patisiran como a primeira terapia que interfere sobre o RNA (silenciando gene que codifica a síntese de proteína amiloide) para o tratamento da amiloidose hereditária (TTR).[36-38,39] Para os casos refratários de amiloidose familiar, resta a alternativa de transplante hepático isolado ou associado ao transplante cardíaco em pacientes jovens e sem outras comorbidades.[39]

Resumo

A cardiomiopatia restritiva é definida como uma doença primária ou secundária do músculo cardíaco que causa rigidez e redução do relaxamento cardíaco, comprometendo o enchimento ventricular, e frequentemente causa a redução do volume diastólico final de um ou ambos os ventrículos. Uma grande variedade de processos patológicos pode resultar em cardiomiopatia restritiva pelo envolvimento miocárdico, endocárdico ou de ambos, podendo ainda ser classificada em infiltrativa, não infiltrativa, de depósito ou obliterativa genética e não genética. O quadro clínico é caracterizado pela tríade sintomática de dispneia, palpitações e precordialgia atípica, com sinais de insuficiência cardíaca congestiva grave com estase jugular, hepatomegalia, ascite e edema de membros inferiores. A área cardíaca pouco aumentada e o eletrocardiograma de baixa voltagem são pistas para a suspeita diagnóstica. A ecocardiografia bidimensional é o exame fundamental para confirmação da suspeita diagnóstica demonstrando aumento simétrico da espessura das paredes, função sistólica preservada ou pouco reduzida e, em especial, a caracterização da disfunção diastólica predominante com a demonstração de um padrão restritivo grave, dilatação das cavidades atriais, algumas vezes maiores que as ventriculares. O estudo hemodinâmico com manometria simultânea de cavidades ainda é muito importante no diagnóstico do padrão restritivo. A utilização

de métodos modernos de imagem como a ecocardiografia com strain, a ressonância magnética e a medicina nuclear tem permitido um refinamento no diagnóstico etiológico da maioria das cardiomiopatias restritivas. Apesar dos avanços obtidos com os métodos de imagem, a biópsia endomiocárdica ainda tem papel relevante, pois permite o diagnóstico etiológico preciso nas doenças de depósito, como a hemocromatose e as mucopolissacaridoses, e nas doenças infiltrativas, como a amiloidose. As cardiomiopatias restritivas mais frequentes na prática clínica são aquelas secundárias à amiloidose, à hemocromatose, à doença de Fabry, à endomiocardiofibrose e à cardiomiopatia restritiva idiopática ou familiar. A amiloidose tem merecido grande destaque pelos avanços obtidos no seu diagnóstico com as multimodalidades de imagens, a caracterização da sua forma genética e avanços terapêuticos com os estabilizadores tetraméricos das paraproteínas e com os inibidores de RNA que codificam a síntese de proteínas anormais. O tratamento e a evolução variam de acordo com a etiologia, no entanto em razão da gravidade do comprometimento da função ventricular, a irreversibilidade da etiologia e a precocidade dos sintomas, a evolução costuma ser desfavorável, e o transplante cardíaco e/ou hepático pode ser uma opção em casos selecionados.

Referências bibliográficas

1. Maron JB, Towbin JA, Thiene G, Antzelevitch C, Corrado D, Arnett D, et al.; American Heart Association; Council on Clinical Cardiology, Heart Failure and Transplantation Committee; Quality of Care and Outcomes Research and Functional Genomics and Translational Biology Interdisciplinary Working Groups; Council on Epidemiology and Prevention. Contemporary definitions e classification of the cardiomyopathies. Circulation. 2006;113:1807-16.
2. Richardson P, Mckenna W, Bristow M, Maisch B, Mautner B, O'Connell J, et al. Report of the 1995 World Health Organzation/International Society and Federation of Cardilogy: task force on the definition and classification of cardiomyopathies. Circulation. 1996;93:841-2.
3. Davies MJ. The cardiomyophaties. Heart. 2000;83:469-74.
4. Baroldi G, Camerini F, Goodwin JF. Advances in cardiomyophathies. New York: Springer-Verlag; 1990.
5. Almeida DR, Carvalho AC, Azevedo JE, et al. Dificuldades no diagnóstico das miocardiopatias. Arq Bras Cardiol. 1994;62:131-7.
6. Keren A, Popp RL. Assignment of patients into the classification of cardiomyopahaties. Circulation. 1992;86:1622-33.
7. Mady C. Endomiocardiofibrose. Arq Bras Cardiol. 1992;59:483-6.
8. Kushwaha SS, Fallon JT, Fuster V. Restrictive cardiomyopathy. N Engl J Med. 1997;336(4):267-76.
9. Muchtar E, Blauwet LA, Gertz MA. Restrictive cardiomyopathy genetics, pathogenesis, clinical manifestations, diagnosis, and terapy. Circ Res. 2017;121:819-37.
10. Towbin JA. Inherited cardiomyopathies. Circ J. 2014;78:2347-56.
11. Fontana M, Pica S, Reant P, Abdel-Gadir A, Treibel TA, Banypersad SM, et al. Prognostic value of late gadolinium enhancement cardiovascular magnetic resonance in cardiac amyloidosis. Circulation. 2015;132(16):1570-9.
12. Anderson LJ, Heiden S, Davis B, Prescott E, Charrier CC, Bunce NH, et al. Cardiovascular T2 star (T2*) magnetic resonance for the early diagnosis of myocardial iron overload. Eur Heart J. 2001;22:2171-9.
13. Tanner MA, Galanelo R, Dessi C, Smith CG, Westwood MA, Agus A, et al. A randomized, placebo-controlled, double-blind trial of the effects of combined therapy with deferoxamine and deferipone on myocardial iron in thalassemia major using cardiovascular magnetic resonance. Circulation. 2007;115:789-96.
14. Hutt DF, Quigley AM, Page J, Hall ML, Burniston M, Gopaul D, et al. Utility and limitations of 3,3-diphosphono-1,2-propanodicarboxylic acid scintigra-

phy in systemic amyloidosis. Eur Heart J Cardiovasc Imaging. 2014;15(11):1289-98.

15. Benotti JP, Grossman W, Chon PF. Clinical profile of restrictive cardiomyopathy. Circulation. 1980;61:1206-11.

16. Amamash NM, Seward JB, Bailey KR, Edwards WD, Tjik J. Clinical profile and outcome of idiopathic restrictive cardiomyopathy. Circulation. 2000;101:2490-6.

17. Garcia MJ. Constrictive pericarditis versus restrictive cardiomyophaty? J Am Coll Cardiol. 2016;67:2061-76.

18. Fussner LA, Karlstedt E, Hodge DO, Fine MN, Kalra S, Carmona EM, et al. Management and outcomes of cardiac sarcoidosis: a 20-year experience in two tertiary care centres. European Journal of Heart Failure. 2018;20:1713-20.

19. Donnelly JP, Hanna M. Cardiac amyloidosis: an uptodate on diagnosis and treatment. Cleveland Clinic Journal of Medicine. 2017;84:12-26.

20. Bhogal S, Ladia V, Sitwala P, Cook E, Bajaj K, Ramu V, et al. Cardiac amyloidosis: an uptodated review with emphasis on diagnosis and future directions. Curr Probl Cardiol. 2018;43(1):10-34.

21. Maurer MS, Elliott P, Comenzo R, Semigran M, Rapezzi C. Addressing common questions encountered in the diagnosis and management of cardiac amyloidosis. Circulation. 2017;135:1357-77.

22. Fikrle M, Paleček T, Kuchynka P, Němeček E, Bauerová L, Straub J, et al. Cardiac amyloidosis: a comprehensive review. Cor Et Vasa. 2013;55:e60-7e5.

23. Rammos A, Meladinis V, Vovas G, Patsouras D. Restrictive cardiomyopathies: the importance of noninvasive cardiac imaging modalities in diagnosis and treatment—A systematic review. Radiol Res Pract. 2017;2017:2874902.

24. Agha AM, Parwani P, Guha A, Durand JB, Iliescu CA, Hssan S, et al. Role of cardiovascular imaging for the diagnosis and prognosis of cardiac amyloidosis. Open Heart. 2018;5:e000881.

25. Senapati A, Sperry BW, Grodin JL, Kusunose K, Thavendiranathan P, Jaber W, et al. Prognostic implication of relative regional strain ratio in cardiac amyloidosis. Heart. 2016;102:748-54.

26. Kwong RY, Falk RH. Cardiovascular magnetic resonance in cardiac amyloidosis. Circulation. 2005;111:122-24.

27. Vranian MN, Sperry BW, Hanna M, Hachamovitch R, Ikram A, Brunken RC, et al. Technetium pyrophosphate uptake in transthyretin cardiac amyloidosis: associations with echocardiographic disease severity and outcomes. J Nucl Cardiol. 2018;25(4):1247-56.

28. Gillmore JD, Maurer MS, Falk RH, Merlini G, Damy T, Dispenzieri A, et al. Nonbiopsy diagnosis of cardiac transthyretin amyloidosis. Circulation 2016;133(24):2404-12.

29. Siddiqi OK, Ruberg FL. Cardiac amyloidosis: an update on pathophysiology, diagnosis, and treatment. Trends Cardiovasc Med. 2018;28(1):10-21.

30. Sipe JD, Benson MD, Buxbaum JN, Ikeda SI, Merlini G, Saraiva MJ, et al. Amyloid fibril proteins and amyloidosis: chemical identification and clinical classification International Society of Amyloidosis 2016 Nomenclature Guidelines. Amyloid. 2016;23(4):209-13.

31. Palladini G, Sachchithanantham S, Milani P, Gillmore J, Foli A, Lachmann H, et al. A European collaborative study of cyclophosphamide, bortezomib, and dexamethasone in upfront treatment of systemic AL amyloidosis. Blood. 2015;126(5):612-5.

32. Hosempud JD, DeMarco T, Frazier OH, Griffithy BP, Olivari MT, Valentine HA. Progression of systemic disease and reduced long-term survival in patients with cardiac amyloidosis undergoing heart transplantation: follow-up results of a multicenter survey. Circulation. 1991;84:338-43.

33. Dey BR, Chung SS, Spitzer TR, Zheng H, Macgillivray TE, Seldin DC, et al. Cardiac transplantation followed by dose-intensive melphalan and autologous stem-cell transplantation for light chain amyloidosis and heart failure. Transplantation. 2010;90:905-11.

34. Davis MK, Lee PH, Witteles RM. Changing outcomes after heart transplantation in patients with amyloid cardiomyopathy. J Heart Lung Transplant. 2015;34:658-66.

35. Davis MK, Kale P, Liedtke M, Schrier S, Arai S, Wheeler M, et al. Outcomes after heart transplantation for amyloid cardiomyopathy in the modern era. Am J Transplant. 2015;15:650-8.

36. Maurer MS, Schwartz JH, Gundapaneni B, Elliott PA, Merlini G, Waddington-Cruz M, et al.; ATTR-ACT Study Investigators. Tafamidis treatment for patients with transthyretin amyloid cardiomyopathy. N Engl J Med. 2018;379(11):1107-16.

37. Adams D, Gonzalez-Duarte A, O'Riordan WD, Yang CC, Ueda M, Kristen AV, et al. Patisiran, an RNAi therapeutic, for hereditary transthyretin amyloidosis. N Engl J Med. 2018;379(1):1121.

38. Coelho T, Adams D, Silva A, Lozeron P, Hawkins PN, Mant T, et al. Safety and efficacy of RNAi therapy for transthyretin amyloidosis. N Engl J Med. 2013;369(9):819-29.

39. Ericzon BG, Wilczek HE, Larsson M, Wijayatunga P, Stangou A, Pena JR, et al. Liver transplantation for hereditary transthyretin amyloidosis: after 20 years still the best therapeutic alternative? Transplantation. 2015;99:1847-54.

Capítulo 4

Cardiomiopatia da doença de Chagas

Marcus Vinicius Simões
Minna Dias Romano
José Antônio Marin-Neto

Pontos-chave

- A cardiomiopatia crônica da doença de Chagas (CCC) é resultante de miocardite fibrosante focal de baixa intensidade, mas incessante, causada pela infecção persistente do *Trypanosoma cruzi* associada à inflamação mediada por mecanismos autoimunes.
- Cerca de 30% dos infectados desenvolvem ao longo da vida a forma crônica cardíaca da doença de Chagas com manifestação clínica proteiforme que pode incluir sintomas e sinais de insuficiência cardíaca (IC), eventos cardioembólicos, arritmia e sintomas anginoides.
- A progressão da IC e a morte súbita são os mecanismos mais comuns de morte nessa condição. Os aspectos prognósticos mais relevantes são sintomas de IC avançada, cardiomegalia, disfunção sistólica do ventrículo esquerdo (VE) e taquicardia ventricular.
- A prevenção dos eventos cardioembólicos é aspecto importante no manejo dos pacientes com CCC.
- Agentes anticoagulantes orais devem ser indicados nos pacientes com risco elevado, conforme a presença de um conjunto de fatores de risco: disfunção sistólica do VE, aneurisma apical, alteração da repolarização ventricular ao eletrocardiograma e idade avançada. O tratamento da IC na CCC segue os mesmos princípios aplicados à IC secundária à cardiomiopatia dilatada de outras etiologias.

Introdução

A doença de Chagas (DC) é causada por parasita protozoário, o *Trypanosoma cruzi*, que causa miocardite aguda e também miocardite crônica altamente fibrosante, de baixa intensidade e incessante, que produz dano miocárdico progressivo e resulta tardiamente na cardiomiopatia crônica da doença de Chagas (CCC). O acometimento cardíaco da doença na fase crônica envolve relevante morbidade e mortalidade, sendo a principal causa de cardiomiopatia não isquêmica na América Latina.

Epidemiologia

O ciclo de transmissão da DC apoia-se no vetor triatomíneo como principal transmissor. Contudo, após diversas campanhas nacionais e iniciativas de âmbito multinacional, a transmissão por esse meio encontra-se parcialmente controlada, tendo o Brasil, em 2006, recebido da Organização Mundial da Saúde (OMS) certificado de erradicação da transmissão da doença pelo mais relevante vetor domiciliado, o *Triatoma infestans*.[1,2] Isso, de forma alguma, representa a erradicação da doença – alvo inerentemente inalcançável –, a qual continua acontecendo por meio de surtos mediados por outros mecanismos de transmissão, como a via oral. No período de 1975 a 1995 o programa do Cone Sul de controle da doença detectou redução de 89% das suas transmissões.[3] Inquéritos sorológicos em crianças demonstraram prevalência de 0,05% em 1997, reduzida para 0% em casuística sorológica de 94.000 testes de crianças de 0 a 5 anos em 2007. Entretanto, em 2005, rastreamento de soros de hemocentros mostrava prevalência da doença em 0,21% na população adulta. No mesmo ano, a estimativa de pessoas infectadas com o agente etiológico da doença foi de 1,9 milhão de pessoas. As taxas de mortalidade secundárias à DC também já foram reduzidas em 75% desde a década de 1990.[4]

Como consequência de correntes migratórias durante as últimas décadas, a partir de países onde a doença é endêmica, a DC tem sido detectada em taxas significativas em vários pontos do globo terrestre, principalmente Estados Unidos,[5,6] Canadá, Espanha, França, Suíça, Itália, Japão, países emergentes da Ásia e Austrália (Figura 1).[1,7,8] Nos Estados Unidos, estimam-se em torno de 300 mil indivíduos com a infecção, dos quais 30 mil a 45 mil manifestam clinicamente a doença. Com isso, várias medidas sanitárias de caráter federal têm sido adotadas naquele país, visando a diagnosticar, tratar e prevenir a transmissão parasitária inter-humanos.[9]

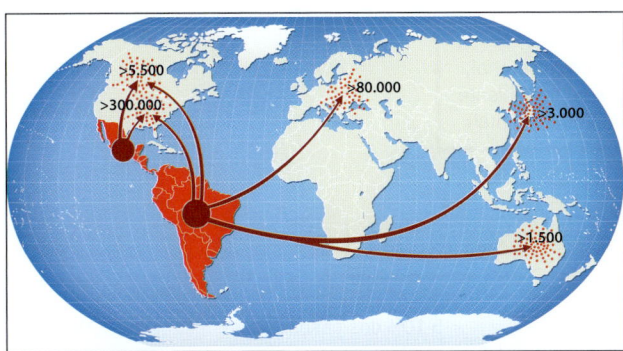

Figura 1 Correntes migratórias a partir de países da América Latina endêmicos para doença de Chagas e o número total estimado de pessoas infectadas em países do globo não endêmicos.
Fonte: adaptada de Pinto Dias, 2013.[8]

História natural e estágios evolutivos[4,10]

A história natural da DC compreende as fases aguda e crônica. A maioria dos pacientes na fase aguda são assintomáticos ou têm apenas sintomas leves e inespecíficos de uma síndrome infecciosa, sendo raro um quadro de miocardite ou meningoencefalite sintomática. Assim que a fase aguda se abate, em média após 4 a 8 semanas, os pacientes evoluem para a fase crônica, que inclui duas formas de doença: uma forma indeterminada (latente ou pré-clínica) e uma forma determinada, ou com expressão clínica, que se subdivide em cardíaca, digestiva ou cardiodigestiva (mista). Pode também acontecer evolução direta da fase aguda para a fase crônica, sem ocorrer uma forma indeterminada, em 5 a 10% dos casos. A doença crônica também pode ser reativada, apresentando-se como doença aguda (reagudizada), em indivíduos com imunossupressão natural (por doença como a Aids), ou iatrogenicamente (p. ex., em transplantados de órgãos sólidos).[11] A Figura 2 representa a evolução natural da doença.

A forma indeterminada compreende aqueles pacientes com evidências de infecção pelo *T. cruzi* (testes sorológicos positivos, baseados na presença de anticorpos antiparasitários circulantes), mas sem manifestações clínicas de doença

cardíaca ou do trato esôfago-gastrointestinal. Cerca de 30 a 50% dos pacientes com a forma indeterminada, que usualmente pode durar de 10 a 30 anos, desenvolverão ao longo de suas vidas a CCC.[12] A CCC é não só a mais frequente das manifestações como também a mais grave, com grau elevado de morbidade alcançando níveis de 30%.[13,14]

Considerando-se ainda que a evolução tardia da CCC envolve o aparecimento de um quadro clínico de cardiomiopatia dilatada, com disfunção ventricular esquerda global e de síndrome de insuficiência cardíaca (IC), a Diretriz Latino-Americana para o Diagnóstico e Tratamento da Cardiopatia Chagásica[1] adotou uma classificação para a disfunção ventricular esquerda da DC que espelha a gradação dos estágios evolutivos da IC adotada nas diretrizes internacionais para essa síndrome. Dessa forma, a fase crônica da CCC pode ser classificada em 5 estágios evolutivos (A, B1, B2, C e D) de disfunção ventricular esquerda (Quadro 1).

Etiopatogenia

Na fase aguda, o dano orgânico é nitidamente associado à infestação e à multiplicação parasitária no miocárdio, além de outros tecidos comumente acometidos como o sistema nervoso e o aparelho digestivo. A linfadenopatia e o aumento do baço e do fígado devem-se à reação imunológica sistêmica e correlacionam-se com a elevada parasitemia.

Com a remissão da parasitemia e das reações inflamatórias sistêmicas, o paciente adentra a fase crônica da doença, em que se acredita que, desde a forma indeterminada, ocorra um processo de miocardite focal de baixa intensidade, mas incessante, que causa destruição de fibras e fibrose reparativa miocárdica progressivas; isso provoca dano miocárdico cumulativo e resulta tardiamente em um quadro de cardiomiopatia dilatada.

Acredita-se que a miocardite chagásica crônica se deva a dois processos patogenéticos principais: dano miocárdico associado diretamente à inflamação causada por parasitismo de fibras cardíacas, em múltiplos focos mas de baixa intensidade; e agressão miocárdica autoimune direcionada, e continuamente alimentada, pela reiterada apresentação de antígenos, vinculada ao parasitismo cardíaco persistente.

Quadro 1	Classificação clínica da disfunção ventricular esquerda na cardiopatia da doença de Chagas				
Fase aguda	Fase crônica				
	Forma indeterminada	Forma cardíaca sem disfunção ventricular	Forma cardíaca com disfunção ventricular		
	A	B1	B2	C	D
Pacientes com quadro compatível com doença de Chagas aguda	Pacientes sob risco de desenvolver ICC. Possuem sorologia positiva, não têm cardiopatia estrutural ou sintomas de ICC. Também não têm alterações digestivas	Pacientes com cardiopatia estrutural, evidenciada por alterações eletrocardiográficas ou ecocardiográficas, mas com função ventricular global normal e sem sinais e sintomas atuais ou prévios de ICC	Pacientes com cardiopatia estrutural, caracterizada por disfunção ventricular global, mas sem sinais e sintomas prévios ou atuais de ICC	Pacientes com disfunção ventricular e com sintomas prévios ou atuais de ICC (NYHA I, II, III ou IV)	Pacientes com sintomas refratários de ICC em repouso, apesar de tratamento clínico otimizado, necessitando de intervenções especializadas

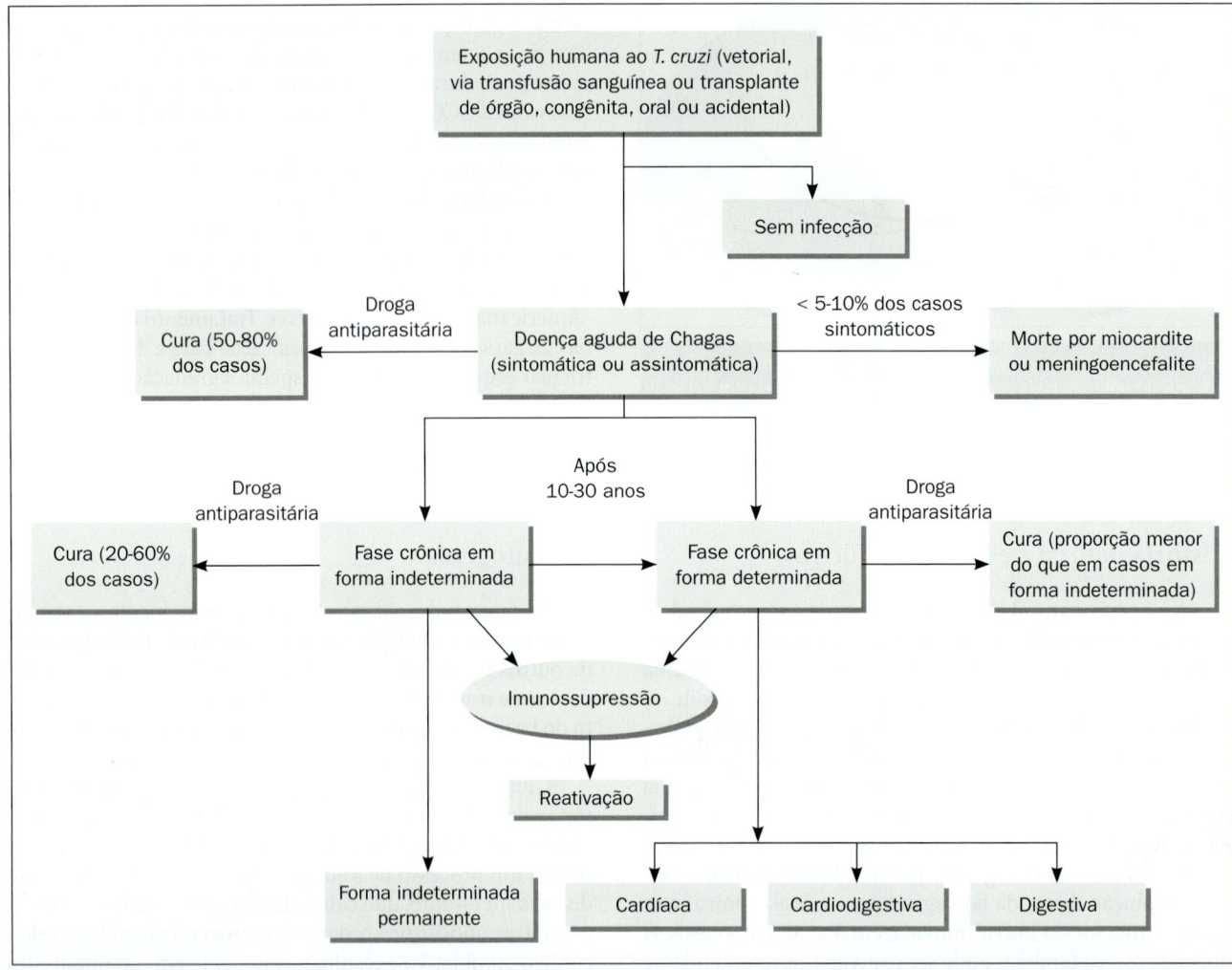

Figura 2 História natural da doença de Chagas.
Fonte: adaptada de Rassi Jr et al.[4]

Adicionalmente, há evidências para apoiar a noção de que existam pelo menos mais dois mecanismos auxiliares e amplificadores da lesão miocárdica: distúrbios da perfusão miocárdica pela presença de anormalidades da microcirculação coronária e anormalidades do controle e inervação autonômica cardíaca (Figura 3).[15]

Fase aguda

Sinais e sintomas

A fase aguda inicia-se após um período de incubação geralmente de 1 a 4 semanas após a exposição ao *T. cruzi*. As lesões conhecidas como "chagomas", incluindo o típico, mas não específico, sinal de Romaña, decorrem de edema de mucosa ou cutâneo no local da inoculação. A maioria dos pacientes apresenta-se assintomática ou manifesta sintomas sistêmicos de infecção insidiosa (febre, hepatoesplenomegalia, diaforese, mialgia), acompanhados por alterações laboratoriais igual-

mente não específicas, principalmente leucocitose, com linfocitose absoluta. Uma minoria dos pacientes exibe um quadro clínico de miocardite, com sinais e sintomas semelhantes aos das miocardites de outras causas: dispneia, fadiga e outros comemorativos de IC, dor precordial, arritmias e morte súbita. Nesses casos o eletrocardiograma (ECG) pode mostrar taquicardia sinusal, batimentos ectópicos ventriculares, baixa voltagem dos complexos QRS, bloqueios de ramo, alterações difusas da repolarização ventricular, bloqueio atrioventricular (BAV) de grau variável. A radiografia do tórax pode mostrar cardiomegalia nos casos mais graves, que pode estar associada ao aumento das câmaras cardíacas e/ou derrame pericárdico. O ecocardiograma mostra frequentemente derrame pericárdico, alterações segmentares da mobilidade parietal e insuficiências das válvulas mitral e tricúspide, sendo menos comum a dilatação cavitária e a queda do desempenho sistólico global. Essas anormalidades usualmente se resolvem na vasta maioria dos pacientes ao longo do primeiro ano de acompanhamento.[16,17]

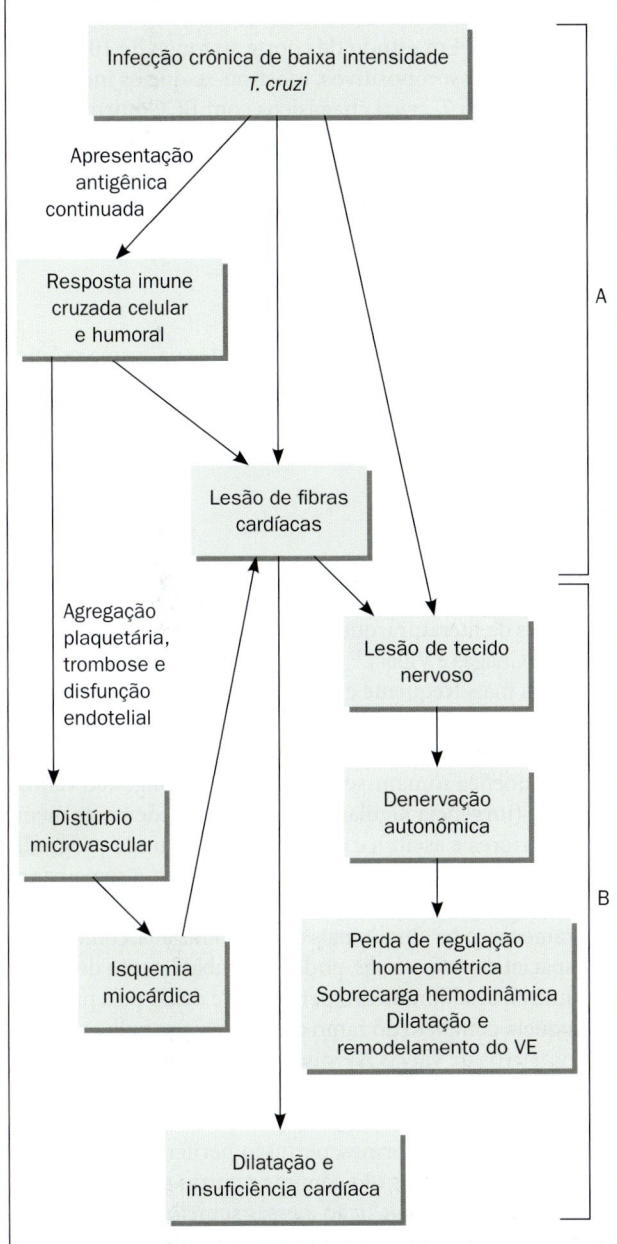

Figura 3 Esquema ilustrando a correlação entre os mecanismos etiopatogênicos da miocardite chagásica crônica. A) mecanismos principais; e B) mecanismos auxiliares de amplificação da lesão miocárdica.
Fonte: adaptada de Marin-Neto et al., 2007.[15]

Vale lembrar que meningoencefalite também pode raramente complicar o quadro clínico e é causa adicional de mortalidade precoce na fase aguda da doença.

Diagnóstico

Os testes sorológicos são usualmente negativos nas primeiras semanas da infecção. O diagnóstico é feito pela detecção dos parasitas circulantes por meio de variedade de mé-

todos, incluindo hemocultura, visualização direta do parasita no sangue periférico, xenodiagnóstico, ou visibilização de ninhos de parasitas na forma amastigota por análise histológica de biópsia de órgãos acometidos, ou dos chagomas cutâneos. O diagnóstico de miocardite chagásica aguda causada por transfusão sanguínea requer elevado grau de conscientização médica e acuidade clínica,[11] principalmente em regiões não endêmicas, requerendo a mesma postura os casos de reagudização de DC em pacientes crônicos cursando com imunossupressão.

A biópsia endomiocárdica é raramente empregada para o diagnóstico, mas pode ser necessária principalmente nos casos com suspeita de reativação de DC após transplante cardíaco, em que a diferenciação com rejeição do implante torna-se crucial para o manejo do paciente.

Curso clínico

O curso clínico da fase aguda da DC geralmente é benigno e os sinais e sintomas tipicamente se resolvem ao longo de 1 a 3 meses. Estima-se que a evolução fatal ocorra em < 5% dos pacientes na fase aguda, quando contaminados por via vetorial clássica (picada do inseto triatomíneo), incidindo predominantemente em pacientes com IC refratária. Contudo, nos casos agudos causados por contaminação por via oral (p. ex., ingestão de caldo de cana ou açaí contaminado com *T. cruzi*), a doença aguda costuma ser mais grave e a mortalidade registrada é mais elevada. Isso provavelmente se deve à inoculação de grande carga parasitária e à facilitação da invasão do hospedeiro através da mucosa do trato digestório, muito permeável ao parasito, nesses casos.

Tratamento

O tratamento das manifestações clínicas de miocardite e de IC é o mesmo preconizado para os casos de miocardite aguda de outras etiologias, incluindo medidas intensivas de suporte circulatório nos casos mais graves.

Embora sem base de evidências conclusivas quanto aos benefícios clinicamente relevantes realmente auferidos, o tratamento antiparasitário com benzonidazol ou nifurtimox está indicado em todos os casos de DC aguda, por qualquer via de infecção ou mecanismo de reativação, uma vez que pode reduzir a gravidade dos sintomas, reduzir o tempo de doença e minimizar a duração da parasitemia detectável. A ocorrência de cura parasitológica, bem como cura clínica, é estimada em 60 a 85% dos casos.[18,19]

Fase crônica

Forma indeterminada

A forma indeterminada é classicamente definida como a situação clínica de indivíduo com evidência parasitológica e/ou sorológica de infecção crônica pelo *T. cruzi*, contudo sem sintomas ou sinais físicos de doença, ECG e radiografia de tórax normais e sem acometimento do tubo digestivo (esôfago e cólon), como demonstrado por esofagograma radiológico com bário e enema opaco.

Contudo, exames complementares mais acurados (i. e., ecocardiografia, angiocardiografia nuclear, estudo hemodinâmico e cineangiocardiográfico com contraste radiológico, avaliação autonômica cardíaca) podem demonstrar alterações cardíacas – usualmente sutis e sem significado prognóstico demonstrado – nesse grupo de pacientes classificados como indeterminados pelos critérios clássicos,[20-23] concordando com evidências por biópsia endomiocárdica, que podem demonstrar alterações histopatológicas em até 60% dos casos. Apesar dessas pequenas anormalidades assim verificadas em muitos deles, os pacientes classificados como indeterminados pelos critérios clássicos, enquanto mantêm-se com ECG normal, apresentam prognóstico excelente e com mortalidade comparável à de controles pareados por idade sem infecção pelo *T. cruzi*.[4,24,25]

Recomendações para monitoração dos pacientes na forma indeterminada

Não há diretrizes formais em relação à realização de exames para identificação precoce do desenvolvimento de disfunção ventricular esquerda nos pacientes com a forma indeterminada da DC. Por outro lado, não há fatores identificáveis nessa fase que possam separar os indivíduos que desenvolverão a cardiopatia clínica daqueles que permanecerão assintomáticos por toda a vida, apenas mantendo a positividade sorológica.

Sugere-se que a avaliação clínica e o ECG sejam feitos a cada ano[26] e a radiografia simples do tórax a cada 3 ou 5 anos nesse grupo de pacientes. Embora com base mais discutível, também se pode sugerir que o ecocardiograma transtorácico possa ser feito inicialmente, e depois também em intervalos regulares a cada 3 a 5 anos. Essa última recomendação[12] baseia-se em estudo que mostra que a detecção de anormalidades segmentares da função sistólica ventricular esquerda prediz disfunção sistólica global no futuro.[20] Por outro lado, a CCC manifesta-se primária e abruptamente, como acidente vascular cerebral (AVC) ou arritmias cardíacas, e as anormalidades regionais de contração (aneurismas, áreas de fibrose regional) usualmente se associam a essas formas de complicação.[27,28]

Forma crônica cardíaca

Condição assintomática na CCC

A ausência de sintomas é particularidade marcante nos indivíduos que se encontram em estágios incipientes da doença crônica, quando dano miocárdico – discreto – pode ser detectado apenas por alterações em exames complementares, como distúrbios de condução no ECG, alterações segmentares da mobilidade parietal do ventrículo esquerdo (VE) no ecocardiograma ou arritmias ao Holter. Nesses indivíduos pode, contudo, sobrevir a morte súbita por eventos arrítmicos, como evidenciado por estudos demonstrando pior prognóstico em indivíduos com alterações no ECG, ainda que assintomáticos.[29] Em estudo de coorte ao longo de 10 anos de 885 indivíduos soropositivos, mostrou-se que os indivíduos infectados pelo *T. cruzi* chagásicos com ECG normal apresentaram sobrevida de 97,4%, comparável à dos controles soronegativos. Em contrapartida, a sobrevida daqueles com ECG anormal foi de 61,3%, com relação de risco de 9 vezes maior nesse grupo.[30]

Manifestações clínicas

Os sintomas e sinais físicos presentes na forma crônica da CCC derivam de quatro síndromes essenciais, que podem usualmente coexistir no mesmo paciente: IC, arritmias, tromboembolismo e manifestações anginoides.

Insuficiência cardíaca

O quadro clínico da CCC com disfunção ventricular encontra-se espelhado de maneira bastante uniforme em diversos relatos da literatura, que reproduzem as observações pioneiras de Chagas e Villela.[31] Nas fases iniciais da manifestação, o sintoma mais frequente é a fadiga aos esforços, sendo, contudo, incomum o registro de sintomas de congestão pulmonar como dispneia paroxística noturna e ortopneia. Na evolução da doença somam-se os sintomas de congestão venosa sistêmica (turgência jugular, hepatomegalia, edema de membros inferiores e ascite), e a evolução pode ainda progredir para anasarca, adinamia ou caquexia cardíaca, à semelhança de outras cardiopatias com disfunção ventricular avançada. Ao exame físico há ainda sinais de cardiomegalia, como o desvio espacial do *ictus cordis*, pode haver abafamento de B1 em foco mitral, desdobramento permanente de B2 pela presença de bloqueio completo do ramo direito, terceira bulha e sopros regurgitativos de valvas AV que podem ocorrer secundariamente à dilatação das câmaras ventriculares. Os sinais de baixo débito sistêmico podem estar presentes em casos avançados, como pulsos filiformes, perfusão periférica lentificada e oligúria. Esses achados são comuns a outras síndromes clínicas de IC. Em contraposição a essas semelhanças, na IC de etiologia da DC a congestão pulmonar é comumente discreta mesmo nos estágios avançados da doença, frente à mais exuberante congestão sistêmica, podendo ser a semiologia pulmonar mais afetada pelos sinais de derrame pleural que por crepitações, assim como por níveis pressóricos sistêmicos mais baixos nesse grupo de pacientes. Mais rara ainda é a evolução para edema agudo de pulmão nesses casos.[24] Essas particularidades na apresentação clínica podem estar relacionadas a mais frequente concomitância de disfunção biventricular, com insuficiência ventricular direita às vezes mais precoce e pronunciada do que a esquerda nos pacientes com CCC.

Manifestações tromboembólicas

Embolias pulmonares e sistêmicas são manifestações comuns de pacientes com CCC, principalmente originadas de tromboses murais em câmaras cardíacas, sendo importante causa de AVC embólico e outras morbidades. Acidentes tromboembólicos são muitas vezes a primeira manifestação da doença e podem ocorrer nos estágios da doença ainda sem disfunção ventricular (estágio B2); contudo, como em várias outras cardiopatias, dilatação cavitária cardíaca e síndrome de IC são fatores de risco reconhecidos para sua ocorrência. Contudo, são as discinesias ventriculares regionais, principalmente apicais, como o clássico aneurisma em "dedo de luva", que conferem particular propensão precoce à formação de trombos murais e os consequentes eventos embólicos, especialmente os sistêmicos. Como previsível, também a fibrilação atrial, ainda que presente na minoria dessa população, como manifestação relativamente tardia e secundária à disfunção ventricular, constitui fator trombogênico adicional. Embolização pulmonar, podendo se originar de trombos venosos, e das cavidades cardíacas direitas, é diagnosticada com muito menos frequência clinicamente, mas sua incidência é certamente subestimada.[32]

Há nítida carência de dados para que se possa estimar a real incidência de tromboembolismo clínico na DC, mas séries de autópsias e estudos clínicos indicam altas taxas de trombos intracardíacos e episódios tromboembólicos nessa população. Em revisão de 1.345 necrópsias de pacientes falecidos com CCC, tromboêmbolos e/ou trombos intracardíacos foram observados em 44% dos casos.[32] Os trombos foram igualmente frequentes nas cavidades cardíacas esquerdas e direitas. Tromboembolismo da circulação sistêmica foi mais frequente, mas a embolia pulmonar foi mais associada a evento fatal.

Estudo utilizando ecocardiograma transtorácico e transesofágico mostrou que o coração foi origem frequente de tromboêmbolos em 75 pacientes com CCC sem sintomas de IC, ou com sintomas leves (88% em classe funcional I e II da NYHA). Trombos murais do VE foram encontrados em 23% dos pacientes e estavam associados a história pregressa de AVC. Aneurisma apical foi identificado em 47% dos pacientes e estava significativamente relacionado à trombose mural e à ocorrência de AVC. Trombos do apêndice atrial esquerdo e direito estavam presentes em 4 e 1 paciente, respectivamente. Durante o tempo de acompanhamento clínico de 24 meses, observou-se 1 episódio de AVC não fatal e 13 mortes, sendo 7 mortes súbitas, 5 por progressão de IC e 1 morte decorrente de AVC.[33,34]

Revisão sistemática de 8 estudos observacionais englobando 4.158 pacientes endereçou recentemente a associação entre CCC e risco de AVC.[35] Os resultados indicam que os pacientes com CCC, quando comparados aos vitimados por AVC de outras etiologias, apresentam um excesso de risco de AVC da ordem de 70% (RR = 1,70; IC95%: 1,06 a 2,71). Quando a análise foi limitada aos 3 estudos com critérios mais estritos de AVC, um excesso de risco ainda maior foi encontrado (RR = 6,02; IC95%: 1,86 a 19,49).

As características dos pacientes com CCC apresentando AVC foram exploradas em estudo de 94 pacientes com quadro de AVC isquêmico agudo, que foram comparadas com as de grupo controle de pacientes sem infecção por *T. cruzi*. Os infectados exibiram taxas mais elevadas de AVC cardioembólico (56% *versus* 9%), dilatação ventricular esquerda (23% *versus* 5%), trombose mural do VE (12% *versus* 2%), aneurisma apical (37% *versus* 1%) e fibrilação atrial (14% *versus* 5%).[28]

Prevenção do AVE cardioembólico na CCC

A I Diretriz Latino-Americana para o Diagnóstico e Tratamento da Cardiopatia Chagásica adotou recomendação para estimativa do risco de AVE cardioembólico e para sua prevenção mediante emprego de agentes anticoagulantes orais,[1] baseando-se em estudo de coorte retrospectivo de 1.043 pacientes com CCC. A incidência total relatada desse evento foi de 3,0%, ou 0,56%/ano. No modelo final de predição de risco para ocorrência de AVE cardioembólico, foi composto escore em que a presença de disfunção sistólica do VE contribuiu com 2 pontos, e aneurisma apical, alteração primária da repolarização ventricular no ECG e idade > 48 anos com 1 ponto para cada uma dessas alterações. Considerando-se o risco-benefício, a varfarina estaria indicada para pacientes com 4 a 5 pontos (nesse subgrupo, há incidência de 4,4% de AVE *versus* 2,0% de sangramento grave ao ano). No subgrupo com escore de 3 pontos, as taxas de AVE e sangramento grave com uso de anticoagulante oral se equivalem, podendo ser indicados AAS ou varfarina. Em pacientes com 2 pontos e baixa incidência de AVE (1,2% ao ano), foi recomendado o AAS, ou nenhuma profilaxia. Os pacientes com 0 a 1 ponto, com incidência do evento próximo a zero, não necessitariam de profilaxia.[36]

Manifestações arrítmicas

A CCC é essencialmente uma cardiomiopatia arritmogênica, com peculiaridades fisiopatológicas nesse contexto que a fazem singularmente distinta de outras cardiopatias. Virtualmente todos os tipos de arritmia atrial e ventricular podem ocorrer, incluindo disfunção do nó sinusal, BAV avançado ou mesmo completo intermitente e arritmias ventriculares complexas. As arritmias podem cursar assintomáticas ou manifestar-se com mal-estar inespecífico ou palpitação (às vezes referidas pelo paciente como "baticum» por falha ou aceleração percebida), ocorrendo de início súbito, em repouso ou desencadeado por esforço, fugaz, e de resolução espontânea. Menos frequentes, porém mais ominosos, são sintomas de baixo débito por síndrome de Stokes-Adams, como pré-síncope, lipotimia, ou mesmo síncope, que ocasionalmente podem ser precedidos de palpitações. Esses episódios podem corresponder tanto a taquicardia ventricular (TV) (não sustentada ou sustentada [TVS], com ou sem instabilização hemodinâmica) quanto a bradiarritmias por BAV.[37]

O ECG-12 em alguns casos já mostra despolarizações ventriculares ectópicas prematuras, e até surtos de TV, além de fibrilação atrial ou BAV completo. Arritmias ventriculares taquicardizantes e distúrbios de condução AV causando períodos de bradicardia podem frequentemente se alternar, coexistindo durante a mesma gravação Holter.

Ao exame físico podem ser detectados o desdobramento fixo da segunda bulha em foco pulmonar, irregularidades do ritmo cardíaco, ou mesmo bradicardias, algumas vezes associadas a sinais típicos de ondas "a" periodicamente incrementadas no pulso venoso jugular e reforço da primeira bulha, "em canhão", quando há coincidência temporal de sístoles atrial e ventricular, que são sugestivas de BAV completo.

A presença e a densidade da arritmia em muitos casos correlaciona-se com o grau da disfunção ventricular, porém, pode também incidir em pacientes com função ventricular esquerda global ainda preservada, constituindo a "forma arritmogênica isolada" da doença. Essa característica, que distingue a CCC da doença arterial coronariana com disfunção ventricular, bem como de outras cardiomiopatias, torna os pacientes com CCC especialmente susceptíveis à ocorrência de morte súbita precoce, e deriva de suas peculiaridades fisiopatológicas e de sua peculiar patogênese.

De fato, o mecanismo da arritmia ventricular grave na CCC está principalmente relacionado à presença de fibrose regional (particularmente na região posterior-lateral do VE) e formação de circuitos de macrorreentrada.[38] Estudos recentes usando ressonância magnética cardíaca (RMC) têm reforçado a noção de que a presença de fibrose regional é fator desencadeante muito ligado aos mecanismos arritmogênicos nessa doença.[39-41]

Outro fator fisiopatológico relevante potencialmente contribuindo como gatilho para a arritmia ventricular grave e desencadear morte súbita na CCC relaciona-se com a extensa e precoce denervação simpática regional do miocárdio VE. Em estudo de pacientes com CCC e função do VE normal ou discretamente reduzida, a presença de TVS esteve associada com áreas mais extensas de miocárdio viável e desnervado identificado pelo emprego de cintilografia miocárdica com MIBG-I[123].[42]

Morte súbita

Estima-se que a morte súbita seja a principal causa de mortalidade ao longo das diversas fases da CCC, correspondendo a 55 a 65% dos óbitos.[27] A morte súbita é frequentemente desencadeada por esforços e pode ser causada tanto por taquiarritmias graves como TV e fibrilação (provavelmente em 80 a 90% dos casos) quanto por assistolia ou BAV completo (menos frequentemente).[43] A detecção de TV não sustentadas e especialmente de sustentadas nos pacientes com CCC eleva a chance da ocorrência de morte súbita, sendo mais frequente em pacientes com disfunção ventricular mais avançada.

Manifestações anginoides

A queixa de precordialgia em pacientes chagásicos é comum. Essa dor tem características muitas vezes atípicas para isquemia miocárdica, descrita como em pontada, fugaz, ou, ao contrário, de muito longa duração (horas ou até dias), mal localizada, geralmente não relacionada a esforços, algumas vezes motivada por estresse emocional e padrão recidivante ao longo do dia. Entretanto, algumas vezes, os episódios podem ser mais agudos, com características símiles às precordialgias tipicamente isquêmicas, dificultando ainda mais o diagnóstico. Embora essa população, já por sua faixa etária no

tempo de desenvolvimento da CCC, esteja sujeita ao mesmo risco de aterosclerose que os não infectados, evidências de distúrbios de microcirculação acumulam-se em literatura[15,44,45] como causas das manifestações anginoides nesse grupo.

Diagnóstico clínico

O diagnóstico da CCC deve embasar-se em critérios epidemiológicos, manifestações clínicas, em testes sorológicos e resultados de alguns exames complementares.

Testes sorológicos

Dada a baixa parasitemia na fase crônica da doença, os testes sorológicos devem ser aqueles que detectam anticorpos aos antígenos do patógeno *T. cruzi*. Os testes mais empregados são: ensaio imunoenzimático (ELISA), imunofluorescência indireta (IFI), e hemaglutinização indireta (HAI). Quando os três são realizados, é descrita concordância entre eles de 98%. Como ELISA e IFI têm características semelhantes quanto à acurácia, com sensibilidade maior mas especificidade levemente menor que HAI, positividade em dois desses três testes é recomendada para o diagnóstico. Entretanto, quando o primeiro teste é negativo, na prática atual embasada na alta sensibilidade de todos os testes sorológicos, não se faz necessário um segundo teste.[46]

Exames complementares cardiológicos

Os principais exames complementares diagnósticos utilizados na CCC são descritos sucintamente abaixo, com ênfase naqueles focalizando a caracterização e a gradação da disfunção ventricular.

Eletrocardiografia e Holter

As alterações eletrocardiográficas mais prevalentes são os distúrbios de condução pelo ramo direito e o hemibloqueio anterior esquerdo, alcançando 50% nos pacientes desse grupo[47] (Figura 4). Essas alterações nos sistemas de condução podem ser evolutivas, como os retardos de condução AV. A disfunção do nó sinusal também pode ser causa de bradicardia; já as arritmias atriais tendem a ocorrer na evolução da cardiopatia com disfunção ventricular avançada. É fundamental observar que, embora também em indivíduos normais possam aparecer batimentos ectópicos ventriculares durante o registro de um simples ECG-12, quando isso é verificado em paciente infectado pelo *T. cruzi*, o significado dessa alteração é radicalmente diverso e usualmente indica que a arritmia ventricular é parte integrante de sua síndrome, constituindo elemento de forte conotação prognóstica. Também sintomas sugestivos de síndromes arrítmicas tornam mandatória a monitoração de ECG com Holter, permitindo avaliar episódios tanto de taquiarritmias quanto de bradicardias para a estratificação de risco desses pacientes.[37] O registro durante pelo menos 24 horas permite quantificar a densidade das ectopias ventriculares, detectar episódios de TV não sustentada ou sus-

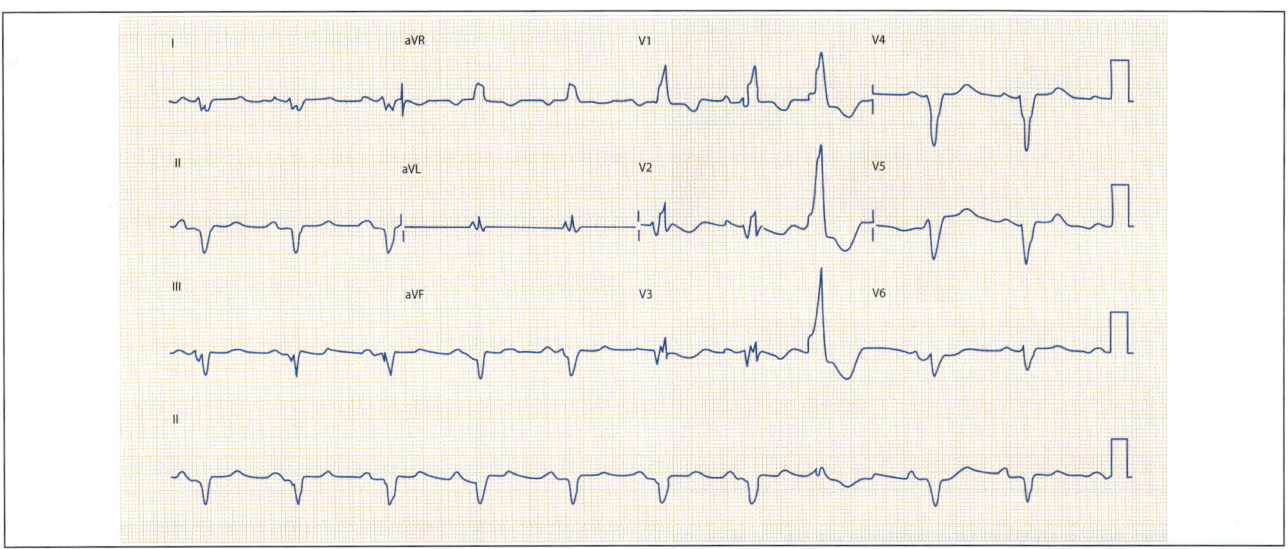

Figura 4 ECG em repouso de um paciente de 40 anos, masculino, exibindo manifestações de IC. Observa-se ritmo sinusal, BRD de terceiro grau, BDASE, ondas Q nas paredes inferior e anterosseptal, alterações difusas da repolarização ventricular e batimento ectópico ventricular isolado.

tentada, bem como determinar a duração das pausas sinusais e das assistolias de várias origens. É oportuno lembrar que para a composição do escore de Rassi, estimativo do risco de morte em pacientes com CCC, o Holter de 24 horas é essencial para avaliar o critério prognóstico, com valor independente, da TV não sustentada, conforme será visto adiante.

Outras alterações frequentes no ECG de repouso são as anormalidades difusas da onda T e segmento ST, ondas Q patológicas, prolongamento do intervalo QT e aumento da dispersão do QT. A avaliação da fibrose pelo emprego do escore de QRS aplicado ao ECG convencional correlaciona-se com a classe funcional da NYHA e com a extensão da fibrose miocárdica detectada em imagens de realce tardio de gadolíneo pela RMC.[48]

Radiografia torácica

Nas fases avançadas da doença, a radiografia torácica estará marcada pela cardiomegalia muitas vezes massiva, que pode incluir os sinais de aumento não só de VE como também de ventrículo direito (VD) e de ambos os átrios; porém, o grau de congestão pulmonar difere de outras cardiopatias por ser muitas vezes discreto, desproporcionalmente ao grau de cardiomegalia. A cardiomegalia é também importante fator prognóstico nesses pacientes, pelo escore de Rassi, discutido a seguir (Figura 5).

Ecocardiografia

É método de imagem não invasivo que, entre outras capacidades, permite o diagnóstico da função sistólica e diastólica ventricular e ainda oferece detalhamento da geometria ventricular. A CCC tipicamente manifesta-se por comprometimento segmentar do VE, sendo as alterações de mobilida-

de parietal em regiões inferiores e inferolaterais do VE bastante comuns nesses pacientes.[49-53] Em estudo prospectivo de 1.508 pacientes com CCC avaliados por ecocardiografia bidimensional e seguidos por média de 5,4 anos, o escore de mobilidade segmentar (WMSi) alterado, mesmo na presença de fração de ejeção (FE) ainda preservada, foi preditor independente de desfechos clínicos combinados que incluíram óbito, IC, arritmias e eventos cardioembólicos.[53] Assim, comprova-se que uma adequada análise não só de função global mas também de mobilidade regional de VE faz-se necessária nesse grupo de pacientes.

A detecção do aneurisma apical de VE (alteração bastante prevalente nos pacientes com CCC – Figura 6)[54] pode estar sujeita a limitações operacionais, pois a adequada visualização do ápice cardíaco é muito dependente não só da técnica do observador como ainda da capacidade de ajustes de campo proximal do equipamento. O uso de substâncias de contraste ecocardiográfico pode facilitar a correta definição anatômica do ápice ventricular esquerdo e de trombos que possam estar em seu interior, como já demonstrado em cenário de doença isquêmica miocárdica.[55] No entanto, seu potencial ainda não foi demonstrado em pacientes com CCC.

A avaliação do VD pela ecocardiografia bidimensional, até então subestimada, tem sido alvo de melhorias técnicas, e o uso da ecocardiografia tridimensional pode transpor as dificuldades impostas pelas assunções geométricas inerentes ao método bidimensional.[56] O apoio de guias de conduta como aquele definido pela Sociedade Americana de Ecocardiografia para a análise do VD em 2010[57] é essencial para correta avaliação de patologias cujo acometimento pode ser bastante concentrado nesse ventrículo, como em alguns casos da CCC. Estudos recentes sugerem que o uso de técnicas de análise de deformação miocárdica é capaz de identificar – havendo boa correlação com outros métodos como a ressonância cardía-

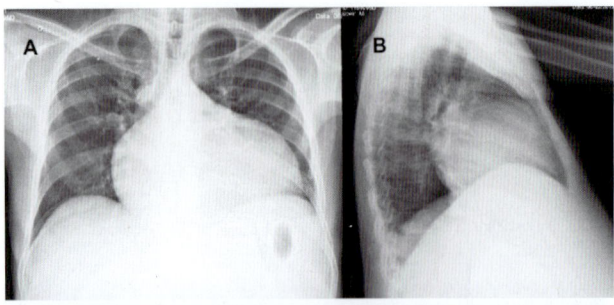

Figura 5 Estudo radiológico convencional do tórax (imagens em PA (A) e perfil (B), ortostáticas) de um paciente com CCC, IC avançada (CF III da NYHA) e disfunção biventricular grave. Observa-se massiva cardiomegalia, com aumento de todas as cavidades cardíacas, e grau muito discreto de congestão pulmonar, contrastando com a intensidade da cardiomegalia.

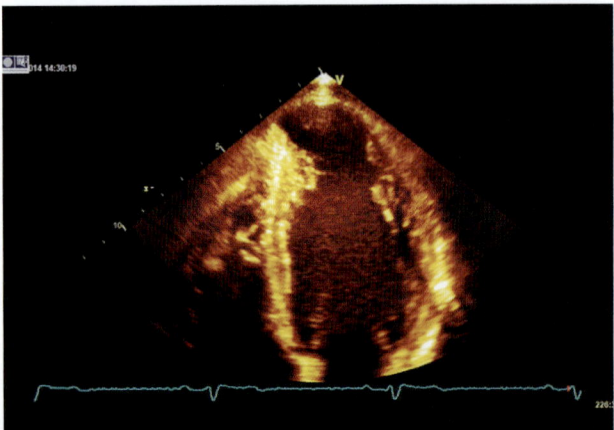

Figura 6 Imagem ecocardiográfica da projeção apical 4c de paciente com CCC evidenciando volumoso aneurisma apical.

ca magnética – pacientes com CCC que apresentam comprometimento funcional do VD, isoladamente (mais raro) ou em associação às alterações do VE.[58]

Medicina nuclear

A ventriculografia radioisotópica (VRI), também conhecida como angiocardiografia radionuclear, é método alternativo à ecocardiografia, na quantificação da FEVE, tendo como vantagem ser método quantitativo e livre de inferências geométricas, conferindo-lhe o papel de verdadeiro método padrão-ouro no contexto. Quando há necessidade de quantificação simultânea da FEVD, a VRI tem sido empregada com sucesso e pode revelar disfunção mais precoce e intensa do VD em pacientes crônicos, inclusive em portadores da forma digestiva isolada da doença.[59,60]

O estudo cintilográfico de perfusão miocárdica pode ser necessário para investigação não invasiva de pacientes infectados pelo *T. cruzi* exibindo precordialgia. O estudo negativo para isquemia miocárdica praticamente afasta a possibilidade de presença de doença arterial coronariana subepicárdica

significativa, retratando um alto valor preditivo negativo. Contudo, defeitos perfusionais reversíveis têm sido registrados em 30 a 50% dos pacientes, na ausência de doença obstrutiva aterosclerótica da árvore arterial coronária detectável por angiografia de contraste radiológico (Figura 7).[61-63] Essas alterações perfusionais têm sido atribuídas à doença de microcirculação coronária da CCC e tem-se postulado que tais alterações isquêmicas possam contribuir para o dano miocárdico regional na fase crônica dessa cardiomiopatia.[35,57] Defeitos perfusionais fixos, por outro lado, são também comumente observados em pacientes portadores de CCC e, de forma geral, devem significar áreas de fibrose consequentes à fisiopatologia típica da DC[45] ou a focos inflamatórios, conforme evidências em modelos experimentais de CCC.[64-66]

A cintilografia miocárdica com metaiodobenzilguanidina marcada com iodo-123 (^{123}I-MIBG) permite a avaliação não invasiva da integridade neuronal do sistema nervoso simpático cardíaco em nível miocárdico. O emprego dessa técnica de imagem permitiu identificar desnervação regional miocárdica em fases precoces de evolução da CCC em pacientes ainda sem acometimento aparente da função ventricular esquerda, envolvendo principalmente as porções basais da parede posterolateral e inferior e da região apical (Figura 8).[67] Os resultados desses estudos sugerem que a extensão/gravidade da desnervação regional miocárdica e a intensidade do desarranjo global da inervação simpática (obtido nas imagens planares) correlacionam-se com a gravidade da disfunção sistólica ventricular esquerda.[67] Estudos mais recentes mostraram que doentes com CCC e função sistólica VE preservada ou levemente reduzida e exibindo TVS ou TV não sustentada apresentam maior extensão da desnervação simpática avaliada pela cintilografia miocárdica com ^{123}I-MIBG quando comparados aos pacientes sem TVS, reforçando a noção de que a desnervação autonômica cardíaca possa desempenhar relevante papel na arritmogênese dessa doença miocárdica.[42,68]

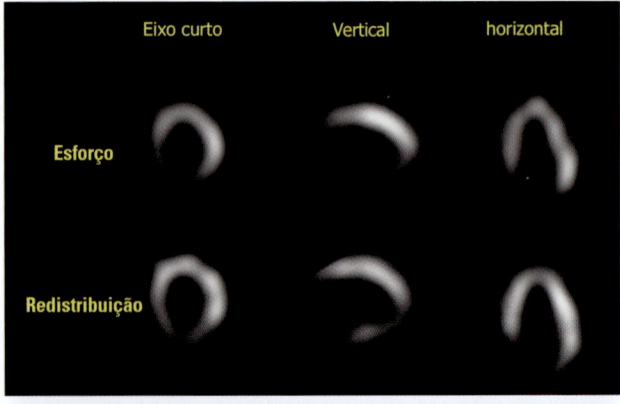

Figura 7 Cortes tomográficos médio-cavitários de estudo cintilográfico de perfusão com tálio-201 de paciente com CCC, 56 anos, masculino, com dor precordial e coronárias normais, FEVE = 38%. Observa-se defeito perfusional parcialmente reversível nas paredes inferior, septal inferior e apical, compatível com isquemia miocárdica associada à fibrose regional não transmural nessa topografia.

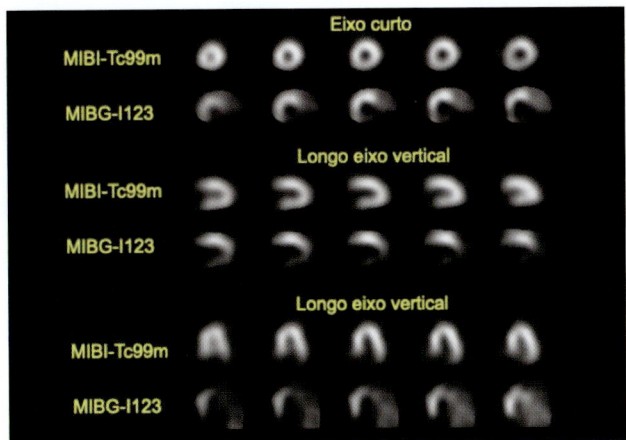

Figura 8 Imagens de cortes tomográficos representativos de estudo cintilográfico em SPECT com sestamibi-Tc99m (MIBI-Tc99m) para avaliar perfusão e viabilidade miocárdica e com 123I-MIBG para avaliar a inervação simpática miocárdica. Paciente masculino, 52 anos, com CCC, alterações segmentares da mobilidade segmentar do VE na parede inferior e posterolateral, apresentando quadro de síncope por TVS. Observa-se extenso defeito de captação regional de MIBG envolvendo as paredes inferior, posterolateral e apical, aspecto compatível com denervação simpática miocárdica em áreas com captação preservada de sestamibi (perfusão mantida).

Figura 9 Imagens de RMC de corte horizontal longitudinal em 4 câmaras em diástole (painel superior) e sístole (painel inferior), de paciente com CCC, sexo feminino, 61 anos, com IC CF III da NYHA. Observa-se extenso aneurisma envolvendo a região apical do VE.

Adicionalmente, estudo empregando corregistro de imagens de diversas modalidades mostrou que as áreas de desnervação miocárdica detectadas pela cintilografia com ^{123}I-MIBG são topográfica e quantitativamente relacionadas com as áreas de defeitos perfusionais reversíveis, correspondendo a regiões com isquemia microvascular, indicando que esses distúrbios estejam intimamente associados.[69]

Ressonância magnética cardíaca

A RMC é metodologia que permite análise morfofuncional cardíaca com alto grau de detalhamento espacial, podendo ser bastante elucidativa, principalmente em casos em que a qualidade das imagens ecocardiográficas foi insuficiente, ou quando há cavidades ventriculares com alterações avançadas de geometria, dificultando a realização de cálculos ecocardiográficos com as técnicas habituais. É método com grande capacidade para análise quantitativa de volumes ventriculares e cálculo acurado da FEVE (Figura 9).[70-72] Também pode ser bastante útil para a análise específica da cavidade ventricular direita, como demonstrado em estudo de 158 pacientes com CCC, taxas de 37% de disfunção sistólica de VD que, embora frequentemente associadas ao comprometimento do VE, apresentaram-se de forma isolada em 4,4% dos pacientes.[73] Outros estudos chamam atenção para o potencial da RMC em detectar as regiões de fibrose miocárdica em pacientes com CCC e de ser ferramenta potencialmente muito valiosa na predição não invasiva de risco desses pacientes em desenvolver morte súbita, mesmo naqueles com FEVE ainda pre-

servada.[41,74] Ou ainda, por terem demonstrado que o grau de fibrose se correlaciona com outras ferramentas de predição de risco específica para esse grupo de pacientes.[75]

Estudo eletrofisiológico (EEF)

As indicações gerais do EEF aplicam-se para os pacientes com CCC. O EEF é necessário para avaliação da função do nó sinusal e da condução AV quando a origem dos sintomas, particularmente a síncope, permanece incerta após avaliação não invasiva. Na maioria dos pacientes com função VE preservada que tem TV não sustentada ou sem arritmia espontânea, o EFF não fornece informação prognóstica relevante. Tem-se proposto o emprego do EEF em sobreviventes de morte súbita cardíaca e naqueles com TVS para avaliação prognóstica e indicação de terapia medicamentosa e de implante de dispositivos antiarrítmicos, mas os dados sobre a eficácia dessa abordagem ainda são limitados.[76-78]

Cateterismo cardíaco

A CCC pode mimetizar em vários aspectos clínicos a cardiopatia isquêmica. De fato, os pacientes com CCC podem exibir dor precordial, alterações eletrocardiográficas do segmento ST-T e ondas Q patológicas, além de alterações segmentares da mobilidade parietal do VE. Dessa forma, não é incomum a necessidade de realização de coronariografia para se afastar a presença de doença arterial coronária nos pacientes com fatores de risco para essa condição. Conforme salientado anteriormente, na grande maioria dos pacientes encaminhados ao cateterismo cardíaco, com CCC, as artérias coronárias subepicárdicas são essencialmente normais pela angiografia. Contudo, a ventriculografia de contraste radiológico pode revelar aneurismas VE característicos da CCC, ocasionalmente em múltiplas regiões (posterior-lateral, inferior basal e apical), e, em alguns casos, a presença de trombose mural, geralmente séssil, aderida. Aneurismas apicais mínimos, em particular, podem ser detetados apenas com esse método, por sua intrínseca resolução especial de grande alcance, escapando tal alteração, muitas vezes, à análise ecocardiográfica (Figura 10).

Prognóstico

O prognóstico da CCC é proteiforme, a depender de vários fatores, bem como do estágio de doença apresentado por cada paciente, como já descrito neste texto.

Na fase crônica, quanto à forma clínica com comprometimento da função ventricular, diversas séries observacionais mostraram prognóstico pior desses pacientes com etiologia da DC quando comparados àqueles com outras cardiomiopatias manifestas por IC.[79] Em recente estudo observacional prospectivo, incluindo 456 pacientes com IC, os 68 pacientes com CCC apresentaram menor sobrevida quando compara-

dos aos de outras etiologias.[80] Vários fatores fisiopatológicos podem explicar essa diferença, mas alguns marcadores prognósticos já foram definidos como preditores independentes, entre eles a disfunção contrátil VE tanto avaliada pela ecocardiografia como quando apenas sugerida pela cardiomegalia à radiografia de tórax.[4,81]

O escore de Rassi é ferramenta útil clinicamente na estratificação de risco de pacientes com CCC,[13,82-84] como reproduzido na Tabela 1, em sua construção de pontos atribuídos a características simples e obtidas com métodos básicos de avaliação. Esse escore, desenvolvido em série inicial de 424 pacientes e validado em outra série independente, em 2006, permite detectar significativos estratos no risco de mortalidade de pacientes com CCC, tanto em 5 quanto em 10 anos de evolução.

Tabela 1 Escore de Rassi para estratificação de risco de pacientes com cardiomiopatia chagásica crônica

Característica clínica	Pontuação
Sexo masculino	2
ECG com QRS de baixa voltagem	2
Taquicardia ventricular não sustentada	3
Alteração global ou de mobilidade segmentar de VE	3
Cardiomegalia à radiografia de tórax	5
Insuficiência cardíaca CF III/IV NYHA	5

ECG: eletrocardiografia; VE: ventrículo esquerdo; CF: classe funcional; NYHA: New York Heart Association.

Ao cabo de cerca de 10 anos de acompanhamento, os pacientes classificados como baixo risco (escore de 0 a 6) apresentaram mortalidade de 9 a 10%; aqueles com risco intermediário (escore entre 7 e 11) apresentaram mortalidade de 37 a 44%; e os de alto risco (escore entre 12 e 20) apresenta-

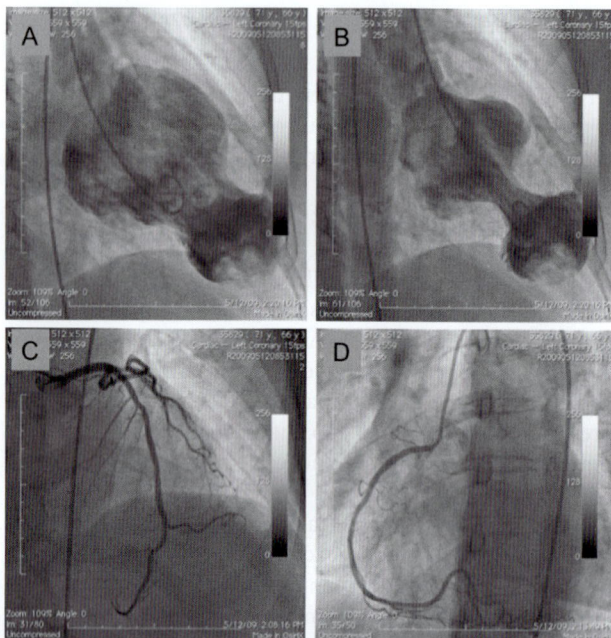

Figura 10 Imagens de cateterismo cardíaco de paciente de 71 anos, sexo feminino. O painel superior mostra imagens da cineventriculografia de contraste radiológico exibindo grande aneurisma apical parcialmente ocupado por trombose mural (A = fase telediastólica, B = fase telessistólica). No painel inferior observam-se imagens da cinecoronariografia (C = coronária esquerda em projeção posterior anterior cranial, D = coronária direita em projeção oblíqua anterior esquerda), mostrando coronárias normais. Esse tipo de aneurisma certamente pode ser detectado por ecocardiografia, diversamente de outros, menores.

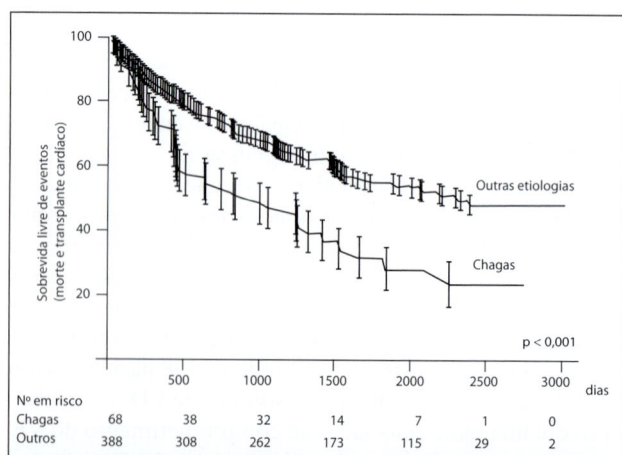

Figura 11 Curvas de Kaplan-Meyer ilustrando a sobrevida livre de eventos (morte e transplante cardíaco) em pacientes com IC de etiologia chagásica e não chagásica. Observa-se menor taxa de sobrevida nos pacientes chagásicos.
Fonte: reproduzida de Issa et al.[95]

ram mortalidade de 84 a 85%. A combinação de disfunção sistólica ventricular esquerda, mesmo que apenas regional, e TVNS associou-se a risco de morte particularmente elevado, da ordem de 15,1 vezes. A detecção de TVNS isoladamente foi associada a aumento da mortalidade de 2,15 vezes.

Na Figura 12, reproduz-se algoritmo para estratificação de risco nos pacientes com CCC, derivado de revisão sistemática de estudos observacionais.[83]

Recentemente publicado, estudo que avaliou as características ecocardiográficas de 1.508 pacientes com CCC, a maioria com FE ainda preservada, em acompanhamento por 5,4 anos, demonstrou que quando há qualquer alteração de mobilidade segmentar de VE, mesmo que analisada por ecocardiografia convencional, há pior prognóstico na evolução desses pacientes para desfechos clínicos combinados.[53] Em adição, outro estudo sobre o comprometimento da função do VD quando detectado por ecocardiografia também se demonstrou preditor de desfechos clínicos complementar à FEVE em um grupo menor de pacientes seguidos por 2,8 anos.[85] Novos índices derivados de exames de imagem como a ecocardiografia usando a técnica de análise de deformação miocárdica,

ou mesmo a detecção de fibrose miocárdica pelo gadolíneo, podem ser promissores como marcadores prognósticos, principalmente naqueles pacientes em que não houve ainda queda da FEVE, mas os estudos nessa área ainda são incipientes.

Tratamento

Tratamento etiológico

O papel dos agentes antiparasitários para tratamento da infecção pelo *T. cruzi* tem sido tema de estudos, uma vez que, embora possa ser eficaz como método de redução de carga parasitária, a persistência parasitária pode não ser o mecanismo patogênico principal em fases avançadas da CCC.

Evidências preliminares sugeriam que a terapia tripanossomicida pudesse trazer benefício a pacientes selecionados. Um estudo não randomizado, aberto, envolvendo 566 pacientes com CCC e sem IC mostrou que o tratamento com benznidazol associou-se a menor taxa de progressão da cardiopatia quando comparado aos pacientes não tratados (4% *versus* os tratados 14%); também menor número de pacien-

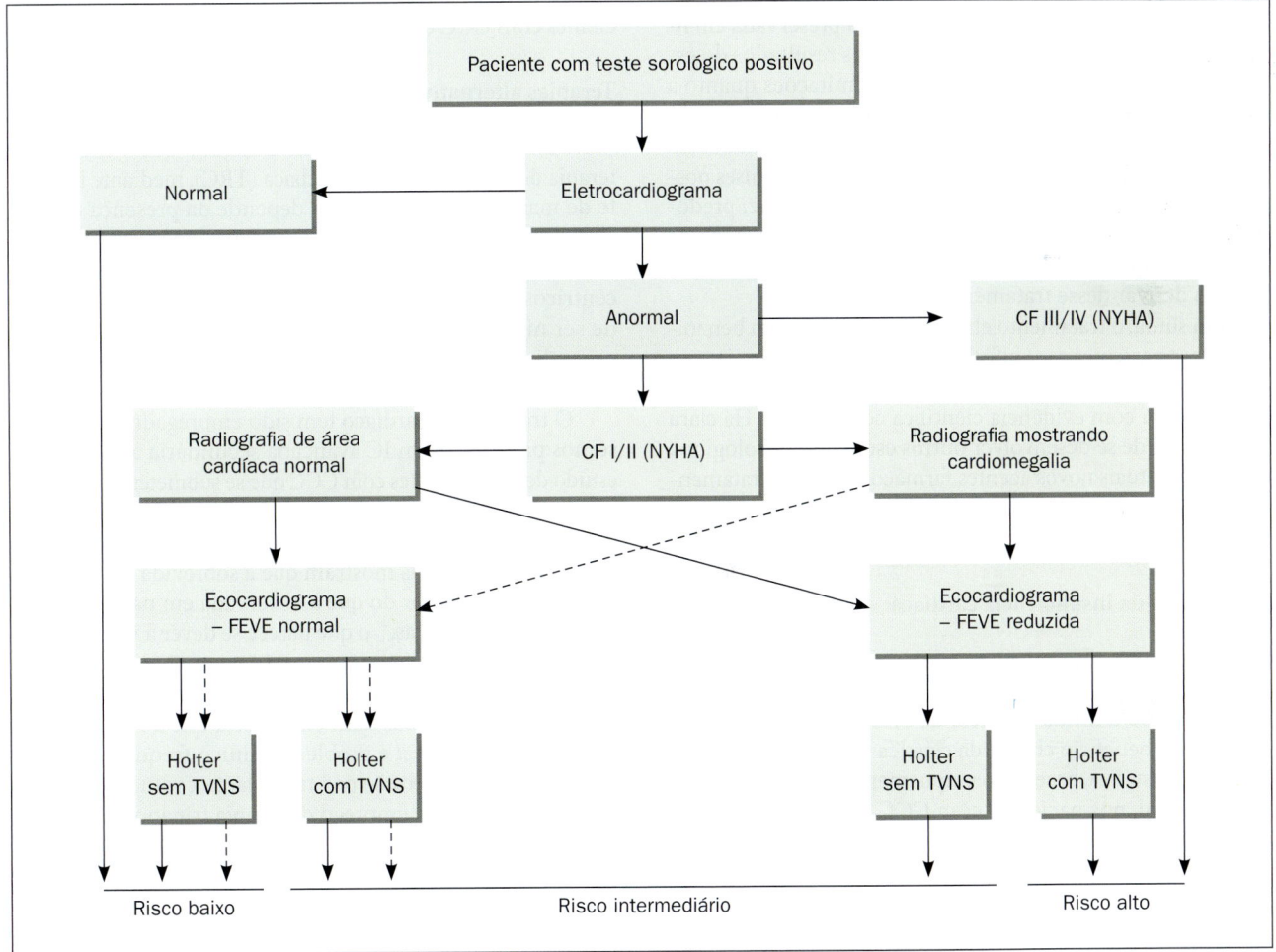

Figura 12 Algoritmo para a estratificação de risco na cardiopatia chagásica crônica.
Fonte: adaptada de Rassi et al. 2007[83] e reproduzida a partir da I Diretriz Latino-Americana para o diagnóstico e tratamento da cardiopatia chagásica.[1]

tes tratados desenvolveram anormalidades no ECG (5%) *versus* não tratados (16%) ao longo do acompanhamento de 9,8 anos.[86,87] Adicionalmente, uma metanálise de poucos estudos randomizados de pequena magnitude combinados a outros observacionais sugeriu benefício clínico do tratamento tripanossomicida na fase crônica da DC.

Entretanto, a publicação do primeiro grande estudo clínico randomizado e controlado por placebo, de tratamento com benznidazol em pacientes com CCC não logrou confirmar aquelas evidências. Desenhado para avaliar desfechos clínicos graves combinados, como mortalidade, TVS, desenvolvimento de IC, eventos embólicos, transplante cardíaco e implante de cardiodesfibrilador ou marca-passo, o *trial* clínico BENEFIT avaliou extensa amostra populacional de 2.854 indivíduos com CCC em 5 países da América Latina, seguidos em média por 5,4 anos. O desfecho clínico combinado ocorreu em 27,5% do grupo tratado com benznidazol e em 29,1% do grupo não tratado, sem diferença significativa. No grupo tratado ocorreu mais soroconversão de positividade pela PCR do que no grupo tratado com placebo.[88] Diversamente de outros ensaios clínicos menores e não randomizados, os indivíduos recrutados para esse *trial* tinham todos cardiomiopatia manifesta, embora a média de FE das populações tratada e não tratada estivesse ainda preservada em limites normais. Análises suplementares dos resultados do estudo BENEFIT demonstram inúmeras limitações quanto à sua interpretação e permitem hipotetizar que marcantes diferenças entre o que se observou em pacientes recrutados no Brasil comparativamente ao registrado nos demais países possam fortalecer a noção de que a variedade de *T. cruzi* predominante no Brasil[89] possa ser mais responsiva ao benznidazol e, consequentemente, efeitos clínicos mais benfazejos possam derivar desse tratamento.[90]

Em suma, o tratamento etiológico rotineiro com benznidazol para pacientes com infecção crônica pelo *T. cruzi* já com cardiopatia manifesta aguarda por estudos adicionais e ainda não conta com evidência científica conclusiva.[26] Há clara necessidade de se desenvolver outros esquemas posológicos, ou com eventuais novos agentes farmacológicos. O tratamento de casos menos avançados com o próprio benznidazol deve ser avaliado individualmente sob criterioso júdice clínico.[4]

Tratamento da insuficiência cardíaca

Terapia medicamentosa

Há também nítida carência de evidências sólidas comprovando o benefício clínico da clássica terapia medicamentosa da IC sistólica, baseada precipuamente no bloqueio neuro-hormonal, nos pacientes com CCC.[91] Um único estudo prospectivo randomizado e velado, em pequena amostra, testou o uso de carvedilol, após fase inicial de otimização do bloqueio do sistema renina-angiotensina-aldosterona, mostrando que o uso de betabloqueador nos pacientes com CCC é seguro, hemodinamicamente bem tolerado e associado a melhora de sintomas e tendência a aumento da FEVE. Dessa forma, e considerando-se que o fenótipo geral da IC causada

pela CCC é de uma cardiomiopatia dilatada, a terapia empregada na IC de outras etiologias é empiricamente extrapolada para o tratamento dos pacientes com CCC e IC. Essa posição foi ratificada pelas recomendações das Diretrizes Brasileiras de Diagnóstico e Tratamento da IC crônica em que todas as recomendações de tratamento foram estendidas para a etiologia específica da DC.[92]

Vale ainda citar que subanálises recentes de estudos clínicos mais contemporâneos, testando outros fármacos empregados para tratamento da IC de FE reduzida, sugerem benefício comparável nos pacientes com CCC quando comparados com outras etiologias, incluindo nessa análise ivabradina e sacubitril/valsartana.[93,94]

Contudo, algumas particularidades no manejo dos pacientes com IC de etiologia da DC devem ser salientadas. Vários estudos sugerem que esses pacientes chagásicos exibem maior risco de bradicardia sintomática e BAV com uso de betabloqueadores, devendo-se monitorar cuidadosamente o ritmo cardíaco desses pacientes. Essa precaução é especialmente aplicável quando, por indicação antiarrítmica, a amiodarona foi já iniciada para o paciente. Apesar desse aspecto, os resultados de coorte prospectiva observacional recente sugerem que o betabloqueador tenha impacto positivo na sobrevida dos pacientes com CCC e IC crônica.[95]

Terapias alternativas

Vários estudos clínicos têm mostrado que a eficácia da terapia de ressincronização cardíaca (TRC), mediante implante de marca-passo multissítio, depende da presença do bloqueio de ramo esquerdo no ECG, padrão presente na vasta maioria dos pacientes incluídos nos grandes estudos multicêntricos que testaram essa terapia. Entretanto, até pelo fato de ser nitidamente predominante o bloqueio completo de ramo direito (BCRD), a utilidade da TRC em pacientes com CCC resta por ser demonstrada.

O transplante cardíaco tem sido empregado com sucesso nos pacientes com IC avançada secundária à CCC.[96] Em estudo de 117 pacientes com CCC que se submeteram ao transplante, a sobrevida relatada aos 1, 4, 8 e 12 anos após o procedimento foi, respectivamente, de 71%, 57%, 55% e 46%. Esses dados observacionais mostram que a sobrevida de pacientes com CCC foi melhor do que a observada em pacientes com IC de outras etiologias,[97] o que parece se dever a vários aspectos, incluídos idade menos avançada e menor número de comorbidades nos pacientes com CCC transplantados.

Essa série de casos também mostra que a reativação da infecção pelo *T. cruzi* é problema clínico frequente, consequente à imunossupressão pós-transplante, contudo, com bons resultados mediante emprego de terapia tripanossomicida.

Tratamento das arritmias cardíacas

Bradiarritmias e bloqueio atrioventricular

Pacientes com BAV de segundo ou terceiro grau ou disfunção do nó sinusal sintomática requerem implante de marca-passo definitivo. Nesse sentido, a CCC não parece diferir de outras etiologias, e orientações habituais de indicação desses dispositivos devem ser seguidas.

Arritmias ventriculares e morte súbita arrítmica

A abordagem ótima para o manejo das arritmias ventriculares graves e da morte súbita cardíaca secundárias à CCC ainda é incerta em virtude da absoluta escassez de dados. A primeira medida terapêutica nos pacientes com CCC sob risco de arritmia ventricular maligna é a otimização da terapia medicamentosa para aqueles que também apresentam IC, preferencialmente incluindo betabloqueadores; essas medidas terapêuticas tenderiam a aumentar a sobrevida e a reduzir o risco de arritmia ventricular fatal, se os resultados obtidos em pacientes de outras etiologias de ICC se concretizarem na CCC.

O implante do cardioversor desfibrilador implantável (CDI) deve ser indicado para a prevenção secundária de morte súbita cardíaca nos pacientes sobreviventes de morte súbita arrítmica ou exibindo TVS, especialmente quando se acompanha de instabilidade hemodinâmica. Para aqueles não candidatos ao implante desse dispositivo, o uso de amiodarona é recomendado. De fato, para esse antiarrítmico existem aceitáveis evidências de benefício potencial para pacientes com arritmias ventriculares, de etiologia da DC. O emprego de amiodarona associada ao betabloqueador também é recomendado rotineiramente para reduzir o número de choques, mesmo apropriados, de CDI implantado em pacientes com CCC.

Estudo multicêntrico randomizado (CHAGASICS) está em andamento para avaliar o benefício do implante do CDI *versus* amiodarona, para prevenção primária de morte súbita em pacientes com CCC e elevado escore de Rassi.[98] Enquanto seus resultados não forem divulgados, amiodarona pode ser empregada, idealmente associada a betabloqueador, para pacientes com CCC, escore de Rassi ≥ 10 e TV não sustentada detectada no Holter.

gulantes orais devem ser indicados nos pacientes com risco elevado, conforme a presença de um conjunto de fatores de risco: disfunção sistólica do VE, aneurisma apical, alteração da repolarização ventricular ao ECG e idade avançada.

O tratamento da IC na CCC segue os mesmos princípios aplicados à IC secundária à cardiomiopatia dilatada de outras etiologias.

Controle de arritmias ventriculares para prevenção primária e secundária de morte súbita ainda carece de fundamentação mais sólida, e amiodarona associada ou não a betabloqueador e implante de CDI são possibilidades razoáveis em muitos pacientes.

Referências bibliográficas

1. Andrade JP, Marin-Neto JA, Paola AA, Vilas-Boas F, Oliveira GM, Bacal F, et al. I Latin American guidelines for the diagnosis and treatment of Chagas cardiomyopathy. Arq Bras Cardiol. 2011;97(2 Suppl 3):1-48.
2. Marin-Neto JA, Rassi A, Jr. Update on Chagas heart disease on the first centenary of its discovery. Revista Española de Cardiologia. 2009;62(11):1211-6.
3. Wanderley DM, Correa FM. Epidemiology of Chagas' heart disease. Sao Paulo Med J. 1995;113(2):742-9.
4. A Jr, Rassi A, Marin-Neto JA. Chagas disease. Lancet. 2010;375(9723):1388-402.
5. Traina MI, Hernandez S, Sanchez DR, Dufani J, Salih M, Abuhamidah AM, et al. Prevalence of Chagas disease in a U.S. population of Latin American immigrants with conduction abnormalities on electrocardiogram. PLoS Negl Trop Dis. 2017;11(1):e0005244.
6. Global Burden of Disease Study C. Global, regional, and national incidence, prevalence, and years lived with disability for 301 acute and chronic diseases and injuries in 188 countries, 1990-2013: a systematic analysis for the Global Burden of Disease Study 2013. Lancet. 2015;386(9995):743-800.
7. Schmunis GA. Epidemiology of Chagas disease in non-endemic countries: the role of international migration. Memorias do Instituto Oswaldo Cruz. 2007 Oct 30;102(Suppl 1):75-85.
8. Pinto Dias JC. Human chagas disease and migration in the context of globalization: some particular aspects. Journal of Tropical Medicine. 2013;2013:789758.
9. Nunes MCP, Beaton A, Acquatella H, Bern C, Bolger AF, Echeverria LE, et al. Chagas cardiomyopathy: an update of current clinical knowledge and management: a scientific statement from the American Heart Association. Circulation. 2018;138(12):e169-e209.
10. WHO-World Health Organization 2002. Control of Chagas disease. Second report of a WHO expert committee. Technical Report Series No. 905. Geneva. 96 p.
11. Souza FF, Castro ESO, Marin Neto JA, Sankarankutty AK, Teixeira AC, Martinelli AL, et al. Acute chagasic myocardiopathy after orthotopic liver transplantation with donor and recipient serologically negative for Trypanosoma cruzi: a case report. Transplant Proc. 2008;40(3):875-8.
12. Marin-Neto JA, Almeida Filho OC, Pazin-Filho A, Maciel BC. [Indeterminate form of Chagas' disease. Proposal of new diagnostic criteria and perspectives for early treatment of cardiomyopathy]. Arq Bras Cardiol. 2002;79(6):623-7.
13. Rassi Jr A, Rassi A, Marin-Neto JA. Chagas heart disease: pathophysiologic mechanisms, prognostic factors and risk stratification. Memorias do Instituto Oswaldo Cruz. 2009;104(Suppl 1):152-8.
14. Coura JR, De Abreu LL, Dubois LE, Lima FD, De Arruda Junior E, Willcox HP, et al. [Morbidity of Chagas' disease. II - Sectional studies in 4 field areas in Brazil]. Mem Inst Oswaldo Cruz. 1984;79(1):101-24.
15. Marin-Neto JA, Cunha-Neto E, Maciel BC, Simoes MV. Pathogenesis of chronic Chagas heart disease. Circulation. 2007;115(9):1109-23.
16. Dias E, Laranja FS, Miranda A, Nobrega G. Chagas' disease; a clinical, epidemiologic, and pathologic study. Circulation. 1956;14(6):1035-60.
17. Coura JR, Vinas PA, Brum-Soares LM, de Sousa AS, Xavier SS. Morbidity of Chagas heart disease in the microregion of Rio Negro, Amazonian Brazil: a case-control study. Mem Inst Oswaldo Cruz. 2013;108(8):1009-13.
18. Wegner DH, Rohwedder RW. The effect of nifurtimox in acute Chagas' infection. Arzneimittel-Forschung. 1972;22(9):1624-35.

Resumo

A cardiomiopatia crônica da doença de Chagas é o resultado de miocardite fibrosante focal de baixa intensidade, mas incessante, causada pela infecção persistente do *T. cruzi* associada à inflamação mediada por mecanismos imunológicos.

Cerca de 30% dos infectados desenvolvem ao longo da vida a forma crônica cardíaca da doença de Chagas com manifestação clínica proteiforme que pode incluir sintomas e sinais de IC, eventos cardioembólicos, arritmia e sintomas anginoides.

A morte súbita e a progressão da IC são os mecanismos mais comuns de morte nessa condição. Os aspectos prognósticos mais relevantes são sintomas de IC avançada (CF III/IV da NYHA), cardiomegalia, disfunção sistólica do VE e TV não sustentada.

A prevenção dos eventos cardioembólicos é aspecto importante no manejo dos pacientes com CCC. Agentes anticoa-

19. Kirchhoff LV. Chagas disease. American trypanosomiasis. Infectious Disease Clinics of North America. 1993;7(3):487-502.

20. Pazin-Filho A, Romano MM, Almeida-Filho OC, Furuta MS, Viviani LF, Schmidt A, et al. Minor segmental wall motion abnormalities detected in patients with Chagas' disease have adverse prognostic implications. Braz J Med Biol Res. 2006;39(4):483-7.

21. Garcia-Alvarez A, Sitges M, Regueiro A, Poyatos S, Jesus Pinazo M, Posada E, et al. Myocardial deformation analysis in Chagas heart disease with the use of speckle tracking echocardiography. J Cardiac Fail. 2011;17(12):1028-34.

22. Dias JC. The indeterminate form of human chronic Chagas' disease A clinical epidemiological review. Rev Soc Bras Med Trop. 1989;22(3):147-56.

23. Gomes VA, Alves GF, Hadlich M, Azevedo CF, Pereira IM, Santos CR, et al. Analysis of regional left ventricular strain in patients with Chagas disease and normal left ventricular systolic function. J Am Soc Echocardiogr. 2016;29(7):679-88.

24. Marin-Neto JA, Simoes MV, Sarabanda AV. Forma crônica cardíaca. Trypanosoma cruzi e doença de Chagas. 2. ed. São Paulo: Guanabara-Koogan; 2000. p. 266-96.

25. Ianni BM, Arteaga E, Frimm CC, Pereira Barretto AC, Mady C. Chagas' heart disease: evolutive evaluation of electrocardiographic and echocardiographic parameters in patients with the indeterminate form. Arquivos brasileiros de cardiologia. 2001;77(1):59-62.

26. Dias JC, Ramos AN, Jr., Gontijo ED, Luquetti A, Shikanai-Yasuda MA, Coura JR, et al. [Brazilian Consensus on Chagas Disease, 2015]. Epidemiologia e Serviços de Saúde: Revista do Sistema Único de Saúde do Brasil. 2016;25(spe):7-86.

27. Rassi A, Jr., Rassi SG, Rassi A. Sudden death in Chagas' disease. Arq Bras Cardiol. 2001;76(1):75-96.

28. Carod-Artal FJ, Vargas AP, Horan TA, Nunes LG. Chagasic cardiomyopathy is independently associated with ischemic stroke in Chagas disease. Stroke. 2005;36(5):965-70.

29. Maguire JH, Hoff R, Sherlock I, Guimaraes AC, Sleigh AC, Ramos NB, et al. Cardiac morbidity and mortality due to Chagas' disease: prospective electrocardiographic study of a Brazilian community. Circulation. 1987;75(6):1140-5.

30. Forichon E. Contribution aux estimations de morbidité et de mortalité dans la maladie de Chagas. Toulouse: Univers. Paul Sabatier; 1974.

31. Chagas C. A short chronicle of the discovery of Chagas' disease. Pacing Clin Electrophysiol. 1988;11(7):1108-13.

32. Samuel J, Oliveira M, Correa De Araujo RR, Navarro MA, Muccillo G. Cardiac thrombosis and thromboembolism in chronic Chagas' heart disease. Am J Cardiol. 1983;52(1):147-51.

33. Nunes Mdo C, Barbosa MM, Rocha MO. Peculiar aspects of cardiogenic embolism in patients with Chagas' cardiomyopathy: a transthoracic and transesophageal echocardiographic study. Journal of the American Society of Echocardiography: official publication of the American Society of Echocardiography. 2005;18(7):761-7.

34. Carod-Artal FJ, Gascon J. Chagas disease and stroke. Lancet Neurol. 2010;9(5):533-42.

35. Cardoso RN, Macedo FY, Garcia MN, Garcia DC, Benjo AM, Aguilar D, et al. Chagas' cardiomyopathy is associated with higher incidence of stroke: a meta-analysis of observational studies. J Card Fail. 2014;20(12):931-8.

36. Sousa AS, Xavier SS, Freitas GR, Hasslocher-Moreno A. Prevention strategies of cardioembolic ischemic stroke in Chagas' disease. Arquivos brasileiros de cardiologia. 2008;91(5):306-10.

37. Rassi Junior A, Gabriel Rassi A, Gabriel Rassi S, Rassi Junior L, Rassi A. [Ventricular arrhythmia in Chagas disease. Diagnostic, prognostic, and therapeutic features]. Arq Bras Cardiol. 1995;65(4):377-87.

38. Sarabanda AV, Sosa E, Simoes MV, Figueiredo GL, Pintya AO, Marin-Neto JA. Ventricular tachycardia in Chagas' disease: a comparison of clinical, angiographic, electrophysiologic and myocardial perfusion disturbances between patients presenting with either sustained or nonsustained forms. International Journal of Cardiology. 2005;102(1):9-19.

39. Rochitte CE, Oliveira PF, Andrade JM, Ianni BM, Parga JR, Avila LF, et al. Myocardial delayed enhancement by magnetic resonance imaging in patients with Chagas' disease: a marker of disease severity. J Am Coll Cardiol. 2005;46(8):1553-8.

40. Mello RP, Szarf G, Schvartzman PR, Nakano EM, Espinosa MM, Szejnfeld D, et al. Delayed enhancement cardiac magnetic resonance imaging can identify the risk for ventricular tachycardia in chronic Chagas' heart disease. Arquivos Brasileiros de Cardiologia. 2012;98(5):421-30.

41. Schmidt A, Romano MMD, Maciel BC, Marin-Neto JA. Cardiac magnetic resonance imaging for sudden cardiac death. Much more than another method to measure LVEF. Curr Cardiovasc Imaging Rep. 2013;6(6):431-4.

42. Miranda CH, Figueiredo AB, Maciel BC, Marin-Neto JA, Simoes MV. Sustained ventricular tachycardia is associated with regional myocardial sympathetic denervation assessed with 123I-metaiodobenzylguanidine in chronic Chagas cardiomyopathy. Journal of Nuclear Medicine: official publication, Society of Nuclear Medicine. 2011;52(4):504-10.

43. Mendoza I, Camardo J, Moleiro F, Castellanos A, Medina V, Gomez J, et al. Sustained ventricular tachycardia in chronic chagasic myocarditis: electrophysiologic and pharmacologic characteristics. American Journal of Cardiology. 1986;57(6):423-7.

44. Radico F, Cicchitti V, Zimarino M, De Caterina R. Angina pectoris and myocardial ischemia in the absence of obstructive coronary artery disease: practical considerations for diagnostic tests. JACC Cardiovasc Interv. 2014;7(5):453-63.

45. Marin-Neto JA, Simoes MV, Rassi Junior A. Pathogenesis of chronic Chagas cardiomyopathy: the role of coronary microvascular derangements. Rev Soc Bras Med Trop. 2013;46(5):536-41.

46. da Silveira JF, Umezawa ES, Luquetti AO. Chagas disease: recombinant Trypanosoma cruzi antigens for serological diagnosis. Trends in Parasitology. 2001;17(6):286-91.

47. Dias JC, Kloetzel K. The prognostic value of the electrocardiographic features of chronic Chagas' disease. Rev Inst Med Trop Sao Paulo. 1968;10(3):158-62.

48. Strauss DG, Cardoso S, Lima JA, Rochitte CE, Wu KC. ECG scar quantification correlates with cardiac magnetic resonance scar size and prognostic factors in Chagas' disease. Heart. 2011;97(5):357-61.

49. Acquatella H. Echocardiography in Chagas heart disease. Circulation. 2007;115(9):1124-31.

50. Bern C, Montgomery SP, Herwaldt BL, Rassi A, Jr., Marin-Neto JA, Dantas RO, et al. Evaluation and treatment of chagas disease in the United States: a systematic review. JAMA. 2007;298(18):2171-81.

51. Patel AR, Lima C, Parro A, Arsenault M, Vannan MA, Pandian NG. Echocardiographic analysis of regional and global left ventricular shape in Chagas' cardiomyopathy. Am J Cardiol. 1998;82(2):197-202.

52. Sousa AC, Marin-Neto JA, Maciel BC, Gallo Junior L, Amorim Dde S, Barreto-Martins LE. [Systolic and diastolic dysfunction in the indeterminate, digestive and chronic cardiac forms of Chagas' disease]. Arquivos Brasileiros de Cardiologia. 1988;50(5):293-9.

53. Schmidt A, Dias Romano MM, Marin-Neto JA, Rao-Melacini P, Rassi A, Mattos A, et al. Effects of trypanocidal treatment on echocardiographic parameters in Chagas cardiomyopathy and prognostic value of wall motion score index: a BENEFIT Trial Echocardiographic Substudy. J Am Soc Echocardiogr. 2019;32(2):286-295.e3.

54. Viotti RJ, Vigliano C, Laucella S, Lococo B, Petti M, Bertocchi G, et al. Value of echocardiography for diagnosis and prognosis of chronic Chagas disease cardiomyopathy without heart failure. Heart. 2004;90(6):655-60.

55. Weinsaft JW, Kim J, Medicherla CB, Ma CL, Codella NC, Kukar N, et al. Echocardiographic algorithm for post-myocardial infarction LV thrombus: a gatekeeper for thrombus evaluation by delayed enhancement CMR. JACC Cardiovasc Imaging. 2016;9(5):505-15.

56. Romano MMD, Moreira HT, Schmidt A, Maciel BC, Marin-Neto JA. Imaging diagnosis of right ventricle involvement in Chagas cardiomyopathy. Biomed Res Int. 2017;2017:3820191.

57. Rudski LG, Lai WW, Afilalo J, Hua L, Handschumacher MD, Chandrasekaran K, et al. Guidelines for the echocardiographic assessment of the right heart in adults: a report from the American Society of Echocardiography endorsed by the European Association of Echocardiography, a registered branch of the European Society of Cardiology, and the Canadian Society of Echocardiography. J Am Soc Echocardiogr. 2010;23(7):685-713; quiz 86-8.

58. Moreira HT, Volpe GJ, Marin-Neto JA, Nwabuo CC, Ambale-Venkatesh B, Gali LG, et al. Right ventricular systolic dysfunction in Chagas disease defined by speckle-tracking echocardiography: a comparative study with cardiac magnetic resonance imaging. J Am Soc Echocardiogr. 2017;30(5):493-502.

59. Marin-Neto JA, Marzullo P, Sousa AC, Marcassa C, Maciel BC, Iazigi N, et al. Radionuclide angiographic evidence for early predominant right ventricular involvement in patients with Chagas' disease. Can J Cardiol. 1988;4(5):231-6.

60. Marin-Neto JA, Bromberg-Marin G, Pazin-Filho A, Simoes MV, Maciel BC. Cardiac autonomic impairment and early myocardial damage involving the right ventricle are independent phenomena in Chagas' disease. Int J Cardiol. 1998;65(3):261-9.

61. Simoes MV, Ayres EM, Santos JL, Schmidt A, Pintya AO, Maciel BC, et al. [Detection of myocardial ischemia in chronic Chagas disease patients with atypic precordial pain by exercise and Holter tests]. Arq Bras Cardiol. 1993;60(5):315-9.

62. Marin-Neto JA, Simoes MV, Ayres-Neto EM, Attab-Santos JL, Gallo L, Jr., Amorim DS, et al. Studies of the coronary circulation in Chagas' heart disease. Sao Paulo Med J. 1995;113(2):826-34.

63. Hiss FC, Lascala TF, Maciel BC, Marin-Neto JA, Simoes MV. Changes in myocardial perfusion correlate with deterioration of left ventricular systolic function in chronic Chagas' cardiomyopathy. JACC Cardiovascular imaging. 2009;2(2):164-72.

64. de Oliveira LF, Romano MM, de Carvalho EE, Cabeza JM, Salgado HC, Fazan Junior R, et al. Histopathological correlates of global and segmental left ventricular systolic dysfunction in experimental chronic Chagas cardiomyopathy. J Am Heart Assoc. 2016;5(1).

65. Tanaka DM, de Oliveira LFL, Marin-Neto JA, Romano MMD, de Carvalho EEV, de Barros Filho ACL, et al. Prolonged dipyridamole administration reduces myocardial perfusion defects in experimental chronic Chagas cardiomyopathy. J Nucl Cardiol. 2018.

66. Lemos de Oliveira LF, Thackeray JT, Marin Neto JA, Dias Romano MM, Vieira de Carvalho EE, Mejia J, et al. Regional myocardial perfusion disturbance in experimental chronic Chagas cardiomyopathy. J Nucl Med. 2018;59(9):1430-6.

67. Simoes MV, Pintya AO, Bromberg-Marin G, Sarabanda AV, Antloga CM, Pazin-Filho A, et al. Relation of regional sympathetic denervation and myocardial perfusion disturbance to wall motion impairment in Chagas' cardiomyopathy. The American journal of cardiology. 2000;86(9):975-81.

68. Gadioli LP, Miranda CH, Pintya AO, de Figueiredo AB, Schmidt A, Maciel BC, et al. The severity of ventricular arrhythmia correlates with the extent of myocardial sympathetic denervation, but not with myocardial fibrosis extent in chronic Chagas cardiomyopathy: Chagas disease, denervation and arrhythmia. J Nucl Cardiol. 2018;25(1):75-83.

69. Barizon GC, Simoes MV, Schmidt A, Gadioli LP, Murta Junior LO. Relationship between microvascular changes, autonomic denervation, and myocardial fibrosis in Chagas cardiomyopathy: evaluation by MRI and SPECT imaging. J Nucl Cardiol. 2018.

70. Kalil Filho R, de Albuquerque CP. Magnetic resonance imaging in Chagas' heart disease. Revista Paulista de Medicina. 1995;113(2):880-3.

71. Bocchi EA, Kalil R, Bacal F, de Lourdes Higuchi M, Meneghetti C, Magalhaes A, et al. Magnetic resonance imaging in Chronic chagas' disease: correlation with endomyocardial biopsy findings and gallium-67 cardiac uptake. Echocardiography. 1998;15(3):279-88.

72. Rochitte CE, Nacif MS, de Oliveira Junior AC, Siqueira-Batista R, Marchiori E, Uellendahl M, et al. Cardiac magnetic resonance in Chagas' disease. Artif Organs. 2007;31(4):259-67.

73. Moreira HT, Volpe GJ, Marin-Neto JA, Ambale-Venkatesh B, Nwabuo CC, Trad HS, et al. Evaluation of right ventricular systolic function in Chagas disease using cardiac magnetic resonance imaging. Circ Cardiovasc Imaging. 2017;10(3).

74. Volpe GJ, Moreira HT, Trad HS, Wu KC, Braggion-Santos MF, Santos MK, et al. Left ventricular scar and prognosis in chronic Chagas cardiomyopathy. J Am Coll Cardiol. 2018;72(21):2567-76.

75. Uellendahl M, Siqueira ME, Calado EB, Kalil-Filho R, Sobral D, Ribeiro C, et al. Cardiac magnetic resonance-verified myocardial fibrosis in Chagas disease: clinical correlates and risk stratification. Arq Bras Cardiol. 2016;107(5):460-6.

76. Scanavacca M, Sosa E. Electrophysiologic study in chronic Chagas' heart disease. Revista Paulista de Medicina. 1995;113(2):841-50.

77. de Paola AA, Horowitz LN, Miyamoto MH, Pinheiro R, Ferreira DF, Terzian AB, et al. Angiographic and electrophysiologic substrates of ventricular tachycardia in chronic Chagasic myocarditis. American Journal of Cardiology. 1990;65(5):360-3.

78. Leite LR, Fenelon G, Simoes A, Jr., Silva GG, Friedman PA, de Paola AA. Clinical usefulness of electrophysiologic testing in patients with ventricular tachycardia and chronic chagasic cardiomyopathy treated with amiodarone or sotalol. Journal of Cardiovascular Electrophysiology. 2003;14(6):567-73.

79. Shen L, Ramires F, Martinez F, Bodanese LC, Echeverria LE, Gomez EA, et al. Contemporary characteristics and outcomes in chagasic heart failure compared with other nonischemic and ischemic cardiomyopathy. Circ Heart Fail. 2017;10(11).

80. Issa VS, Bocchi EA. Antitrypanosomal agents: treatment or threat? Lancet. 2010;376(9743):768; author reply -9.

81. Silva CP, Del Carlo CH, Oliveira Junior MT, Scipioni A, Strunz-Cassaro C, Ramirez JA, et al. Why do patients with chagasic cardiomyopathy have worse outcomes than those with non-chagasic cardiomyopathy? Arq Bras Cardiol. 2008;91(6):358-62.

82. Meira WS, de Castro AM, Gontijo ED, Rassi A, Luquetti AO, Machado-Coelhos GL, et al. [Evaluation of blood tests, complement-mediated lysis and polymerase chain reaction in the verification of therapeutic efficacy in Chagas disease]. Revista da Sociedade Brasileira de Medicina Tropical. 2006;39 Suppl 3:107-9.

83. Rassi A Jr, Rassi A, Rassi SG. Predictors of mortality in chronic Chagas disease: a systematic review of observational studies. Circulation. 2007;115(9):1101-8.

84. Rassi A, Jr., Rassi A, Little WC, Xavier SS, Rassi SG, Rassi AG, et al. Development and validation of a risk score for predicting death in Chagas' heart disease. N Engl J Med. 2006;355(8):799-808.

85. Nunes Mdo C, Rocha MO, Ribeiro AL, Colosimo EA, Rezende RA, Carmo GA, et al. Right ventricular dysfunction is an independent predictor of survival in patients with dilated chronic Chagas' cardiomyopathy. Int J Cardiol. 2008;127(3):372-9.

86. Viotti R, Vigliano C, Armenti A. A risk score for predicting death in Chagas' heart disease. New England Journal of Medicine. 2006;355(23):2489; author reply 90-1.

87. Perez-Molina JA, Perez-Ayala A, Moreno S, Fernandez-Gonzalez MC, Zamora J, Lopez-Velez R. Use of benznidazole to treat chronic Chagas' disease: a systematic review with a meta-analysis. J Antimicrob Chemother. 2009;64(6):1139-47.

88. Morillo CA, Marin-Neto JA, Avezum A, Sosa-Estani S, Rassi A, Jr., Rosas F, et al. Randomized trial of benznidazole for chronic Chagas' cardiomyopathy. N Engl J Med. 2015;373(14):1295-306.

89. Zingales B, Miles MA, Campbell DA, Tibayrenc M, Macedo AM, Teixeira MM, et al. The revised Trypanosoma cruzi subspecific nomenclature: rationale, epidemiological relevance and research applications. Infect Genet Evol. 2012;12(2):240-53.

90. Rassi A, Jr., Marin JAN, Rassi A. Chronic Chagas cardiomyopathy: a review of the main pathogenic mechanisms and the efficacy of aetiological treatment following the BENznidazole Evaluation for Interrupting Trypanosomiasis (BENEFIT) trial. Mem Inst Oswaldo Cruz. 2017;112(3):224-35.

91. Comitê Coordenador da Diretriz de Insuficiência Cardíaca. Diretriz Brasileira de Insuficiência Cardíaca Crônica e Aguda. Arq Bras Cardiol. 2018;111(3):436-539.

92. Bocchi EA, Marcondes-Braga FG, Bacal F, Ferraz AS, Albuquerque D, Rodrigues Dde A, et al. [Updating of the Brazilian guideline for chronic heart failure - 2012]. Arquivos Brasileiros de Cardiologia. 2012;98(1 Suppl 1):1-33.

93. Bocchi EA, Rassi S, Guimaraes GV, Argentina C, Brazil SI. Safety profile and efficacy of ivabradine in heart failure due to Chagas heart disease: a post hoc analysis of the SHIFT trial. ESC Heart Failure. 2018;5(3):249-56.

94. Ramires FJA, Martinez F, Gomez EA, Demacq C, Gimpelewicz CR, Rouleau JL, et al. Post hoc analyses of SHIFT and PARADIGM-HF highlight the importance of chronic Chagas' cardiomyopathy comment on: "Safety profile and efficacy of ivabradine in heart failure due to Chagas heart disease: a post hoc analysis of the SHIFT trial" by Bocchi et al. ESC Heart Failure. 2018;5(6):1069-71.

95. Issa VS, Amaral AF, Cruz FD, Ferreira SM, Guimaraes GV, Chizzola PR, et al. Beta-blocker therapy and mortality of patients with Chagas cardiomyopathy: a subanalysis of the REMADHE prospective trial. Circulation Heart Failure. 2010;3(1):82-8.

96. Bocchi EA, Bellotti G, Mocelin AO, Uip D, Bacal F, Higuchi ML, et al. Heart transplantation for chronic Chagas' heart disease. Annals of Thoracic Surgery. 1996;61(6):1727-33.

97. Bocchi EA, Fiorelli A. The paradox of survival results after heart transplantation for cardiomyopathy caused by Trypanosoma cruzi. First Guidelines Group for Heart Transplantation of the Brazilian Society of Cardiology. The Annals of Thoracic Surgery. 2001;71(6):1833-8.

98. Martinelli M, Rassi A Jr, Marin-Neto JA, de Paola AA, Berwanger O, Scanavacca MI, et al. CHronic use of Amiodarone aGAinSt Implantable cardioverter-defibrillator therapy for primary prevention of death in patients with Chagas cardiomyopathy Study: rationale and design of a randomized clinical trial. Am Heart J. 2013;166(6):976-82 e4.

Capítulo 5

Cardiomiopatia por quimioterápicos

Mônica Samuel Avila Grinberg
Cicero Piva de Albuquerque
Roberto Kalil Filho

Pontos-chave

- A mortalidade geral das neoplasias vem reduzindo continuamente e essa melhora na sobrevida pode ser atribuída a diversas causas, entre elas o sucesso do tratamento quimioterápico. Entretanto, os benefícios da quimioterapia podem ser ofuscados pelos seus efeitos colaterais, destacando-se a cardiotoxicidade.
- A definição de cardiotoxicidade baseia-se no declínio da fração de ejeção do ventrículo esquerdo (FEVE), e, dependendo do agente quimioterápico utilizado, sua fisiopatologia e prognóstico são diferentes.
- A prevenção da cardiotoxicidade é bem estabelecida com o uso de dexrazoxane, cujo uso é limitado na prática clínica, mas a introdução de medicações cardiovasculares como inibidores do sistema renina-ansiotensina e carvedilol nesse sentido é bastante promissora.
- O tratamento da cardiotoxicidade deve ser iniciado o mais rápido possível quando evidenciado o declínio da FEVE, com o objetivo de ter uma maior chance reversão do quadro de insuficiência cardíaca.
- Existe a necessidade de uma maior interação entre oncologista e cardiologista para lidar melhor com as complexas decisões relativas aos pacientes simultaneamente afetados por câncer e doenças cardiovasculares, bem como para aumentar o conhecimento sobre a cardiotoxicidade causada pela terapia do câncer e possibilitar sua prevenção, monitoração e tratamento.

Introdução

As doenças cardíacas e as neoplasias são as principais causas de óbito geral nas populações brasileira[1,2] e americana.[3] Dentre as doenças cardíacas destaca-se a insuficiência cardíaca (IC), com altos índices de mortalidade a despeito dos avanços do tratamento farmacológico, afetando no mundo mais de 23 milhões de pessoas. A sobrevida após 5 anos de diagnóstico pode ser de apenas 35%.[4]

A incidência de câncer nos últimos anos ficou estável entre as mulheres e diminuiu em 2% nos homens. As taxas de sobrevida entre os pacientes com câncer diminuíram anualmente em ambos os sexos em aproximadamente 1,4% e 1,8%, respectivamente. A mortalidade geral das neoplasias de caiu continuamente desde 1991 até 2016 em um total de 27%.[3] Essa melhora na sobrevida pode ser atribuída a diversas causas, entre elas: a detecção precoce das neoplasias, o controle dos fatores de risco e a melhora do tratamento quimioterápico.

Entretanto, os benefícios da quimioterapia podem ser parcialmente ofuscados pelos efeitos colaterais dos medicamentos usados, destacando-se cardiopatia secundária a quimioterapia.[5]

Diversos eventos adversos cardiovasculares podem ser associados ao tratamento quimioterápico, incluindo as doenças do miocárdio, hipertensão arterial e hipertensão pulmonar, arritmias supraventriculares e ventriculares, doença arterial coronariana, doenças do pericárdio, doenças valvares e doenças tromboembólicas.

A apresentação mais típica da cardiomiopatia secundária a quimioterapia é a cardiomiopatia dilatada que se manifesta no curso do tratamento quimioterápico ou mais tardiamente, e essa doença habitualmente é refratária ao tratamento clínico.[6] A cardiomiopatia dilatada secundária a quimioterápicos responde por aproximadamente 1% de todas as cardiomiopatias dilatadas.[7] Neste capítulo será abordada disfunção miocárdica relacionada aos quimioterápicos.

Acompanhando, nos últimos anos, a crescente necessidade da interação entre oncologista e cardiologista, ocorreu a emergente e rápida adoção da cardio-oncologia, uma ciência multidisciplinar, com práticas clínicas que têm como objetivo aumentar o conhecimento sobre a cardiotoxicidade causada pela terapia do tratamento do câncer e possibilitar sua monitoração, tratamento e prevenção.[8]

Definição

A definição de cardiotoxicidade ainda não é universal e diversos critérios foram adotados ao longo dos anos nos ensaios clínicos, dificultando a sua comparação. Contudo, no geral, a cardiotoxicidade abrange o declínio da fração de ejeção do ventrículo esquerdo (FEVE). Diversas definições foram descritas nos últimos anos e, atualmente, as mais aceitas são as definições das Sociedades Americana e Europeia de Ecocardiografia,[9] que definem a cardiotoxicidade como declínio na FEVE ≥ 10% pontos para um valor absoluto de FEVE < 53%, e a definição da Sociedade Europeia de Cardiologia, na qual é determinada pelo declínio na FEVE ≥ 10% pontos para um valor absoluto de FEVE < 50%.[17]

De acordo com o tempo de aparecimento, a cardiotoxicidade pode ser classificada em três tipos: aguda, ocorrendo após uma dose ou um ciclo de antraciclinas com início de tratamento; precoce, na qual ocorre em até 1 ano do tratamento quimioterápico; e, crônica, que aparece anos após o fim do tratamento quimioterápico. A maioria dos eventos cardíacos acontece no primeiro ano do tratamento quimioterápico, sendo uma forma clinicamente relevante de cardiotoxicidade, geralmente apresentando um quadro de cardiomiopatia dilatada, podendo gerar IC.[10]

Agentes quimioterápicos associados a cardiotoxicidade

Diversos tratamentos quimioterápicos estão associados à cardiotoxicidade. A Tabela 1 demonstra a incidência de disfunção ventricular relacionada aos quimioterápicos.

Tabela 1 Incidência de disfunção ventricular relacionada aos quimioterápicos

Agentes quimioterápicos	Incidência (%)
Antraciclinas (dose dependente)	
Doxorrubicina	
• 400 mg/m²	3 a 5
• 550 mg/m²	7 a 26
• 700 mg/m²	18 a 48
Idarrubicina (> 90 mg/m²)	5 a 18
Epirrubicina (> 900 mg/m²)	0,9 a 11,4
Agentes alquilantes (ciclofosfamida, ifosfamida)	0,5 a 28
Antimetabólitos (clofarabina)	27
Antimicrotúbulos (docetaxel, paclitaxel)	2,3 a 13
Anticorpos monoclonais Trastuzumabe Cevacizumabe Pertuzumabe	1,7 a 20,1 1,6 a 4 0,7 a 1,2
Inibidores da tirosina-quinase (sunutinibe, pazopanib, sorafenibe, entre outros)	
Inibidores do proteassoma (carfilzomib, bortezomibe)	2 a 25

Adaptada de Zamorano et al.[11]

A principal classe de agentes quimioterápicos relacionadas a cardiotoxicidade são as antraciclinas.[12,13] Representadas principalmente pela doxorrubicina e epirrubicina, as antra-

ciclinas são utilizadas em larga escala em tumores sólidos, como câncer de mama e osteossarcoma e nas neoplasias hematológicas.[14] São responsáveis pela cardiotoxicidade precoce e tardia, particularmente a IC, e são relacionadas à dose cumulativa (IC).[6,15,16]

O trastuzumabe, um antagonista receptor do fator de crescimento (HER2), melhorou dramaticamente os resultados do tratamento do câncer de mama metastático com expressão HER2-positivo. Entretanto, essa medicação também apresenta um potencial de cardiotoxicidade relevante e quando utilizado simultaneamente às antraciclinas pode aumentar o risco do desenvolvimento de IC em 27%.[17]

Fisiopatologia

A ação quimioterápica das antraciclinas é derivada da indução de apoptose em células cancerígenas, podendo também induzir apoptose em células normais. Sua lesão cardíaca envolve a geração de radicais livres por mecanismos enzimáticos da cadeia respiratória mitocondrial, assim como uma via não enzimática que incorpora ferro. Os radicais livres e o ferro podem lesar a membrana celular ou as macromoléculas, aumentando a permeabilidade da membrana celular. Os miócitos são mais suscetíveis à lesão por radicais livres em virtude do seu alto metabolismo oxidativo e das poucas defesas antioxidantes.[18] Esses efeitos cardiotóxicos causados pelas antraciclinas são diretamente proporcionais às doses cumulativas dos quimioterápicos.[19]

Além disso, é descrita a ligação da doxorrubicina com a enzima topoisomerase IIb, uma enzima regulatória do DNA. A ligação doxorrubicina-topoisomerase IIb pode levar à quebra das fitas duplas do DNA, à disfunção mitocondrial e à liberação de espécies reativas de oxigênio, culminando na lesão miocárdica aguda e crônica, gerando a disfunção do ventrículo esquerdo (Figura 1).[20,21]

Os principais fatores de risco para cardiotoxicidade em pacientes que recebem antraciclinas são: dose cumulativa,[22] sexo feminino, extremos de idade (< 18 anos ou > 65 anos), insuficiência renal, radioterapia concomitante ou prévia, associação com outros tratamentos quimioterápicos, principalmente o trastuzumabe,[23] e antecedentes mórbidos como hipertensão arterial, doença cardiovascular pré-existente e fatores genéticos.[8]

O mecanismo de ação do trastuzumabe compreende no bloqueio da ativação de fatores de crescimento específicos ligados aos receptores HER2. A disfunção cardíaca causada pelo trastuzumabe ocorre em razão da alteração na sinalização entre o receptor HER2 e os fatores de crescimento, comprometendo o crescimento normal do miócito, sua sobrevida e homeostase. Outra hipótese menos conhecida sugere que um mecanismo adicional do trastuzumabe poderia aumentar cronicamente o tônus simpático, levando à disfunção da célula cardíaca. A cardiotoxicidade causada pelo trastuzumabe não tem relação com a dose cumulativa e é reversível, ou seja, ao se interromper o tratamento com a droga, existe uma tendência a elevação e normalização da função cardíaca.[24]

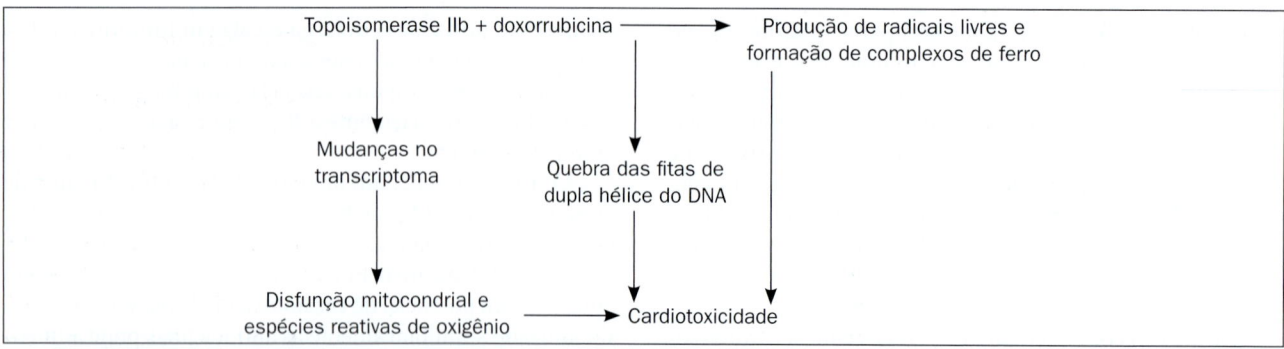

Figura 1 Fisiopatologia da cardiotoxicidade.

Monitoração da cardiotoxicidade

O desenvolvimento de estratégias para monitorar a lesão cardíaca induzida por antraciclinas tem sido um desafio. A biópsia endomiocárdica é o padrão ouro e existe um sistema de graduação da toxicidade, demonstrando que o dano miocárdico já ocorre com doses de 180 g/m². [25] Esse procedimento, muito sensível para detecção de injúria miocárdica, é invasivo, necessita de um médico treinado, e o achado histológico pode não estar correlacionado com o quadro clínico. Por isso, outras formas de monitoração da IC têm sido aceitas.

Biomarcadores são utilizados para rastrear a cardiomiopatia induzida por antraciclinas com o fim de identificar precocemente, avaliar e acompanhar a cardiotoxicidade.

A troponina I é uma proteína exclusiva das células miocárdicas e está muito bem estabelecida como marcador de injúria miocárdica.[26] Possui alto valor preditivo negativo, permitindo a redução da monitoração em longo prazo com métodos de maior custo e/ou invasivos, como o ecocardiograma, a ressonância magnética e a angiocardiografia.[27] A elevação da TnI após 1 mês do tratamento quimioterápico foi relacionada à maior incidência de eventos cardíacos quando comparada a um aumento mais agudo e transitório,[28] podendo sugerir uma lesão miocárdica mais persistente e significativa.

A troponina ultrassensível, disponibilizada recentemente, tem maior acurácia para evidenciar a injúria miocárdica e é um preditor prognóstico independente em pacientes com IC. Poucos estudos relacionam a troponina ultrassensível com a cardiotoxicidade induzida por quimioterápicos.[29,30]

Outro marcador cardíaco a ser considerado, o peptídeo natriurético cerebral (BNP), é um hormônio secretado predominantemente nos ventrículos cardíacos que se apresenta em altos níveis em pacientes com IC. É sintetizado em resposta à distensão da parede ventricular e à ativação neuro-hormonal. O BNP não é somente um bom marcador de diagnóstico de IC, mas também seu indicador de gravidade e prognóstico.[31] Existem diversos estudos que tentaram relacionar o aumento de BNP com a cardiotoxicidade após quimioterápicos, porém a maioria deles incluiu pequena amostra de doentes com diferentes tipos de câncer, em diferentes estágios e tratados com múltiplos agentes quimioterápicos,

não sendo ainda possível definir as indicações de BNP para avaliação da cardiotoxicidade por quimioterápicos de modo geral.[32]

A avaliação da função ventricular por métodos de imagem antes do início da quimioterapia potencialmente cardiotóxica é altamente recomendável.[33] Quando encontrados valores da FEVE < 50%, recomenda-se não iniciar drogas com alto potencial de cardiotoxicidade, sendo essencial discutir com o oncologista os riscos e os benefícios do tratamento quimioterápico e a possibilidade de indicar esquema quimioterápico com menor risco cardiovascular.

Para seguimento de pacientes em vigência de quimioterapia e avaliação da função ventricular são aceitas: a ecodopplercardiografia, a ressonância nuclear magnética e a ventriculografia radioisotópica. Esses métodos são capazes de detectar alterações basais e sequenciais da função cardíaca. O monitoramento periódico da cardiotoxicidade durante os ciclos de infusão é estratégia fundamental para prevenir lesões miocárdicas graves e irreversíveis, embora não exista uma padronização de rotina para a constatação da cardiotoxicidade durante o tratamento quimioterápico. A Tabela 2 demonstra os principais métodos para a detecção da cardiotoxicidade, suas vantagens e limitações. É importante seguir o mesmo método de avaliação da cardiotoxicidade durante todo seguimento do paciente.

É importante ressaltar que o diagnóstico habitual da cardiomiopatia secundária a quimioterápicos se faz com o declínio da FEVE. Entretanto, sabe-se que esse parâmetro, apesar de amplamente reconhecido como preditor de eventos cardíacos, apresenta uma baixa sensibilidade para detecção de mudanças subclínicas na função cárdica causadas pelo dano precoce no miócito. Com isso, os parâmetros de deformação miocárdica (*strain*) do ecocardiograma têm emergido como marcadores mais sensíveis para avaliação subclínica da cardiotoxicidade. Entre esses índices de deformação, o *strain* global longitudinal (GLS) foi reconhecido com um potencial de alta reprodutibilidade e medida com maior acurácia para a detecção de cardiotocixidade precoce (Figura 2). Existem diversas evidências, atualmente, demonstrando o valor do GLS na detecção da disfunção miocárdica subclínica e prognosticando uma disfunção ventricular esquerda subsequente em pacientes durante o tratamento quimioterápico.[34,35]

Tabela 2	Métodos para detecção da cardiotoxicidade			
Método	Critério diagnóstico atual	Vantagens	Limitações
Ecocardiograma; • Medida da FEVE em 3D • Medida da FEVE em 2D com método Simpson • *Strain* longitudinal global	• FEVE: queda de 10 pontos percentuais para um valor abaixo do limite inferior da normalidade • *Strain* longitudinal global: redução >15% do valor basal	• Elevada disponibilidade • Não utilização de radiação • Avaliação hemodinâmica e de outras estruturas cardíacas	• Variabilidade entre observadores • Qualidade de imagem • *Strain*: variabilidade entre observadores e necessidade técnica
Ventriculografia radioisotópica	Queda > 10 pontos percentuais na FEVE para um valor < 50%	• Reprodutibilidade	• Exposição cumulativa de radiação • Limitada informação estrutural e funcional em outras estruturas cardíacas
Ressonância nuclear magnética	Sem uma definição universal Utilizada para avaliar queda da FEVE principalmente como confirmatória dos outros métodos	• Acurácia e reprodutibilidade • Detecção de fibrose miocárdica utilizando o MAPA T1 e avaliação da fração de volume extracelular	• Disponibilidade limitada • Adaptação do paciente
Biomarcadores cardíacos: • Troponina T • Troponina I ultrassensível • BNP • NT-próBNP	Elevação dos marcadores	• Acurácia e reprodutibilidade • Elevada disponibilidade • Alta sensibilidade	• Evidência insuficiente para estabelecer significância nas elevações • Variações de diferentes *kits* • Papel da monitoração de rotina ainda não está bem estabelecido

Fonte: adaptada de Zamorano et al.[11]
FEVE: fração de ejeção do ventrículo esquerdo; 3D: tridimensional; 2D: bidimensional; BNP: peptídeo natriurético cerebral; NT-próBNP: N-terminal do pró-hormônio do peptídeo natriurético do tipo B.

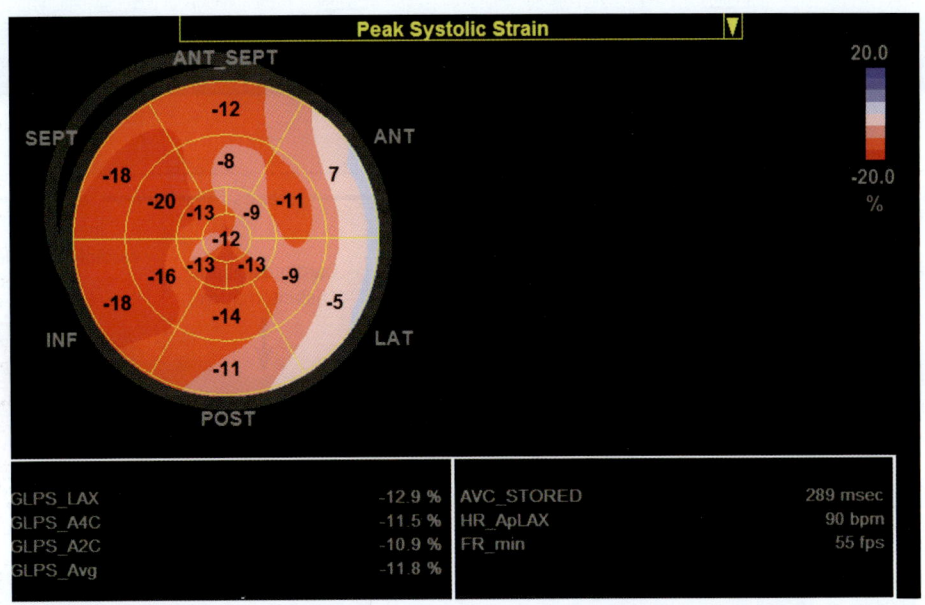

Figura 2 Exemplo de redução de *strain* global longitudinal (GLS) com valor estimado em GLS de 8,9% VN ≥ 20% (valor absoluto) apesar da fração de ejeção do ventrículo esquerdo (FEVE) normal em um paciente com câncer submetido à quimioterapia com antraciclina. Observe a maior variabilidade das cores no mapa de *strain*, sugerindo áreas de disfunção contrátil.
Fonte: acervo Instituto do Coração da Faculdade de Medicina na Universidade de São Paulo.

Um algoritmo recente foi proposto utilizando a FEVE e o GLS para auxiliar na avaliação e nas decisões relacionadas à disfunção cardíaca secundária ao tratamento do câncer[34] (Figura 3).

Manejo da cardiotoxicidade

O melhor tratamento da cardiotoxicidade é sua prevenção. Portanto, o manejo dos pacientes que serão submetidos à quimioterapia deve ser iniciado antes do tratamento quimioterápico. Diversas estratégias para reduzir o risco de cardiotoxicidade têm sido propostas. A prevenção da cardiotoxicidade pode ser primária, extensiva a todos os pacientes que serão submetidos à quimioterapia, ou poderia ser realizada em pacientes de alto risco, com sinais de cardiotoxicidade pré-clínica. As principais medidas de prevenção e tratamento da cardiotoxicidade serão descritas abaixo e estão resumidas na Figura 4.[36]

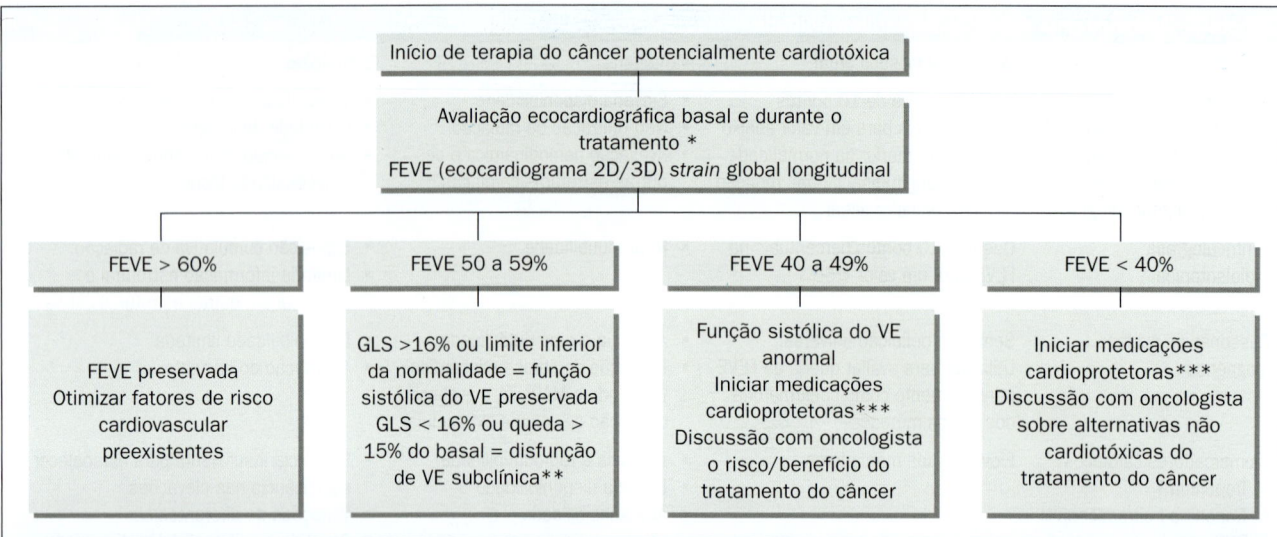

Figura 3 Algoritmo proposto utilizando FEVE e *strain* global longitudinal para avaliação e manejo da disfunção cardíaca secundária ao tratamento do câncer.
Adaptada de Liu et al., 2018.[34]
* Frequência da avaliação ecocardiográfica durante o tratamento do câncer baseado em estudos oncológicos.
** Marcador de risco aumentado. Considerar patologia que está contribuindo (hipertensão arterial, doença arterial coronariana, doença infiltrativa). Otimizar fatores de risco cardiovascular preexistentes rigorosamente e considerar medicações cardioprotetoras.
*** Tratar a IC estágio B conforme as diretrizes de IC.
FEVE: fração de ejeção de ventrículo esquerdo; GLS: *strain* global longitudinal.

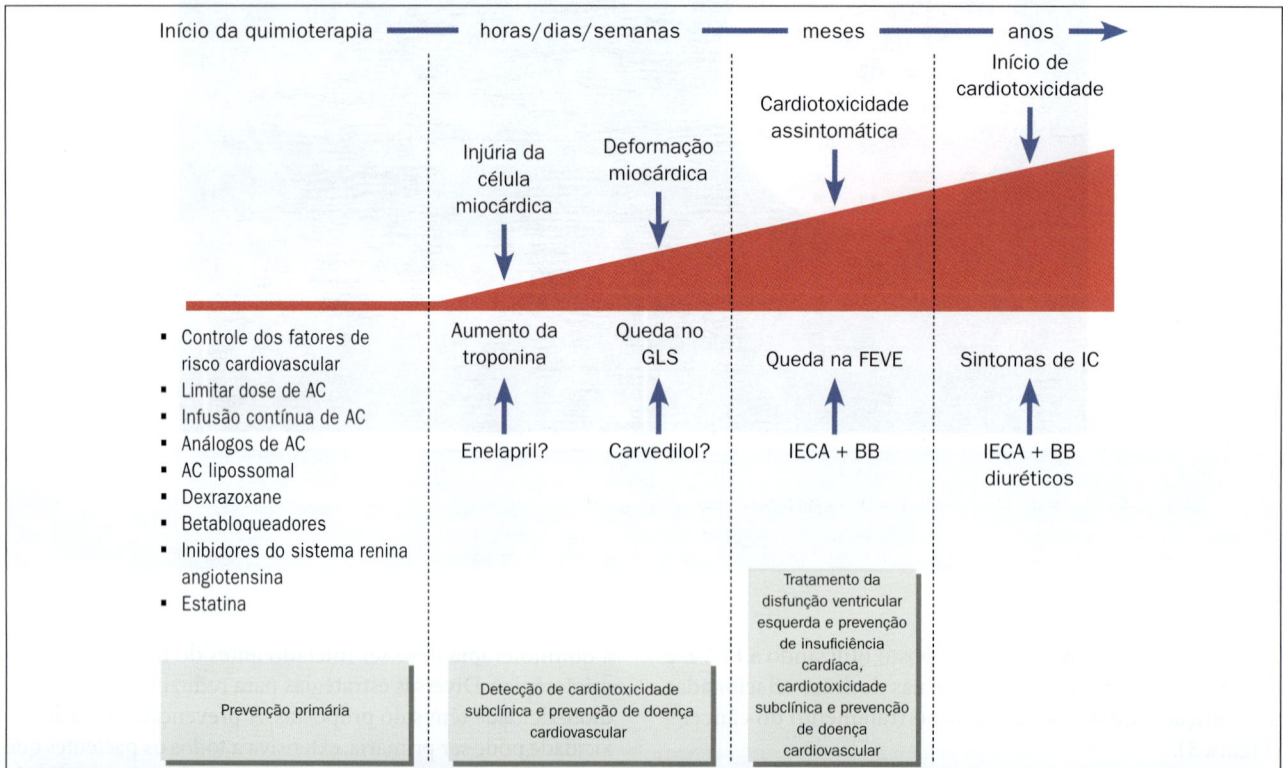

Figura 4 Estratégias para detecção, prevenção e tratamento da cardiotoxicidade induzida por quimioterapia.
Adaptado de Cardinale et al., 2016.[36]
AC: antraciclina; GLS: *strain* global longitudinal; FEVE: fração de ejeção de ventrículo esquerdo; IECA: inibidores da enzima de conversão da angiotensina; BB: betabloqueadores; IC: insuficiência cardíaca.

Intervenções não farmacológicas na cardioproteção

A promoção da saúde, incluindo fatores de estilo de vida (dieta saudável, cessação do tabagismo, exercício, controle de peso), deve ser fortemente recomendada. O exercício aeróbico moderado é considerado uma estratégia não farmacológica promissora para prevenir e/ou tratar a cardiotoxicidade induzida pela quimioterapia.[48] Uma revisão de 56 estudos envolvendo 4.826 participantes mostrou melhora na qualidade de vida e na capacidade física durante e após um programa de treinamento físico.[49]

Prevenção primária da cardiotoxicidade

Algumas abordagens são realizadas na prevenção primária da cardioxicidade secundária às antraciclinas. A primeira é a redução do potencial cardiotóxico do quimioterápico por meio da limitação da dose cumulativa da medicação, administração com infusão contínua, utilização da forma lipossomal ou emprego de um derivado menos cardiotóxico da droga (epirrubicina ou idarrubicina).[18] A segunda abordagem é o uso de fármacos cardioprotetores como dexrazoxane e as medicações cardiovasculares como os betabloqueadores, os inibidores da enzima conversora da angiotensina (IECA), os bloqueadores do receptor da angiotensina (BRA) e as estatinas.[37]

A evidência mais robusta é com o dexrazoxane, um quelante de ferro, que é a uma medicação aprovada pelas agências regulatórias para a prevenção da cardiotoxicidade. Seu efeito cardioprotetor contra a cardiotoxicidade por antraciclinas já foi comprovado em diversos estudos em adultos e crianças. Ele se liga à topoisomerase IIb impedindo a ligação da doxorrubicina. Dois estudos multicêntricos que randomizaram mais de 500 pacientes com câncer de mama e receberam dexrazoxane *versus* placebo demonstraram um benefício na prevenção de eventos cardíacos com a medicação e estabeleceram claramente sua eficácia na prevenção de dano cardíaco causado pelas antraciclinas.[38,39] As limitações para o uso do dexrazoxane é o custo elevado no Brasil e alguns potenciais efeitos adversos como: interferência com a eficácia das antraciclinas, risco de desenvolvimento de tumores secundários (evidência controversa), toxicidade medular, entre outros.

O uso de drogas cardiovasculares como betabloqueadores, IECA e BRA, na prevenção da cardiotoxicidade, é controverso e baseia-se em poucos ensaios clínicos.

Poucos estudos avaliaram betabloqueadores para prevenção primária da cardiotoxicidade secundária a quimioterapia. Kalay et al.[40] publicaram um estudo randomizado que comparou placebo *versus* carvedilol nesse contexto e demonstraram a redução significativamente maior da FEVE no grupo placebo (53%) em relação ao carvedilol (69%) (p < 0,001). Nesse estudo, as doses de antraciclinas utilizadas foram elevadas: doxorrubicina 520 mg/m² e epirrubicina 780 mg/m². Outro estudo randomizado que avaliou o nebivolol na prevenção primária foi publicado por Kaya et al.,[41] que avaliaram 45 mulheres com câncer de mama submetidas a regimes de antraciclinas e demonstraram que o nebivolol foi protetor em relação ao grupo placebo quanto à mudança da FEVE, aos diâmetros ventriculares e ao aumento dos valores de NT-próBNP.

Um estudo recente, o PRADA,[43] avaliou a cardioproteção utilizando metoprolol e candesartan em pacientes com câncer de mama submetidos a antraciclinas em doses contemporâneas e, portanto, mais baixas (240 mg/m²). Esse estudo randomizou 130 pacientes e demonstrou benefício do candesartan na prevenção da cardiotoxicidade com uma queda menos pronunciada na FEVE em relação ao grupo metoprolol. É importante ressaltar que a queda da FEVE do grupo placebo foi de 2,6% somente. O estudo não mostrou benefício do uso de metoprolol nessa população, com uma redução da FEVE de 1,8% no grupo placebo e 1,6% no grupo metoprolol.

O ensaio clínico CECCY[44] é um estudo brasileiro e o maior estudo prospectivo, randomizado, duplo-cego e placebo controlado que testou o uso de medicamentos cardiovasculares para prevenção primária da cardiotoxicidade por antraciclinas. Nesse estudo, no qual as 200 pacientes com câncer de mama receberam doses de 240 mg/m² e apresentavam baixa prevalência de fatores de risco para doenças cardiovasculares, observou-se pequena porcentagem de pacientes que apresentaram cardiotoxicidade, caracterizada pela redução < 10% na FEVE durante 6 meses de seguimento, a qual não foi influenciada pelo carvedilol (14,5% estavam no grupo carvedilol e 13,5% no placebo), e uma queda modesta da FEVE em ambos os grupos (1,3% no grupo placebo e de 0,9% no grupo carvedilol). No entanto, o carvedilol esteve associado a valores atenuados de TnI, registrando-se menor porcentagem de pacientes com elevação dos níveis séricos de troponina I (Figura 5).

Além disso, o uso do carvedilol foi associado à tendência de menor aumento do diâmetro diastólico do VE e à diminuição da porcentagem de pacientes com disfunção diastólica (Figura 6).[44]

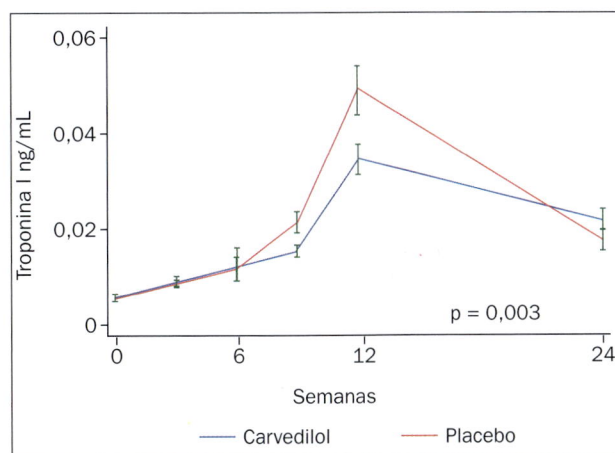

Figura 5 Medidas de troponina I durante o tratamento quimioterápico no grupo placebo e carvedilol. Adaptada de Avila et al., 2018.[44]

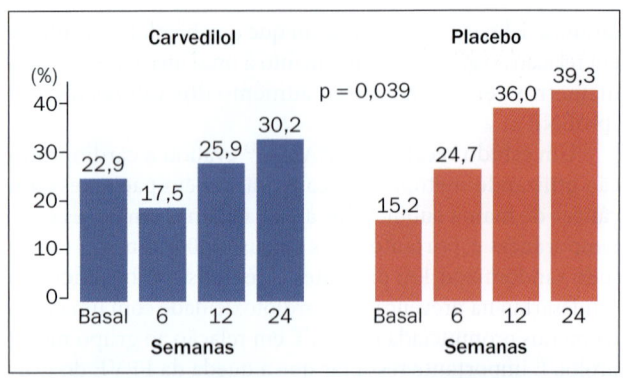

Figura 6 Incidência de disfunção diastólica durante o tratamento quimioterápico.
Adaptada de Avila et al., 2018.[44]

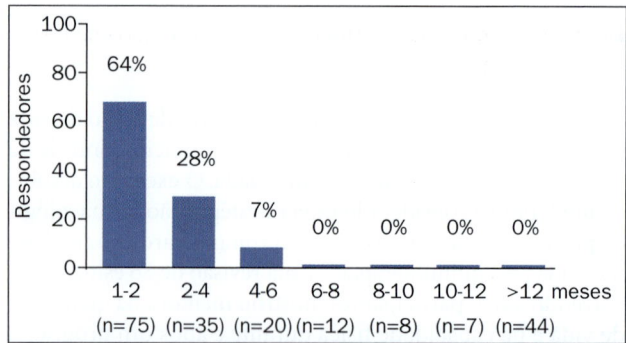

Figura 7 Porcentagem de respondedores de acordo com o tempo de início do tratamento da insuficiência cardíaca desde o tratamento com antraciclina.
Adaptada de Cardinale et al., 2010.[46]

Em relação ao uso do trastuzumabe, um estudo recente, o MANTICORE, avaliou bisoprolol *versus* perindopril na prevenção da cardiotoxicidade em pacientes com câncer de mama recebendo trastuzumabe e demonstrou o declínio da FEVE menos atenuado no grupo bisoprolol (-1 + 5%) em comparação ao perindopril (-3 + 4%) e placebo (-5 + 5%).[2]

Os pacientes que apresentam durante o tratamento quimioterápico um aumento de troponina apresentam maior risco para desenvolver cardiotoxicidade. Nesse cenário, a cardioproteção foi testada com enalapril para pacientes que receberam antraciclinas. Um estudo que randomizou 114 pacientes com troponina positiva durante o tratamento com altas doses de antraciclinas demonstrou que o grupo que recebeu enalapril em relação ao placebo apresentou taxas significantemente menores de eventos cardíacos, incluindo IC e disfunção ventricular assintomática.[45] Outro estudo, do mesmo grupo, aplicou a mesma metodologia, enalapril *versus* placebo, em pacientes com troponina positiva durante a quimioterapia, só que nos dias atuais, com doses menores de antraciclinas, em 137 pacientes, não demonstrou benefício do enalapril na prevenção da queda da FEVE.[46]

Tratamento da cardiotoxicidade

A disfunção ventricular assintomática secundária a cardiotoxicidade preenche critérios para IC estágio B, ou seja, pacientes com doença estrutural cardíaca, mas sem sintomas de IC, que devem ser tratados conforme as diretrizes.[4] O envolvimento do cárdio-oncologista é recomendado quando com ocorre uma IC clínica ou disfunção ventricular assintomática, visto que existe a decisão de continuar ou interromper o tratamento quimioterápico.

Um estudo observacional avaliou a eficácia de enalapril e carvedilol em pacientes com FEVE ≤ 45% detectados após quimioterapia baseada em altas doses de antraciclina. Embora não houvesse grupo controle, a recuperação completa da FEVE ocorreu em 42% dos pacientes tratados com enalapril e carvedilol. É importante ressaltar que o tratamento específico para o coração dentro de 6 meses após o término da quimioterapia aumentou a probabilidade de recuperação da fun-

ção do VE (Figura 7).[47] Em um estudo de longo prazo, a terapia ideal para IC pareceu estar associada a uma melhora na disfunção do VE observada após a quimioterapia.[10]

Ainda não existe evidência específica do benefício da cardioproteção após o aparecimento de sinais de disfunção miocárdica subclínica detectada apenas por meio de alterações no GLS ao ecocardiograma. Baseando-se no *strain*, o tratamento quimioterápico não deve ser interrompido/adiado ou a dose da quimioterapia alterada. O paciente deve ser monitorado rigorosamente para o aparecimento de sintomas ou sinais de disfunção cardíaca.[35] Estudos em curso avaliam a eficácia de intervenções mais precoces nesse sentido.

Miocardite associada a inibidores *checkpoints* do sistema imune

Os inibidores *checkpoints* do sistema imune representam uma nova categoria de drogas que ajudam a direcionar o sistema imune para reconhecer as células-alvo contra o câncer. Diversos inibidores *checkpoints* já foram aprovados no tratamento do câncer, incluindo melanoma, câncer de pulmão e carcinoma renal, entre outros. Exemplos desses inibidores são: nivolumabe, pembrolizumab, avelumabe, ipilimimabe. Enquanto o bloqueio imune pode alcançar uma regressão importante do tumor em alguns pacientes, essa ativação sistêmica das células T pode lesar outras células não alvo, levando a toxicidades como colite, penumonites, miosites, dermatites e hipofisites.[50] Mais recentemente foram descritos casos de miocardite secundária aos inibidores *checkpoints*.

A incidência de miocardite já foi descrita em estudos retrospectivos e fica em torno de 0,27% a 1,14%,[51,52] e o tempo médio do início do quadro é de 30 dias, geralmente, após a primeira ou a segunda infusão da medicação.[53] Cerca de metade dos pacientes pode apresentar disfunção ventricular.[52]

O quadro clínico da miocardite inclui sinais de IC aguda se apresentando com dispneia, edema pulmonar, dor torácica, arritmias, síncope e até choque cardiogênico ou morte súbita.[52,54] Na miocardite por inibidores *checkpoints*, os biomarcadores como troponina e CK-MB geralmente estão elevados. A evidência de miocardite é demonstrada na ressonância magnética, no PET ou na biópsia endomiocárdica.[51,52]

O tratamento da miocardite relacionada a inibidores *checkpoints* abrange prevenção de novos episódios de toxicidade, imunossupressão para aliviar o quadro inflamatório e suporte clínico para evitar a piora cardíaca.[55] As diretrizes da ASCO (American Society for Clinical Oncology) recomendam o uso de prednisona endovenosa 1 a 2 mg/kg ou metilprednisolona 500 a 1.000 mg. Para casos não responsivos, recomenda-se iniciar micofenolato mofetil ou infliximabe.[56,57] É crucial nesse cenário a colaboração do cardiologista, oncologista e imunologista na prática clínica para o melhor entendimento da miocardite relacionada a inibidores *checkpoints* com o objetivo de prevenir essa doença sem necessidade da interrupção do tratamento.[55]

Considerações finais

O diagnóstico precoce e a melhora das opções de tratamento oncológico têm resultado em melhora no prognóstico dos doentes com câncer, resultando em uma mudança no paradigma terapêutico do doente oncológico, que passa a ser cada vez mais compreendido como um portador de uma doença de evolução crônica e, portanto, suscetível às várias complicações cardiovasculares associadas ao tratamento oncológico. Sabe-se que existe um número crescente de agentes quimioterápicos que reconhecidamente podem levar a potenciais complicações sérias do sistema cardiovascular. Entretanto, o grande conhecimento que se acumula rapidamente na área da cárdio-oncologia tem propiciado antever o desenvolvimento de estratégias de prevenção, diagnóstico e tratamento mais precoce das complicações cardíacas do doente oncológico, resultando em melhora substancial da morbimortalidade cardiovascular desses pacientes e também na possibilidade da não interrupção e mesmo da otimização de terapias oncológicas vitais para o seu prognóstico global. Esses avanços abrem a perspectiva do desenvolvimento de uma medicina de precisão em que o conhecimento mais aprofundado do genoma, do metaboloma e do proteoma desses doentes, associado a métodos diagnósticos mais sensíveis, seja fundamental para a escolha das diversas intervenções cardiovasculares e oncológicas disponíveis e que resulte assim na melhor evolução possível e feita sob medida para o paciente.[58]

Resumo

Nas últimas décadas, observou-se o crescimento da importância das doenças não transmissíveis, principalmente câncer e doença cardiovascular, na saúde no mundo todo e também no Brasil. Por outro lado, houve também um aumento concomitante das taxas de sobrevida em pacientes com câncer, em parte explicado por um diagnóstico mais precoce e pela melhora da terapia oncológica, principalmente com o desenvolvimento de novos agentes quimioterápicos. Entretanto, diversos eventos adversos cardiovasculares podem ser associados à terapia oncológica, incluindo as doenças do miocárdio, hipertensão arterial e hipertensão pulmonar, arritmias supraventriculares e ventriculares, doença arterial coronariana, doenças do pericárdio, doenças valvares e doenças tromboembólicas. Os benefícios da quimioterapia podem ser parcialmente ofuscados por efeitos deletérios ao sistema cardiovascular, destacando-se entre eles a cardiopatia secundária aos quimioterápicos que pode resultar em aumento significativo da morbidade e mortalidade desses pacientes. Felizmente, os conhecimentos que estão se acumulando rapidamente no campo da cárdio-oncologia demostram que existem várias oportunidades de intervenção durante o acompanhamento desses pacientes, principalmente quando realizadas precocemente. Essas intervenções têm o potencial de levar à melhora do prognóstico cardíaco e à manutenção do tratamento oncológico mais adequado.

Referências bibliográficas

1. DATASUS MG. Disponível em: http://tabnet.datasus.gov.br/cgi/deftohtm.exe?sim/cnv/obt10uf.def

2. Pituskin E, Mackey J, Koshman S, Jassal D, Pitz M, Haykowsky M, et al. Multidisciplinary Approach to Novel Therapies in Cardio-Oncology Research (MANTICORE 101-Breast): a randomized trial for the prevention of trastuzumab-associated cardiotoxicity. Journal of Clinical Oncology. 2017;35(8):870-7.

3. Siegel RL, Miller KD, Jemal A. Cancer statistics, 2019. CA Cancer J Clin. 2019;69(1):7-34.

4. Rohde LEP, Montera MW, Bocchi EA, Clausell NO, Albuquerque DC, Rassi S, et al. Diretriz Brasileira de Insuficiência Cardíaca Crônica e Aguda. Arq Bras Cardiol. 2018;111(3):436-539.

5. Bloom MW, Hamo CE, Cardinale D, Ky B, Nohria A, Baer L, et al. Cancer therapy-related cardiac dysfunction and heart failure: Part 1: Definitions, pathophysiology, risk factors, and imaging. Circ Heart Fail. 2016;9(1):e002661.

6. Henriksen PA. Anthracycline cardiotoxicity: an update on mechanisms, monitoring and prevention. Heart. 2018;104(12):971-7.

7. Felker GM, Thompson RE, Hare JM, Hruban RH, Clemetson DE, Howard DL, et al. Underlying causes and long-term survival in patients with initially unexplained cardiomyopathy. N Engl J Med. 2000;342(15):1077-84.

8. Herrmann J, Lerman A, Sandhu NP, Villarraga HR, Mulvagh SL, Kohli M. Evaluation and management of patients with heart disease and cancer: cardio-oncology. Mayo Clin Proc. 2014;89(9):1287-306.

9. Plana JC, Galderisi M, Barac A, Ewer MS, Ky B, Scherrer-Crosbie M, et al. Expert consensus for multimodality imaging evaluation of adult patients during and after cancer therapy: a report from the American Society of Echocardiography and the European Association of Cardiovascular Imaging. Eur Heart J Cardiovasc Imaging. 2014;15(10):1063-93.

10. Cardinale D, Colombo A, Bacchiani G, Tedeschi I, Meroni CA, Veglia F, et al. Early detection of anthracycline cardiotoxicity and improvement with heart failure therapy. Circulation. 2015;131(22):1981-8.

11. Zamorano JL, Lancellotti P, Rodriguez Muñoz D, Aboyans V, Asteggiano R, Galderisi M, et al. 2016 ESC Position Paper on cancer treatments and cardiovascular toxicity developed under the auspices of the ESC Committee for Practice Guidelines: the task force for cancer treatments and cardiovascular toxicity of the European Society of Cardiology (ESC). Eur Heart J. 2016;37(36):2768-801.

12. Ewer MS, Ewer SM. Cardiotoxicity of anticancer treatments. Nat Rev Cardiol. 2015;12(11):620.

13. Miller KD, Siegel RL, Lin CC, Mariotto AB, Kramer JL, Rowland JH, et al. Cancer treatment and survivorship statistics, 2016. CA Cancer J Clin. 2016;66(4):271-89.

14. Lindenfeld J, Albert NM, Boehmer JP, Collins SP, Ezekowitz JA, Givertz MM, et al. HFSA 2010 comprehensive heart failure practice guideline. J Card Fail. 2010;16(6):e1-194.

15. Suter TM, Ewer MS. Cancer drugs and the heart: importance and management. Eur Heart J. 2013;34(15):1102-11.

16. Valachis A, Nilsson C. Cardiac risk in the treatment of breast cancer: assessment and management. Breast Cancer (Dove Med Press). 2015;7:21-35.

17. Almuwaqqat Z, Meisel JL, Barac A, Parashar S. Breast cancer and heart failure. Heart Fail Clin. 2019;15(1):65-75.

18. Wouters K, Kremer L, Miller T, Herman E, Lipshultz S. Protecting against anthracycline-induced myocardial damage: a review of the most promising strategies. Br J Haematol. 2005;131(5):561-78.

19. Davies KJ, Doroshow JH, Hochstein P. Mitochondrial NADH dehydrogenase-catalyzed oxygen radical production by adriamycin, and the relative inactivity of 5-iminodaunorubicin. FEBS Lett. 1983;153(1):227-30.

20. Zhang S, Liu X, Bawa-Khalfe T, Lu LS, Lyu YL, Liu LF, et al. Identification of the molecular basis of doxorubicin-induced cardiotoxicity. Nat Med. 2012;18(11):1639-42.

21. L'Ecuyer T, Sanjeev S, Thomas R, Novak R, Das L, Campbell W, et al. DNA damage is an early event in doxorubicin-induced cardiac myocyte death. Am J Physiol Heart Circ Physiol. 2006;291(3):H1273-80.

22. Marangou J, Redfern A, Haddad T, Rankin JM, Dwivedi G. Heart failure following oncological treatment. Curr Opin Cardiol. 2018;33(2):237-44.

23. Wu A. Cardiotoxic drugs: clinical monitoring and decision making. Heart. 2008;94(11):1503-9.

24. Lenneman CG, Sawyer DB. Cardio-oncology: an update on cardiotoxicity of cancer-related treatment. Circ Res. 2016;118(6):1008-20.

25. Friedman MA, Bozdech MJ, Billingham ME, Rider AK. Doxorubicin cardiotoxicity. Serial endomyocardial biopsies and systolic time intervals. JAMA. 1978;240(15):1603-6.

26. Myocardial infarction redefined--a consensus document of The Joint European Society of Cardiology/American College of Cardiology Committee for the redefinition of myocardial infarction. Eur Heart J. 2000;21(18):1502-13.

27. Singal P, Iliskovic N. Doxorubicin-induced cardiomyopathy. N Engl J Med. 1998;339(13):900-5.

28. Cardinale D, Sandri MT, Colombo A, Colombo N, Boeri M, Lamantia G, et al. Prognostic value of troponin I in cardiac risk stratification of cancer patients undergoing high-dose chemotherapy. Circulation. 2004;109(22):2749-54.

29. Sawaya H, Sebag IA, Plana JC, Januzzi JL, Ky B, Cohen V, et al. Early detection and prediction of cardiotoxicity in chemotherapy-treated patients. Am J Cardiol. 2011;107(9):1375-80.

30. Chaudry M, Banchs J, Chavez-MacGregor M. Anthracycline or trastuzumab-related cardiotoxicity: do we have a predictive biomarker? Biomark Med. 2016;10(3):315-28.

31. Tsuchida K, Tanabe K. Plasma brain natriuretic peptide concentrations and the risk of cardiovascular events and death in general practice. J Cardiol. 2008;52(3):212-23.

32. Tsutamoto T, Kawahara C, Nishiyama K, Yamaji M, Fujii M, Yamamoto T, et al. Prognostic role of highly sensitive cardiac troponin I in patients with systolic heart failure. Am Heart J. 2010;159(1):63-7.

33. Karanth NV, Roy A, Joseph M, de Pasquale C, Karapetis C, Koczwara B. Utility of prechemotherapy echocardiographical assessment of cardiac abnormalities. Support Care Cancer. 2011;19(12):2021-6.

34. Liu J, Banchs J, Mousavi N, Plana JC, Scherrer-Crosbie M, Thavendiranathan P, et al. Contemporary role of echocardiography for clinical decision making in patients during and after cancer therapy. JACC Cardiovasc Imaging. 2018;11(8):1122-31.

35. Thavendiranathan P, Poulin F, Lim KD, Plana JC, Woo A, Marwick TH. Use of myocardial strain imaging by echocardiography for the early detection of cardiotoxicity in patients during and after cancer chemotherapy: a systematic review. J Am Coll Cardiol. 2014;63(25 Pt A):2751-68.

36. Cardinale D, Biasillo G, Cipolla CM. Curing cancer, saving the heart: a challenge that cardioncology should not miss. Curr Cardiol Rep. 2016;18(6):51.

37. Cardinale D, Sandri MT. Role of biomarkers in chemotherapy-induced cardiotoxicity. Prog Cardiovasc Dis. 2010;53(2):121-9.

38. Swain SM, Whaley FS, Gerber MC, Weisberg S, York M, Spicer D, et al. Cardioprotection with dexrazoxane for doxorubicin-containing therapy in advanced breast cancer. J Clin Oncol. 1997;15(4):1318-32.

39. Swain SM, Whaley FS, Gerber MC, Ewer MS, Bianchine JR, Gams RA. Delayed administration of dexrazoxane provides cardioprotection for patients with advanced breast cancer treated with doxorubicin-containing therapy. J Clin Oncol. 1997;15(4):1333-40.

40. Kalay N, Basar E, Ozdogru I, Er O, Cetinkaya Y, Dogan A, et al. Protective effects of carvedilol against anthracycline-induced cardiomyopathy. J Am Coll Cardiol. 2006;48(11):2258-62.

41. Kaya MG, Ozkan M, Gunebakmaz O, Akkaya H, Kaya EG, Akpek M, et al. Protective effects of nebivolol against anthracycline-induced cardiomyopathy: a randomized control study. Int J Cardiol. 2013;167(5):2306-10.

42. Seicean S, Seicean A, Alan N, Plana JC, Budd GT, Marwick TH. Cardioprotective effect of β-adrenoceptor blockade in patients with breast cancer undergoing chemotherapy: follow-up study of heart failure. Circ Heart Fail. 2013;6(3):420-6.

43. Gulati G, Heck SL, Geisler J, Fagerland MW, Hoffmann P, Gravdehaug B, et al. Effect of candesartan and metoprolol on subclinical myocardial injury during anthracycline therapy: data from the prevention of cardiac dysfunction during adjuvant breast cancer therapy (PRADA) study. Journal of the American College of Cardiology. 2016;67(13):1530.

44. Avila MS, Ayub-Ferreira SM, de Barros Wanderley MR Jr, das Dores Cruz F, Goncalves Brandao SM, Rigaud VOC, et al. Carvedilol for Prevention of Chemotherapy-Related Cardiotoxicity: the CECCY Trial. J Am Coll Cardinale D, Colombo A, Sandri M, Lamantia G, Colombo N, Civelli M, et al. Prevention of high-dose chemotherapy-induced cardiotoxicity in high-risk patients by angiotensin-converting enzyme inhibition. Circulation. 2006;114(23):2474-81.

45. Cardinale D, Ciceri F, Latini R, Franzosi MG, Sandri MT, Civelli M, et al. Anthracycline-induced cardiotoxicity: a multicenter randomised trial comparing two strategies for guiding prevention with enalapril: the International CardioOncology Society-one trial. Eur J Cancer. 2018;94:126-37.

46. Cardinale D, Colombo A, Lamantia G, Colombo N, Civelli M, De Giacomi G, et al. Anthracycline-induced cardiomyopathy: clinical relevance and response to pharmacologic therapy. J Am Coll Cardiol. 2010;55(3):213-20.

47. Jones LW, Liu Q, Armstrong GT, Ness KK, Yasui Y, Devine K, et al. Exercise and risk of major cardiovascular events in adult survivors of childhood hodgkin lymphoma: a report from the childhood cancer survivor study. J Clin Oncol. 2014;32(32):3643-50.

48. Mishra SI, Scherer RW, Geigle PM, Berlanstein DR, Topaloglu O, Gotay CC, et al. Exercise interventions on health-related quality of life for cancer survivors. Cochrane Database Syst Rev. 2012(8):CD007566.

49. Friedman CF, Proverbs-Singh TA, Postow MA. Treatment of the immune-related adverse effects of immune checkpoint inhibitors: a review. JAMA Oncol. 2016;2(10):1346-53.

50. Johnson DB, Balko JM, Compton ML, Chalkias S, Gorham J, Xu Y, et al. Fulminant Myocarditis with Combination Immune Checkpoint Blockade. N Engl J Med. 2016;375(18):1749-55.

51. Mahmood SS, Fradley MG, Cohen JV, Nohria A, Reynolds KL, Heinzerling LM, et al. Myocarditis in patients treated with immune checkpoint inhibitors. J Am Coll Cardiol. 2018;71(16):1755-64.

52. Salem JE, Manouchehri A, Moey M, Lebrun-Vignes B, Bastarache L, Pariente A, et al. Cardiovascular toxicities associated with immune checkpoint inhibitors: an observational, retrospective, pharmacovigilance study. Lancet Oncol. 2018;19(12):1579-89.

53. Caforio AL. Foreword to special issue on "myocarditis". Heart Fail Rev. 2013;18(6):669-71.

54. Hu JR, Florido R, Lipson EJ, Naidoo J, Ardehali R, Tocchetti CG, et al. Cardiovascular toxicities associated with immune checkpoint inhibitors. Cardiovasc Res. 2019.

55. Brahmer JR, Lacchetti C, Thompson JA. Management of immune-related adverse events in patients treated with immune checkpoint inhibitor therapy: American Society of Clinical Oncology Clinical Practice Guideline Summary. J Oncol Pract. 2018;14(4):247-9.

56. Lyon AR, Yousaf N, Battisti NML, Moslehi J, Larkin J. Immune checkpoint inhibitors and cardiovascular toxicity. Lancet Oncol. 2018;19(9):e447-e58.

57. Dreyfuss AD, Bravo P, Koumenis C, Ky B. State of the art: precision cardio-oncology. J Nucl Med. 2019.

Capítulo 6

Miocardites agudas

Sandrigo Mangini
Victor Sarli Issa

Pontos-chave

- Miocardite é a inflamação do músculo do coração.
- Existe uma grande variedade de microrganismos, substâncias e doenças (em especial autoimunes) que podem gerar miocardite.
- A fisiopatologia da miocardite em humanos não é completamente entendida.
- Nas miocardites infecciosas, a presença de microrganismos leva em última instância à lesão miocárdica persistente e inflamação secundária à produção de anticorpos.
- A biópsia endomiocárdica e análise histopatológica são fundamentais para os casos com insuficiência cardíaca aguda associada.
- Apesar de haver tratamento específico para certas etiologias, como emprego de imunossupressores e agentes anti-infecciosos, a maioria dos casos não exige tratamento específico e o curso costuma ser benigno, com resolução espontânea dos sintomas.

Introdução

Miocardite é a inflamação do músculo do coração. Do ponto de vista anatomopatológico, caracteriza-se pela presença de infiltrado inflamatório no miocárdio, com necrose ou degeneração de miócitos, na ausência de isquemia.

O termo miocardite foi inicialmente apresentado no início do século XIX por Corvisart na diferenciação entre hipertrofia e dilatação das câmaras cardíacas (miocardite hipertrófica).[1] Joseph Soberheim em 1837 descreveu a miocardite como a presença de inflamação no miocárdio.[2] O conceito de doença do músculo cardíaco foi primeiramente introduzido em meados do século XIX por Virchow;[3,4] segundo esta conceituação, a doença cardíaca não valvar foi denominada "miocardite crônica", sendo a inflamação a única causa reconhecida de doença do miocárdio. Já no século XX, patologistas observaram baixa frequência de miocardite crônica nas necropsias; a procura por etiologia não inflamatória foi intensificada e o reconhecimento clínico da lesão do músculo cardíaco secundária à doença coronariana e hipertensão aumentou em frequência.[5]

No entanto, a partir da segunda metade do século XX, observou-se um amadurecimento das pesquisas na área, em especial com a realização da biópsia endomiocárdica na prática clínica e com os estudos experimentais evidenciando os agentes infecciosos como gatilhos possíveis para a gênese da miocardite.

Epidemiologia

A incidência real da miocardite é difícil de ser estimada tendo em vista seu quadro clínico muitas vezes frustro e inespecífico além da dificuldades clínicas para o diagnóstico; porém estudo de biópsia endomiocárdica em pacientes com insuficiência cardíaca (IC) de origem inexplicada, estimou a incidência em 9,6%.[6] Ela é descrita em 12% de pacientes jovens com menos de 40 anos que apresentaram morte súbita.[7] Em um estudo de 222 pacientes, com seguimento de 4,7 anos, a mortalidade foi de 19,2% dentre estas 9,9% de forma súbita.[8] A apresentação clínica da miocardite é variável, podendo ocorrer casos subclínicos, outros com clínica exuberante e progressiva, e até morte súbita, como única manifestação. Crianças costumam demonstrar uma apresentação mais fulminante do que adultos e pacientes do sexo masculino maior dano miocárdico que o feminino.

Etiologias e fisiopatologia

Conforme Tabela 1, existe uma grande gama de microrganismos, substâncias e doenças (em especial autoimunes) que podem gerar miocardite.

Os agentes infecciosos, principalmente os vírus, tem sido considerados os maiores responsáveis pelo desenvolvimento da inflamação miocárdica.

Tabela 1 Causas infecciosas e não infecciosas de miocardite[9]	
Infecciosas	**Não infecciosas**
Vírus: adenovírus, arbovírus, Chikungunya vírus, citomegalovírus, echovírus, enterovírus (Coxsackie B), Epstein-Barr vírus, flavivírus, hepatite B, hepatite C, herpes simplex 1 e 2, herpes vírus humano 6, HIV, influenza A e B, parvovírus B19, sarampo, poliovírus, raiva, vírus sincicial respiratório, rubéola, varicela, varíola	**Drogas:** aminofilina, anfetaminas, antraciclinas, catecolaminas, cloranfenicol, cocaína, ciclofosfamida, etanol, fenitoína, 5-flouracil, imatinib, interleucina-2, metisergida, trastuzumab, zidovudina
Bactérias: *Burkholderia pseudomallei, Brucella, Chlamydia, Corynebacterium diphtheriae, Francisella tularensis, Haemophilus influenzae, gonococcus, Clostridium, Legionella, Mycobacterium, Mycoplasma, Neisseria meningitidis, Salmonella, Staphylococcus, Streptococcus A, Streptococcus pneumoniae,* tétano, tularemia, cólera	**Hipersensibilidade:** antiinflamatórios não hormonais, benzodiazepínicos, clozapina, cefalosporinas, dapsona, dobutamina, diuréticos de alça e tiazídicos, estreptomicina, fenobarbital, gefitinib, macrolídeos, metildopa, mexiletine, penicilinas, sulfa, toxoide tetânico, tetraciclinas, tricíclicos, vacinas (varíola), venenos (abelha, aranha, cobra, escorpião, vespa)
Espiroquetas: *Borrelia, Leptospira, Treponema pallidum*	**Ambientais:** arsênico, chumbo, cobre, ferro, monóxido de carbono
Helmintos: *Ascaris, Echinococcus granulosus, Heterophyes, Paragonimus westermani, Schistosoma, Strongyloides stercoralis, Taenia solium, Toxocara canis, Trichinella spiralis, Wuchereria bancrofti*	**Doenças autoimunes:** dermatomiosite, miocardite de células gigantes, doenças inflamatórias intestinais, artrite reumatoide, doença de Sjögren, lúpus eritematoso sistêmico, esclerodermia, arterite de Takayasu, granulomatose de Wegener
Fungos: *Actinomyces, Aspergillus, Blastomyces, Candida, Coccidioides, Cryptococcus, Histoplasma, Mucor, Nocardia, Sporothrix schenkii,*	**Doenças sistêmicas:** doença celíaca, síndrome de Churg Strauss, síndrome hipereosinofílica, doença de Kawasaki, sarcoidose
Protozoários: *Balantidium, Entamoeba histolytica, Leishmania, Plasmodium falciparum, Sarcocystis, Trypanosoma cruzi, Trypanosoma brucei, Toxoplasma gondii*	**Outras:** hipotermia, rejeição ao transplante, radiação
Riquétsias: *Coxiella burnetti, Orientia tsutsugamushi, Rickettsia rickettsii, Rickettsia prowazekii,*	

Fonte: adaptada de Jefferies JL, Towbin JA. Dilated cardiomyopathy. Lancet. 2010;375:752-6218.

A fisiopatologia da miocardite em humanos não é completamente entendida. Modelos murinos de miocardite viral sugerem, de maneira simplificada, que seu desenvolvimento apresenta 3 fases: aguda (alguns dias), subaguda (algumas semanas a meses) e crônica (desenvolvimento da cardiomiopatia dilatada)[10] e além disso, 2 mecanismos patogênicos são descritos: lesão citopática direta induzida pelos microrganismos e resposta imune anticardíaca induzida pelos microrganismos. A fase 1 corresponde à infecção inicial, que pode curar até mesmo sem sequela ou levar a IC ou morte, ou progredir para as fases 2/3.[11] Na maioria dos pacientes com miocardite viral o patógeno é eliminado e o sistema imune reduz sua atividade sem outras complicações adicionais. Entretanto, em uma minoria de pacientes o vírus não é eliminado resultando em lesão miocárdica persistente e inflamação secundária a produção de anticorpos.[12] Assim a miocardite viral poderia ser considerada um dos precursores para o desenvolvimento da cardiomiopatia dilatada, sendo observada esta evolução em 21% dos casos de miocardite ao final de 3 anos.[13]

No caso da miocardite bacteriana, além da agressão bacteriana direta aos miócitos, a produção importante de toxinas (com níveis de toxicidade variáveis dependendo do agente etiológico) e a resposta inflamatória intensa com a produção de níveis elevados de citocinas são responsáveis pelo dano celular.[14]

Na miocardite induzida por drogas, o mecanismo de hipersensibilidade ocorre em resposta a componentes quimicamente reativos que se ligam a proteínas promovendo modificações estruturais. Essas partículas são fagocitadas pelas células de defesa e como uma resposta de hipersensibilidade retardada, são liberadas citocinas como interleucina 5, estimulante de eosinófilos. Esse acúmulo de interleucina 5 promove um grande infiltrado eosinofílico com aumento da resposta de hipersensibilidade e maior lesão miocárdica. A predisposição genética parece favorecer esse padrão de resposta. A síndrome hipereosinofílica pode ocorrer em associação a diversas doenças com manifestação sistêmica, como síndrome de Churg-Strauss, câncer, infecções parasitárias e helmínticas, ou estar relacionada a vacinações.[15]

A miocardite de células gigantes é uma forma autoimune de agressão miocárdica e caracteriza-se histologicamente por um infiltrado de células gigantes multinucleadas, além de infiltrado inflamatório de células T, eosinófilos e macrófagos (Figura 1). A presença marcante de células CD8 (citotóxicas) promove intensa lesão miocítica. Essa patologia encontra-se, em até 20% dos casos, associada a doenças autoimunes como tireoidite de Hashimoto, artrite reumatoide, miastenia *gravis*, entre outras. A grande liberação de citocinas inflamatórias e mediadores do estresse oxidativo leva a uma intensa agressão às células miocíticas, com consequente rápida perda de função ventricular e evolução clínica desfavorável.[16]

Miocardite: aspectos clínicos

As manifestações clínicas da miocardite são muito amplas, com um espectro de sintomas variando desde cursos assintomáticos a apresentações com sinais de infarto do miocárdio, IC descompensada e até choque cardiogênico. Dor torácica e arritmias atriais ou ventriculares podem estar presentes, além dos sinais/sintomas de IC aguda ou crônica. A despeito do fato de que a maioria das formas de miocardite tem sua gênese em um quadro viral, a presença de infecção respiratória, gastrointestinal ou sistêmica de infecção viral é observada em somente cerca de 30% dos pacientes nas formas agudas de manifestação.[17] Outros achados podem sugerir a etiologia da miocardite, como eritema marginado, poliartrite migratória, coreia para miocardite reumática aguda; rash cutâneo nas miocardites por hipersensibilidade; acometimento de rins e vias aéreas na miocardite secundária à granulomatose de Wegener; acometimento pulmonar, bloqueios e arritmias ventriculares na sarcoidose.[18]

Diagnóstico

De forma inespecífica, marcadores inflamatórios como velocidade de hemossedimentação e proteína C-reativa podem elevar-se, bem como marcadores de necrose miocárdica (em especial a troponina) refletindo a agressão miocárdica e conferindo valor prognóstico. Para definição etiológica justifica-se a pesquisa de doenças autoimunes, no entanto a coleta de sorologias virais apresenta baixa sensibilidade e especificidade.[19] No Brasil, a sorologia para doença de Chagas deve ser realizada em pacientes com epidemiologia positiva.[14]

Eletrocardiograma: apresenta sensibilidade de 47% para o diagnóstico de miocardite[20] e pode apresentar diferentes alterações, conforme momento evolutivo. Nas fases agudas, podem ocorrer alterações do segmento ST sugestivas de síndrome coronariana aguda (ondas Q, supra ou infradesnivelamento do segmento ST, inversão de onda T), arritmias atriais e ventriculares, bem como bloqueios atrioventriculares. Nas fases mais tardias, a presença de bloqueio de ramo esquerdo sugere remodelamento e confere pior prognóstico).[21] Com a associação de pericardite, alterações clássicas incluem supradesnivelamento difuso do segmento ST e infra PR.[22]

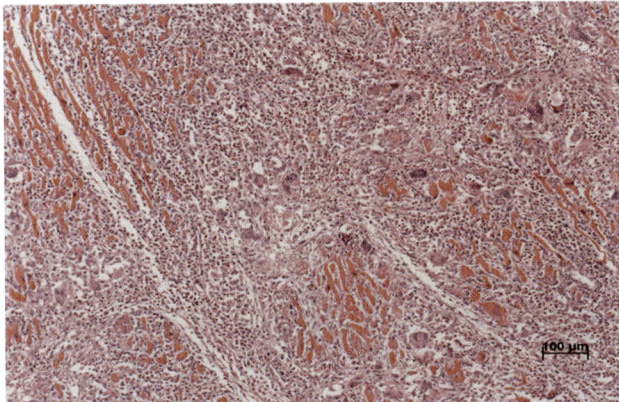

Figura 1 Fotomicrografia evidenciando infiltrado linfocitário intenso e células gigantes multinucleadas no tecido miocárdico, compatível com miocardite de células gigantes.
Fonte: Anatomia-Patológica InCor-HCFMUSP

Ecocardiograma: pode detectar disfunção sistólica com diminuição da fração de ejeção do ventrículo esquerdo, dilatação de câmaras ventriculares e atriais, insuficiência mitral e insuficiência tricúspide secundárias e, eventualmente, disfunção diastólica, derrame pericárdico e trombos intracavitários. As alterações segmentares podem simular infarto do miocárdio. Na miocardite fulminante, usualmente encontramos importante disfunção sistólica com diâmetros cavitários normais, por vezes associada a aumento da espessura da parede septal, indicando edema miocárdico.[23] A disfunção ventricular direita é incomum, porém, quando presente, confere pior prognóstico.[24]

Cintilografia miocárdica: os métodos radioisotópicos, gálio-67[25] e índio-111,[26] por muito tempo tem sido considerados como estratégias para o diagnóstico de miocardite de forma não invasiva, no entanto com a introdução da ressonância magnética (RM) tem sido menos utilizados. Apresentam sensibilidade variável e baixa especificidade. Por ter a sarcoidose acometimento sistêmico, os métodos radioisotópicos, com a possibilidade de varredura do corpo todo, podem auxiliar no diagnóstico; PET-FDG apresenta elevada sensibilidade e especificidade para este diagnóstico.[27]

Ressonância magnética: a análise pela RM cardíaca traz informações precisas sobre as funções global e segmentar de ambos os ventrículos e sobre a caracterização tecidual do miocárdio e tem sido considerada para o diagnóstico de miocardite aguda.[28] Consenso internacional de 2009 (critérios de Lake Louise) refere acurácia da RM de 56 a 78% para diagnóstico de miocardite aguda em comparação à biópsia endomiocárdica, sendo a melhor performance obtida quando da presença de 2 de 3 parâmetros (realce precoce, edema e/ou realce tardio).[29] Recentemente, a associação de novas técnicas, incluindo mapa T1 e T2 aumentam a sensibilidade.[30]

A presença de realce tardio revela correlação com pior prognóstico evolutivo a longo prazo em pacientes com miocardite comprovada por biópsia endomiocárdica, sendo maiores a mortalidade total e a mortalidade cardíaca, independentemente dos sintomas clínicos e da função ventricular.[8]

Biópsia endomiocárdica e histopatologia

A primeira descrição de técnica não cirúrgica de biópsia endomiocárdica ocorreu na década de 1950.[31] Apesar de discussões sobre seus riscos e potenciais benefícios, mantém-se como padrão-ouro para o diagnóstico de miocardite. Em centros com profissionais experientes para realização do procedimento o índice de complicações é baixo.[32] A abordagem habitual é através da veia jugular interna ou femoral, visando fragmentos do septo do ventrículo direito, sob visualização, por meio de radioscopia na sala de hemodinâmica. A realização da biópsia incluindo amostras de ambos os ventrículos parece aumentar a sensibilidade para o diagnóstico de miocardite, também com baixa incidência de complicações.[33]

Diretriz nacional[14] e consensos internacionais[34,35] indicam fortemente a biópsia endomiocárdica na investigação de IC de início recente, na presença de bloqueios e arritmias ventriculares, sem melhora com tratamento convencional. Com base na histopatologia, diversos tipos de miocardite podem ser identificadas: linfocitária, eosinofílica, polimorfonuclear, células gigantes e granulomatosa. A miocardite linfocitária é a forma mais comum.[36]

A intensidade e distribuição do infiltrado inflamatório são muito variáveis, apresentando desde um pequeno foco solitário a agregados multifocais e comprometimento difuso de amplo espectro.

Tabela 2 Critérios de Dallas	
Biópsia inicial	**Biópsia de acompanhamento**
Miocardite ativa	Miocardite persistente
Miocardite borderline	Miocardite em resolução
Ausência de miocardite	Miocardite resolvida

A presença ou ausência de fibrose pode ser descrita

Em 1987[37] foram publicados os critérios de Dallas para o diagnóstico de miocardite (Tabela 2); duas classificações separadas são utilizadas para a biópsia inicial e a de acompanhamento. Estes critérios avaliam a presença de infiltrado inflamatório celular com ou sem necrose de miócitos em fragmentos de tecido cardíaco corados em hematoxilina-eosina. Apesar de terem sido utilizados por mais de 20 anos, apresentam limitações relacionadas à variabilidade interobservador, valor prognóstico, discrepância com outros marcadores de ativação imune ou infecciosa do miocárdio e baixa sensibilidade.[38,39]

Em decorrência da limitação dos critérios de Dallas para o diagnóstico de miocardite, novas estratégias foram desenvolvidas a partir da utilização de técnicas de imuno-histoquímica para marcação de linhagens celulares[40] (linfócitos T, linfócitos B e macrófagos), expressão de HLA[41] e moléculas de adesão.[42]

Estudos que avaliaram a presença de células inflamatórias em corações normais e de doadores de transplante cardíaco[43,44] demonstraram a presença de leucócitos e macrófagos, em especial linfócitos, porém em quantidade reduzida. Com base nestes achados, um consenso do Conselho de Miocardiopatias da *World Heart Federation* (WHF)[45] especificou como inflamação na biópsia endomiocárdica a contagem de leucócitos ≥ 14 células/mm². Outros autores têm levado em consideração para definição de inflamação na biópsia endomiocárdica a contagem ≥ 14 leucócitos/mm² e/ou ≥ 7 linfócitos T/mm².[46-48]

Além da quantificação de leucócitos, algumas publicações46,[49] têm valorizado a associação do aumento na expressão de MHC (HLA de classe I ou II)[50] e de moléculas de adesão intercelular (ICAM)[51] para estabelecer o diagnóstico de inflamação no tecido cardíaco. Uma vez que o infiltrado celular pode ser focal e a biópsia não ser representativa desta área, a expressão de HLA/ICAM por ter caráter de distribuição difusa, pode aumentar a sensibilidade para o diagnóstico de inflamação miocárdica.[52]

Para a detecção de microrganismos no tecido cardíaco diversas técnicas foram descritas e incluem imuno-histoquímica, biologia molecular, hibridização *in situ* e microscopia eletrônica. As técnicas de biologia molecular, tais como a extração de DNA-RNA e amplificação do genoma por PCR permitem o diagnóstico do genoma de agentes infecciosos e tem sido utilizada de forma mais frequente para documentação da presença de microrganismos no tecido miocárdico. No entanto, apesar de sugestiva, não se pode estabelecer uma relação cau-

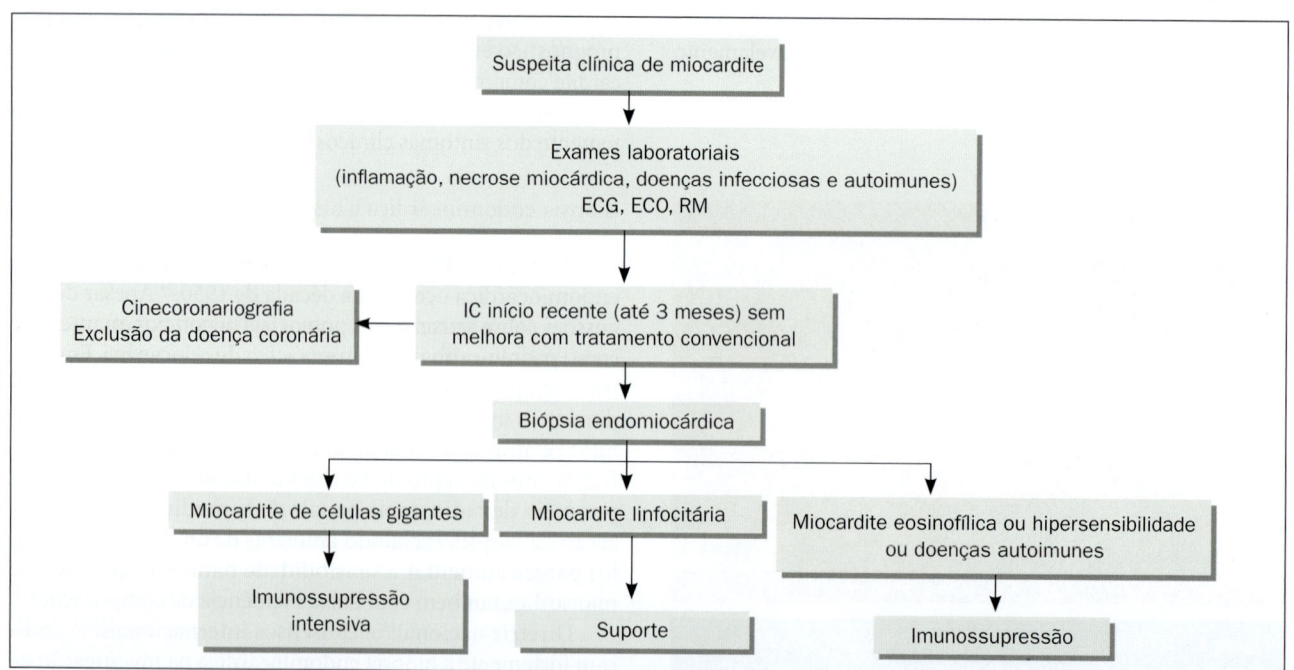

Figura 2 Fluxograma diagnóstico e terapêutico de miocardite aguda.

sal direta entre o achado de agentes infecciosos no miocárdio e a gênese de miocardite/cardiomiopatia, uma vez que a presença de microrganismos no tecido miocárdico tem sido descrita mesmo em corações sem cardiopatia e de cardiomiopatias de outras etiologias específicas.[53] Além disso, em algumas séries, não apresenta influência sobre o prognóstico.[54,55] Muito mais que a presença do genoma, a documentação de sua replicação talvez seja um dos fatores a ser considerado. [56]

Tratamento da miocardite aguda

À luz do conhecimento atual, o tratamento específico de miocardite aguda se restringe ao uso de imunossupressão nas situações de miocardite de células gigantes, miocardite eosinofílica e miocardites relacionadas às doenças autoimunes, sendo o diagnóstico definido por biópsia endomiocárdica, com indicação para sua realização nos casos de IC de início recente (até 3 meses de início dos sintomas) e piora hemodinâmica progressiva (Figura 2).

Na maioria dos casos de miocardite aguda o padrão histológico é de infiltrado linfocitário (Figura 3) e o suporte clínico, incluindo tratamento convencional de IC com diuréticos, vasodilatadores, betabloqueador e antagonista de aldosterona está indicado. Na presença de choque cardiogênico, o suporte com o uso de drogas vasoativas e dispositivos de assistência circulatória deve ser a conduta padrão, uma vez que a maioria dos casos apresenta melhora progressiva.

Imunossupressão

Quando a biópsia endomiocárdica define a presença de miocardite de células gigantes ou miocardite eosinofílica, apesar da baixa incidência de ambas as entidades, a imunossupressão está indicada por estar relacionada à melhor evolução. Da mesma forma, nas miocardites relacionadas às doenças autoimunes e na rejeição celular pós-transplante cardíaco. Na miocardite de células gigantes a imunossupressão deve ser intensiva, incluindo associação de imunossupressores (anticorpos antilinfócitos, corticosteroides, inibidores de calcineurina e antiproliferativos), e sua suspensão pode implicar recorrência. Em decorrência da possibilidade de má evolução, mesmo com imunossupressão intensiva, o transplante cardíaco deve ser considerado, apesar do risco de recidiva no coração transplantado.[57]

Em relação à miocardite linfocitária, no estudo MTT,[58] que incluiu pacientes com miocardite diagnosticada pelos critérios de Dallas associada à presença de disfunção ventricular, o uso de imunossupressão por 6 meses, não demonstrou superioridade na melhora da função ventricular e de sobrevida em relação ao tratamento convencional, apesar de não ter realizado pesquisa de agentes infecciosos.

Pelo risco presumido de intensificação da proliferação de microrganismos, o uso de imunossupressão na miocardite linfocitária aguda não está indicado, sem a biópsia endomiocárdica e a pesquisa de agentes infecciosos. O estudo TIMIC[59] demonstrou melhora da função ventricular com imunossupressão em pacientes com miocardite à biópsia, mais de 6 meses de IC e ausência de genoma viral. Apesar de momento evolutivo diferente em relação à miocardite aguda, este estudo demonstrou o potencial benefício da imunossupressão na ausência de vírus no miocárdio. No entanto, a não identificação de vírus específicos, só permite afirmar que não estão presentes os vírus pesquisados, não afastando a possibilidade de que outros microrganismos estejam envolvidos. Além disso, em decorrência da ausência de estudos confirmando os mesmos achados do estudo TIMIC e da elevada frequência, em nosso meio, de agentes infecciosos em biópsia endomiocárdica de miocardite, outras cardiomiopatias específicas e até mesmo doadores sem cardiopatia,[51] o uso de imunossupressão em miocardite linfocitária aguda não está referendado.

Agentes antivirais/imunomoduladores

Têm como objetivo promover a eliminação viral, bem como impedir a sua replicação. Dentre as possibilidades terapêuticas, temos a imunoglobulina intravenosa (IVIg), interferon-beta, antagonistas da IL-1.

A IVIg apresenta ações anti-inflamatórias e antivirais. O estudo IMAC,[60] que randomizou o uso de IVIg *versus* placebo em pacientes com cardiomiopatia (FE < 40%) e menos de 6 meses de sintomas de IC, não demonstrou benefício desta estratégia, sendo observada melhora da função ventricular em ambos os grupos. Vale ressaltar que não houve neste estudo a pesquisa de agentes infecciosos e o diagnóstico de inflamação pelos critérios de Dallas esteve presente em apenas 16%, o que dificultou a interpretação em relação à influência da IVIg como agente imunomodulador, com atuação sobre inflamação e microrganismos. Pequenas séries de casos em miocardite sugerem benefício de melhora evolutiva com IVIg.[61] A diretriz brasileira[14] também referenda seu uso quando se demonstra inflamação na presença de agentes infecciosos, apesar da evidência limitada, alto custo e possíveis efeitos adversos.

Pequeno estudo clínico com a infusão subcutânea de interferon-beta em pacientes com cardiomiopatia dilatada e ge-

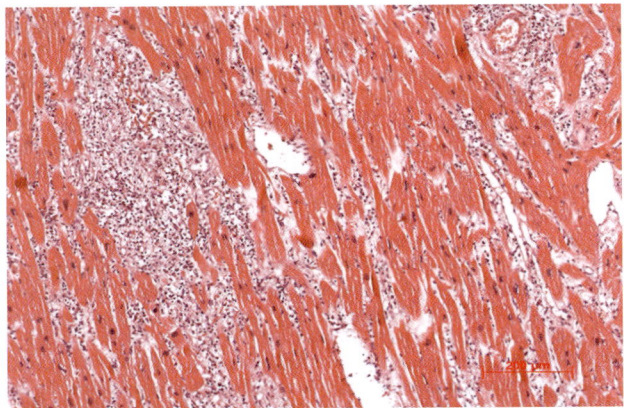

Figura 3 Fotomicrografia evidenciando infiltrado linfocitário intenso com lesão de cardiomiócitos, compatível com miocardite linfocitária ativa.
Fonte: Anatomia Patológica

noma viral de adenovírus e enterovírus no miocárdio demonstrou elevada capacidade de eliminação viral e melhora da função ventricular.[62] No entanto, este estudo não envolveu pacientes na fase aguda da miocardite e seus resultados não foram reproduzidos com casuísticas maiores para confirmação dos achados preliminares.

A IL-1 é uma citocina fundamental na fisiopatologia da imunidade inata, sendo seu bloqueio um alvo terapêutico em potencial de miocardite aguda, bem como de outras situações de inflamação envolvendo o coração como pericardite, insuficiência cardíaca crônica e doença arterial coronariana.[63] Alguns relatos de caso demonstram melhora de função ventricular em miocardite aguda;[64,65] estudos estão em andamento envolvendo pacientes com insuficiência cardíaca crônica[66] e descompensada.[67]

Resumo

Nos pacientes com diagnóstico clínico de miocardite aguda a biópsia endomiocárdica está indicada nas situações de insuficiência cardíaca de início recente e piora hemodinâmica progressiva, visando afastar miocardite de células gigantes e miocardite eosinofílica, que são situações em que existe indicação de imunossupressão. Na maior parte dos casos de miocardite aguda o padrão histológico é de infiltrado linfocitário e o suporte clínico, incluindo tratamento convencional de insuficiência cardíaca com diuréticos, vasodilatadores, betabloqueadores e antagonistas de aldosterona ou quando na presença de choque cardiogênico, uso de drogas vasoativas e de dispositivos de assistência circulatória deve ser a conduta padrão, uma vez que a maioria dos casos costuma apresentar melhora progressiva.

Referências bibliográficas

1. Dally JF. Life and times of Jean Nicolas Corvisart (1755-1821): (Section of the History of Medicine). Proc R Soc Med. 1941;34:239-46.
2. Olsen EG. The problem of viral heart disease. How often do we miss it? Postgrad Med J. 1985;61:479-80.
3. Abelmann WH. Classification and natural history of primary myocardial disease. Prog Cardiovasc Dis. 1984;27:73-94.
4. Virchow RLK. Die Cellularpathologie in ihrer Begründung auf physiologische und pathologische Gewebelehre. Berlin, A. Hirschwald; 1858.
5. Warren S. The pathology of chronic myocarditis. N Engl J Med. 1933;208: 573.
6. Felker GM, Hu W, Hare JM, et al. The spectrum of dilated cardiomyopathy. Medicine (Baltimore). 1999;78:270-83.
7. Doolan A, Langlois N, Semsarian C. Causes of sudden cardiac death in young Australians. Med J Aust. 2004;180:110-2.
8. Grün S, Schumm J, Greulich S, Wagner A, Schneider S, Bruder O, et al. Long-term follow-up of biopsy-proven viral myocarditis: predictors of mortality and incomplete recovery J Am Coll Cardiol. 2012;59(18):1604-15.
9. Jefferies JL, Towbin JA. Dilated cardiomyopathy. Lancet. 2010;375:752-6218.
10. Kawai C. From myocarditis to cardiomyopathy: mechanisms of inflammation and cell death: learning from the past for the future. Circulation. 1999;99:1091–100.
11. Maisch B, Noutsias M, Ruppert V, Richter A, Pankuweit S. Cardiomyopathies: classification, diagnosis, and treatment. Heart Fail Clin. 2012;8:53-78.
12. Blauwet LA, Cooper LT. Myocarditis. Prog Cardiovasc Dis. 2010;52:274-88.
13. D'Ambrosio A, Patti G, Manzoli A, Sinagra G, Di Lenarda A, Silvestri F, et al. The fate of acute myocarditis between spontaneous improvement and evolution to dilated cardiomyopathy: a review. Heart. 2001;85:499-504.
14. I Brazilian guidelines on myocarditis and pericarditis. Montera MW, Mesquita ET, Colafranceschi AS, de Oliveira AC Jr, Rabischoffsky A, Ianni BM, et al. Arq Bras Cardiol. 2013;100(4 Suppl 1):1-36.
15. Spodick DH. Eosinophilic myocarditis. Mayo Clin Proc. 1997;72(10):996.
16. Rosenstein ED, Zucker MJ, Kramer N. Giant cell myocarditis: most fatal of autoimmune diseases. Semin Arthritis Rheum. 2000;30(1):1-16.
17. Magnani JW, Dec GW. Myocarditis: current trends in diagnosis and treatment. Circulation. 2006;113(6):876-90.
18. Conceição-Souza GE, Mangini S, Ramires JAF. Miocardites. In: Veronesi R. Tratado de infectologia. 3ª ed. São Paulo: Atheneu; 2005. p. 2097-104.
19. Mahfoud F, Gärtner B, Kindermann M, Ukena C, Gadomski K, Klingel K, et al. Virus serology in patients with suspected myocarditis: utility or futility? Eur Heart J. 2011;32(7):897-903.
20. Morgera T, Di Lenarda A, Dreas L, Pinamonti B, Humar F, Bussani R, et al. Electrocardiography of myocarditis revisited: clinical and prognostic significance of electrocardiographic changes. Am Heart J. 1992;124(2):455-67.
21. Nakashima H, Katayama T, Ishizaki M, Takeno M, Honda Y, Yano K. Q wave and non-Q wave myocarditis with special reference to clinical significance. Jpn Heart J. 1998;39(6):763-74.
22. Mangini S, Conceição-Souza GE, Ramires JAF. Pericardites. In: Veronesi R. Tratado de infectologia. 3ª ed. São Paulo: Atheneu; 2005. p. 2067-94.
23. Felker GM, Boehmer JP, Hruban RH, Hutchins GM, Kasper EK, Baughman KL, et al. Echocardiographic findings in fulminant and acute myocarditis. J Am Coll Cardiol. 2000;36(1):227-32.
24. Mendes LA, Dec GW, Picard MH, Palacios IF, Newell J, Davidoff R. Right ventricular dysfunction: an independent predictor of adverse outcome in patients with myocarditis. Am Heart J. 1994;128(2):301-7.
25. Camargo PR, Mazzieri R, Snitcowsky R, et al. Biópsia endomiocárdica e mapeamento miocárdico com gálio67 no diagnóstico de miocardite ativa em crianças portadoras de miocardiopatia dilatada. Arq Bras Cardiol. 1990;54:27-31.
26. Margari ZJ, Anastasiou-Nana MI, Terrovitis J, Toumanidis S, Agapitos EV, Lekakis JP, et al. Indium-111 monoclonal antimyosin cardiac scintigraphy in suspected acute myocarditis: evolution and diagnostic impact. Int J Cardiol. 2003;90(2-3):239-45.
27. Kim SJ, Pak K, Kim K. Diagnostic performance of F-18 FDG PET for detection of cardiac sarcoidosis; A systematic review and meta-analysis. J Nucl Cardiol. 2019.
28. Röttgen R, Christiani R, Freyhardt P, Gutberlet M, Schultheiss HP, et al. Magnetic resonance imaging findings in acute myocarditis and correlation with immunohistological parameters. Eur Radiol. 2011;21(6):1259-66.
29. Friedrich MG, Sechtem U, Schulz-Menger J, Holmvang G, Alakija P. Cardiovascular magnetic resonance in myocarditis: a JACC white paper. J Am Coll Cardiol. 2009;53(17):1475-87.
30. Grigoratos C, Di Bella G, Aquaro GD. Diagnostic and prognostic role of cardiac magnetic resonance in acute myocarditis. Heart Failure Reviews. 2019;24:81-90.
31. Weinberg M, Fell EH, Lynfield J. Diagnostic biopsy of the pericardium and myocardium. AMA Arch Surg. 1958;76:825-9.
32. Holzmann M, Nicko A, Kühl U, Noutsias M, Poller W, Hoffmann W, et al. Complication rate of right ventricular endomyocardial biopsy via the femoral approach: a retrospective and prospective study analyzing 3048 diagnostic procedures over an 11-year period. Circulation. 2008;118:1722-28.
33. Yilmaz A, Kindermann I, Kindermann M, Mahfoud F, Ukena C, et al. Comparative evaluation of left and right ventricular endomyocardial biopsy: differences in complication rate and diagnostic performance. Circulation. 2010;122:900-9.
34. Caforio AL, Pankuweit S, Arbustini E, Basso C, Gimeno-Blanes J, Felix SB, et al.; European Society of Cardiology Working Group on Myocardial and Pericardial Diseases. Current state of knowledge on aetiology, diagnosis, management, and therapy of myocarditis: a position statement of the European Society of Cardiology Working Group on Myocardial and Pericardial Diseases. Eur Heart J. 2013;34(33):2636-48.
35. Cooper LT, Baughman K, Feldman AM, Frustaci A, Jessup M, Kuhl U, et al. The role of endomyocardial biopsy in the management of cardiovascular disease: a scientific statement from the American Heart Association, the American College of Cardiology, and the European Society of Cardiology Endorsed by the Heart Failure Society of America and the Heart Failure Association of the European Society of Cardiology. Eur Heart J. 2007;28(24):3076-93.

36. Calabrese F, Angelini A, Carturan E, Thiene G. Myocarditis and inflammatory cardiomyopathy: histomorphological diagnosis. Ernst Schering Res Found Workshop. 2006; 55:305-21.

37. Aretz HT. Myocarditis: the Dallas criteria. Hum Pathol. 1987;18:619-24.

38. Chow LH, Radio SJ, Sears TD, McManus BM. Insensitivity of right ventricular endomyocardial biopsy in the diagnosis of myocarditis. J Am Coll Cardiol. 1989;14:915-20.

39. Baughman KL. Diagnosis of myocarditis: death of Dallas criteria. Circulation. 2006;113:593-95.

40. Noutsias M, Pauschinger M, Schultheiss H, Kuhl U. Phenotypic characterization of infiltrates in dilated cardiomyopathy - diagnostic significance of T-lymphocytes and macrophages in inflammatory cardiomyopathy. Med Sci Monit. 2002;8:478-87.

41. Wojnicz R, Nowalany-Kozielska E, Wodniecki J, Szczurek-Katański K, Nozyński J, Zembala M, et al. Immunohistological diagnosis of myocarditis: potential role of sarcolemmal induction of the MHC and ICAM-1 in the detection of autoimmune mediated myocyte injury. Eur Heart J. 1998;19:1564-72.

42. Noutsias M, Seeberg B, Schultheiss HP, Kuhl U. Expression of cell adhesion molecules in dilated cardiomyopathy: evidence for endothelial activation in inflammatory cardiomyopathy. Circulation. 1999;99:2124-31.

43. Edwards WD, Holmes DR, Reeders GS. Diagnosis of active lymphocytic myocarditis by endomyocardial biopsy: quantitative criteria for light microscopy. Mayo Clin Proc . 1982;57:419-25.

44. Tazelaar HD, Billingham ME. Myocardial lymphocytes. Fact, fancy or myocarditis? Am J Cardiovasc Pathol. 1987;1:47-50.

45. Maisch B, Bultman B, Factor S. World Heart Federation consensus conference's definition on inflammatory cardiomyopathy (myocarditis): report from two expert committees on histology and viral cardiomyopathy. Heartbeat. 1999;4:3-4.

46. Frustaci A, Russo MA, Chimenti C. Randomized study on the efficacy of immunosuppressive therapy in patients with virus-negative inflammatory cardiomyopathy: the TIMIC study. Eur Heart J. 2009;30:1995-2002.

47. Calabrese F, Angelini A, Carturan E, Thiene G. Myocarditis and inflammatory cardiomyopathy: histomorphological diagnosis. Ernst Schering Res Found Workshop. 2006;55:305-21.

48. Kühl U, Pauschinger M, Seeberg B, Lassner D, Noutsias M, Poller W, et al. Viral persistence in the myocardium is associated with progressive cardiac dysfunction. Circulation. 2005;112:1965-70.

49. Kindermann I, Kindermann M, Kandolf R Klingel K, Bültmann B, Müller T, et al. Predictors of outcome in patients with suspected myocarditis. Circulation 2008;118:639-48.

50. Wojnicz R, Nowalany-Kozielska E, Wodniecki J, Szczurek-Katański K, Nozyński J, Zembala M, et al. Immunohistological diagnosis of myocarditis: potential role of sarcolemmal induction of the MHC and ICAM-1 in the detection of autoimmune mediated myocyte injury. Eur Heart J. 1998;19:1564-72.

51. Noutsias M, Seeberg B, Schultheiss HP, Kuhl U. Expression of cell adhesion molecules in dilated cardiomyopathy: evidence for endothelial activation in inflammatory cardiomyopathy. Circulation. 1999;99:2124-31.

52. Kühl U, Noutsias M, Seeberg B, Schultheiss HP. Immunohistological evidence for a chronic intramyocardial inflammatory process in dilated cardiomyopathy. Heart. 1996;75(3):295-300.

53. Mangini S, Higuchi Mde L, Kawakami JT, Reis MM, Ikegami RN, Palomino SA, et al. Infectious agents and inflammation in donated hearts and dilated cardiomyopathies related to cardiovascular diseases, Chagas' heart disease, primary and secondary dilated cardiomyopathies. Int J Cardiol. 2015;178:55-62.

54. Kindermann I, Kindermann M, Kandolf R, Klingel K, Bültmann B, Müller T, et al. Predictors of outcome in patients with suspected myocarditis. Circulation. 2008;118(6):639-48.

55. Kuethe F, Sigusch HH, Hilbig K, Tresselt C, Glück B, Egerer R, et al. Detection of viral genome in the myocardium: lack of prognostic and functional relevance in patients with acute dilated cardiomyopathy. Am Heart J. 2007;153(5):850-8.

56. Kuhl U, Lassner D, Dorner A, Rohde M, Escher F, Seeberg B, et al. A distinct subgroup of cardiomyopathy patients characterized by transcriptionally active cardiotropic erythrovirus and altered cardiac gene expression. Basic Res Cardiol. 2013;108(5):372.

57. Cooper LT Jr, Hare JM, Tazelaar HD, Edwards WD, Starling RC, Deng MC, et al.; Giant Cell Myocarditis Treatment Trial Investigators. Usefulness of immunosuppression for giant cell myocarditis. Am J Cardiol. 2008;102(11):1535-9.

58. Mason JW, O'Connell JB, Herskowitz A, Rose NR, McManus BM, Billingham ME, et al. A clinical trial of immunosuppressive therapy for myocarditis. The Myocarditis Treatment Trial Investigators. N Engl J Med. 1995;333(5):269-75.

59. Frustaci A, Russo MA, Chimenti C. Randomized study on the efficacy of immunosuppressive therapy in patients with virus-negative inflammatory cardiomyopathy: the TIMIC study. Eur Heart J. 2009;30(16):1995-2002.

60. McNamara DM, Holubkov R, Starling RC, Dec GW, Loh E, Torre-Amione G, et al. Controlled trial of intravenous immune globulin in recent-onset dilated cardiomyopathy. Circulation. 2001;103(18):2254-9.

61. Goland S, Czer LSC, Siegel RJ, Tabak S, Jordan S, Luthringer D, et al. Intravenous immunoglobulin treatment for acute fulminant inflammatory cardiomyopathy: series of six patients and review of literature. Can J Cardiol. 2008;24(7):571-4.

62. Kühl U, Pauschinger M, Schwimmbeck PL, Seeberg B, Lober C, Noutsias M, et al. Interferon-beta treatment eliminates cardiotropic viruses and improves left ventricular function in patients with myocardial persistence of viral genomes and left ventricular dysfunction. Circulation. 2003;107(22):2793-8.

63. Emmi G, Urban ML, Imazio M, Gattorno M, Maestroni S, Lopalco G, et al. Use of interleukin-1 blockers in pericardial and cardiovascular diseases. Curr Cardiol Rep. 2018;20(8): 61.

64. Parisi F, Paglionico A, Varriano V, Ferraccioli G, Gremese E. Refractory adult-onset Still disease complicated by macrophage activation syndrome and acutemyocarditis: a case report treated with high doses (8mg/kg/d) of anakinra. Medicine (Baltimore). 2017;96(24):e6656

65. Butin M, Mekki Y, Phan A, Billaud G, Di Filippo S, Javouhey E, et al. Successful immunotherapy in life-threatening parvovirus B19 infection in a child. Pediatr Infect Dis J. 2013;32(7):789-92.

66. Van Tassell BW, Buckley LF, Carbone S, Trankle CR, Canada JM, Dixon DL, et al. Interleukin-1 blockade in heart failure with preserved ejection fraction: rationale and design of the Diastolic Heart Failure Anakinra Response Trial 2 (D-HART2). Clin Cardiol. 2017;40(9):626-32.

67. Van Tassell BW, Canada J, Carbone S, Trankle C, Buckley L, Oddi Erdle C, et al. Interleukin-1 blockade in recently decompensated systolic heart failure: results from REDHART (Recently Decompensated Heart Failure Anakinra Response Trial). Circ Heart Fail. 2017;10(11):e004373.

Capítulo 7

Cardiomiopatia de estresse (*takotsubo*) e miocárdio não compactado

Vera Maria Cury Salemi
Leonardo A. M. Zornoff

Pontos-chave

- Cardiomiopatia de estresse: quadro agudo e reversível de insuficiência cardíaca; geralmente desencadeado por estresse. A prevalência está aumentando, e o tratamento permanece um desafio.
- Miocárdio não compactado: cardiomiopatia genética, manifestada por insuficiência cardíaca, arritmias e embolias. Com o aprimoramento dos métodos de imagem, tem havido aumento da prevalência. Indica-se anticoagulação na disfunção ventricular.

Cardiomiopatia de estresse (*takotsubo*)

A cardiomiopatia de estresse foi descrita pela primeira vez em 1990 como cardiomiopatia de *takotsubo*.[1] Originalmente identificada no Japão, recebeu essa denominação por causa do formato do ventrículo esquerdo (VE) na sístole, que se assemelhava a um tipo de armadilha para capturar polvos (*tako*) em forma de pote (*tsubo*).[2]

Após essa primeira descrição, outras denominações começaram a surgir, como síndrome do balonamento transitório do VE e síndrome do coração partido, pela associação de eventos negativos estressantes com o aparecimento da doença. Atualmente, parece haver preferência pelo termo cardiomiopatia de estresse. Um aspecto importante a ser considerado é que eventos positivos também podem desencadear a cardiomiopatia de estresse, o que originou a designação "síndrome do coração feliz".[3]

Características clínicas

A cardiomiopatia de estresse é uma síndrome clínica caracterizada por quadro agudo e transitório de disfunção ventricular, frequentemente precedido por estresse físico ou emocional, ocorrido entre 1-5 dias do evento. Os principais fatores de estresse potencialmente desencadeadores da car-

diomiopatia estão apresentados no Quadro 1. No entanto, é importante enfatizar que em cerca de 30-35% dos casos não foram identificados fatores desencadeantes para o aparecimento do quadro.[4]

Quadro 1 Principais fatores estressantes desencadeadores da cardiomiopatia de estresse
Endócrinos: hipertireoidismo, feocromocitoma, Addison agudo, crise hiperglicêmica, hiponatremia, hipotireoidismo grave, deficiência adrenocorticotrófica
Neurológicos: AVC (hemorrágico ou isquêmico), trauma, injúria medular, miastenia grave, síndrome de Guillain-Barré, epilepsia, encefalite
Respiratórios: asma e DPOC exacerbado (especialmente com uso abusivo de beta-2-agonistas), pneumotórax, embolia pulmonar
Psiquiátricos: ansiedade, abstinência a drogas, terapia eletroconvulsiva
Gastrointestinais: colecistite, pancreatite, colite pseudomembranosa, peritonite, cólica biliar
Cardíacos: eco de estresse com dobutamina, ablação por radiofrequência, implantação de marca-passo, cardioversão de arritmias
Infecciosos: sepses, choque séptico
Medicações: adrenalina, beta-2-agonistas, nortriptilina, agentes anestésicos
Outros: drogas ilícitas, cirurgias, pós-tranfusional

AVC: acidente vascular cerebral; DPOC: doença pulmonar obstrutiva crônica.

O quadro clínico típico é o aparecimento súbito de dor precordial com características anginosas, associada com dispneia de intensidade variável. Esse quadro é similar ao quadro clínico das síndromes coronarianas agudas (SCA). A cardiomiopatia de estresse também pode apresentar-se com diferentes manifestações clínicas, incluindo síncope, palpitações, hipotensão, congestão pulmonar e choque cardiogênico.[5]

O eletrocardiograma (ECG) frequentemente está alterado na cardiomiopatia de estresse. A alteração mais característica é o supradesnivelamento do segmento ST nas derivações precordiais. No entanto, essa alteração é vista em cerca de 40% dos pacientes. Outras alterações comuns são o encontro de inversão da onda T, principalmente nas derivações anteriores e laterais do ECG, e o prolongamento do intervalo QT. O infradesnivelamnto do segmento ST é incomum, ocorrendo em menos de 10% dos pacientes e, consequentemente, sua presença sugere o diagnóstico de SCA.[4]

Em relação aos biomarcadores, as troponinas estão aumentadas em mais de 90% dos casos, porém de modo modesto, em geral discrepantes à extensa anormalidade de contração. Do mesmo modo, os peptídios natriuréticos estão aumentados em praticamente todos os casos, mas são proporcionais ao grau de comprometimento funcional ventricular.[4]

Aproximadamente 90% dos pacientes com cardiomiopatia de estresse são mulheres, preferentemente após a menopausa, com similar prevalência em diferentes grupos étnicos. Recentemente, estimou-se que em torno de 2% dos pacientes encaminhados para angioplastia coronariana de urgência com a hipótese de SCA apresentavam cardiomiopatia de estresse, com incidência de 100 novos casos ao ano para cada 1 milhão de pessoas.[6]

Outro aspecto relevante a ser considerado é que a cardiomiopatia de estresse pode apresentar diferentes variações anatômicas de comprometimento ventricular. A clássica descrição da cardiomiopatia de estresse está presente em 60-80% dos casos e implica acinesia ou discinesia apical e hipocinesia média, associado com hipercinesia da região basal. O segundo padrão mais frequente (10-20%) implica comprometimento segmentar da contração envolvendo a região média do VE. Esse padrão costuma estar associado com grave disfunção cardíaca. Outro padrão de comprometimento ventricular é chamado de *takotsubo* invertido ou basal com hipercontratilidade apical, encontrado em menos de 5% dos pacientes. Essa forma geralmente se associa com menor grau de disfunção ventricular. Finalmente, alguns pacientes (< 0,5%) podem apresentar comprometimento focal do VE ou comprometimento isolado do ventrículo direito. Importante ressaltar que a cardiomiopatia de estresse pode recorrer com variação anatômica diferente da encontrada inicialmente, no mesmo paciente.[5]

Fisiopatologia

A fisiopatologia da cardiomiopatia de estresse é complexa e multifatorial. No entanto, existe consenso de que a ativação simpática desempenha papel crítico nesse processo. A seguir, será discutido como a ativação simpática, por meio de quatro mecanismos principais, resultaria em disfunção cardíaca aguda e reversível.

O primeiro mecanismo seria o efeito tóxico direto das catecolaminas. De fato, a concentração plasmática de catecolaminas pode ser até 34 vezes maior que os valores de referência.[2] Além disso, o padrão histológico observado, com bandas de contração necrótica, é compatível com toxicidade por catecolaminas.[7]

O segundo mecanismo seria a disfunção endotelial e a deficiência de estrógeno. Dados recentes mostram que disfunção endotelial é comum na cardiomiopatia de estresse, o que poderia resultar em vasoespasmo de artérias epicárdicas e da microcirculação, induzindo a isquemia. Além disso, esse mecanismo também explicaria a cardiomiopatia de estresse ser mais comum em mulheres na menopausa, já que a deficiência de estrógeno está associada com anormalidades do tônus vascular.[7]

O terceiro mecanismo seria uma resposta adaptativa protetora do miocárdio, por meio da ativação de vias de sinalização de sobrevida celular. Em concentrações suprafisiológicas, a adrenalina estimula a proteína G inibitória, por meio de receptores beta-2, expressos predominantemente na região apical. Este fato, associado com a ativação da via fosfatidil-inusitol quinase-3 (PI3K)/proteína quinase B (AKT), seria fundamental para a sobrevida celular, mas induziria efeito inotrópico negativo.[7]

Finalmente, a ativação adrenérgica resultaria em alterações do metabolismo energético cardíaco, com diminuição da glicólise e da oxidação dos ácidos graxos. Em consequência, haveria menor substrato energético e diminuição da capacidade ATPásica da miosina com comprometimento funcional. No entanto, é importante ressaltar que, provavelmente, diferentes mecanismos podem participar com diversa relevância em diferentes pacientes.[7]

Diagnóstico

A cardiomiopatia de estresse deve ser sempre considerada diante da suspeita clínica de SCA, na qual a angiografia coronariana não mostrou lesões limitantes ao fluxo sanguíneo.

Classicamente, foram propostos 4 critérios que devem estar presentes para o diagnóstico, conhecidos como critérios da Mayo Clinic.[2] Recentemente, a Sociedade Europeia de Cardiologia propôs 7 critérios para o diagnóstico.[5] Ambos estão inclusos no Quadro 2.

Complicações e prognóstico

As complicações mais frequentes da cardiomiopatia de estresse são: insuficiência cardíaca aguda (12-45%); comprometimento do ventrículo direito (18-34%); obstrução à via de saída do VE por conta da hipercontratilidade da porção basal na forma clássica (10-25%); associado com a insuficiência mitral pelo efeito Venturi (14-25%); choque cardiogênico (6-20%); arritmias atriais (5-15%) ou ventriculares (4-9%); e formação de trombos (2-8%).[5]

A maioria dos pacientes apresenta recuperação funcional completa. No entanto, como resultado das complicações, a mortalidade hospitalar é de 5%, a recorrência é comum, com 2-4% ao ano. Adicionalmente, pacientes com cardiomiopatia de estresse podem apresentar fadiga (74%), falta de ar (43%), precordialgia (8%) e palpitações (8%), em comparação com pacientes que nunca apresentaram a patologia.[4]

Abordagem terapêutica

Na ausência de dados de grandes estudos clínicos, a abordagem dos pacientes começa com a estratificação de risco

Quadro 2 Critérios para o diagnóstico de cardiomiopatia de estresse (Heart Failure Association-/European Society of Cardiology)

Anormalidades regionais de motilidade transitórias, as quais frequentemente, mas não sempre, são precedidas por estresse desencadeante

As anormalidades regionais de motilidade estendem-se para além do território irrigado por determinada artéria coronária e, frequentemente, resulta em disfunção circunferencial do segmento envolvido

Ausência de lesão arterial coronariana envolvida, incluindo ruptura aguda da placa, formação de trombo, dissecção coronariana ou outras condições patológicas que expliquem o padrão da disfunção transitória do VE (p. ex., cardiomiopatia hipertrófica ou miocardite viral)

Anormalidades novas e reversíveis ao ECG (elevação do segmento ST, infradesnivelamento do segmento ST, inversão da onda T, bloqueio de ramo esquerdo, prolongação do QTc) durante a fase aguda (3 meses)

Elevação sérica significativa dos peptídios natriuréticos durante a fase aguda

Elevação relativamente pequena das troponinas cardíacas, avaliadas com método convencional, desproporcional à grande área de miocárdio disfuncional

Recuperação da função sistólica ventricular em avaliação por método de imagem no acompanhamento (3-6 meses)

Mayo Clinic

Hipocinesia, acinesia ou discinesia transitória do segmento médio do VE com ou sem envolvimento apical; a anormalidade regional de motilidade estende-se para além do território irrigado por determinada artéria coronária; estresse desencadeante é frequente, mas nem sempre está presente

Ausência de doença coronariana obstrutiva ou evidência angiográfica de ruptura aguda de placa

Alteração eletrocardiográfica recente (elevação do segmento ST e/ou inversão da onda T) ou elevação modesta de troponina cardíaca

Ausência de feocromocitoma e miocardite

ECG: eletrocardiograma; VE: ventrículo esquerdo.

(Tabela 1). Pacientes de alto risco são definidos pela presença de pelo menos 1 critério maior ou 2 fatores de risco menores. Pacientes de alto risco devem ser monitorados continuamente com ECG nas primeiras 48 horas em unidades de tratamento intensivo. Pacientes de baixo risco podem ser monitorados por 24 horas e ter alta precoce.

Medicações com atividade simpaticomiméticas devem ser retiradas. Para pacientes com congestão pulmonar, diuréticos são a primeira opção. Se o paciente estiver hipertenso, mas com fração de ejeção entre 35-45%, podem ser administrados vasodilatadores endovenosos ou doses baixas de betabloqueadores. Nos casos de obstrução da via de saída do VE, os betabloqueadores são a primeira opção e os vasodilatadores devem ser evitados.[5]

Para pacientes com instabilidade hemodinâmica, o inotrópico de escolha pode ser a levosimendana, por não apresentar atividade adrenérgica. Em casos graves ou refratários, pode-se utilizar o balão de contrapulsação aórtica, com a ressalva de que ele pode piorar a obstrução da via de saída do VE.[5]

Não há grandes estudos avaliando o efeito de medicações para prevenir a recorrência da cardiomiopatia de estresse. No entanto, betabloqueadores e inibidores da enzima conversora da angiotensina têm sido recomendado por alguns autores.[8]

Em conclusão, estudos clínicos randomizados são necessários para o estabelecimento da correta abordagem terapêutica de pacientes diagnosticados com cardiomiopatia de estresse.

Tabela 1 Estratificação de risco na cardiomiopatia de estresse

Fatores de risco	Alto risco	Baixo risco
Fatores de risco maiores		
Idade	≥ 75 anos	Ver Fatores menores
PAS	< 110 mmHg	≥ 110 mmHg
Edema pulmonar	Presente	Ausente
Síncope inexplicada, TV ou FV	Presente	Ausente
FEVE	< 35%	Ver Fatores menores
Obstrução da via de saída do VE	≥ 40 mmHg	< 40 mmHg
Insuficiência mitral	Presente	Ausente
DSV novo ou ruptura da parede VE	Presente	Ausente
Fatores de risco menores		
Idade	70-75 anos	< 70 anos
QTc	≥ 500 ms	< 500 ms
Onda Q patológica	Presente	Ausente
Elevação ST persistente	Presente	Ausente
FEVE	35-45%	≥ 45%
Fator estressante físico	Presente	Ausente
BNP	≥ 600 pg/mL	< 600 pg/mL
NT-proBNP	≥ 2.000 pg/mL	< 2.000 pg/mL
DAC obstrutiva	Presente	Ausente
Envolvimento biventricular	Presente	Ausente

BNP: peptídio natriurético (do inglês, brain natriuretic peptide); DAC: doença arterial coronariana; FEVE: fração de ejeção do ventrículo esquerdo; FV: fibrilação ventricular; NT-proBNP: porção N-terminal do pró-hormônio do peptídio natriurético; PAS: pressão arterial sistólica; TV: taquicardia ventricular.

Miocárdio não compactado

O miocárdio não compactado (MNC) é classificado pela Associação Americana de Cardiologia como uma cardiomiopatia de cunho genético, enquanto a Organização Mundial da Saúde (OMS) e a Sociedade Europeia de Cardiologia consideram uma cardiomiopatia não classificada.[9]

Essa doença foi inicialmente descrita em 1926 por Grant em uma necropsia de criança com cardiopatia congênita, e, em 1975, Dusek et al. descreveram a "persistência pós-natal de miocárdio esponjoso" nos achados de necropsia de 5 crianças. Engberding e Bender, em 1985, realizaram o diagnóstico pela ecocardiografia, denominando-o miocárdio esponjoso, enquanto Jenni et al., em 1986, descreveram os mesmos achados por ecocardiografia, angiografia e alterações anatomopatológicas.[10] Contudo, foram Chin et al., em 1990, os primeiros a proporem a terminologia "miocárdio não compactado" em um estudo de 8 pacientes (3 deles em necropsia); eles descreveram a presença de trabeculações proeminentes e numerosas, com recessos intertrabeculares profundos que se comunicam com a cavidade do VE, sugerindo que a doença se origine da interrupção no processo de compactação miocárdica no 1º trimestre da vida intrauterina[11] (Figura 1).

Em condições normais, a compactação do miocárdio vai da base para o ápice ventricular, do septo para a parede lateral do VE e do epicárdio para o endocárdio. No MNC, há interrupção desse processo, de forma que o miocárdio fica composto de 2 camadas: uma externa compactada, e a outra interna não compactada, sem comunicação com as artérias coronárias (Figura 2). Acredita-se que quanto mais precoce essa interrupção no período embrionário, maior o grau de disfunção ventricular e mais extensas as trabéculas.[13]

A prevalência é de 4,5-26 por 10 mil adultos avaliados em centros cardiológicos, sendo que estudo prévio mostrou que esta é a 3ª causa de cardiomiopatia em crianças, depois da dilatada e da hipertrófica.[14-16] As bases genéticas da doença são bem conhecidas, podendo decorrer de casos esporádicos ou familiares; o padrão de herança mais comum é autossômico dominante. Uma mutação pode levar a diferentes fenótipos, como MNC, cardiomiopatia dilatada até cardiomiopatia hipertrófica dentro de uma mesma família.[9] Dessa forma, alguns autores questionam se o MNC é uma doença propriamente dita ou um espectro das outras duas doenças, pela mutação do gene da betamiosina.[17] O comprometimento familiar pela doença pode variar de 17-50% dos casos, e estudo prévio mostrou que, entre os familiares acometidos, a maioria é assintomática, reforçando a importância do rastreamento familiar para acompanhamento e tratamento precoces.[18]

Quadro clínico

Os achados clínicos principais são insuficiência cardíaca, arritmias atriais e/ou ventriculares ou fenômenos tromboembólicos.[10,19] A grande maioria dos pacientes apresenta fase longa da vida assintomática. Os sintomas cardiovasculares mais frequentes são a dispneia (79%) e a dor torácica (26%). Entretanto, a morte súbita pode ser a manifestação inicial. As manifestações da insuficiência cardíaca estão presentes em mais da metade dos casos, sendo que a disfunção sistólica ocorre em até 84% dos pacientes e está associada a maior mortalidade.[20-23] A disfunção sistólica ventricular direita é mais comum nos casos com maior comprometimento do VE e está relacionada à maior incidência de arritmias ventriculares, levando a uma taxa maior de implante de cardiodesfibriladores e um pior prognóstico.[24]

A fisiopatologia da disfunção miocárdica no MNC é desconhecida, sendo proposto que possa estar relacionada a redução da reserva do fluxo coronariano, disfunção da microcirculação, alteração primária do metabolismo cardíaco, distúrbios mitocondriais e perda da torção ventricular, levando à alteração da mecânica cardíaca.[9,16,22,25]

Em pacientes pediátricos, foi descrito o padrão ondulante da função ventricular, que consiste em recuperação da função ventricular na infância, com posterior deterioração, entretanto, não se conhece o fator que desencadeia tal processo.[26]

As arritmias ventriculares ocorrem em até 62% dos casos, podem ter caráter maligno e devem estar associadas à presença de trabéculas como substrato ao mecanismo de reentrada, além da redução da perfusão miocárdica e da disfunção da microcirculação, que podem levar a fibrose subendocárdica, com perda da homogeneidade elétrica e circuitos de micro-reentrada, indicando a necessidade de diagnóstico e tratamento precoce dos pacientes.[27] As arritmias relacionadas a pior prognóstico em pacientes com MNC são a fibrilação atrial (FA), que ocorre em até 25% dos adultos, e as taquiarritmias ventriculares, presentes em até 47% dos pacientes.[19,20,28]

A estase sanguínea, que ocorre na área próxima às trabéculas, predispõe à formação de trombos e é maior em pacientes com disfunção ventricular. Os fenômenos tromboembólicos ocorrem em até 38% dos casos, sendo mais comuns em pacientes com volume maior de trabéculas, com disfunção ventricular e arritmias atriais. Além disso, podem ocorrer como apresentação inicial da doença em até 7% dos casos.[29-31] A incidência está reduzindo, graças a maior orientação em relação ao uso de anticoagulantes nesses pacientes.[32]

Métodos diagnósticos

O número de pacientes com diagnóstico de MNC vem aumentando graças à evolução dos métodos diagnósticos e

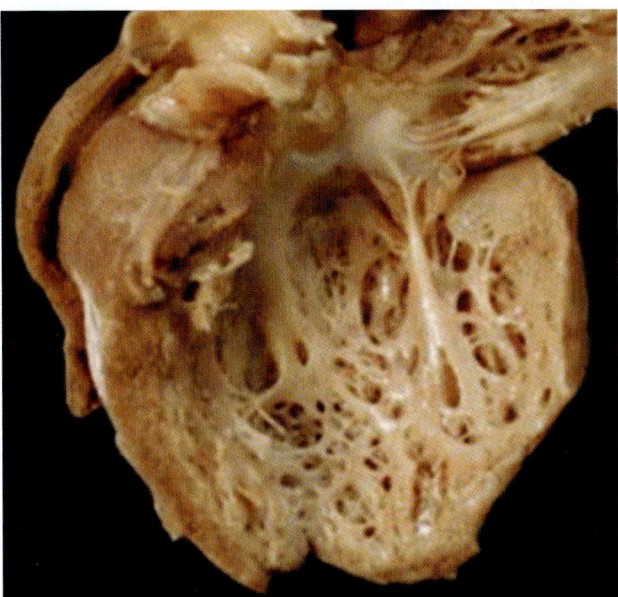

Figura 1 Imagem de necropsia de coração mostrando ventrículo esquerdo com múltiplas trabéculas e espaços intertrabeculares.
Fonte: Burke et al., 2005[12].

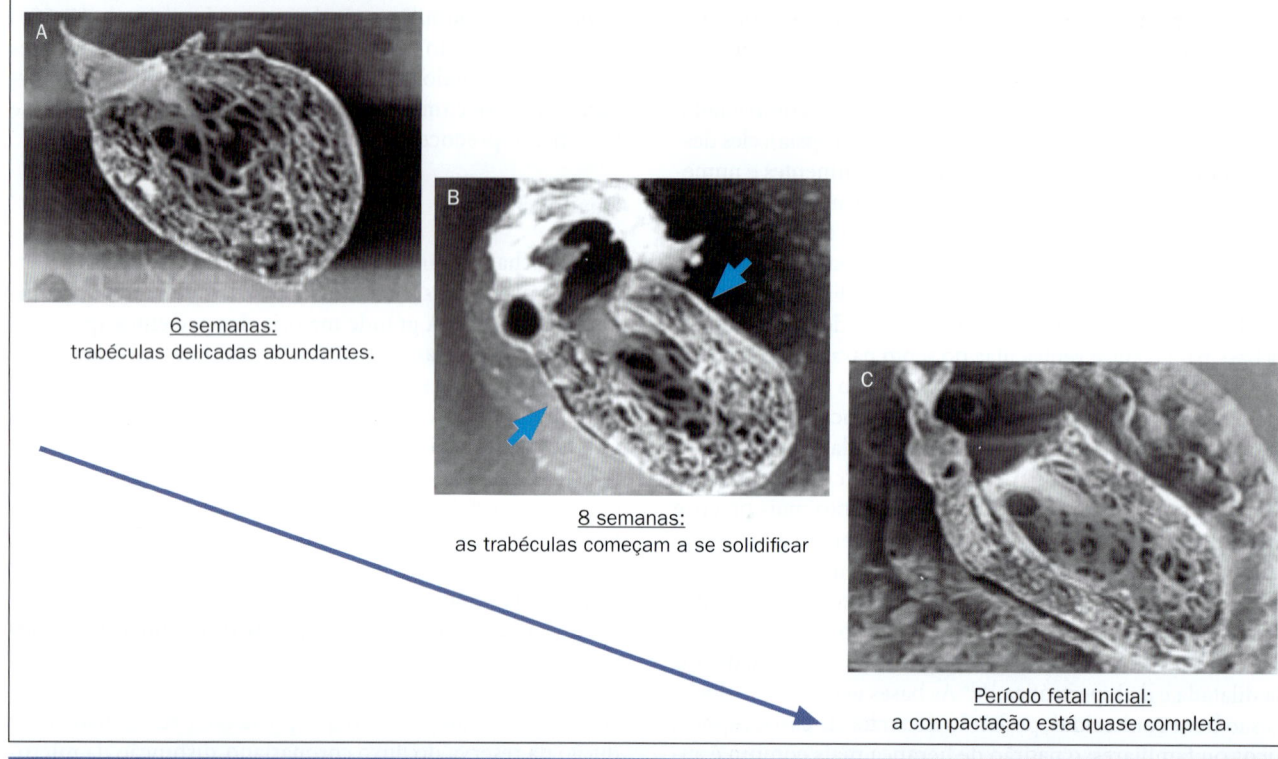

6 semanas:
trabéculas delicadas abundantes.

8 semanas:
as trabéculas começam a se solidificar

Período fetal inicial:
a compactação está quase completa.

Figura 2 Processo de compactação miocárdica: Várias trabéculas delicadas estão presentes na 6ª semana de vida intrauterina (A). As trabéculas começam a se compactar na sua porção basal para o ápice, com aumento da espessura da camada compacta, na 12ª semana, quando a septação ventricular está completa (B). A camada compactada forma a maior parte da massa miocárdica (C).
Fonte: Sedmera e McQuinn, 2008[13].

ao maior conhecimento da doença. O ecocardiograma é o exame de primeira-linha para o diagnóstico, enquanto a ressonância magnética cardíaca (RMC) é considerada o método padrão-ouro na doença. São ainda importantes no diagnóstico o ECG de 12 derivações, o Holter de 24 horas, a tomografia computadorizada (TC) do coração e a ventriculografia esquerda.[9]

Eletrocardiograma de 12 derivações

Alterações eletrocardiográficas são frequentes, mas nenhum padrão típico da doença foi identificado até o momento. As alterações eletrocardiográficas mais frequentes são bloqueio do ramo direito (BRD), bloqueio do ramo esquerdo (BRE), taquicardia ventricular (TV), FA, bloqueios atrioventriculares e síndrome de Wolf-Parkinson-White (WPW); esta é mais comum na população pediátrica.[16,20]

Alguns achados eletrocardiográficos podem ser considerados preditores de morbimortalidade cardiovascular, como intervalo PQ, duração do intervalo QTc e alterações da repolarização ventricular.[33] Além disso, a fragmentação do QRS, quando presente em 3 ou mais derivações, refletindo um atraso de condução da ativação miocárdica, tem relação direta também com o grau de trabeculação e consequente grau de disfunção ventricular e o prognóstico desses pacientes.[27,34]

Holter de 24 horas

As arritmias podem ser a primeira manifestação da doença, são frequentes, muitas vezes graves e podem levar a morte súbita. Dessa forma, o Holter de 24 horas é também um exame de primeira linha para o tratamento e o prognóstico da doença, sendo indicada a realização de pelo menos um exame ao ano nos pacientes com MNC.[35]

Ecocardiograma

Os critérios mais aceitos para o diagnóstico do MNC são os seguintes:

1. Critérios de Chin et al. (Califórnia)[11]. Esses critérios são utilizados para trabéculas do ápice do VE em cortes paraesternal eixo curto e apical, no final da diástole.
■ Presença de X/Y ≤ 0,5, em que:
  – X = distância da superfície epicárdica até o recesso trabecular.
  – Y = distância da superfície epicárdica até o pico das trabeculações.

2. Critérios de Jenni et al. (Zurique)[36]
■ Ausência de alterações cardíacas coexistentes.

- Espessamento da parede miocárdica do VE com duas camadas: uma epicárdica fina e compactada (C) e outra endocárdica espessa e não compactada (NC), preenchida por sangue vindo da cavidade ventricular.
- A razão NC/C > 2 no eixo curto, no final da sístole.
- A localização das trabéculas é geralmente nas paredes apical, mediolateral e medioinferior do VE.

3. Critérios de Stöllberger et al. (Viena)[37]
- Presença de 4 ou mais trabéculas na parede ventricular esquerda, com localização apical de músculos papilares, visível em um único plano de imagem.
- As trabéculas têm a mesma ecogenicidade do miocárdio e apresentam movimento sincrônico com a contração ventricular.
- Espaços intratrabeculares são preenchidos por sangue proveniente da cavidade ventricular, visualizados ao Doppler colorido.
- Imagem obtida em corte apical quatro câmaras.
- Realizar diferentes cortes para obter melhor definição da imagem e diferenciar de falsas cordas e bandas aberrantes.
- A razão NC/C > 2 no eixo curto, no final da diástole.

Entretanto, quando essas critérios foram comparados, foi observado que apenas 29,9% dos pacientes com diagnóstico prévio de MNC preenchiam os 3 critérios; além disso, 8% dos indivíduos saudáveis preencheram 1 ou mais critérios.[38] Dessa forma, não há consenso de qual critério seria o padrão-ouro, uma vez que esse método tem limitações por ser operador-dependente, sendo que indivíduos sadios podem apresentar trabeculações sem apresentar doença. Embora o critério de Jenni et al. seja mais utilizado na prática clínica, o ideal para diagnóstico é a presença dos 3 critérios ecocardiográficos da doença.

As limitações desse método são dificuldade na visualização do ápice ventricular, dependência da experiência do operador, além da reprodutibilidade limitada das medidas das regiões C e NC.[38,39]

O uso de contraste ecocardiográfico e a ecocardiografia tridimensional permitem melhor avaliação das trabéculas.[40] A técnica do *speckle tracking* permite detectar comprometimento miocárdico subclínico em pacientes com fração de ejeção preservada.[41] Ocorre redução do *strain* longitudinal do VE em regiões média e apical, enquanto a região basal do VE apresenta motilidade normal, diferentemente da cardiomiopatia dilatada, que mostra redução das 3 regiões em cortes apicais.[42] A torção ventricular está reduzida e muitos pacientes apresentam rotação em corpo rígido ou em bloco, com o ápice e a base ventriculares girando na mesma direção, diferentemente dos indivíduos normais, nos quais a rotação da base ocorre no sentido horário e do ápice em anti-horário. Isso também leva ao comprometimento da função ventricular, mas também pode ocorrer em pacientes com cardiomiopatia dilatada ou cardiopatia hipertensiva.[43] Esse comprometimento da função ventricular não está restrito às regiões trabeculadas, mas ocorre difusamente, sugerindo que essa doença seja difusa e não restrita em algumas áreas.[28,41]

Ressonância magnética cardíaca

A RMC é considerada o melhor método de imagem no diagnóstico do MNC por permitir o melhor delineamento entre a região compactada e não compactada, com obtenção de múltiplos planos de imagem. Além disso, possibilita a caracterização tecidual pela técnica do realce tardio, avaliação mais detalhada da morfologia e função do ventrículo direito, detecção de trombos e avaliação da motilidade segmentar.

Entre os critérios utilizados no diagnóstico dessa doença, os mais utilizados são o critério de Pettersen et al.[44] e o de Jacquier et al.[45]

1. Critério de Petersen et al.[44]
- Razão entre camada não compactada e compactada > 2,3 no local de maior trabeculação.
- Eixo longo, no local de maior trabeculação, no final da diástole (sensibilidade de 86% e especificidade de 99%).
- Exclusão do ápice do VE, já que essa região já é um pouco mais trabeculada.
- Realce tardio subendocárdico, independentemente da distribuição coronariana, também presente em áreas compactadas.

2. Critérios de Jacquier et al.[45]
- Massa trabeculada do VE >20% da massa global do VE.
- Eixo curto, no final da diástole, sendo que o músculo papilar deve ser incluído na massa compactada.
- Marcador de alta sensibilidade e especificidade no diagnóstico.

Infelizmente, até hoje não existem critérios confiáveis de comprometimento do ventrículo direito em pacientes com MNC.

Outra técnica que pode ser utilizada é estudo do mapa T1, que reflete a presença da expansão do extracelular, achado precocemente em relação à técnica do realce tardio, e apresenta relação com arritmia e função ventricular.[46]

Tomografia computadorizada do coração com contraste

A TC do coração com contraste pode ser realizada em pacientes com contraindicação à realização da RMC. O critério utilizado é a relação NC/C maior que 2,2, no final da diástole. Esse método tem a vantagem de permitir a avaliação da circulação coronariana, e a desvantagem do uso de radiação ionizante e de contraste iodado.[47]

Aconselhamento genético

A Sociedade Europeia de Arritmia Cardíaca propôs, em 2011, que a avaliação genética de todos os membros da família seja considerada classe I, quando uma mutação genética específica é identificada em um caso índice. Entretanto, infelizmente esta não é nossa realidade, já que, pelos custos altos, pela tecnologia especializada e de acesso limitado a grandes centros, além do desafio da relação entre uma mutação e sua manifestação fenotípica, a realização do rastreamento genético familiar não tem sido rotineira, embora seja considerada uma ferramenta fundamental no aconselhamento genético desses pacientes.[48]

Diagnóstico diferencial

No diagnóstico diferencial com MNC, devem ser consideradas as doenças com comprometimento apical, como cardiomiopatia hipertrófica apical, endomiocardiofibrose, cardiomiopatia dilatada com trombos apicais, cordas intracavitárias, tumores ventriculares e hipertrabeculação ventricular, que pode ser transitória em indivíduos saudáveis, negros, atletas e gestantes.[16,49]

Tratamento

O tratamento de pacientes com MNC e insuficiência cardíaca é baseado nas recomendações do manejo dessa doença, devendo ser considerada a prevenção dos eventos tromboembólicos. A anticoagulação oral está indicada em pacientes com disfunção ventricular para reduzir a incidência de fenômenos tromboembólicos, independentemente da presença de FA. Além disso, deve ser utilizada na presença de trombo intracardíaco, eventos embólicos prévios e FA.[16,29,31,32,50] Entretanto, alguns relatos de caso mostram que mesmo os pacientes com função ventricular preservada apresentam eventos embólicos, sugerindo uso de anticoagulantes em pacientes com MNC, independentemente da função ventricular.

A terapia por ressincronização segue as recomendações da literatura para o tratamento da insuficiência cardíaca, e alguns estudos sugerem que esses pacientes são hiper-respondedores. Bertini et al. compararam o efeito da ressincronização cardíaca em pacientes com cardiomiopatia dilatada e MNC, com melhor resultado nestes últimos, mostrando maior remodelamento reverso.[51]

Os indivíduos com MNC e função ventricular normal frequentemente são assintomáticos e devem ser avaliados a cada 1 a 2 anos, para realizar diagnóstico precoce das possíveis complicações da doença, diferentemente dos pacientes com insuficiência cardíaca, que devem ter acompanhamento mais frequente.

Prognóstico

O registro francês publicado em 2011 por Habib et al. com 45 pacientes seguidos por 10 anos, com sobrevida média em 97% em 46 meses, sugere que o prognóstico é melhor do que se pensava previamente e, na atualidade, a mortalidade de pacientes com MNC é comparável a outras cardiomiopatias.[20] Vários estudos têm mostrado que os fatores de prognóstico reservado são dilatação das câmaras esquerdas, disfunção ventricular esquerda, classe funcional III/IV, redução da pressão arterial sistólica, presença de hipertensão arterial pulmonar, BRD, insuficiência cardíaca, eventos embólicos sistêmicos e arritmia ventricular sustentada.[14,15,19,20,23]

Por outro lado, os pacientes com função ventricular normal, geralmente diagnosticados por rastreamento familiar, têm melhor prognóstico.[20]

Resumo

A cardiomiopatia de estresse é uma síndrome clínica com quadro agudo e transitório de disfunção ventricular, usualmente desencadeado por estresse físico ou emocional, classicamente caracterizado por aparecimento súbito de dor precordial e dispneia, associado com supradesnivelamento do segmento ST nas derivações precordiais e acinesia/discinesia apical e hipocinesia média, associado com hipercinesia da região basal do VE.

Na ausência de dados de grandes estudos clínicos, o tratamento se inicia com a retirada de medicações com atividade simpaticomiméticas. Para pacientes com congestão pulmonar, diuréticos são a primeira opção. Para pacientes com instabilidade hemodinâmica, levosimendana pode ser o inotrópico de escolha. Em casos graves ou refratários, pode ser utilizado o balão de contrapulsação aórtico. No entanto, o tratamento permanece um desafio.

O miocárdio não compactado é uma cardiomiopatia genética descrita por Chin et al. em 1990, caracterizada por trabeculações proeminentes e numerosas, com recessos intertrabeculares profundos que se comunicam com a cavidade do VE. O miocárdio fica composto de 2 camadas: uma externa compactada (C) e a outra interna não compactada (NC), sem comunicação com as artérias coronárias. A manifestação clínica se dá por uma tríade: insuficiência cardíaca, arritmias e fenômenos tromboembólicos.

O comprometimento familiar pela doença pode variar de 17-50% dos casos, e estudo prévio mostrou que, entre os familiares acometidos, a maioria é assintomática, reforçando a importância do rastreamento familiar, para o acompanhamento e o tratamento precoces.

Referências bibliográficas

1. Sato TH, Uchida T, Dote K, Ishihara M. Takotsubo-like left ventricular dysfunction due to multivessel coronary spasm. In: Kodama K, Haze K, Hori M (eds.). Clinical aspect of myocardial injury: from ischemia to heart failure. Tokyo: Kagakuhyoronsha Publishing Co; 1990. p.56-64.
2. Okoshi k, Okoshi MP. Cardiomiopatia de Takotsubo. Rev Soc Cardiol Estado de São Paulo. 2009;19:87-92.
3. Ghadri JR, Sarcon A, Diekmann J, Bataiosu DR, Cammann VL, Jurisic S, et al. InterTAK Co-Investigators. Happy heart syndrome: role of positive emotional stress in Takotsubo syndrome. Eur Heart J. 2016;37:2823-9.
4. Medina de Chazal H, Del Buono MG, Keyser-Marcus L, Ma L, Moeller FG, Berrocal D, et al. Stress cardiomyopathy diagnosis and treatment. JACC. 2018;72:1955-71.
5. Lyon AR, Bossone E, Schneider B, Sechtem U, Citro R, Underwood SR, et al. Current state of knowledge on Takotsubo syndrome: a position statement from the Taskforce on Takotsubo Syndrome of the Heart Failure Association of the European Society of Cardiology. Eur J Heart Fail. 2016;18:8-27.
6. Deshmukh A, Kumar G, Pant S, Rihal C, Murugiah K, Mehta JL. Prevalence of Takotsubo cardiomyopathy in the United States. Am Heart J. 2012;164:66-71.
7. Pellicia F, Kaski JC, Crea F, Camici PG. Pathophysiology of Takotsubo syndrome. Circulation. 2017;135:2426-41.

8. Watanabe M, Izumo M, Akashi YJ. Novel understanding of Takotsubo syndrome. Int Heart J. 2018;59:250-5.

9. Paterick TE, Umland MM, Jan MF, Ammar KA, Kramer C, Khandheria BK, et al. Left ventricular noncompaction: a 25-year odyssey. J Am Soc Echocardiogr. 2012;25(4):363-75.

10. Jenni R, Goebel N, Tartini R, Schneider J, Arbenz U, Oelz O. Persisting myocardial sinusoids of both ventricles as an isolated anomaly: echocardiographic, angiographic, and pathologic anatomical findings. Cardiovasc Intervent Radiol. 1986;9(3):127-31.

11. Chin TK, Perloff JK, Williams RG, Jue K, Mohrmann R. Isolated noncompaction of left ventricular myocardium. A study of eight cases. Circulation. 1990;82(2):507-13.

12. Burke A, Mont E, Kutys R, Virmani R. Left ventricular noncompaction: a pathological study of 14 cases. Hum Pathol. 2005;36(4):403-11.

13. Sedmera D, McQuinn T. Embryogenesis of the heart muscle. Heart Fail Clin. 2008;4:235-45.

14. Ichida F, Hamamichi Y, Miyawaki T, Ono Y, Kamiya T, Akagi T, et al. Clinical features of isolated noncompaction of the ventricular myocardium: long--term clinical course, hemodynamic properties, and genetic background. J Am Coll Cardiol. 1999;34(1):233-40.

15. Oechslin EN, Attenhofer Jost CH, Rojas JR, Kaufmann PA, Jenni R. Long--term follow-up of 34 adults with isolated left ventricular noncompaction: a distinct cardiomyopathy with poor prognosis. J Am Coll Cardiol. 2000;36:493-500.

16. Paterick TE, Tajik AJ. Left ventricular noncompaction: a diagnostically challenging cardiomyopathy. Circ J. 2012;76:1556-62.

17. Ganame J. Left ventricular non-compaction: from recognition to treatment. Curr Pharm Des. 2015;21:484-90.

18. Hoedemaekers YM, Caliskan K, Michels M, Frohn-Mulder I, van der Smagt JJ, Phefferkorn JE, et al. The importance of genetic counseling, DNA diagnostics, and cardiologic family screening in left ventricular noncompaction cardiomyopathy. Circ Cardiovasc Genet. 2010;3(3):232-9.

19. Tian T, Liu Y, Gao L, Wang J, Sun K, Zou Y, et al. Isolated left ventricular noncompaction: clinical profile and prognosis in 106 adult patients. Heart Vessels. 2014;29(5):645-52.

20. Habib G, Charron P, Eicher JC, Giorgi R, Donal E, Laperche T, et al. Isolated left ventricular non-compaction in adults: clinical and echocardiographic features in 105 patients. Results from a French registry. Eur J Heart Fail. 2011;13(2):177-85.

21. Bennett CE, Freudenberger R. The current approach to diagnosis and management of left ventricular noncompaction cardiomyopathy: review of the literature. Cardiol Res Pract. 2016;2016:5172308.

22. Oechslin E, Jenni R. Left ventricular non-compaction revisited: a distinct phenotype with genetic heterogeneity? Eur Heart J. 2011;32:1446-56.

23. Brescia ST, Rossano JW, Pignatelli R, Jefferies JL, Price JF, Decker JA, et al. Mortality and sudden death in pediatric left ventricular noncompaction in a tertiary referral center. Circulation. 2013;127(22):2202-8.

24. Leung SW, Elayi C-S, Charnigo RJ, Syed MA. Clinical significance of right ventricular dysfunction in left ventricular non-compaction cardiomyopathy. Int J Cardiovasc Imaging. 2012;28:1123-31.

25. Tavares de Melo MD, Giorgi MCP, Assuncao AN Jr., Dantas RN Jr., Araujo Filho JA, Parga Filho JR, et al. Decreased glycolytic metabolism in non-compaction cardiomyopathy by 18F-fluoro-2-deoxyglucose positron emission tomography: new insights into pathophysiological mechanisms and clinical implications. Eur Heart J Cardiovasc Imaging. 2017;18(8):915-21.

26. Parent JJ, Towbin JA, Jefferies JL. Medical therapy leads to favorable remodeling in left ventricular non-compaction cardiomyopathy: dilated phenotype. Pediatr Cardiol. 2012;37:674-7.

27. Cetin MS, Ozcan Cetin EH, Canpolat U, Cay S, Topaloglu S, Temizhan A, et al. Usefulness of fragmented QRS complex to predict arrhythmic events and cardiovascular mortality in patients with noncompaction cardiomyopathy. Am J Cardiol. 2016;117(9):1516-23.

28. Peters F, Khandheria BK, Libhaber E, Maharaj N, Dos Santos C, Matioda H, et al. Left ventricular twist in left ventricular noncompaction. Eur Heart J Cardiovasc Imaging. 2014;15(1):48-55.

29. Stöllberger C, Blazek G, Dobias C, Hanafin A, Wegner C, Finsterer J. Frequency of stroke and embolism in left ventricular hypertrabeculation/noncompaction. Am J Cardiol. 2011;108(7):1021-3.

30. Bhatia NL, Tajik AJ, Wilansky S, Steidley DE, Mookadam F. Isolated noncompaction of the left ventricular myocardium in adults: a systematic overview. J Card Fail. 2011;17:771-8.

31. Finsterer J, Stöllberger C. Primary prophylactic anticoagulation is mandatory if noncompaction is associated with atrial fibrillation or heart failure. Int J Cardiol. 2015;184:268-9.

32. Stöllberger C, Finsterer J. New oral anticoagulants for stroke prevention in left ventricular hypertrabeculation/noncompaction? Int J Cardiol. 2013;168:2910-1.

33. Steffel J, Kobza R, Oechslin E, Jenni R, Duru F. Electrocardiographic characteristics at initial diagnosis in patients with isolated left ventricular noncompaction. Am J Cardiol. 2009;104:984-9.

34. Ozcan F, Turak O, Canpolat U, Avci S, Tok D, Isleyen A, et al. Fragmented QRS predicts the arrhythmic events in patients with heart failure undergoing ICD implantation for primary prophylaxis: more fragments more appropriate ICD shocks. Ann Noninvasive Electrocardiol. 2014;19(4):351-7.

35. Udeoji DU, Philip KJ, Morrissey RP, Phan A, Schwarz ER. Left ventricular noncompaction cardiomyopathy: updated review. Ther Adv Cardiovasc Dis. 2013;7:260-73.

36. Jenni R, Oechslin E, Schneider J, Attenhofer Jost C, Kaufmann PA. Echocardiographic and pathoanatomical characteristics of isolated left ventricular non-compaction: a step towards classification as a distinct cardiomyopathy. Heart. 2001;86:666-71.

37. Stöllberger C, Finsterer J, Blazek G. Left ventricular hypertrabeculation/noncompaction and association with additional cardiac abnormalities and neuromuscular disorders. Am J Cardiol. 2002;90:899-902.

38. Kohli SK, Pantazis AA, Shah JS, Adeyemi B, Jackson G, McKenna WJ,et al. Diagnosis of left-ventricular non-compaction in patients with left-ventricular systolic dysfunction: time for a reappraisal of diagnostic criteria? Eur Heart J. 2008;29(1):89-95.

39. Saleeb SF, Margossian R, Spencer CT, Alexander ME, Smoot LB, Dorfman AL, et al. Reproducibility of echocardiographic diagnosis of left ventricular noncompaction. J Am Soc Echocardiogr. 2012;25(2):194-202.

40. Koo BK, Choi D, Ha JW, Kang SM, Chung N, Cho SY. Isolated noncompaction of the ventricular myocardium: contrast echocardiographic findings and review of the literature. Echocardiography. 2002;19(2):153-6.

41. Bellavia D, Michelena HI, Martinez M, Pellikka PA, Bruce CJ, Connolly HM, et al. Speckle myocardial imaging modalities for early detection of myocardial impairment in isolated left ventricular non-compaction. Heart. 2010;96(6):440-7.

42. Niemann M, Liu D, Hu K, Cikes M, Beer M, Herrmann S, et al. Echocardiographic quantification of regional deformation helps to distinguish isolated left ventricular non-compaction from dilated cardiomyopathy. Eur J Heart Fail. 2012;14(2):155-61.

43. Claus P, Omar AMS, Pedrizzetti G, Sengupta PP, Nagel E. Tissue tracking technology for assessing cardiac mechanics: principles, normal values, and clinical applications. JACC Cardiovasc Imaging. 2015;8(12):1444-60.

44. Petersen SE, Selvanayagam JB, Wiesmann F, Robson MD, Francis JM, Anderson RH, et al. Left ventricular non-compaction: Insights from cardiovascular magnetic resonance imaging. J Am Coll Cardiol. 2005;46(1):101-5.

45. Jacquier A, Thuny F, Jop B, Giorgi R, Cohen F, Gaubert JY, et al. Measurement of trabeculated left ventricular mass using cardiac magnetic resonance imaging in the diagnosis of left ventricular non-compaction. Eur Heart J. 2010;31(9):1098-104.

46. Araujo-Filho JAB, Assuncao AN Jr., Tavares de Melo MD, Bière L, Lima CR, Dantas RN Jr., et al. Myocardial T1 mapping and extracellular volume quantification in patients with left ventricular non-compaction cardiomyopathy. Eur Heart J Cardiovasc Imaging. 2018;19(8):888-95.

47. Sidhu MS, Uthamalingam S, Ahmed W, Engel LC, Vorasettakarnkij Y, Lee AM, et al. Defining left ventricular noncompaction using cardiac computed tomography. HYPERLINK "https://www.ncbi.nlm.nih.gov/pubmed/?term=%22Defining+left+ventricular+noncompaction+using+cardiac+computed+tomography" \o "Journal of thoracic imaging." J Thorac Imaging. 2014;29(1):60-6.

48. Teekakirikul P, Kelly MA, Rehm HL, Lakdawala NK, Funke BH. Inherited cardiomyopathies: molecular genetics and clinical genetic testing in the post-genomic era. J Mol Diagn. 2013;15:158-70.

49. Salemi VM, Rochitte CE, Lemos P, Benvenuti LA, Pita CG, Mady C. Long--term survival of a patient with isolated noncompaction of the ventricular myocardium. J Am Soc Echocardiogr. 2006;19(3):354.e354.e3.

50. Stöllberger C, Wegner C, Finsterer J. CHADS2- and CHA2DS2VASc scores and embolic risk in left ventricular hypertrabeculation/noncompaction. J Stroke Cerebrovasc Dis. 2013;22:709-12.

51. Bertini M, Ziacchi M, Biffi M, Biagini E, Rocchi G, Martignani C, et al. Effects of cardiac resynchronisation therapy on dilated cardiomyopathy with isolated ventricular non-compaction. Heart. 2011;97(4):295-300.

Seção 12

DOENÇAS DO PERICÁRDIO E TUMORES DO CORAÇÃO

Capítulo 1

Pericardite aguda

Daniéliso Renato Fusco
Katashi Okoshi

Pontos-chave

- Pericardite é o processo inflamatório do pericárdio e pode ser de causa primária ou secundária a diversas doenças sistêmicas. As pericardites agudas e recorrentes são as formas de doença pericárdica mais comuns na prática clínica.
- A pericardite "idiopática" constitui a forma mais comum de apresentação de pericardite aguda, representando até 85% dos casos, e sabe-se que na maioria desses casos a etiologia é viral.
- O diagnóstico de pericardite aguda é realizado na presença de pelo menos dois dos seguintes critérios diagnósticos: dor característica, atrito pericárdico, alteração eletrocardiográfica sugestiva e novo derrame pericárdico (DP).
- O tratamento em geral é baseado no uso de anti-inflamatórios não hormonais (AINH) e colchicina, a qual tem mostrado benefício na redução da dor e na prevenção de recorrência.
- A prednisona constitui fator de risco independente para a recorrência da pericardite e, portanto, deve ser considerado apenas em pacientes com pericardite recorrente não respondedores aos AINH e à colchicina.

Introdução

O pericárdio consiste de duas membranas (visceral e parietal) que envolvem o coração, e entre elas encontram-se normalmente cerca de 15 a 50 mL de um líquido seroso e claro.[1] Acredita-se que esse líquido pericárdico aja como lubrificante, diminuindo a fricção do coração durante o ciclo cardíaco. Além disso, o líquido pericárdico teria a função de reservatório de moduladores parácrinos como prostanoides, peptídeos natriuréticos e endotelinas, que podem regular os tônus simpático e coronário, a frequência cardíaca e a pressão arterial (PA), além do possível papel imunológico.[2]

O pericárdio visceral está intimamente ligado ao coração, à aorta, à artéria pulmonar e às veias cavas e permite a fixação do tecido adiposo (cujo interior é onde se localizam vasos epicárdicos e fibras nervosas autonômicas) ao miocárdio.[2] O pericárdio parietal é constituído de colágenos tipos I e III e elastina, de espessura que varia de 1 a 2 mm, portanto mais resistente, e tem importante função de fixar o coração à cavidade torácica.[2]

O pericárdio não é essencial para a função cardíaca, no entanto grande acúmulo de líquido pericárdico ou espessamento dessa membrana pode causar consequências clínicas significativas.[3]

Pericardite é o processo inflamatório do pericárdio e pode ser de causa primária ou secundária a diversas doenças sistêmicas. As formas agudas e recorrentes são as mais comuns na prática clínica.[3,4] O termo pericardite aguda é geralmente utilizado para o primeiro episódio da doença, ao passo que pericardite recorrente refere-se literalmente à recorrência após a remissão inicial, independentemente do intervalo de tempo de reaparecimento.[5] Já o termo pericardite crônica é muito usado para aqueles casos de pericardite de curso prolongado, arbitrariamente definido como superior a 3 meses.[6]

Não há dados no Brasil sobre a prevalência da pericardite. Estudos disponíveis na literatura indicam que ocorre em 0,1% dos pacientes hospitalizados, em até 5% das necropsias e em 5% dos pacientes que procuram o hospital com dor torácica.[8]

Etiologia

A pericardite idiopática é a forma mais comum de apresentação da pericardite aguda, podendo chegar a 85% dos casos.[3] Sabe-se que na grande maioria desses casos a etiologia é viral e, habitualmente, não se faz pesquisa viral de rotina na prática clínica devido à relação custo-benefício. Em formas não benignas, pode ser importante a identificação viral por métodos de biologia molecular, como PCR e hibridização *in situ*.[9] A decisão de estender a pesquisa diagnóstica deve ser individualizada, considerando principalmente a gravidade do caso.

Além das pericardites idiopáticas ou virais, várias patologias também podem cursar com pericardite, tornando extensa a lista de causas potenciais. A pericardite pode ser a primeira manifestação de uma doença sistêmica (em geral autoimune), neoplásica ou tuberculosa.[3,4] Cada uma dessas doenças apresenta a frequência de 5% dos casos não selecionados em países desenvolvidos.[4] No Brasil, certamente a etiologia tuberculosa é muito superior em relação aos países desenvolvidos, principalmente em portadores de imunodeficiência. Em geral, as causas de pericardite aguda podem ser subdivididas em infecciosas e não infecciosas. As de origem não infecciosa incluem etiologias autoimunes (relacionadas à lesão do pericárdio, doença do tecido conectivo e formas autorreativas), neoplásicas, desordens metabólicas e pericardites traumáticas. Os agentes infecciosos capazes de causar pericardite incluem vírus, bactérias, fungos e parasitas (Tabela 1).

Na prática clínica, a maioria dos casos de pericardite aguda acaba sendo classificada como idiopática (até 85%) e tem presumivelmente etiologia viral.

As pericardites virais são a principal causa de infecção do pericárdio. A ação inflamatória é decorrente da ação direta do vírus ou pela resposta imunológica.[6] As manifestações da doença ocorrem 1 a 3 semanas após um quadro de infecção viral. Acometem preferencialmente indivíduos jovens e têm manifestação clínica em geral autolimitada, sendo o tratamento clínico suficiente para promover alívio dos sintomas e prevenir complicações. Aumentos de cerca de quatro vezes nos níveis séricos de anticorpos são sugestivos, entretanto ainda não são diagnósticos para pericardite viral.[6] O diagnóstico etiológico específico pode ser obtido por meio da análise do líquido pericárdico ou material de biópsia do pericárdio seguida de análise por métodos imuno-histoquímicos.[9] No curso de uma pericardite não complicada, em indivíduos sadios, essa análise se faz desnecessária e o tratamento é direcionado à resolução dos sintomas.[10,12]

As pericardites bacterianas são raras em adultos e exibem taxa elevada de mortalidade, em torno de 40%.[6] O acometimento do pericárdio, mais comumente, ocorre por extensão direta de uma pneumonia ou empiema. Além disso, a via hematogênica durante uma bacteremia e contaminação após cirurgia torácica ou trauma também são importantes.[13,14] A pericardiocentese ou, preferencialmente, a drenagem pericárdica, deve ser realizada, com obtenção de líquido para cultura. A lavagem do espaço pericárdico, combinada à administração de antibióticos sistêmicos e, eventualmente, no espaço pericárdico, constitui o tratamento padrão.[6] A pericardiectomia pode ser necessária no caso de aderências, manutenção de infecção, tamponamento cardíaco recorrente ou constrição pericárdica.[6,10] Os agentes etiológicos mais comuns são os estafilococos, pneumococos e estreptococos.[10]

Nos últimos anos tem sido expressivo o número de casos de pericardite tuberculosa, principalmente em indivíduos imunocomprometidos, em especial aqueles infectados pelo vírus HIV.[6,15] A mortalidade em paciente não tratados chega a 85%, e a evolução para constricção pericárdica em 30-40%. O diagnóstico se faz pela identificação do *Mycobacterium tuberculosis* no líquido e/ou tecido pericárdico. A dosagem da

Tabela 1   Etiologia das pericardites

Pericardite infecciosa

- Viral: echovírus e coxsackievírus (mais comuns), influenza, Epstein--Barr, citomegalovírus (CMV), varicela, rubéola, caxumba, hepatite B, hepatite C, HIV

- Bacteriana: tuberculose (mais comum); outras bactérias mais raras: pneumococo, meningococo, gonococo, *haemophilus*, borreliose, *chlamydia*, micobactéria

- Fúngica (muito rara): *candida*, histoplasma, aspergillus, blastomyces

- Parasitária (muito rara): *echinococcus*, toxoplasma, entamoeba *histolytica*

Pericardite não infecciosa

Autoimune

- Doenças autoimunes: lúpus eritematoso sistêmico (mais comum), artrite reumatoide, síndrome de Sjögren, esclerodermia e vasculite sistêmica (granulomatose eosinofílica, síndrome de Churg-Strauss, doença de Horton, doença de Takayasu, síndrome de Behçet).
- Outras doenças inflamatórias sistêmicas: sarcoidose, doença inflamatória intestinal
- Doença autoinflamatória: febre familiar do mediterrâneo

Neoplásica

- Tumores primários (raros): quase todos mesoteliomas do pericárdio
- Tumores metastáticos (comuns): quase todos os do pulmão e mama e linfomas

Metabólica: mais comuns são uremia e mixedema

Traumática

Início precoce

- Lesão direta: lesão torácica penetrante, perfuração do esôfago
- Lesão indireta: lesão torácica não penetrante, radiação

Início tardio

- Síndrome de lesão do pericárdio (comum): síndrome pós-infarto do miocárdio, síndrome pós-pericardiectomia, pericardite pós-traumática, incluindo traumas iatrogênicas (intervenção coronariana percutânea, inserção de cabo de marca-passo, ablação por radiofrequência)

Outras: relacionadas a drogas (raras)

- Síndrome lúpus-like: hidralazina, isoniazida, fentoína
- Drogas antineoplásicas: doxorrubicina, daunorrubicina, 5-fluorouracil, ciclofosfamida, citosina arabinosídeo
- Hipersensibilidade com eosinofilia: penicilina, amiodarona, minoxidil, tiazidas, estreptomicina, estreptoquinase, sulfas, ciclosporina, várias vacinas, etc.

Fonte: Imazio e Gaita, 2017.[19]

adenosina-deaminase (ADA) também é útil para o diagnóstico. Títulos maiores de 40 UI/l são específicos para pericardite tuberculosa.[10] Estudos indicam que o tratamento com prednisona esteve associado a menor mortalidade e menor necessidade de pericardiocentese e pericardiectomia, entretanto seu uso permanece controverso.[16]

Pacientes com infarto agudo do miocárdio (IAM) transmural frequentemente são acometidos por diferentes formas de pericardite. Em geral, entre o terceiro e o sétimo dia de evolução, quase metade dos pacientes apresentam inflamação do pericárdio subjacente à área infartada, podendo se traduzir por dor pleurítica ou surgimento de atrito pericárdico, mesmo em indivíduos assintomáticos.[6,10] Entre 2 e 11 semanas após o infarto, pode ocorrer outra síndrome, caracterizada por febre, infiltrado pulmonar e dor pleurítica. Acredita-se que esta última seja resultado da liberação de mediadores autoimunes relacionados à necrose miocárdica. Trata-se da síndrome de Dressler, de curso habitualmente autolimitado. As duas formas são responsivas ao tratamento com ácido acetilsalicílico (AAS) ou ibuprofeno.

Em pacientes com insuficiência renal, são descritas duas formas de pericardite: a urêmica e a dialítica. O termo pericardite urêmica é utilizado para pericardite que ocorre antes do início da diálise e até 8 semanas após. A incidência é de 6 a 10% em pacientes com insuficiência renal avançada, aguda ou crônica;[17] sua ocorrência está correlacionada com os níveis de ureia e creatinina. Metabólitos tóxicos, hipercalcemia, hiperuricemia e mecanismos hemorrágicos, virais e autoimunes têm sido propostos como fatores etiológicos.[18] A pericardite dialítica é a pericardite que ocorre após 8 semanas do início da diálise e é observada em cerca de 13% dos pacientes nessa situação. Essa forma de pericardite é decorrente de diálise inadequada e hipervolemia.[6,18]

Ao contrário de outros tipos, na pericardite de doentes renais não é habitual o achado de alterações eletrocardiográficas características, podendo o eletrocardiograma mostrar apenas alterações associadas à doença de base. Além disso, a ocorrência de dor torácica é menos frequente.[12] Nos casos assintomáticos, geralmente apenas a intensificação da diálise é suficiente. Em pacientes com manifestação de dor, está indicado o uso de AINH e colchicina, e nesses pacientes deve haver controle rigoroso da heparina na diálise devido ao risco de desenvolver DP hemorrágico.[12]

O diagnóstico de pericardite autoimune pode ser feito de acordo com os seguintes critérios: aumento do número de linfócitos e mononucleares maior que 5.000/mm³ (autorreativa linfocítica) ou pela presença de anticorpos contra o tecido miocárdico (antisarcolemal) e líquido pericárdico (autorreativo anticorpo mediado); inflamação nas biópsias epicárdicas/endomiocárdicas maior ou igual a 14 células/mm²; exclusão de infecção viral ativa no líquido pericárdico e biópsias; infecção por tuberculose, *Borrelia burgdorferi*, *Chlamydia pneumoniae* e outras infecções bacterianas excluídas por PCR e/ou culturas; ausência de neoplasia nas amostras examinadas; exclusão de desordens metabólicas sistêmicas e uremia.[6] A pericardite autoimune ocorre quando há: artrite reumatoide, lúpus eritematoso sistêmico, esclerose sistêmica progressiva, polimiosite/dermatomiosite, doença mista do tecido conjuntivo, espondiloartropatias seronegativas, síndrome de Behçet, granulomatose de Wegener e sarcoidose.[6] Nesses casos, a intensificação do tratamento da doença sistêmica e o tratamento sintomático são indicados.[12]

Sinais e sintomas

O diagnóstico de pericardite aguda é realizado na presença de pelo menos dois dos seguintes critérios diagnósticos: dor característica, atrito pericárdico, alteração eletrocar-

diográfica sugestiva e novo DP. Embora a elevação de marcadores inflamatórios como a proteína C-reativa não seja critério diagnóstico, trata-se de achado confirmatório e necessário para o diagnóstico de pericardite conforme alguns autores.[3] A dor está quase sempre presente (em mais de 85% dos casos) com intensidade e duração variáveis e normalmente é precedida de pródromos infecciosos, como febre e mal-estar. A dor é ventilatório-dependente podendo ser retroesternal, precordial ou epigástrica; piora em decúbito dorsal, e melhora quando está em pé ou em posição reclinada para a frente. Em razão da relação com o nervo frênico, a dor irradia caracteristicamente para a região inferior do músculo trapézio. Outros locais de irradiação são ombros, braços e mandíbula, podendo ser confundida com dor de isquemia miocárdica. O atrito pericárdico é o achado clássico da pericardite aguda, no entanto está presente somente em cerca de um terço dos casos; é decorrente da fricção dos pericárdios visceral e parietal. Trata-se de um rangido de alta frequência, mais audível ao final da expiração.[3,4,5,19]

Exames diagnósticos

Eletrocardiograma

Os pacientes com pericardite aguda frequentemente exibem alterações eletrocardiográficas compatíveis com inflamação do tecido epicárdico.[2] A intensidade dessas alterações depende de características próprias do paciente, do agente etiológico, do miocárdico associado e da resposta ao tratamento efetuado. As arritmias cardíacas, principalmente atriais, podem ocorrer em qualquer momento do curso da doença. A presença de complexos QRS de baixa amplitude sugere DP, ao passo que a alternância elétrica de morfologia e amplitude do QRS sinaliza DP volumoso e está associada a tamponamento cardíaco.[12]

As alterações eletrocardiográficas (difusas) podem ser caracterizadas em estágios de evolução de acordo com o tempo de apresentação:[2,20]

■ Estágio I (primeiras horas a dias): caracteriza-se por supradesnivelamento côncavo difuso do segmento ST e por infradesnivelamento do segmento PR (Figura 1). Diferencia-se do padrão isquêmico que apresenta supradesnivelamento convexo, de maior magnitude, limitado às derivações correspondentes a área do infarto, sem surgimento de ondas Q.
■ Estágio II (primeira semana): retorno dos segmentos ST e PR aos padrões normais.
■ Estágio III (após normalização do segmento ST): ocorre inversão difusa da onda T (Figura 2).
■ Estágio IV: retorno da onda T ao padrão normal.

Os estágios descritos acima são observados em até 60% dos casos e são afetados pelo momento, na evolução da doença, em que o ECG é realizado. Se o tratamento for instituído muito precocemente, pode haver normalização do ECG sem a evolução para todos os estágios.[19]

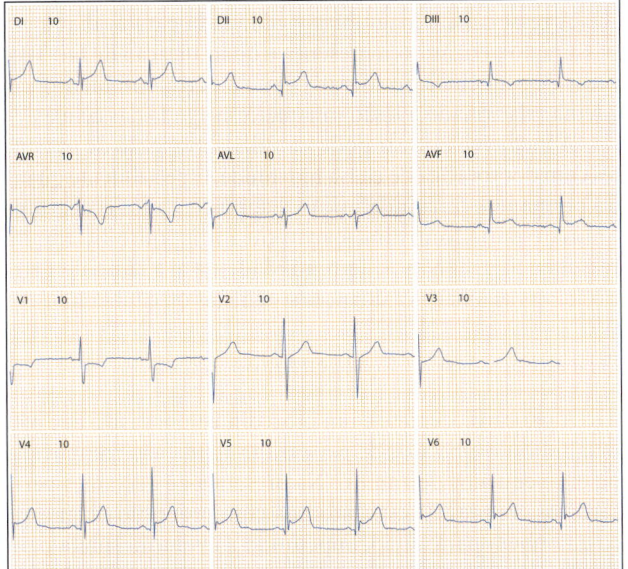

Figura 1 Adolescente com 13 anos de idade com pericardite aguda.

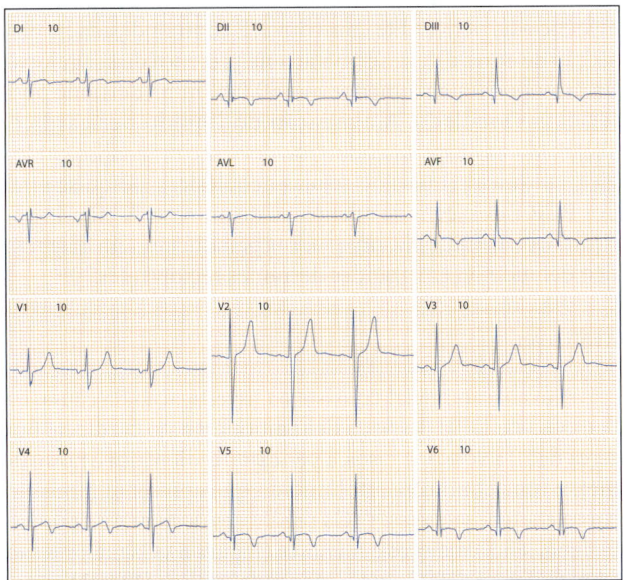

Figura 2 Adolescente com 13 anos de idade (o mesmo da Figura 1) com pericardite aguda. ECG repetido catorze dias depois.

Ecocardiograma

Trata-se de um exame indicado como parte da avaliação diagnóstica de rotina. Quando ocorre acometimento concomitante do miocárdio, pode revelar alterações de função e contratilidade cardíacas. Possibilita a avaliação de comorbidades, como doença isquêmica cardíaca, derrame pleural, dissecção de aorta e pericardite constritiva.[3]

O ecocardiograma permite avaliar características do pericárdio como a presença de espessamento (maior que 3 mm)

ou aumento de ecogenicidade, que pode ser relacionada a fibrose ou depósito de cálcio.[3]

A detecção do DP por ecocardiografia é relativamente simples e permite a confirmação diagnóstica na suspeita de pericardite (Figuras 3, 4 e 5). Sua ausência, entretanto, não permite excluir o diagnóstico. O derrame, geralmente leve, está presente em cerca de 60% dos casos. O derrame pode ser classificado como leve (espaço livre de eco na diástole menor que 10 mm), moderado (10 a 20 mm) e grande (maior que 20 mm). As características do derrame podem denunciar possível etiologia como a presença de fibrina na tuberculose ou coágulos no hemopericárdio.[3]

A avaliação de comprometimento hemodinâmico ou tamponamento cardíaco associado ao DP constitui outra importante ferramenta da ecocardiografia. Desta forma, o colapso do átrio direito é sinal sensível de tamponamento cardíaco, ao passo que o colapso do ventrículo direito por tempo maior

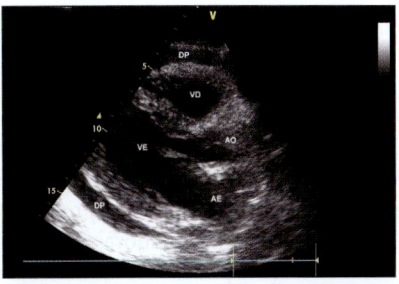

Figura 3 Ecocardiografia Doppler em projeção paraesternal longitudinal evidenciando moderado derrame pericárdico (DP).

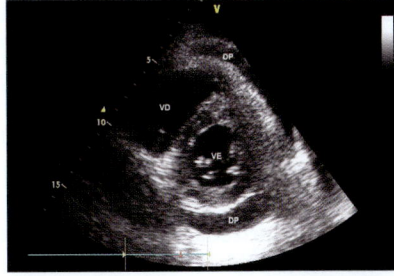

Figura 4 Ecocardiografia Doppler em projeção paraesternal transversal evidenciando moderado DP.

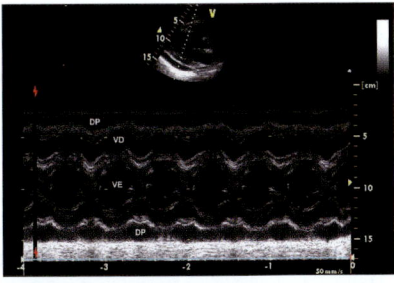

Figura 5 Ecocardiografia Doppler modo M em projeção paraesternal longitudinal evidenciando moderado DP.

que um terço da diástole constitui um sinal mais específico.[12] Observa-se aumento da variação respiratória do fluxo sanguíneo através da valva mitral e tricúspide, refletindo a presença de pulso paradoxal. Finalmente, observa-se dilatação das veias cavas com pouca variação respiratória.[12]

Radiografia de tórax

O aumento da silhueta cardíaca na radiografia de tórax pode indicar a presença de DP e colaborar com a suspeita de pericardite.

Entretanto, apenas derrames com volume acima de 200 mL são geralmente identificados pela radiografia.[21] A presença de derrame pleural, alterações concomitantes nos campos pulmonares ou no mediastino podem ser auxiliar no diagnóstico etiológico, como, por exemplo, a observação de cavitações tuberculosas. De outro modo, a radiografia de tórax na maioria dos casos de pericardite viral não exibe alterações.[21]

Exames laboratoriais

O hemograma pode revelar leucocitose com predomínio de linfócitos. Elevações acentuadas podem indicar infecção bacteriana ou malignidade, ao passo que leucopenia indica a necessidade de pesquisar doenças autoimunes. A elevação da velocidade de hemossedimentação e da proteína C-reativa é achado comum na pericardite, embora não seja sensível ou específico. Essas alterações podem ser identificadas no acompanhamento do paciente para predizer o risco de recorrência e avaliar a remissão da doença e orientar o tratamento.[12]

A identificação de anticorpos contra vírus no soro não é indicada de rotina porque não é sensível ou específica o suficiente, além de não existir tratamento antiviral ou imunomodulador específico.

A elevação discreta de biomarcadores cardíacos, como a fração MB da creatinoquinase e da troponina, é comum e não parece apresentar correlação prognóstica. Nesta situação, deve-se suspeitar da presença de miopericardite.

Tomografia computadorizada, ressonância nuclear magnética e medicina nuclear

A angiotomografia de tórax tem a vantagem de ser um exame rápido para investigação do paciente com dor torácica na emergência, mas tem a desvantagem de utilizar radiação ionizante e contraste iodado. Permite estabelecer ou excluir diagnósticos diferenciais como síndrome coronariana aguda, dissecção de aorta e tromboembolia pulmonar.

A tomografia do coração permite determinar espessamento do pericárdio (maior que 2 mm), mostrar DP localizado ou sugerir constrição pericárdica, na presença de calcificação. Os derrames com baixa densidade (0-10 UH) sugerem transudação, ao passo que os de alta densidade sugerem neoplasia, exsudatos ou hemorragias. A tomografia adiciona valores de informação em relação a estruturas mediastinais adjacentes, como na avaliação de massas ou anormalidades congênitas.

A ressonância magnética é adequada para avaliar a espessura do pericárdio, a presença e quantificação de DP. Técnicas de sequência ponderada em T2 permitem identificar edema relacionado à lesão inflamatória aguda das células.[12]

A medicina nuclear pode ser útil na avaliação de pacientes com dor torácica de causa indefinida, especialmente quando permanece uma indefinição diagnóstica após ecocardiograma e com contraindicação ou indisponibilidade da ressonância magnética. Tem utilidade na avaliação de pericardites relacionadas a doenças sistêmicas ou a tuberculose.[12]

Pericardiocentese e biópsia endomiocárdica

A pericardiocentese é um procedimento invasivo que não está indicado em casos de pericardite aguda não complicada ou em pequenos derrames.[5] Na presença de derrames pericárdicos grandes ela está indicada com propósito diagnóstico e também para alívio, impedindo a evolução súbita para tamponamento cardíaco, situação em que é medida salvadora.[7] Também está indicada na suspeita clínica de hemopericárdio pós-trauma, pericardite bacteriana ou neoplásica associada a derrames pericárdicos, episódios frequentes de pericardite com manifestações intensas com derrame e na evidência de pericardite constritiva. É contraindicada na dissecção de aorta e deve ser evitada na presença de coagulopatia, trombocitopenia menor que 50.000/mm^3, derrame posterior ou loculado. A avaliação do líquido pericárdico, alicerçada na suspeita etiológica, deve incluir análise citológica, cultura, pesquisa de células neoplásicas, pesquisa viral por PCR e dosagem de adenosina deaminase. A biópsia pericárdica está indicada em quadros persistentes sem diagnóstico definido ou em grandes derrames recidivantes.[5-7,12]

Avaliação

A avaliação inicial consiste na investigação da causa, da detecção de DP e do risco de tamponamento cardíaco. Em cerca de 70 a 90% dos casos, a pericardite idiopática é normalmente uma condição autolimitada que apresenta remissão completa sem sequelas.[5,21] Os preditores de mau prognóstico incluem sinais maiores e menores (Figura 6). Os maiores são febre maior que 38°C, início subagudo, grande DP (maior que 20 mm na ecocardiografia ou tamponamento cardíaco) ou ausência de resposta a AAS ou AINH após pelo menos uma semana de tratamento.[22,23] Os sinais menores são miopericardite, imunossupressão, trauma e terapia anticoagulante oral. Pacientes com preditores de mau prognóstico devem ser internados para investigação de causa específica como tuberculose, doença inflamatória sistêmica e neoplasia que tem tratamento específico além da terapia anti-inflamatória empírica.[19]

A mulher tem maior risco de etiologias específicas ou complicações em decorrência de maior prevalência de doenças autoimunes.[22] O tratamento ambulatorial pode ser considerado em pacientes sem preditores clínicos de gravidade e com baixo risco de etiologias específicas. Deve ser considerado tempo de observação hospitalar durante 24 horas até melhora dos sintomas. Atividade física deve ser evitada até resolução com-

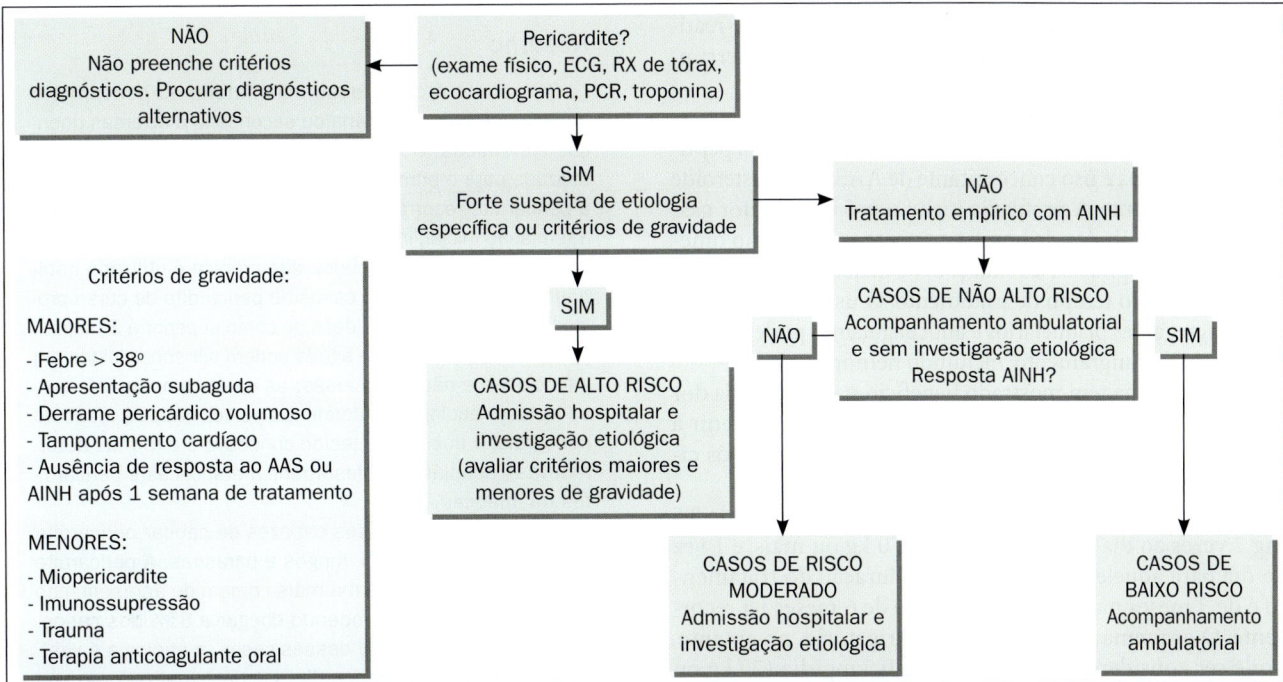

Figura 6 Esquema de avaliação na pericardite. Proposta de triagem para pericardite aguda com base na epidemiologia e preditores de gravidade na apresentação. Pelo menos um critério de gravidade é suficiente para identificar casos de alto risco. Casos de moderado risco são definidos como aqueles sem critérios de gravidade mas resposta incompleta ou ausente à terapia com anti-inflamatórios não hormonais (AINH). Casos de baixo risco são aqueles sem critérios de gravidade e boa resposta aos AINH. AAS: ácido acetilsalicílico; ECG: eletrocardiograma; PCR: proteína C-reativa; RX: radiografia.
Adler Y, Charron P, Imazio M, et al. 2015.[23]

pleta da dor. As atividades físicas competitivas devem ser evitadas por 3 meses. A solicitação de exames para avaliação da função tireoideana e renal assim como a detecção de autoanticorpos podem ser úteis nos passos iniciais da investigação.[22]

Tratamento

A pericardite aguda idiopática ou viral tem curso autolimitado na maioria dos casos e responde ao tratamento com AINH que atua reduzindo inflamação e promovendo analgesia.[5,6,22] A droga de escolha é o ibuprofeno por causa de efeitos colaterais raros e impacto favorável no fluxo sanguíneo coronariano. A dose recomendada é de 400 a 800 mg a cada 6 ou 8 horas por 14 dias, seguido de esquema regressivo de 600 mg/semana por 3 semanas. O AAS pode ser utilizado na dose de 500 a 750 mg a cada 6 ou 8 horas por 7 a 10 dias e então regredido 500 mg/semana por 3 semanas.[6,11,21] A indometacina 50 mg a cada 8 horas por 2 semanas seguida de redução gradual a cada 2 ou 3 dias por 3 semanas é uma alternativa, mas deve ser evitada em pacientes com doença arterial coronariana porque reduz o fluxo sanguíneo coronariano, e também na pericardite pós-infarto do miocárdio por comprometer a cicatrização da área infartada. No caso de infarto do miocárdio, a administração de AAS é a escolha por não interferir no processo de cicatrização do miocárdio. Também é preferida caso exista indicação de antiagregação plaquetária concomitante por qualquer causa (Tabela 2).[6,11,19,22]

Tabela 2 Medicamentos utilizados no tratamento da pericardite aguda		
Medicamento	Posologia	Duração do tratamento
Ibuprofeno	400-800 mg a cada 6-8 horas	2 semanas, com redução de 600 mg/semana por 3 semanas
AAS	500-750 mg a cada 6-8 horas	7-10 dias, com redução de 500 mg/semana por 3 semanas
Indometacina	50 mg a cada 8 horas	2 semanas, com regressão a cada 2-3 dias por 3 semanas
Prednisona	0,25-0,50 mg/kg/dia	Se assintomático e PCR normal, iniciar redução de 2,5 mg a cada 2 semanas
Colchicina (recomenda-se associar)	0,5 mg a cada 12 horas (> 70 kg) ou uma vez ao dia (≤ 70 kg)	3 meses (aguda) ou 6 meses (recorrente)

Observações: recomenda-se adicionar protetor gástrico como omeprazol ou pantoprazol.
Colchicina: cuidados com idosos e pacientes com insuficiência renal ou hepática (vide texto).

Em geral o esquema inicial de tratamento com AINH deve ser mantido em dose plena por cerca de 1 a 2 semanas ou até a remissão completa dos sintomas. A retirada gradual dos medicamentos após este período tenta evitar o subsequente risco de recorrência. A utilização da proteína C-reativa sérica é útil para guiar essa redução e posterior interrupção do tratamento.[12]

Os AINH podem acarretar no risco de toxicidade gastrointestinal, especialmente em indivíduos com úlcera péptica prévia, idosos e uso concomitante de AAS, corticosteroide ou anticoagulante. A profilaxia inclui o uso de protetor gástrico do tipo inibidor de bomba de prótons tais como omeprazol ou pantoprazol. Nas situações de maior risco, recomenda-se abreviar o tempo de tratamento. O uso concomitante de antiagregantes plaquetários e anticoagulantes pode aumentar o risco de sangramento, incluindo hemopericárdio.[12]

A colchicina tem mostrado benefício na redução da dor e na prevenção de recorrência. Também parece prevenir a síndrome pós-pericardiectomia que pode ocorrer após cirurgia cardíaca.[6]

A colchicina deve ser associada ao AINH na dose de 0,5 mg 2 vezes ao dia em pacientes com 70 kg ou mais, e 1 vez ao dia para aqueles com até 70 kg. A duração do tratamento é de 3 meses na pericardite aguda e de 6 meses na recorrente. O esquema regressivo não é obrigatório, no entanto, pode ser considerada a redução para 0,5 mg/dia (70 kg ou mais) ou 0,5 mg em dias alternados (até 70 kg) nas últimas semanas de tratamento.[19]

A dose de colchicina deve ser reduzida pela metade em idosos com mais de 70 anos. Em pacientes com insuficiência renal, a dose de colchicina deve ser ajustada pelo *clearance* de creatinina: 30 a 60 mL/min – 0,5 mg/dia; 10 a 30 mL/min – 0,5 mg a cada 2 ou 3 dias; menos de 10 mL/min – evitar uso crônico. A colchicina deve ser evitada na disfunção hepatobiliar grave e em pacientes com doença hepática.[24]

Apesar dos corticosteroides produzirem resposta rápida no controle dos sintomas e remissão inicial do quadro, há evidência de associação de pericardites de repetição após o uso desses medicamentos.[6] Os corticosteroides devem, portanto, ser considerados apenas naqueles pacientes com pericardites recorrentes não respondedores aos AINH e colchicina, ou como tratamento de uma doença inflamatória sistêmica específica, ou ainda em pacientes anticoagulados com dificuldade em utilizar AINH. A dose usual da prednisona é de 0,25 a 0,50 mg/kg/dia; após resolução da dor e normalização da PCR, inicia-se redução lenta e gradual (2,5 mg a cada 2 semanas). Recomenda-se a associação com colchicina na dose já mencionada.[25]

Em casos recorrentes, o controle pode ser atingido associando-se AINH, colchicina e corticosteroide em baixa dose (0,25 mg/kg/dia seguido de esquema regressivo).[19]

Na pericardite bacteriana, adiciona-se esquema com antimicrobiano empírico para estafilococo até se estabelecer o melhor tratamento com base no resultado da cultura.[12]

Em casos de pericardite recorrente que não respondem aos esquemas já apresentados, as seguintes estratégias devem ser consideradas: azatioprina, imunoglobulina humana, antagonista do receptor da IL-1 (anakinra) ou pericardiectomia (vide capítulo seguinte).[26]

Resumo

Pericardite é o processo inflamatório do pericárdio e pode ser de causa primária ou secundária a diversas doenças sistêmicas. O termo pericardite aguda é geralmente utilizado para o primeiro episódio da doença, ao passo que a pericardite recorrente se refere ao reaparecimento após a remissão inicial, independentemente do intervalo de tempo decorrido. O termo pericardite crônica é utilizado habitualmente para aqueles casos de pericardite de curso prolongado, arbitrariamente definido como superior a 3 meses. As causas de pericardite aguda podem ser subdivididas em infecciosas e não infecciosas; as de origem não infecciosa incluem etiologias autoimunes (relacionadas à lesão do pericárdio, à doença do tecido conectivo e a formas autorreativas), neoplásicas, desordens metabólicas e pericardites traumáticas.

Os agentes infecciosos capazes de causar pericardite incluem vírus, bactérias, fungos e parasitas. A pericardite idiopática constitui a forma mais comum de apresentação de pericardite aguda, podendo chegar a 85% dos casos. Sabe-se que, na maioria desses casos, a etiologia é viral.

O diagnóstico de pericardite aguda é realizado na presença de pelo menos dois dos seguintes critérios diagnósticos: dor característica, atrito pericárdico, alteração eletrocardiográfica sugestiva e novo DP. As alterações eletrocardiográficas (difusas) mais características são o supradesnivelamento do segmento ST e o infradesnivelamento do segmento PR.

O ecocardiograma é útil para identificar derrame e/ou espessamento pericárdicos. A avaliação da atividade inflamatória, como a dosagem de proteína C-reativa, é importante para fins diagnósticos e de tratamento. Os preditores de alto risco incluem: febre maior que 38°C, sintomas insidiosos associados a estado de imunossupressão, pericardite traumática, pericardites com grandes derrames pericárdicos (maior que 20 mm na ecocardiografia ou tamponamento cardíaco) ou não resposta a AINH. A pericardite aguda idiopática ou viral tem curso autolimitado na maioria dos casos e responde ao tratamento com AINH, que atua reduzindo a inflamação e promovendo analgesia. A colchicina tem mostrado benefício na redução da dor e na prevenção de recorrência. O corticosteroide produz resposta rápida no controle dos sintomas e na remissão inicial do quadro; no entanto, foi mostrado que o uso de prednisona é fator de risco independente de recorrência. O tratamento adequado do episódio agudo e da recorrência é fundamental para evitar quadros de tamponamento cardíaco e pericardite constritiva.

Referências bibliográficas

1. Shammas NW, Padaria RF, Coyne EP. Pericarditis, myocarditis, and other cardiomyopathies. Prim Care Clin Office Pract. 2013;40:213-36.
2. Dudzinski DM, Mak GS, Hung JW. Pericardial diseases. Curr Probl Cardiol. 2012;37:75-118.

3. Little WC, Freeman GL. Pericardial disease. Circulation. 2006;113:1622-32.

4. Imazio M, Spodick DH, Brucato A, Trinchero R, Adler Y. Controversial issues in the management of pericardial diseases. Circulation. 2010;121:916-28.

5. Imazio M, Brucato A, Trinchero R, Adler Y. Diagnosis and management of pericardial diseases. Nat Rev Cardiol. 2009;6:743-51.

6. Maisch B, Seferovic PM, Ristic AD, Erbel R, Rienmüller R, Adler Y, et al. Task force on the diagnosis and management of pericardial diseases of the European Society of Cardiology. Guidelines on the diagnosis and management of pericardial diseases. Eur Heart J. 2004;25:587-610.

7. Lange RA, Hillis LD. Clinical practice. Acute pericarditis. N Engl J Med. 2004;351:2195-202.

8. Kytö V, Sipilä J, Rautava P. Clinical profile and influences on outcomes in patients hospitalized for acute pericarditis. Circulation. 2014;130:1601-6

9. Zayas R, Anguita M, Torres F, Giménez D, Bergillos F, Ruiz M, et al. Incidence of specific etiology and role of methods for specific etiologic diagnosis of primary acute pericarditis. Am J Cardiol. 1995;75:378-82.

10. Imazio M, Trinchero R. Triage and management of acute pericarditis. Int J Cardiol. 2007;118:286-94.

11. Lorbar M, Spodick DH. "Idiopathic" pericarditis – the clinician's challenge (nothing is idiopathic). Int J Clin Pract. 2007;61:138-42.

12. Montera MW, Mesquita ET, Colafranceschi AS, Oliveira AC Jr, Rabischoffsky A, Ianni BM, et al. Sociedade Brasileira de Cardiologia. I Diretriz Brasileira de Miocardites e Pericardites. Arq Bras Cardiol. 2013;100(4 supl.1):1-36.

13. Sagrista-Sauleda J, Barrabes JA, Permanyer-Miralda G, Soler-Soler J. Purulent pericarditis: review of a 20-year experience in a general hospital. J Am Coll Cardiol. 1993;22:1661-5.

14. Keersmaekers T, Elshot SR, Sergeant PT. Primary bacterial pericarditis. Acta Cardiol. 2002;57:387-9.

15. Ntsekhe M, Mayosi BM. Tuberculous pericarditis with and without HIV. Heart Fail Rev. 2013;18:367-73.

16. Chaisson RE, Post WS. Immunotherapy for tuberculous pericarditis. N Engl J Med. 2014;371:1155-7.

17. Rostand SG, Brunzell JD, Cannon RO III, Victor RG. Cardiovascular complications in renal failure. J Am Soc Nephrol. 1991;2:1053-62.

18. Alpert MA, Ravenscraft MD. Pericardial involvement in end-stage renal disease. Am J Med Sci. 2003;325:228-36.

19. Imazio M, Gaita F. Acute and recurrent pericarditis. Cardiol Clin. 2017;35:505

20. Spodick DH. Diagnostic electrocardiographic sequences in acute pericarditis. Significance of PR segment and PR vector changes. Circulation. 1973;48:575-80.

21. Khandaker MH, Espinosa RE, Nishimura RA, Sinak LJ, Hayes SN, Melduni RM, et al. Pericardial disease: diagnosis and management. Mayo Clin Proc. 2010;85:572-93.

22. Seferovic PM, Ristid A, Maksimovic R, Simeunovic DS, Milinkovic I, Seferovic Mitrovic JP, et al. Pericardial syndromes: an update after the ESC Guidelines 2004. Heart Fail Rev. 2013;18:255-66.

23. Adler Y, Charron P, Imazio M, et al. 2015 Guidelines for the diagnosis and management of pericardial diseases. Eur Heart J. 2015;36:2921-64.

24. Imazio M, Adler Y. Treatment with aspirin, NSAID, corticosteroids, and colchicine in acute and recurrent pericarditis. Heart Fail Rev. 2013;18:355-60.

25. Imazio M, Brucato A, Cumetti D, Brambila G, Demichelis B, Ferro S, et al. Corticosteroids for recurrent pericarditis: high versus low doses – a nonrandomized observation. Circulation. 2008;118:667-71.

26. Brucato A, Emmi G, Cantarini L. Management of idiopathic recurrent pericarditis in adults and children: a role for IL-1 receptor antagonism. Intern Emerg Med. 2018;13:475-489.

Capítulo 2

Pericardite crônica

Dirceu Thiago Pessoa de Melo
Fábio Fernandes

Pontos-chave

- A pericardite crônica representa importante causa de morbidade e mortalidade cardiovascular e ampla gama de possíveis etiologias. Seu adequado manejo depende do uso criterioso dos exames complementares integrados à história clínica e ao exame físico. Neste capítulo, serão abordadas as principais síndromes clínicas relacionadas à pericardite crônica: derrame pericárdico e pericardites recorrente e constritiva.
- A pericardite recorrente é a complicação mais comum da pericardite aguda viral/idiopática e pode acometer até 30% dos pacientes. Seu adequado manejo é essencial para a completa remissão dos sintomas e prevenção das recorrências. Nesse cenário, a colchicina tem papel fundamental e deve ser indicada sempre que possível.
- Derrames pericárdicos pequenos e sem repercussão hemodinâmica, em geral, não demandam investigação ou tratamento específico. Em contrapartida, os derrames volumosos apresentam risco de tamponamento cardíaco e, por essa razão, exigem investigação etiológica e avaliação para drenagem, preferencialmente por videopericardioscopia.
- A pericardite constritiva é uma sequela tardia da pericardite aguda e consiste em fibrose e perda de elasticidade do pericárdio. Como resultado, ocorrem restrição ao enchimento ventricular e insuficiência cardíaca (IC). A pericardiectomia é o tratamento de escolha e apresenta bons resultados, com resolução dos sintomas na maioria dos casos.

Pericardite recorrente

A pericardite recorrente se caracteriza por episódios repetidos de pericardite, com caráter incessante ou intermitente, em um processo de provável etiologia autoimune. São considerados intermitentes os casos em que há um intervalo de pelo menos 6 semanas entre as crises. Quando o intervalo é menor que 6 semanas, define-se a pericardite incessante.[1-3] A incidência varia de acordo com a etiologia e acomete em média 30% dos pacientes, comumente entre o 18º e 20º mês após o evento inicial.

As principais causas de pericardite recorrente são: pericardite viral/ idiopática, síndrome pós-pericardiotomia e pós-infarto agudo do miocárdio (IAM). Tuberculose, neoplasias e pericardites bacterianas habitualmente não cursam com recorrência.[2,3]

Diagnóstico e quadro clínico

O diagnóstico da pericardite recorrente é realizado em pacientes com pericardite aguda prévia documentada, dor torácica sugestiva e quando há a presença de um dos seguintes critérios:[3,4]

- Alterações no ECG: supradesnivelamento difuso do segmento ST, infradesnivelamento de PR.
- Atrito pericárdico.
- Derrame pericárdico novo ou piora do preexistente ao ecocardiograma.
- Elevação de PCR e/ou VHS.
- Leucocitose.

Comumente os sintomas na recorrência são menos intensos em relação ao primeiro episódio. A dor torácica é o sintoma mais frequente e habitualmente tem caráter pleurítico, com melhora quando o paciente se senta e com piora quando se deita.

Nos casos duvidosos, a ressonância cardíaca com pesquisa de realce tardio deve ser indicada. Esse é o exame não invasivo padrão-ouro para o diagnóstico de pericardite aguda. Pode revelar edema pericárdico e realce tardio após injeção de gadolínio, achados que podem sugerir processo inflamatório em atividade.[1,2]

Tratamento

O tratamento da pericardite recorrente objetiva o alívio dos sintomas, a melhora da qualidade de vida e a prevenção de complicações. Recomenda-se a investigação etiológica nesses pacientes em busca de causas potencialmente reversíveis e com tratamento específico (p. ex., tuberculose, doenças autoimunes). A seguir são discutidas a principais opções terapêuticas para os casos idiopáticos (Figura 1).

Anti-inflamatórios não hormonais

Estão indicados como primeira opção em todos os casos de pericardite recorrente que não apresentem contraindicação. Recomenda-se ácido acetilsalicílico (AAS) na dose de 800 mg, a cada oito horas, ou ibuprofeno da dose de 600 mg, a cada oito horas, em associação com a colchicina. Devem ser mantidos em dose plena até que ocorra normalização das provas de atividade inflamatória (PCR, VHS), quando então o desmame pode ser iniciado. Essa orientação é fundamental para o sucesso do tratamento, uma vez que a retirada precoce das drogas está associada ao aumento das recidivas.[4-8]

Colchicina

A colchicina está indicada se associada aos anti-inflamatórios em todos os casos de pericardite recorrente que não apresentem contraindicações.[2,3] Seu uso reduz o número de recidivas e hospitalizações, bem como o tempo dos sintomas. Deve ser utilizada na dose de 0,5 mg, duas vezes ao dia por seis me-

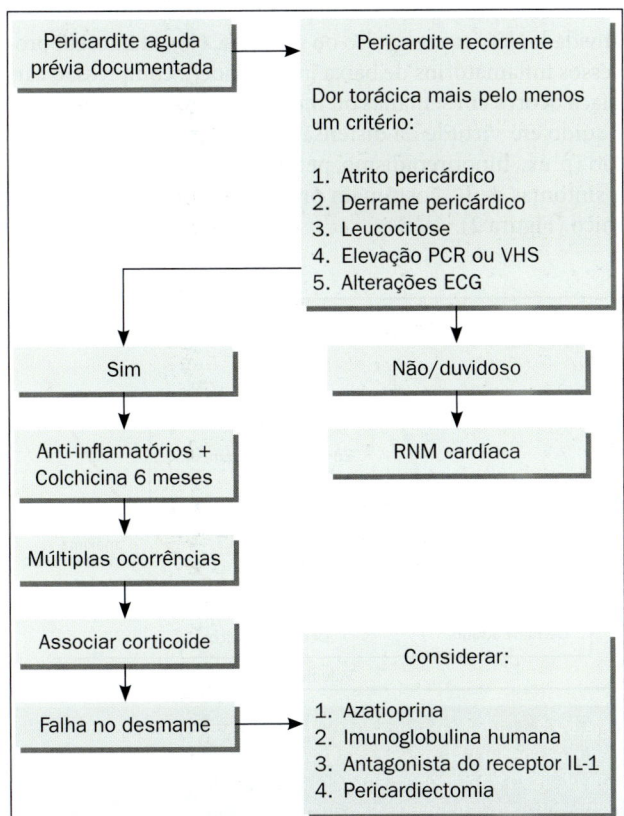

Figura 1 Algoritmo para o tratamento da pericardite recorrente.
Fonte: adaptada de Khandaker et al.[2]

ses; metade da dose deve ser utilizada em pacientes com menos de 70 quilos, insuficiência renal ou hepática ou discrasias sanguíneas. O principal efeito colateral é a diarreia, observada em 8% dos casos. É importante ressaltar que os estudos que avaliaram o efeito da colchicina nesse contexto incluíram, em sua maioria, casos com etiologia viral/ idiopática, doenças autoimunes e síndromes pós-injúria pericárdica. Pacientes com tuberculose, neoplasias, pericardites bacterianas e miopericardites foram excluídos; portanto, nesses casos, o benefício não está comprovado, e seu uso deve ser evitado.[4,7]

Corticoides

O uso de corticoide está associado à melhora rápida dos sintomas à custa de aumento das taxas de recidiva. Habitualmente, os sintomas retornam após a redução da dose, tornando difícil o desmame da droga. Portanto, seu uso como primeira escolha deve ser evitado. O uso de corticoides deve ser reservado para os casos com falha terapêutica ou contraindicação aos anti-inflamatórios, além dos casos de etiologia autoimune (por exemplo, lúpus). A droga de escolha é a prednisona na dose de 0,2 a 0,5 mg/kg. Após controle da crise e normalização das provas de atividade inflamatória deve-se reduzir a dose de maneira lenta e gradual, usualmente em 1 a 2 mg por semana.[2,3] Na pericardite tuberculosa, o uso de corticoide é controverso. Em estudo clínico randomizado recente (IMPI Trial), o uso de prednisolona não demonstrou redução de mortalidade ou evolução para tamponamento cardíaco. Por outro lado, houve redução dos casos de pericardite constritiva às custa de aumento no número de neoplasias relacionadas ao HIV.[9] Estudos pequenos sugerem benefício com a instilação de triancinolona intrapericárdica em casos de pericardite recorrente idiopática, entretanto em nosso meio seu uso é limitado pela abordagem invasiva e necessidade de centros com experiência na técnica.[10]

Imunossupressores

Em pacientes com pericardite recorrente idiopática refratária ao tratamento com corticoides podem ser utilizados imunossupressores em associação aos corticoides e à colchicina. A droga de escolha é azatioprina, na dose de 2 a 3 mg/kg/dia.[11]

Imunoglobulina humana

Pequenas séries de casos sugerem benefício da imunoglobulina em pacientes com pericardite recorrente idiopática refratária. A dose recomendada é 500 mg/kg/dia por 5 dias consecutivos.[12] O alto custo da medicação é o principal fator limitante.

Antagonista do receptor de interleucina-1

Em pacientes refratários ou com intolerância ao uso de corticoides e imunossupressores, o uso de anakinra, um antagonista do receptor de IL-1 utilizado no tratamento da artrite reumatoide, pode ser considerado. A dose recomendada é 100 mg/dia, uso subcutâneo por 3 meses.[13] Essa droga ainda não está disponível no Brasil.

Pericardiectomia

A cirurgia de ressecção do pericárdio pode ser indicada em pacientes com sintomas refratários ao tratamento clínico ou com sinais de complicações como pericardite constritiva e tamponamento.[2,3,5] No entanto, trata-se de abordagem invasiva e há relatos de recidiva da pericardite após a cirurgia, provavelmente relacionada à ressecção incompleta do pericárdio.[5]

Os pacientes com pericardite recorrente idiopática raramente evoluem com tamponamento cardíaco (3,5% dos casos) ou pericardite constritiva (menos de 1% dos casos).[14] A ocorrência dessas complicações parece estar mais ligada à etiologia da pericardite (p. ex., tuberculose, infecção bacteriana) do que ao número de eventos. As principais complicações da doença são as repetidas crises que comprometem a qualidade de vida e os efeitos colaterais das drogas utilizadas no tratamento (insuficiência renal, síndrome de Cushing, infecções oportunistas).

Derrame pericárdico

O espaço pericárdico é representado por uma cavidade virtual, separada pelos folhetos visceral e parietal que contêm de 15 a 50 mL de ultrafiltrado plasmático.[15] O acúmulo patológico de líquido nessa cavidade é denominado derrame pericárdico. Trata-se de doença comum e com espectro clínico amplo, variando desde pequenos derrames assintomáticos até o tamponamento cardíaco.[1,2]

O derrame pericárdico pode ser classificado de diferentes formas, conforme representado na Tabela 1.

Tabela 1   Classificação do derrame pericárdico
Início
Agudo (< 1 semana)
Subagudo (1 semana a 3 meses)
Crônico (> 3 meses)
Tamanho
Pequeno < 10 mm
Moderado 10-20 mm
Grande > 20 mm
Distribuição
Loculado
Circunferencial
Efeito hemodinâmico
Sem tamponamento
Com tamponamento
Efusivo-constritivo
Tipo/composição
Exsudato, transudato
Hidropericárdio, hemopericárdio, piopericárdio, quilopericárdio, pneumopericárdio

Adaptada de Imazio et al.[16]

A etiologia do derrame depende basicamente do contexto clínico do paciente. Percebe-se que as principais causas são infecções (virais, tuberculose), neoplasias (mama, pulmão, linfoma), doenças reumatológicas (lúpus, artrite reumatoide), doenças metabólicas (uremia, hipotireoidismo), dissecção de aorta e síndromes de injúria pericárdica (pós-infarto, pós-pericardiotomia).[16] Além disso, com o crescente número de procedimentos invasivos têm aumentado os derrames iatrogênicos, que ocorrem por perfuração miocárdica durante o implante de marca-passo, ablação por radiofrequência e cateterismo cardíaco.[3]

Quadro clínico

A apresentação clínica do derrame pericárdico depende basicamente da etiologia, do tamanho e da velocidade de acúmulo de líquido no espaço pericárdico.[17] Derrames pequenos, em geral, não causam restrição ao enchimento das câmaras cardíacas e não determinam sintomas. Entretanto, nos derrames moderados ou grandes, o aumento da pressão pericárdica pode determinar compressão das câmaras cardíacas e restrição ao enchimento diastólico, condição denominada tamponamento cardíaco.[17,18]

Nas patologias que ocasionam derrames de rápida instalação, tais como as hemorragias agudas (dissecção, trauma, iatrogenias, rotura miocárdica), a pressão intrapericárdica aumenta rapidamente, de minutos a horas, com quadro clínico de choque cardiogênico e até parada cardiorrespiratória em atividade elétrica sem pulso ou assistolia. No entanto, em processos inflamatórios de baixa intensidade, a compressão cardíaca ocorre em semanas ou meses, com grande acúmulo de líquido em virtude da distensão e da adaptação do pericárdio (p. ex., hipotireoidismo, neoplasias). Nesses casos, sinais e sintomas de IC costumam preceder o colapso hemodinâmico (Figura 2).[2,3,17,18]

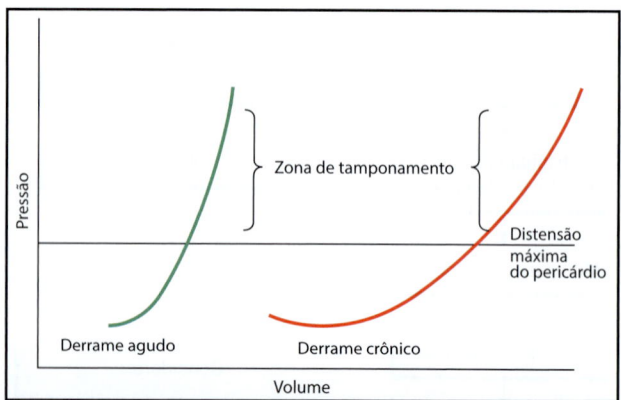

Figura 2   Curva de pressão-volume pericárdica. Em derrames agudos, pequenas variações de volume causam rápida elevação da pressão e tamponamento em minutos a horas. Em derrames crônicos, em virtude dos mecanismos de adaptação, maior variação de volume é necessária para atingir a zona de tamponamento.
Fonte: adaptada de Klein.[18]

Nos casos de tamponamento, o exame físico habitualmente revela taquipneia com pulmões limpos, taquicardia, hipotensão arterial, abafamento de bulhas, estase jugular e pulso paradoxal. Em alguns casos, o sinal de Kussmaul, caracterizado pela distensão venosa jugular durante a inspiração, pode estar presente, embora ele seja mais frequente em pacientes com pericardite constritiva.[2,3,17]

Pulso paradoxal

Em condições normais, a inspiração determina a queda da pressão intratorácica, o aumento do retorno venoso e a distensão do ventrículo direito. Entretanto, na vigência de tamponamento, a pressão intrapericárdica aumentada impede a distensão da parede livre do ventrículo direito, restringindo sua expansão. Com isso, o septo interventricular se desloca em direção ao ventrículo esquerdo. O resultado é disfunção diastólica do ventrículo esquerdo, queda do débito cardíaco e pulso paradoxal, definido como a queda da pressão arterial (PA) sistólica ≥ 10 mmHg durante inspiração.[2,3]

O pulso paradoxal tem alto valor preditivo positivo para a ocorrência de tamponamento, portanto deve ser pesquisado em todos os pacientes. No entanto, é importante destacar que algumas situações dificultam sua interpretação, conforme pode ser observado na Tabela 2.[19]

Tabela 2 Condições que afetam o pulso paradoxal[19]

Condições que causam pulso paradoxal
Obesidade, asma, infarto de ventrículo direito, embolia pulmonar, insuficiência cardíaca crônica e pericardite constritiva (raro)

Condições que mascaram o pulso paradoxal
Insuficiência aórtica, CIA, hipertrofia de ventrículo direito sem hipertensão pulmonar, disfunção diastólica, altas pressões de enchimento e ventilação com pressão positiva

Exames complementares

Eletrocardiograma

Taquicardia sinusal, complexos QRS de baixa voltagem, com amplitude máxima de 5 mm em derivações do plano frontal e de 10 mm no plano horizontal. A alternância elétrica, definida como a alteração da amplitude do QRS a cada batimento, em decorrência da mobilidade do coração no fluído pericárdico (*swinging heart syndrome*), é um achado muito sugestivo (Figura 3). Achados compatíveis com pericardite aguda (inversão de T, infradesnivelamento de PR, supradesnivelamento difuso do ST) podem também estar presentes.[3]

Radiografia de tórax

Em pacientes com tamponamento agudo, a radiografia de tórax é normal na maioria dos casos. Usualmente 200 ml de líquido é necessário para determinar aumento da área cardíaca.

Em pacientes com derrames de lenta instalação, pode haver grande aumento de área cardíaca com morfologia globosa.[2]

Ecocardiograma

É o exame mais importante para pacientes com suspeita de tamponamento cardíaco (Figura 4). Seus achados podem preceder o surgimento de hipotensão arterial e pulso paradoxal, permitindo diagnóstico e tratamento precoce. Os principais achados incluem:[2,3,16-18]

- Colapso diastólico do átrio direito.
- Colapso diastólico precoce do ventrículo direito.
- Interdependência ventricular.
- Dilatação da veia cava inferior e ausência de colapso inspiratório (menor que 50%).
- Fluxo diastólico reverso em veias hepáticas.
- Redução do fluxo mitral (maior ou igual a 30%) e aumento do fluxo tricúspide com a inspiração.

O ecocardiograma possui algumas limitações decorrentes de alterações em órgãos adjacentes que podem simular afecções pericárdicas, tais como: derrame pleural, atelectasias, massas mediastinais e intrapericárdicas. No pós-operatório de cirurgia cardíaca, derrames loculados ou hematomas podem ser de difícil identificação. Nesses pacientes, em vista de forte suspeita clínica de tamponamento, o ecocardiograma não deve ser usado como medida para descartar o diagnóstico.

Tomografia e ressonância cardíaca

Em pacientes com janela ecocardiográfica desfavorável, esses exames podem ser úteis para detectar derrames loculados, espessamento e calcificação pericárdica, colapso de câmaras cardíacas e dilatação da veia cava inferior. Além disso, fornecem informações adicionais de estruturas mediastinais e pulmonares.[20]

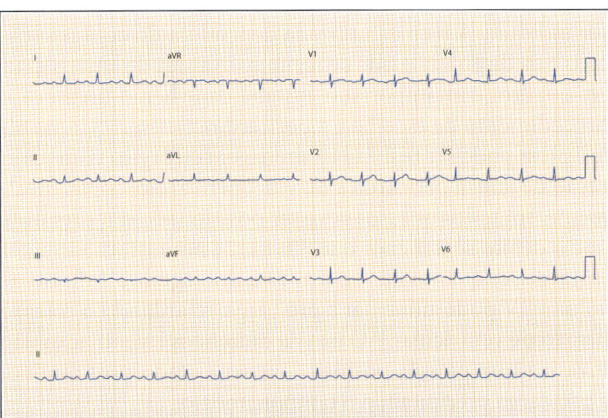

Figura 3 Eletrocardiograma de paciente com derrame pericárdico volumoso e tamponamento. Complexos QRS de baixa amplitude e alternância elétrica.

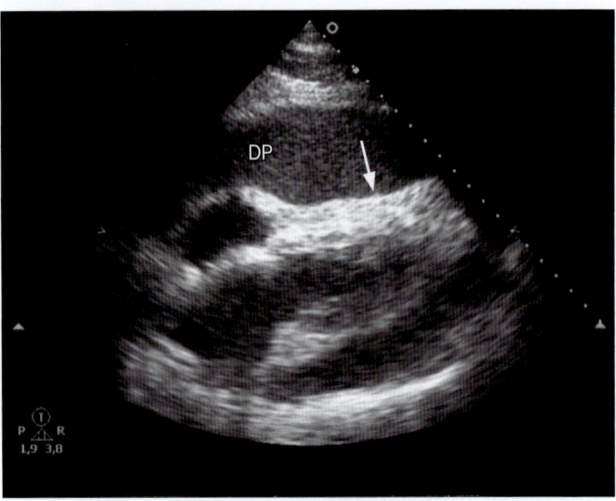

Figura 4 Ecocardiograma revela derrame pericárdico relevante associado à compressão de câmaras cardíacas (seta branca). (Cortesia do Dr. Diego Pereira.)
DP: derrame pericárdico.

Tratamento

Em pacientes com derrame pericárdico pequeno, sem repercussão hemodinâmica, sinais inflamatórios ou suspeita de doenças sistêmicas potencialmente tratáveis, a investigação etiológica usual não é necessária. Nesses casos, avaliação clínica e ecocardiograma seriados são suficientes.[2,3,16]

Nos pacientes com derrames moderados ou grandes, todo esforço deve ser realizado na pesquisa da causa de base, com objetivo de direcionar o tratamento específico (doenças autoimunes, tuberculose, neoplasias etc.).[21-24] Nos casos idiopáticos, estáveis hemodinamicamente e associados à elevação das provas de atividade inflamatória (PCR e VHS), o tratamento inicial com anti-inflamatórios e colchicina pode ser indicado com bons resultados.

Nos casos de derrame pericárdico importante ou com sinais de tamponamento cardíaco, a drenagem do líquido deve ser indicada. A técnica utilizada dependerá do contexto clínico e da disponibilidade de recursos. Na sala de emergência, em quadros com importante instabilidade hemodinâmica, o procedimento de escolha é a pericardiocentese.[2,3] Como alternativa pode ser realizada a drenagem cirúrgica com realização de janela pericárdica ou videopericardioscopia. Idealmente, em todos os casos deve ser posicionado um dreno até que o débito seja menor que 30 mL/24 horas. Em pacientes instáveis, enquanto não se realiza a drenagem, a infusão de volume IV pode aumentar a pré-carga, retardando o colapso da parede ventricular.[25] O uso de diuréticos e ventilação não invasiva com pressão positiva deve ser evitado, pois diminui a pré-carga precipitando o tamponamento.

A análise do líquido e a biópsia pericárdica são fundamentais para elucidação diagnóstica, embora possua baixo rendimento. No líquido pericárdico podem ser avaliados: celularidade, proteínas totais, glicose, LDH, o ADA (adenosina deaminase), marcadores tumorais (CEA, AFP, CA19-9, CA-125), cultura para fungos, bactérias e micobactérias, além de PCR (*polymerase chain reaction*) para vírus cardiotrópicos e o bacilo da tuberculose.[2,3,26]

O uso da videopericardioscopia permite a análise visual do pericárdio e a seleção do melhor local para se obterem amostras de tecido. Essa técnica pode aumentar o rendimento da biópsia de 15 a 20% (quando realizada às cegas) para até 65%.[27] Portanto, recomenda-se seu uso sempre que possível.

O prognóstico do derrame pericárdico depende essencialmente de seu tamanho e etiologia. Os casos idiopáticos e de tamanho pequeno ou moderado usualmente apresentam bom prognóstico. Entretanto, os derrames grandes evoluem para tamponamento cardíaco em até 35% dos casos, independentemente da etiologia.[28] Por essa razão, nesses casos a drenagem não deve ser retardada.

O derrame pericárdico neoplásico apresenta prognóstico reservado na maioria dos pacientes e altas taxas de recidiva e tamponamento. Nesse cenário, tratamentos específicos podem ser considerados dependendo do tipo de tumor e do prognóstico do paciente; os principais incluem: janela pericárdica, quimioterapia intrapericárdica, pericardiotomia percutânea por balão e injeção intrapericárdica de agentes esclerosantes.[2]

Pericardiocentese percutânea

A pericardiocentese percutânea deve ser realizada com uso de agulha e fio-guia através do acesso subxifoide. A agulha deve ser direcionada para o ombro esquerdo, mantendo ângulo de 30° com a pele. Esse posicionamento é extrapleural e evita lesões de coronárias, epicárdio e artérias mamárias. Após posicionamento da agulha, introduz-se um fio-guia através do qual um cateter de *pigtail* será posicionado para drenagem. Em derrames volumosos, recomenda-se drenagem lenta para evitar a síndrome de descompressão aguda do ventrículo direito.

O procedimento pode ser guiado pelo ecocardiograma à beira-leito ou por radioscopia no laboratório de hemodinâmica. As complicações graves têm prevalência de 1,3% a 1,6% e incluem: perfuração do miocárdio e/ou das artérias coronárias, embolia de ar, pneumotórax e perfuração de vísceras abdominais e cavidade peritoneal.[3]

Em alguns grupos de pacientes, a pericardiocentese percutânea é contraindicada, como: pós-operatório de cirurgia cardíaca, ruptura de parede livre ventricular e dissecção de aorta.[2,3,6] Nesses casos, a formação de coágulos torna impossível a remoção de material com uso de agulhas, e a drenagem cirúrgica deve ser indicada. Em derrames loculados pode ser necessária a drenagem por toracoscopia, janela subxifoide ou esternotomia mediana.

Pericardite constritiva

Etiologia

A pericardite constritiva é consequência da inflamação crônica do pericárdio, que se torna espessado e calcificado desencadeando restrição do enchimento diastólico dos ventrículos, queda do volume sistólico e baixo débito cardíaco.[2,3] Tuberculose, pericardite bacteriana, neoplasias e cirurgia cardíaca prévia são causas frequentes da doença, que pode se manifestar de diferentes formas de acordo com a localização, a extensão e o grau de espessamento pericárdico.[2] As principais etiologias estão resumidas na Tabela 3.

Tabela 3 Principais etiologias da pericardite constritiva[3]
1. Idiopática
2. Infecciosa • Tuberculose • Viral • Bacteriana • Fúngica • Parasitária
3. Pós-radioterapia
4. Pós-cirurgia cardíaca
5. Pós-trauma cardíaco
6. Neoplasias
7. Colagenoses • Lúpus eritematoso sistêmico • Artrite reumatoide
8. Pós-infarto agudo do miocárdio
9. Tóxica/metabólica • Uremia, reação a drogas

Fisiopatologia

Na pericardite constritiva o pericárdio espessado limita a expansão dos ventrículos durante a diástole. Desse modo, no momento em que se abrem as valvas atrioventriculares, ocorre rápido enchimento dos ventrículos e aumento abrupto da pressão diastólica. Como resultado, a maior parte do enchimento ventricular ocorre no terço inicial da diástole e, a partir do momento em que o pericárdio determina a máxima expansão da cavidade, cessa o aumento de volume e de pressão em seu interior.

Essas alterações determinam no cateterismo direito o padrão chamado de *dip* (descenso *Y* rápido) e *plateau*, ou "sinal da raiz quadrada", na curva de pressão venosa devido à queda inicial da pressão, ao aumento abrupto e à estabilização. Além disso, ocorre aumento das pressões de átrio direito, ventrículo direito e capilar pulmonar, culminando com a equalização das pressões de enchimento nas quatro câmaras cardíacas.[2,3,29]

Em virtude da restrição diastólica e menor tensão parietal, postula-se que ocorra menor estímulo à liberação de peptídeo natriurético tipo B. Em estudos prévios, a pericardite constritiva apresentou menores níveis de BNP quando comparada a outras síndromes restritivas.[30]

Em pacientes com fisiologia constritiva, a inspiração determina aumento de retorno venoso para as câmaras direitas do coração e diminuição para as câmaras esquerdas.[31] O ventrículo direito, ao receber maior volume sanguíneo durante a diástole, é impedido pelo pericárdio espessado de expandir sua parede livre. Como resultado, ocorre desvio do septo in-terventricular em direção ao ventrículo esquerdo, com consequente redução do enchimento diastólico, do volume e da pressão sistólica. Assim, ocorre um aumento das pressões de enchimento em câmaras direitas associado à redução da pré--carga em câmaras esquerdas e do débito cardíaco. Esse fenômeno é denominado interdependência ventricular, marco fisiopatológico da doença constritiva e ferramenta útil para diferenciá-la das cardiomiopatias restritivas.[29-31]

Quadro clínico

O quadro clínico é sugestivo de IC direita com anasarca, ascite, distensão abdominal e edema de membros inferiores, que podem ser agravados por enteropatia perdedora de proteínas. Sintomas inespecíficos incluem fadiga, anorexia, náuseas, dispepsia e perda de peso.

Ao exame físico observa-se paciente com caquexia cardíaca, elevação de pulso venoso jugular e sinal de Kussmaul. O *knock* pericárdico é um achado sugestivo de pericardite constritiva; trata-se de som rude, protodiastólico, que ocorre devido à vibração da parede ventricular na fase de enchimento rápido. Em razão da fisiopatologia semelhante, por vezes é difícil diferenciá-lo da terceira bulha cardíaca (B3). A ausculta pulmonar geralmente revela pulmões limpos. O pulso arterial é usualmente normal, entretanto, nos casos mais graves associados à disfunção ventricular, pode se apresentar filiforme.

Exames complementares

Eletrocardiograma

Alterações inespecíficas do segmento ST e onda T, ondas Q patológicas, complexos QRS de baixa voltagem, bloqueio atrioventricular, fibrilação atrial, sinais de sobrecarga atrial ou distúrbios da condução intraventricular.[2]

Peptídeo natriurético tipo B (BNP)

Pode ser útil no diagnóstico diferencial com outras síndromes restritivas. Valores normais ou pouco elevados falam a favor de pericardite constritiva.[30]

Radiografia de tórax

Calcificações pericárdicas e derrame pleural podem ser observados em até um terço dos pacientes.[32]

Ecocardiograma

O ecocardiograma apresenta baixa sensibilidade para o diagnóstico de pericardite constritiva. Os principais achados incluem:[33-35]

- Espessamento pericárdico (Figura 5).
- Movimentação anormal do septo interventricular.

■ Dilatação e ausência de colapso inspiratório da veia cava inferior.

■ Variação respiratória dos fluxos mitral (maior que 25%) e tricúspide (maior que 40%).

■ Ondas E com velocidade normal ou aumentada.

Tomografia e ressonância magnética cardíacas

Podem demonstrar espessamento e calcificação pericárdica (Figura 6), movimentação atípica do septo interventricular e dilatação da veia cava inferior. Além disso, a presença de edema e realce tardio pericárdico pode sugerir processo infla-

matório em atividade, o que abre perspectivas para o tratamento etiológico.[36-38] Aproximadamente 20% dos pacientes que são submetidos a tratamento cirúrgico têm espessura pericárdica normal, portanto esse achado não descarta o diagnóstico.[36] A ressonância pode ser útil na identificação de cardiomiopatias restritivas, importante diagnóstico diferencial.[36-38]

Diagnóstico diferencial

O principal diagnóstico diferencial da pericardite constritiva são as cardiomiopatias restritivas, tais como: amiloidose, sarcoidose, endomiocardiofibrose, síndrome hipereosinofílica e desordens secundárias à quimioterapia ou à radiação.[40]

Em alguns casos é difícil a diferenciação entre restrição e constrição, já que há grande semelhança entre os parâmetros hemodinâmicos dessas duas entidades.

Nos pacientes com cardiomiopatia restritiva, a complacência reduzida dos ventrículos pode determinar aumento das pressões de enchimento diastólico, equalização das pressões nas câmaras cardíacas e o padrão dip-plateau. Entretanto, a interdependência ventricular com desvio do septo e a variação respiratória das pressões de enchimento são achados típicos da fisiologia constritiva. A Tabela 4 resume as principais diferenças entre as duas entidades.

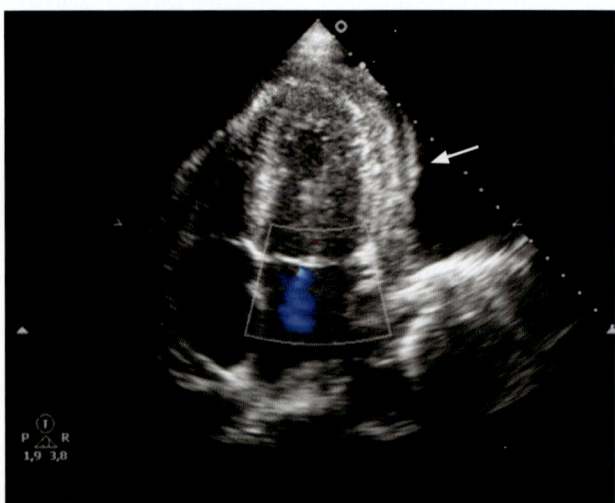

Figura 5 Ecocardiograma transtorácico revelando espessamento pericárdico importante (seta branca) em paciente com pericardite constritiva.

Tabela 4 Diagnóstico diferencial entre pericardite constritiva e cardiomiopatias restritivas[2]		
	Constrição	**Restrição**
Pulso paradoxal	1/3 do casos	Ausente
Knock pericárdico	Presente	Ausente
B3, B4, sopro regurgitativo	Raro	Comum
ECG: baixa voltagem QRS	Comum	Raro
Radiografia de tórax	Calcificação	Congestão pulmonar
Variação respiratória das pressões/fluxos esquerda-direita	Aumentada	Normal
Desvio do septo interventricular	Presente	Ausente
Espessura da parede do ventrículo	Normal	Aumentado
Doppler tecidual/Velocidade/ Onda E	Aumentada	Reduzida
Hipertensão pulmonar	Ausente	Presente
Equalização das pressões de enchimento esquerda-direita	Presente	Esquerda > direita mais que 5 mmHg
Pressões de enchimento > 25 mmHg	Raro	Comum
Sinal da raiz quadrada	Presente	Variável

Tratamento

Em pacientes com quadro clínico sugestivo de pericardite constritiva sem calcificação pericárdica séria e com sinais de atividades inflamatórias pericárdica e sistêmica, o tratamento clí-

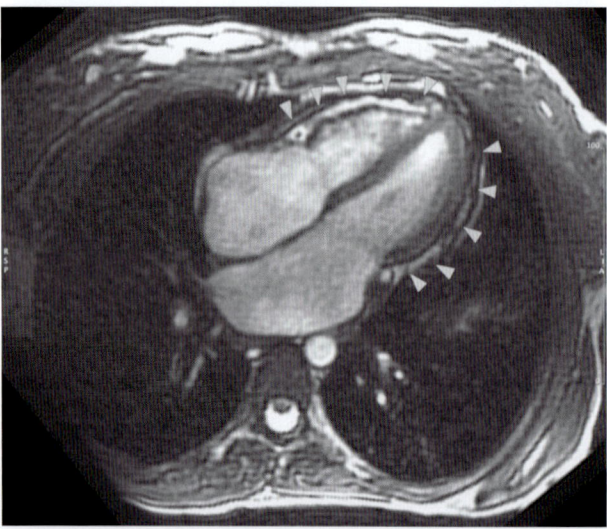

Figura 6 Ressonância cardíaca revelando espessamento pericárdico importante (setas brancas) em paciente com pericardite constritiva.

nico pode ser considerado antes da indicação da cirurgia de pericardiectomia. Nesses casos, o tratamento etiológico (por exemplo, nos casos de tuberculose e colagenoses) ou com anti-inflamatórios (nos casos idiopáticos) pode levar à completa reversão dos sinais de IC.[2,3,37,41] À essa condição dá-se o nome de pericardite constritiva transitória.[42]

Nos casos sintomáticos, em que não há sinais de inflamação e o espessamento e calcificação pericárdica estão presentes, a cirurgia de pericardiectomia não deve ser adiada, pois pacientes em classe funcional avançada (III-IV da NYHA) e com longo período entre os sintomas e a cirurgia apresentam maior mortalidade e menor benefício com o procedimento.[43] Além desses, os principais preditores de desfecho são: idade, hiponatremia e disfunção hepática e renal. Em relação à etiologia, os pacientes com pericardite secundária à radioterapia têm pior prognóstico quando comparados àqueles com causa idiopática.[43-45]

Existem dois tipos de abordagem cirúrgica para ressecção do pericárdio: toracotomia anterolateral e esternotomia mediana.[46] O sucesso do procedimento depende diretamente do grau de atrofia e fibrose miocárdica, assim como do grau de calcificação e adesão entre epicárdio e pericárdio que dificultam o desbridamento cirúrgico.[2,3,43-45] A mortalidade relacionada ao procedimento varia de 6 a 12%, e as principais complicações incluem disfunção ventricular esquerda aguda, sangramento e ruptura de parede ventricular.[43]

Em pacientes com indicação precoce do procedimento é frequente a remissão completa dos sintomas, e a sobrevida em longo prazo é igual à da população geral. Entretanto, nos pacientes com intervenção tardia pode não haver remissão completa. Nesse grupo, segundo Senni et al., apenas 40% dos pacientes apresentam normalização da hemodinâmica cardíaca no pós-operatório em três meses, podendo chegar a 60% em dois anos.[34]

Enquanto não é realizada a cirurgia, os diuréticos podem aliviar os sintomas de hipervolemia. Betabloqueadores devem ser evitados, pois com a restrição ao enchimento ventricular o débito cardíaco é mantido com o aumento da frequência cardíaca.

Resumo

As principais síndromes clínicas relacionadas à pericardite crônica são derrame pericárdico, pericardite recorrente e pericardite constritiva. A pericardite recorrente se caracteriza por episódios repetidos de pericardite, com caráter incessante ou intermitente, em um processo de provável etiologia autoimune. Seu adequado manejo é essencial para a completa remissão dos sintomas e prevenção das recorrências.

Nesse cenário, a colchicina tem papel fundamental e deve ser indicada sempre que possível. Derrames pericárdicos pequenos e sem repercussão hemodinâmica, em geral, não demandam investigação ou tratamento específico. Em contrapartida, os derrames volumosos apresentam risco de tamponamento cardíaco e, por essa razão, exigem investigação etiológica e avaliação para drenagem, prefe-

rencialmente por videopericardioscopia. A pericardite constritiva é uma sequela tardia da pericardite aguda e consiste em fibrose e perda de elasticidade do pericárdio. Como resultado, ocorre restrição ao enchimento ventricular e insuficiência cardíaca (IC). A pericardiectomia é o tratamento de escolha e apresenta bons resultados, com resolução dos sintomas na maioria dos casos.

Referências bibliográficas

1. Troughton RW, Asher CR, Klein AL. Pericarditis. Lancet. 2004;363(9410):717-27.
2. Khandaker, Espinosa RE, Nishimura RA, Sinak LJ, Hayes SN, Melduni RM, et al. Pericardial disease: diagnosis and management. Mayo Clinic Proceedings. 2010;85(6):572-93.
3. Adler Y, Charron P, Imazio M, Badano L, Barón-Esquivias G, Bogaert J, et al. 2015 ESC Guidelines for the diagnosis and management of pericardial diseases: The Task Force for the Diagnosis and Management of Pericardial Diseases of the European Society of Cardiology (ESC) Endorsed by: The European Association of Cardio-Thoracic Surgery (EACTS). Eur Heart J. 2015;36(42):2921-64.
4. Imazio M, Belli R, Brucato A, Cemin R, Ferrua S, Begaraj F, et al. Efficacy and safety of colchicine for treatment of multiple recurrences of pericarditis (CORP-2): a multicentre, double-blind, placebo-controlled, randomised trial. Lancet. 2014;383(9936):2232-7.
5. Imazio M, Spodick DH, Brucato A, Trinchero R, Adler Y. Controversial issues in the management of pericardial diseases. Circulation. 2010;121:916-28.
6. Montera MW, Mesquita ET, Colafranceschi AS, et al. Sociedade Brasileira de Cardiologia. I Diretriz Brasileira de Miocardites e Pericardites. Arq Bras Cardiol. 2013;100(4 supl. 1):1-36.
7. Imazio M, Brucato A, Cemin R, Ferrua S, Belli R, Maestroni S, et al. Colchicine for recurrent pericarditis (CORP): a randomized trial. Ann Intern Med. 2011;155(7):409-14.
8. Imazio M, Brucato A, Maestroni S, et al. Prevalence of C-reactive protein elevation and time course of normalization in acute pericarditis: implications for the diagnosis, therapy, and prognosis of pericarditis. Circulation. 2011;123:1092-97.
9. Mayosi BM, Ntsekhe M, Bosch J, Pandie S, Jung H, Gumedze F, et al. Prednisolone and mycobacterium indicus pranii in tuberculous pericarditis. N Engl J Med. 2014;371(12):1121-30.
10. Maisch B, Ristic A, Pankuweit S. Intrapericardial treatment of autoreactive pericardial effusion with triamcinolone: the way to avoid side effects of systemic corticosteroid therapy. Eur Heart J. 2002;23:1503-08.
11. Vianello F, Cinetto F, Cavraro M, Battisti A, Castelli M, Imbergamo S, et al. Azathioprine in isolated recurrent pericarditis: a single center experience. Int J Cardiol. 2011;147:477-8.
12. Moretti M, Buiatti A, Merlo M, Massa L, Fabris E, Pinamonti B, et al. Usefulness of high-dose intravenous human immunoglobulins treatment for refractory recurrent pericarditis. Am J Cardiol. 2013;112:1493-8.
13. Vassilopoulos D, Lazaros G, Tsioufis C, Vasileiou P, Stefanadis C, Pectasides D. Successful treatment of adult patients with idiopathic recurrent pericarditis with a interleukin-1 receptor antagonist (anakinra). Int J Cardiol. 2012;160:66-8.
14. Imazio M, Brucato A, Adler Y, Brambilla G, Artom G, Cecchi E, et al. Prognosis of idiopathic recurrent pericarditis as determined from previously published reports. Am J Cardiol. 2007;100(6):1026-8.
15. Shabetai R. Function of the normal pericardium. Clin Cardiol. 1999;22(1 Suppl 1):I4-5.
16. Imazio M, Adler Y. Management of pericardial effusion. Eur Heart J. 2013;34:1186-97.
17. Spodick DH. Acute cardiac tamponade. N Engl J Med. 2003;349:684-90.
18. Klein AL, Abbara S, Agler DA, Appleton CP, et al. American Society of Echocardiography clinical recommendations for multimodality cardiovascular imaging of patients with pericardial disease: endorsed by the Society for Cardiovascular Magnetic Resonance and Society of Cardiovascular Computed Tomography. J Am Soc Echocardiogr. 2013;26(9):965-1012.

19. Shairer JR, Biswas S, Keteyian SJ, Ananthasubraniam K. A systematic approach to evaluation of pericardial effusion and cardiac tamponade. Cardiol Rev. 2011;19:233-38.

20. Yared K, Baggish AL, Picard MH, Hoffmann U, Hung J. Multimodality imaging of pericardial diseases. JACC Cardiovasc Imaging. 2010;3:650-60.

21. Syed FF, Mayosi BM. A modern approach to tuberculous pericarditis. Prog Cardiovasc Dis. 2007;50:218-36.

22. Lestuzzi C. Neoplastic pericardial disease: old and current strategies for diagnosis and management. World J Cardiol. 2010;2:270-79.

23. Imazio M. Pericardial involvement in systemic inflammatory diseases. Heart. 2011;97:1882-92.

24. Maisch B, Ristic A, Pankuweit S. Evaluation and management of pericardial effusion in patients with neoplastic disease. Prog Cardiovasc Dis. 2010; 53(2):157-63.

25. Sagrista-Sauleda J, Angel J, Sambola A, Permanyer-Miralda G. Hemodynamic effects of volume expansion in patients with cardiac tamponade. Circulation. 2008;117(12):1545-9.

26. Karatolios K, Pankuweit S, Maisch B. Diagnostic value of biochemical biomarkers in malignant and non-malignant pericardial effusion. Heart Fail Rev. 2013;18(3):337-44.

27. Maisch B, Rupp H, Ristic A, Pankuweit S. Pericardioscopy and epi- and pericardial biopsy – a new window to the heart improving etiological diagnoses and permitting targeted intrapericardial therapy. Heart Fail Rev. 2013;18(3):317-28.

28. Sagrista-Sauleda J, Angel J, Permanyer-Miralda G, Soler-Soler J. Long-term follow-up of idiopathic chronic pericardial effusion. N Engl J Med. 1999;341:2054-9.

29. Osterberg L, Vagelos R, Atwood JE. Case presentation and review: constrictive pericarditis. West J Med. 1998;169:232-39

30. Leya FS, Arab D, Joyal D, Shioura KM, Lewis BE, Steen LH, Cho L. The efficacy of brain natriuretic peptide levels in differentiating constrictive pericarditis from restrictive cardiomyopathy. J Am Coll Cardiol. 2005;45(11):1900-2.

31. Anand IS, Ferrari R, Kalra GS, Wahi PL, Poole-Wilson PA, Harris PC. Pathogenesis of edema in constrictive pericarditis. Studies of body water and sodium, renal function, hemodynamics, and plasma hormones before and after pericardiectomy. Circulation. 1991;83;1880-7.

32. Ling LH, Oh JK, Schaff HV, Danielson GK, Mahoney DW, Seward JB, et al. Constrictive pericarditis in the modern era: evolving clinical spectrum and impact on outcome after pericardiectomy. Circulation. 1999;100(13):1380-6.

33. Sengupta PP, Eleid MF, Khandheria BK. Constrictive pericarditis. Cir J. 2008;72:1555-62.

34. Senni M, Redfield MM, Ling LH, Danielson GK, Tajik AJ, Oh JK. Left ventricular systolic and diastolic function after pericardiectomy in patients with constrictive pericarditis: Doppler echocardiographic findings and correlation with clinical status. J Am Coll Cardiol. 1999;33(5):1182-8.

35. Oh JK, Seward JB, Tajik AJ. The echo manual. 3rd edition. Rochester MN: Lippincott Willians & Wilkins; 2006.

36. Talreja DR, Edwards WD, Danielson GK, Schaff HV, Tajik AJ, Tazelaar HD, et al. Constrictive pericarditis in 26 patients with histologically normal pericardial thickness. Circulation. 2003;108(15):1852-7.

37. Feng D, Glockner J, Kim K, Martinez M, Syed IS, Araoz P, et al. Cardiac magnetic resonance imaging pericardial late gadolinium enhancement and elevated inflammatory markers can predict the reversibility of constrictive pericarditis after antiinflammatory medical therapy: a pilot study. Circulation. 2011;124(17):1830-7.

38. Zurick AO, Bolen MA, Kwon DH, Tan CD, Popovic ZB, Rajeswaran J, et al. Pericardial delayed hyperenhancement with CMR imaging in patients with constrictive pericarditis undergoing surgical pericardiectomy: a case series with histopathological correlation. JACC Cardiovasc Imaging. 2011;4(11):1180-91.

39. Talreja DR, Nishimura RA, Oh JK, Holmes DR. Constrictive pericarditis in the modern era: novel criteria for diagnosis in the cardiac catheterization laboratory. J Am Coll Cardiol. 2008;51(3):315-9.

40. Hancock EW. Differential diagnosis of restrictive cardiomyopathy and constrictive pericarditis. Heart. 2001;86(3):343-9.

41. Hoit B. Management of effusive and constrictive pericardial heart disease. Circulation. 2002;105(25):2939-42.

42. Haley JH, Tajik AJ, Danielson GK, Schaff HV, Mulvagh SL, Oh JK. Transient constrictive pericarditis: causes and natural history. J Am Coll Cardiol. 2004;43:271-5.

43. Bertog SC, Thambidorai SK, Parakh K, Schoenhagen P, Ozduran V, Houghtaling PL, et al. Constrictive pericarditis: etiology and cause-specific survival after pericardiectomy. J Am Coll Cardiol. 2004;43(8):1445-52.

44. Schwefer M, Aschenbach R, Heidemann J, Mey C, Lapp H. Constrictive pericarditis, still a diagnostic challenge: comprehensive review of clinical management. Eur J Cardiothorac Surg. 2009;36 (3):502-10.

45. Cameron J, Oesterle SN, Baldwin JC, Hancock EW. The etiologic spectrum of constrictive pericarditis. Am Heart J. 1987;113:354-60.

46. Chowdhury UK, Subramaniam GK, Kumar AS, Airan B, Singh R, Talwar S, et al. Pericardiectomy for constrictive pericarditis: a clinical, echocardiographic, and hemodynamic evaluation of two surgical techniques. Ann Thorac Surg. 2006;81(2):522-9.

Capítulo 3

Tumores do coração

Vagner Madrini Junior
Felix José Alvarez Ramires
Charles Mady

Pontos-chave

- Os tumores cardíacos são muito raros, sendo os tumores secundários ou metastáticos cem vezes mais frequentes que os primários.
- Pelo grande espectro de manifestações clínicas e pela pobreza na propedêutica, por muitos anos, o diagnóstico dos tumores cardíacos foi negligenciado. Com o aprimoramento de novos métodos de imagem, o diagnóstico se tornou mais frequente.
- As manifestações clínicas são variadas e dependem da topografia e do grau de acometimento cardíaco, com sintomas e sinais inespecíficos. Os achados de exame físico podem se confundir com doenças da valva mitral ou tricúspide ou com outras situações de insuficiência cardíaca.
- O sintoma mais comum é a dispneia, seguida por palpitações e emagrecimento.
- Os tumores benignos representam 75% dos tumores primários do coração, sendo o mixoma o tumor cardíaco com maior incidência, responsável por 40 a 70% de todos casos. Mais de 80% dos mixomas aparecem no átrio esquerdo e a grande maioria é solitária. O tratamento dos tumores benignos do coração é, na maior parte das vezes, a remoção cirúrgica da lesão, dependendo da topografia e do tamanho.
- Os tumores malignos mais frequentes são os rabdomiossarcomas e os angiossarcomas. Linfomas e outros tumores podem ser encontrados, mas são muito mais raros.
- Os tumores que levam metástases ao coração são, em sua grande parte, os carcinomas de pulmão, de mama e de esôfago, os linfomas, a leucemia e o melanoma. Mais frequentemente, as lesões são pequenas e difusas, mas as grandes e únicas também podem ser encontradas. Em ordem decrescente de frequência, as metástases podem atingir o pericárdio, o miocárdio ou o endocárdio.

Introdução

Os tumores do coração são neoplasias que podem ter origem histológica do revestimento interno, camada muscular ou do pericárdio. Esses tumores podem ser benignos ou malignos, primários ou metastáticos (também chamados secundários). Eles têm baixa incidência e baixa prevalência, sendo seu aparecimento pouco comum e com diagnóstico dependente do alto grau de suspeita clínica e dos métodos diagnósticos utilizados. Ainda mais raros, são os tumores primários do coração, que apresentam uma incidência de 0,001 a 0,2% como observado em uma série de estudos de autópsia de pacientes não selecionados.[1,2] Já os tumores secundários, ou metastáticos, são cem vezes mais frequentes que os primários, com incidência de cerca de 1%.[2,3] As características histológicas, tanto dos tumores benignos quanto dos malignos, são aquelas comuns aos tumores mesenquimais que ocorrem em grupos musculares estriados e tecido conectivo.[4] O diagnóstico precoce dos tumores primários do coração é fundamental, pois a possibilidade de sua ressecção representa uma provável cura do paciente. Já os tumores metastáticos apresentam na sua ressecção um resultado menos favorável e por vezes apenas paliativo.[5]

A faixa etária é um fator importante na incidência do tipo histológico do tumor, com variação etiológica significativa entre a população pediátrica e adulta (Tabelas 1 e 2). Em razão do grande espectro de manifestações clínicas e das deficiências semiológicas, por muitos anos, os tumores do coração foram subdiagnosticados. Com o aprimoramento de novos métodos de imagem, o diagnóstico se tornou mais frequente, além de facilitar os diagnósticos diferenciais de massas cardíacas que incluem vegetações, trombos e neoplasias pericárdicas.[6]

Tabela 1 Tumores cardíacos primários no feto e no neonato
Rabdomioma
Fibroma
Teratona
Mixoma
Hemangioma
Linfagioma
Hemangiopericitoma
Rabdomiossarcoma
Fibrossarcoma

Tabela 2 Tumores cardíacos primários na fase adulta
Benignos
Mixoma
Lipoma
Fibroelastoma
Hemangioma
Fibroma
Mesotelioma
Radbomioma
Teratoma
Malignos
Angiossarcoma
Rabdomiossarcoma
Mesotelioma
Linfoma
Timona
Sarcoma neurogênico
Leiomiossarcoma
Lipossarcoma

Manifestações clínicas

O quadro clínico tem um espectro amplo de apresentações, dependendo da topografia, do grau de acometimento cardíaco, tamanho da massa tumoral, entre outros. Muitos dos sintomas são inespecíficos, podendo mimetizar diferentes doenças sistêmicas. Os achados de exame físico também podem confundir o diagnóstico com outras doenças cardíacas. Os sintomas mais frequentes são dispneia, emagrecimento, palpitações, dor torácica, febre e artralgia (Tabela 3).[7] A presença de febre de origem indeterminada pode representar um sinal de lesão neoplásica.[8]

Em alguns tumores, dependendo da sua topografia, os achados do exame físico podem ser confundidos com doenças valvares, ou com outras situações de insuficiência cardíaca. As manifestações embólicas são frequentes, principalmente nos tumores intracavitários, cuja maioria é primária.[9] Fragmentos de trombos da superfície do tumor são liberados, po-

dendo culminar com fenômenos embólicos. A gravidade e a frequência desses fenômenos embólicos dependem da topografia do tumor e da presença ou não de *shunts* cardíacos.[10] Os tumores intracavitários do lado esquerdo vão embolizar para circulação sistêmica, levando a manifestações de isquêmica nos mais diferentes territórios, já os do lado direito embolizam para circulação pulmonar. A manifestação clínica de um fenômeno embólico pode ser a primeira manifestação de um tumor cardíaco.[11]

Tabela 3 Sintomas mais frequentes dos tumores do coração (incidência em %)	
Dispneia	57
Palpitações	25
Emagrecimento	18
Angina	15
Embolia	14
Febre	8
Artralgia	6

Os tumores do miocárdio têm como manifestação frequente os distúrbios de ritmo e condução. Dependendo da topografia da lesão, bloqueios atrioventriculares, bloqueios de ramo ou hemibloqueios podem ser observados.[12] As arritmias variam da fibrilação atrial até arritmias ventriculares complexas.

Dependendo da localização desses tumores e de seu tamanho, podem ser observadas manifestações de insuficiência cardíaca secundárias à compressão ou alteração no relaxamento miocárdico.[13] Nos casos de tumores do ventrículo direito com obstrução da via de saída, podem ser observadas manifestações de insuficiência cardíaca direita com estase venosa sistêmica. A ruptura miocárdica é rara, porém, pode ocorrer em tumores infiltrativos.[14] São descritos quadros graves por obstrução aguda da via de saída do ventrículo esquerdo por embolização do próprio tumor, com manifestações graves de baixo débito e choque cardiogênico.[15]

O mixoma é o principal tumor benigno e tem com localização mais prevalente em átrio esquerdo. O quadro clínico depende do tamanho e extensão tumoral, podendo levar a manifestações que simulem um quadro de insuficiência cardíaca e até de valvopatias como a estenose mitral.[16] Os sintomas mais frequentes são dispneia, ortopneia, dispneia paroxística noturna, edema de membros inferiores, tosse e, algumas vezes, melhora da dispneia com a mudança de decúbito. A mudança da ausculta com a mudança de posição do paciente, a presença de síncope, quadros intensos de hemoptise e morte súbita são algumas manifestações frequentes no mixoma atrial que podem ajudar no diagnóstico diferencial com estenose mitral.

Nos tumores de átrio direito, o mixoma também é o mais comum, levam a manifestações de insuficiência cardíaca direita com estase jugular, ascite, hepatomegalia e pulso venoso amplo. A exemplo dos tumores do átrio esquerdo, eles podem mimetizar as patologias de valva tricúspide com exame físico semelhante ao da insuficiência ou da estenose dessa valva.[17]

As alterações laboratoriais também são inespecíficas, podendo ocorrer aumento da velocidade de hemossedimentação, plaquetose ou plaquetopenia, leucocitose, anemia e hipergamaglobulinemia.[18]

Tumores benignos

Os tumores benignos representam 75% dos tumores primários do coração, sendo que 50% destes são representados pelos mixomas, e o restante por lipomas, fibroelastomas papilares e rabdomiomas.[19]

Como todos os tumores do coração, eles têm apresentação clínica variável e seu diagnóstico depende da suspeita clínica e da propedêutica armada. A idade de incidência desse tumor pode variar dos 3 até mais de 80 anos. Mais de 80% dos mixomas aparecem no átrio esquerdo e, na grande maioria, são isolados, levando a manifestações clínicas dos tumores intracavitários de átrio esquerdo já descritos.

O ponto de fixação mais comum do tumor é a região da fossa *ovalis*; entretanto, outros pontos, incluindo a parede posterior do átrio e as valvas atrioventriculares também são possíveis locais de fixação.[20] Em menor incidência, os mixomas, podem aparecer no átrio direito e, mais raro, nos ventrículos. Em menos de 10% de todos os mixomas parece ocorrer uma transmissão autossômica dominante.[21] Pacientes com mixoma cardíaco podem desenvolver a síndrome mixoma ou síndrome de Carney, que consiste na presença de mixoma em outras áreas, como mamas ou pele, pigmentação cutânea e alterações endócrinas. Em pacientes com essa síndrome, o mixoma pode surgir em outras áreas que não os átrios, e algumas vezes apresentam mais de uma lesão.

Normalmente, os pacientes com a síndrome mixoma têm faixa etária de diagnóstico mais precoce. Em função da presença da síndrome mixoma, apesar de ser incomum, a avaliação de parentes de primeiro grau deve ser realizada na investigação. Os exames de imagem podem identificar imagem pediculada e móvel, por vezes prolapsando de uma cavidade para outra (Figuras 1 e 2).

Em menor incidência, os mixomas de coração podem ser sésseis, com formato globular, duros, com pontos de hemorragia e, às vezes, confundidos com trombo mural. Mais frequentes são as lesões pediculadas, de consistência amolecida, com aparência mixoide (Figura 3).[22] Histologicamente, a lesão é composta de células mixomatosas estreladas ou globulares, células endoteliais, macrófagos, células musculares lisas entremeadas em um estroma de substância mucinoide (Figura 4).[23]

O fibroelastoma papilífero é um tumor endocárdico e o mais comum nas valvas cardíacas.[24] A valva tricúspide é a mais afetada em crianças, enquanto a mitral e a aórtica são mais frequentemente afetadas em adultos.[25] Entretanto, acometimentos do músculo papilar, das cordoalhas tendíneas ou do endocárdio são descritos. Por essa topografia preferencial de aparecimento nas valvas cardíacas, o mimetismo com as lesões valvares primárias é grande e os fenômenos embólicos podem estar presentes. As manifestações clínicas, mais uma

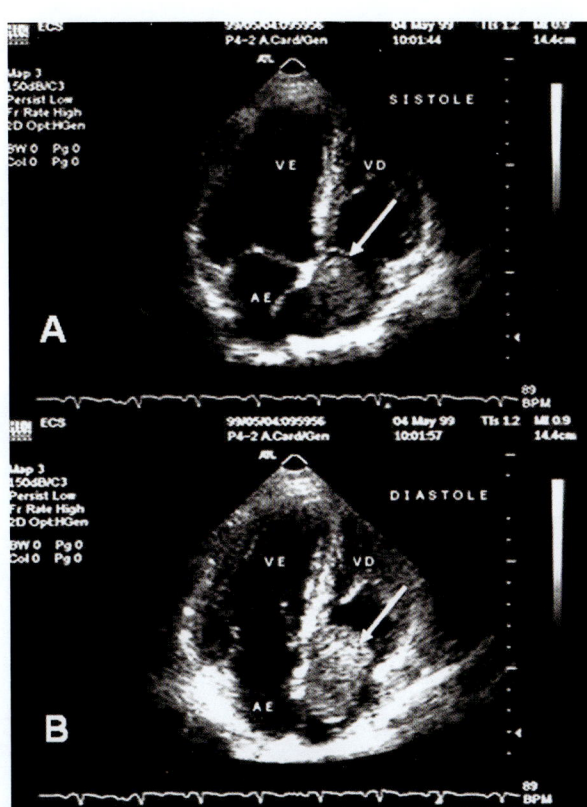

Figura 1 Ecocardiograma bidimensional com corte apical de quatro câmaras em sístole (A) mostrando massa heterogênea de bordos irregulares (seta) em átrio direito, prolapsando para o ventrículo direito na diástole (B).
Fonte: foto cedida pelo Serviço de Ecocardiografia do Instituto do Coração do Hospital das Clínicas da Faculdade de Medicina da Universidade de São Paulo – InCor-HCFMUSP.

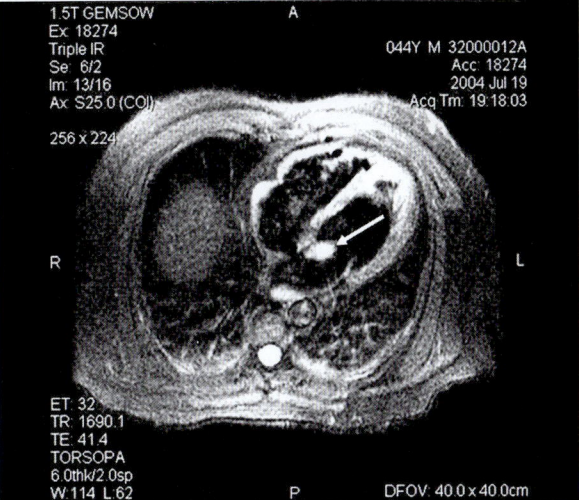

Figura 2 Ressonância magnética de coração em corte de quatro câmaras identificando átrios e ventrículos, evidenciando imagem nodular pediculada em átrio esquerdo (seta).
Fonte: foto cedida pelo Serviço de Ressonância Magnética do Instituto do Coração do Hospital das Clínicas da Faculdade de Medicina da Universidade de São Paulo – InCor-HCFMUSP.

vez, são dependentes da topografia da lesão. Apesar disso, a maioria dos pacientes é assintomática e o diagnóstico é dependente do exame físico, com a detecção de sopros cardíacos, e da utilização de métodos de imagem (Figuras 5 e 6).

Normalmente, são lesões pequenas, pediculadas, avasculares, recobertas por uma camada de células endoteliais, e contêm diferentes quantidades de fibras elásticas dispostas em um estroma hialino rico em glicosaminoglicanos, colágeno e algumas células musculares lisas (Figuras 7 e 8).[26]

Os rabdomiomas, embora muito mais raros do que os mixomas, são os tumores benignos do coração mais frequentes em crianças, com maior incidência abaixo de um ano de vida.[27] Podem aparecer na parede de ambos os ventrículos ou no septo interventricular e, com menor incidência, nos átrios.[28] Mais frequentemente, apresentam-se como lesões múltiplas, podendo, eventualmente, surgir como lesão única. Os sintomas, como em outros tumores do coração, são inespecíficos e dependentes da topografia. Alguns tumores intracavitários

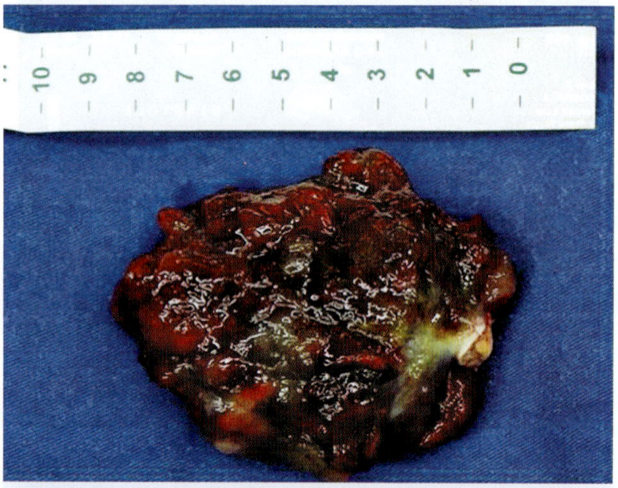

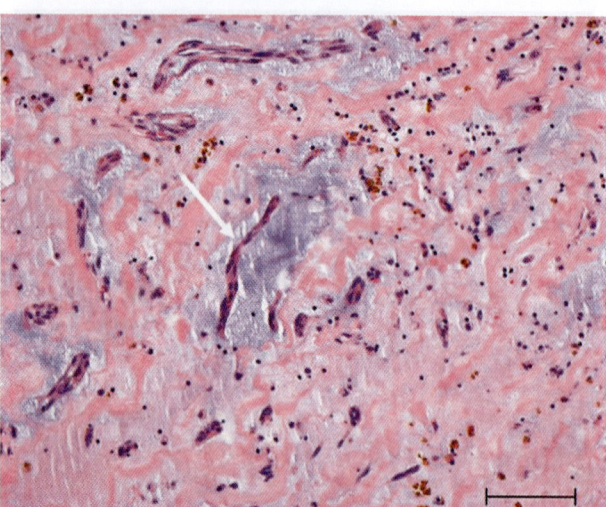

Figura 3 Aspecto macroscópico do mixoma com superfície lisa e brilhante de aspecto gelatinoso.
Fonte: foto cedida pelo Serviço de Cirurgia do Instituto do Coração do Hospital das Clínicas da Faculdade de Medicina da Universidade de São Paulo – InCor-HCFMUSP.

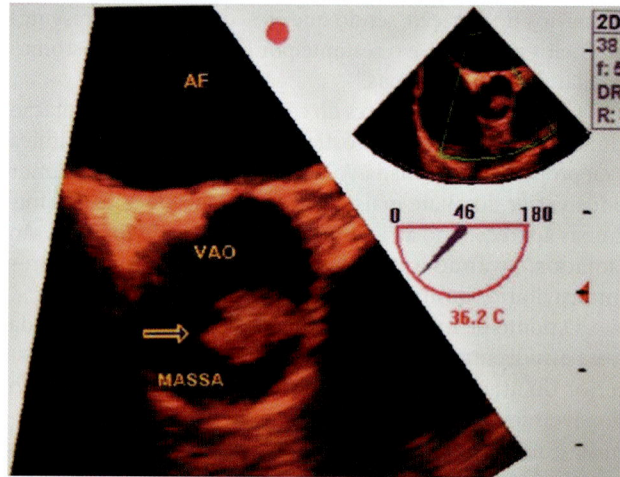

Figura 5 Imagem de ecocardiograma transesofágico multiplano a 46° evidenciando lesão pediculada heterogênea, com bordos definidos e aderida ao folheto da valva aórtica (seta).
Fonte: foto cedida pelo Serviço de Cirurgia do Instituto do Coração do Hospital das Clínicas da Faculdade de Medicina da Universidade de São Paulo – InCor-HCFMUSP.

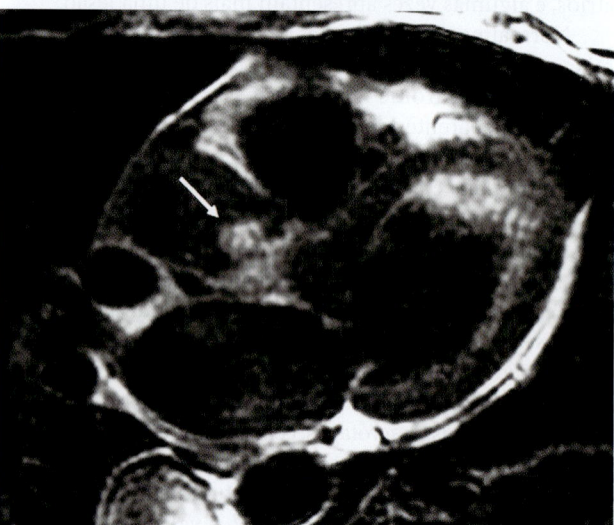

Figura 4 Fotomicrografia de mixoma corado com hematoxilina e eosina (X-200) evidenciando células alongadas e enfileiradas (seta), circundadas por uma substância mucinoide.
Fonte: foto cedida pelo Serviço de Patologia do Instituto do Coração do Hospital das Clínicas da Faculdade de Medicina da Universidade de São Paulo – InCor-HCFMUSP.

Figura 6 Imagem de ressonância magnética em corte longitudinal evidenciando a via de saída do ventrículo esquerdo. Identificada pequena massa pediculada aderida no folheto da valva aórtica (seta).
Fonte: foto cedida pelo Serviço de Cirurgia do Instituto do Coração do Hospital das Clínicas da Faculdade de Medicina da Universidade de São Paulo – InCor-HCFMUSP.

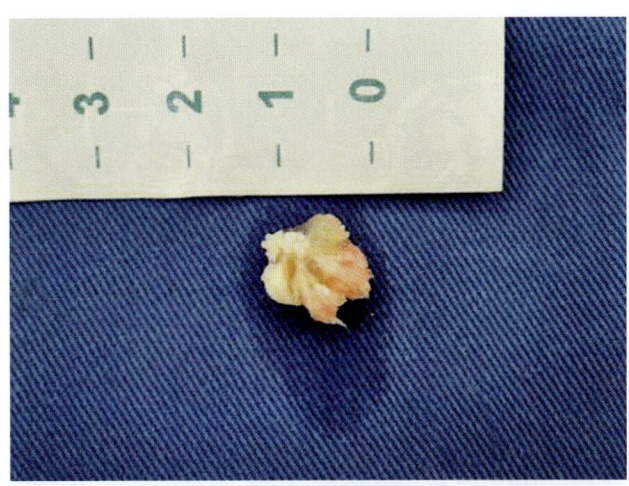

Figura 7 Aspecto macroscópico do fibroelastoma cuja lesão é pediculada recoberta por uma camada de células endoteliais.

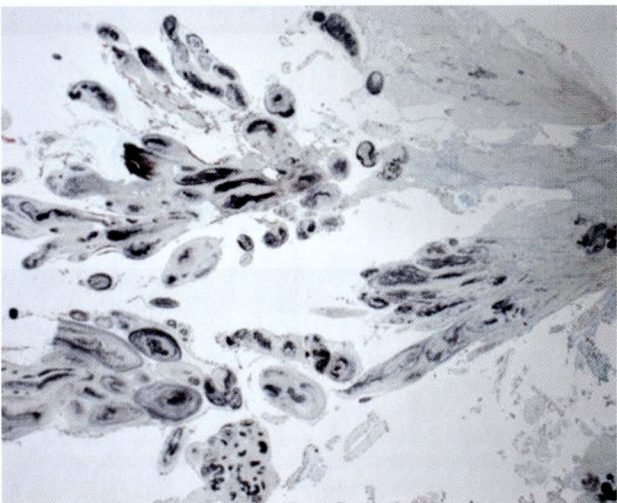

Figura 8 Fotomicrografia do fibroelastoma corado pelo Verhoeff-van Gieson mostrando, em cor escura, fibras elásticas dispersas em tecido conjuntivo e fibras de colágeno (X-100).

podem levar à obstrução da via de saída, outros, a alterações diastólicas, apresentando sinais e sintomas de insuficiência cardíaca direita ou esquerda, dependendo da câmara afetada. A associação com esclerose tuberosa é frequente.[29] Essa síndrome é caracterizada por uma incidência familiar e hamartomas em diferentes órgãos, além de epilepsia, adenoma subcutâneo e deficiência mental. Histologicamente, são formados por células redondas ou poligonais grandes, com um ou dois núcleos contendo alguns vacúolos no abundante citoplasma e com a presença de miofibrilas (*spider cell*).

Os fibromas de coração são tumores raros, representando aproximadamente 2% dos tumores primários do coração em adultos.[30] São, contudo, frequentes na infância, sendo o segundo tumor de maior incidência nessa faixa etária. São originariamente derivados de fibroblastos. Acometem sobre-

tudo os ventrículos, mais frequentemente a parede livre do ventrículo esquerdo. Mais uma vez, as manifestações clínicas são inespecíficas, podendo ser confundidas com doenças valvares e manifestações de insuficiência cardíaca. Em geral, são tumores não encapsulados e de consistência firme. Histologicamente, são caracterizados por abundante concentração de fibroblastos entremeados por colágeno e fibras elásticas.[31] A presença dessas fibras elásticas foi interpretada por alguns autores como hamartomas fibroelásticos.[32]

Os teratomas são caracterizados pela presença de material oriundo das três linhagens de células precursoras. São muito raros no coração e mais frequentes no mediastino. Ocorrem com mais frequência em crianças e afetam principalmente o átrio e o ventrículo direitos ou o septo interatrial ou interventricular.[33]

Os tumores císticos de coração são lesões multicísticas que se apresentam principalmente no septo atrial na região do nodo AV, podendo levar a bloqueio atrioventricular total.[34]

Os lipomas representam aproximadamente 8% dos tumores cardíacos primários. Não apresentam preferência de idade e as manifestações clínicas estão relacionadas à topografia e ao tamanho do tumor, podendo provocar disfunção valvar ou alteração no enchimento das cavidades cardíacas. Os tumores podem variar de 1 a 15 cm, sendo a maioria séssil ou polipoide. A maioria dos lipomas do coração está localizada no subepicárdio e subendocárdio. Alguns, porém, podem ser totalmente intramusculares. Como em outras localizações, os lipomas de coração podem evoluir com necrose gordurosa e calcificação. O átrio direito, o septo interatrial e o ventrículo esquerdo são os principais sítios de inserção dos lipomas. Macroscopicamente, os lipomas se apresentam com coloração amarelada, consistência elástica e bem organizados. Histologicamente, são lesões encapsuladas e compostas de células gordurosas maduras.[35]

Os hemangiomas são tumores raros no coração e podem acometer, ventrículos, átrios e até pericárdio. O átrio direito, contudo, é o mais afetado. As manifestações clínicas se assemelham às dos outros tumores, exceto por uma maior frequência de derrame pericárdico.[36]

O tratamento dos tumores benignos do coração representa, na maior parte das vezes, a remoção cirúrgica da lesão na dependência da topografia e do tamanho.[37]

Tumores malignos

Os tumores malignos representam 25% dos tumores do coração, sendo 95% compostos por sacomas (rabdomiossarcomas e os angiossarcomas) e 5% por linfomas. Outros tumores podem ser encontrados, mas são muito mais raros.[38] Os tumores malignos são lesões invasivas que acometem principamente os átrios, podendo também acometer ventrículos. Os sarcomas são derivados de tecido mesenquimal que podem apresentar múltiplas diferenciações em rabdomiossarcoma, angiossarcoma, fibrossarcoma e outros (Figura 9).[39]

O rabdomiossarcoma invade difusamente o músculo cardíaco, podendo, muito raramente, apresentar-se de forma pediculada e intracavitário. Mioblastos com estrias transversais, vistos à microscopia óptica, representam a característica histológica desses tumores.[40]

O angiossarcoma, por sua vez, tem aparecimento muito maior no átrio direito, sendo também infiltrativo e, algumas vezes, polipoide. Histologicamente, apresenta células epiteliais indiferenciadas, células em mitose, atipia nuclear e vacúolos intracitoplasmáticos, além de formações vasculares.[41]

Esses tumores são altamente invasivos e de mau prognóstico com sobrevida que varia de semanas a 2 anos. O crescimento rápido da lesão pode levar a metástases a distância e por contiguidade, além da infiltração da musculatura cardíaca, chegando, em alguns casos, a promover obstrução da via de saída. Os principais pontos de lesão a distância são os pulmões e os linfonodos mediastinais, podendo acometer também estruturas do mediastino e coluna vertebral.[42] Dor torácica, manifestações de insuficiência cardíaca e manifestações sistêmicas, como anorexia e perda de peso, são os achados clínicos mais frequentes. O acometimento pericárdico, por vezes acompanhado por derrame hemorrágico, ocorre em alguns tumores.

Os linfomas que acometem apenas o coração ou o pericárdio são muito raros e podem se apresentar de forma nodular ou difusa, sendo predominantemente intracavitários (Figura 10).

Metástases cardíacas

As lesões secundárias que acometem o coração são aproximadamente cem vezes mais frequentes que os tumores primários desse órgão. Entretanto, o acometimento intracavitário dessas lesões é muito menos frequente. Em razão disso, muitas vezes, o diagnóstico de uma lesão metastática do coração é feito em numa fase avançada da doença. As manifestações clínicas, a exemplo dos tumores primários, dependerão da topografia e do tamanho da lesão. Sinais e sintomas de insuficiência cardíaca, distúrbios de ritmo e de condução e alterações valvares podem ser observados. Frequentemente, as metástases no coração retratam uma doença disseminada e as lesões secundárias isoladas no coração são raras.[43]

Os tumores que levam metástases ao coração são, em grande parte, os carcinomas de pulmão, de mama e de esôfago, os linfomas, a leucemia e o melanoma. Entretanto, outros tumores também podem levar a metástase. Mais frequentemente, as lesões são pequenas e difusas, mas lesões grandes e únicas podem ser encontradas. Em ordem decrescente de acometimento, pericárdio, miocárdio e endocárdio são afetados.

Vale ressaltar ainda a existência da doença carcinoide, cujos tumores neuroendócrinos oriundos, em sua maioria, de células enterocromafins originaram-se no trato gastrointestinal. A síndrome carcinoide se desenvolve com a evolução de metástases hepáticas. As substâncias vasoativas (prostaglandinas, 5-hidroxitriptamina e taquiquininas) produzidas por essas metástases atingem a circulação sistêmica via circulação hepática e, assim, alcançam o lado direito do coração. Esse estímulo é associado a grande deposição de fibrose na superfície endocárdica, levando a manifestações de insuficiência cardíaca direita.[44]

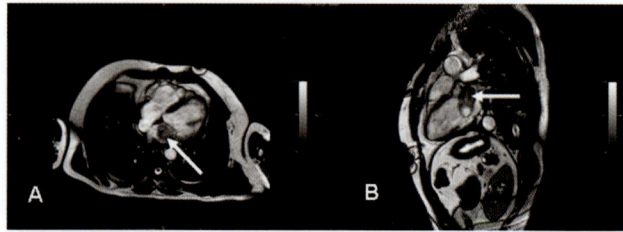

Figura 9 Imagem de ressonância magnética em corte axial de quatro câmaras (A) e eixo longo de duas câmaras (B), mostrando uma massa no interior do átrio esquerdo (seta) justavalvar mitral, referente a leiomiossarcoma.

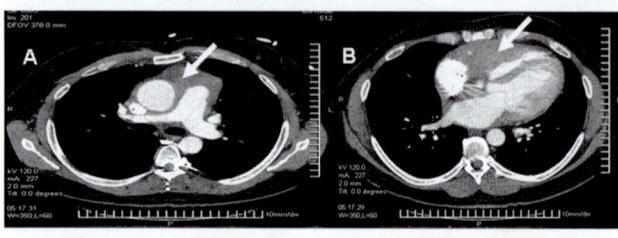
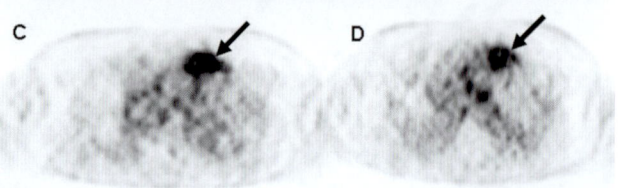

Figura 10 Tomografia computadorizada de tórax (A e B) evidenciando lesão sólida (setas) invadindo o ventrículo direito e os vasos da base; tomografia com emissão de pósitrons (PET) (C e D) mostrando extensa área pericárdica (setas) com captação acentuada de FDG, sem outros sítios com acúmulo anômalo, referente a linfoma.
Fonte: foto cedida pelo Serviço de Medicina Nuclear e Imagem Molecular do Instituto do Coração do Hospital das Clínicas da Faculdade de Medicina da Universidade de São Paulo – InCor-HCFMUSP.

Métodos diagnósticos

O diagnóstico dos tumores de coração depende muito da suspeita clínica, da topografia e do tamanho da lesão.

O eletrocardiograma pode variar de um exame normal a alterações inespecíficas. Distúrbios de condução atrioventricular com variados graus de bloqueio podem ser registrados, dependendo da localização e da invasão da lesão. Distúrbios de condução intraventricular também podem ser observados. Arritmias ventriculares ou supraventriculares podem igualmente ser observadas. Alterações da amplitude do complexo QRS podem ser registradas quando do acometimento pericárdico.

A radiografia simples de tórax também pode variar de uma radiografia normal, alterações da trama vascular pulmonar com sinais de congestão, ou até a detecção de uma massa relacionada à área cardíaca.

Definitivamente, os métodos de imagem aumentaram significativamente a capacidade de diagnóstico dos tumores cardíacos, sobretudo nas fases de sintomas pouco específicos. O ecocardiograma bidimensional, a tomografia computadorizada, a tomografia com emissão de pósitrons (PET-CT) e a ressonância magnética têm sensibilidade e especificidade muito elevadas, determinando o diagnóstico dos tumores cardíacos em quase 100% dos casos.[45]

Conclusão

Os tumores primários do coração são raros e seu diagnóstico depende de alto grau de suspeita clínica, exame semiológico acurada e, principalmente, exames de imagem, que aumentaram bastante o diagnóstico dessa doença. Os tumores benignos são a grande maioria das lesões cardíacas, sendo o mixoma o mais frequente e tendo geralmente indicação de remoção cirúrgica. Os tumores malignos têm menor incidência e prognóstico reservado.

Resumo

Em razão da raridade e da inespecificidade dos sinais e dos sintomas, o diagnóstico dos tumores cardíacos depende de alto grau de suspeita clínica. Os tumores primários são raros, sendo o mixoma de átrio esquerdo o mais frequente. Os sintomas dependem da topografia e do grau de acometimento cardíaco, sendo os mais comuns a dispneia e o emagrecimento. O tratamento dos tumores primários é, na maior parte das vezes, cirúrgico.

Os tumores cardíacos secundários ou metastáticos são muito mais comuns e frequentemente indicam doença disseminada, com prognóstico muito reservado. Os exames com maior eficácia no diagnóstico dos tumores cardíacos são o ecocardiograma, a tomografia computadorizada e a ressonância magnética.

Referências bibliográficas

1. Reynen K. Frequency of primary tumors of the heart. Am J Cardiol. 1996;77:107-11.
2. Amano J, Nakayama J, Yoshimura Y, Ikeda U. Clinical classification of cardiovascular tumors and tumor-like lesions, and its incidences. Gen Thorac Cardiovasc Surg. 2013;61(8):435-47.
3. Kakizaki S, Takagi H, Hosaka Y. Cardiac angiosarcoma responding to multidisciplinary treatment. Int J Cardiol. 1997;62:273-75.
4. Butany J, Yu W. Cardiac angiosarcoma: two cases and a review of the literature. Can J Cardiol. 2000;16:197-205.
5. Elbardissi AW, Dearani JA, Daly RC, Mullany CJ, Orszulak TA, Puga FJ, et al. Survival after resection of primary cardiac tumors: a 48-year experience. Circulation. 2008;118:(14 Suppl):S7-15.
6. Dias RR, Fernandes F, Ramires FJ, Mady C, Albuquerque CP, Jatene FB. Mortality and embolic potential of cardiac tumors. Arq Bras Cardiol. 2014;103(1):13-8.
7. Fernandes F, Soufen HN, Ianni BM, et al. Neoplasias primárias do coração: apresentação clínica e histológica de 50 casos. Arq Bras Cardiol. 2001;76:231-4.
8. Gavrielatos G, Letsas KP, Pappas LK, et al. Large left atrial myxoma presented as fever of unknown origin: a challenging diagnosis and a review of the literature. Cardiovasc Pathol. 2007;16:365-7.
9. De Carli S, Sechi LA, Ciani R, et al. Right atrial myxoma with pul monary embolism. Cardiology. 1994;84:368-72.
10. Miyauchi Y, Endo T, Kuroki S, et al. Right atrial myxoma presenting with recurrent episodes of pulmonary embolism. Cardiology. 1992;81:178-81.
11. Lehrman KL, Prozan GB, Ullyot D. Atrial myxoma presenting as acute myocardial infarction. Am Heart J. 1985;110:1293-95.
12. Filiatrault M, Beland MJ, Neilson KA, Paquet M. Cardiac fibroma presenting with clinically significant arrhythmias in infancy. Pediatr Cardiol. 1991;12:118-20.
13. Bjessmo S, Ivert T. Cardiac myxoma: 40 years' experience in 63 patients. Ann Thorac Surg. 1997;63:697-700.
14. Lee KA, Kirkpatrick JG, Moran JM, et al. Left ventricular fibroma masquerading as postinfarction myocardial rupture. Ann Thorac Surg. 1999;68:580-2.
15. Neff CM, McCowan CL. Complete aortic occlusion caused by cardiac myxoma emboli. Am J Emerg Med. 2008;26:110.e1-2.
16. Garatti A, Nano G, Canziani A, Gagliardotto P, Mossuto E, Frigiola A, et al. Surgical excision of cardiac myxomas: twenty years experience at a single institution. Ann Thorac Surg. 2012;93(3):825-31.
17. de Almeida EC, Leite MS, da Silva MA, et al. Right ventricular rhabdomyoma causing pulmonary stenosis. Arq Bras Cardiol. 1993;60:417-19.
18. St John Sutton MG, Mercier LA, Giuliani ER, et al. Atrial myxomas: a review of clinical experience in 40 patients. Mayo Clin Proc. 1980;55:371-6.
19. Rocha RV, Butany J, Cusimano RJ, et al. Adipose tumors of the heart. J Card Surg. 2018;33:432-7.
20. Catton RW, Guntheroth WG, Reichenbach DD. A myxoma of the pulmonary valve causing severe stenosis in infancy. Am Heart J. 1963;66:2411-52.
21. Carney JA. Differences between nonfamilial and familial cardiac myxoma. Am J Surg Pathol. 1985;9:53-5.
22. Heath D. Pathology of cardiac tumors. Am J Cardiol. 1968;21:315-27.
23. Basso C, Valente M, Poletti A, et al. Surgical pathology of primary cardiac and pericardial tumors. Eur J Cardiothorac Surg. 1997;12:730-37.
24. Gowda RM, Khan IA, Nair CK, et al. Cardiac papillary fibroelastoma: a comprehensive analysis of 725 cases. Am Heart J. 2003;146:404-10.
25. Burn CG, Bishop MB, Davies JN. A stalked papillary tumor of the mural endocardium. Am J Clin Pathol. 1969;51:344-6.
26. Grandmougin D, Fayad G, Moukassa D, et al. Cardiac valve papillary fibroelastomas: clinical, histological and immunohistochemical studies and a physiopathogenic hypothesis. J Heart Valve Dis. 2000;9:832-41.
27. Isaacs Jr H. Fetal and neonatal cardiac tumors. Pediatr Cardiol. 2004;25:252-73.
28. Bertolini P, Meisner H, Paek SU, et al. Special considerations on primary cardiac tumors in infancy and childhood. Thorac Cardiovasc Surg. 1990;311:164-7.
29. Holley DG, Martin GR, Brenner JI, et al. Diagnosis and management of fetal cardiac tumors: a multicenter experience and review of published reports. J Am Coll Cardiol. 1995;26:516-20.
30. Vougiouklakis T, Goussia A, Ioachim E, et al. Cardiac fibroma. A case presentation. Virchows Arch. 2001;438:635-6.
31. Valente M, Cocco P, Thiene G, et al. Cardiac fibroma and heart transplantation. J Thorac Cardiovasc Surg. 1993;106:1208-12.
32. Feldman PS, Meyer MW. Fibroelastic hamartoma (fibroma) of the heart. Cancer. 1976;38:314-23.
33. Meysman M, Noppen M, Demeyer G, et al. Malignant epithelial mesothelioma presenting as cardiac tamponade. Eur Heart J. 1993;14:1576-7.
34. Monma N, Satodate R, Tashiro A, et al. Origin of socalled mesothelioma of the atrioventricular node. An immunohistochemical study. Arch Pathol Lab Med. 1991;115:1026-9.
35. Pego-Fernandes PM, Batagello CA, Fernandes F, et al. Left ventricular lipoma. Arq Bras Cardiol. 2004;82:191-3.
36. Burke A, Johns JP, Virmani R. Hemangiomas of the heart. A clinicopathologic study of ten cases. Am J Cardiovasc Pathol. 1990;3:283-90.
37. Strecker T, Rösch J, Weyand M, Agaimy A. Primary and metastatic cardiac tumors: imaging characteristics, surgical treatment, and histopathological spectrum: a 10-year-experience at a German heart center. Cardiovasc Pathol. 2012;21(5):436-43.
38. Sarjeant JM, Butany J, Cusimano RJ. Cancer of the heart: epidemiology and management of primary tumors and metastases. Am J Cardiovasc Drugs. 2003; 3:407-21.
39. Small EJ, Gordon GJ, Dahms BB. Malignant rhabdoid tumor of the heart in an infant. Cancer. 1985;55:2850-3.
40. Putnam Jr JB, Sweeney MS, Colon R, et al. Primary cardiac sarco mas. Ann Thorac Surg. 1991;51:906-10.

41. Dennig K, Lehmann G, Richter T. An angiosarcoma in the left atrium. N Engl J Med. 2000; 342:443-4.

42. Lam KY, Dickens P, Chan AC. Tumors of the heart. A 20-year expe rience with a review of 12,485 consecutive autopsies. Arch Pathol Lab Med. 1993;117:1027-31.

43. Reynen K, Kockeritz U, Strasser RH. Metastases to the heart. Ann Oncol. 2004; 15:375-81.

44. Bhattacharyya S, Davar J, Dreyfus G, Caplin ME. Carcinoid heart disease. Circulation. 2007;116:2860-5.

45. Mousavi N, Cheezum MK, Aghayev A, et al. Assessment of cardiac masses by cardiac magnetic resonance imaging: histological correlation and clinical outcomes. J Am Heart Assoc. 2019;8(1):e007829.

Seção 13

DOENÇAS DA AORTA

Capítulo 1

Dissecção da aorta

José Honório de Almeida Palma da Fonseca
Enio Buffolo

Pontos-chave

- A dissecção aguda da aorta é conceituada como a delaminação das paredes da aorta por uma coluna de sangue, criando duas luzes: a falsa e a verdadeira.
- Considera-se dissecção aguda aquela que ainda não completou 15 dias de evolução e crônica a que ultrapassa esse período.
- Para o sucesso do tratamento, é fundamental o diagnóstico precoce. A mortalidade é altíssima logo no início dos sintomas, chegando a 1% por hora nas primeiras 48 horas.
- Pode ser classificada em dois tipos: A e B, segundo a classificação de Stanford. O tipo A envolve a aorta ascendente, podendo avançar distalmente, e o tipo B envolve apenas a aorta descendente.
- São basicamente quatro os exames utilizados para o diagnóstico de dissecção aórtica e suas variantes: ecocardiografia, tomografia, ressonância magnética e aortografia.
- Na dissecção aórtica do tipo A, a conduta cirúrgica de urgência é mandatória com grande incremento na sobrevida quando comparado ao tratamento clínico. Na dissecção do tipo B, a abordagem inicial é o tratamento clínico, deixando a cirurgia convencional ou o tratamento endovascular para os casos em que ocorram complicações.

Introdução

A dissecção aórtica é caracterizada por uma delaminação das paredes da aorta, determinada por uma coluna de sangue que, através de um orifício na camada íntima, expõe a camada medial ao fluxo sanguíneo pulsátil, criando um espaço inicialmente virtual, denominado falsa luz. A ruptura da íntima é frequentemente encontrada em segmentos expostos ao maior estresse de cisalhamento, a saber, a parede lateral direita (oposta à artéria pulmonar principal) da aorta ascendente ou no segmento proximal da aorta descendente. A ruptura no revestimento interno da aorta determina uma das situações mais críticas da medicina e significativos avanços têm sido feitos no entendimento da fisiopatologia, do diagnóstico e do manejo clínico e cirúrgico dessa doença nos últimos anos.

A ocorrência da dissecção da aorta tem como substrato anatômico celular uma degeneração na camada média da aorta, conhecida classicamente por médio necrose cística. À microscopia, evidencia-se colágeno algo espessado, com fibras elásticas atenuadas, fragmentadas ou rompidas, assim como células musculares lisas em número reduzido e vistas de forma desordenada. O enfraquecimento gerado por um hematoma intramural determina uma lesão na íntima, permitindo então a passagem do sangue para a camada média, podendo delaminá-la tanto no sentido anterógrado quanto retrógrado. Forças mecânicas podem ajudar nesse processo, como as que são exercidas a cada contração do coração quando a ejeção do sangue determina flexões e torções repetidas da parede da aorta em locais fixos e, por vezes, magnificadas por hipertensão arterial.[1] Em contraste, a camada íntima não mostra alterações específicas que gerem algum grau de fragilidade.

Algumas doenças predispõem ao aparecimento de dissecção, como: hipertensão arterial, valva aórtica bicúspide, estenose valvar aórtica, coarctação da aorta, síndrome de Marfan, síndrome de Turner, síndrome de Ehler-Danlos, síndrome de Behçet, policondrite recorrente, além de pacientes portadores de próteses valvares aórticas com ectasia da aorta ascendente. Durante a gravidez, pode ocorrer dissecção pelo infiltrado edematoso de todos os tecidos normalmente encontrados nesse estado, inclusive da parede aórtica, e alteração da composição de mucopolissacarídeos. A dissecção da aorta iatrogênica pode, ainda, ocorrer por cateterismos cardíacos, passagem de balão intra-aórtico e após cirurgia cardíaca.

Atualmente, podem-se determinar, por meio de um painel multigene, os genes que determinam as síndromes de Marfan e de Loeys-Dietz ou pacientes com aneurismas e dissecções de conotação familiar. Isso é importante pois a prevalência de dissecção do tipo A é maior que 50% nos pacientes portadores de síndrome de Marfan após 60 anos de idade,[2,3] sendo que está presente em 50% dos pacientes com dissecção da aorta quando se observa o grupo de menos de 40 anos, e só em 2% quando se analisam os pacientes mais idosos.

A hipertensão arterial presente em mais de 80% dos pacientes é um dos principais fatores de risco para a dissecção da aorta. Pode atuar diretamente gerando estresse na parede e indiretamente como um gatilho pró-inflamatório. Os pacientes hipertensos apresentam concentrações elevadas de moléculas pró-inflamatórias, como interleucina. A excessiva degeneração da matriz extracelular pode, junto com as alterações da camada média descritas na dissecção, ajudar a instalar o quadro agudo de delaminação.

O termo dissecção aórtica é preferível a aneurisma dissecante, comumente utilizado, pois, muitas vezes, não se verifica uma dilatação da parede da aorta por falta de tempo, já que, na maioria dos casos, a evolução é fatal quando não tratada (aneurisma é uma palavra de origem grega que significa dilatação).

A dissecção da aorta é classificada de acordo com a porção da aorta envolvida no processo de delaminação. A primeira classificação foi feita por De Bakey, que dividiu em tipo I, aquela envolvendo toda a aorta; tipo II, dissecção que acomete somente a aorta ascendente restrita à reflexão pericárdica; e tipo III, a dissecção poupando a aorta ascendente e o arco iniciando-se após a subclávia esquerda. Já a classificação de Stanford, mais simples, denomina em tipo A, aquela envolvendo a aorta ascendente, e tipo B, somente aorta descendente e abdominal.

Essas classificações foram feitas baseadas na observação da história natural da dissecção aórtica, na qual se observou que o prognóstico é pior quando o comprometimento inicial é da aorta ascendente e o contrário quando, desde o início, só a porção descendente é acometida, sendo a mortalidade e a morbidade menores estatisticamente nesta última.[1,4]

A dissecção da aorta do tipo A ocorre em pacientes mais jovens do que aqueles com dissecção do tipo B, que frequentemente apresentam outras comorbidades, como hipertensão, diabete melito e aterosclerose. Em pacientes com doenças do tecido conjuntivo ou valva aórtica bicúspide, a dissecção aórtica ocorre com frequência antes dos 40 anos de idade.

O diâmetro da aorta está relacionado com a ocorrência de dissecção. Quanto maior for, maior a tensão na parede, conforme a lei de Laplace, sendo a taxa anual de dissecção estimada em mais de 30% quando o diâmetro for maior que 60 mm. Atualmente, também é conhecido que até 60% dos casos de dissecção do tipo A ocorrem quando a aorta tem diâmetro menor que 55 mm.[26]

Dissecção aguda da aorta ascendente é altamente letal, com uma taxa de mortalidade de 1 a 2% por hora logo após o início dos sintomas. A dor precordial está presente em mais 85% dos casos e/ou no dorso em 46%. Por vezes, os pacientes relatam que a dor se iniciou na região precordial, passando para o dorso e atingindo o abdome, refletindo o movimento da coluna de sangue delaminando a parede da aorta progressivamente desde a aorta ascendente.

A dissecção da aorta ascendente é uma emergência cirúrgica, pois o tratamento medicamentoso está associado com uma taxa de mortalidade de quase 20% em 24 horas após a apresentação, 30% em 48 horas, 40% em 7 dias e 50% em 1 mês. Mesmo com a correção cirúrgica, a mortalidade é de 10% por 24 horas, 13% em 7 dias e quase 20% em 30 dias, como foi recentemente documentado no maior registro de dissecção da aorta, o *Instead Trial*.[5] Ruptura da aorta, acidente vascular cerebral, isquemia visceral e tamponamento cardíaco ou insuficiência circulatória são as causas mais comuns de morte. A mortalidade hospitalar é função das comorbidades presentes por ocasião da indicação operatória.

A causa mais comum de óbito na dissecção é o tamponamento cardíaco, inicialmente por extravasamento de pequenas quantidades de sangue através da adventícia delaminada da aorta ascendente, podendo evoluir para a ruptura dessa camada, causando o óbito imediatamente. Situações que podem elevar a pressão arterial (passagem da sonda do ecotransesofágico ou, por exemplo, a notícia que necessita de uma operação de emergência) devem ser tomadas com cautela, depois de feito o diagnóstico, para que não aumente a tensão na aorta. O controle da dor é fundamental para contornar crises hipertensivas.

Considera-se dissecção aguda aquela que ainda não completou 15 dias de evolução, e crônica a que ultrapassa esse período, pois, analisando a história dos pacientes com dissecção, observou-se que a maioria faleceu nesses primeiros dias. A mortalidade é alta e precoce, e as curvas temporais para o risco de óbito se contam em horas, e não em dias ou meses.

Atualmente, consideram-se variantes de dissecção aórtica os hematomas intramurais e as úlceras penetrantes, por apresentarem comportamento clínico e prognóstico semelhante à dissecção clássica da aorta. O International Registry of Aortic Dissection (IRAD) sugere o termo síndromes aórticas agudas para caracterizar as dissecções, as úlceras e os hematomas intramurais.

A primeira descrição detalhada de uma dissecção aórtica deve-se a Morgagni há mais de 200 anos, cabendo a Hirst, em 1958, uma coletânea de 505 casos, na qual foram enfatizadas características do diagnóstico *ante mortem* e aspectos patológicos dessa afecção. Trata-se de afecção provavelmente muito mais frequente do que se identifica. Estima-se a incidência anual de 2.500 casos no Brasil, a julgar por dados da literatura médica internacional[7] (4 a 6 casos por 100.000 pessoas por ano, aumentando para 30 ou mais quando se considera a população com mais de 65 anos).

Portanto, é extraordinariamente importante o diagnóstico precoce para a conduta adequada. Atualmente, com o uso de trombolíticos e antiagregantes plaquetários na fase aguda do infarto agudo do miocárdio, é essencial o diagnóstico diferencial com a dissecção da aorta, com o intuito de se evitar iatrogenias por vezes fatais.

Anatomia patológica e fisiopatologia

O mecanismo desencadeante da dissecção da aorta é uma laceração linear da íntima, por onde o sangue infiltra e promove separação de suas camadas, preferencialmente em sentido anterógrado, podendo, todavia, progredir também retrogradamente. O hematoma parietal que se forma funciona como um aríete movido pela onda de pulso na aorta.

A progressão da dissecção curiosamente se faz de maneira espiralada, acometendo ou não a saída dos vasos. Por questões anatômicas (mais ou menos fibras em um determinado local) e de direcionamento do fluxo, é comum a exclusão de ramos, como pode ocorrer frequentemente com as artérias renal esquerda e ilíaca esquerda ao longo do trajeto da dissecção. Atualmente, sabe-se que existem múltiplas comunicações entre a luz verdadeira e a falsa.

Em alguns casos, o hematoma parietal se estabiliza, permitindo a sobrevida do paciente por períodos variáveis. Com o tempo, como a parede da luz falsa é frágil, pode haver sua expansão e progressão proximal e distal da dissecção, sendo situação adquirida de difícil solução cirúrgica.

As úlceras penetrantes da aorta foram inicialmente descritas por Scheennan e constituem placas ateroscleróticas que se ulceram, às vezes, até a adventícia. O comprometimento da parede aórtica não é uniforme, variando desde a dissecção intramural limitada até a formação de um grande pseudoaneurisma.

Quadro clínico

A manifestação soberana da dissecção da aorta é a dor torácica presente em mais de 90% dos pacientes, de forte intensidade, de aparecimento súbito e acompanhada de sintomas neurovegetativos. Essa dor tem localização variada, com tendência a migrar para as costas e o abdome, não melhorando com decúbito, vasodilatadores coronários ou analgésicos habituais.

A dissecção da aorta determina quadros variáveis de acordo com os ramos que saem da aorta em seu trajeto descendente e que foram acometidos no processo de delaminação. A alteração de pulso nesses mesmos ramos está presente em uma proporção semelhante tanto na dissecções tipo A quanto B.

Na porção ascendente da aorta, os óstios coronarianos podem ser envolvidos, mais comumentemente o da direita, causando uma confusão diagnóstica com o infarto agudo da parede inferior. Pode haver sintomas neurológicos frustros ou permanentes, decorrentes da compressão maior ou menor da luz verdadeira nos vasos do arco aórtico (20% dos casos), ou da exclusão de algum ramo intercostal, levando a paraparesia ou paraplegia de membros inferiores.

A isquemia dos vasos (tronco celíaco, mesentérica superior) na aorta abdominal pode levar a abdome agudo vascular, enquanto, por ocorrer de forma helicoidal, a delaminação pode acometer uma ou outra artéria renal, causando isquemia renal só de um rim, e a insuficiência renal aguda, quando está presente, na realidade, é decorrente de condições hemodinâmicas deterioradas.

A síndrome da má perfusão pode ocorrer por acometimento dos vasos que saem da aorta, em qualquer segmento da aorta simultaneamente ou não em até 30% dos casos sendo que a oclusão ou a diminuição do fluxo nos ramos se dá de forma dinâmica ou estática, de acordo com a movimentação ou não da íntima a cada sístole e diástole do coração.

Alguns pacientes entram no pronto-socorro em razão da isquemia de membros inferiores, mais comumente à esquerda causada, por sua delaminação com diminuição ou interrupção do fluxo para artéria ilíaca. Como a massa muscular é muito grande, pode, dependendo do grau de isquemia ou do tempo do início do quadro, determinar situações dramáticas em que se tem de optar até por amputação da perna para salvar o paciente.[4,8]

O aparelho valvar aórtico também pode ser acometido no processo de delaminação da aorta ascendente, podendo cursar com insuficiência aórtica por três mecanismos: o primeiro quando a dissecção deforma o anel, o segundo quando ela dilata o mesmo anel e o terceiro e mais grave quando determina a perda de sustentação das cúspides e a eversão de uma ou das três para dentro do ventrículo esquerdo na diástole do coração, quando, então, o paciente chega ao pronto-socorro com insuficiência aórtica muito importante e em edema agudo de pulmão.

Dentro desse pleomorfismo de manifestações clínicas, inicialmente os pacientes podem ser observados por neurologistas, gastroenterologistas, cirurgiões vasculares ou cardiologistas em unidades de pronto-atendimento.

O exame físico bem conduzido e orientado para essa possibilidade pode ser exuberante, com a constatação de assimetria de pulsos, sinais de tamponamento cardíaco, presença de insuficiência aórtica, atrito pericárdico e, ainda, alterações neurológicas centrais ou periféricas.

As úlceras penetrantes de aorta e os hematomas intramurais têm manifestação clínica semelhante às dissecções, mas com sinais e sintomas ligados à porção da aorta onde estão localizados. Essas duas variantes acometem grupos etários elevados com ateromatose aórtica grave ou hipertensos graves.

Exames subsidiários

Os pacientes com suspeita de dissecção da aorta deveriam inicialmente passar pela avaliação com uma radiografia simples (normal em até 40% dos casos), que não vai confirmar o diagnóstico mas pode aumentar o grau de suspeita do diagnóstico na medida em que se poderá observar um alargamento do mediastino superior decorrente do processo de delaminação ou ainda diversos graus de derrame pleural por extravasamento de sangue na porção da aorta dissecada. Área cardíaca aumentada pode não ser decorrente de tamponamento cardíaco mas do grau de hipertrofia miocárdica, pois esses pacientes, na maioria das vezes, apresentam hipertensão arterial.

Notadamente, um dos setores da medicina que mais avançaram foi, sem dúvida, o de métodos de imagem e de diagnóstico da dissecção; no planejamento da conduta, basicamente são quatro os exames subsidiários utilizados: ecocardiografia, tomografia, ressonância magnética e aortografia (Figura 1).

O ecocardiograma transtorácico assume grande importância na triagem da dissecção da aorta, por ser um método disponível na maioria dos hospitais. É barato, não invasivo e pode ser feito à beira do leito, fornecendo importantes informações na identificação da lâmina intimal, que é o rótulo do diagnós-

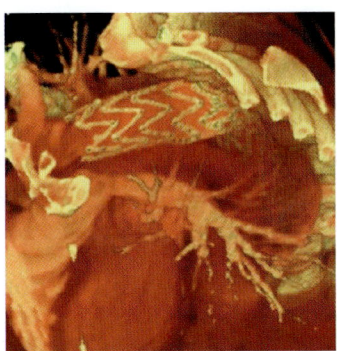

Figura 1 Reconstrução por tomografia computadorizada da aorta descendente com dissecção.

tico. É muito sensível e específico na dissecção do tipo A, sendo menos informativo na dissecção da aorta descendente, para a qual o ecocardiograma transesofágico se mostra superior.

A proximidade da aorta com o esôfago permite que essa modalidade, a partir de cortes multiplanares, avalie as várias porções da aorta desde sua raiz até o início da aorta abdominal no diafragma.

Também permite verificar a presença de hemopericárdio, quantificar a insuficiência aórtica e, ainda, a alteração de movimentação da parede ventricular, o que poderia sugerir isquemia pela dissecção de coronárias ou doença arterial coronária associada. Na dissecção tipo A, pode ser o único exame necessário para estabelecer a conduta, dispensando o transesofágico, a tomografia ou a ressonância, quando o paciente estiver em situação hemodinâmica muito crítica.

A tomografia com contraste, com ou sem reconstituição helicoidal, fornece importantes informações nos diversos subtipos de dissecção e permite verificar o acometimento dos diversos ramos que saem da aorta com a presença ou não de heterotaxia visceral; também é possível observar os extravasamentos de sangue para o mediastino, bem como para as pleuras. A visão, portanto, é mais tridimensional quando se compara com os outros exames; por exemplo, hematomas com compressão da árvore traqueobrônquica ou de outros órgãos podem ser visibilizados. É exame soberano na dissecção crônica quando se necessita observar a evolução do diâmetro da falsa luz nas diversas porções da aorta em pacientes tratados cirurgicamente ou em acompanhamento clínico.

A ressonância magnética é imprópria para a fase aguda, pois os pacientes com dor não conseguem permanecer dentro da câmara por períodos apropriados; é mais utilizada nas fases crônicas para acompanhamento dos pacientes, considerada, assim, padrão de referência nessas situações.

O estudo hemodinâmico com aortografia, muito utilizado no passado e considerado como padrão-ouro até há alguns anos, está em desuso por oferecer risco ao paciente no momento em que se injeta contraste sob pressão no interior da aorta e pelo fato de a tomografia e a ecocardiografia, menos invasivas, fornecerem as informações necessárias. O cateterismo cardíaco seria necessário apenas se houvesse necessidade de se avaliar as coronárias, para o qual ele é insubstituível. Vale,

todavia, lembrar que a doença coronariana associada, paradoxalmente, é rara, estando situada entre 3 e 5% dos casos.

Na atualidade, com a associação da ecocardiografia à tomografia com contraste, é possível estabelecer o diagnóstico com todas as informações necessárias, incluindo de artérias coronárias, para o planejamento na imensa maioria dos casos, ficando a ressonância magnética reservada para o acompanhamento ambulatorial.[9]

Tratamento

Todo o tratamento das dissecções da aorta é baseado em trabalhos de observação, de revisão sistemática e não randomizados. A partir de 2001, tanto a Sociedade Europeia quanto a Americana publicaram diretrizes de tratamento dessa grave doença e recentemente houve uma atualização da primeira.

Comprovada a suspeita diagnóstica, o paciente deve ser levado à unidade de terapia intensiva para monitoração dos principais parâmetros cardiocirculatórios e investigação complementar.[10,11]

A primeira medida de importância é o combate à dor, que é de grande intensidade e magnifica a hipertensão arterial presente na maioria dos casos, que pode agravar subitamente os casos. Em seguida, devem ser utilizadas drogas que reduzam a pressão arterial e, preferencialmente, a pressão de pulso. Têm-se preferido nitratos orais e nitroglicerina ou nitroprussiato venosos, uma vez que são drogas de ação e eliminação rápidas. Os bloqueadores em doses altas podem onerar o risco de eventual operação pela depressão ventricular e, por esse motivo, são recomendados apenas para o acompanhamento de pacientes selecionados para tratamento clínico.

A cessação da dor é um parâmetro clínico importante para o julgamento da estabilidade temporária. Pacientes com instalação de hipotensão desde o início do quadro devem chamar a atenção para a possibilidade de tamponamento cardíaco, insuficiência aórtica aguda ou hemotórax.

A tipagem sanguínea e a avaliação dos níveis de hemoglobina devem ser realizadas com prioridade sobre todos os outros exames. A partir de então, de modo obrigatório, deve-se definir anatomicamente a porção da aorta acometida diante dos diferentes prognósticos e atitudes terapêuticas. As dissecções são abordadas em dissecções tipo A, tipo B e variantes (úlcera penetrante e hematoma intramural).

Dissecção tipo A ou que envolve a porção ascendente da aorta

A evolução natural é muito desfavorável com tratamento clínico, ocorrendo o óbito precoce principalmente por ruptura da aorta com tamponamento, insuficiência aórtica ou oclusão dos óstios coronários, sendo a conduta cirúrgica de urgência indiscutível. Em algumas séries, pacientes são tratados clinicamente quando existem várias e importantes comorbidades, ou são de alguma forma considerados moribundos, ou de idade elevada, ou ainda quando a família ou o paciente recusa a intervenção cirúrgica – nesse grupo a mortalidade hospitalar observada foi de cerca de 50% em 30 dias.

Consideram-se, a princípio, todos os casos com dissecção aguda tipo A para terapêutica cirúrgica de urgência, independentemente da presença de complicações ante a letalidade da afecção. O procedimento cirúrgico na fase aguda pode reduzir a mortalidade em 60 a 70% no primeiro mês. Poucos casos sobrevivem à fase aguda e serão operados eletivamente na fase subaguda ou crônica; a mortalidade atinge 50% nas primeiras horas se não forem operados.[5]

O resultado cirúrgico, apesar dos melhoramentos na técnica, ainda é considerado alto, em razão das complicações observadas no pré-operatório, como déficits neurológicos ou grandes instabilidades hemodinâmicas por tamponamento ou má perfusão das coronárias ou artérias periféricas, sendo estes considerados fatores preditivos de mortalidade.

Um dos fatores que mais influenciam o resultado cirúrgico é a presença da síndrome de má perfusão, presente em 30% dos casos e causada por isquemia visceral ou de membros inferiores, em decorrência da compressão dinâmica ou estática da luz verdadeira pela falsa luz.[12]

O ato cirúrgico é realizado com circulação extracorpórea associada ou não a hipotermia profunda e parada circulatória total, em que se realiza a substituição da aorta ascendente e parte do arco aórtico (hemiarco) com tubo de Dacron. Componentes modernos dessa intervenção incluem: perfusão anterógrada pela artéria subclávia ou carótida, inclusão do arco aórtico, utilização de cola biológica e tratamento endovascular ao mesmo tempo que da porção descendente da aorta.

O tratamento cirúrgico deve visar também à diminuição das complicações que podem ocorrer em médio e longo prazo e que podem gerar mortalidade e reoperações. A delaminação da raiz da aorta gera algum grau de insuficiência da aorta sem necessariamente doença das cúspides valvares, o que permite que, na maioria das vezes, seja preservado o aparelho valvar aórtico, realizando-se uma suspensão dos postes comissurais. A troca da válvula ou a reconstrução da raiz é feita preventivamente em pacientes com ectasia ânulo-aórtica de base ou grandes dilatações do anel.

A extensão do reparo cirúrgico para a porção transversa, assim como da descendente, faz parte da intenção do tratamento atual, retirando segmentos da aorta doente e ocluindo possíveis lesões adicionais da íntima. A técnica dita *"frozen elephant trunk"*,[13] associada aos *stents* aórticos, pode descomprimir a luz verdadeira na aorta torácica, tratando isquemias distais e mesmo prevenindo futuras complicações. Atualmente, com o surgimento das salas híbridas, existe a possibilidade de realizar, em um mesmo tempo cirúrgico, a correção da aorta ascendente e arco e inserir *stents* na própria aorta ou em algum ramo distal ou visceral acometido no processo de dissecção.

Recentemente se observou, por meio de exames de tomografia computadorizada, que é possível tratar de 30 a 50% dos pacientes com dissecção aguda da aorta ascendente com próteses endovasculares apropriadas que ocluem a lesão intimal preferencialmente localizada entre a raiz da aorta e a reflexão do pericárdio próximo do tronco braquiocefálico. Essas indicações ainda são feitas em casos raros e especiais com contraindicações para o tratamento cirúrgico clássico e que não apresentem insuficiência aórtica importante ou derrame pericárdio com tamponamento.[14,15]

Após a alta hospitalar, os pacientes devem ser cuidadosamente acompanhados para avaliação da aorta, uma vez que mais da metade dos casos apresenta dissecção da aorta distal ao tubo e não está isenta de dissecções distais novas ou formação de aneurismas.[16-18]

Dissecção tipo B ou que envolve a porção descendente da aorta

Se, para a dissecção aguda tipo A, existe consenso acerca da necessidade da intervenção cirúrgica, para a dissecção tipo B, a maioria dos autores preconiza o tratamento clínico inicial, reservando-se a terapêutica cirúrgica ou endovascular mais atual para as dissecções complicadas em que há expansão da falsa luz, hemotórax, insuficiência renal e isquemia visceral ou de membros inferiores.[19]

Essa conduta conservadora se deve ao fato de a história natural desse tipo de dissecção ter um prognóstico aparentemente melhor que a dissecção tipo A, pelo menos na fase hospitalar, na qual os trabalhos demonstram até 10% de mortalidade. Os pacientes que apresentam complicações e que são submetidos ao tratamento cirúrgico clássico nessa fase por toracotomia lateral esquerda apresentam uma mortalidade operatória de até 30%, com alto risco de paraplegia.[4,20]

O tratamento na fase aguda da dissecção da aorta descendente depende basicamente do fato de ela estar complicada ou não. Até alguns anos atrás, só havia uma forma de intervenção, a opção clássica por toracotomia lateral, utilizando a circulação extracorpórea, o que, na atualidade, praticamente foi substituído pelo tratamento revolucionário endovascular (TEVAR), que surgiu há 20 anos.[21-23]

Essa forma de tratamento visa à estabilização da aorta dissecada, induzindo processos de reestruturação da aorta. A obliteração da lesão da íntima proximal redireciona o fluxo sanguíneo para a luz verdadeira, melhorando assim a perfusão distal da aorta e determinando também a trombose da falsa luz com consequente inibição de dilatações da falsa luz. Com o interesse pelo tratamento endovascular, houve o surgimento de grandes estudos como o INSTEAD, o IRAD e o ABSORD.[5,24,25]

O estudo INSTEAD, com pacientes não complicados em 2 anos de evolução, indicou que TEVAR é eficaz quanto à remodelação aórtica; no entanto, não mostrou nenhum benefício quanto à taxa de sobrevivência. A extensão do acompanhamento desses pacientes mostrou recentemente que a mortalidade relacionada com aorta e a progressão da doença foram significativamente menores após 5 anos em pacientes submetidos à terapia endovascular em comparação com aqueles que receberam apenas a terapia médica. Uma observação semelhante foi relatada recentemente a partir do registro IRAD e ABSORD, que incluiu pacientes com dissecção não complicada.

O termo dissecção complicada significa dor persistente ou recorrente, hipertensão arterial de difícil controle, apesar de medicação adequada, expansão da falsa luz aórtica precoce, má perfusão periférica ou de vasos viscerais e/ou sinais de ruptura da adventícia manifestada por hemotórax em diversos graus ou hematoma de mediastino. Outros fatores são considerados de risco para má evolução, como o diâmetro grande inicial da falsa luz, a localização da lesão de íntima na pequena curvatura da aorta e a existência de um componente retrógrado da dissecção para o arco aórtico.

O tratamento endovascular é o tratamento de escolha na dissecção complicada da aorta descendente, e o redirecionamento do fluxo para a luz verdadeira, após o implante do *stent* aórtico, melhora a perfusão distal quando existe algum grau de compressão da luz verdadeira, podendo resolver a má perfusão das artérias viscerais ou de membros inferiores, quando presentes, e impedindo a ruptura por consequente trombose da falsa luz, principalmente na região torácica.[26]

Na atualidade, a indicação da operação clássica é rara em casos de dissecção da aorta descendente complicada, tendo sido substituída, em grande parte, por terapia endovascular.[27] A menor agressividade da intervenção transcateter, assim como a diminuição de forma substancial da ocorrência de paraplegia, quando comparada com a operação clássica, fez com que, até nos casos crônicos, os *stents* de aorta sejam indicados com maior frequência.

Resumo

A dissecção da aorta constitui urgência de alta gravidade e letalidade, necessitando de diagnóstico imediato, assim como orientação de conduta.

O diagnóstico clínico é difícil, por não haver sinais, ao exame clínico, que identifiquem a doença em considerável número de casos, levando a confusão com outras afecções, especialmente o infarto agudo do miocárdio.

Na fase aguda, a ecocardiografia convencional e a tomografia com contraste são suficientes para o estabelecimento do diagnóstico e da conduta, sendo a cinecoronariografia e a aortografia reservadas apenas para casos com forte suspeita de doença coronariana.

A dissecção de aorta pode ser classificada em dois tipos básicos: tipo A e tipo B, conforme haja ou não comprometimento da aorta ascendente. Os hematomas intramurais e as úlceras penetrantes são, hoje, considerados variantes da dissecção e devem merecer conduta igualmente agressiva.

Na dissecção tipo A, a conduta é a cirurgia de imediato, com substituição da área dissecada da aorta ascendente e parte do arco aórtico com hipotermia profunda e parada circulatória total.

Na dissecção tipo B, a abordagem inicial é o tratamento clínico, reservando-se a cirurgia convencional para os casos complicados.

Com o advento, nos últimos anos, do tratamento endovascular com stents autoexpansíveis, essa conduta sofreu uma mudança radical, podendo-se indicar o tratamento invasivo já na fase hospitalar com expectativa promissora de melhores resultados tardios; e nos pacientes complicados, a intervenção endovascular é aceita como primeira opção.

Referências bibliográficas

1. Coady MA, Rizzo JA, Goldstein LJ, Elefteriades JA. Natural history, pathogenesis, and etiology of thoracic aortic aneurysms and dissections. Cardiology Clinics. 1999;17(4):615-35.
2. Franken R, Radonic T, den Hartog AW, Groenink M, Pals G, van Eijk M, et al. The revised role of TGF-⊠ in aortic aneurysms in Marfan syndrome. Neth Heart J. 2014;1-6.
3. Albornoz G, Coady MA, Roberts M, Davies RR, TRanquili M, Rizzo JA, et al. Familial thoracic aortic aneurysms and dissections – Incidence, modes of inheritance, and phenotypic patterns. The Annals of Thoracic Surgery. 2006;82(4):1400-5.
4. Golledge J, Eagle KA. Acute aortic dissection. Lancet. 2008;372(9632): 55-66.
5. Kwolek CJ, Watkins MT. The INvestigation of STEnt Grafts in Aortic Dissection (INSTEAD) Trial: the need for ongoing analysis. Circulation. 2009;120(25):2513-4.
6. Mészáros IN, Mórocz J, Szlávi J, Schmidt J, Tormóci L, Nagy L, et al. Epidemiology and clinicopathology of aortic dissection: a population-based longitudinal study over 27 years. Chest. 2000;117(5):1271-8.
7. Howard DP, Banerjee A, Fairhead JF, Perkins J, Silver LE, Rothwell PM, et al. Population-based study of incidence and outcome of acute aortic dissection and premorbid risk factor control: 10-year results from the Oxford Vascular Study. Circulation. 2013;127(20):2031-7.
8. Nazerian P, Giachino F, Vanni S, Veglio MG, Castelli M, Lison D, et al. Diagnostic performance of the aortic dissection detection risk score in patients with suspected acute aortic dissection. Eur Heart J Acute Cardiovasc Care. 2014;3(4):373-81.
9. Olsson C, Thelin S, Stàhle E, Ekbom A, Granath F. Thoracic aortic aneurysm and dissection: increasing prevalence and improved outcomes reported in a nationwide population-based study of more than 14000 cases from 1987 to 2002. Circulation. 2006;114(24):2611-8.
10. Suzuki T, Isselbacher EM, Nienaber CA, Pyeritz RE, Eagle KA, Tsai TT, et al. Type-selective benefits of medications in treatment of acute aortic dissection (from the International Registry of Acute Aortic Dissection [IRAD]). Am J Cardiol. 2012;109(1):122-7.
11. Nienaber CA, Eagle KA. Aortic dissection: new frontiers in diagnosis and management: part I: from etiology to diagnostic strategies. Circulation. 2003;108(5):628-35.
12. Sullivan PR, Wolfson AB, Leckey RD, Burke JL. Diagnosis of acute thoracic aortic dissection in the emergency department. Am J Emerg Med. 2000;18(1):46-50.
13. Borst HG, Walterbusch G, Schaps D. Extensive aortic replacement using "elephant trunk" prosthesis. Thorac Cardiovasc Surg. 1983;31(1):37-40.
14. Roselli EE, Brozzi N, Albacker T, Lytle BW. Transapical endovascular ascending repair for inoperable acute type A dissection. JACC: Cardiovascular Interventions. 2013;6(4):425-6.
15. Bing F, Rodière M, Martinelli T, Monnin-Bares V, Chavanon O, Bach V, et al. Type A acute aortic dissection: why does the false channel remain patent after surgery? Vascular and Endovascular Surgery. 2014;48(3):239-45.
16. Di Eusanio M, Castrovinci S, Tian DH, Folesani G, Cefarelli M, Pantaleo A, et al. Antegrade stenting of the descending thoracic aorta during DeBakey type 1 acute aortic dissection repair. Eur J Cardio-Thoracic Surg. 2014;45(6):967-75.
17. Goldfinger JZ, Halperin JL, Marin ML, Stewart AS, Eagle KA, Fuster V. Thoracic aortic aneurysm and dissection. J Am Coll Cardiol. 2014;64(16):1725-39.
18. Capoccia L, Riambau V. Current evidence for thoracic aorta type B dissection management. Vascular. 2014;22(6):439-47.
19. Nienaber CA, Kische S, Rousseau H, Eggebrecht H, Rehders TC, Kundt G, et al. Endovascular repair of type B aortic dissection: long-term results of the randomized investigation of stent grafts in aortic dissection trial. Circulation: Cardiovascular Interventions. 2013;6(4):407-16.
20. Dake MD, Kato N, Mitchell RS, Semba CP, Razavi MK, Shimono T, et al. Endovascular stent-graft placement for the treatment of acute aortic dissection. N Engl J Med. 1999;340(20):1546-52.
21. Palma JH, Almeida DR, Carvalho AC, Andrade JC, Buffolo E. Surgical treatment of acute type B aortic dissection using an endoprosthesis (elephant trunk). Ann Thorac Surg. 1997;63(4):1081-4.
22. Palma JH, de Souza JA, Rodrigues Alves CM, Carvalho AC, Buffolo E. Self-expandable aortic stent-grafts for treatment of descending aortic dissections. Ann Thorac Surg. 2002;73(4):1138-41.

23. Hagan PG, Nienaber CA, Isselbacher EM, Bruckman D, Karavite DJ, Russman PL, et al. The International Registry of Acute Aortic Dissection (IRAD): new insights into an old disease. JAMA. 2000;283(7):897-903.

24. Brunkwall J, Lammer J, Verhoeven E, Taylor P. ADSORB: a study on the efficacy of endovascular grafting in uncomplicated acute dissection of the descending aorta. Eur J Vasc Endovasc Surg. 2012;44(1):31-6.

25. Grabenwöger M, Alfonso F, Bachet J, Bonser R, Czerny M, Eggebrecht H, et al. Thoracic Endovascular Aortic Repair (TEVAR) for the treatment of aortic diseases: a position statement from the European Association for Cardio-Thoracic Surgery (EACTS) and the European Society of Cardiology (ESC), in collaboration with the European Association of Percutaneous Cardiovascular Interventions (EAPCI). Eur J Cardio-Thoracic Surg. 2012;42(1):17-24.

26. Evangelista A, Isselbacher EM, Bossone E, Gleason TG, Eusanio MD, Sechtem U, et al. Insights from the International Registry of Acute Aortic Dissection: a 20-year experience of collaborative clinical research. Circulation. 2018;24(17):1846-60.

27. Li FR, Wu X, Yuan J, Wang J, Mao C, Wu X. Comparison of thoracic endovascular aortic repair, open surgery and best medical treatment for type B aortic dissection: a meta-analysis. Int J Cardiol. 2018;250:240-6.

Capítulo 2

Aneurismas e doenças inflamatórias da aorta

João Roberto Breda
Gustavo Calado de Aguiar Ribeiro
Diego Gaia

Pontos-chave

- Diagnóstico e tratamento dos aneurismas de aorta ascendente e descendente.
- Indicações cirúrgicas do aneurisma de aorta.

Introdução

As doenças da aorta representam importante causa de mortalidade e morbidade cardiovascular e envolvem uma série de doenças com características clínicas e terapêuticas distintas. Apesar de diversos avanços diagnósticos e terapêuticos, esse grupo de doenças ainda representa um desafio para cardiologistas e cirurgiões.

A doença aterosclerótica tem papel fundamental no desenvolvimento das doenças da aorta, tanto os aneurismas verdadeiros quanto as dissecções. Obviamente, o desenvolvimento de aterosclerose aórtica está associado à presença dos fatores de risco como tabagismo, hipertensão arterial, hiperglicemia ou ainda as alterações do perfil lipídico. Além disso, a aterosclerose pode provocar a formação de placa com potencial de embolização resultando em eventos oclusivos arteriais cerebrais ou periféricos, porém, ao se tratar das doenças da aorta existem outras situações (além da aterosclerose) que podem resultar em dilatações do vaso por outros mecanismos fisiopatológicos. Nesse cenário, aparecem as doenças inflamatórias da aorta.

O acometimento inflamatório da aorta caracteriza-se por ser um processo multifatorial e que pode ser causado por várias doenças. O diagnóstico pode ser retardado em razão do amplo espectro possível de manifestações, porém, uma vez estabelecido, torna-se de extrema importância a definição patológica da doença para um melhor tratamento.

O processo inflamatório que acomete a aorta pode apresentar características distintas em termos de acometimento da parede do vaso de acordo com a etiologia responsável por essa agressão inflamatória. A principal distinção a ser feita é representada pelas causas infecciosas e não infecciosas da aortite.

Dentre as causas não infecciosas destacam-se a arterite de Takayasu e a arterite de células gigantes. As doenças reumatológicas também podem provocar alterações inflamatórias da parede da aorta (artrite reumatoide, lúpus eritematoso sistêmico, granulomatose de Wegener e doença de Behçet).

A suspeição de agressão inflamatória da aorta na presença de doença reumatológica deve aumentar na ausência de fatores de risco para aterosclerose em pacientes com insuficiência valvar aórtica, déficit de perfusão periférica e com graus variados de acometimento da função renal.

Agentes bacterianos são descritos como possíveis causadores de inflamação da aorta. Os mais frequentemente associados com essa situação são *Salmonella, Staphylococcus* e *Pneumococcus*. As micobactérias, os vírus e os fungos também podem ser elencados como agentes causadores de doença inflamatória da aorta.

A arterite de Takayasu é uma doença inflamatória que geralmente acomete mulheres jovens antes dos 40 anos de idade, sendo mais prevalente em pessoas de origem africana ou asiática. Apresenta uma fase inicial subaguda da inflamação que a seguir evolui com os sintomas decorrentes da estenose da porção proximal de ramos arteriais aórticos acometidos pela doença, podendo surgir sintomas de hipertensão arterial em virtude da coarctação de segmentos da aorta ou ainda sintomas de insuficiência arterial. O tratamento envolve o uso de corticoides e, na vigência de graves estenoses dos segmentos arteriais acometidos, pode ser necessária terapia cirúrgica convencional ou endovascular.

A aortite de células gigantes caracteriza-se por acometimento principal da artéria temporal e do nervo óptico, podendo levar à cegueira. O diagnóstico precoce é mandatório, interferindo diretamente no prognóstico da alteração visual provocada pela neuropatia do nervo óptico. Apesar de esse acometimento preferencial ocorrer na artéria temporal, a aorta e os grandes vasos também podem ser afetados, com a formação de aneurismas, oclusão do ramo aórtico ou até mesmo dissecção. O tratamento recomendado envolve o uso de terapia com corticoides e, durante a evolução, alguma intervenção cirúrgica pode ser mandatória.

A aortite sifilítica representa uma manifestação de sífilis terciária e pode aparecer entre 10 e 30 anos após a infecção inicial. Cursa com enfraquecimento da parede aórtica levando a dilatação e formação de aneurismas, usualmente saculares, preferencialmente atinge a aorta ascendente e pode estar associada a regurgitação aórtica.

O aneurisma inflamatório da aorta pode ser então definido pela associação dos achados clínicos e operatórios, na presença da parede da aorta fina, com aderências ao seu redor de estruturas adjacentes e por vezes presença de áreas de fibrose. Histologicamente, a adventícia da aorta mostra fibrose com extensa inflamação e em geral com presença de linfócitos e menos comumente áreas de granulomatose com células gigantes. Em algumas séries da literatura descreve-se nesses casos a elevação de marcadores sanguíneos de inflamação no pré-operatório.

O aneurisma micótico aparece como resultado de bacteremia (endocardite, trauma, uso de drogas endovenosas) levando a uma fragilidade da parede aórtica e possível dilatação. O processo é mais comum na aorta abdominal e pode ainda estar relacionado à ruptura de placas ateroscleróticas com acúmulo e proliferação bacteriana nesses locais.

Pode-se concluir que os processos inflamatórios da aorta e seus ramos estão associados com graves complicações e sequelas. Inicialmente, o diagnóstico pode ser difícil, mas envolve um alto grau de suspeição. O diagnóstico precoce permitirá rápida introdução de tratamento medicamentoso com medicamentos anti-inflamatórios com impacto na redução da morbidade em longo prazo.

Em alguns casos, a intervenção operatória pode ser mandatória e princípios específicos devem ser respeitados com o objetivo de diminuir o risco de complicações pós-operatórias, como a formação de pseudoaneurismas em sítios anastomóticos de parede do vaso enfraquecida, vazamento perivalvular aórtico e progressão da doença nos segmentos não tratados da aorta. Quando possível, deve-se evitar o uso de materiais biológicos (bioproteses aórticas) em razão do risco de degeneração precoce.

Em conclusão, as doenças inflamatórias da aorta devem ser classificadas de acordo com seu aspecto e achados histológicos. Existem áreas de conflito nessa possível classificação patológica e será necessário o aprofundamento da pesquisa sobre esse assunto, com análise de maior número de pacientes e estudo dos marcadores de inflamação.

Resumo

A indicação do tratamento cirúrgico da aorta depende da posição anatômica do aneurisma, das suas dimensões e da velocidade de crescimento.

Referências bibliográficas

1. Grayson PC, Maksimowicz-McKinnon K, Clark TM, Tomasson G, Cutherbertson D, Carette S, et al.; Vasculitis Clinical Research Consortium. Distribution of arterial lesions in Takayasu's arteritis and giant cell arteritis. Ann Rheum Dis. 2012;71:1329-34.

2. Wang H, Smith RN, Spooner AE, Isselbacher EM, Cabria RP, MacGillivray TE, et al. Giant cell aortitis of the ascending aorta without signs or symptoms of systemic vasculitis is associated with elevated risk of distal aortic events. Arthritis Rheum. 2012;64:317-9.

3. Bebek G, Bennett KL, Funchain P, Campbell R, Seth R, Scharpf J, et al. Microbiomic subprofiles and MDR1 promoter methylation in head and neck squamous cell carcinoma. Hum Mol Genet. 2012;21:1557-65.

4. Svensson LG, Rushing GD, Valenzuela ES, Rafael AE, Batizy LH, Blackstone EH, et al. Modifications, classification, and outcomes of elephant-trunk procedures. Ann Thorac Surg. 2013;96:548-58.

5. Wieker CM, von Stein P, Bianchini Massoni C, Rengier F, Böckler D, Geisbüsch P. Long-term results after open repair of inflammatory infrarenal aortic aneurysms. J Vasc Surg. 2019;69(2):440-7.

6. Berthod PE, Aho-Glélé S, Ornetti P, Chevallier O, Devilliers H, Ricolfi F, et al. CT analysis of the aorta in giant-cell arteritis: a case-control study. Eur Radiol. 2018;28(9):3676-84.

7. Niimi N, Miyashita T, Tanji K, Hirai T, Watanabe K, Ikeda K, et al. Aortic aneurysm as a complication of granulomatosis with polyangiitis successfully treated with prednisolone and cyclophosphamide: a case report and review of the literature. Case Rep Rheumatol. 2018;2018:9682801.

8. Chu MC, Dickey WP, Eales F, Johnson BK, Pagan-Carlo L, Skeik N. Idiopathic inflammatory ascending aortitis treated successfully with steroids. Journal of the Minneapolis Heart Institute Foundation. 2017;1(2):145-8.

9. Fan X, He J, Peng J, Zhuang J. Reoperation for ascending aorta aneurysm after double valve replacement in a Takayasu's aortitis patient: a case report. European Heart Journal - Case Reports. 2017;1(2):1-5.

10. Cozijnsen L, Ter Borg EJ, Braam RL, Seldenrijk CA, Heijmen RH, Bouma BJ, et al. Ascending aortic aneurysm secondary to isolated noninfectious ascending aortitis. J Clin Rheumatol. 2018.

11. Miller DV, Isotalo PA, Weyand CM, Edwards WD, Aubry MC, Tazelaar HD. Surgical pathology of noninfectious ascending aortitis: a study of 45 cases with emphasis on an isolated variant.Am J Surg Pathol. 2006;30(9):1150-8.

12. Gaudric J, Dennery M, Jouhannet C, Kagan N, Saadoun D, Chiche L, et al. Aortitis and surgery. Rev Med Interne. 2016;37(4):284-91.

13. Espitia O, Agard C. Aortitis in giant cell arteritis and its complications. Rev Med Interne. 2013;34(7):412-20.

14. Caspary L. Inflammatory diseases of the aorta. Vasa. 2016;45(1):17-29.

15. Maleszewski JJ. Inflammatory ascending aortic disease: perspectives from pathology. J Thorac Cardiovasc Surg. 2015;149(2 Suppl):S176-83.

16. Stone JR, Bruneval P, Angelini A, Bartoloni G, Basso C, Batoroeva L, et al. Consensus statement on surgical pathology of the aorta from the Society for Cardiovascular Pathology and the Association for European Cardiovascular Pathology: I. Inflammatory diseases. Cardiovasc Pathol. 2015;24(5):267-78.

Tratamento endovascular na dissecção aguda da aorta e nos aneurismas da aorta torácica

Claudia Maria Rodrigues Alves
Cledicyon Eloy da Costa

Pontos-chave

- Os critérios clínicos para indicação do tratamento endovascular (TEV) na dissecção aguda da aorta são idênticos aos utilizados para a indicação do tratamento cirúrgico.
- O sucesso do procedimento é definido pela obtenção de trombose da falsa luz na porção torácica.
- As principais diretrizes já recomendam o tratamento percutâneo como abordagem preferencial quando condições anatômicas e experiência do centro assim permitirem.
- Após TEV, o acompanhamento do paciente por exames de imagem é obrigatório e deve durar a vida toda.

Desde a publicação original de Nienaber et al.,[1] com a primeira série de casos abordando o tratamento endovascular (TEV) da dissecção aguda da aorta do tipo B, a literatura mundial tem demonstrado sua eficácia e segurança como procedimento alternativo à cirurgia convencional em praticamente todo o espectro da doença aórtica. Sendo assim, as principais diretrizes já recomendam o tratamento percutâneo como abordagem preferencial quando condições anatômicas e experiência do centro assim permitirem.[2,3]

O sucesso imediato e especialmente em longo prazo da estratégia endovascular é dependente sobretudo de adequada avaliação anatômica para escolha de dispositivos e técnicas apropriados, permitindo a exclusão do falso lúmen ou aneurisma da circulação. Para isso é necessário que o mesmo método de imagem possa avaliar a extensão da doença, a posição anatômica e a patência dos ramos, o local ou locais de entrada da falsa luz, a anatomia completa da aorta e se apresente como uma plataforma de planejamento e de avaliação pós-operatória. Nesse ponto, a angiotomografia da aorta mostra-se superior aos demais métodos de imagem.[4] Todavia, a natureza sistêmica e progressiva da doença, discutida em outros capítulos, e a frequente seleção de pacientes de risco cirúrgico inaceitável e com anatomias não ideais ainda são responsáveis por necessidade de retratamento em torno de 10 a 20% em 5 anos.

Os critérios clínicos para indicação do TEV nos aneurismas, na dissecção aguda da aorta e nas suas variantes são idênticos aos utilizados para indicação do tratamento cirúrgico e foram abordados nos demais capítulos, portanto não serão aqui repetidos. Além disso, praticamente todas as doenças acometendo a aorta já têm descrição de TEV, com diferentes níveis de evidência. Ainda formalmente recomendada apenas para o tratamento da dissecção do tipo B ou do tipo A com orifício de entrada na porção descendente da aorta, de forma excepcional, casos de dissecção proximal do tipo A e orifício na porção média da aorta ascendente têm recebido TEV em situações de alto risco cirúrgico e excelente adequação anatômica (especialmente pseudoaneurismas de suturas prévias). A aorta ascendente merece um breve comentário, pois trata-se do último segmento a ser conquistado pelo TEV, em razão de sua complexidade e do elevado risco de falha no procedimento.[5]

Critérios de seleção anatômica para TEV

Se os primeiros anos do método foram marcados pela estrita necessidade de obedecer a critérios anatômicos que permitissem a progressão de próteses ainda rudimentares através do sistema circulatório periférico (ilíaco-femoral) e a capacidade de adequação de uma endoprótese semirrígida na porção distal do arco aórtico, atualmente observa-se uma grande liberdade nesses critérios. Para casos eletivos, diversos procedimentos auxiliares (p. ex., derivação de vasos do arco ou viscerais, preparação de acesso vascular) ou técnicas especiais (stents ramificados, fenestrados) permitem uma excelente adaptação do método a grande parte da população. Para casos de urgência, a aplicação de técnicas alternativas conhecidas como endobranching ou "chaminés" tornou possível o tratamento de casos complexos com materiais facilmente disponíveis em estoque, não customizados.[6] Nesses pacientes, utilizam-se stents recobertos comercialmente disponíveis, concebidos originalmente para tratamento vascular periférico ou resgate de ramos inadvertidamente cobertos pela endoprótese, inseridos nos ramos laterais do arco ou viscerais, com pequena exposição distal ou proximal (daí o termo "chaminé" ou "periscópio"), mantendo-se o fluxo patente após a sobreposição desses *stents* com o *stent* aórtico. Naturalmente, a crescente complexidade anatômica do caso e a necessidade de uso de materiais altamente especializados exigem equipe de experiência em centros de excelência e impactam custos. O sucesso desses procedimentos é alto, com cerca de 10% de vazamentos tardios.[7]

Portanto, os clássicos critérios anatômicos citados a seguir vão perdendo sua importância, mas devem ser um guia para experiências iniciais:

A. Acesso arterial compatível com o calibre da prótese (diâmetro da artéria femoral comum > 6 mm).
B. Orifício de entrada principal da dissecção a, pelo menos, 20 mm da emergência da artéria subclávia esquerda. A possibilidade de utilização de *stents* com segmento proximal livre de poliéster aumenta a possibilidade de ancoragem da endoprótese, que pode ser liberada imediatamente abaixo da subclávia ou mesmo da artéria carótida comum esquerda (nesse caso, ocluindo intencionalmente a subclávia).

Outra interessante possibilidade é a realização de procedimentos sequenciais, híbridos, nos quais um primeiro procedimento de "*debranching*" cirúrgico é efetuado e seguido, geralmente após alguns dias, de um procedimento endovascular facilitado pela exclusão cirúrgica dos ramos de um segmento aórtico. Observe-se que as complicações (especialmente neurológicas) são específicas e pertinentes a cada estágio, porém é solução interessante especialmente em idosos e para redução de custos, evitando uso de múltiplos ramos.[8,9]

O sucesso técnico do procedimento é obtido com a exclusão da lesão da circulação, inicialmente observada na angiografia intraprocedimento, mas apenas certificada na tomografia de controle inicial (ainda realizada no período intra-hospitalar nos pacientes com lesões agudas, especialmente nos rotos). Na dissecção aórtica, considera-se como sucesso técnico do procedimento a oclusão do orifício de entrada principal e de eventuais reentradas torácicas, sem ocorrência de vazamentos tipo I, na ausência de morte ou conversão cirúrgica precoce. O sucesso do procedimento é definido pela obtenção de trombose da falsa luz na porção torácica. Eventuais dissecções remanescentes na porção abdominal podem ser acompanhadas clinicamente pelos exames de imagem, e seu tratamento é indicado conforme sintomas, dilatação progressiva ou compressão de falsa luz, na fase crônica da doença.

Resultados do TEV em comparação com o tratamento cirúrgico

Na dissecção aórtica do tipo B (DAB), pelo menos dois grandes estudos demonstraram a superioridade do TEV sobre o tratamento cirúrgico,[10] e esse tratamento tem nível de indicação superior à cirurgia em diretriz específica.[3] Essa superioridade se faz principalmente na fase aguda, situação na qual a mortalidade da cirurgia convencional é mais alta, com redução de mais de 50% nas taxas de óbito intra-hospitalar. Em casos de DAB eletivos a mortalidade no TEV situa-se em torno de 3% e parece ser menos dependente do volume de procedimentos por centro. O TEV está ainda relacionado com redução de falência renal, complicações cardíacas, hemorragia e insuficiência respiratória. Os pacientes com hematoma intramural da aorta podem ser tratados pela técnica endovascular seguindo os mesmos parâmetros clínicos e anatômicos de indicação (Quadro 1).

Quadro 1 Preditores de crescimento aórtico na dissecção aórtica estável	
Dissecção aórtica aguda	**Hematoma intramural**
Diâmetro total da aorta > 40 mm	Diâmetro total da aorta > 40 mm
Fluxo persistente na falsa luz ou trombose parcial da falsa luz	Espessura do hematoma > 10 mm
Diâmetro proximal da falsa luz na aorta descendente > 22 mm Ou Área máxima da falsa luz > 922 mm²	Progressão do volume do hematoma ou evolução para outros tipos anatômicos (úlcera/dissecção) em exames seriados
Idade > 60 anos (estudo ADSORB discordante)	Associação com úlcera penetrante de aorta
Raça branca	
Doença do colágeno	
Aspecto de formação sacular do falso lúmen ou aspecto semelhante a úlcera do falso lúmen	
Número de vasos com emergência na falsa luz	

Em pacientes com aneurisma aterosclerótico, o TEV comparado com o tratamento cirúrgico permite significante redução de mortalidade em casos de urgência/rotura. Já em pacientes eletivos, a diferença estatística não é conseguida, uma vez que nos centros internacionais de alta qualidade a mortalidade para casos eletivos está em torno de 5%.[12] Dessa forma, quando a mortalidade eletiva for superior a essa taxa, espera-se também redução de mortalidade com o TEV, por exemplo, em centros menores ou inexperientes. Complicações pós-operatórias também são significantemente reduzidas no TEV e os resultados de longo prazo mostram baixas taxas abaixo de 5% de vazamento e reintervenção em 5 anos em casos adequadamente selecionados.[13]

O TEV para as úlceras penetrantes da aorta sintomáticas também é de grande eficácia pelo caráter localizado da doença e frequente perfil de alto risco clínico dos pacientes. Baseado em estudos de séries de casos, alguns critérios anatômicos são sugeridos para identificação de risco: úlceras com diâmetro ≥ 20 mm, profundidade > 15 mm ou colo ≥ 10 mm.

Associação com hematoma intramural na úlcera é marcador de risco de progressão e seu tratamento tem sido advogado embora persista recomendação para observação de úlceras assintomáticas com achado incidental.[14,15]

Na dissecção aórtica do tipo A com orifício limitado na porção média da aorta ascendente, especialmente em casos crônicos e em situações de alto risco cirúrgico e excelente adequação anatômica (especialmente pseudoaneurismas de suturas prévias), o TEV já tem sido aplicado. Utilizam-se *stents* customizados ou curtos, em centros experientes, uma vez que a anatomia é caracterizada por um diâmetro aórtico grande e cônico e pela proximidade com as artérias coronárias. Nesse subgrupo, altas taxas de vazamento e reintervenção ainda são observadas.[16] Uma estratégia adicional é a utilização de *plugs* ou dispositivos de oclusão para oclusão de orifícios isolados e geralmente crônicos. O acesso transapical é também uma opção.[17]

Certamente são as complicações neurológicas as mais temidas tanto nas dissecções quanto nos pacientes com doença aterosclerótica. A incidência de AVC está em torno de 3 a 5%, porém varia muito com o perfil clínico do paciente e a doença cardíaca ou cerebrovascular prévia.[18] Paraplegia/paraparesia pode ocorrer por oclusão de artérias intercostais que são fonte de suprimento vascular espinhal e pode ser temporária (até 20%) ou definitiva – com incidência de 1 a 8%. São fatores de risco para seu desenvolvimento a oclusão da artéria subclávia esquerda e o tratamento da aorta torácica e abdominal (não necessariamente ao mesmo tempo). A drenagem profilática do liquor deve ser realizada nesses grupos de risco imediatamente antes da colocação do *stent* e mantida por 48 a 72 horas.[19]

TEV na dissecção aguda da aorta não complicada

Embora com mortalidades aceitáveis para o tratamento clínico na fase aguda, a DAB evolui com frequente necessidade de intervenção na evolução tardia e taxas de mortalidade de 30 a 40% em 5 anos. Diâmetro aórtico total menor que 40 mm e falso lúmen trombosado são considerados sinais de bom prognóstico tardio para a manutenção do tratamento clínico. Algumas características da lâmina de dissecção podem determinar a probabilidade de uma dissecção tipo B permanecer estável ou evoluir para complicação. Isso pode ser exemplificado pela sua localização em relação ao arco da aorta: dissecções que percorrem a pequena curvatura da aorta apresentam maior potencial de evoluírem para dissecção retrógrada da aorta ascendente do que as dissecções que atingem apenas a grande curvatura.[20] Com o pressuposto de que o tratamento preventivo com *stents* provocaria remodelamento aórtico e redução do risco de rotura também dos pacientes não complicados, essa população já foi explorada na literatura. No estudo com mais longo acompanhamento tardio, o INSTEAD XL,[21] 140 pacientes foram randomizados para tratamento médico ou TEV entre a segunda e a 52ª semana de evolução de DAB não complicada. Na evolução de 5 anos, o risco de morte por causa aórtica (6,9% *vs.* 19,3%, p = 0,04)

ou progressão da doença (27% *vs.* 46,1%, p = 0,04) foi reduzido pelo TEV. Esse benefício foi observado especialmente entre o segundo e quinto ano de evolução. Pode-se supor que esse benefício observado em mortalidade seja decorrente da expressiva superioridade do TEV no remodelamento aórtico.

O estudo ADSORB analisou o TEV de pacientes com DAB não complicada na fase aguda[22] em pequeno número de indivíduos (n = 59). Ainda com seguimento de curto prazo, os autores observaram significante aumento na porcentagem de trombose da falsa luz no grupo TEV em comparação com o grupo que recebeu tratamento clínico, acompanhado de significante redução do diâmetro do falso lúmen e aumento da luz verdadeira. Todavia, a utilização de trombose da falsa luz e remodelamento como um *endpoint* substituto para redução de mortalidade (principal *endpoint* definitivo em doenças cardiovasculares) pode ser criticada. Outros estudos com excelente redução da frequência de eventos aórticos tardios não conseguiram demonstrar redução de mortalidade.[23] Na medida em que uma apropriada seleção de pacientes é realizada e uma equipe experiente é capaz de obter baixa frequência de complicações, a mortalidade da fase intra-hospitalar do TEV na DAB não complicada já se assemelha à mortalidade dos pacientes em tratamento médico.[24] Como um corpo de evidência demonstra sua efetividade na promoção de remodelamento aórtico[25] e redução de eventos tardios, o tratamento de pacientes estáveis com critérios de mau prognóstico tardio e anatomia adequada ao TEV parece indicado[26,27] (ver Quadro 1).

Resultados tardios

Nos pacientes tratados com sucesso, a evolução tardia leva a taxas de mortalidade semelhantes entre grupos cirúrgico e endovascular.[10] Um óbice do TEV é a frequente necessidade de reintervenção que ocorre em cerca de 20% dos pacientes em seguimentos de 2 a 5 anos,[28] todavia mantendo-se semelhantes taxas de mortalidade por causa aórtica. A estratégia de cobertura da aorta torácica, guiada por ultrassonografia intravascular durante o procedimento e maior uso de "chaminés" com prolongamento dos colos de aterrisagem, pode ajudar na redução de necessidade de reintervenções.

TEV em situações especiais – doenças do colágeno, aneurismas infecciosos e rotura traumática

Incluindo uma população jovem e de altíssimo risco, os pacientes com doença aórtica determinada por alteração genética compreendem um subgrupo no qual o TEV ainda traz dúvidas quanto a sua efetividade em longo prazo. Em pacientes com síndrome de Marfan, diversas séries com poucas dezenas de pacientes demonstram a efetividade para tratamento das complicações agudas, especialmente aquelas ocorrendo no pós-operatório tardio de correções com enxertos prostéticos fornecendo uma zona de ancoragem para o *stent* e/ou permitindo tratamentos híbridos.[29] Contudo, como tratamento primário, a presença de síndrome de Marfan ou outras colagenoses ainda é considerada uma contraindicação relativa ao TEV, necessitando de maiores evidências.[30,31] O TEV fica reservado a pacientes com altíssimo risco cirúrgico (incluindo rotura) ou como ponte para o tratamento definitivo.

Os aneurismas micóticos também têm sido tratados pela técnica endovascular, embora seja controversa a utilização de material protético em região infectada. O alto risco cirúrgico no explante e os bons resultados endovasculares de pequenas séries de casos qualifica-a como opção de tratamento. Exceto em casos de urgência, o TEV deve ser idealmente utilizado após um período prolongado de antibioticoterapia sistêmica e negativação de culturas. Após o tratamento, o tempo de manutenção do antibiótico deve ser considerado em bases individuais (provavelmente 4 a 8 semanas) e deve ser mantida vigilância para identificação de sinais persistentes de infecção ou infecção da prótese.[32]

Provavelmente, em nenhum outro cenário o TEV se mostrou uma unanimidade tão grande quanto no caso de pacientes com rotura traumática da aorta ainda que na ausência de estudos randomizados. É caracterizada por lesão em paciente geralmente politraumatizado, com alto risco de sangramento e por correção cirúrgica com altas taxas de paraplegia e mortalidade, a possibilidade de rápida estabilização do paciente com a interposição de um *stent* modificou o parâmetro de tratamento que passou a ser considerado a primeira indicação,[3,33] ampliando também a possibilidade de tratamento para pacientes incapazes de receber tratamento cirúrgico convencional pela presença de politrauma e lesão cerebral. Redução importante de mortalidade foi demonstrada em grandes séries e bons resultados tardios de médio prazo são observados.[34,35]

Acompanhamento clínico dos pacientes após TEV

Na fase intra-hospitalar, além das complicações pertinentes a qualquer procedimento de intervenção vascular/uso de contrastes anteriormente citadas, é importante lembrar ainda a possibilidade da síndrome pós-implante, um quadro inflamatório sistêmico, com elevação da temperatura nos primeiros dias, acompanhada de elevação de marcadores inflamatórios e leucocitose cujo tratamento com anti-inflamatórios é geralmente suficiente.[36]

Todos os pacientes portadores de doença aórtica devem ser considerados como portadores de doença sistêmica e progressiva, para a qual o tratamento medicamentoso deve ser aplicado conforme diretrizes.[2,3] Baseados em estudos realizados principalmente em pacientes com síndrome de Marfan, nos quais essas medicações demonstraram redução de velocidade de crescimento da aorta e redução de eventos, admite-se que os mesmos medicamentos devam ser utilizados em todos os pacientes com dissecção e/ou aneurisma. Aneurismas verdadeiros são considerados um equivalente aterosclerótico e, portanto, devem receber os mesmos cuidados quanto a tratamento rigoroso dos fatores de risco cardiovascular, além de estatinas por período indefinido. É então recomendado o uso de betabloqueadores e inibidores de enzima de conversão ou do receptor de angiotensina, especialmente o losartan, sempre que possível.

Após TEV, o acompanhamento do paciente por exames de imagem é obrigatório e deve durar a vida toda. A vigilância clínica por imagem deve contemplar não só o segmento previamente abordado mas toda a aorta. Situações catastróficas devem ser monitoradas, como a ocorrência de dissecções retrógradas da aorta que muitas vezes estão associadas com o local de ancoragem proximal da prótese.[37] Naturalmente, preocupação com exposição radiológica (especialmente para pacientes jovens) deve orientar a alternância de exames (reduzindo a repetição de tomografias anuais, na medida do possível). Uma combinação de radiografias simples (estabelecendo a integridade do material metálico e a posição do *stent*), ecocardiografia transesofágica ou ressonância magnética (para *stents* de nitinol) pode ser considerada. Esta é também uma consideração a ser feita em pacientes com disfunção renal, evitando a exposição aos contrastes.

O *timing* de realização dos exames de imagem, idealmente a angiotomografia com múltiplos detectores, é geralmente estabelecido em 1 mês, 6 meses, 12 meses e, após esse período, anualmente. A presença de novos sintomas sugestivos de dilatação aórtica ou complicação torna a realização de novo exame obrigatória, a qualquer tempo. Em pacientes em seguimento tardio e estáveis, o aumento do intervalo entre os exames deve ser estabelecido por critérios clínicos individuais. Da mesma forma, a presença de lesões duvidosas pode recomendar a redução de intervalo entre os exames.

A presença de vazamentos/*endoleaks* (Quadro 2), especialmente aqueles ocorrendo nos pontos de aterrissagem do dispositivo ou por perda da sua integridade, deve determinar a reintervenção. A maioria dos casos pode ser conduzida com um novo procedimento percutâneo, e as taxas de sucesso no segundo procedimento são similares ao procedimento índice.

Quadro 2	Classificação dos tipos de vazamentos observados após o tratamento endovascular	
Tipo I		Vazamento nos pontos de fixação da endoprótese
	Tipo Ia	Ocorre vazamento no ponto proximal de fixação da endoprótese
	Tipo Ib	Ocorre vazamento no ponto distal de fixação da endoprótese
Tipo II		Proveniente de fluxo retrógrado por ramos arteriais (p. ex., artéria subclávia esquerda, brônquicas e intercostais)
	Tipo IIa	Vaso único
	Tipo IIb	Múltiplas fontes
Tipo III		Extravasamento secundário à falência estrutural do dispositivo
	Tipo IIIa	Por desconexão entre módulos
	Tipo IIIb	Por furos no tecido ou fratura da estrutura metálica

(continua)

Quadro 2 Classificação dos tipos de vazamentos observados após o tratamento endovascular *(continuação)*	
Tipo IV	Observado nas próteses mais antigas, na fase imediata pós-implante, consiste na passagem de sangue/contraste através do tecido semiporoso do dispositivo
Tipo V	Por endotensão, definido por expansão do saco aneurismático e manutenção da pressurização na ausência de vazamento

Resumo das recomendações de diretrizes nacional e internacionais para o TEV das doenças da aorta torácica

Um resumo das recomendações divididas em classe de indicação e nível de recomendação das diretrizes americana e europeia pode ser consultado no Quadro 3.[2,3]

Quadro 3 Resumo da classe de indicação e nível de evidência para tratamento endovascular nas doenças da aorta torácica. Todas as recomendações implicam adequação anatômica da indicação		
Tipo de lesão	Diretriz ACC/AHA 2010	Diretriz ESC 2014
Aneurismas verdadeiros	Classe I/nível B quando factível pela anatomia; acima de 5,5 cm, quando assintomático	Classe IIa/nível C quando factível pela anatomia; acima de 5,5 cm, quando assintomático
Aneurisma roto		Classe I/nível C
Rotura traumática da aorta	Classe I/nível B	Classe IIa/nível C
Dissecção aguda complicada	Classe I/nível A (apenas para pacientes com presença de "isquemia")	Classe I/nível C
Dissecção aguda sem isquemia	Classe IIb/nível C	Classe IIa/nível B
Dissecção crônica	Classe IIb/nível B	
Hematoma intramural do tipo B complicado		Classe IIa/nível C
Úlcera penetrante da aorta complicada		Classe IIa/nível C

ACC/AHA: American College of Cardiology/ American Heart Association; ESC: European Society of Cardiology.

Resumo

No acompanhamento clínico de pacientes submetidos a tratamento endovascular (TEV) da aorta, a utilização de betabloqueadores e inibidores da enzima de conversão ou do receptor de angiotensina é recomendada. Estatinas em pacientes com aneurisma verdadeiro também devem ser utilizadas.

TEV deve ser considerado como o tratamento de escolha em todos os casos anatomicamente adequados tanto para os aneurismas verdadeiros quanto para a dissecção da aorta e, especialmente, na rotura traumática da aorta. Isso se deve a inúmeras evidências apontando redução de morbimortalidade em comparação com tratamento cirúrgico aberto.

A vigilância dos diâmetros aórticos e da presença de falência tardia de prótese deve ser rotineira e durar toda a vida. O exame ideal é a angiotomografia. Alternância com exames que não implicam em exposição aos raios-X pode ser considerada em pacientes estáveis.

A maioria dos pacientes apresentando falência de tratamento na fase tardia poderá receber novo TEV com altas taxas de sucesso.

Referências bibliográficas

1. Nienaber CA, Fattori R, Lund G, Dieckmann C, Wolf W, von Kodolitsch Y, et al. Nonsurgical reconstruction of thoracic aortic dissection by stent-graft placement. N Engl J Med. 1999;340(20):1539-45.
2. Hiratzka LF, Bakris GL, Beckman JA, Bersin RM, Carr VF, Casey DE, et al. 2010 ACCF/AHA/AATS/ACR/ASA/SCA/SCAI/SIR/STS/SVM Guidelines for the diagnosis and management of patients with thoracic aortic disease: executive summary. J Am Coll Cardiol. 2010;55(14):1509-44.
3. Erbel R, Aboyans V, Boileau C, Bossone E, Di Bartolomeo R, Eggebrecht H, et al. 2014 ESC Guidelines on the diagnosis and treatment of aortic diseases: document covering acute and chronic aortic diseases of the thoracic and abdominal aorta of the adult. The Task Force for the Diagnosis and Treatment of Aortic Diseases of the European. Eur Heart J. 2014;35(41):2873-926.
4. Donati T, Wilson J, Kölbel T, Clough RE. Modern diagnostics for type B aortic dissection. Gefasschirurgie. 2015;20(6):420-7.
5. Dake MD. On the endovascular climb to the type A dissection summit, reaching a new base camp. J Am Coll Cardiol. 2016;68(18):1955-7.
6. Hogendoorn W, Schlösser FJ V, Moll FL, Sumpio BE, Muhs BE. Thoracic endovascular aortic repair with the chimney graft technique. J Vasc Surg. 2013;58(2):502-11.
7. Lindblad B, Jabr A Bin, Holst J, Malina M. Chimney grafts in aortic stent grafting: hazardous or useful technique? Systematic review of current data. Eur J Vasc Endovasc Surg. 2015;50(6):722-31.
8. Yoshitake A, Hachiya T, Okamoto K, Kitahara H, Kawaguchi S, Nakatsuka S, et al. Postoperative stroke after debranching with thoracic endovascular aortic repair. Ann Vasc Surg. 2016;36:132-8.
9. Pecoraro F, Lachat M, Hofmann M, Cayne NS, Chaykovska L, Rancic Z, et al. Mid-term results of zone 0 thoracic endovascular aneurysm repair after ascending aorta wrapping and supra-aortic debranching in high-risk patients. Interact Cardiovasc Thorac Surg. 2017;24(6):882-9.
10. Luebke T, Brunkwall J. Outcome of patients with open and endovascular repair in acute complicated type B aortic dissection: a systematic review and meta-analysis of case series and comparative studies. J Cardiovasc Surg (Torino). 2010;51(5):613-32.

11. Brunt ME, Egorova NN, Moskowitz AJ. Propensity score-matched analysis of open surgical and endovascular repair for type B aortic dissection. Int J Vasc Med. 2011;2011(2008):364046.

12. Goodney PP, Travis L, Lucas FL, Fillinger MF, Goodman DC, Cronenwett JL, et al. Survival after open versus endovascular thoracic aortic aneurysm repair in an observational study of the Medicare population. Circulation. 2011;124(24):2661-9.

13. Makaroun MS, Dillavou ED, Wheatley GH, Cambria RP; Gore TAG Investigators. Five-year results of endovascular treatment with the Gore TAG device compared with open repair of thoracic aortic aneurysms. J Vasc Surg. 2008;47(5):912-8.

14. Jánosi RA, Gorla R, Tsagakis K, Kahlert P, Horacek M, Bruckschen F, et al. Thoracic endovascular repair of complicated penetrating aortic ulcer. J Endovasc Ther. 2016;23(1):150-9.

15. D'Annoville T, Ozdemir BA, Alric P, Marty-Ané CH, Canaud L. Thoracic endovascular aortic repair for penetrating aortic ulcer: literature review. Ann Thorac Surg. 2016;101(6):2272-8.

16. Muetterties CE, Menon R, Wheatley GH. A systematic review of primary endovascular repair of the ascending aorta. J Vasc Surg. 2018;67(1):332-42.

17. Falkenberg M, Roos H, Lepore V, Svensson G, Zachrisson K, Henrikson O. Endovascular closure of chronic dissection entries in the aortic arch using the amplatzer vascular plug II as a sealing button. J Endovasc Ther. 2016;23(2):378-83.

18. Kanaoka Y, Ohki T, Maeda K, Baba T, Fujita T. Multivariate analysis of risk factors of cerebral infarction in 439 patients undergoing thoracic endovascular aneurysm repair. Medicine (Baltimore). 2016;95(15):e3335.

19. Wortmann M, Böckler D, Geisbüsch P. Perioperative cerebrospinal fluid drainage for the prevention of spinal ischemia after endovascular aortic repair. Gefasschirurgie. 2017;22(Suppl 2):35-40.

20. Loewe C, Czerny M, Sodeck GH, Ta J, Schoder M, Funovics M, et al. A new mechanism by which an acute type B aortic dissection is primarily complicated, becomes complicated, or remains uncomplicated. Ann Thorac Surg. 2012;93(4):1215-22.

21. Nienaber CA, Kische S, Rousseau H, Eggebrecht H, Rehders TC, Kundt G, et al. Endovascular repair of type B aortic dissection: long-term results of the randomized investigation of stent grafts in aortic dissection trial. Circ Cardiovasc Interv. 2013;6(4):407-16.

22. Brunkwall J, Kasprzak P, Verhoeven E, Heijmen R, Taylor P, Alric P, et al. Endovascular repair of acute uncomplicated aortic type B dissection promotes aortic remodelling: 1 year results of the ADSORB trial. Eur J Vasc Endovasc Surg. 2014;48(3):285-91.

23. Qin Y, Deng G, Li T, Teng G. Treatment of acute type-B aortic dissection. 2013;6(2):2-8.

24. Shah TR, Rockman CB, Adelman MA, Maldonado TS, Veith FJ, Mussa FF. Nationwide comparative impact of thoracic endovascular aortic repair of acute uncomplicated type B aortic dissections. Vasc Endovascular Surg. 2014;48(3):230-3.

25. Van Bogerijen GHW, Tolenaar JL, Rampoldi V, Moll FL, Van Herwaarden JA, Jonker FHW, et al. Predictors of aortic growth in uncomplicated type B aortic dissection. J Vasc Surg. 2014;59(4):1134-43.

26. Kaji S. Update on the therapeutic strategy of type b aortic dissection. J Atheroscler Thromb. 2018;25(3):203-12.

27. Arnáiz-García ME, González-Santos JM, Arnáiz-García AM, Arnáiz J. Endovascular repair or best medical treatment: what is the optimal management of uncomplicated type-B acute aortic dissection? J Thorac Dis. 2017;9(10):3458-62.

28. Hanna JM, Andersen ND, Ganapathi AM, McCann RL, Hughes GC. Five--year results for endovascular repair of acute complicated type B aortic dissection. J Vasc Surg. 2014;59(1):96-106.

29. Preventza O, Mohammed S, Cheong BY, Gonzalez L, Ouzounian M, Livesay JJ, et al. Endovascular therapy in patients with genetically triggered thoracic aortic disease: applications and short- and mid-term outcomes. Eur J Cardiothorac Surg. 2014;46(2):248-53; discussion 253.

30. Böckler D, Meisenbacher K, Peters AS, Grond-Ginsbach C, Bischoff MS. Endovascular treatment of genetically linked aortic diseases. Gefässchirurgie. 2017;22(S1):1-7.

31. Kouchoukos NT. Endovascular surgery in Marfan syndrome: CON. Ann Cardiothorac Surg. 2017;6(6):677-81.

32. Sörelius K, Wanhainen A, Wahlgren C-M, Langenskiöld M, Roos H, Resch T, et al. Nationwide study on treatment of mycotic thoracic aortic aneurysms. Eur J Vasc Endovasc Surg. 2018. [Epub ahead of print]

33. Fox N, Schwartz D, Salazar JH, Haut ER, Dahm P, Black JH, et al. Evaluation and management of blunt traumatic aortic injury: a practice management guideline from the Eastern Association for the Surgery of Trauma. J Trauma Acute Care Surg. 2015;78(1):136-46.

34. Gombert A, Barbati ME, Storck M, Kotelis D, Keschenau P, Pape H-C, et al. Treatment of blunt thoracic aortic injury in Germany—Assessment of the TraumaRegister DGU®. Lazzeri C, editor. PLoS One. 2017;12(3):e0171837.

35. Ultee KHJ, Soden PA, Chien V, Bensley RP, Zettervall SL, Verhagen HJM, et al. National trends in utilization and outcome of thoracic endovascular aortic repair for traumatic thoracic aortic injuries. J Vasc Surg. 2016;63(5):1232-9.e1.

36. Gorla R, Erbel R, Eagle KA, Bossone E. Systemic inflammatory response syndromes in the era of interventional cardiology. Vascular Pharmacology. Elsevier Inc; 2018.

37. Chen Y, Zhang S, Liu L, Lu Q, Zhang T, Jing Z. Retrograde type A aortic dissection after thoracic endovascular aortic repair: a systematic review and meta-analysis. J Am Heart Assoc. 2017;6(9):e004649.

Capítulo 4

Tratamento cirúrgico das doenças da aorta

Ricardo Ribeiro Dias
José Augusto Duncan
Noedir Antônio Groppo Stolf

Introdução

A aorta é a maior artéria do corpo humano. Durante o período médio de duração da vida, a parede da aorta absorve o impacto do sangue, com um fluxo aproximado de 2 milhões de litros, gerados pelos cerca de 3 bilhões de batimentos cardíacos. Assim, é de se esperar que, com o passar do tempo e com as diversas alterações da fisiologia da dinâmica da circulação sanguínea e da estrutura histológica das suas paredes, elas sofrerão dilatações ou rupturas, localizadas ou disseminadas por toda a extensão da sua camada tissular média, ou seja, resultarão em aneurismas aórticos ou em dissecções aórticas progressivas ou agudas.

Tratamento cirúrgico dos aneurismas de aorta

A moderna cirurgia para a correção do aneurisma de aorta é profilática, algumas vezes terapêutica e raramente paliativa. A razão de ser profilática é evitar a ruptura da aorta com suas consequências. Independentemente da localização, do fator etiológico e dos sintomas, a evolução de todos os aneurismas será a ruptura ou a dissecção da aorta. Portanto, a decisão de quando o paciente deve ou não ser encaminhado ao tratamento cirúrgico profilático leva em consideração o risco de ruptura associado as comorbidades relacionadas.

Quando o paciente apresentar sintomas relacionados ao aneurisma, a cirurgia é justificada em bases terapêuticas, especialmente porque o risco de ruptura é maior, independentemente do diâmetro ou da localização. Entretanto, ainda existe controvérsia para os pacientes assintomáticos.

Os aneurismas da aorta torácica ascendente assintomáticos devem ser encaminhados para o tratamento cirúrgico quando o seu diâmetro exceder 5 cm, pela baixa mortalidade do procedimento (menor de 2%), associada ao risco de ruptura com diâmetros maiores de 5 cm.[1-3] Svensson et al.[4] mostraram que 12% dos seus pacientes com aneurismas de aorta apresentaram ruptura com diâmetros menores de 5 cm.

No Instituto do Coração do Hospital das Clínicas da Faculdade de Medicina da Unversidade de São Paulo (InCor-HCFMUSP) os aneurismas da aorta ascendente são operados quando apresentam diâmetro maior que 5,5 cm, seja pelo aumento do risco de ruptura que ocorre entre 5,5 e 6 cm (aumento abrupto de 30%) ou pela pior sobrevida que apresentam em 5 anos quando maiores que 6 cm (redução na expectativa de vida de 20 a 40%). Na ectasia anuloaórtica, com ou sem insuficiência aórtica associada, a possibilidade de correção da dilatação da aorta associada à preservação da valva aórtica permite que esse procedimento seja indicado mais precocemente, com diâmetro de 5 cm. Nas situações de valva aórtica bivalvulada, a substituição da aorta ascendente deve ser feita quando ela atingir 5 cm, assim como nos aneurismas saculares, pelos mesmos motivos de complicações. Em procedimentos associados (como cirurgia de revascularização miocárdica), a aorta ascendente com diâmetro maior ou igual a 4,5 cm também deve ser substituída. Os aneurismas do arco aórtico, pela morbidade neurológica do procedimento, são operados com diâmetro a partir de 6 cm. Os aneurismas da aorta descendente ou toracoabdominais, pela complexidade, pelos riscos de isquemia medular e esplâncnica, são operados quando maiores que 6,5 cm de diâmetro. O advento das próteses endovasculares permitiu, para lesões específicas, o tratamento com diâmetros menores, pela menor invasividade e risco do procedimento.[5]

Pacientes portadores de síndrome de Marfan ou Ehler-Danlos têm indicação com diâmetros menores, entre 4,5 e 5 cm, pois, em função das alterações do tecido conectivo, apresentam risco aumentado de complicação (dissecção ou ruptura) com diâmetros menores.[1-3,18]

Além do tamanho, a velocidade de crescimento transversal do aneurisma maior que 0,5 cm em 1 ano é motivo de indicação de tratamento cirúrgico nos pacientes assintomáticos pelo risco de ruptura.[1]

Tratamento cirúrgico das dissecções de aorta

As dissecções agudas proximais (tipo I e II de DeBakey ou Stanford tipo A) deverão sempre ser encaminhadas para cirurgia o mais precocemente possível pela sua história natural: o risco de ruptura nas primeiras 24 a 48 horas varia de 1 a 2% por hora e no final de 2 semanas apresenta mortalidade variável de 60 a 90% dos casos.[6,19] Já as dissecções distais (tipo III de DeBakey ou Stanford tipo B) apresentam comportamento mais benigno na fase aguda com mortalidade em torno de 10%, não justificando o tratamento cirúrgico, a não ser quando associadas às suas complicações de ruptura ou isquemia.

Quando a dissecção da aorta for crônica, as indicações do tratamento cirúrgico serão as mesmas das utilizadas para os aneurismas da aorta. Vale ressaltar que as dilatações secundárias à dissecção da aorta apresentam ruptura com diâmetros menores que aquelas secundárias ao aneurisma verdadeiro da aorta.

Nas variantes das dissecções clássicas da aorta torácica, úlcera aórtica penetrante e hematoma intramural (dissecções atípicas), o tratamento deve ser à semelhança dos portadores das dissecções clássicas da aorta.

Tratamento cirúrgico da aorta ascendente

O tratamento cirúrgico convencional para os aneurismas da aorta ascendente com comprometimento da região sinotubular, associado à insuficiência aórtica, é a interposição de conduto valvulado com reimplante dos óstios coronários no enxerto. A operação proposta por Bentall e De Bono em 1966[7] é, há muito, estabelecida na literatura pela sistematização técnica e excelência dos resultados imediatos e tardios (Figura 1). Outra operação clássica para o tratamento cirúrgico da aorta ascendente e valva aórtica relacionada à interposição de conduto valvulado é a operação de Cabrol[8] (Figura 2). Essa operação é utilizada hoje, principalmente em reoperações, quando a dissecção da aorta ascendente e dos óstios coronarianos representam risco adicional de lesão iatrogênica.

No entanto, problemas relacionados à necessidade de anticoagulação continuada pela presença da prótese valvular mecânica (fenômenos hemorrágicos e tromboembólicos), além de risco para endocardite infecciosa, estimularam o desenvolvimento de alternativas técnicas à utilização do conduto valvulado.

Com esse objetivo desenvolveu-se a operação da substituição radical da raiz da aorta com a preservação da valva aórtica. As duas operações descritas para esse fim foram as operações do remodelamento e a do reimplante, propostas por Yacoub em 1983 e David e Feindel em 1992,[9,10] respectivamente (Figura 3).

Em ambas as operações é necessária a completa ressecção da porção proximal da aorta ascendente, preservando uma pequena rima de tecido de 3 a 5 mm do anel aórtico e pilares comissurais para posterior sutura no enxerto. Os óstios coronarianos também são dissecados e reparados como dois botões. Após a reavaliação dos folhetos da valva aórtica, continua-se o procedimento, desde que haja boa coaptação entre eles.

Na técnica do remodelamento, para a continuação do procedimento, recorta-se o enxerto escolhido longitudinalmente, dividindo-o em três, a fim de se formar os três novos seios de Valsalva. A seguir, essas três "línguas" são suturadas nas rimas de aorta preparadas anteriormente. Completa-se a operação com o reimplante dos óstios coronarianos e a anastomose distal na aorta ascendente (Figura 4).[22,24]

Na técnica do reimplante, o enxerto é fixado externamente, envolvendo o anel aórtico e pilares comissurais, abaixo dos folhetos da valva aórtica. A rima de aorta previamente preparada é suturada por dentro do enxerto fixando a valva aórtica. Completa-se o procedimento com o reimplante dos óstios coronarianos e a anastomose distal na aorta ascendente (Figura 5).

A diferença básica dos dois procedimentos é a falta da fixação anular que ocorre na técnica do remodelamento, possibilitando futura dilatação anular e recidiva da insuficiência aórtica. Na técnica do reimplante, a não reconstrução dos novos seios de Valsalva pode resultar na alteração da dinâmica de perfusão coronariana e possível traumatismo dos folhetos da valva aórtica no enxerto, resultando em lesão estrutural e posterior insuficiência aórtica.[11,12]

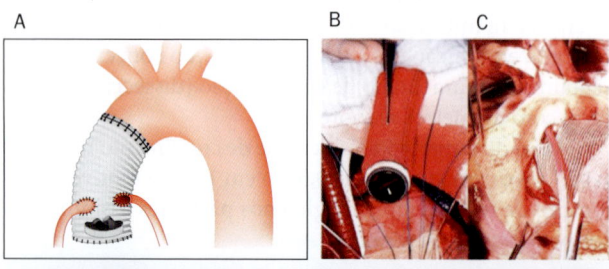

Figura 1 Operação de Bentall e De Bono. A: Desenho esquemático da técnica operatória proposta por Bentall e De Bono; B: fotografia intraoperatória da interposição do tubo valvulado; C: fotografia intraoperatória do reimplante do óstio da coronária direita após o reimplante do óstio esquerdo.

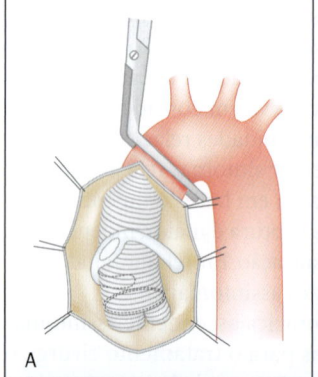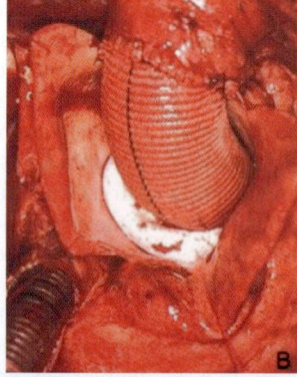

Figura 2 Operação de Cabrol. A: Desenho esquemático da substituição da valva aórtica e aorta ascendente por conduto valvulado e reimplante de enxerto tubular anastomosado entre os óstios coronarianos esquerdo e direito no conduto valvulado laterolateralmente; B: fotografia intraoperatória da operação de Cabrol.

O acompanhamento tardio comparativo mostra que, por meio da técnica do reimplante, houve uma menor recidiva da insuficiência aórtica, assim como uma menor necessidade de reintervenção.[9,11]

Tratamento cirúrgico do arco aórtico

As operações sobre o segmento do arco aórtico evoluíram em paralelo às técnicas de proteção cerebral, uma vez que a interrupção do fluxo sanguíneo nessa região é necessária para a interposição do enxerto ramificado ou não no arco aórtico.

Os principais métodos de proteção cerebral para as cirurgias no arco aórtico são:

1. A parada circulatória total em hipotermia profunda. Por meio dessa técnica é possível, com a redução do metabolismo cerebral, tempo para as correções mais simplificadas das anomalias do arco aórtico (redução de 5 a 7% do metabolismo para cada grau centrígrado que é abaixada a temperatura). Apresenta como vantagens campo operatório exangue, a não manipulação da aorta (que pode reduzir o risco de embolia cerebral), além de ser procedimento simples que não precisa de equipamento adicional. A desvantagem está relacionada ao limitado tempo de segurança obtido na parada circulatória total (em torno de 30 min na temperatura de 15 a 18°C).[13]

2. A associação da perfusão cerebral retrógrada pela veia cava superior à hipotermia profunda com fluxo entre 100

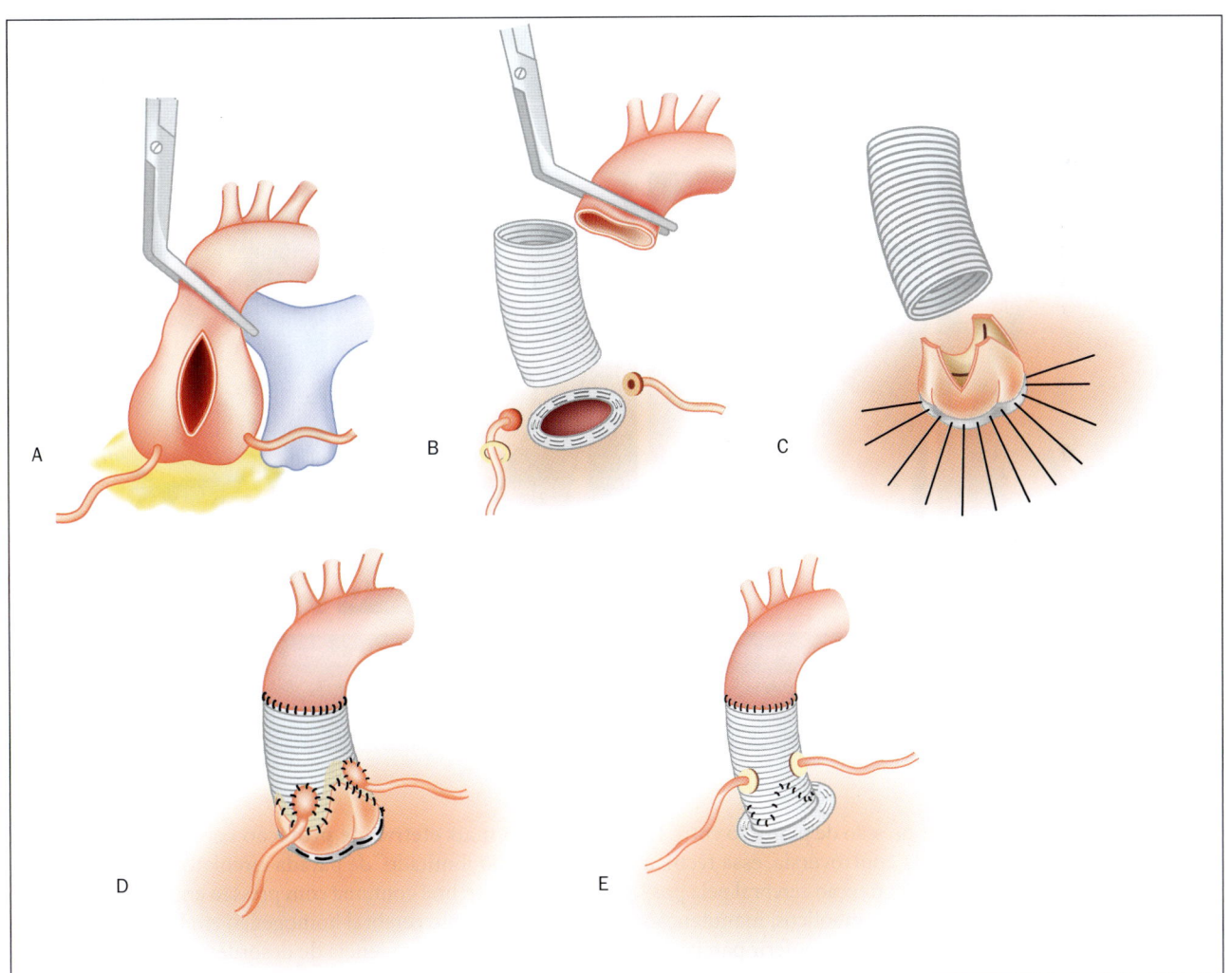

Figura 3 Desenho esquemático das operações de substituição radical da aorta ascendente com preservação da valva aórtica. A: Abordagem direta do aneurisma da aorta ascendente; B: ressecção de toda a aorta ascendente comprometida, isolamento dos óstios coronarianos dissecados; C: valva aórtica, pilares comissurais e pequena rima de aorta preservados com pontos de reparo, passados no plano subvalvar aórtico; D: aspecto final da operação com a substituição radical da aorta ascendente e preservação da valva aórtica – operação do remodelamento; E: aspecto final da operação com a substituição radical da aorta ascendente e preservação da valva aórtica (o enxerto envolve externamente os pilares comissurais, e a sua fixação no tubo é feita por dentro dele) – operação do reimplante.

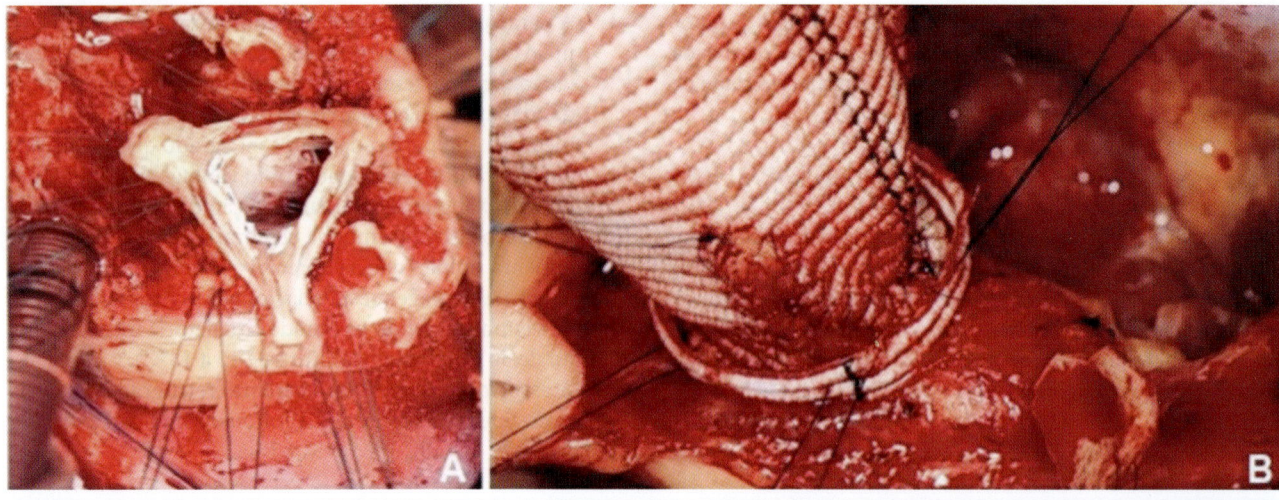

Figura 4 A: Fotografia intraoperatória ilustrando a ressecção completa da aorta ascendente, permanecendo somente a valva nativa, os pilares comissurais e os óstios coronarianos; B: fotografia intraoperatória ilustrando o enxerto suturado reconstruindo os seios de Valsalva e o anel tubular colocado na base desta neoaorta, fixado em parte do esqueleto fibroso do coração e anel aórtico a fim de impedir a dilatação futura da porção proximal da aorta.

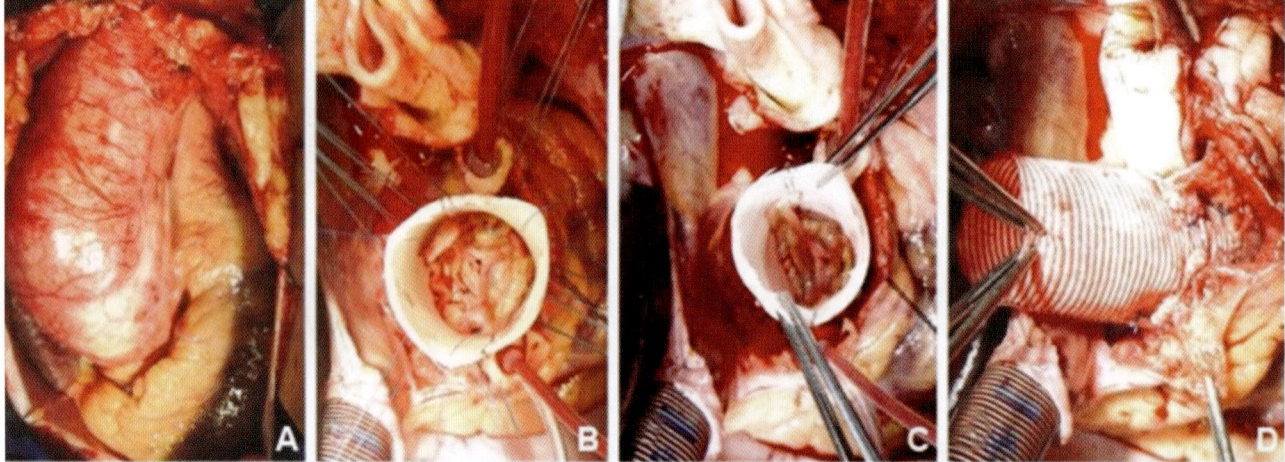

Figura 5 A: Fotografia intraoperatória do aneurisma da aorta ascendente; B: após a passagem dos pontos no plano subvalvar e no enxerto, este é fixado na via de saída do ventrículo esquerdo; C: fixação dos pilares comissurais e anel aórtico no enxerto que oferece sustentação externa a esta estrutura; D: reimplante dos óstios coronarianos no enxerto, ilustrando o aspecto final da operação com a substituição radical da aorta ascendente e preservação da valva aórtica.

e 500 mL/min, para manter pressão de perfusão entre 15 e 25 mmHg. Apesar de toda controvérsia, essa técnica confere benefício adicional de proteção cerebral pela possibilidade de retirada de debris embólicos, manutenção da hipotermia cerebral e pelo fato de conferir parcial suporte metabólico e de perfusão, estendendo por um pequeno período a segurança de tempo para se atuar no arco aórtico.[14]

3. A perfusão anterógrada seletiva pelo tronco braquiocefálico ou artéria subclávia direita e carótida esquerda associada à hipotermia moderada (25 a 28°C) é hoje o mé-

todo mais efetivo de proteção cerebral, pois permite "tempo ilimitado" de parada circulatória sistêmica, perfusão cerebral contínua com pressão entre 50 e 70 mmHg, resfriamento cerebral homogêneo em hipotermia moderada, menor incidência de desordens neurológicas transitórias e definitivas, permitindo qualquer tipo de intervenção sobre o arco aórtico.[15] É importante ressaltar que essa tática mantém a isquemia sistêmica durante o período de perfusão cerebral seletiva, com maior chance de complicações (como isquemia medular e paraplegia) em tempos de parada mais prolongados.

As operações do arco aórtico permitem sua substituição completa com o reimplante dos vasos da base em ilha ou ramo a ramo (Figura 6). Próteses desenvolvidas combinando o conceito tradicional (substituição do segmento doente por interposição de tubo) com o conceito endovascular (revestimento do segmento doente, sem a necessidade de ressecá-lo) permitem o tratamento do arco associado ao tratamento da porção mais proximal da aorta torácica descendente em um único tempo cirúrgico, técnica denominada *"frozen elephant trunk"*.[23]

Mais recentemente e visando aos pacientes com maior risco cirúrgico, com o avanço das técnicas endovasculares de tratamento das doenças da aorta, esse segmento da aorta pode ser revestido internamente por uma endoprótese, seus ramos ligados proximalmente após sua revascularização individualizada por enxerto protético anastomosado na aorta ascendente.[21]

Tratamento cirúrgico da aorta descendente e toracoabdominal

As operações sobre esse segmento da aorta apresentam morbimortalidade elevada, principalmente em função das complicações relacionadas à isquemia medular.

A isquemia medular pode ocorrer em três períodos distintos:

1. Durante o clampeamento da aorta descendente. Durante esse período, ocorre um aumento súbito da pós-carga, que pode ser prejudicial à função ventricular esquerda, aumento da pressão do líquido cefalorraquidiano, em função da estimulação dos barorreceptores aórticos e hipertensão no cérebro, além de hipotensão acentuada dos territórios situados distalmente ao clampe da aorta. Após 30 minutos, o risco de paraplegia acentua-se rapidamente.[16] As medidas a serem tomadas durante esse período, que reduzirão a incidência de paraplegia são: drenagem liquórica (afim de manter pressão do liquor em torno de 10 mmHg), assistência circulatória esquerda (átrio esquerdo para aorta distal) com fluxo entre 1.500 e 2.500 mL/min para manter pressão de perfusão distal em torno de 70 mmHg e hipotermia moderada (32°C).[17]

2. Após a remoção do clampe, caso não sejam perfundidas as artérias espinhais importantes. A lesão ocorrerá por manutenção da isquemia quando não houver o adequado reimplante das artérias intercostais ou associada aos fenômenos de lesão por reperfusão.

3. Paraplegia no pós-operatório tardio. É um fenômeno que pode ocorrer desde horas até dias após a correção cirúrgica, e que está relacionado ao desequilíbrio de perfusão medular em função de circulação colateral precária.

Cuidados específicos são necessários durante a intervenção cirúrgica desses pacientes: monitoração arterial e venosa invasiva, monitoração da pressão liquórica para drenagem do liquor (10 mmHg) e manutenção da pressão de perfusão aórtica distal feita de forma ativa com assistência circulatória.

Com o paciente em decúbito mediolateral direito com os ombros a 60° e o quadril a 30° em relação à mesa cirúrgica, é feita a incisão visando à toracofrenolaparotomia com abordagem extraperitonial da aorta. Nos aneurismas toracoabdominais tipo I e II, a toracotomia é realizada no 5º ou 6º espaço intercostal esquerdo (EICE); nos aneurismas aórticos toracoabdominais (TAAA) tipo III, no 7º EICE; e nos TAAA tipo IV, no 9º EICE. Uma vez abordada a cavidade pleural, a incisão do diafragma é feita de forma circular para proteger o nervo frênico, a mais ou menos 2 cm do gradeado costal. A dissecção da aorta descendente proximal é cuidadosa com identificação dos nervos vago e laríngeo recorrente. O acesso da aorta abdominal é feito com abordagem da aorta no re-

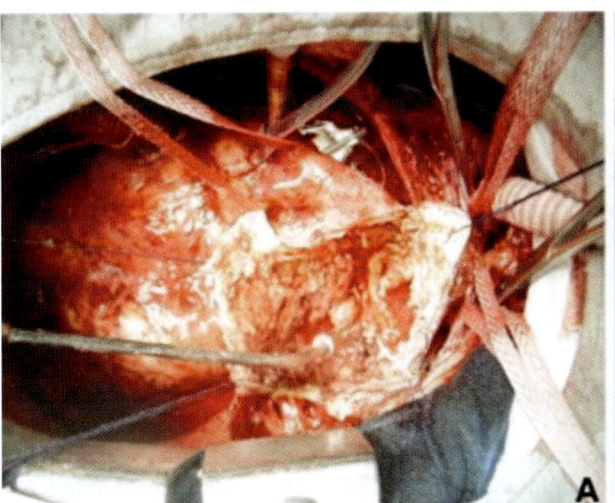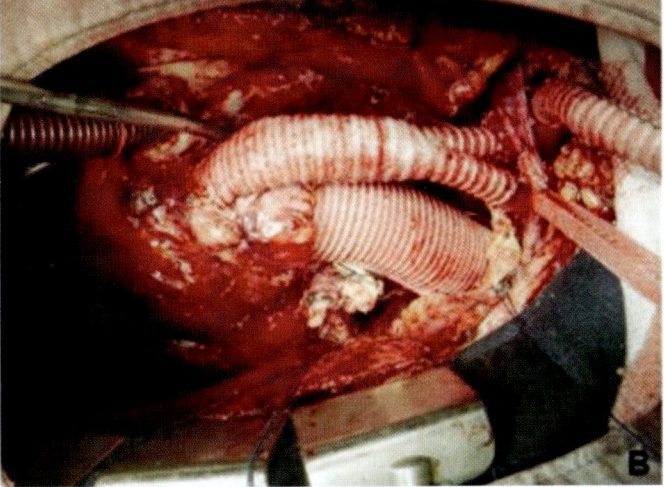

Figura 6 A: Fotografia intraoperatória do aneurisma de arco aórtico sendo aberto para correção cirúrgica (observar a grande quantidade de trombo e placas de cálcio que caracteriza a doença aterosclerótica avançada); B: aspecto final da substituição do arco aórtico por enxerto protético de poliéster com o reimplante dos vasos da base (tronco braquiocefálico e carótida esquerda anastomosados em enxerto bifurcado interposto na aorta ascendente).

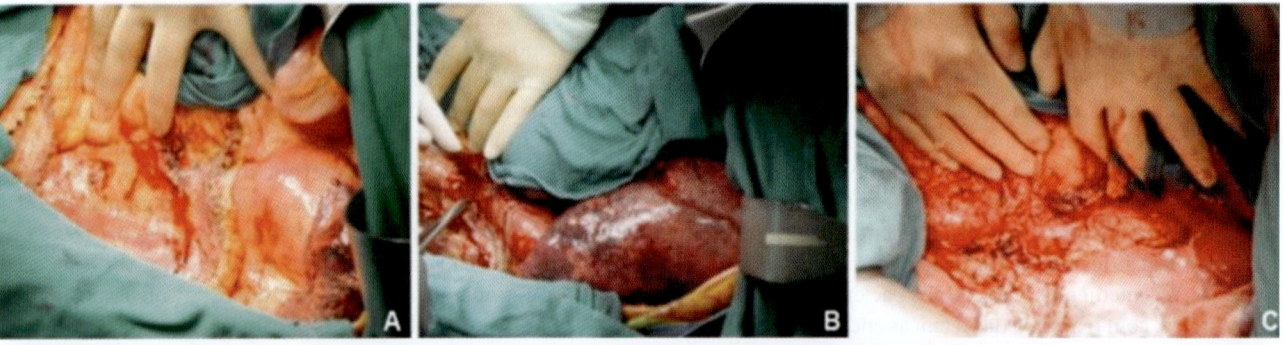

Figura 7 Fotografia intraoperatória. A: Abordagem retroperitoneal da aorta abdominal após incisão circular no diafragma com rotação medial das vísceras; B: isolamento da aorta abdominal; C: aorta torácica descendente e abdominal isoladas, paciente pronto para ser colocado em assistência circulatória.

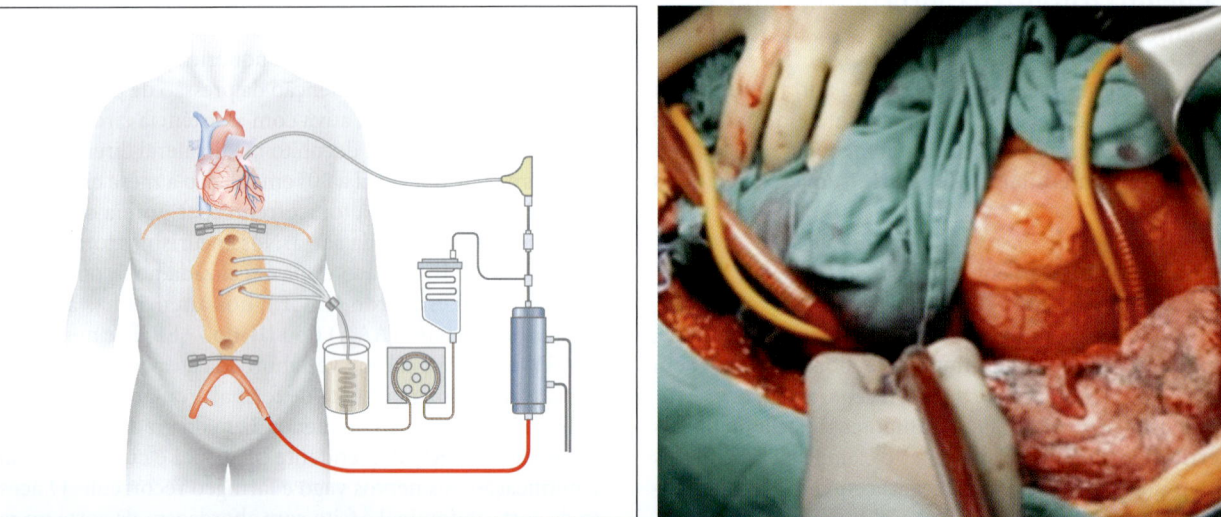

Figura 8 A: Desenho esquemático do paciente submetido à correção do aneurisma toracoabdominal utilizando-se dos recursos da assistência circulatória da CEC; B: fotografia intraoperatória das cânulas da assistência circulatória instaladas na veia pulmonar inferior esquerda e aorta distal.

troperitônio lateralmente ao cólon esquerdo, sendo na extensão distal importante identificar o ureter esquerdo. Com a rotação medial das vísceras (baço, estômago, intestinos e rim esquerdo), há a exposição da aorta abdominal e dos seus ramos, tronco celíaco, artéria mesentérica superior e artéria renal esquerda (Figura 7).

A assistência circulatória ou a circulação extracorpórea (CEC) podem ser realizadas através de cânula inserida diretamente pela veia pulmonar inferior esquerda e artéria femoral esquerda ou aorta distal (podendo-se utilizar a veia femoral esquerda para drenagem venosa) (Figura 8).

A correção da aorta é feita de forma escalonada, com clampeamento progressivo na aorta conforme vão sendo realizadas as anastomoses. Depois de iniciada a assistência circulatória, o clampe proximal é colocado após a emergência da artéria subclávia esquerda e outro mais distal, na aorta torácica média descendente. A área aórtica compreendida entre

as duas pinças é aberta e as paredes são reparadas. O enxerto tubular selecionado é suturado na aorta proximal, o clampe na aorta torácica média descendente é removido e posicionado na aorta abdominal infrarrenal. As artérias intercostais inferiores de aproximadamente T8 a L2 serão preservadas *in situ* e reimplantadas no enxerto em ilha sempre que possível (laterolateral). Após o término do reimplante das intercostais, o clampe proximal é removido e recolocado após a última anastomose restaurando o fluxo das artérias intercostais. A seguir identificam-se os óstios do tronco celíaco, da mesentérica superior e das artérias renais. É frequente, nesse momento, a infusão de soluções renoplégicas, de forma intermitente, a fim de conferir proteção renal. O tronco celíaco e a mesentérica superior podem ser mantidos perfundidos com sangue durante a CEC. A seguir são implantados os vasos abdominais citados conjuntamente ou individualmente, a depender da distância que os separam entre si. Restabelecido o fluxo

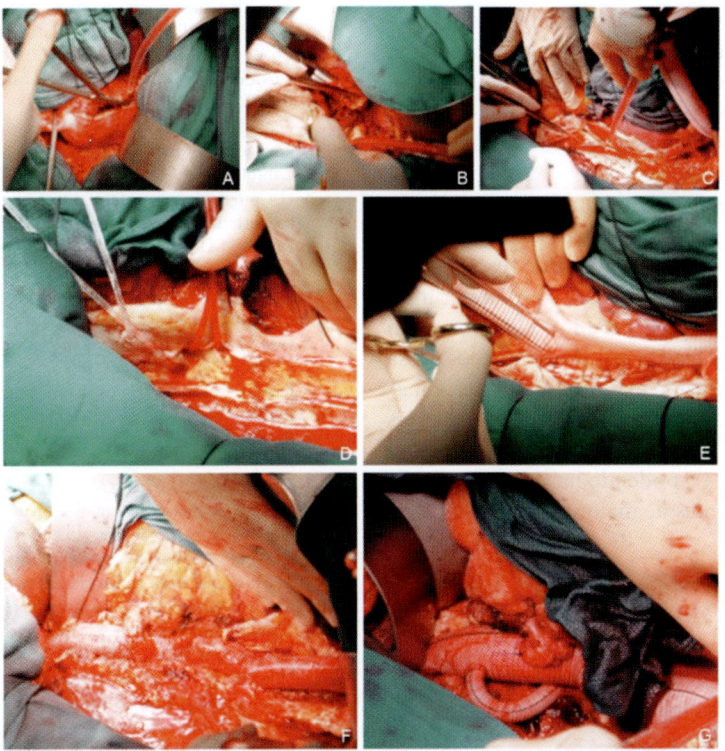

Figura 9 Fotografia intraoperatória da operação para a correção do aneurisma toracoabdominal. A: Em assistência circulatória, com o clampeamento proximal da aorta após a artéria subclávia esquerda e da torácica média descendente, a aorta é abordada; B: preparo da aorta (boca proximal) para anastomose T-T com o enxerto tubular; C: após a sutura proximal, os segmentos da aorta torácica distal e abdominal são preparados para a correção do aneurisma toracoabdominal; D: identificação das artérias viscerais seguida da perfusão intermitente das artérias renais com solução cristaloide fria e perfusão contínua do tronco celíaco e artéria mesentérica superior com o sangue; E: reimplante em ilha (laterolateral) das artérias intercostais T8-L1 no enxerto tubular; F: aspecto final da "neoaorta" do paciente com reimplante da artéria renal esquerda separada dos outros três vasos pela distância entre eles; G: aspecto final da "neoaorta" de outro paciente com reimplante da artéria renal esquerda direto na prótese e da artéria renal direita interposta com enxerto tubular mais fino.

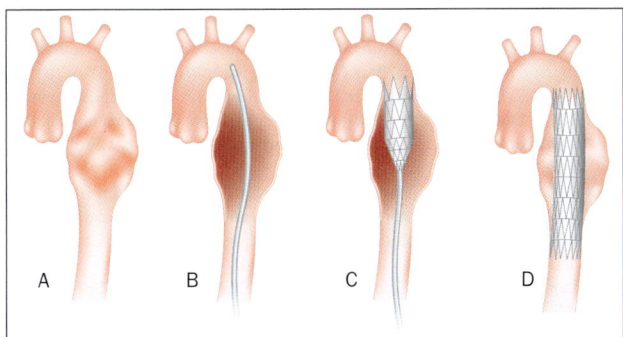

Figura 10 Desenho esquemático da utilização do *stent* de aorta na correção das doenças da aorta descendente (aneurisma, dissecção, UAP ou HIM – o tratamento endovascular com prótese autoexpansível é recurso alternativo às interposições de tubo de Dacron). A: desenho esquemático do aneurisma da aorta descendente; B: introdução do cateter guia pela artéria femoral esquerda; C: introdução endovascular do dispositivo (*stent*); D: desenho do *stent* de aorta aberto, excluindo o aneurisma da aorta descendente da circulação.

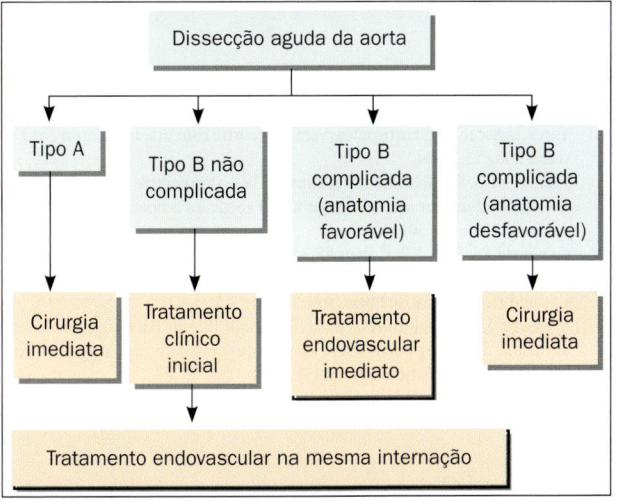

Figura 11 Fluxograma de tratamento cirúrgico da dissecção aguda da aorta torácica.

visceral com o reposicionamento distal do clampe, conclui-se o procedimento com a anastomose distal na aorta abdominal ou nas ilíacas conforme a extensão da doença (Figura 9).

O controle rigoroso da pressão liquórica deve persistir até as primeiras 72 horas, e a analgesia intensa por cateter peridural, enquanto for necessária.

Por meio do recente desenvolvimento e uso clínico das próteses vasculares autoexpansíveis, os stents de aorta são hoje a opção terapêutica com possibilidade de resolução da maioria das doenças da aorta descendente com menor incidência de paraplegia e mortalidade, permitindo recuperação mais precoce dos pacientes (Figura 10). As limitações dessa forma de tratamento estão relacionadas às características anatômicas dos locais de ancoragem das endopróteses e das vias de acesso por onde serão introduzidas. O tratamento é eficaz para aneurismas e dissecções,[20] podendo haver inclusive tratamentos híbridos em pacientes de maior risco cirúrgico.[21]

Resumo

A aorta absorve o impacto do fluxo do sangue em suas paredes, as quais, por vezes desenvolvem doenças como os aneurismas e as dissecções.

Nos aneurismas e nas dissecções crônicas, as indicações para o tratamento cirúrgico dependem principalmente da existência de sintomas, dos diâmetros da aorta em seus diversos segmentos ou da velocidade de crescimento. Nas dissecções agudas, as indicações variam de acordo com a topografia de aorta acometida e da presença ou não de complicações (como isquemia distal e ruptura).

Há diversas técnicas cirúrgicas disponíveis que devem ser individualizadas conforme o segmento da aorta acometida e a doença de base do paciente.

Referências bibliográficas

1. Yun KL. Ascending aortic aneurysm and aortic root disease. Coron Art Disease. 2002;13:70-84.
2. Svensson LG, Sun J, Nadolony E, Kimmel WA. Prospective evaluation of minimal blood use for ascending aorta and aortic arch operations. Ann Thorac Surg. 1995;59:1501-8.
3. Crawford ES, Hess KR, Cohen ES, Coselli JS, Safi HJ. Rupture aneurysm of the descending thoracic and thoracoabdominal aorta: analysis according to size and treatment. Ann Surg. 1991;213:417-25.
4. Svensson LG, Crawford ES, Hess KR, Coselli JS, Safi HJ. Dissection of the aorta and dissecting aortic aneurysms: improving early and long-term surgical results. Circulation. 1990;82(5):24-38.
5. Dias RR. Quando indicar o tratamento cirúrgico do aneurisma da aorta torácica? J SOCESP. 2004;4:5.
6. Coady MA, Rizzo JA, Goldstein LJ, Elefteriades JA. História natural, patogênese e etiologia dos aneurismas e dissecções da aorta torácica. Clin Cardiol Am N. 1999;17(4):836-9.
7. Bentall HH, De Bono A. A technique for complete replacement of the ascending aorta. Thorax. 1968;23:338-9.
8. Cabrol C, Pavie A, Gandjbakhch I, Villemot JP, Guiraudon G, Laughlin L, et al. Complete replacement of ascending aorta with reimplantation of coronary arteries. New surgical approach. J Thorac Cardiovasc Surg. 1981;81:309-15.
9. Sarsan MAI, Yacoub M. Remodeling of the aortic valve annulus. J Thorac Cardiovasc Surg. 1993;105:435-8.
10. David TE, Feindel CM. An aortic valve-sparing operation for patients with aortic incompetence and aneurysm of the ascending aorta. J Thorac Cardiovasc Surg. 1992;103:617-22.
11. Feindel CM, David TE. Aortic valve sparing operations: basic concepts. Intern J Cardiol. 2004;97:61-6.
12. Bethea BT, Fitton TP, Alejo DE, Barreiro CJ, Cattaneo SM, Dietz HC, et al. Results of aortic valve sparing operations: experience with remodeling and reimplantation procedures in 65 patients. Ann Thorac Surg. 2004;78:767-72.
13. McCullough JN, Zhang N, Reich DL, Juvonen TS, Klein JJ, Spielvogel D, et al. Cerebral metabolic suppression during hypothermic circulatory arrest in humans. Ann Thorac Surg. 1999;67:1895-9.
14. Coselli JS, LeMaire AS. Experience with retrograde cerebral perfusion during proximal aortic surgery in 290 patients. J Card Surg. 1997;12(Suppl):322-5.
15. Kazui T, Yamashita K, Washiyama N, Terada H, Bashar AH, Suzuki T, et al. Usefulness of antegrade selective cerebral perfusion during aortic arch operations. Ann Thorac Surg. 2002;74:S1806-9.
16. Hilgenberg AD, Logan D, Akins CW, Buckley MJ, Daggett WM, Vlahakes GJ, et al. Blunt traumatic rupture of the thoracic aorta. Ann Thorac Surg. 1992;53:233-9.
17. Coselli JS, LeMaire SA. Left heart bypass reduces paraplegia rates following thoracoabdominal aortic aneurysm repair. Ann Thorac Surg. 1999;67:1931-8.
18. Erbel R, Aboyans V, Boileau C, Bossone E, Bartolomeo RD, Eggebrecht H, et al.; ESC Committee for Practice Guidelines. 2014 ESC Guidelines on the diagnosis and treatment of aortic diseases: document covering acute and chronic aortic diseases of the thoracic and abdominal aorta of the adult. The Task Force for the Diagnosis and Treatment of Aortic Diseases of the European Society of Cardiology (ESC). Eur Heart J. 2014;35:2873-926.
19. Melvinsdottir IH, Lund SH, Agnarsson BA, Sigvaldason K, Gudbjartsson T, Geirsson A. The incidence and mortality of acute thoracic aortic dissection: results from a whole nation study. Eur J Cardiothorac Surg. 2016;50(6):1111-7.
20. Barison A, Nugara C, Barletta V, Todiere G, Montebello E, Rossi S, et al. Asymptomatic Takayasu aortitis complicated by type b dissection. Circulation. 2015;132(22):e254-5.
21. Duncan JA, Dias RR, Dinato FJ, Fernandes F, Ramirez FJA, Mady C, et al. Hybrid approach of aortic diseases: zone 1 delivery and volumetric analysis on the descending aorta. Braz J Cardiovasc Surg. 2017;32(5):361-6.
22. Dias RR, Duncan JA, de Souza Dinato FJ, Araújo LL, Issa HMN, Fernandes F, et al. Does aortic valve repair in valve-sparing aortic root reconstruction compromise the longevity of the procedure? Clinics (Sao Paulo). 2017;72(4):207-12.
23. Dias RR, Duncan JA, Vianna DS, de Faria LB, Fernandes F, Ramirez FJ, et al. Surgical treatment of complex aneurysms and thoracic aortic dissections with the Frozen Elephant Trunk technique. Rev Bras Cir Cardiovasc. 2015;30(2):205-10.
24. Lamana FA, Dias RR, Duncan JA, Faria LB, Malbouisson LM, Borges LF, et al. Surgery of the aortic root: should we go for the valve-sparing root reconstruction or the composite graft-valve replacement is still the first choice of treatment for these patients? Rev Bras Cir Cardiovasc. 2015;30(3):343-52.

Seção 14

INSUFICIÊNCIA CARDÍACA

Capítulo 1

Epidemiologia, fisiopatologia e diagnóstico da insuficiência cardíaca com fração de ejeção de ventrículo esquerdo reduzida

Edimar Alcides Bocchi
Mariana Pinto Wetten
Silvia Moreira Ayub Ferreira

Pontos-chave

- Responsável por grande parte das internações hospitalares, a insuficiência cardíaca (IC) ainda é uma causa importante de morbidade e mortalidade em todo o mundo.
- A síndrome da insuficiência cardíaca com fração de ejeção de ventrículo esquerdo reduzida (ICFEVEr) é uma desordem progressiva desencadeada a partir de um insulto inicial que acomete o músculo cardíaco com resultante perda de massa muscular ou, alternativamente, prejuízo na habilidade do miocárdio de gerar força e manter sua função contrátil adequada.
- A ativação de mecanismos adaptativos neuro-hormonais na ICFEVEr, que a princípio promove efeito benéfico para a manutenção do débito cardíaco, acaba sendo deletéria em longo prazo pela estimulação do remodelamento ventricular, sobrepondo maior deterioração a um coração já debilitado.
- A ICFEVEr pode ser considerada um estado de ativação imune e inflamação persistente expressa pelo aumento dos níveis de várias citocinas pró-inflamatórias.
- O remodelamento ventricular é o processo pelo qual fatores mecânicos, neuro-hormonais e genéticos alteram o tamanho, a forma e a função ventricular. Esse processo adaptativo se inicia como um mecanismo compensatório para manter a força contrátil e preservar o estresse da parede. Entretanto, com a progressão da degeneração miocárdica, este se torna mal adaptado e contribui para a piora da insuficiência cardíaca.
- O remodelamento ventricular que se desenvolve na ICFEVEr se estende para a eletrofisiologia dos cardiomiócitos, com múltiplas alterações fisiopatológicas que influenciam as propriedades eletrofisiológicas do coração.
- A síndrome cardiorrenal é um estado avançado de perda da regulação cardiorrenal que pode se manifestar por um de 5 padrões que incluem insuficiência cardíaca e concomitante e significativa insuficiência renal (IR) (falência cardiorrenal); tipo 1 síndrome cardiorrenal aguda em a IC aguda determina a IR; tipo 2 crônica em que IC crônica IR; tipo 3 nefrocardíaca aguda em que a IR determina IC; tipo 4 nefrocardíaca crônica em que a IR crônica determina IC crônica; tipo 5 secundária em que a doença sistêmica determina IC e IR.
- O diagnóstico da IC é feito por meio da história clínica detalhada, do exame físico e de exames complementares laboratoriais e de imagem.

Epidemiologia

A IC tem alta prevalência e grande impacto na morbidade e mortalidade em todo o mundo, sendo hoje um grave problema de saúde pública. Doenças cardiovasculares, como as coronarianas agudas, as arritmias, as cardiopatias valvares e congênitas, apresentaram queda da mortalidade em países industrializados nos últimos 50 anos. Entretanto, a IC é uma notável exceção a essas tendências, sendo ainda uma importante causa de hospitalização nos Estados Unidos e na Europa.[1,2]

Nos Estados Unidos, um relatório da American Heart Association (AHA) mostra que, em 2010, aproximadamente 6,6 milhões (2,8%) dos adultos maiores de 18 anos tiveram IC. Estima-se que, em 2030, mais de 3 milhões de pessoas terão IC, o que representa um aumento de 25% na prevalência em relação a 2010.[3]

Dados do National Heart, Lung, and Blood Framingham Heart Study (FHS) indicam que a incidência de IC se aproxima de 10 casos/1.000 habitantes após a idade de 65 anos, sendo que 75% dos pacientes com IC têm antecedente de hipertensão. Aos 40 anos, o risco de desenvolver IC para homens e mulheres é de 1:5; já acima dos 80 anos, é de 20%. Aos 40 anos, o risco de morrer com IC para quem não tem antecedente de infarto é de 1:9 para homens e 1:6 para mulheres.[3]

Nos últimos 30 anos, a sobrevida após o diagnóstico de IC melhorou, a taxa de mortalidade ajustada por idade diminuiu, e a idade média de morte por HF aumentou.[4] No entanto, globalmente, a mortalidade ainda permanece alta, e cerca de 50% das pessoas diagnosticadas com IC morrerão dentro de 5 anos.[3]

No Brasil, dados do Ministério da Saúde mostram que, em 2007, quase 40% das internações hospitalares foram relacionadas à IC descompensada. Essa proporção foi de 70% no grupo etário com mais de 60 anos. Nesse mesmo período a IC foi a causa mais frequente de internação na população idosa no Brasil.[1]

Os casos de IC são mais prevalentes em homens e idosos. No Brasil e na América Latina, com a expectativa de crescimento da população idosa nas próximas décadas, espera-se um aumento dos indivíduos com IC.[5]

Em comparação com outros países que utilizam o registro ADHERE-I (*Acute Decompensated Heart Failure National Registry–International*), os países da América Latina tiveram uma duração média de tempo de internação mais longa em comparação com os países da Ásia-Pacífico e nos Estados Unidos: 6 dias (4-10 dias) *versus* 4 dias (3-7 dias). O Brasil tem a maior taxa de mortalidade hospitalar entre os países do registro ADHERE.[5]

Em um estudo no Rio de Janeiro, a IC com fração de ejeção preservada de ventrículo esquerdo (ICFEVEp) foi mais prevalente em mulheres, com idade média de 61 anos. Já a insuficiência cardíaca com fração de ejeção de ventrículo esquerdo reduzida (ICFEVEr) foi mais prevalente em homens e associada com edema, doença coronariana, insuficiência renal crônica, escores de Boston mais elevados, uso de álcool, cigarro e hospitalizações.[2]

Em 2006, dados da Fundação Seade revelaram que a IC foi responsável por 6,3% dos casos de óbito no estado de São Paulo. Em 42% dos casos não foi possível determinar a etiologia da IC, 23% foram por cardiomiopatia, hipertensão arterial em 14%, doença isquêmica em 9%, doença de Chagas em 8%, choque cardiogênico em 1%, doença pericárdica em 0,04%, amiloidose em 0,1%, doença de Chagas aguda em 0,006% e outras cardiopatias em 3%. Houve redução de mortalidade por IC entre 1999 e 2005, exceto para pacientes acima de 80 anos.[2]

Fisiopatologia da ICFEVEr

A síndrome clínica da ICFEVEr representa um somatório de múltiplas alterações anatômicas, funcionais e biológicas que interagem entre si. Vários modelos complexos já foram descritos para tentar explicar essa síndrome. Inicialmente, a ICFEVEr IC era vista como um problema de excesso de sal e água que provocava anormalidades no fluxo sanguíneo renal, a chamada síndrome cardiorrenal.

Em um segundo momento, a partir da observação mais cuidadosa do padrão hemodinâmico, detectou-se que a ICFEVEr estava associada com redução do débito cardíaco e excessiva vasoconstrição periférica, o que originou o "modelo cardiocirculatório ou hemodinâmico". Entretanto, nem o modelo cardiorrenal nem o cardiocirculatório explicam a lenta progressão da doença.

Em outra visão, a ICFEVEr tem sido descrita como uma enfermidade progressiva desencadeada a partir de um insulto inicial que acomete o músculo cardíaco, com resultante perda de massa muscular ou, alternativamente, prejudica a habilidade desse miocárdio de gerar força e manter sua função contrátil adequada (Figura 1).[6,7]

Esse evento deflagrador pode ser clinicamente silencioso e insidioso, como a expressão de uma cardiomiopatia hereditária, adquirida, ou algum evento agudo e fulminante como a perda de grande massa muscular por infarto agudo do miocárdio.[8]

Mesmo após a instalação de disfunção cardíaca, a maioria dos pacientes pode permanecer assintomática por períodos de tempo variáveis em decorrência da ativação de mecanismos adaptativos neuro-hormonais, dentre os quais se destacam os sistemas renina-angiotensina-aldosterona (SRAA) e nervoso simpático (SNS). Essas adaptações iniciam-se rapidamente, questão de minutos a horas, e são capazes de sustentar ou modular a função ventricular em níveis próximos ao normal.[6]

Em longo prazo, outro mecanismo adaptativo é o remodelamento ventricular, em que fatores neuro-hormonais, me-

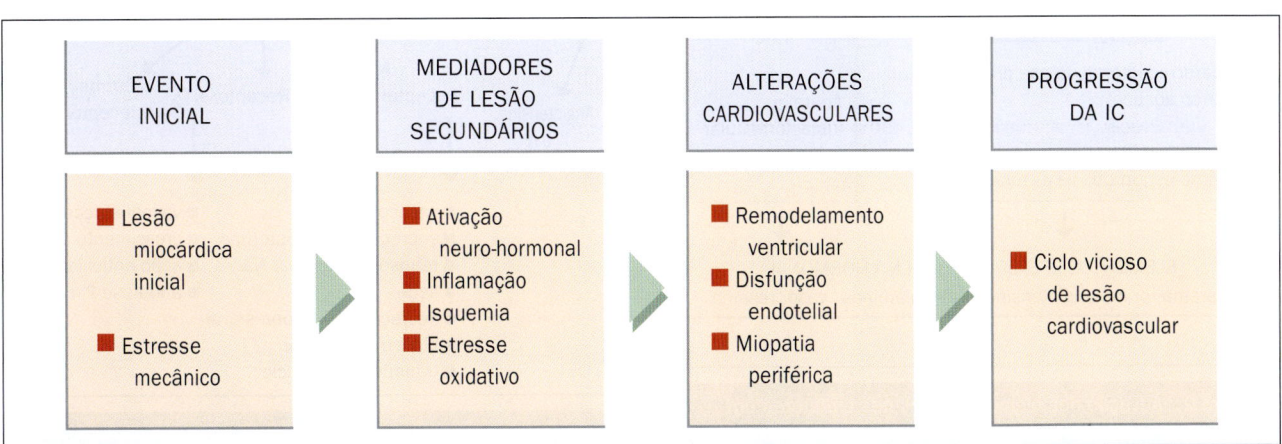

Figura 1 Modelo de progressão da insuficiência cardíaca com fração de ejeção de ventrículo esquerdo reduzida (ICFEVEr).

cânicos e, possivelmente, genéticos alteram o tamanho, a forma e a função ventricular. Esse remodelamento, que, em princípio, é consequência da ICFEVEr, passa, em um segundo momento, a contribuir para a deteriorização da disfunção miocárdica. Quando ocorre a falência dos mecanismos adaptativos, sobretudo do remodelamento ventricular, a ICFEVEr torna-se francamente sintomática[6]

Apesar do progresso no entendimento da fisiopatologia da ICFEVEr e os avanços terapêuticos nos últimos 20 anos com o uso da terapia farmacológica com diuréticos e agentes moduladores neuro-hormonais que comprovadamente diminuem o remodelamento miocárdico, observa-se em alguns pacientes uma piora progressiva de ICFEVEr e da função ventricular, responsáveis pela manutenção de altas taxas de mortalidade da doença. Esse fenômeno de progressão da ICFEVEr não justificado pelas teorias anteriores levou a novas teorias sobre a fisiopatologia da ICFEVEr, como o desbalanço entre a morte celular (por necrose ou apoptose) e a capacidade tecidual de regeneração e a teoria da deficiência de energia miocárdica.[9-11]

Mecanismos fisiopatológicos da ICFEVEr

Ativação neuro-hormonal

Na ICFEVEr, independentemente da causa, ocorre queda do volume arterial circulante efetivo que é detectado pelo sistema barorreceptor renal e extrarrenal, desencadeando a ativação de potentes vasoconstritores e a subsequente retenção de sódio (Figura 2).[12]

Sistema renina-angiotensina-aldosterona

O SRAA, em condições normais, tem um importante papel na manutenção da homeostase de sal e água, e, portanto, no controle da pressão arterial e da perfusão tecidual.[13]

Na ICFEVEr, ocorre aumento da produção de renina pelo aparelho justaglomerular renal por duas vias principais: estimulação dos adrenorreceptores-beta-1 do aparelho justaglomerular, secundário ao aumento da atividade simpática, e ativação dos barorreceptores renais pela queda da pressão hidrostática no glomérulo e na arteríola aferente. Outros mecanismos que interferem no controle da renina são a carga de sódio que chega à mácula densa e a própria retroalimentação negativa proveniente dos níveis de angiotensina II.[13]

A renina atua sobre o angiotensinogênio transformando-o em angiotensina I, que é convertida em angiotensina II pela enzima conversora da angiotensina (ECA).[13]

A angiotensina II é um peptídio biologicamente ativo que se liga a dois diferentes receptores: AT1 e AT2, sendo a maior afinidade pelo AT1, que intermedeia as principais ações no coração, nos vasos, nos rins e no cérebro (Figura 3).[13]

A ação da angiotensina II sobre os vasos produz potente vasoconstrição e contribui, juntamente do sistema nervoso simpático, para excessiva elevação da resistência vascular na ICFEVEr . Ela aumenta também a liberação de noradrenalina pelo sistema simpático e estimula a secreção de aldosterona pela glândula suprarrenal, aumentando, em consequência, a reabsorção de sódio no nível de túbulo contornado distal.

Além dessas ações clássicas, já bem conhecidas, que ajudam no controle do equilíbrio homeostático, recentes desco-

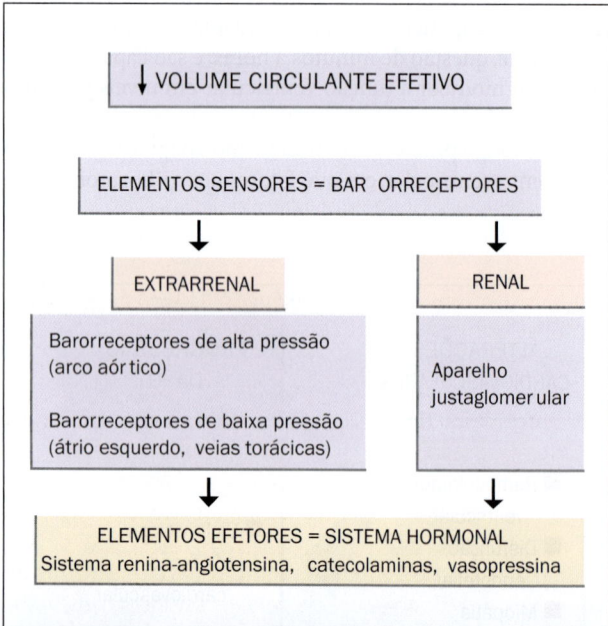

Figura 2 Ativação dos elementos sensores e efetores em resposta à redução do enchimento arterial na insuficiência cardíaca com fração de ejeção de ventrículo esquerdo reduzida (ICFEVEr).

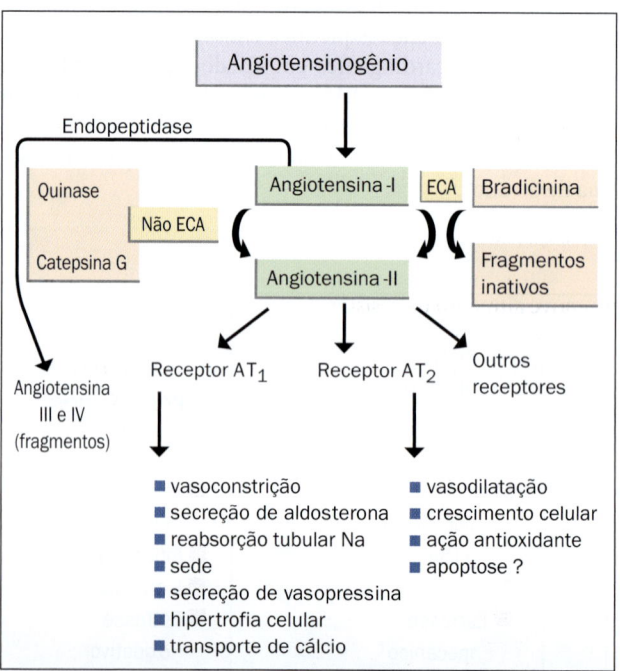

Figura 3 Cascata proteica do sistema renina-angiotensina-aldosterona, seus componentes e principais funções.
ECA: enzima conversora da angiotensina.

bertas têm evidenciado um papel do SRAA no controle do crescimento e da remodelação de vários tecidos.[14] Não se sabe ao certo se a angiotensina II age como fator de crescimento por si só ou se age como amplificador de outros fatores de crescimento e citocinas.[15]

A angiotensina II é um potente estimulador da fibrogênese, e seu efeito envolve vários mecanismos, destacando-se a morte celular pela vasoconstrição intensa, o efeito trófico da angiotensina II nos miócitos e o efeito proliferativo sobre os fibroblastos.[16]

A aldosterona também é um importante indutor da fibrose, tanto intersticial como perivascular. Esse estímulo à fibrose tem múltiplas origens ainda não totalmente esclarecidas, em que se destaca o efeito direto no miocárdio e nos fibroblastos, efeito sobre colagenases, hipopotassemia e modulação do efeito da angiotensina II pela elevação de seus receptores.[14]

A ativação do SRAA na insuficiência cardíaca, que, a princípio, promove efeitos benéficos para a manutenção do débito cardíaco, acaba sendo deletéria em longo prazo pela estimulação do remodelamento ventricular, sobrepondo maior deterioração a um coração já debilitado.

Sistema nervoso autônomo

Na ICFEVEr ocorre ativação adrenérgica generalizada e retração do sistema parassimpático. A falta de estiramento dos mecanorreceptores situados no arco aórtico, nas artérias carótidas, nas arteríolas aferentes renais e no ventrículo esquerdo por causa da queda da pressão arterial ou do volume sistólico diminui o influxo inibitório para o sistema nervoso autônomo, que ativa vias eferentes simpáticas, promovendo vasoconstrição periférica, aumento da contratilidade cardíaca e taquicardia.[17,18]

O sistema adrenérgico é o integrador da resposta vasoconstritora neuro-hormonal por ação direta na vasoconstrição periférica com redistribuição do fluxo sanguíneo para áreas nobres, como cérebro e coração, além do efeito de estímulo à liberação de vasopressina e renina.[17]

Apesar dos efeitos benéficos desses mecanismos, a fim de preservar o fluxo sanguíneo para áreas nobres, suas consequências são prejudiciais. A vasoconstrição generalizada promove aumento da resistência vascular sistêmica e aumento da pós-carga ao ventrículo esquerdo, sobrecarregando um ventrículo já insuficiente. A hipoperfusão da musculatura esquelética leva ao metabolismo anaeróbico, à produção de ácido lático, gerando fraqueza e fadiga. A hipoperfusão esplâncnica promove retenção de nitrogênio e sódio, disfunção hepática e isquemia mesentérica.[18]

A hiperativação simpática promove a diminuição tanto no número como na sensibilidade dos receptores beta-1-adrenérgicos miocárdicos, contribuindo à dessensibilização miocárdica ao estímulo adrenérgico.[19]

O aumento das concentrações local e circulante de noradrenalina pode contribuir para a hipertrofia dos miócitos, diretamente pela estimulação de receptores alfa e beta-adrenérgicos ou, de modo secundário, ativando o SRAA.[20] A noradrenalina é diretamente tóxica para as células miocárdicas, efeito mediado pela sobrecarga de cálcio ou pela indução da apoptose.[21]

Vasopressina arginina

A vasopressina arginina (AVP) é um hormônio pituitário que age na regulação da água livre e osmolaridade plasmática. Em pacientes com ICFEVEr, o nível desse hormônio é, constantemente, elevado e, apesar da osmolaridade normal ou baixa sentida pelos osmorreceptores centrais, está associado com elevação dos níveis de renina e catecolaminas, que desempenham o papel de estimular a secreção da vasopressina pela neuro-hipófise.[7] Essa secreção não osmótica de AVP é desencadeada pelo estímulo dos barorreceptores arteriais que sentem a redução do enchimento do leito arterial na ICFEVEr.[22]

A vasopressina causa vasoconstrição periférica, retenção de água livre por meio de sua ação nos túbulos coletores renais e, consequentemente, hiponatremia dilucional.[7]

Endotelina

Endotelina é um potente peptídio vasoconstritor liberado pelas células endoteliais. Três subtipos já foram identificados: endotelina-1, endotelina-2 e endotelina-3, todos potentes vasoconstritores.

A angiotensina II, a noradrenalina, a vasopressina arginina e a interleucina-1 estimulam a produção da endotelina, que, por sua vez, ativa receptores de endotelina tipo A, que causam vasoconstrição da musculatura lisa. A endotelina também tem potencial de estimular o crescimento e atuar no remodelamento cardíaco.[7]

Peptídios natriuréticos

A família dos peptídios natriuréticos é composta por três peptídios estruturalmente similares: peptídio natriurético atrial (ANP), peptídio natriurético cerebral (BNP – *brain natriuretic peptide*) e peptídio natriurético tipo-C.[23]

O ANP é sintetizado nos átrios e liberado em resposta à distensão deles. Em contraste, o BNP é sintetizado primariamente nos ventrículos e secretado em vigência de sobrecargas pressórica ou volumétrica para esses ventrículos. Embora tanto o ANP quanto o BNP se elevem na ICFEVEr, o BNP se correlaciona melhor com o grau da ICFEVEr . O peptídio natriurético tipo-C é, basicamente, um regulador local do tônus vascular.[23]

Nos rins, os peptídios natriuréticos promovem vasodilatação da arteríola aferente e vasoconstrição da eferente, e, portanto, aumentam a pressão capilar e a TFG. Eles atuam também nas células mesangiais e aumentam a superfície de filtração. Em nível tubular, esses peptídios inibem o efeito estimulatório nas bombas de Na^+/H^+ dos túbulos proximais, na bomba de Na^+ no túbulo distal e nos canais de Na^+ nos túbulos coletores.[24]

Os peptídios natriuréticos inibem, também, a ação vasoconstritora do SNS, do SRAA, da AVP e da endotelina e agem no sistema nervoso central modulando o tônus vasomotor, a sede e a liberação de AVP. Apesar de sua ação vasodilatadora e natriurética, os peptídios não conseguem se opor efetivamente à vasoconstrição e à retenção hidrossalina da ICFEVEr.[24]

Em resumo, o papel dos peptídios natriuréticos na IC é no sentido de contrabalançar os efeitos de retenção de sal e água e vasoconstrição estimulados pelo SNS, pelo SRAA e pela vasopressina. Apesar de ser um mecanismo compensatório importante, os peptídios natriuréticos são insuficientes para superar a intensa vasoconstrição instalada na ICFEVEr.

Neprilisina

A neprilisina é uma enzima responsável pela degradação dos peptídios natriuréticos vasoativos. Recentemente, o uso de um inibidor da neprilisina associado a um bloqueador do receptor de angiotensina II mostrou-se potencialmente benéfico no tratamento da ICFEVEr, diminuindo a mortalidade global quando em comparação ao tratamento-padrão com um inibidor da ECA isolado. Esse inibidor recebeu o nome de LCZ 696 e ainda está em fase de testes e estudos.[25]

Citocinas pró-inflamatórias

A ICFEVEr pode ser considerada um estado de ativação imune e inflamação persistente expressa pelo aumento dos níveis de várias citocinas pró-inflamatórias. Entre elas, o fator de necrose tumoral alfa (TNF-alfa), a interleucina 1 (IL-1) e a interleucina-6 (IL-6) estão aumentados na ICFEVEr.[26]

O estímulo para ativação imune evidenciada na ICFEVEr pode se originar de dois mecanismos: estimulação antigênica direta, como na miocardite e no transplante cardíaco; ser secundária a lesão cardíaca que expõe a "novos antígenos", capazes de deflagrar uma resposta imune contra o próprio coração, como no infarto do miocárdio.[27]

Os níveis de citocinas pró-inflamatórias são detectados precocemente nos pacientes com ICFEVEr, mesmo antes da ativação neuro-hormonal.[28] Alguns autores postulam que a ICFEVEr progride, ao menos em parte, como resultado do efeito tóxico exercido pelas citocinas na coração e na circulação periférica.[26]

Além da ativação inflamatória, o TNF-alfa é uma das citocinas essenciais para a ativação do catabolismo corpóreo, juntamente com a IL-1, a IL-6 e o interferon-gama, e sua elevação está relacionada à caquexia cardíaca e à miopatia esquelética.[29]

Remodelamento cardíaco

Remodelamento ventricular é o processo pelo qual fatores mecânicos, neuro-hormonais e genéticos alteram o tamanho, a forma e a função ventricular (Figura 4).[30]

Os principais pontos do remodelamento cardíaco são a hipertrofia de miócitos e a dilatação cardíaca, com aumento da formação de matriz intersticial. Esse processo adaptativo inicia-se como mecanismo compensatório a fim de manter a força contrátil e preservar o estresse da parede.[31] Entretanto,

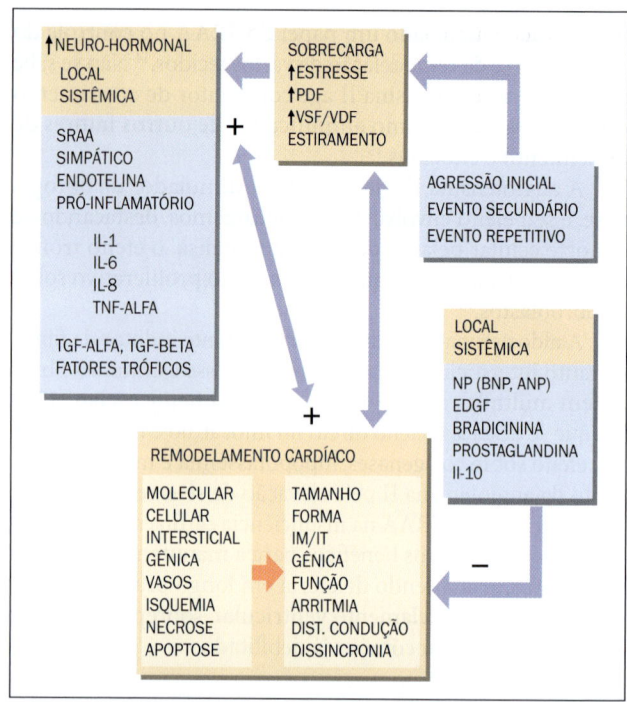

Figura 4 Modelo esquemático do remodelamento cardíaco.

com a progressão da degeneração miocárdica, esse processo torna-se mal adaptado e contribui para a piora da ICFEVEr.[32]

O remodelamento cardíaco é estimulado primariamente pelo estiramento mecânico, porém, vários fatores, incluindo isquemia, hormônios e peptídios vasoativos, podem modificar os efeitos do fator mecânico.[16]

A hipertrofia miocárdica é causada pelo aumento de miofibrilas e mitocôndrias. Conforme o tipo de estímulo, o remodelamento ventricular pode ocorrer de duas maneiras distintas.

Na sobrecarga pressórica, ocorre desenvolvimento de sarcômeros em paralelo, criando remodelamento ventricular concêntrico, com maior aumento da massa em relação ao volume ventricular. No caso da sobrecarga volumétrica, ocorre hipertrofia de sarcômeros em série, o que provoca remodelamento ventricular excêntrico, com maior aumento do volume ventricular em relação à massa.[31]

O interstício cardíaco também é muito sensível aos mesmos estímulos mecânicos, inflamatórios e neuro-hormonais que afetam o crescimento dos miócitos. Em condições normais, a matriz extracelular tem um papel biológico determinante nos mecanismos cardíacos. As mudanças na matriz intersticial provocam alterações nas propriedades sistólica e diastólica do coração.[33] A fibrose provoca rigidez miocárdica e heterogeneidade mecânica e elétrica, que desempenham papel importante na gênese de arritmias e deterioração das funções sistólica e diastólica.[16]

A morte celular também é determinante no remodelamento cardíaco, porque causa a perda de massa contrátil, com consequente hipertrofia de células miocárdicas e fibrose reparativa.[16]

Tradicionalmente, a perda de miócitos era explicada pela necrose, porém, nas últimas décadas, evidências mostram que a apoptose também contribui para a IC.[34] As causas da apoptose na transição para a falência ventricular são inúmeras. Destacam-se isquemia, estiramento mecânico, estresse da parede, estimulação neuro-hormonal e das citocinas.[34]

Associada ao remodelamento estrutural, a progressão da lesão miocárdica acarreta o desenvolvimento de arritmias e distúrbios de condução. A presença de bloqueio de ramo esquerdo afeta os eventos mecânicos do ciclo cardíaco, alterando a ativação e a contração ventricular e provocando dissincronia ventricular, atraso na abertura e no fechamento da válvula mitral e disfunção diastólica.[35]

Morte celular e remodelamento cardíaco: papel das células-tronco

Classicamente, os miócitos cardíacos, assim como as células nervosas, eram tidos como células pós-mitóticas terminais, altamente diferenciadas e incapazes de regenerar-se. As células endoteliais, musculares lisas e fibroblastos, por sua vez, são capazes de proliferar. Só há pouco tempo, entretanto, demonstrou-se que também os miócitos cardíacos são capazes de sofrer mitose; autores têm sugerido um índice mitótico de 0,015%, o que seria suficiente para gerar 100 g de miocárdio em menos de três meses.[36]

A relevância clínica desses achados experimentais foi sedimentada em 2001 com a demonstração da existência de divisão de miócitos na periferia de áreas necróticas, em pacientes com infarto agudo do miocárdio.[37] Havia dúvida se essas células que proliferavam eram preexistentes no miocárdio ou provinham de precursores a distância que migravam para esse ponto de regeneração.

Em 2002, Quaini et al.[30] demonstraram que células de receptores de transplante cardíaco são capazes de migrar e repovoar o enxerto, sugerindo que a capacidade do tecido cardíaco de regenerar-se ocorria, ao menos em parte, pela migração de células pluripotentes extracardíacas.

A visão do coração como um órgão pós-mitótico tem perdido espaço para um novo conceito no qual as células do miocárdio são continuamente substituídas por novas populações recém-formadas de miócitos, células musculares lisas vasculares e endoteliais. A homeostase cardíaca seria, portanto, regulada por um compartimento de células-tronco cardíacas multipotentes que teriam a habilidade de se transformar em diversas linhagens do miocárdio.[39]

Em condições de aumento da perda celular (como na ICFEVEr), as células-tronco seriam recrutadas em maior número. A progressão da disfunção ventricular ocorreria por desbalanço entre a morte celular (por necrose ou apoptose) e a capacidade tecidual de regeneração.[11] Esse desbalanço pode ser observado em estudo com pacientes com ICFEVEr: nas fases precoces da doença (classes funcionais I e II) há aumento no recrutamento de células CD34+ e células progenitoras endoteliais, provavelmente na tentativa de regeneração celular; nas fases mais tardias (classes funcionais III e IV), ocorre uma depressão nessa mobilização celular, o que pode

estar relacionado com o efeito mielodepressivo do TNF-alfa, também elevado nas fases finais da ICFEVEr.[40]

Disfunção endotelial

Alterações na função endotelial podem contribuir para o aumento do tônus vasomotor e do processo de remodelamento vascular observado em pacientes com ICFEVEr . Essa disfunção decorre da redução da produção do óxido nítrico (NO) e/ou de sua inativação pelo endotélio.

As principais causas dessa alteração são: aumento da concentração circulante de vários neuro-hormônios (angiotensina II, aldosterona, catecolaminas, endotelina-I), expressão exagerada de citocinas pró-inflamatórias (fator de necrose tumoral alfa, interleucinas-1 e 6), aumento da degradação do fator relaxante bradicinina, produção exagerada de radicais livres e lesão celular apoptótica.[41]

Estudos recentes associam a disfunção endotelial ao consumo e ao aumento crônico de sódio, que se ligam às glicosaminoglicanas presentes no endotélio de diversos tecidos, alterando sua composição e, consequentemente, a estrutura endotelial. Isso leva a aumento da resistência vascular, alteração da produção de óxido nítrico e, portanto, ao extravasamento de líquido para o interstício, explicando o aparecimento de edema.[42]

Metabolismo energético

Ao longo dos últimos 20 anos, houve um progresso considerável no tratamento da ICFEVEr com as enzimas conversoras de angiotensina, antagonistas da aldosterona, betabloqueadores e com a terapia de ressincronização. Mesmo com o melhor da terapia moderna, no entanto, a insuficiência cardíaca é ainda associada a uma alta taxa de mortalidade anual. Novos modelos têm sido propostos a fim de explicar a má progressão, apesar da terapia otimizada. Um deles é o modelo do metabolismo energético cardíaco, que vem ganhando destaque nos últimos estudos como um mecanismo importante na insuficiência cardíaca, junto dos modelos antigos.[10]

Na ICFEVEr, ocorrem defeitos na produção, na transferência e na utilização de energia pela musculatura cardíaca e esquelética. Esses defeitos provocam alterações no conteúdo de fosfatos de alta energia e redução no potencial de fosforilação, precipitando alterações na homeostase de cálcio e na contratilidade.[43]

O miocárdio, em situações de normalidade, usa os ácidos graxos como principal fonte de energia, sendo responsável por 70% do ATP produzido. No entanto, em situações de estresse (isquemia, sobrecarga pressórica), o miocárdio dá preferência à glicose como produtora de ATP, já que ela é mais eficiente e gera maior quantidade de ATP por molécula de oxigênio utilizada. Nessas situações, o balanço oferta/demanda de oxigênio é um fator importante.[44] Conforme o processo de remodelamento progride, porém, essa adaptação metabólica torna-se insuficiente, ocorrendo redução na capacidade de oxidar glicose e diminuição da eficiência energética.[43] Recentemente disfunção de mitocôndrias tem sido proposta como tendo parte importante na ICFEVEp.[80]

Quanto maior a oferta de energia, gerada por ácidos graxos e não por glicose, mais ATP será formado e mais energia será poupada, e esta ajudará na recuperação miocárdica em longo prazo.[9]

Um exemplo de poupador de energia, ainda em fase de estudos e testes, é a perexilina. Essa medicação leva, em curto prazo, a melhora energética cardíaca com redução de classe funcional pela NYHA, melhor qualidade de vida, porém sem alterar a função ventricular esquerda.[9]

A terapia de metabolismo energético cardíaco é promissora, porém ainda necessita de estudos maiores para a completa compreensão de todo o mecanismo de metabolismo cardíaco, além de novas drogas.[10]

Miopatia periférica

A ICFEVEr caracteriza-se pela intolerância ao exercício físico. Entre as causas para esse achado incluem-se alterações da periferia, como na perfusão e no metabolismo da musculatura esquelética, bem como anormalidades nos reflexos originários dessa musculatura.[45]

Normalmente, o fluxo autonômico e a estimulação simpática durante o exercício são governados pela inter-relação entre o comando central e a informação aferente dos músculos em exercício. Conforme for o aumento do trabalho muscular, maior será o influxo autonômico.

As informações que chegam ao cérebro são derivadas da estimulação de mecano e quimiorreceptores. Os quimiorreceptores são estimulados por vários metabólitos, principalmente a acidose.[80]

Na ICFEVEp ocorre uma dessensibilização dos quimiorreceptores pela contínua exposição a metabólitos derivados da musculatura esquelética hipoperfundida e uma sensibilização dos mecanossensores pelo ATP ou substâncias relacionadas. Dessa maneira, o controle autonômico deriva quase exclusivamente dos mecanossensores.[46]

Nesse contexto, um ciclo vicioso de resposta regulatória inapropriada inicia-se a partir da musculatura esquelética. Em vez de a acidose ser o estímulo para elevação da pressão arterial e restabelecer o fluxo sanguíneo na musculatura em atividade, os mecanossensores já sensibilizados agem no início da atividade física e da contração muscular, provocando uma limitação ainda maior do fluxo sanguíneo muscular.[43,47,46]

Anemia na ICFEVEp

Vários estudos têm demonstrado que a anemia é frequentemente observada nos pacientes com ICFEVEp, e está associada a piora dos sintomas e da sobrevida.

O grau da anemia está relacionado com a gravidade da ICFEVEp. Em um estudo que avaliou 142 pacientes com ICFEVEp, a concentração média de hemoglobina diminuiu de 13,7 g/dL, em pacientes com ICFEVEp classe funcional I (NYHA), para 10,9 g/dL naqueles com ICFEVEp classe funcional IV.[47] A sobrevida desses pacientes também está relacio-

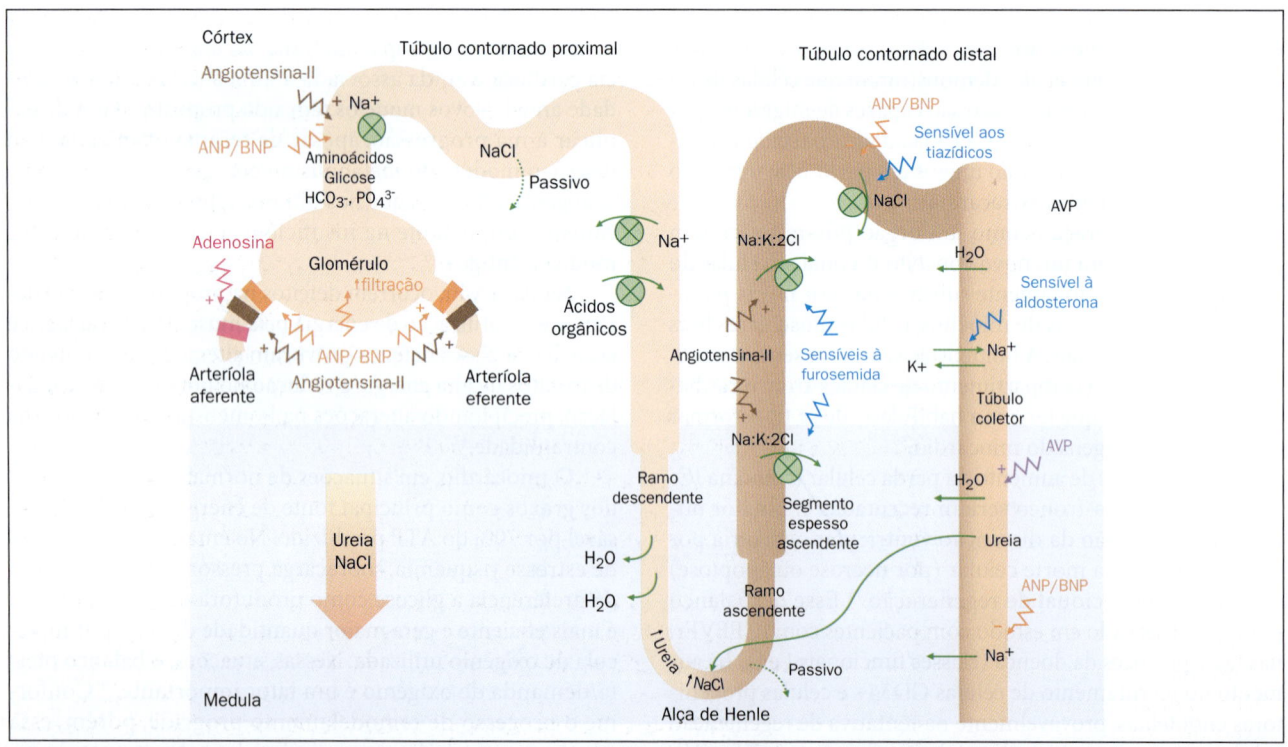

Figura 5 Néfron: estrutura e local de ação dos mediadores neuro-hormonais e diuréticos.

nada ao nível da hemoglobina, e pequenos graus de anemia (hemoglobina < 12,3 g/dL) estão relacionados com redução de sobrevida.[48]

Em levantamento realizado no Instituto do Coração com os pacientes em acompanhamento na clínica de insuficiência cardíaca, encontrou-se uma prevalência de 10,5% de anemia, utilizando como definição de anemia a concentração de hemoglobina < 12 g/dL; a sobrevida de um ano dos pacientes com anemia foi de 54,6% e, naqueles sem anemia, de 82,9%.[49]

A principal causa de anemia na IC é provavelmente a associação de IR e resistência à ação de eritropoetina. A eritropoetina, mesmo estando elevada nos indivíduos com ICFEVEp e anemia, é insuficiente para contrabalançar a queda da hemoglobina. Ocorre déficit na produção de eritropoetina secundária a IR e, associado, há um aumento das citocinas, principalmente do fator de necrose tumoral, que deprime a produção de eritropoetina pelo rim, inibe a hematopoese e diminui a disponibilidade de ferro dos locais de armazenamento para sua utilização pela medula óssea.[51]

Os inibidores da ECA também contribuem para a anemia da ICFEVEp pela inibição da síntese de eritropoetina. Dados do estudo SOLVD evidenciam que pacientes em uso de enalapril apresentavam níveis inferiores de hematócrito quando comparados aos que não são usuários dessa substância.[52] Outros itens relacionados à gênese dessa anemia são a desnutrição e a hemodiluição.

Síndrome cardiorrenal

O termo síndrome cardiorrenal tem sido aplicado para a associação de insuficiência cardíaca e de insuficiência renal; no entanto, a síndrome não está claramente definida, assim como seu tratamento.[53,54] Recente revisão do tema definiu síndrome cardiorrenal como um estado avançado de perda da regulação cardiorrenal que pode se manifestar por cinco padrões: tipo 1 síndrome cardiorrenal aguda em IC aguda determina a IR; tipo 2 crônica em que IC crônica IR; tipo 3 nefrocardíaca aguda em que a IR determina IC; tipo 4 nefrocardíaca crônica em que a IR crônica determina IC crônica; tipo 5 secundária em que doença sistêmica determina IC e IR.[55]

Os sistemas cardiovascular e renal em geral trabalham em sincronia para manter a homeostase hidroeletrolítica. Aproximadamente 20% do débito cardíaco é direcionado para os rins. A TFG é dependente de vários fatores, como gradiente de pressão hidrostática, gradiente de pressão oncótica e permeabilidade da membrana glomerular. Mecanismos neuro-hormonais como SRAA, SNS, AVP, endotelina e o sistema de peptídios natriuréticos também contribuem para esse equilíbrio.[56]

A resultante da interação dos múltiplos mecanismos adaptativos na insuficiência cardíaca é intensa ativação neuro-hormonal, congestão venosa, redução do fluxo sanguíneo e falência da autorregulação renal intrínseca. A ativação excessiva do SRAA e do SNS provoca elevação da resistência vascular periférica, resultando em um ciclo vicioso de declínio progressivo do desempenho cardíaco.[56]

O rim tenta manter a TFG em pacientes com insuficiência cardíaca, apesar do declínio constante do fluxo sanguíneo renal. Enquanto o índice cardíaco é mantido acima de 1,5 L/min/m², a TFG é preservada pelo aumento da fração de filtração, apesar da redução desse fluxo sanguíneo. Quando o índice cardíaco cai abaixo desse limite, os mecanismos compensatórios falham e a TFG declina juntamente com a redução do fluxo sanguíneo renal.[57]

Piora da função renal durante o tratamento de insuficiência cardíaca aguda

A piora da função renal comumente ocorre nas fases iniciais do tratamento de um episódio de descompensação aguda de insuficiência cardíaca, na maioria das vezes quando os pacientes ainda estão com evidências de sobrecarga de volume.[58] O senso comum de relacionar essa piora da função renal diretamente à depleção do volume intravascular não é totalmente verdadeiro. O volume extravascular é redistribuído com rapidez em pacientes hipervolêmicos, evitando a redução aguda do volume intravascular,[59] e a TFG é preservada mesmo com um índice cardíaco baixo de até 1,5 L/min/m².[57]

Múltiplos fatores podem contribuir para a piora da função renal. A vasoconstrição persistente pode estar presente e o uso de vasodilatadores pode melhorar o débito cardíaco e, consequentemente, a perfusão renal. No entanto, a introdução dos inibidores da enzima conversora da angiotensina II e dos bloqueadores do receptor da angiotensina causa vasodilatação da arteríola eferente renal, provocando redução da pressão capilar intraglomerular e consequente redução da TFG. Na maioria dos casos, o efeito imediato é a elevação dos níveis de creatinina, porém, em longo prazo, esse efeito previne a hiperfiltração glomerular e preserva a função renal.[53] Nos dias atuais, a maioria dos pacientes admitidos com insuficiência cardíaca aguda descompensada já é previamente tratada com vasodilatadores, diminuindo a importância desse mecanismo na piora da função renal.[55]

O efeito adverso da congestão e da elevação da pressão venosa central e, portanto, renal também pode estar associado à piora da função renal. A pressão de perfusão renal não é apenas dependente da pressão arterial, sendo determinada pela pressão de perfusão transrenal, que é igual à pressão arterial média menos a pressão venosa central. Hipertensão pulmonar, disfunção ventricular direita e insuficiência tricúspide podem contribuir para a elevação excessiva da pressão venosa renal e reduzir a pressão de perfusão.[55] A inabilidade para reduzir a pressão venosa central pode contribuir para a piora da função renal em pacientes com insuficiência cardíaca agudizada.

O uso de altas doses de diurético e a consequente estimulação de receptores de adenosina A_1 têm sido implicados na gênese da piora renal. Esses receptores se localizam na arteríola aferente renal e promovem vasoconstrição local, reduzindo o fluxo sanguíneo. Um aumento agudo da carga de sódio para o túbulo distal pela terapia com diuréticos causa, via mecanismo de contrarregulação tubuloglomerular, aumento da concentração de adenosina na mácula densa e na arteríola aferente e redução da TFG como consequência.[60] Ao mesmo tempo, alguns estudos recentes não mostraram prevenção da piora da função renal quando a sobrecarga de volume é removida mecanicamente sem o uso de diuréticos.[61]

A estenose uni ou bilateral da artéria renal é outro fator que pode provocar piora da função renal na insuficiência cardíaca aguda descompensada e talvez passe despercebida. O ateroembolismo renal, comum em procedimentos vasculares invasivos, também é outra possibilidade.

Uso de agentes que perturbem a hemodinâmica renal como anti-inflamatórios não esteroidais ou contrastes, infecção ou obstrução também devem ser considerados em pacientes que apresentam piora aguda da função renal.

Resistência aos diuréticos

Resistência aos diuréticos é definida como a persistência de congestão, acompanhada ou não de piora da função renal, a despeito do uso de doses adequadas de diurético de alça (furosemida, p. ex.).[55]

Nos pacientes com IC que iniciam tratamento com diurético, ocorre uma redução inicial no peso e no sódio corporal total. No entanto, um novo estado de equilíbrio é logo alcançado, no qual a entrada e a saída de sódio se igualam. Essa resistência fisiológica ao diurético conhecida como *braking phenomenon* se desenvolve para prevenir a perda excessiva de sal e água.[62] Dois mecanismos contribuem para esse fenômeno: após uma dose única de diurético, ocorre um efeito rebote de aumento da absorção de sódio, que é mediada por mecanismos não totalmente esclarecidos; e as células do túbulo distal se hipertrofiam com o uso crônico de diuréticos e aumentam a recaptação de sódio, processo que ocorre em resposta ao constante bombardeamento da carga de sódio que alcança o túbulo distal em consequência do bloqueio da bomba Na^+/K^+.[55]

Alguns aspectos da farmacologia dos diuréticos de alça devem ser destacados: a absorção oral desses medicamentos, em especial da furosemida, é prejudicada em vigência de hipoperfusão esplâncnica e edema e, portanto, a via endovenosa deve ser preferida. Os diuréticos de alça são transportados ligados a proteínas e são secretados ativamente no túbulo proximal. Hipoalbuminemia pode interferir no sucesso do tratamento diurético, porém o uso conjunto de albumina não provou ser mais efetivo.

Na insuficiência renal, o acúmulo de ácidos orgânicos compete de forma direta com os diuréticos de alça pela secreção no túbulo proximal. Adicionalmente, a redução do fluxo sanguíneo renal inibe o aporte tubular do diurético.

Morte súbita na ICFEVEp

Apesar do avanço no tratamento da ICFEVEp, quase 20% dos pacientes morrem dentro de um ano do diagnóstico, e a mortalidade após oito anos chega a 80%. Desse total de mortes, aproximadamente metade é súbita e inesperada.[63]

A causa da morte súbita cardíaca (MSC) pode variar entre os pacientes. Na maioria dos casos, presume-se que seja uma arritmia cardíaca letal, como taquicardia ou fibrilação ventricular. Bradiarritmias e atividade elétrica sem pulso ocorrem menos frequentemente.[64]

A MSC em pacientes com ICFEVEp decorre de várias alterações estruturais e funcionais associadas à predisposição genética, que contribuem para o aumento do risco de morrer subitamente.

O remodelamento ventricular que se desenvolve na IC também se estende à eletrofisiologia dos cardiomiócitos. O prolongamento do potencial de ação (PA) é característico de células e tecidos isolados de miocárdios com falência ventricular. Além disso, ocorre dispersão da repolarização, o que pode predispor a atividade deflagrada mediada por pós-despolarizações e reentrada.[65,66]

Situações especiais

Cardiomiopatia relacionada a resistência a insulina e cardiomiopatia diabética

Existe uma grande correlação entre diabete melito e cardiomiopatia não isquêmica.[67] Cada 1% de incremento na hemoglobina A1c está associado com um aumento de 8% no risco de desenvolver insuficiência cardíaca, mesmo após ajuste para outros fatores como a doença arterial coronariana.[68] Além disso, em pacientes com resistência a insulina, mesmo na ausência do diagnóstico de diabete melito a prevalência de alterações estruturais cardíacas e insuficiência cardíaca está aumentando.[67] Pacientes com cardiomiopatia não isquêmica são mais resistentes a insulina que uma população-controle saudável, além de serem mais resistentes a insulina que pacientes com doença arterial coronariana.[69]

A insulina tem vários efeitos sobre o miocárdio. Ela se liga a um receptor de membrana que, por sua vez, ativa um mediador central, a proteína cinase B (Akt-1). Entre os efeitos desse mediador não relacionados com o metabolismo da glicose destacam-se inibição da apoptose, estimulação da hipertrofia dos miócitos e produção de óxido nítrico. Portanto, a ausência de resposta adequada à insulina leva a redução na produção de óxido nítrico e consequente disfunção endotelial, além de aumento na apoptose e alterações na estrutura cardíaca.[67]

Os efeitos metabólicos da ativação do mediador Akt-1 são no sentido de promover o transporte intracelular e o metabolismo da glicose, além de inibir o metabolismo dos ácidos graxos.[67]

Assim, respostas adaptativas cardíacas ao estresse, como o mecanismo já relatado de substituição dos ácidos graxos como principal fonte de energia pela glicose, são inibidas na presença de resistência à insulina. Inversamente ao esperado nessas situações, ocorre incremento do metabolismo de ácidos graxos e aumento do consumo de oxigênio, reduzindo a eficiência cardíaca. Além disso, o suprimento de ácidos graxos aumenta de maneira desproporcional a capacidade oxidativa cardíaca e esse acúmulo provoca lipotoxicidade e piora da insuficiência.[70,71]

Em resumo, vários mecanismos podem estar relacionados ao desenvolvimento da cardiomiopatia diabética, com destaque para as alterações no metabolismo cardíaco, com redução da utilização de glicose e piruvato e aumento da oxidação de ácido graxos; as modificações estruturais com aumento da fibrose e glicalização proteica levando a lesão de miócitos, modificações de permeabilidade e apoptose miocitária; doença microvascular; neuropatia cardíaca com distúrbios do fluxo sanguíneo miocárdico e função miocárdica.[72]

Cardiomiopatia chagásica

A cardiomiopatia chagásica representa o resultado da íntima interação entre o hospedeiro e o parasita (*Trypanosoma cruzi*).[73,81]

Duas teorias tentam explicar a patogênese das lesões da doença de Chagas: a primeira, com base na persistência do parasita no hospedeiro, defende que as lesões são decorrentes da ruptura mecânica das células parasitadas e de subsequente inflamação; a segunda atribui a agressão celular a um processo autoimune, em que haveria uma reatividade cruzada entre o parasita e o hospedeiro, secundária a um mimetismo molecular entre antígenos do *Trypanosoma cruzi* e células do hospedeiro.[74]

A resposta inflamatória é particularmente ativada na doença de Chagas,[67] com padrão recorrente e períodos de exacerbação, provocando lesão neuronal, alterações microcirculatórias, deformações da matriz cardíaca e, por fim, falência cardíaca.[73]

Pacientes com boa resposta imunológica podem conter de forma adequada a infecção parasitária e evoluir para a forma cardíaca indeterminada, caracterizada pela comprovação da infecção pelo parasita associada à ausência de manifestações relacionadas a lesões cardíacas ou digestivas. Há, no entanto, a possibilidade de se encontrar lesões inflamatórias cardíacas de baixo grau de intensidade microscópicas.[74]

Hospedeiros com resposta imunológica deficiente e/ou parasitemia elevada favorecem o desenvolvimento de resposta imunológica inadequada e processo inflamatório intenso com lesão das células miocárdicas.

Diagnóstico

Avaliação inicial

O diagnóstico da insuficiência cardíaca é principalmente baseado em história cínica, exames físico e laboratoriais, auxiliados pelos exames imagem.[75]

É importante para o diagnóstico da IC a presença de sinais e sintomas sugestivos de disfunção cardíaca, porém, alguns como dispneia e edema são de difícil interpretação, principalmente em obesos, idosos e pneumopatas. Assim, a suspeita clínica inicial deve ser seguida de exames laboratoriais e de imagem.

Todas as etapas auxiliam na definição da etiologia da IC e esta, quando identificada, ajuda a definir o modelo fisiopatológico (disfunção sistólica *versus* função sistólica preservada), o modelo hemodinâmico, estimar prognóstico e identificar pacientes que possam se beneficiar de intervenções terapêuticas específicas (como dispositivos e procedimentos cirúrgicos).[2,76]

História e exame físico

A história clínica detalhada inclui antecedentes pessoais, epidemiológicos, familiares, início e progressão dos sintomas.

Na doença de Chagas, dados como nascimento em zona endêmica, familiares com a doença, associados a sintomas de IC, sugerem a etiologia. Já a presença de angina de peito, antecedente de infarto do miocárdio, aterosclerose, área inativa em eletrocardiograma e disfunção segmentar ao ecocardiograma sugerem etiologia isquêmica.[76]

História de hipertensão, arritmias, quimioterapia prévia, hipo/hipertireoidismo, infecções prévias e história familiar de IC também sugerem etiologias diversas da IC (Tabela 1).[76]

O exame físico cuidadoso é sempre preconizado e ajuda no diagnóstico da IC. Nele inclui-se a observação de sinais e sintomas como dispneia, edema, palpitações, taquicardia[77] (Tabelas 2 e 3).

Os sinais mais específicos e de maior valor prognóstico (pressão venosa elevada e B3) são pouco sensíveis e de reprodutibilidade inter-observador limitada, principalmente entre não especialistas. A organização dos sinais e sintomas de forma integrada e hierarquizada, por meio de sistema de pontos (Boston – Tabela 4) ou critérios maiores e menores (Critérios de Framingham – Tabela 5), facilita e guia melhor o diagnóstico de IC.[1]

Tabela 1	Etiologias da IC e características clínicas
Etiologia	**Características clínicas**
Isquêmica	*Angina pectoris*, aterosclerose
Hipertensão arterial	Associada a hipertrofia ventricular e FE preservada
Doença de Chagas	Epidemiologia, eletrocardiograma com BRD/BDAS
Cardiomiopatias	Hipertrófica, restritiva, displasia arritmogênica de VD
Toxinas	Álcool, cocaína
Doenças endócrinas	Diabete melito, Cushing, hipo/hipertiroidismo insuficiência suprarrenal
Nutricional	Deficiência de selênio, tiamina, caquexia, obesidade
Infiltrativa	Amiloidose, sarcoidose, hemocromatose
Doença extracardíaca	Béri-béri, fístula arteriovenosa, anemia
Outros	Periparto, HIV, doença renal crônica

Adaptadas de: IC crônica 2009.[76]

Tabela 2   Sintomas de insuficiência cardíaca

Sintomas maiores

Dispneia

Ortopneia

Dispneia paroxística noturna

Edema maleolar

Edema pulmonar

Fadiga

Intolerância a exercícios

Caquexia

Sintomas menores

Perda de peso

Tosse

Noctúria

Palpitações

Cianose periférica

Depressão

Adaptada de: Braunwald's.[77]

Tabela 3   Achados físicos

Sintomas maiores

Taquicardia

Pressão venosa elevada*

Reflexo hepatojugular positivo*

Estertores pulmonares

Taquipneia

Terceira bulha cardíaca*

Hepatomegalia

Edema maleolar

Ascite

Derrame pleural

Sintomas menores

Insuficiência mitral

Cardiomegalia

Esplenomegalia

Hipotensão

Pulso alternante*

Extrassístoles

Fibrilação atrial

Perda de peso

* Mais específicos. Adaptado de Braunwald's.[77]

Tabela 4   Critérios de Boston para diagnóstico de insuficiência cardíaca

Critérios	Pontos
Categoria 1: história	
Dispneia em repouso	4
Ortopneia	4
Dispneia paroxística noturna	3
Dispneia ao caminhar pelo plano	3
Dispneia ao subir escadas	1
Categoria 2: exame físico	
Frequência cardíaca (FC):	
91 a 110 bpm	1
> 110	2
Turgência jugular:	
> 6 cmH$_2$O	2
> 6 cmH$_2$O + hepatomegalia ou edema	3
Crepitantes pulmonares:	
Bases	1
Mais que somente bases	2
Sibilos	3
Terceira bulha	3
Categoria 3: radiografia de tórax	
Edema pulmonar alveolar	4
Edema pulmonar intersticial	3
Derrame pleural bilateral	3
Índice cardiotorácico > 0,5	3
Redistribuição de fluxo para lobos superiores	2

Diagnóstico: o diagnóstico de insuficiência cardíaca é classificado como "definitivo" com uma pontuação entre 8 e 12 pontos; "possível", com uma pontuação entre 5 e 7 pontos; e "improvável" se a pontuação for 4 ou menos.
Adaptada de: II Diretriz Brasileira de Insuficiência Cardíaca Aguda.[1]

Tabela 5   Critérios de Framinghan

Critérios maiores	Critérios menores
Dispneia paroxística noturna	Edema maleolar bilateral
Estase jugular	Tosse noturna
Crepitação pulmonar	Dispneia aos esforços
Cardiomegalia na radiografia de tórax	Hepatomegalia
Edema agudo de pulmão	Derrame pleural
Terceira bulha cardíaca	Capacidade vital < 1/3 do previsto

(continua)

Tabela 5 Critérios de Framinghan (continuação)	
Critérios maiores	**Critérios menores**
Pressão venosa central > 16 cm H_2O	Frequência cardíaca > 120 bpm
Reflexo hepatojugular	
Perda ponderal > 4,5 kg com tratamento	

Diagnóstico: dois critérios maiores ou um critério maior com dois menores.
Adaptado de: II Diretriz Brasileira de Insuficiência Cardíaca Aguda.[1]

Exames complementares

A sensibilidade e a especificidade da avaliação clínica (história e exame físico) para diagnosticar pacientes com IC é baixa, sendo necessária a utilização de exames complementares a fim de melhorar a acurácia no diagnóstico de IC.[76]

Avaliação bioquímica e hematológica

A avaliação inicial desses pacientes deve incluir hemograma para avaliação de anemia, eletrólitos, função renal, glicemia, hemoglobina glicada, perfil lipídico, função hepática e uroanálise, função tireoidiana, troponina, CPK, sorologias e ácido úrico.

A função hepática pode estar alterada em casos de congestão e baixo débito. Alteração da função renal pode ocorrer em decorrência de diabete melito, hipertensão arterial sistêmica, débito cardíaco reduzido pela cardiopatia ou efeito do tratamento (uso de diuréticos, inibidores da enzima conversora de angiotensina II e bloqueadores dos receptores da angiotensina).

Hipocalemia é um efeito adverso comum do tratamento com diuréticos, e pode causar arritmias. Por outro lado, hipercalemia pode complicar o tratamento com inibidores da enzima conversora de angiotensina II e bloqueadores dos receptores da angiotensina, betabloqueadores e espironolactona, e requerer ajuste terapêutico.[76]

Peptídios natriuréticos (BNP/NTproBNP)

O BNP e o NTproBNP são os biomarcadores mais utilizados para diagnóstico da IC, assim como para prognóstico na mortalidade e na hospitalização. Eles aumentam conforme há distensão da parede dos ventrículos e estão relacionados com a fração de ejeção e nos casos de hipervolemia.[4]

Em prontos-socorros, têm grande importância, pois servem como diferencial da dispneia de origem cardíaca e de outras causas. Níveis normais de BNP possuem valor preditivo negativo de 95% para excluir IC descompensada. Além de identificar pacientes com doença cardíaca sem manifestações clínicas, mas que correm risco de desenvolver IC.[78]

No entanto, como qualquer exame laboratorial, os níveis de BNP devem ser interpretados cuidadosamente, pois podem se elevar no sexo feminino, em idosos e em doenças como insuficiência renal, assim como podem diminuir em obesos.[4]

Eletrocardiograma (ECG)

Alterações eletrocardiográficas são frequentes em pacientes com IC. Contudo, a maior relevância do uso desse método nesse contexto é o achado de um eletrocardiograma normal que detém elevado valor preditivo negativo (> 90%) a fim de excluir disfunção ventricular sistólica. Alterações como zona inativa, presença de onda Q e aumento atrial podem ser importantes para o diagnóstico etiológico da IC. Também é utilizado para análise de bradiarritmias e taquiarritmias (principalmente *flutter* e fibrilação atrial), além de distúrbios de condução atrioventricular (bloqueios atrioventriculares e fasciculares), que podem ser encontrados em casos de IC avançada. Alterações como BRE implicam pior prognóstico e QRS maior do que 130 ms, um critério para indicação de ressincronizador.[2,76,77]

Radiografia de tórax

A avaliação de um paciente com IC inclui obrigatoriamente a radiografia de tórax. Com ela avalia-se a presença de cardiomegalia (índice cardiotorácico > 2,5), dilatação de câmaras atriais e ventriculares, congestão pulmonar e derrames pleurais. No entanto, IC pode ocorrer sem cardiomegalia, sobretudo em pacientes com IC aguda ou com função sistólica preservada.[78]

Com a elevação progressiva da pressão capilar pulmonar, observa-se, na vasculatura pulmonar, um aumento na trama vasobrônquica, equalização no tamanho dos vasos do ápice e da base, perda da nitidez dos vasos hilares, edema pulmonar intersticial tipo septal visualizado pelas linhas de Kerley e edema pulmonar subpleural com acúmulo de fluido em forma de fuso entre o pulmão e a superfície pleural subjacente. Quando a pressão capilar pulmonar excede 25 mmHg, pode ocorrer edema alveolar com concentração de fluido em torno do hilo. Com o aumento da pressão venosa sistêmica, a veia ázigos e a cava superior podem estar aumentadas na radiografia torácica.[76,77]

Ecocardiograma

O ecocardiograma Doppler bidimensional é o exame mais utilizado para avaliação da anatomia e da função cardíaca. É um exame barato, rápido e não invasivo que pode ser realizado à beira do leito. Também pode ser feito tanto no repouso quanto no esforço. É um bom método para avaliação da função global e regional do ventrículo esquerdo (VE), da função sistólica (inferior a 50% já é considerado disfunção sistólica) e da função diastólica, da anatomia e da função valvar, avaliação da aorta, veia cava, pericárdio e presença de trombos intracavitários.[76] É um bom exame para avaliação e monitoramento das respostas a várias terapias (medicamentosas ou não).[77]

O VE é o mais importante indicador prognóstico em pacientes com isquemia ou cardiomiopatia dilatada e, por meio do ecocardiograma, é possível avaliar suas dimensões, volumes, índice de esfericidade, gravidade da regurgitação mitral (causada pelo aumento do VE e retração das cordoalhas), parâmetros de enchimento sistólico e diastólico, além da pressão sistólica da artéria pulmonar (Tabela 6).[75,77]

Mais recentemente, o ecocardiograma tem sido investigado para seu uso na avaliação de pacientes com dissincronia ventricular.[76] Avalia quais pacientes se beneficiarão da terapia, pois 30 a 50% dos pacientes que implantam marca-passo biventricular não têm resposta e nenhuma melhora.[75,77]

Tabela 6 Achados ecocardiográficos na insuficiência cardíaca
Avaliação geral
Tamanho e forma ventriculares
Fração de ejeção do ventrículo esquerdo (VE)
Mobilidade das paredes, sincronia de contração ventricular
Remodelamento do VE
Hipertrofia de VE e VD
Avaliação valvar
Fluxo de entrada da mitral e fluxo de saída aórtico
Débito cardíaco
Disfunção sistólica
Fração de ejeção do VE reduzida (< 50%)
VE aumentado
Parede ventricular esquerda adelgaçada
Remodelamento excêntrico do VE
Insuficiência mitral leve a moderada (uso do doppler)
Hipertensão pulmonar
Enchimento mitral reduzido
Sinais de pressão de enchimento elevada
Disfunção diastólica
Fração de ejeção do VE normal (≥ 50%)
Tamanho do VE normal
Espessamento da parede do VD, dilatação atrial
Remodelamento concêntrico do VD
Insuficiência mitral ausente ou mínima
Hipertensão pulmonar
Padrão de enchimento anormal da mitral
Sinais de elevação da pressão de enchimento

Adaptada de: Braunwald's.[77]

Ressonância magnética

Utilizada para avaliação morfológica e funcional do coração, visualização do pericárdio e dos grandes vasos. Permite a avaliação da função global e segmentar do ventrículo esquerdo e direito, da perfusão miocárdica regional e viabilidade miocárdica, da função sistólica e diastólica e da anatomia orovalvar.[76]

Radioisótopos

A medicina nuclear com técnicas de SPECT (*single photon emission tomography*) pode contribuir na IC de duas maneiras distintas: avaliação da perfusão miocárdica e da função ventricular de VE e VD.

Cintilografia miocárdica de perfusão é utilizada para o diagnóstico de doença arterial coronariana, fornecendo informações de isquemia e viabilidade miocárdica, assim como prognósticas.[76]

Estudo hemodinâmico

A coronariografia está indicada em pacientes com angina ou que possuem evidências de isquemia miocárdica. Pacientes com insuficiência cardíaca em investigação de etiologia de IC e com refratariedade ao tratamento devem ser submetidos a angiografia coronariana, já que a doença arterial coronariana está presente em dois terços dos pacientes com disfunção ventricular. Outras indicações do método incluem: avaliação de pacientes candidatos a transplante cardíaco, auxílio na indicação de tratamento cirúrgico nas disfunções valvares, aneurismas ventriculares e obstruções coronarianas.[76,77]

Avaliação da capacidade funcional na insuficiência cardíaca

Ergoespirometria

O teste de esforço na IC é utilizado para avaliação funcional, estratificação prognóstica, avaliação objetiva de classe funcional, além de fornecer informações importantes para a seleção de candidatos a transplante cardíaco.

A ergoespirometria consiste na realização do teste de esforço associado à medida da ventilação pulmonar e à análise das concentrações de oxigênio e gás carbônico do ar expirado para quantificação precisa do consumo máximo de oxigênio (VO_2 pico) e do limiar anaeróbico. Pico abaixo de 10 mL/kg/min identifica pacientes com pior prognóstico, enquanto VO_2 pico maior que 18 mL/kg/min confere bom prognóstico em pacientes com IC. Algumas variáveis como uso de betabloqueador, idade e sexo podem afetar os valores de VO_2 pico.[76,80]

A relação entre a ventilação (VE) e produção de dióxido de carbono (VCO_2) expressa como inclinação da relação VE/VCO_2 ou *Slope* do VE/VCO_2 também mostra-se um parâmetro ergoespirométrico com valor prognóstico em pacientes com IC. Valores maiores que 35 estão relacionados com pior prognóstico.[76,79]

Resumo

A síndrome da insuficiência cardíaca (IC) ainda é uma doença com destaque na saúde pública. Tem elevada prevalência na população, com alta mortalidade e morbidade, e é responsável por grande parte das internações hospitalares no Brasil, na Europa e nos Estados Unidos, principalmente entre os idosos.

A síndrome clínica da insuficiência cardíaca (IC) representa um somatório de múltiplas alterações anatômicas, funcionais e biológicas que interagem entre si.

Mesmo após a disfunção cardíaca instalada, a maioria dos pacientes pode permanecer assintomática por períodos variáveis, em decorrência da ativação de mecanismos adaptativos, dentre os quais se destacam o sistema renina-angiotensina-aldosterona e o sistema nervoso simpático. Essas adaptações iniciam-se rapidamente, em questão de minutos a horas, e são capazes de sustentar ou modular a função ventricular em níveis próximos do normal.

Em longo prazo, outro mecanismo adaptativo é o remodelamento ventricular, no qual fatores neuro-hormonais, mecânicos e possivelmente genéticos alteram tamanho, forma e função ventricular. Esse remodelamento ventricular, que a princípio é consequência da ICFEVEr, passa em um segundo momento a contribuir para a deteriorização da disfunção miocárdica. Quando ocorre a falência dos mecanismos adaptativos, sobretudo o remodelamento ventricular, a ICFEVEr IC torna-se sintomática. Apesar dos avanços no tratamento, ainda há uma elevada morbidade e mortalidade, assim, novos modelos têm sido propostos para explicar essa progressão da ICFEVEp, apesar do diagnóstico mais precoce e do tratamento otimizado, como o modelo do metabolismo energético.

O diagnóstico da IC é realizado inicialmente pela história clínica e pelo exame físico, observando sinais e sintomas sugestivos da síndrome; associados a exames laboratoriais e métodos de imagem como ecocardiograma, eletrocardiograma e ressonância magnética ajudam no correto diagnóstico da IC, assim como em seu correto tratamento.

Referências bibliográficas

1. Montera MW, Almeida RA, Tinoco EM, et al. Sociedade Brasileira de Cardiologia. II Diretriz Brasileira de Insuficiência Cardíaca Aguda. Arq Bras Cardiol. 2009;93(3 supl.3):1-65.
2. Atualização da Diretriz Brasileira de Insuficiência Cardíaca Crônica – 2012. Arq Bras Cardiol. 2012;98(1 supl.1):1-33
3. Rathi S, Deedwania PC. The epidemiology and pathophysiology of heart failure. Med Clin N Am. 2012;96:881-90.
4. Braunwald E. Heart failure. JACC. 2013;1(1):2013.
5. Bocchi EA, Arias A, Verdejo H, Diez M, Gómez E, Castro P; Interamerican Society of Cardiology. The reality of heart failure in Latin America. JACC. 2013;62(11):949-58.
6. Mann DL. Mechanisms and models in heart failure. Circulation. 1999;100:999-1008.
7. Opie LH. Heart failure and neurohumoral responses. In: Opie LH (ed.). The heart: physiology, from cell to circulation. Philadelphia: Lippincott Williams & Wilkins; 1998. p. 475-511.
8. Francis GS, Tang WH. Pathophysiology of congestive heart failure. Rev Cardiovasc Med. 2003;4:S14-20.
9. Beadle RM, Williams LK, Kuehl M, Bowater S, Abzguia K, Leyva F, et al. Improvement in cardiac energetics by perhexiline in heart failure due to dilated cardiomyopathy. JACC Heart Fail. 2015;3(3):202-11.
10. Neubauer S. The failing heart – an engine out of fuel. N England J Med. 2007;356:1140-51.
11. Anderson DJ, Gage FH, Weissman IL. Can stem cells cross lineage boudaries? Nat Med. 2001;7:393-5.
12. Hess B. Chronic heart failure: pathophysiology and therapeutic approaches – Why is kidney so important? Eur Heart Supplements. 2001;3:G3-7.
13. Volpe M, Savoia C, Paolis P, Ostrowska B, Tarasi D, Rubattu S. The renin-angiotensin system as a risk factor and therapeutic target for cardiovascular and renal disease. J Am Soc Nephrol. 2002;13:S173-8.
14. Nickenig G, Harrison GD. The AT1-type angiotensin receptor in oxidative stress and atherogenesis: oxidative stress and atherogenesis. Circulation. 2002;105:393-6.
15. Wolny A, Clozel JP, Rein J, Mory P, Vogt P, Turino M, et al. Functional and biochemical analysis of angiotensin II-forming pathways in the human heart. Cir Res. 1997;80:219-27.
16. Espiner EA. Physiology of natriuretic peptides. J Intern Med. 1994;235:527-41.
17. El-Menyar AA. Cytokines and myocardial dysfunction: state of the art. J Cardiac Fail. 2008;14:61-74.
18. Torre-Amione G. Imune activation in chronic heart failure. Am J Cardiol. 2005;95:3C-8C.
19. Torre-Amione G, Kapadia S, Benedict C, Oral H, Young JB, Mann DL. Proinflamatory cytokine levels in patients with depressed left ventricular ejection fraction: a report from the studies of left ventricular dysfunction (SOLVD). J Am Coll Cardiol 1996; 27:1201-6.
20. Anker SD, Sharma R. The syndrome of cardiac cachexia. Int J Cardiol 2002;85:51-66.
21. Jessup M, Brozena S. Heart failure. N Eng J Med. 2003;348:2007-18.
22. Francis GS, McDonald KM. Left ventricular hypertrophy: an initial response to myocardial injury. Am J Cardiol. 1992;69:3G-9G.
23. Francis GS. Changing the remodeling process in heart failure: basic mecanisms and laboratory results. Curr Opin Cardiol. 1998;13:156-61.
24. Weber KT. Extracellular matrix remodeling in heart failure: a role for de novo angiotensin II generation. Circulation. 1997;96:4065-82.
25. McMurray JJV, Packer M, Desai AS, Gong J, Lefkowitz MP, Rizkala AR, et al; for the PARADIGM-HF Investigators and Committees. Angiotensin-neprilysin inhibition versus enalapril in heart failure. N Engl J Med. 2014;371(11):993-1004.
26. Garg S, Narula J, Chandrashekhar Y. Apoptosis and heart failure: clinical relevance and therapeutic target. J Mol Cell Cardiol. 2005;38:73-9.
27. Jessup M, Brozena S. Heart failure. N Eng J Med. 2003;348:2007-18.
28. Kajstura J, Leri A, Finato N, Di Loreto C, Beltrami CA, Anversa P. Myocite proliferation in end-stage cardiac failure in humans. Proc Natl Acad Sci. 1998;95:8801-5.
29. Beltrami AP, Urbanek K, Kajstura J, Yan Shao-Min, Finatto N, Bussani R. Evidence that human cardiac myocytes divide after myocardial infarction. N Engl J Med. 2001;344:1750-7.
30. Quaini F, Urbanek K, Betrami A, Finato N, Beltrami CA, Nadal-Ginard B. Chimerism of the transplanted heart. N Engl J Med. 2002;346:5-15.
31. Anversa P, Leri A, Kajstura J. Cardiac regeneration. J Am Coll Cardiol. 2006;47:1769-76.
32. Valgimigli M, Rigolin GM, Fucili A, Porta MD, Soukhomovskaia O, Malagutti P, et al. CD34+ and endothelial progenitor cells in patients with various degrees of congestive heart failure. Circulation. 2004;110:1209-12.
33. Adamopoulos S, Parissis JT, Kremastinos DT. Endothelial dysfunction in chronic failure: clinical and therapeutic implications. Eur J Int Med. 2002;13:233-39.
34. Ventura-Clapier R, Garnier A, Veksler V. Energy metabolism in heart failure. J Physiol. 2003;555:1-13.
35. Opie L. The heart: physiology and metabolism. New York: Raven Press; 1991.
36. Joyner MJ. Congestive heart failure – More bad news from exercising muscle? Circulation. 2004;110:2978-9.
37. Middlekauff HR, Chiu J, Hamilton MA, Fonarow GC, Maclellan WR, Hage A, et al. Muscle mechanoreceptor sensitivity in heart failure. Am J Physiol Heart Circ Physiol. 2004;287:H1937-43.
38. Silveberg DS, Wexler D, Blum M, et al. The use of subcutaneous erythropoetin and intravenous iron for the treatment of the anemia of severe, resistant congestive heart failure improves cardiac and renal function and functional class, and markedly reduces hospitalizations. J Am Coll Cardiol. 2000;35:1737-44.

39. Horwich TB, Fonarow GC, Hamilton MA, et al. Anemia is associated with worse symptoms, greater impairment in functional capacity and a significant increase in mortality in patients with advanced heart failure. J Am Coll Cardiol. 2002;39:1780-6.

40. Ferreira SMA, Guimarães GV, Cruz FA, et al. Anaemia as a risk factor in heart failure. Eur Heart J. 2005; 26:277.

41. Volpe M, Tritto C, Testa U, Rao MA, Martucci R, Mirante A, et al. Blood levels of erythropoetin in congestive heart failure and correlation with clinical, hemodinamic, and hormonal profiles. Am J Cardiol. 1994;74:468-73.

42. Nijst P, Verbrugge FH, Grieten L, Dupont M, Steels P, Tang WH, et al. The pathophysiological role of interstitial sodium in heart failure. J Am Coll Cardiol. 2015;65(4):378:88..

43. Torre-Amione G, Bozkurt B, Deswal A, Mann DL. An overview of tumor necrosis factor alpha and the failing human heart. Curr Opin Cardiol. 1999;14:206-10.

44. Ishani A, Weinhandl E, Zhao Z, Gilbertson DT, Collins AJ, Yusuf S, et al. Angiotensin-converting enzyme inhibitor as a risk factor for the development of anemia, and the impact of incident anemia on mortality in patients with left ventricular dysfunction. J Am Coll Cardiol. 2005;45(3):391-9.

45. Hewood JT. The cardiorenal syndrome: lessons from the ADHERE Database and treatment options. Heart Fail Rev. 2004;9:195-201.

46. Liang KV, Williams AW, Greene EL, Redfield MM. Acute decompensated heart failure and the cardiorenal syndrome. Crit Care Med. 2008;36:S75-88.

47. Fonarow GC, Heywood JT. The confounding issue of comorbid renal insufficiency. Am J Med. 2006;119:S17-25.

48. Rea ME, Dunlap ME. Renal hemodynamics in heart failure: implications for treatment. Curr Opin Nephrol Hypert. 2008;17:87-92.

49. Ljungman S, Laragh JH, Cody RJ. Role of the kidney in congestive heart failure relationship of cardiac index to kidney function. Drugs. 1990;supp l4:10-21.

50. Gottlieb SS, Abraham W, Butler J, Forman DE, Loh E, Massie BM, et al. The prognostic importance of different definitions of worsening renal function in congestive heart failure. J Card Fail. 2002;8:136-41.

51. Weinfeld MS, Chertow GM, Stevensos LW. Aggravate renal dysfunction during intensive therapy for advanced chronic heart failure. Am J Cardiol. 2000;85:1110-3.

52. Gottlieb SS, Brater DC, Thomas I, Havranek E, Bourge R, Goldman S, et al. BG9719 (CVT-124), an A1 adenosine receptor antagonist, protects against the decline in renal function observed with diuretic therapy. Circulation. 2002;105:1348-53.

53. Bart BA, Teerlink JR, Constanzo MR. Changes in serum creatinine during treatment of heart failure and volume overload with ultrafiltration or intravenous diuretics. J Card Fail. 2002;12:S114.

54. Kramer BK, Schweda F, Riegger GAJ. Diuretic treatment and diuretic resistance in heart failure. Am J Med. 1999;106:90-6.

55. American Heart Association. Heart Disease and Stroke Statistics-2003 Update. Dallas, Texas: American Heart Association; 2002.

56. Tomaselli GF, Zipes DP. What causes sudden death in heart failure? Circ Res. 2004;95:754-63.

57. Tomaselli GF, Marban E. Eletrophysiological remodeling in hypertrophy and heart failure. Cardiovasc Res. 1999;42:270-83.

58. Cutler MJ, Rosenbaum DS, Dunlap ME. Structural and electrical remodeling as therapeutic targets in heart failure. J Eletrocardiol. 2007;40:S1-7.

59. Witteles RM, Fowler MB. Insulin-resistant cardiomyopathy. J Am Coll Cardiol 2008;51:93-102.

60. Iribarren C, Karter AJ, Go AS, Ferrara A, Liu JY, Sidney S, et al. Glycemic control and heart failure among adult patients with diabetes. Circulation. 2001;103:2668-73.

61. Swan JW, Anker SD, Walton C, Godsland IF, Clark AL, Leyva F, et al. Insulin resistance in chronic heart failure: relation to severity and etiology of heart failure. J Am Coll Cardiol. 1997;30:527-32.

62. An D, Rodrigues B. Role of changes in cardiac metabolism in development of diabetic cardiomyopathy. Am J Physiol Heart Circ Physiol. 2006;291:H1489-506.

63. Chiu HC, Kovacs A, Ford DA, Hsu FF, Garcia R, Herrero P, et al. A novel mouse model of lipotoxis cardiomyopathy. J Clin Invest. 2001;107:813-22.

64. Marwick TH. Diabetic heart disease. Heart. 2006;92:296-300.

65. Higuchi ML, Benvenuti LA, Reis MM, Metzger M. Pathophysiology of the heart in Chagas' disease: current status and new developments. Cardiovasc Res. 2003;60:96-107.

66. Teixeira ARL, Nitz N, Guimaro MC, Gomes C, Santos-Buch CA. Chagas disease. Postgrad Med J. 2006;82:788-98.

67. Mocelin AO, Issa VS, Bacal F, Guimarães GV, Cunha E, Bocchi EA. The influence of aetiology on inflammatory and neurohumoral activation in patients with severe heart failure: a prospective study comparing Chagas' heart disease and idiopathic dilated cardiomyopathy. Eur J Heart Failure. 2005;7:869-73.

68. Iribarren C, Karter AJ, Go AS, Ferrara A, Liu JY, Sidney S, et al. Glycemic control and heart failure among adult patients with diabetes. Circulation. 2001;103:2668-73.

69. Swan JW, Anker SD, Walton C, Godsland IF, Clark AL, Leyva F, et al. Insulin resistance in chronic heart failure: relation to severity and etiology of heart failure. J Am Coll Cardiol. 1997;30:527-32.

70. An D, Rodrigues B. Role of changes in cardiac metabolism in development of diabetic cardiomyopathy. Am J Physiol Heart Circ Physiol. 2006;291:H1489-506.

71. Chiu HC, Kovacs A, Ford DA, Hsu FF, Garcia R, Herrero P, et al. A novel mouse model of lipotoxis cardiomyopathy. J Clin Invest. 2001;107:813-22.

72. Marwick TH. Diabetic heart disease. Heart. 2006;92:296-300.

73. Higuchi ML, Benvenuti LA, Reis MM, Metzger M. Pathophysiology of the heart in Chagas' disease: current status and new developments. Cardiovasc Res. 2003;60:96-107.

74. Teixeira ARL, Nitz N, Guimaro MC, Gomes C, Santos-Buch CA. Chagas disease. Postgrad Med J. 2006; 82:788-98.

75. John JV, McMurray MD. Systolic Heart Failure. NEJM. 2013;1(1).

76. Bocchi EA, Marcondes-Braga FG, Ayub-Ferreira SM, et al. Sociedade Brasileira de Cardiologia. III Diretriz Brasileira de Insuficiência Cardíaca Crônica. Arq Bras Cardiol. 2009;93(1 supl.1):1-71.

77. Braunwald's Tratado de doenças cardiovasculares. 10 ed. São Paulo: Elsevier; 2017.

78. Dao Q, Krishnaswamy P, Kazanegra R, Harrison A, Amirnovin R, Lenert L, et al. Utility of B-type natriuretic peptide in the diagnosis of congestive heart failure in an urgent-care setting. J Am Coll Cardiol. 2001;37:379-85.

79. Guimarães GV, Silva MS, d'Avila VM, Ferreira SM, Silva CP, Bocchi EA. Peak VO2 and VE/VCO2 slope in betablockers era in patients with heart failure: a Brazilian experience. Arq Bras Cardiol. 2008;91(1):39-48.

80. Brown DA, Perry JB, Allen ME, et al. Expert consensus document: Mitochondrial function as a therapeutic target in heart failure. Nat Rev Cardiol. 2017;14:238-50.

81. Bocchi EA, Bestetti RB, Scanavacca MI, Cunha Neto E, Issa VS. Chronic Chagas heart disease management: from etiology to cardiomyopathy treatment. J Am Coll Cardiol. 2017;70:1510-24.

Capítulo 2

Insuficiência cardíaca: classificação e prognóstico

Marcelo Villaça Lima
Ricardo Pavanello
Antonio Carlos Pereira Barretto

Pontos-chave

- A insuficiência cardíaca (IC) pode ser determinada basicamente de acordo com a fração de ejeção do ventrículo esquerdo (FEVE), a gravidade dos sintomas (New York Heart Association – NYHA) e o tempo de progressão da doença.
- A principal terminologia empregada determina pacientes com FEVE normal (≥ 50%), denominada IC com fração de ejeção preservada (ICFEp), e aqueles com FEVE reduzida (< 40%), denominados IC com fração de ejeção reduzida (ICFEr).
- O termo "intermediária" (ICFEi) foi adotado a partir de 2016 nas diretrizes europeias e atualmente já faz parte das diretrizes brasileiras para o tratamento da insuficiência cardíaca. São classificados como ICFEi casos de pacientes com FEVE entre 40 e 49% (mid-range).
- A classificação funcional da NYHA foi utilizada para descrever a gravidade dos sintomas e a intolerância ao exercício. Embora com muita subjetividade, essa classificação é amplamente utilizada. No entanto, a gravidade dos sintomas se correlaciona mal com muitas medidas da função ventricular.
- A classificação da IC em estágios (A, B, C e D) estabelece um continuum de gravidade. Entretanto, a partir do estágio C, ou seja, pacientes com sintomas, são esperadas diferentes apresentações clínicas e diferentes classificações dentro da avaliação funcional da NYHA.
- Para a avaliação dos pacientes com descompensação aguda, a classificação clínico-hemodinâmica proposta por Stevenson vem sendo utilizada. Os pacientes são classificados com base na perfusão e congestão sistêmica (frio x quente; úmido x seco).
- Ao longo do tempo, marcadores prognósticos de mortalidade já foram identificados em pacientes com IC. Alguns já estão bem estabelecidos na literatura, como por exemplo, maior intensidade dos sintomas (NYHA), fração de ejeção reduzida, grandes diâmetros ventriculares e intolerância ao exercício. Outros marcadores como frequência cardíaca, hospitalizações e os que envolvem biomarcadores têm merecido mais atenção em desfechos adversos.

Introdução

A insuficiência cardíaca (IC) é uma síndrome clínica complexa que resulta na incapacidade estrutural e funcional do enchimento ou ejeção ventricular do sangue.[1] Na literatura é descrito que metade dos pacientes com IC tem função ventricular esquerda normal, entretanto, nos últimos anos, a classificação da IC passou por modificações baseadas além da função ventricular. Mesmo assim, a função ventricular ainda é um marcador diagnóstico e prognóstico e sua avaliação define estratégias de tratamento tanto para pacientes compensados como para os descompensados.

A IC pode ser determinada basicamente de acordo com a fração de ejeção do ventrículo esquerdo (FEVE), quanto à gravidade dos sintomas (classificação funcional da New York Heart Association – NYHA) e quanto ao tempo e progressão da doença.[2]

Classificação de acordo com a fração de ejeção

Sobre a classificação pela fração de ejeção, a principal terminologia empregada determina pacientes com FEVE normal (≥ 50%), denominada IC com fração de ejeção preservada (ICFEp), e aqueles com FEVE reduzida (< 40%), denominados IC com fração de ejeção reduzida (ICFEr). O termo "intermediária" (ICFEi) foi adotado a partir de 2016 nas diretrizes europeias e atualmente já faz parte das diretrizes brasileiras para o tratamento da insuficiência cardíaca.[2,3] São classificados como ICFEi casos de pacientes com FEVE entre 40 e 49% (mid-range). A identificação desse grupo em separado estimulará a pesquisa sobre as características subjacentes, a fisiopatologia e o tratamento desses pacientes. Os pacientes com ICFEi muito provavelmente têm disfunção sistólica leve, mas com características de disfunção diastólica mais proeminentes.[3] Existem algumas evidências de que o grupo intermediário poderia se comportar como o grupo com fração de ejeção reduzida, ainda sem estudos para tais afirmações.[4]

A diferenciação dos pacientes de acordo com a FEVE tem particular importância principalmente em relação à resposta terapêutica. A maioria das condutas farmacológicas presentes nas diretrizes nacional e internacionais baseia-se nos resultados de estudos clínicos que avaliaram pacientes com ICFEr, com redução consistente da mortalidade e de hospitalizações. Pacientes com ICFEp ainda merecem maiores estudos. Pacientes com ICFEi podem representar diferentes fenótipos, incluindo pacientes em transição da ICFEp para ICFEr ou vice-versa, quando ocorre recuperação da fração de ejeção após tratamento adequado da ICFEr.[5]

Desta forma, após o diagnóstico clínico da IC, deve ser avaliada a função cardíaca, pois a orientação terapêutica é diferente para cada um destes grupos. Sendo assim, a Tabela 1 apresenta a classificação da IC baseada na fração de ejeção do ventrículo esquerdo.

Tabela 1   Classificação da insuficiência cardíaca baseada na fração de ejeção do ventrículo esquerdo

Tipo	ICFEr	ICFEi	ICFEp
Função ventricular	FEVE < 40%	FEVE 40-49%	FEVE ≥ 50%
Biomarcadores	BNP e NT-proBNP elevados*	BNP e NT-proBNP elevados*	BNP e NT-proBNP elevados*
Ecodopplercardiograma	Alteração estrutural e disfunção sistólica	Alteração estrutural e/ ou disfunção diastólica	Alteração estrutural e/ou disfunção diastólica

* BNP > 35-50 pg/mL ou NT-proBNP > 125 pg/mL. BNP: peptídeo natriurético do tipo B; FEVE: fração de ejeção do ventrículo esquerdo; ICFEr: insuficiência cardíaca com fração de ejeção reduzida; ICFEi: insuficiência cardíaca com fração de ejeção intermediária; ICFEp: insuficiência cardíaca com fração de ejeção preservada; NT-proBNP: fração N-terminal do peptídeo natriurético do tipo B.

Classificação de acordo com a gravidade dos sintomas

A classificação funcional NYHA foi utilizada para descrever a gravidade dos sintomas e a intolerância ao exercício (Tabela 2). Embora com muita subjetividade, essa classificação é amplamente utilizada. No entanto, a gravidade dos sintomas se correlaciona mal com muitas medidas da função ventricular. Embora exista uma relação clara entre a gravidade dos sintomas e a sobrevida, os pacientes com sintomas leves ainda podem ter um risco aumentado de hospitalização e morte.[6]

Esta classificação permite avaliar o paciente clinicamente, auxilia no manejo terapêutico e tem relação com o prognóstico.[2,3] Pacientes em classe funcional III e IV da NYHA apresentam-se mais sintomáticos, com internações hospitalares mais frequentes, com maiores chances de descompensações clínicas e maior mortalidade. Entretanto, vale ressaltar que embora pacientes em classe funcional II se apresentem mais estáveis e com internações menos frequentes, existe o risco de morte súbita sem piora dos sintomas.[6]

Tabela 2   Classificação da insuficiência cardíaca baseada na avaliação da New York Heart Association

Classe	Definição	Descrição geral
I	Ausência de sintomas	Assintomático
II	Atividades físicas habituais causam sintomas. Limitação leve	Sintomas leves
III	Atividades físicas menos intensas que as habituais causam sintomas. Limitação importante, porém confortável no repouso	Sintomas moderados
IV	Incapacidade para realizar qualquer atividade sem apresentar desconforto. Sintomas no repouso	Sintomas graves

Fonte: adaptada de The Criteria Committee of the New York Heart Association. Nomenclature and criteria for diagnosis of diseases of the heart and great vessels, 9th ed. Boston: Little, Brown; 1994.

Às vezes, o termo "IC avançada" é usado para caracterizar pacientes com sintomas graves, descompensação recorrente e disfunção cardíaca grave.[7] A classificação da American College of Cardiology Foundation/American Heart Association (ACCF/AHA) apresenta estágios de desenvolvimento de IC baseados em mudanças estruturais e sintomas, que será descrita a seguir.

Classificação de acordo com a progressão da doença

Enquanto a classificação da NYHA valoriza a capacidade para o exercício e a gravidade dos sintomas da doença, a classificação por estágios da IC proposta pela ACC/AHA enfatiza o desenvolvimento e a progressão da doença (Tabela 3).[8] A classificação da IC em estágios (A, B, C e D) estabelece um *continuum* de gravidade. No entanto, a partir do estágio C, ou seja, pacientes com sintomas, são esperadas diferentes apresentações clínicas e diferentes classificações dentro da avaliação funcional da NYHA. Por exemplo, um paciente pode ser classificado no estágio C e de acordo com o tratamento e evolução transitar entre as classes funcionais II a IV da NYHA. Esta forma de classificação permite uma compreensão evolutiva da doença e, ainda, serve de base para a identificação de pacientes com indicação de intervenções predominantemente preventivas (estágios A e B), terapêuticas (estágios C) ou seleção de pacientes para procedimentos especializados e cuidados paliativos (estágio D).

Além disso, o termo insuficiência cardíaca tem sido usado na maioria das diretrizes e nos grandes estudos para descrever pacientes sintomáticos de acordo com a classificação da NYHA. Pacientes que nunca exibiram os sintomas típicos e/ou sinais de IC e apresentam-se com FEVE reduzida são descritos como tendo disfunção sistólica assintomática do ventrículo esquerdo. Pacientes que já possuem diagnóstico de IC há algum tempo costumam ser classificados como portadores de "IC crônica". Um paciente tratado com sinais e sintomas que permaneceram geralmente inalterados por pelo menos 1 mês é considerado "estável". Se a IC crônica estável

Tabela 3 Classificação da insuficiência cardíaca proposta pela ACC/AHA

Estágio	Descrição	Abordagens possíveis
A	Risco de desenvolver IC Sem doença estrutural ou sintomas de IC	Controle de fatores de risco para IC: tabagismo, dislipidemia, hipertensão, etilismo, diabetes e obesidade Monitorar cardiotoxicidade
B	Doença estrutural cardíaca presente Sem sintomas de IC	Considerar IECA, betabloqueador e antagonistas mineralocorticoides
C	Doença estrutural cardíaca presente Sintomas prévios ou atuais de IC	Tratamento clínico otimizado* Medidas adicionais* Considerar TRC, CDI e tratamento cirúrgico Considerar manejo por equipe multidisciplinar
D	IC refratária ao tratamento clínico Requer intervenção especializada	Todas medidas acima Considerar transplante cardíaco e dispositivos de assistência ventricular

ACC/AHA: American College of Cardiology Foundation/American Heart Association; CDI: cardiodesfibrilador implantável; IC: insuficiência cardíaca; IECA: inibidor da enzima conversora de angiotensina; TRC: terapia de ressincronização cardíaca. Fonte: adaptada de Hunt et al. 2009 focused update incorporated into the ACC/AHA 2005 guidelines. J Am Coll Cardiol. 2009;53:e1-90.

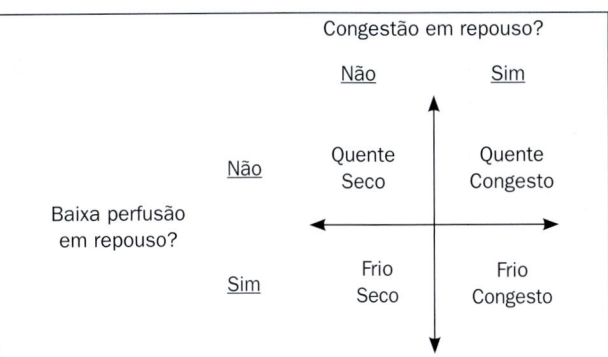

Figura 1 Classificação clínico-hemodinâmica da insuficiência cardíaca descompensada.

se deteriorar, o paciente pode ser descrito como "descompensado" e isso pode acontecer de forma súbita ou lenta, levando frequentemente à internação hospitalar, um evento de considerável importância prognóstica.

Para a avaliação dos pacientes com descompensação aguda, a classificação clínico-hemodinâmica proposta por Stevenson vem sendo utilizada.[1-3] Os pacientes com sintomas e sinais clínicos de congestão são denominados úmidos ou congestos; na ausência dos mesmos, como secos; na presença de sinais de baixo débito, como frios e os com perfusão periférica normal, como quentes. Com esta proposta, ficaram definidos quatro perfis clínico-hemodinâmicos, como representados abaixo (Figura 1). A classificação da IC descompensada será discutida detalhadamente no capítulo específico. IC de início recente (*de novo*) também pode apresentar-se agudamente, por exemplo, como consequência do infarto agudo do miocárdio ou subagudamente, por exemplo, em pacientes com cardiomiopatia dilatada, que muitas vezes apresentam sintomas por semanas ou meses antes que o diagnóstico se torne evidente.[3]

Prognóstico

A estimativa do prognóstico, seja de incapacidade, da morbidade ou da expectativa de vida ajuda os pacientes, suas famílias e principalmente os médicos a decidirem sobre o tipo e o momento apropriados do tratamento, particularmente, em decisões sobre uma transição rápida para terapias avançadas ou até mesmo menos invasivas.[1]

Nas últimas décadas, vários escores de risco prognóstico foram desenvolvidos para diferentes populações de pacientes com IC e alguns estão disponíveis como aplicativos *on-line* interativos. Os escores de risco podem ajudar a prever o risco de morte em pacientes com IC, mas permanecem menos úteis para a previsão de hospitalizações. O *Heart Failure Survival Score* (HFSS)[9] e o *Seattle Heart Failure Model* (SHFM) (www.seattleheartfailuremodel.org[10]) são os mais aplicados na prática clínica, mas parecem subestimar o risco do paciente,[11] especialmente naqueles hospitalizados por IC descompensada.

Para pacientes hospitalizados, o modelo desenvolvido pelo *Acute Decompensated Heart Failure National Registry* (ADHERE) incorpora três variáveis medidas como rotina no momento da admissão hospitalar (pressão arterial sistólica, ureia e creatinina séricas) e divide os indivíduos em categorias com uma diferença de risco de dez vezes (de 2,1 a 21,9%).[1]

Recentemente, outros escores têm sido estudados, incluindo o *Metabolic Exercise Cardiac Kidney Index* (MECKI)[13] e o *Meta-analysis Global Group in Chronic Heart Failure* (MAGGIC).[14] Importante destacar que estes escores não foram adequadamente validados na população brasileira, que apresenta características diferentes das estudadas neste contexto.[15,16]

Ao longo do tempo, marcadores prognósticos de mortalidade já foram identificados em pacientes com IC, como demonstrados na Tabela 4. Alguns já estão bem estabelecidos na literatura, como por exemplo, maior intensidade dos sintomas (NYHA), fração de ejeção reduzida, grandes diâmetros ventriculares e intolerância ao exercício. Outros marcadores também merecem destaque e serão discutidos a seguir.

Tabela 4 Marcadores prognósticos na insuficiência cardíaca

História
Idade > 65 anos
Múltiplas internações hospitalares
Falta de adesão ao tratamento

(continua)

Tabela 4 Marcadores prognósticos na insuficiência cardíaca *(continuação)*
História
Maior intensidade dos sintomas (classe III/ IV – NYHA)
Caquexia
Anorexia
Síncope
Apneia do sono
Diabetes melito
Doença pulmonar associada
Depressão
Parada cardiorrespiratória revertida
Redução de função cognitiva
Exame clínico
Má perfusão
Congestão
Hipotensão
Taquicardia
Presença de B3
Etiologia
Chagásica
Isquêmica
Capacidade para exercício
Baixo VO_2 máx
Aumento do Slope VE/VCO_2
Diminuição da distância de 6 min
Diminuição acentuada da tolerância ao exercício
Alteração estrutural e funcional
Cardiomegalia acentuada (índice cardiotorácico > 0,55)
Dilatação progressiva do ventrículo esquerdo
Aumento do índice de massa de ventrículo esquerdo
Aumento do diâmetro do atrio esquerdo
Aumento do diâmetro do ventrículo direito
Fração de ejeção de ventrículo esquerdo < 30%
Redução da fração de ejeção de ventrículo direito
Insuficiência mitral
Insuficiência tricúspide
Padrão restritivo/pseudonormal
Alteração hemodinâmica
Redução do débito cardíaco
Elevação de pressões pulmonares
Elevação do gradiente transpulmonar
Elevação da resistência vascular sistêmica (RVS)
Alteração eletrofisiológica
Fibrilação atrial
Arritmias complexas (TV sustentada e não sustentada)
BRE (dissincronia)

(continua)

Tabela 4 Marcadores prognósticos na insuficiência cardíaca *(continuação)*
Alteração eletrofisiológica
Onda T alternante
QT-longo
Alteração de dispersão do QT
Redução da variabilidade de FC
Exames laboratoriais
Sódio plasmático < 130 mEq/L
Níveis elevados de BNP
Níveis elevados de citocinas
Ativação neuro-hormonal (noradrenalina)
Anemia (hemoglobina < 11g%)
Creatinina > 2,5 mg%

Fonte: Bocchi EA, Marcondes-Braga FG, Ayub-Ferreira SM, Rohde LE, Oliveira WA, Almeida DR, et al. Sociedade Brasileira de Cardiologia. III Diretriz Brasileira de Insuficiência Cardíaca Crônica. Arq Bras Cardiol. 2009;93(1 supl.1):1-71.

Fatores demográficos

A sobrevida dos pacientes com IC é influenciada pela idade, sexo, raça e etiologia da cardiomiopatia.

Idade

A taxa de mortalidade em pacientes tratados com IC aumenta com a idade.[16-20] Em um relatório do estudo de Framingham, a mortalidade aumentou com o avanço da idade (HR 1,27 e 1,61 por década em homens e mulheres, respectivamente).[16] Em uma análise *post hoc* de dados do estudo CHARM, os pacientes foram agrupados em cinco categorias de idade: 20 a 39 (n = 120), 40 a 49 (n = 538), 50 a 59 (n = 1.527), 60 a 69 (n = 2.395) e ≥ 70 anos (n = 3.019).[20] A mortalidade bruta de 3 anos por todas as causas aumentou com a idade (12, 13, 13, 19 e 31%, respectivamente). Essa relação permaneceu significativa após o ajuste para preditores conhecidos de mortalidade e morbidade.

Sexo

O prognóstico geralmente tem sido melhor em mulheres do que em homens com IC.[16,21,22] Em dados do estudo de Framingham, o tempo médio de sobrevida após o diagnóstico de IC foi de 3,2 anos em mulheres e 1,7 anos em homens; depois de 5 anos, 38% das mulheres e 25% dos homens estavam vivos.[16] Um risco reduzido em mulheres também foi observado em ensaios terapêuticos.[22-26] Uma análise conjunta de cinco estudos randomizados para o tratamento de pacientes com FEVE reduzida (PRAISE, PRAISE II, MERIT-HF, VEST, PROMISE) incluiu um total de 8.791 homens e 2.851 mulheres.[22] Na análise multivariada, o sexo feminino foi associado com sobrevida significativamente mais longa (HR 0,77). Achados semelhantes foram observados em uma comparação de resultados em 2.400 mulheres e 5.199 homens no estudo

CHARM, que incluiu pacientes com FEVE reduzida e preservada.[26] As mulheres tinham menos riscos da maioria dos desfechos fatais e não fatais; essas diferenças não foram explicadas pela FEVE ou pela causa da insuficiência cardíaca.[26]

Raça

O efeito da raça no prognóstico da IC é incerto, uma vez que diferentes estudos revelaram achados contrastantes: maior mortalidade em negros em uma análise *post hoc* do estudo SOLVD.[27,28] Menor mortalidade em negros em uma análise de quase 30.000 beneficiários do Medicare hospitalizados por IC em 1998 e 1999.[29] Nenhuma diferença na mortalidade entre brancos e negros em uma análise *post hoc* do estudo DIG de terapia com digoxina.[30]

Etiologia

A etiologia da IC pode ser preditiva de resultados em longo prazo. Isto foi abordado por um estudo de 1.230 pacientes com cardiomiopatia inicialmente sem causa, que analisou o resultado com base na etiologia da cardiomiopatia; após um acompanhamento médio de 4,4 anos, 34% dos pacientes morreram e 4,6% foram submetidos a transplante cardíaco.[31] Em comparação com aqueles com cardiomiopatia idiopática, que serviu como grupo de referência, os seguintes achados foram observados:

- A sobrevida foi melhor em pacientes com cardiomiopatia periparto (HR 0,31).
- A sobrevida foi pior em pacientes com doença miocárdica infiltrativa, particularmente amiloidose ou hemocromatose (HR 7,41 e 8,88, respectivamente), infecção por HIV (HR 5,86), terapia com doxorrubicina (HR 3,46), doença isquêmica do coração (HR 1,52) ou doença do tecido conjuntivo. (HR 1,75).
- A sobrevida foi a mesma em pacientes com hipertensão, miocardite, sarcoidose, abuso de substâncias ou outras causas.

Estudos brasileiros têm identificado a cardiomiopatia chagásica associada a pior prognóstico quando comparada às outras etiologias.[32,33] Em um estudo realizado no Hospital Auxiliar de Cotoxó (Hospital das Clínicas da Faculdade de Medicina da Universidade de São Paulo – HCFMUSP) com pacientes que internaram descompensados, a etiologia chagásica foi um marcador de pior prognóstico, com razão de risco de 2,75 (IC 95%, 1,35-5,63) na análise multivariada.[34] Pacientes com cardiomiopatia dilatada não isquêmica foram os que tiveram menor mortalidade e os portadores de cardiomiopatia isquêmica tiveram evolução intermediária (Figura 2).[35]

Comorbidades

Algumas comorbidades pioram o prognóstico dos pacientes com IC.[36]

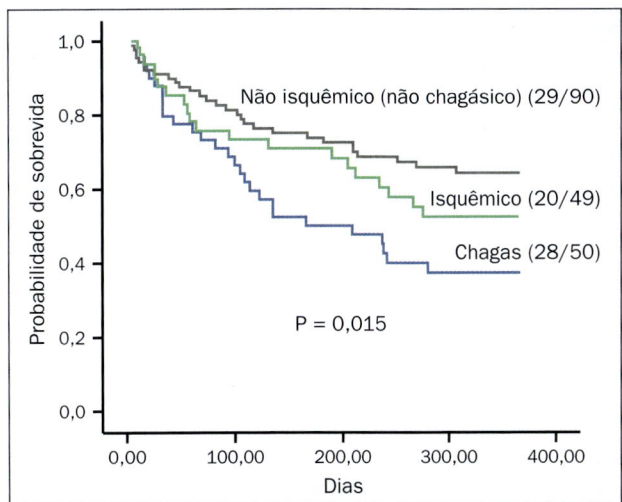

Figura 2 Os pacientes chagásicos apresentaram pior sobrevida no acompanhamento de 1 ano (37,6%), seguidos pelos isquêmicos (52,6%) e não isquêmicos (64,5%).

Diabetes

Em uma revisão de pacientes do estudo SOLVD tratamento, a presença de diabetes teve um impacto diferencial na mortalidade em pacientes com IC.[37] Em análises ajustadas, o diabetes aumentou significativamente a mortalidade por todas as causas em pacientes com cardiomiopatia isquêmica, mas não naqueles com cardiomiopatia não isquêmica (risco relativo de 1,37 e 0,98, respectivamente).

Isquemia

Embora a morte súbita seja mais frequentemente o resultado de uma arritmia ventricular, o papel de um evento coronariano agudo nesses pacientes pode estar subestimado. A prevalência de um achado coronariano agudo (trombo coronário, ruptura de placa ou infarto do miocárdio) e sua relação com a morte súbita foi examinada em um estudo de autópsia de 171 pacientes com IC.[38] Em pacientes com doença arterial coronariana significativa, um achado coronariano agudo foi encontrado em 54% nos que morreram subitamente e em 32% nos que morreram de insuficiência cardíaca, embora um evento coronariano agudo não tivesse sido diagnosticado clinicamente antes da morte. Por outro lado, um achado coronariano agudo foi incomum naqueles sem doença coronariana, presente em apenas 5% nos que morrem de morte súbita e 10% nos que morrem de falência miocárdica.

Disfunção renal

A insuficiência renal é uma doença que frequentemente está associada à IC e sua presença está relacionada com o aumento de mortalidade. Dentre as possíveis explicações para a disfunção renal resultar em piora da evolução dos pacientes com IC estão: distúrbio hidroeletrolítico decorrente da insuficiência renal aguda, alterações no metabolismo das drogas prescritas, redução da resposta a estas medicações e necessidade da suspensão de medicamentos que modificam prognóstico.[39] Estudo realizado no Hospital Auxiliar de Cotoxó com pacientes com diagnóstico de IC provenientes do pronto-socorro do Instituto do Coração (InCor-HCFMUSP) revelou que a disfunção renal é preditora independente de pior prognóstico, com risco relativo de 1,04 para redução na depuração de creatinina para cada 1 mL/min durante acompanhamento de 1 ano.[40]

Anemia

Entre os mecanismos envolvidos na gênese da anemia estão a deficiência na produção de eritropoetina ou resistência a eritropoetina, hemodiluição, ativação neuro-humoral, estado pró-inflamatório (produção de citoninas – IL 1,6 e 18) e deficiência de ferro. Em um estudo que envolveu 1.061 pacientes, ficou demonstrado que quanto menor o índice de hemoglobina, maior é a mortalidade. Nesse estudo observou-se que para as faixas de hemoglobina < 12,5 g/dL, entre 12,3 e 13,6 g/dL, entre 13,7 e 14,8 g/dL e > 14,8 g/dL, a mortalidade foi, respectivamente, 44,4%, 36,1% 28,6% e 25,6%.[41,42]

Frequência cardíaca (FC)

Nos últimos anos, uma série de estudos vem mostrando que o prognóstico da IC é tanto pior quanto maior a frequência cardíaca do paciente, principalmente em ritmo sinusal e se acima de 70 bpm.[43] Nos pacientes com fibrilação atrial também é importante controlar a FC e o estudo RACE II mostrou que a manutenção da FC entre 80 e 90 bpm nestes pacientes tem melhor prognóstico.

Hospitalização

Talvez seja um dos marcadores mais importantes de mau prognóstico. A associação de necessidade de hospitalização com o aumento da mortalidade foi estudada com base nos dados de 7.572 pacientes com insuficiência cardíaca crônica e fração de ejeção reduzida ou preservada nos estudos CHARM.[26] Ficou demonstrado aumento na taxa de mortalidade mesmo após o ajuste para os preditores basais de morte (HR 3,2; IC95% 2,8-3,5). O aumento do risco de morte foi maior dentro de um mês após a alta e diminuiu progressivamente ao longo do tempo.

Biomarcadores

A dosagem do peptídeo natriurético tipo B (BNP ou NT--Pró-BNP) se encontra mais elevada quanto maior a distensão ventricular. A persistência de níveis elevados está relacionada a um maior comprometimento cardíaco e indica prognóstico mais reservado. As troponinas cardíacas são marcadores altamente sensíveis e específicos de lesão miocárdica. Esses marcadores foram detectados na insuficiência cardíaca e também estão associados com mau prognóstico.[44]

Resumo

A classificação da IC passou por modificações baseadas além da função ventricular. Mesmo assim, a função ventricular ainda é um marcador diagnóstico e prognóstico e sua avaliação define estratégias de tratamento tanto para pacientes compensados como para os descompensados.

A IC pode ser determinada basicamente de acordo com a fração de ejeção do ventrículo esquerdo (FEVE), quanto à gravidade dos sintomas (classificação funcional da NYHA) e quanto ao tempo e progressão da doença.

A estimativa do prognóstico, seja de incapacidade, da morbidade ou da expectativa de vida ajuda aos pacientes, suas famílias e principalmente aos médicos a decidirem sobre o tipo e o momento apropriados do tratamento, particularmente, em decisões sobre uma transição rápida para terapias avançadas ou até mesmo menos invasivas. Nas últimas décadas, vários escores de risco prognóstico foram desenvolvidos para diferentes populações de pacientes com IC e alguns estão disponíveis como aplicativos on--line interativos. Os escores de risco podem ajudar a prever o risco de morte em pacientes com IC, mas permanecem menos úteis para a previsão de hospitalizações.

Referências bibliográficas

1. Mann DL, Zipes DP, Libby P, Bonow RO. Braunwald. Tratado de doenças cardiovasculares. 10 ed. Rio de Janeiro: Elsevier; 2018.
2. Comitê Coordenador da Diretriz de Insuficiência Cardíaca. Diretriz Brasileira de Insuficiência Cardíaca Crônica e Aguda. Arq Bras Cardiol. 2018;111(3):436-539.
3. Ponikowski P, Voors AA, Anker SD, Bueno H, Cleland JG, Coats AJ, et al. 2016 ESC Guidelines for the diagnosis and treatment of acute and chronic heart failure: The Task Force for the diagnosis and treatment of acute and chronic heart failure of the European Society of Cardiology (ESC) Developed with the special contribution of the Heart Failure Association (HFA) of the ESC. Eur Heart J. 2016;37(27):2129-200.
4. Canesin MF, Oliveira Jr MT, Pereira-Barretto AC. Suporte avançado de vida em insuficiência cardíaca – SAVIC. 4 ed. Barueri: Manole, 2015.
5. Hawwa N, Vest AR, Kumar R, Lahoud R, Young JB, Wu Y, et al. Comparison between the Kansas city cardiomyopathy questionnaire and New York Heart Association in assessing functional capacity and clinical outcomes. J Card Fail. 2017;23(4):280-5.
6. Butler J, Gheorghiade M, Metra M. Moving away from symptoms-based heart failure treatment: misperceptions and real risks for patients with heart failure. Eur J Heart Fail. 2016;18(4):350-2.
7. Metra M, Ponikowski P, Dickstein K, McMurray JJ V, Gavazzi A, Bergh C-H, et al. Advanced chronic heart failure: a position statement from the Study Group on Advanced Heart Failure of the Heart Failure Association of the European Society of Cardiology. Eur J Heart Fail. 2007;9(6-7):684-94.
8. Yancy CW, Jessup M, Bozkurt B, Butler J, Casey DE Jr, Colvin MM, et al. 2017 ACC/AHA/HFSA focused update of the 2013 ACCF/AHA guideline for the management of heart failure: a report of the American College of Cardiology/American Heart Association Task Force on Clinical Practice Guidelines and the Heart Failure Society of America. J Am Coll Cardiol. 2017;70:776-803.
9. Aaronson KD, Schwartz JS, Chen TM, Wong Kl, Goin JE, Mancini DM. Development and prospective validation of a clinical index to predict survival in ambulatory patients referred for cardiac transplant evaluation. Circulation. 1997;95(12):2660-7.
10. Levy WC, Mozaffarian D, Linker DT, Sutradhar SC, Anker SD, Cropp AB, et al. The Seattle Heart Failure Model: prediction of survival in heart failure. Circulation. 2006;113(11):1424-33.

11. Freitas P, Aguiar C, Ferreira A, Tralhão A, Ventosa A, Mendes M. Comparative analysis of four scores to stratify patients with heart failure and reduced ejection fraction. Am J Cardiol. 2017;120(3):443-9.

12. Agostoni P, Corrà U, Cattadori G, Veglia F, La Gioia R, Scardovi AB, et al. Metabolic exercise test data combined with cardiac and kidney indexes, the MECKI score: a multiparametric approach to heart failure prognosis. Int J Cardiol. 2013;167(6):2710-8.

13. Pocock SJ, Ariti CA, McMurray JJ, Maggioni A, Køber L, Squire IB, et al. Predicting survival in heart failure: a risk score based on 39372 patients from 30 studies. Eur Heart J. 2013;34(19):1404-13.

14. Bocchi EA, Bestetti RB, Scanavacca MI, Cunha-Neto E, Issa VS. Chronic Chagas heart disease management: from etiology to cardiomyopathy treatment. J Am Coll Cardiol. 2017;70(12):1510-24.

15. Terhoch CB, Moreira HF, Ayub-Ferreira SM, Conceição-Souza GE, Salemi VMC, Chizzola PR, et al. Clinical findings and prognosis of patients hospitalized for acute decompensated haert failure: analysis of the influence of Chagas etiology and ventricular function. PLoS Negl Trop Dis. 2018;12(2):e0006207.

16. Joyce E. Frailty in advanced heart failure. Heart Fail Clin. 2016;12(3):363-74.

17. Springer J, Springer JI, Anker SD. Muscle wasting and sarcopenia in heart failure and beyond: update 2017. ESC Heart Fail. 2017;4(4):492-98.

18. Pulignano G, Del Sindaco D, Tavazzi L, et al. Clinical features and outcomes of elderly outpatients with heart failure followed up in hospital cardiology units: data from a large nationwide cardiology database (IN-CHF Registry). Am Heart J. 2002;143:45.

19. White HD, Aylward PE, Huang Z, et al. Mortality and morbidity remain high despite captopril and/or Valsartan therapy in elderly patients with left ventricular systolic dysfunction, heart failure, or both after acute myocardial infarction: results from the Valsartan in Acute Myocardial Infarction Trial (VALIANT). Circulation. 2005;112:3391.

20. Wong CM, Hawkins NM, Jhund PS, et al. Clinical characteristics and outcomes of young and very young adults with heart failure: The CHARM programme (Candesartan in Heart Failure Assessment of Reduction in Mortality and Morbidity). J Am Coll Cardiol. 2013;62:1845.

21. Levy D, Kenchaiah S, Larson MG, et al. Long-term trends in the incidence of and survival with heart failure. N Engl J Med. 2002;347:1397.

22. Frazier CG, Alexander KP, Newby LK, et al. Associations of gender and etiology with outcomes in heart failure with systolic dysfunction: a pooled analysis of 5 randomized control trials. J Am Coll Cardiol. 2007;49:1450.

23. Simon T, Mary-Krause M, Funck-Brentano C, Jaillon P. Sex differences in the prognosis of congestive heart failure: results from the Cardiac Insufficiency Bisoprolol Study (CIBIS II). Circulation. 2001;103:375.

24. Adams KF Jr, Sueta CA, Gheorghiade M, et al. Gender differences in survival in advanced heart failure. Insights from the FIRST study. Circulation. 1999;99:1816.

25. Ghali JK, Piña IL, Gottlieb SS, et al. Metoprolol CR/XL in female patients with heart failure: analysis of the experience in Metoprolol Extended-Release Randomized Intervention Trial in Heart Failure (MERIT-HF). Circulation. 2002;105:1585.

26. O'Meara E, Clayton T, McEntegart MB, et al. Sex differences in clinical characteristics and prognosis in a broad spectrum of patients with heart failure: results of the Candesartan in Heart failure: Assessment of Reduction in Mortality and morbidity (CHARM) program. Circulation. 2007;115:3111.

27. Exner DV, Dries DL, Domanski MJ, Cohn JN. Lesser response to angiotensin-converting-enzyme inhibitor therapy in black as compared with white patients with left ventricular dysfunction. N Engl J Med. 2001;344:1351.

28. Dries DL, Strong MH, Cooper RS, Drazner MH. Efficacy of angiotensin-converting enzyme inhibition in reducing progression from asymptomatic left ventricular dysfunction to symptomatic heart failure in black and white patients. J Am Coll Cardiol. 2002;40:311.

29. Rathore SS, Foody JM, Wang Y, et al. Race, quality of care, and outcomes of elderly patients hospitalized with heart failure. JAMA. 2003;289:2517.

30. Mathew J, Wittes J, McSherry F, et al. Racial differences in outcome and treatment effect in congestive heart failure. Am Heart J. 2005;150:968.

31. Felker GM, Thompson RE, Hare JM, et al. Underlying causes and long-term survival in patients with initially unexplained cardiomyopathy. N Engl J Med. 2000;342:1077.

32. Freitas HF, Chizzola PR, Paes AT, Lima AC, Mansur AJ. Risk stratification in a Brazilian hospital-based cohort of 1220 outpatients with heart failure: role of chagas heart disease. Int J Cardiol. 2005;102(2):239-47.

33. Rassi S, Barretto ACP, Porto CC, Pereira CR, Calaça BW, Rassi DC. Sobrevida e fatores prognósticos na insuficiência cardíaca sistólica com início recente dos sintomas. Arq Bras Cardiol. 2005;4(4):309-13.

34. Cardoso JN, Novaes M, Ochiai M, Regina K, Morgado P, Munhoz R, et al. Cardiomiopatia chagásica: prognóstico no perfil clínico-hemodinâmico C. Arq Bras Cardiol. 2010;95:518-23.

35. Silva C P, Del Carlo CH , Oliveira Jr MT, Occhiai M, Scipioni A, Strunz-Cassaro C, et al. Por que os portadores de cardiomiopatia chagásica têm pior evolução que os não chagásicos? Arq Bras Cardiol. 2008;91(6):389-94.

36. Yancy CW, Januzzi JL Jr, Allen LA, Butler J, Davis LL, Fonarow GC, et al. 2017 ACC expert consensus decision pathway for optimization of heart failure treatment: answers to 10 pivotal issues about heart failure with reduced ejection fraction: a report of the American College of Cardiology Task Force on Clinical Expert Consensus Decision Pathways. J Am Coll Cardiol. 2018;71:201-30.

37. Dries DL, Sweitzer NK, Drazner MH, et al. Prognostic impact of diabetes mellitus in patients with heart failure according to the etiology of left ventricular systolic dysfunction. J Am Coll Cardiol. 2001;38:421.

38. Uretsky BF, Thygesen K, Armstrong PW, et al. Acute coronary findings at autopsy in heart failure patients with sudden death: results from the assessment of treatment with lisinopril and survival (ATLAS) trial. Circulation. 2000;102:611.

39. Krumholz HM, Chen YT, Vaccarino V, Wang Y, Radford MJ, Bradford WD, et al. Correlates and impact on outcomes of worsening renal function in patients ³ 65 years of age with heart failure. Am J Cardiol. 2000;85:1110.

40. Ochiai ME, Barretto AC, Oliveira MT Jr, Munhoz RT, Morgado PC, Ramires JA. Uric acid renal excretion and renal insufficiency in decompensated severe heart failure. Eur J Heart Fail. 2005;7:468-74.

41. Horowich TB, Fonarow GC, Hamilton MA, MacLellan WR, Borenstein J. Anemia is associated with worse symptoms, greater impairment in functional capacity and a significant increase in mortality in patients with advanced heart failure. J Am Coll Cardiol. 2002;39(11):1780-6.

42. Groenveld HF, Januzzi JL, Damanan K, van Wijngaarden HL, Van Vedlhuisen J, VanderMeer P, et al. Anemia and mortality in heart failure patients: a systematic review and meta-analysis. J Am Coll Cardiol. 2008;52(10):818-27.

43. Swedberg K, Komajda M, Bohm M, et al for the SHIFT investigators. Ivabradine and outcomes in chronic heart failure (SHIFT): a randomized placebo-controlled study. Lancet. 2010;376:875-85.

44. Del Carlo CH, Pereira-Barretto AC, Cassaro-Strunz CM, Latorre MRDO, Oliveira Junior MT, Ramires JAF. Troponina cardíaca T para estratificação de risco na insuficiência cardíaca crônica descompensada. Arq Bras Cardiol. 2009;92(5):404-12.

Capítulo 3

Insuficiência cardíaca com função ventricular preservada

Joao Manoel Rossi Neto
Marco Aurelio Finger
José Francisco Kerr Saraiva

Pontos-chave

- Há evidências fortes, mas indiretas, de que a terapia da hipertensão pode ser benéfica na prevenção da insuficiência cardíaca com fração de ejeção preservada (IC-FEP), mas há dados menos claros sobre a redução da morbidade ou mortalidade na ICFEP conhecida.
- O controle agressivo da pressão arterial está associado a menos internações por insuficiência cardíaca.
- A evidência atual é que o bloqueio do sistema renina-angiotensina-aldosterona é benéfico na ICFEP, mas os dados sugerem que ela pode ser benéfica na extremidade inferior do espectro de fração de ejeção (FE < 55%).
- O manejo adequado da doença arterial coronariana (DAC) continua sendo uma consideração importante, uma vez que dados observacionais mostraram que a DAC é comum em pacientes com ICFEP e está associada a piores desfechos que podem ser melhorados com a revascularização.
- Os autores postulam três mecanismos hemodinâmicos (congestão cardíaca esquerda/disfunção diastólica/hipertensão atrial esquerda, doença vascular pulmonar/disfunção do ventrículo direito [VD] e expansão do volume plasmático), e três mecanismos moleculares potenciais (inflamação microvascular sistêmica, anormalidades funcionais cardiometabólicas e anormalidades estruturais celulares [titina]/extracelular [fibrose]).
- A presença e a gravidade da hipertensão pulmonar estão fortemente associadas ao desenvolvimento da disfunção do VD, mas além do aumento da pressão pulmonar, o desacoplamento VAS-arterial desempenha papel importante, contribuindo ainda mais para piores desfechos na ICFEP.

Introdução

Estima-se que 6,5 milhões de americanos com idade igual ou superior a 20 anos tenham insuficiência cardíaca (IC) e projeções mostram que a prevalência da IC aumentará em 46% de 2012 para 2030, resultando em mais de 8 milhões de pessoas com IC.[1]

Definição

Pacientes com IC podem ser estratificados de acordo com diferentes categorias de fração de ejeção do ventrículo esquerdo (FEVE) e apresentam diversos fenótipos na demografia, apresentação clínica, etiologia e desfechos em 1 ano.[2]

Os pacientes podem ser classificados de acordo com a FEVE basal em (Tabela 1):[3,4]

- IC com FE reduzida [FE < 40% (ICFER)].
- IC com FE intermediária [FE 40-50% (ICFEI)].
- IC FE preservada [FE > 50% (ICFEP)].

Diagnóstico da ICFEP

Desafios associados a ICFEP começam com sua definição. A definição de ICFEP evoluiu nas últimas duas décadas, afastando-se de um foco primário nas evidências ecocardiográficas de disfunção diastólica no cenário de FEVE ≥ 50% e caminhando para uma definição que inclui (mas não se restringe a) anormalidades estruturais cardíacas resultantes de altas pressões de enchimento, anormalidades diastólicas, biomarcadores elevados e elevadas pressões de enchimento cardíaco esquerdo por avaliação hemodinâmica invasiva.[5]

Mesmo assim, as últimas diretrizes da Sociedade Brasileira de Cardiologia (SBC)[3] e da Sociedade Europeia de Cardiologia (ESCARDIO)[6] utilizam a função ventricular, biomarcadores e o ecocardiograma para fazer o diagnóstico da IC (Tabela 1).

A concentração plasmática de peptídeos natriuréticos (PN) pode ser usada como teste diagnóstico inicial, especialmente no contexto não agudo, quando a ecocardiografia não está imediatamente disponível. PN elevados ajudam a estabelecer um diagnóstico inicial de trabalho, identificando aqueles que necessitam de mais investigação cardíaca. Os valores

Tabela 1 Definição de insuficiência cardíaca, de acordo com a fração de ejeção de ventrículo esquerdo de acordo com a Sociedade Brasileira de Cardiologia[3]

Tipo	ICFER	ICFEI	ICFEP
Função ventricular	FEVE < 40%	FEVE 40 – 49%	FEVE ≥ 50%
Biomarcadores	BNP e NT-proBNP elevados*	BNP e NT-proBNP elevados*	BNP e NT-proBNP elevados*
Ecocardiograma	Alteração estrutural e disfunção sistólica	Alteração estrutural e/ou disfunção diastólica	Alteração estrutural e/ou disfunção diastólica

* BNP > 35-50 pg/mL ou NT-proBNP > 125 pg/mL. BNP: peptídeo natriurético do tipo B; FEVE: fração de ejeção do ventrículo esquerdo; ICFER: insuficiência cardíaca com fração de ejeção reduzida; ICFEI: insuficiência cardíaca com fração de ejeção intermediária; ICFEP: insuficiência cardíaca com fração de ejeção preservada; NT-proBNP: fração N-terminal do peptídeo natriurético do tipo B.

de diagnóstico aplicam-se de forma semelhante para a ICFER e ICFEP e, em média, os valores são menores para ICFEP do que para ICFER.[6]

A ecocardiografia é o teste mais útil e amplamente disponível em pacientes com suspeita de IC para estabelecer o diagnóstico. Fornece informações imediatas sobre os volumes da câmara, função ventricular sistólica e diastólica, espessura da parede, função da válvula e hipertensão pulmonar. Essas informações são cruciais para estabelecer o diagnóstico e determinar o tratamento adequado.[6]

Recentemente foi publicado um escore para estimar a probabilidade de ICFEP estar presente entre pacientes com dispneia inexplicada para orientar mais testes, o H2FPEF, que se baseia em características clínicas simples e de ecocardiografia. As variáveis incluídas foram obesidade (2 pontos), tratamento com ≥ dois anti-hipertensivos (1 ponto), fibrilação atrial (3 pontos), pressão sistólica ecocardiográfica da artéria pulmonar > 35 mmHg (1 ponto), idade > 60 anos (1 ponto) e ecocardiograma E/e' > 9 (1 ponto). Um escore ponderado baseado nessas seis variáveis foi usado para criar o escore H2FPEF, variando de 0 a 9. A chance de ICFEP dobrou para cada aumento do escore de 1 unidade e mais de 6 pontos conferiu uma probabilidade > 90% para ICFEP.[7] Porém este escore sofre o problema do diagnóstico superestimado na presença da FA e de validação externa.

ICFEP e FA são condições relacionadas à idade que estão aumentando em prevalência, comumente coexistem e compartilham características clínicas. Pelo menos um terço dos pacientes com ICFEP têm FA. O diagnóstico de ICFEP no contexto da FA é ainda mais desafiador porque os sintomas se sobrepõem. A FA está associada a alterações nos parâmetros ecocardiográficos e peptídeos natriuréticos circulantes que confundem o diagnóstico da ICFEP. A melhora sintomática com terapia diurética suporta a presença de ICFEP em pacientes com FA concomitante.[8]

Fenótipos

Independentemente da ICFEP ser uma doença única ou uma apresentação comum de múltiplos processos fisiopatológicos, a condição abrange um amplo espectro de fenótipos clínicos.[9]

Uma questão importante é que o fenótipo ICFEP não é completamente compreendido.[6] Há ampla evidência de que a ICFEP em si é heterogênea, de modo que ICFEP é real-

mente uma síndrome dentro da síndrome da IC. Três fenótipos foram propostos:[10]

- Pacientes mais jovens com disfunção diastólica.
- Pacientes com sobrepeso com diabetes e apneia obstrutiva do sono.
- Pacientes idosos com doença renal crônica, remodelação miocárdica, hipertensão pulmonar e insuficiência ventricular direita.

Esses fenótipos descritivos são úteis para começar a caracterizar os pacientes. No entanto, como essas categorias se sobrepõem, suas implicações mecanísticas são limitadas e a fisiopatologia da síndrome da ICFEP permanece ambígua. Mais importante, nenhum estudo até o momento demonstrou qualquer benefício de sobrevida para qualquer tratamento na ICFEP. Como esse vácuo terapêutico pertence à forma agora dominante da IC, o progresso contra a epidemia está parado.[10]

A ICFEP continua sendo uma das síndromes clínicas mais desafiadoras da medicina cardiovascular por várias razões. Primeiro, a prevalência de ICFEP está aumentando com o aumento da idade da população e as epidemias de obesidade, hipertensão e diabetes.[2,11]

Em segundo lugar, a ICFEP está associada a alta morbidade. Como mostrado nos participantes do estudo TOPCAT, em todos com ICFEP crônico, a qualidade de vida é muito ruim – pior que a ICFER e semelhante à observada em pacientes com doença renal terminal em diálise.[12]

Terceiro, a sobrevida da ICFEP é ruim, particularmente após a hospitalização por IC. Em um estudo de epidemiologia ICFEP publicado em 2006, a sobrevida de ICFEP e ICFER foi de 35% em 5 anos após a hospitalização por IC.[13] Embora estudos subsequentes tenham demonstrado maior mortalidade na ICFER em comparação à ICFEP (provavelmente em decorrência de diferentes classificações nas quais os pacientes foram inscritos – estudos de epidemiologia vs. registros vs. ensaios clínicos), independentemente da comparação com ICFER, as taxas de mortalidade na ICFEP são bastante elevadas.[14]

Quarto, um dos problemas mais difíceis na ICFEP é a presença de numerosas anormalidades fisiopatológicas no coração e outros órgãos. Diferentemente da ICFER, na qual a ativação neuro-hormonal é um tema central que domina a fisiopatologia após o insulto miocárdico inicial, os pacientes ICFEP podem ter grandes variabilidades fisiopatológicas subjacentes que contribuem para a heterogeneidade da síndrome.[5,15]

Finalmente, os resultados de ensaios clínicos de larga escala na ICFEP foram, na maioria das vezes, decepcionantes.[5,16]

Entendemos agora que a ICFEP não é simplesmente uma síndrome clínica que consiste em um ventrículo esquerdo (VE) pequeno, a hipertrofia concêntrica significativa do VE, com FE normal e disfunção diastólica com redução da complacência diastólica do VE. ICFEP é uma doença do sistema de múltiplos órgãos que envolve não apenas o coração, mas também os pulmões, o músculo esquelético, os rins e o tecido adiposo.[14]

Remodelação hipertensiva, sedentarismo, enrijecimento ventricular e vascular, obesidade e estresse metabólico, envelhecimento, juntamente com a disfunção endotelial generalizada em vários órgãos levam a uma perda global na reserva cardíaca, esquelética e periférica, que acaba por resultar na síndrome da ICFEP.[17]

Epidemiologia

Na comunidade, a prevalência de ICFEP varia de 31 até 55% (Tabela 2).

O risco de ICFEP aumenta acentuadamente com a idade; fatores de risco adicionais para o desenvolvimento de ICFEP incluem hipertensão, obesidade e doença arterial coronariana. Após o ajuste para a idade e outros fatores de risco, o risco de ICFEP é bastante semelhante em homens e mulheres; no entanto, o risco de ICFER é muito menor nas mulheres do que nos homens. A multimorbidade é comum em ambos os tipos de IC, mas um pouco mais grave na ICFEP, na qual aproximadamente 50% dos pacientes têm cinco ou mais comorbidades importantes. A maioria das mortes em pacientes com ICFEP é cardiovascular, mas a proporção de mortes não cardiovasculares é maior na ICFEP do que na ICFER.[18]

Tabela 2   Estudos selecionados relatando a prevalência de ICFEP (adaptado de Dunlay)[18]

Estudo	Anos	Fonte população	Definição da ICFEP pela FE (%)	Proporção de IC com ICFEP (%)
Redfield	1997-2000	Olmsted County, Minnesota, EUA	≥ 50	44 (20/45)
Bursi	2003-2005	Olmsted County, Minnesota, EUA	≥ 50	55 (308/556)
Gerber	2000-2010	Olmsted County, Minnesota, EUA	≥ 50	52,5* (1089/2074)
Lee	1981-2004	Framingham Heart Study	> 45	41 (220/534)

(continua)

Tabela 2   Estudos selecionados relatando a prevalência de ICFEP (adaptado de Dunlay)[18] *(continuação)*

Estudo	Anos	Fonte população	Definição da ICFEP pela FE (%)	Proporção de IC com ICFEP (%)
Ho	1981-2008	Framingham Heart Study	> 45	43* (196/457)
Ho	1979-2002	Pool de 3 cohorts	> 45	48* (795/1666)
Bhatia	1999-2001	Ontario, Canada	> 50	31 (880/2802)
Devereaux	1993-1995	Strong Heart Study	≥ 55	53 (50/95)
Gottdiener	1989-1993	Cardiovascular Health Study	≥ 55	22,3 (60/269)
Philbin	1995 e 1997	Community hospital registry	> 50	24 (312/1291)
Brouwers	1997-2010	Estudo PREVEND	≥ 50	34* (125/374)
Gurwitz	2005-2008	Cardiovascular Research Network	≥ 50	52* (6210/11994)
Gustaffson	1993-1996	Denmark registry	Baseado na WMI	40 (2218/5491)
MacCarthy	1993-1995	UKHEART study	≥ 50	31 (163/522)
Lenzen	2000-2001	Euro HF Survey	≥ 40	46 (3148/6806)
Yancy	2001-2004	Hospitalização ADHERE	≥ 40	50,4 (26322/52187)
Owan	1987-2001	Hospitalizados na Mayo Clinic, EUA	≥ 50	47,1 (2167/4596)

*Proporção de casos incidentes. Framingham Heart Study, Cardiovascular Health Study e PREVEND study. FE: fração de ejecção; IC: insuficiencia cardíaca; ICFEP: insuficiência cardíaca com fração de ejeção preservada; WMI: índice mobilidade de parede.

Existem poucos estudos que avaliaram a incidência da ICFEP. As tendências na incidência de IC têm sido conflitantes nas últimas décadas, com um declínio sugerido no Condado de Olmsted.[19] Um estudo de três registros dinamarqueses durante este período também é consistente com um quadro misturado, com um declínio na incidência da IC em indivíduos mais velhos, mas um aumento na incidência de IC em indivíduos mais jovens.[20] Um relatório recente no Reino Unido sugere um declínio na incidência de IC na última década.[21] A incidência de ICFEP aumentou em ambos os sexos entre 1990 e 2009 (Figura 1), quase duplicando em homens (3,9 a 7,6 por 1.000 pessoas; p < 0,001), mas ainda com um aumento substancial (29%) nas mulheres (4,8 a 6,2 por 1.000 pessoas; p = 0,02).[22] A diminuição temporal observada na incidência de ICFER em homens, contrastada com um aumento na incidência de ICFEP em ambos os sexos, sugere uma mudança na epidemiologia da IC.[22]

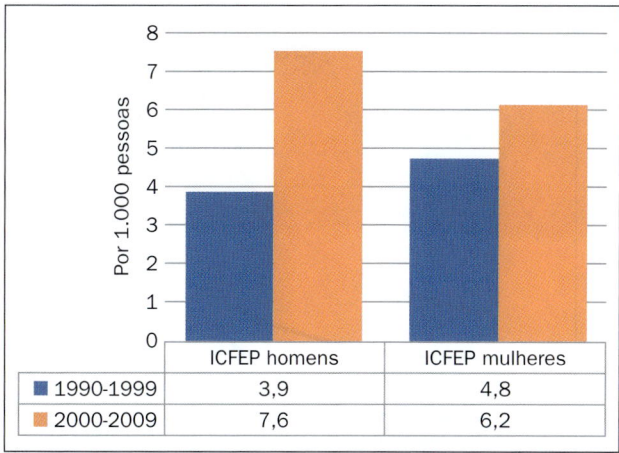

Figura 1 Incidência relatada da insuficiência cardíaca com fração de ejeção preservada (ICFEP) entre homens e mulheres padronizada para taxas específicas de idade e sexo da população dos Estados Unidos de 2010 (idade de 60 a 95 anos), por 1 ano de acompanhamento.
Fonte: adaptada de Tsao, 2018.[22]

Fisiopatologia

Ultimamente um novo entendimento para o desenvolvimento da ICFEP tem sido proposto, em que as comorbidades (incluindo hipertensão, diabetes, obesidade, obesidade e doenças pulmonares obstrutivas crônicas) promovem uma sinalização pró-inflamatória sistêmica que inicia em um processo de cascata, levando ao desenvolvimento da ICFEP. Postula-se que a inflamação sistêmica (por meio de fibroblastos/monócitos/macrófagos) leva à disfunção endotelial microvascular coronária, com subsequentes reduções na capacidade biológica do NO (oxido nítrico), no conteúdo de monofosfato de guanosina cíclico (GMPc) e na atividade da proteína quinase G. A redução na atividade da proteína quinase G promove hipertrofia de cardiomiócitos, bem como diminuição da fosforilação da proteína titina, o que aumenta a rigidez passiva. A disfunção endotelial também permite a formação de células inflamatórias no espaço intersticial, causando deposição de colágeno, levado por uma alteração na homeostase deste colágeno na matriz extracelular (*down-regulation* das metaloproteinases de matriz – MMP e pelo *up-regulation* dos inibidores teciduais das metaloproteinases de matriz – TIMP) e a consequência disso é uma posterior rigidez ventricular.

Função diastólica

Em indivíduos normais, a função diastólica permite o enchimento adequado do ventrículo durante o repouso e o exercício, sem um aumento anormal da pressão no AE, ou seja, a capacidade do ventrículo encher e relaxar. A diástole é dividida em fase de relaxamento isovolumétrico (pode ser estimado pela ecocardiografia como o tempo que compreende o tempo de fechamento da valva mitral e a abertura da valva aórtica), em fase de enchimento que é dividida em enchimento rápido precoce, diástase e sístole atrial. O enchimento rápido precoce é responsável por 70 a 80% do processo em indivíduos normais e o enchimento diastólico precoce é impulsionado pelo gradiente de pressão AE-VE, que depende de uma interação complexa de fatores que inclui: relaxamento miocárdico, retração elástica do VE, rigidez diastólica do VE, pressões do AE, interação ventricular, constrição pericárdica, propriedades das veias pulmonares e área da valva mitral. A diástase ocorre no meio da diástole, quando as pressões do AE e VE são quase iguais e contribui com menos de 5% do enchimento do VE, e sua duração encurta com taquicardia. Em indivíduos normais, a sístole atrial contribui com 15 a 25% do enchimento diastólico do VE, sem elevar a pressão média do AE. Essa contribuição depende do intervalo PR, do estado inotrópico atrial, da pré-carga atrial, da pós-carga atrial, do tônus autonômico e da frequência cardíaca.

O relaxamento ventricular é um processo ativo, ou seja, dependente de gasto energético, que decorre do desacoplamento das fibras de miosina e actina, que se inicia quando a concentração citosólica de cálcio começa a diminuir em decorrência da captação de cálcio pelo retículo sarcoplasmático decorrente da ação do fosfolambam ativado (proteína essa que em condições normais inibe a atividade da bomba cálcio ATPase do retículo sarcoplasmático – SERCA. À medida que mais miofibrilas relaxam diminui o fluxo de sangue para VE, o qual é mantido pelo recuo elástico (sucção), que resulta da liberação de energia potencial armazenada durante as sístoles, fazendo que o sangue seja "puxado" (aspirado) para o VE, então assim determina-se que o enchimento do VE depende tanto do relaxamento ativo quanto do recuo elástico. Em corações normais, com frequência e ritmo cardíaco normais, o relaxamento e o recuo são adequados para permitir que as pressões do AE permaneçam normais. O aumento do relaxamento e do recuo induzido por catecolaminas durante o exercício reduz as pressões do VE no início da diástole, aumentando assim o gradiente de pressão do AE para o VE sem aumentar as pressões do AE, além de aumentar o enchimento durante o exercício por aumento do retorno proveniente do efeito de sucção.

Recuo elástico

Durante a sístole, a energia potencial é armazenada nos componentes elásticos dos cardiomiócitos e da matriz extracelular (ECM). Estes componentes são comprimidos e torcidos (*twist*) durante a contração sistólica. Durante o relaxamento, essa energia potencial é liberada quando os elementos elásticos recuam e retornam ao seu comprimento e orientação originais. O recuo faz com que a pressão do VE caia rapidamente durante o relaxamento isovolumétrico; isso ocorre logo após a abertura da valva mitral (Figura 2), o relaxamento da tensão da parede do VE é rápido o suficiente para causar a diminuição da pressão do VE, apesar do aumento do volume do VE. Essa queda na pressão do VE produz um gradiente de pressão diastólica do átrio esquerdo até o ápice do VE; com isso o sangue é acelerado para fora do átrio esquerdo em direção ao VE. Como o gradiente de pressão intraventricular diastólico puxa o sangue para o ápice, ele pode ser considerado uma medida de sucção do VE.

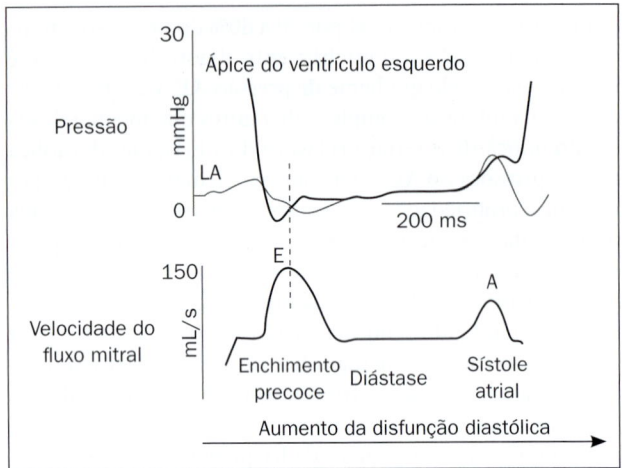

Figura 2 Recuo elástico.
Fonte: Braunwald's heart disease a textbook of cardiovascular medicine 11ᵗʰ.

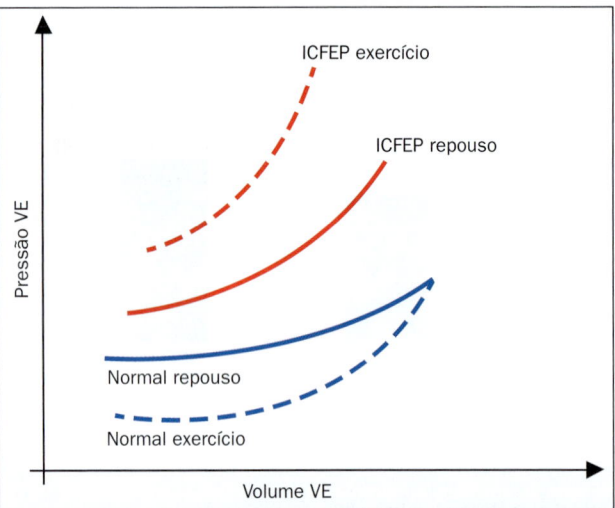

Figura 3 Função diastólica de ventrículo esquerdo (VE) em saudáveis e na insuficiência cardíaca com fração de ejeção preservada (ICFEP).
Fonte: adaptada de Borlaug, 2014.[17]

Curva de pressão/volume diastólico do VE

No VE normal em repouso o aumento na pressão durante a diástole é mínimo, com pressão diastólica de VE normal apesar do aumento de volume da câmara esquerda; esta condição está relacionada ao aumento da sucção diastólica precoce para prevenir altas pressões atriais esquerdas em resposta ao aumento do retorno venoso. Na ICFEP, a relação diastólica pressão-volume de repouso é geralmente deslocada para cima e para esquerda, indicando aumento da rigidez passiva do ventrículo. Além do atraso no relaxamento, alguns mecanismos (velocidade de relaxamento, movimento longitudinal anular mitral, distorção – *untwisting* do VE ocorrendo durante o início da diástole e o volume sistólico final alcançado no ciclo de contração anterior) estão comprometidos, levando o VE a ser preenchido somente à custa de altas pressões atriais esquerdas. No exercício, ocorre um novo deslocamento para cima, refletindo inadequada sucção diastólica precoce do VE, contribuindo para o aumento da pressão diastólica final do VE e levando à necessidade de altas pressões atriais esquerdas para empurrar o sangue para dentro da câmara. Assim, uma resposta diastólica anormal do VE no exercício (definido por um aumento induzido pelo exercício na relação E/e') é uma importante anormalidade hemodinâmica na ICFEP.

Disfunção diastólica

É definida como a incapacidade de realizar o enchimento do VE com pré-carga adequada e sob uma pressão aceitável. A fisiopatologia dos mecanismos que levam a ICFEP são recentemente reconhecidos não apenas como uma disfunção diastólica mas também como uma complexa interligação de alterações em diferentes órgãos em adição ao coração e vasos. Esta condição reflete nas alterações do relaxamento e enchimento do VE, remodelação estrutural do VE e do átrio esquerdo alterando a geometria de ambos, alterações da complacência ventricular esquerda, na complacência vascu-

lar sistêmica e pulmonar, na função musculoesquelética e endotelial, na liberação de agentes pró-inflamatórios e na sinalização profibrótica. Na ausência de hipertrofia, os pacientes com ICFEP têm uma remodelação concêntrica, os cardiomiócitos espessos e menos alongados estão associados ao aumento do conteúdo de colágeno. Na ICFEP, a relação pressão-volume diastólica de repouso é alterada. O relaxamento e o recuo elástico são anormais em repouso e não são aumentados durante o aumento da FC ou do exercício e isso resulta no enchimento ser apenas mantido pelo aumento da pressão de AE e o sangue ser "empurrado" para o ventrículo esquerdo.

Alteração celular – titina

A titina é uma proteína sarcomérica gigante com capacidade elástica bidirecional (contração e relaxamento) proporcionando a elasticidade ao cardiomiócito. Ela se estende do disco Z até a banda M, funcionando como uma mola. Podemos considerar que ela é responsável por quase 80% da rigidez passiva do VE, dessa forma, a titina regula a rigidez do cardiomiócito. A função da titina na ICFEP se altera pela transformação das suas isoformas N2BA (complacente) pela isoforma N2B (rígida); essa transformação em direção à forma mais rígida se dá por fosforilação indaqueda mediada pelas proteínas quinase A (PKA) e G (PKG).

Inflamação microvascular sistêmica

As comorbidades (obesidade, hipertensão, diabetes, doença pulmonar obstrutiva crônica, anemia e doença renal crônica) propiciam um estado inflamatório sistêmico que promove a disfunção endotelial microvascular. A inflamação endotelial resulta em produção de espécies reativas de oxigênio e também reduz a biodisponibilidade do NO, o que, por

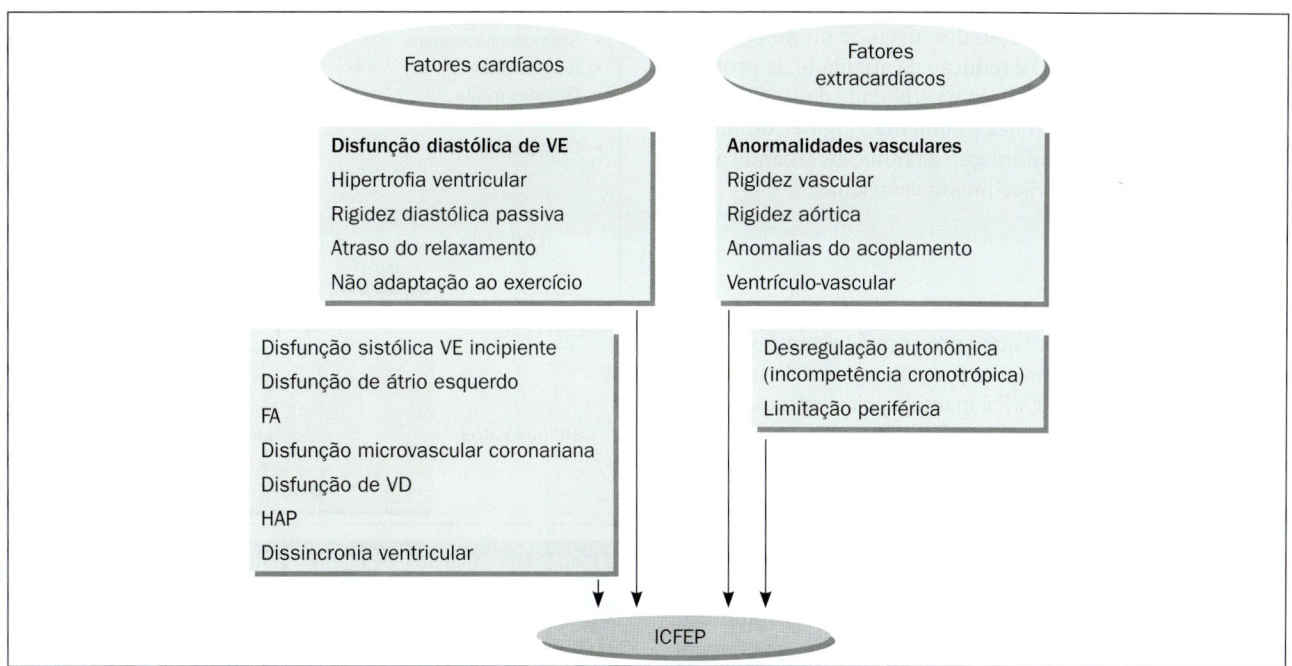

Figura 4 Fatores cardíacos e não cardíacos envolvidos na fisiopatologia da insuficiência cardíaca com fração de ejeção preservada (ICFEP).

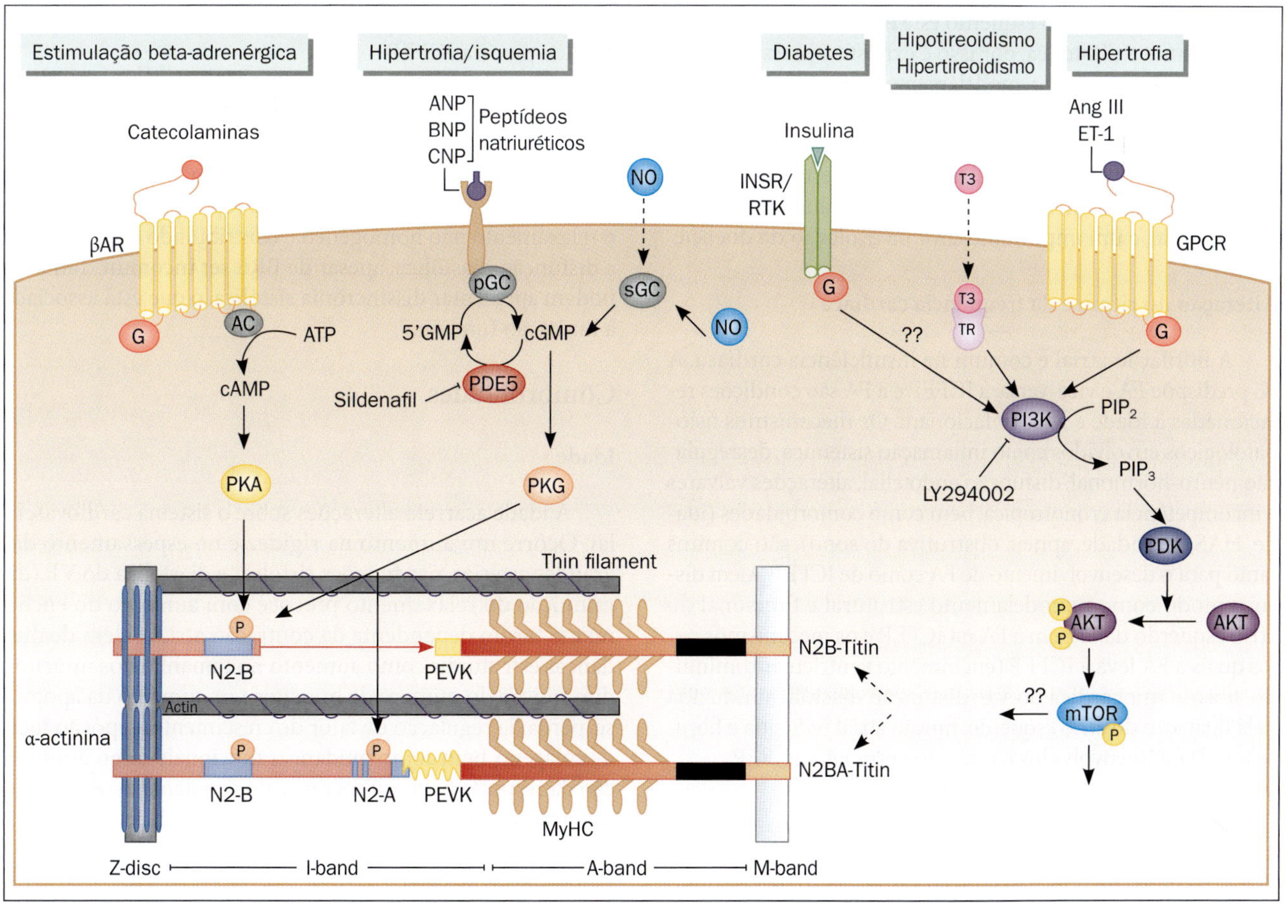

Figura 5 Caminhos da sinalização da titina.
Fonte: Krüger e Linke, 2009.[46]

sua vez, resulta em diminuição dos níveis de monofosfato de guanosina cíclica (GMP) e redução da atividade da proteína quinase G (PKG). Esse declínio na atividade da PKG acelera a sinalização pró-hipertrófica e aumenta a rigidez do miócito, promovendo a hipofosforilação da titina, excerbando a disfunção diastólica e o enrijecimento ventricular.

Disfunção sistólica

A ICFEP não pode ser considerada apenas distúrbio da função diastólica, uma vez que a presença de alteração na função sistólica quase sempre está presente, apesar da fração de ejeção estar normal. A FEVE é mantida pela contração radial, mas por meio da avaliação ecocardiográfica com uso *speckle* se nota queda na contração longitudinal de VE, que mostra uma disfunção sistólica incipiente em indivíduos assintomáticos, além da presença de biomarcadores de fibrose circulantes em paciente com HAS e diabetes. Apesar da função ventricular estar preservada no repouso, sua reposta de aumento durante o estresse é limitada pela incapacidade de reduzir o volume da câmara associada à incompetência cronotrópica, que impede o aumento do débito cardíaco em resposta ao exercício.

Disfunção do átrio esquerdo

A cavidade do átrio esquerdo está em contato direto com o VE durante a diastólica, por isso é exposta à pressão do VE ao longo deste tempo. O remodelamento e a disfunção do átrio esquerdo representam o tempo de exposição a esta pressão. Na ICFEP avançada, ocorre dilatação progressiva e perda de reserva contrátil atrial, particularmente com estresse. A ocorrência de remodelamento atrial esquerdo, levando à perda da função atrial, é um importante fator na evolução da doença.

Alteração do ritmo e da frequência cardíaca

A fibrilação atrial é comum na insuficiência cardíaca. A IC predispõe FA e vice-versa; a ICFEP e a FA são condições relacionadas à idade e se correlacionam. Os mecanismos fisiopatológicos envolvidos como inflamação sistêmica, desregulação neuro-hormonal, disfunção endotelial, alterações valvares e incompetência cronotrópica, bem como comorbidades (idade, HAS, obesidade, apneia obstrutiva do sono), são comuns tanto para o desenvolvimento de FA como de ICFEP. Além disso, o modo como remodelamento estrutural e funcional do átrio esquerdo dá origem à FA na ICFEP e os mecanismos pelos quais a FA leva à ICFEP (enchimento ventricular diminuído, fibrose miocárdica do VE, disfunção diastólica induzida pela dilatação do átrio esquerdo, função atrial reduzida e fibrose atrial) estão envolvidos na relação entre FA e ICFEP.

Disfunção de ventrículo direito

É reconhecido que a disfunção cardíaca direita é comum na ICFEP e contribui para o mau prognóstico. O aumento da rigidez diastólica do VD, a interdependência ventricular e a hipertensão pulmonar estão principalmente envolvidos na

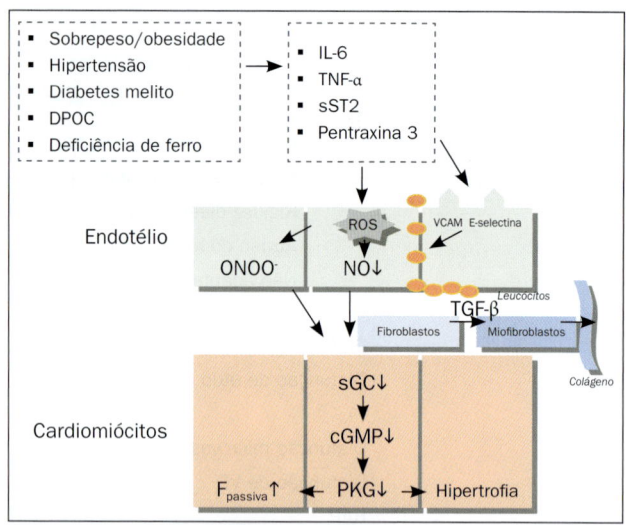

Figura 6 Comorbidades induzindo reação inflamatória.
Fonte: Paulus e Tschöpe, 2013.[47]

disfunção do VD. As comorbidades cardíacas e não cardíacas frequentemente presentes na ICFEP são conhecidas por alterar a estrutura miocárdica do VD. Tanto a disfunção do VD quanto a hipertensão pulmonar estão associadas a um prognóstico pior na ICFEP.

Dissincronia intraventricular

Os pacientes com ICFEP apresentam anormalidades da sincronia intraventricular durante a repolarização, tornando o relaxamento não homogêneo e contribuindo em parte para a disfunção diastólica, apesar de BRE ser incomun. Também podem apresentar dissincronia sistólica, o que está associada à limitação funcional.

Comorbidades

Idade

A idade acarreta alterações sobre o sistema cardiovascular. Ocorre um aumento na rigidez e no espessamento das grandes artérias, nas funções sistólica e diastólica do VE (diminuição do relaxamento precoce com aumento do enchimento tardio dependente da contração atrial), além de mudanças estruturais como aumento no tamanho dos miócitos, diminuição do número de miócitos por aumento da apoptose, perda da regulação de fator de crescimento, depósito focal de colágeno, bem como mudanças funcionais como diminuição da resposta beta-adrenérgica, do acoplamento excitação-contração e das proteínas carreadoras do cálcio.

Hipertensão arterial

É a condição cardíaca mais comumente associada em pacientes com ICFEP. A pressão arterial sistólica cronicamente aumentada é um importante estímulo para a remodelação e alterações funcionais. A doença cardíaca hipertensiva é caracterizada por remodelação concêntrica ou hipertrofia ventricular esquerda, piorando a rigidez sistólica arterial e ventricular, prejudicando o relaxamento e aumentando a rigidez diastólica – todos os fatores ligados à patogênese da ICFEP. Além do aumento da sobrecarga e da hipertrofia do VE, a hipertensão pode contribuir para um estado pró-inflamatório potencialmente associado a múltiplos mecanismos fisiopatológicos descritos acima (rigidez ventricular anormal, acoplamento ventrículo-arterial, função microvascular periférica, reserva sistólica e resposta cronotrópica).

Obesidade

O índice de massa corporal aumentado é um fator de risco reconhecido para ambos os tipos de IC, principalmente para o desenvolvimento de ICFEP em associação com hipertensão, idade e sexo. A obesidade tem muitos efeitos deletérios sobre o sistema cardiovascular, metabolismo tecidual e inflamação sistêmica. Tem sido demonstrado que pacientes com ICFEP e obesos (IMC $\geq$ 35 kg/m^2) apresentam maior expansão de volume plasmático, que está associado a mais remodelamento biventricular, a maior disfunção do VD e pior capacidade de exercício. O aumento da adiposidade promove inflamação, hipertensão, resistência à insulina e dislipidemia, e prejudica a função ventricular sistólica diastólica; além disso, a inflamação induzida por adiposidade tem efeitos adversos cardíacos e vasculares, incluindo disfunção endotelial e disfunção mitocondrial. Esse fenótipo (ICFEP com diabetes) é frequentemente associado a resistência à insulina, caracterizando a síndrome metabólica, que combina obesidade abdominal, dislipidemia, hipertensão e diabetes tipo 2. A resistência à insulina diminui o fornecimento de energia miocárdica.

Diabetes melito

O DM é um fator de risco importante para o desenvolvimento tanto da ICFER quanto da ICFEP. O diabetes predispõe a DAC, disfunção renal e hipertensão. As alterações estruturais ligadas a DM são hipertrofia dos miócitos, aumento da matriz extracelular (fibrose) e microangiopatia intramiocárdica. As modificações funcionais incluem diminuição dos fatores de vasodilatação tanto endotélio-dependente quanto endotélio-independente, redução do relaxamento ventricular esquerdo, disfunção contrátil e aumento da rigidez passiva diastólica. Além disso, a sinalização pró-inflamatória e pró-fibrótica associada a neuropatia cardíaca autonômica promovem um acúmulo de colágeno.

Doença coronariana

Embora a isquemia aguda seja conhecida por causar disfunção diastólica, o papel da doença arterial e isquemia, contribuindo para a disfunção diastólica crônica e sintomas em pacientes com ICFEP, permanece incerto. A função endotelial pode contribuir para o desenvolvimento de ICFEP.

Doença renal crônica

Em pacientes com ICFEP, a doença renal crônica está associada ao aumento do remodelamento cardíaco. Insuficiência renal causa inflamação sistêmica e estresse oxidativo. A disfunção renal impossibilita o rim de manter o equilíbrio de sódios e líquido, concebendo assim um estado de sobrecarga líquida e esta sobrecarga causa mais dano cardiovascular, perpetuando desse modo um ciclo vicioso, sendo então a ICFEP possivelmente considerada uma síndrome cardiorrenal. As alterações fisiopatológicas mais comuns encontradas na ICFEP e na doença renal são a ativação do sistema renina-angiotensina e a disfunção endotelial.

Hipertensão pulmonar

A maioria dos pacientes com ICFEP tem pelo menos algum grau de hipertensão pulmonar, com pressões sistólicas na artéria pulmonar superiores a 40 mmHg. Isso ocorre em decorrência das pressões elevadas de enchimento do VE, resultando em aumento da pressão venosa pulmonar; a resistência vascular pulmonar pode estar aumentada pela vasoconstrição arterial pulmonar reativa. Em alguns pacientes, a hipertensão venosa pulmonar crônica provoca o remodelamento vascular pulmonar, levando à hipertensão pulmonar irreversível, e a presença e gravidade da HAP está intimamente ligada a falência do ventrículo direito.

Sexo

O sexo feminino é um fator de risco importante para o desenvolvimento de ICFEP. A razão para esta diferença em relação aos homens não está bem clara; possivelmente as mulheres apresentam maior rigidez arterial e ventricular e esta se exacerba com a idade. Essas diferenças também podem resultar de efeitos hormonais reprodutivos na estrutura e função do VE e de resposta a alterações de sobrecarga.

Tratamento

Desde a primeira descrição da síndrome do coração "duro" por Dodek[23] há mais de 50 anos, a ICFEP ainda não tem qualquer tratamento específico para a redução da mortalidade. Fracassos recentes de múltiplas classes de medicamentos em estudos fase 2 foram agravadas pela frustração criada pelo insucesso de grandes estudos randomizados com inibidores da enzima conversora da angiotensina (perindopril no estudo PEP-CHF,[24] bloqueadores dos receptores de angiotensina (irbesartana no IPRESERVE[25] e candesartana no CHARM-Preserved[26]), antagonistas da aldosterona (espironolactona no TOPCAT[27] e ALDO-DHF[28]) e betabloqueador (nebivolol no SENIORS[29]) de demonstrar melhora clínica nos objetivos primários pré-especificados (Tabela 3). Existem muitas justificativas para tentar explicar esta decepção com diagnósticos imprecisos, fisiopatologia não totalmente esclarecida com mecanismos de ação errados, critérios para a inclusão no estudo ou métricas de resultado não ideais, variações geográficas

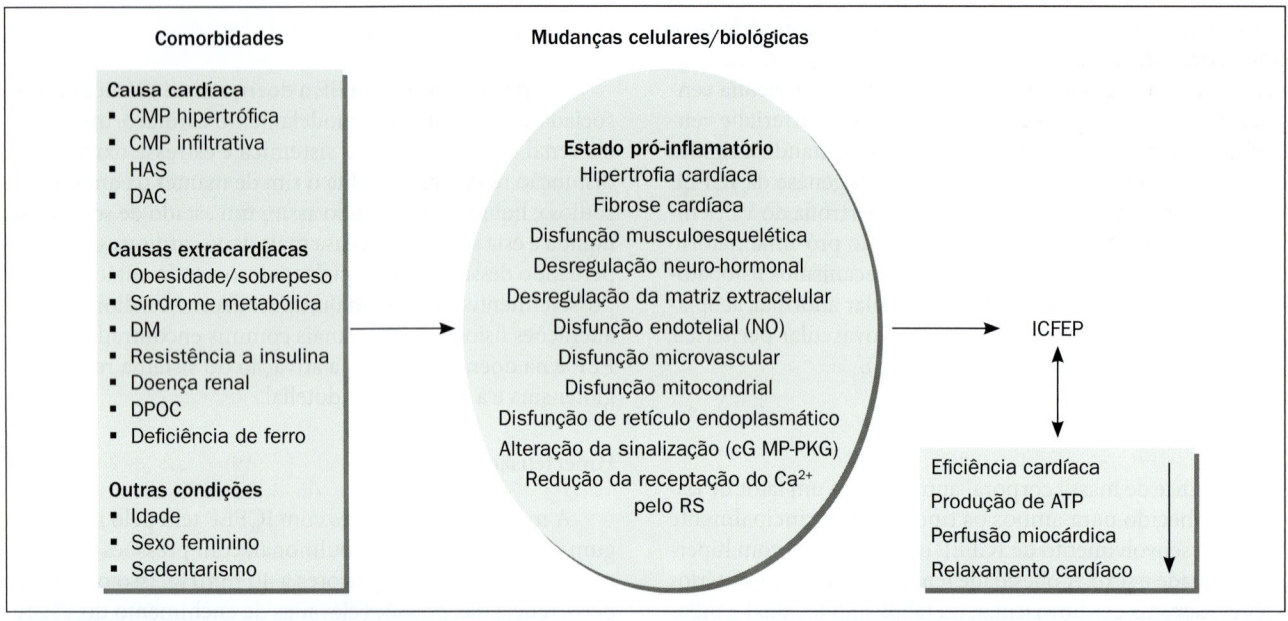

Figura 7 Interação entre comorbidades e fatores de risco levando a insuficiência cardíaca com fração de ejeção preservada (ICFEP).

internacionais no diagnóstico e tratamento da ICFEP, tipo e frequência das comorbidades, mas a hipótese mais convincente é que tem-se trabalhado com uma síndrome e não mais uma doença e, na verdade, esta síndrome é composta por um grupo heterogêneo de doenças relacionadas, que podem não responder a uma abordagem com um único tratamento.

Tabela 3 Resumo dos principais estudos clínicos randomizados publicados sobre ICFEP (fase 2-3)

Droga/intervenção	Fase	N	Objetivo primário	Resultado
Candesartana[26]	3	3.023	Composto de mortalidade CV e hospitalização por IC	Neutro
Irbesartana[25]	3	4.128	Composto de mortalidade por todas as causas ou hospitalização CV	Neutro
Perindopril[24]	3	850	Composto de mortalidade por todas as causas e hospitalização por IC	Neutro
Nebivolol[30]	3	752	Composto de mortalidade por todas as causas ou hospitalização CV	Neutro
Carvedilol[31]	2	245	Composto de mortalidade por todas as causas ou hospitalização CV	Neutro

(Continua)

Tabela 3 Resumo dos principais estudos clínicos randomizados publicados sobre ICFEP (fase 2-3) *(continuação)*

Droga/intervenção	Fase	N	Objetivo primário	Resultado
Digoxina[32]	3	988	Composto de mortalidade por IC ou hospitalização por IC	Neutro
Espironolactona[28]	2	422	E/e' no ecocardiograma e pico VO_2	Positivo, neutro
Espironolactona[27]	3	3.445	Composto de óbito CV, parada cardíaca abortada ou hospitalização por IC	Neutro
Eplerenona[33]	2	44	Distância tc6m	Neutro
Sildenafil[34]	2	216	Pico VO_2	Neutro
Ivabradina[35]	2	61	Capacidade de exercício/pico consumo de oxigênio	Positivo
Ivabradina[36]	2	44	Pico VO_2	Negativo
Ivabradina[37]	2	179	E/e' no ecocardiograma, tc6m, NT-proBNP	Neutro, Neutro, Neutro
Exercicio[38]	-	64	Pico VO_2	Positivo
Sacubitril/ valsartana[39]	2	301	NT-proBNP	Positivo
Vericiguat[40]	2	477	NT-proBNP, volume do átrio esquerdo	Neutro, Neutro,
Mononitrato de Isossorbida[41]	2	110	Nível de atividade diária	Negativo

N: tamanho do estudo; CV: cardiovascular; IC: insuficiência cardíaca; tc6m: teste de caminhada de 6 minutos; VO_2: consumo de oxigênio. Fonte: adaptada de Parikh, 2018.[9]

O tratamento sintomático da ICFEP é empírico e consiste principalmente em diuréticos para reduzir a congestão, embora os dados para apoiar esta conduta sejam limitados. Da mesma forma, os dados para controle da frequência cardíaca em pacientes com fibrilação atrial, que é altamente prevalente na ICFEP, são também limitados.[42] Ainda não está claro se o controle do ritmo seria benéfico nos pacientes com ICFEP e fibrilação atrial. Há fortes evidências indiretas de que o tratamento da hipertensão arterial pode ser benéfico na prevenção de IC-FEP, embora os dados sejam menos claros para reduzir a morbidade e a mortalidade em pacientes com ICFEP conhecida.[43,44]

Resumindo, o tratamento da ICFEP pelas diretrizes brasileira[3] e europeia:[45]

1. Considerar diagnóstico alternativo:
   a. Doença isquêmica do coração, doença pulmonar mascarando a IC, anemia importante, crise hipertensiva e feocromocitoma.
2. Tratamento dos sintomas congestivos com diuréticos.
3. Tratamento da hipertensão arterial sistêmica.
4. Controle da frequência cardíaca na fibrilação atrial (manutenção do ritmo sinusal?).
5. Tratar isquemia miocárdica.
6. Espironolactona (?).

A diretriz brasileira de IC[3] orienta o tratamento da IC-FEP conforme a Tabela 4.

Tabela 4 Tratamento farmacológico da insuficiência cardíaca com fração de ejeção preservada[3]		
Recomendações	Classe de indicação	Nível de evidência
Diuréticos de alça ou tiazídicos para diminuir sintomas congestivos	I	B
Tratamento de comorbidades como isquemia miocárdica, FA e hipertensão, conforme diretrizes vigentes, para diminuir sintomas ou progressão da doença	I	C
Espironolactona para redução de hospitalizações	IIA	B
BRAs para redução de hospitalizações	IIB	B

BRA: bloqueadores dos receptores de angiotensina; FA: fibrilação atrial.

Futuro do tratamento

Existem seis mecanismos que podem traduzir potenciais terapias para ICFEP:[5]

- Três mecanismos hemodinâmicos:
  – Congestão cardíaca esquerda/disfunção diastólica/hipertensão atrial esquerda.
  – Doença vascular pulmonar/disfunção do ventrículo direito (VD).
  – Expansão do volume plasmático.
- Três mecanismos moleculares potenciais:

– Inflamação microvascular sistêmica.
– Anormalidades funcionais cardiometabólicas.
– Anormalidades estruturais celulares [titina]/extracelular [fibrose].

Várias doenças específicas (por exemplo, cardiomiopatias infiltrativas, cardiomiopatia hipertrófica, amiloide, insuficiência de alto débito, doença cardíaca valvar e doença pericárdica) podem se apresentar com IC, mas não são consideradas ICFEP comum e não serão discutidas.

Resumo

Há evidências fortes, mas indiretas, de que a terapia da hipertensão pode ser benéfica na prevenção da ICFEP, porém com dados menos claros sobre a redução da morbidade ou mortalidade na ICFEP conhecida. O controle agressivo da pressão arterial está associado a menos internações por IC. A evidência atual afirma que o bloqueio do sistema renina-angiotensina-aldosterona é benéfico na ICFEP, mas os dados sugerem que ela pode ser benéfica na extremidade inferior do espectro de FE (FE < 55%).

Se o controle do ritmo é benéfico em pacientes com IC-FEP e fibrilação atrial ainda não está claro.

O manejo adequado da DAC continua sendo uma consideração importante, uma vez que dados observacionais mostraram que a DAC é comum em pacientes com ICFEP e está associada a piores desfechos que podem ser melhorados com a revascularização.

Os autores postulam três mecanismos hemodinâmicos (congestão cardíaca esquerda/disfunção diastólica/hipertensão atrial esquerda, doença vascular pulmonar/disfunção do VD e expansão do volume plasmático) e três mecanismos moleculares potenciais (inflamação microvascular sistêmica, anormalidades funcionais cardiometabólicas e anormalidades estruturais celulares [titina]/extracelular [fibrose]).

A redução da congestão do coração esquerdo e da hipertensão do átrio esquerdo é benéfica na ICFEP. O tratamento do dispositivo de derivação interatrial (IASD) descarregou o átrio esquerdo e produziu uma maior redução na pressão de oclusão capilar pulmonar em comparação com o controle simulado em 1 mês (p = 0,028 representando todas as fases do exercício) na fase 2 do ensaio REDUCE LAP-HF I. Uma preocupação com este dispositivo é o aumento potencial de pressões do lado direito – um mecanismo potencialmente prejudicial na ICFEP. Um estudo maior (REDUCE LAP-HF II) está examinando os efeitos do IASD nos desfechos clínicos e na qualidade de vida. Entre 119 pacientes com ICFEP (FE ≥ 40%) no estudo CHAMPION, uma redução maior nas pressões pulmonares foi associada a uma redução de 46% na hospitalização por IC em 6 meses. Como resultado, a monitorização sem fio da pressão da artéria pulmonar recebeu uma recomendação de classe IIb, nível de evidência B em IC nas diretrizes mais recentes da European Society of Cardiology.

A presença e a gravidade da hipertensão pulmonar estão fortemente associadas ao desenvolvimento da disfunção do VD, mas além do aumento da pressão pulmonar, o desacoplamento VAS-arterial desempenha um papel importante, contribuindo ainda mais para piores desfechos na ICFEP. Entretanto, a terapia direcionada diretamente à hipertensão pulmonar, para reduzir a pós-carga do VD, melhorando assim a função do VD na ICFEP, até o momento tem sido decepcionante.

A expansão do volume plasmático tem sido sugerida como mecanismo fisiopatológico primário em um subgrupo de pacientes com ICFEP, particularmente pacientes obesos com ICFEP (índice de massa corporal $\geq$ 35 kg/m^2), nos quais o aumento da pressão capilar pulmonar está correlacionado com a expansão do volume plasmático. Dados do estudo CHAMPION sugerem que tratar da sobrecarga de volume via diurese pode ser um componente fundamental do tratamento ideal da ICFEP. Os efeitos benéficos do inibidor do cotransportol-2 do sódio-glicose luminal (incluindo natriurese e efeitos cardiometabólicos e renais favoráveis) os tornam atraentes para pacientes com ICFEP obesos com sobrecarga de volume e inflamação adiposa.

Vários estudos apoiam um papel fundamental na inflamação sistêmica crônica, especificamente em pacientes com ICFEP. Tem sido demonstrado/sugerido que comorbidades na ICFEP levam à inflamação microvascular, que afeta adversamente o cardiomiócito adjacente por meio da diminuição da biodisponibilidade do óxido nítrico, da disponibilidade reduzida de monofosfato de guanosina cíclico (GMPc) e da fosforilação alterada da titina. Isquemia microvascular, remodelação ventricular concêntrica e fibrose da transição endotelial para mesenquimal contribuem ainda mais para a disfunção diastólica. No entanto, a suposição de que a inflamação sistêmica causalmente impulsiona o desenvolvimento da ICFEP ainda não está totalmente comprovada, uma vez que os testes intervencionistas para provar a causalidade não foram conclusivos.

A energética miocárdica reduzida em pacientes com ICFEP sugerem que o direcionamento de anormalidades funcionais cardiometabólicas pode ser uma abordagem importante nesses pacientes. Atualmente, estão sendo avaliados agonistas parciais da adenosina A1 (capadenoson e neladenoson), inibidores da carnitina palmitoiltransferase-1 (etomoxir e perhexilina), inibidor da beta-oxidação de ácidos graxos (trimetazidina), potenciador mitocondrial (elamipretide) e ferro intravenoso (carboximaltose férrica).

O coração é constituído por dois compartimentos, miocítico e não miocítico, que contribuem para a rigidez diastólica e aumentam as pressões de enchimento. A proteína sarcomérica elástica (gigante) titina é o regulador dominante da tensão passiva miocárdica e, portanto, da rigidez derivada dos cardiomiócitos. A modificação pós-traducional do segmento da titina N2B pela fosforilação mediada pela proteinocinase A (PKA) e G (PKG) mostrou alterar a tensão passiva dos cardiomiócitos e está atualmente sendo avaliada. A matriz extracelular é um potencial alvo terapêutico e, portanto, estudos em andamento estão avaliando inibidores do fator de crescimento transformador beta (por exemplo, pirfenidona) e da galectina-3, um biomarcador de fibrose (membro da família das proteínas de ligação a glicanas) que é regulado positivamente na ICFEP.

Referências bibliográficas

1. Benjamin EJ, Virani SS, Callaway CW, Chamberlain AM, Chang AR, Cheng S, et al. Heart disease and stroke statistics. 2018 Update: A report from the American Heart Association. Circulation [Internet]. 2018;137(12). Disponível em: https://www.ahajournals.org/doi/10.1161/CIR.0000000000000558.
2. Chioncel O, Lainscak M, Seferovic PM, Anker SD, Crespo-Leiro MG, Harjola V-P, et al. Epidemiology and one-year outcomes in patients with chronic heart failure and preserved, mid-range and reduced ejection fraction: an analysis of the ESC heart failure long-term registry: analysis of the ESC Heart Failure Long-Term Registry. Eur J Heart Fail. 2017;19(12):1574-85.
3. Rohde LEP, Montera MW, Bocchi EA, Clausell NO, Albuquerque DC de, Rassi S, et al. Diretriz Brasileira de Insuficiência Cardíaca Crônica e Aguda. Arq Bras Cardiol [Internet]. 2018. Disponível em: http://www.arquivosonline.com.br/2016/revista-eletronica.asp.
4. Campbell RT, Petrie MC, McMurray JJV. Redefining heart failure phenotypes based on ejection fraction: Viewpoint. Eur J Heart Fail. 2018;20(12):1634-5.
5. Lam CSP, Voors AA, de Boer RA, Solomon SD, van Veldhuisen DJ. Heart failure with preserved ejection fraction: from mechanisms to therapies. Eur Heart J. 2018;39(30):2780-92.
6. Redfield MM. Heart failure with preserved ejection fraction. Solomon CG, editor. N Engl J Med. 2016;375(19):1868-77.
7. Reddy YNV, Carter RE, Obokata M, Redfield MM, Borlaug BA. A simple, evidence-based approach to help guide diagnosis of heart failure with preserved ejection fraction. Circulation. 2018;138(9):861-70.
8. Patel RB, Vaduganathan M, Shah SJ, Butler J. Atrial fibrillation in heart failure with preserved ejection fraction: Insights into mechanisms and therapeutics. Pharmacol Ther. 2017;176:32-9.
9. Parikh KS, Sharma K, Fiuzat M, Surks HK, George JT, Honarpour N, et al. Heart failure with preserved ejection fraction expert panel report. JACC Heart Fail. 2018;6(8):619-32.
10. Roger VL. Of probabilities and uncertainties. JACC Heart Fail. 2018;6(8):686-8.
11. Roger VL. Epidemiology of heart failure. Circ Res. 2013;113(6):646-59.
12. Shah SJ, Heitner JF, Sweitzer NK, Anand IS, Kim H-Y, Harty B, et al. Baseline characteristics of patients in the treatment of preserved cardiac function heart failure with an aldosterone antagonist trial. Circ Heart Fail. 2013;6(2):184-92.
13. Owan TE, Hodge DO, Herges RM, Jacobsen SJ, Roger VL, Redfield MM. Trends in prevalence and outcome of heart failure with preserved ejection fraction. N Engl J Med. 2006;355(3):251-9.
14. Sharma K, Kass DA. Heart failure with preserved ejection fraction: mechanisms, clinical features, and therapies. Circ Res. 2014;115(1):79-96.
15. Shah SJ, Katz DH, Deo RC. Phenotypic spectrum of heart failure with preserved ejection fraction. Heart Fail Clin. 2014;10(3):407-18.
16. Shah SJ. Precision medicine for heart failure with preserved ejection fraction: an overview. J Cardiovasc Transl Res. 2017;10(3):233-44.
17. Borlaug BA. The pathophysiology of heart failure with preserved ejection fraction. Nat Rev Cardiol. 2014;11(9):507-15.
18. Dunlay SM, Roger VL, Redfield MM. Epidemiology of heart failure with preserved ejection fraction. Nat Rev Cardiol. 2017;14(10):591-602.
19. Gerber Y, Weston SA, Redfield MM, Chamberlain AM, Manemann SM, Jiang R, et al. A contemporary appraisal of the heart failure epidemic in Olmsted County, Minnesota, 2000 to 2010. JAMA Intern Med. 2015;175(6):996.
20. Christiansen MN, Køber L, Weeke P, Vasan RS, Jeppesen JL, Smith JG, et al. Age-specific trends in incidence, mortality, and comorbidities of heart failure in Denmark, 1995 to 2012. Circulation. 2017;135(13):1214-23.
21. Conrad N, Judge A, Tran J, Mohseni H, Hedgecott D, Crespillo AP, et al. Temporal trends and patterns in heart failure incidence: a population-based study of 4 million individuals. Lancet. 2018;391(10120):572-80.
22. Tsao CW, Lyass A, Enserro D, Larson MG, Ho JE, Kizer JR, et al. Temporal trends in the incidence of and mortality associated with heart failure with preserved and reduced ejection fraction. JACC Heart Fail. 2018;6(8):678-85.
23. Dodek A, Kassebaum DG, Bristow JD. Pulmonary edema in coronary-artery disease without cardiomegaly: paradox of the stiff heart. N Engl J Med. 1972;286(25):1347-50.
24. Cleland JGF. The perindopril in elderly people with chronic heart failure (PEP-CHF) study. Eur Heart J. 2006;27(19):2338-45.
25. Massie BM, Carson PE, McMurray JJ, Komajda M, McKelvie R, Zile MR, et al. Irbesartan in patients with heart failure and preserved ejection fraction. N Engl J Med. 2008;359(23):2456-67.

26. Yusuf S, Pfeffer MA, Swedberg K, Granger CB, Held P, McMurray JJ, et al. Effects of candesartan in patients with chronic heart failure and preserved left-ventricular ejection fraction: the CHARM-Preserved Trial. Lancet. 2003;362(9386):777-81.

27. Pitt B, Pfeffer MA, Assmann SF, Boineau R, Anand IS, Claggett B, et al. Spironolactone for heart failure with preserved ejection fraction. N Engl J Med. 2014;370(15):1383-92.

28. Edelmann F, Wachter R, Schmidt AG, Kraigher-Krainer E, Colantonio C, Kamke W, et al. Effect of spironolactone on diastolic function and exercise capacity in patients with heart failure with preserved ejection fraction: The Aldo-DHF Randomized Controlled Trial. JAMA. 2013;309(8):781.

29. Flather MD, Shibata MC, Coats AJS, Van Veldhuisen DJ, Parkhomenko A, Borbola J, et al. Randomized trial to determine the effect of nebivolol on mortality and cardiovascular hospital admission in elderly patients with heart failure (SENIORS). Eur Heart J. 2005;26(3):215-25.

30. van Veldhuisen DJ, Cohen-Solal A, Böhm M, Anker SD, Babalis D, Roughton M, et al. Beta-blockade with nebivolol in elderly heart failure patients with impaired and preserved left ventricular ejection fraction. J Am Coll Cardiol. 2009;53(23):2150-8.

31. Yamamoto K, Origasa H, Hori M, on behalf of the J-DHF Investigators. Effects of carvedilol on heart failure with preserved ejection fraction: the Japanese Diastolic Heart Failure Study (J-DHF). Eur J Heart Fail. 2013;15(1):110-8.

32. Ahmed A, Rich MW, Fleg JL, Zile MR, Young JB, Kitzman DW, et al. Effects of digoxin on morbidity and mortality in diastolic heart failure: The Ancillary Digitalis Investigation Group Trial. Circulation. 2006;114(5):397-403.

33. Deswal A, Richardson P, Bozkurt B, Mann DL. Results of the randomized aldosterone antagonism in heart failure with preserved ejection fraction trial (RAAM-PEF). J Card Fail. 2011;17(8):634-42.

34. Redfield MM, Chen HH, Borlaug BA, Semigran MJ, Lee KL, Lewis G, et al. Effect of phosphodiesterase-5 inhibition on exercise capacity and clinical status in heart failure with preserved ejection fraction: a randomized clinical trial. JAMA. 2013;309(12):1268.

35. Kosmala W, Holland DJ, Rojek A, Wright L, Przewlocka-Kosmala M, Marwick TH. Effect of if-channel inhibition on hemodynamic status and exercise tolerance in heart failure with preserved ejection fraction. J Am Coll Cardiol. 2013;62(15):1330-8.

36. Pal N, Sivaswamy N, Mahmod M, Yavari A, Rudd A, Singh S, et al. Effect of selective heart rate slowing in heart failure with preserved ejection fraction. Circulation. 2015;132(18):1719-25.

37. Komajda M, Isnard R, Cohen-Solal A, Metra M, Pieske B, Ponikowski P, et al. Effect of ivabradine in patients with heart failure with preserved ejection fraction: the EDIFY randomized placebo-controlled trial: Ivabradine in HFpEF. Eur J Heart Fail. 2017;19(11):1495-503.

38. Edelmann F, Gelbrich G, Düngen H-D, Fröhling S, Wachter R, Stahrenberg R, et al. Exercise training improves exercise capacity and diastolic function in patients with heart failure with preserved ejection fraction. J Am Coll Cardiol. 2011;58(17):1780-91.

39. Solomon SD, Zile M, Pieske B, Voors A, Shah A, Kraigher-Krainer E, et al. The angiotensin receptor neprilysin inhibitor LCZ696 in heart failure with preserved ejection fraction: a phase 2 double-blind randomised controlled trial. Lancet. 2012;380(9851):1387-95.

40. Pieske B, Maggioni AP, Lam CSP, Pieske-Kraigher E, Filippatos G, Butler J, et al. Vericiguat in patients with worsening chronic heart failure and preserved ejection fraction: results of the SOluble guanylate Cyclase stimulatoR in heArT failurE patientS with PRESERVED EF (SOCRATES-PRESERVED) study. Eur Heart J. 2017;38(15):1119-27.

41. Redfield MM, Anstrom KJ, Levine JA, Koepp GA, Borlaug BA, Chen HH, et al. Isosorbide mononitrate in heart failure with preserved ejection fraction. N Engl J Med. 2015;373(24):2314-24.

42. Kotecha D, Lam CSP, Van Veldhuisen DJ, Van Gelder IC, Voors AA, Rienstra M. Heart failure with preserved ejection fraction and atrial fibrillation. J Am Coll Cardiol. 2016;68(20):2217-28.

43. Beckett NS, Peters R, Fletcher AE, Staessen JA, Liu L, Dumitrascu D, et al. Treatment of hypertension in patients 80 years of age or older. N Engl J Med. 2008;358(18):1887-98.

44. The SPRINT Research Group. A randomized trial of intensive versus standard blood-pressure control. N Engl J Med. 2015;373(22):2103-16.

45. Ponikowski P, Voors AA, Anker SD, Bueno H, Cleland JGF, Coats AJS, et al. 2016 ESC Guidelines for the diagnosis and treatment of acute and chronic heart failure: The Task Force for the diagnosis and treatment of acute and chronic heart failure of the European Society of Cardiology (ESC)Developed with the special contribution of the Heart Failure Association (HFA) of the ESC. Eur Heart J. 2016;37(27):2129-200.

46. Krüger M, Linke WA. Titin-based mechanical signalling in normal and failing myocardium. J Mol Cell Cardiol. 2009;46:490-8.

47. Paulus WJ, Tschöpe C. A novel paradigm for heart failure with preserved ejection fraction: comorbidities drive myocardial dysfunction and remodeling through coronary microvascular endothelial inflammation. J Am Coll Cardiol. 2013;62(4):263-71.

Capítulo 4

Tratamento da insuficiência cardíaca aguda

Múcio Tavares de Oliveira Jr.
Bruno Biselli
Alexandre de Matos Soeiro

Pontos-chave

- A insuficiência cardíaca aguda é uma das principais causas de hospitalização.
- A abordagem no diagnóstico e no tratamento neste momento deve ser sistematizada para que o manuseio se torne mais simples para o médico e demais profissionais de saúde.
- Seguir algoritmos e processos mnemônicos proporciona o benefício de manusear o paciente de forma mais segura e auxilia na obtenção da estabilização clínica e da redução do risco de morte.

Introdução

Um dos temas mais desafiadores no tratamento de doenças cardíacas agudas é o tratamento de pacientes com insuficiência cardíaca aguda (ICA). São pacientes frequentes nas unidades de emergência, sendo cerca de 30% dos atendimentos por causas cardiológicas. Além disso, as mudanças recentes do tratamento da insuficiência cardíaca (IC) crônica nos obrigou a repensar como tratar o paciente na vigência da descompensação: o que fazer com as drogas que o paciente faz uso contínuo? Devemos manter, reduzir ou suspender? Mesmo que o paciente esteja hipotenso, ele tem uma resistência vascular sistêmica elevada; então o uso de mais vasodilatadores é benéfico ou maléfico? Quando precisamos associar inotrópicos, como escolher a melhor droga?

Assim como nas síndromes coronarianas agudas, devemos procurara uma padronização no atendimento de pacientes com ICA. Este capítulo se baseia numa sistematização do atendimento e tanto explicará as bases científicas do tratamento como mostrará uma forma de sistematizar que tornará a abordagem muito mais fácil.

Base do manuseio

A ICA é caracterizada pela progressão rápida de sintomas e sinais de IC, que resulta na necessidade de intervenção urgente e não planejada[1,2] e pode decorrer de uma disfunção cardíaca aguda (sem a presença de diagnóstico prévio de IC) ou da exacerbação aguda de um quadro crônico. A terapêutica se baseia, em primeira instância, na identificação do perfil hemodinâmico do paciente, de acordo com a presença ou ausência de sinais de congestão (seco ou úmido) e a adequação da perfusão (quente ou frio),[3] como ilustrado na Tabela 1.

Tabela 1   Classificação clínico-hemodinâmica da insuficiência cardíaca aguda

	Sinais e sintomas de congestão (ortopneia, distensão jugular, edema, estertores)	
Sinais e sintomas de hipoperfusão (hipotensão, pulso frio, sonolência, extremidades frias)	Ausente	Presente
Ausente	Perfil A (quente e seco)	Perfil B (quente e úmido)
Presente	Perfil L (frio e seco)	Perfil C (frio e úmido)

Em linhas gerais, os pacientes em perfil A estão compensados e estáveis e foram à unidade de emergência por outro motivo; os pacientes em perfil B necessitam, além das medidas gerais, de diuréticos e vasodilatadores; os em perfil L necessitam de prova de volume e, se necessário, inotrópicos; e os em perfil C necessitam de diuréticos, inotrópicos e vasodilatadores.

Os objetivos do tratamento da ICA são a melhora de sintomas de IC, adequação volêmica e estabilização hemodinâmica. Para isso, deve-se buscar o suporte ventilatório, a eliminação de fluidos, a redução de pré e pós-carga e, em alguns casos, o aumento de inotropismo. Podemos resumir a abordagem no processo mnemônico ABCDEFGH, como descrito na Figura 1. Importante lembrar que, ao se fazer o diagnóstico de ICA, afastando causas não cardíacas, temos que avaliar 3 situações que são causas de descompensação e mudam de certa forma a conduta inicial: presença de infecção, presença de isquemia aguda e presença de arritmia aguda.[4]

- A remete a lembrar sempre da avaliação clínico-hemodinâmica.
- B remete à boa oxigenação e ventilação.
- C remete à circulação e à necessidade de reposição volêmica.
- D remete ao uso de diuréticos.
- E remete ao eletrocardiograma (ECG) para detecção de arritmias e isquemia.
- F remete à avaliação da frequência cardíaca.
- G remete à manutenção da mesma dose das drogas que influenciam positivamente no prognóstico, como os inibidores de conversão da angiotensina I (Ieca) ou bloqueadores de receptores de angiotensina (BRA), os antagonistas de aldosterona (AA) e os betabloqueadores (BB), salvo se houver complicações como piora importante da

função renal, hiperpotassemia, bradicardia intensa ou grave hipotensão.
- H remete à heparina como profilaxia de tromboembolismo pulmonar (TEP) e trombose venosa profunda (TVP).[4]

Tratamento baseado no perfil hemodinâmico

Para todos os pacientes estão indicadas medidas gerais, como repouso, controle diário do peso, controle da diurese e dieta hipossódica. Naqueles que apresentam congestão importante sintomática, também se indicam restrição hídrica e elevação do decúbito.

Para pacientes em perfil B, deve-se iniciar a terapêutica medicamentosa administrando furosemida intravenosa na dose de 0,5 a 1 mg/kg e vasodilatadores orais (especialmente nitrato via oral ou sublingual) ou intravenosos (IV). Dependendo da gravidade do caso, repetir 2 a 3 vezes, aumentar a dose da furosemida, associar tiazídicos e mais vasodilatadores se não houver resposta adequada e considerar inotrópicos (dobutamina, levosimendana ou milrinona) se o paciente se mostrar refratário às medidas (Figura 2). Vale lembrar que,

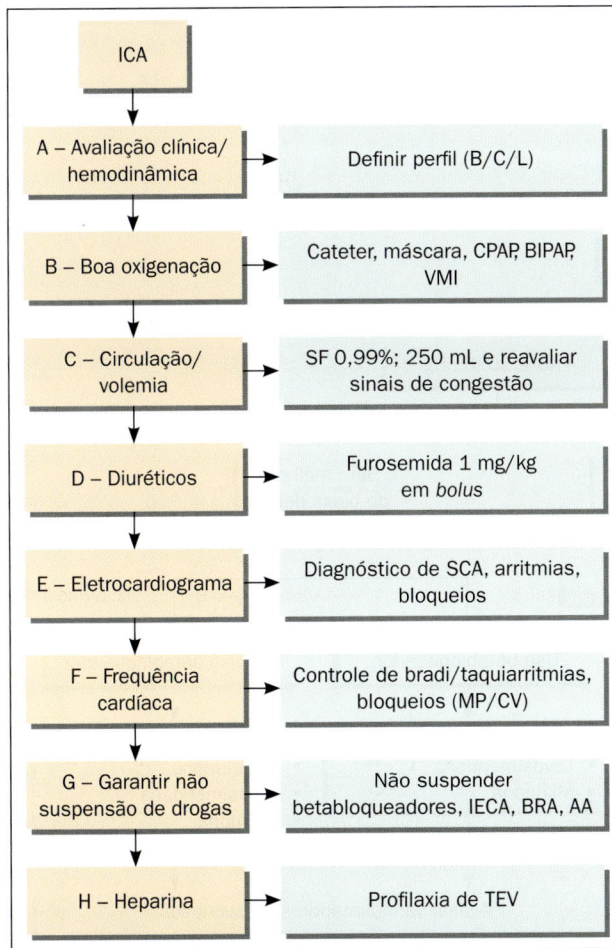

Figura 1 Processo mnemônico que resume a abordagem geral do paciente com ICA.
SCA: síndrome coronariana aguda; VMI: ventilação mecânica invasiva.

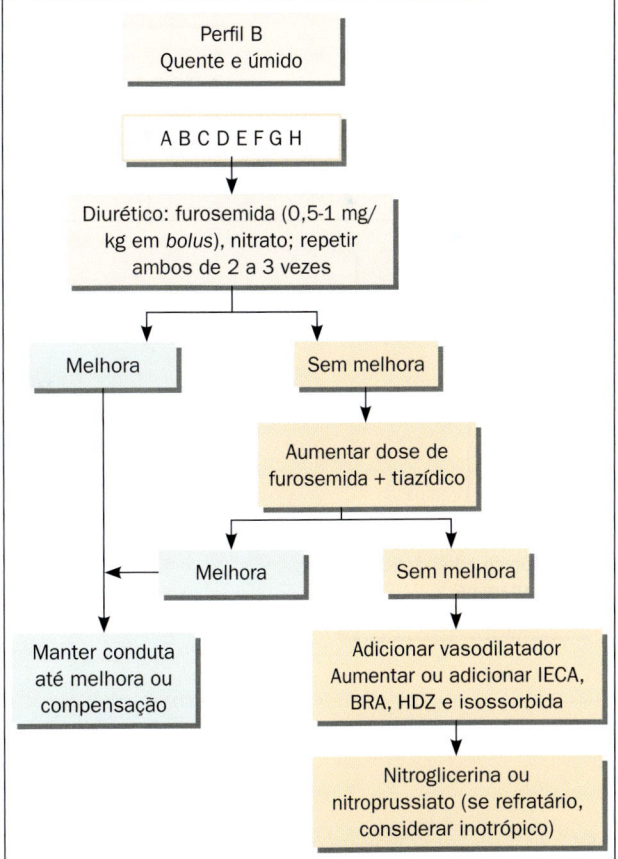

Figura 2 Fluxograma para tratamento de pacientes em ICA perfil B.
HDZ: hidralazina.

mesmo nos casos em que há discreta hipotensão, deve-se introduzir e aumentar os vasodilatadores, pois frequentemente a pressão arterial sistólica (PAS) e o débito cardíaco aumentam com a diminuição da pós-carga. Vale lembrar também que a furosemida deve ser administrada sempre por via IV pois, na fase descompensada, há redução do fluxo visceral e edema de alças intestinais, o que diminui a absorção por via oral e há necessidade de maior nível sérico para vencer a redução do fluxo plasmático renal e a congestão renal.[5,6]

Nos pacientes em perfil C, a abordagem deve ter como objetivo tanto eliminar líquido como melhorar o inotropismo. Algumas vezes a redução da pré-carga que se obtém com a administração de furosemida é suficiente para reverter o baixo débito; portanto, se a PAS não for muito baixa (menor que 90 mmHg) ou a gravidade do quadro permitir, antes do inotrópico pode-se administrar *bolus* de furosemida IV 0,5 a 1 mg/kg/dose e observar se há reversão do baixo débito. Se a PAS na chegada for < 90 mmHg, a opção deve ser junto a administração concomitante de um inotrópico, preferencialmente a dobutamina, na dose de 5 a 10 mcg/kg/min, com incrementos de acordo com a resposta do paciente. Nos pacientes que fazem uso de BB, a dose deve ser 50% maior que a planejada pela competição pelo mesmo receptor. Quando a PAS é > 90 mmHg e não ocorreu melhora com furosemida IV, o próximo passo é a administração de inotrópicos (dobutamina, levosimendana ou milrinona) e a escolha depende fundamentalmente do uso prévio ou não de um betabloqueador.[4] Se o paciente faz uso, a preferência é por inotrópicos não beta-agonistas, como milrinona ou levosimendana, que não atuam no receptor beta e não competem com o betabloqueador por esse sítio, já tendo sido demonstrado que milrinona e levosimendana aumentam mais o débito cardíaco e reduzem mais a pressão capilar pulmonar em comparação com a dobutamina quando o paciente usa BB.[7,8] Nesta situação, a dobutamina não reduz adequadamente a pressão capilar pulmonar e, para obter efeito adequado no débito cardíaco, a dose deve ser no mínimo 50% maior, devendo-se iniciar com 15 mcg/kg/minuto, por exemplo. Até o momento não há estudos publicados comparando redução *versus* manutenção da dose do BB (Figura 3).

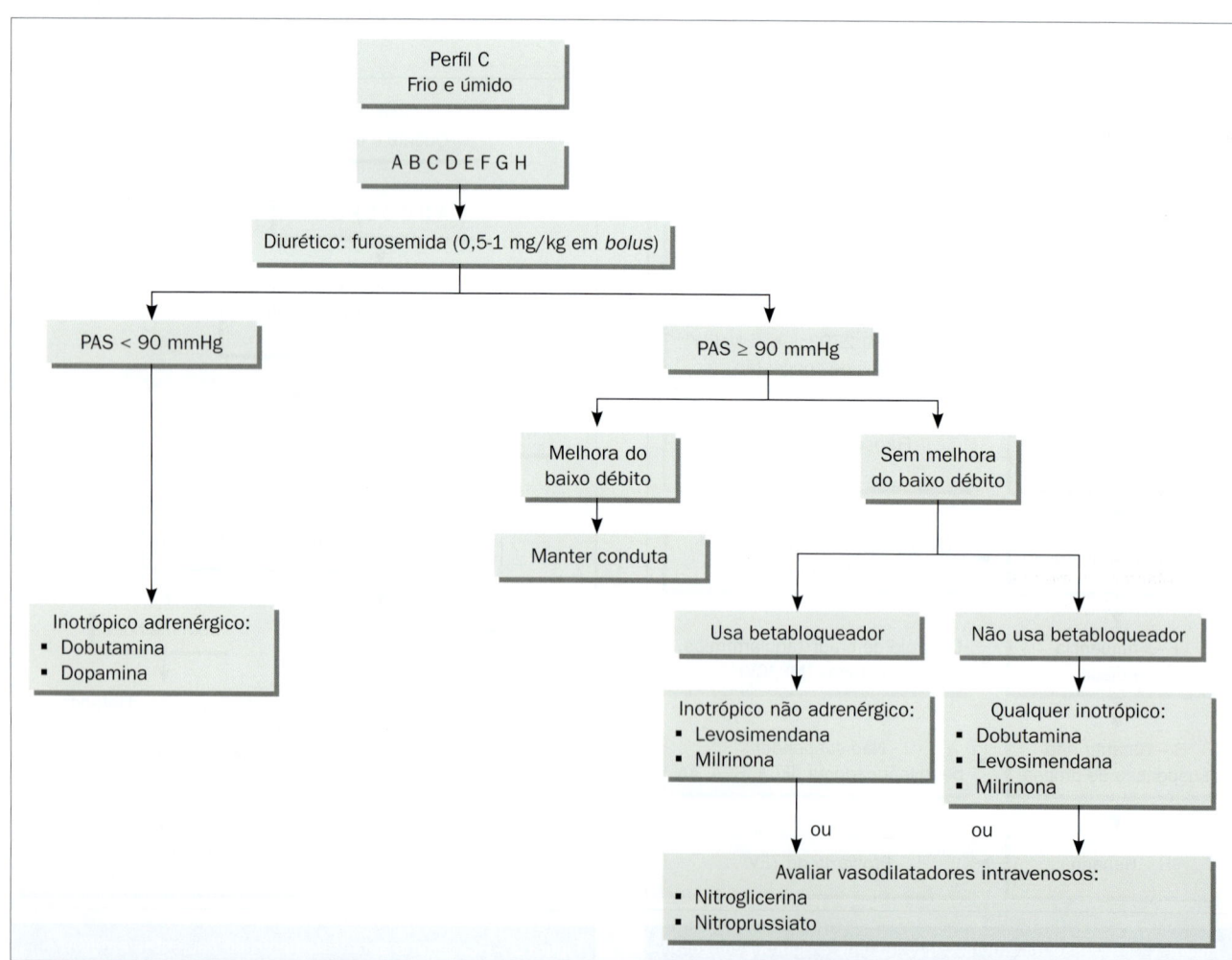

Figura 3 Algoritmo para tratamento de pacientes em ICA perfil C.

É importante lembrar que, quando indicado, o início precoce de droga vasoativa está associado a uma menor mortalidade e a menor tempo de internação hospitalar.[9]

Os pacientes em perfil L frequentemente estão em baixo débito por hipovolemia e, portanto, a medida inicial é a administração de volume IV, na forma de soro fisiológico. Se o quadro clínico permitir, pode-se esperar o resultado dessa medida para a administração de inotrópico. Como sugestão pode-se infundir de 250 a 500 mL, de 30 a 60 minutos. A administração de volume deve ser interrompida se houver aparecimento de sintoma ou sinal de congestão pulmonar ou sistêmica. Aqui vale a mesma regra do perfil C para escolha do inotrópico (Figura 4).[4]

Droga para compensação

Oxigênio e assistência ventilatória

Para otimizar a oferta de oxigênio aos tecidos, é importante que se mantenha uma saturação arterial próxima do normal (pelo menos acima de 90%). Caso necessário, deve-se utilizar uma fonte suplementar de oxigênio.

Em caso de congestão pulmonar mais importante, deve ser considerado o uso de ventilação não invasiva (VNI), por meio de dispositivos de pressão positiva contínua em vias aéreas (CPAP) ou pressão positiva contínua em vias aéreas em dois níveis (BiPAP). Além de melhorar a oxigenação, a ventilação com pressão positiva diminui a pós carga ventricular esquerda, melhorando o volume sistólico podendo contribuir com uma melhora hemodinâmica. Adicionalmente, contribui para redução do retorno venoso, redução do esforço respiratório e, consequentemente, da demanda metabólica da musculatura respiratória.

Em metanálises, o uso de VNI em pacientes com ICA e edema agudo de pulmões está relacionado com diminuição de intubação orotraqueal e mortalidade.[10,11] A ventilação mecânica invasiva (com intubação endotraqueal) pode ser necessária em casos de insuficiência respiratória acompanhada de rebaixamento de nível de consciência, vômitos ou presença de instabilidade hemodinâmica grave, que são contraindicações para o uso de VNI.

Diuréticos

Os diuréticos são a classe de medicações mais utilizada no tratamento da ICA ao redor do mundo, sendo os diuréticos de alça os de primeira escolha. Seu uso precede a era dos grandes ensaios clínicos, não havendo nenhum estudo que demonstre a eficácia dessas medicações em relação ao placebo em relação a morbidade e mortalidade. Entretanto, ao promoverem natriurese e diurese, levam a uma melhora rápida de sintomas relacionados com a sobrecarga de volume, melhorando, consequentemente, sintomas de congestão venosa pulmonar e edema.

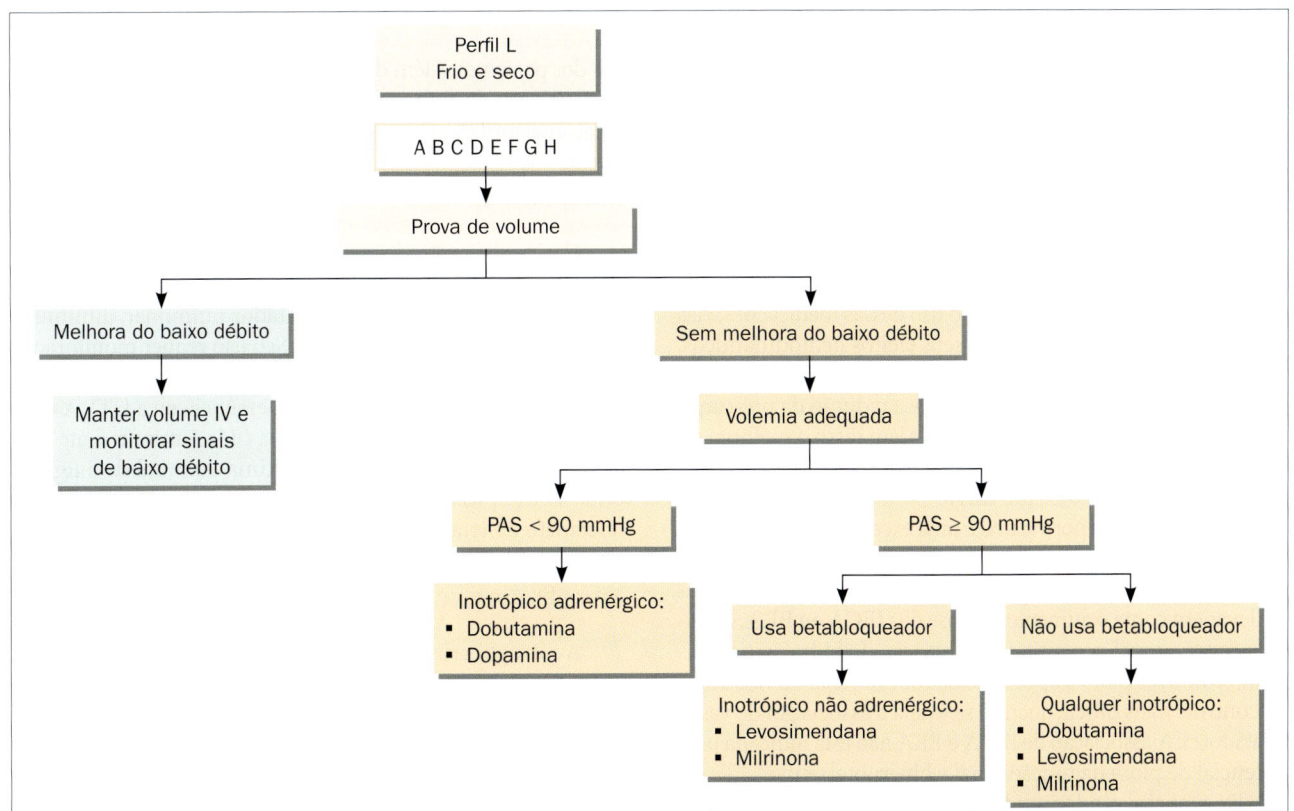

Figura 4 Algoritmo para tratamento de pacientes em IC descompensada perfil L.

O modo de administração da furosemida foi alvo de recente publicação e trouxe luz a um velho dilema. Comparou-se infusão contínua com administração em *bolus* e doses altas com baixas. Em 308 pacientes randomizados para receber furosemida IV em *bolus* a cada 12 horas ou em infusão contínua, e em dose chamada baixa (equivalente à dose oral prévia) ou alta (2,5 vezes essa dose), não houve diferença na melhora dos sintomas ou na piora da creatinina nas duas formas de administração e no uso de dose alta ou baixa. Não houve diferença na melhora nos sinais congestivos, mas uma piora transitória da função renal na dose alta.[12] Embora outros estudos não corroborem esses resutados,[13] parece não haver vantagem adicional em compensar o paciente em ICC com infusão contínua em vez do *bolus* ou em usar dose alta em vez de dose baixa da furosemida. Deve-se iniciar com a administração de doses convencionais de diurético de alça (por exemplo, 0,5 a 1 mg/kg de furosemida IV) e, quando esta não for suficiente, podem-se tentar doses mais altas, infusão contínua da droga.[14,15]

Outras classes de diuréticos, como os tiazídicos e os poupadores de potássio também são utilizados em alguns pacientes com ICA, apesar da falta de evidência científica forte demostrando um real benefício. O estudo ATHENA comparou o uso de espironolactona 100 mg *versus* cuidado habitual (25 mg naqueles que já utilizavam ambulatorialmente, placebo para os que não utilizavam), tendo mostrado a segurança de tal esquema, porém ausência de benefício para os desfechos avaliados.[16] Para os tiazídicos, não há estudos prospectivos randomizados que tenham estudado sua utilização em ICA. Ambas as classes permanecem hoje como terapias adjuvantes, que podem ser utilizadas em casos específicos que não respondam bem à terapia inicial com diuréticos de alça (Figura 5).

Vasodilatadores

O uso de vasodilatadores está indicado sempre que a pressão arterial permitir. São o segundo grupo de medicações mais utilizado no tratamento da ICA e embora também não haja evidência de benefícios clínicos com o uso dessas medicações, elas são amplamente utilizadas pelos seus efeitos hemodinâmicos. A redução da pós-carga facilita o esvaziamento ventricular, levando ao aumento do débito cardíaco e a redução da pré-carga, pode melhorar a congestão pulmonar. Além disso, a melhora do fluxo sanguíneo renal pode levar a aumento da diurese, contribuindo para a redução da pré-carga.[17]

O uso de nitrato por via oral é uma excelente opção na abordagem inicial. Se a pressão arterial permitir e o paciente estiver deitado, o uso de nitrato sublingual pode ser uma opção. Deve-se levar em conta o aumento da dose dos IECA ou BRA, quando a função renal permitir, e a associação de hidralazina e nitrato, se houver piora importante da função renal ou nos casos de controle mais difícil, quando se avalia a associação de vasodilatadores. A associação de IECA e BRA não está indicada pelo potencial de piora da função renal e hiperpotassemia.

De maneira randomizada e prospectiva, o único vasodilatador oral estudado na ICA foi o sacubitril/valsartana, no estudo PIONEER-HF, introduzido na internação após a estabiliza-

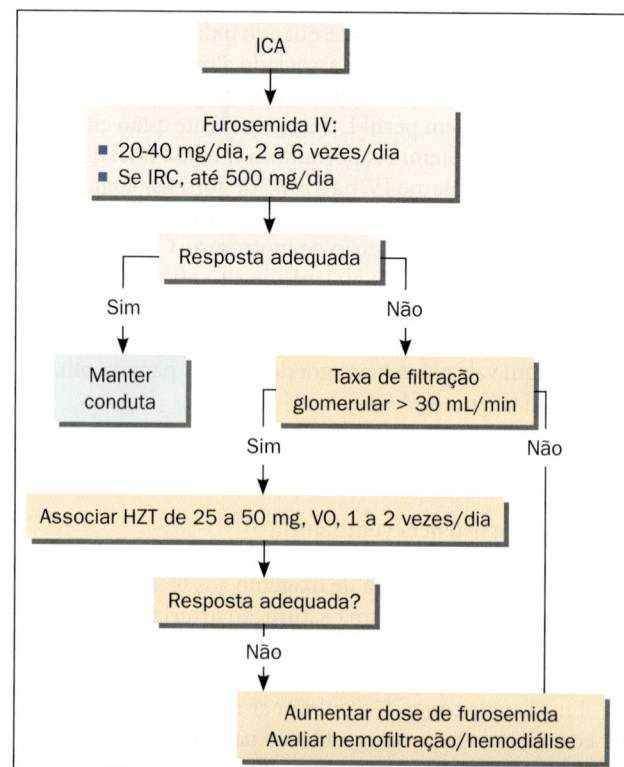

Figura 5 Algoritmo para uso de diuréticos na ICA.
IRC: insuficiência renal crônica.

ção dos pacientes. Além de mostrar-se seguro, reduziu níveis de BNP e alguns desfechos clínicos secundários quando comparado ao enalapril.[18]

Nitroprussiato

O nitroprussiato de sódio é um potente vasodilatador arterial. É capaz de melhorar o desempenho ventricular esquerdo, tendo também efeito vasodilatador pulmonar, diminuindo a pós-carga ventricular direita. Seu uso requer monitoração contínua da pressão arterial (preferencialmente de forma invasiva), restringindo-se à sala de emergência ou à UTI. A dose inicial é de 0,3 μg/kg/min, titulada a cada 5 minutos, até melhora hemodinâmica ou dose máxima habitual de 5 μg/kg/min.[4] O uso prolongado pode levar à toxicidade por cianeto, tiocianato e meta-hemoglobinemia.

Nitroglicerina

A nitroglicerina tem ação vasodilatadora predominante, com efeito vasodilatador arterial observado em doses maiores. Seu emprego é particularmente útil nos casos de isquemia miocárdica sem hipotensão, pelo efeito no aumento do fluxo coronariano. Deve ser evitada nos casos de disfunção ventricular direita.

A dose inicial por via intravenosa é de 10-20 μg/min e também deve ser titulada até um máximo de 200 μg/min.[4]

Seu uso contínuo não é recomendado em virtude do efeito de tolerância farmacológica. A dose por via oral é empírica e pode se basear na PAS e nos sintomas do paciente. De forma geral, iniciar com mono ou dinitrato de isossorbida 20 mg, 3 vezes ao dia e aumentar até 40 mg, 3 vezes ao dia parece razoável.

Inotrópicos

O uso de drogas inotrópicas está indicado na presença de hipoperfusão tecidual refratária ao ajuste de volemia e ao uso de vasodilatador (quando tolerado). Seu benefício na melhora de parâmetros hemodinâmicos é contrabalanceado parcialmente pelo aumento do risco de arritmias e, em alguns casos, pela piora de isquemia miocárdica por aumento de gasto energético. As classes de drogas utilizadas são: agonistas beta-adrenérgicos (dobutamina), inibidores de fosfodiesterase (milrinona) e sensibilizadores de cálcio (levosimendana).[4]

Dobutamina

A dobutamina é uma droga com ação inotrópica positiva que age pela estimulação de receptores beta-adrenérgicos. Seu efeito no aumento da frequência cardíaca é menor que o de outras catecolaminas, porém, em pacientes com fibrilação atrial, pode levar a importante aumento da resposta ventricular por facilitar a condução atrioventricular. A dose utilizada é de 2 a 20 µg/kg/min.[4]

Dopamina

A dopamina é uma catecolamina endógena precursora da norepinefrina. Em baixas doses (< 2 µg/kg/min), age apenas em receptores dopaminérgicos periféricos, causando vasodilatação, predominantemente renal e esplâncnica. Na dose de 2 a 10 µg/kg/min, a dopamina estimula receptores beta-adrenérgicos, levando ao aumento da contratilidade miocárdica e, consequentemente, do débito cardíaco. Em doses maiores (> 10 µg/kg/min), tem efeito em receptores alfa-adrenérgicos, com aumento de resistência vascular periférica, sendo útil em pacientes hipotensos.[4] Seu uso na ICA não está bem estabelecido e recentemente foi demonstrado que seu emprego em outros tipos de choque concorreu com aumento da mortalidade.[17,18] O uso de dopamina foi descrito em experiências individuais, relacionado a ocorrência de morte súbita. Até que hajam evidências clínicas de segurança, recomendamos que não seja usada em pacientes com ICA.

Inibidores de fosfodiesterase

O efeito inotrópico dos inibidores de fosfodiesterase se dá pela inibição da degradação do AMP cíclico, aumentando a disponibilidade e concentração de cálcio no miócito. Seu efeito, portanto, mantém-se mesmo com o uso concomitante de betabloqueador. Esses inibidores também possuem efei-

to vasodilatador periférico e pulmonar, pela produção de óxido nítrico.[21-23]

A droga mais disponível dessa classe é a milrinona, usada em infusão contínua, com dose média de 0,500 mcg/kg/min e titulada até 0,750 µg/kg/min, se não se obtiver o efeito desejado em uma hora, ou reduzida para 0,375 mcg/kg/min, se houver hipotensão. Pela possibilidade de hipotensão causada pelo seu efeito vasodilatador periférico e sua rápida ação em uma hora. Doses de ataque não são recomendadas.

Sensibilizadores de cálcio

Agem aumentando a sensibilidade da troponina C ao cálcio já disponível no citoplasma, sem sobrecarga adicional de cálcio nem incremento de consumo de oxigênio. Aumentam a contratilidade miocárdica em grau comparável aos outros inotrópicos e possuem ação vasodilatadora por ativação de canais de potássio ATP-dependentes. Seu uso não é indicado na presença de hipotensão (PA sistólica < 90 mmHg). A droga dessa classe é a levosimendana e deve ser administrada em infusão contínua 0,1 µg/kg/min, podendo ser titulada até 0,2 µg/kg/min, se não se obtiver o efeito desejado em uma hora, ou reduzida para 0,05 µg/kg/min, se houver hipotensão.[8] Da mesma forma que a milrinona, pela possibilidade de hipotensão e sua rápida ação em uma hora, não se tem mais utilizado o *bolus* inicial. Essa droga deve ser usada por apenas 24 horas, uma vez que seu metabólito age por 5 a 7 dias, mantendo o benefício por esse período.[8]

Efeito da suspensão do betabloqueador

Durante o tratamento da IC aguda, devemos evitar a suspensão de betabloqueador nos pacientes que fazem uso prévio dessa classe de medicação. Nos pacientes com sinais de baixo débito que necessitem de inotrópicos beta-agonistas, deve-se considerar a redução em 50% da dose usada cronicamente, sendo necessária a suspensão da droga apenas nos pacientes com instabilidade hemodinâmica, bloqueios avançados ou bradicardia importante.

O efeito da suspensão do betabloqueador na descompensação tem sido estudado e os resultados mostram que a droga deve ser mantida o quanto for possível, com benefícios na dose alcançada após a alta[24] e na sobrevida. Pacientes nos quais a droga foi suspensa tiveram sobrevida pior do que aqueles em que a droga foi mantida.[25]

Profilaxia de tromboembolismo venoso

Outra medida de grande importância no tratamento da IC aguda é a prevenção de evento tromboembólico. Todos os pacientes internados por IC aguda têm indicação do uso de heparina não fracionada (na dose de 5.000 UI, via subcutânea, 3 vezes ao dia) ou heparina de baixo peso molecular (a mais utilizada em nosso meio é a enoxaparina na dose de 40 mg, via subcutânea, uma vez ao dia) durante o período da internação.[4]

Resumo

O primeiro passo depois do diagnóstico correto da ICA é definir o perfil hemodinâmico do paciente e basear a conduta neste perfil. Para os pacientes congestos e sem baixo débito, o uso da furosemida continua sendo primordial no tratamento; naqueles em baixo débito mas hipovolêmicos, deve-se fazer a prova de volume e depois avaliar a necessidade de inotrópicos. Nos pacientes congestos e em baixo débito, o uso furosemida é mandatório e, se necessário, inotrópicos devem ser adicionados. Nos pacientes que fazem uso crônico de betabloqueador, a utilização de um inotrópicos não beta-agonista é benéfico. As drogas que mudam o prognóstico, como IECA, BRA, antagonistas de aldosterona e betabloqueadores devem ser mantidos no paciente com ICA mesmo naqueles em baixo débito e a redução na dose ou suspensão devem ser avaliadas dependendo da ocorrência de complicações.

Referências bibliográficas

1. Adams KF Jr, Fonarow GC, Emerman CL, et al. Characteristics and outcomes of patients hospitalized for heart failure in the United States: rationale, design, and preliminary observations from the first 100,000 cases in the Acute Descompensated Heart Failure National Registry (ADHERE). Am Heart J. 2003;24:442-63.

2. Gheorghiade M, Pang PS. Acute heart failure syndromes. JACC. 2009;53:557-73.

3. Stevenson LW. Design of therapy for advanced heart failure. Eur J Heart Fail. 2005;7:323-31.

4. Canesin MF, Oliveira Jr MT, Barretto ACP. Suporte avançado de vida em insuficiência cardíaca (SAVIC). Barueri: Manole; 2014.

5. Peacock F, Emerman CL. Emergency department management of patients with acute decompensated heart failure. Heart Failure Reviews 2004;9:187-93.

6. Wand DJ, Gottlieb SS. Diuretics: Still the mainstay of treatment. Crit Care Med. 2008;36(Suppl.):89-94.

7. Lowes BD, Tsvetkova T, Eichhorn EJ, Gilbert EM, Bristow MR. Milrinone versus dobutamine in heart failure subjects treated chronically with carvedilol. Int J Cardiol 2001;81:141-9.

8. Follath F, Cleland JG, Just H, Papp JG, Scholz H, Peuhkurinen K, et al; Steering Committee and Investigators of the Levosimendan Infusion versus Dobutamine (LIDO) Study. Efficacy and safety of intravenous levosimendan compared with dobutamine in severe low-output heart failure (the LIDO study): a randomised double-blind trial. Lancet. 2002;360:196-202.

9. Petersen JW, Felker M. Inotropes in the management of acute heart failure. Crit Care Med. 2008;36(Suppl.):106-11.

10. Peter J V, Moran J L, Phillips-Hughes J, Graham P, Bersten A D. Effect of non-invasive positive pressure ventilation (NIPPV) on mortality in patients with acute cardiogenic pulmonary oedema: a meta-analysis. Lancet. 2006;367:1155-63.

11. Winck JC, Azevedo LF, Costa-Pereira A, Antonelli M, Wyatt JC. Efficacy and safety of non-invasive ventilation in the treatment of acute cardiogenic pulmonary edema: a systematic review and meta-analysis. Crit Care. 2006;10:R69.

12. Felker MG, Lee KL, Bull DA, Redfield MM, Stevenson LW, Goldsmith SR, et al. Diuretic strategies in patients with acute decompensated heart failure. New Engl J Med. 2001;364:797-805.

13. Amer M, Adomaityte J, Qayyum R. Continuous infusion versus intermittent bolus furosemide in ADHF: an updated meta-analysis of randomized control trials. J Hosp Med. 2012;7:270-5.

14. Ponikowski P, Voors AA, Anker SD, Bueno H, Cleland JG, Coats AJ, et al. 2016 ESC Guidelines for the diagnosis and treatment of acute and chronic heart failure: The Task Force for the diagnosis and treatment of acute and chronic heart failure of the European Society of Cardiology (ESC) Developed with the special contribution of the Heart Failure Association (HFA) of the ESC. Eur Heart J. 2016;37(27):2129-200.

15. Comitê Coordenador da Diretriz de Insuficiência Cardíaca. Diretriz Brasileira de Insuficiência Cardíaca Crônica e Aguda. Arq Bras Cardiol. 2018; 111(3):436-539.

16. Butler J, Anstrom KJ, Felker GM, Givertz MM, Kalogeropoulos AP, Konstam MA, et al. Efficacy and Safety of Spironolactone in Acute Heart Failure: The ATHENA-HF Randomized Clinical Trial. JAMA Cardiol . 2017;2(9):950-8.

17. Elkayam U, Janmohamed M, Habib M, Hatamizadeh P. Vasodilators in the management of acute heart failure. Crit Care Med. 2008;36(Suppl.):95-105.

18. Velazquez EJ, Morrow DA, DeVore AD, Duffy CI, Ambrosy AP, McCague K et al; Angiotensin-neprilysin inhibition in acute decompensated heart failure. N Engl J Med. 2018.

19. De Backer D, Aldecoa C, Njimi H, Vincent JL. Dopamine versus norepinephrine in the treatment of septic shock: a meta-analysis*. Crit Care Med. 2012;40:725-30.

20. Vasu TS, Cavallazzi R, Hirani A, Kaplan G, Leiby B, Marik PE. Norepinephrine or dopamine for septic shock: systematic review of randomized clinical trials. J Intensive Care Med. 2012;27:172-8.

21. Jaski BE, Fifer MA, Wright RF, Braunwald E, Colucci WS. Positive inotropic and vasodilator actions of milrinone in patients with severe congestive heart failure. Dose-response relationships and comparison to nitroprusside. J Clin Invest. 1985;75:643-49.

22. Simonton CA, Chatterjee K, Cody RJ, Kubo SH, Leonard D, Daly P, et al. Milrinone in congestive heart failure: acute and chronic hemodynamic and clinical evaluation. J Am Coll Cardiol. 1985;6:453-9.

23. LeJemtel TH, Maskin CS, Mancini D, Sinoway L, Feld H, Chadwick B. Systemic and regional hemodynamic effects of captopril and milrinone administered alone and concomitantly in patients with heart failure. Circulation. 1985;72:364-9.

24. Jondeau G, Neuder Y, Eicher JC, Jourdain P, Fauveau E, Galinier M, et al. B-CONVINCED: Beta-blocker CONtinuation Vs. INterruption in patients with Congestive heart failure hospitalizED for a decompensation episode. Eur Heart J. 2009;30:1-7.

25. Böhm M, Link A, Cai D, et al. Beneficial association of beta-blocker therapy on recovery from severe acute heart failure treatment: Data from the Survival of Patients With Acute Heart Failure in Need of Intravenous Inotropic Support (SURVIVE) trial. Crit Care Med. 2011;39:940-4.

Capítulo 5

Tratamento da insuficiência cardíaca crônica

Dirceu Rodrigues Almeida
Reinaldo B. Bestetti

Pontos-chave

- O tratamento da síndrome deve ser não medicamentoso, medicamentoso, eventualmente com dispositivos e transplante cardíaco nos casos refratários.
- O tratamento não medicamentoso com a restrição de sódio e água nos estados hipervolêmicos, e o treinamento físico são importantes na redução de sintomas e redução de hospitalizações.
- O digital e diuréticos são importantes no controle dos sintomas e reduzem hospitalizações.
- O tratamento moderno com grande impacto na redução da mortalidade da doença se baseia no bloqueio da atividade neuro-hormonal com os betabloqueadores, bloqueadores do sistema renina-angiotensina e antagonista da aldosterona.
- O inibidor da neprilisina, sacubitril, em associação com valsartana, deve substituir o uso de enalapril em pacientes com ICC estável, grau II, para melhorar mortalidade cardiovascular ou internação hospitalar.
- Os dispositivos de estimulação cardíaca, como a terapia de ressincronização, têm grande impacto na redução de morbidade e mortalidade em pacientes com baixa fração de ejeção e QRS com duração acima de 150 ms decorrente de bloqueio do ramo esquerdo.
- O cardiodesfibrilador implantável tem impacto positivo da redução de morte súbita em pacientes de alto risco, principalmente em pacientes portadores de cardiomiopatia isquêmica.
- A ablação da fibrilação atrial crônica, em pacientes com terapêutica otimizada, reduz a mortalidade de pacientes com ICC em pacientes selecionados e em centros com grande experiência nos procedimentos de ablação.
- Os modernos dispositivos de assistência ventricular vêm sendo implementados nos pacientes com doença grave e avançada como ponte para o transplante ou mesmo como terapia de destino para os pacientes não elegíveis para transplante cardíaco.
- O transplante cardíaco continua sendo o tratamento de eleição para os pacientes com insuficiência cardíaca refratária ao tratamento clínico otimizado.

Introdução

A insuficiência cardíaca (IC), via final da maioria das cardiopatias, é uma síndrome clínica complexa resultante de qualquer desordem cardíaca estrutural ou funcional que comprometa a capacidade ventricular de receber ou ejetar sangue, ocasionando inadequado suprimento sanguíneo para atender às demandas metabólicas teciduais. O conceito atual da IC envolve, ao menos nos adultos, a disfunção sistólica, causada por comprometimento da função contrátil do músculo cardíaco e responsável por cerca de 60% dos casos e a disfunção diastólica, definida por alterações do relaxamento e da complacência ventricular, presente em 40% dos casos e particularmente na população idosa. Neste capítulo, discutiremos os aspectos mais importantes do tratamento da insuficiência cardíaca crônica de pacientes com disfunção sistólica.

Fisiopatologia

Trata-se de condição fisiopatológica de etiologia variável, progressiva, que tem início com redução da contratilidade miocárdica, redução do débito cardíaco e elevação das pressões de enchimento. Em resposta à redução do desempenho cardíaco, surgem os chamados mecanismos de compensação, como aumento de frequência cardíaca, aumento de contratilidade, vasoconstrição periférica e aumento da volemia por retenção renal de sódio e água. Essas respostas são decorrentes da ativação integrada do sistema neuro-hormonal, que é mediada pela atividade adrenérgica, ativação do sistema renina-angiotensina-aldosterona, arginina-vasopressina, endotelina e citocinas inflamatórias.[1,2] A ativação de todos esses sistemas é iniciada mesmo antes do aparecimento dos sintomas e irá determinar efeitos deletérios. A ativação adrenérgica promove liberação e aumento dos níveis séricos de catecolaminas e essas determinam vasoconstrição, aumento da pós-carga, aumento do consumo de oxigênio, isquemia miocárdica, arritmias e morte celular. O aumento de angiotensina II determina vasoconstrição, aumento da pós-carga, isquemia miocárdica, hipertrofia, morte dos miócitos e fibrose. A aldosterona promove retenção de sódio e água, aumento da volemia, hipocalemia, arritmias ventriculares e parece ser importante indutora de fibrose. A ação dessas substâncias determinará, em longo prazo, uma situação hemodinâmica desfavorável, com perpetuação da deterioração ventricular, dilatação progressiva, perda de miócitos e substituição por fibrose, levando a remodelação ventricular desfavorável com agravamento dos sintomas e elevado risco de morte (Figura 1).

Cabe ressaltar que a via fisiopatológica da ativação neuro-hormonal e consequente remodelação cardíaca e vascular é o racional para o grande sucesso do tratamento atual da IC com as drogas que bloqueiam esses sistemas e com impacto direto e significativo na morbidade e mortalidade.

Quadro clínico e diagnóstico

A síndrome pode se apresentar de diferentes formas clínicas, desde disfunção ventricular assintomática até as formas graves, como edema agudo de pulmão e choque cardiogênico. Podem ainda na apresentação predominar os sinais de congestão sistêmica e/ou de baixo débito. A redução do débito cardíaco vai determinar o aparecimento de intolerância ao esforço, inicialmente caracterizada por dispneia dos esforços, cansaço fácil, fadiga e palidez cutânea. É comum a presença de distúrbios do sono, sonolência diurna e apneia. Existe tendência permanente para retenção de sódio e água que determina aumento da volemia, elevação das pressões de enchimento e aparecimento dos sintomas de congestão pulmonar, como dispneia, taquipneia, ortopneia, dispneia paroxística noturna, tosse, sibilos e hemoptoicos. A congestão sistêmica vai determinar o aparecimento de ingurgitamento jugular, congestão visceral com hepatomegalia dolorosa, refluxo hepatojugular, ascite e edema de membros inferiores. Noctúria por reabsorção de edema e oligúria por baixo débito cardíaco com frequência estão presentes. Podem surgir palpitações ou síncope por arritmias. Na evolução, é frequente o emagrecimento com atrofia da musculatura esquelética e respiratória, que agrava a dispneia e leva ao quadro de caquexia cardíaca.

O diagnóstico da insuficiência cardíaca fundamenta-se em anamnese e exame físico detalhado, nos quais procuramos valorizar os sinais e sintomas decorrentes do baixo débito cardíaco e dos fenômenos congestivos pulmonar e sistêmico. Na anamnese é importante a procura de elementos

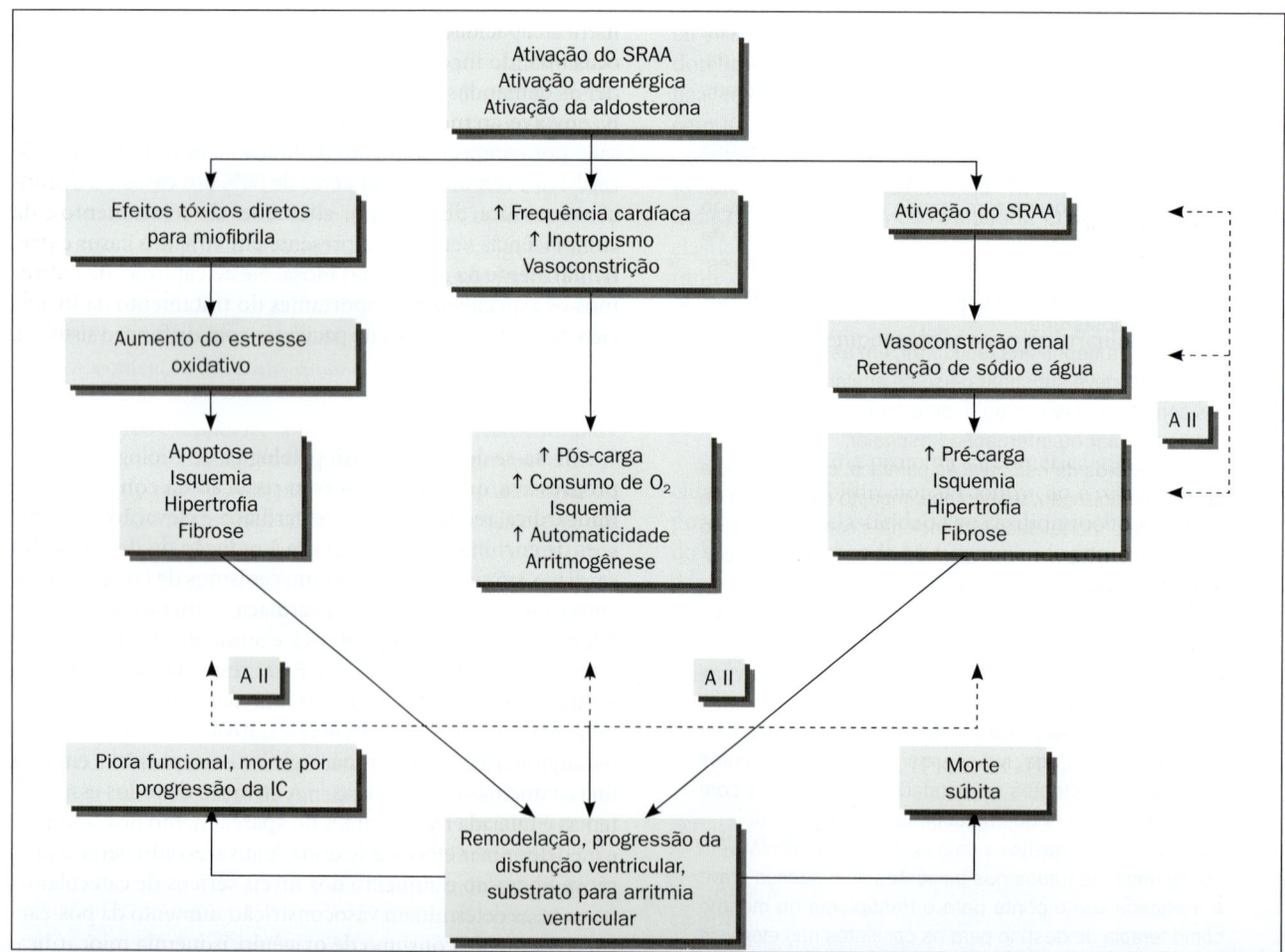

Figura 1 Ativação neuro-hormonal e sua relação com a progressão da doença e os mecanismos de morte na insuficiência cardíaca.
SRAA: sistema renina-angiotensina-aldosterona.

para que se possa chegar ao diagnóstico etiológico da disfunção ventricular, como: antecedentes de sopros ou defeitos cardíacos na infância, febre reumática, epidemiologia para Chagas, fatores de risco para doença coronariana, hipertensão, diabete, alcoolismo, uso de drogas e tratamento com quimioterápicos. Também é importante a avaliação funcional do paciente em relação ao seu grau de limitação ao esforço, seguindo a classificação da Sociedade de Cardiologia de Nova York (NYHA):

- Classe funcional I – Ausência de sintomas durante atividades cotidianas.
- Classe funcional II – Sintomas desencadeados por atividades cotidianas.
- Classe funcional III – Sintomas desencadeados aos pequenos ou mínimos esforços.
- Classe funcional IV – Sintomas em repouso.

Essa avaliação funcional deve ser realizada de maneira detalhada, levando em consideração a idade do paciente, estilo de vida, condição antes da doença e quantificação detalhada dos diferentes tipos de esforço. A classificação funcional da NYHA, a despeito de sua subjetividade, permite avaliar a gravidade da doença, orientar e avaliar a resposta terapêutica e também fornece informações prognósticas.

Em 2002, a AHA/ACC propôs uma classificação para insuficiência cardíaca, dividida em quatro estágios, que contempla não somente o componente funcional como também o componente estrutural, podendo ser mais útil por ser menos subjetiva, orientar terapêutica e dar informação sobre o prognóstico.

- Estágio A – Presença de fatores de risco para desenvolvimento de disfunção ventricular (hipertensão, diabete) na ausência de sintomas ou doença estrutural perceptível. Cabe aqui as medidas para prevenção da doença, como tratamento do diabete, da hipertensão e da hipertrofia cardíaca.
- Estágio B – Presença de lesão estrutural cardíaca e ausência de sintomas, nesse estágio, mesmo assintomáticos os pacientes devem ser tratados com os bloqueadores neuro-hormonais com o objetivo de reduzir a progressão da doença e retardar o aparecimento dos sintomas.
- Estágio C – Presença de lesão estrutural associada a sintomas atuais ou pregressos de grau leve a moderado. Nesse estágio o tratamento medicamentoso pleno e otimizado se impõe e os pacientes devem ser estratificados para se avaliar os potenciais benefícios dos dispositivos de estimulação cardíaca, como a ressincronização e estratificação do risco de morte súbita para emprego do cardiodesfibrilador implantável.
- Estágio D – Presença de lesão estrutural e sintomas graves mesmo ao repouso ou insuficiência cardíaca refratária ao tratamento medicamentoso otimizado. Nesse estágio deve-se considerar o emprego de tratamentos invasivos com o transplante cardíaco ou o suporte circulatório mecânico.

No exame físico, procuramos os sinais de congestão pulmonar e sistêmica, sinais de baixo débito cardíaco como palidez, extremidades frias, perfusão periférica lenta, pulso filiforme, pulso alternante, pressão arterial baixa e convergente, bulhas hipofonéticas ou hiperfonese de P2, presença de terceira bulha (forte marcador de disfunção sistólica) e sopros de regurgitação valvar mitral e/ou tricúspide por dilatação dos anéis atrioventriculares. Na ausculta pulmonar frequentemente encontramos sinais de congestão venocapilar pulmonar com estertores crepitantes, subcrepitantes, sibilos e derrame pleural. A presença de estase jugular, hepatomegalia, pulso hepático, refluxo hepatojugular, ascite e edema de membros inferiores são indicativos de congestão venosa sistêmica por insuficiência cardíaca direita. O diagnóstico pode ser estabelecido com a valorização dos sinais e sintomas descritos, podendo ser utilizados os critérios adotados no estudo de Framingham ou os critérios de Boston, com a combinação necessária de pontos para o diagnóstico de IC (Tabelas 1 e 2).

Tabela 1   Critérios de Boston para diagnóstico de insuficiência cardíaca

O diagnóstico de insuficiência cardíaca é classificado como "definitivo" com uma pontuação entre 8 e 12 pontos; "possível", com uma pontuação entre 5 e 7 pontos; e "improvável" se a pontuação for de 4 ou menos.

Critério de pontos

Categoria I: história

Dispneia em repouso: 4

Ortopneia: 4

Dispneia paroxística noturna: 3

Dispneia ao caminhar no plano: 2

Dispneia ao subir escadas: 1

Categoria II: exame físico

Frequência cardíaca (FC) (1 ponto se FC entre 91 e 110 bpm; 2 pontos se FC > 110 bpm): 1 ou 2

Turgência jugular (2 pontos se > 6 cm H_2O; 3 pontos se > 6 cmH_2O mais hepatomegalia ou edema): 2 ou 3

Crepitantes pulmonares (1 ponto se restrito às bases; 2 pontos se mais do que apenas nas bases): 1 ou 2

Sibilos: 3

Terceira bulha cardíaca: 3

Categoria III: radiografia de tórax

Edema pulmonar alveolar: 4

Edema pulmonar intersticial: 3

Derrame pleural bilateral: 3
Índice cardiotorácico > 0,50: 3
Redistribuição de fluxo para lobos superiores: 2

Tabela 2   Critérios de Framingham para o diagnóstico de IC
O diagnóstico de IC requer a presença simultânea de pelo menos dois critérios maiores ou um critério maior em conjunto com dois critérios menores
Critérios maiores
a) Dispneia paroxística noturna
b) Turgência jugular
c) Crepitações pulmonares
d) Cardiomegalia (à radiografia de tórax)
e) Edema agudo de pulmão
f) Terceira bulha (galope)
g) Aumento da pressão venosa central (> 16 cm H_2O no átrio direito)
h) Refluxo hepatojugular
i) Perda de peso > 4,5 kg em 5 dias em resposta ao tratamento
Critérios menores
a) Edema de tornozelos bilateral
b) Tosse noturna
c) Dispneia a esforços ordinários
d) Hepatomegalia
e) Derrame pleural
f) Diminuição da capacidade funcional em um terço da máxima registrada previamente
g) Taquicardia (FC > 120 bpm)

Exames complementares no diagnóstico da insuficiência cardíaca

O diagnóstico de insuficiência cardíaca geralmente é feito com dados da anamnese e exame clínico. Entretanto, existem exames que são necessários para a caracterização do quadro, diagnóstico diferencial com outras causas de dispneia e principalmente para quantificar o grau de disfunção ventricular e/ou de lesão valvular e para chegar a um diagnóstico etiológico e auxiliar a tomada de decisão terapêutica.

Exames laboratoriais

Diferentes exames podem revelar a presença de condições que podem agravar os sintomas da insuficiência cardíaca. O hemograma é um exame indispensável para avaliar a presença de anemia, que pode causar ou agravar os sintomas de insuficiência cardíaca e está relacionada a um pior prognóstico. A dosagem de creatinina é indispensável para avaliação da função renal, visto que a insuficiência renal é uma comorbidade importante, estando presente em pelo menos um terço dos pacientes com insuficiência cardíaca grave e está associada à piora dos sintomas, descompensação, menor resposta ao tratamento e principalmente a um pior prognóstico. A urina I pode demonstrar a presença de infecção urinária ou proteinúria que indica lesão renal ou, ainda, glicosúria indicando a presença de diabete. A dosagem do sódio é de fundamental importância, visto que a hiponatremia é indicativa

de pior prognóstico. A dosagem do potássio pode evidenciar hipopotassemia, geralmente associada a uso de doses elevadas de diuréticos e também a hiperpotassemia, que pode estar associada à insuficiência renal ou ao uso das drogas bloqueadoras do sistema renina-angiotensia e aldosterona. O perfil lipídico pode indicar a presença de dislipidemia e chamar a atenção para a possibilidade de etiologia isquêmica da disfunção ventricular. A dosagem dos hormônios tireoidianos é recomendada, visto que ambos, hipertireoidismo ou hipotireoidismo, podem ser a causa primária ou agravar a disfunção ventricular. Sorologias para HIV, vírus da hepatite B, vírus da hepatite C e para doença de Chagas podem ser necessárias dentro de um contexto clínico epidemiológico.

BNP/NT pró-BNP

Com a dosagem sanguínea do peptídeo natriurético atrial (BNP) e do seu precursor NT pró-BNP, hormônios são produzidos pelos miócitos atriais e ventriculares e elevados em situações de estresse hemodinâmico, como ocorre na IC. Por ter forte correlação com pressões de enchimento elevadas, esse exame está indicado para diagnóstico diferencial de dispneia na sala de emergência, também podendo ser bom parâmetro de resposta terapêutica em pacientes com IC crônica e forte indicador independente de mortalidade nos pacientes com IC aguda. Medidas seriadas do BNP/NT-pró-BNP não estão indicadas de rotina como complemento ao exame físico para guiar tratamento da IC.

Eletrocardiograma

O eletrocardiograma geralmente está alterado nos pacientes com insuficiência cardíaca por disfunção sistólica. Apesar de ser inespecífico em relação à etiologia da disfunção ventricular, pode sugerir etiologias como a doença de Chagas e cardiopatia isquêmica. Avaliamos o ritmo, distúrbios da condução atrioventricular, bloqueio de ramos, sobrecarga de câmaras, presença de arritmias e sinais de hipertensão pulmonar.

Radiografia de tórax

É importante para avaliação da área cardíaca e avaliação da circulação pulmonar, podendo evidenciar sinais de congestão pulmonar, derrames nas cisuras e derrames pleurais. Também podem sugerir doenças pulmonares como causa de dispneia (p. ex., enfisema, doenças intersticiais, focos pneumônicos, infarto pulmonar).

Ecocardiograma bidimensional

O ecocardiograma permite a avaliação precisa da anatomia cardíaca, afere o tamanho das cavidades, quantifica a disfunção sistólica (contratilidade) com aferição da fração de ejeção, avalia a anatomia e a dinâmica das válvulas, estima o grau de estenoses, medidas de área valvar, grau de refluxo e avalia o pericárdio; é um exame obrigatório na avaliação de qualquer paciente com insuficiência cardíaca. Permite a caracterização dos quadros de insuficiência cardíaca com função sistólica preservada, demonstrando as alterações de complacência e do relaxamento ventricular. Com o eco podemos aferir o grau de pressão na artéria pulmonar. Por todas essas informações, permite diagnosticar com precisão a presença e o grau da disfunção cardíaca e sua provável etiologia. Atualmente, o uso do denominado ecocardiograma hemodinâmico vem ampliando as indicações desse exame. O ecocardiografista treinado pode oferecer informações valiosas sobre débito cardíaco e estado de volemia, com a avaliação sequencial do diâmetro e variação de fluxo da veia cava inferior, auxiliando não somente no diagnóstico e estratificação como comumente, mas também na melhor terapia e evolução do tratamento.

Medicina nuclear

Técnicas como SPECT (single photon emission tomography) podem ser utilizadas para avaliação da perfusão miocárdica e da função ventricular. A cintilografia miocárdica de perfusão é mais utilizada para o diagnóstico de doença arterial coronariana, fornecendo informações sobre isquemia e viabilidade miocárdica. O PET (tomografia por emissão de pósitrons) é indicado para avaliação da viabilidade miocárdica.

Ressonância magnética

Exame que vem ganhando grande aceitação na avaliação dos pacientes com insuficiência cardíaca, permitindo calcular fração de ejeção, volumes regurgitantes, função valvar e permitindo detectar isquemia, viabilidade miocárdica e fibrose. É um exame de grande importância na suspeita de doenças infiltrativas ou de depósitos e na vigência de síndromes restritivas como endomiocardiofibrose e pericardite constritiva.

Cateterismo cardíaco

A coronariografia é mandatória no diagnóstico etiológico quando existe suspeita de etiologia isquêmica. O cateterismo cárdico direito permite avaliação completa da hemodinâmica cardiovascular com aferição das pressões de enchimento, pressão pulmonar, débito cardíaco e cálculos de resistências sistêmicas e pulmonares (cateter de Swan-Ganz). A monitoração hemodinâmica invasiva pode ser importante nas situações de instabilidade hemodinâmica para orientar o manuseio de drogas vasoativas e para avaliar a dinâmica das pressões de artéria pulmonar no paciente candidato a transplante cardíaco.

Teste cardiopulmonar

Exame que assume grande importância nas fases mais avançadas da doença, permitindo a medida direta do consumo de oxigênio (VO_2) e de equivalente ventilatório de CO_2 (VE/VCO_2), possibilitando a avaliação mais objetiva do grau de limitação física, diferenciação de limitação por outras condições clínicas, como doença pulmonar e obesidade. Pacientes que atingem um VO_2 maior que 14 mL/kg/min apresen-

tam melhor prognóstico no longo prazo. Esse exame tem grande indicação atual na estratificação dos pacientes potenciais candidatos a transplante cardíaco, visto que os pacientes com $VO_2 < 12$ mL/kg/min e $VE/VCO_2 > 35$ apresentam maior risco de morte e devem receber consideração para transplante cardíaco.

Tratamento

Não medicamentoso

O tratamento deve começar com os pacientes sob risco de desenvolver ICC (estágio A). Dessa forma, o tratamento da hipertensão arterial sistêmica é fundamental, embora seja discutível a intensidade do controle da HAS. Estudo com a meta de atingir a pressão arterial sistólica < 120 mmHg em pacientes com pelo menos 75 anos de idade reduziu o risco de doença cardiovascular, morte ou hospitalização por IC, mas isso não foi confirmado em pacientes diabéticos; uma metanálise subsequente também não confirmou esse achado. O fundamental, portanto, é o controle da HAS dentro do preconizado pelas diretrizes específicas. O tratamento de paciente com diabetes melito tipo 2 com empaglifozina diminui a mortalidade ou a internação por ICC. O uso de inibidores da enzima de conversão do angiotensinogênio em angiotensina em pacientes com doença arteriosclerótica coronariana sem disfunção ventricular esquerda previne ou atrasa o início de ICC. Embora a leve ingestão de álcool esteja associada a diminuição da incidência de ICC em estudos observacionais, não se recomenda seu uso em virtude dos efeitos indesejáveis no fígado e pâncreas, como também pela ausência de estudos randomizados. Ao contrário, a ingestão de álcool deve ser desaconselhada em pacientes com ICC. O tabagismo, que está associado a maior risco de incidência de IC, deve ser implacavelmente combatido. Nos pacientes no estágio B (com disfunção assintomática de VE), o uso de IECA e agentes betabloqueadores diminui a incidência de IC. Em pacientes com infarto agudo do miocárdio e disfunção sistólica do ventrículo esquerdo, o uso de estatinas provoca leve diminuição na taxa de hospitalização por ICC.[4,5]

O tratamento da insuficiência cardíaca (estágio C) tem como objetivos principais o alívio dos sintomas, melhora da qualidade de vida e redução de mortalidade. No planejamento terapêutico, devemos sempre que possível determinar a etiologia da insuficiência cardíaca e afastar os fatores agravantes ou precipitantes da descompensação cardíaca, como a não adesão ao tratamento medicamentoso, isquemia miocárdica silenciosa, arritmias supraventricular (fibrilação atrial e flutter atrial) e taquicardia ventricular, infecção pulmonar, tromboembolismo pulmonar, anemia, insuficiência renal, uso de anti-inflamatórios e disfunção tireoidiana.

Devemos enfatizar o tratamento não medicamentoso. A restrição sódica tem sido classicamente recomendada para pacientes com ICC. De fato, a ingestão excessiva de sódio (> 7 g/dia) associa-se a hipervolemia nesses pacientes, e parece piorar o quadro em pacientes em estágios mais avançados da ICC. Por outro lado, a restrição excessiva de sódio

(< 5 g/dia) associa-se a maior número de hospitalização e mortalidade. Em razão da ausência de estudos randomizados, e dos dados conflitantes existentes no momento, recomenda-se que pacientes com ICC não ingiram mais do que 7 g/dia de sódio.[5] Também é contraditória a restrição hídrica no tratamento da ICC. Enquanto um estudo mostrou redução de hospitalização em pacientes com ingestão hídrica de 1.000 mL, uma metanálise não demonstrou o mesmo benefício da restrição hídrica. Em razão disso, não se recomenda a restrição hídrica em pacientes com ICC.[5] Contudo, em pacientes hipervolêmicos apesar da terapêutica otimizada, sugere-se restrição hídrica. A vacinação para influenza, e com menor evidência, para pneumococo, também é recomendada em razão da diminuição de internações hospitalares em pacientes com ICC. Além disso, devemos também enfatizar a interrupção do tabagismo, etilismo e prescrição de atividade física.

A insuficiência cardíaca exerce efeitos devastadores sobre a capacidade física dos pacientes e isso decorre da redução do débito cardíaco, disfunção endotelial e principalmente do comprometimento muscular esquelético e respiratório. O treinamento físico aeróbico exerce efeitos benéficos na insuficiência cardíaca, modulando a atividade neuro-hormonal, reduzindo a atividade simpática e atividade inflamatória, e promove melhora da função endotelial e, consequentemente, efeitos importantes na reversão das alterações musculares esqueléticas, decorrentes do baixo débito cardíaco. Atualmente, está bem estabelecido que a atividade física programada melhora a qualidade de vida e a capacidade para exercícios e reduz hospitalizações, principalmente em pacientes com classe funcional NYHA II e III. Em pacientes no grau IV, não existem evidências para preconizar o exercício como tratamento da ICC.[5] Ainda não está completamente definido se a reabilitação física reduz mortalidade. O estudo ACTION-HF não demonstrou diminuição da mortalidade total, porém nesse estudo a maioria dos pacientes não treinou na faixa de exercício desejada. Idealmente, a atividade física deveria ser supervisionada e com intensidade baseada na frequência submáxima de cada paciente. Em geral, recomenda-se a realização de exercício físico com a carga de trabalho de 40 a 70% do esforço máximo, por 20 a 45 minutos, de três a cinco vezes por semana. Recomenda-se, também, o emprego de exercícios resistidos, com pesos de 40 a 60% da contração voluntária máxima.[5] Para pacientes estáveis, o treinamento físico domiciliar é seguro e tem benefícios comprovados em melhora funcional e aumento do consumo de oxigênio. A atividade física deve ser estimulada considerando a capacidade individual de cada paciente em realizar determinado esforço físico sem que desencadeie piora dos sintomas. Em razão disso, exercícios extenuantes ou puramente isométricos não são recomendados para pacientes com ICC crônica.[5]

Medicamentoso

O tratamento medicamentoso, fundamentado em evidência, é baseado principalmente em medicamentos que bloqueiam a atividade neuro-hormonal e a remodelação ventricular com drogas que inibem ou antagonizam a atividade adrenérgica, a angiotensina II e a aldosterona; esse tratamento moderno modifica radicalmente a história natural da síndrome com reduções expressivas de morbidade e mortalidade da doença. É importante destacar também as intervenções que reduzem sintomas como os digitálicos e diuréticos, que serão adicionados ao tratamento de acordo com a classe funcional ou grau de lesão estrutural do coração.

Diuréticos

A ativação neuro-hormonal que acompanha a insuficiência cardíaca determina estímulos permanentes para retenção de sódio e água e consequente hipervolemia, que promove dilatação cardíaca progressiva, aumento dos refluxos valvares atrioventriculares, hipertensão venocapilar pulmonar, congestão visceral, hipertensão venosa renal, contribuindo para o aparecimento e agravamento da insuficiência renal. A congestão é responsável pelos principais sintomas da insuficiência cardíaca e pela maioria das hospitalizações.

Os diuréticos são drogas imprescindíveis para a prevenção, alívio e controle dos fenômenos congestivos sistêmicos e pulmonares, promovendo maior excreção de sódio e água. O diurético que atua na alça de Henle (furosemida) é o mais potente, aumentando a excreção renal de sódio em 20 a 35%, mantendo sua eficácia mesmo em pacientes com disfunção renal moderada (*clearance* de creatinina < 30 mL/min). Tem início de ação rápido e meia-vida curta, devendo ser utilizado em intervalos curtos para uma maior eficiência diurética. A sua dosagem é dependente da gravidade da doença e da presença, persistência ou recorrência de fenômenos congestivos, com doses variando de 40 a 320 mg/dia. Já os diuréticos tiazídicos atuam no túbulo distal e aumentam a excreção de sódio em 10 a 15%. Nos pacientes mais graves ou com "resistência a diurético" pode ser necessária a associação de mais uma classe de diuréticos, promovendo o bloqueio sequencial do néfron para controle adequado dos sintomas congestivos (diurético de alça + tiazídico) com doses de diuréticos tiazídicos de 12,5 a 50 mg/dia. É extremamente importante identificar alguns fatores associados à refratariedade ou resistência aos diuréticos, destacando-se a ingestão hídrica excessiva, ingestão excessiva de sódio, uso de drogas nefrotóxicas, hipoalbuminemia, acidose metabólica e piora da função renal.

A consequência do alívio da congestão sistêmica, além do controle da sintomatologia, é a melhora na capacidade de fazer exercício físico. Contudo, não existem estudos que mostram impacto favorável na sobrevida de pacientes com ICC. Além do mais, o uso de diurético pode ser associado a piora da função renal. Por isso, deve-se usar a menor dose de diurético possível no controle dos sintomas congestivos. Em pacientes euvolêmicos, selecionados, pode-se tentar a suspensão, ainda que temporária, do diurético em uso. Finalmente, diuréticos são contraindicados em pacientes com disfunção ventricular esquerda assintomáticos.[4,5]

Digitálicos

É o agente inotrópico positivo mais utilizado na descompensação cardíaca. Atua inibindo a sódio-potássio adenosina trifosfatase, promove melhora da qualidade de vida, amenizando os sintomas por meio do aumento da contratilidade miocárdica e do débito cardíaco, atuando também sobre o sistema neuro-hormonal, diminuindo o tônus simpático com consequente diminuição dos níveis plasmáticos de catecolaminas e menor estimulação do sistema renina-angiotensina-aldosterona (SRAA), e também melhorando a função barorreceptora. Em pacientes ambulatoriais, o digital não apresenta efeito sobre a mortalidade, mas se mostrou efetivo em reduzir a morbidade da insuficiência cardíaca, com redução de sintomas e necessidade de internação hospitalar. Além de seu efeito sobre o desempenho cardíaco, o digital é bastante útil nos pacientes que apresentam insuficiência cardíaca e fibrilação atrial, pois exerce ação rápida e eficaz no controle da resposta ventricular fornecendo maior estabilidade hemodinâmica. Os efeitos colaterais mais comumente observados são alterações gastrointestinais, como náuseas, vômitos e anorexia, alterações visuais e arritmias cardíacas. Estas podem ser facilitadas pela hipopotassemia, sendo mais frequentes as extrassístoles ventriculares, taquicardia atrial ou juncional e graus variados de bloqueios atrioventriculares. Recomenda-se o emprego dos digitálicos em todos os pacientes que continuam sintomáticos após a otimização com os bloqueadores neuro-hormonais. Também devem ser utilizados nos pacientes com ritmo de fibrilação atrial e resposta ventricular elevada, após a otimização com os betabloqueadores. A dose média preconizada da digoxina em adultos é 0,25 mg/dia, porém tal dose deve ser adequada à idade, massa corpórea e função renal do paciente, sendo possível variá-la entre 0,125 e 0,50 mg/dia. A determinação do nível sérico é útil para avaliar a aderência do paciente ao tratamento, ajustar a dose e diminuir o risco de intoxicação digitálica, devendo ser mantida entre 0,5 e 1 ng/dL. Nos pacientes do sexo feminino, idosos e portadores de doença pulmonar obstrutiva crônica, a dose deve ser reduzida em razão do maior risco de intoxicação.

Inibidores da enzima de conversão da angiotensina (IECA) ou bloqueadores do receptor da angiotensina II (BRA)

Os inibidores da enzima de conversão da angiotensina reduzem os níveis de angiotensina II e elevam os níveis de bradicinina. Possuem efeitos hemodinâmicos altamente favoráveis com redução dos sintomas, aumento da tolerância ao esforço, melhora da qualidade de vida; reduzem a progressão da disfunção ventricular e a mortalidade por insuficiência cardíaca, não tendo expressivo impacto na morte súbita. Vários estudos clínicos randomizados demonstraram redução significativa de mortalidade na insuficiência cardíaca sistólica, enquanto outros mostraram benefício na prevenção de ICC. Portanto, devem ser prescritos para todos os pacientes portadores de disfunção ventricular. Existem aproximadamente duas dezenas de moléculas de inibidores da ECA, porém as mais amplamente testadas são o captopril na dose de 100 a 150 mg/dia, via oral; e o enalapril na dose de 20 a 40 mg/dia. Cabe ressaltar que no início do tratamento, em pacientes com função renal alterada, pode ocorrer elevação discreta e transitória da creatinina e a insuficiência renal crônica não representa contraindicação para o emprego da droga. Pelo contrário, essas drogas reduzem a mortalidade de todos os pacientes com qualquer nível de função renal. Esses pacientes necessitam de monitoração de potássio e função renal no início do tratamento. Outro ponto importante é que esses medicamentos não devem ser suspensos quando os pacientes são internados com IC descompensada.

Os bloqueadores dos receptores de angiotensina II têm efeitos superponíveis, e podem ser usados nos pacientes que não toleram os inibidores da ECA, o que ocorre infrequentemente por tosse persistente ou edema angioneurótico. Existem evidências fortes e recentes de não inferioridade dos BRA quando comparados ao IECA. Reforçamos principalmente o uso em dose otimizadas de 100 a 150 mg/dia de losartana. A associação de IECA com BRA reduz o desfecho combinado de morte cardiovascular ou hospitalização por IC. Contudo, em pacientes tomando inibidor da aldosterona, tal associação está contraindicada pelo risco de eventos adversos. Portanto, essa associação pode ser considerada apenas nos pacientes intolerantes ao uso de inibidores da aldosterona.[4,5]

Betabloqueadores adrenérgicos

Pilares da terapia moderna da IC, os bloqueadores dos receptores adrenérgicos (beta-1 e beta-2) antagonizam os efeitos adversos da estimulação adrenérgica crônica na insuficiência cardíaca, com efeitos antiarrítmico, anti-isquêmico e de proteção celular. Vários estudos têm demonstrado efeitos hemodinâmicos favoráveis com redução dos sintomas, melhora da qualidade de vida, aumento sustentado da fração de ejeção e importante redução de mortalidade, principalmente por redução de morte súbita e por falência de bomba, inclusive em pacientes já em uso de IECA. Vários estudos randomizados chaves, como CIBIS II, COPERNICUS e MERIT-HF estabeleceram respectivamente bisoprolol, carvedilol e succinato de metropolol como as drogas com evidência modificadora de sobrevida. Devem ser iniciados em doses baixas, com aumento progressivo, idealmente a cada 15 dias, até atingir doses de manutenção (carvedilol 50-100 mg/dia, bisoprolol 10 mg/dia e metoprolol 200-300 mg/dia). Os principais efeitos colaterais são piora da insuficiência cardíaca, hipotensão e bradicardia. Os betabloqueadores são recomendados para todos os pacientes com disfunção ventricular, inclusive em classe funcional IV. Todavia, nesses pacientes, é necessária a estabilização clínica durante aproximadamente 3 dias, em ambiente hospitalar. Ressalta-se que a despeito dos efeitos colaterais, os betabloqueadores são bem tolerados por 90% dos pacientes com insuficiência cardíaca.

Espironolactona

Usada há muitos anos como diurético, é um bloqueador dos receptores de aldosterona. A aldosterona elevada nos pacientes com insuficiência cardíaca determina aumento na reabsorção de sódio e água. O aumento na excreção de magnésio e potássio contribui para o aparecimento de arritmias e morte súbita. Outro efeito deletério da aldosterona é a indução de fibrose no miocárdio e na parede vascular. Terapia otimizada com betabloqueadores e IECA/BRA não diminuem totalmente os níveis de aldosterona circulante (efeito conhecido como "escape da aldosterona"), fato conseguido com a associação de um antagonista direto da aldosterona. O antagonismo da aldosterona com espironolactona nas doses de 25 a 50 mg/dia reduz a morbidade e mortalidade total em até 30% nos pacientes com insuficiência cardíaca sintomática. Os estudos randomizados (RALES e EPHESUS) avaliaram pacientes em classe funcional NYHA III e IV com FE < 35%, ou seja, pacientes com sintomas graves em fase avançada da evolução patológica, embora o estudo EPHESUs tenha arrolado um pequeno contingente de pacientes com disfunção sistólica do VE assintomática. A dúvida entre os especialistas recaía sobre o bloqueio da aldosterona nas fases mais precoces da IC. Com esse intuito, o estudo EMPHASIS-HF avaliou 2.737 pacientes em classe funcional II com FE < 35% recebendo eplerenone (outro tipo de antagonista da aldosterona) *versus* placebo. Esse estudo foi interrompido prematuramente no 21º mês de acompanhamento por demonstrar diminuição da mortalidade por causa cardiovascular e hospitalização por IC no grupo de pacientes tratados com eplerenone, demonstrando evidência robusta para o uso de antagonistas da aldosterona em fases precoces de evolução da insuficiência cardíaca. Os efeitos colaterais mais frequentes dessa classe de medicamentos são a ginecomastia (10%) e a hiperpotassemia (5%), sendo essa última mais frequente em pacientes idosos, diabéticos e portadores de insuficiência renal. Assim, os bloqueadores dos receptores de aldosterona devem ser utilizados em associação com IECA e betabloqueadores em todos os pacientes com ICC, e mesmo em pacientes com disfunção ventricular assintomática do ventrículo esquerdo.

Hidralazina e nitrato

A combinação de hidralazina e nitrato deve ser considerada em pacientes intolerantes ao IECA ou BRA, seja por tosse/angioedema, piora da hipercalemia ou piora da insuficiência renal crônica em pacientes sintomáticos ou com disfunção ventricular esquerda assintomática independentemente da raça. Em afrodescendentes que continuam sintomáticos (graus III-IV) após a otimização com os bloqueadores neuro-hormonais, essa combinação de fármacos também está indicada. Hidralazina e nitrato podem ser prescritos para pacientes com ICC sintomática e refratária à medicação otimizada independentemente da raça. Ainda, pacientes que continuam hipertensos após a otimização com os bloqueadores neuro-hormonais podem se beneficiar dessa associação.[4,5]

Ivabradina

A ivabradina é uma nova medicação utilizada para o tratamento da IC. Trata-se de um inibidor seletivo do nó sinusal, determinando redução da frequência cardíaca. O estudo SHIFT avaliou pacientes com classe funcional NYHA II, III e IV em ritmo sinusal e frequência cardíaca maior que 70 batimentos por minuto, demonstrando que a associação da ivabradina à terapêutica padrão (incluindo betabloqueador) reduziu em 26% a morte de origem cardiovascular, e em 26% o risco de hospitalização por descompensação da IC. Atualmente está indicado o uso dessa medicação em pacientes com ritmo sinusal, disfunção sistólica e classe funcional NYHA II a IV, que mantém frequência cardíaca maior que 70 bpm, apesar do uso de IECA ou BRA e betabloqueadores nas doses máximas toleradas. A dose preconizada é de 5 mg duas vezes ao dia inicialmente, e otimização com 7,5 mg duas vezes ao dia, dependendo da resposta da frequência cardíaca. Deve-se ter cautela na administração de ivabradina para pacientes com IC e fibrilação atrial paroxística, pois essa droga associou-se a pequeno aumento na incidência de fibrilação atrial nesses pacientes.[5]

Anticoagulante oral

A disfunção ventricular grave, a congestão sistêmica, a imobilidade e a presença de fibrilação atrial aumentam o risco de tromboembolismo pulmonar e sistêmico em portadores de insuficiência cardíaca. A anticoagulação oral está recomendada para os pacientes com algum episódio tromboembólico pregresso, com trombo intracavitário, aneurisma ventricular extenso e fibrilação atrial. Os novos anticoagulantes têm sido incorporados na prática clínica como drogas eficazes e não inferiores à varfarina na prevenção do acidente vascular encefálico cardioembólico em portadores de fibrilação atrial. Em análises de subgrupos de pacientes com disfunção ventricular sistólica, incluídos nos grandes estudos, os novos anticoagulantes têm se mostrado seguros e não inferiores à varfarina e podem ser uma alternativa em pacientes que não se consegue nível estável de anticoagulação com a varfarina. Cabe ressaltar que os antiagregantes submetidos ao implante de *stents* coronarianos não devem ser utilizados como alternativas à varfarina. Agentes antiplaquetários como a aspirina e o clopidogrel só devem ser utilizados nos pacientes com cardiopatia isquêmica e que são submetidos a implante de *stents* coronarianos.

Inibidores da neprilisina e dos receptores da angiotensina (sacubitril/valsartana)

A neprilisina é uma endopeptidase que degrada vários peptídeos vasoativos, incluindo-se o fator natriurético atrial (BNP).[23] Nesse sentido, a associação de um inibidor da neprilisina com um inibidor do sistema renina-angiotensina produz efeitos superiores à ação de cada tipo de droga isoladamente, mas induz o aparecimento de grave angioedema.[24,25] Todavia, a associação de sacubitril, um inibidor da neprilisina projetado para não provocar angioedema, com valsartana foi testada no estudo PARADIGM-HF com o intuito de saber se a inibição da angiotensina-neprilisina era superior à inibição isolada do sistema renina-angiotensina com enalapril em termos de morbidade e mortalidade em pacientes com ICC.[26]

Este estudo incluiu 8.399 pacientes (4187 no grupo inibidor da neprilisina e 4.212 no grupo enalapril), 70% deles na classe II, 71% com hipertensão arterial sistêmica, pressão arterial sistêmica média de 121,5 ± 15 mmHg, fração de ejeção do ventrículo esquerdo média de 29,5 ± 6,2 %, 93% usando betabloqueadores e 56% antagonista mineralocorticoide. O desfecho primário do estudo foi morte por causas cardiovasculares ou hospitalização por IC. Todos os pacientes estavam estáveis, e em uso de enalapril, pelo menos 10 mg/dia, associado a um betabloqueador.

Inicialmente, os pacientes foram tratados com enalapril, 10 mg de 12/12 horas. Posteriormente, administrou-se sacubitril-valsartana na dose de 100 mg de 12/12 horas por 4-6 semanas, e posteriormente para 200 mg de 12/12 horas, 24 horas após a interrupção de enalapril. Finalmente, indivíduos que não tiveram efeitos colaterais importantes foram randomizados para sacubitril-valsartana ou enalapril. Na última avaliação clínica, a dose média de sacubitril-valsartana foi de 375 ± 71 mg, enquanto a de enalapril foi 18,9 ± 3,4 mg/dia. A mediana do acompanhamento médio foi de 27 meses, pois o estudo foi interrompido precocemente tendo em vista o benefício de sacubitril-valsartana.

A incidência de morte por causas cardiovasculares ou hospitalização por IC foi de 21,8% no grupo sacubitril-valsartana, e de 26,5% no grupo enalapril (p < 0,001). O total de morte por causa cardiovascular foi de 13,3% no grupo sacubitril-valsartana, e de 16.5% no grupo enalapril (p < 0,001). O total de hospitalização por IC foi de 12,8% no grupo sacubitril-valsartana, e de 15.6% no grupo enalapril (p < 0,001). Uma análise *post-hoc* desse estudo mostrou o benefício da associação sacubitril-valsartana sobre enalapril mesmo nos pacientes que toleraram apenas 57% da dose máxima preconizada.[27] Outra análise *post-hoc* pré-especificada do estudo mostrou que pacientes em uso de sacubitril-valsartana tem menos probabilidade de deterioração clínica (menor percentual de pacientes necessitando de intensificação da terapêutica para IC, menor quantidade de visita à sala de emergência hospitalar para tratamento de IC, menor percentual de hospitalização por IC, menor percentual de pacientes necessitando de suporte inotrópico ou transplante cardíaco) que os pacientes em uso de enalapril.[28] Ainda, reanálise dos resultados mostrou que a incidência de morte súbita e de morte por piora da IC foram menos frequentes no grupo sacubitril-valsartana do que no grupo enalapril.[29]

Com base nesses resultados, recomenda-se a substituição de enalapril por sacubitril-valsartana em pacientes com ICC sintomática. Enalapril deve ser retirado da terapêutica por 36 horas antes do início da terapêutica com sacubitril-valsartana. A dose inicial recomendada de sacubitril-valsartana é de 49/51 mg de 12/12 horas para pacientes com ingestão de dose-alvo de IECA/BRA, que apresentam pressão arterial sistólica acima de 100 mmHg. A dosagem deve ser aumentada 2 a 4 semanas após o início do tratamento para a dose alvo de 97/103 mg de 12/12 horas, monitorando-se a função renal, eletrólitos e sintomas de hipotensão arterial. Nos pacientes com pressão arterial menor ou igual a 100 mmHg, idosos ou que toleram doses baixas de IECA ou BRA, deve-se iniciar o tratamento com sacubitril-valsartana na dose de 24/26 mg de 12/12 horas, com aumento progressivo, até a dose máxima tolerada.[5]

Fibrilação atrial

A fibrilação atrial (FA) afeta aproximadamente 25% dos pacientes com ICC, e está associada a pior prognóstico. Por isso, deve ser tratada sempre, ou pelo controle da frequência cardíaca (FC) ou pelo retorno ao ritmo sinusal. A FC nesses pacientes deve ser mantida entre 60 e 100 batimentos por minuto. Tal controle pode ser obtido pela administração crônica de betabloqueadores (indicação I A) ou pelo uso de digoxina, com medida sérica seriada, nos pacientes com terapia otimizada insuficiente para controle da FC (indicação IIa B). O controle da FC tem impacto semelhante ao controle do ritmo em tais pacientes em termos de morbidade e mortalidade. Nos pacientes destinados ao controle do ritmo, recomenda-se o uso de amiodarona antes e após cardioversão elétrica (indicação IIa B). Recentemente, um estudo clínico randomizado alocando 184 pacientes no grupo recebendo medicação otimizada para controle da FC ou do ritmo cardíaco e da ICC, e 184 pacientes para tratamento com ablação da FA por cateter, mostrou redução significativa no desfecho de morte por todas as causas ou piora da ICC no grupo tratado com a ablação por catéter.[23] Em razão do número relativamente pequeno de pacientes alocados, e ao fato do estudo ter sido feito em centro de referência para o procedimento, a ablação da FA em pacientes com ICC recebe indicação IIa B.[5] Tendo em vista a alta incidência de acidente vascular cerebral cardioembólico, recomenda-se a anticoagulação oral de pacientes com FA e ICC, após a estimativa do risco/benefício pelos escores CHA2DS2-Vasc e HAS-BLED, quando o escore CHA2DS2-Vasc for maior do que 2 (indicação I A).[5]

Cardiodesfibrilador implantável (CDI)

A morte súbita é responsável por 40 a 50% dos óbitos em pacientes com IC, acometendo principalmente os pacientes mais estáveis. Na prevenção secundária de morte súbita, há indicação formal de CDI para todo o paciente com cardiomiopatia de qualquer etiologia sobrevivente de parada cardíaca decorrente de fibrilação ventricular (FV), taquicardia ventricular sustentada (TVS) com instabilidade hemodinâmica, excluindo-se causa reversível, ou ainda paciente com doença cardíaca estrutural com documentação de TVS espontânea estável ou instável. A indicação de CDI deve ser considerada em pacientes com síncope recorrente com indução de TVS instável ou FV no estudo eletrofisiológico.[5]

Na prevenção primária de morte súbita, o implante do CDI associado à terapia medicamentosa atual otimizada mostrou-se eficaz em reduzir a morte súbita em pacientes com fração de ejeção abaixo de 35% e em classe funcional II e III. Com esses critérios de inclusão, estudos clínicos MADIT II e SCD-HeFT consolidaram a indicação do CDI na prevenção primária de morte súbita. Considera-se indicação de IA e o uso de CDI para prevenção primária em pacientes portadores de cardiomiopatia isquêmica após infarto do miocárdio com pelo menos 6 meses de evolução, com fração de ejeção ≤ 35%, em classe funcional II ou III com terapia clínica otimizada, sem indicação de revascularização e expectativa de vida de pelo menos 1 ano. Embora o estudo DANISH não tenha mostrado benefício do implante de CDI na prevenção primária de morte por todas as causas em pacientes com ICC de etiologia não isquêmica,[28] metanálises publicadas recentemente atestam o benefício do CDI na prevenção primária de pacientes com tal condição clínica.[33] Assim, considera-se indicação IIa A a indicação de implante de CDI para prevenção primária em pacientes portadores de cardiomiopatia não isquêmica.[5]

É importante ressaltar que a análise de custo efetividade mesmo em países europeus ou Estados Unidos não se mostrou positiva quando se trata da prevenção primária. Vale dizer que o CDI pode piorar a qualidade de vida pela elevada incidência de choques inapropriados, levando a ansiedade ou depressão; além disso, o CDI acarreta maior risco de internação por IC, possivelmente transformando o mecanismo de morte do paciente, reduzindo o risco da morte súbita e aumentando o risco de morte por progressão da IC, fato que compromete de certa forma os benefícios irrefutáveis do implante do dispositivo.

Ressincronização ventricular

Um terço dos pacientes com diagnóstico de IC apresentam QRS alargado acima de 120 ms com frequência decorrente do bloqueio do ramo esquerdo (BRE). Associada a essa condição, a dissincronia ventricular eletromecânica, ocasionada pelo retardo na despolarização ventricular, determina dissincronia de contração ventricular, ocasionando redução do débito cardíaco, aumento do consumo de oxigênio, encurtamento do tempo de enchimento ventricular e favorecimento da insuficiência mitral. Com desfechos relacionados ao aumento da FE, diminuição do diâmetro ventricular esquerdo e redução de mortalidade, vários estudos mostraram a eficácia do uso do marca-passo multissítio para terapia de ressincronização ventricular (TRV). Embasados principalmente nos estudos CARE-HF e COMPANION, indica-se IA para o implante do ressincronizador cardíaco para envolver pacientes com IC em classe funcional III, ritmo sinusal, tratamento medicamentoso otimizado, FE < 35 e QRS > 150 ms. Essa modalidade de dispositivo, apesar de indiscutível evidência de indicação, possui diversas limitações como experiência da equipe implantadora para posicionamento adequado do eletrodo na veia cardíaca posterior esquerda, ecocardiografista experiente para melhor ajuste do intervalo AV e tempo diastólico e reavaliação frequente da sincronia. Estudos mais recentes têm demonstrado benefícios da terapia de ressincronização em pacientes com classe funcional II e QRS com duração ≥ 150 ms e sem morfologia de bloqueio do ramo direito do feixe de His (indicação IIb B). Nos pacientes com BRE

e duração de QRS entre 130 e 149 ms em tratamento otimizado, também se indica a terapia de ressincronização cardíaca (II A). Pacientes com ICC e indicação de implante de marca-passo por bloqueio AV avançado devem receber a terapia de ressincronização cardíaca para se diminuir morbidade (indicação II A). Finalmente, pacientes com piora progressiva de ICC, que tenham recebido implante de marca-passo convencional para tratamento de bloqueio AV avançado, podem ser considerados para terapia de ressincronização ventricular caso apresentem grande percentual de captura do ventrículo direito (indicação IIb B).[4,5]

Tratamentos cirúrgicos

A cirurgia de revascularização do miocárdio está indicada em pacientes com disfunção ventricular esquerda e lesão do tronco da artéria coronária esquerda ≥ 60% ou com lesões ≥ 70% proximais em artérias descendentes anterior e circunflexa (equivalente de tronco) ou ainda em pacientes com sintomas anginosos limitantes e isquemia documentada. Ainda é imprescindível a presença de anatomia coronariana favorável (vasos passíveis de revascularização) e presença de massa significativa de miocárdio viável. Entretanto, o estudo STICH não demonstrou benefício significativo do tratamento cirúrgico quando comparado ao tratamento clínico em pacientes com doença coronariana e FE ≤ 35% (excluindo pacientes com lesões de tronco e angina grave). Todavia, os resultados após 10 anos de acompanhamento clínico mostram que o tratamento cirúrgico é superior ao tratamento clínico otimizado em termos de melhora de mortalidade por todas as causas ou hospitalização por causas cardíacas.[35] Nas lesões orgânicas valvares, mitral e aórtica a cirurgia deve ser considerada mesmo na presença de grave disfunção ventricular.

Dispositivos de assistência ventricular

Os dispositivos de assistência ventricular podem ser utilizados no tratamento do choque cardiogênico ou na manutenção das condições circulatórias em pacientes com IC refratária ao tratamento medicamentoso como ponte para o transplante cardíaco. Mais recentemente, os novos dispositivos têm sido preconizados como terapêutica de destino ou definitiva para os pacientes com insuficiência cardíaca refratária, principalmente para os não elegíveis para transplante cardíaco.

Transplante cardíaco

O transplante cardíaco está indicado para pacientes com insuficiência cardíaca refratária, classes funcionais NYHA III ou IV permanentes, com sintomas graves e hospitalização frequente, sem alternativas de tratamento e terapêutica medicamentosa otimizada. Para os pacientes ambulatoriais, um critério de indicação é o VO_2 < 12 mL/kg/min (em vigência de betabloqueadores) ou VE/VOC_2 acima de 35 em pacientes com classe funcional III ou IV.

Resumo

A insuficiência cardíaca é definida pela disfunção sistólica causada por comprometimento da função contrátil do músculo cardíaco, sendo responsável por cerca de 60% dos casos. A disfunção diastólica, definida por alterações do relaxamento e da complacência ventricular, está presente em 40% dos casos, particularmente na população idosa.

Trata-se de condição fisiopatológica de etiologia variável, progressiva, que tem início com redução da contratilidade miocárdica, redução do débito cardíaco e elevação das pressões de enchimento. Em resposta à redução do desempenho cardíaco, surgem os chamados mecanismos de compensação, como aumento de frequência cardíaca, aumento de contratilidade, vasoconstrição periférica e aumento da volemia por retenção renal de sódio e água. Essas respostas são decorrentes da ativação integrada do sistema neuro-hormonal, que é mediada pela atividade adrenérgica, ativação do sistema renina-angiotensina-aldosterona, arginina-vasopressina, endotelina e citocinas inflamatórias.

A síndrome pode se apresentar de diferentes formas clínicas, desde disfunção ventricular assintomática até as formas graves, como edema agudo de pulmão e choque cardiogênico.

Os exames complementares são fundamentais, e incluem também testes para a identificação da provável etiologia da doença. Entre estes incluem-se: eletrocardiograma, radiografia de tórax, ecocardiograma bidimensional, cateterismo cardíaco, ressonância magnética cardíaca, cintilografia de perfusão miocárdica, perfil lipídio, perfil tireoidiano, hemograma, perfil lipídico, e peptídeo natriurético atrial (BNP) e do seu precursor NT pró-BNP, especialmente importante para avaliação inicial e diagnostico diferencial de dispneia.

O tratamento medicamentoso, fundamentado em evidência, é baseado principalmente em medicamentos que bloqueiam a atividade neuro-hormonal e a remodelação ventricular com drogas que inibem ou antagonizam a atividade adrenérgica, a angiotensina-II, a aldosterona e a neprilisina; esse tratamento moderno modifica radicalmente a história natural da síndrome com reduções expressivas de morbidade e mortalidade. Terapias adicionais incluem, em grupos selecionados, anticoagulação, terapia de ressincronização cardíaca, implante de cardiodesfibrilador, uso de dispositivos de assistência ventricular e transplante cardíaco, especialmente para pacientes com insuficiência cardíaca refratária, classes funcionais NYHA III ou IV permanentes, com sintomas graves e hospitalização frequente, sem alternativas de tratamento e terapêutica medicamentosa otimizada.

Referências bibliográficas

1. Schrier RW, Abraham WT. Hormones and hemodynamics in heart failure. N Engl J Med. 1999;341:577-85.
2. Mann DL. Basic mechanisms of disease progression in failing heart: the role of excessive adrenergic drive. Prog Cardiov Dis 1998;41:1-8.
3. Gilbert EM, Joshep J. The sympathetic nervous system in chronic heart failure. Prog Cardiov Dis. 1998;41:9-18.
4. Ponikowski P, Voors AD, Anker SD, Bueno H, Cleland JGF, Coats AJS, et al. 2016 ESC guidelines for the diagnosis and treatment of acute and chronic heart failure. Eur Heart J. 2016;37:2129-200.
5. Rohde LEP, Montera MW, Bocchi EA, Clausel N, Albuquerque DC, Rassi S, et al. Diretriz brasileira de insuficiência cardíaca crônica e aguda. Arq Bras Cardiol. 2018;111:436-539.
6. Bocchi EA, Marcondes-Braga FG, Ayub-Ferreira SM, Rohde LE, Oliveira WA, Almeida DR, et al. Sociedade Brasileira de Cardiologia. III Diretriz Brasileira de Insuficiência Cardíaca Crônica. Arq Bras Cardiol. 2009;92(6 supl.1):1-71.
7. Yance CW, Jessup M, Bozkurt B, et al. ACCF/AHA 2013 Guidelines for the diagnosis and management of heart failure. Circulation. 2013;128:1-113.
8. Bocchi EA, Marcondes-Braga FG, Bacal F, Rodrigues DA, et al. Atualização da Diretriz Brasileira de Insuficiência Cardíaca Crônica. Arq Bras Cardiol. 2012;98(1 supl.1).
9. McMurray JJV. Systolic heart failure. Clinical practice. N Engl L Med. 2010;362:3.
10. Maisel AS, Krishnaswamy P, Nowak RM, et al. Rapid measurement of B-type natriuretic peptide in the emergency diagnosis of heart failure. N Engl J Med. 2002;347:161-67.
11. O'Connor CM, Whellan DJ, Lee KL, Keteyian S, Cooper LS, et al.; ACTION Investigators. Efficacy and safety of exercise training in patients with chronic heart failure: HF-ACTION randomized controlled trial. JAMA. 2009;301(14):1439-50.
12. Faggiano P, Opacish C, Tavazzi L, et al. Prescription patterns of diuretic in chronic heart failure: a contemporary background as a clue to their role in treatment. J Cardiac Fail. 2003;9:210-18.
13. Anand IS, Florea VG. Diuretics in chronic heart failure – benefits and hazards. Eur Heart J. 2001;3(Suppl G):8-18.
14. The Digitalis Investigation Group. The effect of digoxin on mortality and morbidity in patients with heart failure. N Engl J Med. 1997;336:525-33.
15. Ahmed A, Pitt B, Rahimtoola SH, et al. Effects of digoxin at low serum concentrations on mortality an hospitalization in heart failure: a propensity-matched study of the DIG trial. Int J Cardiol. 2008;123:138-46.
16. CONSENSUS Trial Study Group. Effects of enalapril on mortality in severe congestive heart failure: results of the Cooperative North Scandinavian Enalapril Survival Study (CONSENSUS). N Engl J Med. 1987;316:1429-35.
17. The SOLVD Investigators effects of enalapril on survival in patients with reduced left ventricular ejection and congestive heart failure. N Engl J Med. 1991;325:293-02.
18. Almeida DR, Viegas RF, Silveira JA, Godoy H. Betabloqueadores: Uma revolução na redução da morte súbita em insuficiência cardíaca. Rev Soc Cardiol Estado de São Paulo. 2008;1:2-7 RSCESP – 1687.
19. MERITH-HF Study. Effects of metoprolol CR/XL in chronic heart failure: Randomized intervention trial in congestive heart failure (MERITH-HF). Lancet. 1999;353: 2001-7.
20. CIBIS – II Investigators and committees. The cardiac insufficiency bisoprolol study II (CIBIS-II): a randomized trial Lancet 1999;353:9-13.
21. COPERNICUS Carson, PE. Betablocker treatment in heart failure. Prog Cardiov Dis. 1999;41:301.
22. Pitt B, Zannad F, Remme WJ, et al. The effect of spironolactone on morbidity and mortality in patients with severe heart failure. N Engl J Med. 1999; 341: 709-17.
23. Faiez Z, McMurray J, Henry K, van Veidhuisen D, et al. Eplerenone in patients with systolic heart failure and mild symptoms. N Engl J Med. 2011;361(1):11-21.
24. Swedberg K, Komajda M, Böhm M, Borer JS, Ford I, Dubost-Brama A, et al.; SHIFT Investigators. Ivabradine and outcomes in chronic heart failure (SHIFT): a randomised placebo-controlled study. Lancet. 2010;376(9744):875-85.
25. Marrouche NF, Brachmann J, Andresen D, Siebels J, Borsma L, Jordaens KL, et al. Catheter ablation for atrial fibrillation with heart failure. N Engl J Med. 2018;378:417-27.
26. Rademaker MT, Charles CJ, Espiner EA, Nicholls MG, Richards AM, Kosoglu T. Neutral peptidase inhibition: augmented atrial and brain natriuretic peptide, haemodynamic and natriuretic responses in ovine heart failure. Clin Sci. 1996;91:283-91.
27. Packer M, Califf RM, Konstam MA, Krum H, McMurray JJ, Rouleau JL, et al. Comparison of omaprilat and enalapril in patients with chronic heart failure: the Omaprilat versus enalapril randomized trial of utility in reducing events (OVERTURE). Circulation. 2002;106:920-6.
28. Kostis JB, packer M, Black HR, Schmieder R, Henry D, levy E. Omaprilat and enalapril In patients with hypertension: the Omaprilat Cardiovascular Treatment vs. Enalapril (OCTAVE) trial. Am J Hypertens. 2004;17:103-11.

29. McMurray JJV, Packer M, Desai AS, Gong J, Lefkowitz MP, Rizkala AR, Rouleau JL, et al. Angiotensin-neprilysin inhibition versus enalapril in heart failure. N Engl J Med. 2014;371:993-1004.

30. Vardeny O, Claggett B, Packer M, Zile MR, Rouleau J, Swedberg K, et al. Efficacy of sacubitril/valsartan vs. enalapril at lower than target doses in heart failure with reduced ejection fraction: the PARADIGM-HF trial. Eur J Heart Fail. 2016;18:1228-34.

31. Packer M, McMurray JJV, Desai AS, Gong J, Lefkowitz MP, Rizkala AR, et al. Angiotensin receptor neprilysin Inhibition compared with enalapril on the risk of clinical progression in surviving patients with heart failure. Circulation. 2015;131:54-61.

32. Desai AS, McMurray JJV, Packer M, Rouleau JL, Chen F, Gong J, et al. effect of angiotensin-receptor-neprilysin inhibitor LCZ6956 compared with enalapril on mode of death in heart failure patients. Eur Heart J. 2015;36:1990-7.

33. Bardy GH, Lee KL, Mark DB, Poole JE, Parcker DL, Boineau R, et al. Amiodarone or an implantable cardioverter-defibrillator for congestive heart failure: the Sudden Cardiac Death in Heart Failure (SCD – HeFT). N Engl J Med. 2005;352:225-37.

34. Moss AJ, Zareba W, Hall WJ, Klein H, Wilber DJ, Cannon DS, et al. Multicenter Automatic Defibrillator Implantation Trial II investigator (MADIT II). Prophylactic implantation of a defibrillator in patient with mayocardial inaction and reduced ejection fraction. N Engl J Med. 2002;346:877-83.

35. Bristow MR, Saxon LA, Boehmer J, Krueger S, Kass DA, Di Marco T, et al. Cardiac-resynchronization therapy with or without an implantable defibrillator in advanced chronic heart failure: for the Comparison of medical Therapy, Pacing, and Defibrillation in Heart Failure (COMPANION) Investigators. N Engl J Med. 2004;350:2140-50.

36. Cleland JGF, Daubert JC, Erdman E, Freemantle N, Gras D, Tavazi L, et al. The effect of cardiac resynchronization on morbidity and mortality in heart failure: from the Cardiac Resynchronization – Heart Failure (CARE-HF) Study Investigators. N Engl J Med. 2005;352:1539-49.

37. Moss AJ, et al. Cardiac Resynchronization Therapy for the Prevention of Heart-Failure Events. N Engl J Med. 2009;361:14.

38. Kober L, Thune JJ, Nielsen JC, Haarbo J, Videbaek L, Korup E, et al. DANISH investigators. Defibrillator implantation in patients with non-ischemic systolic heart failure. N Engl J Med. 2016;375:1221-30.

39. Al-Khatib SM, Fonarow GC, Joglar JA, Inoue LY, mark DB, lee Kl, et al. Primary prevention Implantable cardioverter-defibrillators in patients with nonischemic cardiomyopathy. JAMA Cardiol. 2017;2:685-8.

40. Stavrakis S, Asad Z, Reynolds D. Implantable cardioverter-defibrillators for primary prevention of mortality in patients with nonischemic cardiomyopathy: a meta-analysis of randomized controlled trials. J Cardiovasc Electrophysiol. 2017;28:659-65.

41. Shun-Shin MJ, Zheng LS, Cole GD, Howard JP, Whinneett zl, Francis DP. Implantable cardioverter defibrillators for primary prevention of death in left ventricular dysfunction with and without ischaemic heart disease: a meta-analysis of 8567 patients in 11 trials. Eur Heart J. 2017;38:1738-46.

42. Barakat AF, Saad M, Elgendy AM, Mentias A, Abuzaid A, Mahmoud AN, et al. Primary prevention implantable cardioverter-defibrillators in patients with nonischemic cardiomyopathy: a meta-analysis of randomised controlled trials. BMJ Open. 2017;(6):e016352.

43. Kolodzejczak M, Andreotti F, Kowalewski M, Buffon A, Ciccone MM, Parati G, et al. Implantable cardioverter-defibrillators for primary prevention of patients with ischemic and nonischemic cardiomyopathy: a systematic review and meta-analysis. Ann Int Med. 2017;167:103-11.

44. Faiez Z, McMurray J, Henry K, van Veidhuisen D, et al. Eplerenone in Patients with Systolic Heart Failure and Mild Symptoms. N Engl J Med. 2011;361(1):11-21.

45. Pitt B. Aldosterone blockade in patients with systolic left ventricular disfunction. Circulation. 2003;108:1790-94.

46. O'Connor CM, Whellan DJ, Lee KL, Keteyian S, Cooper LS, et al.; ACTION Investigators. Efficacy and safety of exercise training in patients with chronic heart failure: HF-ACTION randomized controlled trial. JAMA. 2009;301(14):1439-50.

47. Swedberg K, Komajda M, Böhm M, Borer JS, Ford I, Dubost-Brama A, et al.; SHIFT Investigators. Ivabradine and outcomes in chronic heart failure (SHIFT): a randomised placebo-controlled study. Lancet. 2010;376(9744):875-85.

48. Bacal F, Souza-Neto JD, Fiorelli AI, Mejia J, Marcodes-Braga FG; Mangini S, et al.; Sociedade Brasileira de sildenafil on pulmonary hypertension in patients with heart failure. Arq Bras Cardiol. 2009;92(2):116-26.

49. Velazquez EJ, Lee KL, Deja MA, Jain A, Sopko G, Marchenko A, et al. STICH Investigators. Coronary-artery bypass surgery in patients with left ventricular dysfunction. N Engl J Med. 2011;364(17):1607-16.

50. Velazquez EJ, Lee KL, Jones RH, Al-Khalidi HR, Hill JÁ, Panza JÁ, et al. Coronary-arrtery bypass surgery in patients with ischemic cardiomyoopathy. N Engl J Med. 2016;374:1511-20.

51. Bacal F, Souza-Neto JD, Fiorelli AI, Mejia J, Marcodes-Braga FG, Mangini S, et al.; Sociedade Brasileira de Cardiologia. II Diretriz brasileira de transplante cardíaco. Arq Bras Cardiol. 2009;94(1supl.):e16-e73.

52. Gelape CL, Pham SM. Avanços no suporte circulatório mecânico no tratamento da insuficiência cardíaca. Arq Bras Cardiol. 2012;98(2):e36-e43.

Capítulo 6

Tratamento cirúrgico
da insuficiência cardíaca

João Nelson R. Branco
Guilherme Flora Vargas
Enio Buffolo

Pontos-chave

- A identificação da etiologia da insuficiência cardíaca é fundamental para a consideração sobre eventuais abordagens cirúrgicas.
- Na insuficiência cardíaca (IC) refratária, o transplante cardíaco permanece como o tratamento cirúrgico preferencial.
- Assistência ventricular esquerda, quando disponível, deve ser usada como "ponte" para outro procedimento, e é uma estratégia primária na IC quando o transplante é contraindicado, e pode ser uma terapia de destino.
- A revascularização miocárdica traz benefícios nos casos de miocárdio hibernante com leitos coronarianos distais abordáveis.
- A reconstrução ventricular nos grandes aneurismas pode melhorar a estrutura e função do ventrículo esquerdo (apesar de controvérsias, como no estudo STICH).
- O reparo da insuficiência mitral secundária pode ajudar na otimização do tratamento clínico e melhorar a expectativa e qualidade de vida.
- Os marca-passos ressincronizadores, nos casos com grave disfunção ventricular e dissincronia demonstrável, podem reduzir a mortalidade, diminuir sintomas e hospitalizações. Nos casos indicados pode haver a associação dos cardiodesfibriladores implantáveis (CDI).
- A cardiomioplastia dinâmica e a ventriculectomia parcial esquerda (cirurgia de Batista) foram abandonadas em razão da falta de evidências de benefícios clínicos.

Introdução

A insuficiência cardíaca (IC) é um estado fisiopatológico determinado por várias doenças, que por meio de diferentes mecanismos fisiopatológicos podem levar ao comprometimento do músculo cardíaco (cardiomiopatia), para graus de crescente complexidade. A IC continua sendo, até o momento, a principal causa de morte da população adulta.

A IC é classificada como refratária quando, apesar do tratamento clínico-medicamentoso otimizado e da utilização de procedimentos intervencionistas ou cirurgias convencionais, o paciente permanece com péssima qualidade de vida (TF III – IV – NYHA) e previsão de sobrevivência breve (geralmente inferior a 1 ano).

O transplante cardíaco é a terapêutica que oferece melhores resultados na IC refratária, porém esse procedimento nunca atendeu a todas as necessidades populacionais. Entre as razões para essa limitação, podem ser citadas a oferta limitada de órgãos e as contraindicações específicas ao transplante (comorbidades dos receptores e/ou previsão de complicações específicas – que por si, limitariam a sobrevida no pós-operatório). Para esse tipo de paciente, foram surgindo proposições cirúrgicas, em sua maior parte paliativas, para amenizar sofrimentos e prolongar a sobrevida. Muitos desses procedimentos paliativos são indicados em um momento crítico de determinada cardiomiopatia e não inviabilizam um futuro transplante.

Etiopatogenia da IC

Para o adequado tratamento da IC é importante determinar sua etiologia. Assim, diferentes doenças podem causar uma cardiomiopatia, ainda que boa parte delas permanecem de causa não identificada. Entre as doenças que envolvem o miocárdio, as mais frequentes são as de etiologia isquêmica, valvar, chagásica, periparto, congênita etc. A lesão ventricular, a falha compensatória da ativação neuro-humoral (sistema simpático, sistema renina/angiotensina/aldosterona) e a atividade pró-inflamatória vão levar à remodelação ventricular, com dilatação cardíaca progressiva e descompensação clínica até uma fase terminal (refratária).

A dinâmica ventricular vista por meio dos novos conceitos do mecanismo de contração helicoidal mostra que o coração, em particular o ventrículo esquerdo, que originalmente tem a forma aproximada de uma elipse, vai, na IC com a dilatação progressiva, evoluir para uma forma esférica com reconhecido efeito deletério.

Essa forma esférica pode ser consequência de uma deficiência intrínseca dos cardiomiócitos nas cardiopatias não isquêmicas ou uma distensão da musculatura miocárdica após isquemia/infarto do miocárdio, podendo também haver secundariamente uma dilatação do anel valvar mitral (insuficiência secundária).

É importante o conhecimento da estrutura normal do coração e o reconhecimento das modificações provocadas pela doença. O princípio fundamental dos procedimentos cirúrgicos é a correção de estruturas comprometidas (visão mecanicista), para assim melhorar a função cardíaca, sendo válido o aforismo de que a forma reflete a função.

Aspectos clínicos e tratamento medicamentoso otimizado

Mais detalhes e pormenores, assim como as classificações da IC (sistólica, diastólica, direita, esquerda, tipos funcionais e estágios) serão analisados em capítulos apropriados.

O quadro clínico da IC, resumido aqui para fins práticos, vai estar relacionado ao baixo débito cardíaco e/ou à sobrecarga de volume (congestão). Relacionado ao baixo débito, poderemos ter: hipotensão, confusão mental, isquemia visceral, insuficiência renal e sintomas de má perfusão tecidual. Relacionado à sobrecarga de volume, poderemos ter: edema pulmonar, dispneia paroxística noturna, ortopneia, congestão hepática, ascite e edemas periféricos.

A lógica do tratamento medicamentoso, com o uso de até cinco ou mais princípios ativos (polifarmácia), leva em conta o objetivo de neutralizar etapas distintas da cascata de estimulação adrenérgica. Tem evoluído bastante com o tempo, tendo surgido inúmeras contribuições ao arsenal terapêutico. O tratamento medicamentoso deve ser disponibilizado a todos os pacientes com IC refratária, e as drogas devem ser administradas e tituladas (otimizadas) até um nível máximo adequado e/ou tolerado, antecipadamente à indicação de qualquer outro procedimento invasivo.

Relacionamos, resumidamente, o arsenal terapêutico disponível atualmente para a maioria dos casos de IC (Tabela 1).[1]

Tabela 1   Arsenal terapêutico medicamentoso para o tratamento da insuficiência cardíaca

Diuréticos (se houver congestão)

Inibidores de aldosterona (espironolactona)

Betabloqueadores (bisoprolol, carvedilol, metoprolol) para CF II e III

Digoxina (quando há sintomas não tolerados e hospitalização frequente)

IECA (captopril, enalapril etc. – em doses máximas toleradas)

BRA II (losartana, valsartana, condesartana), na intolerância ao IECA e em idosos

Hidralazina/isossorbita (se intolerância a IECA)

Ivabradina (procoralan - controle de FC)

Sarcubitril-valsartana (Entresto)

Amiodarona (arritmia sintomática e taquicardia ventricular sustentada)

Anticoagulantes (fibrilações atriais, trombos ventriculares e embolias)

Inotrópicos IV (hospitalizado)

Nessa "otimização do tratamento clínico desses pacientes, além das drogas citadas, é de extrema importância a orientação para restrição hídrica e dieta hipossódica.

Em pacientes hospitalizados por deterioração clínica são frequentemente usados, por via intravenosa, medicamentos inotrópicos e/ou vasodilatadores e diuréticos. Os agentes inotrópicos e vasodilatadores têm o objetivo de melhorar o desempenho hemodinâmico e os sintomas, e os mais conhecidos são: a dobutamina, o milrinone, o amrinone, o nitroprussiato, a nitroglicerina e o nesiritide (em estudo)

Outra opção em pacientes hospitalizados, com sobrecarga de volume e pouco responsivos a diuréticos de alça, é a ultrafiltração extracorpórea. Ela consiste na remoção de fluidos do compartimento intersticial e, além disso, paralelamente diminui os níveis de citocinas pró-inflamatórias.[2]

Procedimentos cirúrgicos alternativos ao transplante cardíaco

Para a maioria dos pacientes com IC refratária, o transplante cardíaco, tratamento absoluto, seguramente não se tornará uma opção.

A identificação do mecanismo causal da IC, com sua remoção ou neutralização, é fundamental no tratamento. Assim, as diferentes estratégias ou abordagens intervencionistas (paliativas) devem ser propostas individualmente, de acordo com a análise e o diagnóstico de cada caso (Tabela 2). Apesar do grande progresso nesse campo na última década, ainda não existem grandes trabalhos randomizados sobre o assunto.

Tabela 2   Tratamento cirúrgico paliativo para o tratamento da insuficiência cardíaca refratária

Revascularização coronariana (recuperação do miocárdio hibernado)

Reconstrução ventricular

Correção de insuficiência valvar mitral

Ressincronização ventricular

Dispositivos de assistência circulatória

Procedimentos em desuso: miocardioplastia dinâmica, e ventriculectomia parcial esquerda (ou cirurgia de Batista) e células-tronco (transplante celular)

Diretrizes de sociedades

Várias sociedades e organizações internacionais têm publicado guidelines para o tratamento da insuficiência cardíaca. Dentre os mais recentes citamos: *Heart Failure National Institute for Health and Care Excellence chronic HF guideline 2010,*[3] *American College of Cardiology Foundation/American Heart Association guideline 2013 with 2016 focused update,*[4] *e o European Society of Cardiology guidelines 2016.*[5]

Revascularização coronariana (recuperação do miocárdio hibernado)

A presença de doença arterial coronariana sempre deve ser investigada, principalmente quando se tem um diagnóstico recente de IC em que ainda não se tem a etiologia esclarecida. As doenças isquêmicas do coração são com grande frequência a causa dessa síndrome, e pode haver chance de um tratamento alternativo.

A coronariopatia pode causar disfunção ventricular esquerda irreversível ou por vezes reversível. Nos casos reversíveis, a isquemia aguda transitória pode levar ao estado de "miocárdio atordoado", porém nas isquemias crônicas a denominação usada é de "miocárdio hibernante", que pode muitas vezes ser recuperável com cirurgia.[6]

Primeiramente, deve-se sempre levar em conta que o próprio sintoma de angina já é bastante sugestivo de que há miocárdio viável, porém é importante destacar que exames adicionais podem ser utilizados nas avaliações mais objetivas de isquemia. São eles: a cintilografia, o ecocardiograma com estresse, a ressonância magnética e a tomografia por emissão de pósitron (PET-scan). Os resultados desses exames podem ser altamente confiáveis, porém a afirmação categórica de ausência de isquemia, mesmo incluindo o pet-scan (destacado como o "padrão-ouro"), representa risco de erro de cerca de 20%%.[7]

Desse modo, quando há viabilidade miocárdica e existem leitos coronários distais abordáveis, existe a indicação de revascularização mesmo em paciente com mau desempenho ventricular.[8] O tratamento cirúrgico, contrastando significantemente com o manejo clínico isolado, pode reverter a disfunção isquêmica do miocárdio, como foi demonstrado em megaestudos, já clássicos, entre os quais o EPHESUS (*Eplerenone in Heart Failure Post Acute Myocardial Infarction*) e o VALIANT (*Valsartan in Acute Myocardial Infarction Trial*), com valores de corte da fração de ejeção entre 35 e 40%.[9,10] Vários outros estudos clínicos também já comprovaram as vantagens da revascularização cirúrgica sobre o manejo clínico em médio e longo prazos.[11]

Cumpre ressaltar que existem questionamentos de indicação cirúrgica nos casos de volumes ventriculares muito aumentados. Nesses casos, os resultados não são tão satisfatórios quanto nos casos de revascularização feitos em pacientes com ventrículo esquerdo não dilatado.[12] Quando esse volume não ultrapassa os 60 mm de diástole, pode ser esperada uma boa recuperação de fração de ejeção; nos grandes diâmetros diastólicos (mais que 80 mm) não se pode antever o mesmo resultado com a revascularização isolada.[13]

Essas observações constituem a base para a proposta de associação da revascularização do miocárdio e algum tipo de reconstrução ventricular.

Reconstrução ventricular

Na IC refratária, a cavidade ventricular para conseguir manter o volume de ejeção dilata-se e sua geometria fica alterada (torna-se menos elipsoide e mais esférica). Esse aumento da cavidade ventricular (sem a hipertrofia compensatória) resulta em aumento da tensão (estresse) na parede, obedecendo a Lei de Laplace (estresse = [pressão × raio] / (2 × espessura da parede]). Assim, alterações no tamanho e geometria ventricular vão levando a uma progressiva disfunção desse ventrículo e piora progressiva da IC.

Teoricamente, procedimentos que possam reduzir as dimensões do ventrículo esquerdo (VE) e restaurar a sua geometria deveriam então melhorar o trabalho cardíaco. Porém, desafortunadamente, os dados sobre o melhoramento clínico têm sido limitados e os benefícios quanto à mortalidade também não têm sido bem sustentados.

No caso do aneurisma do ventrículo esquerdo, que na verdade é uma expansão de áreas infartadas com prejuízo da função do miocárdio remanescente, a situação pode ser diferente. Classicamente, a cirurgia de aneurismectomia do VE tinha sua indicação na IC com angina *pectoris*, nos casos de embolizações sistêmicas e/ou nos casos de taquiarritmias ventriculares malignas. A extensão dessas indicações cirúrgicas para os aneurismas de ventrículo pós-infarto (endoaneurismorrafia), cujo objetivo seria a ressecção do aneurisma e restauração da geometria ventricular, muitas vezes não traziam um desempenho ventricular de impacto. Talvez a causa desses resultados não satisfatórios seja a falta de uma sistematização operatória, que apesar de uma reconstrução do ventrículo esquerdo também determine anormalidades morfológicas.

Após uma série de proposições para o melhoramento técnico, o procedimento de DOR impôs-se como a sistematização de um novo conceito de aneurismectomia seguida de reconstrução ventricular.[14-16] A fundamentação dessa técnica consiste em uma sutura em bolsa na transição endoventricular do aneurisma, para obter assim um reajuste anatômico. Em seguida, o defeito (orifício residual) é fechado com um remendo (patch) circular de Dacron ou pericárdio bovino, completando-se as suturas com reforço de tecidos autógenos remanescentes do aneurisma. A proposição, em suma, é a reconstrução mais adequada à geometria ventricular. Isso vem a fazer sentido com o atual conceito de "coração helicoidal", originalmente descrito por Torrent-Guasp. Essa concepção deixa claro que a perda elíptica do ventrículo esquerdo nas dilatações dessa câmara faz com que a orientação das fibras oblíquas passe a ser horizontal, com perda da eficiência contrátil. Em estudos experimentais demonstrou-se que a fração de ejeção cai de 60 para 30% se as fibras contráteis perdem a sua orientação fisiológica primária. Esse conceito trouxe a base para o entendimento de como realizar a reconstrução ventricular com maior eficiência, restituindo sua forma elíptica.[17]

Uma modificação do procedimento de DOR, o denominado procedimento de SAVER (*Surgical Anterior Ventricular Endocardial Restoration*),[18] além de estudos posteriores como o RESTORE (*Randomized Efficacy Study of Tirofiban for Outcomes and Restenosis*), que constituem um grupo de estudos regulares,[19-21] apontaram para a necessidade de se realizar a ressecção de áreas fibróticas, ou mesmo áreas acinéticas ventriculares. Isso justificou o desenho de um estudo mais amplo: o STICH (*Surgical Treatment of Ischemic Heart Failure*), a primeira e única experiência randomizada para restauração cirúrgica do VE. No entanto, essa publicação suscitou alguma controvérsia com relação aos casos do "mundo real". Os questionamentos das afirmações são justificados por esse estudo tratar de subgrupo clínico com fatores de exclusão comprometedores, além da consideração de um acompanhamento curto (menor que 4 anos).

No estudo STICH, em 1.000 pacientes com indicação de revascularização, FE média de 28% e acinesia/discinesia da parede anterior, houve randomização para procedimentos cirúrgicos em dois grupos: um grupo submetido à revascularização isolada e o outro à revascularização mais restauração ventricular associada (técnica de SAVER). O acompanhamento desses pacientes teve uma média de 48 meses. Apesar da significativa diminuição do índice de volume diastólico final (19 para 6%), o resultado com relação a desfechos primários de morte por qualquer causa ou hospitalização por causas cardíacas não demonstrou diferença entre os dois grupos (58 e 59%, respectivamente).[22] Em outras palavras então, por essa avaliação a revascularização miocárdica com reconstrução do VE no tratamento da IC seria incerta.

Uma análise mais específica foi posteriormente publicada (estudo observacional),[23] agora analisando um subgrupo do STICH que entrou nos critérios de exclusão. Esse subgrupo era de pacientes em classe IV da IC necessitando de inotrópicos intravenosos e/ou balão intra-aórtico, infarto no último mês e casos com lesão ventricular de parede posterior associada. Foi observado então que a mortalidade hospitalar desse subgrupo foi de 3,4%, o volume do VE diminuiu e também houve melhora da FE no primeiro mês e no primeiro ano. Em 101 dos pacientes, observou-se que o aumento da FE de 26% foi para 44% em 1 ano, e em 10 pacientes a FE foi de 41 para 54% no ano.[24] Esse estudo, apesar das limitações, sugeriu que subgrupos de pacientes podem ser beneficiados pela restauração ventricular, apesar de muitas vezes, sem muito impacto no desfecho clínico. Assim, deve-se sempre ter uma atitude crítica na análise de cada caso.[25] Em 2016 foi publicado uma extensão deste estudo com uma média 9,8 anos de acompanhamento (STICH) que retificaram os benefícios da cirurgia comparada há apenas o tratamento clínico nesses pacientes com FE < 35%.[26] Serão necessários no futuro novos trabalhos, bem desenvolvidos e randomizados.

Finalizando este ítem apenas citamos o aparecimento de novas propostas, ainda em estudo, de implante de inibidores mecânicos de dilatação ventricular (Arcorn CorCap e Heart-Net) com estudos prospectivos.[27]

Correção da insuficiência valvar mitral

Independentemente da etiologia da cardiomiopatia, o paciente com importante disfunção ventricular pode muitas vezes apresentar diferentes graus de regurgitação mitral. Isso pode ocorrer mesmo quando os folhetos valvulares forem "normais". As causas para isso são diversas, como a dilatação ventricular e do anel mitral, que determinam tração lateral das cordas ("*tethering*") e permitem o vazamento central do sangue para o átrio esquerdo. Na miocardiopatia isquêmica, frequentemente a dilatação ventricular não é acentuado sendo o mecanismo principal o infarto da parede lateroposterior com comprometimento da base do papilar levando a disfunção do mesmo. Chamamos essa insuficiência mitral de "secundária", a qual pode se apresentar até em fases iniciais da IC e é fator que piora consideravelmente o prognóstico.[28]

A proposta da correção dessa regurgitação por meio da plástica mitral foi feita inicialmente por Chen et al.[29] e foi amplamente divulgada por Bolling et al.[30]

As técnicas de correção da regurgitação têm como princípio corrigir a sobrecarga adicional ao ventrículo esquerdo, aumentando o volume sistólico mesmo não sendo registrada uma melhora em valores absolutos da medida da fração de ejeção. Com a correção da insuficiência, o mais importante vai ser então o volume ejetado unicamente para a aorta (agora sem aquele refluxo mitral no esvaziamento do ventrículo).

A seleção de pacientes para esse tipo de procedimento merece consideração especial. A etiologia da cardiomiopatia não é fator relevante para a indicação do procedimento, sendo fundamental, porém a caracterização de insuficiência mitral como moderada ou grave por meio de algum exame, por exemplo, o ecocardiograma transesofágico (a magnitude da regurgitação pode variar, mas deve ser avaliado só após a melhor compensação clínica possível). Merece destaque o fato de que a detecção da insuficiência nessas situações é frequentemente subestimada se feita apenas pelo exame clínico, radiológico ou mesmo só pela ventriculografia.

Quando não há grande dilatação ventricular a anuloplastia mitral é suficiente. Porém com a dilatação progressiva e a tendência à esfericidade do VE, uma maior tensão da parede ventricular provoca uma perda adicional da função contrátil e um maior gasto energético. Buffolo et al. propuseram uma técnica mais abrangente, que por meio do implante de uma prótese em posição atrioventricular menor que o anel dilatado corrigindo a insuficiência mitral, remodela o anel mitral, além de restituir o paralelismo dos músculos papilares. Nessa proposição ocorre também a remodelação da cavidade ventricular pela tração da cordoalha tendínea.[31] Posteriormente, essa técnica foi modificada e aplicada por outros com bons resultados.[32-34] O acompanhamento clínico mostrou que esse procedimento pode melhorar a qualidade de vida e protelar ou viabilizar um transplante cardíaco (em casos antes até contraindicados). Além disso, infelizmente apenas em poucos casos funciona como ponte para recuperação de cardiomiopatias reversíveis.

Pode haver, em diferentes momentos da evolução clínica e dependendo do estado de compensação do paciente, variações nos diferentes graus de insuficiência mitral. Nos casos de insuficiência mitral não muito grave, em que também ocorra uma dessincronização ventricular, o uso de marca-passo ressincronizador pode muitas vezes substituir a intervenção valvar.

Resta comentar brevemente sobre as tentativas endovasculares para a correção do vazamento mitral, como o "Mitra-clip" que não se mostrou efetivo (Estudo EVEREST II) e a anuloplastia mitral através do seio coronário que não teve base anatômica.[35,36]

Ressincronização ventricular

Os bloqueios elétricos cardíacos podem ocorrer em nível atrial, atrioventricular e ventricular. Independentemente de seu efeito na frequência cardíaca, os marca-passos contemporâneos têm recursos para corrigir os bloqueios nesses três níveis, contribuindo no tratamento da IC. O mais relevante dos distúrbios é a perda de sincronia de contração ventricular cardíaca que pode comprometer a função de bomba desses ventrículos. A proposição da terapia de ressincronização cardíaca (TRC) implica a redução da dissincronia usando um marca-passo específico (ressincronizador), que vai estimular o átrio e ambos os ventrículos (multissítio).[37] Embora aproximadamente 8 a 15% dos pacientes com IC avançada já tenham tido implante de marca-passos tradicionais por indicação de bradicardia sintomática, a ressincronização, com os dispositivos específicos, em pacientes com IC associada a dissincronização ventricular, pode melhorar a fração de ejeção, reduzir a regurgitação mitral e reverter o processo de remodelamento ventricular deletério.

Essa alternativa terapêutica pode também possibilitar ao paciente tolerar doses mais otimizadas de medicação para IC[38] e, em casos indicados, incorporar no mesmo dispositivo a combinação com um cardiodesfibrilador implantável (CDI), naqueles com indicação de prevenção secundária de morte súbita.[39]

Especificamente na IC avançada, as recomendações mais aceitas para a TRC seguem diversas diretrizes facilmente disponíveis (Tabela 3).[40]

Tabela 3 Recomendações mais aceitas para a terapia de ressincronização cardíaca (TRC)
IC com sintomas importantes (classe III ou IV da NYHA) apesar da terapêutica otimizada
Fração de ejeção de ventrículo esquerdo < 35% (diâmetro diastólico final > 55 mm)
Ritmo sinusal, bloqueio de ramo esquerdo com duração do QRS > 150 ms
Muitos dos pacientes que satisfazem esses critérios são também candidatos ao CDI e deverão então receber dispositivo combinado

Vale ressaltar que nos casos de fibrilação atrial crônica cabe discussão separada dos benefícios dessa terapia.[41]

Diversos estudos controlados e randomizados foram realizados tentando avaliar a TRC e a redução da mortalidade, diminuição dos sintomas e diminuição de hospitalização para compensação da IC.[42] Esse efeito ficou evidente no estudo MIRACLE,[43] que mostrou redução na hospitalização em 70%. Outro importante estudo, o COMPANION,[44] incluiu cerca de 1.500 pacientes em três grupos: somente medicação otimizada, medicação otimizada com TRC e medicação otimizada com TRC mais CDI. Os dois grupos com TRC apresentaram diminuição de 20% em qualquer causa de morte e hospitalização, e o grupo com CDI apresentou uma redução mais significativa na mortalidade global. Apesar de esse estudo apresentar alguns vieses, foi importante para a consolidação do método. O estudo CARE HF com cerca de 800 pacientes e acompanhamento médio de 29 meses, comparando TRC com tratamento medicamentoso, evidenciou diminuição de 46% no risco de morte súbita.[45] A associação do ressinconizador com o desfibrilador (CDI) vem sendo bem padronizado e aplicado em casos específicos com bons resultados.

Células-tronco (transplante celular)

Nas cardiomiopatias avançadas, os cardiomiócitos vão sendo progressivamente substituídos pela deposição de tecido fibroso, com consequente comprometimento da função ventricular. O músculo cardíaco não possui células satélites (mioblastos) capazes de reparar fibras danificadas e regenerar funcionalmente o miocárdio, e o cardiomiócito adulto perde capacidade de se multiplicar logo após os primeiros anos de vida. A terapia celular tem como objetivo recompor a perda da célula cardíaca adulta, recolonizando a região de fibrose com novas células contráteis e/ou promovendo a angiogênese.

As células-tronco, pela sua origem, podem ser divididas em embrionárias e adultas (somáticas). As primeiras (derivadas de embriões na fase blastócitos) são menos estudadas, dadas as barreiras éticas que limitam os estudos e a aplicabilidade clínica até o momento.

Entre as células-tronco adultas, as mais estudadas são as derivadas da medula óssea e os mioblastos esqueléticos. Outras células progenitoras menos estudadas seriam as derivadas de tecido gorduroso, polpa dentária e as células "residentes" da musculatura cardíaca.

As células da medula óssea são as que possuem o maior potencial de transdiferenciação em multilinhagem e acoplamento funcional em outros tecidos.[46]

No campo experimental, alguns pesquisadores acreditam que a terapia genética poderá representar uma esperança nova para o tratamento da cardiomiopatia avançada, especialmente as de origem isquêmica. Atualmente, as células implantadas são autólogas, eliminando o inconveniente da imunossupressão ou rejeição. No entanto, persistem controvérsias na literatura. Por um lado, alguns estudos utilizando células da medula óssea já demonstraram a indução da proliferação de vasos (neoangiogênese), com recuperação de miocárdio viável, sem contudo confirmar a transdiferenciação em cardiomiócitos.[47]

Outros poucos estudos procuram demonstrar que as células-tronco mioblásticas esqueléticas isoladas ou associadas às células hematopoéticas poderiam se diferenciar em cardiomiócitos (miogênese) e provocar também proliferação vascular.[48,49]

Acredita-se que esses processos são complexos e envolvem também a interação entre células inflamatórias, citocinas e matriz proteica extracelular.[50] Nesse sentido também, pesquisas procuram associar o transplante direto de células (cardiomioplastia celular) e a administração de fatores sintéticos transformadores (cardiomioplastia molecular). No entanto, a melhora do desempenho cardíaco promovido pelas células-tronco poderia, segundo as várias hipóteses, decorrer de três mecanismos não mutuamente exclusivos:

- Neoangiogênese com resgate do miocárdio hibernante.
- Desenvolvimento de novos miócitos e estruturas vasculares – vasculogênese.
- Ativação e crescimento de células progenitoras resistentes no tecido cardíaco, por meio de um efeito parácrino (mediado pelas células da medula óssea implantadas).

O método de administração das células-tronco parece crucial, e atualmente temos as vias intracoronariana, intramiocárdica ou intravenosa periférica. A via intracoronariana poderia ser pelos óstios coronarianos ou pelo seio coronário. A via intramiocárdica pode ser epicárdica, transendocárdica ou por cateter venoso transcoronariano. Apesar da maior invasibilidade (toracotomia), a via transepicárdica apresenta a maior eficiência de transferência celular (colonização do miocárdio). Essa última via (transepicárdica) apresenta maior reprodutividade que as demais, sem limitação anatômica para infusão celular.[51-53]

Como perspectivas futuras, temos estudos envolvendo células mesenquimais obtidas de diferentes fontes, com semeadura em diferentes moldes (*scaffolds*), tanto sintéticas como naturais. Também abriu novos horizontes a descoberta, em 2006, de que as células somáticas podem ser revertidas a *pluripotent-like forms*, por meio da re-expressão de apenas quatro genes (OCT4, SOX2, KLF4 e MYC).[53]

Isso trouxe o novo conceito de células-tronco pluripotentes induzidas. Essas células podem ter aplicações na reconstrução de órgãos de complexa estrutura anatômica e funcional. Adicione a essas inovações o desenvolvimento contemporâneo tecnológico de "impressoras", que trabalham com construção em três dimensões e assim pode-se antever a construção do arcabouço de órgãos complexos. Com isso é possível imaginar o que poderá advir no campo de experimentos revolucionários do futuro.

Concluindo, até o momento os resultados das pesquisas experimentais (modelos animais) e os poucos estudos clínicos parecem mostrar que a terapia com células-tronco é promissora. O grande desafio consiste em translacionar os resultados experimentais e clínicos iniciais em procedimentos médicos padronizados. Ainda permanecem sérias dúvidas técnicas para uma aplicabilidade clínica mais ampla (tipo ideal de célula, número ideal de células, modo de aplicação e fatores acessórios envolvidos). Os resultados concretos desse método ainda são inconsistentes nos mais diferentes centros, mas o futuro parece promissor.

Dispositivos de assistência circulatória

Os dispositivos mecânicos para suporte circulatório foram inicialmente elaborados para a assistência de pacientes em falência hemodinâmica. Atualmente, o uso desses dispositivos foi ampliado para diferentes condições clínicas, incluindo a IC refratária.[54]

Os dispositivos de assistência circulatória podem ser classificados de diferentes maneiras, entre as quais quanto ao tipo de bomba (roletes, pulsáteis, axiais), quanto à localização corpórea (para corpórea e intracorpórea) e quanto à duração (curto prazo, intermediário e longo prazo). A maioria dos dispositivos disponíveis atualmente apresenta restrições para pacientes com a superfície corporal menor que 1,3 m^2 e idade maior que 75 anos.

Com o objetivo de estabelecer protocolos e orientações para o uso desses dispositivos, baseados em dados concretos de um registro bem controlado, foi criada nos Estados Unidos, em 2008, a Interagency Registry of Mechanically Assis-

ted Circulatory Support (INTERMACS), sob a supervisão do National Heart Lung and Blood Institute (NHLBI). A INTERMACS estabelece estágios clínicos para a aplicação da assistência circulatória mecânica circulatória e determina qual o dispositivo específico mais indicado para cada caso, com acompanhamentos clínicos regulares e anuais.[55]

Na prática, no caso da IC refratária, basicamente existem três tipos de dispositivos a serem discutidos: os de contrapulsão (balão intra-aórtico), os dispositivos de assistência cardiorrespiratória (ECMO) e os dispositivos de assistência circulatória propriamente dita.

Balão intra-aórtico (BIA)

Embora mais simples e com alguma limitação na ajuda de casos mais complexos, o balão intra-aórtico (BIA) é o dispositivo mais comumente usado, de fácil e rápido implante, o menos oneroso de todos os dispositivos e com conhecidos bons resultados. O BIA não necessita de suporte de pessoal técnico ou monitorização especial, porém seu uso é indicado para curta permanência, quando o objetivo é a melhora das condições críticas em curto prazo.[56]

As contraindicações para o uso do BIA incluem a insuficiência valvar aórtica grave, dissecção e aneurisma da aorta, idade acima de 80 anos e aterosclerose avançada da aorta abdominal, ilíaca ou femorais. Nesses últimos casos existe a opção da inserção do cateter balão pela artéria subclávia ou aorta ascendente (quando se tem o tórax aberto).[57]

Dispositivos de assistência cardiopulmonar

Os dispositivos de assistência cardiopulmonar são bastante usados nas salas de hemodinâmica, além das unidades de terapia intensiva e eventualmente no centro cirúrgico em situações de choque cardiogênico. Podem ser do tipo veno-arterial (VA) ou veno-venoso (VV) e servem para o suporte circulatório e oxigenação do sangue venoso, particularmente nos casos mais agudos de muita congestão pulmonar, quando existe a necessidade de providências imediatas. Os dispositivos mais conhecidos para essa função são do tipo bomba centrífuga (ex., CentriMag), e são associados a oxigenadores de membrana, sendo essa forma de assistência denominada ECMO (*extracorporeal membrane oxygenation*).[58] Pela sua simplicidade e facilidade de instalação, além de menor custo comparado a dispositivos mais complexos de assistência ventricular mecânica, o ECMO vem sendo muito utilizado em diferentes centros e tem excelente indicação como ponte para outros procedimentos ou o transplante cardíaco. O ECMO VV é bastante utilizado para doenças pulmonares críticas.[59]

Dispositivos de assistência ventricular esquerda e/ou direita

A indicação desses dispositivos em paralelo (ou mesmo o coração artificial total) tem critérios hemodinâmicos e farmacológicos estabelecidos, principalmente nos casos de necessidade de instalação aguda (Tabelas 4 e 5).[60]

Tabela 4 Assistência circulatória mecânica – critérios de indicação hemodinâmicos
Falência cardíaca esquerda
Índice cardíaco < 1,8 L/min/m^2
Pressão arterial sistólica < 90 mmHg
Pressão capilar pulmonar > 20 mmHg
Falência cardíaca direita
Índice cardíaco < 1,8 L/min/m^2
Pressão capilar pulmonar < 10 mmHg
Pressão de átrio direto > 20 mmHg

Tabela 5 Assistência circulatória mecânica – critérios farmacológicos (duas ou mais drogas + critérios hemodinâmicos baixos)
Epinefrina ≥ 10 mcg/kg/min
Dopamina ≥ 10 mcg/kg/min
Dobutamina ≥ 10 mcg/kg/min
Milrinone ≥ 0,50 mcg/kg/min

Os dispositivos de assistência ventricular de média a intermediária permanência são mais usados como suporte temporário como "ponte para o transplante cardíaco", mas já é uma realidade os dispositivos de longa duração ou ditos "permanentes".[61]

Um aspecto importante de vários estudos foi a constatação de que a duração da assistência pode afetar significativamente o resultado do transplante. Os pacientes com mais de 30 dias de assistência apresentam mortalidade hospitalar menor do que aqueles mantidos por menos de 1 mês. Isso provavelmente se deve à reversão da função dos vários órgãos após a instalação da assistência circulatória mecânica, oferecendo melhores condições para o transplante. Não devemos esquecer, no entanto, o efeito indesejável do contato do sangue com uma superfície não endotelizada (biomateriais). Isso irá desencadear uma resposta inflamatória, que envolve a ativação de sistemas de resposta celular e de proteínas plasmáticas. Os principais sistemas envolvidos nisso são: a cascata de coagulação/fibrinólise, o sistema complemento e as citocinas relacionadas à ativação celular.

Os dispositivos de longa permanência são empregados em pacientes selecionados, com mau prognóstico em longo prazo e que não são candidatos a transplante cardíaco (terapia de "destino"). Assim, podem ser empregados em pacientes com idade mais avançada, doença renal crônica em estágio final ou doença pulmonar obstrutiva crônica.

Deve-se ressaltar que esses dispositivos devem ser implantados antes das lesões avançadas e irreversíveis dos diferentes órgãos do organismo. Deve ser destacado que já ficou demonstrado em trabalhos clássicos e também atuais que em pacientes com cardiopatia avançada, necessitando de inotrópicos intravenosos, não candidatos a transplante, o implante de dispositivos de assistência circulatória de longa permanência pode aumentar a sobrevida se comparado com aqueles apenas com a medicação otimizada.[62,63]

Procedimentos em desuso (cardiomioplastia dinâmica e ventriculectomia parcial esquerda ou cirurgia de Batista)

Historicamente, tivemos alguns procedimentos que foram abandonados pelos maus resultados, mas que foram importantes para o estabelecimento de conceitos cirúrgicos. São esses procedimentos: a cardiomioplastia dinâmica e a ventriculectomia parcial esquerda (cirurgia de Batista).

Cardiomioplastia dinâmica

A cardiomioplastia dinâmica, ou simplesmente cardiomioplastia, é um procedimento cirúrgico no qual o músculo grande dorsal é dissecado, rodado anteriormente e por meio de uma "janela" no segundo espaço intercostal vai envolver o coração. Por meio de um marca-passo especial e de um programa de estimulações progressivas, esse músculo vai ser condicionado para se tornar resistente à fadiga. O mesmo marca-passo vai também promover uma sincronização entre a contração do músculo grande dorsal e a contração sistólica do coração. Uma constatação na evolução pós-operatória de alguns desses pacientes foi que a dilatação progressiva do VE era retardada pela contenção diastólica causada pelo envolvimento muscular.[64] Essa observação inspirou mais tarde o desenvolvimento dos dispositivos *Acorn CorCap* e *HeartNet*.[65]

Os estudos iniciais foram promissores pela melhora na capacidade funcional e remodelação ventricular, porém os resultados em longo prazo foram desalentadores.[66] Um grande estudo clínico randomizado sobre a cardiomiopatia em pacientes em classe III (NYHA) foi interrompido prematuramente pelos poucos sobreviventes e pelos benefícios clínicos modestos. Esse trabalho sugeriu que aqueles que sobreviveram à operação talvez não necessitassem dela, ou ainda, aqueles que supostamente necessitaram do procedimento não sobreviveram a ele.[67] Por esses resultados, a cardiomioplastia não tem sido mais proposta para o tratamento da IC.

Ventriculectomia parcial esquerda (cirurgia de Batista)

Indicada nas cardiomiopatias dilatadas, essa intervenção propunha a ressecção de uma "fatia" da parede livre ventricular esquerda, entre os dois músculos papilares, entendendo-se do ápex ao anel mitral. Com esse procedimento, embasado na Lei de Laplace (relatada anteriormente), a IC e a fração de ejeção poderiam ser melhoradas como resultado da redução do diâmetro ventricular esquerdo e da tensão em sua parede, e assim possibilitariam um melhor padrão de contração e relaxamento do VE.[68]

Diversos estudos iniciais demonstraram, em sobreviventes de curto e médio prazo, haver como previsível: redução do tamanho cardíaco, aumento da fração de ejeção do VE e melhora do estado clínico funcional.[69,70] Na realidade, porém, verificou-se que a maioria dos pacientes não apresentaram alterações no estado clínico ou até pioraram (apenas um terço deles tiveram melhora).[71] Houve ainda altas taxas de mortalidade precoce e altas taxas de recorrência de sintoma importantes da IC, além de arritmias fatais. As arritmias fatais tardias, não infrequentes, induziram ao uso de cardioversores desfibriladores implantáveis (CDI).[72]

Transplante cardíaco

O transplante cardíaco é reconhecido como o tratamento cirúrgico definitivo e constitui a terapêutica que oferece melhores resultados nas cardiomiopatias terminais de diferentes etiologias (isquêmica, idiopática, valvular, chagásica, periparto etc.). É um procedimento que melhora a sobrevida e a qualidade de vida e um grupo selecionado de pacientes com IC refratária. Como todos os procedimentos, o transplante também apresenta suas limitações como: pouca disponibilidade de doadores, comorbidade dos receptores e complicações pós-operatórias. Em função dessas limitações é importante a criteriosa seleção daqueles pacientes que mais possam se beneficiar com a sua indicação sem esquecermos as diversas contraindicações (previsão das complicações muito graves e limitantes).

O melhor momento para a indicação de transplante na IC refratária permanece um assunto difícil. Em pacientes com IC refratária e tratamento clínico otimizado (classe funcional III ou IV da NYHA), a maioria dos programas de transplantes usa como o principal critério, objetivo e preditor de sobrevida, o pico de consumo de oxigênio (VO$_2$ máx < 10 mL/kg/min.). Também amplamente disponíveis na literatura médica, temos as orientações gerais das diretrizes de fácil acesso.[73]

Além das várias diretrizes e protocolos, os vários scores disponíveis na internet podem ajudar muito nos casos mais controversos. Isso é particularmente útil no que se refere à predição da sobrevida e da evolução clínica da doença, facilitando então a indicação de transplante. Entre os scores mais conhecidos citamos o The Seattle Heart Failure Model (disponível online no www.SeattleHeartFailureModel.org) e o Heart Failure Survival Score (HFSS).[74,75]

Em linhas gerais, tratando-se de pacientes com IC refratária, existe certa convergência das principais recomendações dos vários grupos quanto aos que devem entrar na lista como candidato a transplante cardíaco, assim também quanto às principais indicações e contraindicações para esse procedimento (Tabelas 6, 7 e 8).

Aspectos das técnicas operatórias

O transplante cardíaco pode ser ortotópico, quando há praticamente a troca de corações, ou heterotópico, em que se utiliza o coração do doador apenas como auxiliar ao do receptor. Os transplantes heterotópicos, em razão das inúmeras complicações, como tromboembolismo e infecção, são pouco usados.

Quanto ao transplante ortotópico, temos a variante standard (ou biatrial), e a variante bicaval. Ambas as técnicas não apresentam diferença nas anastomoses entre os cotos aórticos e pulmonares, mas sim nas anastomoses das demais estruturas cardíacas.

Tabela 6 Pacientes com diagnóstico de insuficiência cardíaca refratária e recomendados como candidatos a transplante cardíaco
Antecedente de repetidas internações para compensação de IC
Evolução com terapia medicamentosa em aumento progressivo de doses e/ou associações de drogas sem resultado consistente
Pacientes com pico do consumo de oxigênio (VO$_2$ máx) menor que 14 mL/kg/min (o normal seria maior que 20 mL/kg/min) – indicação relativa

Tabela 7 Indicações inquestionáveis para o transplante cardíaco
Choque cardiogênico refratário
Paciente internado para compensação, com dependência contínua de inotrópicos e/ou diuréticos, e ainda assim inadequada perfusão dos diferentes órgãos
Sintomas intensos de isquemia miocárdica (angina intratável), que limitam as atividades rotineiras (sem condições de intervenções invasivas, tipo revascularização e angioplastia)
Arritmias ventriculares malignas e refratárias a todas as terapias disponíveis

Tabela 8 Contraindicações absolutas e relativas para o transplante cardíaco
Absolutas
Infecção ativa
Sorologia positiva para HIV
RVP > 5 unidades Wood ou gradiente transpulmonar > 15 ou pressão sistólica pulmonar > 60 mmHg
Condições psicossocioeconômicas desfavoráveis
Neoplasia com mau prognóstico
Infarto pulmonar (< 2 meses)
Úlcera péptica ativa
Relativas
Idade biológica > 65 anos
Diabete melito (com lesão de órgão-alvo)
Diverticulite ativa
Disfunção significativa pulmonar, hepática ou renal
Prévia demonstração de não adesão ao tratamento e ao acompanhamento
Obesidade mórbida ou fragilidade (critério de Fried)
Doenças vasculares cerebrais ou vasculares graves

A técnica standard ou atrial, distingue-se, para facilidade técnica, pela não remoção de parte do coração do receptor. Assim, após a ventriculotectomia é deixada a parte posterior do átrio direito (com as veias cavas) e a parte posterior do átrio esquerdo (com as veias pulmonares). Na técnica bicaval ou total, remove-se a maior parte do coração do receptor, e as anastomoses são feitas entre as veias cavas superiores e inferiores e entre a parte posterior do átrio esquerdo, com as veias pulmonares em conjunto ou separadas (uni ou bipulmonar).

Vários estudos demonstraram, com a técnica *standard*, contribuição anormal dos átrios para o enchimento ventricular, além de muitos casos com insuficiência tricúspide e insuficiência mitral. Isso pode ser melhorado com o método bicaval.[76]

Relacionado ao doador, um aspecto muito importante e que pode modificar o prognóstico é o tempo de isquemia total (da retirada do órgão até sua reperfusão). Se esse tempo ultrapassar 3 a 4 horas (mesmo usando-se a "proteção" de soluções cardioplégicas), vai haver uma maior agressão do órgão transplantado, onerando a mortalidade hospitalar e também a sobrevida em longo prazo.

O entendimento de o fato do coração transplantado ser "desnervado" (simpático e parassimpático) é importante para o adequado manuseio clínico do pós-operatório precoce e tardio desses pacientes.

Rejeição e imunossupressão

Conceitualmente, as rejeições podem ser classificadas em diferentes tipos imunológicos: a rejeição hiperaguda, rejeição humoral (ou rejeição vascular), rejeição aguda celular e rejeição crônica.

A rejeição hiperaguda, menos frequente, é rápida e mediada por anticorpos pré-formados (trata-se de uma rejeição humoral). A rejeição chamada aguda, a mais comum, é mediada pela ativação e proliferação de linfócitos específicos; é fundamentalmente celular, havendo a infiltração linfoide do coração. Finalmente, a rejeição crônica será caracterizada principalmente pela doença vascular do enxerto.

Para o diagnóstico e o controle dos graus de rejeições é imprescindível a realização, por via transvenosa, da biópsia endomiocárdica do ventrículo direito. Inúmeros métodos não invasivos têm sido propostos para substituir esse método, porém ele se impõe pela sua especificidade e segurança diagnóstica ("padrão-ouro"). A periodicidade das biópsias varia de acordo com o protocolo de diferentes equipes, porém a maioria dos grupos as realiza semanalmente no primeiro mês de pós-operatório, repetindo-as mensalmente até o 3º ou 6º meses.[77]

A imunosupressão, ou melhor, imunodepressão, baseia-se no uso de vários agentes que vão agir em diferentes pontos do sistema imunológico. A terapia de indução com as diferentes drogas imunossupressoras (basiliximab, anticorpos policlonais antitimocitários OKT3 ou alentuzumabe) ainda não constitui consenso entre todas as equipes. A imunossupressão de manutenção, nos mais modernos protocolos, utiliza-se de um regime de três drogas (esquema tríplice), que consiste de um inibidor da calcineurina (ciclosporina ou tacrolimus), um agente antimetabólico (micofenolato mofetil ou menos comumente azatioprina), e doses controladas de glicocorticoides (estes habitualmente apenas por seis meses ou um ano pós-transplante).

O tipo de tratamento usado para os episódios de rejeição celular aguda vai ser baseado no achado da biópsia endomio-

cárdica, no grau de comprometimento hemodinâmico e/ou sintomas, e no número de rejeições precedendo imediatamente a rejeição a ser tratada.

Aspectos clínicos e prognóstico dos pacientes transplantados

No pós-operatório hospitalar, os principais pontos que podem intervir na diminuição do desempenho hemodinâmico em curto prazo poderão ter como possíveis causas:

- Má preservação miocárdica (tempo longo de isquemia) e/ou
- Desproporção entre o tamanho do coração do doador e o tamanho do receptor (superfície corpórea) e/ou
- Receptor com resistência vascular pulmonar alta (que pode determinar falência cardíaca direita).

Deve-se sempre estar atento à rejeição, de diferentes tipos, e às complicações infecciosas (bacterianas, virais, fúngicas ou por protozoários).

Entre as complicações mais tardias, vamos observar que grande parte estará relacionada aos efeitos colaterais das drogas imunodepressoras ou à rejeição crônica (doença vascular do enxerto).

Assim, relacionado aos imunossupressores, além de uma maior suscetibilidade às infecções, podemos citar como possíveis complicações a hipertensão, a dislipidemia, o comprometimento renal em diferentes graus, o aparecimento de diabete ou uma maior incidência de neoplasias.

A complicação tardia do transplantado que mais limita a sobrevida em longo prazo é a doença vascular do coração transplantado ("aterosclerose coronariana acelerada").[78]

Presume-se que sua causa seja um processo crônico de rejeição relacionado também à infecção por citomegalovírus (CMV). O diagnóstico dessa entidade é muitas vezes difícil, pois como já foi referido o coração transplantado é desnervado, e os pacientes não vão apresentar angina. Assim, pode ocorrer infarto sem dor, morte súbita ou com a progressão das lesões e comprometimento cardíaco progressivo.

Superadas as diferentes intercorrências, e apesar de não poder contemplar a maioria dos pacientes com IC refratária, o transplante cardíaco atinge seus objetivos no tratamento dos beneficiados pelo método, melhorando significativamente a qualidade de vida e prolongando a sobrevida desses pacientes. Assim, as mais completas informações sobre transplantes de órgãos torácicos provêm dos dados coletados pela International Society of Heart and Lung Transplantation (ISHLT) no mais recente registro (2017). As maiores causas de morte no primeiro ano de pós-operatório incluem falência primária de enxerto, infecções e rejeição. Após o primeiro ano são mais comuns as mortes por vasculopatia do enxerto, falência não específica do enxerto e doenças malignas. A partir dos anos 1980 e 1990 devido aos avanços na imunossupressão e prevenção e tratamento das infecções oportunistas, a sobrevida media dos transplantados foi de 11 anos, e as taxas de sobrevida no primeiro ano excedeu 85%, apesar da piora do perfil de risco dos receptores e do aumento da idade dos doadores. Estamos assim modificando a história natural da doença.[79]

Resumo

A insuficiência cardíaca refratária deve sempre ter seu tratamento medicamentoso otimizado, e o transplante cardíaco permanece como o tratamento cirúrgico definitivo. Porém em função da carência de doadores e comorbidades que limitam sua indicação, o transplante fica restrito a poucos beneficiados. Assim, por meio dos anos, foi-se desenvolvendo alternativas cirúrgicas alternativas e paliativas para melhorar a qualidade de vida e prolongar a sobrevida dos pacientes. É sempre importante o diagnóstico etiológico da insuficiência cardíaca, para podermos indicar os diferentes procedimentos alternativos, que podem ser: a assistência ventricular esquerda, a revascularização miocárdica, a reconstrução ventricular, o reparo insuficiência mitral funcional e a terapia de ressincronização ventricular associada ou não ao desfibrilador implantável (CDI). É possível a associação dessas técnicas em um significativo contingente de pacientes.

Convém citar as operações em desuso, a cardiomioplastia dinâmica e a ventriculectomia parcial esquerda (cirurgia de Batista). Apesar do abandono desses procedimentos, eles foram importantes para o estabelecimento de conceitos cirúrgicos.

Referências bibliográficas

1. Yancy CW, Jessup M, Bozkurt B, et al. 2013 ACCF/AHA guideline for the management of heart failure: executive summary: a report of the American College of Cardiology Foundation/American Heart Association Task Force on practice guidelines. Circulation. 2013;128:1810.

2. Libetta C, Sepe V, Zucchi M, et al. Intermittent haemodiafiltration in refractory congestive heart failure: BNP and balance of inflammatory cytokines. Nephrol Dial Transplant. 2007;22:2013.

3. Heart Failure Society of America, Lindenfeld J, Albert NM, et al. HFSA 2010 Comprehensive Heart Failure Practice Guideline. J Card Fail. 2010;16:e1.

4. WRITING COMMITTEE MEMBERS, Yancy CW, Jessup M, et al. 2016 ACC/AHA/HFSA Focused Update on New Pharmacological Therapy for Heart Failure: An Update of the 2013 ACCF/AHA Guideline for the Management of Heart Failure: A Report of the American College of Cardiology/American Heart Association Task Force on Clinical Practice Guidelines and the Heart Failure Society of America. Circulation. 2016;134:e282.

5. Ponikowski P, Voors AA, Anker SD, et al. 2016 ESC Guidelines for the diagnosis and treatment of acute and chronic heart failure: The Task Force for the diagnosis and treatment of acute and chronic heart failure of the European Society of Cardiology (ESC)Developed with the special contribution of the Heart Failure Association (HFA) of the ESC. Eur Heart J. 2016;37:2129.

6. Chareonthaitawee P, Gersh BJ, Araoz PA, Gibbons RJ. Revascularization in severe left ventricular dysfunction: the role of viability testing. J Am Coll Cardiol. 2005;46:567.

7. Shah BN, Khattar RS, Senior R. The hibernating myocardium: current concepts, diagnostic dilemmas, and clinical challenges in the post-STICH era. Eur Heart. J 2013;34:1323.

8. Allman KC, Slaw LJ, Hachamoviteh R, Udelson JE. Myocardial viability testing an impact of revascularization on prognosis in patients with coronary artery disease and left ventricular dysfunction: a meta-analysis. J Am Coll Cardiol. 2002;39:1151-8.

9. Hillis LD, Smith PK, Anderson JL, et al. 2011 ACCF/AHA Guideline for Coronary Artery Bypass Graft Surgery: executive summary: a report of the American College of Cardiology Foundation/American Heart Association Task Force on Practice Guidelines. Circulation. 2011;124:2610.

10. Luciani GB, Montalbano G, Casali G, Mazzucco A. A prediction long-term functional results after myocardial revascularization in ischemic cardiomyopathy. J Thorac Cardiovasc Surg. 2000;120:478-89.

11. Felker GM, Thompson RE, Hare JM, et al. Underlying causes and long-term survival in patients with initially unexplained cardiomyopathy. N Engl J Med. 2000;342:1077.

12. Velazquez EJ, Bonow RO. Revascularization in severe left ventricular dysfunction. J Am Coll Cardiol. 2015;65:615.

13. McMurray JJ, Adamopoulos S, Anker SD, et al. ESC Guidelines for the diagnosis and treatment of acute and chronic heart failure 2012: The Task Force for the Diagnosis and Treatment of Acute and Chronic Heart Failure 2012 of the European Society of Cardiology. Developed in collaboration with the Heart Failure Association (HFA) of the ESC. Eur Heart J. 2012;33:1787.

14. Jatene AD. Left ventricular aneurysmectomy: resection or reconstruction. J Thorac Cardiovasc Surg. 1985;89:321-31.

15. Branco JN, Buffolo EJ, Andrade JC, Succi JE, Leão LE, Bicegli JF, et al. Aneurysmectomy of the left ventricle. Geometric reconstruction using a semi-rigid teflon prosthesis. Arq Bras Cardiol. 1982;4(39):241-5.

16. Dor V, Sabatier M, Di Donato M, et al. Late hemodynamic results after left ventricular patch repair associated with coronary grafting in patients with post infarction akynetic or dyskinetic aneurysm of the left ventricle. J Thorac Cardiovasc Surg. 1995;110:1291-301.

17. Buckberg G, Coghlan HC, Torrent-Guasp F, et al. The structure and function of the helical heart and its buttress wrapping. Geometric concepts of heart failure and use for structural correction. Semin Thorac Cardiovasc Surg. 2001;13:386-401.

18. Athanasuleas CL, Stanley AWH, Buckberg GD, et al. Surgical anterior ventricular endocardial restoration – SAVER – in the dilated remodeled ventricle following anterior myocardardial infarction. J Am Coll Cardiol. 2000;37:1199-209.

19. Dor V, Di Donato M, Labatur M. The RESTORE group. Left ventricular reconstruction by endoventricular circular patch repair: a 17 years experience. Semin Thorac Cardiovasc Surg. 2001;13:435-7.

20. Cox JL, Buckberg GD, Athanasuleas CL, et al. "The Restore group". Semin Thorac Cardiovasc Surg. 2001;13:301-19.

21. Buckberg GD; Restore Group. Tenth Restore Group meeting overview. Eur J Cardio-Thoracic Surg. 2006;29:213-5.

22. Jones RH, Velazquez EJ, Michler RE, et al. Coronary bypass surgery with or without surgical ventricular reconstruction. N Engl J Med. 2009;360:1705.

23. Dor V, Civaia F, Alexandrescu C, et al. Favorable effects of left ventricular reconstruction in patients excluded from the Surgical Treatments for Ischemic Heart Failure (STICH) trial. J Thorac Cardiovasc Surg. 2011;141:905.

24. Menincate L, Di Donato M. Surgical left ventricle reconstruction, pathophysiologic insight, results and expectation from the stich trial. Europ J Cardiothorac Surg. 2004;26:42-47.

25. Shah BN, Khattar RS, Senior R. The hibernating myocardium: current concepts, diagnostic dilemmas, and clinical challenges in post-STITCH era. First published online: 18 February 2013.

26. Velazquez EJ, Lee KL, Jones RH, et al. Coronary-artery bypass surgery in patients with isquemic cardiomyopathy. N Engl J Med. 2016;374:1511.

27. Mann DL, Kubo SH, Sabbah HN, Starling RC, Jessup M, Oh JK Acker MA. Benefical effect of the CorCap cardiac suport device: five year results from the Acorn Trial. J Thorac Cardiovasc Surg. 2012;143950:1036.

28. Romeo F, Pellicia F, Ciafrocca C, Gallo P, Barilla F, Cristofani R. Determinants of end-stage idiopathic dilated cardiomyopathy: a multi variate analysis of 104 patients. Clin Cardiol. 1989;12(7):387-92.

29. Chen FY, Adams DH, Cohn LH. Mitral valve repair in cardiomyopathy. Circulation. 1998;98:124-7.

30. Bolling SF, Pagani FD, Deev GM. Intermediate term outcome of mitral reconstruction in cardiomyopathy. J Thorac Cardiovasc Surg. 1998;115:381-8.

31. Buffolo E, De Paula IAM, Palma H, Branco JN. Nova abordagem cirúrgica para o tratamento de pacientes em insuficiência cardíaca refratária com miocardiopatia dilatada e insuficiência mitral secundária. Arq Bras Cardiol. 2000;74(2):129-34.

32. Puig LB, Gaiotto FA, Oliveira JL, et al. Mitral valve replacement and remodeling of the left ventricle in dilated cardiomyopathy with regurgitation. Initial results. Arq Bras Cardiol. 2002;78:224-9.

33. Calafiore AM, Gallina S, Contini M, Iaco A, Barsotti A, Gaeta F, et al. Surgical treatment of dilated cardiomyopathy with conventional techniques. Eur J Cardiothorac Surg. 1999;16 (Suppl. 1):73-8.

34. Buffolo E, Branco JNR, Catani R; RESTORE Group. End-stage cardiomyopathy and secondary mitral insufficiency – Surgical alternative with prostheses implant and left ventricular restoration. Eur J Cardiothorac Surg. 2006;29:S266-S271.

35. Ghersin n, Abadi S, Asbbag A, et al The three-dimensional geometric relationship between the mitral valvar nanulus nad the coronary arteries as seen from the perspective of the cardiac surgein using cardiac computed tomography Europ J Cardiothorac Surg. 2013;44:1123-30.

36. Glower D, Ailawadi G, Argenziano M et al. EVEREST II randomized clinical trial: Predictors of mitral valve replacement in de novo surgery or after the MitraClip procedure. J Thorac Cardiovasc Surg. 2012;143:S60-3

37. Burkhardt JD, Wilkoff BL. Interventional electrophysiology and cardiac resynchronization therapy: delivering electrical therapies for heart failure. Circulation. 2007;115:2208.

38. Yancy CW, Jessup M, Bozkurt B, et al. 2013 ACCF/AHA guideline for the management of heart failure: executive summary: a report of the American College of Cardiology Foundation/American Heart Association Task Force on practice guidelines. Circulation. 2013;128:1810.

39. Leyva F, Zegard A, Acquaye E, et al. Outcomes of Cardiac Resynchronization Therapy With or Without Defibrillation in Patients With Nonischemic Cardiomyopathy. J Am Coll Cardiol. 2017; 70:1216.

40. Ponikowski P, Voors AA, Anker SD, et al. 2016 ESC Guidelines for the diagnosis and treatment of acute and chronic heart failure: The Task Force for the diagnosis and treatment of acute and chronic heart failure of the European Society of Cardiology (ESC) Developed with the special contribution of the Heart Failure Association (HFA) of the ESC. Eur Heart J. 2016; 37:2129.

41. Linde C, Leclercq C, Rex S, et al. Long-term benefits of biventricular pacing in congestive heart failure: results from the MUltisite STimulation in cardiomyopathy (MUSTIC) study. J Am Coll Cardiol. 2002;40:111.

42. HFSA 2006 Comprehensive Heart Failure Practice Guideline. J Card Fail. 2006;12:e1.

43. Young JB, Abraham WT, Smith AL, et al. Combined cardiac resynchronization and implantable cardioversion defibrillation in advanced chronic heart failure: the MIRACLE ICD Trial. JAMA. 2003;289:2685.

44. Saxon LA, Bristow MR, Boehmer J, et al. Predictors of sudden cardiac death and appropriate shock in the Comparison of Medical Therapy, Pacing, and Defibrillation in Heart Failure (COMPANION) Trial. Circulation. 2006;114:2766.

45. Cleland JG, Daubert JC, Erdmann E, et al. Longer-term effects of cardiac resynchronization therapy on mortality in heart failure [the CArdiac REsynchronization-Heart Failure (CARE-HF) trial extension phase]. Eur Heart J. 2006;27:1928.

46. Forbes SJ. Vig P, Poulsom R, et al. Adult stem cell plasticity: new pathways of tissue regeneration become visible. Clin Sci. 2002;103:355-69.

47. Murry CE, Soonpaa MH, Reinecke H, et al. Haematopoietic stem cells do not transdifferentiate into cardiac myocites in myocardial infarcts. Nature. 2004;428:664-8.

48. Menaché p, Vilquim JT, et al. Autologous skeletal myoblast transplantation for severe postinfarction left ventricular dysfunction. J Am Coll Cardiol. 2003;41(7):1078-83.

49. Guarita Souza LC, Carvalho K, Rebelato C, et al. Simultaneous transplantation of cocultural mesenchymal stem cells and skeletal myoblasts improve ventricular function in a murine model of Chagas disease. Circulation. 2006;114:120-4.

50. Carmeliet P. Angiogenesis in health and disease. Nat Med. 2003;9:653-60.

51. Abdel-Latif A, Bolli R, Tieyjeh IM, et al. Adult bone marrow-derived cells for cardiac repair. A systematic review and meta-analysis. Arch Intern Med. 2007;167:989-97.

52. Murry CE, Wiserman RW, Schwartz SM, et al. Skeletal myoblast transplantation for repair of myocardial necrosis. J Clin Invest. 1996;98:2512-23.

53. Takahashi K, Tanabe K, Ohnuki M, Marita M, Ichisaka T, Tomoda K, et al. Induction of pluripotent stem cells from adult human fibroblasts by defined factors. Cell. 2007;131:861-72.

54. McMurray JJ, Adamopoulos S, Anker SD, et al. ESC Guidelines for the diagnosis and treatment of acute and chronic heart failure 2012: The Task Force for the Diagnosis and Treatment of Acute and Chronic Heart Failure 2012 of the European Society of Cardiology. Developed in collaboration with the Heart Failure Association (HFA) of the ESC. Eur Heart J. 2012;33:1787.

55. Stevenson LW, Pagani FD, Young JB, Jessup M, Miller L, Kormos RL, et al. ITERMACS profiles of advanced heart failure: the current Picture. J Heart Lung Tranplant. 2009;28(6):535-41.

56. Santa-Cruz RA, Cohen MG, Ohman EM. Aortic counterpulsation: a review of the hemodynamic effects and indications for use. Catheter Cardiovasc Interv. 2006;67:68.

57. Raman J, Loor G, London M, Jolly N. Subclavian artery access for ambulatory balloon pump insertion. Ann Thorac Surg. 2010;90:1032.

58. RR, Barbaro RP, Rycus PT, et al. Extracorporeal Life Support Organization Registry International Report. 2016. ASAIO J 2017; 63:60.

59. Munshi L, Walkey A, Goligher E, et al. Venovenous extracorporeal membrane oxygenation for acute respiratory distress syndrome: a systematic review and meta-analysis. Lancet Respir Med. 2019; 7:163.

60. Lund LH, Matthews J, Aaronson K. Patient selection for left ventricular assist devices. Eur J Heart Fail. 2010;12(5):434-43.

61. Jakovljevic DG, Yacoub MH, Schueler S, et al. Left ventricular assist device as a bridge to recovery for patients with advanced heart failure. J Am Coll Cardiol. 2017; 69:1924.

62. Rose EA, Gelijns SC, Moskowitz AJ, Heitjan DF, Stevenson LW, Dembitsky W, et al. For the Randomized Evaluation of Mechanical Assistance for the treatment of Congestive Heart Failure (REMATCH) Stud Group term use of a left ventricular assist device for end-stage heart failure. N Engl J Med. 2001;345:1435-43.

63. Kirklin JK, Naftel DC, Pagani FD, et al. Seventh INTERMACS annual report: 15,000 patients and counting. J Heart Lung Transplant. 2015;34:1495.

64. Kass DA, Baughman KL, Pak PH, et al. Reverse remodeling from cardiomyoplasty in human heart failure. External constraint versus active assist. Circulation. 1995;91:2314.

65. Mann DL, Kubo SH, Sabbah HN, et al. Beneficial effects of the CorCap cardiac support device: five-year results from the Acorn Trial. J Thorac Cardiovasc Surg. 2012;143:1036.

66. Acker MA. Dynamic cardiomyoplasty: at the crossroads. Ann Thorac Surg. 1999;68:750.

67. Leier CV. Cardiomyoplasty: is it time to wrap it up? J Am Coll Cardiol. 1996;28:1181.

68. Batista RJ, Verde J, Nery P, et al. Partial left ventriculectomy to treat end-stage heart disease. Ann Thorac Surg. 1997;64:634.

69. Etoch SW, Koenig SC, Laureano MA, et al. Results after partial left ventriculectomy versus heart transplantation for idiopathic cardiomyopathy. J Thorac Cardiovasc Surg. 1999;117:952.

70. Stolf NA, Moreira LF, Bocchi EA, et al. Determinants of midterm outcome of partial left ventriculectomy in dilated cardiomyopathy. Ann Thorac Surg. 1998;66:1585.

71. Starling RC, McCarthy PM, Buda T, et al. Results of partial left ventriculectomy for dilated cardiomyopathy: hemodynamic, clinical and echocardiographic observations. J Am Coll Cardiol. 2000;36:2098.

72. Franco-Cereceda A, McCarthy PM, Blackstone EH, et al. Partial left ventriculectomy for dilated cardiomyopathy: is this an alternative to transplantation? J Thorac Cardiovasc Surg. 2001;121:879.

73. Mehra MR, Canter CE, Hannan MM, et al. The 2016 International Society for Heart Lung Transplantation listing criteria for heart transplantation: a 10-year update. J Heart Lung Transplant. 2016; 35:1.

74. Levy WC, Mozaffarian D, Linker DT, et al. The Seattle Heart Failure Model: prediction of survival in heart failure. Circulation. 2006;113:1424.

75. Aaronson KD, Schwartz JS, Chen TM, et al. Development and prospective validation of a clinical index to predict survival in ambulatory patients referred for cardiac transplant evaluation. Circulation. 1997;95:2660.

76. Schnoor M, Schafer T, Luhmann D, Sievers HH. Bicaval versus standard technique in orthotopic heart transplantation: a systematic review and meta--analysis. J Thorac Cardiovasc Surg. 2007;134:1322-31.

77. Stewart S, Winters GL, Fishbein MC, et al. Revision of the 1990 working formulation for the standardization of nomenclature in the diagnosis of heart rejection. J Heart Lung Transplant. 2005;24:1710.

78. Sipahi I, Starling RC. Cardiac allograft vasculopathy: an update. Heart Fail Clin. 2007;3:87-95.

79. Lund LH, Khush KK, Cherikh WS, et al. The Registry of the International Society for Heart and Lung Transplantation: Thirty-fourth Adult Heart Transplantation Report – 2017; Focus theme: allograft ischemic time. J Heart Lung Transplant. 2017; 36:1037.

Capítulo 7

Dispositivos implantáveis

Eduardo Gregório Chamlian
Nelson Américo Hossne Júnior
Walter José Gomes

Pontos-chave

- Os dispositivos de assistência circulatória mecânica são bombas cuja função é dar suporte parcial ou substituir totalmente a função de um ou ambos os ventrículos cardíacos.
- São diversos os modos de funcionamento mais comuns, sendo os dispositivos classificados quanto ao local de instalação, número de ventrículos assistidos ou substituídos, modos de bombeamento e duração da terapia.
- Os dispositivos podem ser utilizados como ponte para decisão, ponte para recuperação, ponte para transplante ou terapia de destino.
- Os dispositivos mais comumente utilizados no Brasil são: de curta permanência (balão intra-aórtico, Centrimag® VAD) e de longa permanência (BerlinHeart® e HeartMate®).

Introdução

A insuficiência cardíaca é uma doença grave associada a elevadas morbidade e mortalidade, com prognóstico pior que o infarto agudo do miocárdio ou carcinoma de mama, intestino ou próstata.[1] A terapia farmacológica com inibidores da enzima de conversão da angiotensina, betabloqueadores, inibidores da angiotensina 2 e antagonistas da aldosterona, em conjunto com a terapia de ressincronização cardíaca, melhorou a sobrevida de parte dos pacientes com insuficiência cardíaca, entretanto, persiste ainda um grande número que, apesar de otimizada a terapia farmacológica, permanece em classe funcional III/IV (New York Heart Association – NYHA) com prognóstico desfavorável. Infelizmente, a disponibilidade de doadores de coração para a realização de transplante cardíaco é insuficiente para a população que necessita deste tipo de terapia.

Os dispositivos de assistência ventricular e a tecnologia envolvida na sua fabricação evoluíram rapidamente nos últimos anos e são cada vez mais utilizados para tratar pacientes com insuficiência cardíaca avançada. No início de sua aplicação clínica eram utilizados como ponte para transplante em pacientes com insuficiência cardíaca cuja situação orgânica era incapaz de aguardar um transplante cardíaco. Preferencialmente eram colocados em pacientes em uso de drogas inotrópicas em conjunto ou não com balão intra-aórtico, classe funcional IV e geralmente com disfunção de outros órgãos. Além de evitar a morte neste grupo de pacientes que de outro modo não suportariam a espera por um transplante cardíaco, estes dispositivos melhoram a função de outros órgãos antes do transplante, diminuem a pressão pulmonar e melhoram o *status* nutricional.

Outro aspecto importante é que a prática clínica tem demonstrado importantes exemplos de plasticidade cardíaca (remodelamento miocárdico reverso parcial ou total) em cenários clínicos diversos, por exemplo na miocardite aguda, no tratamento da cardiomiopatia induzida por taquicardia e na terapia de ressincronização cardíaca,[2] com alterações em nível celular, molecular e genômico.[3] Existem evidências que a descompressão ventricular promovida pelos dispositivos de longa duração em conjunto com terapia farmacológica otimizada podem favorecer a recuperação da função miocárdica, permitindo a retirada do dispositivo e evitando a necessidade de um transplante cardíaco (assim como a imunossupressão e seus efeitos colaterais).[4] Isto significa disponibilizar o transplante para um outro paciente que não apresente sinais de melhora da função ventricular, uma vez que a disponibilidade do órgão é sempre um fator limitante para este procedimento.[5]

Os dispositivos de assistência circulatória mecânica são bombas cuja função é dar suporte parcial ou substituir totalmente a função de um ou ambos os ventrículos cardíacos. Podemos classificá-los de acordo com:

- Local de implante: extracorpóreo, intracorpóreo, paracorpóreo ou em posição ortotópica (coração total artificial).
- Ventrículo em suporte: esquerdo, direito, biventricular ou substituição biventricular.

- Mecanismo de bombeamento: pulsátil, bombas de fluxo contínuo.
- Tempo de duração do suporte: temporário (dias ou semanas) e de longa duração (meses ou anos).

Indicações de assistência circulatória mecânica

Ponte para decisão

Apesar de todo o desenvolvimento no campo da assistência mecânica observado nos últimos anos, o grupo de pacientes que clinicamente apresentam insuficiência cardíaca grave em condições clínicas críticas ou "moribundos" constituem ainda um grupo de difícil tratamento, normalmente em decorrência da presença de lesões em outros órgãos e a incerteza do quadro neurológico em pacientes quando em uso de ventilação mecânica. A sobrevida deste grupo específico ainda é muito baixa. O dispositivo de curta duração Centrimag® (Figura 1) pode ser usado como ponte para decisão neste grupo de pacientes graves que possuem contraindicação ao implante de um dispositivo de longa duração ou de transplante de urgência, principalmente se o quadro for considerado agudo e potencialmente reversível, antes de decidir pelo implante de um dispositivo mais caro ou mesmo por um transplante.

O uso deste tipo de dispositivo mais barato e de curta duração neste cenário é efetivo pois promove a estabilização hemodinâmica, melhora a função hepática e renal e permite a retirada da ventilação mecânica com consequente avaliação do padrão neurológico.[6]

Ponte para recuperação

O termo ponte para recuperação refere-se à utilização de dispositivos em pacientes com choque cardiogênico agudo ou com insuficiência cardíaca descompensada cuja expectativa de recuperação da função miocárdica após um período de assistência circulatória mecânica é antecipada. Um pequeno número de pacientes submetidos ao implante de dispositivos de assistência ventricular esquerda apresentará melhora significativa da função ventricular[7] e existem evidências de que a descompressão quase completa do ventrículo esquerdo promovida com estes dispositivos é acompanhada de um remodelamento reverso estrutural com melhora funcional.[8] Esta melhora em alguns casos permite o explante do dispositivo.[9-11] Apesar da proporção exata desses pacientes, cuja recuperação ocorre, ser desconhecida no momento, a literatura relata uma variação entre 5 e 24%.[12] No momento não existe nenhum biomarcador isolado ou em conjunto relacionado à insuficiência cardíaca (por exemplo BNP, NT-proBNP, ST2) que tenha capacidade de identificar quais são os pacientes submetidos a este tipo de terapia com maior chance de recuperação da função ventricular.[13]

Temos como exemplo de lesões miocárdicas com potencial de recuperação aquelas causadas por miocardite aguda, infarto agudo do miocárdio e no choque cardiogênico pós-cardiotomia por miocárdio atordoado.

Neste tipo de assistência podemos utilizar:

- Balão intra-aórtico (dispositivo de assistência mais utilizado no Brasil no momento).
- Dispositivo de assistência ventricular extracorpóreo.
- Sistemas de suporte de vida extracorpóreo com possibilidade de suporte pulmonar incluído (ECMO – oxigenação por membrana extracorpórea).

Geralmente esses dispositivos de suporte temporário são colocados de forma percutânea, permitindo um início rápido de funcionamento e facilidade de retirada. Alguns tipos de assistência ventricular requerem cirurgias com realização de esternotomia para colocação de cânulas de drenagem e retorno e geralmente são colocadas logo após o procedimento cirúrgico por falência uni ou biventricular pós-cardiotomia.

Se não houver melhora da função ventricular após um período de suporte circulatório temporário, esse tipo de suporte pode continuar com a colocação de um dispositivo de assistência ventricular implantável (ponte para ponte) ou como ponte para um transplante cardíaco.

Ponte para transplante

Este tipo de indicação se aplica para pacientes com terapia farmacológica otimizada que se apresentam em choque cardiogênico ou com insuficiência cardíaca avançada refratária ao tratamento clínico, sem expectativa de recuperação miocárdica e que se enquadram em protocolos de transplante cardíaco.

Os dispositivos para este tipo de terapia apresentam capacidade de suporte de longa duração e permitem que o paciente receba alta hospitalar com capacidade de realização de atividades de vida diária, promovendo uma boa qualidade de vida.[14]

Os pacientes ideais para esta categoria são aqueles sintomáticos em uso de inotrópicos intravenosos ou sem uso de inotrópicos que apresentam sintomas ao repouso, sem sinais de instabilidade hemodinâmica ou comprometimento de perfusão tecidual de outros órgãos.

Para o implante destes dispositivos geralmente é necessária a realização de cirurgia com uso de circulação extracorpórea, porém sem necessidade de pinçamento aórtico e uso de cardioplegia.

A utilização do coração total artificial ocorre nesta situação de ponte para transplante, com sobrevida em 1 ano de 71% em pacientes submetidos a este tipo de terapia (pacientes em uso do dispositivo ou submetidos a transplante cardíaco) em centros que implantam acima de 10 dispositivos por ano.[15]

Terapia de destino

A terapia de destino pode ser definida como a utilização de dispositivos de assistência circulatória mecânica em pacientes com cardiomiopatia de etiologia isquêmica ou não, de natureza irreversível, com sintomas de insuficiência cardíaca crônica refratária à terapia otimizada farmacológica e sem critérios de inclusão para o transplante cardíaco.

Com o desenvolvimento tecnológico e a experiência obtida com pacientes submetidos ao implante de dispositivos como ponte para transplante, houve um aumento das indicações para a colocação de aparelhos como terapia definitiva, ocupando uma posição importante como alternativa ao transplante cardíaco. Estes dispositivos também necessitam de cirurgia com uso de circulação extracorpórea para seu implante.

O benefício da assistência circulatória mecânica como terapia de destino foi estabelecido em um estudo randomizado e prospectivo denominado REMATCH (*Randomize Evaluation of Mechanical Assistance in the Treatment of Congestive Heart Failure*).[16] Este estudo avaliou o uso de um dispositivo de assistência ventricular esquerda intracorpóreo comparado com terapia farmacológica otimizada; sua análise de sobrevida mostrou uma redução de 48% no risco de morte de qualquer causa no grupo que recebeu o dispositivo comparado com o outro grupo (risco relativo de 0,52; intervalo de confiança de 95%, 0,34 a 0,78; p = 0,001). As taxas de sobrevida no primeiro ano foram de 52% no grupo do dispositivo e de 25% no grupo da terapia farmacológica (p = 0,002); no segundo ano foram respectivamente de 23 e 8% (p = 0,09). Apesar da presença de eventos adversos graves (por exemplo, acidente vascular cerebral, sangramento, infecção, disfunção do dispositivo), os pacientes que receberam o dispositivo ventricular apresentaram melhor qualidade de vida em relação ao outro grupo. Atualmente, com o desenvolvimento de dispositivos de assistência ventricular de fluxo centrífugo a taxa de sobrevida no primeiro ano é de 84,4% e de 77,9% em 2 anos.[17]

Seleção de pacientes e indicação do procedimento

A sobrevida neste tipo de procedimento está diretamente relacionada com o momento adequado de sua indicação. Os pacientes geralmente apresentam no exame clínico sinais de hipoperfusão tecidual, caracterizada por extremidades frias, tempo aumentado de enchimento capilar, alterações do padrão neurológico, aumento dos níveis séricos de creatinina e transaminases hepáticas, com o seguinte perfil hemodinâmico:

- Índice cardíaco menor que 1,8 a 2,2 L/min/m².
- Pressão arterial sistólica menor que 90 mmHg.
- Pressão capilar pulmonar maior que 20 mmHg.
- Pressão de átrio direito maior que 18-20 mmHg.

Quando o paciente apresenta estes sinais de comprometimento hemodinâmico, o risco de morte eleva-se substancialmente, chegando a 50% em 30 dias, apesar da terapia farmacológica otimizada, monitorização circulatória invasiva, trombólise e uso de balão intra-aórtico.[18]

Outro grupo de pacientes com indicação para suporte circulatório são aqueles com insuficiência cardíaca crônica em fase avançada com programação para ponte para transplante ou terapia de destino. A presença de sinais clínicos como taquicardia em repouso, piora progressiva da função hepática e renal, capacidade funcional limitada e qualidade de vida ruim, apesar de medicação oral otimizada e uso ou não de inotrópicos, indica o uso de assistência ventricular.

Pacientes ambulatoriais em classe funcional IV (NYHA) que não toleram doses otimizadas ou apresentam insuficiência renal ou hipotensão com uso de inibidores da enzima de conversão da angiotensina ou betabloqueadores também devem ser considerados para este tipo de terapia. Pacientes que necessitam de inotrópicos ou que não toleram seu uso pelo aparecimento de arritmias ventriculares, assim como pacientes com angina instável sem possibilidade de revascularização percutânea ou cirúrgica e com risco de morte iminente, devem ser considerados candidatos a algum tipo de dispositivo mesmo sem preencher os critérios de comprometimento hemodinâmicos já citados anteriormente.

As contraindicações absolutas para a utilização destes dispositivos são:[19]

- Idade avançada.
- Doença neoplásica com prognóstico desfavorável.
- Malformação vascular intestinal que predispõe a sangramentos.
- Disfunção hepática grave.
- Alterações hematológicas (plaquetas < 50.000/mm³ e trombofilias).
- Disfunção ventricular direita moderada a grave.
- Diabetes de controle difícil.
- Doença degenerativa cerebral grave.
- Acidente vascular cerebral com déficit motor significativo ou com alteração da capacidade cognitiva.
- Parada cardíaca desassistida.
- Tempo de parada cardíaca prolongado.
- Dissecção da aorta.
- Vasculopatia periférica grave.
- Insuficiência aórtica importante.
- Infecção ativa.
- Insuficiência renal em terapia dialítica.
- Intolerância ao uso de cumarínicos.
- Ausência de cuidadores capacitados.
- Distúrbios psiquiátricos graves ou não adesão às recomendações médicas.

Fatores de risco

A presença de insuficiência renal eleva de forma significativa a morbidade e mortalidade em pacientes submetidos a assistência mecânica.[20] A utilização de terapia de substituição renal em um quadro agudo não contraindica a colocação de um dispositivo de curta duração, mas pode comprometer o prognóstico principalmente considerando a realização de um transplante cardíaco ou mesmo como terapia de destino. Pacientes com choque cardiogênico com insuficiência renal aguda normalmente apresentam melhora da função renal com uso de suporte circulatório em um período de tempo relativamente curto.

A ocorrência de doença pulmonar avançada apresenta impacto na morbidade e mortalidade perioperatória; a vasoconstricção pulmonar hipóxica pode aumentar um quadro de hipertensão pulmonar preexistente. A presença de doença pulmonar crônica grave com FEV_1 menor que 1 L deve ser levado em consideração no momento da indicação do paciente candidato ao implante de um dispositivo de assistência circulatória,[21] mas seu valor absoluto não é um preditor de maior mortalidade perioperatória ou em acompanhamento de 3 anos.[22,23] A ventilação mecânica antes do implante é considerada um preditor importante de pior prognóstico.[24] A função pulmonar frequentemente apresenta melhora após início da assistência circulatória uma vez que há eliminação de líquido intersticial pulmonar com melhora do padrão de congestão. É importante ressaltar que pacientes com saturação de oxigênio menor que 92% em ar ambiente devem ser investigados para descartar um *shunt* intra-atrial ou tromboembolismo pulmonar.

Pacientes com resistência vascular pulmonar alta fixa (maior que 6 unidades Wood) podem evoluir com hipóxia no período perioperatório agravando a vasoconstrição pulmonar, contribuindo para a falência do ventrículo direito após instituição do suporte circulatório esquerdo (10 a 30% dos pacientes submetidos a dispositivos de assistência ventricular esquerda).[25]

Os níveis de bilirrubina total e enzimas celulares hepáticas em níveis três vezes acima dos valores normais constituem fatores de risco independentes para maior mortalidade. A utilização de um escore de risco como o MELD (*Model for End-Stage Liver Disease*) para pacientes em programação de implante de dispositivos de assistência ventricular que não foram submetidos a cirurgia cardíaca prévia parece ser apropriado para selecionar aqueles com maior possibilidade de sobrevida.[26] A presença de hipertensão portal com cirrose hepática contraindica a instalação de qualquer tipo de dispositivo.

A presença de alterações da coagulação é comum em pacientes com insuficiência cardíaca avançada. A presença de um tempo de protrombina (INR) aumentado com níveis plaquetários baixos associados ao uso de anticoagulante e antiagregantes são relacionados com aumento de sangramento perioperatório, necessidade de maior número de transfusões, aumento da resistência vascular pulmonar, disfunção de ventrículo direito, diminuição da função renal, instabilidade hemodinâmica e falência de múltiplos órgãos. Pacientes com púrpura trombocitopênica idiopática, fator V de Leiden, aumento do fator VIII, trombocitopenia induzida pela heparina ou qualquer estado hipercoagulável apresentam alto risco de sangramento e de ocorrência de eventos trombóticos e neurológicos quando submetidos ao implante de dispositivos, com sobrevida de apenas 49% em 2 anos.[27]

Outra variável importante na evolução destes pacientes é o estado nutricional. A desnutrição altera a função dos linfócitos T com aumento dos riscos de infecção e está associada a cicatrização inadequada. O nível de albumina sérica menor que 3,3 mg/dL é considerado fator de risco associado a maior mortalidade.[28]

Dispositivos de curta duração

Estes dispositivos são utilizados no resgate hemodinâmico para obtenção de estabilidade clínica e oferecem uma possibilidade de recuperação da função cardíaca. Os dispositivos atualmente disponíveis no Brasil são apresentados a seguir.

Balão intra-aórtico

A eficiência do balão intra-aórtico foi recentemente avaliada em um estudo multicêntrico, randomizado e prospectivo que analisou pacientes com infarto agudo do miocárdio com choque cardiogênico (SHOCK II).[29] Os resultados não apresentaram diferença significativa em relação ao tempo de estabilização hemodinâmica, níveis séricos de lactato, função renal, tempo e duração de drogas vasoativas e tempo de permanência em unidade de terapia intensiva. O uso do balão intra-aórtico não diminuiu de forma significativa a mortalidade em 30 dias em pacientes com infarto agudo do miocárdio com choque cardiogênico submetidos a revascularização precoce.

Centrimag VAD®

Este dispositivo é uma bomba centrífuga de fluxo contínuo cujo elemento rotor é suspenso por meio da criação de um campo magnético com capacidade de oferecer até 10 L/min. Pode ser utilizada para suporte uni ou biventricular (Figuras 1 e 2).

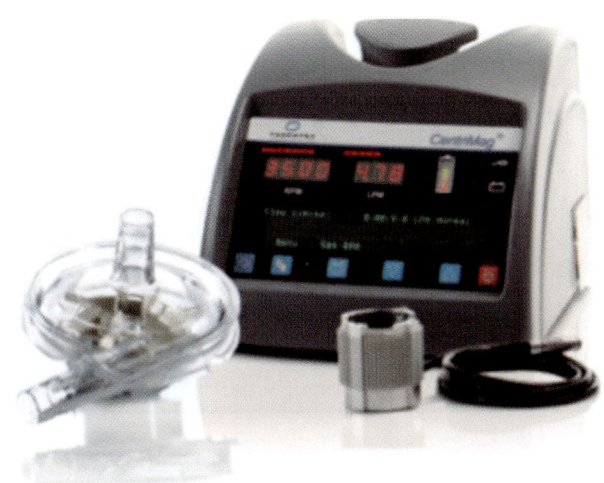

Figura 1   Centrimag®.

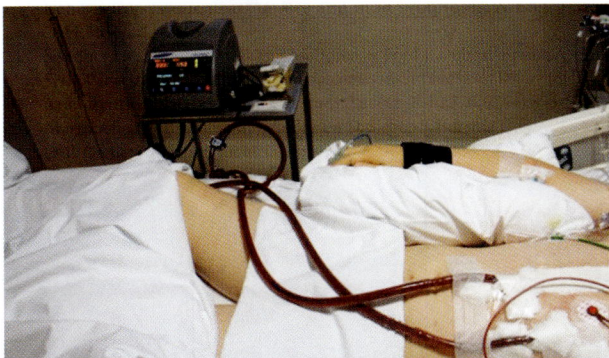

Figura 2   Centrimag® utilizada em suporte ventricular esquerdo (canulação ventrículo esquerdo – aorta ascendente) como ponte para decisão.

TandemHeart®

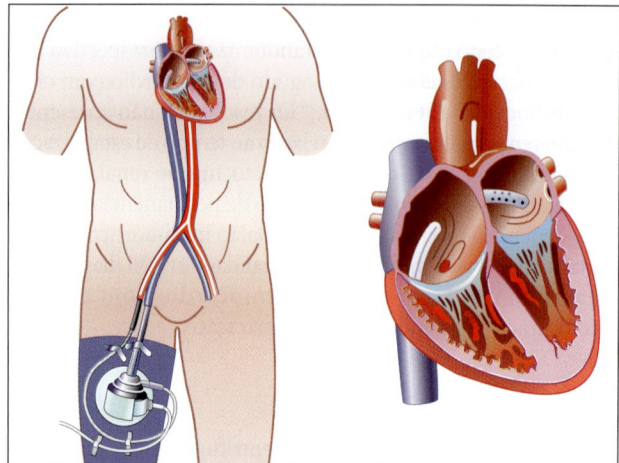

Figura 3 TandemHeart®.

Impella®

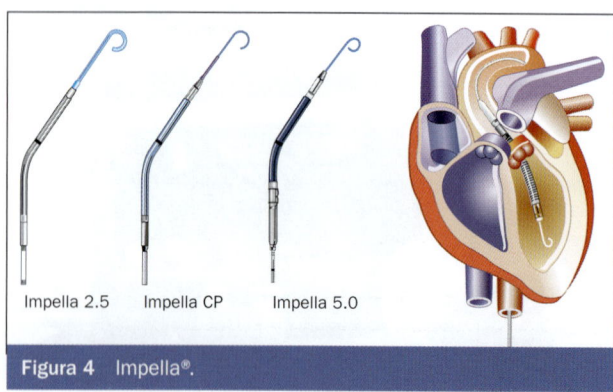

Impella 2.5   Impella CP   Impella 5.0

Figura 4 Impella®.

BerlinHeart Excor®

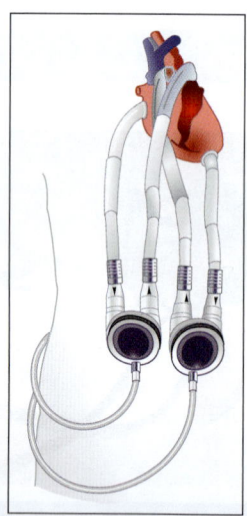

Figura 5 BerlinHeart Excor®.

Dispositivos de longa duração

O desenvolvimento de dispositivos com fluxo contínuo e sua aplicação clínica melhorou de forma significativa a sobrevida deste grupo de pacientes com uma redução de eventos adversos graves principalmente relacionados à disfunção dos dispositivos. No Brasil temos atualmente quatro dispositivos aprovados pela Agência Nacional de Vigilância Sanitária (Anvisa) para este tipo de terapia.[30]

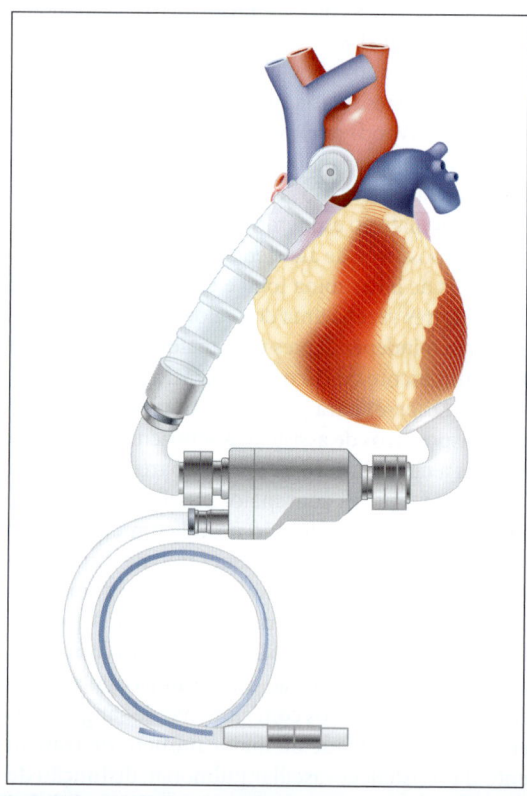

Figura 6 Dispositivo de assistência ventricular esquerda BerlinHeart Incor®.

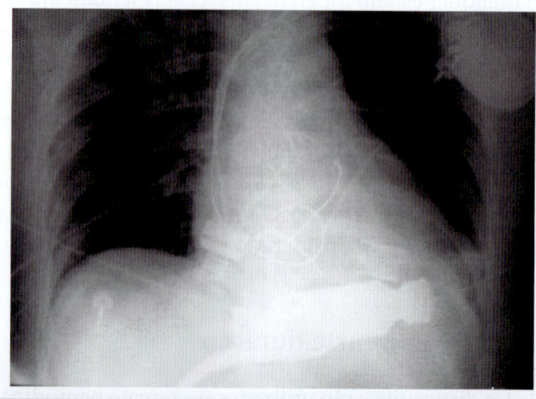

Figura 7 Radiografia após implante do BerlinHeart Incor® como terapia de destino.

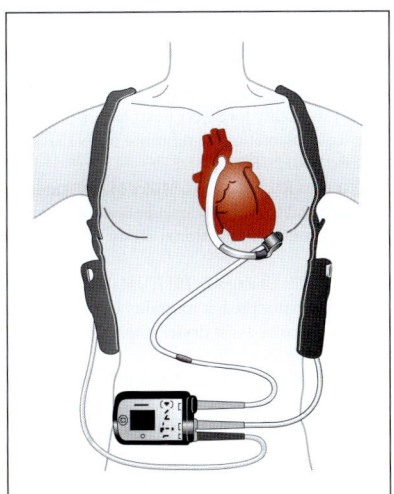

Figura 8 HeartMate II e HeartMate III®.

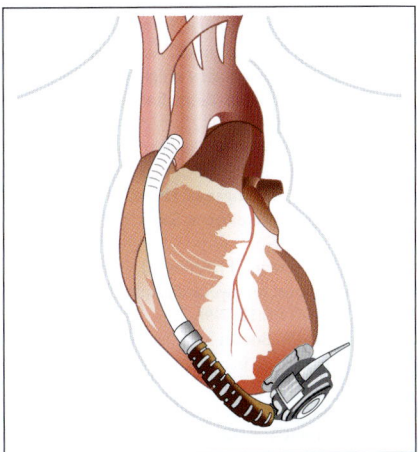

Figura 9 HeartWare®.

Complicações

Os principais problemas relacionados ao implante destes dispositivos são hemorragia perioperatória, falência de ventrículo direito, sangramento abdominal e cerebral, infecção relacionada ao dispositivo, tromboembolismo, hemólise, síndrome de von Willebrand adquirida[31] e disfunção do dispositivo.[32-34]

Conclusões

Os dispositivos de assistência ventricular são utilizados cada vez mais em pacientes com insuficiência cardíaca avançada. A evolução dos dispositivos (a fonte de energia totalmen-

te implantável representa a próxima fase disruptiva neste tipo de tecnologia),[35] o treinamento no manuseio e o envolvimento de uma equipe multidisciplinar confiável e diretamente envolvida no cuidado destes pacientes[36] permite que o número de complicações ocorra cada vez menos, justificando seu implante de forma precoce e diminuindo significativamente os riscos de complicações, com melhora da qualidade de vida e aumento da sobrevida em curto e longo prazo.

Resumo

Os dispositivos de assistência circulatória mecânica são bombas cuja função é dar suporte parcial ou substituir totalmente a função de um ou ambos os ventrículos cardíacos. Os tipos mais comuns incluem: extracorpóreo, intracorpóreo, paracorpóreo ou em posição ortotópica (coração total artificial). Podem ainda ser: esquerdo, direito, biventricular ou substituição biventricular. Quanto ao mecanismo de bombeamento podem ser pulsátil ou bombas de fluxo contínuo, e finalmente podem ser temporários (dias ou semanas) e de longa duração (meses ou anos).

Os dispositivos podem ser utilizados como ponte para decisão, em casos que possuem contraindicação ao implante de um dispositivo de longa duração ou de transplante de urgência, principalmente se o quadro for considerado agudo e potencialmente reversível, ponte para recuperação, em casos de choque cardiogênico secundário a lesões miocárdicas com potencial de recuperação, como as causadas por miocardite aguda, infarto agudo do miocárdio e no choque cardiogênico pós-cardiotomia por miocárdio atordoado. Podemos ainda usa os dispositivos como ponte para transplante, em pacientes que aguardam um novo órgão, sendo possível ainda a alta hospitalar portando o dispositivo. Finalmente, o implante do dispositivo pode ser ainda a terapia de destino do paciente, como solução alternativa ao transplante convencional.

Os grupos de pacientes candidatos ao implante de dispositivos normalmente são compostos por portadores de IC ambulatorial em estágio final de doença, em programação para ponte para transplante ou terapia de destino, além dos pacientes em choque cardiogênico de etiologia aguda. Tais pacientes devem ser avaliados quanto a presença de outras disfunções orgânicas concomitantes, como renal, hepática e pulmonar, além do perfil hematológico e nutricional, podendo-se contraindicar o implante de dispositivos em determinados grupos de pacientes.

Os dispositivos podem ser classificados em curta permanência (balão intra-aórtico, Centrimag VAD) e de longa permanência (berlinheart e heartmade) e os principais problemas relacionados ao implante desses dispositivos são: hemorragia perioperatória, falência de ventrículo direito, sangramento abdominal e cerebral, infecção, tromboembolismo, hemólise e disfunção do dispositivo.

Referências bibliográficas

1. Stewart S, MacIntyre K, Hole DJ, Capewell S, McMurray JJ. More "malignant" than cancer? Five-year survival following a first admission for heart failure. Eur J Heart Fail. 2001;3(3):315-22.

2. Drakos SG, Pagani FD, Lundberg MS, Baldwin TJ. Advancing the science of myocardial recovery with mechanical circulatory support: A Working Group of the National, Heart, Lung, and Blood Institute. J Thorac Cardiovasc Surg. 2017;154(1):165-70.

3. Dandel M, Hetzer R. Recovery of failing hearts by mechanical unloading: pathophysiologic insights and clinical relevance. American Heart J. 2018;206:30-50.

4. Kitahara H, Ota T. Left ventricular assist device explant versus decommission for myocardial recovery. J Thorac Cardiovasc Surg. 2017;154(1):171-2.

5. Crespo-Leiro MG, Metra M, Lund LH, Milicic D, Costanzo MR, Filippatos G, et al. Advanced heart failure: a position statement of the Heart Failure Association of the European Society of Cardiology. Eur J Heart Fail. 2018;20(11):1505-35.

6. De Robertis F, Rogers P, Amrani M, Petrou M, Pepper JR, Bahrami T, et al. Bridge to decision using the Levitronix CentriMag short-term ventricular assist device. J Heart Lung Transplant. 2008;27(5):474-8.

7. Frazier OH, Benedict CR, Radovancevic B, Bick RJ, Capek P, Springer WE, et al. Improved left ventricular function after chronic left ventricular unloading. Ann Thorac Surg. 1996;62(3):675-81; discussion 81-2.

8. Birks EJ, Tansley PD, Hardy J, George RS, Bowles CT, Burke M, et al. Left ventricular assist device and drug therapy for the reversal of heart failure. N Engl J Med. 2006;355(18):1873-84.

9. Dandel M, Weng Y, Siniawski H, Potapov E, Lehmkuhl HB, Hetzer R. Long-term results in patients with idiopathic dilated cardiomyopathy after weaning from left ventricular assist devices. Circulation. 2005;112(9 Suppl):I37-45.

10. Simon MA, Kormos RL, Murali S, Nair P, Heffernan M, Gorcsan J, et al. Myocardial recovery using ventricular assist devices: prevalence, clinical characteristics, and outcomes. Circulation. 2005;112(9 Suppl):I32-6.

11. Farrar DJ, Holman WR, McBride LR, Kormos RL, Icenogle TB, Hendry PJ, et al. Long-term follow-up of Thoratec ventricular assist device bridge-to-recovery patients successfully removed from support after recovery of ventricular function. J Heart Lung Transplant. 2002;21(5):516-21.

12. Mancini DM, Beniaminovitz A, Levin H, Catanese K, Flannery M, DiTullio M, et al. Low incidence of myocardial recovery after left ventricular assist device implantation in patients with chronic heart failure. Circulation. 1998;98(22):2383-9.

13. Holzhauser L, Kim G, Sayer G, Uriel N. The effect of left ventricular assist device therapy on cardiac biomarkers: implications for the identification of myocardial recovery. Curr Heart Fail Rep. 2018;15(4):250-9.

14. Park SJ, Milano CA, Tatooles AJ, Rogers JG, Adamson RM, Steidley DE, et al. Outcomes in advanced heart failure patients with left ventricular assist devices for destination therapy. Circ Heart Fail. 2012;5(2):241-8.

15. Arabia FA, Cantor RS, Koehl DA, Kasirajan V, Gregoric I, Moriguchi JD, et al. Interagency registry for mechanically assisted circulatory support report on the total artificial heart. J Heart Lung Transplant. 2018;37(11):1304-12.

16. Lietz K, Long JW, Kfoury AG, Slaughter MS, Silver MA, Milano CA, et al. Outcomes of left ventricular assist device implantation as destination therapy in the post-REMATCH era: implications for patient selection. Circulation. 2007;116(5):497-505.

17. Mehra MR, Goldstein DJ, Uriel N, Cleveland JC, Jr., Yuzefpolskaya M, Salerno C, et al. Two-year outcomes with a magnetically levitated cardiac pump in heart failure. N Engl J Med. 2018;378(15):1386-95.

18. Rose EA, Gelijns AC, Moskowitz AJ, Heitjan DF, Stevenson LW, Dembitsky W, et al. Long-term use of a left ventricular assist device for end-stage heart failure. N Engl J Med. 2001;345(20):1435-43.

19. Ayub-Ferreira SM, Souza JDN, Almeida DR, Biselli B, Avila MS, Colafranceschi AS, et al. Diretriz de assistência circulatória mecânica da Sociedade Brasileira de Cardiologia. Arq Bras Cardiol. 2016;107(2 Suppl 2):1-33.

20. Yoshioka D, Sakaguchi T, Saito S, Miyagawa S, Nishi H, Yoshikawa Y, et al. Predictor of early mortality for severe heart failure patients with left ventricular assist device implantation: significance of INTERMACS level and renal function. Circ J. 2012;76(7):1631-8.

21. Holman WL, Kormos RL, Naftel DC, Miller MA, Pagani FD, Blume E, et al. Predictors of death and transplant in patients with a mechanical circulatory support device: a multi-institutional study. J Heart Lung Transplant. 2009;28(1):44-50.

22. Bedzra EKS, Dardas TF, Cheng RK, Pal JD, Mahr C, Smith JW, et al. Pulmonary function tests do not predict mortality in patients undergoing continuous-flow left ventricular assist device implantation. J Thorac Cardiovasc Surg. 2017;154(6):1959-70 e1.

23. Joyce DL. A simplified equation for risk assessment in mechanical circulatory support. J Thorac Cardiovasc Surg. 2017;154(6):1957-8.

24. Ochiai Y, McCarthy PM, Smedira NG, Banbury MK, Navia JL, Feng J, et al. Predictors of severe right ventricular failure after implantable left ventricular assist device insertion: analysis of 245 patients. Circulation. 2002;106(12 Suppl 1):I198-202.

25. Sack KL, Dabiri Y, Franz T, Solomon SD, Burkhoff D, Guccione JM. Investigating the role of interventricular interdependence in development of right heart dysfunction during LVAD support: a patient-specific methods-based approach. Front Physiol. 2018;9:520.

26. Deo SV, Daly RC, Altarabsheh SE, Hasin T, Zhao Y, Shah IK, et al. Predictive value of the model for end-stage liver disease score in patients undergoing left ventricular assist device implantation. ASAIO J. 2013;59(1):57-62.

27. Fried J, Levin AP, Mody KM, Garan AR, Yuzefpolsakaya M, Takayama H, et al. Prior hematologic conditions carry a high morbidity and mortality in patients supported with continuous-flow left ventricular assist devices. J Heart Lung Transplant. 2014;33(11):1119-25.

28. Hochman JS, Sleeper LA, Webb JG, Sanborn TA, White HD, Talley JD, et al. Early revascularization in acute myocardial infarction complicated by cardiogenic shock. SHOCK Investigators. Should We Emergently Revascularize Occluded Coronaries for Cardiogenic Shock. N Engl J Med. 1999;341(9):625-34.

29. Thiele H, Zeymer U, Neumann FJ, Ferenc M, Olbrich HG, Hausleiter J, et al. Intraaortic balloon support for myocardial infarction with cardiogenic shock. N Engl J Med. 2012;367(14):1287-96.

30. Rohde LEP, Montera MW, Bocchi EA, Clausell NO, Albuquerque DC, Rassi S, et al. Diretriz Brasileira de Insuficiência Cardíaca Aguda e Crônica. Arq Bras Cardiol. 2018;111(3):436-539.

31. Nascimbene A, Neelamegham S, Frazier OH, Moake JL, Dong JF. Acquired von Willebrand syndrome associated with left ventricular assist device. Blood. 2016;127(25):3133-41.

32. Slaughter MS, Rogers JG, Milano CA, Russell SD, Conte JV, Feldman D, et al. Advanced heart failure treated with continuous-flow left ventricular assist device. N Engl J Med. 2009;361(23):2241-51.

33. Letsou GV, Shah N, Gregoric ID, Myers TJ, Delgado R, Frazier OH. Gastrointestinal bleeding from arteriovenous malformations in patients supported by the Jarvik 2000 axial-flow left ventricular assist device. J Heart Lung Transplant. 2005;24(1):105-9.

34. Hanke JS, Dogan G, Zoch A, Ricklefs M, Wert L, Feldmann C, et al. One-year outcomes with the HeartMate 3 left ventricular assist device. J Thorac Cardiovasc Surg. 2018;156(2):662-9.

35. Cleveland JC, Jr., Goldstein DJ. The HeartMate 3 pump: overcoming the hemocompatibility gap. J Thorac Cardiovasc Surg. 2018;156(6):2140-2.

36. Goldstein DJ. HeartMate 3: Bridging from clinical trial experience to real-world use. J Thorac Cardiovasc Surg. 2018;156(2):660-1.

Capítulo 8

Transplante cardíaco no adulto e na criança: aspectos atuais

Fernando Bacal
Luiz Alberto Benvenuti
Estela Azeka

Pontos-chave

- A classificação INTERMACS (Interagency Registry for Mechanically Assisted Circulatory Support) foi desenvolvida para avaliar indicação de dispositivo de assistência circulatória mecânica, no entanto, também pode auxiliar na avaliação prognóstica do potencial candidato ao transplante cardíaco.

- São critérios de priorização na fila do transplante: dependência de drogas inotrópicas e/ou vasopressoras, uso de assistência circulatória mecânica e necessidade de ventilação mecânica (por congestão pulmonar ou rebaixamento neurológico).

- A avaliação imunológica deve ser realizada em todos os pacientes antes do transplante cardíaco e consiste na realização da prova cruzada real e do crossmatch virtual. Este capítulo visa abordar os seguintes tópicos: indicação de transplante, avaliação do receptor, avaliação do doador, imunossupressão e complicações e sobrevida.

Apesar dos avanços observados no tratamento medicamentoso, multidisciplinar, cuidados de terapia intensiva e nas estratégias cirúrgicas para o tratamento da insuficiência cardíaca (IC), esta síndrome clínica ainda persiste com elevada morbidade e mortalidade e grande impacto econômico sobre o sistema de saúde.[1]

O transplante cardíaco (TC) ainda é reconhecido como o melhor tratamento para a IC refratária, com impactos evidentes na sobrevida e qualidade de vida de pacientes em IC em fase avançada.[2,3]

O Brasil apresenta um programa governamental, que disponibiliza o transplante para toda a população, pelo Sistema Único de Saúde (SUS), em hospitais credenciados e aptos a realizar a cirurgia e o acompanhamento. Desde 2011, observa-se aumento crescente no número de casos realizados, chegando a mais de 380 transplantes cardíacos ao ano.[4] Recentemente, com publicação de dados epidemiológicos brasileiros, pode-se entender melhor o panorama de internações e desfechos dos pacientes admitidos em instituições públicas e privadas no país.[5]

O principal fator limitante para que observemos um crescimento ainda maior é a logística envolvida na captação e nos cuidados dos doadores, que muitas vezes estão em condições não ideais para utilização do coração, em virtude de infecção, distúrbios hidroeletrolíticos graves e elevadas doses de medicamentos vasopressores, aliado ao fato de indisponibilidade de ecocardiograma para uma detalhada e correta avaliação do enxerto a ser utilizado.

Portanto, o transplante cardíaco constitui-se na terapêutica de escolha de pacientes portadores de insuficiência cardíaca refratária a terapêutica convencional e dos portadores de cardiopatia congênita complexa não passíveis de tratamento cirúrgico ou naqueles que evoluíram com disfunção ventricular após a correção da cardiopatia.[6]

Desde o primeiro transplante realizado por Barnard, inúmeros foram os avanços nos cuidados pré e pós-operatórios, no entanto, apesar do aumento do número de transplantes e do desenvolvimento na biologia molecular e imunologia, os pacientes podem apresentar complicações como rejeição ao enxerto, infecção, tumores, doença vascular do enxerto, insuficiência renal, hipertensão arterial sistêmica e falência primária do enxerto, que impactam nos desfechos precoces e tardios após transplante.

Os pacientes portadores de cardiomiopatias em fase avançada são potenciais candidatos para indicação de TC quando são refratários ao tratamento clínico otimizado, persistindo em classe funcional III ou IV segundo a New York Heart Association (NYHA) ou em pacientes internados com IC refratária dependentes de drogas vasoativas e/ou suporte circulatório (balão intra-aórtico ou dispositivos de assistência circulatória). Mais recentemente, para um adequado entendimento e estratificação de gravidade dos pacientes com IC avançada, com impacto na tomada de decisão, estabeleceram-se os critérios INTERMACS.[7,8]

A classificação INTERMACS (Interagency Registry for Mechanically Assisted Circulatory Support) foi originalmente desenvolvida para avaliar indicação de dispositivo de assistência circulatória mecânica, no entanto, também pode auxiliar na avaliação prognóstica do potencial candidato ao transplante cardíaco.

O transplante cardíaco de urgência representa a principal condição de transplante no Brasil, nesse cenário, a classificação INTERMACS (Tabela 1) ajuda a estratificar os pacientes com IC avançada de acordo com seu *status* hemodinâmico e lesão de órgãos-alvo, representando importante fator prognóstico no pós-operatório do TC. Os pacientes são divididos em sete categorias, de forma que os pacientes com maior comprometimento hemodinâmico apresentam elevado risco perioperatório.[9,10]

Tabela 1 Níveis de gravidade da insuficiência cardíaca avançada (INTERMACS)		
Classificação	**Descrição**	**Detalhes**
INTERMACS 1	Grave choque cardiogênico	Choque cardiogênico persistente, apesar de progressivo aumento do suporte inotrópico
INTERMACS 2	Piora progressiva, apesar de inotrópicos	Disfunções orgânicas paulatinamente progressivas, à despeito do aumento de inotrópicos
INTERMACS 3	Estável, porém a custa de inotrópicos	Paciente estável hemodinamicamente, porém em uso contínuo de terapia inotrópica
INTERMACS 4	Terapia oral domiciliar, porém sintomas em repouso	Sintomas diários aos esforços da rotina diária ou mesmo no repouso
INTERMACS 5	Intolerante ao exercício	Paciente confortável no repouso ou nos esforços mínimos da rotina diária, porém incapaz para esforços um pouco maiores.
INTERMACS 6	Limitação ao exercício	Consegue fazer atividades um pouco maiores que as da vida diária, porém tem sintomas nos primeiros minutos de esforço
INTERMACS 7	NYHA III avançado	Sem sintomas no repouso ou nas atividades básicas diárias, vindo a ter dispneia aos pequenos esforços extra-habituais

INTERMACS: Interagency Registry for Mechanically Assisted Circulatory Support; NYHA: New York Heart Association.

Tem-se demonstrado que pacientes com perfil INTERMACS I apresentam maior mortalidade no pós-operatório imediato em comparação aos pacientes INTERMACS classe II ou III que foram submetidos a TC de urgência.[11,12]

Para os pacientes ambulatoriais, para uma melhor estratificação e avaliação de limitação funcional, e em tratamento máximo da insuficiência cardíaca, o teste de exercício com a medida do VO_2 pico (ergoespirométrico) fornece uma avaliação objetiva da reserva cardiovascular e capacidade funcional do paciente. Os pacientes classificados com menor reserva funcional (NYHA classe III e IV) apresentam maior mortalidade e devem ser considerados para TC; no entanto, a classificação funcional pode ser subjetiva e de difícil avaliação.

A capacidade de exercício pode ser quantificada de forma objetiva pela avaliação dos gases respiratórios e do consumo de oxigênio (VO_2) no teste de exercício cardiopulmonar (TCP). A capacidade máxima de exercício, representada pelo VO_2 pico, definida como a máxima capacidade do sistema cardiovascular de ofertar oxigênio ao sistema muscular esquelético em exercício, apresenta relação linear com o débito cardíaco e com o fluxo sanguíneo na musculatura esquelética.

Pacientes com VO_2 pico menor que 10 mL/kg/min tem pior prognóstico, com sobrevida média de 47% em 1 ano. Da mesma forma, VO_2 pico < 50% do predito para idade e sexo tem alta sensibilidade como fator de risco para morte súbita e descompensações clínicas recorrentes no grupo de pacientes com IC avançada. No grupo de pacientes em uso de betabloqueador, o VO_2 pico < 12 mL/kg/min está associado com sobrevida reduzida em 1 ano, favorecendo a indicação de transplante cardíaco. Nos pacientes intolerantes ao betabloqueador, o VO_2 pico < 14 mL/kg/min está associado a pior evolução clínica, podendo ser considerado TC. Pacientes com VO_2 pico acima de 14 mL/kg/min apresentam melhor prognóstico, podendo permanecer em tratamento clínico otimizado.[13]

Na impossibilidade de realizar o TCP o teste de caminhada de 6 minutos pode ser realizado. Se a distância percorrida nesta avaliação for menor que 300 metros, o paciente apresenta maior mortalidade, devendo ser considerada a possibilidade de TC para pacientes internados, a falência de desmame de drogas vasoativas ou a necessidade de ampliar o suporte para o uso de dispositivos de assistência configuram pior prognóstico e legitimam a indicação ao TC, em *status* de prioridade máxima.

Na faixa etária pediátrica são consideradas as indicações a seguir.[14,15,16]

Classe I

- Insuficiência cardíaca (IC) estágio D associada à disfunção ventricular em pacientes com cardiomiopatias (Figura 1) ou submetidos a cirurgia por cardiopatia congênita com sintomas persistentes em repouso, necessitando de infusão contínua de drogas vasoativas, suporte mecânico à circulação e alto risco de morte iminente (nível de evidência B).
- IC estágio C associada a limitação ao exercício e atividade, se mensurável com pico de consumo de oxigênio máximo menor que 50% do predito para idade e sexo (nível de evidência C).
- IC estágio C associada à disfunção ventricular sistêmica em pacientes com cardiomiopatia ou cardiopatia congênita operada quando a IC estiver associada com déficit do desenvolvimento ponderal associada a doença cardíaca (nível de evidência B).

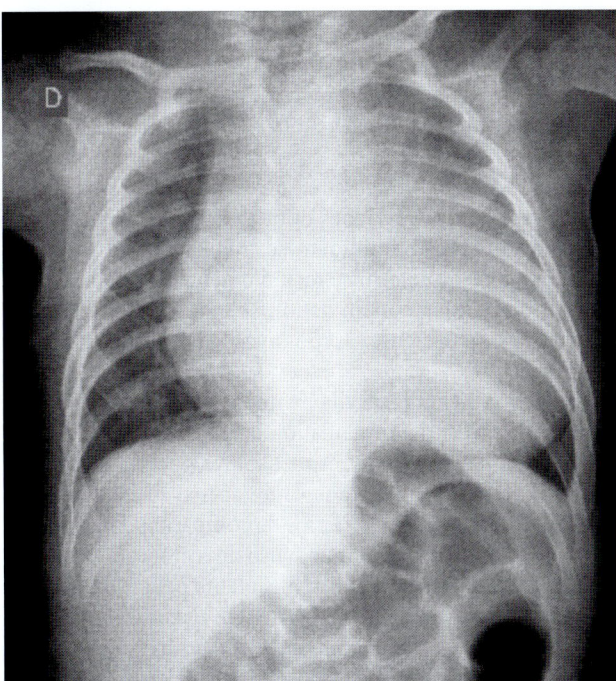

Figura 1 Radiografia de tórax de lactente de 10 meses portador de cardiomiopatia dilatada. Observa-se aumento global da área cardíaca.

- IC estágio C em doença cardíaca associada à morte súbita e/ou arritmias intratáveis com medicamentos ou desfibrilador implantável (nível de evidência C).
- IC estágio C em pacientes com cardiomiopatia restritiva associada à hipertensão pulmonar reativa (nível de evidência C).

Classe IIA

IC estágio C em crianças com doença cardíaca associada à hipertensão pulmonar reativa e potencial para desenvolver risco de hipertensão pulmonar fixa, elevação da hipertensão pulmonar que pode contraindicar o transplante (nível de evidência C).

Condições anatômicas e fisiológicas que podem piorar a história natural da doença em lactentes com ventrículo único que podem utilizar o transplante cardíaco como terapia primária incluindo estenose grave ou atresia em artérias coronárias proximais, estenose moderada ou grave e/ou insuficiência de valva atrioventricular e/ou valvas semilunares; e disfunção ventricular grave (nível C).

Condições anatômicas e fisiológicas em pacientes com cirurgias pregressas que irão piorar com a evolução natural da doença em crianças com IC estágio C que podem ser consideradas para transplante na ausência de disfunção ventricular grave incluindo: hipertensão pulmonar e potencial desenvolvimento de hipertensão pulmonar fixa, hipertensão pulmonar irreversível que poderá contraindicar o transplante; insuficiência aórtica ou valva atrioventricular sistêmica gra-

ve não passível de correção operatória; cianose não passível de correção cirúrgica e enteropatia perdedora de proteínas.

Avaliação do receptor

Na seleção do receptor devemos avaliar a presença nos pacientes, de alguma doença crônica grave irreversível que confira baixa expectativa de vida. Assim, paciente portador de doença cerebrovascular, vascular periférica, pulmonar ou hepática graves e irreversíveis, assim como doenças psiquiátricas que impossibilitem o paciente de compreender sua doença e o tratamento necessário no pós-transplante são contraindicações absolutas para a realização do TC.[17]

Merece ainda destaque especial, entre as contraindicações absolutas ao TC, a resistência vascular pulmonar (RVP) elevada fixa. Considera-se que RVP maior do que 5 UW (unidades Wood) ou gradiente transpulmonar (GTP, pressão arterial pulmonar média menos pressão capilar pulmonar) maior do que 15, mesmo após o uso de vasodilatadores pulmonares em dose otimizada, contraindicam o TC.

A hipertensão pulmonar é comorbidade frequente em pacientes com insuficiência cardíaca e, especialmente, a HP fixa (não responsiva aos vasodilatadores) confere pior prognóstico aos pacientes submetidos ao TC. Ocorre em decorrência da transmissão das elevadas pressões de enchimento do VE à circulação pulmonar, estando associada com disfunção do ventrículo direito no pós-operatório imediato.

Na avaliação ecocardiográfica, alguns estudos mostraram boa correlação entre as medidas indiretas da PSAP aferidas ao ecodoppler e a medida hemodinâmica através do cateterismo direito, quando PSAP < 45 mmHg. Em nosso serviço, pacientes com PSAP < 45 mmHg ao ecocardiograma e que apresentam quadro clínico estável no pré-operatório não necessitam, obrigatoriamente, de avaliação invasiva da hemodinâmica pulmonar.

A presença de diabetes melito insulino-dependente com lesão de órgão-alvo pode ser um fator complicador ao TC. Idade acima de 70 anos, obesidade grau 3, neoplasias sem critério de cura oncológica, infecções não controladas também são consideradas contraindicações.

As contraindicações para transplante cardíaco em pacientes pediátricos são:

- Sepse ou outra infecção generalizada ou não controlada.
- Hipertensão pulmonar irreversível.
- Falência de outros órgãos ou de múltiplos órgãos.
- Síndromes genéticas complexas.
- Anormalidade significativa do sistema nervoso central.
- Distúrbio psiquiátrico.[18]

Critérios de priorização

Os pacientes com maior risco de morte na fila do transplante podem ser priorizados, ou seja, subir posições em decorrência da gravidade do quadro clínico em que se encontram. Neste caso, a posição na fila é determinada pela gravidade, o tipo sanguíneo e o tempo de fila.

São critérios de priorização: dependência de drogas inotrópicas e/ou vasopressoras (p. ex., dobutamina, milrinone), uso de assistência circulatória mecânica (p. ex., balão intra-aórtico, bombas centrífugas, membrana de oxigenação extracorpórea – ECMO) e necessidade de ventilação mecânica (por congestão pulmonar ou rebaixamento neurológico). A presença de assistência circulatória e ventilação mecânica conferem maior prioridade em relação ao uso isolado ou combinado de inotrópicos.[19]

Todos os casos potencialmente graves, porém não contemplados nos critérios acima, como arritmia ventricular refratária, devem passar por avaliação da Câmara Técnica Estadual. Ela é composta de médicos especialistas em transplante cardíaco de várias instituições do Estado que analisam os pedidos feitos por meio da central de transplante.

Avaliação imunológica

Deve ser realizada em todos os pacientes antes do TC e consiste na realização da prova cruzada real e do *crossmatch* virtual.

A avaliação imunológica inicial é realizada por meio da identificação de anticorpos pré-formados contra *pool* de antígenos HLA representativos da população à qual o paciente pertence, o que é denominado painel imunológico (*panel-reactive antibodies* – PRA). O percentual de reatividade do PRA calculado representa o grau de sensibilização do paciente em relação à população local, os títulos dos anticorpos presentes são representados em *median flurescent intensity* (MFI). Pacientes com gestação prévia ou que receberam transfusão sanguínea têm maior tendência a apresentar alteração no painel imunológico. Embora o percentual elevado do PRA possa representar maior dificuldade em se encontrar um doador compatível, atualmente não há valor de corte que contraindique o transplante. Isso se deve ao fato de que hoje temos disponível o *crossmatch* virtual que consiste na detecção e especificação dos anticorpos presentes no soro do receptor por tecnologia de imunoensaio baseada em citometria de fluxo, chamada plataforma Luminex, com a utilização de antígenos HLA purificados. Uma vez definida a especificidade dos anticorpos, sabe-se contra quais antígenos HLA eles são dirigidos, podendo identificar e quantificar os anticorpos específicos contra o HLA do doador (*donor specyfic antibody* – DSA), e predizendo o resultado da prova cruzada real. Na ausência de anticorpos específicos para os antígenos incompatíveis do doador, o *crossmatch real* será negativo. Diante da prova cruzada virtual negativa, procede-se o TC mesmo antes do resultado da prova cruzada real (*crossmatch* prospectivo), na qual o soro do receptor é testado diretamente contra os linfócitos do doador, utilizando a técnica de linfotoxicidade dependente do complemento (CDC).[20]

Avaliação multiprofissional

Avaliação da equipe de enfermagem

A equipe de enfermagem tem papel fundamental tanto na avaliação do candidato ao TC quanto na orientação de pacientes em fila de transplante e seus familiares.

Na avaliação do potencial receptor, o enfermeiro é responsável por acessar condições de autocuidado e higiene do paciente; avaliar histórico prévio de dependência química e tabagismo, sendo necessário checar abstinência total por 6 meses; acessar histórico de adesão ao tratamento; avaliar condições de higiene domiciliar e entrevistar/orientar o cuidador. Diante das informações obtidas em relação aos dados pessoais do paciente candidato ao transplante e de seu cuidador, a equipe de enfermagem, juntamente com toda a equipe multidisciplinar, podem definir se mudanças nos hábitos e condições do paciente são possíveis para permitir sua inclusão em fila.

Uma vez incluído em fila de transplante, o paciente candidato passa a ser acompanhado periodicamente pela equipe de enfermagem, que se responsabiliza por dar as orientações em relação à fila de transplante/acesso a lista de espera; ao processo de seleção e critérios de compatibilidade; ao planejamento familiar, orientando o uso de contraceptivos orais; ao cuidado necessário no pós-transplante pelo uso contínuo de imunossupressores, sua importância e seus efeitos adversos e orientar o paciente que deve comunicar a equipe de transplante diante de infecção, lesões de pele, infecção dentária ou outras alterações clínicas.

Avaliação nutricional

A caquexia cardíaca é definida como perda de peso involuntária, em pacientes sem edema, maior do que 6% do peso corporal habitual nos últimos 6 meses. Tal condição é frequente na IC avançada e configura no fator de pior prognóstico na evolução da doença.

A avaliação do estado nutricional no candidato ao TC tem como objetivo detectar distúrbios nutricionais que possam ser revertidos ou pelo menos amenizados ainda no pré-transplante, visando melhores resultados no pós-operatório. Como o paciente com IC avançada frequentemente apresenta-se com edema, dados de peso e índice de massa corporal não permitem avaliação adequada do estado nutricional. Indicadores antropométricos como pregas cutâneas tricipital/bicipital; circunferência do braço e circunferência muscular do braço são os melhores índices para avaliação do candidato ao TC. Dados laboratoriais como albumina; pré-albumina e transferrina podem ser utilizados, porém sua análise deve ser feita com cautela uma vez que podem sofrer interferência de processos agudos que aumentem o catabolismo.

Uma vez detectada a deficiência nutricional, medidas específicas devem ser adotadas a fim de aumentar o aporte calórico para estes pacientes, limitar os efeitos do catabolismo, manter estado funcional e qualidade de vida, minimizar descompensações e internações. Em pacientes internados com a doença ainda mais avançada, em algumas situações pode ser necessário o suporte nutricional por via enteral ou parenteral.

Classicamente, pacientes com IC são orientados a fazer restrição hidrossalina visando melhor controle dos sintomas congestivos. No entanto, mais recentemente tem se demonstrado que a ingestão de alimentos com baixo teor de sódio (em torno de 2 gramas) está associada à redução de ingestão de proteínas, ferro, zinco, selênio e vitamina B12, o que pode ser prejudicial para o estado nutricional do paciente. Dieta normossódica é capaz de reduzir a ativação neuro-hormonal e parece associar-se a melhor evolução. Outros estudos mostram benefício da restrição de sódio. Assim ainda não está bem definido o valor ideal de sódio a ser usado na dieta de pacientes com IC.

Avaliação psicológica

A avaliação e o acompanhamento psicológico do candidato ao TC são de extrema importância. Nesta avaliação, o profissional pode detectar distúrbios de personalidade ou alterações que possam induzir a dificuldade de adesão ao tratamento no pós-transplante. Uma vez detectadas tais alterações, acompanhamento e tratamento específicos podem ser iniciados, visando controle e até mesmo reversão do quadro. Algumas situações, tais como o abuso do álcool, merecem consideração especial uma vez que é preciso garantir abstinência por pelo menos 6 meses para proceder a inclusão do paciente em fila de transplante. Outra situação relevante é a depressão. Pacientes com IC avançada em geral ficam muito fragilizados com seu estado clínico e muitos se tornam deprimidos. Considerando que o tempo de espera em fila de transplante em geral é longo, tal quadro depressivo pode se agravar e o suporte psicológico passa a ser fundamental durante todo o período em fila.

Avaliação social

A avaliação social do candidato ao TC tem por objetivo identificar fatores de ordem socioeconômica e cultural que possam ser considerados de risco para o paciente após a realização do TC.

Dentro desta avaliação, o assistente social deve analisar quatro parâmetros fundamentais antes de emitir seu parecer:

- Avaliar a capacidade de aceitação/adesão do paciente e do cuidador.
- Identificar o cuidador dentro do núcleo familiar.
- Verificar a condição para deslocamento do paciente até o hospital no prazo máximo de 2 horas no momento e acesso aos meios de comunicação.
- Avaliar condições socioeconômicas: renda familiar, escolaridade, condição da habitação e profissão do paciente/provedor.

Após concluir sua avaliação, o assistente social emite um parecer à equipe médica levando em consideração as variáveis dificultadoras para o adequado acompanhamento do paciente e propondo intervenções que possam suplantar tais dificuldades.

No caso da faixa etária pediátrica, a avaliação para o transplante cardíaco deve ser também de forma global em relação ao estado nutricional, desenvolvimento pôndero-estatural, neurológico e psicológico, avaliação da capacidade funcional quando possível e do grau de hipertensão pulmonar. O índice de resistência vascular pulmonar recomendado é até 6 U Woods/m^2.

As imunizações devem ser realizadas de acordo com o calendário vacinal. A imunização para varicela não é recomendada para crianças menores de 1 ano de idade em decorrência do risco potencial da doença com manifestações clínicas graves nesta faixa etária.[21]

Avaliação específica pré-transplante

- Radiologia de tórax (Figura 1).
- Eletrocardiograma (Figura 2).
- Ecocardiograma com Doppler colorido (Figura 3).
- Medida de VO$_2$ por ergoespirometria quando possível.
- Exames laboratoriais: hemograma completo, bioquímica, perfil hepático e renal, perfil lipídico, albumina, pro-

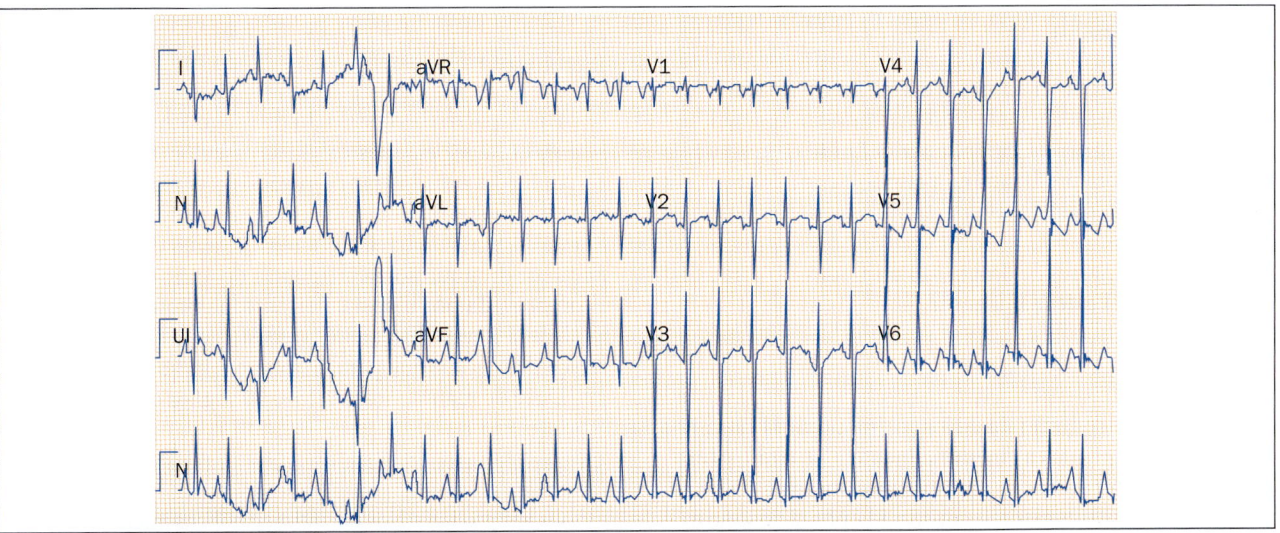

Figura 2 Eletrocardiograma de lactente revelando sobrecarga ventricular esquerda em cardiomiopatia dilatada.

teínas totais, urina I, exame parasitológico de fezes, sorologias para infecções como hepatites, HIV, STORCH, EBV, Chagas, PCR para CMV e EBV, além de tipagem sanguínea e a determinação da magnitude da sensibilização do paciente pré-transplante (painel imunológico) com tipagem HLA. Anticorpos circulantes contra o doador podem resultar em rejeição celular e humoral, bem como falência precoce do enxerto.

- A avaliação psicossocial fornece informações sobre a adequação da família frente ao procedimento do transplante. O suporte psicossocial é vital quando a criança torna-se candidata ao transplante cardíaco, pois há uma necessidade de reestruturação da rotina familiar em decorrência do acompanhamento ambulatorial.

- Exames laboratoriais de monitorização da IC no pré-transplante: dosagem de BNP.[20] [22]

Avaliação do doador

A Tabela 2 mostra a avaliação do doador de forma geral. Vale a pena ressaltar que em relação ao doador para receptor pediátrico, este pode ser até 300% do peso do receptor.[23]

Tabela 2   Avaliação do doador
Tipagem sanguínea
Peso e altura
Determinação da causa da morte
Tempo desde o diagnóstico de morte cerebral
História médica pregressa
Eletrocardiograma
Radiografia de tórax
Ecocardiograma
História de infecções prévias e atuais.
Cross-match virtual

Imunossupressão

Os esquemas de imunossupressão são geralmente definidos como indução, manutenção e tratamento da rejeição.

A indução terapêutica pode ser definida como terapia imunossupressora profilática no período perioperatório, em geral com agentes citolíticos, para diminuir a incidência de rejeição precoce.

Diferentes classes de drogas são utilizadas para imunossupressão inicial e de manutenção.

Inibidores da calcineurina

Desde a introdução da ciclosporina no final dos anos 1970, os inibidores da calcineurina mantêm-se como principal terapia de manutenção imunossupressora pós-TC. Essa classe de imunossupressores, constituída por ciclosporina e tacrolimo, exerce seus efeitos por meio da inibição da calcineurina, que em condições normais é a responsável pela trans-

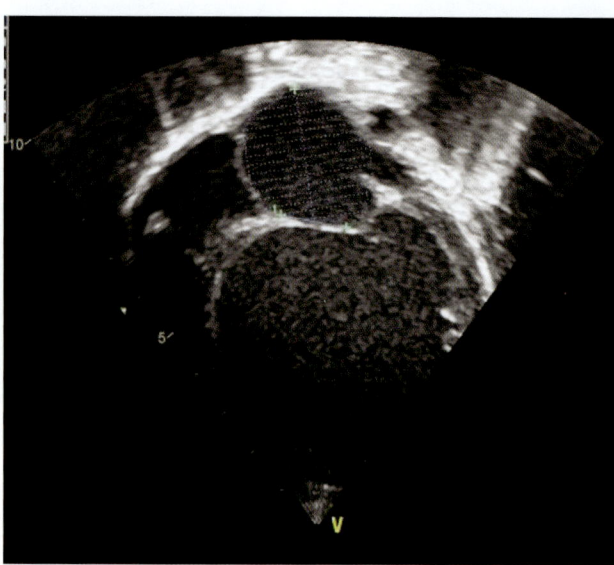

crição da IL-2, TNF-α, fator estimulador do crescimento de macrófagos e interferon-γ.

Ciclosporina

Possui ação imunossupressora potente. Em geral os níveis séricos são mantidos em níveis mais elevados no primeiro ano pós-transplante e em níveis reduzidos nos anos subsequentes.

Os efeitos tóxicos principais são insuficiência renal, hipertensão arterial, dislipidemia, hipocalemia, hipomagnesemia e neurotoxicidade. Hiperplasia gengival e hirsutismo são outros efeitos colaterais associados.

Dose de manutenção: 3 a 6 mg/kg/dia em adultos; em crianças 2 a 15 mg/kg/dia dependendo do nível sérico.

Tacrolimo

É um macrolídeo derivado do fungo *Streptomyces tsukubaensis* que age pela mesma via farmacológica da ciclosporina. Múltiplos estudos randomizados comparando o tacrolimo e a ciclosporina demonstraram resultados similares em sobrevida, porém em relação à rejeição aguda, houve demonstração de diminuição na incidência de rejeição aguda tratada e comprovada por biópsia. Portanto, na presença de rejeição moderada a grave frequentes, persistentes e refratárias a conversão de ciclosporina para tacrolimo tem sido preconizada.[24]

Dose de manutenção: 0,15-0,30 mg/kg/dia.

Antiproliferativos: azatioprina e micofenolato

Os antiproliferativos ou antimetabólicos interferem na síntese dos ácidos nucleicos e exercem seu efeito imunossupressor por meio da inibição da proliferação dos linfócitos T e B.

Azatioprina

A azatioprina é hidrolisada em sua forma ativa, a 6-mercaptopurina, na corrente sanguínea. Subsequentemente convertida em thio-inosina-monofosfato, incorpora-se ao DNA dos linfócitos T e B inibindo a síntese de nucleotídeos, prevenindo a mitose e a consequente proliferação dessas células. Os principais efeitos colaterais são mielossupressão, hepatotoxicidade e pancreatite.

Dose de manutenção: 2 a 3 mg/kg/dia; em crianças no primeiro ano após transplante a dose é de 2 a 3 mg/kg/dia e após o primeiro ano a dose é de 1 mg/kg/dia.

Micofenolato

O micofenolato sódico é rapidamente hidrolisado na corrente sanguínea em sua forma ativa – ácido micofenólico (MPA). O MPA age como um inibidor reversível da inosina fosfato desidrogenase, uma enzima importante na síntese do nucleotídeo guanina. Na ausência dessa enzima os linfócitos T e B tornam-se incapazes de sintetizar RNA e DNA.

Os principais efeitos colaterais são depressão medular e toxicidade gastrointestinal (incluindo náuseas, gastrite e diarreia).

Atualmente o micofenolato sódico é o antiproliferativo de escolha, entretanto, em pacientes chagásicos, podem apresentar uma maior taxa de reativação da doença de Chagas pós-TC.[25,26]

Dose de manutenção: em adultos varia de 720 a 1.440 mg/dia e em crianças a dose é de 20 a 60 mg/kg/dia, dependendo da tolerância medicamentosa.

Inibidores do sinal de proliferação

A mais recente classe de agentes imunossupressores é a dos inibidores da proliferação do sinal ou inibidores da mTOR (*mammalian target of rapamycin*). Os dois fármacos representativos da classe, sirolimo e everolimo, têm mecanismos de ação semelhantes. Os fármacos formam um complexo intracelular com a enzima FKBP12 inibindo a atividade da proteína mTOR. Essa, por sua vez, está envolvida na transdução do sinal da IL-2 e quando inibida impede, consequentemente, a proliferação de linfócitos T e B.[27]

Sirolimo

O sirolimo ou Rapamune® é um antibiótico macrolídeo derivado do fungo *Streptomyces hygroscopius*. Não apresenta efeito nefrotóxico inerente, porém pode potencializar os efeitos nefrotóxicos dos inibidores da calcineurina, quando utilizados em associação. Por isso, na terapia combinada, a dose do inibidor de calcineurina deve ser reduzida em 25% em relação à dose padrão. Os efeitos colaterais mais comuns são dislipidemia, ulceração oral, edema de membros inferiores, supressão medular, trombocitopenia e anemia. Raros casos de toxicidade pulmonar estão relatados.

Dose de manutenção: 1-2 mg/dia.

Everolimo

O everolimo é um análogo do sirolimo com meia-vida mais curta (30 horas contra 60 horas do sirolimo). Os efeitos colaterais são comparáveis aos do sirolimo, embora estudos observacionais demonstrem um melhor perfil de toxicidade.[28]

Quando comparado ao micofenolato em pacientes com dose padrão de ciclosporina, o everolimo mostrou maior eficácia na prevenção de doença vascular do enxerto, já no acompanhamento precoce.

Dose de manutenção: 1,5-3 mg/dia.

Corticosteroides

Os corticosteroides são agentes anti-inflamatórios não específicos que interrompem múltiplas fases da ativação imunológica, incluindo a apresentação de antígenos, a produção de citocinas e a proliferação de linfócitos. Seu uso prolongado está associado a efeitos adversos, incluindo aparecimento e piora do diabetes melito, dislipidemia, hipertensão arterial, miopatia e osteoporose.

Atualmente existe a tendência de suspender o medicamento após o sexto mês pós-operatório.

Em relação aos esquemas de imunossupressão na faixa etária pediátrica, observa-se o uso do tacrolimo como inibidor da calcineurina e a substituição da azatioprina como agente antiproliferativo pelo micofenolato como tendência atual na maioria dos centros mundiais. Os inibidores do sinal de proliferação (everolimo e sirolimo) são utilizados em insuficiência renal, doença vascular do enxerto e doença linfoproliferativa em associação com inibidor de calcineurina.

Complicações

As principais complicações do transplante são rejeição, infecção (Figura 4), tumores, dislipidemia, litíase biliar, doença vascular do enxerto (Figura 5), insuficiência renal, hipertensão arterial sistêmica, falência primária do enxerto.[29]

Rejeição

Segundo o último registro da ISHLT, a incidência de rejeição ao enxerto vem caindo progressivamente nos últimos anos e, em 2010, atingiu a taxa de 25% (primeiro ano), graças ao desenvolvimento das drogas e estratégias imunossupressoras. Além disso, há tempos deixou de ser a principal causa de mortalidade, sendo responsável por menos de 10% dos óbitos pós-TC.

A biópsia endomiocárdica é o padrão-ouro para o diagnóstico correto e precoce de rejeição. Trata-se de um procedimento percutâneo, que visa a retirada de fragmentos do septo do ventrículo direito. Apresenta baixo risco de complicações, porém podem ocorrer arritmias, hematomas, pneumotórax, perfuração cardíaca, tamponamento cardíaco, lesão valvar tricúspide. Nas fases iniciais do transplante são realizadas de maneira frequente, sendo reduzida sua realização com o ajuste dos imunossupressores e o perfil anatomopatológico.

Os sintomas clínicos de rejeição são variáveis e na maioria das vezes os pacientes apresentam-se assintomáticos. Nenhum sinal ou sintoma é patognomônico de rejeição, entretanto, quando presentes podem incluir sintomas constitucionais inespecíficos (mal-estar, mialgia, febre), de inflamação miocárdica (taquicardia, arritmias atriais ou ventriculares, derrame pericárdico), além disso, de forma mais evidente, quadro clínico sugestivo de IC (dispneia aos esforços, astenia, síncope, ortopneia, dispneia paroxística noturna e, ao exame físico, estase jugular, terceira bulha, hipotensão, congestão pulmonar e/ou sistêmica).[30] [31]

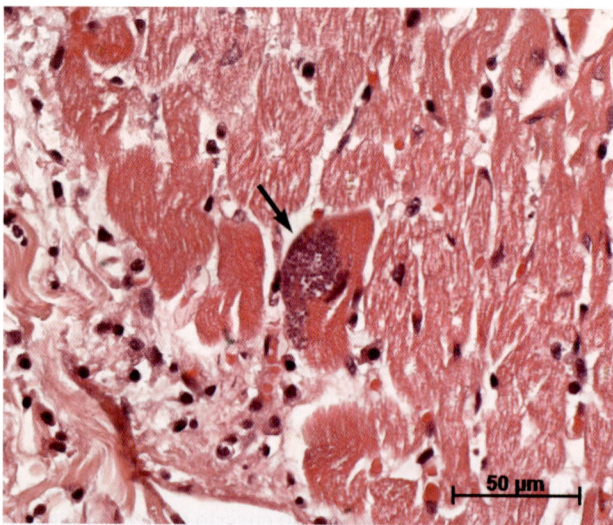

Figura 4 Infecção toxoplasmótica do coração. Cisto contendo numerosos parasitas no citoplasma de cardiomiócito (seta). Coloração hematoxilina-eosina.

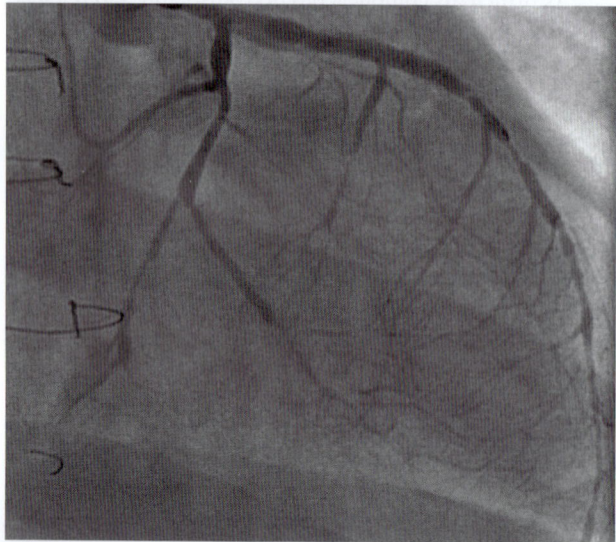

Figura 5 Coronariopatia após transplante cardíaco. Paciente com 29 anos, submetido ao transplante cardíaco com 5 anos de idade. Observam-se lesões difusas em coronária esquerda no cateterismo cardíaco.

Classicamente, existem três tipos de rejeição documentados: hiperaguda, celular e humoral (ou mediada por anticorpos).

Rejeição hiperaguda

Conforme descrito anteriormente, trata-se de rejeição muito grave, relacionada à presença de anticorpos pré-formados contra o doador (sistema ABO, HLA ou endotélio). Caracteriza-se pela presença de edema intersticial, edema de células endoteliais, microtromboses, vasculite, hemorragia e apresenta elevada mortalidade. Esta rejeição já se manifesta precocemente, sendo necessário por vezes instituir suporte circulatório, até que o quadro imunológico seja controlado.

Rejeição aguda celular

A rejeição aguda celular é a mais frequente e caracteriza-se pela presença de infiltração do miocárdio por células inflamatórias, sendo classificada em quatro graus[32] (Figura 6).

- Grau 0R: ausência de infiltrado inflamatório no miocárdio.
- Grau 1R (rejeição leve, baixo grau): infiltrado inflamatório linfo-histiocitário perivascular ou intersticial, sem agressão aos miócitos ou apenas um foco de agressão (este padrão histológico não requer tratamento imunossupressor adicional).
- Grau 2R (rejeição moderada, grau intermediário): presença de dois ou mais focos de agressão aos miócitos (multifocal).
- Grau 3R (rejeição grave, alto grau): inflamação de padrão difuso associada a múltiplas áreas de agressão celular, apresentando caráter muitas vezes polimórfico de infiltrado inflamatório, incluindo neutrófilos e eosinófilos, além disso, podendo ocorrer hemorragia, vasculite e necrose dos miócitos.

Tanto o grau 2R quanto o 3R requerem tratamento imunossupressor adicional, incluindo pulsoterapia com corticosteroide e, na presença de instabilidade hemodinâmica, caracterizada por sintomas de IC e disfunção ventricular ao ecocardiograma, requerem associação de anticorpos antilinfócitos (timoglobulina).

Rejeição humoral ou mediada por anticorpos

A rejeição aguda humoral ou mediada por anticorpos, apesar de muitas questões ainda em aberto, tem sido considerada uma entidade clínico-patológica que tende a ocorrer em indivíduos alossensibilizados (expostos à transfusão, gestações, transplante, dispositivos de assistência circulatória), caracterizada pela presença de anticorpos (principalmente anti-HLA) contra o endotélio vascular do enxerto e, neste contexto, associada à pior evolução clínica. Em decorrência da dificuldade para padronização do seu diagnóstico, é difícil estabelecer uma real incidência de rejeição humoral, porém estima-se que esteja por volta de 10-15% ao final do primeiro ano. Do ponto de vista anatomopatológico (Figuras 7 e 8), a classificação mais recente inclui informações histológicas (H) e imunopatológicas (I) e é dividida em quatro graus de rejeição mediada por anticorpos (*pathologic antibody mediated rejection* – pAMR):[33]

- pAMR 0: negativa para rejeição mediada por anticorpos (estudos histopatológicos e imunopatológicos negativos).
- pAMR 1 (H+): rejeição mediada por anticorpos apenas histológica (ausência de achados imunopatológicos e presença de achados histológicos – células mononucleares ativadas, edema endotelial, hemorragia, edema intersticial e/ou necrose de miócitos).

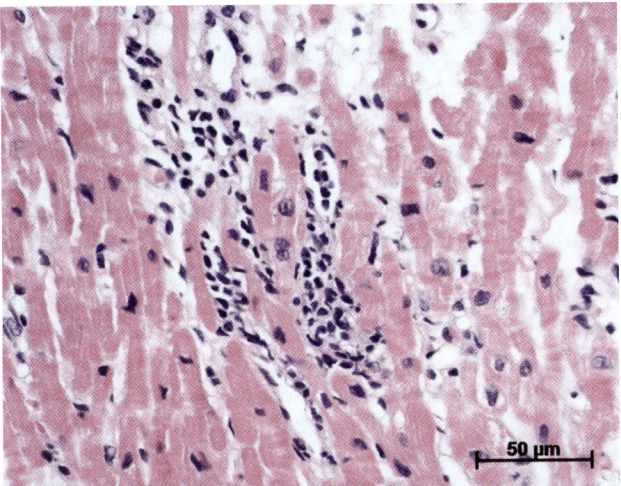

Figura 6 Biópsia endomiocárdica evidenciando rejeição aguda celular, com infiltrado inflamatório linfo-histiocitário e agressão de cardiomiócitos. Coloração hematoxilina-eosina.

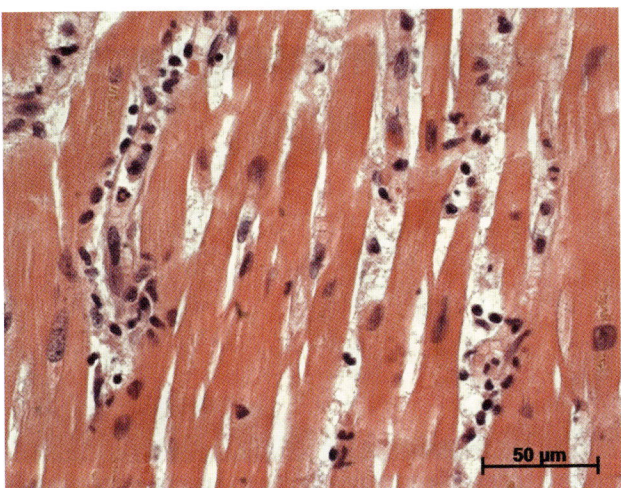

Figura 7 Aspecto histopatológico da rejeição aguda mediada por anticorpos. Edema intersticial com lesão da parede dos capilares, que apresentam tumefação de células endoteliais e células inflamatórias no interior. Coloração hematoxilina-eosina.

- pAMR 1 (I+): rejeição mediada por anticorpos apenas imunopatológica (ausência de achados histológicos e presença de achados imunopatológicos – imuno-histoquímica para C4d e/ou CD68 ou imunofluorescência para C4d ou C3d).
- pAMR 2: definida pela presença de achados histológicos e imunopatológicos para rejeição mediada por anticorpos.
- pAMR 3: rejeição mediada por anticorpos grave caracterizada pela presença de hemorragia, fragmentação capilar, inflamação polimórfica, edema intersticial e marcadores imunopatológicos.

Na presença de instabilidade hemodinâmica, caracterizada pelos achados de sinais e sintomas de IC e disfunção ventricular ao ecocardiograma, relacionada à rejeição humoral, em decorrência do alto risco de óbito, o tratamento deve ser agressivo, incluindo pulsoterapia com corticosteroide, anticorpos antilinfócitos, imunoglobulina, plasmaférese e drogas que bloqueiam a produção de anticorpos pelos linfócitos B (rituximabe), anticorpos (bortezomibe) ou o complemento (eculizumab).

Apesar de pior prognóstico bem estabelecido nos pacientes com diagnóstico de rejeição humoral (pAMR2), existe uma grande dúvida na literatura em relação ao seu tratamento em indivíduos assintomáticos com função ventricular normal, em decorrência do risco inerente de estratégias imunossupressoras mais intensivas.[34]

Doença vascular do enxerto (CAV)

Constitui-se em uma das principais causas de mortalidade após o primeiro ano de transplante. É também denominada de doença coronariana após transplante. A prevalência conforme dados da ISHLT é de 8, 29 e 47% respectivamente em 1, 5 e 10 anos após o transplante.[35] Os principais fatores de risco são doadores idosos, história de hipertensão arterial sistêmica, idade do receptor, incompatibilidade HLA-DR e receptores com história de doença coronariana. As consequências isquêmicas incluem perda do enxerto, arritmias e morte súbita. CAV pode causar infarto agudo do miocárdio, porém como o coração é denervado, raramente causa *angina pectoris* (Figuras 9 e 10).

A Sociedade Internacional de Transplante cardíaco e pulmonar (ISHLT) realizou classificação da CAV baseada na angiografia e função ventricular:[36]

- ISHLT CAV0 (não significante): ausência de lesões angiográficas.
- ISHLT CAV1 (leve): estenose da artéria coronária esquerda principal com < 50%, vaso primário com menos de 70% ou ramo com menos de 70%, incluindo estreitamento difuso e ausência de disfunção ventricular.
- ISHLT CAV2 (moderada): angiografia com > 50% de lesão da artéria coronária esquerda principal, vaso primário com lesão única ≥ 70%, ou lesões isoladas de ramos com ≥ 70% em ramos dos dois sistemas, sem disfunção ventricular.

■ ISHLT CAV3 (grave): angiografia ≥ 50%, dois ou mais vasos principais com ≥ 70% de estenose, ou ramo com estenose isolada ≥ 70% nos três sistemas; ou ISHLT CAV1 ou CAV2 com disfunção do enxerto (definida como fração de ejeção ≤ 45% ou evidência de fisiologia restritiva significativa).

A. Vaso primário denominado de lesão em 33% da região proximal ou média da coronária descendente anterior, artéria circunflexa, ramo e artéria coronária direita dominante ou co-dominante, artéria coronária direita com descendente posterior e ramos posterolaterais.

B. "Ramo de vaso secundário" inclui a porção de 33% distal dos vasos primários ou qualquer segmento dentro da septal, *diagonalis* e ramos marginais, ou qualquer porção da artéria coronária direita não dominante.

C. Fisiologia restritiva do enxerto é definida como insuficiência cardíaca sintomática com razão das velocidades ecocardiográficas E e A > 2 (> 1,5 em crianças), tempo de encurtamento de relaxamento isovolumétrico (< 60 ms), tempo de encurtamento de desaceleração (< 150 ms), ou valores hemodinâmicos de restrição (pressão atrial direita > 12 mmHg, pressão capilar pulmonar >25 mmHg, índice cardíaco, 2 L/min/m²).

A monitorização para detecção da CAV pode ser realizada com cineangiocoronariografia, ecocardiograma com estresse com dobutamina, perfusão miocárdica com dobutamina ou dipiridamol e ultrassom intracoronariano. O método a ser escolhido dependerá do tempo de transplante, da função renal e das condições clínicas do paciente.

A prevenção da CAV consiste no uso de bloqueadores de canal de cálcio (especialmente diltiazem), inibidores da enzima conversora de angiotensina e estatinas. O tratamento da CAV é realizado com a angioplastia e colocação de *stents*; no entanto, a terapêutica definitiva é o re-transplante. Pacientes com lesões moderadas a graves ou pacientes com lesões leves porém com comprometimento hemodinâmico apresentam aumento do risco de perda do enxerto.

Na população pediátrica, em relação às complicações, de acordo com o registro da ISHLT, a doença vascular do enxerto é a principal limitação a longo prazo. A insuficiência renal grave com creatinina sérica maior que 2,5 mg/dL, transplante renal ou diálise é incomum; mais de 90% dos pacientes estão livres de transplante renal após 10 anos de evolução. Linfoma constitui-se na malignidade mais frequente e cerca de 90% dos pacientes encontram-se livres desta complicação em 10 anos de evolução.[37] A curva de sobrevida actuarial de 25 anos é de 37%, sendo que a falência primária representa a causa mais frequente de mortalidade. A mediana de sobrevida é

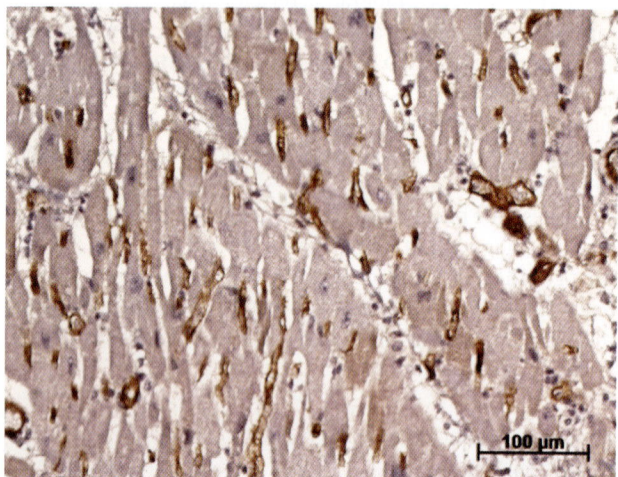

Figura 8 Aspecto imunopatológico da rejeição aguda mediada por anticorpos. Mesmo caso da imagem anterior, demonstrando intensa positividade para C4d nos capilares, difusamente. Coloração imuno-histoquímica para C4d.

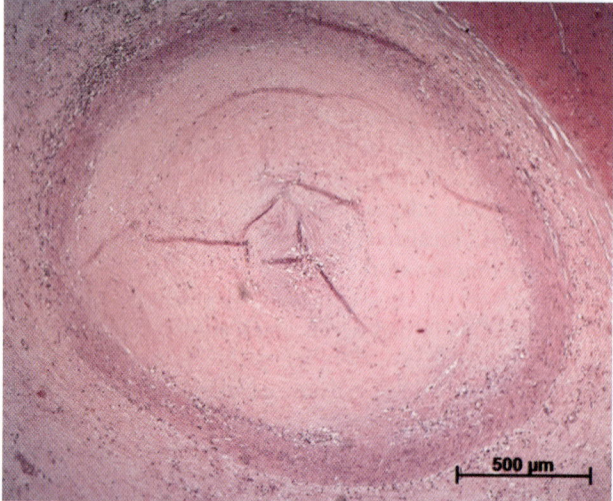

Figura 9 Corte histológico da coronária direita do caso mostrado abaixo revelando oclusão da luz por proliferação fibroconjuntiva concêntrica intimal. Note a ausência de depósitos gordurosos. Coloração hematoxilina-eosina.

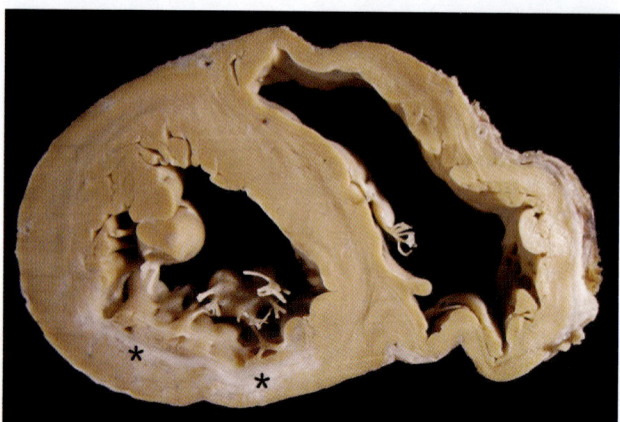

Figura 10 Retransplante cardíaco decorrente de doença vascular do enxerto. Corte transversal dos ventrículos do coração explantado evidenciando cicatriz de infarto transmural acometendo a parede posterior do ventrículo esquerdo (asteriscos).

de 22 anos naqueles que foram submetidos ao transplante na infância, sendo de 13 anos nos pacientes que se submeteram ao transplante na idade de 11 a 17 anos. Os principais fatores de risco dentro de 1 ano após transplante são: tempo de isquemia, *clearance* de creatinina, volume de transplante por centro, níveis de bilirrubina, painel imunológico, percentil de peso e altura do receptor.[38]

No Instituto do Coração, no período de 1992 a 2019, foram realizados 236 transplantes em crianças e adultos com cardiopatia congênita. Nos últimos 5 anos, foram realizados 92 transplantes com sobrevida de 82,7%.

Referências bibliográficas

1. Mozaffarian D, Benjamin EJ, Go AS, Arnett DK, Blaha MJ, Cushman M, et al. Heart disease and stroke statistics 2015 Update. a report from the American Heart Association. Circulation. 2015;131:e29-e322. Erratum in Circulation. 2015;131(24):e535.

2. International Society of Heart and Lung Transplantation: Adult Heart Transplantation Statistics. J Heart Lung Transplant. 2016; 35(10):1149-205.

3. Mehra MR, Kobashigawa J, Starling R, Russell S, Uber PA, Parameshwar J, et al. Listing criteria for heart transplantation: International Society for Heart and Lung Transplantation guidelines for the care of cardiac transplant candidates—2006. J Heart Lung Transplant. 2006;25(9):1024-42.

4. http://www.abto.org.br/abtov03/Upload/file/RBT/2018/rbt2018.

5. Albuquerque DC, Souza-Neto JD, Bacal F, Rohde LE, Bernardez-Pereira S, Berwanger O, et al. I Brazilian registry of heart failure: clinical aspects, care quality and hospitalization outcomes. Arq Bras Cardiol. 2015;104(6):433-42.

6. Ponikouski P, Voors AA, Anker SD, Bueno H, Cleland JG, Coats AJ, et al. 2016 ESC Guidelines for the diagnosis and treatment of acute and chronic heart failure: The Task Force for the diagnosis and treatment of acute and chronic heart failure of the European Society of Cardiology (ESC) develop with the special contribution of the Heart Failure Association (HFA) of the ESC. Eur Heart J. 2016;37(27):2129-200.

7. Mangini S, Alves BR, Silvestre OM, et al. Heart transplantation: review. Einstein (Sao Paulo). 2015; 13(2):310-8.

8. Deo SV, Al-Kindi SG, Altarabsheh SE, Hang D, Kumar S, Ginwalla MB, et al. Model for end-stage liver disease excluding international normalized ratio (MELD-XI) score predicts heart transplant outcomes: Evidence from the registry of the United Network for Organ Sharing. J Heart Lung Transplant. 2016;35(2):222-7.

9. Barge-Caballero E, Segovia-Cubero J, Almenar-Bonet L, Gonzalez-Vilchez F, Villa-Arrans A, Delgado-Jimenez J, et al. Preoperative INTERMACS profiles determine postoperative outcomes in critically ill patients undergoing emergency heart transplantation: analysis of the Spanish National Heart Transplant Registry. Circ Heart Fail. 2013;6(4):763-72.

10. Seguro LF, Braga FGM, Avila MS, et al. Profile of heart transplant recipients in a Brazilian center: comparison with international registry. J Heart Lung Transplant. 2014;33:S264.

11. Kirklin JK, Naftel DC, Pagani FD, Kormos RL, Stevenson LW, Blume ED, et al. Seventh INTERMACS annual report: 15,000 patients and counting. J Heart Lung Transplant. 2015;34:301-5.

12. Stevenson LW, Pagani FD, Young JB, Jessup M, Miller L, Kormos RL, et al. INTERMACS Profiles of advanced heart failure: the current picture. J Heart Lung Transplant. 2009;28:535-41.

13. Bacal F, Souza-Neto JD, Fiorelli AI, Mejia J, Marcondes-Braga FG, Mangini S, et al. II Diretriz Brasileira de Transplante Cardíaco. Arq Bras Cardiol. 2010;94(1 supl.1):e16-e76.

14. Azeka E, Jatene M, Galas FR, et al. Heart transplantation in pediatric population and in adults with congenital heart disease: long-term follow-up, critical clinical analysis, and perspective for the future. Transplant Proc. 2014;46(6):1842-4.

15. Hsu DT, Lamour JM, Canter C. Heart diseases leading to pediatric heart transplantation: cardiomyopathies and congenital heart diseases. Canter C, Kirklin J. Monograph ISHLT: Pediatric Heart Transplantation. 2007;2:1-17.

16. Thrush PT, Hoffman TM. Pediatric heart transplantation – indications and outcomes in the current era. J Thorac Dis. 2014;6(8):1080-96.

17. Fang JC, Ewald GA, Allen LA, Butler J, Westlake Canary CA, Colvin-Adams M, et al. Advanced (stage D) heart failure: a statement from the Heart Failure Society of America Guidelines Committee. J Cardiac Fail. 2015;21(6):519-34.

18. Dipchand AI. Current state of pediatric cardiac transplantation. Ann Cardiothorac Surg. 2018;7(1):31-55.

19. Ayub-Ferreira SM, Souza Neto JD, Almeida DR, Biselli B, Avila MS, Colafranceschi AS, et al. Diretriz de Assistência Circulatória Mecânica da Sociedade Brasileira de Cardiologia. Arq Bras Cardiol. 2016;107(2 Supl. 2):1-33.

20. Colvin MM, Cook JL, Chang P, et al. Antibody-mediated rejection in cardiac transplantation: emerging knowledge in diagnosis and management: a scientific statement from the American Heart Association. Circulation. 2015;131(18):1608-39.

21. Azeka E, Jatene MB, Jatene IB, et al. I Guidelines of heart failure and heart transplantation in the fetus, in children and adults with congenital cardiopathy. The Brazilian Society of Cardiology. Arq Bras Cardiol. 2014;103(6 Suppl 2):1-126. Erratum in: Arq Bras Cardiol. 2016;106(3):267.

22. Dipchand AI. Current state of pediatric cardiac transplantation. Ann Cardiothorac Surg. 2018;7(1):31-55.

23. Vyas H, Nakagawa TA. Assessment of pediatric patient for potential organ donation. Up-to-Date. 2019. p.1-17.

24. Guethoff S, Stroeh K, Grinninger C, et al. De novo sirolimus with low-dose tacrolimus versus full-dose tacrolimus with mycophenolate mofetil after heart transplantation: 8-year results. J Heart Lung Transplant. 2015;34(5):634-42.

25. Bacal F, Silva CP, Bocchi EA, et al. Mycophenolate mofetil increased Chagas' disease reactivation in heart transplanted patients: comparison between two different protocols. Am J Transplant. 2005;5(8):2017-21.

26. Andrade JP, Marin-Neto JA, Paola AA, et al. I Diretriz Latino Americana para o Diagnóstico e Tratamento da Cardiopatia Chagásica. Arq Bras Cardiol. 2011;97(2 Suppl 3):1-48.

27. Masetti M, Potena L, Nardozza M, et al. Differential effect of everolimus on progression of early and late cardiac allograft vasculopathy in current clinical practice. Am J Transplant. 2013;13(5):1217-26.

28. Arora S, Ueland T, Wennerblom B, et al. Effect of everolimus introduction on cardiac allograft vasculopathy: results of a randomized, multicenter trial. Transplantation. 2011; 92(2):235-43.

29. Dipchand AI, Edwards LB, Kucheryavaya AY, et al. International Society of Heart and Lung Transplantation. The registry of the International Society for Heart and Lung Transplantation: seventeenth official pediatric heart transplantation report – 2014; focus theme: retransplantation. J Heart Lung Transplant. 2014;33(10):985-95.

30. Kobashigawa J, Zuckermann A, Macdonald P, Leprince P, Esmailian F, et al. Consensus Conference participants. Report from a consensus conference on primary graft dysfunction after cardiactransplantation. J Heart Lung Transplant. 2014;33(4):327-40.

31. Chih S, Chong AY, Mielniczuk LM, Bhatt DL, Beanlands RS. Allograft vasculopathy: the Achilles' heel of heart transplantation. J Am Coll Cardiol. 2016;68(1):80-91.

32. Stewart S, Winters GL, Fishbein MC, et al. Revision of the 1990 working formulation for the standardization of nomenclature in the diagnosis of heart rejection. J Heart Lung Transplant. 2005;24:1710.

33. Berry GJ, Burke MM, Andersen C, et al. The 2013 International Society for Heart and Lung Transplantation Working Formulation for the standardization of nomenclature in the pathologic diagnosis of antibody-mediated rejection in heart transplantation. J Heart Lung Transplant. 2013;32(12):1147-62.

34. Takemoto SK, Zeevi A, Feng S, et al. National conference to assess antibody-mediated rejection in solid organ transplantation. Am J Transplant. 2004;4:1033.

35. Lund LH, Khush KK, Cherikh WS et al. The Registry of the International Society for Heart and Lung Transplantation. Thirty-four adult heart transplantation report-2017. Focus theme: allograft ischemic time. J Heart Lung Transplant. 2017;36:1037.

36. Mehra M, Crespo-Leiro M, Dipchand A, et al. International Society for Heart and Lung Transplantation working formulation of a standardized nomenclature for cardiac allograft vasculopathy-2010. J Heart Lung Transplant. 2010;29:717.

37. Rossano JW, Cherikh WS, Chambers DC, et al. The International Thoracic Organ Transplant Registry of the International Society for Heart and Lung Transplantation. Twenty-first pediatric heart transplantation report-2018; focus theme: multiorgan transplantation. J Heart Lung Transplant. 2018;37(10):1184-95.

38. Chen J, Canter C, Hsu DT, et al. Current topics and controversies in pediatric heart transplantation: proceedings of the Pediatric Heart Transplantation Summit 2017. World J Pediat Congenit Heart Surg. 2018;9(5):S75-S81.

Seção 15

ARRITMIAS CARDÍACAS E ESTIMULAÇÃO CARDÍACA ARTIFICIAL

Capítulo 1

Mecanismos eletrofisiológicos das arritmias cardíacas

Dalmo Antonio Ribeiro Moreira
Eduardo Rodrigues Bento Costa

Pontos-chave

- As arritmias cardíacas podem surgir por dois mecanismos principais: alterações na formação do impulso (hiperautomatismo, automatismo anormal, automatismo deflagrado por pós-potenciais tardios ou precoces) e alterações na condução do impulso.
- A associação entre gatilhos e substrato, na presença de um fator modulador instabilizante, pode gerar uma arritmia, tanto em átrios quanto em ventrículos.
- As arritmias causadas por intensificação do automatismo podem ocorrer no nódulo sinusal ou em marca-passos ectópicos.
- O mecanismo arritmogênico mais comum encontrado na clínica é a reentrada anatômica.
- Alguns fármacos possuem efeitos pró-arrítmicos e antiarrítmicos. O entendimento desses efeitos pode ajudar a compreender melhor os mecanismos de arritmogênese e seu tratamento.

Introdução

As arritmias cardíacas são eventos que frequentemente motivam consulta em setores de emergência em decorrência da sintomatologia que provoca, como palpitações, dispneia e até quadros mais graves como síncopes. São documentadas nos Estados Unidos em 5,3% da população.[1] No estado de São Paulo, dos mais de 3.562.603 diagnósticos eletrocardiográficos realizados em 1.625.843 indivíduos avaliados em postos de saúde (entre 1/1/2007 e 31/12/2018), da capital e interior, as arritmias cardíacas corresponderam a 4,7%, ou seja, 167.442 diagnósticos de acordo com dados do Serviço de Tele-eletrocardiografia do Instituto Dante Pazzanese de Cardiologia (Moreira DAR, dados não publicados). Para os pacientes que procuram salas de emergência em cidades americanas, as arritmias são responsáveis por cerca de 4% dos atendimen-

tos.[2] Sua repercussão é variável e representam um quadro que traz muita insegurança aos pacientes acometidos.

O tratamento de uma arritmia é prerrogativa do clínico que atende ao paciente pela primeira vez. É ele quem determina a forma de tratar e que, na imensa maioria dos casos, numa fase inicial inclui a utilização de um fármaco antiarrítmico, seja numa situação de emergência, seja na condição de prevenção de recorrências. Para que a escolha do medicamento ideal e o tratamento de uma arritmia sejam racionais, além de reduzir os riscos de complicações pró-arrítmicas pelos fármacos, é importante o conhecimento dos mecanismos eletrofisiológicos responsáveis pela origem das arritmias cardíacas. Desta forma o tratamento torna-se menos empírico e a chance de ser bem-sucedido aumenta. Neste capítulo serão abordados os mecanismos eletrofisiológicos das arritmias cardíacas.

Mecanismos eletrofisiológicos das arritmias cardíacas

As arritmias cardíacas podem surgir por três principais mecanismos:

1. Alterações na formação do impulso que incluem:
   - o hiperautomatismo;
   - o automatismo anormal;
   - o automatismo deflagrado por pós-potenciais, tardios ou precoces.
2. Alterações na condução do impulso, representado principalmente pela reentrada (anatômica ou funcional, reflexão, anisotrópica e ondas em espiral).
3. Alteração na formação e condução do impulso, representado pela parassistolia. O Quadro 1 apresenta as arritmias cardíacas mais comuns na clínica e os seus respectivos mecanismos de origem e manutenção.[3]

Apesar desses mecanismos, o surgimento de uma arritmia, entretanto, ocorre pela interação de três fatores fundamentais: a) presença de um substrato (células cardíacas doentes, por exemplo); b) gatilhos, representados por ectopias; c) presença de fatores moduladores (influências autonômicas, isquemia, pH tecidual etc.) conforme apresentado na Figura 1. Muitas vezes os gatilhos estão presentes por toda uma vida, mas não suficientes para gerar uma arritmia. O paciente pode ser portador de um substrato, como acontece nas cardiopatias dilatadas, isquêmicas ou não, mas que não necessariamente associam-se a arritmias. Um achado interessante neste contexto é o fato de pacientes com baixa fração de ejeção terem maior risco de arritmias malignas quando a disfunção associa-se a fibrose miocárdica, sendo o risco menor na ausência desta. Esse fato explica porque pacientes com disfunção grave nem sempre têm morte arrítmica, se além da baixa fração de ejeção, uma quantidade crítica de fibrose não estiver presente.[4] A associação entre gatilhos e substrato, na presença de um fator modulador instabilizante, pode gerar uma arritmia, cuja gravidade dependerá das condições clínicas do paciente e do tipo de arritmia.

Quadro 1 Mecanismos eletrofisiológicos das arritmias cardíacas e os respectivos correspondentes clínicos
Alteração na formação do impulso
Hiperautomatismo
• Taquicardia sinusal
• Taquicardia atrial
• Taquicardia juncional
• Ritmo idioventricular acelerado
Atividade deflagrada por pós-potenciais precoces ou tardios
• Taquicardia atrial (intoxicação digitálica)
• Taquicardia atrial multifocal
• Taquicardia ventricular idiopática
• Taquicardia ventricular cartecolaminérgica
• *Torsades de pointes*
Alterações na condução do impulso
Reentrada
• Taquicardia por reentrada sinusal
• Taquicardia por reentrada atrial
• Taquicardia por reentrada nodal
• Taquicardia por reentrada utilizando via acessória
• Reentrada atrioventricular da síndrome Wolff-Parkinson-White
• Fibras de Mahaim
• Taquicardia juncional incessante (Coumel)
• Taquicardia ventricular
• Fibrilação ventricular
Alterações na forma e condução do impulso
• Parassistolia

Na grande maioria das vezes, diante de uma arritmia os gatilhos são a forma de manifestação clínica mais evidente e é exatamente nesta condição que o clínico tende a prescrever fármacos, esquecendo-se que estes são apenas uma parte do conjunto deflagrador arritmogênico. Além disso, na dependência da propriedade farmacológica do medicamento empregado, um efeito pró-arrítmico pode surgir em decorrência de sua ação, instabilizando o substrato ou favorecendo a atuação de um fator modulador.[6]

A seguir, com base nos conhecimentos da eletrofisiologia do miócito, serão apresentados os principais mecanismos envolvidos na gênese das arritmias cardíacas.

Hiperautomatismo

Automatismo é a capacidade da célula de gerar potenciais de ação espontaneamente. Em condições normais, o impulso elétrico inicia-se nas células automáticas do nódulo sinoatrial, que apresentam frequência de disparo maior que outras células marca-passo, distribuídas em outras regiões do coração (marca-passos subsidiários).[7-9,16]

No automatismo celular normal, durante o período diastólico ou na fase 4, há acúmulo progressivo de cargas positivas no interior da célula, diminuindo o potencial de repouso até o potencial limiar, iniciando-se um potencial de ação. Além de haver diminuição da corrente de saída de potássio (I_K), o ganho de cargas positivas ocorre, também, por meio da corrente I_f mediada por sódio e cálcio.[10] Esta última é ativada normalmente após a repolarização e é mais intensa quando a célula está hiperpolarizada a -60 e -90 mV. A entrada destes íons é controlada por portões que se abrem e fecham na dependência da voltagem do potencial de ação.[11,12] A potenciais negativos ao redor de -60 mV, após a ascensão da fase zero ou na fase de repolarização inicial, tais canais encontram-se fechados. Na fase de repolarização, quando o potencial de membrana atinge -50 mV, os canais reabrem-se gradativamente, permitindo a passagem de corrente, que aumenta à medida que a membrana atinge potenciais cada vez mais negativos.[11-13]

Em condições normais, os marca-passos subsidiários não se manifestam por apresentarem frequência mais baixa e serem despolarizados passivamente pelas células do nódulo sinusal.[14,15] A despolarização contínua destas células inibe a ascensão da fase 4 por meio do mecanismo conhecido como *overdrive suppression*.

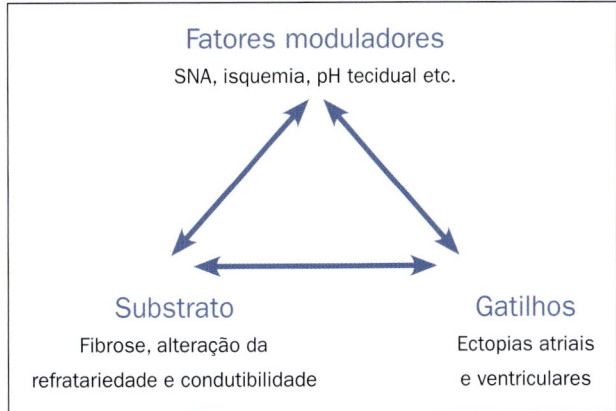

Fatores moduladores
SNA, isquemia, pH tecidual etc.

Substrato
Fibrose, alteração da refratariedade e condutibilidade

Gatilhos
Ectopias atriais e ventriculares

Figura 1 Variáveis envolvidas no surgimento de uma arritmia. É necessária a presença de um substrato arritmogênico (causado por alterações histológicas e elétricas teciduais), gatilhos (representados pelas ectopias) e fatores moduladores que influenciam a interação entre gatilhos e substrato (conhecido como triângulo de Coumel[5]).

As arritmias causadas por intensificação do automatismo (Figura 2) podem ocorrer no nódulo sinusal ou em marca-passos ectópicos. No caso de marca-passos ectópicos, a arritmia surge em decorrência da diminuição da frequência sinusal abaixo da frequência do foco ectópico ou por intensificação da atividade automática deste último acima da frequência sinusal. A acetilcolina diminui a atividade automática das células marca-passo por meio do aumento do potencial diastólico máximo e redução da velocidade de ascensão da fase 4 do potencial de ação.

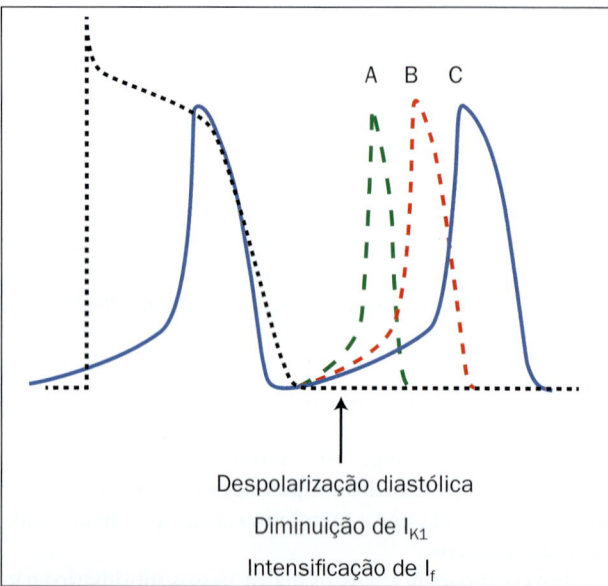

Figura 2 Características dos potencias de ação no caso de arritmia gerada por hiperautomatismo celular. Quanto mais inclinada for a fase 4 do potencial de ação (linhas pontilhadas, A e B) em relação ao potencial de ação normal (linha C), mais rápida é a frequência de disparo celular (aqui representando um potencial de ação de uma célula de nódulo sinusal). O primeiro potencial pontilhado corresponde ao de um miócito atrial ou ventricular (não automático) para comparação.

Automatismo anormal

Em condições normais, as células musculares, atriais e ventriculares, não exibem qualquer atividade elétrica autônoma, entretanto, situações que diminuem o potencial de repouso da membrana a -60 ou -50 mV favorecem a resposta automática repetitiva destas fibras, sendo esta denominada automatismo anormal[7-9,16]. Portanto, o automatismo anormal ocorre em situações que cursam com níveis baixos de potencial de ação transmembrana, ao contrário do automatismo normal, no qual o potencial de repouso é normal (Figura 3). Exemplos destas alterações são a isquemia, hipoxemia, hipocalemia, hipomagnesemia, distúrbios do equilíbrio ácido-básico.

O mecanismo do automatismo anormal é, provavelmente, mediado por outra corrente, diferentemente do automatismo normal. Neste caso, tem sido implicada a inativação da corrente de potássio I_K o que aumenta a positividade intracelular. Esta corrente é responsável pela repolarização inicial e, quando está inibida, mantém a célula num estado de despolarização parcial. Por causa disso, há inativação parcial dos canais rápidos de sódio (causando diminuição da corrente I_f ou de despolarização celular), com redução do nível do potencial de repouso. Os potenciais de ação formados passam a ser dependentes dos canais lentos de cálcio (corrente I_{Ca}), apresentando velocidade de ascensão lenta (Vmáx deprimida).[7-9] A taquicardia atrial ectópica, o ritmo idioventricular acelerado e a taquicardia ventricular da fase aguda do infarto são exemplos de arritmias secundárias a automatismo anormal.

Atividade deflagrada

Ao contrário do mecanismo anteriormente descrito, a atividade ou automatismo deflagrado depende de um impulso ou um trem de pulsos prévio para ser desencadeado.[7-9] Esses impulsos originam-se de oscilações da fase final do potencial de ação denominadas pós-despolarizações ou pós-potenciais e, quando atingem um valor crítico, disparam uma sequência de pulsos. Pós-despolarização é uma segun-

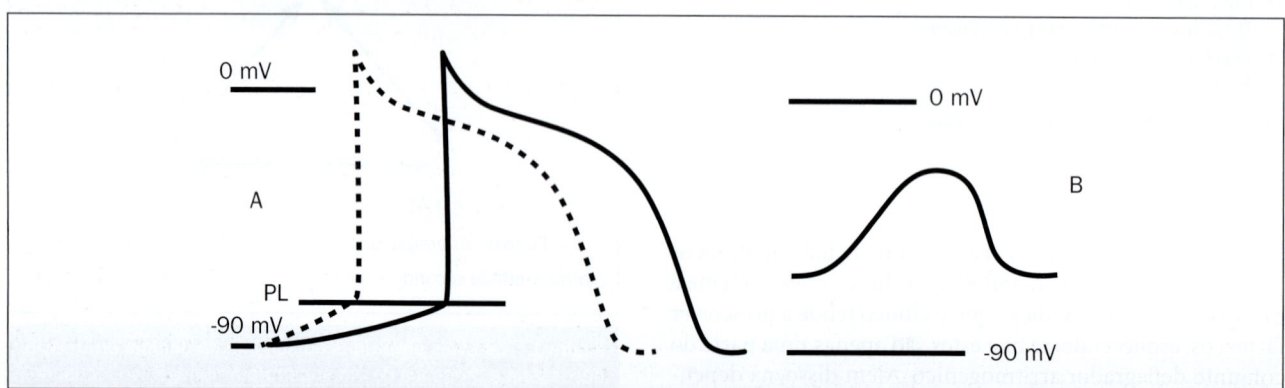

Figura 3 Características do potencial de ação de uma célula com automatismo normal (A) e outra com automatismo anormal (B). Note que em B a amplitude do potencial de ação é menor e sua ascensão mais lenta. Além disso, o potencial de repouso está acima do potencial limiar, o que torna a célula facilmente mais excitável (PL: potencial limiar).

da despolarização que ocorre algum tempo depois de ter sido completada a repolarização.

As pós-despolarizações podem ser precoces, ocorrendo na fase de repolarização (fase 2 ou início da fase 3) ou tardias, após ter sido completada a repolarização (fase 4) num período em que o potencial de membrana é mais negativo.

Pós-despolarizações precoces

As pós-despolarizações precoces apresentam atividade rítmica mantida na dependência dos mecanismos iônicos e do potencial de membrana presentes na fase de platô ou de repolarização. Pouco se sabe sobre sua origem, mas acredita-se que sejam secundários à anormalidades nas correntes de repolarização da membrana (diminuição da corrente I_K).[7,9,12] Na fase de platô, há tendência para a saída de cargas positivas do interior da célula, levando o potencial para níveis mais negativos, inicializando a repolarização. A pós-despolarização precoce seria uma situação em que a repolarização, ou tendência em perder cargas positivas, não

ocorre. Este fato retardaria ou impediria que a repolarização se iniciasse, levando ao mesmo tempo à formação de uma nova despolarização que se sucederia numa atividade rítmica (Figura 4). Os potenciais originados durante a fase 2 seriam do tipo resposta lenta, mediados por canais lentos, já que, neste período, os canais rápidos encontram-se em estado de inativação.[11-13] As correntes responsáveis pela origem dos pós-potenciais durante a fase 3 fluem parcialmente por canais rápidos de sódio e através dos canais lentos, utilizando íons cálcio.

Medicamentos que prolongam a repolarização e o intervalo QT, como o sotalol e a quinidina, podem provocar pós-despolarizações precoces e atividade deflagrada. Tais efeitos podem ser acentuados em casos de bradicardias que prolongam ainda mais a duração do potencial de ação, e por níveis elevados de catecolaminas, sendo abolidas após administração de magnésio. Os pós-potenciais são os responsáveis pela taquicardia do tipo *torsades de pointes*, arritmia maligna que acontece em decorrência do prolongamento do intervalo QT causado por aqueles medicamentos.[7,10,16]

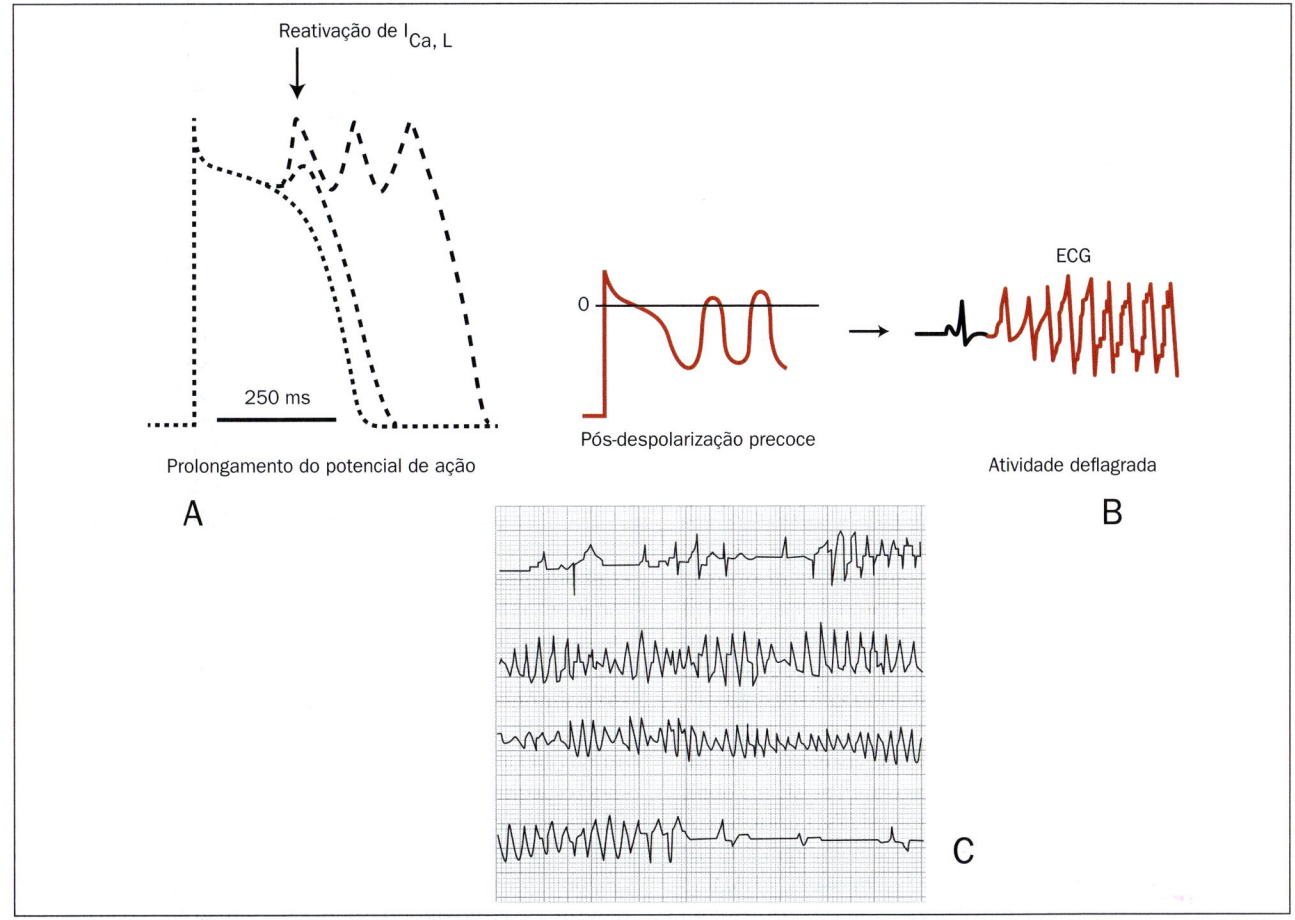

Figura 4 Mecanismo eletrofisiológico da atividade deflagrada por pós-despolarizações precoces (mediadas principalmente por íons cálcio). Em A, além do prolongamento da duração do potencial de ação, característica básica deste mecanismo arritmogênico, o acúmulo de cálcio (além da ação de catecolaminas) facilita as pós-despolarizações precoces (pontilhado maior) responsáveis pelas oscilações do final da fase 2. Em B, esquema mostrando as oscilações da porção inicial da repolarização causando oscilações dos complexos QRS. Em C, um registro de *torsades de pointes* em uma paciente em uso de quinidina.

Pós-despolarizações tardias

São oscilações que ocorrem após terminada a repolarização (fase 4) em células atriais, músculo ventricular e fibras de Purkinje expostas, por exemplo, a altas concentrações de digital.[7,16,17] Em geral, as células apresentam hiperpolarização tardia seguida de pós-despolarização retardada. Quando estas atingem o potencial limiar, desencadeiam um novo potencial de ação que pode produzir uma nova oscilação. Se esta tiver magnitude suficiente, atingirá o potencial limiar induzindo respostas repetitivas (Figura 5). O cálcio é o principal íon envolvido na gênese da atividade deflagrada por pós-potenciais tardios.[16] O acúmulo de cálcio intracelular aumenta a troca deste pelo sódio (intensificação de troca do sódio-cálcio), favorecendo uma "corrente de entrada" que despolariza a membrana.

Uma das principais causas de pós-despolarizações tardias são os digitálicos em doses tóxicas.[17,18] Sabe-se que estes fármacos inibem a bomba de sódio-potássio, provocando acúmulo de sódio na célula que, por sua vez, é trocado com o cálcio que aumenta sua concentração na célula.[14] As catecolaminas circulantes aumentam a amplitude dos pós-potenciais tardios por favorecerem a entrada de mais cálcio nas células cardíacas.

Na clínica, as arritmias atribuídas à atividade deflagrada por pós-potenciais tardios da intoxicação digitálica são: taquicardia atrial ou juncional não paroxística e as extrassístoles ventriculares. Além destas, citam-se ainda taquicardia atrial ou ventricular mediada por catecolaminas e, provavelmente, o ritmo idioventricular acelerado da fase aguda do infarto do miocárdio.[16,18]

Reentrada

Durante ritmo sinusal normal, o impulso elétrico despolariza os átrios e ventrículos sequencialmente e, após todas as

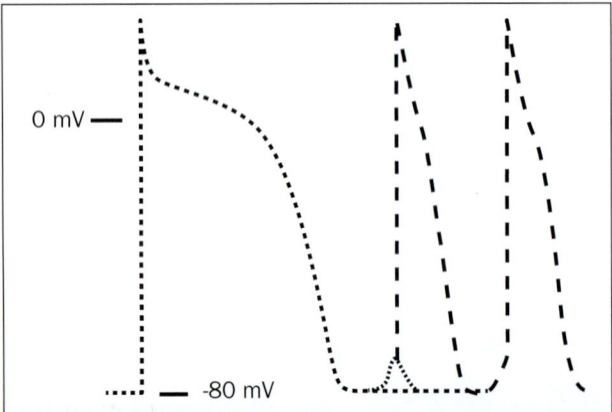

Figura 5 Mecanismo eletrofisiológico da atividade deflagrada dos pós-potenciais tardios. Observe as oscilações que surgem após ter sido completada a repolarização. Nesta condição não é necessário o prolongamento da duração do potencial de ação para sua ocorrência.

regiões terem sido ativadas, os tecidos encontram-se em período refratário absoluto, de tal forma que, não tendo mais por onde progredir, o referido impulso se extingue. Uma nova frente de onda deve ser formada para que a ativação das câmaras cardíacas ocorra e o processo se repita.

Em condições especiais, os átrios ou ventrículos podem ser reativados pela mesma frente de onda após o término do período refratário tecidual e tal reativação é denominada reentrada ou excitação reentrante.[19] Podem ser definidas a reentrada anatômica e a reentrada funcional.[7-9,16]

Reentrada anatômica

Na reentrada anatômica, deve haver um circuito para que ocorra a recirculação do impulso e, além disso, duas outras condições são necessárias: a) bloqueio unidirecional; b) condução lenta.[7-9,16] O circuito para reentrada pode estar presente em corações normais: no nódulo atrioventricular, onde há duas vias com propriedades de condução e refratariedade eletrofisiologicamente distintas, ou quando o impulso circula entre o nódulo atrioventricular e uma via acessória (reentrada atrioventricular da síndrome de Wolff-Parkinson-White). Em corações doentes, ocorre na junção entre uma fibra de Purkinje e um feixe muscular, em processos de isquemia ou infarto do miocárdio. Em circuitos anatomicamente definidos a reentrada é ordenada, pois a localização e o tamanho destes são fixos.[9]

Condução lenta e bloqueio unidirecional

Os mecanismos de origem do bloqueio e da condução lenta podem estar intimamente relacionados, sendo várias as suas causas. A velocidade de propagação do impulso depende de algumas características do potencial de ação e das propriedades passivas da membrana. A velocidade é maior quanto maior for a corrente de entrada mediada pelo sódio e esta, por sua vez, depende da quantidade de canais de sódio disponíveis no início da fase zero e do nível do potencial de repouso transmembrana.[13] Um batimento prematuro que incide num momento quando a fibra não sofreu repolarização completa será conduzido lentamente. O potencial de ação formado tem características anormais em decorrência dos poucos canais de sódio aptos a conduzir nesta fase (repolarização incompleta). Além disso, este mesmo batimento prematuro pode sofrer bloqueio unidirecional em regiões onde algumas fibras ainda não se repolarizaram suficientemente. Deste modo, condução lenta e bloqueio unidirecional ocorrem em regiões que apresentam diferentes estados de repolarização celular, preenchendo os requisitos para o surgimento da reentrada.[9,13,16] Na insuficiência coronária, a isquemia miocárdica diminui o potencial de repouso da membrana a -60 ou -70 mV. Com estes valores, uma fração significativa de canais de sódio estará inativada. A corrente de entrada de sódio e, consequentemente, a velocidade de condução diminuem.[10,11]

Em outras condições, a corrente de entrada pode ser mediada pelos canais lentos de cálcio. Tal corrente é ativada quando o potencial de repouso é menor que -50 mV, quando os canais de sódio estão praticamente inativos. Em presença de catecolaminas por exemplo, esta corrente pode originar um potencial de ação que tem características de resposta lenta, podendo ou não ser conduzido.[10,11]

O aumento da resistência à condução também é um fator que diminui a velocidade de propagação do impulso. A resistividade interna pode ocorrer nas junções intercelulares ou nos discos intercalados pelo aumento na concentração de cálcio. A isquemia ou infarto e os digitálicos são condições em que o cálcio intracelular encontra-se aumentado. A fibrose miocárdica que resulta da cicatrização de áreas infartadas separa as fibras musculares, aumentando a resistência à condução do impulso por meio da diminuição dos discos intercalares que conectam as células umas às outras.[9,10,13] A diminuição destas conexões celulares longitudinais ocorre em decorrência da deformidade celular provocada pelo tecido conectivo que se formou.

A condução do impulso elétrico ocorre de célula para célula que estão conectadas lateral e longitudinalmente entre si. Entretanto, nesta última condição, por causa da maior quantidade de junções comunicantes, a resistência é menor e, por este motivo, a velocidade de condução é maior quando esta ocorre paralelamente à orientação das fibras (ao longo do eixo maior das células). Quando a condução ocorre perpendicularmente às fibras, esta torna-se lenta nos átrios e ventrículos, da ordem de 0,1 m/s. Este fato se deve ao aumento da resistividade axial provocada pela escassez de junções intercelulares especiais na superfície lateral das células.[20] Esta situação é conhecida por anisotropia e a reentrada pode acontecer mesmo no miocárdio normal.

Mecanismo de formação de arritmias durante a reentrada

Em um circuito clássico de reentrada, representa-se uma fibra de Purkinje dividida em dois ramos conectados a uma fibra muscular.[19] Neste caso, o impulso proveniente da fibra de Purkinje principal bloqueia em um ponto de seu percurso numa de suas divisões e propaga-se normalmente pelo ramo adjacente (Figura 6) ativando o músculo ventricular em todas as direções. A área de bloqueio deve-se ao prolongamento da refratariedade tecidual local. Após ter alcançado a região distal à área de bloqueio, que não havia sido ativada anteriormente, o impulso propaga-se retrogradamente pelo ramo doente com condução lenta. Se o tempo de condução por este ramo for suficientemente longo, quando atingir a área proximal ao bloqueio e o ramo normal já tiver recuperado a sua refratariedade, a frente de onda retorna e reexcita a fibra muscular. Isto só é possível se o tempo que o impulso leva para ser conduzido pela via doente, for maior que o período refratário da via normal. A frente de onda pode reativar o ramo adjacente e esta sequência se perpetuar, desde que seja mantido o equilíbrio entre a velocidade de condução e o período refratário das estruturas envolvidas no circuito. A Figura 7 apresenta o desencadeamento de uma taquicardia supraventricular que ocorre por reentrada no nódulo atrioventricular. Nesse caso há o circuito anatômico e a disparidade funcional tanto de refratariedade como de condução do impulso em duas vias distintas, conhecidas como vias alfa e beta. A via alfa tem condução lenta e período refratário curto, enquanto na via beta o período refratário é mais logo e a velocidade de condução é rápida. Estas discrepâncias eletrofisiológicas predispõem ao mecanismo reentrante local.

Para que ocorra reentrada é necessário que o tamanho do circuito por onde trafega o impulso seja igual ou maior que o comprimento de onda do impulso reentrante. Define-se comprimento de onda o produto entre a velocidade de condução e período refratário do circuito.[12,16] Na reentrada, a frente de onda deve sempre encontrar tecido excitável para que possa ser conduzida, ou seja, o tempo de condução do impulso deve ser maior que a duração do período refratário tecidual.

Em um circuito anatômico, há um período de tempo no qual o tecido é excitável (*excitable gap*) após o impulso ter

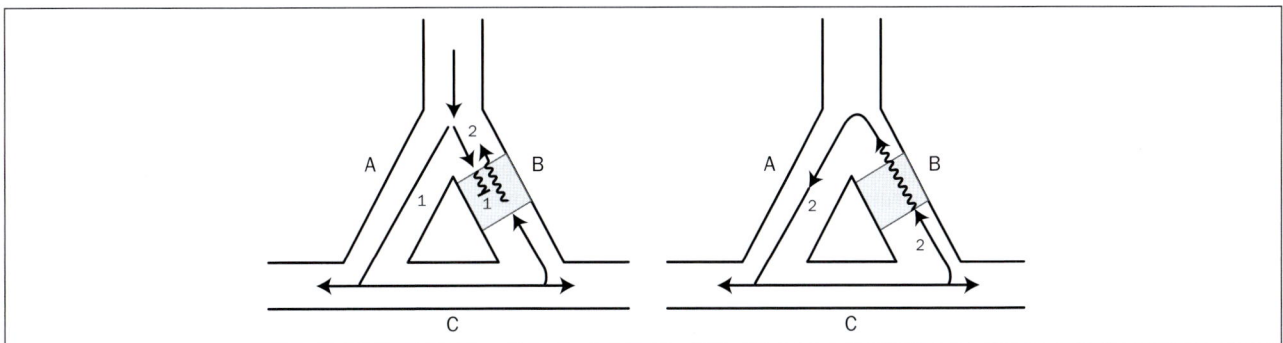

Figura 6 Circuito de reentrada clássico em que se representa uma fibra de Purkinje dividindo-se em dois ramos, A e B. À esquerda, o impulso 1 bloqueia no ramo B e é conduzido normalmente pelo ramo A, despolarizando a musculatura distalmente (C). Como a região distal na área bloqueada não foi ativada, ocorre sua despolarização retrogradamente (representada pela frente de onda 2), só que a condução nesta região é mais lenta. À direita, ao chegar na região proximal, se o ramo A estiver livre de refratariedade o impulso reentra e gera uma nova ativação. O processo se manterá enquanto forem constantes a refratariedade tecidual e a velocidade de condução do impulso.

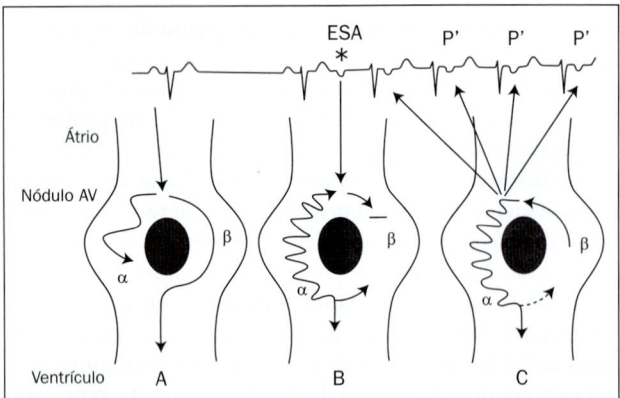

Figura 7 Esquema do mecanismo da taquicardia supraventricular por reentrada nodal. Durante ritmo sinusal o impulso trafega pela zona de condução rápida (via beta) e despolariza o ventrículo, enquanto bloqueia na via lenta (alfa). Uma extrassístole atrial (ESA*) bloqueia na via rápida e conduz lentamente pela via alfa (B). Como a região distal da via beta não foi despolarizada, o impulso retorna por ela, atingindo a porção proximal do circuito. Se esta região tiver recuperado o período refratário o impulso reentra a via lenta e inicia a taquicardia (C). As setas indicam a onda P retrógrada.

sido propagado (Figura 8A). Tal período está compreendido entre o final da refratariedade tecidual em um ciclo e o início da despolarização no ciclo seguinte. A presença do período excitável durante a reentrada é importante, pois é nesta fase que um impulso elétrico artificial (estimulação por marca-passo antitaquicardia, por exemplo) pode penetrar o circuito e provocar diferentes respostas. Na reentrada com período excitável, o tempo de revolução do impulso (em outras palavras, a frequência da taquicardia) é determinado pela velocidade de condução do mesmo através do circuito. Aumentos da duração do período refratário, a ponto de não interromper, evidentemente, a circulação do impulso, não interferem na frequência da taquicardia. Medicamentos que prolongam a velocidade de condução, tais como os antiarrítmicos do grupo I (propafenona, por exemplo), diminuem a frequência da taquicardia.

Reentrada funcional

Ao contrário da reentrada em um circuito anatômico, a reentrada funcional não apresenta estrutura fixa e o período excitável não está presente.[16,21] Acredita-se que o impulso reentrante circula em torno de um tecido que está funcionalmente refratário pelo bombardeamento constante de frentes de onda vindas dos bordos do circuito (Figura 8B) seguindo o percurso de fibras que apresentam menor período refratário, bloqueando em fibras com período refratário mais longo (hipótese do *leading circle* de Alessie).[21] Neste mecanismo, a frente de onda caminha por onde a refratariedade é menor e a "cabeça" da frente de onda corre atrás de sua "cauda", e um período de excitabilidade entre estes dois extremos não está presente (*excitable gap* ausente). O tamanho do circuito não é

fixo, mas pode variar com alterações na velocidade de condução e recuperação da refratariedade. Menor velocidade de condução diminuirá o tamanho da via mas não o tempo de revolução do impulso, que será proporcional ao período refratário tecidual à sua frente.[16,21] Medicamentos que prolongam o período refratário (ou que aumentam o comprimento de onda) diminuem a velocidade de circulação do impulso.

A ausência do período excitável impede que a estimulação artificial penetre o circuito e possa influenciar a reentrada, tal como acontece nos circuitos anatomicamente definidos. O *flutter* atrial do tipo II (frequência atrial > 400 bpm) e a fibrilação atrial são exemplos de arritmias cujo mecanismo é a reentrada funcional. O mesmo tipo de circuito, só que com presença de um período excitável, pode ser o responsável pela taquicardia ventricular após o infarto do miocárdio.[8] Esse mecanismo foi demonstrado por meio de mapeamento computadorizado da sequência de ativação da taquicardia ventricular em corações de cães submetidos a infarto do miocárdio. Nestes casos, uma fina camada de fibras musculares é ativada e a reentrada apresenta o formato de uma figura em "8" onde os bordos do circuito são unidos no centro por uma via comum que apresenta velocidade de condução lenta.[16] O tecido ventricular no centro do circuito é mantido funcionalmente refratário pelas frentes de onda que penetram a partir da periferia.[22]

Reentrada anisotrópica

A reentrada anisotrópica ocorre quando o impulso elétrico bloqueia no sentido paralelo à orientação das fibras (longitudinalmente), favorecendo a condução lenta perpendicularmente à orientação destas.[16,20,21] O impulso reentra a região anteriormente bloqueada e inicia uma taquicardia (Figura 9). A reentrada anisotrópica talvez seja o mecanismo do *flutter* ou fibrilação atrial que ocorre no pós-operatório de cirurgia cardíaca, ou pela taquicardia ventricular envolvendo fibras musculares epicárdicas que não foram afetadas pela necrose miocárdica.[22]

Este mecanismo já foi demonstrado em registros intracelulares de corações infartados em cães.[22] Nestes casos, observou-se que o fator de segurança para condução longitudinal é menor. Em outras palavras, a condução transversal à orientação das fibras é mais resistente às alterações nas propriedades da membrana quando comparada à condução longitudinal mais rápida.[20] Consequentemente, a condução longitudinal de um impulso prematuro pode não ocorrer, enquanto a transversal é preservada. O bloqueio longitudinal e a condução transversal lenta persistente podem levar à reentrada do impulso e à instalação de taquicardia ventricular sustentada. Neste mecanismo, o período excitável tem curta duração.

Reentrada fase 2

É um tipo de mecanismo reentrante que não necessita de uma estrutura anatômica nem mesmo bloqueio unidirecional ou condução lenta para se manifestar.[21] Ocorre em situações especiais na qual se estabelece uma diferença de poten-

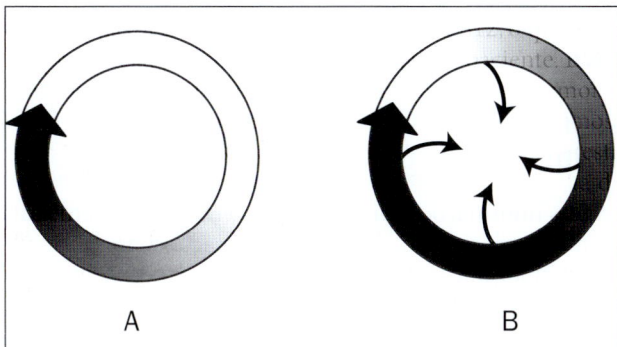

Figura 8 Tipos de circuitos reentrantes. Em A, reentrada ocorre em torno de um obstáculo anatômico, representado pelo centro do círculo. Há um período excitável entre a "cabeça" da frente de onda e sua "cauda". A região mais escura representa tecido no seu período refratário efetivo; a região com degradê corresponde ao tecido no seu período refratário relativo. Em B, circuito descrito por Alessie, no qual seu centro é mantido refratário pelo bombardeio de frentes de onda com orientação centrípeta. O impulso circula em torno do tecido refratário central e não há um período excitável (frente de onda ou "cabeça" da onda corre atrás de sua "cauda").[21]

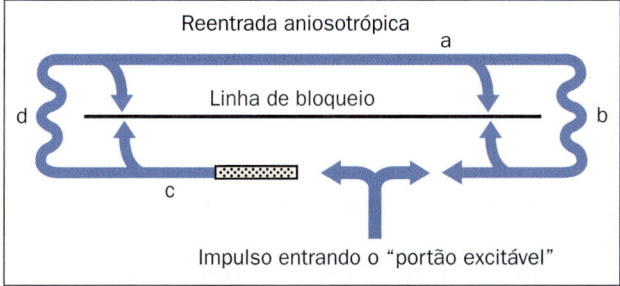

Figura 9 Mecanismo eletrofisiológico da anisotropia. O impulso elétrico quando entra no circuito bloqueia na linha central, paralela à orientação da fibra. A condução transversal nos ramos *d* e *b* é lenta, o que facilita a reentrada mantendo o circuito ativo. Em *a* e *c*, as frentes de onda colidem com a linha de bloqueio, mantendo a região central do circuito refratária. A linha escura indica tecido no seu período refratário absoluto e a porção pontilhada, tecido no seu período refratário relativo. Fonte: modificada de Marriot e Conover, 1998.[23]

cial entre o epicárdio, geralmente de menor amplitude e menor duração, em comparação ao potencial de ação do endocárdio. Nas síndromes elétricas que se acompanham de elevações do ponto J (síndrome da onda J), este tipo de mecanismo explica a origem de uma taquiarritmia de origem ventricular (Figura 10). Nesse caso, um incremento na diferença da morfologia, duração e amplitude da fase 1 do potencial de ação do epicárdio (responsável pelo aparecimento da onda J no complexo QRS) cria uma diferença de potencial com o endocárdio. Esse gradiente epiendocárdio gera uma frente de ativação que reexcita o endocárdio. A partir daí essa sequência continua até gerar uma taquicardia com frequên-

cia muito elevada. Tipicamente nesse caso, observa-se incremento na amplitude do ponto J do eletrocardiograma. Esse talvez seja o mecanismo que explique a fibrilação ventricular na síndrome de repolarização precoce, na fibrilação ventricular idiopática bem como na síndrome de Brugada.

Reflexão

Outro tipo de reentrada que ocorre em fibras de Purkinje é a reflexão.[16,23,25] É necessária uma área de condução lenta para permitir que o impulso reentrante trafegue e retorne ao seu local de origem. Aparentemente, não há necessidade de um circuito como na reentrada clássica, já que a frente de onda caminha na mesma via em ambas as direções (Figura 11).

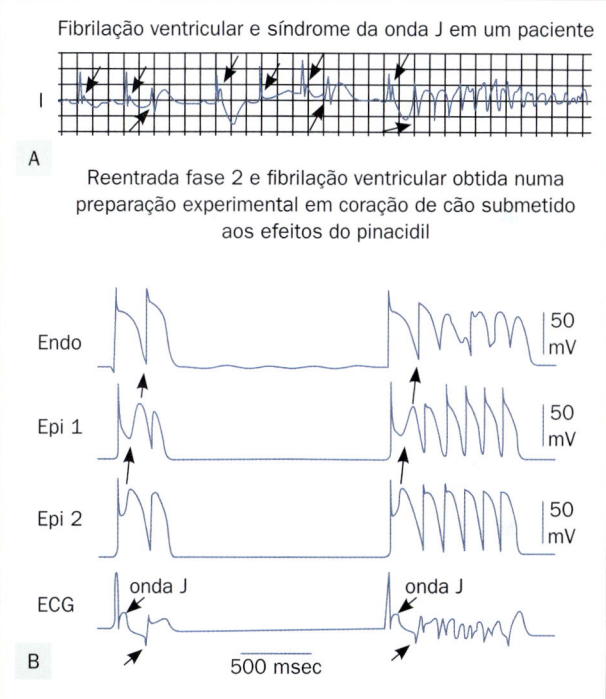

Figura 10 Reentrada fase 2. São mostrados, de baixo para cima, uma derivação eletrocardiográfica e potenciais de ação 2 e 1 do epicárdio e um potencial do endocárdio. Observe a morfologia da fase 1 do potencial de ação do epicárdio em relação ao endocárdio, que se apresenta aprofundada. A fase 2 do epicárdio apresenta-se com morfologia em cúpula distinta do endocárdio. Note que a cúpula no Epi-1 inicia-se a partir de uma fase 1 mais rebaixada em relação ao potencial Epi-2. A partir de Epi-2 uma frente de onda propaga-se em direção a Epi-1 e após para o endocárdio, gerando uma extrassístole ventricular (veja imagem correspondente do eletrocardiograma abaixo). Dependendo da precocidade dessa ectopia e duração da pausa pós-extrassistólica, cria-se uma grande dispersão da duração do período refratário entre epi e endocárdio, facilitando o surgimento de uma taquicardia muito rápida – nesse caso, a fibrilação ventricular. Observe no traçado eletrocardiográfico superior que a fibrilação ventricular é precedida de uma longa pausa e de grande elevação do ponto J, exatamente como ocorre na preparação experimental. Fonte: modificada de Li et al., 2015.[24]

No seu trajeto, o potencial de ação deixa de ser propagado ativamente quando encontra uma região deprimida, predominando apenas a condução intracelular, de baixa resistência, através das junções intercelulares (condução eletrotônica). Esta corrente eletrotônica lentamente altera as propriedades capacitivas da membrana distalmente à area deprimida, levando-a a atingir seu potencial limiar e deflagrar um potencial de ação. O potencial formado propaga-se normalmente a seguir e retorna em direção à área de condução deprimida. Novamente a propagação ativa do impulso é interrompida, reiniciando-se a condução eletrotônica em direção à região proximal. Quando o tempo de condução pela área deprimida é suficientemente longo para permitir a recuperação da refratariedade na região proximal, a transmissão eletrotônica reexcita o segmento proximal e gera um novo impulso.[23,25,26]

Na clínica não há nenhum tipo de arritmia no qual se demonstrou de maneira inequívoca ser a reflexão seu mecanismo de origem.

Ondas em espiral – rotores

Este mecanismo descreve o que acontece em arritmias cuja reentrada é do tipo funcional, tal como ocorre na fibrilação atrial e fibrilação ventricular. Uma frente de onda trafegando sobre o miocárdio pode encontrar resistência à propagação nas suas extremidades, enquanto a região central progride normalmente.[21,26,27] O retardo favorece a formação de ondas em "espiral" que circulam localmente, podendo sofrer quebras e se deslocar do circuito maior, dando origem a pequenas "ilhas" de ativação local (Figura 12). Por outro lado, uma frente de onda com as mesmas características, pode encontrar um obstáculo no seu trajeto, retardando sua propagação. Na região central, de maior retardo, ocorre a formação de ondas em "espiral" que podem se deslocar do circuito maior e gerar ativações localizadas que se automantém. Este tipo de circuito arritmogênico é a representação bidimensio-

nal do mecanismo reentrante que se manifesta em reentradas funcionais.

Efeitos dos antiarrítmicos sobre os mecanismos arritmogênicos[28,29]

As informações apresentadas são úteis para o entendimento do mecanismo de ação dos fármacos sobre os circuitos arritmogênicos. Além disso, com esse conhecimento, a escolha do medicamento pode ser menos empírica, melhorando os sucesso terapêutico.

Os antiarrítmicos podem exercer seus efeitos de diferentes maneiras sobre os mecanismos arritmogênicos, prevenindo o aparecimento ou interrompendo arritmias, por meio de modificações das propriedades eletrofisiológicas dos tecidos. Dentre as várias propriedades, uma ou algumas delas são mais suscetíveis aos efeitos dos fármacos e este fato é o que se conhece por parâmetro vulnerável.[28] Os fármacos podem atuar modificando a condutibilidade do impulso ou bloqueando sua condução por meio de prolongamento do período refratário tecidual.

Hiperautomatismo[28-31,32]

Nesse mecanismo, há intensificação da fase 4 do potencial de ação, fazendo com que a célula alcance mais rapidamente o potencial limiar e deflagre um impulso. Arritmias com esse mecanismo ocorrem em condições que se associam com níveis elevados ou sensibilidade elevada às catecolaminas, como ocorre na taquicardia sinusal inapropriada. O parâmetro vulnerável no hiperautomatismo é a fase 4 do poten-

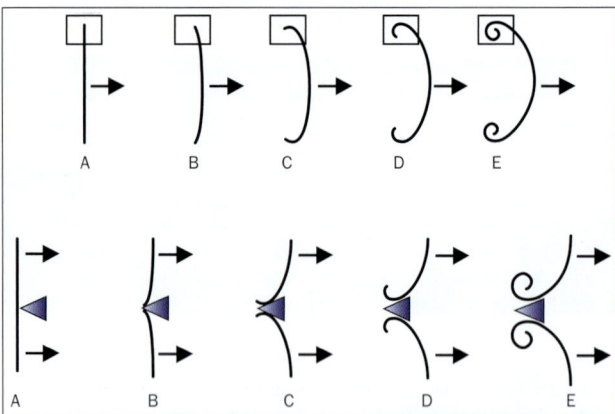

Figura 12 Mecanismo da formação de ondas espirais ou rotores, na origem e manutenção de circuitos reentrantes, como na fibrilação ventricular. Na parte superior da figura representa-se uma frente de onda que progride no seu trajeto de A para E. A condução central é mais rápida do que nas extremidades. Nestas, a frente de onda tende a se encurvar formando as ondas espirais, que podem se deslocar do circuito original e gerar ilhas de ativação. Na parte inferior, observe que a frente de onda encontra um obstáculo à sua frente (representado pelo triângulo). Neste ponto, a condução torna-se mais lenta, favorecendo a formação dos rotores.
Fonte: modificada de Katz, 2011.[27]

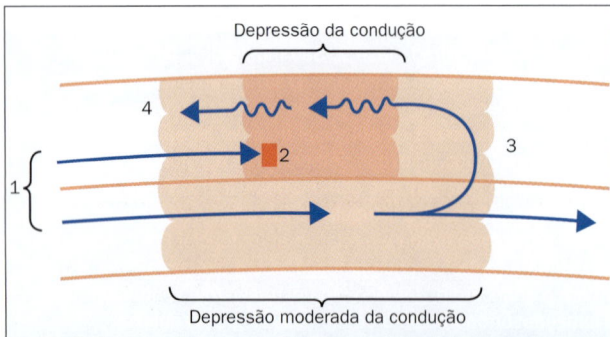

Figura 11 Mecanismo eletrofisiológico da reflexão. O impulso 1 bloqueia na região doente assinalada como 2 mas ainda pode ser conduzido pela região com depressão moderada da condução (área mais clara abaixo), retornando na direção oposta (assinalada como 3), atravessando a área com maior depressão de condução reentrando no local próximo a sua origem (assinalado como 4).
Fonte: modificada de Marriot e Conover, 1998.[23]

cial de ação. Fármacos que deprimem sua ascensão diminuem a atividade automática celular e, deste modo, interrompem ou previnem o surgimento de arritmias por este mecanismo. Os fármacos que apresentam ações sobre a fase 4 são os agentes do grupo I ou bloqueadores dos canais rápidos de sódio (propafenona), betabloqueadores e os antagonistas dos canais de cálcio. Recentemente, a ivabradina, um bloqueador da corrente *If*, vem sendo empregada com sucesso no tratamento da taquicardia sinusal inapropriada. Este agente bloqueia a corrente *If* (responsável pela fase 4 do potencial de ação) e reduz o automatismo celular. Os betabloqueadores podem reduzir arritmias ventriculares no período pós-infarto também pelo mesmo mecanismo.

Automatismo anormal[21,28,31,32]

As arritmias secundárias ao automatismo anormal estão frequentemente relacionadas com coração doente e também em pacientes com distúrbios metabólicos. Nesse mecanismo, os fatores que favorecem a origem da arritmia são a redução do potencial diastólico de repouso (ou redução da negatividade intracelular), que aproxima-se do potencial de disparo celular (potencial limiar) ou então um aumento na fase 4 da despolarização celular. Esses fatores são considerados os parâmetros vulneráveis desse tipo de mecanismo arritmogênico. Para o tratamento, devem ser utilizados fármacos que deprimem o automatismo celular por meio da diminuição da fase 4 do potencial de ação. Esses efeitos podem ser obtidos com a utilização de bloqueadores dos canais de sódio ou cálcio e também os betabloqueadores. Outra forma de atuar seria a utilização de fármacos agonistas muscarínicos (acetilcolina) que intensificam a corrente de repolarização (mediada por potássio) cujo resultado é o aumento do potencial diastólico máximo. Neste caso, a hiperpolarização celular afasta o potencial de repouso do potencial limiar, dificultando a despolarização celular.

Atividade deflagrada – pós-despolarizações precoces[21,28,31,32]

O prolongamento da duração do potencial de ação de qualquer natureza aumenta a predisposição a taquiarritmias causadas por pós-despolarizações precoces. Facilitam o surgimento das arritmias, o acúmulo intracelular de íons cálcio e também níveis plasmáticos elevados de catecolaminas. A taquicardia ventricular do tipo *torsades de pointes* secundária a efeitos de fármacos que retardam a repolarização ventricular é um exemplo de arritmia causada por esse mecanismo. O parâmetro vulnerável na atividade deflagrada por pós-despolarização precoce é o retardo da repolarização, que deve ser abordado com fármacos que reduzem a duração do potencial de ação ou, então, por meio de medidas que aceleram a frequência cardíaca, como ocorre com a estimulação beta-adrenérgica (isoproterenol). A supressão das correntes de entrada mediadas por sódio (I_{Na}) e cálcio (I_{Ca-L}) pode ser feita com bloqueadores dos canais de sódio (exceto quinidina e propafenona, que causam prolongamento da duração do potencial

de ação e agravam a arritmia), bloqueadores dos canais de cálcio, bloqueadores beta-adrenérgicos e administração de magnésio. É bem conhecido na clínica o emprego de sulfato de magnésio para o tratamento agudo da *torsades de pointes*.

Atividade deflagrada – pós-despolarizações tardias[21,28,31,32]

As taquiarritmias mais frequentes secundárias a este mecanismo estão relacionadas com a intoxicação digitálica, como a taquicardia atrial com bloqueio atrioventricular variável. Como se sabe, o bloqueio da bomba de sódio-potássio ATPase causado por esse agente aumenta a quantidade de sódio dentro da célula, aumentando a troca desse íon por cálcio que se acumula no citoplasma (intensificação da atividade do trocador sódio-cálcio ao final da repolarização celular). O parâmetro vulnerável neste mecanismo, portanto, é a sobrecarga intracelular de cálcio. Inibidores dos canais de cálcio, como o verapamil, reduzem a chance de formação destes pós-potenciais. Medicamentos que reduzem a corrente de sódio, como a lidocaína e a difenil-hidantoína, diminuem o sódio intracelular, podendo também abolir os pós-potenciais. O acúmulo de cálcio pode ainda ser abordado por meio de fármacos que reduzem a corrente de cálcio, como os betabloqueadores.

Reentrada[21,28,31,32]

O mecanismo arritmogênico mais comum encontrado na clínica é a reentrada. A reentrada pode ocorrer tanto em corações normais (mais frequentemente as taquicardias supraventriculares, como reentrada nodal ou atrioventricular) como também, em corações doentes (taquicardia ventricular da coronariopatia ou cardiomiopatias). Nesse mecanismo estão em jogo duas propriedades eletrofisiológicas celulares representadas pela duração do período refratário e a velocidade de condução do impulso. Quando ocorre o bloqueio de um impulso causado pela elevação do período refratário tecidual, por exemplo, a frente de onda percorre o restante do tecido de forma normal por vias alternativas. Como a porção tecidual distal no nível de bloqueio não foi ativada, a frente de onda retorna de maneira mais lenta e reativa aquela área. A reentrada ocorrerá se permanecerem constantes a duração do período refratário e a velocidade de condução do impulso elétrico, mantendo a arritmia de modo indefinido, até que uma das propriedades se altere. Portanto, no mecanismo reentrante, o parâmetro vulnerável para que um fármaco atue e bloqueie ou previna o início de uma taquiarritmia é composto por aquelas duas variáveis, ou seja, a velocidade de condução e o período refratário. A primeira pode ser deprimida ou abolida por meio de bloqueio dos canais de cálcio. Nesta situação, pela utilização dessa classe de agentes, a reentrada pode ser impedida de se manifestar exatamente nos tecidos cuja condução é dependente de íons cálcio. Assim, as taquiarritmias representadas pela reentrada nodal ou atrioventricular, ou a taquicardia ventricular sensível à verapamil, originada na região inferosseptal do ventrículo esquerdo (também conhecida como taquicardia ventricular fascicular), podem ser tratadas dessa maneira.

Outra forma de abordar arritmias causadas pela reentrada é a utilização dos bloqueadores dos canais de sódio, que deverão atuar sobre os tecidos cuja condução é dependente de íons sódio. Nesse caso, no tecido atrial as arritmias como o *flutter* atrial, a reentrada atrioventricular ou então nos ventrículos, como na taquicardia ventricular, agentes dessa classe podem ser empregados com algum sucesso. O risco com este tipo de abordagem é tornar a velocidade de condução tão lenta a ponto de criar condições apropriadas para que o impulso circule indefinidamente dentro do circuito. Isto se deve à diminuição do comprimento de onda do impulso em relação ao tamanho do circuito de reentrada, fato esse que tende a perpetuar a arritmia. Esse é um dos principais mecanismos pró-arrítmicos causados pelos antiarrítmicos, particularmente os da classe I, como a quinidina.

O prolongamento da refratariedade reduz o período excitável dentro do circuito reentrante, de modo que o impulso circula por tecido ainda parcialmente refratário (também responsável pela redução da velocidade de condução) ou então bloqueia em áreas inexcitáveis. Este fato é observado, por exemplo, no tratamento da fibrilação atrial com fármacos como a amiodarona. O prolongamento do período refratário atrial faz com que as minúsculas frentes de onda se juntem, aumentando a chance de colisões entre si, até que os circuitos se extingem. As arritmias com curto período excitável (reentrada funcional responsável pelo *flutter* atrial, fibrilação atrial ou ventricular, alguns tipos de taquicardia ventricular) devem ser tratadas com fármacos cuja propriedade básica seja o prolongamento do período refratário tecidual.

Em tecidos nos quais a excitabilidade celular já está parcialmente prejudicada, o prolongamento do período refratário pode causar bloqueio unidirecional do impulso, propiciando a reentrada e gerando arritmia. Este fato é responsável pelo efeito pró-arrítmico de alguns fármacos.

Conforme discutido nos parágrafos anteriores, o conhecimento da eletrofisiologia celular permite que sejam compreendidos alguns dos mecanismos envolvidos na gênese das arritmias cardíacas. Além disso, a ação dos antiarrítmicos sobre as células ajuda a compreender alguns dos mecanismos de ação destes, na interrupção ou na prevenção das arritmias.

trada é responsável pela maior parcela das arritmias detectadas na prática clínica.

A ação dos antiarrítmicos sobre as células ajuda a compreender alguns dos mecanismos de ação destes na interrupção ou na prevenção das arritmias.

Referências bibliográficas

1. Right diagnosis from healthgrades. Disponível em:< www.wrongdiagnosis.com/lists/preval.htm>
2. Hafner JW, Belknap SM, Squillante MD, Bucheit KA. Ann Emerg Med. 2002;39:258-67.
3. Moreira DAR, Darrieux F. Estado atual do tratamento farmacológico das arritmias cardíacas. Rev SOCESP. 2013;23:44-55.
4. Klem I, Weinsaft JW, Bahnson TD, Hegland D, Kim HW, Hayes B, et al. Assessment of myocardial scarring improves risk stratification in patients evaluated for cardiac defibrillator implantation. J Am Coll Cardiol. 2012;60:408-20.
5. Coumel P. Noninvasive exploration of cardiac arrhythmias. Ann NY Acad Sci. 1990;312-28.
6. Opie LH, Dimarco JP, Gersh B. Antiarrhythmic drugs and strategies. In Opie LH, Gersh BJ eds. Drugs for the heart. Philadelphia: Saunders; 2013. p. 272-331.
7. Tomaselli GF, Rubart M, Zipes DP. Mechanisms of cardiac arrhythmias. In: Braunwald's heart disease. A textbook of cardiovascular medicine. Philadelphia: WB Saunders; 2019. p.619-47.
8. Moreira DAR. Arritmias cardíacas: clínica, diagnóstico e terapêutica. São Paulo: Artes Médicas; 1995. pp. 17-25.
9. Hoffman BF, Rosen M. Cellular mechanisms for cardiac arrhythmias. Circ Res. 1981;49:1-15.
10. Jalife J, Delmar M, Anumonwo J, Berenfeld O, Kalifa J. Ion channels. In: Basic cardiac electrophysiology for the clinician. Oxford: Wiley-Blackwell; 2009; 42-71.
11. Katz AM. Cardiac ion channels. N Engl J Med. 1993;328:1244-51.
12. Spector P. Ion channles. In: Understanding clinical cardiac electrophysiology. A conceptually guided approach. Oxford: Wiley-Blackwell; 2016. p.3-8.
13. Issa ZF, Miller JM, Zipoes DP. Molecular mechanisms of cardiac electrical activity. In: Clinical arrhythmology and electrophysiology. A companion to Braunwald's heart disease. Philadelphia: Elsevier; 2019. p.1-14.
14. Vassale M. Automaticity and automatic rhythms. Am J Cardiol. 1971;28:245-52.
15. Vassale M. The relationship among cardiac pacemakers: overdrive suppression. Circ Res. 1977;41:269-77.
16. Issa ZF Miller JM, Zipes DP. Electrophysiological mechanisms of cardiac arrhythmias. Clinical arrhythmology and electrophysiology. A companion to Braunwald's heart disease. Philadelphia: Elsevier; 2019. p.51-80.
17. Rosen MR, Merker C, Gelband H, et al. Effects of ouabain on phase 4 of Purkinje fiber transmembrane potential. Circulation. 1973; 47:681-9.
18. Rosen MR, Fish C, Hoffman BF, Danilo P, Lovelace DE, Knoebel SB. Can accelerated atrioventricular junctional escape rhythms be explained by delayed afterdepolarizations? Am J Cardiol. 1980;45:1272-4.
19. Schmitt FO, Erlanger J. Directional differences in the conduction of the impulse through heart muscle and their possible relation to extrasystolic and fibrillatory contractions. Am J Physiol 1928;87:326-47.
20. Spach MS, Miller WT, Dolber PC, Kootsey JM, Sommer JR, Mosher CE. The functional role of structural complexities in the propagation of depolarization in the atrium of the dog. Cardiac conduction disturbances due to discontinuities of effective axial resistivity. Circ Res. 1982;50:175-91.
21. Antzelevitch C, Burashnikov A. Overview of basic mechanisms of cardiac arrhythmia. Card Electrophysiol Clin. 2011;3:23-45.
22. El-Sheriff N, Gough WB, Restivo M, Boutjdir M. Electrophysiology of ventricular arrhythmias in myocardial ischemia and infarction. In: El Sheriff N, Samet P (eds.). Cardiac pacing and electrophysiology. Philadelphia: W.B Saunders Company; 1991:18-56.
23. Marriot HJL, Conover MB. Arrhythmogenic mechanism and their modulation. In Advanced concepts in arrhythmias; St. Louis Mosby, 1998; pp. 47-68.
24. Li GL, Yang L, Cui CC, Sun CF, Yan GX. J wave syndromes: a decade of progress. Chin Med J (Engl). 2015;128:969-75.

Resumo

Em salas de emergência em cidades norte-americanas bem como em postos de saúde no Estado de São Paulo, as arritmias cardíacas são documentadas em 4 a 5% dos atendimentos médicos.

Para que a escolha do medicamento adequado e o tratamento de uma arritmia sejam menos empíricos, além de reduzir os riscos de complicações pró-arrítmicas pelos fármacos, é importante o conhecimento dos mecanismos eletrofisiológicos responsáveis pela origem das arritmias cardíacas.

O surgimento de uma arritmia ocorre pela interação entre três fatores fundamentais: a presença de um substrato, gatilhos e fatores moduladores. O mecanismo de reen-

25. Antzelevitch C. Reflection as a mechanism of reentrant cardiac arrhythmia. In: Zipes DP, Rowlands DJ (eds.). Progress in cardiol. Philadelphia: Lea & Febiger; 1988. p.3-16.

26. Jalife J, Moe GK. Excitation, conduction and reflection nof impulses in isolated bovine and canine cardiac Purkinke fibers. Circ Res. 1981;49:233-47.

27. Katz AM. Arrhythmias. In: Physiology of the heart. Philadelphia: Wolters Kluwer/Lippincott Williams & Wilkins; 2011. p.431-87.

28. Task Force of the Working Group on Arrhythmias of the European Society of Cardiology. The Sicilian Gambit: a new approach to the classification of antiarrhythmic drugs based on their actions on arrhythmogenic mechanisms. Circulation. 1991;84:1831-51.

29. Shu J, Zhou J, Patel C, Yan GX. Pharmacotherapy of cardiac arrhythmias: basic science for clinicians. PACE 2009; 32:1454-65.

30. Thorup L, Simonsen U, Grimm D, Hedegaard ER. Ivabradine: current and future treatment of heart failure. Basic Clin Pharmacol Toxicol. 2017;121:89-97.

31. Lei M, Wu L, Terrar DA, Huang CL. Modernized classification of cardiac antiarrhythmic drugs. Circulation. 2018;138:1879-96.

32. Thomas D, Christ T, Fabritz L, Goette A, Hammwöhner M, Heijman J, et al. German Cardiac Society Working Group on Cellular Electrophysiology state-of-the-art paper: impact of molecular mechanisms on clinical arrhythmia management. Clin Res Cardiol. 2018.

Capítulo 2

Diagnóstico das arritmias cardíacas

Adalberto Menezes Lorga Filho
Eduardo Palmegiani
Thiago Baccili Cury Megid

Pontos-chave

- O termo arritmia cardíaca abrange uma série de etiologias diferentes de distúrbios do ritmo cardíaco, os quais podem apresentar fisiopatologia, sintomas e prognósticos diferentes.
- Cabe ao médico cardiologista fazer uma avaliação individualizada, pormenorizada, sistemática e que contemple o paciente como um todo, levando em conta fatores de risco pessoais, sinais e sintomas da arritmia, a fim de se estabelecer o diagnóstico apropriado e, a partir deste, implementar uma estratégia ideal de tratamento e prevenção de riscos.

Introdução

A investigação diagnóstica das arritmias cardíacas necessariamente deve seguir uma sequência lógica e progressiva. Só assim será possível a criação de hipóteses diagnósticas plausíveis, evitando-se exames desnecessários que, frequentemente, em vez de contribuir, confundirão a investigação diagnóstica. A história clínica é primordial e deve ser sempre a primeira ferramenta utilizada e, só depois, a partir dela, planejar a investigação diagnóstica, invasiva ou não, mais apropriada.

O objetivo deste capítulo é sistematizar a investigação das arritmias cardíacas, levando-se em consideração dados importantes da história clínica, antecedentes pessoais e familiares, assim como os diferentes exames existentes para avaliação diagnóstica.

História clínica

Clinicamente as arritmias cardíacas podem se apresentar de várias formas, desde assintomáticas a sintomas como palpitações, falta de ar, dor precordial, lipotimia, síncope e até mesmo morte súbita cardíaca (MSC).

Não podemos esquecer que, mesmo em pacientes assintomáticos, arritmias podem apresentar riscos e devem ser investigadas com história clínica pormenorizada. Nos pacientes sintomáticos, o próprio sintoma apresentado já nos auxilia na estratificação de risco. Pacientes com síncope e recuperados de MSC, até que provem o contrário, são sempre de alto risco. Nos pacientes com palpitações, é importante determinar algumas características, como início e término dos episódios, fatores desencadeantes, duração, regularidade ou não do ritmo cardíaco, relação ou não com esforço físico, frequência cardíaca nas crises e intervalo entre os episódios.

Palpitações fugazes, descritas como falhas de batimento, são típicas de extrassístoles e direcionam a investigação para esse fim. Definir a intensidade, a frequência dos sintomas e a preocupação (medo) causada ao paciente é essencial. Frequentemente os sintomas de extrassístoles preocupam muito mais do que realmente incomodam. Uma história clínica detalhada e um pouco mais de tempo dedicado à consulta médica são fundamentais para a condução do caso.

Palpitações de maior duração, sustentadas (com mais de 30 segundos), referidas normalmente como taquicardias, englobam uma série de possibilidades diagnósticas com riscos distintos e devem ser investigadas minuciosamente. A frequência com que os episódios aparecem é importante para que se estabeleça o método de investigação adequado e, assim, flagrar o sintoma em questão com registro eletrocardiográfico. Por exemplo, palpitações diárias e de curta duração podem ser diagnosticadas com auxílio de um Holter de 24 horas; para aquelas com manifestação semanal, um gravador de eventos que permite o monitoramento por até 15 dias será mais apropriado, enquanto arritmias prolongadas e pouco frequentes podem ser diagnosticadas com um simples eletrocardiograma (ECG) no momento da crise.

Uma arritmia com início súbito e término após uma manobra vagal (por exemplo, uma simples inspiração profunda) levantam suspeita de arritmias dependentes do nó atrioventricular (AV) (p. ex., taquicardia por reentrada nodal (TRN), taquicardia por reentrada atrioventricular (TAV)). Pacientes com palpitações taquicárdicas sustentadas e irregulares frequentemente referem um tremor no peito e sugerem o diagnóstico de fibrilação atrial (FA) ou, menos frequentemente, taquicardias atriais (TA) com condução variável pelo nó AV.

Arritmias relacionadas aos esforços físicos podem estar relacionadas a mecanismos adrenérgico-dependentes, que podem responder ao tratamento com betabloqueadores, sendo o teste ergométrico (TE) o método diagnóstico de escolha para flagrar as arritmias. É muito importante valorizarmos queixas de palpitações ou taquicardias desencadeadas por esforço físico, independentemente de sua intensidade. O esforço físico é sabidamente desencadeador de eventos arrítmicos graves em pacientes com predisposição e nem sempre cursam com sintomas importantes. Já a ocorrência de síncope ou pré-síncope durante o esforço são sintomas que alertam para a possibilidade de arritmias mais graves e devem ser investigadas o mais breve possível, com suspensão das atividades físicas até a definição diagnóstica. A presença de arritmias ventriculares durante esforço, principalmente se aumentam de intensidade progressivamente com o aumento do esforço, devem ser valorizadas. Por exemplo, arritmias como a taquicardia ventricular polimórfica catecolaminérgica (TVPC), canalopatia associada a um alto risco de MSC, desencadeada pelo esforço físico, frequentemente acomete crianças e jovens, não apresenta alterações cardíacas estruturais, e o TE é fundamental para o diagnóstico.

Como dito, pacientes com síncope merecem atenção redobrada. A presença de pródromos, a duração do episódio, o tempo para recuperação da consciência, a ocorrência de liberação esfincteriana, a posição que se encontrava no momento do episódio, a associação com palpitações, a presença de alterações estruturais cardíacas, os sintomas pós-sincopais ou a história prévia de MSC em familiares são dados importantes para o estabelecimento da causa e do prognóstico[1]. Informação confiável e recente da função ventricular, presença de cardiopatia estrutural e história de MSC em familiares próximos com menos de 35 anos são informações que, quando positivas, identificam pacientes potencialmente de maior risco e devem ser sempre definidas. Por exemplo, paciente sem comorbidades que apresenta um episódio de síncope após longo período em pé, precedida por mal-estar, sudorese profusa e taquicardia, sugere uma síncope vasovagal, com ótimo prognóstico. Já um coronariopata com disfunção ventricular, com episódio de síncope sem pródromos, levanta suspeita de causa arrítmica (bradicardia ou arritmias ventriculares malignas) com prognóstico mais grave, devendo-se a investigação ser feita de maneira imediata e invasiva com estudo eletrofisiológico na maioria dos casos.

Antecedentes pessoais e familiares

Investigação a respeito de comorbidades previamente diagnosticadas que possam precipitar arritmias, como síndrome de Wolff-Parkinson-White, doença pulmonar obstrutiva crônica (DPOC), hipertireoidismo, hipertensão arterial etc., devem ser pesquisadas. Cardiopatias que se associam a um pior prognóstico na presença de arritmias (p. ex., coronariopatia, insuficiência cardíaca de etiologia isquêmica ou não, cardiomiopatia hipertrófica (CMH), displasia arritmogênica

de ventrículo direito (DAVD), cardiomiopatia chagásica etc.) também devem ser descartadas ou confirmadas a fim de se implementar medidas terapêuticas e para a prevenção de MSC.

Algumas medicações podem estar associadas a maior risco de arritmias cardíacas, como vasoconstritores nasais, descongestionantes sistêmicos, algumas medicações para emagrecimento e colírios para tratamento de glaucoma. O uso de alguns antiarrítmicos, antidepressivos, antibióticos e outros fármacos podem provocar o prolongamento do intervalo QT (ver o *site* http://qtdrugs.com), predispondo em determinados pacientes a ocorrência de *torsade de pointes*, uma taquiarritmia ventricular polimórfica grave que pode levá-lo a MSC.

Pacientes com síncope, arritmias ventriculares associadas a instabilidade hemodinâmica ou recuperados de parada cardiorrespiratória (PCR), na presença ou ausência de alteração estrutural cardíaca, devem ser questionados a respeito de MSC em familiares jovens, principalmente de primeiro grau. A presença de familiares com diagnóstico já estabelecido de doenças genéticas que cursam com arritmias malignas e maior risco de MSC como síndrome do QT longo congênito (SQTLc), síndrome de Brugada, TVPC, CMH ou DAVD, também deve ser investigada.[2,3]

Exame físico

Durante um episódio de arritmia, a avaliação inicial da frequência cardíaca e estabilidade hemodinâmica através de medida da pressão arterial, dor precordial, nível de consciência e sinais ou sintomas de insuficiência cardíaca é de fundamental importância. Nos pacientes instáveis com taquiarritmias, cardioversão/desfibrilação elétrica imediata deve ser realizada para restabelecimento do ritmo cardíaco, mas, sempre que possível, o registro de pelo menos uma tira de ECG auxiliará sobremaneira no diagnóstico e na estratificação de risco do paciente. Em pacientes com bradiarritmias, a aferição do pulso fará o diagnóstico e a intensidade dos sintomas definirá a conduta na emergência.

Nos pacientes estáveis, a análise da onda de pulso venoso jugular demonstrando onda A em canhão pode indicar a presença de bloqueio atrioventricular total (BAVT), em que a contração atrial pode ocorrer com a valva tricúspide fechada em razão da dissociação atrioventricular. A presença de taquicardia supraventricular com pulso jugular visível, conhecido como sinal do sapo, falará a favor de taquicardia por reentrada nodal AV, pois nessa taquicardia os átrios e ventrículos contraem-se simultaneamente, gerando uma onda A em canhão no pulso jugular a cada batimento (sinal do sapo positivo).

Algumas outras características podem sugerir alteração estrutural como área cardíaca aumentada, sopros de estenose aórtica ou mitral, terceira ou quarta bulhas, congestão pulmonar, situações essas que podem estar associadas a quadros mais graves na presença de arritmias cardíacas.

Manobras vagais (Valsalva ou massagem do seio carotídeo), discutidas adiante, podem ser realizadas durante monitorização cardíaca ou realização de ECG, podendo ajudar no diagnóstico ou ser terapêutica em alguns casos. Ausculta de carótidas e investigação de história prévia de acidente vascular encefálico (AVE) devem ser pesquisadas antes da realização da massagem do seio carotídeo, já que foram descritos casos de embolia para o sistema nervoso central (SNC) durante a realização dessas manobras.

Eletrocardiograma

O eletrocardiograma (ECG) geralmente é o primeiro exame na investigação das arritmias e todo esforço deve ser feito para realizá-lo no momento da crise, pois frequentemente revela o diagnóstico sem a necessidade de outros exames.

Quando realizado fora da crise, deve-se estar atento para a análise de algumas alterações e, sempre que possível, relacioná-las com a história clínica. Por exemplo, a presença de intervalo PR curto e onda delta em pacientes com episódios de taquicardia de início e término súbitos sugere a possibilidade de síndrome de Wolff-Parkinson-White.

O segmento ST também deve ser cuidadosamente avaliado no ECG de repouso em pacientes com arritmia, principalmente quando há história de síncope no esforço ou sem pródromos. Na ausência de coronariopatia ou doença estrutural cardíaca, o cálculo corrigido do intervalo QT deve ser realizado em razão da possibilidade de SQTLc ou induzido por drogas e síndrome do QT curto, canalopatia em que o QTc é menor que 320 ms e está associada a morte súbita.[4] A presença de supra de ST de V1 a V3 associado ao padrão de bloqueio de ramo direito é compatível com síndrome deBrugada[5] e também associa-se a taquicardia ventricular polimórfica e MSC. Onda épsilon em V1 ou onda T invertida de V1 a V3 são critérios diagnósticos de DAVD.[4] Na CMH, 90% dos pacientes apresentam alguma alteração eletrocardiográfica, como alteração da repolarização ventricular, presença de ondas Q ou sinais de hipertrofia.[7]

De modo geral, taquicardias com QRS estreito (< 120 ms) geralmente têm origem (ou parte importante de seu circuito) acima da divisão do feixe comum de His e são classificadas como supraventriculares. A Figura 1 mostra um algoritmo de diagnóstico diferencial nas taquicardias de QRS estreito para ser aplicado no ECG convencional.

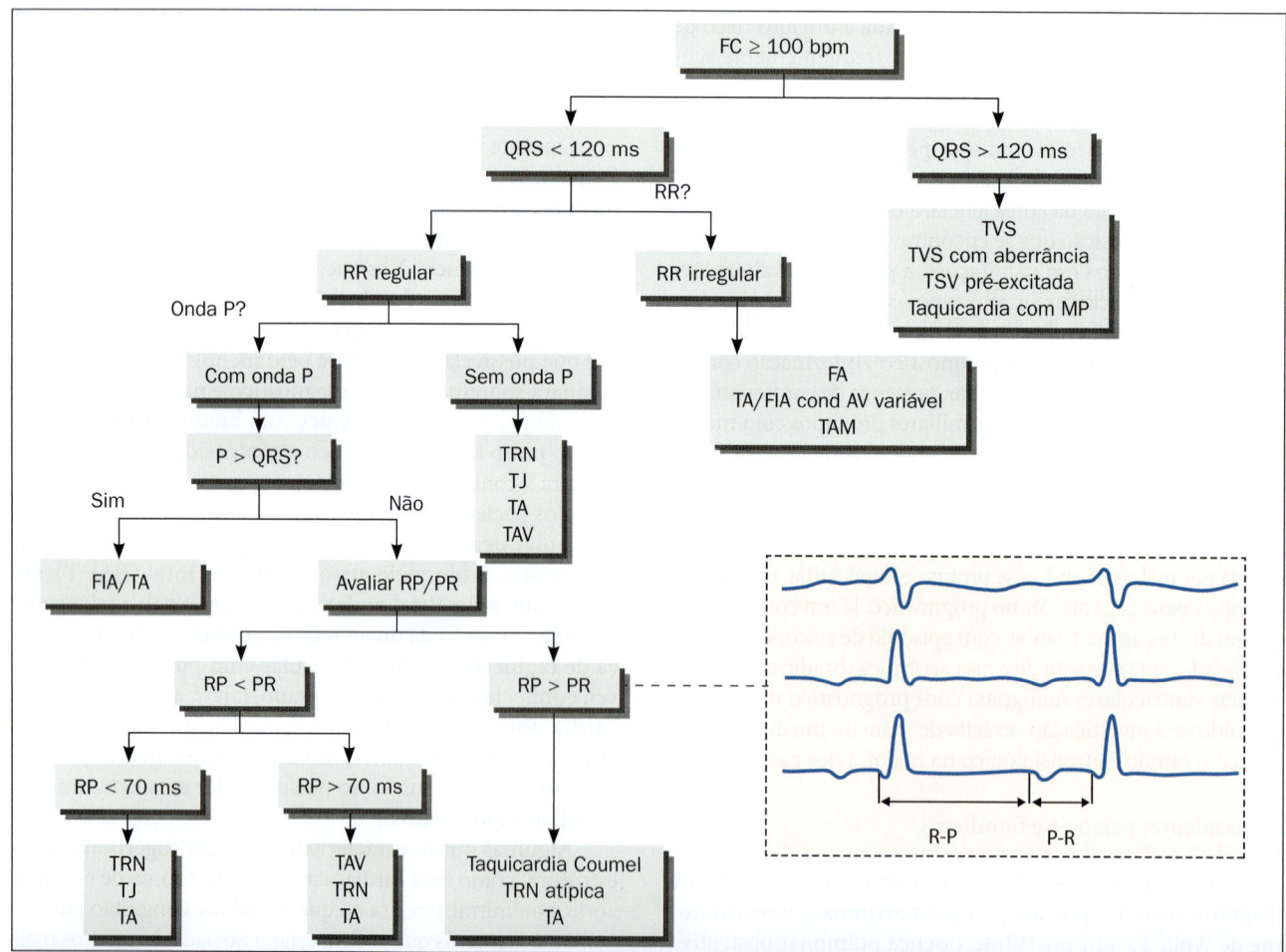

Figura 1 Algoritmo para diagnóstico diferencial das taquiarritmias de QRS estreito no ECG de 12 derivações. Em detalhe, no quadro tracejado em vermelho, como fazer avaliação da relação RP e PR; no exemplo, uma taquicardia com RP longo (ou PR curto).
FA: fibrilação atrial; FLA: *flutter* atrial; MP: marca-passo; TA: taquicardia atrial; TAM: taquicardia atrial multifocal; TAV: taquicardia por reentrada atrioventricular; TJ: taquicardia juncional; TRN: taquicardia por reentrada nodal; TSV: taquicardia supraventricular; TVS: taquicardia ventricular sustentada.
Adaptada de ACC/AHA/ESC guidelines.[7]

A irregularidade do QRS ocorre mais frequentemente na fibrilação atrial, em que não é possível a identificação de ondas P, mas também podem estar presentes na taquicardia ou *flutter* atrial (FLA) com condução AV variável e, nesses casos, traçados eletrocardiográficos mais longos permitem a identificação de uma atividade atrial rítmica. Quando regular, TA, TRN, TAV, taquicardia juncional (TJ) ou FLA são arritmias possíveis. A identificação das ondas P e sua correlação com o QRS é de grande importância no diagnóstico diferencial das taquicardias de QRS estreito. A medida dos intervalos RP e PR permite diferenciar grupos distintos de taquicardias (Figura 1). Presença de taquicardias de RP longo, ou seja, intervalo RP > PR são encontradas na taquicardia de Coumel (Figura 2), na TRN incomum ou também em casos de taquicardia atrial.

Em algumas situações, a avaliação de onda P e aplicação do algoritmo acima descrito é muito difícil, em razão da alta frequência da taquicardia. Nessas situações, a realização de manobra vagal por meio de massagem do seio carotídeo ou de adenosina endovenosa (EV) com registro contínuo durante taquicardia de QRS estreito são ferramentas diagnósticas importantes.[9] A adenosina atua bloqueando transitoriamente o nó AV, interrompendo arritmias que dependam deste para a manutenção de seu circuito ou desmascarando arritmias confinadas aos átrios, como o FLA e as TA, bloqueando a condução destas aos ventrículos e permitindo a identificação das ondas P. Algumas taquicardias atriais raramente também podem ter seu foco sensível à ação da adenosina e serem interrompidas com sua administração. As arritmias provocadas por hiperautomatismo, como TJ, taquicardia sinusal e algumas raras TA, durante o fugaz efeito sistêmico da adenosina apresentam uma desaceleração da arritmia, seguido de interrupção da taquicardia e subsequente aceleração do ritmo e reaparecimento da mesma após o término da ação da droga (Figura 3).

As respostas esperadas à massagem do seio carotídeo e à adenosina com seus respectivos diagnósticos estão descritos na Figura 4.

Já as taquicardias de QRS largo (QRS ≥ 120 ms) têm como principais causas a taquicardia ventricular (TV), a taquicardia supraventricular (TSV) com condução aberrante, a TSV pré-excitada, os distúrbios hidroeletrolíticos e a estimulação ventricular por dispositivos cardíacos.

Durante anos, alguns critérios foram elaborados para diferenciar TSV com aberrância de TV. A duração do QRS,[10] o eixo elétrico, a concordância elétrica em derivações precordiais, a presença de dissociação atrioventricular, a presença de batimentos capturados ou de fusão (Figura 5) e os aspectos morfológicos que utilizam as derivações V1 e V6 são critérios diagnósticos importantes e estão presentes na Tabela 1.

Tabela 1 Critérios eletrocardiográficos que sugerem taquicardia ventricular durante taquicardia com QRS largo
Relação atrioventricular
Ondas P dissociadas
Batimentos de fusão ou captura
Relação A/V < 1
Duração do QRS
QRS > 160 ms com padrão de BRE
QRS > 140 ms com padrão de BRD
QRS na taquicardia mais estreito que durante RS
Início QRS até pico (+ ou –) em DII > 50 ms
Eixo do QRS
Desvio do eixo > 40° entre taquicardia e RS
Eixo desviado para a direita e para cima (entre +180° e –90°)

(continua)

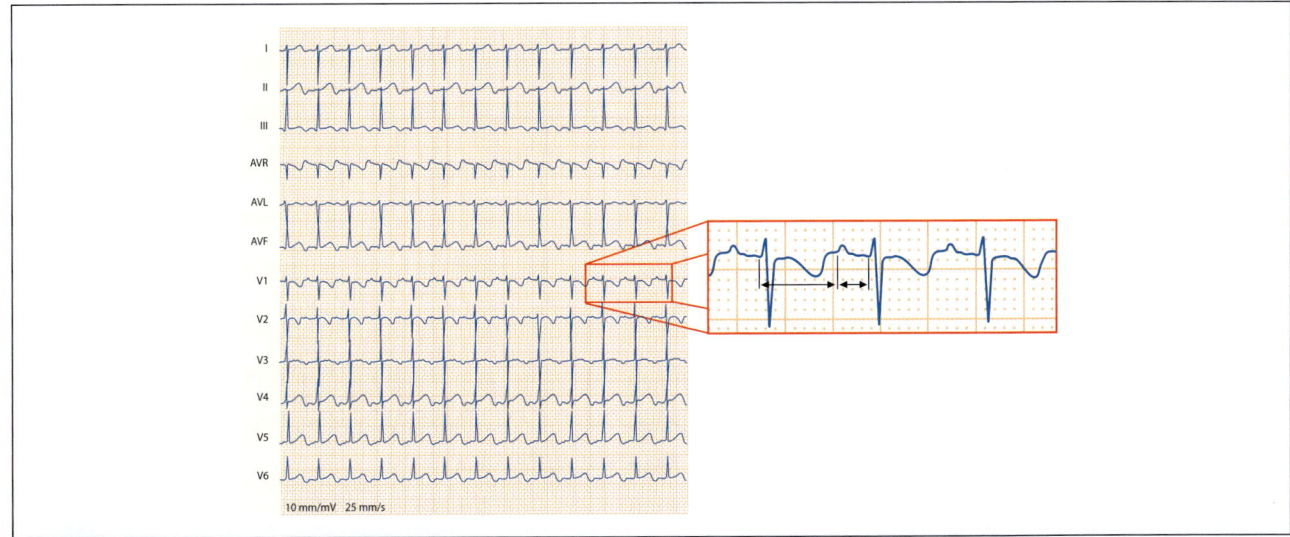

Figura 2 Taquicardia de QRS estreito de caráter incessante em paciente de 4 anos de idade, regular, com frequência de P igual ao de QRS e, no detalhe, intervalo R-P > P-R. No EEF, foi confirmada taquicardia de Coumel.

Tabela 1   Critérios eletrocardiográficos que sugerem taquicardia ventricular durante taquicardia com QRS largo (continuação)

Eixo desviado para a esquerda com padrão de BRD

Eixo desviado para a direita com padrão de BRE

Concordância do QRS (positiva ou negativa) nas derivações precordiais

Morfologia do QRS durante taquicardia com padrão de BRD

R monofásico, qR, R > 40 ms em V_1

Rsr' (sinal da orelha do coelho) em V_1

rS em V_6

Bloqueio de ramo contralateral na taquicardia e RS

Morfologia do QRS durante taquicardia com padrão de BRE

R ≥ $V_{1,2}$

R em V_1 de maior amplitude durante taquicardia do que em RS

Entalhe na onda S em V_1

Intervalo RS > 70 ms em $V_{1,2}$

Q ou QS em V_6

BRD: bloqueio de ramo direito; BRE: bloqueio de ramo esquerdo; RS: ritmo sinusal. Adaptada de Issa et al.[11]

O primeiro algoritmo para diferenciar TSV aberrante de TV foi criado por Brugada et al. em 1991.[12] Altamente sensível e específico (98,7 e 96,5%, respectivamente), é organizado como um questionário sequencial de quatro perguntas que devem ser aplicadas na avaliação do ECG (Figura 6). Os critérios morfológicos do algoritmo estão descritos na Tabela 2. Por sua eficiência e facilidade de aplicação, é ainda o critério mais utilizado nas salas de emergência e prática clínica.

Tabela 2   Critérios morfológicos de V1 e V6 do fluxograma de Brugada (Figura 6)

Taquicardia com morfologia de BRD

	TV	TSV
V1	R monofásico, QR ou RS	QRS trifásico
V6	R monofásico, QS, QR, R/S < 1	QRS trifásico, R/S > 1

Taquicardia com morfologia de BRE

	TV	TSV
V1	R > 30 ms, R até nadir S > 60 ms, entalhe onda S	rS (padrão de BRE)
V6	QR, QS	R monofásico

Um novo algoritmo, conhecido como algoritmo de Vereckei (Figura 7), criado recentemente, usa apenas a derivação aVR[13] para diagnóstico diferencial entre TV e TSV com aberrância, apresenta maior acurácia que os critérios de Brugada (90,3 *versus* 84,8%) e pode ser também facilmente aplicado.

Embora muito sensíveis e específicos para diferenciar TSV com aberrância de TV, esses algoritmos não são capazes de diferenciar TV das TSV pré-excitadas. Com essa finalidade, Brugada et al.[14] criaram um algoritmo (Figura 8) no qual a presença de qualquer critério é 100% específica para TV, porém a ausência dos três critérios apenas sugere TSV pré-excitada, pois mesmo com a ausência dos três critérios ainda pode se tratar de TV em até 25% dos casos. Essa possibilidade de se superestimar a ocorrência de TSV pré-excitada na ausência dos três critérios limita de maneira significativa o uso clínico desse algoritmo, uma vez que o não diagnóstico de TV pode trazer graves consequências ao paciente.

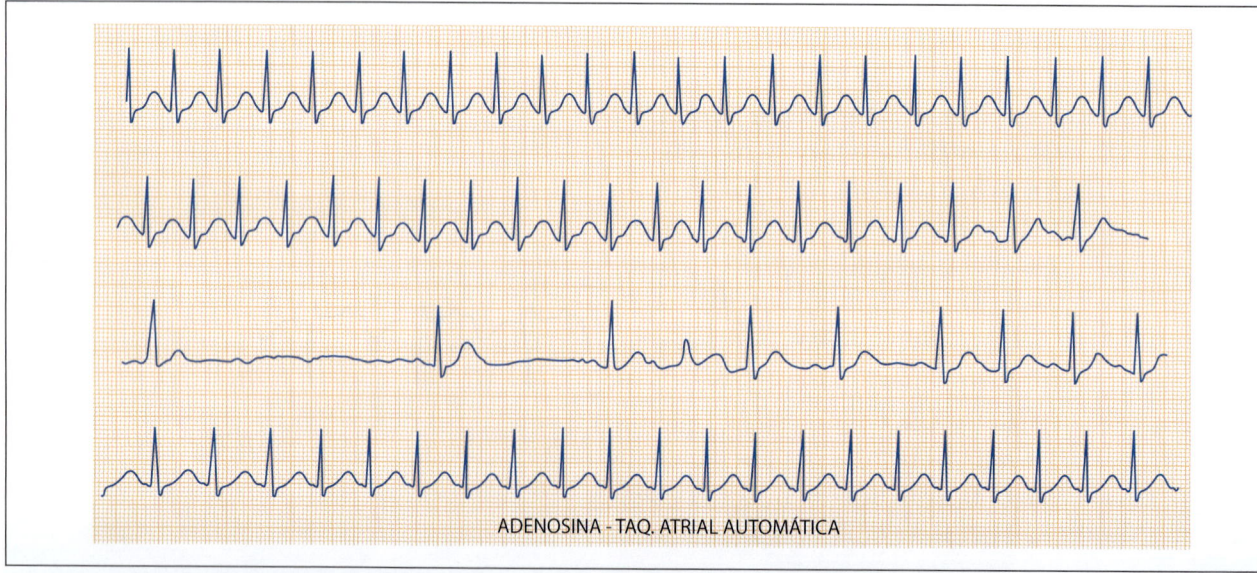

ADENOSINA - TAQ. ATRIAL AUTOMÁTICA

Figura 3   Taquicardia de QRS estreito em que foi realizada a administração de adenosina endovenosa, demonstrando alentecimento gradual da taquicardia (*cooling down*), término momentâneo da arritmia e, a seguir, aceleração progressiva (*warm up*) do foco arritmogênico até o padrão inicial, sugerindo o diagnóstico de taquicardia atrial automática.

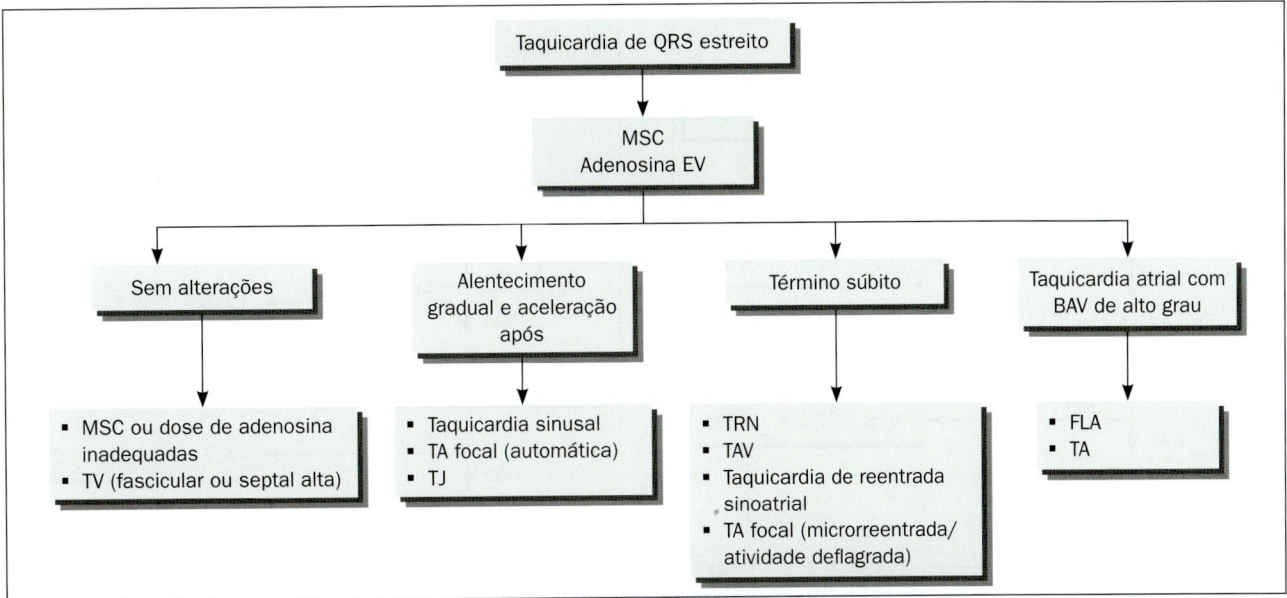

Figura 4 Efeitos esperados com realização de massagem do seio carotídeo (MSC) ou adenosina e suas respectivas hipóteses diagnósticas.
FLA: *flutter* atrial; TA: taquicardia atrial; TAV: taquicardia por reentrada atrioventricular; TJ: taquicardia juncional; TRN: taquicardia por reentrada nodal.
Adaptada de ACC/AHA/ESC guidelines.[7]

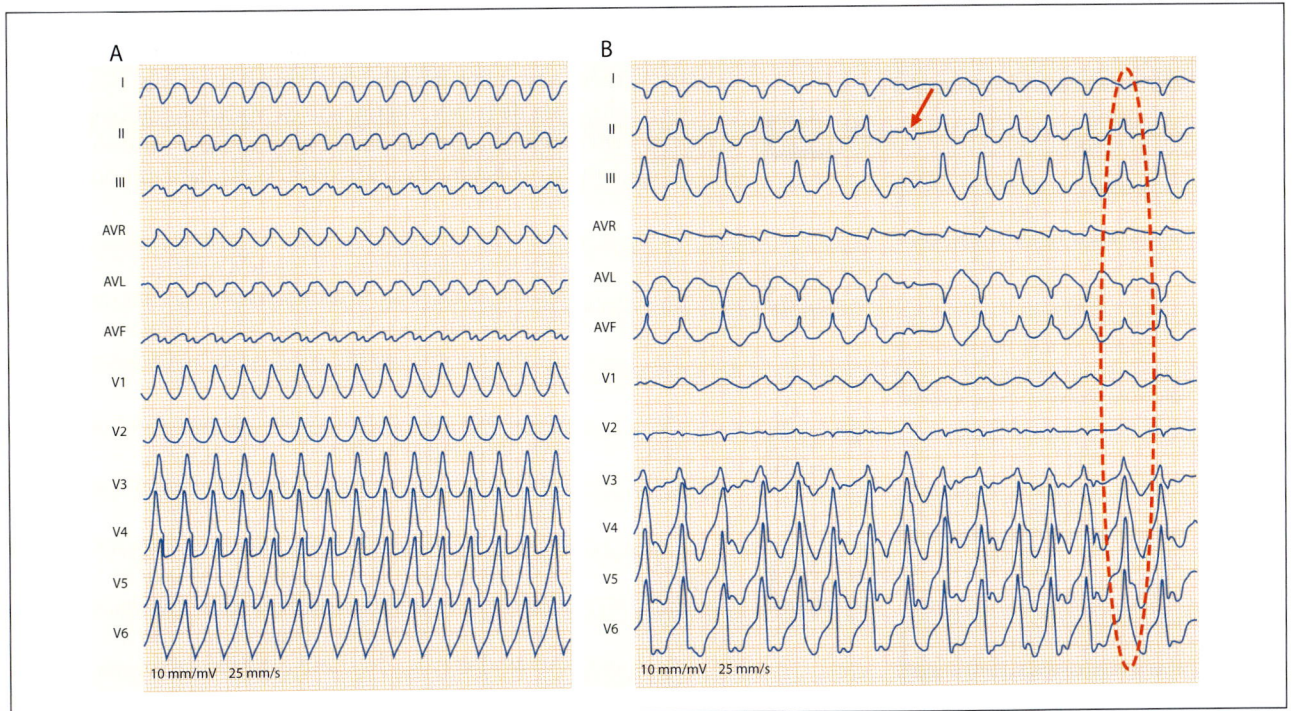

Figura 5 A: ECG de 12 derivações de taquicardia de QRS largo, com padrão de BRD, QRS > 140 ms, eixo no quarto quadrante (entre +180° e -90°) e concordância elétrica nas derivações precordiais, sendo confirmado diagnóstico de taquicardia ventricular (TV) em EEF. B: Taquicardia de QRS largo em paciente chagásico, demonstrando batimento de captura ventricular (seta vermelha) e outro de fusão (círculo vermelho pontilhado), confirmando o diagnóstico de TV.

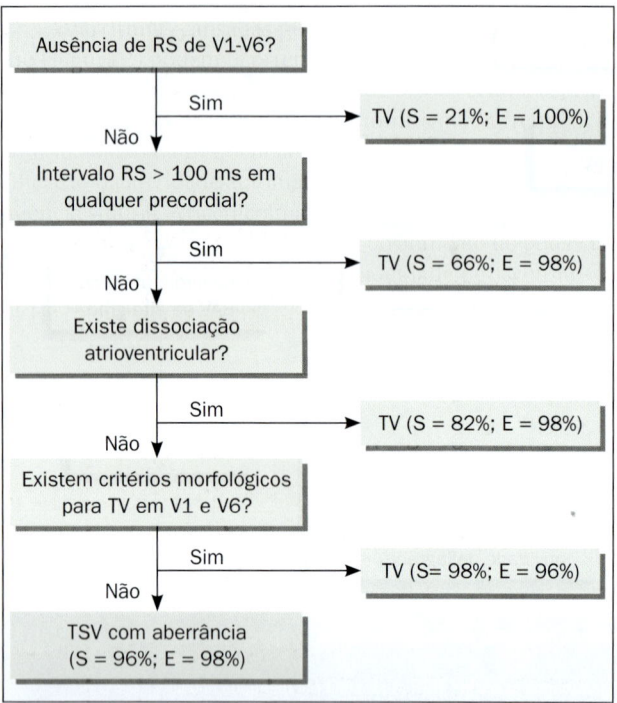

Figura 6 Critérios de Brugada para diferenciar TV de TSV com aberrância.
TSV: taquicardia supraventricular; TV: taquicardia ventricular.
Adaptada de Brugada et al.[12]

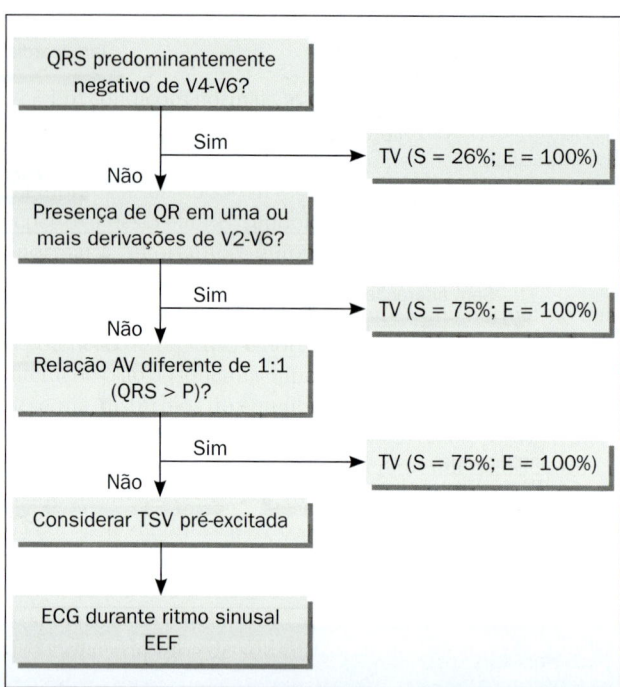

Figura 8 Fluxograma de Brugada para diferenciar TV de TSV pré-excitada.
TSV: taquicardia supraventricular; TV: taquicardia ventricular.
Adaptada de: Antunes et al.[14]

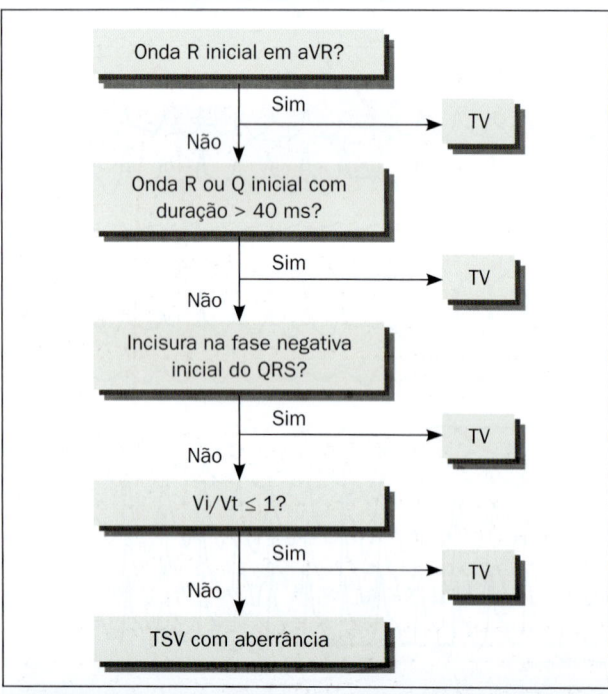

Figura 7 Fluxograma de Vereckei para diferenciar TV de TSV com aberrância utilizando-se apenas a derivação aVR.
TSV: taquicardia supraventricular; TV: taquicardia ventricular; Vi: voltagem dos 40 ms iniciais do QRS; Vt: voltagem dos 40 ms finais do QRS.
Adaptada de Vereckei et al.[13]

Holter

Criado em 1961, o Holter é um dos exames mais solicitados para a investigação de arritmias na prática clínica, sendo capaz de registrar o traçado eletrocardiográfico contínuo em três derivações, durante 24 horas. Deve ser observado o número de batimentos, a frequência cardíaca mínima, média e máxima, a presença de arritmias e a ocorrência da possibilidade de alterações significativas do segmento ST.

A presença de sintomas durante a gravação permite fazer a relação exata se as arritmias são a causa das queixas do paciente. Por exemplo, se o paciente refere palpitações no exato momento em que são registradas extrassístoles atriais ou ventriculares, define-se a relação causal.

O paciente pode permanecer assintomático durante o exame, no entanto, algumas alterações registradas podem ser seguramente inferidas como causa dos sintomas. Pacientes em investigação de síncope, por exemplo, podem apresentar BAV de segundo grau Mobitz II e permanecerem assintomáticos durante o registro, porém o bloqueio atrioventricular tem que ser considerado como causa da perda de consciência.

Pacientes com sintomas frequentes provavelmente relacionados às alterações do ritmo cardíaco são os que mais se beneficiam da investigação por meio do Holter, porém o exame também é importante na estratificação não invasiva do risco de MSC em pacientes coronariopatas pós-IAM com fração de ejeção de ventrículo esquerdo (FEVE) menor que 40%[15] ou na CMH,[16] quando arritmias ventriculares estiverem presentes, sustentadas ou não, mesmo que assintomáticas.

Os pacientes com dispositivos cardíacos e sintomas relacionados às alterações do ritmo também devem ser investigados pelo Holter. Presença de mau funcionamento, como falha de captura, falha de sensibilidade, inibição do marca-passo (MP) por miopotenciais e outras disfunções são facilmente diagnosticados com registro eletrocardiográfico de 24 horas. A partir da identificação da falha dos dispositivos, estes podem ser reprogramados ou até mesmo trocados, se indicado.

Monitor de eventos externo

O monitor de eventos externo é um aparelho com a capacidade de gravar e armazenar de forma contínua ou fracionada o registro eletrocardiográfico de uma derivação com capacidade total de armazenamento de 4 a 18 minutos. Quando o paciente sente o sintoma em investigação, ele aciona o aparelho (através de um controle remoto), o qual começa a armazenar o traçado a partir de um tempo preestabelecido ao acionamento do dispositivo (p. ex., 30 segundos antes do acionamento) e continua gravando por mais um determinado período após sua ativação (p. ex., mais 60 segundos). Isso pode ser repetido outras vezes até que se complete a capacidade de armazenamento do dispositivo. Posteriormente, os períodos armazenados são analisados, fornecendo informações importantes a respeito do tipo de arritmia, seu início e término e exata correlação com os sintomas investigados. O paciente pode permanecer com o aparelho em um período que varia de 7 a 30 dias, dependendo do modelo do dispositivo. Estudo randomizado[17] demonstrou a superioridade diagnóstica e de custo-efetividade do monitor de eventos sobre o Holter, benefícios estes que são maiores quando os aparelhos possuem algoritmos de detecção automática de bradicardia, taquicardia, pausas e irregularidade do R-R.[18]

Já existem centrais de monitoramento com profissionais de saúde treinados para avaliação dos eventos gravados e enviados pelo monitor assim que eles acontecem, demonstrando superioridade diagnóstica sobre o monitor de eventos-padrão, quando utilizados por 7 a 14 dias

As principais limitações do método estão relacionadas a problemas com o eletrodo e a pele, assim como a falta de colaboração do paciente, principalmente daqueles que permanecem muito tempo assintomáticos.

Monitor de eventos implantável

O monitor de eventos implantável permite um monitoramento mais prolongado, idealmente utilizado nos pacientes com sintomas importantes, porém com recorrência pouco frequente, como síncope, e que necessitam de um diagnóstico. Funciona da mesma maneira que o monitor de eventos externo, permitindo correlacionar os sintomas clínicos com a gravação, apresentando a vantagem de permitir um monitoramento de até 36 meses, sem a inconveniência de eletrodos externos durante longo período.

O aparelho é menor que um MP convencional e geralmente é implantado no hemitórax esquerdo, com anestesia local. Como os monitores de evento externo, além da ativa-

ção manual, possuem a capacidade de detecção automática de bradi e taquiarritmias, além de outras ferramentas, como reconhecimento de FA, extrassístoles ventriculares e estratificação de risco por meio da análise autonômica da variabilidade da frequência cardíaca.

Inicialmente, os monitores de eventos implantáveis foram utilizados para a investigação de síncope de etiologia inexplicada após investigação convencional completa, inclusive com estudo eletrofisiológico (EEF). Análise combinada de dados de estudos[19] demonstram uma correlação diagnóstica de traçados-sintomas em 35% dos pacientes. Na última diretriz de síncope[1] da European Society of Cardiology de 2018, o monitor de eventos implantável passou a ser considerado classe I (NE A) como ferramenta inicial na investigação de síncope recorrente de etiologia indeterminada sem características de alto risco e também em pacientes com síncope com características de alto risco, nos quais avaliação completa inicial não foi conclusiva. Além da investigação de síncope inexplicada, o monitor de eventos pode ser utilizado com outras finalidades[1]:

- Epilepsia refratária ao tratamento clínico (para descartar causa arrítmica).[20]
- Pacientes com síncopes neuromediadas frequentes em que o mecanismo exato pode definir tratamento.
- Pacientes com bloqueio de ramo em que se suspeita de BAVT paroxístico, a despeito de EEF negativo.
- Pacientes com alteração estrutural cardíaca e/ou taquicardia ventricular não sustentada (TVNS), em que taquiarritmia ventricular é provável, a despeito de EEF negativo.
- Quedas de etiologia inexplicada.[21]
- Investigação de acidentes vasculares encefálicos isquêmicos de etiologia indeterminada, nos quais mostrou-se mais eficaz que os métodos de investigação tradicionais no diagnóstico de FA como provável causa de cardioembolia.[22]

A escolha do método de registro eletrocardiográfico contínuo dependerá da frequência (diários, semanais ou esporádicos) e da gravidade dos sintomas (Tabela 3). Uma história clínica caracterizando o tipo, os fatores desencadeantes, a frequência, a duração e o comprometimento hemodinâmico é fundamental na indicação do método e no sucesso da investigação.[1]

Tabela 3 Escolha do método de monitorização ambulatorial do ECG de acordo com a apresentação dos sintomas		
Frequência	Sintomas	Método
Diários	Fugazes ou prolongados, incapacitantes ou não	Holter
Semanais ou mensais	Fugazes	Gravador de eventos
	Prolongados	Gravador de eventos
	Não incapacitantes	ECG no pronto-socorro
	Incapacitantes	Gravador de eventos

(continua)

Tabela 3 Escolha do método de monitorização ambulatorial do ECG de acordo com a apresentação dos sintomas *(continuação)*		
Pouco frequentes	Fugazes	Gravador de eventos implantável/ reavaliar necessidade
	Prolongados	Gravador de eventos implantável

Fonte: modificada de Lorga et al., 2002.[32]

Teste ergométrico

O teste ergométrico (TE) apresenta ampla utilidade para a investigação e o acompanhamento de pacientes com arritmias, além de ser um método seguro, de fácil execução e baixo custo.

As catecolaminas produzidas durante o esforço, a diminuição da resposta vagal e alterações neuro-humorais causam modificações elétricas nas células cardíacas, podendo ser responsáveis por alterações na formação e na propagação do impulso cardíaco e, consequentemente, origem das arritmias.[23]

Está indicado em pacientes com palpitações, síncopes ou sintomas pré-sincopais relacionados ao esforço, avaliação terapêutica de arritmias induzidas por esforço tratadas com antiarrítmico ou ablação e para estratificação de pacientes com risco de MSC por síndromes elétricas primárias.

Arritmias ventriculares durante o exercício podem ser frequentemente encontradas em pacientes submetidos ao exame, porém a presença de extrassístoles ventriculares (EV) na fase de recuperação está associada a pior prognóstico quando comparadas com EV no esforço, tanto em indivíduos normais[24] quanto em pacientes com insuficiência cardíaca.[25] Entretanto, nenhum estudo demonstrou evidências de tratamentos específicos para arritmias nesses indivíduos, sendo apenas mais um marcador de pior prognóstico.

A presença de arritmias atriais no esforço está geralmente associada ao aumento do automatismo do miocárdio atrial, ocorrendo com maior frequência nos pacientes com disfunção ventricular em comparação com pacientes sem doença estrutural cardíaca (40 e 10%, respectivamente); no entanto, a presença frequente de ectopias atriais não prediz eventos adversos.[26]

A avaliação da resposta cronotrópica em pacientes com suspeita de doença do nó sinusal é uma das principais indicações do TE, diferenciando pacientes vagotônicos que apresentam resposta cronotrópica normal (p. ex., atletas) daqueles que apresentam diminuição do cronotropismo e que possivelmente necessitam do implante de MP para melhora dos sintomas debilitantes.

Pacientes com BAVT congênito devem ser submetidos ao TE para avaliação da resposta cronotrópica, dos sintomas e da presença de arritmia ventricular durante o esforço.[27] Esses dados são imprescindíveis para a decisão da necessidade e do momento de se indicar MP cardíaco.

Pacientes com FA permanente podem apresentar uma resposta exacerbada com baixa carga de exercício e o teste ergométrico pode ser indicado para avaliação da resposta ventricular durante esforço físico e ajuste terapêutico, quando necessário.

O TE pode ser útil para estratificação de risco nos pacientes com presença de pré-excitação ventricular. O desaparecimento súbito da pré-excitação durante o esforço determina o período refratário da via acessória, podendo ser utilizado para estratificação não invasiva do risco de arritmias ventriculares malignas.[28] Entretanto, o desaparecimento progressivo da pré-excitação no decorrer do esforço físico não permite qualquer conclusão em relação à refratariedade da via e seu risco.

Em paciente com SQTLc documentada ou naqueles com ECG normal, porém com história de morte súbita na família, o teste ergométrico pode ser usado para reproduzir arritmias ventriculares e também para posterior avaliação terapêutica adotada, além de permitir a avalição do intervalo QT corrigido durante o esforço, que pode manifestar prolongamentos mais evidentes (quando corrigido pela frequência cardíaca) em determinados pacientes portadores da síndrome.

Pacientes com TVPC têm como quadro típico síncope desencadeada no esforço, ECG de repouso normal e ausência de doença estrutural cardíaca. O teste ergométrico geralmente revela presença de taquicardia ventricular bidirecional, caracterizada por alternância de 180° do eixo QRS batimento a batimento (Figura 9). Uma parcela de pacientes com essas características pode evoluir com FV no esforço.[29] O exame pode ser repetido em vigência de betabloqueador para avaliação terapêutica.

Estudo eletrofisiológico (EEF)

O EEF é realizado com a introdução de cateteres multipolares nas cavidades cardíacas (átrios e ventrículos) por meio do sistema venoso e/ou arterial, o que permite a realização de estimulação atrial e ventricular programada com a finalidade de estudar a fisiologia do sistema de condução cardíaco e seus respectivos sítios de bloqueio, patológicos ou não, além de possibilitar a indução de diferentes tipos de taquiarritmias, ventriculares ou supraventriculares, a fim de se estabelecer um diagnóstico e mecanismos eletrofisiológicos envolvidos. Além dessa finalidade diagnóstica de distúrbios de condução, bradi e taquiarritmias, a eletrofisiologia pode ser utilizada com fins terapêuticos para várias taquicardias, o que será discutido nos próximos capítulos.

O EEF diagnóstico tem papel importante na avaliação de palpitações ou síncope de etiologia não esclarecida por métodos não invasivos, estratificação do risco de MSC, pacientes recuperados de PCR, avaliação de bradiarritmias e diagnóstico diferencial de taquicardias de QRS largo. As principais indicações diagnósticas do EEF estão resumidas na Tabela 4.

Tabela 4 Indicações de estudo eletrofisiológico
Avaliação de sinais e sintomas de arritmias
Taquicardias recorrentes, de início e término súbitos, não esclarecidas por avaliação não invasiva e não documentadas em ECG
Taquicardia associada a síncope não esclarecida por avaliação não invasiva

(continua)

Tabela 4 Indicações de estudo eletrofisiológico *(continuação)*
Síncope inexplicada
Pacientes com cardiopatia estrutural (principalmente coronariopatas e chagásicos) e síncope que permanece inexplicada após investigação não invasiva, desde que não tenha indicação de cardioversor/desfibrilador implantável (CDI)
Pacientes com bloqueio de ramo e síncope que permanece inexplicada após investigação não invasiva
Síncope precedida por palpitações, não esclarecida após investigação não invasiva
Síncope em profissionais de alto risco, não esclarecida após investigação não invasiva
Estratificação do risco de MSC
Pacientes com IAM prévio, com 35% < FEVE < 40% e TVNS documentada
Pacientes com síndrome de Brugada assintomático (motivo de intenso debate atualmente)
Pacientes recuperados de parada cardiorrespiratória (PCR)
PCR recuperada, não documentada, não relacionada a fase aguda de infarto do miocárdio (> 48 horas), sem causas determinadas e não associada a fatores reversíveis, a despeito da presença ou não de cardiopatia estrutural, desde que não tenha indicação de CDI
Avaliação de bradiarritmias
Pacientes sintomáticos com suspeita de disfunção do nódulo sinusal, após investigação não invasiva inconclusiva
Pacientes com bradicardia sinusal, sem documentação dos eventos durante avaliação não invasiva e suspeita de taquiarritmias como causa dos sintomas
Pacientes com BAV de 2º e 3º grau, com marca-passo implantado normofuncionante, nos quais persistem os sintomas e suspeita-se que outra arritmia seja a causa
Portadores de BAV de 1º grau sintomáticos, com distúrbio na condução intraventricular, em que se suspeita de lesão no sistema His-Purkinje

Traçados intracavitários de dispositivos implantáveis

Com o advento da tecnologia de Holter e algoritmos diagnósticos de arritmias e disfunções dos dispositivos implantáveis (MP, CDI e ressincronizadores cardíacos), queixas ou sintomas de arritmia em seus portadores podem ser elucidadas através da avaliação dos eletrogramas intracavitários dos diferentes cabos, gravados nas memórias dos aparelhos, e que não estejam associadas com a indicação primária para implante do dispositivo.

Além do diagnóstico de arritmias supraventriculares ou ventriculares sintomáticas, que podem levar a choques apropriados ou inapropriados do CDI ou perda da eficácia na ressincronização cardíaca, os dispositivos implantáveis são capazes de armazenar em suas memórias períodos de arritmias assintomáticas, contribuindo para seu diagnóstico e tratamento. Arritmias, às vezes assintomáticas, como por exemplo o *flutter* atrial, podem ser diagnosticadas pelo dispositivo e facilmente tratadas com ablação por cateter. Outras arritmias que necessitam do uso de antiarrítmicos ou anticoagulantes, como a FA, que quando está presente associa-se a maior ris-

co de AVE,[30] também podem ser diagnosticadas pela análise dos registros, contribuindo para redução de morbimortalidade em seus portadores.

Métodos de imagem

Métodos de imagem como radiografia de tórax, ecocardiograma, tomografia computadorizada e ressonância magnética, embora não tenham como objetivo e função a investigação do ritmo cardíaco, são ferramentas diagnósticas importantíssimas para diagnóstico da causa, estratificação de risco e prognóstico da maioria das arritmias cardíacas, devendo ser realizados, quando houver indicação, em paralelo aos exames discutidos anteriormente.

Aplicativos de *smartphones/smartwatches*

Dispositivos móveis e seus aplicativos, como *smartphones/smartwatches*, começam a surgir no mercado e a ser oferecidos ao público leigo, com o objetivo de monitorar a frequência cardíaca e gravar períodos de registros eletrocardiográficos. Com a rápida evolução tecnológica, atualmente permitem a monitorização de sinais vitais (pulso, FC, oximetria) e até mesmo o registro de traçados de ECG,[31] apresentando grande acurácia e definição, permitindo que se documente estes dados no momento de sintomas. Entretanto, um desafio a ser vencido, principalmente para os dispositivos de registro eletrocardiográfico, são seus algoritmos que são propostos a diagnosticar arritmias, como a fibrilação atrial. Estes ainda apresentam erros frequentes de diagnóstico, que muitas vezes criam problemas inexistentes ao paciente. Apesar da ótima qualidade do registro, a avaliação do traçado por um médico especialista ainda se faz necessária na maioria das vezes, para confirmação ou correção diagnóstica. Entretanto, não há nenhuma garantia que todos os usuários tenham acesso fácil a especialistas, o que também pode se tornar um problema para o paciente.

Resumo

Arritmias cardíacas compreendem várias causas de distúrbios do ritmo cardíaco que podem manifestar-se com vários sinais e sintomas diferentes, desde casos assintomáticos até MSC, além de poderem estar associadas com morbidade e mortalidade elevadas, dependendo da gravidade da manifestação, da alteração estrutural cardíaca e das comorbidades.

O objetivo deste capítulo é esclarecer detalhadamente estratégias diagnósticas sistematizadas, através de tabelas e algoritmos diagnósticos que auxiliam no diagnóstico diferencial das arritmias, porém sempre considerando aspectos individuais de cada paciente, investigando minuciosamente dados da história clínica, do exame físico e orientando uma sequência lógica e útil para a indicação dos exames não invasivos e invasivos. Dessa maneira, sua leitura permite, além do diagnóstico das arritmias, orientar sua terapêutica e medidas de profilaxia.

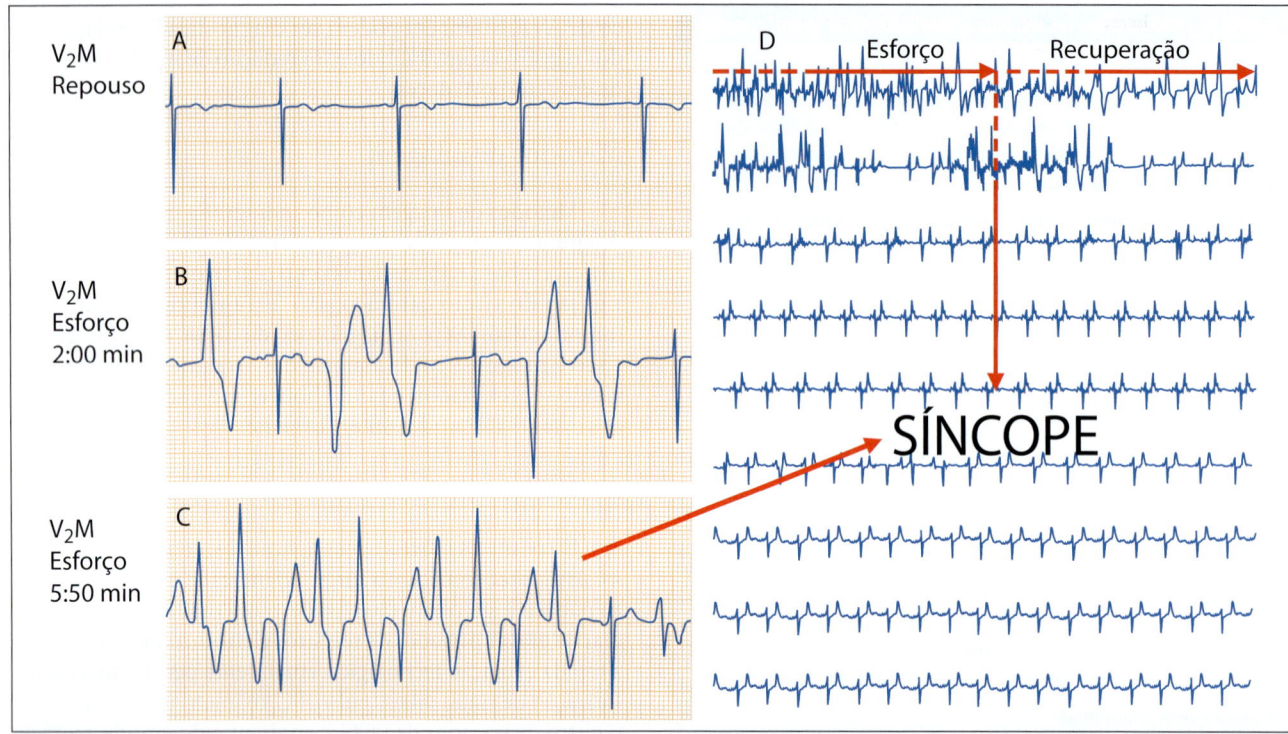

Figura 9 Teste ergométrico (protocolo de Bruce) em paciente com suspeita de TVPC e síncope de repetição. A: Registro eletrocardiográfico da derivação V_2M em repouso, demonstrando ritmo sinusal normal; B: após dois minutos de esforço paciente começou a apresentar ectopias ventriculares pareadas bidirecionais, que foram piorando em número e frequência; C: evoluindo com taquicardia ventricular polimórfica e síncope, aos 5:50min; D: traçado de ritmo demonstrando o exato momento da síncope em que se interrompe o esforço e inicia-se a recuperação. Após 25 segundos da recuperação, as arritmias ventriculares cessam e a paciente recupera a consciência, confirmando o diagnóstico de TVPC.

Referências bibliográficas

1. Brignole M, Moya A, de Lange FJ, et al. 2018 ESC Guidelines for the diagnosis and management of syncope. Eur Heart J. 2018;00:1-69.

2. Al-Khatib SM, Stevenson WG, Ackerman MJ, et al. 2017 AHA/ACC/HRS guideline for management of patients with ventricular arrhythmias and the prevention of sudden cardiac death: executive summary: a report of the American College of Cardiology Foundation/American Heart Association Task Force on Clinical Practice Guidelines and the Heart Rhythm Society. Circulation. 2017.

3. Priori SG, Blomström-Lundqvist C, Mazzanti A, et al. 2015 ESC Guidelines for the management of patients with ventricular arrhythmias and the prevention of sudden cardiac death: The Task Force for the Management of Patients with Ventricular Arrhythmias and the Prevention of Sudden Cardiac Death of the European Society of Cardiology (ESC). Eur Heart J. 2015;36(41):2793-867.

4. Pérez Riera AR, Paixão-Almeida A, Barbosa-Barros R, Yanowitz FG, Baranchuk A, Dubner S, et al. Congenital short QT syndrome landmarks of the newest arrhythmogenic cardiac channelopathy. Cardiol J. 2013;20(5):464-71.

5. Brugada P, Brugada J. Right bundle branch block, persistent ST segment elevation in leads V1 to V3: a marker for sudden death in patients without demonstrable structural heart disease. Circulation. 1998;97:457-60.

6. Marcus FI, et al. Diagnosis of arrhythmogenic right ventricular cardiomyopath/dysplasia: proposed modification of the Task Force Criteria. Eur Heart J. 2010;31(7):806-14.

7. Maron BJ. Hypertrophic cardiomyopathy: a systematic review. JAMA. 2002;287:1308.

8. Blomström-Lundqvist C, Scheinman MM, Aliot EM, Alpert JS, Calkins H, et al; American College of Cardiology; American Heart Association Task Force on Practice Guidelines; European Society of Cardiology Committee for Practice Guidelines. Writing Committee to Develop Guidelines for the Management of Patients With Supraventricular Arrhythmias. ACC/AHA/ESC guidelines for the management of patients with supraventricular arrhythmias: executive summary: a report of the American College of Cardiology/American Heart Association Task Force on Practice Guidelines and the European Society of Cardiology Committee for Practice Guidelines (Writing Committee to Develop Guidelines for the Management of Patients with Supraventricular Arrhythmias). Circulation. 2003;108(15):1871-909.

9. Page RL, Joglar JA, Al-Khatib SM, et al. 2015 ACC/AHA/HRS guideline for the management of adult patients with supraventricular tachycardia: a report of the American College of Cardiology/American Heart Association Task Force on Clinical Practice Guidelines and the Heart Rhythm Society. Circulation. 2015;132:e000-e000.

10. Wellens HJJ, Bär FWHM, Lie KI. The value of the electrocardiogram in the differential diagnosis of a tachycardia with a widened QRS complex. Am J Med 1978;64(1):27-33.

11. Issa ZF, Miller JM, Zipes DP. Clinical arrhytmology and electrophysiology. 2. ed. Philadelphia: Elsevier Saunders, 2012. p. 501.

12. Brugada P, Brugada J, Mont L, et al. A new approach to the differential diagnosis of a regular tachycardia with a wide QRS complex. Circulation 1991;83:1649-59.

13. Vereckei A, Duray G, Szénási G, Altemose GT, Miller JM. New algorithm using only lead aVR for differential diagnosis of wide QRS complex tachycardia. Heart Rhythm 2008;5(1):89-98. doi: 10.1016/j.hrthm.2007.09.020. Epub 2007 Sep 20.

14. Antunes E, Brugada J, Steurer G, Andries E, Brugada P. The differential diagnosis of a regular tachycardia with a wide QRS complex on the 12-lead ECG: ventricular tachycardia, supraventricular tachycardia with aberrant intraventricular conduction, and supraventricular tachycardia with anterograde conduction over an accessory pathway. Pacing Clin Electrophysiol. 1994;17(9):1515-24.

15. Buxton AE, Lee KL, Fisher JD, Josephson ME, Prystowsky EN, Hafley G. A randomized study of the prevention of sudden death in patients with coro-

nary artery disease. Multicenter Unsustained Tachycardia Trial Investigators. N Engl J Med. 1999;16;341(25):1882-90.

16. Guidelines on diagnosis and management of hypertrophic cardiomyopathy. Eur Heart J 2014;35:2733-79.

17. Sivakumaran S, Krahn AD, Klein GJ, et al. A prospective randomized comparison of loop recorders versus Holter monitors ipatients with syncope or presyncope. Am J Med. 2003;115:1-5.

18. Reiffel JA, Schwarzberg R, Murry M. Comparison of autotriggered memory loop recorders versus 24-hour Holter monitors for arrhythmia detection. Am J Cardiol. 2005;95:1055-59.

19. Brignole M, Vardas P, Hoffman E, Huikuri H, Moya A, Ricci R, et al.; EHRA Scientific Documents Committee. Indications for the use of diagnostic implantable and external ECG loop recorders. Europace. 2009;11:671–87.

20. Maggi R, Rafanelli M, Ceccofiglio A, Solari D, Brignole M, Ungar A. Additional diagnostic value of implantable loop recorder in patients with initial diagnosis of real or apparent transient loss of consciousness of uncertain origin. Europace. 2014;16:1226-30.

21. Bhangu J, McMahon CG, Hall P, Bennett K, Rice C, Crean P, et al. Long-term cardiac monitoring in older adults with unexplained falls and   syncope. Heart. 2016;102:681-6.

22. Sanna T, Diener HC, Passman RS, et al.; Crystal AF investigators. Cryptogenic Stroke and Underlying Atrial Fibrillation. N Engl J Med. 2014;370:2478-86.

23. Hauswirth O, Noble D, Tsien RR. Adrenaline: mechanism of action of the pacemaker potential in cardiac Purkinj fibers. Science. 1968;162(856):916-9.

24. Frolkis JP, Pothier CE, Blackstone EH, Lauer MS. Frequent ventricular ectopy after exercise as a predictor of death. N Engl J Med. 2003;348(9):781-90.

25. O'Neill JO, Young JB, Pothier CE, Lauer MS. Severe frequent ventricular ectopy after exercise as a predictor of death in patients with heart failure. J Am Coll Cardiol. 2004;44(4):820-6.

26. Bunch TJ, Chandrasekaran K, Gersh BJ, et al. The prognostic significance of exercise-induced atrial arrhythmias. J Am Coll Cardiol. 2004;43:1236.

27. Cruz LA, da Cruz PD, Pozzan R, Santiago ML, de Oliveira FE, Albanesi Filho FM. Assessment of third-degree congenital atrioventricular block by ergometric tests. Arq Bras Cardiol. 1991;57(5):381-4.

28. Murdock CJ, Klein GF, Leitch JW. Management of the patient with Wolff-Parkinson-White syndrome. Cardiology. 1990;77:151-65.

29. Priori SG, Napolitano C, Memmi M, et al. Clinical and molecular characterization of patients with catecholaminergic polymorphic ventricular tachycardia. Circulation. 2002;106:69-74.

30. Healey JS, Connolly SJ, Gold MR, et al. ASSERT investigators. Subclinical atrial fibrillation and the risk of stroke. N Engl J Med. 2012;366 (2):178-80.

31. Bruining N, Caiani E, Chronaki C, Guzik P, van der Velde E. Task Force of the e-Cardiology Working. Acquisition and analysis of cardiovascular signals on smartphones: potential, pitfalls and perspectives: by the Task Force of the e-Cardiology Working Group of European Society of Cardiology. Eur J Prev Cardiol. 2014;21:4-13.

32. Lorga A, Lorga Filho A, D'Ávila A, et al. Diretrizes para avaliação e tratamento de pacientes com arritmias cardíacas. Arq Bras Cardiol. 2002; 79 (suppl. 5):7.

Capítulo 3

Tratamento clínico e percutâneo das arritmias supraventriculares

Márcio Jansen de Oliveira Figueiredo
Claudio Pinho

Pontos-chave

- As taquicardias supraventriculares utilizam tecidos acima do feixe do His como mecanismo.
- A ocorrência da onda P em relação ao QRS no eletrocardiograma (ECG) da taquicardia é importante ferramenta diagnóstica.
- Deve-se sempre avaliar o ECG de repouso, buscando a presença de sinais sugestivos de pré-excitação ventricular.
- Drogas que retardam a condução pelo nó atrioventricular são as mais importantes no manejo farmacológico.
- A ablação por cateter é o tratamento definitivo e sempre deve ser considerada.

Introdução

As arritmias supraventriculares constituem um capítulo vasto na cardiologia e, em particular, na eletrofisiologia. As queixas de palpitações são comuns na prática clínica diária,[1] e muitas vezes elas são decorrência de arritmias supraventriculares. Um complicador adicional é o fato de que essas arritmias, ao contrário das ventriculares, raramente constituem um risco para a vida do paciente. Assim, pode-se ter um paciente muito sintomático, frequentemente necessitando de tratamento, e o médico tendo que pesar o risco das terapias (sejam farmacológicas ou não) e o benefício que elas podem proporcionar (muitas vezes a melhora dos sintomas, sem relação com a prevenção de eventos fatais).

Sendo uma queixa frequente, o clínico é colocado face a face com várias estratégias diagnósticas e terapêuticas, e deve estar constantemente atualizado para oferecer o que há de melhor para o paciente. A evolução das técnicas eletrofisiológicas invasivas, notadamente a ablação com radiofrequência, trouxe consigo o conhecimento de vários aspectos de importância na fisiopatologia das arritmias supraventriculares. Com tantas novidades e possibilidades, foram desenvolvidas diretrizes nacionais[2] e internacionais[3,4] para balizar a investigação e o tratamento dos pacientes com essas arritmias.

Por definição, as arritmias supraventriculares são aquelas cuja origem ou manutenção dependem de estruturas situadas, do ponto de vista elétrico, acima do feixe de His.[3] Por essa definição, portanto, pode-se constatar que a variedade dessas arritmias é enorme. Podem-se incluir desde as extrassístoles atriais, as taquicardias atriais, as taquicardias dependentes do nó atrioventricular (como a taquicardia por reentrada nodal e a taquicardia das síndromes de pré-excitação) chegando ao *flutter* e à fibrilação atrial. Com um espectro tão vasto, é necessário tentar agrupar essas arritmias de alguma forma. E, pensando objetivamente no desenvolvimento do presente capítulo, será necessário adotar algum critério de classificação, assim como algumas exclusões, caso contrário sua extensão ocuparia todo o compêndio. Então, inicialmente, as exclusões. Caso o leitor se interesse pelo tema *flutter* e fibrilação atrial, irá encontrá-lo brilhantemente desenvolvido em outro capítulo. O diagnóstico diferencial das taquiarritmias e o tratamento percutâneo das arritmias supraventriculares são muito relevantes no que tange a esses distúrbios do ritmo, e serão abordados de maneira sucinta sempre que se faça necessário. Finalmente, as arritmias serão agrupadas didaticamente de acordo com a relevância clínica.

Extrassístoles supraventriculares

As extrassístoles supraventriculares podem ocorrer em várias estruturas situadas, segundo a classificação descrita na introdução do capítulo, acima do feixe de His. A origem atrial era tida como a mais frequente, e o diagnóstico eletrocardiográfico feito pela determinação de uma onda P prematura. A morfologia da onda P, que pode ser homogênea (sugerindo a presença de apenas um foco de ectopia) ou variável (favorecendo a origem multifocal da arritmia), pode ser, muitas vezes, diferenciada da onda P sinusal. No entanto, com base nos achados de Haïssaguerre et al.,[5] estudos têm demonstrado que as veias pulmonares podem ser uma origem importante de focos ectópicos. Nesses casos, a propagação da atividade elétrica através do miocárdio atrial faz com que a morfologia da onda P seja indistinguível daquela originada nos átrios. Essas arritmias, cuja importância está na possibilidade de originar episódios de fibrilação atrial em determinadas situações, fazem com que o autor prefira utilizar o termo extrassístoles supraventriculares em vez de atriais (este utilizado, p. ex., nas diretrizes nacionais já citadas,[2] assim como nas diretrizes nacionais para a interpretação do eletrocardiograma[6] para denominar os batimentos precoces com onda P nítida ao eletrocardiograma).

As extrassístoles supraventriculares são uma causa comum de palpitações e irregularidade do pulso. Podem ocorrer em corações normais, muitas vezes precipitadas por fatores extracardíacos como infecção, anemia, consumo de bebidas alcoólicas, estimulantes (como a cafeína ou medicações do tipo agonistas beta-adrenérgicos) ou outras alterações de origem gastrointestinal. No entanto, é nos pacientes portadores de patologias cardíacas ou, principalmente, pulmonares, que é mais comum se observar esses distúrbios do ritmo.[7]

Os sintomas decorrentes dessas arritmias dependem de vários fatores, como a sua frequência e a presença de doença cardíaca concomitante. O diagnóstico da arritmia é baseado no eletrocardiograma, com a identificação de ondas P precoces, seguidas ou não de complexos QRS. Como muitas vezes o sintoma é pouco frequente ou ocorre em determinadas situações (como a ocorrência em um período do dia ou o consumo de algum alimento ou medicamento específico), pode ser necessário o registro eletrocardiográfico ambulatorial (Holter) para o diagnóstico exato, já que, clinicamente, é praticamente impossível estabelecer o diagnóstico diferencial com uma extrassístole de origem ventricular.

O tratamento dessas arritmias é clínico e deve ser individualizado. Nas arritmias secundárias a algum fator precipitante, o tratamento obviamente é sua remoção, quando possível. Por outro lado, os portadores assintomáticos de extrassístoles atriais muitas vezes não necessitam de tratamento específico.[2,7] Nos pacientes muito sintomáticos, o tratamento farmacológico deve ser considerado, levando-se em conta, sempre, a relação risco/benefício. Nesse contexto, pode ser desfavorável o uso de um fármaco com efeitos colaterais potencialmente graves para o tratamento de uma arritmia geralmente benigna. O perfil de segurança dos betabloqueadores e dos bloqueadores dos canais de cálcio com ação antiarrítmica (como o verapamil ou o diltiazem) faz com que eles sejam utilizados mais frequentemente.[7] Antiarrítmicos como a propafenona e a amiodarona podem ser usados em algumas situações especiais, sendo que a primeira deve ser evitada na presença de doença cardíaca estrutural (principalmente a cardiopatia isquêmica).[2]

Taquicardia paroxística supraventricular

O termo taquicardia paroxística supraventricular, já enraizado no vocabulário clínico, engloba várias arritmias que têm em comum um QRS geralmente estreito e, clinicamente, um caráter de crises esporádicas, com início e fim normalmente abrupto. Assim, com uma terminologia que pode englobar vários tipos de arritmias, é de se esperar que o mecanismo e o circuito responsáveis sejam, da mesma forma, heterogêneos.

Se avaliada como um conjunto, a taquicardia paroxística supraventricular é uma arritmia relativamente comum. Sua ocorrência pode ser ainda mais se se levar em conta que muitos pacientes acometidos apresentam crises de curta duração e não chegam a buscar auxílio médico para a sua reversão.[8]

Como comentado anteriormente, existem vários mecanismos envolvidos, mas as arritmias mais frequentemente presentes são a taquicardia por reentrada nodal e a taquicardia atrioventricular por uma via acessória. Estima-se que ambas sejam responsáveis por cerca de 90% de todas essas taquicardias.[9] Assim, essas taquicardias serão comentadas separadamente.

Taquicardia por reentrada nodal

Essa forma comum de taquicardia paroxística vem despertando maior atenção após o advento das técnicas de ablação com radiofrequência, que trouxeram consigo um elevado índice de cura com baixo risco de complicações.[10]

Admite-se que o mecanismo responsável pela arritmia seja a reentrada, que acontece entre duas vias funcionais de condução atrioventricular.[11] Constata-se na avaliação da condução atrioventricular dos pacientes acometidos um padrão dual, com um intervalo atrioventricular subitamente mais prolongado (de fato, na investigação invasiva, observa-se o prolongamento do intervalo AH) quando se atinge um intervalo de acoplamento crítico (Figura 1). A interpretação desse achado (usualmente chamado de "salto de onda") é que, nesses pacientes, o encurtamento do intervalo de acoplamento faz com que uma via de condução (via "rápida") atinja seu período refratário funcional, permitindo que o estímulo atinja os ventrículos por outra via nodal (via "lenta"). Em condições clínicas propícias (mediadas pelo tônus autonômico), essa ativação pela via "lenta" poderia ser conduzida para os átrios através da via "rápida" já recuperada ("eco" nodal). A persistência desse fenômeno provoca a taquicardia clínica típica.

A ativação dos átrios pela via "rápida" faz com que a onda P seja registrada, no eletrocardiograma, concomitantemente com a ativação ventricular. Dessa forma, durante a taquicardia, a onda P pode não ser identificada nas derivações de superfície, ou se manifeste como um "pseudo-r'" principalmente na derivação V1 (Figura 2) quando se compara com o registro em ritmo sinusal (que é, na maior parte das vezes, normal).

O diagnóstico é normalmente baseado no quadro clínico e no registro de um eletrocardiograma durante a crise com as alterações descritas acima. Não é raro que o paciente não tenha tal registro, dizendo que a crise é fugaz e não foi possível fazer o exame em tempo hábil. Nessas situações pode ser necessário lançar mão de exames complementares, como a estimulação cardíaca transesofágica, na qual se consegue de-

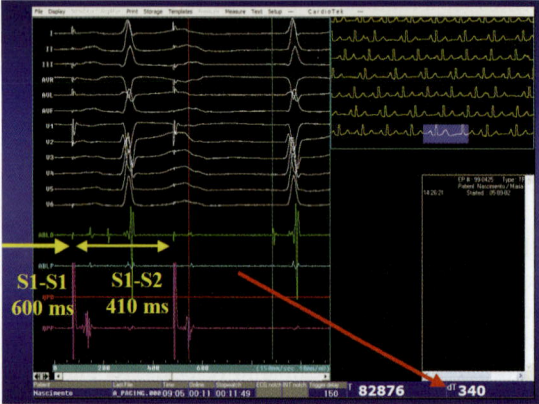

Figura 1   Imagens obtidas durante estudo eletrofisiológico invasivo em paciente com taquicardia por reentrada nodal (velocidade do registro de 150 mm/s). No Painel A, é possível observar que, após um extraestímulo aplicado 420 ms após um ciclo de estimulação de 600 ms, o intervalo AH é de 140 ms (seta vermelha). Se o extraestímulo é adiantado em 10 ms (Painel B), ocorre um aumento notável do intervalo AH (agora de 340 ms), indicando a ocorrência do "salto de onda".

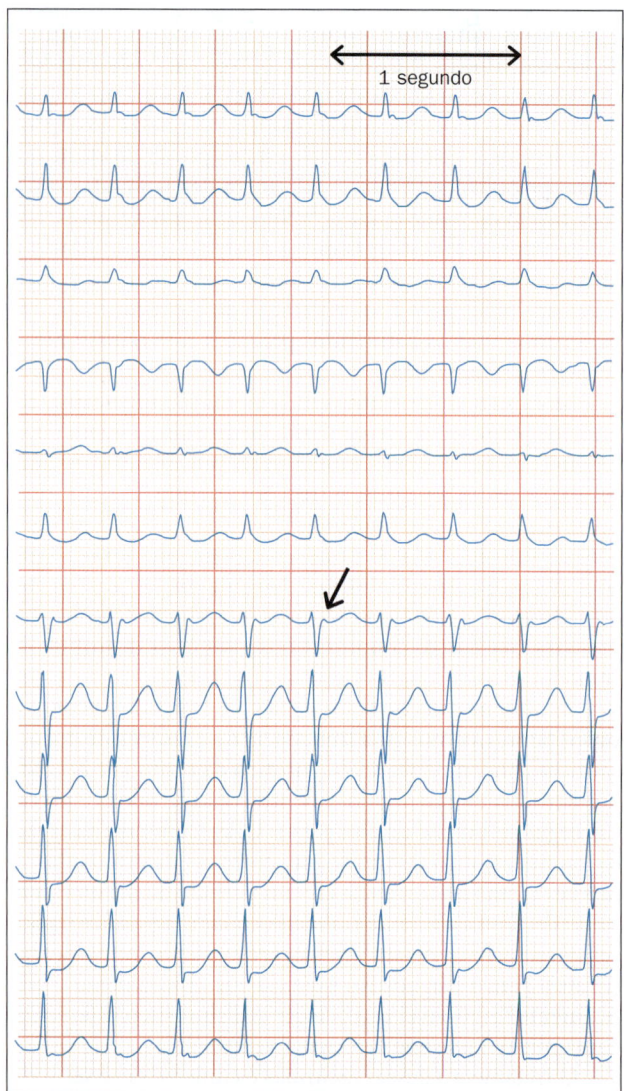

Figura 2   Eletrocardiograma com registro das 12 derivações simultâneas, demonstrando uma taquicardia regular de QRS estreito, com frequência cardíaca de aproximadamente 167 batimentos por minuto. Nota-se inscrição no final do complexo QRS principalmente em V1 ("r'", indicado pela seta). Esse padrão indica o diagnóstico de uma taquicardia por reentrada nodal.

monstrar o "salto de onda" e mesmo provocar a taquicardia. Finalmente, dependendo da situação clínica, pode-se, em casos excepcionais, indicar um estudo eletrofisiológico invasivo, principalmente se a opção pelo tratamento seja a ablação com radiofrequência.[2]

Tratamento do quadro agudo

Por ser uma taquicardia dependente do nó atrioventricular, normalmente medidas que visam a alterar a condução por essa estrutura são eficazes para a reversão da arritmia para o ritmo sinusal.

As medidas mais simples para tal fim, e sempre à mão independentemente da estrutura de atendimento médico, são as manobras vagais. Mesmo com o desenvolvimento de técnicas e medicamentos modernos, essa terapia ainda é considerada de primeira linha.[2-4] Tais manobras[3,4] são resumidas no Quadro 1. Fato curioso é que muitos pacientes aprendem, por si sós ou por orientação de um médico, a tentar uma ou mais dessas modalidades antes de ir a um pronto-socorro. No

entanto, mesmo se for esse o caso, manobras complementares podem ser tentadas se a situação clínica permitir. Além do mais, essas ações podem ser repetidas sob ação de fármacos como os descritos a seguir, em caso de insucesso da medicação.[7]

Nos casos em que se faz necessário o uso de fármacos para a reversão, a medicação de escolha é, hoje, a adenosina.[2-4,7] Esse nucleotídeo natural, quando injetado por via venosa, provoca uma ação intensa e fugaz de depressão da condução atrioventricular, que normalmente interrompe a taquicardia. Existem ainda vantagens adicionais. A primeira decorre da sua rapidez de eliminação (alguns segundos), fazendo com que o medicamento não tenha efeitos cumulativos (segurança do uso de outros fármacos no caso de insucesso). É importante notar que

Quadro 1 Manobras vagais empregadas para a reversão das taquicardias paroxísticas dependentes do nó atrioventricular
Compressão do(s) seio(s) carotídeo(s)
Manobra de Valsalva
Provocação do reflexo de vômito
Bolsa de água gelada na face
Deglutição de um grande gole de água gelada

essa característica faz com que a dose tenha que ser crescente, em caso de insucesso. Outra vantagem é que, nos casos de erro diagnóstico, a administração normalmente não é deletéria, podendo até servir como manobra diagnóstica (a manutenção da atividade atrial concomitantemente com o bloqueio atrioventricular indica taquicardia ou *flutter* atrial).

A maior desvantagem desse tratamento, além da possível ocorrência de efeitos colaterais listados no Quadro 2, é a sensação de mal-estar que ele provoca em muitos pacientes. Alguns sabem, por experiência própria, que tal reação é provocada pela injeção, e já chegam ao pronto-socorro solicitando um tratamento alternativo. Este normalmente é um bloqueador dos canais de cálcio que possua ação eletrofisiológica no nó atrioventricular, como o verapamil e o diltiazem para o uso parenteral.

Os casos em que essas ações não conseguem a reversão devem ser avaliados com cautela, inclusive com a revisão do quadro (pensar em um diagnóstico diferencial, como *flutter* ou taquicardia atrial). Para esses casos (taquicardia por reentrada nodal não responsiva às manobras vagais, adenosina ou bloqueadores dos canais de cálcio), nas diretrizes nacionais são citados, ainda, os betabloqueadores, a amiodarona e o digital por via endovenosa, sendo esses dois últimos recomendados particularmente nos casos, raros na experiência do autor, de taquicardia associada a doença cardíaca estrutural.[2] No entanto, ressalta-se que o uso combinado ou seriado pode ser deletério. Assim, no caso de insucesso de qualquer fármaco (exceto a adenosina), devem-se considerar outras opções de tratamento em caso de falha na repetição das manobras vagais em vigência da ação medicamentosa. As opções, nesses casos excepcionais, podem ser a reversão pela estimulação esofágica ou mesmo a cardioversão elétrica.

Cabe aqui a sugestão de que as medidas para a reversão da arritmia (manobras vagais ou o uso de adenosina) sejam acompanhadas de registro eletrocardiográfico contínuo. Essa medida pode registrar a arritmia subjacente, como taquicardia ou *flutter* atrial, caso o diagnóstico esteja equivocado. Finalmente, é bom deixar claro que, caso haja sinais de comprometimento hemodinâmico (na experiência do autor, condição raríssima nesse tipo de arritmia), a cardioversão elétrica é o tratamento de escolha.[2]

Prevenção de recorrências

A necessidade e a modalidade de tratamento para a prevenção das recorrências na taquicardia por reentrada nodal depende do quadro clínico. Se o paciente apresenta poucas crises, ou com fatores desencadeantes bem definidos e passíveis de serem eliminados, pode não haver necessidade de tratamento específico. Por outro lado, o paciente muito sintomático usualmente requer algum tipo de tratamento, seja medicamentoso ou não. A ablação com radiofrequência se destaca nesse contexto, em razão de seu elevado índice de sucesso e pequeno número de complicações.[10]

No paciente com poucas crises pode-se optar pela orientação quanto a evitar possíveis fatores desencadeantes ou para a utilização de manobras vagais. Nos casos em que essa abordagem não teve sucesso, ou nos pacientes que apresentam queixas mais frequentes, pode ser necessário o uso de medicamentos. Se for essa a opção clínica, os fármacos recomendados são os betabloqueadores, os bloqueadores dos canais de cálcio (verapamil ou diltiazem) ou a digoxina.[2-4] Nas diretrizes nacionais são listados, como opção, os antiarrítmicos da classe I e III segundo Vaughan-Williams.[2] Nas diretrizes internacionais[3] a recomendação recai especificamente na classe Ic (que, no mercado brasileiro, tem como único representante a propafenona) e III (disponíveis no Brasil o sotalol e a amiodarona).

Para os pacientes com muitas crises e que não querem fazer uso de medicações profiláticas ou que são não responsivos à terapia medicamentosa, a ablação do circuito é seguramente a melhor opção de tratamento. De fato, na opinião do autor, se for considerada outra terapia medicamentosa diferente de betabloqueadores, bloqueadores dos canais de cál-

Quadro 2 Fármacos parenterais disponíveis para o tratamento das crises de taquicardia paroxística dependentes do nó atrioventricular. A reversão farmacológica da arritmia pode exigir ambiente apropriado com facilidades de reanimação		
Fármaco	**Dose**	**Efeitos colaterais**
Adenosina	6 a 12 mg EV, em *bolus*	Dispneia, rubor, desconforto torácico Broncoespasmo; ocorrência de fibrilação atrial (cuidado com portadores de vias acessórias atrioventriculares)
Verapamil	5 a 10 mg EV em 2 minutos	Hipotensão, bradicardia
Diltiazem	0,25 a 0,35 mg/kg EV em 2 minutos	Hipotensão, bradicardia
Amiodarona	Infusão rápida: 150 mg EV nos primeiros 10 minutos, repetida a cada 10 minutos se necessário Infusão lenta: 360 mg EV em 6 horas Manutenção: 540 mg EV em 18 horas Dose máxima diária: 2,2 g EV nas 24 horas	Vasodilatação, hipotensão, efeito inotrópico negativo, prolongamento do QT

cio ou digoxina para qualquer paciente, a ablação deveria ser oferecida como opção de tratamento. Essa possibilidade terapêutica pode ser oferecida mesmo após a primeira crise, principalmente se o paciente mostra insegurança quanto à possibilidade de recorrência do paroxismo em situações nas quais o socorro médico é difícil (viagens longas ou para lugares ermos).

O tratamento consiste na modificação do padrão da condução elétrica pelo nó atrioventricular, por meio de aplicações de energia de radiofrequência na região anatômica em que normalmente está localizada a via lenta nodal (Figura 3). Após as aplicações são realizados testes com estimulação atrial, sendo considerado sucesso quando não se consegue a indução da taquicardia mesmo sob ação da atropina ou do isoproterenol. Esses testes são necessários uma vez que não se ob-

servam alterações no eletrocardiograma (diferentemente do que ocorre com a ablação das vias acessórias atrioventriculares, em que se nota a normalização do traçado). O procedimento é realizado rotineiramente em todos os centros que dispõem de um serviço de eletrofisiologia invasiva, e o índice de sucesso gira em torno de 94 a 99%.[10] A complicação mais temida é o bloqueio atrioventricular total, relatado em 0,5 a 4% das séries publicadas. Nesse caso, normalmente o paciente necessita de estimulação cardíaca por meio de um marca-passo artificial. Outras complicações (lesões vasculares, tamponamento cardíaco) são menos comuns, reportadas em cerca de 0,1% dos casos.[12]

Por fim, cabe comentar algo sobre os pacientes com queixas de palpitações, com quadro clínico sugestivo de taquicardia por reentrada nodal, porém sem registro eletrocardiográfico da arritmia. No ponto de vista do autor existem várias opções que devem ser aplicadas de acordo com o quadro clínico. A primeira delas pode ser a insistência no diagnóstico, seja por meio da busca de um pronto-socorro precocemente ou de exames como a estimulação esofágica. Dependendo da situação, pode-se tentar um tratamento empírico com um betabloqueador ou com um bloqueador dos canais de cálcio (verapamil ou diltiazem). Por fim, se essas estratégias falharem, ou se o paciente se mostra ansioso e muito sintomático, pode-se lançar mão do estudo eletrofisiológico invasivo com vistas ao diagnóstico e à possibilidade de tratamento no mesmo procedimento.[2-4]

Taquicardia envolvendo uma via acessória

As taquicardias atrioventriculares envolvendo uma via acessória constituem a segunda principal causa de taquicardia paroxística supraventricular.[9] Embora sejam, em muitos aspectos, semelhantes às taquicardias por reentrada nodal (na sua forma de apresentação e na efetividade de manobras ou fármacos que interfiram no nó atrioventricular para o seu tratamento), existem peculiaridades nas condutas que envolvem o manejo dos pacientes com vias acessórias que permitem que a sua abordagem seja descrita separadamente.

Em primeiro lugar, há tanto o que ser dito sobre as vias acessórias atrioventriculares que elas poderiam ocupar um capítulo inteiro de qualquer livro de cardiologia. Mas, como a cardiologia é uma especialidade com tantos temas extensos, optou-se por dividir a abordagem nos diversos capítulos relacionados ao manejo de arritmias. No presente capítulo serão comentados os tratamentos disponíveis para os pacientes que se apresentam com arritmias decorrentes da presença de uma via acessória, sendo comentados alguns aspectos clinicamente relevantes no que tange ao tratamento invasivo e na conduta no paciente assintomático com pré-excitação ventricular. De maneira didática, a sequência na qual os temas serão abordados é: a abordagem do quadro agudo, a prevenção de recorrências (no paciente com pré-excitação ventricular ou no paciente com uma via acessória oculta) e as opções de tratamento para os casos em que se observa um padrão eletrocardiográfico de pré-excitação ventricular como um achado de exame, sem sintomas associados.

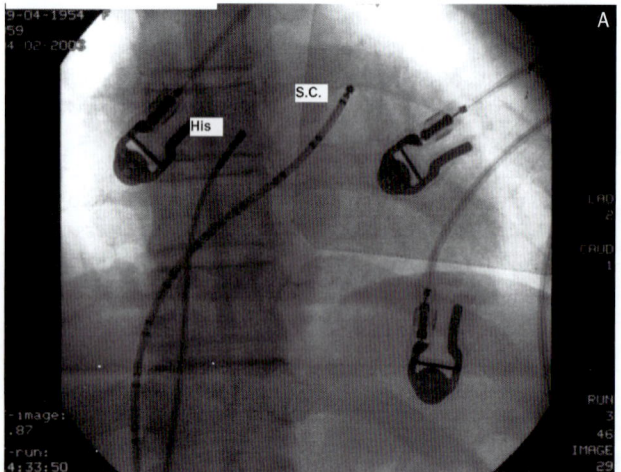
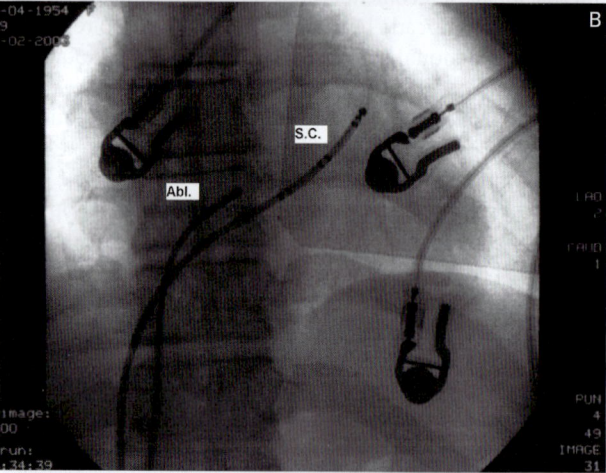

Figura 3 Imagens radioscópicas obtidas, na incidência posteroanterior, durante estudo eletrofisiológico invasivo para o tratamento da taquicardia por reentrada nodal por meio da ablação com radiofrequência. Em A é possível observar o cateter de ablação posicionado na região onde é registrado o potencial do feixe de His (His), além de um cateter multipolar posicionado no interior do seio coronário (SC). Para posicionar o cateter na região da via lenta nodal, é aplicada curva ao cateter de ablação (Abl), com a posição final demonstrada em B.

Tratamento do quadro agudo

A forma mais comum de manifestação clínica da taquicardia atrioventricular envolvendo uma via acessória é a taquicardia paroxística. O mecanismo é a reentrada, comumente utilizando o sistema de condução normal como via "descendente" (dos átrios para os ventrículos) e a via acessória como via "ascendente" (dos ventrículos para os átrios). Nesses casos as taquicardias são denominadas ortodrômicas, e o complexo QRS é geralmente estreito, a não ser que haja distúrbios da condução intraventricular associados. Um eletrocardiograma típico é mostrado na Figura 4. Pode-se notar um entalhe geralmente deformando o segmento ST (ativação atrial retrógrada) cerca de 70 ms após o início do complexo QRS. Embora seja possível determinar essas diferenças eletrocardiográficas com relação à taquicardia por reentrada nodal, muitas vezes o diagnóstico de certeza é feito no estudo eletrofisiológico invasivo. Mesmo assim, a obtenção de um eletrocardiograma de 12 derivações durante a crise é muito importante para a orientação terapêutica, seja no quadro agudo ou na prevenção de recorrências. Esse tipo de arritmia pode ocorrer em pacientes com sinais de pré-excitação ventricular (intervalo PR curto e onda delta no eletrocardiograma em ritmo sinusal) ou em pacientes com as chamadas vias acessórias ocultas (capazes de condução exclusivamente retrógrada, dos ventrículos para os átrios).

Uma forma menos comum de taquicardia atrioventricular é a antidrômica, na qual o complexo QRS se mostra alargado, com aspecto de pré-excitação máxima, conforme demonstrado na Figura 5. Essa arritmia ocorre quando o estímulo "desce" dos átrios em direção aos ventrículos pela via acessória e "sobe" na direção oposta pelo sistema de condução normal. Esse tipo especial de taquicardia só ocorre em pacientes com vias acessórias manifestas no eletrocardiograma em ritmo sinusal. Mais rara, ela pode ser confundida com uma taquicardia ventricular.

O tratamento da taquicardia ortodrômica pode se valer dos mesmos princípios já discutidos para as crises de taquicardia por reentrada nodal. Como o circuito da arritmia passa pelo nó atrioventricular, ações que visam a dificultar a condução elétrica por essa estrutura podem interromper a taquicardia.[2-4] Na Figura 6 é demonstrada a interrupção de uma taquicardia atrioventricular com a utilização da adenosina. Vale ressaltar que, embora seguro, o uso desse fármaco pode provocar fibrilação atrial em alguns pacientes, e isso pode ocorrer em pacientes com vias acessórias de condução atrioventricular. Essa situação pode precipitar arritmias ventriculares sérias, como a fibrilação ventricular, em virtude da condução acele-

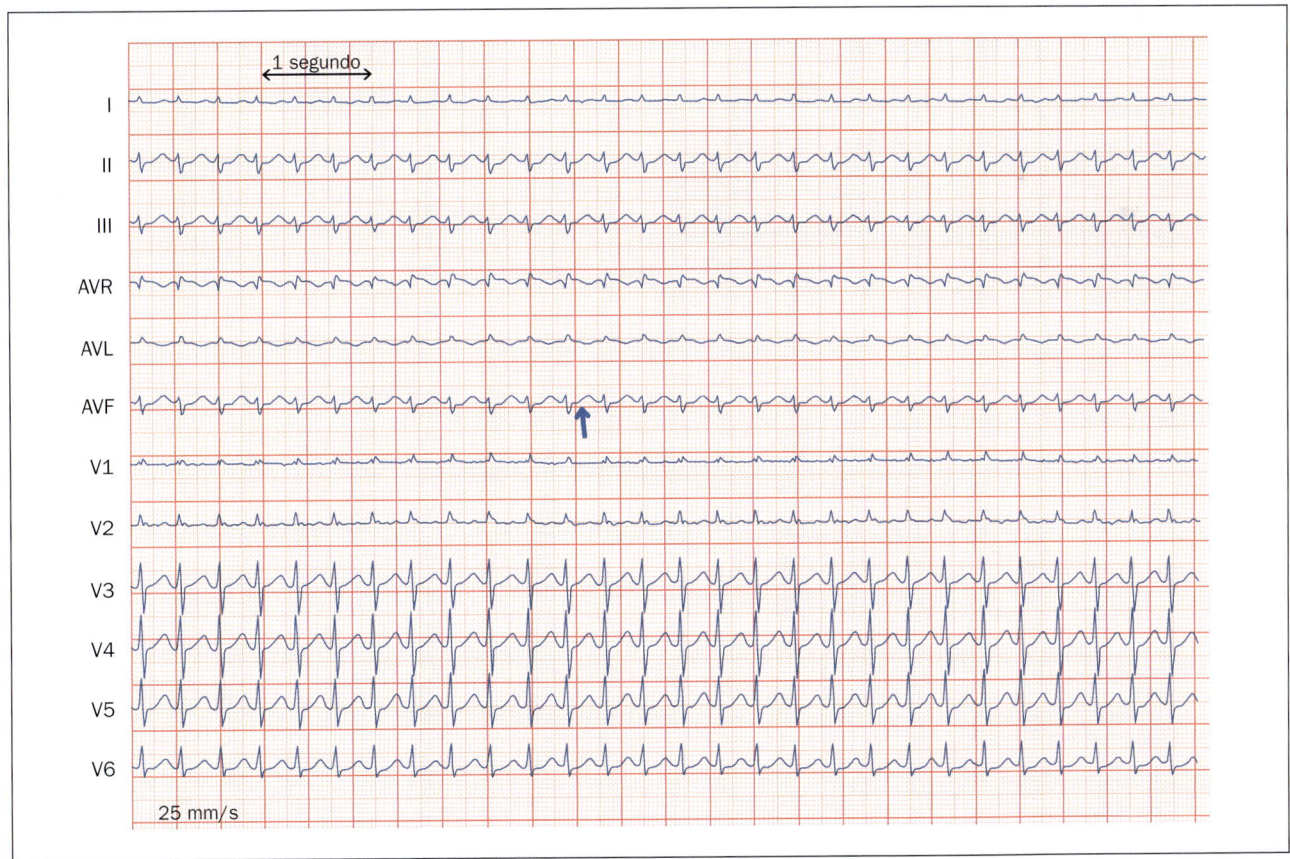

Figura 4 Eletrocardiograma com registro das 12 derivações simultâneas, demonstrando uma taquicardia regular de QRS estreito, com frequência cardíaca de aproximadamente 187 batimentos por minuto. Nota-se inscrição após o complexo QRS principalmente, nesse caso, em aVF (indicado pela seta). Esse padrão indica o diagnóstico de uma taquicardia por reentrada atrioventricular por uma via acessória.

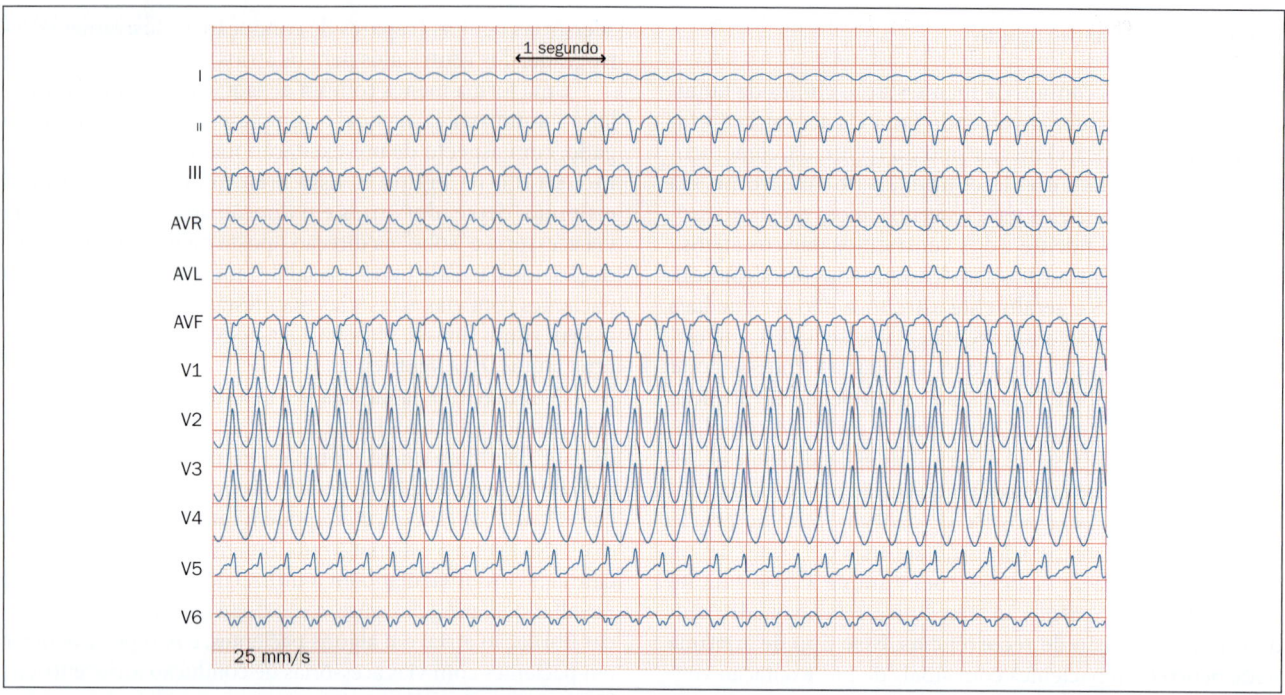

Figura 5 Eletrocardiograma com registro das 12 derivações simultâneas, demonstrando uma taquicardia regular de QRS largo (morfologia de bloqueio completo do ramo direito), com frequência cardíaca de aproximadamente 215 batimentos por minuto. Traçado registrado no mesmo paciente da Figura 4, e que o estudo eletrofisiológico demonstrou tratar-se de taquicardia antidrômica por uma via acessória atrioventricular de localização lateral esquerda.

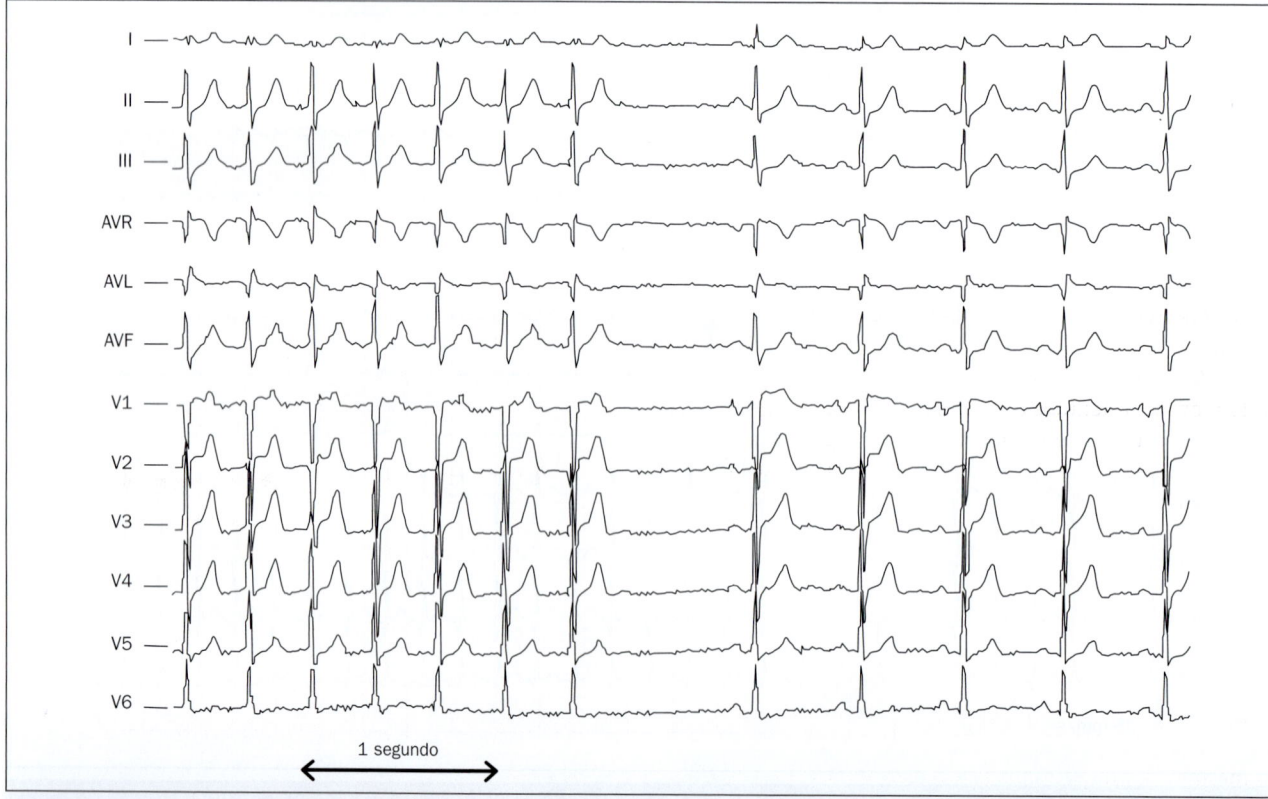

Figura 6 Eletrocardiograma com registro das 12 derivações simultâneas, demonstrando uma taquicardia regular de QRS estreito, que é interrompida e passa a ritmo sinusal com a administração endovenosa de 12 mg de adenosina.

rada pela via acessória (que geralmente não apresenta o retardo de condução fisiológico do nó atrioventricular). Esse, entre outros motivos, faz com que seja necessário o uso de medicações em ambiente adequado, com facilidades para o atendimento cardiológico de emergência.

Peculiaridades no manejo de pacientes com taquicardias pré-excitadas

Nas taquicardias antidrômicas o uso de manobras que visam a atuar na condução elétrica pela via acessória ou pelo nó atrioventricular (ver Quadro 1) pode ser efetivo, pois ambas as estruturas normalmente fazem parte do circuito. Nesses casos, o uso de manobras vagais ou da adenosina geralmente é ineficaz, já que o nó atrioventricular não está envolvido no circuito da arritmia. Nessas situações, levando-se em conta ainda o risco de aceleração da condução pela via acessória após o bloqueio do nó atrioventricular, faz com que se dê preferência a fármacos que atuam tanto no sistema de condução normal quanto pela via acessória. A amiodarona constitui a opção de tratamento disponível.[2-4]

Prevenção de recorrências

O paciente portador de uma via acessória sem capacidade de condução anterógrada (via oculta) e com taquicardias atrioventriculares geralmente pode ser tratado como os portadores de taquicardia por reentrada nodal. Como nesses casos não existe condução anterógrada pela via acessória, a presença de arritmias decorrentes de condução atrioventricular acelerada não é um problema clínico relevante.

Já os pacientes com pré-excitação ventricular aparente no eletrocardiograma (intervalo PR curto e onda delta) são candidatos à ablação da via acessória.[2-4] Com os resultados obtidos utilizando-se a energia de radiofrequência (elevado índice de sucesso e poucas complicações),[10] o tratamento tem a vantagem adicional de eliminar definitivamente uma estrutura que está relacionada com risco de arritmias letais em alguns pacientes.[13] A discussão é tal que se advoga a ablação de vias acessórias independentemente da sintomatologia. Na Figura 7 são demonstradas imagens radiológicas obtidas durante o procedimento, e os potenciais elétricos registrados no local de aplicação podem ser vistos na Figura 8. Tal abordagem foi testada em um estudo prospectivo, no qual foi demonstrada a superioridade da terapia invasiva.[14] No entanto, essa abordagem ainda é tema de discussões e não está recomendada como unanimidade nas diretrizes nacionais[2] ou internacionais.[3,4]

Mesmo com a ampliação das indicações da terapia curativa, o tratamento farmacológico de pacientes com pré-excitação ventricular tem seu papel. Afinal, em alguns pacientes o tratamento por meio da ablação não é possível (falta de centros disponíveis, custo do procedimento ou contraindicações), ou mesmo não desejado pelo paciente. Nesses casos, podem ser empregados fármacos com ação depressora sobre a condução elétrica pela via acessória, sendo a propafenona, a amiodarona e o sotalol disponíveis no Brasil.[2-4,7]

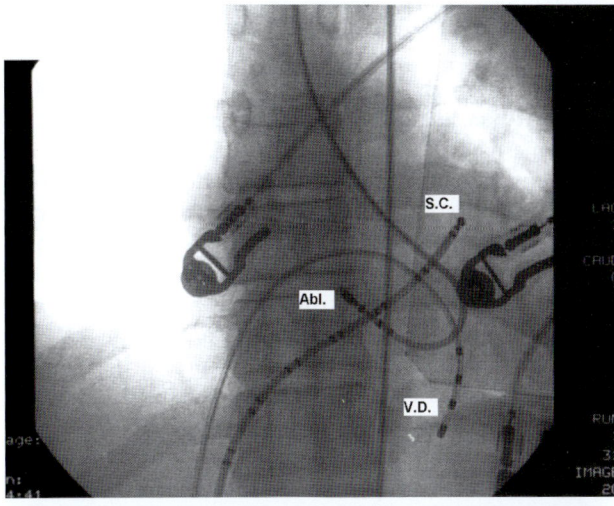

Figura 7 Imagens radioscópicas obtidas, na incidência posteroanterior, durante estudo eletrofisiológico invasivo para o tratamento de uma via acessória atrioventricular por meio da ablação com radiofrequência. É possível observar o cateter de ablação (Abl) posicionado, por via aórtica retrógrada, na região onde é registrada a ativação ventricular mais precoce, na região posterosseptal do anel mitral. Nesse ponto foi aplicado um pulso de radiofrequência, com eliminação persistente da condução pela via acessória. É possível observar, também, um cateter multipolar posicionado no interior do seio coronário (SC) e um cateter quadripolar posicionado no ventrículo direito (VD), ambos por via venosa.

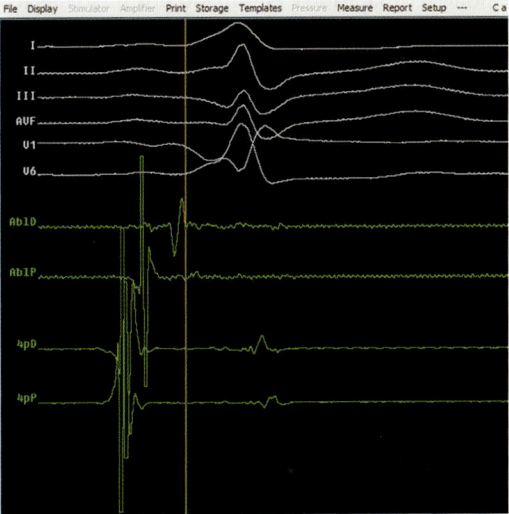

Figura 8 Imagens obtidas durante estudo eletrofisiológico invasivo em paciente com uma via acessória atrioventricular (velocidade do registro de 300 mm/s). O registro eletrocardiográfico simultâneo das derivações D1, D2, D3, aVF, V1 e V6 são sobrepostas ao registro intracavitário (linhas verdes). Observa-se que a ativação ventricular captada pelo eletrodo distal do cateter de ablação (AblD) precede totalmente o início da onda delta das derivações periféricas (linha amarela, vertical). Nesse ponto foi aplicado um pulso de radiofrequência, com eliminação persistente da condução pela via acessória.

Taquicardias atriais

As taquicardias atriais constituem um tema amplo. Entre as arritmias dependentes exclusivamente de estruturas atriais, mesmo excluindo as mais frequentes (*flutter* e fibrilação), permanece uma grande variedade de distúrbios do ritmo. Taquicardias atriais unifocais (sejam paroxísticas ou crônicas), multifocais ou reentrantes (como as que ocorrem ao redor de cicatrizes de atriotomias prévias) são muito comuns na prática clínica. Os mecanismos podem ser variados, mas as manifestações eletrocardiográficas são, de certa forma, semelhantes (um ritmo atrial, com ondas P precedendo os complexos QRS, com frequência e graus de bloqueio variáveis). Isso faz com que muitas arritmias diferentes sejam englobadas dentro de um rótulo apenas (taquicardia atrial), dificultando a análise e a comparação entre diferentes tratamentos. Uma classificação[15] procurou levar em conta vários aspectos, inclusive o ponto de vista do eletrofisiologista (com vistas, principalmente, à possibilidade de tratamento invasivo). Com base nessa classificação, serão abordadas a seguir as taquicardias de maior interesse do ponto de vista clínico.

Taquicardia atrial focal

São caracterizadas, do ponto de vista eletrofisiológico, pela ativação de um ponto qualquer, com ativação subsequente de ambos os átrios. O mecanismo dessa arritmia é variado, podendo ser um foco hiperautomático ou reentrante. Mas o que faz dessa arritmia especial é que, se a origem é um ponto, ele pode ser mapeado e eliminado por meio das técnicas de ablação disponíveis.

O quadro clínico é variável. Alguns pacientes apresentam crises paroxísticas muito semelhantes à taquicardia por reentrada nodal ou atrioventricular por uma via acessória. Outros casos apresentam-se de forma crônica, e eles podem constituir um problema clínico mais complexo. Isso porque o reconhecimento de uma taquicardia atrial ectópica em uma criança pode ser difícil, já que a frequência cardíaca na infância é maior. A persistência da taquicardia pode levar ao aparecimento da chamada taquicardiomiopatia (disfunção ventricular secundária ao aumento crônico da frequência cardíaca), e o paciente pode procurar tratamento, após anos de taquicardia sem diagnóstico, por sintomas de insuficiência cardíaca. E, pior, nesse estado pode ser difícil determinar se a arritmia é causa ou consequência do quadro congestivo, dificultando o tratamento adequado.

A localização do foco arritmogênico é variável, incluindo até a possibilidade de uma origem perissinusal. Nas taquicardias focais, a morfologia das ondas P é constante e pode auxiliar, de maneira grosseira, na determinação da origem (normalmente uma onda P negativa em D1 e aVL indica origem no átrio esquerdo, ou em D2, D3 e aVF sugere origem próxima ao anel atrioventricular). No entanto, existem algumas situações em que pode haver alguma confusão. Como exemplos, uma taquicardia perissinusal mostra uma onda P igual à originada pela ativação do nó sinusal, e a ativação de um foco próximo à veia pulmonar superior direita, embora

no átrio esquerdo, pode aparentar uma origem no átrio direito. A presença de várias morfologias caracteriza a taquicardia atrial multifocal, que será abordada em separado.

O tratamento clínico da taquicardia atrial focal pode ser difícil, sendo que um dos fatores que atrapalham a análise é que, muitas vezes, a classificação da arritmia impede uma definição clara de padrões de superioridade. Mesmo sendo de origem atrial e independentes do nó atrioventricular para a sua manutenção, algumas taquicardias atriais focais respondem a manobras vagais ou à adenosina,[16] tratamento inicial proposto pelas diretrizes internacionais.[3,4] As alternativas listadas nessas publicações são o verapamil, o diltiazem, betabloqueadores, a propafenona, o sotalol ou a amiodarona (fármaco de eleição caso haja insuficiência cardíaca). A cardioversão elétrica, embora normalmente pouco eficaz nas arritmias automáticas, pode ser tentada nos pacientes com arritmias resistentes ao tratamento farmacológico, ou nos que se apresentam com sinais de comprometimento hemodinâmico. Mesmo com todas essas opções, não é raro o insucesso na tentativa de reversão da arritmia. Nesses casos pode-se obter o controle da frequência cardíaca (com verapamil, diltiazem ou betabloqueadores) para a avaliação posterior das possibilidades de tratamento.

Este deve visar, além do controle da arritmia no quadro agudo, à prevenção da sua recorrência e, nas formas crônicas, a sua supressão para a manutenção do ritmo sinusal estável. Os fármacos disponíveis para esse fim são os betabloqueadores, os bloqueadores dos canais de cálcio, a propafenona, o sotalol e a amiodarona.[3,4] Os dois primeiros têm a vantagem de controlar a frequência cardíaca e de apresentarem poucos efeitos colaterais. Muitas vezes, no entanto, é necessária a associação de fármacos no tratamento, o que aumenta a chance de efeitos adversos. E, não raro, a arritmia é resistente ao tratamento medicamentoso, o que favorece a opção pela ablação com radiofrequência. Outro fato que favorece essa opção terapêutica é a origem focal da arritmia, o que possibilita sua localização e interrupção com lesões dirigidas a pontos específicos nos átrios. Essa modalidade de tratamento não farmacológico pode ter índice de sucesso muito satisfatórios, com controle da arritmia em uma grande porcentagem dos pacientes, e levando, inclusive, à reversão da taquicardiomiopatia. De fato, esse tratamento está indicado, sem dúvida, para os casos resistentes ao tratamento farmacológico e nos casos de taquicardia incessante, especialmente quando há taquicardiomiopatia.[3] Assim, é importante conhecer as opções de tratamento farmacológico. Resta, ainda, como última opção para o controle da frequência cardíaca em casos muito especiais, a ablação do nó atrioventricular e o implante de marca-passo.[2]

Taquicardia atrial multifocal

O diagnóstico da taquicardia atrial multifocal é feito com base na demonstração, no eletrocardiograma, de uma taquicardia com ondas P de morfologias variadas.[6] Muitas vezes esse tipo de taquicardia ocorre em pacientes com patologias cardíacas ou pulmonares. O tratamento deve visar à correção de fatores desencadeantes (como distúrbios eletrolíticos e hipóxia, situações comuns nesses casos) e ao controle da frequência cardíaca. A digoxina ou os bloqueadores dos canais de cálcio, como o verapamil ou o diltiazem, podem ser utilizados com essa finalidade, ainda mais se se levar em conta a contraindicação para o uso de betabloqueadores em muitos dos pacientes acometidos.[17] A presença de vários focos de arritmia nesses casos impossibilita o tratamento direto da arritmia por meio da ablação com radiofrequência,[3,4] restando a opção pela ablação do nó atrioventricular nos casos refratários.[2]

Outras formas de taquicardia

Taquicardia fascicular

A taquicardia ventricular idiopática do ventrículo esquerdo, mesmo sendo uma taquicardia ventricular (a sua origem, geralmente, se dá nos fascículos do ramo esquerdo), deve ser citada no capítulo sobre taquicardias supraventriculares. Isso porque, em decorrência de algumas peculiaridades clínicas, é uma arritmia frequentemente confundida com estas: a sua forma de apresentação é geralmente paroxística; o complexo QRS normalmente não é muito alargado; acomete pacientes jovens e sem cardiopatia; e, mais caracteristicamente, podem ser revertidas com o uso de verapamil endovenoso (o que, muitas vezes, "fecha" o diagnóstico de que se trata de uma taquicardia supraventricular). Um exemplo dessa taquicardia é demonstrado nas Figuras 9 e 10.

A arritmia comumente responde ao verapamil endovenoso. A prevenção de recorrências pode ser obtida com o verapamil ou com betabloqueadores (estes geralmente quando a arritmia é nitidamente desencadeada pelo esforço físico). A ablação com radiofrequência é uma boa opção de tratamento para os pacientes sintomáticos, dado o seu elevado índice de sucesso.[2] Por se tratar de uma arritmia que ocorre em corações estruturalmente normais, é uma das poucas situações em que se pode obter a cura de uma taquicardia ventricular por meio dessa técnica.

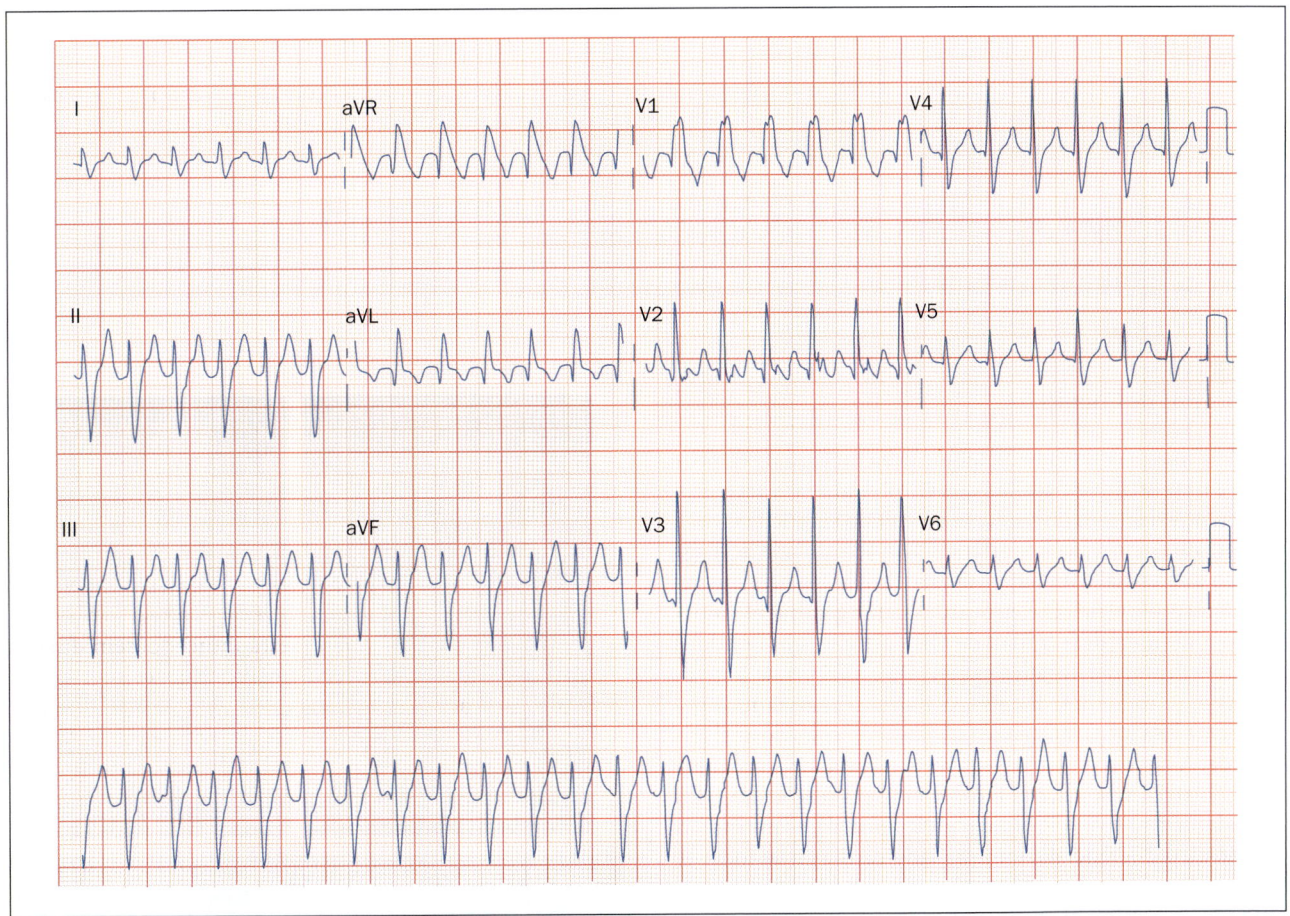

Figura 9 Eletrocardiograma com registro das 12 derivações, demonstrando uma taquicardia regular de QRS largo (160 ms) e morfologia de bloqueio completo do ramo direito e hemibloqueio anterior esquerdo, com frequência cardíaca de aproximadamente 150 batimentos por minuto. Na derivação D2 (traçado inferior, com registro mais prolongado) podem-se observar ondas P dissociadas da ativação ventricular, caracterizando a origem ventricular da arritmia. O traçado foi obtido de um paciente de 22 anos à época do episódio, sem sinais de cardiopatia, e que foi medicado com verapamil endovenoso por se suspeitar do diagnóstico de taquicardia supraventricular.

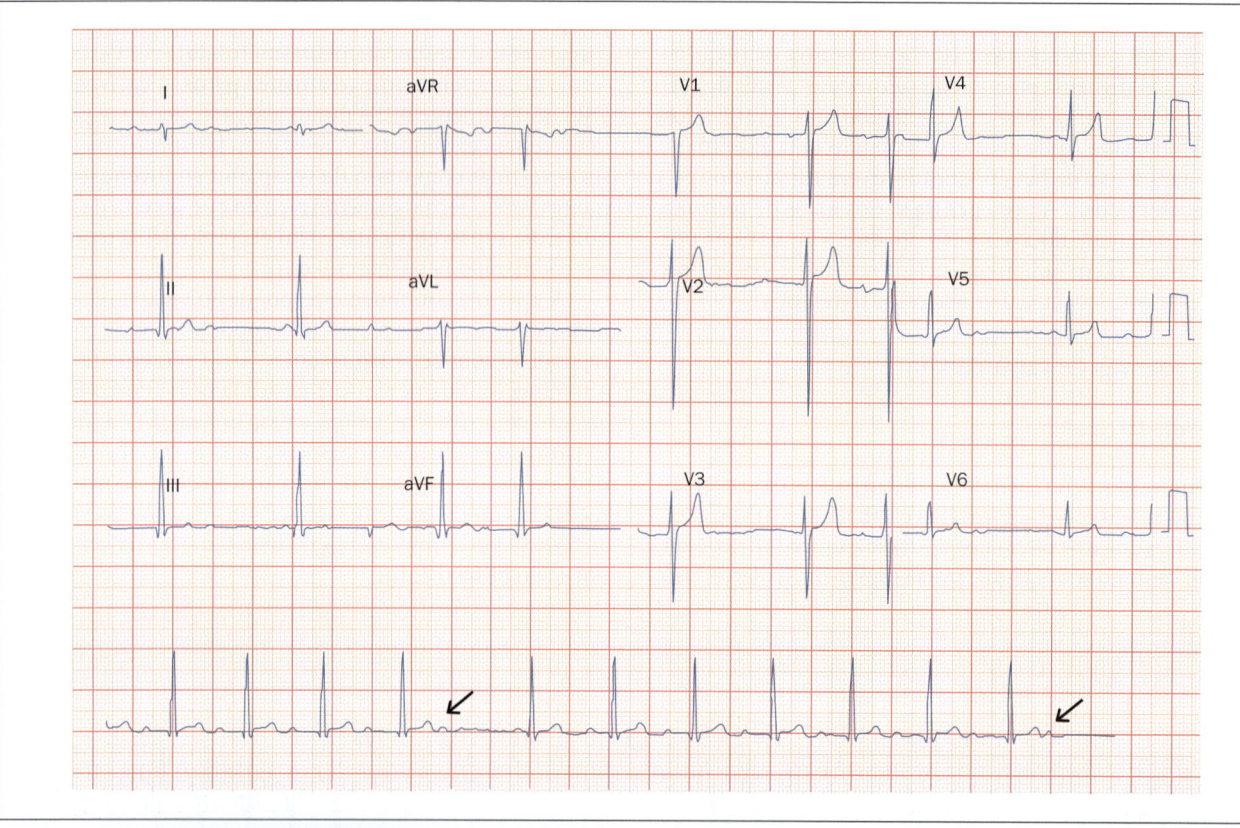

Figura 10 Eletrocardiograma 12 derivações do mesmo paciente da Figura 9, obtido após a reversão da taquicardia pelo verapamil. Na verdade, esse é o exemplo de uma taquicardia ventricular idiopática do ventrículo esquerdo, que geralmente tem origem em um fascículo do sistema de condução (daí o nome fascicular), e tem a característica clínica de ser sensível ao verapamil.

Taquicardia de Coumel

A forma permanente da taquicardia juncional reciprocante é uma arritmia peculiar, que envolve uma via acessória de condução lenta exclusivamente no sentido ventrículo-atrial. Embora rara, tem a sua importância pela necessidade de diagnóstico diferencial com outras taquiarritmias, principalmente a taquicardia atrial. O eletrocardiograma geralmente mostra uma taquicardia regular, de QRS estreito, com onda P caracteristicamente negativa em D2, D3 e aVF, já que a ativação atrial retrógrada se faz através da via acessória que normalmente está localizada na região posterosseptal do anel tricúspide. A condução lenta pela via acessória faz com que a ativação atrial seja inscrita tardiamente em relação ao QRS precedente (intervalo RP longo e PR normal), admitindo o diagnóstico diferencial com uma taquicardia atrial focal. A taquicardia resultante costuma ter um circuito estável, manifestando-se geralmente de maneira incessante. O tratamento de escolha para essa situação costuma ser a ablação com radiofrequência da via acessória, notadamente nos pacientes sintomáticos ou nos que apresentem taquicardiomiopatia. Essa modalidade de tratamento mostra-se eficaz em uma grande porcentagem dos casos. Um exemplo dessa taquicardia pode ser observado na Figura 11.

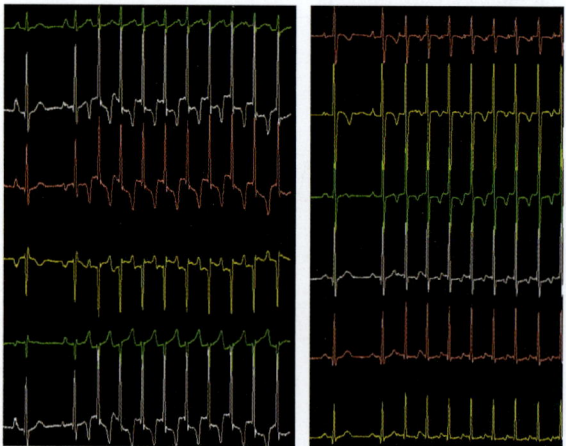

Figura 11 Eletrocardiograma de 12 derivações simultâneas (painel A, registros de D1 a aVF; painel B, registro das precordiais). Nota-se um batimento sinusal, seguido de um batimento atrial com onda P de morfologia algo distinta, com uma taquicardia subsequente caracterizada por um intervalo RP longo e ondas P negativas em D2, D3 e aVF e de V1 a V4. Trata-se de um exemplo da forma permanente da taquicardia juncional reciprocante (taquicardia de Coumel), que tem como parte integrante do circuito uma via acessória de condução lenta e exclusivamente ventrículo-atrial.

Resumo

Mesmo excluindo o *flutter* e a fibrilação atrial, as arritmias supraventriculares são comuns na clínica. A evolução das técnicas invasivas constituiu um grande avanço no tratamento das arritmias supraventriculares. Recentemente foram desenvolvidas diretrizes para balizar a investigação e o tratamento dos pacientes com essas arritmias. A classificação das arritmias pode ser difícil, e muitas arritmias diferentes podem ser englobadas dentro de um rótulo apenas. As extrassístoles supraventriculares são comuns e podem ocorrer em pacientes com ou sem cardiopatias. Na maioria das vezes não é necessário tratamento específico com antiarrítmicos, devendo-se sempre buscar e corrigir fatores precipitantes. Nos pacientes muito sintomáticos, o tratamento farmacológico deve ser considerado, levando-se em conta, sempre, a relação risco/benefício. O perfil de segurança dos betabloqueadores e dos bloqueadores dos canais de cálcio, como o verapamil ou o diltiazem, faz com que eles sejam utilizados mais frequentemente. Antiarrítmicos como a propafenona e a amiodarona podem ser usados em situações especiais. As taquicardias paroxísticas supraventriculares geralmente ocorrem por reentrada, seja nodal ou atrioventricular, utilizando uma via acessória. A obtenção de um eletrocardiograma durante a crise ajuda na orientação do tratamento. A abordagem dessas arritmias é dividida na reversão do quadro agudo e na prevenção da recorrência. As manobras vagais e a adenosina são o tratamento de escolha das crises sem comprometimento hemodinâmico. Os bloqueadores dos canais de cálcio injetáveis são boas alternativas disponíveis no Brasil. A profilaxia das recorrências depende do quadro clínico e pode ser desnecessária, farmacológica (betabloqueadores ou bloqueadores dos canais de cálcio orais) ou realizada por meio da ablação do circuito da taquicardia por radiofrequência. Este é, também, o tratamento de escolha para o paciente com taquicardia supraventricular e pré-excitação ventricular. A taquicardia atrial focal pode ser causa de disfunção ventricular secundária à taquicardia persistente. O tratamento farmacológico é possível, mas geralmente a opção recai na ablação com radiofrequência do foco, geralmente único. Nas taquicardias multifocais, que geralmente ocorrem em pacientes com outras patologias concomitantes, o tratamento é clínico na maioria dos casos, e visa ao controle dos sintomas por meio do tratamento da patologia de base ou do uso de fármacos como a digoxina ou os bloqueadores dos canais de cálcio.

Referências bibliográficas

1. Wexler RK, Pleister A, Raman SV. Palpitations: evaluation in the primary care setting. Am Fam Physician. 2017;96(12):784-9.
2. Scanavacca MI, de Brito FS, Maia I, Hachul D, Gizzi J, Lorga A, et al. [Guidelines for the evaluation and treatment of patients with cardiac arrhythmias]. Arq Bras Cardiol. 2002;79(Suppl 5):1-50.
3. Page RL, Joglar JA, Caldwell MA, Calkins H, Conti JB, Deal BJ, et al. 2015 ACC/AHA/HRS Guideline for the management of adult patients with supraventricular tachycardia: a report of the American College of Cardiology/ American Heart Association Task Force on Clinical Practice Guidelines and the Heart Rhythm Society. J Am Coll Cardiol. 2016;67(13):e27-115.
4. Katritsis DG, Boriani G, Cosio FG, Hindricks G, Jaïs P, Josephson ME, et al. European Heart Rhythm Association (EHRA) consensus document on the management of supraventricular arrhythmias, endorsed by Heart Rhythm Society (HRS), Asia-Pacific Heart Rhythm Society (APHRS), and Sociedad Latinoamericana de Estimulación Cardiaca y Elect. Europace. 2017;19(3):465-511.
5. Haïssaguerre M, Jaïs P, Shah DC, Takahashi A, Hocini M, Quiniou G, et al. Spontaneous initiation of atrial fibrillation by ectopic beats originating in the pulmonary veins. N Engl J Med. 1998;339(10):659-66.
6. Pastore CA, Pinho JA, Pinho C, Samesima N, Pereira Filho HG, Kruse JCL, et al. III Diretrizes da Sociedade Brasileira de Cardiologia sobre análise e emissão de laudos eletrocardiográficos. Arq Bras Cardiol. 2016;106(4 Suppl 1):1-23.
7. Miller JM, Tomaselli GF ZD. Therapy for cardiac arrhythmias. In: Braunwald's Heart disease: a textbook of cardiovascular medicine. 11. ed. Phyladelphia: Elsevier; 2018. p. 670-705.
8. Delacrétaz E. Clinical practice. Supraventricular tachycardia. N Engl J Med. 2006;354(10):1039-51.
9. Wu D, Denes P, Amat-y-Leon F, Dhingra R, Wyndham CR, Bauernfeind R, et al. Clinical, electrocardiographic and electrophysiologic observations in patients with paroxysmal supraventricular tachycardia. Am J Cardiol. 1978;41(6):1045-51.
10. Keegan R, Aguinaga L, Fenelon G, Uribe W, Rodriguez Diez G, Scanavacca M, et al. The first Latin American Catheter Ablation Registry. Europace. 2015;17(5):794-800.
11. Denes P, Wu D, Dhingra R, Amat-y-Leon F, Wyndham C, Rosen KM. Dual atrioventricular nodal pathways. A common electrophysiological response. Br Heart J. 1975;37(10):1069-76.
12. Scheinman MM, Huang S. The 1998 NASPE prospective catheter ablation registry. Pacing Clin Electrophysiol. 2000;23(6):1020-8.
13. Dreifus LS, Haiat R, Watanabe Y, Arriaga J, Reitman N. Ventricular fibrillation. A possible mechanism of sudden death in patients and Wolff-Parkinson-White syndrome. Circulation. 1971;43(4):520-7.
14. Pappone C, Santinelli V, Manguso F, Augello G, Santinelli O, Vicedomini G, et al. A randomized study of prophylactic catheter ablation in asymptomatic patients with the Wolff-Parkinson-White syndrome. N Engl J Med. 2003;349(19):1803-11.
15. Saoudi N, Cosío F, Waldo a, Chen S a, Iesaka Y, Lesh M, et al. A classification of atrial flutter and regular atrial tachycardia according to electrophysiological mechanisms and anatomical bases; a Statement from a Joint Expert Group from The Working Group of Arrhythmias of the European Society of Cardiology and the . Eur Heart J. 2001;22(14):1162-82.
16. Iesaka Y, Takahashi A, Goya M, Soejima Y, Okamoto Y, Fujiwara H, et al. Adenosine-sensitive atrial reentrant tachycardia originating from the atrioventricular nodal transitional area. J Cardiovasc Electrophysiol. 1997;8(8):854-64.
17. Arsura E, Lefkin AS, Scher DL, Solar M, Tessler S. A randomized, double-blind, placebo-controlled study of verapamil and metoprolol in treatment of multifocal atrial tachycardia. Am J Med. 1988;85(4):519-24.

Capítulo 4

Tratamento clínico, percutâneo e cirúrgico da fibrilação atrial

Guilherme Fenelon
Fátima Dumas Cintra
Angelo Amato V. de Paola

Pontos-chave

- A prevalência da fibrilação atrial (FA) vem aumentando consideravelmente em decorrência do envelhecimento populacional, da evolução das doenças crônicas, da obesidade e da apneia obstrutiva do sono.
- Não utilizar droga antiarrítmica para a manutenção de ritmo sinusal no paciente com FA sem fatores de risco e cujo fator desencadeante tenha sido corrigido.
- O controle dos fatores de risco cardiovascular, a redução da obesidade e o aumento da atividade física são importantes para reduzir as recorrências da FA.
- A ablação por cateter é recomendada para controle do ritmo em pacientes sintomáticos com FA após falha com o tratamento medicamentoso.
- Todos os pacientes com fibrilação atrial e escore CHA2DS2-VASc igual ou superior a dois devem ser anticoagulados.

Introdução

A fibrilação atrial (FA) é a arritmia cardíaca sustentada mais frequente na prática clínica, sendo identificada ao ECG pela ausência de ondas P e a presença de intervalos RR completamente irregulares. A FA pode acometer corações estruturalmente normais, porém é mais comum sua associação com outras comorbidades, tais como hipertensão arterial sistêmica, valvulopatias e insuficiência cardíaca.[1,2] A associação da FA com *flutter* atrial ocorre frequentemente, podendo haver a transformação espontânea ou induzida por fármacos de uma arritmia em outra. A FA afeta 1-2% da população e sua prevalência está aumentando consideravelmente face ao envelhecimento populacional, de modo que aos 60 anos a prevalência é inferior a 0,1% e após os 80 anos até 15% dos indivíduos são acometidos.[1,2] É uma doença com maior incidência no sexo masculino. Além da idade e evolução das doenças crônicas cardiovasculares, outros fatores da vida moderna também contribuem para o aumento observado da pre-

valência de FA, especialmente a apneia obstrutiva do sono (AOS) e a obesidade. Ademais, a FA está associada a importantes repercussões clínicas. A mortalidade em pacientes com FA é 2 vezes maior do que naqueles em ritmo sinusal e está relacionada à severidade da cardiopatia de base e aos eventos embólicos, notadamente os acidentes vasculares cerebrais (AVC), que são mais graves e incapacitantes que outras formas de AVC isquêmico. A presença de insuficiência cardíaca também é bastante comum, ocorrendo em 30% dos pacientes com FA. Ademais, a perpetuação de frequências cardíacas elevadas durante a FA pode promover taquicardiomiopatia.[1,2] Mais recentemente, a associação da FA com declínio cognitivo e diversas formas de demência (senil, vascular, Alzheimer) tem sido caracterizada.[3] Consequentemente, o tratamento da FA na população de idosos é cada mais frequente e desafiador. A FA está relacionada ao aumento do custo das hospitalizações, constituindo importante problema de saúde pública. Por fim, a FA está associada a piora da qualidade de vida decorrente da morbidade relacionada à arritmia, que se manifesta silenciosamente em mais da metade dos pacientes. É fundamental observar que a FA é uma doença progressiva e que não tem cura, cuja terapêutica varia conforme seu estágio evolutivo.[1,2] Indiscutivelmente, o sucesso do tratamento da FA requer abordagem multiprofissional de maneira a reconhecer e corrigir as condições predisponentes ao desencadeamento da arritmia.

Mecanismos

A FA é uma arritmia complexa relacionada ao átrio esquerdo. Os mecanismos eletrofisiológicos mais aceitos para a gênese e manutenção da FA são o mecanismo focal, que destaca gatilhos com origem nas veias pulmonares como principais responsáveis pela origem e perpetuação da FA e a hipótese das múltiplas reentradas, no qual a FA é mantida por várias ondas de reentrada determinadas por alterações eletrofisiológicas atriais, sejam períodos refratários curtos e/ou velocidades de condução lentas.[1,2,4,5] Os dois mecanismos podem coexistir no mesmo indivíduo. Recentemente, foi descrito mecanismo baseado em rotores, podendo contribuir para algumas formas de FA persistente.[4,5] A FA é uma doença progressiva, comumente evoluindo das formas intermitentes (paroxísticas) para persistentes. Essa evolução é favorecida por alterações no tecido atrial promovidas pela FA denominadas remodelamento.[4] Inicialmente ocorre o remodelamento elétrico, estabilizando a arritmia e tornando mais difícil a sua reversão. Interrompida a arritmia em poucas semanas, essas alterações são rapidamente reversíveis. Entretanto, na persistência da FA, ocorre o remodelamento estrutural, caracterizado pelo desenvolvimento de fibrose atrial e aumento da cavidade, fatores que facilitam muito a perpetuação da arritmia por meio da formação de circuitos reentrantes.

Pacientes com insuficiência cardíaca congestiva, valvopatia mitral e cardiomiopatia hipertrófica possuem maior predisposição para o desenvolvimento da FA. Isso se deve à dilatação e fibrose do átrio esquerdo observadas nessas patologias. A dilatação das câmaras estimula a expressão de mediadores de fibrose, como o fator de crescimento transformador beta 1 (TGF-β1), aumentando a produção de colágeno pelos miofibroblastos. Além disso, ocorre diminuição da expressão das conexinas Cx40 e 43 – maiores proteínas das *gap-junctions* atriais, consequentemente retardando a condução intra-atrial.[4,5] São observadas também alterações na expressão de canais de cálcio tipo L (Ica L), podendo alterar a configuração do potencial de ação e refratariedade atrial, consequentemente reduzindo o potencial de ação e o período refratário celular.[5] A FA aumenta a concentração de cálcio intracelular favorecendo a gênese de pós-potenciais tardios e atividade deflagrada, que tem papel relevante na formação de focos ectópicos. É interessante observar que o remodelamento estrutural (fibrose, alterações no miócito e interstício) difere conforme o tipo de patologia de base, caracterizando o conceito de cardiomiopatias atriais.[4,5] Por exemplo, o substrato atrial da FA na insuficiência cardíaca é bastante diferente do observado na FA de base genética, que acomete especialmente indivíduos jovens. Por derradeiro, é preciso atentar para o chamado "remodelamento endocárdico" em pacientes com FA, no qual várias condições clínicas (insuficiência cardíaca, hipertensão, diabetes etc.) aumentam a expressão de fatores trombogênicos mesmo durante o ritmo sinusal.[5]

Classificação

A classificação da FA envolve as seguintes formas:[1,2] a) FA no primeiro episódio: é a primeira documentação da arritmia; b) FA paroxística (episódio com reversão espontânea ou com intervenção médica em até 7 dias do seu início); c) FA persistente (episódio que dura mais de 7 dias); FA persistente de longa duração (episódio que dura mais de 1 ano). Vale ressaltar que os casos de FA persistente implicam a opção de estratégia de controle do ritmo; d) FA permanente: quando é abandonada a estratégia de controle do ritmo (não é mais possível ou desejável) e optado pelo controle da frequência cardíaca. É importante lembrar que a FA pode progredir da forma paroxística para persistente e permanente, especialmente se não for tratada.

Tratamento

Didaticamente, o tratamento da FA é dividido em tratamento da fase aguda (controle da frequência cardíaca; cardioversão elétrica ou química) e tratamento da fase crônica, em que várias decisões devem ser tomadas para identificar a melhor abordagem terapêutica (controle do ritmo ou da frequência cardíaca). É de fundamental importância que qualquer decisão sobre a estratégia utilizada no tratamento da FA seja realizada após a instituição das medidas de prevenção de fenômenos tromboembólicos, quando apropriadas, e que sejam identificadas causas potencialmente tratáveis da FA.[1,2]

Fase aguda

A FA não causa sintomas em metade dos pacientes, mas pode provocar palpitações, dispneia aos esforços, cansaço e precordialgia. Raramente há comprometimento hemodinâmico, tontura e síncope. Se houver instabilidade hemodinâmica, cardioversão elétrica sincronizada deve ser realizada de imediato (200 J monofásico, 100 J bifásico).[1,2] Nos casos estáveis, o controle da frequência cardíaca para minorar os sintomas deve ser instituído, sendo os betabloqueadores e os antagonistas dos canais de cálcio não di-hidropiridínicos (diltiazem e verapamil) as drogas de escolha (Tabela 1). Na presença de disfunção ventricular, os digitálicos e a amiodarona são opções. Para reversão das arritmias, pode ser utilizada a cardioversão elétrica sincronizada ou fármacos (amiodarona, propafenona). A cardioversão elétrica restaura o ritmo sinusal mais rápida e efetivamente, com menor tempo de hospitalização, porém requer jejum adequado. O posicionamento anteroposterior das pás promove passagem de maior energia pelo átrio esquerdo, sendo mais efetivo na obtenção de ritmo sinusal.

Tabela 1 Dosagens dos fármacos utilizados no controle da frequência cardíaca

Fármaco	Administração intravenosa	Administração oral
Betabloqueadores		
Metoprolol	2,5-5 mg	100-200 mg, 1x/dia
Bisoprolol	-	2,5-10 mg, 1x/dia
Atenolol	-	25-100 mg, 1x/dia
Esmolol	10 mg	-
Propranolol	1 mg	10-80 mg, 3x/dia
Carvedilol	-	3,125-25 mg, 2x/dia
Bloqueadores de cálcio não di-hidropiridínico		
Verapamil	5 mg	40 mg, 2x/dia a 360 mg, 1x/dia
Diltiazem		60 mg, 3x/dia a 360 mg, 1x/dia
Glicosídios digitálicos		
Digoxina	-	0,125-0,5 mg 1x/dia
Lanatosídeo C	0,2-0,8 mg	-

(continua)

Tabela 1 Dosagens dos fármacos utilizados no controle da frequência cardíaca *(continuação)*		
Fármaco	**Administração intravenosa**	**Administração oral**
Outros		
Amiodarona	5 mg/kg em 1 hora 50 mg/h manutenção	100-200 mg 1x/dia

A utilização de drogas para reversão ao ritmo sinusal é frequente pela sua praticidade, entretanto, apresenta como desvantagem a possibilidade de indução de arritmias potencialmente graves, como a *torsades de pointes*. Os estudos clínicos que avaliam a eficácia das drogas antiarrítmicas na reversão ao ritmo sinusal em pacientes com FA são pouco reprodutíveis, uma vez que a taxa de reversão espontânea dessa arritmia é alta e a superioridade em relação ao placebo é pequena. As drogas disponíveis no Brasil para a cardioversão farmacológica incluem amiodarona e propafenona, lembrando que apenas a amiodarona pode ser usada em pacientes com cardiopatia estrutural. A propafenona pode ser utilizada para cardioversão domiciliar na forma "*pill in the pocket*" após teste em nível hospitalar.[1,2] Normalmente, utilizam-se betabloqueadores ou bloqueadores dos canais de cálcio, 30 minutos antes da propafenona, para prevenir resposta ventricular rápida em caso de mudança do ritmo para *flutter* atrial. As doses recomendadas para a cardioversão farmacológica estão na Tabela 2.

Tabela 2 Dosagens dos fármacos utilizados na reversão da fibrilação atrial e manutenção do ritmo sinusal		
Fármaco	**Reversão**	**Manutenção do ritmo**
Amiodarona	EV 150-300 mg diluída em SG 5% (infundir em 15-30 min) seguida de 900 mg nas 24 horas	Ataque: 600 a 800 mg/dia em doses divididas até o total de 10 g. Manutenção 200-400 mg, 1 vez ao dia
Propafenona	450-600 mg dose única oral ou EV 1,5 a 2,0 mg/kg em 10 a 20 min	150-300 mg, 3 vezes ao dia
Sotalol	Não indicado	80-160 mg, 2 vezes ao dia

EV: endovenoso; SG: soro glicosado.

O momento da cardioversão (química ou elétrica) dependerá do início da crise (< 48 horas e > 48 horas) em decorrência do risco de eventos tromboembólicos, cuja prevenção é essencial. Quando a duração da arritmia é inferior a 48 horas, a cardioversão pode ser realizada, precedida de heparina endovenosa em *bolus* (60-70 U/kg) ou subcutânea (enoxaparina 1 mg/kg).[2] É importante destacar que em pacientes com FA de etiologia valvular (estenose mitral grave ou prótese valvar mecânica) esse critério de duração da arritmia não é válido, logo, esses casos devem sempre ser tratados como de alto risco para eventos embólicos.[2] Nos casos com início superior a 48 horas ou indeterminado, pode ser realizado o ecocardiograma transesofágico para detecção de trombos. Se o exame for negativo, a cardioversão pode ser feita após heparina (endovenosa em *bolus* ou subcutânea). Se o ecocardiograma transesofágico não for possível ou na presença de trombos, deve ser iniciada anticoagulação oral plena com varfarina (RNI 2,0-3,0), dabigatrana, rivaroxabana, apixabana ou edoxabana por 3 semanas antes da cardioversão.[2] A anticoagulação deve ser continuada por 4 semanas após a cardioversão em todos os pacientes com FA com duração superior a 48 horas. Após esse período, a manutenção da anticoagulação cronicamente deve ser avaliada por meio do escore de risco CHA2DS2-VASc (Tabela 3). É importante atentar que, em termos práticos, a categoria "sexo feminino" não acrescenta pontos ao escore.[2] Portanto, mulheres com CHA2DS2-VASc = 1 equivalem a escore 0; com CHA2DS2-VASc = 2 equivalem a 1 e assim sucessivamente. Em pacientes com escore ≥ 2 anticoagulação oral com varfarina, dabigatrana, rivaroxabana, apixabana ou edoxabana deve ser mantida por tempo indefinido. Já pacientes com escore = 0 não necessitam de tratamento. O escore = 1 é controverso, portanto, a decisão para anticoagular pacientes com risco intermediário (CHA2DS2-VASc = 1 em homens e 2 em mulheres) deve ser individualizada.[2] Vale ressaltar que a aspirina, isoladamente ou em associação com o clopidogrel ou outros antiplaquetários, não é mais indicada para prevenção de fenômenos tromboembólicos na FA.[2]

Tabela 3 Escore utilizado para determinação do risco de fenômenos tromboembólicos no paciente com fibrilação atrial	
CHA$_2$DS$_2$-VASc	**Escore**
C Insuficiência cardíaca congestiva/disfunção ventricular esquerda	1
H Hipertensão	1
A Idade ≥ 75 anos	2
D Diabete melito	1
S AVC/ataque isquêmico transitório/TE	2
V Doença vascular (infarto do miocárdio prévio, doença arterial periférica ou placa aórtica)	1
A Idade entre 65 a 74 anos	1
Sc Categoria de sexo (isto é, feminino)	1

Controle da frequência

O controle da frequência cardíaca visa principalmente a melhora de sintomas, promovendo melhora da qualidade de vida, além de prevenir a taquicardiomiopatia. Apesar de a reversão e manutenção do ritmo sinusal ser a forma de tratamento usualmente preferida para os pacientes com FA, grandes estudos que compararam o controle da frequência cardíaca com a estratégia de controle do ritmo em pacientes idosos não demonstraram diferenças expressivas na evolução em relação a mortalidade e ocorrência de fenômenos tromboembólicos.[6,7] Por outro lado, ao analisar as variáveis relacionadas à sobrevida dos participantes do estudo AFFIRM, o uso de anticoagulante e a presença de ritmo sinusal foram indicativos de melhor prognóstico.[8] Vale lembrar que esses estudos utilizaram drogas antiarrítmicas como estratégia para manutenção do ritmo sinusal, ou seja, a ablação por cateter da FA (isolamento elétrico das veias pulmonares) não foi avaliada. Contudo, dados preliminares do ensaio randomizado CABANA comparando a ablação por cateter com fármacos antiarrítmicos em pacientes idosos (> 65 anos) não demonstraram diferenças significantes em relação a desfechos duros (morte, acidente vascular cerebral, sangramentos graves).[9] Sendo assim, em pacientes com FA crônica, a estratégia de controle da frequência pode ser considerada especialmente em pacientes idosos (> 65 anos) pouco sintomáticos.

As drogas utilizadas para o controle da frequência cardíaca são as mesmas descritas no tratamento da fase aguda (Tabela 1). Em pacientes assintomáticos, uma FC < 110 bpm no repouso (ECG de consultório) é preditora de resposta ventricular adequada (estratégia leniente).[10] Na presença de sintomas, a resposta ventricular deve ser controlada com maior rigor (FC < 80 bpm). Nos pacientes refratários ou intolerantes às medicações e que também não são candidatos ao controle do ritmo, a ablação da junção AV com implante de marca-passo definitivo pode ser indicada, melhorando sintomas, qualidade de vida e tolerância ao exercício.[1,2]

Controle do ritmo

Fármacos

A manutenção do ritmo sinusal é a estratégia preferencial na grande maioria dos pacientes. Após a reversão para ritmo sinusal (vide tratamento fase aguda), deve-se verificar a necessidade ou não de tratamento para a prevenção de novas recorrências. Causas reversíveis ou tratáveis de FA não devem ser acompanhadas de uso crônico de drogas antiarrítmicas, como, por exemplo, quando se suspeita que a FA é secundária ao uso excessivo de álcool, em crise tireotóxica, procedimentos cirúrgicos ou uso de drogas.[1,2]

As drogas utilizadas para a manutenção do ritmo sinusal incluem: propafenona, sotalol, flecainida, dronedarona e amiodarona (Tabela 2). No Brasil, a flecainida e a dronedarona não estão disponíveis. A escolha do fármaco deve levar em conta a cardiopatia de base. A propafenona é contraindicada em pacientes com cardiopatia estrutural e o sotalol naqueles com insuficiência cardíaca pela maior propensão a causar pró-arritmias.[1,2] Dessa forma, a amiodarona é o fármaco preferencial para a maioria dos pacientes com doença cardíaca estrutural.

Além disso, vale lembrar que algumas drogas não antiarrítmicas podem participar na prevenção de recorrência de FA. Os inibidores da enzima de conversão da angiotensina e os bloqueadores dos receptores de angiotensina podem reduzir a recorrência de FA. Dessa forma, são medicamentos importantes no paciente portador de FA associada à hipertensão arterial ou insuficiência cardíaca. As estatinas também parecem exercer um efeito benéfico na prevenção de FA.[1,2,5]

Mudanças no estilo de vida

É importante enfatizar que o controle dos fatores de risco cardiovascular (HAS, DM, apneia do sono), a perda de peso e os exercícios físicos são fundamentais para prevenir recorrências da FA.[2,3] Estudos recentes apontam que a adoção de programas intensivos de dieta e exercícios em pacientes obesos com FA reduz significativamente a carga de FA e a taxa de recorrências.[11] Esses achados foram observados também em pacientes submetidos a ablação por cateter da FA. Digno de nota, essas medidas visando melhora da saúde cardiovascular podem ser úteis também para prevenir a disfunção cognitiva associada à FA.[3]

Ablação por cateter

Com o reconhecimento dos gatilhos da FA nas veias pulmonares, a ablação objetivando o isolamento elétrico desses vasos se firmou como opção terapêutica para controle do ritmo mais eficaz do que os fármacos.[1,2] As duas técnicas mais validadas para realizar o isolamento das veias pulmonares são a radiofrequência (RF) ponto a ponto e a crioablação com balão.[12] A ablação por RF é feita orientada por mapeamento eletroanatômico tridimensional do átrio esquerdo com o intuito de definir precisamente a anatomia atrial e das veias pulmonares. Em seguida, múltiplas aplicações pontuais de RF são aplicadas ao redor do antro das quatro veias pulmonares até que o seu isolamento elétrico seja obtido (Figura 1). Na crioablação, o cateter balão é insuflado na veia pulmonar de modo a ocluí-la completamente. A liberação da crioenergia resfria a superfície do balão isolando eletricamente a veia com uma única aplicação (Figura 1). Em ambas as técnicas, habitualmente se monitora a temperatura esofágica durante as aplicações, visando à prevenção de lesões nesse órgão. A eficácia e segurança da crioablação são semelhantes às da RF, porém o procedimento é mais rápido.[2,12] Contudo, a crioablação com balão é restrita aos pacientes com FA paroxística e persistente de curta duração (< 3 meses).[12] Em pacientes com

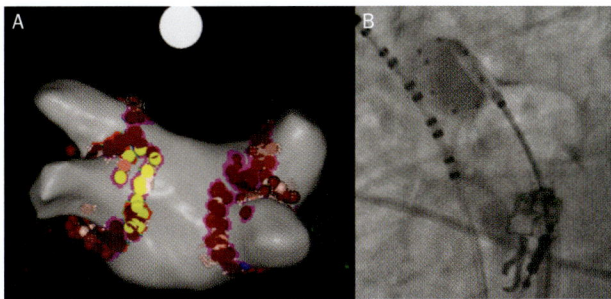

Figura 1   A: Ablação por radiofrequência ponto a ponto mostrando mapa eletroanatômico do átrio esquerdo (vista posterior) com as lesões por radiofrequência (pontos vermelhos e amarelos) ao redor das veias pulmonares. B: Imagem de fluoroscopia mostrando o criobalão insuflado ocluindo a veia pulmonar superior direita (note o contraste retido no interior da veia indicando oclusão adequada).

formas mais avançadas de FA o isolamento das veias pulmonares nem sempre é suficiente para controle da arritmia, por vezes sendo necessário utilizar abordagens adicionais, como, por exemplo, a confecção de linhas na parede posterior do átrio esquerdo. A RF é técnica indicada nesses casos.

É importante salientar que a ablação não é curativa e o sucesso da intervenção depende da presença e extensão da cardiopatia estrutural e também da gravidade da FA.[1,2,12] Quando realizada por grupos experientes, os resultados são ótimos em pacientes com FA paroxística e átrios normais, atingindo cerca de 70% num acompanhamento de 1 a 2 anos, sem fármacos antiarrítmicos. A manutenção do fármaco antiarrítmico após a ablação acrescenta, aproximadamente, 10% em eficácia. Entretanto, alguns pacientes necessitam de mais de um procedimento para o adequado controle da arritmia. Na FA persistente, o sucesso chega a 60% sem fármacos antiarrítmicos. Já na FA persistente de longa duração os resultados ainda são limitados, com altas taxas de recorrência, comumente demandando mais de uma intervenção para controle efetivo da arritmia.[12] A ablação de FA é um procedimento complexo, em que podem ocorrer complicações graves (tamponamento, fístula atrioesofágica, estenose de veias pulmonares, acidente vascular cerebral) e óbito. Com o avanço das técnicas e maior experiência das equipes, a taxa de complicações diminuiu significativamente nos últimos anos, estando atualmente na faixa de 4,5%.[12,13]

A indicação da ablação está bem estabelecida nos pacientes jovens, sintomáticos, com coração normal, apresentando FA paroxística/persistente após falha a uma droga antiarrítmica (Figura 2). A indicação é mais fraca para a FA persistente de longa duração (> 1 ano). Entretanto, os consensos internacionais já admitem a ablação como tratamento de primeira escolha dependendo da vontade do paciente e da experiência do grupo.[1,2,12] Como a ablação não é curativa, os pacientes sintomáticos são os que mais se beneficiam, com melhora expressiva dos sintomas e qualidade de vida. Ademais, ainda não há evidências sólidas de que a ablação reduza desfechos duros, como mortalidade ou acidente vascular cerebral.[9,12] Contudo, em decorrência dos resultados favoráveis da intervenção, as indicações para a ablação da FA foram recentemente expandidas para pacientes selecionados assintomáticos com FA paroxística ou persistente; pacientes selecionados idosos (> 75 anos); e pacientes selecionados com insuficiência cardíaca.[12] Nesse último grupo, em pacientes com fração de ejeção < 35%, a manutenção do ritmo sinusal pela ablação se mostrou superior ao tratamento clínico, reduzindo a carga de FA, a mortalidade total e o número de internações por insuficiência cardíaca, além de aumentar a fração de ejeção e a capacidade de exercício.[14]

Tratamento cirúrgico

A cirurgia de Cox-Maze III é a terapêutica mais eficaz já desenvolvida para o controle do ritmo na FA. Embora haja variações da técnica, os elementos essenciais da cirurgia de Maze são o isolamento das veias pulmonares e a ressecção do apêndice atrial esquerdo.[12] A despeito de poder ser indicada isoladamente, geralmente o procedimento é reservado aos pacientes que serão submetidos à cirurgia cardíaca, principalmente quando abordada a válvula mitral.[1,2,12] Entretanto, dada sua complexidade, a cirurgia de Maze é pouco usada em nosso meio.[1] A cirurgia também pode ser utilizada nos chamados "procedimentos híbridos", nos quais cirurgias epicárdicas para FA por meio de técnicas minimamente invasivas combinadas à ablação endocárdica percutânea convencional.[12] A exemplo da cirurgia de Maze, os procedimentos híbridos são muito pouco utilizados no Brasil.[1]

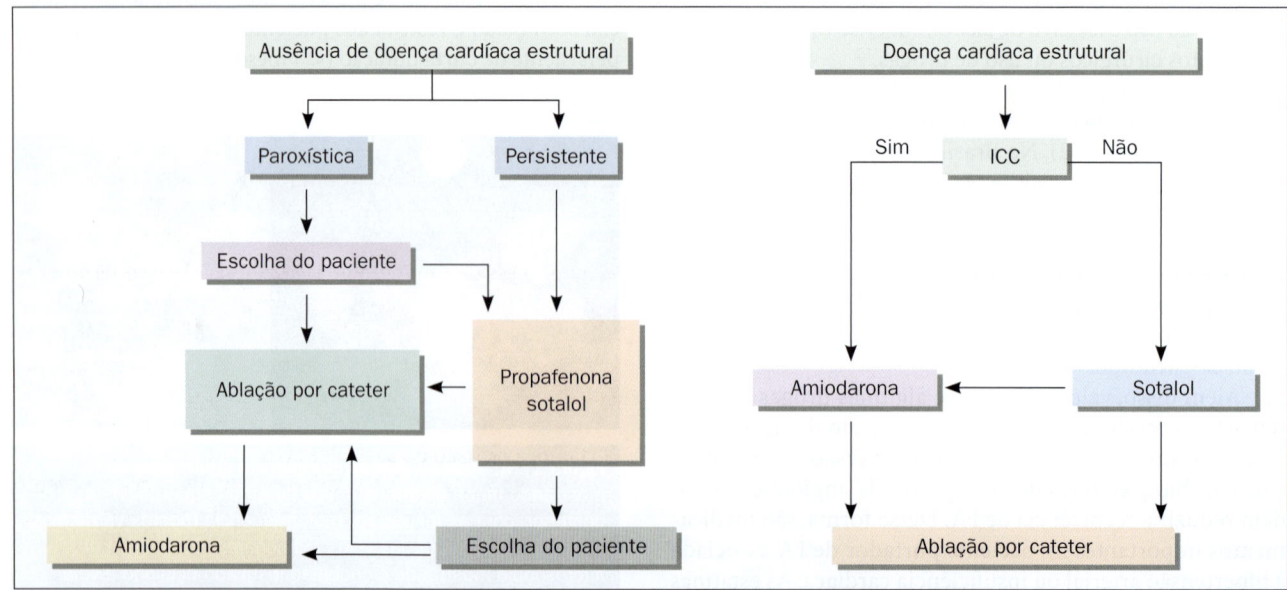

Figura 2 Algoritmo de controle do ritmo das Diretrizes Brasileiras de Fibrilação Atrial.[1]

Terapia antitrombótica

A FA é um fator de risco independente para acidente vascular cerebral.[1,2] Dessa forma, a decisão e instituição da terapia antitrombótica é a primeira e principal medida na abordagem do paciente com FA. A indicação do anticoagulante está relacionada com o perfil de risco do paciente e não com a apresentação clínica da arritmia (paroxística, persistente ou permanente).[1,2] Portanto, pacientes com FA e fatores de risco para fenômenos tromboembólicos aferidos pelo escore CHA2DS2-VASc (vide tratamento na fase aguda) devem receber anticoagulação oral por tempo indeterminado, independentemente da estratégia terapêutica adotada (controle do ritmo ou da frequência), mesmo que aparentemente a arritmia esteja controlada com fármacos ou ablação.[1,2,12] Como a FA é uma arritmia frequentemente silenciosa, podendo ter como primeira manifestação o acidente vascular cerebral, a monitorização de longa duração (monitor de eventos implantável, aplicativos de celular e relógios) vem sendo avaliada com o intuito de detectar precocemente a FA em pacientes com alto risco embólico, possibilitando a instituição de profilaxia antitrombótica.[2,12] Vale lembrar que a anticoagulação adequada é também recomendada com o objetivo de prevenir a disfunção cognitiva em pacientes com FA e fatores de risco tromboembólico.[3]

A avaliação de risco de fenômenos tromboembólicos deve ser seguida da avaliação de risco de sangramento com uso do anticoagulante. Classicamente, essa avaliação é realizada pelo escore HAS-BLED (Tabela 4), cuja pontuação > 3 indica maior risco de hemorragia. É conveniente salientar que o escore não contraindica o uso do anticoagulante, mas alerta para a necessidade de cuidados especiais para tornar o tratamento mais seguro.[1,2]

Tabela 4 Escore de risco hemorrágico com o uso de anticoagulante

Risco HAS-BLED	Pontuação
H Hipertensão	1
A Função renal ou hepática alterada (1 ponto cada)	1 ou 2
S AVC prévio	1
B Sangramento prévio	1
L INRs instáveis	1
E Idade avançada (ex., idade > 65 anos)	1
D Drogas ou álcool (1 ponto cada)	1 ou 2

Quando indicada, a anticoagulação oral pode ser feita com a varfarina ou, preferencialmente, com os anticoagulantes de ação direta: inibidor direto da trombina (dabigatrana); inibidores do fator Xa (rivaroxabana, apixabana e edoxabana).[1,2,15] Esses fármacos se mostraram não inferiores ou superiores à varfarina na prevenção de eventos embólicos, além de risco hemorrágico equivalente ou inferior. Digno de nota,

a incidência de hemorragias intracranianas é consistentemente menor com os novos fármacos.[2,15] Pacientes com FA valvar, definida pela presença de próteses valvares mecânicas ou estenose mitral moderada a grave, devem obrigatoriamente receber varfarina, pois os anticoagulantes de ação direta são contraindicados nessa população.[2,15] Dada sua baixa eficácia em relação ao risco hemorrágico, os antiplaquetários atualmente são contraindicados para a prevenção de fenômenos tromboembólicos em pacientes com FA.[2,15]

Os anticoagulantes de ação direta são disponibilizados em duas doses, uma plena e outra reduzida para pacientes com maior risco hemorrágico (muito idosos, baixo peso, função renal reduzida). As doses plena e reduzida da dabigatrana são, respectivamente, 150 e 110 mg, duas vezes ao dia; da rivaroxabana, 20 e 15 mg, uma vez ao dia; da apixabana, 5 e 2,5 mg, duas vezes ao dia; e da edoxabana, 60 e 30 mg, uma vez ao dia. Sempre que possível, a dose plena deve ser administrada.[15] Dados recentes mostram que a apixabana (em doses plenas) é mais segura e efetiva do que a varfarina na prevenção de eventos embólicos em pacientes com FA e insuficiência renal crônica dialítica,[16] sendo o único dos anticoagulantes de ação direta recomendado para uso nessa população.

Os anticoagulantes de ação direta são bastante seguros e a maioria dos sangramentos podem ser manejados conservadoramente. Entretanto, já existem reversores específicos para esses fármacos, possibilitando neutralizar rapidamente a ação anticoagulante. O antídoto da dabigatrana é o idarucizumab, que já está disponível no Brasil, enquanto o reversor dos inibidores do fator Xa (rivaroxabana, apixabana e edoxabana) é o andexanet alfa, recém-aprovado para uso clínico nos Estados Unidos.[15]

Oclusão do apêndice atrial esquerdo

Baseado na estimativa de que 90% dos trombos têm sua origem no apêndice atrial esquerdo e na constatação de que um número significativo de pacientes apresenta alguma forma de contraindicação ao uso dos anticoagulantes, novas abordagens são testadas como forma alternativa de abordagem nesse grupo.[1,2] O estudo PROTECT-AF avaliou a oclusão do apêndice atrial esquerdo em comparação à varfarina demonstrando resultados promissores em relação aos desfechos de eficácia (AVC e embolia sistêmica); entretanto, os desfechos de segurança demonstraram resultados desapontadores, com taxas de sangramentos e complicações superiores às observadas no grupo varfarina.[17] Entretanto, após a melhora tecnológica e a curva de aprendizado, foram relatadas taxas aceitáveis de sangramento e complicações.[18,19] Vale destacar que a eficácia e segurança desses dispositivos em relação aos anticoagulantes de ação direta ainda foram determinadas. Portanto, a oclusão do apêndice atrial esquerdo pode ser considerada em pacientes selecionados com alto risco de evento isquêmico e contraindicação à terapia antitrombótica como, por exemplo, pacientes que tiveram sangramentos graves por causas não reversíveis.[1,2]

Resumo

A fibrilação atrial é a arritmia sustentada mais comum, estando associada a importantes repercussões clínicas, em especial os fenômenos tromboembólicos. As estratégias de tratamento incluem identificação e tratamento de fatores predisponentes, uso de fármacos antiarrítmicos, terapia antitrombótica, a ablação por cateter e, em casos selecionados, as abordagens cirúrgicas. A identificação dos pacientes elegíveis a terapia antitrombótica está baseada no perfil de risco determinado pelo escore de CHA2DS2-VASc e não pela forma de aparecimento da FA. A anticoagulação oral pode ser feita com a varfarina ou, preferencialmente, com os anticoagulantes de ação direta (dabigatrana, rivaroxabana, apixabana e edoxabana).

Referências bibliográficas

1. Magalhães LP, Figueiredo MJO, Cintra FD, Saad EB, Kuniyishi RR, Teixeira RA, et al. II Diretrizes Brasileiras de Fibrilação Atrial. Arq Bras Cardiol. 2016; 106(4Supl.2):1-22.

2. Kirchhof P, Benussi S, Kotecha D, Ahlsson A, Atar D, Casadei B, et al. 2016 ESC Guidelines for the management of atrial fibrillation developed in collaboration with EACTS. Europace. 2016;18:1609-78.

3. Dagres N, Chao TF, Fenelon G, Aguinaga L, Benhayon D, Benjamin EJ, et al. European Heart Rhythm Association (EHRA)/Heart Rhythm Society (HRS)/Asia Pacific Heart Rhythm Society (APHRS)/Latin American Heart Rhythm Society (LAHRS) expert consensus on arrhythmias and cognitive function: what is the best practice? Europace. 2018;20:1399-421.

4. Jalife J, Kaur K. Atrial remodeling, fibrosis, and atrial fibrillation. Trends Cardiovasc Med. 2015;25:475-84.

5. Goette A, Kalman JM, Aguinaga L, Akar J, Cabrera JA, Chen SA, et al. EHRA/HRS/APHRS/SOLAECE expert consensus on atrial cardiomyopathies: definition, characterization, and clinical implication. Europace. 2016;18:1455-90.

6. Olshansky B, Rosenfeld LE, Warner AL, Solomon Aj, O'Neill G, Sharma A, et al. The atrial fibrillation follow-up investigation of rhythm management (AFFIRM) study: approaches to control rate in atrial fibrillation. J Am Coll Cardiol. 2004;43:1201-8.

7. Van Gelder IC, Hagens VE, Bosker HA, Kingma JH, Kamp O, Kingma T, et al. For the RACE Investigators. A comparison of rate control and rhythm control in patients with recurrent persistent atrial fibrillation. N Eng J Med. 2002;347:1834-40.

8. Corley SD, Epstein AE, DiMarco JP, Domanski MJ, Geller N, Greene HL, et al. Relationships between sinus rhythm, treatment, and survival in the Atrial Fibrillation Follow-Up Investigation of Rhythm Management (AFFIRM) Study. Circulation. 2004;109(12):1509-13.

9. Packer DL, Lee KL, Mark DB, Robb RA for the CABANA Investigators. Catheter ABlation vs Antiarrhythmic Drug Therapy in Atrial Fibrillation (CABANA) Trial. Heart Rhythm Society Scientific Session, May 10, 2018, Boston, MA. https://www.cabanatrial.org/wp-content/uploads/2018/05/CABANA-Trial-Slides-05092018FINAL.pdf.

10. Van Gelder IC, Groenveld HF, Crijns HJ, Tuininga YS, Tijssen JG, Alings AM, et al. Lenient versus strict rate control in patients with atrial fibrillation. N Engl J Med. 2010;362:1363-73.

11. Pathak RK, Elliott A, Middeldorp ME, Meredith M, Mehta AB, Mahajan R, et al. Impact of CARDIOrespiratory FITness on Arrhythmia Recurrence in Obese Individuals With Atrial Fibrillation: The CARDIO-FIT Study. J Am Coll Cardiol. 2015;66:985-96.

12. Calkins H, Hindricks G, Cappato R, Kim YH, Saad EB, Aguinaga L, et al. 2017 HRS/EHRA/ECAS/APHRS/SOLAECE expert consensus statement on catheter and surgical ablation of atrial fibrillation. Heart Rhythm. 2017;14:e275-e444.

13. Cappato R, Calkins H, Chen SA, Davies W, Iesaka Y, Kalman J, et al. Updated worldwide survey on the methods, efficacy, and safety of catheter ablation for human atrial fibrillation. Circ Arrhythm Electrophysiol. 2010;3:32-38.

14. Marrouche NF, Brachmann J, Andresen D, Siebels J, Boersma L, Jordaens L, et al. Catheter Ablation for Atrial Fibrillation with Heart Failure. N Engl J Med. 2018;378:417-27.

15. Steffel J, Verhamme P, Potpara TS, Albaladejo P, Antz M, Desteghe L, et al. The 2018 European Heart Rhythm Association Practical Guide on the use of non-vitamin K antagonist oral anticoagulants in patients with atrial fibrillation. Eur Heart J. 2018;39:1330-93.

16. Siontis KC, Zhang X, Eckard A, Bhave N, Schaubel DE, He K, et al. Outcomes Associated With Apixaban Use in Patients With End-Stage Kidney Disease and Atrial Fibrillation in the United States. Circulation. 2018;138:1519-29.

17. Holmes DR, Reddy VY, Turi ZG, Doshi SK, Sievert H, Buchbinder M, et al. Percutaneous closure of the left atrial appendage versus warfarin therapy for prevention of stroke in patients with atrial fibrillation: a randomised non-inferiority trial. Lancet. 2009;374(9689):534-42.

18. Holmes DR, Kar S, Price MJ, Whisenant B, Sievert H, Doshi SK, et al. Prospective randomized evaluation of the Watchman Left Atrial Appendage Closure device in patients with atrial fibrillation versus long-term warfarin therapy: the PREVAIL trial. J Am Coll Cardiol. 2014;64(1):1-12.139-51.

19. Reddy VY, Doshi SK, Kar S, Gibson DN, Price MJ, Huber K, et al. 5-Year outcomes after left atrial appendage closure: from the PREVAIL and PROTECT AF Trials. J Am Coll Cardiol. 2017;70:2964-75.

Capítulo 5

Tratamento clínico e percutâneo das arritmias ventriculares

Cristiano Pisani
Francisco Darrieux
Maurício Scanavacca

Pontos-chave

- As arritmias ventriculares podem se manifestar na forma de extrassístoles ventriculares ou de taquicardia ventricular.
- Um ponto fundamental na abordagem de pacientes com arritmias ventriculares é a identificação de cardiopatia estrutural.
- Se ausência de cardiopatia estrutural, o prognóstico é geralmente benigno.
- Se presença de cardiopatia estrutural ou associada a doenças de repolarização, existe risco de morte súbita.
- As extrassístoles devem ser tratadas quando sintomáticas ou quando frequentes.
- O tratamento da taquicardia ventricular na emergência consiste na cardioversão elétrica se houver instabilidade hemodinâmica.
- O tratamento em longo prazo da taquicardia ventricular é híbrido, com uso de cardiodesfibrilador implantável (CDI), tratamento medicamentoso com drogas antiarrítmicas e não farmacológico com ablação por cateter.

Introdução

As arritmias ventriculares ocorrem por distúrbios da formação do estímulo elétrico nas fibras miocárdicas ventriculares. São classificadas em extrassístoles ventriculares (EV), quando se apresentam como atividade elétrica ventricular isolada; taquicardia ventricular (TV) quando ocorrem na sequência de três ou mais batimentos consecutivos com frequência cardíaca maior que 100 bpm. Estas podem ainda se apresentar com complexos QRS semelhantes (TV monomórficas) ou com duas ou mais morfologias (TV polimórficas). São também classificadas como não sustentadas (duração menor que 30 s) ou sustentadas (> 30 s). O *flutter* ventricular é a taquicardia monomórfica sustentada muito rápida (> 250 bpm) e a fibrilação ventricular (FV) é caracterizada pelo ritmo ventricular irregular e rápido, com variação caótica na morfologia dos complexos QRS, que são em geral de baixa amplitude. A TV polimórfica, tipo *torsades de pointes*, pode ser confundida com a FV. Distingue-se por apresentar amplitude maior dos complexos QRS, que variam de modo organizado (lembrando uma TV monomórfica que foi torcida longitudinalmente – por isso o nome torção das pontas). Frequentemente é autolimitada, mas pode sustentar-se e induzir a FV.

As arritmias ventriculares apresentam espectro clínico bastante amplo e podem ocorrer em indivíduos normais e assintomáticos; nessa condição, são chamadas de EV idiopáticas e têm evolução habitualmente benigna. Entretanto, podem ser a expressão de doença cardíaca estrutural (relacionadas a fibrose) ou de disfunção geneticamente determinada dos canais iônicos (canalopatias) das membranas celulares dos miócitos, que, dependendo da apresentação e das associações, podem levar à morte súbita.[1]

Fisiopatologia das arritmias ventriculares

As extrassístoles ventriculares idiopáticas têm seu mecanismo relacionado a atividade deflagrada secundária a pós-potenciais ou por distúrbio do automatismo. A variação da FC, modulada pelo sistema nervoso autônomo, promove aumento no cálcio intracelular, resultando em pós-potenciais ou distúrbios do automatismo.[2]

Nas arritmias ventriculares relacionadas à cardiopatia estrutural, estudos morfológicos demonstram consistentemente que a lesão miocárdica é caracterizada por ilhas de tecido viável localizados dentro de um tecido cicatricial (cicatriz heterogênea). Esta condução ventricular não uniforme no tecido ventricular pode criar áreas de ativação regional lenta e com bloqueios anatômicos e funcionais que promovem a reentrada.[3] O tecido miocárdico afetado pode estar localizado predominantemente no subendocárdio, especialmente em pacientes com cardiopatia isquêmica; ou no subepicárdio e na região intramiocárdica, mais comum nas cardiopatias não isquêmicas (Figura 1). Além disso, essas fibras sobreviventes são caracterizadas pela redução na densidade das "*gap junctions*"

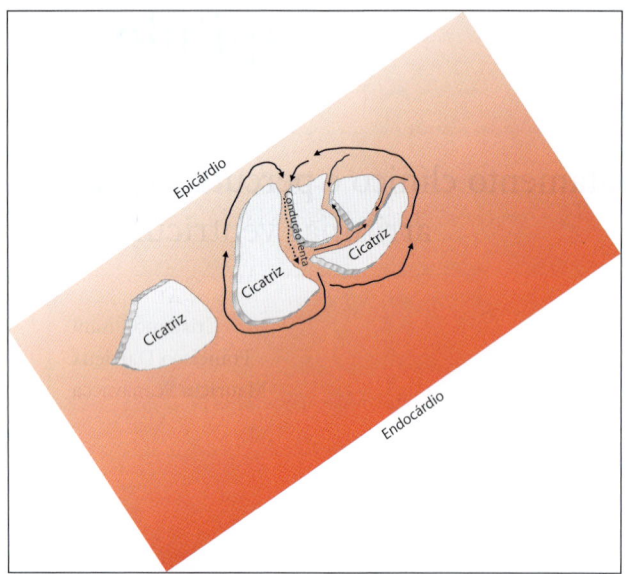

Figura 1 Desenho esquemático de miocárdio com cicatriz predominantemente epicárdica com áreas de tecido saudável entre elas que propiciam a ocorrência de reentrada. Áreas de condução lentas são fundamentais para a ocorrência de reentrada.

bem como pelas alterações na distribuição, composição e função. Observa-se também uma separação espacial aumentada das fibras sobreviventes com grande quantidade de colágeno e tecido conjuntivo entre essas fibras. Essas propriedades, além de alterar as características do potencial de ação, contribuem para a formação de canais isolados com condução lenta.

De modo geral, a cicatriz heterogênea de infarto do miocárdio é a causa mais frequente de TV monomórfica; entretanto, outras doenças como displasia arritmogênica do ventrículo direito (VD), miocardite viral prévia, sarcoidose, cardiomiopatia dilatada idiopática, hipertrófica e cirurgia para correção de cardiopatia congênita (especialmente tetralogia de Fallot) ou cirurgia valvar também são causas de TV monomórfica sustentada. (Tabela 1). Em nosso meio, a TV relacionada à doença de Chagas é a etiologia mais comum, sendo encontrada ao redor de 50% dos pacientes. A macrorreentrada através dos ramos do sistema de condução é causa de TV sustentadas monomórficas em até 5% dos pacientes com cardiomiopatia dilatada. Ela ocorre por conta do retardo na condução do sistema His-Purkinje afetado pela doença e frequentemente está associada à disfunção ventricular importante. Essas TV são em geral rápidas e mal toleradas.

Tabela 1 Etiologia das taquicardias ventriculares		
Etiologia	Mecanismo	Classificação
Coração normal – idiopáticas		
	Fascicular – idiopática do VE – verapamil sensível	Reentrada utilizando os fascículos do ramo E

(continua)

Tabela 1 Etiologia das taquicardias ventriculares *(continuação)*		
Etiologia	Mecanismo	Classificação
	Via de saída do VD – adenosina sensível	Atividade deflagrada
Secundárias		
Isquemia miocárdica (isquemia aguda)		TV polimórfica
Hipocalemia	Atividade deflagrada	TV polimórfica
Infarto do miocárdio (cicatriz preexistente)	Reentrada relacionada à cicatriz de IAM antigo	TV sustentada monomórfica
Cardiomiopatia chagásica	Reentrada relacionada à cicatriz de doença de chagas	TV sustentada monomórfica
Displasia arritmogênica do VD	Reentrada relacionada à cicatriz no VD	TV sustentada monomórfica
Distúrbios no sistema de condução (bloqueio de ramos)	Reentrada utilizando os ramos direito e esquerdo	TV por reentrada ramo a ramo
Cicatriz cirúrgica prévia (ex.: pós-operatório correção de Fallot)	Reentrada em área de cicatriz cirúrgica prévia	TV sustentada monomórfica
QT longo	Atividade deflagrada	Torsade de pointes
Síndrome de Brugada	Reentrada (?)	TV polimórfica
TV catecolaminérgica	Automatismo por acúmulo de cálcio intracelular	TV bidirecional ou TV polimórfica

Apresentação clínica

As EV podem provocar sensação de irregularidade no pulso, presença de batimentos mais intensos ou sensação de pausa. Entretanto, a maioria dos pacientes é assintomática ou apresenta sintomas inespecíficos como dispneia, cansaço e tontura.

Pacientes com taquicardia ventricular hemodinamicamente estável queixam-se de palpitação principalmente na região precordial ou com a percepção do pulso aumentado. Entretanto, alguns pacientes podem não perceber a ocorrência da taquicardia. Pacientes com taquicardia ventricular lenta (FC < 120 bpm) podem procurar o pronto-socorro com queixas de dispneia e insuficiência cardíaca. Já os pacientes com taquicardias ventriculares mais rápidas frequentemente apresentam pré-síncope ou síncope, acompanhados ou não de palpitações. A parada cardíaca ou morte súbita pode ser a manifestação inicial da TV sustentada.

Avaliação clínica

O ponto mais importante na avaliação clínica dos pacientes com arritmias ventriculares está na identificação do mecanismo causal e dentificação de uma cardiopatia estrutural, que tem importância fundamental no prognóstico desses pacientes. Para a estratificação do risco, história clínica, exame físico e métodos diagnósticos são fundamentais.

A repercussão hemodinâmica causada pela taquicardia deve ser priorizada durante o exame físico no atendimento inicial do paciente com suspeita de TV. Rebaixamento do nível de consciência, hipotensão, ausência de pulso central, sinais de baixo débito, edema agudo de pulmão e dor precordial indicam a necessidade de cardioversão elétrica.[4] Após a reversão, a anamnese minuciosa visa identificar a concomitância de doença cardiovascular, situações que podem provocar distúrbios eletrolíticos e metabólicos, uso de drogas lícitas e ilícitas e outras condições clínicas associadas conhecidas pelo paciente ou familiares, incluindo o histórico de morte súbita familiar. No exame físico devem ser investigados sinais de cardiopatia estrutural e de sua repercussão hemodinâmica. Entretanto, muitos pacientes podem apresentar exame físico normal após a reversão da taquicardia e ainda serem portadores de cardiopatias estruturais.

Exames complementares

Eletrocardiograma

O eletrocardiograma (ECG) de 12 derivações é fundamental para o tratamento agudo da crise e para manuseio do paciente em longo prazo. Esta pode ser uma oportunidade única para o paciente ter o seu diagnóstico estabelecido, já que sem a documentação eletrocardiográfica o paciente poderá ter que se submeter a uma série de exames para esclarecimento diagnóstico, inclusive o estudo eletrofisiológico.

Nos pacientes com EV, a documentação eletrocardiográfica com 12 derivações permite a identificação do local de origem. Frequentemente, as EV em pacientes sem cardiopatia estrutural apresentam eixo inferior que caracteriza a origem na via de saída dos ventrículos direito e esquerdo. Quando a EV apresenta morfologia de bloqueio de ramo esquerdo a origem mais comum é na via de saída do VD, já quando apresenta morfologia de bloqueio de ramo direito a origem mais comum é na via de saída do ventrículo esquerdo (VE), entretanto, existem vários detalhes eletrocardiográficos que sugerem a origem direita ou esquerda[2] (Figura 2).

Diante de um paciente com taquicardia sustentada com QRS largo na sala de emergência deve-se abordar essa arritmia como taquicardia ventricular, visto que esta traz maior risco e, se tratada inadequadamente, pode ser um desfecho fatal (Figura 3). Nos casos de taquicardias bem toleradas, o ECG durante a arritmia é a principal ferramenta no diagnóstico diferencial, devendo sempre que possível ser realizado ECG de 12 derivações antes da reversão da taquicardia. Na análise inicial do ECG durante taquicardia deve-se analisar a duração do intervalo QRS. A presença de QRS estreito (< 0,12 s) sugere fortemente a presença de uma taquicardia supraventricular. Se o QRS durante taquicardia for alargado (QRS > 0,12 s), pode-se estar diante de uma TV ou de uma taquicardia supraventricular com distúrbio de condução (bloqueio de ramo funcional ou adquirido ou manifestação de pré-excitação ventricular). Existem vários algoritmos com sensibilidade e especificidade bastante altos para o diagnóstico diferencial das taquicardias de QRS alargado.[5] Nenhum

deles apresenta sensibilidade e especificidade combinadas de 100%. Porém, acredita-se que quanto maior o apelo para o critério visual, sendo este mais rápido e com menos necessidade de contas complexas, maior a possibilidade de acerto diagnóstico para a TV, como acontece por exemplo no primeiro critério de Brugada (ausência de padrão RS de V1 a V6) e no primeiro critério de Vereckel (onda R em aVR).[6]

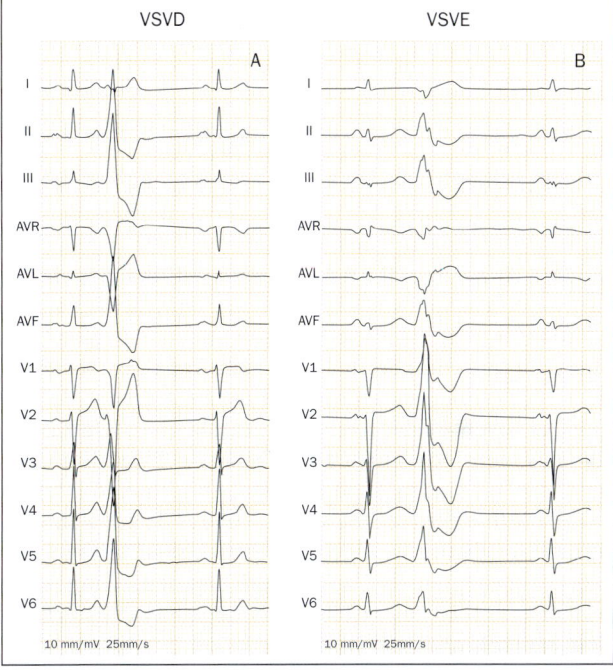

Figura 2 Eletrocardiograma de 12 derivações de extrassístole idiopática originada na via de saída do ventrículo direito (A) e na via de saída do ventrículo esquerdo (B); frequentemente essas extrassístoles são epicárdicas perivasculares.

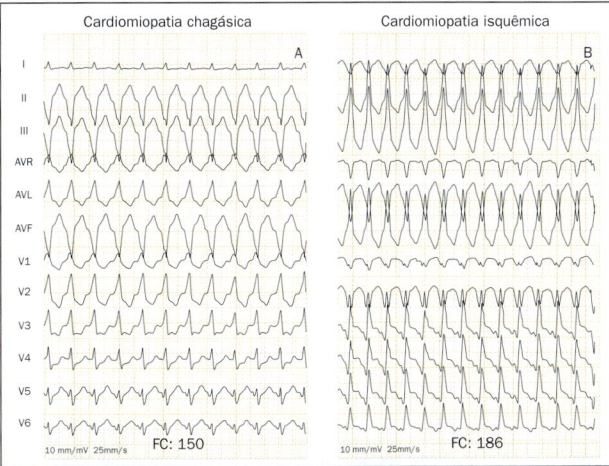

Figura 3 Taquicardia ventricular monomórfica associado a cardiopatia estrutural. Em paciente com cardiomiopatia chagásica (A) frequentemente a saída do circuito está na região inferior basal; já em pacientes com cardiomiopatia isquêmica (B) muitas vezes a TV é apical.

Em pacientes com coração aparentemente normal, padrões característicos do ECG, durante ritmo sinusal ou em taquicardia, permitem diagnóstico rápido e orientação terapêutica. As TV idiopáticas monomórficas com origem na via de saída dos ventrículos direito ou esquerdo apresentam no ECG eixo inferior e bloqueio de ramo esquerdo (originadas no VD ou VE) ou bloqueio de ramo direito (originadas no VE) semelhante a EV (Figura 4). Não é raro esses pacientes apresentarem EV isoladas na mesma morfologia. Na TV fascicular, a morfologia mais comum é de bloqueio de ramo direito com desvio do eixo para a esquerda e para cima (fascículo posteroinferior) com início de ativação do QRS rápida. Logo após a reversão da taquicardia a morfologia do QRS é normal, mas podem-se evidenciar alterações na repolarização (efeito de memória) nas derivações inferiores. As taquicardias polimórficas diferenciam-se pela presença ou não do intervalo QT prolongado durante ritmo sinusal e na avaliação de alterações eletrocardiográficas que sugiram isquemia miocárdica aguda como infra e supradesnivelamento do segmento ST. Outra alteração que é importante ser identificada nos pacientes com TV polimórfica após a reversão é a presença de bloqueio atrioventricular total e bradicardia grave. Outras patologias identificadas após a reversão de TV polimórfica pelo ECG é a síndrome de Brugada, síndrome do intervalo QT curto e extrassístoles ventriculares de acoplamento ultracurto (Figura 5). Algumas vezes extrassístoles monomórficas deflagram fibrilação ventricular, sendo importante a identificação dessa situação porque essas arritmias podem ser passíveis de ablação.[7]

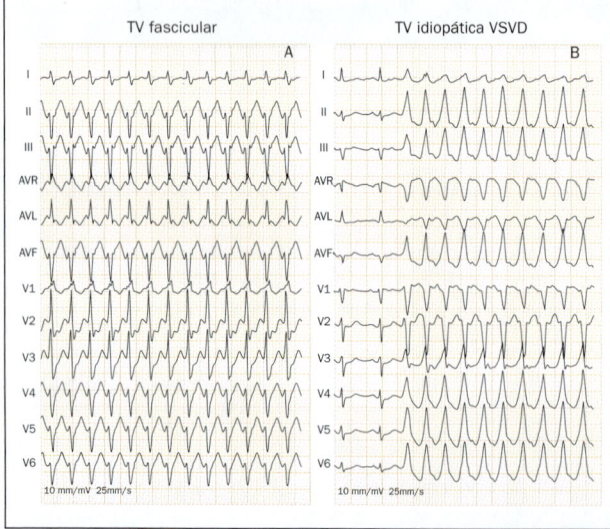

Figura 4 Taquicardia ventricular (TV) idiopática do (A) ventrículo esquerdo, também chamada de TV fascicular ou verapamil sensível. A característica é morfologia de bloqueio de ramo direito e eixo superior. As TV idiopáticas do ventrículo direito (B) apresentam morfologia de bloqueio de ramo esquerdo e eixo inferior.

Ecodopplercardiograma

É o método de imagem simples, de fácil acesso e não invasivo, frequentemente utilizado na avaliação dos pacientes com arritmias ventriculares pela facilidade de acesso em comparação com outros métodos de imagem (ressonância e tomografia computadorizada cardíaca). A fração de ejeção diminuída é um importante fator prognóstico do risco de morte súbita nos pacientes com arritmias ventriculares. As alterações segmentares do VE podem sugerir a presença de um substrato arritmogênico (acinesia em pacientes com infarto agudo do miocárdio prévio, aneurisma apical e de parede inferior em pacientes com cardiopatia chagásica). O ecocardiograma não é suficientemente sensível para excluir o diagnóstico de displasia arritmogênica do VD.

Holter

O Holter é uma ferramenta fundamental nos pacientes com EV. Permite avaliar a densidade de ectopias nas 24 horas, além de permitir identificar se existem uma ou mais morfologias quando se programa a ablação por cateter (Figura 6). Pacientes com densidade alta de EV podem apresentar taquicardiomiopatia e disfunção ventricular, necessitando de tratamento mais agressivo. O risco dessa condição é maior em pacientes com maior densidade de extrassístoles no Holter.[8]

Ressonância magnética cardíaca

A ressonância magnética cardíaca (RMC) é uma ferramenta diagnóstica que permite a identificação de uma série de alterações miocárdicas que estão envolvidas na fisiopatologia das arritmias ventriculares. Em pacientes com EV frequentes a RMC é frequentemente empregada para descartar presença de cardiopatia estrutural, que está relacionada a um prognóstico benigno.[9] Já nos pacientes com cardiopatia, a RMC permite a quantificação precisa de volumes, massa e fração de ejeção dos ventrículos, bem como permite identificar a presença, extensão, localização e transmuralidade da cicatriz através da técnica de realce tardio (Figura 7). Os istmos dos circuitos das taquicardias podem estar localizados dentro da cicatriz ou na área cinzenta periférica a uma área de cicatriz, podendo ajudar no planejamento da ablação por cateter.[10]

Outra aplicação da RMC tem relação com a avaliação do risco de morte súbita em pacientes com cardiopatia. Em uma série de 137 pacientes submetidos a implante de CDI e a RMC pré-implante, a presença de cicatriz miocárdica detectada pela RMC foi um preditor independente para da ocorrência de morte ou terapia do CDI após o implante. Em pacientes com fração de ejeção do VE > 30%, a presença de cicatriz significativa (> 5% do VE) identifica uma população de risco equivalente a pacientes com FE do VE ≤ 30%. Já os pacientes com FE do VE ≤ 30% e cicatriz mínima ou ausente representavam um grupo com menor risco, similar aos pacientes com FE do VE > 30%.[11] O papel da RMC na estratificação de risco para arritmias ventriculares, e também como instrumento auxiliar terapêutico, tem sido estudado em várias cardiopatias,

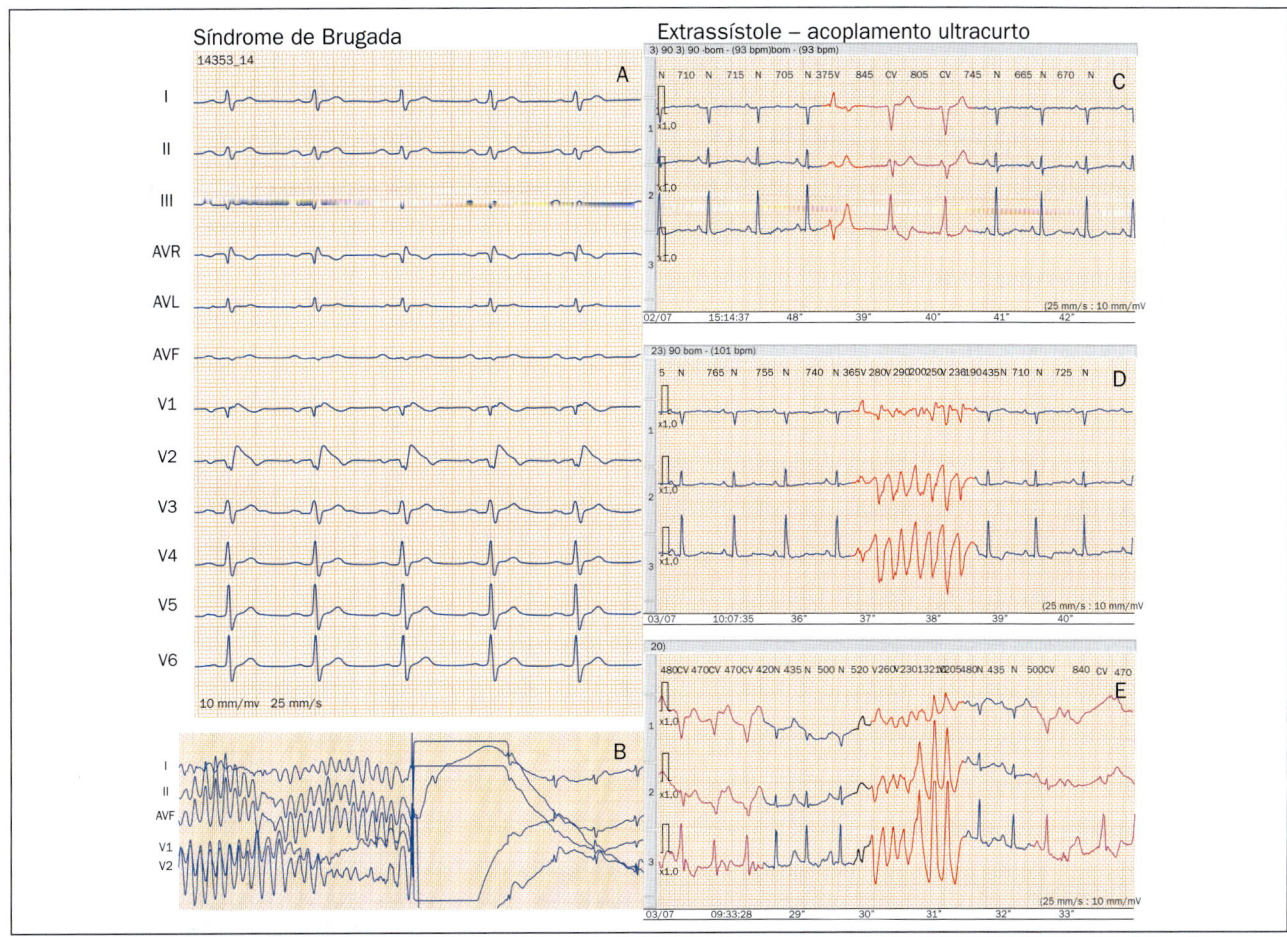

Figura 5 Arritmias ventriculares polimórficas, associadas a doença de repolarização, como na síndrome de Brugada (A e B), em que se evidencia em ritmo sinusal pseudobloqueio de ramo direito e supradesnivelamento do segmento ST. Na extrassístole de acoplamento ultracurto (C) o intervalo de acoplamento atinge período vulnerável da repolarização, podendo induzir (D e E) fibrilação ventricular.

como a displasia arritmogênica do VD, cardiomiopatias não isquêmicas, em geral, chagásica e hipertrófica.[12,13]

A capacidade que a RMC tem em determinar as dimensões e função do VD foi reconhecida na revisão de 2010 dos critérios diagnósticos para a displasia arritmogênica do VD.[14] A presença de acinesia regional, discinesia ou contração dessincronizada do VD associada a uma FE do VD ≤ 40% ou a dilatação passou a ser considerada critério maior para o diagnóstico da displasia arritmogênica do VD. Alteração segmentar de VD sem disfunção passou a ser considerada critério menor. Dois critérios maiores, um maior e dois menores ou quatro menores são considerados diagnósticos de displasia arritmogênica do VD.

Arritmias ventriculares idiopáticas com repolarização normal

São definidas por arritmias ventriculares idiopáticas aquelas que ocorrem na ausência de cardiopatia estrutural demonstrável, geralmente mais prevalente em jovens e com uma evolução benigna na maioria dos casos.

Extrassístoles e taquicardia ventricular da via de saída

Essa forma de arritmia idiopática tem origem na via de saída do VD ou VE. Com base no local de origem, podem ser classificadas como: a) EV ou TV originada na via de saída do VD; b) EV ou TV originada na via de saída do VE; e c) EV ou TV originada nas cúspides da aorta. O ECG de 12 derivações pode sugerir o local de origem da arritmia. Outro termo comumente empregado são as arritmias ventriculares do "*summit*", que são sinônimo de arritmias originadas no trato de saída do VE, no ponto mais alto do epicárdio do VE, localizadas acima da extremidade superior do sulco interventricular anterior sulco e da porção aórtica do óstio do VE.[15,16]

Arritmias ventriculares de via de saída do ventrículo direito

As arritmias de via de saída do VD são uma forma comum de arritmias ventriculares idiopáticas, apresentando-se em torno de 70% dos casos. Caracteriza-se no ECG por morfologia de bloqueio de ramo esquerdo com eixo inferior (Fi-

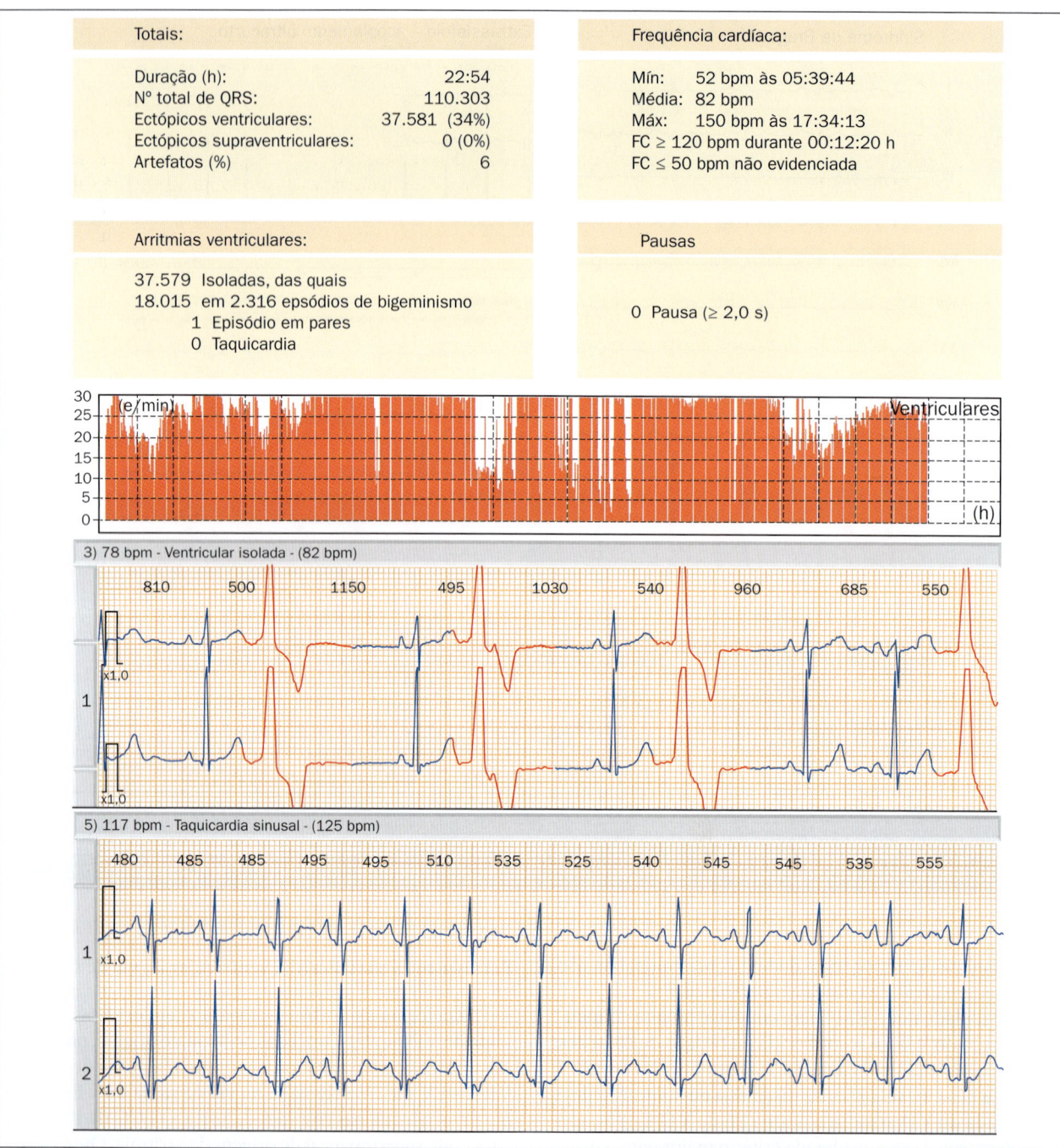

Figura 6 Holter de paciente com extrassístoles ventriculares monomórficas frequentes (34%). Observa-se supressão da arritmia com aumento da frequência cardíaca sinusal, o que sugere um prognóstico benigno.

gura 4B). O sintoma mais comum é a palpitação, mas pode se manifestar como dor torácica, cansaço, pré-síncope e síncope, entretanto, alguns pacientes podem ser assintomáticos. Geralmente os pacientes que apresentam taquicardia ventricular também apresentam EV com a mesma morfologia.

O trato de saída é dividido em região septal, parede livre da via de saída do VD com porção anterior, média e posterior. A região anterosseptal é adjacente ao epicárdio do VE

e à veia interventricular anterior. A região posterosseptal da via de saída está adjacente à cúspide da coronária direita. O ECG, como já informado, apresenta morfologia de bloqueio de ramo esquerdo com eixo inferior, entretanto critérios específicos ajudam a identificar a região da via de saída do VD ou até mesmo a necessidade da abordagem da VS do VE durante a ablação. Quando a origem é à direita, geralmente a transição de rS para Rs ocorre a partir de V4. Quando a origem é septal, o QRS é mais estreito; a derivação DI é positiva quando posterosseptal, e negativa quando anterosseptal. As ondas R são mais alargadas e com entalhe nas derivações inferiores e transição mais tardia quando a origem é na parede livre do VD; quando apresentam onda R maiores em DI e pequenas nas derivações inferiores, sugere localização para-hissiana.[17]

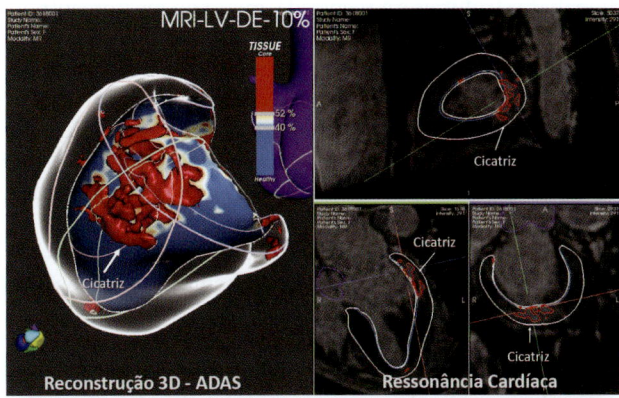

Figura 7 Ressonância magnética de paciente com cardiomiopatia chagásica. Cicatriz inferolaterobasal reconstruída em *software* 3D, que permite a identificação de canais de reentrada para taquicardia ventricular.

Taquicardia ventricular de via de saída do ventrículo esquerdo

A via de saída do VE é a região de origem de TV idiopática em aproximadamente 10-15% dos pacientes e pode ser abordada pelas cúspides da aorta. Algumas vezes essas taquicardias não são eliminadas pela ablação junto ao seio de Valsalva, podendo ter origem em fibras subepicárdicas ou perivasculares, sendo então chamadas de taquicardias perivasculares.[18]

As taquicardias originadas na via de saída do VE ou nas cúspides da aorta apresentam morfologia de bloqueio de ramo esquerdo com eixo inferior, porém a transição ocorre em V3 ou mais precoce. Algumas vezes apresentam morfologia de bloqueio de ramo direito. As TV originadas nas cúspides da coronária esquerda têm uma transição mais precoce (V1/V2) que na cúspide da coronária direita (V2/V3). Quando a ativação inicial apresenta-se retardada e a medida do índice de deflexão máximo (relação do tempo do início do QRS até a deflexão máxima nas precordiais sobre a largura do QRS total) for maior que 0,55 sugere-se origem epicárdica da taquicardia, assim como R amplo de V1 a V6 sugere a taquicardia originada na veia cardíaca anterior.

Taquicardia ventricular fascicular ou idiopática do ventrículo esquerdo

A taquicardia ventricular fascicular foi descrita inicialmente em 1979 por Zipes como uma taquicardia com mor-

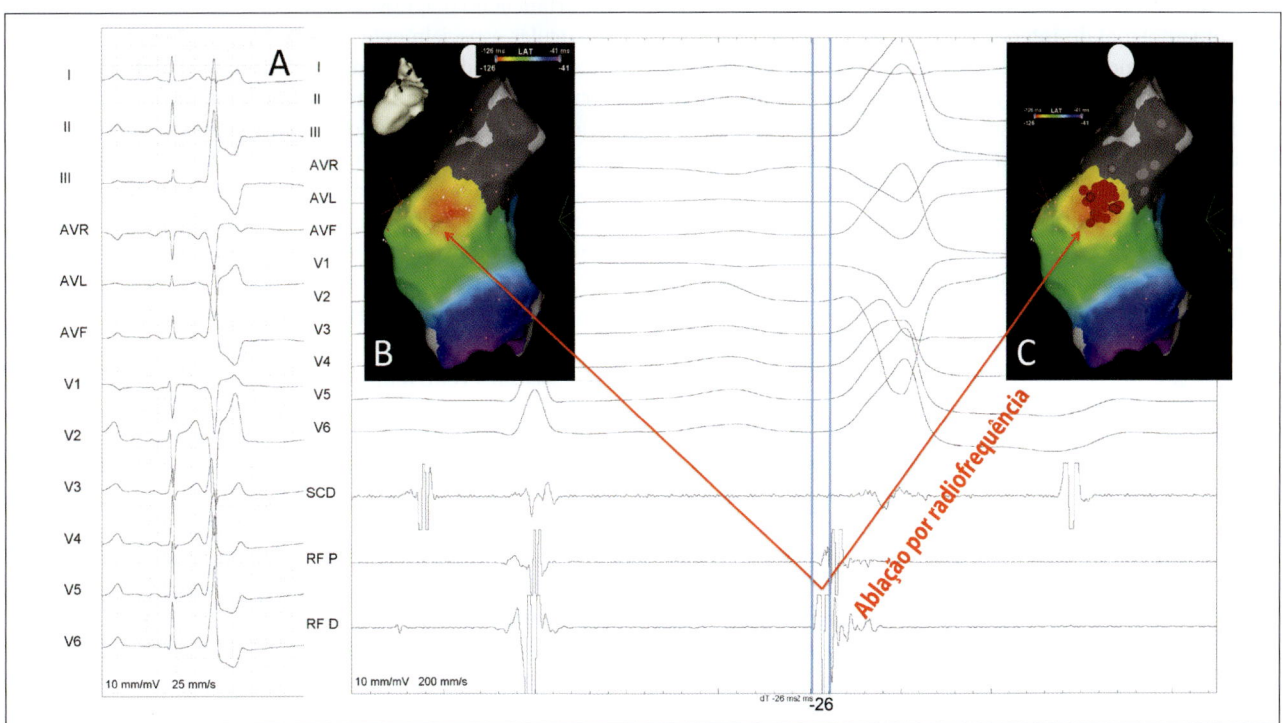

Figura 8 Mapeamento e ablação de extrassístole ventricular monomórfica originada na via de saída do VD (A). O mapa eletroanatômico de ativação evidencia maior precocidade na região septal da via de saída do VD. Neste local foram realizadas aplicações de RF (C) em local com precocidade de 26 ms com eliminação da extrassístole.

fologia de ramo direito e desvio do eixo para cima; como apresentava reversão com a infusão de verapamil passou a ser chamada também de verapamil-sensível. O mecanismo da arritmia é a reentrada utilizando a rede de Purkinje e o fascículo posteroinferior, conectados por uma área de condução lenta, que pode estar relacionada a um falso-tendão ou bandas fibromusculares da região posteroinferior do VE até o septo.[19]

O ECG durante a taquicardia ventricular fascicular apresenta características típicas, com morfologia de bloqueio de ramo direito e eixo desviado para cima. O início de ativação geralmente é rápido, podendo inclusive ser confundido com taquicardia supraventricular, porém pode-se observar dissociação atrioventricular e em V6 apresenta morfologia rS (Figura 4A). Menos frequentemente, o circuito da taquicardia pode utilizar o fascículo anterossuperior. Nessa condição, o complexo QRS apresenta morfologia de bloqueio de ramo direito ao ECG, com desvio do eixo para a direita. Outra apresentação mais rara é a TV fascicular septal superior, que apresenta QRS com duração menor que 110 ms.

Arritmias ventriculares idiopáticas polimórficas

As arritmias ventriculares idiopáticas polimórficas geralmente estão relacionadas a alterações na repolarização, como na síndrome do QT longo ou curto e síndrome de Brugada, porém, apesar de não apresentarem cardiopatia estrutural, possuem um prognóstico nem sempre benigno, pelo risco potencial de morte súbita dos indivíduos.

A síndrome do QT longo se caracteriza por um prolongamento anormal do intervalo QT, evidenciado no ECG de superfície, estando associada a um risco maior de morte súbita em decorrência da fibrilação ventricular ou *torsades de pointes*. Geralmente, os episódios de síncope ou parada cardíaca podem ser desencadeados por estresse físico ou emocional, mas também podem ser desencadeados por estímulos auditivos (barulho alto ou susto) ou quando o indivíduo está em repouso. A síndrome do QT longo pode ser congênita ou pode ser induzida por drogas. Distúrbios hidroeletrolíticos, como hipocalemia, também estão associados a QT longo.[20]

A síndrome de Brugada é identificada pelo padrão eletrocardiográfico característico, que é a presença de pseudo-bloqueio de ramo direito associado a supradesnivelamento do intervalo ST em pelo menos uma das derivações de V1 a V3, com aspecto morfológico semelhante à barbatana dorsal de golfinho, sendo denominado Brugada tipo 1 (Figura 5A). Este padrão pode ser considerado também quando se utilizam as derivações superiores (segundo, terceiro e quarto espaços intercostais direito e esquerdo) ou após teste farmacológico provocativo com ajmalina, (padrão de Brugada tipo1 induzido).[21] Quando essas alterações são duvidosas ou se assemelharem a um aspecto em sela de cavalo, atualmente são consideradas padrão de Brugada não tipo 1 (antes conhecido como tipo 2 ou tipo 3).[22] A apresentação clínica dessa síndrome é variável, desde pacientes com parada cardíaca revertida por fibrilação ventricular (Figura 5B), episódios de síncope ou respiração agônica noturna e até pacientes assin-

tomáticos, que na maioria das vezes têm baixo risco de morte súbita.[23]

Outras formas de TV idiopática polimórficas são as extrassístoles ventriculares de acoplamento ultracurto (Figura 5C, 5D e 5E) e a TV polimórfica catecolaminérgica.[24]

Taquicardia ventricular associada à cardiopatia estrutural

O mecanismo mais comum para as TV associadas às cardiopatias estruturais é a reentrada, micro ou macroreentrante, relacionada a uma cicatriz no ventrículo originada por infarto do miocárdio, miocardite ou cirurgia para a correção de cardiopatia congênita. Raramente o distúrbio de automatismo pode ser a causa de TV em pacientes com cicatrizes.

As cardiopatias mais frequentemente associada a TV relacionada a cicatriz são a cardiopatia isquêmica, miocardite prévia, cardiomiopatia chagásica, displasia arritmogênica do VD, sarcoidose, cardiomiopatia dilatada idiopática e pós-operatório de correção de cardiopatia congênita. Em nosso meio, a cardiomiopatia chagásica é a etiologia mais comum, podendo ser encontrada em até 50% dos pacientes.

Geralmente os pacientes com cardiopatia estrutural e taquicardias ventriculares são portadores de CDI, e terapias apropriadas ou inapropriadas são motivo de procura dos pacientes ao pronto-socorro. Os choques, tanto apropriados como inapropriados podem estar relacionados a um risco maior de morte.[25]

O ECG de 12 derivações da taquicardia ventricular tem importância no diagnóstico diferencial de taquicardia supraventricular, especialmente *flutter* e FA, com aberrância de condução, que pode ser comum em pacientes com cardiopatia estrutural. Outra informação importante do ECG é que por meio da análise da morfologia da TV pode-se identificar a região de origem da arritmia, se VE ou VD, bem como a localização dentro dessa câmara. Além disso, a morfologia sugere origem endocárdica (Figura 3A) ou epicárdica (Figura 3B), que é importante quando se opta pela realização de ablação.[26]

Tratamento das arritmias ventriculares

Extrassístoles ventriculares e taquicardia de via de saída

O tratamento das EV de via de saída geralmente deve ser baseado na presença dos sintomas. Pacientes assintomáticos com baixa densidade de EV geralmente não necessitam de tratamento e sim de uma estratificação de risco para excluir a presença de cardiopatias. Em pacientes assintomáticos nos quais a densidade de EV é elevada, geralmente acima de 20% (Figura 6), recomenda-se o acompanhamento clínico e tratamento, com intervalos de tempo mais próximos, em decorrência do risco de taquicardiomiopatia.[8]

Quando se decide pelo tratamento das EV, inicialmente pode-se utilizar o tratamento farmacológico. As principais drogas utilizadas para o tratamento em longo prazo das EV são os betabloqueadores, como atenolol e metoprolol. Em geral, doses baixas como 25 mg ao dia podem ser suficientes para a redução da densidade e melhora dos sintomas. Quando o tratamento inicial falha, podem ser utilizados os antiarrítmicos específicos, sendo o sotalol uma opção com bons resultados,[27] porém é necessária a monitorização do intervalo QT. Outra opção são as drogas da classe IC, como propafenona. A amiodarona deve ser reservada para pacientes com presença de cardiopatia estrutural e disfunção ventricular. Em um registro europeu, em que cardiologistas foram consultados com relação ao tratamento das EV e TVNS, 38% sempre usam tratamento farmacológico em pacientes sintomáticos e apenas 2% em pacientes assintomáticos. A maioria (53%) usa tratamento farmacológico apenas em pacientes sintomáticos com alta densidade de arritmia. Já nos assintomáticos, 38% usam tratamento farmacológico quando apresentam alta densidade de arritmias ventriculares idiopáticas. Nesse mesmo estudo, o betabloqueador foi a droga mais frequentemente usada como primeira opção (87%) no tratamento das EV, ao passo que bloqueadores de canal de cálcio, fármacos classe IC e sotalol foram a segunda opção, em 27%, 25% e 11% respectivamente. Nos pacientes com TVNS, amiodarona foi a mais utilizada (42%).[28]

O pidolato de magnésio na dose de 3 g/dia (equivalente a 260 mg do magnésio elementar) dividido em duas tomadas, inicialmente por 30 dias, pode ser uma opção nos pacientes sintomáticos, principalmente nos que são bradicárdicos, intolerantes ou que não queiram usar antiarrítmicos específicos.[29] Modificações do estilo de vida, como redução da ingesta de cafeína e outros estimulantes e dieta rica em nutrientes com magnésio[30] podem ser efetivos no tratamento e serem uma opção antes da introdução de fármacos.

A ablação das EV está atualmente recomendada como classe de recomendação I-B nos pacientes sintomáticos que apresentam densidade acima de 15% (com predomínio de morfologia), em especial nos que não toleram fármacos antiarrítmicos, nos que são refratários ou intolerantes, bem como naqueles que apresentem evidências de taquicardiomiopatia. Nesta última situação, fármacos como os betabloqueadores e a amiodarona passam a ter nível de recomendação IIa-B. Nos pacientes assintomáticos com EV esporádicas, a ablação não está indicada (classe de recomendação III).[1]

A ablação das EV consiste na identificação do local de maior precocidade, ou seja o local de origem da EV. Para isso se tornar possível a EV deve ser preferencialmente monomórfica e em densidade suficiente para mapeamento (Figura 8). Um ponto importante na decisão da indicação de ablação nas arritmias de trato de saída é a morfologia da EV. Quando a EV tem morfologia de bloqueio de ramo esquerdo e eixo inferior, especialmente quando a transição está após V4, a origem da EV está na via de saída do VD, tornando-se procedimento tecnicamente mais fácil, sugerindo-se uma indicação de ablação mais precoce. Pelo contrário, quando a EV apresenta morfologia de bloqueio de ramo direito, a origem está no VE e muitas vezes ligadas ao sistema venoso e com morfologia que sugere origem epicárdica. Quando se evidenciam essas características, é previsto um procedimento mais complexo, sendo recomendada maior insistência do tratamento medicamentoso. A ablação é um procedimento seguro com

taxa de sucesso entre 90 e 95%,[31] porém pode variar conforme a localização da EV.

Tratamento da TV relacionada à cicatriz

Tratamento na unidade de emergência

Como já dito na abordagem inicial, se a TV for mal tolerada (PAS < 90 mmHg, nível de consciência diminuído, cianose, ausência de pulso) deve-se proceder a cardioversão elétrica imediatamente (sempre que possível registrar o ECG antes). Se a TV for bem tolerada, após o registro do ECG de 12 derivações, deve-se iniciar tratamento com drogas antiarrítmicas para cardioversão química da TV. No entanto, como os pacientes com cardiopatia rapidamente podem apresentar deterioração hemodinâmica, a cardioversão elétrica pode ser a escolha inicial para reversão, mesmo nos casos com taquicardia ventricular hemodinamicamente bem tolerada (Tabela 2).

Tabela 2   Tratamento das taquicardias ventriculares na sala de emergência

Droga	Dose ataque	Observações	Efeitos adversos
Amiodarona	300 mg EV em 30 minutos (ampola = 150 mg)	Taxa de reversão entre 30 a 50%	Hipotensão arterial, bradicardia sinusal e *torsades de pointes* (raro)
Lidocaína (2%)	1 mg/kg IV – infusão rápida	Taxa de reversão é baixa (20-30%), mas é útil por seu efeito ser rápido e por não provocar distúrbio hemodinâmico	Neuropatia
Cardioversão elétrica	Choque 200-360 J (monofásico) ou 100-200 J (bifásico) sincronizado após sedação	Alto índice de reversão	Requer sedação e jejum

Nos casos de pacientes com TV/FV recorrentes e em tempestade elétrica, uma recente publicação demonstrou que, além da amiodarona IV, o acréscimo de propranolol na dose de 40 mg de 6/6h nas primeiras 24 horas foi superior ao metoprolol, com redução do número de terapias pelo CDI e, consequentemente, no menor tempo de internação em UTI. Estes achados, animadores, necessitam ser reproduzidos em maiores estudos.[32]

Tratamento após a reversão

O tratamento do paciente com TV baseia-se em três pontos principais: a) otimizar o tratamento da cardiopatia e condições clínicas subjacentes; b) aliviar os sintomas da arritmia; e c) evitar a morte súbita.[33]

Após a reversão da taquicardia deve-se proceder à investigação diagnóstica, principalmente focada na investigação de cardiopatia associada. Se a cardiopatia isquêmica estiver presente, deve-se investigar e tratar a isquemia. Pacientes com ICC descompensada devem ter seu tratamento otimizado. Para aliviar os sintomas e evitar a recorrência das TV, pode-se utilizar o tratamento farmacológico e a ablação por cateter. A decisão para recomendar a ablação depende das características da TV e de sua resposta ao tratamento clínico. Quando o risco de morte súbita é significativo, indica-se o CDI.

Tratamento farmacológico

Betabloqueadores (classe II de Vaughan-Williams)

Os betabloqueadores têm um efeito antiarrítmico, principalmente naquelas arritmias que são desencadeadas pelo esforço, como as TV automáticas idiopáticas induzidas pelo esforço. Além disso as drogas dessa classe são capazes de reduzir a mortalidade na fase aguda do infarto do miocárdio. Nos pacientes com insuficiência cardíaca, que são um grupo com alto risco de apresentar TV, o uso dos betabloqueadores deve ser considerado em todos os pacientes que não apresentem contraindicação a essa droga – um importante benefício dessa classe de fármaco nos pacientes com ICC foi a redução da morte súbita. As drogas mais utilizadas são: atenolol (25 a 100 mg, 1 a 2 vezes por dia) em pacientes sem cardiopatia e metoprolol (25 a 100 mg, 1 a 2 vezes por dia) ou carvedilol (3,125 a 25 mg, 2 vezes por dia) nos pacientes com cardiomiopatia. A principal contraindicação para o uso dos betabloqueadores é a presença de asma brônquica. Em pacientes com QT longo e *torsades de pointes* o uso dos betabloqueadores associados ou não a marca-passo previnem a ocorrência dessa arritmia, em especial os de ação central e lipossolúveis, como o propranolol e o nadolol.[34]

Amiodarona (classe III de Vaughan-Williams)

A amiodarona tem um papel importante no tratamento do paciente com TV, principalmente com cardiopatias estruturais. Após a reversão da TV, deve-se utilizar amiodarona em uma dose de 900 mg até o máximo de 1.800 mg por via endovenosa em 24 horas. Vale ressaltar que a amiodarona por via endovenosa está relacionada ao maior risco de flebite e a troca pela via oral deve ser realizada uma vez estabilizado o quadro. A infusão contínua justifica-se em pacientes com TV recorrentes ou incessantes e na tempestade elétrica, em geral por 3 a 4 dias. Após a troca para a via oral, deve-se manter uma dose inicial para impregnação, o que ocorre com uma dose cumulativa ao redor de 10 g. Após impregnação, a dose media de manutenção é de 200 a 400 mg por via oral. Alguns estudos e uma metanálise mostraram que a amiodarona reduz a morte súbita em pacientes com cardiopatias isquêmica e não isquêmica, mas sua efetividade é praticamente nula em pacientes com grave disfunção ventricular (FEVE < 30%). Mesmo assim, quando associada com betabloqueadores, di-

minui a taxa de choques liberados pelo CDI e ajuda melhorar a qualidade de vida destes pacientes.[35] A principal limitação para o uso prolongado da amiodarona são seus efeitos extracardíacos. Alterações em tireoide, hiperpigmentação cutânea e manifestações neurológicas são os efeitos colaterais mais comuns. A toxicidade pulmonar e hepática embora raras, implicam risco de complicações fatais.

Sotalol (classe III de Vaughan-Williams)

O sotalol é uma droga que pode ser útil em algumas condições clínicas. Também foi demonstrado ser útil na prevenção de choque apropriados e inapropriados pelo CDI.35 Entretanto, os efeitos pró-arrítmicos (prolongamento do intervalo QT) são uma preocupação constante nos pacientes que utilizam essa medicação. Não devem ser utilizados em pacientes com insuficiência cardíaca ou bradicardia. Sempre deve-se realizar ECG nos primeiros dias após a introdução dessa droga para monitorizar o intervalo QT.

Propafenona (classe IC de Vaughan-Williams)

A propafenona não deve ser utilizada em pacientes com cardiopatia estrutural. Além de apresentar efeitos pró-arrítmicos especialmente em pacientes com isquemia miocárdica, leva a uma redução da velocidade de condução através das fibras miocárdicas, alentecendo as taquicardias ventriculares, muitas vezes tornando-as incessantes.

Tratamento não farmacológico

Cardiodesfibrilador implantável

O cardiodesfibrilador implantável (CDI) é a ferramenta mais útil para a prevenção da morte súbita, entretanto, os choques disparados pelo dispositivo, independentemente de serem apropriados ou inapropriados, estão associados a efeitos adversos psicológicos ou até possível deterioração da função cardíaca.[25] Por isso, quando for indicado o CDI, as terapias híbridas com associação de drogas antiarrítmicas e ablação por cateter devem ser consideradas.[36]

Um paciente que apresentou episódio de taquicardia ventricular associado a parada cardíaca ou síncope já se configura como profilaxia secundária, sendo a documentação na redução de mortalidade comprovada em estudos na década passada.[37]

A diretriz brasileira de dispositivos cardíacos implantáveis[38] recomenda o implante do CDI em pacientes com TV sustentada espontânea e disfunção ventricular importante (FEVE < 35%) e expectativa de vida de pelo menos 1 ano (classe I). É possivelmente indicado em pacientes com TV sustentada espontânea refratárias a outras terapêuticas e expectativa de vida de pelo menos 1 ano (classe IIa). Nos pacientes com TV incessante o implante do CDI está contraindicado (classe III) até o controle clínico com ablação ou drogas antiarrítmicas, visto que levaria o paciente a múltiplos choques e seus efeitos deletérios.

Ablação por cateter de taquicardia ventricular

A ablação por cateter faz parte de um tratamento híbrido adicionado às drogas antiarrítmicas que buscam a prevenção da recorrência da taquicardia ventricular. A indicação clássica de ablação por cateter está naqueles casos de taquicardia ventricular sustentada monomórfica, incluindo as TV interrompidas por choque do CDI que recorrem apesar da terapia antiarrítmica e a indicação de ablação em caráter de urgência naqueles casos de tempestade elétrica que não são controlados com drogas antiarrítmicas (Tabela 3).[39] A ablação também pode ser indicada após episódio inicial, principalmente naqueles pacientes que serão submetidos a implante do CDI buscando a redução das terapias dos mesmos e evitando o possível dano miocárdico gerado pelo choque.[40] A seleção de pacientes que são candidatos para a ablação por cateter de TV deve considerar os riscos e benefícios do procedimento, que são determinados pelas características dos pacientes e pelas condições técnicas disponíveis e experiência dos operadores em determinado laboratório de eletrofisiologia, mas geralmente os pacientes que mais se beneficiam da ablação são aqueles que já recebem tratamento antiarrítmico otimizado e mantêm taquicardia ventricular.[41]

O objetivo da ablação é de destruir o tecido miocárdico viável junto à cicatriz, homogeneizando-a e buscando eliminar os circuitos de reentrada.

O cenário ideal para a ablação da taquicardia é quando esta é induzida, reprodutível, sustentada e bem tolerada. O mapeamento durante taquicardia busca áreas de atividade pré-sistólica ou diastólica contínuas, podendo-se utilizar manobras de encarrilhamento para documentar o local do circuito em que o cateter está posicionado, sendo que quando a energia de RF é aplicada no istmo protegido da taquicardia (área de atividade contínua ou isolada mesodiastólica), observa-se rápida interrupção da taquicardia, tornando-se a TV frequentemente não mais indutível após extensão da lesão neste local.

Entretanto, em muitas situações a TV pode ser não mapeável, seja por instabilidade hemodinâmica após a indução, seja pela não indutibilidade ou não sustentação da arritmia. Quando a TV é não mapeável por instabilidade hemodinâmica, pode-se utilizar drogas vasoativas a fim de que o paciente não apresente instabilidade hemodinâmica durante taquicardia. Existem relatos do uso de dispositivos de assistência circulatória durante ablação de TV mal tolerada.[42] O mapeamento do substrato facilitado pelos sistemas de mapeamento eletroanatômico e as técnicas de *pace-mapping* são úteis durante a ablação de TV não mapeáveis ou mesmo naqueles casos em que se evidenciem várias morfologias de TV relacionadas às cicatrizes existentes no miocárdio.

O mapeamento do substrato consiste na identificação da cicatriz ventricular, baseado na voltagem do eletrograma bipolar em um mapa eletroanatômico do ventrículo de interesse. São definidos como cicatriz densa áreas onde o eletrograma apresenta voltagem muito baixa (< 0,5 mV) e são designados como zona da borda áreas onde o eletrograma apresenta voltagem intermediária (entre 0,5 e 1,5 mV). Ge-

Tabela 3 Indicações para a ablação por cateter das taquicardias ventriculares
Pacientes com cardiopatia estrutural (incluindo IAM prévio, cardiomiopatia dilatada e displasia arritmogênica do VD)
A ablação por cateter de TV é recomendada:
TV sustentada monomórfica sintomática, incluindo TV interrompidas por CDI, que recorrem apesar de terapia antiarrítmica ou quando as drogas antiarrítmicas não são toleradas ou não são desejadas (recomendação independente de TV ser estável ou instável ou se múltiplas TV) Para controle de TV incessante monomórfica ou tempestade elétrica que não está relacionado à causa reversível Pacientes com extrassístoles monomórficas frequentes e TV não sustentada ou TV sustentada que presumivelmente causem disfunção ventricular TV por reentrada ramo a ramo ou interfascicular TV polimórfica recorrente sustentada e FC refratárias às drogas antiarrítmicas quando se suspeita de ser originada por um gatilho que pode ser alvo de ablação
A ablação por cateter pode ser considerada:
Em pacientes com um ou mais episódios de TV monomórfica sustentada apesar de terapia com droga da classe I ou III Pacientes com TV monomórfica sustentada em decorrência de IAM prévio que tem FEVE maior que 30% e expectativa de vida de pelo menos 1 ano, sendo uma alternativa aceitável para terapia com amiodarona Em pacientes com TV monomórfica sustentada hemodinamicamente toleradas decorrente de IAM prévio com FE preservada (>35%) mesmo que não tenham apresentado falha na terapia antiarrítmica
A ablação por cateter de TV é contraindicada:
Presença de trombo móvel no ventrículo (nesse caso a ablação epicárdica pode ser considerada) Extrassístoles ou TV não sustentada assintomáticas que presumivelmente não causam ou contribuem para disfunção ventricular TV em decorrência de causas transitórias ou reversíveis como isquemia aguda, hipercalemia e *torsades de pointes* induzida por drogas

Fonte: adaptada do Consenso de Experts (EHRA/HRS) para Ablação por Cateter de Arritmias Ventriculares.[39]

ralmente a área da cicatriz é extensa, para limitar a extensão da ablação são utilizadas técnicas de *pace-mapping* associadas ou não aos sistema de mapeamento eletroanatômico. O *pace-mapping* pode identificar o local da saída do circuito, onde ao estimular determinado local do ventrículo, compara-se a morfologia do QRS estimulado com a morfologia da TV registrada previamente, sendo mais adequado quanto mais parecida for a morfologia do QRS estimulado. O mapeamento eletrofisiológico também permite a identificação dos possíveis istmos para o circuito da taquicardia. Analisando-se os eletrogramas bipolares durante ritmo sinusal ou estimulação ventricular, podem se evidenciar áreas de potenciais tardios fracionados, potenciais diastólicos isolados ou duplo potencial. Essas áreas junto à cicatriz podem significar a evidência dos canais de condução lenta que são necessários para a reentrada que origina a taquicardia, tornando-se um alvo para ablação[43] (Figura 9).

Um ponto importante nas ablações de TV relacionadas à cicatriz é o conhecimento o mais preciso possível do substrato arritmogênico. A evidência de aneurismas nos exames

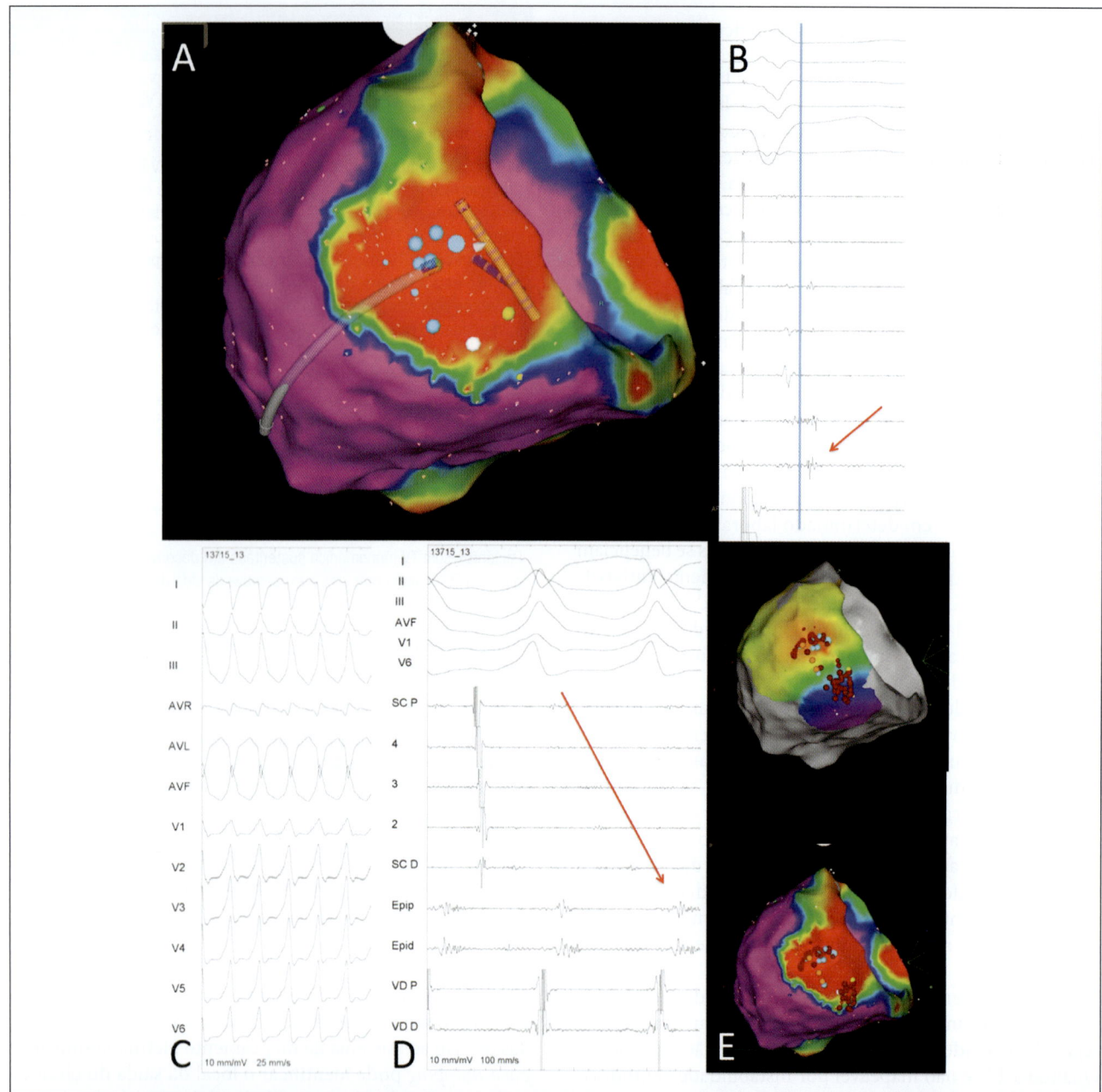

Figura 9 Mapeamento e ablação de taquicardia ventricular em paciente com cardiomiopatia chagásica. O mapa epicárdico de voltagem do VE (A) evidencia cicatriz epicárdica inferolaterobasal, com áreas com potenciais tardios durante estimulação ventricular (B) que demonstram existência de tecido com condução lenta, substrato para a ocorrência de TV monomórfica (C). O mapeamento eletrofisiológico (D) e eletroanatômico durante taquicardia sugere a reentrada através de istmo entre cicatriz e anel mitral (E) e a ablação deste local leva à interrupção da taquicardia ventricular.

de imagem do ventrículo, a evidência de placas de cicatriz epicárdica, endocárdica ou intramiocárdica em ressonância magnética com realce tardio realizados previamente à ablação e a evidência precisa da cardiopatia relacionada à TV facilitam o planejamento do procedimento e a definição de qual a abordagem mais adequada a ser realizada.

Em pacientes com cardiomiopatia isquêmica e cicatriz subendocárdica, geralmente o mapeamento da superfície en-docárdica dos ventrículos por acesso aórtico retrógrado ou transeptal é suficiente para a eliminação dos diferentes circuitos da taquicardia. Entretanto, especialmente em pacientes com cardiomiopatia não isquêmica, como a chagásica em nosso meio, a prevalência de circuitos epicárdicos é alta, sendo necessária a abordagem dessa superfície, o que é conseguido por meio da punção percutânea subxifoide e abordagem epicárdica.[44]

O resultado agudo do procedimento de ablação de TV relacionado à cardiopatia estrutural é avaliado baseado na estimulação ventricular programada, sendo empregados até três extraestímulos em um ou mais locais dos ventrículos. O resultado que deve ser buscado após o teste pós-ablação não é claramente definido. Podem ser considerados sucesso três respostas: a) não indutibilidade da TV clínica; b) modificação no ciclo das TV induzidas (eliminação de todas as TV com ciclo igual ou maior à TV clínica); ou c) não indutibilidade de nenhuma morfologia de taquicardia.[86] Entretanto a necessidade de um protocolo mais agressivo para induzir uma taquicardia previamente fácil de induzir também pode ser considerada sucesso do procedimento. A recomendação da diretriz de ablação de TV1 é de quando uma TV clínica ou presumivelmente

clínica é adequadamente documentada e induzida no início do procedimento, o objetivo mínimo da ablação é eliminar a indução dessa taquicardia na estimulação pós-procedimento, entretanto a eliminação completa de todas as morfologias de TV pode não ser o objetivo primário do procedimento.[45]

O grupo colaborativo internacional dos centros de ablação de taquicardia ventricular analisou 2.061 pacientes submetidos a ablação de TV e observou que a taxa livre de recorrência foi de 70% em um acompanhamento mediano de 527 dias, sendo observada maior recorrência em pacientes com cardiomiopatia não isquêmica.[46] Nessa mesma série, também foi observado que pacientes que não apresentaram recorrência apresentaram menor mortalidade. A Tabela 4 mostra o resultado dos principais estudos de ablação de TV.

Tabela 4   Principais estudos em ablação de taquicardia ventricular

Autor	Ano	Estratégia	Etiologia	N.	Recorrência	Acompanhamento
Soejima[47]	2001	Ablação linear guiada por identificação dos istmos ou mapa da cicatriz	Isquêmicos	40	Istmo identificado: 28% Istmo não identificado: 53%	Istmo: 228 ± 224 dias Istmo não identificado: 349 ± 246 dias
Arenal[48]	2003	Potenciais tardios isolados durante estimulação	Isquêmicos e não isquêmicos	24	20,8%	9 ± 4 meses
Volkmer[49]	2006	Mapeamento TV (mapeáveis) ou substrato (não mapeáveis)	Isquêmicos	TV: 22 pts Subs: 25	TV: 40% substrato: 46% (NS)	TV: 24 ± 12 meses substrato: 26 ± 14 meses
Reddy[40]	2007	Ablação "profilática" – ablação linear na borda da cicatriz e potenciais tardios	Isquêmicos	128 (64 abl + CDI; 64 CDI)	Abl + CDI: 12% CDI: 33%	22,5 ± 5,5 meses
Stevenson[50]	2008	Mapeamento TV (mapeáveis) ou substrato (não mapeáveis)	Isquêmicos	231 (não mapeáveis 69%)	47%	6 meses
Tanner[51]	2010	Mapeamento TV (mapeáveis) ou substrato (não mapeáveis) – 22% apenas não mapeáveis	Isquêmicos	63	49%	12 ± 3 meses
Jais[43]	2012	Eliminação dos LAVA (atividade local anormal)	Isquêmico e não isquêmicos	Isq.: 56 Não isq.: 14	Recorr.: 46% Morte: 19%	22 meses (14-17)
Dinov[52]	2014	Mapeamento TV (mapeáveis) ou substrato (não mapeáveis)	Isquêmico e não isquêmicos	Isq.: 164 Não isq.: 63	Isq.: 43% Não isq.: 59,5%	Isq.: 27 meses (15,75-37) Não isq.: 20 meses (16-35,5)
Di Biase[53]	2015	Modificação extensa do substrato endo/epi X Ablação TV clínica	Isquêmico	Extensa: 58 TV clínica: 60	Extensa: 15,5% TV clínica: 48,3%	12 meses
Sapp[41]	2016	Modificação substrato X Tratamento medicamentoso	Isquêmico	Ablação: 132 Medic.: 127	Geral Ablação: 59,1% Medic.: 68,5% (p = 0,04) Amiodarona prévia: Ablação: 61,2% Medic.: 77,4% (p = 0,001)	27,9 ± 17,1 meses
International Ventricular Tachycardia Ablation Center Collaborative Study[54]	2018	Mapeamento TV (mapeáveis) ou substrato (não mapeáveis) REGISTRO	Não isquêmico	780	Global: 31% Sarcoidose: 50% Valvar: 43% Miocardite: 23% DAVD: 17%	12 meses

Resumo

As arritmias ventriculares podem se apresentar de forma isolada, que são as extrassístoles ventriculares, ou de forma repetitiva, que são as taquicardias ventriculares. As arritmias ventriculares podem ser idiopáticas ou associadas a doença estrutural. Essas arritmias são de fundamental importância porque embora muitas vezes possam apresentar prognóstico benigno, podem estar associadas a morte súbita. Tão importante quanto o tratamento é a estratificação de risco, seja com ecocardiograma e função ventricular ou com o uso da ressonância para avaliar a cicatriz. O tratamento das extrassístoles está indicado quando o paciente for sintomático ou quando forem de densidade elevada, podendo ser farmacológico ou não farmacológico. Já a taquicardia ventricular na emergência deve ser revertida com cardioversão elétrica, principalmente nos casos de instabilidade hemodinâmica ou com cardioversão química. Após a reversão deve-se estratificar o risco e considerar implante de CDI e usar tratamento farmacológico e ablação por cateter para prevenção de novos eventos arrítmicos.

Referências bibliográficas

1. Al-Khatib SM, Stevenson WG, Ackerman MJ, Gillis AM, Bryant WJ, Hlatky MA, et al. 2017 AHA/ACC/HRS Guideline for management of patients with ventricular arrhythmias and the prevention of sudden cardiac death: executive summary. A report of the American College of Cardiology/American Heart Association Task Force on Clinical Practice Guidelines and the Heart Rhythm Society. Heart Rhythm. 2017.

2. Hoffmayer KS, Gerstenfeld EP. Diagnosis and management of idiopathic ventricular tachycardia. Curr Probl Cardiol. 2013;38(4):131-58.

3. de Bakker JM, van Capelle FJ, Janse MJ, Wilde AA, Coronel R, Becker AE, et al. Reentry as a cause of ventricular tachycardia in patients with chronic ischemic heart disease: electrophysiologic and anatomic correlation. Circulation. 1988;77(3):589-606.

4. Gonzalez MM, Timerman S, Gianotto-Oliveira R, Polastri TF, Canesin MF, Schimidt A, et al. I Diretriz de ressuscitação cardiopulmonar e cuidados cardiovasculares de emergência da Sociedade Brasileira de Cardiologia: Resumo Executivo Arq Bras Cardiol. 2013;101(2 Suppl 3):1-221.

5. Brugada P, Brugada J, Mont L, Smeets J, Andries EW. A new approach to the differential diagnosis of a regular tachycardia with a wide QRS complex. Circulation. 1991;83(5):1649-59.

6. Kaiser E, Darrieux FC, Barbosa SA, Grinberg R, Assis-Carmo A, Sousa JC, et al. Differential diagnosis of wide QRS tachycardias: comparison of two electrocardiographic algorithms. Europace. 2015.

7. Chokr MO, Darrieux FC, Hardy CA, Hachul DT, Britto AV, de Melo SL, et al. Short-coupled variant of "torsades de pointes" and polymorphic ventricular tachycardia. Arq Bras Cardiol. 2014;102(6):e60-4.

8. Saurav A, Smer A, Abuzaid A, Bansal O, Abuissa H. Premature ventricular contraction-induced cardiomyopathy. Clin Cardiol. 2015;38(4):251-8.

9. Markowitz SM, Weinsaft JW, Waldman I, Petashnick M, Liu CF, Cheung JW, et al. Reappraisal of cardiac magnetic resonance imaging in idiopathic outflow tract arrhythmias. J Cardiovasc Electrophysiol. 2014;25(12):1328-35.

10. Andreu D, Penela D, Acosta J, Fernandez-Armenta J, Perea RJ, Soto-Iglesias D, et al. Cardiac magnetic resonance-aided scar dechanneling: Influence on acute and long-term outcomes. Heart Rhythm. 2017;14(8):1121-8.

11. Klem I, Weinsaft JW, Bahnson TD, Hegland D, Kim HW, Hayes B, et al. Assessment of myocardial scarring improves risk stratification in patients evaluated for cardiac defibrillator implantation. J Am Coll Cardiol. 2012;60(5):408-20.

12. Marra MP, Lazzari MD, Zorzi A, Migliore F, Zilio F, Calore C, et al. Impact of presence and amount of myocardial fibrosis by cardiac magnetic resonance on arrhythmic outcome and sudden cardiac death in nonischemic dilated cardiomyopathy. Heart Rhythm. 2014.

13. Senra T, Ianni BM, Costa ACP, Mady C, Martinelli-Filho M, Kalil-Filho R, et al. Long-term prognostic value of myocardial fibrosis in patients with Chagas cardiomyopathy. J Am Coll Cardiol. 2018;72(21):2577-87.

14. Marcus FI, McKenna WJ, Sherrill D, Basso C, Bauce B, Bluemke DA, et al. Diagnosis of arrhythmogenic right ventricular cardiomyopathy/dysplasia: proposed modification of the Task Force Criteria. Eur Heart J. 2010;31(7):806-14.

15. Enriquez A, Malavassi F, Saenz LC, Supple G, Santangeli P, Marchlinski FE, et al. How to map and ablate left ventricular summit arrhythmias. Heart Rhythm. 2017;14(1):141-8.

16. Komatsu Y, Nogami A, Shinoda Y, Masuda K, Machino T, Kuroki K, et al. Idiopathic ventricular arrhythmias originating from the vicinity of the communicating vein of cardiac venous systems at the left ventricular summit. Circ Arrhythm Electrophysiol. 2018;11(1):e005386.

17. Scanavacca M, Lara S, Hardy C, Pisani CF. How to identify & treat epicardial origin of outflow tract tachycardias. J Atr Fibrillation. 2015;7(6):1195.

18. Daniels DV, Lu YY, Morton JB, Santucci PA, Akar JG, Green A, et al. Idiopathic epicardial left ventricular tachycardia originating remote from the sinus of Valsalva: electrophysiological characteristics, catheter ablation, and identification from the 12-lead electrocardiogram. Circulation. 2006;113(13):1659-66.

19. Komatsu Y, Nogami A, Kurosaki K, Morishima I, Masuda K, Ozawa T, et al. Fascicular Ventricular Tachycardia Originating From Papillary Muscles: Purkinje Network Involvement in the Reentrant Circuit. Circ Arrhythm Electrophysiol. 2017;10(3).

20. Roden DM. Clinical practice. Long-QT syndrome. N Engl J Med. 2008;358(2):169-76.

21. Wilde AA, Antzelevitch C, Borggrefe M, Brugada J, Brugada R, Brugada P, et al. Proposed diagnostic criteria for the Brugada syndrome: consensus report. Circulation. 2002;106(19):2514-9.

22. Priori SG, Blomstrom-Lundqvist C, Mazzanti A, Blom N, Borggrefe M, Camm J, et al. 2015 ESC Guidelines for the management of patients with ventricular arrhythmias and the prevention of sudden cardiac death: The Task Force for the Management of Patients with Ventricular Arrhythmias and the Prevention of Sudden Cardiac Death of the European Society of Cardiology (ESC)Endorsed by: Association for European Paediatric and Congenital Cardiology (AEPC). Eur Heart J. 2015;36(41):2793-867.

23. Probst V, Veltmann C, Eckardt L, Meregalli PG, Gaita F, Tan HL, et al. Long-term prognosis of patients diagnosed with Brugada syndrome: Results from the FINGER Brugada Syndrome Registry. Circulation. 2010;121(5):635-43.

24. Napolitano C, Bloise R, Monteforte N, Priori SG. Sudden cardiac death and genetic ion channelopathies: long QT, Brugada, short QT, catecholaminergic polymorphic ventricular tachycardia, and idiopathic ventricular fibrillation. Circulation. 2012;125(16):2027-34.

25. Poole JE, Johnson GW, Hellkamp AS, Anderson J, Callans DJ, Raitt MH, et al. Prognostic importance of defibrillator shocks in patients with heart failure. N Engl J Med. 2008;359(10):1009-17.

26. Yokokawa M, Liu TY, Yoshida K, Scott C, Hero A, Good E, et al. Automated analysis of the 12-lead electrocardiogram to identify the exit site of postinfarction ventricular tachycardia. Heart Rhythm. 2012;9(3):330-4.

27. Hohnloser SH, Zabel M, Krause T, Just H. Short- and long-term antiarrhythmic and hemodynamic effects of d,l-sotalol in patients with symptomatic ventricular arrhythmias. Am Heart J. 1992;123(5):1220-4.

28. Svendsen JH, Goette A, Dobreanu D, Marinskis G, Mabo P, Blomstrom-Lundqvist C, et al. Outpatient evaluation and management of patients with ventricular premature beats or non-sustained ventricular tachycardia. Europace. 2012;14(2):294-6.

29. Falco CN, Darrieux FC, Grupi C, Sacilotto L, Pisani CF, Lara S, et al. Late outcome of a randomized study on oral magnesium for premature complexes. Arq Bras Cardiol. 2014;103(6):468-75.

30. Del Gobbo LC, Song Y, Poirier P, Dewailly E, Elin RJ, Egeland GM. Low serum magnesium concentrations are associated with a high prevalence of premature ventricular complexes in obese adults with type 2 diabetes. Cardiovasc Diabetol. 2012;11:23.

31. Wang JS, Shen YG, Yin RP, Thapa S, Peng YP, Ji KT, et al. The safety of catheter ablation for premature ventricular contractions in patients without structural heart disease. BMC Cardiovasc Disord. 2018;18(1):177.

32. Chatzidou S, Kontogiannis C, Tsilimigras DI, Georgiopoulos G, Kosmopoulos M, Papadopoulou E, et al. Propranolol versus metoprolol for treatment of electrical storm in patients with implantable cardioverter-defibrillator. J Am Coll Cardiol. 2018;71(17):1897-906.

33. Stevenson WG. Current treatment of ventricular arrhythmias: state of the art. Heart Rhythm. 2013;10(12):1919-26.

34. Ackerman MJ, Priori SG, Dubin AM, Kowey P, Linker NJ, Slotwiner D, et al. Beta-blocker therapy for long QT syndrome and catecholaminergic polymorphic ventricular tachycardia: are all beta-blockers equivalent? Heart Rhythm. 2017;14(1):e41-e4.

35. Connolly SJ, Dorian P, Roberts RS, Gent M, Bailin S, Fain ES, et al. Comparison of beta-blockers, amiodarone plus beta-blockers, or sotalol for prevention of shocks from implantable cardioverter defibrillators: the OPTIC Study: a randomized trial. JAMA. 2006;295(2):165-71.

36. AbdelWahab A, Sapp J. Ventricular tachycardia with ICD shocks: when to medicate and when to ablate. Curr Cardiol Rep. 2017;19(11):105.

37. The Antiarrhythmics versus Implantable Defibrillators (AVID) Investigators. A comparison of antiarrhythmic-drug therapy with implantable defibrillators in patients resuscitated from near-fatal ventricular arrhythmias. N Engl J Med. 1997;337(22):1576-83.

38. M MF, LI Z, AM L, JTM V, Jr. RA. Guidelines for implantable electronic cardiac devices of the Brazilian Society of Cardiology. Arq Bras Cardiol. 2007;89(6):e238-e.

39. Aliot EM, Stevenson WG, Almendral-Garrote JM, Bogun F, Calkins CH, Delacretaz E, et al. EHRA/HRS Expert Consensus on Catheter Ablation of Ventricular Arrhythmias: developed in a partnership with the European Heart Rhythm Association (EHRA), a Registered Branch of the European Society of Cardiology (ESC), and the Heart Rhythm Society (HRS); in collaboration with the American College of Cardiology (ACC) and the American Heart Association (AHA). Heart Rhythm. 2009;6(6):886-933.

40. Reddy VY, Reynolds MR, Neuzil P, Richardson AW, Taborsky M, Jongnarangsin K, et al. Prophylactic catheter ablation for the prevention of defibrillator therapy. N Engl J Med. 2007;357(26):2657-65.

41. Sapp JL, Wells GA, Parkash R, Stevenson WG, Blier L, Sarrazin JF, et al. Ventricular tachycardia ablation versus escalation of antiarrhythmic drugs. N Engl J Med. 2016;375(2):111-21.

42. Anderson RD, Lee G, Virk S, Bennett RG, Hayward CS, Muthiah K, et al. Catheter ablation of ventricular tachycardia in patients with a ventricular assist device: a systematic review of procedural characteristics and outcomes. JACC Clin Electrophysiol. 2019;5(1):39-51.

43. Jais P, Maury P, Khairy P, Sacher F, Nault I, Komatsu Y, et al. Elimination of local abnormal ventricular activities: a new end point for substrate modification in patients with scar-related ventricular tachycardia. Circulation. 2012;125(18):2184-96.

44. Pisani CF, Lara S, Scanavacca M. Epicardial ablation for cardiac arrhythmias: techniques, indications and results. Curr Opin Cardiol. 2014;29(1):59-67.

45. Carbucicchio C, Santamaria M, Trevisi N, Maccabelli G, Giraldi F, Fassini G, et al. Catheter ablation for the treatment of electrical storm in patients with implantable cardioverter-defibrillators: short- and long-term outcomes in a prospective single-center study. Circulation. 2008;117(4):462-9.

46. Tung R, Vaseghi M, Frankel DS, Vergara P, Di Biase L, Nagashima K, et al. Freedom from recurrent ventricular tachycardia after catheter ablation is associated with improved survival in patients with structural heart disease: An International VT Ablation Center Collaborative Group study. Heart Rhythm. 2015;12(9):1997-2007.

47. Soejima K, Suzuki M, Maisel WH, Brunckhorst CB, Delacretaz E, Blier L, et al. Catheter ablation in patients with multiple and unstable ventricular tachycardias after myocardial infarction: short ablation lines guided by reentry circuit isthmuses and sinus rhythm mapping. Circulation. 2001;104(6):664-9.

48. Arenal A, Glez-Torrecilla E, Ortiz M, Villacastin J, Fdez-Portales J, Sousa E, et al. Ablation of electrograms with an isolated, delayed component as treatment of unmappable monomorphic ventricular tachycardias in patients with structural heart disease. J Am Coll Cardiol. 2003;41(1):81-92.

49. Volkmer M, Ouyang F, Deger F, Ernst S, Goya M, Bansch D, et al. Substrate mapping vs. tachycardia mapping using CARTO in patients with coronary artery disease and ventricular tachycardia: impact on outcome of catheter ablation. Europace. 2006;8(11):968-76.

50. Stevenson WG, Wilber DJ, Natale A, Jackman WM, Marchlinski FE, Talbert T, et al. Irrigated radiofrequency catheter ablation guided by electroanatomic mapping for recurrent ventricular tachycardia after myocardial infarction: the multicenter thermocool ventricular tachycardia ablation trial. Circulation. 2008;118(25):2773-82.

51. Kuck KH, Schaumann A, Eckardt L, Willems S, Ventura R, Delacretaz E, et al. Catheter ablation of stable ventricular tachycardia before defibrillator implantation in patients with coronary heart disease (VTACH): a multicentre randomised controlled trial. Lancet. 2010;375(9708):31-40.

52. Dinov B, Fiedler L, Schonbauer R, Bollmann A, Rolf S, Piorkowski C, et al. Outcomes in catheter ablation of ventricular tachycardia in dilated nonischemic cardiomyopathy compared with ischemic cardiomyopathy: results from the Prospective Heart Centre of Leipzig VT (HELP-VT) Study. Circulation. 2014;129(7):728-36.

53. Di Biase L, Burkhardt JD, Lakkireddy D, Carbucicchio C, Mohanty S, Mohanty P, et al. Ablation of Stable VTs Versus Substrate Ablation in Ischemic Cardiomyopathy: The VISTA Randomized Multicenter Trial. J Am Coll Cardiol. 2015;66(25):2872-82.

54. Vaseghi M, Hu TY, Tung R, Vergara P, Frankel DS, Di Biase L, et al. outcomes of catheter ablation of ventricular tachycardia based on etiology in nonischemic heart disease: an International Ventricular Tachycardia Ablation Center Collaborative Study. JACC Clin Electrophysiol. 2018;4(9):1141-50.

Capítulo 6

Anticoagulação nas arritmias cardíacas

Fátima Dumas Cintra

Pontos-chave

- A fibrilação atrial (FA) é a arritmia em que a estratificação de risco para fenômenos tromboembólicos é mandatória.
- A estratificação de risco e a prevenção de fenômenos tromboembólicos do *flutter* atrial são semelhantes às da FA.
- A anticoagulação na FA é superior ao placebo e ao ácido acetilsalicílico na prevenção de acidente vascular cerebral (AVC) e está indicada nos pacientes portadores de FA, exceto os classificados como de muito baixo risco.
- O escore de CHA_2DS_2-VASc é recomendado para estratificação de risco de fenômenos tromboembólicos e pacientes com escore de CHA_2DS_2-VASc igual ou superior a 2 são elegíveis a anticoagulação.
- Além da varfarina, novas drogas disponibilizadas no mercado foram testadas e liberadas para prevenção de fenômenos tromboembólicos na FA não valvar: dabigatrana, apixabana, rivaroxabana e edoxabana.

Introdução

A melhoria nos protocolos de estratificação de risco para fenômenos tromboembólicos, associada à disponibilização de novas drogas anticoagulantes, tornou a anticoagulação uma tarefa árdua na prática clínica. A fibrilação atrial (FA) é a arritmia cardíaca na qual a avaliação de elegibilidade para anticoagulação é mandatória. Nos últimos anos, a FA tornou-se um problema de saúde pública, em razão de suas consequências clínicas, especialmente o aumento no risco de acidente vascular cerebral (AVC).[1] Além disso, sua prevalência aumentou consideravelmente, em parte justificada pelo envelhecimento populacional associado a outros importantes fatores como obesidade,[2] sedentarismo[3] e apneia obstrutiva do sono.[4] A recomendação para estratificação de risco e prevenção de fenômenos tromboembólicos do *flutter* atrial é semelhante à da FA[5] de acordo com as diretrizes atuais, entretanto, essa recomendação é baseada na opinião de especialistas na área. Vários estudos demonstraram desfechos clínicos distintos entre fibrilação e *flutter* atrial,[6,7] contudo, uma porcentagem significativa de pacientes com *flutter* atrial acabam por desenvolver FA.[6]

Estratificação de risco para fenômenos tromboembólicos

A FA é responsável por aproximadamente 33% dos casos de AVC em idosos, e apresenta um prognóstico pior quando comparado com pacientes com AVC não relacionado à FA,[8] sendo assim, a prevenção é a base do tratamento. A anticoagulação é superior ao placebo e ao ácido acetilsalicílico (AAS) na prevenção de AVC, além de aumentar a taxa de sobrevida,[9] e está indicada nos pacientes portadores de FA, exceto naqueles classificados como muito baixo risco. Apesar dos resultados consistentes do seu benefício no manejo da FA, o anticoagulante ainda é subutilizado. Em uma revisão sistemática publicada em 2010, a utilização do anticoagulante em pacientes portadores de FA com AVC prévio ou ataque isquêmico transitório foi inferior a 60%.[10] Dados mais recentes são igualmente desapontadores. O registro PINNACLE demonstrou que houve um incremento no uso dos anticoagulantes após a introdução dos novos anticoagulantes (NACO) de 52,4% para 60,7%, com um aumento progressivo do uso das novas drogas (0% para 25,8%) associado a um decréscimo no uso da varfarina (52,4% para 34,8%) em 2014.[11] O motivo relacionado à subutilização dos anticoagulantes é, possivelmente, multifatorial, entretanto, a ocorrência de sangramentos prévios e a associação da FA com a doença coronariana são frequentemente associados ao não uso ou substituição por antiplaquetários.[12]

Vários escores para determinação do risco de fenômenos tromboembólicos foram publicados, porém, o escore de CHA_2DS_2-VASc é o recomendado pelas Diretrizes Brasileira de Fibrilação Atrial;[13] Europeia[14] e Americana.[15] O escore de CHA_2DS_2-VASc simplificou a avaliação para indicação de anticoagulação e discriminou melhor o risco em pacientes que eram considerados de baixo risco.[16] Os fatores que predizem risco no escore de CHA$_2$DS$_2$-VASc incluem: insuficiência cardíaca congestiva; hipertensão, idade igual ou acima de 75 anos (2 pontos) e idade entre 65 e 74 anos (1 ponto); AVC prévio ou ataque isquêmico transitório (2 pontos); doença vascular e sexo feminino (Tabela 1). Nesse escore, o sexo feminino sempre apresentará pelo menos 1 ponto, entretanto, em um estudo que avaliou mulheres com idade inferior a 65 anos com FA não valvar e sem nenhum outro fator de risco, a ocorrência de AVC foi muito baixa e a anticoagulação não é recomendada nesses casos.[17] Entretanto, o sexo feminino adiciona risco às pacientes que já apresentam algum outro fator de risco concomitante.

Tabela 1 Escore de CHA$_2$DS$_2$-VASc para determinação de risco de fenômenos tromboembólicos em pacientes com fibrilação atrial não valvar

Escore CHA$_2$DS$_2$-VASc	Pontuação
Congestive heart failure/left ventricular dysfunction – insuficiência cardíaca congestiva/disfunção ventricular esquerda	1
Hypertension – hipertensão	1
Age ≥ 75 years – idade ≥ 75 anos	2
Diabetes mellitus – diabete melito	1
Stroke/transient ischaemic attack/TE – histórico de acidente vascular cerebral	2
Vascular disease (prior myocardial infarction peripheral artery disease or aortic plaque) – doença vascular (infarto agudo prévio do miocárdio; doença arterial periférica ou placa aórtica)	1
Age 65-74 years – idade entre 65 e 74 anos	1
Sex category (i. e., female gender) – sexo feminino	1

Adaptada de Lip et al.[16]

Pacientes com escore de CHA$_2$DS$_2$-VASc zero não necessitam de anticoagulação, pois o risco de complicações trombóticas, nesses casos, é muito baixo. No caso de CHA$_2$DS$_2$-VASc igual a 1, o risco é considerado baixo (1,3% ao ano) e a anticoagulação é opcional, dependendo da opção do paciente e do médico. Pacientes com escore de CHA$_2$DS$_2$-VASc igual ou superior a 2 são elegíveis a anticoagulação oral, conforme demonstrado na Figura 1.

A avaliação do risco de sangramento também pode ser realizada por escores. O HAS-BLED[18] tem esse propósito e inclui hipertensão, alteração na função hepática e renal, história de AVC ou sangramento prévio, labilidade do INR, idade avançada, uso de drogas ou álcool. Um escore de HAS-BLED igual ou superior a 3 sugere um risco aumentado para sangramento e sinaliza o paciente que deve ser acompanhado criteriosamente.

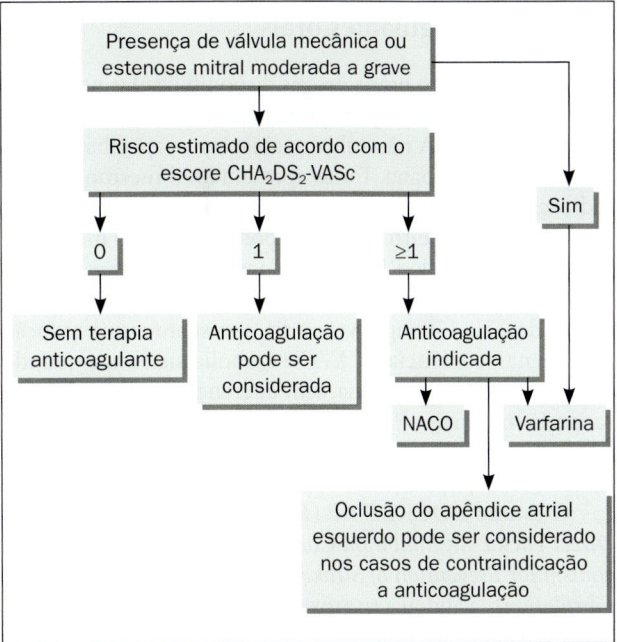

Figura 1 Prevenção de fenômenos tromboembólicos na fibrilação atrial.
NACO: novos anticoagulantes.
Adaptada de Kirchhof et al.[14]

Anticoagulantes orais

Varfarina

É um antagonista da vitamina K, utilizado na prática clínica desde 1950, com 2,7% de redução do risco absoluto por ano e 64% de redução no risco relativo de AVC isquêmico ou hemorrágico comparado com o placebo.[19] Várias outras publicações e revisões demonstram os resultados eficientes da varfarina em reduzir o risco de fenômenos tromboembólicos na FA não valvar.[20,21] O estudo BAFTA (*Birmingham Atrial Fibrillation Treatment of the Aged*) demonstrou a segurança do uso de varfarina na população com idade superior a 75 anos. Nesse estudo, a varfarina foi comparada ao AAS para a prevenção de AVC, hemorragia intracraniana e embolia sistêmica. A varfarina foi superior sem aumentar o risco de sangramento. A ocorrência de hemorragia foi 1,4% no grupo anticoagulante *versus* 1,6% no grupo AAS.[22]

Apesar de sua comprovada eficácia, a varfarina apresenta algumas limitações. O intervalo terapêutico dessa medicação é estreito tornando o tempo na faixa terapêutica muito baixo, o que acaba por prejudicar os desfechos clínicos. A necessidade de monitoração e ajuste de dose frequente foram outros fatores que motivaram o desenvolvimento de novas drogas.

Novos anticoagulantes orais

Existem quatro novas drogas disponibilizadas no mercado que foram testadas para prevenção de fenômenos tromboembólicos na FA não valvar: dabigatrana, apixabana, rivaroxabana e edoxabana. Todas apresentam o mesmo grau de indicação e constituem opções ao uso da varfarina. A dabigatrana foi o primeiro NACO disponibilizado no mercado e validado pelo estudo RE-LY (*Randomized Evaluation of Long-term anticoagulante therapY with dabigatran etexilate*), cujo uso na dose de 150 mg, 2 vezes/dia, apresentou uma redução de 35% na ocorrência de AVC e embolia sistêmica quando comparado com a varfarina, sem diferenças significativas em sangramento maior.[23] A dose de 110 mg, 2 vezes/dia, foi não inferior à varfarina na prevenção de fenômenos tromboembólicos nessa população.

O estudo ROCKET-AF (*Rivaroxaban Once Daily Oral Direct Factor Xa Inhibition Compared with Vitamin K Antagonism for Prevention of Stroke and Embolism Trial in Atrial Fibrillation*)[24] validou a rivaroxabana como o segundo NACO aprovado para uso clínico na FA não valvar. Foi testada a dose de 20 mg, 1 vez/dia, e a dose ajustada de 15 mg, 1 vez/dia, para os pacientes com prejuízo da função renal. A rivaroxabana foi não inferior à varfarina para prevenção de AVC e embolia sistêmica. Em relação aos desfechos de segurança, houve redução significativa na ocorrência de AVC hemorrágico e sangramento intracraniano.

A apixabana foi avaliada no estudo ARISTOTLE (*Apixaban Versus Warfarin in Patients With Atrial Fibrillation*)[25] com 18.201 pacientes randomizados para apixabana 5,0 mg, 2 vezes/dia, ou a dose ajustada de 2,5 mg, 2 vezes/dia, nos casos de idade superior a 80 anos, peso abaixo de 60 kg ou creatinina sérica superior a 1,5 mg/dL. Houve redução significativa de 21% nos desfechos de eficácia (AVC e embolia sistêmica) quando comparada com a varfarina, associada a redução de 31% em sangramento maior e de 11% na mortalidade por todas as causas.

Finalmente, o último NACO disponibilizado para uso na FA foi a edoxabana. Avaliada pelo estudo ENGAGE-AF (*Edoxaban versus Warfarin in Patients with Atrial Fibrillation*),[26] foi demonstrado que o uso da edoxabana 60 mg, 1 vez/dia, reduziu em 21% a ocorrência de AVC e embolia sistêmica. Além disso, houve uma redução significativa em sangramento maior quando comparada com a varfarina. A dose de 30 mg, 1 vez/dia, foi não inferior à varfarina e reduziu significativamente eventos de sangramento maior.

Anticoagulação na fibrilação atrial valvar

FA valvar é um termo utilizado para se referir à FA que ocorre nos pacientes com doença valvar reumática, predominantemente a estenose mitral, ou pacientes portadores de válvula mecânica.[14] Esses pacientes foram excluídos da maioria dos estudos de validação de NACO, e a varfarina permanece como a opção recomendada para a anticoagulação oral nesses casos (Figura 1).

Anticoagulação na cardioversão elétrica da fibrilação atrial

A anticoagulação é fundamental para pacientes submetidos à cardioversão para a prevenção de fenômenos tromboembólicos. Pacientes com duração da FA superior a 48 horas devem receber varfarina por pelo menos 3 semanas antes da cardioversão e nas 4 semanas subsequentes ou por longo prazo na dependência da estratificação de risco individual. Nos casos em que a cardioversão imediata é desejada, o ecocardiograma transesofágico é recomendado para avaliar a possibilidade de trombo atrial, e, na sua ausência, a cardioversão pode ser realizada, seguida de pelo menos 4 semanas de anticoagulação.[13] Os NACO são drogas promissoras para serem incorporadas no esquema de anticoagulação de pacientes com FA submetidos a cardioversão. O recente estudo EMANATE[28] avaliou o uso da apixabana *versus* com heparina/varfarina na cardioversão elétrica de pacientes com FA com duração menor que 48 horas apresentando baixas taxas de AVC, embolia sistêmica e sangramento em ambos esquemas terapêuticos. Estudos randomizados com rivaroxabana[29] e apixabana[30] comparados com o esquema heparina/varfarina também demonstraram segurança quanto ao uso dessas drogas.

Resumo

A anticoagulação no manejo clínico de pacientes portadores de FA e flutter atrial é fundamental para assegurar o sucesso terapêutico. Os protocolos de utilização e os esquemas terapêuticos foram modificados nos últimos anos e, possivelmente, serão aprimorados nas próximas décadas. A aplicação de escores para avaliar o risco de fenômenos tromboembólicos, assim como para estimar o risco de sangramento, é recomendada. Atualmente, os NACO constituem alternativas seguras à varfarina na anticoagulação desses pacientes.

Referências bibliográficas

1. Benjamin EJ, Wolf PA, D'Agostino RB, Silbershatz H, Kannel WB, Levy D. Impact of atrial fibrillation on the risk of death: the Framingham Heart Study. Circulation. 1998;98(10):946-52.
2. Lavie CJ, Pandey A, Lau DH, Alpert MA, Sanders P. Obesity and atrial fibrillation prevalence, pathogenesis, and prognosis: effects of weight loss and exercise. J Am Coll Cardiol. 2017;70(16):2022-35.
3. Mohanty S, Mohanty P, Tamaki M, Natale V, Gianni C, Trivedi C, et al. Differential association of exercise intensity with risk of atrial fibrillation in men and women: evidence from a meta-analysis. J Cardiovasc Electrophysiol. 2016;27(9):1021-9.
4. Youssef I, Kamran H, Yacoub M, Patel N, Goulbourne C, Kumar S, et al. Obstructive sleep apnea as a risk factor for atrial fibrillation: a meta-analysis. J Sleep Disord Ther. 2018;7(1). pii: 282.
5. Kirchhof P, Benussi S, Kotecha D, Ahlsson A, Atar D, Casadei B, et al. 2016 ESC Guidelines for the management of atrial fibrillation developed in collaboration with EACTS. Europace. 2016;18:317-1678.
6. Lelorier P, Humphries KH, Krahn A, Connolly SJ, Talajic M, Green M, et al. Prognostic differences between atrial fibrillation and atrial flutter. Am J Cardiol. 2004;93:647-9.

7. Lin YS, Chen TH, Chi CC, Lin MS, Tung TH, Liu CH, et al. Different implications of heart failure, ischemic stroke, and mortality between nonvalvular atrial fibrillation and atrial flutter—a view from a national cohort study. J Am Heart Assoc. 2017;6:e006406.

8. Henninger N, Goddeau RP Jr, Karmarkar A, Helenius J, McManus DD. Atrial fibrillation is associated with a worse 90-day outcome than other cardioembolic stroke subtypes. Stroke. 2016;47:1486-92.

9. Lip GY, Laroche C, Ioachim PM, Rasmussen LH, Vitali-Serdoz L, Petrescu L, et al. Prognosis and treatment of atrial fibrillation patients by European cardiologists: one year follow-up of the EURObservational Research Programme-Atrial Fibrillation General Registry Pilot Phase (EORP-AF Pilot registry). Eur Heart J 2014;35:3365-76.

10. Ogilvie IM, Newton N, Welner SA, Cowell W, Lip GY. Underuse of oral anticoagulants in atrial fibrillation: a systematic review. Am J Med. 2010;123(7):638-45.e4.

11. Marzec LN, Wang J, Shah ND, Chan PS, Ting HH, Gosch KL, et al. Influence of direct oral anticoagulants on **rates** of oral anticoagulation for atrial fibrillation. J Am Coll Cardiol. 2017;69(20):2475-84.

12. Vinereanu D, Al-Khalidi HR, Rao MP, He W, Lopes RD, Bahit CM, et al. Regional differences in presentation and antithrombotic treatment of patients with atrial fibrillation: baseline characteristics from a clustered randomized trial to IMProve treatment with AntiCoagulanTs in patients with atrial fibrillation (IMPACT-AF). Am Heart J. 2017;192:38-47.

13. Magalhães LP, Figueiredo MJO, Cintra FD, Saad EB, Kuniyoshi RR, Menezes Lorga Filho A, et al. Executive summary of the II Brazilian Guidelines for Atrial Fibrillation. Arq Bras Cardiol. 2016;107(6):501-8.

14. Kirchhof P, Benussi S, Kotecha D, Ahlsson A, Atar D, Casadei B, et al.; ESC Scientific Document Group. 2016 ESC Guidelines for the management of atrial fibrillation developed in collaboration with EACTS. Eur Heart J. 2016;37(38):2893-962.

15. January CT, Wann LS, Alpert JS, Calkins H, Cigarroa JE, Cleveland JC Jr, et al.; American College of Cardiology/American Heart Association Task Force on Practice Guidelines. 2014 AHA/ACC/HRS guideline for the management of patients with atrial fibrillation: a report of the American College of Cardiology/American Heart Association Task Force on Practice Guidelines and the Heart Rhythm Society. J Am Coll Cardiol. 2014;64(21):e1-76.

16. Lip GY, Nieuwlaat R, Pisters R, Lane DA, Crijns HJ. Refining clinical risk stratification for predicting stroke and thromboembolism in atrial fibrillation using a novel risk factor-based approach: the euro heart survey on atrial fibrillation. Chest. 2010;137(2):263-72.

17. Friberg L, Benson L, Rosenqvist M, Lip GYH. Assessment of female sex as a risk factor in atrial fibrillation in Sweden: nationwide retrospective cohort study. BMJ. 2012;344:e3522.

18. Pisters R, Lane DA, Nieuwlaat R, de Vos CB, Crijns HJ, Lip GY. A novel user-friendly score (HAS-BLED) to assess 1-year risk of major bleeding in patients with atrial fibrillation: the Euro Heart Survey. Chest. 2010;138:1093-100.

19. Hart RG, Pearce LA, Aguilar MI. Meta-analysis: antithrombotic therapy to prevent stroke in patients who have nonvalvular atrial fibrillation. Ann Intern Med. 2007;146:857-67.

20. Aguilar MI, Hart R, Pearce LA. Oral anticoagulants versus antiplatelet therapy for preventing stroke in patients with non-valvular atrial fibrillation and no history of stroke or transient ischemic attacks. Cochrane Database Syst Rev. 2007;CD006186. 209.

21. Saxena R, Koudstaal PJ. Anticoagulants for preventing stroke in patients with nonrheumatic atrial fibrillation and a history of stroke or transient ischaemic attack. Cochrane Database Syst Rev. 2004;CD000185.

22. Mant J, Hobbs FD, Fletcher K, Roalfe A, Fitzmaurice D, Lip GY, et al. Warfarin versus aspirin for stroke prevention in an elderly community population with atrial fibrillation (the Birmingham Atrial Fibrillation Treatment of the Aged Study, BAFTA): a randomised controlled trial. Lancet. 2007;370:493-503.

23. Connolly SJ, Ezekowitz MD, Yusuf S, Eikelboom J, Oldgren J, Parekh A, et al.; RE-LY Steering Committee and Investigators. Dabigatran vs. warfarin in patients with atrial fibrillation. N Engl J Med. 2009;361(12):1139-51.

24. Patel MR, Mahaffey KW, Garg J, Pan G, Singer DE, Hacke W, et al.; ROCKET AF Investigators. Rivaroxaban vs. warfarin in nonvalvular atrial fibrillation. N Engl J Med. 2011;365(10):883-91.

25. Granger CB, Alexander JH, McMurray JJ, Lopes RD, Hylek EM, Hanna M, et al.; ARISTOTLE Committees and Investigators. Apixaban vs. warfarin in patients with atrial fibrillation. N Engl J Med. 2011;365(11):981-92.

26. Giugliano RP, Ruff CT, Braunwald E, Murphy SA, Wiviott SD, Halperin JL, et al.; ENGAGE AF-TIMI 48 Investigators. Edoxaban versus warfarin in patients with atrial fibrillation. N Engl J Med. 2013;369(22):2093-104.

27. De Caterina R, Renda G, Carnicelli AP, Nordio F, Trevisan M, Mercuri MF, et al. Valvular heart disease patients on edoxaban or warfarin in the ENGAGE AF-TIMI 48 trial. J Am Coll Cardiol. 2017;69(11):1372-82.

28. Ezekowitz MD, Pollack CV Jr, Halperin JL, England RD, VanPelt Nguyen S, Spahr J, et al. Apixaban compared to heparin/vitamin K antagonist in patients with atrial fibrillation scheduled for cardioversion: the EMANATE trial. Eur Heart J. 2018;39(32):2959-71.

29. Cappato R, Ezekowitz MD, Klein AL, Camm AJ, Ma CS, Le Heuzey JY, et al. Rivaroxaban vs. vitamin K antagonists for cardioversion in atrial fibrillation. Eur Heart J. 2014;35(47):3346-55.

30. Goette A, Merino JL, Ezekowitz MD, Zamoryakhin D, Melino M, Jin J, et al. Edoxaban versus enoxaparin-warfarin in patients undergoing cardioversion of atrial fibrillation (ENSURE-AF): a randomised, open-label, phase 3b trial. Lancet. 2016;388(10055):1995-2003.

Capítulo 7

Bradiarritmias

João Pimenta
Jefferson Curimbaba
José Marcos Moreira

Pontos-chave

- As bradicardias incluem: disfunções sinusais, doença do nódulo sinusal, bloqueio sinoatrial, hipersensibilidade do seio carotídeo, síndrome taquibradicardia e bloqueios atrioventriculares.
- As manifestações mais frequentes são astenia, fraqueza, intolerância ao esforço, dispneia, mal-estar indefinido, tonturas e, mais raramente, pré-síncope ou síncope. Muitos pacientes são assintomáticos.
- Muitos pacientes são assintomáticos por um longo período de tempo após o início da doença.
- O eletrocardiograma de repouso pode ser suficiente para o diagnóstico. Alguns exames complementares como o Holter de 24 horas, teste de esforço e estudo eletrofisiológico podem auxiliar nas condutas clínicas.
- Deve-se sempre pesquisar e afastar causas reversíveis de bradicardia, especialmente em casos de bloqueio atrioventricular secundários ao uso de medicamentos ou situações clínicas agudas.
- O tratamento inclui fármacos como a atropina, isoproterenol e dopamina. No entanto, em situações críticas, deve-se avaliar a necessidade de marca-passo (MP) provisório (transcutâneo ou transvenoso) para estabilização do quadro, seguido pelo implante do MP definitivo.
- Aguarda-se a evolução dos procedimentos invasivos para o emprego rotineiro da cardioneuroablação.

Introdução

Até recentemente bradicardia era definida como frequência cardíaca (FC) abaixo de 60 bpm, sendo esta apenas uma abordagem acadêmica, pois é comum observar-se FC muito abaixo desse limite em pessoas completamente normais.[1] As Diretrizes da Sociedade Brasileira de Cardiologia sobre Análise e Emissão de Laudos Eletrocardiográficos estabeleceu que a FC normal situa-se entre 50 e 100 bpm.[2] Em diferentes situações podem ser registradas FC baixas sem presença de sin-

tomas, como no sono, em pessoas fisicamente treinadas, em jovens, sem denotar qualquer anomalia.[3,4] Do ponto de vista fisiológico, a bradicardia sinusal pode ser definida como a FC que não atende às necessidades fisiológicas do indivíduo para determinada situação de momento.

Neste capítulo, serão abordadas as bradiarritmias decorrentes das disfunções sinusais (DS) e dos bloqueios atrioventriculares (BAV) (Quadro 1).

Quadro 1 Bradiarritmias
Disfunções sinusais
Doença do nódulo sinusal
Bloqueio sinoatrial
Hipersensibilidade do seio carotídeo
Síndrome bradi-taquicardia
Bloqueios atrioventriculares (BAV)
BAV do 1º grau
BAV do 2º grau • tipo I • tipo II • tipo 2:1 • tipo avançado
BAV do 3º grau (total)

Disfunções sinusais

São alterações morfofuncionais manifestadas clínica e eletrocardiograficamente quando a formação e/ou a saída do estímulo do nódulo sinusal (NS) estão comprometidas.[5] A diminuição da FC provocando sintomas foi descrita há mais de um século por Laslett, mas foi Bernard Lown, numa conferência em Londres em 1967, a "Thomas Lewis Lectures" na Sociedade Britânica de Cardiologia, o primeiro a usar o nome de doença do NS (*sick sinus syndrome*).[6,7] Assim, bradicardia sinusal sintomática, pausas e paradas sinusais, doença do NS, incompetência cronotrópica, síndrome taquibradicardia são variantes de DS e podem ser consideradas definição. Como a FC pode variar intensamente num mesmo indivíduo durante o dia, parece que a melhor definição para bradicardia sinusal seria uma condição que não atende às necessidades fisiológicas do indivíduo para aquela situação de momento, levando-se em consideração, principalmente quando em repouso, em atividade física ou mental. Não há limites inferiores para essa frequência, não havendo, portanto, um número fixo abaixo do qual se poderia sugerir bradicardia. Assim, em trabalho realizado com 500 indivíduos assintomáticos e idade entre 50 e 80 anos, o limite inferior da FC foi de 46 bpm para os homens e 51 para as mulheres.[4] Podem aparecer em indivíduos aparentemente normais, em algumas situações como hipertensão intracraniana, hipóxia grave, mixedema, hipotermia, hipercalemia, doenças fibrodegenerativas etc., sem, contudo, haver obrigatoriamente presença de cardiopatia estrutural. Pode ocorrer por efeitos vagais como vômitos, emoções, excitação do seio carotídeo, micção, deglutição, sob uso de fármacos parassimpaticomiméticos, betabloqueadores, amiodarona, bloqueadores dos canais de cálcio, clonidina, propafenona e intoxicações exógenas.[8]

Doença do nódulo sinusal

Ocorre por alterações morfofuncionais intrínsecas do NS, formado por células musculares diferentes do miocárdio atrial contrátil ordinário, entremeadas por tecido conjuntivo, localizadas na junção da desembocadura da veia cava superior com o átrio direito, descritas por dois pesquisadores britânicos, que antes emprestavam os seus nomes a essa estrutura, nódulo de Keith-Flack.[9] Essas células posteriormente identificadas como as que dão origem aos batimentos cardíacos são chamadas de células "P" (células *pacemakers*).[10] Quando funcional ou patologicamente alteradas, podem levar a arritmias sinusais bradicárdicas, provocando sintomas em decorrência da queda do fluxo sanguíneo cerebral e periférico (Figura 1).

Pode manifestar-se como bradiarritmia ou paradas sinusais, com ausência total de atividade atrial, em decorrência da falência na formação do impulso nas células "P", com pausas consideradas patológicas quando a duração excede 3 segundos, embora nem sempre indiquem, por si só, necessidade de tratamento específico. Em pacientes jovens e saudáveis, como nos atletas, mormente nos períodos de maior ação vagal, podem ser encontradas pausas maiores, sem apresentar caráter de patogenicidade. Tem sido encontrada também em portadores de apneia obstrutiva do sono (ver mais adiante). Agu-

damente, é comum ser uma exteriorização do comprometimento do NS na fase aguda do infarto do miocárdio (IAM) de parede inferior, já que a artéria culpada por esse evento é a coronária direita de onde se origina o ramo que irriga o NS. Desse modo, quando a lesão coronariana se localiza antes do local onde se origina a artéria do NS, este poderá ficar isquêmico e provocar bradiarritmia. No IAM, também pode ocorrer em decorrência do reflexo de von Bezold-Jarish, prontamente controlado com atropina. Doenças crônicas degenerativas e inflamatórias como esclerose idiopática do NS (aterosclerose?), diabetes e cardiopatia chagásica crônica podem provocar DNS. Atualmente algumas formas de DS vêm sendo creditadas à ação da adenosina, principalmente as que afetam a estrutura do NS.[11,12]

Bloqueio sinoatrial (SA)

É causado por alterações no tecido perissinusal, entre as células "P", consideradas normais, e o tecido atrial contrátil. É de ocorrência incomum, talvez porque seja pouco reconhecido, sendo interpretado na maioria das vezes como simples bradiarritmia. Assim, interpreta-se que o NS está com as células "P" despolarizando-se de forma normal, mas a condução do estímulo entre essas células e o tecido atrial ordinário está comprometida. Fora do momento das pausas, a FC é considerada normal, diferente da doença do NS, onde a bradiarritmia costuma ser constante. É classificado como de 1º, 2º e 3º graus, à semelhança dos bloqueios atrioventriculares (BAV). O bloqueio SA de 1º grau seria um atraso na entrada do impulso sinusal no miocárdio atrial contrátil e não é detectado pelo eletrocardiograma (ECG) de superfície, sendo portanto o seu diagnóstico praticamente impossível pelos métodos da rotina clínica atual, bem como sem manifestação clínica ou eletrocardiográfica. Com estimulação atrial programada por meio de extraestímulos pode inferir-se um atraso na condução SA, mas é apenas uma conclusão indireta e sem aplicabilidade nos dias atuais. Por meio do registro do potencial do NS poder-se-ia identificar um bloqueio SA do 1º grau, mas esta técnica diagnóstica nunca foi e não é usada como rotina.[13,14] O bloqueio SA do 2º grau é subclassificado em dois tipos: a) tipo I (Wenckebach SA), caracterizado por encurtamento gradual e progressivo do ciclo sinusal precedendo uma pausa, e que o intervalo "PP" que inclui a pausa é menor que 2 vezes o intervalo "PP" que a precede, e intervalo "PP" que se segue à pausa é maior que o intervalo "PP" que a precede (Figura 2); b) tipo II, caracterizado por ausência súbita de um batimento sinusal, precedido por ciclos "PP" semelhantes, podendo ter pe-

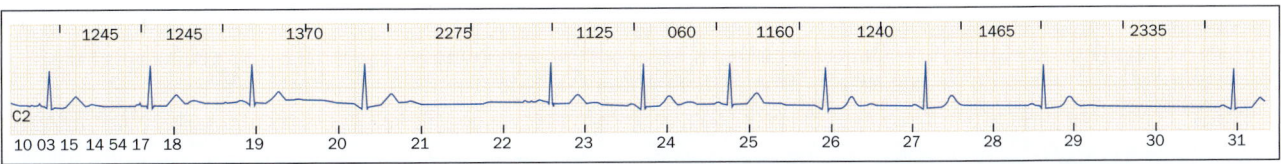

Figura 1 Disfunção sinusal por alteração específica das células do nódulo sinusal. Traçado de Holter obtido de uma portadora de bradiarritmia sinusal e acompanhada clinicamente há 15 anos, mas com sintomatologia recente. Observa-se arritmia sinusal bradicárdica, sem repetição de dois ciclos semelhantes, característica de alterações das células *pacemakers* do nódulo sinusal.

quenas diferenças decorrentes da própria variação do ritmo sinusal normal. Em contraste à parada sinusal, a duração da pausa no bloqueio SA do tipo II apresenta um valor múltiplo do ciclo básico sinusal, podendo ser observadas pausas de 2, 3 ou mais vezes o intervalo "PP" basal (Figura 3). O tipo III

seria a dissociação completa entre a liberação dos impulsos pelas células "P" e a ativação atrial, mecanismo não detectável pelo ECG comum. Os bloqueios sinoatriais geralmente decorrem de alterações degenerativas da região perissinusal, como a esclerose do sistema de condução (Figura 2).

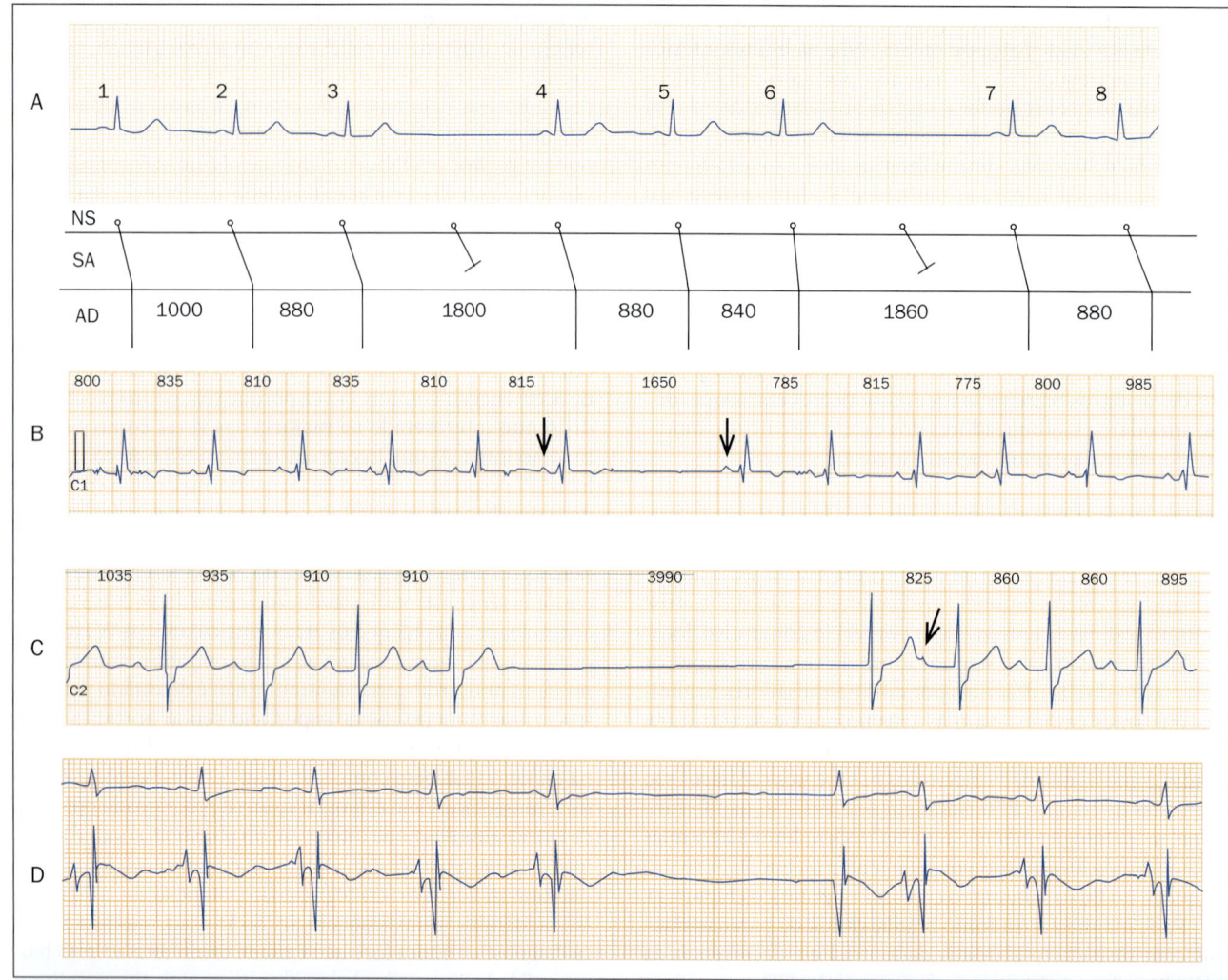

Figura 2 Disfunções sinusais – bloqueio sinoatrial. Em A, derivação D1 mostra bloqueio SA do 2° grau, tipo I. Medidas em milissegundos. Traçado exibe arritmia rítmica com dois grupos de três batimentos sinusais seguidos por pausas. Notar que os intervalos PP exibem ciclos progressivamente menores aos quais se segue uma pausa. Esta sequência eletrocardiográfica é característica de bloqueio SA do 2° grau, tipo I (Wenckebach na junção entre o NS e o tecido atrial contrátil, AD). O ciclo básico de despolarização do NS pode ser calculado pela divisão do intervalo entre as duas ondas P que iniciam cada ciclo (onda P n° 1 e a de n° 4, ou n ° 4 e n° 7) pelo número de ondas P que formam o grupo de ativação atrial entre as pausas acrescido de 1. Esse cálculo fornece o ciclo básico que indica aproximadamente a FC sinusal em condições normais. Observar o nível NS do diagrama que representa a atividade intrínseca do NS. Assim, no primeiro bloco 4:3, ciclo básico = 1.000 + 880 + 1.800, 3+1 = 920 ms e no 2°, 895 ms. Observar que, diferentemente da doença do NS, mostrado na Figura 1, não há grandes variações nos ciclos sinusais basais e, quando ocorre, faz dentro de uma lógica calculável. Considerar também que os atrasos diminuem com a sequência do ciclo. Em B, bloqueio SA 2° grau, tipo II, observando-se ritmo sinusal com pequenas variações nos ciclos PP, ocorrendo subitamente uma pausa (entre as ondas P com setas) e duração aproximadamente o dobro do ciclo sinusal basal, indicando um bloqueio SA 2:1, como ilustrado no diagrama. Em C, ocorre o mesmo fenômeno, mas uma pausa maior, equivalente a 5 ciclos sinusais, já que após a 4ª onda P somente reaparece o ritmo sinusal com a onda P indicada pela seta (da esquerda para a direita), 4.840 ms depois, indicando um bloqueio SA prolongado, 6:5. Observar um escape juncional antes da captura ventricular pela P sinusal. Em D observa-se claramente a ausência de ativação atrial, utilizando-se de um eletrocardiograma com dois canais simultâneos – derivação periférica (D1) e outra, esofagiana – e que o tempo entre as ondas P indicadas pelas setas (2.880 ms) é três vezes o ciclo sinusal (960 ms), indicando bloqueio SA do 2° grau, tipo II, 3:1. Notar, também, o escape juncional antes da captura ventricular pela P sinusal.

AD: átrio direito; NS: nível do nódulo sinusal; SA: condução sinoatrial.

Hipersensibilidade do seio carotídeo

Trata-se de disfunção sinusal em decorrência de alterações extrínsecas do NS, por anomalia no suprimento da inervação autonômica, com predomínio parassimpático sobre o simpático. É frequentemente observada em idosos portadores de hipertensão arterial e/ou coronariopatia, sendo encontrada em 5 a 25% da população assintomática, manifestando-se, porém, como episódios de síncope em 5 a 20% desses pacientes, também chamada de síncope vasovagal, neuromediada ou neurocardiogênica. Explica-se em decorrência de uma reação exagerada do seio carotídeo a estímulos externos como girar a cabeça, apertar o colarinho, ajeitar a gravata, coçar o pescoço etc., sempre estimulando a região do seio carotídeo, provocando um reflexo vagal desproporcionalmente intenso e considerado patológico. Geralmente aparece de forma súbita, com bradicardia (forma cardioinibitória), apenas queda da pressão arterial (forma vasodepressora) ou mista, acompanhada de sintomas de mal-estar, tonturas, pré-síncope e até síncope. Como o nódulo atrioventricular (NAV) também sofre influência do sistema parassimpático podem ocorrer simultaneamente pausas com ondas P sem ativação ventricular, o que comprova o diagnóstico de efeito vagal. Em traçados de 12 derivações não é comum documentar-se esta situação, a não ser sob efeito de estimulação vagal, como massagem do seio carotídeo. Contudo, nas gravações de Holter de 24 horas, durante o sono, é um fenômeno espontâneo relativamente frequente, mormente em jovens, o que denota um evento que raramente necessite de tratamento mais agressivo, pois representa uma imaturidade do sistema nervoso autônomo, que desaparece com o aumento da idade. Estas situações nunca devem ser confundidas com hipersensibilidade do seio carotídeo, pois são reflexos neuromediados espontâneos e comuns em indivíduos considerados sadios. Por outro lado, em pessoas mais idosas, o aparecimento dessas situações, em vigília, quando se documentam pausas sinusais importantes acompanhadas de pré-síncope ou síncope, pode ser uma indicação para terapêutica cirúrgica, como implante de marca-passo (MP). Deve-se, também, a alterações funcionais do sistema nervoso autônomo, podendo estar associada a doenças do pescoço como tumor do corpo carotídeo, da tireoide, da parótida, cicatrizes tissulares e aumento de linfonodos. Além disso, fármacos como betabloqueadores, metildopa e digitálicos podem estar associados a esta entidade. Esses episódios parecem ser decorrentes de liberação de adenosina, com intensa ação sobre os NS e AV, levando à depressão funcional dessas estruturas[15,16] (Figura 3).

Síndrome taquibradicardia

Síndrome taquibradicardia, ou simplesmente taquibradicardia, ou ainda taqui bradi, descrita por Short em 1954,[17] manifesta-se com períodos de fibrilação ou *flutter* atrial que espontaneamente revertem-se ao ritmo sinusal, mas bradicárdico, levando a pré-síncope ou síncope decorrente de queda abrupta da FC. A sintomatologia costuma ser exuberante porque passa de um quadro de fibrilação atrial de alta frequência para ritmo sinusal lento, às vezes instável em decorrência de alterações morfofuncionais do NS, do tecido SA e do miocárdio atrial contrátil. Pode acometer, também, o NAV. A evolução em longo prazo caminha para fibrilação atrial permanente (Figura 4).

Incompetência cronotrópica

Às vezes interpretada como DS, exterioriza-se por intolerância ao esforço, astenia, sonolência e quadros de claudicação cerebral, mas raramente síncope. Fisiopatologicamente deve-se a uma deficiência da transmissão da ativação simpática ao coração, provocando uma bradicardia sinusal e aparecimento de focos de suplência, atriais, juncionais mais

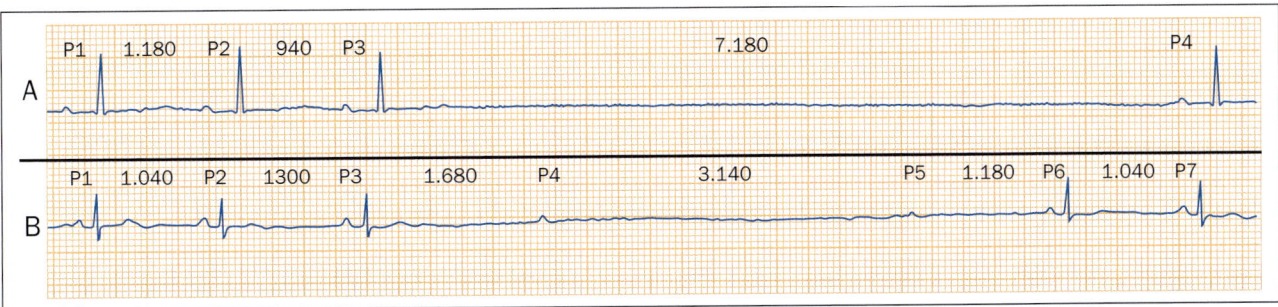

Figura 3 Disfunções sinusais – hipersensibilidade do seio carotídeo. Em A, ritmo sinusal com atraso na condução atrioventricular (PR prolongado com 280 ms) e pausa de 7.180 ms após ativação atrial P3 até o restabelecimento do ritmo sinusal, em P4, caracterizando uma ação vagal intensa por massagem do seio carotídeo esquerdo, sem atividade sinusal durante a pausa, indicando hipersensibilidade do seio carotídeo da forma cardioinibitória. Em B, também sob massagem do seio carotídeo, presença de ritmo sinusal com ativações atriais, ondas P1 a P7, e a ocorrência de uma bradicardia sinusal importante depois da onda P3, com maior intervalo entre as ondas P4 e P5, ambas sem conseguir provocar ativação ventricular, havendo recuperação da FC após a onda P5, mas ainda sem captura ventricular, já ocorrendo condução AV na onda P6. A presença de uma bradicardia sinusal súbita associada a ativações atriais sem condução atrioventricular é característica de uma descarga vagal, com inibição do NS e da condução intranodal AV.

AV: atrioventricular; NS: nó sinusal.

raramente ventriculares.[18,19] Eletrocardiograficamente se manifesta por três formas principais (Figura 5): a) bradicardia sinusal e aparecimento de um foco ectópico de suplência com FC ligeiramente superior à sinusal que passa a dominar o ritmo basal ("substituição"); b) ritmo ectópico com frequência ligeiramente maior que o ritmo sinusal basal, este considera-do normal, passando a ocupar o ritmo cardíaco ("usurpação"); e c) ação vagal importante, com bradicardia sinusal, distúrbios da condução AV e/ou pausas prolongadas. Na maioria das vezes são de ocorrências transitórias e sem caracterizar uma doença, mais dependente do balanço anormal do sistema nervoso autônomo.[19]

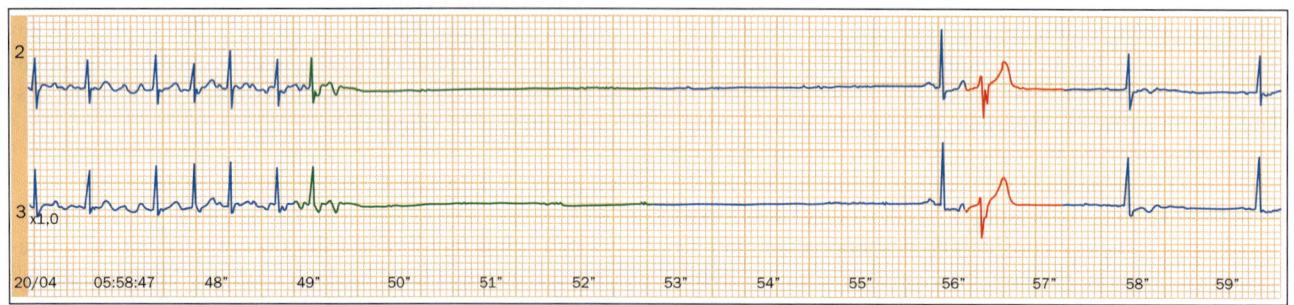

Figura 4 Disfunções sinusais – síndrome taquibradicardia. Traçado de Holter com dois canais mostrando episódio de fibrilação atrial com alta frequência que se reverte espontaneamente ao ritmo sinusal (ver onda P), após uma pausa de 7.800 s, uma ativação atrial ectópica P' (mais bem identificada no canal inferior) com condução aberrante para os ventrículos, e mais dois batimentos ventriculares juncionais, ainda sem recuperação da atividade sinusal. Esse quadro eletrocardiográfico é característico da síndrome taquibradicardia.

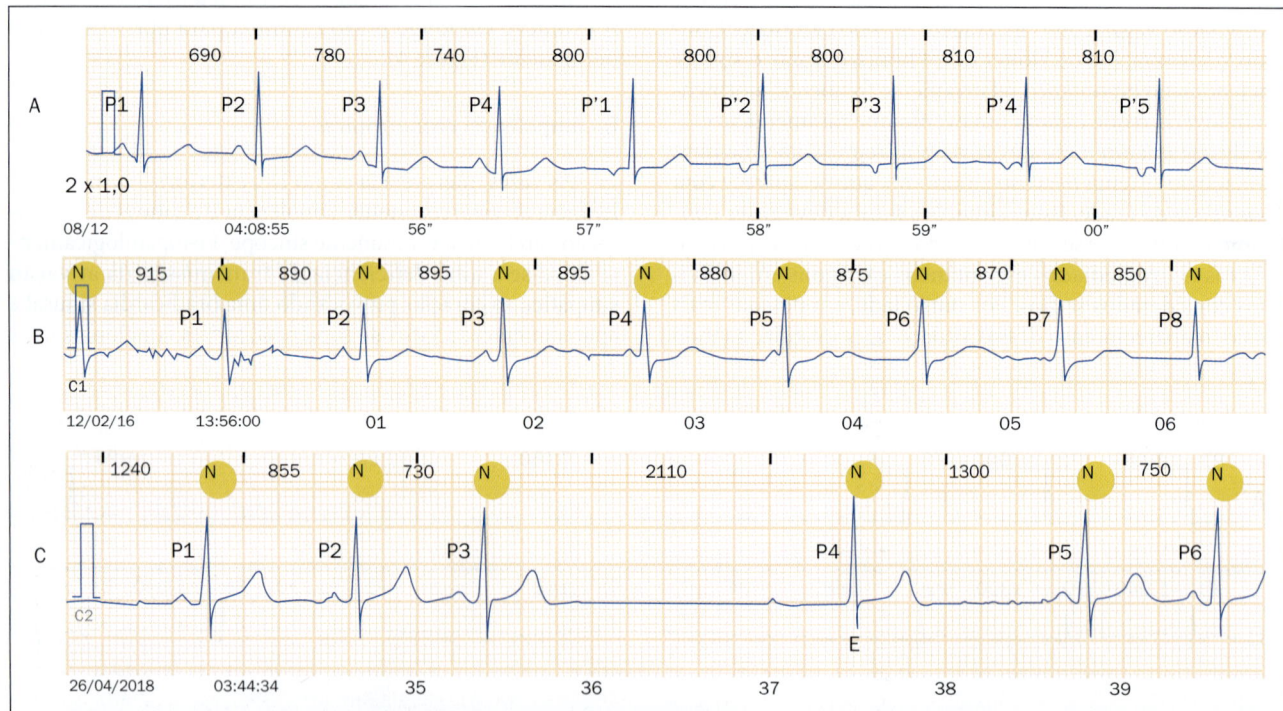

Figura 5 Incompetência cronotrópica. Traçados obtidos de gravação de 24 horas. Em A, após a onda P4 sinusal surge discreta lentificação da frequência cardíaca (FC), com pequeno aumento do ciclo sinusal, e aparecimento de ritmo atrial ectópico (P'1 a P'5), para manter uma frequência adequada, denominada "substituição" do ritmo cardíaco pelo foco atrial ectópico, geralmente originado no átrio esquerdo. Em B, mesmo com a FC sinusal regular, surge um ritmo juncional que "ocupa" a FC, levando a um padrão de dissociação atrioventricular (AV). Isto costuma ser chamado de "usurpação" da FC pelo ritmo juncional. Notar que até a onda P3 havia condução AV e QRS de origem sinusal, embora já com padrões de "fusão". A partir de P4, o ritmo que comanda é de origem juncional. Finalmente, em C ocorre bradicardia sinusal e distúrbio na condução AV, provocando uma pausa durante o sono, e aumento do intervalo PR – ou mesmo onda P4 sem condução AV – e escape juncional (E), evidências típicas de ação vagal.

Etiologia das disfunções sinusais

As DS podem ser transitórias e reversíveis, secundárias a doenças cardíacas estruturais ou à ação de substâncias químicas, cardioativas ou não (Quadro 2).

Manifestações clínicas

Essas várias formas de DS frequentemente são assintomáticas e as manifestações mais comuns, quando presentes, traduzem-se em quadros de astenia, fraqueza, intolerância ao esforço, dispneia, mal-estar indefinido, tonturas e, mais raramente, pré-síncope ou síncope. Estas últimas são mais presentes em casos agudos por intoxicação exógena, substâncias químicas, farmacológicas ou não, e nos casos de hipersensibilidade do seio carotídeo e síndrome taquibradicardia. Podem ser também consequentes ao IAM de parede inferior, já que o NS é irrigado por um ramo da artéria coronária direita em aproximadamente 80% dos indivíduos. A forma crônica predomina em idosos, em decorrência de esclerose do NS, em portadores de cardiomiopatia chagásica crônica, diabéticos e ação de fármacos que atuam direta ou indiretamente sobre o NS, como os betabloqueadores, os bloqueadores dos canais de cálcio e mais recentemente a ivabradina.[20,21] Também podem ser observadas em jovens e adolescentes, com alterações idiopáticas do NS, mas que costumam cursar com uma evolução transitória, raramente necessitando de intervenção terapêutica cirúrgica.

Diagnóstico

Pode ser estabelecido pela análise do quadro clínico e eletrocardiográfico. Assim, as diferentes formas de DS manifestam-se clinicamente em consequência da baixa perfusão sanguínea periférica, principalmente cerebral. O exame físico poderá confirmar as suspeitas, em decorrência de bradicardia e, às vezes, a estados de hipotensão. O ECG de 12 derivações ou gravado pelo sistema Holter definem o diagnóstico, embora o primeiro não tenha boa sensibilidade por ter registro de curta duração, nem sempre captando períodos de bradicardia e/ou pausas. Porém, a gravação pelo Holter de 24 horas aumenta a sensibilidade, estabelecendo o diagnóstico na maioria dos casos. A morfologia da onda P não costuma mostrar variações, exceto quando há distúrbio da condução intra--atrial ou ocorrências de pausas longas com aparecimento de escapes atriais – estes sim poderão ter morfologias diferentes.

Como o registro invasivo da ativação do NS não é mais utilizado, a avaliação de alterações do NS envolve basicamente a aferição indireta do automatismo sinusal e da condução SA (Figura 6). Alguns parâmetros são usados para expressar, indiretamente, a função sinusal: tempo máximo de recuperação sinusal (TMRS) e o tempo corrigido de recuperação sinusal (TCRS).[22-23] Por meio de um cateter-eletrodo posicionado no átrio direito, o mais próximo possível da região do NS, junto à desembocadura da veia cava superior ou no esôfago ao nível do átrio esquerdo, estimula-se a parede atrial durante 30 a 60 segundos, com frequências progressivamen-

Quadro 2   Etiologia das disfunções sinusais
1. Causas agudas e reversíveis
Aumento do tono vagal (qualquer causa)
Hipercapnia
Apneia obstrutiva do sono
Hipercalemia
Hipotermia
Fase aguda do infarto do miocárdio
Injúria cirúrgica do nódulo sinusal
Miocardites (incluindo reumáticas e diftéricas)
Pericardite aguda
2. Causas crônicas e irreversíveis
Amiloidose
Ataxia de Friedreich
Câncer metastático
Distrofia muscular miotônica e de Duchenne
Doença esclerodegenerativa
Doença familial do nódulo sinusal
Doença isquêmica crônica do coração
Embolia sistêmica
Hemocromatose
Hipersensibilidade do seio carotídeo
Hipotireoidismo
Injúria cirúrgica do nódulo sinusal
Lúpus eritematoso sistêmico
Prolapso valvar mitral
Ações de fármacos Digitálicos * Quinidina * Lidocaína * Atropina * Carbonato de lítio Cimetidina ** Betabloqueadores *** Reserpina *** Guanetidina *** Clonidina *** Organofosforados ***
Podem piorar as disfunções sinusais preexistentes Betabloqueadores Digitálicos Quinidina * Procainamida Disopiramida Verapamil Metildopa Reserpina

* Em níveis tóxicos. ** Após administração endovenosa; controverso. *** A diminuição da automaticidade é resposta farmacológica esperada.

te aumentadas (início 10 batimentos acima da basal e aumento de 10 em 10 batimentos, até atingir 140 ppm). Interrompe--se bruscamente a estimulação, aguardando-se a recuperação espontânea de um batimento sinusal. Após várias tentativas, escolhe-se o maior tempo obtido e este intervalo é o TMRS, que é considerado normal até 1.500 ms (Figura 6A). Uma correção pode ser feita pela FC média basal, subtraindo-se do TMRS o valor do intervalo P-P (ou A-A médio antes de iniciar a estimulação) e obtendo-se o TCRS com valor considerado normal até 525 ms.[23]

A junção SA pode ser avaliada por meio do tempo de condução SA (TCSA). Dois modos existem para tal aferição: modo direto,[14] por meio do registro do potencial (eletrograma) do próprio NS, avaliando-se o tempo entre o início da despolarização do NS até a despolarização atrial, não sendo mais usado na rotina eletrofisiológica; e o modo indireto, com duas variantes:

■ Método de Strauss[24] com emprego de extraestímulos atriais durante ritmo sinusal estável, ocorrendo uma ativação atrial, seguida de uma pausa que corresponde à ida do estímulo do local onde o extraestímulo foi liberado na parede atrial até o NS mais o tempo que levou para sair do NS e atingir o tecido atrial contrátil e provocar o primeiro batimento espontâneo após o extraestímulo. Com esse tempo, dividido por dois, por considerar que os tempos de ida e de volta (atriossinusal e sinoatrial) são iguais, obtém-se o valor estimado do TCSA, considerado normal entre 50 a 125 ms (Figura 6B).
■ Método de Narula,[25] de execução mais simples, é calculado a partir da pausa que ocorre após estimulação atrial com oito estímulos com frequência 10 ppm acima da sinusal. A diferença entre esta pausa e o intervalo P-P ou A-A basal médio de origem sinusal antes da aplicação da estimulação atrial leva a um intervalo que pode corres-

ponder ao TCSA total. Valores de 120 a 215 ms são aceitáveis como normais. Este método não tem validade quando se usa frequência de estimulação maior que 10 ppm acima da sinusal devido à inibição do NS – overdrive suppression –, tornando-se impossível em obter o TCSA.

Tratamento

Disfunções agudas

A história clínica e o exame físico são essenciais para a abordagem terapêutica. Deverão ser corrigidos os fatores desencadeantes como uso inadequado de fármacos, anormalidades endocrinometabólicas como hipercalemia e hipotireoidismo, e outras possíveis causas não cardíacas de bradiarritmias. O tratamento pode ser classificado, quanto a sua forma de apresentação, em aguda ou crônica, e pelo tratamento recomendado, sob uma abordagem farmacológica e com uso da estimulação cardíaca definitiva a mais fisiológica possível.

As formas agudas costumam ser de curta duração, podendo reverter de modo espontâneo. Nos quadros de DS por ação de fármacos, estes deverão ser suspensos, como na intoxicação digitálica, doses excessivas de amiodarona, betabloqueadores e alguns bloqueadores dos canais de cálcio. Intoxicações exógenas com substâncias tipo organofosforados, que são inibidores da acetilcolinesterase, deverão ser tratadas prontamente com antídotos apropriados, como a atropina. Bradiarritmias consequentes ao IAM são secundárias ao reflexo de von Bezold-Jarish e respondem à administração de atropina e volume, com restabelecimento da FC e pressão arterial. Quando se deve à isquemia, como na síndrome de Prinzmetal, o uso de vasodilatadores coronarianos de ação rápida é

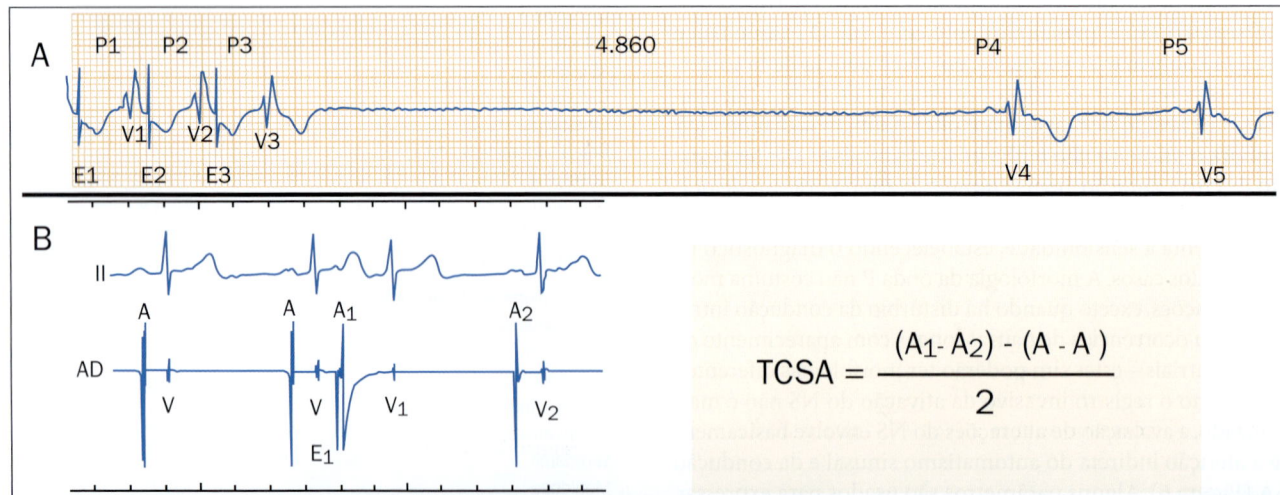

Figura 6 Avaliação da condução sinoatrial e da função sinusal.
Em A, paciente portador de cardiopatia chagásica crônica e bloqueio do ramo direito, sob estimulação atrial representada por estímulos E1 a E3 na frequência de 140 ppm ao final de 40 segundos, com condução AV 1:1, prolongamento do intervalo PR e pausa após parada da estimulação, com recuperação do ritmo sinusal em P4 e P5. A pausa é o tempo máximo de recuperação sinusal. Para TCRS e TCSA, ver texto. Em B, derivação II simultânea com intra-atrial direita, registrando-se ativação atrial sinusal A. Com a aplicação de um extraestímulo, E1, na parede atrial direita durante ritmo sinusal há despolarização atrial, A1, seguida de uma pausa e restabelecimento do ritmo sinusal, A2. À direita, a fórmula para cálculo estimado do TCSA.

$$TCSA = \frac{(A_1 - A_2) - (A - A)}{2}$$

mandatório. Nos casos de acometimento de parede inferior pode ser secundária a isquemia do NS, e esta situação costuma responder adequadamente à atropina. Caso não haja resposta ao tratamento farmacológico, deverá ser providenciada estimulação cardíaca temporária. A regressão da bradicardia geralmente ocorre após 48 horas, com resolução completa do problema. Há outros casos em que permanecem por mais tempo e nem sempre o diagnóstico é estabelecido, interpretando-se como uma miocardite, mas sem comprovação definitiva.

Disfunções crônicas

Como não existe uma substância segura para tratamento em longo prazo, como a atropina nos casos agudos, as diretrizes de diversas sociedades sugerem que essas situações devam ser tratadas com o implante de MP definitivo (Quadro 3), podendo haver estimulação isolada do átrio, quando o sistema juncional AV estiver íntegro; isolada do ventrículo direito, menos recomendada em decorrência da possibilidade de provocar fibrilação atrial em longo prazo; e, mais adequado, o emprego de estimulação bicameral, estimulando-se o átrio e o ventrículo de forma sequencial.[28-31] Algumas observações isoladas, inclusive pessoais, incluem o cilostazol, por via oral, como um agente capaz de aumentar a FC nessas situações e postergar ou mesmo evitar o implante de MP sem, contudo, haver estudos controlados com número significante de pacientes.[32]

Quadro 3   Indicações para implante de marca-passo definitivo nas bradicardias sinusais
Disfunção sinusal de causa não reversível provocando hipofluxo cerebral
Disfunção sinusal de causa não reversível provocando intolerância ao esforço
Disfunção sinusal induzida por fármacos necessários e insubstituíveis provocando hipofluxo cerebral e periférico
Disfunção sinusal que provoca ou piora insuficiência cardíaca, angina ou taquiarritmias

Bloqueios atrioventriculares

São distúrbios da condução, atraso ou interrupção, do impulso elétrico dos átrios aos ventrículos, quando trafegam pelo sistema juncional AV composto pelo NAV, tronco do feixe de His e seus ramos. Traduzem-se eletrocardiograficamente por alterações no intervalo PR e/ou pela presença de ondas P sem a correspondente ativação ventricular, devido a alterações anatômicas ou fisiológicas do sistema juncional AV, podendo manifestar de forma permanente ou intermitente, aguda ou crônica (Quadro 4).

Esses distúrbios podem ocorrer por alterações fisiológicas ou patológicas. Os BAV fisiológicos são desencadeados por aumento do tônus vagal, observado em situações que aumentam a ação do sistema parassimpático, como condicionamento físico, sono, massagem do seio carotídeo, geralmente produzindo bloqueios de menores graus, como BAV de 1°

Quadro 4   Etiologia dos bloqueios atrioventriculares
Congênita/genética
BAVT congênito (associado com Lúpus materno)
Genético (ex., mutações no gene SCN5A)
Infecciosa
Doença de Chagas
Febre reumática aguda
Endocardite bacteriana com abscesso perivalvar
Toxoplasmose
Cardite de Lyme
Inflamatória/infiltrativa
Miocardites
Amilodose
Sarcoidose cardíaca
Doenças reumáticas (ex., esclerose sistêmica, artrite reumatoide etc.)
Isquêmica
Infarto agudo do miocárdio
Angina instável
Cardiopatia isquêmica crônica
Degenerativa
Doença de Lev-Lénègre
Aumento do tono vagal
Síndrome da apneia obstrutiva do sono
Alto condicionamento físico
Neurocardiogênica
Metabólica/endócrina
Distúrbios acidobásicos
Venenos/overdose (ex., mercúrio, monóxido de carbono, cianeto etc.)
Doença tireoidiana
Doença adrenal
Outras doenças
Doenças neuromusculares
Linfoma
Iatrogênica
Medicamentos
Ablação por cateter
Cirurgia de troca valvar
Troca de valva aórtica percutânea
Alcoolização de septo interventricular
Fechamento percutâneo de defeitos do septo intraventricular

grau e BAV de 2° grau tipo I. Os BAV patológicos são produzidos por esclerose e fibrose do sistema condução, podendo ser idiopático em cerca de 50% dos casos. Essa lesão pode ser ocasionada por diversos fatores, que geralmente não podem ser distinguidos clinicamente.[31] O processo de envelhecimento pode ser responsável por tal acometimento, com uma prevalência de aproximadamente 2:1 em homem/mulher. Um recente trabalho demonstrou elegantemente tal fato, onde a prevalência de todos os graus de distúrbio do sistema de condução (BAV e bloqueios nos ramos) foi aproximadamente 11/10.000 pessoas com idade menor que 55 anos e de 55/10.000 pessoas com idade maior ou igual à 65 anos [32]. Podem também ocorrer por processos isquêmicos em cerca de 40% dos casos. Até 20% IAM apresentam algum grau de BAV, como observado no de parede anterior ou mais comumente, parede inferior.

A ação de alguns fármacos depressores da condutibilidade pode constituir fator para desenvolvimento dos BAV, tanto por ação direta como por alterações subjacentes do sistema de condução. Pode ocorrer de forma iatrogênica após ablação por cateter, alcoolização do septo interventricular na cardiomiopatia hipertrófica, fechamento percutâneo de defeitos do septo interventricular, pela ação de alguns fármacos depressores da condutibilidade e em situações de longa duração como degeneração idiopática do sistema de condução AV.[33,34] Dada a proximidade do aparelho valvar aórtico com o tecido especializado de condução no septo interventricular e via de saída de ventrículo esquerdo, não é infrequente o seu aparecimento no trans ou pós-operatório de cirurgia de troca valvar aórtica, cuja incidência pode variar de 2 a 8%, dependendo do tipo de prótese utilizada e fatores associados como, bloqueio de ramo direito, gravidade de calcificação do anel mitral e trato de saída do ventrículo esquerdo estreito. Também, durante cirurgia do aparelho valvar mitral podem surgir BAV devido a lesões no NAV. Nos casos de evolução lenta, as alterações genéticas decorrentes das mutações do gene *SCN5A*, com bloqueios de ramo e evolução para BAVT, são as mais encontradas na prática clínica, com lesões definidas nos ramos direito e esquerdo (doença de Lev-Lénègre) e evolução para BAV mais avançados.[33,34] Cardiomiopatias e miocardites agudas podem ser causas do BAV, em nosso meio não se deve esquecer a cardiomiopatia chagásica.

Os BAV de origem congênita geralmente são decorrentes de alterações do NAV, por hipoplasia ou mesmo aplasia dessa estrutura e/ou alterações no tronco do feixe de His.[35] Por isso, na maioria dos casos manifestam-se com complexos QRS estreitos, com ritmo de suplência originando no tronco do feixe de His, com FC adequada para manter o metabolismo, e responsivos aos estímulos do sistema nervoso autônomo, principalmente durante esforço.

Em relação ao local de comprometimento, o distúrbio de condução AV costuma ocorrer no NAV e no sistema His-Purkinje (SHP), ambos observados no ECG apenas como alterações na condução entre a onda P e o complexo QRS, representadas pelo intervalo PR, com condução 1:1 ou ausência de condução AV. Na avaliação eletrofisiológica invasiva, o intervalo PR engloba os intervalos PA, entre o início da ativação atrial no ECG de superfície e o início da ativação atrial na derivação intracavitária; o intervalo AH, que representa o tempo de condução intranodal AV que é constituído por tecido de condução lenta, avaliado entre o início da despolarização atrial no eletrograma intracavitário e o início do registro do potencial do feixe de His, H; e o intervalo HV, que traduz con-

dução num tecido de condução rápida, avaliação entre o início do potencial H e o início da ativação ventricular, na derivação em que for mais precoce. Em qualquer dessas localizações pode haver distúrbio da condução AV, identificando-se bloqueio pré-His, pós-His ou intra-His. O bloqueio intra-His pode ser observado como um potencial H alargado (normal < 25 ms), registro de dupla ativação do feixe de His, ou presença de um potencial após a onda A de ativação atrial e outro antes da ativação ventricular em casos de BAV mais avançados.

Na maioria das vezes os bloqueios de localização nodal AV costumam ser benignos, com complexos QRS estreitos, de evolução lenta, não raro assintomáticos, principalmente em indivíduos fisicamente condicionados, razão pela qual nem sempre seus portadores devem ser tratados, podendo ser seguidos ambulatorialmente, já que um eventual implante de MP em nada o beneficiará e, em casos de esportistas, poderá até prejudicá-los. Porém, quando se localiza no SHP (lesão do feixe de His), na maioria das vezes se acompanha de sintomas de claudicação cerebral. Daí ser útil a utilização de manobras para identificar o local do defeito da condução no sistema juncional AV.[36]

Independentemente da região onde os bloqueios ocorrem, eletrocardiograficamente são classificados em três graus conforme está no Quadro 5.

Quadro 5   Indicações para implante de marca-passo definitivo nos pacientes com bloqueio atrioventricular
Portadores de síncope quando se documenta alterações no sistema His-Purkinje (SHP)
2º ou 3º graus, de causa não reversível, com sintomas de hipofluxo cerebral, insuficiência cardíaca ou intolerância aos esforços físicos
2º ou 3º graus, de causa não reversível, assintomático, mas com indicação de fármacos depressores da condutibilidade
2º ou 3º graus, acima de 15 dias após infarto agudo do miocárdio
Bloqueio atrioventricular (BAV) 2º grau, tipo II, de causa não reversível
De alto grau de causa não reversível devido a fibrilação ou *flutter* atrial (baixa resposta ventricular)
2º ou 3º graus congênitos com sintomas de hipofluxo cerebral, intolerância ao esforço, cardiomegalia e/ou ritmo de escape inadequado para a idade
Consequente à ablação da junção atrioventricular

Bloqueio AV do 1º grau

Caracteriza-se pelo aumento do intervalo PR (> 0,20 s). Na verdade, melhor termo seria "condução AV prolongada", pois não há um bloqueio, ocorre apenas um atraso na condução do impulso elétrico entre a despolarização atrial e a ventricular. Eletrofisiologicamente pode ocorrer em três níveis: na condução intra-atrial (intervalo PA), dentro do NAV (no intervalo AH) ou ao nível do SHP (no potencial H ou no intervalo HV). Atrasos na condução intra-atrial, registrados como intervalo PA aumentado, têm pouco significado clínico, embora pareça guardar relação com a possibilidade de aparecimento de taquiarritmias atriais (fibrilação e/ou *flutter* atrial). O BAV do 1º grau pode ocorrer com complexos QRS estreitos ou com morfologia de bloqueios de ramo. Na imensa maioria dos casos o BAV de 1º grau que se detecta no ECG de rotina é de localização nodal AV.

A avaliação eletrofisiológica mostra apenas um aumento do intervalo AH (> 120ms) e sob estimulação atrial, com frequência ligeiramente acima da sinusal pode exibir bloqueios de graus mais avançados. Quando ocorrer no SHP, tradução eletrofisiológica de intervalo HV aumentado (> 55 ms) ou apenas aumento no tempo de registro do potencial H (> 25 ms), sugerem maior gravidade. Porém, nem sempre esses aumentos nos intervalos PA, AH, H e HV são observados no ECG convencional como aumento do intervalo PR. Quando o intervalo PR é normal e existem aumentos nos intervalos citados, identifica-se um BAV do 1º grau que não se manifestou no ECG de superfície. Esta manifestação eletrofisiológica pode ser chamada de BAV do 1º grau oculto. Os grandes aumentos do intervalo PR, geralmente maior que 300 ms, revelam atraso na condução ocorrendo no NAV, traduzido por aumento do intervalo AH. Não é infrequente observar grandes aumentos no intervalo PR, às vezes de aparecimento súbito, em portadores de dupla via de condução intranodal AV por registrar períodos de condução apenas pela via lenta, ocorrência mais observada em análise de Holter que num simples traçado eletrocardiográfico de 12 derivações em decorrência da duração do tempo de gravação. Os distúrbios da condução que ocorrem no SHP prolongam o intervalo HV, ou mesmo a duração de registro do potencial do feixe de His, já que o SHP é composto por fibras de condução rápida, razão de não se manifestar no ECG de rotina (Figura 7).

Várias observações têm demonstrado que os acometimentos ao nível de SHP têm maus prognósticos, pois tais lesões tendem a evoluir súbita e inesperadamente para graus avançados de BAV, predispondo ao aparecimento de síncope, devido à assistolias ventriculares que se instalam, pela baixa frequência e instabilidade elétrica dos possíveis focos de escapes idioventriculares, ao contrário dos acometimentos pré--His. Por isso a razão de avaliar criteriosamente os BAV quanto ao tratamento definitivo com MP.

Esta avaliação pode ser feita com alguma precisão à beira do leito com o emprego de ativação do sistema parassimpático e uso endovenoso da atropina. Sabe-se que a massagem ou compressão do seio carotídeo tem influência sobre a excitabilidade e condutibilidade cardíacas, e que o seio carotídeo esquerdo tem maior ação sobre o NAV e o direito sobre o NS. Assim, após avaliar os riscos dessa intervenção, principalmente nos idosos, por agir numa região onde se encontra a artéria carótida, como a possibilidade de provocar isquemia cerebral transitória, o uso de massagem do seio carotídeo poderá propiciar o aparecimento ou piorar os distúrbios da condução ao nível do NAV ou facilitar e desaparecer, temporariamente, os que ocorrem ao nível do SHP, intra-His e no intervalo HV, além de alterações transitórias no NS. Por outro lado, o uso da atropina pode facilitar a condução ao nível do NAV, diminuindo o grau de bloqueio e piorar a condução

AV nos casos de defeitos na região do SHP, provocando BAV inesperados a esse nível (Figura 8).[36]

Bloqueio AV do 2º grau

Caracteriza-se pela presença de pelo menos uma onda de ativação atrial bloqueada, com ondas P sem as correspondentes ativações ventriculares, e subdividido em quatro tipos (Quadro 1).

Tipo I

Traduz-se por aumento progressivo do intervalo PR, levando a intervalos R-R gradativamente menores (Wenckebach típico) até o aparecimento de uma onda P bloqueada (Figuras 8C e 9). Porém, nem sempre isso é observado, sendo registrados períodos de Wenckebach atípicos quando o encurtamento do intervalo R-R não é observado. Ocorrem na grande maioria na região do NAV, embora raramente no SHP. Ciclos até 6:5 (seis ondas P para cinco QRS) costumam aparecer em ambas as localizações, mas com ciclos maiores, 7:6 por exemplo, a localização é sempre no nível nodal AV.[36]

A duração da ativação ventricular depende do local do bloqueio. Quando de localização pós-His, os complexos QRS se manifestam sempre com morfologia de bloqueio de ramo, direito ou esquerdo, mas quando a localização é pré- ou intra-His, a morfologia poderá ser normal ou exibir bloqueio de ramo. Os pacientes com QRS estreitos e fenômeno de Wenckebach no NAV merecem apenas observação clínica periódica, pois essas alterações do sistema de condução são consideradas benignas, por vezes encontradas em pessoas hígidas, como nos atletas ou nos vagotônicos. Porém, ocorrendo no SHP, indica maior gravidade, e tratamento com implante de MP definitivo deve ser considerado (Figura 9).

Tipo II

É manifestado por aparecimento inesperado de uma onda P sem a correspondente ativação ventricular e sem aumento dos intervalos PR prévios ou posteriores[37] (Figura 10). É típico de bloqueio que se instala em tecidos de condução rápida e, por isso, no sistema juncional, é observado somente no SHP (no tronco do feixe de His ou pós-His). Quando se apresenta com complexos QRS estreitos, é diagnóstico característico de bloqueio de localização intra-His. Porém, quando se manifesta com complexos QRS alargados (morfologia de bloqueios de ramo), pode estar ocorrendo no tronco do feixe de His ou na região infra-His, tecidos que apresentam as mesmas propriedades eletrofisiológicas. Pelo que se conhece, não foi descrito até o momento BAV do 2º grau, do tipo II no NAV. É de evolução mais grave que os bloqueios localizados no NAV, apresentando quadros de claudicação cerebral mais amiúde, não raramente morte súbita. Isso ocorre porque, na eventualidade de instalação de um BAV paroxístico e de alto grau, o ritmo de suplência terá baixa frequência de escape, acompanhando-se de claudicação cerebral e, às vezes, degeneração para taquiarritmias ventriculares malignas.

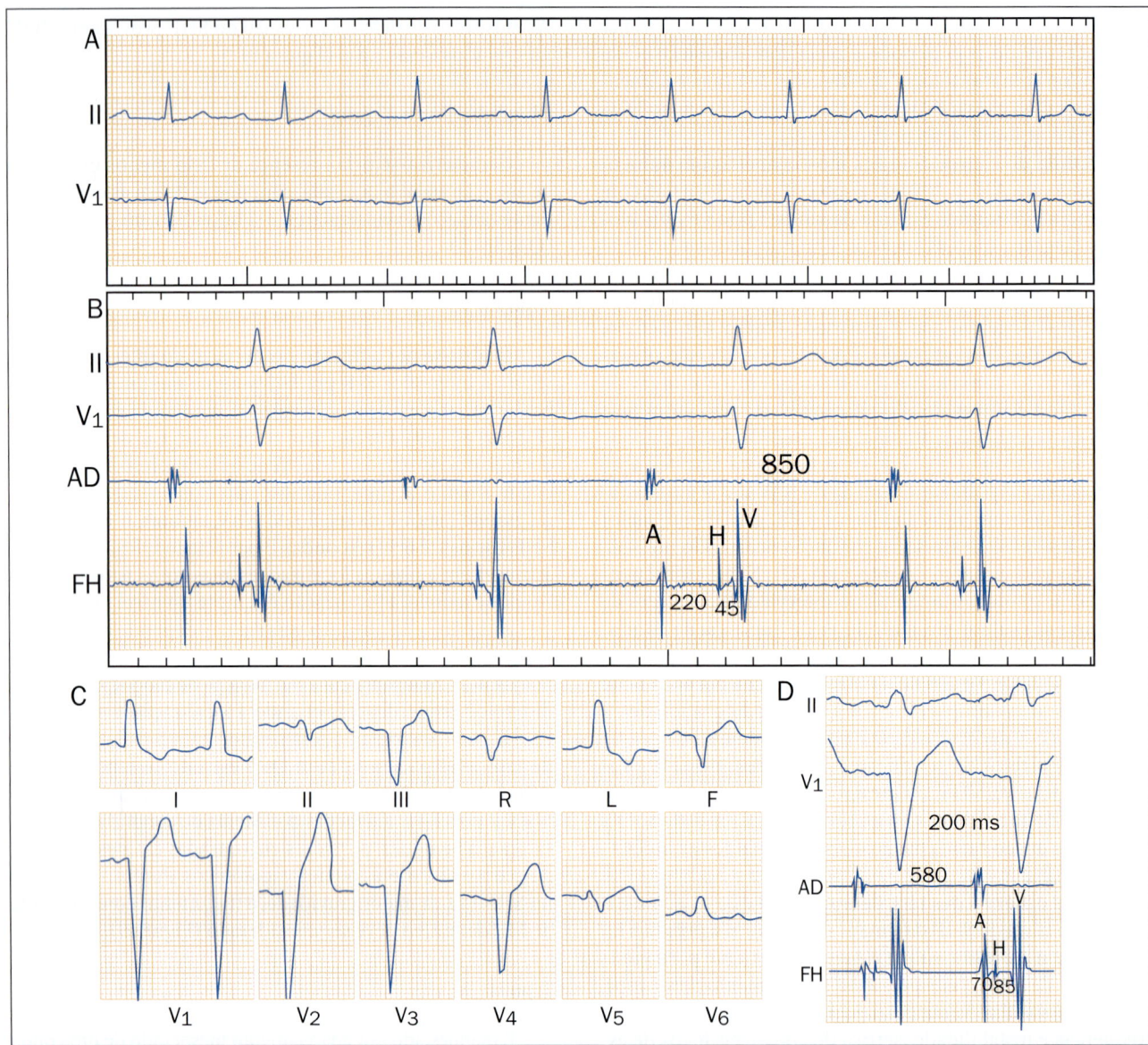

Figura 7 Bloqueio atrioventricular (BAV) do 1° grau. Em A, derivações simultâneas II e V1, mostrando um aumento do intervalo PR de 250 ms. Em B, derivações simultâneas II, V1, intracavitária no átrio direito (AD) e na região do feixe de His (FH), durante estudo eletrofisiológico. Intervalos de tempo de 100 ms na escala acima e abaixo do registro eletrocardiográfico. Observar que o atraso na condução mostrado em A ocorre na região do NAV, representada no traçado pelo intervalo AH de 220 ms (aumentado – normal até 120 ms). A duração da ativação ventricular é normal, com complexos QRS estreitos. Em C, traçado de 12 derivações exibindo bloqueio completo do ramo esquerdo com eixo do AQRS desviado para a esquerda (-40°) e intervalo PR normal (160 ms). Contudo, há um atraso na condução do estímulo entre os átrios e ventrículos, demonstrado em D pelo traçado eletrofisiológico, com intervalo HV de 85 ms (normal até 55 ms). Esse aumento importante não é manifestado no eletrocardiograma de superfície, onde o intervalo PR é normal, ocultando uma grave lesão no sistema juncional de condução AV, podendo ser chamado de BAV do 1° grau oculto. Este tipo de anormalidade com frequência leva a claudicação da condução pelo sistema His-Purkinje (SHP) provocando BAV paroxísticos e episódios de pré-síncope e síncope.

Tipo 2:1

O diagnóstico é feito pela observação de 50% das ondas de ativação atrial bloqueadas, de forma alternada, sendo difícil de localizar tais lesões no sistema juncional AV apenas pelo ECG convencional (Figura 11). Pode ser observado com complexo QRS estreito ou alargado com morfologia de bloqueio de ramo. A massagem e/ou compressão do seio carotídeo, a realização de *hand-grip* e o uso de atropina EV ajudam a estabelecer o local de bloqueio e, assim, definir o seu prognóstico. Com estas manobras comportariam como as avaliações descritas para o BAV do 1° grau, explicados na Figura 8.

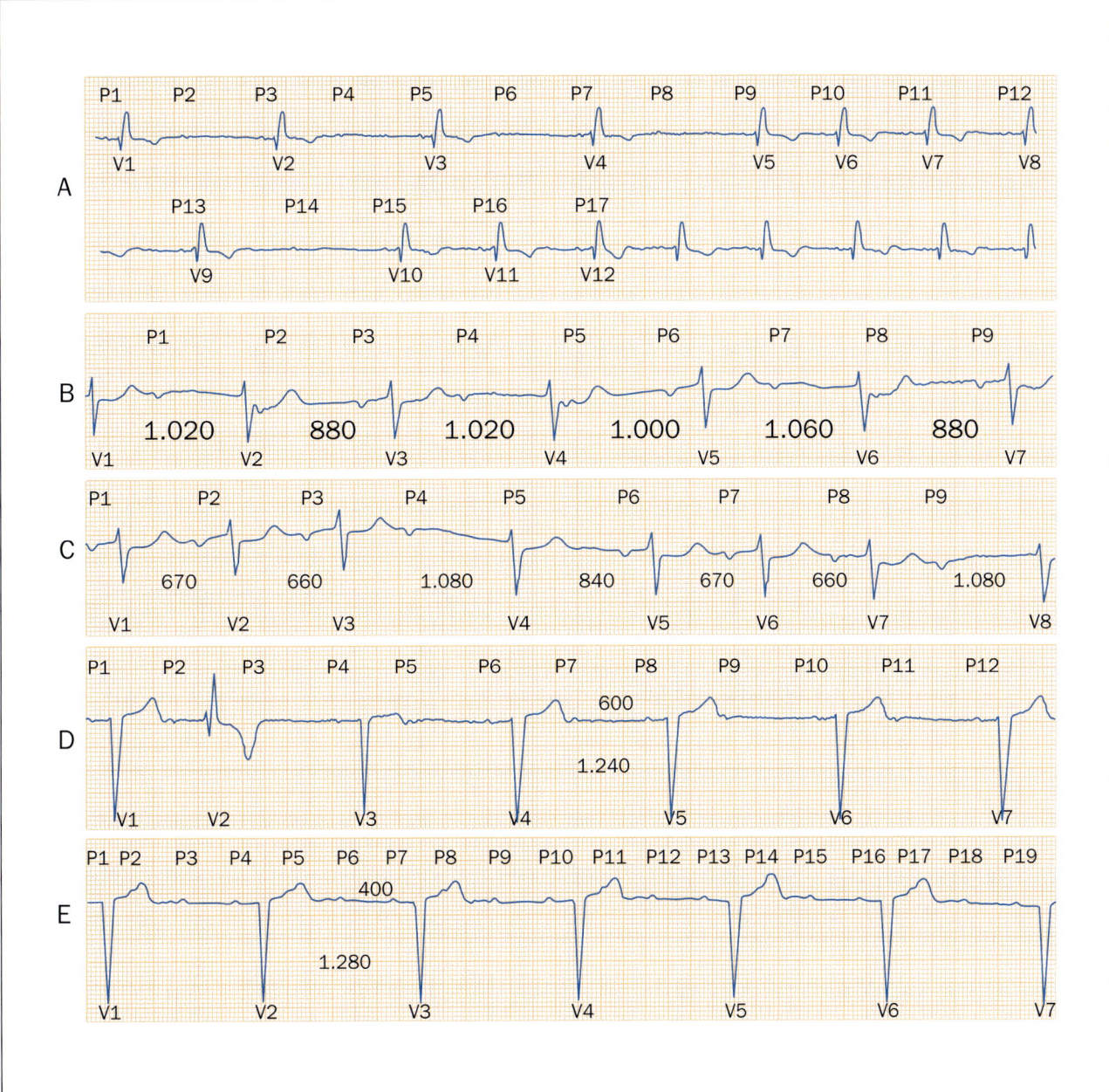

Figura 8 Manobras não invasivas para localização do bloqueio no sistema juncional atrioventricular. Traçados eletrocardiográficos nas derivações V1, na velocidade de 25 mm/s. Abreviaturas iguais à Figura 1. Em A, derivação V1 contínua exibindo ritmo sinusal, bloqueio completo do ramo direito, período de bloqueio atrioventricular (BAV) 2:1 da onda P1 à P8. Neste momento o paciente é submetido a massagem do seio carotídeo esquerdo, observando diminuição da FC sinusal indicada pelo aumento do intervalo entre as ondas P, melhora na condução AV com desaparecimento do BAV 2:1 adquirindo condução 1:1 até o batimento P13, novamente uma onda não mostra condução atrioventricular – P14, e a seguir, condução AV 1:1 constante, sempre com o mesmo intervalo PR, sugerindo que o local do BAV é no sistema His-Purkinje (SHP), já que houve melhora da condução pelo sistema juncional AV com estimulação vagal e os intervalos PR do batimentos conduzidos são fixos. Em B, BAV do 2° grau do tipo avançado com escapes juncionais – batimentos V1, V2, V4 e V6 – e capturas ventriculares nos batimentos atriais P3, P6 e P9, caracterizados por serem batimentos ventriculares ligeiramente precoces e terem ondas P precedentes com intervalos PR sugestivos de serem responsáveis por condução AV. Questiona-se se o batimento originado por P6 é escape ou captura porque a sua relação de precocidade com os escapes é mínima. Em C, mesmo paciente que em B, após administração de 0,5 mg de atropina EV, há melhora na condução AV demonstrada pelo aparecimento de BAV do 2° grau do tipo I com apenas duas ondas P bloqueadas – P4 e P9 – e encurtamento progressivo dos intervalos V-V, característico de BAV de localização no NAV (Wenckebach típico). Em D, dois batimentos conduzidos P1 e P2 configurando BAV do 2° grau tipo I – Wenckebach 3:2 – e aparecimento de BAV 2:1. Em E, após administração de 1mg de atropina EV ocorre aumento da FC sinusal e piora da condução AV, passando de 2:1 para 3:1. Notar que em D havia 12 ondas atriais P para 7 ventriculares V, enquanto que em E há 19 ondas atriais para 7 ventriculares. Este comportamento do sistema juncional AV sugere que o distúrbio da condução ocorre no SHP.

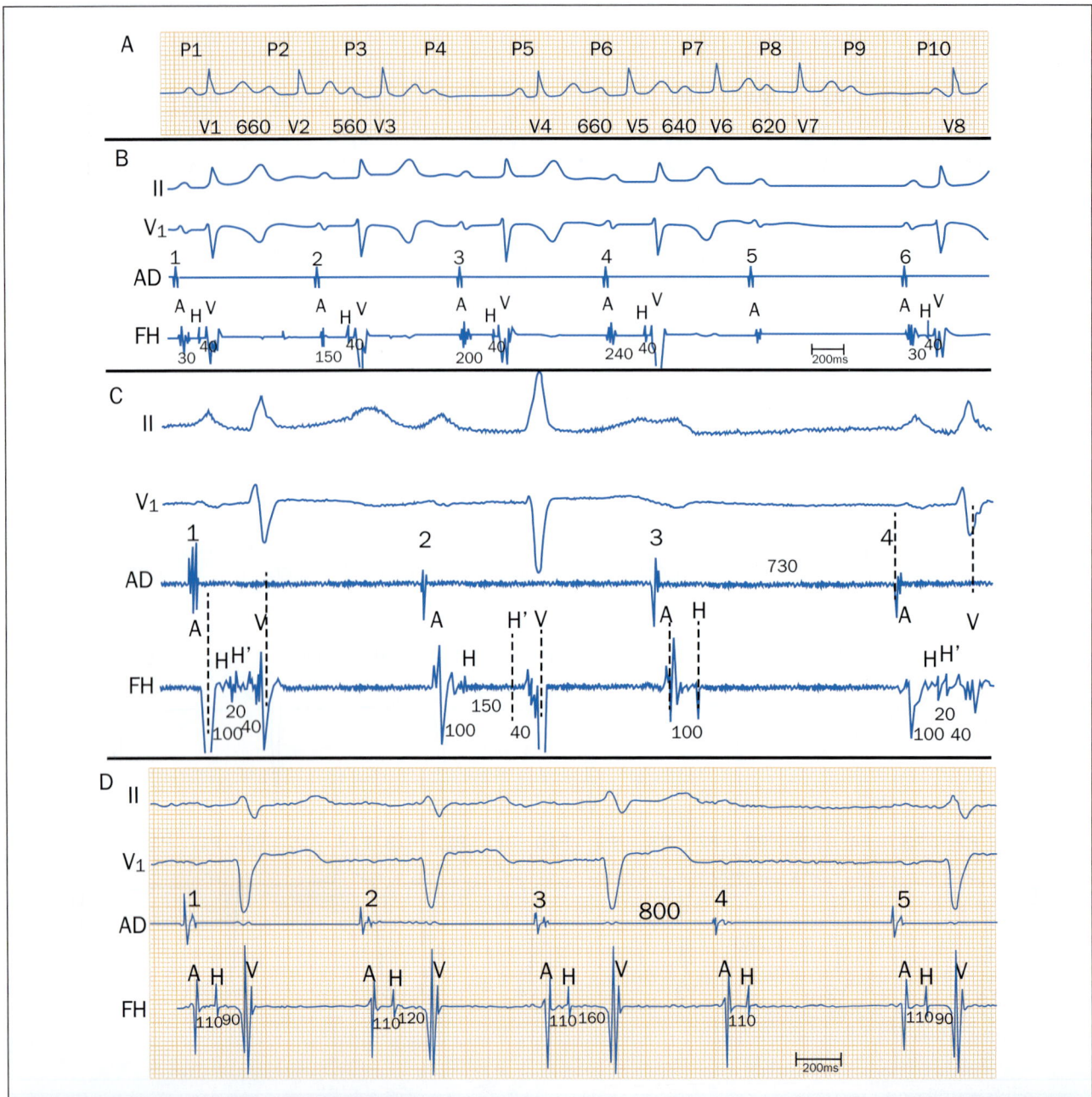

Figura 9 Bloqueios atrioventriculares do 2° grau, tipo I. Traçados eletrocardiográficos não contínuos. Mesmas abreviaturas que a Figura 1. Em A, ritmo sinusal com prolongamento progressivo do intervalo PR (ondas P1 a P3), até o aparecimento de uma onda atrial, P4, que não consegue provocar resposta ventricular, caracterizando um bloqueio atrioventricular (BAV) do 2° grau do tipo I (fenômeno de Wenckebach, 4:3 e 5:4 na sequência). Observar encurtamento progressivo do intervalo V-V. Em B, o mesmo paciente com comprovação eletrofisiológica invasiva, mostrando aumento progressivo do intervalo PR devido ao aumento do intervalo AH (intranodal AV) até a presença de uma onda atrial, A, de número 5, sem a respectiva ativação ventricular, identificando um BAV do 2° grau do tipo I, intranodal AV. Notar que a ativação ventricular é normal, com complexos QRS estreitos. Em C, o mesmo fenômeno dos traçados anteriores, mas o atraso progressivo é registrado no tronco do feixe de His. Observar a presença de dois potenciais do feixe de His, identificados por H e H´, com aumento progressivo do intervalo entre os dois potenciais até o aparecimento de uma onda atrial, A3, seguida do potencial H mas sem o respectivo H´e a correspondente ativação ventricular, demonstrando um BAV do 2° grau, do tipo I, com lesão no tronco do feixe de His (Wenckebach intra-His). Ver também os intervalos AH e H´V mantém-se fixos com 100 e 40 ms, respectivamente. Em D, atividade atrial sinusal normal, indicada por ondas 1 a 5 registradas na derivação AD, ativação ventricular com morfologia de bloqueio do ramo esquerdo, notando-se condução AV com aumento progressivo, embora discreto, do intervalo PR, à custa do aumento da duração do intervalo HV – atraso no sistema His-Purkinje (SHP) – até o surgimento de uma onda atrial, A4 seguida da ativação do feixe de His, H, mas sem o consequente complexo ventricular, fazendo o diagnóstico de BAV do 2° grau, do tipo I de localização pós-His. Notar que a condução através do NAV – intervalo AH – continua fixo, sem qualquer atraso em todos os batimentos.

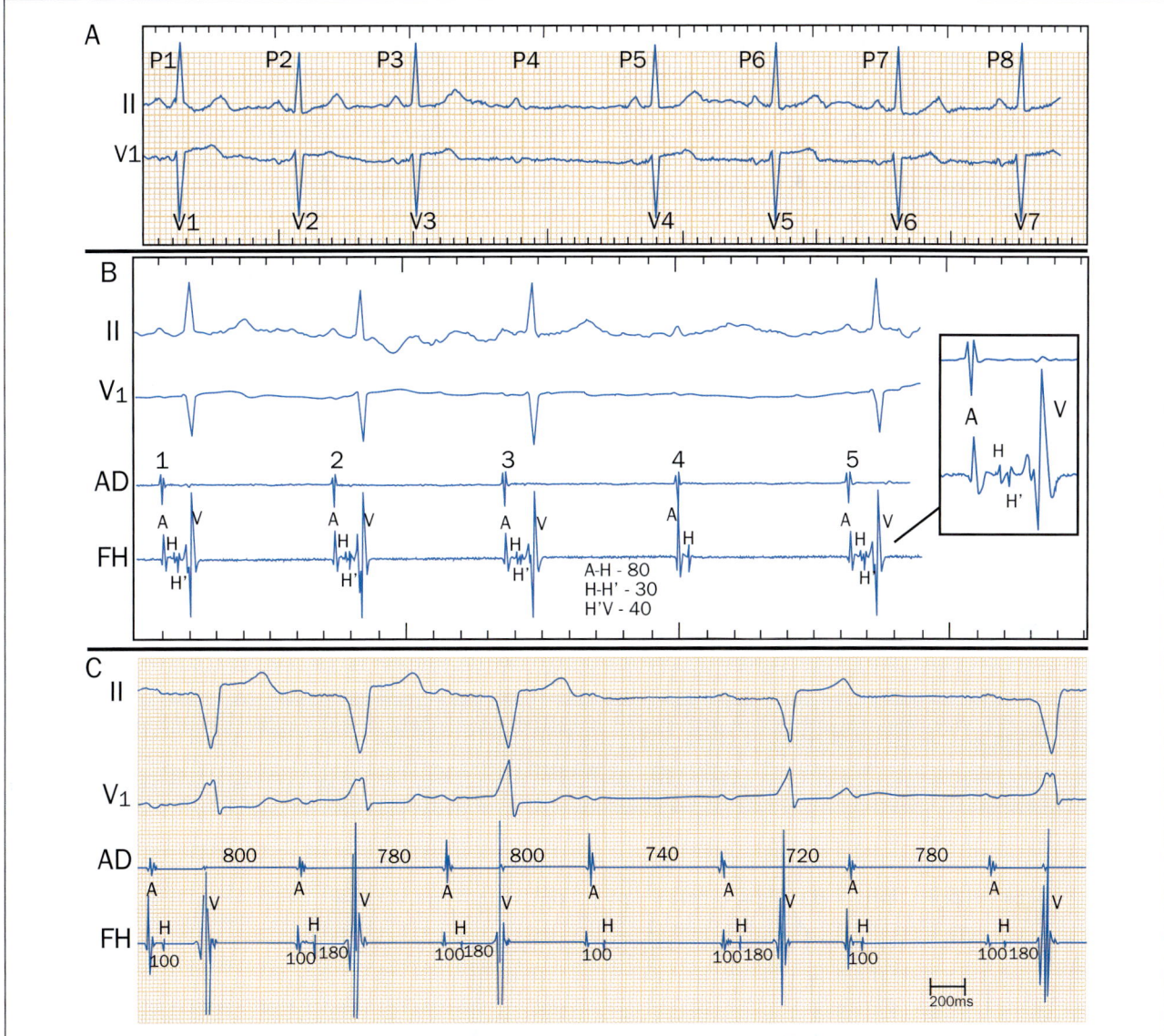

Figura 10 Bloqueios atrioventriculares (BAV) do 2º grau, tipo II. Mesmas abreviaturas que as da Figura 1. Em A, notar que até P3 cada ativação atrial corresponde a uma ativação ventricular V com intervalo PR fixo e normal; após a onda P4 não aparece a correspondente despolarização ventricular, seguindo-se P5 com o respectivo complexo QRS com o mesmo intervalo PR dos batimentos precedentes. Esta sequência é característica do BAV do 2º grau tipo II, com complexos QRS estreitos e normais, sugerindo fortemente lesão no tronco do feixe de His. Em B, mesma paciente de A, traçado obtido durante EEF podendo observar que nos batimentos induzidos pelas ondas A, 1, 2 e 3 há resposta ventricular constante com intervalo PR normal e fixo, mas com duas deflexões que representam os potenciais do feixe de His proximal (H) e distal (H´), intervalo HH´ também fixo, melhor observado no destaque à direita da figura. Já na ativação atrial de nº 4 existe a ativação atrial e do feixe de His proximal (H) sem o respectivo H´ e sem despolarização ventricular, denotando um BAV do 2º grau tipo II, de localização intra-His. Em C, fenômeno semelhante mas o bloqueio é localizado após a ativação do feixe de His, com potencial H único e intervalos AH e HV fixos, identificando bloqueio na região infra-His, distalmente ao ponto onde se registra o potencial H.

Tipo avançado

Muito frequente de ocorrer no NAV, seu diagnóstico é estabelecido quando mais de 50% das ondas atriais estão bloqueadas e ocasionalmente uma onda de ativação atrial consegue atingir e despolarizar os ventrículos, de forma pura ou com fusão de um batimento de escape (Figuras 8B e 12). Esse batimento é conhecido como captura ventricular, parecendo que o batimento atrial conseguiu "capturar" o ventrículo. Como sua ocorrência é maior na região do NAV, esta seria a razão de eventualmente estar acompanhado de sintomas de claudicação cerebral. Contudo, é mais comum estar associado a quadros de astenia, limitação física e até mesmo insuficiência cardíaca. Não se deve confundir esta arritmia com ritmo juncional ou idioventricular acelerado ou mesmo, bradicardia sinusal com ritmo juncional de suplência com frequência maior que a do ritmo sinusal, pois nestas situações, a condução pelo sistema juncional AV estaria normal, e a dissociação AV ocorre devido à frequência sinusal ser menor que a do ritmo de suplência, juncional ou ventricular (ver tópico "Incompetência cronotrópica"), situação comum durante a aplicação de radiofrequência para tratamento de dupla via de condução AV, responsável pelas taquicardias por reentrada nodal AV ou durante trombólise na síndrome coronariana aguda (Figura 12).

Bloqueio AV do 3º grau ou BAVT

Não há relação entre o ritmo atrial e o ventricular, com uma dissociação completa entre ambos, de modo que a frequência ventricular sempre é inferior à atrial (Figura 13-A). Nos casos de dissociação AV, onde a frequência ventricular é semelhante ou superior à atrial, o termo BAVT é incorreto, pois a condução AV nesses casos pode estar íntegra, apenas não conseguindo conduzir para os ventrículos porque o ritmo ventricular é maior que o atrial, provocando uma dissociação completa (Figura 12B – ver também tópico "Incompetência cronotrópica"). Pode ser de manifestação aguda ou crônica, contínua ou intermitente, de localização supra, intra ou infra-His, e, ainda, com complexos QRS alargados ou estreitos. Deve recordar-se de que o BAVT de localização pré--His é de prognóstico favorável, pois o foco de escape origina-se na junção AV inferior, sendo assim geralmente dotado

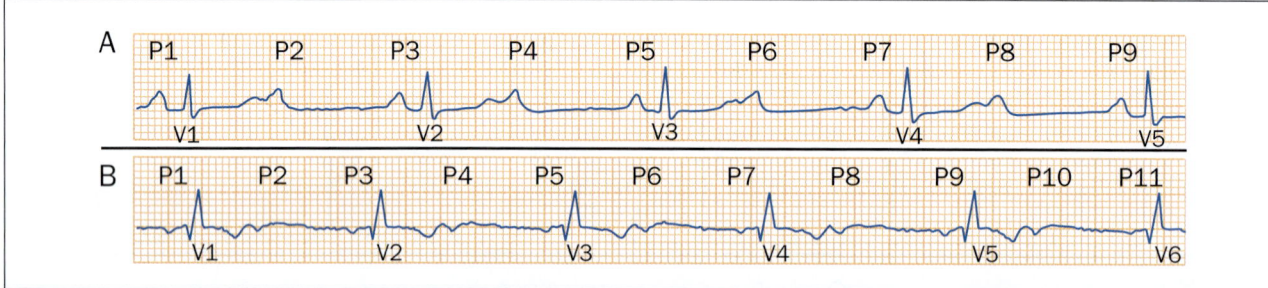

Figura 11 Bloqueios atrioventriculares (BAV) do 2º grau, tipo 2:1. Mesmas abreviaturas que a figura 1. Em A, P1 a P9 Indicam ondas de ativação atrial e V1 a V5, ventriculares. Notar que a cada duas ondas P existe apenas um batimento ventricular, diagnóstico de BAV do 2º grau do tipo 2:1 com complexos QRS estreitos. Em B, derivação V1 mostrando o mesmo padrão de arritmia mas com imagem de bloqueio completo do ramo direito. Para identificar o local do bloqueio e avaliar melhor o prognóstico, ver texto.

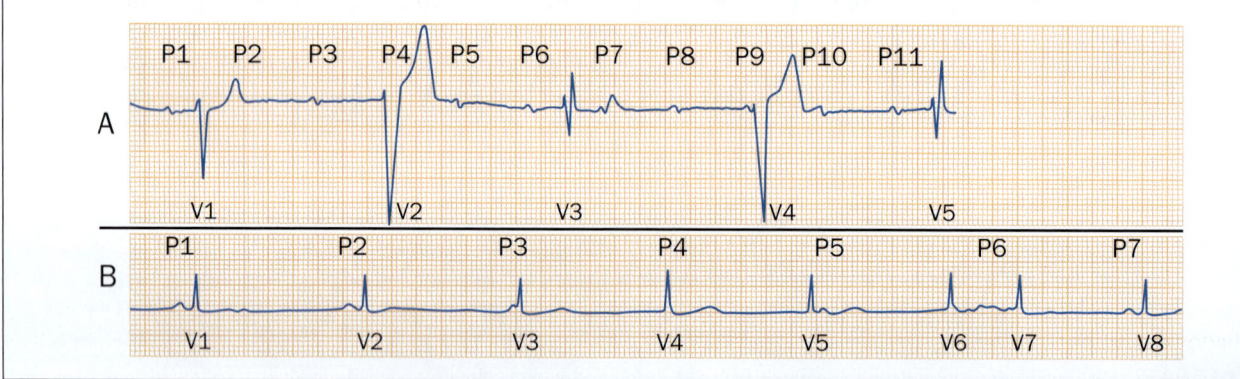

Figura 12 Bloqueio atrioventricular (BAV) do 2º grau tipo avançado. Abreviações iguais às figuras anteriores. Em A, observa-se ritmo sinusal dissociado dos batimentos ventriculares, mas estes não se apresentam de forma rítmica. Assim, os batimentos ventriculares V3 e V5 são mais precoces, precedidos de uma ativação atrial e intervalos PR com características da existência de condução AV, à semelhança do batimento V1, cuja precocidade não pode ser avaliada. Outros batimentos ventriculares V2 e V4 são escapes juncionais de suplência com aberrância de condução intraventricular, com intervalos de escapes fixos. Desse modo, entende-se que, dos 11 batimentos atriais apenas 3 são conduzidos para os ventrículos, P1, P6 e P11, caracterizando um BAV do 2º grau, do tipo avançado. Notar, também, que a morfologia dos complexos QRS dos batimentos V1, V3 e V5 são diferentes das demais, com aparências de supraventriculares, caracterizando as "capturas", com morfologia de bloqueio do ramo direito nos batimentos induzidos por P6 e P11 e QRS normal no produzido por P1. Em B, ritmo sinusal nos batimentos P1 e P2 com resposta ventricular 1:1 com os batimentos V1 e V2 e aparecimento de um batimento V3, precoce, sendo registrado sobre a onda P3, o mesmo ocorrendo com os batimentos V4, V5 e V6, surgindo o batimento V7 que é captura ventricular do batimento atrial P6, seguindo-se P7 com batimento sinusal e condução AV normal. Neste traçado existe uma dissociação AV mas não por defeito da condução AV, e sim, por interferência de um ritmo juncional mais acelerado que a frequência sinusal, de usurpação ou interferência, e não de suplência – como no traçado A – provavelmente por bradicardia sinusal. Uma análise mais detalhada poderá questionar se o batimento V2 já poderia fazer parte do ritmo acelerado, pois o intervalo PR é mais curto e o ritmo de suplência já se iniciaria em P2-V2.

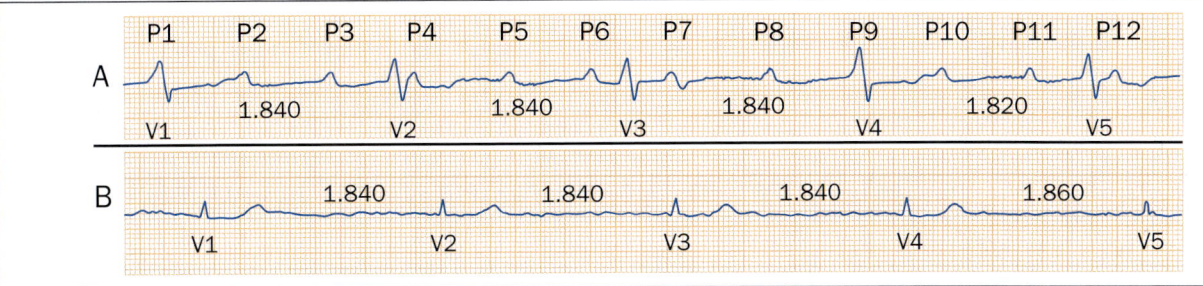

Figura 13 Bloqueio atrioventricular (BAV) do 3° grau. Traçados eletrocardiográficos de diferentes pacientes. Mesmas abreviações das figuras anteriores. Em A, dissociação total entre a ativação atrial e a ventricular, indicando BAV do 3° grau ou BAVT, sempre observando que a frequência da ativação ventricular é menor que a atrial. Em B, ausência de ativação atrial definida, caracterizando fibrilação atrial com ritmo ventricular bradicárdico característico de BAVT. Notar que os ciclos ventriculares nos dois casos são praticamente iguais, com pequena variação dependente de interferência do sistema nervoso autônomo.

de boa frequência de escape (em torno de 45 a 65 bpm), eletricamente estável e responsivo a estímulos adrenérgicos. Ao contrário, o BAVT localizado no SHP deve ser considerado de pior prognóstico, pois o foco de escape idioventricular é de baixa frequência, eletricamente instável, predispondo a assistolias por vezes prolongadas, acompanhadas de síndrome de Stokes-Adams, cujo foco de suplência é pouco responsivo aos estímulos simpáticos. O BAVT também deve ser considerado na presença de fibrilação atrial (Figura 13B). Nesse caso, o diagnóstico eletrocardiográfico pode ser feito pela presença de bradicardia e constatação de que os batimentos ventriculares se tornam rítmicos. Porém, quando não se consegue estabelecer uma ritmicidade matemática, usa-se, então, a denominação de BAV de alto grau – não BAV avançado, para não confundir com BAV do 2° grau – porque não se pode firmar o diagnóstico de um BAV completo, ou seja, de que nenhuma manifestação atrial possa interferir na frequência ventricular, como pode notar quando o BAVT se estabelece na presença de evidente ritmo atrial.

Bloqueios AV paroxísticos

Estes tipos diferentes, súbitos, de claudicações da condução AV costumam acontecer no SHP, frequentemente acompanhados de sintomas de baixo fluxo sanguíneo cerebral e ainda sem um esclarecimento definitivo de seu mecanismo. Podem ocorrer de forma espontânea ou ser desencadeados por um único batimento ectópico, espontâneo ou artificialmente induzido, diferentes dos episódios observados na hipersensibilidade do seio carotídeo, descritos anteriormente (Figura 14).

Tipos especiais de bradicardia

Atenção especial deve ser tomada na presença de extrassístoles atriais bloqueadas com acoplamento longo, quadro eletrocardiográfico frequentemente interpretado como episódios de BAV. Quando aparecem de forma bigeminada, esses batimentos ectópicos simulam BAV do 2° grau tipo 2:1, frequentemente observado em gravações de Holter. A preco-

cidade do batimento atrial ectópico e a possível deformação de uma onda T, diferente da morfologia durante ritmo sinusal faz o diagnóstico diferencial (Figura 15A).

Outra ocorrência que simula BAV é a atividade ectópica originada na região do feixe de His sem manifestação eletrocardiográfica que induz a períodos da pseudo BAV, conhecidas como extrassistolia oculta do feixe de His (Figura 15B e C). Este fenômeno é mais fácil de ser observado em traçados de Holter quando se consegue comprovar num mesmo traçado, batimentos ectópicos supraventriculares (mas não de origem atrial), aumento do intervalo PR sem causa aparente e ondas P subitamente bloqueadas. Isto acontece porque a atividade ectópica do feixe de His provoca uma condução retrógrada para o NAV, conhecida como condução retrógrada oculta, aumentando a sua refratariedade e dificultando a passagem do impulso seguinte, causando um aumento do intervalo PR ou até mesmo ondas atriais sem os respectivos QRS (ondas P bloqueadas).

As bradiarritmias noturnas podem ocorrer em pessoas saudáveis ou doentes, sendo a bradicardia sinusal a mais comum, além de outras como parada sinusal, pausas, bloqueios atrioventriculares de todos os graus, ritmo juncional e também períodos de assistolia.[38] Estas arritmias são mais comuns nos jovens e atletas condicionados,[39] sendo geralmente fisiológicas, mediados pelo nervo vago, assintomáticas e não requerem intervenção. Deve-se lembrar da síndrome da apneia obstrutiva do sono, mais estudada na atualidade, tendo uma prevalência nos Estados Unidos de 24% em homens e 9% em mulheres, muitos assintomáticos ou não reconhecidos.[40] Entretanto, essa incidência é maior em pacientes com doenças cardiovasculares, variando de 47 a 83%.[41] O tratamento com o uso de pressão positiva nas vias aéreas com CPAP ou aparelhos intraorais[42,43] alivia os sintomas, tornando desnecessário o uso de MP na maioria dos pacientes. Embora a conclusão só seja estabelecida com a polissonografia, o Holter pode sugerir o diagnóstico com alguma acurácia.[44]

Manifestações clínicas

Os sintomas dos pacientes portadores de BAV são variáveis, não raro assintomáticos. Podem ser observados sin-

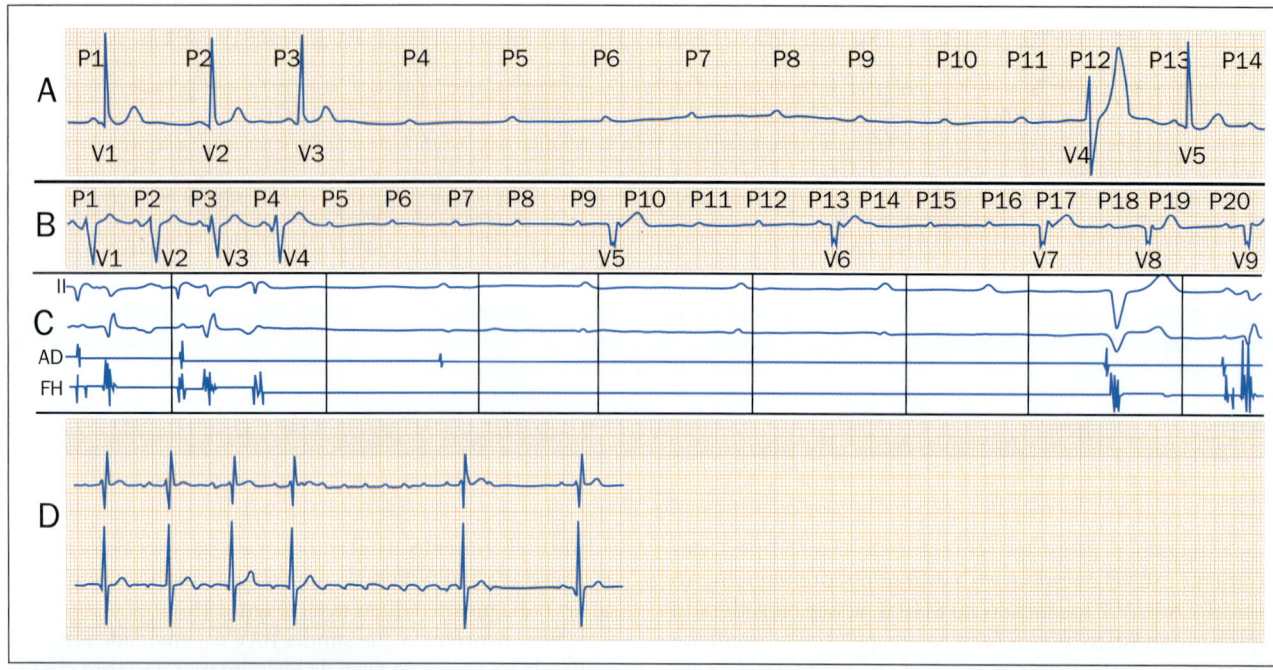

Figura 14 Bloqueio atrioventricular (BAVT) paroxísticos. Em A, gravação de Holter de um canal, com condução AV normal e complexos QRS estreitos nos batimentos P1 a P3, e BAVT súbito e assistolia de 8,5s após P4, com um escape provavelmente ventricular, V4, seguido de um batimento sinusal, P13, com condução AV normal. O paciente de 82 anos, admitido por síncope, nada revelou no diário do exame. Notar que não há bradicardia sinusal precedendo o momento do bloqueio paroxístico, com intervalos PR fixos e QRS normais, elementos característicos de BAV intra-His, afastando a possibilidade de efeito vagal, como hipersensibilidade do seio carotídeo. Em B, traçado recuperado da memória do monitor na Unidade Coronariana, sem a percepção dos plantonistas, apenas após disparo do alarme, obtido de um paciente de 58 anos na fase aguda de infarto agudo do miocárdio de parede anterior com aparecimento de bloqueio completo do ramo direito, inexistente em eletrocardiogramas anteriores. Nota-se período de BAVT com ritmo de suplência idioventricular lento com aumento progressivo da frequência dos batimentos no final do traçado, à direita. Em C, durante EEF de uma paciente com bloqueio completo do ramo direito, bloqueio divisional do fascículo anterior esquerdo e episódios de síncope, com período de assistolia de 6.240ms após liberação de um extraestímulo (E2) no átrio direito. Considerar, também, que os intervalos AH são normais, típico de BAV ocorrendo no SHP e que em todos os batimentos atriais sem ativação ventricular existem ativações do feixe de His, indicando assistolia por lesão infra-His. Em D, durante curto período de flutter atrial há desencadeamento de BAV somente na vigência da arritmia atrial. Observ.: não se deve deixar de ratificar as liberações súbitas de adenosina durante descarga vagal, cujo mecanismo já é conhecido, e que provavelmente não ocorreram nestes casos por provocarem manifestações eletrocardiográficas diferentes das observadas na Figura 3.

tomas de cansaço, astenia, palpitações, e de baixo fluxo sanguíneo cerebral como tontura, pré-síncope e síncope, dependendo da frequência cardíaca, da função ventricular, posição e atividade do paciente naquele momento. Na maioria das vezes, os bloqueios de localização intranodal AV costumam ter evolução benigna, com complexos QRS estreitos, de evolução lenta; menos frequentemente apresentam síncopes. Assim, podem ter apenas acompanhamento ambulatorial, sem necessidade terapêutica específica, exceção se faz quando apresentar FC basal lenta e relações de bloqueios curtas (2:1 ou 3:2), podendo produzir sintomas de baixo débito com necessidade de intervenção imediata. Porém, quando os bloqueios são de graus mais avançados e se localizam no SHP (intra ou infra-His), na maioria das vezes são acompanhados de sintomas de claudicação cerebral. Nesse caso, pode manifestar-se eletrocardiograficamente com complexos QRS estreitos ou alargados, e quando a localização é infra-His, os complexos QRS são alargados e sempre exibem

morfologia de bloqueio de ramo, direito ou esquerdo. Esta forma costuma aparecer súbita e inesperadamente e, por isso, com maior frequência, induz a sintomas de isquemia cerebral aguda. Daí a necessidade de sua caracterização pelo ECG ou estudo eletrofisiológico, pois o tratamento com implante de MP definitivo é mandatório.

A presença de complexos QRS alargados com morfologia de bloqueio de ramo, sobretudo de ramo esquerdo em mulheres, deve sempre ser analisada com cautela pelo fato de na maioria das vezes sugerir comprometimento do SHP e prognóstico adverso. A manifestação de síncope em mulheres a partir da 3ª década da vida e portadoras de bloqueio do ramo esquerdo com desvio do eixo elétrico do QRS para a esquerda (acima de -30°) é quase certa ser devido a lesão do SHP, claudicação da condução AV ao nível do intervalo HV e necessidade de implante de MP.

Os bloqueios de origem congênita nem sempre manifestam sintomas, e quando isso ocorre, o faz como limitação físi-

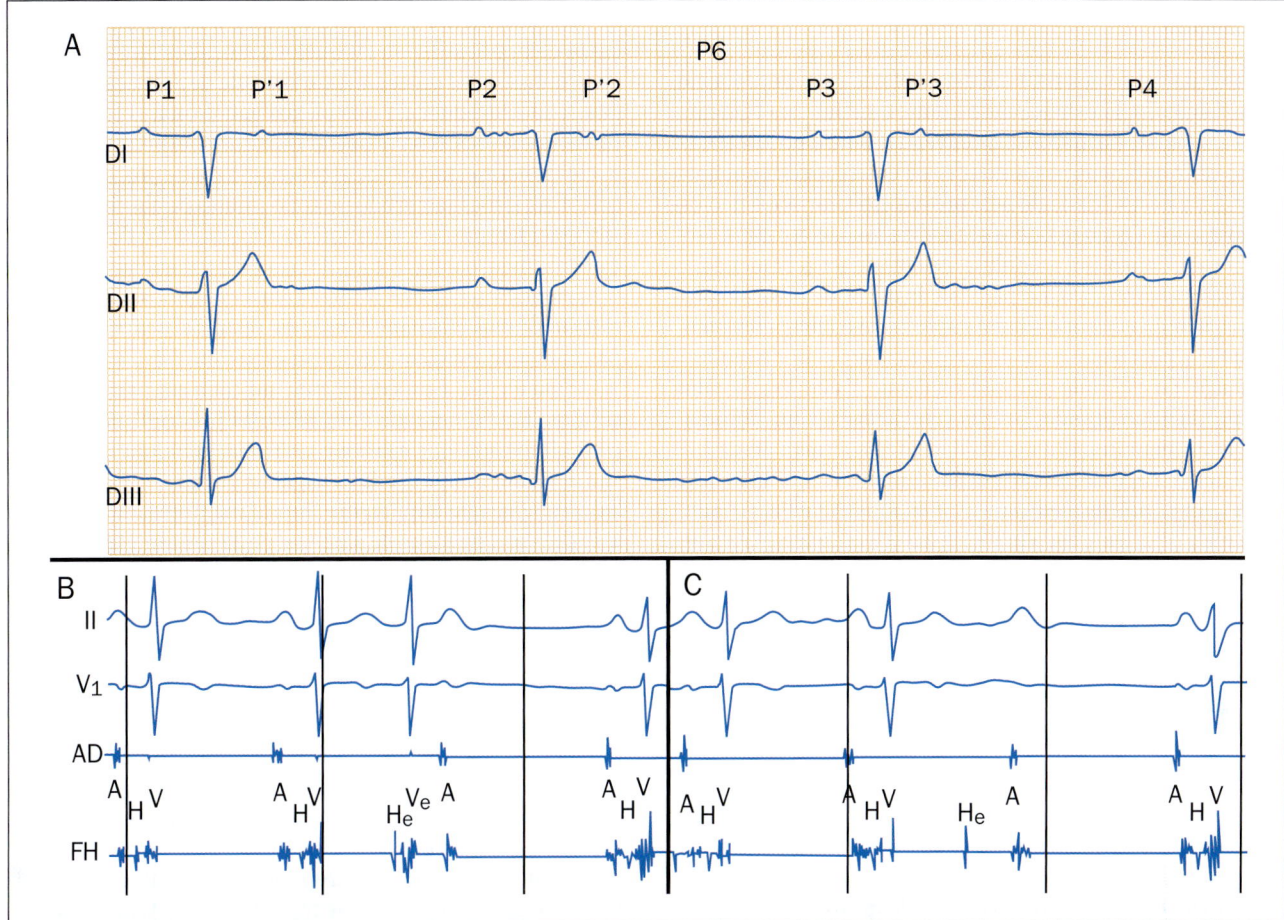

Figura 15 Tipos especiais de bradicardia. Em A, traçado de Holter com ritmo sinusal, representado por ondas P1 a P4 observando-se extrassístoles atriais, P´1 a P´3 registradas no final das ondas T, mais evidentes no canal 1, sem condução para os ventrículos, levando a quadro de bradicardia que simula bloqueio atrioventricular (BAV) do 2º grau do tipo 2:1. Em B, traçado EEF mostrando um batimento ventricular ectópico, Ve, com morfologia idêntica ao batimento em ritmo sinusal precedido por uma deflexão He, indicando sua origem no tronco do feixe de His, seguido de uma onda A sinusal sem o respectivo batimento ventricular – batimento sinusal bloqueado devido ao aumento da refratariedade do tronco do feixe de His devido ao batimento ectópico He anterior. Em C, ao analisar as derivações periféricas II e V1 identifica-se um quadro clássico de BAV do 2º grau tipo II, mas antes da onda atrial sinusal bloqueada há o registro de uma atividade do feixe de His, He, na derivação FH, que mantém essa estrutura refratária, impedindo de passar o estímulo atrial sinusal, provocando um pseudo BAV devido à atividade He, oculta no Eletrocardiograma de superfície.

ca e cansaço aos esforços, podendo chegar a provocar aumento da área cardíaca e insuficiência cardíaca, raramente síncope.

Atenção especial deve ser dispensada aos portadores de epilepsia e ECG alterados por bloqueios de ramo e em uso de carbamazepina. Como este anticonvulsivante pode induzir a BAVT, poderá haver confusão com a etiologia da "síncope", não raramente devido a BAV e não à própria doença neurológica (epilepsia).

Diagnóstico

Os exames que auxiliam o diagnóstico dos BAV são o ECG, Holter de 24 horas e EEF. O ECG deve ser de 12 derivações e de preferência realizado com derivações longas para melhor analisar os eventos ocorridos. A utilização de ECG sensibilizado com massagem do seio carotídeo, *hand-grip* e

infusão de fármacos (p. ex., a atropina) pode ajudar no diagnóstico do local do bloqueio no sistema juncional AV. Outra forma de diagnóstico é pela monitorização ambulatorial pelo sistema Holter, de 24h ou o intermitente (*looper*), externo ou implantável, útil tanto na observação de grau e frequências dos episódios dos bloqueios, bem como na sua correlação com sintomas. O EEF é um método mais completo para avaliar o nível e a severidade do bloqueio, por meio do registro dos potenciais intracavitários e pela análise dos intervalos AH, H, HV, bem como a observação do local do bloqueio no momento em que ele ocorre. Pode também ser realizada estimulação atrial e infusão de fármacos que auxiliam o diagnóstico. Porém, pelo fato de ser um exame invasivo e não disponível em todos os locais e em todos os momentos, pode ser substituído na maioria das vezes pelo registro do ECG com manobras provocativas, apresentando boa acurácia.

Tratamento

O tratamento dos BAV vai depender do grau de bloqueio, da sintomatologia e do local do comprometimento (Quadro 5). O arsenal de fármacos disponíveis é pobre e pouco eficaz, sendo utilizado mais nas unidades de emergência, enquanto se avalia a necessidade de MP provisório (transcutâneo ou transvenoso). Os que podem ser utilizados são atropina, isoproterenol, dopamina e teofilina. Apesar de ser recomendado nas diversas diretrizes, no paciente instável, deve-se evitar o uso da atropina quando se tem suspeita de comprometimento do SHP, pois o aumento de frequência atrial pode piorar a condução do estímulo por essa região do sistema de condução, produzindo grandes pausas ventriculares com sintomatologia exuberante, com necessidade de uso imediato de MP provisório e risco de vida ao paciente, o mesmo cuidado deve se ter com os outros medicamentos citados. A melhor conduta quando o paciente encontra-se instável é utilizar o MP transcutâneo ou transvenoso de forma imediata. Os BAV de 2º e 3º graus ocasionados por isquemia aguda geralmente são reversíveis com atropina ou mesmo espontaneamente (no IAM inferior); os pacientes instáveis devem receber estimulação cardíaca artificial provisória até o restabelecimento da condução (até 15 dias); nos casos em que permanecer com BAV, devem ser submetidos ao implante de MP definitivo. Na ocorrência dos BAV de 2º e 3º graus por medicamentos, estes devem ser suspensos e esperar a recuperação da condução, reavaliar a necessidade de permanência da terapia ou diminuição de dose e, se for imprescindível ou não houver reversão do bloqueio, deverá ser considerado o uso de MP definitivo.

Os BAV de 1º grau geralmente não necessitam de tratamento específico pela boa evolução; é preciso somente ter cautela com fármacos que deprimem o NAV. Nos casos em que o comprometimento é no SHP, há necessidade de implante de MP definitivo. Um caso raro de necessidade de implante de MP em paciente com BAV de 1º grau ocorre onde grandes atrasos na condução AV com longos intervalos PR produzem perda da sincronia AV, semelhante ao que ocorre na síndrome do MP. Em tais situações os pacientes apresentam sintomas decorrentes da contração atrial contra a valva mitral fechada.

Os BAV de 2º grau tipo I em geral também não necessitam de tratamento, exceto se muito sintomáticos ou se o bloqueio ocorrer no SHP, onde há necessidade de MP definitivo. No BAV de 2º grau do tipo II, como o comprometimento é no SHP, o implante de MP definitivo é mandatório. Os BAV de 2º grau 2:1 e avançado, quando definitivo, independente do local da lesão, pela frequência ventricular baixa, necessitam de implante de MP definitivo. Já nos BAV de 3º grau, geralmente há necessidade de implante definitivo – ressalva se faz aos BAV congênitos com boa resposta ventricular, que permitem o acompanhamento ambulatorial e o adiamento do implante do MP definitivo até o momento oportuno, quando surgirem sintomas, aumento da área cardíaca ou disfunção ventricular esquerda. Sempre que possível o MP deverá estimular o átrio e o ventrículo, sendo assim, gerador de dupla câmara. Contudo, é evidente, que em pacientes com FA e BAV o MP deverá estimular apenas o ventrículo, e ser do modo VVI.

Recentemente uma nova estratégia de tratamento para casos de bradicardia ou bloqueios avançados tem se mostrado promissor. Tal procedimento consiste de aplicação de energia de radiofrequência nos plexos ganglionares localizados próximos ao NS, NAV e outras estruturas, especialmente em pacientes com síncope neuromediada ou neurocardiogênica.[45-48] As lesões são produzidas no intuito de abolir a resposta vagal eferente de tais gânglios. Tal técnica foi denominada de cardioneuroablação e ainda não está completamente definida, sendo que alguns autores abordam ambos os átrios, enquanto outros afirmam conseguir resultados similares apenas com a abordagem direita ou esquerda.[49-50]

Essa técnica é especialmente indicada em pacientes com síncope neuromediada com resposta predominantemente cardioinibitória, que ocasiona assistolia ou bloqueio AV transitório induzido por reflexo vagal importante.[51,52] Por outro lado, sabe-se que taquicardia sinusal inapropriada, que pode associar-se a quadros de síncope, pode ser uma resposta iatrogênica como resultado de aplicação de RF em estruturas endocárdicas próximas a plexos ganglionares, tanto na abordagem de taquicardia por reentrada nodal, fibrilação atrial e até mesmo em vias acessórias esquerdas.[53,54] Essa resposta se dá por uma provável abolição da resposta vagal, ocasionada pela destruição de terminações parassimpáticas e predomínio da resposta simpática gerada pela ablação nesses plexos. Dessa maneira, tal estratégia poderia ser utilizada para o tratamento desses casos, tendo como objetivo a abordagem dirigida a essas estruturas.

Assim, devido ao número reduzido de trabalhos e a falta de um grupo controle esse tratamento não tem sido abordado pelas diretrizes nacionais ou internacionais.

Os autores agradecem ao Dr. Ney Valente, Diretor do Serviço de Cardiologia do Hospital do Servidor Público Estadual, São Paulo, SP, pelas sugestões oferecidas e pela revisão crítica do texto.

Resumo

Bradicardia é uma situação em que a FC está abaixo de 50 bpm.

As manifestações clínicas mais frequentes são quadros de astenia, fraqueza, intolerância ao esforço, dispneia, mal-estar indefinido, tonturas, pré-síncope e síncope.

Bradicardia sinusal é a FC que não atende às necessidades fisiológicas do indivíduo para uma determinada ocasião.

As disfunções sinusais englobam a DNS, o BSA, a hipersensibilidade do seio carotídeo e a síndrome bradi-taquicardia. Englobam, também, a incompetência cronotrópica.

A apneia obstrutiva do sono pode provocar quadros semelhantes à disfunção sinusal.

Bloqueios AV são distúrbios da condução entre os átrios e os ventrículos, representados no ECG por alterações no intervalo PR e/ou presença de ondas P bloqueadas.

Os bloqueios AV são classificados em: 1º, 2º e 3º graus, sendo o do 2º grau subdividido em tipo I, tipo II, tipo 2:1 e avançado.

Podem ser localizados no nódulo AV e no SHP (mais graves).

Sensibilização com manobras vagais ou uso de fármacos são pontos importantes na localização dos bloqueios no sistema juncional AV.

Quando estas manobras não se mostram suficientes para o diagnóstico de localização do bloqueio, pode usar o estudo eletrofisiológico (invasivo).

Na maioria dos casos as bradicardias são tratadas com estimulação cardíaca, temporária ou definitiva.

Referências bibliográficas

1. Olgin JE, Zipes DP. Bradyarrhythmias and atrioventricular block. In: Zipes DP, Libby P, Bonow RO, Mann DL, Tomaselli GF, Braunwald E (eds). Braunwald´s heart disease: a textbook of cardiovascular medicine. 11.ed. Philadelphia: Saunders; 2019. p. 772-9.
2. Pastore CA, Pinho JA, Pinho C, Samesima N, Pereira-Filho HG, Kruse JCL, et al. III Diretrizes da Sociedade Brasileira de Cardiologia sobre Análise e Emissão de Laudos Eletrocardiográficos. Arq Bras Cardiol. 2016;106(4Supl.1):1-23.
3. Brodsky M, Wu D, Denes P, Kanakis C, Rosen KM. Arrhythmias documented by 24 hour continuous electrocardiographic monitoring in 50 male medical students without apparent heart disease. Am J Cardiol. 1977;39(3):390-5.
4. Spodick DH, Raju P, Bishop RL, Rifkin RD. Operational definition of normal sinus heart rate. Am J Cardiol. 1992;69(14):1245-6.
5. Ferrer MI. The sick sinus syndrome in atrial disease. JAMA. 1968;206(3):645-6.
6. Laslett EE. Syncopal attacks, associated with prolonged arrest of the whole heart. Quart Med J. 1909;2:347-55.
7. Lown B. Electrical reversion of cardiac arrhythmias. Br Heart J. 1967;29(4):469-89.
8. Mangrum JM, DiMarco JP. The evaluation and management of bradycardia. N Engl J Med. 2000;342 (10):703-9.
9. Keith A, Flack M. The form and nature of the muscular connections between the primary divisions of the vertebrate heart. J Anat Physiol. 1907;41(3):172-89.
10. James TN. The sinus node. Am J Cardiol. 1977;40(6):965-86.
11. Drury AN, Szent-Györgyi A. The physiological activity of adenine compounds with especial reference to their action upon the mammalian heart. J Physiol. 1929;68:213-37.
12. Lou Q, Glukhov AV, Hansen B, Hage L, Vargas-Pinto P, Billman GE, et al. Tachy-brady arrhythmias: the critical role of adenosine-induced sinoatrial conduction block in post-tachycardia pause. Heart Rhythm. 2013;10(1):110-8.
13. Reiffel JA, Gang E, Gliklich J, Weiss MB, Davis JC, Patton N, et al. The human sinus node electrogram: a transvenous catheter technique and a comparison of directly measure and indirectly estimated sinoatrial conduction time in adults. Circulation. 1980;62(6):1324-34.
14. Gomes JAC, Pritpal SK, El-Sherif N. The sinus node electrogram in patients with and without sick sinus syndrome: techniques and correlation between directly measured and indirectly estimated sinoatrial conduction time. Circulation. 1982;66(4):864-73.
15. Flammang D, Church T, Waynberger M, Chassing A, Antiel M. Can adenosine 5'-triphosphate be used to select treatment in severe vasovagal syndrome?. Circulation 1997;96(4):1201-8.
16. Brignole M, Gaggioli G, Menozzi C, Gianfranchi L, Bartoletti A, Bottoni N, et al. Adenosine-induced atrioventricular block in patients with unexplained syncope: the diagnostic value of ATP testing. Circulation. 1997;96(11):3921-7.
17. Short DS. The syndrome of alternating bradycardia and tachycardia. Heart. 1954;16(2):208-14.
18. Kawasaki T, Kaimoto S, Sakatami T, Miki S, Kamitani T, Kuribayashy T, et al. Chronotropic incompetence and autonomic dysfunction in patients without structural heart disease. Europace. 2010;12(4):561-6.
19. Brubaker PH, Kitzman DW. Chronotropic incompetence. Causes, consequences, and management. Circulation. 2011;123(9):1010-20.
20. Swedberg K, Komajda M, Böhm M, Borer JS, Ford I, Dubost-Brama A, et al.; Shift Investigators. Ivabradine and outcomes in chronic heart failure (SHIFT): a randomized placebo-controlled study. Lancet. 2010;376(9744):875-85.
21. Kurtoglu E, Balta S, Karakus Y, Yasar E, Cuglan B, Kaplan O, et al. Ivabradina melhora a variabilidade da frequência cardíaca em pacientes com cardiomiopatia dilatada não isquêmica. Arq Bras Cardiol. 2014;103(4):308-14.
22. WJ, Hayakawa H, Danzig R, Marcus H. Evaluation of sino-atrial node function in man by overdrive suppression. Circulation. 1971;44(1):59-66.
23. Narula OS, Samet P, Javier RP. Significance of the sinus node recovery time. Circulation. 1972;45(1):140-58.
24. Strauss HC, Saroff AL, Bigger Jr JT, Giardina EGV. Premature atrial stimulation as a key to the understanding of sinoatrial conduction in man. Circulation. 1973;47(1):86-93.
25. Narula OS, Shantha N, Vasquez M, Towne WD, Linhart JW. A new method for measurement of sinoatrial conduction time. Circulation. 1978;58(4):706-14.
26. Scanavacca MI (coord.). Diretrizes para avaliação e tratamento de pacientes com arritmias cardíacas (SBC). Arq Bras Cardiol. 2002;79(supl V):1-50.
27. Martinelli Filho M, Zimerman LI, Lorga AM, Vasconcelos JTM, Rassi A Jr. Diretrizes brasileiras de dispositivos cardíacos eletrônicos implantáveis (DCEI). Arq Bras Cardiol. 2007;89 (6):e210-38.
28. Vardas PE, Auricchio A, Blanc JJ, Daubert JC, Drexler H, Ector A, et al. Guidelines for cardiac pacing and cardiac resynchronization therapy. The Task Force for Cardiac Pacing and Cardiac Resynchronization Therapy of the European Society of Cardiology. Eur Heart J. 2007;28(18):2256-95.
29. Epstein AE, DiMarco JP, Ellenbogen KA, Estes NAM III, et al. 2012 ACCF/AHA/HRS focused update incorporated into the ACCF/AHA/HRS 2008 guidelines for device-based therapy of cardiac rhythm abnormalities: a report of the American College of Cardiology Foundation/American Heart Association Task Force on Practice Guidelines and the Heart Rhythm Society. Circulation. 2013;127(3):e283-e352.
30. Moriya I, Takahashi T, Nomura Y, Kawaura K, Kusaka K, Yamakawa J, et al. Chronotropic effect of the antithrombotic agent cilostazol in a patient with sick sinus syndrome and syncope. J Int Med Res. 2004;32:549-51.
31. Zoob M, Smith KS. The aetiology of complete heart-block. Br Med J. 1963;2:1149-54.
32. Khurshid S, Choi SH, Weng LC, Wang EY, Trinquart L, Benjamin EJ, et al. Frequency of cardiac rhythm abnormalities in a half million adults. Circ Arrhythm Electrophysiol. 2018;11(7):e006273.
33. Lev M. The pathology of complete atrioventricular block. Prog Cardiovasc Dis. 1964;6(4):317-26.
34. Lenègre J. Etiology and pathology of bilateral bundle branch block in relation to complete heart block. Prog Cardiovasc Dis. 1964;6(5):409-44.
35. Lev M. Pathogenesis of congenital atrioventricular block. Prog Cardiovasc Dis. 1972;15(2):145-57.
36. Soldá R, De Paola A, Pimenta J. Valor do eletrocardiograma convencional na localização dos distúrbios da condução atrioventricular. Arq Bras Cardiol. 1987;49 (6):317-21.
37. Barold S, Hayes DL. Second-degree atrioventricular block. A reappraisal. Mayo Clin Proc. 2001;76(1):44-57.
38. Brodsky M, Wu D, Denes P, Kanakis C, Rosen KM. Arrhythmias documented by 24 hour continuous electrocardiographic monitoring in 50 male medical students without apparent heart disease. Am J Cardiol. 1977;39(3):390-95.
39. Viitasalo MT, Kala R, Eisalo A. Ambulatory electrocardiographic recording in endurance athletes. Br Heart J. 1982;47(3):213-20.
40. Young T, Palta M, Dempsey J, Skatrud J, Weber S, Badr S. The occurrence of sleep-disordered breathing among middle-aged adults. N Engl J Med. 1993;328(17):1230-5.
41. Kasai T, Floras JS, Bradley TD. Sleep apnea and cardiovascular disease: a bidirectional relationship. Circulation. 2012;126(12):1495-510.
42. Becker H, Brandenburg U, Peter JH, Wichert P. Reversal of sinus arrest and atrioventricular conduction block in patients with sleep apnea during nasal continuous positive airway pressure. Am J Respir Crit Care Med. 1995;151(1):215-8.
43. Harbison J, O'Reilly P, McNicholas WT. Cardiac rhythm disturbances in the obstructive sleep apnea syndrome: effects of nasal continuous positive airway pressure therapy. Chest. 2000;118(3):591-5.
44. Stein PK, Duntley SP, Domitrovich PP, Nishith P, Carney RM. A simple method to identify sleep apnea using Holter recordings. J Cardiovasc Electrophysiol. 2003;14(5):467-73.
45. Chen-Scarabelli C, Scarabelli TM. Neurocardiogenic syncope. Br Med J. 2004;329 (7465):336-341.
46. Soteriades ES, Evans JC, Larson MG, Chen MH, Chen L, Benjamin EJ, Levy D. Incidence and prognosis of syncope. N Engl J Med. 2002;347(12):878-85.
47. Pachon JC, Pachon EI, Pachon JC, Lobo TJ, Pachon MZ, Vargas RNA, et al. Cardioneuroablation: new treatment for neurocardiogenic syncope, func-

tional AV block and sinus dysfunction using catheter RF-ablation. Europace. 2005;7(1):1-13.

48. Pachon JC, Pachon EI, Pachon JC, Pachon JC, Lobo TJ, Santillana TG. Catheter ablation of severe neutrally mediated reflex (neurocardiogenic or vasovagal) syncope: cardioneuroablation long-term results. Europace. 2011;13(9):1231-42.

49. Debruyne P, Rossenbacker T, Collienne C, Roosen J, Ector B, Janssens L, et al. Unifocal righth-sided ablation treatment for neurally mediated syncope and functional sinus node dysfunction under computed tomographic guidance. Circ Arrhythm Electrophysiol. 2018;11(9):e006604.

50. Rivarola E, Hachul D, Wu T, Pisani C, Hardy C, Raimundi F, et al. Targets and end points in cardiac autonomic denervation procedures. Circ Arrhythm Electrophysiol. 2017;10(2):e004638.

51. Moya A, Brignole M, Menozzi C, Garcia-Civera R, Tognarini S, Mont L, et al.; International Study on Syncope of Uncertain Etiology (ISSUE) Investigators. Mechanism of syncope in patients with isolated syncope and in patients with tilt-positive syncope. Circulation. 2001;104(11):1261-7.

52. Morillo CA, Eckberg DL, Ellenbogen KA, Beightol LA, Hoag JB, Tahvanainen KUO, et al. Vagal and sympathetic mechanisms in patients with orthostatic vasovagal syncope. Circulation. 1997;96(8):2509-13.

53. Friedman PL, Stevenson WG, Kocovic DZ. Autonomic dysfunction after catheter ablation. J Cardiovasc Electrophysiol. 1996;7(5):450-9.

54. Moreira JM, Curimbaba J, Cury Fo HC, Pimenta J. Persistent inappropriate sinus tachycardia after radiofrequency ablation of left lateral accessory pathway. J Cardiovasc Electrophysiol. 2006;17(6):678-81.

Capítulo 8

Síncope

Tan Chen Wu
Denise Tessariol Hachul

Pontos-chave

- A síncope é a perda de consciência e tônus postural de caráter súbito, paroxístico e autolimitado, de curta duração, secundário a hipofluxo cerebral transitório.
- Um amplo espectro de anormalidades cardiovasculares e não cardiovasculares pode provocar a síncope, por baixa ou inadequada resistência vascular periférica e/ou comprometimento súbito do débito cardíaco levando a hipoperfusão cerebral global, base fisiopatológica da síncope. A etiologia mais frequente de síncope é a vasovagal, e a síncope cardíaca relaciona-se ao pior prognóstico.
- A avaliação inicial com anamnese detalhada e exame físico minucioso, incluindo pressão arterial ortostática e eletrocardiograma (ECG) em busca de indícios para a possível causa da síncope entre as etiologias conhecidas, são as bases para o diagnóstico diferencial da síncope.
- A identificação dos pacientes com alto risco ou quadro sugestivo de síncope cardíaca, principalmente em atendimentos realizados nas emergências, é vital para o manejo adequado, minimizando o risco de eventos indesejados.
- Nas síncopes cardíacas e/ou arrítmicas, o tratamento deve ser instituído de acordo com a patologia de base.
- Nas síncopes neuromediadas, o esclarecimento sobre a natureza e o bom prognóstico dos sintomas, aliado a medidas dietéticas e comportamentais, incluindo educação e mudança de estilo de vida, são suficientes para controlar os sintomas na maioria dos pacientes.

Introdução

Síncope é a perda de consciência e tônus postural de caráter súbito, paroxístico e autolimitado, de curta duração, secundário a hipofluxo cerebral transitório. A etiologia é importante na definição, porque outras causas que levam a perda da consciência – ou não sincopais, como psicogênica, metabólica ou neurológica – devem ser distinguidas da síncope no diagnóstico diferencial, com abordagem específica de acordo com a patologia de base (Quadro 1).

Quadro 1	Outras causas de perda da consciência não sincopal
Psicogênicas: crises conversivas, quadro de pânico, hiperventilação	
Induzida por drogas ou intoxicação	
Distúrbios metabólicos: hipoglicemia, hipóxia, hiperventilação com hipocapnia	
Neurológicas: epilepsia, catalepsia	

A síncope pode ser precedida ou não de sintomas premonitórios, como tontura, sudorese, náuseas, precordialgia, palpitações ou escurecimento visual, dados importantes no auxílio ao diagnóstico e à estratificação de risco.[1] A ocorrência destes sintomas sem a síncope subsequente é chamada de pré-síncope.

A síncope é um evento clínico comum.[2] Na população geral, observa-se ocorrência de 18,1 a 39,7/1.000 pacientes com incidências semelhantes entre os sexos e com maior prevalência entre 10-30 anos de idade, na maioria de etiologia vasovagal. A incidência eleva com o envelhecimento, com 5,7 eventos/1.000 indivíduos entre 60-69 anos, 11,1 eventos/1.000 indivíduos entre 70-79 anos e 19,5/1.000 indivíduos naqueles acima de 80 anos.[3] É responsável por 3-5% dos atendimentos em emergências, com taxas de hospitalização de 40% dos casos, com média de 5,5 dias de internação.[4] No Brasil, os dados do Sistema Único de Saúde (SUS), no ano de 2013, registraram 2.417 internações pelo CID R55 (síncope e colapso) com um gasto de R$ 1.142.919,62, o que equivale a cerca de R$ 472,87/paciente internado.[5]

Aproximadamente 1 em cada 3 pacientes tem recorrência, a maioria nos primeiros 2 anos após o início dos sintomas. Ainda que a recorrência não esteja associada diretamente ao aumento de mortalidade ou morte súbita, a taxa de morbidade desses pacientes é considerável, com injúria física em 29% e trauma maior em 4,7% dos pacientes.[6]

Causas da síncope

O fluxo sanguíneo cerebral é determinado pelas relações entre pressão arterial sistêmica e resistência cerebrovascular. A pressão arterial sistêmica é determinada por débito cardíaco e resistência vascular periférica. Observações demonstraram que a redução crítica e súbita do fluxo cerebral por 6-8 segundos apenas e/ou queda da pressão arterial sistólica abaixo de 60 mmHg já são suficientes para causar perda da consciência. Portanto, um amplo espectro de anormalidades cardiovasculares e não cardiovasculares (Quadro 2) pode provocar a síncope, por baixa ou inadequada resistência vascular periférica e/ou comprometimento súbito do débito cardíaco levando a hipoperfusão cerebral global, base fisiopatológica da síncope[7] (Figura 1). Ter conhecimento da fisiopatologia e dos diagnósticos diferenciais é imprescindível para a condução ao diagnóstico adequado e a estratificação de risco.

O estudo epidemiológico de Framingham revelou que a etiologia mais frequente de síncope é a vasovagal, correspondendo a 21,2% dos casos. A síncope cardíaca relacionou-se ao pior prognóstico.

O que mais distingue o idoso do jovem com síncope é a multicausalidade. O idoso tem várias comorbidades e frequentemente usa múltiplos medicamentos, o que, muitas vezes, atua como fator predisponente. Além disso, por alterações fisiológicas do sistema cardiovascular próprias da idade, os idosos são menos capazes de compensar variações da pressão arterial por meio do sistema barorreflexo, o que aumenta sua suscetibilidade à síncope.[8]

Doenças cardíacas estruturais e síndromes arrítmicas como canalopatias são os principais fatores de risco para morte súbita e mortalidade geral nos pacientes com síncope. A síncope cardíaca relaciona-se a mortalidade significativamente mais alta (18-33%) quando comparada com causas não cardíacas (0-12%) e inexplicadas (6%). A incidência de morte súbita em 5 anos é de 33,1% para pacientes com síncopes cardíacas e de 4,9-8,5% para os outros dois grupos.[9]

Avaliação inicial

A avaliação inicial com anamnese detalhada e o exame físico minucioso, incluindo pressão arterial ortostática e ECG buscando indícios para a possível causa da síncope entre as etiologias conhecidas, são as bases para o diagnóstico diferencial da síncope (Figura 2).

O episódio de síncope deve ser bem explorado, considerando todo o contexto da sua ocorrência: local, horário do dia, temperatura, fatores precipitantes, posição e atividade do paciente no momento da síncope, sintomas prodrômicos, presença de fatores precipitantes (p. ex., dor, ansiedade, ortostase prolongada, exercício físico exaustivo, medo, micção ou tosse, doenças febris etc.). O testemunho das crises e a observação de sinais como palidez, pele fria, perda de tônus e/ou movimentos convulsivos facilita a elaboração do diagnóstico mais provável.

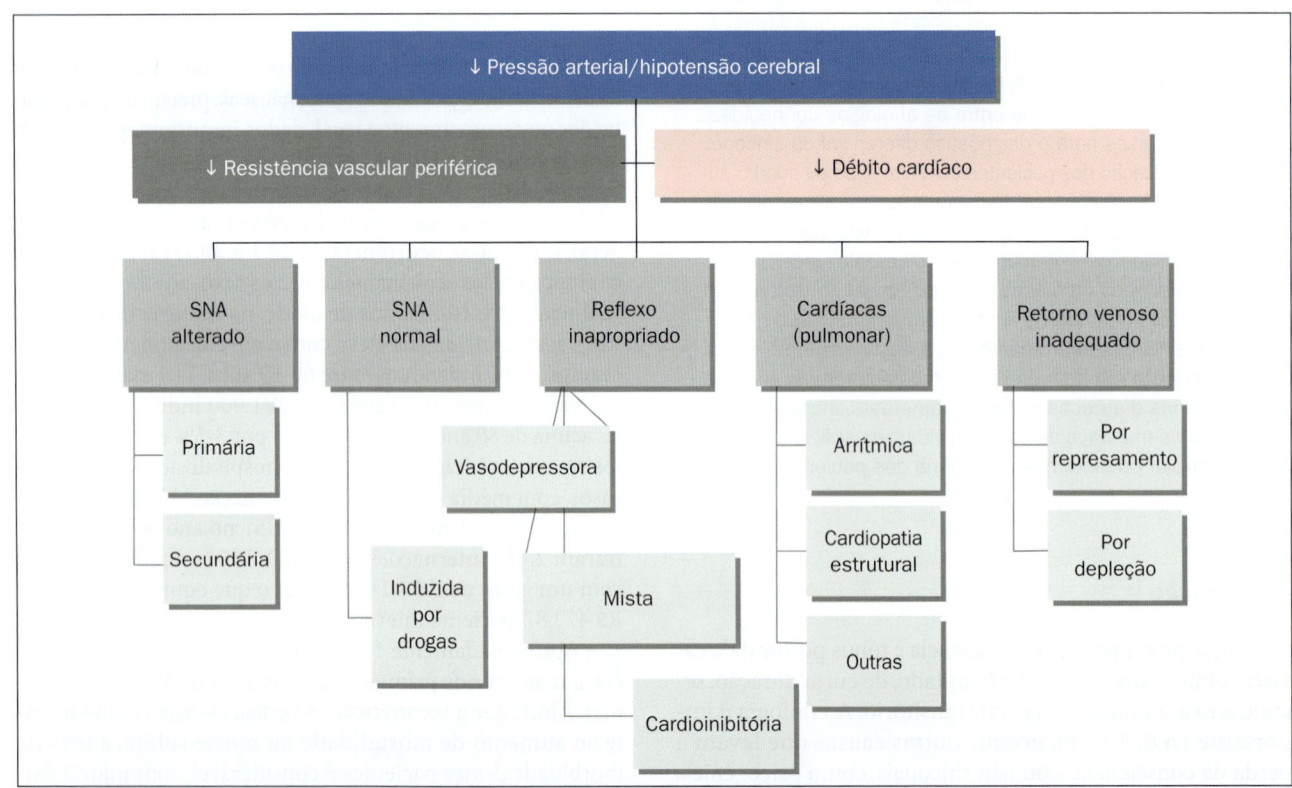

Figura 1 Causas da síncope de acordo com a fisiopatologia.

Quadro 2	Causas da síncope

Síncope reflexa (neuromediada)

Neurocardiogênica: mediada por estresse emocional, dor, medo, instrumentação, estresse ortostático

Hipersensibilidade do seio carotídeo

Assistolia ictal: por epilepsia temporal

Situacional: tosse, espirro, estímulo gastrointestinal (deglutição, defecação, dor visceral), miccional, após exercício, pós-prandial, outros (gargalhada, levantamento de peso, soluço)

Síncope por hipotensão ortostática

Insuficiência autonômica primária: insuficiência autonômica pura, atrofia multissistêmica, doença de Parkinson com insuficiência autonômica, demência com corpos de Lewy

Insuficiência autonômica secundária: diabetes melito, amiloidose, trauma da medula espinal

Induzido por droga: álcool, vasodilatadores, diuréticos, fenotiazinas e antidepressivos

Depleção volêmica: hemorragia, diarreia, vômito, desidratação

Síncope cardíaca

Arritmias cardíacas

Bradicardia: disfunção do nó sinusal, bloqueio atrioventricular, disfunção de dispositivos implantáveis

Taquicardia: supraventricular, ventricular (idiopática; secundária a doença cardíaca estrutural ou síndromes hereditárias; induzida por drogas – efeito pró-arrítmico)

Cardiopatia estrutural: cardiopatia valvar, infarto ou isquemia miocárdica, cardiomiopatia hipertrófica, mixoma atrial, doenças pericárdicas com tamponamento, anomalia congênita de coronárias

Outras: embolia pulmonar, dissecção aguda de aorta, hipertensão pulmonar

A síncope neurocardiogênica apresenta-se clinicamente, na maioria das vezes, com sintomas prodrômicos autonômicos típicos, como calor, sudorese fria, palpitações e náuseas, desencadeada por postura ortostática ou sentada. Na maior parte dos casos, o diagnóstico é clínico e identificado somente pela anamnese.

Em quadro vasovagal com padrão cardioinibitório, o paciente pode apresentar movimentos convulsivos, gerando confusão diagnóstica com epilepsia. Nestes casos, a anamnese bem-feita, com atenção especial às informações sobre a postura inicial, os fatores desencadeantes, os sintomas pré e pós-sincopais e, se possível, a descrição do evento por uma testemunha visual, pode ser essencial para o diagnóstico diferencial entre síncope convulsiva e epilepsia. A síncope convulsiva manifesta-se geralmente com movimentos tônicos que ocorrem após a perda de consciência, decorrentes da desinibição de neurônios excitatórios musculares, esta, por usa vez, resultante da interrupção do fluxo cerebral. Pequenos abalos musculares nas extremidades, desvio do globo ocular e até liberação esfinctérica podem ocorrer. Acompanha-se de palidez, náuseas e sudorese. Por fim, os sintomas pós-sincopais, como cansaço e sonolência, são frequentes, mas não são prolongados como na convulsão epiléptica.

A síncope que ocorre durante o esforço físico é um fator preditor de causa cardíaca com especificidade de 96%. Caso o sintoma ocorra logo após o término do exercício, a causa é quase invariavelmente neuromediada.[10,11]

As causas mais frequentes de síncope durante exercício são: doença arterial coronariana aterosclerótica, coronária anômala, arritmias ventriculares, cardiomiopatia hipertrófica, displasia arritmogênica do ventrículo direito, síndrome de Wolff-Parkinson White, miocardite e canalopatias. A síndrome do QT longo e a taquicardia ventricular polimórfica catecolaminérgica são distúrbios hereditários que ocorrem em indivíduos com coração estruturalmente normal. A manifestação clínica inicial ocorre habitualmente na infância e na adolescência. São causa de síncope recorrente relacionada a esforço físico e estresse emocional, levando à morte súbita em grande parte dos casos não identificados e não tratados adequadamente.

História de morte súbita na família, doenças associadas e medicações em uso são informações de grande importância. Muitas vezes, a apresentação clínica do evento é a chave do diagnóstico ou para a formulação de hipóteses diagnósticas. As manifestações clínicas sugestivas de algumas etiologias mais frequentes são apresentadas no Quadro 3.

Quadro 3	Manifestações clínicas sugestivas de acordo com a classificação etiológica	
Causas de síncope	**Sinais e sintomas**
Reflexa	Ausência de cardiopatia
	História longa
	Após situações com desconforto sensorial
	Ortostase prolonga e/ou ambiente lotado e abafado
	Pródromos com manifestações autonômicas: palidez, sudorese, náuseas e vômitos associados
	Durante ou logo após a refeição
	Com movimento da cabeça ou compressão na região cervical
	Após exercício
Hipotensão ortostática	Ao levantar-se
	Introdução de medicação hipotensora ou mudança recente da dose
	Ortostase prolongada; ambiente lotado e abafado
	Presença de neuropatia autonômica ou doença de Parkinson
	Após exercício
	Hipotensão pós-prandial
Síncopes cardíacas	Presença de cardiopatia estrutural
	Durante exercício
	Em posição supina
	Precedida por palpitações ou dor torácica
	História familiar de morte súbita
	Alterações eletrocardiográficas

O exame físico deve ser minucioso, com avaliação de mucosas, sinais de desidratação, medida da pressão arterial em posição supina e nos três primeiros minutos em posição ortostática, simetria de pulsos periféricos, além de busca rigorosa de sinais de doença cardíaca.

A hipotensão arterial clássica é a queda da pressão arterial sistólica > 20 mmHg ou da diastólica > 10 mmHg, medida nos primeiros 3 minutos após se assumir a postura ortostática. A prevalência de hipotensão postural aumenta com a idade e com os níveis de hipertensão arterial, atingindo 30% de idosos acima de 75 anos.[12]

Embora raramente defina o diagnóstico, o ECG é fundamental para determinar a presença e a gravidade de alterações estruturais. O ECG normal está associado a baixo risco de etiologia cardiogênica para o evento da síncope, exceto nos casos de taquiarritmias paroxísticas supraventriculares. Já o resultado anormal pode revelar uma arritmia potencialmente relacionada à síncope, elevando o risco na avaliação inicial e na estratificação de risco (Quadro 4).

Quadro 4 Alterações eletrocardiográficas sugestivas de síncope cardíaca ou de alto risco	
Maior	**Menor**
Alterações sugestivas de isquemia miocárdica aguda	Bloqueio AV Mobitz I ou bloqueio de 1º grau com intervalo PR muito longo
Bloqueio AV Mobitz II ou bloqueio AV 3º grau	Bradicardia sinusal (40-50 bpm)
Bradicardia sinusal persistente (< 40 bpm) ou bloqueio sinoatrial ou pausas > 3 segundos	Fibrilação atrial com baixa resposta ventricular (40-50 bpm)
Fibrilação atrial com baixa resposta ventricular (< 40 bpm)	Taquicardia supraventricular ou fibrilação atrial paroxística
Bloqueio de ramo, distúrbio de condução IV	Padrão Brugada não tipo I
Hipertrofia ventricular ou ondas presença de ondas Q	Ondas T negativas nas derivações precordiais, sugestivo de cardiopatia arritmogênica de ventrículo direito
Taquicardia ventricular não sustentada e sustentada	
Disfunção de marca-passo artificial ou cardiodesfibrilador	
Padrão Brugada tipo I	
QT longo (> 460 ms) ou curto (< 340 ms)	

AV: atrioventricular.

É importante lembrar também que, muitas vezes, a síncope pode ser multifatorial, especialmente em idosos, o que torna a avaliação inicial ainda mais importante para a determinação dos exames diagnósticos complementares a serem solicitados.

A prevenção da morte súbita é o principal objetivo da abordagem do paciente com síncope cardíaca. Fatores como idade avançada, ECG anormal, presença de doença cardíaca estrutural ou arritmias cardíacas e síncopes sem pródromos ou durante o esforço e em posição supina são frequentes em síncopes de causas cardíacas, relacionados ao mau prognóstico na evolução, de acordo com as recomendações da ACC/AHA/HR (Quadro 5).[13]

Quadro 5 Fatores de risco na avaliação prognóstica da síncope	
Fator de risco precoce (≤ 30 dias)	**Fator de risco tardio (≥ 30 dias)**
Histórico	
Sexo masculino	Sexo masculino
Idade > 60 anos	Idade > 60 anos
Sem pródromos	Ausência de náuseas/vômitos
Síncope precedida de palpitação	Arritmia ventricular
Síncope durante o exercício	Câncer
Doença cardíaca estrutural	Doença cardíaca estrutural
Insuficiência cardíaca	Insuficiência cardíaca
Doença cerebrovascular	Doença cerebrovascular
História familiar de morte súbita	Diabetes melito
Trauma	Escore CHADS-2 elevado
Exame físico e exames laboratoriais	
Evidências de sangramento	ECG anormal
Sinais vitais anormais	Taxa de filtração glomerular baixa
ECG anormal	
Troponina positiva	

CHADS-2: do inglês *congestive heart failure, hypertension, age, diabetes mellitus, stroke*; ECG: eletrocardiograma.

Na avaliação inicial, principalmente nos atendimentos realizados nas emergências, a identificação dos pacientes com alto risco ou quadro sugestivo de síncope cardíaca – portanto, com indicação para investigação e tratamento imediato em regime hospitalar ou em unidade de síncope – é vital para o manejo adequado, minimizando o risco de eventos indesejados. Para facilitar a tomada de decisão ou a padronização institucional de condutas, existem vários escores que auxiliam na estratificação de risco conhecidos e com aplicabilidade clínica[14], com ênfase na pesquisa da probabilidade de etiologia cardíaca, por exemplo, o escore de Martin et al. Assim sendo, os dados sugestivos de síncope cardíaca na anamnese e a presença de cardiopatia estrutural são pontos fundamentais nestes escores. O escore de São Francisco foi criado na tentativa de prever evento grave em 7 dias após a liberação, utilizando dados que demonstram instabilidade clínica. O escore de OESIL prevê mortalidade em 1 ano, enquanto o EGSYS prevê mortalidade em 2 anos após a alta. Ambos utilizam somente dados simples derivados da anamnese para determinar a possibilidade de síncope cardíaca, seguindo os conceitos preconizados pelo consenso da sociedade europeia de cardiologia (Tabela 1).

Apesar de demonstrar a aplicabilidade clínica, os escores apresentaram baixa sensibilidade e especificidade em validações externas e também quando comparados ao julgamento clínico em predição de eventos no curto prazo. Com base nestes dados, a atual diretriz da síncope da ESC recomenda a não utilização dos escores de forma isolada na estratificação de risco nas emergências.

Exames complementares

De acordo com a avaliação inicial, exames cardiológicos ou avaliação autonômica podem ser realizados para confirmação etiológica.

Avaliação cardiológica

Ecocardiograma

Deve ser realizado em todos os pacientes com suspeita de cardiopatia estrutural ou quadro clínico sugestivo de causas cardíacas. O ecocardiograma pode fornece informações sobre a existência e a gravidade de doença cardíaca de base, que são indicadores de risco de mortalidade para estratificação de risco. Alterações valvares, principalmente relacionadas à válvula aórtica, obstrução em via de saída ao ventrículo esquerdo, caracterização de cardiopatias congênitas, presença

de massas e trombos, alterações vasculares aórticas e até mesmo comprometimento da contratilidade regional podem ser indicadores de possíveis etiologias do quadro sincopal.

Teste ergométrico ou cintilografia perfusional miocárdica

Pacientes com síncopes durante ou após o esforço físico ou história de dor torácica associada devem ser submetidos a testes provocativos para afastar isquemia miocárdica ou taquicardia ventricular.

Sistema de monitoração eletrocardiográgica: Holter de 24 horas, monitor de eventos sintomáticos externos e implantáveis

Fornece dados em pacientes com suspeita de mecanismo arritmogênico. Em pacientes com alto risco, internados para avaliação, a telemetria pode ser útil na detecção de risco imediato. Nos casos de monitoração ambulatorial, há um número crescente de tecnologias e dispositivos nos últimos anos, inclusive via aplicativos em *smartphone*.

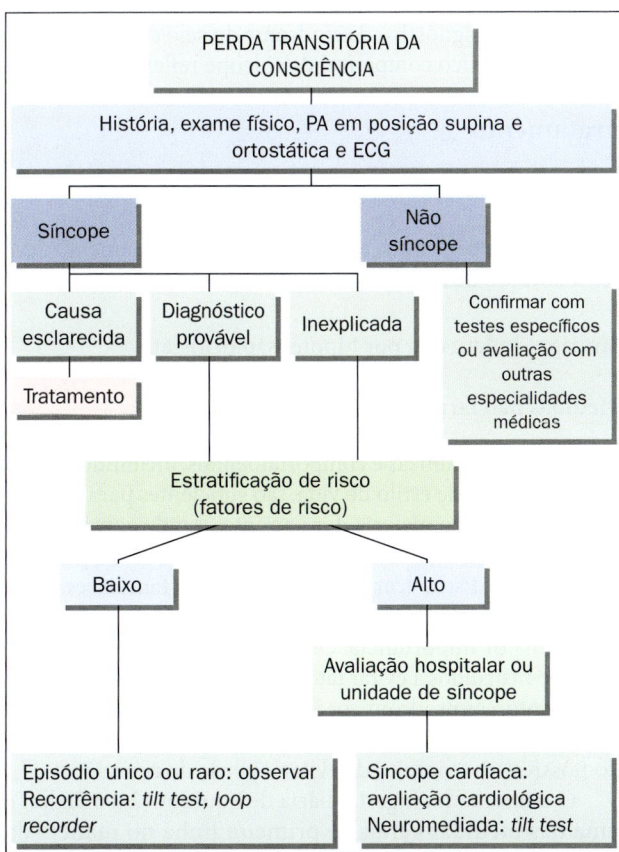

Figura 2 Abordagem da perda transitória da consciência baseada na avaliação inicial e estratificação de risco.
PA: pressão arterial; ECG: eletrocardiograma.

Tabela 1	Escores utilizados para estratificação de risco na síncope		
Estudo	Fatores de risco avaliados	Desfecho	Resultado
OESIL	ECG anormal História de doença cardiovascular Ausência de pródromo Idade > 65 anos 0 a 4 pontos (1 ponto por item)	Mortalidade em 1 ano	0 = 0% 1 = 0,6% 2 = 14% 3 = 29% 4 = 53%
EGSYS	Palpitações precedendo síncope (+4) ECG anormal e/ou doença cardiovascular (+3) Síncope durante o esforço (+3) Síncope em DDH (+2) Pródromo autonômico (-1) Fatores predisponentes (-1)	Mortalidade em 2 anos Probabilidade de síncope cardíaca	< 3 = 2% 3 = 13% 4 = 33% > 4 = 55%
San Francisco Syncope Rule	ECG anormal ICC Dispneia Hematócrito <30% PAS < 90 mmHg 0 item = sem risco; ≥ 1 item = risco	Evento em 7 dias	Sensibilidade 98% Especificidade 56
Martin et al.	ECG anormal História de arritmia ventricular História de ICC Idade > 45 anos 0 a 4 pontos (1 ponto por item)	Ocorrência de eventos ou mortes por arritmia	0 = 0% 1 = 5% 2 = 16% 3 ou 4 = 27%

OESIL: *Osservatorio Epidemiologico sulla Sincope nel Lazio risk score*; EGSYS: *Evaluation of Guidelines in Syncope Study*; DDH: decúbito dorsal horizontal; ECG: eletrocardiograma; ICC: insuficiência cardíaca congestiva; PAS: pressão arterial sistólica.

Embora a prevalência de arritmias ao Holter de 24 horas seja relativamente alta na população em geral, a correlação de alterações no ECG com sintomas clínicos é rara. No entanto, a presença de atividade ectópica ventricular repetitiva e complexa pode sugerir etiologia arrítmica. Menos de 5% dos pacientes desenvolvem a arritmia concomitante com síncope ou pré-síncope durante o exame; 15% apresentam os sintomas sem alterações arrítmicas.

Em pacientes com episódios de síncopes pouco frequentes, com baixa probabilidade de correlação clínico-eletrocardiográfica por meio de Holter de 24 horas, deve ser considerada a indicação de sistema de monitoração prolongada. O dispositivo, pequeno e portátil, monitora o paciente continuamente durante semanas; a gravação do evento pode ser ativada pelo próprio paciente ou familiar no momento da síncope, documentando o traçado eletrocardiográfico simultaneamente à ocorrência da síncope.

Em pacientes com síncopes muito infrequentes, o sistema de monitoração implantável, posicionado cirurgicamente no tecido subcutâneo da região infraclavicular sob anestesia local, permite a monitoração por até 4 anos.[15] Pode ser acionado por meio de algoritmos pré-determinados ou controle remoto ativado pelo paciente ou familiar.

Estudo eletrofisiológico (EEF)

Pode auxiliar na avaliação diagnóstica, principalmente em pacientes que apresentam cardiopatia estrutural, bradicardia sinusal, bloqueios bifascicular ou com dados sugestivos de síncopes arrítmicas, como palpitações e atividade ectópica ventricular repetitiva ao Holter de 24 horas e eletrocardiograma de alta resolução positivo. Por meio de mapeamento intracavitário do sistema elétrico de condução do coração, estimulando-se o átrio e o ventrículo, é possível identificar alterações nos tempos de condução e de recuperação do nó sinusal, além de reproduzir arritmias supraventriculares ou ventriculares por estimulação programada. Pacientes com EEF não diagnóstico têm baixa incidência de morte súbita e taxa de remissão do quadro de 80%. Na ausência de suspeita clínica, principalmente em pacientes sem cardiopatia e alterações eletrocardiográficas, o EEF tem baixa probabilidade de estabelecer a causa da síncope.

Avaliação autonômica

Teste de inclinação (TI) ou *tilt test*

Método provocativo, idealizado primeiramente para a avaliação da suscetibilidade à síncope neurocardiogênica ou vasovagal, demonstrou ser uma ferramenta útil também para avaliação de outros quadros de suscetibilidade a hipotensão ou de intolerância ortostática, como a hipotensão ortostática (clássica, inicial e tardia), a síndrome postural ortostática taquicardizante e as síncopes psicogênicas, ao observar e determinar diversos padrões de respostas no seu uso regular.[16-18]

Também indicado na avaliação de síncope convulsiva e quedas (principalmente nos idosos) e síncopes, casos em que demonstra teste positivo.

A evolução na tecnologia e no equipamento, aliada à necessidade de determinar e diferenciar os mecanismos fisiopatológicos dos vários tipos de disfunção autonômica, gerou os atuais sistemas de monitoração autonômica estendida durante o TI, com análises não somente da pressão arterial e da frequência cardíaca, mas também de outros parâmetros hemodinâmicos, como resistência vascular periférica, débito cardíaco, volume sistólico, variabilidade do RR e sensibilidade barorreflexa, por meio da técnica de bioimpedância e de *softwares* especiais. A aplicação da monitoração autonômica estendida com testes para avaliação de função vagal e adrenérgica, por meio de manobra de Valsalva e inspiração profunda controlada, pode proporcionar um conhecimento ainda maior da fisiopatologia das disfunções do SNA, com informações adicionais que auxiliam na detecção do tipo da disautonomia, determinando o sítio, a distribuição e o grau da disfunção, possibilitando a compreensão dos mecanismos fisiopatológicos.[19]

Massagem do seio carotídeo

A manobra vagal deve ser realizada em caso de suspeita de hipersensibilidade do seio carotídeo. Pela alta prevalência de resposta positiva (pausa > 3 segundos ou queda da pressão arterial sistólica > 50 mmHg) em paciente assintomáticos, a reprodução dos sintomas clínicos é condição indispensável para o diagnóstico da síndrome do seio carotídeo, além do quadro clínico compatível de síncope reflexa.

Tratamento

Síncopes cardíacas

Nas síncopes cardíacas e/ou arrítmicas, o tratamento deve ser instituído de acordo com a patologia de base.

Síncopes reflexas ou por hipotensão ortostática

Medidas não farmacológicas

Medidas dietéticas e comportamentais, incluindo educação e mudança de estilo de vida, são suficientes para controlar os sintomas na maioria dos pacientes, sendo consideradas como recomendação classe I no tratamento das síncopes neuromediadas.[7] Esclarecer os pacientes e seus familiares sobre a natureza e o bom prognóstico do sintoma é a medida inicial de maior importância. Os pacientes devem ser aconselhados e instruídos a evitar fatores predisponentes e reconhecer os sintomas prodrômicos iniciais para adotarem posturas de proteção contra quedas e manobras de contrapressão quando possível, com intuito de evitar a perda de consciência.[20]

O aumento na ingesta diária de líquidos (2 a 3 L/dia) é uma das medidas gerais de primeira linha no manejo da síncope neuromediada. Os supostos mecanismos pelos quais a água atua beneficamente são a expansão aguda do volume plasmático e o aumento da atividade simpática eferente sobre o sistema cardiovascular.

Outra medida de primeira linha é a suplementação de sal (< 2 g/dia), benéfica para pacientes normotensos com síncope neuromediada e naqueles com excreção de sódio pela urina inferior a 170 mmol/dia. Estudos têm demonstrado melhora da tolerância ortostática nestes pacientes. Este aumento da tolerância ortostática está associado a aumento do controle simpático da vascularização periférica, melhora da autorregulação cerebral, aumento no volume plasmático e melhora da sensibilidade barorreflexa sem que se tenha observado nenhuma mudança na pressão sanguínea de repouso.

A instituição de hábitos como dormir com a cabeceira da cama elevada e usar meias elásticas com 30-40 mmHg de contrapressão nas panturrilhas deve ser encorajada em pacientes com insuficiência autonômica.[21,22]

O treinamento postural ou *tilt training* pode ser considerado opção terapêutica para pacientes com síncope neurocardiogênica. O paciente deve ser orientado a realizar 1 ou 2 sessões diárias de 30-40 minutos de treinamento postural, sendo recomendado que apoie o dorso sobre uma parede, com os pés a 15-20 cm de distância da parede em ambiente que não apresente objetos cortantes ou pontiagudos (para que não haja risco em caso de queda) e, de preferência, sob a observação de algum familiar.[23,24] A baixa adesão no longo prazo tem sido o principal obstáculo desta terapêutica, limitando a sua aplicabilidade clínica.

A síncope no idoso merece atenção especial. A apresentação clínica da síncope nesta faixa etária é quase sempre atípica. Múltiplas origens frequentemente coexistem e precisam ser identificadas e tratadas. Correção do estado nutricional e de anemia e a identificação de doenças infecciosas agudas são fundamentais para o controle dos sintomas. Ênfase especial deve ser dada para o efeito de medicamentos, como diuréticos, vasodilatadores e antiarrítmicos, entre outros, que podem exacerbar a suscetibilidade à síncope e cuja suspensão pode ser suficiente para controle dos sintomas.

Tratamento farmacológico

Uma variedade de agentes farmacológicos foi proposta para prevenir a recorrência de síncope neuromediada ou por hipotensão ortostática. Vale lembrar que, antes de avançar para tratamento farmacológico, é importante rever a presença de hipotensores e diuréticos, suspendendo ou reduzindo a dose quando permitido.

A primeira opção no tratamento da síncope neurocardiogênica e da hipotensão ortostática é a fludrocortisona, um mineralocorticoide que promove aumento da retenção de sódio e expansão da volemia, além de provocar sensibilização de receptores alfa periféricos.[25]

Os betabloqueadores, muito utilizados no passado, podem exacerbar a bradicardia das síncopes cardioinibitórias. O estudo multicêntrico *POST* demonstrou que o metoprolol não foi diferente de placebo no controle dos sintomas em pacientes com menos de 42 anos de idade; no entanto, naqueles com mais de 42 anos, produziu diminuição da re-

corrência.[26] Talvez esses diferentes resultados estejam relacionados à diversidade nos mecanismos da síncope nas várias faixas etárias.

Outras opções são os agentes agonistas alfa-adrenérgicos, por meio de vasoconstrição de arteríolas e veias, com redução de represamento venoso em ortostase, evitando, assim, a ocorrência de síncopes. A midodrina tem poucos efeitos adversos e, segundo alguns estudos de caso controlados, é bastante eficaz no controle de sintomas. As drogas vasoconstritoras são potencialmente mais eficientes no tratamento da hipotensão ortostática causada por disfunção autonômica do que nas síncopes neuromediadas reflexas.[22,27-29]

A serotonina desempenha um papel importante na regulação da frequência cardíaca e da pressão arterial no sistema nervoso central. Inibidores da recaptação de serotonina (fluoxetina, sertralina e paroxetina) têm sido utilizados por diminuírem sensibilidade dos receptores pós-sinápticos, reduzindo os efeitos da serotonina na mediação da diminuição da atividade simpática.[30,31]

Marca-passo cardíaco

Vários estudos multicêntricos foram realizados para avaliar a eficácia do marca-passo (MP) na síncope vasovagal cardioinibitória, com resultados controversos. Atualmente, de acordo com o estudo *International study on syncope of uncertain etiology* (ISSUE 3), o MP é indicado para os pacientes com síncope recorrente (> 6 episódios), refratária ao tratamento não farmacológico e farmacológico, associada a traumatismos físicos ou acidente (sem pródromos), em idade acima de 40 anos e assistolia registrada durante evento espontâneo. Segundo o mesmo estudo, parece haver uma boa correlação entre a resposta cardioinibitória deflagrada no TI e assistolias espontâneas gravadas durante monitoração ambulatorial prolongada. Essa informação traz a possibilidade de mais um papel para o TI: a de orientar a indicação de MP nos casos refratários de síncope, sem documentação espontânea de assistolia, mas com resposta cardioinibitória ao teste.[32-34]

Considerações finais

A síncope é um evento clínico comum e muito prevalente, com um amplo espectro de etiologias que, em alguns casos, pode ser multifatorial, especialmente em idosos. Apresentam prognósticos muito variáveis, benignos, com comorbidades associadas em alguns e, em outros, pode ser a manifestação inicial de morte súbita, como nas síncopes cardíacas. Portanto, ter conhecimento da fisiopatologia e dos diagnósticos diferenciais é imperativo para a condução ao diagnóstico apropriado, a estratificação de risco e o tratamento adequado. Anamnese detalhada, exame físico minucioso, incluindo a pressão arterial ortostática, e ECG constituem bases fundamentais que fornecem dados imprescindíveis para o diagnóstico diferencial e o tratamento subsequente da síncope.

Resumo

A síncope é a perda de consciência e tônus postural de caráter súbito, paroxístico e autolimitado, de curta duração, secundário a hipofluxo cerebral transitório, base fisiopatológica da síncope que o diferencia de outras formas de perda de consciência, como psicogênica, metabólica ou neurológica. É um evento clínico comum e muito prevalente, com um amplo espectro de etiologias, que, em alguns casos, pode ser multifatorial, especialmente em idosos.

Apresenta prognósticos variáveis e benignos, com comorbidades associadas em alguns casos; em outros, como nas síncopes cardíacas, pode ser a manifestação inicial de morte súbita. Portanto, é imprescindível conhecer a fisiopatologia e os diagnósticos diferenciais para chegar ao diagnóstico, à estratificação de risco e ao tratamento adequados. Anamnese detalhada, exame físico minucioso e ECG são fundamentais e fornece dados indispensáveis para estabelecer o diagnóstico diferencial e o tratamento subsequente da síncope.

O tratamento deve ser instituído de acordo com a patologia de base. Na síncope cardíaca, o principal objetivo é evitar a morte súbita. Nas síncopes neuromediadas, esclarecer sobre a natureza e o bom prognóstico dos sintomas e orientar sobre medidas dietéticas e comportamentais, incluindo educação e mudança de estilo de vida, são suficientes para controlar os sintomas.

Em casos refratários a medidas gerais, o tratamento farmacológico com fludrocortisona e midodrina são as opções mais utilizadas. O uso de MP ainda é controverso e, atualmente, é reservado a pacientes com síncope recorrente (> 6 episódios), associada a traumatismos físicos ou acidentes (sem pródromos), refratária a tratamento não farmacológico e farmacológico, em idade acima de 40 anos e assistolia registrada durante evento espontâneo.

Referências bibliográficas

1. Benditt DG, Adkisson WO. Approach to the patient with syncope. Venues, presentations, diagnoses. Cardiol Clin. 2013;31:9-25.
2. Serletis A, Rose S, Sheldon AG, Sheldon RS. Vasovagal syncope in medical students and their first-degree relatives. Eur Heart J. 2006;27:1965-70.
3. Soteriades ES, Evans JC, Larson MG, Chen MH, Chen I, Benjamin EJ, et al. Incidence and prognosis of syncope. N Engl J Med. 2002;347:878-85.
4. Da Silva RM. Syncope: epidemiology, etiology, and prognosis. Front Physiol. 2014;5:471.
5. Sistema Datasus. Disponível em: www2.datasus.gov.br/sihd. Acesso em: 5/3/2015.
6. Brignole M, Menozzi C, Bartoletti A, Giada F, Lagi A, Ungar A, et al. A new management of syncope: prospective systematic guideline-based evaluation of patients referred urgently to general hospitals. Eur Heart J. 2006;27:76-82.
7. Brignole M, Moya A, Lange FJ, Deharo JC, Elliott PM, Fanciulli A, et al. 2018 ESC Guidelines for the diagnosis and management of syncope. Eur Heart J. 2018;39:1883-948.
8. Mayhan WG, Faraci FM, Baumbach GL, Heistad DD. Effects of aging on responses of cerebral arterioles. Am J Physiol. 1990;258(4 Pt 2):H1138-43.
9. Puppala VK, Dickinson O, Benditt DG. Syncope: classification and risk stratification. J Cardiol. 2014;63:171-7.
10. Del Rosso A, Ungar A, Maggi R, Giada F, Petix NR, De Santo T, et al. Clinical predictors of cardiac syncope at initial evaluation in patients referred urgently to general hospital: the EGSYS score. Heart. 2008;94(12):1620-6.
11. Christou GA, Christou KA, Kiortsis DN. Pathophysiology of noncardiac syncope in athletes. Sports Med. 2018;48(7):1561-73.
12. Matthews IA, Tresham IAE, Parry SW. Syncope in the older person. Cardiol Clin. 2015;33:411-21.
13. Shen WK, Sheldon RS, Benditt DG, Cohen MI, Forman DE, Goldberger ZD, et al. 2017 ACC/AHA/HRS guideline for the evaluation and management of patients with syncope: a report of the American College of Cardiology/American Heart Association Task Force on Clinical Practice Guidelines and the Heart Rhythm Society. Heart Rhythm. 2017;14(8):e155-e217.
14. Dipaola F, Costantino G, Solbiati M, Barbic F, Capitanio C, Tobaldini E, et al. Syncope risk stratification in the ED. Auton Neurosci. 2014;184:17-23.
15. Sakhi R, Theuns AMJD, Szili-Torok T, Yap SC. Insertable cardiac monitors: current indications and devices. Expert Review of Medical Devices. 2019;16(1):45-55.
16. Kohno R, Adkisson WO, Benditt DG. Tilt table testing for syncope and collapse. Herzschrittmacherther Elektrophysiol. 2018;29(2):187-92.
17. Aydin AE, Soysal P, Isik AT. Which is preferable for orthostatic hypotension diagnosis in older adults: active standing test or head-up tilt table test? Clin Interv Aging. 2017;12:207-12.
18. Teodorovich N, Swissa M. Tilt table test today – State of the art. World J Cardiol. 2016;8(3):277-82.
19. Low OA, Tomalia VA, Park KJ. Autonomic function tests: some clinical applications. J Clin Neurol. 2013;9:1-8.
20. Raj SR, Coffin ST. Medical therapy and physical maneuvers in the treatment of the vasovagal syncope and orthostatic hypotension. Prog Cardiovasc Dis. 2013;55(4):425-33.
21. Ten Harkel AD, Van Lieshout JJ, Wieling W. Treatment of orthostatic hypotension with sleeping in the head-up tilt position, alone and in combination with fludrocortisone. J Intern Med. 1992;232:139-45.
22. Omboni S, Smit AA, van Lieshout JJ, Settels JJ, Langewouters GJ, Wieling W. Mechanisms underlying the impairment in orthostatic tolerance after nocturnal recumbency in patients with autonomic failure. Clin Sci (Lond). 2001;101:609-18.
23. Foglia-Manzillo G, Giada F, Gaggioli G, Bartoletti A, Lolli G, Dinelli M, et al. Efficacy of tilt training in the treatment of neurally mediated syncope. A randomized study. Europace. 2004;6(3):199-204.
24. Reybrouck T, Heidbuchel H, Van de Werf F, Ector H. Long-term follow-up results of tilt training therapy in patients with recurrent neurocardiogenic syncope. Pacing Clin Electrophysiol. 2002;25(10):1441-6.
25. van Lieshout JJ, ten Harkel AD, Wieling W. Fludrocortisone and sleeping in the head-up position limit the postural decrease in cardiac output in autonomic failure. Clin Auton Res. 2000;10:35-42.
26. Raj SR, Rose S, Ritchie D, Sheldon RS, POST II Investigators. The Second Prevention of Syncope Trial (POST II) – A randomized clinical trial of fludrocortisone for the prevention of neurally mediated syncope: rationale and study design. Am Heart J. 2006;151(6):1186.e11-7.
27. Ward CR, Gray JC, Gilroy JJ, Kenny RA. Midodrine: a role in the management of neurocardiogenic syncope. Heart. 1998;79(1):45-9.
28. Perez-Lugones A. Schweikert R, Pavia S, Sra J, Akhtar M, Jaeger F, et al. Usefulness of midodrine in patients with severely symptomatic neurocardiogenic syncope: a randomized control study. J Cardiovasc. Electrophysiol. 2001;12(8):935-8.
29. Rimme JJCM, Dijk NV, Go-Schön IK, Reitsma JB, Wieling W. Effectiveness of Midodrine treatment in patients with recurrent vasovagal syncope not responding to non-pharmacological treatment (STAND-trial). Europace. 2011;13(11):1639-47.
30. Grubb BP, Karas BJ. The potential role of serotonin is the pathogenesis of neurocardiogenic syncope and related autonomic disturbances. J Intervent Cardiac Electrophysiol. 1998;2:325-32.
31. Di Girolamo E, Di Iorio C, Sabatini O, Leonzio L, Barbone C, Barsotti A. Effects of paroxetine hydrochloride, a selective serotonin reuptake inhibitor, on refractory vasovagal syncope: a randomized, double-blind, placebo-controlled study. J Am Coll Cardiol. 1999;33(5):1227-30.
32. Parry SW, Matthews IG. Update on the role of pacemaker therapy in vasovagal syncope and carotid sinus syndrome. Prog Cardiovasc Dis. 2013;55(4):434-42.
33. Brignole M, Menozzi C, Moya A, Andresen D, Blanc JJ, Krahn AD, et al. Pacemaker therapy in patients with neurally mediated syncope and documented asystole: Third International Study on Syncope of Uncertain Etiology (ISSUE-3): a randomized trial. Circulation. 2012;125(21):2566-71.
34. Moya A, Luque IR, Pascual JF, Rodón JP, Rivas N. Pacemacker therapy in syncope. Cardiol Clin. 2013;31:131-42.

Capítulo 9

Morte súbita cardíaca

Ricardo Alkmim Teixeira
Giselle de Lima Peixoto
Martino Martinelli Filho

Pontos-chave

- Morte súbita cardíaca (MSC) é a morte natural inesperada de causa cardíaca que ocorre no período de até uma hora desde o início dos sintomas (quando há testemunha) ou que ocorre nas últimas 24 horas (sem testemunha).
- A MSC é responsável por 50 a 100 mortes por ano para cada 100 mil habitantes na Europa e na América do Norte, sendo considerada a causa mais comum de morte nos países desenvolvidos.
- Inúmeras doenças ou disfunções específicas estão envolvidas nos mecanismos da MSC: DAC, cardiomiopatias (CMP), doença valvar, doença cardíaca congênita, miocardites, alterações eletrofisiológicas primárias, disfunção autonômica cardíaca e miscelâneas.
- Fibrilação ventricular (FV), precedida por taquicardia ventricular sustentada (TVS), é o principal mecanismo de MSC.
- Doença arterial coronariana é a doença mais frequentemente implicada na MSC.
- Como a DAC é a doença mais comum, há consenso de que os critérios de estratificação de risco coronariano (HAS, dislipidemia, obesidade, tabagismo, sedentarismo) devem fazer parte da abordagem inicial da avaliação de risco para MSC.
- Prevenção secundária de MSC corresponde à profilaxia da recorrência de arritmias ventriculares potencialmente fatais (TVS ou FV). É uma medida terapêutica aplicável a pacientes selecionados, em geral sobreviventes de PCR, cujas condições clínico-funcionais comumente são precárias.

Introdução

Morte súbita cardíaca (MSC) é a morte natural inesperada de causa cardíaca que ocorre no período de até uma hora desde o início dos sintomas (quando há testemunha) ou que ocorre nas últimas 24 horas (sem testemunha). A doença cardíaca pode ser conhecida ou não, porém o tempo e as circunstâncias da morte são inesperados.[1] Pelo fato de os atestados de óbito não incluírem esse período, sua aplicabilidade epidemiológica é comprometida e outras definições foram propostas, como "qualquer morte cardíaca que ocorra fora do hospital ou em serviços de pronto atendimento".

A MSC é responsável por 50 a 100 mortes por ano para cada 100 mil habitantes na Europa e na América do Norte, sendo considerada a causa mais comum de morte nos países desenvolvidos.[2,3] Essa incidência é maior no sexo masculino (75% dos casos) e aumenta com a idade. Os picos de incidência ocorrem até o sexto mês de vida (síndrome da morte súbita infantil) e entre 45 e 75 anos (maior ocorrência de doença arterial coronariana [DAC]);[4] mais de 50% dos casos ocorrem fora do ambiente hospitalar.[5] Estima-se que a ocorrência de MSC seja superior às taxas de mortalidade por acidente vascular encefálico, qualquer tipo de câncer, diabete melito, doenças pulmonares, doença de Alzheimer ou acidentes.[6]

Fibrilação ventricular (FV), precedida por taquicardia ventricular sustentada (TVS), é o principal mecanismo de MSC e corresponde a aproximadamente 50% da mortalidade cardiovascular. Cerca de 80% dos casos estão relacionados à DAC;[1] apesar disso, fatores de risco clássicos para DAC, com exceção do tabagismo, não apresentam relação direta com a maior ocorrência de MSC.

No Brasil, a taxa de mortalidade por doenças do aparelho circulatório está em torno de 30%, correspondendo a mais de 300 mil óbitos; não existem dados a respeito de MSC.[7]

Etiopatogenia

Inúmeras doenças ou disfunções específicas estão envolvidas nos mecanismos da MSC: DAC, cardiomiopatias (CMP), doença valvar, doença cardíaca congênita, miocardites, alterações eletrofisiológicas primárias, disfunção autonômica cardíaca e miscelâneas.

Os mecanismos eletrogênicos da MSC envolvem uma complexa interação entre um substrato anatômico anormal (cicatriz, tecido isquêmico, hipertrofia ou inflamação) e disfunções eletrofisiológicas que, sob modulação funcional, são responsáveis por eventos arrítmicos fatais, cujo gatilho é a extrassístole ventricular (EV), vista na Figura 1.[8]

Cerca de 5 a 10% dos pacientes com história de MSC recuperada apresentam coração aparentemente normal; entretanto, a maioria deles tem doença cardíaca detectada em autópsia detalhada,[9] principalmente aterosclerose coronariana, doenças cardíacas congênitas e miocardites.[10]

Doença arterial coronariana

É a doença mais frequentemente implicada na MSC. Na população de Framingham, entre 5.209 indivíduos normais (30-59 anos de idade) acompanhados durante 26 anos, a DAC foi causa de MSC em 46% dos homens e 34% das mulheres.[11]

Observa-se lesão obstrutiva coronariana em 75 a 86% dos pacientes recuperados de MSC, dependendo da idade e do sexo. Entretanto, menos de 50% apresentam evidências de infarto agudo do miocárdio (IAM) e menos de 25% manifestam onda Q ao ECG. Estudos com autópsia revelaram presença de trombo oclusivo recente em 15 a 64% dos casos e sugerem que o padrão de distribuição da lesão coronariana não esteja relacionado ao evento fatal.[12] Cicatriz de IAM ocorre em cerca de 50% dos casos e, curiosamente, a isquemia crônica parece exercer efeito protetor pelo desenvolvimento de circulação colateral.

A incidência de TVS ou FV durante o IAM com elevação do segmento ST é de 10%, com 85% desses casos ocorrendo durante as primeiras 48 horas,[13] Em síndromes coronarianas agudas sem elevação do segmento ST, a incidência de TVS ou FV é de 2%.[14] Mais de 50% das mortes decorrentes de IAM ocorrem fora do ambiente hospitalar. A maioria dessas mortes ocorre dentro de uma hora do início dos sintomas e são geralmente associadas a oclusões agudas da artéria coronária esquerda.[15]

Doenças coronarianas não ateroscleróticas, como arterites, embolia, dissecção ou origem anômala da artéria coronária, são responsáveis por reduzido percentual de MSC.[5]

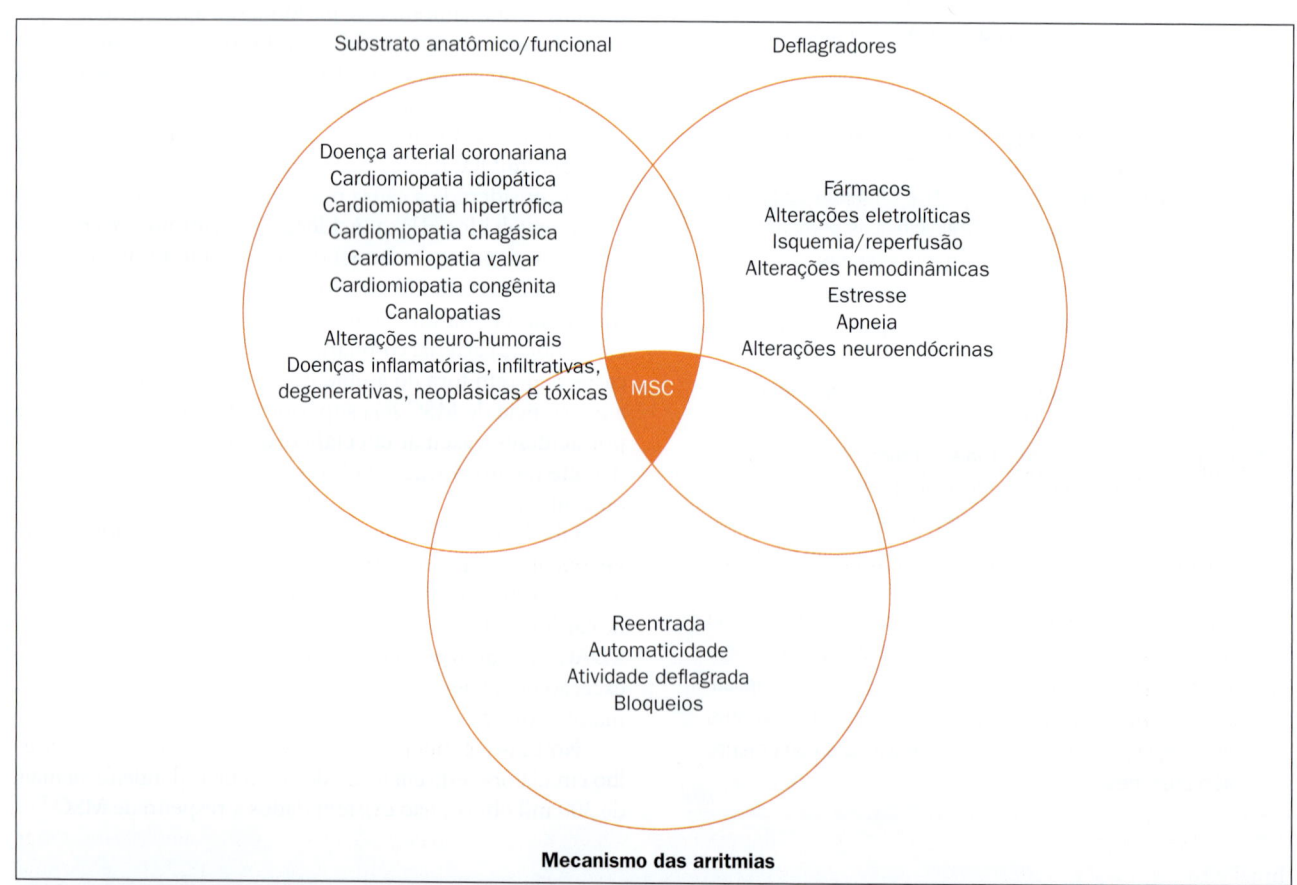

Figura 1 Fisiopatologia da morte súbita cardíaca (MSC).

Cardiomiopatias

As CMP representam o segundo maior grupo de risco para MSC, destacadamente as formas hipertrófica, dilatada idiopática, chagásica e arritmogênica do ventrículo direito (VD).

A CMP mais importante é a hipertrófica. Trata-se de uma alteração genética autossômica dominante, que envolve várias mutações codificadoras de proteínas do sarcômero cardíaco. Ocorre hipertrofia das paredes do ventrículo esquerdo (VE), com predomínio frequente do septo (forma assimétrica) e redução das dimensões dessa cavidade. A incidência da CMP hipertrófica é de 1:500 indivíduos e a taxa de ocorrência de MSC é de 2 a 4% ao ano em adultos e de 4 a 6% ao ano em crianças e adolescentes; cerca de 70% dos casos ocorrem antes dos 30 anos de idade, geralmente durante esforço físico.[13] História familiar de MSC, TVS espontânea, mutações genéticas específicas, síncopes recorrentes, hipertrofia septal > 30 mm e taquicardia ventricular não sustentada (TVNS) ao Holter 24 horas são os principais fatores de risco. A presença de dois ou mais desses fatores de risco indica o implante de cardioversor-desfibrilador implantável (CDI) para prevenção de MSC.[14]

Maron et al.[15] publicaram os achados do registro multicêntrico de 506 pacientes com CMP hipertrófica e CDI para prevenção primária e secundária de MSC. Indivíduos que tinham recebido CDI por apenas um fator de risco tiveram probabilidade similar de terapia apropriada em relação aos pacientes com dois ou mais fatores de risco.

Os mecanismos de morte possivelmente implicados são taquiarritmias, deterioração hemodinâmica aguda e/ou isquemia. As taquiarritmias podem ser consequentes à instabilidade elétrica desencadeando taquicardia ventricular (TV) reentrante decorrente da desorganização da arquitetura miocárdica e de tecido cicatricial, provavelmente secundário à isquemia miocárdica (anormalidades microvasculares).[14]

A CMP dilatada é o substrato principal para MSC em cerca de 10% da população de adultos dos países industrializados, cuja taxa de mortalidade é muito variável (10 a 50% ao ano).[16,17] Ocorrência de TVNS e síncope identifica alto risco para MSC. O mecanismo arritmogênico é a TV, sobretudo em pacientes com disfunção ventricular grave. O substrato anatômico é a cicatriz miocárdica, menos documentada em relação à DAC, e os desencadeantes são variações neuroendócrinas, eletrolíticas, pró-arritmia e ativação excessiva dos sistemas simpático e renina-angiotensina. É provável que os seguintes fatores genéticos contribuam para a ocorrência de MSC em pacientes com CMP dilatada idiopática: determinantes de instabilidade elétrica, geração ou progressão do fenótipo insuficiência cardíaca (IC) e fator desencadeador de disfunções neuro-humorais ou isquemia.[18] A presença de quadro clínico de IC aumenta em cinco vezes o risco de MSC, independentemente da etiologia. Em pacientes com IC, 30 a 50% das mortes são súbitas.

A CMP chagásica ocorre em cerca de 1% da população brasileira. Estima-se que 55 a 65% manifestam MSC, cujos principais preditores são: disfunção ventricular, TVNS ao Holter 24 horas, TVS, sobreviventes de parada cardíaca (PC), síncope recorrente, bradiarritmia grave e fibrose miocárdica. A faixa etária mais comum de MSC na CMP chagásica é de 30 a 50 anos de idade, com predominância para o sexo masculino; o mecanismo arritmogênico mais frequentemente implicado é a TV/FV.[19,20]

A CMP arritmogênica do ventrículo direito (CAVD) ocorre especialmente por acometimento miocárdico decorrente de defeito autossômico dominante nos genes 1 e 14 (36% dos casos). O ECG costuma revelar inversão de onda T (V1 a V3) ou bloqueio de ramo direito (BRD) e condução intraventricular lenta com entalhe no final do QRS, denominado "onda épsilon" (Fontaine) e morfologia de bloqueio de ramo esquerdo (BRE) durante TV (origem no VD). Do ponto de vista anatomopatológico, é caracterizada por atrofia miocárdica progressiva com substituição gordurosa e infiltração fibrosa, predominantemente no VD, criando substrato arritmogênico para TV e MSC, cuja incidência anual é estimada em 2%. O VE e o septo interventricular podem estar comprometidos entre 50 e 67% dos casos, nas fases avançadas da doença, piorando o prognóstico. Sua prevalência está estimada em 1 para cada 1.000 indivíduos, dependendo da população. Pacientes com CAVD tipicamente apresentam palpitações (27%), síncope (26%) ou MSC (23%), em geral entre a segunda e quinta décadas de vida.[21] TV monomórfica é comum, mas pacientes com CAVD podem apresentar múltiplas morfologias de TV em diferentes tempos. A frequência das arritmias aumenta com a gravidade da doença. A TV e a MSC são frequentemente exercício-induzidas e podem ser mediadas por estímulos catecolaminérgicos ou situações que aumentam a tensão nas paredes do VD.

Doença valvar

Estenose aórtica (EAo) com pressão diastólica final de VE elevada é a disfunção valvar mais ameaçadora para MSC, em cuja etiopatogenia destaca-se a isquemia subendocárdica. Pacientes assintomáticos parecem apresentar baixo risco. Particularmente em idosos com EAo, a MSC pode ser consequência de bradiarritmia provocada por depósito de cálcio no sistema de condução ou DAC associada. Portadores de próteses valvares apresentam maior risco de MSC por taquiarritmias ou pela presença de DAC coexistente, assim como de disfunção da própria prótese.

Prolapso de valva mitral isolado está relacionado à baixa incidência de MSC, que, entretanto, aumenta na presença de história familiar, prolapso de ambas as cúspides, regurgitação mitral e extrassistolia ventricular.[22,23]

Uma forte associação entre a TV ramo a ramo e MSC em pacientes submetidos à troca valvar (29% das taquiarritmias documentadas) já foi relatada. A provável lesão do sistema His-Purkinje secundária ao tratamento cirúrgico parece criar substrato para a reentrada ramo a ramo, cujo período mais propício para completo estabelecimento seria a terceira semana após a troca valvar mitral ou aórtica.[24]

Doença cardíaca congênita

Risco aumentado de MSC foi descrito nas seguintes doenças cardíacas congênitas: transposição das grandes artérias, estenose aórtica, obstrução vascular pulmonar e tetralogia de Fallot. Com relação a esta última, sabe-se que a presença de QRS alargado se associa ao aumento das dimensões do VD e é um preditor de risco.[25] A própria correção cirúrgica dessas e de outras cardiopatias complexas também aumenta o risco tardio de MSC.

Miocardites secundárias

O acometimento miocárdico secundário às doenças do colágeno vascular, tumores, doença granulomatosa crônica, distúrbios infiltrativos e infestações por protozoários, está associado à maior ocorrência de arritmias letais. Miocardite viral, com ou sem disfunção ventricular esquerda, aumenta os riscos de MSC, que não se limita à fase aguda do processo inflamatório. Cicatriz miocárdica pode levar a arritmias ventriculares e MSC em razão da heterogeneidade elétrica do tecido. A miocardite é responsável por cerca de 7 a 22% das MSC.[26-28]

Alterações eletrofisiológicas primárias

Algumas alterações eletrofisiológicas primárias podem ocorrer na ausência de cardiopatia estrutural aparente. Esses pacientes são suscetíveis a MSC decorrente de arritmias fatais, cuja característica etiopatogênica é a comprovação de defeitos genéticos.[29] Neste grupo estão incluídos: síndrome do QT longo congênito (Figura 2), síndrome de Brugada, síndrome do QT curto, FV idiopática, bloqueio atrioventricular congênito e TV catecolaminérgica, assim como doenças primárias do sistema de condução (nó sinusal, nó atrioventricular e sistema His-Purkinje). Com relação a estas últimas, recentemente foram relatadas várias associações com defeito genético autossômico.[30,31]

A síndrome de Wolff-Parkinson-White, causada por pré-excitação do miocárdio ventricular por meio de uma via acessória que aumenta o risco de taquicardia paroxística supraventricular, também já foi associada a herança autossômica dominante e defeitos cardíacos congênitos ou hipertrofia ventricular.[32] A ocorrência de fibrilação atrial aguda nesse cenário pode conferir risco de MSC, dependendo das características eletrofisiológicas da via acessória.

Disfunção do sistema nervoso autônomo cardíaco

A inervação simpática e parassimpática do coração pode ser comprometida pelas cicatrizes provocadas por IAM ou outras agressões miocárdicas. Esse acometimento não se restringe à zona de tecido cicatricial, mas também às suas regiões periféricas, no sentido apical, provavelmente por interrupção de fibras nervosas aferentes e eferentes que cruzam essa área.

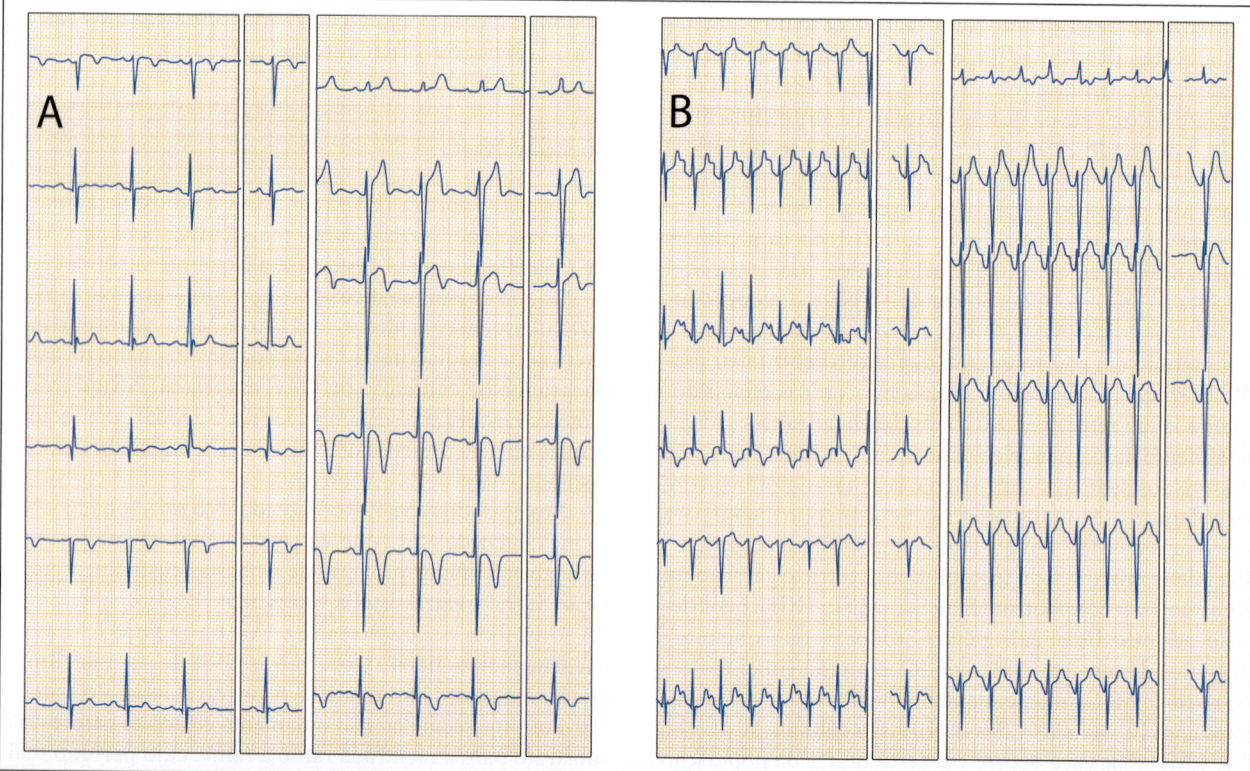

Figura 2 Traçado eletrocardiográfico em repouso (A) e durante esforço (B) de paciente recuperado de morte súbita. Notam-se variações da repolarização ventricular características dos distúrbios primários dos canais iônicos (QT longo).

Essa região denervada torna-se hipersensível às catecolaminas e apresenta redução desproporcional de seu período refratário. Consequentemente, ocorre heterogeneidade autonômica, com dispersão da refratariedade e acometimento da condução do estímulo, o que facilita a ocorrência de TV.[33]

Miscelânea (drogas, metabólitos e causas mecânicas)

Pró-arritmia é a característica marcante deste grupo e pode ser secundária ao uso de antiarrítmicos ou outros fármacos. O prolongamento do intervalo QT é o efeito adverso mais comum e a taquiarritmia ventricular polimórfica (*torsades de pointes*) frequentemente é fatal.

Outras situações clínicas também podem evoluir com taquiarritmias fatais, como depósito exagerado de cálcio intracelular (uso de inibidores da fosfodiesterase) e alterações metabólicas (hipocalemia e hipomagnesemia).

Ademais, destaquem-se as causas de morte súbita não diretamente relacionadas ao coração: dissecção da aorta, tamponamento cardíaco agudo, trauma cardíaco e embolia pulmonar maciça.

Estratificação de risco

A MSC pode ser a primeira manifestação clínica tanto de pacientes com distúrbio eletrofisiológico primário como de portadores de CMP. Como a DAC é a doença mais comum, há consenso de que os critérios de estratificação de risco coronariano (hipertensão arterial sistêmica [HAS], dislipidemia, obesidade, tabagismo, sedentarismo) devem fazer parte da abordagem inicial da avaliação de risco para MSC.[34]

O ECG de 12 derivações é de grande importância, embora a ausência de anormalidades não exclua definitivamente o risco de MSC. Pré-excitação ventricular, duração e morfologia do QRS, prolongamento do intervalo QT e segmento ST são os aspectos de maior relevância a serem observados.

O marcador mais utilizado na prática clínica é a classe funcional (CF) de IC: quanto mais avançada, pior o prognóstico. Sabe-se, entretanto, que essa evidência é consistentemente válida para CMP, sobretudo isquêmicas, e que, dependendo do tipo de acometimento miocárdico, frequentemente há dissociação entre a gravidade do caso e CF de IC. Nesse sentido, a informação coadjuvante da função cardíaca é muito útil. A fração de ejeção do ventrículo esquerdo (FEVE) < 35%, ao ecocardiograma (ECO), é reconhecida como o melhor preditor funcional para MSC, para CMP tanto isquêmica quanto não isquêmica.[35] Recentes evidências têm demonstrado a importância de novos métodos de avaliação cardíaca funcional, como a ventriculografia radioisotópica e a ressonância magnética, na estratificação de risco de MSC.[36]

Aliás, imagens da presença de substrato anatômico potencialmente arritmogênico, como processos infiltrativos, de depósitos e especialmente de fibrose miocárdica, têm sido cada vez mais relacionadas ao risco de ocorrência de arritmias ventriculares e morte súbita, mesmo na ausência de disfunção sistólica importante do VE.[36]

Em pacientes com IAM prévio, extrassistolia ventricular frequente e TVNS ao Holter 24 horas são marcadores clínicos de pior evolução.[37] Ensaios realizados em pacientes com CMP não isquêmica não demonstraram essa tendência, com exceção do estudo GESICA,[38] que incluiu apenas portadores de CMP dilatada idiopática e chagásicos e demonstrou forte correlação entre ocorrência de TVNS e aumento da taxa de mortalidade arrítmica.

A documentação do desequilíbrio autonômico cardíaco pós-IAM (predomínio simpático) por análise espectral (Holter 24 horas) é forte marcador de arritmias fatais e de MSC.[39] Da mesma forma, a sensibilidade barorreflexa, por análise espectral de intervalo R-R e pressão arterial sistólica, que avalia o incremento de atividade vagal e a redução simpática em resposta às variações de PA, também foi relacionada à maior incidência de eventos fatais.[40] Apesar dessas evidências, a aplicabilidade clínica desses métodos ainda é pequena, sobretudo pelas limitações de interpretação dos achados em pacientes com HAS, DM e em uso de betabloqueador.

ECG de alta resolução (ECG-AR), ao documentar áreas de condução elétrica lenta (potenciais tardios) provocadas por cicatrizes miocárdicas, identifica substrato anatômico para taquiarritmias fatais e MSC, para qual seu valor preditivo negativo é alto e o valor preditivo positivo é baixo.[41]

A ausência de onda "T alternante" também tem elevado valor preditivo negativo para MSC.[42] Trata-se da avaliação de variações da morfologia, amplitude ou polaridade da onda "T" batimento a batimento, decorrentes do prolongamento ou da dispersão da repolarização ventricular. Entretanto, os achados ainda não podem ser generalizados para todos os pacientes e necessitam de validação prospectiva adicional. Sabe-se que esses achados indicam instabilidade elétrica miocárdica, definindo maior risco de taquiarritmias fatais.

O papel do estudo eletrofisiológico (EEF) invasivo na estratificação de risco de MSC é controverso. Por meio da estimulação ventricular programada, pode-se induzir arritmias relevantes do ponto de vista clínico (TVS monomórfica) e o valor preditivo positivo é alto. Esse comportamento é comum em pacientes com CMP isquêmica, disfunção ventricular e TVNS ao Holter.[41] Entretanto, na CMP dilatada idiopática, as taxas de indutibilidade de TV monomórfica são baixas e o valor prognóstico do EEF é controverso.[43]

Recentemente, os monitores de eventos implantáveis têm demonstrado grande utilidade no diagnóstico de arritmias fatais com síncopes cuja recorrência é muito esporádica.

Finalmente, deve-se enfatizar a importância atual e futura dos estudos genéticos na estratificação prognóstica de candidatos à MSC.

Prevenção primária

Em virtude da importância da DAC na etiopatogenia da MSC, a prevenção primária deve priorizar o controle dos fatores de risco coronariano. Destaca-se o reconhecido papel dos inibidores da enzima conversora da angiotensina, bloqueadores da angiotensina e da aldosterona, bem como do betabloqueador e da hidralazina associada a nitratos no aumento de sobrevida de pacientes com IC.[44]

Também neste grupo de pacientes, estudos recentes demonstraram que a associação entre um inibidor da neprilisina (sacubitril) e um bloqueador do receptor da angiotensina (valsartana) resultou em redução de mortalidade súbita e total.[45]

O betabloqueador é uma das terapêuticas mais bem avaliadas na cardiologia atual. Numerosos estudos têm demonstrado importante redução na mortalidade total e na MSC em uma variedade de doenças cardíacas, mais notadamente IAM e IC.[46-51]

O mecanismo para a redução da incidência de MSC com o uso de betabloqueador é multifatorial, como efeito anti-hipertensivo (embora o efeito protetor persista mesmo após o controle da pressão arterial) e efeito anti-isquêmico (embora sejam efetivos também em CMP não isquêmica). Em IC, o efeito eletromecânico tem sido postulado como fator protetor na vulnerabilidade arrítmica por encurtamento da duração do potencial de ação e da refratariedade, que ocorre por ativação do receptor beta-adrenérgico. O efeito pró-arrítmico do excesso de catecolaminas também pode ser anulado pelo betabloqueador.

Uma subanálise do estudo MADIT-II[52] demonstrou que pacientes em uso de estatinas apresentaram menor ocorrência de TV/FV. Não está claro se isso ocorre por eventos coronarianos, efeito anti-inflamatório, propriedade antiarrítimica ou fator de confusão não identificado. Outro estudo demonstrou melhora na redução no risco relativo (de 38 para 21%) na recorrência de TV/FV em pacientes com CDI durante 12 meses de seguimento.[53]

A maioria dos antiarrítmicos, ao contrário dos outros fármacos descritos anteriormente, não tem eficácia comprovada sobre a mortalidade total em pacientes com IC. A partir da hipótese de que a supressão de arritmias ventriculares pudesse melhorar a sobrevida, diferentes antiarrítmicos foram testados em pacientes com IAM prévio. Os achados foram considerados satisfatórios com relação ao uso de amiodarona (estudos CAMIAT,[54] EMIAT,[55] GESICA[38]) e betabloqueadores (estudo BHAT[56]). Por outro lado, o uso de antiarrítmicos do grupo I (estudos CAST,[57] IMPACT[58]) e do sotalol (estudo SWORD[59]) resultaram em interrupção precoce dos ensaios porque pioraram as taxas de mortalidade. Já o uso de bloqueador dos canais de cálcio (estudo DIAMOND[60]) não demonstrou impacto sobre a mortalidade. Na verdade, de todas as medicações antiarrítmicas, somente betabloqueadores têm mostrado claro benefício na prevenção de MSC pós-IAM, particularmente naqueles com função ventricular comprometida.[46]

Em razão desses resultados frustrantes com o uso de fármacos antiarrítmicos e com o advento do CDI, essa terapêutica passou a ser testada em novos ensaios clínicos incluindo pacientes com TVNS e/ou disfunção ventricular (MUSTT[61] e MADIT[62]). Ao final, identificou-se, com consistência, que pacientes com IAM prévio e FEVE ≤ 30% apresentam maior sobrevida pós-implante de CDI (MADIT II[63]), independentemente de qualquer estratificação de risco adicional. Subanálises desse estudo identificaram ainda que, no subgrupo de

pacientes com FEVE < 25% e duração do QRS ≥ 150 ms, as vantagens são ainda maiores. Também foram considerados auspiciosos os achados do estudo DEFINITE[64] (redução da mortalidade arrítmica) e do SCD-HeFT[65] (redução de mortalidade total e arrítmica) em pacientes com IC (CF NYHA II-III) e FEVE < 35%.

Os achados do estudo MADIT II foram confirmados pelo SCD-HeFT, que incluiu 2.521 pacientes; 50% com CMP não isquêmica, em acompanhamento prolongado (cinco anos). Foi avaliado o benefício do CDI *versus* amiodarona ou placebo como prevenção primária em pacientes com IC estável (classe funcional NYHA II ou III) e FE ≤ 35%, (TVNS ou EEF não foi critério de inclusão). Após quatro anos de acompanhamento, não houve benefício da amiodarona sobre o placebo na prevenção de mortalidade total, mas o implante de CDI reduziu significativamente (23%) a mortalidade total (p = 0,007). O benefício do CDI foi comparável para CMP isquêmica e não isquêmica (Tabela 1).

Com relação aos pacientes com CMP não isquêmica, informações relevantes podem ser extraídas de uma análise detalhada dos estudos CAT,[66] AMIOVIRT,[67] DEFINITE, SCD-HeFT e COMPANION,[68] este último um estudo de prevenção primária que incluiu 1.854 pacientes. A metanálise desses estudos demonstrou que a terapia com CDI levou à redução de risco relativo de 31% na mortalidade total (p = 0,02).[69-71]

Posteriormente, um novo estudo com pacientes com cardiopatia não isquêmica e insuficiência cardíaca sistólica importante (FEVE ≤ 35%) foi publicado. O DANISH Trial demonstrou que o uso do CDI, embora tenha prevenido morte súbita como desfecho secundário (p = 0,005), não foi capaz de prevenir mortalidade total (p = 0,28) ou mesmo mortalidade cardiovascular (p = 0,10).[70]

Com os resultados do DANISH, nova metanálise atualizada foi publicada, em que o CDI mostrou-se, ainda assim, superior ao tratamento clínico isolado, tanto para prevenção de morte súbita quanto de mortalidade total (HR 0,78, IC95%).[71]

Não existem evidências científicas relativas à CMP chagásica crônica (CCC), mas recentemente foi publicado o racional do ensaio CHAGASICS – CHronic use of Amiodarone against ICD for Chagas Cardiomyopathy, um estudo randomizado de prevenção primária de morte súbita na CCC que vai incluir 1.100 pacientes com escore de estratificação de risco elevado.[72]

Prevenção secundária

Prevenção secundária de MSC corresponde à profilaxia da recorrência de arritmias ventriculares potencialmente fatais (TVS ou FV). É uma medida terapêutica aplicável a pacientes selecionados, em geral sobreviventes de PCR, cujas condições clínico-funcionais comumente são precárias.

Os primeiros ensaios clínicos de prevenção secundária de MSC foram observacionais e testaram apenas agentes farmacológicos em pacientes com doença cardíaca estrutural, entre as quais a mais frequente foi a CMP isquêmica. Entre os fármacos avaliados, somente betabloqueador e amiodarona demonstraram impacto positivo sobre MSC.[73,74] O sotalol, antiarrítmico de classe III, demonstrou eficácia considerável, significativamente superior aos de classe I na prevenção de eventos fatais.[75]

O estudo CASCADE[75] sugere benefício relativo da amiodarona sobre os fármacos de classe I, administrada empiricamente em sobreviventes de PCR. Esses e outros achados de estudos randomizados, não apenas observacionais mas também comparativos ao CDI, demonstram que a amiodarona é, indubitavelmente, o fármaco mais efetivo para a prevenção secundária de MSC, tendo o sotalol como uma razoável alternativa.

A respeito da eficácia do CDI na terapêutica de arritmias fatais, vários estudos desviaram o foco dos ensaios de larga escala que, durante quase uma década, testaram exclusivamente os antiarrítmicos na prevenção secundária da TV/FV (Figura 3). As avaliações de desempenho desses dispositivos têm demonstrado eficácia superior a 98% na interrupção de episódios de FV e de 92 a 98% na terapêutica da TV.

O estudo americano AVID[76] comparou a eficácia do CDI *versus* amiodarona (97%) ou sotalol (3%) em 1.016 sobreviventes de um ou mais episódios de FV ou TVS mal tolerada (FEVE < 40%). O estudo foi interrompido precocemente pelo comitê de segurança, após 18 meses de seguimento médio, quando foi documentada redução relativa da mortalidade (todas as causas) de 29% a favor do grupo CDI (p = 0,02).

O estudo canadense CIDS[77] comparou os benefícios do CDI exclusivamente com o uso de amiodarona em sobreviventes de PCR e TVS mal tolerada ou síncope (FEVE reduzida). Foram estudados 659 pacientes, acompanhados por 36 meses. Houve redução do risco relativo (RR) de todas as causas de 20% a favor do grupo CDI, que, apesar de não demonstrar significância estatística na análise global (p = 0,14), revelou evidente benefício do CDI no quartil de pacientes com idade superior a 70 anos, FEVE < 0,35 e CF IC III ou IV.

O estudo alemão *Cardiac Arrest Study Hamburg* (CASH)[78] selecionou 288 sobreviventes de PCR por FV com FEVE média de 45% e comparou os benefícios do implante do CDI com o uso de fármacos antiarrítmicos (amiodarona, meto-

Tabela 1	Principais ensaios randomizados de prevenção de MSC com CDI					
Estudo	**Ano**	**N**	**FEVE (≤)**	**Outros critérios de inclusão**	**HR (IC 95%)**	**P**
Prevenção primária						
MADIT[59]	1996	196	35	TVNS, EEF+	0,46 (0,26-0,82)	0,009
MADIT II[49]	2002	1.232	30	IAM prévio	0,69 (0,51-0,93)	0,016
DEFINITE[61]	2004	485	35	CMP-NI, EV/TVNS	0,65 (0,40-1,06)	0,08
SCD-HeFT[62]	2005	1.676	35	IAM prévio ou CMP-NI	0,77 (0,62-0,96)	0,007
DANISH	2016	1.116	35	NYHA II, III ou IV com TRC; NT-pro-BNP > 200 pg/mL	0,87 (0,68-1,12)	0,28
Prevenção secundária						
AVID[71]	1997	1.016	40	PCR prévia	0,62 (0,43-0,82)	< 0,02
CIDS[72]	2000	659	35	PCR prévia, síncope	0,82 (0,60-1,10)	NS
CASH[73]	2000	191	45±18	PCR prévia	0,77 (1,112)	0,081

TVNS: taquicardia ventricular não sustentada; EEF: estudo eletrofisiológico; IAM: infarto agudo do miocárdio; ECGAR: eletrocardiograma de alta resolução; CMP-NI: cardiomiopatia não isquêmica; EV: extrassístole ventricular; PCR: parada cardiorrespiratória.

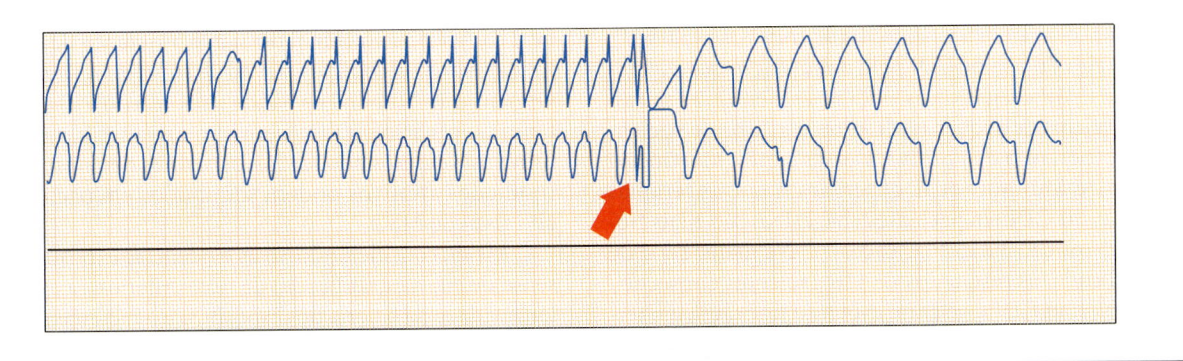

Figura 3 Traçado de eletrograma endocavitário do CDI (memória) de paciente com CMP isquêmica. Note-se que, após diagnóstico preciso de TV, o dispositivo dispara uma terapia de choque (seta) de alta energia, interrompendo a arritmia e evitando a MSC.

prolol ou propafenona), e a amiodarona foi utilizada em 98% dos casos. A redução da mortalidade arrítmica foi significativa (34%) e a mortalidade total não foi diferente (Tabela 1).

É importante ressaltar que os achados desses três estudos clássicos para a prevenção secundária de MSC referem-se a populações específicas de países desenvolvidos com as seguintes características: cerca de 80% DAC; > 50% IAM prévio; 79% homens, idade média 58 anos; FEVE média 32 a 45%, < 20% CF IC III ou IV. Amiodarona foi utilizada no grupo-controle dos três ensaios e a taxa de *crossover* para CDI variou de 5 a 16%.

A avaliação metanalítica desses estudos[79] demonstrou que o uso de CDI é superior à amiodarona na prevenção secundária de MSC porque reduziu em 28% o RR de mortalidade total, e em 50% o risco de mortalidade arrítmica. Os autores concluíram que o CDI proporciona acréscimo médio de vida de quatro meses, em acompanhamento de seis anos, e que a FEVE estratifica os melhores responsivos ao uso de CDI (disfunção ventricular moderada ou grave).

Não existem estudos randomizados de prevenção secundária de MSC envolvendo pacientes com CMP chagásica. O uso empírico de amiodarona para o tratamento de TVS, cuja prevalência na CMP chagásica sem IC é estimada em 2%, está associado à taxa de recorrência de 40% e a probabilidade de sobrevida varia entre 68 e 84% em três anos de seguimento. Em série recentemente publicada de 28 pacientes consecutivos com TVS, todos tratados apenas com amiodarona, acompanhados por cerca de três anos, a taxa de sobrevida foi de 68%, sendo a disfunção sistólica de VE o preditor mais significativo de morte.[80] As taxas anuais de mortalidade em pacientes com CMP chagásica e TVS tratados apenas com amiodarona variaram de 5,1 a 10,7%.[81] Esses dados são bastante favoráveis em comparação aos de outras séries de pacientes não tratados ou medicados com quinidina ou procainamida, que têm probabilidade de sobrevida de apenas 20%, considerando o mesmo tempo de acompanhamento. Não há demonstração de que o uso de amiodarona guiado por EEF seja superior ao seu emprego empírico, inclusive porque apenas cerca de 29% de 71 pacientes com CMP chagásica e TVS seriam elegíveis para a sistemática de tratamento orientado pelo EEF.[82] Em outros estudos de associação de amiodarona com antiarrítmicos da classe I ou em alternância com sotalol, as taxas anuais de mortalidade não foram inferiores às do tratamento apenas com amiodarona, oscilando entre 8,8 e 11,0%.[83,84]

A respeito do uso de CDI para a prevenção secundária de MSC na CMP chagásica, as evidências científicas se restringem a relatos de pequenas séries ou registros de pacientes que receberam o dispositivo. Dessas séries, Martinelli-Filho et al. e Muratore et al. observaram que as terapias apropriadas do CDI em pacientes chagásicos são mais frequentes em relação a não chagásicos.[85,86] Na maior série de casos publicada, os resultados de 116 pacientes consecutivos tratados com CDI revelaram evolução favorável, em termos de taxas de mortalidade (7,1%/ano) e de choques apropriados (58% ao longo de 45 ± meses).[87]

A terapia de ressincronização cardíaca (TRC) também tem sido considerada uma alternativa terapêutica útil na prevenção de MSC (classe IIa, das últimas diretrizes de MSC – JACC*).*[88] A TRC pode melhorar a função contrátil cardíaca de pacientes com IC e dissincronia por ativação simultânea dos ventrículos. No estudo COMPANION, a TRC isolada reduziu a mortalidade total em 23% em comparação com a terapêutica medicamentosa otimizada. O estudo CARE-HF randomizou 813 pacientes para TRC sem CDI (TRC-P) ou terapia médica isolada.[89] Em acompanhamento médio de 29 meses, a TRC-P se associou a significativa redução de mortalidade (20 *vs.* 30%). A taxa de MSC foi similar em ambos os grupos (32 *vs.* 35%), sugerindo que o maior benefício esteja associado à prevenção da progressão da própria IC.

Custo-efetividade do CDI

Gialama et al.[90] publicaram uma revisão sistemática na qual foram selecionados 34 estudos a partir de 11.977 citações (PubMed, Cochrane e Health Economic Evaluations Database). Entre esses estudos, 11 referiam-se à prevenção secundária de MSC e 23 à prevenção primária. Os autores concluíram que o CDI é tão custo-efetivo quanto outras terapêuticas cardiovasculares e não cardiovasculares, desde que consideradas as seguintes variáveis: risco elevado de MSC, eficácia e segurança do sistema, qualidade de vida, custo do implante, frequência e custo das trocas do gerador por desgaste de bateria, aspectos demográficos e tempo de acompanhamento. Além disso, técnica de implante, curva de aprendizado e programação eletrônica podem afetar o tempo de internação, longevidade do dispositivo e consumo de recursos e, consequentemente, o custo.

Considerando os achados dos ensaios de prevenção secundária, foi evidente que o custo-efetividade melhora ao longo do tempo (longevidade da bateria), especialmente em pacientes com disfunção grave de VE e fatores de risco adicionais.

Em relação aos estudos de prevenção primária, a maioria demonstrou que o implante de CDI é custo-efetivo, especialmente nos grupos de alto risco (IAM prévio + FEVE < 30%, distúrbios elétricos primários).

Ribeiro et al.[91] publicaram importantes dados a respeito do CDI na prevenção primária de MSC no Brasil, cujos custos foram extraídos das tabelas do Sistema Único de Saúde e da Agência Nacional de Saúde. A relação de custo-efetividade incremental foi elevada e superior à sugerida pela Organização Mundial da Saúde (três vezes o PIB *per capita*), tanto no cenário público como no privado. A exemplo dos principais ensaios publicados, os autores demonstraram que resultados atrativos podem ser obtidos em pacientes com alto risco de MSC.

Assim, considerando-se as evidências expostas, há consenso de que a estratificação de risco criteriosa, a extensão da longevidade da bateria do dispositivo e o incremento da qualidade de vida são fundamentais para tornar o uso de CDI cada vez mais custo-efetivo e atrativo. A Tabela 2 apresenta os critérios mais recentes para indicação de implante de CDI para prevenção de MSC.

Tabela 2 Critérios atuais para indicação de CDI

Classe I

1. Sobrevivente de PCR (TV/FV) de causa irreversível (A)

2. Doença cardíaca estrutural e TVS espontânea (B)

3. Síncope inexplicada com TV/FV induzida ao EEF (B)

4. FEVE ≤ 35% com IAM prévio há pelo menos 40 dias e CF NYHA II ou III (A)

5. CMP não isquêmica com FEVE ≤ 35% e CF NYHA II ou III (B)

6. FEVE ≤ 30% com IAM prévio há pelo menos 40 dias e CF NYHA I (A)

7. TVNS com IAM prévio e FEVE ≤ 40% e TV/FV indutível ao EEF (B)

Classe IIa

1. Síncope inexplicada, disfunção de VE, CMP não isquêmica (C)

2. TVS e função de VE preservada (C)

3. CMP hipertrófica com 1 ou mais fatores de risco para MSC (C)

4. DAVD com 1 ou mais fatores de risco para MSC (C)

5. Síndrome do QT longo com síncopes e/ou TV em vigência de betabloqueador (B)

6. Ponte para transplante cardíaco, não hospitalizado (C)

7. Síndrome de Brugada com síncope (C)

8. Síndrome de Brugada com TV documentada, sem PCR (C)

9. TV polimórfica catecolaminérgica com síncope e/ou TVS documentada, em vigência de betabloqueador (C)

10. Sarcoidose, miocardite de células gigantes ou doença de Chagas (C)

Classe IIb

1. CMP não isquêmica com ≤ FEVE 35% e CF NYHA I (C)

2. Síndrome do QT longo e fatores de risco para MSC (B)

3. Síncope e doença cardíaca estrutural avançada sem diagnóstico após investigação (C)

4. CMP familiar associada à MSC (C)

5. CMP não compactada (C)

Classe III

1. Expectativa de vida com *status* funcional aceitável < 1 ano (C)

2. TV/FV incessante (C)

3. Distúrbio psiquiátrico que pode ser agravado pela presença do CDI (C)

4. CF IV com IC refratária, não candidato a transplante cardíaco ou TRC-D (C)

5. Síncope inexplicada sem indução de TV/FV (EEF), sem cardiopatia (C)

6. TV/FV que pode ser controlada com ablação por cateter (C)

7. TV/FV por causas reversíveis, na ausência de cardiopatia estrutural (B)

( ) nível de evidência PCR: parada cardiorrespiratória; TV: taquicardia ventricular; FV: fibrilação ventricular; TVS: taquicardia ventricular sustentada; EEF: estudo eletrofisiológico; FEVE: fração de ejeção do ventrículo esquerdo; IAM: infarto agudo do miocárdio; CF: classe funcional; NYHA: New York Heart Association; CMP: cardiomiopatia; TVNS: taquicardia ventricular não sustentada; VE: ventrículo esquerdo; DAVD: displasia arritmogênica do ventrículo direito; MSC: morte súbita cardíaca; CDI: cardioversor-desfibrilador implantável; IC: insuficiência cardíaca; TRC-D: terapia de ressincronização cardíaca associada a cardioversor-desfibrilador implantável.
Fonte: Diretrizes da American College of Cardiology, American Heart Association, Heart Rhythm Society. JACC. 2013;61(3).

Atletas

Atletas profissionais, em treinamento contínuo e prolongado, podem desenvolver alterações morfológicas e funcionais cardíacas importantes consequentes às adaptações hemodinâmicas produzidas pelo programa de exercício intensivo.[92]

A entidade "coração de atleta" é reconhecida há mais de cem anos, porém somente nas duas últimas décadas foram definidas as características anatomofuncionais decorrentes do condicionamento atlético: aumento da massa ventricular esquerda por incremento do diâmetro diastólico da cavidade, da espessura da parede ou de ambos. Esse remodelamento varia de intensidade conforme o tipo de atividade esportiva. Em longo prazo, as modificações mais marcantes decorrem de corridas de longa distância, natação, ciclismo, remo e canoagem.

Os limites do remodelamento fisiológico são espessura da parede do VE < 12 mm e tamanho da cavidade < 60 mm.[93] Aproximadamente 2% dos atletas do sexo masculino altamente treinados apresentam discreto aumento da espessura da parede do VE (13 a 15 mm). Atletas do sexo feminino e adolescentes, por sua vez, apresentam valores de referência inferiores. Dimensões superiores às típicas do remodelamento fisiológico estão enquadradas na "zona cinzenta", assim denominada por Maron,[94] por representar substrato indefinido entre modificações adaptativas ou patológicas (CMP hipertrófica, dilatada idiopática, chagásica, entre outras). De fato, cerca de 15% dos atletas altamente treinados evoluem com grande aumento da cavidade ventricular esquerda (> 60 mm), simulando CMP dilatada idiopática e dificultando o diagnóstico diferencial. Faltam evidências consistentes para definir se o remodelamento ventricular extremo é consequente ao treinamento inadequado e/ou exagerado a longo prazo. Nesses casos, a alternativa seria avaliar a resposta da massa cardíaca ou do enchimento diastólico com ECO após três meses de "descondicionamento atlético". Um estudo ecocardiográfico longitudinal mostrou reversão da dilatação da cavidade ventricular em 20% de atletas de elite afastados do condicionamento físico ou aposentados.[95] Estudos genéticos também poderiam ser úteis, mas ainda não estão disponíveis na prática clínica.

A identificação de atletas assintomáticos com doenças genéticas como CMP hipertrófica, CAVD, síndrome do QT longo e de Brugada é imperiosa; uma vez classificados como alto risco para MSC, devem ser submetidos ao implante de CDI, o que não significa, entretanto, que possam seguir praticando atividades competitivas.

A atividade esportiva, em geral, funciona apenas como gatilho para a MSC em atletas jovens e adolescentes (independentemente do sexo). O substrato cardíaco patológico e a consequente predisposição a arritmias ventriculares parecem ser o fator mais importante, conforme demonstrado por Corrado, da Universidade de Pádua (Itália). O autor acompanhou por 21 anos uma coorte de 1.386 jovens e adolescentes, com idades entre 12 e 35 anos. Cerca de 10% eram atletas de competição, tendo sido documentados 300 casos de MSC, com incidência de 1:100.000 indivíduos ao ano. Entre os casos de MSC, 55 ocorreram em atletas de competição e

245 em não atletas, correspondendo à mortalidade de 2,3 *versus* 0,9:100.000 indivíduos ao ano. Nos atletas de competição, a MSC foi mais frequente entre homens que em mulheres (50 *vs.* 5; 2,6 *vs.* 1,1:100.000 indivíduos ao ano). O risco relativo (RR) de MSC em atletas *vs.* não atletas foi 2,5 (p = 0,0001).[96] A atividade esportiva não foi considerada responsável pelo aumento da mortalidade, e sim a presença de anomalias coronárias congênitas, CAVD e coronariopatia aterosclerótica prematura. A CMP hipertrófica teve baixíssima incidência porque, nessa coorte, a maioria desses casos foi desqualificada para o esporte. Por isso o autor enfatiza a importância da avaliação sistemática pré-participativa nos jovens e adolescentes.

A CMP hipertrófica, por outro lado, é a principal causa de MSC em jovens atletas nos Estados Unidos.[97] MaRon publicou os achados de autópsia de 387 atletas jovens nos quais a CMP hipertrófica foi a causa de óbito mais frequente: 102 casos (26,4%).[98] Trauma cardíaco (*commotio cordis* – FV secundária a trauma direto sobre o tórax) foi a segunda causa mais frequente: 77 casos (19,9%). Nesse registro, a CAVD foi a sétima causa mais frequente de MSC (11 casos – 2,8%).

Quando uma anormalidade cardiovascular é identificada em atleta competitivo, deve-se avaliar o risco de continuar a participar de treinos e competições, o impacto se ele for afastado e os critérios para liberá-lo ou desqualifica-lo para competição. As diretrizes de Bethesda são consideradas referência universal para o manejo de atletas competitivos.[99] Nesse documento estão definidos os protocolos para sua qualificação ou desqualificação. Por exemplo, atletas profissionais com CMP hipertrófica são aconselhados a abandonar esportes competitivos, podendo praticar atividades menos intensas, como golfe ou boliche. Por sua vez, doenças possivelmente reversíveis, como miocardite, justificam o abandono temporário da competição e retorno criterioso à atividade esportiva assim que o bom estado físico seja recuperado.

A decisão de suspender atividades competitivas em atletas de elite é muito complexa e tormentosa, principalmente quando se trata de carreira profissional. Muitos atletas costumam não aceitar as informações médicas; frequentemente se dispõem a enfrentar os riscos, resistem às recomendações e tendem a continuar em atividade regular. Essa questão passa a ter implicação jurídica, porque o julgamento médico pode ser insidiosamente influenciado pela pressão de familiares, treinadores e diretores de entidades.

A atitude médica, entretanto, deve ser inflexível. Eliminar as ameaças preservando a vida deve estar acima de qualquer outro interesse.

Avaliação da onda T alternante

A identificação da alternância da onda T ao ECG, batimento a batimento, também denominada alternância elétrica, foi reconhecida como um achado pré-terminal há mais de cem anos. Nos últimos 25 anos, essa alternância vem sendo ligada a arritmias ventriculares e MSC. Flutuações na forma e na amplitude da onda T estão associadas ao desenvolvimento de arritmias fatais e MSC em estudos com modelos animais e humanos.[100] A alternância da onda T é sutil e a variação na amplitude da onda T pode ser de poucos microvolts (MTWA), portanto, imperceptível por métodos convencionais. Numa metanálise de 19 estudos prospectivos, a presença de MTWA foi preditor para arritmias ventriculares, comparado com indivíduos com MTWA negativo.[101]

Outra análise detalhada demonstrou que a mortalidade dos pacientes elegíveis para o MADIT II, com MTWA negativo e que não receberam CDI, é menor que a mortalidade dos pacientes dos estudos MADIT II e SCD-HeFT que receberam CDIs.[102] O estudo ABCD[42] demonstrou valor preditivo negativo similar entre EEF e MTWA numa coorte de 500 pacientes com DAC, TVNS e FE < 40%, seguidos por 2 anos. Recente análise de custo-efetividade de terapia com CDI em pacientes elegíveis para o MADIT II, com e sem estratificação de risco pelo teste MTWA,[103] demonstrou incremento da custo-efetividade média de US$ 48.700 por qualidade de vida ajustada por ano de vida com estratificação com MTWA, comparado com US$ 88.700 com a estratégia de "CDI para todos". Os autores concluíram que a estratégia de utilização de MTWA poderia potencialmente economizar US$ 700 milhões por ano na população do MADIT II.

Outro estudo com 587 pacientes demonstrou que a chance de ocorrer um evento em pacientes com MTWA anormal foi 6,5 vezes maior do que naqueles com MTWA normal.[104] Outro estudo com 1.041 pacientes pós-IAM mostrou que o teste MTWA teve valor preditivo negativo de 99,6%.[105] Valor preditivo negativo alto também foi observado em pacientes com FE normal. Valor preditivo positivo foi fraco em somente 9% da coorte total. No início de 2006, o Center for Medicare e o Medicaid Services anunciaram uma determinação nacional para cobrir teste MTWA para estratificação de risco para MSC.[106] Múltiplos estudos ainda estão em andamento para comparar o valor prognóstico do MTWA com o EEF e como teste para estratificar risco para implante de CDI. As diretrizes do AHA/ACC/ESC classificaram como recomendação classe IIa o uso de MTWA para melhorar a estratificação de risco de pacientes para arritmia ventricular.

Avaliação da cicatriz miocárdica

Hipertrofia miocárdica pode modular a suscetibilidade à arritmia via heterogeneidade elétrica da cicatriz miocárdica. Foi demonstrado tanto em pacientes com CMP isquêmica como não isquêmica, com moderada a importante disfunção ventricular, que a presença de cicatriz documentada por ressonância magnética cardíaca (RMC) para análise de fibrose com avaliação de realce tardio (RT) com gadolínio está associada com TV indutível (Figura 4).[107] Kwong et al. documentaram significativa associação entre a presença de fibrose miocárdica (RMC com RT) com mortalidade total e eventos cardíacos adversos, incluindo MSC, em pacientes com suspeita clínica de DAC.[108]

Estudos recentes têm confirmado que a identificação, quantificação e caracterização da fibrose miocárdica são essenciais na estratificação de risco de MSC, tanto na CMP isquêmica quanto na não isquêmica. Alexandre et al.[109] estuda-

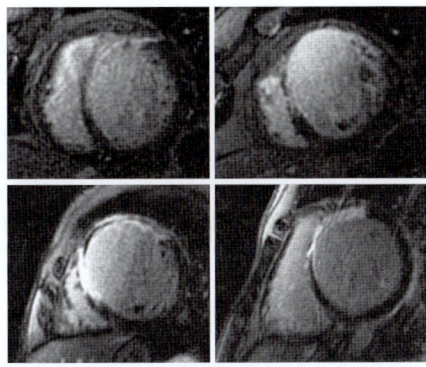

Figura 4 Ressonância magnética cardíaca de paciente com CMP isquêmica, NYHA II e FEVE 32%, sem episódios de síncopes ou TV. A presença de extensa área de fibrose indica alto risco de ocorrência de TV/FV.

ram 66 pacientes com DAC, candidatos a implante de CDI para prevenção primária ou secundária de MSC. As variáveis analisadas foram obtidas por RMC (RT) e os achados foram os seguintes:

- Massa de fibrose (29,6 ± 14,5 g *vs.* 17,1 ± 8,8 g, p = 0,004) e o percentual de fibrose (15,1 ± 8,2% *vs.* 9,9 ± 5,6%, p = 0,03) se associaram à maior ocorrência de terapia apropriada.
- Extensão da fibrose transmural foi preditora de ocorrência de terapias apropriadas do CDI (HR 3,15; IC 95% 1,35-7,33; p < 0,001 e HR 10,8; IC 95% 2,1-53,6; p = 0,001).

Gulati et al.[110] estudaram prospectivamente 472 pacientes com CMP dilatada e demonstraram que a presença de fibrose (HR, 2,43 [IC 95% 1,50-3,92], p < 0,001) e a extensão da fibrose (HR 1,11 [IC 95% 1,06-1,16], p < 0,001) se associaram à mortalidade por todas as causas, independentemente e de forma incremental.

Scott et al.[111] publicaram uma metanálise cujo objetivo foi identificar o papel da fibrose à RMC na estratificação de risco de MSC, em pacientes com CMP isquêmica e não isquêmica. Foram analisados 11 estudos, incluindo 1.115 pacientes, e concluiu-se que extensão da fibrose à RMC é fortemente associada à ocorrência de arritmias ventriculares na presença de FEVE reduzida: RR 4,33 [IC 95% 2,98-6,29].

Senra et al. estudaram o valor prognóstico da presença de fibrose miocárdica em pacientes com cardiopatia chagásica crônica. Foram avaliados, retrospectivamente, 130 indivíduos (idade média de 53,6 ± 11,5 anos; 54% mulheres), durante um acompanhamento médio de 5 anos. Neste estudo, a presença de fibrose miocárdica se associou à ocorrência do desfecho primário (mortalidade por todas as causas, transplante cardíaco, estimulação antitaquicardia – ATP ou choque apropriado do CDI e morte súbita recuperada) tanto como variável contínua (HR ajustado 1,031; IC 95%: 1,013 a 1,049; p = 0,001) como variável categórica (fibrose > 12,3 g – HR ajustado 2,107; IC 95%: 1,111 a 3,994; p = 0,022), independentemente do escore de Rassi.

Avaliação genética

A identificação de genes determinantes de condições raras e letais, como síndrome de Brugada e síndrome do QT longo congênito, tem sido crescente. Essas mutações têm alta penetrância e fácil rastreamento familiar. A identificação de mutações relativamente comuns ou polimorfismos tem o objetivo de usar sistematicamente informações baseadas na população para identificar variações genéticas que conferem risco.

Polimorfismo no receptor beta-2-adrenérgico tem sido implicado em MSC. No Cardiovascular Health Study, mais de 5 mil pacientes foram genotipados e acompanhados longitudinalmente.[112] O estudo encontrou que caucasianos e negros americanos homozigotos para o gene *Gln27* tinham alto risco ajustado para MSC quando comparados com portadores do gene *GLU27*. Esses achados foram confirmados pelos mesmos investigadores em uma coorte separada, embora não tenham sido confirmados em outros estudos. Um estudo fármaco-genômico demonstrou diferença na sobrevida em pacientes pós-IAM tratados com betabloqueador, baseado em receptor beta-2-adrenérgico em diferentes *locus* de 27 posições implicadas no risco de MSC.[113]

O gene dos canais de sódio cardíaco *SCN5A* está implicado em MSC. O polimorfismo Y1102 foi encontrado em 13% dos negros americanos e está relacionado a um aumento de 8,4 vezes no risco de MSC (p = 0,001).[114] Usando haplotipagem, o polimorfismo de um promotor do gene *SCN5A* foi recentemente associado com prolongamento do intervalo PR e duração do QRS na população asiática.[115]

À medida que diversos centros de pesquisas ganham familiaridade com o método de pesquisa genômica, estudos de associação genética para MSC deverão aumentar quase exponencialmente nos próximos anos. O uso de um marcador genético para risco, similar a um biomarcador, para síndrome coronariana aguda, pode adicionar importantes associações prognósticas para estratificação de risco. Muitos dos grandes estudos concluídos, envolvendo CDI, IC e síndromes coronarianas agudas têm armazenado em bancos de sangue amostras dos pacientes no momento de sua inclusão no estudo. Esses estudos podem ser importantes para fornecer valorosos preditores de risco usando pesquisa genética dos candidatos.

Apesar dos avanços no tratamento de doenças cardíacas, a evolução dos pacientes que apresentam parada cardíaca (PCR) súbita continua desfavorável. Os motivos para tais desfechos são multifatoriais, principalmente relacionados ao tempo para reanimação eficaz (recuperação de pulso central).[116] Quando o ritmo identificado ao atendimento inicial é a taquicardia ventricular sustentada, o prognóstico é melhor em comparação com assistolia ou atividade elétrica sem pulso.

São fatores determinantes de melhor prognóstico após PCR: presença de sinais vitais ao atendimento inicial, agilidade em iniciar as manobras de reanimação cardiopulmonar-cerebral; desfibrilação precoce (disponibilidade de desfibriladores externos automáticos – DEA em ambiente não hospitalar); tempo de resposta do chamado do serviço médico de emergência de 8 minutos ou menos; recuperação de pulso central com menos de 5 minutos; ausência de cardiopatia prévia, sepse, acidente vascular encefálico, câncer, doença de Alzheimer e outras doenças crônicas; ausência de coma persistente, hipotensão arterial sistêmica, pneumonia ou insuficiência renal após a RCP; não necessidade de intubação ou fármacos vasoativos; idade pouco avançada.

O controle da temperatura corporal, com controle da temperatura máxima de 36ºC por 28 horas[117] ou indução de hipotermia ligeira a moderada por 24 horas (temperatura-alvo de 32 a 34ºC),[118] pode ser benéfico em pacientes reanimados com sucesso após uma PCR.

Considerações finais

A MSC está relacionada a diversas condições clínicas, com envolvimento de fatores ambientais, hábitos de vida e genéticos; por este motivo, apesar do contínuo desenvolvimento da ciência, a MSC sempre estará presente nos levantamentos demográficos de qualquer população. Além disso, é muito improvável que todos os centros populacionais estejam aptos a oferecer socorro de excelência para interromper efetivamente o processo de MSC. Neste sentido, o principal desafio dos serviços de atenção à saúde, especialmente do médico, é identificar os indivíduos de risco a fim de instituir medidas de prevenção.

Doença arterial coronariana, cardiomiopatias e distúrbios elétricos primários podem ser identificados em consulta médica, eventualmente com exames auxiliares de baixa complexidade, como o ECG. Por este motivo, uma vez identificadas tais condições, a garantia do acesso às modalidades terapêuticas atuais e comprovadamente eficazes deve ser o principal foco de atenção dos gestores dos sistemas de saúde. A abordagem intensiva dos fatores de risco é a maneira mais eficaz de prevenção de MSC.

Por outro lado, serviços de socorro pré-hospitalar, unidades de dor torácica e protocolos de atendimento de urgência e emergência, acesso a exames complementares de urgência (principalmente cinecoronariografia), tratamento ótimo da cardiopatia de base e acesso ao CDI são fundamentais para aumentar a sobrevida da população exposta ao risco.

Resumo

A causa mais comum de MSC é a doença arterial coronariana. Inúmeras outras doenças ou disfunções cardiovasculares também podem estar envolvidas, tais como cardiomiopatias, doença valvar, doença congênita e disfunção autonômica.

Há consenso de que os critérios de estratificação de risco coronariano devem fazer parte da abordagem inicial da avaliação de risco da MSC.

A prevenção de MSC está baseada no tratamento da cardiopatia de base, considerando os preditores clássicos e os inúmeros marcadores recentemente descritos, destacando-se a disfunção ventricular esquerda e a fibrose miocárdica.

O implante de cardiodesfrilador implantável é considerado muito efetivo, sobretudo na prevenção secundária de MSC.

A identificação de indivíduos sob risco de apresentarem arritmias cardíacas potencialmente fatais é fundamental, especialmente para a prevenção primária de MSC. Para prevenção secundária, o implante de CDI parece ser indiscutível na maioria dos cenários em que a causa é irreversível.

Referências bibliográficas

1. Deo R, Albert CM. Epidemiology and genetics of sudden cardiac death. Circulation 2012;125(4):620-37.
2. Fishman GI, Chugh SS, Dimarco JP, et al. Sudden cardiac death prediction and prevention: report from a National Heart, Lung, and Blood Institute and Heart Rhythm Society Workshop. Circulation 2010;122:2335-48.
3. Goldberger JJ, Buxton AE, Cain M, et al. Risk stratification for arrhythmic sudden cardiac death: identifying the roadblocks. Circulation. 2011;123:2423-30.
4. Myeburg RJ, Castellanos A. Cardiac arrest and sudden cardiac death. In: Braunwald E, editor. Heart disease: A textbook of cardiovascular medicine. Philadelphia: WB Saunders Co.; 2001. p.890-931.
5. Berdowski J, Berg RA, Tijssen JG, Koster RW. Global incidences of out-of-hospital cardiac arrest and survival rates: Systematic review of 67 prospective studies. Resuscitation. 2010 Nov;81(11):1479-87.
6. Stecker EC, Reinier K, Marijon E, Narayanan K, Teodorescu C, Uy-Evanado A, et al. Public health burden of sudden cardiac death in the United States. Circ Arrhythm Electrophysiol. 2014 Apr;7(2):212-7.
7. Brasil. Ministério da Saúde. Disponível em: http://www.datasus.gov.br.
8. Myerburg RJ, Kessler KM, Bassett AL, et al. A Biological approach to sudden cardiac death structure, function and cause. Am J Cardiol. 1989;63:1512-6.
9. Basso C, Carturan E, Pilichou K, Rizzo S, Corrado D, Thiene G. Sudden cardiac death with normal heart: molecular autopsy. Cardiovasc Pathol. 2010;19(6):321-5.
10. Chugh SS, Kelly KL, Titus JL. Sudden cardiac death in with apparently normal heart. Circulation. 2000;102:649-54.
11. Kuller L, Lilienfeld A, Fisher R. Epidemiological study of sudden and unexpected deaths due to arteriosclerotic heart disease. Circulation. 1966; 34:1056-68.
12. Roberts WC, Kragel AH, Bertz D, et al. Coronary arteries in unstable angina pectoris, acute myocardial infarction and sudden cardiac death. Am Heart J. 1994;127:1588-93.
13. Houston BA, Stevens GR. Hypertrophic cardiomyopathy: a review. Clin Med Insights Cardiol. 2015 Jan 26;8(Suppl 1):53-65.
14. Maron BJ, Maron MS. The 20 advances that have defined contemporary hypertrophic cardiomyopathy. Trends Cardiovasc Med. 2015 Jan;25(1):54-64.
15. Maron BJ, Spirito P, Shen WK, Haas TS, Formisano F, Link MS, et al. Implantable cardioverter-defibrillators and prevention of sudden cardiac death in hypertrophic cardiomyopathy. JAMA. 2007 25; 298(4):405-12.
16. Koutalas E, Kanoupakis E, Vardas P. Sudden cardiac death in non-ischemic dilated cardiomyopathy: a critical appraisal of existing and potential risk stratification tools. Int J Cardiol. 2013 Jul 31;167(2):335-41.
17. Tamburro P, Wilber D. Sudden death in dilated cardiomyopathy. Am Heart J. 1992; 124:1035-45.
18. Tomaselli GF, Zipes DP. What causes sudden death in heart failure. Cir Res. 2004; 95:754-63.
19. Rassi Jr A, Rassi SG, Rassi A. Sudden death in Chagas' disease. Arq Bras Cardiol. 2001; 76:86-96.
20. Senra T, Ianni BM, Costa ACP, Mady C, Martinelli-Filho M, Kalil-Filho R, et al. Long-term prognostic value of myocardial fibrosis in patients with Chagas cardiomyopathy. J Am Coll Cardiol. 2018; 72(21):2577-87.
21. James CA, Calkins H. Update on Arrhythmogenic Right Ventricular Dysplasia/Cardiomyopathy (ARVD/C). Curr Treat Options Cardiovasc Med. 2013 Aug;15(4):476-87.
22. Sriram CS, Syed FF, Ferguson ME, Johnson JN, Enriquez-Sarano M, Cetta F, et al. Malignant bileaflet mitral valve prolapse syndrome in patients with

otherwise idiopathic out-of-hospital cardiac arrest. J Am Coll Cardiol. 2013 Jul 16;62(3):222-30.

23. Turker Y, Ozaydin M, Acar G, Ozgul M, Hoscan Y, Varol E, et al. Predictors of ventricular arrhythmias in patients with mitral valve prolapse. Int J Cardiovasc Imaging. 2010 Feb;26(2):139-45.

24. Blackstone EH, Kriklin JW. Death and time related events after valve replacement. Circulation. 1985;74:753-67.

25. Villafañe J, Feinstein JA, Jenkins KJ, Vincent RN, Walsh EP, Dubin AM, Geva T, Towbin JA, Cohen MS, Fraser C, Dearani J, Rosenthal D, Kaufman B, Graham TP Jr; Adult Congenital and Pediatric Cardiology Section, American College of Cardiology. Hot topics in tetralogy of Fallot. J Am Coll Cardiol. 2013 Dec 10;62(23):2155-66.

26. Drory Y, Turetz Y, Hiss Y, et al. Sudden unexpected death in persons less than 40 years of age. Am J Cardiol. 1991;68:1388-92.

27. Puranik R, Chow CK, Duflou JA, Kilborn MJ, McGuire MA. Sudden death in the young. Heart Rhythm. 2005 Dec;2(12):1277-82.

28. Vassalini M, Verzeletti A, Restori M, De Ferrari F. An autopsy study of sudden cardiac death in persons aged 1-40 years in Brescia (Italy). J Cardiovasc Med (Hagerstown). 2015 Jan 7. [Epub ahead of print]

29. Olde Nordkamp LR, Wilde AA, Tijssen JG, Knops RE, van Dessel PF, de Groot JR. The ICD for primary prevention in patients with inherited cardiac diseases: indications, use, and outcome: a comparison with secondary prevention. Circ Arrhythm Electrophysiol. 2013 Feb;6(1):91-100.

30. Abe K, Machida T, Sumitomo N, Yamamoto H, Ohkubo K, Watanabe I, et al. Sodium channelopathy underlying familial sick sinus syndrome with early onset and predominantly male characteristics. Circ Arrhythm Electrophysiol. 2014 Jun;7(3):511-7.

31. Zhou J, Ding WG, Makiyama T, Miyamoto A, Matsumoto Y, Kimura H, et al. A novel HCN4 mutation, G1097W, is associated with atrioventricular block. Circ J. 2014;78(4):938-42.

32. Mills KI, Anderson J, Levy PT, Cole FS, Silva JN, Kulkarni S, Shinawi M. Duplication of 20p12.3 associated with familial Wolff-Parkinson-White syndrome. Am J Med Genet A. 2013 Jan;161A(1):137-44.

33. Vaseghi M, Shivkumar K. The role of the autonomic nervous system in sudden cardiac death. Prog Cardiovasc Dis. 2008;50(6):404-19.

34. Merghani A, Narain R, Sharma S. Sudden cardiac death: detecting the warning signs. Clin Med. 2013 Dec;13(6):614-7.

35. Saba S. Sudden cardiac death risk stratification and assessment: primary prevention based on ejection fraction criteria. Heart Fail Clin. 2011 Apr;7(2):175-83.

36. Neilan TG, Farhad H, Mayrhofer T, Shah RV, Dodson JA, Abbasi SA, et al. Late gadolinium enhancement among survivors of sudden cardiac arrest. JACC Cardiovasc Imaging. 2015;8(4):414-423.

37. Saha P, Goldberger JJ. Risk stratification for prevention of sudden cardiac death. Curr Treat Options Cardiovasc Med. 2012 Feb;14(1):81-90.

38. Doval HC, Null DR, Grancelli HO, et al. Non-sustained ventricular tachycardia in severe heart failure. Independent marker of increased mortality due to sudden death. GESICA-GEMA Investigators. Circulation. 1996; 94:3198-203.

39. Huikuri HV, Stein PK. Heart rate variability in risk stratification of cardiac patients. Prog Cardiovasc Dis. 2013 Sep-Oct;56(2):153-9.

40. Pezawas T, Diedrich A, Winker R, Robertson D, Richter B, Wang L, Byrne DW, Schmidinger H. Multiple autonomic and repolarization investigation of sudden cardiac death in dilated cardiomyopathy and controls. Circ Arrhythm Electrophysiol. 2014 Dec;7(6):1101-8.

41. Dagres N, Hindricks G. Risk stratification after myocardial infarction: is left ventricular ejection fraction enough to prevent sudden cardiac death? Eur Heart J. 2013 Jul;34(26):1964-71.

42. Costantini O, Hohnloser SH, Kirk MM, Lerman BB, Baker JH 2nd, Sethuraman B, Dettmer MM, Rosenbaum DS. The ABCD (Alternans Before Cardioverter Defibrillator) Trial: strategies using T-wave alternans to improve efficiency of sudden cardiac death prevention. J Am Coll Cardiol. 2009;53:471-9.

43. Koutalas E, Kanoupakis E, Vardas P. Sudden cardiac death in non-ischemic dilated cardiomyopathy: a critical appraisal of existing and potential risk stratification tools. Int J Cardiol. 2013 Jul 31;167(2):335-41.

44. Yancy CW, Jessup M, Bozkurt B, Butler J, Casey DE Jr, Drazner MH, Fonarow GC, Geraci SA, Horwich T, Januzzi JL, Johnson MR, Kasper EK, Levy WC, Masoudi FA, McBride PE, McMurray JJ, Mitchell JE, Peterson PN, Riegel B, Sam F, Stevenson LW, Tang WH, Tsai EJ, Wilkoff BL; American College of Cardiology Foundation; American Heart Association Task Force on Practice Guidelines. 2013 ACCF/AHA guideline for the management of heart failure: a report of the American College of Cardiology Foundation/American Heart Association Task Force on Practice Guidelines. J Am Coll Cardiol. 2013 Oct 15;62(16):e147-239.

45. Desai AS, McMurray JJ, Packer M, Swedberg K, Rouleau JL, Chen F, et al. Effect of the angiotensin-receptor neprilysin inhibitor LCZ696 compared with enalapril on mode of death in heart failure patients. Eur Heart J. 2015;36:1990-7.

46. Al-Gobari M, El Khatib C, Pillon F, Gueyffier F. β-Blockers for the prevention of sudden cardiac death in heart failurepatients: a meta-analysis of randomized controlled trials. BMC Cardiovasc Disord. 2013 Jul 13;13:52.

47. The Norwegian Multicenter Study Group. Timolol-induced reduction in mortality and reinfarction in patients surviving acute myocardial infarction. N Engl J Med. 1981;304:801-7.

48. A randomized trial of propranolol in patients with acute myocardial infarction. I. Mortality results. JAMA. 1982;247:1707-14.

49. Hjalmarson A, Elmfeldt D, Herlitz J, et al. Effect on mortality of metoprolol in acute myocardial infarction. A double-blind randomized trial. Lancet. 1981;2:823-7.

50. Olsson G, Wikstrand J, Warnold I, et al. Metoprolol-induced reduction in postinfarction mortality: pooled results from five double-blind randomized trials. Eur Heart J. 1992;13:28-32.

51. Effect of metoprolol CR/XL in chronic heart failure: Metoprolol CR/XL Randomized Intervention Trial in Congestive Heart Failure (MERIT-HF). Lancet. 1999;353:2001-7.

52. Vyas AK, Guo H, Moss AJ, et al. Reduction in ventricular tachyarrhythmias with statins in the Multicenter Automatic Defibrillator Implantation Trial (MADIT)-II. J Am Coll Cardiol. 2006;47(4):769-73.

53. De Sutter J, De Bacquer D, Jordaens L. Intensive lipid-lowering therapy and ventricular arrhythmias in patients with coronary artery disease and internal cardioverter defibrillators. Heart Rhythm Scientific Sessions. Boston MA, 2006.

54. Cairns JA, Connolly SJ, Roberts R, et al. for the Canadian Amiodarone Myocardial Infarction Arrhythmia Trial Investigators. Randomized trial of outcome after myocardial infarction in patients with frequent or repetitive ventricular premature depolarizations: CAMIAT. Lancet. 1997; 349:675-82.

55. Julian DG, Camm AJ, Frangin G, et al. Randomized trial of effect of amiodarone on mortality in patients with left-ventricular dysfunction after recent myocardial infarction. EMIAT. European Myocardial Infarct Amiodarone Trial Investigators. Lancet. 1997; 349:667-74.

56. Morganroth J, Lichstein E, Byington R, et al. beta-blocker heart attack trial: impact of propranolol therapy on ventricular arrhythmias. Prev Med. 1985; 14:346-57.

57. Echt DS, Liebson PR, Mitchell LB, et al. Mortality and morbidity in patients receiving encainide, flecainide, or placebo. The Cardiac Arrhythmia Suppression Trial. N Engl J Med. 1991; 324:781-88.

58. International Mexiletine and Placebo Antiarrhythmic Coronary Trial (IMPACT): II. Results from 24-hour electrocardiograms. IMPACT Research Group. Eur Heart J. 1986; 7:749-59.

59. Waldo AL, Camm AJ, de Ruyter H, et al. Effect of d-sotalol on mortality in patients with left ventricular dysfunction after recent and remote myocardial infarction. The SWORD Investigators. Lancet. 1996; 348:7-12.

60. Kober L, Bloch Thompsem PE, Moller M, et al. Danish Investigations of Arrhythmia and Mortality on Dofetilide (DIAMOND) Study Group. Effect of dofetilide in patients with recent myocardial infarction and left-ventricular disfunction: a randomised trial. Lancet. 2000; 356:2052-8.

61. Buxton AE, Lee KL, Di Carlo L, et al. Electrophysiologic testing to identify patients with coronary artery disease who are at risk for sudden cardiac death. Multicenter Unsustained Tachycardia Trial (MUSTT) Investigators. N Engl J Med. 2000; 342:1937-45.

62. Moss AJ, Hall WJ, Cannom DS, et al. Improved survival with an implanted defibrillator in patients with coronary disease at high risk for ventricular arrhythmia: Multicenter Automatic Defibrillator Implantation Trial (MADIT) Investigators. N Engl J Med. 1996; 335:1933-40.

63. Moss AJ, Zareba W, Hackson Hall W, et al. Prophylactic implantation of a defibrillator in patients with myocardial infarction and reduced ejection fraction. Multicenter Automatic Defibrillator Implantation Trial II (MADIT II) Investigators. N Engl J Med. 2002; 346:877-83.

64. Kadish A, Dyer A, Daubert JP, et al. and Defibrillators in Non-Ischemic Cardiomyopathy Treatments Evaluation (DEFINITE) Investigators. Prophylactic defibrillator implantation in patients with nonischemic dilated cardiomiopathy. N Engl J Med. 2004; 350:2151-8.

65. Bardy GH, Lee KL, Mark DB, and The SCD-HeFT Investigators. Amiodarone or an implantable cardioverter-defibrillator for congestive heart failure. N Engl J Med. 2005;352(3):225-37.

66. Bansch D, Antz M, Boczor S, et al. Primary prevention of sudden cardiac death in idiopathic dilated cardiomyopathy: the Cardiomyopathy Trial (CAT). Circulation. 2002;105:1453-8.

67. Strickberger SA, Hummel JD, Bartlett TG, et al. Amiodarone versus implantable cardioverter-defibrillator: randomized trial in patients with nonischemic dilated cardiomyopathy and asymptomatic nonsustained ventricular tachycardia – AMIOVIRT. J Am Coll Cardiol. 2003;41:1707-12.

68. Bristow MR, Saxon LA, Boehmer J, et al. Cardiac-resynchronization therapy with or without an implantable defibrillator in advanced chronic heart failure. N Engl J Med. 2004;350:2140-50.

69. Desai AS, Fang JC, Maisel WH, et al. Implantable defibrillators for the prevention of mortality in patients with nonischemic cardiomyopathy: a meta-analysis of randomized controlled trials. JAMA. 2004;292:2874-9.

70. Køber L, Thune JJ, Nielsen JC, Haarbo J, Videbæk L, Korup E, et al.; DANISH Investigators. Defibrillator implantation in patients with nonischemic systolic heart failure. N Engl J Med. 2016; 375(13):1221-30.

71. Alba AC, Foroutan F, Duero Posada J, Battioni L, Schofield T, Alhussein M, et al. Implantable cardiac defibrillator and mortality in non-ischaemic cardiomyopathy: an updated meta-analysis. Heart. 2018;104(3):230-6.

72. Martinelli M, Rassi A Jr, Marin-Neto JA, de Paola AA, Berwanger O, Scanavacca MI, et al. CHronic use of Amiodarone aGAinSt Implantable cardioverter-defibrillator therapy for primary prevention of death in patients with Chagas cardiomyopathy study: rationale and design of a randomized clinical trial. Am Heart J. 2013 Dec;166(6):976-82.

73. Connolly SJ, et al. Effect of prophylactic amiodarone on mortality after acute myocardial infarction and in congestive heart failure: meta-analysis of individual data from 6500 patients in randomised trials. Lancet. 1997; 350:1417-24.

74. Woods KL, Ketley D, Lowy A, et al. Beta-blockers and antithrombotic treatment for secondary prevention after acute myocardial infarction. Towards and understanding of factors influencing clinical practice. The European Secondary Prevention Study Group. Eur Heart J. 1998; 19:74-9.

75. The CASCADE investigators: Randomized antiarrhythmic drugs therapy in survivors of cardiac arrest. Am J Cardiol. 1993; 72:280-7.

76. The Antiarrhythmics versus Implantable Defibrillators (AVID) investigators: A comparison of antiarrhythmic drug therapy with implantable defibrillators in patients ressuscitated from near-fatal ventricular arrhythmias. N Engl J Med. 1997; 337:1576-83.

77. Connolly SJ, Gent M, Roberts RS, et al. Canadian Implantable Defibrillator Study (CIDS): a randomized trial of the implantable cardioverter defibrillator against amiodarone. Circulation. 2000; 101:1297-302.

78. Kuck KH, Cappato R, Siebels J, et al. Randomized comparison of antiarrhythmic drug therapy with implantable defibrillators in patients resuscitated from cardiac arrest: The Cardiac Arrest Study Hamburg (CASH). Circulation. 2000; 102:748-54.

79. Connolly SJ, Hallstrom AP, Cappato R, et al. Meta-analysis of the implantable cardioverter defibrillator secondary prevention trials. Eur Heart J. 2000; 21:2071-8.

80. Scanavacca MI, Sosa EA, Lee JH, Bellotti G, Pileggi F. Terapêutica empírica com amiodarona em portadores de miocardiopatia chagásica crônica e taquicardia ventricular sustentada. Arq Bras Cardiol. 1990;54:367-71.

81. Sarabanda AV, Marin-Neto JA. Predictors of mortality in patients with Chagas' cardiomyopathy and ventricular tachycardia not treated with implantable cardioverter-defibrillators. Pacing Clin Electrophysiol. 2011 Jan;34(1):54-62.

82. Sosa E, Scanavacca M, DÁvila A, et al. Endocardial and epicardial ablation guided by nonsurgical transthoracic epicardial mapping to treat recurrent ventricular tachycardia. J Am Coll Cardiol. 1998;9:229-39.

83. Leite LR, Fenelon G, Simoes A Jr, Silva GG, Friedman PA, de Paola AA. Clinical usefulness of electrophysiologic testing in patients with ventricular tachycardia and chronic chagasic cardiomyopathy treated with amiodarone or sotalol. J Cardiovasc Electrophysiol. 2003 Jun;14(6):567-73.

84. Lorga Filho A. Influência da presença de taquicardia ventricular sustentada na sobrevivência a longo prazo de pacientes chagásicos tratados clinicamente: um estudo caso-controle. [Tese de doutorado]. São Paulo: Faculdade de Medicina da Universidade de São Paulo; 2002. 104p.

85. Muratore C, Rabinovich R, Iglesias R, Gonzalez M, Darú V, Liprandi AS. Implantable cardioverter-defibrillators in patients with Chagas› disease: are they different from patients with coronary disease? Pacing Clin Electrophysiol. 1997;20:194-7.

86. Martinelli-Filho M, Siqueira SF, Moreira H, et al. Probability of occurrence of life-threatening ventricular arrhythmias in Chagas› disease versus non--Chagas› disease. Pacing Clin Electrophysiol. 2000;23:1944-8.

87. Martinelli M, de Siqueira SF, Sternick EB, Rassi A Jr, Costa R, Ramires JA, Kalil Filho R. Long-term follow-up of implantable cardioverter-defibrillator for secondary prevention in chagas' heart disease. Am J Cardiol. 2012 Oct 1;110(7):1040-5.

88. Zipes DP, Camm AJ, Borggrefe M, Buxton AE, Chaitman B, Fromer M, et al.; American College of Cardiology/American Heart Association Task Force; European Society of Cardiology Committee for Practice Guidelines; European Heart Rhythm Association; Heart Rhythm Society. ACC/AHA/ESC 2006 Guidelines for Management of Patients With VentricularArrhythmias and the Prevention of Sudden Cardiac Death: a report of the American College of Cardiology/American Heart Association Task Force and the European Society of Cardiology Committee for Practice Guidelines (writing committee to develop Guidelines for Management of Patients With Ventricular Arrhythmias and the Prevention of Sudden Cardiac Death): developed in collaboration with the European Heart Rhythm Association and the Heart Rhythm Society. Circulation. 2006 Sep 5;114(10):e385-484.

89. Cleland JG, Daubert JC, Erdmann E, et al. The effect of cardiac resynchronization on morbidity and mortality in heart failure. N Engl J Med. 2005;352:1539-49.

90. Gialama F, Prezerakos P, Maniadakis N. The cost effectiveness of implantable cardioverter defibrillators: a systematic review of economic evaluations. Appl Health Econ Health Policy. 2014 Feb;12(1):41-9.

91. Ribeiro RA, et al. Cost-effectiveness of implantable cardioverter defibrillators in Brazil: primary prevention analysis in the public sector. Value Health. 2010;13(2):160-8.

92. Dores H, Freitas A, Malhotra A, Mendes M, Sharma S. The hearts of competitive athletes: An up-to-date overview of exercise-induced cardiac adaptations. Rev Port Cardiol. 2015 Jan;34(1):51-64.

93. Pelliccia A, Culasso F, Di Paolo FM, et al. Physiologic left ventricular cavity dilatation in elite athletes. Ann Intern Med. 1999; 130:23-31.

94. Maron BJ. Distinguishing hypertrophic cardiomyopathy from athlete's heart physiological remodelling: clinical significance, diagnostic strategies and implications for preparticipation screening. Br J Sports Med. 2009 Sep;43(9):649-56.

95. Pelliccia A, Maron BJ, De Luca R, et al. Remodeling of left ventricular hypertrophy in elite athletes after long-term desconditioning. Circulation. 2002; 105:944-9.

96. Corrado D, Basso C, Rizzoli G, Schiavon M, Thiene G. Does sports activity enhance the risk of sudden death in adolescents and young adults? J Am Coll Cardiol. 2003 Dec 3;42(11):1959-63.

97. Maron BJ, Haas TS, Murphy CJ, Ahluwalia A, Rutten-Ramos S. Incidence and causes of sudden death in U.S. college athletes. J Am Coll Cardiol. 2014 Apr 29;63(16):1636-43.

98. Maron BJ. Sudden death in young athletes. N Engl J Med. 2003 Sep 11;349(11):1064-75.

99. Maron BJ, Zipes DP. Introduction: eligibility recommendations for competitive athletes with cardiovascular abnormalities-general considerations.J Am Coll Cardiol. 2005 Apr 19;45(8):1318-21.

100. Sayadi O, Merchant FM, Puppala D, Mela T, Singh JP, Heist EK, Owen C, Armoundas AA. A novel method for determining the phase of T-wave alternans: diagnostic and therapeutic implications. Circ Arrhythm Electrophysiol. 2013 Aug;6(4):818-26.

101. Gehi AK, Stein RH, Metz LD, et al. Microvolt T-wave alternans for the risk stratification of ventricular tachyarrhythmic events: a meta-analysis. J Am Coll Cardiol. 2005;46:75-82.

102. Hohnloser SH, Ikeda T, Cohen RJ. Evidence regarding clinical use of microvolt T-wave alternans. Heart Rhythm. 2009 Mar;6(3 Suppl):S36-44.

103. Chan PS, Stein K, Chow T, et al. Cost-effectiveness of a microvolt T-wave alternans screening strategy for implantable cardioverter-defibrillator placement in the MADIT-II eligible population. J Am Coll Cardiol. 2006;48:112-21.

104. Bloomfield DM, Bigger JT, Steinmac RC, et al. Microvolt T-wave alternans and the risk of the death or sustained ventricular arrhythmias in patients with left ventricular dysfunction. J Am Coll Cardiol. 2006;47-456-63.

105. Ikeda T, Yoshio H, Sugi K, et al. Predictive value of microvolt T-wave alternans for sudden cardiac death in patients with preserved cardiac function after acute myocardial infarction: results of a collaborative cohort study. J Am Coll Cardiol. 2006;48:2268-74.

106. Rollins J, NCD for Microvolt T-Wave Alternans (MTWA) (20.30). In: Services DoHH, editor. Center of Medicare and Medicaid Services (CMS), 2005.

107. Mavrogeni S, Petrou E, Kolovou G, Theodorakis G, Iliodromitis E. Prediction of ventricular arrhythmias using cardiovascular magnetic resonance. Eur Heart J Cardiovasc Imaging. 2013 Jun;14(6):518-25.

108. Kwong RY, Chan AK, Brown KA, et al. Impact of unrecognized myocardial scar detected by cardiac magnetic resonance imaging on event-free survival in patients presenting with signs or symptoms of coronary artery disease. Circulation. 2006;113:2733-43.

109. Alexandre J, Saloux E, Dugué AE, Lebon A, Lemaitre A, Roule V, et al. Scar extent evaluated by late gadolinium enhancement CMR: a powerful predictor of long term appropriate ICD therapy in patients with coronary artery disease. J Cardiovasc Magn Reson. 2013 19;15:12.

110. Gulati A, Jabbour A, Ismail TF, Guha K, Khwaja J, Raza S, Morarji K, Brown TD, Ismail NA, Dweck MR, Di Pietro E, Roughton M, Wage R, Daryani Y, O'Hanlon R, Sheppard MN, Alpendurada F, Lyon AR, Cook SA, Cowie MR, Assomull RG, Pennell DJ, Prasad SK. Association of fibrosis with mortality and sudden cardiac death in patients with nonischemic dilated cardiomyopathy. JAMA. 2013 Mar 6;309(9):896-908.

111. Scott PA, Rosengarten JA, Curzen NP, Morgan JM. Late gadolinium enhancement cardiac magnetic resonance imaging for the prediction of ventricular tachyarrhythmic events: a meta-analysis. Eur J Heart Fail. 2013 Sep;15(9):1019-27.

112. Sotoodehnia N, Siscovick DS, Vatta M, et al. Beta2-adrenergic receptor genetic variants and risk of sudden cardiac death. Circulation 2006;113:1842-8.

113. Lanfear DE, Jones PG, Marsh S, et al. Beta2-adrenergic receptor genotype and survival among patients receiving beta-blocker therapy after an acute coronary syndrome. JAMA. 2005;294:1526-33.

114. Burke A, Creighton W, Mont E, et al. Role of SCN5A Y1102 polymorphism in sudden cardiac death in blacks. Circulation. 2005;112:798-802.

115. Bezzina CR, Shimizu W, Yang P, et al. Common sodium channel promoter haplotype in Asian subjects underlies variability in cardiac conduction. Circulation. 2006;113:338-44.

116. Seder DB. Prognosis after cardiac arrest: time to rethink why, how, and when. Crit Care Med. 2014 Dec;42(12):2630-1.

117. Nielsen N, Wettersley J, Cronberg T, et al. Targeted temperature management at 33o C versus 36o C after cardiac arrest. N Engl J Med. 2013;369:2197-206.

118. The Hypothermia after Cardiac Arrest Study Group. Mild therapeutic hypothermia to improve the neurologic outcome after cardiac arrest. N Engl J Med. 2002; 346:549-56.

Capítulo 10

Marca-passo cardíaco artificial

José Carlos Pachón Mateos
Enrique I. Pachón Mateos
Juán Carlos Pachón Mateos

Pontos-chave

- A evolução da tecnologia tem permitido que minúsculos geradores sejam capazes de comandar o ritmo cardíaco utilizando finos eletrodos implantados no coração.
- A estimulação cardíaca é obtida com facilidade graças à natureza sincicial do miocárdio, que lhe confere a propriedade de funcionar como uma única célula.
- Os marca-passos convencionais são sistemas que monitoram constantemente o ritmo cardíaco, estimulando ininterruptamente o coração, desde que a frequência cardíaca espontânea seja menor do que a programada.
- A evolução da microeletrônica permitiu o surgimento da programação não invasiva dos marca-passos após o implante, por meio da telemetria.
- Recentemente, uma nova geração de marca-passos permite o implante de microgeradores através de cateter, diretamente dentro do coração, sem a necessidade de cabos-eletrodos.

Introdução

Os marca-passos cardíacos representam o maior exemplo de evolução da tecnologia aplicada à terapêutica médica com excelentes resultados. Atualmente, são constituídos de minúsculos geradores capazes de comandar o ritmo cardíaco com grande precisão, utilizando finos eletrodos implantados no coração, geralmente através do sistema venoso. A maioria absoluta dos implantes é realizada sem toracotomia.

A estimulação cardíaca moderna, iniciada nos anos 1960, mostrou excelentes resultados mesmo com a primeira geração de marca-passos implantáveis de frequência fixa, assincrônicos altamente limitados. Desde essa época, houve uma extraordinária evolução da tecnologia, e hoje a estimulação cardíaca artificial representa um dos maiores avanços da medicina. Inicialmente os geradores tinham grande tamanho (cerca de 200 g) e os cabos-eletrodos eram aplicação epicár-

dica. Atualmente, os marca-passos têm tamanho reduzido (18 a 25 g) e utilizam finos cabos-eletrodos introduzidos através do sistema venoso, dispensando a toracotomia. Recentes avanços permitiram uma nova geração de microgeradores que podem ser implantados diretamente dentro do coração sem a necessidade de cabos-eletrodos.

Em 1930, Hyman construiu um marca-passo com gerador elétrico manual e publicou trabalhos pioneiros a respeito do tratamento elétrico da parada cardíaca, antecipando a utilidade da estimulação cardíaca artificial quando cessa a atividade espontânea. Em 1958, Senning realizou o primeiro implante de marca-passo cardíaco com fonte interna de energia. Em 1959, Furman demonstrou a possibilidade de estimulação endocárdica por via transvenosa[1] consolidando as bases da moderna estimulação cardíaca. Em 1965, Adib Jatene e Décio Kormann, no Instituto Dante Pazzanese de Cardiologia, desenvolveram e começaram a produzir os primeiros marca-passos e eletrodos nacionais largamente utilizados em nosso meio e em toda a América do Sul.

Mesmo sem recursos básicos, como a função de sensibilidade, os primeiros marca-passos corrigiam a frequência cardíaca nas bradicardias e, com isto, eliminavam os sintomas de baixo débito (tonturas, síncopes, insuficiência cardíaca) além de reduzirem drasticamente a mortalidade, sobretudo nos bloqueios atrioventriculares.

Em 1964 houve grande avanço com a introdução dos geradores de demanda que permitiam que o marca-passo inibisse a estimulação em presença de atividade cardíaca espontânea. A falta de estimulação atrial e a frequência de estimulação fixa, entretanto, limitavam o débito cardíaco. Esse fato se tornava crítico durante os esforços físicos. Em 1971, o advento da estimulação bicameral ventricular (marca-passo tipo DVI) começou a corrigir essa deficiência. Em 1977 surgiram os sistemas fisiológicos com estimulação AV sequencial. Estes sistemas também acompanhavam o ritmo sinusal, aumentando a frequência cardíaca e o débito cardíaco durante os esforços ou conforme a demanda metabólica. Nos portadores de doença do nó sinusal, no entanto, permanecia o problema da incompetência cronotrópica, que foi resolvido em 1982 com o surgimento dos biossensores. Esses elementos eletrônicos baseados em variáveis biológicas, como movimento corporal, intervalo QT, respiração, temperatura sanguíneaou contratilidade miocárdica, permitiram o surgimento dos marca-passos responsivos (tipo VVIR ou DDDR), que aumentam a frequência de estimulação conforme as necessidades metabólicas, mesmo na ausência de resposta cronotrópica sinusal.

A evolução da bioengenharia com o desenvolvimento de microssistemas computadorizados permitiu o advento da programabilidade externa a todos os tipos de marca-passo e o surgimento de novas formas de estimulação, como os ressincronizadores para tratamento da insuficiência cardíaca, os cardiodesfibriladores automáticos implantáveis para o tratamento das taquiarritmias e os ressincronizadores-desfibriladores automáticos implantáveis para tratamento da insuficiência cardíaca com alto risco de morte súbita.

Conceitos básicos de estimulação cardíaca

A estimulação cardíaca é possível graças à natureza sincicial do músculo cardíaco, que lhe confere a propriedade de funcionar como uma única célula. Dessa forma, um estímulo aplicado em qualquer parte do miocárdio se propaga imediatamente, por condução muscular, para todas as células sem a necessidade de inervação ou de mediadores químicos, graças à existência, entre as células miocárdicas, dos discos intercalares providos de conexinas, verdadeiras sinapses elétricas de grande eficiência.

Limiar de estimulação e estímulos

Limiar de estimulação é a quantidade mínima de energia capaz de despolarizar o miocárdio. De acordo com a quantidade de energia igual, inferior ou superior ao limiar, os estímulos podem ser limiares, sublimiares e supralimiares.

A moderna estimulação cardíaca artificial fundamenta-se na utilização de estímulos de natureza elétrica, que apresentam amplitude (normalmente medida em volts) e duração (largura de pulso medida em milissegundos). Quanto maior a duração, menor a amplitude de pulso necessária, até um limite mínimo, que é a Rheobase (intensidade limiar para um estímulo imaginário de duração infinita).

Os estímulos naturais, entre células cardíacas, são também de natureza elétrica e são constituídos pelo potencial de ação, apresentando uma largura de pulso (duração do potencial de ação: 250 a 400 ms) – principal responsável pela duração do intervalo QT – e uma amplitude (amplitude do potencial de ação, 110 a 120 mV) (Figura 1A). Os estímulos do marca-passo são originados pelo gerador de pulso e possuem amplitude variável, geralmente, de 2.500 a 3.500 mV (2,5 a 3,5 V) e largura de pulso de 0,4 a 1,5 ms (Figura 1B). Portanto, a estimulação natural consta de pulsos de grande duração e de baixa amplitude, ao passo que a estimulação cardíaca artificial utiliza pulsos de curta duração e de grande amplitude. Independentemente dessas características, desde que o estímulo seja limiar ou supralimiar, o resultado será o mesmo: a despolarização do miocárdio. Por razões de segurança, a estimulação, tanto natural como

artificial, deve sempre ser supralimiar. O ajuste da energia do pulso é fundamental, pois permite que o estímulo ultrapasse a barreira entre a ponta do eletrodo e a célula cardíaca e favorece a longa duração das baterias desses dispositivos.

Marca-passos cardíacos

Os marca-passos convencionais são sistemas mais difundidos. Monitoram constantemente o ritmo cardíaco, estimulando ininterruptamente o coração, desde que a frequência cardíaca espontânea seja menor do que a programada. Entretanto, atualmente existem os marca-passos para insuficiência cardíaca (ressincronizadores) e os desfibriladores (marca-passos especiais para prevenção da morte súbita). O conjunto é comumente identificado como DECI (dispositivos eletrônicos cardíacos implantáveis). Basicamente, são constituídos de fonte de energia, circuito eletrônico e eletrodos.

A fonte de energia e o circuito são acondicionados em uma cápsula de titânio hermeticamente fechada, constituindo o "gerador de pulsos".

Fonte de energia

É constituída de uma bateria com características especiais que alimenta o circuito eletrônico e, ao mesmo tempo, fornece a energia de cada pulso durante toda a vida útil do sistema. As primeiras eram constituídas de mercúrio e zinco. Posteriormente, surgiram as baterias recarregáveis e as nucleares; no entanto, o melhor resultado foi obtido com as de Li/I (lítio/iodo) que são as mais utilizadas. Elas apresentam longa vida útil, não liberam gases, são hermeticamente fechadas, impermeáveis, de dimensões reduzidas e livres dos riscos da energia atômica. Recentes tecnologias têm utilizado carbono/lítio/iodo que permite baterias minúsculas com alta densidade de energia para os dispositivos intracardíacos. A relação entre o consumo de energia do marca-passo e a capacidade da bateria permite calcular a longevidade do sistema com grande precisão.

Circuito eletrônico

Os circuitos atuais (tecnologia Complementary Metal Oxide Semi conductor – CMOS – associada a microprocessadores) conciliam grande complexidade e diversidade de funções, miniaturização e baixíssimo consumo de energia. Apresentam vários módulos básicos: módulo de telemetria, que transmite informações de forma bidirecional entre o marca-passo e o médico, por meio do módulo de programação, que permite modificar os parâmetros do gerador, de forma não invasiva; módulo oscilador, responsável pelo controle de tempo; módulo de saída, que responde pela produção dos pulsos aplicados ao coração; e módulo de proteção, que garante as frequências máxima e mínima de de estimulação em caso de pane do sistema. Os marca-passos possuem também circuitos de segurança que os protegem de interferências eletromagnéticas externas produzidas por outros equipamentos elétricos (inclusive computadores e celulares) e são protegidos contra choques de alta energia como os advindos dos desfibriladores externos utilizados nas paradas cardíacas. Adicionalmente, os marca-passos possuem circuitos de segurança que os protegem de interferências eletromagnéticas externas produzidas por equipamentos elétricos (inclusive computadores e celulares) além de circuito de proteção contra choques de alta energia como os aplicados nas cardioversões e desfibrilações externas.

Eletrodos

Os geradores dos marca-passos são conectados ao coração por meio de eletrodos, filamentos metálicos revestidos por material isolante biologicamente inerte, que conduzem os pulsos do gerador ao coração e os sinais cardíacos (ondas R, P, T, fA e fV) do coração ao gerador. O condutor dos eletrodos é constituído por ligas metálicas especiais altamente resistentes e o isolante, geralmente, é de silicone ou de poliuretano. A maioria dos eletrodos apresenta um depósito de corticosteroide na ponta, que impede a fibrose reacional de forma a proporcionar limiares de estimulação crônicos bastante reduzidos.

Tipos de marca-passos

Podem ser temporários (utilizados para o tratamento de bradiarritmias reversíveis) ou definitivos (para tratamento de bradiarritmias irreversíveis). De acordo com o número de polos em contato com o coração, podem ser monopolares ou unipolares, quando somente um polo está em contato com o miocárdio (geralmente o negativo); ou bipolares, quando os dois polos estão em contato com o miocárdio. Os marca-passos são denominados unicamerais quando somente os átrios ou os ventrículos são estimulados e bicamerais (Figura 1D) quando átrios e ventrículos são estimulados/monitorados pelo mesmo sistema (atualmente existem marca-passos multicamerais conhecidos como ressincronizadores). Os marca-passos de demanda respeitam o ritmo próprio do paciente e são denominados "não competitivos" ou "sincrônicos". Contrariamente, os sistemas "competitivos" ou "assincrônicos" não respeitam o ritmo natural e estimulam de forma permanente e independente da presença de ritmo próprio do paciente (utilizados somente em condições especiais). Com relação à posição dos eletrodos, os sistemas podem ser endocárdicos (implantados por via transvenosa) ou epicárdicos (implantados por toracotomia). Com relação à capacidade de programação, eles podem ser não programáveis, programáveis (quando apresentam até dois parâmetros programáveis) e multiprogramáveis (com mais de dois parâmetros programáveis). Os não programáveis e os programáveis até dois parâmetros são obsoletos e já não existem no mercado nacional.

Programabilidade dos marca-passos

A evolução da microeletrônica permitiu o surgimento da programação não invasiva dos marca-passos após o implante, por meio da telemetria. Entre os diversos parâmetros programáveis, destacam-se: frequência, energia do pulso (amplitude e/ou duração), sensibilidade, período refratário, modo de estimulação, histerese, resposta automática de frequência, câmaras estimuladas e/ou monitoradas, intensidade do choque de desfibrilação, biossensor, monitor de edema pulmonar, monitor de ST etc. Essas programações permitem que se

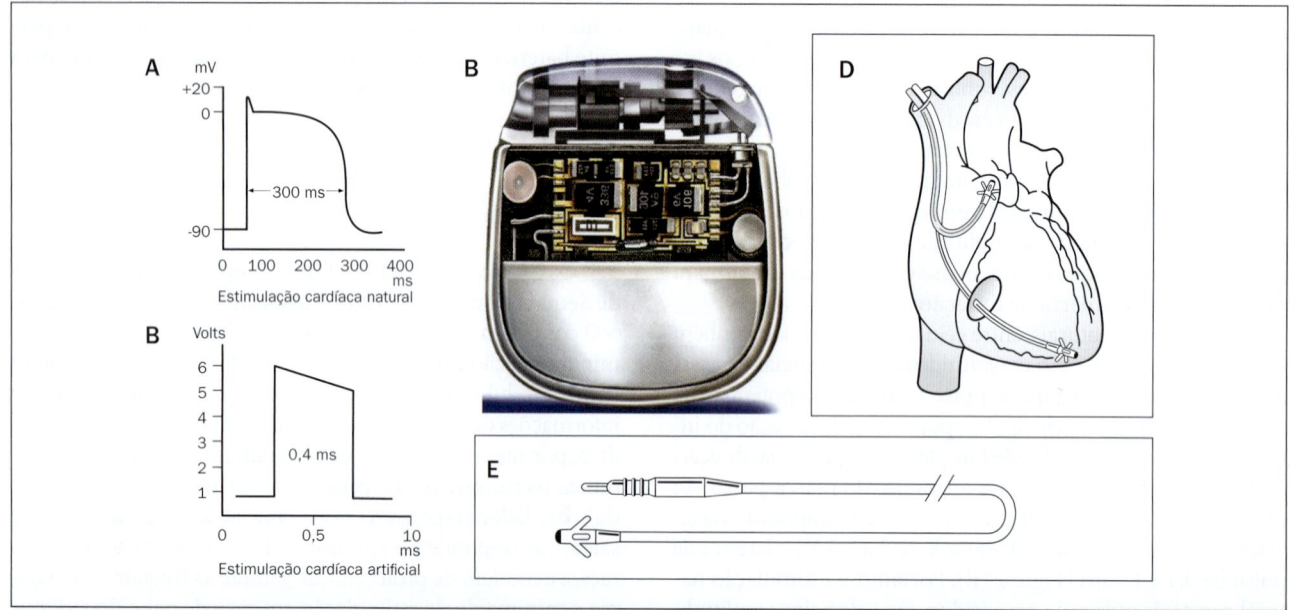

Figura 1 A e B: Comparação entre a estimulação cardíaca natural e a artificial. A primeira se processa com pulso de baixa amplitude e grande duração (A: potencial de ação) e a segunda é constituída de pulsos de grande amplitude e curta duração (B: pulso do circuito de saída dos marca-passos cardíacos), ambos supralimiares em condições normais. C: Gerador de marca-passo artificial moderno, constituído por uma bateria e um circuito eletrônico hermeticamente fechados em uma cápsula de titânio. D: Esquema dos eletrodos implantados em um sistema AV sequencial convencional. E: Eletrodo de marca-passo.

acompanhe o paciente, obtendo, quando necessário, uma avaliação detalhada dos limiares de estimulação e sensibilidade, das condições da bateria e do eletrodo, sendo possível a correção dos parâmetros e o seu ajuste conforme o quadro clínico, proporcionando a estimulação cardíaca com o máximo de segurança, conforto e eficiência.[2]

Resposta automática de frequência

Os marca-passos são equipados com biossensores que permitem detectar continuamente a atividade física e/ou condição metabólica do paciente (de forma direta ou por avaliação metabólica), ajustando a frequência de estimulação à demanda metabólica do momento. Os biossensores mais utilizados detectam o movimento do corpo, a atividade respiratória ou a contratilidade miocárdica.

Função antitaquicardia

Alguns marca-passos apresentam função antitaquicardia e são empregados para tratamento em longo prazo de alguns tipos de taquicardias supraventriculares. Nesse sentido, eles exercem seu benefício por meio de *overpace* (estimulação preventiva ligeiramente acima do ritmo sinusal), *overdrive* (estimulação com frequência mais rápida do que a da taquicardia) ou por "estimulação programada" (extraestímulos acoplados ao ciclo da taquicardia). Por causa da grande evolução da ablação por radiofrequência, atualmente os marca-passos antitaquicardia, exceto pela função *overpace*, estão restritos aos des-

fibriladores automáticos implantáveis ou a funções somente acessíveis ao médico por meio de programação (Figura 2B).

Modos de estimulação

A grande variedade de marca-passos cardíacos modernos tornou necessária a criação de um código para definir o modo de estimulação empregado. O código atual foi proposto pela North American Society of Pacing and Electrophysiology (Naspe) e pelo British Pacing and Electrophysiology Group (BPEG) e é constituído por cinco letras que identificam a função dos principais recursos (Figura 3).

Normalmente, o marca-passo é identificado pelas três primeiras letras. Os mais frequentemente utilizados são os seguintes: AAI – estimula o átrio, sente o átrio e se inibe em presença de uma onda P espontânea; VVI – estimula o ventrículo, sente o ventrículo e se inibe nessa eventualidade (em presença de uma onda R) (Figura 3); e DDD – marca-passo bicameral que estimula átrio e ventrículo, sente átrios e ventrículos, deflagra em ventrículo quando sente átrios e inibe o estímulo nas duas câmaras quando sente o ventrículo, também denominado marca-passo fisiológico (Figura 3). Outro código foi criado unicamente para os desfibriladores, código NBD, com quatro letras: câmara de choque (OAVD), câmara antitaquicardia (OAVD), tipo de detecção da taquicardia (E: eletrograma; H: hemodinâmica) e câmara antibradicardia (OAVD).

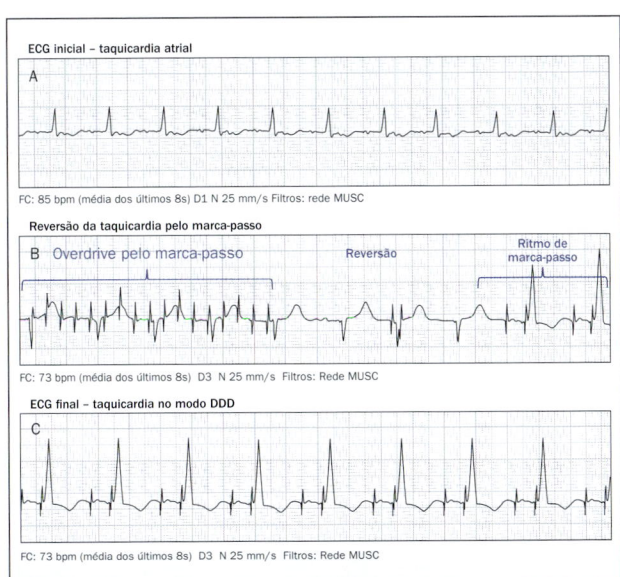

Figura 2 Exemplo de reversão de taquicardia utilizando overdrive aplicado por marca-passo definitivo em programação temporária no consultório médico. A: taquicardia atrial; B: reversão por overdrive aplicado por meio de programação do marca-passo; C: resultado imediato com marca-passo estimulando regularmente átrios e ventrículos. Finalmente, o marca-passo foi programado para estimulação atrial exclusiva com estimulação ventricular de *back-up*.

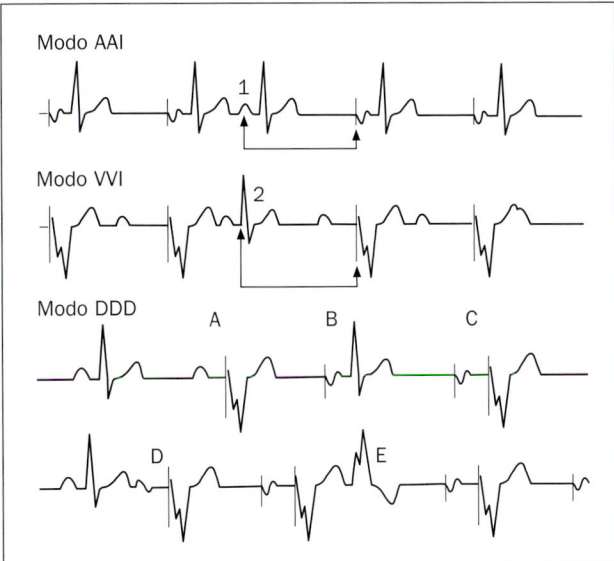

Figura 3 Esquema do eletrocardiograma dos modos atrial (AAI), ventricular (VVI) e atrioventricular (DDD). 1: batimento sinusal ou extrassístole supraventricular; 2: batimento sinusal ou extrassístole ventricular; A: estimulação ventricular seguindo sense atrial; B: comando atrial conduzido por vias normais com inibição ventricular; C: comando atrial e comando ventricular; D: extrassístole atrial seguida de comando ventricular; E: extrassístole ventricular inibindo os estímulos atrial e ventricular reiniciando um novo ciclo. Uma quarta letra "R" é acrescentada quando está ativo o biossensor para resposta automática de frequência aos esforços.

Noções de eletrocardiografia dos marca-passos

O eletrocardiograma dos marca-passos apresenta uma característica peculiar que é a espícula (artefato elétrico originado pelo estímulo artificial). Está ausente somente quando o marca-passo é inibido pelo ritmo próprio do paciente ou em condições patológicas, como na fratura completa de eletrodo ou falência total do gerador. Normalmente, é uma onda muito estreita e de grande amplitude nos sistemas unipolares. Nos sistemas bipolares, frequentemente a espícula é muito reduzida e até mesmo invisível em algumas derivações. Desde que eficaz, a espícula é seguida pela despolarização ectópica do miocárdio da câmara estimulada (átrios ou ventrículos). A despolarização ventricular, consequente à espícula, é constituída por um complexo QRS alargado (> 120 ms), tendo em vista que ele se propaga pelo miocárdio parietal comumente sem a intervenção do sistema de condução. Sua morfologia e SÂQRS dependem da posição do eletrodo. Nos implantes em ventrículo direito, há uma morfologia tipo bloqueio de ramo esquerdo (a mais frequente – implantes endocárdicos); nos implantes em ventrículo esquerdo, geralmente a morfologia é de bloqueio de ramo direito (mais comum em implantes epicárdicos). Quando o marca-passo estimula ao mesmo tempo que ocorre uma despolarização natural, surgem os complexos de fusão e pseudofusão (ver adiante). Nos marca-passos multissítio, o território comandado (atrial ou ventricular) apresenta ondas P ou QRS mais estreitos em razão do fenômeno de fusão entre os sítios estimulados.

Intervalo de pulso

Trata-se do intervalo de tempo (ms) entre duas espículas consecutivas da mesma câmara, sendo inversamente proporcional à frequência de estimulação. Calcula-se dividindo 60.000 ms (1 minuto) pela frequência programada.

Intervalo de escape

É o intervalo entre um batimento natural sentido e a próxima espícula. Normalmente, esse intervalo é igual ao intervalo de pulso. Contudo, pode ser maior ou menor caso o gerador esteja programado com histerese positiva ou negativa.

Largura de pulso

É a duração de um único pulso do marca-passo. Normalmente é programável. Não pode ser analisada com precisão no ECG, devido à resolução e a filtragem incompatíveis. Pode ser medida somente por intervalômetros eletrônicos.

Intervalos AV e VA

Esses intervalos existem apenas em marca-passos multicamerais. São, respectivamente, os intervalos entre as espículas atrial e ventricular, e entre a ventricular e a próxima atrial do mesmo ciclo.

Intervalo V-V

Esse tipo de intervalo existe apenas em modernos marca-passos multissítio. No ECG pode aparecer como um espessamento ou duplicação da espícula ventricular.

Batimentos de fusão e pseudofusão

Quando a câmara é despolarizada em parte por estímulo natural e em parte pelo estímulo do marca-passo, ocorrem os "batimentos de fusão" que apresentam uma morfologia correspondente à soma vetorial do batimento normal com o batimento totalmente comandado. Também ocorre "fusão" na estimulação ventricular em 2 ou 3 pontos ao mesmo tempo (marca-passo multissítio). Eventualmente o marca-passo estimula no momento em que o miocárdio em contato com o eletrodo acabou de ser despolarizado por evento natural (extrassístole ou sinusal), ocorrendo no ECG uma espícula "sem efeito" sobre um QRS ou uma onda P naturais. Esse fenômeno é conhecido como batimento de "pseudofusão" (Figura 4).

Indicações de marca-passo cardíaco

Indicações de marca-passo cardíaco definitivo

Atualmente os resultados em longo prazo da estimulação cardíaca são excelentes, tendo havido ampliação das indicações dessa modalidade terapêutica. De modo geral, são considerados indicações para implante de marca-passo cardíaco definitivo os seguintes quadros clínicos, desde que irreversíveis e claramente sintomáticos:

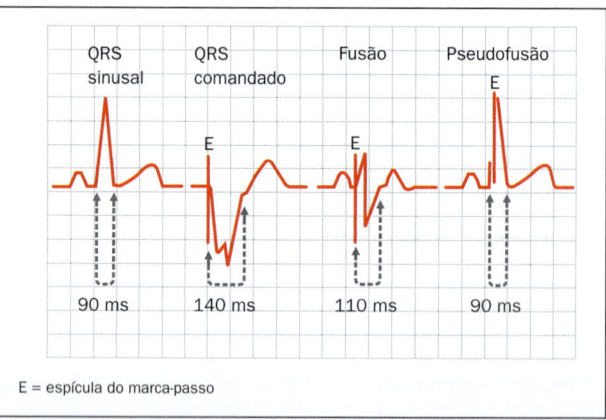

Figura 4 Esquema representativo dos fenômenos de fusão e pseudofusão. No primeiro, o QRS é constituído pela despolarização natural e artificial. No segundo, a despolarização é totalmente natural, havendo somente a superposição da espícula do marca-passo. Nesse caso, no momento da estimulação do marca-passo, a área subjacente ao eletrodo já estava despolarizada por vias naturais. É importante observar que o batimento de maior duração é o comandado. O complexo de fusão tem duração intermediária. O batimento natural e o de pseudofusão têm duração normal.

- Síndrome do seio carotídeo hipersensível.
- Síncope neurocardiogênica que não responde à terapia clínica ou à cardioneuroablação (forma cardioinibidora maligna refratária).[20,21]
- Doença do nó sinusal.
- Síndrome braditaquicardia que não responde a drogas antiarrítmicas.
- Fibrilação atrial com frequência ventricular reduzida.
- Bloqueio atrioventricular de terceiro grau.
- Bloqueio atrioventricular de segundo grau (mais frequentemente tipo Mobitz II).
- Bloqueio atrioventricular avançado.
- Lesão His-Purkinje grave (intervalo H-V > 70 ms).
- Bloqueio de ramo alternante.

As indicações apresentadas a seguir (Tabelas 1 a 8) foram adaptadas das diretrizes do Departamento de Estimulação Cardíaca Artificial da Sociedade Brasileira de Cirurgia Cardiovascular (Deca), do American College of Cardiology/American Heart Association/Heart Rhythm Society, e da Sociedade Brasileira de Arritmias Cardíacas (Sobrac) da Sociedade Brasileira de Cardiologia.[3,4,5]

Marca-passo no tratamento da fibrilação atrial

Controle do ritmo

Na prevenção da FA o mais importante na estimulação cardíaca é evitar a dessincronia ventricular com estimulação atrial e QRS estreito. De modo geral, o marca-passo tem me-

Tabela 1   Recomendações de implante de marca-passo na DNS

	Classe	NE
1. Espontânea, irreversível ou induzida por fármacos necessários e insubstituíveis, com manifestações documentadas de síncopes, pré-síncopes ou tonturas, ou com IC relacionadas à bradicardia	I	C
2. Intolerância aos esforços em decorrência da incompetência cronotrópica	I	C
1. Espontânea, irreversível ou induzida por medicamentos necessários e insubstituíveis, com manifestações de síncopes, pré-síncopes ou tonturas relacionadas com a bradicardia, mas não documentadas	IIa	C
2. Síncope de etiologia indefinida com DNS documentada ao EEF	IIa	C
1. Bradiarritmia sinusal que desencadeia ou agrava IC, angina do peito ou taquiarritmias	IIb	C
2. Pacientes oligossintomáticos com FC crônica < 40 min, durante vigília	IIb	C
1. DNS assintomática ou com sintomas comprovadamente não relacionados à bradicardia	III	C
2. DNS na presença de bradicardia sintomática por uso de medicamentos não essenciais ou substituíveis	III	C

DNS: doença do nó sinusal; EEF: estudo eletrofisiológico; FC: frequência cardíaca; IC: insuficiência cardíaca; NE: nível de evidência.

Tabela 2   Recomendações de implante de marca-passo definitivo na síndrome do seio carotídeo (SSC)

	Classe	NE
1. Síncope recorrente em situações cotidianas que envolvem a estimulação mecânica do seio carotídeo provocando assistolia > 3 s documentada, na ausência de medicamentos depressores da função sinusal ou condução atrioventricular	I	B
1. Síncope recorrente, não documentada, em situações cotidianas que envolvem a estimulação mecânica do seio carotídeo e com resposta cardioinibitória à massagem do seio carotídeo	IIa	C
2. Síncope recorrente de etiologia indefinida reprodutível por MSC	IIa	C
1. Síncope recorrente de etiologia indefinida na presença de resposta cardioinibitória à massagem do seio carotídeo	IIb	C
1. Resposta cardioinibitória à massagem do seio carotídeo na ausência de manifestações clínicas de baixo fluxo cerebral	III	C
2. Resposta vasodepressora exclusiva à massagem do seio carotídeo, independentemente das manifestações clínicas	III	C

MP: marca-passo; MSC: morte súbita cardíaca; NE: nível de evidência.

Tabela 3   Recomendações de implante de marca-passo definitivo no bloqueio atrioventricular de 1º grau

	Classe	NE
1. Irreversível, com síncopes, pré-síncopes ou tonturas, de localização intra ou infra-His e com agravamento por estimulação atrial ou teste medicamentoso	IIa	C
1. Com sintomas consequentes ao acoplamento atrioventricular anormal	IIb	C
1. Assintomático	III	C

BAV: bloqueio atrioventricular; MP: marca-passo; NE: nível de evidência.

Tabela 4   Recomendações de implante de MP definitivo no bloqueio AV de 2º grau

	Classe	NE
1. Permanente ou intermitente, irreversível ou causado por medicamentos necessários e insubstituíveis, independentemente do tipo e localização, com sintomas definidos de baixo fluxo cerebral ou IC consequentes à bradicardia	I	C
2. Tipo II, com QRS largo ou infra-His, assintomático, permanente ou intermitente e irreversível	I	C
3. Com flutter atrial ou FA, com períodos de resposta ventricular baixa, em pacientes com sintomas definidos de baixo fluxo cerebral ou IC consequentes à bradicardia	I	C
1. Tipo avançado, assintomático, permanente ou intermitente e irreversível ou persistente após 15 dias de cirurgia cardíaca ou IAM	IIa	C

(continua)

Tabela 4 Recomendações de implante de MP definitivo no bloqueio AV de 2º grau (continuação)

	Classe	NE
2. Tipo II, QRS estreito, assintomático, permanente ou intermitente e irreversível	IIa	C
3. Com flutter atrial ou FA, assintomático, com frequência ventricular média abaixo de 40 bpm em vigília, irreversível ou por uso de medicamento necessário e insubstituível	IIa	C
1. Tipo avançado, assintomático, permanente ou intermitente e irreversível não relacionado à cirurgia cardíaca ou IAM	IIb	C
2. Tipo 2:1, assintomático, permanente ou intermitente e irreversível associado a arritmias ventriculares que necessitam de tratamento medicamentoso com medicamentos insubstituíveis depressores da condução AV	IIb	C
1. Tipo I, assintomático, com normalização da condução atrioventricular com exercício ou atropina IV	III	C

BAV: bloqueio atrioventricular; FA: fibrilação atrial; IAM: infarto agudo do miocárdio; MP: marca-passo; NE: nível de evidência.

Tabela 5 Recomendações de implante de MP definitivo no bloqueio AV de 3º grau (BAVT)

	Classe	NE
1. Permanente ou intermitente, irreversível, de qualquer etiologia ou local, com sintomas de hipofluxo cerebral ou IC consequentes à bradicardia	I	C
2. Assintomático, consequente a IAM, persistente > 15 dias	I	C
3. Assintomático, com QRS largo após cirurgia cardíaca, persistente > 15 dias	I	C
4. Assintomático, irreversível, com QRS largo ou intra/infra-His, ou ritmo de escape infra-His	I	C
5. Assintomático, irreversível, QRS estreito, com indicação de antiarrítmicos depressores do ritmo de escape	I	C
6. Adquirido, irreversível, assintomático, com FC média < 40 bpm na vigília, com pausas > 3 segundos e sem resposta adequada ao exercício	I	C
7. Irreversível, assintomático, com assistolia > 3 segundos na vigília	I	C
8. Irreversível, assintomático, com cardiomegalia progressiva	I	C
9. Congênito, assintomático, com ritmo de escape de QRS largo, c om cardiomegalia progressiva ou com FC inadequada para a idade	I	C
10. Adquirido, assintomático, de etiologia chagásica ou degenerativa	I	C
11. Irreversível, permanente ou intermitente, consequente à ablação da junção do nó AV	I	C

(continua)

Tabela 5 Recomendações de implante de MP definitivo no bloqueio AV de 3º grau (BAVT) (continuação)

	Classe	NE
1. Consequente à cirurgi a cardíaca, assintomático, persistente > 15 dias, com QRS estreito ou ritmo de escape nodal e boa resposta cronotrópica	IIa	C
2. Consequente à cirurgia cardíaca sem perspectiva de reversão < 15 dias	IIa	C
3. Congênito assintomático, com QRS estreito, má resposta cronotrópica, sem cardiomegalia, com arritmia ventricular expressiva ou QT longo	IIa	C
1. Congênito, com QRS estreito, boa resposta cronotrópica, sem cardiomegalia, com arritmia ventricular expressiva ou QT longo	IIb	C
1. Congênito, assintomático, QRS estreito, com frequência apropriada para a idade e aceleração adequada ao exercício, sem cardiomegalia, arritmia ventricular e QT longo	III	C
2. Transitório por ação medicamentosa, processo inflamatório agudo, cirurgia cardíaca, ablação ou outra causa reversível	III	C

BAV: bloqueio atrioventricular; FC: frequência cardíaca; IAM: infarto agudo do miocárdio; MP: marca-passo.

Tabela 6 Recomendações de implante de marca-passo definitivo no bloqueios de ramo e fasciculares (BIV)

	Classe	NE
1. Bloqueio de ramo bilateral alternante documentado com síncopes, pré-síncopes ou tonturas recorrentes	I	C
2. Intervalo HV > 70 ms espontâneo ou com bloqueio intra ou infra-His induzido por estimulação atrial ou teste medicamentoso, em pacientes com síncopes, pré-síncopes ou tonturas sem causa determinada	IIa	C
3. Pacientes assintomáticos com intervalo HV > 100 ms espontâneo	IIa	C
4. Bloqueios de ramo ou bifascicular, associados ou não a BAV de 1o grau, com episódios sincopais sem documentação de BAVT paroxístico, em que foram afastadas outras causas	IIa	C
1. Bloqueio de ramo bilateral, assintomático	IIb	C
1. Bloqueios de ramo ou bifascicular em pacientes assintomáticos, de qualquer etiologia com ou sem BAV de 1o grau	III	C

BIV: bloqueio intraventricular; MP: marca-passo.

Tabela 7 Recomendações de implante de marca-passo definitivo na CMHO

	Classe	NE
1. Pacientes sintomáticos, com obstrução significativa da via de saída do VE em repouso ou provocada, refratários ao tratamento medicamentoso e quando não houver indicação primária de CDI	IIb	C

(continua)

Tabela 7 Recomendações de implante de marca-passo definitivo na CMHO (continuação)

	Classe	NE
1. Pacientes com a forma não obstrutiva	III	C
2. Pacientes assintomáticos ou controlados por tratamento medicamentoso	III	C
3. Pacientes com indicação de CDI	III	C

CDI: cardiodesfibrilador implantável; CMHO: cardiomiopatia hipertrófica obstrutiva; MP: marca-passo.

Tabela 8 Recomendações de implante de MP definitivo na síncope neuromediada (SNM)

	Classe	NE
1. Marca-passo definitivo (rate drop response) para síncopes recorrentes por hipersensibilidade do seio carotídeo (forma cardioinibitória)	I	B
1. Marca-passo definitivo na síncope associada a um importante componente cardioinibitório**, de preferência detectado durante condição clínica espontânea (loop recorder), claramente refratária ao tratamento com medidas gerais e medicamentosas	IIa	C
1. SNM com boa resposta a outras terapias	III	C

MP: marca-passo; NE: nível de evidência.
**Tradicionalmente a síncope neuromediada cardioinibitória grave tem sido tratada com implante de marca-passo, entretanto, recentemente foi descrita pelo autor a cardioneuroablação,19 que permite eliminar o reflexo cardioinibitório e tratar a síncope através de ablação sem a necessidade de MP.

lhores resultados quando existe doença do nó sinusal. O modo de estimulação mais empregado para prevenir a fibrilação atrial é o "*overpace* atrial dinâmico". Nesta situação, dentro de limites programados, o marca-passo aumenta a frequência de estimulação sempre que detecta um ritmo próprio retornando depois de um certo número de ciclos.[5] Essa propriedade do marca-passo tem sido útil principalmente nos casos em que há indicação por doença do nó sinusal e crises de fibrilação atrial, como na síndrome braditaquicardia. Nesse caso, o marca-passo trata a bradicardia e previne os episódios de taquicardia.

Desfibrilador atrial implantável no controle do ritmo na fibrilação atrial[6]

Na FA, quanto antes forem revertidas as crises menores as chances de recidiva e o risco de evoluir para FA crônica. Isto é obtido com os desfibriladores que detectam e podem tratar a fibrilação atrial de forma muito rápida e eficaz. Entretanto, em decorrência da necessidade de *backup* para desfibrilação ventricular, ao desconforto da terapia sem sedação[7] e ao sucesso da ablação por radiofrequência da fibrilação atrial, esses dispositivos ainda não são utilizados regularmente e estão sob investigação clínica.

Controle da frequência

A FA crônica e irreversível com frequência ventricular alta pode ser tratada com ablação nodal AV associada ao implante de marca-passo, que permite total controle da frequência. Geralmente o resultado clínico é excelente. Entretanto,

em decorrência do caráter definitivo e irreversível da terapia, não é indicada como primeira escolha. Os casos precisam ser muito bem selecionados. As principais indicações são:

- Refratariedade no controle da frequência por meio de tratamento medicamentoso.
- Intolerância ou contraindicação ao tratamento medicamentoso.
- Taquicardiomiopatia refratária à medicação.
- Desejo e opção do paciente devidamente esclarecido.

O marca-passo ideal a ser implantado pós-ablação do nó AV deve ter as seguintes propriedades: garantir a frequência ventricular com total segurança; proporcionar resposta cronotrópica de frequência; estimular o modo AV sequencial nos períodos sem FA – "reversão automática de modo"; possuir algoritmos de estimulação preventivos para a FA, nos casos com arritmia intermitente; e ressincronização ventricular ou estimulação de segurança. Independentemente do marca-passo ser ventricular ou bicameral, de acordo com nossa experiência, nos casos com cardiomegalia e, principalmente, quando existe insuficiência cardíaca, deve-se implantar um sistema multissítio biventricular[8] ou ventricular direito bifocal.[9] Além de proporcionar maior ou menor ressincronização ventricular, estes modos funcionam como estimulação de segurança[10] caso haja disfunção de um dos eletrodos.

Marca-passo em crianças

O implante de marca-passo independe da idade do paciente, no entanto, quando é necessário o implante em criança, alguns cuidados adicionais devem ser considerados. Quando muito pequenas, deve ser avaliada a possibilidade do implante epicárdico com toracotomia e loja do gerador no abdome, porém, sempre que possível deve ser tentado o implante endocárdico por ser um acesso menos traumático. Neste caso deve-se optar pelo menor marca-passo possível devido às restrições de espaço nesse paciente. Além disso, o eletrodo deverá ter uma "folga" para permitir o rápido crescimento da criança nessa fase (Figura 5). A programação do gerador também deve respeitar a doença de base, a condição clínica e metabólica e a idade da criança. O marca-passo deverá estar sempre com o biossensor habilitado para permitir a adaptação da frequência cardíaca às necessidades da criança (resposta cronotrópica adequada).

A Tabela 9 mostra as recomendações para implante de marca-passo em crianças.

Marca-passo temporário

Pode ser transcutâneo, esofágico, epicárdico ou transvenoso.

Marca-passo transcutâneo

É aplicado com placas adesivas sobre o precórdio. Utiliza geradores especiais que produzem pulsos de alta voltagem capazes de comandar o coração sem contato direto. Por essa

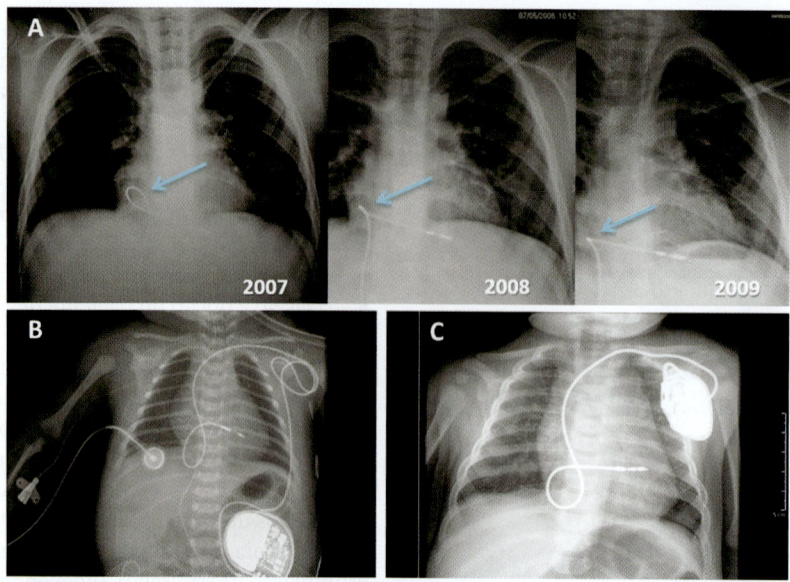

Figura 5 Imagens radiológicas de crianças submetidas a implante de marca-passo por diferentes técnicas. Em A, sequência de três radiografias por 3 anos consecutivos mostrando o desfazimento da alça do eletrodo que foi deixada para acomodar o crescimento. Neste caso o acesso foi femoral com gerador na pelve. Em B, criança de 1 mês de vida com marca-passo implantado em abdome mas com eletrodo endocárdico. Observe as várias alças do eletrodo para permitir o crescimento do bebê. Em C, eletrodo endocárdico e marca--passo em região subclavicular esquerda.

Tabela 9   Recomendações de implante de marca-passo definitivo em crianças[11]

	Classe	NE
BAV de 2° ou 3° graus relacionados a sintomas, disfunção ventricular ou baixo débito	I	C
Bradicardia sinusal sintomática	I	C
BAV de 2° ou 3° graus que não revertem após sete dias de pós-operatório	I	C
BAVT congênito com QRS largo, arritmia ventricular complexa ou disfunção ventricular	I	C
BAVT congênito em lactentes com frequência cardíaca < 50 ou < 70 bpm na presença de cardiopatia congênita	I	C
TV bradicardia ou pausa dependente claramente beneficiada por estimulação	I	C
Síndrome braditaquicardia com necessidade de antiarrítmicos	IIa	C
BAVT congênito, frequência cardíaca < 50 bpm após o primeiro ano, pausas duas a três vezes no ciclo básico ou incompetência cronotrópica	IIa	C
Síndrome do QT longo com bloqueio atrioventricular 2:1 ou de 3° grau	IIa	C
Cardiopatia congênita com disfunção hemodinâmica agravada por bradicardia ou dessincronismo atrioventricular	IIa	C
BAVT transitório provocado por cirurgia com bloqueio bifascicular residual permanente	IIb	C
BAVT congênito assintomático com QRS estreito, boa frequência cardíaca e função ventricular normal	IIb	C
Bradicardia sinusal assintomática em adolescentes (frequência cardíaca < 40 bpm em repouso) e pausas > 2 s	IIb	C
Doença neuromuscular com qualquer grau de BAV (inclusive de 1° grau)	IIb	C

BAV: bloqueio atrioventricular; NE: nível de evidência; TV: taquicardia ventricular.

razão, deve ser aplicado com sedação. Comumente, é utilizado em situações de extrema urgência, enquanto se providencia a via endovenosa.

Marca-passo esofágico

A grande proximidade entre o coração e o esôfago permite que um eletrodo intraesofágico comande tanto átrios como ventrículos desde que os pulsos tenham duração e amplitude adequadas fornecidas por um gerador de pulsos es-

pecífico (cardioestimulador transesofágico[3]). A estimulação atrial transesofágica é utilizada de forma transitória, para diagnóstico de bradi ou taquiarritmias ou para reversão de taquicardias no pronto-socorro.[3]

Marca-passo temporário epicárdico

É praticamente utilizado em toda cirurgia cardíaca através de finos eletrodos maleáveis transfixados no epicárdio dos ventrículos e/ou átrios e conectados a um marca-passo temporário convencional. A estimulação é obtida de forma segura e com baixa energia. O polo positivo pode ser suturado no subcutâneo. No pós-operatório, são retirados por tração direta desde que o risco de bradi ou taquiarritmia tenha sido eliminado.

Marca-passo temporário transvenoso (endocárdico)[10]

É uma forma transitória extremamente útil e segura para tratamento imediato de bradi e/ou taquiarritmias, sendo o mais utilizado em unidades de emergência. É retirado logo que desaparece o risco de arritmia. É colocado por meio de punção venosa (veias subclávias, jugulares, femorais ou basílicas) ou por meio de dissecação. Em condições de extrema urgência, pode ser aplicado por punção transtorácica do ventrículo direito, porém, essa técnica deve ser evitada em decorrência do risco de lesões nas coronárias, nos pulmões e nos ventrículos.

Indicações de marca-passo temporário[12,13,14]

O marca-passo temporário é indicado em situações de urgência e/ou risco de arritmias. Mais comumente se aplica nas bradiarritmias, porém, também pode ser útil na reversão de taquiarritmias. É indicado em procedimentos diagnósticos ou de forma profilática nas seguintes condições:

- Controle de emergência de qualquer bradiarritmia sintomática (sinusal ou por BAV).
- Como profilaxia em:
  - Infarto agudo do miocárdio com bradiarritmia ou infarto anterior com bloqueio de ramo recente.[14]
  - Cateterismo cardíaco direito em portador de bloqueio de ramo esquerdo.
  - Grandes cirurgias gerais em portadores de distúrbios do sistema excitocondutor do coração.[15]
- Testes farmacológicos.
- Disfunção do marca-passo definitivo em paciente dependente.
- Pós-operatório de cirurgia cardíaca.
- Procedimentos diagnósticos (estudo eletrofisiológico invasivo).

Durante o implante de marca-passo definitivo ou temporário, as morfologias da onda P, do QRS e do ST são muito importantes para orientar quanto à posição do eletrodo e quanto às condições da junção eletrodo-coração, inclusive permitindo o posicionamento correto de um eletrodo de marca-passo temporário quando não se dispõe de radioscopia.[16] O marca-passo temporário deve ser muito bem fixado ao corpo do paciente, de forma segura e confortável, e reavaliado diariamente para prevenir disfunções que possam ser críticas nos pacientes dependentes.[17,18,19]

Novas alternativas no tratamento das bradiarritmias funcionais

As bradiarritmias funcionais (síncope neurocardiogênica, disfunção e doença do nó sinusal, bloqueios atrioventri-

culares intermitentes de origem vagal, síndrome do seio carotídeo) estão relacionadas a aumento do tônus vagal. Nos casos muito sintomáticos, frequentemente existe dificuldade no tratamento clínico, devido à falta de medicamentos eficazes e seguros. Nas formas cardioinibitórias malignas, o marca-passo tem sido indicado, entretanto a cardioneuroablação tem sido uma opção bastante promissora sem a necessidade de implante de marca-passo.

Cardioneuroablação

Trata-se de um método que permite reduzir o tônus vagal, de forma permanente, por meio da aplicação endocárdica de radiofrequência por cateter (ablação por cateter), por meio da identificação dos pontos de entrada da inervação vagal.[20,21] Com esse objetivo, desenvolvemos o mapeamento espectral da superfície endocárdica dos átrios direito e esquerdo (Figura 6). Dessa forma, são identificados pontos de inervação do nó sinusal e do nó atrioventricular, sendo possível atuar isoladamente sobre os parâmetros eletrofisiológicos do nó sinusal (no caso de disfunção do nó sinusal) ou do nó atrioventricular (nos casos de bloqueio atrioventricular). O resultado é um aumento significativo e sustentado da frequência sinusal e da condução atrioventricular, permitindo controle clínico das bradiarritmias com resposta normal à atropina. O efeito é intenso e imediato e persiste na fase crônica, que se caracteriza por importante redução da variabilidade RR no Holter de 24 horas (denervação vagal). Na Figura 7, vemos os registros de Holter de uma paciente tratada

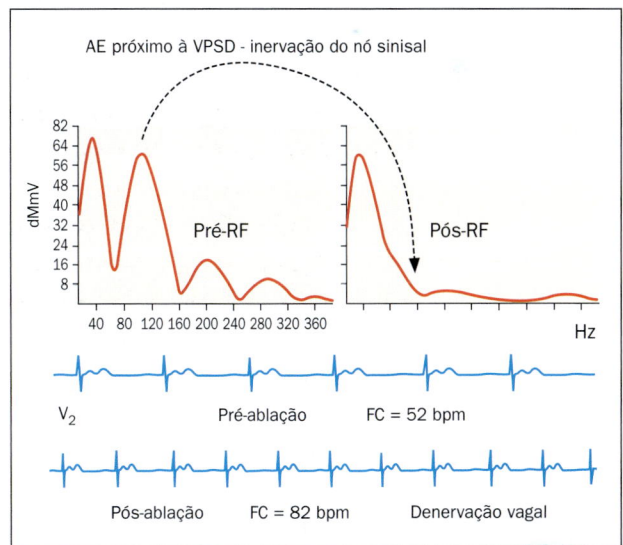

Figura 6   Cardioneuroablação. O mapeamento espectral permite determinar a entrada das fibras pós-ganglionares parassimpáticas na parede atrial. Na metade superior esquerda (pré-RF), observa-se o espectro de uma área no septo interatrial esquerdo próxima à veia pulmonar superior direita (interface neuromiocárdica). A ablação (60°/30 s/30 J) permite eliminar a maioria das frequências acima de 80 Hz (pós-RF), promovendo aumento da frequência sinusal de 52 para 82 bpm em decorrência da denervação parassimpática.

com essa técnica que apresentava pré-síncopes e síncopes relacionadas a períodos de repouso e pós-prandial. Os exames de Holter prévios mostravam inúmeras pausas ocasionadas por longos períodos de BAVT intermitente. Após a cardioneuroablação houve normalização da condução AV, a paciente tornou-se assintomática e os exames de Holter de longo prazo mostraram desaparecimento das pausas. Nesse caso, a origem da hipertonia vagal estava relacionada a uma cirurgia bariátrica.

Acompanhamento clínico dos portadores de marca-passo

Os pacientes portadores de marca-passos definitivos devem ser acompanhados rotineiramente para prevenir disfunções, programar o sistema de estimulação conforme as necessidades clínicas e ajustar o consumo de energia do gerador para se obter o máximo de segurança com a maior longevidade possível. Normalmente, o paciente é reavaliado 30 dias após o implante, a cada 3 meses no primeiro ano e a cada 6 meses após o primeiro ano de implante. Depois do término da garantia nominal do gerador, o paciente deve ser avaliado a cada 3 meses, pelo menos.

Desgaste do gerador

A bateria de um marca-passo é uma fonte limitada de energia e apresenta desgaste progressivo durante a vida útil do sistema, mesmo que o marca-passo esteja inibido. As baterias atuais de Li/I mantêm a tensão de saída durante 70 a 75% de

sua duração. Os marca-passos apresentam circuitos especiais que detectam a queda de tensão da bateria e transmitem diversas informações, de forma que o médico possa acompanhar com segurança a disponibilidade de energia do sistema. Todos os marca-passos apresentam um relé magnético. A colocação de um ímã sobre a região da loja do gerador ativa esse relé desligando o circuito de sensibilidade e acionando o modo de funcionamento magnético. A medida da frequência magnética é o parâmetro mais simples e seguro para controlar o desgaste do gerador. Isso pode ser realizado com um intervalômetro que detecta os pulsos na superfície corporal, informando o intervalo de pulso, a frequência e a duração de cada pulso. Normalmente, os marca-passos reduzem a frequência de estimulação magnética em 5 a 15 ppm vários meses antes do esgotamento completo, permitindo que se indique a troca profilática e eletiva do gerador antes que ocorram disfunções do sistema.

É importante lembrar, porém, que o comportamento magnético do marca-passo também é programável e pode estar desligado no momento em que se coloca o ímã. Neste caso o gerador irá desconsiderar o efeito magnético. Já em relação aos desfibriladores, a colocação do ímã desliga temporariamente as terapias antitaquicardias, sendo desta forma importante que o médico tenha um mínimo de conhecimento antes de colocar o ímã sobre o dispositivo.

Avaliação do comando e sensibilidade do marca-passo

Depois da análise das condições da bateria, verifica-se o comando e a sensibilidade ajustando-se os parâmetros com boa margem de segurança. Nos casos graves de falhas de comando

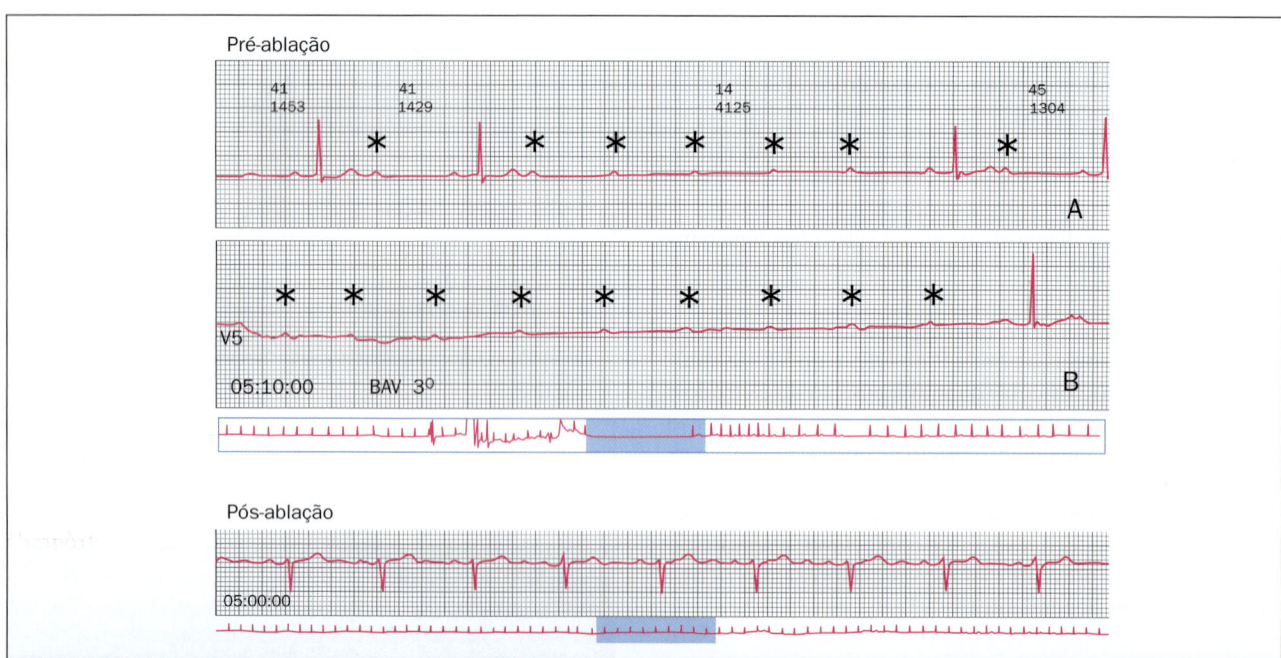

Figura 7 Bloqueio atrioventricular de alto grau, intermitente, de origem funcional, em portador de pré-síncopes e síncopes. A: observam-se pausas decorrentes de bloqueio atrioventricular. Os asteriscos indicam as ondas P bloqueadas. B: observa-se uma sequência de nove ondas P bloqueadas (fase de pré-ablação autonômica). Abaixo, há o registro de Holter de controle durante o sono, realizado 2 meses após a ablação autonômica, no qual o paciente se mantém assintomático.

e/ou de sensibilidade, pode ser necessária intervenção cirúrgica para troca ou reposicionamento de eletrodos (Figura 8).

A sensibilidade também pode ser anormalmente excessiva, ocorrendo inibições ou deflagrações indesejáveis ocasionadas por miopotenciais da musculatura esquelética (Figura 9), por ondas T, por onda P em marca-passo ventricular, por estímulo atrial inibindo o estímulo ventricular em sistema DDD (*crosstalk*), por ruído de instalação elétrica ambiental etc. Nos marca-passos bicamerais, avalia-se independentemente os limiares de comando e sensibilidade nas câmaras atriais e ventriculares.

Complicações dos marca-passos

Podem ser precoces (que ocorrem nos primeiros trinta dias do implante e frequentemente estão relacionadas com a cirurgia) e tardias. Felizmente são bastante raras desde que sejam considerados os cuidados e as técnicas pertinentes.[17,18]

Complicações precoces dos marca-passos

- Pneumotórax ou hemotórax.
- Embolia gasosa.
- Perfuração atrial ou ventricular.
- Estimulação frênica/diafragmática.
- Falha da conexão do gerador.
- Infecção.

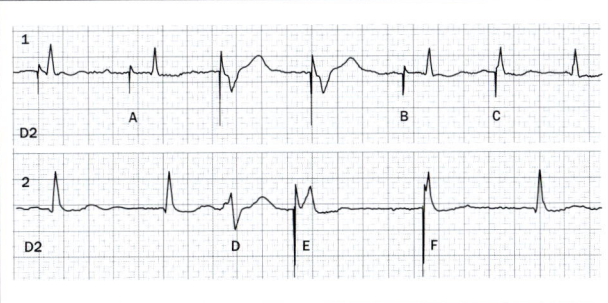

Figura 8 Exemplo de falha de comando ("bloqueio de saída" A e B) em marca-passo ventricular. Observa-se que as duas espículas de comando apresentam amplitude maior e que todas as espículas são visíveis. Esse comportamento sugere que a origem da disfunção seja uma fratura do condutor e que deve existir líquido no interior do eletrodo "fratura úmida"; 2: exemplo de falha de sensibilidade a uma extrassístole ventricular (D) em marca-passo ventricular. As espículas C e F são exemplos de pseudofusão.

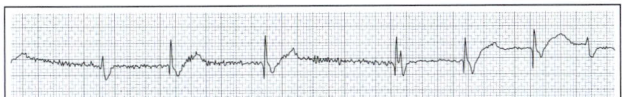

Figura 9 Registro de Holter mostrando inibições por miopotenciais em marca-passo ventricular. A linha de base mostra o ruído típico dos miopotenciais, e, no centro, verifica-se um intervalo maior devido à inibição. A redução da sensibilidade ou a programação para sense bipolar normalmente corrige esse problema.

- Sangramento/hematoma da loja do gerador.
- Taquicardia ou fibrilação ventricular.
- Pericardite.
- Deslocamento do eletrodo.
- Falha de comando e/ou de sensibilidade.

Complicações tardias dos marca-passos

Ocorrem após 30 dias de implante e atualmente são muito raras:

- Falha de comando e/ou de sensibilidade.
- Estimulação musculoesquelética.
- Migração do gerador.
- Falha do isolante.
- Falha eletrônica do circuito.
- Endocardite.
- Síndrome do marca-passo.
- Deslocamento de eletrodo.
- Erosão ou pré-erosão.
- Infecção.
- Fratura do eletrodo.
- Trombose venosa.
- Arritmias induzidas ou mediadas pelo marca-passo.
- *Oversensing.*

Arritmias induzidas ou mediadas pelo marca-passo

Arritmias induzidas

Quando ocorre falha de sensibilidade, o marca-passo pode competir com o ritmo próprio do paciente, ocasionando estimulações em período vulnerável que podem resultar em taquicardia (Figura 10) ou fibrilação, atrial ou ventricular, de acordo com a câmara que estiver sendo estimulada.

Também podem ocorrer arritmias induzidas devido a uma disfunção muito rara chamada *runaway*, que se deve a uma grave alteração do circuito eletrônico do marca-passo, resultando em uma estimulação extremamente rápida, podendo conduzir taquicardia e/ou fibrilação da câmara estimulada. Atualmente, os circuitos específicos de proteção contra esse tipo de problema, incorporados ao marca-passo, praticamente eliminaram essa complicação.

Arritmias mediadas

Essas arritmias ocorrem em marca-passos bicamerais. A mais frequente é a "taquicardia por reentrada eletrônica". Geralmente ocorre em decorrência de uma onda P retrógrada (frequentemente pós-extrassístole ventricular) que é sentida pelo circuito atrial, ocasionando deflagração no ventrículo. Se a despolarização ventricular origina uma outra onda P retrógrada, a situação se perpetua provocando uma taquicardia por reentrada AV eletrônica, mediada pelo marca-passo. Essa arritmia pode ser facilmente interrompida pela colocação de um ímã sobre o gerador, podendo ser prevenida por programação adequada. Outra arritmia que pode ocorrer em marca-passos

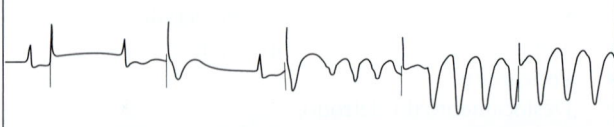

Figura 10 Falha de sensibilidade de marca-passo ventricular. A terceira espícula cai sobre a onda T induzindo uma taquicardia ventricular.

DDD relaciona-se com o aparecimento espontâneo ou induzido de fibrilação atrial ou *flutter* atrial. Nesses casos, o circuito atrial pode "sentir" a elevada frequência atrial e deflagrar uma estimulação ventricular também com alta frequência, o que resulta em comprometimento hemodinâmico ou em arritmias mais graves. Essas complicações podem ser evitadas, de forma eficaz, com uma programação criteriosa (reduzir a frequência máxima permitida para a estimulação ventricular).

Síndrome do marca-passo

Trata-se de uma complicação muito frequente da estimulação cardíaca unicameral ventricular. Ocorre tipicamente em pacientes que apresentam condução ventriculoatrial, o que provoca contração atrial quando as valvas AV estão fechadas. Isso ocasiona refluxo sanguíneo para a circulação pulmonar e sistêmica com sintomas de hipotensão arterial, palpitações, dispneia, adinamia etc. Esse quadro pode ocorrer mesmo na ausência de condução ventriculoatrial em razão da falta de sincronismo AV. A forma mais eficaz de tratamento é a escolha correta do modo de estimulação (estimulação atrial ou se existe distúrbio da condução AV associado, estimulação AV sequencial) que será obtida com a troca do marca-passo.

Problemas hemodinâmicos da estimulação ventricular direita: um desafio para o clínico

A estimulação ventricular endocárdica na ponta do ventrículo direito ou na região subtricuspídea,[22] largamente utilizada em todo o mundo desde a década de 1960, induz um BCRE artificial e promove importante dessincronização das paredes do ventrículo esquerdo. Isso pode ocasionar ou agravar uma insuficiência cardíaca.[23] Em longo prazo, essa condição, além de reduzir a qualidade de vida, pode levar ao aumento da mortalidade nos casos dependentes de estimulação ventricular, mesmo utilizando marca-passos DDD (fisiológicos) normofuncionantes, e aumento da incidência de fibrilação atrial. Essa perda de função é facilmente compensada em um coração normal, no entanto pode agravar ou provocar insuficiência cardíaca nos casos de cardiomiopatia dilatada.

O acompanhamento clínico de um grande número de pacientes ressincronizados permitiu observar que, eventualmente, quando falha um dos eletrodos ventriculares do ressincronizador por aumento de limiar ou deslocamento, ocorre um rápido agravamento da insuficiência cardíaca com sinais e sintomas típicos: intolerância aos esforços e/ou edema de membros inferiores, congestão pulmonar, alargamento do

QRS (decorrente de falha de um dos eletrodos ventriculares, comumente do ventrículo esquerdo) e insuficiência mitral (ou agravamento da preexistente). Conhecemos essa condição como síndrome ventricular do marca-passo,[23] por ela ser precipitada pelo súbito dessincronismo das paredes ventriculares (alargamento do QRS), o que a diferencia da clássica síndrome do marca-passo, tipicamente ocasionada pela falta de sincronismo atrioventricular.

Além do prejuízo hemodinâmico, a estimulação apical prolongada do ventrículo direito também provoca indesejável remodelamento ventricular, com alterações histológicas e celulares definitivas. Estudos realizados em cães mostraram que a estimulação apical do ventrículo direito por período de 3 a 4 meses provoca mudança na direção dos feixes musculares do miocárdio ventricular esquerdo,[24] o que pode ocasionar tensões intramurais, com perda de energia e de eficiência cardíaca (Figura 11).

Além dessas alterações, também se observam modificações celulares que afetam definitivamente a capacidade contrátil do miocárdio: desarranjo das miofibrilas do ventrículo esquerdo, hipertrofia das miofibrilas, vacuolização intracelular, degeneração com fibrose, depósitos de gordura, alterações do tamanho das mitocôndrias e calcificação distrófica.

Diversos estudos multicêntricos randomizados começaram recentemente a fornecer informações valiosas a respeito da estimulação em ponta do ventrículo direito, apesar de terem sido desenhados com outro objetivo. Os estudos MOST,[25] DAVID[26] e MADIT-II[27] permitiram demonstrar claramente que quanto mais frequente for a estimulação em ponta do ventrículo direito, maior será a incidência de insuficiência cardíaca, hospitalizações, fibrilação atrial, arritmias ventriculares e mortalidade (Figura 12).

Dessa forma, tanto o BCRE espontâneo como o induzido por estimulação cardíaca convencional sempre ocasionam disfunção miocárdica. No entanto, a manifestação clínica des-

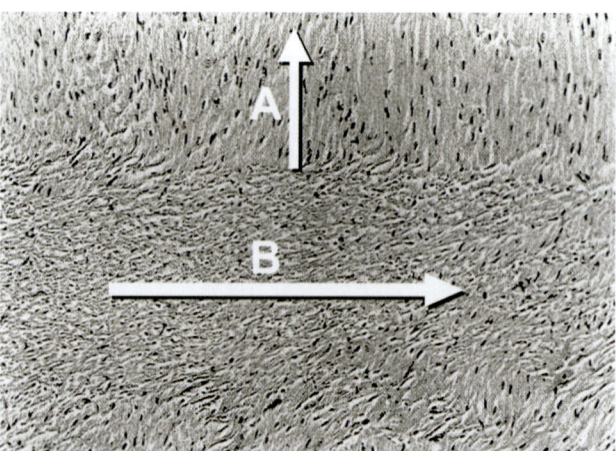

Figura 11 Remodelação da histologia da parede ventricular esquerda após estimulação apical do ventrículo direito durante 3 a 4 meses. Verifica-se significativo desarranjo histológico dos feixes musculares, originando linhas de tensão perpendiculares. Trabalho experimental em animais.

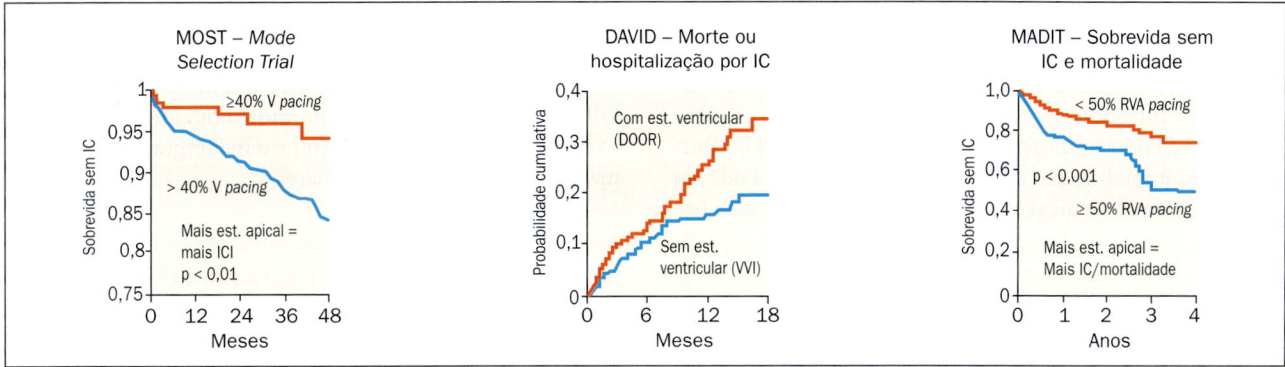

Figura 12 Estudos MOST, DAVID e MADIT-II mostrando uma relação direta entre estimulação em ponta do ventrículo direito (QRS largo) e insuficiência cardíaca, fibrilação atrial, arritmias ventriculares e mortalidade.

sa perda de função pode ser ou não evidente, dependendo da "reserva miocárdica" preexistente. Isso significa que no miocárdio normal a disfunção miocárdica pode não ser notada por longo tempo, ao passo que no miocárdio dilatado ela pode agravar ou provocar insuficiência cardíaca rapidamente. Esses efeitos, contudo, eram atribuídos à própria doença subjacente, e não ao QRS largo.

As estimulações apical ou subtricuspídea em ventrículo direito têm o mesmo efeito hemodinâmico indesejável. Tem sido observado que a estimulação subtricuspídea, apesar de ter eventualmente melhores limiares e melhor impactação que a estimulação apical, especialmente na doença de Chagas, tem um resultado hemodinâmico menos eficiente que a estimulação apical. Dessa forma, passamos a buscar alternativas de estimulação para obter resultado hemodinâmico melhor com as seguintes opções:

- Obviamente, quando existe condução atrioventricular por vias normais com QRS estreito a melhor opção é a estimulação atrial, evitando-se a estimulação ventricular. Atualmente, existem marca-passos com algoritmos de estimulação ventricular mínima com excelente aplicação nesses casos. Esses geradores são capazes de estimular o ventrículo somente na ausência completa de condução atrioventricular (Figura 13); caso contrário, mantêm a estimulação atrial mesmo com bloqueio atrioventricular de 1° grau.
- Nos casos com QRS largo ou naqueles em que é inevitável a estimulação ventricular e os pacientes apresentam cardiomiopatia dilatada e FE ≤ 40%, a melhor alternativa é o implante de um ressincronizador que promova um QRS mais estreito, que é acompanhado de melhor rendimento hemodinâmico.
- Para todos os outros casos nos quais a estimulação ventricular for inevitável deve-se considerar uma estimulação alternativa do ventrículo direito.

Estimulações alternativas do ventrículo direito

Desde 1996, no Serviço de Marca-passo do Instituto Dante Pazzanese de Cardiologia e no Serviço de Arritmia do Hos-

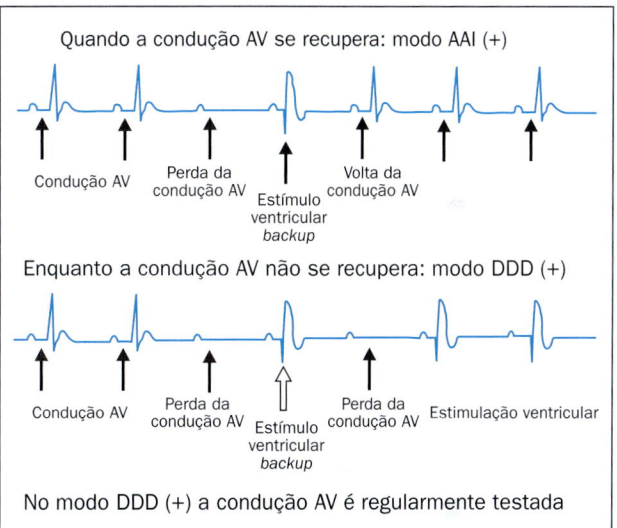

Figura 13 Esquema do modo de estimulação ventricular mínima (EVM). Nessa função, o marca-passo aguarda pela condução atrioventricular, mesmo com bloqueio atrioventricular de 1° grau, e somente estimula o ventrículo regularmente se ocorrerem duas ondas P bloqueadas em um conjunto de quatro. Durante os períodos de estimulação ventricular, a condução atrioventricular é testada regularmente e, caso retorne, o marca-passo passa novamente para o modo atrial. (+): recurso de EVM.

pital do Coração (HCor), passamos a buscar alternativas para estimular o coração de forma mais eficiente. Nessa época, já estavam bem evoluídos os eletrodos de fixação ativa de baixo perfil e com eluição de corticosteroides, fato que permitiu testar novas posições para estimulação cardíaca definitiva, como a estimulação mediosseptal (nos corações com boa fração de ejeção e sem dilatação) e a estimulação bifocal ventricular direita (nos casos com cardiomiopatia dilatada).

Estimulação do feixe de His

O ideal é sempre estimular os ventrículos através do feixe de His, desde que a condução His-Purkinje esteja normal. Porém, apesar de ser a estimulação mais fisiológica, que permite a ressincronização máxima com QRS normal e previne as disfunções sistólica e diastólica e a insuficiência mitral, suas limitações (dificuldade técnica, limiares altos, necessidade de eletrodos e introdutores especiais, suscetibilidade a *oversensing* atrial e contraindicação nas lesões do sistema His-Purkinje) têm impedido seu emprego mais difundido. Pode ser realizada com as técnicas supratricuspídea e subtricuspídea.

Estimulação supratricuspídea do feixe de His

É a técnica ideal de estimulação ventricular em pacientes que apresentam condução infra-hissiana normal. É realizada procurando-se fixar um eletrodo de fixação ativa no ápice do triângulo de Koch, próximo à junção do tendão de Todaro com a inserção da valva tricúspide. Nessa região, realiza-se o mapeamento do potencial de His e procede-se à fixação do eletrodo no ponto de melhor potencial. O procedimento é facilitado pela utilização de eletrodo especial, mais delgado que os eletrodos convencionais, com bainhas pré-formatadas que facilitam o direcionamento e a fixação. O QRS resultante é estreito, com morfologia normal (Figura 14A). É a estimulação que permite o maior grau de ressincronização das paredes ventriculares.

Estimulação subtricuspídea do feixe de His e estimulação septal do ventrículo direito (Figura 14B e Figura 14C)

Na década de 1990, passamos a utilizar rotineiramente a estimulação septal como alternativa para minorar a dessincronia induzida pela estimulação apical clássica. A partir de então, tem sido a estimulação mais utilizada em nosso meio quando se pretende implantar somente um eletrodo ventricular. Os modernos eletrodos de fixação ativa têm baixo perfil e são altamente maleáveis, permitindo que o implante seja direcionado para a região mediosseptal com relativa facilidade.

O benefício eletrocardiográfico dessa estimulação é geralmente a primeira consequência observada já durante o implante: o QRS mais estreito e o SÂQRS mais próximo da normalidade (QRS positivo ou isodifásico em D1 e positivo em D2, D3 e aVF) (Figura 15).[28] Além desse benefício, temos observado melhora clínica refletida por melhora da qualidade de vida e melhora ecocardiográfica significativa. Na Figura 16, observa-se o resultado de um estudo cintilográfico em um paciente com dois eletrodos, um no septo médio e outro na ponta do ventrículo direito. Durante o exame, o marca-passo foi programado para estimular somente a ponta e, posteriormente, somente o septo. Observa-se que a estimulação septal mostra resultado claramente superior em relação à estimulação apical. A dispersão do marcador cintilográfico (A), o estudo de fase (B), a curva de volume (C) e a fração de ejeção (D) são claramente melhores com a estimulação septal, que ainda aumentou a fração de ejeção de 43% para 56%.

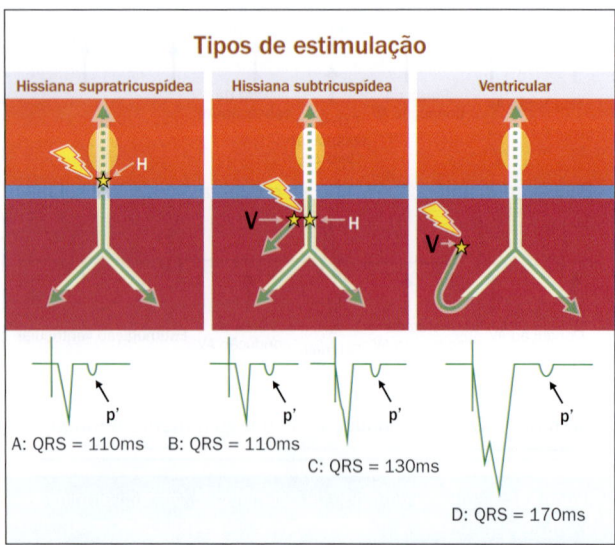

Tipos de estimulação

Hissiana supratricuspídea — Hissiana subtricuspídea — Ventricular

A: QRS = 110ms B: QRS = 110ms

C: QRS = 130ms

D: QRS = 170ms

Figura 14 Tipos de estimulação. A onda T não foi representada para facilidade didática. A: estimulação Hissiana pura supratricuspídea do feixe de His. Este é o modo mais desejável desde que exista boa reserva funcional do sistema His-Purkinje. Permite obter QRS normal com ressincronização máxima. Existe intervalo espícula-QRS igual ou menor que o intervalo HV. B: Estimulação hissiana pura subtricuspídea. Esta é mais difícil de ser obtida por ocorrer com mais frequência – estimulação mostrada em C. Geralmente mostra um intervalo espícula-R menor que o HV ou igual a 0 ms. C: Estimulação subtricuspídea do feixe de His mostrando a condição mais frequente que é um batimento de fusão entre a estimulação miocárdica septal e a do feixe de His. O QRS resultante pode ser um pouco mais alargado que o normal e não existe intervalo espícula-R. O QRS resultante pode ser mais ou menos alargado, sendo bastante semelhante ao observado no WPW anterosseptal. D: Estimulação ventricular exclusiva: neste caso a ativação do sistema His-Purkinje é tardia ou tardia ou não ocorre quando existe bloqueio de entrada. O QRS é muito alargado (comumente > 150 ms), promovendo importante dessincronia ventricular que pode conduzir à síndrome do QRS largo. P': onda P retrógrada que pode não existir no caso de bloqueio V-A o qual normalmente está presente em pelo menos 50% dos casos.

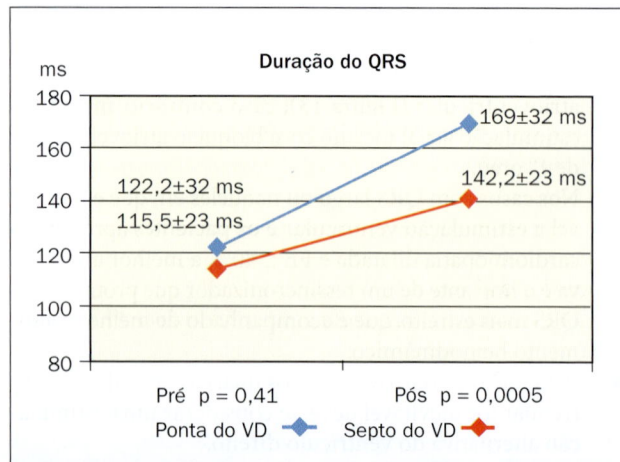

Duração do QRS

ms
180 — 169±32 ms
160
122,2±32 ms — 142,2±23 ms
140
115,5±23 ms
120
100
80
Pré p = 0,41   Pós p = 0,0005
Ponta do VD ◆   Septo do VD ◆

Figura 15 Redução significativa na duração do QRS obtida pelo implante septal de ventrículo direito. Tem sido observado que a dessincronia é pouco significativa quando o QRS tem menos que 150 ms.

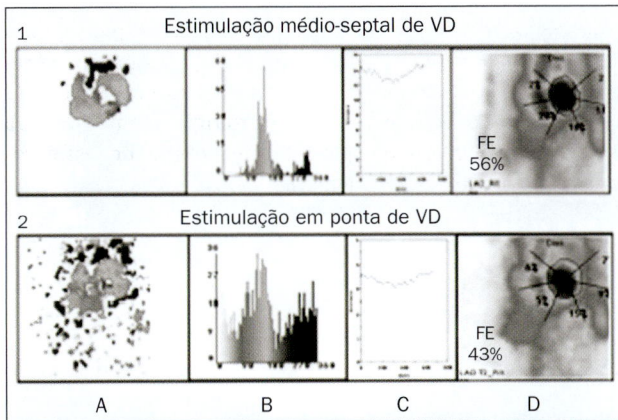

Estimulações alternativas do ventrículo direito utilizando dois eletrodos

Na tentativa de obter melhor rendimento com a estimulação cardíaca, em 1996, nos Serviços de Marca-passo do IDPC e de Arritmias do HCor desenvolveu-se a estimulação bifocal do ventrículo direito, que denominamos *ventricular endocardial right bifocal stimulation* (VERBS).[29] O objetivo era obter, além de estreitamento do QRS, o máximo de ressincronização ventricular, esgotando as alternativas de estimulação pelo ventrículo direito. Consiste no implante de um eletrodo apical de ventrículo direito e outro na porção alta do septo interventricular direito, que são estimulados ao mesmo tempo ou com o septo discretamente antecipado em relação à ponta (Figura 17). Essa forma de estimulação, além de permitir uma boa ressincronização nos casos com sistema de condução His-Purkinje razoavelmente preservado, também é uma excelente opção para pacientes altamente dependentes de marca-passo devido à "redundância" dos eletrodos (garantindo a estimulação ventricular no caso de falha de um eletrodo). Essa aplicação, chamada estimulação bifocal de segurança, praticamente representa a nossa opção nos casos com indicação de bloqueio atrioventricular para tratamento de taquiarritmias atriais refratárias a outras opções terapêuticas.

Diferentemente da estimulação biventricular, na qual um eletrodo estimula diretamente o ventrículo esquerdo e outro, o ventrículo direito, na estimulação bifocal direita, os dois eletrodos estimulam o ventrículo direito. Não obstante, frequentemente se observa redução significativa na duração do QRS (Figura 18), acompanhada da melhora na função ventricular.

Logo nos primeiros casos de implante, verificamos que a estimulação bifocal reduzia consideravelmente a insuficiência mitral funcional da cardiomiopatia dilatada, geralmente atribuída à dilatação do anel valvar. Entretanto, hoje sabemos que a insuficiência mitral nos casos com QRS largo se deve, em parte, à ativação assincrônica dos músculos papilares. Assim, esse efeito ocorre na cardiomiopatia dilatada com QRS

largo (Figura 19), pois melhora o sincronismo da ativação elétrica dos músculos papilares.

Verificamos também que a estimulação ventricular bifocal direita funciona ainda melhor nos casos com sistema His-Purkinje razoavelmente preservado. Isso reforça a ideia de que seu efeito depende da penetração das duas frentes de onda de despolarização no sistema His-Purkinje com ativação muito mais sincronizada do ventrículo esquerdo do que do ventrículo direito.

A melhora na ressincronização ventricular justifica os bons resultados da estimulação bifocal direita obtidos no estudo VERBS.

Estimulação cardíaca com marca-passo sem eletrodo

A estimulação cardíaca através de um micro marca-passo sem eletrodo implantado por cateterismo no endocárdio do ventrículo direito é conhecida desde a década de 1970. Entre-

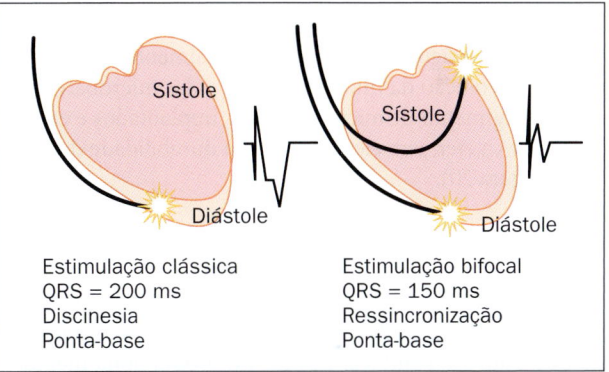

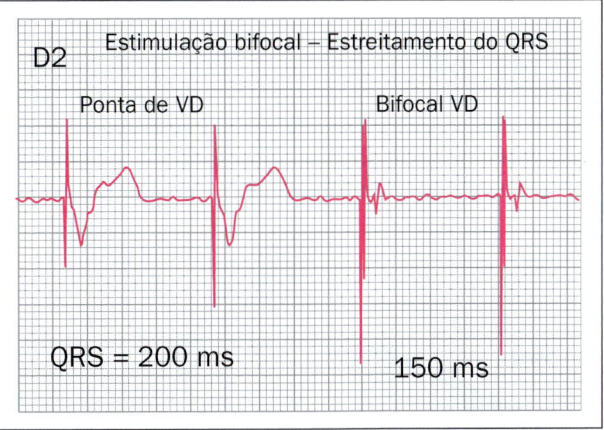

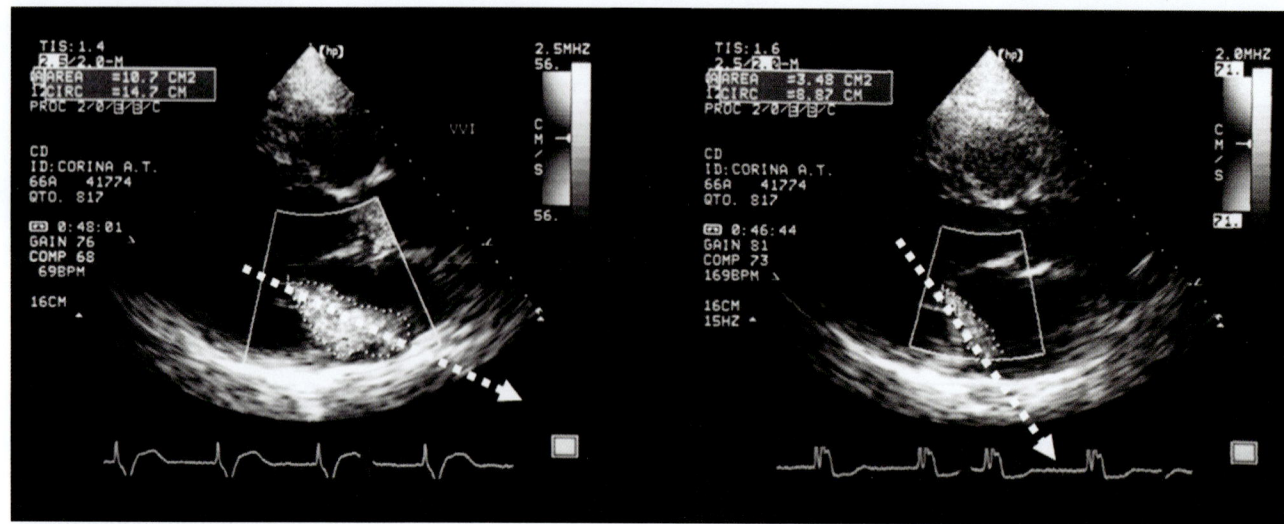

Figura 19 Redução da insuficiência mitral pela estimulação ventricular bifocal direita. Observa-se redução da área regurgitante e mudança na direção do refluxo devido à ativação mais sincrônica dos músculos papilares conforme demonstrado pelo estudo VERBS.

tanto, somente agora tornou-se comercialmente viável graças à grande evolução da microeletrônica e das microbaterias30 com o surgimento de microgeradores, implantados e explantados por cateter, sem eletrodos e com durabilidade de até 10 anos (Figura 20).

Estimulação do VE com marca-passo sem eletrodo

A estimulação endocárdica do VE ainda está em investigação clínica (Figura 21), porém já existem estudos mostrando que a ativação endocárdica do VE proporciona melhores resultados do que a ressincronização convencional por via epicárdica, comprovando que a dessincronização transmural[31,30] é de fato prejudicial. Uma das limitações da estimulação endocárdica do VE é o risco de tromboembolismo que obriga a utilização permanente de anticoagulação. Neste sentido já existe estudo em curso com estimulação endocárdica do VE sem eletrodo (WISE-CRT *trial*) no qual está sendo testado o implante de um pequeno receptor de ultrassom no endocárdio do VE, capaz de receber energia sonora de um transdutor e transformá-la em estímulo elétrico para comandar o VE. No futuro esta tecnologia pode permitir o implante de ressincronizadores to-

talmente sem cabos-eletrodos (*wireless stimulation*). Entretanto ainda é necessária grande evolução da tecnologia para evitar interferências de fontes externas de ultrassom e para que esta tecnologia possa ser aplicada na prática diária.

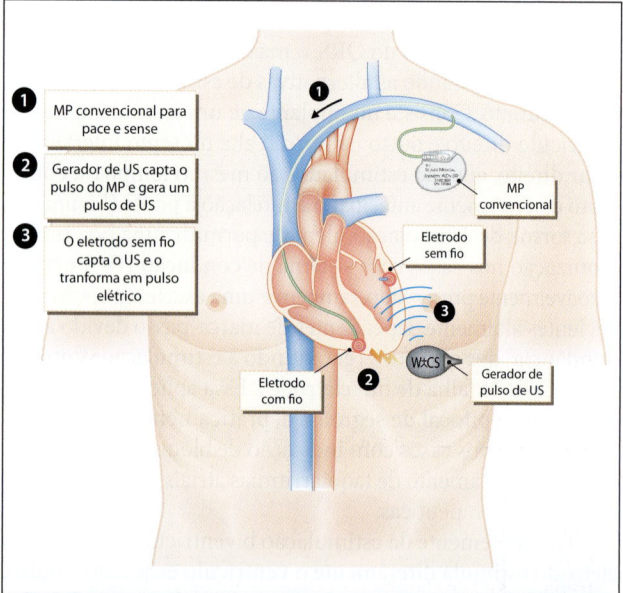

Figura 21 Esquema da estimulação endocárdica do ventrículo esquerdo (VE) sem eletrodo. Um transdutor de ultrassom (US) é implantado no endocárdio do VE, por cateter, na região dessincronizada. Também é implantado um marca-passo convencional endocárdico. O estímulo ventricular deste marca-passo é detectado por um receptor implantado no subcutâneo. Este receptor emite um pulso de ultrassom que é captado pelo transdutor endocárdico o qual transforma a energia sonora em pulso elétrico capaz de estimular o VE. Dessa forma, a energia do pulso elétrico é obtida do ultrassom sem a necessidade de bateria acoplada ao transdutor.

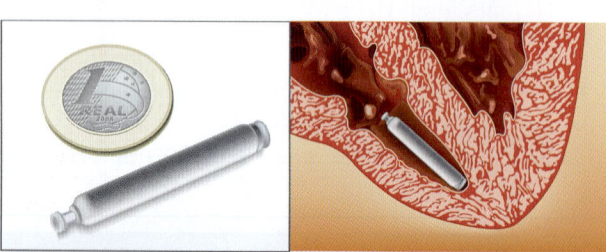

Figura 20 Marca-passo sem eletrodo implantado por cateterismo no interior do ventrículo direito. Um pequeno parafuso na extremidade distal permite a fixação endocárdica. Um sistema de acoplamento mecânico proximal permite o implante e o explante através de cateter.

Compatibilidade dos marca-passos com a ressonância magnética

Os marca-passos, assim como outras próteses metálicas, são sensíveis e vulneráveis à ressonância magnética (RM). Contudo, a evolução da tecnologia praticamente eliminou esta que seria uma das últimas barreiras aos marca-passos. Assim como nos marca-passos, as indicações de RM têm aumentado, beneficiando um número cada vez maior de pacientes. Consequentemente, existe um número crescente de pacientes impedidos de realizar RM. Materiais adequados na fabricação dos marca-passos e dos eletrodos além de um *software* específico que deve ser acionado no momento do exame permitiram a partir de 2008 que os pacientes com esses novos dispositivos pudessem ser submetidos ao exame de RM. Inicialmente o exame poderia ser feito desde que não envolvesse a área do tórax (marca-passos identificados como condicionais), porém, mais recentemente a maioria desses marca-passos permite realizar a RM de 1,5 Tesla no corpo inteiro desde que programados e acompanhados adequadamente. Em um futuro próximo, acreditamos que será possível submeter os pacientes à RM de 3 Tesla rotineiramente. É importante salientar que pacientes com implantes com menos de 6 meses ou com eletrodos antigos ou abandonados devem evitar realizar a RM a não ser que sejam acompanhados por especialista considerando criteriosamente a relação risco/benefício.

Resumo

Os marca-passos cardíacos constituem o maior exemplo de evolução da tecnologia aplicada à terapêutica médica, com excelentes resultados. Eles são constituídos por minúsculos geradores capazes de comandar o ritmo cardíaco com grande precisão, utilizando finos eletrodos implantados no coração, geralmente através do sistema venoso.

A estimulação cardíaca é obtida com facilidade graças à natureza sincicial do miocárdio, que lhe confere a propriedade de funcionar como uma única célula. Um único estímulo aplicado em qualquer parte do miocárdio se propaga imediatamente, por condução muscular, para todas as células, sem a necessidade de inervação ou de mediadores químicos.

O avanço tecnológico propiciou o desenvolvimento de grande variedade de marca-passos cardíacos sofisticados, incluindo a possibilidade de programação não invasiva após o implante por meio de telemetria e função antitaquicardia, transmissão automática de dados e alarme via internet, além do surgimento de microgeradores sem eletrodos implantados por cateterismo no interior do ventrículo direito.

Referências bibliográficas

1. Magalhães LP, Guimarães ICB, Melo SL, Mateo EIP, Andalaft RB, Xavier LFR, et al. Diretriz de arritmias cardíacas em crianças e cardiopatias congênitas SOBRAC e DCC – CP. Arq Bras Cardiol. 2016;107(1Supl.3):44-45.
2. Furman S, Robinson G. Use of intracardiac pacemaker in correction of total heart block. Surg Forum 1958; 9:245.
3. Furman S, Hayes DL. A Practice of cardiac pacing. New York: Futura; 1986.
4. Fuganti CJ, Melo CS, Moraes Jr AV, Pachon-Mateos JC, Pereira WL, Galvão Filho SS, et al. Diretrizes: Implante de marcapasso nas bradicardias e em outras situações especiais – estratificação e risco de morte súbita na cardiomiopatia chagásica. Relampa. 2015;28(2 Supl):S41-S62.
5. Epstein AE, DiMarco JP, Ellenbogen KA, et al. ACC/AHA/HRS 2008 Guidelines for device-based therapy of cardiac rhythm J Am Coll Cardiol. 2008;51:2085-105.
6. Martinelli Filho M, Zimerman LI, Lorga AM, Vasconcelos JTM, Rassi Jr. A. Guidelines for implantable electronic cardiac devices of the Brazilian Society of Cardiology. Arq Bras Cardiol. 2007;89(6):E210-38.
7. Carlson, et al. The Atrial Dynamic Overdrive Pacing Trial. Presented at the 22nd Annual Scientific Meeting of the North American Society of Pacing and Electrophysiology. Boston, 2001.
8. Funck RC, Adamec R, Lurje L, Capucci A, Ritter P, Shekan D, et al. Atrial overdriving is beneficial in patients with atrial arrhythmias: first results of the prove study. Pacing Clin Electrophysiol. 2000;23Pt2:1891-3.
9. Gold MR, Sulke N, Schwartzman DS, et al. Clinical experience with a dual-chamber implantable cardioverter defibrillator to treat atrial tachyarrhythmias. J Cardiovasc Electrophysiol. 2001;12(11):1247-53.
10. Cazeau S, Ritter P, Lazarus A, Gras D, et al. Multisite pacing for end--stage heart failure: early experience. Pace. 1996;19:1748-57.
11. Pachón JC, Pachón EL, Albornoz RN, et al. VERBS – Ventricular endocardial right bifocal stimulation – a new pacing mode for the treatment of the heart failure of severe dilated cardiomyopathy with Wide QRS. PACE – Pacing and Clinical Electrophysiology. 2001; 9.
12. Pachon JC. Marca-passo cardíaco provisório. Revista Brasileira de Marca--passo e Arritmia (Reblampa). 1991.
13. Waldo AL, Wells JL, Cooper TB. Temporary cardiac pacing:applications and techniques in the treatment of cardiac arrhythmias. Prog Cardiovasc Dis. 1981;23:451.
14. Hindman MC, Wagner GS, Jaro M, et al. The clinical significance of bundle branch block complicating acute myocardial infarction: I. clinical characteristics, hospital mortality, and one year follow-up. Circulation. 1978;58:679.
15. Hindman MC, Wagner GS, Jaro M, et al. The clinical significance of bundle branch block complicating acute myocardial infarction: II. Indications for temporary and permanent pacemaker insertion. Circulation. 1978;58:689.
16. Codini MA. Conduction disturbances in acute myocardial infartion: the use of pacemaker therapy. Clin Prog Pacing Electrophysiol. 1983;1:142.
17. Berliner D, Okum M, Peters RW, et al. Transcutaneous temporary pacing in the operating room. JAMA. 1985;254:84.
18. Gulotta SJ. Transvenous cardiac pacing: techniques for optimal electrode positioning and prevention of coronary sinus placement. Circulation. 1970;42:701.
19. Austin JL, Preis LK, Crampton RS, et al. Analysis of pacemaker malfunction and complications of temporary pacing in the coronary care unit. Am J Cardiol. 1982;49:301.
20. Pachon JC, Pachon EI, Pachon J, Lobo TJ, Pachon MZC, Albornoz RN. A new treatment of neurocardiogenic syncope (NCS) and/or functional AV block (FAVB) with RF-ablation. Cardiostim. 2004.
21. Pachon JC, Pachon EI, Pachon J, et al. Cardioneuroablation: new treatment for neurally mediated reflex syncope, functional AV block ans sinus dysfunction using catheter RF-ablation. Europace. 2005.
22. Kormann DS, Jatene AD. Triângulo eletrodo vertebrodiafragmático no posicionamento de eletrodo endocavitário para marca-passo cardíaco. Arq Bras Cardiol. 1977;39(sup II):380.
23. Pachón Mateos JC. Marca-passos, desfibriladores e ressincronizadores cardíacos. São Paulo: Atheneu; 2014 – Capítulo 11 - "Síndrome ventricular do marca-passo" e "Síndrome do QRS largo". p. 197-208.
24. Karpawich PP, Justice CD, Cavitt DL, Chang CH. Developmental sequelae of fixed-rate ventricular pacing in the immature canine heart: an electrophysiologic, hemodynamic, and histopathologic evaluation. Am Heart J. 1990;119(5):1077-83.
25. Sweeney MO, Hellkamp AS, Ellenbogen KA, et al. MOST Investigators. Adverse effect of ventricular pacing on heart failure and atrial fibrillation among patients with normal baseline QRS duration in a clinical trial of pacemaker therapy for sinus node dysfunction. Circulation. 2003;107:2932-7.
26. DAVID Trial Investigators. Dual-chamber pacing or ventricular backup pacing in patients with an implantable defibrillator: the dual chamber and VVI implantable defibrillator (DAVID) trial. JAMA. 2002;285:3115-23.
27. Steinberg JS, Fischer A, Wang P, Schuger C, Daubert J, McNitt S, et al. The clinical implications of cumulative right ventricular pacing in the multicenter automatic defibrillator trial II. J Cardiovasc Electrophysiol. 2005;16:359-65.

28. Pachón JC, Assis EG, Pachón JC, et al. Reprodutibilidade clínica e comparação da duração do QRS nas estimulações endocárdicas convencional e do septo interventricular. In: Congresso Brasileiro de Arritmias Cardíacas; São Paulo; 2006.

29. Pachon JC, Pachon EL, Albornoz RN, Pachon JC, et al. Ventricular endocardial right bifocal stimulation in the treatment of severe dilated cardiomyopathy heart failure with wide QRS. Pacing Clin Electrophysiol. 2001;24:1349-76.

30. Reddy VY, Knops RE, Sperzel J, Miller MA, Petru J, Simon J, et al. Permanent leadless cardiac pacing: results of the LEADLESS trial. Circulation. 2014;129(14):1466-71.

31. Pachón Mateos JC. Marca-passos, desfibriladores e ressincronizadores cardíacos. São Paulo: Atheneu; 2014 - Capítulo 12 - Estimulação cardíaca na insuficiência cardíaca e ressincronização, p. 209-44.

Capítulo 11

Desfibriladores cardíacos implantáveis

Silas dos Santos Galvão Filho
Bruno Papelbaum
Carlos Eduardo Duarte

Pontos-chave

- O CDI é um dispositivo cardíaco eletrônico indispensável no arsenal terapêutico da cardiologia moderna.
- Extremamente eficaz em reverter taquiarritmias ventriculares e a morte súbita por fibrilação ventricular.
- Reduz mortalidade total e súbita.

Introdução

A incorporação do cardioversor desfibrilador implantável (CDI) no arsenal terapêutico da cardiologia, que ocorreu no início da década de 1990, constituiu-se no maior avanço no tratamento da morte súbita (MS) cardíaca. Esse evento frequente e extremamente traumático para a sociedade somente pode ser tratado adequadamente com impacto na redução de mortalidade nos portadores de arritmias ventriculares, com o advento dos CDI. A eficácia desses dispositivos na redução da mortalidade total e súbita está amplamente comprovada por centenas de trabalhos envolvendo milhares de pacientes, tanto na prevenção secundária quanto primária de MS.

Partindo de dispositivos de grandes dimensões, somente passíveis de ser implantados por meio de toracotomia e alojados no abdome, os CDI sofreram uma importante miniaturização, apresentando hoje dimensões pouco maiores do que dos marca-passos, passíveis, portanto, de ser implantados por via endocavitária sob anestesia local e alojados na região infraclavicular. Neste capítulo serão mostrados os CDI desde sua concepção e aspectos históricos, indicação, acompanhamento (controle e programação), passando pelas possibilidades diagnósticas/terapêuticas.

Aspectos históricos do CDI

Não conformado com a MS por arritmia cardíaca em 1966 do professor de medicina de quem havia sido assistente, Michel Mirowsky (1924-1990), médico polonês trabalhando em Tel Aviv, formado em Lyon, na França, e que estudou cardiologia no Instituto de Cardiologia da Cidade do México, idealizou um dispositivo implantável intracorporal que identificasse a fibrilação ventricular (FV) e aplicasse um choque capaz de reverter a arritmia e consequentemente a MS. Desencorajado por seus colegas que achavam impossível na época a miniaturização de um equipamento capaz de desfibrilar um paciente, Mirowsky mudou-se para os EUA, onde passou a desenvolver seu projeto na Johns Hopkins University School of Medicine. Apresentou o primeiro protótipo do dispositivo em 1970,[1] tendo feito o primeiro implante em cão em 1975.[2] Em 1980, finalmente, ocorreu o primeiro implante em humanos.[3] A partir daí o CDI sofreu um espetacular desenvolvimento, sendo esse dispositivo, atualmente, um dos mais sofisticados e eficazes da estimulação cardíaca artificial.

Desenvolvimento do CDI

Na década de 1980 os CDI eram dispositivos de grande dimensão, pesando em torno de 300 g e com espessura de cerca de 28 mm, somente passível de ser implantado em nível abdominal. O implante pressupunha toracotomia para implante dos eletrodos epicárdicos no ventrículo para estimulação e detecção do ritmo cardíaco, e das palhetas que envolvem os ventrículos para aplicação do choque, conforme a Figura 1. No início da década de 1990 surgiram os eletrodos ventriculares endocárdicos contendo molas metálicas para aplicação do choque, propiciando o implante endocavitário e dispensando a toracotomia. Entretanto, em virtude da dimensão do dispositivo, o aparelho persistia sendo locado na região abdominal. Somente em meados de década de 1990 o CDI passou a apresentar dimensão passiva de ser locada em nível torácico na região infraclavicular, exatamente como os marca-passos, e em 1997 iniciou-se o implante de CDI dupla câmara (Figura 1). Nos anos 2000 os CDI persistiram reduzindo suas dimensões e desenvolvendo os algoritmos de discriminação da taquiarritmia a ser tratada, reduzindo a aplicação de terapias antitaquicardia não apropriadas, além do aperfeiçoamento do registro e do armazenamento dos eletrogramas endocavitários durante episódios de arritmias, tratadas ou não. Em meados da primeira década do século XXI sugiram os CDI associados a terapia de ressincronização cardíaca (TRC), no que se convencionou chamar de TRC-D. A partir do final da terceira década de utilização, os CDI passaram a ter a possibilidade de monitorar informações clínicas, como: congestão pulmonar por meio da avaliação da impedância intratorácica, ou perfusão miocárdica por meio da análise do segmento ST. Atualmente todos os dispositivos de CDI são passíveis de ser monitorados remota-

mente, sendo que o monitoramento remoto vem se mostrando muito importante no diagnóstico precoce de arritmias como a fibrilação atrial ou de descompensações em insuficiência cardíaca (IC), além de reduzir a necessidade de consultas presenciais. A maioria dos CDI de hoje é compatível com ressonância magnética, liberando os portadores desses dispositivos para utilizarem esse exame de imagem, cada vez mais importante na prática médica moderna. Os CDI atuais são dispositivos de pequena dimensão e extremamente eficazes.

No final da primeira década dos anos 2000, iniciou-se a experiência com um CDI totalmente extracardíaco, com eletrodos implantados no subcutâneo,[4] que foram denominados S-CDI (Figura 2). Inicialmente indicados somente para casos de dificuldades de acesso venoso, atualmente têm indicação bem mais ampliada.[5,6] A maior fragilidade dos cabos eletrodos endocárdicos de CDI (que dificilmente ultrapassam os 8 anos de vida útil), a maior dificuldade na sua extração, a superpopulação desses cabos eletrodos mais espessos e a possibilidade de endocardite são fortes argumentos favoráveis à indicação desses dispositivos extracardíacos, principalmente em pacientes jovens que vão utilizá-los por longo tempo. A grande limitação dos S-CDI é não dispor da função marca-passo, impossibilitando a reversão de taquiarritmia por meio de sobre-estimulação ou o restabelecimento de frequência cardíaca (FC) adequada em caso de bradicardia. A utilização do S-CDI associado a marca-passo sem eletrodos (*lead less pacemaker*)[7] pode solucionar esse problema, mantendo o sistema livre de cabos eletrodos endocárdicos.

Modo de funcionamento dos CDI atuais

Função antibradicardia

Os CDI apresentam função antibradicardia exatamente como os marca-passos, podendo ser monocâmara ou dupla câ-

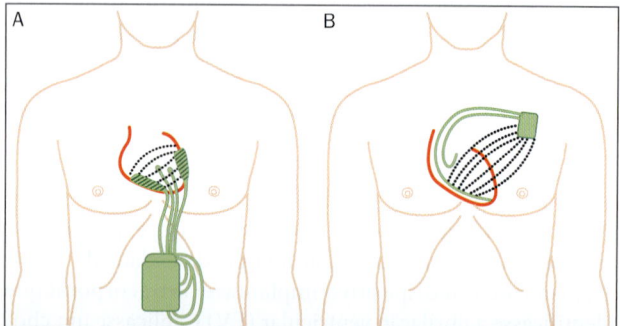
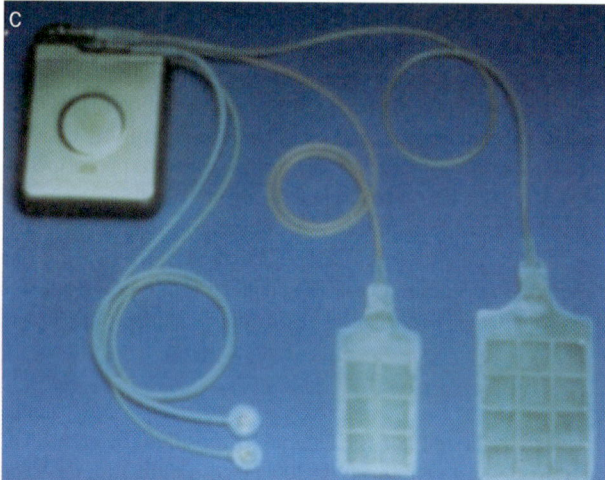
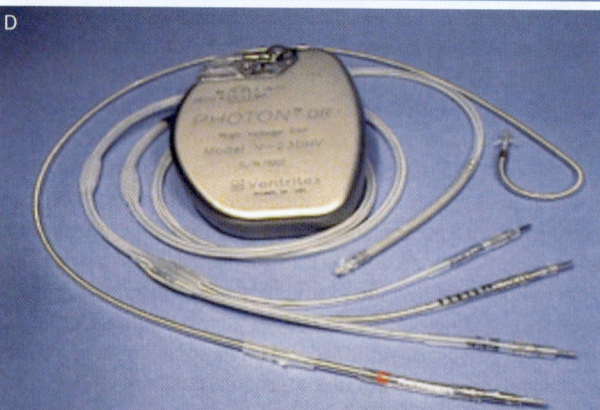

Figura 1 Comparação entre sistemas de cardioversor desfibrilador implantável (CDI). A: A disposição dos sistemas iniciais implantados por toracotomia. B: os sistemas atuais implantados por via endovenosa. C: na década de 1980. D: Nos anos 2000.

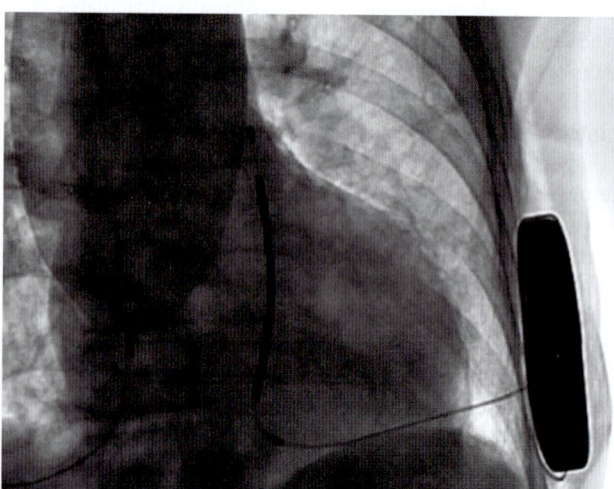

Figura 2 Cardioversor desfibrilador implantável subcutâneo (S-CDI). Nota-se no eletrodo extracardíaco os dois polos de captação do eletrograma ventricular e a mola de aplicação do choque. O gerador é alojado na região infra-axilar.

mara, com sensores de adaptação de frequência e todos os algoritmos para otimizar a estimulação cardíaca artificial antibradicardia. No caso dos dispositivos associados ao ressincronizador (TRC-D), são capazes de melhorar a função sistólica cardíaca por meio da ressincronização da ativação ventricular.

A função antibradicardia deve ser programada individualmente para cada paciente, objetivando ser utilizada somente quando necessária para restabelecer uma frequência adequada e da melhor maneira possível.

Função antitaquicardia

Essa função tem como objetivo diagnosticar e tratar arritmias ventriculares (taquicardias ventriculares [TV] e FV). A identificação da arritmia "alvo" é feita por vários parâmetros que serão descritos a seguir.

Determinação de zonas de frequência

A FC é o primeiro critério para identificar a arritmia a ser tratada. Define-se uma FC, acima da qual se considera taquicardia. Normalmente são definidas três zonas de taquicardia: TV lenta (p. ex., 140 < FC < 160 bpm); TV rápida (p. ex., 160 < FC < 190 bpm); FV (p. ex., FC > 190 bpm). Atingindo a frequência das zonas de TV, outros parâmetros são observados para melhor definir o diagnóstico de TV. Entretanto, quando é atingida a frequência da zona de fibrilação, inicia-se a preparação (carregamento do capacitor) para liberação do choque de desfibrilação, já que a FC é o único critério diagnóstico de FV.

Estabilidade ou regularidade

Esse parâmetro avalia a regularidade dos intervalos entre os QRS durante as taquicardias. A quase totalidade das taquicardias ventriculares sustentadas (TVS) é regular e não varia ou varia muito pouco esses intervalos. A programação desse critério diagnóstico permite uma margem de segurança na variação dos intervalos para considerar a taquicardia estável. Esse parâmetro é fundamental para diferenciar a TV de fibrilação atrial com alta resposta ventricular, que se apresenta absolutamente irregular.

Início súbito

A grande maioria das TVS inicia subitamente, ocorrendo um aumento súbito da FC. Esse critério avalia o encurtamento abrupto do intervalo entre os QRS, sendo considerado um percentual mínimo de encurtamento do ciclo básico (p. ex., 30%) para se considerar início súbito e sugerir diagnóstico de TV. A maior utilização desse parâmetro é para diferenciar a TV de taquicardia sinusal, já que essa última aumenta progressivamente a FC até ser atingida a frequência da zona de taquicardia.

Morfologia do QRS

Esse critério pressupõe a análise da morfologia do QRS próprio do paciente e a mudança dessa morfologia durante a taquicardia, o que sugere diagnóstico de TV, já que as taquicardias supraventriculares na grande maioria não variam a morfologia do QRS durante a taquicardia.

Relação PQRS

Nos CDI de dupla câmara, a possibilidade de monitorar os eletrogramas intracavitários dos átrios e dos ventrículos propicia a avaliação da relação PQRS que muito pode auxiliar no diagnóstico da taquiarritmia "alvo". No caso de se constatar dissociação atrioventricular com frequência ventricular superior à frequência atrial, fica confirmado o diagnóstico de TV. Quando a frequência atrial é igual ou superior à frequência ventricular, pode ser tanto taquicardia ventricular quanto supraventricular.

Após definir o número e as frequências de corte das zonas de taquicardias, além dos critérios diagnósticos, devem-se determinar a modalidade e tipo de terapêutica a ser aplicada. Quando não são programadas terapias, a zona de taquicardia é utilizada somente como diagnóstica, sendo os eletrogramas da taquiarritmia armazenados. As terapias programadas podem ser de três tipos: choque de cardioversão, choque de desfibrilação ou estimulação antitaquicardia.

Choque de cardioversão

É um choque normalmente de menor intensidade, aplicado sincronicamente com o QRS, que tem como objetivo reverter episódio de TV. Esse choque normalmente é aplicado após falha da estimulação antitaquicardia.

Choque de desfibrilação

Choque de maior intensidade, na maioria das vezes máximo, aplicado para reverter a parada cardíaca em FV, não necessitando de sincronia.

Estimulação antitaquicardia

Mais conhecido como ATP, iniciais do termo em inglês *anti-tachycardia pacing*, consiste na tentativa de reverter a TV por meio de sobre-estimulação aplicada em trens de pulsos. O princípio é de capturar o ritmo cardíaco com frequência de estimulação superior à frequência da taquicardia, parar abruptamente e quebrar o circuito de reentrada. O número de pulsos em cada ATP, assim como o número de tentativas de ATP, pode ser programado.

Os ATP podem ser de dois tipos, dependendo da maneira como são liberados os pulsos:

- Estimulação em rajada (*burst pacing*): nesse tipo de ATP os pulsos são liberados com o mesmo intervalo e consequentemente com frequência fixa.
- Estimulação em rampa (*ramp pacing*): nessa modalidade de ATP, os pulsos são lançados em intervalos progressivamente menores e consequentemente com incremento progressivo da frequência de estimulação.

Os ATP normalmente são bastante eficazes em reverter as TV, existindo relatos de até 80% de efetividade, entretanto em alguns casos podem não somente não reverter como também acelerar a taquicardia, podendo inclusive degenerar o ritmo para FV. Nesses casos é aplicado um choque de cardioversão ou desfibrilação de retaguarda.

Armazenamento dos eletrogramas durante as TV

Todas as vezes que são atingidos os critérios para o diagnóstico de taquiarritmias ventriculares, o dispositivo armazena eletrogramas atriais e ventriculares (Figura 3) que poderão ser analisados após interrogação do dispositivo. Essa função é extremamente importante para o diagnóstico das taquiarritmias e a avaliação se a terapia, quando aplicada, foi apropriada para tratar taquiarritmias ventriculares ou não, além de sua eficácia em reverter a arritmia. No caso de terapias inapropriadas, o armazenamento dos eletrogramas é fundamental para o diagnóstico e a correção do problema.

Tempestade elétrica

São chamadas de tempestade elétrica as taquiarritmias ventriculares recorrentes que induzem terapias antitaquicardia (ATP e choques) de repetição (mais de 2 terapias em 24 h). Essa é uma condição dramática e traumatizante para os pacientes, já que na maioria das vezes a terapia é o choque, o que é muito desagradável. Já houve pacientes que após receberem choques de repetição em uma tempestade elétrica solicitaram veementemente que fosse retirado o CDI, tendo sido muito difícil demovê-los dessa ideia. A abordagem dessa entidade pressupõe internação em UTI, sedação e uso de drogas antiarrítmicas por via parenteral. Algumas vezes, no caso de ineficácia da terapêutica medicamentosa, é necessário lançar mão da ablação por cateter do sítio de origem da TV.

Indicações de CDI

A MS tem como principal causa a TV que está presente em ao menos 50% dos eventos.[8] Entre esses pacientes um número significativo possui patologia cardiovascular associada, podendo ser MS a primeira manifestação da doença de base, como na cardiomiopatia isquêmica, principal etiologia nesse cenário. O circuito arritmogênico pode ser variado, ocorrendo perda de células musculares e substituição do tecido por fibrose, gerando substrato para reentrada por meio da formação de zonas entremeadas por tecido viável com capacidade de condução lenta, os chamados istmos.[9] Os eventos arrítmicos podem ser taquicardia ventricular não sustentada (TVNS) e TVS, FV, além de ectopias ventriculares isoladas. Na cardiomiopatia dilatada, a TV por reentrada nos ramos tem maior incidência, porém a origem epicárdica não é infrequente.[10,11] A cardiomiopatia hipertrófica (CMH) é caracterizada por hipertrofia muscular com fibrose progressiva e desarranjo miocárdico. Disfunção microvascular e isquemia miocárdica associadas a aumento progressivo na demanda energética contribuem para arritmogenicidade nesse grupo de pacientes.[12-16] A obstrução da via de saída do ventrículo esquerdo e a alteração da pressão sistólica no exercício podem mecanicamente predispor à MS em virtude da dissociação eletromecânica e da isquemia de demanda.[17,18] A cardiomiopatia arritmogênica, também conhecida como displasia arritmogênica de ventrículo direito, tem como marco um defeito genético na adesão intercelular, levando a perda de miócitos e substituição por tecido fibrogorduroso, predispondo a TV por reentrada ao redor da cicatriz fibrosa.[19] No miocárdio não compactado existe grande trabeculação muscular que pode ser diagnosticada ao ecocardiograma ou à ressonância magnética (RM) demonstrando-se espessa camada de miocárdio não compactado endocárdico e fina camada de miocárdio compactado epicárdico. O substrato arritmogênico está

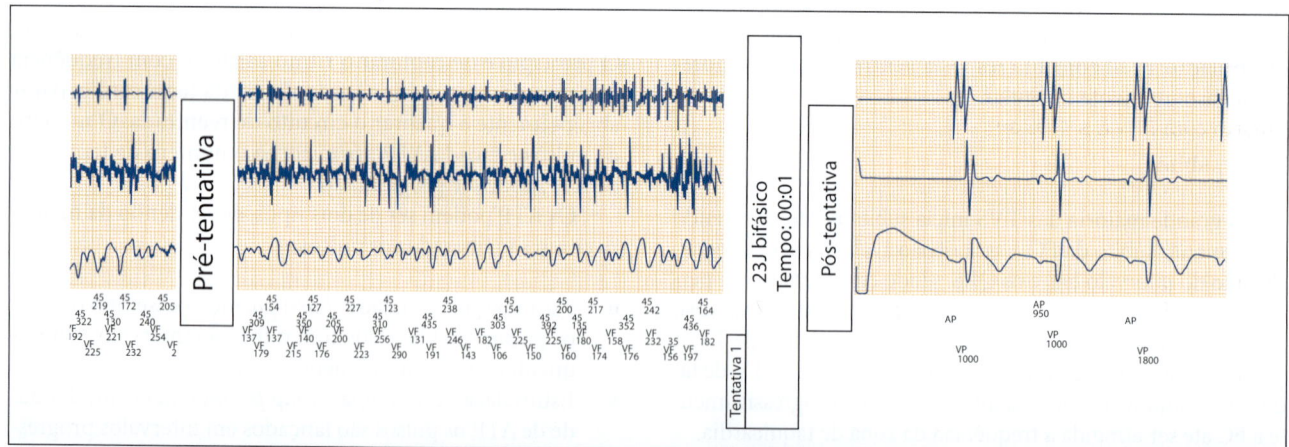

Figura 3 Registro armazenado de evento tratado pelo cardioversor desfibrilador implantável (CDI) com choque. O canal superior corresponde ao eletrograma atrial, o médio é o eletrograma ventricular e o inferior, o eletrograma captado pela mola de estimulação do eletrodo. Nota-se curiosamente que o paciente apresentava fibrilação tanto atrial quanto ventricular e ambas as arritmias reverteram com a aplicação do choque.

relacionado à forma de fibrose subendocárdica decorrente de disfunção microcirculatória.[20,21]

Quando se avalia, portanto, um paciente para profilaxia de MS por meio de dispositivo implantável devem-se levar em consideração a cardiopatia de base, a profilaxia primária ou secundária e os casos em que está indicada a TRC, isto é, análise de risco para MS, pois o somatório de determinados parâmetros contribuirá para a indicação do CDI. Diversos fatores de risco foram avaliados na cardiomiopatia isquêmica, permanecendo, contudo, a fração de ejeção do ventrículo esquerdo (FEVE) reduzida como maior e mais importante preditor de MS.[22] Os estudos MADIT-II (*Multicenter Automatic Defibrillator Implantation*) e SCD-HEFT (*Sudden Cardiac Death Heart Failure*) demonstraram clara redução de mortalidade e benefício do CDI em pacientes com FEVE < 30% e 35%, respectivamente.[23,24] A Classe Funcional (CF) da New York Heart Association (NYHA) demonstra o estado clínico do paciente, podendo, quando avançado, acarretar em arritmogenicidade decorrente de alterações neuro-humorais. Análise de subgrupo do SCD-HEFT observou que pacientes em CF III, independentemente da etiologia, se beneficiariam menos do CDI ao contrário da CF II, provavelmente, pois a maior causa de óbito em indivíduos com CF I e II é arrítmica, enquanto nas classes mais avançadas predomina disfunção ventricular.[25] Quanto ao estudo eletrofisiológico com estimulação ventricular programada, remete-se a dois grandes estudos: MADIT-I, que incluiu pacientes isquêmicos com FEVE < 35% e no qual houve redução de 26% na mortalidade nos pacientes com CDI após 27 meses de acompanhamento,[25] e o estudo MUSTT (*Multicenter UnSustained Tachycardia Trial*), que avaliou pacientes com FEVE < 40% e utilizou estratégia invasiva de estratificação demonstrando redução de 35% na mortalidade de pacientes com CDI após 5 anos de acompanhamento.[26] Em estudos iniciais pós-infarto, a presença de extrassístole ventricular (EV) ≥ 10/h ou TVNS teve correlação com aumento da mortalidade global.[27-29] O valor preditivo positivo em prever eventos arrítmicos malignos é de 5 a 15%, com valor preditivo negativo em torno de 90%; quando combinados com FEVE reduzida, tornam-se um maior preditor de risco para MS.[30,31] O estudo EMIAT (*European Myocardial Infarction Amiodarone Trial*) identificou pacientes pós-infarto com FEVE ≤ 40% que tiveram maior mortalidade na presença de arritmia ventricular frequente ou complexa quando comparados aos que não a possuíam (20% *vs.* 10%).[32]

Na cardiomiopatia dilatada podem-se avaliar alguns parâmetros: FEVE reduzida esteve associada a maior mortalidade global e MS comprovada pelo uso do CDI nos estudos DEFINITE e SCD-HEFT.[24,33] A CF é determinante para sobrevida global e MS, porém, com CF mais avançada, os riscos de morte por outras causas que não súbita são maiores;[28] a maioria dos pacientes no DEFINITE e nol SCD-HEFT estava em CF II e III.

Analisando-se o cenário de IC e baixa FEVE, o estudo COMPANION (*The Comparison of Medical Therapy, Pacing, and Defibrillation in Heart Failure*)[34] avaliou 1.520 pacientes com cardiopatia isquêmica e não isquêmica, em CF III ou IV e FEVE ≤ 35% em três grupos: um com terapia médica otimizada (TMO), outro com implante de ressincronizador cardíaco (TRC-P) e o terceiro com implante de ressincronizador cardíaco associado ao CDI (TRC-D), sendo o desfecho primário composto de morte ou hospitalização por qualquer causa. O desfecho primário ocorreu em 68% no grupo TMO quando comparado com 56% no grupo TRC-P (RC 0,81, IC95% 0,69 a 0,96; p = 0,014) e 56% no grupo TRC-D (RC 0,8, IC95% 0,68 a 0,95; p = 0,010), havendo uma redução de 25% no risco de eventos com TRC-P (RC 0,75, IC95% 0,63 a 0,90; p = 0,002) e de 28% com TRC-D (RC 0,72; IC95% 0,60 a 0,86; p < 0,001). Ambos os dispositivos foram relevantes no resultado final, contudo, não se conseguiu demonstrar superioridade do TRC-D *versus* TRC-P.

O estudo DANISH (*Defibrillator Implantation in Patients with Nonischemic Systolic Heart Failure*) foi conduzido para avaliar o papel do CDI na população com cardiomiopatia dilatada não isquêmica na prevenção primária de MS cardíaca. Foram arrolados 556 pacientes para CDI (58% de TRC-D) e 560 para tratamento medicamentoso otimizado, todos em CF II ou III, com FEVE ≤ 35%, não relacionada a doença arterial coronariana, além de ter sido o primeiro estudo que exigiu níveis elevados de NT-proBNP (média de 1.244 pg/mL no grupo CDI e de 1.110 pg/mL no grupo TMO). Após um período médio de acompanhamento de 67,6 meses, mortalidade por qualquer causa ocorreu em 21,6% no grupo CDI e 23,4% no grupo controle (RC 0,87, IC95% 0,68 a 1,12; p = 0,28). Morte cardiovascular ocorreu em 13,8% no grupo CDI e 17% no grupo controle (RC 0,77, IC95% 0,57 a 1,05; p = 0,10), e MS cardíaca ocorreu em 4,3% no grupo CDI e 8,2% no grupo controle (RC 0,50, IC95% 0,31 a 0,82; p = 0,005), concluindo que o uso de CDI profilático em paciente portador de cardiomiopatia dilatada, com IC sistólica sintomática, não ocasionada por doença arterial coronariana, não reduziu mortalidade total em longo prazo.[35,36]

A presença de síncope é outro fator importante de ser avaliado, sendo que no SCD-HEFT a presença desse sintoma foi relacionada com maior mortalidade em todos os grupos, além de maior quantidade de terapias apropriadas no grupo que recebeu CDI.

Na CMH, a síncope é importante preditor de MS, confirmado por vários estudos e em metanálise de 11 deles.[37] A TVNS (≥ 3 batimentos, inferiores a 30") nessa patologia possui grande correlação com MS; esse risco é menor em pacientes com mais idade (31 a 75 anos), enquanto pacientes mais jovens (14 a 30 anos) possuem risco quadruplicado.[38] A magnitude da hipertrofia ventricular também foi identificada como fator de risco de MS três vezes maior independentemente das diferentes definições de hipertrofia, tendo sido estabelecido um ponto de corte ≥ 30 mm de espessura como hipertrofia grave.[39,40] Algumas mutações têm sido associadas a maior risco de MS, como mutação da troponina T.[41] A obstrução dinâmica da via de saída do ventrículo esquerdo é importante fator de risco, sendo gradiente espontâneo de 50 mmHg clinicamente significativo.[42-45] A resposta da pressão sistólica ao exercício está alterada em alguns pacientes, tendo-se demonstrado risco de MS em 161 pacientes portadores de CMH com idade ≤ 40 anos e incapacidade de elevar a pressão sistólica ≥ 20 mmHg ou uma queda > 20 mmHg durante o exercício, porém não confirmada por meio de metanálise.[46] Outros fatores são apontados, como fibrilação atrial, um reflexo indireto da disfunção ventricular, e realce tardio por gadolínio em RNM evidenciando áreas de fibrose, porém sem correlação com risco de MS, apesar de este último ter sido relacionado com maior morbimortalidade cardiovascular.[47,48]

Na cardiomiopatia arritmogênica, anteriormente ao CDI, coortes identificaram risco anual de mortalidade de 1 a 1,5%, contudo, estudo de acompanhamento com rastreio agressivo dos familiares desses pacientes demonstrou incidência anual de mortalidade de 0,08%.[49-51] O estudo Darvin II demonstrou síncope como grande preditor de benefício do CDI nesses pacientes, e nos dados da coorte do Johns Hopkins 50% dos pacientes com história de síncope antes do implante do CDI receberam terapia apropriada (9%/ano).[52] Turrini et al. demonstraram maior duração do QRS em precordiais direitas nos pacientes com MS, e dispersão do QRS > 40 ms foi forte preditor independente de MS.[53] Presença de potenciais tardios em eletrocardiograma de alta resolução não foi preditor de risco para eventos arrítmicos em análise multivariada.[54]

O miocárdio não compactado não foi avaliado em grandes estudos de mortalidade, mas a disfunção ventricular pode ser preditor de MS, enquanto pacientes com sarcoidose cardíaca possuem pior prognóstico quando comparados à cardiomiopatia dilatada idiopática e a graus similares de disfunção ventricular.[55-57] Bloqueio atrioventricular total em pacientes com menos de 55 anos nesse grupo aumenta 10 vezes a chance de eventos adversos cardíacos em 2 anos.[58]

Estudos de prevenção secundária mostram benefício do CDI em pacientes sobreviventes a evento arrítmico maligno. O estudo AVID (*Antiarrhythmics versus Implantable Defibrillators*), envolvendo 1.016 pacientes com história de FV, TV com síncope ou TV com FEVE ≤ 40% e sintomas de comprometimento hemodinâmico (pré-síncope, IC congestiva e/ou angina), mostrou redução na mortalidade por todas as causas de 18 a 25%.[59] O estudo CIDS (*Canadian Implantable Defibrillator Study*) que envolveu 659 pacientes com história de MS por FV ou TV, TV com síncope, TV com sintomas de pré-síncope ou angina, FEVE ≤ 35%, e síncope não documentada com história de TV espontânea ou induzida, com FEVE média de 34%, mostrou redução significativa na mortalidade por todas as causas e na mortalidade arrítmica após 3 anos de acompanhamento com CDI.[60] O estudo CASH (*Cardiac Arrest Study Hamburg*) foi menor, tendo 191 pacientes com história de parada cardiocirculatória por TV ou FV e FEVE média de 46%. Em acompanhamento médio de 57 meses, a mortalidade foi de 44% no grupo controle e de 36% no grupo com CDI, havendo maior sobrevida livre de eventos no grupo com CDI.[61] Metanálise realizada mostrou redução relativa de 28% na mortalidade por todas as causas e 50% de MS nos pacientes que receberam CDI para prevenção secundária de MS, sendo que pacientes com FEVE < 35% foram os que mais se beneficiaram dessa terapia, com número necessário para tratar (NNT) de 29 pacientes.[62]

Na prevenção primária, foram analisados os principais estudos que demonstraram fatores de risco para MS em pacientes com IC em decorrência de cardiomiopatia isquêmica

ou não. O primeiro foi o MADIT-I, que envolveu pacientes pós-infarto com FEVE < 35%, TVNS e TV com estimulação programada divididos em CDI *versus* TMO; 196 pacientes foram arrolados com FEVE média de 26%. Mortalidade global foi de 32% no grupo de TMO, reduzindo para 13% no grupo com CDI após 2 anos, com redução de risco relativo em 59%.[25] O estudo MUSTT recrutou 704 pacientes com FEVE ≤ 40% apresentando TVNS submetidos à estimulação programada, sendo que com o CDI foram demonstradas redução de risco absoluta e relativa de mortalidade de 24% e 50% após 5 anos (Figura 4).[26] O estudo MADIT-II avaliou 1.232 pacientes pós-infarto (> 30 dias) e FEVE ≤ 30% (FEVE média = 23%), tendo apresentado redução de 16% na mortalidade global com CDI após 2 anos.[23] O estudo DINAMIT (*Defibrillator in Acute Myocardial Infarction Trial*) avaliou o papel do CDI em pacientes na fase aguda após infarto (6 a 40 dias) com FEVE ≤ 35%; em acompanhamento de 2,5 anos não houve redução de mortalidade global. Embora tenha ocorrido redução de morte por arritmia, esse benefício foi superado por causas não arrítmicas.[63] Em 458 pacientes do estudo DEFINITE (*Defibrillators in Non-Ischemic Cardiomyopathy Treatment Evaluation*), FEVE < 36% (FEVE média 21%), EV complexas ou TVNS, predominantemente sintomáticos para IC com classe funcional de I a III, não foi demonstrada significância estatística na redução da mortalidade com CDI. Em análise de subgrupo, contudo, houve redução com significância estatística na mortalidade dos pacientes em CF III.[33] O maior estudo para esse grupo de pacientes foi o SCD-HEFT,[24] que incluiu pacientes com IC decorrente de cardiomiopatia isquêmica ou não, FEVE ≤ 35% e CF II-III. Mais de 2.500 pacientes foram divididos em três grupos: CDI, amiodarona e placebo. A FEVE média foi 25%, sendo que 52% dos pacientes apresentavam etiologia isquêmica. Mortalidade global no grupo CDI foi de 29%, comparada a 36% do grupo controle com redução do risco absoluto e relativo em 7% e 23%, respectivamente. Amiodarona não demonstrou redução significativa da mortalidade com resultados superponíveis ao placebo (Figura 5). Metanálise de 8 estudos para prevenção primária com 5.343 pacientes mostrou com o CDI redução da mortalidade arrítmica e da mortalidade global. O benefício do CDI foi similar em pacientes isquêmicos e não isquêmicos.[64] A maioria dos estudos estabeleceu, portanto, o papel do CDI na prevenção primária e secundária de MS em pacientes com cardiomiopatia isquêmica e não isquêmica, sendo a FEVE o maior preditor de risco (Figura 6).

Diretrizes foram, então, estabelecidas para adequar o tratamento desses pacientes, sendo classificadas quanto ao nível de evidência: nível A (dados originados de múltiplos estudos randomizados e com grande número de pacientes), nível B (número limitado de estudos com poucos pacientes ou análise de dados de estudos não randomizados ou registros observacionais) e nível C (quando consenso de especialistas é a fonte de recomendação). Quanto às classes de indicação, classe I mostra benefícios de extrema superioridade aos riscos, indicando o procedimento; classe II pode ser IIa quando, apesar de serem necessários estudos adicionais, a terapia é razoável de ser indicada, e IIb quando necessita de estudos com objetivos mais amplos

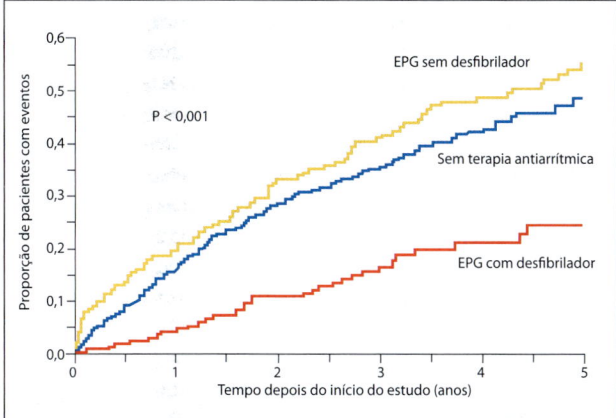

Figura 4 MUSTT: curvas de Kaplan-Meier com estimativas das taxas de mortalidade global em pacientes com cardioversor desfibrilador implantável (CDI). O valor de P refere-se a duas comparações: entre pacientes no grupo guiado por estudo eletrofisiológico (EPG) que receberam CDI e aqueles sem CDI, e entre pacientes do grupo CDI guiado por EPG e aqueles sem terapias antiarrítmicas.
Fonte: adaptada de Multicenter Unsustained Tachycardia Trial Investigators.[26]

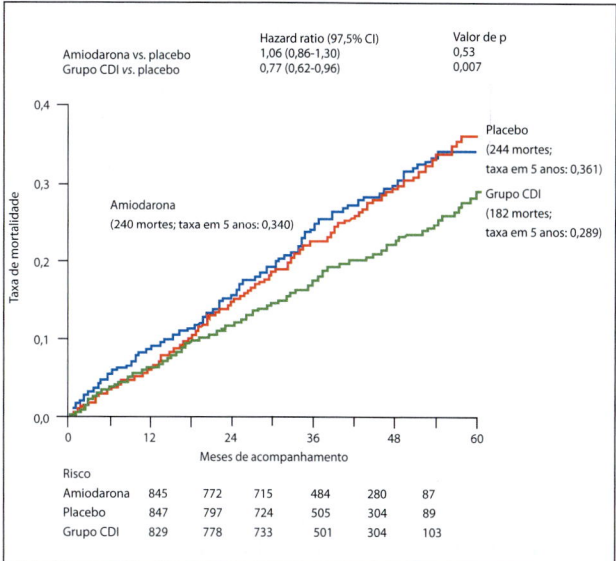

Figura 5 SCD-HeFT: curvas de Kaplan-Meier de morte por qualquer causa.
Fonte: adaptada de Bardy et al., 2005.[24]

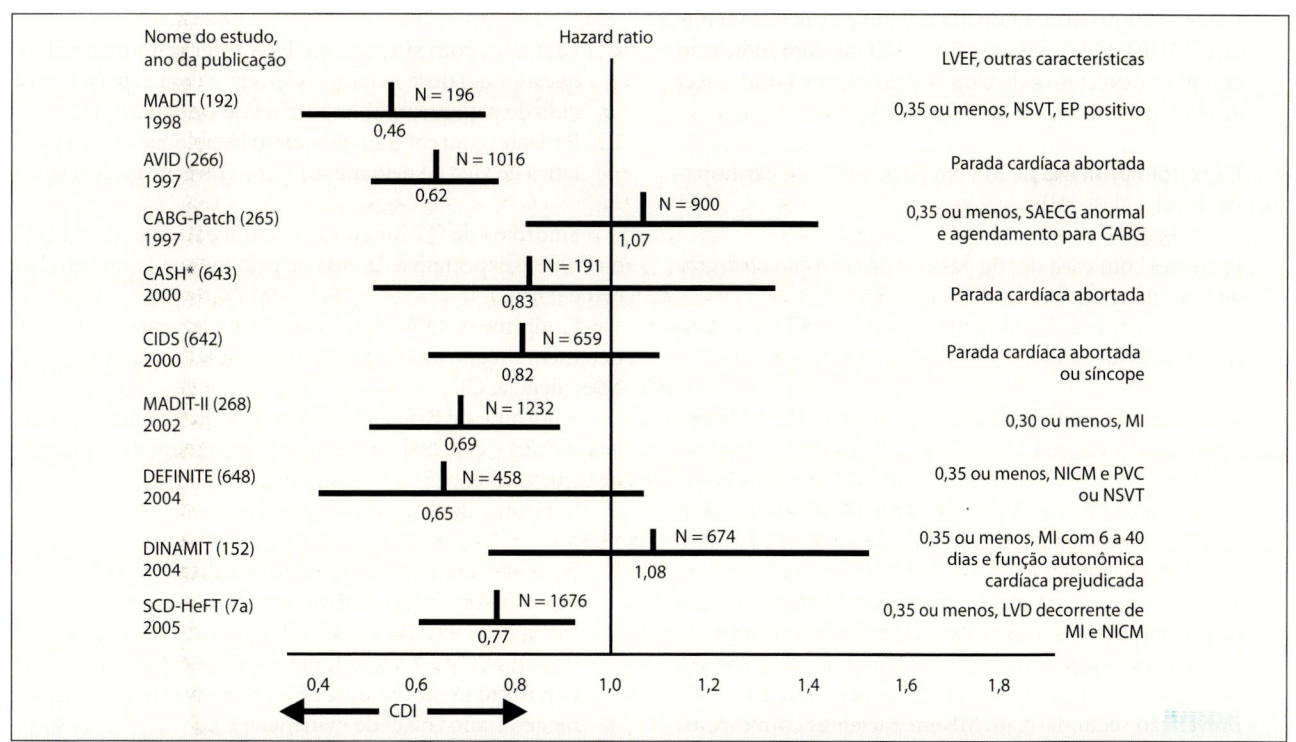

Figura 6 Metanálise dos principais estudos com CDI. Comparação de morte por qualquer causa no grupo CDI comparado com grupo sem CDI.
*Inclui somente pacientes com CDI e amiodarona no estudo CASH.
CABG: cirurgia de by-pass coronário; EP: estudo eletrofisiológico; LVD: disfunção de ventrículo esquerdo; LVEF: fração de ejeção do ventrículo esquerdo; MI: infarto miocárdico; N: número de pacientes; NICM: cardiomiopatia não isquêmica; NSVT: taquicardia ventricular não sustentada; PVC: complexos ventriculares prematuros; SAECG: eletrocardiograma de alta resolução.
Fonte: adaptada de Guidelines: ACC/AHA/ESC 2006.

ou dados de registro, podendo ser a terapia considerada; e classe III se refere aos casos em que os riscos da terapia se tornam altos, sendo contraindicada por ser inútil ou mesmo danosa. A diretriz nacional sobre dispositivos cardíacos eletrônicos implantáveis (DCEI)[65] baseou-se, portanto, nos principais estudos de prevenção primária e secundária envolvendo cardiopatia isquêmica ou não para indicação de CDI (tabelas de indicação a seguir). No cenário da cardiopatia isquêmica e da prevenção primária os pacientes devem estar livres de isquemia passível de intervenção há pelo menos 40 dias, com terapia farmacológica otimizada e ter expectativa de vida de pelo menos 1 ano.

Prevenção primária de MS em pacientes com cardiopatia estrutural – classe I:

1. FEVE ≤ 35% e CF II ou III, ou FE ≤ 30% e CF I, II ou III (nível de evidência: A).
2. FEVE ≤ 40%, TVNS espontânea e TVS induzida em estudo eletrofisiológico invasivo (EEI) (nível de evidência: B).

Prevenção primária de MS em pacientes com cardiopatia estrutural – classe IIa:

1. Pacientes com cardiomiopatia dilatada não isquêmica, CF II-III, FEVE ≤ 35% e expectativa de vida de pelo menos 1 ano (nível de evidência: A).
2. Pacientes com cardiomiopatia isquêmica e não isquêmica, CF II-III, FEVE ≤ 35%, QRS ≥ 120 ms, com indicação de TRC e expectativa de vida de pelo menos 1 ano (nível de evidência: B).

Prevenção primária de MS em pacientes com cardiopatia estrutural – classe III:

1. Pacientes com cardiopatia passível de correção cirúrgica ou percutânea (nível de evidência: B).
2. Pacientes com cardiomiopatia isquêmica e FEVE ≥ 35% (nível de evidência: B).

Prevenção secundária de MS em pacientes com cardiopatia estrutural – classe I:

1. Parada cardíaca por TV/FV de causa não reversível, com FEVE ≤ 35% e expectativa de vida de pelo menos 1 ano (nível de evidência: A).
2. TVS espontânea com comprometimento hemodinâmico ou síncope, FEVE ≤ 35% e causa não reversível, com expectativa de vida de pelo menos 1 ano (nível de evidência: A).

Prevenção secundária de MS em pacientes com cardiopatia estrutural – classe IIa:

1. Sobreviventes de parada cardíaca por TV/FV de causa não reversível com FEVE ≥ 35% e expectativa de vida de pelo menos 1 ano (nível de evidência: B).
2. Pacientes com TVS espontânea de causa não reversível, com FEVE ≥ 35% refratária a outra terapias e expectativa de vida de pelo menos 1 ano (nível de evidência: B);

3. Pacientes com síncope de origem indeterminada, indução de TVS hemodinamicamente instável e expectativa de vida de pelo menos 1 ano (nível de evidência: B).

Prevenção secundária de MS em pacientes com cardiopatia estrutural – classe III: TV incessante (nível de evidência: C).

TV polimórfica catecolaminérgica – classe I: sobreviventes de parada cardíaca e expectativa de vida de pelo menos 1 ano (nível de evidência: C)

TV polimórfica catecolaminérgica – classe IIa:

1. Pacientes com síncope e/ou TVS apesar de betabloqueador em dose máxima tolerada, e expectativa de vida de pelo menos 1 ano (nível de evidência: C).
2. Pacientes com contraindicação ao uso de betabloqueador e expectativa de vida de pelo menos 1 ano (nível de evidência: C).

TV polimórfica catecolaminérgica – classe III: pacientes assintomáticos e com boa resposta ao uso de betabloqueador (nível de evidência: C).

Síndrome de QT longo – classe I: sobreviventes de parada cardíaca e expectativa de vida de pelo menos 1 ano (nível de evidência: A).

Síndrome de QT longo – classe IIa:

1. Pacientes com síncope ou TVS a despeito de betabloqueador em dose máxima tolerada, e com expectativa de vida de pelo menos 1 ano (nível de evidência: B).
2. Pacientes com contraindicação ao betabloqueador e expectativa de vida de pelo menos 1 ano (nível de evidência: C).

Síndrome de QT longo – classe IIb: pacientes com LQT2 ou LQT3 e expectativa de vida de pelo menos 1 ano (nível de evidência: C).

Síndrome de QT longo – classe III: pacientes assintomáticos sem diagnóstico específico por análise genética (nível de evidência: C).

Síndrome de Brugada – classe I: sobreviventes de parada cardíaca e expectativa de vida de pelo menos 1 ano (nível de evidência: C).

Síndrome de Brugada – classe IIa:

1. Pacientes com alterações eletrocardiográficas espontâneas, síncope e expectativa de vida de pelo menos 1 ano (nível de evidência: C).
2. Pacientes com TVS espontânea documentada, sem repercussão hemodinâmica e expectativa de vida de pelo menos 1 ano (nível de evidência: C).

Síndrome de Brugada – classe IIb: pacientes com alterações eletrocardiográficas induzidas por fármacos, síncope e expectativa de vida de pelo menos 1 ano (nível de evidência: C).

Síndrome de Brugada – classe III: pacientes assintomáticos e sem fatores de risco documentados (nível de evidência: C).

Segundo as diretrizes nacionais, a CMH tem classe I de indicação em pacientes com TV/FV sustentada de causa irreversível e expectativa de vida de pelo menos 1 ano (nível de evidência: B), classe IIa em pacientes com pelo menos um fator de risco para MS e expectativa de vida de pelo menos 1 ano (nível de evidência: C), e classe III em pacientes sem fatores de risco (nível de evidência: C). Em 2011 foi realizada revisão das indicações de CDI nesses pacientes;[66] entre os marcadores avaliados, MS por TV/FV ou TVS confere taxa de novos eventos em 10%/ano. História familiar (HF) de MS foi revista em metanálise sem demonstrar risco individual, podendo ser pela baixa frequência dos eventos ou pela variada definição de HF, sendo que alguns considerando em mais de um parente de primeiro grau e outros a partir de único evento. Síncope inexplicável ou por provável causa arrítmica mostrou associação independente com MS se ocorresse em menos de 6 meses, mas não com mais de 5 anos. Os dados são menos robustos para TVNS com um entre cinco estudos mostrando associação univariada entre TVNS em Holter de 24 h e MS. TVNS esforço-induzida também possui associação independente com MS, entretanto não há investigação sistemática de quantos episódios, duração deles ou frequência ventricular para impactar na MS. Quanto à espessura da parede é crucial reconhecer que o risco não aumenta abruptamente para pacientes ≥ 30 mm, mas de forma linear, e parece ter maior significado em jovens; com isso, adultos jovens com hipertrofia próxima de 30 mm podem ter risco similar ou maior do que idosos com espessura ≥ 30 mm. A resposta anormal da pressão arterial sistólica durante exercício possui associação com MS baseada em 2 estudos, contudo não se sabe se está relacionada à obstrução dinâmica da via de saída do ventrículo esquerdo, que pode ser modificada por terapia farmacológica ou intervencionista. Realce tardio é algo comumente visto em pacientes com CMH e não há consenso nos protocolos de imagem ou valores para detecção, limitando-o como marcador de risco. Aproximadamente 2% dos pacientes desenvolvem aneurisma apical associado com cicatriz e mais eventos adversos como IC progressiva e MS.

Arritmias ventriculares graves e MS são frequentes na cardiomiopatia chagásica. Na coorte que validou o escore de Rassi,[67] a MS representou 62% de todos os óbitos. Apesar disso, por não existirem estudos consistentes mostrando benefício do CDI, essa patologia não foi contemplada especificamente nas diretrizes nacionais de DCEI de 2007.[65] Entretanto, nas diretrizes da Sociedade Europeia de Cardiologia para prevenção de MS de 2015,[68] o CDI tem indicação 2A nos portadores de cardiomiopatia chagásica com FEVE < 40%.

A diretriz da American Heart Association (AHA), American College of Cardiology e Heart Rhythm Society de 2017[69] trata de maneira similar as indicações de CDI nas populações de risco mantendo expectativa de vida em 1 ano, além da inclusão das indicações para uso do CDI subcutâneo (S-CDI).

Recomendações para profilaxia primária de MS em pacientes com doença isquêmica cardíaca (DIC):

1. Pacientes com FEVE ≤ 35% em razão de infarto do miocárdio (IM) em pelo menos 40 dias após evento e, ao menos, 90 dias após revascularização (RM) com CF II ou III (classe I; nível de evidência: A).

2. Pacientes com FEVE ≤ 30% em virtude de IM em pelo menos 40 dias após evento e, ao menos, 90 dias após revascularização com CF I (classe I; NE A).

3. Pacientes com TVNS decorrente de IM, FEVE ≤ 40% e TV ou FV sustentada em EEI (classe I; NE B randomizado [R]).

4. Pacientes não hospitalizados com CF IV candidatos a transplante cardíaco ou dispositivo de assistência ventricular esquerda (DAVE) (classe IIa, NE B não randomizado [NR]).

5. Não indicado para pacientes em CF IV refratários a TMO e não candidatos a transplante, DAVE ou TRC-D (classe III; sem benefício).

Recomendações para profilaxia secundária de MS em pacientes com DIC:

1. Pacientes com DIC sobreviventes de MSC em razão de TV/FV ou com TV hemodinamicamente instável ou TVS estável sem causa reversível (C I; NE B-R/B-NR).

2. Pacientes com DIC e síncope inexplicada com TV monomórfica sustentada induzida em EEI (C I; NE B-NR).

Recomendações para profilaxia primária de MS em pacientes com cardiomiopatia não isquêmica (CMNI):

1. Pacientes com IC sintomática, CF II-III e FEVE ≤ 35%, a despeito de TMO (C I; NE A).

2. Pacientes com CMNI decorrente de mutação de lâmina e dois ou mais fatores de risco (TVNS, FEVE < 45%, mutação sem sentido ("*non missense*") e sexo masculino (C IIa; NE B-NR).

3. Pacientes com CMNI, IC sintomática em CF I e FEVE ≤ 35%, a despeito de TMO (C IIb; NE B-R).

4. Não indicado para pacientes com IC em CF IV refratária a medicação e não candidatos a transplante cardíaco, DAVE ou TRC-D (C III; NE opinião de especialistas [OE]).

5. Pacientes com cardiomiopatia arritmogênica do ventrículo direito e marcador adicional de alto risco para MS (TVS, disfunção ventricular significativa com FEVD ou FEVE ≤ 35%) (C I; NE B-NR).

6. Pacientes com CMH e ≥ 1 dos fatores de risco: máxima espessura de parede ≥ 30 mm (NE B-NR); MSC em ≥ 1 parente de primeiro grau presumidamente causada por CMH (NE C - dados limitados [DL]); um ou mais episódios de síncope inexplicada nos últimos 6 meses (NE C-DL).

7. Pacientes com sarcoidose e FEVE ≥ 35% com síncope e/ou evidência de cicatriz por RNM ou tomografia por emissão de pósitron (PET-TC), e/ou indicação de estimulação cardíaca artificial (C IIa; NE B-NR).

8. Pacientes de alto risco com síndrome do QT longo sintomática em que betabloqueador é ineficaz ou não tolerado (C I; NE B-NR).

9. Pacientes com síndrome do QT longo e QTc em repouso > 500 ms em uso de betabloqueador.

Recomendações para profilaxia secundária de MS em pacientes com CMNI:

1. Pacientes com CMNI sobreviventes de MSC em virtude de TV/FV ou com TV hemodinamicamente instável ou TVS estável sem causa reversível (C I; NE B-R/B-NR).
2. Pacientes com CMNI e síncope presumidamente em decorrência de arritmia ventricular sem indicação de CDI para profilaxia primária, CDI ou EEI para estratificação de risco de MS podem ter benefício (C IIa; NE B-NR).
3. Pacientes com CMNI sobreviventes de MS, com TVS ou arritmia ventricular que são inelegíveis ao CDI (expectativa de vida e/ou *status* funcional ou acesso ao CDI), amiodarona pode ser considerada para prevenção de MS (C IIb; NE B-R).
4. Pacientes com CMH sobreviventes de MS em razão de TV/FV ou com TVS espontânea ocasionando síncope ou instabilidade hemodinâmica (C I; NE B-NR).
5. Pacientes com miocardite de células gigantes com FV ou TV hemodinamicamente instável, pode-se considerar CDI ou medicação antiarrítmica (C IIb; NE C-DL).
6. Pacientes com sarcoidose sobreviventes de MS, com TVS ou FEVE ≤ 35% (C I; NE B-NR).
7. Pacientes com canalopatia e MS (C I; NE B-NR).
8. Pacientes com TV polimórfica catecolaminérgica e TVS recorrente ou síncope enquanto em uso de betabloqueador em dose adequada ou máxima tolerada (C I; NE B-NR).
9. Pacientes com síndrome de Brugada tipo I espontânea e MS, arritmia ventricular sustentada ou história recente de síncope presumidamente em decorrência de arritmia ventricular (C I; NE B-NR).

Recomendações para o uso de S-CDI:

1. Pacientes com critério para CDI e portadores de acesso vascular inadequados ou em alto risco para infecção, aos quais estimulação para bradicardia ou término de TV, ou como parte de TRC não são ou serão necessárias (C I; NE B-NR).
2. Pacientes com indicação de CDI, mas aos quais estimulação para bradicardia ou término de TV, ou como parte de TRC não são ou serão necessárias, podem ser considerados para CDI-S (C IIa; NE B-NR).
3. Não deve ser implantado caso haja indicação de estimulação para bradicardia, TRC ou término de TV (C III; NE B-NR).

Acompanhamento

Os pacientes portadores de CDI dispensam uma atenção peculiar da equipe que os acompanha, e o estimulista deverá estar em sintonia com o cardiologista clínico e eventuais profissionais aliados envolvidos no acompanhamento e no acompanhamento desses pacientes.

Os CDI são utilizados principalmente para o tratamento de taquiarritmias potencialmente fatais, e, após seu implante cabe à equipe monitorar e gerenciar o sistema para que ele possa estar apto para evitar morte arrítmica e ao mesmo tempo não causar terapias (por vezes de choque) inapropriadas. Além disso, os atuais aparelhos atuam como marca-passos,

tratando as bradicardias, monitores de eventos arrítmicos e em casos especiais como monitores de isquemia silenciosa.[70]

Os pacientes são acompanhados clinicamente por seus cardiologistas e eletronicamente pelo estimulista, que tradicionalmente em linhas gerais avalia o sistema trimestralmente no primeiro ano de implante e semestralmente nos anos seguintes. Com a melhoria da telefonia e do tráfego de dados pela internet atualmente, os estimulistas podem optar pela avaliação remota transtelefônica ou o monitoramento remoto diário desses pacientes.[71,72]

Os aparelhos são avaliados e ou monitorados em inúmeras funções das quais geram dados que podem ser utilizados para a tomada de decisão com intuito de melhorar a qualidade de vida e sobrevida dos pacientes, além de otimizar a vida útil do sistema de estimulação.

Durante a avaliação presencial, inicialmente são acessados os alertas e os dados estatísticos; sequencialmente os testes de sensibilidade e limiar de comando são realizados; e por fim o estado da bateria é mensurado. De posse desses dados, a prescrição da programação do aparelho é revista, e, se for necessário, novos parâmetros são programados.

Alertas e dados estatísticos

Os alertas podem estar relacionados a parâmetros previamente prescritos como presença de arritmias atriais e ou ventriculares, mudança automática de modo, ou podem estar relacionados a possíveis problemas estruturais como integridade dos eletrodos, baixa voltagem da bateria ou elevado tempo de carga do capacitor, que pode comprometer a liberação do choque e consequentemente o tratamento de arritmias fatais.

O acesso ao número e ao tipo de arritmias, apresentadas no período inter-avaliações, é de suma importância para o manejo clínico do paciente. As mais frequentemente encontradas são EV, fibrilação e/ou taquicardias atriais de variada duração e por fim as arrimitas ventriculares sustentadas que desencadearam tratamentos apropriados por meio de ATP ou choques.[73] Com isso, por exemplo, pode-se anticoagular pacientes com alto risco de tromboembolismo ao evidenciar registros de fibrilação atrial paroxística (Figura 7).

Esses alertas podem ser manejados com até 24 horas caso o paciente possua o sistema de monitoramento remoto (Figura 8).

Os problemas estruturais do sistema podem ser divididos nos alertas relacionados ao estado da bateria e no estado dos eletrodos. A bateria dos CDI deve ser analisada integrando alguns dados como voltagem, impedância interna e tempo de carga do capacitor. À medida que o tempo passa, a voltagem diminui e a impedância interna e o tempo de carga do capacitor aumentam, sendo que a vida útil da bateria está diretamente ligada a uma programação antibradicardia adequada, evitando estimulação cardíaca desnecessária, e é inversamente proporcional à quantidade de terapia antitaquicardia utilizada (ATP e choques), que também deve estar otimizada. O eletrodo atrial em nada difere dos utilizados nos marca-passos e sua integridade é monitorada por meio da análise do gráfico de impedância ao longo do tempo. Em relação ao eletrodo ventricular, além da integridade do condutor antibradicardia, deve-se estar atento à integridade dos condutores antitaquicardia (molas de choque, ventricular e/ou de cava). O estimulista deverá gerenciar os respectivos gráficos de impedância, monitorar o gráfico de sensibilidade e estar atento a possíveis sensibilidades inadequadas de campo distante "*far field*", que podem ser causa de choques inapropriados e/ou "*oversensing*" de onda T.[74,75]

A análise dos dados estatísticos produzidos pelos sistemas de estimulação, como FC média e sua variabilidade, nível de atividade física e a impedância intratorácica, trouxe um desafio à parte para equipe de estimulação cardíaca, pois trata-se de uma ciência de análise de risco e na maioria das vezes foge do raciocínio estritamente biológico, avançando para o campo probabilístico. Nos pacientes em monitoramento remoto, esses dados são produzidos diariamente e são utilizados para manejar pacientes com IC, naqueles portadores de CDI associados a TRC (Figura 9).

Testes de sensilidade e captura

O teste de sensibilidade dos CDI não difere do praticado com os marca-passos. Inicialmente, inibe-se a função an-

tibradicardia, quando possível, e vê-se a amplitude mensurada pelo aparelho do ritmo intrínseco do paciente. No entanto, deve-se estar mais atento a possíveis detecções inadequadas de onda T "*oversensing* de onda T" e de campo distante "*far field*" de onda R no canal atrial (Figura 10), assim como ritmo intrínseco de baixa amplitude (< 5 mV) deve-nos alertar para possíveis falha de detecções de arritmias potencialmente fatais e que possuem muito baixa amplitude (p. ex., FV).

No teste de captura dos CDI, além da importância da função mais comum antibradicardia dos marca-passos, também há preocupação com a programação da energia de estimulação da função antitaquicardia (ATP) e com a captura ventricular durante e após choque nos eventos arrítmicos graves (TV e FV).

Estado da bateria

O estado da bateria deve ser avaliado por um conjunto de dados como voltagem, impedância interna e dados do tempo de carga do capacitor. As baterias atuais possuem um comportamento mais estável e esperado ao longo do tempo, permitindo que alguns modelos forneçam uma previsão do tempo remanescente até a próxima troca (Figura 11) basea-

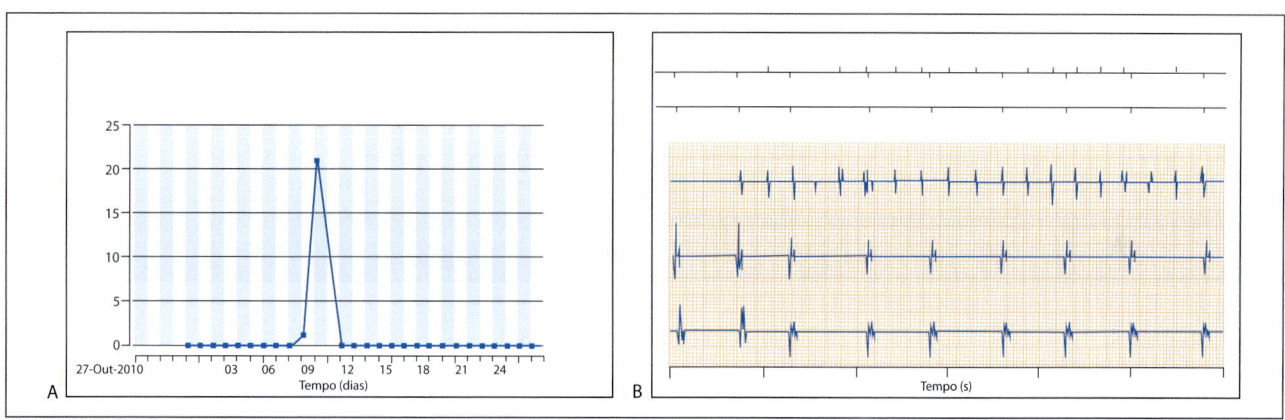

Figura 7 Paciente em monitoramento remoto com alerta de fibrilação atrial paroxística. A: Carga de fibrilação atrial em torno de 20%/dia (4,8 h). B: eletrograma intracavitário do episódio em questão.

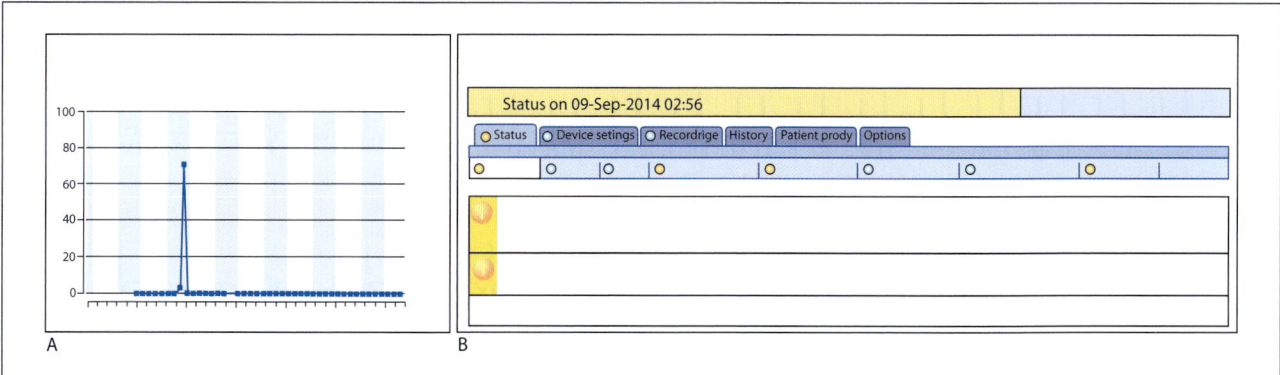

Figura 8 Alerta de um paciente em monitoramento remoto. A: Carga de fibrilação atrial em torno de 70%/dia (17 h). B: mudança automática de modo acima do limite programado.

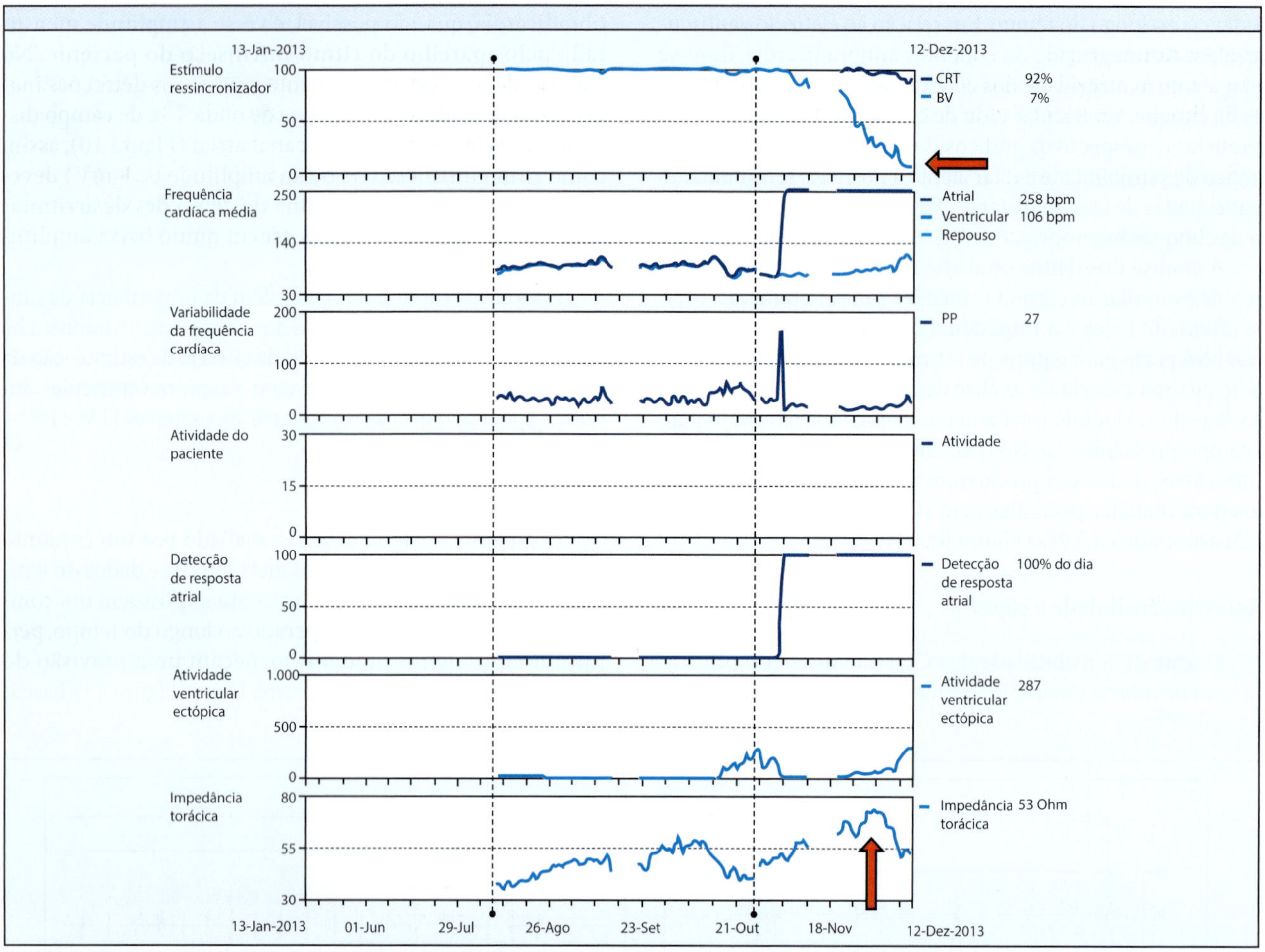

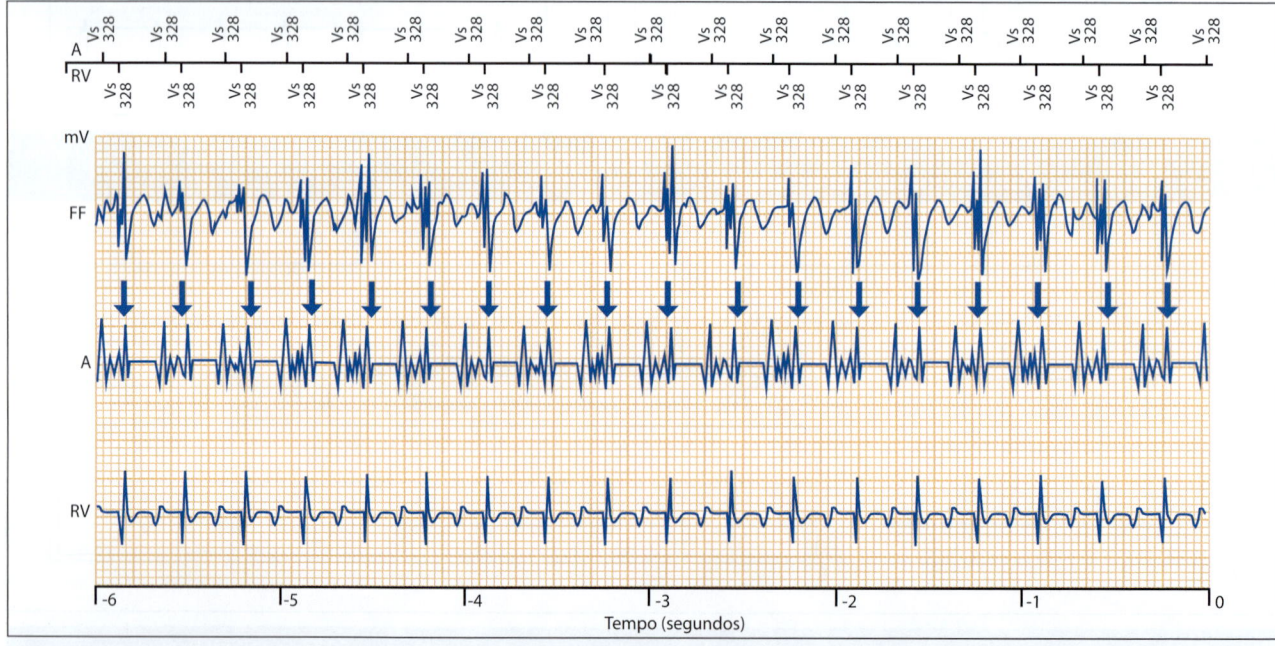

Figura 9 Setas indicando perda da ressincronização cardíaca e diminuição da impedância intratorácica em virtude de congestão pulmonar. Insuficiência cardíaca descompensada por fibrilação atrial.

Figura 10 *Cross sensing* – detecção inadequada da onda R no canal atrial.

da na programação e no modo de utilização atual. O comportamento normal é que a voltagem diminua ao longo do tempo e a impedância e o tempo de carga do capacitor aumentem até indicarem "ERI" (indicativo de troca eletiva).

Periodicidade das consultas

Todos esses parâmetros e tendências devem ser reavaliados periodicamente de forma presencial ou remota, e a rotina depende do serviço em questão. A clínica de Ritmologia Cardíaca do Hospital Beneficência Portuguesa segue em linhas gerais, com algumas peculiaridades, o proposto pela Heart Rhythm Society:

1. Primeira consulta: deve ser realizada em até 15 dias após o implante, e a primeira avaliação global do sistema após a cirurgia é feita. O estado clínico do paciente é revisto e a preocupação com os cuidados da ferida operatória é o foco dessa consulta, assim como a retirada dos pontos daqueles que estão com fios inabsorvíveis na pele.
2. Segunda consulta: é realizada 3 meses após a primeira. Faz-se a análise global do sistema e do estado do paciente e decide-se pelo acompanhamento tradicional ou acompanhamento remoto. No tradicional, as consultas são tri-

mestrais no primeiro ano e semestrais nos anos seguintes até o surgimento de sinais de desgaste da bateria, quando a periodicidade volta a ser trimestral. No acompanhamento remoto, as avaliações são realizadas mensalmente, e os alertas, revistos diariamente, assim que forem surgindo. Os pacientes são convocados sempre que necessário ou no mínimo anualmente para avaliações presenciais independentemente do surgimento ou não dos alertas.

Conclusão

O CDI é um dos dispositivos de estimulação cardíaca artificial mais complexos e eficazes, sendo fundamental na abordagem terapêutica de muitos pacientes cardiopatas. Com técnica de implante minimamente invasiva, teve sua efetividade comprovada tanto na prevenção primária quanto na secundária de MS por milhares de pacientes envolvidos em trabalhos extremamente rigorosos, que mostraram o benefício desse dispositivo na redução da mortalidade total e súbita. O implante do CDI não dispensa a utilização da terapêutica antiarrítmica, tanto medicamentosa quanto por ablação por cateter, que devem sempre ser utilizados para minimizar a necessidade de intervenção do aparelho.

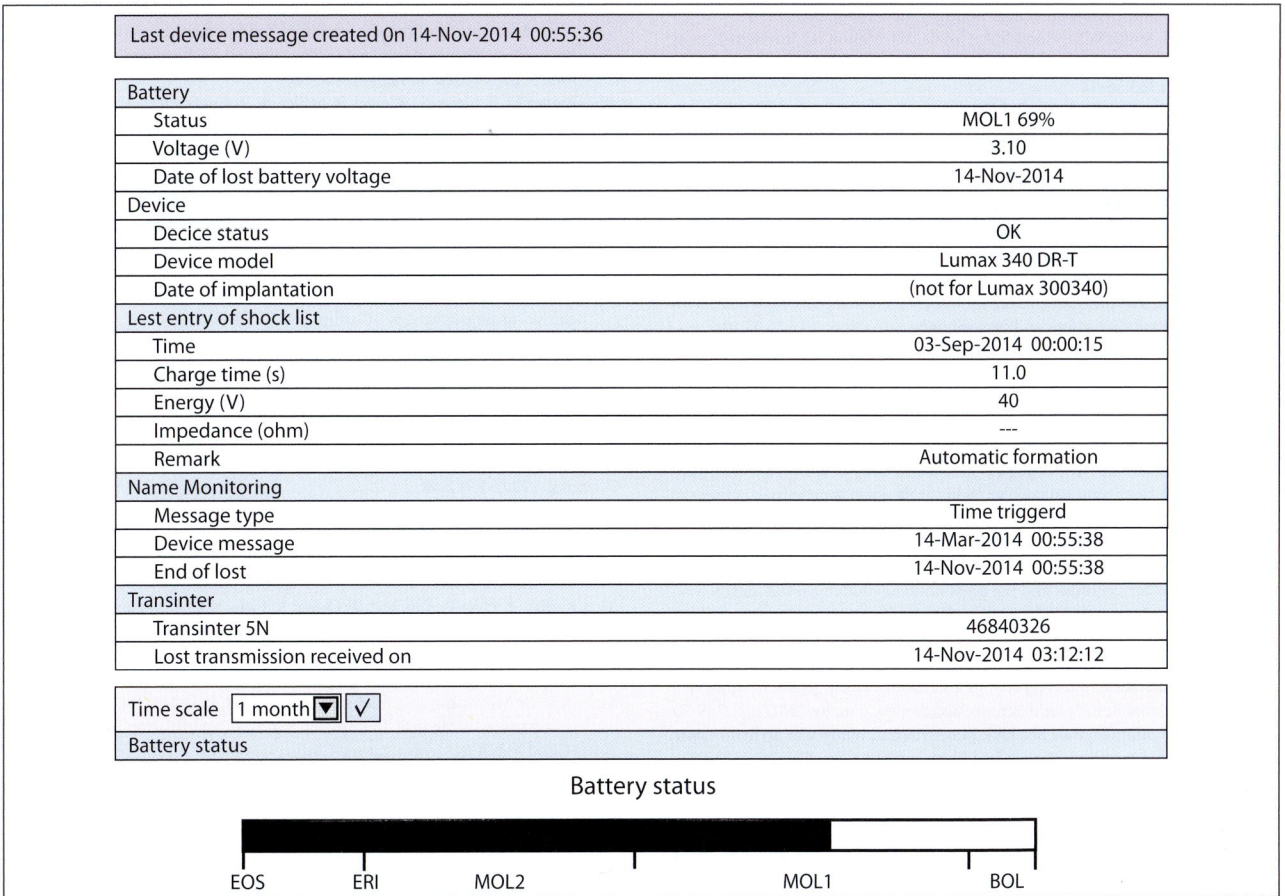

Figura 11 Estado da bateria (voltagem, tempo de carga do capacitor e impedância interna).

Resumo

O cardioversor desfibrilador implantável é um dispositivo cardíaco eletrônico indispensável no arsenal terapêutico da cardiologia moderna. Seu sofisticado funcionamento propicia terapias cada vez mais específicas e eficazes de reverter taquiarritmias ventriculares e morte súbita por fibrilação ventricular. Sua eficácia em reduzir mortalidade total e súbita foi mostrada em centenas de trabalhos robustos e bem elaborados mostrando evidências do benefício, o que respaldou suas indicações. O acompanhamento desses pacientes por especialista, além de fundamental para o bom desempenho do dispositivo, propicia informações preciosas do ritmo cardíaco e até mesmo clínicas, como congestão pulmonar ou isquemia miocárdica.

Referências bibliográficas

1. Mirowsky M, Mower M, Staewen WS, Tabatznik B, Mendeloff AI. Standby automatic defibrillator: an approach to prevention of sudden death. Arch Intern Med. 1970;1226:158-61.
2. Mirowsky M, Mower M, Langer A, Heilman S, Schreibman J. A chronically implanted system for automatic defibrillation in active conscious dogs. Experimental model for treatment of sudden death from ventricular fibrillation. Circulation. 1978;58:90-4.
3. Mirowsky M, Reid P, Mower M, Watkins L, Gott VL, Schauble JF, et al. Termination of malignant ventricular arrhythmias with an implanted automatic defibrillator in human beings. N Engl J Med. 1980;3003:322-4.
4. Bardy GH, Smith WM, Hood MA, Crozier IG, Melton IC, Jordaens L, et al. An entirely subcutaneous implantable cardioverter-defibrillator. N Engl J Med. 2010;363:36-44.
5. De Maria E, Olaru A, Cappelli S. The entirely subcutaneous defibrillator (S-Icd): state of the art and selection of the ideal candidate. Current Cardiology Reviews. 2015;11:180-6.
6. Lambiase PD, Barr C, Theuns DA, Knops R, Neuzil P, Johansen JB, et al.; EFFORTLESS Investigators. Worldwide experience with a totally subcutaneous implantable defibrillator: early results from the EFFORTLESSS-ICD Registry. Eur Heart J. 2014;35(25):1657-65.
7. Tjong FV, Brouwer TF, Smeding L, Kooiman KM, de Groot JR, Ligon D, et al. Combined leadless pacemaker and subcutaneous implantable defibrillator therapy: feasibility, safety, and performance. Europace. 2016;18:1740-7.
8. Harris P, Lysitsas D. Ventricular arrhythmias and sudden cardiac death. BJA Education. 2016;16(7):221-9.
9. Bello D, Fieno DS, Kim RJ, Pereles FS, Passman R, Song G, et al. Infarct morphology identifies patients with substrate for sustained ventricular tachycardia. J Am Coll Cardiol. 2005;45:1104-8.
10. Roberts JD, Gollob MH, Young C, Connors SP, Gray C, Wilton SB, et al. Bundle branch re-entrant ventricular tachycardia novel genetic mechanisms in a life-threatening arrhythmia. JACC Clin Electrophysiol. 2017;3(3):276-88.
11. Al-Khatib SM, Stevenson WG, Ackerman MJ, Bryant WJ, Callans DJ, Curtis AB, et al. 2017AHA/ACC/HRS guideline for management of patients with ventricular arrhythmias and the prevention of sudden cardiac death: a report of the American College of Cardiology Foundation/American Heart Association Task Force on Clinical Practice Guidelines and the Heart Rhythm Society. J Am Coll Cardiol. 2018;72:e91-220.
12. Marian AJ, Braunwald E. Hypertrophic cardiomyopathy genetics, pathogenesis, clinical manifestations, diagnosis, and therapy. Circ Res. 2017;121:749-70.
13. Kumar KR, Mandleywala SN, Link MS. Atrial and ventricular arrhythmias in hypertrophic cardiomyopathy. Card Electrophysiol Clin. 2015;7(2):173-86.
14. O'Hanlon R, Grasso A, Roughton M, Moon JC, Clark S, Wage R, et al. Prognostic significance of myocardial fibrosis in hypertrophic cardiomyopathy. J Am Coll Cardiol. 2010;56:867-74.
15. Cecchi F, Sgalambro A, Baldi M, Sotgia B, Antoniucci D, Camici PG, et al. Microvascular dysfunction, myocardial ischemia, and progression to heart failure in patients with hypertrophic cardiomyopathy. J Cardiovasc Transl Res. 2009;2:452-61.
16. Petersen SE, Jerosch-Herold M, Hudsmith LE, Robson MD, Francis JM, Doll HA, et al. Evidence for microvascular dysfunction in hypertrophic cardiomyopathy: new insights from multiparametric magnetic resonance imaging. Circulation. 2007;115:2418-25.
17. Noseworthy PA, Rosenberg MA, Fifer MA, Palacios IF, Lowry PA, Ruskin JN, et al. Ventricular arrhythmia following alcohol septal ablation for obstructive hypertrophic cardiomyopathy. Am J Cardiol. 2009;104:128-32.
18. Cuoco FA, Spencer WH 3rd, Fernandes VL, Nielsen CD, Nagueh S, Sturdivant JL, et al. Implantable cardioverter-defibrillator therapy for primary prevention of sudden death after alcohol septal ablation of hypertrophic cardiomyopathy. J Am Coll Cardiol. 2008;52:1718-23.
19. Corrado D, Link MS, Calkins H. Arrhythmogenic right ventricular cardiomyopathy. N Engl J Med. 2017;376:61-72.
20. Jenni R, Wyss CA, Oechslin EN, Kaufmann PA. Isolated ventricular noncompaction is associated with coronary microcirculatory dysfunction. J Am Coll Cardiol. 2002;39:450-4.
21. Muser D, Liang JJ, Witschey WR, Pathak RK, Castro S, Magnani S, et al. Ventricular arrhythmias associated with left ventricular non compaction: characteristics, mapping, and ablation. J. Heart Rhythm. 2017;14(2):166-75.
22. Sara JD, Eleid MF, Gulati R, Holmes DR Jr. Sudden cardiac death from the perspective of coronary artery disease. Mayo Clin Proc. 2014;89(12):1685-98.
23. Moss AJ, Zareba W, Hall WJ, Klein H, Wilber DJ, Cannom DS, et al.; Multicenter Automatic Defibrillator Implantation Trial II Investigators. Prophylactic implantation of a defibrillator in patients with myocardial infarction and reduced ejection fraction. N Engl J Med. 2002;346:877-88.
24. Bardy GH, Lee KL, Mark DB, Poole JE, Packer DL, Boineau R, et al.; Sudden Cardiac Death in Heart Failure Trial (SCD-HeFT) Investigators. Amiodarone or an implantable cardioverter-defibrillator for congestive heart failure. N Engl J Med. 2005;352:225-37.
25. Moss AJ, Hall WJ, Cannom DS, Daubert JP, Higgins SL, Klein H, et al. Improved survival with an implanted defibrillator in patients with coronary disease at high risk for ventricular arrhythmia. Multicenter Automatic Defibrillator Implantation Trial Investigators. N Engl J Med. 1996;335:1933-40.
26. Buxton AE, Lee KL, Fisher JD, Josephson ME, Prystowsky EN, Hafley G. A randomized study of the prevention of sudden death in patients with coronary artery disease. Multicenter Unsustained Tachycardia Trial Investigators. N Engl J Med. 1999;341:1882-90.
27. Bigger JT Jr, Fleiss JL, Kleiger R, Miller JP, Rolnitzky LM. The relationships among ventricular arrhythmias, left ventricular dysfunction, and mortality in the 2 years after myocardial infarction. Circulation. 1984;69:250-8.
28. The Multicenter Postinfarction Research Group. Risk stratification and survival after myocardial infarction. N Engl J Med. 1983;309:331-6.
29. Lerma C, Glass L. Predicting the risk of sudden cardiac death. J Physiol. 2016;594(9):2445-58.
30. Holmes J, Kubo SH, Cody RJ, Kligfield P. Arrhythmias in ischemic and nonischemic dilated cardiomyopathy: prediction of mortality by ambulatory electrocardiography. Am J Cardiol. 1985;55:146-51.
31. Crawford MH, Bernstein SJ, Deedwania PC, DiMarco JP, Ferrick KJ, Garson A Jr, et al. ACC/AHA Guidelines for Ambulatory Electrocardiography. A report of the American College of Cardiology/American Heart Association Task Force on Practice Guidelines (Committee to Revise the Guidelines for Ambulatory Electrocardiography). Developed in collaboration with the North American Society for Pacing and Electrophysiology. J Am Coll Cardiol. 1999;34:912-48.
32. DG, Camm AJ, Frangin G, Janse MJ, Munoz A, Schwartz PJ, et al. Randomised trial of effect of amiodarone on mortality in patients with left-ventricular dysfunction after recent myocardial infarction: EMIAT. European Myocardial Infarct Amiodarone Trial Investigators. Lancet. 1997;349:667-74.
33. Kadish A, Dyer A, Daubert JP, Quigg R, Estes NA, Anderson KP, et al.; Defibrillators in Non-Ischemic Cardiomyopathy Treatment Evaluation (DEFINITE) Investigators. Prophylactic defibrillator implantation in patients with nonischemic dilated cardiomyopathy. N Engl J Med. 2004;350:2151-8.
34. Bristow MR, Saxon LA, Boehmer J, Krueger S, Kass DA, De Marco T, et al.; Comparison of Medical Therapy, Pacing, and Defibrillation in Heart Failure (COMPANION) Investigators. Cardiac-resynchronization therapy with or without an implantable defibrillator in advanced chronic heart failure. N Engl J Med. 2004 350(21):2140-50.
35. Pathak RK, Sanders P, Deo R. Primary prevention implantable cardioverter-defibrillator and opportunities for sudden cardiac death risk assessment in non-ischaemic cardiomyopathy. Eur Heart J. 2018;39(31):2859-66.
36. Køber L1, Thune JJ1, Nielsen JC1, Haarbo J1, Videbæk L1, Korup E, et al.; DANISH Investigators. Defibrillator implantation in patients with nonischemic systolic heart failure. N Engl J Med. 2016;375:1221-30.

37. Christiaans I, van Engelen K, van Langen IM, Birnie E, Bonsel GJ, Elliott PM, et al. Risk stratification for sudden cardiac death in hypertrophic cardiomyopathy: systematic review of clinical risk markers. Europace. 2010;12:313-21.

38. Monserrat L, Elliott PM, Gimeno JR, Sharma S, Penas-Lado M, McKenna WJ. Nonsustained ventricular tachycardia in hypertrophic cardiomyopathy: an independent marker of sudden death risk in young patients. J Am Coll Cardiol. 2003;42:873-9.

39. Elliott PM, Poloniecki J, Dickie S, Sharma S, Monserrat L, Varnava A, et al. Sudden death in hypertrophic cardiomyopathy: identification of high risk patients. J Am Coll Cardiol. 2000;36:2212-8.

40. C, Bernabo P, Barilla CS, Bruzzi P, Spirito P. The prognostic importance of left ventricular outflow obstruction in hypertrophic cardiomyopathy varies in relation to the severity of symptoms. J Am Coll Cardiol. 2005;45:1076-80.

41. Watkins H, McKenna WJ, Thierfelder L, Suk HJ, Anan R, O'Donoghue A, et al. Mutations in the genes for cardiac troponin T and alpha-tropomyosin in hypertrophic cardiomyopathy. N Engl J Med. 1995; 332:1058-64.

42. Elliott PM, Gimeno JR, Tome MT, Shah J, Ward D, Thaman R, et al. Left ventricular outflow tract obstruction and sudden death risk in patients with hypertrophic cardiomyopathy. Eur Heart J. 2006;27:1933-41.

43. Gimeno JR, Tome-Esteban M, Lofiego C, Hurtado J, Pantazis A, Mist B, et al. Exercise-induced ventricular arrhythmias and risk of sudden cardiac death in patients with hypertrophic cardiomyopathy. Eur Heart J. 2009;30:2599-605.

44. Maron MS, Olivotto I, Betocchi S, Casey SA, Lesser JR, Losi MA, et al. Effect of left ventricular outflow tract obstruction on clinical outcome in hypertrophic cardiomyopathy. N Engl J Med. 2003;348:295-303.

45. Veselka J, Anavekar NS, Charron P. Hypertrophic obstructive cardiomyopathy. Lancet. 2017;389(10075):1253-67.

46. Sadoul N, Prasad K, Elliott PM, Bannerjee S, Frenneaux MP, McKenna WJ. Prospective prognostic assessment of blood pressure response during exercise in patients with hypertrophic cardiomyopathy. Circulation. 1997;96:2987-91.

47. Spirito P, Autore C, Rapezzi C, Bernabo P, Badagliacca R, Maron MS, et al. Syncope and risk of sudden death in hypertrophic cardiomyopathy. Circulation. 2009;119:1703-10.

48. Steriotis AK, Sharma S. Risk stratification in hypertrophic cardiomyopathy. Eur Cardiol. 2015;10(1):31-6.

49. Blomstrom-Lundqvist C, Sabel KG, Olsson SB. A long term follow up of 15 patients with arrhythmogenic right ventricular dysplasia. Br Heart J. 1987;58:477-88.

50. Leclercq JF, Coumel P. Characteristics, prognosis and treatment of the ventricular arrhythmias of right ventricular dysplasia. Eur Heart J. 1989;10(Suppl D):61-7.

51. Nava A, Bauce B, Basso C, Muriago M, Rampazzo A, Villanova C, et al. Clinical profile and long-term follow-up of 37 families with arrhythmogenic right ventricular cardiomyopathy. J Am Coll Cardiol. 2000;36:2226-33.

52. Bhonsale A, James CA, Tichnell C, Murray B, Gagarin D, Philips B, et al. Incidence and predictors of implantable cardioverter-defibrillator therapy in patients with arrhythmogenic right ventricular dysplasia/cardiomyopathy undergoing implantable cardioverter defibrillator implantation for primary prevention. J Am Coll Cardiol. 2011;58:1485-96.

53. Turrini P, Angelini A, Thiene G, Buja G, Daliento L, Rizzoli G, et al. Late potentials and ventricular arrhythmias in arrhythmogenic right ventricular cardiomyopathy. Am J Cardiol. 1999;83:1214-9.

54. Blomstrom-Lundqvist C, Olsson SB, Edvardsson N. Follow-up by repeated signal averaged surface QRS in patients with the syndrome of arrhythmogenic right ventricular dysplasia. Eur Heart J. 1989;10(Suppl D):54-60.

55. Fazio G, Corrado G, Zachara E, Rapezzi C, Sulafa AK, Sutera L, et al. Ventricular tachycardia in non-compaction of left ventricle: is this a frequent complication? Pacing Clin Electrophysiol. 2007;30:544-6.

56. Yazaki Y, Isobe M, Hiramitsu S, Morimoto S, Hiroe M, Omichi C, et al. Comparison of clinical features and prognosis of cardiac sarcoidosis and idiopathic dilated cardiomyopathy. Am J Cardiol. 1998;82:537-40.

57. Ardehali H, Howard DL, Hariri A, Qasim A, Hare JM, Baughman KL, et al. A positive endomyocardial biopsy result for sarcoid is associated with poor prognosis in patients with initially unexplained cardiomyopathy. Am Heart J. 2005;150:459-63.

58. Kandolin R, Lehtonen J, Kupari M. Cardiac sarcoidosis and giant cell myocarditis as causes of atrioventricular block in young and middle-aged adults. Circ Arrhythm Electrophysiol. 2011;4:303-9.

59. Domanski MJ, Sakseena S, Epstein AE, Hallstrom A, Brodsky MA, Kim S, et al. Relative effectiveness of the implantable cardioverter-defibrillator and antiarrhythmic drugs in patients with varying degrees of left ventricular dysfunction who have survived malignant ventricular arrhythmias. AVID Investigators. Antiarrhythmics Versus Implantable Defibrillators. J Am Coll Cardiol. 1999;34:1090-5.

60. Connolly SJ, Hallstrom AP, Cappato R, Schron EB, Kuck KH, Zipes DP, et al. Meta-analysis of the implantable cardioverter defibrillator secondary prevention trials. AVID, CASH and CIDS studies. Antiarrhythmics vs Implantable Defibrillator study. Cardiac Arrest Study Hamburg. Canadian Implantable Defibrillator Study. Eur Heart J. 2000;21:2071-8.

61. Kuck KH, Cappato R, Siebels J, Ruppel R. Randomized comparison of antiarrhythmic drug therapy with implantable defibrillators in patients resuscitated from cardiac arrest: the Cardiac Arrest Study Hamburg (CASH). Circulation. 2000;102:748-54.

62. Oseroff O, Retyk E, Bochoeyer A. Subanalyses of secondary prevention implantable cardioverter-defibrillator trials: antiarrhythmics versus implantable defibrillators (AVID), Canadian Implantable Defibrillator Study (CIDS), and Cardiac Arrest Study Hamburg (CASH). Curr Opin Cardiol. 2004; 9:26-30.

63. Hohnloser SH, Kuck KH, Dorian P, Roberts RS, Hampton JR, Hatala R, et al.; DINAMIT Investigators. Prophylactic use of an implantable cardioverter-defibrillator after acute myocardial infarction. N Engl J Med. 2004;351:2481-8.

64. Theuns DA, Smith T, Hunink MG, Bardy GH, Jordaens L. Effectiveness of prophylactic implantation of cardioverter-defibrillators without cardiac resynchronization therapy in patients with ischaemic or non-ischaemic heart disease: a systematic review and meta-analysis. Europace. 2010;12:1564-70.

65. Martinelli Filho M, Zimerman LI, Lorga AM, Vasconcelos JTM, Rassi A Jr. Guidelines for implantable electronic cardiac devices of the Brazilian Society of Cardiology. Arq Bras Cardiol. 2007;89(6):e210-e238.

66. Gersh BJ, Maron BJ, Bonow RO, Dearani JA, Fifer MA, Link MS, et al. 2011 ACCF/AHA guideline for the diagnosis and treatment of hypertrophic cardiomyopathy: a report of the American College of Cardiology Foundation/American Heart Association Task Force on Practice Guidelines. J Am Coll Cardiol. 2011;58:e212-60.

67. Rassi A Jr, Rassi A, Little WC, Xavier SS, Rassi SG, Rassi AG, et al. Development and validation of a risk score for predicting death in Chagas' heart disease. N Engl J Med. 2006;355:799-808.

68. Priori SG, Blomstron-Lundquist C, Mazzanti A, Blom N, Borggrefe M, Camm J, et al. 2015 ESC guidelines for the management of patients with ventricular arrhythmias and the prevention of sudden cardiac death: The Task Force for the Management of Patients Ventricular Arrhythmias and The Prevention of Sudden Cardiac Death of The European Society of Cardiology (ESC). Endorsed by: Association for European Paediatric and Congenital Cardiology (AEPC). Eur. Heart J. 2015;36(41):2793-867.

69. Sana MAK, William GS, Michael JA, William JB, David JC, Anne BC, et al. 2017 AHA/ACC/HRS Guideline for management of patients with ventricular arrhythmias and the prevention of sudden cardiac death. Heart Rhythm. 2018;15:e73-e189.

70. Gibson CM, Krucoff M, Kirtane AJ, Rao SV, Mackall JA, Matthews R, et al. Design and rationale of the ANALYZE ST study: a prospective, nonrandomized, multicenter ST monitoring study to detect acute coronary syndrome events in implantable cardioverter-defibrillator patients. Am Heart J. 2014;168(4):424-429.e1.

71. Wilkoff BL, Auricchio A, Brugada J, Cowie M, Ellenbogen KA, Gillis AM, et al. HRS/EHRA Expert Consensus on the Monitoring of Cardiovascular Implantable Electronic Devices (CIEDs): description of techniques, indications, personnel, frequency ethical considerations: developed in partnership with the HeartRhythm Society (HRS), the European Heart Rhythm Association (EHRA); and in collaboration with the American College of Cardiology (ACC), the American Heart Association (AHA), the European Society of Cardiology (ESC), the Heart Failure Association of ESC (HFA), and the Heart Failure Society of America (HFSA). Endorsed by the Heart Rhythm Society, the European Heart Rhythm Association (a registered branch of the ESC), the American College of Cardiology, the American Heart Association. Europace. 2008;10:707-25.

72. Freeman JV, Saxon L. Remote monitoring and outcomes in pacemaker and defibrillator patients big data saving lives? J Am Coll Cardiol. 2015 65(24):2611-3.

73. Diemberger I, Gardini B, Martignani C, Ziacchi M, Corzani A, Biffi M, et al. Holter ECG for pacemaker/defibrillator carriers: what is its role in the era of remote monitoring? Heart 2015;0:1-7.

74. Corzani A, Ziacchi M, Biffi M, Diemberger I, Martignani C, Boriani G. Inappropriate shock for myopotential over-sensing in a patient with subcutaneous ICD. Indian Heart J. 2015;67(1):56-9.

75. Auricchio A, Hudnall JH, Schloss EJ, Sterns LD, Kurita T, Meijer A, et al. Inappropriate shocks in single-chamber and subcutaneous implantable cardioverter defibrillators: a systematic review and meta-analysis. Europace. 2017;19:1973-80.

Seção 16

DOENÇAS CONGÊNITAS DO CORAÇÃO NA CRIANÇA E NO ADULTO

Capítulo 1

Embriogênese das malformações cardíacas

Moacir Fernandes de Godoy
João Chaker Saba

Pontos-chave

- O coração humano está completamente formado em apenas 4 semanas de gestação (do final da terceira ao final da sétima semana).
- As câmaras cardíacas, válvulas e grandes vasos originam-se em sequência temporal bem definida. Distúrbios nessa sincronia levam à ocorrência das malformações cardíacas congênitas.
- A massa miocárdica propriamente dita e o sistema de condução têm provavelmente a mesma origem embriológica, apresentando, porém, características bioquímicas e metabólicas diferentes.

Introdução

É realmente surpreendente o fato de que o coração humano completa sua formação em apenas 4 semanas de gestação, ou seja, do final da terceira ao final da sétima semana, quando o embrião tem 25 mm e o coração apenas 3 mm de comprimento. Além disso, é o primeiro órgão a alcançar o desenvolvimento funcional completo.[1-3]

O funcionamento do coração passa a ocorrer no início da quarta semana (22 a 23 dias). Esse funcionamento precoce é imprescindível, uma vez que, em face de seu crescimento bastante rápido, as necessidades nutricionais passam a não serem mais atendidas pelo simples processo de difusão.

É digno de nota, porém, o fato comprovado por estudos experimentais de que as primeiras contrações se iniciam bem antes mesmo de que haja a necessidade do transporte ativo de oxigênio e nutrientes para suprir as demandas dos tecidos embrionários. Embora o papel dessas contrações iniciais não esteja ainda completamente esclarecido, as evidências sugerem que as forças hemodinâmicas geradas funcionem como um fator epigenético influenciando a cardiogênese, em paralelo com sua função de transporte convectivo.[4]

O rápido desenvolvimento anatômico e funcional ocorre em uma sequência bem estabelecida e descrita a seguir, de forma sucinta.

Formação do tubo cardíaco

Os tecidos miocárdicos que darão origem ao coração começam a se tornar evidentes quando o embrião passa pelo processo denominado gastrulação, o que, em seres humanos, ocorre durante a terceira semana de desenvolvimento.

Esse processo ocorre pela migração das células angiogênicas para a região dorsocefálica do embrião. Essas células coalescem ao longo da linha média ventral, chamada área cardiogênica, ou primeiro campo cardíaco, formando um plexo vascular em forma de ferradura segundo alguns autores, ou Y invertido segundo outros.

Cada um dos ramos dessa estrutura forma um tubo endotelial ou endocárdico primordial, consistindo de uma camada interior de células endocárdicas e uma camada exterior de células mioepicárdicas, separadas por uma matriz extracelular chamada "geleia cardíaca".[5]

Esses tubos endocárdicos continuam além da região cardíaca em cordões ramificados que se converterão, cefalicamente, nos vasos eferentes primitivos e, caudalmente, nos vasos aferentes do coração.

Com rapidez, essa formação bilateral se funde originando um único tubo cardíaco, que já passa a ter propriedade de se contrair de forma rítmica. A geleia cardíaca, por suas propriedades tanto de não compressibilidade quanto maleabilidade, é o que permite que o tubo cardíaco exerça sua função primária de bombeamento unidirecional do sangue e, ao mesmo tempo, possibilita uma moldagem do coração em busca de sua forma definitiva.

Evidências mais recentes indicam que o primeiro campo cardíaco provê os precursores do ventrículo esquerdo enquanto células do primeiro e do segundo campos contribuem para a formação dos átrios e do ventrículo direito. A via eferente derivaria exclusivamente da segunda linhagem.[6]

A conexão dos vasos aferentes pode variar e determinará o *situs*, que pode ser *solitus, inversus* ou indefinido, levando então o nome de "ambíguos".

O rápido alongamento do tubo cardíaco, que ocorre de forma bem mais veloz que o aumento da cavidade em que se encontra, leva, como consequência, a flexão e torção em espiral de sua porção média.[1] Essa torção ventricular possibilita a formação de componentes de entrada e de saída ventricular que é continuada com o tronco arterioso em torno do vigésimo quinto dia de desenvolvimento (Figura 1) e determinará a conexão atrioventricular, que poderá ser concordante ou discordante. O tronco arterioso comunica o ventrículo com as raízes aórticas ventrais e, posteriormente, se dividirá em raízes aórticas e pulmonares independentes.[1]

Se a morfogênese for anormal, consequentemente haverá a ocorrência de alguma cardiopatia congênita.[7,8]

Sabe-se mais recentemente que células progenitoras provenientes do segundo campo cardíaco são reguladas por numerosos fatores de transcrição cardíacos. Durante o desenvolvimento do tubo cardíaco, forças hemodinâmicas são redistribuídas a lugares específicos do coração primitivo, que por seu turno induzem à expressão diferenciada de genes específicos. Notadamente no mesoderma existem cinco fatores de transcrição considerados como genes primordiais envolvidos no desenvolvimento cardíaco e que têm se mantido rigorosamente conservados ao longo da evolução animal, controlando o destino das células, a expressão de proteínas e a morfogênese.[4,9,10]

Com a rápida disseminação de técnicas de testes genéticos, tem sido possível a descoberta de numerosas variantes patogênicas e mutações genéticas propiciando avanço no conhecimento das causas das cardiopatias congênitas.[11]

Estudos mais aprofundados sobre essa questão deverão em breve contribuir para o entendimento ainda maior do desenvolvimento cardíaco.[5,12,13]

Septação cardíaca

Uma vez ocorrido o *looping* cardíaco e a formação das câmaras cardíacas, está criada a situação para a ocorrência da septação dessas câmaras. A septação, em humanos, ocorre entre a quarta e a sétima semana de desenvolvimento, e consiste no fechamento das comunicações diretas, entre o átrio direito e o átrio esquerdo, entre os ventrículos e os canais subarteriais e o desenvolvimento das junções atrioventricular direita e ventrículo-arterial esquerda. Essas regiões, ou seja, as estruturas da linha média atrial, a via de saída dos ventrículos e a junção atrioventricular, retêm temporariamente as propriedades do miocárdio primário do tubo cardíaco embrionário, sendo, portanto, estruturas menos desenvolvidas, o que implica na constatação de que os miócitos que participam no estágio de formação das camadas não contribuem para o estágio de septação.[14]

Septação atrial

O septo atrial primário (*septum primum*) é uma estrutura situada à esquerda, que se desenvolve como uma formação muscular em crescente, expandindo-se ao longo da quinta e sexta semana, a partir da parede dorsal do átrio em direção ao canal atrioventricular. A comunicação entre os átrios esquerdo e direito abaixo desse septo primário (*ostium primum*) se fecha na segunda metade da sexta semana. Isso ocorre logo após ambos os coxins endocárdicos começarem a se fundir, criando conexões atrioventriculares esquerda e direita separadas. Enquanto isso, desenvolvem-se fenestrações na porção dorsal do septo atrial primário formando uma nova comunicação interatrial (*ostium secundum*).[14] O aparecimento dessa nova comunicação interatrial tem importância fisiológica fundamental ao possibilitar que o átrio esquerdo não deixe de receber a contribuição de sangue arterializado que chega ao átrio direito. Aproximadamente no momento em que se forma essa comunicação interatrial secundária no *septum primum*, começa a se desenvolver um outro septo, em forma de meia lua, imediatamente à direita do *septum primum* e que recebe o nome de *septum secundum*. À medida que o *septum secundum* cresce, sua borda côncava aumenta de forma progressiva, até que esse crescimento cessa, deixando uma abertura oval característica e, por isso mesmo, chamada de forame oval (Figura 2).

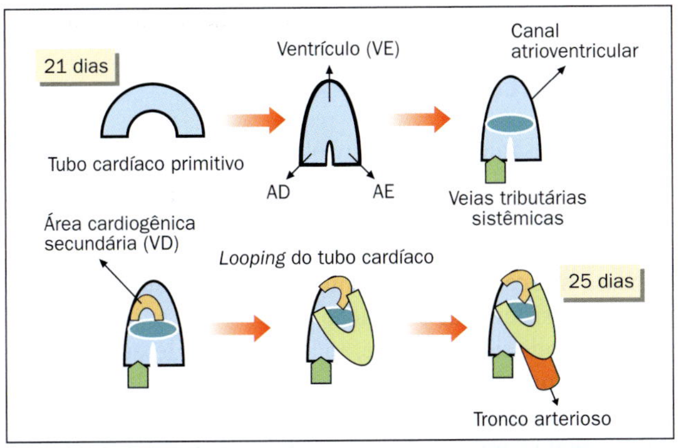

Figura 1 mostra a sequência de formação e rotação do tubo cardíaco.

Figura 1 Sequência temporal de formação e rotação do tubo cardíaco entre o 21º e o 25º dia de gestação.

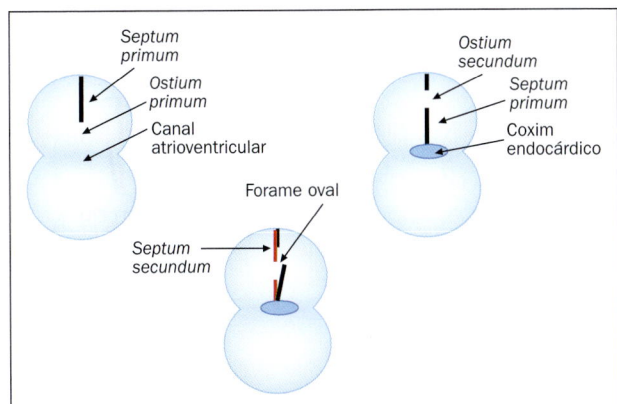

Figura 2 Sequência temporal de formação da septação atrial.

Falhas de desenvolvimento nessa fase de septação atrial e fusão dos coxins levarão à ocorrência das comunicações interatriais (*ostium primum, ostium secundum* e forame oval patente), além dos defeitos do septo atrioventricular (parcial e total), anomalia de Ebstein, atresias mitral e tricúspide.

Septação ventricular

Em torno da metade da sexta semana de desenvolvimento, o canal atrioventricular está em continuidade direta basicamente com o ventrículo esquerdo, mas pelo fato de haver ainda nessa fase uma grande comunicação entre o ventrículo esquerdo e o direito, o sangue proveniente das porções atriais passa diretamente para a cavidade ventricular direita. Contudo, terminada a septação atrial, faz-se necessário o correto direcionamento de fluxos para os respectivos ventrículos, o que ocorre entre o final da sexta e a sétima semana de desenvolvimento.[14]

No princípio do segundo mês de desenvolvimento, o septo interventricular começa a crescer, partindo do ápice em direção aos coxins endocárdicos. Durante algum tempo permanece um forame interventricular logo abaixo do canal atrioventricular, mas que se fecha com rapidez, graças a uma massa composta de tecido conjuntivo derivada da base dos coxins endocárdicos, do cone e do próprio tecido conjuntivo presente no septo muscular (Figura 3).

Obviamente, defeitos do desenvolvimento desse processo levarão a vários tipos de comunicação interventricular.[15]

Rotação e divisão do tronco arterioso e formação das valvas semilunares

A partir da segunda metade da quarta semana, o trato de saída conecta o ventrículo direito embrionário ao saco aórtico e segue aumentando de tamanho com rapidez.

A porção proximal dessa estrutura é chamada de *conus*, enquanto a parte mais distal recebe a denominação *truncus*. O *truncus* é a parte do coração primitivo que se tornará a raiz da aorta e do tronco pulmonar, e o *conus* é a parte que será convertida na via de saída dos dois ventrículos.[16]

Por volta do trigésimo quinto dia de vida embrionária, inicia-se, junto com uma rotação, a migração do conjunto tronco-cone para a esquerda até que cavalgue, por completo, a porção muscular do septo interventricular.

As alterações podem ocorrer em virtude da não rotação do tronco-cone ou em virtude de uma rotação e migração excessiva. Em caso da não rotação, após a septação tronco conal, ambos os vasos da base (artérias aorta e pulmonar) emergirão do ventrículo direito caracterizando a malformação denominada dupla via de saída do ventrículo direito.

Caso haja rotação e migração excessiva, ambos os vasos emergirão do ventrículo esquerdo, sendo a malformação resultante denominada dupla via de saída do ventrículo esquerdo.

A septação do tronco-cone inicia-se por volta do trigésimo oitavo dia da vida embrionária com a formação de duas cristas de trajeto helicoidal, salientes na luz do tronco-cone e correspondendo à formação de sulcos na superfície externa. Essas cristas se fundem e formam uma membrana denominada septo tronco-conal, que divide o tronco-cone em artérias aorta e pulmonar. A rotação helicoidal faz com que ocorra torção entre a aorta ascendente e o tronco da artéria pulmonar, promovendo rotação superior a 180°. Dessa forma, o tronco da artéria pulmonar emerge anteriormente e da câmara anterior, enquanto a aorta emerge posteriormente e da câmara posterior.

Com a rotação helicoidal, passa a haver inversão parcial na posição dos vasos. As malformações mais frequentes, originadas por alterações na septação tronco-conal, são a tetralogia de Fallot, a transposição dos grandes vasos da base, o tronco arterioso comum e a janela aortopulmonar.

Retorno venoso pulmonar

Por volta do vigésimo sexto dia de vida do embrião, o broto venoso pulmonar, proveniente de somitos, conecta-se com a parte posterior da parede atrial esquerda. Estabelecida a conexão, e com o crescimento da câmara atrial, o complexo venoso, ao se abrir, passa a constituir a parede posterior do átrio esquerdo com os quatro orifícios referentes às veias pulmonares. As anomalias que podem ocorrer em virtude das alterações na conexão venosa com o átrio esquerdo são *cor triatriatum* e drenagens anômalas das veias pulmonares.

Sistema de condução

Nas fases iniciais do desenvolvimento embrionário, o endocárdio e o epicárdio são separados por uma camada gelatinosa espessa, chamada de geleia cardíaca, onde se encontram mioblastos mesenquimais que mais tarde constituirão a massa miocárdica propriamente dita e presumivelmente também o sistema de condução.

Isso pode significar que, ao longo desse desenvolvimento simultâneo, haja diferentes vias de diferenciação desses mioblastos, ou que o tecido condutivo e o miocárdio sejam basicamente similares durante a embriogênese, diferenciando-se ao longo da mesma rota mas com velocidades diferentes, sendo o tecido condutivo apenas um tipo especializado

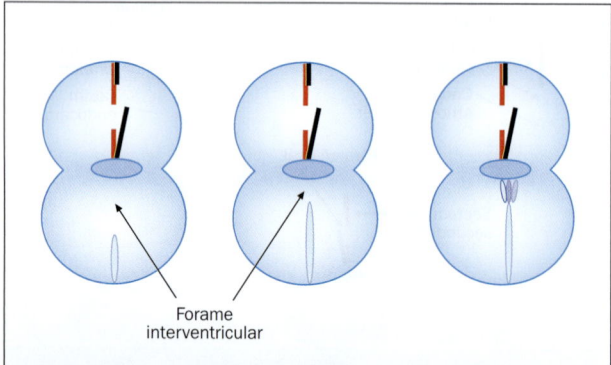

Forame
interventricular

Figura 3 Sequência temporal de formação da septação ventricular.

de miocárdio com propriedades de automatismo e condutividade mais exacerbadas.[16]

O sistema de condução tem características bioquímicas e metabólicas diferentes do miocárdio. Por exemplo, o miocárdio adulto tem relativamente pouco glicogênio em comparação com o tecido de condução, que é rico nessa substância. O consumo de oxigênio por parte do tecido de condução é apenas um quinto do consumo miocárdico e é bem mais resistente à anoxia. Isso demonstra que o tecido de condução é mais "embrionário" que o tecido muscular, uma vez que a riqueza em glicogênio e a resistência à anoxia é típica das fases mais iniciais da formação cardíaca.[17]

A primeira região do coração a iniciar os batimentos cardíacos é a região posterior distal do coração, formando concentrações de tecido de condução nas regiões atrioventricular (6 semanas de gestação), atrial e sinoatrial de modo progressivo, passando cada qual a assumir o controle dos batimentos cardíacos. O conjunto de ramificações mais distais do sistema de condução (fibras de Purkinje) em embriões humanos aparece tardiamente, entre a décima e a décima quinta semana de desenvolvimento.[18]

Resumo

O coração humano completa sua formação em apenas 4 semanas, ou seja, do final da terceira semana até o final da sétima, quando o embrião tem 25 mm e o coração apenas 3 mm de comprimento. Além disso, é o primeiro órgão a alcançar o desenvolvimento funcional completo. Existe uma perfeita sincronia no desenvolvimento anatômico das câmaras cardíacas, valvas atrioventriculares e semilunares e grandes vasos da base, de modo a permitir a correta função do órgão. Os diversos tipos de malformação cardíaca congênita são explicados com facilidade, uma vez conhecidas as bases da embriogênese cardíaca. Além disso, o crescente conhecimento sobre os aspectos genéticos envolvidos no processo da embriogênese cardíaca tem trazido grandes contribuições para o entendimento das malformações

Referências bibliográficas

1. Patten BM. Embriología humana. El Ateneo: Buenos Aires; 1958.
2. Krovetz LJ, Gessner IH, SchieblerGL. Handbook of pediatric cardiology. Hoeber Medical Division. New York: Harper & Row; 1969.
3. Moore KL, Persaud TVN. Embriologia básica. Saunders & Elsevier; 2007.
4. Granados-Riveron JT, Brook JD. The impact of mechanical forces in heart morphogenesis. Circ Cardiovasc Genet. 2012;5:132-42.
5. Kodo K, Yamagishi H. A decade of advances in the molecular embryology and genetics underlying congenital heart defects. Circ J. 2011;75:2296-304.
6. Bajolle F, Zaffran S, Bonnet D. Genetics and embryological mechanisms of congenital heart diseases. Archives of Cardiovascular Disease. 2009;102:59-63.
7. Khoshnood B, Lelong N, Houyel L, Thieulin AC, Jouannic JM, Magnier S, et al. Prevalence, timing of diagnosis and mortality of newborns with congenital heart defects: a population based study. Heart. 2012;98:1667-73.
8. van der Linde D, Konings EE, Slager MA, Witsenburg M, Helbing WA, Takkenberg JJ, et al. Birth prevalence of congenital heart disease worldwide: a systematic review and meta-analysis. J Am Coll Cardiol. 2011;58:2241-7.
9. Schleich JM, Abdulla T, Summers R, Houyel L. An overview of cardiac morphogenesis. Arch Cardiovasc Dis. 2013;106(11):612-23.
10. Bruneau BG. The developmental genetics of congenital heart disease. Nature. 2008;451.
11. Kerstjens-Frederikse WS, van de Laar IM, Vos YJ, Verhagen JM, Berger RM, Lichtenbelt KD, et al. Cardiovascular malformations caused by NOTCH1 mutations do not keep left: data on 428 probands with left-sided CHD and their families. Genet Med. 2016;18:914-23.
12. Bonnet D. Génétique des cardiopathies congénitales. Presse Med. 2017. Disponível em: http://dx.doi.org/10.1016/j.
13. Pierpont ME, Brueckner M, Chung WK, Garg V, Lacro RV, McGuire AL, et al. Genetic basis for congenital heart disease: revisited. Circulation. 2018;138:e653-e711.
14. Lamers WH, Moorman AFM. Cardiac septation – A late contribution of the embryonic primary myocardium to heart morphogenesis. Circ Res. 2002;91:93-103.
15. Wu M. Mechanisms of trabecular formation and specification during cardiogenesis. Pediatr Cardiol. 2018;39(6):1082-9.
16. DeHaan RL. Diferentiation oh the atrioventricular conducting system of the heart. Circulation. 1961;24:458-70.
17. Mohan RA, Boukens BJ, Christoffels VM. Developmental origin of the cardiac conduction system: insight from lineage Tracing. Pediatr Cardiol. 2018;39(6):1107-114.
18. Hu W, Xin Y, Zhao Y, Hu J. Shox2: the role in differentiation and development of cardiac conduction system. Tohoku J Exp Med. 2018;244(3):177-86.
19. MacGrogan D, Münch J, de la Pompa JL. Notch and interacting signaling pathways in cardiac development, disease, and regeneration. Nat Rev Cardiol. 2018;15(11):685-704.
20. Kloesel B, DiNardo JA, Body SC. Cardiac embryology and molecular mechanisms of congenital heart disease: a primer for anesthesiologists. Anesth Analg. 2016;123(3):551-69.
21. Franco D, Sedmera D, Lozano-Velasco E. Multiple roles of Pitx2 in cardiac development and disease. J Cardiovasc Dev Dis. 2017;4(4).
22. Dees E, Baldwin HS. Making a heart: advances in understanding the mechanisms of cardiac development. Curr Opin Pediatr. 2016;28(5):584-9.

Capítulo 2

Diagnóstico e tratamento das cardiopatias congênitas acianogênicas

Estela Azeka
Maria Angélica Binotto
Nana Ikari

Pontos-chave

- As cardiopatias congênitas englobam um amplo espectro de anomalias e podem ser divididas didaticamente, do ponto de vista fisiopatológico, em dois grandes grupos: cardiopatias congênitas acianogênicas e cianogênicas.
- Este capítulo aborda as cardiopatias congênitas acianogênicas mais frequentes, enfatizando os aspectos clínicos, diagnósticos e tratamento.

Introdução

As cardiopatias congênitas resultam da embriogênese patológica do sistema cardiovascular. Estima-se que a incidência da doença cardíaca congênita seja ao redor de 8 em 1.000 recém-nascidos vivos.[1] Vários fatores genéticos e ambientais têm sido envolvidos na etiopatogenia das cardiopatias congênitas. Fatores extrínsecos, como as doenças maternas (lúpus eritematoso sistêmico, diabetes, epilepsia), infecções (rubéola e outras viroses) e o uso de drogas (álcool, hidantoína, trimetadiona, talidomida, ácido retinoico, lítio) podem também estar implicados na patogênese destas anomalias, embora a etiologia da maioria destes defeitos não seja completamente esclarecida.[1]

Embora as cardiopatias congênitas possam ser classificadas de diversas maneiras, uma classificação útil clinicamente é baseada na presença ou ausência de cianose e na vascularidade pulmonar (aumentada, normal ou reduzida). As cardiopatias acianogênicas, podem ser subdivididas, do ponto de vista clínico e anatomofuncional, em:

- Cardiopatias com desvio do fluxo do sangue da esquerda para direita, podendo causar hiperfluxo pulmonar (comunicação interatrial, interventricular, persistência do canal arterial, janela aortopulmonar e defeito do septo atrioventricular).

- Lesões obstrutivas esquerdas, representadas por estenose aórtica, coarctação de aorta e estenose mitral congênita.
- Lesões obstrutivas direitas, das quais a estenose pulmonar é a lesão mais expressiva deste grupo.

Desvio de fluxo esquerda-direita

Nestes defeitos, ocorre uma comunicação que permite que parte do sangue oxigenado proveniente do retorno venoso pulmonar retorne aos pulmões ao invés de ser direcionado para a circulação sistêmica. Pode ocorrer em nível atrial, ventricular ou aórtico.

Comunicação interatrial

A direção e a magnitude do fluxo através da CIA são determinadas pelo tamanho do defeito e pelas pressões atriais relativas, que, por sua vez, são dependentes da complacência do ventrículo esquerdo em relação ao direito. O fluxo através do defeito ocorre tanto na sístole como na diástole, com predomínio na última. Na maioria dos pacientes o fluxo é predominantemente da esquerda para a direita, podendo haver fluxo transitório da direita para a esquerda. Ao nascimento, a resistência vascular pulmonar é alta e a complacência ventricular direita é baixa. Gradualmente, a resistência vascular pulmonar diminui e a complacência do ventrículo direito aumenta, permitindo maior fluxo da esquerda para a direita. Com o passar do tempo, a complacência do ventrículo esquerdo diminui, há elevação da pressão diastólica do ventrículo esquerdo e média do átrio esquerdo, bem como aumento do fluxo da esquerda para a direita, resultando, assim, em sobrecarga de volume para as câmaras direitas. Uma elevação discreta da pressão da artéria pulmonar é comum em pacientes jovens com comunicações grandes e o desenvolvimento de doença vascular pulmonar é raro.[2]

Do ponto de vista anatômico, as CIA são divididas em quatro tipos: *ostium secundum, ostium primum*, seio venoso e defeitos do seio coronariano. O defeito tipo *ostium secun-*

dum é localizado na fossa oval e é o mais frequente, correspondendo a três quartos das CIA. O defeito tipo *ostium primum* constitui-se na comunicação localizada entre a margem anteroinferior da fossa oval e as valvas atrioventriculares, sendo uma variante do defeito do septo atrioventricular. Os defeitos tipo seio venoso superior ocorrem na junção da veia cava superior, permitindo a comunicação entre essa e uma ou mais veias pulmonares direitas. O defeito tipo seio venoso inferior situa-se logo acima da junção da veia cava inferior com o átrio direito. Os defeitos do seio coronariano são mais raros e resultam de deficiência parcial ou completa do tecido que separa o seio coronariano do átrio esquerdo, permitindo a comunicação desta cavidade com o orifício do seio coronariano no átrio direito.[3]

Defeitos tipo seio venoso ou *ostium primum* geralmente apresentam um shunt significativo, não diminuem em tamanho e necessitam de fechamento cirúrgico. A história natural dos defeitos tipo *ostium secundum* é variável. A maioria dos pacientes mantém-se assintomática na infância. Raramente lactentes com uma CIA isolada apresentam-se com sinais e sintomas de insuficiência cardíaca e necessitam de intervenção na infância. Nesses casos, é prudente pesquisar outros defeitos associados. Em geral, o fechamento espontâneo de defeitos *ostium secundum* pequenos pode ocorrer dentro do primeiro ano de vida. Defeitos que não fecham podem reduzir ou aumentar seu tamanho com o tempo.[3] Muitos pacientes com CIA moderada não apresentam sintomas durante muitos anos. A presença de sintomas correlaciona-se com o aumento progressivo do desvio de sangue da esquerda para a direita ao longo dos anos. Já na idade adulta, a maioria dos pacientes com uma CIA grande apresenta sintomas de cansaço aos esforços, palpitações e, eventualmente, manifestações de tromboembolismo. A capacidade ao exercício e o consumo máximo de oxigênio geralmente estão reduzidos em adul-

tos com CIA não corrigida. O aumento discreto da pressão arterial pulmonar é comum em pacientes jovens com CIA grande. Alguns pacientes, em geral mulheres, podem desenvolver gradualmente hipertensão arterial pulmonar e sinais de insuficiência cardíaca direita. A gestação é geralmente bem tolerada, embora haja um risco pequeno de arritmias, insuficiência cardíaca e embolia paradoxal.[3]

Na propedêutica cardiovascular, podem-se observar impulsões sistólicas na borda esternal esquerda no precórdio por dilatação do ventrículo direito. A segunda bulha geralmente apresenta desdobramento amplo e fixo, pelo aumento do volume ejetado pelo ventrículo direito, ocorrendo atraso do componente pulmonar. Geralmente ausculta-se um sopro sistólico ejetivo grau II/6 na área pulmonar, secundário ao fluxo aumentado pela valva pulmonar. Um ruflar mesodiastólico resultante do aumento do fluxo através da valva tricúspide pode ser audível na área tricúspide. Sopro holossistólico na área mitral pode indicar a presença de CIA *ostium primum* dentro do espectro do defeito do septo atrioventricular parcial ou, ainda, prolapso da valva mitral. Em pacientes com desenvolvimento de hipertensão pulmonar importante ocorre diminuição do fluxo da esquerda para a direita pela CIA. O desdobramento da segunda bulha desaparece, o componente pulmonar da segunda bulha (P2) torna-se hiperfonético, o sopro sistólico pulmonar diminui e o sopro diastólico tricúspide desaparece.

Em relação aos exames diagnósticos complementares, o eletrocardiograma permite avaliar o ritmo na criança e é, na maioria das vezes, sinusal. Já em adultos, pode haver fibrilação atrial ou *flutter*. Em defeitos do tipo seio venoso superior, o ritmo pode ser ectópico atrial baixo. O intervalo PR pode estar prolongado, podendo haver bloqueio atrioventricular de primeiro grau. A onda P pode estar apiculada por aumento do átrio direito. Na maioria dos pacientes com CIA com

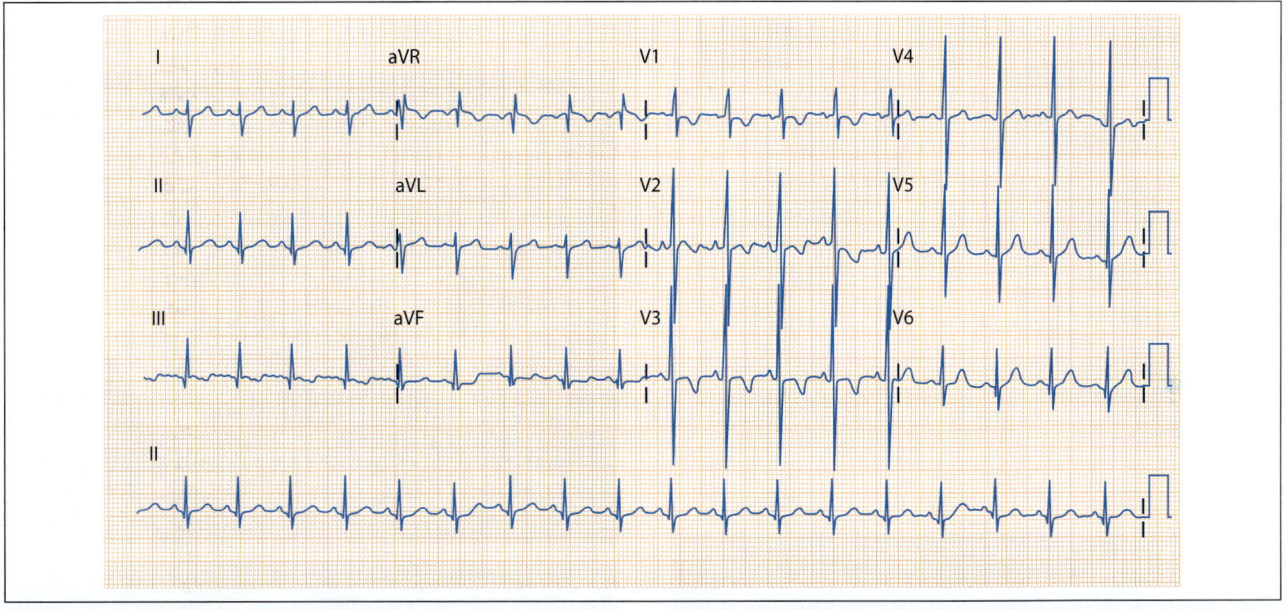

Figura 1 Eletrocardiograma de paciente portador de comunicação interatrial, sugestivo de sobrecarga ventricular direita.

repercussão hemodinâmica, o eixo do QRS no plano frontal encontra-se no quadrante inferior direito. O QRS em V1 apresenta um padrão de bloqueio incompleto de ramo direito, secundário à sobrecarga de volume do ventrículo direito (Figura 1). A presença de desvio do eixo para a esquerda é sugestiva de CIA *ostium primum,* como parte do defeito do septo atrioventricular parcial. A radiografia de tórax pode revelar cardiomegalia por aumento das câmaras direitas, dilatação da artéria pulmonar e aumento da trama vascular pulmonar, com o botão aórtico pouco proeminente (Figura 2).

O ecocardiograma com Doppler colorido transtorácico geralmente é o único exame de imagem necessário para a definição diagnóstica, particularmente em crianças. Esse método diagnóstico permite definição do tamanho, da localização e da repercussão do defeito (Figura 3). A pressão sistólica do ventrículo direito e a pressão média da artéria pulmonar podem ser estimadas, respectivamente, pelas velocidades dos jatos de insuficiência tricúspide e insuficiência pulmonar. O ecocardiograma transesofágico está indicado quando a janela acústica transtorácica for limitada, especialmente em adultos, quando se considera a possibilidade de fechamento percutâneo. Nesta situação, além da definição precisa do tamanho e da localização do defeito, avalia-se o tamanho das bordas, os defeitos associados e a conexão venosa pulmonar. Em adultos, recomenda-se a angiotomografia computadorizada e/ou a ressonância magnética cardíaca para avaliar as conexões venosas pulmonares quando não claramente definidas pela ecocardiografia.[4] O cateterismo cardíaco raramente realizado com objetivo diagnóstico, com exceção de pacientes adultos com suspeita de doença coronariana e aqueles com hipertensão pulmonar. Em geral, o cateterismo é indicado para fechamento percutâneo do defeito.

Em relação ao tratamento, o fechamento da CIA (pelo cateterismo ou cirurgia) está indicado em pacientes sintomáticos ou não, quando há sobrecarga de volume de câmaras direitas, com uma relação Qp/Qs ≥ 1,5/1, sem cianose em repouso ou ao esforço, desde que a pressão sistólica na artéria pulmonar seja menor que 50% da sistêmica e a resistência vascular pulmonar menor que um terço da sistêmica.[4] Embora não haja um limite inferior de idade para o fechamento do defeito, em geral, crianças assintomáticas com CIA com repercussão hemodinâmica são encaminhadas para o procedimento entre 3 e 5 anos de idade.

Por outro lado, o fechamento do defeito não está indicado quando a pressão sistólica na artéria pulmonar e/ou a resistência vascular pulmonar for maior que dois terços da sistêmica, assim como quando há desvio de sangue da direita para a esquerda em repouso. Defeitos do tipo seio venoso, *ostium primum* e seio coronariano são corrigidos pelo procedimento cirúrgico. Defeitos do tipo *ostium secundum* podem ser tratados por cirurgia ou pelo cateterismo intervencionista, por meio do implante de uma prótese. Esta forma de intervenção pode não ser possível em crianças pequenas e em defeitos *ostium secundum* muito grandes. Os resultados do tratamento cirúrgico da CIA *ostium secundum* apresentam mortalidade próxima de zero quando há defeitos isolados e baixíssima morbidade. Quando operados antes dos 25 anos de idade, os pacientes apresentam curva de sobrevida semelhante à da população geral.[5] O fechamento percutâneo da CIA *ostium secundum* tornou-se o tratamento de escolha em muitos serviços quando possível (diâmetro estirado < 38-40 mm e bordas de pelo menos 5 mm, exceto em direção à aorta); são considerados seguros e apresentam elevadas taxas de sucesso (acima de 95%). São contraindicações relativas a este método defeitos maiores que 38-40 mm, bordas inadequadas e interferência da prótese com as valvas atrioventriculares ou com a drenagem venosa sistêmica ou pulmonar. As complicações graves foram observadas em menos de 1% dos procedimentos e incluem embolização da prótese, tamponamento cardíaco e erosão da parede atrial ou da aorta, no acompanha-

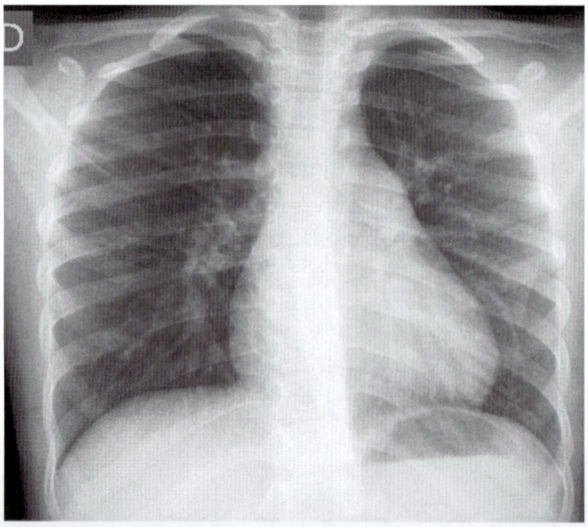

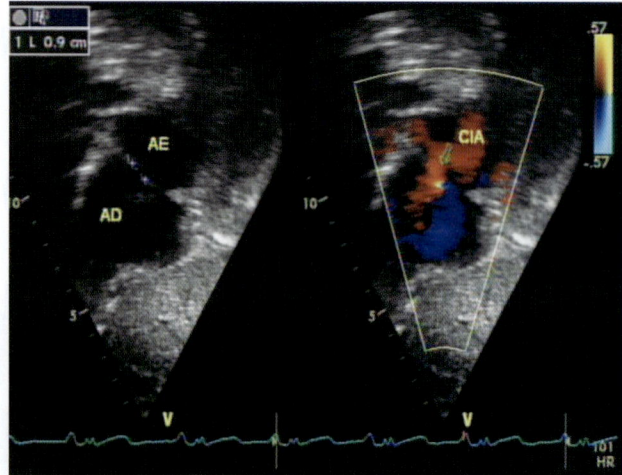

Figura 2 Radiografia de tórax em posição anteroposterior de paciente portador de comunicação interatrial, mostrando cardiomegalia às custas de câmaras direitas, abaulamento do arco médio e trama vascular pulmonar aumentada.

Figura 3 Imagem ecocardiográfica de um paciente com comunicação interatrial (CIA), corte subcostal, demonstrando uma CIA *ostium secundum* com fluxo da esquerda para a direita.

mento tardio, e as complicações menores mais comuns foram arritmias atriais, complicações vasculares e bloqueio atrioventricular transitório.[3] O prognóstico evolutivo após o tratamento do defeito mostra melhora dos sintomas na maioria dos pacientes. A mortalidade e morbidade perioperatória em uma grande coorte contemporânea publicada recentemente incluindo pacientes adultos com CIA submetidas a oclusão por cirurgia ou por cateterismo foi extremamente baixa, semelhante à população geral. A sobrevida em longo prazo foi também comparável à da população geral.[5] Em uma meta análise recente comparando o tratamento percutâneo e por cirurgia mostrou que a abordagem pelo cateterismo foi superior ao tratamento cirúrgico em relação à mortalidade e ao número total de complicações. Defeitos residuais foram mais frequentes com o tratamento intervencionista. Não houve diferenças quanto à necessidade de reintervenção.[6] Crianças apresentam melhora do crescimento somático e redução das dimensões das câmaras direitas no período entre 1 e 2 anos.[3]

Comunicação interventricular (CIV)

A comunicação interventricular isolada é a cardiopatia congênita mais comum, correspondendo a cerca de 20% de todas as cardiopatias congênitas.[2] Do ponto de vista de anatomia e fisiopatologia, as CIV são classificadas de acordo com suas margens e localização. A CIV perimembranosa é a mais frequente (80%), adjacente ao septo membranoso, localizada atrás do folheto septal da valva tricúspide e logo abaixo da valva aórtica. Frequentemente possui extensão para a via de entrada, região trabecular ou via de saída. A CIV muscular é completamente margeada por músculo e pode se localizar em qualquer porção do septo muscular. A CIV subarterial ou duplamente relacionada é situada no septo de saída e margeada pela continuidade fibrosa das valvas aórtica e pulmonar (Figura 4).

A magnitude do desvio de sangue pelo defeito depende do tamanho da comunicação e da relação entre as resistências vascular pulmonar e sistêmica. Assim, se a CIV é pequena, restritiva, a resistência ao fluxo é determinada pelo defeito propriamente dito, limitando o desvio de sangue da esquerda para a direita, mesmo na presença de baixos níveis de resistência vascular pulmonar. No entanto, quando a CIV é grande, não restritiva e há baixa resistência vascular pulmonar, ocorre grande desvio de sangue da esquerda para a direita pelo defeito. Com a elevação da resistência vascular pulmonar na presença de grande comunicação, o desvio de sangue pode ser mínimo. Nos casos em que a resistência vascular pulmonar excede a sistêmica, o desvio de sangue ocorre da direita para a esquerda, independentemente do tamanho do defeito. Uma vez que o volume sistólico do ventrículo esquerdo está reduzido proporcionalmente ao volume do desvio de sangue pela CIV, ocorre aumento compensatório do volume intravascular, de forma a manter a pressão diastólica final e o débito sistólico do ventrículo esquerdo. Isso resulta em sobrecarga de volume para o ventrículo esquerdo, que, por sua vez, eleva as pressões do átrio esquerdo e pode causar congestão venosa pulmonar em repouso ou durante o exercício. Por outro lado, na presença de CIV grande, não restritiva, os ventrículos funcionam como uma câmara comum e a pressão sistólica da artéria pulmonar se equaliza à pressão sistólica na aorta.[2]

Durante a vida intrauterina, a CIV, mesmo grande, não apresenta repercussão, em razão da resistência vascular pulmonar elevada. Após o nascimento, com a queda da resistência vascular pulmonar, ocorre desvio de sangue da esquerda para direita, causando hiperfluxo pulmonar que se manifesta em torno de 2 a 3 semanas de vida. Por outro lado, pequenas comunicações apresentam-se com sopro cardíaco nas primeiras semanas de vida, assim que ocorre a queda da resistência vascular pulmonar. Como o desvio de sangue da esquerda para a direita é pequeno, não se observam sintomas, permitindo o desenvolvimento normal da criança. Pode haver fechamento espontâneo do defeito no primeiro ano de vida.

Também pode haver desenvolvimento tardio de obstruções nas vias de saída aórtica e pulmonar. Comunicações moderadas resultam em dilatação de câmaras esquerdas as raramente levam a aumento expressivo da resistência vascular pulmonar. Pacientes com CIV grandes desenvolvem sintomas de insuficiência cardíaca congestiva a partir das primeiras semanas de vida. Apresentam-se com dificuldade para mamar, taquidispneia, taquicardia, sudorese e baixo ganho ponderal. Esses pacientes podem evoluir com episódios de chiado e pneumonias recorrentes. A evolução desses pacientes, se não ocorre o tratamento do defeito, é o desenvolvimento de doença vascular pulmonar, com aumento progressivo da resistência vascular pulmonar e redução do fluxo pela CIV. Quando a resistência vascular pulmonar exceder a sistêmica, há inversão do desvio de sangue, que passa a ser da direita para a esquerda, com o aparecimento de cianose. Nesta situação, o fechamento do defeito levaria à falência ventricular direita aguda, baixo débito cardíaco e até ao óbito. Assim, pacientes em evolução natural que de-

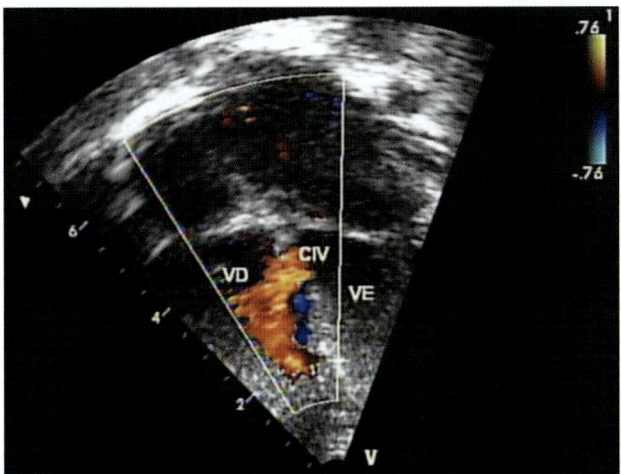

Figura 4 Imagem ecocardiográfica de um paciente com comunicação interventricular (CIV), corte apical quatro câmaras, demonstrando uma CIV com fluxo da esquerda para a direita.

senvolveram a síndrome de Eisenmenger acabam apresentando expectativa de vida maior quando o defeito é mantido aberto.

Adultos com CIV pequena, com pressão arterial pulmonar normal, devem ser acompanhados pelo risco de endocardite.[7] Além disso, outras complicações podem comprometer a evolução tardia destes pacientes, incluindo o desenvolvimento de uma banda anômala no ventrículo direito, dilatação da raiz da aorta, dilatação e disfunção ventricular esquerda, sistólica e diastólica e redução da capacidade funcional.[8,9] Pacientes com CIV subarterial (supracristal) podem desenvolver insuficiência aórtica progressiva por prolapso de uma das válvulas, embora estudo recente tenha demonstrado um risco menor que o esperado de progressão da insuficiência aórtica. O desenvolvimento de aneurisma do seio de valsalva foi mais comum nesta população. Este estudo também indicou que a correção cirúrgica não impediu o desenvolvimento destas complicações, questionando a indicação cirúrgica profilática nestes casos.[10]

O eletrocardiograma na presença de CIV grande revela geralmente sinais de aumento do átrio esquerdo e sobrecarga biventricular. Quando há aumento importante da resistência vascular pulmonar, desaparecem os sinais de sobrecarga de câmaras esquerdas e predomina hipertrofia do ventrículo direito. A radiografia do tórax pode mostrar aumento da área cardíaca, da vascularidade pulmonar e a artéria pulmonar proeminente em pacientes com CIV moderada e grande. O ecocardiograma permite a definição anatômica do defeito e a avaliação do grau de repercussão hemodinâmica. São informações fundamentais o número, a localização e o tamanho dos defeitos, dimensões das cavidades cardíacas, direção do desvio de sangue e estimativa das pressões pulmonares. Também devem ser avaliadas a presença de insuficiência aórtica, particularmente nas CIV subarteriais e perimembranosas de via de saída. Deve-se excluir a associação com banda anômala de ventrículo direito. O cateterismo cardíaco está indicado para a avaliação da resistência vascular pulmonar quando necessário.

Em relação ao tratamento, crianças assintomáticas com CIV pequenas são acompanhadas clinicamente com orientação de profilaxia para endocardite bacteriana. CIV moderada geralmente são corrigidas além do primeiro ano de vida na presença de sobrecarga de volume de câmaras esquerdas. Lactentes que apresentam uma CIV grande que desenvolvem sinais de insuficiência cardíaca congestiva podem ser tratados com medidas anticongestivas, por curto período de tempo. Os sintomas podem melhorar nesses pacientes e pode haver redução do tamanho do defeito. No entanto, intervenção precoce e imediata é recomendada quando o paciente não responde às medidas clínicas, idealmente dentro dos primeiros 6 meses de vida. Pacientes maiores, sintomáticos ou não, com evidências de sobrecarga de volume de câmaras esquerdas, sem sinais de doença vascular pulmonar severa, apresentam indicação de fechamento do defeito. Também se indica a correção do defeito em pacientes que apresentaram endocardite infecciosa e aqueles com prolapso de uma válvula da valva aórtica, causando insuficiência aórtica progressiva.[11]

Quando indicado, o fechamento cirúrgico do defeito é o tratamento padrão na maioria dos pacientes. Fechamento percutâneo é factível em casos selecionados.[12] O risco de complicações é comparável aos da cirurgia. Para crianças menores, uma abordagem híbrida do defeito pode ser considerada.[11] A oclusão do defeito não está indicada na presença da síndrome de Eisenmenger e queda da saturação de oxigênio induzida pelo exercício.[4]

Persistência do canal arterial (PCA)

O canal arterial é uma estrutura tubular arterial conectando a aorta e a artéria pulmonar esquerda proximal, sendo essencial na circulação fetal. Denomina-se persistência do canal arterial (PCA) quando essa estrutura se mantém persistente após o período de fechamento esperado pós-natal. É defeito comum, mas sua incidência varia em diferentes estudos, dependendo da idade cronológica e da idade gestacional dos pacientes incluídos. A PCA do recém-nascido pré-termo não será abordada neste capítulo. O canal arterial persistente pode variar no formato e nas dimensões. O padrão mais frequente é a presença de estreitamento na extremidade pulmonar do canal (cerca de dois terços dos casos). O estreitamento pode ser na extremidade aórtica e, menos frequentemente, em ambas as extremidades. Pode também não haver nenhum estreitamento do lúmen e, ainda, padrões mais bizarros. Da mesma forma que em pacientes com CIV, a direção e a magnitude do desvio de sangue dependem do tamanho do canal e das resistências relativas ao fluxo na circulação pulmonar e sistêmica. Nos canais pequenos, a maior resistência ao fluxo ocorre no canal propriamente dito. Nos canais grandes, ocorre aumento do volume diastólico final do ventrículo esquerdo para a manutenção do volume sistólico, havendo sobrecarga de volume das câmaras esquerdas. O fluxo da aorta para a artéria pulmonar ocorre tanto na sístole quanto na diástole. Em canais moderados ou grandes, há elevação da pressão pulmonar. Pacientes portadores de PCA moderada a grande apresentam sintomas de insuficiência cardíaca congestiva e a evolução é semelhante à da CIV com repercussão hemodinâmica. Ao exame físico, os pulsos são amplos e a pressão arterial é divergente, com a pressão diastólica baixa, pelo desvio de fluxo para a artéria pulmonar. O precórdio é hiperdinâmico e o *ictus* é impulsivo por dilatação do ventrículo esquerdo. Pode ocorrer frêmito sistólico palpável na borda esternal esquerda alta. A segunda bulha pode estar hiperfonética e terceira bulha é frequentemente audível na área mitral. Ausculta-se sopro contínuo rude que se estende na diástole. Em canais muito grandes, o sopro é predominantemente sistólico estendendo-se até o terço inicial da diástole. Também pode haver sopro diastólico na área mitral. Os pacientes que não são submetidos ao tratamento cirúrgico do defeito podem evoluir para síndrome de Eisenmenger. À medida que a resistência vascular pulmonar se eleva, ocorre inversão do desvio de sangue, que passa a ser da direita para a esquerda. Dessa forma, a aorta proximal recebe sangue com oxigenação plena e a aorta pós-ductal recebe mistura do sangue proveniente dos ventrículos esquerdo e direito. Assim, há saturação de oxigênio normal nos membros superiores e diminuída nos membros inferiores, caracterizando a cianose diferencial. Os canais pequenos não causam sintomas, mas apresentam risco de endarterite infecciosa.

O eletrocardiograma na PCA grande apresenta sinais de sobrecarga ventricular esquerda, com ondas Q profundas e R altas nas derivações DII, DIII, aVF e nas precordiais esquerdas V5 e V6. A radiografia do tórax mostra aumento da área cardíaca à custa de câmaras esquerdas, aumento da vascularidade pulmonar e artéria pulmonar proeminente em pacientes com canais moderados/grandes. O ecocardiograma demonstra aumento das dimensões do átrio e ventrículo esquerdos, presença de hipertrofia, e as dimensões da PCA. A avaliação pelo Doppler demonstra padrão, direção e velocidade de fluxo pelo canal, bem como permite estimar as pressões pulmonares.

A oclusão percutânea é o tratamento de escolha além do período neonatal. A oclusão percutânea com *coils* é a técnica indicada para todas as crianças com PCA menor que 3 mm de diâmetro. Para canais maiores, estão disponíveis próteses específicas. A taxa de oclusão é alta (97 a 100%) após um ano de acompanhamento.[11,13,14] PCA com sopro contínuo audível e desvio discreto, sem dilatação de câmaras e pressão pulmonar normal, também tem indicação de oclusão, geralmente além do primeiro ano de vida. Nos casos que apresentam sinais de insuficiência cardíaca a oclusão está indicada ao diagnóstico.[11] Há controvérsias quanto à indicação de oclusão de canais pequenos, sem sopro contínuo audível (PCA silencioso).[11,13] Pacientes com hipertensão pulmonar necessitam de análise criteriosa quanto à indicação ou não de intervenção. A oclusão não está indicada em pacientes com hipertensão arterial pulmonar severa associada a desvio de sangue bidirecional ou da direita para a esquerda, não responsivos à terapêutica vasodilatadora.[13]

Defeito do septo atrioventricular

O termo defeito do septo atrioventricular (DSAV) inclui um espectro de malformações cardíacas congênitas caracterizadas por uma junção atrioventricular comum e deficiência do septo atrioventricular. A incidência estimada é entre 0,24/1.000 nascidos vivos e 0,31/1.000 nascidos vivos.[15] Há três padrões genéticos diferentes descritos no DSAV: associado à síndrome de Down; traço autossômico dominante (não associado ao cromossomo 21) e na forma isolada. A característica morfológica essencial do DSAV é uma junção atrioventricular comum. A Tabela 1 resume as características morfológicas comuns a todos os defeitos, independentemente do tipo. A valva atrioventricular comum tem cinco folhetos, e os folhetos ponte superior e inferior ocupam os dois ventrículos. As características anatômicas variáveis são a morfologia da valva atrioventricular (um ou dois orifícios, duplo orifício da valva AV esquerda), o potencial anatômico para a passagem de fluxo através do defeito (atrial, ventricular ou ambos) e o balanceamento das câmaras ventriculares (ventrículo esquerdo dominante com hipoplasia do direito e vice-versa).

Tabela 1 Características morfológicas comuns do defeito do septo atrioventricular
1. Junção atrioventricular comum
2. Aorta anteriorizada e não encaixada
3. Ausência do septo atrioventricular (AV) muscular (valvas AV no mesmo plano)
4. Desproporção da via de entrada/via de saída (via de saída do VE alongada)
5. Valva AV esquerda trifoliada suportada por músculos papilares dispostos em posição anteroposterior
6. Configuração anormal das valvas AV
7. Estreitamento da via de saída subaórtica

Tabela 2 Principais defeitos associados ao defeito do septo atrioventricular
Tetralogia de Fallot
Estenose subaórtica
Isomerismos atriais
Coartação da aorta
Hipoplasia ventricular

A fisiopatologia nos pacientes com um defeito parcial, com desvio de sangue isolado em nível atrial é semelhante à de uma CIA com repercussão hemodinâmica, resultando em sobrecarga de volume das câmaras direitas e hiperfluxo pulmonar. O aparecimento de sobrecarga de volume das câmaras esquerdas depende do grau de insuficiência da valva atrioventricular. Nos pacientes com a forma total, o fluxo de sangue da esquerda para a direita ocorre tanto pela CIA *ostium primum* quanto pela CIV não restritiva, causando dilatação das câmaras esquerdas precoce e maior grau de hipertensão pulmonar.

O quadro clínico e a evolução do DSAV dependem da forma do defeito e dos defeitos associados. Pacientes com CIA *ostium primum* isolada ou com uma CIV pequena têm uma evolução semelhante à da CIA grande, geralmente permanecendo assintomáticos na infância e desenvolvendo sintomas a partir da 3ª ou 4ª décadas. Lactentes com DSAV total e um grande componente interventricular desenvolvem sintomas de insuficiência cardíaca congestiva após as primeiras semanas de vida, na medida em que a resistência vascular pulmonar cai. A propedêutica cardiovascular pode mostrar impulsões na borda esternal esquerda, desdobramento amplo e fixo da segunda bulha e um sopro sistólico tipo ejeção audível na área pulmonar. Adicionalmente, sopro holossistólico secundário à insuficiência da valva atrioventricular esquerda pode ser audível na área mitral. Pode ocorrer sopro mesodiastólico na borda esternal esquerda baixa e área mitral refletindo grande desvio de sangue. A intensidade do componente pulmonar da segunda bulha aumenta na medida em que a pressão arterial pulmonar se eleva.

O eletrocardiograma na maioria dos pacientes apresenta bloqueio atrioventricular de primeiro grau e desvio do eixo do QRS no plano frontal para a esquerda (superior). O eixo da onda P pode ser superior na presença de isomerismo atrial esquerdo. O bloqueio incompleto do ramo direito reflete sobrecarga de volume do ventrículo direito. Na presença de insuficiência importante da valva atrioventricular esquerda, há sinais de sobrecarga de câmaras esquerdas. Adicionalmente, as voltagens nas derivações precordiais podem refletir dominância de um ventrículo em relação ao outro.

Na radiografia do tórax pode ocorrer cardiomegalia por aumento das câmaras direitas e do ventrículo esquerdo, além de aumento da trama vascular pulmonar. Como o jato da insuficiência da valva atrioventricular esquerda é mais direcionado ao átrio direito, predomina a dilatação deste em relação ao esquerdo (Figura 5).

O ecocardiograma possibilita a identificação de todas as características anatômicas do DSAV, permitindo o diagnóstico acurado do defeito e das lesões associadas, além de informações funcionais relevantes para a decisão cirúrgica, como magnitude da insuficiência valvar, direção do desvio de sangue e estimativa da pressão sistólica da artéria pulmonar. A modalidade tridimensional fornece detalhes adicionais sobre a morfologia da valva atrioventricular e o mecanismo da insuficiência valvar. A ecocardiografia transesofágica é utilizada na avaliação intraoperatória para avaliar grau de insuficiência valvar e lesões residuais e, desta forma, reduzir a necessidade de reintervenções (Figura 6). A ressonância magnética cardíaca é o método de imagem que possibilita melhor definição das dimensões do componente ventricular do defeito e da cavidade ventricular em ventrículos limítrofes ou com algum grau de hipoplasia.[15]

O diagnóstico pré-natal do DSAV é possível no corte de quatro câmaras da ultrassonografia obstétrica. No entanto, o espectro do DSAV com diagnóstico intrauterino é bem diferente do diagnosticado após o nascimento. Até 45% dos diagnósticos fetais podem estar associados a síndromes de heterotaxia, particularmente o isomerismo atrial esquerdo.[15]

Lactentes com DSAV e insuficiência cardíaca congestiva têm indicação de correção cirúrgica antes dos 6 meses de vida,

para evitar o desenvolvimento de hipertensão arterial pulmonar.[13] O tratamento clínico visa à melhora dos sintomas de insuficiência cardíaca congestiva do paciente para a cirurgia corretiva. Pacientes com sinais clínicos e confirmado por exames complementares de hipertensão pulmonar significativa devem ser avaliados por estudo hemodinâmico, incluindo teste de reatividade pulmonar com vasodilatador pulmonar.

Do ponto de vista evolutivo, todos os pacientes devem ser acompanhados a longo prazo em serviço especializado. Complicações pós-operatórias incluem comunicações residuais, bloqueio atrioventricular total, disfunção residual das valvas atrioventriculares, obstrução na via de saída do ventrículo esquerdo, arritmias atriais e ventriculares. A causa mais frequente de necessidade de nova abordagem operatória é a insuficiência grave da valva atrioventricular esquerda. Profilaxia para endocardite bacteriana é recomendada, uma vez que a maioria dos pacientes apresenta algum grau de insuficiência valvar residual.

Lesões obstrutivas à esquerda

Essas lesões podem estar relacionadas à via de entrada ou à via de saída do ventrículo esquerdo e à aorta, resultando em hipertrofia do ventrículo esquerdo. Entre as malformações que compreendem as lesões obstrutivas da via de entrada do ventrículo esquerdo, podemos incluir obstrução das veias pulmonares, estenose mitral congênita e o *cor triatriatum*. Essas anomalias podem causar aumento da pressão venosa pulmonar, gradiente diastólico entre o átrio esquerdo e o ventrículo esquerdo, redução do fluxo sanguíneo sistêmico, hipertensão em átrio e ventrículo direito e congestão venosa sistêmica. Em consequência da hipertensão venosa pulmonar, ocorrerá edema pulmonar e redução da perfusão tecidual. Nas obstruções da via de saída ventricular esquerda, a sobrecarga de pressão resulta em hipertrofia concêntrica. Em fase mais avançada, pode haver áreas de fibrose. A hipertrofia ventricular é um importante mecanismo de adaptação,

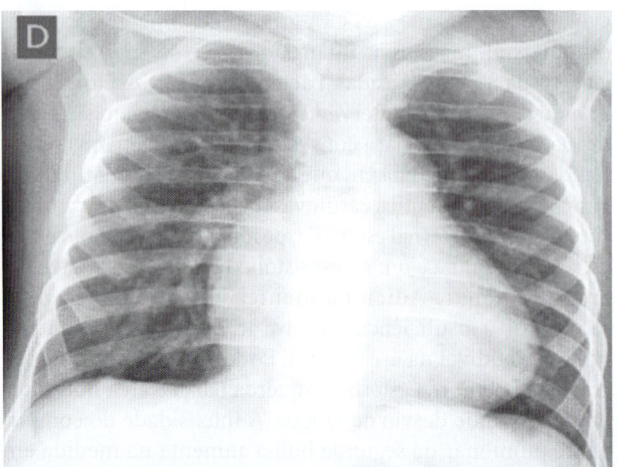

Figura 5 Radiografia de tórax de paciente portador de defeito do septo atrioventricular, mostrando cardiomegalia e abaulamento do arco médio e trama vascular pulmonar aumentada.

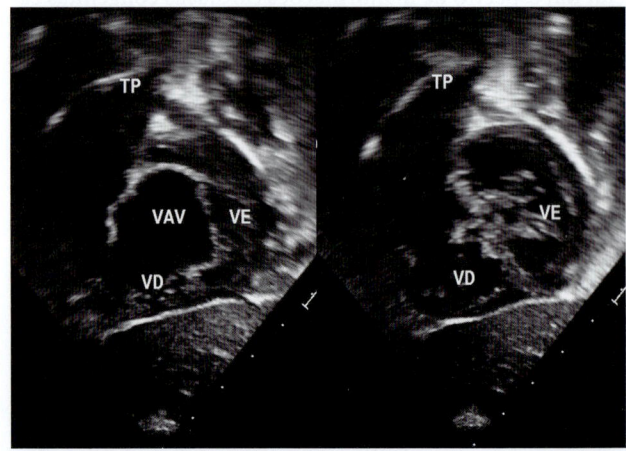

Figura 6 Imagem ecocardiográfica de um paciente com defeito do septo atrioventricular, corte subcostal, demonstrando a valva atrioventricular única na sístole e na diástole.

permitindo a manutenção do débito cardíaco em repouso. Entretanto, ao esforço a vasodilatação periférica produzida pelo exercício associado à hipertrofia ventricular resultará na redução do fluxo coronariano, o que pode levar ao desenvolvimento de arritmias cardíacas e síncope.

Estenose aórtica

Obstruções congênitas da via de saída do ventrículo esquerdo correspondem a cerca de 6% das cardiopatias congênitas.[16] Podem ocorrer a nível valvar, subvalvar e supravalvar. A estenose aórtica valvar congênita é mais frequente no sexo masculino, em uma proporção de 4:1. A valva malformada pode ser monocúspide, bicúspide ou tricúspide, tendo ou não o anel hipoplásico. A valva aórtica bicúspide é a malformação cardíaca congênita mais comum e associa-se a estenose valvar congênita ou adquirida. Existe um forte componente genético e parentes de 1º grau tem um risco aumentado de apresentar uma valva bicúspide.[17,18] Essas malformações podem ter um caráter evolutivo durante a vida por mudanças estruturais ocasionadas pela turbulência do sangue e pela possibilidade de calcificação a partir da segunda década de vida. Frequentemente se associa a outras cardiopatias congênitas, como coarctação de aorta, estenose subaórtica, membrana supravalvar mitral, PCA, CIV e aneurisma do seio de Valsalva.[17]

Obstruções importantes da via de saída do ventrículo esquerdo intraútero podem levar a hipertrofia severa, isquemia subendocárdica e fibroelastose endocárdica, limitando o fluxo e o desenvolvimento das estruturas do coração esquerdo, podendo levar a ventrículos de dimensões limítrofes ou mesmo à síndrome da hipoplasia do coração esquerdo.[17]

Fora do período neonatal, o tratamento para alívio da obstrução está indicado em pacientes sintomáticos ou em pacientes assintomáticos com função ventricular esquerda normal e estenose severa, caracterizada por um gradiente sistólico máximo pelo Doppler > 64 mmHg ou médio > 40 mmHg. Tratamento também deve ser considerado em estenoses moderadas com alterações do segmento ST no eletrocardiograma em repouso ou com resposta anormal ao teste de esforço e naqueles com função ventricular esquerda reduzida.[11] O tratamento percutâneo é uma alternativa estabelecida à cirurgia em crianças de todas as idades, com resultados comparáveis. Uma meta-análise recente comparando a valvoplastia por balão e o tratamento cirúrgico da estenose aórtica congênita não indicou diferenças entre a mortalidade hospitalar, a frequência de insuficiência residual moderada ou maior ou na sobrevida em longo prazo. No entanto, a necessidade de reintervenção foi maior no grupo submetido a tratamento percutâneo.[19]

A estenose subvalvar pode ser de tipo membrana por anel fibroso, túnel fibromuscular ou associação de ambos. Pode também ser constituída por inserção anômala de cordas da cúspide anterior da valva mitral, geralmente em combinação com outros defeitos. Geralmente não está presente ao nascimento e pode ser progressiva. O mecanismo fisiopatológico envolve provavelmente um substrato endotelial anormal estimulando proliferação tecidual nesta região por um padrão de fluxo anormal. Nessas situações, e principalmente nas le-

sões mais próximas da valva aórtica, os folhetos podem se alterar pela lesão do jato sanguíneo que a atinge com velocidade aumentada, levando a insuficiência valvar. Gradientes acima de 50 mmHg estão associados a maior risco de insuficiência aórtica e geralmente são indicativos de tratamento cirúrgico. A lesão por anel fibroso pode recorrer após a ressecção cirúrgica em até metade dos pacientes.[11,17]

A estenose supravalvar ocorre como um estreitamento localizado no nível da junção sinotubular (aspecto de ampulheta) ou envolver a aorta ascendente de forma mais extensa, até o tronco braquiocefálico. É a forma menos frequente de obstrução da via de saída do ventrículo esquerdo. Ocorre em associação com a síndrome de Williams-Beuren, que envolve o gene da elastina, e associa-se muitas vezes a estenoses ou hipoplasia de outros vasos, incluindo a aorta, vasos do pescoço e cabeça, estenoses pulmonares periféricas, estenose de óstio de artérias coronárias. Estes pacientes também apresentam outras alterações, como fácies de duende, atraso do desenvolvimento mental, hipertensão arterial e hipercalcemia por aumento da atividade da vitamina D.

O eletrocardiograma em repouso geralmente apresenta sinais de hipertrofia ventricular esquerda, podendo também mostrar alterações da repolarização ventricular em estenoses moderadas ou acentuadas. O ecocardiograma com Doppler colorido é fundamental na definição anatômica e funcional das obstruções na via de saída do ventrículo esquerdo. A angiotomografia e a ressonância magnética (Figura 7) têm sido utilizadas de rotina para avaliação complementar da aorta e outros vasos.

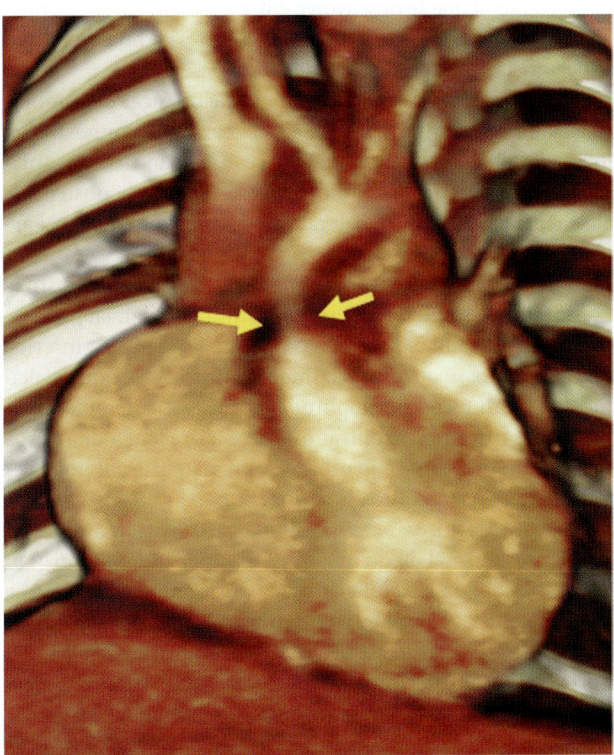

Figura 7 Angiotomografia de paciente portador de estenose supravalvar aórtica.

Aortopatia na valva aórtica bicúspide

Pacientes com valva aórtica bicúspide tem um risco aumentado de desenvolver dilatação da aorta ascendente e de apresentar dissecção da aorta. A dilatação ocorre imediatamente acima da junção sinotubular e, menos frequentemente, na região dos seios de Valsalva. A dilatação é maior quando a valva aórtica é insuficiente. Tratamento cirúrgico está indicado para dimensões da aorta ascendente acima de 55 mm ou 50 mm, quando houver outros fatores de risco associados (história de dissecção da aorta na família ou aumento de mais de 0,5 cm por ano).[17,20]

Coarctação de aorta

A coarctação de aorta caracteriza-se pelo estreitamento situado na região descendente da aorta torácica, abaixo da emergência da artéria subclávia esquerda e local de inserção do canal arterial ou ligamento arterioso. Pode ser isolada ou associada a outras anomalias, como valva aórtica bicúspide em 50% dos casos, comunicação interventricular, estenose aórtica valvar, subaórtica, persistência do canal arterial, anomalias da valva mitral e alterações genéticas como a síndrome de Turner. Geralmente de etiologia congênita, a patogênese presumida seria o desenvolvimento anormal do arco aórtico fetal, com espessamento da camada média e hiperplasia da íntima formando anel posterolateral ou presença de tecido ductal reduzindo o lúmen da aorta.[21] A apresentação clínica depende do grau de obstrução e da presença da circulação colateral que se desenvolve entre os territórios pré e pós-coarctação, acarretando hipertensão arterial nos membros superiores e hipotensão nos inferiores.

Manifestações clínicas variam desde crianças assintomáticas até a presença de insuficiência cardíaca congestiva, a maioria em neonatos, e geralmente se instala após as duas primeiras semanas de vida, decorrente da acentuada obstrução, ausência de circulação colateral e do fechamento do canal arterial e do forame oval.

Crianças maiores geralmente são assintomáticas, mas eventualmente podem apresentar tonturas, cefaleia, palpitações, dispneia, *angina pectoris* e fadiga em membros inferiores. O diagnóstico é essencialmente clínico. O exame físico mostra diminuição de amplitude até ausência de pulsos em membros inferiores, contrapondo-se à presença de pulsos amplos em membros superiores. A pressão arterial pode estar elevada nos membros superiores e baixas ou ausentes em membros inferiores. Na semiologia cardiovascular, o *ictus* tende a ser normal ou do tipo muscular, dependendo do grau da obstrução; na ausculta cardíaca observam-se primeira e segunda bulhas mais audíveis em área mitral, estalido protossistólico (dilatação aórtica) em área mitral e na região da borda esternal inferior esquerda, sopro mesotelessistólico, que pode englobar a segunda bulha geralmente na região interescapular vertebral esquerda (local da coarctação) na borda esternal esquerda, no apêndice xifoide e na área mitral. Em adultos, as artérias intercostais responsáveis pela circulação colateral podem ser raramente palpáveis e produzir sopro contínuo suave, principalmente nos espaços intercostais superiores.

Na radiografia de tórax, a área cardíaca pode ser normal, ou apresentar aumento do contorno ventricular esquerdo, sugerindo sobrecarga dessa câmara ou ainda, acentuada cardiomegalia, quando a manifestação é de insuficiência cardíaca em neonatos e lactentes. A aorta é dilatada na sua porção ascendente e croça. Não raramente, observa-se abaixo da croça, em posição posteroanterior, uma incisura correspondente ao local da obstrução, com imagem simulando o algarismo 3. O esofagograma revela duas impressões, o chamado "sinal do três invertido", relacionadas às regiões dilatadas pré e pós-coarctação. Na presença de grande desenvolvimento das artérias intercostais, na borda inferior das costelas aparecem sinais de corrosão (sinal de Roesler), que indicam acentuadas coarctação e raramente encontrados na atualidade.[22] O ECG pode apresentar padrão morfológico de sobrecarga ventricular direta com alterações de repolarização ventricular em neonatos e lactentes jovens. Em crianças maiores, o achado morfológico mais frequente é de sobrecarga ventricular esquerda podendo também ser normal.

O ecocardiograma confirma o diagnostico clínico e fornece informações a respeito da valva aórtica, da morfologia e função das câmaras cardíacas e lesões associadas. O mapeamento com Doppler pode estimar a gravidade da coarctação no local e através da redução do fluxo na aorta descendente e abdominal, com diminuição da velocidade de pico e aumento do tempo de aceleração, determinar gradiente no local da coarctação, avaliação do fluxo do canal arterial, vias de entrada e saída ventricular esquerda, morfologia da valva aórtica, função biventricular e outras anomalias cardíacas associadas.[23] Angiotomografia e ressonância (Figura 8) são exames não invasivos frequentemente utilizados para complementar o diagnóstico, delineando a anatomia com precisão, especialmente em adultos.[4] RM cerebral pode ser realizada para pesquisa de aneurismas intracranianos, que podem ocorrer em pacientes com coarctação da aorta.[4,24] Monitorização ambulatorial da pressão arterial e teste ergométrico são exames importantes na avaliação de pacientes adultos antes do tratamento e no acompanhamento tardio.[4] Cateterismo cardíaco está indicado para o tratamento da coarctação de aorta com aortoplastia pelo cateter-balão e colocação de *stent*.

O tratamento deve ser indicado quando o gradiente de pressão sistólica no local da coarctação for > 20 mmHg, ou mesmo em gradientes menores, se houver hipertensão arterial em repouso ou ao exercício e uma redução significativa do diâmetro da aorta no local da coarctação.[11] Tratamento cirúrgico ou dilatação percutânea com implante de *stent* é recomendado para adultos com hipertensão arterial e coarctação da aorta significativa, nativa ou recorrente.[4] Nestes casos, a correção cirúrgica é indicada quando não for possível o tratamento percutâneo, como em pacientes com coarctação segmentar, extensa, com necessidade de interposição de enxertos extra-anatômicos.

Estenose mitral congênita

Anomalias congênitas da valva mitral isoladas são raras e geralmente estão associadas à síndrome de Shone, que com-

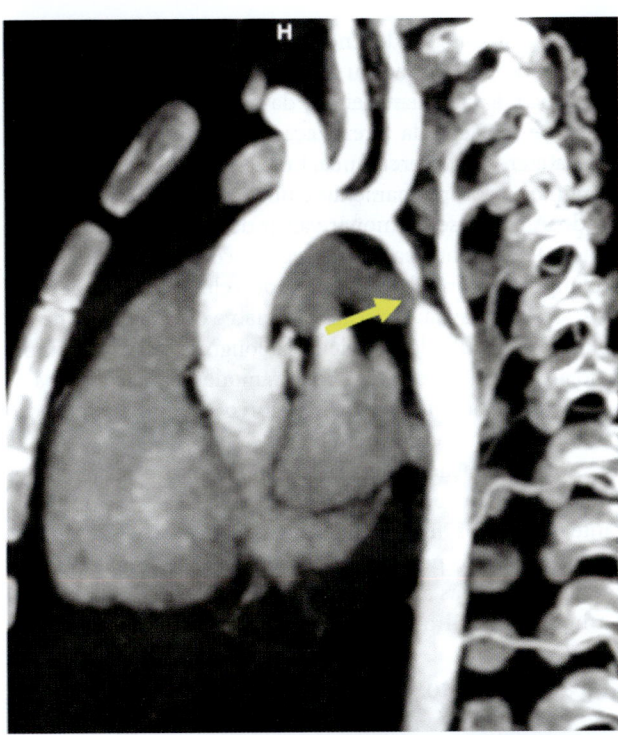

Figura 8 Angiotomografia de paciente portador de coarctação de aorta, mostrando o estreitamento localizado e hipoplasia da região ístmica.

preende outras lesões, como valva mitral em paraquedas, membrana supravalvar mitral, estenose subaórtica e coarctação de aorta. O quadro clínico dependerá da magnitude das lesões. Geralmente a criança apresenta-se com hipodesenvolvimento ponderoestatural, cansaço, taquidispneia, sinais de hipertensão pulmonar e ICC. Ao exame físico, observa-se tiragem intercostal e, na ausculta cardíaca, a primeira bulha é normal ou hiperfonética na área mitral com estalido de abertura da mitral, sopro diastólico em ruflar com esforço pré-sistólico e segunda bulha hiperfonética com desdobramento curto pela presença de hipertensão pulmonar. Quando a estenose mitral é parte integrante de síndromes, geralmente não se manifesta por sopro diastólico, sendo mascarada por outros defeitos associados.

O eletrocardiograma geralmente mostra ritmo sinusal, sobrecarga do átrio esquerdo e hipertrofia do ventrículo direito, na maioria dos pacientes. Na radiografia de tórax nota-se cardiomegalia com aumento de átrio esquerdo e da trama vascular pulmonar, principalmente na região hilar e em lobos superiores, além de linha B de Kerley, em crianças maiores. A ecocardiografia é essencial para a definição anatômica e funcional das lesões. A indicação cirúrgica deve ser avaliada caso a caso, considerando-se a gravidade da repercussão, idade do paciente e possibilidade de abordagem conservadora.

Lesões obstrutivas à direita

A repercussão das lesões obstrutivas direitas está relacionada com a magnitude da obstrução ao fluxo pulmonar. Na le-

são acentuada, causará hipertensão sistólica no ventrículo direito (VD) e gradiente de pressão na via de saída do VD. Na vida fetal, a obstrução aumenta a pós-carga do VD e resulta em hipertrofia e hiperplasia, ocorrendo acréscimo do fluxo direita-esquerda pelo forame oval, podendo comprometer o desenvolvimento da valva tricúspide. Caso a obstrução seja discreta, a circulação fetal será normal. No neonato com obstrução acentuada, o fluxo sanguíneo pulmonar depende do canal arterial com aumento do fluxo direita para esquerda pelo forame oval.[25] Do ponto de vista anatômico, a obstrução pode ser valvar, subvalvar, supravalvar e no tronco pulmonar e ramos.

A lesão mais comum é a valvar, com estenose anulovalvar de graus variados, geralmente três folhetos normais e fusão comissural e espessamento fibroso. A valva pulmonar displásica pode estar associada às síndromes de Noonan e LEOPARD. Estenose pulmonar subvalvar causando obstrução na região infundibular raramente ocorre como defeito isolado; a lesão está muito associada à tetralogia de Fallot ou a estenose pode estar localizada na região média com banda muscular anômala, dividindo o ventrículo direito em câmara inferior na via de entrada e porção trabecular com alta pressão e uma câmara superior incluindo porção trabecular e infundíbulo com baixa pressão, formando a dupla câmara de ventrículo direito. A estenose supravalvar, quando localizada acima do nível do anel, tronco e ramos pulmonares é mais rara e pode incluir estenoses ou hipoplasias de tronco e artérias pulmonares centrais e periféricas, geralmente associadas a síndromes como Noonan, Alagille, Williams-Beuren, Leopard ou rubéola congênita.

Manifestações clínicas da estenose pulmonar em recém-nascidos e lactentes e exteriorização precoce são relacionadas com a gravidade da lesão e a presença de anel pulmonar estreito, valvas pulmonares displásicas com orifício puntiforme, ventrículo direito de paredes hipertróficas e cavidade reduzida e valva tricúspide proporcional ao tamanho do VD. A apresentação clínica é de cianose ao nascimento e hipoxemia com o fechamento do canal arterial. Fora do período neonatal, a maioria das crianças é assintomática, com desenvolvimento ponderoestatural normal e sobrevivência até a vida adulta. A propedêutica cardiovascular pode revelar frêmito sistólico na área pulmonar. A primeira bulha pode ser hiperfonética na área tricúspide (hipertensão ventricular direita). A segunda bulha na área pulmonar apresenta-se desdobrada e indicando que, quanto maior a duração, maior o grau da estenose pela ejeção prolongada e atraso no componente pulmonar. A quarta bulha pode ser auscultada em casos de hipertrofia importante. Estalido protossistólico na área pulmonar pode estar presente e diminui de intensidade com a inspiração. O sopro sistólico e frêmito têm caráter tipo ejeção com reforço precoce ou tardio, dependendo da magnitude da obstrução. Apresenta-se também no início com estalido protossistólico, sendo mais intenso na área pulmonar. Cianose em casos graves indicam passagem de fluxo por comunicação direita para esquerda. A radiografia de tórax mostra área cardíaca em geral normal, com arco médio abaulado decorrente da dilatação pós-estenótica do tronco pulmonar e dos vasos hilares, principalmente da artéria pulmonar esquerda pelo fluxo sanguíneo preferencial com trama vascular pulmonar normal e ponta arredondada (hipertrofia do ventrículo direito). A cardiomegalia pode ser observada em casos de EP grave com disfunção ventricular direita. Nas estenoses subvalvar e supravalvar não se observa aumento do arco médio nem dilatação de vasos hilares. O eletrocardiograma é normal nos casos de estenose discreta; na estenose moderada, observam-se sinais de sobrecarga ventricular direita, sendo o eixo de QRS desvia desviado para a direita, sobrecarga atrial direita e possível bloqueio de ramo direito acompanham as estenoses importantes. O estudo ecocardiográfico bidimensional é o exame de escolha, pois avalia muito bem anatomia da valva pulmonar, localização da estenose, tamanho e função do ventrículo direito e grau de hipertrofia, com medida do gradiente transvalvar pulmonar máximo instantâneo obtido pelo Doppler contínuo e pulsado, que tem boa correlação com gradiente pico a pico obtido no estudo hemodinâmico e pode ser classificada da seguinte forma: leve com gradiente sistólico máximo de pico < 36 mmHg (velocidade de pico 3 m/s); moderada com gradiente de 36 a 64 mmHg (velocidade de pico 3-4 m/s) e grave com gradiente de pico > 64 mmHg (velocidade de pico > 4 m/s). A ressonância magnética e a tomografia cardíaca (Figura 9) podem ser úteis na avaliação de estenoses periféricas além de avaliar a função, os volumes ventriculares no acompanhamento tardio de lesões residuais.

O tratamento vai depender da repercussão do defeito. Em neonatos com EP grave ou crítica, indica-se o uso de prostaglandina E1 para manutenção da permeabilidade do canal arterial e, em seguida, a realização da valvoplastia pulmonar por cateter-balão percutânea. Em casos leves com evolução benigna, o acompanhamento clínico evolutivo deve ser realizado. A estenose pulmonar valvar deve ser corrigida, independente dos sintomas, em pacientes com gradiente de pico ao Doppler acima de 64 mmHg ou velocidade de pico > 4 m/s. A valvoplastia com cateter-balão é o tratamento de escolha, com resultados excelentes a longo prazo e baixa mortalidade.[11] Adultos com obstruções moderadas e sintomas de ICC, cianose ou intolerância ao esforço sem outra explicação também tem indicação de intervenção.[4]

A intervenção cirúrgica é recomendada aos pacientes com associação de outros defeitos, estenose subvalvar importante e em casos de valva pulmonar displásica. Lesões localizadas em ramos periféricos das artérias pulmonares geralmente associadas à síndrome da rubéola congênita podem ter indicação de tratamento percutâneo.

Agradecimentos

As autoras agradecem ao doutor Walter Ishikawa pela gentileza das fotos da estenose aórtica, coarctação da aorta e estenose pulmonar.

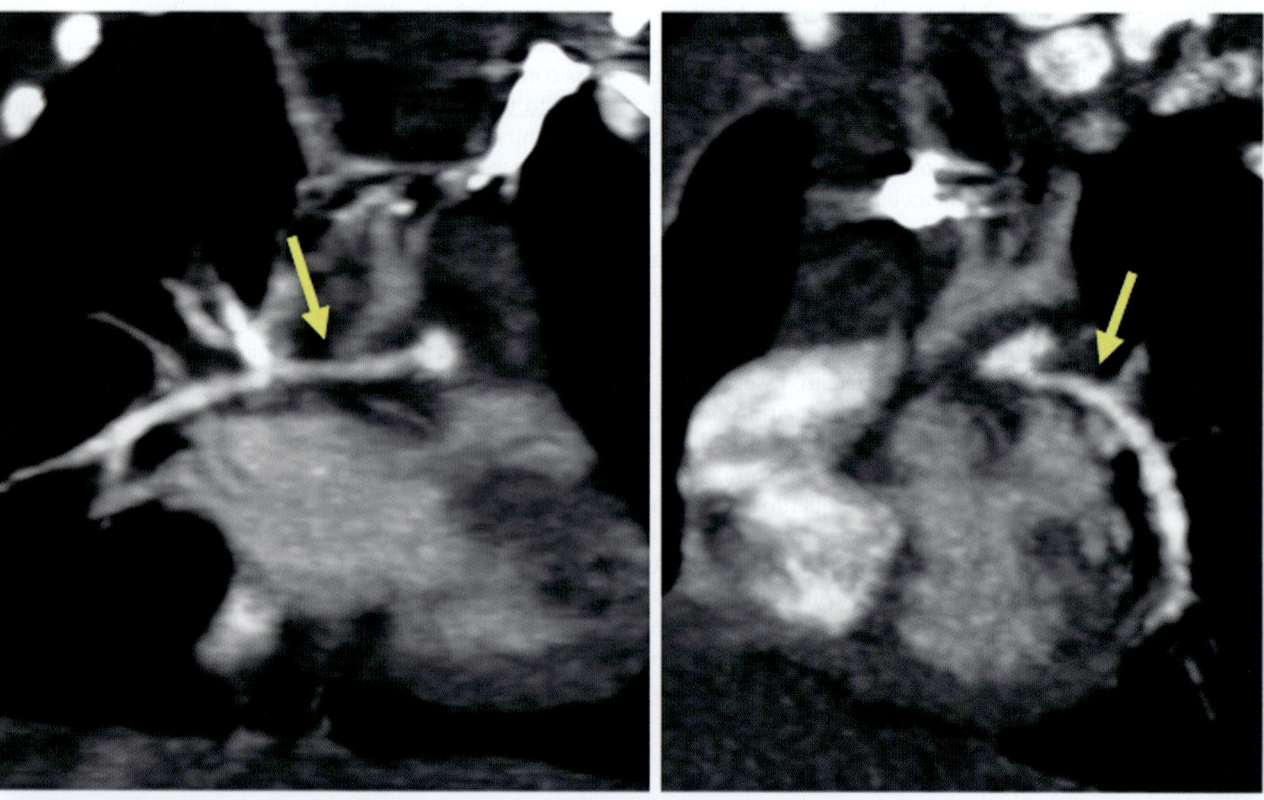

Figura 9 Angiotomografia de paciente portador de estenose de ramos pulmonares.

Resumo

As cardiopatias congênitas acianogênicas incluem defeitos que causam desvio de sangue da esquerda para direita em nível atrial, ventricular e dos grandes vasos e as lesões obstrutivas esquerdas e direitas. Neste capítulo, são abordados os principais aspectos clínicos, diagnósticos e terapêuticos dos defeitos mais frequentes. Ainda que tenha havido um enorme avanço tecnológico no que diz respeito ao diagnóstico, procedimentos terapêuticos e de cuidados pós-operatórios, permitindo uma maior sobrevida desta população até a idade adulta, é muito importante a detecção precoce e a indicação do tratamento em momento apropriado, garantindo melhores resultados em longo prazo.

Referências bibliográficas

1. van der Bom T, Zomer AC, Zwinderman AH, et al. The changing epidemiology of congenital heart disease. Nat. Rev. Cardiol. 2011;8:50-60.
2. Sommer RJ, Hijazi ZM, Rhodes Jr JF. Pathophysiology of congenital heart disease in the adult: Part I: Shunt lesions. Circulation. 2008;117;1090-9.
3. Geva T, Martins JD, Wald RM. Atrial septal defects. Lancet. 2014;383:1921-32.
4. KK, Daniels CJ, Aboulhosn JA, Bozkurt B, Broberg CS, Colman JM, et al. 2018 AHA/ACC Guideline for the management of adults with congenital heart disease: executive summary. Circulation. 2018.
5. M, Diller GP, Kempny A, et al. Atrial septal defect closure in adulthood is associated with normal survival in the mid to longer term. Heart. 2019.
6. Villablanca PA, Briston DA, Rod´es-Cabau J et al. treatment options for the closure of secundum atrial septal defects: a systematic review and meta--analysis. Int J Cardiol. 2017;241:149-55.
7. Berglund E, Johansson B, Dellborg M, et al. High incidence of infective endocarditis in adults with congenital ventricular septal defect. Heart. 2016.
8. Karonis T, Scognamiglio G, Babu-Narayan SV, et al. Clinical course and potential complications of small ventricular septal defects in adulthood: late development of left ventricular dysfunction justifies lifelong care. Int J Cardiol. 2016;208:102.
9. Maagaard M, Heiberg J, Asschenfeldt B, et al. Does functional capacity depend on the size of the shunt? A prospective, cohort study of adults with small, unrepaired ventricular septal defects. Eur J Cardiothorac Surg. 2017;51:722.
10. Egbe AC, Poterucha JT, Dearani JA, Warnes CA. Supracristal ventricular septal defect in adults: Is it time for a paradigm shift? Int J Cardiol. 2015;198:9.
11. Guidelines for the managment of congenital heart diseases in childhood and adolescence. Cardiology in the Young. 2017;27 (Suppl.3):S1-S105.
12. El-Sisi A, Sobhy R, Jaccoub V, Hamza H. Perimembranous ventricular septal defect. Device closure: choosing between Amplatzer Duct Ocluder I and II. Pediatric Cardiology. 2017;38:596-602.
13. Feltes TF, Bacha E, Beekman III RH, et al. Indications for cardiac catheterization and intervention in pediatric cardiac disease: A scientific statement from the American Heart Association. Circulation. 2011;123:2607-52.
14. Baruteau AE, Hascoet S, Baruteau J, et al. Transcatheter closure of patente ductus arteriosus: past, present and future. Arch Cardiovasc Dis. 2014;107:122-32.
15. Criag B. Atrioventricular septal defect: from fetus to adult. Heart. 2006;92:1879-85.
16. Hoffman JI, Kaplan S. The incidence of congenital heart disease. J Am Coll Cardiol. 2002;39:1890.
17. Carr M, Curtis S, Marek J. Educational series in congenital heart diseases: congenital left-sided heart obstrution. Echo Res Pract. 2018;5(2):R23-R36.
18. Hales AR, Mahle WT. Echocardiography screening of siblings of children with bicuspid aortic valve. Pediatrics. 2014; 133:e1212.
19. Hill GD, Ginde S, Rios R, Frommelt PC, Hill KD. surgical valvotomy versus balloon valvuloplasty for congenital aortic valve stenosis: a systematic review and meta-analysis. J Am Heart Assoc. 2016;5(8).
20. Hiratzka LF, Creager MA, Isselbacher EM, et al. Surgery for aortic dilatation in patients with bicuspid aortic valves: a statement of clarification from the American College of Cardiology/American Heart Association Task Force on Clinical Practice Guidelines. J Am Coll Cardiol. 2016;67:724.
21. Vogt M, Kuhn A, Baumgartner D, et al. Impaired elastic properties of the ascending aorta in newborns before and early successful coarctation repair: proof of a systemic vascular disease of the prestenotic arteries? Circulation. 2005;111:3269.
22. Brickner ME, Hillis LD, Lange RA. Congenital heart disease in adults. First of two parts. N Engl J Med. 2000;342:256.
23. Lu CW, Wang JK, Chang CI, et al. Noninvasive diagnosis of aortic coarctation in neonates with patent ductus arteriosus. J Pediatr. 2006;148(2):217.
24. Nielsen JC, Powell AJ, Gauvreau K, et al. Magnetic resonance imaging predictors of coarctation severity. Circulation. 2005;111(5):622.
25. Hayes CJ, Gersony WM, Driscoll DJ, et al. Second natural history study of congenital heart defects. Results of treatment of patients with pulmonar valvar stenosis. Circulation. 1993;87(2Suppl):128-37

Capítulo 3

Diagnóstico e tratamento das cardiopatias congênitas cianogênicas

Célia Maria Camelo Silva
Luciana Fonseca da Silva
José Cícero Stocco Guilhen

Pontos-chave

- Como reconhecer e diagnosticar as cardiopatias congênitas cianogênicas.
- Principais cardiopatias congênitas cianogênicas.
- Quando indicar cirurgia paliativa ou corretiva para cada tipo de cardiopatia cianogênica.
- Indicações de cateterismo cardíaco diagnóstico e terapêutico nas cardiopatias congênitas cianogênicas.
- Particularidades do coração univentricular.
- Resultado em longo prazo das cirurgias cardíacas para correção das cardiopatias cianogênicas.

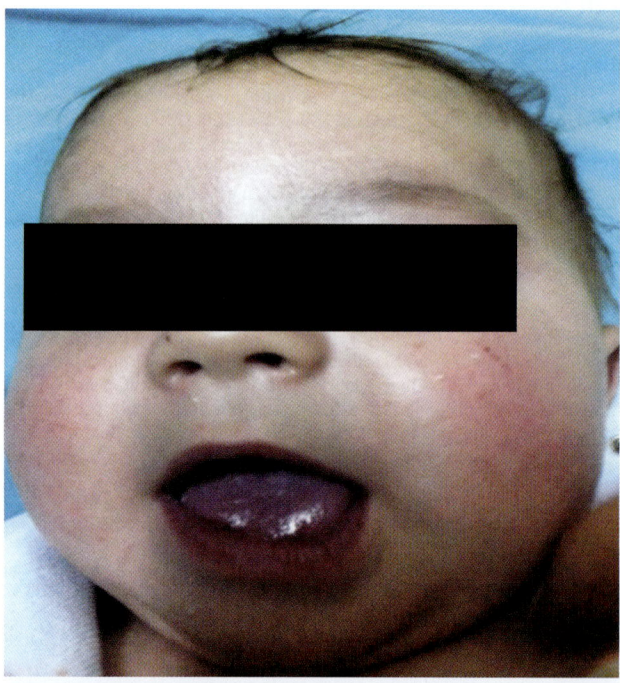

Figura 1 Lactente cianótico, chamando atenção para a cianose labial e lingual.

Introdução

As cardiopatias congênitas apresentam uma incidência de 8 a 10 por 1.000 nascimentos vivos e constituem-se em uma das principais causas de mortalidade infantil (3 a 5%). Melhores conhecimentos da fisiologia e capacidade de diagnóstico tornaram-se possíveis por meio da ecocardiografia e de suas modalidades, do cateterismo cardíaco e intervencionista, da tomografia computadorizada e da ressonância magnética. Além disso, novas terapêuticas e técnicas cirúrgicas foram desenvolvidas, as quais proporcionaram redução significativa da morbidade e mortalidade das cardiopatias complexas.[1-5]

Classificação

As cardiopatias congênitas de maneira geral são classificadas em: cianogênicas e acianogênicas, com base na presença ou não de cianose (Figura 1). Neste capítulo, serão abordadas as principais cardiopatias cianogênicas. Nelas, o *shunt* direita-esquerda é o principal responsável pela insaturação arterial (hipoxemia). Quando houver obstrução ao fluxo pulmonar associada, o grau de cianose é mais acentuado. Todavia, existem cardiopatias nas quais o sangue é insaturado em razão da mistura do sangue venoso sistêmico com o sangue

arterial (oxigenado). Neste grupo estão as cardiopatias com fisiologia de coração univentricular, as quais podem estar associadas tanto a hiperfluxo quanto a hipofluxo pulmonar. Existem, ainda, as cardiopatias nas quais a cianose é consequência de uma alteração fisiológica grave na circulação sanguínea, como na circulação em paralelo, que ocorre na transposição das grandes artérias (TGA) – Tabela 1.[4]

Tetralogia de Fallot

A tetralogia de Fallot (T4F) é uma cardiopatia congênita cianogênica comum e representa 10% de todas as cardiopatias congênitas. É uma das cardiopatias que mais requerem

Tabela 1 Cardiopatias congênitas cianogênicas mais frequentes
Tetralogia de Fallot e variantes
Transposição das grandes artérias
Coração univentricular (atresia tricúspide, dupla via de entrada)
Drenagem anômala total de veias pulmonares
Truncus arteriosus

cirurgia no decorrer do primeiro ano de vida. Ocorre em igual frequência em ambos os sexos.

Caracteriza-se por:

- Comunicação interventricular (CIV).
- Cavalgamento aórtico sobre a crista do septo interventricular (dextrocardia).
- Obstrução da via de saída do ventrículo direito (estenose pulmonar).
- Hipertrofia do ventrículo direito (Figura 2).

A maioria dos casos não está associada a síndromes e ocorre esporadicamente; estudos genéticos demonstraram mutação em torno de 10% desses casos. Em 15% dos casos, existe associação com síndromes, como a de Alagille. Na síndrome de Down, é comum a associação com defeito do septo atrioventricular.[6,7]

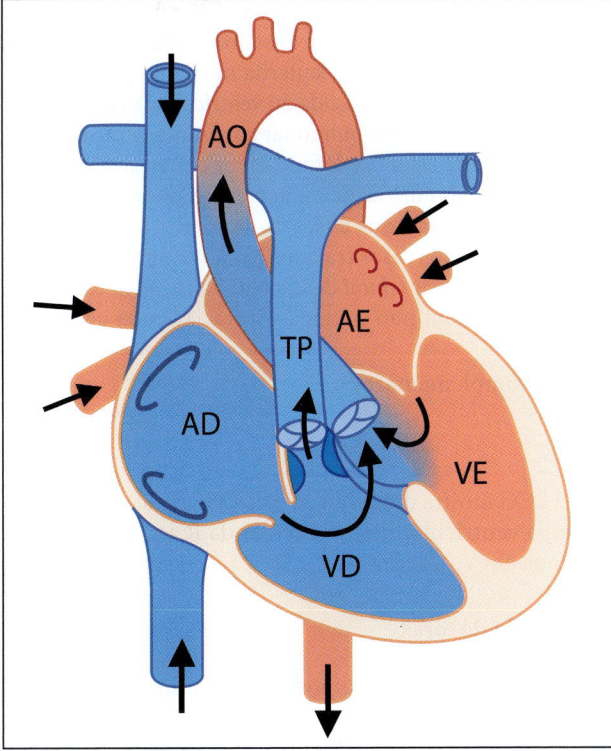

Figura 2 Representação anatomofisiológica da tetralogia de Fallot.
AD: átrio direito; AE: átrio esquerdo; VD: ventrículo direito; VE: ventrículo esquerdo; TP: tronco pulmonar; AO: aorta.

Anatomia e morfologia

Comunicação interventricular (CIV)

A CIV usualmente é única, ampla e localizada na região perimembranosa subaórtica.

Estenose pulmonar

A obstrução da via de saída do ventrículo direito ocorre em vários níveis e pode ser infundibular, valvar, supravalvar e de ramos pulmonares. O componente estenótico mais constante e que é considerado como principal característica da tetralogia de Fallot é o infundibular, o qual é decorrente de desvio anterior e para cima do septo infundibular. Hipertrofia de bandas musculares da via de saída do VD pode acentuar a obstrução subvalvar. O anel da valva pulmonar costuma ser hipoplásico, podendo ser normal em alguns casos. A valva pulmonar é frequentemente estenótica, e muitas vezes bicúspide. Em casos extremos, a via de saída pode estar completamente obstruída (atresia pulmonar), de forma a não permitir fluxo anterógrado do ventrículo direito para a artéria pulmonar, neste caso sendo o fluxo pulmonar dependente do canal arterial ou de artérias colaterais aortopulmonares.

No caso de estenose supravalvar, a obstrução pode ocorrer no tronco e nos ramos pulmonares. A hipoplasia pode ser difusa ou focal, como ocorre muitas vezes no ramo esquerdo, no sítio de inserção do canal arterial.

Cavalgamento aórtico

O cavalgamento ou dextroposição da aorta sobre a crista do septo ventricular é variável, podendo estar entre 10 e 50%. Os casos em que a aorta cavalga mais do que 50% são definidos como dupla via de saída do ventrículo direito.

Lesões associadas

Arco aórtico

A aorta ascendente habitualmente encontra-se dilatada, e aproximadamente 25% dos casos apresentam arco aórtico à direita.

Anomalias de artérias coronárias

Anomalias de artérias coronárias podem ser encontradas em 5 a 10% dos casos, sendo a origem da artéria descendente anterior a partir da artéria coronária direita a mais frequente. Quando um ramo da artéria coronária cruza a via de saída do ventrículo direito, pode causar dificuldade na cirurgia corretiva.

Outras cardiopatias associadas

Cardiopatias como persistência do canal arterial (PCA), múltiplas comunicações interventriculares, defeito do septo atrioventricular forma total e artérias colaterais aortopulmonares podem estar presentes e devem ser reconhecidas antes da correção cirúrgica.

Tetralogia de Fallot com atresia pulmonar e colaterais aortopulmonares

Esta variante é a forma mais extrema da tetralogia de Fallot. A atresia pulmonar pode estar limitada à própria valva, conhecida como atresia membranosa, ou envolver o infundíbulo (atresia muscular). As duas formas resultam na ausência de fluxo anterógrado do ventrículo direito para a artéria pulmonar. A fonte de suplência do fluxo pulmonar pode ser através do canal arterial ou de artérias colaterais aortopulmonares. Estas colaterais se caracterizam por serem vasos tortuosos que se originam a partir da aorta, principalmente da descendente torácica e dos vasos da base. Seu poder de arborização é incompleto e imprevisível, daí a possibilidade de haver segmentos pulmonares com hiperfluxo, outros com hipofluxo, bem como com normo ou hiper-resistência. Em consequência, um segmento pulmonar pode ser suprido somente pelas artérias pulmonares, somente pelas artérias colaterais ou por ambos.

Fisiopatologia

Com a aorta cavalgando o septo, esta recebe o sangue saturado vindo do ventrículo esquerdo e insaturado vindo do ventrículo direito. O grau de mistura depende do grau de obstrução da via de saída do ventrículo direito. Como a CIV é ampla, as pressões sistólicas de ambos os ventrículos são usualmente iguais; quanto mais grave for a estenose pulmonar, maior será o grau de hipofluxo e, consequentemente, o de hipóxia (Figura 3). A hipoxemia estimula a medula óssea, produzindo policitemia. A cianose prolongada pode levar a complicações como hiperviscosidade sanguínea, fenômenos tromboembólicos e abscesso cerebral.

Manifestações clínicas

A apresentação clínica depende do grau da estenose pulmonar. Com estenose leve (*pink Fallot*), os sintomas manifestam-se mais tarde no período da infância, incluindo sintomas de insuficiência cardíaca entre 4 a 6 semanas em decorrência de hiperfluxo pulmonar na fase inicial. Já na estenose grave a cianose é precoce, inclusive no período neonatal. De forma característica, a criança pode ser acianótica no período neonatal e desenvolver cianose entre 2 e 6 meses de vida. Assim, as formas de apresentação podem ser desde achado de sopro em criança assintomática no berçário ou em consulta de rotina, cianose e crise de hipóxia até diagnóstico após o teste de triagem realizada pelo teste da oximetria de pulso.[8]

A crise de hipóxia, de forma característica, ocorre na tetralogia de Fallot, embora possa ocorrer em cardiopatias com fisiologia semelhante. São mais frequentes após 2 e 3 meses de vida, tornando-se raras após os 3 anos. Podem ser desencadeadas por fatores precipitantes, como o despertar pela manhã, choro, evacuação e mamadas. Caracterizam-se por taquipneia, hiperpneia, aumento progressivo da cianose, palidez e síncope. Ocasionalmente levam a convulsões, acidente vascular encefálico, coma e óbito. Ocorrem tanto em pacientes com boa saturação de oxigênio e, ao contrário pode não se manifestar em pacientes com cianose importante. O espasmo infundibular, precipitado pelo aumento súbito do nível de catecolaminas endógenas, é tido como o mecanismo mais provável.[8]

Outro mecanismo proposto é a hiperpneia paradoxal, em que o centro respiratório, que normalmente procura fazer pequenos ajustes para tentar corrigir o desequilíbrio acidobásico nos pacientes com tetralogia de Fallot, após um aumento súbito na atividade física e consequente aumento no consumo de oxigênio. Ao fazer esses ajustes, haveria diminuição da PaO_2 e do pH e aumento da PCO_2, que serviriam de gatilho para resposta do centro respiratório com hiperpneia, a qual reduziria a pressão intratorácica média, provocando queda nas resistências sistêmica e pulmonar, sem o aumento correspondente no fluxo pulmonar, em razão do quadro dominante de obstrução da via de saída do VD, e isso levaria a aumento do *shunt* da direita para a esquerda, queda maior de PaO_2 e pH, e assim por diante, como um círculo vicioso.[9,10]

A Figura 4 mostra o algoritmo de tratamento da crise de hipóxia.

Exame físico

O exame clínico geralmente revela cianose, melhor vista nos lábios (Figura 1) e leito ungueal, baqueteamento digital nas crianças maiores (Figura 5) e palpação do impulso do ventrículo direito. Ocasionalmente, palpa-se frêmito sistólico na borda esternal esquerda média. À ausculta, na maioria das vezes observa-se segunda bulha única. O componente aórtico é hiperfonético em razão da maior proximidade da valva aórtica à parede torácica. O sopro sistólico ejetivo rude audível em borda esternal esquerda média e alta é causado pela obstrução ao fluxo de saída do ventrículo direito. Ao contrário da estenose valvar pulmonar com septo ventricular íntegro, o sopro da estenose infundibular da tetralogia de Fallot torna-se mais curto e de menor intensidade com a piora da obstrução. Durante as crises de hipóxia, o sopro diminui ou desaparece. Nos casos tratados paliativamente com *shunt* sistêmico-pulmonar (*shunt* de Blalock-Taussig), deve ser auscultado sopro contínuo em região infraclavicular alta.

Exames complementares

ECG

O ECG mostra desvio do eixo do QRS para a direita e sobrecarga ventricular direita, com onda R ampla em V_1 e S profunda em V_6 (Figura 6).

Radiografia de tórax

A radiografia de tórax mostra área cardíaca de tamanho normal ou com discreto aumento, ponta do coração para cima como sinal de dilatação e hipertrofia do ventrículo direito, tronco pulmonar escavado e hipofluxo pulmonar, algumas vezes pode ser normal. Nos casos em que a árvore pulmonar for muito hipodesenvolvida, a silhueta cardíaca é característica e assemelha-se a uma bota ("coração em bota" – Figura 7).

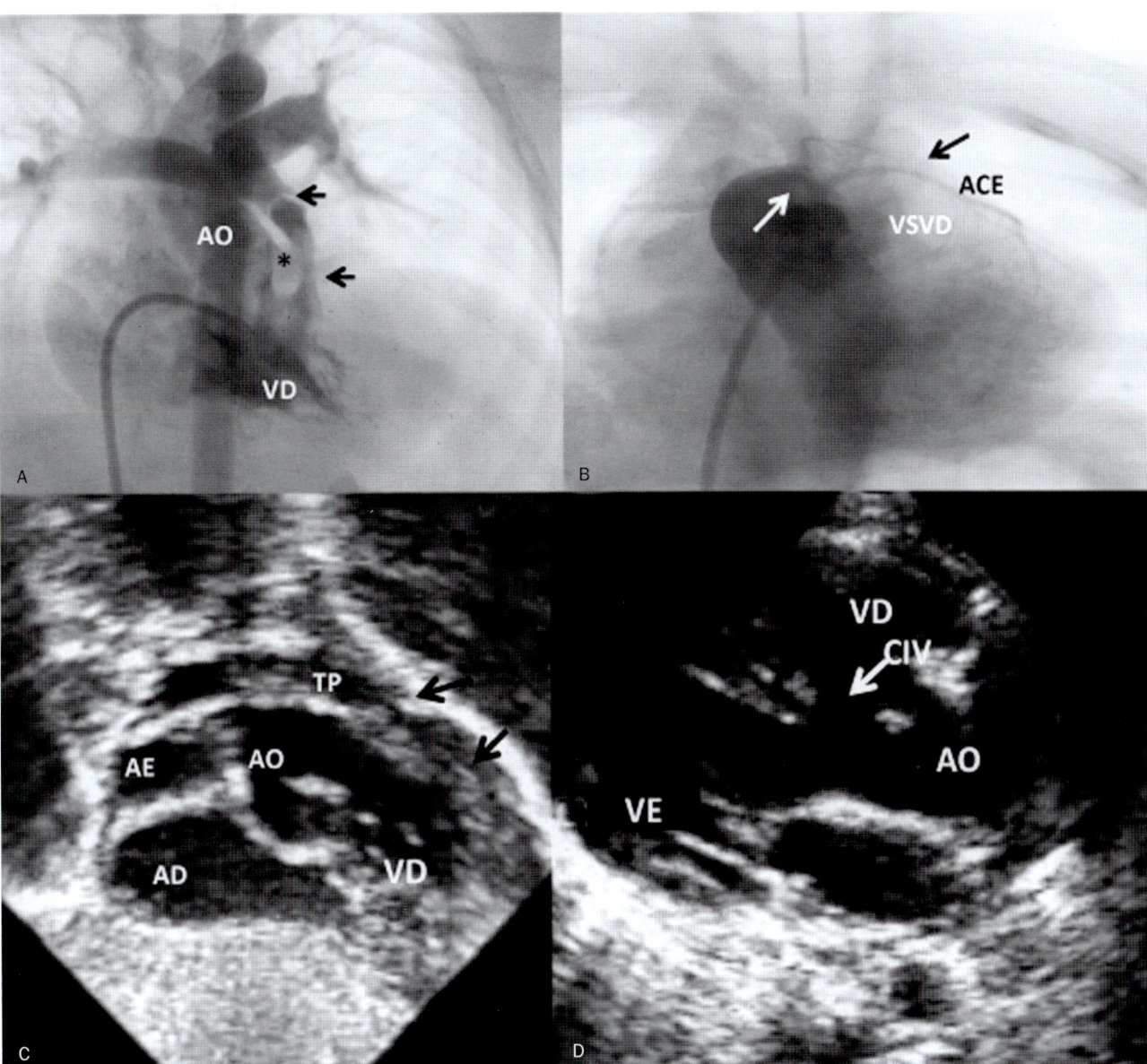

Figura 3 A: Ventriculografia direita mostrando ventrículo direito hipertrofiado. Aorta (AO) ascendente dilatada, contrastada através da CIV. Obstrução da via de saída do ventrículo direito no nível infundibular e valvar (ver setas). O asterisco mostra o septo infundibular longo e hipertrofiado. O anel da valva pulmonar é hipoplásico e os folhetos valvares encontram-se espessados e com abertura em domo. B: aortografia realizada na projeção oblíqua anterior direita (OAD) caudal, mostrando *ostium* único de artéria coronária emergindo do óstio coronário direito com a artéria descendente anterior cruzando a via de saída do ventrículo direito; C: corte ecocardiográfico subcostal em OAD com angulação anterior – mostra ventrículo direito hipertrofiado com obstrução da via de saída do VD no nível infundibular e valvar (ver setas), aorta dilatada. Anel, tronco e ramos pulmonares com discreta hipoplasia. D: Corte ecocardiográfico longitudinal – mostra ampla CIV subaórtica (seta) e cavalgamento aórtico de aproximadamente 40%. Anel valvar pulmonar hipoplásico. Folhetos da valva pulmonar espessados e com abertura em domo.

AO: aorta; VD: ventrículo direito; VSVD: via de saída do ventrículo direito; AE: átrio esquerdo; AD: átrio direito; CIV: comunicação interventricular; ACE: artéria coronária esquerda; VE: ventrículo esquerdo; TP: tronco pulmonar.

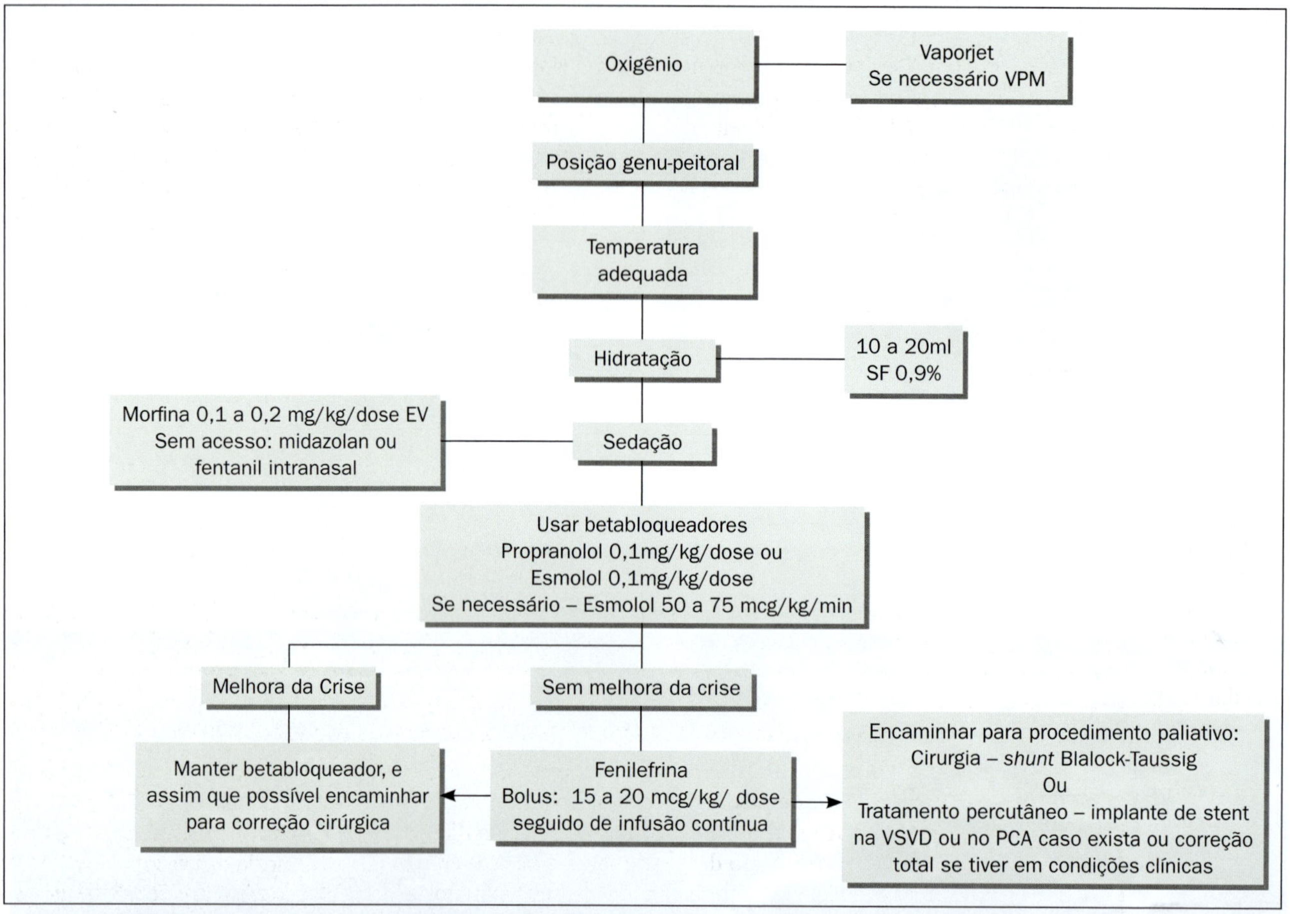

```
                              ┌─────────────┐        ┌──────────────────┐
                              │   Oxigênio  │────────│     Vaporjet     │
                              └─────────────┘        │ Se necessário VPM│
                                     │               └──────────────────┘
                          ┌──────────────────────┐
                          │ Posição genu-peitoral │
                          └──────────────────────┘
                                     │
                            ┌────────────────┐
                            │   Temperatura  │
                            │    adequada    │
                            └────────────────┘
                                     │
                            ┌────────────┐        ┌──────────────┐
                            │ Hidratação │────────│  10 a 20ml   │
                            └────────────┘        │   SF 0,9%    │
                                     │            └──────────────┘
┌────────────────────────────┐
│ Morfina 0,1 a 0,2 mg/kg/dose EV │  ┌──────────┐
│ Sem acesso: midazolan ou   │─────│ Sedação  │
│    fentanil intranasal     │     └──────────┘
└────────────────────────────┘          │
                ┌────────────────────────────────────────┐
                │         Usar betabloqueadores           │
                │     Propranolol 0,1mg/kg/dose ou        │
                │        Esmolol 0,1mg/kg/dose            │
                │ Se necessário – Esmolol 50 a 75 mcg/kg/min │
                └────────────────────────────────────────┘
```

- Oxigênio → Vaporjet / Se necessário VPM
- Posição genu-peitoral
- Temperatura adequada
- Hidratação → 10 a 20ml SF 0,9%
- Sedação ← Morfina 0,1 a 0,2 mg/kg/dose EV / Sem acesso: midazolan ou fentanil intranasal
- Usar betabloqueadores / Propranolol 0,1mg/kg/dose ou / Esmolol 0,1mg/kg/dose / Se necessário – Esmolol 50 a 75 mcg/kg/min
  - **Melhora da Crise** → Manter betabloqueador, e assim que possível encaminhar para correção cirúrgica
  - **Sem melhora da crise** → Fenilefrina / Bolus: 15 a 20 mcg/kg/ dose seguido de infusão contínua → Encaminhar para procedimento paliativo: Cirurgia – *shunt* Blalock-Taussig / Ou / Tratamento percutâneo – implante de stent na VSVD ou no PCA caso exista ou correção total se tiver em condições clínicas

Figura 4 Fluxograma do tratamento da crise de hipóxia.
Treatment of tetralogy of Fallot hypoxic spell with intranasal fentanyl. Tsze DS, Vitberg YM, Berezow J, Starc TJ, Dayan PS Pediatrics. 2014;134(1):e266.
Intranasal midazolam for the emergency management of hypercyanotic spells in tetralogy of Fallot. Montero JV, Nieto EM, Vallejo IR, Montero SV . Pediatr Emerg Care. 2015;31(4):269.

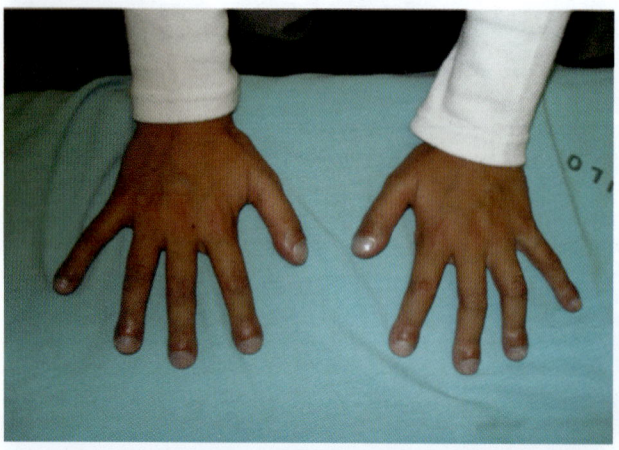

Figura 5 Criança de 5 anos com tetralogia de Fallot e baqueteamento digital.

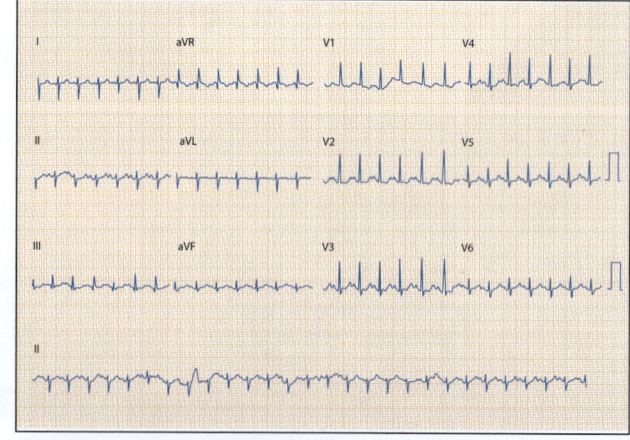

Figura 6 ECG mostrando ritmo sinusal. Eixo QRS +160°. Sobrecarga ventricular direita.

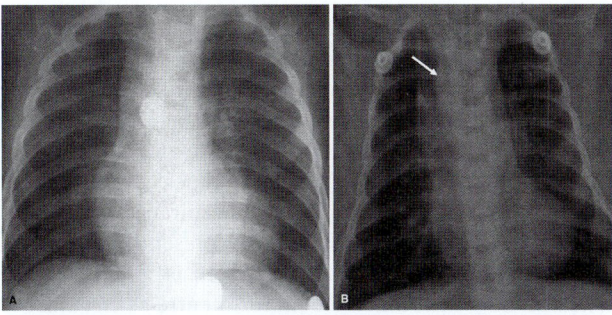

Figura 7 Radiografia de tórax em PA em pacientes com tetralogia de Fallot (A) mostrando discreta cardiomegalia, leve escavamento do tronco pulmonar e fluxo pulmonar discretamente diminuído B: criança de 2 meses com silhueta cardíaca no formato de "bota", hipofluxo pulmonar e arco aórtico à direita (seta).

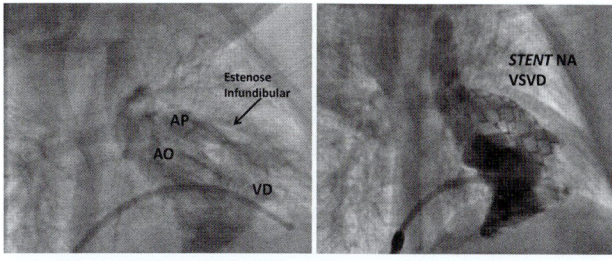

Figura 8 Criança de 2 meses evoluindo com crises de hipóxia de difícil controle clínico, submetida a implante de *stent* na via de saída do ventrículo direito (VD).

Ecocardiograma

O ecocardiograma mostra com muita clareza as principais alterações morfológicas intracardíacas, tronco e ramos pulmonares proximais e do arco aórtico, fornecendo, na maioria das vezes, informações suficientes para a cirurgia.

Um estudo ecocardiográfico completo deve informar:

- Localização e número de CIV.
- Anatomia e gravidade da obstrução à via de saída do VD.
- Anatomia coronariana e do arco aórtico.
- Presença de lesões associadas.[11]

Cateterismo cardíaco, angiotomografia e RNM

Apesar de o ecocardiograma fornecer informações importantes quanto à anatomia, em algumas circunstâncias há necessidade de outras modalidades de exame para esclarecimento sobre estruturas não adequadamente visualizadas, como ramos pulmonares, anatomia das artérias coronárias, presença de colaterais sistêmico-pulmonares e outras CIV.

Cirurgia

A cirurgia está indicada em todos os casos. A necessidade de cirurgia precoce é definida por diferentes variáveis, incluindo os sintomas apresentados, a idade de início e as lesões associadas. Existem dois tipos de cirurgia: total e paliativa.

Possíveis vantagens da correção total no primeiro ano de vida:

- Normalização precoce do fluxo e das pressões em todas as câmaras cardíacas.
- Interrupção do processo de hipertrofia do ventrículo direito que ocorre quando essa cavidade trabalha na presença de estenose pulmonar.
- Necessidade de ressecção menos ampla do infundíbulo, que pode reduzir a incidência de arritmias ventriculares no pós-operatório tardio.

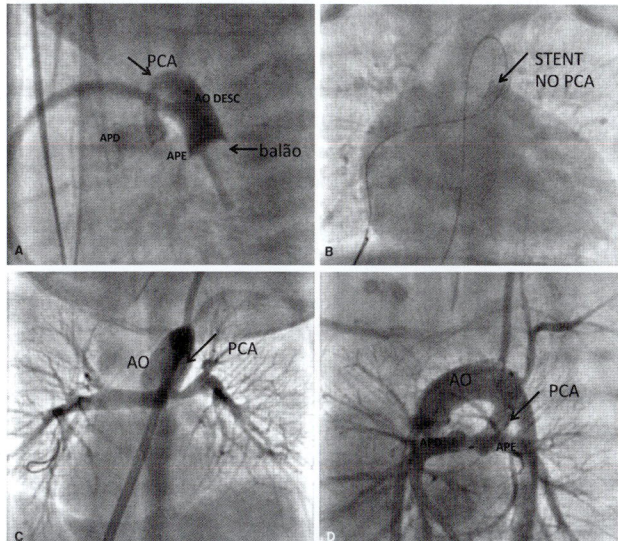

Figura 9 Criança de 6 dias de vida, prematura, portadora de atresia pulmonar com comunicação interventricular e síndrome de Down/ A: injeção com balão insuflado em aorta descendente mostrando canal arterial pérvio e ramos pulmonares confluentes. B: *stent* completamente expandido. C e D: bom fluxo através do *stent* para os ramos pulmonares.
AO: aorta; APD: artéria pulmonar direita; APE: artéria pulmonar esquerda; PCA: persistência do canal arterial.

- Normalização precoce da saturação arterial de oxigênio, evitando-se os efeitos deletérios da hipoxemia crônica sobre o coração, o cérebro e outros órgãos.
- Evitar complicações das operações de *shunt*, especialmente distorção das artérias pulmonares e desenvolvimento de hipertensão pulmonar.

Embora existam controvérsias quanto ao melhor tratamento nos primeiros meses de vida, há uma tendência a se preferir a correção total. Dois fatores de risco que contraindicam a correção no primeiro ano são hipoplasia acentuada das artérias pulmonares e origem anômala da artéria descendente anterior da coronária direita. Estudos mais recentes demonstraram que a melhor sobrevida e resultado fisiológico são obtidos entre 3 e 11 meses.[12-14]

A correção precoce antes antes dos 3-4 meses de vida tem como desvantagem alta taxa de lesões residuais como estenose ou regurgitação pulmonar e consequente disfunção ventricular.

Os procedimentos paliativos como confecção de *shunt* sistêmico-pulmonar ou implante percutâneo de *stent* na via de saída do ventrículo direito ou no canal arterial postergam a correção cirúrgica no intuito de reduzir as complicações da cirurgia muito precoce.

Cateterismo cardíaco terapêutico

O cateterismo cardíaco terapêutico é uma alternativa atraente à cirurgia paliativa (*shunt* sistêmico-pulmonar), no tratamento da tetralogia de Fallot e de outras cardiopatias cianogênicas dependentes do canal arterial. Para a tetralogia de Fallot, são duas as alternativas para o tratamento percutâneo: implante de *stent* no canal arterial ou implante de *stent* na via de saída do ventrículo direito.

Tais procedimentos promovem melhora da saturação de oxigênio e estimulam o crescimento das artérias pulmonares.[15-17]

Transposição das grandes artérias (TGA)

A transposição das grandes artérias (TGA) é a cardiopatia congênita cianogênica mais frequente no período neonatal. Tem maior incidência em filhos de mães diabéticas, no sexo masculino e raramente está associada a anomalias extracardíacas e síndromes genéticas. A TGA representa 3% de todas as cardiopatias congênitas e 20% das cardiopatias congênitas cianogênicas.[1-4]

Anatomia

A TGA ocorre em *situs solitus* ou *inversus*, com conexão atrioventricular concordante e ventrículo arterial discordante, onde a aorta se origina do ventrículo direito e a artéria pulmonar, do ventrículo esquerdo. A aorta habitualmente encontra-se posicionada anterior e um pouco à direita (Figura 10). Do ponto de vista embriológico, não está esclarecido qual exatamente é a alteração do desenvolvimento que resulta na discordância ventrículo-arterial. Existe a hipótese de que seja pelo crescimento e desenvolvimento anormal do *conus* subarterial bilateral.

Tipos anatômicos de TGA:

1. Com septo ventricular íntegro, conhecida como TGA simples, sendo este o tipo mais frequente.
2. Com CIV com ou sem estenose pulmonar.

Fisiologia

A circulação nesses casos é em paralelo e não em série, como no coração normal, razão pela qual o sangue que chega ao coração pelas veias cavas não se torna oxigenado e o sangue do retorno venoso pulmonar não atinge o corpo e retorna aos pulmões (Figura 11). A sobrevida depende da existência de um *shunt* intercirculatório, seja por meio de uma comunicação interatrial (CIA), seja por CIV ou PCA. Trata-se de uma cardiopatia de alta mortalidade nos primeiros meses e, quando não corrigida, a probabilidade de óbito é de 90% ao final do primeiro ano de vida. As crianças com CIV ampla tendem a apresentar hiperfluxo pulmonar e saturação sistêmica mais elevada, resultando em insuficiência cardíaca e cianose discretas. A presença de estenose pulmonar fixa, geralmente subvalvar, é mais comum na presença de CIV e modifica o equilíbrio entre as circulações sistêmica e pulmonar. Na TGA, a doença vascular pulmonar é mais frequente e precoce, principalmente nos pacientes com CIV.

Manifestações clínicas

As crianças nascidas com TGA apresentam, na sua maioria, peso de nascimento normal. Cianose observada no primeiro dia de vida sugere a possibilidade de TGA e, caso seja com septo ventricular íntegro, a criança torna-se muito cianótica nos primeiros dias. Taquipneia em geral está presente sem retração proeminente. Crianças com CIV pequena podem ter uma pequena mistura adicional, porém seguem um curso semelhante àquelas com septo ventricular íntegro. Com CIV ampla, a cianose pode não estar presente ou ser discreta e o desconforto respiratório progride gradualmente de discreto a importante. Na TGA com CIV e edema pulmonar (EP), a apresentação é variável e depende do grau da estenose pulmonar: quanto mais importante, maior é o grau de cianose.

Exame físico

Comumente o recém-nascido é visivelmente cianótico e confortavelmente taquipneico. O sopro não é um achado importante, a não ser que exista obstrução à via de saída do VE. A segunda bulha pode ser única, em razão da posição anterior da valva aórtica em relação à pulmonar. Com CIV, um sopro sistólico pode estar presente dentro de poucos dias após o nascimento, seguido por sinais de insuficiência cardíaca.

Eletrocardiograma (ECG)

Na maioria dos recém-nascidos o ECG encontra-se dentro dos limites da normalidade e posteriormente manifesta-se com sobrecarga do ventrículo direito.

Radiografia de tórax

A radiografia de tórax é virtualmente normal nos primeiros dias de vida. Mesmo na TGA simples o fluxo pulmonar é normal ou aumentado. Naqueles com CIV ampla, cardiomegalia e hiperfluxo pulmonar estão presentes e às vezes apresenta uma silhueta cardíaca característica, com pedículo estreito, em decorrência da posição das grandes artérias, sugestiva de um "ovo deitado".

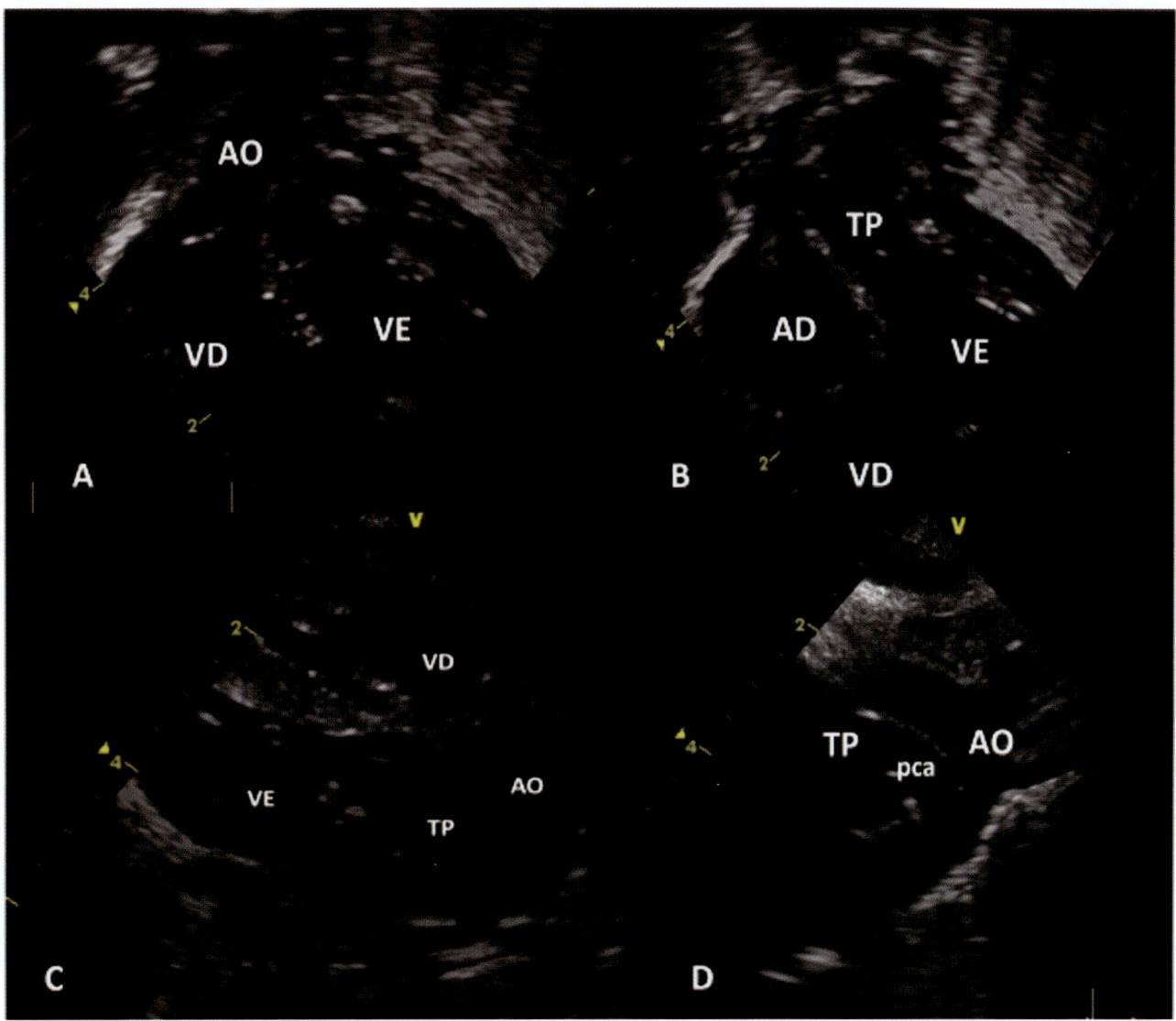

Figura 10 Diagnóstico ecocardiográfico de TGA. A: corte subcostal transversal em oblíqua anterior esquerda angulada que mostra VD conectado à aorta; B: corte subcostal longitudinal que mostra o VE conectado à artéria pulmonar; C: corte paresternal longitudinal que mostra os vasos da base em paralelo – AO anterior e TP posterior; D: corte paraesternal longitudinal que mostra arco aórtico sem obstruções e amplo canal arterial (PCA).
AO: aorta; TP: tronco pulmonar; VD: ventrículo direito; VE: ventrículo esquerdo; AD: átrio direito; AE: átrio esquerdo; PCA: persistência do canal arterial.

Ecocardiografia

O ecocardiograma é o principal método diagnóstico. Estudos de ultrassonografia realizados como triagem para cardiopatia congênita, com foco apenas no corte de quatro câmaras, podem não diagnosticar a cardiopatia, quando não houver discrepância no tamanho das cavidades ventriculares. A acurácia do exame torna-se maior quando as vias de saídas são avaliadas para verificar se as grandes artérias se cruzam normalmente ou não.

No diagnóstico pós-natal, a janela subcostal e o corte paraesternal longitudinal demonstram que a artéria pulmonar (posterior) emerge do ventrículo esquerdo, enquanto a aorta é vista anteriormente emergindo do ventrículo direito. O eco-

cardiograma de forma sistemática deve delinear as conexões atrioventricular e ventriculoarterial, detectar presença ou ausência de outras lesões associadas, como CIV e anomalias coronárias, além de averiguar presença e tamanho da comunicação interatrial e avaliação do PCA, seu tamanho e grau de *shunt*.

O *shunt* interatrial é facilmente demonstrado usando o Doppler colorido. Suspeita-se de CIA restritiva quando for < 3 mm, apresentar desvio do septo *primum* para o átrio direito, bem como pelo gradiente pressórico entre os átrios. Causas de obstrução da via de saída do ventrículo esquerdo incluem mau alinhamento posterior do septo infundibular, abaulamento do septo interventricular (obstrução subpulmonar dinâmica), estenose valvar, membrana subvalvar, tecido acessório da valva atrioventricular e hipertrofia muscular. A

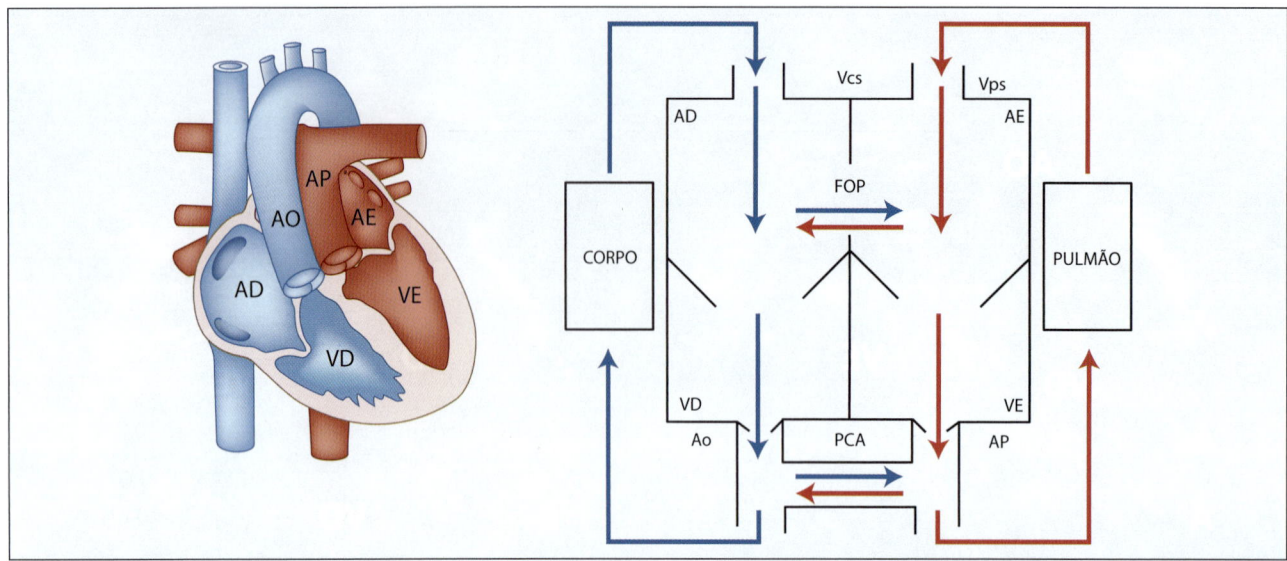

identificação acurada da anatomia das artérias coronárias é fundamental na TGA; por isto, devem ser avaliadas a partir de múltiplas janelas ecocardiográficas.

Cateterismo cardíaco

Poucas informações são necessárias além das fornecidas pelo ecocardiograma. O cateterismo está indicado para realizar atriosseptostomia por balão (procedimento de Rashkind) e nos casos de dúvida para confirmar a anatomia das artérias coronárias antes da operação de Jatene.

Atriosseptostomia por balão

Introduzida por Rashkind e Miller, é o método padrão para ampliar uma CIA em um recém-nascido. Na TGA, está indicada para aumentar a mistura entre as duas circulações. Pode ser realizada sob fluoroscopia ou apenas guiada pelo ecocardiograma e, assim, pode ser realizada à beira do leito. A atriosseptostomia habitualmente não é efetiva em crianças acima de 2 meses de vida. Nesta situação, dilatação com balão estático e, ocasionalmente, o implante de um *stent*, são outras opções.

Angiotomografia

A angiotomografia pode ser necessária para esclarecer dúvidas em relação à anatomia das artérias coronárias ou obstrução do arco aórtico.

Tratamento

No caso de diagnóstico fetal de TGA, o melhor tratamento inclui que o nascimento seja em um centro de referência para cirurgia cardíaca pediátrica. No caso de TGA sem CIV, deve-se iniciar com prostaglandina na dose inicial de 0,05-

0,1 mcg/kg/min e de manutenção de 0,01 a 0,4 mcg/kg/min. A criança deve ser transferida para unidade de cuidados intensivos e deve ser realizado um ecocardiograma pós-natal. Com a introdução da operação de Jatene, a atriosseptostomia, antes realizada de rotina, passou a ser indicada mais seletivamente, nos casos com muita hipoxemia e CIA restritiva e naqueles sem previsão para cirurgia nos próximos dias.

Indicações para operação

Em geral, há indicação cirúrgica após o diagnóstico ecocardiográfico nos casos de TGA simples, que deve ser realizada nos primeiros dias de vida, preferencialmente dentro das duas primeiras semanas.

Opções cirúrgicas

O tipo de operação a ser realizado depende da idade, das lesões associadas (CIV, EP, obstrução do arco aórtico) e da função do VE (Figura 12). Entende-se por "VE adequado" o ventrículo morfologicamente esquerdo, porém em posição subpulmonar (de baixa pressão), que ainda apresenta massa muscular adequada para manter a circulação sistêmica (de alta pressão) após a operação corretiva. Essa avaliação é feita pelo ecocardiograma, que classifica o VE nos seguintes tipos:[18-21]

1. Septo interventricular (SIV) abaulando para o VD.
2. SIV retificado.
3. SIV abaulando para o VE (*banana-shape*).

O VE tipo III é inadequado para suportar a circulação sistêmica. A estratégia cirúrgica para o tratamento da TGA está resumida na Figura 12. A cirurgia definitiva da transposição das grandes artérias inclui procedimentos que redire-

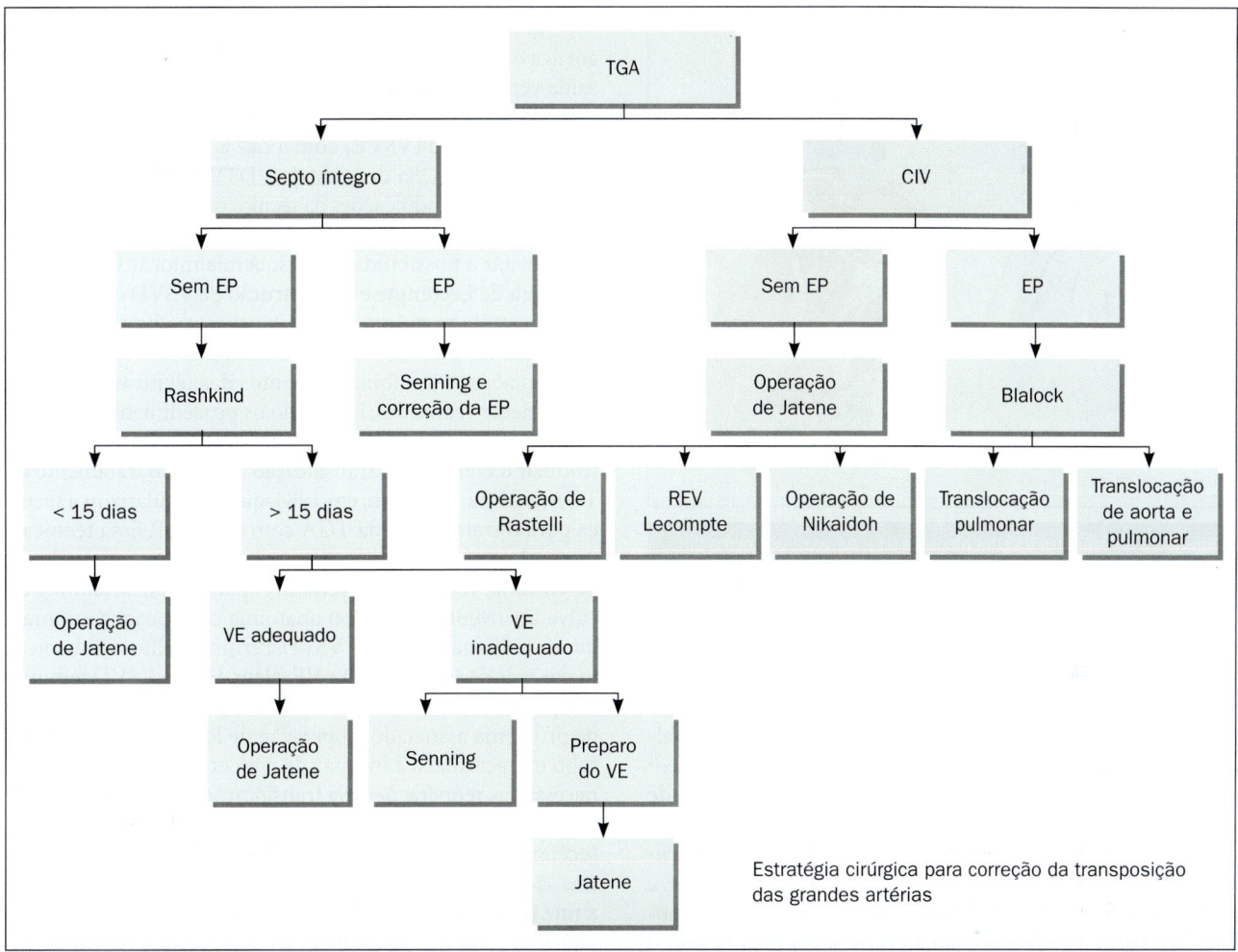

Estratégia cirúrgica para correção da transposição das grandes artérias

Figura 12 Fluxograma de estratégia cirúrgica para correção de TGA.
CIV: comunicação interventricular; EP: estenose pulmonar; REV: *réparation à l'étage ventriculaire*.

cionam o retorno venoso pulmonar e sistêmico em níveis atrial, ventricular ou em vasos da base.

Correção atrial (operação de Mustard/Senning)

Esse tipo de correção envolve o redirecionamento do sangue, que retorna das veias pulmonares para a valva tricúspide e o VD ("fluxo sistêmico"), e o direcionamento do sangue das veias cavas para a valva mitral e o VE (fluxo pulmonar). O ventrículo direito permanece em posição sistêmica (subaórtica). Já o VE permanece em posição subpulmonar (Figura 11). Essa operação é indicada para:

- TGA sem CIV com mais de um mês de vida (alternativa mais adequada neste caso: preparo do VE com cerclagem pulmonar, seguido da operação de Jatene).
- Neonatos com TGA, septo interventricular íntegro e estenose pulmonar moderada a grave.
- Neonatos com TGA e coronárias inadequadas para a operação de Jatene (< 1% dos casos).

Correção anatômica (operação de Jatene)

Indicada na transposição das grandes artérias com septo ventricular íntegro, VE e coronárias adequados, ou TGA com CIV sem EP: nela as grandes artérias são seccionadas acima das valvas semilunares e suturadas em posição invertida, com transferência dos óstios coronarianos para a neoaorta (Figura 13).

Opções cirúrgicas para TGA com CIV e obstrução da via de saída do VE (EP)

Atualmente, várias opções cirúrgicas estão disponíveis, e a operação de Rastelli ainda é a mais utilizada.[22] As demais incluem a operação de Lecompte, a translocação pulmonar, a operação de Nikaidoh (translocação aórtica) e a translocação dupla (aórtica e pulmonar).

Na operação de Rastelli, o fluxo sanguíneo do VE é redirecionado para a aorta através da CIV; com a criação de um túnel VE-aorta, a artéria pulmonar é seccionada e seu coto

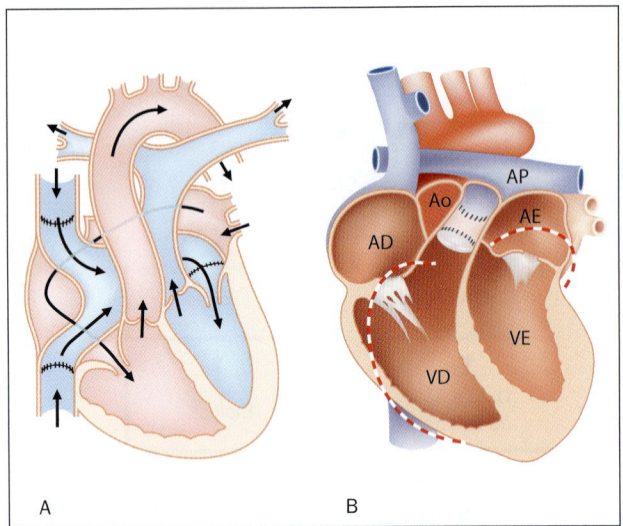

Figura 13 Esquema das técnicas cirúrgicas para correção de TGA. A: Operação de Mustard e Senning; B: Operação de Jatene.

no VE, suturado. Um conduto é colocado entre o VD e a artéria pulmonar para direcionar o fluxo sanguíneo venoso. Reoperações são necessárias pela estenose do tubo, principalmente nas crianças operadas abaixo dos 4 anos de idade.[22] Além disso, obstrução na via de saída do VE também pode ocorrer a longo prazo.

Na operação de Lecompte (*réparation à l'étage ventriculaire* –REV),[23] a CIV é ampliada, o fluxo sanguíneo do VE é redirecionado para a aorta através da CIV e a artéria pulmonar sem valva é anastomosada à via de saída do VD, sendo ampliada com monocúspide. A manobra de Lecompte (anteriorização do tronco pulmonar em relação à aorta) é empregada. A insuficiência pulmonar mantida a longo prazo pode levar à falência do VD. A mortalidade inicial relatada é de 12% e reoperações são necessárias em 20% dos pacientes em dez anos.

Na translocação pulmonar,[19] a raiz pulmonar é dissecada do ventrículo esquerdo com cuidado para não lesar a valva pulmonar e as artérias coronárias. O orifício no VE é fechado com pericárdio autólogo. Ventriculotomia é feita e a posição da CIV é confirmada. O miocárdio do septo conal é ressecado para desobstruir a VSVE para a aorta. O fluxo sanguíneo do VE é redirecionado para a aorta através da CIV, com o fechamento da CIV com Dacron®. A via de saída do VD é reconstruída com a anastomose do tronco pulmonar à ventriculotomia direita, sendo ampliada com monocúspide só quando o anel valvar é muito pequeno.[19,20] A manobra de Lecompte não é usada. De abril de 1994 a novembro de 2009, empregamos essa técnica em 42 pacientes, e dois deles apresentavam transposição corrigida das grandes artérias (TCGA), sendo feita a operação de Senning nos átrios e a translocação pulmonar nos ventrículos e vasos da base. A idade média desses pacientes era de 24 meses, com três óbitos (7,1%) na fase inicial da série. O acompanhamento em longo prazo tem mostrado crescimento do anel pulmonar, sem insuficiência valvar.[20,21]

Na operação de Nikaidoh (translocação aórtica),[21] a raiz aórtica é retirada do ventrículo direito, a obstrução da via de saída ventricular esquerda é aliviada com a divisão do septo e excisão da valva pulmonar, reconstruindo a via de saída ventricular esquerda (VSVE) com a raiz aórtica translocada e o *patch* da CIV, e a via de saída do VD (VSVD) com um *patch* de pericárdio. Modificações da técnica original incluem transferência individual das coronárias durante a translocação (para evitar a possibilidade de isquemia miocárdica), uso da manobra de Lecompte e reconstrução da VSVD com um enxerto homólogo pulmonar ou anastomose direta da artéria pulmonar no VD. Embora tecnicamente desafiadora, a translocação aórtica combina elementos das técnicas cirúrgicas comumente realizadas, incluindo os procedimentos de Ross, Konno e Jatene. Em 1980, Bex et al.[23] foram os primeiros a introduzir o conceito da translocação aórtica no tratamento da TGA, mas foi Nikaidoh, em 1984, quem popularizou a técnica para o tratamento da TGA com CIV e EP. Essa técnica é particularmente útil na presença de CIV restritivo ou de via de entrada, ventrículo direito hipoplásico, no *straddling* da valva atrioventricular e/ou anatomia coronariana anômala interferindo na incisão da VSVD. Permite melhor alinhamento das vias de saída do VD e VE; além disso, a VSVD tem menor probabilidade de ser comprimida pelo esterno, um grande problema associado à operação de Rastelli. No entanto, o tubo extracardíaco é incapaz de crescer e se calcificar, sendo necessárias reoperações. Na translocação dupla aórtica e pulmonar,[24] a aorta ascendente e o tronco pulmonar são transeccionados acima da junção sinotubular. As artérias coronárias são mobilizadas e desinseridas da aorta. A raiz aórtica e a raiz pulmonar, incluindo as válvulas semilunares, são seccionadas logo abaixo do nível do anel valvar e retiradas dos ventrículos. O septo conal é ressecado para evitar obstrução da VSVE. A CIV é fechada com *patch* de Dacron®. Posteriormente, a raiz aórtica é translocada para a posição inicial do tronco pulmonar e as artérias coronárias são reimplantadas. Após a manobra de Lecompte ser feita, é restabelecida a continuidade aórtica. A raiz pulmonar é, então, translocada anteriormente para a VSVD. A raiz pulmonar é incisada ao longo de sua parede anterior e um *patch* monocúspide de veia jugular bovina é usado para ampliar a VSVD. A valva pulmonar nativa é preservada, tentando evitar insuficiência e/ou estenose em longo prazo.

Coração univentricular

Por definição, caracteriza-se como coração univentricular quando existe atresia de uma das valvas atrioventriculares (atresia mitral ou tricúspide) ou quando as duas valvas atrioventriculares ou uma e mais do que 50% da outra se esvaziam em uma mesma câmara ventricular. Nesta situação existe um ventrículo dominante e outro hipoplásico, ou apenas uma cavidade ventricular (ventrículo indeterminado, o verdadeiro ventrículo único). O termo univentricular tem sido usado como sinônimo de ventrículo único e dupla via de entrada. As estratégias terapêuticas para todos esses tipos são similares. O diagnóstico e o tratamento precoce das cardiopatias univentriculares são essenciais para evitar hipertensão pulmonar e proteger o ventrículo dominante da cardiomiopatia decorrente da sobrecarga de volume e pressão e cianose prolongada.

Anatomia

A câmara ventricular dominante pode ser reconhecida como esquerda ou direita, pela presença ou ausência de características da porção trabecular, bem como da posição (anterior ou posterior) e anatomia das valvas atrioventriculares que a acompanham. O tipo mais comum é o ventrículo dominante morfologicamente esquerdo, com mau posicionamento das grandes artérias, com aorta emergindo do ventrículo direito hipoplásico. A artéria pulmonar sai posteriormente, a valva mitral se encontra à direita e a tricúspide à esquerda, observado em 74% de série de autópsia e 70% de série clínica (Figura 14). Em alguns casos, com o passar do tempo a CIV (forame bulboventricular) torna-se restritiva, produzindo estenose subaórtica funcional. Estenose ou atresia pulmonar ocorre em 50% dos pacientes. Os casos de dupla via de entrada de ventrículo esquerdo com concordância ventriculoarterial e estenose pulmonar são conhecidos como coração.[25]

Fisiologia

A quantidade de fluxo pulmonar determina o quadro clínico de crianças com ventrículo único, tendo como fatores determinantes a presença ou não de estenose pulmonar e o grau de resistência vascular pulmonar. Na ausência de estenose pulmonar com a queda da resistência vascular pulmonar, o fluxo pulmonar aumenta gradativamente, terminando por causar insuficiência cardíaca. Crianças com ventrículo único e atresia pulmonar são cianóticas desde o nascimento. O grau de cianose é determinado pela quantidade de fluxo pulmonar suprida pelo canal arterial, artérias colaterais sis-

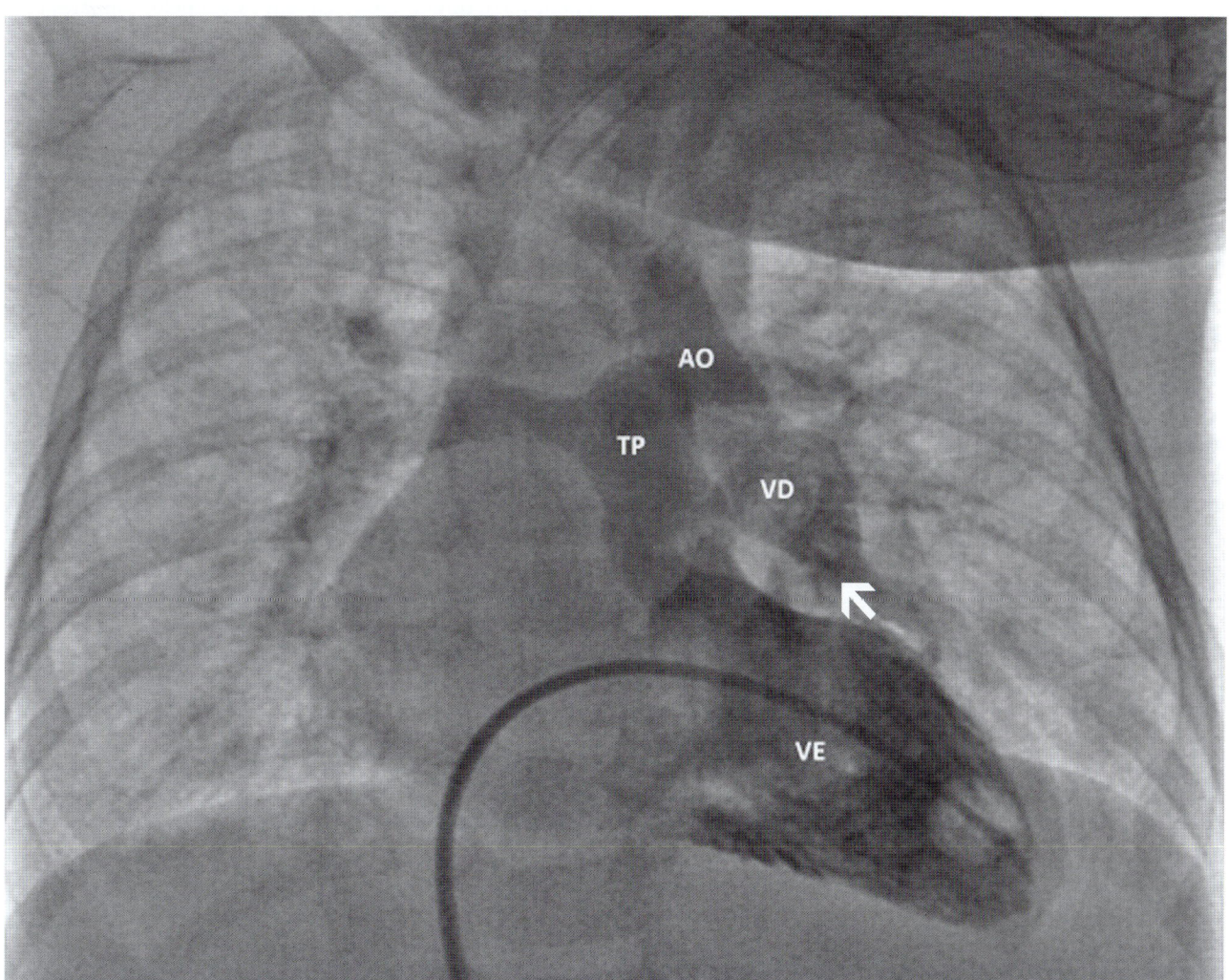

Figura 14 Coração univentricular. Cineangiografia em VE na projeção anteroposterior cranial – Atresia da valva AV esquerda. VD hipoplásico anterior e à esquerda. Conexão ventrículo-arterial discordante. A seta indica CIV restritiva.
VE: ventrículo esquerdo; VD: ventrículo direito; AO: aorta; TP: tronco pulmonar.

têmico-pulmonares ou circulação brônquica. Crianças com estenose pulmonar moderada habitualmente evoluem bem, apesar de cianóticas.

Manifestações clínicas

A maioria das crianças portadoras de ventrículo único cujo diagnóstico não foi realizado por ecocardiografia fetal, é diagnosticada nas primeiras semanas de vida, principalmente quando o quadro se associa a estenose pulmonar importante, em decorrência de cianose, e mais tardiamente na ausência de estenose pulmonar, pelo quadro de insuficiência cardíaca. Nos pacientes com muito hiperfluxo pulmonar, a cianose pode ser muito discreta e até não ser observada. O quadro clínico e o prognóstico dependem de vários determinantes anatômicos, sendo um dos mais importantes a presença ou ausência de obstrução ao fluxo pulmonar.

Exame físico

Em pacientes com estenose pulmonar, à ausculta encontra-se sopro sistólico ejetivo. Insuficiência da valva atrioventricular direita e esquerda leva a um sopro holossistólico na borda esternal média.

Eletrocardiografia (ECG)

O ECG não é muito útil no reconhecimento de hipertrofia ventricular, exceto por ser anormal.

Radiografia de tórax

Caso não exista estenose pulmonar, na radiografia de tórax observa-se cardiomegalia e hiperfluxo pulmonar. Com estenose pulmonar, a área cardíaca é normal ou ligeiramente aumentada e o fluxo pulmonar é normal ou diminuído (Figura 15).

Ecocardiograma

O ecocardiograma pode demonstrar em detalhes toda a anatomia. Dadas as inúmeras possibilidades e variações, o exame deve ser realizado com análise sequencial e de forma sistemática (Figura 16).

Tratamento

Quando existe obstrução importante ao fluxo pulmonar, é necessária a confecção de uma anastomose ou *shunt* sistêmico pulmonar (Blalock-Taussig). Já os pacientes com estenose pulmonar moderada podem não precisar de *shunt* por estarem naturalmente balanceados; entretanto, cardiopatias do tipo ventrículo único sem obstrução ao fluxo pulmonar evoluem com hiperfluxo e precisam limitá-lo precocemente por meio de uma cerclagem da artéria pulmonar, caso contrário evoluirão para a síndrome de Eisenmenger. É importante ressaltar que não existe correção anatômica, mas apenas correção fisiológica, para coração univentricular. Desta forma, o tratamento cirúrgico final para o coração com ventrículo único é a derivação do retorno venoso sistêmico para as artérias pulmonares, de forma direta, passiva e sem interposição de câmara contrátil (operação de Fontan). O procedimento de Glenn bidirecional (anastomose veia cava superior-ramo pulmonar direito) é usado como procedimento inicial ou intermediário. Algumas cardiopatias complexas com anomalia de retorno venoso sistêmico necessitam da realização de Glenn bilateral. Outras cardiopatias, em decorrência da ausência da veia cava inferior, têm drenagem sistêmica do abdome e membros inferiores através da veia ázigos para a veia cava superior; nesses casos, a cirurgia de Kawashima é empregada, resultando em uma derivação cavopulmonar quase completa, com apenas as veias supra-hepáticas tendo retorno direto para o átrio sistêmico. Nessas cirurgias intermediárias, Glenn e Kawashima, a demora na complementação da derivação cavopulmonar total pode propiciar o aparecimento de fístulas arteriovenosas pulmonares, com desvio de fluxo direita-esquerda sem passar pelos capilares pulmonares, resultando na insaturação sistêmica de oxigênio.

Nessas cirurgias intermediárias, Glenn e Kawashima, a demora na complementação da derivação cavopulmonar total pode propiciar o aparecimento de fístulas arteriovenosas pulmonares, com desvio de fluxo direita-esquerda sem passar pelos capilares pulmonares, resultando na insaturação sistêmica de oxigênio. O direcionamento do fluxo das veias supra-hepáticas, com a derivação cavopulmonar total, pode trazer a solução para essas fístulas.

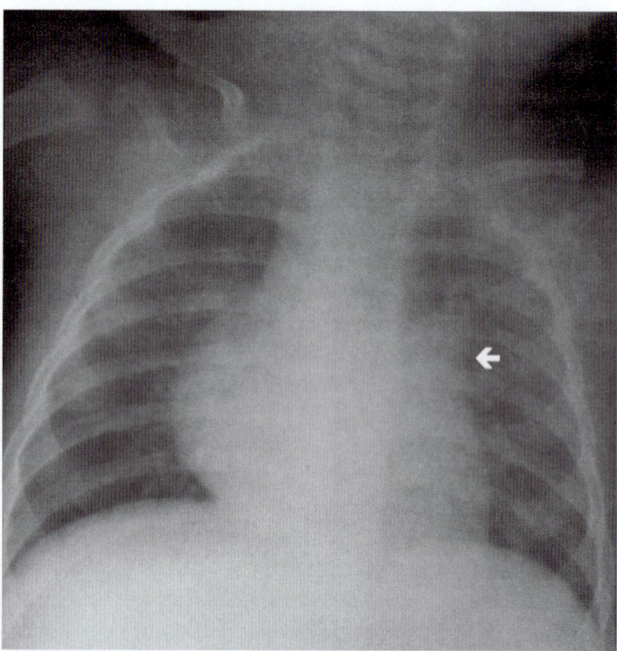

Figura 15 Radiografia de tórax na projeção anteroposterior (da mesma criança, a seta mostra abaulamento na silhueta cardíaca correspondente ao ventrículo direito hipoplásico) anterior, superior e à esquerda.

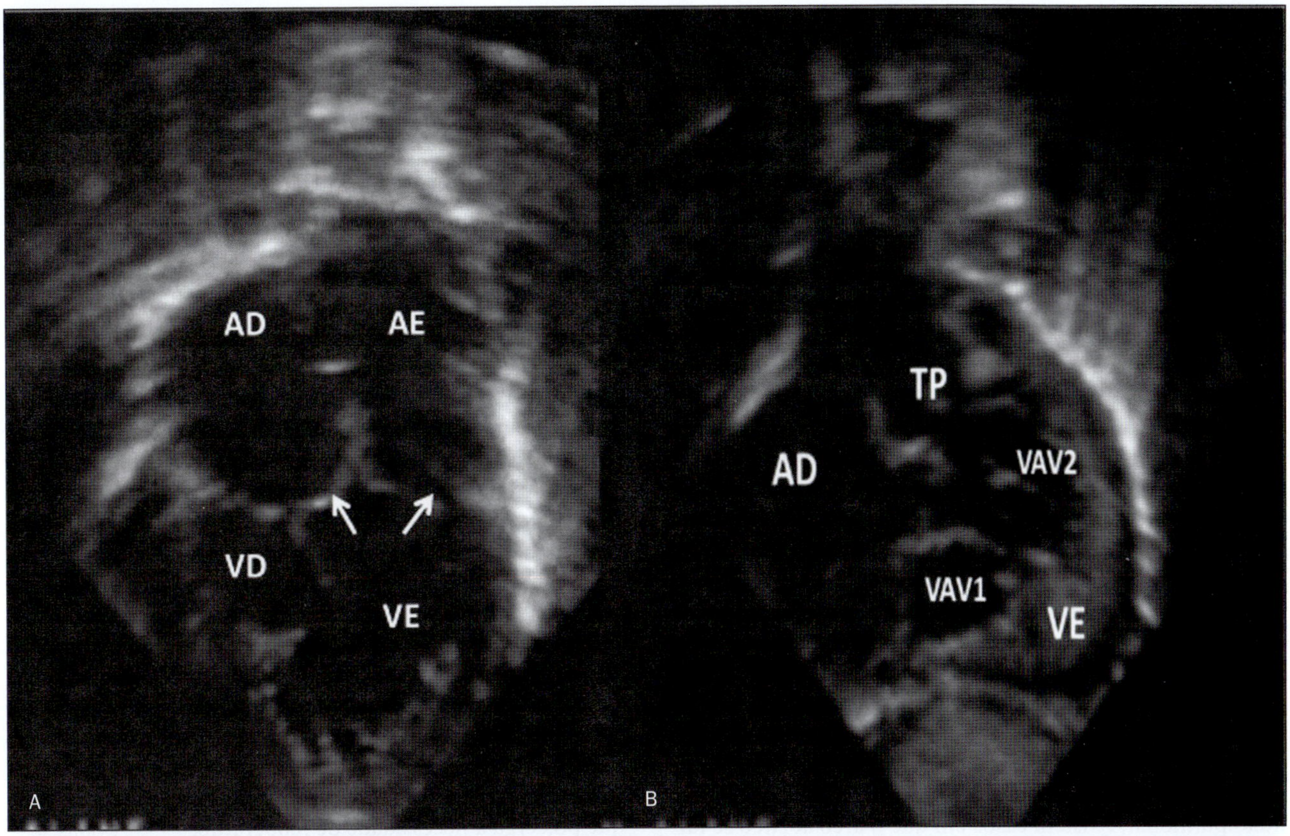

Figura 16 Cortes ecocardiográficos. A: corte paraesternal quatro câmaras mostrando as duas valvas atrioventriculares conectadas a cavidade do ventrículo morfologicamente esquerdo, caracterizando, dupla via de entrada de VE; B: corte subcostal transversal que mostra as duas valvas atrioventriculares dentro da cavidade do ventrículo morfologicamente esquerdo e o tronco pulmonar emergindo do VE.

Truncus arteriosus (TA)

Anatomia

É uma cardiopatia rara, representando 0,7% de todas as cardiopatias congênitas.[23] O TA se caracteriza por um vaso único saindo do coração, que cavalga o septo ventricular e supre a circulação sistêmica, coronariana e pulmonar. A valva truncal raramente é normal, frequentemente tem folhetos espessados, é estenótica em grau variável e às vezes incompetente. A valva pode ser uni, bi, tri, quadricúspide, etc. O arco se faz para a direita em 25% dos casos, e mais raramente pode apresentar interrupção.

Classificação

As classificações mais frequentemente usadas são a de Collet e Edwards e a de Van Praagh (Figura 17).[26,27]

Fisiologia

O TA recebe o débito cardíaco dos dois ventrículos. Na ausência de estenose de ramos pulmonares e com a queda da resistência vascular pulmonar, o paciente desenvolve insuficiência cardíaca importante de alto débito e difícil controle em poucas semanas.

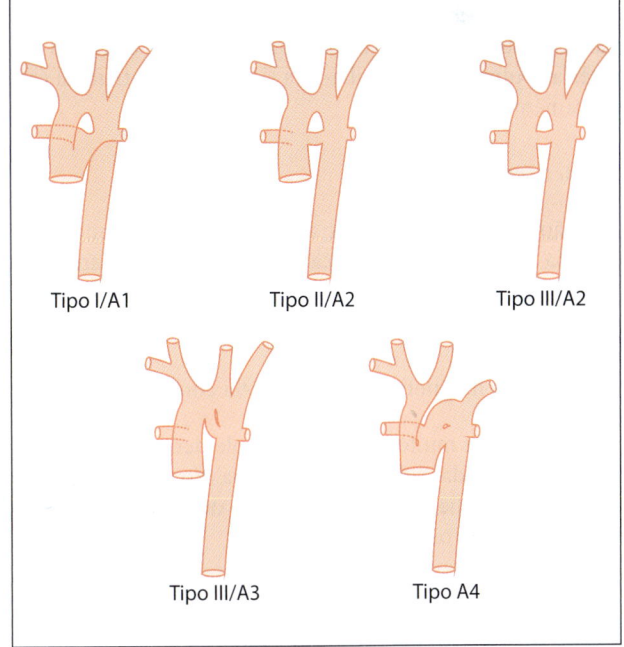

Tipo I/A1 Tipo II/A2 Tipo III/A2

Tipo III/A3 Tipo A4

Figura 17 Classificação de *truncus*. Tipo I a III segundo a classificação de Collet; tipo Edwards e A1-A4 segundo a classificação de Van Praagh.

Manifestações clínicas

O diagnóstico, quando não realizado antes do nascimento pelo ecocardiograma fetal, ou no pós-natal imediato em razão de baixa saturação à oximetria de pulso, costuma ser feito nas primeiras semanas de vida, em razão do achado de sopro e quadro de insuficiência cardíaca. Os sintomas mais frequentes são: taquipneia, retração intercostal e cianose, esta muitas vezes discreta. Os pulsos são amplos e o impulso do ventrículo direito é visível e palpável. À ausculta, ouve-se um sopro sistólico em borda esternal esquerda alta, algumas vezes associado a um sopro diastólico de regurgitação da valva truncal. São achados frequentes de ausculta: segunda bulha única, clique de ejeção em ápice ou borda esternal esquerda alta e um sopro do tipo ruflar diastólico decorrente da estenose mitral relativa, consequência do grande hiperfluxo pulmonar.

Eletrocardiografia

O eletrocardiograma pode mostrar sobrecarga direita ou esquerda ou biventricular e de átrio esquerdo.

Radiografia de tórax

Os achados mais comuns são cardiomegalia com tronco pulmonar escavado, dilatação do átrio esquerdo e hiperfluxo pulmonar. Existem casos em que o arco aórtico se faz para a direita.

Ecocardiografia

O corte ecocardiográfico subcostal longitudinal mostra o *truncus arteriosus* cavalgando o septo ventricular e, inclinando posteriormente o transdutor, observa-se a origem das artérias pulmonares e avalia-se a CIV e a valva truncal (espessamento e mobilidade).

Cateterismo cardíaco

São poucas as indicações: apenas para esclarecimento de alguma informação anatômica não claramente esclarecida e para avaliação hemodinâmica, quando houver suspeita de doença vascular pulmonar.

Ressonância magnética ou tomografia computadorizada

São exames muito úteis para complementar informações anatômicas obtidas pelo ecocardiograma. No seguimento pós-operatório, avaliam tamanho e função do ventrículo direito, o tubo VD-TP e os ramos pulmonares.

Tratamento

Como é comum a apresentação com insuficiência cardíaca grave no período neonatal e evolução precoce de doença vascular pulmonar, o tratamento cirúrgico deve ser realizado dias após o diagnóstico, uma vez que, sem cirurgia, o prognóstico é muito ruim, com óbito ocorrendo em média antes do segundo mês de vida.[40] Enquanto a cirurgia é aguardada, para maior estabilidade, inicia-se tratamento clínico com diuréticos e inibidores da enzima conversora de angiotensina. Não raro, a criança necessita do uso de drogas vasoativas e ventilação pulmonar mecânica.

Na cirurgia, a CIV é fechada, direcionando o fluxo do VE para a aorta. Os ramos pulmonares são desconectados da raiz aórtica e o orifício fechado com sutura direta ou pericárdio autólogo tratado. A reconstrução da via de saída do VD é um ponto controverso na correção do *truncus arteriosus*. Geralmente, utiliza-se a interposição de um tubo valvado ou não, homólogo ou sintético, entre o VD e as artérias pulmonares. A degeneração do tubo ocorre rapidamente em crianças abaixo de 12 meses, com necessidade de reoperação por estenose e/ou insuficiência.

Barbero-Marcial descreveu a técnica de reconstrução do *truncus* tipo II sem a interposição de conduto, com anastomose direta entre o tronco pulmonar e a ventriculotomia infundibular.

Preferencialmente temos feito a anastomose direta da porção posterior do TP na ventriculotomia, completando a parte anterior com enxerto monocúspide de pericárdio bovino ou de PTFE, o que facilita o pós-operatório imediato, por propiciar certo grau de competência valvar pulmonar, porem com a possibilidade de crescimento da parte posterior, o que posterga a necessidade de reoperação.

Esses pacientes necessitam de acompanhamento ao longo da vida e todos eventualmente necessitarão de troca do tubo.[27]

Drenagem anômala total das veias pulmonares

Ocorre quando todas as quatro veias pulmonares drenam anomalamente em uma estrutura venosa sistêmica, que não seja diretamente no átrio esquerdo. Sua incidência varia entre 0,7 e 1,5% de todas as cardiopatias congênitas.[1-4]

Classificação

São classificadas em quatro tipos, dependendo da conexão anômala com o sistema venoso sistêmico, em (Figura 18):

- Supracardíaca (43-49%).
- Cardíaca (16-18%).
- Infracardíaca (26-27%).
- Mista (9-12%).[41,42]

Supracardíaca

Neste tipo de drenagem, a câmara coletora comum drena na veia inominada através da veia vertical, e em seguida para a veia cava superior e o átrio direito. Algumas vezes drena diretamente na veia cava superior. O sítio da obstrução pode ser causado por estruturas adjacentes, por exemplo, a veia vertical pode ser comprimida pelo brônquio-fonte esquerdo e a artéria pulmonar.

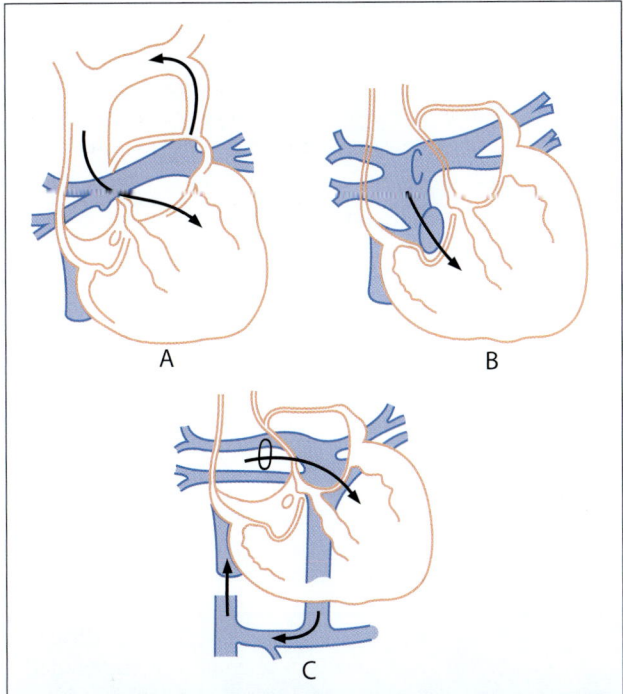

Figura 18 Tipos mais comuns de drenagem anômala total. A: Supracardíaca. No tipo mais comum as veias pulmonares se juntam por trás do coração e drenam para cima através da veia vertical, a qual se junta à veia inominada que se conecta com a veia cava superior direita e drena para o átrio direito via veia vertical para a veia inominada; B: Cardíaca. As veias pulmonares reúnem-se atrás do coração e, em seguida, drenam diretamente para o átrio direito ou através do seio coronário; C: Infracardíaca. As veias pulmonares drenam para o átrio direito através das veias hepáticas (fígado) e da veia cava inferior. Neste tipo, as veias pulmonares unem-se atrás do coração e, em seguida, drenam para baixo, conectando-se ao sistema portal de veias do fígado. O fluxo sanguíneo dissipa através do leito vascular do fígado e drena o átrio direito.

Cardíaca

A câmara coletora drena no seio coronário, o que ocorre mais frequentemente, ou drena diretamente dentro do átrio direito. Raramente são obstrutivas; quando isso ocorre, é por estenose do seio coronariano.

Infracardíaca

Neste tipo de conexão venosa, as veias pulmonares direitas e esquerdas descem via veia pulmonar comum, orientada verticalmente, atrás do coração, atravessam o diafragma e drenam na veia porta, *ductus venosus*, ou veia hepática e, após atingir o sistema porta, drenam na veia cava inferior. As infracardíacas podem ser obstruídas no nível do diafragma, pelo ligamento do *ductus venosus*, ou pela resistência dos sinusoides hepáticos (Figura 19).

Mistas

As quatro veias drenam anomalamente em mais de uma estrutura venosa.

Fisiopatologia

Todo o fluxo venoso pulmonar retorna para a circulação sistêmica, ocorrendo mistura dos retornos venosos sistêmico e pulmonar. O fluxo pulmonar é determinado pelo grau de resistência arteriolar pulmonar e de obstrução das veias pulmonares. Podem apresentar dois quadros: com ou sem obstrução. Na forma não obstrutiva ou com mínima obstrução, o hiperfluxo pulmonar é intenso e a criança se apresenta com quadro de insuficiência cardíaca e sem cianose aparente, uma vez que a saturação de oxigênio habitualmente é > 90%. Na forma obstrutiva, observa-se hipertensão venosa pulmonar com consequente edema pulmonar.

Manifestação clínica

O quadro clínico é variável e depende da presença e do grau de obstrução venosa pulmonar.

Na forma não obstrutiva, em geral a criança aparenta estar bem. O diagnóstico é feito a partir do achado de sopro cardíaco ou de discreta cianose.

Na forma obstrutiva, o quadro clínico é grave, caracterizado por cianose e desconforto respiratório e pode ocorrer precocemente no período neonatal. A evolução é rápida com taquidispneia e retração intercostal, ou seja, sinais indicativos de edema pulmonar. No recém-nascido é difícil o diagnóstico diferencial com a síndrome do desconforto respiratório (SDR); entretanto, o tempo de início dos sintomas é diferente. Enquanto na SDR os sintomas se iniciam logo após o nascimento, na DATVP os sintomas costumam aparecer após 12 horas de vida. Na forma não obstrutiva, a apresentação clínica geralmente é mais tardia e consiste em insuficiência cardíaca secundária ao hiperfluxo pulmonar, ou seja, taquipneia, cansaço às mamadas e baixo ganho ponderal.[28,29]

Exame físico

Na forma obstrutiva, a criança aparenta ser portadora de doença grave e apresenta cianose importante, taquipneia e hepatomegalia. É comum não se detectar sopro cardíaco, sendo a única anormalidade da ausculta uma segunda bulha hiperfonética. Pode-se ouvir sopro contínuo sobre a área da obstrução.

Na forma não obstrutiva, em geral a criança encontra-se bem. A ausculta cardíaca é semelhante à de CIA, com desdobramento fixo da segunda bulha, sopro sistólico ejetivo suave em borda esternal esquerda alta; às vezes, ausculta-se sopro diastólico em razão do fluxo aumentado através da valva tricúspide (estenose relativa). Taquipneia, hepatomegalia e graus variados de cianose podem ser observados.

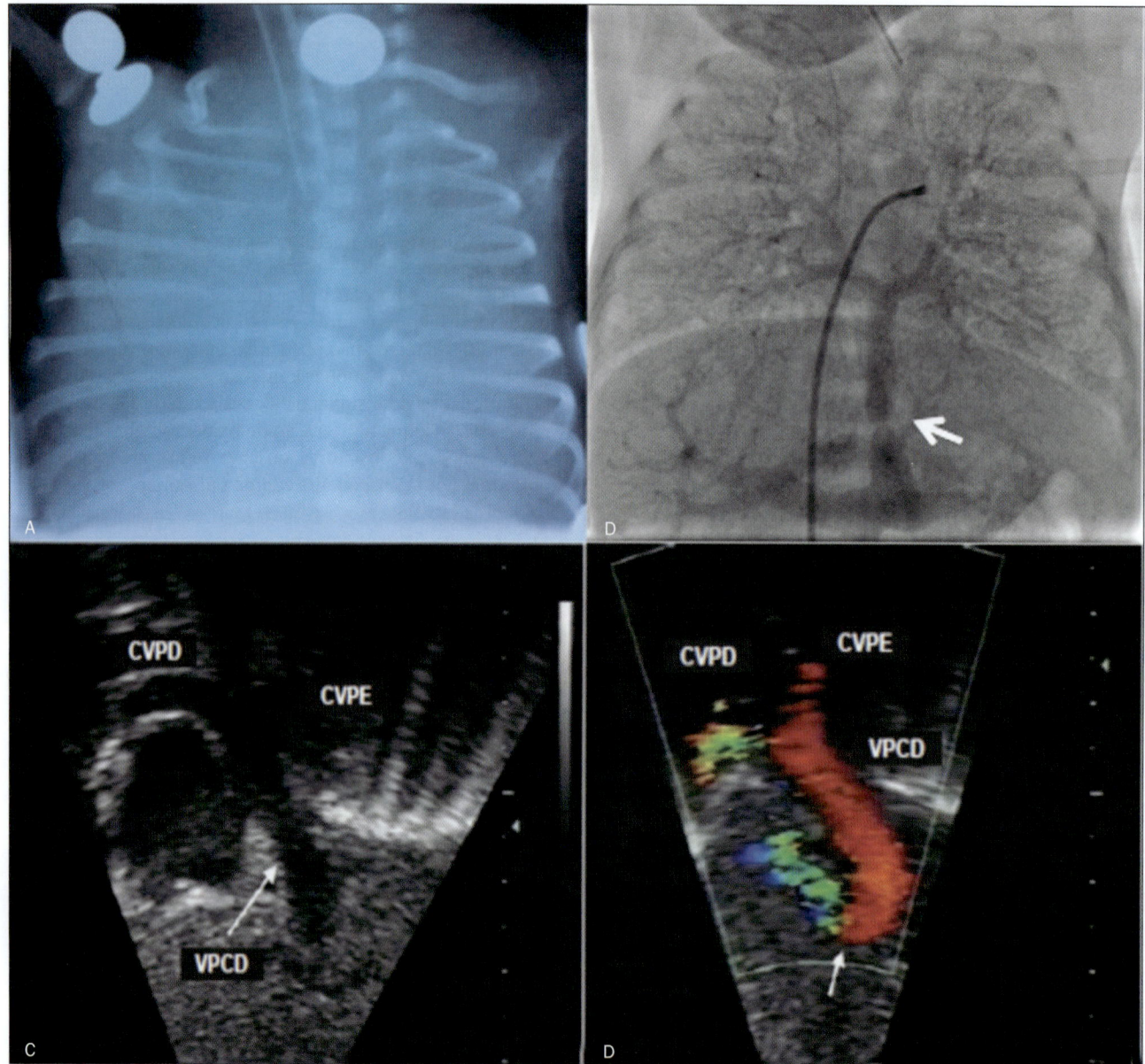

Figura 19 Drenagem anômala total das veias pulmonares infradiafragmática – forma obstrutiva. A: Radiografia de tórax mostrando importante congestão pulmonar bilateral; B: Arteriografia pulmonar – no retorno venoso, observa-se que as veias pulmonares direitas e esquerdas se juntam em um coletor comum descendente (veia pulmonar comum descendente). A seta mostra importante obstrução do coletor ao entrar no hilo hepático. C e D: Cortes ecocardiográficos subcostais que mostram as coletoras das veias pulmonares direitas e esquerdas e a veia coletora comum descendente. O estudo com Doppler mostra mosaico que corresponde ao ponto de obstrução (seta) na entrada do hilo hepático.
CVPD: conexão das veias pulmonares direitas; CVPE: conexão das veias pulmonares esquerdas; VPCD: veia pulmonar comum descendente.

Eletrocardiograma

Mostra sobrecarga ventricular direita e, frequentemente, sobrecarga de átrio direito.

Radiografia de tórax

Na forma obstrutiva, a área cardíaca é de tamanho normal. Há evidências de edema pulmonar, com aspecto de vi-

dro moído nos casos graves. Já na forma não obstrutiva, a área cardíaca é discretamente aumentada, há dilatação do tronco e ramos pulmonares e sinais de hiperfluxo pulmonar, sem congestão.

Ecocardiografia

O diagnóstico ecocardiográfico de DATVP é baseado em um conjunto de achados, que incluem:

- Incapacidade de demonstrar a conexão normal das veias pulmonares no átrio esquerdo.
- Demonstração da veia vertical ascendente e dilatação da veia cava superior nos casos de drenagem supracardíaca.
- Demonstração da veia descendente comum e sua conexão ao hilo hepático (veia porta) e dilatação da veia cava inferior nos casos de drenagem infracardíaca.
- Dilatação das cavidades direitas.
- *Shunt* direita-esquerda através do septo interatrial (forame oval ou CIA).
- Estudo com Doppler no trajeto das veias e suas conexões para averiguar existência ou não de obstrução ao retorno venoso pulmonar.
- A correção cirúrgica da tetralogia de Fallot preferencialmente deve ser realizada entre 3 e 12 meses.

Ressonância magnética e angiotomografia computadorizada

Estes exames são excelentes para avaliar o trajeto das veias pulmonares e suas conexões, fornecendo grandes detalhes.

Cateterismo cardíaco

Raramente é necessário para definição anatômica. Pode ser indicado para realização de atriosseptostomia por balão, como procedimento paliativo para estabilização clínica da criança com CIA restritiva.

Tratamento

A drenagem anômala total de veias pulmonares requer correção cirúrgica, porém procedimentos de cateterismo podem ser necessários para estabilização do paciente. Atriosseptostomia por balão é usada quando o forame oval é restritivo e a cirurgia corretiva é postergada por algum motivo. A colocação de *stent* na veia vertical como pré-tratamento de uma veia vertical obstrutiva antes da cirurgia foi reportado. O fechamento de veia vertical no pós-operatório, nos casos em que ela tenha sido mantida aberta, pode ser feito com Amplatzer ou *stent* oclusor de canal arterial. Estabilizar o paciente antes da cirurgia o tanto quanto possível, do ponto de vista cardíaco e metabólico, é importante. Isso envolve ventilação mecânica adequada, correção da acidose, suporte inotrópico, administração de prostaglandina para manter canal arterial pérvio.

A época da cirurgia depende do grau de obstrução e do quadro clínico do paciente. A cirurgia, realizada com utilização de CEC e em alguns neonatos com perda circulatória total sob hipotermia, consiste na anastomose do ducto coletor das veias pulmonares ao átrio esquerdo, algumas vezes mantendo uma CIA ou a veia vertical aberta em decorrência da hipertensão pulmonar. A técnica de marsupialização das veias pulmonares no pericárdio, evitando suturas, pode evitar ou reduzir a chance de estenose das veias pulmonares no longo prazo. Nos casos de recém-nascidos graves com a forma obstrutiva, a cirurgia para correção deve ser indicada de imediato.

Evolução pós-operatória

A maioria evolui muito bem. O óxido nítrico pode ser útil como vasodilatador pulmonar no pós-operatório, em pacientes que apresentem crise de hipertensão pulmonar com baixo débito cardíaco. Sulfato de magnésio também pode ser usado como vasodilatador pulmonar nesses casos. ECMO pode ser necessária no período inicial de pós-operatório e salvar a vida em alguns desses pacientes. O principal problema que pode vir a ser enfrentado no acompanhamento tardio é a obstrução de uma ou mais veias pulmonares, que pode ocorrer em até 10% dos pacientes e que pode necessitar de reoperação, dilatação por balão ou colocação de *stent*.

Resumo

As cardiopatias cianogênicas mais frequentes são tetralogia de Fallot, transposição das grandes artérias (TGA), coração univentricular, drenagem anômala total das veias pulmonares e truncus arteriosus.

A TGA é a cardiopatia cianogênica mais diagnosticada no período neonatal, sendo caracterizada por uma concordância A-V com discordância V-A.

Atrioseptostomia com balão de Rashkind pode ser realizada no recém-nascido portador de TGA, que apresenta hipóxia importante e CIA restritiva.

O tratamento cirúrgico da TGA depende da idade ao diagnóstico, defeitos associados e avaliação do ventrículo esquerdo.

A tetralogia de Fallot é uma cardiopatia cianogênica frequente. Tipicamente, ocorrem crises de hipóxia caracterizadas por hiperpneia, aumento progressivo da cianose, palidez e síncope. Ocasionalmente, podem levar a convulsão, acidente vascular cerebral, coma e óbito.

A correção cirúrgica da tetralogia de Fallot preferencialmente deve ser realizada entre 3 e 12 meses.

As cardiopatias do tipo coração univentricular apresentam quadro clínico e prognóstico dependentes de alguns aspectos anatômicos, sendo a presença ou ausência de obstrução ao fluxo pulmonar um dos mais importantes.

Na DATVP o quadro clínico depende da presença e do grau de obstrução venosa. Pacientes com obstrução importante apresentam quadro muito grave no período neonatal, com cianose e desconforto respiratório importantes. Aqueles com a forma não obstrutiva apresentam cianose discreta ao nascimento, e podem ser detectados no teste de triagem pela oximetria de pulso ou, posteriormente, quando apresentam sintomas em consequência do hiperfluxo pulmonar. Todos os casos requerem correção cirúrgica.

Referências bibliográficas

1. Hoffman JI, Kaplan S. The incidence of congenital heart disease. J Am Coll Cardiol. 2002;39(12):1890-900.
2. Menacher F, Martin JA. Expanded health data from the new birth certificate, 2005. Natl Vital Stat Rep. 2008;56(13):1-24.

3. Dorfman AT, Marino BS, Wernovsky G, Tabbutt S, Ravishankar C, Godinez RI, et al. Critical heart disease in the neonate: presentation and outcome at a tertiary care center. Pediatr Crit Care Med. 2008;9(2):193-202.

4. Desai K, Rabinowitz EJ, Epstein S. Physiologic diagnosis of congenital heart disease in cyanotic neonates. Curr Opin Pediatr. 2019;31(2):274-83.

5. Plana MN, Zamora J, Suresh G, Fernandez-Pineda L, Thangaratinam S, Ewer AK. Pulse oximetry screening for critical congenital heart defects. Cochrane Database of Systematic Reviews. 2018;3.

6. Di Felice V, Zummo G. Tetralogy of Fallot as a model to study progenitor cell migration and differentiation during heart development. Trends Cardiovasc Med. 2009;19(4):130.

7. Rauch R, Hofbeck M, Zweier C, Koch A, Zink S, Trautman U, et al. Raucher comprehensive genotype – phenotype analysis in 230 patients with tetralogy of Fallot. A J Med Genet. 2010;47(5):321.

8. Wise-Faberowski L, Asija R, McElhinney DB. Tetralogy of Fallot: everything you wanted to know but were afraid to ask. Paediatr Anaesth. 2018.

9. Tsze DS, Vitberg YM, Berezow J, Starc TJ, Dayan PS. Treatment of tetralogy of Fallot hypoxic spell with intranasal fentanyl. Pediatrics. 2014;134(1):e266.

10. Montero JV, Nieto EM, Vallejo IR, Montero SV. Intranasal midazolam for the emergency management of hypercyanotic spells in tetralogy of Fallot. Pediatr Emerg Care. 2015;31(4):269.

11. Bedair R, Iriart X. Educational series in congenital heart disease: Tetralogy of Fallot: diagnosis to long-term follow-up. Echo Res Pract. 2019;6(1):R9-R23.

12. Reddy VM, Liddicoat JR, McElhinney DB, Brook MM, Stanger P, Hanley FL. Routine primary repair of tetralogy of Fallot in neonates and infants less than three months of age. Ann Thorac Surg. 1995;60(6 Suppl):S592-6.

13. Barron DJ. Tetralogy of Fallot: controversies in early management. World J Pediatr Congenit Heart Surg. 2013;4(2):186-91.

14. Kaza AK, Lim HG, Dibardino DJ. Long-term results of right ventricular outflow tract reconstruction in neonatal cardiac surgery: options and outcomes. J Thorac Cardiovasc Surg. 2009;138:911-6.

15. Dohlen G, Chaturvedi RR, Benson LN, Ozawa A, Van Arsdell GS, Fruitman DS, Lee, KJ. Stenting of the right ventricle outflow tract in the symptomartic infant with tetralogy of Fallot. Heart. 2009;95(2):142-7.

16. Quandt D, Ramchandani B, Stickley J, Mehta C, Bhole V, Barron DJ, Stumper O. Stenting of the right ventricular outflow tract promotes better pulmonary arterial growth compared with modified Blalock-Taussig shunt palliation in tetralogy of Fallot-type lesions. JACC Cardiovasc Interv. 2017;10(17):1774-84.

17. Ross ET, Costello JM, Backer CL, Brown LM, Robinson JD. Right ventricular outflow tract growth in infants with palliated tetralogy of fallot. Ann Thorac Surg. 2015;99(4):1367-72.

18. Kreutzer C, De Vive J, Oppido G, et al. Twenty-five-year experience with Rastelli repair for transposition of the great arteries. J Thorac Cardiovasc Surg. 2000;120:211-23.

19. da Silva JP, Baumgratz JF, da Fonseca L. Pulmonary root translocation in transposition of great arteries repair Ann Thorac Surg. 2000;69:643-45.

20. Silva J P, Fonseca L. Pulmonary root translocation. Operative Techniques in Thoracic and Cardiovascular Surgery: A Comparative Atlas,- 2009;14(1):23-34.

21. Nikaidoh H. Aortic translocation and biventricular outflow tract re- construction. A new surgical repair for transposition of the great arteries associated with ventricular septal defect and pulmonary ste- nosis. J Thorac Cardiovasc Surg. 1984;88:365-72.

22. Khairy P, Claire M, Fernandes SM, Blume ED, Powell AJ, Newburger JW, et al. Cardiovascular outcomes after arterial switch operation for D-transposition of the great arteries. Circulation. 2013;127(3):331-9.

23. Chikkabyrappa S, Mahadevaiah G, Buddhe S, Alsaied T, Tretter J. Common arterial trunk: physiology, imaging, and management. Semin Cardiothorac Vasc Anesth. 2018;1089253218821382.

24. Hu S, Xie Y, Li S, et al. Double-root translocation for double-outlet right ventricle with noncommitted ventricular septal defect or double-outlet right ventricle with subpulmonary ventricular septal defect associated with pulmonary stenosis: an optimized solution. Ann Thorac Surg. 2010;89(5):1360-5.

25. Anderson RH, Cook A. Morphology of the functional univentricular heart. Cardiology in the Young. 2004;(14):3-12.

26. van Praagh R, van Praagh S. The anatomy of common aortico- pulmonary trunk (truncus arteriosus communis) and its embriologic implications. A study of 57 necropsy cases. Am J Cardiol. 1965;16:406.

27. Chikkabyrappa S, Mahadevaiah G, Buddhe S, Alsaied T, Tretter J. Common arterial trunk: physiology, imaging, and management. Semin Cardiothorac Vasc Anesth. 2018;1089253218821382.

28. Geva T, Van Praagh S. Anomalies of the pulmonary veins. In: Allen HD, Shaddy RE, Driscoll DJ, Feltes TF, editors. Moss and Adams' heart disease in infants, children, and adolescents: including the fe- tus and young adult. 8. ed. Philadelphia: Lippincott Williams & Wilkins; 2008. p.809-39.

29. Seale AN, Uemura H, Webber SA, Patridge J, Roughton M, Ho SY, et al.; British Congenital Cardiac Association. Total anomalous pulmonary venous connection: morphology and outcome from an international population- -based study. Circulation. 2010;122(25): 2718.

Estudos hemodinâmicos e terapêutica invasiva percutânea nas cardiopatias congênitas

Marcelo S. Ribeiro
Rodrigo Nieckel da Costa
Carlos A. C. Pedra

Pontos-chave

- O fechamento percutâneo da CIA está indicado quando há dilatação das câmaras cardíacas direitas ao ecocardiograma e Qp/Qs > 1,5, exceto nos casos com HP fixa.
- O fechamento percutâneo do canal arterial é a modalidade terapêutica de escolha em pacientes > 4 a 5 kg.
- A valvoplastia pulmonar está indicada quando o gradiente sistólico máximo pela ecocardiografia é superior a 50 mmHg.
- Nos casos de estenose bilateral de artérias pulmonares, a angioplastia acompanhada, ou não, do uso de *stent* está indicada quando existe: (1) hipertensão ventricular direita acima de 2/3 da pressão sistêmica, (2) disfunção do VD ou (3) baixa aptidão ao exercício ao teste cardiopulmonar (VO_2 estimado < 60%), com ou sem insuficiência cardíaca direita.
- Em casos excepcionais, a valvoplastia pulmonar pode ser realizada paliativamente na T4F quando há predomínio do componente valvular por fusão comissural, em crianças com hipoxemia grave e sem condições de correção cirúrgica total.
- A troca valvar pulmonar percutânea é a primeira opção em pacientes com disfunção grave do conduto VD-TP ou bioprótese pulmonar e anatomia favorável.
- A atriosseptostomia por cateter-balão é mandatória em pacientes com TGA e hipoxemia grave antes da cirurgia de correção total, permitindo uma sobrevida de 90% no primeiro ano.

Introdução

Neste capítulo serão revisadas as cardiopatias congênitas de maior frequência e importância. Elas foram divididas segundo a classificação clássica em: acianogênicas e cianogênicas.

Acianogênicas: comunicação interatrial (CIA); comunicação interventricular (CIV); defeito do septo atrioventricular (DSAV); persistência do canal arterial (PCA); estenose pulmonar valvar (EPV); estenoses das artérias pulmonares (EAP); estenose valvar aórtica (EAo); coartação da aorta (CoAo).

Cianogênicas: tetralogia de Fallot (T4F); atresia pulmonar com septo ventricular íntegro (APSVI); atresia tricúspide (AT); transposição das grandes artérias (TGA); coração univentricular (CUV).

Comunicação interatrial

É uma anomalia frequente que corresponde de 7 a 10% de todas as cardiopatias congênitas. É classificada em quatro tipos: *ostium secundum* (OS), *ostium primum* (OP), seio venoso (SV) superior e inferior; e seio coronário (SC), por orifício em seu teto.

A CIA tipo OS é a mais comum (cerca de 75% dos casos), localizando-se dentro das margens da fossa oval. A comunicação tipo OP corresponde a 15% dos casos e tem localização na parte mais inferior do septo e, geralmente, está associada ao defeito do septo atrioventricular. A CIA SV ocorre em cerca de 8% dos casos e é mais comum próximo à veia cava superior (VCS). Costuma acompanhar-se de anomalia do retorno venoso pulmonar onde a veia pulmonar superior direita se conecta anormalmente na VCS em sua desembocadura no átrio direito (AD). A sua localização abaixo da fossa oval, fundindo-se com o assoalho da veia cava inferior (VCI) é muito rara. A CIA tipo SC ocorre em apenas 2% dos casos. Nessa variante, o tecido do teto do seio coronário está deficiente, o que permite a comunicação entre os átrios. Geralmente se acompanha da persistência da VCS esquerda.[1,2]

Cateterismo cardíaco e estudo angiográfico

A ecocardiografia, principalmente a transesofágica (Eco TE) bidimensional ou mais recentemente tridimensional, tem papel fundamental para definição diagnóstica nos casos de CIA, detalhando de forma satisfatória a localização e anatomia dos defeitos.[3] O cateterismo deve ser reservado para os casos de dúvidas a respeito da existência de defeitos associados não definidos ao ecocardiograma ou se houver hipertensão arterial pulmonar.[4]

Saltos oximétricos são encontrados entre a VCS e o AD, persistindo o aumento da saturação de O_2 no ventrículo direito (VD) e no tronco pulmonar (TP), maior do que 10%. Níveis normais são encontrados nas cavidades esquerdas e na aorta (Ao), a não ser que exista inversão de fluxo no plano da CIA ou insaturação das veias pulmonares por doença parenquimatosa pulmonar associada. As pressões são normais ou discretamente elevadas no VD e no TP. Às vezes, observa-se gradiente de pressão entre o VD e o TP, em geral inferior a 20 mmHg (pico a pico, no cateterismo), gerado pelo hiperfluxo pulmonar. A hipertensão pulmonar (HP) em algum grau ocorre em cerca de 5% dos casos nos primeiros 20 anos de vida, aumentando para até 50% acima dos quarenta anos.[2]

O estudo angiográfico é raramente utilizado (visto que a melhor definição anatômica é dada pelo Eco TE) e é feito com injeção de contraste na veia pulmonar superior direita na incidência OAE 30° e cranial 30° para os defeitos da fossa oval. O jato contrastado passa para o AD delimitando o diâmetro do defeito (Figura 1). O defeito poderá ser único, com dois ou mais orifícios isolados ou multifenestrado, associado ou não a aneurismas do septo interatrial. Nos casos dos defeitos tipo SV, a injeção deverá ser feita na veia pulmonar anômala ou na AP na incidência frontal. Em ambas as situações, visualiza-se a chegada do contraste pela veia pulmonar anômala na VCS ou no próprio AD (Figura 2).

Cateterismo intervencionista

O tratamento percutâneo da CIA OS está indicado quando há dilatação do VD definida pela ecocardiografia, geralmente associada à presença Qp/Qs maior que 1,5:1 estimado ao ecocardiograma ou no cateterismo. Também devem ser encaminhados para a intervenção: a) o paciente que apresentar antecedente de acidente vascular cerebral isquêmico criptogênico, mesmo que não haja sobrecarga do VD,

especialmente em pacientes menores de 60 anos; e b) nas situações em que crises agudas de hipoxemia, desencadeadas pela saída do decúbito em direção ao ortostatismo e agravadas pelo exercício físico, características da síndrome de ortodeoxia-platipneia. Admite-se que cerca de 90% dos casos sejam candidatos à oclusão percutânea. Para isso, vários fatores devem ser avaliados: as dimensões do defeito e do paciente, as características das bordas e sua distância para outras estruturas intracardíacas, a localização e o número de defeitos e a possível associação com aneurismas do septo interatrial.[3,5-7]

Diversos dispositivos encontram-se disponíveis para a oclusão do defeito, sendo os principais: Amplatzer Septal Occluder (Abbott Medical Inc., Estados Unidos), Figulla ASD (Occlutech GmbH., Alemanha) e CERA (Lifetech Scientific Co., China). Todas possuem registro na Anvisa.

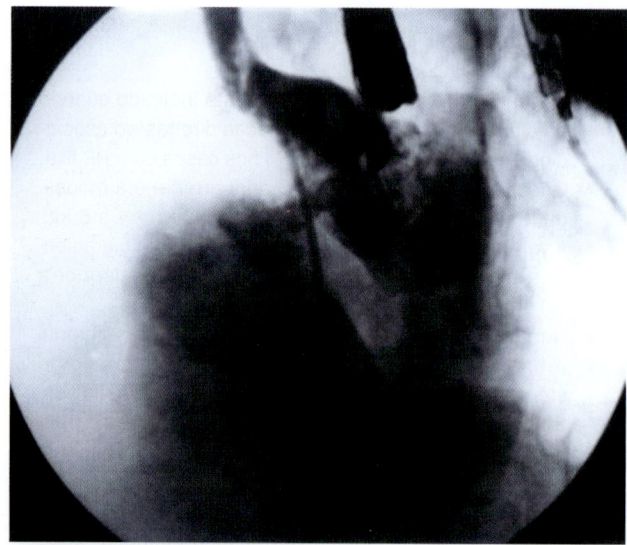

Figura 1 Injeção de contraste na veia pulmonar superior direita, na incidência OAE 30° e cranial 30°, documentando a comunicação interatrial tipo *ostium secundum*.

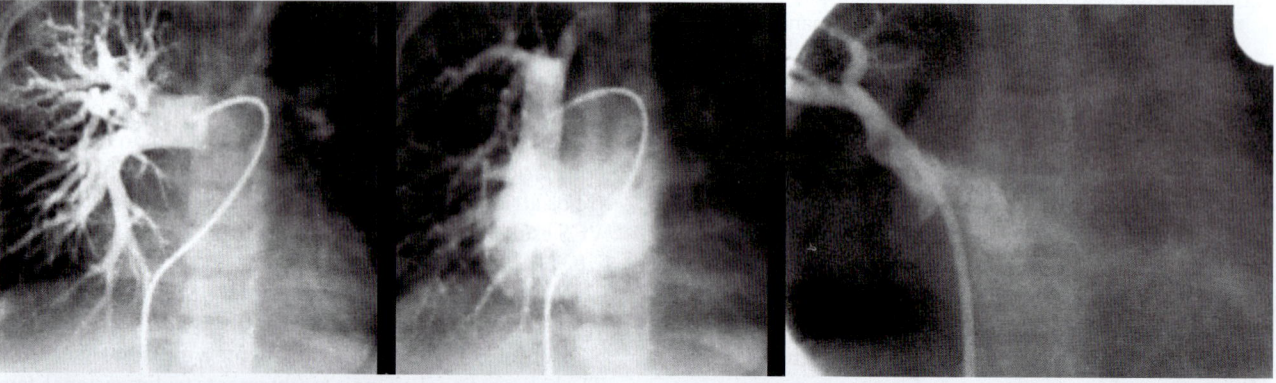

Figura 2 Injeção de contraste na artéria pulmonar direita e na veia pulmonar superior direita conectada anormalmente com a veia cava superior: comunicação interatrial tipo *sinus venosus*.

Comunicação interventricular

A comunicação interventricular (CIV) isolada é o defeito cardíaco congênito mais frequente, correspondendo a 20% de todas as cardiopatias congênitas.[8] A classificação de Soto,[9] modificada por Anderson,[10] é a mais utilizada e baseia-se na localização do defeito e sua relação com marcos anatômicos bem definidos.

1. Defeitos relacionados com o septo membranoso (CIV perimembranosa): correspondem a 80% dos casos, estando localizados na porção média da região mais superior do septo ventricular (porção membranosa). Podem ter extensão ao septo muscular adjacente na porção trabecular, na via de entrada ou na via de saída. Estão geralmente muito próximos à valva aórtica e podem permitir uma contiguidade entre essa valva e a valva tricúspide.
2. Defeitos relacionados às valvas atrioventriculares: ocupam a posição posterior e inferior do septo e são denominados defeitos de via de entrada. Correspondem a 5% dos casos.
3. Defeitos relacionados com as valvas arteriais: localizados na porção anterior e superior do septo. São denominados supracristais ou subpulmonares e correspondem a cerca de 5% dos casos.
4. Defeitos localizados exclusivamente na porção muscular do septo: apresentam-se como orifício isolado na parte média do septo (trabecular) ou como orifícios múltiplos na porção trabecular ou próximo ao ápex. São encontrados em 10% dos casos.

Cateterismo cardíaco e estudo angiográfico

Na grande maioria dos casos, o estudo ecocardiográfico é suficiente para o estabelecimento do diagnóstico preciso. Nos casos de dúvidas diagnósticas, de CIV musculares múltiplas ou de suspeita de HP fixa, o cateterismo diagnóstico deve ser realizado.[4] O cateterismo terapêutico para as CIV musculares em crianças já está bem estabelecido[4] e a mesma abordagem nas CIV perimembranosa, em crianças maiores de 1 ano e 8-10 kg, vem sendo aprimorada com o desenvolvimento de novos materiais com resultados animadores.[11]

Observa-se salto oximétrico do AD para o VD, persistindo aumento da saturação de O_2 no TP. Quando o defeito é do tipo subarterial ou infundibular, o salto oximétrico costuma aparecer na via de saída ventricular ou mesmo no TP. Nos casos de HP com grande aumento de resistência vascular pulmonar (RVP), notam-se graus variados de insaturação arterial de O_2, em virtude da inversão do fluxo instalado. O estudo pressórico revela pressões normais no VD e no TP nos pequenos defeitos restritivos, ou grandes elevações de pressão, em níveis sistêmicos, nos defeitos de maiores diâmetros, não restritivos. Existindo HP grave com aumento importante da RVP (> 5,0 w.m[2]), a reatividade do leito vascular pulmonar deve ser explorada com a utilização de agentes vasodilatadores (O_2 a 100% e óxido nítrico entre 20-40 ppm em teste de 10 minutos), além da realização de uma angiografia pulmonar do ramo lobar inferior, com cateter encunhado.

O estudo ecocardiográfico guia o estudo angiográfico. No tipo perimembranoso, a ventriculografia esquerda é realizada na incidência oblíqua axial longitudinal – 60-70° oblíqua anterior esquerda (OAE) com 20° cranial (Figura 3A). O jato de contraste é visto logo abaixo da valva aórtica, contrastando com o VD. Com frequência, observa-se formação aneurismática adjacente ao septo membranoso, ocluindo parcialmente ou totalmente o defeito (Figura 3B). Tal formação corresponde à aderência de tecido tricuspídeo nas bordas do defeito, onde raramente o jato de contraste poderá opacificar diretamente o AD. O defeito ventricular relacionado com as valvas AV é mais bem visibilizado na incidência hepatoclavicular. A identificação do defeito relacionado a ambas as valvas arteriais é realizada na incidência lateral ou oblíqua anterior direita (OAD) 10-30°. Nota-se opacificação da via de saída do VD logo abaixo da valva pulmonar, caracterizando a CIV alta e anterior (Figura 3C). Finalmente, os defeitos musculares trabeculares são identificados na incidência hepatoclavicular e, menos frequentemente, OAD ou oblíqua axial longitudinal, dependendo da sua localização. Os defeitos múltiplos musculares, incluindo os próximos ao ápex ventricular, são denominados tipo "queijo suíço" (Figura 3D).

Nos casos de prolapso da valva aórtica, a pesquisa de insuficiência deve ser realizada por meio do aortograma na incidência OAE. Muitas vezes, o jato regurgitante passa direta-

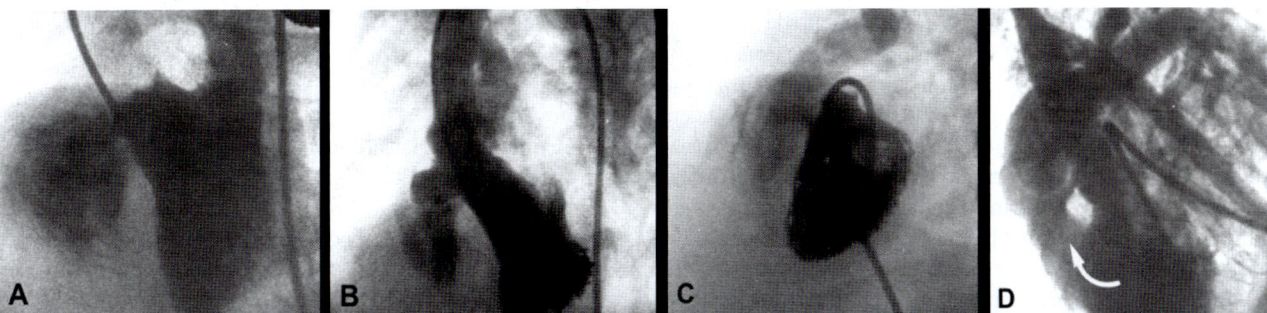

Figura 3 Diversos tipos anatômicos de comunicação interventricular. A: perimembranoso; B: perimembranoso com formação de aneurisma; C: subpulmonar; D: trabecular muscular.

mente para o VD via CIV. A associação com PCA não é rara, principalmente em pacientes com síndrome de Down.

Cateterismo intervencionista

O tratamento cirúrgico das CIV vem sendo realizado desde a década de 1950 com baixas taxas de morbidade, mortalidade e fluxo residual (5 a 10%). Entretanto, complicações como bloqueio atrioventricular (AV) definitivo, síndrome pós-pericardiotomia e alterações neurológicas podem ocorrer. O tratamento percutâneo teve início em meados da década de 1980, entretanto, só recentemente se tornou realidade com o advento de próteses especialmente desenhadas para oclusão das CIV musculares e perimembranosas. Os primeiros estudos com o uso da prótese Amplatzer (AGA) para oclusão da CIV muscular foram publicados em 1999.[12] Posteriormente, iniciou-se a experiência com a prótese para oclusão da CIV perimembranosa, com publicações entre 2002-2004, evidenciando elevado índice de bloqueio atrioventricular.[13,14] Após aperfeiçoamento da técnica e das próteses desenvolvidas para este fim específico, melhores resultados vêm sido obtidos com o tratamento percutâneo, com taxas aceitáveis de bloqueio atrioventricular total, menores do que o tratamento cirúrgico, inclusive.[11]

A indicação do tratamento percutâneo é a mesma do cirúrgico, incluindo pacientes com dilatação das câmaras esquerdas definidas pela ecocardiografia e com Qp/Qs > 1,5, excluindo-se casos com HP fixa.[4] Entretanto, pela limitação do perfil dos cateteres, o tratamento percutâneo deve ser reservado para pacientes com mais de 8 kg.

Defeito do septo atrioventricular

A prevalência dessa má-formação varia de 0,118 a 0,362 por mil nascidos vivos.[15,16] Embriologicamente, o DSAV resulta de falhas no desenvolvimento e fusão do septo atrioventricular, comprometendo a porção inferior do septo interatrial e a parte posterior do septo ventricular.

Atualmente existe uma tendência de não classificar o DSAV e sim realizar uma descrição detalhada dos defeitos. Utilizaremos aqui, para fins didáticos, a classificação clássica: na forma parcial, o DSAV se caracteriza pela presença isolada da CIA OP. Na forma total, além da CIA OP, existe ampla CIV do tipo via de entrada. Em ambas as formas, a junção atrioventricular é comum e ocorre alongamento da via de saída e encurtamento da via de entrada. Na forma parcial, há dois orifícios valvares bem definidos porém, as valvas AV são anormais, sendo que a valva AV esquerda apresenta fenda em sua porção medial (no folheto septal) causando graus variados de regurgitação. Na forma total, a valva atrioventricular é única e pode apresentar insuficiência de graus variáveis, geralmente direcionada ao AD. Raramente, o fluxo proveniente desta valva comum pode estar mais direcionado a um dos ventrículos (forma desbalanceada), levando a graus variáveis de hipoplasia do ventrículo contralateral. Descreve-se também uma forma intermediária em que há formação de dois orifícios valvares bem definidos associados a CIA OP e CIV

de pequeno diâmetro. Lesões associadas como obstrução na via de saída do VE, CoAo e PCA podem estar presentes.

Cateterismo cardíaco e estudo angiográfico

O estudo hemodinâmico deve ser reservado para os casos de DSAV com suspeita de HP fixa, aqueles na forma desbalanceada e quando há lesões associadas mal definidas pelo estudo ecocardiográfico (por exemplo, CoAo).[4]

No estudo oximétrico, nota-se aumento da saturação de O_2 no AD baixo, que persiste no VD e no TP. Na forma total, pode haver incremento adicional da saturação no VD por causa do fluxo proveniente do VE através da CIV. Nos casos com *shunt* obrigatório do VE para o AD, o cálculo da RVP fica subestimado. Quando há HP fixa, pode-se observar insaturação sistêmica em razão da inversão do *shunt* através da CIV.

O comportamento pressórico depende da forma anatômica. Em geral, as pressões no TP são normais ou ligeiramente aumentadas na forma parcial e sempre elevadas na forma total. O desenvolvimento de HP é precoce na forma total, especialmente nos pacientes com síndrome de Down.

No estudo angiográfico, são encontrados sinais clássicos comuns a todas as formas. Na injeção de contraste praticada no VE nas incidências OAD 10-20º e hepatoclavicular, encontra-se uma morfologia ventricular típica, porque a valva AV esquerda – de implantação mais baixa – provoca encurtamento da via de entrada ventricular e alongamento da sua via de saída. Esse aspecto da morfologia ventricular aliada a da aorta ascendente deslocada para cima e para a frente forma imagem semelhante ao pescoço do ganso, característica desse defeito. Muitas vezes, a via de saída alongada encontra-se estreitada, podendo gerar gradiente sistólico. Na forma parcial, observa-se concavidade da valva AV esquerda, e o septo ventricular encontra-se íntegro. Nota-se fenda medial da valva AV esquerda (*cleft*), que pode causar incompetência de graus variados (Figura 4). Não é incomum existir protrusão da porção anterior do folheto septal da valva AV esquerda, que pode assumir configuração aneurismática, desaparecendo na diástole ventricular. Na forma total, observa-se ampla CIV de via de entrada e valva AV única comum. Esta costuma cavalgar o septo ventricular, mas, por vezes, pode deslocar-se para a direita ou esquerda na forma desbalanceada. A valva AV comum pode apresentar graus variados de regurgitação (Figura 5).

Persistência do canal arterial

Como doença isolada, corresponde de 7 a 10% de todas as cardiopatias congênitas. A classificação angiográfica mais usada é a de Krichenko et al.[17] São descritos cinco tipos principais: A, B, C, D e E. O tipo A é cônico com ampola aórtica ampla e redução do diâmetro na extremidade pulmonar. O tipo B é curto, com menor diâmetro do lado aórtico, semelhante a uma janela aortopulmonar. O tipo C é tubular, sem pontos de estreitamentos no trajeto que, em geral, tem grande calibre. O tipo D apresenta múltiplas constrições no lado pulmonar e aórtico. O tipo E, de configuração bizarra, tem aparência cônica alongada com constrição próxima ao TP (Figura 6).

Cateterismo cardíaco e estudo angiográfico

Pela possibilidade de terapêutica percutânea, indica-se a realização de cateterismo cardíaco em todos os pacientes com mais de 4 kg com diagnóstico ecocardiográfico de PCA e dilatação do VE. Em neonatos e lactentes com menos de 4 kg, os dados derivados da ecocardiografia são suficientes para a abordagem cirúrgica, que ainda é o método terapêutico de eleição nesses casos.

A oximetria mostra salto oximétrico entre o VD e o TP, cuja magnitude depende do diâmetro do canal e da RVP. Por

causa da duplicidade da fonte de fluxo pulmonar, o cálculo preciso da RVP encontra-se prejudicado. Nos casos de elevação excessiva desse parâmetro, ocorre *shunt* bidirecional pelo canal, causando insaturação arterial em membros inferiores.

Nos canais restritivos, de pequeno diâmetro (< 3 mm), as pressões no TP são normais ou discretamente elevadas. Nos canais de grande diâmetro, não restritivos, ocorre aumento da pressão no TP, podendo existir também aumento da RVP. Nessa situação, a reatividade do leito vascular pulmonar deve ser testada. A angiografia capilar pulmonar também deve ser realizada.

O estudo angiográfico é realizado com injeção de contraste no istmo aórtico. As incidências habituais são a lateral esquerda e OAD. Caso o trajeto do canal esteja superposto com o arco aórtico no perfil esquerdo, emprega-se discreta angulação cranial. Deve-se medir a ampola aórtica, o maior e o menor diâmetro do canal arterial e seu comprimento até a entrada no TP.

Cateterismo intervencionista

O fechamento percutâneo do PCA vem sendo realizado com diferentes próteses desde 1971, mas só tomou maior impulso a partir de 1992, com a introdução das molas helicoidais de Gianturco-Wallace para oclusão de PCA de pequeno diâmetro. Em 1998, a introdução da prótese Amplatzer possibilitou a oclusão de canais de maior diâmetro e anatomia variada[18]. Atualmente, o fechamento percutâneo do canal arterial é a modalidade terapêutica de eleição em pacientes com peso a partir de 4-5 kg. É um procedimento simples, seguro, altamente eficaz e pouco invasivo, podendo ser realizado em caráter eletivo. Recentemente, a oclusão percutânea do PCA tem sido realizada em neonatos e prematuros, independente do peso, com resultados promissores em alguns centros nos Estados Unidos e Europa[19].

As molas de Gianturco de liberação não controlada devem ser reservadas para oclusão de canais de até 2,5 mm de diâmetro mínimo, com algum ponto de constrição em seu trajeto (tipos A, D e E). Às vezes, mais de uma mola deve ser liberada para a oclusão completa do canal. A vantagem dessa técnica é sua excelente relação custo-benefício, com taxas de oclusão de 97 a 98%. A prótese Amplatzer pode ser utilizada para canais de diâmetro mínimo > 2 mm e de diversos tipos anatômicos. Apesar de apresentar índices de oclusão de

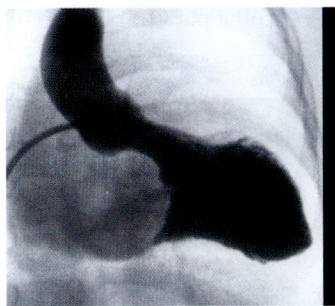
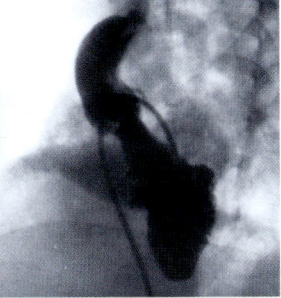

Figura 4 Comunicação interatrial tipo *ostium primum*. Notar a configuração típica do ventrículo esquerdo tipo pescoço de ganso e discreta regurgitação da valva AV esquerda.

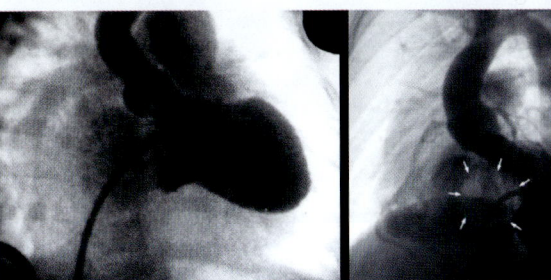

Figura 5 Defeito atrioventricular forma total, notar a valva atrioventricular única (setas) e a configuração tipo pescoço de ganso.

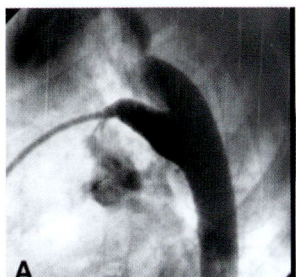
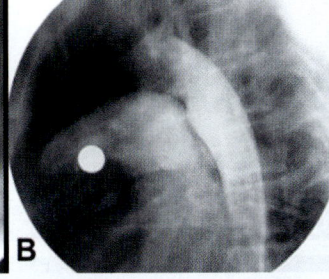
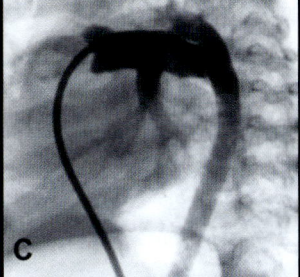
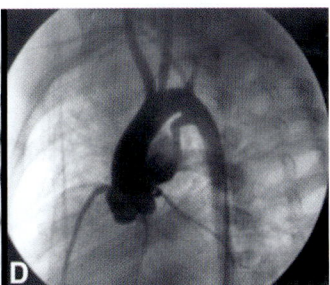

Figura 6 Tipos diferentes de persistência do canal arterial. A: cônico; B: janela; C: tubular; D: configuração bizarra.

quase 100%, seu custo ainda é um fator limitante em nosso meio,[20] apesar de estudo recentemente publicado apontar para uma relação de custo-benefício próxima do aceitável para a sua incorporação no sistema público de saúde.[21]

Estenose valvar pulmonar

A obstrução ao esvaziamento ventricular direito pode ser encontrada em diferentes níveis, sendo a mais frequente no plano valvar, quando denominada estenose pulmonar valvar (EPV). O obstáculo pode estar dentro da câmara ventricular secundário à hipertrofia de bandas musculares, denominado dupla câmara de VD. Menos frequentemente, a obstrução é supravalvar, entre a valva pulmonar e a origem das AP, ou nas AP principais ou na sua periferia.

A EPV isolada corresponde a cerca de 7 a 10% de todas as cardiopatias congênitas.[16] Na sua forma clássica, os folhetos valvares apresentam abertura em cúpula em virtude da fusão comissural. Na forma displásica, a obstrução ocorre por hipoplasia do anel e deposição excessiva de mucopolissacárides nos folhetos, havendo graus variáveis de fusão comissural. Nessa variante, o tronco pulmonar é curto e apresenta constrição supravalvar.

Cateterismo cardíaco e estudo angiográfico

Pela possibilidade terapêutica, indica-se cateterismo diagnóstico em todos os casos de EPV.[4] Registra-se gradiente de pressão entre o VD e o TP na estenose valvar. Na estenose subvalvar, esse gradiente é intraventricular e na estenose supravalvar, entre a valvar pulmonar e a origem das AP. Em todos os casos, o gradiente de pressão é proporcional ao grau de estenose. Outros defeitos, como a CIA e o PCA, podem estar associados.

O estudo angiográfico determina a localização do obstáculo e o grau de hipertrofia do VD. A injeção de contraste é praticada no VD nas incidências OAD 30° cranial e perfil esquerdo (Figura 7A). Pode haver hipertrofia grave do infundíbulo nas EPV graves (Figura 7B). Na forma crítica do neonato observa-se discreta passagem de contraste através da valva pulmonar por mínimo orifício (Figura 7C). O anel pulmonar tem dimensões variadas, sendo hipoplásico nos casos de valva displásica (Figura 7D). O TP e a AP esquerda costumam ser dilatados na estenose clássica, assim como o espessamento dos folhetos valvares e a sua abertura em cúpula (Figura 8). Nos casos de valva displásica, as características anteriormente descritas são facilmente identificadas (Figura 9).

Nos casos de dupla câmara do VD, um anel muscular secundário à hipertrofia da trabécula septomarginal, da banda moderadora e da dobra ventriculoinfundibular é visibilizado no meio do VD (Figura 10). Esses casos geralmente se associam a CIV, podendo ocorrer também estenose subaórtica. Quando a estenose é supravalvar, o aspecto angiográfico é de uma estenose ou cintura entre a valva pulmonar e a bifurcação das AP.

Cateterismo intervencionista

Introduzida em 1982,[22] a valvoplastia pulmonar com cateter-balão é a modalidade de escolha para tratamento da

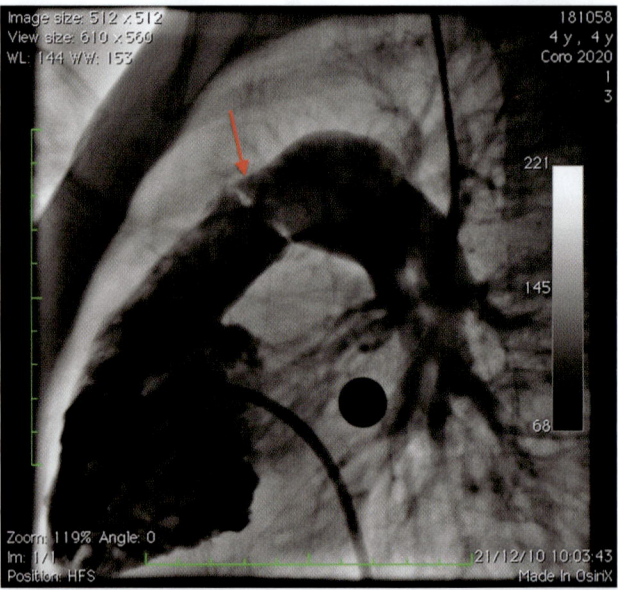

Figura 8 Ventriculografia direita em projeção de perfil esquerdo, demonstrando a valva pulmonar estenótica com abertura em dômus e característica de estenose valvar clássica (seta).

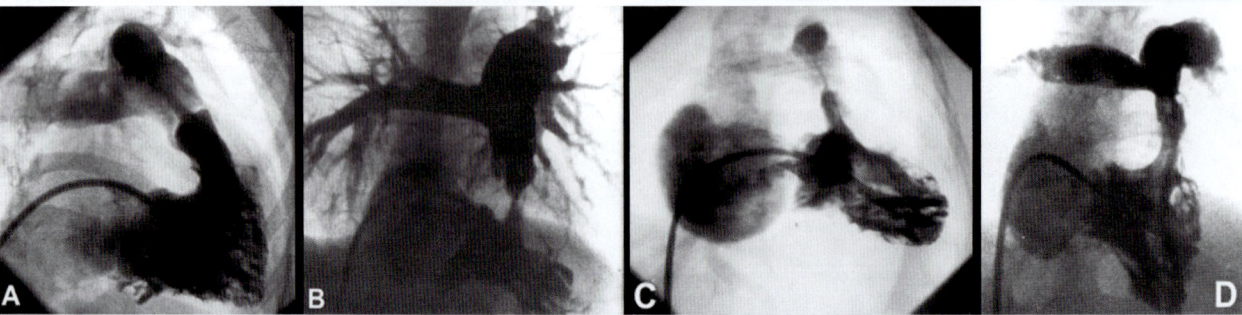

Figura 7 Tipos diferentes de estenose pulmonar. A: valvar; B: valvar com grande hipertrofia infundibular; C: estenose crítica do neonato; D: por hipoplasia de anel pulmonar.

EPV clássica.[23-25] A técnica é simples, segura e efetiva, necessitando de cuidados especiais nas estenoses graves com grande hipertrofia infundibular. Nesses casos, introduz-se recomenda o betabloqueio alguns dias antes do procedimento. Na estenose crítica do neonato, emprega-se a prostaglandina E1 endovenosa contínua para manter o canal arterial pérvio, o qual garante a circulação pulmonar até o procedimento e possibilita o posicionamento do fio-guia na aorta descendente trazendo maior suporte para a progressão do cateter-balão. Nos casos de valva displásica, a valvoplastia pulmonar tem menor taxa de sucesso e sobrevida livre de reintervenção, mas deve ser sempre tentada, mesmo que seja o objetivo somente postergar uma intervenção cirúrgica futura.

A valvoplastia está indicada quando o gradiente sistólico máximo pela ecocardiografia é superior a 50 mmHg (ou > 40 mmHg na manometria invasiva). No neonato com *shunt* direito-esquerdo no plano atrial e hipofluxo pulmonar acentuado, o procedimento está indicado independentemente da magnitude do gradiente. O diâmetro do balão a ser utilizado deve ser de 20% a 40% maior que o diâmetro do anel pulmonar. O comprimento deve ser de 2 cm para neonatos e lactentes, de 3 cm para idade pediátrica e de 4 a 5 cm para adolescentes e adultos. Em anéis maiores de 18 a 20 mm, pode ser necessário o emprego de dois balões simultaneamente. Nos casos de EPV crítica neonatal com orifício de abertura valvar diminuto, faz-se a pré-dilatação com balão de angioplastia coronária e completa-se a abertura com balão de maior diâmetro (Figuras 11 A e B).

Estenose das artérias pulmonares

As estenoses das artérias pulmonares podem ser de origem congênita (tetralogia de Fallot, T4F), associadas ou não a síndromes genéticas (Allagille, Williams, Noonan) ou adquiridas, quando secundárias a procedimentos cirúrgicos para correção de truncus arteriosus ou transposição das grandes artérias. As estenoses das AP podem ser isoladas ou múltiplas, localizadas ou difusas, centrais ou periféricas.

Cateterismo cardíaco e estudo angiográfico

Pela possibilidade de intervenção percutânea, o cateterismo está geralmente indicado nos casos de estenoses das AP. Recomenda-se, no entanto, que uma angiotomografia pulmonar seja realizada previamente em pacientes maiores para uma melhor programação da intervenção, com menor infusão de contraste e tempo de fluoroscopia.

Nos casos de estenoses bilaterais, a pressão do VD pode se elevar, servindo como parâmetro para indicação de intervenção. Nas estenoses unilaterais, a magnitude do gradiente entre o TP e o vaso acometido não determina a gravidade da estenose em virtude da redistribuição de fluxo para o pulmão contralateral. Os estudos angiográficos devem ser realizados de acordo com a localização da lesão. Em estenoses bilaterais, realiza-se injeção de contraste no TP em projeção frontal com angulação cranial (Figura 12). Estenoses na AP direita são bem

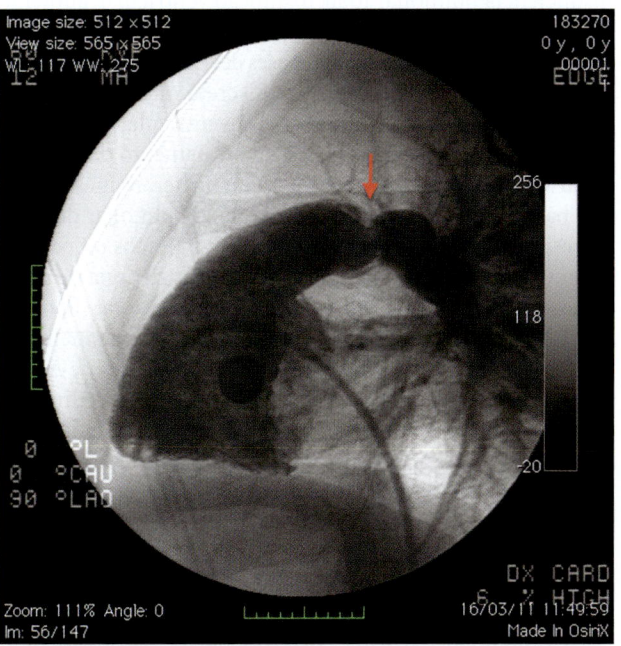

Figura 9 Ventriculografia direita em projeção de perfil esquerdo, demonstrando a valva pulmonar estenótica com características de estenose valvar displásica (seta).

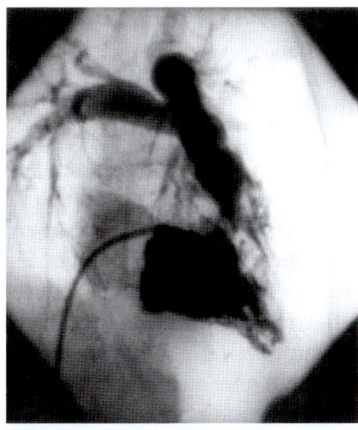

Figura 10 Estenose pulmonar por banda muscular anômala.

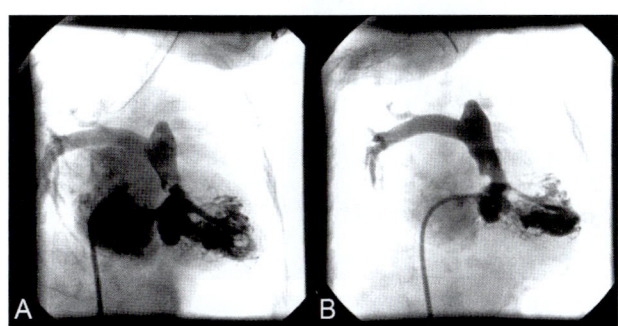

Figura 11 Estenose crítica antes e após a dilatação. Observar a redução da insuficiência tricúspide.

visualizadas na projeção OAD cranial. Estenoses na AP esquerda são avaliadas empregando-se a projeção OAE cranial ou caudal (Figura 13). A complementação do estudo na projeção perfil esquerdo é particularmente útil para as estenoses múltiplas periféricas.

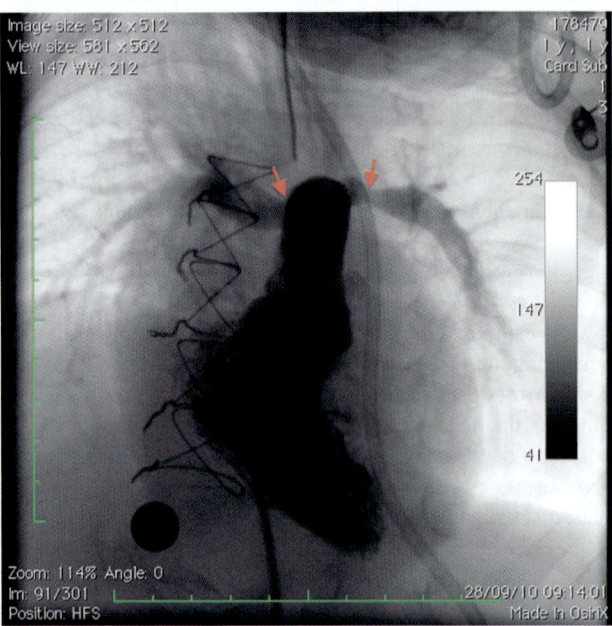

Figura 12 Ventriculografia direita em projeção anteroposterior cranial, mostrando estenoses em ambas as origens das artérias pulmonares (setas).

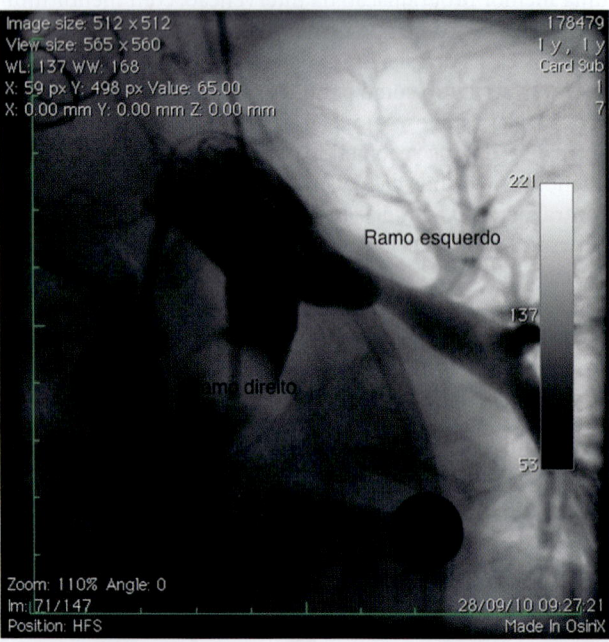

Figura 13 Angiografia no tronco pulmonar em projeção oblíqua anterior esquerda caudal, mostrando os ramos (artérias) pulmonares esquerdo e direito. Observa-se redução no diâmetro da artéria pulmonar esquerda.

Cateterismo intervencionista

Nos casos de estenose bilateral, a angioplastia da AP acompanhada ou não do uso de *stent* está indicada quando existe hipertensão ventricular direita acima de 2/3 da pressão sistêmica, gradiente > 20-30 mmHg através da lesão, disfunção do VD ou quando incorre em grave intolerância ao esforço avaliado no teste cardiopulmonar (VO_2 estimado inferior a 60% do valor predito), com ou sem insuficiência cardíaca direita.[4] Nas estenoses unilaterais, o procedimento está indicado quando há redução significativa da perfusão no pulmão acometido, documentada pela cintilografia de perfusão pulmonar (relação > 65:35), ou quando há hipertensão arterial no pulmão contralateral.[4] Nos casos de pós-operatório tardio de T4F, com insuficiência pulmonar total, disfunção ventricular, aumento da duração do QRS ao ECG e queda do consumo de O_2 no teste de esforço, as possíveis estenoses devem ser tratadas agressivamente, mesmo que sejam de discreta intensidade.[4] Nos pacientes portadores de fisiologia univentricular há a necessidade de indicação mais precoce do tratamento das estenoses arteriais pulmonares, sejam uni ou bilaterais, mesmo que não haja gradiente ou assimetria de fluxo pulmonar detectável; especialmente nos casos onde sinais clínicos ou ecocardiográficos de falência hemodinâmica após cirurgia de anastomose cavopulmonar bidirecional (Glenn) ou total (Fontan).

De modo geral, o implante de *stents* apresenta melhores resultados que a angioplastia isolada nas estenoses de AP.[27,28] A decisão de se realizar um ou outro tipo de procedimento depende da idade e do peso do paciente, da gravidade da situação clínica, do tipo de lesão (congênita ou cicatricial pós--cirúrgica), do tipo dos *stents* e balões disponíveis e da possibilidade de crescimento futuro do vaso afetado.

Estenose valvar aórtica

Como doença isolada, corresponde a 2 a 6% de todas as cardiopatias congênitas. Tem localização valvar em 60% dos casos, subvalvar em 30%; e supravalvar em 10%. É mais frequente no sexo masculino na proporção de 3:1. O tipo anatômico subvalvar é subdividido em estenose em membrana, em túnel e secundária à cardiomiopatia hipertrófica.

Cateterismo cardíaco e estudo angiográfico

A ecocardiografia é suficiente para definição diagnóstica das diversas formas de Estenose aórtica (EAo). O cateterismo é realizado quando há indicação terapêutica ou dúvidas diagnósticas. O estudo contrastado é feito no VE nas incidências axial alongada ou lateral e na Ao em nível do plano valvar na incidência OAE (Figura 14A). Além de se determinar o grau de hipertrofia ventricular, aprecia-se também o comportamento da valva mitral, da função ventricular e da valva aórtica (Figura 14B).

Na EAo valvar, o anel aórtico geralmente tem dimensões conservadas. Há fusão comissural que resulta em abertura em cúpula dos folhetos durante a sístole ventricular (Figura 14C). O jato de contraste que passa pela valva estenótica pode ter localização central ou ser excêntrico. A valva aórtica pode ser uni, bi ou trivalvular, sendo mais frequente a bivalvular. A Ao ascendente mostra-se dilatada, decorrente da lesão do jato transvalvar através da estenose. Algum grau de regurgitação valvar pode ser detectado. Na forma subvalvar em membrana, ocorre pequena falha linear na contrastação da via de saída do VE, caracterizando a membrana subaórtica. Nos casos de estenose em túnel, a redução segmentar do calibre da via de saída é de fácil identificação (Figura 14D). Em ambos os casos, a valva aórtica pode apresentar alterações de espessamento e mobilidade secundária à lesão de jato. Na forma supravalvar, observa-se uma cintura na região sino-tubular, formando imagem em ampulheta (Figura 14E). Por vezes, o anel obstrutivo supravalvar pode comprometer a origem das artérias coronárias, causando obstrução proximal e dilatação distal. Outra forma de apresentação é denominada de estenose supra-aórtica difusa ou tubular, na qual um acompanhamento longo da Ao ascendente encontra-se comprometido. Em ambas as formas supravalvares, pode haver estenoses de graus variados dos vasos da base e das artérias renais. Nesses casos, faz-se necessária também a investigação de estenoses nas AP, comumente presentes nos pacientes portadores de síndrome de Williams (Figura 14F).

Cateterismo intervencionista

A valvoplastia aórtica com cateter-balão está classicamente indicada na EAo valvar, apresentando resultados paliativos semelhantes aos cirúrgicos.[30] Por isso, é considerada a modalidade terapêutica inicial de eleição na maioria dos centros mundiais. No tipo subaórtica em membrana, a valvoplastia apresenta resultados limitados, funcionando apenas nos casos com membrana fina, distante do plano valvar. Entretanto, na maioria dos casos, o substrato anatômico obstrutivo é constituído não apenas pela membrana, mas também por hipertrofia fibromuscular e pela prega ventrículo infundibular. Na estenose supravalvar, a angioplastia por balão não

apresenta resultados satisfatórios, com exceção dos raros casos cicatriciais pós-cirúrgicos.

A valvoplastia aórtica na EAo valvar está indicada quando o gradiente sistólico pico a pico se encontra acima de 50 mmHg, ou acima de 40 mmHg na presença de sintomas angionosos ou alterações isquêmicas do ECG em repouso ou em exercício.[4] De modo geral, quando o gradiente sistólico máximo se encontra acima de 80 a 90 mmHg à ecocardiografia, a valvoplastia está indicada. No período neonatal, a indicação depende menos da magnitude do gradiente, já que a disfunção do VE comumente associada pode subestimar a gravidade da obstrução.

Nos neonatos e lactentes jovens, o procedimento é realizado pela via carotídea e nos restantes pela via femoral (Figura 15). O balão selecionado deve ter diâmetro entre 80% a 90% do diâmetro do anel aórtico, nunca ultrapassando a relação de 1:1 (Figura 16). O comprimento deve medir de 2 a 3 cm nos neonatos e lactentes e de 4 a 6 cm nos pacientes maiores. Nos adultos e crianças maiores também é posicionado fio de marca-passo no VD, para estimulação com altas frequências (*overdriving*) fazendo com que o débito cardíaco reduza e o cateter-balão fique mais estável, minimizando assim lesões nos folhetos valvares.

Coarctação da aorta

A prevalência da CoAo como lesão isolada é de 7% das cardiopatias congênitas. Caracteriza-se por lesão estenótica localizada na aorta descendente abaixo da emergência da artéria subclávia esquerda. Mais raramente, localiza-se no arco

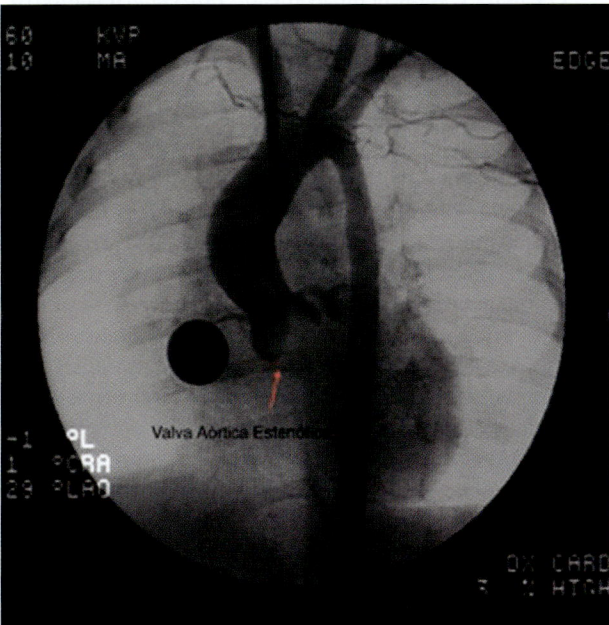

Figura 15 Aortografia em projeção oblíqua anterior esquerda, com o introdutor posicionado na artéria carótida direita, mostrando valva aórtica estenótica com abertura em dômus (seta).

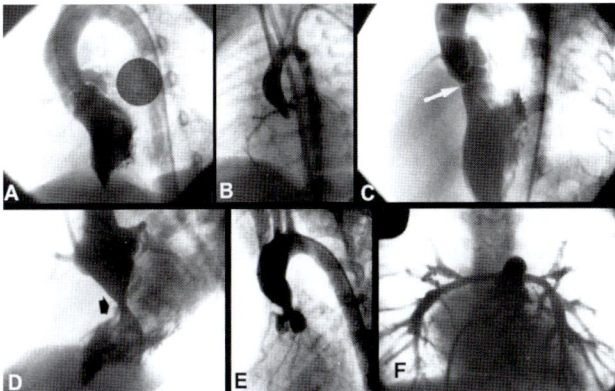

Figura 14 Tipos anatômicos de estenose aórtica. A: valvar; B: valvar do neonato; C: em membrana; D: hipertrofia septal assimétrica; E: supravalvar; F: hipoplasia das artérias pulmonares, fazendo parte do quadro da estenose supravalvar.

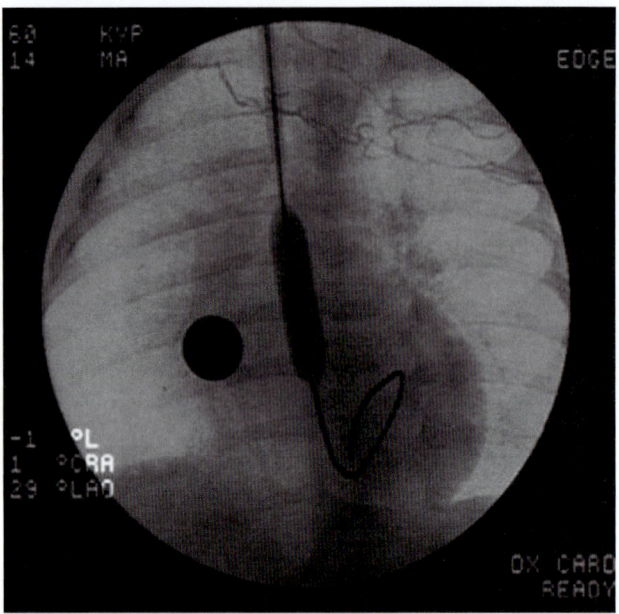

Figura 16 Cateter balão posicionado no plano valvar insuflado para a valvoplastia aórtica.

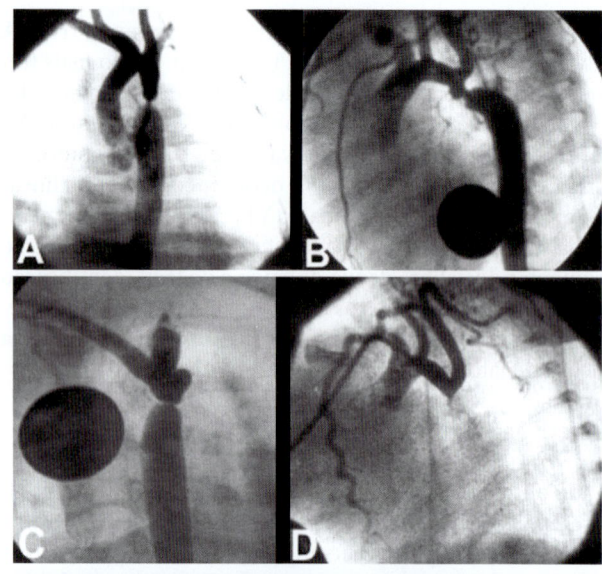

Figura 17 Tipos anatômicos de coarctação da aorta. A: cêntrica; B: com deformações; C: cêntrica e com boceladura; D: interrompida.

transverso ou na aorta abdominal. Lesões associadas como a CIV, a estenose mitral e o PCA podem estar presentes, sendo mais frequentes no neonato. Valva aórtica bicúspide, com ou sem EAo, está presente em cerca de 80% dos casos.

Cateterismo cardíaco e estudo angiográfico

O cateter é geralmente avançado por via arterial retrógrada, com registro das pressões antes e após a área coarctada, e com o estabelecimento do gradiente sistólico. O VE também pode ser cateterizado, registrando-se suas pressões. O estudo angiográfico é praticado com injeções no arco distal antes da origem da artéria subclávia esquerda nas incidências OAD 10-20°, OAE 40° e perfil esquerdo. O local estenótico é facilmente identificado. O istmo aórtico pode ser normal ou apresentar hipoplasia de graus variáveis. Mais raramente, a coartação tem aspecto segmentar. Irregularidades da parede da Ao podem fazer parte da doença, principalmente nos adolescentes e adultos. Observa-se rica rede de circulação colateral através das artérias mamárias, intercostais e interescapulares. Nota-se também dilatação pós-estenótica na Ao descendente. Ocasionalmente, inexiste lúmen aórtico no local da CoAo, caracterizando a coartação em fundo cego ou atrética (Figura 17).

Cateterismo intervencionista

Com o acúmulo da experiência em diferentes serviços e a melhora progressiva do instrumental,[31-34] atualmente se considera que a CoAo nativa possa ser tratada por via percutânea em pacientes selecionados, como primeira opção. Nos casos de CoAo nativa isolada com gradiente maior que 20 mmHg, sugerimos a seguinte abordagem: em neonatos e lactentes até

6 meses de idade, em razão do índice significativo de recoarctação pós-angioplastia e do calibre reduzido dos acessos arteriais para a intervenção, o tratamento cirúrgico é a primeira opção terapêutica, excetuando-se apenas os casos de elevado risco cirúrgico (em virtude de grave disfunção do VE, por exemplo), em que o tratamento percutâneo pode ser realizado com segurança através do acesso carotídeo. Nesses casos, o estudo ecocardiográfico é geralmente suficiente para dar dados diagnósticos precisos para o cirurgião. Em pacientes acima de 6 meses com hipoplasia significativa do arco transverso, a cirurgia deve ser empregada para ampliar essa área. Nos pacientes com lesão focal, acompanhada ou não de hipoplasia discreta do istmo, o cateterismo intervencionista apresenta excelentes resultados. Entre 6 meses e nos pacientes abaixo de 10-15 kg (3-5 anos de idade), realiza-se a angioplastia com cateter-balão. Acima deste peso, a angioplastia é realizada com o emprego de *stents*. Este ponto de corte é utilizado pois, acima deste peso, as artérias femorais comportam os introdutores necessários para o implante dos *stents*. A ReCoAo pós-cirúrgica tem indicação precisa de tratamento percutâneo, independente da idade do paciente. Em crianças, adolescentes e adultos, a angiotomografia e a ressonância magnética do coração tem se tornado excelentes métodos diagnósticos para definição da anatomia do arco e da lesão (Figura 18).

Tetralogia de Fallot

Após o primeiro mês de vida, a tetralogia de Fallot é a cardiopatia congênita cianogênica mais frequente, correspondendo a 12% de todas as anomalias congênitas do coração. É definida como uma obstrução da via de saída do VD por desvio anterior e superior do septo infundibular associado à grande CIV subaórtica e cavalgamento da aorta sobre o sep-

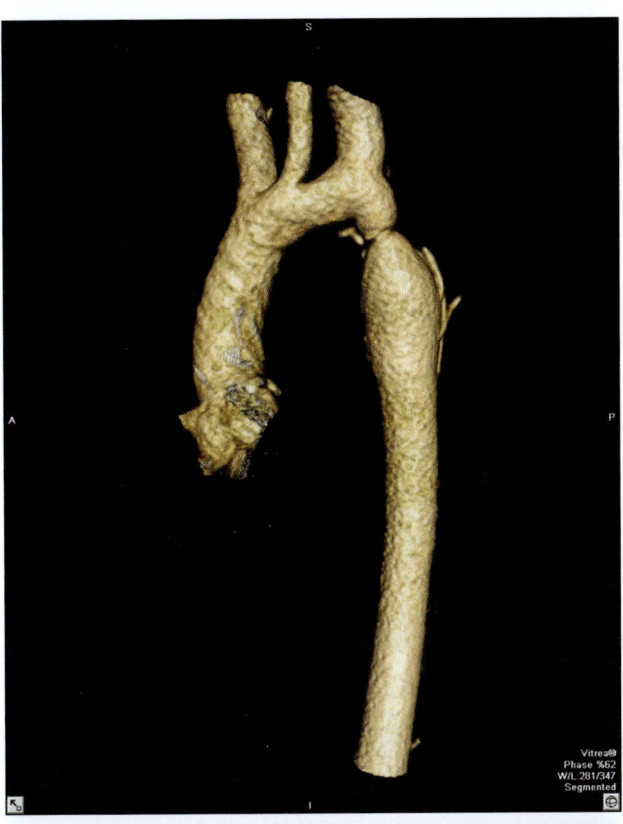

Figura 18 Angiotomografia da aorta (reconstrução tridimensional), mostrando região de coarctação da aorta após a emergência da artéria subclávia esquerda.

to ventricular. Pode existir hipoplasia das AP em graus variáveis ou estenoses localizadas. A CIA é a anomalia associada mais frequente.

Cateterismo cardíaco e estudo angiográfico

O ecocardiograma dá o detalhamento anatômico intracardíaco necessário para o diagnóstico. Entretanto, quando há dúvidas diagnósticas em relação às dimensões ou origens das AP, possíveis estenoses nesses vasos, anomalias de origem e/ou trajeto das artérias coronárias e presença de CIV múltiplas, o cateterismo diagnóstico está indicado.[4] A realização prévia da anastomose sistêmico-pulmonar (cirurgia de Blalock-Taussig-Thomas) também demanda a realização de cateterismo previamente à correção definitiva para avaliação de distorções da árvore pulmonar.

A pressão no VD é sistêmica e equivale a pressão do VE. Registra-se gradiente sistólico infundibular e níveis pressóricos normais ou baixos no TP. O estudo angiográfico é feito no VD nas incidências OAD cranial e perfil esquerdo. Há hipertrofia significativa da região parietal e trabecular e do septo infundibular. O anel pulmonar pode apresentar-se hipoplásico. A projeção OAE cranial pode ser necessária para identificação de possíveis estenoses na AP esquerda. A Ao é contrastada através da ampla CIV. Nos casos de agenesia da

valva pulmonar, o TP e as AP encontram-se dilatadas, apresentando-se de forma aneurismática (Figuras 19 A-D). A injeção de contraste praticada no VE na incidência axial alongada mostra a ampla CIV perimembranosa do tipo mau alinhamento; raramente as CIV são musculares múltiplas ou a CIV é de via de entrada associada ao DSAV. A Ao cavalga o septo ventricular em graus variados. Completa-se o exame com um aortograma na incidência OAE para identificação da origem das artérias coronárias, já que, em cerca de 6 a 8% dos casos, a artéria descendente anterior tem origem da artéria coronária direita e corre sobre o infundíbulo.

Há casos em que a valva pulmonar é atrésica, caracterizando a T4F com AP (também denominada AP com CIV). O cateterismo diagnóstico é geralmente obrigatório nesses casos. Nessa condição, o suprimento sanguíneo pulmonar depende do canal arterial ou é dado por colaterais sistêmico-pulmonares. Essas colaterais podem ter ou não conexão com o leito pulmonar nativo, que, por vezes, se encontra ausente. Na incidência frontal, o estudo angiográfico praticado na Ao torácica descendente ou a injeção seletiva nas colaterais define o padrão de circulação pulmonar que, em geral, é anormal, encontrando-se hipoplasias e estenoses. Muitas vezes, a AP só é identificada por via retrógrada após injeção de contraste por um cateter impactado na veia pulmonar (Figura 19 E-G).

Cateterismo intervencionista

Em casos excepcionais, a valvoplastia pulmonar pode ser realizada na T4F quando há EPV grave predominante em crianças de baixa faixa etária (< 6 meses idealmente) e com hipoxemia grave.[35] Também pode ser implantado *stent* na via de saída.[36] Em ambas as estratégias, a finalidade é aumentar o fluxo pulmonar melhorando a saturação arterial de O_2. Tais procedimentos são uma alternativa à realização da anastomose sistêmico-pulmonar, o que pode contribuir para o crescimento do anel valvar e das AP além do menor risco de distorções das artérias pulmonares, postergando-se a cirurgia definitiva.

No acompanhamento dos pacientes submetidos à correção total da tetralogia de Fallot e suas variantes, em especial naqueles em que foi necessária a ampliação da via de saída pulmonar e uso de monocúspide, nota-se o desenvolvimento de insuficiência pulmonar. A insuficiência pulmonar, quando importante, exige a substituição da monocúspide por uma prótese biológica ou um conduto valvulado que conecte o VD às artérias pulmonares e reestabeleça a competência valvar. Esse conduto pode ser constituído de material protético (p. ex., PTFE) ou biológico. Este último pode ser: homoenxerto de valva aórtica ou pulmonar de cadáver humano, veia jugular bovina ou porcina. No entanto, a durabilidade de tais condutos ou próteses biológicas podem ser extremamente reduzidos, especialmente em crianças; podendo evoluir para estenose valvar (mais frequente), insuficiência ou a associação de ambas. A taxa de sobrevida livre de troca valvar é de aproximadamente 25% em 5 anos e 50% em 10 anos. Os efeitos deletérios da disfunção valvar pulmonar no ventrículo direito são progressivos e cumulativos, culminando em dilatação ventricular di-

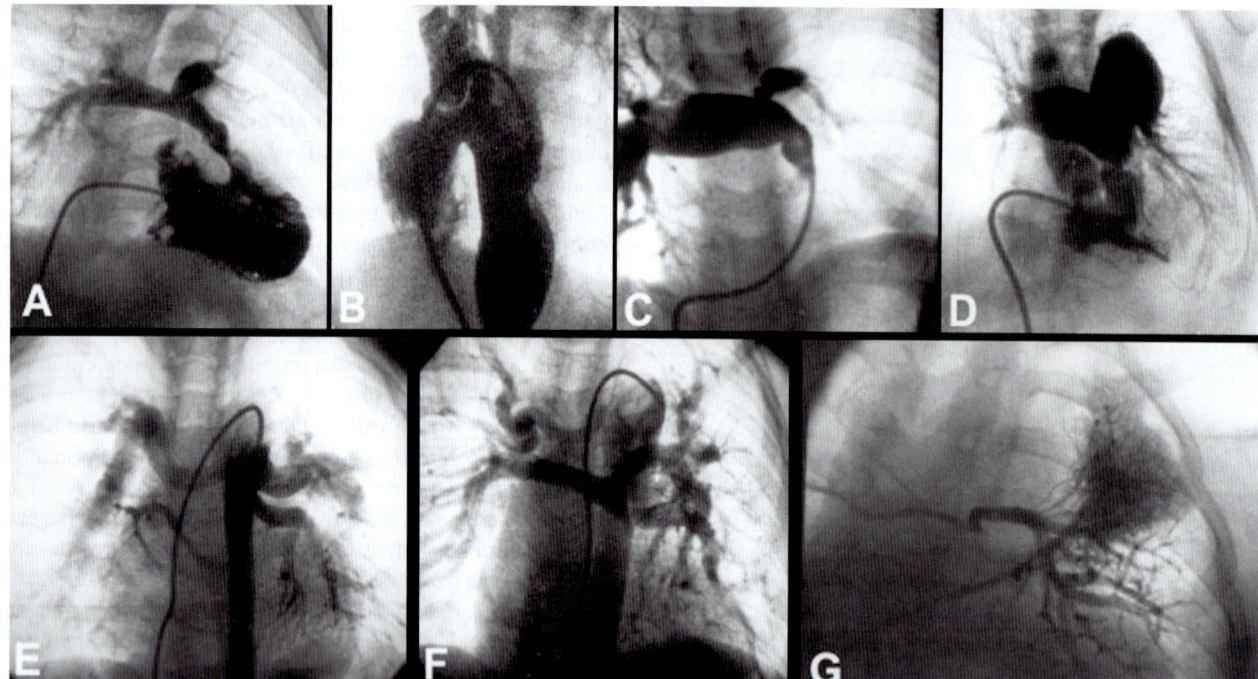

Figura 19 Tetralogia de Fallot. A: forma clássica, observar grande hipertrofia do septo infundibular desviado para a esquerda; B: tipo de CIV perimembranosa; C: com hipoplasia grave da artéria pulmonar esquerda; D: com agenesia da valva pulmonar e artérias pulmonares aneurismáticas; E: com atresia pulmonar e colaterais sistêmicos pulmonares; F: colaterais conectadas em nível hilar, opacificando a artéria pulmonar nativa; G: injeção de contraste na veia pulmonar superior esquerda, opacificando a circulação pulmonar.

reita importante com diferentes graus de disfunção sistólica; podendo ser responsável por insuficiência cardíaca direita progressiva, disfunção diastólica do ventrículo esquerdo, arritmias ventriculares complexas e malignas e morte súbita.

O restabelecimento da função da valva pulmonar em um momento apropriado pode reverter este processo, restaurando a função ventricular e melhorando a sintomatologia. Uma nova abordagem cirúrgica é factível e foi, durante anos, o único meio de recuperar a competência valvar. Seguidas cirurgias da via de saída do VD elevam o risco de morbidade perri e pós-procedimento, em decorrência da dificuldade de abordar aderências tissulares, da possibilidade de lesão iatrogênica de estruturas cardíacas adjacentes ao esterno (especialmente nos casos de dilatação acentuada do VD) e dos efeitos deletérios da circulação extracorpórea em ventrículos já com algum grau de disfunção.

Como alternativa menos invasiva à abordagem cirúrgica, foram desenvolvidos protótipos de uma prótese valvar implantável percutaneamente em posição pulmonar. A primeira foi denominada de Melody® Valve (Medtronic). Posteriormente, outra opção de conceito semelhante foi desenvolvida pela Edward-Sapien (ainda não disponível para uso pulmonar no Brasil). Mais de 50 mil procedimentos com esta técnica já foram realizados no mundo. Centenas de pacientes foram tratados através deste método na Europa com ótimos resultados, que se repetiram posteriormente nos Estados Unidos[37] e, mais recentemente, também no Brasil.[38] Segundo a American Heart

Association, a recomendação do implante destas próteses tem classe IIa, quando indicadas para pacientes com estenose ou insuficiência moderada a grave do conduto VD-TP associadas ou não à redução da capacidade aeróbica e à dilatação ventricular.[4] A valva Melody® é a única liberada para uso clínico no Brasil e está disponível para o implante em condutos ou próteses biológicas em posição pulmonar com diâmetro interno de 16 a 22 mm (Figura 20).

Atresia pulmonar com septo ventricular íntegro

Trata-se de uma má-formação cianogênica grave, correspondendo a cerca de 3% das cardiopatias neonatais. É caracterizada por atresia da valva pulmonar com o septo ventricular íntegro. A atresia é geralmente do tipo membranosa e há graus variados de hipoplasia da valva tricúspide e do VD, o que influenciará no tipo de tratamento a ser programado. Além disso, conexões coronário-cavitárias estão presentes em cerca de 45% dos casos, com perfusão coronária dependente das altas pressões do VD em 10%. O suprimento da circulação pulmonar é dado por um PCA. Nessa doença, o TP e as AP geralmente possuem calibre conservado.

Cateterismo cardíaco e estudo angiográfico

Apesar de o ecocardiograma realizar o diagnóstico preciso dessa condição e avaliar com acurácia as dimensões da

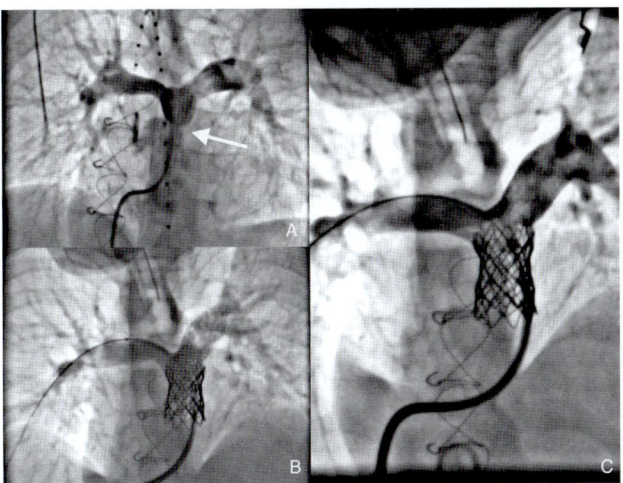

Figura 20 A: Angiografia pulmonar em projeção oblíqua anterior esquerda, evidenciando a dupla lesão valvar pulmonar (seta), a estenose da origem da artéria pulmonar direita e o pequeno calibre da origem da artéria pulmonar esquerda; B: implante do stent convencional na origem do ramo direito, após o implante de stents no ramo esquerdo e na via de saída do ventrículo direito; C: aspecto final, após o implante percutâneo da válvula pulmonar Melody, demonstrando competência valvar e ausência de estenoses residuais.

valva tricúspide e do VD, o cateterismo cardíaco tem indicação para determinar o estado da circulação coronária. Além disso, tem papel terapêutico em pacientes selecionados.

O estudo manométrico revela pressões elevadas no VD em níveis sistêmicos ou supra-sistêmicos. Exceção é feita para os casos com má-formação da valva tricúspide do tipo Ebstein, com insuficiência grave. O estudo contrastado é realizado por injeções no VD nas incidências OAD cranial e lateral. A ventriculografia mostra o tamanho da cavidade ventricular, que pode ser formada apenas pela zona de entrada, com ausência da zona trabecular e do infundíbulo. Por outro lado, o VD pode apresentar as três porções razoavelmente bem formadas. Geralmente, os casos com grave hipoplasia do VD estão associados à maior frequência de conexões coronário-cavitárias (sinusoides) (Figura 21). Nesses casos, as artérias coronárias são opacificadas retrogradamente após a ventriculografia. Devem-se avaliar a presença e o grau de estenoses nesses vasos. A circulação coronária VD dependente, que contraindica a abertura da via de saída do VD, é caracterizada pela presença de obstruções graves e/ou múltiplas nas coronárias proximais ou de trajetos fistulosos entre o VD e as coronárias. A valva tricúspide pode ser hipoplásica e com regurgitação de grau importante. O AD mostra-se dilatado e todo o contraste injetado alcança o AE por uma CIA, de tamanhos variáveis.

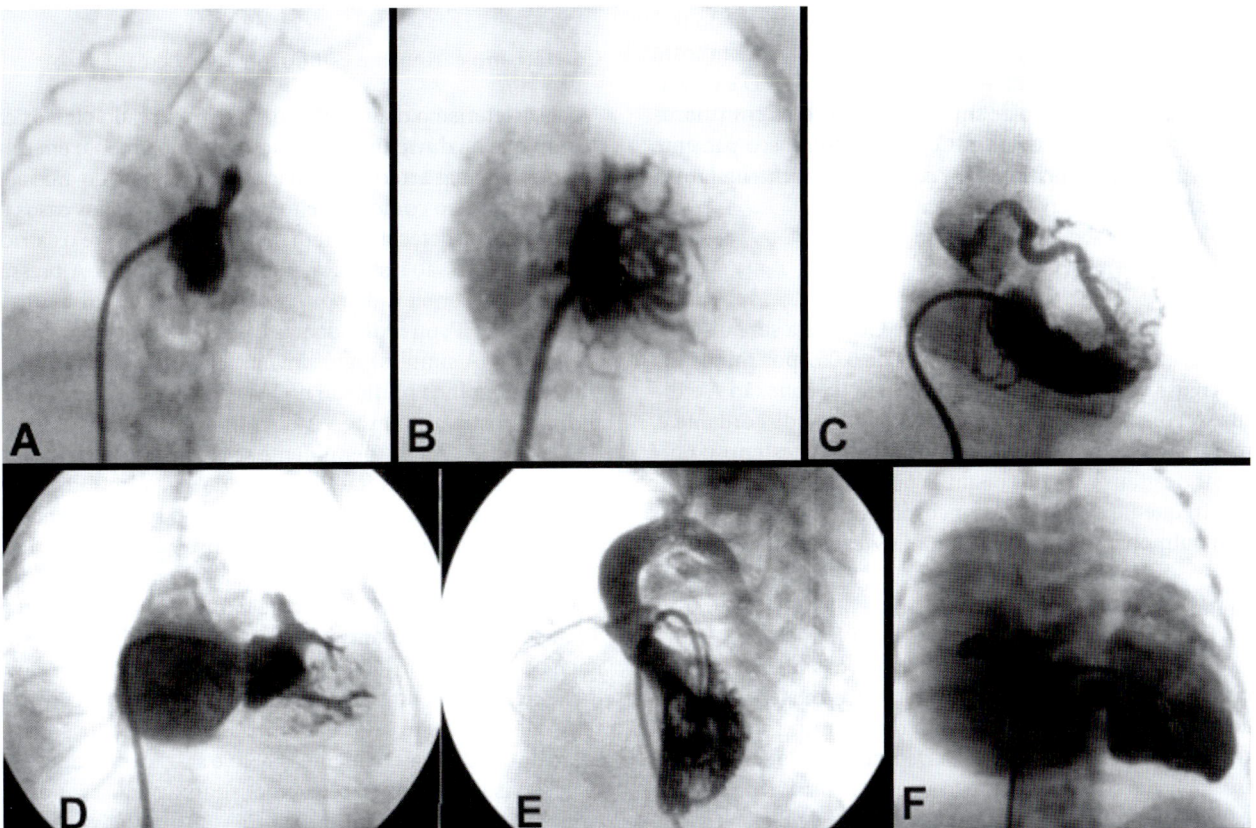

Figura 21 Tipos anatômicos de atresia pulmonar com septo ventricular íntegro. Observar a variabilidade do tamanho do VD. Em C, presença de sinusoides intramiocárdicos.

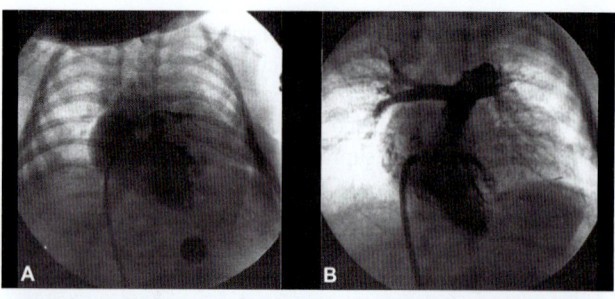

Figura 22 Atresia pulmonar com septo ventricular íntegro. A valva foi perfurada por radiofrequência e dilatada com balões de diâmetros crescentes.

Cateterismo intervencionista

Nos casos de atresia por imperfuração valvar com VD apresentando hipoplasia discreta a moderada (Z-escore da valva tricúspide > - 4,5-5,0) e sem circulação coronária VD dependente, a conduta mais aceita atualmente é a perfuração valvar por técnicas percutâneas seguida de dilatação[39] (Figura 22). Se houver persistência da hipoxemia após a perfuração e dilatação da valva pulmonar, pode ser necessário o implante de *stent* no canal arterial (no mesmo tempo ou posteriormente), para permitir a adaptação do VD à circulação biventricular. Dessa forma, há estímulo para que o VD se desenvolva e assuma totalmente ou a maior parte do fluxo pulmonar. Nos casos desfavoráveis, a atresia é composta por tecido muscular, há hipoplasia acentuada do VD e da valva tricúspide e presença de sinusoides, por vezes com circulação coronária dependente do VD. Nesses casos, o paciente deve seguir um algoritmo para correção univentricular e a atriosseptostomia deve ser praticada.

Atresia tricúspide

Embora a AT seja uma forma de CUV, esta será discutida separadamente. Sua prevalência é de 0,057 por mil nascidos vivos.[16] Caracteriza-se por ausência da conexão AV direita. A conexão VA pode ser concordante ou discordante e, em ambas as situações, pode haver atresia ou estenose pulmonar de graus variados ou fluxo pulmonar elevado. O tipo mais frequente é a AT com concordância VA e obstrução ao fluxo pulmonar resultante de uma CIV restritiva.

Cateterismo cardíaco e estudo angiográfico

O ecocardiograma fornece, na maioria das vezes, dados suficientes para a conduta inicial. Entretanto, o cateterismo diagnóstico é obrigatório antes da realização da cirurgia de derivação cavopulmonar total (Fontan). Dependendo do serviço e do caso, o cateterismo também é feito antes da realização da cirurgia de Glenn, especialmente se uma anastomose de Blalock-Taussig ou outro *shunt* sistêmico-pulmonar cirúrgico tiver sido realizado anteriormente, em função do risco de distorção da anatomia das artérias pulmonares subsequente.

O cateterismo é praticado por via venosa. O AD tem pressão elevada, podendo ser maior que no AE se houver CIA restritiva. Entre a cavidade principal (VE) e a acessória (VD), pode ser registrado gradiente pressórico decorrente de CIV restritiva. No caso de concordância VA, gradientes adicionais poderão ser registrados no plano infundibular ou valvar. No caso de discordância VA, o gradiente através da CIV deverá ser medido em repouso e após infusão de dobutamina, a fim de desmascarar possível estenose subaórtica. A determinação da pressão diastólica final da câmara principal é fundamental antes da correção do tipo Fontan, assim como as pressões nas AP.

A ventriculografia esquerda quer por via anterógrada quer por via arterial retrógrada, na incidência OAE axial longitudinal, mostra o VE de volume diastólico final aumentado e as dimensões da CIV muscular. O VD rudimentar também é contrastado. As AP poderão ser normo ou hipodesenvolvidas (Figura 23).

Transposição das grandes artérias

É uma condição definida como concordância atrioventricular (AV) e discordância ventrículo-arterial (VA). A presença de defeitos como CIA, CIV e PCA é fundamental para a sobrevida. Corresponde a cerca de 12% de todas as cardiopatias congênitas, sendo a mais frequente no nascimento. Sem tratamento, cerca de 50% dos pacientes morrem no primeiro mês de vida e 90% antes de completar o primeiro ano.

Cateterismo cardíaco e estudo angiográfico

O cateterismo diagnóstico deve ser reservado para os casos em que há dúvidas diagnósticas, principalmente em relação à origem das artérias coronárias e à anatomia do arco aórtico. O acesso ao coração é feito por via venosa. Nos casos de CIA restritiva, detecta-se gradiente de pressão entre os átrios. O VD tem pressão sistêmica, pois dá origem a Ao. A pressão do VE pode ser elevada nos casos de ampla CIV, PCA calibroso, HP e EP; ou reduzida nos casos com septo ventricular íntegro (TGA simples), após involução do padrão fetal. O estudo angiográfico praticado no VE na incidência axial longitudinal mostra a conexão VA discordante e avalia a presença de CIV e EPV. A CIV geralmente se localiza na via de saída, podendo ser menos frequentemente de via de entrada trabecular isolada ou múltipla ou do tipo queijo suíço. O septo infundibular pode apresentar desvio posterior, configurando EPIV. O septo interventricular abaula-se para o VE quando a pressão ventricular esquerda é baixa, principalmente na TGA simples; ou encontra-se retificado, sugerindo pressões iguais nos dois ventrículos. A injeção de contraste no VD na incidência lateral mostra a cavidade com trabeculação grosseira dando origem a Ao. Havendo CIV, verifica-se a contrastação da AP. A Ao ascendente, o arco e a Ao descendente são de fácil visualização. Na região do istmo, avalia-se a presença de CoAo e PCA (Figuras 24 e 25). As artérias coronárias são estudadas com injeção de contraste através de um cateter angiográfico balonado insuflado na Ao ascendente na incidência OAE 5 a 10°, angulada caudalmente 50°.

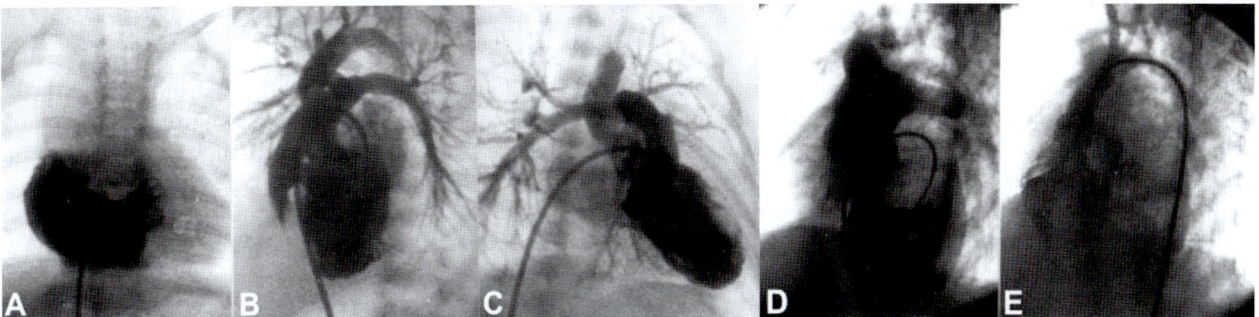

Figura 23 Tipos anatômicos de atresia tricúspide. A: injeção de contraste no átrio direito, mostrando ausência de conexão AV direita; B e C: injeção de contraste no VE, mostrando concordância ventriculoarterial e estenose pulmonar; D e E: com discordância ventriculoarterial.

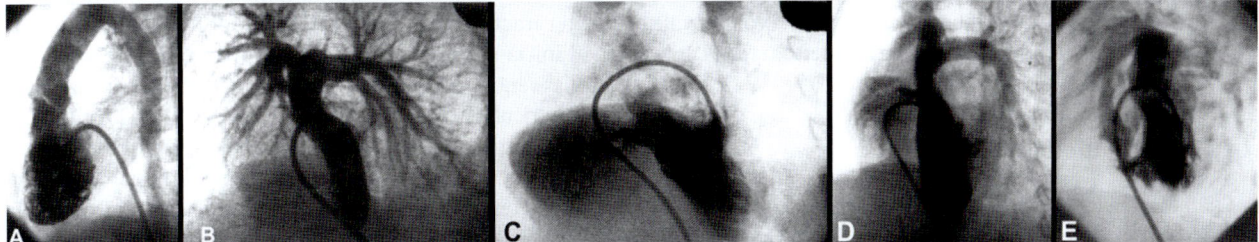

Figura 24 Tipos diferentes de transposição das grandes artérias. A: injeção de contraste no ventrículo direito dando origem à aorta; B: septo ventricular íntegro; C: com comunicação interventricular (CIV) perimembranosa; D: com CIV subpulmonar; E: com CIV trabecular muscular.

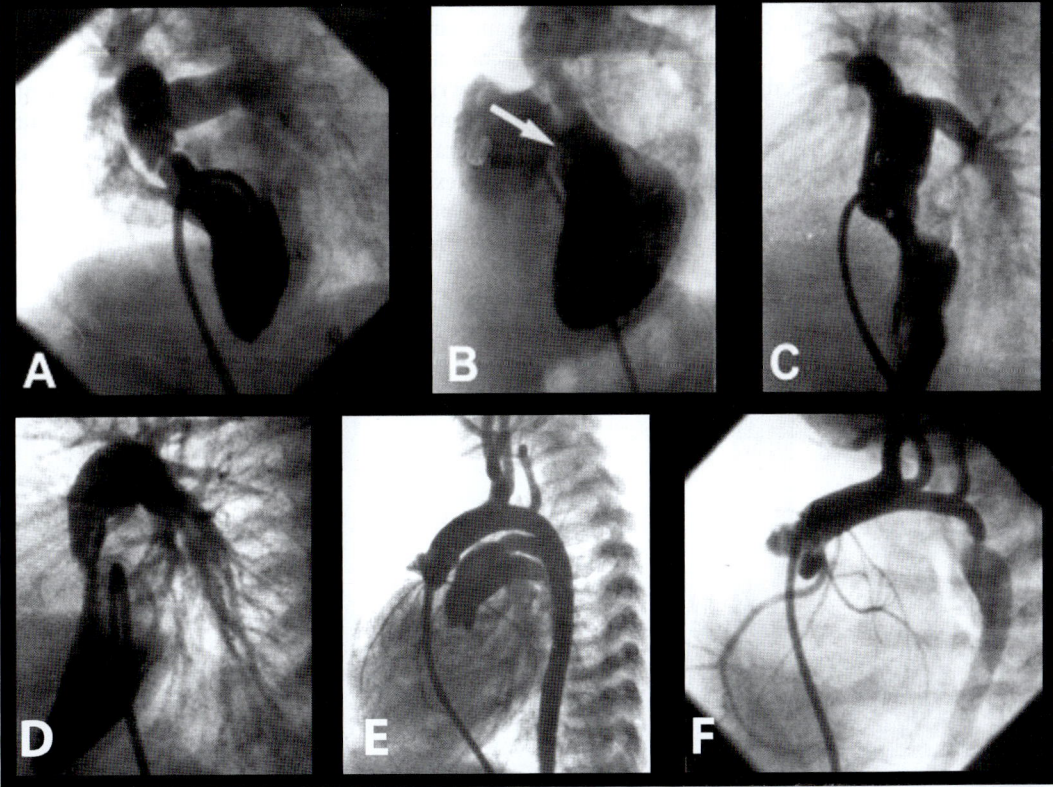

Figura 25 Transposição das grandes artérias com diferentes tipos de associações. A: com comunicação interventricular (CIV) e estenose pulmonar valvar (EPV); B: com CIV e EPI por desvio do septo infundibular; C: por estenose infundibular dinâmica; D: por estenose infundibular grave e septo ventricular íntegro; E: com canal arterial patente; F: com hipoplasia do istmo aórtico e coartação de aorta.

Cateterismo intervencionista

A atriosseptostomia por cateter-balão alterou completamente a história natural da TGA, permitindo uma sobrevida de 90% no primeiro ano[39] (Figura 26). Antes da cirurgia de Jatene, a atriosseptostomia era um procedimento obrigatório, permitindo que os pacientes chegassem até o sexto mês de vida, quando eram operados pela técnica de Mustard ou Senning. Como nos dias de hoje a cirurgia de Jatene é realizada no período neonatal, somente os neonatos hipoxêmicos com TGA simples (septo interventricular íntegro) e CIA restritiva são referidos rotineiramente para a atriosseptostomia. A técnica consiste em passar o cateter-balão de Rashkind por acesso venoso para o AE. O balão é então insuflado com mistura de soro e contraste e puxado de forma abrupta, intensa e controlada para o AD, rompendo-se o septo na fossa oval. Essa manobra pode ser realizada à beira do leito na UTI sob monitoração ecocardiográfica.

Coração univentricular

Não existe na literatura um consenso quanto à terminologia apropriada para denominar os CUV. Provavelmente, os termos conexão AV univentricular e, mais recentemente, dupla via de entrada ventricular são os mais utilizados. A prevalência dessa cardiopatia congênita é de 0,054 por mil nascidos vivos. Sua classificação leva em conta a característica morfológica do ventrículo principal, assim como as conexões AV e VA. A conexão AV pode ser por duas valvas, por uma única valva ou uma delas poderá estar estenótica ou atrética. A conexão VA pode ser concordante, discordante, dupla via de saída ventricular ou, mais raramente, saída única; pode haver atresia ou EP. O ventrículo principal pode ter morfologia de VE, VD ou indeterminado. Todos esses arranjos podem ocorrer em *situs solitus*, inversus ou ambíguo e com levo, dextro ou mesocardia.

Cateterismo cardíaco e estudo angiográfico

As indicações para o cateterismo diagnóstico nos CUV são semelhantes às para a AT. O acesso principal é o venoso, devendo-se investigar a presença de dupla VCS ou outras anomalias venosas sistêmicas. Em caso de isomerismo esquerdo, o segmento hepático da VCI encontra-se interrompido, tendo continuidade com o sistema ázigo. A pressão no AD geralmente está elevada e o ventrículo principal tem pressão sistêmica igual à da Ao. Nos casos de CIV restritiva, detecta-se gradiente sistólico entre a câmara principal e a AP ou a Ao, dependendo do tipo de concordância VA. A determinação da pressão diastólica final da câmara principal é fundamental antes da correção do tipo Fontan, assim como as pressões na AP. O teste com dobutamina também pode ser necessário para caracterização de possível estenose subaórtica.

Inicia-se o estudo contrastado investigando possíveis anomalias venosas sistêmicas. A injeção de contraste feita na cavidade ventricular principal nas incidências OAD 10 a 20° e axial longitudinal mostra a morfologia ventricular, os tipos de conexões AV e VA e as dimensões da CIV. As características anatômicas da valva pulmonar e as da AP também podem ser apreciadas. Estenoses localizadas ou hipoplasia difusa significativa da AP são fatores de risco conhecidos para a correção cirúrgica com as técnicas de Glenn bidirecional e Fontan. Quando a câmara principal tiver morfologia de VE (60 a 70% dos casos), a câmara rudimentar terá morfologia de VD, situando-se mais comumente à esquerda, em posição anterossuperior esquerda. A câmara rudimentar direita dando origem à Ao é o arranjo mais comum (discordância VA). Quando a câmara principal é do tipo VD, a câmara rudimentar (VE) tem localização póstero-inferior e não dá origem a nenhuma artéria, sendo de difícil identificação angiográfica. Nesses casos, o VD geralmente dá origem à Ao e à AP (conexão VA tipo dupla via de saída). O tipo de conexão AV é feito por duas valvas atrioventriculares, uma valva AV única ou por ausência de conexão AV direita ou esquerda (Figura 27).

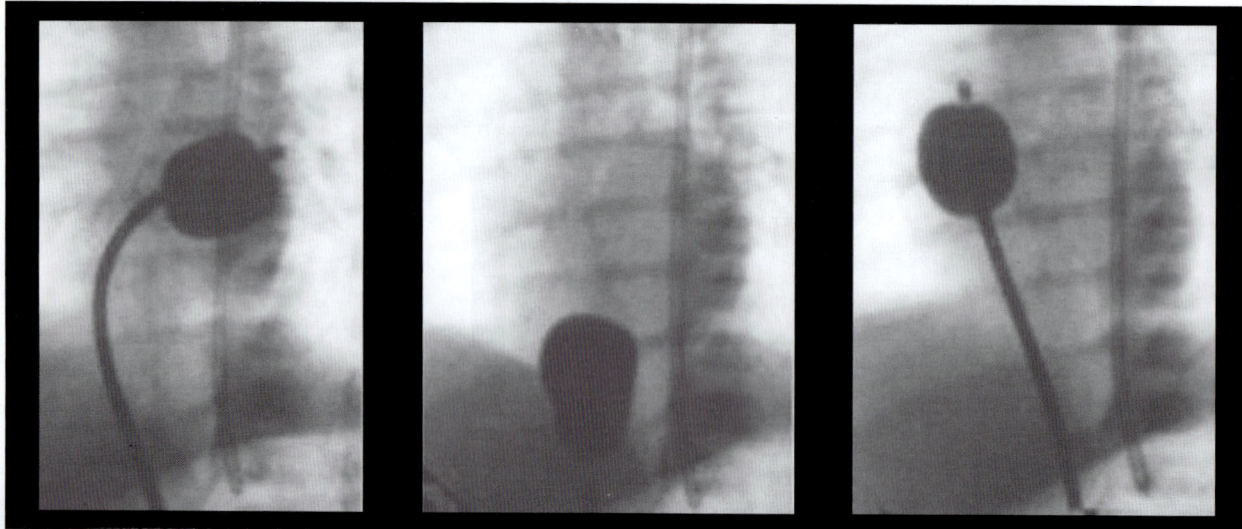

Figura 26 Atriosseptostomia com balão de Rashkind ampliando a CIA por ruptura do septo.

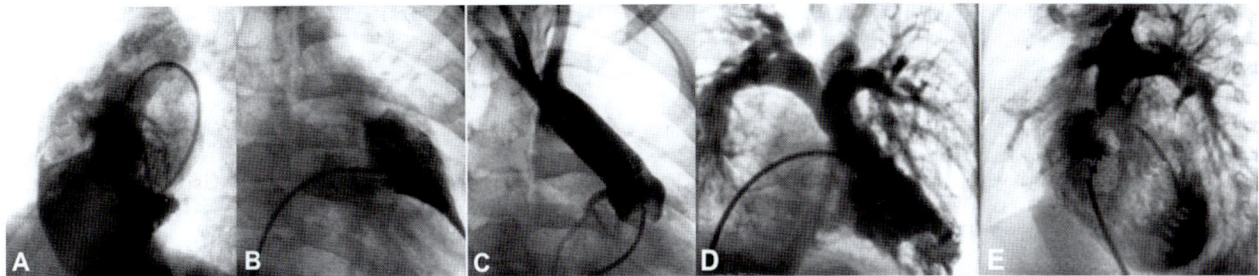

Figura 27 Tipos mais frequentes de coração ventricular. A-C: tipo esquerdo; D e E: tipo direito. Notar, em ambos, que as valvas AVD e E abrem-se na cavidade principal, caracterizando uma dupla via de entrada ventricular.

Resumo

Os autores discutem o estudo hemodinâmico e angiográfico das principais cardiopatias congênitas, abordando também o estado atual dos procedimentos intervencionistas.

Comunicação interatrial – cerca de 90% das CIA tipo *ostium secundum* são candidatas à oclusão percutânea, sendo selecionadas por meio da ecocardiografia transesofágica. Com o uso dos dispositivos disponíveis atualmente, as taxas de oclusão completa são maiores que 96%.

Comunicação interventricular – as CIV musculares e casos selecionados de CIV perimembranosas podem ser tratados percutaneamente com ótimos resultados imediatos e no acompanhamento de médio e longo prazo. A morbidade é baixa e a taxa de oclusão é acima de 90%.

Persistência do canal arterial, que pode ser ocluído com vários dispositivos, com taxas de oclusão de mais de 97%, sendo esta a terapêutica de escolha.

Estenose pulmonar valvar (a valvoplastia) é indicada com gradiente sistólico máximo acima de 50 mmHg. Os resultados são excelentes com baixos índices de restenose.

Estenose aórtica valvar é indicada com gradiente sistólico máximo acima de 60 a 70 mmHg. É considerada como procedimento paliativo para postergar o tratamento cirúrgico.

Coartação da aorta é realizada em pacientes acima de 6 meses de idade, com coartação cêntrica e istmo bem desenvolvido. Na recoarctação cirúrgica, a indicação é inequívoca. O emprego de *stent* implica maiores taxas de sucesso e menor morbidade e mortalidade.

Referências bibliográficas

1. Samanek M, Voriskova M. Congenital heart disease among 815,569 children born between 1980 and 1990 and their 15-year survival: a prospective Bohemia survival study. Pediatr Cardiol. 1999;20:411-7.
2. Rudolph A. Atrial septal defect. In: Rudolph A (ed.). Congenital diseases of the heart. Chicago: Yearbook Medical Publishers; 2000. p. 245-81.
3. Pedra SRF, Pontes Jr SC, Cassar RS, Pedra CAC, Braga SLN, Esteves CA, et al. O papel da ecocardiografia no tratamento percutâneo dos defeitos septais. Arq Bras Cardiol. 2006;86(2):87-96.
4. Felted TF, Bacha E, Beekman R 3rd, Cheatham JP, Feinstein JA, Gomes AS, et al. Indications for cardiac catheterization and intevention in pediatric cardiac disease: a scientific statement from the american heart association. Circulation. 2011;123(22):2607-52.
5. Fontes VF, Pedra SRF, Braga SLN, et al. Fechamento percutâneo da comunicação interatrial. Rev Soc Cardiol Estado de São Paulo. 2002;12:293-305.
6. Silvestry F, Cohen M, Armsby L et al. Guidelines for the echocardiographic assessment of atrial septal defect and patent foramen ovale: from the American Society of Echocardiography and Society for Cardiac Angiography and Interventions. J Am Soc Echocardiogr. 2015;28:910-58.
7. Costa RN, Ribeiro MS, Pereira FL, Pedra SRF, Jatene MB, Jatene IB, et al. Fechamento percutâneo versus cirúrgico da comunicação interatrial em crianças e adolescentes. Arq Bras Cardiol. 2013;100(4):347-54.
8. Hoffman JI. Congenital heart disease: incidence and inheritance. Pediatr Clin North Am. 1990;37:25-43.
9. Soto B, Ceballos R, Kirklin JW. Ventricular septal defects: a surgical viewpoint. J Am Coll Cardiol. 1989;14:1291-7.
10. Anderson RH, Becker AE, Tynan M. Description of ventricular septal defects or how long is a piece of string? Int J Cardiol. 1986;13:267-78.
11. Yang J, Yang L, Yu S, Iu J, Zuo J, Chen W, et al. Transcatheter versus surgical closure of perimembranous ventricular septal defects in children: a randomized controlled trial. J Am coll Cardiol. 2014;63(12):1159-68.
12. Thanopoulos BD, Tsaousis GS, Konstadopoulou GN, Zarayelyan AG. Transcatheter closure of muscular ventricular septal defects with the amplatzer ventricular septal defect occluder: initial clinical applications in children. J Am Coll Cardiol. 1999;33:1395-9.
13. Hijazi ZM, Hakim F, Haweleh AA, Madani A, Tarawna W, Hiari A, et al. Catheter closure of perimembranous ventricular septal defects using the new Amplatzer membranous VSD occluder: initial clinical experience. Catheter Cardiovasc Interv. 2002;56:508-15.
14. Pedra CAC, Pedra SRF, Esteves CA, Chamie F, Christiani LA, Fontes VF. Transcatheter closure of perimembranous ventricular septal defects. Expert Rev Cardiovasc Ther. 2004; 2:253-64.
15. Fyler D. Report of the New England Regional Infant Cardiac Program. Pediatrics. 1980;65:376-461.
16. Ferencz C, Rubin JD, McCarter RJ, Brenner JI, Neil CA, Perry LW, et al. Congenital heart disease: prevalence at livebirth. The Baltimore-Washington Infant Study. Am J Epidemiol. 1985;121:31-6.
17. Krichenko A, Benson LN, Burrows P, Möes CA, McLaughlin P, Freedom RM. Angiographic classification of the isolated, persistently patent ductus arteriosus and implications for percutaneous catheter occlusion. Am J Cardiol. 1989;63:877-80.
18. Faella HJ, Hijazi ZM. Closure of the patent ductus arteriosus with the Amplatzer PDA device: immediate results of the international clinical trial. Catheter Cardiovasc Interv. 2000;51:50-4.
19. Zahn EM, Nevin P, Simmons C, Garg R. A novel technique for transcatheter patent ductus arteriosus closure in extremely preterm infants using commercially available technology. Catheter Cardiovasc Interv. 2015;85(2):240-8.
20. Simões LC, Pedra CA, Esteves CA, Camargo R, Braga SL, Loureiro P, et al. Percutaneous closure of ductus arteriosus with the Amplatzer prosthesis. The Brazilian experience. Arq Bras Cardiol. 2001;77:520-31.
21. Costa RN, Ribeiro MR, Pedra CAC et al. Custo-efetividade incremental do tratamento cirúrgico vs. percutâneo da persistência do canal arterial com o Amplatzer® Duct Occluder em crianças: revisão sistemática. Rev Bras Cardiol Invasiva. 2014;22(2):168-79.
22. Kan JS, White Junior, RI, Mitchell SE, Gardner TJ. Percutaneous balloon valvuloplasty: a new method for treating congenital pulmonary-valve stenosis. N Engl J Med. 1982;307:540-2.

23. Fontes VF, Sousa JEMR, Esteves CA, Silva MV, Cano MN, Maldonado G. Pulmonary valvoplasty – experience of 100 cases. Int J Cardiol. 1988;21:335-42.

24. McCrindle BW, Kan JS. Long-term results after balloon pulmonary valvuloplasty. Circulation. 1991;83:1915-22.

25. Hatem DM, Castro I, Haertel JC, Rossi RI, Zielinsky P, Leboute FC, et al. Short- and long-term results of percutaneous balloon valvuloplasty in pulmonary valve stenosis. Arq Bras Cardiol. 2004;82:221-7.

26. Fontes VF, Esteves CA, Sousa JE, Silva MV, Bembom MC. Regression of infundibular hypertrophy after pulmonary valvuloplasty for pulmonic stenosis. Am J Cardiol. 1988; 62:977-9.

27. O'Laughlin MP, Perry SB, Lock JE, Mullins CE. Use of endovascular stents in congenital heart disease. Circulation. 1991;83:1923-39.

28. Trant CA Jr, O'Laughlin MP, Ungerleider RM, Garson A Jr. Costeffectiveness analysis of stents, balloon angioplasty, and surgery for the treatment of branch pulmonary artery stenosis. Pediatr Cardiol. 1997;18:339-44.

29. Shrivastava S, Das GS, Dev V, Sharma S, Rajani M. Follow-up after percutaneous balloon valvoplasty for noncalcific aortic stenosis. Am J Cardiol. 1990;65:250-2.

30. Vogel M, Benson LN, Burrows P, Smallhorn JF, Freedom RM. Balloon dilatation of congenital aortic valve stenosis in infants and children: short term and intermediate results. Br Heart J. 1989;62:148-53.

31. Lababidi ZA, Daskalopoulos DA, Stoeckle Jr H. Transluminal balloon coarctation angioplasty: experience with 27 patients. Am J Cardiol. 1984;54:1288-91.

32. Rao PS, Chopra PS. Role of balloon angioplasty in the treatment of aortic coarctation. Ann Thorac Surg. 1991;52:621-31.

33. Tynan M, Finley JP, Fontes VF, Hess J, Kan J. Balloon angioplasty for the treatment of native coarctation: results of Valvuloplasty and Angioplasty of Congenital Anomalies Registry. Am J Cardiol. 1990;65:790-2.

34. Ovaert C, McCrindle BW, Nykanen D, MacDonald C, Freedom RM, Benson LN. Balloon angioplasty of native coarctation: clinical outcomes and predictors of success. J Am Coll Cardiol. 2000;35:988-96.

35. Massoud I, Iman A, Mabrouk A, Boutros N, Kassem A, Daouod A, et al. Palliative ballon valvuloplasty of the pulmonary valve in tetralogy of Fallot. Cardiol Young. 1999;9(1):24-36.

36. Haas NA, Laser TK, Moysich A. Stenting of the right ventricular outflow tract in symptomatic neonatal tetralogy of Fallot. Cardiol Young. 2014;24(2):369-73.

37. McElhinney DB, Hellenbrand WE, Zahn EM, Jones TK, Cheatham JP, Lock JE, et al. Short- and medium-term outcomes after transcatheter pulmonary valve placement in the expanded multicenter US Melody valve trial. Circulation. 2010;122:507-16.

38. Ribeiro MS, Pedra CAC, Costa RN, Rossi RI, Manica J, Campanhã LO, et al. Experiência inicial com o implante percutâneo da válvula Melody® no Brasil. Rev Bras Cardiol Invasiva. 2014;22(3):275-85.

39. Chubb H, Pesonen E, Sivasubramanian S, Tibby SM, Simpson JM, Rosenthal E, et al. Long-term outcome following cathetervalvotomy for pulmonar atresia with intact ventricular septum. J Am Coll Cardiol. 2012;59(16):1468-76.

40. Rashkind WJ, Miller WW. Creation of an atrial septal defect without thoracotomy. A palliative approach to complete transposition of the great arteries. JAMA. 1966;196:991-2.

Capítulo 5

Tratamento cirúrgico das cardiopatias congênitas acianogênicas e cianogênicas

Luciana Fonseca da Silva
José Pedro da Silva
Marcelo Jatene

Pontos-chave

- As cardiopatias acianogênicas podem apresentar-se com hiperfluxo pulmonar ou fluxo pulmonar normal (lesões obstrutivas e lesões de regurgitação).
- A instalação de circulação extracorpórea é necessária para o tratamento cirúrgico das cardiopatias congênitas acianogênicas na maioria dos casos.
- A comunicação interatrial geralmente é de evolução benigna, permitindo que se programe eletivamente seu fechamento cirúrgico.
- Nos portadores de CIV grande, com repercussão hemodinâmica e sintomas, a indicação cirúrgica deve ser precoce, ao redor do sexto mês de vida, em razão dos riscos de dano vascular pulmonar decorrentes do hiperfluxo.
- Na presença de canal arterial patente, deve-se programar seu fechamento com base no baixo risco dos procedimentos (cirúrgico ou por cateterismo intervencionista) e na chance de ocorrência de problemas futuros como endocardite ou desenvolvimento de insuficiência cardíaca.
- Nos defeitos do septo atrioventricular com grande CIV, o tratamento cirúrgico deve ser feito antes dos seis meses de vida, especialmente nos portadores de síndrome de Down e com insuficiência da valva AV, pelo risco de dano vascular pulmonar.
- Na estenose valvar aórtica de indicação eletiva, o tratamento cirúrgico costuma apresentar resultados mais favoráveis, pois permite a visualização adequada da valva, com abertura no local preciso.
- As cardiopatias congênitas cianogênicas se caracterizam por apresentarem a cianose como principal sintoma.
- Na hipoplasia do coração esquerdo, a abordagem terapêutica fica limitada a reconstruções univentriculares (operação de Norwood, derivação cavopulmonar, operação de Fontan) ou ao transplante cardíaco.
- O tratamento cirúrgico da tetralogia de Fallot pode ser corretivo ou paliativo. A cirurgia paliativa tem como objetivo aumentar o fluxo sanguíneo pulmonar em crianças abaixo de seis meses sintomáticas, com anatomia desfavorável ou em condições clínicas inadequadas.

Tratamento cirúrgico das cardiopatias congênitas acianogênicas

As cardiopatias congênitas acianogênicas podem ser definidas como as malformações anatômicas do coração ou dos grandes vasos que ocorrem durante o desenvolvimento intrauterino, cuja manifestação clínica não inclui a cianose. Os sintomas podem ser de hiperfluxo pulmonar, obstrução ao fluxo sanguíneo ou regurgitação, porém não provocam a insaturação sanguínea de oxigênio (cianose).[1-3] A incidência relatada de defeitos cardíacos congênitos é de cerca de 0,8% de nascidos vivos.[4] Portanto, é estimado nascimento de, aproximadamente, 25 mil bebês com cardiopatia congênita a cada ano no Brasil. É sabido também que os defeitos cardíacos congênitos são mais comuns que outras anomalias congênitas conhecidas como estenose pilórica congênita, lábio leporino, síndrome de Down e luxação congênita do quadril.

Etiologia

A maioria dos defeitos cardíacos congênitos pode ser explicada pela hipótese de herança multifatorial que afirma que um feto predisposto, quando exposto a um determinado gatilho ambiental (ao qual o feto é sensível) durante o período crítico da morfogênese cardíaca irá desenvolver a doença. Essa interação de fatores genéticos e ambientais é mais provável que seja o mecanismo de desenvolvimento de defeitos cardíacos congênitos. Uma variedade de fatores tem associação estatística com determinados defeitos cardíacos, e essas podem ser denominadas fatores de risco. Infecções maternas como a rubéola e a virose por Coxsackie B parecem ter associação causal com defeitos cardíacos. Entre as drogas, a ingestão materna de talidomida durante a gravidez está associada com alta incidência cardiopatias na prole. Associação semelhante foi relatada por algumas drogas anticonvulsivantes (particularmente hidantoína e trimetadiona), álcool (excessivo), lítio, hormônios sexuais, corticosteroides, antagonistas do ácido fólico, cocaína e anfetaminas. Uma maior incidência de associação de anormalidades cardíacas com diabete materna é também conhecida. Anomalias cromossômicas como a trissomia do 21 (síndrome de Down), trissomia do 18, a síndrome de Turner (XO), deleção parcial do cromossomo 22 e síndrome *cri-du-chat* (deleção parcial do braço curto do cromossomo 5) estão associadas com uma maior incidência de defeitos cardíacos. Algumas síndromes generalizadas, secundárias a um único gene mutante (por exemplo, Marfan), envolvendo múltiplos sistemas de órgãos, estão associadas a defeitos cardiovasculares peculiares a essa síndrome particular. Menos de 1% de defeitos cardíacos congênitos podem ser explicados por herança mendeliana simples. Transmissão autossômica dominante, além de síndrome de único gene mutante, tem sido relatado com defeito do septo atrial, persistência do canal arterial, estenose aórtica, estenose pulmonar, tetralogia de Fallot e cardiomiopatia hipertrófica. Herança autossômica recessiva pode estar presente em algumas formas de fibroelastose endocárdica. Na presença de história familiar de defeito cardíaco congênito (pai ou irmão), a probabilidade de cardiopatia congênita na prole é maior do que a observada na população em geral. Em resumo, a causa de defeitos cardíacos congênitos é desconhecida e a maioria deles pode ser explicada pela hipótese de herança multifatorial. Novas pesquisas sobre mapeamento genético poderão desvendar mecanismos genéticos ainda desconhecidos para cardiopatia congênita.[5-9]

Classificação

Os defeitos cardíacos congênitos acianogênicos podem ser subdivididos em:

- Lesões com hiperfluxo pulmonar (*shunt* da esquerda para direita): defeitos septais (comunicação interatrial, comunicação interventricular, defeito do septo atrioventricular parcial ou total), janela aortopulmonar, persistência do canal arterial.
- Lesões obstrutivas: estenose pulmonar, estenose mitral, estenose aórtica, coarctação de aorta.
- Lesões regurgitantes: insuficiência tricúspide congênita não Ebstein, insuficiência mitral, insuficiência aórtica.
- Defeitos complexos: associação de vários defeitos sem ocorrência de cianose (ex.: transposição congenitamente corrigida das grandes artérias com ou sem lesões associadas do tipo CIV e anomalia de Ebstein).

Fisiopatologia e quadro clínico

Nas cardiopatias congênitas acianogênicas, um aspecto fisiopatológico que pode ocorrer é o fluxo sanguíneo aumentado para os pulmões, podendo cursar clinicamente sem a ocorrência de sintomas até congestão pulmonar e consequentes infecções do trato respiratório. O desvio constante de uma parte do volume das cavidades esquerdas, de maior pressão, para as direitas, através das comunicações atrial e ventricular ou nos vasos da base, gera o aparecimento de uma sequência de eventos que se iniciam por mecanismo de acomodação

volumétrica e são caracterizados por aumento progressivo das cavidades cardíacas direitas envolvidas. O hiperfluxo pulmonar por tempo prolongado leva ao desenvolvimento de resistência pulmonar elevada e suas consequências. Além disso, o hiperfluxo pulmonar causa grande consumo de energia pelo coração, para bombear um volume excessivo de sangue, e concomitante baixo fluxo sistêmico, podendo ocorrer dificuldade de ganho de peso.

Quando as cardiopatias congênitas acianogênicas apresentam obstrução do trato de saída do ventrículo esquerdo, como na estenose aórtica, coarctação de aorta e interrupção do arco aórtico, a ocorrência precoce de sintomas está diretamente relacionada à gravidade da obstrução, sendo a insuficiência cardíaca e o baixo débito cardíaco as principais manifestações, pela excessiva sobrecarga de pressão a que o ventrículo esquerdo é submetido.[5-9]

Tratamento cirúrgico

O objetivo do tratamento cirúrgico é propiciar à criança portadora de cardiopatia uma adequada qualidade de vida, com redução ou abolição dos sintomas, além de aumentar a perspectiva de sobrevida. Nas situações em que os sintomas são pouco evidentes, deve prevalecer a ideia de oferecer tratamento preventivo, conhecendo-se a história natural da cardiopatia em questão.

O tratamento cirúrgico deve ser indicado em momento adequado, sempre considerando opção inicial a correção dos defeitos, para restabelecer a fisiologia dos fluxos. O tratamento paliativo deve ficar restrito a situações especiais, nas cardiopatias congênitas acianogênicas, pois ela apenas torna a cardiopatia mais tolerável, não resolvendo o problema de base.

A cerclagem pulmonar é o tratamento paliativo que tem a função de limitar o fluxo sanguíneo para os pulmões em doenças que causam excessivo fluxo pulmonar. Pode ser indicada, em neonatos com CIV múltiplas tipo queijo suíço, em ventrículo único com hiperfluxo pulmonar e preparo do VE previamente à operação de Jatene para correção de TGA. Em casos raros de CIV que se apresentam tardiamente, com resistência pulmonar elevada, a cerclagem pode regular o fluxo pulmonar, dando chance de redução do grau de comprometimento vascular pulmonar, criando a possibilidade de tratamento do defeito no futuro.

A via de acesso mais utilizada ainda é a toracotomia transesternal mediana, podendo-se realizar também a toracotomia lateral direita ou esquerda, dependendo da doença. Cada vez mais tem-se buscado a correção do defeito por meio de incisões pequenas, com menor agressão ao paciente e melhor resultado estético. Algumas dessas vias de acesso são feitas através da abertura parcial do esterno ou apenas do apêndice xifoide e da minitoracotomia axilar direita, que propiciam a correção de defeitos intracardíacos sob visão direta e circulação extracorpórea.

Algumas cardiopatias, como a coarctação de aorta (CoAo) e canal arterial persistente (PCA), podem ser corrigidas sem o uso de circulação extracorpórea (CEC).

A circulação extracorpórea é empregada na correção da maioria das cardiopatias congênitas. A heparinização plena é feita antes do posicionamento das cânulas, com o emprego de heparina na dose de 4 a 5 mg/kg de peso. O tempo de coagulação ativada deve estar superior a 580 s antes do início da CEC. Cânulas de drenagem venosa geralmente são colocadas diretamente nas veias cavas superior e inferior. A cânula de retorno arterial é posicionada na porção distal da aorta ascendente, próxima à emergência do tronco braquiocefálico. Em neonatos de peso adequado, cânulas venosas 12 F para veia cava superior e 14 ou 16 F para cava inferior são empregadas, com cânula arterial 8 F na aorta. Os diâmetros das cânulas devem ser progressivamente maiores, adequando-se ao tamanho dos vasos e superfície corpórea da criança. Em casos de interrupção do arco aórtico, uma segunda cânula arterial deve ser posicionada na aorta descendente, por meio de canulação direta do canal arterial para perfusão adequada do abdome e dos membros inferiores.

O material utilizado para CEC é constituído de oxigenadores pediátricos, com volumes de perfusato reduzidos, já que alguns oxigenadores apresentam volumes menores que 300 mL. As máquinas utilizadas atualmente são na maioria bombas centrífugas, embora bombas de rolete também possam ser utilizadas. O perfusato para preenchimento do circuito deve ser constituído de soro fisiológico. A adição de concentrado de hemácias deve ser realizada quando o valor do hematócrito calculado pela diluição com o perfusato for menor que 21% para as cardiopatias simples, com CEC de curta duração, e menor que 30% para as cardiopatias graves, especialmente quando se antecipa a necessidade de hipotermia profunda durante a correção do defeito. Nesses casos mais graves, a serem submetidos a hipotermia profunda e parada circulatória, podem ser necessários sangue total fresco e plasma. Outros agentes que podem fazer parte do perfusato: manitol 20%, na dose de 0,5 a 1 g/kg; corticoide, nos casos graves, quando não há contraindicação, como desnutrição grave; antibióticos; vasodilatadores, como clorpromazina, mononitrato de isossorbida, clonidina, nitroprussiato de sódio. Os vasodilatadores têm efeito benéfico para a distribuição homogênea da temperatura, especialmente em casos de hipotermia profunda, durante o período de resfriamento do paciente, com proteção tecidual mais adequada. Vasodilatadores anestésicos inalatórios também podem ser acrescidos ao equipamento de CEC, tendo a vantagem de interrupção imediata do efeito vasodilatador logo após ser desligado. Aspiração a vácuo também pode ser realizada durante a CEC, facilitando o retorno venoso e possibilitando colocação de cânulas venosas mais finas.

A hipotermia profunda atingindo temperaturas de 16 a 18°C, técnica amplamente empregada na correção de defeitos complexos, principalmente em neonatos, é realizada com resfriamento progressivo, lentamente conduzido, baixando-se cerca de 1°C a cada 2 minutos, adicionando-se vasodilatador arterial ao circuito (em nosso meio: clorpromazina ou mononitrato de isossorbida), proporcionando a homogênea perfusão tecidual. Permite que se realize a parada circulatória total com baixo risco de lesão neurológica por cerca de 40 minutos, propiciando a correção dos defeitos do arco aórtico e outros defeitos complexos. A canulação e perfusão seletiva do tronco braquiocefálico, em hipotermia profunda, com baixo fluxo e monitorização invasiva da pressão arterial no membro superior direito, também visa propiciar segurança para correção dos defeitos do arco aórtico.

A ultrafiltração, recurso também empregado, permite a eliminação de líquidos durante e após a CEC, reduzindo a propensão a edema ou retenção hídrica, aspectos comuns encontrados no pós-operatório, especialmente em neonatos. Como a circulação extracorpórea pode levar a lesão capilar com alteração da permeabilidade capilar, é importante a restrição de líquidos, não só no intraoperatório, como também no pós-operatório, para evitar extravasamento para o terceiro espaço, evitando-se assim o edema intersticial, que no pulmão causa dificuldade nas trocas gasosas.

A proteção miocárdica é um dos aspectos de maior importância para a pronta recuperação da criança. Vários tipos de solução cardioplégica podem ser utilizados, seguindo critérios apropriados de forma de infusão e repetição das doses. Tem-se utilizado rotineiramente a infusão de solução cardioplégica sanguínea, volume inicial de 15 mL/kg colhida o perfusato da máquina após a estabilização da CEC, acrescida de solução de Saint Thomas, infundida a 4-8°C na raiz aórtica e repetida no volume de 10 mL/kg a cada 20-30 minutos.

Nos últimos quatro anos tem-se utilizado com frequência a abordagem por minitoracotomia axilar direita para correção de CIV, CIA e drenagem anômala parcial de veias pulmonares. Por meio de uma pequena incisão na pele, de 3 a 5 cm, podem-se acessar e canular a aorta ascendente e veias cavas com segurança, além de realizar o pinçamento de aorta e infusão de cardioplegia pela mesma incisão, propiciando o tratamento adequado com cicatriz mais estética.[10-13]

Lesões com hiperfluxo pulmonar (*shunt* direita-esquerda)

Quando há um defeito na divisão do coração entre estruturas dos lados esquerdo e direito, o sangue oxigenado é desviado da esquerda para a direita por causa da menor resistência no leito pulmonar. Ocorre então aumento progressivo das câmaras cardíacas, principalmente as direitas. Os achados clínicos são consequência do fluxo entre os defeitos ou excessivo fluxo sanguíneo nas câmaras cardíacas (sobrecarga de volume). A intensidade do desvio do fluxo, ou seja, do hiperfluxo pulmonar, determina a apresentação clínica e sintomas, que pode cursar clinicamente sem a ocorrência de sintomas, até congestão pulmonar e infecções frequentes do trato respiratório, além de baixo ganho ponderal.

Nas cardiopatias com fluxo pulmonar aumentado, ocorre uma constrição da musculatura vascular pulmonar no sentido de conter o hiperfluxo sanguíneo. Persistindo o hiperfluxo pulmonar por longo período, ocorrem modificações mais definitivas na estrutura vascular pulmonar, em graus variados, que são diretamente proporcionais à magnitude do fluxo e ao tempo de exposição. A hiperresistência vascular pulmonar, consequente ao hiperfluxo, leva, inicialmente à lesão endotelial, surgindo espaços na camada elástica dos vasos, que posteriormente evoluem para fibrose, gerando lesão pulmonar irreversível. A síndrome de Eisenmenger é a expressão mais grave dessas lesões vasculares pulmonares, com inversão do fluxo sanguíneo pelo defeito cardíaco, que passa então a ser da direita para a esquerda, com hipoxemia sistêmica. A radiografia torácica é o exame básico para visualizar a intensidade do fluxo pulmonar (Figura 1). O ecocardiograma e o cateterismo cardíaco são esclarecedores na maioria dos casos. Testes com suplementação de oxigênio ou com drogas que causam vasodilatação pulmonar ajudam a definir a reversibilidade da hipertensão pulmonar. Nos casos mais avançados de hiper-resistência vascular pulmonar, o grau de comprometimento da vasculatura pulmonar pode ser avaliado realizando-se biópsia pulmonar. A análise dos dados histológicos determina a gravidade anatômica e a possibilidade de reversão das lesões vasculares pulmonar, ajudando a definir a conduta terapêutica mais adequada.

Comunicação interatrial

São os defeitos do septo atrial (CIA) e constituem 8 a 13% de todas as cardiopatias congênitas e podem ser de vários tipos anatômicos, de acordo com a localização:

- *Ostium secundum* (OS): localizado na fossa oval, decorre da ausência da lâmina dessa fossa ou da presença de múltiplos orifícios. É o tipo mais frequente, cerca de 70% dos casos de CIA.
- *Ostium primum* (OP): falha no *septum primum*, localiza-se na porção inferior do septo interatrial. Relacionada a defeito de formação dos coxins endocárdicos. Corresponde a 20% das CIA.
- Seio venoso (superior ou inferior): comumente associada à drenagem anômala parcial de veias pulmonares direitas. Pode estar próximo da veia cava superior (seio venoso superior) ou mais raramente próximo da veia cava inferior (seio venoso inferior).

- Seio coronário: ocorre por deficiência na parede que separa o seio coronáriano do átrio esquerdo. É o tipo mais raro.
- Átrio único: ausência quase completa do septo interatrial.

O fechamento rotineiro das comunicações interatriais deve ser feito na idade pré-escolar, em torno dos 4 anos de idade, pois o fechamento precoce melhora a sobrevida em longo prazo, quando comparado ao fechamento na vida adulta. CIA menores que 4 mm podem sofrer fechamento espontâneo, mas os maiores que 8 mm raramente têm oclusão espontânea. Geralmente a indicação para fechamento de CIA não complicado é o Qp:Qs > 1,5 ou evidência ecocardiográfica de sobrecarga de volume nas câmaras direitas. Nos casos em que ocorra repercussão clínica, eletrocardiográfica ou radiológica, pode ser necessário o fechamento mais precoce, especialmente nas grandes CIA, podendo ser indicado até no primeiro ano de vida. A repercussão clínica é diretamente proporcional ao tamanho da CIA.

O tratamento cirúrgico era realizado por meio de esternotomia mediana, com heparinização plena, canulação rotineira da aorta e das veias cavas. A colocação da cânula de retorno venoso superior é feita diretamente na veia cava superior, o que permite ampla exposição dos defeitos, especialmente na CIA de tipo seio venoso. Após início da circulação extracorpórea (CEC), a aorta é pinçada e a solução cardioplégica rica em potássio é infundida na raiz da aorta. O átrio direito é aberto e as estruturas anatômicas identificadas. O defeito septal em alguns casos pode ser fechado com rafia simples com pontos de poliprolene. Nas grandes CIA, é necessária a sutura de um retalho que pode ser de politetrafluoretileno (PTFE), polietileno (Dacron) ou pericárdio autólogo.

Técnicas mais estéticas têm sido empregadas, como a abordagem mediana transxifóidea com incisão vertical mediana mais baixa, a esternotomia parcial com incisão mediana pequena, a técnica de Brown ou a toracotomia direita inframamária em pacientes do sexo feminino maiores de 12 anos, que já tenham o sulco inframamário definido.

Mais recentemente, a técnica de minitoracotomia axilar horizontal tem permitido o fechamento cirúrgico, com incisões estéticas de 3 a 4,5 cm, que ficam escondidas sob o braço em repouso, mesmo em lactentes. A colocação das cânulas e a instalação de CEC são feitas por meio da mesma incisão; a solução cardioplégica é infundida na raiz aórtica. A vantagem dessa técnica é que não deixa cicatriz na linha mediana, não necessita de secção de musculatura (exceto intercostais), o que evita a perda muscular que pode ocorrer após a toracotomia anterior inframamária, além de ficar longe da região de futuro crescimento das mamas, evitando a distorção.

Esse tipo de abordagem tem permitido a correção de CIA de todos os tipos e tamanhos, mesmo em crianças pequenas (Figura 2). A drenagem anômala parcial de veias pulmonares D em VCS também pode ser corrigida com essa abordagem, inclusive com a técnica de Warden, que pode ser necessária para a correção dos defeitos sem causar obstrução do retorno das veias pulmonares ou da veia cava superior. Nessa técnica, a veia cava superior é seccionada acima do local da drenagem das veias pulmonares, o coto proximal é suturado e o orifício original da veia cava superior que drena o sangue das

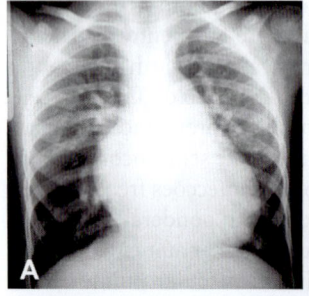
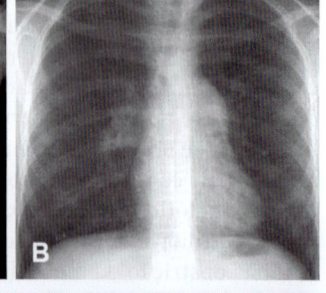

Figura 1 Radiografias de tórax mostrando aumento da área cardíaca, hiperfluxo pulmonar em criança com comunicação interventricular (CIV) grande com fluxo sanguíneo na direção ventrículo esquerdo-ventrículo direito pela CIV (A) e mostrando área cardíaca normal, dilatação da artéria pulmonar e hipofluxo pulmonar em adulto com CIV grande com hiper-resistência vascular pulmonar (B).

veias pulmonares é direcionado com um retalho de Dacron ou um pericárdio autólogo para o átrio esquerdo, fechando a CIA. O coto distal é anastomosado à auriculeta direita, restaurando o retorno venoso sistêmico da veia cava superior.

Os CIA *ostium secundum* podem ser elegíveis para o fechamento percutâneo, porém nos CIA tipo seio venoso e *ostium primum* e naqueles com defeitos cardíacos importantes associados, o fechamento cirúrgico é mandatório. O fechamento percutâneo atinge índices de 85-90% de sucesso nas CIA OS, porém ainda há limitação de tamanho da criança e do orifício, e a necessidade de borda de tecido atrial para ancoramento dos discos. Relatos de casos surgem periodicamente de deslocamento e embolização da prótese para ambos os lados, além de raros casos de corrosão do folheto aórtico pela prótese de Amplatzer.

Comunicação interventricular

É um defeito no septal ventricular (CIV), sendo o tipo mais comum de doença cardíaca congênita (20 a 25% dos casos). Podem ser isolados ou múltiplos. Permite fluxo sanguíneo do ventrículo esquerdo para o direito, causando sobrecarga de volume às câmaras cardíacas e hiperfluxo pulmonar. Pode levar ao desenvolvimento de hiper-resistência pulmonar e, dependendo da localização, lesão na valva aórtica.[14]

O tratamento da CIV isolada depende do tipo de defeito, seu tamanho, grau de hiperfluxo pulmonar, resistência vascular pulmonar, capacidade funcional e anomalias adquiridas associadas, tais como regurgitação aórtica, estenose subpulmonar ou hipertensão pulmonar. O fechamento cirúrgico diminui o risco para endocardite em pelo menos 50%, reduz a pressão de artéria pulmonar, melhora a capacidade funcional e aumenta a sobrevida em longo prazo.

Quando o orifício é pequeno, em geral não há necessidade de tratamento cirúrgico. Nas CIV pequenas (< 4 mm), há possibilidade de fechamento espontâneo até os 3 a 4 anos de vida.

Nas CIV maiores, com dilatação das câmaras cardíacas e insuficiência cardíaca, ou infecções pulmonares de repetição, pode ser necessário o fechamento antes do primeiro ano de vida. Indicações para tratamento cirúrgico incluem: insuficiência cardíaca refratária ou déficit do desenvolvimento,

grandes defeitos que não terão fechamento espontâneo, insuficiência aórtica ou prolapso da cúspide aórtica; Qp:Qs > 2.

Quando a CIV é grande, o fechamento antes de 6 meses de vida promove a cura cirúrgica, ou seja, evita lesões pulmonares residuais de longo prazo causadas pelo hiperfluxo sanguíneo nas arteríolas pulmonares.

Os tipos anatômicos de CIV, de acordo com a localização, podem ser assim descritos:

- Perimembranoso: mais comum dos defeitos, pode estar associado a anomalia da valva aórtica. É um tipo de defeito conoventricular, localizado entre o septo conal e a banda septal-muscular. Está localizado acima da divisão da banda septal, adjacente a junção dos folhetos septal e anterior da valva tricúspide e debaixo da valva aórtica. É rodeado de tecido fibroso, que pode promover seu fechamento espontâneo. Pode ter extensão para via de entrada, porção trabecular ou via de saída. As CIV perimembranosas podem estar ocasionalmente associadas a mau alinhamento do septo.
- Muscular: segundo tipo mais comum. Consiste em vários subtipos: apical, central, de via de entrada, trabecular ou múltiplas (queijo suíço). As localizadas na via de entrada podem estar associadas a defeitos nas valvas atrioventriculares.
- Subarterial ou duplamente relacionada: cerca de 5% das CIV. Também chamado conal, supracristal ou infundibular.

O tratamento cirúrgico é realizado sob circulação extracorpórea, com canulação da aorta e das duas veias cavas, como na CIA. A infusão de cardioplegia é feita na raiz da aorta. Em geral, a atriotomia direita dá boa via de acesso para fechamento das CIV perimembranosa, de via de entrada e musculares. As CIV subarteriais podem necessitar de via de acesso transpulmonar ou por meio de infundibulotomia transversa. Defeitos apicais ou musculares múltiplos raramente podem requerer uma ventriculotomia direita ou esquerda para fechamento, ou tratamento híbrido periventricular. Outra opção nesses casos é o fechamento do defeito maior via atriotomia direita e a bandagem reversível do tronco pulmonar com material absorvível, para reter o fluxo de CIV musculares pequenas, que com o crescimento e hipertrofia ventricular tenderão a fechar espontaneamente.

A CIV deve ser fechada com retalho de politetrafluoretileno (PTFE), de polietileno (Dacron) ou de pericárdio autólogo fixado com glutaraldeído 2% por 15 minutos. O retalho pode ser suturado com sutura contínua de polipropileno 6.0 ou 5.0 com agulha pequena. Muitas vezes o descolamento da base da junção dos folhetos septal-anterior da valva tricúspide facilita a exposição do defeito perimembranoso. Deve-se ter cuidado durante a sutura da borda posteroinferior da CIV perimembranosa com passagens de pontos superficiais e do lado direito do septo, para evitar lesão do tecido de condução. CIV musculares grandes próximas da via de entrada também apresentam risco de bloqueio. Uma vez terminado o fechamento da CIV, é injetada solução salina no átrio esquerdo, enchendo o VE, o que demonstra o fechamento completo da CIV. Essa manobra diminui o risco de passar de-

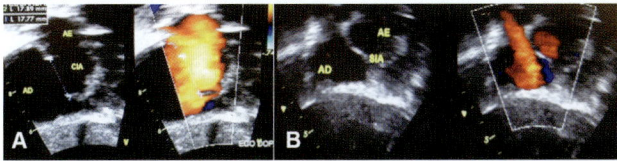

Figura 2 Ecocardiogramas mostrando grande comunicação interatrial tipo ostium secundum com fluxo sanguíneo em direção átrio esquerdo-átrio direito (pré-operatório A) e mostrando a comunicação interatrial completamente corrigida por minitoracotomia (pós-operatório B).
AD: átrio direito; AE: átrio esquerdo; CIA: comunicação interatrial; SIA: septo interatrial. Cortesia da Dra. Lilian Maria Lopes.

sapercebido CIV residual ou uma segunda CIV menor, de difícil visualização no eco pré-operatório.

O fechamento cirúrgico pode ser realizado com taxa de mortalidade muito baixa (< 1%) e ocorrência de bloqueio atrioventricular imediato em menos de 2% dos casos.

A Figura 3 ilustra a técnica de fechamento de uma CIV grande por minitoracotomia axilar direita.

O fechamento percutâneo de CIV perimembranosas pequenas com bordas adequadas em crianças acima de 2 anos de idade pode ser indicado, com resultados satisfatórios em casos selecionados. O bloqueio AV, entretanto, pode ocorrer no acompanhamento em longo prazo, devendo o paciente ter acompanhamento clínico e eletrocardiográfico rigoroso.[15,16]

Atualmente tem-se empregado a minitoracotomia axilar horizontal, com incisões de 3 a 4,5 cm para fechamento de CIV em crianças a partir de 3 meses de vida e 5 kg de peso. Assim como descrito nas CIA, essa via de acesso se mostrou segura e eficiente, com cicatriz estética, escondida sob o braço e longe da área de crescimento da mama para correção de vários tipos de CIV grandes.[17]

Indicação de cerclagem nos casos de pressão pulmonar elevada pode ser uma opção terapêutica no intuito de reduzir gradativamente a resistência vascular pulmonar com o crescimento da criança e não o crescimento do anel da bandagem propiciando a oportunidade de fechamento da CIV após alguns anos.

Defeito do septo atrioventricular

Representa cerca de 3% das cardiopatias congênitas. Cerca de 50% dos DSAV são diagnosticados em crianças com trissomia do 21 (síndrome de Down) e 30% dos portadores dessa síndrome apresentam DSAV[18]. Caracteriza-se pelo defeito de fusão da porção central dos coxins endocárdicos anterior e posterior. Os componentes principais são:

- CIV de via de entrada: que é ampla na forma total, restritiva ou ausente nas formas intermediária e parcial.
- CIA *ostium primum* ou átrio comum, quase sempre associada a *cleft* da valva mitral. CIA *ostium secundum* pode estar associada.
- Defeitos nas valvas atrioventriculares: o anel AV é compartilhado pelos dois ventrículos. Em geral estão presentes 5 componentes de folhetos valvares, com variados graus de displasia. *Cleft* mitral. Variados graus de inserção do aparato subvalvar.
- Graus variáveis de obstrução da via de saída do VE (*goose neck*).

Defeitos cardíacos que podem estar associados: canal arterial persistente, anomalias conotruncais (T4F e *truncus*), DVSVD, coarctação de aorta, VCS esquerda persistente, heterotaxia, CIV múltiplas, DATVP, duplo orifício mitral. Pode ocorrer desbalanceamento ventricular com hipoplasia de um dos ventrículos, o que muda totalmente a conduta cirúrgica.

O DSAV total pode ser classificado em três tipos anatômicos, pela classificação de Rastelli, de acordo com o implante das cordoalhas do folheto ponte: tipos A, B ou C, como mostrado na Figura 4.

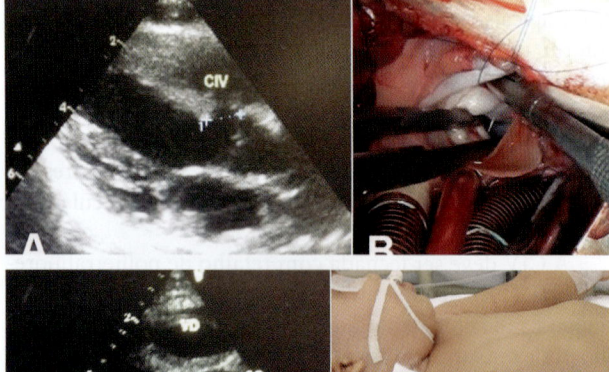

Figura 3 Fechamento de comunicação interventricular (CIV) por minitoracotomia axilar direita: ecocardiograma pré-operatório mostra CIV perimembranosa de 9 mm em criança de 1 ano de idade, pesando 9,2 kg (A), a qual foi fechada com enxerto de pericárdio autólogo tratado com glutaraldeído (B). O ecocardiograma pós-operatório mostra fechamento completo da CIV, sem lesão residual (C). A imagem pós-operatória da criança mostra curativo cobrindo incisão axilar de aproximadamente 4 cm (D).
VD: ventrículo direito; VE: ventrículo esquerdo; AO: aorta; AE: átrio esquerdo.

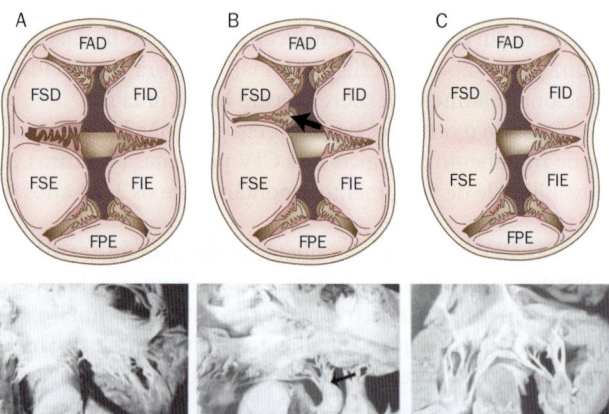

Figura 4 Desenho esquemático e espécimes anatômicos demonstrando a classificação de Rastelli para o defeito do septo atrioventricular total. Tipo A: o folheto ponte superior está dividido em dois componentes (FSD e FSE), os quais estão conectados ao topo do septo interventricular (A). Tipo B: o folheto ponte superior está dividido em dois componentes (FSD e FSE), mas está fixo no ventrículo direito por meio de um músculo papilar anômalo (seta), próximo do septo interventricular (B). Tipo C: o folheto ponte superior não está dividido (folheto livre FS) e conecta-se a um músculo papilar na parede livre do VD, que é o músculo papilar compartilhado com o folheto anterior direito (C).
FAD: folheto anterior direito; FSD: folheto superior direito; FSE: folheto superior esquerdo; FPE: folheto posterior esquerdo; FID: folheto inferior direito; FIE: folheto inferior esquerdo.

Há indicação de tratamento cirúrgico em todos os pacientes. O tempo de indicação dependerá basicamente do tamanho da CIV, do grau de regurgitação da valva AV e dos defeitos associados.

Em pacientes com CIV restritiva ou ausente (DSAV intermediário ou parcial), que não apresentem sinais de hiperfluxo pulmonar importante ou regurgitação valvar significativa, com bom controle clínico, a cirurgia em geral é indicada aos 1,5-3 anos de vida.[18]

Nos pacientes com CIV grande, a indicação de tratamento cirúrgico é dos 3 aos 6 meses de vida, pelo risco de desenvolvimento precoce de elevação da resistência pulmonar.

O tratamento cirúrgico é realizado por via mediana, sob circulação extracorpórea e pinçamento aórtico com cardioplegia. Por meio da atriotomia direita, toda a anatomia é inspecionada. Existem três técnicas principais para correção do DSAV: com único *patch*, duplo *patch* e técnica de rebaixamento da valva AV e *patch* para fechamento do CIA.

O objetivo do tratamento com qualquer das técnicas citadas é a correção da CIV; a divisão da valva AV única em duas valvas: direita e esquerda; plastia dessas valvas e fechamento da CIA.

Na técnica de duplo *patch*, um retalho de pericárdio autólogo tratado com glutaraldeído ou PTFE é utilizado para fechamento da CIV, com sutura contínua de polipropileno 6.0. Pontos superficiais são passados na borda posteroinferior do defeito para evitar BAV. Algumas vezes é necessária a divisão do folheto ponte para exposição das bordas da CIV. A valva AV é dividida em duas pela borda superior do retalho da CIV. Plastia da valva AV esquerda é realizada, com fechamento da fenda (*cleft*) resultante e redução na parte posterior do anel AV com pontos separados. É realizado teste com solução salina da plastia valvar e do fechamento da CIV. Plastia da valva AV direita é realizada a seguir. A comunicação interatrial então é fechada com outro retalho, com pontos superficiais cuidadosos na região do nó AV, próximo ao óstio do seio coronariano, para não causar bloqueio AV. A CIA *ostium secundum*, quando presente, é fechada de forma valvulada, com um ponto de polipropilene. Caso não exista, um forame oval é aberto, de forma valvulada, para permitir fluxo da direita para a esquerda em caso de crise de hipertensão pulmonar no pós-operatório.[19-21]

Persistência do canal arterial

O canal arterial normalmente se fecha após as primeiras horas de nascimento, em decorrência de alterações estruturais na região do ducto, por contratura das fibras musculares e posterior proliferação intimal e transformação em cordão fibroso após cerca de três meses. Em prematuros ou neonatos pequenos para a idade gestacional o fechamento do canal é retardado, podendo ocorrer importante repercussão hemodinâmica pelo hiperfluxo pulmonar. Nessas situações pode-se utilizar a indometacina no intuito de inibir a atividade da prostaglandina, resultando no fechamento do canal. A indometacina está contraindicada nos casos de insuficiência renal, hemorragia intracraniana e distúrbios de coagulação.

Na presença de canal arterial patente, deve-se programar seu fechamento, baseando-se no fato que há baixo risco no procedimento de fechamento, seja ele cirúrgico ou por cateterismo intervencionista, e pelo risco de ocorrência de problemas no futuro, como o desenvolvimento de insuficiência cardíaca, endocardite ou hipertensão pulmonar.

O fechamento do canal arterial no recém-nascido está indicado apenas quando há repercussão hemodinâmica, com insuficiência cardíaca que apresente dificuldade de controle com o tratamento medicamentoso. Na ausência de sintomas, a época ideal para fechamento encontra-se em torno do primeiro ano de vida. Não há contraindicação para o fechamento, exceto quando há doença vascular pulmonar instalada, sendo utilizados os critérios de hiper-resistência vascular pulmonar para contraindicar o tratamento.

Várias técnicas podem ser empregadas para o fechamento do canal arterial. Através de cateterismo intervencionista pode-se fazer a oclusão com diferentes dispositivos, como molas, Amplatzer™ e outros, com indicação preferencial em canais mais finos. Lesão residual pode ser observada de imediato, porém geralmente desaparece por completo após 12 meses.

A técnica cirúrgica convencional para fechamento do canal arterial apresenta baixa morbidade. Realiza-se toracotomia posterolateral esquerda, no quarto espaço intercostal, com identificação e dissecção do canal arterial, ligadura com fios de algodão, como mostra a Figura 5, seguida de secção e sutura dos cotos pulmonar e aórtico, com drenagem da cavidade pleural. Deve-se tomar cuidado com o tecido do canal que é friável e geralmente está calcificado nos pacientes adultos. Nesses pacientes a ligadura sem secção do canal é recomendada pelo risco de ruptura. O nervo laríngeo recorrente, ramo do vago que circunda o canal arterial, deve ser delicadamente afastado, evitando lesão de suas fibras. Após a secção e sutura do canal arterial, realiza-se a revisão de hemostasia e o fechamento da pleura parietal sobre o local,

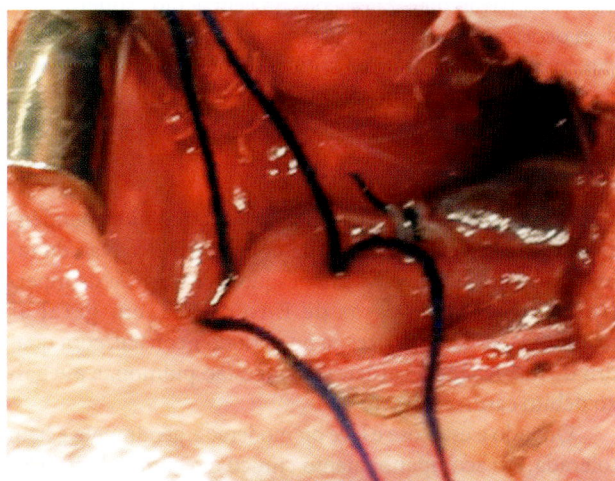

Figura 5 Imagem intraoperatória de persistência do canal arterial, que se encontra circundado com fios de algodão para ligadura.

evitando-se a formação de aderências e prevenindo o extravasamento de linfa.

O método percutâneo de fechamento não é considerado alternativa terapêutica em neonatos prematuros de baixo peso, em que o tratamento cirúrgico com incisão mínima, afastamento do pulmão com cotonetes e ligadura extrapleural do canal é realizado sem necessidade de drenagem pleural, com excelentes resultados. O uso de contraste, a exposição da criança a radiação e o risco de complicações vasculares são obstáculos importantes para o emprego do procedimento percutâneo.

Lesões obstrutivas

Ocorre um estreitamento significativo de uma válvula, câmara cardíaca ou um vaso sanguíneo, causando obstrução ao fluxo sanguíneo. Isso resulta em uma maior pressão proximal à obstrução em comparação com a pressão distal, gerando um gradiente de pressão. Como resultado, ocorre hipertrofia da câmara cardíaca proximal à obstrução, turbilhonamento de fluxo pelo local da obstrução, podendo haver dilatação no segmento distal (pós-estenótico).

A ocorrência de sintomas estará diretamente relacionada ao grau de obstrução, sendo o baixo débito cardíaco e os sintomas de congestão pulmonar retrógrada às principais manifestações encontradas.

Exemplos: estenose aórtica, cor *triatriatum*, anel supravalvar mitral, estenose subaórtica, coarctação de aorta.

Estenose aórtica (EAo)

A lesão obstrutiva na via de saída do VE pode compreender as regiões valvar, subvalvar e logo acima do plano valvar (supravalvar). A estenose aórtica valvar congênita ocorre em 3 a 5% das malformações cardíacas. Pode ocorrer de forma isolada ou associada a outros defeitos, sendo os mais comuns o canal arterial patente, a coarctação de aorta (CoAo) e a comunicação interventricular (CIV). A valva pode ter aspecto uni, bi ou trivalvular. Alterações no ventrículo esquerdo podem ocorrer, como a fibroelastose, que é comum em associação com a estenose aórtica crítica. A hipoplasia do anel aórtico em associação com hipoplasia do ventrículo esquerdo, e até do anel valvar mitral, pode ocorrer nos casos mais graves, em que o tratamento uni ou biventricular deverá ser decidido (ventrículo esquerdo *borderline).*

A apresentação e a evolução clínica estão na dependência do grau de obstrução, do diâmetro do anel valvar, do tamanho da cavidade ventricular esquerda e do grau de hipertrofia do VE. Nos casos de EAo crítica, em geral as manifestações são precoces, já no período neonatal, com quadro de insuficiência cardíaca e congestão pulmonar, até baixo débito cardíaco grave.

Quando a estenose é leve ou moderada, geralmente é bem tolerada, e o acompanhamento clínico é recomendado, avaliando-se o gradiente entre VE e aorta, que passa a ser um dos critérios de indicação cirúrgica. Em casos com gradiente > 60 mmHg, deve-se indicar correção da estenose, no intuito de prevenir arritmias e morte súbita.

A correção da estenose aórtica pode ser realizada por meio de duas formas de procedimento: cateterismo intervencionista ou tratamento cirúrgico.

Na estenose neonatal crítica, com adequado diâmetro de anel valvar aórtico, excluídos os casos de hipoplasia ventricular, ambos os procedimentos podem ser empregados, com bons resultados. A principal desvantagem do tratamento intervencionista por cateterismo (valvoplastia por cateter balão) é o maior risco de desenvolvimento de insuficiência aórtica, por isso, nos casos de EAo crítica com baixo débito em neonatos, alguns centros com excelentes resultados têm recomendado a estabilização da criança com emprego de valvoplastia por balão de forma delicada, o suficiente apenas para aliviar a estenose e melhorar o débito cardíaco, sem entretanto rasgar demasiadamente os folhetos valvares. Alguns dias depois é realizada plastia valvar cirúrgica para complementar a abertura exata das comissuras valvares, reduzindo a mortalidade e a ocorrência de insuficiência aórtica. É fundamental a cooperação entre as diferentes especialidades para o sucesso no tratamento desses neonatos críticos.

Nos casos de estenose aórtica valvar de indicação eletiva, o tratamento cirúrgico costuma apresentar resultados mais favoráveis, pois permite a visualização adequada da estrutura valvar e a abertura exata das comissuras valvares. A operação é realizada com circulação extracorpórea, interrupção dos batimentos cardíacos com infusão de solução cardioplégica na raiz aórtica, sendo a aorta ascendente aberta em direção à base do folheto não coronariano. A valva é então analisada, procedendo-se à abertura das comissuras valvares estenosadas, ressecção de fibroses, nódulos ou espessamentos dos folhetos, de forma que permita maior abertura, mobilidade e coaptação dos folhetos valvares. Estenoses residuais discretas e pequenos graus de insuficiência em geral são bem tolerados. O ecocardiograma realizado no intraoperatório, transesofágico ou de superfície, pode orientar a conduta e avaliar imediatamente o resultado do tratamento.

Coarctação de aorta (CoAo)

Coarctação da aorta é um estreitamento da aorta, que ocorre mais comumente após a emergência da artéria subclávia esquerda, na aorta "juxtaductal" ou istmo da aorta. Pode ocorrer ainda entre as artérias carótida esquerda e subclávia esquerda, na aorta torácica descendente ou na aorta abdominal. A Figura 6 mostra a região coarctada na aorta. Pode ser causada pela presença de tecido do ducto arterioso que se estende à aorta adjacente, o que resulta no estreitamento da aorta após a contratura do tecido ductal. Representa de 3, 4 a 9,8% dos defeitos cardíacos congênitos, sendo em geral isolada, mas o arco aórtico pode também apresentar-se hipoplásico. A CoAo pode ocorrer em associação com outros defeitos, geralmente envolvendo o lado esquerdo do coração. Os defeitos associados mais comumente vistos são valva aórtica bicúspide, estenose aórtica ou subaórtica, CIV, anomalias da valva mitral, fibroelastose ventricular e canal arterial patente. Pode também ser parte de defeitos cardíacos mais complexos, como o ventrículo

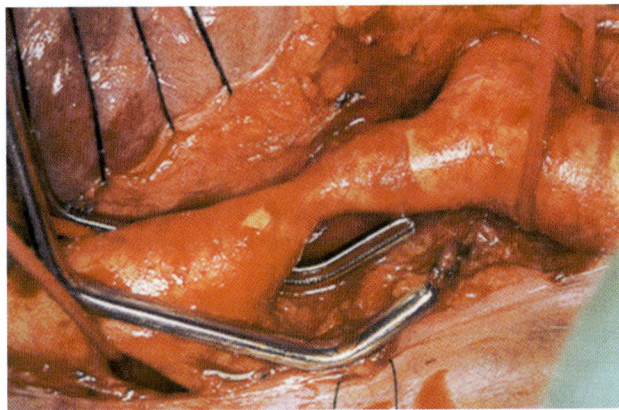

Figura 6 Imagem intraoperatória de coarctação de aorta juxtaductal, mostrando as artérias intercostais situadas distalmente à área de coarctação, com a pinça de aorta sendo posicionada na aorta descendente.
Cortesia do Dr. José Cicero Guilhen (Escola Paulista de Medicina).

único. É comum sua ocorrência em alguns pacientes com anormalidades cromossômicas, como a síndrome de Turner.

O ventrículo esquerdo tem de gerar uma pressão maior que o normal para forçar o sangue pelo segmento estreitado da aorta, podendo resultar em insuficiência cardíaca congestiva e baixo débito sistêmico.

O ecocardiograma permite visualização do arco aórtico, do canal arterial e de defeitos associados. A ressonância magnética e a angiotomografia são exames que podem mostrar detalhes anatômicos do arco aórtico e também a circulação colateral que se desenvolve. O estudo hemodinâmico diagnóstico é dispensável, quando os exames já citados esclarecem os detalhes diagnósticos necessários para traçar a conduta terapêutica.

A manifestação clínica e a conduta terapêutica dependem do grau de obstrução, das características do defeito e das lesões associadas. A abordagem diagnóstica e terapêutica devem ser individualizadas. Em pacientes assintomáticos, nos quais o diagnóstico é feito durante exame de rotina, a correção cirúrgica ou por cateterismo cardíaco intervencionista pode ser realizada entre 18 e 24 meses. Em crianças com hipertensão arterial sem insuficiência cardíaca, o tratamento antes desse período é indicado se houver hipertrofia ventricular esquerda ou se o grau de hipertensão for grave. O tratamento inicial para pacientes que apresentem insuficiência cardíaca congestiva inclui o uso de inotrópicos endovenosos e diuréticos e, se necessário, ventilação mecânica.

Em neonatos sintomáticos, o uso de prostaglandina E, visando abrir o ducto arterial, é recomendado no tratamento inicial, para garantir a perfusão sanguínea dos órgãos abdominais em coarctações críticas. No período neonatal e em pacientes com idade inferior a 1 ano, os resultados obtidos com o tratamento cirúrgico são mais favoráveis, pois a dilatação com balão está associada a reestenose frequente nessa faixa etária.

Em crianças que apresentem defeitos associados, deve ser dada preferência à correção cirúrgica em único tempo,

por via mediana e com instituição de CEC, corrigindo todos os defeitos.

A abordagem cirúrgica da CoAo isolada ou associada a canal arterial patente é realizada por meio de toracotomia posterolateral esquerda, com abertura do quarto espaço intercostal esquerdo, evitando a secção do musculo serrátil anterior. A aorta é exposta com a abertura da pleura parietal e afastamento anterior do pulmão. O canal arterial é seccionado e suturado, evitando-se a lesão do nervo laríngeo recorrente que o envolve. A aorta, do arco à descendente, é exposta e mobilizada. A técnica operatória é escolhida de acordo com a anatomia do defeito. Deve-se dar preferência, sempre que possível, à ressecção do tecido doente da coarctação, incluindo o tecido ductal, e realizar anastomose terminoterminal ampla dos dois cotos aórticos. A sutura pode ser realizada com fios absorvíveis de polidioxanone (PDS) 6.0 ou 7.0 ou com pontos separados de polipropileno em uma das faces da anastomose.

O tamanho da boca anastomótica deve ser o mais amplo possível, com biselamento dos cotos ou posicionamento do coto distal na face côncava do arco aórtico, ampliando-se também o arco nos casos de hipoplasia. Algumas estratégias específicas podem ser aplicadas para ampliar o diâmetro da anastomose, evitando-se reestenose no seguimento.

A técnica proposta por Waldhausen, que utiliza artéria subclávia esquerda para ampliação do segmento coarctado, também pode ser aplicada, especialmente nas coarctações segmentares, mas com risco de comprometimento da perfusão do membro superior esquerdo. Nessa técnica a artéria subclávia esquerda é seccionada distalmente, aberta longitudinalmente em direção à aorta descendente e suturada com pedículo sobre a região coarctada. A técnica de Teles de Mendonça, em que a artéria subclávia é desinserida proximalmente da aorta, aberta longitudinalmente e suturada sobre a região coarctada preservando a sua irrigação distal, é outra forma de ampliação da aorta.

Ampliação da zona coarctada com enxertos planos (PTFE ou pericárdio bovino) ou interposição de enxertos tubulares são técnicas alternativas, mas que devem ter seu emprego restrito, pelo maior risco de complicações (calcificação do pericárdio, reestenose pelo não crescimento do tubo).

O tratamento intervencionista com implante de *stents* na CoAo tem evoluído e apresentado bons resultados, especialmente em crianças maiores e adultos e nas reestenoses.

Pacientes submetidos a tratamento cirúrgico ou por cateterismo intervencionista da CoAo devem ter seguimento rigoroso em longo prazo, pelo risco de complicações tardias: reestenose, pseudoaneurisma, calcificação do enxerto ou restrição do tubo, etc.

Lesões regurgitantes

As cardiopatias congênitas com regurgitação são pouco frequentes, porém podem apresentar grande repercussão hemodinâmica. As mais frequentes são a insuficiência aórtica, a insuficiência mitral, a anomalia de Ebstein da valva tricúspide, a insuficiência tricúspide não Ebstein, a agenesia de valva pulmonar.

As cardiopatias de refluxo levam à dilatação das câmaras cardíacas, dependendo da gravidade do refluxo, se é aguda ou uma condição crônica, e dos defeitos cardíacos associados.

A insuficiência aórtica pode ser decorrente de CIV subaórtica, valva Ao bicúspide, estenose aórtica subvalvar, displasia de cúspides da válvula, ausência de folheto.

A insuficiência mitral, em geral, é associada a DSAV ou secundária à dilatação do ventrículo esquerdo.

Anomalia de Ebstein

A anomalia de Ebstein, considerada cardiopatia cianogênica, evolui sem cianose aparente em número considerável de casos, sendo exemplo típico da limitação da classificação das cardiopatias em cianogênicas e não cianogênicas. Neste capítulo, será incluída a anomalia de Ebstein, pois as lesões básicas que caracterizam a doença (má formação do VD e da valva tricúspide) por si não levam à cianose.[22]

Caracteriza-se pela implantação baixa dos folhetos septal e posterior da valva tricúspide para o interior do VD, resultando em uma porção atrializada do ventrículo direito, o qual fica com uma cavidade funcional reduzida. A insuficiência tricúspide pode ser de graus variáveis, em razão do amplo espectro de variação anatômica. O átrio direito apresenta um volume aumentado. Pode haver comunicação interatrial, feixe anômalo tipo Wolf-Parkinson-White (WPW), comunicação interventricular, estenose ou atresia pulmonar associados. Disfunção biventricular ocorre nos casos mais graves ou em longo prazo nos pacientes inicialmente assintomáticos.

A apresentação clínica é variável, podendo ser assintomático até a vida adulta ou se manifestar logo após o nascimento nos casos extremos. Morte intrauterina por anomalia de Ebstein também é relatada. Os sintomas de insuficiência cardíaca, quando há insuficiência tricúspide importante, são os mais frequentes. Arritmias supraventriculares ocorrem principalmente nos casos de WPW associado.[22]

Cianose só ocorre na presença de comunicação interatrial, com pressão de átrio direito maior que a de átrio esquerdo. Isso acontece quando há insuficiência tricúspide importante e/ou disfunção ventricular direita importante ou estenose pulmonar associada, pois ocorrerá escoamento de sangue não oxigenado da direita para a esquerda. Se não houver CIA, na presença de insuficiência tricúspide importante, VD pequeno ou com disfunção, o paciente poderá apresentar sintomas de baixo débito cardíaco sem cianose.

Na radiografia de tórax, o aumento da área cardíaca reflete o grau de comprometimento das câmaras cardíacas e é fator de risco para morte súbita quando o índice cardiotorácico for maior que 0,65. A silhueta cardíaca pode variar de quase normal até a configuração típica, de um coração em forma globular com uma cintura estreita semelhante ao observado no derrame pericárdico (Figura 7). Essa aparência é produzida pelo alargamento da aurícula direita e deslocamento para cima e para fora da via de saída ventricular direita. A vascularização do campo pulmonar é normal ou diminuída. Neonatos com anomalia de Ebstein severa geralmente apresentam cardiomegalia importante.

A ecocardiografia permanece o método-padrão para estabelecer o diagnóstico de anomalia de Ebstein, permitindo a avaliação precisa dos folhetos da válvula tricúspide (deslocamento, acolamento, displasia e ausência), o grau de regurgitação da valva tricúspide, o tamanho do átrio direito (incluindo a porção atrializada do VD), os tamanhos e as funções dos ventrículos direito e esquerdo e as lesões associadas. O mapeamento com Doppler e imagens de cor fluxo permitem avaliação da CIA e determinação da direção do fluxo. A principal característica ecocardiográfica que diferencia a anomalia de Ebstein de outras formas de regurgitação tricúspide congênita é o grau de deslocamento apical do folheto septal no cerne do coração maior que 0,8 cm/m² de superfície corpórea (Figura 8).

O eletrocardiograma pode ser normal ou mostrar o feixe anômalo do WPW com onda delta de pré-excitação ventricular. Bloqueio de ramo direito também é frequente, podendo ficar aparente após a ablação do feixe anômalo. O

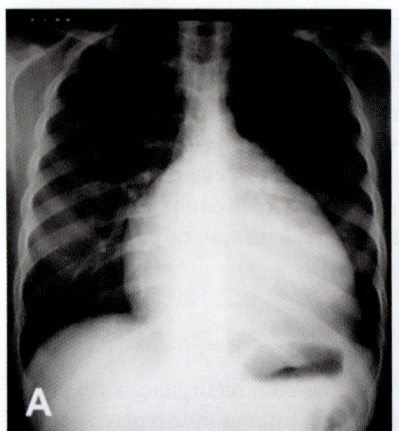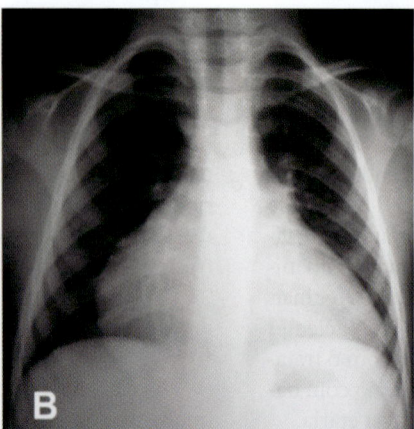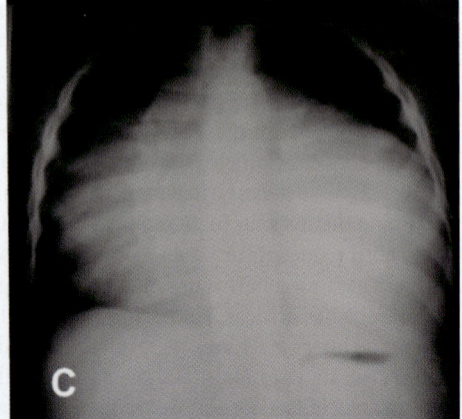

Figura 7   Radiografias de tórax de três pacientes portadores de anomalia de Ebstein mostrando formas variáveis de coração e dilatações das câmaras direitas.

exame de Holter define a ocorrência e o tipo de arritmia. Exames de ressonância magnética adicionam informações sobre a anatomia da valva tricúspide, o grau de acoplamento dos folhetos, as dimensões e comprometimento da função ventricular direita e esquerda. Também determinam o tamanho e função das porções atrializada e funcional do ventrículo direito. Teste ergométrico pode ser necessário nos pacientes oligo ou assintomáticos. O cateterismo cardíaco raramente é necessário, pois as pressões pulmonares geralmente são baixas.

A indicação cirúrgica clássica é feita na presença de sintomas, ou nos pacientes assintomáticos quando há presença de cardiomegalia na radiografia de tórax (ICT > 0,55), cianose e arritmia.

Várias técnicas de plastia foram desenvolvidas desde os anos 1960, como a técnica de Hardy, a plicatura transversal de Danielson, a técnica de Carpentier com a plicatura longitudinal do VD e a rotação parcial do folheto anterior com reimplante na altura do anel verdadeiro, a técnica de Sebening e a técnica de Hetzer. Entretanto, em virtude da ampla variabilidade de apresentações anatômicas, nenhuma dessas técnicas era capaz de corrigir todos os casos e resultavam na coaptação de folheto valvar contra o septo interatrial.[23] A partir da década de 1990, a técnica do cone, desenvolvida por Da Silva,[24] passou a ser empregada em vários centros mundiais, resultando em uma maior chance de plastia valvar. Nessa técnica, os folhetos valvares são desinseridos de sua implantação no VD, preservando apenas uma pequena porção de inserção do folheto anterior no anel verdadeiro e parte dos músculos papilares. Procede-se à delaminação dos folhetos e corte de inserções musculares anômalas. Após plicatura longitudinal da porção atrializada do VD, forma-se uma estrutura em forma de cone, suturando-se os tecidos valvares dos folhetos anterior, posterior e septal, sendo então reinserida sua base a transição atrioventricular, na altura do anel verdadeiro, que também foi previamente plicado. Na região do nó atrioventricular,

suturas superficiais são colocadas, para evitar bloqueio atrioventricular. Na nossa experiência, esse tipo de plastia pode ser aplicada em todos os pacientes com anomalia de Ebstein operados. Ablação do feixe anômalo pode ser realizada no ato cirúrgico ou previamente por procedimento intervencionista.

Os resultados clínicos são excelentes devido à recuperação anatômica e funcional da válvula tricúspide (Figura 9). Também há redução significativa dos ventrículo direito e átrio direito no pós-operatório. A necessidade de reoperações após a operação do cone é muito infrequente.[25]

A troca valvar, que em pacientes jovens pode significar reoperações futuras repetidas, na atualidade está restrita a poucos casos de falha da plastia tricúspide, ou em pacientes mais velhos, com função ventricular deteriorada, em que uma cirurgia mais rápida deve ser realizada, analisando-se sempre o risco cirúrgico *vs.* expectativa de vida *vs.* durabilidade da prótese biológica. O transplante cardíaco está indicado na presença de disfunção biventricular grave.

Tratamento cirúrgico das cardiopatias congênitas cianogênicas

As cardiopatias congênitas cianogênicas se caracterizam por apresentarem a cianose como principal sintoma, em momentos diferentes da vida da criança, podendo estar presente desde o nascimento, ou mesmo surgir em períodos variáveis de sua evolução.

Diferentes mecanismos fisiopatológicos podem justificar a presença da cianose, como hipofluxo pulmonar em atresia ou estenose da valva pulmonar, com ou sem dependência da perviabilidade do canal arterial, *shunts* intracardíacos, com passagem de fluxo preferencialmente do lado direito para o esquerdo, e em situações nas quais não ocorra mistura intra ou extracardíaca do sangue oxigenado com o não oxigenado. Diferentes cardiopatias podem apresentar uma ou algumas das condições fisiopatológicas descritas.

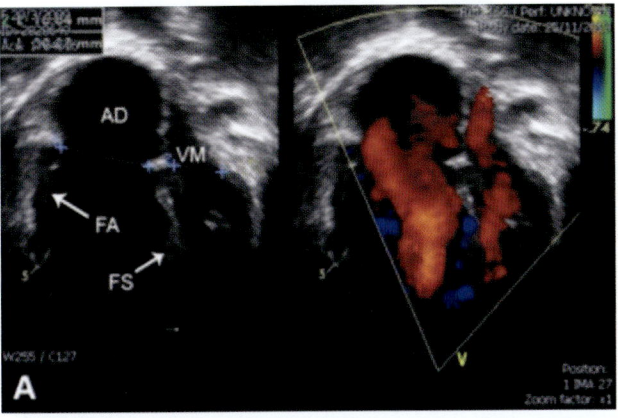
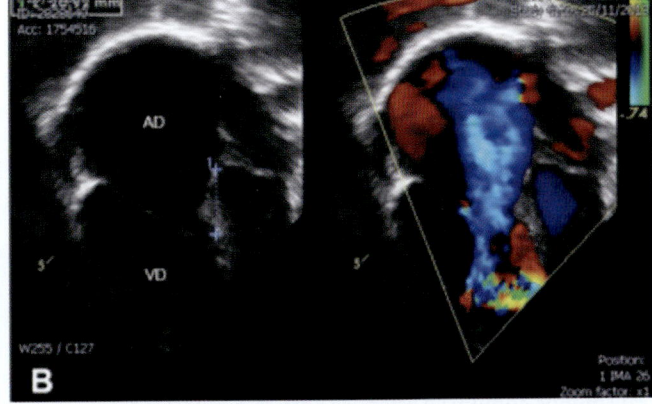

Figura 8 Ecocardiograma em visão de quatro câmaras de paciente com anomalia de Ebstein mostrando grande deslocamento do folheto septal da valva tricúspide, dilatação do átrio e ventrículo direitos. O Doppler colorido mostra boa entrada do fluxo sanguíneo na diástole (A) e importante regurgitação tricúspide na sístole (B) principalmente por falha de coaptação entre os folhetos anterior e septal.
FA: folheto anterior, FS: folheto septal, AD: átrio direito, VD: ventrículo direito e VM: valva mitral.

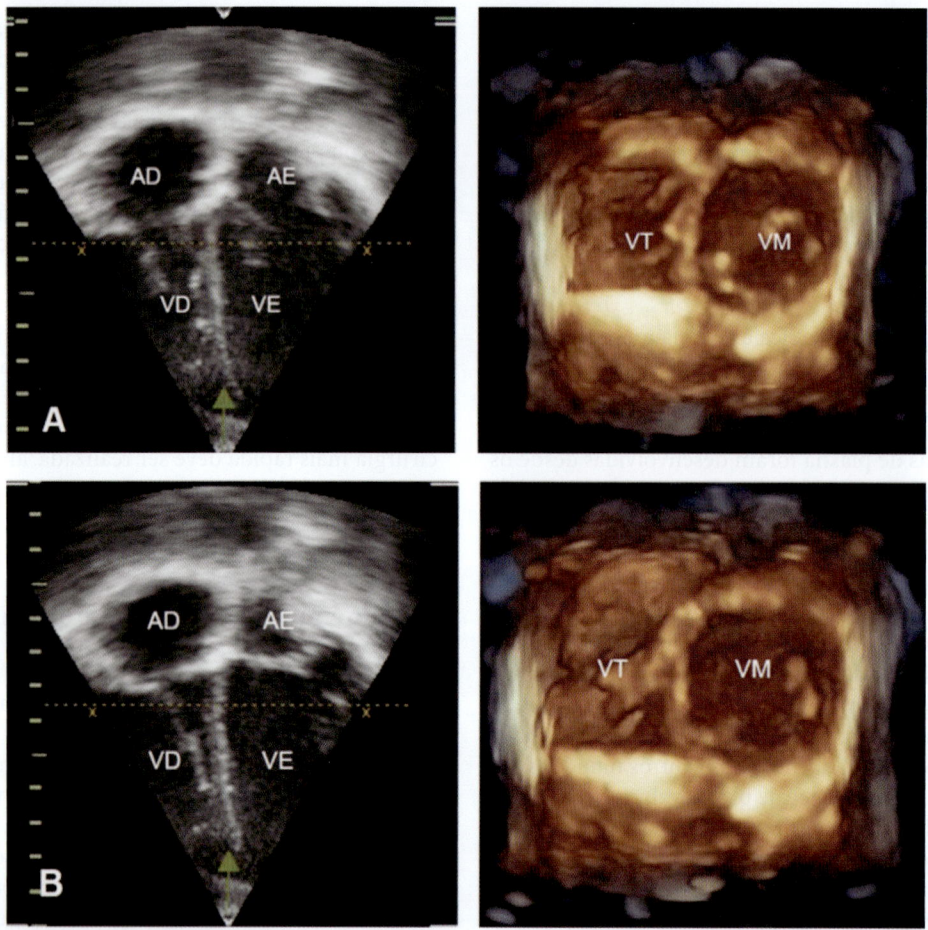

Figura 9 Ecocardiograma 3D dois anos após a operação do cone, em corte transversal subvalvar, mostrando a boa abertura da valva tricúspide em diástole (A) e o seu perfeito fechamento em sístole (B).
AD: átrio direito, AE: átrio esquerdo, VD: ventrículo direito, VE: ventrículo esquerdo, VT: valva tricúspide e VM: valva mitral.

Em seguida, serão discutidos os aspectos atuais da indicação e do tratamento cirúrgico de diferentes cardiopatias congênitas cianogênicas.

Síndrome da hipoplasia do coração esquerdo

Descrita inicialmente em 1952 por Lev como um mau desenvolvimento das estruturas do lado esquerdo do coração, o termo síndrome do coração esquerdo hipoplásico (SCEH) foi introduzido por Noonan e Nadas em 1958 e se caracteriza pela associação de algumas anomalias anatômicas, as quais cursam com duas características principais: hipoplasia do ventrículo esquerdo, da aorta ascendente e arco aórtico (Figura 10). As características anatômicas podem ser definidas como: atresia aórtica e mitral (mais comum), atresia aórtica e estenose mitral, estenose aórtica e atresia mitral (menos comum) e estenose aórtica e mitral.[27,28]

É responsável por 5% de todas as doenças cardiológicas e aproximadamente 25% dos óbitos cardiológicos nas primeiras semanas de vida. É considerada uma condição de evolução fatal se não tratada precocemente, existindo uma discreta predi-

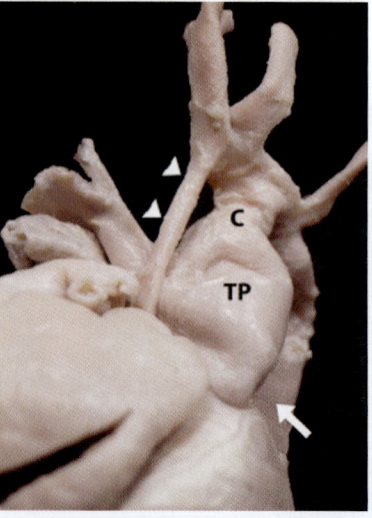

Figura 10 Espécime anatômico de HCE. Setas menores demonstrando a aorta ascendente hipoplásica e seta maior o TP, conectado ao canal arterial.
HCE: hipoplasia do coração esquerdo; TP: tronco pulmonar; C: canal arterial.

leção pelo sexo masculino. Aproximadamente 25% associam-se a alterações não cardíacas e 5% a alguma anomalia cromossômica (trissomias do 13, 18 e 21).

Após inúmeras técnicas de correção preconizadas desde a década de 1950, Norwood, em 1980, demonstrou com sucesso um procedimento cirúrgico paliativo com bons resultados evolutivos.[29] Em 1983, com a realização da cirurgia de Fontan, foi publicado o primeiro caso de finalização dos estágios no coração univentricular para correção da SCEH. A correção cirúrgica proposta por Norwood tem como objetivo:

- Atriosseptectomia: estabelecer uma comunicação interatrial ampla, proporcionando uma completa mistura sanguínea.
- Criar um *shunt* sistêmico pulmonar ou ventrículo direito-pulmonar, para permitir o desenvolvimento da vasculatura pulmonar e a manutenção de uma adequada oxigenação sistêmica.
- Anastomose do tronco pulmonar (TP) com a aorta com ampliação do arco aórtico, a qual irá fornecer um fluxo ventrículo-sistêmico sem obstruções com adequada perfusão coronariana.

A abordagem terapêutica fica, assim, limitada a reconstruções univentriculares (operação de Norwood, derivação cavopulmonar, operação de Fontan) ou ao transplante cardíaco, o qual é limitado em razão da pequena disponibilidade de doadores compatíveis e dos efeitos colaterais adversos da imunossupressão em longo prazo.

Estágio I ou operação de Norwood

A correção é realizada por esternotomia mediana e instalação de circulação extracorpórea (CEC), com diferentes estratégias de condução, na dependência do grupo cirúrgico. Realiza-se uma inspeção rigorosa das estruturas, com ampla dissecção de aorta ascendente, arco aórtico, canal arterial e artérias pulmonares.

Entre as estratégias de condução da CEC, a correção pode ser realizada com hipotermia profunda (18°C) e parada circulatória total com perfusão cerebral anterógrada seletiva, pela anastomose de um tubo de politetrafluoretileno (PTFE) na artéria subclávia direita, com outra cânula introduzida no tronco da artéria pulmonar para adequado esfriamento do território da aorta descendente. A drenagem venosa é realizada por uma cânula venosa simples no átrio direito ou com canulação da veia cava superior (VCS) e veia cava inferior (VCI). Deve ser realizado garroteamento das artérias pulmonares. Na sequência, é realizada abertura do átrio direito (AD) e ampliação da comunicação interatrial (CIA), a persistência do canal arterial (PCA) é seccionada e suturada e o tronco pulmonar (TP) é seccionado próximo à bifurcação de seus ramos; faz-se a reconstrução das artérias pulmonares pelo fechamento do orifício distal com um remendo de homoenxerto ou pericárdio autólogo.

Em seguida, realiza-se a ressecção de tecido ductal e abertura do arco aórtico na sua face côncava; a reconstrução do arco é realizada com remendo de homoenxerto, que amplia o arco aórtico, a região do PCA e o início da aorta descen-

dente. O coto proximal do remendo é anastomosado ao coto proximal do TP, previamente seccionado. Nos casos em que a aorta ascendente é de pequeno calibre (< 2 mm), pode-se seccionar a aorta próximo ao tronco braquiocefálico e reimplantar posteriormente na neoaorta reconstruída. Em seguida, procede-se à confecção do *shunt* sistêmico pulmonar (PTFE 3,5 a 4,0 mm) ou VD pulmonar (PTFE 5,0 a 6,0 mm).

Utiliza-se rotineiramente a ultrafiltração modificada e o cateter de Tenckhoff para diálise peritoneal. O fechamento do tórax ou a manutenção dele aberto irá depender da estabilidade hemodinâmica e do nível de sangramento. No caso da manutenção do tórax aberto, é realizada proteção da cavidade mediastinal com uma membrana de PTFE ou silicone suturada na pele do paciente.

Outra alternativa para tratamento estadiado da HCE é o procedimento híbrido, realizado como um primeiro estágio antes da correção proposta por Norwood.[30] O estágio híbrido faz uso da associação da hemodinâmica com as técnicas cirúrgicas e é realizado nos primeiros dias de vida por esternotomia mediana, sem uso de CEC, quando se realiza a bandagem seletiva das artérias pulmonares direita e esquerda e implante de *stent* no canal arterial. O uso do procedimento híbrido tem como conceito menor agressão cirúrgica no 1º estágio, com procedimento menos invasivo, reservado para o 2º estágio, entre 4 e 6 meses de idade, a operação de Norwood, com reconstrução e ampliação do arco aórtico, além da operação de Glenn, com anastomose da VCS na artéria pulmonar direita (APD) e remoção das bandagens.

O fechamento do tórax ou sua manutenção aberto irá depender da estabilidade hemodinâmica e do baixo sangramento. No caso da manutenção do tórax aberto, é realizada a proteção da cavidade mediastinal com uma membrana de PTFE ou silicone suturada na pele do paciente. São mantidas a sedação e a ventilação mecânica, e o fechamento é preconizado após 48 horas caso haja estabilidade hemodinâmica no período.

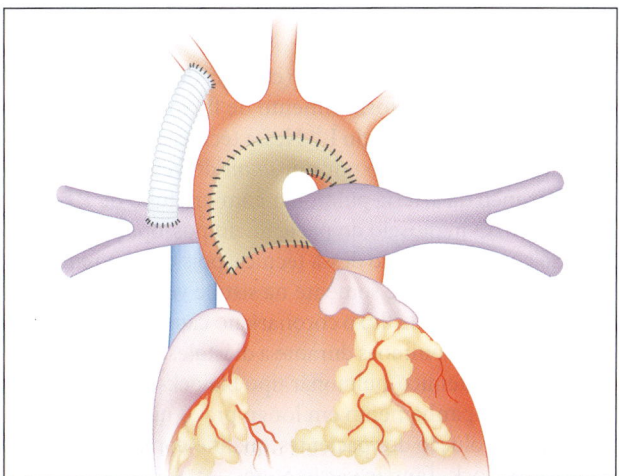

Figura 11 Esquema demonstrando a operação de Norwood (estágio I), com reconstrução do arco aórtico com remendo e tubo de PTFE conectando a artéria subclávia direita à artéria pulmonar direita.
PTFE: politetrafluoretileno expandido.

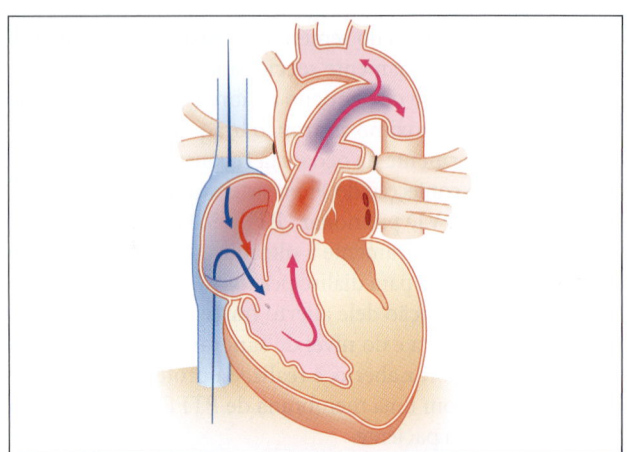

Figura 12 Esquema demonstrando o procedimento híbrido (estágio I), com bandagem seletiva das artérias pulmonares direita e esquerda e implante de stent no canal arterial.

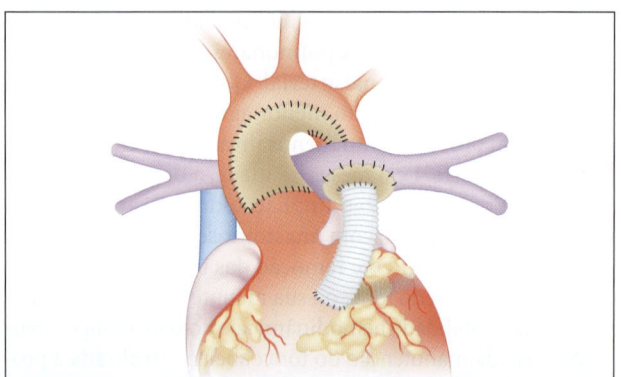

Figura 13 Esquema demonstrando a operação de Norwood--Sano (estágio I), com reconstrução do arco aórtico com remendo e tubo de PTFE conectando o VD à artéria pulmonar.
VD: ventrículo direito; PTFE: politetrafluoretileno expandido.

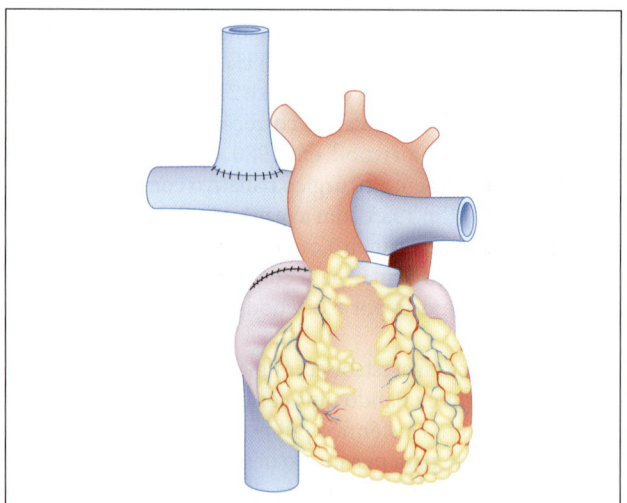

Figura 14 Esquema demonstrando a operação de Glenn, com anastomose da VCS na APD.
VCS: veia cava superior; APD: artéria pulmonar direita.

A técnica descrita por Sano (cirurgia de Norwood-Sano) é uma alternativa de fornecimento de fluxo sanguíneo pulmonar utilizado no estágio I.[31] Nessa técnica, o fluxo sanguíneo pulmonar é suprido por um *shunt* do ventrículo direito para o tronco da artéria pulmonar com um tubo de PTFE de 4 ou 5 mm. O manuseio do paciente no pós-operatório é facilitado com a utilização dessa técnica, pois o fluxo para a artéria pulmonar ocorre somente na sístole ventricular. Evita--se, assim, a queda de fluxo coronariano causada pelo "roubo de fluxo" para os pulmões durante a diástole, o qual ocorre na anastomose sistêmico-pulmonar tipo Blalock-Taussig. No entanto, o acompanhamento em longo prazo não mostrou diferença na evolução dos pacientes, quando comparado às técnicas de Blalock-Taussig *versus* Sano.

Estágio II ou derivação cavopulmonar parcial

Após 4 a 6 meses do estágio I, depois da avaliação da anatomia das artérias pulmonares por cateterismo cardíaco ou

angio-TC, realiza-se a operação de Glenn, com anastomose da VCS com a artéria pulmonar direita (APD) e ligadura do *shunt* sistêmico pulmonar ou VD-AP. A maioria dos centros com experiência na correção da HCE tem como preferência a cirurgia de Glenn bidirecional, ou o Glenn bicaval, nos casos de presença de veia cava superior esquerda (VCSE) persistente. O procedimento cirúrgico é realizado com CEC nos pacientes que possuem *shunt* sistêmico pulmonar (Blalock--Taussig) ou pode ser realizado sem CEC, com desvio temporário do sangue da VCS para o AD, naqueles que possuem o *shunt* VD-AP.

Estágio III ou derivação cavopulmonar total

Dependendo do peso, características do crescimento e saturação arterial, entre 18 meses e 5 anos de idade os pacientes são submetidos a estudo ecocardiográfico, hemodinâmico e/ou angio-TC para novas medidas de pressões, avaliação anatômica cardíaca e pulmonares. A complementação da cirurgia cavopulmonar com a técnica de Fontan é realizada com auxílio da CEC, em que um conduto intra ou extracardíaco é conectado entre a VCI e a artéria pulmonar direita. Preconiza-se a utilização de tubos de PTFE de 16 a 20 mm. Dá-se preferência ao uso de tubos extracardíacos. Segundo critérios variáveis de cada serviço, pode-se associar a fenestração do tubo de PTFE com o AD (4 a 5 mm), reservada para casos menos favoráveis, com alguma distorção anatômica na circulação pulmonar, ou algum grau de disfunção ventricular ou da valva AV sistêmica.

Segundo dados do Congenital Heart Surgeons Society Data Center, a sobrevida foi de 72, 60 e 54%, respectivamente, com um mês, um ano e cinco anos após a correção estagiada.

Na presença de complicações como insuficiência pulmonar importante, miocardiopatia dilatada, disfunção ventricular grave e regurgitação das valvas atrioventriculares de grande intensidade, fica impossibilitada a realização da cirurgia de Norwood, sendo o transplante cardíaco uma possibilidade de tratamento.

Tetralogia de Fallot

A tetralogia de Fallot (TF) foi descrita anatomicamente por Fallot em 1888. Possui como alterações a presença de uma comunicação interventricular (CIV) ampla, dextroposição da aorta, hipertrofia e obstrução da via de saída do ventrículo direito (VSVD). Com uma incidência de aproximadamente de 3 a 5 por 10 mil nascidos vivos, é uma das cardiopatias congênitas mais frequentes e com bons resultados após correção cirúrgica. Pacientes operados, além de maior sobrevida, apresentam melhor qualidade de vida após sua correção total.[27,32]

O tratamento cirúrgico pode ser corretivo ou paliativo. A cirurgia paliativa tem como objetivo o aumento do fluxo sanguíneo pulmonar em crianças abaixo de 6 meses sintomáticas, com anatomia desfavorável ou em condições clínicas inadequadas. A realização de *shunt* sistêmico-pulmonar tem como função suprir a vascularização pulmonar, proporcionar aumento do fluxo sanguíneo, com elevação dos índices de saturação arterial, e, no caso de artérias pulmonares hipoplásicas, auxiliar no aumento de seu calibre pelo fluxo pulsátil do *shunt*. Atualmente a cirurgia de Blalock-Taussig modificada (BTM), com a interposição de um tubo de PTFE entre as artérias subclávia e pulmonar, é a técnica mais utilizada.

Pode ser realizada por esternotomia mediana, quando houver dúvida da anatomia ou instabilidade hemodinâmica do paciente, sendo necessário o uso de assistência circulatória mecânica. Também pode ser realizada por toracotomia lateral, preferencialmente à esquerda.

O tratamento cirúrgico corretivo consiste no fechamento da CIV e na ampliação da via de saída do ventrículo direito (VSVD). Tal ampliação deve ser realizada por ressecção

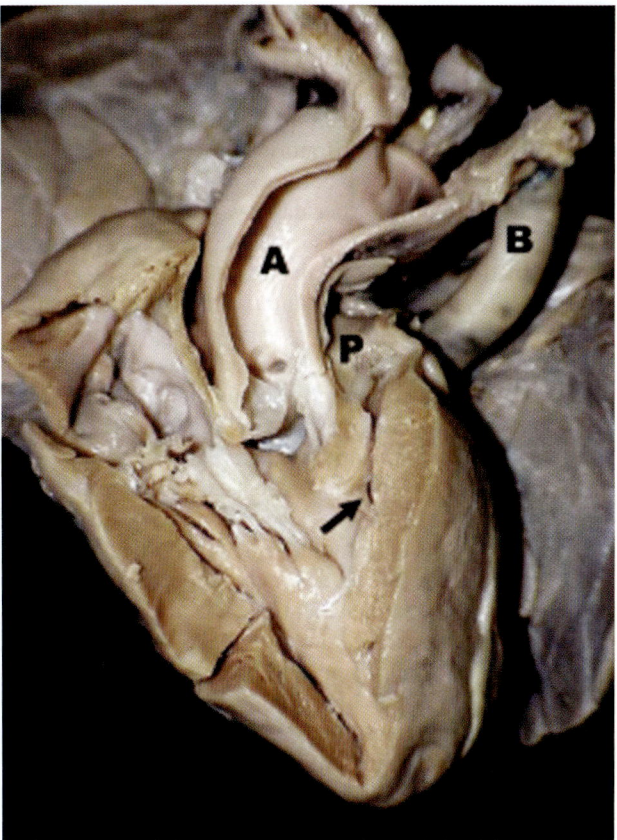

Figura 16 Espécime anatômico de tetralogia de Fallot. A seta demonstra a obstrução da VSVD.
VSVD: via de saída do ventrículo direito; A: aorta; P: tronco pulmonar.

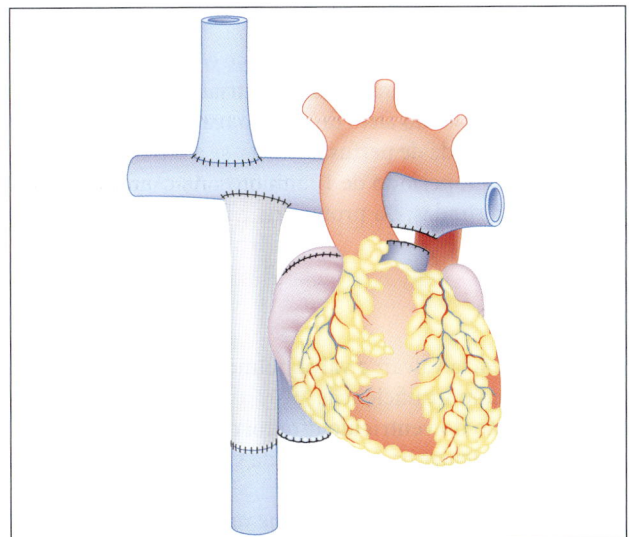

Figura 15 Esquema demonstrando a operação cavopulmonar total com tubo extracardíaco, com anastomose da VCI com APD.
VCI: veia cava inferior; APD: artéria pulmonar direita.

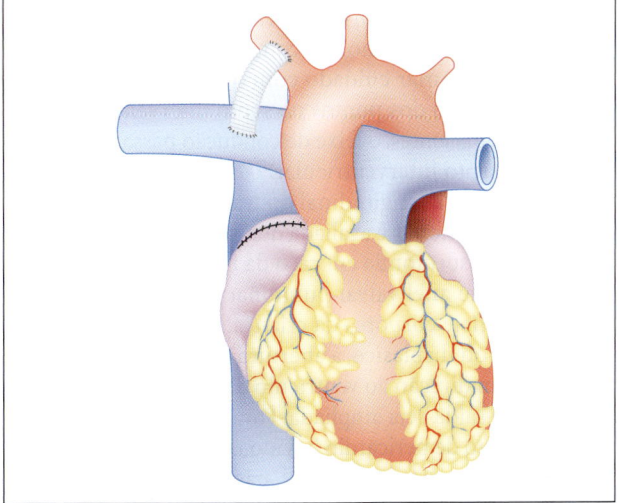

Figura 17 Esquema demonstrando a operação de Blalock--Taussig modificada, com anastomose e inserção de tubo de PTFE entre a artéria subclávia com APD.
PTFE: politetrafluoretileno expandido; APD: artéria pulmonar direita.

muscular infundibular, ampliação do anel ou plastia valvar pulmonar caso seja necessário. O grau de hipertrofia infundibular ventricular e a estenose valvar pulmonar são as principais causas de baixo fluxo pulmonar e, consequentemente, cianose do paciente no pré-operatório.

Após a esternotomia mediana, é realizada heparinização total e a canulação da aorta e das cavas. A heparina é usada na dose de 3 a 5 mg/kg de peso antes da canulação dos vasos, com o objetivo de um TCA-alvo entre 450 e 600 segundos. Nos pacientes portadores de *shunt* sistêmico-pulmonar ou canal arterial persistente, é necessário realizar sua dissecção e ligadura antes do início da CEC. Evita-se, assim, o roubo de fluxo sistêmico para os pulmões, o que pode causar instabilidade hemodinâmica e hiperfluxo pulmonar durante a CEC.

A cardioplegia sanguínea via anterógrada é o método de proteção miocárdica utilizado. A solução cardioplégica pode ser realizada por duas composições: solução de St. Thomas e solução de potássio. Na solução de St. Thomas, dilui-se 2 mL da solução para 100 mL de sangue, infundindo-se 20 mL/kg de peso após o clampeamento da aorta, e 1 mL da solução em 100 mL de sangue, com infusão de 10 mL/kg de peso, para manutenção da cardioplegia. Na solução cardioplégica com potássio, utiliza-se solução com 1 mL de KCl 19,1% em 100 mL de sangue, com infusão de 20 mL/kg de peso na indução cardioplégica, e 0,7 mL de KCl 19,1% em 100 mL de sangue, com infusão de 10 mL/kg de peso para a manutenção da cardioplegia durante a CEC. A cardioplegia é repetida a cada 20 minutos. Preconiza-se o uso de hipotermia moderada, com variação de 28 a 32 ºC, e fluxo sanguíneo de 100 a 150 mL/kg.

São descritas como vias de acesso para correção a abordagem atrioventricular, a ventriculotomia direita e/ou o tronco pulmonar. Com a abertura do átrio direito, avalia-se a anatomia do ventrículo direito, delimitando a comunicação interventricular (CIV) e o grau de hipertrofia infundibular. Após a delimitação da CIV, esta pode ser fechada pelo átrio, com a utilização de *patch* de pericárdio bovino e pontos separados de polipropileno 6-0 com *patch* de pericárdio bovino. Deve-se tomar cuidado com o sistema de condução durante a fixação dos pontos no septo interventricular. Na maioria dos pacientes, o feixe de condução passa do lado esquerdo do septo interventricular.[33]

Pela abertura longitudinal do tronco da artéria pulmonar, a valva pulmonar é avaliada quanto a sua anatomia, realizando comissurotomia em caso da fusão de suas cúspides. O diâmetro do anel valvar pulmonar é avaliado de acordo com a superfície corpórea da criança. Se o anel pulmonar é hipoplásico ou displásico, a abertura do tronco pulmonar é estendida em direção ao ventrículo direito, o suficiente para que a via de saída seja ampliada. Para a ampliação, é utilizado um enxerto de pericárdio bovino com monocúspide, sendo suturado o mais alto possível, para reduzir o grau de insuficiência pulmonar. A sutura do pericárdio é contínua, com fio de polipropileno 6-0. Se há estenose de artéria pulmonar, a incisão é ampliada e estendida distalmente até a bifurcação do tronco pulmonar e ampliada com enxerto de pericárdio bovino, homoenxerto ou placa de PTFE preferencial-

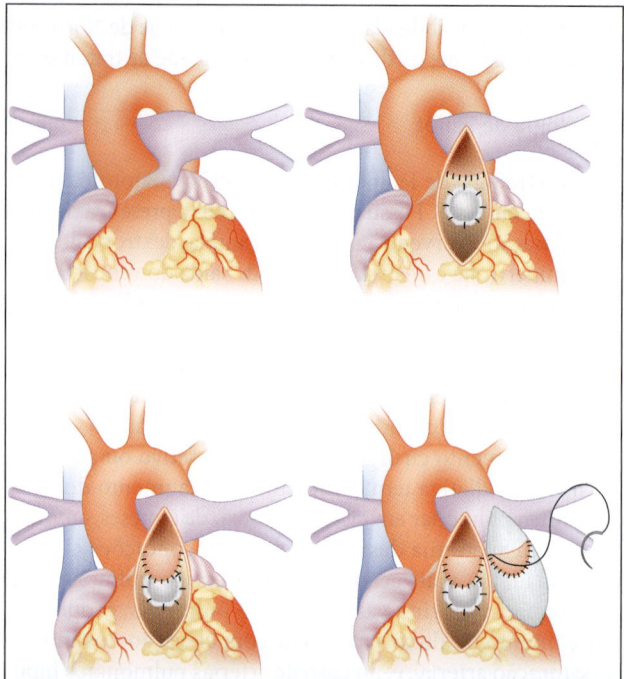

Figura 18 Esquema demonstrando a operação de correção da Tetralogia de Fallot, com fechamento da CIV com remendo e ampliação da VSVD, anel e tronco pulmonar com remendo com monocúspide.
CIV: comunicação interventricular.

mente. Na presença da artéria do cone, que cruza a VSVD, ou de anomalias do trajeto coronariano, a ventriculotomia direita pode causar lesão de algum desses vasos e, consequentemente, levar à disfunção ventricular e ao aumento da mortalidade e morbidade. Nesses casos, evita-se a ventriculotomia. A interposição de um tubo valvulado corrugado conectando o VD com as artérias pulmonares seria a opção mais aceitável.

Retornando ao átrio direito, faz-se o fechamento do forame oval ou da comunicação interatrial, caso existam. São realizados a sutura do átrio direito e o reaquecimento do paciente. Após a saída de perfusão, inicia-se a ultrafiltração modificada por um período de 10 minutos. As cânulas de aorta e cavas são retiradas, e a protamina é infundida para reversão da heparina.

Complicações

- Insuficiência valvar: a valva pulmonar pode persistir ou evoluir com insuficiência.
- Disfunção do ventrículo direito: decorrente da abordagem ventricular na ampliação da via de saída do VD e da insuficiência valvar pulmonar.
- Arritmias: o aumento do volume ventricular direito, como consequência de hipertrofia, fibrose e alterações anatômicas diversas por lesões residuais, pode levar à ocorrência de arritmias. Geralmente são correlacionadas à abordagem transventricular e colocação de enxerto mais

extenso. Também foram encontradas nos pacientes com maior sobrecarga e maior pressão sistólica ventricular direita, sendo uma das principais complicações na evolução tardia dos pacientes operados.[27,34]

■ Defeito do septo ventricular residual.

■ Bloqueio atrioventricular total: em aproximadamente 80% dos pacientes ocorre bloqueio do ramo direito (BRD) completo, e em cerca de 10% deles existe a possibilidade de evolução para bloqueio atrioventricular total (BAVT) tardio, arritmias graves e morte súbita.[27]

Não existe um consenso quanto à idade ideal para o tratamento corretivo. A cirurgia corretiva pode ser realizada em pacientes entre 3 e 12 meses, desde que sejam pouco sintomáticos e a anatomia seja favorável (bom calibre das artérias e valva pulmonares).[35]

Preconiza-se a preservação do anel pulmonar, pois ainda não existe um enxerto ideal para ampliação do anel valvar pulmonar em crianças. A evolução da correção da TF, com ampliação do anel pulmonar e ventriculotomia, mostra uma grande incidência de lesões residuais, como estenose ou dilatação da VSVD, e a insuficiência pulmonar com a utilização dos enxertos atuais, o que pode acarretar disfunção, falência do VD e arritmias. Se possível, deve-se realizar a abordagem apenas pelo átrio direito, que, além de oferecer boa exposição para a ressecção da estenose infundibular e reparo da CIV, evita a ventriculotomia direita e o risco de lesão de ramos coronarianos. Tenta-se, assim, preservar a função miocárdica do VD e uma evolução sem reoperações para correção de lesões residuais ou troca de enxertos com disfunção.

Atresia pulmonar com CIV

A atresia pulmonar com comunicação interventricular caracteriza-se pela presença de coração biventricular com conexão atrioventricular concordante, grande defeito septal ventricular, via de saída única para aorta e ausência de fluxo direto do VD para as artérias pulmonares. A aorta pode estar preferencialmente conectada ao ventrículo esquerdo, ao ventrículo direito ou cavalgar igualmente o septo interventricular. O tronco pulmonar em geral está ausente. Quando presente, é hipoplásico e termina em um fundo cego.

As artérias pulmonares estão confluentes em 70-80% dos casos e 2/3 dos pacientes apresentam grandes colaterais aortopulmonares.[36] A CIV associada em geral se localiza em posição subarterial. O fluxo sanguíneo pulmonar geralmente é realizado por meio do canal arterial e de colaterais sistêmico-pulmonares com origem na aorta.[37]

Para providenciar um tratamento cirúrgico racional, em 1986, foram estabelecidos critérios com classificação em três diferentes tipos, de acordo com a anatomia:

■ Grupo A: todos os segmentos broncopulmonares (SBP), dez de cada lado, estão conectados com as artérias pulmonares direita e esquerda, as quais na maioria das vezes são confluentes.

■ Grupo B: os SBP estão conectados parcialmente às artérias pulmonares centrais e, outros, com as artérias colaterais sistêmico-pulmonares.

■ Grupo C: todos os SBP estão conectados às colaterais sistêmico-pulmonares, sem evidências de tronco pulmonar ou artérias pulmonares centrais (chamado *truncus* tipo IV).

Tratamento cirúrgico

A prioridade é completar a unifocalização das artérias pulmonares e as colaterais sistêmico-pulmonares.

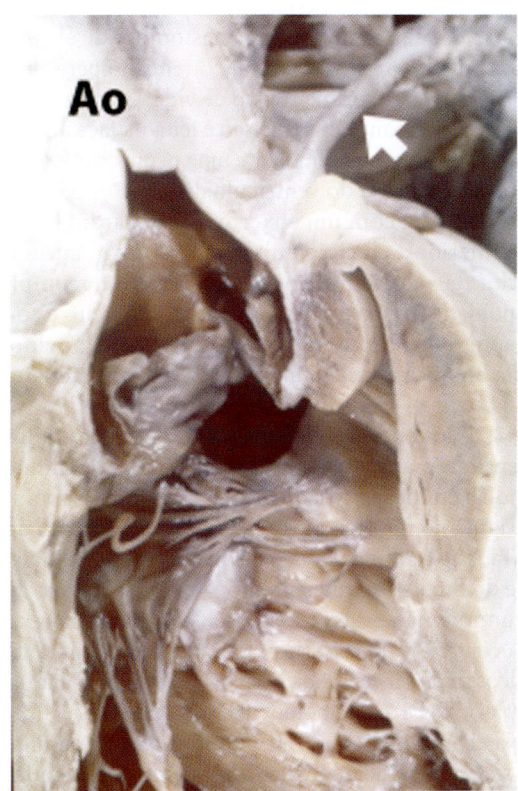

Figura 19 Espécime anatômico demonstrando valva pulmonar atrésica, TP hipoplásico apontado pela seta e CIV.
TP: tronco pulmonar; CIV: comunicação interventricular.

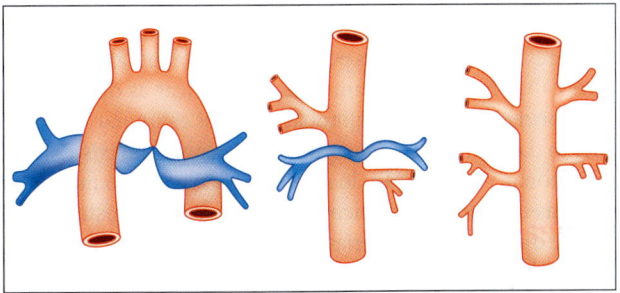

Figura 20 Esquema demonstrando os 3 tipos de AP com CIV, sendo respectivamente, da esquerda para a direita, tipos A, B e C.
AP: atresia pulmonar; CIV: comunicação interventricular.

Tipo A

AI: as artérias pulmonares esquerda e direita são normais em tamanho, sem estenose.

Cirurgia paliativa

Quando o diagnóstico de atresia pulmonar com CIV é feito em neonatos, na presença de hipóxia e insuficiência cardíaca congestiva, mesmo na presença de um canal arterial patente, a realização de um shunt tipo Blalock-Taussig modificado está indicada. Geralmente a esternotomia mediana é a via de escolha, pela facilidade de localização da artéria pulmonar e da utilização da CEC, caso necessário. O shunt do lado esquerdo é o mais realizado. Em crianças maiores, é preferível a realização de anastomose direta entre as artérias pulmonares e o ventrículo direito. A operação é realizada em torno do primeiro ano de vida. O acesso é por esternotomia mediana. Uma incisão é feita na face anterior da bifurcação do tronco pulmonar e uma pequena abertura vertical na via de saída do ventrículo direito. Por meio dela, a CIV é reparada com um enxerto de pericárdio bovino. A borda inferior da incisão pulmonar é aproximada à borda superior da ventriculotomia com sutura interrompida. A continuidade tronco pulmonar-ventrículo direito é completada com o uso de um enxerto de pericárdio bovino com válvula monocúspide ou tubo valvulado corrugado de pericárdio bovino.

A2: todos os SBP são supridos pelas artérias pulmonares centrais, mas estas são estenóticas ou não confluentes. Quando a estenose ou não confluência da artéria pulmonar é corrigida no momento da realização da operação de Blalock-Taussig modificada, ocorre uma distribuição mais uniforme do fluxo sanguíneo pulmonar, evitando fluxo apenas para um pulmão e alterações vasculares pulmonares.

A cirurgia para artérias pulmonares com segmentos estenóticos pode ser realizada pela incisão e sua ampliação com uma placa de PTFE ou homoenxerto.

Na cirurgia para artérias pulmonares não confluentes, opta-se pela operação de Blalock-Taussig modificada, feita entre artéria subclávia direita e artéria pulmonar direita com tubo de PTFE. A artéria pulmonar esquerda é amplamente dissecada, e a estenose é ressecada. Realiza-se anastomose direta entre a artéria pulmonar esquerda e o tronco pulmonar.

Tipo B

Neste grupo, alguns SBP são supridos por artérias pulmonares centrais e outros por artérias colaterais aortopulmonares. Os objetivos inicialmente são unificar as duas fontes de suprimento arterial pulmonar e depois estimular o crescimento da artéria pulmonar por meio de um shunt sistêmico-pulmonar. A realização do shunt é necessária pelo fato de as artérias colaterais sistêmico-pulmonares serem histologicamente diferentes das artérias pulmonares centrais, com grande incidência de estenose com o passar dos anos.

É essencial o estudo angiográfico completo da anatomia das artérias pulmonares nos primeiros meses de vida, com o objetivo de evitar o desenvolvimento de alterações pulmonares irreversíveis.

O objetivo inicial do tratamento cirúrgico é oferecer adequado, uniforme e completo fluxo sanguíneo a todos os segmentos, a um pulmão no primeiro estágio e, se necessário, ao outro pulmão em um segundo estágio. Isto é acompanhado pela ligadura das artérias colaterais na sua origem na aorta e sua conexão às artérias pulmonares para unificar o suprimento sanguíneo arterial pulmonar. Associada à unifocalização, no mesmo ato cirúrgico, é realizado um shunt sistêmico-pulmonar com tubo de PTFE. O estudo hemodinâmico posterior permite identificar a idade ideal para a correção total, que é geralmente realizada entre 2 e 5 anos de idade.

Cirurgia

A ligadura das grandes artérias colaterais sistêmico-pulmonares e a realização da operação de Blalock-Taussig modificada com a artéria pulmonar correspondente estão indicadas apenas na evidência de conexões intraparenquimatosas entre as artérias colaterais e as artérias pulmonares centrais. Há o risco de infarto pulmonar após a ligadura dessas grandes artérias colaterais, quando as conexões intraparenquimatosas são inadequadas ou não estão presentes.[38] A unifocalização do suprimento sanguíneo pulmonar foi conseguida estabelecendo-se a continuidade entre as grandes artérias colaterais, geralmente na porção distal ou próximo ao hilo com as artérias pulmonares centrais. Inicialmente, as estruturas arteriais eram mobilizadas e identificadas. A realização de uma grande anastomose laterolateral com monofilamento de fio inabsorvível 7-0 e ligadura proximal das colaterais é o procedimento mais indicado, mas, quando não é viável, as colaterais são seccionadas e uma anastomose terminolateral é realizada com sutura interrompida. Na existência de mais de uma colateral, duas ou mais anastomoses são realizadas laterolateral ou terminolateral. Geralmente, a artéria colateral é anastomosada com a artéria pulmonar. Um tubo de PTFE de 5 mm ou 6 mm é interposto entre a artéria subclávia correspondente e a artéria pulmonar. Várias técnicas na unifocalização são necessárias em razão das variações anatômicas.

Quando um lobo pulmonar é perfundido pela artéria pulmonar e o outro lobo, pela artéria colateral, o brônquio correspondente pode estar interposto entre esses vasos e a anastomose direta pode não ser viável. Essa situação é mais comum no lado esquerdos e a interposição de um tubo de PTFE de 6 a 8 mm é necessária para completar a unifocalização. Após a unifocalização unilateral ou bilateral, o paciente geralmente torna-se assintomático e com pouca cianose. A decisão de realizar a correção total é feita após um estudo angiográfico pós-operatório detalhado, e é baseada no diâmetro das artérias pulmonares centrais, a adequação da árvore pulmonar e uma relação do pico de pressão entre os ventrículos direito e esquerdo após o reparo. Em alguns casos, a decisão de realizar a correção total é difícil e, quando existem dúvidas, considera-se o tratamento paliativo inicial, como o procedimento cirúrgico definitivo. Quando ambos os pulmões são homogeneamente perfundidos, ocorre melhora da qualidade de vida.

Na presença de artérias pulmonares de fino calibre, menores que 3 mm de diâmetro, em que a anastomose de um shunt sistêmico-pulmonar seria de extrema dificuldade, pela incompatibilidade de calibre entre os tubos de PTFE e a luz das artérias pulmonares, além do elevado risco de obstrução por trombose do *shunt*, a anastomose terminolateral do tronco da artéria pulmonar com a aorta ascendente (Melbourne *shunt*), descrita inicialmente pelo grupo do Dr. Roger Mee em 1991, é uma opção cirúrgica de tratamento paliativo.

Tipo C

Pacientes deste grupo têm todos os SBP supridos exclusivamente por artérias colaterais aortopulmonares, e as artérias pulmonares centrais não estão conectadas. Como nos pacientes do grupo B, o tratamento cirúrgico precoce e a unifocalização da circulação pulmonar são necessários.

O objetivo cirúrgico é unificar a circulação pulmonar pela anastomose das colaterais aortopulmonares e distribuir o fluxo sanguíneo pulmonar por um *shunt* tipo Blalok-Taussig modificado bilateralmente. A hipertensão pulmonar pode estar presente na maioria das artérias colaterais aortopulmonares, e pode resultar em doença vascular pulmonar tardia.[38] Algumas colaterais têm acentuadas estenoses e hipoplasia distal, podendo resultar em trombose e fibrose de ramos pulmonares intraparenquimatosos.[39] A interposição de um tubo de PTFE usado como intermediário entre o *shunt* de Blalock-Taussig e as artérias unificadas lobares facilita o acesso à circulação pulmonar, no momento do reparo tardio via esternotomia mediana.

Cirurgia

O estudo angiográfico detalhado das artérias colaterais aortopulmonares é essencial para um plano cirúrgico adequado. O procedimento inicial consiste em toracotomia no quarto espaço intercostal do lado da aorta descendente. As artérias colaterais são dissecadas e mobilizadas. A pleura visceral é incisada no hilo e as veias pulmonares dissecadas e retraídas anteriormente. As artérias pulmonares lobares intraparenquimatosas são identificadas. Tendo em vista a ausência de uma artéria pulmonar central, um segmento arterial pulmonar intermediário é feito com um tubo de PTFE de 10 a 12 mm. O tubo é suturado para unificar as colaterais e para a anastomose do Blalock por meio de um tubo de PTFE.

Após um período pós-operatório entre 28 dias e 3 meses, o segundo estágio é realizado, com os mesmos objetivos, por uma toracotomia contralateral. Antes da operação, um novo estudo angiográfico é realizado, para completar a avaliação da anatomia arterial pulmonar e a estimativa dos riscos e benefícios do tratamento corretivo.

O reparo corretivo é realizado por esternotomia mediana. A inspeção intrapericárdica mostra ausência de tronco pulmonar e artérias pulmonares esquerda e direita centrais em cada paciente. O segmento intermediário arterial pulmonar, previamente anastomosado às artérias lobares intraparenquimatosas, é facilmente exposto. O *bypass* cardiopulmonar é estabelecido com heparinização total, canulação da aorta e bicaval com cânulas separadas, e a temperatura preconizada deve ficar em torno de 20°C, com fluxo intermitente quando necessário. Os *shunts* de Blalock-Taussig modificados uni ou bilateral são ocluídos. Uma janela de aproximadamente 12 mm de diâmetro é feita na face anterior do tubo (em forma de funil) e um tubo valvulado extracardíaco pré-coagulado ou de pericárdio bovino corrugado é anastomosado entre o ventrículo direito e a porção anterior do segmento arterial intermediário e outro tubo de PTFE é usado para conectá-lo às artérias lobares contralaterais. É realizada ventriculotomia direita, e o defeito do septo ventricular é corrigido com um enxerto de pericárdio bovino. A porção proximal do tubo é, então, anastomosada ao ventrículo direito. Quando o *bypass* cardiopulmonar é interrompido, a relação entre pressão de VD e VE é medida, sendo a relação preconizada < 1.

Discussão

Apesar da heterogeneidade da anatomia pulmonar encontrada nesse grupo de malformação, a classificação anatômica proposta é racional e auxilia no plano cirúrgico proposto para esses defeitos complexos.[32]

Pacientes do grupo A têm artérias pulmonares com anatomia que permite a correção completa, com ou sem a necessidade de procedimento paliativo inicial.

Pacientes do grupo B têm anomalias mais complexas e heterogêneas e necessitam de maior variabilidade nos métodos cirúrgicos. Para a maioria, é possível unifocalizar a circulação pulmonar e permitir o crescimento das artérias pulmonares centrais.

O maior desafio cirúrgico diz respeito aos pacientes do grupo C, nos quais as artérias pulmonares centrais estão ausentes e cada pulmão é suprido por grandes artérias colaterais. A possibilidade de correção tardia depende da existência de artérias pulmonares intraparenquimatosas de tamanho adequado e do número de colaterais. Os melhores resultados cirúrgicos foram encontrados nos grupos A

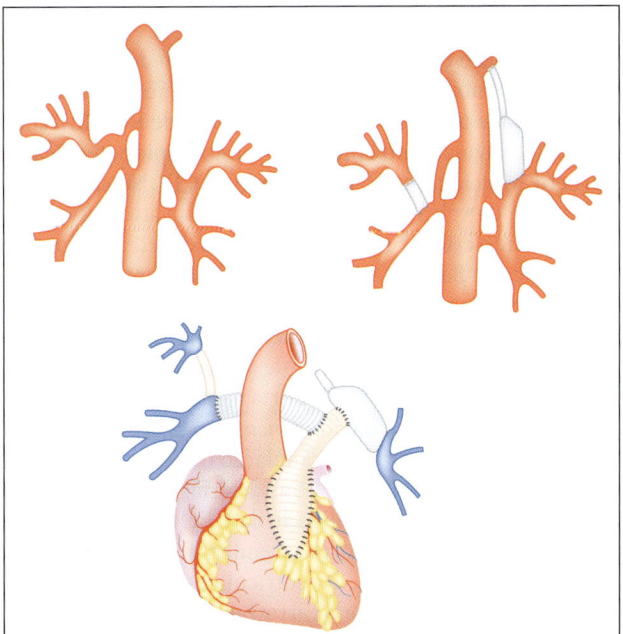

Figura 21 Esquema demonstrando correção cirúrgica da AP com CIV tipo C, com unifocalização das colaterais e conexão do VD às artérias pulmonares com tubo, em tempos diferentes.
AP: atresia pulmonar; CIV: comunicação interventricular.

e B, o que garante que a confluência das artérias pulmonares tem sido um grande preditor de bons resultados pós-operatório.[40] O critério para fechamento da CIV é estabelecido ao final da perfusão e, se a PMAP for < 25 mmHg, opta-se pelo fechamento da CIV. No caso de um valor pressórico maior, um *shunt* central pode ser criado.

Truncus arteriosus

O *truncus arteriosus comunis* (TAC) é a malformação congênita cardiovascular na qual um tronco arterial único se origina dos ventrículos, dando origem às artérias coronárias, a uma artéria pulmonar pelo menos, e aos vasos braquiocefálicos. Representa pouco mais de 3% de todas as alterações cardíacas congênitas e etiologicamente está associada ao diabete materno, à baixa ingestão de folatos e a alterações cromossômicas, em particular à deleção do braço longo do cromossomo 22 (22 q 11.2) e à síndrome de DiGeorge.[41]

Em 1949, Collet e Edwards classificaram o TAC em quatro tipos principais, e todos eles possuem uma CIV:

■ Tipo I: tronco arterial único de onde sai um tronco comum de artéria pulmonar que se bifurca nos ramos direito e esquerdo.
■ Tipo II: artérias pulmonares direita e esquerda saem na parede posterior do *truncus*, próximas uma da outra e de forma independente.
■ Tipo III: artérias pulmonares se originam na parede lateral do TAC, uma de cada lado.
■ Tipo IV: o suprimento sanguíneo pulmonar se dá através de colaterais provenientes da aorta descendente, portanto, não há origem das artérias pulmonares do tronco arterioso comum. É considerada uma forma de atresia pulmonar com CIV.

Em 1965, Van Praagh e Van Praagh[42] propuseram uma nova classificação levando também em consideração a pre-

sença (*truncus* tipo A) ou ausência (*truncus* tipo B) de uma CIV e a morfologia do arco aórtico. Ambos os tipos são classificados em quatro subtipos:

■ Subtipo I: corresponde ao tipo I de Collet e Edwards.
■ Subtipo II: as duas artérias pulmonares saem de forma independente do *truncus*.
■ Subtipo III: apenas uma artéria pulmonar origina-se do TAC (em geral à direita), e o pulmão contralateral é suprido pelas artérias colaterais.
■ Subtipo IV: presença de interrupção do arco aórtico ou coarctação da aorta.

A valva truncal é tricúspide em 50%, bicúspide em aproximadamente 30% e quadricúspide em 15 a 20% dos casos. O arco aórtico é à esquerda em 60%, à direita em 30% e interrompido em 10%. O tipo B (após a carótida esquerda) é o mais comum, e a CIV é de origem muscular subarterial em 80% e do tipo membranoso em 20% dos casos.[41]

A indicação cirúrgica deve ser o mais precoce possível em virtude da elevada mortalidade nos primeiros meses de vida (próxima de 65% nos primeiros seis meses e 75% no primeiro ano de vida). O diagnóstico já é indicação do tratamento cirúrgico, o qual deve ser realizado antes que a insuficiência cardíaca se desenvolva de forma grave. Se o recém-nascido estiver compensado, a cirurgia eletiva pode ser realizada em torno dos primeiros 2 ou 3 meses de idade. Em crianças maiores, a operação geralmente é contraindicada, pela presença de importante hipertensão pulmonar (resistência vascular pulmonar > 8 U Wood).[41]

Tratamento cirúrgico

A correção cirúrgica consiste na criação de continuidade entre o ventrículo direito e a artéria pulmonar, com a interposição de um tubo valvulado (técnica de Rastelli), conduto não valvulado ou com valva monocúspide (técnica de Barbero-Marcial), após o fechamento da CIV. No caso de insuficiência da valva truncal, preconiza-se a valvoplastia ou a troca quando esta for inviável. Nos casos de *truncus* tipos I e II, a técnica de Barbero-Marcial[43] é realizada sem o uso de tubos extracardíacos.

A cirurgia é realizada por meio de esternotomia mediana, com *bypass* cardiopulmonar de rotina, hipotermia a 20°C e baixo fluxo de perfusão. A aorta ascendente é canulada bem acima da bifurcação do *truncus*, e o sistema de drenagem venosa é realizado pela canulação das veias cavas separadamente. Ao iniciar a CEC, as artérias pulmonares são ocluídas para maior estabilidade da CEC e para evitar um hiperfluxo pulmonar. A aorta ascendente é pinçada e a cardioplegia é administrada. O ventrículo esquerdo é drenado por meio do forame oval, e o garroteamento das artérias pulmonares é desfeito. A incisão é realizada de forma longitudinal na face anterior do *truncus* em direção à artéria pulmonar esquerda.

Avaliada a anatomia das artérias coronárias e pulmonares e da valva truncal, é realizada septação entre a aorta e ar-

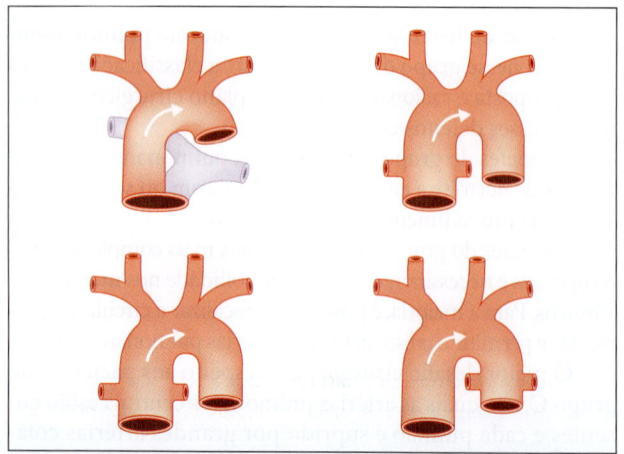

Figura 22 Esquema demonstrando os tipos de *truncus arteriosus*, respectivamente da esquerda para a direita os tipos I e II, na fila superior e tipos III e IV, na fila inferior.

térias pulmonares, criando-se uma neoaorta, com a utilização de um enxerto de pericárdio bovino. Pela ventriculotomia direita, a CIV é reparada com enxerto de pericárdio bovino em sutura contínua ou com pontos separados de propileno 6-0. A parede posterior do trajeto VD-TP é criada por uma sutura entre a parte posterior do tronco pulmonar e a porção superior da ventriculotomia direita, com pontos interrompidos de propileno 6-0. A parede anterior é criada, utilizando-se um enxerto de pericárdio bovino com monocúspide ou tubo de pericárdio bovino corrugado valvulado, com sutura contínua de propileno 6-0. O forame oval é fechado, após injeção de solução salina no átrio esquerdo para a retirada de ar, e o reaquecimento é iniciado. Realizada a atriorrafia direita, procede-se à retirada da CEC. Após a saída de perfusão, inicia-se a ultrafiltração modificada por um período de 10 minutos. As cânulas de aorta e cavas são retiradas, e a protamina é infundida para reversão da heparina.

A técnica proposta por Barbero-Marcial é indicada para recém-nascidos e crianças com *truncus* tipos I e II com insuficiência cardíaca e baixo peso. Nessa técnica, a probabilidade de estenose pulmonar é rara, pois a parede posterior da anastomose é construída com os tecidos do próprio paciente, o que permite seu crescimento.

Complicações

A insuficiência da valva truncal pode se desenvolver com o passar dos anos. Pode haver progressão da doença vascular pulmonar, quando o reparo cirúrgico é realizado em crianças maiores ou nas quais a pressão pulmonar já era elevada. Nas correções com conducto valvulado extracardíaco, em virtude da ausência de crescimento do tubo ou da monocúspide e pela tendência à calcificação em crianças, serão necessárias várias reintervenções para troca da prótese. A calcificação valvular poderá causar mecanismo de estenose e/ou insuficiência nas próteses biológicas, além de distorção das artérias pulmonares. Outras complicações são CIV residual, estenose/regurgitação residuais da vál-

vula neoaórtica (truncal), arritmias ventriculares e bloqueios atrioventriculares.[44]

Os tubos extracardíacos, quando utilizados em recém-nascidos e crianças de baixo peso, causam frequentes problemas imediatos ou tardios, e as dificuldades técnicas estão relacionadas à inserção do tubo extracardíaco. Dificuldades de ganho ponderal, cardiomegalia, dilatação do tronco arterioso comum e fatores que restringem sua colocação (presença do pulmão esquerdo, do próprio tronco e do esterno) estão presentes. Esses fatores fazem com que o cirurgião utilize um tubo extracardíaco de pequeno diâmetro para evitar compressão pelo esterno. Por outro lado, a anastomose distal nas artérias pulmonares pode causar distorção.

Alguns contratempos na correção do *truncus* sem o uso de tubos extracardíacos têm sido relatados. Apesar da utilização de válvula monocúspide, a insuficiência pulmonar foi considerada a causa do mau resultado. Pelo aumento da resistência vascular pulmonar, a presença de monocúspide é particularmente necessária no período pós-operatório imediato, até a normalização da pressão pulmonar.

A maior mortalidade cirúrgica está relacionada ao subtipo A4 de Van Praagh e à insuficiência da valva truncal. Crises de hipertensão pulmonar e insuficiência cardíaca congestiva poderão ocorrer no pós-operatório, sendo necessárias medidas de suporte, hiperventilação com FiO_2 a 100% e uso de vasodilatadores pulmonares para uma melhor evolução pós-operatória.

A cerclagem do tronco pulmonar apresenta alta mortalidade (92,9%), devendo ser evitada no tratamento dessa anomalia.

No Instituto do Coração (InCor-HC-FMUSP), 166 pacientes portadores de TAC foram operados entre janeiro de 1987 e dezembro de 2008. A cerclagem pulmonar foi realizada em 14 pacientes; a correção com conduto valvulado, em 86; e a técnica de Barbero-Marcial, em 66. A idade variou de 5 dias a 15,5 anos (mediana de 3,63 meses) e o peso, entre 2,38 kg e 15,5 kg (mediana de 3,85 kg) para todo o grupo. O tempo de acompanhamento médio foi de 5,1 ± 6,3 anos (0 d a 24,5 a). A mortalidade global foi de 31,3% (n = 52) e a maior mortalidade foi a do grupo da cerclagem (92,9%).[45]

Os critérios de indicação de reoperação foram:

- Estenose do conduto extracardíaco valvulado ou da valva monocúspide (gradiente ventriculopulmonar > 50 mmHg ao cateterismo cardíaco).
- Insuficiência do conduto extracardíaco valvulado ou da valva monocúspide moderada a grave, na presença de sintomas de insuficiência cardíaca ou com dilatação progressiva do ventrículo direito estimada pela área cardíaca na radiografia de tórax, ecocardiograma, ressonância nuclear magnética ou angiotomografia.
- Endocardite refratária ao tratamento clínico.
- Comunicação interventricular residual com repercussão hemodinâmica (Qp/Qs > 1,5).
- Estenose e/ou insuficiência grave da valva neoaórtica/ truncal.
- Compressão brônquica.
- Estenose grave de ramos pulmonares.

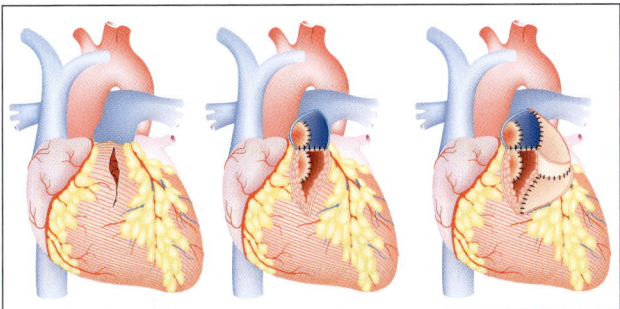

Figura 23 Esquema demonstrando a operação de Barbero-Marcial. Da esquerda para a direita, observa-se a abertura do VD e do tronco comum, a septação do tronco comum, o fechamento da CIV e a conexão da AP com VD e, por fim, a reconstrução da VSVD com monocúspide.

VD: ventrículo direito; CIV: comunicação interventricular; VSVD: via de saída do ventrículo direito; AP: artéria pulmonar; VD: ventrículo direito.

Transposição das grandes artérias

A transposição das grandes artérias (TGA) ou d-TGA foi descrita pela primeira vez por Baillie em 1797. Essa condição tem como característica concordância atrioventricular, discordância ventriculoarterial, a origem da aorta anteriormente no ventrículo direito e a artéria pulmonar originando-se posteriormente no ventrículo esquerdo.[46]

A circulação sistêmica e pulmonar ocorre em paralelo, sendo vital a existência de uma comunicação entre as duas,

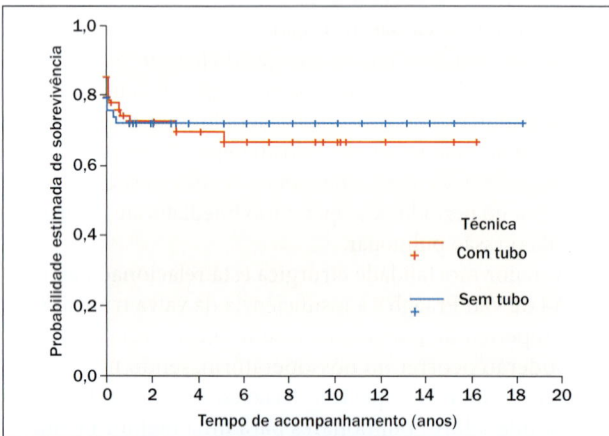

Figura 24 Curva actuarial de sobrevida comparando correção de TAC com tubo e com a técnica de Barbero-Marcial, sem tubo.

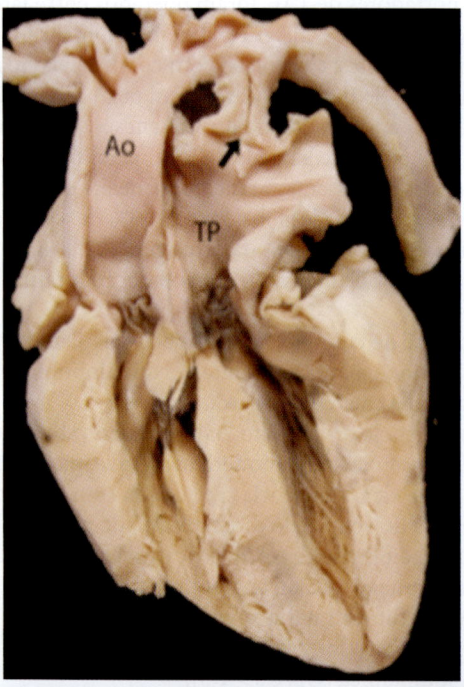

Figura 25 Espécime anatômico de TGA, com conexão da aorta com o VD e do TP com o VE.
TGA: transposição das grandes artérias; VD: ventrículo direito; TP: tronco pulmonar; VE: ventrículo esquerdo; Ao: aorta.

por uma CIA, CIV ou canal arterial patente, para que a vida seja possível. Essas conexões permitem que o sangue sistêmico entre na circulação pulmonar para ser oxigenado e que o sangue oxigenado da circulação pulmonar entre na circulação sistêmica. As lesões mais comumente associadas são: CIV (em mais de 50% dos casos), obstrução da VSVD e, menos comumente, coarctação da aorta.[47]

A d-TGA é uma das cardiopatias cianóticas mais comumente encontradas nos recém-nascidos, com uma incidência variando de 0,2 a 0,4 por mil nascidos vivos. Na presença de um septo ventricular intacto, a cianose se faz presente logo ao nascimento. Nos casos em que a mistura circulatória é dependente do canal arterial patente, seu fechamento causará um quadro de cianose aguda e uma importante deterioração clínica do paciente.

Recém-nascidos cianóticos podem ser tratados em caráter de emergência percutaneamente por atriosseptostomia com balão ou Rashkind, a qual ampliará ou criará uma CIA responsável por maior mistura venoarterial e, por conseguinte, um aumento da oxigenação sanguínea.[48]

Na presença de CIA restritiva e instabilidade hemodinâmica, é realizada atriosseptostomia com cateter-balão guiado com ecocardiograma à beira do leito. A cirurgia corretiva depende basicamente da presença ou ausência de lesões cardíacas associadas. Nos recém-nascidos portadores de TGA simples (só com CIA), a correção anatômica deve ser realizada o mais cedo possível, de preferência nas duas primeiras semanas de vida. Nas crianças com mais de 15 dias de vida, após a avaliação ecocardiográfica e/ou hemodinâmica do ventrículo esquerdo, o tipo de correção é definido em conjunto com a equipe clínica e cirúrgica. Na presença de um ventrículo esquerdo (VE) de função adequada, capaz de suportar a pressão sistêmica, realiza-se a correção anatômica. Caso o VE já tenha se tornado morfológica e funcionalmente inadequado para suportar as altas pressões do território sistêmico, pode-se realizar a correção no nível atrial, utilizando-se a operação de Senning, a partir dos seis meses de idade, ou encaminhar a criança para o preparo do VE, para posterior correção anatômica. Já nos pacientes portadores de TGA associada à CIV, a correção anatômica está indicada o mais precocemente possível, acompanhada do fechamento da CIV.

Cirurgia

Correção em nível atrial

O primeiro procedimento de correção em nível atrial foi realizado por Senning em 1958, criando *flaps* em nível atrial com tecido autólogo redirecionando o fluxo sanguíneo, com o sangue venoso sendo direcionado para a valva AV esquerda, e o sangue arterial direcionado para a valva AV direita.[48] O procedimento é realizado via esternotomia mediana, com canulação da aorta ascendente e das veias cava superior (no nível da veia inominada) e inferior. Antes de iniciar o *bypass* cardiopulmonar, é realizada a ligadura do canal arterial, dissecção ampla da veia cava superior, com ligadura da veia ázigos, dissecção da veia cava inferior e pontos de referência para marcar o local da abertura no átrio direito (5 mm anterior ao sulco *terminalis*). Iniciada a circulação extracorpórea após heparinização total, esfria-se o paciente até 28°C. A aorta é clampeada e a cardioplegia é infundida em sua raiz. Realiza-se, então, a abertura do átrio direito, com incisão estendida superior e inferiormente às marcas feitas anteriormente. O bordo livre do átrio direito é reparado. O septo atrial é inspecionado e amplia-se a CIA em direção superior e inferior. Com um enxerto de pericárdio bovino, inicia-se a sutura do enxerto na borda inferior da CIA em direção ao orifício do apêndice atrial esquerdo, de tal maneira que o enxerto recubra as veias pulmonares esquerdas, criando-se, assim, um teto para as veias pulmonares ou um novo assoalho para o neoátrio direito. O próximo passo é a sutura da borda livre do átrio direito com a outra borda da CIA, com fios de polidioxanona 6-0. A intenção é a confecção de um túnel que drene o sangue venoso das veias cavas para a valva mitral e o tronco pulmonar. É válido lembrar que o seio coronariano passa a drenar no lado esquerdo do coração. O átrio esquerdo é aberto, e a incisão, ampliada até 1,0 cm da veia pulmonar superior direita. A sutura é feita, então, entre as veias pulmonares (borda lateral do átrio esquerdo) e a borda superior do átrio direito, criando-se, assim, uma passagem do sangue venoso pulmonar em direção à valva tricúspide e daí ao ventrículo

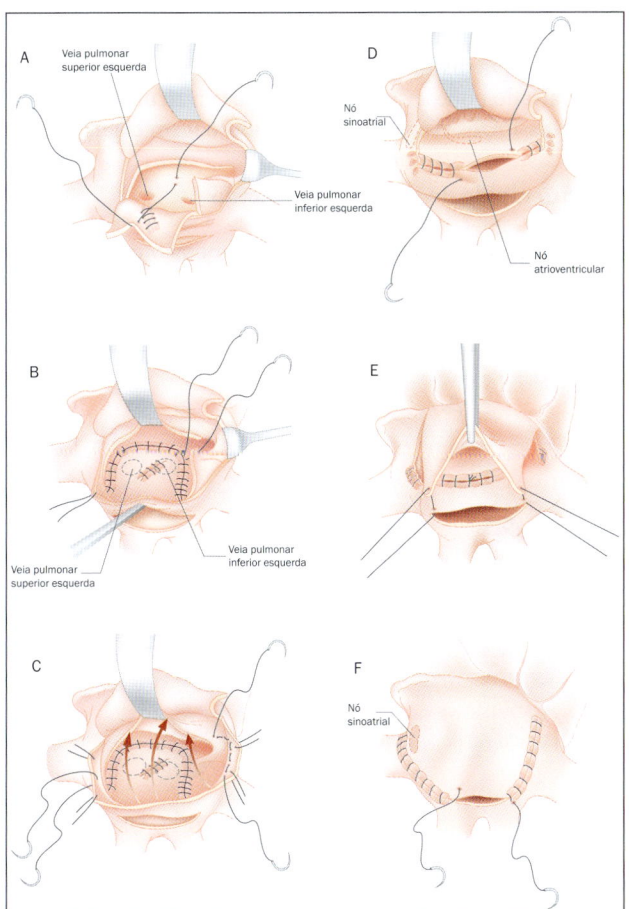

Figura 26 Esquema demonstrando a operação de Senning, com a sequência cirúrgica descrita.

direito e à aorta. Essa sutura é realizada com polipropileno 6-0 ou polidioxanona 6-0 com pontos separados.

Inicia-se então o reaquecimento do paciente para saída de perfusão. Após a saída de perfusão, inicia-se a ultrafiltração modificada por um período de 10 minutos. As cânulas de aorta e cavas são retiradas, e a protamina é infundida para reversão da heparina.

Complicações

Arritmias no pós-operatório por lesão direta do nó sinusal, obstrução do retorno sistêmico ou pulmonar, hipertensão pulmonar, disfunção do ventrículo sistêmico e insuficiência valvar tricúspide.

Alguns cuidados devem ser tomados na ampliação do septo atrial para que não seja muito ampla. Além disso, deve-se ter extrema cautela na manipulação da região próxima ao nó sinusal, evitando-se, assim, arritmias no pós-operatório. Numa série de 534 crianças, Gelatt et al. relataram que o ritmo sinusal estava presente em 77% após cinco anos e em apenas 40% após vinte anos de cirurgia.[49] É importante a criação de túneis amplos para as drenagens venosa das cavas e arteriais das veias pulmonares, evitando-se obstruções. A disfunção tardia do ventrículo direito ocorre pelo fato de ele ainda ser o ventrículo sistêmico, o que consequentemente levará a um aumento do anel tricuspídeo e da insuficiência valvar, e a uma maior incidência de arritmia atrial. Apesar das alterações inerentes à evolução natural da doença, a sobrevida após vinte anos está próxima de 80%.[48]

Correção em nível arterial

Tratamento cirúrgico

A operação considerada padrão de referência para a grande maioria dos casos de TGA simples ou complexa é a operação de Jatene, correção realizada no plano arterial, descrita por Jatene et al. em 1976.[33] Deve ser indicada nas duas primeiras semanas de vida, preferencialmente nos primeiros dias, porém, na dependência de características anatômicas e ecocardiográficas do VE; pode ser realizada em períodos variáveis, até com 30 ou 45 dias de vida.

Sob o ponto de vista técnico, a operação consiste na secção dos vasos da base, translocação dos óstios coronarianos da aorta para a artéria pulmonar (neoaorta) e reconstrução da neoaorta anastomosando o coto proximal da artéria pulmonar com as coronárias reimplantadas, com o coto distal da aorta; a neopulmonar é reconstruída, realizando-se anastomose do coto proximal da aorta com o coto distal da artéria pulmonar.

O procedimento cirúrgico é realizado sob CEC, com hipotermia moderada entre 28 e 30°C e proteção miocárdica realizada com infusão de cardioplegia sanguínea, repetida a cada 30 minutos. Realiza-se a dissecção e liberação de todas as estruturas vasculares (aorta, tronco e artérias pulmonares), além de se isolar o canal arterial; imediatamente após o início da CEC, realiza-se secção e sutura do canal arterial. Após minuciosa e cuidadosa inspeção da anatomia, incluindo relação espacial dos vasos da base e das coronárias, realizam-se o pinçamento da aorta e a infusão de cardioplegia;

faz-se a secção da aorta e do tronco pulmonar, inspeção visual das valvas aórtica e pulmonar, e, em seguida, posiciona-se o coto distal da artéria pulmonar em posição anterior à aorta (manobra de Lecompte).

Na sequência, realiza-se a reconstrução da neoaorta, com anastomose do coto proximal da artéria pulmonar com o coto distal da aorta; após o término da anastomose, com o vaso pressurizado, define-se a posição adequada para a translocação das coronárias. Estas são excisadas com o tecido do seio de Valsalva correspondente, e anastomosadas na neoaorta, na posição preestabelecida.[50]

Em seguida, faz-se a reconstrução da neopulmonar, utilizando-se pericárdio autólogo fresco para substituir os orifícios deixados após a remoção das coronárias de seu local de origem; pode-se realizar a reconstrução com 1 ou 2 remendos, segundo a preferência do cirurgião. Dá-se preferência à utilização de um remendo amplo de pericárdio autólogo fresco. A seguir, faz-se a anastomose do coto proximal da neopulmonar recém-reconstruída com o coto distal da artéria pulmonar. A CIA é fechada na sequência, e os batimentos são recuperados, após manobras repetidas para retirada do ar. Monitoração habitual da pressão do AE é realizada, além da aplicação de hemostáticos tópicos no auxílio à hemostasia.

Complicações

Na evolução dos pacientes operados, pode-se encontrar estenose supravalvar pulmonar, insuficiência aórtica, *shunt* residual em nível atrial ou ventricular, estenose de coronária, a qual pode ser a causa de morte súbita ou infarto do miocárdio. Jatene et al. encontraram, num total de 281 pacientes submetidos ao tratamento cirúrgico, em acompanhamento ambulatorial, estenose supravalvar pulmonar em 59 pacientes (20,9%), e o gradiente médio de pressão encontrado foi > 60 mmHg em 21 deles. Todos foram tratados cirurgicamente com bons resultados e baixa mortalidade pós-operatória.[51]

Cirurgia de Rastelli

Esta técnica é utilizada quando a d-TGA coexiste com CIV subaórtica ampla e estenose pulmonar. A CIV é fechada com um amplo *patch* de pericárdio bovino, direcionando o sangue do ventrículo esquerdo para a aorta. É realizada uma ventriculotomia direita, com ampliação da via de saída de VD com secção e sutura da valva pulmonar.[44] Um tubo de pericárdio bovino valvulado corrugado é anastomosado proximalmente no local da ventriculotomia direita e distalmente ao tronco da artéria pulmonar.

Esta operação tem a vantagem de que o ventrículo esquerdo funcionalmente transforma-se em sistêmico, mas a desvantagem de que a degeneração e estenose da prótese utilizada são inevitáveis, o que acarretará reoperações com todos os seus riscos inerentes. Arritmias atriais e ventriculares são frequentes, elevando a ocorrência de morte súbita, principalmente quando a calcificação do conduto se torna importante. A dupla disfunção valvar causada pela calcificação do tubo valvado pode levar à disfunção do ventrículo direito, elevando, assim, os riscos numa nova abordagem cirúrgica.

Preparo rápido do ventrículo esquerdo

A avaliação ecocardiográfica bidimensional analisa de modo preciso as massas ventriculares e a anatomia do septo

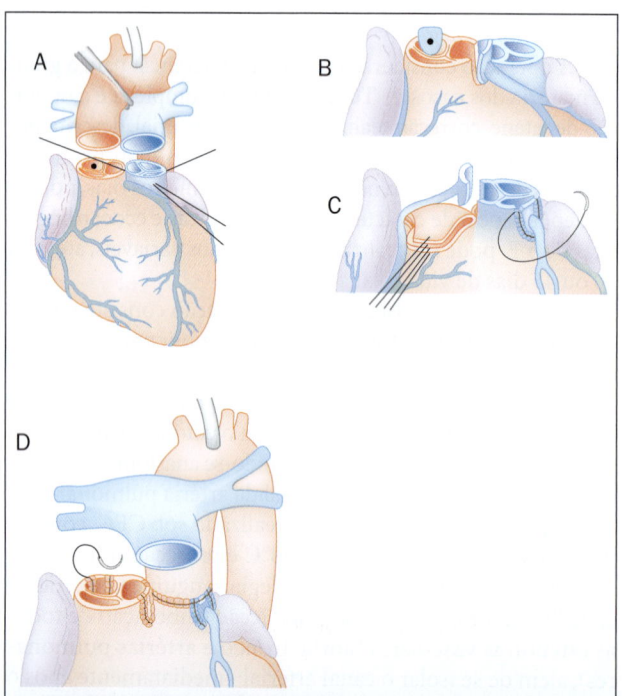

Figura 27 Esquema demonstrando a operação de Jatene, com secção das grandes artérias, translocação das coronárias para a neoaorta e reconstrução da neoaorta e neopulmonar.

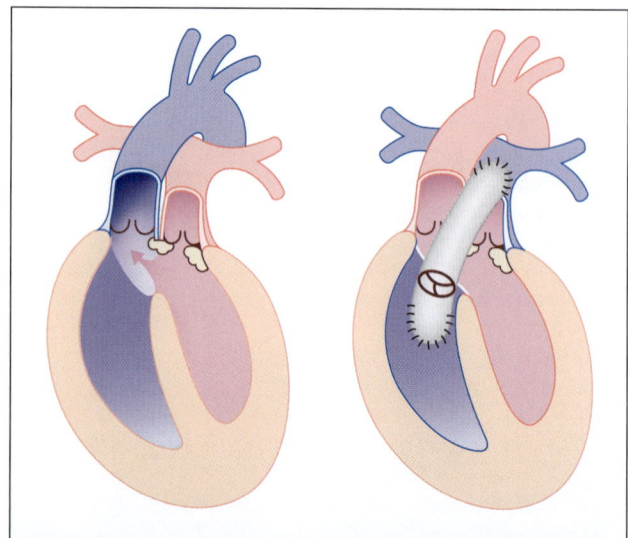

Figura 28 Esquema demonstrando a operação de Rastelli, com fechamento da CIV com remendo e confecção da conexão do VD com AP com tubo valvulado.

interventricular, estabelecendo uma classificação do tipo de ventrículo esquerdo de acordo com a anatomia septal:

- Tipo I: septo está abaulado para a direita.
- Tipo II: septo retificado.
- Tipo III: septo abaulado para a esquerda (*banana shape*).

As classificações ecocardiográficas I e II permitem a realização da cirurgia de Jatene. Nos pacientes com abaulamento do septo interventricular para a esquerda, indica-se a avaliação da pressão sistólica via cateterismo cardíaco do ventrículo esquerdo. Nas medidas de pressão superior a 40 mmHg e com cavidade do VE com boas dimensões, indica-se a cirurgia de Jatene. Em pressões inferiores a 40 mmHg, indica-se o preparo rápido do VE.

O preparo consiste na realização de uma bandagem do tronco da artéria pulmonar com o intuito de manter uma relação de pressão VE/VD próxima de 0,8. A bandagem deve ser realizada respeitando um posicionamento seguro para o local de fixação da fita, evitando-se o deslocamento ou a compressão das artérias e da valva pulmonar. Realiza-se também uma anastomose sistêmica pulmonar da artéria subclávia direita para a artéria pulmonar direita, com tubos de PTFE de 3,5 ou 4 mm, de acordo com o peso da criança. Tal procedimento é realizado via esternotomia mediana, com ou sem CEC, de acordo com a estabilidade hemodinâmica e anatomia cardíaca do paciente.

O critério de controle do procedimento é ecocardiográfico, sendo a retificação de septo interventricular (tipo III para II) e a relação de pressão VE/VD próximas de 1, indicativos de um bom preparo e da liberação para a realização da cirurgia de Jatene como a próxima etapa do tratamento cirúrgico.

como hipofluxo pulmonar em atresia ou estenose da valva pulmonar, com ou sem dependência da perviabilidade do canal arterial, *shunts* intracardíacos, com passagem de fluxo preferencialmente do lado direito para o esquerdo, e em situações nas quais não ocorra mistura intra ou extracardíaca do sangue oxigenado com o não oxigenado. O tratamento cirúrgico depende do tipo de cardiopatia, das condições clínicas do paciente e da possibilidade de correção de acordo com a anatomia de cada paciente.

Referências bibliográficas

1. Warburton D, Rehan M, Shinebourne EA. Selective criteria for differential diagnosis of infants with symptoms of congenital heart disease. Arch Disease Childhood. 1981;56:94-100.
2. Child JS, Perloff JK, Child JS. Congenital heart disease in adults. Philadelphia: Saunders; 1991. p. 21-59.
3. Strauss AW. The molecular basis of congenital cardiac disease. Seminars in Thorac and Cardiovasc Surg Pediatric Cardiac Surg Annual. 1998;1:79–88.
4. Hoffman JIE, Kaplan S. The incidence of congenital heart dDisease. J Am Coll Cardiol. 2002;39(12):1890-900.
5. Saddler TW. Langman's medical embryology. 10. ed. Lippincott Williams & Wilkins: Baltimore; 2006. p. 111-2.
6. Castanêda A, Jonas R, Mayer J, Hanley F. Cardiac surgery of the neonate and infant. Philadelphia: WB Saunders; 1994.
7. Croti UA, Mattos SS, Pinto Jr VC, Aiello VD. Cardiologia e cirurgia cardiovascular pediátrica. São Paulo: Roca; 2008.
8. Ebaid M. Cardiologia em pediatria: temas fundamentais. São Paulo: Roca; 2000.
9. Ho SY Baker EJ, Rigby ML, Anderson RH (Eds.). Color atlas of congenital heart disease: morphologic and clinical correlations. ST. Louis: Mosby; 1995.
10. Mavroudis C, Backer CL. Pediatric cardiac surgery, 3rd. ST Louis: Mosby; 2003.
11. Medeiros Sobrinho JF, Fontes VF, Pontes Jr SC. Cardiopatias congênitas. São Paulo: Sarvier; 1990.
12. Wilcox BR, Anderson RH. Surgical anatomy of the heart, 2rd ed. London: Gower; 1992.
13. Gersony WM, Hayes CJ, Driscoll DJ, Keane JF, Kidd L, O'Fallon WM, et al. Bacterial endocarditis in patients with aortic stenosis, pulmonary stenosis, or ventricular septal defect. Circulation. 1993;87:I121-6.
14. Vickers CW, Kincaid OW, DuShane JW, Kirklin JW. Ventricular septal defect and severe pulmonary hypertension: radiologic considerations in selection of patients for surgery. Radiology. 1960;75:69-79.
15. Rao PS. History of atrial septal occlusion devices. In: Rao PS, Kern MJ, eds. Catheter based devices for treatment of noncoronary cardiovascular disease in adults and children. Philadelphia: Lippincott, Williams & Wilkins; 2003. pp 1-9.
16. Mary S. Minette, David J, Sahn Congenital heart disease for the adult cardiologist. Ventricular septal defects. Circulation. 2006; 114:2190-7.
17. Da Silva LF, da Silva JP, Turquetto ALR, et al. Horizontal right axillary minithoracotomy: aesthetic and effective option for atrial and ventricular septal defect repair in infants and toddlers. Rev Bras Cir Cardiovasc. 2014;29(2):123-30.
18. Al-Hay AAA, MacNeill SJ, Yacoub M, Shore DF, Shinebourne EA. Complete atrioventricular septal defect, Down syndrome, and surgical outcome: risk factors. Ann Thorac Surg. 2003;75:412-21.
19. Hanley F., Fenton KN, Jonas RA, et al. Surgical repair of complete atrioventricular canal defects in infancy. Twenty year trends. J Thorac Cardiovasc Surg. 1993;106:387-97.
20. Lange R, Guenther T, Busch R, Hess J, Schreiber C. The presence of Down syndrome is not a risk factor in complete atrioventricular septal defect repair. J Thorac Cardiovasc Surg. 2007;134:304-10.
21. Wahl A, Meier B. Technology and guidelines. Patent foramen ovale and ventricular septal defect closure. Heart 2009;95:70-82.
22. Atik, Edmar. Ebstein's Anomaly. Arq Bras Cardiol. 2011;97(5):363-4.
23. Da Silva JP, Baumgratz JF, Fonseca L, et al. Anomalia de Ebstein. Resultados com a reconstrução cônica da valva tricúspide Arq Bras Cardiol. 2004;82(3):212-6.
24. Da Silva JP, Baumgratz JF, da Fonseca L, Franchi SM, Lopes LM, Tavares GM, et al. The cone reconstruction of the tricuspid valve inEbstein's anomaly. The

Resumo

O tratamento cirúrgico das doenças cardíacas acianogênicas deve ser indicado no momento adequado para evitar a dilatação ou hipertrofia das câmaras cardíacas, a melhora dos sintomas, a lesão de outros órgãos, como o pulmão e o rim, a sobrevida em longo prazo e a perda da qualidade de vida. A individualização do tratamento é importante, em razão da grande variabilidade de apresentações anatômicas e clínicas da mesma doença. A definição do tratamento cirúrgico definitivo mais eficaz depende do tipo de cardiopatia, podendo ser necessário no período neonatal ou na infância. O acompanhamento em longo prazo de todos os pacientes, mesmo aqueles sem lesões residuais evidentes, é importante para a detecção de complicações tardias, como as arritmias e outras.

As cardiopatias congênitas cianogênicas se caracterizam por apresentarem a cianose como principal sintoma, em momentos diferentes da vida da criança, podendo estar presente desde o nascimento, ou mesmo surgir em períodos variáveis de sua evolução. Diferentes mecanismos fisiopatológicos podem justificar a presença da cianose, operation: early and midterm results. J Thorac Cardiovasc Surg. 2007;133(1):215-23.

25. Da Silva JP, da Fonseca da SilvaL, Moreira LF, Lopes LM, Franchi SM, Lianza AC, et al. Cone reconstruction in Ebstein's anomaly repair: early and long term results. Arq Bras Cardiol. 2011;97(3):199-208.

26. Lange R, Burri M, Eschenbach LK, Badiu CC, da Silva JP, Nagdyman N, et al. Da Silva's cone repair for Ebstein's anomaly: effect on right ventricular size and function. Eur J Cardiothorac Surg. 2014. pii: ezu472.

27. Kaiser, LR, Kron LI, Spray TL. Mastery of cardiothoracic surgery. 2. ed. Philadelphia: Lippincott Willians & Wilkins; 2007.

28. Croti UA, et al. Cardiologia e cirurgia cardiovascular pediátrica. São Paulo: Roca; 2008.

29. Norwood WI, Lang P, Hansen DD. Physiologic repair of aortic atresia: hypoplastic left heart syndrome. N Eng J Med. 1983;308(1):23-6.

30. Gibbs JL, Wren C, Watterson KG, Hunter S, Hamilton JR. Stenting of the arterial duct combined with banding of the pulmonary arteries and atrial septectomy or septostomy: a new approach to palliation for the hypoplastic left heart syndrome. Br Heart J. 1993;69(6):551-5.

31. Sano S, Ishino K, Kawada M, Arai S, Kasahara S, Asai T, et al. Right ventricle pulmonary artery shunt in first-stage palliation of hypoplastic left heart syndrome. J Thorac Cardiovasc Surgery. 2003;126(2):504-9.

32. Ebaid M, Atik E, Miura N, Afiune JY. Cardiologia em pediatria: temas fundamentais. São Paulo: Roca; 2000.

33. Jatene AD, Fontes VF, Paulista PP, Souza LCB, Neger F, Galantier M, et al. Anatomic correction of transposition of de great vessels. J Thorac Cardiovasc Surg. 1976;72:364.

34. Daliento L, Rizzoli G, Menti L, Baratella MC, Turrini P, Nava A, et al. Accuracy of electrocardiographic and echocardiographic indices in predicting life threatening ventricular arrhythmias in patients operated for Tetralogy of Fallot. Heart 1999;81(6):650-5.

35. Barbero-Marcial M, Atik E, Baucia JA, Pradel HOV, Macruz R, Jatene A. Reconstruction of steriotic or noncongenital pulmonary arteries simultaneously with a Blalock-Taussing shunt. Thorac Cardiovasc Surg. 1988;95:82-9.

36. Van Praagh R, Van Praagh S. The anatomy of common aortic pulmonary trunk (truncus arteriosus communis) and its embryologic implications. Am J Cardiol. 1965;16:406.

37. Barbero-Marcial M, Riso A, Lopes AAB, et al. Correction of pulmonary atresia with ventricular septal defect in the absence of the pulmonary trunk and the central pulmonary arteries. (So called truncus type IV). J Torac Cardiovasc Surg 1987;94:911-4.

38. Faller K, Haworth SG, Taylor JFN, et al. Duplicate sources of pulmonary blood supply in pulmonary atresia with ventricular septal defect. Br Heart J. 1981;46:263-8.

39. Barbero-Marcial M, Jatene A. Surgical management of the anomalies of the pulmonary arteries in the Tetralogy of Fallot with pulmonary atresia. Seminars in Thorac and Cardiovasc. Surgery. 1990;2:93.

40. Griselli M, McGuirk SP, Winlaw DS, et al. The influence of pulmonary artery morphology on the results of operations for major aortopulmonary collateral arteries and complexcongenital heart defects. J Thorac Cardiovasc Surg. 2004;127:251-8.

41. De Leval S. Surgery for congenital heart defects. 3. ed. New Jersey: John Wiley & Sons; 2006.

42. Van Praagh R, Van Praagh S. The anatomy of common aortic pulmonary trunk (truncus arteriosus communis) and its embryologic implications. Am J Cardiol. 1965;16:406.

43. Barbero-Marcial M, Atik E, Jatene A. A technique for correction of' truncus arteriosus types 1 and 11 without ex tracardiac conduits. J Thorac Cardiovasc Surgery. 1990;99:364-9.

44. Kirklin, Barratt-Boyes. Cardiac surgery. 3. ed. Philadelphia: Churchill Livinstone; 2003.

45. Tanamati C. Estudo de 166 pacientes portadores de tronco arterial comum operados com a técnica de cerclagem do tronco pulmonar, correção com conduto extracardíaco valvulado e técnica de Barbero-Marcial/Carla Tanamati. São Paulo, 2009. Tese (livre-docência) Faculdade de Medicina da Universidade de São Paulo. Departamento de Cardio-Pneumologia. Disciplina de Cirurgia.

46. Castañeda AR, et al. Cardiac surgery of the neonate and infant. Philadelphia: WB Sauders; 1994.

47. Hornung TS, Derrick GP, Deanfield JE, Redington AN. Transposition complexes in the adult: a changing perspective. Cardiol Clin. 2002;20:405-20.

48. Warnes CA. Transposition of the great arteries. Circulation. 2006; 114;2699-709.

49. Gelatt M, Hamilton RM, McCrindle BW, Connelly M, Davis A, Harris L, et al. Arrhythmia and mortality after the Mustard procedure: a 30-year single-center experience. J Am Coll Cardiol. 1997;29:194-201.

50. Quaegebeur JM, Rohmer J, Ottenkamp J, Tuis T, Kirklin JV. Black-stone EM, et al. The arterial switch operation. An eight year experience. J Thorac Cardiovasc Surg. 1986;92:361.

51. Jatene MB, Jatene IB, Oliveira PM, Moysés RA, Souza LC, Fontes V, et al. Prevalence and surgical approach of supravalvular pulmonary stenosis after Jatene operation for transposition of great arteries. Arq Bras Cardiol. 2008;91(1):17-24.

Capítulo 6

Avaliação funcional da criança e do adulto com cardiopatia congênita

Carlos Alberto C. Hossri

Flávia Bernardes Morais

Pontos-chave

- A avaliação funcional nas crianças e adultos portadores de cardiopatia congênita é de grande importância, auxiliando no diagnóstico, no prognóstico, na determinação do tempo adequado para intervenção e reintervenção, e na orientação e liberação para prática de atividade física.

- Muitas são as variáveis analisadas pelo teste ergométrico e pelo teste cardiopulmonar, desde a presença de sintomas, análise do comportamento hemodinâmico, presença de distúrbios do ritmo, consumo máximo de oxigênio (VO_2 máx), eficiência ventilatória através VE/VCO_2 slope, OUE (oxygen uptake efficiency) e suas variáveis OUES, OUES/kg, OUES/BSA e OUEP, análise da curva de pulso de oxigênio, entre outros; tendo boa correlação com morbidade e mortalidade.

- A prescrição e o incentivo à prática de atividade física nesse grupo é de grande importância, uma vez que a chance de doença cardíaca adquirida está relacionada a obesidade e ao sedentarismo.

- Os pacientes que apresentam reparo completo da cardiopatia congênita e não apresentam "sequelas" não têm restrições à prática de atividade física.

- Para os pacientes que apresentam alterações residuais, sintomas, uso de anticoagulantes ou dispositivos, como marca-passo ou cardiodesfibrilador implantado, há benefício da realização de exercícios em intensidade de leve a moderada, mesmo em pacientes com cardiopatias complexas.

Introdução

A utilização do teste ergométrico convencional (TE) e do teste cardiopulmonar (TCP) é uma ferramenta de grande valor na avaliação funcional das cardiopatias congênitas em crianças e adultos. Esses métodos auxiliam no diagnóstico, no prognóstico, na avaliação evolutiva do quadro por meio de testes seriados auxiliando na determinação do tempo ideal de intervenção e reintervenção; assim como na prescrição individualizada de atividade física para essa população. Essa última tem como objetivo além da melhora da qualidade de vida, a prevenção de doenças cardíacas adquiridas como a doença arterial coronariana, que tem como um de seus principais fatores de risco o sedentarismo. O sedentarismo é uma epidemia mundial que compromete 60 a 70% da população; e está associado a 2 milhões de morte ao ano, segundo dados da Organização Mundial da Saúde (OMS).

Muitas são as variáveis analisadas por esses métodos, desde a presença de sintomas, análise do comportamento hemodinâmico, presença de distúrbios do ritmo, e mesmo outras variáveis contempladas pelo TCP, como avaliação objetiva da capacidade de exercício através do consumo máximo de oxigênio (VO_2 máx), eficiência ventilatória através de VE/VCO_2 slope, OUE (oxygen uptake efficiency) e suas variáveis OUES, OUES/kg, OUES/BSA (BSA = body surface area) e OUEP, análise da curva de pulso de oxigênio, entre outros; tendo boa correlação com morbidade e mortalidade.

Os testes ergométrico e cardiopulmonar podem ser realizados em esteira, em cicloergômetro (bicicleta) ou em ergômetro de braço, este último o menos difundido e utilizado em casos específicos. O tipo de ergômetro escolhido deve levar em consideração a melhor adaptação do paciente ao mesmo, que deve ser avaliado e recomendado pelo seu médico assistente. A esteira, por utilizar um maior número de grupamentos musculares, é o preferido em relação ao cicloergômetro, uma vez que este último requer de forma mais intensa a musculatura de membros inferiores (principalmente a do quadríceps), levando a fadiga muscular precoce e raramente sendo recomendado para crianças de menor idade, salvo em casos específicos.[1] O tempo total de exercício deve ser em torno de 8 a 12 minutos, nos protocolos contínuos e incrementais. Os protocolos podem ser escalonados ou em rampa. Os protocolos escalonados, nos quais há aumento da carga de esforço em intervalos preestabelecidos, foram desenhados previamente para avaliação de doença coronariana aterosclerótica, não sendo a melhor opção para avaliação funcional em portadores de cardiopatia congênita.[2] Nos protocolos em rampa o aumento da carga ocorre de forma contínua por meio do aumento da velocidade e da inclinação da esteira, sendo melhor para avaliação da capacidade funcional, dos limiares metabólicos e da resposta ventilatória, sendo o tipo de protocolo elegível para realização de TCP e TE neste grupo.

Indicações e contraindicações

Nos portadores de cardiopatia congênita, além da avaliação da capacidade funcional, o TE e o TCP estão indicados para a avaliação de sintomas ou sinais específicos que podem ser desencadeados ou agravados pelo esforço, identificação de respostas hemodinâmicas adaptativas inadequadas ao esforço, avaliação do comportamento de arritmias, avaliação da terapêutica clínica e/ou cirúrgica, avaliação prognóstica, prescrição de atividade física e liberação para determinadas modalidades esportivas[3] (Quadro 1).

Quadro 1 Indicações para realização de teste ergométrico convencional e teste cardiopulmonar em portadores de cardiopatia congênita
Avaliação de capacidade funcional
Sinais e sintomas específicos desencadeados ou agravados pelo esforço
Resposta hemodinâmica adaptativa inadequada ao esforço
Avaliação do comportamento das arritmias
Avaliação da resposta a terapêutica utilizada
Avaliação prognóstica
Prescrição de atividade física e liberação para certas modalidades esportivas

Os testes funcionais podem ser realizados na maioria dos indivíduos portadores de cardiopatia congênita. No entanto, deve-se respeitar as situações que contraindiquem a realização deste tipo de exame[3] (Quadro 2). Nos casos de estenose valvar moderada e grave em indivíduos assintomáticos ou com sintomas atípicos, doença vascular pulmonar grave e insuficiência valvar grave, o exame deve ser realizado em ambiente hospitalar, visando a segurança do paciente, além do uso de protocolos atenuados. Nesses casos a indicação é individualizada, principalmente quando há discordância clínico-laboratorial, pois o objetivo do exame será auxiliar na decisão do momento apropriado de intervenção. São patologias que se beneficiam da realização de imagem associada como o ecocardiograma sob estresse físico, pois este possibilita a análise e a repercussão do esforço sobre o gradiente valvar, contratilidade miocárdica e função ventricular.[3]

Os critérios para interrupção da prova nesse grupo populacional são os preconizados na III Diretriz da Sociedade Brasileira de Cardiologia para Teste Ergométrico,[3] nos quais deve-se ressaltar a presença de sintomas desencadeados pelo esforço, como lipotimia, síncope ou sintomas de

Quadro 2 Contraindicações para realização de teste ergométrico convencional e teste cardiopulmonar em portadores de cardiopatia congênita
Doenças cardíacas inflamatórias agudas (p. ex., pericardite, miocardite, doença reumática aguda, doença de Kawasaki na fase aguda, entre outras)
Insuficiência cardíaca descompensada
Tromboembolismo pulmonar agudo
Enfermidade aguda, febril ou grave (p. ex. desordens hemorrágicas, doença renal aguda, hepatite aguda, doença pulmonar aguda)
Intoxicação medicamentosa
Distúrbios hidroeletrolíticos e metabólicos não corrigidos
Arritmia ventricular complexa, especialmente quando associada a doença cardíaca estrutural

baixo débito, arritmias ventriculares complexas, queda patológica da pressão arterial e bloqueio intracardíaco desencadeado pelo esforço.

Teste ergométrico

O teste ergométrico permite, além da identificação de alterações clínicas e eletrocardiográficas, contemplar a análise e a detecção de arritmias durante o esforço, a avaliação de outros parâmetros, como o comportamento hemodinâmico e a carga de esforço realizada, possibilitando avaliação funcional destes pacientes.

Comportamento clínico

Sintomas como tontura, síncope, cansaço aos esforços e dor torácica podem estar presentes nesta população, principalmente antes de procedimentos de intervenção e em patologias de maior repercussão hemodinâmica.

A avaliação de sintomas prévios, na tentativa de reproduzi-los na prova de esforço, é de grande valia, uma vez que pode-se observar ou não a correlação destes com outras variáveis analisadas no teste, como comportamento hemodinâmico inadequado (cronotropismo e inotropismo), concomitância com alteração do segmento ST (p. ex., portadores de origem anômala coronariana, *shunt* coronariano ou mesmo em pós-operatórios de cirurgias em que há manipulação de artérias coronárias), presença de arritmias desencadeadas pelo esforço ou alteração do padrão eletrocardiográfico durante esse esforço (p. ex., taquicardia catecolaminérgica, síndrome de Wolf-Parkinson-White, síndrome de Brugada, entre outros), podendo ter alteração morfológica associada ou não, e ainda outras variáveis quando acrescida a análise dos gases expirados pelo TCP, como o VO_2 máximo atingido, a eficiência ventilatória (VE/VCO$_2$ *slope*), pulso de oxigênio, podendo corroborar com sinais de disfunção ventricular bem como a OUE – eficiência da relação entre o consumo de oxigênio e a ventilação (*oxygen uptake efficiency*), por meio do seu *slope* (OUES) e da análise do seu *plateau* (OUEP), permitindo avaliar os graus de hipertensão pulmonar, além de análise objetiva da capacidade funcional pela análise de OUES/kg e OUES/BSA mesmo em exames submáximos. A oximetria de pulso deverá ser utilizada durante estas provas no intuito de averiguar presença de distúrbio de troca gasosa por meio da queda na saturação oxi-hemoglobina durante o esforço nesse grupo populacional.

Comportamento hemodinâmico

O comportamento das reservas inotrópicas e cronotrópicas são dados importantes e objetivos que refletem a performance ventricular ao esforço e o aumento da resposta de sensibilidade do nó sinusal ao estímulo adrenérgico durante o esforço, respectivamente; e apresentam suas implicações em relação a morbidade e mortalidade.

Na avaliação da pressão arterial, o padrão ascendente da curva da pressão arterial sistólica (PAS) de acordo com o incremento das cargas é o esperado. No entanto, na população pediátrica, em decorrência de menor volume ventricular, sua curva pode guardar algumas particularidades.[4] Nesses casos, o comportamento inotrópico deve ser analisado individualmente, em conjunto com outros dados clínicos e outras variáveis do exame.

O comportamento cronotrópico apresenta-se com o aumento linear da frequência cardíaca (FC) durante a realização da prova e é um dos critérios de documentação de esforço máximo no TE, corroborando com outros dados para mesma finalidade no TCP. A avaliação desta reserva tem implicações prognósticas e diagnósticas, como em doença do nó sinusal associado a outras cardiopatias congênitas. A equação mais utilizada para sua avaliação é a fórmula de Karvonen (FC máx = 220 – idade), que tem boa aplicação para adultos. Na população pediátrica, os estudos mostram que as crianças não portadoras de cardiopatia atingem em torno de 95% da FC máxima estimada por esta fórmula e em um grupo de portadores de cardiopatias congênitas em status de pós-operatório a FC máxima atingida fica em torno de 69% do estimado, demonstrando comportamento deprimido neste grupo (Figura 1).[4]

Teste cardiopulmonar ou ergoespirométrico

No teste cardiopulmonar, além da avaliação dos dados contemplados pelo teste ergométrico, temos a análise dos gases expirados. Permite avaliação direta do consumo de oxigênio, sendo uma forma mais acurada para avaliar a capacidade funcional do que a análise do tempo de exame realizado, além de analisar outras variáveis como VE/CO$_2$ *slope*, pulso de oxigênio, OUE, entre outras, que agregam valor substancial na avaliação funcional deste grupo de pacientes.[2,4] Na Figura 2, observa-se exemplo de criança no pós-operatório tardio de cardiopatia congênita acianogênica (ventriculosseptoplastia), sendo submetida ao teste cardiopulmonar.

Capacidade aeróbica (VO$_2$ máximo)

A capacidade aeróbica é o volume máximo de oxigênio consumido pelo organismo durante uma prova de esforço.

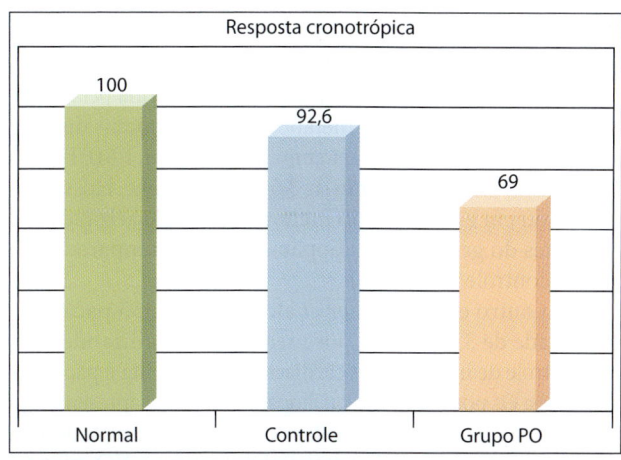

Figura 1 Representação gráfica da resposta cronotrópica em relação à frequência cardíaca predita (o déficit cronotrópico foi considerado significativo quando > 20%). Observa-se que mais de 30%, em média, dos portadores de cardiopatias congênitas apresentaram resposta cronotrópica deprimida.

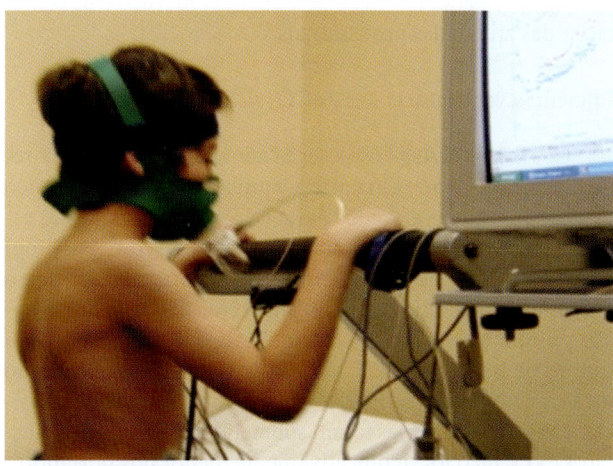

Figura 2 Criança no pós-operatório tardio de cardiopatia acianogênica (ventriculosseptoplastia), em avaliação ergoespiroménica para liberação de prática de atividades recreativas.

Ela pode ser aferida diretamente através do TCP e estimada por meio do TE. A clássica equação de Fick é formada por componentes fisiológicos que influenciam na determinação do VO$_2$.[5]

VO$_2$ = FC x Volume sistólico x Diferença arteriovenosa de O$_2$

Desta forma, o consumo de oxigênio pode ser afetado por fatores centrais (débito cardíaco) e periféricos (diferença arteriovenosa de oxigênio). O débito cardíaco sofre influência da idade, estrutura e função cardíaca. Desta forma, é um bom marcador prognóstico e de evolução da doença em avaliações seriadas. A diferença arteriovenosa apresenta influência de fatores periféricos como densidade de mitocôndrias, atividade enzimática aeróbica, concentração de hemoglobina e densidade capilar da musculatura periférica.

A capacidade aeróbica também pode ser aferida pela quantidade de MET (unidades metabólicas) consumidas durante a realização de um esforço máximo. Sendo assim, 1 MET equivale ao consumo de oxigênio de 3,5 mL.(kg.min)$^{-1}$. Hossri demonstrou em estudo prévio menor capacidade aeróbica nos pacientes do grupo de cardiopatas quando comparados ao grupo-controle[4] (Figura 3).

Em outro estudo, Diller et al. avaliaram 335 pacientes, com idade de 33±13 anos por meio de TCP, utilizando grupo-controle de insuficiência cardíaca não congênita e pacientes saudáveis. Os portadores de cardiopatia congênita apresentaram VO_2 pico significativamente inferior ao grupo-controle de saudáveis e mesmo nos cardiopatas assintomáticos o VO_2 pico foi 42% menor. Neste estudo, também foi observada relação inversamente proporcional do VO_2 pico com o número de internações e mortalidade.[6]

Estudo realizado por Kempny et al. demonstrou a limitação de diversas cardiopatias congênitas em idade adulta e as correlacionou com a capacidade de exercício, tanto para o lazer quanto para prescrição do treinamento físico e na orientação das atividades profissionais.[7]

Eficiência ventilatória (VE/VCO$_2$ slope)

O VE/VCO$_2$ slope representa a inclinação (slope) da regressão linear da relação entre a ventilação e o gás carbônico produzido. Valores elevados desta variável (maior que 35) estão associados a casos de insuficiência cardíaca com pior prognóstico, apresentando poder discriminatório melhor que o VO_2 máximo atingido ou VO_2 pico.[8] Nos casos de hipertensão pulmonar observam-se valores altos dessa variável. No estudo de Buys et al., 331 adultos portadores de coarctação da aorta, tetralogia de Fallot, ventrículo único ou transposição das grandes artérias foram submetidos a TCP até a exaustão. O VO_2 pico foi significativamente menor nos portadores de cardiopatia de maior complexidade. O VE/VCO$_2$ slope mais alto foi associado aos casos de hipertensão pulmonar,

disfunção ventricular direta e baixa capacidade ao exercício, mas pouco correlacionado com o VO_2 pico. Os autores deste estudo concluem que esta variável tem grande valor prognóstico, porém não é apropriada para avaliação da capacidade ao exercício.[9]

Sua importância como fator preditivo de mortalidade foi demonstrada por Dimopoulos et al. em estudo de 560 adultos congênitos com diagnósticos diversos, submetidos a TCP. O VE/VCO$_2$ slope desses pacientes foi mais alto que nos grupos controles, e 73% mais alto nos congênitos cianóticos, de forma mais expressiva nos portadores de síndrome de Eisenmenger (71,2±24,6). A presença de cianose foi o maior preditor de aumento do VE/VCO$_2$ slope mesmo nos pacientes sem hipertensão pulmonar. O VE/VCO$_2$ slope foi considerado um preditor univariado de mortalidade no grupo não cianótico e o único preditor independente de mortalidade dentre outros parâmetros do exercício em análise multivariada. No grupo de pacientes cianóticos, nenhuma variável foi discriminatória para avaliação de mortalidade.[10]

Pulso de oxigênio (VO$_2$/FC)

O pulso de oxigênio reflete o consumo de oxigênio a cada batimento cardíaco e representa, em última análise, o volume sistólico do ventrículo esquerdo, que deve apresentar aumento linear durante o exercício. Desta forma, sua curva em platô ou queda infere sinal de provável disfunção ventricular durante o esforço e deve ser analisada de forma individualizada associada a outros dados do exame e ao quadro clínico nesse grupo de pacientes.[11]

OUES (oxygen uptake efficiency slope) e OUEP (oxygen uptake efficiency plateau)

A eficiência de utilização de oxigênio (OUE) pode ser avaliada por esta variável por meio de outras variáveis derivadas desta, o OUES (oxygen uptake efficiency slope), sua indexação pelo peso – OUES/kg e/ou pela área de superfície corpórea – OUES/BSA, e o OUEP (oxygen uptake efficiency plateau).

O OUES representa a inclinação (slope) da regressão linear da relação entre o consumo de oxigênio (VO_2) e a ventilação (VE), sendo a VE transformada para uma escala linear logarítmica.[12] Observa-se declínio desta variável nos pacientes portadores de insuficiência cardíaca e hipertensão pulmonar,[13] não sendo necessário exame máximo até a exaustão para avaliação de capacidade funcional através dessa variável.

No entanto, a OUES é consideravelmente dependente de variáveis antropométricas. Dessa forma, Hossri et al.[14] avaliaram 676 crianças e adolescentes, entre 4 e 21 anos de idade, 305 hígidas e 371 cardiopatas para determinar os valores de referência dessa variável quando indexados por peso (OUES/kg) e por área de superfície corpórea (OUES/BSA). O valor de referência de OUES/kg é de 34,63 (77% sensibilidade e 83% especificidade, $p < 0,05$) e para o OUES/BSA é de 1.151 (79% sensibilidade e 79% de especificidade). Esta é uma ferramenta de grande importância para diferenciar capacidade funcional normal ou anormal em crianças e ado-

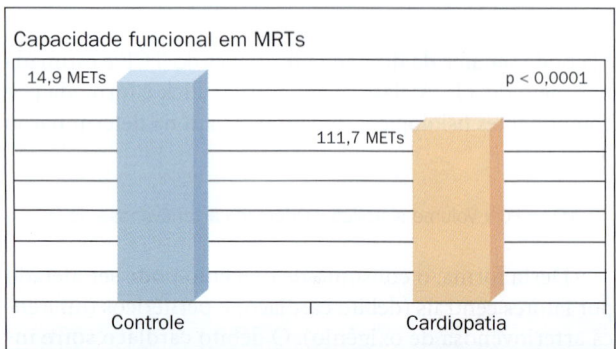

Figura 3 Resposta em equivalentes metabólicos (MET) da capacidade funcional de crianças e adolescentes normais e no pós-operatório tardio de cardiopatias congênitas.

lescentes, com ou sem cardiopatia congênita, mesmo que em exames de nível submáximo.

Estudos recentes têm avaliado outra variável, o OUEP (*oxygen uptake efficiency plateau*), que se refere a OUE plotado contra o tempo de exercício realizado. Esta variável pode ser analisada em testes submáximos e também em pacientes com padrão ventilatório errático, sem prejuízo do seu valor. Tan et al. avaliaram 32 pacientes com hipertensão pulmonar e observaram redução tanto da OUES quanto do OUEP nesses pacientes quando comparados com grupo-controle. No entanto, a variável OUEP foi melhor tanto em relação a reprodutibilidade quanto a fator preditor de eventos futuros, além de apresentar menor coeficiente de variação (20,9% *vs.* 34,3%, p < 0,0001) quando comparado a OUES.[15] Outro estudo, de Sun et al., além de confirmar os achados quanto ao OUEP, demonstra que esta variável apresenta potencial para distinguir graus variados de disfunção, apresentando boa correlação com a Classificação da New York Heart Association (NYHA) e também em relação ao prognóstico, morbidade e mortalidade, tanto em pacientes com disfunção ventricular esquerda quanto com disfunção ventricular direita. Desta forma, esses dados apresentam implicações positivas na avaliação dos casos que cursam com insuficiência cardíaca e/ou hipertensão pulmonar.[16,17] Na Figura 4, observa-se exemplo de adulto portador de cardiopatia congênita cianogênica que evolui para síndrome de Eisenmenger.

Orientação para atividade física

Nos tempos atuais o sedentarismo é uma epidemia, responsável pela crescente morbidade e mortalidade decorrente de doenças cardiovasculares. As doenças cardíacas adquiridas, como a doença arterial coronariana, tem apresentado aumento da sua incidência na população de cardiopatas congênitos, e isso se deve a dois fatores primordiais: a maior expectativa de vida pelas melhorias das técnicas cirúrgicas e se-

dentarismo secundário ao estigma da cardiopatia congênita (levando a maior restrição da atividade física), em decorrência principalmente da insegurança dos familiares e pacientes, que acreditam na antiga e pragmática ideologia que a atividade física seria deletéria a esse grupo.[18,19]

A atividade física diária tem mostrado seus benefícios em relação ao combate a obesidade e doenças cardiovasculares, que apresentam maior prevalência em portadores de cardiopatias congênitas quando comparado à população geral.[20,21] Vários estudos têm demonstrado que a prática de atividade física regular leva a melhora da capacidade aeróbica e da função cardiovascular, mesmo em portadores de cardiopatias congênitas complexas, sem apresentar efeitos adversos significativos.[22-26] Desta forma, o desafio dos profissionais que acompanham estes pacientes está na prescrição e liberação individual adequada, para que os riscos de restrição inadequada sejam minimizados.[27]

Os pacientes devem ser encorajados a praticar regularmente atividade física, sendo recomendados 30 minutos diários para os adultos e 60 minutos diários para as crianças, conforme as orientações do Centro de Controle de Doenças dos Estados Unidos (CDC) e da American Heart Association (AHA).[28] As modalidades esportivas são compostas por componentes dinâmicos e estáticos em graus variados e devem ser consideradas para orientação e liberação desse grupo de pacientes (Quadro 3).[29]

Quadro 3 Classificação dos Esportes (Diretriz em Cardiologia do Esporte e do Exercício da Sociedade Brasileira de Cardiologia e Sociedade Brasileira de Medicina do Esporte)			
	Dinâmica baixa	Dinâmica moderada	Dinâmica alta
Estática baixa	Boliche, golfe, tiro ao alvo	Esgrima, tênis de mesa, tênis (duplas), voleibol	Corrida (maratona), marcha atlética, *squash*
Estática moderada	Automobilismo, mergulho, equitação, motociclismo, ginástica, judô/caratê, vela, arco e flecha	Salto atlético, patinação, lacrosse, corrida (arrancada)	Futebol, basquete, corrida (pista), natação, tênis (individual)
Estática alta	Alpinismo, levantamento de peso, windsurf, esqui aquático, arremesso de peso	Luta livre, fisiculturismo, esqui na neve (montanha), *body boarding*	Boxe, canoagem, remo, ciclismo, triatlo

As orientações quanto a intensidade e modalidade devem ser individualizadas e cabe ao médico assistente orientar o paciente e seus familiares, expondo os benefícios e riscos da não prática ou pratica inadequada nos casos que cabem restrições. Conforme a American Heart Association (AHA) e a European Association for Cardiovascular Prevention and Rehabilitation (EACPR),[28,30] as recomendações são as seguintes: para defeitos corrigidos com sucesso e que não apresen-

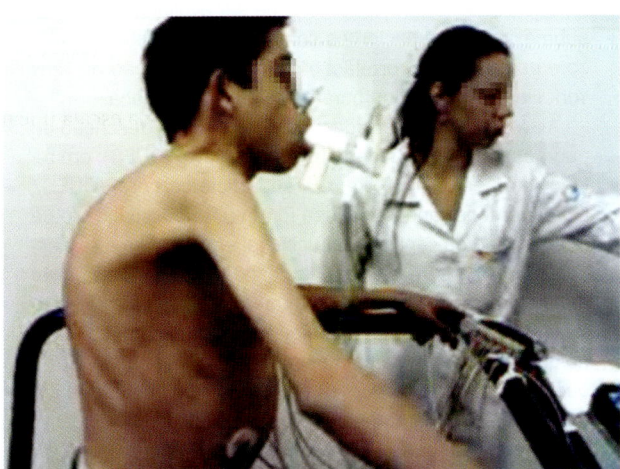

Figura 4   Adulto jovem com síndrome de Eisenmenger durante avaliação ergoespirométrica para mensuração da capacidade funcional e correlação com possível atividade física.

tam "sequelas" residuais (p. ex., sem disfunção ventricular, pressão normal da artéria pulmonar, sem dilatação aórtica e sem arritmias), os objetivos e as orientações para prática de atividade física diária são os mesmos da população geral; para os pacientes que apresentam disfunção ventricular, obstrução da via de saída do ventrículo direito ou esquerdo, dilatação da aorta, hipertensão pulmonar (hipoxemia), arritmias, síncope, em uso de anticoagulantes, portadores de marca-passo (MP) e/ou cardiodesfibrilador implantado (CDI), os objetivos e as restrições devem ser orientados com clareza e serão expostos a seguir.

Nos portadores de disfunção ventricular, obstrução da via de saída do ventrículo direito ou esquerdo e dilatação da aorta, a intensidade do exercício deve ser de leve a moderada, ou seja, intensidade que permite conversar de forma confortável. As modalidades recomendadas são as que guardam participação de componentes estáticos e dinâmicos de baixa a moderada intensidade (Quadro 3). Tanto a modalidade quanto a intensidade recomendada depende da magnitude da condição cardiovascular que recomenda esta restrição. Pacientes com acometimento de maior gravidade devem ser orientados a práticas nos graus leves, pois apresentam benefícios comprovados em relação ao sedentarismo. Este grupo em especial beneficia-se da prática de atividade física supervisionada. Esportes competitivos devem ser evitados.[28]

Em pacientes que apresentam hipoxemia, a avaliação por meio de TE ou TCP associado a monitoração da oximetria auxiliará na determinação da intensidade do exercício.[28]

Nos pacientes que apresentam arritmias, as atividades físicas diárias devem ser de baixa intensidade, principalmente no que se refere ao componente estático[28] (Quadro 3).

Os pacientes com quadros de síncope devem evitar as atividades que ponham em risco eles próprios e outras pessoas (p. ex., mergulho, montanhismo, equitação, automobilismo, ginástica olímpica, entre outros).[28]

Os pacientes que fazem uso de anticoagulantes devem evitar esportes de contato intencional e de alto impacto (p. ex., boxe, artes marciais, esqui *downhill*, futebol americano, hóquei, entre outros).[28]

Nos portadores de MP e/ou CDI, devem ser evitadas atividades com alta probabilidade de impacto direto sobre o dispositivo dentro do tórax. (p. ex., boxe, artes marciais, futebol americano, hóquei, entre outros).[28]

Durante as consultas, as recomendações quanto a prática de atividade física devem ser abordadas e orientadas conforme a evolução do quadro. Os dados obtidos no TE e/ou no TCP auxiliarão nesta prescrição, principalmente nos casos em que há restrições.

Nos pacientes que desejam se engajar em atividades físicas competitivas, a abordagem deve ser cautelosa e seguir as recomendações encontradas na 36ª Conferência de Bethesda, que contempla as diretrizes para participação de portadores de cardiopatias congênitas em esportes competitivos, pois neste cenário os treinamentos são intensos. As atividades devem ser supervisionadas com as orientações devidas para suas restrições e interrupção da atividade no surgimento de sintomas.

Resumo

A avaliação funcional em crianças e adultos portadores de cardiopatia congênita é de grande importância, auxiliando no diagnóstico, no prognóstico, na determinação do tempo adequado para intervenção ou reintervenção, bem como na orientação e liberação para prática de atividade física. Esta última tem como objetivo melhora da capacidade funcional e combate ao sedentarismo, fator de risco de grande importância no desenvolvimento de doenças cardíacas adquiridas, como a doença arterial coronariana.

O teste ergométrico e o teste cardiopulmonar trazem informações de grande relevância na avaliação funcional desse grupo. Iniciando pela análise do comportamento clínico, avaliando a presença de sintomas desencadeados ou agravados pelo esforço, que podem estar ou não associados a alterações hemodinâmicas ou arrítmicas. Avaliação do comportamento hemodinâmico, que contempla a avaliação da pressão arterial ao longo do exercício (inotropismo) e da frequência cardíaca (cronotropismo). Nas crianças portadoras de cardiopatia congênita observa-se comportamento cronotrópico deprimido, no qual a frequência cardíaca atingida fica ao redor de 69% da frequência cardíaca máxima estimada, quando se utiliza a fórmula de Karvonen para seu cálculo. O comportamento de arritmias durante e após o esforço, sua associação com outros dados do exame também são importantes. A avaliação do consumo máximo de oxigênio (VO_2 máx) tem importante valor prognóstico e é de grande utilidade no acompanhamento seriado destes pacientes, sendo um dado mais fidedigno do que a avaliação do tempo de exame. O VE/VCO_2 *slope*, que reflete a eficiência ventilatória, agrega valor prognóstico aos pacientes com insuficiência cardíaca superior ao VO_2 máximo, e da mesma forma aos portadores de hipertensão pulmonar, tem correlação com internações futuras e mortalidade. Outra variável é a OUE (*oxygen uptake efficiency*) avaliada por meio da OUES (*oxygen uptake efficiency*) e da OUEP (*oxygen uptake efficiency plateau*). Ambas apresentam implicação prognóstica nos pacientes com insuficiência cardíaca e hipertensão pulmonar; esta última pode ser avaliada em testes submáximos, em pacientes com padrão ventilatório errático e guarda certa correlação com a classificação da New York Heart Association para insuficiência cardíaca.

A avaliação de capacidade funcional tem a descrição de padrões de normalidade para essa variável (OUES), em relação ao peso (OUES/kg) e à superfície corporal (OUES/BSA), demonstrando-se dessa forma uma possibilidade de mensuração da capacidade funcional em crianças e adolescentes com e sem cardiopatia congênita mesmo em nível submáximo de exercício. Essa variável ergoespirométrica foi discutida recentemente em editorial por Agostoni et al.,[32] no qual descreveram que o estudo de Hossri et al. mostrou que as limitações cardiocirculatórias estão aumentadas em crianças e adolescentes com cardiopatia congênita, tanto em valores absolutos quanto normalizados para peso ou superfície corpórea e que essas informações são clinicamente relevantes e ajudam a compreender a restrição funcional nos pacientes com defeito cardíaco congênito.

A prescrição e o incentivo à prática de atividade física nesse grupo é de grande importância, uma vez que a chance de doença cardíaca adquirida relacionada a obesidade está presente de forma relevante. Os pacientes que apresentam reparo completo da cardiopatia congênita e não apresentam "sequelas", não têm restrições à prática de atividade física. Para os pacientes que apresentam disfunção ventricular, obstrução da via de saída do ventrículo direito ou esquerdo, dilatação da aorta, hipertensão pulmonar (hipoxemia), arritmias, síncope, em uso de anticoagulantes, portadores de marca-passo (MP) e/ou cardiodesfibrilador implantado (CDI), os objetivos e restrições devem ser orientados com clareza e de forma individualizada, pois há benefício da realização de exercícios em intensidade de leve a moderada, mesmo em pacientes com cardiopatias complexas.

Referências bibliográficas

1. Krahenbul GS, Skinner JS, Kohrt WM. Developmental aspects of maximal aerobic power in children. Exerc Sport Sci Rev. 1985;13:503.
2. Braumgartner H, Bonhoeffer P, De Grott NMS e col. ESC Guidelines for the management of grow-up congenital heart disease. Eur Heart J. 2010;31:2915-57.
3. Meneghelo RS, Costa RVC, et al. III Diretrizes da Sociedade Brasileira de Cardiologia sobre Teste Ergométrico. Arq Bras Cardiol. 2010;93(3supl.3):1-26.
4. Hossri CAC. Principais aplicações do teste ergoespirométrico em crianças e adolescentes portadores de cardiopatias. Rev DERC/SBC. 2008;42:12-14.
5. Welsman JR, Armstrong N. The measurement and interpretation of aerobic fitness in children: current issues. J R Soc Med. 1996;89:281P.
6. Diller GP, Dimopoulos K, Okonko D, et al. Exercise intolerance in adult congenital heart disease: comparative severity, correlates and prognostic implication. Circulation. 2005;112(6):828-35.
7. Kempny A, et al. Reference values for exercise limitations among adult with congenital heart disease. Relation to activities of daily life-single centre experience and review of publish data. Eur Heart J. 2012;(32):1386-86.
8. Arena R, Myers J, Aslam SS, Varughese EB, Peberdy MA. Peak VO2 and VE/VCO2 slope in patients with heart failure: a prognostic comparison. Am Heart J. 2004;147(2):354-60.
9. Buys R. Measures of exercise capacity in adults with congenital heart disease. Intern J Cardiol. 2011;153:26-30.
10. Dimopoulos K. Abnormal ventilatory response to exercise in adults with congenital heart disease relates to cyanosis and predicts survival. Circulation. 2006;113:2796-2802.
11. Belardinelli R, Lacalaprice F, Carle F, et al. Exercise-induced myocardial ischaemia detected by cardiopulmonary exercise testing. Eur Heart J. 2003; 24(14):1304-13.
12. Baba R, Nagashima M, Goto M, et al. Oxygen uptake efficiency slope: a new index of cardiorespiratory functional reserve derived from the relation between oxygen uptake and minute ventilation during incremental exercise. J Am Coll Cardiol. 1996;28:1567-72.
13. Hollenberg M, Tager IB. Oxygen uptake efficiency slope: an index of exercise performance and cardiopulmonary reserve requiring only submaximal exercise. J Am Coll Cardiol. 2000;36:194-201.
14. Hossri CA, Souza IPA, de Oliveira JS, Mastrocola LE. Assessment of oxygen-uptake efficiency slope in healthy children and children with heart disease: Generation of appropriate reference values for the OUES variable. Eur J Prev Cardiol. 2019;26(2):177-84.
15. Tan X, Yang W, Guo J, et al. Usefulness of decrease in oxygen uptake efficiency to identify gas exchange abnormality in patients with idiopathic pulmonary arterial hypertension. PLoS ONE 2014;9(6):e98889.
16. Sun XG, Hansen JE, Sringer WW. Oxygen uptake efficiency plateau: physiology and reference values. Eur J Appl Physiol. 2012;112:919-28.
17. Sun XG, Hansen JE, Sringer WW. Oxygen uptake efficiency plateau best predicts early death in heart failure. Chest. 2012;141:1284-94.
18. Gatzoulis MA, Webb GD. Adults with congenital heart disease: a growing population. In: Gatzoulis MA, Webb GD, Daubeney PE, editors. Diagnosis and management of adult congenital heart disease. Edinburgh: Churchill Livingston; 2003. p. 3-6.
19. Warnes CA, Liberthson R, Danielson Jr GK, et al. Taskforce I: the changing profile of congenital heart disease in adult life. J Am Coll Cardiol. 2001;37:1170-5.
20. Pinto NM, Marino BS, Wernovsky G, et al. Obesity is a common comorbity in children with congenital and acquired heart disease. Pediatrics 2007;120:e1157.
21. Pemberton VL, McCrindle BW, Barkin S, et al. Report of the National Heart, Lung and Blood Institute's Working Group on obesity and other cardiovascular risk factors in congenital heart disease. Circulation. 2010;121:1153.
22. Minamisawa S, Nakazawa M, Momma K, et al. Effect of aerobic training on exercise performance in patients after the Fontan operation. Am J Cardiol. 2001;88:695.
23. Bradley LM, Galioto FMJr, Vaccaro P, et al. Effect of intense aerobic training on exercise performance in children after surgical repair of tetralogy of Fallot or complete transposition of the great arteries. Am J Cardiol. 1985;56:816.
24. Opocher F, Varnier M, Sanders SP, et al. Effects of intense aerobic exercise training in children after the Fontan operation. Am J Cardiol. 2005;95:150.
25. Rhodes J, Curran TJ, Camil L, et al. Impact of cardiac rehabilitation on the exercise function of children with serious congenital heart disease. Pediatrics. 2005;116:1339.
26. Rhodes J, Curran TJ, Camil L, et al. Sustained effects of cardiac rehabilitation in children with serious congenital heart disease. Pediatrics. 2006;118:e586.
27. Dua JS, Cooper AR, Fox KR, et al. Physical activity levels in adults with congenital heart disease. Eur J Cardiovasc Prev Rehabil. 2007;14:287.
28. Longmuir PE, Brothers JA, de Ferranti SD, et al. Promotion of physical activity for children and adults with congenital heart disease: a scientific statement from the American Heart Association. Circulation. 2013;127:2147-59.
29. Ghorayeb N, Costa RVC, Castro I, et al. Diretriz em Cardiologia do Esporte e do Exercício da Sociedade Brasileira de Cardiologia e da Sociedade Brasileira de Medicina do Esporte. Arq Bras Cardiol. 2013;100(1Supl.2):1-41.
30. Budts W, Börjesson M, Chessa M, et al. Physical activity in adolescents and adults with congenital heart defects: individualized exercise prescription. Eur Heart J. 2013;34:3669-74.
31. Graham TPJr, Driscoll DJ, Gersony WM, et al. 36th Bethesda Conference: Task Force 2: congenital heart disease. J Am Coll Cardiol. 2005;45:1326-33.
32. Agostoni P, Gugliandolo P, Campodonico J. Inside OUES: fact or fiction? Eur J Preventive Cardiol. 2019;26(2):174-6.

Capítulo 7

Cardiopatias congênitas mais frequentes no adulto

Nadja Arraes de Alencar Carneiro de França
Maria Aparecida de Almeida e Silva
Tatiane Cristina Rosa da Silva

Pontos-chave

- O estudo das cardiopatias congênitas no adulto constitui nova área na medicina cardiovascular.
- Trata-se de uma população que resulta de galopante progresso científico, em especial nas áreas de cirurgia cardiovascular e cateterismo intervencionista.
- Na atualidade, 85% das crianças com cardiopatias congênitas atingem a idade adulta.
- Esta população sofre mudanças constantes com crescimento progressivo do número de pacientes com cardiopatias complexas, resultando em desafios imensos e inesperados.
- São pacientes suscetíveis também às doenças comuns a sua faixa etária.
- Precisam estar inseridos no contexto de uma qualidade de vida saudável mas com cautela e responsabilidade.
- O manuseio destes pacientes é difícil e requer a integração de uma equipe multidisciplinar

Introdução

Um imenso progresso no tratamento das cardiopatias congênitas tem ocorrido nos últimos anos, especialmente no que se refere às técnicas cirúrgicas, percutâneas e aos procedimentos híbridos. Soma-se a isso um refinamento no diagnóstico, com novas técnicas disponíveis, como a ecocardiografia tridimensional, a angiotomografia e a angiorressonância nuclear magnética. O manuseio pós-operatório torna-se cada vez mais sofisticado com a disponibilidade de modernas unidades de terapia intensiva (UTI) e profissionais extremamente qualificados.

Admite-se que 0,8% dos nascidos vivos são portadores de cardiopatia, forma mais comum de doença congênita, e estima-se que, na atualidade, aproximadamente 90% dessas crianças tenham sua história natural modificada e sobrevivam até a idade adulta.[1]

A estimativa é de que o número de adultos com cardiopatia congênita já tenha ultrapassado o de crianças[1] nos Estados Unidos.[2] O aumento é progressivo, já que a sobrevida de pacientes com cardiopatias complexas tratados é cada vez maior. As características clínicas são mutantes diante das variações nas técnicas cirúrgicas e/ou percutâneas, dificultando o manejo.[1,2]

São pacientes suscetíveis às doenças comuns da faixa etária, como a doença aterosclerótica e, em especial, a doença arterial coronária (DAC), com seus fatores de risco. Precisam estar inseridos no contexto de uma qualidade de vida saudável, mas com muita cautela e responsabilidade, o que implica conhecimento profundo de nuances complexas das inúmeras patologias envolvidas.

Atenção especial deve ser dada aos aspectos psicológicos dessa população, formada em grande parte por pessoas extremamente sofridas e com história de vida repleta de incertezas.

Grupos de pacientes

Os adultos com cardiopatias congênitas podem ser separados em dois grandes grupos (Figura 1): os que sobreviveram sem intervenções e os que foram abordados.[4]

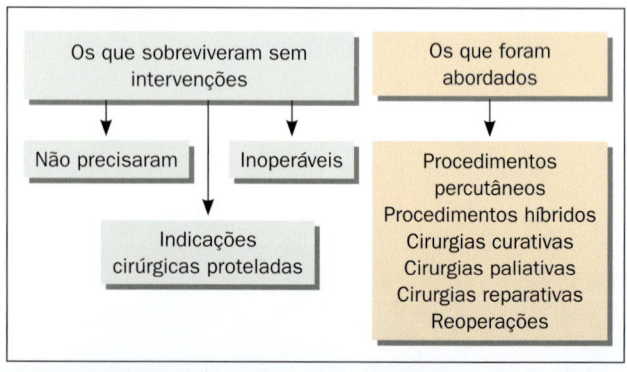

Figura 1 Adultos com cardiopatias congênitas.

Principais patologias

Neste capítulo, relacionaremos os aspectos principais, com ênfase no manuseio das doenças mais frequentes nessa faixa etária. Inúmeras são as patologias, suas variantes e as possibilidades terapêuticas.

Comunicações interatriais

As comunicações interatriais (CIA) são classificadas de acordo com sua localização no septo interatrial: *ostium secundum* – na região da fossa oval, em 70% dos casos; seio venoso superior (associação com drenagem anômala parcial de veias pulmonares); seio venoso inferior; seio coronário e *ostium primum* (que faz parte dos defeitos do septo atrioventricular).

Aproximadamente 40% das cardiopatias congênitas acianogênicas diagnosticadas na idade adulta são CIA, diante da sutileza dos achados ao exame clínico. O diagnóstico é comumente suspeitado durante a realização de uma avaliação cardiológica de rotina. Após a quarta década, os sintomas começam a surgir, sendo comum o aparecimento de arritmias supraventriculares e em especial a fibrilação atrial, que está presente em 55% dos pacientes com mais de 40 anos e 65% com mais de 60 anos. É relevante destacar a importância da ecocardiografia transesofágica no diagnóstico. Na Tabela 1 estão enumeradas as indicações de fechamento das CIA.[3]

Adultos com idade inferior a 25 anos têm um bom prognóstico e sobrevida semelhante à da população geral, embora a indicação de fechamento dos defeitos com repercussão deva ser feita na infância. A correção acima dos 30 anos implica uma sobrevida discretamente menor e acima dos 60 anos há controvérsias quanto aos benefícios em termos de sobrevida, mas fica evidente a melhora da qualidade de vida.[4,5]

Pacientes com *flutter* ou fibrilação atrial devem realizar ablação concomitante.

Forame oval pérvio

O forame oral pérvio (FOP) é um orifício no septo interatrial cuja presença é necessária durante a vida fetal para permitir a passagem de sangue ricamente oxigenado da veia cava inferior para o lado esquerdo do coração. Em geral, seu fechamento ocorre quando a pressão atrial esquerda supera a atrial direita após o nascimento.

Entretanto, é comum ocorrer uma falha no seu fechamento, observando-se uma prevalência de FOP de 34% durante as primeiras três décadas.[6]

Seu diagnóstico torna-se relevante, pois, sob determinadas condições hemodinâmicas, esse defeito permite a embolia paradoxal, que, apesar de se tratar de um evento raro, tem sido associada a várias situações clínicas como acidente vascular encefálico (AVE) isquêmico idiopático,[7,8] enxaqueca limitante com aura,[9] platipneia-ortodeoxia e síndrome de descompressão. Segundo dados de metanálises, como a de Overell et al., em 2000, há uma grande associação entre AVE criptogênico e FOP em indivíduos com menos de 55 anos.[10] Além disso, alguns fatores anatômicos podem estar associados ao aumento de risco de AVE, como a presença de aneurisma do septo interatrial e a detecção de *shunt* direito-esquerdo espontâneo.[11]

O ecocardiograma transesofágico com microbolhas é um exame efetivo no diagnóstico das anomalias do septo interatrial, não só por este ser uma estrutura localizada posteriormente no coração, como também por sugerir a natureza embólica quando se observa a passagem de microbolhas do átrio direito para o átrio esquerdo.

Tabela 1 Indicações de fechamento das comunicações interatriais (CIA)		
Transcateter ou cirurgia Adultos com CIA isolada, *ostium secundum*, causando prejuízo à capacidade funcional, aumento das câmaras direitas e nítido *shunt* E-D, Qp/Qs ≥ 1,5:1 sem cianose em repouso ou ao exercício, pressão sistólica na artéria pulmonar < 50% da sisêmica e resistência vascular pulmonar < 1/3 da sistêmica Fechamento percutâneo é o procedimento de escolha quando há anatomia favorável	I	B-NR
Cirurgia Adultos com CIA *ostium primum*, *sinus venosus* e seio coronário causando prejuízo à capacidade funcional, aumento das câmaras direitas e nítido *shunt* E-D, Qp/Qs ≥ 1,5:1 sem cianose em repouso ou ao exercício, pressão sistólica na artéria pulmonar < 50% da sistêmica e resistência vascular pulmonar < 1/3 da sistêmica	I	B-NR
Transcateter ou cirurgia Adultos com CIA isolada, *ostium secundum*, assintomáticos, aumento das câmaras direitas e nítido *shunt* E-D, Qp/Qs ≥ 1,5:1 sem cianose em repouso ou ao exercício, pressão sistólica na artéria pulmonar < 50% da sistêmica e resistência vascular pulmonar < 1/3 da sistêmica Fechamento percutâneo é o procedimento de escolha quando há anatomia favorável	IIa	C-LD
Embolia paradoxal (independentemente do tamanho do defeito)		
Transcateter ou cirurgia Evidência de nítido *shunt* E-D, com Qp:Qs >1,5 :1. Resistência vascular pulmonar ≥ 1/3 da sistêmica. Pressão de artéria pulmonar > 50% da sistêmica	IIb	B-NR
Fechamento da CIA não deve ser feito em pacientes com pressão sistólica da artéria pulmonar > 2/3 da sistêmica e resistência vascular pulmonar maior do que 2/3 da sistêmica e/ou nítido *shunt* D-E	III	C-LD

Outro método de grande valia a ser utilizado é o estudo do fluxo da artéria cerebral média pelo Doppler transcraniano, o qual pode evidenciar *shunt* direito-esquerdo, que está associado a um maior risco de AVE.

A presença isolada do FOP, com *shunt* exclusivamente esquerdo-direito, é benigna, pois não causa sintomas ou repercussão hemodinâmica em seus portadores. Sendo assim, a conduta é expectante. Entretanto, em pacientes considerados de risco, ou seja, com menos de 55 anos, presença de aneurisma de septo interatrial e/ou evidência de inversão de *shunt* significativo no plano atrial devem receber tratamento profilático.

Os tratamentos disponíveis são: medicamentoso (antiplaquetários ou anticoagulantes como a varfarina) ou fechamento percutâneo com prótese. Porém, grandes estudos como CLOSURE I, PCT Trial e RESPECT[12] não conseguiram demonstrar superioridade estatística entre as opções descritas.

As indicações atuais de oclusão percutânea estão enumeradas na Tabela 2. A oclusão não é indicada como prevenção primária de eventos embólicos paradoxais, para pacientes com *shunt* persistente da esquerda para a direita sem repercussão hemodinâmica e em casos com enxaqueca sem aura.

Comunicações interventriculares

As comunicações interventriculares (CIV) são habitualmente diagnosticadas na infância e tratadas, se necessário, salientando-se a possibilidade de fechamento espontâneo.

Os casos que chegam à idade adulta podem ser subdivididos e manuseados de acordo com a Tabela 3.

Defeitos do septo atrioventricular

Englobam um espectro de defeitos do coxim endocárdico caracterizado pela ausência do septo atrioventricular. As valvas ficam no mesmo plano, com um anel único. Variam desde formas parciais com as valvas bem diferenciadas, até a forma total com uma única valva atrioventricular. Essa anomalia é frequente na síndrome de Down.

Em sua forma total, os raros casos que atingem a idade adulta sem cirurgia precoce desenvolvem HAP significativa (síndrome de Eisenmenger). As formas parciais, em especial a CIA *ostium primum*, acompanhadas ou não de fenda na valva mitral, podem sobreviver até a idade adulta e ter sua indicação cirúrgica nessa faixa etária.

Os pacientes portadores de defeitos do septo atrioventricular operados podem apresentar graus variáveis de regurgitação dos componentes esquerdo e direito e requererem reoperações.

Persistência do canal arterial

Pacientes portadores de persistência do canal arterial (PCA) são habitualmente diagnosticados e manuseados precocemente diante da sintomatologia e da gravidade dos sinais clínicos. Quando tratados de forma adequada, habitualmente não apresentam sequelas. Os raros casos que atingem

Tabela 2 Indicações de oclusão percutânea de forame oral pérvio (FOP)
Pacientes com eventos embólicos paradoxais recorrentes (AVC criptogênico) em uso de terapia medicamentosa otimizada
Prevenção secundária de eventos embólicos paradoxais (AVC), sobretudo em indivíduos jovens, na platipneia-ortodeoxia documentada, pacientes com síndrome de descompressão que desejam continuar mergulhando e pilotos de avião
Enxaqueca com aura refratária ao tratamento medicamentoso; AIT de repetição como alternativa aos tratamentos medicamentosos e pacientes com riscos de eventos tromboembólicos (marca-passo transvenoso, cateter intravenoso crônico, pacientes com hipercoagulação)

AIT: ataque isquêmico transitório; AVC: acidente vascular cerebral.

Tabela 3 Manuseio das comunicações interventriculares
Defeitos com indicação cirúrgica
Defeitos pequenos com antecedente de EI, desenvolvimento de obstrução na via de saída do ventrículo direito ou prolapso de válvula aórtica
Defeitos com repercussão, mas sem hipertensão arterial pulmonar (HAP) (sem hiper-resistência)
Defeitos com indicação para acompanhamento clínico
Defeitos pequenos, sem repercussão
Defeitos corrigidos anteriormente e sem problemas residuais
Defeitos com HAP significativa e inversão de *shunt* direita-esquerda – cirurgia totalmente contraindicada (síndrome de Eisenmenger)
Defeitos residuais – indicação dependente da repercussão

a idade adulta são pequenos canais silenciosos, diagnosticados acidentalmente, ou casos inoperáveis em razão de hipertensão arterial pulmonar grave (síndrome de Eisenmenger).

Lesões na via de saída do ventrículo esquerdo

As lesões na via de saída do ventrículo esquerdo (VSVE) podem ser subdivididas em valvares, subvalvares e supravalvares.

Nesse grupo de cardiopatias, salienta-se a valva aórtica bivalvular, considerada o defeito cardíaco congênito mais comum, presente em 2% da população geral. Essa anomalia pode levar à estenose e/ou insuficiência valvar aórtica, e estar associada à medionecrose cística, com aneurisma da aorta ascendente e predisposição à dissecção aórtica.

As lesões na VSVE podem ser subdivididas em obstrutivas e regurgitativas. Pacientes com essas lesões podem não apresentar sintomas por longo período de tempo, chegando à idade adulta com lesões nativas ou residuais após procedimentos percutâneos e/ou cirúrgicos.

O manejo do adulto com valvopatia aórtica não difere dos aspectos mencionados no capítulo referente ao manejo das valvopatias adquiridas, motivo pelo qual achamos desnecessário detalhá-lo.

Estenoses aórticas subvalvares

As estenoses aórticas subvalvares (excluindo-se a entidade cardiomiopatia hipertrófica) estão presentes em duas formas: crista de tecido fibroso (membrana) na VSVE, próxima à valva aórtica ou como um túnel fibromuscular. Podem fazer parte da síndrome de Shone, na qual coexistem com valva aórtica bivalvular, coarctação de aorta e/ou valva mitral em paraquedas.

A presença de estenose aórtica subvalvar pode levar a graus variáveis de regurgitação valvar aórtica por lesão de jato e constitui um grupo de patologias de interesse na população adulta, cujos critérios de intervenção estão enumerados na Tabela 4.

Tabela 4 Critérios de intervenção em pacientes com estenose aórtica subvalvar
Pacientes sintomáticos com gradiente médio ao Doppler ≥ 30 mmHg
Pacientes assintomáticos: ■ Gradiente médio ≥ 50 mmHg ■ Gradiente médio < 50 mmHg em razão do baixo fluxo (fração de ejeção < 50%) ■ Gradiente médio ≥ 30 mmHg e hipertrofia significativa do VE ■ Gradiente médio ≥ 30 mmHg e resposta anormal da pressão arterial ao teste ergométrico (platô) ■ Progressão da insuficiência aórtica para prevenir danos futuros

Após a cirurgia, o índice de recidiva é elevado e pode surgir após correções cirúrgicas de outras patologias, como comunicações interventriculares e defeitos do septo atrioventricular. Insuficiência aórtica progressiva é outra complicação comum e estima-se que reoperações por recidiva da estenose ou pela insuficiência aórtica aconteçam em 25% dos pacientes em 5 anos.[13]

Estenoses aórticas supravalvares

São patologias raras, existem em graus variáveis, podendo ocorrer como um estreitamento em forma de ampulheta ou mais raramente como um diafragma fibroso distal aos óstios das artérias coronárias. Têm relação frequente com a síndrome de Williams-Beuren, na qual podem estar presentes estenoses de artérias pulmonares, hipoplasia de outros segmentos aórticos e estenoses de artérias renais.

As indicações cirúrgicas são mais precoces diante da possibilidade de comprometimento das artérias coronárias e a maioria dos pacientes atinge a idade adulta já operados, com lesões residuais variadas, cujo manuseio deve ser individualizado. Os critérios usuais para intervenções geralmente cirúrgicas estão na Tabela 5.[2]

Coarctação de aorta

Apenas 20% dos pacientes portadores de coarctação de aorta sobrevivem até a idade adulta sem tratamento. É uma cardiopatia de fácil diagnóstico, mas depende de uma avalia-

Tabela 5 Critérios de intervenção em pacientes com estenose aórtica supravalvar
Pacientes sintomáticos com gradiente médio à ecocardiografia Doppler ≥ 50 mmHg
Pacientes com gradiente médio ao Doppler < 50 mmHg nas seguintes situações: ■ Presença de sintomas (angina, dispneia e síncope) ■ Presença de hipertrofia ventricular esquerda ■ Presença de disfunção ventricular ■ Casos com comprometimento das artérias coronárias

ção cuidadosa com constatação de pulsos ausentes ou diminuídos em membros inferiores (MMII) e da avaliação da pressão arterial. Paradoxalmente é comum o diagnóstico tardio, pela falta de um exame físico bem-feito. A valva aórtica bivalvular está presente em cerca de 85% dos casos.[14] A parede da aorta pode apresentar alteração compatível com medionecrose cística, podendo ocorrer dilatações (Figura 2). Aneurisma do polígono de Willis também pode estar presente. Pacientes adultos podem apresentar complicações ou lesões residuais de intervenções passadas. Na coarctação de aorta nativa ou nas recoarctações com anatomia favorável, a colocação de *stent* tem sido o tratamento de escolha e *stents* biodegradáveis estão sendo desenvolvidos. As indicações para intervenções estão resumidas na Tabela 6.[3]

Tabela 6 Critérios de intervenção em pacientes com coarctação de aorta
Redução ≥ 50% do diâmetro no estreitamento aórtico em relação ao diâmetro ao nível do diafragma em exames de imagem independentemente do gradiente de pressão
Pacientes com diferença de pressão MMSS/MMII > 20 mmHg e com HAS em MMSS, resposta hipertensiva ao teste ergométrico ou hipertrofia do VE

HAS: hipertensão arterial sistêmica; MMII: membros inferiores; MMSS: membros superiores; VE: ventrículo esquerdo.

Pacientes portadores de coarctação de aorta, submetidos a tratamento cirúrgico ou intervencionista, devem ser rigorosamente acompanhados, em especial no que se refere a hi-

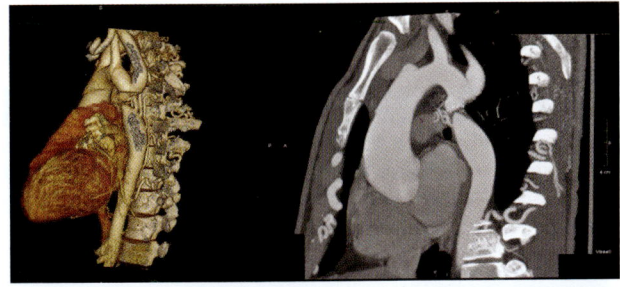

Figura 2 Angiotomografia computadorizada. A: Coarctação de aorta grave; B: valva aórtica bivalvular e dilatação de aorta ascendente.

pertensão arterial sistêmica, possibilidade de recoarctação, comportamento da valva aórtica, em especial se bivalvular, dilatação ou aneurisma da aorta como um todo, doença arterial coronária (predisposição a aterosclerose precoce) e possibilidade de aneurisma cerebral.[13]

Obstruções na via de saída do ventrículo direito

As obstruções na via de saída do VD (VSVD) constituem um grupo de cardiopatias habitualmente diagnosticadas na infância e exigem procedimentos percutâneos, híbridos ou cirúrgicos. Poucos casos atingem a idade adulta e, portanto, necessitam de conduta. Podem ser estenoses pulmonares valvares, subvalvares e supravalvares.

Anomalia de Ebstein

Caracteriza-se por uma malformação da valva tricúspide e do ventrículo direito (VD). Há uma falha na delaminação dos folhetos da valva tricúspide, o folheto anterior é redundante, algo solto e fenestrado, enquanto o folheto septal encontra-se deslocado em direção ao ápice[13] em mais de 8 mm/m². Existem aderências ao endocárdio. Há, portanto, um deslocamento do orifício tricúspide efetivo em direção ao ápice do VD, com graus variáveis de regurgitação. O anel tricúspide encontra-se dilatado e uma porção do VD assume função de átrio direito. Existem graus variáveis de deslocamento do orifício efetivo da valva tricúspide que levam a um espectro de variações anatômicas e funcionais. *Shunt* a nível atrial está presente em 50% dos pacientes (defeito do septo atrial ou forame oval patente) e ocorrerá da esquerda para a direita ou inversamente na dependência da variação anatômica e do grau de repercussão da anomalia tricúspide (Figura 3).[13,15] A doença de Ebstein pode estar associada a pré-excitação ventricular por meio de uma via acessória à direita (Wolff-Parkinson White tipo B), presente em 5 a 25% dos casos.[15,16]

Pacientes portadores da anomalia de Ebstein podem permanecer bem até a idade adulta. A história natural demonstra que cerca de 50% dos pacientes atingem 20-30 anos de idade e 5%, 50 anos.[4] Os principais problemas evidenciados nessa faixa etária são arritmias atriais e ventriculares, nem sempre associadas a: pré-excitação, cianose, embolia paradoxal, insuficiência cardíaca direita e morte súbita. As indicações para intervenções estão resumidas na Tabela 7.[3]

Várias são as técnicas de abordagem cirúrgica da valva tricúspide na anomalia de Ebstein. A necessidade de reinter-

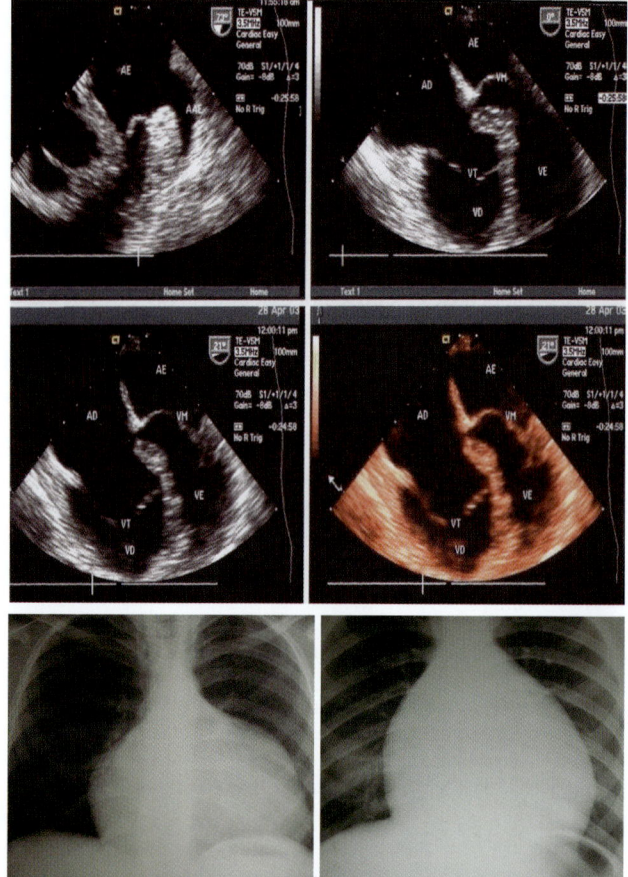

Figura 3 Aspectos radiológicos e ecocardiográficos da anomalia de Ebstein.

venções em 20 anos é em média de 44%.[13] A partir de 2007, da Silva et al. vêm propondo a reconstrução do cone, com excelentes resultados e já utilizada em vários centros no mundo.

Tetralogia de Fallot

A maioria dos pacientes portadores de tetralogia de Fallot que chega à idade adulta o faz operada, isso porque a história natural dessa patologia evidencia uma mortalidade de 25% no primeiro ano de vida, 40% até os 3 anos, 70% antes dos 10 anos e 95% antes dos 40 anos de idade.[13]

A correção cirúrgica consiste no fechamento da CIV com *patch*, alinhando a aorta com o ventrículo esquerdo e am-

Tabela 7 Critérios de intervenção em pacientes com anomalia de Ebstein		
Insuficiência tricúspide significativa em pacientes com sintomas de insuficiência cardíaca ou deterioração da capacidade de exercício, disfunção sistólica progressiva do VD pelo ecocardiograma ou RM	I	B-NR
Ablação por cateter é recomendada na anomalia de Ebstein com vias acessórias múltiplas ou de alto risco	I	C- LD
Insuficiência tricúspide significativa com progressiva dilatação do VD, insaturação sistêmica pelo *shunt* atrial D-E , embolia paradoxal e ou taquiarritmias atriais	IIa	B-NR
A operação de Glenn bidirecional pode ser considerada para adultos quando o VD tem grave dilatação ou disfunção sistólica grave com função ventricular esquerda preservada, pressão de AE e pressão final diastólica do VE normais	IIb	B-NR

AE: átrio esquerdo; D-E: direita-esquerda; RM: ressonância magnética; VD: ventrículo direito.

pliando a via de saída do VD. Essa ampliação ocorre em vários níveis dessa via de saída, na dependência das variações anatômicas, sendo comum a necessidade de um *patch* transanular (com ou sem monocúspide) para ampliação do anel pulmonar. Pode ser necessária a abordagem do tronco e das artérias pulmonares.

A sobrevida no pós-operatório em longo prazo é boa, de aproximadamente 85% em 35 anos,[3] no entanto, quanto mais longo o tempo de acompanhamento desses pacientes, maiores são as chances de complicações, como arritmias graves, insuficiência cardíaca e morte súbita (responsável por um terço até a metade das mortes tardias). O risco aumenta após os 20 anos da correção, passando de 2,2% para 6% após os 35 anos. Estima-se que a necessidade de nova abordagem seja de cerca de 10% em 20 anos. As principais indicações para reintervenção no pós-operatório da tetralogia de Fallot estão enumeradas na Tabela 8.[13]

A regurgitação pulmonar significativa é responsável pela maioria das indicações para reintervenção no pós-operatório da tetralogia de Fallot, como consequência da colocação do *patch* transanular na VSVD. Em longo prazo, resulta em sobrecarga progressiva do ventrículo direito, guardando relação com arritmias graves e morte súbita. O momento ideal

para reabordagem desses pacientes precisa ser bem pensado e tem sido objetivo de inúmeros estudos.[17-19] Esse momento deve ser precoce o suficiente para preservar o VD e prevenir morte súbita, mas, com a consciência da possibilidade de reintervenções subsequentes, já que não existe uma prótese ideal. Nas Tabelas 9 e 10 estão enumerados os critérios classicamente utilizados na atualidade segundo Gatzoulis et al.[13]

Na presença de regurgitação pulmonar significativa considera-se indicado o implante de prótese quando houver um dos fatores a seguir discriminados na Tabela 8, e Figuras 4, 5 e 6.

Tabela 8 Critérios de reintervenção em pós-operatório tardio de correção de tetralogia de Fallot

CIV residual com *shunt* esquerda-direita > 1,5:1
Estenoses na via de saída do VD que elevem a pressão dele a mais de 2/3 em relação ao VE
Dilatação aneurismática da VSVD
Regurgitação aórtica significativa
Regurgitação pulmonar significativa (ver texto e tabela)
Associações de defeitos

CIV: comunicação interventricular; VD: ventrículo direito; VE: ventrículo esquerdo; VSVD: via de saída do ventrículo esquerdo.

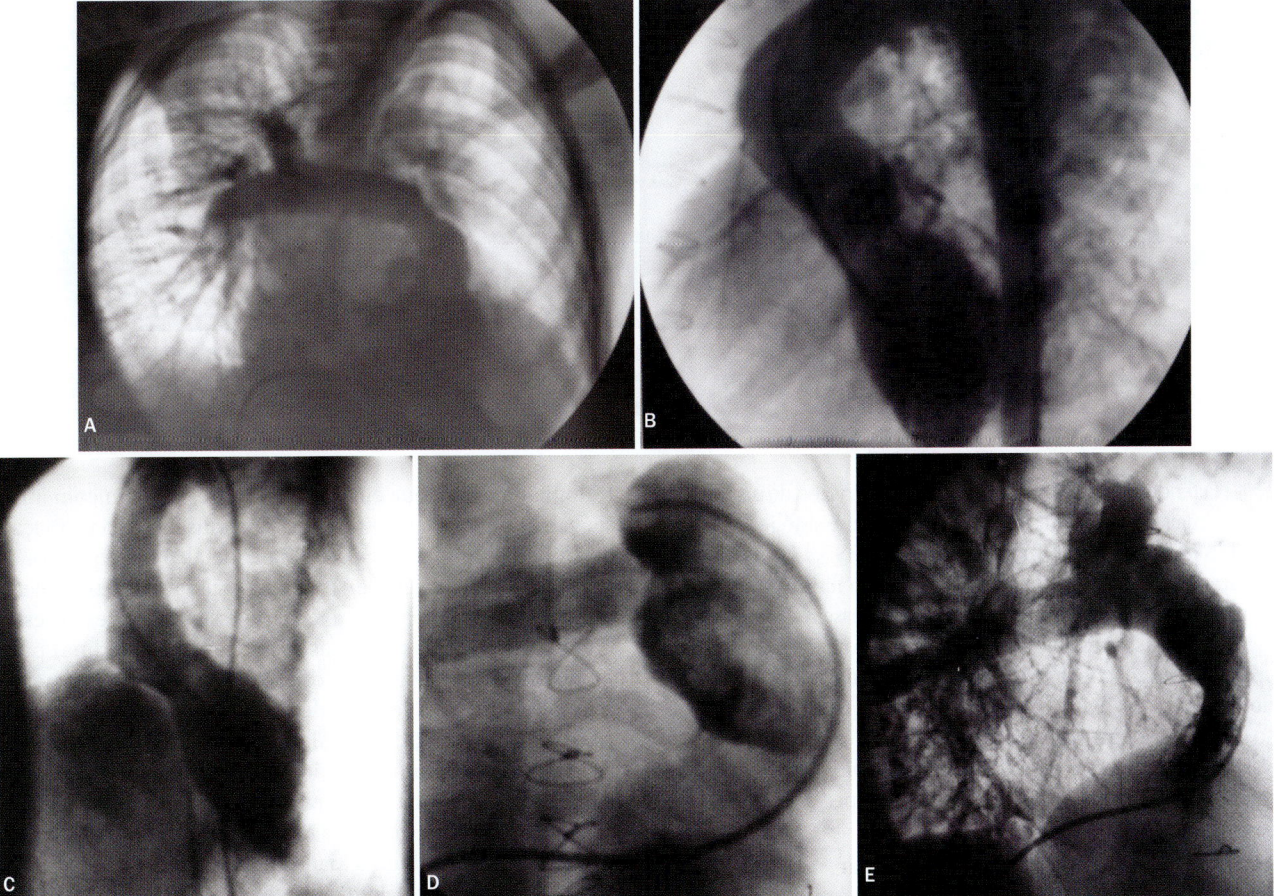

Figura 4 Resíduos pós-operatórios. A: exclusão da APE; B e C: CIV residual; D: aneurisma do *patch*; E: insuficiência pulmonar grave.

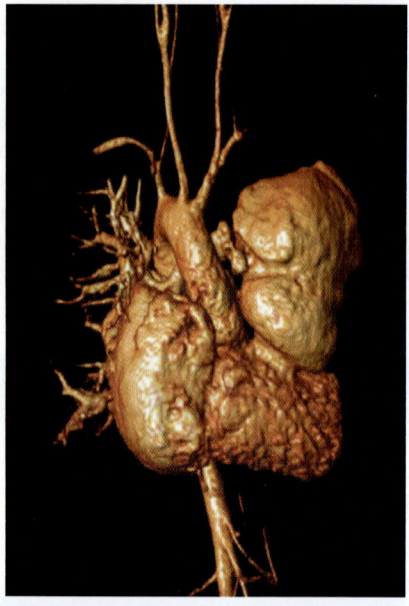

Figura 5 Imagem tridimensional de angiorressonância magnética em pós-operatório tardio de tetralogia de Fallot com presença de aneurisma do *patch* na VSVD.

Tabela 9 Critérios de reintervenção em pós-operatório tardio de correção de tetralogia de Fallot com insuficiência pulmonar importante
Sintomas, especialmente diminuição de tolerância ao esforço e fadiga
Arritmias atriais, ventriculares ou síncopes
Diminuição da tolerância ao esforço documentada
Dilatação seriada e/ou evidência de queda da função do VD
Aparecimento de regurgitação tricúspide refletindo dilatação do VD
Duração do QRS ≥ 0,18 ms ou aumento progressivo da duração do QRS

Tabela 10 Critérios adicionais de reintervenção em pós-operatório tardio de correção de tetralogia de Fallot com insuficiência pulmonar importante
Relação volume do VD/volume do VE > 2:1
Volume diastólico final do VD indexado para superfície corpórea > 140 ou 150 mL/m² (RNM)
Algum grau de estenose residual associada
Lesões combinadas que isoladamente não teriam indicação
Perspectiva de gravidez

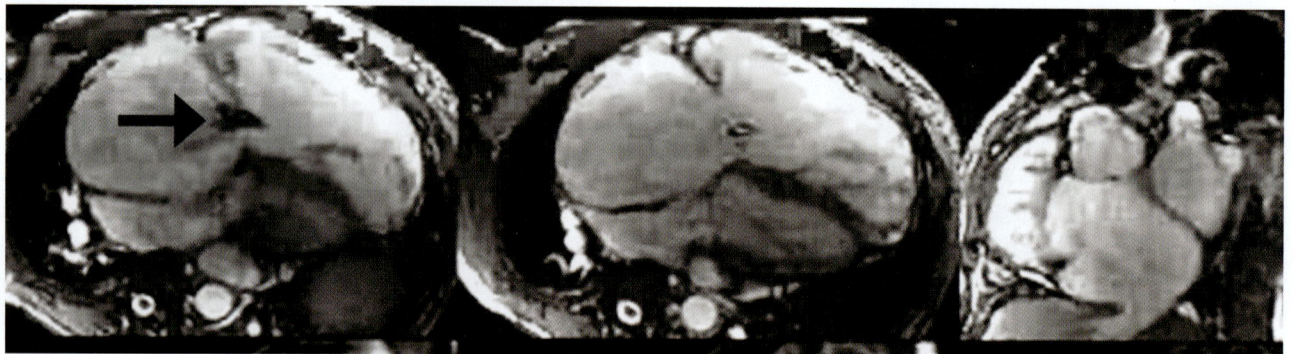

Figura 6 Angiorressonância magnética no pós-operatório tardio de correção de tetralogia de Fallot com regurgitação pulmonar grave, regurgitação tricúspide moderada (seta) e dilatação significativa do ventrículo direito.

Há tendência na atualidade, em alguns serviços, de uma abordagem mais precoce, em pacientes com volume sistólico final indexado do VD > 90 mL/m² e duração do QRS > 140 ms,[20] o que resultaria em uma provável normalização da função ventricular direita. Não há, no entanto, unanimidade a esse respeito.

Alguns aspectos também devem ser considerados na decisão cirúrgica, como presença de áreas acinéticas, áreas de fibrose e cicatrizes, disfunção autonômica do sistema nervoso, ativações neuro-hormonais.[13]

Habitualmente, a opção é por prótese biológica, com perspectivas de novas próteses para implante percutâneo.

Tetralogia de Fallot com atresia pulmonar

Como consequência de um extremo desvio anterocefálico do septo de saída do VD, ocorrem formas graves de tetralogia de Fallot, que em graus extremos cursam com atresia valvar pulmonar muitas vezes com ausência da formação do tronco pulmonar. No período neonatal, o fluxo pulmonar pode ser mantido pela persistência do canal arterial, mas em poucos dias o canal tende a fechar e esses pacientes necessitam de intervenções médicas (uso de prostaglandina) para manutenção da patência do canal, seguida de procedimento intervencionista (colocação de *stent* no canal arterial) ou cirúrgico, a ser discutido. Em alguns casos, no entanto, o tronco e as artérias pulmonares são extremamente malformados, com o desenvolvimento intrauterino de artérias colaterais para o suprimento e o desenvolvimento dos pulmões. Esses pacientes podem atingir a idade adulta e, na dependência das características das colaterais, procedimentos percutâneos são indicados na tentativa de dilatações (estenose de colaterais) e embolizações (colaterais com hiperfluxo), devendo cada caso ser minuciosamente individualizado. Uma parte desses pacientes desenvolve hipertensão arterial pulmonar irreversível, algumas vezes em segmentos pulmonares irrigados por grandes colaterais, e são inoperáveis (Figura 7).

Transposição das grandes artérias

Crianças portadoras de transposição das grandes artérias (TGA) ou discordância ventriculoarterial têm sua história natural caracterizada por uma mortalidade de aproximadamente 95% no primeiro ano de vida.

Adultos com TGA são habitualmente pós-operados e o prognóstico a longo prazo depende das variações anatômicas inerentes à patologia (defeitos associados) e das técnicas cirúrgicas adotadas.

Cirurgias em plano atrial

Os pacientes mais antigos foram submetidos às chamadas cirurgias no plano atrial, ou seja, redirecionamento dos fluxos sanguíneos por entre os átrios, (cirurgias de Senning, 1958, ou Mustard, 1964),[21] de modo que o sangue oxigenado, que chega ao átrio esquerdo, dirige-se para a valva tricúspide, o VD e a aorta, e o sangue venoso que chega ao átrio direito dirige-se para a valva mitral, o VE e a artéria pulmonar.

O principal problema é que o VD passa a ter função de ventrículo sistêmico, e desenvolve graus variáveis de disfunção, levando à insuficiência cardíaca, podendo necessitar de transplante cardíaco em longo prazo. As cirurgias no plano atrial abordam a junção da veia cava superior com o átrio direito, na proximidade do nó sinusal, o que pode acarretar bradicardias e taquiarritmias atriais, preditoras de morte súbita. Os enxertos utilizados na infância para o redirecionamento dos fluxos podem acarretar graus variáveis de obstruções. A sobrevida desses pacientes é de cerca de 80% em 28 anos.[21,13]

Operação de Jatene

Também conhecida como *switch* arterial ou correção no plano arterial, tem como objetivo reestabelecer as conexões

anatômicas normais e a fisiologia normal do coração. Foi primeiramente realizada em 1975, pelo professor doutor Adib Jatene, portanto, os adultos mais jovens já foram preferencialmente submetidos a esse tipo de cirurgia.[21]

Podem ocorrer distorções anatômicas das grandes artérias, com estenoses supravalvares residuais, principalmente no local da anastomose do tronco pulmonar com a raiz aórtica, no entanto, esses casos são habitualmente resolvidos na população pediátrica e muitas vezes por meio de procedimentos percutâneos. Dilatação do anel e insuficiência da valva neoaórtica (antiga valva pulmonar) podem requerer, tardiamente, substituição valvar em um pequeno percentual de casos.[13]

Como consequência do manuseio das artérias coronárias, casos raros de insuficiência coronária podem ocorrer, principalmente no pós-operatório imediato.

Pacientes submetidos à cirurgia de Jatene formam uma população em crescimento e estão atingindo a idade adulta. Portanto, sua evolução a longo prazo, em especial no que diz respeito ao manuseio das artérias coronárias, tem sido continuamente observada.

Operação de Rastelli

É indicada nos casos de TGA com CIV e estenose pulmonar. Consiste no direcionamento intracardíaco do fluxo do VE para a aorta pela CIV, com a colocação de um *patch* e da conexão do VD para o tronco pulmonar por meio de um tubo extracardíaco.

Estima-se que a sobrevida desses pacientes seja de aproximadamente 82% em 5 anos, 80% em 10 anos, 68% em 15 anos e 52% em 20 anos.[13]

As complicações mais comuns na evolução tardia são arritmias ventriculares e supraventriculares, podendo ocorrer morte súbita, alterações da função ventricular tanto do VD como do VE, estenose ou regurgitação do tubo, pois a longevidade dos tubos disponíveis é limitada a no máximo 10 a 20 anos. Nesse sentido, novas técnicas de implante valvar percutâneo estão sendo rapidamente desenvolvidas. Obstrução na via de saída do VE também pode ocorrer mais raramente.[13] O manejo dessas complicações é individualizado (Figura 8).

Transposição congenitamente corrigida das grandes artérias

A transposição congenitamente corrigida das grandes artérias (TCCGA) caracteriza-se por dupla discordância: atrioventricular e ventriculoarterial decorrente de inversão ventricular. O sangue venoso chega aos pulmões e o sangue oxigenado, à aorta. O fluxo sanguíneo é, portanto, fisiologicamente corrigido. Do total, 95% dos casos ocorrem em situs solitus atrial e a ponta do coração está para a esquerda, mas podem ocorrer mesocardia ou dextrocardia em 20% (Figura 9). Lesões associadas são comuns: CIV geralmente perimembranosa em até 70% dos pacientes e estenose pulmonar, principalmente subvalvar, em 40%. A valva atrioventricular sistêmica (tricúspide) apresenta-se defeituosa em 90% dos pa-

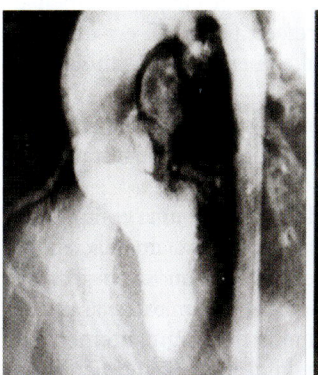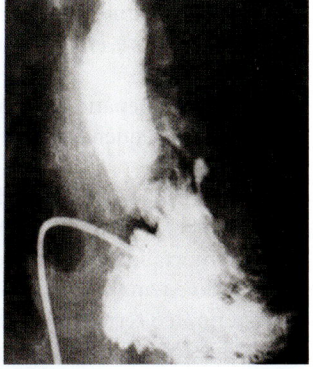

Figura 7 Cine no VE mostrando a CIV e pequeno canal arterial. VD que mostra hipertrofia significativa e circulação pulmonar pobre.

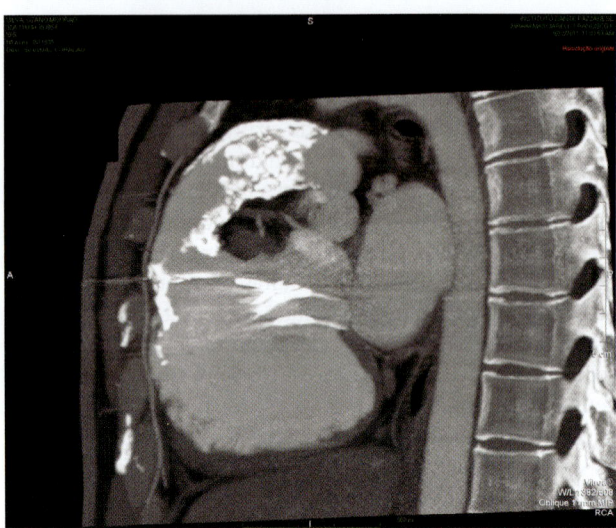

Figura 8 Angiotomografia computadorizada no pós-operatório tardio de operação de Rastelli. Obstrução e calcificação do tubo.

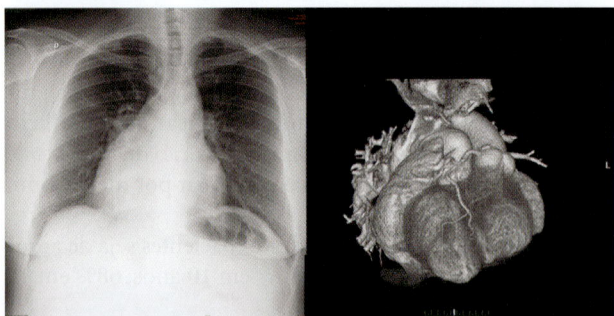

Figura 9 Radiografia de tórax (A) e angiotomografia computadorizada (B) de transposição congenitamente corrigida das grandes artérias. *Situs solitus* – mesocardia.

cientes, sendo comum o aspecto de anomalia de Ebstein, com graus variáveis de regurgitação.[2]

O VD, em longo prazo, entra em falência, por funcionar como ventrículo sistêmico, e em torno da quarta década os pacientes passam a apresentar dispneia e intolerância aos esforços, sendo algumas vezes errônea e tardiamente diagnosticados como portadores de cardiomiopatia. É comum a ocorrência de graus variáveis de bloqueios atrioventriculares até bloqueio atrioventricular total (2% ao ano), pois o sistema de condução se encontra alterado, podendo coexistirem dois nós atrioventriculares.[2]

Na existência de insuficiência valvar tricúspide significativa, a troca valvar está indicada (plastia improvável) antes que haja uma deterioração da função do VD com fração de ejeção inferior a 45%. Alguns pacientes têm indicação para implante de marca-passo.[3]

Atualmente tem sido sugerida a realização da técnica cirúrgica denominada double switch, que consiste na combinação da cirurgia de Senning com a cirurgia de Jatene,

corrigindo a dupla discordância característica da patologia. Os casos devem ser bem selecionados e indicados na infância, não havendo ainda acompanhamento tardio desses pacientes.

Tem sido sugerida também a realização de bandagem do tronco pulmonar com o objetivo de melhorar indiretamente a função do VD e a regurgitação tricúspide, pela ação da bandagem no VE com desvio do septo para o VD.[3] Essa indicação, no entanto, é controversa.

Adultos com fisiologia univentricular

Pacientes com ventrículos funcionalmente únicos, com ausência ou hipoplasia de uma das câmaras ventriculares, ausência ou hipoplasia de uma das valvas atrioventriculares e outros casos complexos, sem possibilidade de correção intracardíaca ou biventricular, estão atualmente atingindo a idade adulta. Isso graças às técnicas cirúrgicas denominadas tipo Fontan, iniciadas em 1968 e com nuances modificadas ao longo dos anos. Atualmente, essa cirurgia consiste na anastomose da veia cava superior (desconectada do átrio direito) com a artéria pulmonar (essa etapa denomina-se operação de Glenn bidirecional) e colocação de um tubo extracardíaco conectando a veia cava inferior com a artéria pulmonar, com ou sem fenestração para o átrio direito. Com isso, todo o sangue venoso chega diretamente aos pulmões e o coração passa a funcionar como bomba sistêmica. As indicações para esse tipo de cirurgia seguem critérios rígidos já discutidos em outro capítulo (Figura 10).

A falta de um ventrículo subpulmonar resulta em hipertensão venosa sistêmica crônica e ou alteração da hemodinâmica pulmonar. Vários problemas têm aparecido ao longo do acompanhamento desses pacientes, como: arritmias, disfunção hepática, tromboembolismo, enteropatia perdedora de proteína, bronquite plástica, fístulas arteriovenosas pulmonares (Figura 11), além de disfunção ventricular progressiva. Estima-se que 89,9% dos pacientes estejam vivos após 10 anos, 82,6% após 20 anos e 69,9% após 25 anos.[13]

As arritmias atriais são consideradas um importante fator associado a morbidade e mortalidade desses pacientes. Estima-se que as taquiarritmias atriais estejam presentes em mais de 50% dos casos após 20 anos de cirurgia, principalmente quando o tubo extracardíaco ainda não era utilizado. As bradiarritmias e, em especial, a doença do nó sinusal ocorrem em 13 a 16%.[13]

Disfunção hepática é comum no acompanhamento tardio, como consequência principalmente de congestão venosa sistêmica.

A enteropatia perdedora de proteína é uma complicação grave, ocorrendo em aproximadamente 4% dos pacientes e com alta mortalidade (cerca de 50% em 5 anos após o aparecimento do edema). Esses pacientes têm um extravasamento de linfa no íleo terminal resultante predominantemente de uma congestão venosa de longa duração. O diagnóstico é confirmado por meio da dosagem de albumina sérica baixa e de altos níveis de α1-antitripsina fecal. Esses pacientes devem ser submetidos a uma dieta rica em proteína, hipossódica e rica em triglicerídeos de cadeia média. O uso de diuréticos pode ser necessário para controle do edema, assim como a reposição de albumina e globulina. O uso de corticoide pode melhorar significativamente o quadro clínico, embora o mecanismo permaneça interrogado. A dose habitual é de prednisona, 1 a 2 mg/kg/dia, por duas semanas com desmame gradual posterior. Recentemente, a budesonida tem sido utilizada com melhor resposta e menos efeitos colaterais. Alguns pacientes respondem ao uso de heparina não fracionada. O uso de somatostatina também tem sido sugerido no manejo desses pacientes.[15]

Pelas características da dinâmica circulatória, os pacientes em evolução tardia das cirurgias tipo Fontan são predispostos a fenômenos tromboembólicos. A anticoagulação tem sido indicada em todos os casos do nosso serviço, embora essa não seja uma conduta universal. A indicação formal é feita quando há evidências de trombos, arritmias atriais ou eventos tromboembólicos.[3]

Síndrome de Eisenmenger

Uma grande proporção de adultos com cardiopatias congênitas desenvolve a síndrome de Eisenmenger. Caracteriza-se pela presença de hipertensão arterial pulmonar grave como resposta a grandes hiperfluxos pulmonares em cardiopatias com *shunt* esquerda-direita não tratados na idade correta. Esses pacientes são inoperáveis.

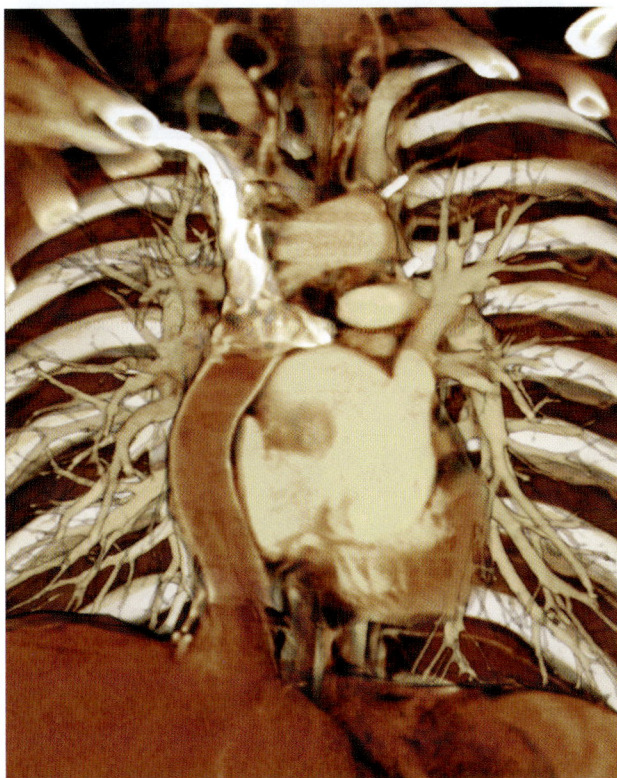

Figura 10 Angiotomografia computadorizada em pós-operatório tardio cavopulmonar total (Fontan).

Anomalias de artérias coronárias

As anomalias congênitas primárias das artérias coronárias são incomuns, mas devem ser consideradas no diagnóstico diferencial de adolescentes e adultos com dor torácica típica, atípica ou síncope. A origem ectópica da aorta, mas do seio oposto, com trajeto interarterial ou intramural, é considerada no momento como a segunda causa de morte súbita, inexplicada em jovens atletas.[13] Dois outros grupos também importantes: artéria coronária com origem anômala do tronco arterial pulmonar, que na maioria das vezes se manifesta na infância, e as fístulas coronárias.

Em 1986, a Organização Mundial da Saúde dividiu o grupo de anomalias com origem na aorta em duas categorias distintas.[22] As benignas, consideradas variantes do normal, incluindo a origem separada da artéria descendente anterior e da artéria circunflexa do seio de Valsalva esquerdo, o ramo do cone com origem independente no seio de Valsalva direito, origem anormal do primeiro ramo septal, dupla artéria descendente anterior, artéria circunflexa emergindo do seio de Valsalva direito ou da porção proximal da coronária direi-

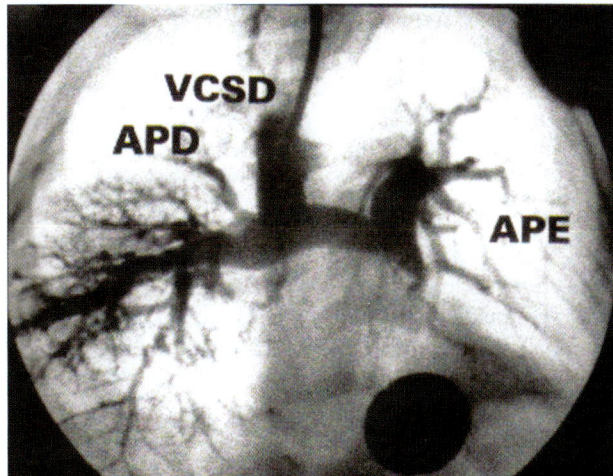

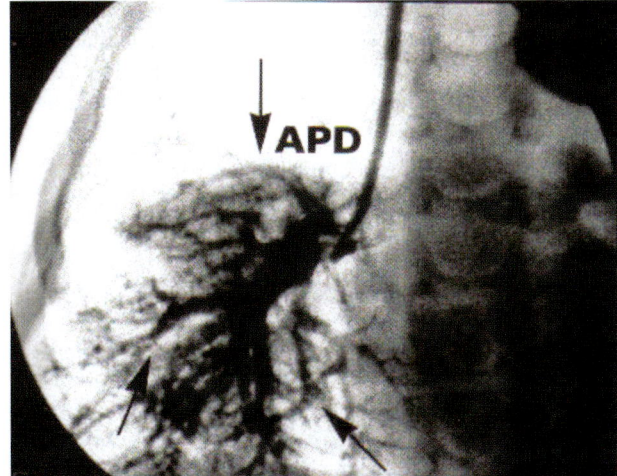

Figura 11 A: fístulas arteriovenosas pulmonares; B: complicação tardia no pós-operatório da operação de Glenn.

ta e cursando atrás da aorta. Essas variantes não trazem prejuízo ao fluxo das artérias coronárias.

A segunda categoria constitui as variantes anormais com relevância clínica, e incluem a origem de uma coronária ou de um dos seus ramos principais do seio de Valsalva oposto e artéria coronária única. Nesses casos, dependendo do trajeto, intramural ou interarterial, ocorrem torção ou compressão da artéria coronária proximal, induzida geralmente pelo exercício, resultando em vasoespasmo ou isquemia e cicatrizes indutoras de arritmias.

Os critérios para indicação da abordagem cirúrgica desses pacientes estão enumerados na Tabela 11.[2]

Tabela 11 Critérios para indicação de revascularização miocárdica em pacientes com anomalias em artérias coronárias
Artéria coronária esquerda anômala cursando entre a aorta e a artéria pulmonar
Isquemia miocárdica documentada decorrente de compressão coronária quando esta cursa entre a aorta e a artéria pulmonar ou tem trajeto intramural
Artéria coronária direita anômala cursando entre a aorta e a artéria pulmonar com evidência de isquemia
Pode haver benefício quando há segmento hipoplásico de artéria coronária, compressão ou obstrução ao fluxo independentemente da presença de isquemia

Observação: a realização de ultrassom intracoronariano pode ser útil para determinação dos mecanismos de restrição de fluxo.

Um segundo grupo de pacientes é o dos portadores de artéria coronária com origem anômala do tronco arterial pulmonar. O mais comum é a origem anômala da artéria coronária esquerda (Figura 12), entidade conhecida como ALCAPA (*anomalous left coronary artery from the pulmonary artery*) ou síndrome de Bland White Garland, que descreveram o primeiro caso diagnosticado em 1933. Esse tipo de cardiopatia é raro e usualmente manifesta-se no lactente cujo diagnóstico pode ser confundido com o de cardiomiopatia dilatada. A sobrevida até a idade adulta é rara e ocorre quando há o desenvolvimento de ampla rede de colaterais da coronária direita, com graus variáveis de disfunção ventricular esquerda. A cirurgia de revascularização miocárdica para aquisição de dupla suplência arterial coronária está indicada.[2,13]

Finalmente, o terceiro grupo é constituído pelos portadores de fístulas arteriovenosas coronárias, que são geralmente diagnosticadas pela presença de sopro contínuo precordial ou detectadas ao exame ecocardiográfico, cinecoronariografia ou angiotomografia coronariana. São de tamanhos variáveis, desembocando em 90% em átrio direito, seio coronariano ou ventrículo direito. Resulta sobrecarga volumétrica das cavidades cardíacas e dilatações aneurismáticas da coronária envolvida. Dependendo da repercussão hemodinâmica, pode ser necessário tratamento cirúrgico ou percutâneo.

Cardiopatia e gravidez

Marcado avanço no tratamento das doenças cardíacas congênitas tem resultado em crescimento da população de adultos com essas anormalidades, estimada atualmente em cerca de um milhão. Consequentemente, a ocorrência de gestações de mulheres com defeitos cardíacos congênitos aumentou para 34,9% de 1998 a 2007, sendo que o aumento de gestações na população geral foi de 21,3%.[23]

O impacto e o resultado da gravidez em mulheres com malformações congênitas constitui um intrigante jogo entre a fisiologia circulatória e respiratória e a fisiopatologia dos defeitos congênitos. Nele devem vencer a mãe, que tem seu coração submetido à sobrecarga de trabalho e às alterações hormonais da gravidez, e o feto exposto aos riscos que ameaçam sua viabilidade, além da possibilidade de herdar anomalias genéticas ou recorrentes.

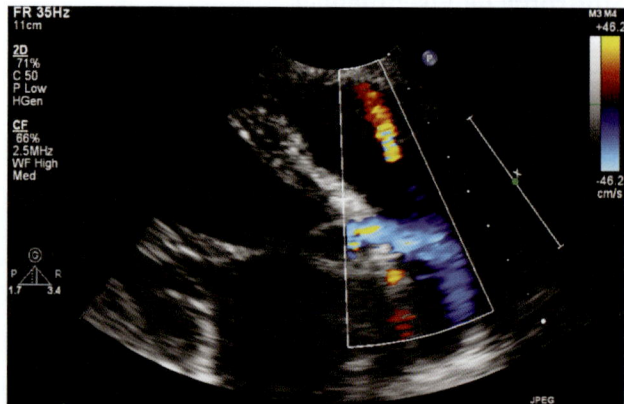

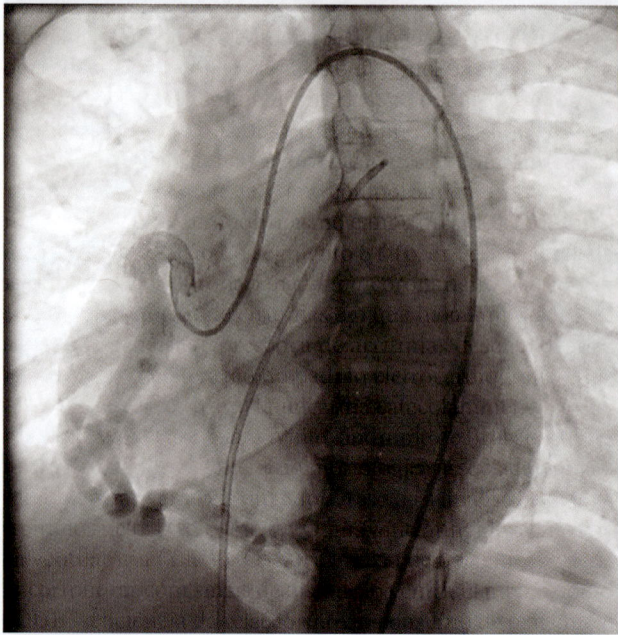

Figura 12 Ecocardiograma e cinecoronariografia mostrando síndrome de Bland White Garland.

O sucesso vai depender do tipo de defeito e sua repercussão hemodinâmica; correção cirúrgica prévia e seu resultado; presença e grau de hipertensão pulmonar; presença e grau de cianose e hipóxia; função ventricular; presença ou não de arritmia.[24]

A maioria das pacientes tolera bem a gestação, em especial aquelas portadoras de defeitos acianogênicos corrigidos e sem resíduos significantes e aqueles sem repercussão hemodinâmica. Isso não torna menos importante a avaliação prévia, uma vez que as cardiopatias congênitas têm apresentação dinâmica.[25]

Nas cardiopatias cianogênicas não corrigidas ou com resíduos hemodinamicamente significativos, avaliação rigorosa se faz necessária de maneira muito cuidadosa. Várias complicações podem ocorrer em razão das alterações hemodinâmicas próprias do processo gestacional (retenção hídrica aumentando o volume circulante, anemia fisiológica, aumento da frequência cardíaca e consequentemente o aumento do débito em 40%. Outro detalhe é a queda da resistência vascular sistêmica em razão da fístula fetoplacentária. Isso gera frequentemente graus variáveis de insuficiência cardíaca.

As cardiopatias com restrição ao fluxo pulmonar ou sistêmico (estenose aórtica, pulmonar e coarctação da aorta) aumentam muito os gradientes diante do aumento do débito cardíaco, frente a um obstáculo fixo. Vale lembrar que doenças que cursam com certo grau de dilatação da aorta, como coarctação da aorta, valva aórtica bivalvular e síndrome de Marfan, ficam expostas a risco de dissecção. As alterações hemodinâmicas da gravidez e as conhecidas anormalidades histoquímicas na média das artérias por causa das alterações hormonais parecem precipitar o aparecimento de complicações. Aortite e necrose cística são fatores que explicam as rupturas e as dissecções. A mortalidade materna encontrada na literatura varia de 3 a 9% e a fetal é de 13 a 25%.[26]

Os problemas não se restringem à gestação, mas ocorrem também no parto e no puerpério. Riscos de tromboembolismo resultante do estado de hipercoagulabilidade e da estase venosa devem ser lembrados e evitados.

Dependendo da idade gestacional, em cardiopatias graves podemos optar por interrupção da gravidez (no Brasil só é possível quando a mãe corre o risco de morrer ou quando é resultado de estupro) ou optar por tratamento intervencionista, cirúrgico ou percutâneo, quando possível (Figuras 13 a 15).

Especial atenção deve ser dada às pacientes com hipertensão pulmonar idiopática e secundária a cardiopatias de hiperfluxo. Diante da alta resistência vascular pulmonar, ocorre aumento do *shunt* direita-esquerda, piorando a hipóxia. Precordialgia, síncope, fenômenos tromboembólicos, insuficiência cardíaca e arritmias ocorrem. Segundo Gleiber et al., a mortalidade materna chega a 52% e a fetal é elevada. A maioria dos autores desaconselha a gestação e indica a interrupção. Um período crítico é o do puerpério, uma vez que um ciclo vicioso entre sangramento e trombose explica a deterioração súbita e irreversível de algumas pacientes. Internação precoce a partir da vigésima semana, anticoagulação, oxigenoterapia, repouso e hospitalização de no mínimo 15 dias após o parto são cuidados que asseguram a vida.[27]

Uma variedade de agentes terapêuticos é utilizada para tratar a hipertensão pulmonar, mas não são todos apropriados durante a gravidez. Antagonistas dos receptores da endotelina são teratogênicos. Análogos da prostaciclina e inibidores da fosfodiesterase podem ser usados como método auxiliar.

A anomalia de Ebstein é uma das poucas cardiopatias cianogênicas que atingem a idade fértil sem correção. Sua ocorrência na gravidez não é rara, podendo ter sucesso em casos com pouca repercussão hemodinâmica, septo atrial fechado, sem cianose e sem arritmia. Apesar disso, a sobrecarga adicional imposta ao ventrículo direito faz com que possa ocorrer falência, levando ao aparecimento ou ao agravamento de insuficiência cardíaca, e com que o shunt direito-esquerdo aumente, originando ou piorando a cianose e a hipóxia, bem

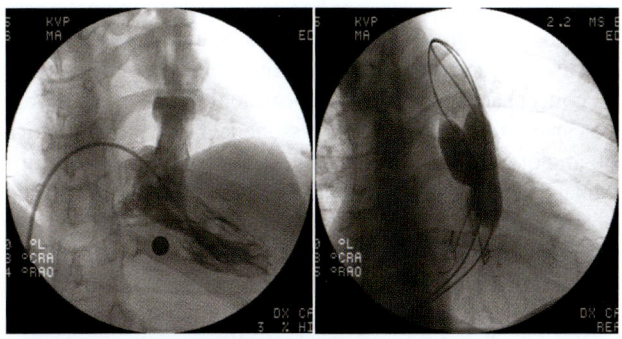

Figura 13 Valvoplastia pulmonar em gestante de 31 semanas, GSmáx 90 mmHg antes e sem gradiente após o procedimento.

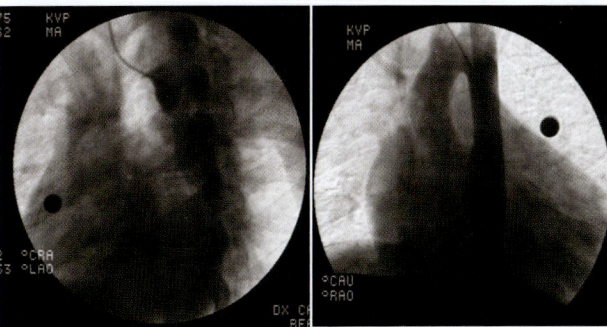

Figura 14 Paciente de 21 anos, 18 semanas de gestação. Aortoplastia com sucesso e implante de *stent*.

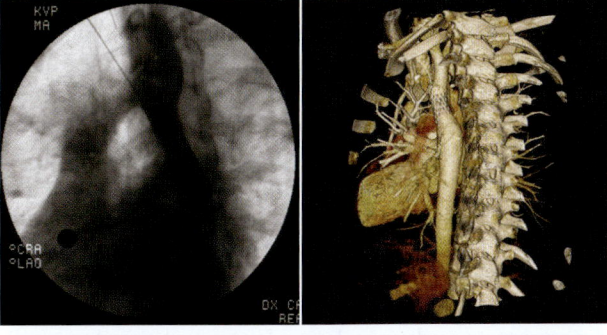

Figura 15 Cine e RM comprovando efetividade.

como fenômenos tromboembólicos por embolia paradoxal. A presença de síndrome de Wolff-Parkinson-White e da dilatação atrial levam a arritmias, sobretudo taquicardia supraventricular, fibrilação e flutter atriais.

A tetralogia de Fallot é a malformação cardíaca congênita cianogênica mais comum, lembrando que 95% dos pacientes morrem antes dos 40 anos. Os casos raros não operados têm maior risco quando a saturação de oxigênio é menor que 85%, a pressão no ventrículo direito é maior que 60 mmHg, o hematócrito superior a 60% e na presença de crises de hipóxia recorrentes. Fatores como a queda da resistência periférica, anemia fisiológica e a síndrome hipercinética da gravidez precipitam as crises de hipóxia, tornando o risco de morte materna de até 15% e da fetal de 30%.

Pacientes operadas com sucesso toleram bem a gestação, principalmente aquelas com boa capacidade funcional e sem resíduos hemodinâmicos significativa. Apesar disso, é imperativa a avaliação completa com exames complementares, antes da concepção, em especial a ecocardiografia, teste de esforço ou cardiopulmonar, Holter e ressonância nuclear magnética ou angiotomografia, exames fundamentais na avaliação funcional do ventrículo direito. Aquelas com lesões residuais, como obstruções na via de saída do ventrículo direito, comunicação interventricular (CIV), insuficiência pulmonar grave, com comprometimento funcional do ventrículo direito e insuficiência tricúspide anatômica ou funcional geralmente apresentam como complicações insuficiência cardíaca e arritmias. Nesses casos, o ideal seria correção prévia à gestação.

No caso da TGA, praticamente só chegam à idade adulta os casos operados. O resultado da gravidez depende da técnica operatória utilizada, podendo ser operações de Senning, Mustard ou Jatene, ou operação de Rastelli nos casos com estenose pulmonar associada. Nas operações de Senning e Mustard, o ventrículo direito continua sistêmico. Com o tempo surgem arritmias, piora da função do ventrículo direito, insuficiência cardíaca, obstrução dos túneis. Avaliação antes da gravidez é mandatória.

O *switch* arterial ou operação de Jatene é atualmente o procedimento de preferência, levando a excelente qualidade de vida, sendo muitas vezes compatíveis com gravidez normal ou próxima do normal. Apesar disso, a avaliação prévia é essencial. Desenvolvimento de disfunção do ventrículo esquerdo, obstrução do trato de saída do ventrículo direito, anormalidades no fluxo coronário, insuficiência aórtica ou pulmonar podem comprometer a gestação.

Pacientes portadoras de cardiopatias com fisiologia univentricular que se beneficiaram com a operação de Fontan ou cavopulmonar podem viver vários anos, mas muitas complicações podem ocorrer, como arritmias, fenômenos tromboembólicos, disfunção ventricular e insuficiência cardíaca, complicando a vida da mãe, mesmo sendo considerado um "bom Fontan". Há um maior risco de abortos, parto prematuro, morte fetal e baixo peso ao nascimento.

A síndrome de Marfan é defeito genético, autossômico dominante, que se caracteriza principalmente por anormalidades no sistema cardiovascular, ocular e esquelético. As complicações na gravidez são para a mãe, por risco de dissecção aórtica, e para o feto de herdar a síndrome em 50%. Segundo Pyeritz,[28] a gravidez deveria ser contraindicada se existirem insuficiência cardíaca prévia, dilatação da aorta com diâmetro maior que 44 mm pela ecocardiografia e insuficiência aórtica.

Existem situações em que a gravidez é contraindicada e a interrupção, recomendada:

■ Hipertensão arterial pulmonar idiopática.
■ Síndrome de Eisenmenger.
■ Disfunções ventriculares, levando à insuficiência cardíaca em graus III e IV.
■ Lesões obstrutivas graves como as estenoses aórticas e pulmonares de grau importante e a coartação da aorta.
■ Síndrome de Marfan, quando a aorta é dilatada além de 44 mm ou se associa à insuficiência aórtica significativa.
■ Cardiopatias corrigidas, com resíduos graves.
■ Cardiopatias cianogênicas, sem possibilidade de correção prévia.

Para finalizar, o aconselhamento preconcepção é fundamental antes do início da atividade sexual. É muito comum a falta de conhecimento do diagnóstico ao nascimento, do tipo de reparo realizado e do prognóstico, não só pela paciente como pelos familiares. Uma equipe multidisciplinar se faz necessária.

Resumo

O número de adultos com cardiopatias congênitas é praticamente igual ao da população pediátrica e o aumento é progressivo, por conta da maior sobrevida, relacionada ao aperfeiçoamento das técnicas corretivas. São mundialmente conhecidos pela sigla GUCH (*growing up congenital heart disease*).

A comunicação interatrial é a cardiopatia mais frequentemente encontrada no adulto, sem correção. Isso acontece pela sutileza dos dados clínicos. Em geral são diagnosticadas em avaliação cardiológica de rotina, ou pelo surgimento de arritmias supraventriculares, em especial a fibrilação atrial.

A comunicação interventricular é a cardiopatia congênita mais comum ao nascimento, mas muito frequentemente fecha espontaneamente. Outros acidentes clínicos mudam o curso clínico da patologia, como: endocardite infecciosa, prolapso das válvulas coronária direita e não coronária da valva aórtica, insuficiência aórtica, obstrução na via de saída do ventrículo direito (fallotização) e a temida hipertensão arterial pulmonar.

A história natural da anomalia de Ebstein demonstra que 50% dos pacientes atingem 20-30 anos de idade. Nesta faixa etária, os principais problemas são arritmias atriais e ventriculares, cianose, insuficiência cardíaca, embolia paradoxal e morte súbita.

Existem situações em que a gravidez é contraindicada e a interrupção recomendada. Ressaltam-se: hipertensão arterial pulmonar idiopática e secundária a defeitos congênitos (síndrome de Eisenmenger); insuficiência cardíaca graus III e IV; lesões obstrutivas graves à direita e esquerda; síndrome de Marfan com aorta dilatada e diâmetro > 44 mm e/ou insuficiência aórtica grave; cardiopatias congênitas cianogênicas em pré-operatório.

As reoperações são comuns na fase adulta destes pacientes tratados na infância. A regurgitação pulmonar importante é responsável pela maioria das indicações de reintervenção no pós-operatório da tetralogia de Fallot, como consequência do alargamento com *patch* da via de saída do ventrículo direito.

O manuseio do adulto com cardiopatia congênita é extremamente complexo, pois requer não apenas um conhecimento profundo das inúmeras patologias, como suas consequências cardiovasculares e sistêmicas, mas também mecanismos compensatórios peculiares. Implica, sem dúvida alguma, a atuação de uma equipe multidisciplinar cujos membros executem suas funções de maneira sincronizada e harmônica como os elementos de uma orquestra sinfônica.

Referências bibliográficas

1. Stout KK, Daniels CJ, Aboulhosn JA, Bozkurt B, Broberg CS, Colman JM, et al. 2018 AHA Guideline for the management of adults with congenital heart disease. J Am Coll Cardiol. 2019;73(12):1494-563.
2. American Heart Association Guidelines for the Management of Adults with Congenital Heart Disease. Circulation 2008;118:e714-833.
3. ESC Guidelines for the management of grown-up congenital heart disease (new version 2010). Eur Heart J doi:10.1093/eurjeartj/ehq249.
4. Perloff JK, Child JS, Aboulhosn J. Congenital heart disease in adults. 3. ed. Saunders Elsevier, 2009.
5. Freedom RM, Yoo SJ, MiKalian H, William GW. The natural and modified history of congenital heart disease. Blackwell Publishing; 2004.
6. Hagen PT, Scholz DG, Edwards WD. Incidence and size of patent foramen ovale during the first 10 decades of life: an autopsy study of 965 normal hearts. Mayo Clin Proc 1984;59(1):17-20.
7. Lechat P, Mas JL, Lascault G, Loron P, Theard M, Klimczac M, et al. Prevalence of patent foramen ovale in patients with stroke. N Engl J Med 1988; 318(18):1148-52.
8. Cabanes L, Mas JL, Cohen A, Amarenco P, Cabanes PA, Oubary P, et al., Atrial septal aneurysm and patent foramen ovale as risk factors for cryptogenic stroke in patients less than 55 years of age. A study using transesophageal echocardiography. Stroke 1993;24(12):1865-73.
9. Anzola GP, Magoni M, Guindani M, Rozzini L, Dalla Volta G. Potential source of cerebral embolism in migraine with aura: a transcranial Doppler study. Neurology 1999;52(8):1622.
10. Overell JR, Bone I, Lees KR. Interatrial septal abnormalities and stroke: a meta-analysis of case-control studies. Neurology 2000; 55(8):1172-9.
11. De Castro S, Cartoni D, Florelli M, Rasura M, Anzini A, Zanette EM, et al., Morphological and functional characteristics of patent foramen ovale and their embolic implications. Stroke. 2000; 31(10): 2407-2413.
12. Carroll JD, Saver JL, Thaler DE, Smalling RW, Berry S, MacDonald LA, et al. Closure of patent foramen ovale versus medical therapy after cryptogenic stroke. The New England Journal of Medicine 2013;368(12):1092-100.
13. Gatzoulis MA, Webb GD, Daubeney PEF. Diagnosis and management of adult congenital heart disease. 2. ed, Elsevier Saunders; 2011.
14. Rhodes JF, Hijazi ZM, Sommer RJ. Pathophysiology of congenital heart disease in the adult. Part II: Simple Obstructive Lesions. Circulation 2008; 117:1228-37.
15. Gatzoulis MA, Webb GD, Broberg CS, Hideki U. Cases in adult congenital heart disease. Churchill Livingstone Elsevier; 2010.
16. Perloff JK, Marelli AJ. Clinical recognition of congenital heart disease. 6. ed. Elsevier Saunders; 2012.
17. Quail AM, Frigiola A, Giardine A, Muthurangu V, Hughes M, Lurz P, et al. Impact of pulmonary valve replacement in tetralogy of Fallot with pulmonary regurgitation. A comparison of intervention and nonintervention. Ann Thorac Surg 2012;94:1619-26.
18. Hooft van Huysduynen BH, Henkens IR, Swenne CA, Oosterhof T, Draisma HH, Maan AC, et al. Pulmonary valve replacement in tetralogy of Fallot improves the repolarization. Intern J Cardiol 2007; 124:301-6.
19. Cavalcanti PEF, Sá MPBO, Santos CA, Esmeraldo IM, de Escobar RR, de Menezes AM, et al. Pulmonary valve replacement after operative repair of tetralogy of Fallot. Meta-analysis and mera-regression of 3,118 patients from 48 studies. J Am Coll Cardiol 2013;62(23):2227-43.
20. Geva T, Gauvreau K, Powell AJ, Cecchin F, Rhodes J, Geva J, et al. Randomized trial of pulmonary valve replacement with and without right ventricular remodeling surgery. Circulation 2010;122[suppl 1]:S201-8.
21. Sommer RJ, Hijazi ZM, Rhodes JF. Pathophysiology of congenital heart disease in the adult. Part III: complex congenital heart disease. Circulation 2008;117:1340-50.
22. James TN, Bruschke AVG, Böthing S, Dodu SR, Gil JF, Kawamura K, et al. Report of WHO/ISFC task force on nomenclature of coronary arteriograms. Circulation 1986;74:451A-5A.
23. Brickner ME. Cardiovascular management in pregnancy congenital heart disease. Circulation. 2014;130:273-82.
24. Silva MAP. Gravidez e anticoncepção. Rev Soc Cardiol Estado de São Paulo 2007;2:140-9.
25. Silva MAP, Andrade J. Cardiopatias congênitas acianogênicas e gravidez. In: Ávila WS, Andrade J. Doença cardiovascular, gravidez e planejamento familiar. São Paulo: Atheneu; 2003. p. 67-75.
26. Mortensen JR, Ellsworth, HS. Coarctation of the aorta and pregnancy. JAMA 1965;191:596-8.
27. Gleiber N, Jaffin H. Eisenmenger syndrome and pregnancy. Obstet Gynecol Surv 1979;84:721-41.
28. Pyeritz RE. Maternal and fetal complications of pregnancy in Marfan syndrome. Am J Med 1981;71:784-90.

Seção 17

CARDIOPATIAS EM SITUAÇÕES ESPECIAIS

Capítulo 1

O envelhecimento e a doença cardiovascular

Alberto Frisoli Junior
Jairo Borges
Izo Helber

Pontos-chave

- A doença cardiovascular (DCV) apresenta alta prevalência entre idosos e muito idosos e está associada a maior perda funcional, hospitalização e morte, comparada a populações mais jovens.
- A avaliação diagnóstica das DCV, no idoso, deve considerar as limitações sensoriais, cognitivas, funcionais e sociais para não se menosprezar os sintomas e sinais, retardando o diagnóstico e início das terapêuticas.
- As terapêuticas devem objetivar qualidade de vida e manutenção do estado funcional/cognitivo do idoso, entretanto, devemos ressaltar que terapêuticas intervencionistas ou mais agressivas apresentam elevadas taxas de sucesso e não devem ser mitigadas nessa população, por causa da idade, mas sim pela presença de perda funcional moderada ou grave, declínio cognitivo moderado ou grave e/ou presença da síndrome da fragilidade.

Introdução

Como resultado do avanço tecnológico a população mundial está envelhecendo. Estima-se que nos últimos anos, nos Estados Unidos, a expectativa média de vida tenha aumentado 30 anos desde 1900.[1] Em 2015, cerca de 8,5% da população mundial apresentava 65 anos ou mais de idade,[2] sendo que entre eles, a população que mais cresce é a muito idosa, ou seja, aquela formada por pessoas com 85 anos ou mais. As estimativas sugerem que em 2036 essa população terá seu número duplicado e em 2049, ela será três vezes maior que os números atuais.[3] Os dados brasileiros também apontam para um aumento da expectativa de vida. Por exemplo, em 1940, a população idosa representava 4,1% da população total brasileira e passou a representar aproximadamente 11% em 2010. Observa-se que a proporção da população muito idosa, ou seja, a de 80 anos de idade ou mais do total da população brasileira também está aumentando e em ritmo bastante acelerado. Esse tem sido o segmento populacional que mais cresce, embora ainda represente um contingente pequeno, cerca de 1,5% da população total e 14,3% da população idosa em 2010. Espera-se que este contingente alcance, em 2050, 6,5% da população total e 19,6% da população idosa.[4,5]

Os problemas decorrentes do crescimento populacional de idosos se traduzirão, na elevação dos custos com os tratamentos das doenças crônicas e suas consequências, com repercussões importantes no setor publico e privado. Por isso, a elaboração de políticas de saúde pública para o controle de doenças cardiovasculares e outras crônico-degenerativas capazes de afetar a funcionalidade e o desempenho cognitivo torna-se urgente. Tais medidas envolvem a elaboração de estratégias de diagnóstico e tratamento mais adequadas às alterações anatômicas e fisiopatológicas observadas nessa faixa etária, que por sua vez apresenta grande variabilidade entre os mais jovens (60-65) e os mais idosos (acima de 85 anos). Neste capítulo, dissertaremos sobre aspectos importantes da fisiopatologia do envelhecimento do sistema cardiovascular que alteram o comportamento clínico das doenças cardiovasculares (DCV) assim como as peculiaridades do diagnóstico e do tratamento no idoso. Dissertaremos também sobre a síndrome da fragilidade e suas implicações na doença cardiovascular no idoso.

Aspectos gerais

Epidemiologia

No Brasil, as DCV estão entre as principias causas de mortalidade, correspondendo a 28,6% de todas as mortes ocorrida no ano de 2011. Dentre as DCV, a doença arterial coronariana (DAC) e o acidente vascular encefálico (AVE) são as que apresentam maior associação mortalidade, sendo responsáveis por 30,8 e 30% dos óbitos, respectivamente.[6] Dentre as mortes decorrentes de DCV, 80% ocorrem em pessoas com idade igual ou maior que 65 anos, sendo que 60% entre aqueles com idade superior a 75 anos.

Comorbidades

Um ponto importante é que a doença cardiovascular nos indivíduos idosos não é vista isoladamente. Artrite, câncer, diabetes, doença renal, doenças pulmonares e demência coexistem frequentemente. Aproximadamente 80% dos idosos americanos apresentam ao menos uma comorbidades, e metade pelo menos duas. A demência afeta a memória, a capacidade de tomada de decisão, a orientação espacial e a linguagem; estima-se que esteja presente em 13% dos indivíduos brancos com mais de 65 anos, residentes na comunidade, sendo mais prevalente nas mulheres do que nos homens, e em populações afro-americanas e hispânicas. Aos 80 anos de idade, cerca de 40% dos indivíduos podem ser afetados.

Define-se como multimorbidade a presença de duas ou mais condições crônicas (presente em 70% dos idosos) e nesta se inclui doenças crônicas (diabete, artrite, doença pulmonar obstrutiva crônica) e síndromes geriátricas (quedas, incontinência, perda de peso). Estado funcional é caracterizado pela capacidade de realizar as atividades de vida diária (AVD) e as atividades instrumentais de vida diária (AIVD).

Polifarmácia está presente com o uso de 4 ou mais medicamentos crônicos, estando associada a eventos adversos, hospitalizações e mortalidade.

Terapêuticas mais agressivas

As altas taxas de morbidade e mortalidade por doença cardiovascular na população idosa justificam abordagens agressivas para a prevenção e o tratamento, que provaram ser eficazes em pacientes mais idosos.

Dados irrefutáveis demonstram expressiva redução da morbidade e mortalidade no tratamento da hipertensão, IC com fração de ejeção reduzida, fibrilação atrial, síndromes coronarianas agudas, DAC, AVC, diabetes e anormalidades lipídicas em pacientes idosos de 60 a 74 anos de idade, embora os dados sobre idosos com idade superior ou igual a 75 anos, idosos frágeis e mulheres sejam limitados.[7]

No entanto, esforços têm sido feitos desde então para inclusão destes, e podemos citar algumas condições em que os idosos com mais de 75 anos e idosos frágeis tenham sido contemplados.

Alterações vasculares e hipertensão arterial

Ocorre espessamento mediointimal como consequência do aumento do colágeno, fratura da elastina, conteúdo reduzido de elastina e também calcificação,[8] promovendo maior rigidez da parede arterial e, consequentemente, na impedância da aorta, com elevação da pressão sistólica e aumento na pressão de pulso (diferença entre as pressões arterial sistólica e diastólica) para determinado padrão de ejeção ventricular esquerda. Essas alterações levam ao aumento na tensão e espessamento de suas paredes, com prejuízo no relaxamento ventricular, e baixa complacência ventricular, o que dificulta o esvaziamento do átrio esquerdo, promovendo seu remodelamento. Essas alterações causam maior dificuldade em aumentar o débito cardía-

co em resposta ao exercício físico, além de favorecer o surgimento de arritmias atriais, principalmente a fibrilação atrial.[9] A pressão arterial sistólica, mas não a diastólica, aumenta com o envelhecimento, resultando em aumento da pressão de pulso. A hipertensão sistólica torna-se um forte indicador de eventos cardiovasculares, sobretudo em mulheres. A hipertensão ocorre em metade a dois terços dos indivíduos com mais de 65 anos. Recomenda-se o início da terapia farmacológica anti-hipertensiva em idosos a partir de níveis de PAS ≥ 140 mmHg, desde que bem tolerado e avaliando-se as condições gerais do indivíduo (grau de recomendação – GR: IIb; nível de evidência – NE: B). Nos muito idosos, ou seja, naqueles com idade ≥ 80 anos, o limite para início da terapia farmacológica aumenta para uma PAS ≥ 160 mmHg (GR: I; NE: A).[10]

Alterações endoteliais e coronarianas

O endotélio é uma das estruturas biológicas mais importantes afetadas pelo envelhecimento, uma vez que é responsável pela regulação da homeostasia vascular por meio da produção de óxido nítrico (NO), cuja via final é a geração de guanosina monofosfato cíclica que medeia o relaxamento do músculo liso vascular. Este mecanismo torna-se comprometido com o avanço da idade.

Modificações adicionais são a diminuição da massa celular endotelial associada ao aumento da senescência celular, da apoptose e do consumo de NO em decorrência do aumento, dependentes da idade, da produção de ânion superóxido pela vasculatura. Respostas vasculares aos agonistas beta-adrenérgicos e ao bloqueio alfa-adrenérgico também são reduzidas com o envelhecimento.

A doença arterial coronariana (DAC), normalmente, apresenta-se com envolvimento de múltiplos vasos e do tronco da coronária esquerda, ocorrendo com frequência similar em mulheres e homens, com mais de 65 anos de idade. Números iguais de mulheres e homens idosos sofrem infarto agudo do miocárdio (IAM) até a idade de 80 anos; após esta idade, há predomínio nas mulheres. É o IAM sem supradesnivelamento do segmento ST e não o IAM com supradesnivelamento do segmento ST o responsável por dois terços do IAM em pacientes idosos. Entretanto a avaliação diagnóstica para idosos com DAC é inerentemente complexa. A anamnese é dificultada por déficits cognitivos e dificuldades visuais e auditivas. A isquemia pode ser assintomática (isquemia silenciosa) ou ter sintomas atípicos (equivalente isquêmico), como sensação vaga de dispneia, confusão mental e mal-estar. No IAM com supradesnivelamento de ST a realização de uma estratégia fármaco-invasiva prevê a administração de tenecteplase em 50% da dose nos pacientes com idade superior ou igual a 75 anos (GR: IIa; NE: B). Recomenda-se também a omissão da dose de ataque do clopidogrel bem como a redução em 25% da enoxaparina.[11]

Alterações miocárdicas e insuficiência cardíaca

Funcionalmente, o miocárdio senil é caracterizado por aumento da espessura e rigidez, relaxamento prolongado, aumento na duração do potencial de ação, diminuição na velocidade de contração e atenuação da resposta beta-adrenérgica.[8]

Aumento da espessura e rigidez do miocárdio tem seu início com aumento do tecido conectivo na matriz celular e alterações do fenótipo cardíaco, que incluem aumento da massa do ventrículo esquerdo em razão do aumento no tamanho dos cardiomiócitos.[12]

Culturas de células musculares lisas de aorta demonstraram maior secreção de metaloproteinase 2 (MMP-2) em aorta de ratos idosos quando estimuladas pelas citocinas pró-inflamatórias; interleucina alfa (IL-1α), fator de necrose tumoral (TNF-α) e fator de crescimento beta (TGF-β). Isto sugere que níveis aumentados de MMP-2 na camada íntima espessada da aorta em ratos idosos pode refletir aumento crônico das citocinas decorrente de estimulação contínua.[12] Este conjunto de fatores leva à diminuição da complacência do miocárdio, considerada a principal causa de insuficiência cardíaca diastólica nos idosos.

Alterações na função ou expressão de proteínas que regulam vários passos do processo de acoplamento excitação-contração da célula cardíaca ocorrem no coração de roedores envelhecidos, resultando em aumento na duração do potencial de ação da membrana,[13] e da corrente de entrada do cálcio, levando à contração prolongada. O aumento na duração da contração associado à idade pode comprometer o início do relaxamento miocárdico na diástole e em parte pode ser a base da redução do enchimento diastólico precoce. A IC com fração de ejeção preservada torna-se mais comum em idades avançadas e é mais comum em mulheres. O diagnóstico da IC entre os idosos segue os mesmo princípios daqueles realizados nos pacientes mais novos, entretanto, é importante lembrar que no diagnóstico diferencial da IC, queixas de dispneia, cansaço e edema podem ter causas não cardíacas. O tratamento na IC no idoso deve seguir as mesmas recomendações para IC no paciente mais jovem, entretanto, o médico precisa, sempre, considerar a função renal, o uso de outros medicamentos e o risco de hipotensão postural antes de iniciar os medicamentos. No acompanhamento clínico, é importante a manutenção do controle do itens acima, assim como do surgimento de quedas, depressão e distúrbios hidroeletrolíticos, relacionados aos medicamentos, devendo ser realizados ajustes adequados para que se possa restaurar a qualidade de vida e a funcionalidade, dentro da perspectiva da diminuição do risco de mortalidade.

Alterações do sistema nervoso autônomo

No coração senil ocorre o que chamamos de "dessensibilização adrenérgica", ou seja, diminuição de sensibilidade a estímulos adrenérgicos, com a concomitante elevação dos níveis sanguíneos de catecolaminas. A desregulação autonômica relacionada com a idade é caraterizada pela diminuição de reflexos dos barorreceptores (a capacidade de responder à redução da pressão arterial [PA] com o aumento da frequência cardíaca).[12] Assim, são necessárias variações mais amplas da PA para desencadear uma elevação compensatória apropriada da frequência cardíaca[8] e, desta for-

ma, o aumento reflexo da frequência cardíaca que ocorre quando mudam da posição supina para a posição ortostática pode ser insuficiente para compensar o desvio do volume sanguíneo para as extremidades em consequência da gravidade, resultando em diminuição do débito cardíaco e hipotensão postural.

Alterações na coagulação sanguínea

Mudanças relacionadas com a idade também estão presentes nos componentes sanguíneos. Os níveis de fibrinogênio, fator V, VIII, IX e outras proteínas de coagulação estão elevados sem o concomitante aumento na concentração de inibidores da coagulação. A concentração de fosfolipídios nas plaquetas é elevada, o que resulta em maior agregação plaquetária. A atividade do inibidor do ativador de plasminogênio 1 (PAI-1) é maior, principalmente durante o estresse, com a resultante diminuição da fibrinólise intravascular. Os níveis elevados de citocinas pró-inflamatórias com atividade pró-coagulante predominantemente da interleucina-6 são observados, o que pode levar à maior prevalência de síndrome coronariana aguda.[14] O uso dos anticoagulantes orais será discutido de forma mais apropriada em outro capítulo.

Alterações das valvas

Em consequência a fatores hemodinâmicos, as valvas cardíacas se tornam mais espessas, rígidas e dilatadas. Basicamente, as alterações das valvas cardíacas relacionadas a idades envolvem degeneração das fibras de colágeno, calcificação e depósito lipídico. A calcificação das cúspides das valvas aórtica e mitral constitui o comprometimento mais comum nos idosos. O grau de calcificação pode ser tão intenso a ponto de desencadear estenose valvar aórtica ou até preencher totalmente o seio de Valsalva.[15]

A diretriz da American Heart Association/American College of Cardiology (AHA/ACC) 2014[16] recomenda a determinação do risco operatório para cada indivíduo usando uma calculadora *online*, como a da Society of Thoracic Surgeons (STS). A presença de comorbidades (acometimento neurológico permanente, insuficiência renal pré ou dialítica, hipertensão pulmonar grave ou câncer), anatomia desfavorável (malformação torácica, enxerto mamário prévio, radioterapia torácica), escore de risco STS muito elevado e grau importante de fragilidade têm grande impacto nos resultados e podem tornar a substituição valvar inadequada.

Síndrome da fragilidade e risco cardiovascular

A síndrome da fragilidade (SF) surge para conceituar e diagnosticar o fenótipo de um idoso emagrecido, de movimentos mais lentos, com eventos clínicos recorrentes que, por sua vez, apresenta alta incidência de dependência funcional, hospitalização e morte. Em 2001, Linda Fried[17] tornou-se o primeiro autor a definir e operacionalizar a SF, a partir do qual surgem diversos estudos epidemiológicos com grande variedade de critérios e resultados. Finalmente, em 2013, cria-

-se um consenso sobre a definição: "síndrome médica de múltipla etiologia e de fatores contribuidores que se caracteriza pela diminuição da força, resistência e redução das funções fisiológicas, aumentando a vulnerabilidade do indivíduo para maior dependência funcional e/ou risco de morte".[18]

A prevalência da SF pode variar significativamente, conforme o critério diagnóstico, país, faixa etária, etnia e a condição clínica. Em pessoas da comunidade com idade maior ou igual a 65 anos, as taxas oscilam de 7 a 12% nos Estados Unidos,[17] alcançando valores de 21 a 48% em países da América latina e Caribe, com valores intermediários em países europeus.[19] No Brasil a prevalência de frágeis na comunidade e de 9,1% (variando de 7,7 a 10,8%, conforme o estado).[20] Em populações ambulatórias, a prevalência aumenta significativamente, com cerca de 40% de frágeis e 50% de pré-frágeis,[21] enquanto, em hospitais e casas de repouso, esses valores podem ser maiores, conforme o grau de comprometimento e o critério diagnóstico de fragilidade utilizado.

A SF está associada a aumento de seis vezes na taxa de mortalidade em 7 anos, comparados a robustos da comunidade, assim como perda funcional, quedas e hospitalizações,[17]

mas as taxas são ainda maiores em idosos extracomunitários. Frisoli et al.[8] observaram incremento de cerca de 3 vezes na taxa de mortalidade em 1 ano de idosos com doenças cardiovasculares e SF provenientes de um ambulatório de Hospital Universitário, comparadas a idosos da comunidade.

A fisiopatologia da síndrome da fragilidade

A fisiopatologia da SF se baseia na sarcopenia, como massa muscular reduzida, que por sua vez leva a fraqueza e redução da velocidade de marcha, seguida pela diminuição de gasto energético diário causado pela lentificação nas atividades cotidianas. A baixa atividade promove menor consumo de oxigênio, que com a diminuição da massa muscular e da capacidade de realizar trabalho muscular leva à exaustão. A perda de massa muscular assim como as suas funções são influenciadas por citoquinas inflamatórias que prejudicam o apetite e que, juntamente com a anorexia do envelhecimento, causam perda do peso corporal. A diminuição do peso e a baixa atividade motora aumentam a sarcopenia, fechando o ciclo hipotético da SF (Figura 1).

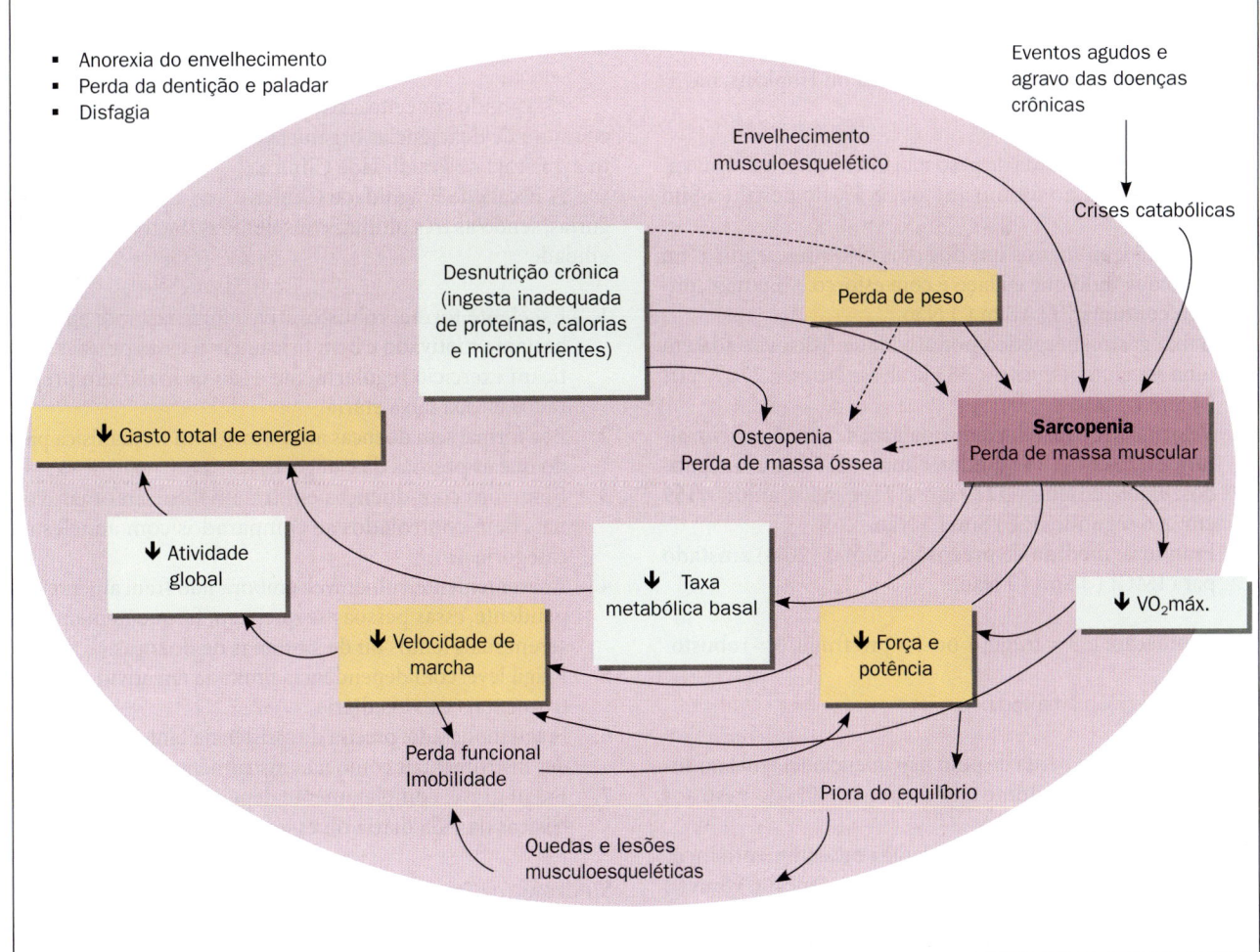

Figura 1 Ciclo da fisiopatologia e manifestações clínicas da síndrome da fragilidade adaptado do estudo publicado por Linda Fried, 2001.[17]

Manifestações clínicas

Sintomas

Fraqueza; sensação de falta de energia; fadiga/exaustão; incapacidade de realizar esforços físicos, psíquicos ou intelectuais; prejuízo cognitivo; perda do apetite.

Sinais

Redução de peso e/ou massa muscular; redução da massa óssea (osteopenia/porose); redução de força global e/ou da velocidade de caminhada; baixa ingestão; distúrbios da marcha e/ou equilíbrio; disautonomia cardiovascular.

Diagnóstico

O diagnóstico pode ser feito a partir de dois conceitos. O primeiro é baseado na "fragilidade física" ou "fenotípica", de acordo com as manifestações clínicas do idoso, e os critérios mais utilizados são o fenótipo de fragilidade física (fenótipo da fragilidade por Fried ou Hopkins), o mais utilizado em pesquisa clínica), e a Escala FRAIL, o mais utilizado clinicamente.

Fenótipo de fragilidade física por Fried ou Hopkins, na versão original e adaptada

1. Perda de peso: perda de peso não intencional igual ou superior 4,5 kg no último ano ou ≥ 5% do peso? ( ) Sim ( ) Não;
2. Exaustão: ao menos um dos dois critério a seguir ("Eu sinto que tudo que eu faço é com esforço."; "Eu não consigo continuar.") ( ) Sim ( ) Não
3. Baixo gasto energético por atividade física variada em uma semana (*homens*: < 383 kcal; *mulheres*: < 270 kcal)? ( ) Sim ( ) Não
4. Velocidade de marcha reduzida para 4,5 mts (*homens*: altura ≥ 173 cm: ≥ 7 segundos; altura < 173 cm: ≥ 6 segundos; *mulheres*: altura ≥ 159 cm: ≥ 7 segundos; altura < 159 cm: ≥ 6 segundos)? ( ) Sim ( ) Não
5. Fraqueza: medida de preensão palmar (20%) ajustado para IMC? ( ) Sim ( ) Não.

Pontuação: ≥ 3 = frágil; 1 ou 2 = pré-frágil, 0 = robusto

Ou na versão adaptada:

1. Perda de peso: perda de peso não intencional igual ou superior 4,5 kg no último ano ou peso ≤ 10% do peso aos 60 anos? ( ) Sim ( ) Não;
2. Exaustão: autorreferência de fadiga ou sentimento incomum de cansaço ou fraqueza no último mês? ( ) Sim ( ) Não;
3. Baixa atividade física: baixa frequência e tempo de atividades físicas? ( ) Sim ( ) Não;
4. Velocidade de marcha reduzida? ( ) Sim ( ) Não; tempo de caminhada de 4 m ≥ 7 segundos se altura ≤ 159 cm ou ≥ 6 segundos se altura > 159 cm;
5. Fraqueza: medida de preensão palmar (20%) ajustado para IMC? ( ) Sim ( ) Não.

Pontuação: ≥ 3 = frágil; 1 ou 2 = pré-frágil; 0 = robusto.

Escala FRAIL

Tem sido utilizada de forma ampla nos estudos e na prática clínica, em decorrência de boa correlação que apresenta os desfechos observados pelo critério do CHS, além de ter mais simplicidade na forma de aplicação:

1. Fadiga: você se sente fadigado? ( ) Sim ( ) Não
2. Resistência: você sente dificuldade para subir um lance de escada? ( ) Sim ( ) Não
3. Aeróbico: você sente dificuldade para andar um quarteirão? ( ) Sim ( ) Não
4. (*Illnesses*) Doenças: você tem 5 ou mais doenças? ( ) Sim ( ) Não
5. (*Loss of weight*) Perda de peso: você perdeu mais que 5% do seu peso nos últimos 6 meses? ( ) Sim ( ) Nao.

Pontuação: ≥ 3 = frágil; 1 ou 2 = pré-frágil; 0 = robusto.

O segundo conceito, criado por Rockwood, baseia-se no acúmulo de deficiências orgânicas, e o principal instrumento é a Escala de Fragilidade Clínica.[22]

A Escala de Fragilidade Clínica é dividida em sete categorias, sendo as três últimas consideradas diagnóstico de fragilidade:

1. Excelente forma: robusto, ativo, com bastante energia, bastante motivado e bem fisicamente; essas pessoas praticam exercício regularmente e são os mais bem preparados da sua faixa etária.
2. Boa forma: sem doenças ativas, mas com forma física pior do que as pessoas da categoria 1.
3. Bem, mas com doenças em tratamento: sintomas e sinais bem controlados se comparados com aqueles na categoria 4.
4. Aparentemente vulnerável: embora não francamente dependente, essas pessoas se queixam, frequentemente, de serem mais lentos ou de sintomas de doenças.
5. Frágil leve: com dependência limitada em atividades instrumentais da vida diária.
6. Frágil moderado: precisa de assistência tanto para atividades instrumentais como não instrumentais da vida diária.
7. Frágil grave: completamente dependente das atividades básicas da vida diária ou estado terminal.

Síndrome da fragilidade e risco cardiovascular

Diversos estudos têm demonstrado que existe intensa associação entre SF e doenças cardiovasculares.[23] Os principais fatores são o processo inflamatório decorrente da aterosclerose com obstruções arteriais e baixa fração de ejeção, causado por diversas doenças, seja individualmente ou sobrepostas.[24] O acúmulo de DCV eleva o risco de desenvolvimento de SF. No estudo FRAGICOR, realizado com uma população ambulatorial no Brasil, infarto pregresso do miocárdio, presença de três ou mais DCV, pressão arterial diastólica e sistólica baixas foram preditores independentes da SF.[21] Por outro lado, a SF também esta associado com maior incidência de DCV. Em um estudo prospectivo de 3 anos, a doença arterial coronariana aumentou o risco de fragilidade em 1,47 vezes, acidente vascular encefálico em 1,71 vezes e hipertensão arterial em 1,18 vezes.[25] A SF é um fator que aumenta significativamente o risco de eventos adversos em procedimentos cardiovasculares como as revascularizações percutâneas e cirúrgicas. Recentemente, nosso grupo observou, por meio do estudo SARCOS, que a SF mostrou ser um preditor independente de morte entre idosos com doenças cardiovasculares ao final de 1 ano. Nesse mesmo estudo, a SF mostrou interação leve com as DCV com a incidência de mortalidade. A SF tem sido utilizada em avaliações pré-operatórias e para intervenções percutâneas como condição significativa para prognóstico do paciente.[26]

Tratamento

Atividade física

A atividade física como intervenção para reduzir a incidência de quedas em progressão para fragilidade tem apresentado resultados bastante variáveis, em decorrência do tipo de exercícios e da população. Alguns estudos bem controlados sugerem que exercícios de equilíbrio, como Tai Chi, são superiores em relação aos exercícios de marcha e fortalecimento, com relação à incidência de quedas. Mas o efeito positivo dessas atividades só tiveram expressão estatística em pré-frágeis e com período não inferior a 12 semanas.[27] Diversos estudos demonstraram aumento de massa muscular, força muscular e melhora no desempenho de testes funcionais, assim como na progressão de fenótipos inferiores para o de fragilidade, entretanto, não houve mudanças significativas na incidência de quedas, hospitalização e mortalidade de frágeis, nem na regressão desse estágio para os inferiores.

Intervenções farmacológicas

Diversas intervenções farmacológicas têm demonstrado resultados muito pobres com relação à progressão dos fenótipos de fragilidade e os desfechos associados. Como a sarcopenia e os principais pilares fisiopatológicos da SF, alguns ensaios clínicos têm sido publicados utilizando reposição hormonal e/ou terapêuticas específicas para o incremento da massa muscular e/ou força muscular e, consequentemente, a SF e seus desfechos. Entretanto, o uso de anti-inflamatórios, antioxidantes e suplementos nutricionais revelaram não serem eficientes, desencorajando seu uso para o tratamento de frágeis ou pré-frágeis, com exceção do uso de testosterona e

análogos,[28] que têm demonstrado alguns efeitos relevantes na força e no desempenho físico, porém, em altas doses, o que também envolve aumentos dos efeitos colaterais, restringindo seu uso rotineiro.

Atualmente, outros medicamentos como os receptores androgênicos seletivos, agonistas de grelina, anticorpos da miostatina, antagonistas do activin IIR, inibidores da enzima conversora da angiotensina, beta-agonistas e ativadores das troponinas rápidas do esqueleto estão sendo avaliados com relação ao efeito sobre a sarcopenia. Tais resultados implicarão uma nova oportunidade terapêutica para idosos com SF.[29]

Intervenções multidisciplinares

As intervenções multidisciplinares realizadas com fisioterapeutas, preparadores físicos, terapeutas ocupacionais e auxiliados por médicos, assistentes sociais e enfermeiros têm alcançado resultados significativas nos testes físicos e até mesmo na regressão de frágil para pré-frágil. As intervenções devem ser realizadas por no mínimo 10 semanas e podem ser realizadas em lugares determinados ou no domicílio do paciente, desde que com supervisão da equipe. Os pacientes, entretanto, não podem ter declínio cognitivo, o que acaba limitando significativamente a ação terapêutica, pois a prevalência de declínio em frágeis tende a ser elevada e varia conforme a faixa etária e comorbidades. Em uma revisão publicada recentemente, com 12 estudos, tipo ensaios clínicos controlados randomizados, com múltiplas forma de intervenção, ou seja, exercícios físicos combinadas com suplemento nutricional ou atividade física com suporte nutricional e exercícios de memória, adaptações ambientais, exercícios de fisioterapia com exercícios comuns e modificações ambientais no domicílio, os autores observaram que não houve diferença significativa entre elas, com relação à redução de marcadores de fragilidade e até a prevalência da fragilidade, entretanto, a diversidade de critérios de fragilidade utilizados para diagnosticar a SF, assim como as técnicas e o tamanho das populações faz com que essas resultados sejam vistos com cautela, sendo ainda necessários estudos maiores e melhor controlados, capazes de elucidar a eficácia, a efetividade e qual a melhor forma de intervenção física para SF.[30] Infelizmente, terapêuticas multidisciplinares apresentam custo elevado, comparadas às unimodais, o que dificulta sua aplicação na prática clínica.

Referências bibliográficas

1. U.S. Census Bureau. 65þ in the United States: 2010. Washington: U.S. Government Printing Office, 2014:23-212.
2. Wan He, Goodkind D, Paul Kowal. U.S. Census Bureau, International Population Reports, P95/16-1, An Aging World: 2015. Washington: Government Publishing Office; 2016.
3. Arias E. United States Life Tables. National Vital Statistics Reports. Vol. 63, n. 7; 2010. Hyattsville: National Center for Health Statistics,2014.
4. Camarano AA, Kanso S, Fernandes D. A população brasileira e seus movimentos ao longo do século XX. In: Camarano AA. (org.). Novo regime demográfico: uma nova relação entre população e desenvolvimento? Rio de Janeiro: Ipea, 2014.
5. Camarano AA, et al. Como vive o idoso brasileiro? In: Camarano AA. (org.) Muito além dos 60: os novos idosos brasileiros. Rio de Janeiro: Ipea; 1999.

6. Brasil. Ministério da Saúde. DATASUS: informações de saúde – estatísticas vitais. Disponível em: www.datasus.gov.br

7. Mann DL, Zipes DP, Libby P, Bonow RO. Braunwald's heart disease: a textbook of cardiovascular medicine, 10 ed.

8. Lakatta EG. Arterial and cardiac aging: major shareholders in cardiovascular disease enterprises. Part III: cellular and molecular clues to heart and arterial aging. Circulation. 2003;107;490-497.

9. Lakatta EG, Sollott SJ. Perspectives on mammalian cardiovascular aging: humans to molecules. Comp Biochem Physiol A Mol Integr Physiol. 2002;132:699-721.

10. Malachias MVB, Souza WKSB, Plavnik FL, Rodrigues CIS, Brandão AA, Neves MFT, et al. 7ª Diretriz brasileira de hipertensão arterial. Arq Bras Cardiol. 2016;107(3Supl.3):1-83

11. Ibanez B, James S, Agewall S, Antunes MJ, Balbuciar-Ducci C, Bueno H, et al. 2017 ESC Guidelines for the management of acute myocardial infarction in patients presenting with ST-segment elevation: The Task Force for the management of acute myocardial infarction in patients presenting with ST-segment elevation of the European Society of Cardiology (ESC). Eur Heart J. 2017.

12. Fraticelli A, Josephson R, Danziger R, et al. Morphological and contractile characteristics of rat cardiac myocytes from maturation to senescence. Am J Physiol. 1989;257:H259-H265.

13. Virdis A, Bruno RM, Neves MF, Bernini G, Taddei S, Ghiadoni L. Hypertension in the elderly: an evidence-based review. Curr Pharm Des. 2011;17(28):3020-31.

14. Nessler J, Skrzypek A. Chronic heart failure in the elderly: a current medical problem. Pol Arch Med Wewn. 2008;118(10):572-80.

15. Seki A, Fishbein MC. Age-related cardiovascular changes and diseases. Cardiovascular pathology, 4. ed.; 2016. p. 57-83.

16. Nishimura RA, Otto CM, Bonow RO, Carabello BA, Erwin JP 3rd,Guyton RA, et al. 2014 AHA/ACC guideline for the management of patients with valvular heart disease: a report of the American College of Cardiology/American Heart Association Task Force on Practice Guidelines. Circulation. 2014;129(23):2440-92.

17. Fried LP, Tangen CM, Walston J, Newman AB, Hirsch C, Gottdiener J, et al. Frailty in older adults: Evidence for a phenotype. Journals of Gerontology: Series A: Biological Sciences and Medical Sciences. 2001;56:M146-M156.

18. Morley JE, Vellas B, van Kan GA, Anker SD, Bauer JM, Bernabei R, et al. Frailty consensus: a call to action. J Am Med Dir Assoc. 2013;14(6):392-7.

19. Santos-Eggimann B, Cuenoud P, Spagnoli J, Junod J. Prevalence of frailty in middle-aged and older community-dwelling Europeans living in 10 countries. Journals of Gerontology: Series A: Biological Sciences and Medical Sciences. 2009;64:675-81.

20. Moreira VG, Lourenço RA. Prevalence and factors associated with frailty in an older population from the city of Rio de Janeiro, Brazil: the FIBRA-RJ Study. Clinics (Sao Paulo). 2013;68(7):979-85.

21. Frisoli A Jr, Ingham SJ, Paes ÂT, Tinoco E, Greco A, Zanata N, et al. Frailty predictors and outcomes among older patients with cardiovascular disease: Data from Fragicor. Arch Gerontol Geriatr. 2015;61(1):1-7.

22. Rockwood K. Frailty and its definition: a worthy challenge. J Am Geriatr Soc. 2005;53(6):1069-70.

23. Bandeen-Roche K, Xue QL, Ferrucci L, Walston J, Guralnik JM, Chaves P, et al. Phenotype of frailty: characterization in the women's health and aging studies. J Gerontol A Biol Sci Med Sci. 2006;61:262-6.

24. Di Napoli M, Papa F. Villa Pini Stroke Data Bank. I. Inflammation, hemostatic markers, and antithrombotic agents in relation to long-term risk of new cardiovascular events in first-ever ischemic stroke patients. Stroke. 2002;33:1763-71.

25. Woods NF, LaCroix AZ, Gray SL, Aragaki A, Cochrane BB, Brunner RL, et al. Women's health. Frailty: emergence and consequences in women aged 65 and older in the Women's Health Initiative Observational Study. J Am Geriatrics Soc. 2005;53:1321-30.

26. Frisoli Jr A, Inghan S, Borges J, Goncalves I, Carvalho AC. Fragilidade aumenta a incidência de morte precoce em idosos ambulatoriais com doenças cardiovasculares no estudo SARCOS. Revista da Socesp. 2018;28(3):332-39.

27. Faber MJ1, Bosscher RJ, Chin A Paw MJ, van Wieringen PC. Effects of exercise programs on falls and mobility in frail and pre-frail older adults: A multicenter randomized controlled trial Arch Phys Med Rehabil. 2006;87(7):885-96.

28. Laosa O, Alonso C, Castro M, Rodriguez-Manas L. Pharmaceutical interventions for frailty and sarcopenia. Curr Pharm Des. 2014;20(18):3068-82.

29. Morley JE. Pharmacologic options for the treatment of sarcopenia. Calcif Tissue Int. 2016;98(4):319-33.

30. Puts MT, Toubasi S, Andrew MK, Ashe MC, Ploeg J, Atkinson E, et al. Interventions to prevent or reduce the level of frailty in community-dwelling older adults: a scoping review of the literature and international policies. Age Ageing. 2017;(12):345-9.

Capítulo 2

Doença cardiovascular em mulheres

Otavio Celso Eluf Gebara
Elizabeth Regina Giunco Alexandre

Pontos-chave

- As doenças cardiovasculares representam importante causa de morbidade e mortalidade em mulheres, principalmente após a menopausa.
- O diagnóstico das doenças cardiovasculares é menos preciso em mulheres e por isso novas tecnologias podem representar valioso auxílio.
- O controle e tratamento dos fatores de risco representam importante abordagem preventiva, com destaque para o combate ao sedentarismo, controle da hipertensão e a utilização de estatinas em grupos de médio/alto risco.
- A terapêutica de reposição hormonal após a menopausa não é uma abordagem preventiva/terapêutica nas doenças cardiovasculares, pelo menos nas doses e vias estudadas até a atualidade.

Introdução

A despeito de enormes avanços no diagnóstico, entendimento dos mecanismos e tratamento, as doenças cardiovasculares (DCV) continuam sendo a principal causa de morbidade e mortalidade em mulheres acima de 50 anos de idade. Nas últimas décadas, estudos epidemiológicos com grandes populações e estudos clínicos controlados que incluíram números adequados de mulheres, permitiram importantes avanços na prática clínica. Há inúmeras especificidades da DCV na comparação entre homens e mulheres e essas se devem tanto ao sexo (fator biológico) quanto ao gênero (fator sociocultural). As diferenças se devem a variáveis nos fatores de risco, na fisiopatologia e nas estratégias de diagnóstico e tratamento para prevenção primária ou secundária.

De acordo com o Ministério da Saúde, o Infarto e o acidente vascular cerebral (AVC) são as principais causas de morte em mulheres no Brasil.[1] O Brasil ocupa a sexta posição no *ranking* mundial de taxas de mortalidade por DCV em mulheres, contabilizando 205 mortes por 100.000 habi-

tantes, ficando apenas atrás de países do leste europeu.[2] Os Estados Unidos ocupam a décima posição com 119,6 mortes por 100.000 habitantes. As mulheres apresentam fatores de risco específicos para o desenvolvimento de doenças cardiovasculares, tais como as variações hormonais, a gestação e a menopausa. Neste capítulo abordaremos aspectos particulares da DCV em mulheres, com foco específico em doença isquêmica do coração (DIC) e AVC.

Provavelmente o maior obstáculo à melhor abordagem da DCV no sexo feminino deriva do fato de que, ainda na atualidade, um percentual bastante expressivo de mulheres não reconhece a doença cardiovascular como importante fator de morbi/mortalidade. Em um período de 12 anos, o percentual de mulheres que reconhece a importância das DCV aumentou signficativamente de 1997 até recentemente, mas ainda quase 50% não reconhece o risco (Figura 1).[3] Em 1997, câncer era citado como a principal causa de morte, e em segundo lugar DCV. Mulheres negras são as que menos citaram as DCV como o mais importante.[3]

Doença isquêmica do coração

Evidências científicas demonstram que existem diferenças entre os sexos quanto a fisiopatologia, apresentação clínica, encaminhamento para cuidados e tratamento da doença isquêmica cardíaca, resultando em diferente prognóstico e evolução clínica. Até recentemente pouco se reconhecia a respeito dessas particularides, mas felizmente este quadro começou a se modificar.[4]

O risco de desenvolver doença arterial coronariana (DAC) aos 40 anos de idade é de 49% em homens e de 32% em mulheres, sendo a média de idade de ocorrência de um primeiro evento de 65,8 anos para homens e de 70,4 anos para mulheres.[2] Este aumento se processa temporalmente de maneira diferente nos sexos (Figura 2). Nas mulheres, este aumento se torna mais acentuado em idade mais avançada que nos homens, de forma que a diferença de incidência entre os sexos diminui com o avançar da idade.[2,4] É interessante notar que as mulheres apresentam as manifestações clínicas (angina e infarto do miocárdio) em média 10 a 15 anos mais tardiamente que os homens.[5] Especula-se se este fato se deve à proteção estrogênica, que está presente em mulheres até a idade da menopausa, ou se ela é decorrente de um efeito pró-aterogênico dos hormônios sexuais masculinos.

Existe carência de informações epidemiológicas abrangentes a respeito do desenvolvimento e prevenção das DCV em mulheres e, provavelmente, o melhor entendimento do papel dos fatores de risco e da fisiopatologia permitiria uma adequação de medidas que alterassem a evolução dessas doenças.

Menopausa e doença cardiovascular

A parada na produção estrogênica pelo ovário promove alterações no perfil lipídico, como a elevação de colesterol total, LDL colesterol e triglicérides. A menopausa precoce, principalmente induzida cirurgicamente, teria esses efeitos mais pronunciados, causando um potencial aumento no risco de infarto do miocárdio.[5,6]

De fato, em mulheres da mesma faixa etária, a DAC ocorre duas a três vezes mais em mulheres após a menopausa do que naquelas na pré-menopausa. Entre 45 e 64 anos 1:9 mulheres têm alguma forma de DCV, enquanto esta relação passa a 1:3 após 65 anos de idade. A cada década de vida, a taxa

de mortalidade no sexo feminino aumenta de três a cinco vezes.[5,6] Estudos das décadas de 1950 e 1960 descreveram que a menopausa precoce estava associada a aumento de DAC. O estudo de Framingham comparou a incidência de DCV em mulheres na pré e pós-menopausa em quatro faixas etárias. Foi demonstrado que quanto mais jovem a mulher, maior o risco de DCV se a mulher estivesse no climatério.[6] Esse risco diminuía em faixas etárias mais avançadas, mostrando o maior impacto da menopausa na jovem. Mais recentemente, Schouw et al. demonstraram que, quanto mais precocemente a mulher entrava no período pós-menopausa, maior o risco anual de eventos cardíacos.[7]

Epidemiologia

Nos Estados Unidos, a taxa anual de mortalidade, após um primeiro evento coronariano, para homens é de 7:1000 entre 35 e 44 anos, e 68:1000 entre 85 e 94 anos. Para mulheres, a taxa é semelhante, somente ocorrendo cerca de 10 anos mais tardiamente, como já descrito. Até os 75 anos de idade, mais eventos por DIC ocorrem em homens quando comparados às mulheres, enquanto maior proporção de eventos por insuficiência cardíaca ocorre em mulheres.[2] Nos países ocidentais, incluindo o Brasil, houve declínio das taxas de mortalidade por DCV (cardíaca e cerebrovascular) nas últimas décadas.[8,9] Porém, este declínio foi mais pronunciado na população masculina do que na feminina. Nos Estados Unidos, nas últimas duas décadas houve declínio de 31% na mortalidade por doença cardiovascular global (Figura 3).[2,10] Porém, recentemente esse declínio estabilizou, principalmente em faixas etárias < 55 anos.[11]

No caso particular do Brasil, existem diferenças regionais importantes,[8,9] em que capitais como Brasília mostraram tendência de aumento, e Porto Alegre, Curitiba e Rio de Janeiro

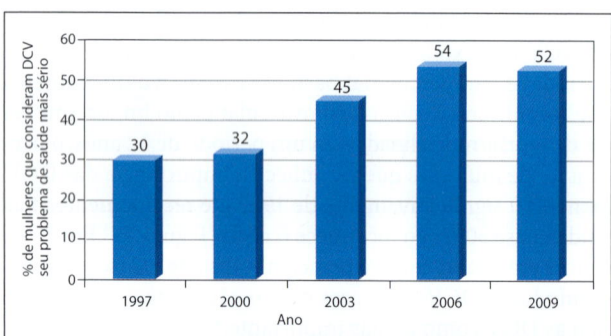

Figura 1 Percentual de mulheres nos Estados Unidos que reconhece que as doenças cardiovasculares representam a principal causa de morte no sexo feminino.[3]

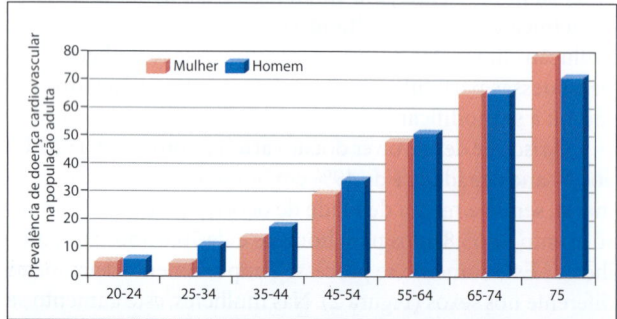

Figura 2 Prevalência de doenças cardiovasculares por faixa etária nos Estados Unidos segundo American Heart Association – atualização de 2017.[2]

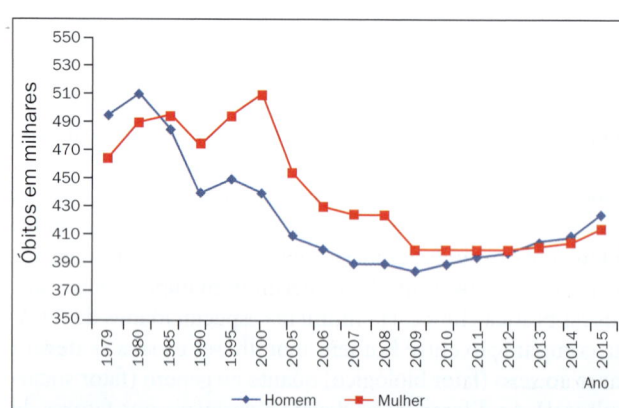

Figura 3 Taxa de mortalidade por doença cardiovascular nos sexos de 1979 a 2015. Nota-se redução mais acentuada no sexo masculino até os anos 2000, quando então começou uma redução significativa no sexo feminino. Recentemente, houve uma tendência de estagnação na queda e até uma tendência de elevação.
Fonte: adaptada de Wilmot et al., 2015.[11]

apresentaram tendência de queda nas taxas de mortalidade. No caso de São Paulo, houve tendência de queda em alguns grupos populacionais e de aumento em outros, como por exemplo, o grupo de mulheres com idade entre 40 e 59 anos.

Fisiopatologia

A DAC nas mulheres é menos obstrutiva e cursa mais frequentemente com função ventricular esquerda preservada, porém com altas taxas de isquemia miocárdica e mortalidade maior do que nos homens.[2]

Dados do WISE (*Women's Ischemia Syndrome Evaluation*) e outros estudos mostraram alterações específicas no sexo feminino, relacionadas à DAC como acentuada reatividade coronária, disfunção microvascular, erosão da placa e microembolização distal.[2,12]

O conhecimento recente das alterações anatômicas e funcionais específicas da doença coronariana da mulher e as repercussões sobre diagnóstico e tratamento recomendam que se utilize o termo doença isquêmica do coração (DIC) ao invés de doença arterial coronariana (DAC).[2,13]

A diferença entre homens e mulheres inicia-se pela anatomia coronariana. Estudos que utilizaram angiotomografia comprovaram que a artéria descendente anterior e a coronária direita em geral têm um diâmetro menor nas mulheres e a carga da placa do ateroma também é menor.[14]

Os mecanismos fisiopatológicos da isquemia miocárdica na mulher dependem do local da circulação coronária afetado, se grandes vasos epicárdicos ou pequenos vasos da microcirculação.

Podemos dividir a doença isquêmica do coração de acordo com o território da artéria coronária:[12-15]

- Doenças que acometem o território epicárdico: doença aterosclerótica obstrutiva e não obstrutiva, dissecção de artéria coronária e vasoespasmo.
- Doenças que acometem o território arteriolar: disfunção microvascular e cardiomiopatia do estresse (*takotsubo*).

Doença do território epicárdico

Doença aterosclerótica obstrutiva e não obstrutiva

A doença aterosclerótica coronariana é a patologia geradora de isquemia mais prevalente entre as mulheres e é definida pela presença de obstrução ≥ 50% em pelo menos uma artéria coronária. A doença coronariana não obstrutiva é definida pela presença de placa ≥ 20% e < 50% em pelo menos uma artéria e anatomia coronária normal foi definida como estenose < 20% de acordo com os critérios utilizados no WISE.[12,16]

A ocorrência de alterações não obstrutivas é mais comum entre as mulheres do que entre os homens nos quadros de isquemia crônica e infarto agudo; cerca de um terço das mulheres infartadas não apresentam obstrução no território epicárdico coronariano e até dois terços delas não a apresentam quando avaliadas por dor anginosa.

Estudos com ultrassom intracoronário e tomografia por coerência óptica mostraram que mulheres que sofreram infarto do miocárdio sem lesões significativas na coronariografia tinham doença coronariana não obstrutiva (placas < 50%), com sinais de ruptura da placa em 29% e erosão em 12%, com microembolização distal e edema miocárdico detectado na ressonância magnética.[13,15]

Dissecção de artéria coronária

A dissecção espontânea da artéria coronária é uma importante causa de síndrome coronariana aguda, que pode ocorrer em pessoas jovens, particularmente mulheres, sem doença aterosclerótica ou fatores de risco. A causa da isquemia miocárdica é a obstrução ao fluxo em decorrência da dissecção da íntima e/ou a formação de hematoma intramural. É mais comum do que se pensava e a formação do trombo intramural, porém sem o descolamento da íntima, pode dificultar o diagnóstico angiográfico. A dissecção da artéria coronária é reportada com causa de infarto entre mulheres abaixo dos 50 anos (10 a 30%) e é causa comum de infarto no 3º trimestre da gestação e no puerpério. Outras condições clínicas associadas são vasculopatias não coronarianas, especialmente a displasia fibromuscular, situações de estresse extremo (emocional ou físico), doenças do tecido conjuntivo (síndrome de Marfan, Ehlers-Danlos e síndrome de Loeys--Dietz) e estados inflamatórios sistêmicos. O prognóstico é bom, no entanto a taxa de eventos cardiovasculares futuros é alta e a taxa de recorrência é de 29%.[17]

Vasoespasmo

A angina vasoespástica é uma entidade clínica centrada na hiper-reatividade das artérias epicárdicas a estímulos vasoconstritores.[10] O tabagismo é um grande fator de risco desencadeante do vasoespamo, de particular importância nas mulheres jovens. Está também associado ao fenômeno de Raynaud e enxaqueca como parte de distúrbios vasomotores generalizados.

Estudo realizado em população japonesa mostrou que mulheres abaixo de 50 anos com angina vasoespástica têm pior prognóstico se comparadas com homens. Também foi reportado que mulheres no período pré-menopausal e com angina vasoespástica apresentam variação cíclica da função endotelial de acordo com o ciclo menstrual.[14]

Doenças que acometem o território arteriolar

Doença arterial coronariana microvascular

A doença coronariana não obstrutiva está associada com alta taxa de eventos cardiovasculares maiores, que pode até se aproximar daquele observado na doença coronariana obstrutiva.[12] A presença de doença não obstrutiva deve ser considerada quando sintomas ou sinais de isquemia miocárdica estão presentes, porém sem demonstração de obstrução limitante de fluxo ao miocárdio, mas com outros processos que podem influenciar a relação de oferta/consumo.

O território microvascular compreende arteríolas com diâmetro menor que 100 μm, de localização intramiocárdica, com importante função de regulação do fluxo de acordo com a demanda de oxigênio, promovendo dilatação ou vasoconstrição.[13,15]

A doença microvascular consiste na incapacidade de dilatação das arteríolas frente a situações de demanda de fluxo.

As mulheres também apresentam maior espessamento da parede arteriolar e do raio de difusão relativamente à área corpórea e à largura do cardiomiócito se comparadas aos homens e esta situação também pode predispor a isquemia.[13]

Cardiomiopatia do estresse (takotsubo)

É caracterizada por atordoamento miocárdico gerador de disfunção ventricular sistólica e diastólica transitória. Afeta predominantemente mulheres idosas e é precedida por gatilhos físicos ou emocionais, entretanto, alguns relatos não reportam gatilhos evidentes. Na fase aguda, a apresentação clínica, os achados eletrocardiográficos e os marcadores enzimáticos são similares aos da síndrome coronariana aguda.[18]

A fisiopatologia da cardiomiopatia permanece obscura, porém o papel do eixo cérebro-coração tem sido descrito. Mais da metade dos pacientes com *takotsubo* têm antecedentes de patologias psiquiátricas ou neurológicas e este fato corrobora achados anteriores do envolvimento de pacientes com esta patologia num contexto de hemorragia subaracnóidea, epilepsia, eletroconvulsoterapia, trauma craniano, acidente vascular cerebral, estados de ansiedade e depressão. A microcirculação coronária é inervada por neurônios que se originam no tronco cerebral e mediam a vasoconstrição e tal fato sugere que o atordoamento miocárdico secundário a disfunção microvascular pode ter origem neurogênica.

Achados histopatológicos obtidos do coração de pacientes que tiveram morte súbita durante ataque epiléptico ou hemorragia subaracnóidea são semelhantes àqueles encontrados nos de pacientes que morreram durante um episódio de cardiomiopatia de *takotsubo*.[18]

Dessa forma, no sexo feminino o conceito de que a associação entre grau de estenose coronária e gravidade da doença isquêmica nem sempre explica todos os achados, como já demonstrado, é particularmente verdadeira. Na verdade, segundo conceito proposto por Marzilli et al., a estenose coronária é apenas um fator, dentre vários outros, que leva à isquemia do miocárdio, eventos cardíacos e mau prognóstico (Figura 4).[19]

Fatores de risco

Fatores de risco tradicionais não diferem entre homens e mulheres. Idade, história familiar, hipertensão arterial, diabetes, dislipidemia, tabagismo e sedentarismo são importantes preditores de risco para as mulheres. Entretanto, as mulheres possuem fatores de riscos exclusivos relacionados à gestação, menopausa e às doenças autoimunes.

Constituem fatores de risco modificáveis para as DCV o tabagismo, o sedentarismo, a obesidade abdominal, a hipertensão arterial sistêmica (HAS), o diabete melito, os níveis elevados de LDL-colesterol e níveis reduzidos de HDL-colesterol, entre outros.

O estudo epidemiológico Inter Heart[20] identificou os fatores de risco para o infarto do miocárdio em várias populações do mundo. Observou-se que os fatores de risco são os mesmos para homens e mulheres, porém, o impacto da presença de HAS ou diabete melito é maior em mulheres do que em homens. Por outro lado, o impacto protetor do exercício e da ingesta moderada de álcool é mais evidente em mulheres do que em homens. Este estudo salientou que fatores emocionais (estresse) também representam um fator de risco. É interessante salientar que os fatores de risco modificáveis representaram 94% do risco de um infarto do miocárdio na população de mulheres do estudo.[20]

Descreveremos alguns aspectos importantes em relação a alguns dos principais fatores de riscos cardiovasculares na mulher.

Tabagismo

A prevalência de tabagismo nos Estados Unidos em 2012 para mulheres acima de 18 anos é de 18,1%.[2] No Brasil esta prevalência apresenta tendência de queda em cidades do Sul e Sudeste e aumento em cidades do Centro-Oeste e Norte.[10] Nos últimos 15 anos houve redução de 37% nos homens e 32% em mulheres. Segundo dados da Vigilância de Fatores de Risco e Proteção para Doenças Crônicas por Inquérito Telefônico (VIGITEL) divulgados em abril de 2016, o número

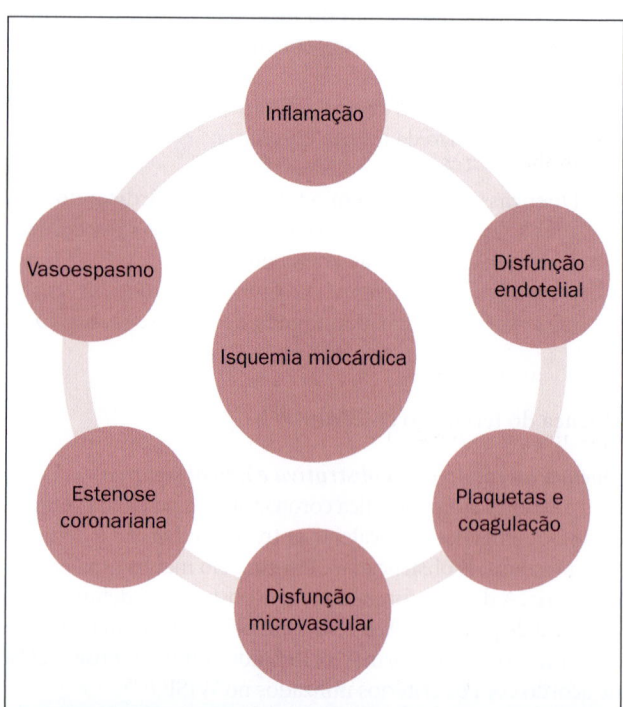

Figura 4 Modelo segundo Marzilli et al., que demonstra vários fatores, além da estenose coronária, que contribuem para a isquemia miocárdica. No sexo feminino, a contribuição destes outros fatores é particularmente mais importante do que nos homens.[19]

de fumantes no Brasil, acima de 18 anos de idade vem caindo nos últimos 10 anos. Entre os homens, o percentual de fumantes, com mais de 18 anos, ficou em 12,7% e entre as mulheres, 8,0%.[21]

O risco de morte por DCV aumenta em 31% entre as mulheres expostas ao tabaco no trabalho ou no lar, sendo este considerado o principal fator de risco modificável de morbidade e mortalidade cardiovascular. Cerca de 13,7% das mortes cardiovasculares ocorridas nos últimos anos nos Estados Unidos podem ser atribuídas ao tabagismo.[2]

O hábito de fumar está presente em mais da metade dos infartos do miocárdio em mulheres na idade adulta. O Nurses' Health Study quantificou um risco 5,5 vezes maior de DAC fatal em mulheres que fumavam 25 cigarros/dia e duas vezes maior o risco de IAM não fatal e morte cardiovascular para as fumantes de um a quatro cigarros/dia, em relação às não fumantes.[22]

Entretanto, ressaltamos que a redução do hábito de fumar tem ocorrido de forma significativa no mundo, mais de 40% desde 1965 e em torno de 12,5% entre 1980 e 2002 nos Estados Unidos.[2]

Dislipidemia

A dislipidemia é um reconhecido fator de risco para DCV, sendo que o climatério tem profundo efeito sobre o metabolismo das lipoproteínas. A menopausa produz um perfil pró-aterogênico, caracterizado principalmente pela elevação do colesterol total em aproximadamente 15%, associada ao aumento do LDL-C em 25%. No período de climatério pós-menopausal, pode ocorrer redução dos níveis de HDL-C em até 25%.[10]

Níveis de triglicérides > 150 mg/dL e HDL > 50 mg/dL são componentes da dislipidemia que caracteriza a síndrome metabólica, apresentando maior impacto na incidência de DCV em mulheres do que em homens, especialmente aquelas na fase de menopausa.[10]

Sedentarismo

A prevalência de sedentarismo nas mulheres nos Estados Unidos em 2012 é de 31,0% para a raça branca e 55,2% para a raça negra, superior à prevalência no sexo masculino (28,6 e 44,1% respectivamente).[2] A tendência é de aumento da inatividade física nos últimos anos em ambos os sexos.[23]

O risco de DAC relacionado ao sedentarismo é de 1,5 a 2,4, risco comparado a HAS, dislipidemia e tabagismo.[2,10,23]

Sobrepeso e obesidade

Nos Estados Unidos, a prevalência de sobrepeso e obesidade para mulheres em 2010 era de 64% e de obesidade isolada de 36%, sendo que, em negras, este percentual é superior a 80%. Mais da metade das mulheres nos Estados Unidos acima de 40 anos de idade são obesas e mais de 80% têm sobrepeso.[2]

O Nurses' Health Study em oito anos de acompanhamento, demonstrou associação direta entre o aumento de massa corpórea (IMC ≥ 29 kg/m^2) e a incidência de 70% dos casos de infarto não fatal, morte por DCV e angina, após ajuste para idade e tabagismo.[24]

No climatério há aumento de peso, principalmente relacionado à redução do metabolismo basal, redução da atividade física regular, aumento na ingesta de alimentos calóricos, e a depressão. A prevalência de síndrome metabólica em adultos nos Estados Unidos é de 23,7%, valor semelhante para homens (24,0%) e mulheres (23,4%). Sua presença aumenta o risco de diabete melito e DCV, bem como o de mortalidade cardiovascular e por todas as causas.[2,10] A obesidade, especialmente a abdominal, aumenta o risco cardiovascular na mulher e este risco se eleva progressivamente com o incremento do peso. Entretanto, dados de literatura demonstram redução dos parâmetros de obesidade com o emprego da terapêutica de reposição hormonal (TRH).[25]

Diabete melito

A prevalência de diabete melito nos Estados Unidos atingiu níveis de 8,3% em 2012, tendo aumentado em 54% entre 1994-2002, em cerca de 61% desde 1990 e em aproximadamente 8,2% entre 2000-2001, tendo, ainda, apresentado um impacto muito maior para a DCV no sexo feminino.[2] Aproximadamente 8,8% das mortes por DCV podem ser atribuídas à elevação dos níveis glicêmicos.

No Brasil, sua prevalência é em torno de 7,6% para a faixa etária 30-69 anos, com igual distribuição entre os sexos. Em São Paulo, estado de maior prevalência, a diabete melito atinge cifras de 9,66%, sendo a segunda causa relacionada descrita em atestados de óbito, perdendo somente para a causa cardiovascular.[26]

A diabete melito confere um risco três a sete vezes maior de DAC para mulheres quando comparadas às não diabéticas, diferentemente dos homens em que o risco é somente duas a três vezes maior; e confere ainda um risco de 1,8 a 6 vezes maior para acidente vascular encefálico e doença vascular periférica.[15] Não só o quadro estabelecido de diabete melito, mas a intolerância à glicose, resistência insulínica e hiperinsulinemia aumenta a ocorrência de DCV, sendo o nível sérico de insulina identificado como um fator de risco independente para DAC.[15]

Com a menopausa, a tolerância à glicose, medida por teste de sobrecarga, não se altera; entretanto, há uma redução na secreção pancreática de insulina, compensada por uma hiperinsulinemia. Assim, com o envelhecimento, há uma contínua queda da sensibilidade à insulina, relacionada à idade, atenuada quando a TRH é empregada, segundo estudos observacionais.[27]

Em mulheres com diabetes tipo 2, possíveis benefícios secundários em diferentes estudos têm sido demonstrados com a TRH, por meio da redução de glicemia de jejum e hemoglobina glicada.[27]

A presença de DCV, ajustada para a idade, em mulheres com diabetes, é duas vezes maior do que para mulheres sem diabetes, sendo que a taxa de hospitalização em mulheres com diabetes é quatro vezes maior e a taxa de morte cardíaca, três a sete vezes maior.[2]

Síndrome metabólica

A prevalência de síndrome metabólica em adultos nos Estados Unidos é de 23,7%, semelhante para homens (24,0%) e mulheres (23,4%). Sua presença aumenta o risco de diabete melito e DCV, bem como o de mortalidade cardiovascular e por todas as causas.[2]

Hipertensão arterial sistêmica

A prevalência da HAS aumenta progressivamente com a idade, sendo superior a 50% entre os idosos. Até os 55 anos de idade, um maior percentual de homens tem HA, dos 55-74 anos o percentual de mulheres é discretamente maior, e acima dos 75 anos, o predomínio no sexo feminino é significativamente superior.[2] Assim, cerca de 80% das mulheres, eventualmente, desenvolverão HAS na fase de menopausa e a incidência de HAS aumenta tanto com a idade quanto com o início da fase pós-menopausa. Staessen et al. sugerem que a pós-menopausa seja acompanhada por elevação da pressão arterial sistólica, diastólica e pressão de pulso, independente da idade, resultando em mais alta prevalência de HAS em mulheres na pós-menopausa em comparação à pré-menopausa.[28]

A HAS contribui para cerca de 40,6% de todos os eventos cardiovasculares e cerca de 45% dos casos de infarto não diagnosticados, em mulheres, elevando o risco de DAC em quatro vezes quando comparada a mulheres normotensas.[2]

A presença da associação de fatores de risco à HAS, muitas vezes na síndrome metabólica, como a dislipidemia, resistência insulínica, intolerância à glicose e a obesidade abdominal, aumentam o potencial aterogênico e tem sido considerada um dos mecanismos mais importantes da DCV em mulheres. Assim, o tratamento anti-hipertensivo farmacológico, concomitante às modificações nos hábitos de vida aqui relacionadas, tem sido demonstrado como uma intervenção significativa para a prevenção de eventos coronarianos em mulheres hipertensas.

Vários mecanismos são responsáveis pela elevação dos níveis tensionais, independente do descontrole hormonal com déficit de estrogênio. A ativação do sistema renina-angiotensina-aldosterona, em especial seu aumento demonstrado pelos níveis séricos de angiotensina-II em mulheres na pós-menopausa, parece ser muito importante.[28]

Até os dias de hoje, na literatura científica, a questão se a pressão arterial se eleva independentemente da idade na menopausa ainda não foi conclusivamente respondida. Alguns estudos longitudinais sugerem que a menopausa, por si só, não é associada à elevação da pressão arterial, embora a demonstração de elevada incidência da HAS em outros estudos longitudinais ou cruzados reportem associação positiva.[29]

Felizmente em países como os Estados Unidos a detecção e o controle da hipertensão vem melhorando nas últimas décadas.[2,10]

Fatores de risco emergentes

São fatores agravantes que acrescentam risco aos fatores de risco tradicionais, porém ainda não foram incorporados nos escores habituais de avaliação de risco.[30]

Parto prematuro

O parto prematuro (PP), definido como o nascimento abaixo das 37ª semanas de gestação, complica de 5 a 12,7% dos partos em todo o mundo. As causas subjacentes e os mecanismos não são ainda completamente compreendidos e os principais mecanismos sugerem inflamações, infecções e doenças vasculares. O parto prematuro espontâneo está associado com um risco 3 vezes maior de morte futura por DCV materna em comparação com um parto a termo. Uma revisão recente se concentra em três áreas-chave para avaliar criticamente a associação de PP e risco futuro de DCV materna: a) fatores de risco para DCV; b) biomarcadores inflamatórios; e c) formas específicas de disfunção vascular (disfunção endotelial e rigidez arterial) e mecanismos pelos quais cada um pode estar ligado ao PP. A associação de PP com o subsequente risco futuro de DCV materna sugere que a resposta anormal da mulher à gravidez pode servir como seu primeiro teste de estresse fisiológico.[2,15,30]

O parto abaixo da 34ª semana de gestação sinaliza um risco cardiovascular maior.[2,15]

Doença hipertensiva da gestação

Inclui hipertensão gestacional (PA > 140 x 90 após 20ª semana), hipertensão crônica (< 20ª semana) e pré-eclâmpsia (PA > 140 x 90; proteinúria 0,3 g/24h, > 20ª semana, lesão de órgão-alvo). O risco cardiovascular persiste até tardiamente.[30]

Estudos em mulheres que tiveram pré-eclâmpsia apontam que o risco relativo (RR) para doença cardiovascular futura é de:

- 3,7 (95% IC; 2,70-5,05) para hipertensão até 14 anos após a gestação.
- 2,16 (95% IC; 1,86-2,52) para doença isquêmica do coração (DIC), até 12 anos após a gestação.
- 1,81 (95% IC; 1,45-2,27) para AVC, até 10 anos após a gestação.
- 1,79 (95% IC; 1,37-2,33) para TEV, até 5 anos após a gestação.

O risco também foi reconhecido pela American Heart Association, que agora recomenda a avaliação do histórico reprodutivo em todas as mulheres como avaliação inicial do risco de DCV.[2,30]

Diabetes gestacional

O diabetes gestacional (DMG) é definido como diabetes recém-diagnosticado no 1º trimestre da gestação.

O DMG aumenta o risco futuro para o desenvolvimento de DM2 em 7 vezes, dobra o risco futuro para DCV futura e quadruplica o risco futuro para doença isquêmica do coração.[30]

Doença autoimune: artrite reumatoide (AR)/lúpus (LES)

A inflamação desempenha um papel fundamental na progressão da DCV, contribuindo diretamente para a formação da ruptura da placa, promovendo o aumento da mortalidade por DCV aterosclerótica.[15,30]

As doenças autoimunes, mais comuns em mulheres, são também consideradas fatores de risco sexo-específicos.

Os mecanismos fisiopatológicos se devem à presença de citoquinas pró-inflamatórias que agem como aceleradores do processo de aterosclerose. Fisiopatologia: disfunção endotelial e dano microvascular/disfunção microvascular coronariana.

São mais prevalentes no sexo feminino (AR = 2,5 mulheres: 1 homem e LES = 9 mulheres:1 homem).

AR: RR 2 a 3 para IM e 50% para AVC.

LES: RR 9 a 50 para IM (série de caso/controle).

Os escores de risco subestimem o risco das doenças autoimunes. Entretanto, a European League Against Rheumatism (EULAR) sugere multiplicar por 1,5 o valor obtido nos escores tradicionais. Nem a European Society of Cardiology (ESC) nem a American Heart Association/ American College of Cardiology (AHA/ACC) estabeleceram diretrizes de triagem nesta população.

Radioterapia (RXT) e quimioterapia (QXT)

A radiação e a quimioterapia mostraram aumentar diretamente risco de DCV. A radioterapia para câncer de mama aumenta a taxa de ocorrência de isquemia miocárdica e a exposição gera efeito imediato, dose-dependente e persiste por 20 anos. RXT pode também induzir à doença valvar e cardiomiopatia.[30]

A quimioterapia induz cardiotoxicidade dose-dependente; pode ocorrer com agentes tipo 1 (grupo da antracicilina) e tipo 2 (grupo do trastuzumabe).[1]

As principais recomendações incluem um histórico inicial e físico antes do início da quimioterapia/radioterapia e monitorização seriada de troponina, peptídeo natriurético e da fração de ejeção do ventrículo esquerdo enquanto em tratamento.[2,15,30]

Diretriz da European Association of Cardiovascular Imaging and the American Society of Echocardiography recomenda avaliação baseada em sinais e sintomas e vigilância com ecocardiograma durante 5 anos em pacientes de alto risco.

Depressão

Os transtornos depressivos são mais comuns entre as mulheres e a prevalência aumenta durante a transição menopausal. É reconhecida como um fator de risco para o desenvolvimento de doença isquêmica do coração.

A evidência é limitada, porém um fator de risco mais importante entre mulheres jovens (categoria pouco representada em ensaios de DCV), pois se trata de um grupo com altas taxas de mortalidade pós-IAM.[30]

O rastreamento da depressão em mulheres na meia-idade é importante em decorrência da interação entre a saúde psicossocial e a saúde cardiovascular. Não são apenas os pacientes com transtorno depressivo maior que têm risco aumentado de doença cardíaca, mas pacientes com DCV com depressão têm mais desfechos desfavoráveis, incluindo morte, do que pacientes sem depressão.

As diretrizes da Sociedade Europeia de Cardiologia 2016 discutem a depressão no contexto de estresse psicossocial e recomendam duas questões iniciais para aquelas pacientes consideradas de alto risco cardiovascular: "Você se sente deprimida e sem esperança?", "Você perdeu interesse e prazer na vida"?[31]

Estratificação de risco

Indivíduos assintomáticos, porém mais predispostos para o desenvolvimento da doença cardiovascular, devem ser estratificados quanto ao risco cardiovascular para que estratégias de prevenção efetiva sejam desenvolvidas assim como a correta definição de metas terapêuticas.

Vários modelos foram desenvolvidos com esta finalidade. O primeiro deles foi o *Framingham Risk Score* em 1998, posteriormente revisado em 2008, contudo subestimava o risco nas mulheres. Em 2007 seguiu-se o *Reynolds Risk Score* específico para as mulheres, incluía a PCR ultrassensível e a história familiar, mas também falhou.

Em 2013, o ACC/AHA lança uma diretriz para avaliação de risco cardiovascular, a *Pooled Cohort Equation* que prevê o risco cardiovascular para 10 anos e o Lifetime Risk.[5]

A Atualização da Diretriz Brasileira de Dislipidemias publicada em 2017[23] recomenda o uso do Escore de Risco Global (ERG) que estima o risco de infarto do miocárdio, AVC ou insuficiência cardíaca, fatais ou não fatais, ou insuficiência vascular periférica em 10 anos. Ele deve ser utilizado na avaliação inicial, ou mesmo em pacientes em uso de estatinas, entre os indivíduos que não foram enquadrados nas condições de muito alto ou alto risco. Não há até o momento um escore de risco satisfatório para a real avaliação de risco da mulher pois nenhum deles contempla todos os fatores de risco comentados neste capítulo. De forma geral, podemos recomendar a Calculadora para Estratificação de Risco Cardiovascular referendada pela Sociedade Brasileira de Cardiologia por ser a mais recentemente publicada.

Apresentação clínica da doença arterial coronariana

Estudos recentes têm demonstrado que existem diferenças na história natural da DAC, apresentação clínica e prognóstico após um evento coronariano agudo, entre homens e mulheres.

Enquanto aproximadamente dois terços dos homens apresentam como primeira manifestação da DAC o infarto do miocárdio ou morte súbita, 50% das mulheres se apresentam com quadro de angina *pectoris* (Figura 5).[32]

Além disso, 50% dos homens apresentam o infarto do miocárdio como primeira manifestação da DAC, enquanto 64% das mulheres não reportaram nenhum sintoma antes do evento cardíaco.[2]

Existe maior porcentagem de mulheres com dor precordial típica e coronárias sem obstruções à cinecoronariografia do que homens. Porém, em mulheres mais idosas, a dor precordial típica foi tão preditiva de doença aterosclerótica epicárdica quanto em homens.[33]

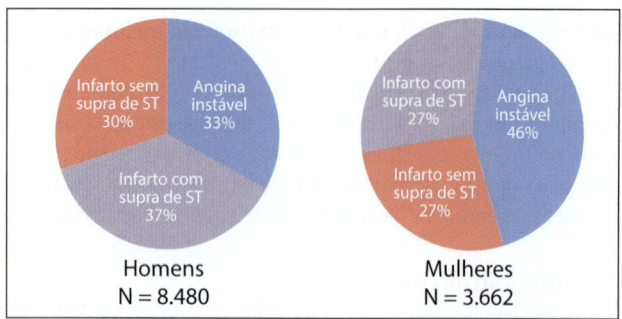

Figura 5 Apresentação clínica das síndromes coronarianas agudas conforme os sexos.
Adaptado de Hochman et al.[32]

De fato, quando comparadas com os homens, mulheres com infarto do miocárdio se apresentam mais frequentemente com quadro clínico de dispneia, dor nas costas, náusea/vômitos e dor na mandíbula. Além disso, as mulheres referem mais dor precordial ao estresse e atividades diárias e não aos esforços quando comparadas com homens da mesma idade (Tabela 1).[34]

Tabela 1 Quadro clínico de infarto do miocárdio em mulheres
Apresentação clínica atípica em mulheres com síndrome coronariana aguda
Dor no pescoço e mandíbula
Dor nos dentes
Dor nas costas
Náusea
Desconforto epigástrico
Palpitação
Dispneia, ortopneia e dispneia paroxística noturna
Pré-síncope/síncope

É interessante notar, no entanto, que no estudo de Framingham, a taxa de infarto do miocárdio silencioso foi maior em mulheres que homens (Tabela 2), reforçando a ideia de que o diagnóstico em mulheres pode ser mais difícil.[5]

Tabela 2 Porcentagem de infarto do miocárdio silencioso conforme os sexos no acompanhamento de longo-prazo do Framingham Heart Study[5]		
Idade (anos)	Homem (%)	Mulher (%)
30-44	29	–
45-54	18	41
55-64	25	31
65-74	25	35
75-84	42	36
85-95	33	46
Média	28	35

Diagnóstico

Em geral o diagnóstico da DAC em mulheres apresenta maiores dificuldades do que em homens. A apresentação clínica atípica como descrita acima e a menor especificidade dos testes não invasivos tornam o diagnóstico menos preciso. Diversos estudos demonstram que alterações no segmento ST, defeitos de perfusão na cintilografia ou alterações da motilidade de ventrículo esquerdo no ecocardiograma com estresse têm valor mais limitado em mulheres do que em homens (Tabela 3).[35]

As diversas modalidades de exames serão discutidas em maiores detalhes em outros capítulos deste livro. Merece uma citação especial a identificação da calcificação coronariana por meio da tomografia computadorizada que permite, além da suspeita diagnóstica, a tomada de medidas preventivas mais efetivamente. Novas fronteiras de investigação incluem a avaliação da disfunção endotelial por meio da reatividade vascular em artéria braquial e a avaliação do metabolismo miocárdico pela espectroscopia por ressonância magnética.[30,36,37]

Tabela 3 Sensibilidade e especificidade de métodos não invasivos no diagnóstico da doença arterial coronariana em mulheres sem diagnóstico confirmado em comparação com angiografia coronariana. Comparações com o sexo masculino[37]			
Teste	Sensibilidade (%)	Especificidade (%)	Comparação do teste com homens
Teste ergométrico	62	68	Menos sensível e menos específico
Ecocardiograma de estresse	79	83	Menos sensível e mais específico
Cintilografia do miocárdio	81	78	Menos sensível e mais específico
Ressonância magnética	72	84	Dados pouco conclusivos
Angiotomografia de coronarianas	94	87	Menos sensível e mais específico

Prognóstico

De modo geral, a letalidade do infarto do miocárdio é maior em mulheres do que em homens, observação que se mantém válida tanto no momento intra-hospitalar quanto no longo prazo (Figura 6).[2,38]

Além disso, é importante salientar que existem diferenças de letalidade conforme a idade. Em pacientes com menos de 50 anos de idade, a taxa de mortalidade no curto prazo é o dobro para mulheres quando comparadas com homens da mesma idade[39]. Em idades superiores a 74 anos, a diferença entre os sexos desaparece; esta observação nos leva a crer que a idade não seria o único fator a explicar essa maior letalidade. De fato, Passos et al. mostram que a letalidade intra-hospitalar em mulheres com IAM continuava maior em mulheres do que em homens, mesmo após ajuste estatístico para a idade e comorbidades.[40]

Diversos fatores podem explicar esta maior letalidade entre as mulheres, como a idade mais avançada em que ocorre o evento, a apresentação clínica menos "clássica" que retarda o início do tratamento, a presença de comorbidades como diabete melito, a maior insuficiência ventricular esquerda observada e, até mesmo, diferenças na abordagem terapêutica.[41]

Tratamento da doença arterial coronariana

Ao longo de anos, observou-se que as mulheres recebiam menos frequentemente terapêuticas consideradas ideais como AAS, betabloqueadores, estatinas e terapêuticas de reperfusão. Apesar deste fato, estas terapêuticas eram igualmente eficazes em ambos os sexos. Felizmente este quadro vem se modificando nos últimos anos, quando registros como CRUSADE e ACTION-*Get With The Guidelines* demonstraram que as diferenças hoje em dia estão quase inexistentes.[42]

Abordagem preventiva

Abordagem não farmacológica deve ser enfatizada em todas as mulheres, especialmente seguindo recomendações agressivas para o controle dos fatores de risco como a interrupção do hábito de fumar, aumento da atividade física e manutenção do peso ideal.[40]

As modificações dos hábitos de vida preconizados pelas diretrizes incluem redução de peso com dieta pobre em gorduras saturadas (< 7% calorias diárias), dieta pobre em colesterol (< 200 mg/dia) e atividade física regular (mínimo de 30 minutos de atividade aeróbica diária).[40]

Dislipidemia

A abordagem inicial deve considerar qual a fração lipídica a ser modificada, qual percentual de redução deve ser alcançado e a eficácia do fármaco escolhido.[40]

Grandes estudos clínicos controlados[43] mostraram os benefícios das medicações hipolipemiantes, principalmente as estatinas, na redução de eventos cardiovasculares em mulheres. Dentre estes, merecem citação o *Scandinavian Simvastatin Survival Study* (4S), *Cholesterol and Recurrent Events Trial, Air Force/Texas Coronary Atherosclerosis Prevention Study* (AFCAPS/TexCAPS), *Long-term Intervention with Pravastatin in Ischemic disease Study* (LIPID), o *Heart Protection Study* (HPS) e o estudo JUPITER. Todos incluíram um número significativo de mulheres, tanto em prevenção primária quanto secundária, e demonstraram um significativo benefício (redução média de 23% de eventos cardiovasculares) de estatinas na redução de eventos cardiovasculares. O estudo *Prospective Study of Pravastatin in Elderly at Risk* (PROSPER) diferenciou-se dos demais por incluir uma população de faixa etária mais elevada (média de idade de 75 anos), predominantemente do sexo feminino (52%), além de investigar primariamente a função cognitiva, além de eventos cardiovasculares (Figura 7).[43]

Este impacto do uso das estatinas na redução de IAM fatal e não fatal demonstrado por grandes estudos resultou na recomendação das diretrizes do AHA/ACC para o uso deste fármaco como primeira escolha para a redução de LDL-colesterol em mulheres na menopausa.[40,44]

Tratamento do infarto do miocárdio

Com base no estado atual do conhecimento científico, homens e mulheres com infarto do miocárdio devem ser tratados de forma semelhante, seguindo recomendações das diretrizes da Sociedade Brasileira de Cardiologia e de sociedades de cardiologia americanas e europeias. Estudos clínicos randomizados têm demonstrado que a aspirina, betabloqueadores, inibidores da enzima de conversão da angiotensina e estatinas previnem DVC em mulheres de alto risco cardiovascular da mesma forma que em homens. Porém, observa-se, em alguns estudos, que as mulheres recebem, em geral, tratamento mais tardiamente em relação ao início dos sintomas, e frequentemente recebem menos as medicações consideradas fundamentais no tratamento do infarto do miocárdio.[45]

O tratamento trombolítico tem a mesma taxa de patência em 90 minutos e a mesma fração de ejeção do ventrículo esquerdo após tratamento em homens e mulheres, mas a mortalidade em 30 dias é pior em mulheres.[45]

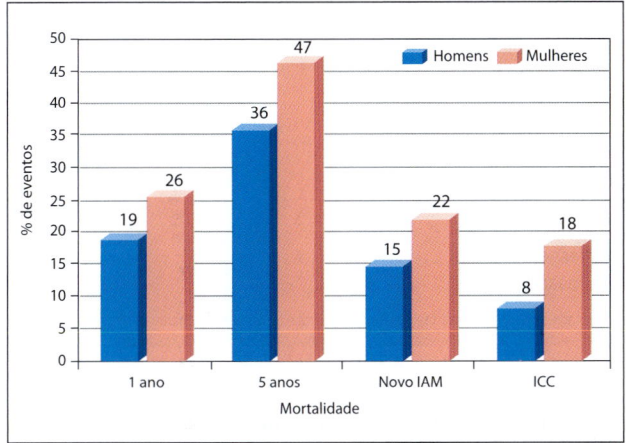

Figura 6 Prognóstico de mulheres após infarto do miocárdio. Comparação entre os sexos.[38]

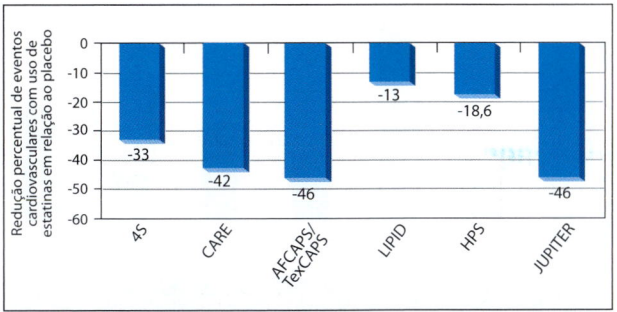

Figura 7 Efeito de estatinas sobre eventos cardiovasculares em mulheres em grandes estudos clínicos.

Recente estudo demonstrou que estas diferenças na abordagem terapêutica do infarto do miocárdio/angina instável entre os sexos estavam diminuindo nos últimos anos, mas ainda são evidentes.

Angioplastia coronária

Mulheres que realizam angioplastia coronária na fase aguda do infarto do miocárdio, em geral, têm maior prevalência de características clínicas que estão associadas a maior número de complicações, como idade mais avançada, presença de diabete melito, HAS, do que os homens.

O sucesso da angioplastia é semelhante entre os sexos, porém, alguns estudos reportam uma taxa maior de infarto do miocárdio, sangramentos, complicações vasculares e necessidade de cirurgia de emergência em mulheres (Robertson et al.; NACI Registry) (Figura 8).[4]

Acidente vascular cerebral

O AVC é uma doença com impacto particularmente mais significativo em mulheres do que em homens. Aproximadamente 87% dos AVCs são isquêmicos em sua natureza e o restante hemorrágico (10% sangramento intraparenquimatoso e 3% subaracnoide). Nos Estados Unidos, aproximadamente 60% das mortes relacionadas ao AVC ocorrem em mulheres. O AVC é a quinta causa de morte em homens e a terceira em mulheres. Ocorrem 425.000 novos casos por ano e atualmente estima-se que 3,8 milhões de mulheres vivem nos Estados Unidos após um AVC.[47] O risco de vida (*lifetime risk*) de um AVC é de 17% em homens e 20% em mulheres, de modo que o número de mulheres com AVC continuará a suplantar aquele verificado em homens.[48]

Além disso, mulheres apresentam mais incapacidade funcional e pior qualidade de vida do que homens após apresentarem um AVC.[49]

Em particular, no Brasil, diferentemente do que ocorre em homens, o AVC em mulheres causa mais mortes do que o infarto do miocárdio. O país ocupa a quinta posição mundial em termos de mortalidade por AVC em mulheres (e a nona posição em mortalidade por IAM), o que demonstra que a detecção de fatores de risco e sua prevenção são de extrema importância em nosso meio.[47]

Existem fatores de risco para o AVC que são exclusivos das mulheres, outros que são mais prevalentes em mulheres do que homens e outros que acometem igualmente homens e mulheres (Tabela 4).[47]

Tabela 4 Fatores de risco para o acidente vascular cerebral. Estratificação conforme a prevalência exclusiva em mulheres, mais prevalentes em mulheres do que em homens e aqueles que acometem igualmente ambos os sexos

Fator de risco	Sexo-específico	Mais prevalente ou mais forte em mulheres	Semelhante entre homens e mulheres
Gravidez	X		
Pré-eclâmpsia	X		
Diabete gestacional	X		
Contraceptivo	X		
Terapia de reposição hormonal após menopausa	X		
Oscilações hormonais	X		
Enxaqueca com aura		X	
Fibrilação atrial		X	
Diabete melito		X	
Hipertensão		X	
Sedentarismo			X
Idade			X
Doença cardiovascular prévia			X
Obesidade			X
Dieta inadequada			X
Tabagismo			X
Síndrome metabólica			X
Depressão		X	
Estresse psicossocial		X	

Adaptada de Guidelines for the Prevention of Stroke in Women – A Statement for Healthcare Professionals from the American Heart Association/American Stroke Association.[47]

A hipertensão arterial é sem dúvida o fator de risco mais importante, e mesmo níveis pressóricos discretamente elevados (pré-hipertensão) já elevam o risco em quae 90%. A regulação da pressão na mulher sofre a influência de fatores sexo-especí-

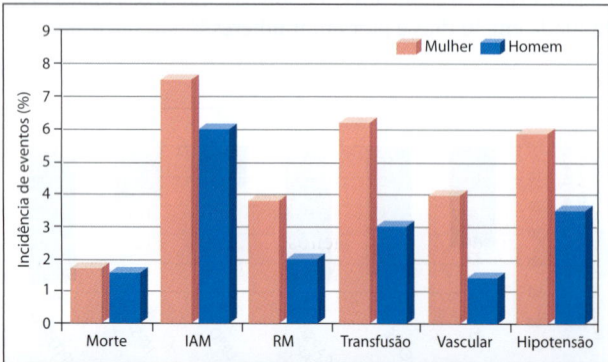

Figura 8 Complicações da angioplastia coronária conforme o sexo.
IAM: infarto agudo do miocárdio; RM: revascularização do miocárdio em caráter de urgência.[46]

ficos, como as variações de hormônios sexuais, tônus simpático e reatividade vascular. Assim como ocorre para a DAC, a hipertensão gestacional aumenta o risco de um evento durante a gravidez, e pode representar um fator de risco futuro, mesmo muitos anos após a normalização da pressão após o parto. Estima-se que uma mulher com pré-eclâmpsia tem chance 10 vezes maior de se tornar hipertensa durante sua vida.[50]

Por outro lado, o tratamento da HAS reduz o risco em quase 40%, mas é signifcativamente menor o percentual de mulheres que atinge níveis pressóricos quando comparadas com os homens.

Evidências epidemiológicas sugerem que a menopausa, principalmente a menopausa precoce, aumenta o risco de AVC. Lisabeth et al., analisando dados do *Framingham Heart Study* (n = 1.430), demonstraram que mulheres com menopausa natural antes de 42 anos apresentavam risco dobrado de AVC isquêmico quando comparadas com aquelas com menopausa > 42 anos (RR, 2,03; 95% IC; 1,16-3,56)[51]. A menopausa induzida cirurgicamente (ooforectomia bilateral) parece aumentar o risco ainda mais.[52]

O estudo INTERSTROKE, conduzido em 32 países, incluindo o Brasil, demonstrou que a depressão estava associada a risco aumentado em 35% de AVC, mesmo após ajuste estatístico para idade e sexo. Além disso, este estudo demonstrou que o estresse psicosocial (no trabalho e no lar) estava associado a um risco 30% maior quando comparado ao grupo que não relatou estresse.[53] Recente metanálise confirmou esse aumento de risco, com uma chance de risco de 1,45 (95%IC; 1,29-1,63) para o total de AVC e 1,25 (95%IC; 1,11-1,4) para AVC isquêmico.[54]

Felizmente nos Estados Unidos a mortalidade por AVC vem se reduzindo nas últimas décadas. Acredita-se que esta redução se deve ao melhor controle de fatores de risco, principalmente a hipertensão arterial.[55]

A prevalência de enxaqueca com aura é de aproximadamente 4,4% da população adulta e acomete 4 vezes mais mulheres do que homens. Recente metanálise demonstrou que risco de AVC isquêmico em mulheres com enxaqueca com aura é 2,5 vezes maior (95% IC; 1,52-4,14) do que a observada em mulheres sem esta condição.[56]

Os efeitos de contraceptivos orais e terapia de reposição hormonal após a menopausa e o risco de AVC serão discutidos mais adiante.

Hormônios e doenças cardiovasculares

Contraceptivos orais e doença cardiovascular

Os contraceptivos orais (CO), ou popularmente chamados de anticoncepcionais orais ("pílula"), podem ser combinados (estrogênio + progestágeno), e em doses contínuas durante todo ciclo (monofásico), ou com dose variável durante o ciclo (bi ou trifásicos). Podem conter doses variáveis de estrogênio e diferentes tipos de progestógeno.[57] Quando em baixas doses de estrogênio, doses menores do que 35 mcg, são chamados de "modernos" ou de segunda geração. Os CO de terceira geração empregam os progetógenos gestodene ou de-

sogestrel. Quando se utiliza apenas os progestógenos, eles são chamados de "minipílulas".

Os efeitos cardiovasculares são dependentes da dose do estrogênio e do tipo do progestágeno. Seu uso prolongado pode estar associado a aumento pequeno, porém significativo da pressão arterial, que é reversível com a interrupção do uso. O efeito sobre o sistema de coagulação, aumentando o potencial protrombótico é amplamente descrito. Os estrogênios em doses elevadas aumentam a coagulabilidade sanguínea, estando descritas muitas alterações nos fatores reguladores da coagulação, como o aumento dos níveis circulantes dos fatores II, VII, IX e X e de fibrinogênio, e diminuição da antitrombina III (principal inibidor plasmático da trombina). Parece unanimidade na literatura que qualquer tipo de CO aumenta o risco de tromboembolismo venoso em magnitude que gira em torno de 3,5 vezes maior risco (intervalo de confiança de 2,9 a 4,3 vezes o aumento de risco). Fatores que aumentam o risco trombótico são a idade (em idades maiores de 35 anos o risco aumenta significativamente) e o tabagismo. Doses de etinilestradiol maiores que 35 mcg estão associados a maior risco, bem com o uso de progestógenos como gestodene, desogestrel, acetato de ciproterona e drospirenona (aumentam o risco em 50 a 80% em relação ao levonorgestrel).[57]

O risco de infarto do miocárdio e AVC não parece estar aumentado em usuárias de CO em doses reduzidas. Estudo recente demonstrou que a dose de etinil estradiol até de 20 mcg não está associada a aumento de risco. Em doses superiores a 30 mcg o risco relativo de eventos varia de 1,3 a 2,3. O tipo de progestógeno não exerceu influência no risco.[58] A associação com outros fatores de risco, como idade acima de 35 anos, hipertensão, tabagismo e diabetes pode aumentar o risco significativamente. Estados pró-trombóticos, tais como a presença de anticoagulante lúpico, mutação do fator V de Leiden, aumentam significativamente o risco, mas em decorrência de sua baixa prevalência na população geral, seu *screening* rotineiro não está indicado.

Efeitos da terapêutica hormonal após a menopausa

Evidências epidemiológicas e experimentais indicam que o hormônio estrogênio exerce efeitos benéficos sobre as concentrações plasmáticas dos lípides e sobre os vasos.[59] Os estudos epidemiológicos das décadas de 1970 a 1990 são praticamente unânimes em demonstrar que usuárias da terapêutica de reposição hormonal apresentaram menores taxas de eventos cardiovasculares, com índices de redução que chegavam a 50-60%.[60]

Porém, os estudos clínicos realizados até o momento falharam em demonstrar os efeitos cardioprotetores da TRH que haviam sido demonstrados nos estudos epidemiológicos. Até a presente data, foram publicados diversos estudos de prevenção primária e secundária, nos quais foram medidos desfechos anatômicos (aterosclerose de carótida ou coronária) ou clínicos (infarto do miocárdio, acidente vascular cerebral, morte cardiovascular etc). A maioria deles não demonstrou diminuição de eventos cardiovasculares e, em alguns, houve aumento da taxa de infarto do miocárdio no primeiro ano de tratamento.[30,61]

Trombose venosa profunda/embolia pulmonar

Estudos observacionais e estudos clínicos controlados demonstraram significativo aumento no risco de tromboembolismo venoso e embolia pulmonar.[30,60] Esse aumento de risco aparece nos primeiros 1 a 2 anos de tratamento e diminui depois deste período. No estudo WHI o risco mais baixo no grupo de mulheres com idades entre 50 e 59 anos.[62] Observou-se no grupo todo aumento de 11 casos para cada 10.000 mulheres tratadas por ano, e nas mulheres com 50-59 anos aumento de 2 casos para cada 10.000 mulheres/ano.[62] Como veremos adiante, o tipo de hormônio utilizado e a via de administração pode alterar significativamente estes achados, uma vez que a via de adminstração transdérmica tem efeitos mais suaves na coagulação/fibrinólise.

Doença arterial coronariana

A maioria dos estudos epidemiológicos observacionais demonstrou que mulheres que recebiam TRH apresentavam menor risco de infarto do miocárdio e morte súbita cardíaca.[60] A maioria dos estudos clínicos controlados não confirmou estes resultados. A possível explicação para esta disparidade pode estar relacionada ao momento de início da TRH. Enquanto nos estudos epideimiológicos o início da TRH era por volta dos 50 anos, ou seja no início da menopausa, nos estudos clínicos (principalmente no estudo HERS[63] e WHI[61]) o início da TRH ocorreu em média 10 anos após a menopausa. Esta diferença pode ter importantes implicações na ativação da coagulação e efeito pró-trombótico. De fato, no estudo WHI, no grupo mais jovem de mulheres não houve aumento no risco de infarto do miocárdio (e houve até tendência de redução – como descrito mais adiante), enquanto no grupo de mulheres com mais de 59 anos houve aumento de 8 casos para cada 10.000 mulheres tratadas/ano.[61]

Em 2011 Andrea et al.,[64] do estudo WHI, avaliaram após 10,7 anos as usuárias de estrogênio conjugado equino (ECE) isolado submetidas a histerectomia quanto ao risco de doença coronariana, câncer de mama invasivo, AVC, trombose venosa profunda (TVP), câncer colorretal, fraturas de quadril e morte.

Os resultados obtidos, quanto ao risco anual após intervenção, entre as usuárias de ECE isolado comparados ao grupo placebo estão apresentados na Tabela 5.

Destaca-se que no período completo de acompanhamento, a incidência de câncer de mama foi persistentemente menor no grupo ECE 0,27% *vs.* 0,35% (HR, 0,77; 95%IC; 0,62-0,95) e todos os resultados observados foram mais favoráveis em mulheres mais jovens (50 a 59 anos) do que nas mais idosas (70 a 79 anos), como na doença coronariana (P = 0,05 para a interação), infarto do miocárdio (P = 0,007 para a interação), câncer colorretal (P = 0,04 para a interação), mortalidade total (P = 0,04 para a interação) e índice global para doenças crônicas (P = 0,009 para a interação).

Dessa forma, os autores concluíram que numa análise geral dos resultados, o uso de ECE em mulheres histerectomizadas, após a menopausa, seguidas por 10,7 anos e tendo usado em média 5,9 anos de ECE que não ocorreu aumento ou redução no risco de doença arterial coronariana, trombose venosa profunda, AVC, fratura de quadril, câncer colorretal ou mortalidade total, enquanto o risco de câncer de mama permaneceu reduzido.[64]

Entretanto, em uma análise segmentar por faixa etária, os autores concluíram que nas usuárias de ECE mais jovens (50 a 59 anos no início do estudo) os resultados foram muito mais favoráveis do que nas mais idosas (70 a 79 anos) quanto ao risco de infarto do miocárdio, câncer colorretal e todas as causas de mortalidade.[64] Assim, em números absolutos, para cada 10.000 usuárias-ano de ECE na faixa etária entre 50 e 59 anos ocorreu uma redução de 12 casos de ataques cardíacos, de 13 mortes e de 18 eventos adverso, diferentemente das mulheres entre 70 e 79 anos, pois para cada 10.000 usuárias de ECE ocorreu aumento de 16 ataques cardíacos, 19 mortes e 48 eventos adversos.

Com base neste recente estudo, a North American Menopause Society (NAMS) divulgou um comentário aos seus associados ressaltando que as usuárias de ECE exibiram redução do risco de câncer de mama invasivo e resultados muito mais favoráveis para doença coronariana e mortalidade em mulheres mais jovens do que aquelas mais idosas.[65]

Esses resultados agregam mais suporte para a chamada "janela de oportunidade" (*timing hypothesis*) quando da prescrição da TRH. Entretanto, ainda não se sabe se esses resultados de redução do risco de câncer de mama invasivo podem ser aplicados a todas as mulheres na menopausa, bem como às usuárias de estradiol ou de outras formulações de estrogênio e se essa redução persistirá com um maior tempo de uso.[65]

Acidente vascular cerebral (AVC)

Os estudos epidemiológicos e os estudos clínicos controlados sugerem aumento no risco de AVC com o uso de TRH com estrogênios isolados ou em combinação com progestógenos. No estudo WHI[62] o aumento de risco corresponde a 8 a 12 casos adicionais por 10.000 mulheres tratadas/ano. Por outro lado, no grupo de mulheres mais jovens, entre 50 e 59 anos o aumento corresponde a 1 caso adicional por 10.000 mulheres tratadas/ano.

Em estudo caso-controle realizado no Reino Unido[66] verificou-se que doses menores de estrogênio acarretam risco menor, e que a via de administração transdérmica não se as-

Tabela 5 Risco de condições específicas em mulheres submetidas a histerectomia, usuárias de estrogênio conjugado equino e placebo	
Doença coronariana	0,64% vs. 0,67% (HR, 0,97; 95% IC; 0,75-1,25)
Câncer de mama	0,26% vs. 0,34% (HR, 0,75; 95% IC; 0,51-1,09)
Acidente vascular cerebral	0,36% vs. 0,41% (HR, 0,89; 95% IC; 0,64-1,24)
Trombose venosa profunda	0,17% vs. 0,27% (HR, 0,63; 95% IC; 0,41-0,98), (risco após a intervenção foi menor).
Fratura de quadril	0,36% vs. 0,28% (HR, 27; 95% IC; 0,88-1,82), (risco após a intervenção não diferiu)
Mortalidade total	1,47% vs. 1,48% (HR, 1,00; 95% IC; 0,84-1,18)

sociou a aumento de risco (RR 0,81 – intervalo de confiança 0,62-1,05). A administração por via oral se associou a risco aumentado (RR = 1,28; 1,15 a 1,42).[68] Outras evidências recentes, como será descrito adiante, corroboram a influência do tipo de hormônio e o aumento ou não de risco de AVC.

No estudo WHI, o grupo de mulheres histerectomizadas que estavam recebendo apenas estrogênio isolado apresentou aumento no risco de AVC, porém uma redução significativa na incidência de infarto do miocárdio.

O recente estudo *Kronos Early Estrogen Prevention Study* (*KEEPS*),[67] que teve início em 2005, teve como objetivo principal avaliar em 727 mulheres récem-menopausadas os efeitos de dose baixa de TRH oral ou trandérmica *versus* placebo em aterosclerose de carótida, calcificação coronária, sintomas vasomotores, depressão e função cognitiva por um período de 4 anos. Ao final do período de acompanhamento, houve melhora significativa nos sintomas e na prevalência de depressão, e não houve diferença significativa em termos de progressão de aterosclerose ou piora da função cognitiva. Estes resultados, mais uma vez, demonstram que em mulheres jovens a TRH não se associa a eventos adversos significativos.[67]

Em consonância com estes achados, a metanálise de mais de 39.000 mulheres em 23 estudos clínicos concluiu que TRH reduziu o risco de DAC em faixas etárias menores de 60 anos, mas não nas mais velhas, sugerindo mais uma vez a existência da "janela de oportunidade". O recente estudo *Early versus Late Postmenopausal Treatment with Estradiol* (ELITE) demonstrou menor progressão de aterosclerose de carótida em mulheres que iniciaram a TRH mais cedo na menopausa (< 6 meses), quando comparadas com aquelas que iniciaram tardiamente (> 10 anos).[68]

Via de administração da TH

Existem profundas diferenças entre os efeitos da TH sobre o sistema cardiovascular quando se compara a via de administração oral *versus* a transdérmica. Pela via transdérmica as concentrações séricas dos estrogênios são mais estáveis e assim evita-se a primeira passagem hepática. Estas diferenças parecem garantir menor efeito em termos de elevação de

triglicérides e ativação da coagulação e, por outro lado, melhor efeito vasodilatador dependente de endotélio.[59] O recente estudo *KEEPS*[67] demonstrou que a via transdérmica não se associou a eventos cardiovasculares adversos.

Considerações finais sobre o uso de terapia de reposição após a menopausa

Atualmente, com o conhecimento científico disponível, a TRH não deve ser indicada para a prevenção primária ou secundária da doença cardiovascular.[41,65] No entanto, no período de menopausa recente, já existiam evidências de que a TRH pudesse reduzir a progressão da aterosclerose e a incidência de infarto do miocárdio, mas não de acidentes vasculares encefálicos. Entretanto, evidências recentes mostraram que as usuárias de estrogênio conjugado equino, na faixa etária entre 50 e 59 anos apresentaram nítida redução do risco de infarto de miocárdio e não tiveram aumento dos acidentes vasculares encefálicos.

Por isso, a questão do impacto da TRH sobre os desfechos cardiovasculares ainda não está totalmente encerrada e novos estudos, em andamento, avaliarão diferentes doses, formulações, vias de administração (oral, transdérmica, intravaginal) e tempo de uso da TRH, na tentativa de adicionar novos conhecimentos para este tema tão controverso.

A Figura 10 mostra a evolução do conhecimento dos efeitos da TRH sobre eventos cardiovasculares. Três fases do conhecimento que passaram da euforia sobre seu uso, a decepção com os estudos clínicos controlados e finalmente a era da razão em que a TRH, se bem indicada (época correta, tipo de hormônio, via de adimistração em pacientes sem contraindicação), pode ser o caminho a ser seguido.

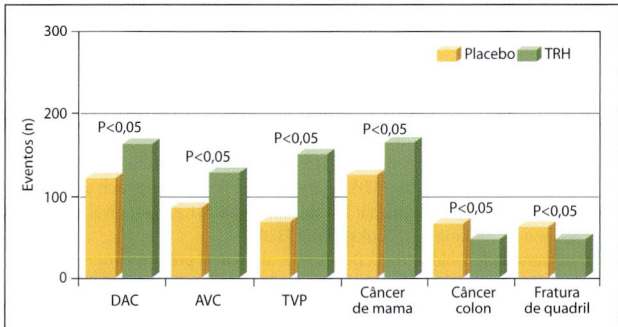

Figura 9 Eventos cardiovasculares maiores no estudo Women's Health Initiative.
DAC: doença arterial coronariana; AVC: acidente vascular cerebral; TVP: trombose venosa profunda.[62]

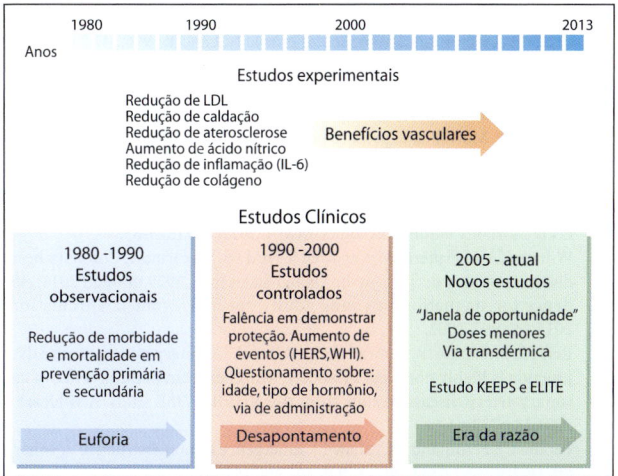

Figura 10 Resumo dos efeitos da terapêutica de reposição hormonal após a menopausa. Resultados de estudos experimentais e tres fases de estudos clínicos: estudos observacionais (fase da euforia), estudos clínicos controlados das decadas de 1990 e inicio de 2000 (desapontamento) e os novos estudos avaliando pacientes mais jovens e via transdérmica de utilização (Era da razão).
Adaptado de Reslan et al., 2012.[59]

Resumo

As DCV representam importante causa de morbidade e mortalidade em mulheres, principalmente após a menopausa. O diagnóstico das DCV é menos preciso em mulheres e por isso novas tecnologias podem representar valioso auxílio. A identificação e controle dos fatores de risco, tanto tradicionais quanto fatores emergentes, representam importante abordagem preventiva, com destaque para o combate ao sedentarismo, controle da hipertensão e a utilização de estatinas em grupos de médio/alto risco. A TRH após a menopausa não é uma abordagem preventiva/terapêutica recomendada nas DCV, pelo menos nas doses e vias estudadas até a atualidade.

Referências bibliográficas

1. Indicadores e Dados Básicos para a Saúde - Brasil – 2010 (IDB-2016). Disponível em: www.datasus.gov.br/idb. Acesso em 8/12/2018.
2. Benjamin EJ, Blaha MJ, Chiuve SE, on behalf of the American Heart Association Statistics Committee and Stroke Subcommittee. Heart Disease and Stroke Statistics – 2017 update. A report from the American Heart Association. Circulation. 2017;135(10):e146-e603. Disponível em: https://doi.org/10.1161/CIR.0000000000000485.
3. Mosca L, Mochari-Greenberger H, Dolor RJ, Newby LK, Robb KJ. Twelve-year follow-up of American women's awareness of cardiovascular disease risk and barriers to heart health. Circ Cardiovascular Qual Outcomes. 2010;3:120-7.
4. Vaccarino V, Badimon L, Corti R, et al. Ischaemic heart disease in women: are there sex differences in pathophysiology and risk factors? Position paper from the working group on coronary pathophysiology and microcirculation of the European Society of Cardiology. Cardiovasc Res. 2011;90:9-17.
5. Lerner DJ, Kannel WB. Patterns of coronary heart disease morbidity and mortality in the sexes: a 26-year follow-up of the Framingham population. Am Heart J. 1986;111:383-390.
6. Colditz GA, Willett WC, Stampfer MJ, et al. Menopause and the risk of coronary heart disease in women. N Engl J Med. 1987;316:1105-10.
7. Schouw van der YT, Graaf van der Y, Steyerberg EW, et al. Age at menopause as a risk factor for cardiovascular mortality. Lancet. 1996;347:714-18.
8. Mansur AP, Souza MFM, Timermann A, et al.Tendência de mortalidade por doeças circulatórias, cerebrovascular e isquêmica do coração em 11 capitais brasileiras de 1980 a 1998. Arq Bras Cardiol. 2002;79: 277-84.
9. Lotufo PA. Mortalidade precoce por doenças do coração no Brasil. Comparação com outros países. Arq Bras Cardiol. 1998;70:321-325.
10. Yang Q, Cogswell ME, Flanders WD, Hong Y, Zhang Z, Loustalot F, et al. Trends in cardiovascular health metrics and associations with all-cause and CVD mortality among US adults. JAMA. 2012;307:1273-83.
11. Wilmot KA, O'Flaherty M, Capewell S, Ford ES, Vaccarino V. Coronary heart disease mortality declines in the United States from 1979 through 2011: evidence for stagnation in young adults, specially women. Circulation. 2015;132:997-1002.
12. Reis SE, Holubkov R, Conrad Smith AJ, et al. Coronary microvascular dysfunction is highly prevalent in women with chest pain in the absence of coronary artery disease: results from the NHLBI WISE study. AM Heart J. 2001;141:735-41.
13. Pepine CJ, Ferdinand KC, Shaw LJ. Emergence of nonobstructive coronary artery disease. J Am Coll Cardiol. 2015;66:1918-33.
14. Von Mering GO, Arant CB, Wessel TR, et al. Abnormal coronary vasomotion as a prognostic indicator of cardiovascular events in women. Results from the National Heart Lung and Blood Institute-sponsored Women's Ischemia Syndrome Evaluation (WISE). Circulation. 2004109:722-5.
15. Sousa AGMR, Timerman A, Sousa JEMR. Tratado sobre doença arterial coronária. doença arterial coronária- peculiaridades na mulher e reposição hormonal. Cap. 38. 1a. ed. São Paulo: Atheneu; 2017.
16. Reynolds HR, Srichai MB, Iqbal SN, et al. Mechanisms of myocardial infarction in women without angiographically obstructive coronary artery disease. Circulation. 2011;124:1414-25.
17. Tweet MS, Gulati R, Hayes SN. What clinicians should know about spontaneous coronary artery dissection. Mayo Clin Proc. 2015;90(8):1125-30.
18. Templin C, Ghadri JR, Diekmann J. et al. Clinical features and outcomes of takotsubo (stress) cardiomyopathy. N Engl J Med. 2015;373:929-38.
19. Marzilli M, Merz CNB, Boden WE, et al. obstructive coronary atherosclerosis and ischemic heart disease: an elusive link. J Am Coll Cardiol. 2012;60:951-6.
20. Yusuf S, Hawken S, Ounpuu S, et al on behalf of the INTERHEART Study Investigators. Effect of potentially modifiable risk factors associated with myocardial infarction in 52 coutries (the INTERHEART study): case-control study. Lancet. 2004;364:937-52.
21. Ministério da Saúde.http://portalarquivos.saude.gov.br/images/pdf/2017/junho/07/vigitel_2016_jun17.pdf. Acesso em 15/12/2018.
22. Jha P, Ramasundarahettige C, Landsman V, et al. 21st-Century hazards of smoking and benefits of cessation in the United States. N Engl J Med. 2013;368:341-50.
23. Faludi AA, Izar MCO, Saraiva JFK, et al. Atualização da Diretriz Brasileira de Dislipidemias e Prevenção da Aterosclerose – 2017. Arq Bras Cardiol. 2017;107: supl1.
24. Manson JE, Colditz GA, Stampfer MJ, et al. A prospective study of obesity and risk of coronary heart disease in women. N Engl J Med. 1990;322:882-9.
25. Gambacciani M, Ciaponi M, Cappagli B, et al. Prospective evaluation on body weight and body fat distribution in early postmenopausal women with and without hormonal replacement therapy. Maturitas. 2001;39:125-32.
26. Departamento de Informação e Informática do SUS – DATASUS. http://www.datasus.gov.br. Acesso em 15/12/2018.
27. Ferrera A, Karter AJ, Ackerson LM, et al. Hormone replacement therapy is associated with better glycemic control in women with type 2 dibetes: The Northern California Kaiser Permanent Diabetes Registry. Diabetes Care. 2001; 24:1144-50.
28. Staessen JÁ, Ginocchio G, Thijs L, et al. Conventional and ambulatory blood pressure and menopause in a prospective population study. J Hum Hypertens. 1997;11:507-14.
29. Giache J, Vaugnat A, Hunt SC et al. Aldosterone stimulation by angiotensin II: Influence of gender, plasma rennin, and familial resemble. Hypertension. 2000;35:710-6.
30. Garcia M, Mulvagh SL, Merz CNB, Muring JE, Manson JE. Cardiovascular disease in women. Clinical Perspectives. Circ Res. 2016;118:1273-93.
31. Piepoli MF, Hoes AW, Agewall S, et al. 2016 European Guidelines on cardiovascular disease prevention in clinical practice: The Sixth Joint Task Force of the European Society of Cardiology and Other Societies on Cardiovascular Disease Prevention in Clinical Practice. Eur Heart J. 2016;37:2315-81.
32. Hochman JS, Tamis JE, Thompson TD, et al. Sex, clinical presentation, and outcome in patients with acute coronary syndromes. Global Use of Strategies to Open Occluded Arteries in Acute Coronary Syndromes IIb Investigators. N Engl J Med. 1999;341:226-32.
33. Diamond GA. A clinically relevant classification of chest discomfort. J Am Coll Cardiol. 1983;1:574-5.
34. Goldberg RJ, O'Donnell, Yarzebski J, et al. Sex differences in symptom presentation associated with acute myocardial infarction: a population-based perspective. Am Heart J. 1998;136:189-95.
35. Merz NB, Johnson BD, Kelsey PSF, et al. Diagnostic, prognostic, and cost assessment of coronary artery disease in women. Am J Manag Care. 2001;7:959-65.
36. Pepine CJ, Balaban RS, Bonow RO, et al. Women´s ischemic syndrome evaluation. Current status and future research directions. Report of the National Heart, Lung and Blood Institute Workshop. Circulation. 2004;109:e44-e46.
37. Sanders GD, Patel MR, Chatterjee R, et al. Noninvasive technologies for the diagnosis of coronary artery disease in women: future research needs: identification of future research needs from comparative effectiveness review no. 58 [Internet]. Rockville (MD): Agency for Healthcare Research and Quality (US); 2013. (Future Research Needs Papers, No. 41.) Disponível em: http://www.ncbi.nlm.nih.gov/books/NBK153207.
38. Kornowski R, Goldbourt U, Boyko V, et al. clinical predictors of reinfarction among men and women after a first myocardial infarction. SPRINT Study Group. Secondary Prevention Israeli Nifedipine Trial. Cardiology. 1995;86:163-8.
39. Vaccarino V, Parsons L, Every NR, et al. Sex-based differences in early mortality after myocardial infarction. National Registry of Myocardial Infarction 2 Participants. N Engl J Med 1999;341:217-25.
40. Passos LCS, Lopes AA, Barbosa AA, et al. Por que a letalidade do infarto agudo do miocárdio é maior em mulheres? Arq Brás Cardiol. 1998;70:327-30.

41. Mosca L, Benjamin EJ, Berra K, et al. Effectiveness-based guidelines for the prevention of cardiovascular disease in women 2011 update: A Guideline from the American Heart Association. Circulation. 2011;123. Disponível em: http://circ.ahajournals.org/content/123/11/1243.full.pdf

42. Vaccarino V. Ischemic heart disease in women: many questions, few facts. Circ Cardiovasc Qual Outcomes. 2010;3:00-00. Disponível em: http://circoutcomes.ahajournals.org.

43. Cheung BMY, Lauder IJ, Lau CP, Kumana CR. Meta-analysis of large randomized controlled trials to evaluate the impact of statins on cardiovascular outcomes. Br J Clin Pharmcaol. 2004;57:640-51.

44. Mora S, Glynn RJ, Hsia J et al. Statins for the primary prevention of cardiovascular events in women with elevated high-sensitivity C-reactive protein or dyslipidemia: results from the Justification for The Use of Statins in Prevention: An intervention trial evaluating rosuvastatin (JUPITER) and meta-analysis of women from primary prevention trials. Circulation. 2010;121;1069-77.

45. Diercks DB, Owen KP, Kontos MC, Blomkalns A, Chen AY, Miller C, et al. Gender differences in time to presentation for myocardial infarction before and after a national women's cardiovascular awareness campaign: a temporal analysis from the Can Rapid Risk Stratification of Unstable Angina Patients Suppress ADverse Outcomes with Early Implementation (CRUSADE) and the National Cardiovascular Data Registry Acute Coronary Treatment and Intervention Outcomes Network- Get with the Guidelines (NCDR ACTION Registry-GWTG). Am Heart J. 2010;160:80-87.e3.

46. Robertson T, Kennard ED, Menta S, et al. Influence of gender on in-hospital clinical and angiographic outcomes and on one-year follow-up in the New Approches to Coronary Intervention (NACI) Registry. Am J Cardiol. 1997;80:26K-39K.

47. Bushnell C, McCullough LD, Awad IA, et al; on behalf of the American Heart Association Stroke Council, Council on Cardiovascular and Stroke Nursing, Council on Clinical Cardiology, Council on Epidemiology and Prevention, and Council for High Blood Pressure Research. Guidelines for the Prevention of Stroke in Women: A Statement for Healthcare Professionals From the American Heart Association/American Stroke Association. Stroke. 2014;45.

48. Seshadri S, Beiser A, Kelly-Hayes M, Kase CS, Au R, Kannel WB, Wolf PA. The lifetime risk of stroke: estimates from the Framingham Study. Stroke. 2006;37:345-50.

49. Gall SL, Tran PL, Martin K, Blizzard L, Srikanth V. Sex differences in long-term outcomes after stroke: functional outcomes, handicap, and quality of life. Stroke. 2012;43:1982-7.

50. Berends AL, de Groot CJ, Sijbrands EJ, Sie MP, Benneheij SH, Pal R, et al. Shared constitutional risks for maternal vascular-related pregnancy complications and future cardiovascular disease. Hypertension. 2008;51:1034-41.

51. Lisabeth LD, Beiser AS, Brown DL, Murabito JM, Kelly-Hayes M, Wolf PA. Age at natural menopause and risk of ischemic stroke: the Framingham heart study. Stroke. 2009;40:1044-9.

52. Rivera CM, Grossardt BR, Rhodes DJ, Brown RD Jr, Roger VL, Melton LJ 3rd, Rocca WA. Increased cardiovascular mortality after early bilateral oophorectomy. Menopause. 2009;16:15-23.

53. O'Donnell MJ Chin SL Rangarajan S, et al. Global and regional effects of potentially modifiable risk factors associated with acute stroke in 32 countries (INTERSTROKE): a case-control study. Lancet. 2016;388:761-5.

54. Pan A, Sun Q, Okereke OI, Rexrode KM, Hu FB. Depression and risk of stroke morbidity and mortality: a meta-analysis and systematic review. JAMA. 2011;306:1241-9.

55. Lackland DT, Roccella EJ, Deutsch A, et al.; on behalf of the American Heart Association Stroke Council, Council on Cardiovascular and Stroke Nursing, Council on Quality of Care and Outcomes and Research, and Council on Functional Genomics and Translational Biology. Factors influencing the decline in stroke mortality: a statement from the American Heart Association/American Stroke Association. Stroke. 2014;45:315-53.

56. Spector JT, Kahn SR, Jones MR, Jayakumar M, Dalal D, Nazarian S. Migraine headache and ischemic stroke risk: an updated meta-analysis. Am J Med. 2010;123:612-4.

57. Stageman BH, Bastos M, Resendaal FR, et al. Different combined oral contraceptives and the risk of venous thrombosis: systematic review and network meta-analysis. BMJ. 2013;347:f5298.

58. Lidegaard Ø, Sci M, Løkkegaard E, Jensen A, Skovlund CW, Keiding K. Thrombotic stroke and myocardial infarction with hormonal contraception. N Engl J Med. 2012;366:2257-66.

59. Reslan OM, Khalil RA. Vascular effects of estrogenic menopausal hormone therapy. Rev Recent Clin Trials. 2012;7:47-70.

60. Stampfer MJ, Colditz GA. Estrogen replacement therapy and coronary heart disease: a quantitative assessment of the epidemiologic evidence. Prev Med. 1991;20:47-63.

61. Grodstein F, Clarkson T B, Manson J E. Understanding the divergent data on postmenopausal hormone therapy. N Engl J Med. 2003;348:645-50.

62. Writing Group for the Women's Health Initiative Investigators. Risks and benefits of estrogen plus progestin in healthy postmenopausal women- Principal results from the Women's Health Initiative Randomized Controlled Trial. JAMA. 2002;288:321-33.

63. Hulley S, Grady D, Bush T, et al. Randomized trial of estrogen plus progestin for secondary prevention of coronary heart disease in postmenopausal women. JAMA. 1998;280:605-13.

64. LaCroix AZ, Chlebowski RT, Manson JE, Aragaki AK, Johnson KC, Martin L, et al. Aragaki. Health outcomes after stopping conjugated equine estrogens among postmenopausal women with prior hysterectomy. A Randomized Controlled Trial. JAMA. 2011;305:1305-14.

65. The 2017 Hormone Therapy Position Statement of The North American Menopause Society. Menopause. 2017;24:728-53.

66. Renoux C, Dell'Aniello S, Garbe E, Suissa S. Transdermal and oral hormone replacement therapy and the risk of stroke: a nested case-control study. BMJ. 2010;340:c2519.

67. Harman SM, Black DM, Naftolin F, et al. arterial imaging outcomes and cardiovascular risk factors in recently menopausal women. The Kronos Early Estrogen Prevention Study. Ann Int Med. 2014;161:249-60.

68. Hodis HN, Mack WJ, Henderson VW, et al.; the ELITE Research Group. Vascular effects of early versus late postmenopausal treatment with estradiol. N Engl J Med. 2016;374:1221-31.

Capítulo 3

Cardiopatias e disfunções tireoidianas

Antônio Carlos Lopes
Pedro Gabriel Melo de Barros e Silva

Pontos-chave

- O coração é um dos órgãos mais afetados pela ação do hormônio tireoidiano.
- O hormônio T3 é capaz de influenciar o cronotropismo e inotropismo.
- No hipertireoidismo a manifestação clínica mais comum é a taquicardia sinusal, mas o paciente pode apresentar situações mais graves como fibrilação atrial, insuficiência cardíaca e até colapso hemodinâmico.
- No hipotireoidismo, embora possam ocorrer situações críticas como tamponamento cardíaco e coma mixedematoso, as manifestações clínicas costumam ser discretas e incluem bradicardia, hipertensão diastólica e pulso de baixa amplitude. Achados de dislipidemia e derrame pericárdico assintomático em exames de rotina podem ser o primeiro sinal desta disfunção tireoidiana.

Introdução

A glândula tireoide, por meio de seus hormônios secretados, produz diversos efeitos nos diferentes sistemas e órgãos do corpo. O coração e o sistema cardiovascular são, sem dúvida, algumas das estruturas mais afetadas pela ação do hormônio tireoidiano, a tri-iodotironina (T3).[1]

O hormônio T3 influencia tanto a função miocárdica quanto a atividade do sistema vascular periférico, induzindo a resposta diferenciada de ambos tanto às situações de normalidades como às doenças que possam advir ao longo da vida. Pode-se encontrar influência da função tireoidiana em estágios avançados de doenças cardíacas já estabelecidas, o que provoca piora ou perpetuação do quadro de base. A Figura 1 ilustra as interações dos hormônios tireoidianos e seu efeitos gerais.

Produção e metabolismo do hormônio tireoidiano

A glândula tireoidiana possui a capacidade de concentrar iodo, tetraiodotironina (T4) e tri-iodotiroidina (T3). O estímulo à produção é determinado pelo hormônio estimulante da tireoide (TSH) e a tetraiodotironina ou tiroxina (T4) representa 80 a 90% da produção hormonal tireoidiana. Apesar de ser o principal hormônio produzido, cerca de 30 a 40% da tiroxina liberada é convertida perifericamente para triiodotironina (T3) no tecido hepático (Figura 1), no tecido musculoesquelético e nos rins.[2] O hormônio T3 é cinco vezes mais potente, sendo responsável pela maioria dos efeitos biológicos dos hormônios tireoidianos. Outros 50% da T4 são convertidos em 3,5-triiodotironina (T3 reverso – T3r), que não tem ação biológica.

Na circulação sanguínea, apenas 0,2% de T3 e 0,3% de T4 circulam na forma livre e biologicamente ativa. O restante se liga a proteínas do plasma (albumina, pré-albumina e tireoglobulina). Finalmente, o T3 e o T3r são convertidos no fígado, nos rins e no sistema nervoso central em compostos inativos.

Ações do hormônio tireoidiano no coração

O músculo cardíaco não faz a conversão de T4 para T3, ou seja, todas as ações celulares vêm da concentração sérica de T3.[3]

Os genes ativados pelo T3 no cardiomiócito codificam a produção de proteínas cardíacas estruturais e funcionais. O hormônio tireoidiano inibe a expressão de fosfolambam e aumenta sua fosforilação. Dessa forma, interfere na ação inibitória sobre a SERCA (*sarcoendoplasmic reticulum* Ca-ATPase), bomba de cálcio do retículo sarcoendoplásmico.[4] A SERCA determina o ciclo de cálcio no miócito e a receptação na fase inicial da diástole define a velocidade de relaxamento. Esse mecanismo está ligado à variação da diástole encontrada nas doenças tireoidianas[5] em seus vários estágios.

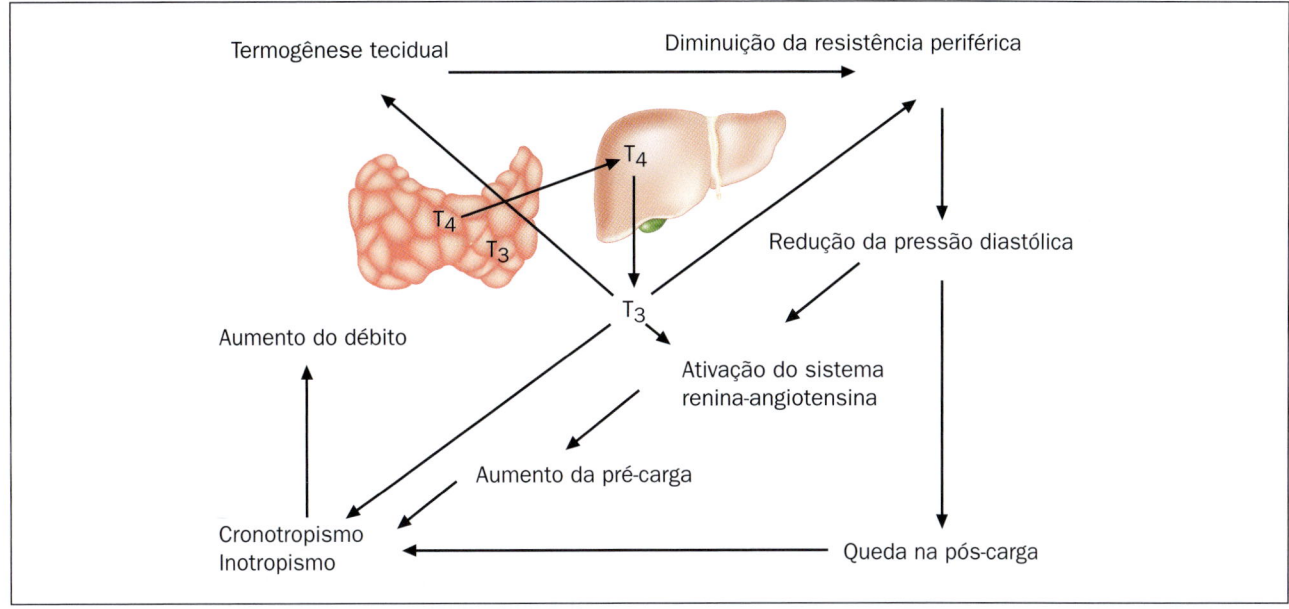

Figura 1 Efeitos dos hormônios tireoidianos.
Fonte: adaptado de Braunwald's Heart Disease: A textbook of cardiovascular medicine. 9th ed, 2012.

Em resumo, a regulação realizada pelo hormônio tireoidiano é ampla e envolve proteínas estruturais e regulatórias (Tabela 1).

Tabela 1	Regulação das proteínas cardíacas pelo hormônio tireoidiano[4]
Positiva	**Negativa**
Na/K ATPase	Transportador de sódio e cálcio
Canais de potássio voltagem-dependente	Cadeia pesada de betamiosina
Cadeia pesada de alfamiosina	Fosfolambam
Betarreceptores adrenérgicos 1	Adenilcilase V e VI
Proteínas reguladoras guanina-nucleotídeo	Receptor nuclear alfa-1 de tri-iodotiroidina
Ca ATPase do retículo sarcoplasmático	

Interações cardiovasculares do hormônio tireoidiano

Tendo em vista a relação entre função tireoidiana e cronotropismo, excesso ou redução da função tireoidiana apresenta respectivamente aumento ou redução da frequência cardíaca. Dessa forma, estados hiperadrenérgicos e hipertireoidismo apresentam características similares. No entanto, indivíduos com hipertireoidismo costumam apresentar níveis normais ou baixos de catecolaminas circulantes. A explicação do cronotropismo positivo sem aumentar níveis adrenérgicos seria uma maior resposta a catecolaminas. A presença de maior concentração de be-

tarreceptores adrenérgicos nos miócitos demonstrada em estudos experimentais é uma das explicações para esta resposta exacerbada. Em adição ao aumento de receptores, há decréscimo de adenilciclase específica do coração em suas subunidades catalíticas, contribuindo para a resposta adrenérgica.[6,7] Já o hipotireoidismo apresenta efeito inverso com redução à resposta adrenérgica.

Além de alterar a concentração de betarreceptores, o hormônio T3 tem efeitos cardiovasculares por outros mecanismos de ação direta ou indireta.[8] Nos tecidos, têm efeito de aumentar a termogênese. O efeito direto na musculatura lisa dos vasos leva à vasodilatação, diminuindo a pós-carga. Em seguida, essa diminuição causa a ativação do sistema renina-angiotensina e aumento na reabsorção renal de sódio. A combinação de queda na pós-carga com retenção e aumento na pré-carga provocam a elevação no débito cardíaco que pode ser superior a 100%. O contrário ocorre no hipotireoidismo, com redução de 30 a 40% no débito. Alterações na vasculatura derivadas do hipertireoidismo juntamente com o aumento do débito cardíaco levam ao achado de elevação da pressão sistólica mesmo com diastólica e média baixas, principalmente em indivíduos idosos. Já o hipotireoidismo pode apresentar hipertensão diastólica por aumento da resistência vascular.

Quando há um aumento súbito de catecolaminas circulantes (fator desencadeante) em paciente com níveis elevados de hormônios tireoidianos, pode haver a chamada crise tireotóxica ou tempestade tireoidiana. As taxas de hormônios tireoidianos não se correlacionam com a gravidade do quadro e não permitem diferenciar a tireotoxicose simples de uma crise tireoidiana. A etiologia insere-se no binômio hipertireoidismo-fator desencadeante (infecção, cirurgia, evento cardiopulmonar). A gravidade da tireotoxicose e da tempestade tireoidiana pode ser avaliada pelo escore de Burch-Wartofsky e, de maneira geral, o quadro clínico se caracteriza por hipertermia, alterações dos sistemas cardiovascular, gastrointestinal e nervoso.

Avaliação da função tireoidiana

O diagnóstico de disfunção pode ser feito com vários testes de boa sensibilidade e especificidade. O TSH é mais usado por sua comprovada eficiência no diagnóstico de hipo ou hipertireoidismo.[9] A dosagem de T4 livre pode ajudar em casos como doença hepática, genética ou nutricional. Habitualmente o exame que altera inicialmente é o hormônio estimulador da tireoide (TSH), pois mais de 90% das disfunções são de etiologia primária da tireoide e o TSH aumenta ou diminui no sentido de manter níveis normais de tireoide (se redução da produção do hormônio tireoidiano por disfunção primária da tireoide, há aumento do TSH para aumentar estímulo e vice-versa).

Doença subclínica

Alterações da função tireoidiana podem ser assintomáticas, mais notadamente no hipotireoidismo. Quando se inclui o aumento do TSH mesmo com níveis normais de T3 e T4, total e livre, o número de indivíduos portadores de hipotireoidismo aumenta consideravelmente.

Da mesma forma, quando o nível sérico de TSH está abaixo de 0,1 mUI/mL e o T4 e T3 estão dentro da normalidade, o diagnóstico de hipertireoidismo subclínico é feito.[9] Embora livre de sintomas, a presença de hipertireoidismo subclínico eleva o risco de arritmias e aumenta a mortalidade em indivíduos acima de 65 anos.[10]

Hipertireoidismo

A tireotoxicose afeta 2% das mulheres e 0,2% dos homens. A prevalência de hipertireoidismo clínico e subclínico nos Estados Unidos é de, respectivamente, 0,2 e 1%. As causas mais comuns são doença de Graves-Basedow, bócio nodular tóxico, tireoidites e iatrogenias. Os sintomas cardiovasculares dominam a apresentação clínica dos indivíduos com hipertireoidismo, que frequentemente relatam palpitações e percepção de frequência cardíaca elevada. A tolerância aos esforços é reduzida, com aumento desproporcional da frequência cardíaca. Alguns pacientes podem apresentar angina com alterações do eletrocardiograma. Esta manifestação é mais comum em faixas etárias mais avançadas, entretanto, mulheres jovens também podem apresentar sintomas de angina.[8] Hipertensão pulmonar, que pode chegar a níveis acima de 75 mmHg em alguns casos, costuma estar presente mas responde bem ao controle da doença.[11]

De uma forma geral, a mortalidade do hipertireoidismo está relacionada à ocorrência de evento cardiovascular. O tratamento dos sintomas cardiovasculares envolve o uso de betabloqueador para reduzir a frequência cardíaca para o nível

normal. Esta é uma das diferenças entre hipertireoidismo e estados hiperadrenérgicos, pois, enquanto no hipertireoidismo betabloqueador é parte do tratamento, no estado hiperadrenérgico (ex., overdose de cocaína), o uso de betabloqueador iria gerar maior sobrecarga adrenérgica no receptor alfa, sendo contraindicação via de regra.

Em uma crise tireotóxica, o tratamento deve ser iniciado imediatamente após a suspeita clínica, independentemente dos resultados laboratoriais, e inclui: suporte em UTI + tratar fator desencadeante + bloqueio dos efeitos do hormônios da tireoide por meio de quatro medidas:

- Tionamidas (propiltiouracil em doses elevadas é preferível ao metimazol pois inibe a conversão periférica de T4 para T3).
- Contrastes radiológicos ou soluções iodadas (ácido iopanoico ou outro contraste radiológico) são potentes inibidores da conversão periférica de T4 em T3 e devem ser administrados pelo menos 1 hora após a administração das tionamidas.
- Corticoide auxilia na redução dos níveis de hormônios tireoidianos (reduz a conversão de T4 a T3).
- O uso do betabloqueador permite reduzir a taquicardia e o débito cardíaco (avaliar se não há contraindicação).

Lítio e plasmaferese são terapias de exceção na tempestade tireoidiana.

Insuficiência cardíaca no hipertireoidismo

O hipertireoidismo aumenta o débito cardíaco e a contratilidade, mas o paciente pode apresentar quadro de insuficiência cardíaca de alto débito pela alta demanda, hipertensão pulmonar e sobrecarga hídrica. Dessa forma, em alguns pacientes, o quadro pode se apresentar com dispneia, ortopneia, dispneia paroxística noturna, edema de membros inferiores, achado de terceira bulha e intolerância ao esforço mesmo em estados de alto débito. A hipertensão pulmonar é comum nesses casos com aumento da resistência pulmonar em oposição à queda da resistência sistêmica. Absorção maior de sódio e expansão do volume intravascular elevam as pressões venosas e são responsáveis pelo edema.[12] No longo prazo, hipertireoidismo sem diagnóstico pode evoluir para diminuição da contratilidade e dilatação ventricular, com um quadro de cardiopatia dilatada com fração de ejeção reduzida. Esses casos podem ser revertidos com controle do hipertireoidismo associado a medicações de insuficiência cardíaca.

Arritmias no hipertireoidismo

Taquicardia é o achado mais comum no hipertireoidismo e envolve frequências acima de 90 batimentos por minuto mesmo durante o sono e elevação acentuada da frequência ao exercício. Também estão presentes extrassístoles atriais precoces, taquicardia atrial paroxística, *flutter* e fibrilação atriais.[13]

É possível encontrar fibrilação atrial em até 20% dos indivíduos com hipertireoidismo, predominantemente nos homens. Pode ser a primeira manifestação clínica da doença e tende a ser mais sintomática nos idosos. Quanto maior o nível de hipertireoidismo, maior a chance de fibrilação atrial. O mecanismo pode ser relacionado a extrassístoles atriais precoces e originadas nas veias pulmonares[14] e tendem a melhorar com o controle da doença.

A reversão elétrica para ritmo sinusal tem menor chance de sucesso nas fases iniciais da apresentação, devendo, se possível, ser postergada para ser considerada quando paciente em eutireoidismo. O tratamento inicial seria controle de frequência cardíaca com uso de betabloqueadores ou bloqueadores de canais de cálcio não diidropiridínicos, juntamente com o tratamento para regularização hormonal. O controle do hipertireoidismo per se habitualmente leva ao ritmo sinusal em curto período após o início do tratamento.[15]

Em relação à prevenção de eventos tromboembólicos, a decisão de anticoagular (ou não) um paciente com fibrilação atrial não valvar (FANV) está relacionada ao risco tromboembólico do paciente. A tireotoxicose não controlada também é uma indicação potencial de anticoagulação oral, entretanto, diretrizes questionam se o hipertireoidismo é um fator de risco independente e recomendam guiar a decisão de anticoagular igualmente aos demais casos de FA não valvar, ou seja, deve-se avaliar o risco tromboembólico para decidir a indicação ou não de terapia anticoagulante no hipertireoidismo. Nesta avaliação de risco, o método mais recomendado para prever probabilidade de AVE em pacientes com fibrilação atrial é a classificação CHA_2DS_2-VASc.

Hipotireoidismo[16]

Em estudos epidemiológicos, a incidência global de hipotireoidismo varia de 0,1 a 2%, enquanto a prevalência de hipotireoidismo subclínico é maior, variando de 4 a 10% da população adulta, tendendo a ser maior em mulheres acima de 65 anos. Os sintomas e sinais no hipotireoidismo podem ser bem discretos, variando de leve bradicardia, hipertensão diastólica e pulso de baixa amplitude.[17] Além da bradicardia, a presença da diminuição do enchimento ventricular e da contratilidade cardíaca associada ao aumento da resistência vascular periférica também agem negativamente no débito cardíaco. No entanto, a insuficiência cardíaca é rara nesses pacientes, uma vez que o débito cardíaco, mesmo reduzido, apresenta-se suficiente para suprir as necessidades de oxigênio dos tecidos que apresentam menor demanda metabólica.

Do ponto de vista laboratorial, as alterações nos lípides plasmáticos são bem identificadas no hipotireoidismo clínico, entretanto, esta relação com a forma subclínica é controversa. De qualquer maneira, elevações do colesterol total e da fração LDL são inversamente proporcionais à elevação do TSH. O decréscimo de receptores hepáticos para o LDL parece ser o mecanismo principal, embora outros fatores possam contribuir para a hipercolesterolemia (ex., aumento da absorção intestinal do colesterol).[18] Há comumente hipertrigliceridemia associada em decorrência do aumento da produção hepática das partículas de VLDL. Dessa forma, hipotireoidismo é uma causa comum de dislipidemia secundária,

que habitualmente se apresenta como dislipidemia mista com aumento mais acentuado do colesterol do que dos triglicérides. Hipotireoidismo deve ser sempre lembrado e afastado na avaliação inicial de dislipidemia.[19] Embora o tratamento com estatinas não esteja contraindicado para estes indivíduos, a estatina só deve ser iniciada após a regularização dos níveis hormonais, em função do risco aumentado de miosite nestes pacientes e pelo fato de que a simples reposição hormonal pode corrigir a dislipidemia induzida pelo hipotireoidismo (especialmente no hipotireoidismo clínico). O risco muscular nos pacientes com hipotireoidismo decorre do fato de que elevações na creatinofosfoquinase (CPK) são comuns nestes pacientes (podendo chegar a níveis tão altos com 10 vezes o limite da normalidade) como pela maior prevalência de hipotireoidismo nos pacientes intolerantes à estatina. Tais alterações costumam responder ao tratamento com reposição hormonal. Aparecimento de mialgia e alterações da CPK em pacientes sob tratamento com estatinas podem revelar hipotireoidismo não diagnosticado. Nos indivíduos que permanecem dislipidêmicos após correção dos níveis hormonais, há então a coexistência da dislipidemia primária e a introdução de estatina pode ser feita com maior segurança.

O achado de derrame pericárdico também é comum, atingindo até 30% dos indivíduos, normalmente de pequeno ou moderado grau. O tamponamento clínico é raro.[17]

Tipicamente, o eletrocardiograma mostra a bradicardia sinusal, sinais de baixa voltagem e prolongamento do intervalo QT. Do ponto de vista eletrocardiográfico, no hipotireoidismo importa mais o intervalo QT prolongado predispondo a arritmias ventriculares, potencialmente fatais. A reposição hormonal apresenta boa resposta no controle dessas alterações.[20]

De uma forma geral, o hipotireoidismo aumenta o risco cardiovascular por piorar marcadores de risco tradicionais, como dislipidemia e hipertensão. Mesmo nos pacientes subclínicos, o hipotireoidismo pode ser relacionado a eventos desfavoráveis.[21]

Já em indivíduos com diagnóstico de doença coronária sintomática e hipotireoidismo, a reposição hormonal pode ser adiada. Revascularização miocárdica precede o tratamento principalmente em lesões de tronco da coronária, triarteriais com função sistólica deprimida ou na angina instável. Em casos sem indicação de intervenção na coronariopatia, o tratamento deve ser iniciado com baixas doses, normalmente 12,5 µg de levotiroxina com incrementos mais lentos do que o habitual (12,5 µg a cada 6 ou 8 semanas).

Em todos os pacientes o objetivo da reposição é atingir o TSH normal. Não existe benefício comprovado de valores acima do normal, mesmo assintomático.

No coma mixedematoso, o tratamento deve ser administrado na forma de T4 e T3 por via endovenosa inicialmente.

Amiodarona

O uso de amiodarona é comum na cardiologia para o tratamento de arritmias. Essa droga inibe a 5'-monodeiodinase (processo de conversão pelo qual uma molécula de iodo é removido da tiroxina-T4, convertendo-a em T3, também conhecida como a conversão de T4 em T3), agindo no tecido hepático e pituitária. Promove então decréscimo nos níveis séricos de T3 e aumenta os níveis de T4. O uso crônico pode causar a queda no iodo total, inibição da síntese de T4 e elevação do TSH. Esse processo faz com que 15-30% dos pacientes tratados com amiodarona apresentem hipotireoidismo, mesmo que assintomáticos.[17] O uso de amiodarona pode ser acompanhado de dosagens de TSH a cada 3 meses, visto que o efeito na função tireoidiana não depende da dose e pode ocorrer em qualquer fase do tratamento. A suspensão do medicamento pode demorar até um ano para reverter os efeitos adversos.

Um efeito colateral menos comum do uso de amiodarona é a tireotoxicose.[22] Pode ocorrer no início da terapia ou mesmo durante o tratamento, e também pode ter resolução apenas 1 ano após suspensão da droga.

Tabela 2	**Principais alterações relacionadas à função tireoidiana e o coração**
Hipertireoidismo	Sintomas presentes como diminuição da tolerância aos esforços, frequência cardíaca elevada, palpitações
Hipotireodismo	Sintomas podem ser discretos, bradicardia, hipertensão leve e pulso de baixa amplitude
Arritmias	Taquicardia, *flutter* e fibrilação atrial no hipertireoidismo; intervalo QT prolongado e arritmias ventriculares no hipotireoidismo
Insuficiência cardíaca	Hipertireoidismo inicia com aumento da contratilidade e débito cardíaco. Evolução para retenção, edema e dilatação ventricular
Hipertireoidismo subclínico	Assintomáticos com TSH reduzido (0,1 mUI/mL). Risco de arritmias
Hipotireoidismo subclínico	Assintomáticos com TSH aumentado. Maior risco cardiovascular
Tratamento com amiodarona	Hipotireoidismo associado ao uso em 15-20% dos indivíduos e menos comumente pode ocorrer tireotoxicose na fase inicial da terapia

Perioperatório[23,24]

Doenças sistêmicas graves, trauma, cirurgia e drogas podem bloquear a conversão periférica de T4 a T3, levando à síndrome eutireoidiana do doente crítico, que representa um mecanismo fisiológico de economia energética em situações críticas. Em casos de operações da tireoide, cuidados específicos no perioperatório como vias aéreas em grandes bócios (até 35% deles apresentam algum grau de obstrução de vias aéreas) e hipocalcemia após tireoidectomia (pode ocorrer até 36 horas em 20% dos casos e 3% ficam hipocalcêmicos permanentemente). Além dos pacientes com alguma manifestação clínica ou condição de risco para disfunção tireoidiana,

em pacientes idosos (> 65 anos) a realização de rastreamento para doença tireoidiana pode ser útil no pré-operatório.

Não existem estudos randomizados que comprovem o benefício de corrigir o hipotireoidismo no pré-operatório em termos de morbidade e mortalidade pós-operatória. Se cirurgia eletiva, deve-se iniciar o tratamento e se houver tempo hábil, pode-se deixar indivíduo em estado eutireoidiano embora o mais importante seria a identificação da correção do T4 livre pois TSH pode ter decaimento lento. Nos casos de cirurgia de urgência, deve-se proceder com a intervenção cirúrgica sem maiores riscos no hipotireoidismo subclínico ou leve; se hipotireoidismo clínico ou moderado e a cirurgia for urgente, não se deve postergar o procedimento cirúrgico, devem realizar o procedimento cirúrgico e iniciar tratamento no pós-operatório imediato. Pacientes com hipotireoidismo grave ou em coma mixedematoso só devem ser operados se a cirurgia for de urgência. Caso seja eletiva, devem-se considerar o tratamento prévio do hipotireoidismo e a aquisição de função tireoidiana normal.

No caso do hipertireoidismo, os efeitos adrenérgicos são de alto risco para complicações perioperatórias, como arritmias cardíacas (8 a 15% de fibrilação atrial). Pacientes com hipertireoidismo subclínico podem se submeter a cirurgias de urgência ou eletivas (aqueles com sintomas cardiovasculares ou acima de 50 anos devem ser betabloqueados no perioperatório). Se hipertireoidismo clínico, antes do procedimento eletivo, o paciente deve estar adequadamente tratado e só deve ser liberado para cirurgia 3 a 8 semanas após o controle do hipertireoidismo. No caso de cirurgia de urgência/emergência e hipertireoidismo clínico, pode ser usado esquema terapêutico semelhante ao da tempestade tireoidiana (tionamida, solução iodada, corticoide e betabloqueador).

Resumo

O sistema cardiovascular é, sem dúvida, uma das estruturas mais afetadas pela ação do hormônio tireoidiano. O hormônio T3 é capaz de regular o cronotropismo e inotropismo por ação direta ou indireta e o excesso ou decréscimo dos hormônios tireoidianos irão respectivamente levar a aumento ou redução destas propriedades cardíacas. As manifestações cardiovasculares no hipertireoidismo envolvem taquiarritmias, hipertensão sistólica e insuficiência cardíaca; já no hipotireoidismo, pode-se encontrar dislipidemia, derrame pericárdico, hipertensão diastólica, bradiarritmia e dislipidemia. Seja qual for a apresentação, quando há disfunção tireoidiana associada, o tratamento deve incluir inicialmente a correção da função hormonal. Outras abordagens específicas para a manifestação cardiovascular devem ser associadas de forma contínua ou temporária. O reconhecimento dessa relação tireoide-coração é fundamental para o sucesso do tratamento do paciente.

Referências bibliográficas

1. Klein I, Danzi S. Circulation. 2007;9:116(15):1725-35. Review erratum. Circulation. 2008; 22;117(3):e18.
2. Gereben B, Zavacki AM, Ribich S, Kim BW, Huang SA, Simonides WS. Cellular and molecular basis of deiodinase-regulated thyroid hormone signaling. Endocr Rev. 2008;29:898-938.
3. Danzi S, Dubon P, Klein I. Effect of serum triiodothyronine on regulation of cardiac gene expression: role of histone acetylation. Am J Physiol Heart Circ Physiol. 2005;289(4):H1506-11.
4. Carr AN, Kranias EG. Thyroid hormone regulation of calcium cycling proteins. Thyroid. 2002;12(6):453-7.
5. Biondi B, Klein I. Hypothyroidism as a risk factor for cardiovascular disease. Endocrine. 2004;24(1):1-13.
6. Hoit BD, Khoury SF, Shao Y. Effects of thyroid hormone on cardiac beta-adrenergic responsiveness in conscious baboons. Circulation. 1997;96:592-8.
7. Biondi B, Palmieri EA, Lombardi G & Fazio S. Effects of thyroid hormone on cardiac function: the relative importance of rate, loading conditions, and myocardial contractility in the regulation of cardiac performance in human hyperthyroidism. J Clin Endocrinol Met. 2002;87:968-74.
8. Im SH, Oh CW, Kwon OK, Kim JE, Han DH. Moyamoya disease associated with Graves disease: special considerations regarding clinical significance and management. J Neurosurg. 2005;102:101-17.
9. Demers LM, Spencer CA. Laboratory medicine practice guidelines: laboratory support for the diagnosis and monitoring of thyroid disease. Clin Endocrinol (Oxf). 2003;58:138-40.
10. Parle JV, Maisonneuve P, Sheppard MC, Boyle P, Franklyn JA. Lancet. 2001;15:358(9285):861-5.
11. Marvisi M, Zambrelli P, Brianti M. Hypertension is frequent inhyperthyroidism and normalizes after therapy. Eur J Intern Med. 2006;17(4):267-71.
12. Danzi S, Klein I. Thyroid hormoneand blood pressure regulation. Curr Hypertens Rep. 2003;5(6):513-20.
13. Gomberg-Maitland M, Frishman WH. Thyroid hormone and cardiovascular disease. Am Heart J. 1998;35:18796.
14. Osman F, Daykin J, Sheppard M, Franklin JA, Gammage MD. Cardiac rhythm abnormalities in thyrotoxicoses: the explanation for excess vascular mortality. J Endocrinol. 2000;164: 321.
15. Gilligan DM, Ellebogen KA, Epstein AE. The management of atrial fibrilation. Am J Med. 1996;101:413-21.
16. Jonklaas, Bianco, et al. Guidelines for the treatment of hypothyroidism: prepared by the American Thyroid Association Task Force on Thyroid Hormone Replacement. Thyroid. 2014;24(12):1670-751.
17. Klein I, Ojamaa K. The cardiovascular system in hypothyroidism. In: Werner & Ingbar's the thyroid: a fundamental and clinical text. 8th edition. Philadelphia: J.B. Lippincott Co. 2000; 777-82.
18. Rush J, Danzi S, Klein I. Role of thyroid disease in the development of statin-induced myopathy. Endocrinologist 2006; 16(5): 279-85.
19. Faludi AA, Izar MCO, Saraiva JFK, Chacra APM, Bianco HT, Afiune Neto A, et al. Atualização da Diretriz Brasileira de Dislipidemias e Prevenção da Aterosclerose – 2017. Arq Bras Cardiol. 2017;109(2Supl.1):1-76.
20. Klein I, Ojamaa K. Thyroid hormone and cardiovascular system. N Engl J Med. 2001;344: 5019.
21. Cappola AR, Ladenson PW. Hypothyroidism andatherosclerosis. J Clin Endocrinol Metab. 2003;88:2438.
22. Bogazzi F, Bartalena L, Martino E. Approach to the patient with amiodarone-induced thyrotoxicosis. J Clin Endocrinol Metab. 2010;95:2529-35.
23. Gualandro DM, Yu PC, Caramelli B, Marques AC, Calderaro D, Luciana S, et al. 3ª Diretriz de avaliação cardiovascular perioperatória da Sociedade Brasileira de Cardiologia. Arq Bras Cardiol. 2017;109(3Supl.1):1-104
24. LeFevre ML; U.S. Preventive Services Task Force. Screening for thyroid dysfunction: U.S. Preventive Services Task Force recommendation statement. Ann Intern Med. 2015;162(9):641-50.

Capítulo 4

Cardiologia comportamental: um novo caminho para prevenção e controle das doenças cardiovasculares

Marcelo Katz
Carlos Costa Magalhães

Pontos-chave

- As doenças cardiovasculares têm grande importância epidemiológica no mundo e no Brasil.
- A abordagem preventiva mais eficiente procura identificar e tratar fatores de risco adicionais, como os aspectos psicossociais, além de atuar ativamente estimulando mudanças de hábitos e comportamento dos pacientes.
- A cardiologia comportamental integra saúde mental e saúde cardiovascular, além de utilizar conceitos da ciência comportamental na prática clínica.
- Nesse cenário, identificar aspectos como ansiedade, depressão, estresse, rancor, raiva e pessimismo passam a ser parte da rotina de atendimento.
- O pilar para a otimização do comportamento é compor uma equipe de cuidados colaborativos com profissionais de saúde, pacientes e familiares/cuidadores que compartilhe as decisões e capacite para o autocuidado.
- Conhecer e trabalhar teorias comportamentais como modelo de crença em saúde, estágios de mudanças, autoeficácia e teoria cognitivo-social podem melhorar a prática clínica, impactando positivamente na adesão por parte dos pacientes às recomendações médicas.

Introdução

As doenças cardiovasculares têm grande importância epidemiológica e, apesar dos avanços no diagnóstico e no tratamento, representam a principal causa de morbidade e mortalidade ao redor do mundo e também no Brasil.[1,2] As consequências sociais e econômicas são dramáticas e, nesse sentido, torna-se imperativo o foco em estratégias de prevenção.[3] A abordagem preventiva mais eficiente procura identificar e tratar, além dos fatores de risco tradicionais, também os adicionais, como os aspectos psicossociais. Além disso, a estratégia preventiva deve atuar ativamente estimulando mudanças de hábitos e comportamento dos pacientes, incluin-

do a adesão às terapias.[3] De fato, parte dos eventos cardiovasculares adversos está associada à falta de adesão dos pacientes às recomendações médicas (farmacológicas e não farmacológicas).[4-6]

Nos últimos anos, a denominação cardiologia comportamental tem sido utilizada para definir uma nova fronteira de atuação da cardiologia. Ela abrange a relação entre saúde mental e cardiovascular, a influência de fatores psicossociais sobre as doenças cardiovasculares e os aspectos comportamentais dos pacientes que influenciam a adesão às recomendações médicas (Figura 1).[7,8]

Saúde mental, fatores psicossociais e doença cardiovascular

Diversos estudos relacionam transtornos de ansiedade e depressão com maior risco cardiovascular.[9,10] Os mecanismos aventados para essa relação são a maior atividade do sistema

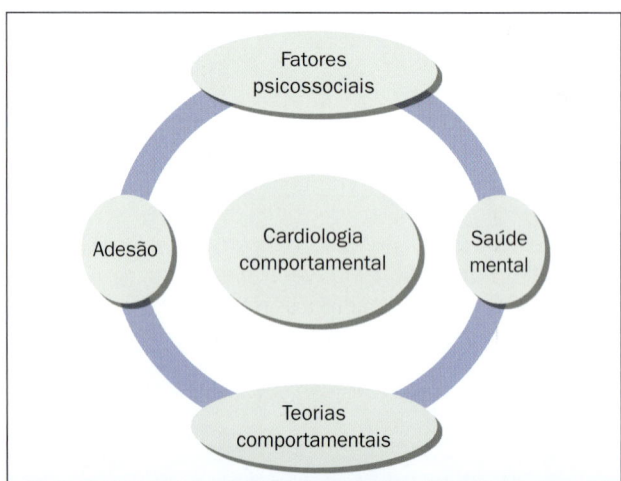

Figura 1 Fronteiras de atuação da cardiologia comportamental, fatores psicossociais e risco cardiovascular: relação entre saúde mental e cardiovascular, teorias comportamentais na prática clínica e adesão terapêutica.

nervoso simpático e uma maior ativação da cascata inflamatória. Além dos transtornos de ansiedade e depressão, outros aspectos psicossociais devem ser identificados para mitigar risco cardiovascular. As sociedades brasileira e americana de cardiologia reconhecem esses fatores, e a anamnese em consultório deve investigar esses aspectos.[11,12] Como fatores de risco relevantes, destacam-se o estresse agudo e crônico, as emoções negativas como hostilidade (um traço da personalidade caracterizado por desconfiança), raiva, rancor, pessimismo e a personalidade tipo D, que envolve uma tendência permanente de apresentar emoções negativas (afetividade negativa) e inibição social. Além disso, condições sociais como *status* conjugal, renda e desemprego também entram no rol de fatores de risco psicossociais.[12] Em relação ao estresse, importante destacar que se trata do produto entre o estressor (no trabalho, na vida pessoal, uma doença crônica) e a forma como o paciente lida com esse estressor. Essa resposta ao estresse pode ser modulada e mais bem gerenciada. Atividades de corpo e mente (*body and mind therapies*), como exercício físico, meditação e ioga, têm se mostrado benéficas no gerenciamento do estresse.

Finalmente, dois aspectos merecem menção: a falta de propósito de vida (ter um objetivo na vida exerce influência positiva sobre comportamentos saudáveis, como seguir orientações preventivas e autocuidado) e o isolamento social, que dificulta o uso funcional de estratégias de enfrentamento, adaptações e construção de sentido de vida.

Como visto, os fatores psicossociais aumentam a vulnerabilidade às doenças e, assim, a avaliação desses fatores durante a consulta médica é fundamental para planejar a prevenção de acordo com o perfil de risco individual. Instrumentos e questionários para avaliação (ansiedade, depressão, hostilidade, *status* socioeconômico, apoio social, estresse psicossocial e personalidade tipo D) padronizados e validados em nosso país estão disponíveis. Como opção prática, uma avaliação simplificada da vulnerabilidade psicossocial do paciente pode ser feita com algumas perguntas, conforme apresentado no Quadro 1.[11,13]

Aspectos comportamentais: ciência comportamental na prática clínica

As ciências do comportamento fornecem um ponto de partida para que profissionais de saúde possam melhorar os cuidados em saúde, garantindo maior eficiência na prevenção cardiovascular. Nos últimos 70 anos, os cientistas desenvolveram e reformularam diversas teorias para explicar os diferentes padrões de comportamento humano, em diferentes contextos e situações. Algumas dessas teorias podem ser combinadas e aplicadas à prática clínica diária.[14]

O modelo de crenças em saúde é uma das teorias mais estudadas e aplicadas no contexto de saúde.[15] De acordo com essa teoria, o maior engajamento do paciente em um dado comportamento (p. ex., atividade física) resulta da interação entre sua crença pessoal a respeito do próprio risco de desenvolver alguma doença (como maior risco de doença cardiovascular), sua percepção dos benefícios do exercício e as bar-

Quadro 1 Avaliação simplificada de fatores de risco psicossociais[11,13]

Situação socioeconômica
Qual é o seu grau de escolaridade?
Você é um trabalhador braçal?
Trabalho e estresse familiar
Você não consegue cumprir as tarefas no trabalho?
A recompensa para o seu esforço é inadequada?
Você tem problemas sérios com o seu cônjuge?
Isolamento social
Você está vivendo em paz?
Sente falta de um confidente próximo?
Depressão
Você se sente para baixo, deprimido e sem esperança?
Você perdeu o interesse e o prazer na vida?
Ansiedade
Você se sente frequentemente nervoso, ansioso ou no limite?
Você se sente frequentemente incapaz de parar ou controlar as preocupações?
Hostilidade
Você costuma sentir raiva por coisas pequenas?
Você se sente frequentemente incomodado com os hábitos de outras pessoas?
Personalidade tipo D
Você frequentemente se sente ansioso, irritado ou deprimido?
Você evita compartilhar seus pensamentos e sentimentos com outras pessoas?

reiras que o impedem de agir (compromisso no trabalho, questões pessoais). A incorporação do modelo de crenças em saúde na prática clínica requer uma comunicação efetiva com o paciente, de modo que informações úteis sobre saúde possam ser fornecidas. Entretanto, também é importante identificar as barreiras potenciais e discutir as estratégias para superá-las, além dos benefícios de ações preventivas. Um dos desafios envolvidos na aplicação do modelo de crenças em saúde é a percepção dos benefícios de saúde em médio/longo prazo (os benefícios do exercício podem demorar meses para aparecer), frente à percepção imediata das barreiras (p. ex., conseguir tempo para se exercitar). Os resultados são a negligência da importância da atividade física e a procrastinação, quando se trata de autocuidado. O profissional da saúde deve estimular o paciente a procurar suporte social (principalmente família e amigos) que o auxiliem na superação das barreiras e o estimulem a iniciar a atividade física.[14]

A teoria dos estágios das mudanças[16] define diferentes estágios de prontidão para mudança de comportamento:

- Pré-contemplação: o paciente não considera a mudança de comportamento e não há intenção de mudar.

- Contemplação: o paciente se interessa ou começa a contemplar a possibilidade de mudança.
- Preparação: o paciente começa a traçar um plano de ação.
- Ação: o paciente faz a mudança e adota um comportamento saudável.
- Manutenção: o comportamento saudável é mantido por longo período.

Essa teoria foi inicialmente criada para abordar o tabagismo e o comportamento de vício, mas pode ser aplicada em diferentes situações.[14] A avaliação do estágio de mudança de comportamento de um paciente permite ao médico fornecer um breve aconselhamento aos que se encontram no estágio pré-contemplativo e concentrar esforços naqueles que se dispõem e têm os recursos necessários para mudar de comportamento de imediato (a partir da fase 2, contemplação).[14]

A terceira teoria é a teoria cognitivo-social[17], em que aspectos pessoais e ambientais afetam continuamente o comportamento humano. Os pacientes tendem a aprender com as próprias experiências e as alheias, equilibrando, assim, suas atitudes. O apoio social é um componente chave da TCS; consequentemente, o grupo ou equipe é um fator importante na obtenção de melhores resultados individuais. Nesse contexto, amigos e familiares desempenham um papel fundamental ao dar o apoio necessário em situações que envolvem risco à saúde e doenças.[14]

Finalmente, os conceitos de autoeficácia, decisões compartilhadas e empoderamento do paciente devem ser destacados.[14] A autoeficácia pode ser definida como a confiança que o paciente tem em sua própria capacidade de cumprir tarefas predeterminadas, e pode ser melhorada, por exemplo, mediante reforço positivo, quando a tarefa é realizada. A autoeficácia é um elemento básico comum às três teorias discutidas anteriormente e constitui um dos preditores mais confiáveis de mudanças comportamentais bem-sucedidas. Na verdade, ao se questionar um paciente sobre seu nível de confiança na própria capacidade de mudar um determinado comportamento, qualquer nota abaixo de 7, em uma escala de 1 a 10, é um provável indicador de insucesso na mudança comportamental.[18] As decisões compartilhadas e o empoderamento do paciente também são fundamentais para o sucesso na mudança de hábitos. O engajamento do paciente é passo importante para melhores resultados clínicos.

A aplicação da ciência comportamental pode influenciar a melhora na adesão terapêutica. Numerosos estudos têm demonstrado baixa adesão à medicação em indivíduos de alto risco ou com doença cardiovascular, que piora resultados e aumenta os custos de saúde. Por exemplo, o estudo PURE[19] mostrou que o uso de antiplaquetários, betabloqueadores, inibidores da enzima conversora da angiotensina, bloqueadores dos receptores da angiotensina e estatinas em indivíduos com história de doença coronariana ou acidente vascular cerebral é baixo em todo o mundo, especialmente em países de baixa renda e áreas rurais. Muitos fatores contribuem para a baixa taxa de adesão e incluem sobretudo qualidade de atendimento, complexidade do tratamento, condições de saúde do paciente e fatores psicossociais e comportamentais, já descritos.

Esses fatores tendem a se agrupar e trazer dificuldades. Por exemplo, regimes complexos de medicação são frequentemente necessários em indivíduos com doença crônica assintomática ou múltiplos fatores de risco, com baixa motivação e sem percepção adequada sobre as razões e os esquemas do tratamento. Outro fator complicador é a associação entre doenças/fatores de risco cardiovasculares e alterações cognitivas[20], bem como entre depressão e declínio cognitivo.[21]

Recomenda-se fortemente que o atendimento médico inclua a avaliação adequada da adesão às recomendações farmacológicas[4,13], bem como a identificação das razões para a não adesão, a fim de adotar intervenções adicionais individualizadas. Os fatores psicossociais têm um papel muito relevante, pois podem dificultar até mesmo a identificação da baixa adesão, que frequentemente depende de autorrelatos feitos pelo paciente.[13]

Muitas intervenções têm sido desenvolvidas e avaliadas para melhorar a adesão dos pacientes às recomendações, porém, a maioria tem produzido resultados apenas modestos.[4,13] A simplificação da prescrição é medida isolada, que confere o maior benefício.[4,13] Por outro lado, uma revisão sobre intervenções utilizadas em pacientes da comunidade com hipertensão, dislipidemia, insuficiência cardíaca congestiva ou doença isquêmica concluiu que as intervenções comportamentais mostraram maior sucesso em relação às estratégias educacionais.[22] Tais intervenções incluem aconselhamento motivacional, automonitoramento (com uso de diários, registros, embalagem com calendários, lembretes eletrônicos e alertas), reforço positivo (p. ex., mecanismos de resposta digital, apresentação das tendências, incentivos e recompensas) e parcerias com provedores e grupos de apoio na internet.

Mudar comportamentos é algo complexo, que envolve aspectos individuais, culturais e ambientais, entre outros. Desse modo, é fundamental adotar estratégias simples e efetivas, entre as quais destacam-se as intervenções comportamentais multimodais, que podem contemplar os diversos domínios da cardiologia comportamental, e a comunicação adequada, simples e compreensível (Figura 2).[3,7,13]

Intervenções sobre os fatores de risco comportamentais

Métodos cognitivo-comportamentais são recomendados por serem eficazes no apoio a pessoas na adoção de um estilo de vida saudável. Entretanto, há evidências limitadas para determinar quais seriam as intervenções mais eficazes para grupos específicos quanto a idade, gênero e nível socioeconômico, por exemplo.

O apoio e o suporte social são importantes para ajudar as pessoas na adesão às recomendações médicas e na adoção de hábitos saudáveis. Nesse sentido, a consulta médica deve abordar circunstâncias da vida cotidiana. Aconselhamento individualizado é a base para ganhar motivação e compromisso do paciente. A tomada de decisão deve ser compartilhada com pacientes, familiares e cuidadores.[23] Um passo crucial é ajudar o indivíduo a estabelecer metas realistas que, depois, podem ser ampliadas.

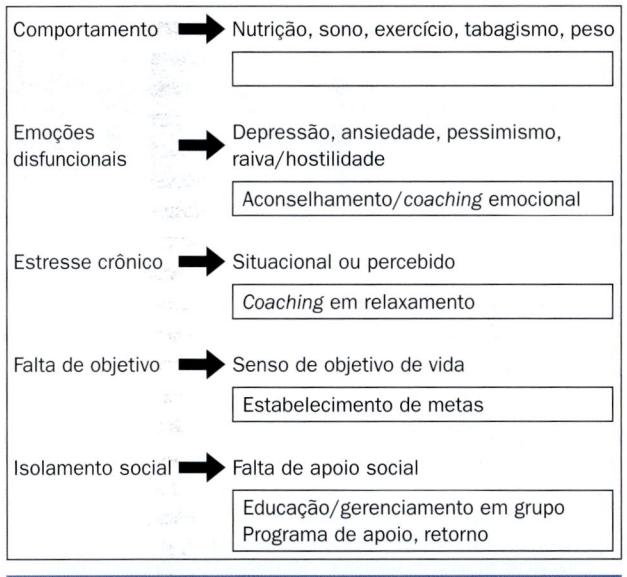

Figura 2 Intervenções sobre os fatores de risco comportamentais.

As diretrizes europeias[13] recomendam dez passos estratégicos práticos para aumentar a eficiência do aconselhamento para mudanças comportamentais (Quadro 2).

Quadro 2   Dez passos estratégicos para promover mudanças comportamentais

- Desenvolver uma aliança terapêutica
- Aconselhar todos os indivíduos em situação de risco ou com doença cardiovascular
- Ajudar as pessoas a compreender a relação entre comportamento e saúde
- Ajudar as pessoas a avaliar as barreiras à mudança de comportamento
- Obter compromissos dos indivíduos para promover a mudança de comportamento
- Envolver pessoas em identificar e selecionar os fatores de risco a serem modificados
- Combinar estratégias, incluindo o reforço da capacidade individual para a mudança
- Projetar um plano de modificação do estilo de vida
- Envolver a equipe de saúde, sempre que possível
- Monitorar o progresso durante o acompanhamento

Uma comunicação adequada é muito importante e deve obedecer a alguns princípios como:[13]

- Dispensar tempo suficiente para criar um bom relacionamento.
- Reconhecer a visão do indivíduo sobre a doença e os fatores contribuintes.
- Incentivar a expressão sobre preocupações e ansiedades, autoavaliação e motivação para a mudança bem-sucedida de comportamento.
- Utilizar a linguagem do paciente e ser solidário com cada melhoria no estilo de vida.
- Verificar se a pessoa entendeu as orientações e se tem todo o apoio que necessita para segui-las.
- Reconhecer a dificuldade para mudança de hábitos ao longo da vida e que a mudança gradual sustentável pode ser mais eficiente do que mudanças rápidas.
- Aceitar a necessidade de apoio por longo tempo e de esforços repetidos para estimular e manter a mudança de vida.
- Certificar-se de que todos os profissionais de saúde envolvidos forneçam informação consistente.

Em indivíduos de alto risco para doenças cardiovasculares, estão indicadas intervenções multimodais (multiprofissionais), integrando educação sobre estilo de vida saudável e recursos médicos, atividade física, controle do estresse e aconselhamento sobre fatores de riscos psicossociais. Pessoas de nível socioeconômico mais baixo e de idade avançada podem necessitar de programas individualizados para atender suas necessidades específicas de informação e apoio emocional.

Sempre que possível, o atendimento multimodal deve ser feito com médicos, enfermeiros, psicólogos e especialistas em nutrição, reabilitação cardíaca e medicina esportiva.

Ressalta-se que as intervenções sobre depressão e ansiedade melhoram a qualidade de vida e possivelmente diminuem o risco cardiovascular; portanto, devem ser estimuladas. Programas de gerenciamento de estresse melhoram o bem-estar, os fatores de risco e os desfechos das doenças cardiovasculares. Intervenções para controle da hostilidade em pacientes coronarianos podem levar a diminuição dos níveis de hostilidade comportamental e depressão, melhora de parâmetros fisiológicos (resposta autonômica, reatividade ao estresse mental), reforço do apoio social e de satisfação com a vida.[24]

Programas em ambientes de trabalho destinados a melhorar a autonomia e aumentar o controle podem reduzir o estresse de trabalhadores de todos os níveis hierárquicos.[25]

Por fim, ao longo da última década, estudos sobre fatores de risco psicossociais e comportamentais para doença coronariana têm aumentado exponencialmente. Contudo, a integração da cardiologia comportamental na prática clínica persiste como um grande desafio. Para superá-lo, é necessário aumentar a conscientização sobre a influência dos fatores de risco psicossociais; superar as barreiras artificiais entre os fatores de risco convencionais e psicossociais; desenvolver novas intervenções custo-efetivas, usando internet e aplicativos móveis de saúde, aconselhamento em grupo, bem como de cuidados diferenciados em gestão comportamental; reconhecer que não há fórmulas mágicas para aplicação generalizada e que as intervenções comportamentais que promovem a motivação para atingir as metas de saúde são multidisciplinares.

Resumo

As doenças cardiovasculares têm grande importância epidemiológica no mundo e no Brasil. A abordagem preventiva mais eficiente procura identificar e tratar fatores de risco adicionais, como os aspectos psicossociais, além de atuar ativamente estimulando mudanças de hábitos e comportamento dos pacientes. Nesse contexto, a cardiologia comportamental integra saúde mental e saúde cardiovascular, além de utilizar conceitos da ciência comportamental na prática clínica. Identificar aspectos como ansiedade, depressão, estresse, rancor, raiva e pessimismo passam a ser parte da rotina de atendimento.

O pilar para a otimização do comportamento é uma equipe de cuidados colaborativos com profissionais de saúde, pacientes e familiares/cuidadores que compartilhem as decisões e capacitem para o autocuidado. Conhecer e trabalhar teorias comportamentais, como modelo de crença em saúde, estágios de mudanças, autoeficácia e teoria cognitivo-social, podem melhorar a prática clínica, impactando positivamente na adesão dos pacientes às recomendações médicas.

O melhor atendimento propicia o compartilhamento das decisões com o paciente e a família, bem como a capacitação dos doentes para promover o autocuidado, fatores fundamentais para otimizar comportamentos. O objetivo é mostrar aos pacientes que eles fazem parte de uma equipe de cuidados colaborativos, cujo intuito é prevenir a doença cardiovascular. Mais do que isso: dotá-los da percepção de que, seguramente, são os componentes mais importantes dessa equipe.

Referências bibliográficas

1. Collaborators GBDRF. Global, regional, and national comparative risk assessment of 79 behavioural, environmental and occupational, and metabolic risks or clusters of risks in 188 countries, 1990-2013: a systematic analysis for the Global Burden of Disease Study 2013. Lancet. 2015;386:2287-323.
2. DALYs GBD. Global, regional, and national disability-adjusted life years (DALYs) for 306 diseases and injuries and healthy life expectancy (HALE) for 188 countries, 1990-2013: quantifying the epidemiological transition. Lancet. 2015;386:2145-91.
3. Spring B, Ockene JK, Gidding SS, Mozaffarian D, Moore S, Rosal MC, et al. Better population health through behavior change in adults: a call to action. Circulation. 2013;128(19):2169-76.
4. Bosworth HB, Granger BB, Mendys P, Brindis R, Burkholder R, Czajkowski SM, et al. Medication adherence: a call for action. Am Heart J. 2011;162(3):412-24.
5. Osterberg L, Blaschke T. Adherence to medication. N Engl J Med. 2005;353:487-97.
6. Perk J, De Backer G, Gohlke H, Graham I, Reiner Z, Verschuren WM, et al. European Guidelines on Cardiovascular Disease Prevention in Clinical Practice (version 2012). The Fifth Joint Task Force of the European Society of Cardiology and other societies on cardiovascular disease prevention in clinical practice (constituted by representatives of nine societies and by invited experts)]. G Ital Cardiol (Rome). 2013;14(5):328-92.
7. Rozanski A. Behavioral cardiology: current advances and future directions. J Am Coll Cardiol. 2014;64:100-10.
8. Katz M, Wajngarten M. Behavioral cardiology: cardiology's new frontier of action. Arq Bras Cardiol. 2015;104:3-4.
9. Emdin CA, Odutayo A, Wong CX, Tran J, Hsiao AJ, Hunn BH. Meta-analysis of anxiety as a risk factor for cardiovascular disease. Am J Cardiol. 2016;118:511-9.
10. Wu Q, Kling JM. Depression and the risk of myocardial infarction and coronary death: a meta-analysis of prospective cohort studies. Medicine (Baltimore). 2016;95:e2815.
11. Simao AF, Precoma DB, Andrade JP, Correa Filho H, Saraiva JF, Oliveira GM et al. I Brazilian Guidelines for cardiovascular prevention. Arq Bras Cardiol. 2014;102(5):420-31.
12. Havranek EP, Mujahid MS, Barr DA, Blair IV, Cohen MS, Cruz-Flores S, et al. Social determinants of risk and outcomes for cardiovascular disease: a scientific statement from the American Heart Association. Circulation. 2015;132(9):873-98.
13. Piepoli MF, Hoes AW, Agewall S, Albus C, Brotons C, Catapano AL, et al. 2016 European Guidelines on cardiovascular disease prevention in clinical practice: The Sixth Joint Task Force of the European Society of Cardiology and Other Societies on Cardiovascular Disease Prevention in Clinical Practice (constituted by representatives of 10 societies and by invited experts) Developed with the special contribution of the European Association for Cardiovascular Prevention & Rehabilitation (EACPR). Eur Heart J. 2016; 23(11):NP1-NP96.
14. Katz M, Bosworth HB. Behavioral sciences in clinical practice. Einstein (Sao Paulo). 2016;14:vii-xiv.
15. Janz NK, Becker MH. The health belief model: a decade later. Health Education Quarterly. 1984;11:1-47.
16. Prochaska JM, Prochaska JO, Levesque DA. A transtheoretical approach to changing organizations. Adm Policy Ment Health. 2001;28:247-61.
17. Bandura A. Social cognitive theory: an agentic perspective. Annu Rev Psychol. 2001;52:1-26.
18. McMullen CK, Safford MM, Bosworth HB, Phansalkar S, Leong A, Fagan MB, et al. Patient-centered priorities for improving medication management and adherence. Patient Educ Couns. 2015;98(1):102-10.
19. Yusuf S, Islam S, Chow CK, Rangarajan S, Dagenais G, Diaz R, et al. Use of secondary prevention drugs for cardiovascular disease in the community in high-income, middle-income, and low-income countries (the PURE Study): a prospective epidemiological survey. Lancet. 2011;378(9798):1231-43.
20. de Toledo Ferraz Alves TC, Ferreira LK, Wajngarten M, Busatto GF. Cardiac disorders as risk factors for Alzheimer's disease. J Alzheimers Dis. 2010;20:749-63.
21. Richard E, Reitz C, Honig LH, Schupf N, Tang MX, Manly JJ, et al. Late-life depression, mild cognitive impairment, and dementia. JAMA Neurol. 2013;70(3):374-82.
22. van Dalem J, Krass I, Aslani P. Interventions promoting adherence to cardiovascular medicines. Int J Clin Pharm. 2012;34:295-311.
23. Katz M, Wajngarten M. Misperception, misfearing, missed treatment, missed opportunities. IJC Metabolic & Endocrine. 2014;5:1-2.
24. Orth-Gomer K, Schneiderman N, Wang HX, Walldin C, Blom M, Jernberg T. Stress reduction prolongs life in women with coronary disease: the Stockholm Women's Intervention Trial for Coronary Heart Disease (SWITCHD). Circ Cardiovasc Qual Outcomes. 2009;2:25-32.
25. Theorell T, Emdad R, Arnetz B, Weingarten AM. Employee effects of an educational program for managers at an insurance company. Psychosom Med. 2001;63:724-33.

Capítulo 5

Acometimento cardiovascular na infecção pelo vírus da imunodeficiência humana (HIV)

Francisco Akira Malta Cardozo
Fernanda Reis de Azevedo
Bruno Caramelli

Pontos-chave

- O aumento da expectativa de vida decorrente da terapia antirretroviral (TARV) expõe a população com HIV aos efeitos degenerativos da doença e das medicações em diversos âmbitos de sua saúde.
- A interação entre os fatores de risco tradicionais e outros mecanismos relacionados à infecção e/ou tratamento do HIV contribuem para o aumento do risco de complicações cardiovasculares nessa população.
- A infecção pelo vírus está relacionada com maior ativação de processos inflamatórios vasculares, alterações na coagulação e modificações do perfil metabólico.
- Cada tipo de TARV influencia o perfil lipídico de maneira específica e grau diferente. Dessa forma, é necessário avaliar o impacto individual de cada tratamento.
- A despeito dos efeitos colaterais da TARV, a supressão viral deve ser a meta primária, reduzindo o impacto sobre os mediadores inflamatórios e metabólicos. Se necessário, deve-se introduzir o tratamento preventivo da aterosclerose por meio de intervenções farmacológicas e não farmacológicas específicas para essa população.
- O primeiro passo na redução de risco cardiovascular pode ser obtido com a adoção de um estilo de vida saudável com base em dieta balanceada, prática de atividades físicas e cessação do tabagismo.
- O uso de medicamentos hipolipemiantes é muitas vezes necessário para o controle da dislipidemia e consequente redução do risco cardiovascular dos indivíduos com HIV. Por outro lado, é necessária cautela com a escolha do fármaco e dose apropriada, levando em conta as interações medicamentosas bem como a monitorização de eventuais efeitos adversos.

Introdução

A infecção pelo HIV chegou ao Brasil na década de 1980, tornando-se rapidamente uma epidemia de alta mortalidade. Dados de 2017 registravam 37 milhões de portadores do ví-rus no mundo, sendo a prevalência no Brasil estimada em cerca de 830.000 pessoas.[1]

Após a introdução da TARV, a infeção pelo HIV passou a se comportar como uma doença crônica, associada a menores taxas de mortalidade. Sendo assim, a expectativa de vida dos indivíduos com HIV aumentou consideravelmente, ficando cada vez mais próxima daquela de um indivíduo sem a doença. O estudo de Bhaskaran comparou dados de mortalidade em uma coorte de indivíduos infectados pelo HIV com dados de mortalidade na população em geral e verificou uma redução de até 94% em 2004-2006 na mortalidade precoce do primeiro grupo em relação aos mesmos dados na era pré-TARV.[2]

Este importante aumento na sobrevida expôs essa população aos efeitos degenerativos da doença e às consequências de longos anos de terapia antirretroviral em diversos âmbitos de sua saúde, sendo o aumento exponencial do risco cardiovascular um dos pontos de maior relevância e preocupação. Dados do registro D.A.D. revelaram que as mortes cardiovasculares foram responsáveis por 11% dos óbitos entre 1999 e 2011 em uma população com HIV, a maioria diagnosticada com infarto agudo do miocárdio.[3] Estima-se que as taxas de eventos cardiovasculares observadas atualmente devem crescer de forma importante com o aumento da longevidade dessa população, principalmente nos países menos desenvolvidos.

Diversos estudos sugerem a interação entre os fatores de risco tradicionais e outros mecanismos ateroscleróticos específicos relacionados à infecção e/ou tratamento do HIV, contribuindo para o aumento de risco cardiovascular acima do observado em populações sem o vírus.

Fisiopatologia

Alterações decorrentes da infecção pelo HIV

Inicialmente, o acometimento cardíaco observado na população com HIV estava relacionado à própria replicação viral no miocárdio e à ocorrência de infecções oportunistas. Com isso, quadros de miocardite, insuficiência cardíaca, derrame pericárdico e endocardite eram comuns. Após a introdução da TARV, entretanto, tais situações se tornaram mais raras e a doença aterosclerótica ganhou papel importante como etiologia de complicações cardiovasculares.

O primeiro mecanismo aterogênico conhecido é a alteração no perfil lipídico relacionada à própria replicação do vírus no organismo. As evidências que levaram a esta constatação foram obtidas na era anterior à introdução da TARV, quando foi observado que os indivíduos já apresentavam alterações metabólicas significativas. Entre elas, a mais frequentemente foi a presença de dislipidemias caracterizadas pelo aumento dos triglicérides e redução do colesterol total, LDL e HDL.[4,5]

Algumas evidências sugerem ainda que a presença do HIV interfere profundamente no transporte reverso do colesterol realizado pela lipoproteína HDL, uma vez que o vírus degrada proteínas essenciais para tal mecanismo como a ABCA1. Esse processo poderia estar associado à necessidade de colesterol pelo vírus como matéria-prima para montagem e infecção de novas células do organismo.[6] Com as quedas de HDL ocorre acúmulo de colesterol em monócitos, macrófagos e no endotélio, um fenômeno característico do processo aterosclerótico. Dessa maneira, além de modificar o metabolismo lipídico pela redução do HDL, em virtude do processo infeccioso-inflamatório, a infecção pelo HIV acelera de maneira direta o processo aterosclerótico, alterando o transporte reverso.

Outro estudo que corrobora a ação direta do vírus nesse mecanismo, publicado por Rose et al., mostrou que os níveis de HDL apresentavam queda importante nos pacientes sem uso de TARV quando comparados aos pacientes em tratamento do HIV.[7]

Mais um fator aterogênico importante relacionado à infecção pelo vírus é o estado pró-inflamatório crônico que acontece nesta população, o que pode ser verificado pelo aumento de citocinas inflamatórias e níveis de proteína C-reativa. O estudo de Kuller et al. observou um aumento nos valores séricos de interleucina 6 e D-dímero em pacientes com HIV que se relacionou com aumento da mortalidade por todas as causas.[8] Mesmo nos pacientes que atingem a supressão viral, os níveis de proteína C-reativa permanecem elevados, revelando a ativação imune crônica.[9]

A relação entre inflamação e o HIV pode estar associada a anormalidades do sistema monócito/macrófago, bem como a própria dislipidemia. Alguns estudos verificaram a presença de marcadores de ativação de monócitos nos pacientes com HIV,[10] o que pode ser decorrente de translocação bacteriana no trato gastrointestinal.[11] A translocação de produtos microbiológicos para a corrente sanguínea se dá por meio de danos causados pelo HIV à mucosa intestinal e pode ser quantificada na medição dos valores séricos de lipopolissacarídeos (LPS), um componente da parede celular de bactérias Gram-negativas. Sua presença na corrente sanguínea leva à ativação dos monócitos e macrófagos, perpetuando o processo pró-inflamatório.[12]

Por fim, mais dois mecanismos aterogênicos merecem destaque. A infecção pelo HIV está associada à maior migração de monócitos para a íntima vascular, promovendo a expressão de moléculas de adesão celular, como ICAM-1 e VCAM-1,[13,14] gerando disfunção endotelial nesta população. Tal fenômeno também pôde ser verificado em um estudo realizado pelo grupo de pesquisadores sobre Aids que revelou melhora da reatividade de fluxo braquial após o início da TARV.[15] Outros fatores que chamam atenção são os aumentos dos níveis de D-dímero, Fibrinogênio e outros marcadores de coagulação, inferindo um estado pró-trombótico na população portadora do vírus.[16,17]

Dessa forma, podemos concluir que, apesar de não ser a única responsável pelas alterações e piora no risco cardiovascular geral desse grupo de indivíduos, a infecção tem papel inquestionável. Esses achados salientam a importância que deve ser dada ao combate da infecção em si para redução do risco cardiovascular.

Alterações metabólicas no HIV em uso de TARV

Apesar de sua grande eficácia no tratamento da infecção pelo HIV e de ser a grande responsável pela mudança observada na história natural da doença, a TARV tem consequências importantes no organismo dos indivíduos que recebem a terapia. O estudo D:A:D foi o primeiro a observar um risco 26% mais alto para síndrome coronariana aguda a cada ano de exposição aos medicamentos da TARV.[18] Por outro lado, dados recentes foram mais precisos ao indicar que a exposição a algumas, e não todas as TARV, está associada ao aumento do risco cardiovascular. As principais associações dizem respeito ao uso de lopinavir/ritonavir e indinavir, cuja exposição cumulativa parece aumentar a força da associação.[19]

As alterações lipídicas provocadas pelo uso das TARV são as consequências mais bem conhecidas e exploradas dessa classe de medicamentos. As anormalidades lipídicas iniciam logo após a introdução da TARV e persistem durante todo o seu uso, com intensidades que podem variar de indivíduo para indivíduo.[20]

Entre os antirretrovirais, os inibidores de protease (IP) são aqueles de impacto mais significativo sobre o metabolismo lipídico. Essa classe de medicamentos provoca aumento dos níveis de LDL e triglicérides por meio do acúmulo do fator de transcrição esterol-sensível SREBP (sterol regulatory element-binding proteins) no hepatócito e da inibição da degradação e da secreção hepática de apolipoproteína B, a principal lipoproteína envolvida no transporte de colesterol e LDL na corrente sanguínea.[21,22] Em modelo animal, foi observado que a exposição ao ritonavir inibe o clearance de triglicérides da circulação por meio da redução da ação da enzima lipase lipoproteica, contribuindo para a marcante elevação dos níveis no sangue.[23] Por fim, foi demonstrado maior ativação dos sistema renina-angiotensina-aldosterona nos pacientes em uso dessa classe de medicamento, o que aumenta a probabilidade de eventos cardiovasculares.[24]

Apesar de apresentar um impacto metabólico menos evidente, os inibidores da transcriptase reversa não análoga dos nucleosídeos (NNRTI) merecem também atenção e monitoramento metabólico constante. O uso dessa classe de medicamentos é normalmente seguido de um aumento no colesterol total e LDL, sendo que os triglicérides apresentam graus mais leves de alteração. Atualmente, estima-se que o efavirenz seja o medicamento dentro desse grupo que apresenta os piores resultados ao perfil lipídico.[25]

O último grupo de medicamentos que podem interferir no metabolismo dos indivíduos em tratamento são os inibidores da transcriptase reversa análogos de nucleosídeos (NRTI). Apesar dessa classe apresentar o menor nível de alterações no perfil lipídico dos indivíduos, um de seus representantes, o abacavir, foi relacionado a um aumento da ordem de 90% no risco de síndrome coronariana aguda. Tal efeito é atribuído à maior agregabilidade plaquetária dos indivíduos em uso do fármaco, aumentando a probabilidade de formação de trombos. Esse efeito é de natureza reversível, uma vez que cessa após a interrupção do uso e a renovação do pool de plaquetas.[26]

Ainda que esteja comprovada, em maior ou menor grau, a associação entre as significativas alterações metabólicas e o uso do tratamento infeccioso contra o HIV, existem dados demonstrando que a interrupção no tratamento com a TARV está associada ao aumento no risco coronariano. Segundo dados obtidos por meio do estudo SMART (*Strategies for Management of Antiretroviral Therapy*), o uso intermitente da TARV está associado à maior prevalência de mortes por doença cardiovascular, com *hazard ratio* de 1,57. Evidências posteriores associam essa piora no risco ao estado inflamatório crônico decorrente da replicação viral.[27]

Dessa forma, considerando a importância do efeito da própria infecção sobre o perfil metabólico, parece lógico, em primeira instância, buscar o controle infeccioso reduzindo a carga viral e seu impacto sobre os mediadores inflamatórios e metabólicos, para depois introduzir o tratamento preventivo da aterosclerose por meio de intervenções medicamentosas e não medicamentosas específicas para essa população.[28]

Tratamento

Tratamento não medicamentoso

Estratégias que visam a redução do risco cardiovascular dessa população devem ser instituídas a todos os indivíduos com HIV. O primeiro passo se dá com a adoção de um estilo de vida saudável, por meio de dieta balanceada, prática de atividades físicas e cessação do tabagismo. As metas do tratamento são as mesmas recomendadas para a população em geral, levando em conta as particularidades e os demais fatores de risco de cada indivíduo.[29,30]

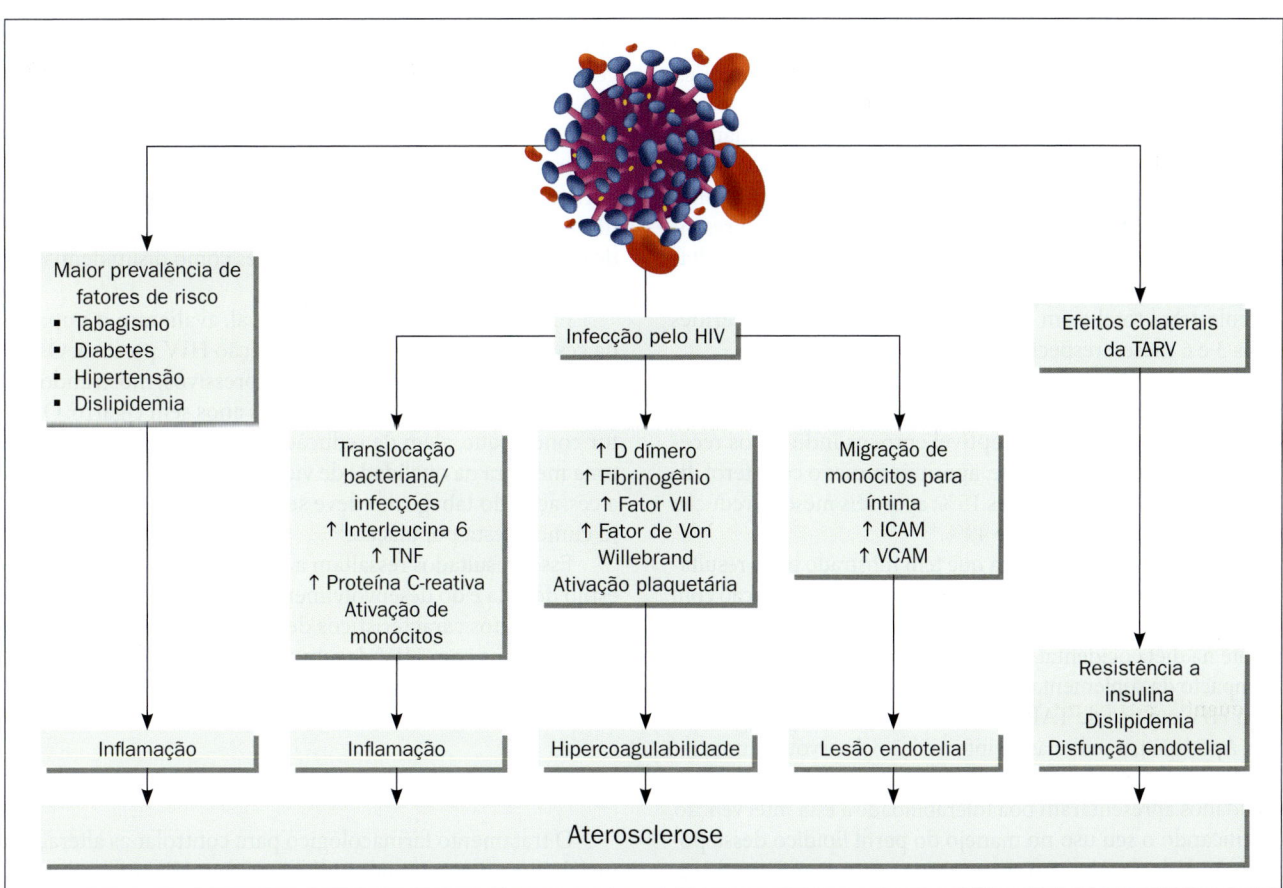

Figura 1 Fisiopatologia da doença aterosclerótica no paciente com HIV.
Fonte: adaptada de Vachiat et al., 2017.[28]

Orientações nutricionais

A alimentação adequada é fundamental para o tratamento das dislipidemias. Dados de uma avaliação do perfil dietético da população com HIV mostraram uma tendência ao consumo de dieta aterogênica, com maior ingesta de gorduras totais, ácidos graxos saturados, ácidos graxos trans e colesterol, quando comparada à população não infectada. Esse excesso de consumo de lipídeos, em especial ácidos graxos saturados, foi relacionado à hipertrigliceridemia, mesmo após a correção dos achados pelos fatores de risco tradicionais e pelo uso de inibidores de protease.[31]

As recomendações dietéticas para a prevenção ou tratamento da dislipidemia em indivíduos com HIV são as mesmas direcionadas para a população em geral.[32,33] Dentre estas, as principais orientações são: evitar o consumo de alimentos muito calóricos e álcool, reduzir o consumo de gorduras saturadas até 7% do valor calórico diário, evitar alimentos que representam fontes de gorduras trans, aumentar o consumo de fibras por meio da ingestão de mais frutas e verduras e reduzir o consumo de alimentos ricos em açúcar e carboidratos refinados.

Estudos avaliando a eficácia de estratégias nutricionais para o controle da dislipidemia nessa população têm apresentado bons resultados. Lazzaretti et al. avaliaram o impacto de uma intervenção nutricional preventiva em indivíduos iniciando tratamento com TARV. No grupo intervenção, a média dos níveis plasmáticos de colesterol total, triglicérides, LDL e o índice de massa corporal (IMC) mantiveram-se estáveis durante os 12 meses de acompanhamento, enquanto o grupo controle apresentou o incremento esperado.[34] Já no estudo de Barrios,[35] a intervenção dietética foi avaliada como tratamento para um grupo de 230 indivíduos que já apresentava dislipidemia em associação ao uso de TARV. Os resultados obtidos mostraram uma redução de 11 e 10% nos níveis de colesterol total e em 12 e 23% nos níveis de triglicérides após 3 e 6 meses, respectivamente.

Adesão à dieta também foi associada com significativa perda de peso. O impacto sobre os parâmetros metabólicos mencionados foi mais perceptível entre os indivíduos recebendo inibidores de protease: após três meses o colesterol diminuiu 13% e os triglicérides 15%; após seis meses a redução foi, respectivamente, de 22 e 49%.[36]

Outra estratégia dietética que tem mostrado bons resultados na melhora da hipertrigliceridemia é a suplementação com ômega 3, um ácido graxo insaturado cujo consumo é insuficiente na dieta ocidental. Em seu estudo, Wohl et al. avaliaram o impacto da suplementação de ômega 3 na dieta de pacientes com HIV em uso de TARV, associado à dieta e exercícios físicos. Após quatro semanas de intervenção observou-se uma redução de até 25% nos valores de triglicérides.[37] Os indivíduos estudados apresentaram boa tolerabilidade a esta intervenção, justificando o seu uso no manejo do perfil lipídico dessa população. Vale ressaltar, no entanto, que somente um estudo recente realizado em pacientes sem HIV, que utilizou altas doses de ácido icosapente (ômega 3) concentrado conseguiu demonstrar benefício na redução de eventos cardiovasculares.[38]

Atividade física

A prática de atividade física, aliada ou não à dieta, tem papel definitivo no tratamento e normalização do metabolismo. Henry e colaboradores avaliaram o impacto de uma dieta saudável aliada à prática de exercícios físicos em indivíduos com alterações lipídicas. Seus resultados demonstraram redução de 11% nos valores de colesterol total e 21% nos triglicérides, associada exclusivamente à melhoria do estilo de vida.[39]

Outros dois estudos que avaliaram o impacto isolado do exercício físico no metabolismo de indivíduos com HIV obtiveram resultados bastante promissores. O estudo de Jones avaliou dez semanas de intervenção com 90 minutos semanais de exercícios aeróbicos e de resistência que resultaram em reduções significativas de colesterol total e triglicérides.[40] Thoni, por sua vez, avaliou uma intervenção mais longa, de quatro meses, e obteve resultados ainda mais impactantes com aumento dos valores de HDL, além de reduções na proporção de colesterol total para HDL e triglicérides para HDL, que estão associadas à diminuição no risco de aterosclerose desses indivíduos.[41]

Tabagismo

O tabagismo é o principal fator de risco modificável identificado nessa população. Estudos apontam uma prevalência que chega a duas ou três vezes aquela vista na população em geral, representando 40 a 70% da população com HIV.[42-46]

O impacto do tabagismo no risco cardiovascular dessa população é profundo, sendo que dados do estudo D:A:D mostraram um risco duas vezes maior para síndrome coronariana aguda naqueles indivíduos fumantes em relação aos não fumantes infectados. Isso coloca o tabagismo na frente de outros fatores de risco importantes como dislipidemia, hipertensão e diabetes.[47]

Em seu estudo, Petoumenos et al. avaliaram o impacto da cessação do tabagismo na população HIV positiva. Os resultados obtidos foram bastante expressivos, mostrando reduções de até 50% no risco após três anos sem cigarro. O autor conclui que, além da redução do risco cardiovascular, há uma melhora na qualidade de vida desses pacientes e por isso a cessação do tabagismo deve ser uma prioridade no manejo clínico desta população.[48]

Esses resultados ressaltam a importância da mudança do estilo de vida e do desenvolvimento de estratégias que respeitem os hábitos característicos dessa população. Assim, todos os indivíduos com HIV devem ser orientados e estimulados a cessar o tabagismo, adotar dieta balanceada e praticar exercícios físicos regularmente.

Tratamento medicamentoso

O tratamento farmacológico para controlar as alterações metabólicas presentes nos indivíduos com HIV é bastante eficiente e deve ser utilizado principalmente naqueles pacientes com perfis lipídicos muito alterados ou persistentemente elevados por um longo período. Esse tipo de intervenção deve sempre estar associado, primariamente, à adoção do estilo de vida mais saudável.

Apesar de ainda haver um certo receio na indicação de medicações hipolipemiantes nessa população,[49,50] o uso dessa terapia tem apresentado resultados positivos no controle da dislipidemia e deve ser considerado como uma estratégia complementar. Sua recomendação é bastante similar àquela dirigida para a população em geral com as ressalvas quanto as interações medicamentosas com a TARV, toxicidade, intolerância e/ou impactos em outras enfermidades simultâneas.[51,29]

As estatinas e os fibratos são os medicamentos mais utilizados no tratamento das dislipidemias na população em geral. Sua indicação, no entanto, deve ser bem avaliada em indivíduos em uso de TARV, uma vez que existem interações importantes com inibidores de protease e alguns NNRTI que podem levar à toxicidade hepática e muscular nessa população. Essa interação se dá uma vez que alguns antirretrovirais e alguns hipolipemiantes são metabolizados pela via do citocromo P450, podendo ocorrer aumento significativo na concentração sérica com maior risco de toxicidade.[52] As estatinas que apresentam maiores chances de interação são a sinvastatina e a lovastatina. Outras estatinas, como rosuvastatina e atorvastatina podem ser prescritas, porém, com monitorização mais frequente e doses iniciais mais baixas.[53,54] As estatinas que apresentam menores chances de interações medicamentosas com as TARV são a pravastatina, a fluvastatina e pitavastatina. Por outro lado, possuem menor efeito no perfil lipídico. Dentre as 3 estatinas mais seguras, a pitavastatina fornece um maior potencial na redução dos níveis de LDL.

Silverberg et al. compararam o impacto das estatinas em indivíduos infectados e não infectados. Os resultados demonstraram uma grande eficácia na melhora da dislipidemia, ainda que a redução no grupo HIV positivo tenha sido menor em relação ao grupo-controle (25,6% versus 28,3%; p = 0,001), independentemente da classe de ARV utilizada. Os efeitos colaterais tiveram uma incidência baixa, ainda que maior no grupo dos infectados pelo HIV.[55]

Além da resposta metabólica com controle importante da dislipidemia, as estatinas têm mostrado outros efeitos bastante positivos. Após 24 semanas de tratamento com 10 mg de rosuvastatina *versus* placebo em uma população HIV positivo, observou-se, além da melhora do perfil lipídico, uma melhora no estado inflamatório dos indivíduos. Essa melhora foi associada à redução dos níveis séricos de uma enzima inflamatória (Lp-PLA2) na amostra.[56] Intervenções com maior tempo de acompanhamento (doze meses) já demonstraram reduções nos valores de outros marcadores inflamatórios, como proteína C-reativa e TNF-alfa,[57] e até de marcadores de aterosclerose subclínica, como redução da espessura da camada médio-intimal após 24 meses.[58] Ainda são necessários mais estudos que justifiquem o uso dessa classe de medicamentos exclusivamente para redução do estado inflamatório; no entanto, essas evidências sugerem outras ações favoráveis desse tratamento na redução do risco cardiovascular.

Outra classe de medicamentos que pode contribuir no tratamento das dislipidemias, principalmente hiperlipidemias mistas e hipertrigliceridemia isolada, são os fibratos. O metabolismo dessas medicações, embora similar ao das estatinas, apresenta algumas diferenças que reduzem o potencial de interação com TARV. O uso de fibrato para redução dos triglicérides mostrou resultados positivos na diminuição do colesterol, com reduções de 40% nesse componente com boa uma boa tolerabilidade do fármaco.[53]

Apesar da dislipidemia mista ou combinada (elevação simultânea de LDL e de triglicérides, com níveis baixos de HDL) representar o distúrbio mais prevalente nesta população, há poucos estudos que analisam potenciais interações medicamentosas entre os fibratos e a TARV. Além disso, há poucos medicamentos da classe dos fibratos aprovados para uso nos Estados Unidos. Talvez por essa razão, na literatura, são encontrados apenas relatos de casos de interações medicamentosas graves em pacientes utilizando fibratos e medicamentos TARV. Entre os casos de interação descritos estão os fibratos, ciprofibrato, genfibrozila e fenofibrato.

Um outro fármaco possível no arsenal medicamentoso para o tratamento das dislipidemias na população com HIV é o ezetimibe que age reduzindo a absorção de colesterol no intestino. Quando testado em uma população de alto risco cardiovascular, sem HIV, o fármaco mostrou redução de eventos cardiovasculares quando adicionado à terapia com estatinas de potência intermediária.[65] Especificamente na população portadora do vírus, foram realizados alguns estudos de pequeno porte que também observaram redução dos níveis de colesterol LDL e boa segurança, sem relatos de eventos adversos graves.[66,67]

Por fim, nos últimos anos, uma nova classe de medicamentos hipolipemiantes, os anticorpos monoclonais inibidores da enzima PCSK9, surgiram para prevenção de eventos cardiovasculares em populações de alto risco como demonstrado no ensaio clínico ODYSSEY.[59] Estudos na área básica demonstraram que o indivíduos com HIV possuem maiores níveis de PCSK9 circulantes, o que pode contribuir para o aumento do risco cardiovascular e piora do perfil lipídico reforçando a teoria de que a inibição da enzima poderia ser um alvo terapêutico potencial.[60]

Estudos de segurança específicos para a população com HIV estão sendo conduzidos no momento, podendo significar uma nova fronteira no arsenal farmacológico nos próximos anos, principalmente nos subgrupos de maior risco ou com intolerância grave as estatinas.

O uso de medicamentos hipolipemiantes é muito útil no controle da dislipidemia e consequente redução do risco cardiovascular dos indivíduos com HIV. Sendo assim, seu uso deve ser estimulado, preservando análise individual, titulação progressiva das doses e monitorização laboratorial frequente.

Estratificação do risco cardiovascular

A estratificação do risco cardiovascular é uma ferramenta muito útil para auxiliar na escolha do tratamento ideal. Alguns estudos avaliaram o uso de escores de risco criados para população em geral em indivíduos com HIV.

O estudo DAD avaliou o escore de Framinghan em uma coorte com 23.468 indivíduos infectados e observou que o escore apresentava uma tendência a subestimar os eventos cardiovasculares dos indivíduos que não faziam uso de TARV. Esse fato foi relacionado ao risco superior associado à infecção pelo vírus.[61]

Resultados similares foram observados em uma análise mais ampla relacionando outros algoritmos conhecidos (Framingham, Global Framingham Risk Score – GFRS, Progetto Cuore e SCORE) com marcadores subclínicos de aterosclerose. Nesse estudo, o algoritmo GFRS foi considerado aquele com maior valor preditivo quando se trata de risco de indivíduos *naive* (ainda sem tratamento TARV).[62]

Outro dado interessante é decorrente do estudo de Lima e colaboradores, que analisou o impacto de uma intervenção para redução do risco cardiovascular em uma população com HIV por meio de três algoritmos desenvolvidos para população em geral (Framingham, PROCAM e ATP III). Os autores verificaram reduções importantes no risco após a intervenção demonstrada por todos os algoritmos estudados. No entanto, o escore de Framingham foi considerado o mais coerente com o risco real da população avaliada. O autor concluiu que, apesar desse escore apresentar a estimativa mais pessimista entre os índices estudados, nos pacientes com HIV, com elevado risco cardiovascular, essa previsão parece ser a mais realista.[63]

Em resumo, o uso de algoritmos de estratificação de risco cardiovascular para nortear o tratamento em indivíduos com HIV é bastante indicado, apesar de nem sempre os resultados refletirem exatamente a realidade. Por outro lado, está cada vez mais claro que há necessidade de uma avaliação individualizada, que leve em conta os fatores de risco específicos da população. O fluxograma da Figura 2 foi proposto para facilitar a escolha e a implementação das estratégias de risco cardiovascular nessa população.

Considerações finais

Os fatores associados ao maior risco cardiovascular verificado na população com HIV são imutáveis na maioria das vezes. A infecção pode ser controlada, mas não extinta, e a TARV deve ter sempre como objetivo principal o controle da infecção pelo HIV. Para os pacientes com risco cardiovascular elevado, as estratégias de redução do risco são essenciais: devem ser implementadas imediatamente e sua importância salientada para toda a população com HIV.

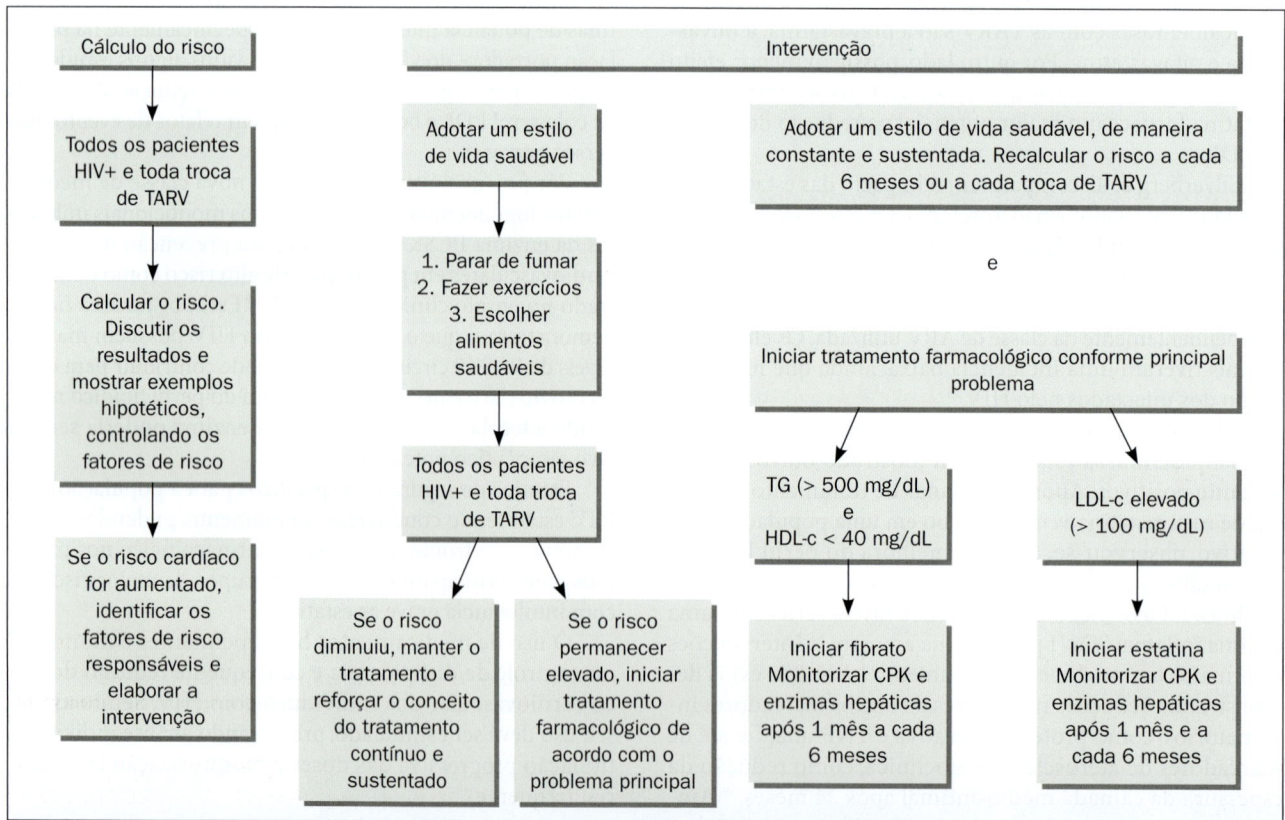

Figura 2 Fluxograma de estratégias para redução do risco cardiovascular em indivíduos vivendo com HIV. HIV+: indivíduo com HIV; TARV: terapia antirretroviral; TG: triglicérides; HDL-c: HDL-colesterol; LDL-c: LDL-colesterol; mg/dL: miligramas por decilitro; CPK: creatina cinase.
Fonte: Recomendações para terapia antirretroviral em adultos infectados pelo HIV – 2008. Figura adaptada de: <http://www.aids.gov.br/ publicacao/consenso-recomendacoes-para-terapia-antirretroviral-em-adultos-infectados-pelo-hiv-2008>. Acesso em: 28 mar. 2011.[64]

Resumo

Entre os indivíduos com HIV, o risco cardiovascular é indubitavelmente superior ao da população em geral. O processo mais acelerado de aterosclerose e decorrente das alterações metabólicas, estado inflamatório crônico e alta prevalência de fatores de risco, que, por sua vez, são consequências diretas tanto da infecção pelo vírus quanto da TARV, ambos fatores permanentes nessa população especifica.

Dessa forma cabe aos profissionais de saúde orientar todos os indivíduos com a doença quanto a importância da adoção de um estilo de vida saudável e uso correto da terapia medicamentosa, quando necessário. As bases terapêuticas que devem ser adotadas são similares àquelas da população em geral, com as ressalvas tendo em vista as características especificas desse grupo, como as contraindicações medicamentosas e a possível subestimação do risco cardiovascular. Finalmente, é muito importante que o próprio individuo entenda sua condição e colabore com as estratégias sugeridas, pois somente um trabalho em conjunto pode favorecer a redução de risco nessa população.

Referências bibliográficas

1. Relatório UNAIDS 2017. http://aidsinfo.unaids.org.
2. Bhaskaran K, et al. Changes in the risk of death after HIV seroconversion compared with mortality in the general population. JAMA. 2008;300(1):51-9.
3. Smith CJ, et al.; D:A:D Study Group. Trends in underlying causes of death in people with HIV from 1999 to 2011 (D:A:D): a multicohort collaboration. Lancet. 2014;384(9939):241-8
4. Constans J, Pellegrin JL, Peuchant E, Dumon MF, Pellegrin I, Sergeant C, et al. Plasma lipids in HIV-infected patients: a prospective study in 95 patients. Eur J Clin Invest. 1994;24(6):416-20.
5. Grunfeld C, Pang M, Doerrler W, Shigenaga JK, Jensen P, Feingold KR. Lipids, lipoproteins, triglyceride clearance, and cytokines in human immunodeficiency virus infection and the acquired immunodeficiency syndrome. J Clin Endocrinol Metab. 1992;74(5):1045-52.
6. Mujawar Z, Rose H, Morrow MP, Pushkarsky T, Dubrovsky L. Human immunodeficiency virus impairs reverse cholesterol transport from macrophages. PLoS Biol. 2006;4(11):e365.
7. Rose H, et al. HIV infection and high-density lipoprotein: the effect of the disease vs the effect of treatment. Metabolism Clinical and Experimental. 2006; 55:90-5.
8. Kuller LH, Tracy R, Belloso W; INSIGHT SMART Study Group. Inflammatory and coagulation biomarkers and mortality in patients with HIV infection. PLoS Med. 2008;5:e203.
9. Hsue PY, et al. Role of viral replication, antiretroviral therapy, and immunodeficiency in HIV-associated atherosclerosis. AIDS. 2009; 23(9):1059-67.
10. Armah KA, et al. HIV Status, burden of comorbid disease, and biomarkers of inflammation, altered coagulation, and monocyte activation. Clinical Infectious Diseases. 2012;55(1):126-36.
11. Alcaide ML, Parmigiani A, Pallikkuth S, Roach M, Freguja R, Della Negra M, et al. Immune activation in HIV-infected aging women on antiretrovirals-implications for age-associated comorbidities: a cross-sectional pilot study. PLoS One. 2013; 8(5):e63804.
12. Marchetti G, Tincati C, Silvestri G. Microbial translocation in the pathogenesis of HIV infection and AIDS. Clin Microbiol Rev. 2013;26:2-18.
13. Park IW, Wang JF, Groopman JE. HIV-1 Tat promotes monocyte chemoattractant protein-1 secretion followed by transmigration of monocytes. Blood. 2001;97:352-58.
14. Fisher SD, Miller TL, Lipshultz SE. Impact of HIV and highly active antiretroviral therapy on leukocyte adhesion molecules, arterial inflammation, dyslipidemia, and atherosclerosis. Atherosclerosis. 2006; 185:1-11.
15. Torriani FJ, Komarow L, Parker RA, et al. Endothelial function in human immunodeficiency virus-infected antiretroviral-naive subjects before and after starting potent antiretroviral therapy: The ACTG (AIDS Clinical Trials Group) Study 5152s. J Am Coll Cardiol. 2008;52(7):569-76.
16. Ford ES, Greenwald JH, Richterman AG, et al. Traditional risk factors and D-dimer predict incident cardiovascular disease events in chronic HIV infection. AIDS. 2010;24:1509-17.
17. Boccara F, Lang S, Meuleman C, et al. HIV and coronary heart disease: time for a better under- standing. J Am Coll Cardiol. 2013;61:511-23.
18. Friis-Moller N, Sabin CA, Weber R, d'Arminio Monforte A, El-Sadr WM, Reiss P, et al. Combination antiretroviral therapy and the risk of myocardial infarction. N Engl J Med. 2003;349:1993-2003.
19. Worm SW, Sabin C, Weber R, Reiss P, El-Sadr W, Dabis F, et al. Risk of myocardial infarction in patients with HIV infection exposed to specific individual antiretroviral drugs from the 3 major drug class- es: the data collection on adverse events of anti-HIV drugs (D:A:D) study. J Infect Dis. 2010;201(3):318-30.
20. Riddler S, et al. Longitudinal changes in serum lipids among HIV- infected men on highly active antiretroviral therapy. HIV Medicine. 2007;8:280-7.
21. Zhou H, Gurley EC, Jarujaron S, et al. HIV protease inhibitors activate the unfolded protein response and disrupt lipid metabolism in primary hepatocytes. Am J Physiol Gastrointest Liver Physiol. 2006;291:G1071-G1080.
22. Liang JS, Distler O, Cooper DA, Jamil H, Deckelbaum RJ, Ginsberg HN, et al. HIV protease inhibitors protect apolipoprotein B from degradation by the proteasome: a potential mechanism for protease nhibitor-induced hyperlipidemia. Am J Physiol Gastrointest Liver Physiol. 2006;291:G1071--G1080.
23. Den Boer MA, Berbee JF, Reiss P, van der Valk M, Voshol PJ, Kuipers F, et al. Ritonavir impairs lipoprotein lipase-mediated lipolysis and decreases uptake of fatty acids in adipose tissue. Arterioscler Thromb Vasc Biol. 2006;26:124-9.
24. Lo J, Looby SE, Wei J, et al. Increased aldosterone among HIV-infected women with visceral fat accumulation. AIDS. 2009;23:2366-70.
25. Van Leth F, Phanuphak P, Stroes E, Gazzard B, Cahn P, Raffi F, et al. Nevirapine and efavirenz elicit different changes in lipid profiles in antiretroviral--therapy-naive patients infected with HIV-1. PLoS Med. 2004;1(1):e19.
26. Satchell CS. Increased platelet reactivity in HIV-1-infected patients receiving abacavir-containing antiretroviral therapy. J Infect Dis. 2011;204(8):1202-10.
27. Phillips AN, Carr A, Neuhaus J. Interruption of antiretroviral therapy and risk of cardiovascular disease in persons with HIV-1 infection: exploratory analyses from the SMART trial. Antivir Ther. 2008;13:177-87.
28. Vachiat A, McCutcheon K, Tsabedze N, Zachariah D, Manga P. HIV and ischemic heart disease. J Am Coll Cardiol. 2017;69(1).
29. Dubé MP, et al. Guidelines for the evaluation and management of dyslipidemia in human immunodeficiency virus (HIV) infected adults receiving antiretroviral therapy: recommendations of the HIV Medicine Association of the Infectious Disease Society of America and the Adult AIDS Clinical Trials Group. Clinical Infectious Diseases. 2003;37:613-27.
30. Hajjar LA, Calderaro D, Yu PC, Giuliano I, Liam EMO, Barbaro G, et al. Manifestações cardiovasculares em pacientes com infecção pelo vírus da imunodeficiência humana. Arq Bras Cardiol. 2005;85(5).
31. Joy T, et al. Dietary fat intake and relationship to serum lipid levels in HIV--infected patients with metabolic abnormalities in the HAART era. AIDS. 2007;21:1591-600.
32. Expert Panel on Detection, Evaluation, and Treatment of High Blood Cholesterol in Adults. Executive summary of the Third Report of the National Cholesterol Education Program (NCEP) Expert Panel on Detection, Evaluation, and Treatment of High Blood Cholesterol in Adults (Adult Treatment Panel III). JAMA. 2001;285:2486-97.
33. Xavier HT, et al. Sociedade Brasileira de Cardiologia. V Diretriz Brasileira de Dislipidemias e Prevenção da Aterosclerose. Arq Bras Cardiologia. 2013.
34. Lazzaretti RK, et al. Dietary intervention prevents dyslipidemia associated with highly active antiretroviral therapy in human immunodeficiency virus type 1 infected individuals: a randomized trial. J Am Coll Cardiol. 2012; 59:979-88.
35. Barrios A, Blanco F, García-Benayas T, et al. Effect of dietary intervention on highly active antiretroviral therapy-treated dyslipidemia. AIDS. 2002; 16:2079-81.
36. Jones SP, Doran DA, Leatt PB, Maher B, Pirmohamed M. Short-term exercise training improves body composition and hyperlipidaemia in HIV-positive individuals with lipodystrophy. AIDS. 2001;15(15):2049-51.
37. Wohl DA, Tien HC, Busby M, et al. Randomized study of the safety and efficacy of fish oil (omega-3 fatty acid) supplementation with dietary and exer-

cise counseling for the treatment of antiretroviral therapy-associated hyper-triglyceridemia. Clin Infect Dis. 2005;41:1498- 504.

38. Bhatt DL, et al. Cardiovascular risk reduction with icosapent ethyl for hy-pertriglyceridemia. N Engl J Med. 2018. epub 2018-11-10:1-12.

39. Henry K, Melroe H, Huebesch J, Hermundson J, Simpson J. Atorvastatin and gemfibrozil for protease-inhibitor-related lipid abnormalities. Lancet. 1998; 352:1031-2.

40. Jones SP, Doran DA, Leatt PB, Maher B, Pirmohamed M. Short-term exer-cise training improves body composition and hyperlipidaemia in HIV-po-sitive individuals with lipodystrophy. AIDS. 2001;15(15):2049-51.

41. Thoni GJ, Fedou C, Brun JF, Fabre J, Renard E, Reynes J, et al. Reduction of fat accumulation and lipid disorders by individualized light aerobic training in human immunodeficiency virus infected patients with lipodystrophy and/ or dyslipidemia. Diabetes Metab. 2002;28(5):397-404.

42. Benard A, Bonnet F, Tessier JF, Fossoux H, Dupon M, Mercie P, et al. Tobac-co addiction and HIV infection: toward the implementation of cessation programs. ANRS CO3 Aquitaine Cohort. AIDS Patient Care STDS. 2007;21:458-68.

43. Duval X, Baron G, Garelik D, Villes V, Dupre T, Leport C, et al. Living with HIV, antiretroviral treatment experience and tobacco smoking: results from a multisite cross-sectional study. Antivir Ther. 2008;13:389-97.

44. Tesoriero JM, Gieryic SM, Carrascal A, Lavigne HE. Smoking among HIV positive new yorkers: prevalence, frequency, and opportunities for cessation. AIDS Behav. 2008.

45. Mamary EM, Bahrs D, Martinez S. Cigarette smoking and the desire to quit among individuals living with HIV. AIDS Patient Care STDS. 2002;16:39-42.

46. Crothers K, Goulet JL, Rodriguez-Barradas MC, Gibert CL, Butt AA, Brai-thwaite RS, et al. Decreased awareness of current smoking among health care providers of HIV-positive compared to HIV-negative vet- erans. J Gen In-tern Med. 2007;22:749-54.

47. Friis-Moller N, Sabin CA, Weber R, d'Arminio Monforte A, El-Sadr WM, Reiss P, et al. Combination antiretroviral therapy and the risk of myocardial infarction. N Engl J Med. 2003;349:1993-2003.

48. Petoumenos K, Worm S, Reiss P, de Wit S, d'Arminio Monforte A, Sabin C, et al. D.A.D. Study Group. Rates of cardiovascular disease following smo-king cessation in patients with HIV infection: results from the D:A:D Study HIV Med. 2011; 12(7):412-21.

49. Ceccato MGB, et al. Antiretroviral therapy-associated dyslipidemia in pa-tients from a reference center in Brazil. Braz J Med Biol Res [on- line]. 2011;44:11;1177-83.

50. Freiberg MS. The association between the receipt of lipid lowering therapy and HIV status among veterans who met NCEP/ATP III criteria for the re-ceipt of lipid lowering medication. J Gen Intern Med. 2009; 24(3):334-40.

51. Zanni MV, et al. 2013 American College of Cardiology/American Heart As-sociation and 2004 Adult Treatment Panel III cholesterol guidelines applied to HIV-infected patients with/without subclinical high-risk coronary pla-que. AIDS. 2014;28:206-70.

52. Chauvin B, Drouot S, Barrail-Tran A, Taburet AM. Drug-drug interactions between HMG-CoA reductase inhibitors (statins) and antiviral protease inhibitors. Clin Pharmacokinet. 2013;52(10):815-31.

53. Calza L, Manfredi R, Chiodo F. Statins and fibrates for the treatment of hy-perlipidaemia in HIV-infected patients receiving HAART. AIDS. 2003;17(6):851-9.

54. Advani A, Patel M, Pichardo RV, Whitty Y, Advani S. Use of HMG-CoA re-ductase inhibitors in the HIV population: implications for individualized treatment selection. Journal of Managed Care & Specialty Pharmacy. 2014;20(3:262-72.

55. Silverberg MJ, et al. Response to newly prescribed lipid-lowering therapy in patients with and without HIV infection. Ann Int Med 2009; 150:301.

56. Eckard AR, Jiang Y, Debanne SM, Funderburg NT, McComsey GA. Effect of 24 weeks of statin therapy on systemic and vascular inflammation in HIV-in-fected subjects receiving antiretroviral therapy. J Infect Dis. 2014;209:1156-64.

57. Calza L, Trapani F, Bartoletti M, Manfredi R, Colangeli V, Borderi M, et al. Statin therapy decreases serum levels of high-sensitivity C- reactive protein and tumor necrosis factor-α in HIV-infected patients treated with ritonavir--boosted protease inhibitors. HIV Clin Trials. 2012; 13(3):153-61.

58. Calza L, Manfredi R, Colangeli V, Trapani FF, Salvadori C, Magis- trelli E, et al. Two-year treatment with rosuvastatin reduces carotid intima-media thick-ness in HIV type 1-infected patients receiving highly active antiretroviral therapy with asymptomatic atherosclerosis and moderate cardiovascular risk. AIDS Res Hum Retroviruses. 2013; 29(3):547-56.

59. Robinson JG, et al. Efficacy and safety of alirocumab in reducing lipids and cardiovascular events. N Engl J Med. 2015. 372(16):1489-99.

60. Boccara F, Ghislain M, Meyer L, Goujard C, Le May C, Vigouroux C, et al.; ANRS-COPANA Study Group. Impact of protease inhibitors on circulating PCSK9 levels in HIV-infected antiretroviral-naive patients from an ongoing prospective cohort. AIDS. 2017;31(17):2367-2376.

61. Law MG, et al. The use of the Framingham equation to predict myocardial infarctions in HIV-infected patients: comparison with observed events in the D:A:D Study. HIV Medicine. 2006;7;218-30.

62. De Socio GV, Martinelli C, Ricci E, Orofino G, Valsecchi L, Vitiello P, et al.; HERMES study group. Relations between cardiovascular risk estimates and subclinical atherosclerosis in naive HIV patients: results from the HERMES study. Int J STD AIDS. 2010; 21(4):267-72.

63. Lima EM, Gualandro DM, Yu PC, Giuliano I de C, Marques AC, Calderaro D, et al. Cardiovascular prevention in HIV patients: results from a success-ful intervention program. Atherosclerosis. 2009;204(1):229-32.

64. Recomendações para terapia antirretroviral em adultos infectados pelo HIV – 2008. Disponível em: <http://www.aids.gov.br/publica cao/consenso-re-comendacoes-para-terapia-antirretroviral-em-adul tos-infectados-pelo--hiv-2008>. Acesso em: 28 mar. 2011.

65. Cannon CP, et al. Ezetimibe added to statin therapy after acute coronary syn-dromes. N Engl J Med. 2015. 375(25):2387-2397.

66. Boonthos K, Puttilerpong C, Pengsuparp T, Manosuthi W. Short-term ef-ficacy and safety of adding ezetimibe to current regimen of lipid-lowering drugs in human immunodeficiency virus-infected thai patients treated with protease inhibitors. Jpn J Infect Dis. 2018;71(3):220-4.

67. Grandi AM, et al. Dyslipidemia in HIV-positive patients: a randomized, con-trolled, prospective study on ezetimibe+fenofibrate versus pravastatin mo-notherapy. J Int AIDS Soc. 2014;17:19004.

Capítulo 6

Cardiopatia e doenças neurológicas

Antônio Rodrigues Coimbra Neto
Marcondes Cavalcante França Junior
Otávio Rizzi Coelho-Filho

Pontos-chave

- Doenças neuromusculares podem causar diferentes formas de acometimento cardíaco: cardiomiopatia dilatada, hipertrófica, restritiva ou distúrbios de ritmo.
- Acometimento cardíaco pode ser a manifestação inicial de diversas doenças neuromusculares e, por isso, devem ser lembradas como diagnósticos diferenciais em pacientes com fenótipos compatíveis.
- A identificação de pacientes com doenças neuromusculares em fases precoces pode mudar ou, pelo menos, retardar a evolução natural da doença.

Quadro 1 Fenótipos cardíacos associados a doenças neuromusculares
Fenótipos dilatados e hipocinéticos
Distrofinopatias
Distrofias de cintura
Emery-Dreifuss
Cardiomiopatia hipertrófica
Ataxia de Friedreich
Mitocondriopatias
Glicogenoses
Pompe
Danon
Fenótipos restritivos
Amiloidose
Miopatia miofibrilar
Distúrbios de ritmo
Distrofia miotônica
Canalopatias

Introdução

As doenças neuromusculares, isoladamente, são consideradas raras, porém, enquanto grupo, não o são. Estima-se que afetem um contingente populacional comparável à doença de Parkinson.[1] Os avanços da neurogenética e técnicas de imagem nas últimas décadas permitiram melhor caracterização fenotípica e genotípica de tais distúrbios bem como estabelecimento de correlações genótipo-fenótipo mais precisas. O surgimento de novas terapias, tanto específicas quanto de suporte, tem prolongado a sobrevida destes pacientes de modo que, algumas destas enfermidades, anteriormente restritas à população pediátrica, tornaram-se também doenças de adultos. Muitas dessas condições são acompanhadas de acometimento do músculo cardíaco com desenvolvimento de cardiopatia, além do acometimento de musculatura estriada. As manifestações cardíacas são grande causa de morbidade e mortalidade nessa população e podem se manifestar de diversas formas: cardiomiopatia com fenótipos dilatados e hipocinéticos, hipertróficos, restritivos ou até distúrbios de ritmo (Quadro 1). A seguir descreveremos brevemente os principais fenótipos encontrados nas cardiopatias associadas às doenças neurológicas. A cardiomiopatia hipertrófica é definida pela presença de espessamento da parede do ventrículo esquerdo (VE)

acima de 15 mm, com ou sem disfunção sistólica, sem causas diretas presentes. Clinicamente pode manifestar-se como dispneia aos esforços, angina, palpitações, síncope ou intolerância ao exercício. Nos casos em que se associa com insuficiência cardíaca (IC), o uso de inibidores da enzima conversora de angiotensina (IECA), betabloqueadores e diuréticos pode ser útil e vem sendo recomendada. Por outro lado, na ocorrência de fibrilação atrial (FA) com escore CHA2DS2VASC > 1, anticoagulação é recomendada. Na presença de arritmias ventriculares, uso de cardioversor implantável deve ser considerado.[2] Classicamente define-se cardiomiopatia dilatada quando há dilatação do ventrículo esquerdo (> 57 mm) e disfunção sistólica (fração de ejeção – FE < 45%) na ausência de sobrecarga ou doença coronariana compatível com o grau de disfunção, sendo comum o desenvolvimento da síndrome clínica da IC e arritmias. A terapia farmacológica tem como pilares o uso de

IECA, betabloqueadores e diuréticos. O implante de cardiodesfibrilador pode ser útil e vem sendo recomendado quando FE do ventrículo esquerdo < 35%, mesmo em prevenção primária. Marca-passo biventricular com ressincronização ventricular deve ser considerado nos casos em que há IC classes da New York Heart Association (NYHA) III ou IV mesmo com farmacoterapia otimizada e bloqueio de ramo esquerdo.[2] A cardiomiopatia restritiva ocorre quando há dilatação de átrio e ventrículo direitos, padrão de enchimento restritivo (tempo de relaxamento < 150 ms no fluxo transmitral), volumes ventriculares sistólico e diastólico reduzidos ou normais, espessura normal da parede de ventrículo esquerdo e função sistólica normal. Frequentemente os pacientes apresentam IC, com necessidade de uso de diuréticos. Em casos de fibrilação/*flutter* atrial, anticoagulação e controle de frequência cardíaca são indicados.[2] A displasia arritmogênica de ventrículo direito é caracterizada por anomalias estruturais no miocárdio do ventrículo direito, áreas segmentares de hipocinesia e substituição fibroadiposa envolvendo o ventrículo direito, o que propicia o desenvolvimento de arritmias que clinicamente se expressam como palpitação, síncope ou morte súbita. Em virtude disso, a indicação de cardiodesfibrilador implantável deve ser considerada no momento do diagnóstico.[2]

Apesar de a assistência a tais pacientes primariamente ser realizada por neurologistas, cardiologistas e clínicos devem estar atentos a sinais, sintomas e padrões de acometimento característicos que possam levantar suspeita de doenças musculares hereditárias, pois não é raro que o acometimento cardíaco faça parte do quadro inicial destas doenças. Em virtude disto, neste capítulo objetivamos oferecer uma visão geral e objetiva das principais doenças neuromusculares que cursam com acometimento cardíaco significativo.

Fenótipos dilatados e hipocinéticos

Distrofinopatias

As distrofinopatias compõem um grupo de doenças degenerativas de caráter progressivo que podem se expressar fenotipicamente desde formas mais leves, como a distrofia muscular de Becker (DMB), até formas mais graves, como a distrofia muscular de Duchenne (DMD). A incidência de DMD é de aproximadamente 1 em 3500 a 5000 homens nascidos vivos, enquanto a DMB afeta 1 em cada 17500 a 50000 meninos nascidos vivos.[3] A DMD é causada por mutações no gene *DMD* localizado no braço curto do cromossomo X.[4] O tamanho e complexidade deste gene proporcionam uma elevada frequência de mutações de ponto, deleções ou duplicações.[5] Alterações do DNA incluem deleções (50-60%, *in frame* ou *out of frame*), alterações de sequência (20-35%), duplicações (5-10%) ou levando a mutações *missense* ou *nonsense*, alteração do sítio de *splice* e mutações intrônicas.[6] A distrofina é uma proteína que conecta o aparato contrátil à matriz extracelular e tem a função de estabilizar o sarcolema e proteger as fibras musculares de dano induzido pela atividade muscular.[7] A ausência de expressão da distrofina, como ocorre na DMD (Figura 1), repercute nos músculos esqueléticos, lisos e cardíaco e também em células da glia, ocasionando disfunção cognitiva, como os déficits de memória, visuoespacial e verbal-auditivo.[8] Pacientes com distrofinopatia apresentam as primeiras manifestações clínicas por volta dos 2 aos 5 anos, com quedas, dificuldade para pular e correr. O levantar miopático de Gowers (Figura 2) e a pseudo-hipertrofia de panturrilhas (Figura 3) são marcas registradas da doença. A fraqueza muscular evolui até que, por volta dos 12 anos de idade, o paciente torna-se dependente de cadeira de rodas.[8] O acometimento cardíaco está presente em cerca de 90% dos pacientes com distrofinopatia e é causa de morte em cerca de 20% dos pacientes com DMD e cerca de 50% dos pacientes com DMB. A cardiomiopatia dilatada ligada ao X usualmente se inicia na adolescência e apresenta rápida progressão, com óbito 1 a 2 anos após o diagnóstico.[9] O substrato anatomopatológico para o comprometimento cardíaco nas distrofinopatias é a substituição do miocárdio por tecido conjuntivo ou gorduroso. O acometimento cardíaco na DMD apresenta uma fase pré-clínica, que dura geralmente até os 10

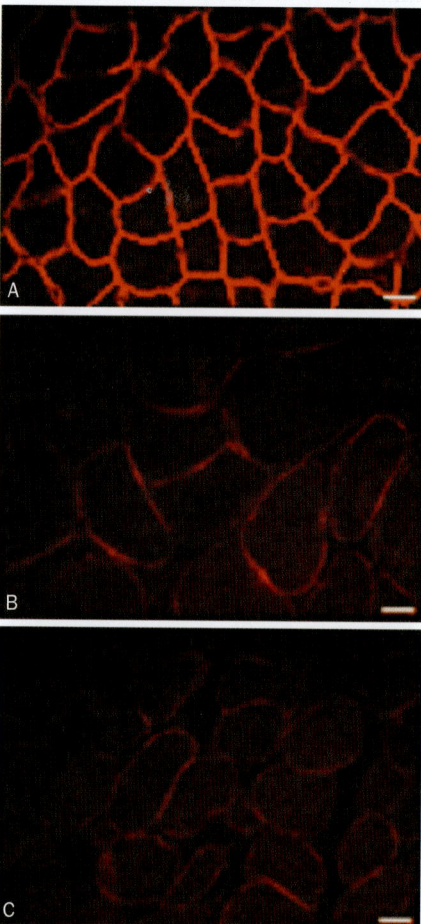

Figura 1 Imuno-histoquímica (marcação N-terminal) em biópsia de músculo. A: Músculo normal. B: Expressão parcial de distrofina em paciente com Becker. C: Ausência da expressão de distrofina em Duchenne.
Fonte: arquivo pessoal do Prof. Marcondes Cavalcante França Jr., Depto de Neurologia, Faculdade de Ciências Médicas da Universidade Estadual de Campinas (FCM-Unicamp).

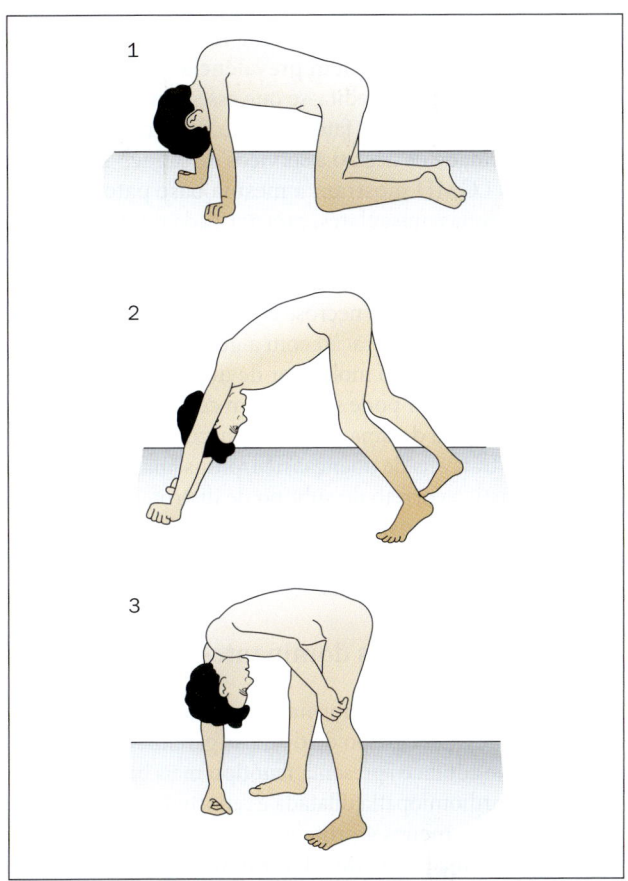

Figura 2 A manobra clássica de Gowers. Para levantar-se do chão o paciente usa as mãos para "escalar" as próprias pernas.
Fonte: Gowers WR. Clinical lecture on pseudohypertrophic muscular paralysis. Lancet. 1879;ii,73-5.

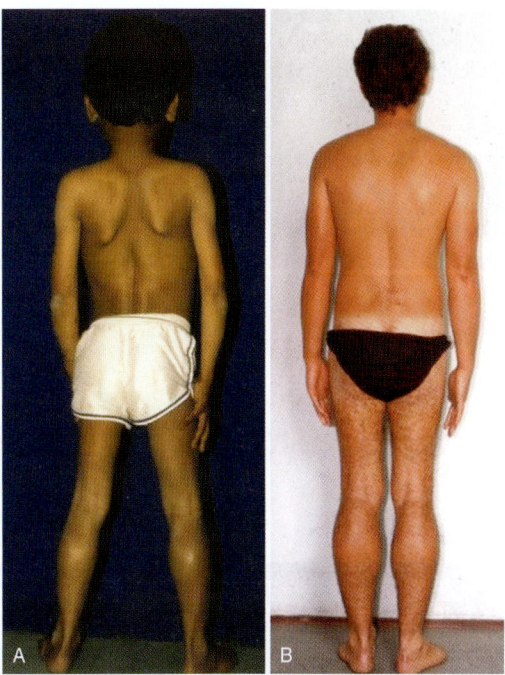

Figura 3 Pacientes com Duchenne (A) e Becker (B) com aumento de volume das panturrilhas, escápulas aladas e hiperlordose.
Fonte: arquivo pesso al da Profa. Dra. Anamarli Nucci, Depto de Neurologia, Faculdade de Ciências Médicas da Universidade Estadual de Campinas (FCM-Unicamp).

anos de idade, na qual são detectadas tipicamente taquicardia sinusal, onda Q proeminente em DI, aVL, V6 ou em DII, DIII e aVF, aumento do intervalo QT e alterações de contratilidade segmentar cardíacas. A partir dos 10 anos de idade se inicia a fase clínica da doença, com ocorrência de atrofia de cardiomiócitos e progressiva dilatação de câmaras. Apesar disso, apenas uma minoria dos pacientes apresenta sintomas de IC, o que é explicado pelo grau de hipoatividade resultante da debilidade muscular (geralmente com restrição a cadeira de rodas). A partir dos 18-20 anos de idade, costumam surgir os clássicos sintomas de IC e complicações arritmogênicas.[9] Identificar a doença em estágios precoces é essencial para que se possa estabelecer terapêutica visando à preservação da função cardíaca. O ecocardiograma em estágios iniciais da doença pode ser normal, entretanto com a progressão da doenças o ecocardiograma pode mostrar alterações de mobilidade em áreas de fibrose focais, disfunção de ventrículo esquerdo. A ressonância magnética cardíaca (RMC) tem ganho importância cada vez maior em virtude de sua capacidade de detecção de fibrose miocárdica quando o ecocardiograma ainda se apresenta normal.[10] Tipicamente, a RMC revela já nas fases iniciais da doença realce tardio com padrão atípico para doen-

ça coronariana, caracteristicamente subepicárdico, na região posterobasal do ventrículo esquerdo com progressão para as paredes inferior e lateral esquerda e substituição fibroadiposa transmural. Interessantemente, observa-se uma relativa preservação do septo interventricular e ventrículo direito (VD)[11] (Figura 4). Diretrizes atuais recomendam realização de avaliação por imagem e eletrocardiograma (ECG) no momento do diagnóstico e anualmente, até os 10 anos de idade e nos assintomáticos com idade a partir de 10 anos. Já naqueles pacientes que se tornam sintomáticos para IC ou que apresentam alterações detectáveis pelos métodos de imagem, o intervalo entre os exames deve ser reduzido, com a periodicidade definida a critério do cardiologista assistente. A RMC é considerada o método de imagem padrão-ouro nesse contexto, porém, em virtude da eventual necessidade de sedação em crianças menores de 10 anos, o ecocardiograma acaba sendo o exame de escolha até os 6-7 anos de idade.[12] Mulheres portadoras de mutações patogênicas também se encontram sob risco de desenvolvimento de cardiopatia, tendo sido encontradas alterações à RMC em praticamente metade destas mulheres em estudo de Lang et al. Em virtude do risco aumentado de cardiopatia, mulheres portadoras de mutações patogênicas devem ser submetidas a avaliação basal com eletrocardiograma e imagem no início da vida adulta e periodicamente, a cada 3-5 anos.[12]

Inibidores da enzima conversora de angiotensina (IECA), bloqueadores do receptor de angiotensina (BRA) e betabloqueadores tem sido utilizados como pilares farmacológicos

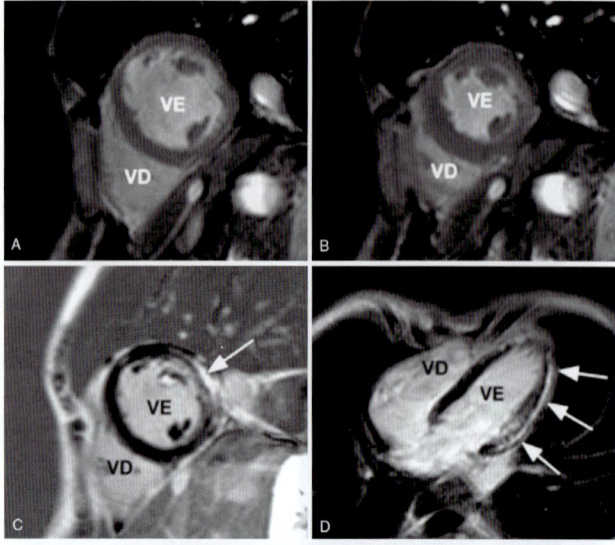

Figura 4 Imagem de ressonância magnética cardíaca (RMC) em paciente com Duchenne. Estudo de RMC em paciente do sexo masculino de 26 anos de idade com distrofia de Duchenne. A-B: Imagens em cine ressonância em diástole (A) e sístole (B) mostrando função do VE e VD preservadas. C-D: Realce tardio em eixo curto e 4 câmaras mostrando realce tardio (setas brancas) com padrão epicárdico acometendo a parede lateral do VE. VE: ventrículo esquerdo; VD ventrículo direito.
Fonte: Arquivo pessoal do Prof. Dr. Otávio Rizzi Coelho-Filho, Disciplina de Cardiologia, Departamento de Clínica Médica, Faculdade de Ciências Médicas da Universidade Estadual de Campinas (FCM-Unicamp).

no tratamento da cardiopatia relacionada às distrofinopatias. Tais medicações devem ser iniciadas, independentemente da idade, assim que surgirem sintomas de IC ou forem detectadas redução de FE do ventrículo esquerdo, alteração nas dimensões de câmaras ou presença de fibrose miocárdica.[12] Consensos de especialistas recentes também orientam início de IECA/BRA em garotos a partir dos 10 anos de idade, independente da ocorrência de anormalidades detectáveis aos exames.[13]

Distrofias musculares cintura-membros

As distrofias tipo cintura-membros (LGMD, do inglês *limb-girdle muscular dystrophy*) constituem um grupo de doenças que compartilham características fenotípicas semelhantes como a atrofia de musculatura pélvica e escapular, porém são heterogêneas do ponto de vista molecular e de fisiopatologia. A variação fenotípica entre os diversos tipos de distrofias de cinturas engloba diferenças na idade de início, velocidade de progressão da doença, acometimento de grupamentos musculares específicos e envolvimento cardíaco e respiratório. Tal diversidade de manifestações é resultado de defeitos em diferentes genes, que codificam proteínas musculares com funções diversas, mas cuja ausência leva ao dano celular e degeneração da fibra muscular.[14] As LGMD podem ter padrão de herança autossômico dominante (LGMD1) ou autossômico recessivo (LGMD2). A nomenclatura é feita com

letras, de acordo com a cronologia da identificação do *locus* genético. As LGMD possuem prevalência estimada de 1 a 6:100.000, entretanto acredita-se que esse número esteja subestimado, em virtude de fatores como penetrância incompleta e dificuldade de acesso a serviços de saúde.[6] Histologicamente, as LGMD mostram a mesma base patológica de todas as distrofias musculares, caracterizada por variabilidade do calibre das fibras musculares, proliferação de tecido conjuntivo endomisial e perimisial, aumento de núcleos internalizados, presença de necrose em grau variável, macrofagia e aspectos de degeneração com alguma regeneração (Figura 5).[15] O diagnóstico molecular de um subtipo específico de distrofia muscular pode ser feito em cerca de 75% dos casos. Na abordagem de uma distrofia muscular é essencial excluir causas tratáveis de doenças neuromusculares, além disso, o diagnóstico correto do subtipo de distrofia de cintura é importante para aconselhamento genético, avaliação de risco cardiorrespiratório, determinação de prognóstico e possibilidades terapêuticas futuras.[15]

LGMD autossômicas dominantes – LGMD1

As LGMD1 incluem 8 formas, sendo que 7 delas tem genes conhecidos. Esse grupo de doenças geralmente se manifesta na idade adulta e apresenta fenótipo mais brando que as LGMD2.[6] Cardiomiopatia dilatada é reportada quando há alteração em pelo menos 4 proteínas: miotilina, lamina-1, caveolina e desmina.[16] A LGMD1A (miotilinopatia) é causada por mutações no gene *MYOT* e clinicamente se apresenta com fraqueza simétrica de início na vida adulta em membros inferiores que progride lentamente até acometer membros superiores. Os pacientes tipicamente apresentam níveis de CK normais ou aumentados (até 15 vezes o valor de referência) e cerca de 50% dos acometidos desenvolvem cardiomiopatia entre os 60-70 anos de idade.[16] A LGMD1B (laminopatia) é resultado de mutações no gene *LMNA*. Os primeiros sintomas costumam ser fraqueza proximal em membros inferiores, com início antes dos 20 anos de idade. Há lenta progressão, de modo que por volta dos 40 anos de idade os membros superiores também são acometidos. Os níveis de CK são levemente aumentados e o acometimento cardíaco pode se manifestar como cardiomiopatia, bloqueio de condução atrioventricular, bradicardia e morte súbita. A LGMD1C (caveolinopatia) ocorre de-

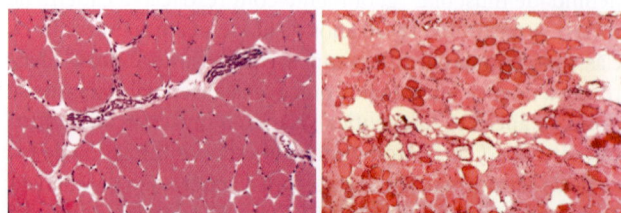

Figura 5 À esquerda: músculo esquelético normal, corado em hematoxilina-eosina em corte transversal. À direita: músculo esquelético distrófico exibindo variação no diâmetro de fibras, fibrose e fibras necróticas.
Fonte: arquivo pessoal Prof. Dr. Luciano Queiroz, Depto de Patologia, Faculdade de Ciências Médicas da Universidade Estadual de Campinas (FCM-Unicamp).

vido a mutações no gene *CAV3* e manifesta-se ainda na infância com fraqueza proximal em membros inferiores e cãibras após exercício. Uma característica semiológica peculiar da caveolinopatia é a ocorrência de *rippling*: movimentos vermiformes do músculo desencadeados por percussão do ventre muscular. Os níveis de CK podem estar até 15 vezes acima do valor da normalidade.[6] A LGMD1E (desminopatia) é resultado de mutações no gene *DES*. Usualmente apresenta início na vida adulta e, assim como as demais LGMD1, apresenta lenta progressão. Os valores de CK podem ser normais ou levemente aumentados.[6] A cardiopatia pode se manifestar como cardiomiopatia dilatada ou distúrbios de condução e tipicamente ocorre no início da vida adulta. Insuficiência cardíaca congestiva, com dilatação das 4 câmaras, ocorre até a quinta década de vida.[17]

LGMD autossômicas recessivas – LGMD2

A frequência das LGMD varia entre as diversas regiões do planeta. Atualmente, são conhecidas 25 formas de LGMD de herança autossômica recessiva.[16] No Brasil, os tipos mais frequentes são relacionados a defeitos na expressão das proteínas calpaína (LGMD2A) 32%, sarcoglicanas (LGMD2C – F) 32%, disferlinopatia (LGMD2B) 22%, proteinopatia relacionada à fukutina (LGMD2I) 11% e teletonina (LGMD2G) 3%.[15] As principais características dos 10 subtipos mais frequentes de LGMD de herança recessiva estão resumidas no quadro 02. Dentre elas, as que cursam com acometimento cardíaco são as LGMD2C-F (sarcoglicanopatias), LGMD2G (teletoninopatia) e LGMD2I (proteinopatia relacionada à fukutina). As sarcoglicanas são proteínas envolvidas na manutenção da integridade da membrana muscular. Defeitos na expressão dessas proteínas levam a um quadro de fraqueza muscular proximal de início em membros inferiores que se manifesta em idades variáveis e apresenta variabilidade inter e intrafamiliar. Insuficiência respiratória ocorre por volta da terceira década de vida.[6] A LGMD2G é resultado de mutações no gene *TCAP*, o que leva à falta da proteína teletonina. Fenotipicamente, este subtipo é caracterizado por envolvi-

mento grave do músculo tibial anterior, o que causa pé caído, além de severa atrofia de cintura escapular, enquanto os gastrocnêmios são poupados. As manifestações se iniciam na adolescência com dificuldade de marcha e progridem lentamente, de modo que parcela significativa destes doentes se torna cadeirante na terceira ou quarta décadas de vida.[6] A LGMD2I resulta da expressão deficiente de fukutina, uma proteína envolvida na glicosilação de diversas proteínas e provavelmente relacionada à estabilização de membrana. Apresenta frequência populacional de cerca de 1:400 na população caucasiana. A idade de início dos sintomas é muito variável. Pacientes que tem início do quadro na infância costumam apresentar progressão mais rápida e tipicamente apresentam cardiomiopatia dilatada e insuficiência respiratória associadas ao quadro distrófico.[6]

Distrofia muscular de Emery-Dreifuss

A distrofia muscular de Emery-Dreifuss (EDMD, do inglês *Emery-Dreifuss muscular dystrophy*) é uma forma incomum de distrofia muscular, com prevalência estimada em 1:100.000. Clinicamente é caracterizada pela ocorrência precoce de contraturas, principalmente em cotovelos e que podem estar presentes antes mesmo do desenvolvimento de fraqueza e atrofia. As outras duas características clínicas que compõem a tríade clássica da doença são fraqueza com padrão de distribuição umeroperoneal com relativa preservação de deltóides e cardiopatia, com distúrbios de condução, arritmias e cardiomiopatia.[19] Alterações na expressão de diferentes proteínas que atuam na manutenção da integridade da membrana nuclear são a base fisiopatológica desta distrofia. Do ponto de vista genético, a EDMD caracteriza-se por grande variabilidade: mutações nos genes *SYNE1*, *SYNE2*, *TMEM43* e *LMNA* são responsáveis pelas formas de herança autossômica dominante, enquanto mutações nos genes *EMD* e *FHL1* apresentam padrão de herança ligada ao X (Wicklund MP et al, 2013); também é reportada uma forma autossômica recessiva relacionada ao gene *LMNA*. O acometimento cardíaco varia de acordo com o gene acometido na

Quadro 2	**Distrofias cintura-membros recessivas mais prevalentes**					
Tipo	Início	Progressão	Nível de CK	Envolvimento cardíaco	Gene	Proteína
2A	12-30 anos	Lenta	Muito elevado	Não	*CAPN3*	Calpaína
2B	Adolescência	Lenta	10x	Não	*DYSF*	Disferlina
2C	Infância	Moderada/ rápida	20-30 x	Sim	*SGCG*	γ Sarcoglicana
2D	Variável	Rápida	20 x	Sim	*SGCA*	α Sarcoglicana
2E	Infância	Moderada/ rápida	20 x	Sim	*SGCB*	β Sarcoglicana
2F	Infância	Rápida	10-50 x	Sim	*SGCD*	σ Sarcoglicana
2G	Infância/adolescência	Moderada	3-30 x	Sim	*TCAP*	Teletonina
2I	Infância	Rápida	5-40 x	Sim	*FKRP*	Proteína relacionada à Fukutina
2J	Infância/adulto	Lenta	10-15 x	Não	*TTN*	Titina
2L	Vida adulta	Lenta	1-100 x	Não	*ANO5*	Anoctamina 5

CK: creatinofosfoquinase. Fonte: Iyadurai SJ, Kissel JT. The limb-girdle muscular dystrophies and the dystrophinopathies. Continuum (Minneap Minn). 2016;22.

doença. A EDMD relacionada a mutações no gene *LMNA* (doença alélica da LMD1B), cursa com cardiomiopatia dilatada, que pode ocorrer mesmo na ausência de envolvimento de musculatura esquelética.[20] Na forma de herança ligada ao X caracteristicamente ocorrem arritmias que variam de BAV de primeiro grau a BAV total, fibrilação atrial/*flutter* atrial.[20] Síncope e morte súbita são relatadas e, em virtude disto, muitos pacientes requerem uso combinado de marca-passo e cardiodesfibrilador implantável. Atenção especial deve ser dada às mulheres portadoras de mutação que, assim como ocorre nas distrofinopatias, podem não manifestar quadro distrófico, mas estão sob risco de desenvolvimento de cardiopatia.[19]

Cardiomiopatia hipertrófica

Ataxia de Friedreich

A ataxia de Friedreich (AF) é a ataxia recessiva mais comum (prevalência estimada em 1:50000) e suas manifestações clínicas costumam aparecer na infância e adolescência. A doença ocorre devido a uma expansão intrônica do tripleto GAA em homozigose no gene *FXN*, o que leva à ausência da expressão da proteína mitocondrial frataxina e consequente acúmulo de radicais livres e estresse oxidativo em virtude do acúmulo de ferro livre (Payne, 2011). Em pessoas saudáveis o número de repetições GAA é < 12, enquanto em pacientes com AF, esse número varia de 60 a 1500 e correlaciona-se diretamente com gravidade e precocidade dos sintomas.[21,22] Assim como outras mitocondriopatias, apresenta-se com manifestações clínicas diversas, tais como escoliose, pés cavos, diabetes, cardiomiopatia e ataxia lentamente progressiva. Classicamente, a neurodegeneração é reportada em gânglios da raiz dorsal, medula espinhal e cerebelo. Ataxia, arreflexia difusa, sinal de Babinski e hipopalestesia são as manifestações neurológicas típicas, entretanto, estudo recente mostrou haver também disfunção sudomotora significativa, o que sugere dano a fibras eferentes simpáticas autonômicas.[23]

A cardiomiopatia está presente em mais de 90% dos pacientes com AF e é a principal causa de mortalidade nessa população, principalmente devido ao desenvolvimento de arritmias e IC.[23] Caracteristicamente, manifesta-se como cardiomiopatia hipertrófica não obstrutiva simétrica que, com a progressão da doença, tende a regredir em virtude da ocorrência de fibrose, a qual correlaciona-se diretamente com aumento nos níveis de troponina-T de alta sensibilidade.[25] A fibrose miocárdica na AF ocorre de modo irregular e em "*patchs*" (Figura 6), diferente do observado nas demais cardiomiopatias hipertróficas e aumenta a suscetibilidade a arritmias, em especial supraventriculares.[25] Atualmente não existe terapia específica para esta doença. Quelantes de ferro e antioxidantes são utilizados em pacientes com AF, apesar dos resultados dos estudos que os avaliaram ainda serem tema de debate. A idebenona, por apresentar poucos efeitos adversos e ter um custo barato, tem sido utilizada por muitos pacientes. Acredita-se que essa substância seja capaz de estabilizar os sintomas neurológicos na população pediátrica e apresente efeito cardioprotetor.[26]

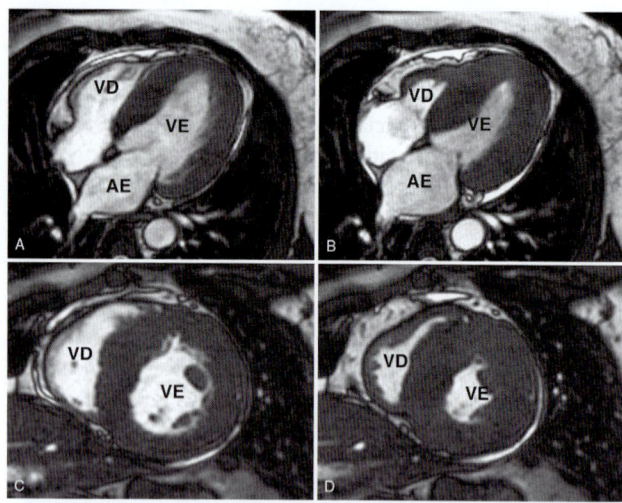

FIGURA 6 Ressonância magnética cardíaca em paciente com ataxia de Friedreich. Estudo de ressonância magnética cardíaca (RMC) em pacientes do sexo feminino de 37 anos com ataxia de Friedreich. As imagens em cine ressonância em 4 câmaras (A-B) e eixo curo (C-D) revelando hipertrofia ventricular esquerda com padrão geométrico concêntrico associada com função ventricular esquerda preservada. AE: átrio esquerdo; AD: átrio direito; VE: ventrículo esquerdo; VD ventrículo direito.
Fonte: Arquivo pessoal do Prof. Dr. Otávio Rizzi Coelho-Filho, Disciplina de Cardiologia, Departamento de Clínica Médica, Faculdade de Ciências Médicas da Universidade Estadual de Campinas (FCM-Unicamp).

Mitocondriopatias

As doenças mitocondriais são patologias multissistêmicas classicamente consideradas doenças de herança materna e que resultam da disfunção da fosforilação oxidativa causada por mutações no DNA nuclear ou mitocondrial, estas últimas presentes em 70% dos casos. Trata-se de um grupo de doenças raro, com prevalência estimada em cerca de 1:5000-1:8500.[27] Em virtude da grande dependência destas organelas pelos mais diversos tecidos para geração de energia para o metabolismo celular, as mitocondriopatias podem apresentar manifestações clínicas diversas, em especial nos músculos e sistema nervoso central, haja vista a grande demanda metabólica de tais tecidos. A complexidade da genética mitocondrial ajuda a explicar a variedade de manifestações clínicas das mitocondriopatias: cada célula apresenta múltiplas cópias de DNA mitocondrial (mtDNA). Na população geral, apesar de um pequeno número de moléculas apresentar mutações, sua proporção é tão pequena que funciona como se fosse uma pessoa com genoma mitocondrial normal (homoplasmia). Na maioria das mutações patogênicas do mtDNA existem 2 ou mais genomas mitocondriais distintos num mesmo tecido em alta porcentagem (heteroplasmia). A maioria das mutações do mtDNA se comporta de modo recessivo, só se manifestando quando a proporção de mtDNA excede um limiar, tipicamente de 60-90%. A carga de mtDNA mutado pode influenciar a intensidade e precocidade com que os sintomas se manifestam.[26] Dentre os sintomas iniciais, costumam estar presentes fraqueza muscular proximal lentamente progressiva e manifestações oculares que incluem ptose, oftalmoplegia externa progressiva e atrofia óptica. O envolvimento do sistema nervoso central manifesta-se como epilepsia, ataxia, encefalopatia, acidentes vasculares encefálicos e surdez. Também podem estar presentes cardiopatia, nefropatia, hepatopatia e distúrbios endócrinos, sendo o mais comum diabetes melito.[28]

Tecidos com maior demanda metabólica são os mais acometidos nas mitocondriopatias e, por isso, o coração é um dos órgãos mais afetados. A cardiopatia pode fazer parte do quadro inicial da doença ou manifestar-se posteriormente e se apresenta de formas diversas: cardiomiopatia, alterações funcionais, como distúrbios de condução, disfunção sistólica, insuficiência cardíaca, hipertensão pulmonar ou disautonomia cardíaca[2] (Quadro 3). A manifestação cardíaca mais frequente é a cardiomiopatia hipertrófica (CMPh), que é explicada, do ponto de vista fisiopatológico, por aumento compensatório no número de mitocôndrias no miocárdio em razão da disfunção mitocondrial instalada.[27] Pacientes com mitocondriopatias e carreadores assintomáticos devem ser submetidos a eletrocardiograma e exames de imagem não invasivos no momento do diagnóstico. Na presença de mutações sabidamente causadoras de cardiopatia deve-se realizar esse rastreio anualmente e, em caso de alterações, deve-se proceder à terapêutica de acordo com as alterações detectadas (hipertrofia, dilatação etc.), devendo-se evitar medicações tóxicas às mitocôndrias. Em linhas gerais, o tratamento da cardiopatia não difere da população geral, uma vez que não há tratamentos específicos para mitocondriopatias. Na presença de cardiomiopatia hipertrófica com remodelamento concêntrico não obstrutivo, deve ser considerado o uso de betabloqueadores, bloqueadores de canais de cálcio, IECA ou BRA. Na ocorrência de disfunção sistólica na cardiomiopatia dilatada deve-se utilizar terapia medicamentosa padrão otimizada e considerar implante de cardiodesfibrilador implantável (CDI) e/ou transplante, de acordo com os consensos existen-

tes. Pacientes com distúrbios de condução e alto risco de desenvolvimento de BAV devem ser avaliados quanto à possibilidade de implante de marca-passo definitivo.[26]

Glicogenoses

As glicogenoses são doenças resultantes de distúrbios na síntese ou quebra do glicogênio, uma molécula complexa, presente principalmente nos músculos e fígado e que é a principal forma de armazenamento de glicose. Existem 14 tipos de glicogenoses, frequentemente manifestas como doenças multissistêmicas que afetam principalmente o músculo e o fígado. Cardiopatia pode estar presente na doença de Pompe, doença de McArdle e doença de Danon.

Doença de Pompe

Também conhecida como glicogenose tipo II ou deficiência de maltase ácida, a doença de Pompe é uma doença de herança autossômica recessiva causada pela mutação no gene *GAA*, que codifica a enzima alfa-glicosidase ácida tipo II. Sua incidência apresenta variações geográficas e étnicas: de 1:14000 em africanos e americanos a 1:600000 em portugueses.[29,30] A doença pode apresentar início infantil, juvenil ou adulto. Na forma infantil há ausência completa da enzima e a doença manifesta-se nos primeiros meses de vida com hipotonia, fraqueza, macroglossia, cardiomiopatia hipertrófica e distúrbios respiratórios precoces, que culminam com óbito nos primeiros anos de vida. A IC ocorre entre os 2 e 6 meses de vida e sempre ocorre antes dos 18 meses. As paredes de todas as câmaras são espessadas, em especial no VE, e alguns pacientes podem apresentar obstrução do trato de saída do VE e do VD. ECG revela complexos QRS amplos com encurtamento de intervalo PR, e CK sérica pode estar aumentada, mas não é um marcador confiável neste caso.[31] A forma juvenil tem início na primeira década de vida e manifesta-se predominan-

Quadro 3	Síndromes clínicas associadas a mutações no DNA mitocondrial				
Síndrome	Principais características clínicas	Cardiopatia			
		Cardiomiopatia hipertrófica	Cardiomiopatia dilatada	Cardiomiopatia restritiva	Arritmias
Oftalmoplegia externa progressiva	Oftalmoplegia externa, miopatia	+	–	–	–
Síndrome de Kearns-Sayre	Retinopatia pigmentar, ataxia, distúrbios de condução	–	+	–	+
Síndrome de Leigh	Encefalopatia necrotizante, lesões em gânglios da base	+	+	–	–
Neuropatia óptica hereditária de Leber	Perda aguda ou subaguda de visão	–	–	–	–
Síndrome MELAS	Miopatia, encefalopatia, acidose lática, episódios AVC-like	+	+	–	–
Síndrome MERRF	Mioclonia, epilepsia, ataxia	+	+	–	–
Síndrome NARP	Neuropatia, ataxia, retinopatia pigmentar	+	–	+	–
Síndrome de Pearson	Anemia sideroblástica, insuficiência pancreática exócrina, hepatopatia, nefropatia	–	–	–	–

MELAS: miopatia, encefalopatia, acidose lática e episódios AVC-símile; MERRF: epilepsia mioclônica com fibras vermelhas "rasgadas"; NARP: retinite pigmentosa com neuropatia axonal. Fonte: Bates MG, Bourke JP, Giordano C, d'Amati G, Turnbull DM, Taylor RW. Cardiac involvement in mitochondrial DNA disease: clinical spectrum, diagnosis, and management. Eur Heart J. 2012;33(24):3023-33.

temente com fraqueza muscular, envolvimento respiratório e leve hepatomegalia. Cardiopatia, quando presente, é leve.[31] A forma de início tardio apresenta-se como uma distrofia muscular com acometimento de cinturas escapular e pélvica, com mialgia, cãibras e intolerância ao exercício.[32] Diferente do que ocorre na forma infantil, acometimento cardíaco é incomum e as alterações encontradas parecem ser resultado da interação com outras comorbidades. Estudos com RMC mostram alterações inespecíficas, como presença de realce tardio em parede inferolateral com padrão não isquêmico e aumento de volume extracelular (ECV), o que sugere fibrose miocárdica intersticial.[32] Desde 2006 está disponível terapia de reposição enzimática, que é capaz de reverter a progressão da doença tanto do ponto de vista motor quanto respiratório e, desde 2015, existe recomendação para inclusão de doença de Pompe nos programas de screening neonatal.[31]

Doença de Danon

A doença de Danon é uma doença de herança ligada ao X causada por mutações no gene *LAMP2*, que codifica uma proteína de membrana envolvida no processo de autofagia celular relacionada aos lisossomos.[29] Caracteristicamente a doença manifesta-se de forma mais severa e precoce em homens, com início de sintomas por volta dos 12 anos de idade e óbito ocorrendo no início da vida adulta. Clinicamente, cursa com cardiomiopatia, distúrbios de condução cardíacos, miopatia e deficiência intelectual. Também podem fazer parte do quadro: retinopatia, hepatopatia e acometimento pulmonar.[34] Alterações laboratoriais são frequentes e os pacientes apresentam níveis de CK e enzimas hepáticas elevadas. A cardiomiopatia é manifestação precoce da doença e, nos homens, manifesta-se principalmente como cardiomiopatia hipertrófica, enquanto mulheres apresentam cardiomiopatia hipertrófica ou dilatada em proporções semelhantes e, tipicamente, na vida adulta. Dentre as arritmias, pré-excitação com síndrome de Wolf-Parkinson-White (SWPW) é a mais encontrada.[34] Pessoas assintomáticas portadoras de mutação devem ser submetidos a avaliação basal com ECG e ecocardiograma, que devem ser repetidos anualmente, sem necessidade de intervenção farmacológica.

Os cuidados com os pacientes com cardiomiopatia hipertrófica devem ser realizados de acordo com as orientações do *guideline* de 2011 Associação Americana de Cardiologia. Nos pacientes que desenvolvem IC secundária a cardiomiopatia hipertrófica, recomenda-se realização semestral ou anual de ECG, Holter, ecocardiograma e dosagem de peptídeo natriurético cerebral (BNP). A terapia farmacológica inclui uso de betabloqueadores seletivos e verapamil.[34] Pacientes com cardiomiopatia dilatada devem ser conduzidos de acordo com orientações do *guideline* de 2016 da Associação Americana de Cardiologia de IC. O tratamento deve se basear no uso de betabloqueadores, inibidores de enzima conversora de angiotensina, diuréticos e inibidores da aldosterona. Em virtude da rápida progressão da doença, recomenda-se realizar avaliação precoce para transplante cardíaco.[34] Apesar de SWPW ser a arritmia mais comum, na doença de Danon também po-

dem ocorrer FA, bloqueio atrioventricular (BAV) completo, taquicardia supraventricular e doença do nó sinusal. Em virtude do risco de desenvolvimento de fibrilação ventricular, deve ser evitado o uso de agentes bloqueadores nodais, como digoxina e bloqueadores de canais de cálcio. Uso de cardiodesfibrilador implantável é recomendado em pacientes com arritmias sintomáticas, hipertrofia moderada a grave, fibrose significativa à ressonância e/ou história familiar de morte cardíaca súbita prematura.[34]

Fenótipos restritivos

Amiloidose

As amiloidoses são um grupo de doenças caracterizadas pela deposição tecidual de proteína amilóide. Podem ser classificas em: amiloidoses primária (AL), secundária (AA), familiar (AR) e senil (SSA). A amiloidose secundária raramente afeta o coração, diferente das demais formas. A forma primária geralmente é associada a mieloma múltiplo e apresenta rápida progressão. A amiloidose familiar ocorre devido a mutações no gene da transtirretina, uma proteína envolvida no transporte de hormônio tireoidiano/vitamina A e apresenta padrão de herança autossômico dominante. A forma AR apresenta manifestações clínicas diversas, como polineuropatia, disautonomia e infiltração ocular. Cardiopatia é mais frequentemente relacionada à mutação Val122Ile (substituição de uma isoleucina por valina na posição 122), que é a mutação mais frequente na população norte-americana. A forma senil costuma afetar pessoas acima dos 70 anos e apresenta manifestações clínicas diversas, mas de curso mais indolente que a amiloidose AL.[35] As manifestações da cardiopatia ocorrem devido à infiltração por proteína amiloide, que leva a espessamento ventricular com redução de complacência de câmaras e disfunção diastólica. Apresenta-se com dispneia aos esforços, ortopnéia e edema de membros inferiores. O envolvimento do sistema de condução cardíaco leva ao desenvolvimento de variados tipos de arritmias, sendo a FA a mais frequente. Também são relatados bloqueios atrioventriculares que podem variar de primeiro grau até BAV completo.[35] Cerca de 50 % dos pacientes apresentam um padrão típico, chamado pseudoinfarto: baixa voltagem nas derivações dos membros e reduzida progressão da onda R. O ecocardiograma revela aumento atrial bilateral, espessamento da parede ventricular e valvas, redução do enchimento diastólico além de uma clássica aparência granular brilhante. Disfunção diastólica é vista desde os estágios iniciais e a presença de redução da FE é sinal de mau prognóstico. A RMC pode revelar presença de realce tardio pelo gadolínio bem característico (Figura 7), sendo a ocorrência de um padrão de realce transmural mais prevalente na forma familiar quando comparada à amiloidose primária e possui tanto valor diagnóstico quanto prognóstico.[35,36]

O tratamento pode ser dividido em terapia de suporte e terapia específica. O tratamento da IC tem como base o uso de diuréticos de alça e restrição hidrossalina. IECA e betabloqueadores podem piorar a função renal e causar hi-

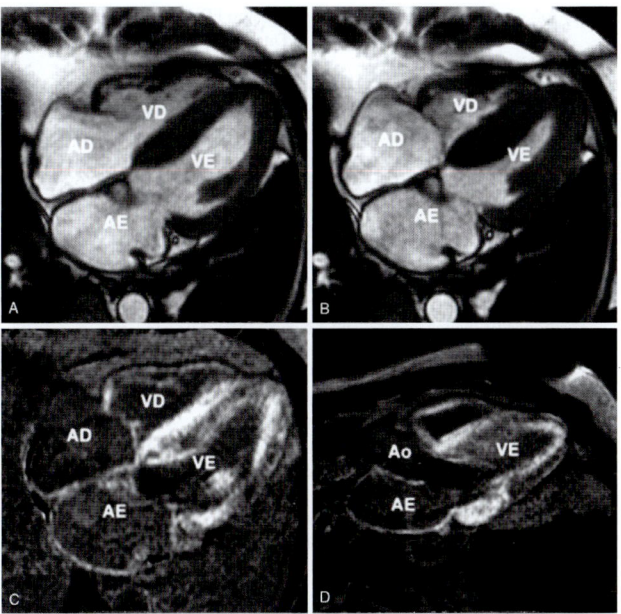

Figura 7 Ressonância magnética cardíaca (RMC) em paciente com amiloidose tipo TTR. Estudo de RMC em homem com 57 anos com diagnóstico molecular confirmado de amilodose TTR. As imagens em cine ressonância (A-B) revelando típica hipertrofia ventricular esquerda com função sistólica do VE preservada. As imagens em realce tardio (C-D) com típico realce difuso com padrão transmural acometendo todo o VE e as parede atriais. AE: átrio esquerdo; AD: átrio direito; VE: ventrículo esquerdo; VD ventrículo direito.
Fonte: Arquivo pessoal do Prof. Dr. Otávio Rizzi Coelho-Filho, Disciplina de Cardiologia, Departamento de Clínica Médica, Faculdade de Ciências Médicas da Universidade Estadual de Campinas (FCM-Unicamp)

potensão postural e, por isso, devem ser evitados. Bloqueadores de canais de cálcio podem piorar a função ventricular, e digoxina só deve ser usada nos casos em que há FA com hipotensão que limite o uso de betabloqueadores. Marca-passo deve ser considerado em pacientes sintomáticos com bloqueios atrioventriculares avançados.[35] A terapia específica varia de acordo com o tipo de amiloidose. Na forma AL, a quimioterapia e transplante de células tronco hematopoiéticas são a base do tratamento, enquanto o transplante cardíaco tem indicação questionável. Na forma familiar, o transplante de fígado foi, por muito tempo, a única forma de tratamento. Dentre opções farmacológicas mais recentes destacam-se o diflunisal, um anti-inflamatório não esteroidal e o tafamidis, um estabilizador do tetrâmero.[35] Este último agente demonstrou em estudo clínico recente redução na mortalidade relacionada à cardiopatia em pacientes com amiloidose familiar por transtirretina.[37]

Miopatia miofibrilar

A miopatia miofibrilar é uma doença de prevalência desconhecida, lentamente progressiva, que afeta tanto musculatura proximal quanto distal. Apresenta grande variabilidade genética e pode estar relacionada a mutações em diversos ge-

nes: *DES, CRYAB, MYOT, LDB3 (ZASP), FLNC, BAG3, DNA-JB6* e *FHL1,* relacionados à expressão de diversas proteínas. Predominantemente apresenta padrão de herança autossômico dominante, com exceção do gene *FHL1* (de herança ligada ao X) e do gene *CRYAB* (de herança autossômica recessiva).[38]

Cardiopatia faz parte do quadro em 15-30% dos casos e, predominantemente, apresenta-se como cardiomiopatia dilatada, apesar de haver também fenótipos restritivos relatados. O fenótipo cardíaco está mais bem estabelecido nos casos relacionados a mutações nos genes *FHL1, DES* e *BAG3.* Nos casos relacionados a mutações no gene *FHL1,* há hipertrofia de VE com dilatação atrial; cardiomiopatia restritiva pode ocorrer sem miopatia. Mutações no gene *DES* associam-se a um padrão restritivo com BAV e apresenta IC rapidamente progressiva em idade precoce. Também são descritos fenótipos dilatados e cardiopatia arritmogênica de ventrículo direito relacionadas a mutações no gene *DES.* Mutações no gene *BAG3* cursam com fenótipo restritivo e, nesses casos, transplante cardíaco é a única medida terapêutica para IC avançada.[16]

Distúrbios de ritmo

Distrofias miotônicas

Distrofias miotônicas (DM) são doenças multissistêmicas que apresentam miotonia, fraqueza muscular progressiva, distúrbios de condução cardíaca e comprometimento do sistema nervoso central (SNC). Por se tratarem de doenças causadas por expansão de tripletos, ocorre o típico fenômeno de antecipação: a cada geração a doença manifesta-se de modo mais grave e em idade mais precoce.[39]

A distrofia miotônica tipo I é a distrofia muscular mais frequente do adulto, com prevalência de 1:8000. Costuma manifestar-se quando ocorrem mais de 50 repetições do tripleto CTG no gene *DMPK* e, quanto maior o número de repetições, mais severas são as manifestações da doença.[39]

A forma clássica costuma manifestar-se no início da vida adulta e os pacientes apresentam facies típica (Figura 8), com calvície frontal precoce, fraqueza em musculatura facial (masseter, temporal) e cervical. Miotonia é o fenômeno clássico da doença e pode ocorrer tanto ao realizar preensão quanto à percussão muscular. A fraqueza nos membros caracteristicamente tem início distal e apresenta progressão proximal. Fazem ainda parte do quadro clínico: sonolência diurna excessiva, distúrbios ventilatórios, comprometimento cognitivo, com apatia, transtornos de humor e disfunção visuoespacial. Endocrinopatia pode se manifestar de diversas formas: hipogonadismo com infertilidade, resistência à insulina, hipotireoidismo, deficiência de vitamina D secundária a hipoparatireoidismo. Catarata precoce com aspecto em "árvore de natal" é típica.[39]

Do ponto de vista cardíaco, enquanto cardiomiopatia e coronariopatia são incomuns, a ocorrência de alterações eletrocardiográficas é vista em quase todos os pacientes e variam de bloqueios atrioventriculares de primeiro grau até formas avançadas; morte súbita é comum. Em virtude disto, pacien-

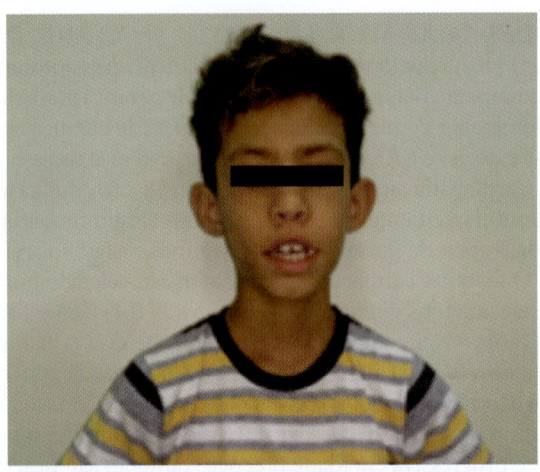

Figura 8 Paciente com distrofia miotônica tipo I (doença de Steinert): facies típica, com acometimento de masseteres e temporais.
Fonte: arquivo dos autores.

tes devem ser avaliados para implantação de marca-passo permanente ou cardiodesfibrilador implantável.[39]

A distrofia miotônica tipo II, também conhecida como PROMM (miopatia miotônica proximal) tipicamente se apresenta com fraqueza em membros inferiores, entretanto pode ter apresentação similar à distrofia miotônica tipo I e, assim como esta, apresentar manifestações endócrinas, oftalmológicas e cardíacas em padrão semelhante à DM I.[16]

Canalopatias

Miotonia congênita, paramiotonia congênita, paralisia periódica hipocalêmica, paralisia periódica hipercalêmica e síndrome de Andersen-Tawil compõem o grupo das Canalopatias, que ocorrem como resultado de mutações nos genes *CLCN1 e SCN4A, CACNA1S7 e KCNJ28*. Arritmias cardíacas, inclusive ventriculares malignas, podem fazer parte do quadro clínico dessas doenças e requerem monitoramento cardíaco com avaliação eletrofisiológica.

Referências bibliográficas

1. Deenen JC, Horlings CG, Verschuuren JJ, Verbeek AL, van Engelen BG. The epidemiology of neuromuscular disorders: a comprehensive overview of the literature. J Neuromuscul Dis. 2015;2(1):73-85.
2. Finsterer J, Stöllberger C, Wahbi K. Cardiomyopathy in neurological disorders. Cardiovasc Pathol. 2013;22(5):389-400.
3. Mendell JR, et al. Evidence based path to newborn screening for Duchenne muscular dystrophy. Ann. Neurol. 2012;71:304-3.
4. Hoffman EP, et al. Dystrophin: the protein product of the Duchenne muscular dystrophy locus. Cell. 1987;51:919-28.
5. Tinsley JM, et al. Increase complexity of the dystrophin-associated protein complex. Proc Natl Acad Sci USA. 1994;91:8307-13.
6. Iyadurai SJ, Kissel JT. The limb-girdle muscular dystrophies and the dystrophinopathies. Continuum (Minneap Minn). 2016;22(6, Muscle and Neuromuscular Junction Disorders):1954-77.
7. Muntoni F, et al. Dystrophin and mutations: one gene, several proteins, multiple phenotypes. Lancet Neurol. 2003;2:731–740.
8. Wicksell RK, Kihlgren M, Melin L, Eeg-Olofsson O. Specific cognitive deficits are common in children with Duchenne muscular dystrophy. Dev Med Child Neurol. 2004;46:154-59.
9. D'Amario D, Amodeo A, Adorisio R, Tiziano FD, Leone AM, Perri G, et al. A current approach to heart failure in Duchenne muscular dystrophy. Heart. 2017 Nov;103(22):1770-9.
10. Silva MC, Meira ZM, Gurgel Giannetti J, da Silva MM, Campos AF, Barbosa Mde M, et al. Myocardial delayed enhancement by magnetic resonance imaging in patients with muscular dystrophy. J Am Coll Cardiol. 2007;49(18):1874-9.
11. Puchalski MD, Williams RV, Askovich B, Sower CT, Hor KH, Su JT, et al. Late gadolinium enhancement: precursor to cardiomyopathy in Duchenne muscular dystrophy? Int J Cardiovasc Imaging. 2009 Jan;25(1):57-63.
12. Birnkrant DJ, Bushby K, Bann CM, Alman BA, Apkon SD, Blackwell A, et al.; DMD Care Considerations Working Group. Diagnosis and management of Duchenne muscular dystrophy, part 2: respiratory, cardiac, bone health, and orthopaedic management. Lancet Neurol. 2018;17(4):347-361.
13. McNally EM, Kaltman JR, Benson DW, et al. Contemporary cardiac issues in Duchenne muscular dystrophy. Working Group of the National Heart, Lung, and Blood Institute in collaboration with Parent Project Muscular Dystrophy. Circulation. 2015; 131:1590-98.
14. Thompson R, Straub V. Limb-girdle muscular dystrophies - international collaborations for translational research. Nat Rev Neurol. 2016;12(5):294-309.
15. Cotta A, Carvalho E, da-Cunha-Júnior AL, Paim JF, Navarro MM, Valicek J, et al. Common recessive limb girdle muscular dystrophies differential diagnosis: why and how?. Arq Neuropsiquiatr. 2014;72(9):721-34.
16. Arbustini E, Di Toro A, Giuliani L, Favalli V, Narula N, Grasso M. Cardiac phenotypes in hereditary muscle disorders: JACC State-of-the-Art Review. J Am Coll Cardiol. 2018;72(20):2485-506.
17. Verhaert D, Richards K, Rafael-Fortney JA, Raman SV. Cardiac involvement in patients with muscular dystrophies: magnetic resonance imaging phenotype and genotypic considerations. Circ Cardiovasc Imaging. 2011;4(1):67Y76.
18. Messina DN, Speer MC, Pericak-Vance MA, McNally EM. Linkage of familial dilated cardiomyopathy with conduction defect and muscular dystrophy to chromosome 6q23. Am J Hum Genet. 1997;61(4):909Y917.
19. Wicklund MP. The muscular dystrophies. Continuum (Minneap Minn). 2013;19(6 Muscle Disease):1535-70. Erratum in: Continuum (Minneap Minn). 2014;20(3 Neurology of Systemic Disease):520.
20. AMATO, Anthony A; Russell, James A. Neuromuscular disorders, 2 ed. Nova York: McGraw-Hill; 2008 Cap 24 p. 543-90.
21. Payne RM. The Heart in Friedreich's ataxia: basic findings and clinical implications. Prog Pediatr Cardiol. 2011;31(2):103-109.
22. Reetz K, Dogan I, Costa AS, Dafotakis M, Fedosov K, Giunti P, et al. Biological and clinical characteristics of the European Friedreich's Ataxia Consortium for Translational Studies (EFACTS) cohort: a cross-sectional analysis of baseline data. Lancet Neurol. 2015;14(2):174-82.
23. Takazaki KAG, Rezende TJR, Martinez ARM, Gonzalez-Salazar C, Nucci A, Lopes-Cendes I, et al. Sudomotor dysfunction is frequent and correlates with disability in Friedreich ataxia. Clin Neurophysiol. 2018;129(11):2290-2295.
24. Tsou AY, Paulsen EK, Lagedrost SJ, Perlman SL, Mathews KD, Wilmot GR, et al. Mortality in Friedreich ataxia. J Neurol Sci. 2011;307(1-2):46-9.
25. Weidemann F, Liu D, Hu K, Florescu C, Niemann M, Herrmann S, et al. The cardiomyopathy in Friedreich's ataxia - New biomarker for staging cardiac involvement. Int J Cardiol. 2015;194:50-7.
26. Strawser C, Schadt K, Hauser L, McCormick A, Wells M, Larkindale J, et al. Pharmacological therapeutics in Friedreich ataxia: the present state. Expert Rev Neurother. 2017 Sep;17(9):895-907.
27. Finsterer J, Kothari S. Cardiac manifestations of primary mitochondrial disorders. Int J Cardiol. 2014;177(3):754-63.
28. Bates MG, Bourke JP, Giordano C, d'Amati G, Turnbull DM, Taylor RW. Cardiac involvement in mitochondrial DNA disease: clinical spectrum, diagnosis, and management. Eur Heart J. 2012;33(24):3023-33.
29. Hirschhorn R, Reuser AJ. Glycogen storage disease type II: acid alphaglucosidase (acid maltase) deficiency. In: Scriver BA, Sly W, Valle D, editors. The metabolic and molecular bases of inherited disease. New York: McGraw-Hill; 2001. p. 3389-420.
30. Pinto R, Caseiro C, Lemos M, et al. Prevalence of lysosomal storage diseases in Portugal. Eur J Hum Genet. 2004;12:87-92.
31. Nair V, Belanger EC, Veinot JP. Lysosomal storage disorders affecting the heart: a review. Cardiovasc Pathol. 2018;39:12-24.
32. Gutiérrez-Rivas E, Bautista J, Vílchez JJ, Muelas N, Diaz-Maner J, Illa J. Targeted screening forth, detection of Pompe disease in patients with unclassifild limb-girdle muscular dystrophy on dsymptomatic hyperckemia using dried blood: a Spanish cohort. Neuromuscue Deiord. 2015; 25(7):548-53.

33. Boentert M, Florian A, Dräger B, Young P, Yilmaz A. Pattern and prognostic value of cardiac involvement in patients with late-onset pompe disease: a comprehensive cardiovascular magnetic resonance approach. J Cardiovasc Magn Reson. 2016;18(1):91.

34. D'souza RS, Mestroni L, Taylor MRG. Danon disease for the cardiologist: case report and review of the literature. J Community Hosp Intern Med Perspect. 2017;7(2):107-14.

35. Sweet ME, Mestroni L, Taylor MRG. Genetic infiltrative cardiomyopathies. Heart Fail Clin. 2018;14(2):215-24.

36. Bhogal S, Ladia V, Sitwala P, Cook E, Bajaj K, Ramu V, et al. Cardiac amyloidosis: an updated review with emphasis on diagnosis and future directions. Curr Probl Cardiol. 2018;43(1):10-34.

37. Dungu JN, Valencia O, Pinney JH, Gibbs SD, Rowczenio D, Gilbertson JA, et al. CMR-based differentiation of AL and ATTR cardiac amyloidosis. JACC Cardiovasc Imaging. 2014;7(2):133-42.

38. Maurer MS, Schwartz JH, Gundapaneni B, Elliott PM, Merlini G, Waddington-Cruz M, et al.; ATTR-ACT Study Investigators. Tafamidis treatment for patients with transthyretin amyloid cardiomyopathy. N Engl J Med. 2018;379(11):1007-16.

39. Adam MP, Ardinger HH, Pagon RA, et al. (eds.). Seattle: University of Washington, Seattle; 1993-2018. Disponível em: https://www.ncbi.nlm.nih.gov/books/NBK14 99/.

40. Sansone VA. The dystrophic and nondystrophic myotonias. Continuum (Minneap Minn). 2016;22(6, Muscle and Neuromuscular Junction Disorders):1889-1915. Review.

Capítulo 7

Cardiopatias e doença renal

José Jayme Galvão de Lima

Pontos-chave

- O maior número de eventos cardiovasculares ocorre em indivíduos com taxa de filtração glomerular menor que 60 mL/min/m², sendo que aproximadamente 50% dos óbitos em doentes dialíticos são em decorrência de doença cardiovascular.
- A redução da taxa de filtração glomerular, assim como a micro e a macroalbuminúria, é considerada fator de risco independente de doença cardiovascular.
- A prevalência de doença arterial coronariana é alta nessa população, a sintomatologia muitas vezes é atípica e os testes não invasivos usados para diagnóstico de DAC apresentam sensibilidade e especificidade menores que na população geral; portanto, a cinecoronariografia parece ser a melhor opção diagnóstica nesse subgrupo.
- A cardiomiopatia da insuficiência renal crônica acomete 20% dessa população, caracteriza-se por hipertrofia de septo e parede ventricular e dilatação das câmaras cardíacas, com disfunção diastólica quase na totalidade dos casos. O uso de BNP é interessante nessa população para diferenciar casos de hipervolemia de insuficiência cardíaca.
- A dislipidemia é quase universal nessa população com perfil caracterizado por redução dos níveis de HDL, níveis praticamente normais de LDL e elevação de triglicérides, VLDL e IDL.

Introdução

Rim e coração atuam de forma complementar e sinérgica na manutenção de vários parâmetros da homeostase. Os rins recebem de 20 a 25% do débito cardíaco e todas as suas complexas funções dependem, em grande parte, da manutenção do desempenho miocárdico adequado. O sistema cardiovascular, por sua vez, é influenciado pela regulação renal da pressão arterial e do volume extracelular e por vários hormônios produzidos pelos rins. Consequentemente, alterações em qualquer um dos órgãos levam a ajustes fisiopatológicos no outro, com profundas implicações para o funcionamento do organismo como um todo.

A alta prevalência de condições que afetam o sistema cardiovascular e os rins, como hipertensão arterial, diabete, dislipidemia e obesidade, somadas ao rápido envelhecimento das populações, tem contribuído para tornar as síndromes cardiorrenais um importante problema de saúde pública. Neste capítulo, serão revisados os aspectos mais relevantes das consequências da doença renal sobre o coração e os efeitos da disfunção miocárdica sobre o desempenho dos rins. Utilizaremos, quando pertinente, dados da coorte KiHeart, desenvolvida no nosso serviço com a finalidade de avaliar a melhor maneira de diagnosticar e tratar a doença cardiovascular em pacientes com doença renal crônica (DRC) avançada.

Conceitos gerais

A DRC é usualmente definida pela redução da filtração glomerular (FG) e pela presença de proteinúria (micro ou macro). A FG pode ser medida por meio da determinação da depuração renal de diversas substâncias, em geral a creatinina endógena. Este teste requer a dosagem do marcador na urina. A necessidade da determinação precisa do volume urinário em função do tempo torna o teste sujeito a erros e pode causar imprecisão nos resultados.

Existem maneiras de medir a FG, evitando este inconveniente. A equação de Cockcroft-Gault[1] permite o cálculo da filtração glomerular pela estimativa da depuração da creatinina sem recorrer à coleta de urina:

$$[(140 - idade)] \times (peso~em~kg/72)] / creatinina~sérica~(mg/100~mL)$$

No sexo feminino, o valor obtido deve ser multiplicado por 0,85.

Outra possibilidade é utilizar a fórmula proposta pelo *Modification of Diet in Renal Disease Study* (MDRD).[1,2]

$$270 \times (creatinina~sérica - 1,007) \times (idade - 0,18)~(\times~0,775~no~sexo~feminino).$$

Existem calculadoras disponíveis na internet que permitem fácil determinação da FG sem recorrer diretamente ao uso das fórmulas.

Em termos práticos, FG > 90 mL/min/1,73 m² é considerada normal para ambos os sexos. A FG é a melhor maneira de estimar a função renal de acordo com as diretrizes da National Kidney Disease Education Program.[3] Isto porque os níveis séricos da creatinina, por si só, não refletem com precisão o grau de comprometimento da função renal, especialmente nas fases iniciais da DRC. Mesmo em fases mais avançadas mulheres, idosos e indivíduos desnutridos, em razão da menor massa muscular, podem ter níveis de creatinina desproporcionalmente reduzidos resultando na falsa impressão de que a taxa da FG é normal. No entanto, a elevação da creatinina acima do valor normal de 1,4 mg/100 mL geralmente corresponde à redução > 30% da filtração glomerular, podendo, assim, ser útil na identificação de pacientes com dano renal significativo.

Proteinúria é outro parâmetro definidor de doença renal crônica. Microalbuminúria, definida como a relação albumina/creatinina > 30 mg/g de creatinina, em amostra de urina isolada, é evidência de doença renal independentemente do nível de filtração glomerular. Albuminúria > 300 mg/g de creatinina define macroproteinúria. A determinação da FG torna-se obrigatória em pacientes com proteinúria de qualquer nível. Tanto redução da FG como micro e macroalbuminúria, isoladamente ou em conjunto, significa a presença de DRC e são fatores de risco independentes de doença cardiovascular.[4]

Outra maneira de avaliar a função renal é pela determinação dos níveis séricos da cistatina C, uma proteinase normalmente presente na circulação. Os níveis séricos deste peptídeo são regulados pela filtração glomerular, não sendo influenciados pela idade, sexo ou massa muscular e se correlacionam com eventos cardiovasculares futuros. Custos mais elevados e menor disponibilidade pelos laboratórios limitam sua popularização.

A Tabela 1 mostra a classificação da DRC segundo as diretrizes da Kidney Disease Outcomes Quality Initiative.[1] De acordo com a maioria dos estudos, a prevalência de eventos cardiovasculares associados à insuficiência renal passa a ser clinicamente relevante quando a FG cai para < 60 mL/min/1,73 m², que corresponde aproximadamente a um nível de creatinina sérica > 1,4 mg/100 mL. Todos os pacientes estágios III a V devem ser considerados de altíssimo risco cardiovascular e tratados como tal.

Adaptação funcional renal à insuficiência cardíaca e cardíaca à doença renal

Adaptação funcional renal na insuficiência cardíaca

O fluxo sanguíneo tissular tende a ser reduzido para tecidos e órgãos na insuficiência cardíaca (Figura 1A). Na insuficiência cardíaca, a queda da perfusão renal tende a reduzir a FG que é mantida à custa de vasoconstrição predominante da artéria eferente (pós-glomerular). A vasoconstrição eferente eleva a pressão intraglomerular e a fração de filtração, per-

Tabela 1 A classificação da doença renal crônica de acordo com o National Kidney Foundation Kidney Disease Outcomes Quality Initiative (KDOQI)

Estágio I	Fatores de risco de doença renal crônica. Doença renal crônica com função renal preservada. Filtração glomerular: 130 a 90 mL/min/1,73 m²
Estágio II	Redução leve da função renal Filtração glomerular: < 90 a 60 mL/min/1,73 m²
Estágio III a	Redução moderada da função renal Filtração glomerular: < 60 a 45 mL/min/1,73 m²
Estágio III*b	Redução moderada da função renal Filtração glomerular: < 45 a 30 mL/min/1,73 m²
Estágio IV*	Redução acentuada da função renal Filtração glomerular: < 30 a 15 mL/min/1,73 m²
Estágio V*	Insuficiência renal estágio final Filtração glomerular < 15 mL/min/1,73 m²

*Aumento do risco de progressão da doença renal crônica e da doença cardiovascular, nefropatia de meio de contraste e morte.

mitindo que a filtração se mantenha em níveis próximos ao normal, apesar da redução do fluxo sanguíneo renal. Essa resposta hemodinâmica deve-se à formação intraglomerular da angiotensina II que atua localmente sobre os vasos pós-glomerulares. A manutenção da filtração glomerular favorece a preservação da capacidade renal de eliminar sódio, mas é contrabalançada por outros efeitos da insuficiência cardíaca que aumentam a retenção salina, tais como elevação dos níveis das catecolaminas, aldosterona, endotelina e vasopressina e estimulação do sistema simpático.

Em estágios avançados da insuficiência cardíaca os mecanismos compensadores não são mais suficientes para manter a filtração glomerular. Disfunção sistólica, associada à crescente vasoconstrição aferente (pré-glomerular) e sistêmica, conspira para reduzir a filtração glomerular a menos da metade do normal. Embora acentuada, essa redução pode não resultar em um aumento significativo dos níveis de ureia e creatinina por causa da desnutrição e da perda de massa muscular características de graus avançados de insuficiência cardíaca e, assim, passar despercebida pelo cardiologista. Essa observação enfatiza a necessidade de se utilizar, nesses pacientes, o cálculo da FG, em vez da determinação da creatinina ou ureia séricas, como meio de avaliar a função renal. A queda da filtração glomerular limita profundamente a capacidade renal de excretar sódio e água, acentua a congestão circulatória e a hiponatremia e reduz a eliminação de drogas potencialmente tóxicas, como digital.

Adaptação funcional cardíaca na insuficiência renal

A DRC, por elevar a pressão arterial e a volemia, aumenta simultaneamente a pré e pós-carga, induzindo a hipertrofia e a disfunção ventricular (Figura 1B). Anemia, radicais livres e ativação do sistema renina-angiotensina-aldosterona e do sistema nervoso simpático colaboram tanto para acelerar o dano renal como cardíaco. Dislipidemia, disfunção endotelial e inflamação, partes integrantes da síndrome urêmica,

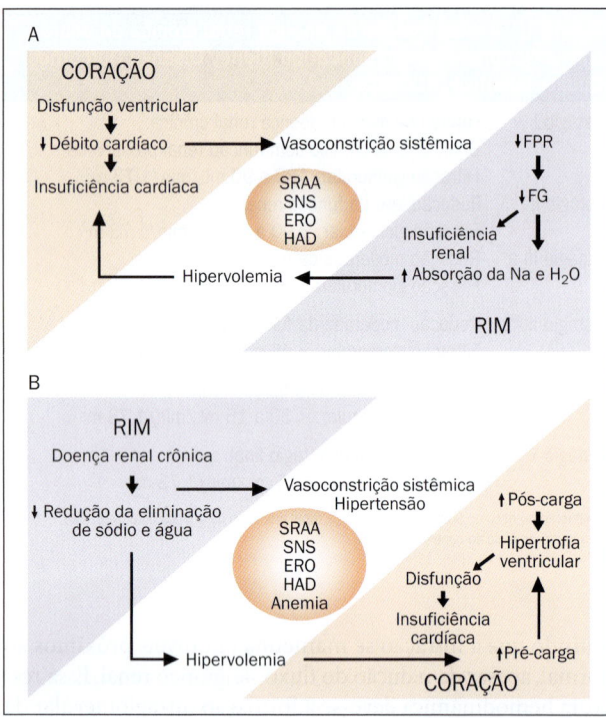

Figura 1 Interações fisiopatológicas entre rim e coração. A: Doença cardíaca como fator inicial – disfunção ventricular reduz a filtração glomerular causando retenção de sódio e água que acentua a congestão circulatória e agrava a disfunção miocárdica. B: Doença renal como fator inicial – a doença renal crônica causa aumento da pré-carga e pós-carga, levando a hipertrofia cardíaca e disfunção sistólica e diastólica. Os dois modelos são influenciados pelo sistema renina-angiotensina-aldosterona (SRAA), sistema nervoso simpático (SNS), geração de espécies reativas de oxigênio (ERRO) e hormônio antidiurético (HAD). Anemia é um fator importante na disfunção ventricular que acompanha a doença renal crônica.

Tabela 2 Estratificação de risco e medidas preventivas para reuzir a incidência de nefropatia por meio de contraste
Pacientes em maior risco: FG < 60 mL/min/1,73 m^2 e diabéticos
Hidratação com soro fisiológico, 150 mL/hora, 3 horas antes e 6 horas após o procedimento
Manter o fluxo urinária acima de 150 mL/hora após o procedimento
Utilizar de preferência contraste isoosmolar (iodixanol)
Limitar o volume de contraste a 100 mL
N-aceticisteína, 300 mg três vezes ao dia por via oral 24 horas antes e 24 depois do procedimento
Evitar hipotensão e uso de drogas nefrotóxicas

tudos clínicos.[5] Possivelmente em decorrência da crescente utilização de medidas preventivas e do emprego de meios de contraste menos nefrotóxicos, a incidência e a gravidade da NC parece estar diminuindo.[6]

Na última década uma nova entidade foi descrita em pacientes renais associada ao uso de gadolíneo (contraste utilizado na ressonância magnética). Trata-se da fibrose sistêmica nefrogênica, condição caracterizada por endurecimento e fibrose da pele e de órgãos e tecidos internos. Embora rara, a doença é frequentemente letal e não existe ainda tratamento eficaz. Por este motivo, exames com este material não devem ser realizados em pacientes com filtração glomerular ≤ 30 mL/min.[7]

Epidemiologia

A prevalência de doença renal crônica, definida como taxa de filtração glomerular < 60 mL/min/1,73 m^2, em indivíduos com 20 anos de idade ou mais varia entre 12 e 17% em regiões industrializadas[2] (cifras aproximadas). Nos Estados Unidos, quase 13% da população tem algum grau de insuficiência renal. Um número significativo destes pacientes também apresenta comprometimento cardíaco, mesmo nas fases iniciais da doença renal e esta tendência se acentua à medida que a disfunção renal se agrava. Tem sido estimado que apenas 1 em cada 20 pacientes com nefropatia crônica atinge as fases avançadas da doença; muitos morrem antes de atingir estes estágios, na maior parte das vezes em decorrência de causa cardiovascular.[3]

A exata prevalência da concomitância de disfunção renal e cardíaca não é conhecida. Em pacientes hospitalizados por causa da descompensação cardíaca, cerca de 30% apresentam ou desenvolvem durante a internação elevação de 0,3 mg/100 mL ou mais nos níveis de creatinina. Incremento dos níveis de creatinina desta magnitude se associa com piora do prognóstico, sendo, portanto, clinicamente relevante. A situação não é muito diferente entre aqueles pacientes que já se encontram em tratamento por diálise. Entre 831 candidatos a transplante renal avaliados em nosso serviço, 33% apresentaram algum tipo de doença cardiovascular, 87% eram hipertensos, 20% tinham arteriopatia periférica, 9% acidente vascular cerebral prévio, 9% disfunção ventricular esquerda,

favorecem a aterogênese e contribuem para a alta prevalência de doença coronariana e vascular periférica associada à uremia crônica.

Um aspecto importante intimamente ligado à doença cardiovascular e à disfunção renal é a ocorrência da nefropatia induzida por meio de contraste (NC). Essa complicação se associa a elevadas taxas de morbidade e de mortalidade.[5] Pacientes cardíacos são frequentemente expostos aos riscos de exames contrastados, tal como acontece na cinecoronariografia e durante a realização da angioplastia coronariana. Ocorre que o principal fator predisponente da NC é disfunção renal antecedendo a realização do procedimento. Outro importante fator de risco é o diabete, uma condição não rara associada à insuficiência renal crônica e a coronariopatia. Em pacientes com FG de 30 mL/min/1,73 m^2 ou menos, a incidência de NC (definida como elevação da creatinina sérica em pelo menos 25% em relação ao valor basal) é de cerca de 30%, com 5% dos casos necessitando de diálise.[5] A Tabela 2 mostra as principais medidas a serem adotadas para prevenir NC e cuja eficácia foi comprovada em es-

10% IAM prévio e 32% eram diabéticos. A mediana do tempo de acompanhamento foi 20 meses. Durante este período, 18% dos pacientes desenvolveram pelo menos um evento cardiovascular importante e 10% faleceram de causa cardiovascular (dados não publicados).

Insuficiência renal crônica e doença e risco cardiovasculares

Não existe nenhuma condição, nem mesmo diabete, que se associe com um risco cardiovascular tão elevado quanto aquele conferido pela doença renal crônica. A DRC aumenta o risco tanto de doença como de eventos cardiovasculares. Estudos realizados em uma população compreendendo mais de cem mil indivíduos comprovaram que existe uma relação gradual e inversa entre a função renal inicial e o risco subsequente de morte, hospitalização e de complicações de doença cardiovascular em pacientes ainda em fase pré-dialítica.[8] Pacientes tratados por diálise crônica apresentam um risco cardiovascular ainda mais elevado, e a mortalidade cardíaca chega a ser de vinte a cem vezes maior do que a da população geral, na dependência da faixa etária. Nesses pacientes, a doença cardiovascular é responsável por 50% dos óbitos. Embora o transplante renal seja acompanhado de redução da taxa de mortalidade cardiovascular, ela continua, em média, dez vezes mais elevada do que na população geral.

Vários fatores de risco são comuns às doenças renais e cardíacas, a maioria com potencial aterogênico, incluindo hipertensão, diabete, dislipidemia, obesidade, microinflamação, estresse oxidativo, disfunção endotelial, hipertrofia ventricular esquerda, redução da distensibilidade das grandes artérias e sedentarismo (Figura 2). Isso explica, em parte, a elevada proporção de doença aterosclerótica e de suas complicações em renais crônicos. Outros fatores, capazes de causar dano vascular e cardíaco, são associados primariamente à uremia crônica e compreendem hipervolemia, anemia, fístula arteriovenosa para acesso vascular para hemodiálise, *status* pró-trombótico, desnutrição, alterações do metabolismo cálcio/fósforo e hiperparatireoidismo. Tabagismo, alcoolismo e idade avançada parecem exercer um efeito nocivo sobre o prognóstico mais acentuado do que na população geral.[9] Finalmente, encaminhamento tardio de renais crônicos ao nefrologista e subutilização de drogas de efeito cardioprotetor comprovado na população geral, tais como aspirina, estatinas inibidores do sistema renina-angiotensina e betabloqueadores,[10] são apontados como outras influências negativas.

Dada a complexidade dos fatores envolvidos, vários trabalhos foram realizados com a finalidade de determinar os que mais influenciam o prognóstico cardiovascular sombrio dos renais crônicos. É interessante notar que os fatores de risco tradicionais tais como história familiar, dislipidemia, tabagismo e hipertensão exercem uma influência menor no prognóstico. Ao contrário, na sua maioria, os estudos apontam idade, diabete e doença cardiovascular clinicamente evidente (coronariana, cerebrovascular ou vascular periférica) como sendo os mais importantes.[11] Estes fatos são ilustrados na Figura 3 derivados de dados de 2.404 pacientes da coorte Ki-

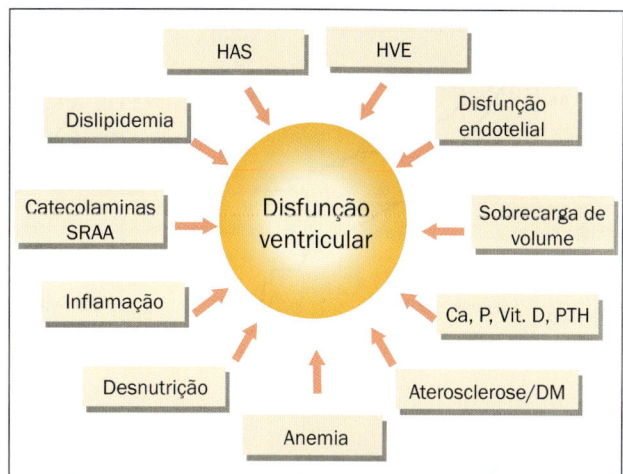

Figura 2 Fatores associados à doença renal crônica que favorecem a disfunção ventricular.

Heart. Uma metanálise recente que incluiu 27.465 indivíduos indica que hipertrofia ventricular esquerda, albumina, fosfato, ácido úrico e hemoglobina foram significativamente associados com desfechos cardiovasculares.[12]

Hipertrofia ventricular e cardiomiopatia

As alterações estruturais cardíacas mais frequentes na doença renal crônica, em qualquer uma de suas fases, são a hipertrofia ventricular esquerda (HVE) com ou sem dilatação das câmaras cardíacas. O tipo de HVE mais comum é a hipertrofia ventricular concêntrica. A prevalência da hipertrofia ventricular varia entre 40 e 90% na dependência da idade, duração da uremia e de outras condições associadas, sobretudo hipertensão arterial e anemia.[12] Tal como acontece na população geral, HVE é um fator de risco independente em renais crônicos embora tenda a regredir após transplante renal. A função sistólica é em geral preservada, mas a insuficiência cardíaca, quando ocorre, exerce um efeito extremamente negativo no prognóstico.[14] A prevalência da insuficiência cardíaca aumenta substancialmente em pacientes com DRC avançada, idosos e diabéticos, sendo observada em cerca de 20% desses pacientes. Quando presente, torna a investigação de coronariopatia necessária, mesmo na ausência de angina e de outras manifestações de isquemia miocárdica. Diabéticos podem também desenvolver um tipo especial de cardiomiopatia, independente da DAC e da hipertensão arterial.

Em termos práticos, o diagnóstico diferencial entre falência miocárdica e hipervolemia é por vezes difícil. Níveis do fator natriurético tipo B > 200 pg/mL é diagnóstico de insuficiência cardíaca[15] e permite diferenciar as duas condições. A disfunção diastólica, por sua vez, é quase universal e tende a persistir mesmo após transplante renal bem-sucedido.[16] O tratamento e a prevenção da cardiomiopatia associada a uremia crônica consiste no controle rígido da hipertensão, hipervolemia e anemia, especialmente quando houver evidência de isquemia miocárdica.

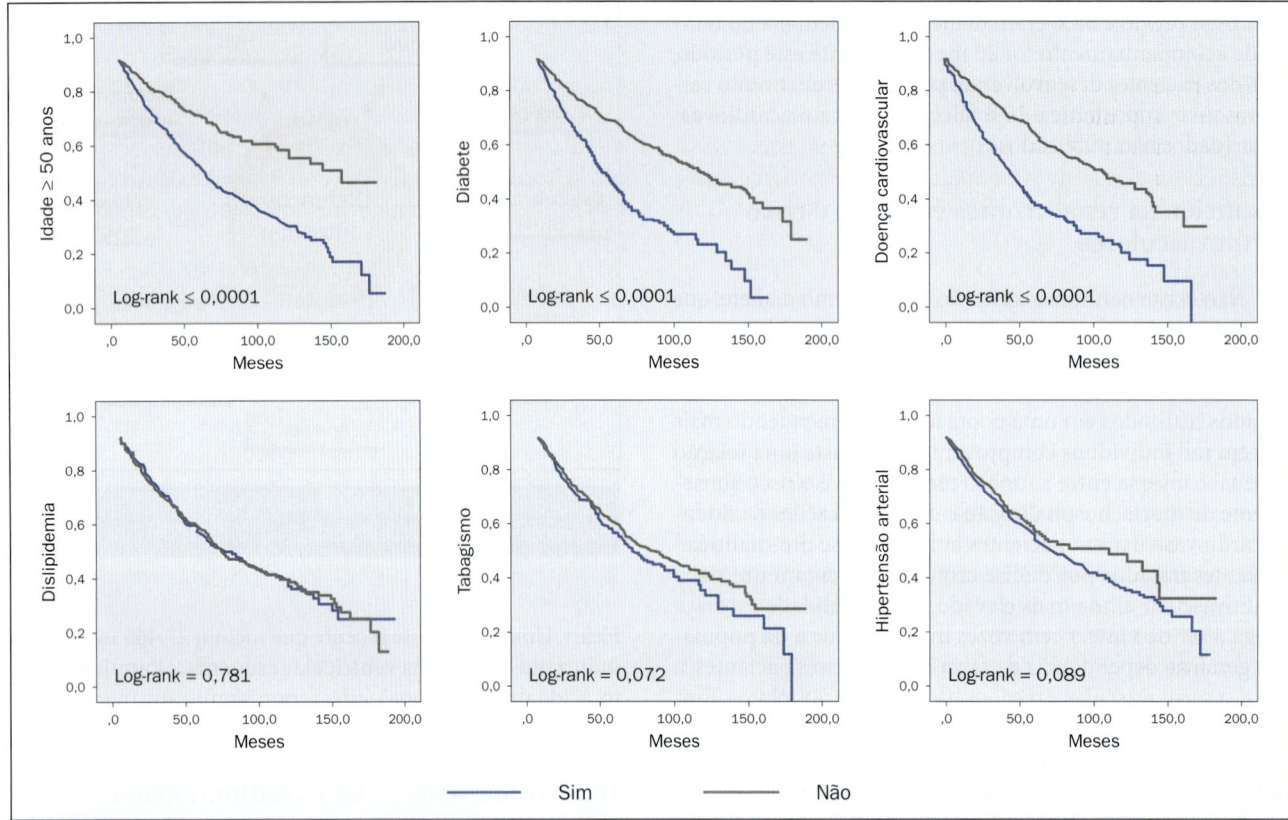

Figura 3 Risco de eventos cardiovasculares combinados em pacientes com doença renal crônica em tratamento por hemodiálise de acordo com a idade, presença de diabete, doença cardiovascular concomitante, dislipidemia, tabagismo e hipertensão arterial.
Dados da coorte KiHeart.

Calcificação do coração, coronárias, valvas cardíacas e aorta são prevalentes na DRC e são também preditores de eventos nessa população.[17] Estima-se que em pacientes em tratamento dialítico a prevalência de calcificação cardiovascular atinja mais de 70% dos casos, enquanto os níveis de escore de cálcio determinado pelo método de Agatston é anormal em quase 80% dos indivíduos. Em indivíduos com função renal normal, a calcificação coronariana é considerada como evidência de placa aterosclerótica calcificada. Em renais crônicos, a situação é mais complexa uma vez que, nesses pacientes, a calcificação predomina na camada média das artérias.[17] Assim, embora placas ateroscleróticas em renais crônicos sejam calcificadas, a presença de calcificação coronariana não implica necessariamente a existência de doença aterosclerótica coronariana, como ocorre na população geral.

Fibrilação atrial (FA) é observada em cerca de 15% dos pacientes renais ainda não em diálise. A prevalência em indivíduos dialíticos é ainda mais elevada, próxima a 30%.[18] Por outro lado, na coorte KiHeart, que compreende 2.500 adultos em tratamento por hemodiálise, observamos FA em aproximadamente 10% dos nossos casos. A razão para esta diferença não é clara mas pode estar relacionada com a menor média de idade nos pacientes da coorte. Estas taxas contrastam com as descritas na população geral, menores que 5%. FA é um marcador importante de risco, mas não existe con-

senso quanto a indicação de anticoagulação, em decorrência da falta de número adequado de estudos prospectivos e do elevado risco de sangramento em renais crônicos. Em geral, recomenda-se anticoagulação em pacientes com tromboembolismo prévio e risco menor de sangramento. O uso de aspirina (ou outro antiagregante plaquetário) é preferível nos casos nos quais a anticoagulação não é utilizada.

Outro ponto de consideração é quanto ao uso dos novos anticoagulantes (não dependentes de vitamina K). A experiência em renais crônicos com estes medicamentos ainda é limitada. A maioria destas drogas requer ajuste de dosagem em pacientes renais, não sendo, na sua maioria, removíveis por diálise. Além disto, não existe um antídoto universal que funcione para todas.[19] Por estes motivos, seu uso ainda não é recomendado como rotina. Até que diretrizes definitivas estejam disponíveis é mais seguro utilizar a varfarina.

As arritmias ventriculares complexas são observadas em cerca de 30% dos pacientes com DRC e sua prevalência aumenta na razão inversa da taxa da filtração glomerular. As arritmias ventriculares são importantes porque são uma das causas da elevada prevalência de morte súbita em pacientes renais (30 a 50% de todas as mortes cardiovasculares).[14] Nos pacientes em diálise as arritmias ventriculares ocorrem, com maior frequência, nos indivíduos com disfunção ventricular, com alterações estruturais do miocárdio e nos portadores de DAC.

Hipertensão arterial

Hipertensão é observada em praticamente todos os pacientes renais crônicos, pelo menos em algum momento da evolução. A pressão arterial aumenta com a progressão da insuficiência renal, acelera o curso da doença e favorece arritmias graves e aterogênese. Controle estrito da pressão arterial em níveis de 120/80 mmHg possivelmente retarda a progressão da DRC[20] e preserva também a função miocárdica. Portanto, o fundamento do tratamento de pacientes com insuficiência renal e cardíaca é o controle da pressão arterial dentro dos níveis recomendados pelas atuais diretrizes. No entanto, a ótima meta de pressão arterial a ser implementada ainda não foi determinada.

Apesar das fortes evidências apontando para necessidade de controle estrito da hipertensão em renais crônicos, várias observações sugerem que esse objetivo não é atingido em boa parte dos pacientes. As razões desse fenômeno são várias e incluem a não observância da restrição dietética de sódio, resistência à ação de diuréticos e piora da FG causada pela queda excessiva pressão arterial pelo uso intempestivo de hipotensores.

Os inibidores do sistema renina-angiotensina são indicados no tratamento da HAS em renais crônicos, embora possam causar redução da FG e hipercalemia. As possíveis complicações com o uso dos inibidores do sistema renina-angiotensina, embora seja motivo para acompanhamento judicioso, não devem ser empecilho para a utilização dessas drogas, uma vez que exercem efeito benéfico comprovado, reduzindo a progressão da doença renal e a taxa de eventos cardiovasculares. Não existem evidências da superioridade de uma classe de anti-hipertensivo sobre qualquer outra na redução de eventos. Recentemente duas drogas utilizadas no tratamento do diabetes (liraglutida e empagliflozina) mostraram potencial renoprotetor, retardando a progressão da doença renal em diabéticos com hipertensão.[21] A utilidade destas drogas em não diabéticos com o objetivo de retardar a progressão da doença renal ainda não foi avaliada.

Doença aterosclerótica coronariana

A prevalência da doença arterial coronariana (DAC) varia em renais crônicos entre 20% e 60%, na dependência de idade, diabete e presença de doença aterosclerótica em outros territórios. A DAC exerce um impacto muito importante no prognóstico de pacientes renais uma vez que as síndromes coronarianas são responsáveis por quase 50% dos eventos cardiovasculares graves nessa população.[22] DAC se associa tanto com maior probabilidade de eventos coronarianos como com eventos cardiovasculares combinados, sendo, de fato, um marcador de doença aterosclerótica sistêmica.[12]

O diagnóstico de DAC em renais crônicos é um problema complexo por vários motivos. Dor torácica, embora observada em até 30% dos casos é igualmente frequente em pacientes com e sem lesões coronarianas críticas[11] enquanto isquemia silenciosa é comum. Por causa de suas limitações físicas, muitos pacientes renais crônicos não conseguem realizar o teste ergométrico. Outros testes não invasivos usados para detecção de DAC, tais como cintilografia miocárdica e ecocardiograma com dobutamina-atropina, apresentam baixa sensibilidade e especificidade, aquém das observadas na população geral.[23,24] Além disso, os resultados desses testes não se correlacionam com a ocorrência de eventos cardiovasculares futuros. Pelo menos em pacientes em hemodiálise com múltiplos fatores de risco cardiovascular, a cinecoronariografia parece ser o melhor método diagnóstico de DAC e de predição de eventos cardiovasculares.[24] A cinecoronariografia e outros exames contrastados, como a tomografia coronariana, no entanto, não podem ser empregados livremente em indivíduos com DRC com algum grau de função renal em razão do elevado risco de deterioração, por vezes irreversível, da filtração glomerular.

Na ausência de diretrizes baseadas em evidência que orientem a investigação de DAC em renais crônicos, cada serviço ou instituição segue as suas próprias condutas.[25] Na nossa instituição, utilizamos como critérios para indicação da cinecoronariografia em pacientes assintomáticos em tratamento por diálise, evidência clínica de doença aterosclerótica em qualquer território, diabete e idade superior a 49 anos. Pacientes em diálise sem essas características e aqueles pacientes ainda em fase pré-dialítica são submetidos a testes não invasivos periódicos, sendo o cateterismo indicado naqueles com testes positivos. Outros serviços indicam cinecoronariografia para pacientes com evidência de DAC e reservam os testes não invasivos para aqueles de alto risco. A Figura 4 mostra a sobrevida livre de eventos cardiovasculares combinados (angina instável, IAM, morte súbita, AVC, síndrome vascular periférica aguda, insuficiência cardíaca) em 1.125 pacientes em tratamento por hemodiálise da coorte KiHeart submetidos a angiografia coronariana protocolar. Pacientes com angiografia coronariana normal ou com lesões não significativa tiveram sobrevida livre de eventos significativamente melhor que os indivíduos com estenose ≥ 70% (75,1% versus 66,6%, log-rank = 0,0001) durante um período de observação maior que 10 anos. Desta forma, a investigação invasiva coronariana permite identificar pacientes com maior risco de eventos futuros, pelo menos naqueles já em tratamento por diálise.

O diagnóstico de infarto do miocárdio é também complicado por sintomatologia atípica e elevada prevalência de infarto sem elevação do segmento ST. O marcador biológico mais útil nessa circunstância é a troponina. Apesar disto, tanto a troponina como outros marcadores de lesão miocárdica podem estar elevadas em renais crônicos na ausência de isquemia miocárdica aguda pela presença de miopatia urêmica. O uso combinado dos níveis absolutos e das alterações sequenciais da troponina melhora a acurácia do teste em renais crônicos em comparação ao uso da medição isolada deste marcador.[26]

Estudos retrospectivos indicam que disfunção renal é o fator prognóstico mais importante de mortalidade em pacientes que sofrem infarto.[27,28] Esse fato explica o prognóstico desfavorável de pacientes em diálise infartados.[29]

Não existem estudos prospectivos destinados a definir o melhor tipo de tratamento de síndromes coronarianas agudas ou crônicas em pacientes renais, em parte porque disfun-

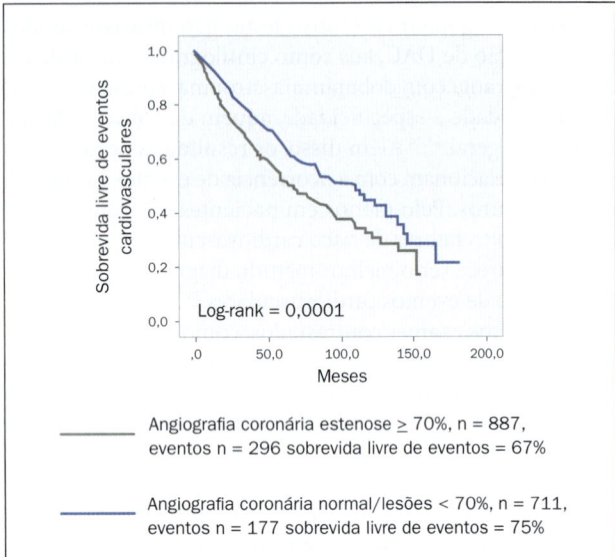

Figura 4 Incidência de eventos cardiovasculares combinados em pacientes com doença renal crônica em tratamento por hemodiálise com e sem doença coronariana aterosclerótica significativa.
Dados da coorte KiHeart.

ção renal é critério de exclusão na maioria dos estudos. Em vista disso, as diretrizes para pacientes não urêmicos devem ser aplicadas. No caso das síndromes agudas, ajustes das doses de heparina de baixo peso molecular e antagonistas da glicoproteína IIIb/IIIa relativas ao nível de FG são necessários.

Não existem estudos aleatorizados recentes, utilizando a medicação considerada adequada pelas diretrizes atuais, comparando os resultados do tratamento clínico versus revascularização miocárdica (cirúrgica ou por angioplastia) em renais crônicos. Em um estudo retrospectivo, compreendendo cerca de dezessete mil indivíduos tratados por diálise crônica, Herzog et al.[30] observaram que a revascularização cirúrgica se associou com menor mortalidade a longo prazo, em comparação com angioplastia (com ou sem *stent*). Esse trabalho não incluiu indivíduos tratados clinicamente. Na nossa coorte comparamos, retrospectivamente, a sobrevida de pacientes tratados por intervenção (cirúrgica ou percutânea) ou clinicamente (aspirina, estatina, betabloqueador e inibidores do sistema renina-angiotensina). Observamos que os dois tratamentos tiveram impacto semelhante na sobrevida.[31] Ao contrário, em pacientes idosos (idade ≥ 65 anos), a presença e o tratamento da DAC não influenciou o prognóstico, provavelmente devido a curta expectativa de vida de idosos em diálise.[32] Estes resultados não implicam necessariamente a ineficácia da intervenção, uma vez que os pacientes selecionados para intervenção tinham doença coronariana mais grave.

Diabete

Diabete é uma causa importante tanto de doença renal como cardíaca. Diabéticos têm duas vezes mais chances de desenvolver DRC que não diabéticos e 30 a 40% dos pacien-

tes admitidos nos programas de diálise são diabéticos. Diabete é uma das principais condições que favorecem a ocorrência de eventos cardiovasculares e o risco de morte CV é 1,7 vezes maior em diabéticos comparado à população geral.[9,33] O risco cardiovascular conferido pelo diabete se assemelha àquele associado à doença arterial coronariana tanto na população geral[34] como em renais crônicos.[35] Diabete e DRC compartilham fatores de risco cardiovascular tais como obesidade, hipertensão e dislipidemia. Possivelmente por este motivo, pacientes diabéticos com DRC apresentam taxas mais elevadas de hipertrofia ventricular esquerda, coronariopatia, infarto do miocárdio, acidente vascular encefálico, doença vascular periférica e insuficiência cardíaca. Não existem dados definitivos quanto à prevalência de DAC em diabéticos com insuficiência renal crônica leve ou moderada. Em pacientes tratados por hemodiálise, a prevalência de coronariopatia significativa (obstrução ≥ 70%) pode chegar a 70%.[33] No seu conjunto, esses dados sugerem que o diabete aumenta significativamente a prevalência de coronariopatia e indica a necessidade de investigar a doença coronariana em todos os pacientes diabéticos com doença renal, independentemente da presença de sintomas. Não existem dados definitivos em favor de controle estrito da glicemia como meio de reduzir eventos e progressão da DRC em diabéticos.[36] Em decorrência do risco de complicações, especialmente hipoglicemia, algumas diretrizes recomendam manter a hemoglobina glicada acima de 7 em pacientes com expectativa de vida limitada, múltiplas complicações macro e microvasculares e com muitas comorbidades.[33]

Dislipidemia

Dislipidemia é quase universal na doença renal crônica, mas o tipo e a gravidade variam com o grau da insuficiência renal e com a ocorrência de doenças associadas, sobretudo aterosclerose e diabete. O metabolismo das lipoproteínas na uremia é caracterizado por hipertrigliceridemia, elevação da ApoB, VLDL, IDL e quilomícrons, níveis variáveis de LDL e redução da HDL.[37,38] Lp(a) é também frequentemente aumentada.[39] Muitas destas partículas têm potencial aterogênico que é acentuado por outras alterações que ocorrem na uremia, tais como inflamação e disfunção endotelial. O meio urêmico favorece a oxidação dos lípides que, por sua vez, exercem efeitos tóxicos sobre células e tecidos.[37] A uremia crônica é considerada um estado inflamatório, com ativação da reposta de fase aguda e inflamação participa da etiopatogemia da aterosclerose. Concentrações séricas elevadas de interleucina-6 e de proteína C-reativa são preditores de mortalidade cardiovascular em pacientes renais.[37] Disfunção endotelial é a primeira etapa do processo fisiopatológico que conduz a aterosclerose e coexiste com ativação do estresse oxidativo desde as fases iniciais da insuficiência renal. Estas e outras alterações tornam os renais crônicos mais vulneráveis aos efeitos negativos da dislipidemia.

Apesar de todas essas evidências, o exato papel da dislipidemia sobre o risco cardíaco de pacientes renais ainda não foi esclarecido, em razão da existência de múltiplos fatores de risco sobrepostos e da falta de estudos prospectivos com grande número de indivíduos. Estudos epidemiológicos demonstraram que níveis elevados de colesterol e triglicérides têm impacto desfavorável menor no prognóstico de indivíduos em diálise. Isto em parte é explicado pela concomitância de outros fatores de risco com muito maior impacto, como diabete e DCV que "diluem" o efeito negativo da dislipidemia.

Também não existem evidências definitivas sobre os efeitos do controle da dislipidemia sobre a incidência de complicações cardiovasculares nessa população. O uso de estatinas na prevenção primária em renais crônicos é uma área controvertida em nefrologia. Em pacientes com DRC ainda sem indicação de terapêutica substitutiva renal, as diretrizes da ACC/AHA[40] e da KDIGO[41] recomendam o uso de estatinas em todos os adultos com mais de 50 anos sem levar em conta os níveis dos lípides, baseados nos resultados do estudo da coorte de Alberta, no Canadá.[42] O estudo 4 D,[43] realizado em diabéticos tratados por hemodiálise, não detectou redução na incidência de eventos cardiovasculares combinados nesta população apesar da redução acentuada dos níveis de colesterol total e de LDL. O estudo Aurora[44] que incluiu pacientes em hemodiálise, diabéticos e não diabéticos, também não documentou benefícios com o uso da rosuvastatina. Ao contrário, o estudo SHARP,[45] em pacientes dialíticos e não dialíticos, mostrou efeito favorável da combinação sinvastatina/ezetimibe na redução da incidência de eventos combinados. A *KDIGO Organization*[46] não recomenda o uso rotineiro de estatinas para pacientes em diálise assintomáticos e sem outras evidências de DAC, mas não indica suspensão destes medicamentos em pacientes que já estejam recebendo estas drogas isoladas ou associadas à ezetimibe. As diretrizes da ACC/AHA deixam indefinida a indicação de estatinas em pacientes com DRC estágio 5 ou dialíticos.[47] As estatinas também têm sido empregadas na tentativa de retardar a progressão da DRC. Tonelli et al. observaram que a pravastatina preserva a função renal de pacientes com proteinúria.[48]

É preciso enfatizar que não existem controvérsias quanto ao uso de estatinas na prevenção secundária de eventos em renais crônicos. Nestes casos, recomenda-se seguir as diretrizes aplicáveis à população geral.[49,50]

to aquele conferido pela doença renal crônica. Pacientes com DRC devem ser rotineiramente investigados quanto a presença da doença cardiovascular e vice-versa uma vez que as duas condições frequentemente coincidem. Indivíduos com filtração glomerular < 60 mL/min devem ser considerados como de alto risco e tratados como tal. O tratamento inclui controle de peso, do tabagismo, da glicemia, da dislipidemia, do sedentarismo e da pressão arterial e o uso de medicamentos de comprovado efeito cardioprotetor na população geral.

Referências bibliográficas

1. KDIGO. 2012 Clinical practice guideline for the evaluation and management of chronic kidney disease. Kidney Int Suppl. 2012;3:5-14.
2. Levey AS, Bosch JP, Lewis JB, et al. A more accurate method to estimate glomerular filtration rate from serum creatinine: a new prediction equation. Modification of Diet in Renal Disease Study Group. Ann Intern Med. 1999;130:461-70.
3. Levey AS, Coresh J, Balk E, et al. National Kidney Foundation. National Kidney Foundation practice guidelines for chronic kidney disease: evaluation, classification, and stratification. Ann Intern Med. 2003;139:137-47.
4. Jha J, Garcia-Garcia G, Iseki K, Li Z, Naicker S, Plattner B, et al. Chronic kidney disease: global dimension and perspectives. Lancet. 2013;382:260-672.
5. McCullough PA, Manley HJ. Prediction and prevention of contrast nephropathy. J Interv Cardiol. 2001 5:547-58.
6. Hinson JS, Ehmann MR, Fine DM, Fishman EK, Toerper MF, Rothman RE, Klein EY. Risk of acute kidney injury after intravenous contrast media administration. Ann Emerg Med 2017; 69: 577-586.
7. Zhang, B, Liang L, Chen W, Liang C, Zhang S. An updated study to determine association between gadolinium-based contrast agents and nephrogenic systemic fibrosis. PLOS ONE; 2015.
8. Go AS, Chertow GM, Fan D, et al. Chronic kidney disease and the risks of death, cardiovascular events, and hospitalization. N Engl J Med 2004; 351:1296-305.
9. Gansevoort RT, Correa-Rotter R, Hemmelgarn BR, Jafar TH, Heerspink HJL, Mann JF, et al. Chronic kidney disease and cardiovascular risk: epidemiology, mechanisms, and prevention. Lancet. 2013;382:339-52.
10. Berger AK, Duval S, Krumholz HM. Aspirin, beta-blocker, and angiotensin-converting enzyme inhibitor therapy in patients with end-stage renal disease and an acute myocardial infarction. J Am Coll Cardiol. 2003;42:201-8.
11. Kasiske BL, Cangro CB, Hariharan S, et al. The evaluation of renal transplant candidates: clinical practice guidelines. Am J Transplant. 2001;1 Suppl 2:3-95.
12. Major RW, Cheng MRI, Grant RA, Shantikumar S, Xu G, Oozeerally I, et al. Cardiovascular disease risk factors in chronic kidney disease: A systematic review and metaanalysis. PLOS ONE. 2018;13:e0192895.
13. Lullo LD, Gorini A, Russo D, Santoboni A, Ronco C. Left ventricular hypertrophy in chronic kidney disease patients: from pathophysiology to treatment. Cardiorenal Med. 2015;5:254-66.
14. Campese VM. Left ventricular function and chronic kidney disease: how soon does it start? Nephrol Dial Transplant. 2014;29:1989-91.
15. McCullough PA, Duc P, Omland T, et al. B-type natriuretic peptide and renal function in the diagnosis of heart failure: an analysis from the Breathing Not Properly Multinational Study. Am J Kidney Dis. 2003;41:571-651.
16. Lima JJ de, Abensur H, da Fonseca JA, et al. Comparison of echocardiographic changes associated with hemodialysis and renal transplantation. Artif Organs. 1995;19:245-50.
17. Wyatt CM and Drueke TB. Vascular calcification in chronic kidney disease: here to stay? Kidney Intern. 2017;92:276-8.
18. Gill S, Jun M, Ravani P. Atrial fibrillation and chronic kidney disease: struggling through thick and thin. Nephrol Dial Transplant. 2017;32:1079-84.
19. Shroff GR, Stoecker R, Hart A. Non-vitamin K-dependent oral anticoagulants for nonvalvular atrial fibrillation in patients with CKD: pragmatic considerations for the clinician. Am J Kidney Dis. 2018;72:717-27.
20. Perico N, Codreanu I, Schieppati A, Remuzzi G. The future of renoprotection. Kidney Intern. 2005;68Suppl 97:S95-S101.

Resumo

Rim e coração atuam de forma complementar e sinérgica na manutenção de vários parâmetros da homeostase. Alteração em qualquer um dos órgãos leva a ajustes fisiopatológicos do outro, com profundas implicações para o funcionamento do organismo como um todo. Doença renal é usualmente definida pela redução da filtração glomerular (FG) e pela presença de proteinúria. O cálculo da filtração glomerular deve fazer parte da avaliação laboratorial de rotina e é obrigatória em pacientes com doença cardiovascular, juntamente com a determinação da proteinúria.

Não existe nenhuma condição, nem mesmo diabete, que se associe com um risco cardiovascular tão elevado quan-

21. Muskiet MHA, Tonneijck L, van Bommel EJM, Smits MM, van Raalte DH. Renoprotection in leader and EMPA-REG Outcome (Letter); 2016. Disponível em: www.thelancet.com/diabetes-endocrinology 4: 2016.

22. Cai Q, Mukku VK, Ahmad M. Coronary artery disease in patients with chronic kidney disease: a clinical update. Current Cardiol Rev. 2013;9:331-9.

23. De Lima JJG, Gowdak LHW, de Paula FJ, Ramires JAF, Bortolotto LA. The role of myocardial scintigraphy in the assessment of cardiovascular risk in patients with end-stage chronic kidney disease on the waiting list for renal transplantation Nephrol Dial Transplant. 2012;27:2979-84.

24. De Lima JJG, Sabbaga E, Vieira MLC, et al. Coronary angiography is the best predictor of events in renal transplant candidates compared with noninvasive testing. Hypertension. 2003;42:263-8.

25. Wang LW, Masson P, Turner RM, Lord SW, Baines LA, Craig JC, et al. Prognostic value of cardiac tests in potential kidney transplant recipients: a systematic review. Transplantation. 2015;99:731-45.

26. Kraus D, von Jeinsen B, Tzikas S, Palapies L, Zeller T, Bickel C, et al. Cardiac troponins for the diagnosis of acute myocardial infarction in chronic kidney disease. J Am Heart Assoc. 2018;7:e008032.

27. Sarnak MJ, Levey AS, Schoolwerth AC, et al. American Heart Association Councils on Kidney in Cardiovascular Disease, High Blood Pressure Research, Clinical Cardiology, and Epidemiology and Prevention. Kidney disease as a risk factor for development of cardiovascular disease: a statement from the American Heart Association Councils on Kidney in Cardiovascular Disease, High Blood Pressure Research, Clinical Cardiology, and Epidemiology and Prevention. Circulation. 2003;108:2154-69.

28. Sheroff GR, Frederick PD, Herzog CA. Renal failure and acute myocardial infarction: clinical characteristics in advanced chronic kidney disease, dialysis, and non-chronic kidney disease patients. A collaborative project of the United States Renal Data System/National Institutes of Health and the National Registry of Myocardial Infarction. Am Heart J. 2012; 163:399-406.

29. Beattie JN, Soman SS, Sandberg KR, et al. Determinants of mortality after myocardial infarction in patients with advanced renal dysfunction. Am J Kidney Dis. 2001; 37:1191-2000.

30. Herzog CA, Ma JZ, Collins AJ. Comparative survival of dialysis patients in the United States after coronary angioplasty, coronary artery stenting, and coronary artery bypass surgery and impact of diabetes. Circulation. 2002;106:2207-11.

31. De Lima JJG, Gowdak LHW, de Paula FJ, Muela HCS, David-Neto E, Bortolotto LA. Coronary artery disease assessment and intervention in renal transplant patients: analysis from the KiHeart cohort. Transplantation. 2016;100:1580-7.

32. De Lima JJG, Gowdak LHW, de Paula FJ, Muela HCS, David-Neto E, Bortolotto LA. Evaluation of a protocol for coronary artery disease investigation in asymptomatic elderly hemodialysis patients. Intern J Nephrol Renovasc Dis. 2018;11:303-31.

33. Leon BM, Maddox TM. Diabetes and cardiovascular disease: Epidemiology, biological mechanisms, treatment recommendations and future research. World J Diabetes. 2015;6:1246-58.

34. Haffner SM, Lehto S, Ronnemaa T, Pyorala K, Laakso M. Mortality from coronary heart disease in subjects with type 2 diabetes and in nondiabetic subjects with and without prior myocardial infarction. N Engl J Med. 1998;339:229-34.

35. Gowdak LHW, de Paula FJ, Machado Cesar LA, Martinez Filho EE, Ianhez LE, Krieger EM, et al. Diabetes and coronary artery disease impose similar cardiovascular morbidity and mortality on renal transplant candidates. Nephrol Dial Transplant. 2007;22:1456-61.

36. Gregg LP, Hedayati SS. Management of traditional cardiovascular risk factors in CKD: what are the data? Am J Kidney Dis. 2018;72:728-44.

37. Florens N, Calzada C, Lyasko E, Juillard L, Soulage CO. Modified lipids and lipoproteins in chronic kidney disease: a new class of uremic toxins. Toxins. 2016;8: 376-403.

38. Bulbula MC, Dagelb T, Afsarc B, Ulusud NN, Kuwabarae M, Covic A, et al. Disorders of lipid metabolism in chronic kidney disease. Blood Purif. 2018;46:144-52.

39. Lima JJ de, Maranhão RC, Latrilha M da C, et al. Early elevation of lipoprotein(a) levels in chronic renal insufficiency. Ren Fail. 1997;19:145-54.

40. 2013 ACC/AHA Guideline on the treatment of blood cholesterol to reduce atherosclerotic cardiovascular risk in adults. A Report of the American College of Cardiology/American Heart Association Task Force on Practice Guidelines. J Am Coll Cardiol. 2014;63:2889-934.

41. Sarnak MJ, Bloom R, Muntner P, et al. KDOQI US Commentary on the 2013 KDIGO clinical practice guideline for lipid management in CKD. Am J Kidney Dis. 2015;65:354-66.

42. Tonelli M, Muntner P, Lloyd A, Manns B, et al.; Alberta Kidney Disease Network. Impact of age on the association between CKD and the risk of future coronary events. Am J Kidney Dis. 2014;64:375-82.

43. Wanner C, Krane V, Marz W, et al. Atorvastatin in patients with type 2 diabetes mellitus undergoing hemodialysis. N Engl J Med. 2005;353:238-48.

44. Fellstrom BC, Jardine AG, Schmieder RE, et al, for the AURORA Study Group. Rosuvastatin and cardiovascular events in patients undergoing hemodialysis. N Engl J Med 2009;360:1395-407.

45. Baigent C, Landray MJ, Reith C, Emberson J, Wheeler DC, Tomson C; SHARP Investigators. The effects of lowering LDL cholesterol with simvastatin plus ezetimibe in patients with chronic kidney disease. (Study of Heart and Renal Protection): a randomized placebo-controlled trial. Lancet. 2011;377:2181-92.

46. Kidney Disease: Improving Global Outcomes (KDIGO) Lipid Work Group. KDIGO clinical practice guideline for lipid management in chronic kidney disease. Kidney Int. 2013;3:259-305.

47. American College of Cardiology. CardioSourcePlus. Lipid management guidelines for adults with chronic kidney disease.http://www.acc.org/latest-in--cardiology/2016.

48. Tonelli M, Moye L, Sacks FM, Cole T, Curhan GC. Effect of pravastatin on loss of renal function in people with moderate chronic renal insufficiency and cardiovascular disease. J Am Soc Nephrol. 2003;14:1605-13.

49. 2013 ACC/AHA Guideline on the treatment of blood cholesterol to reduce atherosclerotic cardiovascular risk in adults. A Report of the American College of Cardiology/American Heart Association Task Force on Practice Guidelines. J Am Coll Cardiol. 2014;63:2889-934.

50. Sarnak MJ, Bloom R, Muntner P, Rahman M, Saland JM, Wilson PW, et al. KDOQI US Commentary on the 2013 KDIGO clinical practice guideline for lipid management in CKD. Am J Kidney Dis. 2015;65:354-66.

Capítulo 8

Repercussões cardiovasculares das doenças hematológicas

Alexandre de Matos Soeiro
Joyce Maria Annichino-Bizzacchi

Pontos-chave

- As anomalidades cardiovasculares são comuns na doença falciforme, incluindo a insuficiência cardíaca, o infarto agudo do miocárdio (IAM), as arritmias e os danos à microcirculação causados pelas crises vaso-oclusivas.
- A cardiomiopatia restritiva, as arritmias, a pericardite e a angina sem doença coronariana podem ser observadas na hemocromatose. O diagnóstico precoce tem relação direta com o prognóstico. O exame de eleição capaz de predizer com acurácia o acúmulo de ferro é a ressonância magnética T2* para a medida de ferro cardíaco. A flebotomia terapêutica é o tratamento chave para a redução do excesso de ferro.
- Apesar de todas as pesquisas, a evidência existente para indicação de reposição de ferro oral em pacientes com insuficiência cardíaca é insuficiente. Em contraste, a reposição de ferro intravenoso parece mais promissora.
- As manifestações cardíacas mais comuns na síndrome do anticorpo antifosfolípide (SAF) incluem a doença valvar cardíaca (DVC), a aterosclerose e o IAM e o desenvolvimento de trombo intracardíaco. Esses pacientes apresentam elevadas morbidade e mortalidade, e o risco trombótico nos procedimentos cirúrgicos ou intravasculares é muito alto, exigindo medidas cuidadosas.
- A policitemia vera e a trombocitemia essencial são as neoplasias mieloproliferativas com maior risco de complicações tromboembólicas, incluindo a oclusão coronariana, o IAM e múltiplos microtrombos miocárdicos, que são fatores prognósticos dessas doenças.

Introdução

Várias doenças hematológicas, bem como a estratégia terapêutica utilizada para tratá-las, podem afetar o coração. De modo similar, muitos agentes utilizados no tratamento de cardiopatias podem alterar o sistema hematológico. Assim, a integração entre o cardiologista e o hematologista é importante na condução de várias doenças. Neste capítulo, abordaremos a síndrome do anticorpo antifosfolípide (SAF), as doenças mieloproliferativas (trombocitemia essencial e policitemia vera), a doença falciforme, as hemocromatoses hereditária e adquirida e a anemia ferropriva. As repercussões cardiovasculares decorrentes do tratamento das doenças onco-hematológicas serão discutidas em capítulo específico sobre quimioterápicos.

Doença falciforme

A anemia de células falciformes é uma doença hereditária causada por uma mutação no gene da hemoglobina.[1] Essa hemoglobina mutante denomina-se hemoglobina S e confere aos glóbulos vermelhos a forma de foice, uma vez desoxigenados. Trata-se de uma doença complexa, caracterizada por anemia crônica e episódios recorrentes de dor, com uma ampla variação clínica. Podem ser observadas crises vaso-oclusivas, aplasia medular, sequestro esplênico, hemólise, anormalidades no crescimento, distúrbios ósseos e geniturinários, alterações hepáticas, obstruções vasculares, em especial do sistema nervoso central, úlceras nas pernas, infecções e afecção do sistema pulmonar.[2,3]

Durante as crises falciformes ocorre taquicardia, em decorrência da combinação entre febre e anemia. Há um aumento das câmaras direita e esquerda do coração. Os infartos pulmonares são comuns e levam a dispneia e dor torácica. A síndrome pulmonar aguda se caracteriza por uma combinação entre febre, dor torácica, aumento do número de glóbulos brancos e infiltrado pulmonar. Esses sintomas são mais leves nas crianças e se tornam mais intensos nos adultos.[4] Pode haver infartos ósseos no tórax, infecção e embolia pulmonar. A mortalidade é aumentada nesse grupo de pacientes. A combinação entre oclusões vasculares no pulmão pode aumentar a pressão pulmonar e, eventualmente, desencadear *cor pulmonale*.

Dessa forma, as anormalidades cardiovasculares são comuns na doença falciforme, incluindo a insuficiência cardíaca, o infarto agudo do miocárdio (IAM), os acidentes vasculares cerebrais, as arritmias e os danos à microcirculação causados pelas crises vaso-oclusivas. Além disso, observam-se prolongamento do intervalo QT e disfunção autonômica, levando a alterações da despolarização ventricular e predispondo a instabilidade elétrica e maior risco de arritmias. Múltiplos focos de fibrose foram demonstrados nos nós sinusal e atrioventricular em autópsias de pacientes com anemia falciforme.[5] Alguns autores mostraram a presença de múltiplos focos de fibrose por todo o miocárdio pela ressonância magnética cardíaca e até mesmo hipertrabeculação do ventrículo.[6]

Em 2002, estudo publicado com 19 pacientes com doença falciforme que apresentaram IAM mostrou características próprias dessa doença. O eletrocardiograma geralmente não foi diagnóstico. Além disso, o aumento de enzimas de músculos esqueléticos geralmente confunde o diagnóstico. O mecanismo de ocorrência do IAM é incerto, uma vez que, na maioria das vezes, o cateterismo cardíaco não apresentava lesões ateroscleróticas, associando-se provavelmente hipóxia, *cor pulmonale*, anemia, sepse, acidose e disfunção renal.[7] Além disso, a característica da dor tende a ser mais contínua e, considerando o mecanismo fisiopatológico (oclusão de microcirculação), provavelmente não responsiva à nitroglicerina.[8]

Em relação à insuficiência cardíaca, o mecanismo provavelmente envolvido seja o estado hiperdinâmico gerado pela anemia, com aumento da função de ventrículo esquerdo e redução da resistência periférica. Raramente ocorre dilatação ventricular. Não há consenso sobre o mecanismo definitivo. No entanto, as alterações crônicas de enchimento vascular causadas pela anemia podem ser as responsáveis, assim como distúrbios da contratilidade miocárdica inerentes à doença.[9]

Hemocromatose

A hemocromatose é definida como uma doença decorrente do depósito de ferro em diversos tecidos. Essa condição é de herança autossômica recessiva com penetrância incompleta, exceto no subtipo 4, decorrente de mutações em vários genes, sendo mais comum o gene HFE.[10] A hemocromatose também pode ser adquirida, secundária a anemias hemolíticas crônicas, doença hepática crônica, transfusões frequentes de sangue e, raramente, pelo excesso de ingestão de ferro. Em geral, as manifestações clínicas surgem após a segunda ou terceira década de vida, mas a expressão fenotípica é ampla, dependendo do tipo de mutação gênica, da taxa e magnitude da sobrecarga de ferro, podendo ocasionar o aparecimento precoce de manifestações clínicas.[11] O ferro acumula-se como ferritina e hemossiderina na maioria das células do corpo, atingindo principalmente o fígado, coração, pâncreas, tireoide, hipotálamo, gônadas e articulações.

A lesão cardíaca inicia-se pela deposição gradual de ferro nos miócitos cardíacos, que penetra nessas células através de canais de cálcio e acumula-se como ferritina. Uma vez que a capacidade de armazenamento de ferritina se esgota, o ferro é liberado no meio intracelular na forma de hemossiderina e ferro livre. Este gera radicais livres que causam alterações na permeabilidade da membrana celular, além de ativar diversas enzimas hidrolíticas que levam à morte das células.[11]

Por causa desse ferro depositado, várias funções biológicas celulares ficam afetadas, resultando em menor poder de contração da células cardíacas.

Inicialmente observam-se sinais de restrição ao enchimento ventricular, com alterações diastólicas e aumento das pressões de enchimento. Classicamente, ocorrem dilatação ventricular e queda de fração de ejeção com o decorrer da doença. Insuficiência cardíaca direita também costuma ser observada ainda na fase inicial da doença. Para agravar ainda mais essas manifestações, depósitos pericárdicos podem acontecer com constrição ou tamponamento. O sistema de condução também é afetado, e o depósito de ferro nos nós atrioventricular e sinusal pode levar a bloqueios. Além disso, o ferro é pró-arrítmico e pode predispor a taquiarritmias atriais e ventriculares.[11] Além da cardiomiopatia restritiva, que é a anormalidade cardíaca mais relacionada brecarga de ferro, ocorrem também a pericardite e a angina sem doença coronariana.

A insuficiência cardíaca atualmente é responsável por um terço das mortes em pacientes com hemocromatose, com sobrevida menor que um ano, caso o paciente não seja tratado adequadamente. A manifestação clínica é variada. No entanto, uma vez sintomático, a deterioração pode ser rápida e muitas vezes sem resposta ao tratamento instaurado. As arritmias cardíacas são comuns, inclusive em indivíduos jovens.

O diagnóstico precoce do acometimento cardíaco tem grande importância prognóstica para que o tratamento seja logo instituído. Mesmo com eletrocardiograma e ecocardiograma normal, o exame de eleição capaz de predizer com acurácia o acúmulo de ferro é a ressonância magnética T2* para a medida de ferro cardíaco.[11] Pacientes sob risco de cardiomiopatia por hemocromatose devem realizer ecocardiograma a cada 1 a 2 anos para detecção de disfunção diastólica ventricular, e aqueles com excesso de ferro cardíaco em exame de imagem devem ser avaliados mais amiúde.

A flebotomia terapêutica é o tratamento chave para a redução do excesso de ferro no organismo, e sua manutenção e frequência são determinados pelo nível de ferritina sérica, com alvo entre 50 e 100 µg/L.[1] O monitoramento do hematócrito, ferro sérico e ferritina devem ser realizados semestralmente após a correção com o tratamento.

Pacientes com doença cardíaca grave e anemia podem ter limitação de realização de flebotomia e a terapia quelante com desferrioxamine e deferasirox pode ser uma opção.

Orientações dietéticas incluem evitar ou reduzir alimentos ricos em vitamina C, consumo de álcool, café, chá, e carne vermelha.

Os sintomas de insuficiência cardíaca devem ser tratados como de rotina, com diuréticos, β-bloqueadores, inibidores da enzima conversora de angiotensina e antagonistas de aldosterona. O transplante cardíaco pode ser considerado em casos refratários.[12]

Talassemia

As talassemias são anemias hereditárias que ocorrem em razão de mutações nos genes que codificam as globinas α e β, afetando a síntese da hemoglobina. Dos dois tipos de talassemia (alfa e beta), a segunda é a mais comum. Alterações nesses genes determinarão o tipo e o grau da doença, que vão desde quadros clínicos graves até formas mais leves. Nos casos graves ocorre hepatoesplenomegalia com anemia intensa, que requer múltiplas transfusões.[13]

Com a multiplicidade de transfusões, haverá uma oferta excessiva de ferro e, pela capacidade muito limitada de excretar o ferro, a hemocromatose secundária poderá se desenvolver. A maioria das células acaba produzindo a ferritina e seu produto de degradação parcial, a hemossiderina.[14] Nos talassêmicos, as alterações cardíacas mais comuns são arritmias, pericardite e insuficiência cardíaca congestiva. Na realidade, o prognóstico de pacientes com talassemia grave é determinado em grande parte pela cardiopatia.

Até 1960, antes da introdução da terapia quelante, a maioria dos pacientes apresentava insuficiência cardíaca precocemente. Após a introdução dos quelantes de ferro, a manifestação cardíaca passou a ocorrer mais tardiamente, e a mortalidade foi consideravelmente postergada. Contudo, a mortalidade pelo excesso de ferro cardíaco ainda é a principal causa de morte nos pacientes com talassemia maior. Atualmente, a prevalência de insuficiência cardíaca em pacientes nascidos após 1970 na faixa etária de 35 anos é de 7%. Além disso, o prognóstico da insuficiência cardíaca passou de uma sobrevida média de 3 meses para 5 anos nas últimas quatro décadas.[15,16] Estudo de coorte recente com 1.711 pacientes com talassemia acompanhados por 30 anos mostrou que a incidência de insuficiência cardíaca e arritmias aumenta consideravelmente após 2 décadas, e ocorre principalmente em homens.[16]

Como citado anteriormente, a ressonância magnética T2* é o método diagnóstico de eleição para avaliação do acúmulo de ferro cardíaco. A dosagem de ferritina sérica pode ter um papel informativo global, mas não tem uma correlação com o grau de depósito cardíaco, assim como a medida do depósito de ferro hepático.[15]

Anemia ferropriva

A anemia é definida como uma diminuição da concentração de hemoglobina no sangue. Pelos conhecimentos fisiológicos clássicos, sabe-se que a potência cardíaca é proporcional ao consumo de oxigênio e à diferença da oxigenação arteriovenosa.[17] No entanto, hoje existem evidências de que, na ausência de doença cardíaca primária, a anemia *per se* raramente produz insuficiência cardíaca congestiva. Na presença de uma anemia grave, pode haver disfunção ventricular esquerda e congestão circulatória, que são mais evidentes nos casos em que já exista lesão cardíaca.

Quando se investiga uma anemia, deve-se ter em mente que ela depende de alguma deficiência na produção ou diferenciação dos eritrócitos, na perda sanguínea, na destruição celular ou na invasão da medula óssea por células anormais.

A causa mais frequente de anemia é a deficiência de ferro, que, na prática, geralmente está associada ao sangramento crônico decorrente de alterações do ciclo menstrual ou pelo trato gastrointestinal. Também devem ser consideradas as parasitoses intestinais, a desnutrição, e a gestação e a amamentação. A conduta correta é, além de corrigir deficiência desse elemento, investigar a causa dessa perda.

Com relação à anemia resultante da deficiência de ferro, deve-se ter em conta que ela impede a síntese de importantes enzimas, como os citocromos. Os miócitos cardíacos também são dependentes dessas enzimas. Portanto, o metabolismo cardíaco é afetado nas anemias graves por deficiência de ferro.[18]

Estima-se que a prevalência de anemia ferropriva em pacientes com insuficiência cardíaca seja de 10 a 49%. Apesar de todos os avanços no tratamento da insuficiência cardíaca, achados como a anemia ainda permanecem obscuros. A fisiopatologia pode estar vinculada à doença crônica, componente dilucional, insuficiência renal e síndrome de má absorção.[19,20] Anemia e deficiência de ferro estão associadas com a ocorrência de eventos nesse grupo de pacientes, embora a fisiopatologia desse achado ainda não esteja inteiramente estabelecida. No contexto da insuficiência cardíaca, anemia e deficiência de ferro podem existir independentemente e estarem associadas a um estado inflamatório sistêmico. No entanto, ainda não está claro se a anemia serve como marcador de gravidade da doença ou representa um novo alvo terapêutico.[21-23]

Apesar de todas as pesquisas, a evidência existente para indicação de reposição de ferro oral em pacientes com insuficiência cardíaca é insuficiente. Em contraste, a reposição de ferro intravenoso parece mais promissora. O maior estudo realizado com a administração de ferro intravenoso em pacientes com insuficiência cardíaca foi o FAIR-HF Trial. Este trabalho incluiu 459 pacientes com classes funcionais II e III e hemoglobina sérica entre 9,5 e 13,6 g/dL. No final de 24 semanas de terapia, 47% dos pacientes que receberam ferro intravenoso relataram melhora da classe funcional *versus* 30% que não receberam suplementação de ferro. No entanto, as taxas de mortalidade e hospitalização foram similares entre os grupos.[21,22]

No Brasil, há uma recomendação de reposição de ferro intravenoso em pacientes com insuficiência cardíaca e deficiência de ferro apenas para melhora de sintomas: ferritina < 30 mcg/L na ausência de doença renal; ferritina < 100 mcg/L ou entre 100 e 299 mcg/L com saturação de transferrina < 20% em pacientes com doença renal crônica.[19,20,22]

A administração de eritropoetina nessa população também é incerta, sem mostrar benefício clínico claro e aumentando o risco de eventos tromboembólicos.[23] Em alguns casos em que há concomitância de insuficiência renal, o uso da eritropoetina pode ser muito útil no alívio de sintomas de dispneia e adinamia.[24]

Em casos de anemia aguda decorrente de sangramento grave em pacientes com insuficiência cardíaca, a transfusão sanguínea deve ser considerada, principalmente se houver instabilidade hemodinâmica e/ou hemoglobina < 7,0 g/dL.[19,21,25]

Síndrome do anticorpo antifosfolípide

A síndrome do anticorpo antifosfolípide (SAF) é uma doença autoimune sistêmica definida por critérios clínicos e laboratoriais (Tabela 1). Alterações neurológicas, cardíacas,

Tabela 1 Critérios para diagnóstico de síndrome do anticorpo antifosfolípide
Critérios clínicos
Trombose venosa
Trombose arterial
Três ou mais abortos consecutivos
Óbito fetal
Pré-eclâmpsia grave ≤ 34 semanas de gestação
Critérios laboratoriais (positivos em 2 avaliações com intervalo de 12 semanas)
Anticoagulante lúpico
Anticardiolipina IgM ou IgG, anti-β2-GPI

Tabela 2 Alterações anatômicas da doença valvar cardíaca na síndrome do anticorpo antifosfolípide
Espessamento valvar > 3 mm dos folhetos proximal e medial
Espessamento localizado envolvendo a porção proximal ou medial dos folhetos
Nódulos irregulares na face atrial da valva mitral ou na face vascular da valva aórtica

dermatológicas e plaquetopenia podem ser observadas, mas não são consideradas critérios para o diagnóstico de SAF.[26]

A SAF é a trombofilia adquirida mais comum, com uma prevalência de 2% na população geral, e está associada a elevada morbimortalidade. Pode ser classificada como primária, quando ocorre na ausência de qualquer doença ou fator etiológico, e secundária, quando associada a outras doenças, como as reumatológicas, infecciosas e tireoidianas, entre outras.[26,27]

A patogenia da SAF decorre da presença e ligação dos anticorpos contra a beta2-glicoproteína I (β2GPI), ocasionando aumento na expressão de moléculas protrombóticas. Como anticorpos antifosfolipídios (aAF) são detectados em indivíduos assintomáticos, acredita-se que há uma susceptibilidade individual, e que as células endoteliais tem um papel central nesse processo.[28] O mecanismo de lesão cardíaca promovido pelos aAF não é totalmente esclarecido, mas está relacionado à trombose e danos imunomediados.[29]

As manifestações cardíacas mais comuns na SAF incluem a doença valvar cardíaca (DVC), o IAM, o desenvolvimento de trombo intracardíaco e a microtrombose miocárdica. As duas primeiras são as mais frequentes.[30]

A DVC é definida pela presença de regurgitação ou estenose, relacionadas a alterações anatômicas (Tabela 2), conhecida como endocardite de Libman-Sacks ou endocardite trombótica não bacteriana, que pode evoluir com endocardite infecciosa. Vegetações são observadas em até 40% dos pacientes,[31] sendo irregulares e predominantemente trombóticas. A localização mais comum é a superfície atrial da valva mitral, seguida de ambas as faces da valva aórtica. Apesar da descrição do acometimento das valvas tricúspide e pulmonar, essas alterações não estão incluídas nos critérios de DVC associada ao SAF. A insuficiência resultante do espessamento e fibrose, da deformidade e de vegetações valvares é o mais comum, e a estenose raramente é observada.[32]

A DVC pode ter uma expressão clínica bastante variável, com a maioria dos pacientes totalmente assintomáticos, e outros necessitando de cirurgia ou apresentando complicações embólicas frequentes. As disfunções valvares graves são observadas em 3 a 5% dos pacientes.[31,32]

Estudos prospectivos sobre avaliação ecocardiográfica de DVC em pacientes com SAF revelam progressão da lesão e associação com altos títulos de anticardiolipina IgG.[33]

A ampla variação na prevalência da DVC na SAF primária, de 10% a 60%, pode ser explicada tanto pela variação nos exames laboratoriais diagnósticos da SAF como pelo ecocardiograma, se transtorácico ou transesofágico, se bi ou tridimensional.[34-36]

Uma revisão sistemática que incluiu 23 estudos sobre imagens ecocardiográficas obtidas de pacientes com LES demonstrou que, na presença de aAF, há um risco três vezes maior de DVC. A valvulopatia foi diagnosticada em 31% dos pacientes, e a tripla positividade teve influência sobre esse risco. Uma limitação dessa revisão é que a maioria dos estudos não incluiu a detecção do anticorpo anti-β2-GPI.[37]

A DVC é mais comum em pacientes com SAF e eventos vasculares, em comparação com pacientes com morbidades gestacionais. Pelo fato de a DVC ser um fator de risco para o acidente vascular cerebral isquêmico (AVCi), a ocorrência de ambos é observada em 77,4% dos pacientes com SAF.[35,38]

A patogênese da DVC está relacionada a ocorrência de microlesões em áreas hemodinamicamente vulneráveis, como as valvas cardíacas. Epítopos para os aAF estão presentes nas células endoteliais valvares. Os complexos formados depositam-se na camada subendotelial, levando a uma infiltração inflamatória e ativação da coagulação local. Esses processos promovem o espessamento e, posteriormente, a deformação valvar.[39-40]

A análise histopatológica das lesões da DVC demonstrou depósito de fibrina superficial ou intravalvular, e sua subsequente organização com proliferação vascular, infiltração fibroblástica, fibrose e calcificação. A inflamação não é um achado proeminente.[31]

Para diagnóstico e avaliação cuidadosa das alterações valvares, o ecocardiograma transesofágico é o exame mais sensível, mas de menor especificidade. A imagem em 3D tem sido utilizada e permite um diagnóstico precoce e mais acurado.

Os diagnósticos diferenciais mais importantes do acometimento valvar são a doença reumática e a endocardite infecciosa, e o ecocardiograma tem um papel fundamental nessa diferenciação. Na endocardite infecciosa, a lesão tecidual pode ocasionar ruptura da cordoalha e insuficiência cardíaca. Já na doença reumática, as alterações comumente levam à estenose valvar.[41]

A aterosclerose precoce é mais comum nos pacientes com SAF, em comparação à população geral.[42] aAF mediam a internalização dos complexos LDL oxidada-β2GPI pelos macrófagos e formação das células espumosas, que está associado à aterogênese mediada por mecanismos autoimunes.[43]

A proliferação endotelial e hiperplasia intimal com oclusão fibrosa mediada pela ativação da via do fosfatidilinositol 3-AKT e mTORC também podem estar presentes na fisiopatologia da vasculopatia observada na SAF.[44]

Na maioria dos casos, essas alterações são subclínicas, mas devem ser consideradas na avaliação mesmo em pacientes jovens.

Os aAF estão associados a um risco aumentado de IAM, e um estudo prospectivo multicêntrico que incluiu mil pacientes demonstrou que, em 2,8% deles, essa foi a primeira manifestação da doença, com uma prevalência de 5,5% durante a evolução. A angina pode ser observada antes ou após o IAM, e foi observada em 2,7% dos pacientes.[45-47]

A isquemia miocárdica pode ser decorrente de trombose ou aterosclerose coronariana, ou de lesão microvascular, sendo a primeira situação a mais comumente encontrada, principalmente em pacientes jovens.

A prevalência de aAF em pacientes com IAM é de 5 a 15%, sendo próxima de 21% nos pacientes com idade inferior a 45 anos. Contudo, nem todos os estudos demonstraram uma relação com doença coronariana.[45-47]

Apesar de um estudo restrospectivo ter demonstrado que a recorrência da trombose coronariana foi elevada na SAF, uma análise multivariada não evidenciou os aAF como fatores de risco independentes para mortalidade, reinfarto e AVCi.[47] Uma hipótese é que esses anticorpos seriam decorrentes da lesão vascular e exposição de neoantígenos, diferentes dos encontrados em pacientes com LES ou SAF primária.

É importante ressaltar que a pesquisa de aAF deve ser limitada aos pacientes com idade inferior a 45 anos, com história prévia de trombose venosa ou arterial, com morbidades ginecológicas, história familiar de doença autoimune ou que não apresentem nenhuma evidência de aterosclerose.

A microtrombose miocárdica é rara e está associada ao acometimento de outros órgãos, como observado na síndrome catastrófica. Os pacientes podem apresentar múltiplos microinfartos miocárdicos ao redor de pequenas arteríolas ocluídas e sem vasculite, que culminam com extensas áreas necróticas.[48] Esse diagnóstico pode passar despercebido, pois requer métodos diagnósticos específicos como a ressonância magnética. As tromboses microvasculares crônicas ocasionam hipertrofia e disfunção miocárdica.

A trombose intracardíaca é rara e, quando presente, geralmente está associada à disfunção ventricular, sendo mais comum o acometimento das câmaras direitas, constituindo uma fonte para a embolia pulmonar.[49] Esses trombos geralmente são detectados durante a investigação de fonte emboligênica em pacientes com SAF, e o ecocardiograma transesofágico é o mais adequado para esse diagnóstico.

Algumas propostas sobre condutas no acometimento cardíaco na SAF serão comentadas, incluindo um consenso proposto por um grupo de *experts*.[50]

Os estudos de uso de anticoagulação ou de ácido acetilsalicílico (AAS) profilático em indivíduos assintomáticos incluem um número reduzido de pacientes, sem definição adequada do tipo de lesão valvar.

Como o espessamento e as vegetações valvares estão associados a um maior risco de embolização, indica-se a anticoagulação nos pacientes com antecedente tromboembólico.

A corticoterapia não está totalmente definida e os dados são insuficientes, necessitando de estudos com melhor avaliação ecocardiográfica. Discute-se se os corticosteroides podem acelerar o processo cicatricial, predispondo a deformidades e cicatrizes, e disfunção valvar. Não há nenhum estudo sistemático em relação ao tratamento imunossupressor ou anti-inflamatório.

A profilaxia de endocardite infecciosa não é indicada.[51]

O uso de inibidores da via mTORC (sirolimus) preveniu a recorrência de vasculopatia em transplante renal em pacientes com SAF.[44]

O tratamento do IAM é um desafio à parte, pois os procedimentos endovasculares estão associados a um risco elevado de trombose e devem ser evitados sempre que possível. Tanto a colocação de *stents* como a cirurgia de revascularização têm maior risco de complicações, e indica-se o uso da varfarina, com ou sem adição de baixa dose de AAS.[52-54] Por outro lado, a associação de antiagregantes e anticoagulantes pode aumentar razoavelmente o risco hemorrágico.

O uso de estatinas parece bastante promissor, ao interferir no fenótipo pró-inflamatório e pró-adesivo do endotélio, induzido pelos anticorpos anti-β2-GPI.[55]

A hidroxicloroquina é utilizada com bastante frequência por sua propriedade antiaterogênica, mas esse efeito ainda não está devidamente confirmado.[56]

Os trombos intracardíacos são tratados com anticoagulação e/ou excisão cirúrgica. Como a morbidade e a mortalidade são muito elevadas nesses pacientes, o tratamento conservador deve ser priorizado sempre que possível e a anticoagulação deve ser mantida mesmo após o procedimento cirúrgico.

A troca valvar deve ser bem indicada, pois está associada a uma elevada taxa de morbidade e mortalidade, decorrente de complicações trombóticas.[57,58] Em média, 5% dos pacientes apresentam regurgitamento grave que necessita de troca valvar. Apesar da maior durabilidade da válvula mecânica, há um maior risco de trombose mesmo sob anticoagulação, quando comparado às bioproteses. Por outro lado, estas apresentam deterioração associada aos processos imunológicos inerentes à SAF.[57] Alguns autores sugerem a anticoagulação perene no sentido de prevenção da trombose valvar.

No período de perioperatório podem ocorrer complicações graves, incluindo a síndrome catastrófica, apesar do tratamento profilático. Trombose valvar recorrente é frequente, e os períodos sem anticoagulação devem ser mínimos; deve-se evitar manipulação vascular para acesso e monitoração.[58] A monitoração da heparina no intraoperatório cardíaco é problemática, pois o tempo de coagulação ativado (TCA) e o tempo de tromboplastina parcial ativado (TTPa) basal já podem estar alargados pela presença de um anticoagulante lúpico. As orientações são dobrar o valor basal do TCA ou definir a concentração da heparina pela titulação em curvas pré-operatórias.[59]

Neoplasias mieloproliferativas

As neoplasias mieloproliferativas (NMP) são doenças hematopoiéticas crônicas de origem clonal, com amplificação de uma ou mais linhagens mieloides derivadas das células progenitoras. Após uma mutação, a célula adquire a capacidade de proliferação autônoma, que resulta em um crescimento superior ao das células normais e progressão do clone mutante. A policitemia vera (PV) e a trombocitemia essencial (TE) são as NMP que apresentam risco elevado de complicações tromboembólicas, e 60% dos pacientes apresentam um evento trombótico durante a evolução da doença, incluindo o AVCi e o IAM, constituindo a maior causa de morbimortalidade nesses pacientes.[60]

Dano endotelial, ativação de leucócitos, plaquetas e eritrócitos, expressão aumentada de fator tecidual pelos monócitos, elevado cisalhamento, hiperviscosidade sanguínea e hipoxemia estão associados à patogênese do estado de hipercoagulabilidade associado aos fenômenos tromboembólicos observados nas NMP e têm relação com o prognóstico da doença.[61,62]

Uma mutação pontual da proteína JAK2 (JAK2 V617F), com ganho de função, está presente em quase 95% dos pacientes com PV, e em 50 a 60% dos com TE.[63] Apesar de a aterosclerose não ser comum na PV e na TE, a ativação da JAK2 e consequentemente da STAT5, um promotor da angiogênese, pode acelerar o processo de hiperplasia endotelial e a formação da placa aterosclerótica. Outra hipótese é que o alelo JAK2 V617F está associado à inflamação crônica, demonstrado pelo aumento proporcional da PCR, acelerando o processo aterosclerótico.[64] Apesar de a aterosclerose não ser comum, o aumento de leucócitos, eritrócitos ou plaquetas pode promover a proliferação fibromuscular intimal secundária ao dano endotelial, mesmo sem um processo trombótico.[65]

Um dado clínico relevante é que não é incomum a ocorrência de angina e IAM em pacientes jovens com TE sem fatores de risco para doença cardiovascular. Oclusão coronariana, IAM e múltiplos microtrombos miocárdicos foram descritos em pacientes com TE na ausência de lesões significativas nas artérias coronárias principais.[66,67] Portanto, torna-se um desafio a identificação dos pacientes com risco elevado de doença isquêmica cardíaca, mesmo sem alterações coronarianas significativas.

A PV e ET são estratificadas em risco. A PV inclui 2 categorias; alto risco (> 60 anos ou história de trombose) ou baixo risco (ausência dos 2 fatores). A TE inclui 4 categorias: muito baixo risco (< 60 anos, sem história de trombose, JAK2V617F negativo), baixo risco (< 60 anos, sem história de trombose e JAK2V617F positivo), risco intermediário (> 60 anos, sem história de trombose e JAK2V617F negativo) e alto-risco (> 60 anos ou história de trombose, JAK2V617F positivo). Outros fatores preditores arteriais incluem os fatores de risco cardiovasculares, como tabagismo, hipertensão arterial, diabete e leucocitose.[68,69] Na TE não há uma correlação entre o risco trombótico e a contagem plaquetária, e esta quando acima de 1 milhão está associada a um risco reduzido de trombose arterial e a sangramento, pelo uso de AAS ou desenvolvimento da doença de von Willebrand adquirida. A principal indicação do tratamento dessas doenças é a prevenção das complicações trombóticas, sem aumento do sangramento.

Todos os pacientes com PV requerem flebotomia para manutenção do hematócrito abaixo de 45% e 100 mg de AAS diariamente. Aqueles classificados como alto risco devem receber terapia citorredutora. Os pacientes com TE de muito baixo risco não necessitam de nenhum tratamento, e os de baixo risco apenas AAS 100 mg/dia. A citorredução é recomendada para os de alto é risco, mas não é obrigatória para os de risco intermediário.

Os medicamentos disponíveis para o tratamento da TE e PV não são curativos e não demonstraram um aumento da sobrevida dos pacientes, que é bastante próxima do normal. A hidroxidroxiureia além de reduzir a contagem celular, também parece ter um efeito satisfatório sobre a ocorrência de complicações trombóticas.

O anagrelide, um derivado da quinazolona, é um medicamento de segunda linha no tratamento de TE e PV. Como é um potente inibidor da fosfodiesterase AMc, promove aumento de cálcio nos cardiomiócitos e nas células musculares lisas, podendo desencadear vasodilatação e vasoespasmo coronariano. Pacientes tratados com anagrelide experenciaram maior incidência de tromboses arteriais, e de sangramentos, além de arritmias e miocardiopatia.[60]

Além de seu efeito sobre o colesterol, as estatinas são amplamente utilizadas na prevenção da doença cardíaca isquêmica por sua ação pleiotrópica, que inclui um potente efeito anti-inflamatório, devendo ser logo indicadas após o diagnóstico das NMP.

Resumo

As doenças hematológicas podem comprometer o coração, por meio de diversos mecanismos relacionados à própria doença ou por complicações a ela relacionadas. O reconhecimento dessas alterações é importante para que medidas profiláticas ou de tratamento sejam prontamente instituídas, principalmente nas doenças associadas a elevadas morbidade e mortalidade.

Referências bibliográficas

1. Taliaferro WH, Hick JG. The inheritance of sickle cell anemia in man. Genetics. 1923;8:594.
2. Embury SH, Hebbel RP, Mohandas N, Steinberg MH, editors. Sickle cell disease. New York: Raven Press; 1994.
3. Hillery CA. Potential therapeutic approaches for the treatment of vaso-occlusion in sickle-cell disease. Curr Opin Hematol. 1998;15:131-3.
4. San M, Demirtascedil M, Burgut R, et al. Left ventricular systolic and diastolic function in patients with sickle cell anemia. Int J Angiol. 1998;7:185-7.
5. Mozos I. Mechanisms linking red blood cell disorders and cardiovascular diseases. Biomed Res Int. 2015;2015:682054.
6. Morrison ML, McMahon C, Tully R, Enright N, Pignatelli R, Towbin JA, et al. Prevalence of left ventricular hypertrabeculation/noncompaction among children with sickle cell disease. Congenit Heart Dis. 2018;13(3):440-443.
7. Mansi IA, Rosner F. Myocardial infarction in sickle cell disease. J Natl Med Assoc. 2002;94:448-52.

8. Pannu R, Zhang J, Andraws R, et al. Acute myocardial infarction in sickle cell disease: a systematic review. Crit Pathw Cardiol. 2008;7(2):133-8.

9. Voskaridou E, Christoulas D, Terpos E. Sickle-cell disease and the heart: review of the current literature. Br J Haematol. 2012;157(6):664-73.

10. Barton JC, Edwards CQ. HFE Hemochromatosis. In: Adam MP, Ardinger HH, Pagon RA, Wallace SE, Bean LJH, Stephens K, Amemiya A, editors. GeneReviews®[Internet]. Seattle: University of Washington, Seattle; 1993-2019. 2000 Apr 3, updated 2018 Dec 6.

11. Gulati V, Harikrishnan P, Palaniswamy C, et al. Cardiac involvement in hemochromatosis. Cardiol Rev. 2014;22:56-68.

12. Aronow WS. Management of cardiac hemochromatosis. Arch Med Sci. 2018; 14:560-568.

13. Weatherall DJ, Clegg JB. The thalassemia syndromes. 3.ed. Oxford: Blackwell Scientific Publications; 1981.

14. Aldouri MA, Wolke B, Hoffbrand AV, et al. High incidence of cardiomiopathy in beta-thalassaemia patients receiving regular transfusion and iron chelation: reversal by intensified chelation. Acta Haematol. 1990;84:113-7.

15. Pepe A, Meloni A, Rossi G, Midiri M, Missere M, Valeri G, et al. Prediction of cardiac complications for thalassemia major in the widespread cardiac magnetic resonance era: a prospective multicentre study by a multi-parametric approach. Eur Heart J Cardiovasc Imaging. 2018;19(3):299-309.

16. Pepe A, Gamberini MR, Missere M, Pistoia L, Mangione M, Cuccia L, et al. Gender differences in the development of cardiac complications: a multi-centre study in a large cohort of thalassaemia major patients to optimize the timing of cardiac follow-up. Br J Haematol. 2018;180(6):879-88.

17. Bahl VK, Malhotra OP, Kumar D, et al. Noninvasive assessment of systolic and diastolic left ventricular function in patients with chronic severe anemia: a combined M-mode, two dimensional, and Doppler echocardiographic study. Am Heart J. 1992;124:1516-23.

18. Means RT, Krantz SB. Progress in understanding the pathogenesis of the anemia of chronic disease. Blood. 1992;80:1639-42.

19. Pereira CA, Roscani MG, Zanati SG, Matsubara BB. Anemia, heart failure and evidence-based clinical management. Arq Bras Cardiol. 2013;101:87-92.

20. Farmakis D, Triposkiadis F, Lekakis J, Parissis J. Heart failure in haemoglobinopathies: pathophysiology, clinical phenotypes, and management. Eur J Heart Fail. 2017;19(4):479-489.

21. Lam CSP, Doehner W, Comin-Colet J. Iron deficiency in chronic heart failure: case-based practical guidance. ESC Heart Fail. 2018;5(5):764-71.

22. Arora NP, Ghali JK. Anemia and iron deficiency in heart failure. Heart Fail Clin. 2014;10:281-94.

23. Qaseem A, Humphrey LL, Fitterman N, et al. Treatment of anemia in patients with heart disease: a clinical practice guideline from the American College of Physicians. Ann Intern Med. 2013;159:770-9.

24. Cazzola M. How and when to use erythropoietin. Curr Opin Haematol. 1998;5:103-8.

25. Kapoor M, Schleinitz MD, Gemignani A, Wu WC. Outcomes of patients with chronic heart failure and iron deficiency treated with intravenous iron: a meta-analysis. Cardiovasc Hematol Disord Drug Targets. 2013;13:35-44.

26. Garcia D, Erkan D. Diagnosis and management of the Antiphospholipid Syndrome. NEJM 2018; 378:2010-21.

27. Linnemann B. Antiphospholipid syndrome: an update. Vasa 2018;47:451-464.

28. Corban MT, Duarte-Garcia A, McBane R, et al. antiphospholipid syndrome: role of vascular endothelial cells and implications for risk stratification and targeted therapeutics. J Am Coll Cardiol. 2017;69:2317-30.

29. Devreese KMJ, Ortel TL, Pengo V, de Laat B; Subcommittee on Lupus. Laboratory criteria for antiphospholipid syndrome: communication from the SSC of the ISTH. J Thromb Haemost. 2018;16(4):809-13.

30. Zuily S. Heart valve involvement in antiphospholipid syndrome: More than you think! Int J Cardiol. 2018;pII S0167-5273:33127-9.

31. Denas G, Jose SP, Bracco A, Zoppellaro G, Pengo V. Antiphospholipid syndrome and the heart: a case series and literature review. Autoimmun Rev. 2015;14:214-22.

32. Kampolis C, Tektonidou M, Moyssakis I et al. Evolution of cardiac dysfunction in patients with antiphospholipid antibodies and/or antiphospholipid syndrome: a 10-year follow-up study. Semin Arthritis Rheum. 2014;43:558-65.

33. Turiel M, Muzzupappa S, Gottardi B, et al. Evaluation of cardiac abnormalities and embolic sources in primary antiphospholipid syndrome by transesophageal echocardiography. Lupus. 2000;9:406-12.

34. Mavrogeni SI, Sfikakis PP, Kitas GD, et al. Cardiac involvement in antiphospholipid syndrome: The diagnostic role of noninvasive cardiac imaging. Semin Arthritis Rheum. 2016; 45:611-6.

35. Espinosa G, Rodríguez-Pintó I, Cervera R. Catastrophic antiphospholipid syndrome: an update. Panminerva Med. 2017;59:254-268.

36. Pardos-Gea J, Avegliano G, Evangelista A, et al. Cardiac manifestations other than valvulopathy in antiphospholipid syndrome: long-time echocardiography follow-up study. Int J Rheum Dis. 2015;18:76-83.

37. Zuily S, Regnault V, Selton-Suty C, et al. Increased risk for heart valve disease associated with antiphospholipid antibodies in patients with systemic lupus erythematosus: meta-analysis of echocardiographic studies. Circulation. 2011;124:215-24.

38. Krause I, Lev S, Fraser A, et al. Close association between valvar heart disease and central nervous system manifestations in the antiphospholipid syndrome. Ann Rheum Dis. 2005;64:1490-3.

39. Ibrahim AM, Siddique MS. Libman Sacks Endocarditis. StatPearls [Internet]. Treasure Island (FL): Stat Pearls; 2018.

40. Lecompte T, Wahl D, Perret-Guillaume C, Hemker HC, et al. Hypercoagulability resulting from opposite effects of lupus anticoagulants is associated strongly with thrombotic risk. Haematologica. 2007;92:714-5.

41. Habib G, Badano L, Tribouilloy C, et al. Recommendations practice of echocardiography in infective endocarditis. Eur J Echocardiogr. 2010;11:202-19.

42. Artenjak A, Lakota K, Frank M, et al. Antiphospholipid antibodies as non-traditional risk factors in atherosclerosis based cardiovascular diseases without overt autoimmunity. A critical updated review. Autoimmun Rev. 2012;11:873-82.

43. Kobayashi K, Kishi M, Atsumi T, et al. Circulating oxidized LDL forms complexes with beta2-glycoprotein I: implication as an atherogenic autoantigen. J Lipid Res. 2003;44:716-26.

44. Canaud G, Legendre C, Terzi F. AKT/mTORC pathway in antiphospholipid-related vasculopathy: a new player in the game Lupus. 2015;24:227-30.

45. Vaarala O, Mäntätri M, Manninen V, Tenkanen L, Puurunen M, Aho K, et al. Anti-cardiolipin antibodies and risk of myocardial infarction in a prospective cohort of middle-aged men. Circulation. 1995;91:23-7.

46. Phadke KV, Phillips RA, Clarke DT, et al. Anticardiolipin antibodies in ischaemic heart disease: marker or myth? Br Heart J. 1993;69:391-4.

47. Perl L, Netzer A, Rechavia E, et al. Long-term outcome of patients with antiphospholipid syndrome who undergo percutaneous coronary intervention. Cardiology. 2012;122:76-82.

48. Long BR, Leya F: The role of antiphospholipid syndrome in cardiovascular disease. Hematol Oncol Clin North Am. 2008;22:79-94.

49. Weiss S, Nyzio JB, Cines D, et al. Antiphospholipid syndrome: intraoperative and postoperative anticoagulation in cardiac surgery. J Cardiothorac Vasc Anesth. 2008;22(5):735-9.

50. Lockshin M, Tenedios F, Petri M, et al. Cardiac disease in the antiphospholipid syndrome: recommendations for treatment. Committee Consensus Report. Lupus. 2003;12:518-23.

51. Habib G, Hoen B, Tornos P, et al. Guidelines on the prevention, diagnosis, and treatment of infective endocarditis (new version 2009): the Task Force on the Prevention, Diagnosis, and Treatment of Infective Endocarditis of the European Society of Cardiology (ESC). Eur Heart J. 2009;30:2369-413.

52. Chambers Jr JD, Hatre HD, Deligonul U. Multiple early percutaneous transluminal coronary angioplasty failures related to lupus anticoagulant. Am Heart J. 1996;132:189-90.

53. Auglin P, Strauss BH, Brandwein JM, et al. Lupus anticoagulant: a potential risk factor following percutaneous transluminal coronary angioplasty. Cathet Cardiovasc Diagn. 1994;31:130-2.

54. Su HM, Lee KT, Chu CS, et al. Acute thrombosis after elective direct intracoronary stenting in primary antiphospholipid syndrome: a case report. Kaohsiung J Med Sci. 2003;19:177-82.

55. Meroni PL, BorghiMO, Raschi E, et al. Inflammatory response and the endothelium. Thromb Res. 2004;114:329-34.

56. Soltesz P, Szekanecz Z, Kiss E, Shoenfeld Y. Cardiac manifestations in antiphospholipid syndrome. Autoimmun Rev. 2007;6:379-86.

57. Gorki H, Malinovski V, Stanbridge RD. The antiphospholipid syndrome and heart valve surgery. Eur J Cardiothorac Surg. 2008; 33:168-8.

58. Erkan D, Leibowitz E, Berman J, et al. Perioperative medical management of antiphospholipid syndrome: hospital for special surgery experience, review of literature, and recommendations. J Rheumatol. 2002;29:843-9.

59. Weiss S, Nyzio JB, Cines D, et al. Antiphospholipid syndrome: intraoperative and postoperative anticoagulation in cardiac surgery. J Cardiothorac Vasc Anesth. 2008;22:735-9.

60. Vannucchi AM, Guglielmelli P. What are the current treatment approaches for patients with polycythemia vera and essential thrombocythemia? Hematology Am Soc Hematol Educ Program. 2017;1:480-8.

61. Haybar H, Khodadi E, Shahjahani M, Saki N. Cardiovascular events: a challenge in JAK2-positive myeloproliferative neoplasms. Cardiovasc Hematol Disord Drug Targets. 2017;17:161-166.

62. Lussana F, Rambaldi A. Inflammation and myeloproliferative neoplasms. J Autoimmun. 2017;85:58-63.

63. Bellucci S, Michiels JJ. The role of JAK2 V617F mutation, spontaneous erythropoiesis and megakaryocytopoiesis, hypersensitive platelets, activated leukocytes, and endothelial cells in the etiology of thrombotic manifestations in PV and TE. Semin Thromb Hemost. 2006;32:381-98.

64. Campbell PJ, Green AR. The myeloproliferative disorders. N Engl J Med. 2006; 355:2452-66.

65. Hasselbalch HC. Perspectives on chronic inflammation in essential thrombocythemia, polycythemia vera, and myelofibrosis: is chronic inflammation a trigger and driver of clonal evolution and development of accelerated atherosclerosis and second cancer? Blood. 2012;119:3219-25.

66. Lata K, Madiraju N, Levitt L. JAK2 mutations and coronary ischemia. N Engl J Med. 2010;363:396-7.

67. Rossi C, Randi ML, Zerbinati P, et al. Acute coronary disease in essential thrombocythemia and polycythemia vera. J Intern Med. 1998;244:49-53.

68. Barbui T, Finazzi G, Carobbio A, et al. Development and validation of an International Prognostic Score of thrombosis in World Health Organization-essential thrombocythemia (IPSET-thrombosis). Blood. 2012;120:5128-33.

69. Tefferi A & BArbui T. Polycythemia vera and essential thrombocythemia: 2017 update on diagnosis, risk-stratification, and management. Am J Hematol. 2017;92:94-108.

Capítulo 9

Tratamento da aterosclerose coronariana e extracoronariana no idoso

Miguel Antonio Moretti
João Fernando Monteiro Ferreira

Pontos-chave

- O tratamento da doença aterosclerótica no idoso requer uma abordagem personalizada, incluindo os fatores de risco tradicionais e a avaliação de fragilidade do paciente.
- Os idosos têm um maior risco absoluto de doença cardiovascular (DCV) e, consequentemente, um maior benefício na redução da pressão arterial (PA) que os mais jovens.
- O tratamento farmacológico do diabetes melito (DM) deve ser individualizado, evitando-se o risco de hipoglicemia e sempre procurando esquemas terapêuticos mais simples e de fácil implementação.
- A dislipidemia (DLP) é um importante fator de risco para doença aterosclerótica, mesmo para os idosos.
- Com relação a terapêutica da DLP, as diretrizes são escassas nas evidências baseadas em estudos randomizados com idosos.
- As estatinas devem ser administradas em todos os pacientes idosos com DCV evidente ou com alto risco de DCV.
- As estatinas podem ser custo-efetivas mesmo na prevenção primária em pessoas de 75-94 anos.

Introdução

A doença aterosclerótica é uma doença sistêmica que envolve o sistema cardiovascular, com repercussão em todos os outros órgãos e sistemas. O processo da aterosclerose não se restringe apenas a deposição de lipídios na parede arterial. Um complexo processo inflamatório contribui para a progressão e a complicação das lesões ateroscleróticas.[1] A aterosclerose está associada aos fatores de risco cardiovasculares. Esses fatores de risco estão relacionados com a disfunção endotelial (o primeiro passo para a aterogênese)[2] e podem ser separados em não modificáveis (idade, sexo e hereditariedade) e modificáveis (tabagismo, diabetes melito, hipertensão,

dislipidemia, sedentarismo e outros). A principal expressão da doença aterosclerótica são as doenças cardiovasculares (DCV). Nos Estados Unidos, as DCV foram responsáveis, em 2013, pela morte de 1 em cada 3 pessoas, sendo que 80% delas tinham mais de 65 anos, 65% tinham mais de 75 anos e 40% tinham mais de 80 anos.[3]

A questão da idade traz dois aspectos interessantes: a idade como fator de risco para doença aterosclerótica e o fato de as terapias serem pouco testadas em idosos nos grandes estudos, já que, em muitos deles, a idade avançada é um fator de exclusão. Outro aspecto a ser considerado são as diferentes respostas terapêuticas que os idosos podem apresentar, destacando o aspecto da fragilidade do idoso.

A prevenção da doença aterosclerótica ou seu tratamento está baseada no controle e no cuidado dos seus principais fatores de risco: hipertensão, diabetes melito (DM), dislipidemia (DLP) e tabagismo. As diretrizes sobre o diagnóstico e tratamento desses fatores são muito extensas e bastante completas, mas, no segmento, sempre crescente, da população de idosos, a aplicação dessas diretrizes tende a se tornar bastante complexa, com dificuldades relacionadas ao próprio envelhecimento.[4] Por ser uma doença de maior prevalência nessa faixa da população, essa situação toda torna-se não só um problema médico, mas também socioeconômico.

Os poucos estudos que formam a base de evidências para a elaboração das diretrizes não incluem um número adequado de idosos. Além disso, as características dos idosos, que os torna uma população especial, com seu acúmulo de problemas de saúde e suas características de fragilidade, acabam sendo critérios de exclusão para os estudos que formam a base de evidências para a elaboração das diretrizes.[5]

Os idosos tendem a ter mais doenças, tomar mais medicamentos e ser menos capazes de responderem até a pequenos estresses, incluindo reações adversas a medicamentos (lembrando aqui a polifarmácia). Demoram mais tempo para se recuperar e, no período de recuperação, sua vulnerabilidade é maior.[6]

O maior número de medicamentos utilizados pelo idoso aumenta o risco de eventos adversos.[7] Outro ponto é que as diretrizes não incluem avaliações rotineiramente ou levam em consideração deficiências em mobilidade, cognição ou afeto, nem o risco de cada um deles aumentar nos idosos com o uso de alguns dos tratamentos propostos.[5]

Em resumo, a prevenção e o tratamento da doença aterosclerótica no idoso requer uma abordagem personalizada que deve incluir os fatores de risco tradicionais e a avaliação do grau de fragilidade do paciente.[8] Nesse capítulo, serão aobrodados os três principais fatores de risco para aterosclerose no idoso, a: hipertensão, DM e DLP.

Hipertensão

Em comparação com indivíduos mais jovens, os idosos têm maior risco absoluto de DCV e, consequentemente, um maior benefício na redução da PA que os mais jovens.[9,10] No entanto, os idosos também são mais propensos a fragilidade e têm maior chance de eventos adversos sérios decorrentes do uso anti-hipertensivo, incluindo quedas e fraturas consequentes à hipotensão.[11]

As alterações fisiológicas do idoso resultam em um enrijecimento vascular progressivo imprimindo importante papel no controle da PA sistólica (PAS). O estudo HYVET[12,13] é a base para a recomendação de uma PAS < 150 mmHg como meta para pacientes idosos. Nesse estudo, pacientes com 80 anos ou mais foram randomizados para indapamida com ou sem perindopril *versus* placebo. A terapia ativa reduziu a mortalidade por acidente vascular cerebral (AVC) em 39% (de 10,7% para 6,5%; P = 0,046) e a mortalidade total em 21% (de 59,6% para 47,2%; p = 0,02) após 1,8 ano de acompanhamento. Também chamou a atenção nesse estudo que os pacientes tratados agressivamente tinham menos comprometimento cognitivo; entretanto, esse estudo incluiu muitos pacientes saudáveis, dessa forma, a generalização para indivíduos mais frágeis ou mais doentes deve ser feita com cautela.

Outra publicação mais recente, o SPRINT,[14] avaliou 9.361 indivíduos de alto risco com 50 anos ou mais, randomizados para um alvo de PAS de < 140 *versus* < 120 mmHg. Vinte e oito por cento da população do estudo tinham 75 anos ou mais. Os principais eventos cardiovasculares e morte foram reduzidos em 33% (com um intervalo de confiança de 95% de 14%-49%) nos pacientes com 75 anos ou mais randomizados para PAS < 120 mmHg. Esses resultados levaram a uma mudança de paradigma no cuidado de pacientes idosos com hipertensão. As recomendações para o melhor controle pressórico do paciente idoso incluem: cuidadosa caracterização do risco-benefício; individualização da terapia de acordo com os valores e desejos de cada paciente; e acompanhamento e monitoração próxima dos resultados da terapia medicamentosa.

Diabetes melito

Seguindo a abordagem geral para o controle do diabetes, recomendado pelas Diretrizes da Associação de Diabetes, alvos glicêmicos, medicação e os regimes de estilo de vida na população idosa devem ser individualizados.[15] Os alvos gli-

cêmicos e a intensidade da redução glicêmica devem estar na base do grau de fragilidade. Os mesmos alvos glicêmicos aplicam-se a idosos saudáveis em relação aos mais jovens com diabetes. Entretanto, pacientes com fragilidade moderada ou mais avançada têm uma expectativa de vida reduzida e não devem ser submetidos a controle glicêmico rigoroso, porque os benefícios de menos episódios de hiperglicemia significativa são superados por mais episódios de hipoglicemia grave.[16] Além disso, em pacientes idosos com diabetes e complicações estabelecidas, o controle glicêmico reduz o risco de eventos microvasculares, mas não eventos macrovasculares ou mortalidade.[17]

O tratamento farmacológico deve ser individualizado, evitando-se o risco de hipoglicemia e sempre buscando esquemas terapêuticos mais simples e de fácil implementação.[18] Os principais efeitos e as vantagens de alguns hipoglicemiantes para idosos estão resumidos no Quadro 1.

Quadro 1 Principais efeitos dos hipoglicemiantes em idosos com diabetes melito	
Fármaco	**Ação**
Metformina	Pode ser utilizada em pacientes idosos com insuficiência renal leve ou moderada. Leva a perda de peso e redução dos níveis de vitamina B12
Sulfonilureias	Alto risco de hipoglicemia, especialmente em pacientes com insuficiência renal ou que apresentam baixa ou irregular ingestão de alimentos
Inibidores de DPP-4	Baixíssimo risco de hipoglicemia e de interação farmacológica. Não aumentam peso nem o risco cardiovascular
Agonistas de GLP-1	Levam a perda de peso com baixo risco de hipoglicemia. Reduzem a mortalidade geral e cardiovascular. Uso injetável com efeitos adversos especialmente gastrointestinais
Glitazonas	Pioglitazona pode ser utilizada em idosos com obesidade central e síndrome metabólica; cuidado com as contraindicações (ICC e osteoporose)
Inibidores de SGLT-2	Baixo risco de hipoglicemia, ajudam na redução do peso, da PA e do ácido úrico
Insulinas	Análogos de insulina de longa duração, associados com hipoglicemiantes orais, apresentam baixo risco de hipoglicemia e outros efeitos colaterais

DPP-IV4: dipeptidilpeptidase 4; GLP-1: peptídio semelhante a glucagon 1; ICC: insuficiência cardíaca congestiva; PA: pressão arterial; SGLT-2: cotransportador de sódio-glicose 2. Fonte: adaptado de Moura e Benchimol, 2018.[18]

Dislipidemia

A DLP é um dos mais potentes fatores de risco de DCV, e as estatinas são a base do seu tratamento.[19] Existem evidências de que a DLP é um importante fator de risco para doença aterosclerótica mesmo para os idosos.[20] Os valores lipídicos tendem a aumentar com a idade. O colesterol de lipoproteínas de baixa densidade (LDL-C) aumenta progressivamente com a idade, até 60 anos nos homens e 70 nas mulheres. Também os níveis de apolipoproteína B (apo B) aumentam com a idade em homens e mulheres (mais em mulheres pós-menopausa). Além disso, a idade está associada a concentrações elevadas de partículas de LDL-C aterogênicas pequenas.[21] Além disso, as alterações endoteliais no idoso têm um caráter mais pró-inflamatório, oxidante e vasoconstritor.[22] As terapias devem ser abrangentes e restaurar as propriedades fisiológica do endotélio. Essa possibilidade, incluindo a redução de eventos, pode ser alcançada, por exemplo, pelos efeitos pleiotrópicos das estatinas (Quadro 2)[23].

Com relação à terapêutica da DLP nos idosos, as diretrizes são escassas nas evidências baseadas em estudos randomizados com idosos, levando a um julgamento limitado quanto à utilização, por exemplo, de estatinas no tratamento da DLP.[25] Além disso, existem dúvidas importantes relacionadas a benefícios, custo-efetividade, interações medicamentosas, alterações cognitivas e outras que também interferem na escolha da terapêutica.

Prevenção secundária

O primeiro estudo de prevenção secundária de DCV (pacientes com ou em alto risco de desenvolver DCV) que incluiu apenas indivíduos idosos foi o *PROspective of pravastatin in the elderly at risk* (PROSPER).[26] Os pesquisadores randomizaram 5.804 pacientes, 2.804 homens e 3 mil mulheres, com idades entre 70-82 anos, para a pravastatina (40 mg/dia; n = 2.891) ou placebo (n = 2.913). A pravastatina reduziu o desfecho primário [morte por DCV, infarto do miocárdio (IM) ou acidente vascular cerebral (AVC)] em 15% (p = 0,014), doença coronariana e IM não fatal em 19% (p < 0,05) e mortalidade por DCV em 24% (p = 0,043).[4] Estes resultados sugerem que a pravastatina tem os mesmos efeitos benéficos em idosos que em pessoas de meia-idade, mas não mostrou efeito em mortalidade por todas as causas. Outros estudos clínicos randomizados com sinvastatina e rosuvastatina, com pacientes com 70 anos ou mais, mostraram benefício na mortalidade geral, mas análises de subgrupo com pacientes mais idosos mostraram apenas redução de DCV fatal ou eventos não fatais, e não relacionados à mortalidade geral.[27,28]

Uma metanálise incluindo 19.569 pacientes de 9 estudos com uma faixa etária de 65-82 anos e DCV mostrou uma redução da mortalidade por todas as causas (RRR) com estatinas em 22%, mortalidade por DCV em 30%, IM não fatal em 26%, necessidade de revascularização em 30% e AVC em 25% em 5 anos (p < 0,001). O número necessário para tratar (NNT) foi de 28.[29] Em 2010, outra metanálise com 170 mil pacientes idosos com alto risco para DCV demonstrou que as estatinas reduziram a incidência (em 5 anos) de eventos cardiovasculares, revascularização do miocárdio e AVC em mais de 20% para uma redução de 1 mmol/L no LDL-C. Essa grande metanálise estabeleceu o fato de que os benefícios da estatina são pelo menos semelhantes em pacientes de meia-idade e idosos.[30] Isso está de acordo com as diretrizes da Sociedade Europeia de Cardiologia/Sociedade Europeia de Aterosclerose (ESC/EAS).[31]

Prevenção primária

São poucas as evidências do uso da estatina na prevenção primária em idosos. Para pacientes com 75 anos ou mais, o modelo de Framingham não é bem validado.

Uma metanálise de 8 estudos que incluiu no total 24.674 indivíduos (42,7% de mulheres; mediana de idade de 73 anos; mediana de acompanhamento de 3,5 anos) concluiu que as estatinas, em comparação com o placebo, reduziram o risco de IM não fatal em 39% (p = 0,003) e o risco de AVC em 24% (p = 0,006). No entanto, o risco de mortalidade total e mortalidade por DCV não foi significativamente reduzido. Assim, em idosos com alto risco de DCV sem DCV evidente, as estatinas reduziram sobremaneira a incidência de IM não fatal e AVC, mas não prolongou significativamente a sobrevida durante um período de 3,5 anos.[19]

Em outra metanálise[32], foram incluídos 10 estudos que envolveram um total de 70.388 pessoas (34% mulheres e 23% com DM). O tratamento com estatina reduziu significativamente o risco de mortalidade total em 12%, eventos de DCV em 20% e AVC em 19%, todos estatisticamente significativos.

Segurança terapêutica

Na prevenção primária de DCV, as características de cada paciente que predispõem a efeitos adversos e potenciais modificações na qualidade de vida devem ser levadas em consideração quanto à escolha de iniciar o tratamento com estatina, procurando sempre equilibrar os benefícios prováveis com os riscos potenciais.[33] Além disso, os efeitos adversos relacionados à estatina podem ser mais frequentes em pacientes mais velhos, reduzindo a relação risco-benefício. As diretrizes sugerem que uma conversa com o paciente idoso em relação aos riscos e aos benefícios de iniciar ou manter a terapia com estatinas seja importante, considerando sobretudo: a saúde geral do paciente, sua fragilidade, a qualidade de vida, a expectativa de vida e os desejos pessoais.[25] O *Copenhagen general population study*[34] comparou 5 principais diretrizes para o uso de estatina na prevenção primária em uma população geral contemporânea, incluindo idosos. As diretrizes sugerem que muitas pessoas deveriam estar utilizando estatinas na prevenção primária de DCV para resultar, em um período de 10 anos, numa redução real de eventos de DCV, reforçando o aspecto da expectativa de vida.

Alguns estudos observacionais encontraram taxas mais elevadas de efeitos adversos em idosos tratados com inibidores da HMG-CoA que em sujeitos mais jovens, mas, em ambos os grupos, a incidência de reclamações por dor muscular ficou em primeiro lugar entre outros efeitos adversos.[35] A explicação para isso não é clara, mas possivelmente depende de uma combinação de fatores, como: redução da massa mus-

Quadro 2	Efeitos pleiotrópicos das estatinas
Aumento das células progenitoras endoteliais	
Diminuição do tromboembolismo venoso	
Diminuição de marcadores inflamatórios	
Melhora da função endotelial	

Fonte: adaptado de Fonseca e Bacchin, 2018.[24]

cular pela idade; interação medicamentosa decorrente de polifarmácia; doenças sistêmicas crônicas subjacentes diminuindo o metabolismo e a excreção da droga; e fragilidade. O uso simultâneo de múltiplos medicamentos é particularmente importante em idosos como fator de eventos adversos. O risco de interações medicamentosas aumenta conforme aumenta também o número de medicamentos. Pacientes em uso de mais de 6 medicamentos têm mais de 80% de risco de um evento adverso relacionado aos medicamentos.[36] De forma geral, os estudos que identificam a idade como fator de risco para miopatia induzida por estatinas são baseados em dados pouco consistentes, mas, mesmo assim, sugerem cautela no uso em idosos.

O uso de estatinas tem sido relacionado com o desenvolvimento de DM em pessoas predispostas, pois as estatinas aumentam a resistência à insulina, reduzem a função das células beta pancreáticas ou regulam negativamente a proteína de transferência de glicose 4/solúvel 2A4 (GLUT4/SLC2A4) nos adipócitos. No entanto, no grupo de pacientes com desenvolvimento de DM, e principalmente naqueles sem DM, a estatina induziu benefícios clínicos em longo prazo que foram superiores aos problemas causados pelo aparecimento precoce de DM nos pacientes predispostos da coorte.[37]

Idosos têm uma grande incidência de doença renal crônica (DRC), e algumas estatinas são metabolizadas pelos rins.[38] Com exceção da atorvastatina, que aumenta a taxa de filtração glomerular estimada (TFGe) nos estágios 1 a 3 da DRC, e da pitavastatina, as demais estatinas não podem ser administradas ou sua dose deve ser ajustada. Este fator deve ser levado em consideração em todos os idosos, mas principalmente naqueles com nefropatia diabética.[39] Outros riscos potenciais da administração de estatinas em idosos incluem polifarmácia, interações medicamentosas, efeitos colaterais das estatinas e limitações cognitivas.[40] Em 2014, a força-tarefa de segurança da National Lipid Association descobriu que os dados não suportam o declínio cognitivo como um efeito de classe de drogas.[41] Pelo contrário, a atorvastatina melhora a função cognitiva em animais.[42]

Em conclusão, as estatinas devem ser administradas em todos os pacientes idosos com DCV evidente ou com alto risco de DCV. Na prevenção primária, geralmente não se descontinuam as estatinas iniciadas em uma idade mais jovem, mas avalia-se cuidadosamente a saúde geral e equilibram-se os custos e os benefícios clínicos antes de iniciar as estatinas. Uma simulação por computador recentemente publicada[43] evidenciou que as estatinas podem ser custo-efetivas mesmo na prevenção primária em pessoas de 75-94 anos. Em uma tentativa de padronizar as informações disponíveis sobre o uso de estatina em idosos, a Figura 1 apresenta um fluxograma de tratamento.

Outros fármacos no tratamento da dislipidemia

O uso de fibratos, mesmo em idosos, está indicado para pacientes de alto risco para DCV que apresentem níveis elevados de triglicerídios e baixos níveis de HDL-C,[45] ou naqueles com risco de pancreatite.[46]

A ezetimiba apresenta um sinergismo que potencializa o efeito de outros hipolipemiantes, principalmente as estatinas. Apresenta boa tolerabilidade mesmo em idosos com ou sem comorbidades e tem bons resultados em pacientes com doença renal e DM, situações frequentes em idosos.[47]

O estudo FOURIER[48] demonstrou que pacientes idosos com doença vascular periférica, associada ou não a DM ou outras DCV, podem se beneficiar (com redução de eventos) com o uso de PCSK9.

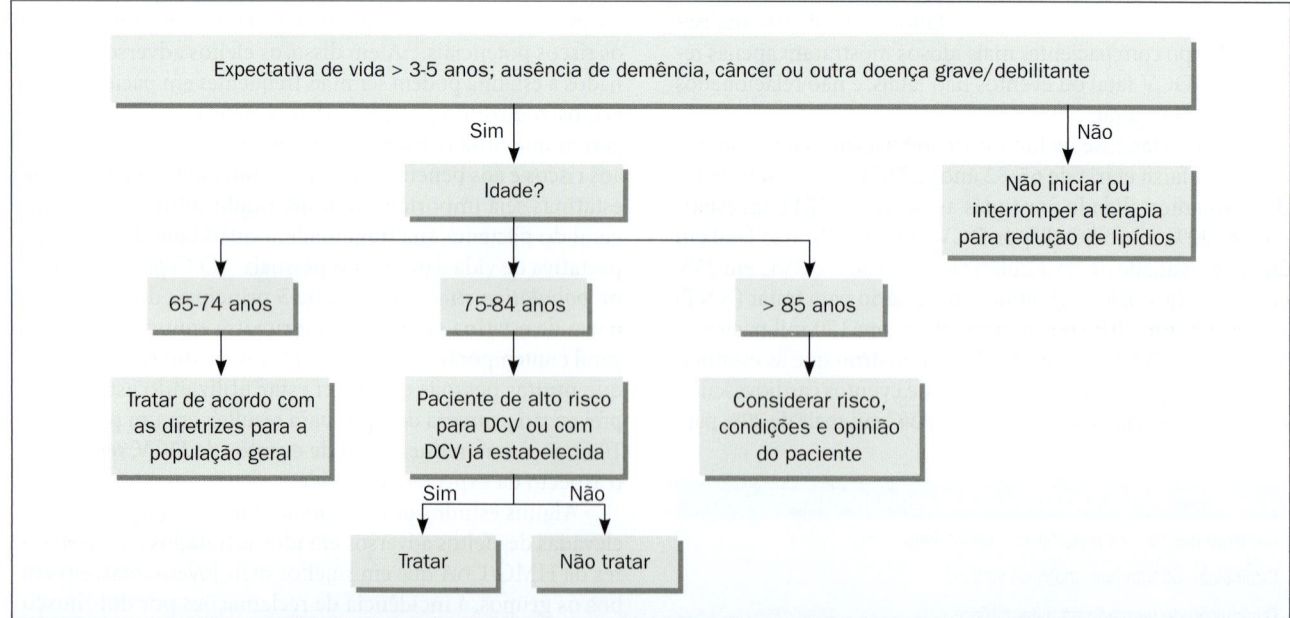

Figura 1 Fluxograma de tratamento para redução de lipídios em idosos.
DCV: doença cardiovascular. Fonte: adaptado de Gazzola e Vigna, 2016.[44]

Resumo

O processo da aterosclerose não se restringe apenas a deposição de lipídios na parede arterial. Um complexo processo inflamatório contribui para a progressão e a complicação das lesões ateroscleróticas. Mesmo em idosos, a prevenção da doença aterosclerótica ou seu tratamento está baseada no controle e no cuidado dos seus principais fatores de risco, que são tabagismo, hipertensão, DLP e DM. No entanto, os estudos que baseiam as evidências para a elaboração das diretrizes não incluem um número adequado de idosos. Além disso, essa população tende a ter mais doenças, tomar mais medicamentos e ser menos capaz de responderem até a pequenos estresses, incluindo reações adversas a medicamentos.

As recomendações para o melhor controle pressórico do paciente idoso incluem: cuidadosa caracterização do risco-benefício; individualização da terapia de acordo com os valores e os desejos de cada paciente; e acompanhamento e monitoração próximos dos resultados da terapia medicamentosa. Apesar dos mesmos alvos glicêmicos aplicarem-se a idosos saudáveis em relação aos mais jovens com diabetes, os alvos glicêmicos e a intensidade da redução glicêmica devem estar na base do grau de fragilidade do idoso.

As estatinas são a base do tratamento da DLP, mesmo para idosos. As terapias devem ser abrangentes e restaurar as propriedades fisiológicas do endotélio, o que pode ser obtido por meio dos efeitos pleiotrópicos das estatinas. Em conclusão, as estatinas devem ser administradas em todos os pacientes idosos com DCV evidente ou com alto risco de DCV.

Referências bibliográficas

1. Libby P. Inflammation in atherosclerosis. Nature. 2002;420(6917):868-74.
2. Bonetti PO, Lerman LO, Lerman A. Endothelial dysfunction: a marker of atherosclerotic risk. Arteriosclerosis, thrombosis, and vascular biology. 2003;2392:168-75.
3. Mozaffarian D, Benjamin EJ, Go AS, Arnett DK, Blaha MJ, Cushman M, et al. Heart disease and stroke statistics 2016 update: a report from the American heart association 2016. Circulation. 2016;133:e38e360.
4. Feldman RD, Harris SB, Hegele RA, Pickering JG, Rockwood K. Applying atherosclerotic risk prevention guidelines to elderly patients: a bridge too far? Can J Cardiol. 2016;32(5):598-602.
5. Clegg A, Young J, Iliffe S, Rikkert MO, Rockwood K. Frailty in elderly people. Lancet. 2013;381:752-62.
6. Mitnitski A, Song X, Rockwood K. Assessing biological aging: the origin of deficit accumulation. Biogerontology. 2013;14:709-17.
7. Fried TR, O'Leary J, Towle V, Goldstein MK, Trentalange M, Martin DK. Health outcomes associated with polypharmacy in community-dwelling older adults: a systematic review. J Am Geriatr Soc. 2014;62(12):2261-72.
8. Theou O, Brothers TD, Pena FG, Mitnitski A, Rockwood K. Identifying common characteristics of frailty across seven scales. J Am Geriatr Soc. 2014;62:901-6.
9. Lewington S, Clarke R, Qizilbash N, Peto R, Collins R; Prospective Studies Collaboration. Age-specific relevance of usual blood pressure to vascular mortality: a meta-analysis of individual data for one million adults in 61 prospective studies. Lancet. 2002;360(9349):1903-13.
10. Staessen JA, Gasowski J, Wang JG, Thijs L, Den Hond E, Boissel JP, et al. Risks of untreated and treated isolated systolic hypertension in the elderly: meta-analysis of outcome trials. Lancet. 2000;355(9207):865-72.
11. Butt DA, Harvey PJ. Benefits and risks of antihypertensive medications in the elderly. J Intern Med. 2015;278:599-626.
12. Peters R, Beckett N, Forette F, Tuomilehto J, Clarke R, Ritchie C, et al. Incident dementia and blood pressure lowering in the Hypertension in the Very Elderly Trial cognitive function assessment (HYVET-COG): a double-blind, placebo controlled trial. Lancet Neurol. 2008;7(8):683-9.
13. Beckett NS, Peters R, Fletcher AE, Staessen JA, Liu L, Dumitrascu D, et al. Treatment of hypertension in patients 80 years of age or older. N Engl J Med. 2008;358(18):1887-98.
14. SPRINT Research Group. A randomized trial of intensive versus standard blood-pressure control. N Engl J Med. 2015;373:2103-16.
15. Canadian Diabetes Association Clinical Practice Guidelines Expert Committee, Meneilly GS, Knip A, Tessier D. Diabetes in the elderly. Can J Diabetes. 2013;37(suppl 1):S184-90.
16. Lee SJ, Boscardin WJ, Stijacic Cenzer I, Huang ES, Rice-Trumble K, Eng C. The risks and benefits of implementing glycemic control guidelines in frail older adults with diabetes mellitus. J Am Geriatr Soc. 2011;59(4):666-72.
17. ADVANCE Collaborative Group, Patel A, MacMahon S, Chalmers J, Neal B, Billot L, et al. Intensive blood glucose control and vascular outcomes in patients with type 2 diabetes. N Engl J Med. 2008;358(24):2560-72.
18. Moura F, Benchimol AK. Diabetes mellitus tipo 2 e pré-diabetes no idoso. In: Borges JL. Manual de cardiogeriatria. 4.ed. São Paulo: Editora Leitura Médica; 2018. p.263-70.
19. Savarese G, Gotto AM Jr., Paolillo S, D'Amore C, Losco T, Musella F, et al. Benefits of statins in elderly subjects without established cardiovascular disease: a meta-analysis. J Am Coll Cardiol. 2013;62(22):2090-9.
20. Eimer MJ, Stone NJ. Evidence-based treatment of lipids in the elderly. Curr Atheroscler Rep. 2004;6:388-97.
21. Gómez-Huelgas R, Giner-Galva V, Mostaza JM, Cuende JI, de Miguel-Yanes JM, Rovira E, et al. Unanswered clinical questions in the management of cardiometabolic risk in the elderly: a statement of the Spanish Society of Internal Medicine. BMC Cardiovasc Disord. 2014;14:193.
22. Camici GG, Sudano I, Noll G, Tanner FC, Lüscher TF. Molecular pathways of aging and hypertension. Curr Opin Nephrol Hypertens. 2009;18(2):134-7.
23. Oesterle A, Laufs U, Liao JK. Pleiotropic effects of statins on the cardiovascular system. Circ Res. 2017;120(1):229-43.
24. Fonseca FAH, Bacchin ASF. Dislipidemia no Idoso. In: Borges JL. Manual de Cardiogeriatria. 4.ed. São Paulo: Editora Leitura Médica; 2018. g.259.
25. Anderson TJ, Gregoire J, Hegele RA, Couture P, Mancini GB, McPherson R, et al. 2012 Update of the Canadian Cardiovascular Society guidelines for the diagnosis and treatment of dyslipidemia for the prevention of cardiovascular disease in the adult. Can J Cardiol. 2013;29(2):151-67.
26. Shepherd J, Blauw GJ, Murphy MB, Bollen EL, Buckley BM, Cobbe SM, et al. Pravastatin in elderly individuals at risk of vascular disease (PROSPER): a randomised controlled trial. Lancet. 2002;360(9346):1623-30.
27. Heart Protection Study Collaborative Group. MRC/BHF Heart Protection Study of cholesterol lowering with simvastatin in 20,536 high-risk individuals: a randomised placebo-controlled trial. Lancet. 2002;360:7-22.
28. Glynn RJ, Koenig W, Nordestgaard BG, Shepherd J, Ridker PM. Rosuvastatin for primary prevention in older persons with elevated C-reactive protein and low to average low-density lipoprotein cholesterol levels: exploratory analysis of a randomized trial. Ann Intern Med. 2010;152:488-96.
29. Afilalo J, Duque G, R Steele, Jukema JW, de Craen AJ, Eisenberg MJ. Statins for secondary prevention in elderly patients: a hierarchical bayesian meta-analysis. J Am Coll Cardiol. 2008;51(1):37-45.
30. Cholesterol Treatment Trialists' (CTT) Collaboration, Baigent C, Blackwell L, Emberson J, Holland LE, Reith C, et al. Efficacy and safety of more intensive lowering of LDL cholesterol: a meta-analysis of data from 170,000 participants in 26 randomised trials. Lancet. 2010;376 (9753):1670-1681.
31. Catapano AL, Graham I, De Backer G, De Backer G, Wiklund O, Chapman MJ, et al. 2016 ESC/EAS Guidelines for the Management of Dyslipidaemias: The Task Force for the Management of Dyslipidaemias of the European Society of Cardiology (ESC) and European Atherosclerosis Society (EAS) Developed with the special contribution of the European Assocciation for Cardiovascular Prevention & Rehabilitation (EACPR). Aterosclerose. 2016;253:281-344.
32. Brugts JJ, Yetgin T, Hoeks SE, et al. Os benefícios das estatinas em pessoas sem doença cardiovascular estabelecida, mas com fatores de risco cardiovascular: meta-análise de ensaios clínicos randomizados. Bmj. 2009;338:b2376.
33. Pedro-Botet J, Clemente E, Chillarón JJ, Toro R, Benaiges D, Flores-Le Roux JA. Statins for primary cardiovascular prevention in the elderly. J Geriatr Cardiol. 2015;12(4):431–8.
34. Mortensen MB, Nordestgaard BG. Comparação de cinco grandes linhas de orientação para o uso de estatinas na prevenção primária em uma população geral contemporânea. Ann Intern Med. 2018;168(2):85-92.

35. Gaist D, Rodríguez LA, Huerta C, Hallas J, Sindrup SH. Lipidlowering drugs and risk of myopathy: a population-based follow-up study. Epidemiology. 2001;12:565e9.

36. Goldberg RM, Mabee J, Chan L, Wong S. Drug-drug and drug disease interactions in the ED: analysis of a high-risk population. Am J Emerg Med. 1996;14:447e50.

37. Chogtu B, Revista R, Bairy KL. Statin use and risk of diabetes mellitus. World J Diabetes. 2015;6(2):352-7.

38. Campese VM, Nadim MK, Epstein M. Are 3-hydroxy-3-methylglutaryl-CoA reductase inhibitors renoprotective? J Am Soc Nephrol. 2005;16(Suppl 1):S11-17.

39. Athyros VG, Papageorgiou AA, Elisaf M, et al. GREACE Study Collaborative Group. Estatinas e função renal em pacientes com diabetes mellitus. Curr Med Res Opin. 2003;19(7):615-7.

40. Wilmot KA, Khan Um, Krishnan S. Statins in the elderly: a patient-focused approach. Clin Cardiol. 2015;38(1):56-61.

41. Mospan CM. Are statins protective or harmful to cognitive function? JAAPA. 2016;29(1):11-2.

42. Zaghi GG, Godinho J, Ferreira ED, Ribeiro MH, Previdelli IS, de Oliveira RM, et al. Robust and enduring atorvastatin-mediated memory recovery following the 4-vessel occlusion/internal carotid artery model of chronic cerebral hypoperfusion in middle-aged rats. Prog Neuropsychopharmacol Biol Psiquiatria. 2016;65:179-87.

43. Odden MC, Pletcher MJ, Coxson PG, Thekkethala D, Guzman D, Heller D, et al. Cost-effectiveness and population impact of statins for primary prevention in adults aged 75 years or older in the United States. Ann Intern Med. 2015;162:533e41.

44. Gazzola K, Vigna GB. Hypolipidemic drugs in elderly subjects: indications and limits. Nutrition, Metabolism & Cardiovascular Diseases. 2016; 26:1064e1070.

45. Sacks FM, Carey VJ, Fruchart JC. Combination lipid therapy in type 2 diabetes. N Eng J Med. 2010;36(7):692-4.

46. Pederson SB, Langsted A, Nordestgaard BG. Nonfasting mild-to-moderate hypertriglyceridemia and risk of acute pancreatitis. JAMA Intern Med. 2016;176(12):1834-42.

47. Cannon CP, Blazing MA, Giuliano RP, McCagg A, White JA, Theroux P, et al. IMPROVE-IT Investigators. Ezetimibe added to statin therapy after acute coronary syndromes. N Engl J Med. 2015;372(25):2387-97.

48. Bonaca MP, Nault P, Giuliano RP, Keech AC, Pineda AL, Kanevsky E, et al. Low-density lipoprotrein cholesterol lowering with evolocumab and outcomes in patients with peripheral artery disease: insights from the FOURIER Trial. Circulation. 2018;137(4):338-50.

Cuidados paliativos: aspectos

Andréa Malta Ferrian
Renato Azevedo Júnior
Fernando Augusto Alves da Costa

Pontos-chave

- Na evolução das doenças, o tratamento visa a cura ou o controle da enfermidade. A adoção de cuidados paliativos não é excludente do tratamento curativo. O tratamento curativo e os cuidados paliativos devem andar juntos.
- A necessidade de cuidados paliativos varia de acordo com a evolução da doença, com seus períodos de estabilidade e exacerbação.
- A interação entre o tratamento curativo e os cuidados paliativos deve ser um processo contínuo, que difere para cada paciente.
- A insuficiência cardíaca (IC) é a moléstia que mais exige a atenção do cardiologista para adoção de cuidados paliativos em estágios precoces da doença.

"A maior certeza ao nascer é a certeza maior que vai morrer."
"A dignidade na morte deve sempre ser oferecida."

Introdução

Todos os cidadãos merecem viver de forma decente, segura e com muito respeito. Lutamos por isso a vida toda, nosso combustível são as leis que nos ampara, a família que nos acolhe, nossa profissão que traz o sustento, nossos amigos que compartilham momentos especiais da nossa vida. No entanto nos preparamos para a vida e pouco pensamos na morte, principalmente nos nossos minutos finais. Muitos pensam na aposentadoria, na moradia, na tranquilidade e no conforto de dias seguros para terminar a vida. No entanto quando adoecemos e estamos diante de uma situação irreversível, em que a possibilidade de cura fica descartada, os cuidados nesta fase deverão trazer dignidade e respeito. Estamos desfa forma no universo dos cuidados paliativos.

Diferente do conceito antigo, atualizando o que a ética prescreve, cuidados paliativos se resumem em dar dignidade e reduzir o sofrimento nesta fase final da evolução de uma doença que não apresenta nenhuma chance de reversão com os tratamentos aplicados na medicina contemporânea. Por outro lado, medicamentos, procedimentos invasivos poderão ser indicados para melhorar a qualidade de vida, reduzir o sofrimento e também confortar a família que deverá ser muito bem amparada neste momento.

A história natural da doença é combatida com todos os benefícios terapêuticos que foram desenvolvidos até o presente, porém chega um momento em que estas medidas não trarão nenhuma melhora nesta evolução e o curso natural da doença sinaliza para o desfecho letal. Paciente e família ficam vulneráveis, o desespero, a revolta, a negação, fazem parte do cenário. Para muitos envolvidos a jornada terminou, mas para os profissionais modernos, conhecedores do *status* cuidados paliativos, ela está somente começando. Uma série de medidas para reduzir o sofrimento e melhorar a qualidade de vida oferecem dignidade e amor e confortam a família e amigos.

A morte é a certeza na vida, porém a morte com dignidade baseada nos aspectos éticos é o grande objetivo a ser alcançado.

No ambiente hospitalar, encontramos pacientes sem situação em que a morte é inevitável e nenhum tratamento conhecido mudaria este curso. Aplica-se então os cuidados paliativos após explicação detalhada para a família, em uma explanação clara e profissional, entendendo que o grau de aceitação vai depender do tempo de evolução da doença, da idade do paciente, dos laços familiares. Muito diferente abordar a família de um paciente idoso com doença crônica terminal sem chances de tratamento médico convencional e um paciente jovem vítima de doença aguda ou trauma, acompanhado por exemplo de morte encefálica por acidente e traumatismo cranioencefálico ou tumor agressivo fulminante. A presença do médico assistente que conheça a família será fundamental para a tomada de decisão na indicação dos cuidados paliativos. O trauma imposto para a família não é dimensionável e ela deverá ser confortada, consolada, acolhida. Para o hospital, para todo corpo clínico, enfermagem, psicólogo, administrativo, apesar de toda dedicação oferecida muitas vezes o trabalho termina com o óbito, mas para a família a dor, o vazio pela perda permanecerá indefinidamente. Um trabalho para amparar essas famílias sempre será muito importante.

Cada vez mais haverá melhor treinamento e capacitação dos profissionais para abordagem desta situação. O ser central em questão pertence a uma família, tem uma história e deixará uma lacuna com sua morte.

Neste capítulo, abordaremos os aspectos éticos que envolvem os cuidados paliativos baseado na experiência, vivência e no que a legislação preconiza.

História dos cuidados paliativos

A condição de cuidados paliativos não tinha até então um padrão e pacientes terminais eram tratados conforme a conduta estabelecida pelos serviços sem um padrão normatizado em relação a terminalidade. Isto começou mudar por meio do reconhecido trabalho da Dra. Cicely Saunders, uma profissional dedicada que dentre outras funções era médica, enfermeira e assistente social e dedicou grande parte da sua vida no cuidado de doentes oncológicos terminais no St. Christopher Hospice da cidade de Londres na Inglaterra. Seu trabalho foi tão eficaz que em 1967 foi criado o primeiro modelo de *hospice* moderno que contemplava preferencialmente os cuidados paliativos.[1,2]

No Brasil o pioneirismo nesta área começou no Rio Grande do Sul com experiências em cuidados paliativos, sendo fundamental a criação da Associação Brasileira de Cuidados Paliativos em 1997, com o objetivo de capacitar profissionais especializados na área.[3,4]

Aspectos éticos nos cuidados paliativos

O conceito antigo de que cuidados paliativos se resumia em sedação e alimentação está longe do que se preconiza nos dias atuais. Cuidados paliativos compõe uma série de medidas que tem como objetivo reduzir o sofrimento e melhorar a qualidade de vida do paciente com doença sem possibilidade de cura ou melhora com tratamentos e terapêuticas indicadas. No entanto, se medidas terapêuticas forem necessárias para reduzir o sofrimento ou melhorar a qualidade de vida, elas deverão ser indicadas e aplicadas. Cita-se como exemplo um paciente com tumor pulmonar avançado que esteja causando dispneia obstrutiva e que com sessões de radioterapia poderá reduzir o tumor e consequentemente a dispneia – a radioterapia está indicada com o intuito de melhorar a qualidade de vida e redução do sofrimento. Em outro paciente com doença terminal, agônico por anemia profunda, a hemotransfusão estará indicada e, se aceita pela família, poderá reduzir o sofrimento. Portanto, a abordagem atual procura um tratamento humanitário no momento da morte, encarando a relação médico-paciente sob outro ponto de vista.[2]

Terminalidade, dignidade e luto

O comportamento médico-paciente é muito intenso no início de um tratamento, fortalecendo o diagnóstico e o re-

sultado do tratamento: segurança, respeito, assiduidade nas visitas e família muito satisfeita. Internações em situações de emergência e finais felizes com a solução do problema com o acompanhamento periódico nos ambulatórios e consultórios desenham o tipo de atendimento e relação médico-paciente. Este é o modelo da medicina ensinada e desejada pela grande maioria dos estudantes de Medicina do passado. Com o envelhecimento populacional, maior longevidade e convivência com patologias como câncer, insuficiência cardíaca, doenças do colágeno, doença pulmonar crônica, doenças infecto-contagiosas, depressão, traumas agudos, dentre outras mudou o perfil dos pacientes que agora chegam a um estágio em que a terapêutica curativa não tem valor por não ser eficaz ou não trazer benefícios e com isto um contingente enorme de pacientes permanecem em hospitais, clínicas, domicílios com indicação de tratamento paliativo. Com isto, o aprendizado vem sendo intenso nesta área e salas nos congressos estão com elevada frequência pelas dúvidas próprias existentes.

A terminalidade que tem como conceito o estágio final de evolução de uma doença tem que estar alicerçada pelos cuidados paliativos com a finalidade ética de diminuir o sofrimento e melhorar a qualidade de vida mesmo que medidas terapêuticas sejam necessárias para tal. A visão deste grupo de pacientes é que a vida deverá ser vivida com dignidade independentemente da patologia existente.[4]

A família deverá estar sempre informada, próxima e compartilhar todas as decisões com a equipe assistente. Deverá entender que procedimentos invasivos e medicamentosos poderão ser aplicados com a finalidade de reduzir o sofrimento e a melhora da qualidade de vida final.

Após o desfecho, o luto da família deverá ser respeitado. Na prática diária, a morte na maioria das vezes impõe uma diminuição na relação médico-família, hospital-família quando deveria fortalecer os laços por toda dedicação dos envolvidos no tratamento.

Respeitar e encorajar a espiritualidade das famílias adeptas deverão sempre ser considerados.

"As feridas pelo grande sofrimento parecem cicatrizar com maior rapidez e eficiência" é um tipo de comentário ressaltado por muitas famílias.

Cuidados paliativos – aspectos éticos e jurídicos

Os cuidados paliativos têm como definição a prevenção e o alívio do sofrimento, usando uma abordagem interdisciplinar (incluindo médico, enfermeiro, assistente social, farmacêutico, capelão, fisioterapeuta, terapeuta ocupacional, fonoaudiólogo e outros profissionais de saúde) para se concentrar em pacientes com condições médicas que limitam a vida e apresentam sintomas a serem controlados. A abordagem dos cuidados paliativos é holística e se concentra no sofrimento físico, espiritual, emocional e social dos pacientes e de seus familiares.[5] A atuação é frequentemente iniciada juntamente com a terapia específica da doença e a observação de um declínio contínuo e rapidamente progressivo, afastando a possibilidade de intercorrência aguda e potencialmente reversível e podendo ser indicador de terminalidade.[6]

Ao se identificar a fase final de vida, deve-se proporcionar ao paciente a melhor assistência possível, sob o princípio de que nenhum tratamento pode lhe ser mais prejudicial do que a própria doença.[6] A decisão de limitar ou suspender um tratamento e substituí-lo por ações paliativas compete ao médico, em consenso com a equipe de profissionais envolvidos na terapêutica ao doente. A família deve ser informada e compartilhar das decisões, não obstante, o médico jamais deve delegar à família estas decisões clínicas.[6] A autonomia do doente ou de seu representante deve ocorrer dentro de um limite de ações possíveis do ponto de vista técnico. A conduta no final da vida está diretamente relacionada com a dignidade da pessoa e o respeito às suas decisões sobre o processo de morte e morrer.[7]

O profissional deve basear sua atuação em quatro princípios: autonomia, beneficência, não maleficência e justiça. A autonomia é o de maior relevância, pois se o paciente tem o direito de tomar decisões, de negar consentimento a qualquer tratamento, de respeito à sua privacidade, de não ser submetido a tratamento desumano e cruel e o direito de optar pelo tratamento de saúde que lhe for considerado mais favorável, além do constitucional direito de respeito à sua dignidade, é evidente que o médico não tem o dever de manter, contra a vontade do paciente, quaisquer tratamentos que, além de não serem curativos, são inúteis, fúteis, degradantes, humilhantes ou prejudiciais ao interesse pessoal daquela pessoa.[6-8] O princípio da beneficência é o que estabelece a obrigação moral de agir para o benefício do outro, o desejo de fazer o bem para os pacientes. Já no princípio da não maleficência o profissional de saúde tem o dever de, intencionalmente, não causar mal e/ou danos e evitar prejudicar seu paciente. O princípio da justiça defende o direito de todas as pessoas à obtenção igualitária de assistência e luta pela distribuição dos limitados recursos para a saúde e ter o máximo de benefícios para a comunidade.[5,7]

O papel dos profissionais de saúde deve voltar-se para o alívio da dor e do sofrimento, e a tomada de decisão em relação ao final de vida é difícil e sempre deve ser compartilhada, pois muitas vezes o paciente ou representante legal são incapazes de decidir em decorrência do sofrimento deste momento (luto) ou grande carga de sintomas. Sendo assim, o indicado é que os profissionais de saúde compartilhem o ônus da responsabilidade, buscando um meio termo entre o paternalismo (em que o profissional decide) e a autonomia (em que o paciente ou responsável decide).[9] A autonomia sustenta que os pacientes têm o direito de aceitar ou rejeitar as recomendações de cuidados de saúde feitas pelos clínicos, mas isso não significa que o paciente tenha o direito de exigir intervenções que não sejam indicadas clinicamente. Respeitar a autonomia reconhece que as decisões médicas são complexas e influenciadas por muitos fatores que vão além das informações do caso, e que os indivíduos avaliam os riscos e benefícios por meio de seus próprios valores, objetivos e experiências.[10] Discussões de alta qualidade sobre o que é importante para os pacientes e suas famílias promovem boa tomada de decisão e cuidados centrados no paciente e podem permitir que médicos, pacientes e famílias evitem discordâncias que poderiam culminar em conflitos éticos.[11] A compreensão dos valores, preferências e metas de cuidado do paciente no contexto de sua doença grave permite o alinhamento do atendimento fornecido com o que é mais importante para o paciente.[12] Quando o paciente não é mais capaz de decidir por ele, é necessário determinar por alguém próximo ao doente, o que seria caracterizado como intolerante para a qualidade de vida do paciente; revisar os benefícios e riscos de cada intervenção, incluindo como cada uma delas afetaria a recuperação a curto e longo prazo, englobando o que seria proporcional de ser realizado naquela fase da doença; caracterizar o risco, o grau de sofrimento e dor associados a uma intervenção, além de dar o prognóstico esperado com e sem tratamento, tanto em termos de sobrevida quanto de consequências em longo prazo (por exemplo, incapacidade).[12,13]

Existem algumas situações clínicas que levantam dilemas éticos ao prestar cuidados paliativos aos pacientes em fase final de vida, como:

- Ordens de não ressuscitar: a American Heart Association recomenda que todos os pacientes em parada cardíaca sejam ressuscitados, a menos que tenham a ordem de não ressuscitar válida, ou em casos em que a ressuscitação é fisiologicamente fútil (por exemplo, sinais de morte irreversível).[14] Em situações não emergenciais, conversas com pacientes frágeis ou com doença avançada não devem começar com esclarecimentos sobre o *status* do código e sim com o contexto de uma conversa mais completa sobre o prognóstico e os objetivos do tratamento. A conversa e a ordem de ressuscitação devem ser documentados no prontuário de uma forma que seja facilmente acessível e que explique o contexto da decisão. Quanto mais informações estiverem disponíveis, menor o risco de que os médicos, que não estejam familiarizados com o paciente, sejam forçados a confiar em seu próprio julgamento quando os eventos ocorrerem.[14]

- Diretivas antecipadas de vontade (DAV): é o conjunto de desejos, prévia e expressamente manifestados pelo paciente, sobre cuidados e tratamentos que quer, ou não, receber no momento em que estiver incapacitado de expressar, livre e autonomamente, sua vontade. As DAV prevalecerão sobre qualquer outro parecer não médico, inclusive sobre os desejos dos familiares e o médico registrará no prontuário as informações que lhes foram diretamente comunicadas pelo paciente. O médico não levará em consideração as DAV do paciente ou representante caso estiverem em desacordo com os preceitos ditados pelo Código de Ética Médica. Fazer isso em situações de fim de vida tem se mostrado difícil, especialmente quando o paciente está muito doente para tomar suas próprias decisões.[15,16]

- Retirada *versus* manutenção do tratamento: as decisões relativas ao tratamento devem se concentrar em ajudar os médicos, pacientes e familiares a falar sobre o prognóstico de forma aberta e clara. O princípio ético neste contexto é a não maleficência, pois a intenção de manter ou retirar é evitar ou deixar de causar danos em situações em que os benefícios e os malefícios do tratamento não estão claramente definidos. Para alguns médicos e membros da família, o peso emocional da retirada de um tratamento é maior do que a recusa de um tratamento, outros acharão que interromper um tratamento que se mostrou ineficaz é mais aceitável porque já foi demonstrado que tal terapêutica não beneficiou o paciente.[17]

■ Sedação paliativa: no fim da vida, os sintomas podem piorar e pode-se necessitar do uso de medicamentos em doses cada vez mais altas para controlar a dor ou outros sintomas físicos. O objetivo é obter alívio máximo dos sintomas que não podem ser controlados de outra forma. Neste cenário, a sedação é um efeito colateral dos medicamentos analgésicos e ansiolíticos que estão tentando controlar a dor ou outros sintomas físicos. Não há evidência de que a sedação paliativa, administrada de forma adequada, acelere a morte. Contudo, é importante que o nível de consciência do paciente seja reduzido apenas o suficiente para o alívio dos sintomas. É geralmente bem aceito na comunidade de cuidados paliativos e é apoiado por múltiplas sociedades médicas e considerável precedente legal.[18] Apesar de sua legalidade, é importante ressaltar que a sedação paliativa pode ser entendida por profissionais da saúde e membros da família como eutanásia ativa voluntária, no entanto, eles se diferem por intenção: a sedação destina-se a aliviar sintomas físicos que não podem ser controlados de outra forma, já a eutanásia ativa é a administração de drogas pelo médico com a intenção de acelerar a morte como um meio de aliviar a dor e o sofrimento.[19]

Os conceitos de eutanásia, distanásia e ortotanásia são importantes de serem distinguidos. Como dito anteriormente, a eutanásia equivale à ação médica destinada a abreviar a vida de pessoas em estado de grave sofrimento proveniente de doença incurável e sem perspectivas de melhora, estando o paciente condenado à morte progressiva. É promover óbito interrompendo-lhe a vida por considerações humanísticas.[20] Já a distanásia é o prolongamento exagerado da vida quando não há possibilidade de cura ou melhora do paciente, condição que gera agonia, dor e sofrimento ao prorrogar o processo de morrer.[20,21]

A distanásia, cultivada na sociedade ocidental, valoriza a salvação da vida a qualquer custo, submetendo pacientes a terapias que não prolongam a vida, mas, sim, o processo de morte. A distanásia prolonga o sofrimento da pessoa sem que ela tenha expectativa de cura ou melhora em sua qualidade de vida, portanto, é vista como tratamento fútil e sem benefícios para o pacientem com doença terminal.[22,23] O investimento na cura do paciente fora de possibilidade terapêutica pode ser considerado agressão à dignidade da pessoa, comprometendo a qualidade de vida do enfermo e de sua família. Assim, a distanásia como prolongamento artificial do processo de morte, resultando no sofrimento do paciente, opõe-se à eutanásia, empregada para abreviar tal situação, pois se preocupa com a qualidade de vida humana em sua fase final.[21]

A ortotanásia significa o não prolongamento artificial do processo natural da morte, a possibilidade da morte em seu ritmo e circunstâncias próprias diante da morte iminente e não evitável. Suspende a realização de ações que prolongam a vida do paciente e que levariam ao tratamento inútil e ao sofrimento desnecessário. Na ortotanásia passa-se a oferecer ao doente os cuidados paliativos adequados para que venha a morrer com dignidade. Para o Conselho Federal de Medicina (CFM), a ortotanásia é a abordagem apropriada diante de paciente que está em fase final de vida. A Resolução CFM 1.805/2006 autoriza ao médico limitar ou suspender procedimentos ou tratamentos que posterguem a vida de paciente em fase terminal de doença incurável, respeitada a vontade da pessoa e de seu representante legal, podendo ser facultada aos médicos a sua realização mediante o consentimento da família.[20,24]

Decisões a despeito do fim de vida são um desafio na prática médica, pois envolve diversos fatores relacionados com os princípios bioéticos associados àquilo que é importante ao paciente e à família. O papel dos cuidados paliativos não é apenas gerenciar os sintomas no final da vida, mas também ajudar a alinhar os objetivos e valores do paciente com as realidades clínicas e fornecer orientação e apoio para pacientes e familiares na tomada de decisão no fim de vida.

Cuidados paliativos – visão atual

Segundo a Organização Mundial da Saúde (OMS), cuidados paliativos consistem na assistência promovida por uma equipe multidisciplinar, que objetiva a melhoria da qualidade de vida do paciente e de seus familiares, diante de uma doença que ameace a vida, por meio da prevenção e alívio do sofrimento, da identificação precoce dos potenciais agravos à saúde, da avaliação cuidadosa e do tratamento da dor e demais sintomas físicos, sociais, psicológicos e espirituais. Devem ser aplicados precocemente no curso da doença, em conjunto com outras terapias que pretendem prolongar a vida, tais como quimio ou radioterapia.[25]

Ou seja, cuidados paliativos devem aliviar sofrimento em todos os estágios da doença e não devem ficar limitados ao final de vida, devendo inclusive se estender ao período de luto da família.

Os objetivos de cuidados paliativos são afirmar a vida e encarar o morrer como um processo normal; não apressar nem adiar a morte; procurar aliviar a dor e outros sintomas angustiantes; integrar os aspectos psicológicos e espirituais nos cuidados do paciente; oferecer um sistema de apoio para ajudar o paciente a viver ativamente tanto quanto possível até a morte; oferecer um sistema de apoio à família para lidar com a doença do paciente e com seu próprio luto.[26]

Na evolução das doenças, o tratamento visa a cura ou o controle da enfermidade e a adoção de cuidados paliativos não é excludente do tratamento curativo. Na verdade, tratamento curativo e cuidados paliativos devem andar juntos.

A necessidade de cuidados paliativos varia de acordo com a evolução da doença, com seus períodos de estabilidade e exacerbação.

A interação entre o tratamento curativo e cuidados paliativos deve ser um processo contínuo, que difere para cada paciente (Figuras 1 e 2).

Os objetivos das normativas éticas existentes em relação aos cuidados paliativos visam proibir a eutanásia, ou seja, abreviar a vida e antecipar a morte, contrariando o processo natural do morrer; evitar a distanásia, que é a obstinação terapêutica, com prolongamento do processo de morte, por meio de tratamentos inúteis, desnecessários e muitas vezes que trazem mais sofrimento ao paciente e familiares; e promover a ortotanásia, que é respeitar o processo natural da morte, proporcionando todo conforto possível ao paciente e família.[28]

Portanto, cuidados paliativos não significam deixar de aplicar a ciência médica em favor do paciente.

O profissional da saúde, especialmente o médico, deve utilizar seus conhecimentos na promoção do alívio de sintomas que causem sofrimento (dor, dispneia, angústia, por exemplo), inclusive sofrimento psíquico, social e familiar.

Para tanto, além da ciência médica, é imprescindível o respeito à autonomia do paciente em decidir o que é melhor para ele, após disponibilizada todas as informações a ele e a seus familiares, sempre centrada no doente, de forma clara, com uma abordagem, por parte da equipe de cuidados paliativos, que informe sobre a evolução e o prognóstico da doença, especialmente na fase de final de vida.[29]

Em novembro de 2006, o Conselho Federal de Medicina (CFM) editou a Resolução n. 1.805, que reza que "na fase terminal de enfermidades graves e incuráveis é permitido ao médico limitar ou suspender procedimentos e tratamentos que prolonguem a vida do doente, garantindo-lhe os cuidados necessários para aliviar os sintomas que levam ao sofrimento, na perspectiva de uma assistência integral, respeitada a vontade do paciente ou de seu representante legal".

O disposto nesta Resolução deixa clara a permissão ao médico de limitar ou suspender procedimentos e tratamentos que prolonguem a vida do doente em fase terminal, de en-

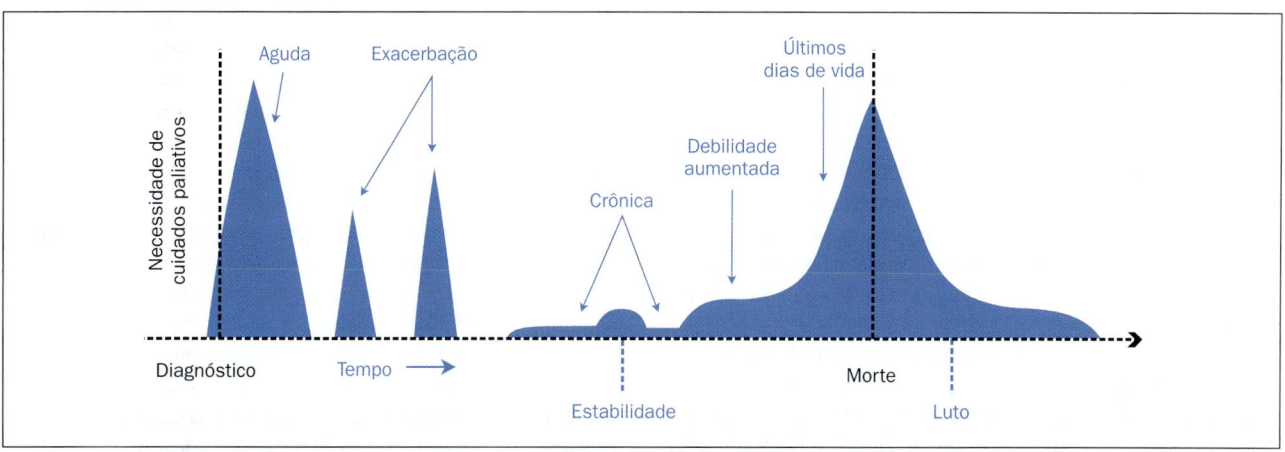

Figura 1 Exemplo de necessidade variável dos cuidados paliativos no decorrer de uma doença.[27]

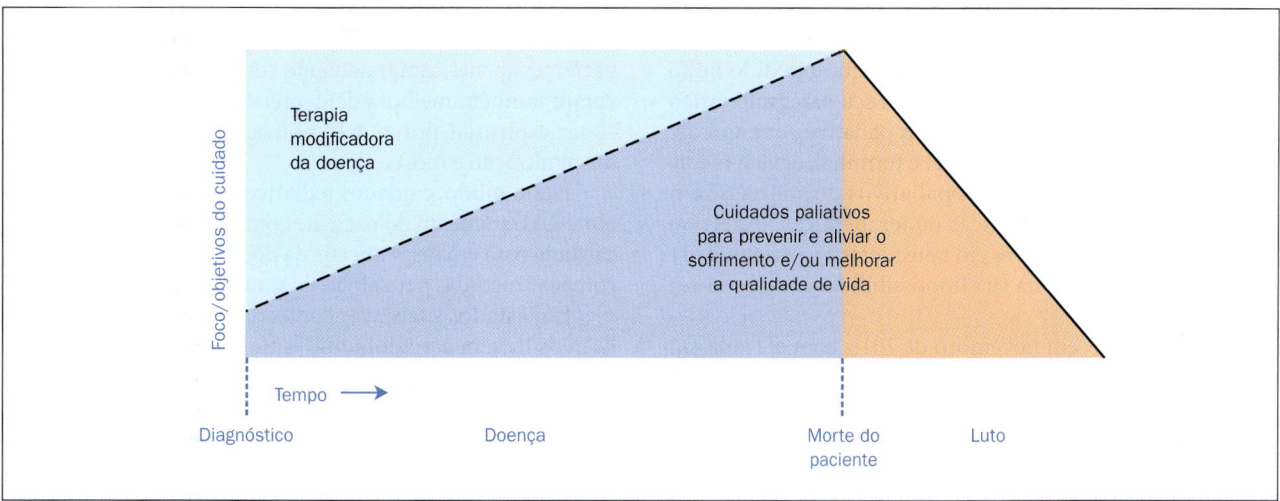

Figura 2 Mudança específica no foco e nos objetivos de cuidado ao longo do tempo de uma doença.[27]

fermidade grave e incurável, respeitada a vontade da pessoa ou de seu representante legal. Além disso, obriga ao médico o esclarecimento ao paciente ou seu representante legal, das alternativas de tratamento adequadas para cada situação.

Dispõe ainda que a decisão deve ser sempre registrada no prontuário médico, de forma fundamentada, assegurando ao paciente ou seu representante legal o direito a uma segunda opinião médica.

A Resolução CFM n. 1.805 ainda afirma que "o doente continuará a receber todos os cuidados necessários para aliviar os sintomas que levam ao sofrimento, assegurada a assistência integral, o conforto físico, psíquico, social e espiritual, inclusive assegurando-lhe o direito da alta hospitalar."[30]

Esta Resolução, que está em vigor até hoje, representou um grande avanço para o estabelecimento adequado dos cuidados paliativos no Brasil, abordando, do ponto de vista ético, a ortotanásia, cuidado oposto à distanásia e à obstinação terapêutica, que não têm resultado em cura ou controle da doença, mas apenas proporcionam mais sofrimento e dor ao paciente e familiares.

Em 2009, com vigência a partir de abril de 2010, o CFM editou a Resolução n. 1.931 de 2009 a qual revisou o Código de Ética Médica (CEM), que contemplou os preceitos expostos acima.

Em seus princípios fundamentais, o CEM de 2009 afirma de modo claro o respeito à autonomia do paciente, quando diz que o médico deve aceitar as escolhas de seus pacientes, tanto em relação aos procedimentos diagnósticos quanto terapêuticos, respeitados os ditames de consciência do médico, bem como as previsões legais, desde que cientificamente reconhecidas.

Ainda como princípio fundamental, o CEM dispõe que "nas situações clínicas irreversíveis e terminais, o médico evitará a realização de procedimentos diagnósticos e terapêuticos desnecessários e propiciará aos pacientes sob sua atenção todos os cuidados paliativos apropriados", consagrando o preceito da ortotanásia.

Além disso, considerando estes princípios como norma deontológica (com obrigação de cumprimento por parte do médico), o CEM reza, em seu art. 41, que é vedado ao médico "abreviar a vida do paciente, ainda que a pedido deste ou de seu representante legal", mas, em seu parágrafo único reafirma a necessidade dos cuidados paliativos quando diz que nos casos de doença incurável e terminal, deve o médico oferecer todos os cuidados paliativos disponíveis sem empreender ações diagnósticas ou terapêuticas inúteis ou obstinadas, levando sempre em consideração a vontade expressa do paciente ou, na sua impossibilidade, a de seu representante legal.[31]

Recentemente, em novembro de 2018, com entrada em vigor a partir de maio de 2019, o CFM publicou a Resolução n. 2.217/2018, que reviu e atualizou o CEM, mas não alterou os Princípios Fundamentais nem o art. 41 expostos acima, ratificando a importância do respeito à autonomia do paciente e dos cuidados paliativos.[32]

A Medicina Paliativa é reconhecida no Brasil como área de atuação das seguintes especialidades: Anestesiologia, Cancerologia, Clínica Médica, Geriatria, Medicina de Família e Comunidade, Pediatria, Cirurgia de Cabeça e Pescoço, Medicina Intensiva e Neurologia.[33]

Cuidados paliativos em insuficiência cardíaca

Como doença cardíaca que é via final da maioria das cardiopatias, de alta prevalência e principal causa de internação hospitalar por doenças cardiovasculares no Brasil,[34] a insuficiência cardíaca (IC) é a moléstia que mais exige a atenção do cardiologista para adoção de cuidados paliativos em estágios precoces da doença.

Sendo a IC bastante sintomática e de muito risco para perda de qualidade de vida e de alta morbidade e mortalidade, os cuidados paliativos devem ser adotados precoce e frequentemente nestes pacientes.[35]

Nas fases iniciais da IC, classe funcional I e II da New York Heart Association (NYHA), o cardiologista clínico, além de evidentemente tratar a doença, deve se preocupar em melhorar a dispneia, dor e fadiga, abordar a depressão e ansiedade, conversar com paciente e família sobre prognóstico e objetivos do tratamento, sendo esta conduta considerada "atenção primária" em cuidados paliativos na IC.[36]

Em fases mais avançadas da doença (classe funcional IV da IC), especialmente em pacientes com comorbidades, como insuficiência renal, DPOC, indicação de intervenção invasiva ou quando paciente manifesta vontade maior de manter qualidade de vida do que submeter-se a tratamento, recomenda-se, além da participação de equipe multiprofissional, o acompanhamento, sempre que possível, de um médico especialista em cuidados paliativos.[37]

O estudo PAL-HF (*Palliative Care in Heart Failure*), randomizado, duplo-cego, acompanhou 150 pacientes com IC avançada, por um período de 6 meses, sendo metade submetida a tratamento usual (grupo 1) e os demais com adição de cuidados paliativos com equipe multiprofissional (grupo 2).

Os pacientes randomizados para tratamento convencional e cuidados paliativos (grupo 2) tiveram melhora significativa nos indicadores de melhor qualidade de vida que os pacientes apenas com tratamento convencional (grupo 1). Tiveram também melhora da depressão, ansiedade e do bem-estar espiritual, porém não houve diferenças nas taxas de hospitalização e mortalidade.[38]

Deste modo, cuidados paliativos têm um papel importante no tratamento do paciente com IC, sendo que o próprio cardiologista em fases iniciais da doença deve precocemente começar medidas para alívio de sintomas físicos e psíquicos.

Em estados mais avançados da doença, cuidados paliativos devem ser adotados, juntamente com o cardiologista, por equipe multiprofissional e médico especialista em Medicina Paliativa, com o objetivo principal de melhorar a qualidade de vida de pacientes e família, por meio de comunicação adequada, clareza nas informações sobre objetivos do tratamento e prognóstico, respeito à autonomia do paciente, priorizando alivio dos sintomas físicos, psíquicos e espirituais

Referências bibliográficas

1. Paiva FCL, Almeida Júnior JJ, Damásio AC. Ética em cuidados paliativos: concepções sobre o fim da vida. Rev Bioét. 2014;22(3):550-60.

2. Menezes RA. Em busca da boa morte: antropologia dos cuidados paliativos. Rio de Janeiro: Garamond/Fiocruz; 2004.

3. Melo AGC, Figueiredo MTA. Cuidados paliativos: conceitos básicos. In: Pimenta CAM, Mota DDCF, Cruz DALM, organizadores. Dor e cuidados paliativos: enfermagem, medicina e psicologia. Barueri: Manole; 2006. p. 16-28.

4. Maciel MGS. A terminalidade da vida e os cuidados paliativos no Brasil: considerações e perspectivas. Rev Prática Hospitalar. 2006;47(8):46-9.

5. Keith M. Swetz, MD, MA, J. Keith Mansel, MD. Ethical issues and palliative care in the cardiovascular intensive care unit. Cardiol Clin. 2013(31):657-68.

6. Moritz, Rachel Duarte. Conflitos bioéticos do viver e do morrer. Brasília: Conselho Federal de Medicina; 2011.

7. Paiva Fabianne Christine Lopes de, Almeida Júnior José Jailson de, Damásio Anne Christine. Ética em cuidados paliativos: concepções sobre o fim da vida. Rev.Bioét.2014;22(3):550-560. Disponível em: from:http://dx.doi.org/10.1590/1983-80422014223038.

8. Diniz D, Guilhem D. O que é bioética? São Paulo: Brasiliense; 2002; p. 38.

9. Roeland E, Cain J, Onderdonk C, Kerr K, Mitchell W, Thornberry K. When open-ended questions don't work: the role of palliative paternalism in difficult medical decisions. J Palliative Medicine. 2014;17(4):415-20.

10. Cerminara KL. The law and its interaction with medical ethics in end-of-life decision making. Chest. 2011;140(3):775-80.

11. Institute of Medicine. Dying in America: improving quality and honoring individual preferences near the end of life. Washington: The National Academies Press. 2015. Disponível em: https://doi.org/10.17226/18748.

12. Bernacki RE, Block S. D. Communication about serious illness care goals: a review and synthesis of best practices. JAMA; 2014;174(12):1994-2003. Disponível em: http://doi.org/10.1001/jamainternmed.2014.5271.

13. Sharma RK, Hughes MT, Nolan MT, Tudor C, Kub J, Terry PB, Sulmasy DP. Family understanding of seriously-ill patient preferences for family involvement in healthcare decision making. J Gen Intern Med. 2011;26(8):881-6.

14. Morrison LJ, Gent LM, Lang E, Nunnally ME, Parker MJ, Callaway CW, et al. Part 2: evidence evaluation and management of conflicts of interest: 2015 American Heart Association Guidelines Update for Cardiopulmonary Resuscitation and Emergency Cardiovascular Care. Circulation. 2015;132(suppl 2):S368-S382.

15. Conselho Federal de Medicina, Resolução n. 1995, de 31 de agosto de 2012. Dispõe sobre as diretivas antecipadas de vontade dos pacientes. Diário Oficial da União 31 ago 2012, seção I, p.269-70.

16. Sudore RL, Fried TR. Redefining the "planning" in advance care planning: preparing for end-of-life decision making. Annals Intern Med. 2010;153(4):256-61.

17. Weissman DE. Consultation in palliative medicine. Arch Intern Med. 1997;157(7):733-7. Disponível em: doi:10.1001/archinte.1997.00440280035003.

18. Glucksberg W. Vacco v Quill; 2011. 521 US 702 (1997).

19. Goldstein NE, Cohen LM, Arnold RM, Goy ER, Arons S, Ganzini LK. Prevalence of formal accusations of murder and euthanasia against physicians. Journal Palliative Med. 2012;15 (3):334-9.

20. Pinto, Christiane da Silva. Procedimentos sustentadores de vida em Cuidados Paliativos: uma questão técnica e bioética. In: Manual de cuidados paliativos; Rio de Janeiro: Diagraphic; 2009. p. 195-201.

21. Pinho L, Barbosa M. Vida e morte no cotidiano: reflexões com o profissional da saúde. Revista Eletrônica de Enfermagem. 2017;11(1).

22. Felix ZC, Costa SFG, Alves AMPM, Andrade CG, Duarte MCS, Brito FM. Eutanásia, distanásia e ortotanásia: revisão integrativa da literatura. Ciênc Saúde Coletiva. 2013;18(9):2733-46. Disponível em: http://dx.doi.org/10.1590/S1413-81232013000900029.

23. Pessini L, Barchifontaine CP. Problemas atuais de bioética. 9ª ed. São Paulo: Centro Universitário São Camilo/Loyola; 2010.

24. Conselho Federal de Medicina. Resolução n. 1.805, de 9 de novembro de 2006. Na fase terminal de enfermidades graves e incuráveis é permitido ao médico limitar ou suspender procedimentos e tratamentos que prolonguem a vida do doente, garantindo-lhe os cuidados necessários para aliviar os sintomas que levam ao sofrimento, na perspectiva de uma assistência integral, respeitada a vontade do paciente ou de seu representante legal. Diário Oficial da União, 28 nov 200.

25. World Health Organization. Cancer: who definition of palliative care [Internet]. 2002 [citado em 14 jan 2017]. Disponível em: https://goo.gl/vUe8a5.

26. Pessini L. Eutanásia. São Paulo: Loyola; 2004.

27. Sociedade Brasileira de Geriatria e Gerontologia. Vamos falar de cuidados paliativos [Internet]. 2015 [citado em 4 set 2017]. Disponível em: https://goo.gl/yqwS96.

28. Mateus SHR. Eutanásia, distanásia e ortotanásia: aspectos éticos e jurídicos. Pneumologia Paulista. 2010;24(10):71-3.

29. Forte DN, Kochi AC, Oliveira RA. Cuidados paliativos em unidade de terapia intensiva. In: Reflexões éticas em medicina intensiva. São Paulo: Conselho Regional de Medicina do Estado de São Paulo; 2018. p. 29-37.

30. Conselho Federal de Medicina. Resolução n. 1.805, de 28 de novembro de 2006. Diário Oficial da União, 28 nov 2006, Seção 1, p. 169.

31. Conselho Federal de Medicina . Resolução n. 1931, de 24 de setembro de 2009. Diário Oficial da União, 24 set 2009, Seção 1, p. 90.

32. Conselho Federal de Medicina. Resolução n. 2217, de 01 de novembro de 2018. Diário Oficial da União, 01 nov 2018, Seção I, p. 179.

33. Conselho Federal de Medicina. Resolução n. 2.162/2017, de 17 de julho de 2017. Diário Oficial da União, 17 jul 2017, Seção 1, p. 98.

34. Almeida DR. Insuficiência cardíaca manejo clínico. In: Cardiologia Atualização e Reciclagem SOCESP. Rio de Janeiro: Atheneu; 2017. p. 323-33.

35. Braun Lt, Grady KL, Kutner JS, et al. Paliative Care and Cardiovascular Disease and Stroke: a Policy Statement from The American Heart Association/American Stroke Association. Circulation 2016;134:e198.

36. World Health Organization. Global atlas of palliative care at the end of life. http://www.thewhpca.org/resources/global-atlas-on-end-of-life-care (Accessed on January 05, 2019).

37. Lindvall C, Hultman TD, Jackson VA. Overcoming the barriers to palliative care referral for patients with advanced heart failure. J Am Heart Assoc 2014; 3:e000742.

38. Rogers JG, Patel CB, Mentz RJ, et al. Palliative Care in Heart Failure: The PAL-HF Randomized, Controlled Clinical Trial. J Am Coll Cardiol 2017; 70:331.

Capítulo 11

Disfunção erétil e sua relação com doenças cardiovasculares

Claudia Cristiany Garcia Lopes
Humberto Pierri

Pontos-chave

- A incidência de disfunção erétil (DE) aumenta com a idade.
- A DE compartilha muitos fatores de risco com a doença arterial coronariana (DAC) e ambas têm a mesma fisiopatologia, mediada por disfunção endotelial.
- O óxido nítrico (NO) desencadeia uma cascata molecular que resulta no relaxamento das células do músculo liso penianas e consequente ereção.
- A DE pode ser classificada como psicogênica, orgânica ou mista.
- As Doenças cardiovasculares (DCV) são a principal causa de morte em homens, principalmente DAC, e aumentam em prevalência com o envelhecimento.
- O processo aterosclerótico começa na infância, passa por uma fase assintomática e torna-se clinicamente evidente frequentemente a partir de meia-idade.
- A DE é um marcador sentinela de doença arterial coronariana.
- Como a DE é um marcador independente de risco de doença cardiovascular, todos os homens deveriam ser questionados sobre sua história sexual de forma compulsória em suas avaliações médicas de rotina.

Introdução

A disfunção erétil (DE) é um problema de saúde global altamente prevalente, com impacto considerável na qualidade de vida de homens de meia-idade e idosos.[1] É definida por uma recorrente ou persistente inabilidade em obter-se ou manter-se uma ereção peniana suficiente para um desempenho sexual satisfatório para ambos parceiros.[2] A função sexual masculina normalmente requer complexas interações entre os sistemas vascular, neurológico, hormonal e de fatores psicológicos. A ereção é dependente de fenômenos vasculares desencadeados por sinais neurológicos e é facilitada pela presença de um ambiente hormonal adequado e de uma atitude psicológica positiva.[3] A incidência de DE aumenta com a idade[4] e tal disfunção compartilha muitos fatores de risco com DAC pois a fisiopatologia de ambas é comum, mediada por disfunção endotelial.[5] Além do processo de envelhecimento, outros fatores de risco cardiovascular como hipertensão arterial, diabetes melito, tabagismo, obesidade e dislipidemia demonstraram ser significativamente associados com DE.[6,7] Assim, a relação entre doenças cardiovasculares e disfunção erétil tem sido proposta, sendo a DE considerada uma manifestação preditora de DAC,[8,9] podendo também representar disfunção vascular generalizada.[10]

Epidemiologia

A disfunção erétil é uma condição médica comum que afeta primariamente homens acima de 40 anos de idade. Análise extensiva dos mais recentes artigos publicados e reportados pelo Comitê Internacional para Consultas em Medicina Sexual[4] demonstrou que a prevalência dessa moléstia é 1-10% em homens com menos de 40 anos de idade, 2-9% naqueles com idade entre 40 e 49 anos e aumenta para índices de 20-40% em homens com 60-69 anos. Em idosos com idade superior a 70 anos, a prevalência de DE alcança 50-100% desses.[11]

Estima-se que 25 a 30 milhões de homens em todo o mundo usem medicamentos baseados nos inibidores da fosfodiesterase-5 (PDE-5) e que um adicional de 50 milhões ou mais sejam potenciais candidatos a esse tratamento.[12-14] A prevalência e a incidência da disfunção erétil são geralmente correlacionadas com muitos fatores de risco conhecidos para aterosclerose. Tipicamente, as comorbidades cardiovasculares e a síndrome metabólica têm sido associadas com DE[15] além de outros fatores, como transtornos depressivos e doenças do trato urinário inferior.[16,17] Já foi demonstrado que a mudança do estilo de vida, como dieta, cessação do tabagismo e manutenção de um estilo de vida ativo em homens, pode melhorar a DE[18,19]

No início de 1990, muitos estudos sobre DE foram realizados em comunidades dos Estados Unidos, tais como:

Massachusetts Male Aging Study (MMAS),[20] *The Olmstead Country Study Of Urinary Symptoms and Health Status*[21] e *The National Health and Social Life Survey* (NHLS).[22] Estes estudos conhecidos lançaram as bases para os atuais conceitos e achados epidemiológicos nesta área. O estudo *Health Professionals Follow-up Study*[23] recrutou 31742 homens profissionais da área de saúde com idade entre 53-90 anos e, após exclusão daqueles com histórico de câncer de próstata, a prevalência de DE nos últimos 3 meses foi de 33%, sendo que um efeito altamente significativo do envelhecimento foi observado tendo em vista que a incidência de DE foi cerca de 40 vezes maior nos indivíduos mais velhos, em comparação naqueles mais jovens. Um estilo de vida com hábitos negativos, particularmente sedentarismo, obesidade e tabagismo foram preditores significativos de DE. Dados semelhantes foram encontrados no estudo *The Rancho Bernardo Study.*[24] A Pesquisa Global de Atitudes e Comportamentos Sexuais (*The Global Survey of Sexual Attitudes and Behavior*) incluiu um levantamento detalhado do comportamento sexual em amostras altamente diversificadas (n = 27.500). Este estudo forneceu estimativas globais de DE e outros problemas sexuais em homens e mulheres adultos com idade entre 40 a 80 anos, em 29 países (incluindo o Brasil), com ampla diversidade geográfica e cultural. Em todas as regiões (exceto na América Central, América do Sul e do Sudeste Asiático) homens com idades entre 60-80 anos foram significativamente mais propensos a dificuldades de ereção do que aqueles com idade entre 40-49 anos. Doenças da próstata aumentam a probabilidade de dificuldades de ereção em todas as regiões do mundo, significativamente no Norte da Europa e Sul da Europa.[25] Apesar das diferenças nas taxas de prevalência, foram observadas semelhanças no padrão de comorbidades e fatores de risco. Em particular, o risco aumentado de DE foi associado com a presença de diabetes melito, cardiopatias e depressão em todos os países. Maior escolaridade e aumento dos níveis de atividade física foram correlacionados negativamente com a DE em todas as regiões. Em 2006, um trabalho realizado no Projeto Sexualidade (ProSex), no Departamento de Psiquiatria da Faculdade de Medicina da Universidade de São Paulo, mostrou também que indivíduos com DE apresentam comprometimento da autoestima, dos relacionamentos interpessoais, menos relações sexuais por semana, mais relações extraconjugais, queixas de falta de desejo sexual e ejaculação precoce. Quando comparados aos homens com idades entre 18 e 39 anos, aqueles com 60 a 69 anos têm 2,2 vezes (p < 0,01) mais risco para DE, enquanto naqueles com 70 anos ou mais, a chance triplica (p < 0,01). Houve associação inversa entre nível educacional e risco para DE. Raça amarela, desemprego, alguma afiliação religiosa, história de tumor de próstata, hipertensão arterial sistêmica (HAS) e depressão aumentaram a chance para DE.[26]

Estes estudos fornecem evidências de uma associação clara e robusta entre disfunção erétil e comorbidades cardiovasculares. Além disso, suportam o conceito de DE como um marcador precoce de doenças cardiovasculares.

Fisiologia da ereção peniana

O pênis é formado por dois corpos cavernosos e um corpo esponjoso. Cada corpo cavernoso é formado por fibras musculares lisas e tecido colágeno, altamente trabeculado que forma uma malha. Essa estrutura, para se manter unida e protegida é circundada por uma membrana espessa e não distensível chamada de túnica albugínea. A irrigação dos corpos cavernosos é feita pelas artérias cavernosas direita e esquerda que formam corpos helicoidais chamados de artérias helicinas. A drenagem venosa se faz a partir dos espaços sinusoidais, plexos venosos subalbugíneos, veias emissárias e pela veia dorsal profunda do pênis. A inervação origina-se dos sistemas nervosos: simpático (medula espinhal toracolombar), parassimpático (medula espinhal sacral) e somatossensoriais (nervos dorsais e pudendo).[27]

Uma série de ações determina a ereção peniana:

O relaxamento das artérias cavernosas e dos seios cavernosos levam a um aumento do fluxo sanguíneo para o pênis, acúmulo de sangue e, consequente, aumento da pressão no corpo cavernoso. O grau de contração da musculatura lisa cavernosa determina o estado funcional do pênis (flacidez ou ereção). O balanço entre a contração e o relaxamento é controlado por mecanismos centrais e periféricos que envolvem alguns transmissores e suas vias. Essas ações são mediadas pela ativação do óxido nítrico (NO) e do GMPc (monofosfato de guanosina cíclico). As duas principais fontes de óxido nítrico no pênis são a inervação colinérgica e o endotélio das artérias e dos seios cavernosos. O NO produzido pelo sistema parassimpático adrenérgico não colinérgico dos neurônios e pelas células endoteliais desencadeia uma cascata molecular que resulta no relaxamento das células do músculo liso. Difunde-se para dentro das células musculares lisas e aumenta a formação de GMPc que atua como um segundo men-

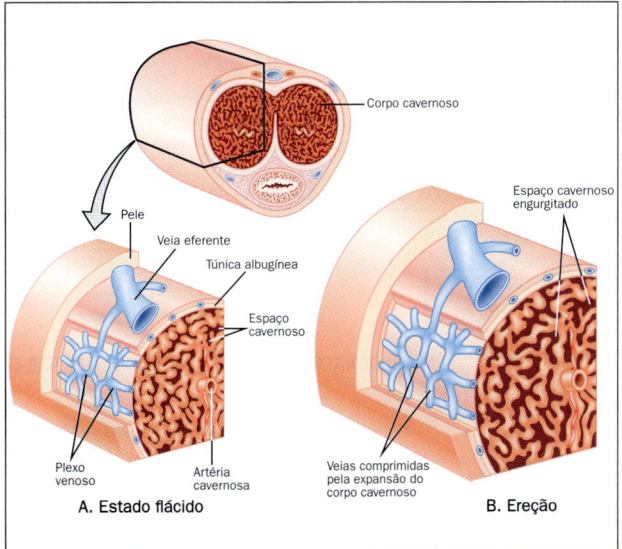

Figura 1 Mecanismo da ereção peniana.

sageiro. O GMPc induz o relaxamento das fibras musculares lisas dos corpos cavernosos por meio da redução dos níveis de cálcio intracelular.[28] Este processo provoca a oclusão de retorno venoso através de compressão passiva das vênulas subtunicais, resultando em uma ereção.

As fosfodiesterases (PDE) são compostos enzimáticos. Sua isoforma predominante é a PDE-5 que está presente nos corpos cavernosos onde atua reduzindo a concentração do GMPc, resultando na flacidez do pênis. Inibidores farmacológicos da PDE-5 podem reduzir esta degradação do GMPc facilitando a ereção peniana. Esses fármacos foram descobertos anos antes, atuando como dilatadores derivados do endotélio das artérias dos sistemas coronariano e pulmonar.[29,30] A disfunção endotelial e a redução na biodisponibilidade do óxido nítrico são fatores que contribuem para a evolução da aterosclerose e desenvolvimento da disfunção erétil.

A redução do NO endotelial ocorre nos primeiros estágios da aterosclerose. De fato, esta redução está associada a cada um dos fatores de risco aterogênicos já descritos. Embora a aterosclerose em suas fases iniciais tenda a ser focal, a redução na produção de óxido nítrico é generalizada e afeta quase todos os leitos arteriais, incluindo o endotélio dos seios cavernosos, resultando na diminuição do fornecimento de sangue arterial peniano.[31]

Classificação da disfunção erétil

A disfunção erétil pode ser classificada, de um modo geral, como psicogênica, orgânica ou mista. Indícios que sugerem uma etiologia psicogênica incluem início súbito, ereções espontâneas ou auto-estimuladas de boa qualidade somados a eventos estressantes importantes na vida ou problemas psicológicos prévios. Por outro lado, o início gradual, a falta de tumescência e a libido normal são mais sugestivos de uma etiologia orgânica. Com um histórico direcionado, pode-se

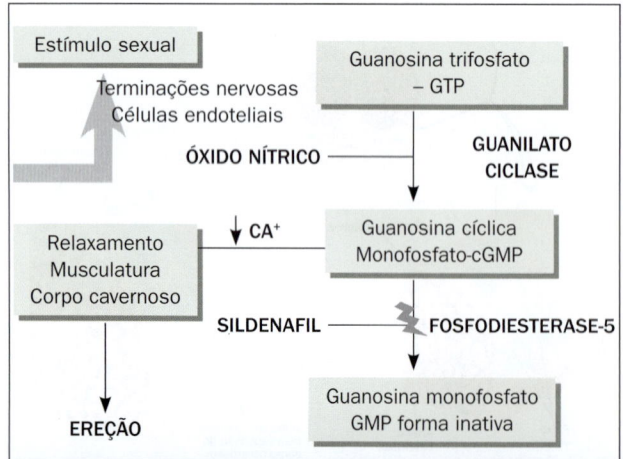

Figura 2 Mecanismo de ação da sildenafila no corpo cavernoso humano.
Fonte: adaptada de Damião et al., 1998.[87]

distinguir qual o subtipo mais provável, o que pode alterar o diagnóstico e o tratamento da disfunção do paciente.[32]

Fatores de risco

Os fatores de risco para DE são numerosos, especialmente em homens acima de 40 anos, havendo uma associação significativa entre disfunção erétil e fatores de risco cardiovasculares incluindo hipertensão, dislipidemia, diabetes melito (DM), doença arterial coronariana (DAC), síndrome metabólica, obesidade[33] e estilo de vida sedentário.[34] A obesidade, mesmo na ausência de outros fatores de risco de DE, parece aumentar o risco de disfunção erétil.[35] Em dois grandes estudos populacionais transversais, o índice de massa corporal (IMC) elevado foi preditor de disfunção erétil[36]. Estudos adicionais identificaram obesidade, resistência à insulina, síndrome metabólica, hiperuricemia[37] e falta de exercício como fatores de risco independentes para DE.[38] Além disso, o tratamento da obesidade e do sedentarismo melhora a DE em aproximadamente 30% dos homens que perderam 10% ou mais do seu peso corporal.[39] Embora o mecanismo preciso do hipogonadismo relacionado à obesidade seja desconhecido, está provavelmente ligado a alterações hormonais, dada a contribuição essencial da testosterona para a função erétil normal.[40] A testosterona está envolvida em muitos aspectos da excitação sexual masculina e da função, e a supressão da testosterona nos homens diminui o desejo sexual e leva a disfunção erétil e disfunção sexual.[41-43] Em modelos animais, os andrógenos são essenciais na regulação da óxido nítrico sintase (NOS), atividade de PDE5 e células musculares penianas, apoiando o achado clínico de que a eficácia do inibidor de PDE5 (PDE5i) é aumentada após a correção do hipogonadismo.[44,45]

A disfunção endotelial é o denominador comum de muitos desses fatores de risco.[46] Com base numa meta-análise de 45.558 participantes em sete estudos de coorte, o risco relativo (RR) de eventos coronarianos em homens com DE é 1,47 (intervalo de confiança de 95% (IC) 1,29-1,66).[47] Mais significativamente, o RR de mortalidade por todas as causas em homens com disfunção erétil é 1,23 (IC 95% 1,02-1,48), indicando que a DE é um marcador de morbidade e morte futura.

Um estudo proveniente do Estudo de Prevenção do Câncer de Próstata (*Prostate Cancer Prevention Trial* – PCPT) examinou os efeitos da DE no risco de DAC demonstrou que a DE pode ser um prenúncio de eventos cardiovasculares, com 0,024 eventos cardiovasculares por pessoa ocorrendo em homens com DE em comparação com 0,015 eventos em homens sem DE[48]. Outros estudos demonstraram um intervalo de 2 a 5 anos entre os sintomas de DE e o aparecimento de sintomas e eventos cardiovasculares.[49,50] Adicionalmente, DE mostrou ser um fator de risco para doença arterial periférica e acidente vascular cerebral.[51,52]

Pensa-se atualmente que a DE pode ser um prenúncio da doença arterial coronariana, conforme demonstrado em diversos estudos.[53] Assim, todos os homens com DE devem ser rastreados para DAC, com avaliação de comorbidades relacionadas, quando apropriado.

Disfunção erétil e doenças cardiovasculares: disfunção endotelial

A DAC é uma das principais causas de morte em homens e aumenta em prevalência com a idade, além de compartilhar os mesmos fatores de risco para disfunção erétil.[54] O elo comum entre DAC e DE é a disfunção endotelial, que acarreta insuficiência vascular das artérias coronárias e do pênis. A hipótese do tamanho arterial explica, em parte, essa conexão. Como as artérias penianas são menores, os sintomas da DE podem preceder as de DAC por vários anos.[55] Dada a natureza sistêmica da aterosclerose, todos os principais leitos vasculares devem ser afetados na mesma medida. No entanto, os sintomas em diferentes pontos do sistema raramente se tornam evidentes ao mesmo tempo. Este é provavelmente o resultado de vasos maiores serem capazes de tolerar melhor a mesma quantidade de placas quando comparados com os menores. Sendo assim, segundo essa hipótese, DE e DAC devem ser considerados como dois aspectos diferentes da mesma doença, sendo que a DE deve ocorrer antes da DAC e os pacientes com DAC devem frequentemente se queixar da DE. A Figura 3 ilustra os estágios precoces e tardios da aterosclerose, levando ao comprometimento do lúmen arterial e acarretando doenças clínicas.

A aterosclerose é a doença inflamatória crônica multifatorial que ocorre em resposta ao dano endotelial, afetando principalmente a camada íntima das artérias de múltiplos diâmetros.[56] O endotélio vascular é constituído por uma monocamada de células ortogonais que revestem a superfície interior dos vasos sanguíneos de qualquer diâmetro, bem como os sinusoides do corpo cavernoso do pênis. Dentre as diversas funções deste endotélio, está a regulação do tônus vascular, da coagulação, do metabolismo e da permeabilidade dos vasos. Disfunção endotelial resulta em regulação anormal da resposta à inflamação, comprometimento do equilíbrio entre os agentes e os estímulos vasoconstritores e vasodilatadores e ainda distúrbios de coagulação. Também é fortemente relacionada com a hipertensão, diabetes melito,[57] doença cardíaca isquêmica, insuficiência cardíaca congestiva, hipertensão pulmonar e ateromatose.

O processo aterosclerótico começa na infância, passa por uma fase assintomática e torna-se clinicamente evidente a partir de meia-idade. A disfunção endotelial marca o início da aterosclerose. Caracteriza-se por uma redução da biodisponibilidade de vasodilatadores, especialmente NO. Este desequilíbrio leva à alteração da vasodilatação dependente do endotélio que é a chave do processo. Este passo é seguido por uma fase pré-clínica intermediária onde há formação de placas ateromatosas. Devido ao alargamento do calibre do vaso, a placa precoce pode ser acomodada sem obstruir com o lúmen das artérias, distendendo a membrana elástica externa da parede arterial.[58] O fenômeno de remodelamento positivo continua até que 40% do lúmen arterial seja invadido pela placa. Esta etapa é caracterizada por alterações vasculares obstrutivas, levando a doença vascular sintomática.

O tratamento dos fatores de risco e das doenças vasculares associadas com disfunção endotelial tem demonstrado, pelo menos em alguns estudos, ser capaz de melhorar o prognóstico em longo prazo. Isso provavelmente é possível devido a "estabilização" das placas ateroscleróticas não obstruti-

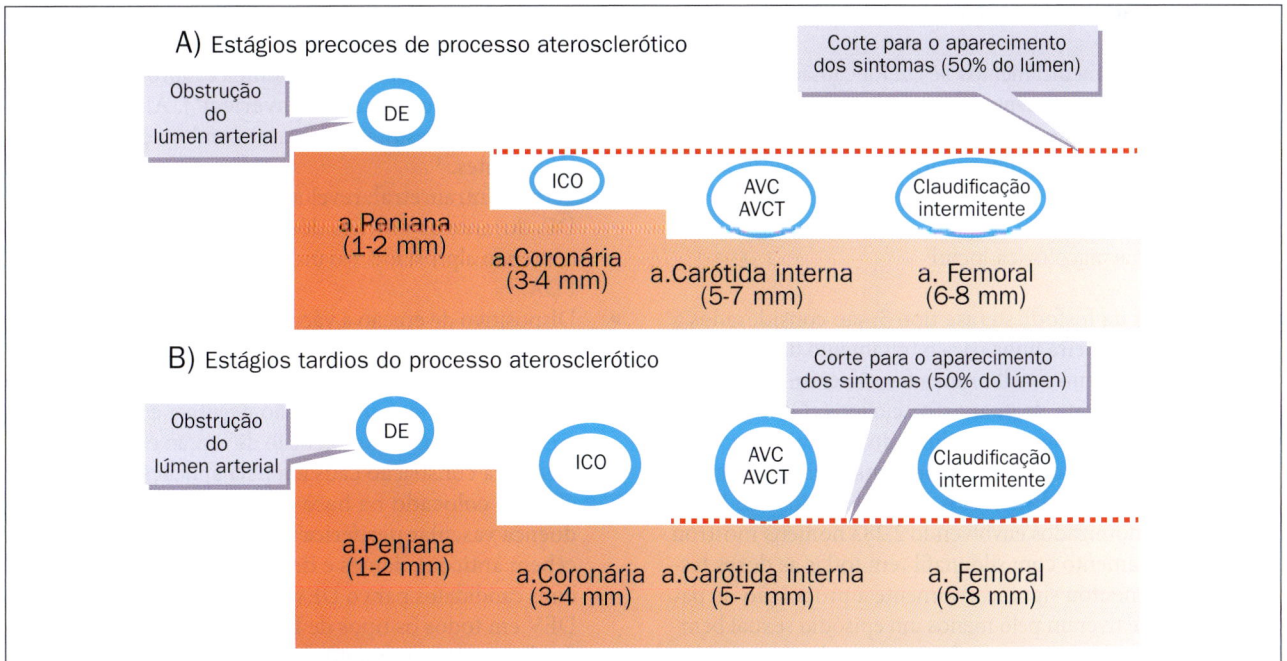

Figura 3 Estágios da doença aterosclerótica e os diâmetros arteriais.
Fonte: adaptada de Nissen, 2005.[88]

vas e da melhoria da resposta vasomotora do endotélio.[59] Estas observações suportam o conceito de "reversibilidade" das alterações ateroscleróticas funcionais por intervenções específicas dirigidas à disfunção endotelial. Tudo isso leva a crer que os pontos-chave para a prevenção de eventos cardiovasculares seriam a identificação precoce da disfunção endotelial por meio de testes não invasivos em indivíduos em situação de risco e tratamento dos fatores de risco combinado com as mudanças no estilo de vida.[60]

Diagnóstico e tratamento da disfunção erétil

As possibilidades terapêuticas usadas atualmente para o tratamento da DE incluem terapia oral com um inibidor da fosfodiesterase tipo 5 (PDE-5), terapias intracavernosas, reposição hormonal com testosterona, dispositivos penianos e psicoterapia. Além disso, dados limitados sugerem que o tratamento de fatores de risco subjacentes e doenças coexistentes – por exemplo, perda de peso, exercícios, redução do estresse e cessação do tabagismo – podem melhorar a função erétil.[61] Decisões relacionadas à terapia devem levar em conta as preferências e expectativas. dos pacientes e seus parceiros.

Dentre as principais opções, podemos citar:

- Psicoterapia: a psicoterapia sexual é recomendada para os pacientes com evidência de DE psicogênica sem nenhuma causa orgânica detectável. Um curso de curta duração (4 a 12 semanas) de terapia sexual deve ser prescrito. O planejamento familiar também pode ser útil.[62]
- Mudança no estilo de vida: quando DE está ligada à obesidade, estágios iniciais de diabetes melito, entre outras. Há alguma evidência de que a DE pode diminuir espontaneamente, se o estado geral de saúde do paciente melhora.[63]
- Suspensão de medicamentos: se DE for causada por medicamentos potencialmente relacionados com esse achado.
- Exercícios do assoalho pélvico: pode reduzir DE, embora haja apenas evidências limitadas de apoio a essa teoria.[64]

A terapia farmacológica inclui:

- Inibidores da fosfodiesterase tipo 5: são considerados a terapia de primeira linha para o tratamento da disfunção erétil. Esses agentes melhoram a função erétil aumentando o monofosfato de guanosina cíclico (cGMP), resultando no relaxamento das células do músculo liso.[65] Vários estudos randomizados demonstraram a eficácia dessa classe de medicamentos. Uma metanálise de 14 estudos randomizados envolvendo 2.283 homens mostrou que o tratamento com sildenafil (em todas as doses testadas) aumentou significativamente a proporção de pacientes que tiveram pelo menos um episódio sexual bem-sucedido (83%), comparado com placebo (45%), com um risco relativo de 1,8 no grupo placebo (intervalo de confiança de 95%, 1,7-1,9).[66] Outro estudo randomizado mostrou que o tratamento com sildenafila (100 mg) au-

mentou a proporção de homens que tiveram um episódio sexual bem-sucedido em comparação com o placebo (51% *vs.* 30%, P < 0,05).[67] Não existem dados convincentes para apoiar a superioridade de um inibidor da fosfodiesterase tipo 5 em detrimento de outro.[68] Numa metanálise de 11 ensaios clínicos randomizados envolvendo 2102 homens, o tadalafila (numa dose de 10 ou 20 mg) levou a uma melhoria significativa na função erétil (conforme avaliado pelo Índice Internacional de Função Erétil) e a um aumento significativo na proporção de tentativas que levaram a relações sexuais bem sucedidas (34% com 10 mg de tadalafila, 46% com 20 mg de tadalafila e 8% com placebo; P < 0,001 para todas as comparações).[69] Uma melhora semelhante na função erétil foi relatada em uma meta-análise de ensaios randomizados de vardenafila (em doses de 5 mg, 10 mg e 20 mg).[70] Alguns pacientes podem não ser capazes de tolerar esses medicamentos por causa de eventos adversos relacionados à vasodilatação em tecidos não-penianos que expressam fosfodiesterase tipo 5 ou da inibição de isoenzimas não penianas homólogas.[71]

- Terapia hormonal/reposição de testosterona: é comprovadamente muito eficaz se a causa da DE é o baixo nível sérico de testosterona. Alguns autores sugerem que o nível de testosterona deve ser verificado em todos os pacientes que apresentam DE.[72] Estudos recentes sugerem que uma intervenção terapêutica na testosterona pode não só ter um efeito positivo sobre o sistema cardiovascular, mas também um papel importante na prevenção de novos eventos cardiovasculares.[73]
- Injeção intracavernosa: embora muito conhecida e utilizada desde a demonstração inicial de Brindley, em 1983, está em constante evolução e desenvolvimento. Os agentes mais comumente utilizados são a papaverina (alcaloide isolado de ópio), fentolamina e alprostadil (amplamente conhecido como Caverject®). Alguns autores relatam bons resultados ao usar combinação de dois ou três agentes.[74]
- Terapia intrauretral: revelou-se eficaz no tratamento da DE, durante as últimas décadas. O dispositivo MUSE, contendo alprostadil, é o único tratamento aprovado pela FDA.[75]
- Dispositivo de ereção a vácuo (DEV) é uma das escolhas mais comuns de terapia não invasiva para DE. É constituído por um componente cilíndrico e um dispositivo de sucção para criar uma pressão negativa e alcançar uma ereção peniana. A manutenção de ereção é então realizada com a constrição causada pela aplicação de um anel elástico colocado na base do pénis. Os pacientes com doença vascular periférica significativa, aqueles que recebem anticoagulantes e diabéticos geralmente não são bons candidatos para o DEV. A aceitação e satisfação com DEV em todos os tipos de DE (incluindo DE diabética), foi de 68-83%, enquanto as complicações mais frequentes foram: dificuldade com a ejaculação, dor peniana, equimoses, hematomas e petéquias (pacientes que fazem uso de aspirina ou warfarina são mais propensos a de-

senvolver essas complicações). Esses dispositivos de ereção a vácuo, devido à sua capacidade para sugar o sangue para o pênis, independentemente da influência nervosa, tornaram-se ponto central de protocolos de reabilitação peniana.[76]

■ Angioplastia da artéria peniana: novas evidências apontam que essa técnica é segura e pode alcançar melhora sustentada na função erétil em 50% dos pacientes com DE que sejam portadores de estenose da artéria peniana isolada sendo atualmente considerada uma estratégia de tratamento mais duradoura para a doença estenótica da artéria peniana.[77,78]

Implicações diagnósticas e terapêuticas da disfunção erétil em pacientes com doença cardiovascular

A disfunção erétil e a doença arterial coronariana compartilham muitas vias fisiopatológicas comuns e podem ser consideradas como manifestações clínicas diferentes da mesma doença sistêmica. Consequentemente, DE e DAC são condições patológicas que frequentemente coexistem no mesmo paciente.[79] Medidas terapêuticas destinadas a melhorar a função sexual em pacientes com DCV devem ser consideradas, apenas, após avaliação cuidadosa da condição cardiológica subjacente e avaliação da capacidade de realizar exercícios. A atividade sexual e o tratamento da DE podem desencadear eventos cardíacos em pacientes selecionados com DAC preexistente e, portanto, devem ser liberadas para aqueles em que o risco subsequente de eventos cardíacos não estiver aumentado. Por outro lado, os homens com alto risco de desenvolverem eventos agudos coronarianos devem receber nova avaliação cardiológica e estabilização do quadro clínico antes de receber tratamento de disfunção erétil e tentar atividade sexual. A redução do risco, as mudanças no estilo de vida, a administração de inibidores da fosfodiesterase tipo 5 e a terapia de reposição de testosterona, conforme indicado, podem trazer benefícios não apenas em termos de melhora da função sexual, mas também para reduzir o risco de futuros eventos cardíacos.[80]

Importância da avaliação de doenças cardiovasculares em pacientes com disfunção erétil

As recomendações de consenso de Princeton III abordam de forma abrangente a gestão de DE no contexto de DAC.[81] A investigação primária deve incluir questionários validados para diagnóstico da disfunção erétil, como o IIEF-4.[82] Como a atividade sexual pode desencadear eventos cardíacos agudos em pacientes com DAC preexistente, a avaliação da capacidade de exercício representa um passo crítico no manejo da DE nesses homens. O estresse cardíaco causado pela atividade sexual corresponde a um nível de atividade física com média de 4-5 equivalentes metabólicos de tarefa (METs). Esta carga de trabalho corresponde a andar 1,5 km no plano em 20 minutos ou subir dois lances de escada em

um ritmo acelerado. A avaliação da tolerância ao exercício é, portanto, um passo crítico antes que um paciente possa ser aconselhado em relação à segurança da relação sexual e ao uso de medicações pró-ereção.[83] Em geral, se um paciente cardíaco pode se exercitar nesse nível sem sintomas, ele deve ser capaz de ter atividade sexual sem problemas. No entanto, os pacientes devem ser melhor estratificados de acordo com a probabilidade de eventos cardiovasculares e mortalidade durante ou logo após o ato sexual.

Pacientes de baixo risco podem realizar atividades sexuais com segurança e devem receber tratamento para DE. Homens revascularizados com sucesso, portadores de HAS controlada assintomática, doença valvar leve e insuficiência cardíaca classe I e II de acordo com a classificação da New York Heart Association (NYHA) podem ser considerados de baixo risco para eventos relacionados com DAC.[84]

A atividade sexual aumenta substancialmente o risco de novos eventos em pacientes de alto risco devido à gravidade da DCV subjacente. Esta categoria inclui homens com angina instável, hipertensão não controlada, insuficiência cardíaca classe funcional IV da NYHA, infarto do miocárdio com menos de duas semanas sem intervenção, arritmia de alto risco, cardiomiopatia hipertrófica sintomática e valvopatia moderada ou grave. Esses indivíduos devem evitar a prática sexual até que a condição cardíaca esteja estabilizada.[85] Homens não incluídos na categoria de baixo ou alto risco (por exemplo, homens com angina estável leve ou moderada, insuficiência cardíaca classe III da NYHA, ou sequelas de doença aterosclerótica) são considerados em risco indeterminado para eventos cardiovasculares[86] e devem ser reavaliados usando o testes de estresse miocárdicos e, por sua vez, podem ser alocados em uma categoria de baixo ou alto risco.

Resumo

A relação entre DE vasculogênica e DAC tem sido amplamente investigada nos últimos anos. A presença de fatores de risco compartilhados e a identificação de vias fisiopatológicas comuns que incluem inflamação, disfunção endotelial e aterosclerose levaram à hipótese de que disfunção erétil e doença arterial coronariana podem representar diferentes manifestações da mesma doença sistêmica. A DE precede tipicamente a DAC em até 70% dos casos e deve ser considerada um fator de risco para eventos cardíacos.

Disfunção erétil é uma condição que deve ser buscada e avaliada em homens (adultos e idosos), mesmo que não sejam portadores conhecidos de DAC, através de uma cuidadosa anamnese, aplicação do IIEF-4, atentando-se na pesquisa de fatores de risco cardiovasculares, diabetes melito, síndrome metabólica, hipogonadismo, cirurgia pélvica prévia, trauma, medicações, dentre outros. Exames complementares deverão ser solicitados se houver suspeita. Após o diagnóstico, os pacientes deverão ser avaliados sob o ponto de vista cardiológico a fim de prevenir eventos

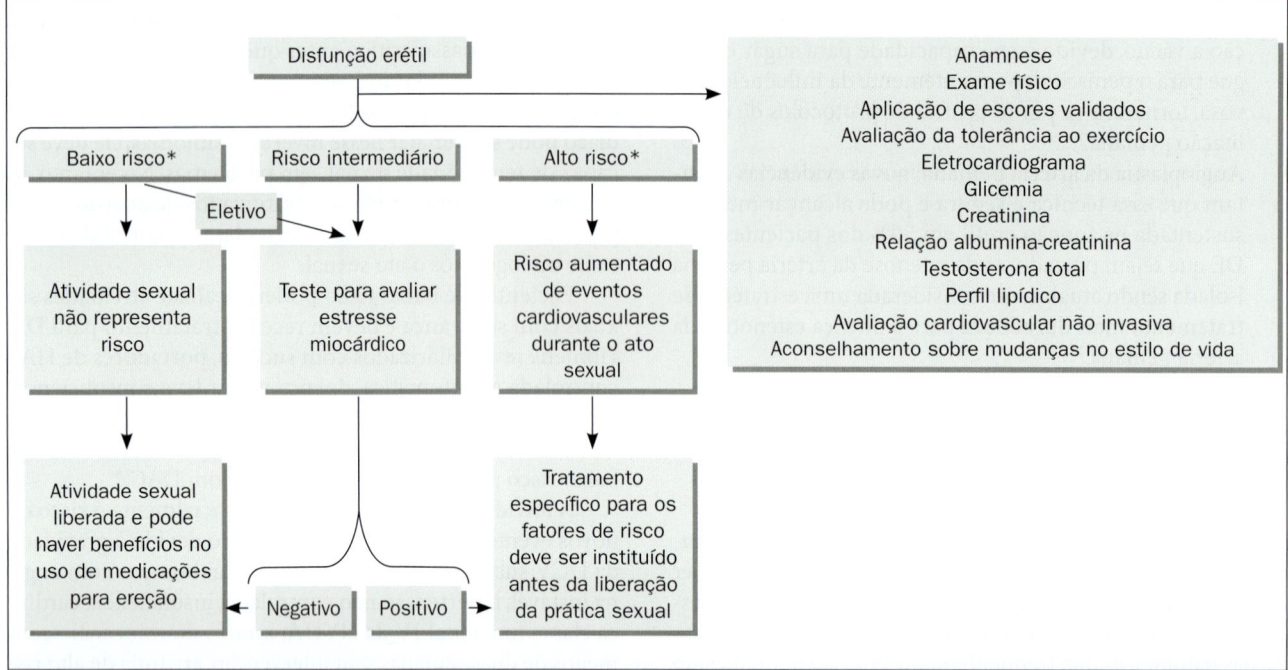

Figura 4 Algoritmo modificado para avaliação e manejo da disfunção erétil vasculogênica em pacientes com doença cardiovascular conhecida. *Pacientes de baixo risco: revascularizados com sucesso, hipertensão controlada assintomática, doença valvar discreta, disfunção ventricular esquerda/insuficiência cardíaca (classes I e II da New York Heart Association [NYHA]). **Pacientes de alto risco: angina instável, hipertensão não controlada, insuficiência cardíaca congestiva (classe IV da NYHA), infarto do miocárdio em 2 semanas sem intervenção, arritmia de alto risco, cardiomiopatia hipertrófica com sintomas graves e valvopatia moderada a grave. DE: disfunção erétil. Fonte: gandaglia et al., 2016.[80]

coronarianos e o tratamento deve ser feito de forma individualizada. Terapia psicossexual, perda de peso, mudança no estilo de vida e cessação do tabagismo são medidas não farmacológicas que devem ser encorajadas. Na ausência de contraindicações, os inibidores de fosfodiesterases tipo 5 poderão ser recomendados. Estratégias terapêuticas promissoras, incluindo terapia genética, estão avançando e poderão ser muito úteis no futuro.

Referências bibliográficas

1. Gupta BP, Murad MH, Clifton MM, et al. The effect of lifestyle modification and cardiovascular risk factor reduction on erectile dysfunction: a systematic review and meta-analysis. Arch Intern Med. 2011;171(20):1797-803.
2. NIH Consensus Conference. Impotence. NIH Consensus development panel on impotence. JAMA. 1993;270:83-90.
3. Sullivan ME, Keoghane SR, Miller MA. Vascular risk factors and erectile dysfunction. BJU Int. 2001;87:838.
4. Lewis RW, Fugl-Meyer KS, Corona G, et al. Definitions/epidemiology/risk factors for sexual dysfunction. J Sex Med 2010; 7:1598-607.
5. Chiurlia E, D'Amico R, Ratti C, et al. Subclinical coronary artery atherosclerosis in patients with erectile dysfunction. J Am Coll Cardiol. 2005;46:1503.
6. Feldman HA, Johannes CB, Derby CA, et al. Erectile dysfunction and coronary risk factors: prospective results from the Massachusetts male aging study. Prev Med. 2000; 30:328-38.
7. Fung MM, Bettencourt R, Barrett-Connor E. Heart disease risk factors predict erectile dysfunction 25 years later: the Rancho Bernardo Study. J Am Coll Cardiol. 2004;43:1405-11.
8. Montorsi P, Ravagnani PM, Galli S, et al. Association between erectile dysfunction and coronary artery disease: matching the right target with the right test in the right patient. Eur Urol. 2006;50:721-31.
9. Montorsi P, Ravagnani PM, Galli S, et al. The artery size hypothesis: a macrovascular link between erectile dysfunction and coronary artery disease. Am J Cardiol. 2005;96:19M–23M.
10. Lane-Cordova AD, Kershaw K, Liu K, Herrington D, Lloyd-Jones DM. Association between cardiovascular health and endothelial function with future erectile dysfunction: The Multi-Ethnic Study of Atherosclerosis. Am J Hypertens. 2017;30(8):815-21.
11. Nicolosi A, Moreira ED Jr, Shirai M, Bin Mohd Tambi MI, Glasser DB. Epidemiology of erectlie dysfunction in four countries: cross-national study of the prevalence and correlates of erectile dysfunction. Urology. 2003;61:201-06.
12. McKinlay JB. The worldwide prevalence and epidemiology of erectile dysfunction. Int J Impot Res. 2000;12(Suppl 4):S6-11.
13. Fisher W, Rosen RC, Eardley I, et al. The multinacional men's attitudes to life events and sexuality (MALES) study phase II: understanding PDE5 inhibitor treatment seeking patterns among men with erectile dysfunction. J Sex Med. 2004;I:150-60.
14. Rosen RC, Riley A, Wagner G, et al. The International Index of Erectile Function (IIEF): a multi-dimensional scale for assessment of erectile dysfunction. Urology. 1997;49:822-30.
15. Braun M, Wassner G, Klotz T, et al. Epidemiology of erectile dysfunction: results of the Cologne Male Survey. Int J Import Res. 2000;12(6);305-11.
16. Blanker MH, Bohnen AM, Groeneveld FP, et al. Correlates for erectile and ejaculatory dysfunction in older Dutch men: a community-based study. J Am Geriatr Soc. 2001; 49(4):436-42.
17. Rosen R, Seidman S, Menza M, et al. Quality of life, mood, and sexual function: a path analytic model of treatment effects in men with erectile dysfunction and depressive symptoms. Int J Import Res. 2004;16:334-40.
18. Esposito K, Giugliano F, Di Palo, et al. Effect of lifestyle changes on erectile dysfunction in obese men: a randomized controlled trial. JAMA. 2004;291:2978-84.
19. Laumann EO, Paik A, Rosen RC. Sexual dysfunction in the United States: prevalence and predictors. JAMA. 1999;289(6):537-44.

20. Feldman HA, Goldstein I, Hatzichristou DG, Krane RJ, McKinlay JB. Impotence and its medical and psychosocial correlates: results of the Massachusetts Male Aging Study. J Urol. 1994;151:54-61.

21. Panser LA, Rhodes T, Girman CJ, et al. Sexual function of men ages 40 to 79 years: the Olmsted Country Study of Urinary Symptoms and Health Status Among Men. J Am Geriatric Soc. 1995;43(10):1107-11.

22. Fisher W, Rosen RC, Eardley I, et al. The multinacional men's attitudes to life events and sexuality (MALES) study phase II: understanding PDE5 inhibitor treatment seeking patterns among men with erectile dysfunction. J Sex Med. 2004;I:150-60.

23. Bacon CG, Mittleman MA, Kawachi I, et al. Sexual function in men older than 50 years of age: results from the Health Professionals Follow-Up Study. Ann Intern Med. 2003;17:391-8.

24. Barret-Connor E. Heart disease factors predict erectile dysfunction 25 years later: the Rancho Bernardo Study. J Am Coll Cardiol. 2004;43(8):1405-11.

25. Laumann EO, Nicolosi A, Glasser DB, et al. Sexual problems among women and men aged 40-80 years: prevalence and correlates identified in the Global Study of Sexual Attitudes and Behaviors. Int J Impot Res. 2005;17:39-57.

26. Abdo CHN, Oliveira WM Jr, Scanavino MT, Martins FG. Disfunção erétil: rresultados do estudo da vida sexual do brasileiro. Rev Assoc Med Bras. 2006;52(6):424-9.

27. TF. L. Physiology of penile erection and pathophysiollogy of erectile dysfunction and priapism. 8th ed. Philadelphia: Elsevier; 2002.

28. Champion HC, Bivalacqua TJ, Hyman AL, Ignarro LJ, Hellstrom WJ, Kadowitz PJ. Gene transfer of endothelial nitric oxide synthase to the penis augments erectile responses in the aged rat. Proc Natl Acad Sci USA. 1999;96:11648-52.

29. Beavo JA. Cyclic nucleotide phosphodiesterases: functional implications of multiple isoforms. Physiol Rev. 1995;75:725-48.

30. Hedlund P, Aszodi A, Pfeifer A, et al. Erectile dysfunction in cyclic GMP-dependent kinase I-deficient mice. Proc Natl Acad Sci USA. 2000;97:2349-54.

31. Ganz P, Vita JA. Testing endothelial vasomotor function: nitric oxide, a multipotent molecule. Circulation. 2003;108:2049-53.

32. Papagiannopoulos D, Khare N, Nehra A. Evaluation of young men with organic erectile dysfunction. Asian J Androl. 2015;17(1):11-6.

33. Dursun M, Besiroglu H, Otunctemur A, Ozbek E. Association between cardiometabolic index and erectile dysfunction: a new index for predicting cardiovascular disease. Kaohsiung J Med Sci. 2016;32(12):620-3.

34. Osondu CU, Bryan VO, Oni ET, Blaha MJ, Veledar E, Feldman T, Agatston AS, Nasir K, Aneni EC. The relationship of erectile dysfunction and subclinical cardiovascular disease: a systematic review and meta-analysis. Vasc Med. 2018;23(1):9-20.

35. Shamloul R, Ghanem H. Erectile dysfunction. Lancet. 2013;381.

36. Pastuszak AW. Current diagnosis and management of erectile dysfunction. Curr Sex Health Rep. 2014;6(3):164-76.

37. Salavati A, Mehrsai A, Allameh F, Alizadeh F, Namdari F, Hosseinian M, et al. Is serum uric acid level correlated with erectile dysfunction in coronary artery disease patients? Acta Med Iran. 2016;54(3):173-5.

38. Esposito K, Giugliano D. Obesity, the metabolic syndrome, and sexual dysfunction. Int J Impot Res. 2005;17(5):391-8.

39. Isidori AM, Buvat J, Corona G, Goldstein I, Jannini EA, Lenzi A, et al. A critical analysis of the role of testosterone in erectile function: from pathophysiology to treatment: a systematic review. Eur Urol. 2014;65:99-112.

40. Chughtai B, Lee RK, Te AE, Kaplan SA. Metabolic syndrome and sexual dysfunction. Curr Opin Urol. 2011; 21(6):514–8.

41. Shabsigh R. Testosterone therapy in erectile dysfunction and hypogonadism. J Sex Med. 2005;2(6):785–92.

42. Blute M, Hakimian P, Kashanian J, Shteynshluyger A, Lee M, Shabsigh R. Erectile dysfunction and testosterone deficiency. Front Horm Res. 2009;37:108-22.

43. Buvat J, Maggi M, Gooren L, Guay AT, Kaufman J, Morgentaler A, et al. Endocrine aspects of male sexual dysfunctions. J Sex Med. 2010;7(4 Pt 2):1627-56.

44. Shabsigh R, Kaufman JM, Steidle C, Padma-Nathan H. Randomized study of testosterone gel as adjunctive therapy to sildenafil in hypogonadal men with erectile dysfunction who do not respond to sildenafil alone. J Urol. 2004;172(2):658-63.

45. Shabsigh R, Rajfer J, Aversa A, Traish AM, Yassin A, Kalinchenko SY, et al. The evolving role of testosterone in the treatment of erectile dysfunction. Int J Clin Pract. 2006;60(9):1087-92.

46. Thompson IM, Tangen CM, Goodman PJ, Probstfield JL, Moinpour CM, Coltman CA. Erectile dysfunction and subsequent cardiovascular disease. JAMA. 2005; 294(23):2996-3002.

47. Guo W, Liao C, Zou Y, Li F, Li T, Zhou Q, et al. Erectile dysfunction and risk of clinical cardiovascular events: a meta-analysis of seven cohort studies. J Sex Med. 2010;7(8):2805–16.

48. Thompson IM, Tangen CM, Goodman PJ, Probstfield JL, Moinpour CM, Coltman CA. Erectile dysfunction and subsequent cardiovascular disease. JAMA. 2005; 294(23):2996-3002.

49. Jackson G, Boon N, Eardley I, Kirby M, Dean J, Hackett G, et al. Erectile dysfunction and coronary artery disease prediction: evidence-based guidance and consensus. Int J Clin Pract. 2010;64(7):848-57.

50. Montorsi P, Ravagnani PM, Galli S, Rotatori F, Veglia F, Briganti A, et al. Association between erectile dysfunction and coronary artery disease. Role of coronary clinical presentation and extent of coronary vessels involvement: the COBRA trial. Eur Heart J. 2006; 27(22):2632-9.

51. Polonsky TS, Taillon LA, Sheth H, Min JK, Archer SL, Ward RP. The association between erectile dysfunction and peripheral arterial disease as determined by screening ankle-brachial index testing. Atherosclerosis. 2009; 207(2):440-4.

52. Ponholzer A, Temml C, Obermayr R, Wehrberger C, Madersbacher S. Is erectile dysfunction an indicator for increased risk of coronary heart disease and stroke? Eur Urol. 2005; 48(3):512-8. Discussion 517-8.

53. Guay AT. ED2: erectile dysfunction = endothelial dysfunction. Endocrinol Metab Clin North Am. 2007;36(2):453-63.

54. Feldman DI, Cainzos-Achirica M, Billups KL, DeFilippis AP, Chitaley K, Greenland P, et al. Subclinical vascular disease and subsequent erectile dysfunction: The Multi-Ethnic Study of Atherosclerosis (MESA). Clin Cardiol. 2016;39(5):291-8.

55. Chong AY, Blann AD, Lip GYH. Assessment of endothelial damage and dysfunction: observations in relation to heart failure. Q J Med. 2003;96:253.

56. Montorsi P, Ravagnani PM, Vlachopoulos C. Clinical significance of erectile dysfunction developing after acute coronary event: exception to the rule or confirmation of the artery size hypothesis? Asian J Androl. 2015;17(1):21-5.

57. Vella CA, Burgos X, Ellis CJ, et al. associations of insulin resistance with cardiovascular risk factors and inflammatory cytokines in normal-weight Hispanic women. Diabetes Care. 2013;36(5):1377-83..

58. Crisby M, Nordin-Fredrikson G, Shah PK, Yano J, Zhu J, Nilsson J. Pravastatin treatment increases collagen contente and decreases lipid content, inflammation, metalloproteinases, and cell death in human carotid plaques: implications for plaque stabilization. Circulation 2001;103:926-33.

59. Sonetti PO, Lerman LO, Lerman A. Endothelial dysfunction. A marker of atherosclerotic risk. Arterioscler Thromb Vasc Biol. 2003;23:168-75.

60. Montorsi P, Ravagnani PM, Galli S, Ali SG, Briganti A, Salonia A, et al. The triad of endothelial dysfunction, cardiovascular disease and erectile dysfunction: clinical implications. Eur Urology Supplements. 2009;58-66.

61. Persu C, Cauni V, Gutue S, Albu ES, Jinga V, Geavlete P. Diagnosis and treatment of erectile dysfunction: a practical update. J Med Life. 2009;2(4):394-400.

62. Travison TG, Shabsigh R, Araujo AB. The natural progression and remission of erectile dysfunction: Results from the Massachusetts Male Aging Study. J Urol. 2007;177:241-6.

63. McVary KT. Erectile dysfunction. N Engl J Med. 2007;357(24):2472-81.

64. Dorey G, Speakman M, Feneley R. Randomised controlled trial of pelvic floor muscle exercises and manometric biofeedback for erectile dysfunction. Br J Gen Pract. 2004; 54:819-25.

65. Fink HA, Mac Donald R, Rutks IR, Nelson DB, Wilt TJ. Sildenafil for male erectile dysfunction: a systematic review and meta-analysis. Arch Intern Med. 2002;162:1349-60.

66. Padma-Nathan H, Stecher VJ, Sweeney M, Orazem J, Tseng LJ, Deriesthal H. Minimal time to successful intercourse after sildenafil citrate: results of a randomized, double-blind, placebo-controlled trial. Urology. 2003;62:400-3.

67. Montague DK, Jarow JP, Broderick GA, et al. Chapter 1: the management of erectile dysfunction: an AUA update. J Urol. 2005;174:230-9.

68. Carson CC, Rajfer J, Eardley I, et al. The efficacy and safety of tadalafil: an update. BJU Int. 2004;93:1276-81.

69. Crowe SM, Streetman DS. Vardenafil treatment for erectile dysfunction. Ann Pharmacother. 2004;38:77-85.

70. Carter JE. Anterior ischemic optic neuropathy and stroke with use of PDE-5 inhibitors for erectile dysfunction: cause or coincidence? J Neurol Sci. 2007;262:89- 97.

71. Stief C. Testosterone and erection: practical management for the patient with erectile dysfunction. Eur Urol Suppl. 2007;6:868-73

72. Iacona R, Bonomo V, Di Piazza M, Sansone A, Usala M, Novo S, Pavone C. Five-year prospective study on cardiovascular events, in patients with erectile dysfunction and hypotestosterone. Arch Ital Urol Androl. 2017;89(4):313-315.

73. Novo S, Iacona R, Bonomo V, Evola V, Corrado E, Di Piazza M, et al. Erectile dysfunction is associated with low total serum testosterone levels and impaired flow-mediated vasodilation in intermediate risk men according to the framingham risk score. Atherosclerosis. 2014;238(2):415-9.

74. Bivalacqua TJ, Deng W, Kendirci M, et al. Mesenchymal stem cells alone or ex vivo gene modified with endotelial nitric oxide synthase reverse age-associated erectile dysfunction. Am J Physiol Heart Circ Physiol. 2007;292:H1278-90.

75. Guay AT, Perez JB, Velásquez E, Newton RA, Jacobson JP. Clinical experience with intraurethral alprostadil (MUSE) in the treatment of men with erectile dysfunction. A retrospective study. Medicated urethral system for erection. Eur Urol. 2000;38(6):671-6.

76. Levine LA, Becher EF, Bella AJ, Brant WO, Kohler TS, Martinez-Salamanca JI, Trost L7, Morey AF. Penile prosthesis surgery: current recommendations from the International Consultation on Sexual Medicine. J Sex Med. 2016;13(4):489-518.

77. Wang TD, Lee WJ, Yang SC, Lin PC, Tai HC, Liu SP, et al. Clinical and imaging outcomes up to 1 year following balloon angioplasty for isolated penile artery stenoses in patients with erectile dysfunction: The PERFECT-2 Study. J Endovasc Ther. 2016; 23(6):867-77.

78. Androshchuk V, Pugh N, Wood A, Ossei-Gerning N, Androshchuk V, et al. Erectile dysfunction: a window to the heart. BMJ Case Rep. 2015.

79. von Allmen RS, Nguyen DP, Birkhäuser FD, Bednar R, Kammer R, Do DD, et al. Lesion pattern in patients with erectile dysfunction of suspected arterial origin: an angiographic study. J Endovasc Ther. 2016;23(1):76-82.

80. Gandaglia G, Briganti A, Montorsi P, Mottrie A, Salonia A, Montorsi F. Diagnostic and therapeutic implications of erectile dysfunction in patients with cardiovascular disease. European Urology. 2016;70,(2):219-22.

81. Nehra A, Jackson G, Miner M, et al. The Princeton III Consensus recommendations for the management of erectile dysfunction and cardiovascular disease. Mayo Clin Proc. 2012;87:766-78.

82. Gandaglia G, Briganti A, Jackson G, et al. A systematic review of the association between erectile dysfunction and cardiovascular disease. Eur Urol. 2014;65:968-78.

83. Dahabreh IJ, Paulus JK. Association of episodic physical and sexual activity with triggering of acute cardiac events: systematic review and meta-analysis. JAMA. 2011;305:1225-33.

84. Vlachopoulos C, Jackson G, Stefanadis C, Montorsi P. Erectile dysfunction in the cardiovascular patient. Eur Heart J. 2013;34:2034-46.

85. Nehra A, Jackson G, Miner M, Billups KL, et al. Diagnosis and treatment of erectile dysfunction for reduction of cardiovascular risk. J Urol. 2013;189:2031-8.

86. Katsikia N, Wierzbickib AS, Dimitri P. Mikhailidisc erectile dysfunction and coronary heart disease. Curr Opin Cardiol. 2015;30:416-21.

87. Damião R, Glina S, Jardim CR, Teloken C. I Consenso Brasileiro de Disfunção Erétil. Sociedade Brasileira de Urologia. São Paulo: BG Cutural; 1998.

88. Nissen SE. Effect of intensive lipid lowering on progression of coronary atherosclerosis: evidence for an early benefit from the Reversaol of Atherosclerosis with Aggressive Lipid Loulering (REVERSAL) trial. Am J Cardiol. 2005; 96(5A):61F-68F.

Seção 18

CUIDADOS PERIOPERATÓRIOS

Capítulo 1

Avaliação do risco cirúrgico de complicações no perioperatório em cirurgias não cardíacas

Luciana Savoy Fornari
Claudio Pinho

Pontos-chave

- A importância da avaliação perioperatória vem crescendo progressivamente nos últimos anos, em virtude da grande proporção de pacientes cada vez mais idosos e mais graves submetidos a procedimentos cirúrgicos todos os dias.
- A morbidade e a mortalidade cirúrgicas estão relacionadas principalmente a complicações cardiovasculares de ordem isquêmica, o que tem motivado a realização de estudos clínicos em busca da melhor forma de estratificar o risco cardiovascular dos pacientes que serão submetidos a um procedimento cirúrgico.
- O intuito da avaliação perioperatória é conseguir estratificar corretamente o risco de determinado paciente desenvolver complicações cardiovasculares, dentro da perspectiva de um procedimento cirúrgico em particular, baseado na melhor avaliação clínica e de exames complementares apropriados, utilizados com critério, dentro das evidências científicas disponíveis.
- A avaliação perioperatória também visa à compensação da doença de base, à otimização do tratamento clínico, à instituição de medidas farmacológicas ou intervencionistas para diminuição do risco e às recomendações dos cuidados apropriados de monitoração do intra e do pós-operatório, que se façam necessárias.
- Vários indicadores de risco multifatorial e algoritmos foram propostos para estimar o risco de complicações perioperatórias e representam ferramentas para complementar a opinião clínica do avaliador, que não deve substituí-la nunca.
- A III Diretriz de Avaliação Perioperatória da Sociedade Brasileira de Cardiologia apresenta um fluxograma para a avaliação perioperatória, utilizando o que há de melhor nos algoritmos existentes, e propõe uma importante ferramenta que complementa a avaliação clínica do avaliador com o que há de mais atual nas evidências científicas disponíveis na área.

Introdução

A importância da medicina perioperatória vem crescendo progressivamente nos últimos anos, uma vez que são realizados mais de 240 milhões de procedimentos cirúrgicos por ano no mundo, número que já supera o de nascimentos, estimado em 3,5% da população mundial. Nos Estados Unidos, são realizados anualmente 25 milhões de procedimentos cirúrgicos não cardíacos, com uma taxa de mortalidade em torno de 0,5%,[1] e no Brasil esse número gira em torno de 3 milhões anuais, com uma taxa de mortalidade cirúrgica mais expressiva, em torno de 2,65%.[2]

A alta taxa de mortalidade associada aos procedimentos cirúrgicos, principalmente aos vasculares arteriais de Aorta e seus ramos, está relacionada principalmente às complicações cardiovasculares ligadas à isquemia miocárdica no perioperatório,[3,4] o que tem motivado o desenvolvimento de vários estudos científicos de Diretrizes específicas de perioperatório que visam encontrar melhores estratégias para a avaliação mais precisa dos riscos cardiovasculares,[5-9] assim como medidas de farmacoproteção durante esse período. Programas educacionais de reciclagem e atualização do conhecimento médico perioperatório devem ser feitos conjuntamente, pois existe evidência de baixa aderência a estratificação adequada dos fatores de risco perioperatório e da aplicação do que recomendam as diretrizes.[10]

Enfrentamos uma realidade na qual o avanço das técnicas cirúrgicas e anestésicas, aliado ao progressivo aumento da expectativa de vida da população, leva pacientes mais idosos e com mais comorbidades a serem submetidos a procedimentos cirúrgicos todos os dias,[11-13] aumentando a gravidade do paciente que precisa ser correta e detalhadamente avaliado na investigação perioperatória na tentativa de diminuir o risco de complicações.

O intuito da avaliação perioperatória é conseguir estratificar corretamente o risco de determinado paciente desenvolver complicações cardiovasculares, dentro da perspectiva de um procedimento cirúrgico em particular, baseado na melhor avaliação clínica e de exames complementares apropriados, utilizados com critério, dentro das evidências científicas disponíveis. Além de estimar corretamente o risco, essa avaliação também visa à compensação da doença de base, à otimização do tratamento clínico, à instituição de medidas farmacológicas ou intervencionistas para diminuição do risco e à recomendação de cuidados apropriados de monitoração no intra e no pós-operatório que se façam necessárias.

A consulta perioperatória

A avaliação clínica perioperatória, que visa avaliar individualmente os riscos para determinado procedimento cirúrgico, deve ser encarada antes de tudo como uma intervenção multidisciplinar.[12] O cardiologista possui uma posição de destaque no papel de clínico avaliador, uma vez que as complicações cardiovasculares, além de serem as mais frequentes, também são as mais graves e temidas dentro do período perioperatório.[4] Importante destacar que a oportunidade da avaliação perioperatória muitas vezes é a primeira avaliação cardiovascular a que esse paciente foi submetido e demanda uma avaliação de história, exame físico, exames complementares e risco cardiovascular cuidadosa.

Existem vários algoritmos disponíveis para complementar – e nunca substituir – o julgamento clínico do avaliador, apresentando vantagens e desvantagens que devem ser levadas em consideração no momento da avaliação como será demonstrado adiante. Não há um algoritmo perfeito para cada paciente e o avaliador pode deparar-se com situações nas quais julgue que o risco de determinado paciente pode estar sendo subestimado pelo uso dos algoritmos de estratificação de risco disponíveis, fato esse que deve ser mencionado na avaliação.

Etapas da avaliação perioperatória

Avaliação das condições clínicas

História clínica

Nessa fase, é muito importante que seja realizada uma história clínica detalhada com o paciente e/ou seus familiares e que possam ser detectadas variáveis importantes que podem contribuir para a estratificação do risco dentro dos algoritmos de avaliação perioperatória disponíveis.

Deve-se avaliar a doença que motivou a cirurgia; investigar antecedentes cirúrgicos e anestésicos que possam revelar complicações evitáveis ou a existência de alergias; avaliar o estado clínico de base e a necessidade de compensação de doenças prévias; identificar cardiopatias que possam exigir uma avaliação mais minuciosa (insuficiência cardíaca congestiva, doença arterial coronariana, arritmias graves, valvopatias sintomáticas); avaliar fatores de risco para cardiopatias; investigar a capacidade funcional do paciente mediante o levantamento das atividades que ele consegue desenvolver no dia a dia; avaliar a presença de dispositivos como marca-passos e cardiodesfibriladores; avaliar uso de medicamentos, álcool, cigarro e drogas ilícitas que possam interferir no procedimento anestésico e cirúrgico; investigar comorbida-

des que possam aumentar o risco cirúrgico como doença arterial periférica, insuficiência renal e hepática, diabetes, doença vascular cerebral, doença pulmonar obstrutiva crônica, distúrbios de coagulação, alterações da função da tireoide; assim como avaliar a urgência e o risco do procedimento cirúrgico a que o paciente será submetido.Há que se verificar a necessidade e a disponibilidade de leito de unidade de terapia intensiva, o tipo de anestesia, o tempo cirúrgico e a necessidade de transfusão de hemoderivados.

Exame físico

O objetivo do exame físico é detectar possíveis fatores de risco, assim como a presença de cardiopatias preexistentes e sua estabilidade, e possíveis comorbidades que possam acompanhar o quadro cardiológico.

Achados de exame físico como terceira bulha cardíaca (B3) no exame perioperatório são indicativos de maior risco de edema pulmonar, infarto agudo do miocárdio ou morte cardíaca,[14] assim como estase jugular, denotando uma pressão venosa central elevada, aumenta o risco de edema pulmonar no pós-operatório[15,16] (Tabela 1).

Tabela 1 Exame físico e risco de complicações no perioperatório

Sinal	S (%)	E (%)	RVP
B3 predizendo edema pulmonar	17	99	14,6
B3 predizendo IAM ou morte cardíaca	11	99	8,0
Aumento da PVC predizendo edema pulmonar	19	98	11,3
Aumento da PVC predizendo IAM ou morte cardíaca	17	98	9,4

B3: terceira bulha cardíaca; IAM: infarto agudo do miocárdio; PVC: pressão venosa central; RVP: razão de verossimilhança positiva: os valores indicam o quanto o resultado de um teste diagnóstico aumentará a probabilidade pré-teste de uma condição-alvo, podendo-se estimar que a chance de ocorrência do fenômeno analisado é alta (valores maiores do que 10), moderada (valores maiores do que 5 e menores do que 10), pequena (valores de 2 a 5) e insignificante (valores de 1 a 2). Fonte: adaptada de McGee, 2001.[14]

A pressão de pulso maior que 62 mmHg pode ser marcador isolado de lesão miocárdica no perioperatório de cirurgia não cardíaca independente da pressão sistólica.[17] Outros achados também indicam maior risco de doença isquêmica cardíaca, como a presença de doença arterial periférica suspeita pela palpação dos pulsos periféricos e ausculta de sopros carotídeos. Ausculta de sopros cardíacos pode indicar valvopatias prévias e necessidade de investigação para profilaxia de endocardite infecciosa.

Exames subsidiários

Estudos mostram que, em pacientes de baixo risco clínico submetidos a procedimentos cirúrgicos de baixo risco (cirurgias de catarata, cirurgias ambulatoriais de pequeno porte), a solicitação de exames subsidiários rotineiros não está associada à diminuição da morbidade e da mortalidade perioperatórias,[18,19] autorizando então que esses exames pudessem ser dispensados nesse tipo de paciente.

A indicação dos exames subsidiários deve ser individualizada para cada tipo de paciente com suas comorbidades e cardiopatias prévias, levando-se em conta também o tipo e o porte da cirurgia proposta.

A solicitação rotineira de eletrocardiograma está reservada principalmente aos pacientes com história ou anormalidades no exame físico sugestivas de doença cardíaca, pacientes com alto risco de doença coronariana ou com história de dor torácica isquêmica e pacientes com diabete melito. Outros pacientes com risco mais elevado também poderiam se beneficiar, como pacientes obesos e acima dos 40 anos.

Da mesma maneira, a indicação da radiografia de tórax deve ser guiada pela propedêutica clínica inicial, estando especialmente reservada aos pacientes com história ou exame físico sugestivo de doenças cardiorrespiratórias, pacientes acima dos 40 anos e pacientes submetidos a cirurgias intratorácicas ou intra-abdominais de médio porte.

Exames laboratoriais também estão reservados a populações portadoras de riscos especiais, como hemograma para pacientes com história de anemia, doenças hematológicas ou hepáticas, suspeita de anemia ou intervenções de médio porte com previsão de sangramento e necessidade de transfusão; testes da coagulação em pacientes em uso de anticoagulantes, portadores de insuficiência hepática, distúrbios da coagulação ou que passaram por intervenções de médio porte; dosagem de creatinina em pacientes nefropatas, diabéticos, hipertensos, hepatopatas ou portadores de insuficiência cardíaca.[5]

Alguns métodos propedêuticos de imagens como o ecocardiograma e a angiotomografia de coronárias não devem ser requeridos de rotina, mas somente em situações específicas para complementar a estratificação de risco de complicações perioperatórias por acrescentar informações do comprometimento funcional ou da presença de processo aterosclerótico coronário.[20,21]

Avaliação da capacidade funcional

A importância de se avaliar a capacidade funcional dos pacientes no perioperatório reside no fato de estar bem estabelecida a pior evolução pós-operatória dos pacientes com baixa capacidade funcional.[22,23] A capacidade funcional pode ser estimada durante a história clínica mediante a avaliação das atividades diárias do paciente, expressa por equivalentes metabólicos (EM).[24] O consumo de oxigênio (VO_2) de um homem de 40 anos e 70 kg, em repouso, correspondente a 3,5 mL/kg, e é definido como 1 EM. A capacidade funcional é classificada como excelente quando > 10 EM, boa quando de 7 a 10 EM, moderada quando de 4 a 7 EM e ruim quando < 4 EM (Tabela 2).

Avaliação do risco intrínseco do procedimento cirúrgico

O procedimento cirúrgico apresenta um risco intrínseco associado que depende do porte e da urgência com que precisa ser realizado. Procedimentos cirúrgicos de urgência

Tabela 2 Classificação de equivalentes metabólicos de acordo com o tipo de atividade exercida

Equivalentes metabólicos (EM)	Tipo de atividade
Excelente (> 10 EM)	Prática de esportes como natação, tênis, basquete, futebol
Boa (7 a 10 EM)	Atividades recreativas moderadas: boliche, danças e tarefas domésticas pesadas, como levantar móveis
Moderada (4 a 7 EM)	Corrida de curta distância, subir ladeiras/escadas, caminhadas com velocidade de 6,4 km/h
Ruim (< 4 EM)	Limitada a poucas atividades domésticas simples, caminhadas curtas com velocidade ≤ 4,8 km/h

apresentam um risco de complicações 2 a 5 vezes maior que os procedimentos eletivos,[25,26] em razão da dificuldade de preparo e avaliação pré-operatórias adequadas, compensação adequada da parte clínica e cardiológica e, muitas vezes, da própria doença de base que motivou a cirurgia, o que potencializa o risco de complicações.

Com relação aos tipos de cirurgia, as cirurgias vasculares de grande porte (aórtica, de grandes vasos, vascular periférica) apresentam risco mais alto de complicações cardiovasculares (mortalidade por causa cardíaca e infarto miocárdico perioperatório), geralmente acima de 5%, em virtude de a doença aterosclerótica constituir-se no substrato etiopatogênico tanto da doença isquêmica cardíaca quanto das doenças vasculares (obstruções carotídeas, aneurisma de aorta, obstruções arteriais periféricas).

Cirurgias com risco intermediário (entre 1 e 5%) incluem as cirurgias de endarterectomia de carótida e correção endovascular de aneurisma de aorta abdominal, cirurgias de cabeça e pescoço, cirurgias intraperitoneais e intratorácicas, assim como cirurgias ortopédicas e prostáticas.

Cirurgias de baixo risco, com um risco estimado menor do que 1%, incluem os procedimentos endoscópicos e de superfície, cirurgias de catarata, mama e cirurgias ambulatoriais (Tabela 3).

Tabela 3 Estratificação de risco cardíaco para procedimentos cirúrgicos não cardíacos

Alto (risco cardíaco ≥ 5%)
Cirurgias vasculares (aórtica, de grandes vasos, vascular periférica)
Cirurgias de urgência ou emergência
Intermediário (risco cardíaco ≥ 1,0% e < 5%)
Endarterectomia de carótida e correção endovascular de aneurisma de aorta abdominal
Cirurgia de cabeça e pescoço
Cirurgias intraperitoneais e intratorácicas
Cirurgias ortopédicas

(continua)

Tabela 3 Estratificação de risco cardíaco para procedimentos cirúrgicos não cardíacos *(continuação)*
Cirurgias prostáticas
Baixo (risco cirúrgico < 1,0%)
Procedimentos endoscópicos
Procedimentos superficiais
Cirurgia de catarata
Cirurgia de mama
Cirurgia ambulatorial

Fonte: adaptada de Fleisher et al.[6]

Avaliação de variáveis clínicas e cardiológicas preditoras de risco cirúrgico

Inúmeras variáveis clínicas e cardiológicas estão associadas a um maior risco de complicações no perioperatório, principalmente aquelas que apontam em direção a um maior risco de doença isquêmica cardíaca, que eleva substancialmente a morbidade e a mortalidade no perioperatório. Vários índices multifatoriais e algoritmos foram propostos na tentativa de compilar variáveis clínicas, de exame físico e dados de exames complementares, de forma a conseguir-se estimar, da forma mais precisa possível, o risco perioperatório a que aquele indivíduo está sujeito. Contudo, esses algoritmos servem para nortear o clínico com relação ao risco, mas não substituem a avaliação clínica e o julgamento individual de cada paciente. Posteriormente, detalharemos os algoritmos disponíveis e suas possibilidades de interpretação.

Adequar o tratamento e compensar a doença de base

Cabe ao cardiologista avaliar criteriosamente qual a estabilidade da doença cardíaca de base, assim como medidas para sua compensação, adequando a dose e introduzindo ou substituindo medicamentos, orientando com relação a medicamentos que necessitem ser suspensos ou substituídos, assim como a necessidade de procedimentos diagnósticos e terapêuticos mais invasivos, como a cinecoronariografia, e procedimentos de revascularização miocárdica ou angioplastia coronariana.

Proceder ao acompanhamento perioperatório

Além da avaliação do risco pré-operatório, é importante manter um acompanhamento de todo o período intra e pós-operatório. Esse último abrange o pós-operatório imediato (que compreende as primeiras 24 horas), o período pós-operatório não imediato (que se estende até a alta hospitalar) e o período pós-operatório tardio (que se estende até 30 dias).

Pacientes considerados de risco intermediário e alto para complicações cardíacas têm indicação de monitoração eletrocardiográfica e de marcadores de necrose miocárdica seriada até o terceiro dia pós-operatório (PO), muitas vezes em ambiente de terapia intensiva ou semi-intensiva, uma vez que a maior incidência de complicações isquêmicas ocorre nesse período.[5]

É necessário avaliar a necessidade de correção de distúrbios eletrolíticos, anemia e tratamento de infecções, assim como considerar a necessidade de profilaxia para endocardite infecciosa e tromboembolismo venoso.

Orientar terapêutica em longo prazo

Após o procedimento cirúrgico e a avaliação perioperatória, que pode ter sido a primeira oportunidade de avaliação cardiológica desse indivíduo, com detecção de cardiopatias e fatores de risco para doenças cardiovasculares, agora o paciente necessita ser tratado e encaminhado para um acompanhamento apropriado.

Considerações sobre os algoritmos de avaliação perioperatória

Vários indicadores de risco multifatorial e algoritmos foram propostos para estimar o risco de complicações perioperatórias, representando uma ferramenta para complementar a opinião clínica do avaliador, que não deve substituí-la nunca. Todos eles possuem vantagens e desvantagens, mas contribuem de forma importante para predizer a ocorrência de complicações no perioperatório.

Índice de Goldman

Esse índice foi o primeiro a surgir e foi proposto por Goldman na década de 1970, que se utiliza de nove fatores de risco independentes para estimar o risco em operações não cardíacas, por meio de um modelo de análise multivariada.[27] A essas nove variáveis foram atribuídos pontos e a soma desses pontos dividiu os pacientes em quatro classes com taxas crescentes de morbidade e mortalidade cardiovascular perioperatórias. Nos pacientes de classe I (0 a 5 pontos), observou-se 0,9% de complicações cardíacas; nos pacientes de classe II (6 a 12 pontos), 7%; nos pacientes de classe III (13 a 25 pontos), 13%; nos pacientes de classe IV (≥ 26 pontos), 78%. As variáveis, assim como suas respectivas pontuações, encontram-se descritas na Tabela 4.

Tabela 4 Índice de Goldman[15]	
Variável	**Pontos (0-53)**
Idade > 70 anos	5
Infarto < 6 meses	10
Estase jugular ou B3	11
Estenose aórtica significativa	3
Ritmo não sinusal	7
Registro de extrassístoles ventriculares frequentes > 5/min	7
pO_2 < 60 mmHg, pCO_2 > 50 mmHg, K < 3 mEq/L, HCO_3 < 20 mEq/L, U > 50 mg/dL, creatinina > 3,0 mg/dL, insuficiência hepática e baixa capacidade funcional por causa não cardíaca	3

(continua)

Tabela 4 Índice de Goldman[15] *(continuação)*	
Variável	Pontos (0-53)
Tipo de cirurgia: intraperitoneal, intratorácica ou aórtica	3
Cirurgia de emergência	4

Classe I: 0-5 pontos; classe II: 6-12 pontos; classe III: 13-25 pontos; classe IV: ≥ 26 pontos.

Índice de Detsky

Nesse índice, Detsky et al.[28] incluíram variáveis novas e diferentes pontuações ao índice proposto por Goldman, e em 1986 criaram um dos índices de avaliação perioperatória mais utilizados nos dias atuais. A soma das variáveis também estratifica os pacientes em três classes: classe I (0 a 15 pontos), classe II (20 a 30 pontos) e classe III (> 30 pontos). As variáveis e suas respectivas pontuações encontram-se descritas na Tabela 5.

Tabela 5 Índice de Detsky modificado[28]	
Variável	Pontos (0-53)
Infarto < 6 meses	10
Infarto prévio (> 6 meses)	5
Angina CF III	10
Angina CF IV	20
Angina instável nos últimos 3 meses	10
Edema pulmonar na última semana	10
Edema pulmonar alguma vez na vida	5
Suspeita de estenose aórtica crítica	20
Ritmo não sinusal ou presença de extrassístoles atriais	5
> 5 extrassístoles ventriculares/min	5
pO$_2$ < 60 mmHg, pCO$_2$ > 50 mmHg, K < 3 mEq/L, HCO$_3$ < 20 mEq/L, U > 50 mg/dL, creatinina > 3,0 mg/dL, insuficiência hepática e baixa capacidade funcional por causa não cardíaca	5
Idade > 70 anos	5
Cirurgia de emergência	10

Classe I: 0-15 pontos; classe II: 20-30 pontos; classe III > 30 pontos.

Algoritmo do American College of Physician

Esse algoritmo do American College of Physicians[29,30] utiliza o índice cardíaco modificado de Detsky para fazer a avaliação inicial do risco. Pacientes considerados de classe II e III são avaliados como de alto risco, ou seja, o risco estimado de complicações cardiológicas perioperatórias é maior que 15%, e estes devem ser encaminhados para avaliação da natureza desse risco e é necessária uma otimização terapêutica, se houver possibilidade de adiamento ou cancelamento da cirurgia não cardíaca.

Pacientes considerados de classe I devem ser submetidos a uma avaliação adicional pelas variáveis de baixo risco de Eagle[31] e Vanzetto,[32] com o objetivo de potencializar a avaliação

do risco mediante a avaliação de variáveis adicionais. Pacientes que apresentam menos de duas variáveis de baixo risco são classificados como de baixo risco (< 3% de risco de complicações cardiovasculares perioperatórias), podendo ser encaminhados diretamente para a cirurgia. Pacientes com mais de duas variáveis de baixo risco são considerados como de risco intermediário (3 a 15% de risco de complicações cardiovasculares no perioperatório) e a conduta posterior dependerá do tipo de procedimento cirúrgico proposto. No caso de cirurgias vasculares, recomenda-se uma estratificação adicional por meio de provas funcionais como a cintilografia miocárdica e, no caso de cirurgias não vasculares, o paciente deve ser encaminhado para a cirurgia sem exames adicionais, com uma estimativa de risco de complicações de 3 a 15% (Figura 1).

Índice cardíaco revisado de Lee

Pela avaliação de um estudo de coorte com mais de 4 mil pacientes submetidos a cirurgias não cardíacas, Thomas Lee et al.[33] desenvolveram um índice simplificado para estratificação de risco. Nesse índice foram selecionadas seis variáveis independentes preditoras de complicações cardíacas perioperatórias definidas como infarto agudo do miocárdio, fibrilação ventricular ou parada cardíaca primária e bloqueio atrioventricular total. Cada uma dessas variáveis recebe um ponto e a soma desses pontos classifica os pacientes em classes I (0 ponto), com um risco de complicações cardíacas de 0,4%, classe II (1 ponto), com 1,0%, classe III (2 pontos) com 7%, e classe IV (> 3 pontos), com 11% de risco de complicações cardíacas. Dessa forma, mais de duas variáveis por esse índice caracterizam o paciente como portador de um risco moderado (7%) a alto (11%) para complicações cardíacas no perioperatório (ver Tabela 6).

Tabela 6 Índice de Lee[33]	
Variável	Pontos
Operações de alto risco	1
Doença isquêmica do coração	1
História de insuficiência cardíaca	1
História de doença cerebrovascular	1
Diabetes insulino-dependente	1
Creatinina pré-operatória > 2,0 mg/dL	1

Classe I: 0 ponto; classe II: 1 ponto; classe III: 2 pontos; classe IV: ≥ 3 pontos.

Estudo multicêntrico de avaliação perioperatória (EMAPO)

O EMAPO[26] foi um estudo clínico prospectivo, observacional e multicêntrico nacional, que nasceu da necessidade de validação de uma ferramenta que contemplasse uma população mais heterogênea, como a que temos no nosso país, incluindo avanços no diagnóstico e no tratamento das doenças cardiovasculares, com a inclusão de portadores de doença arterial coronariana assintomática, estenose mitral grave, aneurisma de aorta abdominal, transplantes e comorbidades.

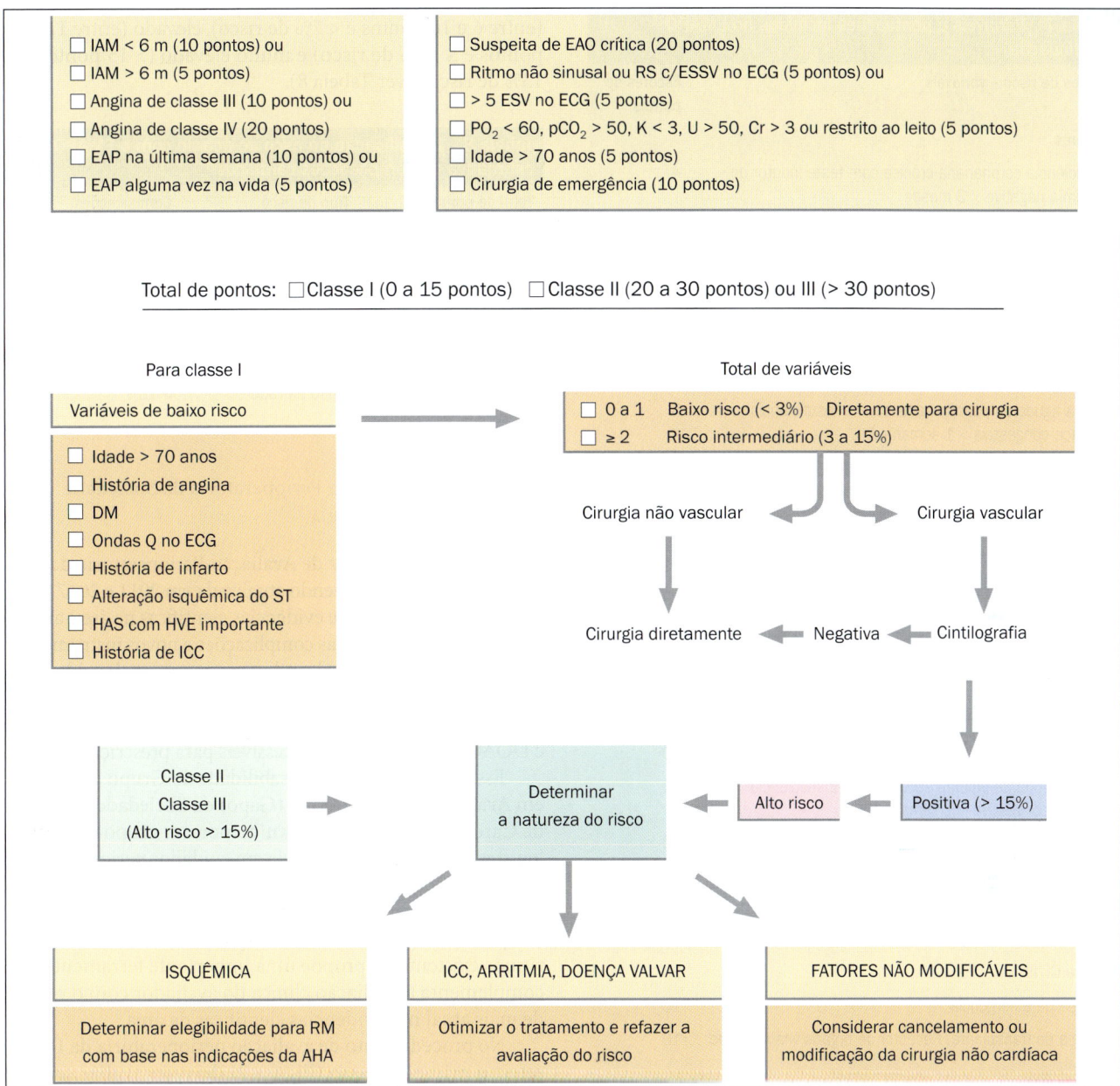

□ IAM < 6 m (10 pontos) ou
□ IAM > 6 m (5 pontos)
□ Angina de classe III (10 pontos) ou
□ Angina de classe IV (20 pontos)
□ EAP na última semana (10 pontos) ou
□ EAP alguma vez na vida (5 pontos)

□ Suspeita de EAO crítica (20 pontos)
□ Ritmo não sinusal ou RS c/ESSV no ECG (5 pontos) ou
□ > 5 ESV no ECG (5 pontos)
□ PO$_2$ < 60, pCO$_2$ > 50, K < 3, U > 50, Cr > 3 ou restrito ao leito (5 pontos)
□ Idade > 70 anos (5 pontos)
□ Cirurgia de emergência (10 pontos)

Total de pontos: □Classe I (0 a 15 pontos) □Classe II (20 a 30 pontos) ou III (> 30 pontos)

Para classe I

Variáveis de baixo risco

□ Idade > 70 anos
□ História de angina
□ DM
□ Ondas Q no ECG
□ História de infarto
□ Alteração isquêmica do ST
□ HAS com HVE importante
□ História de ICC

Total de variáveis

□ 0 a 1   Baixo risco (< 3%)   Diretamente para cirurgia
□ ≥ 2   Risco intermediário (3 a 15%)

Cirurgia não vascular   Cirurgia vascular

Cirurgia diretamente ◄ Negativa ◄ Cintilografia

Classe II
Classe III
(Alto risco > 15%)

Determinar
a natureza do risco   ◄ Alto risco ◄ Positiva (> 15%)

ISQUÊMICA

Determinar elegibilidade para RM
com base nas indicações da AHA

ICC, ARRITMIA, DOENÇA VALVAR

Otimizar o tratamento e refazer a
avaliação do risco

FATORES NÃO MODIFICÁVEIS

Considerar cancelamento ou
modificação da cirurgia não cardíaca

Figura 1   Fluxograma adaptado da diretriz de avaliação perioperatória do American College of Physicians.[29]

A população do estudo incluiu 700 pacientes do Instituto do Coração do Hospital das Clínicas da Universidade de São Paulo (InCor-HCFMUSP), Clinicor de Ribeirão Preto e Clínica Pinho de Valinhos, submetidos a cirurgias não cardíacas de fevereiro de 2001 a maio de 2002. Nesse novo algoritmo nacional foram acrescentadas novas variáveis, não existentes em outros algoritmos, sendo atribuídos pontos que, somados, dão origem a um escore que divide os pacientes em cinco níveis de risco perioperatório (Tabela 7). Esse algoritmo foi simultaneamente comparado, na mesma população, com o do American College of Physicians, com validação e ampla utilização internacionais.

Tabela 7   Váriaveis e pontuações incluídas no EMAPO[26]

Fatores de risco – variáveis	Escores de pontos
Menores	
Paciente inativo e acamado	4
Hipertensão arterial sistêmica com hipertrofia ventricular esquerda e alterações de ST-T	4
Acidente vascular isquêmico < 3 meses	4
Diabete melito associado a nefropatia/cardiopatia ou uso de insulina	4

(continua)

Tabela 7 Váriaveis e pontuações incluídas no EMAPO[26] *(continuação)*	
Fatores de risco – variáveis	**Escores de pontos**
Menores	
Insuficiência coronariana crônica com teste indutor de isquemia negativo < 3 meses	4
Cirurgia intraperitoneal, intratorácica, de aorta e seus ramos ou ortopédica de grande porte	4
Presença de aneurisma de aorta assintomático, sem indicação cirúrgica	4
Idade > 70 anos	5
Infarto agudo do miocárdio > 6 meses	5
Edema agudo de pulmão secundário a insuficiência cardíaca congestiva > 1 semana	5
Fibrilação atrial crônica, taquiarritmias atriais paroxísticas e taquicardias ventriculares não sustentadas documentadas	5
pO_2 < 60 mmHg ou pCO_2 > 50 mmHg, K < 3 mEq/L ou HCO_3 < 20 mEq/L, U > 50 mg/dL ou creatinina > 2,3 mg/dL, AST elevada ou doença hepática ativa	5
Moderados	
Infarto agudo do miocárdio < 6 meses e fora da fase aguda	10
Angina estável atual	10
Angina instável < 3 meses, atualmente ausente	10
Edema agudo de pulmão secundário a insuficiência cardíaca congestiva < 1 semana	10
Taquiarritmias supraventriculares sustentadas com resposta ventricular elevada. Arritmia ventricular repetitiva sustentada e documentada/passado de fibrilação ventricular/episódio de morte súbita abortada > 3 meses/portador de desfibrilador automático implantável	10
Angina CF III	10
Cirurgia de emergência	10
Cirurgia de transplante. Receptor de órgãos vitais: fígado e rim	10
Estenose mitral grave	10
Maiores	
Angina CF IV	20
Estenose aórtica crítica	20
Insuficiência cardíaca congestiva CF IV	20
Fase aguda de infarto agudo do miocárdio	20
Episódio recente de fibrilação ventricular ou morte súbita abortada em não portador de desfibrilador automático implantável	20
Cirurgia de transplante. Receptor de órgãos vitais: pulmão	20

Nesses cinco níveis de risco, os pacientes foram classificados com risco muito baixo (0 pontos e < 1% de complicações cardíacas), baixo (≤ 5 pontos e 3% de risco), moderado (entre 6 e 10 pontos e < 7% de risco), elevado (entre 11 e 15 pontos e ≤ 13% de risco) e muito elevado (> 15 pontos e > 13% de risco – ver Tabela 8).

Tabela 8 Classificação do risco de acordo com o EMAPO e estimativa de complicações cardíacas[25]		
Total de pontos	**Tipo de risco**	**Complicações cardíacas esperadas**
0	Muito baixo	< 1%
≤ 5	Baixo	< 3%
Entre 6 e 10	Moderado	< 7%
Entre 11 e 15	Elevado	≤ 13%
≥ 15	Muito elevado	> 13%

Diretrizes de Avaliação Perioperatória da Sociedade Brasileira de Cardiologia

A primeira Diretriz de Avaliação Perioperatória da SBC foi publicada em 2007, sendo atualizada em 2011 e 2017 diante do rápido acúmulo de evidências científicas na área, abrangendo a fisiopatologia das complicações e novos instrumentos de farmacoproteção envolvendo as estatinas e os betabloqueadores, além do crescente número de pacientes cirúrgicos em uso dos novos antiagregantes e anticoagulantes dicumarínicos e DOACs, estes agora mais acessíveis para prescrição médica.

Essa diretriz é de responsabilidade do Grupo de Estudos em Avaliação Perioperatória (Gapo) da Sociedade Brasileira de Cardiologia, sendo constituído por um grupo de cardiologistas com ampla experiência em cuidados perioperatórios, com um enfoque predominantemente multidisciplinar.

Nessa diretriz é proposto um fluxograma para a avaliação perioperatória, utilizando o que há de melhor nos algoritmos existentes, e propõe uma importante ferramenta que complementa a avaliação clínica do avaliador com o que há de mais atual nas evidências científicas da área.[5]

No procedimento de avaliação perioperatória da III Diretriz o primeiro passo (Figura 2) deve ser avaliar se esta-

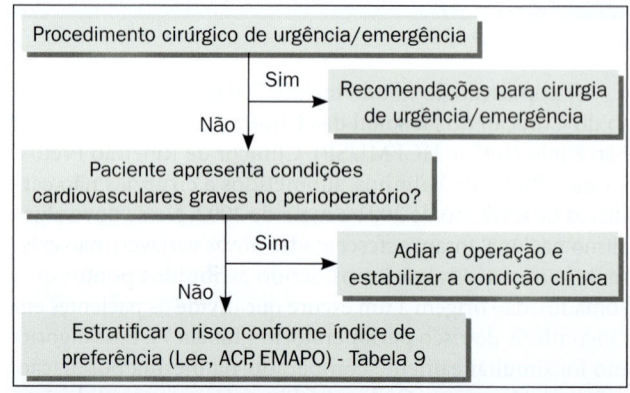

Figura 2 Fluxograma de avaliação da III Diretriz de Avaliação Cardiovascular Perioperatória.

mos diante de um procedimento cirúrgico de emergência ou urgência. No caso de uma cirurgia de emergência o cardiologista deve se restringir a medidas de monitorização e intervenções para redução do risco intra e pós-operatório, não sendo indicado se atrasar a cirurgia com a solicitação de nenhum exame complementar. No caso das cirurgias de urgência pode haver tempo suficiente para a otimização da terapia cardiovascular ou a solicitação de algum exame complementar, porém a solicitação de provas funcionais para se avaliar isquemia não devem ser realizadas, uma vez que o resultado não mudará a conduta pela urgência do procedimento. O segundo passo seria avaliar se estamos diante de condições cardiovasculares graves que seriam condições cardíacas agudas que, pelo risco perioperatório extremamente elevado, devem levar a que, sempre que possível, se cancele a cirurgia não cardíaca e reconsidere sua realização somente após a estabilização cardíaca. Essas condições seriam o infarto agudo do miocárdio, o choque cardiogênico, o edema agudo de pulmão e as bradiarritmias ou taquiarritmias graves.

Excluídas essas condições, o avaliador deve proceder para a estratificação do risco de acordo os algoritmos de preferên-

Tabela 9   Estratificação do risco perioperatório e conduta

Estratificar o risco conforme algoritmo de preferência; Lee, ACP, EMAPO

A. Avaliação pelo algoritmo de Lee

Variáveis	Classes de risco
Operação intraperitoneal, intratorácica ou vascular suprainguinal	I (nenhuma variável, risco 0,4%)
Doença arterial coronariana (ondas Q, sintomas de isquemia, teste +, uso de nitrato)	II (uma variável, risco 0,9%)
Insuficiência cardíaca congestiva (clínica, radiografia de tórax com congestão)	III (duas variáveis, risco 7,0%)
Doença cerebrovascular	IV (≥ 3 variáveis, risco 11,0%)
Diabetes com insulinoterapia	
Creatinina pré-operatória > 2,0 mg/dL	

B. Avaliação pelo algoritmo do American College of Physicians (ACP)

IAM < 6 meses (10 pontos)	Ritmo não sinusal ou ritmo sinusal com ESSV no ECG (5 pontos)
IAM > 6 meses (5 pontos)	Mais que 5 ESV no ECG (5 pontos)
Angina classe III (10 pontos)	pO2 < 60, pCO2 > 50, K < 3, U > 50, Cr > 3,0 ou restrito ao leito
Angina classe IV (20 pontos)	(5 pontos)
EAP na última semana (10 pontos)	Idade > 70 anos (5 pontos)
EAP alguma vez na vida (5 pontos)	
Suspeita de EAO crítica (20 pontos)	

Classes de risco: se ≥ 20 pontos: alto risco, superior a 15%
Se 0 a 15 pontos, avaliar o número das variáveis de Eagle e Vanzetto para discriminar os riscos baixo e intermediário

Variáveis de Eagle e Vanzetto

Idade > 70 anos	Se no máximo uma variável: baixo risco (< 3%)
História de angina	Se ≥ 2 variáveis: risco intermediário (entre 3 e 15%)
DM	
Ondas Q no ECG	
História de ICC	
História de IAM	
Alterações isquêmicas do ST	
HAS com HVE importante	

Conduta

Baixo risco	Risco intermediário	Alto risco
Lee: classes I e II	Lee: classes III	Lee: classes IV
ACP: baixo risco	ACP: risco intermediário	ACP: alto risco
Emapo: até 5 pontos	Emapo: 6 a 10 pontos	Emapo: ≥ 11 pontos
Diretamente para a operação	Solicitação de prova funcional se: • Operação vascular arterial • Operações de risco intermediário E baixa capacidade funcional Otimização terapêutica conforme a natureza do risco Monitorização em semi-intensiva/UTI e troponina até o 3 PO	

Pacientes sempre devem ser operados com a terapêutica clínica otimizada. Nos casos de riscos intermediário e alto, está indicada a monitoração de ECG e marcadores de necrose miocárdica até o 3º PO, para detecção precoce de eventos isquêmicos. Nos casos de alto risco, deve-se considerar o acompanhamento cardiológico conjunto. ACP: American College of Physicians; EMAPO: Estudo Multicêntrico de Avaliação Perioperatória; IAM: infarto agudo do miocárdio; EAP: edema agudo de pulmão; EAO: estenose aórtica; RS: ritmo sinusal; ESSV: extrassístoles supraventriculares; ECG: eletrocardiograma; ESV: extrassístoles ventriculares; U: ureia; Cr: creatinina; DM: diabete melito; ICC: insuficiência cardíaca congestiva; HAS: hipertensão arterial sistêmica; HVE: hipertrofia do ventrículo esquerdo; CF: classe funcional.

cia (RCRI ou algoritmo de Lee, ACP ou EMAPO) como mostra a Tabela 9. A avaliação estimada de risco perioperatório entre eles pode mostrar pequenas diferenças, em decorrencia da quantidade de itens abordados.[34]

Após a estratificação do risco é importante se estabelecer a conduta diante do grau de risco encontrado. Nos pacientes considerados de baixo risco (classes I e II de Lee, baixo risco pelo ACP e 5 pontos pelo EMAPO), o paciente pode ser encaminhado diretamente para cirurgia, sem necessidade de investigação adicional. Nos pacientes considerados como de risco intermediário (classes III de Lee, risco intermediário pelo ACP e 6 a 10 pontos pelo EMAPO), assim como nos pacientes de alto risco (classe IV de Lee, risco alto pelo ACP, e ≥ 11 pontos pelo EMAPO) pode-se pedir uma prova funcional de isquemia principalmente nos casos de cirurgia vascular, podendo-se indicar também para operações de risco intermediário associado a uma condição de baixa capacidade funcional. Fora dessas situações, o paciente deve ser encaminhado para a cirurgia proposta como portador de risco cardíaco perioperatório intermediário sem necessidade de investigação adicional, mesmo porque qualquer investigação adicional não mudará sua categoria de risco.

Nos pacientes considerados como de alto risco, deve-se considerar, sempre que possível, o adiamento da cirurgia até a estabilização da condição cardíaca de base e, caso a natureza do risco seja isquêmica, encaminhar o paciente para cateterismo cardíaco.

Diretrizes da ACC/AHA em avaliação e manejo perioperatórios de pacientes submetidos a cirurgias não cardíacas[6]

As novas diretrizes americanas, revisadas em 2014, consideram que uma ferramenta de estimativa de risco perioperatório validada pode ser útil para predizer a possibilidade de complicações cardiológicas em pacientes submetidos a cirurgias não cardíacas. Eles sugerem a utilização do Revised Cardiac Risk Index (RCRI),[35] do American College of Surgeons NSQIP MICA[36] ou do American College of Surgeons NSQIP Surgical Risk Calculator,[37] como alternativas de escores para estimar o risco de eventos cardíacos maiores em cirurgias não cardíacas.

O RCRI é um índice extremamente simples, que, a partir de seis preditores de risco (Cr ≥ 2 mg/dL, insuficiência cardíaca, diabete melito insulino-dependente, história de AVC ou EIT, doença isquêmica cardíaca e cirurgia intratorácica, intra-abdominal ou cirurgia vascular suprainguinal), classifica os pacientes em baixo risco caso apresentem no máximo um preditor de risco e em alto risco caso apresentem mais de dois preditores.

As outras duas ferramentas desenvolvidas pelo American College of Surgeons incluem uma quantidade bem maior de variáveis que podem ser calculadas on-line (www.riskcalculator.facs.org[36] e http://www.surgicalriskcalculator.com/miocardiacarrest[37]).

Resumo

No Brasil, são realizados anualmente mais de 3 milhões de procedimentos cirúrgicos, com uma taxa de mortalidade em torno dos 2%, e a principal causa de morbidade e mortalidade associada a esses procedimentos está relacionada às complicações cardíacas isquêmicas. Com o desenvolvimento das técnicas cirúrgicas e anestésicas, aliado ao progressivo aumento da expectativa de vida da população, cada vez mais pacientes idosos e com mais comorbidades têm sido submetidos a procedimentos cirúrgicos, fazendo com que seja imperativo o desenvolvimento de ferramentas para estratificar corretamente o risco desse tipo de paciente para melhor adequar as alternativas de proteção disponíveis.

A avaliação perioperatória visa estratificar corretamente o risco de determinado paciente desenvolver complicações cardiovasculares, dentro da perspectiva de um procedimento cirúrgico em particular, baseado na melhor avaliação clínica e de exames complementares apropriados, dentro das evidências científicas disponíveis. Além de estimar corretamente o risco, essa avaliação também visa à compensação da doença de base, à otimização do tratamento clínico, à instituição de medidas farmacológicas ou intervencionistas para diminuição do risco e à recomendação de cuidados apropriados de monitoração no intra e pós-operatório que se façam necessárias.

Vários algoritmos e indicadores de risco foram propostos na literatura como ferramentas para complementar – e nunca substituir – a avaliação clínica do avaliador. Entre elas, temos os índices de Goldman, de Detsky, o índice cardíaco revisado de Lee, o algoritmo do American College of Physicians, o Estudo Multicêntrico de Avaliação Perioperatória (Emapo), a diretriz do ACC/AHA que sugere os índices do *Revised Cardiac Risk Index* (RCRI), do American College of Surgeons NSQIP MICA ou do American College of Surgeons NSQIP Surgical Risk Calculator.

Além das inúmeras ferramentas disponíveis, a III Diretriz de Avaliação Perioperatória da Sociedade Brasileira de Cardiologia apresenta um fluxograma para a avaliação perioperatória, utilizando o que há de melhor nos algoritmos existentes, e propõe uma importante ferramenta que complementa a avaliação clínica do avaliador com o que há de mais atual nas evidências científicas disponíveis da área.

Referências bibliográficas

1. Bash D, Eagle KA. Perioperative evaluation and management of patients with known or suspected cardiovascular disease who undergo noncardiac surgery in hurt's the heart. 10. ed. New York: McGraw-Hill; 2001. p. 2129-42.
2. Brasil. Ministério da saúde. Secretaria executiva. SUS – Datasus. Disponível em: http://www.datasus.gov.br.
3. Gorka J, Polok K, Fronczek J, Gorka K, Kozka M, Iwaszczuk P, et al. Myocardial injury is more common than deep venous thrombosis after vascular surgery and is associated whith a highone year mortality risk. Eur J Vasc Endovasc Surg. 2018; 56(2):264-70.
4. Sweitzer B. Perioperative evaluation and optimization of patientsat risk of cardiac complications for non cardiac surgery. Mo Med. 2016;113(4):320-4.
5. Gualandro DM, Yu PC, Caramelli B, Marques AC, Calderaro D, Luciana S. Fornari LS, et al. 3ª Diretriz de Avaliação Cardiovascular Perioperatória da

Sociedade Brasileira de Cardiologia. Arq Bras Cardiol. 2017; 109(3Supl.1):1-104.

6. Fleisher LA, Fleishmann KE, Auerbach AD, Barnason SA, Beckman JA, Bozkurt B, et al. 2014 ACC/AHA Guideline on perioperative cardiovascular evaluation and management of patients undergoing nocardiac surgery: a report of the American College of Cardiology/American Heart Association Task Force on Practice Guidelines. J Am Coll Cardiol. 2014;64:e77-137.

7. Kristensen SDS, Knuuti J, Saraste A, Anker S, Botker HE, Hert SD, et al. 2014 ESC/ESA Guidelines on non-cardiac surgery: cardiovascular assessment and management: The Joint Task Force on non-cardiac susrgery: cardiovascular assessment and management of the European Society of Cardiology (ESC) and the European Society of Anaesthesiology (ESA). Eur Heart J. 2014;35(35):2383-431.

8. Duceppe E, Parlow J, MacDonald P, Lyons K, McMullen M, Srinathan S, et al. Canadian Cardiovascular Society Guidelines on perioperative cardiac risk assessment and management for patients who undergo noncardiac surgery. Can J Cardiol. 2017; 33(1):17-32. Erratum in Can J Cardiol. 2017;33(12):1735.

9. Gragnano F, Cattano D, Calabrò P. Perioperative care of cardiac patient's candidate for non-cardiac surgery: a critical appraisal of emergent evidence an international guidelines. Intern Emerg Med. 2018;13(8):1185-90.

10. Pilleri A, Abrignani MG, Angeli F, Fontanive P, Silvestri P and Mureddu GF. Evaluation of cardiovascular risk and perioperative management of patients undergoing noncardiac surgery. Results of an ANMCO web survey. G Ital Cardiol .2018;19(9):540-9.

11. Guarracino F, Baldassarri R and Priebe Hj. Verised ESC/ESA guidelines on non-cardiac surgery: cardovascular assessment and management. Implications for preoperative clinical evaluation. Minerva Anestesiol. 2015; 81(2): 226-33

12. Tommasino C. Cardiovascular risk assessment in the senior population undergoing anesthesia for non-cardiac surgery. Monaldi Arch Chest Dis. 2017; 18(2):853.

13. Amato B, Santoro m, Giugliano G, Servillo G, Di Nardo V, Di Domenico L, et al. Outcomes after non-cardiac surgery: mortality, complications, disability nad rehospitalization. Monaldi Arch Chest Dis. 2017;18(2):840.

14. McGee S. Evidence-based physical diagnosis. Philadelphia: Saunders; 2001.

15. Goldman L, Caldera DL, Nussbaum SR, Southwick FS, Krogtad D, Murray B, et al. Multifactorial index of cardiac risk in noncardiac surgical procedures. N Engl Med. 1977;297(16):845-50.

16. Goldman L, Caldera DL, Southwick FS, Nussbaum SR, Murray B, O'Malley TA, et al. Cardiac risk factors and complications in noncardiac surgery. Medicine (Baltimore). 1978;57(4):357-70.

17. Abbott TEF, Pearse RM. Archbold RA, Wragg A, Kam E, Ahmad T et al. Association between preoperative pulse pressure and perioperative myocardial injury: an Internacional observational cohort study of patients undergoing nonardiac surgery. Br J Anaesth. 2017;119(1):78-86.

18. Schein OD, Katz J, Bass EB, Tielsch JM, Lubomski LH, Felsman MA, et al. the value of routine perioperative medical testing before cataract surgery. Study of medical testing cataract surgery. N Engl Med. 2000;342(3):168-75.

19. Chung F, Yuan H, Yin L, Vairavanathan S, Wong DT. Elimination of perioperative testing in ambulatory surgery. Anesth Analg. 2009;108(2):467-75.

20. Shin Cy Preoperative cardiac evaluation whith transthoracic echocardiography before non-cardiac surgery. Korean J Anesthesiol. 2017;70(4):390-7.

21. Sheth T, Chan M, Butler C, Chow B, Tandon V, Nagele P, et al. Prognostic capabilities of coronary computed tomographic angiography before non-cardiac surgery: prospective cohort study. BMJ. 2015;350:1907.

22. Fleisher LA, Beckman JA, Brown KA, Calkings H, Chaikof E, Fleishman KE, et al. ACC/AHA 2007 guidelines on perioperative cardiovascular evaluation and care for noncardiac surgery: a report of the American College of Cardiology/American Heart Association Task Force on Practice Guidelines (Writing Committee on Revise the 2002 Guidelines on Perioperative Cardiovascular Evaluation for Noncardiac Surgery): developed in collaboration with the American Society of Echocardiography, American Society of Nuclear Cardiology, Heart Rhythm Society, Society of Cardiovascular Anesthesiologists, Society for Cardiovascular Angiography and Interventions, Society of Vascular Medicine and Biology, and Society of Vascular Surgery. Circulation. 2007;116(17):e418-99.

23. Fletcher GF, Balady G, Froelicher VF, Hartley LH, Haskell WL, Pollock ML. Exercise standards. A statement for healthcare professionals from the American Heart Association. Writing Group. Circulation. 1995;91(2):580-615.

24. Reilly DF, McNeely MJ, Doerner D, Greenberg DL, Staiger TO, Geist MJ, et al. Self-reported exercise tolerance and the risk of serious perioperative complications. Arch Intern Med. 1999;159(18):2185-92.

25. ACC/AHA Guideline Update on Perioperative Cardiovascular Evaluation for Noncardiac Surgery: a report of the American College of Cardiology/American Heart Association Task Force on Practice Guidelines (Committee to Update the 1996 Guidelines on Perioperative Cardiovascular Evaluation for Noncardiac Surgery). J Am Coll Cardiol 2002;39:542-53.

26. Pinho C, Grandini PC, Gualandro DM, Carderaro D, Monachini M, Caramelli B. Multicenter Study of Perioperative Evaluation for Noncardiac Surgeries in Brazil (EMAPO). Clinics 2007;62(1):17-22.

27. Goldman L, Caldera D, Nussbaum SR, Southwick FS, Krogstad D, Murray B, et al. Multifactorial index of cardiac risk in noncardiac surgical procedures. N Engl J Med. 1977;297(16):845-50.

28. Detsky AS, Abrams HB, Forbath N, Scott JG, Hiliard JR. Cardiac assessment for patients undergoing noncardiac surgery: a multifactorial clinical risk index. Arch Intern Med. 1986;146(11):2131-4.

29. American College of Physicians. Clinical guidelines, Part I. Guidelines for assessing and managing the preoperative risk from coronary artery disease associated with major noncardiac surgery. Ann Intern Med. 1997;127(4):309-12.

30. Palda VA, Detsky AS. Clinical guidelines, Part II. Perioperative assessment and management of risk from coronary artery disease. Ann Intern Med. 1997;127(4):313-28.

31. Eagle KA, Coley CM, Newell JB, Brewster DC, Darling RC, Strauss HW, et al. Combining clinical and thallium data optimizes preoperative assessment of cardiac risk before major vascular surgery. Ann Intern Med. 1989;110(1):859-66.

32. Vanzetto G, Machecourt J, Blendea D, Fagret D, Borrel E, Magne JL, et al. Additive value of thallium single-photon emission computed tomography myocardial imaging for prediction of perioperative events in clinically selected high cardiac risk patients having abdominal aortic surgery. Am J Cardiol. 1996;77(2):143-8.

33. Lee TH, Marcantonio ER, Mangione CM, Thomas EJ, Polanczyk CA, Cook EF, et al. Derivation and prospective validation of a simple index for prediction of cardiac risk of major noncardiac surgery. Circulation. 1999;100(10):1043-9.

34. Feitosa-Filho GS, Loureiro BM, Nascimento JS. Agreement between three perioperative risk scores. Rev Assoc Med Bras. 2016;62(3):276-9.

35. Ford MK, Beattie WS, Wijeysundera DN. Systematic review: prediction of perioperative cardiac complications and mortality by the revised cardiac risk index. Ann Intern Med. 2010;152:26-35.

36. Cohen ME, Ko CY, Bilimoria KY, Zhou L, Huffman K, Wang X, et al. Optimizing ACS NSQIP modeling for evaluation of surgical quality and risk: patient risk adjustment, procedure mix adjustment, shrinkage adjustment, and surgical focus. J Am Coll Surg. 2013;217:336-46.

37. Gupta PK, Gupta H, Sundaram A, Kaushik M, Fang X, Miller WJ, et al. Development and validation of a risk calculator for prediction of cardiac risk after surgery. Circulation. 2011;124:381-7.

Capítulo 2

Redução dos riscos de complicações perioperatórias

Daniela Calderaro
Claudio Pinho

Pontos-chave

- Raramente há indicação de estratégias intervencionistas que já não seriam indicadas independentemente do contexto perioperatório.
- Em algumas situações, o cardiologista deve prescindir de terapias que poderiam melhorar a estabilidade cardiovascular, mas que demandariam adiamento da operação proposta.
- Desde 2011, as Diretrizes de Avaliação Perioperatória da Sociedade Brasileira de Cardiologia recomendam dois princípios básicos ao prescrever betabloqueador: segurança e eficácia.
- O perioperatório vascular é, muito provavelmente, o contexto de maior custo-eficácia para a prescrição de estatina.
- Recomenda-se a manutenção perioperatória do ácido acetilsalicílico (AAS) em baixa dose (≤100 mg/d) para pacientes em prevenção secundária, sempre que o procedimento cirúrgico não implicar risco proibitivo de sangramento (p. ex., neurocirurgia, maioria das ressecções transuretrais de próstata). Quando necessária a suspensão, o intervalo deve ser de sete dias entre a última dose e a operação.

Introdução

Após a correta e objetiva estimativa do risco de complicações cardíacas perioperatórias, estratégias para redução e detecção precoce de eventos devem ser implementadas. Raramente há indicação de estratégias intervencionistas que já não seriam indicadas independentemente do contexto perioperatório, mas é fundamental lembrar que a decisão do cardiologista sempre deve levar em conta o prognóstico global do paciente. Em algumas situações, o cardiologista deve prescindir de terapias que poderiam melhorar a estabilidade cardiovascular, mas que demandariam adiamento da operação proposta. Tal prática é bem estabelecida para a revasculari-

zação miocárdica antes de operações não cardíacas, mas também deve ser exercitada na prescrição de farmacoprotetores. Discutiremos a seguir alguns tópicos relevantes no que diz respeito à isquemia miocárdica, com análise comparativa das recomendações atuais feitas pela Sociedade Brasileira de Cardiologia,[1] Sociedade Europeia de Cardiologia [2] e Sociedades Americanas de Cardiologia[3].

Estratégias farmacológicas específicas para redução de eventos perioperatórios

Betabloqueadores

Os betabloqueadores protagonizam a maior polêmica em conduta cardiológica no perioperatório. O abalo da credibilidade científica do grupo holandês responsável pela série de estudos DECREASE,[4] bem como o achado de resultados conflitantes na análise dos estudos mais relevantes,[5] determinou a revisão, em 2014, das diretrizes das sociedades americanas (American Heart Association/American College of Cardiology)[3], e europeia de cardiologia[2] sobre condutas no perioperatório.

A plausibilidade biológica é grande tanto para a proteção no perioperatório quanto para o risco associado ao uso rotineiro. Se, de um lado, os betabloqueadores podem mitigar possíveis oscilações hemodinâmicas desencadeadoras de isquemia miocárdica, de outro eles podem causar hipotensão e bradicardia, cujas consequências eventualmente sobrepujam a intenção protetora.

Há cerca de vinte anos, Mangano et al.[6] mostraram redução de 65% na mortalidade cardiovascular e menor morbidade cardiovascular em dois anos de acompanhamento de pacientes que receberam atenolol na sala cirúrgica e nos sete dias pós-operatórios (17% x 32%, p = 0,008). Eram 200 pacientes, em sua maioria de baixo risco perioperatório, portadores de doença coronariana estável ou de apenas dois ou mais fatores de risco para tal. O maior benefício ocorreu principalmente nos primeiros oito meses de acompanhamento.[6] O primeiro estudo da série DECREASE[7] evidenciou, já no primeiro mês após operação vascular, que o uso de bisoprolol (iniciado em média 37 dias antes da operação e mantido no primeiro mês do pós-operatório) foi responsável por redução de 91% da taxa de infarto não fatal e morte por causa cardíaca (3,4% *vs.* 34%, p < 0,001). Estes dois estudos fundamentaram o entusiasmo e a ampla margem de indicação de betabloqueio perioperatório ao longo de uma década.[6,7]

Posteriormente, os achados de benefício dos betabloqueadores no perioperatório foram conflitantes. No estudo DIPOM, os autores randomizaram 921 pacientes diabéticos no perioperatório de cirurgias não cardíacas para receberem 100 mg/dia de metoprolol ou placebo por até oito dias.[8] Após seguimento médio de dezoito meses, não foi observada diferença significativa na incidência de infarto, angina instável, insuficiência cardíaca ou mortalidade geral entre os grupos (21% do grupo metoprolol *vs.* 20% do grupo placebo; OR 1,1, p = 0,53).[8] No entanto, questões importantes, como o perfil de baixo risco dos pacientes envolvidos no estudo, bem como o grau de betabloqueio (frequência cardíaca 75 ± 13 bpm no grupo metoprolol *vs.* 84 ± 14 bpm no grupo placebo), devem ser analisadas em conjunto com o resultado, não encerrando o debate sobre o tema. Também no restrito grupo de operações vasculares, dois importantes estudos prospectivos não mostraram proteção perioperatória pelo uso de betabloqueador.[9,10] Para ambos, as críticas sobre inclusão preferencial de pacientes com características clínicas de baixo risco e o grau ineficaz de betabloqueio se aplicam.

Lindenauer et al.[11] avaliaram o impacto do uso profilático de betabloqueadores na mortalidade perioperatória em grande série retrospectiva, que incluiu 782.969 pacientes (operações não cardíacas vasculares e não vasculares). Os autores não observaram efeito protetor no subgrupo de baixo risco, porém observaram que, quanto mais alta a estimativa de risco perioperatório, maior o benefício do uso de betabloqueador: redução de 43% de eventos no subgrupo de risco muito alto, 29% no subgrupo de risco alto, 10% no subgrupo de risco intermediário e ausência de proteção e até mesmo potencial de dano no subgrupo de baixo risco.[11]

Em 2008 foi publicado o maior estudo clínico já realizado para investigar o papel dos betabloqueadores no perioperatório de intervenções cirúrgicas não cardíacas: o estudo POISE.[12] Foram aleatoriamente selecionados, para receber metoprolol ou placebo, 8.351 pacientes no perioperatório não cardíaco. Embora os autores tenham observado menor incidência do *end-point* primário – combinação de IAM não fatal, morte cardíaca e parada cardiorrespiratória revertida, favorecendo o uso de betabloqueador (5,8% *vs.* 6,9%, p = 0,039), houve maior incidência de acidente vascular cerebral (1,0% *vs.* 0,5%, p = 0,005), principal responsável pela maior mortalidade global (3,1% *vs.* 2,3%, p = 0,03). Os autores concluem que o uso perioperatório de betabloqueadores é prejudicial,[12] mas é necessário cautela na interpretação desse estudo. A posologia utilizada representou grande dosagem de betabloqueador, em curto intervalo de tempo, para pacientes que não faziam uso dessa classe de medicação e foram a ela expostos duas horas antes de operações de grande porte (metoprolol 100 mg 2 horas antes da operação, com doses adicionais podendo atingir 400 mg nas primeiras 24 horas perioperatórias). De fato, os fatores mais diretamente relacionados aos eventos cerebrovasculares adversos e à mortalidade total foram bradicardia e hipotensão (15% *vs* 6,6% nos pacientes dos grupos metoprolol e placebo, respectivamente). Como com qualquer medicação, a dosagem adequada é fundamental para assegurar o potencial benefício e minimizar a chance de efeitos colaterais. Desta forma, as duas principais observações do estudo POISE[12] são: risco ao iniciar doses altas e sem tempo para avaliar a resposta hemodinâmica e titular individualmente a posologia. Todos os indivíduos que fazem uso de betabloqueadores no perioperatório de intervenções cirúrgicas não cardíacas devem ser rigorosamente monitorados com relação à ocorrência de hipotensão e bradicardia. Caso uma dessas complicações seja diagnosticada, o medicamento deve ser prontamente suspenso e devem ser estabelecidas medidas para sua correção. Os indivíduos em uso prévio de betabloqueador não foram incluídos no POISE. Esses indivíduos não devem ter o betabloqueador suspenso antes de intervenção cirúrgica não cardíaca.[13]

Várias metanálises foram publicadas, algumas excluindo todos os estudos do grupo holandês responsável pela série DECREASE,[14,15] mesmo que estes ainda estejam indexados nas plataformas de busca científica e sustentados por seus renomados periódicos. Fica clara a influência do estudo POISE[12] nos resultados finais, uma vez que deriva desse único estudo mais de 80% da casuística total das metanálises, e um pouco mais que isso no que diz respeito ao número total de eventos: óbitos, infartos e acidentes vasculares encefálicos (AVE). Cabe lembrar a heterogeneidade dos estudos,[16] desde as características de perfil de risco perioperatório pelas variáveis clínicas ou tipo de procedimento cirúrgico, até o que os autores deste capítulo julgam ainda mais relevante: dose e momento de início do betabloqueador. Mesmo assim, os estudos apontam para aumento da mortalidade em pacientes que iniciam betabloqueio no dia da operação, com redução de infarto, mas aumento de hipotensão e AVE.

Cabe lembrar que pacientes que já utilizam betabloqueador cronicamente devem receber a medicação em todo o perioperatório, pois pior do que não iniciar medicação para pacientes apropriadamente selecionados é suspendê-la em pacientes sem hipotensão ou bradicardia.[13] A suspensão do betabloqueador desencadeia efeito rebote que, ao coincidir com o estresse cirúrgico, aumenta a incidência de eventos perioperatórios. Aliás, essa indicação de não suspender o betabloqueador é a única recomendação Classe I unânime entre as diretrizes das sociedades europeia[2], brasileira[1] e americanas[3] de cardiologia.

Desde 2011, nossas diretrizes de Avaliação Perioperatória da Sociedade Brasileira de Cardiologia[17] recomendam dois princípios básicos ao prescrever betabloqueador[1]: segurança e eficácia.

- Segurança: o momento de início deve ser o mais precoce possível, para que haja tempo hábil para avaliar a resposta hemodinâmica de cada paciente, evitando bradicardia e hipotensão. Está contraindicado o início do betabloqueador no dia da operação e, conforme a diretriz europeia, sugere-se o mínimo de sete dias, embora o intervalo pré-operatório ideal não esteja bem estabelecido. Pacientes que não se beneficiam do uso crônico dos betabloqueadores, mas iniciaram com o intuito profilático perioperatório, podem ter a medicação suspensa após trinta dias da operação. Cabe lembrar que porcentagem significativa dos pacientes necessita de redução da dose, suspensão transitória ou até mesmo definitiva do betabloqueador por intolerância hemodinâmica (em torno de 15%), e atenção especial deve ser dada a essa monitoração.

■ Eficácia: o benefício do betabloqueador está associado ao controle da frequência cardíaca. Portanto, devemos ter como alvo FC de 55 a 65 bpm no pré-operatório e de até 80 no transoperatório, desde que a pressão arterial sistólica se mantenha estável durante a titulação e superior a 100 mmHg.

As indicações precisas para prescrição de betabloqueadores no perioperatório estão sintetizadas na Tabela 1.

Estatinas

O perioperatório vascular é provavelmente o contexto de maior custo-eficácia para prescrição de estatinas. No primeiro trabalho prospectivo sobre o uso de estatinas no perioperatório, 98 pacientes submetidos eletivamente a operações vasculares foram randomizados para receberem atorvastatina (20 mg) ou placebo.[18] Houve redução de 68% dos eventos cardiovasculares maiores em seis meses de acompanhamento, por meio do uso perioperatório de atorvastatina (Figura 1). Tal efeito ocorreu independentemente dos níveis basais de colesterol e foi adicional ao benefício advindo do uso de betabloqueadores (semelhante entre os grupos). Esse trabalho é um dos pilares fundamentais que embasam a recomendação grau I de prescrição de estatinas no perioperatório vascular, tanto pela Sociedade Europeia de Cardiologia[2] quanto pela Sociedade Brasileira de Cardiologia[1]. Várias séries retrospectivas apontaram para a mesma direção e, em 2009, o grupo holandês da série DECREASE publicou novo estudo ran-

Grau de recomendação	SBC 2017[1]	ESC 2014[2]	AHA/ACC 2014[3]
Tabela 1 Indicações de uso de betabloqueador no perioperatório de procedimentos não cardíacos de acordo com as Diretrizes da Sociedade Brasileira de Cardiolgia (SBC), European Society of Cardiology (ESC) e Sociedades Americanas de Cardiologia (AHA/ACC)			
I	Pacientes que já recebem betabloqueador cronicamente devem manter seu uso em todo perioperatório (NE B)	Não suspender (NE C) Diagnóstico prévio de doença coronariana ou isquemia + em prova funcional pré-operatória (NE B) Operação de alto risco (NE B): operação aberta de aorta ou revascularização periférica	Não suspender (NE B)
IIa	Pacientes com isquemia sintomática ou evidenciada por prova funcional (NE B) Pacientes para o qual o betabloqueador for iniciado, realizar titulação progressiva até FC entre 55-65 bpm evitando PAS < 100 mmHg (NE B)	Programação de operação de risco intermediário (NE B): operação endovascular de aorta, angioplastia periférica, endarterectomia carotídea, transplante renal ou hepático, cirurgias urológicas maiores, de quadril ou coluna, cirurgias abdominais	Independentemente do momento de início do betabloqueio, no pós-operatório ele deve ser administrado de acordo com as circunstâncias clínicas (NE B)
IIb		Programação de operação de baixo risco em paciente com fator de risco para complicação (NE B)	Prova funcional + isquemia e de risco moderado ou alto (NE C) Pacientes com 3 ou mais dos seguintes FR: diabetes, IC, DAC, insuficiência renal, doença cerebrovascular (NE B) Incerto o benefício de iniciar, antes da operação, betabloqueio para pacientes com indicação de uso crônico, mas sem os fatores de risco (NE B) Quando indicado, o betabloqueador perioperatório deve ser iniciado com tempo suficiente para testar tolerabilidade e segurança, com mais de 1 dia de antecedência da operação (NE B)
III – risco	Iniciar betabloqueador menos de 1 semana nates da operação (NE B)	Não há indicação para pacientes sem fatores de risco, antes de operações de baixo risco (NE B): operação das mamas, odontológicas, oftalmológicas ou urológicas, ginecológicas e ortopédicas menores	Não iniciar betabloqueador no dia da operação (NE B)

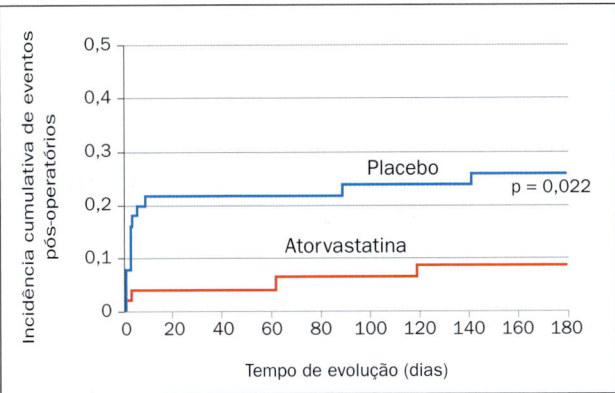

Figura 1 Incidência cumulativa de infarto do miocárdio, angina instável, acidente vascular encefálico ou óbito por causa cardíaca em até seis meses de acompanhamento.
Fonte: adaptada dos dados de Caramelli et al.[18]

domizado, com 500 pacientes no perioperatório vascular, e evidenciou redução de infarto e morte cardíaca em trinta dias, por meio do uso de fluvastatina 80 mg ao dia.[19]

Não há estudos randomizados que demonstrem benefício da utilização de estatinas em operações não vasculares, embora o racional fisiopatológico seja bastante plausível e fundamente a opinião de especialistas que indicam seu uso no perioperatório de pacientes de elevado risco, independentemente da natureza do procedimento cirúrgico (Tabela 2). Lindenauer et al.[20] foram os primeiros a sugerir o benefício das estatinas para reduzir mortalidade no perioperatório de operações de grande porte, não exclusivamente de natureza vascular. Em análise retrospectiva de 780.591 prontuários médicos, os autores relacionaram o uso de estatinas nos primeiros dois dias da internação hospitalar à menor mortalidade perioperatória (2,13% x 3,05%, p < 0,001).[20] Embora os pacientes que receberam estatina apresentassem quadros mais graves, o que favoreceria ainda mais a hipótese de diminuição do risco pelo uso da droga, eles recebiam betabloqueado-

res e tromboprofilaxia com maior frequência. Talvez a prescrição de estatinas apenas representasse melhores cuidados médicos perioperatórios, responsáveis no conjunto pelos resultados satisfatórios. Mais recentemente, um estudo de caso-controle a respeito do impacto do uso perioperatório de estatinas e betabloqueadores sobre a mortalidade hospitalar após operações não vasculares verificou redução de 60% na mortalidade com a administração das estatinas (OR 0,40; IC: 0,28-0,59).[21] A análise do impacto do uso perioperatório de estatina, por escore de propensão, dos 15.478 pacientes submetidos a operações não cardíacas do estudo VISION mostrou redução de mortalidade e de injúria miocárdica.[22]

De maneira semelhante ao que ocorre com os betabloqueadores e com o AAS, a suspensão da estatina também está associada a efeito rebote,[23] de forma que pacientes em uso crônico de estatinas não devem interrompê-lo no perioperatório. A explicação fisiopatológica mais plausível para essa observação já foi demonstrada em outros contextos: a melhora da função endotelial se perde rapidamente com a interrupção do uso da estatina, talvez para níveis até mesmo piores que os basais se considerado o contexto perioperatório como um agressor à integridade funcional do endotélio.

Acreditamos tratar-se de efeito de classe, mas como os efeitos pleiotrópicos são observados com doses mais elevadas de estatina, no perioperatório recomenda-se a utilização das seguintes dosagens mínimas, independentemente dos níveis de LDL-colesterol:[1] atorvastatina 20 mg e fluvastatina 80 mg (posologias testadas no perioperatório) ou doses equivalentes das demais estatinas: sinvastatina 40 mg e rosuvastatina 10 mg. As indicações para prescrição de estatinas no perioperatório estão sintetizadas na Tabela 2.

Antiagregantes

O manejo perioperatório de antiagregantes plaquetários deve refletir o saldo final entre risco de trombose sem o antiagregante *versus* risco de hemorragia com o antiagregante[1]. Na maioria dos casos, a discussão é sobre manejo do ácido

Tabela 2 Indicações de prescrição de estatinas no perioperatório, de acordo com as diretrizes de avaliação perioperatória da Sociedade Brasileira de Cardiologia (SBC), da European Society of Cardiology (ESC) e das sociedades americanas de Cardiologia (AHA/ACC)

Grau de recomendação	SBC 2017[1]	ESC 2014[2]	AHA/ACC 2014[3]
I	Pacientes que serão submetidos a operações vasculares (NE A) Pacientes submetidos a operações não vasculares com indicação clínica de uso de estatinas devido a doenças associadas (DAC/ DCV/DAOP/ DM2) (NE C) Manter em pacientes que já usam (NE B)	Pacientes que serão submetidos a operações de alto risco (cirurgias vasculares maiores) idealmente 30 dias antes ou pelo menos 1 semana antes da operação (NE B) Manter em pacientes que já usam (NE C)	Manter em pacientes que já usam (NE B)
IIa			Pacientes que serão submetidos a operações vasculares (NE B)
IIb			Iniciar antes de procedimentos de risco elevado para pacientes que já têm outras inidicações clínicas para estatina (NE C)

acetilsalicílico (AAS), mas tem sido cada vez mais frequente o debate sobre a melhor conduta para dupla antiagregação plaquetária: AAS + tienopiridínico, notadamente para pacientes com *stent* coronariano recente.

AAS

A suspensão do AAS em pacientes que o recebem para prevenção secundária está associada a efeito rebote sobre a agregação plaquetária, que aumenta o risco de aterotrombose em diversos territórios, entre eles o coronário.[24] Fazer coincidirem estresse cirúrgico e efeito rebote da suspensão do AAS em pacientes coronariopatas só se justifica diante de elevado risco de sangramento perioperatório grave.

Burger et al.[24] realizaram uma metanálise com inclusão total de 49.590 pacientes para aferir o risco de complicações hemorrágicas perioperatórias atribuíveis à antiagregação com AAS e encontraram um aumento geral de 1,5 vez no risco em relação aos pacientes sem antiagregação.[24] Entretanto, de maneira geral, o uso de AAS não aumentou a gravidade das complicações hemorrágicas, com exceção das neurocirurgias e da ressecção transuretral da próstata. Oscarsson et al.[25] randomizaram 220 pacientes para manterem AAS (75 mg/d) ou substituírem-no por placebo no perioperatório de cirurgia não cardíaca de risco intermediário ou alto (os autores excluíram operações vasculares pois julgaram antiético administrar placebo para este grupo). Houve menor incidência de eventos cardiovasculares no grupo AAS (1,8 x 9%, p = 0,02), sem diferença significativa na taxa de eventos hemorrágicos entre os grupos, nem mesmo na percepção subjetiva do cirurgião sobre a intensidade do sangramento.[25]

Recentemente foi publicado o estudo POISE 2,[26] no qual 10.010 pacientes foram randomizados para receberem AAS ou placebo: 200 mg imediatamente antes da operação e 100 mg um dia depois. Havia dois grupos de pacientes: os que não utilizavam AAS previamente (grupo Início) e os que já usavam e o suspendiam pelo menos três dias antes da randomização (grupo Contínuo). A medicação do estudo era mantida por trinta dias para o grupo Início e por sete dias no grupo Contínuo; a partir de então, esses pacientes reiniciavam o AAS que usavam antes da randomização. Não houve diferença na incidência de óbito ou infarto perioperatório (7% x 7,1%), mas os autores observaram aumento do risco de sangramento pelo AAS: 4,6% x 3,8% (p = 0,04).[26] Importante ressaltar a população do estudo POISE 2: maioria dos pacientes sem histórico de doença coronariana (> 75%), e uma minoria com antecedente de revascularização miocárdica prévia (< 5% com *stent*).[26] As cirurgias eram de grande porte em sua maioria, mas apenas 4,9% eram operações vasculares. Os autores do estudo POISE 2 posteriormente demonstraram os efeitos da utilização perioperatória de AAS apenas para o subgrupo de pacientes com *stent* coronário prévio: redução para a metade na incidência de infarto ou morte em 30 dias (HR 0,50 [IC:0,26 a 0,95]; P = 0,036)[27]. Exatamente para os subgrupos que geram maior dúvida, as conclusões do maior trabalho randomizado sobre AAS no perioperatório não podem ser extrapoladas, mas fica claro que pacientes que recebem AAS por prevenção primária devem suspendê-lo antes de procedimentos cirúrgicos maiores.

Avaliando 191 pacientes no perioperatório vascular e em uso crônico de AAS, observou-se que aqueles com pior resposta ao AAS, representada pelo maior grau de agregabilidade plaquetária diante do ácido araquidônico, apresentavam mais que o dobro de complicações cardiovasculares perioperatórias do que os melhores respondedores.[28] Interessantemente, não se observou maior incidência de sangramento entre os pacientes com menor agregabilidade plaquetária.[28]

A resistência entre os cirurgiões é alta, com argumentos geralmente embasados na observação clínica cotidiana. Entretanto, os cirurgiões vasculares aceitam muito mais a manutenção do AAS perioperatório, mesmo para grandes procedimentos, quando comparados a outras especialidades cirúrgicas.[29] Estes especialistas estão familiarizados com operações de grande porte e alto risco de sangramento, mas também enfrentam as complicações aterotrombóticas com maior frequência que outros cirurgiões. Fato semelhante ocorre entre os cirurgiões cardíacos, que, de tão acostumados a lidar com doença arterial coronariana e questões referentes à patência de enxerto, assumem como regra a manutenção do AAS e discutem o momento da retirada do segundo antiagregante.

Recomenda-se a manutenção perioperatória do AAS em baixa dose (até 100 mg/d) sempre que o procedimento cirúrgico não implicar risco proibitivo de sangramento (p. ex., neurocirurgia, maioria das ressecções transuretrais de próstata). Quando a suspensão está indicada, o intervalo deve ser de sete dias entre a última dose e a operação.

Dupla antiagregação

Pacientes que recebem dupla antiagregação representam grande preocupação no ambiente perioperatório pois, de um lado, têm risco de sangramento expressivamente elevado[30,31] caso a terapia não seja modificada e, de outro lado, elevado risco de evento trombótico. Sempre que possível as operações não cardíacas eletivas devem ser adiadas até o término do período de indicação clínica da dupla antiagregação: pelo menos um ano após *stent* farmacológico ou um mês após *stent* convencional, e idealmente um ano após episódio de insuficiência coronariana aguda. Evidências recentes sugerem que para os *stents* farmacológicos de última geração, o período mais crítico para trombose é o primeiro semestre, de forma que na última atualização das nossas diretrizes a proposta é redução do intervalo mínimo entre *stent* farmacológico e operação não cardíaca para 3 meses. Entretanto, nem sempre é possível o adiamento da operação e, nessa situação, deve-se ponderar a melhor estratégia possível.

Sabemos que modificar a dupla antiagregação em pacientes com angioplastia recente pode causar trombose *intrastent*, evento de altas morbidade e mortalidade. Entretanto, evidências indiretas sugerem que o tempo entre a modificação da dupla antiagregação e a trombose é muito mais curto quando ambos antiagregantes são retirados simultânea ou escalonadamente, e ocorre mais tardiamente quando apenas o tienopiridínico é suspenso.[32] Assim sendo, quando a operação é inadiável e o risco de sangramento perioperatório é moderado ou elevado, recomenda-se manter o AAS em todo perioperatório e suspender o tienopiridínico cinco dias antes da operação.[1] Ele deve ser reintroduzido o mais precocemente possível, idealmente antes de totalizar dez dias sem a dupla terapia.

As recomendações sobre manejo de antiagregantes plaquetários das diretrizes de avaliação perioperatória da Sociedade Brasileira de Cardiologia, da Sociedade Europeia de Cardiologia e das sociedades americanas de Cardiologia estão resumidas na Tabela 3.

Nitroglicerina intraoperatória

Ao contrário do que mostra a prática costumeira, não há evidências confirmadas do papel benéfico do uso transope-ratório de nitroglicerina.[33,34] A indicação de uso da nitroglicerina fica restrita ao grupo excepcional de pacientes que apresentam sinais de isquemia no período perioperatório, a despeito da otimização de medidas não farmacológicas e de efetivo betabloqueio, ou seja, aqueles pacientes que são operados na vigência de insuficiência coronariana aguda. Deve--se ter extrema cautela com esse grupo de pacientes, não apenas pela gravidade da condição coronariana que justifica o uso da nitroglicerina, mas também pelo potencial iatrogênico da conduta. Durante a administração de nitroglicerina, os pacientes podem apresentar instabilidade hemodinâmica pela queda da pré-carga ventricular e consequente diminuição da pressão de perfusão do sistema arterial coronariano. Esses efeitos são frequentemente potencializados por anestésicos. Obviamente, a hipotensão consiste em contraindicação formal ao seu uso, bem como evidência de hipovolemia.

Tabela 3 Manejo da terapia antiagregante plaquetária no perioperatório, de acordo com as diretrizes de avaliação perioperatória da Sociedade Brasileira de Cardiologia (SBC), da European Society of Cardiology (ESC) e das Sociedades Americanas de Cardiologia (AHA/ACC)

Grau de recomendação	SBC 2017[1]	ESC 2014[2]	AHA/ACC 2014[3]
I	Manter AAS para pacientes em prevenção secundária, dose máxima: 100 mg/d (NE B) Suspender AAS 7 dias antes de neurocirurgias ou ressecção transuretral de próstata (sem uso de *green light laser*) (NE A) Pacientes em uso de AAS para prevenção primária devem suspendê-lo 7 dias antes da operação (NE A) Dupla antiagregação e *stent* recente: não devem ser submetidos a operações eletivas até o término da duração ideal da terapia antiplaquetária combinada Paciente vasculopata em antiagregação apenas com tienopiridínico e operação com risco moderado a alto de sangramento: suspender o antiagregante 5 dias antes (NE C)		O manejo de antiagregante perioperatório deve ser um consenso entre cirurgião, anestesista, cardiologista e o paciente, ponderando o risco de trombose 3 risco de hemorragia (NE C) Dupla antiagregação: manter os 2 antiagregantes a menos que o risco de sangramento supere o risco de trombose do *stent* para pacientes com operações não cardíacas inadiáveis nas primeiras 4-6 semanas após *stent* convencional ou em paciente com *stent* farmacológico (NE C) Pacientes com stent e que necessitam suspender tienopiridínico no perioperatório devem manter o AAS e reiniciar o tienopiridínico o mais cedo possível após a operação (NE C)
IIa	Dupla antiagregação e *stent* recente: manter AAS e suspender o tienopiridínico 5 dias antes da operação, reintroduzir o mais precocemente possível, idealmente até o quinto pós-operatório (NE C) Paciente apenas com tienopiridínico e operação com baixo risco de sangramento: manter (NE C)	Não suspender AAS rotineiramente no perioperatório (NE B) Suspender AAS apenas quando se antecipa dificuldade na hemostasia durante a operação (NE B)	
IIb	Dupla antiagregação e *stent* recente: manter os 2 antiagregantes se a operação for em sítio compressível, ou por técnica emdovascular, e com baixo risco de sangramento (NE C) Pacientes com risco muito elevado de trombose de stent e necessidade de interrupção precoce da dupla antiagregação plaquetária, podem ser comsiderdos para terapia "de ponte" com inibidor de glicoproteína IIbIIIa (NE B)		Manter AAS em pacientes sem *stent* se o risco cardíaco for maior que o de sangramento (NE B)
III	Iniciar AAS antes de operações não cardíacas (NE C) Terapia "de ponte" com heparina de baixo peso molecular (NE B)		

Revascularização miocárdica pré-operatória

O avanço na terapia clínica para doença arterial coronariana foi tão grande nas últimas décadas que o espectro de pacientes que realmente necessitam de revascularização miocárdica para redução de mortalidade é cada vez menor. No contexto perioperatório, ainda se deve ponderar a comorbidade cirúrgica e as implicações prognósticas do adiamento da operação não cardíaca ao priorizar revascularização miocárdica. Entretanto, é fundamental identificar o restrito grupo de pacientes que se beneficia da revascularização miocárdica profilática e respeitar o intervalo mínimo entre as intervenções.

Estudos

A análise retrospectiva de pacientes do *Coronary Artery Surgery Study* (CASS) que foram submetidos a operações não cardíacas forneceu as primeiras evidências sobre o impacto da revascularização miocárdica na evolução perioperatória de cirurgias não cardíacas.[35,36] Os pesquisadores do CASS registraram a evolução de 24.959 pacientes que tiveram indicação de cateterismo cardíaco entre os anos de 1974 e 1979. Os pacientes foram subsequentemente divididos em três grupos: sem confirmação de DAC (grupo A); com DAC e em tratamento cirúrgico de revascularização miocárdica (grupo B); com DAC e em tratamento clínico (grupo C). Após dez anos de acompanhamento, foram identificados e retrospectivamente analisados 3.368 indivíduos submetidos a operações não cardíacas, sendo então possível dividir a casuística de acordo com os diversos tipos de procedimentos cirúrgicos.[35] Para as operações de alto risco, notadamente procedimentos vasculares, seguidos pelos intratorácicos, intraperitoneais e de cabeça e pescoço, foi demonstrada melhor evolução perioperatória para o grupo B, ou seja, proteção perioperatória conferida pela revascularização miocárdica pregressa. A taxa de mortalidade para esses procedimentos de alto risco foi de 3,3% no grupo C e de 1,7% no grupo B (p = 0,03). Observou-se diferença ainda maior na incidência de infarto perioperatório, novamente favorecendo o grupo com revascularização miocárdica prévia (2,7% x 0,8%, p = 0,002).[36] Interessantemente, quando analisados os mesmos eventos em pacientes que haviam sido submetidos a procedimentos mais simples, como urológicos, ortopédicos, de mama ou pele, as taxas foram surpreendentemente baixas, sugerindo que a revascularização miocárdica perde importância no contexto perioperatório quando o risco intrínseco ao procedimento é baixo.

Em 2004, foi publicado o primeiro trabalho prospectivo e randomizado para avaliar o impacto da revascularização miocárdica no risco cardíaco perioperatório para procedimentos vasculares eletivos e de grande porte, o *Coronary Artery Revascularization Prophylaxis* (CARP).[37] Os autores randomizaram 510 pacientes candidatos a operações vasculares eletivas (aneurisma de aorta e revascularizações periféricas) portadores de doença arterial coronariana estável para serem ou não submetidos à revascularização miocárdica pré-operatória. Os pacientes foram seguidos por tempo médio de 2,7 anos, totalizando 258 no grupo revascularizado (cirurgia ou angioplastia) e 252 no grupo clínico. Não houve diferença significativa na mortalidade após o período total (22% *vs.* 23%) e também não se observou diferença na incidência de infarto perioperatório (12% *vs.* 14%) entre os grupos com e sem revascularização, respectivamente. Além da diferença metodológica entre os estudos (retrospectivo *vs.* prospectivo e randomizado), outra questão que merece atenção para melhor compreensão das diferenças observadas é notar que a taxa de prescrição de betabloqueadores (acima de 80%), AAS (acima de 70%) e estatinas (54%) foi muito acima da média observada em outras séries e, obviamente, maior que a utilizada nas décadas de 1970 e 1980. Considerando que pacientes com anatomia de alto risco não foram incluídos no CARP e que o tratamento clínico estava otimizado, o potencial benefício da revascularização era compreensivelmente baixo. Para aumentar ainda mais a polêmica sobre o tema, Poldermans et al.[38] publicaram resultados do estudo-piloto DECREASE V, no qual apenas pacientes com evidência funcional de isquemia miocárdica extensa foram randomizados para revascularização miocárdica (49 pacientes) ou tratamento conservador (52 pacientes) no pré-operatório de operação vascular de grande porte. Eles não observaram diferenças na mortalidade ou na incidência de infarto em trinta dias ou em até um ano de acompanhamento.[38] Cabe ressaltar, porém, que a incidência de eventos até trinta dias (infarto e mortalidade global) foi proibitiva em ambos os grupos (42,9% *vs.* 32,7%, p = 0,30), o que sugere que não há apenas necessidade de séries prospectivas maiores, mas também necessidade de se considerar a possibilidade de manter o tratamento clínico tanto da doença coronariana como da vasculopatia nos casos que concentram maior risco (aneurisma ou doença obstrutiva periférica).

Mais recentemente, uma subanálise do estudo CARP, publicada por Garcia et al.,[39] avaliou apenas pacientes com isquemia comprovada em teste funcional e submetidos a procedimentos de aorta. Concluíram que os indivíduos com isquemia em parede anterior e que realizaram revascularização miocárdica profilática no pré-operatório de procedimentos em aorta tiveram melhor evolução do que os do grupo controle.[39]

A Tabela 4 sintetiza as indicações de revascularização miocárdica antes de operações não cardíacas, de acordo com as diretrizes de avaliação perioperatória da Sociedade Brasileira de Cardiologia,[1] da Sociedade Europeia de Cardiologia[2] e das Sociedades Americanas de Cardiologia.[3]

Momento ideal para revascularização miocárdica

É muito importante lembrar que, ao indicar a revascularização miocárdica antes de operações não cardíacas, duas questões são fundamentais: identificar adequadamente pacientes que podem se beneficiar dessa estratégia e programar o adiamento da operação não cardíaca sem comprometer o prognóstico global do paciente.

Quando a revascularização miocárdica é cirúrgica, indica-se esperar aproximadamente trinta dias para a operação não cardíaca,[1] muito mais por questões relacionadas à recuperação do estresse cirúrgico e prevenção de complicações infecciosas do que por risco de eventos cardíacos. Entretanto,

Tabela 4 Indicações de revascularização miocárdica profilática no perioperatório, de acordo com as diretrizes de avaliação perioperatória da Sociedade Brasileira de Cardiologia (SBC), da European Society of Cardiology (ESC) e das sociedades americanas de Cardiologia (AHA/ACC)

Grau de recomendação	SBC 2017[1]	ESC 2014[2]	AHA/ACC 2014[3]
I	Pacientes com indicação de revascularização do miocárdio, independentemente do contexto perioperatório, em programação de operações não cardíacas eletivas (NE C)	Pacientes com insuficiência coronariana aguda: proceder à revascularização miocárdica de acordo com as diretrizes, desde que a operação não cardíaca possa ser adiada seguramente (NE A). Se a operação não cardíaca é inadiável, deve-se priorizar a operação (NE C) e o tratamento da coronariopatia deve ocorrer no pós-operatório (NE B) Se houver indicação de angioplastia, recomenda-se stent convencional ou apenas balão (NE C)	Pacientes com indicação de RM, independentemente do contexto perioperatório, de acordo com as diretrizes de doença coronariana (NE C)
IIa		Revascularização miocárdica após operação não cardíaca de acordo com as diretrizes de doença coronariana crônica (NE C)	
IIb		Revascularização profilática apenas antes de operações de alto risco e em pacientes com comprovação de isquemia (NE B)	
III	Necessidade de operação não cardíaca de urgência, independentemente da gravidade da doença coronariana (NE C) Operação não cardíaca de natureza paliativa, em pacientes com prognóstico limitado (NE B)	Revascularização miocárdica profilática não está recomendada antes de operações de risco baixo (NE C) ou intermediário (NE B)	Não se indica revascularização profilática rotineiramente antes de operações não cardíacas apenas para reduzir eventos perioperatórios (NE B)

quando a revascularização miocárdica é percutânea, o risco de complicações trombóticas é elevado, principalmente nas angioplastias com *stent*, notadamente os farmacológicos. A necessidade de manter dupla antiagregação plaquetária por período de pelo menos trinta dias nos casos de *stent* convencional e um ano nos casos de *stent* farmacológico justifica no perioperatório uma tendência em direção oposta ao que ocorre em outros contextos. Enquanto a indicação de *stent* farmacológico é cada vez mais liberal fora do âmbito perioperatório, neste contexto o que excepcionalmente se discute é realizar angioplastia apenas com balão.[38] O uso de *stent* farmacológico chegou a ser proscrito quando se antecipava necessidade de operação não cardíaca no próximo ano[40], entretanto, com as novas gerações de *stents* farmacológicos e menor trombogenicidade dos mesmos, o ideal é sempre individualizar a terapia após discussão entre a equipe clínica e a equipe da hemodinâmica. A Tabela 5 sintetiza os intervalos preconizados entre angioplastia coronariana e operação não cardíaca.

Monitoração adequada para detecção precoce de eventos

Pacientes com estimativa de risco cardíaco perioperatório de intermediário a alto merecem pós-operatório em unidades de terapia intensiva ou semi-intensiva. Cabe ressaltar que, uma vez indicado esse maior grau de monitoração, ele deve ser mantido durante, pelo menos, as primeiras 72 horas

Tabela 5 Intervalos preconizados entre a revascularização miocárdica percutânea eletiva e a operação não cardíaca

Tipo de angioplastia	Intervalo ideal	Intervalo mínimo
Stent farmacológico	6 meses	3 meses
Stent convencional	> 6 semanas e < 3 meses	14 dias
Angioplastia com balão	> 14 dias	indefinido

pós-operatórias, visto que o pico das complicações cardiovasculares não ocorre no intraoperatório ou no pós-operatório imediato, e sim nas primeiras 72 horas pós-operatórias.[1]

Embora as consequências clínicas do infarto perioperatório sejam gravíssimas, seu diagnóstico na maioria das vezes não é evidente e requer alto grau de suspeita e monitoração. Cada um dos três pilares diagnósticos (dor compatível, eletrocardiograma e marcadores de necrose miocárdica) sofre modificações inerentes ao contexto operatório. O quadro clínico clássico de dor torácica precordial frequentemente está ausente, quer por efeito residual de anestésicos e analgésicos, quer pela subvalorização por parte da equipe médica, ao atribuir precipitadamente a dor torácica a outras etiologias mais óbvias, como dores incisionais ou relacionadas à posição do paciente. O quadro clínico frequentemente é de insuficiência cardíaca e arritmias, com congestão pulmonar ou baixo débito, manifestado como alterações do estado de consciência, sintomas gastrointestinais, hipotensão ou piora da função renal. Finalmente, ainda há os casos de infarto sem manifestação clínica, diagnosticados por meio da análise de eletrocardiogramas seriados e curva enzimática. A incidência exata desses episódios bem como sua implicação prognósticas ainda são controversas, pois existe grande diferença metodológica entre as séries relatadas no que diz respeito à periodicidade e duração completa da monitoração, bem como aos marcadores de necrose miocárdica utilizados.

Quanto à análise do eletrocardiograma, a grande maioria dos infartos apresenta alterações eletrocardiográficas compatíveis, porém não patognomônicas de infarto, que seriam a presença de corrente de lesão em mais de duas derivações representativas de uma mesma parede ventricular seguida por alterações evolutivas do segmento ST (inversão de onda T) e novas ondas Q, indicativas de áreas eletricamente inativas. As alterações do ECG no perioperatório são extremamente comuns, porém de baixa especificidade para isquemia miocárdica, muitas vezes decorrentes de distúrbios eletrolíticos, efeitos medicamentosos, hipotermia ou processos inflamatórios sistêmicos frequentemente presentes nos períodos trans e pós-operatório.[1] Esses achados adquirem maior importância na avaliação diagnóstica de isquemia miocárdica quando analisados comparativamente a outros registros de eletrocardiograma feitos evolutivamente e antes da intervenção cirúrgica, e sempre devem ser inseridos no contexto clínico e de curva enzimática.

Finalmente, é a análise de marcadores de necrose miocárdica que parece promissora para redefinir critérios diagnósticos de infarto do miocárdio perioperatório. A especificidade da CKMB, ainda que analisada percentualmente em relação à CPK, é reduzida no contexto perioperatório, questionando-se o significado biológico de sua alteração quando ocorre sem correlação com quadro clínico ou alteração eletrocardiográfica. Yeager et al.[41] denominam essa situação de "infarto químico" e, em seu estudo, os pacientes com esse diagnóstico tiveram sobrevida livre de infarto e revascularização miocárdica semelhante à população controle em quatro anos de acompanhamento. Se tal achado representa resultados falso-positivos da CKMB ou apenas uma questão metodológica, não há elementos para responder.

Com a incorporação da análise de troponina na avaliação diagnóstica e prognóstica das síndromes isquêmicas miocárdicas instáveis na maioria dos hospitais, a avaliação desses casos fica mais precisa,[42-45] com evidências do impacto prognóstico das troponinas T e I quando elevadas no perioperatório de cirurgias não cardíacas.[45] Na casuística brasileira, o valor preditivo positivo da troponina para infarto agudo do miocárdio ou óbito de causa cardíaca no perioperatório de cirurgia vascular foi de 62%, enquanto o da CKMB foi de apenas 22%.[18] Nesse mesmo estudo, a especificidade da troponina foi de 93%.[18] Discute-se atualmente qual a relevância da elevação isolada da troponina ultrassensível, pois até mesmo no pré-operatório de alguns procedimentos, como os vasculares, uma porcentagem razoável de pacientes já apresenta níveis altos.[46] Assistencialmente, o valor preditivo negativo da troponina ul-

trassensível pós-operatória é grande, mas, quando ocorre elevação sem outros comemorativos que corroborem a suspeita de isquemia, caracteriza-se a injúria miocárdica.

Quanto à monitoração para detecção precoce de infarto agudo do miocárdio perioperatório, não existe consenso a respeito da melhor estratégia. A análise global das evidências sugere que pacientes com estimativa de risco cardíaco perioperatório intermediário a alto e de natureza isquêmica devem permanecer monitorados em unidades semi-intensivas ou de terapia intensiva, realizando eletrocardiograma e dosagem de troponina diariamente desde o pós-operatório imediato até o terceiro dia pós-operatório.[1] Pacientes com estimativa de risco baixo não devem ser submetidos rotineiramente a esse tipo de análise e, na eventualidade de qualquer sinal ou sintoma cardiovascular, a avaliação pertinente está indicada.

Resumo

O controle do risco do paciente coronariopata ou portador de fatores de risco, no perioperatório de procedimentos não cardíacos, deve ser implementado de acordo com a predição objetiva do risco por meio da avaliação de variáveis clínicas e cirúrgicas. Pacientes com estimativa de risco intermediário ou alto devem ser monitorados em terapia intensiva, ou semi-intensiva, até pelo menos o terceiro dia pós-operatório com eletrocardiograma e dosagem de marcadores de necrose miocárdica diariamente, para detecção apropriada de eventos. Existem recursos farmacológicos efetivos para a prevenção dos eventos isquêmicos, entre os quais se destaca a importância dos betabloqueadores, das estatinas e dos antiagregantes. Tais recursos beneficiam tanto pacientes portadores de fatores de risco para doença coronariana como aqueles sabidamente coronariopatas e com comprovação de isquemia. Especificamente para pacientes com maior risco e evidência funcional de isquemia, indica-se procedimento de revascularização miocárdica pré-operatória, com significativas considerações sobre adiamento da operação não cardíaca. Cabe lembrar que apenas excepcionalmente se indica no perioperatório algum procedimento cardiológico invasivo que não teria sido indicado independentemente desse contexto.

Referências bibliográficas

1. Gualandro DM, Yu PC, Caramelli B, Marques AC, Calderaro D, Luciana S. Fornari LS, et al. 3ª Diretriz de avaliação cardiovascular perioperatória da Sociedade Brasileira de Cardiologia. Arq Bras Cardiol. 2017;109(3Supl.1):1-104.

2. Kristensen SD, Knuuti J, Saraste A, et al. 2014 ESC/ESA Guidelines on non-cardiac surgery: cardiovascular assessment and management: The joint task force on non-cardiac surgery: cardiovascular assessment and management of the European Society of Cardiology (ESC) and the European Society of Anaesthesiology (ESA). Eur Heart J. 2014;35(35):2383-431.

3. Fleisher LA, Fleischmann KE, Auerbach AD, et al. 2014 ACC/AHA Guideline on perioperative cardiovascular evaluation and management of patients undergoing non-cardiac surgery: a report of the American College of Cardiology/American Heart Association Task Force on practice guidelines. J Am Coll Cardiol. 2014;64(22):e77-137.

4. Erasmus Medical Centre. Investigation into possible violation of scientific integrity. 2011. Disponível em: http://www.erasmusmc.nl/5663/135857/366 4573/3664573/3997899/report_summary_investigation_integrity.

5. Marques AC, et al. Atualização e enfoque em operações vasculares arteriais da II Diretriz de avaliação perioperatória da Sociedade Brasileira de Cardiologia. Arq Bras Cardiol. [online]. 2013;101(4 suppl. 2):2-32.

6. Mangano DT, Layug EL, Wallace A, et al. Effect of atenolol on mortality and cardiovascular morbidity after non-cardiac surgery. N Engl J Med. 1996;335:1713-20.

7. Poldermans D, Boersma E, Bax JJ, et al. The effect of bisoprolol on morbidity and mortality in patients undergoing vascular surgery. N Engl J Med. 1999;341:1789-94.

8. Juul AB, Wetterslev J, Kofoed-Enevoldsen A. Diabetic postoperative mortality and morbidity group et al. The diabetic postoperative mortality and morbidity (DIPOM) trial: rationale and design of a multicenter, randomized, placebo--controlled, clinical trial of metoprolol for patients with diabetes mellitus who are undergoing major noncardiac surgery. Am Heart J. 2004;147(4):677-83.

9. Brady AR, Gibbs JS, Greenhalgh RM, et al. Perioperative beta-blockade (POB-BLE) for patients undergoing infrarenal vascular surgery: results of a randomized double-blind controlled trial. J Vasc Surg. 2005;41(4):602-9.

10. Yang H, Raymer K, Butler R, et al. The effects of perioperative beta-blockade: results of the Metoprolol after Vascular Surgery (MaVS) study, a randomized controlled trial. Am Heart J. 2006;152:983-90.

11. Lindenauer PK, Pekow P, Wang K, et al. Perioperative beta-blocker therapy and mortality after major non-cardiac surgery. N Engl J Med. 2005;353(4):349-61.

12. POISE Study Group, Devereaux PJ, Yang H, Yusuf S, et al. Effects of extended--release metoprolol succinate in patients undergoing non-cardiac surgery (POISE trial): a randomised controlled trial. Lancet. 2008;371(9627):1839-47.

13. Richman JS, Itani KM, Deierhoi RJ, et al. Improved outcomes associated with a revised quality measure for continuing perioperative beta-blockade. JAMA Surg. 2014;149(10):1031-7.

14. Wijeysundera DN, Duncan D, Nkonde-Price C, et al. Perioperative beta--blockade in non-cardiac surgery: a systematic review for the 2014 ACC/AHA guideline on perioperative cardiovascular evaluation and management of patients undergoing non-cardiac surgery. J Am Coll Cardiol. 2014;64(22):2406-25.

15. Bouri S, Shun-Shin MJ, Cole GD, et al. Meta-analysis of secure randomised controlled trials of beta-blockade to prevent perioperative death in non-cardiac surgery. Heart. 2014;100(6):456-64.

16. Wan YD, Zhang SG, Sun TW, et al. The effects of perioperative beta-blockers on mortality in patients undergoing non-cardiac surgery in real world: a meta-analysis of cohort studies. Int J Cardiol. 2014; 176(3):605-10.

17. Gualandro DM, Yu PC, Calderaro D, et al. II Guidelines for perioperative evaluation of the Brazilian Society of Cardiology. Arq Bras Cardiol. 2011;96(3 suppl 1):1-68.

18. Durazzo AE, Machado FS, Ikeoka DT, et al. Reduction in cardiovascular events after vascular surgery with atorvastatin: a randomized trial. J Vasc Surg. 2004;39:967-75.

19. Schouten O, Boersma E, Hoeks SE, et al. Fluvastatin and perioperative events in patients undergoing vascular surgery. Dutch Echocardiographic Cardiac Risk Evaluation Applying Stress Echocardiography Study Group. N Engl J Med. 2009;361(10):980-9.

20. Lindenauer PK, Pekow P, Wang K, et al. Lipid-lowering therapy and in-hospital mortality following major non-cardiac surgery. JAMA. 2004;291:2092-9.

21. Noordzij PG, Poldermans D, Schouten O, et al. beta-blockers and statins are individually associated with reduced mortality in patients undergoing non--cardiac, non-vascular surgery. Coron Artery Dis. 2007;18(1):67-72.

22. Berwanger O, Le Manach Y, Suzumura EA, et al. Association between pre--operative statin use and major cardiovascular complications among patients undergoing non-cardiac surgery: the VISION study. Eur Heart J. 2016;37(2):177-85.

23. Le Manach Y, Godet G, Coriat P, et al. The impact of postoperative discontinuation or continuation of chronic statin therapy on cardiac outcome after major vascular surgery. Anesth Analg. 2007;104(6):1326-33.

24. Burger W, Chemnitius JM, Kneissl GD, Rucker G. Low-dose aspirin for secondary cardiovascular prevention: cardiovascular risks after its perioperative withdrawal versus bleeding risks with its continuation (review and meta-analysis). J Intern Med. 2005;257(5):399-414.

25. Oscarsson A, Gupta A, Fredrikson M, et al. To continue or discontinue aspirin in the perioperative period: a randomized, controlled clinical trial. Br J Anaesth. 2010;104(3):305-12.

26. Devereaux PJ, Mrkobrada M, Sessler DI. Aspirin in patients undergoing non-cardiac surgery. N Engl J Med. 2014;370(16):1494-503.

27. Graham MM, Sessler DI, Parlow JL, et al. Aspirin in patients with previous percutaneous coronary intervention undergoing noncardiac surgery. Ann Intern Med. 2018;168(4):237-44.

28. Calderaro D, Pastana AF, Flores da Rocha TR, et al. Aspirin responsiveness safely lowers perioperative cardiovascular risk. J Vasc Surg. 2013;58(6):1593-9.

29. Kilic A, Sultan IS, Arnaoutakis GJ, et al. Significant differences between vascular and non-vascular surgeons in the perioperative management of antiplatelet therapies in patients with coronary stents. Ann Vasc Surg. 2015;29(3):526-33.e2.

30. Hongo RH, Ley J, Dick SE, et al. The effect of clopidogrel in combination with aspirin when given before coronary artery bypass grafting. J Am Coll Cardiol. 2002;40:231-7.

31. Eisenberg MJ, Richard PR, Libersan D, et al. Safety of short-term discontinuation of antiplatelet therapy in patients with drug-eluting stents. Circulation. 2009;119(12):1634-42.

32. Eisenberg MJ, Richard PR, Libersan D, et al. Safety of short-term discontinuation of antiplatelet therapy in patients with drug-eluting stents. Circulation. 2009;119(12):1634-42.

33. Coriat P, Daloz M, Bousseau D, et al. Prevention of intraoperative myocardial ischemia during non-cardiac surgery with intravenous nitroglycerin. Anesthesiology. 1984;61:193-6.

34. Dodds TM, Stone JG, Coromilas J, et al. Prophylactic nitroglycerin infusion during non-cardiac surgery does not reduce perioperative ischemia. Anesth Analg. 1993;76:705-13.

35. Foster ED, Davis KB, Carpenter JA, et al. Risk of non-cardiac operation in patients with defined coronary disease: the Coronary Artery Surgery Study (CASS) registry experience. Ann Thorac Surg. 1986;41:42-9.

36. Eagle K, Rihal CS, Mickel MC, et al. Cardiac risk of non-cardiac surgery: influence of coronary disease and type of surgery in 3.368 operations. Circulation. 1997;96:1882-7.

37. McFalls EO, Ward HB, Moritz TE, et al. Coronary artery revascularization before elective major vascular surgery. N Engl J Med. 2004; 351:2795-804.

38. Poldermans D, Schouten O, Vidakovic R, et al. A clinical randomized trial to evaluate the safety of a noninvasive approach in high-risk patients undergoing major vascular surgery. The DECREASE-V pilot study. J Am Coll Cardiol. 2007;49:1763-9.

39. Garcia S, Rider JE, Moritz TE, et al. Preoperative coronary artery revascularization and long-term outcomes following abdominal aortic vascular surgery in patients with abnormal myocardial perfusion scans: a subgroup analysis of the coronary artery revascularization prophylaxis trial. Catheter Cardiovasc Interv. 2011;77(1):134-41.

40. Grines CL, Bonow RO, Casey DE Jr, et al. Prevention of premature discontinuation of dual antiplatelet therapy in patients with coronary artery stents: a science advisory from the American Heart Association, American College of Cardiology, Society for Cardiovascular Angiography and Interventions, American College of Surgeons, and American Dental Association, with representation from the American College of Physicians. J Am Coll Cardiol. 2007;49(6):734-9.

41. Yeager RA, Moneta GL, Edwards JM, et al. Late survival after perioperative myocardial infarction complicating vascular surgery. J Vasc Surg. 1994;20:598-606.

42. Lee TH, Thomas EJ, Ludwig LE, et al. Troponin T as a marker for myocardial ischemia in patients undergoing major non-cardiac surgery. Am J Cardiol. 1996;77:1031-6.

43. Metzler H, Gries M, Rehak P, et al. Perioperative myocardial cell injury: the role of troponins. Br J Anaesth. 1997;78:386-90.

44. Lopez-Jimenez F, Goldman L, Sacks DB, et al. Prognostic value of cardiac troponin T after non-cardiac surgery: 6-month follow-up data. J Am Coll Cardiol. 1997;29:1241-5.

45. Landesberg G, Shatz V, Akopnik I, et al. Association of cardiac troponin, CKMB, and postoperative myocardial ischemia with long-term survival after major vascular surgery. J Am Coll Cardiol. 2003;42:1547-54.

46. Gillmann HJ, Meinders A, Grohennig A, et al. Perioperative levels and changes of high-sensitivity troponin T are associated with cardiovascular events in vascular surgery patients. Crit Care Med. 2014;42(6):1498-506.

Capítulo 3

Cuidados com anticoagulantes e antiagregantes em cirurgia não cardíaca

Pai Ching Yu
Danielle Menosi Gualandro
Bruno Caramelli

Pontos-chave

- Deve-se realizar uma análise do risco de eventos cardio-vasculares tromboembólicos que podem decorrer da suspensão de antiagregantes plaquetários e/ou anti-coagulantes com o risco de sangramento associado à sua manutenção.
- Os pacientes em uso de ácido acetilsalicílico (AAS) para prevenção primária de eventos cardiovasculares devem ter esse medicamento suspenso 7 dias antes de qualquer procedimento cirúrgico.
- Nos pacientes que estão em uso de AAS para prevenção secundária, ele deve ser mantido durante o perioperatório na dose de 75 a 100 mg, exceto em ressecções transuretrais de próstata e neurocirurgias, quando deve ser interrompido 7 dias antes.
- Nos pacientes em uso de antiplaquetários inibidores de ADP como prevenção primária, devem ser suspensos 5 dias antes da operação o clopidogrel e o ticagrelor e 7 dias o prasugrel. Se o uso for em prevenção secundária, o antiagregante deve ser manejado conforme o risco de sangramento do procedimento.
- No caso de pacientes em uso de anticoagulante oral, deve-se levar em consideração o risco de eventos trom-boembólicos e o risco de sangramento no período perioperatório para manejo do anticoagulante.
- Em relação aos novos anticoagulantes existem poucas evidências de seu manejo durante o perioperatório. Para sua suspensão no pré-operatório, deve-se considerar o risco de sangramento relacionado à operação, a função renal do paciente e a meia-vida para eliminação da droga.

Introdução

Frequentemente se depara com uma situação difícil e algumas vezes conflituosa acerca do manejo de anticoagulantes e antiagregantes plaquetários em pacientes com indicação de intervenção cirúrgica não cardíaca. Nesse contexto, é im-portante ponderar o risco de eventos tromboembólicos que podem ocorrer com a suspensão dessas medicações com o risco de sangramento associado à sua manutenção. Para isso, é preciso conhecer o motivo que levou o paciente ao uso do antiagregante ou do anticoagulante e o tipo de procedimento cirúrgico a ser realizado.

Antiagregantes plaquetários

Ácido acetilsalicílico (AAS)

A retirada abrupta dos antiagregantes pode provocar um fenômeno rebote levando ao aumento da atividade do trom-boxano A2, diminuição da fibrinólise e aumento da adesão e da agregabilidade plaquetária. De fato, a interrupção prévia e abrupta do AAS foi observada em até 10,2% das síndromes cardiovasculares agudas. O tempo médio entre a suspensão do AAS e a ocorrência da complicação foi de 8,5 dias para síndromes coronarianas agudas, 14,3 dias para acidente vas-cular cerebral e 25,8 dias para a deterioração de insuficiência arterial periférica. Uma metanálise com 41 estudos que en-volveram 49.590 pacientes mostrou que a manutenção do AAS aumentava o sangramento em até 50% no perioperató-rio, mas sem provocar sangramentos graves, exceto em neu-rocirurgias e ressecções transuretrais de próstata.[1]

Apenas três estudos randomizados analisaram o uso de AAS no período perioperatório de cirurgias não cardíacas. Os dois primeiros, publicados em 2010 e 2011, tinham por objetivo comparar o efeito da baixa dose de AAS *versus* pla-cebo quanto à eficácia e à segurança no período perioperató-rio. Ambos foram interrompidos precocemente com núme-ro de pacientes incluídos inferior ao tamanho amostral originalmente calculado, comprometendo dessa forma seu poder estatístico. Em ambos não foram demonstradas dife-renças em relação ao sangramento com interrupção do AAS.[2,3]

O maior estudo relacionado a esse tema foi o POISE-2, publicado em 2014, que avaliou 10.010 pacientes que recebe-ram AAS ou placebo no perioperatório de cirurgias não car-díacas. Os pacientes foram classificados em dois grupos: aqueles que iniciaram uso de AAS no pré-operatório e outro com pacientes em uso prévio do antiagregante. O AAS era suspenso pelo menos 3 dias (em média 7 dias) antes do procedimento. Com relação ao desfecho primário (morte e infarto não fatal), não houve diferença estatística entre os dois grupos, independentemente de o AAS ter sido introduzido no perioperatório ou já com utilização prévia. A conclusão do estudo foi de que o AAS não teve efeito protetor para redução de eventos no perioperatório e mostrou-se associado ao aumento de risco de sangramentos maiores. Entretanto, ao se analisar o perfil da população do estudo POISE-2, nota-se que apenas 23% dos pacientes apresentavam doença coronariana prévia, 4,7% dos pacientes com angioplastia prévia e 4,8% com cirurgia de revascularização miocárdica prévia. Além disso, os pacientes com angioplastia com *stent* convencional < 6 semanas e *stent* farmacológico < 1 ano foram excluídos do estudo. Dessa forma, é incerto o papel do AAS na população de pacientes com maior risco de eventos isquêmicos perioperatórios e portadores de doença coronariana crônica.[4]

Em uma análise de subgrupo de POISE-2 publicado em 2018, envolvendo os 470 pacientes com angioplastia prévia, os autores observaram que o uso de AAS reduziu o risco de eventos (morte ou infarto agudo do miocárdio não fatal) quando comparado ao placebo, com uma redução de risco absoluto de 5,5%, sendo que o risco de sangramento maior com AAS foi incerto nessa análise.[5]

Dessa forma, os pacientes em uso de AAS para prevenção primária de eventos cardiovasculares devem ter esse medicamento suspenso 7 dias antes de qualquer procedimento cirúrgico.[6] Entretanto, para pacientes em uso de AAS para prevenção secundária, o medicamento deve ser mantido durante o perioperatório na dose de 75 a 100 mg, exceto em ressecções transuretrais de próstata e neurocirurgias, quando ele deve ser interrompido 7 dias antes.[6]

Antiplaquetários inibidores de adenosina difosfato (ADP)

Em relação ao uso de outros antiagregantes plaquetários, os inibidores de ADP (clopidogrel, ticagrelor ou prasugrel), as evidências são mais escassas para operações não cardíacas, pois os estudos são bastantes heterogêneos. Existem relatos de casos de sangramento maiores e de mortes relacionadas, complicando operações ortopédicas, vasculares e biópsias na broncoscopia.[7] A metanálise que avaliou o impacto de uso de inibidores de ADP no perioperatório de operações não cardíacas mostrou que a associação de dois antiagregantes (AAS + clopidogrel) aumenta em mais de duas vezes o risco de reoperação por sangramento, sem reduzir o risco de morte ou eventos cardiovasculares.[8]

Aos pacientes em uso de inibidores de ADP como prevenção primária, a suspensão deve ocorrer 5 dias antes da operação para clopidogrel e ticagrelor e 7 dias para prasugrel. Aos pacientes em uso somente de inibidores de ADP para prevenção secundária e proposta de operação de risco de sangramento moderado a alto, o medicamento também deve ser suspenso antes do procedimento. Em pacientes em antiagregação somente com inibidores de ADP e que serão submetidos a operações de baixo risco de sangramento, a suspensão não é necessária[6] (Figura 1).

Angioplastia prévia com *stent*

Entre os pacientes em uso de antiagregantes pós-angioplastia coronariana com *stent*, muitas vezes, há indicação de operações não cardíacas dentro do período em que o uso de dupla antiagregação plaquetária é imprescindível para evitar trombose de *stent*. Atualmente, é preconizado o uso da antiagregação dupla por um período não inferior a 1 mês após a angioplastia com *stent* convencional e de pelo menos 6 meses após angioplastia com *stent* farmacológico para prevenção de trombose de *stent*.[9]

A realização da operação não cardíaca antes de completar 2 semanas da angioplastia com *stent* convencional está associada a mortalidade de 32%. Essa alta mortalidade pode ser atribuída a sangramentos em razão da manutenção da antiagregação dupla no perioperatório e infarto agudo do miocárdio relacionado a sua suspensão.[10] Estudos posteriores confirmaram que a operação não cardíaca só pode ser feita com segurança após 4 a 6 semanas da angioplastia com *stent* convencional,[11,12] e, para pacientes com *stent* farmacológico, esse intervalo de segurança deve ser de 1 ano.[13]

Dessa forma, quando possível, deve ser adiada a intervenção eletiva para pacientes com *stent* convencional há menos de 6 semanas e pacientes com *stent* farmacológico há menos de 1 ano, assim como também a angioplastia realizada no contexto de insuficiência coronariana aguda, para completar o uso adequado da antiagregação dupla com AAS e clopidogrel. Alguns estudos randomizados com *stents* farmacológicos de segunda e terceira gerações mostraram resultados promissores demonstrando segurança na manutenção da dupla antiagregação por menos tempo (6 meses).[14-16] Como no ambiente perioperatório ainda não existem evidências, é razoável aguardar 1 ano para procedimentos eletivos. Após esse intervalo de segurança, o AAS deve ser mantido em todo período perioperatório, o clopidogrel deve ser suspenso 5 dias antes da operação e reintroduzido o mais rápido possível, idealmente antes que o paciente complete 10 dias da interrupção.[6] É fundamental lembrar que o AAS deve ser suspenso em casos de neurocirurgias e ressecção transuretral de próstata. Recentemente, com o advento da técnica hemostática, chamada aplicação de *green-light laser*, em pacientes candidatos à ressecção transuretral com essa técnica, o AAS pode ser mantido no perioperatório.[6]

Em casos nos quais a operação não cardíaca é inadiável (urgências) e o paciente é portador de *stent* farmacológico há menos de 1 ano, deve-se analisar o tipo de *stent* farmacológico implantado. Se o *stent* farmacológico for de segunda ou terceira geração e o implante foi há mais de 6 meses, o clopidogrel pode ser suspenso e o AAS mantido. Para *stents* farmacológicos de primeira geração implantados há menos de 1 ano ou *stents* de segunda/terceira geração há menos de 6 meses, deve-se considerar o risco de sangramento inerente à operação. Se o risco de sangramento é baixo, a antiagregação dupla pode ser mantida. Contudo, se o risco de sangramen-

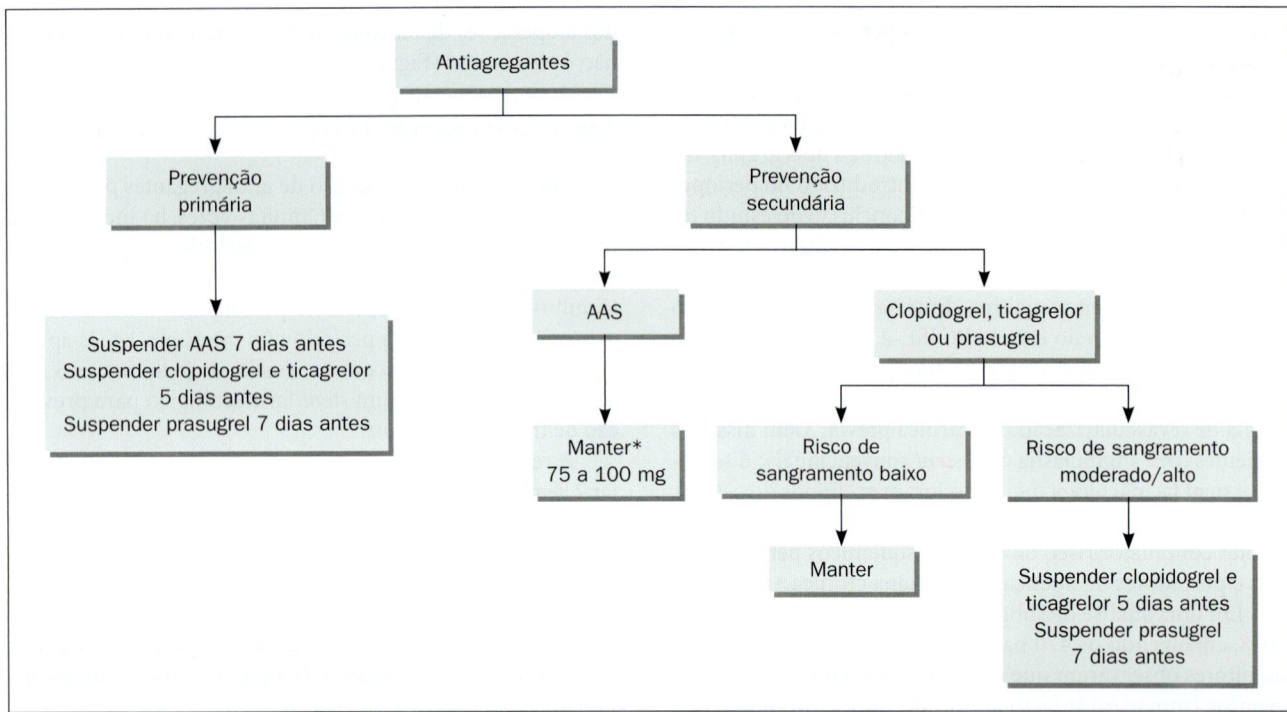

Figura 1 Conduta para pacientes com antiagregação no perioperatório.
* Exceto em neurocirurgias e ressecção transuretral de próstata.

to é intermediário ou alto, o clopidogrel deverá ser suspenso 5 dias antes do procedimento e o AAS deve ser mantido em todo perioperatório.

A realização de ponte (*bridging*) com heparina não confere proteção contra trombose de *stent* e pode até aumentar a agregabilidade plaquetária. Para os pacientes com contraindicação absoluta de manutenção do AAS e/ou que possuam fatores de risco de trombose de *stent*, pode ser considerada a ponte com tirofiban (inibidor da glicoproteína IIbIIIa). O tirofiban tem meia-vida curta e pode ser suspenso 4 horas antes da operação, sendo alternativa nesses casos de alto risco de trombose de *stent*.[17-18]

Em casos de cirurgias de emergências, pacientes em uso de dupla antiagregação devem ser encaminhados para operação, não sendo indicada a realização de transfusão profilática de hemocomponentes. Eventuais medidas anti-hemorrágicas devem ser implantadas conforme a necessidade.

Anticoagulantes orais

Varfarina

Aproximadamente 10% dos pacientes em uso de anticoagulante oral serão submetidos a algum procedimento cirúrgico no decorrer de 1 ano.[19] A varfarina é um antagonista da vitamina K que inibe a produção dos fatores da coagulação II, VII, IX e X e tem meia-vida de 36 a 42 horas, o que pode representar um problema no ambiente perioperatório. A exemplo do que acontece com os antiagregantes, para o manejo adequado de pacientes em uso de anticoagulante oral, deve-

-se encontrar o equilíbrio entre o risco de eventos tromboembólicos e o risco de sangramento no período perioperatório.

O primeiro estudo randomizado que avaliou a realização ou não de ponte de anticoagulação no perioperatório foi o estudo BRIDGE, publicado em 2015. Seu objetivo foi avaliar a não inferioridade da estratégia de não fazer ponte na prevenção de eventos tromboembólicos e sua superioridade em prevenção de sangramentos maiores, quando comparado à realização de ponte com dalteparina no perioperatório de cirurgias não cardíacas eletivas. Foram incluídos 1.884 pacientes em anticoagulação por fibrilação atrial, sendo 950 pacientes randomizados para grupo placebo e 934 pacientes para receberem tratamento ponte com dalteparina 100 UI/kg subcutânea duas vezes ao dia, iniciada 3 dias e suspensa 24 horas antes do procedimento. A varfarina era suspensa 5 dias antes da cirurgia e reiniciada 24 horas após a operação. A dalteparina era reiniciada, no pós-operatório, de 12 a 24 horas em procedimentos menores ou de baixo risco de sangramento e de 48 a 72 horas em procedimentos maiores ou com alto risco de sangramento. Com relação ao desfecho primário de eficácia (tromboembolismo arterial), não houve diferença estatística entre os dois grupos. Em relação ao desfecho primário de segurança, o grupo placebo teve menos sangramentos maiores comparado ao grupo de ponte com dalteparina (1,3% *vs.* 3,3%, RR 0,41; p = 0,005). A conclusão do estudo foi que a não realização de ponte de anticoagulação não foi inferior à ponte com heparina de baixo peso molecular (HBPM) e reduziu o risco de sangramento perioperatório. Deve-se lembrar, entretanto, que foram excluídos do estudo pacientes com prótese valvar mecânica, acidente vascular encefálico (AVE) ou embolia sistêmica nos últimos 12 meses. O escore CHADS2 médio foi de 2,3 no grupo placebo e 2,4 no grupo dalteparina, ou seja, o perfil de pacientes do estudo foi de uma população de risco intermediário para eventos tromboembólicos. Dessa forma, recomenda-se que a realização de ponte de anticoagulação no perioperatório deva ser individualizada conforme o risco tromboembólico e risco de sangramento de cada paciente.[20]

Em 2016, foi publicada a maior metanálise que avaliou a interrupção de anticoagulação no perioperatório de pacientes com fibrilação atrial em uso de varfarina. Foram analisados ao todo 13.808 pacientes, sendo 9.556 no grupo sem ponte com heparina e 4.252 no grupo com ponte com heparina. O escore CHADS2 médio foi de 2,49 no grupo sem ponte e 2,40 no grupo com ponte. Os autores não encontraram diferença significativa entre os dois grupos em relação à ocorrência de AVE, tromboembolismo ou todas as causas de mortalidade. Entretanto, o grupo de pacientes que não realizou ponte de heparina teve menos sangramentos de uma forma geral (OR 0,44; p ≤ 0,0001) e também menos sangramentos maiores (OR 0,41; p = 0,0006). A conclusão da metanálise foi que, entre os pacientes com fibrilação atrial (FA) e CHADS2 intermediário, a realização de ponte de heparina foi associada a maior taxa de sangramento, sem diferença na proteção ao evento tromboembólico/cerebrovascular ou mortalidade geral.[21]

Foi proposto um fluxograma para pacientes em uso de varfarina que serão submetidos a procedimentos cirúrgicos. A primeira pergunta é se a operação é uma urgência ou emergência. Se sim, o efeito do anticoagulante deve ser rapidamente revertido para que o paciente possa ser encaminhado ao procedimento. A administração de vitamina K 2,5 a 5 mg por via venosa deve ser realizada para todos os pacientes, em associação à administração de complexo protrombínico, quando disponível, na dose de 25 U/kg se INR 2 a 3,9, 35 U/kg se INR 4 a 5,9 ou 50 U/kg se INR > 6,0 ou plasma fresco congelado (15 mL/kg). É importante lembrar que ambos, plasma e complexo protrombínico, têm meia-vida curta, sendo que em cerca de 6 horas o INR volta a aumentar. Por essa razão, a vitamina K sempre deve ser administrada concomitantemente a essas medicações.[6]

Se a cirurgia não for urgente, o próximo questionamento é se o procedimento pode ser feito na vigência da varfarina. Os seguintes procedimentos podem ser feitos em pacientes anticoagulados: extrações dentárias, cirurgia de catarata, cirurgias dermatológicas e endoscopia digestiva alta, desde que o INR do dia esteja ao redor de 2,0. Se o INR estiver acima de 3,0, deve-se suspender a varfarina por 1 a 2 dias e reintroduzi-la algumas horas após procedimento (geralmente à noite).[6,19,22-27]

Se o procedimento proposto não puder ser realizado em uso da varfarina, deve-se sempre levar em consideração o risco de tromboembolismo. O risco de tromboembolismo está relacionado aos antecedentes pessoais de cada paciente e ao motivo da anticoagulação e deve ser considerado para decidir se será necessário realizar a ponte com heparina ou somente a suspensão da varfarina. O objetivo da ponte com heparina é minimizar o tempo em que o paciente não recebe anticoagulação, visando a diminuir o risco de tromboembolismo. Por outro lado, a realização da ponte com heparina pode estar relacionada com aumento de sangramento, principalmente se a heparina for reintroduzida nas primeiras 24 horas após o procedimento.[28]

No caso de alto risco de tromboembolismo, a varfarina deve ser interrompida 5 dias antes da operação e a ponte com heparina deverá ser introduzida. Quando o INR estiver menor do que 2,0, deve-se iniciar HBPM ou heparina não fracionada (HNF) plena por via venosa. A operação poderá ser realizada quando o INR estiver abaixo de 1,5. A HNF por via venosa deve ser suspensa 4 horas antes do procedimento, e a HBPM subcutânea, 24 horas antes. No pós-operatório, a HNF ou a HBPM em dose plena deve ser iniciada no mínimo após 24 horas do término do procedimento (48 a 72 horas se alto risco de sangramento) e a varfarina pode ser reiniciada de 12 a 24 horas após o procedimento. A heparina somente deverá ser suspensa quando o INR estiver dentro da faixa terapêutica.[6,19,29]

Para pacientes de risco intermediário de tromboembolismo, a varfarina deve ser suspensa 5 dias antes da operação, sendo que, atualmente, há evidências que suportam a estratégia da não realização de ponte com heparina, sem aumento de eventos tromboembólicos e com redução do risco de sangramento maior.[20,21]

Para pacientes de baixo risco de tromboembolismo, a varfarina deve ser interrompida 5 dias antes da operação, sem necessidade de realizar a ponte com heparina. A operação pode ser realizada quando o INR estiver abaixo de 1,5. Se o INR ainda estiver acima de 1,5, de 1 a 2 dias antes do procedimento, pode ser administrado 1 a 2 mg de vitamina K via oral. Se houver indicação, 12 a 14 horas após o procedimento, devem ser introduzidas HBPM ou HNF para profilaxia de trombose venosa. A varfarina deve ser reintroduzida de 12 a 24 horas após o procedimento.[6,19,29]

Anticoagulantes orais diretos (DOAC)

Atualmente existem diversos DOAC aprovados para uso no Brasil (dabigatrana, rivaroxabana, apixabana e edoxabana), e um número cada vez maior de pacientes em uso dessas medicações será submetido a procedimentos cirúrgicos não cardíacos, porém ainda existem poucas evidências do seu manejo no ambiente perioperatório.

Uma metanálise de estudos de fase III avaliou a segurança e a eficácia de DOAC *vs.* varfarina em pacientes com FA não valvar no período perioperatório. Foram analisados aproximadamente 24.000 procedimentos em 19.500 pacientes, com duas estratégias de manejo de anticoagulante no perioperatório: manutenção ou suspensão. Nos pacientes que realizaram procedimentos com manutenção do anticoagulante, não houve diferença no desfecho quanto ao risco de eventos tromboembólicos (embolia ou AVE) ou morte entre os dois grupos (DOAC x varfarina), mas o grupo DOAC apresentou uma taxa de sangramento 38% inferior ao grupo varfarina. Nos pacientes que interromperam uso de anticoagulante, não foi observada diferença quanto ao risco de eventos tromboembólicos nem de sangramentos entre os dois grupos. Com isso, mostra-se que a segurança e a eficácia perioperatória entre os pacientes em uso de DOAC ou varfarina são semelhantes, e, exceto em caso de manutenção perioperatória de anticoagulante oral, o uso de DOAC conferiu um risco menor de sangramento.[30]

Em um subestudo com os pacientes do estudo RE-LY submetidos a procedimentos cirúrgicos eletivos, os autores observaram que, no grupo de pacientes em uso de dabigatrana, aqueles que realizaram a ponte no perioperatório também apresentaram mais sangramentos quando comparados aos pacientes que não receberam ponte (6,5% vs. 1,8%, p < 0,001).[31]

O estudo BRUISE CONTROL 2 avaliou o implante eletivo de marca-passo ou desfibrilador interno em pacientes com FA com CHA2DS2-VASc escore ≥ 2, em uso de DOAC (dabigatrana, rivaroxabana ou apixabana), os quais foram randomizados para manter ou suspender o anticoagulante oral no perioperatório. Dos 662 pacientes incluídos, 328 do grupo manutenção e 334 do grupo suspensão, a taxa de hematoma significativa de loja foi igual nos dois grupos (2,1%; p = 0,97). O estudo foi interrompido precocemente devido à baixa taxa de eventos encontrados.[32]

Está em andamento o estudo PAUSE (*The Perioperative Anticoagulant Use for Surgery Evaluation*), que é um estudo prospectivo que visa a avaliar o manejo de diferentes DOAC no perioperatório. Seu resultado deve trazer informações importantes sobre a melhor estratégia de manejo de DOAC em pacientes em programação de procedimentos cirúrgicos.[33]

Uma outra preocupação em relação ao uso de DOAC no perioperatório é em relação ao efeito residual da medicação e por não existir um exame preciso para determinar o efeito do anticoagulante. Os testes de coagulação convencionais podem ajudar, em uma situação de urgência, a determinar se existe alguma ação do medicamento. Para a dabigatrana, utilizam-se o tempo de trombina (TT) e o tempo de tromboplastina parcial ativada (TTPA): se estiverem aumentados significa que o medicamento ainda está circulando. Para os inibidores do fator X-a (rivaroxabana e apixabana), utiliza-se a atividade de protrombina (AP) ou o tempo de protrombina (TP). O INR não tem utilidade prática e nunca deve ser utilizado.[29]

Dessa forma, para suspensão de DOAC no pré-operatório, em casos de operações eletivas, devem-se considerar o risco de sangramento relacionado à operação, a função renal do paciente e a meia-vida para eliminação da droga. A dabigatrana deve ser suspensa 24 horas antes de operações de baixo risco de sangramento e pelo menos 48 horas antes de operações de alto risco de sangramento (neurocirurgias, p. ex.) em casos de função renal normal. Em pacientes com *clearance* de creatinina < 50 mL/min, deve ser considerada a suspensão 3 a 5 dias antes.[34-36]

Para pacientes em uso de rivaroxabana, apixabana e edoxabana com função renal normal, a medicação deve ser suspensa 24 antes da operação. Em pacientes com função renal reduzida, elas devem ser suspensas pelo menos 48 horas antes.[29,36] No pós-operatório, os anticoagulantes devem ser ini-

ciados pelo menos 24 horas após operações de baixo risco de sangramento e 48 a 72 horas após operações de alto risco de sangramento. Finalmente, a reintrodução deve ser adiada por 24 horas após a retirada de cateteres epidurais.[22,36-38]

Atualmente, existem disponíveis antídotos para reversão do efeito de DOAC em situações específicas em que se faz necessária uma reversão rápida dos efeitos anticoagulantes, como em cirurgias ou procedimentos de emergência e em casos de sangramento não controlado ou com risco à vida. O idarucizumabe (Praxbind®), já disponível no Brasil, é um anticorpo monoclonal que atua como agente reversor específico de dabigatrana.[39] O andexanet alfa (Andexxa®), ainda não disponível no Brasil, é o segundo antídoto aprovado para uso em pacientes que recebem DOAC nos EUA, liberado para reverter os efeitos de rivaroxabana e apixabana, mas não de outros inibidores de X-a como edoxabana ou betrixabana.[40] Existem ainda estudos em andamento com ciraparantag, um antídoto universal capaz de reverter todos os tipos de DOAC.[41]

Resumo

O manejo de paciente em uso de antiagregantes plaquetários e/ou anticoagulantes é situação clínica frequente no perioperatório. Como regra geral, deve-se manter o AAS nos pacientes que fazem uso dessa medicação como profilaxia secundária de evento (exceto em situações específicas, como neurocirurgias e ressecção transuretrais). Os pacientes, em uso de antiagregantes inibidores de ADP, devem ter a medicação suspensa conforme o risco de sangramento do procedimento cirúrgico. Os pacientes que estão sob uso de anticoagulantes orais devem ter o risco de sangramento e o risco de fenômenos tromboembólicos avaliados para se decidir sobre a melhor estratégia no perioperatório.

Referências bibliográficas

1. Burger W, Chemnitius JM, Kneissl GD, Rücker G. Low-dose aspirin for secondary cardiovascular prevention - cardiovascular risks after its perioperative withdrawal versus bleeding risks with its continuation - review and meta-analysis. J Intern Med. 2005;257(5):399-414.
2. Oscarsson A, Gupta A, Fredrikson M, Järhult J, Nyström M, Petterson E, et al. To continue or to discontinue aspirin in the perioperative period: a randomized, controlled clinical trial. Br J Anaesth. 2010;104:305-12.
3. Mantz J, Samama CM, Tubach F, Devereaux PJ, Collet JP, Albaladejo P, et al. Stratagem Study Group. Impact of preoperative maintenance or interruption of aspirin on thrombotic and bleeding events after elective non-cardiac surgery: the multicentre, randomized, blinded, placebo-controlled, STRATAGEM trial. Br J Anaesth. 2011;107(6):899-910.
4. Devereaux PJ, Mrkobrada M, Sessler DI, Leslie K, Alonso-Coello P, Kurz A, et al. POISE-2 Investigators. Aspirin in patients undergoing noncardiac surgery. N Engl J Med. 2014;370(16):1494-503.
5. Graham MM, Sessler DI, Parlow JL, Biccard BM, Guyatt G, Leslie K, et al. Aspirin in patients with previous percutaneous coronary intervention undergoing noncardiac surgery. Ann Intern Med. 2018;168(4):237-44.
6. Gualandro DM, Yu PC, Caramelli B, Marques AC, Calderaro D, Fornari LS, et al. III Diretriz de Avaliação Cardiovascular Perioperatória da Sociedade Brasileira de Cardiologia. Arq Bras Cardiol. 2017;109(3 Supl 1):1-104
7. Chassot PG, Delabays A, Spahn DR. Perioperative antiplatelet therapy: the case for continuing therapy in patients at risk of myocardial infarction. Brit J Anaesthesia. 2007;99:316-28.

8. Siller-Matula JM, Petre A, Delle-Karth G, Huber K, Ay C, Lordkipanidzé M, et al. Impact of preoperative use of P2Y12 receptor inhibitors on clinical outcomes in cardiac and non-cardiac surgery: a systematic review and meta-analysis. Eur Heart J Acute Cardiovasc Care. 2017;6(8):753-70.

9. Capodanno D, Alfonso F, Levine GN, Valgimigli M, Angiolillo DJ. ACC/AHA versus ESC Guidelines on dual antiplatelet therapy: JACC guideline comparison. J Am Coll Cardiol. 2018;72(23 Pt A):2915-31.

10. Kałuza GL, Joseph J, Lee JR, Raizner ME, Raizner AE. Catastrophic outcomes of noncardiac surgery soon after coronary stenting. J Am Coll Cardiol. 2000;35(5):1288-94.

11. Wilson SH, Fasseas P, Oxford JL, Lennon RJ, Horlocker T, Charnoff NE, et al. Clinical outcome of patients undergoing non-cardiac surgery in the two months following coronary stenting. J Am Coll Cardiol. 2003;42:234-40.

12. Nuttall GA., Brown MJ, Stombaugh JW, Michon PB, Hathaway MF, Lindeen KC, et al. Time and cardiac risk of surgery after bare-metal Stent percutaneous coronary intervention. Anesthesiology. 2008;109:588-95.

13. Savonitto S, D'Urbano M, Caracciolo M, Barlocco F, Mariani G, Nichelatti M, et al. Urgent Surgery in patients with a recently implanted coronary drug-eluting Stent: a phase II study of "bridging" antiplatelet therapy with tirofiban during temporary withdrawal of clopidogrel. Br J Anaesth. 2010;104:285-91.

14. Feres F, Costa RA, Abizaid A, Leon MB, Marin-Neto JA, Botelho RV, et al. OPTIMIZE Trial Investigators. Three vs twelve months of dual antiplatelet therapy after zotarolimus-eluting stents: the OPTIMIZE randomized trial. JAMA. 2013;310(23):2510-22.

15. Valgimigli M, Borghesi M, Tebaldi M, Vranckx P, Parrinello G, Ferrari R; PROlonging Dual antiplatelet treatment after Grading stent-induced Intimal hyperplasia studY Investigators. Should duration of dual antiplatelet therapy depend on the type and/or potency of implanted stent? A pre-specified analysis from the PROlonging Dual antiplatelet treatment after Grading stent-induced Intimal hyperplasia studY (PRODIGY). Eur Heart J. 2013;34(12):909-19.

16. Baber U, Mehran R, Sharma SK, Brar S, Yu J, Suh JW, et al. Impact of the everolimus-eluting stent on stent thrombosis: a meta-analysis of 13 randomized trials. J Am Coll Cardiol. 2011;58(15):1569-77.

17. Douketis JD, Berger PB, Dunn AS, Jaffer AK, Spyropoulos AC, Becker RC, et al. The Perioperative management of antithrombotic therapy. Chest. 2008;133:299S-339S.

18. Abualsaud AO, Eisenberg MJ. Perioperative management of patients with drug-eluting stents. JACC Cardiovascular Interventions. 2010;3(2):131-42.

19. Douketis JD, Spyropoulos AC, Spencer FA, Mayr M, Jaffer AK, Eckman M, et al. Perioperative management of antithrombotic therapy. Antithrombotic therapy and prevention of thrombosis. 9th ed: American College of Chest Physicians Evidence-Based Clinical Practice Guidelines. Chest. 2012;141(2) (suppl):e326S-e350S.

20. Douketis JD, Spyropoulos AC, Kaatz S, Becker RC, Caprini JA, Dunn AS, et al.; BRIDGE Investigators. Perioperative bridging anticoagulation in patients with atrial fibrillation. N Engl J Med. 2015;373(9):823-33.

21. Ayoub K, Nairooz R, Almomani A, Marji M, Paydak H, Maskoun W. Perioperative heparin bridging in atrial fibrillation patients requiring temporary interruption of anticoagulation: evidence from meta-analysis. J Stroke Cerebrovasc Dis. 2016;25(9):2215-21.

22. Wysokinski WE, McBane RD 2nd. Periprocedural bridging management of anticoagulation. Circulation. 2012;126(4):486-90.

23. Bajkin BV, Popovic SL, Selakovic SD. Randomized, prospective trial comparing bridging therapy using low-molecular-weight heparin with maintenance of oral anticoagulation during extraction of teeth. J Oral Maxillofac Surg. 2009;67:990-5.

24. Broekema F, van Minnen B, Jansma J, Bos RR. Risk of bleeding after dentoalveolar surgery in patients taking anticoagulants. British Journal of Oral and Maxilofacial Surgery. 2014;52(3):e15-19.

25. Benzimra JD, Johnston RL, Jaycock P, Galloway PH, Lambert G, Chung AK, et al. EPR User Group. The Cataract National Dataset electronic multicentre audit of 55,567 operations: antiplatelet and anticoagulant medications. Eye (Lond). 2009;23(1):10-6.

26. Jamula E, Anderson J, Douketis JD. Safety of continuing warfarin therapy during cataract surgery: a systematic review and meta-analysis. Thromb Res. 2009;124(3):292-9.

27. Nast A, Ernst H, Rosumeck S, Erdmann R, Jacobs A, Sporbeck B. Risk of complications due to anticoagulation during dermatosurgical procedures: a systematic review and meta-analysis. J Eur Acad Dermatol Venereol. 2014;28(12):1603-9.

28. Siegal D, Yudin J, Kaatz S, Douketis JD, Lim W, Spyropoulos AC. Periprocedural heparin bridging in patients receiving vitamin K antagonists: systematic review and meta-analysis of bleeding and thromboembolic rates. Circulation. 2012;126(13):1630-9.

29. Serrano Junior CV, Fenelon G, Soeiro AM, Nicolau JC, Piegas LS, Montenegro ST, et al. Diretrizes Brasileiras de Antiagregantes plaquetários e Anticoagulantes em Cardiologia. Arq Bras Cardiol. 2013;101(3supl3):1-93.

30. Nazha B, Pandya B, Cohen J, Zhang M, Lopes RD, Garcia DA, et al. Periprocedural outcomes of direct oral anticoagulants versus warfarin in nonvalvular atrial fibrillation. Circulation. 2018;138(14):1402-11.

31. Douketis JD, Healey JS, Brueckmann M, Eikelboom JW, Ezekowitz MD, Fraessdorf M, et al. Perioperative bridging anticoagulation during dabigatran or warfarin interruption among patients who had an elective surgery or procedure. Substudy of the RE-LY trial. Thromb Haemost. 2015;113(3):625-32.

32. Birnie DH, Healey JS, Wells GA, Ayala-Paredes F, Coutu B, Sumner GL, et al. Continued vs. interrupted direct oral anticoagulants at the time of device surgery, in patients with moderate to high risk of arterial thrombo-embolic events (BRUISE CONTROL-2). Eur Heart J. 2018;39(44):3973-9.

33. Douketis JD, Spyropoulos AC, Anderson JM, Arnold DM, Bates SM, Blostein M, et al. The Perioperative Anticoagulant Use for Surgery Evaluation (PAUSE) Study for patients on a direct oral anticoagulant who need an elective surgery or procedure: design and rationale. Thromb Haemost. 2017;117(12):2415-24.

34. Baron TH, Kamath PS, McBane RD. Management of antithrombotic therapy in patients undergoing invasive procedures. N Engl J Med. 2013;368(22):2113-24.

35. Ortel TL. Perioperative management of patients on chronic antithrombotic therapy. Hematology Am Soc Hematol Educ Program. 2012;2012:529-35.

36. Dubois V, Dincq AS, Douxfils J, Ickx B, Samama CM, Dogné JM, et al. Perioperative management of patients on direct oral anticoagulants. Thromb J. 2017;15:14.eCollection 2017.

37. Connolly G, Spyropoulos AC. Practical issues, limitations, and periprocedural management of the NOAC's. J Thromb Thrombolysis. 2013;36(2):212-22.

38. Spyropoulos AC, Douketis JD. How I treat anticoagulated patients undergoing an elective procedure or surgery. Blood. 2012;120:2954-62.

39. Pollack CV Jr, Reilly PA, Eikelboom J, Glund S, Verhamme P, Bernstein RA, et al. Idarucizumab for dabigatran reversal. N Engl J Med. 2015;373(6):511-20.

40. Andexxa-An antidote for apixaban and rivaroxaban. JAMA. 2018;320(4):399-400.

41. Ansell JE, Bakhru SH, Laulicht BE, Steiner SS, Grosso MA, Brown K, et al. Single-dose ciraparantag safely and completely reverses anticoagulant effects of edoxaban. Thromb Haemost. 2017;117(2):238-45.

Capítulo 4

Diagnóstico e tratamento das complicações cardiovasculares no perioperatório de cirurgias não cardíacas

Danielle Menosi Gualandro
Francisco Akira Malta Cardozo
Bruno Caramelli

Pontos-chave

- A mortalidade relacionada a operações não cardíacas está aumentando.
- O infarto agudo do miocárdio perioperatório (IAMPO) é a principal complicação cardíaca no pós-operatório.
- O diagnóstico do IAMPO é difícil porque pode ser assintomático.
- Pacientes de risco intermediário e alto, segundo os algoritmos de avaliação perioperatória, devem ser monitorados em unidades intensivas com eletrocardiograma e dosagem de troponina uma vez ao dia antes da cirurgia e durante 3 dias após a operação.
- O IAMPO deve ser adequadamente tratado, considerando a correta fisiopatologia (IAM tipo 1 e tipo 2).
- A lesão miocárdica perioperatória (PMI, do inglês *perioperative myocardial injury*) é um marcador de risco cardiovascular no perioperatório.

Introdução

Anualmente, cerca de 300 milhões de intervenções cirúrgicas são realizadas no mundo.[1] Com o avanço dos conhecimentos médicos e o aumento da expectativa de vida, pacientes cada vez mais idosos e com mais comorbidades estão sendo operados. Apesar do avanço nas técnicas cirúrgicas e anestésicas, a mortalidade relacionada a esses procedimentos está aumentando no Brasil.[2] O infarto agudo do miocárdio perioperatório (IAMPO) é o principal responsável pela mortalidade cardiovascular e apresenta algumas particularidades em relação ao infarto do miocárdio (IAM) espontâneo, por isso será o foco de atenção deste capítulo.

IAMPO

Incidência

A incidência do IAMPO varia dependendo da população avaliada, do tipo de operação realizada e da estratégia de diagnóstico utilizada. A incidência em pacientes sem doença arterial conhecida, submetidos a operações não vasculares, varia de 0,2 a 3%, mas pode chegar a 33% em pacientes de alto risco que receberam intervenções cirúrgicas vasculares.[3-12] Mesmo em correções endovasculares de aneurisma de aorta abdominal (AAA), a incidência de IAMPO é cerca de 7%.[13] Por outro lado, a ocorrência de um IAMPO não só tem alta morbimortalidade intra-hospitalar como também diminui a sobrevida no longo prazo.[11,14-18] Por isso, é muito importante seu correto diagnóstico e tratamento.

Fisiopatologia

Dois mecanismos distintos podem levar ao IAMPO: instabilização de placas de aterosclerose com ruptura e trombose ou alterações na relação oferta/consumo de oxigênio do miocárdio em pacientes com doença arterial coronária (DAC) crônica e estenoses significativas (Figura 1).[6]

No perioperatório, uma série de fatores pode contribuir para a instabilização de placas de aterosclerose vulneráveis. Os níveis de catecolaminas e o cortisol aumentam com a dor, a anemia e a hipotermia após a operação e podem permanecer elevados por dias. Esse aumento pode levar à vasoconstrição nas artérias coronárias e à instabilização de placas. Taquicardia e hipertensão são comuns no pós-operatório e podem aumentar a força de cisalhamento nos vasos, também contribuindo para a ruptura de placas vulneráveis. Além disso, ocorre um aumento nas substâncias pró-coagulantes, como o fibrinogênio e o fator de von Willebrand, uma diminuição nos fatores anticoagulantes, como a proteína C, antitrombina III e alfa-2-macroglobulina, e um aumento na agregabilidade plaquetária. No final da operação e da recuperação da anestesia ocorre aumento de frequência cardíaca, pressão arterial, tônus simpático e atividade procoagulante.[6,19,20] Resumindo, o aumento da agregabilidade plaquetária, da resposta inflamatória, da frequência cardíaca, da pressão arterial sistêmica, dos níveis de catecolaminas e a redução da atividade fibrinolítica podem resultar na ruptura de placas de aterosclerose levando a um IAM tipo 1.[6,21]

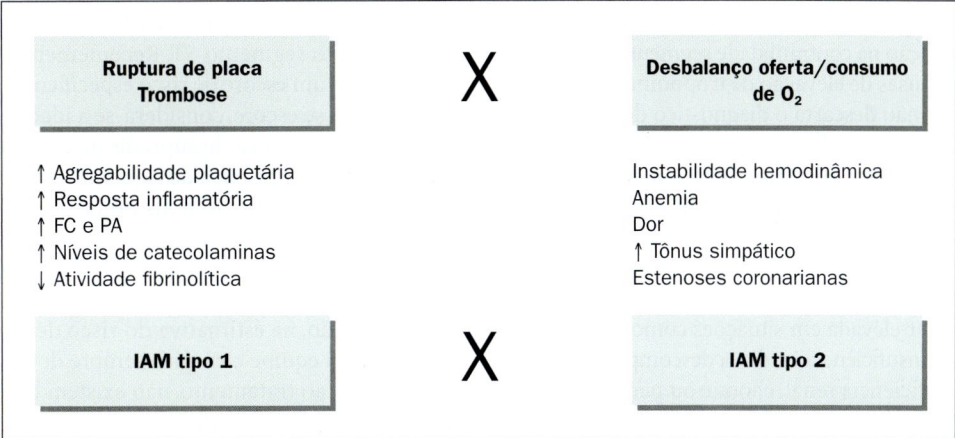

Figura 1 Fisiopatologia do infarto agudo do miocárdio perioperatório (IAMPO).

Por outro lado, a taquicardia, a hipertensão arterial, a hipotensão (decorrente de sangramento, hipovolemia ou vasodilatação), a anemia ou a hipoxemia podem levar a um IAM em virtude do desbalanço na relação oferta/consumo de oxigênio em pacientes com lesões coronarianas obstrutivas, mas estáveis. A frequente combinação de aumento da frequência cardíaca e infradesnivelamento do segmento ST detectada na monitoração com Holter precedendo o evento é um fato que sugere que a isquemia prolongada tem um papel importante no IAMPO, levando a um IAM tipo 2.[19,21]

Apesar de muitas teorias sobre o IAMPO, poucos estudos avaliaram sua fisiopatologia. Dois estudos de necrópsia avaliaram a prevalência de ruptura de placa em pacientes que morreram de IAMPO e encontraram que cerca de 50% dos IAMPO fatais apresentavam ruptura de placa (IAM tipo 1).[22,23] Ellis et al.[24] estudaram retrospectivamente 21 pacientes que sofreram IAMPO e 42 controles que foram submetidos a operações vasculares e realizaram cineangiocoronariografia pré-operatória. As características angiográficas (número, local e aspecto das lesões) foram comparadas entre pacientes com e sem IAMPO para tentar estabelecer quais lesões causaram o IAM. Os autores concluíram que a maioria dos IAMPO ocorre em razão da insuficiência de circulação colateral para territórios com artéria ocluída e um número menor ocorre sem obstruções significativas.[24] Entretanto, esse estudo tem limitações metodológicas sérias, uma vez que a cineangiocoronariografia foi realizada no pré-operatório (antes do evento), não sendo repetida após o evento. Além disso, os pacientes com lesões importantes podem ter realizado revascularização antes da operação, sendo muito difícil determinar uma relação de causa-efeito entre as lesões encontradas e o IAMPO. Em outro estudo, as características angiográficas de 120 pacientes com síndromes coronarianas agudas (SCA) perioperatórias, 120 pacientes com SCA espontâneas e 240 pacientes com DAC crônica foram comparadas. Cerca de 50% dos pacientes com SCA perioperatórias apresentavam sinais de ruptura de placa na cineangiocoronariografia, caracterizando um IAM tipo 1. Pacientes com SCA espontânea apresentaram maior prevalência de ruptura de placa do que os pa-

cientes com SCA espontânea e pacientes com DAC crônica apresentaram menor prevalência.[15] Recentemente, esses achados foram corroborados em um estudo utilizando tomografia por coerência óptica, na qual os autores comparam o aspecto da placa de ateroma em 30 pacientes com IAMPO e 30 pacientes com IAM espontâneo, concluindo que, apesar de a morfologia da placa ser semelhante entre os grupos, os pacientes com IAM espontâneo apresentaram mais trombos do que aqueles com IAMPO.[25]

Portanto, as evidências sugerem que é incorreto considerar o IAM tipo 2 como a base fisiopatológica que deve guiar o tratamento no IAMPO. Ao contrário, para maximizar a eficácia das estratégias para redução de risco de IAM, devemos considerar os dois mecanismos (IAM tipo 1 e tipo 2) como possíveis alvos terapêuticos.

Apresentação clínica e diagnóstico

A maioria dos IAMPO ocorre nas primeiras 72 horas após a operação.[9,15,16,26] Por isso, nesse período, deve-se atentar para a detecção dessa complicação. A maioria dos IAMPO é IAM sem supradesnivelamento do segmento ST (IAMSSST) e o tipo de operação mais relacionado ao IAM são as operações vasculares arteriais (cerca de 40% dos IAMPO ocorrem após cirurgias vasculares)[9,15,16] O diagnóstico do IAMPO é um desafio porque cerca de 50% dos pacientes não apresentam dor torácica.[15,16,27] Quando presente, a dor pode ser mascarada por sedativos ou atribuída à incisão cirúrgica. Os pacientes podem não apresentar sintomas, apresentar dispneia, náuseas, vômitos ou choque cardiogênico. Por isso, a avaliação do eletrocardiograma (ECG) e dos marcadores de necrose miocárdica é fundamental para o diagnóstico e deve ser realizada em todos os pacientes de risco intermediário ou alto para ocorrência de eventos cardiovasculares de acordo com a avaliação pré-operatória.

O ECG pode apresentar alterações inespecíficas do segmento ST e da onda T por causa de hipotermia, efeito de drogas ou distúrbios eletrolíticos, frequentes no perioperatório. Dessa forma, mudanças evolutivas são mais úteis para o diagnóstico. O ecocardiograma pode ajudar na documentação de novas áreas de alteração na contratilidade segmentar e no diagnóstico de outras causas de elevação de troponina. Um exame normal, entretanto, não descarta o diagnóstico de IAMPO. O marcador de necrose de escolha no perioperatório é a troponina, porque a CKMB é muito inespecífica, podendo estar alterada em virtude de um aumento na creatinofosfoquinase (CPK), frequente no pós-operatório. Já o aumento da troponina é indicativo de lesão miocárdica, mas nem sempre é resultado de lesões coronarianas causando isquemia e necrose. A troponina pode estar elevada em situações como tromboembolismo pulmonar, insuficiência cardíaca descompensada, sepse, miocardite, insuficiência renal, choque ou pericardite, que podem ocorrer no perioperatório. Por todos esses motivos, o IAMPO é, geralmente, reconhecido tardiamente, o que explica a alta morbimortalidade observada.

Para o diagnóstico do IAMPO, é necessário respeitar os critérios de IAM da definição universal de IAM (Tabela 1).[28]

Tabela 1 Critérios diagnósticos de infarto agudo do miocárdio
Ascensão e/ou queda de marcadores de necrose miocárdica associada a:
▪ Sintomas de isquemia miocárdica
▪ Alterações no ECG sugestivas de isquemia
▪ Ondas Q novas no ECG
▪ Alteração de contratilidade segmentar nova no ecocardiograma
▪ Identificação de trombo intracoronário no cateterismo ou na necrópsia
Morte súbita precedida por:
▪ Sintomas de isquemia miocárdica e supradesnivelamento de ST ou BRE novo
▪ Evidência angiográfica de trombo
▪ Antes da obtenção de amostras de sangue para dosagens de marcadores

BRE: bloqueio de ramo esquerdo; ECG: eletrocardiograma. Adaptada de Thygesen et al.[28]

Além disso, o IAM deve ser diferenciado da elevação isolada de troponina ou da lesão miocárdica perioperatória (PMI, do inglês *perioperative myocardial injury*), que é uma entidade caracterizada pela elevação dos níveis de troponina, sem manifestações clínicas, sem alterações eletrocardiográficas, na ausência de outras situações clínicas que expliquem esse aumento. Apesar de a elevação isolada de troponina também ter implicações no prognóstico em longo prazo, esse paciente não deve receber tratamento para IAM.[29,30]

Estratificação de risco e tratamento

Os escores convencionais para avaliação de risco em pacientes com SCA (TIMI, GRACE, Braunwald)[31-33] podem ser utilizados em pacientes com IAMPO, embora não tenham sido validados nessa população. A mortalidade em pacientes com IAMPO é muito maior do que a de pacientes com IAM espontâneo, variando entre 11 e 35%,[15-17,26] lembrando que a maior parte deles é representada por IAM sem supradesnivelamento do segmento ST. Recentemente, Devereaux et al. propuseram um escore de risco específico para pacientes com IAMPO. Nesse escore, considera-se a idade acima de 75 anos (1 ponto), a presença de supradesnivelamento do segmento ST (2 pontos) e presença de isquemia em parede anterior do ECG (1 ponto). Quanto mais pontos, maior a mortalidade (Figura 2).[34] Quanto à avaliação do risco de sangramento, os escores normalmente utilizados no IAM espontâneo, como CRUSADE[35], também não são validados no perioperatório. Por essa razão, na estimativa do risco de sangramento, a informação da equipe cirúrgica sempre deve ser considerada.

Quanto ao tratamento, não existem estudos randomizados direcionados especificamente ao tratamento do IAMPO. Geralmente utilizam-se as diretrizes de tratamento do IAM espontâneo, respeitando algumas considerações específicas do ambiente perioperatório.[36-38] O tratamento sempre deve ser individualizado com uma abordagem multidisciplinar, pesando o risco isquêmico com o risco de sangramento. Em primeiro lugar deve-se dividir o IAMPO em com ou sem supradesnivelamento do segmento ST.[6]

IAMPO com supra do segmento ST

No IAMPO com supra de ST, a trombólise está contraindicada e o paciente deve ser encaminhado para a angioplastia primária, desde que ele não apresente nenhum sangramento ativo que contraindique o uso da dupla antiagregação.[20,38] Berger et al.[17] estudaram especificamente a evolução clínica e o prognóstico de 48 pacientes submetidos à cineangiocoronariografia imediatamente após o IAMPO ocorrido até o sétimo dia pós-operatório, obtidos do banco de dados do serviço de hemodinâmica. Trinta e três pacientes (68,8%) apresentavam supradesnivelamento do segmento ST, quatro tinham novo bloqueio de ramo no ECG, oito tinham infra-

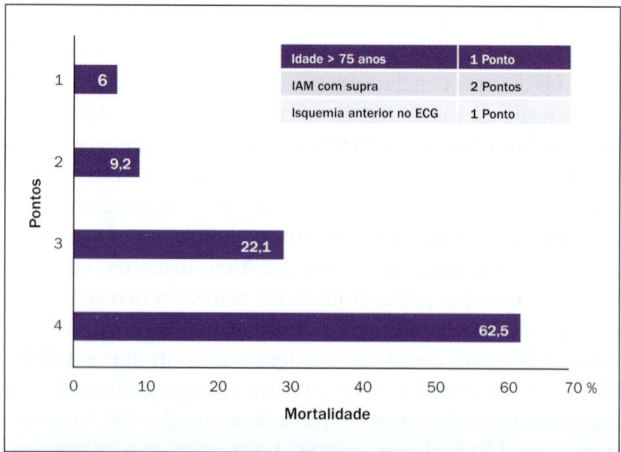

Figura 2 Escore de risco de mortalidade em pacientes com infarto agudo do miocárdio perioperatório (IAMPO). Aumento do risco de mortalidade conforme pontuação baseada em variáveis clínicas e laboratoriais.
Adaptada de VISION Study Investigators.[34]

desnivelamento do segmento ST e três tinham outras alterações. Em 32 pacientes (66,7%), a artéria relacionada ao IAMPO estava totalmente ocluída, e em 30 pacientes (62,5%) havia evidência de trombo. O tempo médio entre o início dos sintomas e a cineangiocoronariografia foi de 4 horas. Quarenta e um pacientes (85,4%) foram submetidos à angioplastia, e três pacientes, à revascularização miocárdica cirúrgica (6,25%). Trinta e cinco pacientes (65%) sobreviveram até a alta hospitalar. Cabe ressaltar que somente pacientes em estado clínico muito grave foram avaliados nesse estudo, sendo que 21 deles apresentavam choque cardiogênico, e 12 pacientes, parada cardiorrespiratória antes da cineangiocoronariografia.[17] Em um estudo retrospectivo, envolvendo 40 pacientes que foram submetidos a angioplastia coronária decorrente de IAMPO com supra de ST em até 7 dias após cirurgias não cardíacas, a mortalidade em 30 dias foi de 31%.[18] Portanto, apesar da gravidade dos pacientes, pode-se concluir que uma estratégia invasiva imediata com angioplastia é segura e pode reduzir a mortalidade de pacientes selecionados com IAMPO. As outras medicações (estatinas, inibidores da enzima de conversão da angiotensina [IECA], betabloqueadores, espironolactona) têm as mesmas indicações que fora do contexto perioperatório.[39]

IAMPO sem supra do segmento ST

Já para o IAMPO sem supra de ST, os dois mecanismos fisiopatológicos devem ser considerados para a introdução do tratamento (ruptura de placa vulnerável e desbalanço de oferta/consumo de oxigênio).

Extrapolando as recomendações de tratamento do IAM espontâneo, utilizam-se a antiagregação com ácido acetilsalicílico (AAS) e clopidogrel e a anticoagulação com heparina não fracionada ou de baixo peso molecular. Em um estudo com 120 pacientes com IAMPO, 40% dos pacientes foram submetidos à angioplastia com *stent* convencional, 12% à cirurgia de revascularização miocárdica e 48% dos pacientes foram mantidos em tratamento clínico da doença coronária. A mortalidade geral foi 15%. Quanto à ocorrência de sangramentos, 11 pacientes (9,2%) apresentaram sangramentos (seis sangramentos maiores segundo a classificação de TIMI, incluindo dois fatais, e cinco menores) *versus* 10 pacientes (8,3%) no grupo com SCA espontânea (seis sangramentos maiores e quatro menores, nenhum fatal). Cabe ressaltar que, entre os pacientes que sangraram, somente 27,3% ocorreram no sítio da operação. Outro aspecto é que a anticoagulação com heparina só era iniciada de comum acordo entre a equipe clínica e cirúrgica, sendo que 99,2% dos pacientes com IAMPO receberam aspirina e 65% receberam clopidogrel, mas apenas 86,7% deles receberam algum tipo de heparinização plena.[6] Em um estudo retrospectivo que avaliou 281 pacientes (sendo 241 sem supra de ST) submetidos a angioplastia coronariana em até 7 dias após a cirurgia não cardíaca, os autores observaram sangramentos em 22%, sendo que esse fato foi associado a maior mortalidade em curto e longo prazo. Nesse estudo, cerca de um terço dos pacientes recebeu inibidores da glicoproteína IIb/IIIa, medicações normalmente não utilizadas no contexto perioperatório.[18] Portanto, a antiagregação e a anticoagulação no IAMPO devem ser feitas com cautela e após uma discussão interdisciplinar da relação risco/benefício.

Além disso, deve-se considerar a correção de fatores secundários, como anemia, dor, taquicardia e hipertensão.[6,20] O uso de betabloqueadores, estatinas, IECA e bloqueadores da aldosterona deve respeitar as mesmas indicações do IAM espontâneo.[37,40]

Em pacientes hemodinamicamente estáveis, pode-se tentar uma estratégia conservadora em um primeiro momento, com correção de todos os fatores secundários, medicações e realização de estratificação invasiva antes da alta hospitalar. Já em pacientes com critérios de pior prognóstico (idade acima de 75 anos, isquemia em parede anterior, congestão pulmonar, instabilidade hemodinâmica ou elétrica ou recorrência de isquemia), deve-se realizar a estratégia invasiva o mais precoce possível (Tabela 2).

Tabela 2 Indicações de cineangiocoronariografia de urgência no infarto agudo do miocárdio sem supradesnivelamento de ST
Idade > 75 anos
Eletrocardiograma com isquemia em parede anterior
Congestão pulmonar
Choque cardiogênico
Instabilidade elétrica
Recorrência de isquemia

Lesão miocárdica perioperatória (PMI)

Como já mencionado, a PMI é uma entidade caracterizada pela elevação dos níveis de troponina, sem manifestações clínicas, sem alterações eletrocardiográficas, na ausência de outras situações clínicas que expliquem esse aumento. Nos últimos 20 anos, diversos estudos demonstraram que a elevação isolada de troponina está associada a maior incidência de eventos cardiovasculares e mortalidade no curto e longo prazos.[41-46] No estudo VISION (*The vascular events in noncardiac surgery patients cohort evaluation*), os autores demonstraram uma associação significativa entre o pico da troponina T (TnT) de 4ª geração no período pós-operatório e mortalidade em 30 dias em 15.133 pacientes.[29] Existem evidências de que as elevações da troponina I (TnI) convencional no pós-operatório de operações não cardíacas também estão relacionadas a pior prognóstico. Em uma metanálise incluindo 2.195 pacientes submetidos a operações vasculares, uma elevação de TnI acima do valor de referência (em pacientes sem critérios de IAM) foi um forte preditor de mortalidade em 30 dias (mortalidade de 11,6% em pacientes com elevação isolada de troponina *vs.* 2,3% em pacientes com troponina normal e 21,6% em pacientes com IAMPO; P < 0,001).[30] Atualmente, com a introdução das troponinas de alta sensibilidade (hs-cTn), a interpretação dos seus valores no perioperatório ainda é um desafio. A hs-cTn tem uma melhor acurácia diagnóstica para IAM e ajuda a diagnosticar ou descartar rapidamente o IAM espontâneo em pacientes com dor torácica no pronto-socorro.[47] Entretanto, em razão de um aumento na sensibilidade do exame, muitos pacientes apresentam valores basais cronicamente acima da referência do método, mesmo na ausência de SCA. Por esse motivo, na recente publicação da quarta definição do IAM, foi acrescentada uma nova entidade denominada lesão miocárdica, para identificar pacientes que apresentam valores de hs-cTn acima do percentil 99 do valor de referência do *kit*. Esse fenômeno deve ser considerado agudo quando existir um padrão de ascensão e/ou queda.[28] Dois estudos interessantes dosaram a hs-cTn em pacientes consecutivos que procuraram o pronto socorro por qualquer motivo (incluindo pacientes com diagnósticos clínicos e cirúrgicos), demonstrando que 39 a 52% dos pacientes apresentavam valores de hs-cTnT acima do valor de referência.[48,49] Um deles avaliou também a hs-cTnI, encontrando uma porcentagem menor de pacientes com esses valores acima do limite superior da normalidade (8%).[49]

No perioperatório, vários estudos demonstraram que entre 13 e 51% dos pacientes submetidos a operações não cardíacas têm valores basais de hs-cTnT acima do valor de referência no pré-operatório, dependendo das características clínicas dos pacientes incluídos.[50-56] Em relação à hs-cTnI, cerca de 8% dos pacientes apresentam valores basais elevados antes da operação.[55,57] Dois estudos avaliaram a utilidade da dosagem das hs-cTnT no pré-operatório como uma ferramenta adicional para determinação do risco de complicações cardiovasculares pós-operatórias, concluindo que pacientes com valores de hs-cTn elevados apresentaram maior taxa de mortalidade e eventos cardiovasculares no pós-operatório.[53,55] Portanto, a dosagem das hs-cTn no pré-operatório tornou-se fundamental não somente para obter um valor basal de referência como também para auxiliar na estratificação do risco perioperatório.[38]

Dois grandes estudos observacionais avaliaram o impacto da elevação das hs-cTnT na mortalidade no pós-operatório.[54,56] No estudo VISION, a hs-cTnT foi dosada em 21.819 pacientes com idade acima de 45 anos submetidos a cirurgias não cardíacas, uma vez ao dia, nos primeiros 3 dias de pós-operatório. Os autores demonstraram que 35% dos pacientes apresentavam valores acima de 14 ng/L (valor de referência para esse *kit*) e que, quanto maior o valor da troponina no pós-operatório, maior a mortalidade em 30 dias após a operação. Em uma segunda fase do estudo, os autores dosaram a hs-cTnT também antes da operação, encontrando valores basais elevados em 13% dos pacientes.[56] No estudo PMI (*perioperative myocardial injury*), os autores coletaram hs-cTnT de 2.018 pacientes submetidos a 2.546 intervenções cirúrgicas. Os indivíduos deviam ter idade acima de 65 anos ou idade acima de 45 anos na presença de doença aterosclerótica conhecida (DAC, doença vascular periférica ou doença cerebrovascular). A coleta de hs-cTnT ocorreu antes da operação e durante 2 dias após a operação. Nesse estudo, PMI

foi definido como um delta absoluto de 14 ng/L entre os valores pré e pós-operatórios. A definição de um padrão de ascensão e/ou queda foi realizada para diferenciar a lesão miocárdica aguda causada pela cirurgia da elevação crônica dos níveis basais. Nesse estudo, 51% dos pacientes apresentavam valores basais (pré-operatórios) acima do percentil 99, e 64%, valores pós-operatórios acima do normal. Entretanto, 16% apresentaram PMI (padrão de ascensão e/ou queda).[54] Esses dados demostram a importância de obter a hs-cTn antes da cirurgia nessa população de maior risco cardiovascular, para diferenciar a *myocardial injury* aguda da crônica. Além disso, PMI foi um preditor independente de mortalidade em 30 dias (HR 2,7; P = 0,001) e em 1 ano após a operação (HR 1,6; P = 0,003).[54]

Diversos mecanismos cardíacos e extracardíacos podem estar envolvidos na ocorrência da PMI, como insuficiência cardíaca descompensada, miocardite, taquiarritmias, tromboembolismo pulmonar, trauma cardíaco, sepse ou choque séptico. Por isso, a conduta nesses casos depende da causa da PMI. O fluxograma para o diagnóstico diferencial da injúria miocárdica pode ser visualizado na Figura 3.

O tratamento da lesão miocárdica ainda é controverso. Em um estudo retrospectivo envolvendo pacientes submetidos a cirurgias vasculares, os autores demonstraram que pacientes com lesão miocárdica e tratamento clínico otimizado apresentaram sobrevida igual a pacientes sem lesão miocárdica. Por outro lado, pacientes com lesão miocárdica e tratamento clínico otimizado evoluíram melhor que aqueles sem tratamento clínico adequado. O tratamento clínico otimizado utilizado foi a introdução de AAS, betabloqueadores, IECA e estatina.[58] No estudo MANAGE ("Dabigatran in patients with myocardial injury after non-cardiac surgery"), os autores randomizaram 1.754 pacientes com idade superior a 45 anos que apresentavam troponina elevada no pós-operatório (sem considerar valores pré-operatórios) para receber dabigatrana 110 mg duas vezes ao dia ou placebo, iniciando até 35 dias após a operação. O desfecho primário foi um composto de mortalidade vascular, IAM, acidente vascular encefálico isquêmico, trombose arterial periférica, amputação e tromboembolismo venoso. Pacientes que receberam dabigatrana, apresentaram menos eventos do que os pacientes que receberam placebo (11% *vs.* 15%; P = 0,01), sem aumento no risco de sangramentos maiores.[59]

Outras complicações cardiovasculares perioperatórias

As outras complicações cardiovasculares que podem ocorrer no pós-operatório, como insuficiência cardíaca aguda, taqui ou bradiarritmias e o tromboembolismo pulmonar, devem ser tratadas da mesma maneira do que fora desse contexto, como abordado em outros capítulos deste livro e na 3ª Diretriz de Avaliação Cardíaca Perioperatória da Sociedade Brasileira de Cardiologia.[38]

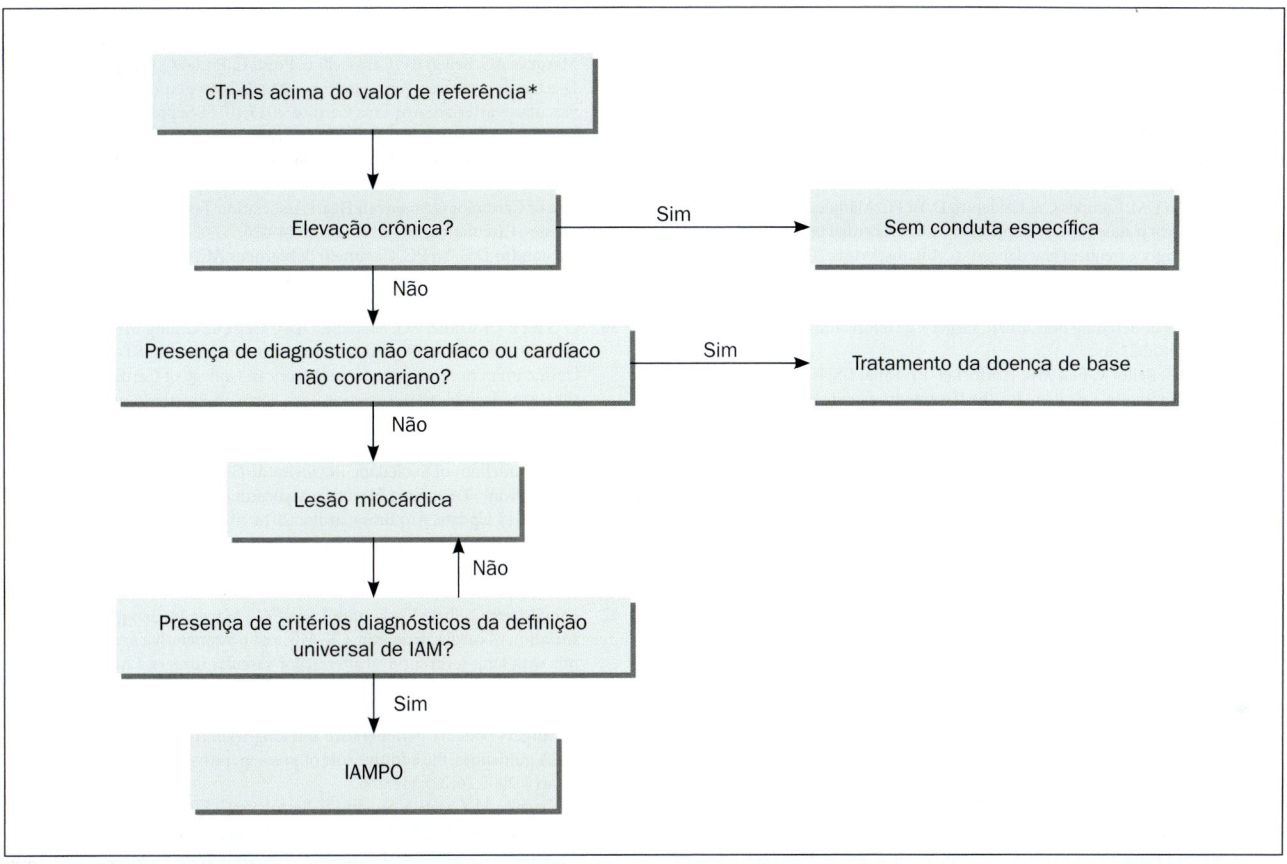

Figura 3 Diagnóstico de lesão miocárdica perioperatória (PMI) e infarto agudo do miocárdio perioperatório (IAMPO).
IAM: infarto agudo do miocárdio.
* hs-cTnT > 14 ng/L.
Adaptada de Gualandro et al.[38]

Resumo

A principal complicação cardíaca no pós-operatório de operações não cardíacas é o IAM pós-operatório, por conta de sua alta morbidade e mortalidade e da dificuldade do seu diagnóstico. Todos os pacientes de risco intermediário ou alto pelos algoritmos de avaliação pré-operatória devem ser monitorados no perioperatório com realização de eletro-cardiograma e troponina uma vez ao dia, uma vez antes da operação e durante os primeiros 3 dias do pós-operatório para adequada detecção e tratamento do IAMPO e da PMI.

Referências bibliográficas

1. Weiser TG, Haynes AB, Molina G, Lipsitz SR, Esquivel MM, Uribe-Leitz T, et al. Estimate of the global volume of surgery in 2012: an assessment supporting improved health outcomes. Lancet. 2015;385(Suppl 2):S11.
2. Yu PC, Calderaro D, Gualandro DM, Marques AC, Pastana AF, Prandini JC, et al. Non-cardiac surgery in developing countries: epidemiological aspects and economical opportunities--the case of Brazil. PLoS One. 2010;5(5):e10607.
3. Mangano DT, Hollenberg M, Fegert G, Meyer ML, London MJ, Tubau JF, et al. Perioperative myocardial ischemia in patients undergoing noncardiac surgery-I: Incidence and severity during the 4 day perioperative period. The Study of Perioperative Ischemia (SPI) Research Group. J Am Coll Cardiol. 1991;17(4):843-50.
4. Fleischmann KE, Goldman L, Young B, Lee TH. Association between cardiac and noncardiac complications in patients undergoing noncardiac surgery: outcomes and effects on length of stay. Am J Med. 2003;115(7):515-20.
5. Kumar R, McKinney WP, Raj G, Heudebert GR, Heller HJ, Koetting M, et al. Adverse cardiac events after surgery: assessing risk in a veteran population. J Gen Intern Med. 2001;16(8):507-18.
6. Gualandro DM, Calderaro D, Yu PC, Caramelli B. Acute myocardial infarction after noncardiac surgery. Arq Bras Cardiol. 2012;99(5):1060-7.
7. McFalls EO, Ward HB, Moritz TE, Goldman S, Krupski WC, Littooy F, et al. Coronary-artery revascularization before elective major vascular surgery. N Engl J Med. 2004;351(27):2795-804.
8. Poldermans D, Schouten O, Vidakovic R, Bax JJ, Thomson IR, Hoeks SE, et al. A clinical randomized trial to evaluate the safety of a noninvasive approach in high-risk patients undergoing major vascular surgery: the DE-CREASE-V Pilot Study. J Am Coll Cardiol. 2007;49(17):1763-9.
9. Kikura M, Oikawa F, Yamamoto K, Iwamoto T, Tanaka KA, Sato S, et al. Myocardial infarction and cerebrovascular accident following non-cardiac surgery: differences in postoperative temporal distribution and risk factors. J Thromb Haemost. 2008;6(5):742-8.
10. Ashton CM, Petersen NJ, Wray NP, Kiefe CI, Dunn JK, Wu L, et al. The incidence of perioperative myocardial infarction in men undergoing noncardiac surgery. Ann Intern Med. 1993;118(7):504-10.
11. Smilowitz NR, Beckman JA, Sherman SE, Berger JS. Hospital readmission after perioperative acute myocardial infarction associated with noncardiac surgery. Circulation. 2018;137(22):2332-9.
12. Pedersen TF, Budtz-Lilly J, Petersen CN, Hyldgaard J, Schmidt JO, Kroijer R, et al. Randomized clinical trial of remote ischaemic preconditioning versus no precon-

ditioning in the prevention of perioperative myocardial infarction during open surgery for ruptured abdominal aortic aneurysm. BJS Open. 2018;2(3):112-8.

13. Schermerhorn ML, O'Malley AJ, Jhaveri A, Cotterill P, Pomposelli F, Landon BE. Endovascular vs. open repair of abdominal aortic aneurysms in the Medicare population. N Engl J Med. 2008;358(5):464-74.

14. Mangano DT, Browner WS, Hollenberg M, Li J, Tateo IM. Long-term cardiac prognosis following noncardiac surgery. The Study of Perioperative Ischemia Research Group. JAMA. 1992;268(2):233-9.

15. Gualandro DM, Campos CA, Calderaro D, Yu PC, Marques AC, Pastana AF, et al. Coronary plaque rupture in patients with myocardial infarction after noncardiac surgery: frequent and dangerous. Atherosclerosis. 2012;222(1):191-5.

16. Devereaux PJ, Xavier D, Pogue J, Guyatt G, Sigamani A, Garutti I, et al. Characteristics and short-term prognosis of perioperative myocardial infarction in patients undergoing noncardiac surgery: a cohort study. Ann Intern Med. 2011;154(8):523-8.

17. Berger PB, Bellot V, Bell MR, Horlocker TT, Rihal CS, Hallett JW, et al. An immediate invasive strategy for the treatment of acute myocardial infarction early after noncardiac surgery. Am J Cardiol. 2001;87(9):1100-2, A6, A9.

18. Parashar A, Agarwal S, Krishnaswamy A, Sud K, Poddar KL, Bassi M, et al. Percutaneous intervention for myocardial infarction after noncardiac surgery: patient characteristics and outcomes. J Am Coll Cardiol. 2016;68(4):329-38.

19. Landesberg G, Beattie WS, Mosseri M, Jaffe AS, Alpert JS. Perioperative myocardial infarction. Circulation. 2009;119(22):2936-44.

20. Adesanya AO, de Lemos JA, Greilich NB, Whitten CW. Management of perioperative myocardial infarction in noncardiac surgical patients. Chest. 2006;130(2):584-96.

21. Thygesen K, Alpert JS, Jaffe AS, Simoons ML, Chaitman BR, White HD, et al. Third universal definition of myocardial infarction. J Am Coll Cardiol. 2012;60(16):1581-98.

22. Cohen MC, Aretz TH. Histological analysis of coronary artery lesions in fatal postoperative myocardial infarction. Cardiovasc Pathol. 1999;8(3):133-9.

23. Dawood MM, Gutpa DK, Southern J, Walia A, Atkinson JB, Eagle KA. Pathology of fatal perioperative myocardial infarction: implications regarding pathophysiology and prevention. Int J Cardiol. 1996;57(1):37-44.

24. Ellis SG, Hertzer NR, Young JR, Brener S. Angiographic correlates of cardiac death and myocardial infarction complicating major nonthoracic vascular surgery. Am J Cardiol. 1996;77(12):1126-8.

25. Sheth T, Natarajan MK, Hsieh V, Valettas N, Rokoss M, Mehta S, et al. Incidence of thrombosis in perioperative and non-operative myocardial infarction. Br J Anaesth. 2018;120(4):725-33.

26. Gandhi R, Petruccelli D, Devereaux PJ, Adili A, Hubmann M, de Beer J. Incidence and timing of myocardial infarction after total joint arthroplasty. J Arthroplasty. 2006;21(6):874-7.

27. Badner NH, Knill RL, Brown JE, Novick TV, Gelb AW. Myocardial infarction after noncardiac surgery. Anesthesiology. 1998;88(3):572-8.

28. Thygesen K, Alpert JS, Jaffe AS, Chaitman BR, Bax JJ, Morrow DA, et al. Fourth universal definition of myocardial infarction (2018). Eur Heart J. 2019;40(3):237-69.

29. Devereaux PJ, Chan MT, Alonso-Coello P, Walsh M, Berwanger O, Villar JC, et al. Association between postoperative troponin levels and 30-day mortality among patients undergoing noncardiac surgery. JAMA. 2012;307(21):2295-304.

30. Redfern G, Rodseth RN, Biccard BM. Outcomes in vascular surgical patients with isolated postoperative troponin leak: a meta-analysis. Anaesthesia. 2011;66(7):604-10.

31. Antman EM, Cohen M, Bernink PJ, McCabe CH, Horacek T, Papuchis G, et al. The TIMI risk score for unstable angina/non-ST elevation MI: a method for prognostication and therapeutic decision making. JAMA. 2000;284(7):835-42.

32. Morrow DA, Antman EM, Charlesworth A, Cairns R, Murphy SA, de Lemos JA, et al. TIMI risk score for ST-elevation myocardial infarction: a convenient, bedside, clinical score for risk assessment at presentation: An intravenous nPA for treatment of infarcting myocardium early II trial substudy. Circulation. 2000;102(17):2031-7.

33. Fox KA, Dabbous OH, Goldberg RJ, Pieper KS, Eagle KA, Van de Werf F, et al. Prediction of risk of death and myocardial infarction in the six months after presentation with acute coronary syndrome: prospective multinational observational study (GRACE). BMJ. 2006;333(7578):1091.

34. Botto F, Alonso-Coello P, Chan MT, Villar JC, Xavier D, Srinathan S, et al. Myocardial injury after noncardiac surgery: a large, international, prospective cohort study establishing diagnostic criteria, characteristics, predictors, and 30-day outcomes. Anesthesiology. 2014;120(3):564-78.

35. Subherwal S, Bach RG, Chen AY, Gage BF, Rao SV, Newby LK, et al. Baseline risk of major bleeding in non-ST-segment-elevation myocardial infarction: the CRUSADE (Can Rapid risk stratification of Unstable angina patients Suppress ADverse outcomes with Early implementation of the ACC/AHA Guidelines) Bleeding Score. Circulation. 2009;119(14):1873-82.

36. Marques AC, Bellen BV, Caramelli B, Presti C, Pinho C, Calderaro D, et al. II Diretriz de Avaliação Perioperatória - Atualização e enfoque para operações vasculares arteriais. Arq Bras Cardiol. 2013;101(4 Suppl 2).

37. Amsterdam EA, Wenger NK, Brindis RG, Casey DE, Ganiats TG, Holmes DR, et al. 2014 AHA/ACC guideline for the management of patients with non-ST-elevation acute coronary syndromes: a report of the American College of Cardiology/American Heart Association Task Force on Practice Guidelines. Circulation. 2014;130(25):e344-426.

38. Gualandro DM, Yu PC, Caramelli B, Marques AC, Calderaro D, Fornari LS, et al. 3rd Guideline for Perioperative Cardiovascular Evaluation of the Brazilian Society of Cardiology. Arq Bras Cardiol. 2017;109(3 Supl 1):1-104.

39. O'Gara PT, Kushner FG, Ascheim DD, Casey DE, Chung MK, de Lemos JA, et al. 2013 ACCF/AHA guideline for the management of ST-elevation myocardial infarction: a report of the American College of Cardiology Foundation/American Heart Association Task Force on Practice Guidelines. Circulation. 2013;127(4):e362-425.

40. Nicolau JC, Timerman A, Marin-Neto JA, Piegas LS, Barbosa CJ, Franci A, et al. Guidelines of Sociedade Brasileira de Cardiologia for Unstable Angina and Non-ST-Segment Elevation Myocardial Infarction (II Edition, 2007) 2013-2014 Update. Arq Bras Cardiol. 2014;102(3 Suppl 1):1-61.

41. Lopez-Jimenez F, Goldman L, Sacks DB, Thomas EJ, Johnson PA, Cook EF, et al. Prognostic value of cardiac troponin T after noncardiac surgery: 6-month follow-up data. J Am Coll Cardiol. 1997;29(6):1241-5.

42. Landesberg G, Shatz V, Akopnik I, Wolf YG, Mayer M, Berlatzky Y, et al. Association of cardiac troponin, CK-MB, and postoperative myocardial ischemia with long-term survival after major vascular surgery. J Am Coll Cardiol. 2003;42(9):1547-54.

43. Bursi F, Babuin L, Barbieri A, Politi L, Zennaro M, Grimaldi T, et al. Vascular surgery patients: perioperative and long-term risk according to the ACC/AHA guidelines, the additive role of post-operative troponin elevation. Eur Heart J. 2005;26(22):2448-56.

44. Barbagallo M, Casati A, Spadini E, Bertolizio G, Kepgang L, Tecchio T, et al. Early increases in cardiac troponin levels after major vascular surgery is associated with an increased frequency of delayed cardiac complications. J Clin Anesth. 2006;18(4):280-5.

45. Winkel TA, Schouten O, van Kuijk JP, Verhagen HJ, Bax JJ, Poldermans D. Perioperative asymptomatic cardiac damage after endovascular abdominal aneurysm repair is associated with poor long-term outcome. J Vasc Surg. 2009;50(4):749-54; discussion 54.

46. Kim LJ, Martinez EA, Faraday N, Dorman T, Fleisher LA, Perler BA, et al. Cardiac troponin I predicts short-term mortality in vascular surgery patients. Circulation. 2002;106(18):2366-71.

47. Reichlin T, Hochholzer W, Bassetti S, Steuer S, Stelzig C, Hartwiger S, et al. Early diagnosis of myocardial infarction with sensitive cardiac troponin assays. N Engl J Med. 2009;361(9):858-67.

48. Lindner G, Pfortmueller CA, Braun CT, Exadaktylos AK. Non-acute myocardial infarction-related causes of elevated high-sensitive troponin T in the emergency room: a cross-sectional analysis. Intern Emerg Med. 2014;9(3):335-9.

49. Vestergaard KR, Jespersen CB, Arnadottir A, Sölétormos G, Schou M, Steffensen R, et al. Prevalence and significance of troponin elevations in patients without acute coronary disease. Int J Cardiol. 2016;222:819-25.

50. Gualandro DM, Puelacher C, Mueller C. High-sensitivity cardiac troponin in acute conditions. Curr Opin Crit Care. 2014;20(5):472-7.

51. Alcock RF, Kouzios D, Naoum C, Hillis GS, Brieger DB. Perioperative myocardial necrosis in patients at high cardiovascular risk undergoing elective non-cardiac surgery. Heart. 2012;98(10):792-8.

52. Gillmann HJ, Meinders A, Grosshennig A, Larmann J, Bünte C, Calmer S, et al. Perioperative levels and changes of high-sensitivity troponin T are associated with cardiovascular events in vascular surgery patients. Crit Care Med. 2014;42(6):1498-506.

53. Weber M, Luchner A, Manfred S, Mueller C, Liebetrau C, Schlitt A, et al. Incremental value of high-sensitive troponin T in addition to the revised cardiac index for peri-operative risk stratification in non-cardiac surgery. Eur Heart J. 2013;34(11):853-62.

54. Puelacher C, Lurati Buse G, Seeberger D, Sazgary L, Marbot S, Lampart A, et al. Perioperative myocardial injury after noncardiac surgery: incidence, mortality, and characterization. Circulation. 2018;137(12):1221-32.

55. Gualandro DM, Puelacher C, LuratiBuse G, Lampart A, Strunz C, Cardozo FA, et al. Comparison of high-sensitivity cardiac troponin I and T for the prediction of cardiac complications after non-cardiac surgery. Am Heart J. 2018;203:67-73.

56. Devereaux PJ, Biccard BM, Sigamani A, Xavier D, Chan MTV, Srinathan SK, et al. Association of postoperative high-sensitivity troponin levels with myocardial injury and 30-day mortality among patients undergoing noncardiac surgery. JAMA. 2017;317(16):1642-51.

57. Lee GR, Jhanji S, Tarrant H, James S, Pearse RM, Fitzgibbon M. Peri-operative troponin monitoring using a prototype high-sensitivity cardiac troponin I (hs-cTnI) assay: comparisons with hs-cTnT and contemporary cTnI assays. Ann Clin Biochem. 2014;51(Pt 2):258-68.

58. Foucrier A, Rodseth R, Aissaoui M, Ibanes C, Goarin JP, Landais P, et al. The long-term impact of early cardiovascular therapy intensification for postoperative troponin elevation after major vascular surgery. Anesth Analg. 2014;119(5):1053-63.

59. Devereaux PJ, Duceppe E, Guyatt G, Tandon V, Rodseth R, Biccard BM, et al. Dabigatran in patients with myocardial injury after non-cardiac surgery (MANAGE): an international, randomised, placebo-controlled trial. Lancet. 2018;391(10137):2325-34.

Capítulo 5

Avaliação pré-operatória para cirurgias cardíacas: aspectos específicos

Desidério Favarato
Neuza Lopes

Pontos-chave

- O objetivo da avaliação pré-operatória em cirurgia cardíaca é verificar o estado clínico atual do paciente, gerando informações sobre a probabilidade de complicações no período pós-operatório.
- O paciente cardíaco candidato a cirurgia de alta complexidade necessita de uma avaliação multiprofissional.
- O resultado da cirurgia cardíaca depende de uma ótima avaliação pré-operatória com manejo das condições subjacentes.

Introdução

Segundo o Ministério da Saúde (DATASUS), foram realizadas 38.185 intervenções cirúrgicas cardíacas, das quais 21.474 foram de revascularização miocárdica, além de 34.003 implantes de marca-passos cardíacos pelo Sistema Único de Saúde em 2017.[1]

A cirurgia cardíaca é um procedimento de grande porte, com repercussões fisiopatológicas e emocionais que afetam tanto o paciente quanto seus familiares e implicam em alterações nos hábitos de vida e laborais. Dentre as principais, destaca-se a cirurgia de revascularização miocárdica (CRM), as valvares e as de aorta. Atualmente, o perfil dos candidatos referidos para procedimentos cirúrgicos cardiovasculares é mais complexo, sendo eles mais idosos, com mais comorbidades, mais graves com operações prévias ou falha de procedimentos intervencionistas e, portanto, com maior risco de morbimortalidade.

Dados revelam que a mortalidade pós-operatória em cirurgia cardíaca ainda é elevada em alguns centros do Brasil. Isso pode ser explicado, em parte, pelas disparidades socioeconômicas da população e porque os poucos centros terciários que realizam grande volume de cirurgias cardíacas por ano estão localizados nas regiões mais ricas do país. A média brasileira de mortalidade é de 5,6% em revascularização com extracorpórea e de 3,2% sem extracorpórea, enquanto a de cirurgias valvares é de 10,4%.[1]

O objetivo da avaliação pré-operatória em cirurgia cardíaca é verificar o estado clínico atual do paciente, gerando informações sobre a probabilidade de complicações no período pós-operatório estratificando o risco cirúrgico do paciente, de tal forma que se possam estabelecer estratégias para minimizar esses riscos e prevenir as complicações pós-operatórias, ou até mesmo optar por procedimentos menos invasivos como tratamento percutâneo para coronariopatias ou valvulopatias. Para isso, deve-se levar em conta os aspectos relacionados à doença cardíaca que levou à indicação da cirurgia, as características clínicas dos pacientes bem como sua capacidade funcional, além dos aspectos inerentes ao procedimento cirúrgico em si. Além disso, a abordagem das necessidades e das expectativas vivenciadas pelo paciente no percurso da cirurgia cardíaca durante o período pré-operatório é importante a fim que se possam prepará-los com sucesso para cirurgia proposta.

Predizer o risco de eventos cardiovasculares auxilia o médico a nortear suas condutas e informá-las com mais precisão ao seu paciente em relação a esses riscos. Para tal, existem calculadoras de risco, validadas em predizer os riscos perioperatórios, ajudando na tomada de decisão quanto à exequibilidade da cirurgia cardíaca e orientando quanto ao manejo pré e perioperatório. Dentre os mais conhecidos tem-se o da Society of Thoracic Surgeons Scores (STS)[2] e o EuroSCORE II,[3] sendo que o STS calcula o risco de mortalidade e morbidade, tendo indicação Ia, e o EuroSCORE II, com indicação IIb, prediz apenas mortalidade em 30 dias para CRM, segundo a última diretriz europeia de revascularização miocárdica.[4] Esses escores também são utilizados para as cirurgias valvulares, mas não para as de aorta.

Esses modelos de risco cirúrgico consideram dados demográficos e variáveis médicas, mas não avaliam alguns aspectos anatômicos, tais como radiação torácica e deformidade, revascularização prévia com uso da artéria mamária interna ou outros enxertos atravessando a linha média ou aderentes ao esterno impedindo uma reesternotomia segura, ou aorta de porcelana.[4] Além disso, nem sempre espelham o prognóstico, uma vez que eles também não contemplam aspectos como *status* funcional, nutricional, fragilidade e aspectos psicológicos do paciente,[5] bem como aspectos intraoperatórios e variáveis fisiológicas na admissão do paciente na UTI e que possui, teoricamente, uma maior abrangência prognóstica.

Os fatores cardíacos que aumentam o risco cirúrgico são: fração de ejeção do ventrículo esquerdo abaixo de 45%, hipertensão pulmonar, insuficiência cardíaca compensada ou não, cirurgia de urgência/emergência, reoperação, cirurgias combinadas, infarto prévio recente, número de *bypass*, aterosclerose da aorta proximal e de carótidas, e arritmias (a mais comum é a fibrilação atrial [FA], principalmente em valvulopatias, seguida das arritmias ventriculares); presença de marca-passo cardíaco ou desfibriladores implantáveis, os quais devem ser reprogramados antes da cirurgia, sem excluir a colocação de eletrodo epicárdico.[2-4] Em doença coronariana, a presença de lesão de tronco de artéria coronária esquerda, lesões difusas no leito arterial coronariano e disfunção ventricular são marcadores de maior risco cirúrgico. Nas valvulopatias, as classes funcionais mais avançadas, dilatação e disfunção cardíaca são marcadores de maior mortalidade e morbidade pós-operatórias.[2] Em aorta, os aneurismas de arco aórtico e toracoabdominal, assim como dissecção de aorta aguda, são os casos com maior mortalidade e morbidade.

Os fatores de risco relacionados ao paciente são o sexo feminino, grau de estabilização, a idade avançada, comorbidades (acidente vascular encefálico [AVE] prévio, disfunção renal a partir do estágio moderado, diabete, anemia, doença pulmonar crônica), tabagismo ativo, *status* nutricional (obesidade ou desnutrição), autonomia, capacidade diminuída ao exercício e tempo de internação pré-operatório prolongado.[2-4] Ainda vale ressaltar as condições socioculturais e os aspectos cognitivos/psicológicos como depressão e fragilidade, que aumentam em muito o risco de óbito e complicações maiores pós-procedimento em 30 dias e em longo prazo.[5]

Portanto, o paciente cardíaco candidato a cirurgia de alta complexidade necessita de uma avaliação multiprofissional além do cardiologista clínico e do cirurgião que indicaram em conjunto o procedimento. A linha de cuidados deve ser priorizada desde o pré-operatório de forma integrada, sendo de responsabilidade de uma equipe interdisciplinar e multiprofissional, especialmente para os pacientes mais idosos, complexos e com mais comorbidades. Destaca-se aqui o papel do anestesista, enfermeiro, nutricionista e fisioterapeuta. A decisão pela intervenção cirúrgica é baseada na análise individualizada, considerando todos esses aspectos discutidos anteriormente.

Aspectos específicos

Prevenção de acidente vascular encefálico (AVE) associado à doença da artéria carótida e cirurgia cardíaca

Estenose de carótidas

As indicações de triagem pré-operatória por ultrassonografia duplex são limitadas. Além disso, não há evidências de que a revascularização profilática de estenoses carotídeas assintomáticas unilaterais em candidatos à CRM reduzem o risco de AVE perioperatório.

Lesões críticas de carótidas devem ser sempre investigadas em pacientes com história de AVE ou episódio de isquemia transitória nos últimos 6 meses – Ib.[4] Além desse grupo, os pacientes acima de 70 anos, com história prévia de acidente vascular cerebral (AVC) há mais de 6 meses, doença multiarterial, principalmente com lesões ostiais de tronco de coronária esquerda, com doença arterial periférica (DAP) concomitante ou sopro carotídeo podem ser candidatos ao rastreamento de doença em carótidas – IIb.[4] De qualquer modo, a doença carotídea ou intracraniana não são os sítios mais frequentes de causa de AVC; as fontes mais comuns de êmbolos são as placas em aorta.[6]

A ultrassonografia de epiaórtica durante o procedimento antes da instalação da circulação extracorpórea e da realização de enxertos aorto-coronários reduz a incidência de AVC por orientar a mudança de procedimento para o "*no touching aorta*".[7] Outro exame de imagem que está ganhando terreno como triagem é a tomografia de aorta ascendente/ateroma do arco, para melhor avaliar a estratificação de risco e orientar a estratégia cirúrgica em pacientes idosos acima de 70 anos e/ou com sinais de doença aterosclerótica generalizada extensa – IIa.[4,8]

Pode ser razoável restringir a revascularização carotídea profilática para pacientes com maior risco de AVC no pós-operatório, ou seja, pacientes com lesões bilaterais graves assintomáticos – IIb – ou com história prévia de AVC/ataque isquêmico transitório (AIT), principalmente nos últimos 6 meses – IIa.[4,6] Assim, a indicação de revascularização e a escolha entre endarterectomia carotídea ou o implante de *stent* na artéria carótida nesses pacientes devem ser feitos por uma equipe multidisciplinar, incluindo um neurologista.

Fibrilação atrial pós-operatória

A FA pós-operatória é uma complicação comum, afetando um terço dos pacientes submetidos a cirurgia cardíaca e cujo tratamento profilático tem um efeito moderado.[9,10] O principal fator de risco para FA pós-operatória é a idade, e está associado a um risco imediato aumentado de AVE, aumento da morbidade e da mortalidade em 30 dias, assim como aumento de duas vezes na mortalidade cardiovascular em longo prazo e um risco substancialmente maior de futura FA e AVE isquêmico em comparação com os pacientes que permanecem em ritmo sinusal após a cirurgia.[9]

O tratamento farmacológico antiarrítmico pré-operatório pode ser iniciado, mas terá que ser pesado contra os efeitos colaterais. A amiodarona administrada 6 dias no pré-operatório seguida de 6 dias de pós-operatório tem se mostrado mais efetiva que betabloqueadores, mas está associada a complicações mais agudas e de longo prazo – IIb.[4,10] Os betabloqueadores sabidamente diminuem a incidência de FA pós-operatória após CRM, portanto, salvo contraindicações, deveriam ser usados. Pacientes que já estejam tomando betabloqueadores devem continuar a tomá-los antes e depois da cirurgia – Ib.[4,10] Pacientes que não fazem uso de betabloqueadores podem obter algum benefício, de iniciarem 2 a 3 dias antes da operação (se tolerados) e serem cuidadosamente titulados de acordo com a pressão arterial e frequência cardíaca – IIb.[10]

Manejo das comorbidades

Doenças coronarianas e periféricas associadas

De todos os pacientes com doença arterial coronariana (DAC), 7 a 16% têm DAP associada a um pior prognóstico, mesmo que permaneça frequentemente assintomática, mascarada por sintomas cardíacos. Por outro lado, em pacientes com DAP, a DAC está presente em até 70% deles.[11] Na CRM, a veia safena deve ser preservada ou colhida guiada pelos resultados do exame clínico, incluindo o índice tornozelo-braquial. A avaliação das safenas sempre deve ser realizada no pré-operatório pelos cirurgiões. Além disso, a assimetria da pressão arterial entre os braços deve levar à investigação da estenose da artéria subclávia.[12]

Diabete melito

A frequência do diabete em pacientes candidatos a cirurgia de revascularização está ao redor de 40%, implicando em mortalidade 50% maior, o dobro de infecção nos sítios operatórios, infecções respiratórias 2,5 vezes maior, infecção urinária 3 vezes maior, infarto do miocárdio 2 vezes maior e duplicação de insuficiência renal aguda em relação aos não diabéticos. Entretanto, de suma importância, pacientes com diabete controlado não apresentam maior taxa dessas complicações.[13]

O alvo terapêutico é glicemia de jejum < 140 mg/dL nos últimos 3 meses anteriores à internação. O risco de mortalidade na revascularização miocárdica aumenta quatro vezes quando o nível de hemoglobina A1c for > 8,6. Tratamento agressivo para manter glicose < 180 mg/dL é essencial para reduzir a morbidade neurológica e o risco de infecção.[4,10] Quando internados, devem ser manejados com manipulação da medicação preexistente com suspensão de sulfas, não receber metformina no dia da cirurgia e ter garantido o jejum pré-operatório (pular uma refeição) para manutenção de glicemia aceitável.

Em pacientes internados de emergência ou não controlados previamente, insulina deve ser iniciada se a glicemia estiver acima de 180 mg/dL e a faixa glicêmica desejada após início da insulina é entre 140 e 180 mg/dL. Alvo mais rigoroso com glicemia entre 110 e 140 mg/dL pode ser perseguido em pacientes selecionados com baixo risco de hipoglicemia.

O modo de administração preferido é insulina basal ou insulina basal e correção com *bolus* em pacientes que estão se alimentado pouco ou estão em jejum.[10]

Já para pacientes que estão se alimentando normalmente, o melhor esquema é de insulina basal (inibe a gliconeogênese hepática noturna e entre as refeições), prandial (promove disponibilização de glicose aos músculos a partir dos alimentos ingeridos) e doses de correção.

Estudos recentes revelaram que o uso de inibidores da dipeptidil peptidase 4 associados a insulina basal foi tão eficaz quanto o uso de insulina basal e *bolus*, e com menor número de episódios de hipoglicemia.[15]

O uso de insulina rápida em horários fixos após a medida da glicemia capilar não é aconselhável em pacientes internados.[14-16]

Hipertensão arterial

História prévia de hipertensão arterial aumenta a incidência de lesão miocárdica em cirurgias não cardíacas de forma independente do sexo, idade, doença renal, diabete, AVC, doença coronariana ou insuficiência cardíaca, fatores esses sabidamente associados a maior gravidade.[17]

Contudo, em cirurgia cardíaca, alguns autores não encontraram tal influência como os outros fatores já descritos anteriormente.[18] A importância da avaliação da presença de hipertensão arterial tem a ver com a pesquisa de lesões de órgãos-alvos e das medicações em uso, citadas a seguir.

Betabloqueadores

Na revisão sistemática da Cochrane Library, com uso de "*trial sequence analysis*" que incluiu 53 estudos randomizados em cirurgia cardíaca, não houve benefício dos betabloqueadores em mortalidade geral, infarto agudo do miocárdio, isquemia miocárdica, eventos cerebrovasculares, hipotensão arterial, bradicardia e insuficiência cardíaca. Nessa mesma análise, entretanto, o uso de betabloqueadores associou-se a menor incidência de arritmias ventriculares (menos 63%) e supraventriculares (menos 56%).[19]

Sugere-se, entretanto, que o benefício dos betabloqueadores antes da CRM para prevenir o infarto do miocárdio e a morte seja limitado apenas a pacientes com infarto do miocárdio recente.[19]

Além disso, em estudo retrospectivo recente, o uso de betabloqueadores foi protetor para choque cardioplégico após cirurgia com uso de circulação extracorpórea.[20]

A última recomendação da diretriz de revascularização do ESC/ASTC indica uso de betabloqueador para prevenção de FA em pacientes em pré-operatório de cirurgia cardíaca – Ib. Entretanto, se os betabloqueadores forem iniciados no pré-operatório, recomenda-se uma titulação cuidadosa dos agentes de curta duração de acordo com a pressão arterial e a frequência cardíaca, começando alguns dias antes da cirurgia.[4,10]

Inibidores da enzima conversora de angiotensina (IECA) ou bloqueadores do receptor da angiotensina II (BRA)

Alguns estudos observacionais demonstraram maior necessidade de vasoconstrictores e incidência de choque vasoplégico em pacientes em uso de IECA.[21-23] Com essas evidências é aconselhável a retirada dos IECA 1 a 2 dias antes da cirurgia – I.[4,10] Em pacientes com hipertensão não controlada no pré-operatório, os IECA e os BRA de ação prolongada podem ser transferidos para IECA de ação curta. Além disso, os pacientes tratados com sacubitril/valsartan devem ter a mesma avaliação pré-operatória que outros pacientes tratados com inibidores do SRAA. Atualmente, não há dados sobre se os antagonistas do receptor de aldosterona devem ser interrompidos ou continuados até a cirurgia.[10]

Estatinas

Em revisão sistemática da literatura em estudos randomizados de pacientes submetidos a cirurgia cardíaca (revascularização ou intervenção em valvas cardíacas), o uso pré-operatório de estatinas foi associado a menor incidência de FA. Contudo, não influenciou a ocorrência de infarto do miocárdio, AVE ou mortalidade.[24] Dados recentes não apoiam o início pré-operatório da terapia com estatinas em pacientes virgens de tratamento com estatina em cirurgia cardíaca, pois, além de não trazer benefícios, elevou a incidência de lesão renal.[25,26] Não há dados disponíveis sobre se os pacientes que já tomam estatinas devem continuar ou descontinuar a terapia no pré-operatório, entretanto, a recomendação mais recente é que elas devem ser mantidas em pacientes submetidos à CRM no pré-operatório.[8,10]

Uso de anticoagulantes e antiagreagantes plaquetários

O ácido acetilsalicílico não deve ser suspenso antes da cirurgia, contudo, os outros antiplaquetários inibidores da P2Y12 – clopidogrel, prasugrel e ticagrelor – devem ser suspensos de 5 a 7, 7 e de 3 a 4 dias antes da intervenção, respectivamente.[4,10] O papel dos testes de função plaquetária para avaliar o grau de inibição plaquetária pelo clopidogrel antes da cirurgia ainda não está bem estabelecido. Entretanto, a estratégia baseada no teste pré-operatório para determinar o momento da CRM em pacientes tratados com clopidogrel levou a um tempo de espera 50% menor em comparação com uma estratégia de descontinuação arbitrária baseada no tempo.[27] Portanto, em pacientes com síndrome coronariana aguda (SCA) elegíveis para CRM parece ser uma abordagem valiosa para refinar o tempo da cirurgia – IIb.[4]

Em casos de cirurgia de urgência, mais frequentemente em pacientes com SCA, o risco de episódios tromboembólicos (trombose de *stent* e infarto do miocárdio) enquanto se espera que o efeito dos inibidores do receptor P2Y12 cesse deve ser pesado contra o risco de complicações hemorrágicas perioperatórias. Em pacientes que estão em risco extremamente alto de eventos trombóticos, por exemplo implante de *stent* recente, terapia de ponte pode ser considerada ou a cirurgia pode ser realizada sem a interrupção dos inibidores de P2Y12, com plaquetas e antifibrinolíticos à disposição, em casos de sangramentos excessivos. Se a ponte se justificar, os inibidores GPIIb/GPIIIa podem ser usados, com suspensão 4 horas antes da cirurgia – IIb.[4,10]

Em pacientes anticoagulados com varfarina, suspende-se 5 dias antes da cirurgia, com meta de segurança para procedimento o INR ≤ 1,5. Em paciente com alto risco tromboembólico – isto é, FA CHA$_2$DS$_2$-VASc ≥ 4, FA valvar (estenose mitral moderada a grave), próteses mecânicas ou prótese biológica de implante a menos de 3 meses, episódio tromboembólico recente (< 3 meses) e portadores de trombofilia –, a ponte com anticoagulação oral é recomendada.

Sugere-se usar heparina fracionada (de baixo peso molecular). A última dose deve ser administrada em tempo superior a 12 horas da cirurgia.[4,10]

Novos anticoagulantes orais

Os inibidores diretos do fator X ativado (rivaroxabana, apixabana e edoxabana) e a dabigatrana (inibidor da trombina) devem ser suspensos pelo menos 48 e 96 horas antes da intervenção, respectivamente. O tempo para dabigatrana depende da função renal: descontinuação ≥ 48 h se a depuração da creatinina for > 80 mL/min/1,73 m^2; descontinuação > 72 h se a depuração da creatinina for entre 50 e 79 mL/min/1,73 m^2; e descontinuação ≥ 96 h se a depuração da creatinina for < 50 mL/min/1,73 m^2.[4,10] A necessidade de anticoagulação "ponte" entre suspensão e a cirurgia segue os mesmos ditames da varfarina.

Anemia

A anemia é frequente em pacientes submetidos a cirurgia cardíaca. Em um levantamento do Reino Unido, foi de 31% e estava associada ao aumento da morbidade e da mortalidade.[28]

Os pacientes com anemia têm maior permanência em UTI (19,6% *vs.* 13,7%) e maior mortalidade (3,1% *vs.* 1,1%). Além disso, têm maior probabilidade de receberem transfusão de sangue (54,1% *vs.* 22,4%), a qual é também marcadora de pior prognóstico.[29-31]

A maioria das anemias pré-operatórias são decorrentes de deficiência absoluta ou funcional de ferro, e esse metal deve ser suplementado antes da cirurgia, sendo que a hemoglobina alvo pré-operatória é de > 10 g/dL.[4,10]

Doenças pulmonares crônicas preexistentes

Pacientes com doença pulmonar obstrutiva crônica (DPOC) apresentam riscos maiores de complicações pulmonares no pós-operatório, tais como: ventilação prolongada, complicações de esterno, infecção pulmonar e em consequência maior permanência em UTI e aumento de mortalidade operatória.[31] Reabilitação pulmonar de curta duração parece ser eficiente na melhora da função pulmonar perioperatória em pacientes com DPOC e pneumopatias restritivas, podendo reduzir as complicações pulmonares. Sugere-se avaliação clínica com gasometria e espirometria antes da cirurgia cardíaca em pacientes com DPOC moderado/grave assim como a manutenção de suas medicações de base.[10]

Doença renal crônica (DRC)

A DRC está associada com aumento de mortalidade operatória e pior sobrevida em longo prazo. Quanto ao aumento de mortalidade pós-operatória relacionada a função renal prévia e quedas de função pós-operatórias de 10%, 30% e 50%, Thakar et al. encontraram aumento de mortalidade de 1,7, 5 e 14,4 vezes para taxa de filtração de 90 mL/min, nas respectivas quedas. Caso a filtração fosse > 60 mL/min, o aumento da mortalidade passou para 4,1, 9,4 e 21,2 vezes com essas quedas e, por último, aumento de mortalidade de 10,1, 17,7 e 31,1 vezes em pacientes com taxa de filtração menor que 30 mL/min.[32]

Pacientes com DRC também apresentam maior risco de sangramento na cirurgia, com taxa de filtração glomerular < 40 mL/min ocorrendo um aumento de risco de oito vezes e entre 40 e 60 mL/min um aumento de risco de quatro vezes.[33]

Pacientes que necessitam de diálise no pós-operatório têm mortalidade muito elevada, cerca de 50%.[34] Portanto, otimizar a função renal antes, durante e após a cirurgia é crucial em pacientes com disfunção renal preexistente.

Linha de cuidado multiprofissional

O período pré-operatório de qualquer procedimento cirúrgico vem associado à intensa ansiedade, ao medo do desconhecido e da morte, à frustração e à sensação de impotência frente ao futuro. De acordo com estudos recentes, uma das formas mais promissoras de reduzir a ansiedade no período pré-operatório é baseada na informação, principalmente nos casos relacionados a pacientes cirúrgicos que necessitam de internação em UTI. A orientação/educação leva a uma maior sensação de autocontrole do paciente em relação a sua saúde, inclusive tornando-o um membro mais participativo do seu processo de recuperação. O papel do anestesista, fisioterapeuta, enfermeiro, nutricionista e psicólogo torna-se muito relevante nessa abordagem global da avaliação pré-operatória incluindo fatores nutricionais, funcionais, psicológicos e sociais, além da situação clínica atual e do estado da doença.

Explicações gerais sobre a cirurgia, a entubação e a ventilação mecânica, a recuperação na UTI, assim como sobre o posicionamento adequado e a importância da mobilização e da deambulação precoce são fundamentais. Além disso, a conscientização da importância da tosse para evitar o acúmulo de secreção traqueobrônquica no pós-operatório e os cuidados com a incisão cirúrgica constituem recomendações essenciais que devem ser orientadas aos pacientes no período pré-operatório pela enfermagem e pelos fisioterapeutas. Alguns fatores predispõem às complicações respiratórias no pós-operatório que podem ser minimizadas por adequada avaliação em manejo pré-operatório, incluindo o uso de fisioterapia respiratória, broncodilatadores, uso de antibióticos, tratamento da insuficiência cardíaca e interrupção do fumo.

A fisioterapia no período pré-operatório pode variar desde as intervenções que duram de 2 a 3 dias até as que duram 6 meses. Até o momento não há consenso sobre a melhor forma de acompanhamento fisioterapêutico no pré-operatório, mas estudos mostram que a atuação da fisioterapia nesse período reflete em uma melhor recuperação após cirurgia.

Em relação ao hábito de fumar e ao consumo nocivo de álcool, sabe-se que são fatores que contribuem para aumentar de duas a quatro vezes as complicações pós-operatórias. Para os fumantes, os problemas mais frequentes após a cirurgia são as complicações pulmonares e, para os alcoólatras, são as infecções, os episódios hemorrágicos, a insuficiência cardiorrespiratória e a morte. Está bem documentado que programas pré-operatórios de cessação do tabagismo e do consumo de álcool com duração de 4 a 8 semanas reduzem significativamente o aumento de risco de complicações no pós-operatório.[10]

A avaliação do estado nutricional com recomendações e acompanhamento de perda de peso, melhor controle de diabete ou reposição nutricional nos casos de sarcopenia e desnutrição antes do procedimento em conjunto com nutricionistas também é fundamental.

Além disso, vale salientar que avaliação do *status* da saúde bucal com pesquisa ativa de focos dentários e pesquisa de micoses inframamárias, interdigitais e inguinais devem ser realizadas sistematicamente, além de tratamento específico realizado previamente ao procedimento cirúrgico para evitar infecções de incisões, pulmonares e endocardites. Em pacientes diabéticos e em idosos, principalmente mulheres, a pesquisa de infecção urinária também é recomendada pela sua alta prevalência.

Resumo

A cirurgia cardíaca é sempre um grande evento de vida que está associado ao aumento da conscientização da doença e representa uma oportunidade única para introduzir terapia médica otimizada e enfatizar a importância das modificações no estilo de vida, a adesão à medicação e o acompanhamento em longo prazo. O resultado depende de uma ótima avaliação pré-operatória com manejo das condições subjacentes. O papel do cardiologista clínico, anestesista, enfermeiro, fisioterapeuta e nutricionistas, em uma linha de cuidado integrado, individualizado e multiprofissional, é fundamental para redução de riscos no perioperatório e sucesso em longo prazo da cirurgia cardíaca.

Referências bibliográficas

1. Disponível em: http://tabnet.datasus.gov.br.
2. On line STS adult cardiac surgery risk calculator. Disponível em: http://riskcal.sts.org.
3. EuroSCORE II. Disponível em: http://www.eoruoscore.org/calculators.htm.
4. Neumann FJ, Sousa-Uva M, Ahlsson A, Alfonso F, Banning AP, Benedetto U, et al.; ESC Scientific Document Group. 2018 ESC/EACTS Guidelines on myocardial revascularization. European Heart Journal. 2019;40(2):87-165.
5. Sepehri A, Beggs T, Hassan A, Rigatto C, Shaw-Daigle C, Tangri N, et al. The impact of frailty on outcome after cardiac surgery: a systematic review. J Thorac Cardiovasc Surg. 2014;148:3110-7.
6. Andersen ND, Hart SA, Devendra GP, Kim ESH, Johnston DR, Schroder JN, et al. Atheromatous disease of the aorta and perioperative stroke. J Thorac Cardiovasc Surg. 2018;155:508-16.
7. Yamaguchi A, Adachi H, Tanaka M, Ino T. Efficacy of intraoperative epiaortic ultrasound scanning for preventing stroke after coronary artery bypass surgery. Ann Thorac Cardiovasc Surg. 2009;15:98-104.
8. den Harder AM, de Heer LM, Meijer RCA, Das M, Krestin GP, Maessen JG, et al. Effect of computed tomography before surgery on surgical strategy, mortality and stroke. Eur J Radiol. 2016;85(4):744-50.
9. Bessissow A, Khan J, Devereux PJ, Garcia-Alvararez J, Alonso-Coello P. Postoperative atrial fibrillation in cardiac and non-cardiac surgery: an overview. J Thromb Haemost. 2015;13(suppl.1):S304-S12.
10. Sousa-Uva M, Milojevic M, Head SJ, Jeppsson A. The 2017 EACTS guidelines on perioperative medication in adult cardiac surgery and patient blood management. Eur J Cardiothorac Surg. 2018;53:1-2.

11. Cho SW, Kim BG, Kim DH, Kim BO, Byun YS, Rhee KJ, et al. Prediction of coronary artery disease in patients with lower extremity peripheral artery disease. Int Heart J. 2015;56:209-12.

12. Saha T, Yaseen S, Ayah OA, McCormick D, Goldberg S. Subclavian artery disease: diagnosis and treatment. Am J Med. 2017;130(4):409-16.

13. Frisch A, Chandra P, Smiley D, Peng L, Rizzo M, Gatcliffe C, et al. Prevalence and clinical outcome of hyperglycemia in the perioperative period in non-cardiac surgery. Diabetes Care. 2010;33:1783-8.

14. Membership of the Working Party, Barker P, Creasey PE, Dhatariya K, Levy N, Lipp A, et al. Peri-operative management of of the surgical patients with diabetes: Association of Anaesthetists of Great Britain and Ireland. Anaesthesia. 2015;70:1427-40.

15. American Diabetes Association. Diabetes care in the hospital: standards of medical care in diabetes. Diabetes Care. 2019;42:S173-S181.

16. Lee YY, Lin YM, Leu WJ, Wu MY, Tseng JH, Hsu MT, et al. Sliding-scale insulin used for glucose control: a meta-analysis of randomized controlled trials. Metabolism Clin Exp. 2015;64:1183-92.

17. Abbott TEF, Pearse RM, Archbold RA, Wragg A, Kam E, Ahmad T, et al. Association between preopearative pulse pressure and perioperative myocardial injury: an international observational cohort study of patients undergoing non-cardiac surgery. BJA. 2017;119(1):78-86.

18. Karim N, Reid CM, Huq M, Brilleman SL, Cochrane A, Tran L, et al. Predicting long-term survival after coronary artery bypass surgery. Interact Cardiovasc Thorac Surg. 2018;26:257-63.

19. Blessberger H, Kammler J, Domanovits H, Schlager O, Wildner B, Azar D, et al. Perioperative beta-blockers for prevenenting surgery-related mortality and morbidity. Cochrane Database Syst Rev. 2014;(9):CD00476.

20. Tsiouris A, Wilson L, Haddadin AS, Yun JJ, Mangi AA. Risk assessment and outcomes of vasoplegia after cardiac surgery. Gen Thorac Cardiovasc Surg. 2017;65:557-65.

21. Tuman KJ, McCarthy RJ, O'Connor CJ, Holm WE, Ivankovich AD. Angiotensin-converting enzyme inhibitors increase vasoconstrictor requirements after cardiopulmonary bypass. Anesth Analg. 1995;80:473-9.

22. Argenziano M, Chen JM, Choudhri AF, Cullinane S, Garfein E, Weinberg AD, et al. Management of vasodilatory shock after cardiac surgery: identification of predisposing factors and use of a novel pressor agent. J Thorac Cardiovasc Surg. 1998;116:973-80.

23. Mekontso-Dessap A, Houel R, Soustelle C, Kirsch M, Thebert D, Loisance DY. Risk factors for post-cardiopulmonary bypass vasoplegia in patients with preserved left ventricular function. Ann Thorac Surg. 2001;71:1428-32.

24. Khun EW, Slottocsh I, Wahlers T, Liakopoulos OJ. Preoperative statin therapy for patients undergoing cardiac surgery (review). Cochrane Database Cochrane Database Syst Rev. 2015;(8):CD008493.

25. Billings FT, Hendricks PA, Schildcrout JS, Shi Y, Petracek MR, Byrne JG, et al. High-dose perioperative atorvastatin and acute kidney injury following cardiac sugery. A randomized clinical trial. JAMA. 2016;315(9):877-88.

26. Zheng Z, Jayaram R, Jiang L, Emberson J, Zhao Y, Li Q, et al. Perioperative rosuvastatin in cardiac surgery. N Engl J Med. 2016;364:1744-53.

27. Mahla E, Suarez TA, Bliden KP, Rehak P, Metzler H, Sequeira AJ, et al. Platelet function measurement-based strategy to reduce bleeding and waiting time in clopidogrel-treated patients undergoing coronary artery bypass graft surgery: the timing based on platelet function strategy to reduce clopidogrel-associated bleeding related to CABG (TARGET-CABG) study. Circ Cardiovasc Interv. 2012;5:261-9.

28. Klein AA, Collier TJ, Brar MS, Evans C, Hallward G, Fletcher SN, et al. The incidence and importance of anaemia in patients undergoing cardiac surgery in the UK – the first Association of Cardiothoracic Anaesthetists national audit. Anaesthesia. 2016;71:627-35.

29. Hung M, Besser M, Sharples LD, Nair SK, Klein AA. The prevalence and association with transfusion, intensive care unit stay and mortality of pre-operative anaemia in a cohort of cardiac surgery patients. Anaesthesia. 2011;66:812-8.

30. Williams ML, He X, Rankin JS, Slaughter MS, Gammie JS. Preoperative hematocrit is a powerful predictor of adverse outcomes in coronary artery bypass graft surgery: a report from the society of thoracic surgeons adult cardiac surgery database. Annals of Thoracic Surgery. 2013;96:1628-34.

31. Degani-Costa LH, Faresina SM, Falcão LFR. Avaliação pré-operatória do paciente pneumopata. Rev Bras Anestesiol. 2014;64(1):22-34.

32. Thakar CV, Worley S, Arrigan S, Yared JP, Paganini EP. Influence of renal dysfunction on mortality after cardiac surgery: Modifying effect of preoperative renal function. Kidney Intern. 2005;67:1112-9.

33. Winkelmeyer WC, Levin R, Avorn J. Chronic kidney disease a risk factor for bleeding complications after coronary bypass surgery. Am J Kidney Dis. 2003;41:84-9.

34. Dardashti A, Ederoth P, Algostsson L, Brondén B, Bjursten H. Incidence, dynamic, and prognostic value of kidney injury for death after cardiac surgery. J Thorac Cardiovasc Surg. 2014;147:800-7.

Seção 19

CIRURGIA CARDIOVASCULAR E PÓS-OPERATÓRIO IMEDIATO

Capítulo 1

Cirurgia de revascularização do miocárdio sem circulação extracorpórea e minimamente invasiva

Walter José Gomes

Pontos-chave

- Desfechos comparativos entre cirurgia de revascularização miocárdica com e sem circulação extracorpórea (CEC).
- Cirurgia de revascularização miocárdica sem CEC em subgrupos específicos de pacientes: idosos, disfunção ventricular esquerda, diabéticos, disfunção renal.
- Cirurgia sem CEC e a experiência do cirurgião e da equipe cirúrgica.
- Cirurgia de revascularização miocárdica sem CEC associada à técnica anaórtica ("aorta *no-touch*").
- Custos comparativos entre as técnicas com e sem CEC.
- Uso de enxertos arteriais.
- Utilização das incisões minimamente invasivas.

Introdução

A cirurgia de revascularização miocárdica (RM) constitui a mais eficiente forma de tratamento de pacientes de alto risco com doença arterial coronária (DAC) avançada, provendo redução de risco de mortalidade e proporcionando maior sobrevida, diminuição de taxas de infarto do miocárdio e melhorando qualidade de vida com alívio anginoso e capacidade de exercício.

Na última década, expressivo número de ensaios randomizados de qualidade realizados e publicados reforçaram a eficiência da RM, que se estende também para pacientes diabéticos, aqueles com disfunção ventricular esquerda e lesão de tronco de artéria coronária esquerda com Syntax escore > 33.[1,2]

Entretanto, a controvérsia ainda permanece na técnica a ser empregada, com o procedimento cirúrgico realizado com ou sem auxílio da circulação extracorpórea (CEC).

A cirurgia de revascularização miocárdica sem circulação extracorpórea (RM sem CEC) tem sido realizada há mais de 40 anos, baseada no seu potencial benefício sobre algumas das limitações da cirurgia de RM convencional, evitando o trauma da CEC e minimizando a manipulação aórtica.

A cirurgia de revascularização miocárdica com uso da CEC (RM com CEC) resulta em várias alterações fisiológicas em virtude do uso da máquina coração-pulmão artificial, incluindo a trombocitopenia, a ativação do sistema complemento, a depressão imunológica e a resposta inflamatória, que podem conduzir à disfunção orgânica. Além disso, a manipulação da aorta ascendente aterosclerótica durante a canulação para a CEC e o pinçamento aórtico pode predispor a ateroembolização e elevar o risco de acidente vascular cerebral (AVC). O reconhecimento desses efeitos deletérios da RM com CEC resultou no ressurgimento do conceito da RM sem CEC (realizada com o coração batendo), com o objetivo de minimizar a incidência e a gravidade desses efeitos adversos, e tem sido objeto de intenso escrutínio em numerosos estudos clínicos comparativos.[3,4]

A maioria das evidências publicadas comparando a RM com CEC e sem CEC tem mostrado resultados comparáveis entre essas duas técnicas. A RM sem CEC tem sido associada em algumas publicações com menor número de enxertos e revascularização incompleta. Por outro lado, demonstrou reduzir a incidência do AVC e outras complicações, como fibrilação atrial pós-operatória, e diminuir a necessidade de transfusão sanguínea. Os benefícios da RM sem CEC têm sido mais pronunciados em pacientes com alto risco de complicações associadas à CEC e à manipulação da aorta. Tendo em vista a mudança do perfil do paciente atualmente encaminhado para cirurgia cardiovascular, a técnica sem CEC é uma estratégia valiosa no arsenal de cirurgiões cardíacos.

A realização da RM sem CEC é tecnicamente possibilitada pelo fato de anatomicamente as artérias coronárias estarem localizadas no epicárdio, não havendo necessidade de abordagem intracavitária do coração. No desenvolvimento da RM sem CEC várias dificuldades técnicas foram gradativamente resolvidas e aperfeiçoadas, possibilitando atualmente a realização do procedimento com segurança e qualidade. Assim, a realização das anastomoses com o coração batendo e a isquemia miocárdica temporária pela interrupção de fluxo sanguíneo coronário foram contornados com o desenvolvimento de dispositivos como os estabilizadores mecânicos, que permitem a imobilização da área da artéria coronária a ser revascularizada e a realização da anastomose com impecável qualidade técnica; e os shunts coronários, que mantêm a perfusão coronária durante a confecção da anastomose.

A adoção da técnica de RM com o coração batendo em todo o mundo tem sido variável, desde 20% nos Estados Unidos e no Brasil até 60 a 70% no Japão e na Índia. A aceitação tem sido impulsionada pela mudança progressiva na demografia e no perfil de risco dos pacientes encaminhados para a cirurgia de RM, como a idade mais avançada e presença de comorbidades mais graves, que aumentam o risco de complicações e mortalidade operatória. Vários subgrupos de pacientes se beneficiam mais da RM sem CEC, como os pacientes com insuficiência renal crônica, com ateromatose ou calcificação da aorta ascendente, AVC prévio, estenose de artéria carótida, doença pulmonar obstrutiva crônica, idade avançada, má função ventricular esquerda, pacientes com restrição a uso de sangue (testemunhas de Jeová) e aqueles em uso recente de trombolíticos e após intervenção percutânea.[4] Recentemente, pacientes obesos e diabéticos foram demonstrados obterem melhores resultados de sobrevida após a cirurgia sem CEC.[5,6]

Conforme ressaltado na recente diretriz europeia de revascularização miocárdica, a RM sem CEC é a opção de escolha no tratamento de pacientes com aorta em porcelana e DAC avançada.[1] Em alguns subgrupos de pacientes, a RM sem CEC tem constituído uma alternativa à angioplastia, como no caso de lesão única proximal da artéria coronária descendente anterior, com a opção de se realizar um enxerto de artéria torácica interna (ATI) (artéria mamária) sem CEC, cuja patência em 20 anos de acompanhamento é superior a 90%.

Com a maior tendência e necessidade atualmente de se operar pacientes em uso de medicações antiplaquetárias, a técnica sem CEC é também atrativa pela possibilidade de redução de perda sanguínea intraoperatória e menor requerimento de transfusão de sangue.

Desfechos comparativos

Apesar de 3 décadas de debate, 115 ensaios randomizados e mais de 60 metanálises comparando RM com e sem CEC, as controvérsias sobre as indicações e os desfechos permanecem vigorosas. Várias metanálises realizadas em diferentes momentos e com diferentes critérios de inclusão chegaram a uma conclusão uniforme: a RM sem CEC reduziu significativamente a incidência em curto prazo de AVC e insuficiência renal, mas não diminuiu o risco de mortalidade ou infarto do miocárdio em pacientes de risco baixo. Estudos específicos em pacientes de alto risco encontraram uma redução significativa na mortalidade com OPCAB em comparação com a RM com CEC, embora ao preço de taxas mais altas de revascularização repetida.[7-9] Uma das razões fundamentais para essa discrepância reside no fato de que os resultados clínicos da RM sem CEC são fortemente influenciados pela experiência e perícia do cirurgião, treinamento da equipe e da instituição.

A cirurgia de RM sem CEC tem sido questionada em relação à sua eficácia e segurança em comparação à técnica convencional, principalmente com os desfechos relacionados à revascularização incompleta e à qualidade dos enxertos realizados. Os achados de estudos reforçam que a qualidade da anastomose da artéria torácica interna esquerda (ATIE) para a artéria descendente anterior (ADA) é similar, com os dados fluxométricos mostrando não haver diferença entre elas, quer realizadas com ou sem CEC. A anastomose da ATIE para a ADA sobressai-se atualmente como a mais importante estratégia na cirurgia de RM que aumenta sobrevida.

A qualidade da anastomose em cirurgia sem CEC está implicitamente relacionada à experiência do operador. Enquanto cirurgiões experientes realizando a técnica relatam o mesmo grau de patência entre as técnicas em até 8 anos de seguimento,[10,11] em estudos em que cirurgiões com menos experiência operaram os resultados foram inferiores e as taxas de conversão intraoperatória altas, como no estudo ROOBY.[12] Da mesma forma, enquanto cirurgiões mais experientes tendem a realizar revascularizações mais completas, outros reportam resultados inferiores. No estudo CORONARY, a avaliação da patência dos enxertos por angiotomografia após 1 ano revelou resultados semelhantes quando comparou os pacientes submetidos a cirurgia com e sem CEC.[13]

Metanálises que compararam as duas estratégias têm demonstrado resultados similares, com uma tendência para benefício de sobrevida e outros desfechos na técnica sem CEC,[14] embora outros estudos mostrem resultados negativos; o ensaio ROOBY mostrou pior prognóstico nessa técnica e uma metanálise publicada sugeriu uma maior taxa de mortalidade com a técnica sem CEC.[15]

Outra metanálise analisou 59 ensaios compreendendo 8.966 pacientes e mostrou que a cirurgia sem CEC reduz a incidência de AVC em 30% comparada com a técnica convencional, sem diferença nos desfechos de mortalidade em 30 dias e infarto perioperatório, que não foram afetados por idade, sexo e número de enxertos.[16]

A análise do acompanhamento de 5 anos do estudo MASS III comparando 308 pacientes operados com e sem CEC mostrou que o número de enxertos por paciente foi maior no grupo com CEC do que no grupo sem CEC (2,97 *vs.* 2,49; P < 0,001), mas não houve diferença entre os grupos nos desfechos de longo prazo (morte, infarto do miocárdio, nova revascularização ou AVC).[17] O estudo CORONARY, o maior ensaio prospectivo randomizado realizado até agora comparando as estratégias de RM com e sem CEC envolvendo 4.752 pacientes mostrou que no seguimento de 30 dias, 1 ano e 5 anos não houve diferença significativa no desfecho composto primário (morte, infarto do miocárdio, AVC ou insuficiência renal necessitando diálise) entre as duas técnicas. O grupo sem CEC apresentou menor incidência de insuficiência renal aguda, redução do tempo de ventilação mecânica e de incidência de reoperação por sangramento, além de menor taxa de transfusões de sangue e diminuição das complicações respiratórias. No entanto, houve menor número de enxertos e aumento do risco de revascularização repetida. Curiosamente, em relação ao desfecho composto nesse estudo, os pacientes operados na América do Sul tiveram resultados estatisticamente melhores com a técnica sem CEC do que com CEC.[18]

RM sem CEC em subgrupos específicos de pacientes

Idosos

A idade avançada é um fator de risco reconhecido na RM. Em revisão sistemática de 16 estudos observacionais de revascularização em pacientes octogenários (18.685 operados com CEC e 8.938 sem CEC), a mortalidade hospitalar e a incidência de AVC foram significativamente menores na RM sem CEC.[19]

Utilizando os dados da Nationwide Inpatient Sample (NIS) de 134.117 pacientes operados entre 2003 e 2011, Benedetto et al. mostraram que, comparada à técnica com CEC, a RM sem CEC foi associada com menor risco de AVC e fibrilação atrial em octogenários e concluíram que ela pode representar uma opção válida para reduzir a morbidade específica do procedimento nesse subgrupo de alto risco, em particular em indivíduos com maior risco de eventos cerebrovasculares.[20] O ensaio randomizado GOPCABE, comparando RM com e sem CEC em pacientes idosos (idade ≥ 75 anos), não reportou diferença entre as técnicas em relação aos desfechos compostos de morte, AVC, infarto do miocárdio, revascularização repetida e nova terapia de substituição renal em 30 dias e 1 ano após a cirurgia.[21] O estudo DOORS randomizou 900 pacientes idosos (> 70 anos) para RM com e sem CEC, incluindo cirurgiões com nível intermediário de experiência em cirurgia sem CEC. Os resultados em 30 dias não mostraram diferença estatística entre as duas técnicas, no desfecho composto de morte, infarto agudo do miocárdio e AVC.[22]

Disfunção ventricular esquerda

A análise da base de dados da Society of Thoracic Surgeons de 2008 a 2011 com 25.667 pacientes com fração de ejeção (FE) reduzida (< 30%) constatou que os riscos de morte, AVC e eventos cardíacos adversos (MACE) foram menores no grupo sem CEC.[23] Esses achados foram corroborados pela análise do Registro de Cirurgia Cardiovascular em Adulto do Japão, em que a RM sem CEC foi associada à redução da morbidade e da mortalidade precoce em pacientes com FE < 30%.[24]

Uma metanálise de estudos observacionais concluiu que a RM sem CEC pode estar associada a menor incidência de mortalidade precoce em pacientes com função ventricular esquerda comprometida, mas a revascularização incompleta no grupo RM sem CEC ocorreu mais frequentemente e pode explicar o fato de a vantagem precoce na mortalidade não ter sido mantida em longo prazo.[25]

Diabete

Raza et al. relataram os resultados de 11.922 pacientes com diabete submetidos a RM e mostraram que não houve diferença significante na sobrevida em 10 anos entre os grupos com e sem CEC.[26]

Em estudo com dados do registro nacional de Taiwan envolvendo 16.215 pacientes com diabete que foram submetidos a RM isolada entre 2000 a 2011, a RM sem CEC teve menor mortalidade em 30 dias, mas ambos os grupos tiveram sobrevida semelhante em longo prazo. Não houve diferenças significativas entre as técnicas em relação aos riscos em longo prazo da mortalidade, AVC e infarto do miocárdio.[27]

Disfunção renal

Chawla et al. compararam as técnicas com e sem CEC entre vários estratos de pacientes com função renal pré-operatória usando a base de dados nacional do STS (n = 742.909 pacientes). Em análise de propensão, os autores relataram que os pacientes com disfunção renal e ritmo de filtração glomerular (RFG) < 90 mL/min/1,73 m² tiveram benefício de mortalidade associado à RM sem CEC, mas não os pacientes com função renal normal.[28]

Dados do registro nacional de cirurgia cardiovascular do Japão, envolvendo 38.051 pacientes com doença renal crônica submetidos à revascularização cirúrgica do miocárdio entre 2013 a 2015, mostraram que a RM sem CEC reduziu significativamente a mortalidade cirúrgica em pacientes com disfunção renal pré-operatória moderada ou grave. Em pacientes com função renal levemente reduzida (RFG entre 60 e 89 mL/min/1,73 m²), não houve efeito significativo de redução do risco com a RM sem CEC na mortalidade cirúrgica. Por outro lado, em pacientes com doença renal moderada ou grave (RFG < 60 mL/min/1,73 m²) ou em diálise, a RM sem CEC foi associada a uma incidência significativamente menor de morte cirúrgica e necessidade de hemodiálise. Além disso, em pacientes com doença renal grave (RFG < 30), a RM sem CEC foi associada a uma incidência significativamente menor de necessidade de diálise.[29]

Sajja et al. realizaram o primeiro estudo randomizado para comparar a RM com e sem CEC em pacientes com insuficiência renal não dialítica e relataram piora da função renal (concentração de creatinina sérica e RFG) no grupo com CEC.[30] Em contraste, uma metanálise de ensaios clínicos randomizados não mostrou efeito de redução de risco da RM em pacientes com diálise.[7]

Cirurgia sem CEC e a experiência do cirurgião e da equipe cirúrgica

A experiência individual do cirurgião, o treinamento da equipe cirúrgica e o volume cirúrgico do hospital têm sido considerados importantes determinantes de resultados.[4]

No estudo CORONARY, cada procedimento foi realizado por um cirurgião que possuía experiência no tipo específico de cirurgia (> 100 casos usando a técnica específica, com ou sem CEC) e resultados similares foram reportados em 5 anos entre as técnicas. Entre os estudos observacionais, Lapar et al. encontraram relação volume-resultado significativa do cirurgião para a mortalidade após a RM sem CEC com um limiar de mais de 50 operações por ano.[31] Glance et al., no entanto, em um estudo do registro do banco de dados do estado de Nova York, incluindo 36.930 pacientes e 181 cirurgiões de 33 hospitais, não encontraram associação entre volumes de casos de cirurgiões da RM sem CEC e mortalidade.[32] Em uma recente análise post hoc do estudo ART (*Arterial Revascularization Trial*), incluindo 1.260 pacientes operados sem CEC e 1.700 com CEC, a RM sem CEC realizada por cirurgiões "esporádicos" dessa técnica (1 a 5 procedimentos) apresentou maior taxa de conversão (12,9%) e maior taxa de mortalidade operatória (4,8%) em comparação com a cirurgia com CEC, apesar da distribuição similar de fatores de risco. A RM sem CEC realizada por 3 cirurgiões de alto volume dessa técnica (> 60) mostrou taxa de conversão de 1% e mortalidade de 5 anos comparável à RM com CEC.[33]

Dados mais contundentes provêm do Registro Nacional de Auditoria de Cirurgia Cardíaca em Adultos no Reino Unido, em que a RM sem CEC realizada por cirurgiões com a preferência por essa técnica foi associada a melhor sobrevida em médio prazo em comparação com a cirurgia com CEC realizada por cirurgiões com preferência por esta.[34]

De acordo com os dados da *Society of Thoracic Surgeons Adult Cardiac Surgery Database*, a RM sem CEC está associada a excelentes resultados quando realizada por cirurgiões experientes. Dados observacionais multicêntricos sugerem que programas com maior experiência de RM sem CEC podem ter melhores resultados do que aqueles que executam esse procedimento menos frequentemente.[35]

Gaudino et al. usaram a proporção de pacientes que tiveram a técnica de RM mudada (*crossover*) de RM sem CEC para com CEC no período intraoperatório como um marcador para a experiência dos cirurgiões. Na análise de subgrupo, não houve diferença na mortalidade tardia em estudos com baixo *crossover* (0 a 10%). No entanto, em estudos com *crossover* de 10% ou mais, a sobrevida foi significativamente reduzida no grupo sem CEC, concluindo com a hipótese de que a experiência do cirurgião na RM sem CEC pode estar associada à mortalidade tardia e que a RM sem CEC pode ser comparável à com CEC apenas nas mãos de operadores experientes.[36]

Cirurgia de RM sem CEC associada à técnica anaórtica ("aorta *no-touch*")

A RM sem CEC com técnica anaórtica ("aorta *no-touch*") tem sido a técnica recomendada para o tratamento de pacientes com alto risco de lesão neurológica ou AVC perioperatório.[1] O conceito advém de evitar qualquer manipulação da aorta ascendente, virtualmente eliminando o risco de embolia de placas de ateroma na parede da aorta para a circulação cerebral.[37] Nessa técnica, os enxertos coronarianos arteriais e venosos não são anastomosados à aorta ascendente (portanto evitando manipulação) e são mantidos pediculados ou conectados aos enxertos arteriais. Uma estratégia adicional nessa técnica consiste em confeccionar as anastomoses venosas na extremidade superior do enxerto da artéria torácica interna direita (ATID).[38,39]

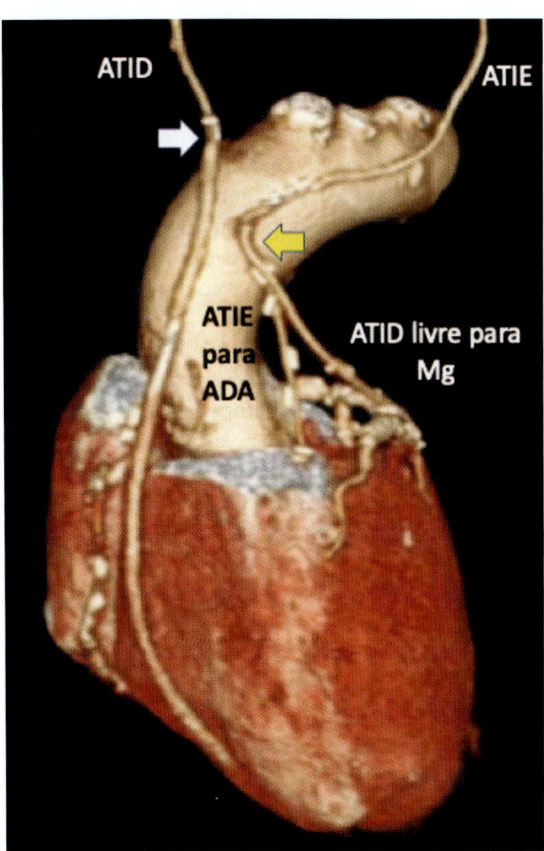

Figura 1 Angiotomografia coronária pós-operatória em paciente submetido a cirurgia de revascularização miocárdica sem circulação extracorpórea com técnica anaórtica (aorta *no-touch*). O segmento proximal da artéria torácica interna direita (ATID) está anastomosado à veia safena e utilizada para revascularizar a artéria coronária descendente posterior. A artéria torácica interna esquerda (ATIE) está utilizada para revascularizar a artéria descendente anterior (ADA). O enxerto livre de ATID está anastomosado à artéria marginal (Mg) e proximalmente conectado em Y com a ATIE.

Metanálise recente demonstrou que evitar a manipulação da aorta na RM sem CEC pode diminuir o risco de AVC pós-operatório, especialmente em pacientes de alto risco. Além disso, o estudo apontou que a técnica pode reduzir o risco de mortalidade em curto prazo, insuficiência renal, fibrilação atrial, sangramento e tempo de internação na unidade de terapia intensiva.[40] Portanto, a técnica anaórtica representa um promissor avanço e um refinamento dos resultados fornecidos pela RM sem CEC tradicional. Albert et al. reportaram os resultados de uma coorte total de 15.042 pacientes consecutivos submetida a revascularização cirúrgica do miocárdio em uma única instituição, onde o emprego da técnica de RM sem CEC com técnica anaórtica reduziu a taxa de AVC pós-operatório para 0,49% contra 1,31% em pacientes operados com CEC.[41]

Com base nessas evidências recentes, a RM sem CEC com técnica anaórtica tem sido a estratégia recomendada em pacientes com doença cerebrovascular e/ou calcificação ou placa ateromatosa na aorta ascendente. Além disso, deve ser preferida também em pacientes com fatores de alto risco, como idade avançada, comprometimento do ventrículo esquerdo e insuficiência renal. Portanto, a identificação pré-operatória de pacientes com alto risco de AVC, para os quais a técnica anaórtica é seletivamente aplicada, pode ser recomendada. Nesse cenário, a triagem utilizando tomografia computadorizada e ecocardiograma transesofágico pré-operatório ou ultrassonografia epiaórtica intraoperatória é importante para selecionar pacientes com placas aórticas relevantes e risco aumentado de AVC.

Situação mais peculiar acontece nos pacientes com aorta em porcelana, condição em que a aorta ascendente se encontra totalmente calcificada e impede sua manipulação. As recentes diretrizes europeias de revascularização miocárdica recomendam que nos pacientes com aorta em porcelana e DAC avançada a cirurgia de RM sem CEC com técnica anaórtica seja a técnica de escolha para tratamento.[1]

Custos comparativos entre as técnicas com e sem CEC

No Brasil, diferentemente dos achados de estudos realizados nos EUA, a cirurgia de RM sem CEC demonstrou reduzir os custos de curto prazo do procedimento em 25% em comparação com a RM com CEC, além de ser custo-efetiva nos 5 anos seguintes na análise comparativa do estudo MASS-III. Para o Brasil, com graves restrições ao orçamento da saúde, essa economia poderia aumentar a capacidade de cuidar dos pacientes em um quarto.[42-43] O subestudo do MASS-III, comparando os custos das duas técnicas, demonstrou que na técnica sem CEC houve redução de gastos operacionais e que essa economia poderia incrementar a capacidade do SUS de atendimento aos pacientes em 25%.[42] No acompanhamento de 5 anos, os autores do estudo MASS-III identificaram que os custos operatórios da RM com CEC são menores do que os da RM sem CEC, porém os custos pós-operatórios acabam tornando o primeiro mais caro. Usando o câmbio do dólar norte-americano da época da análise (dezembro de 2017), a equipe observou que a RM com CEC foi associada ao incremento dos custos ao longo da vida de 1.710 dólares, junto com o aumento da expectativa de vida ajustada de 0,136 QALY. O procedimento com CEC gerou incremento de 12.576 dólares por QALY ganho em relação à cirurgia sem CEC, o que está acima do limite de custo-efetividade sugerido para o Brasil (de 3.210 a 10.122 dólares).[44]

Uso de enxertos arteriais

Os excelentes resultados clínicos obtidos com o uso do enxerto da ATIE para revascularizar a ADA, mostrando a superior perviedade em relação às veias safenas e melhora da sobrevida dos pacientes, têm conduzido à utilização bilateral, com a ATID direcionada para revascularizar os ramos marginais da artéria circunflexa. Dessa maneira, o sistema da artéria coronária esquerda fica protegida por dois enxertos arteriais. Resultados em longo prazo têm mostrado que perviedade da ATID é comparável com a ATIE, acima de 90%

pérvios após 20 anos. O uso bilateral das ATI reduz a incidência de retorno da angina e infarto do miocárdio quando comparado ao uso da ATIE somente, assim como melhora a sobrevida dos pacientes após 20 anos da cirurgia. No estudo ART, os pacientes que receberam enxerto bilateral de ATI no grupo sem CEC tiveram menor incidência de complicações esternais, redução do tempo de ventilação mecânica e menos transfusão de sangue e derivados.[18]

No mesmo estudo, na comparação de 5 anos de seguimento com as duas estratégias, a mortalidade hospitalar e MACE foram similares entre as técnicas com e sem CEC utilizando dois enxertos de ATI, demonstrando que ambas são igualmente eficazes e seguras.[33]

A introdução da técnica de dissecção esqueletonizada dos enxertos de ATI trouxe benefícios adicionais à técnica sem CEC, possibilitando obter pedículos mais longos e revascularizar mais artérias coronárias com enxertos sequenciais.

Utilização das incisões minimamente invasivas

Técnicas minimamente invasivas de RM (chamadas de MIDCAB) introduzidas nas últimas décadas procuram minimizar a morbidade associada ao procedimento, usando incisões menores e eliminando o uso da CEC.

O desenvolvimento de técnicas de cirurgia coronária minimamente invasiva tem sido limitado pela dificuldade de acessar e realizar anastomose em várias áreas diferentes do coração através de uma única incisão pequena e sem esternotomia. As três principais opções para a realização de RM sem esternotomia disponíveis são: (1) revascularização minimamente invasiva, na qual todas as áreas do coração são abordadas através de uma pequena incisão de toracotomia anterolateral esquerda, geralmente sem o uso de CEC; (2) RM endoscópica total robótica, em que as técnicas robóticas são usadas não só para dissecção do enxerto de ATI mas também para a realização de todas as anastomoses; e (3) revascularização coronária híbrida, que combina a realização de um único enxerto de ATI para a ADA através de uma pequena toracotomia, com intervenção coronária percutânea (ICP) para os demais territórios miocárdicos que requeiram revascularização. Até agora, dados observacionais sugeriram que esses procedimentos são seguros e que os pacientes se recuperam no período pós-operatório imediato mais rapidamente do que com a RM convencional.[4]

Estudo randomizados estão sendo realizados atualmente comparando técnicas minimamente invasivas com RM tradicional. Esses ensaios prospectivos estão sendo realizados para investigar os benefícios que a RM minimamente invasiva possa ter sobre a RM realizada com esternotomia e se a técnica híbrida pode ser superior à estratégia de ICP multivaso em 5 anos de seguimento sobre a incidência de eventos cardíacos adversos maiores.

Corolário

Em suma, o treinamento, a experiência do cirurgião e da equipe cirúrgica e o aspecto organizacional são fundamentais na obtenção de resultados na cirurgia de RM, porém mais agudamente na técnica sem CEC, que deve fazer parte do arsenal de todos os cirurgiões para otimizar os resultados quando confrontados com cenários anatômicos ou fisiológicos em que evitar a CEC ou a manipulação da aorta ascendente seja vantajosa. Subgrupos específicos de pacientes podem se beneficiar mais de uma técnica ou da outra; enquanto um paciente com insuficiência renal crônica pode se beneficiar mais da técnica sem CEC, outro paciente diabético com artérias muito doentes pode necessitar revascularização completa com CEC usando enxertos duplos de ATI. As duas técnicas, portanto, devem ser vistas como complementares e não antagônicas, utilizadas com propriedade para proporcionar o melhor resultado para o paciente.

Portanto, benefício adicional aos pacientes pode ser obtido se o cirurgião e a equipe dominarem as duas técnicas, os quais, consequentemente, devem ser treinados em ambas.

Resumo

A mudança do perfil do paciente atualmente encaminhado para a cirurgia de revascularização miocárdica (RM) torna a técnica sem uso da circulação extracorpórea (CEC) uma estratégia valiosa no arsenal de cirurgiões cardíacos.

Os benefícios da RM sem CEC tem sido mais pronunciado em pacientes com alto risco de complicações associadas à CEC e manipulação da aorta ascendente. Os resultados na técnica sem CEC são extremamente dependentes da experiência individual do cirurgião, do treinamento da equipe cirúrgica e do volume cirúrgico do hospital.

A RM sem CEC com técnica anaórtica ("aorta *no-touch*") tem sido recomendada para o tratamento de pacientes com alto risco de lesão neurológica ou acidente vascular cerebral perioperatório, no qual a manipulação da aorta ascendente é abolida, virtualmente eliminando o risco de embolia de placas de ateroma na parede da aorta para a circulação cerebral. A cirurgia de RM sem CEC apresenta menor custo, com redução de 25% em comparação com a RM com CEC.

Referências bibliográficas

1. Neumann FJ, Sousa-Uva M, Ahlsson A, Alfonso F, Banning AP, Benedetto U, et al. 2018 ESC/EACTS Guidelines on myocardial revascularization. Eur Heart J. 2019;40(2):87-165.
2. Patel MR, Calhoon JH, Dehmer GJ, Grantham JA, Maddox TM, Maron DJ, et al. ACC/AATS/AHA/ASE/ASNC/SCAI/SCCT/STS 2017 appropriate use criteria for coronary revascularization in patients with stable ischemic heart disease. J Am Coll Cardiol. 2017;69(17):2212-41.
3. Buffolo E, Andrade JCS, Branco JN, Teles CA, Aguiar LF, Gomes WJ. Coronary artery bypass grafting without cardiopulmonary bypass. Ann Thorac Surg. 1996;61(1):63-6.
4. Gaudino M, Angelini GD, Antoniades C, Bakaeen F, Benedetto U, Calafiore AM, et al. Off-pump coronary artery bypass grafting: 30 years of debate. J Am Heart Assoc. 2018;7(16):e009934.
5. Renner A, Zittermann A, Aboud A, Pühler T, Hakim-Meibodi K, Quester W, et al. Coronary revascularization in diabetic patients: off-pump versus on-pump surgery. Ann Thorac Surg. 2013;96(2):528-34.
6. Caliskan E, Güsewell S, Seifert B, Theusinger OM, Starck CT, Pavicevic J, et al. Does body mass index impact the early outcome of surgical revasculari-

7. zation? A comparison between off-pump and on-pump coronary artery bypass grafting. Interact Cardiovasc Thorac Surg. 2014;19(5):749-55.
7. Deppe AC, Arbash W, Kuhn EW, Slottosch I, Scherner M, Liakopoulos OJ, et al. Current evidence of coronary artery bypass grafting off-pump versus on-pump: a systematic review with meta-analysis of over 16,900 patients investigated in randomized controlled trials. Eur J Cardiothorac Surg. 2016;49:1031-41.
8. Kowalewski M, Pawliszak W, Malvindi PG, Bokszanski MP, Perlinski D, Raffa GM, et al. Off-pump coronary artery bypass grafting improves short-term outcomes in high-risk patients compared with on-pump coronary artery bypass grafting: metaanalysis. J Thorac Cardiovasc Surg. 2016;151:60-77.
9. Filardo G, Hamman BL, da Graca B, Sass DM, Machala NJ, Ismail S, et al. Efficacy and effectiveness of on versus off-pump coronary artery bypass grafting: A meta-analysis of mortality and survival. J Thorac Cardiovasc Surg. 2018;155:172-9.
10. Angelini GD, Culliford L, Smith DK, Hamilton MK, Murphy GJ, Ascione R, et al. Effects of on- and off-pump coronary artery surgery on graft patency, survival, and health-related quality of life: Long-term follow-up of 2 randomized controlled trials. J Thorac Cardiovasc Surg. 2009;137(2):295-303.
11. Puskas J, Williams WH, Mahoney EM, Huber PR, Block PC, Duke PG, et al. Off-pump versus conventional coronary artery bypass grafting: Early and 1-year graft patency, cost and quality of life outcomes. JAMA. 2004;291(15):1841-9.
12. Shroyer AL, Grover FL, Hattler B, Collins JF, McDonald GO, Kozora E, et al. On-pump versus off-pump coronary-artery bypass surgery. N Engl J Med. 2009;361(19):1827-37.
13. Noiseux N, Stevens LM, Chartrand-Lefebvre C, Soulez G, Prieto I, Basile F, et al. Off-pump versus on-pump coronary artery bypass surgery: graft patency assessment with coronary computed tomographic angiography: a prospective multicenter randomized controlled pilot study. J Thorac Imaging. 2017;32(6):370-7.
14. Kuss O, von Salviati B, Borgermann J. Off-pump versus on-pump coronary artery bypass grafting: a systematic review and meta-analysis of propensity score analyses. J Thorac Cardiovasc Surg. 2010;140(4):829-35.
15. Møller CH, Penninga L, Wetterslev J, Steinbrüchel DA, Gluud C. Off-pump versus on-pump coronary artery bypass grafting for ischaemic heart disease. Cochrane Database Syst Rev. 2012;3:CD007224.
16. Afilalo J, Rasti M, Ohayon SM, Shimony A, Eisenberg MJ. Off-pump vs. on-pump coronary artery bypass surgery: an updated meta-analysis and meta-regression of randomized trials. Eur Heart J. 2012;33(10):1257-67.
17. Hueb W, Lopes NH, Pereira AC, Hueb AC, Soares PR, Favarato D, et al. Five-year follow-up of a randomized comparison between off-pump and on-pump stable multivessel coronary artery bypass grafting. The MASS III Trial. Circulation. 2010;122(11 Suppl):S48-52.
18. Lamy A, Devereaux PJ, Prabhakaran D, Taggart DP, Hu S, Paolasso E, et al. Off-pump or on-pump coronary-artery bypass grafting at 30 days. N Engl J Med. 2012;366(16):1489-97.
19. Khan H, Uzzaman M, Benedetto U, Butt S, Raja SG. On- or off-pump coronary artery bypass grafting for octogenarians: a meta-analysis of comparative studies involving 27,623 patients. Int J Surg. 2017;47:42-51.
20. Benedetto U, Angelini GD, Caputo M, Feldman DN, Kim LK, Lau C, et al. Off- vs. on-pump coronary artery bypass graft surgery on hospital outcomes in 134,117 octogenarians. J Thorac Dis. 2017;9(12):5085-92.
21. Diegeler A, Borgermann J, Kappert U, Breuer M, Boning A, Ursulescu A, et al. Off-pump versus on-pump coronary-artery bypass grafting in elderly patients. N Engl J Med. 2013;368:1189-98.
22. Houlind K, Kjeldsen BJ, Madsen SN, Rasmussen BS, Holme SJ, Nielsen PH, et al. On-pump versus off-pump coronary artery bypass surgery in elderly patients: results from the Danish On-pump versus Off-pump Randomization Study (DOORS). Circulation. 2012; 22;125(20):2431-9.
23. Keeling WB, Williams ML, Slaughter MS, Zhao Y, Puskas JD. Off-pump and on-pump coronary revascularization in patients with low ejection fraction: a report from the Society of Thoracic Surgeons national database. Ann Thorac Surg. 2013;96:83-9.
24. Ueki C, Miyata H, Motomura N, Sakaguchi G, Akimoto T, Takamoto S. Off-pump versus on-pump coronary artery bypass grafting in patients with left ventricular dysfunction. J Thorac Cardiovasc Surg. 2016;151:1092-8.
25. Jarral OA, Saso S, Athanasiou T. Off-pump coronary artery bypass in patients with left ventricular dysfunction: a meta-analysis. Ann Thorac Surg. 2011;92:1686-94.
26. Raza S, Sabik III JF, Masabni K, Ainkaran P, Lytle BW, Blackstone EH. Surgical revascularization techniques that minimize surgical risk and maximi-

ze late survival after coronary artery bypass grafting in patients with diabetes mellitus. J Thorac Cardiovasc Surg. 2014;148:1257-66.

27. Huang KC, Wu IH, Chou N, Yang YY, Lin LC, Yu HY, et al. Late outcomes of off-pump versus on-pump coronary bypass in patients with diabetes: a nationwide study from Taiwan. J Thorac Cardiovasc Surg. 2018.

28. Chawla LS, Zhao Y, Lough FC, Schroeder E, Seneff MG, Brennan JM. Off--pump versus on-pump coronary artery bypass grafting outcomes stratified by preoperative renal function. J Am Soc Nephrol. 2012;23:1389-97.

29. Ueki C, Miyata H, Motomura N, Sakata R, Sakaguchi G, Akimoto T, et al. Off-pump technique reduces surgical mortality after elective coronary artery bypass grafting in patients with preoperative renal failure. J Thorac Cardiovasc Surg. 2018;156:976-83.

30. Sajja LR, Mannam G, Chakravarthi RM, Sompalli S, Naidu SK, Somaraju B, et al. Coronary artery bypass grafting with or without cardiopulmonary bypass in patients with preoperative non-dialysis dependent renal insufficiency: a randomized study. J Thorac Cardiovasc Surg. 2007;133:378-88.

31. Lapar DJ, Mery CM, Kozower BD, Kern JA, Kron IL, Stukenborg GJ, Ailawadi G. The effect of surgeon volume on mortality for off-pump coronary artery bypass grafting. J Thorac Cardiovasc Surg. 2012;143:854-63.

32. Glance LG, Dick AW, Osler TM, Mukamel DB. The relation between surgeon volume and outcome following off-pump vs on-pump coronary artery bypass graft surgery. Chest. 2005;128:829-37.

33. Benedetto U, Altman DG, Gerry S, Gray A, Lees B, Flather M, et al. Off--pump versus on-pump coronary artery bypass grafting: insights from the Arterial Revascularization Trial. J Thorac Cardiovasc Surg. 2018;155:1545-53.

34. Hickey GL, Pullan M, Oo A, Mediratta N, Chalmers J, Bridgewater B, et al. A comparison of survival between on-pump and off-pump left internal mammary artery bypass graft surgery for isolated left anterior descending coronary artery disease: an analysis of the UK National Adult Cardiac Surgery Audit Registry. Eur J Cardiothorac Surg. 2016;49:1441-9.

35. Bakaeen FG, Shroyer AL, Gammie JS, Sabik JF, Cornwell L, Coselli JS, et al. Trends in use of off-pump coronary artery bypass grafting: results from the Society of Thoracic Surgeons Adult Cardiac Surgery Database. J Thorac Cardiovasc Surg. 2014;148:856-64.

36. Gaudino M, Benedetto U, Bakaeen F, Rahouma M, Tam DY, Abouarab A, et al. Off- versus on-pump coronary surgery and the effect of follow-up length and surgeons' experience: a meta-analysis. J Am Heart Assoc. 2018;7(21):e010034.

37. Misfeld M, Brereton RJ, Sweetman EA, Doig GS. Neurologic complications after off-pump coronary artery bypass grafting with and without aortic manipulation: meta-analysis of 11,398 cases from 8 studies. J Thorac Cardiovasc Surg. 2011;142(2):e11-7.

38. Gomes WJ, Pereira FA, Hossne Jr HA, Carvalho AR, Dias TL, Matsue JK, et al. The technique of anastomosis of saphenous vein graft with the proximal segment of the right internal thoracic artery in the aorta no-touch off-pump coronary artery bypass surgery. Estudo apresentado no 45o Congresso da Sociedade Brasileira de Cirurgia Cardiovascular, Goiânia GO, 19 a 21 de abril de 2018.

39. Carvalho AR, Guizilini S, Murai GM, Begot I, Rocco IS, Hossne NA Jr, et al. Hemodynamic changes during heart displacement in aorta no-touch off--pump coronary artery bypass surgery: a pilot study. Braz J Cardiovasc Surg. 2018;33(5):469-75.

40. Zhao DF, Edelman JJ, Seco M, Bannon PG, Wilson MK, Byrom MJ, et al. Coronary artery bypass grafting with and without manipulation of the ascending aorta: a network meta-analysis. J Am Coll Cardiol. 2017;69(8):924-36.

41. Albert A, Ennker J, Hegazy Y, Ullrich S, Petrov G, Akhyari P, et al. Implementation of the aortic no-touch technique to reduce stroke after off-pump coronary surgery. J Thorac Cardiovasc Surg. 2018;156(2):544-54.

42. Girardi P, Hueb W, Nogueira CR, Takiuti M, Nakano T, Garzillo CL, et al. Custos comparativos entre a revascularização miocárdica com e sem circulação extracorpórea. Arq Bras Cardiol. 2008;91(6):369-76.

43. Gomes WJ, Braile DM. On-pump versus off-pump coronary artery bypass surgery: the impact on costs of health care systems. Arq Bras Cardiol. 2008;91(6):338-9.

44. Scudeler TL, Hueb WA, Farkouh ME, Maron DJ, de Soárez PC, Campolina AG, et al. Cost-effectiveness of on-pump and off-pump coronary artery bypass grafting for patients with coronary artery disease: Results from the MASS III trial. Int J Cardiol. 2018;273:63-8.

Capítulo 2

Cirurgia valvar
minimamente invasiva

Pablo Maria Alberto Pomerantzeff

Carlos Manuel de Almeida Brandão

Marco Antonio Praça de Oliveira

Pontos-chave

- A cirurgia minimamente invasiva trata-se de procedimento relativamente novo e precisa de validação.
- Tem o potencial de reduzir tempo de internação e dor.
- Pode ser aplicada tanto em valva mitral quanto em aórtica.
- É necessário treinamento adequado da equipe cirúrgica em virtude da complexidade do procedimento.

Introdução

Inicialmente, apesar das cirurgias de valva mitral terem sido realizadas por toracotomia lateral direita, até recentemente a toracotomia mediana por meio da esternotomia era a principal via de acesso.[1] A canulação central e o pinçamento aórtico direto permitiam realizar troca ou plástica valvar mitral e aórtica, com o coração parado, generosa exposição e excelentes resultados.[2] Com o aparecimento de novas tecnologias, associado ao esforço do cirurgião cardiovascular em diminuir a agressão cirúrgica e o desconforto pós-operatório, a técnica minimamente invasiva em cirurgias valvares tornou-se mais popular, uma vez que os pacientes se beneficiam com redução da dor no pós-operatório e menor trauma cirúrgico. Essas cirurgias são caracterizadas pela não realização de esternotomia mediana completa, com menor manipulação do tecido do coração, podendo ser realizada com visão direta, por meio de videotoracoscopia ou com auxílio robótico. Busca-se por meio dessa técnica uma recuperação mais rápida, com cicatrização mais célere, redução da infecção pós-operatória e da transfusão sanguínea pós-operatória.[3] Desde as realizações das primeiras cirurgias minimamente invasivas, na valva aórtica em 1993 por Rao et al. e na valva mitral por Carpentier em 1996, o cirurgião mais jovem alertou para a necessidade de realizar um treinamento a fim de adquirir maiores experiências com essas novas tecnologias, mas, ao mesmo tempo, os cirurgiões mais experientes enfrentavam um dilema: o dever de entregar ao paciente o estado da arte do tratamento valvar e a responsabilidade de ensinar uma nova técnica aos mais jovens.[4] O serviço do Professor Mathia Glauber, na Itália, mostrou em 2014 que a cirurgia mitral minimamente invasiva era uma técnica não apenas segura e reprodutiva, mas também possível de ensinar, com sucesso, aos residentes e cirurgiões mais novos.

A partir de 2004, pode-se notar um incremento constante da cirurgia minimamente invasiva, quando se avalia o banco de dados da Society Thoracic Surgeon. Juntamente com esse crescimento, aumenta também a experiência das equipes cirúrgicas envolvidas e abre-se o leque de patologias tratadas pela técnica minimamente invasiva. Atualmente, além do tratamento da valva aórtica e mitral, a valva tricúspide, a comunicação interatrial, o mixoma e o aneurisma da aorta ascendente já são todos realizados em centros especializados por meio da cirurgia minimamente invasiva.[5]

Alguns problemas iniciais, por exemplo lesões vasculares nos sítios de canulação (em razão da canulação da artéria e veia femorais) e um risco levemente aumentado de acidente vascular encefálico (AVE), tiveram significativa redução com o tempo. No início de 2018, a Cleveland Clinic publicou os resultados dos primeiros 1.000 casos de cirurgia da valva mitral com o auxílio da robótica. Com mortalidade hospitalar de 0,1%, mostraram também uma incidência de AVE de 1,4%, a qual passou de 2% nos primeiros 500 pacientes para 0,8 nos 5.000 seguintes. Isso ocorreu em decorrência de intenso cuidado, no pré-operatório, por meio da utilização de um algoritmo de seleção, excluindo pacientes com hipertensão pulmonar grave, disfunção grave de VE, intensa calcificação do anel mitral, doença aterosclerótica aortoilíaca, entre outros.[6]

Podemos considerar a cirurgia minimamente invasiva um grande avanço na área da cirurgia cardiovascular, desde que seja feita rigorosa avaliação pré-operatória e seleção adequada dos pacientes. Respeitando os protocolos estabelecidos, esta cirurgia tem se mostrado segura e eficaz, com menores índices de infecção, transfusão e menor tempo de internação na UTI, apesar de tempos mais longos de circulação extracorpórea (CEC) e clampeamento aórtico.

Cirurgia das valvopatias

O conceito mais aceito atualmente de cirurgia valvar minimamente invasiva é de reparar (cirurgia conservadora) ou substituir valvas cardíacas por meio de incisões menores que as incisões clássicas, de forma segura, obtendo bons resultados. Várias incisões já foram propostas para a cirurgia valvar minimamente invasiva, sendo as mais utilizadas atualmente as miniesternotomias (em T ou L invertido) e as minitoracotomias direitas no 4º espaço intercostal (EIC) para a valva mitral e no 3º EIC para a valva aórtica, respectivamente.

As principais vantagens da cirurgia minimamente invasiva descritas na literatura estão demonstradas na Tabela 1.

Tabela 1   Vantagens da cirurgia minimamente invasiva
Menor trauma cirúrgico
Menores taxas de mediastinite
Menor uso de transfusão
Menor incidência de fibrilação atrial no pós-operatório
Menos dor no pós-operatório
Recuperação mais rápida do paciente

Ainda não existe um consenso a respeito destas vantagens apresentadas na Tabela 1, pois a maioria dos trabalhos publicados na literatura é constituída por séries com a experiência de serviços. No entanto, outros trabalhos demonstram redução de custos hospitalares, principalmente pelo menor tempo de internação destes pacientes.[7] Khoshbin et al.[8] apresentam uma redução no tempo de permanência na unidade de terapia intensiva (UTI) de mais de 50%, para uma substituição isolada da válvula aórtica, com potencial redução de custos.

Algumas desvantagens também são descritas na literatura, como maior risco de complicações vasculares, maior tempo de CEC, maior tempo de clampeamento aórtico. Estas desvantagens são em grande parte consequências da "curva de aprendizado", devendo ser minimizadas com o domínio das técnicas e sua maior aplicação clínica.[9] As complicações vasculares descritas compreendem desde complicações vasculares periféricas até a dissecção retrógrada da aorta, consequentes à canulação periférica, e podem ser minimizadas com a utilização de canulação central.[10] A incorporação de novas tecnologias, como a utilização de próteses *sutureless*, de implante rápido, poderá reduzir o tempo de pinçamento aórtico e de CEC nestes procedimentos.[11]

Valva mitral

As primeiras cirurgias minimamente invasivas da valva mitral foram publicadas em 1996, por Carpentier et al.[12] e Navia et al.[13], da Cleveland Clinic, por meio de duas incisões, a minitoracotomia direita no 4º EIC e a minitoracotomia paraesternal direita. Posteriormente, Chitwood et al.[14] e Mohr et al.[15] difundiram a utilização da minitoracotomia no 4º EIC direito, com a utilização de videotoracoscópio.

A técnica utilizada no Instituto do Coração do Hospital das Clínicas da Faculdade de Medicina da Universidade de São Paulo (InCor-HCFMUSP) para a cirurgia minimamente invasiva da valva mitral consiste em uma minitoracotomia lateral direita no 4º EIC, videoassistida. A incisão de 6 centímetros permite um acesso bastante confortável para o átrio esquerdo e a valva mitral. Preferencialmente deve-se proceder a intubação seletiva no preparo anestésico, para a exclusão do pulmão direito. A circulação extracorpórea é instalada por canulação da artéria e veia femorais, realizada por dissecção e visão direta. A utilização de vácuo na CEC é mandatória, bem como a utilização de cânula de drenagem venosa multiperfurada longa, com sua adequada introdução até a veia cava superior, guiada pelo ecocardiograma transesofágico (ETE) (Figura 1). A aorta é clampeada por uma pinça introduzida no tórax por contra-abertura. Utiliza-se ótica de 5 mm de diâmetro e 0 grau de angulação. O acesso à valva mitral é realizado através de uma atriotomia esquerda clássica, anterior às veias pulmonares direitas (Figura 2). Para a retirada do ar das cavidades, utiliza-se o auxílio do ETE intraoperatório.

Estudo comparativo entre a cirurgia valvar mitral convencional e minimamente invasiva, realizado na Cleveland Clinic, demonstrou mortalidade hospitalar e sobrevida em 7 anos semelhantes, porém com menor número de transfusões sanguíneas, menor tempo de intubação respiratória e menos dor no pós- operatório no grupo submetido a cirurgia minimamente invasiva.[16] Metanálise publicada sobre plástica mitral comparando-se a cirurgia minimamente invasiva com a convencional demonstrou vantagem para a cirurgia minimamente invasiva apenas em relação ao tempo de internação em UTI, porém com maior tempo de pinçamento aórtico e de CEC.[17]

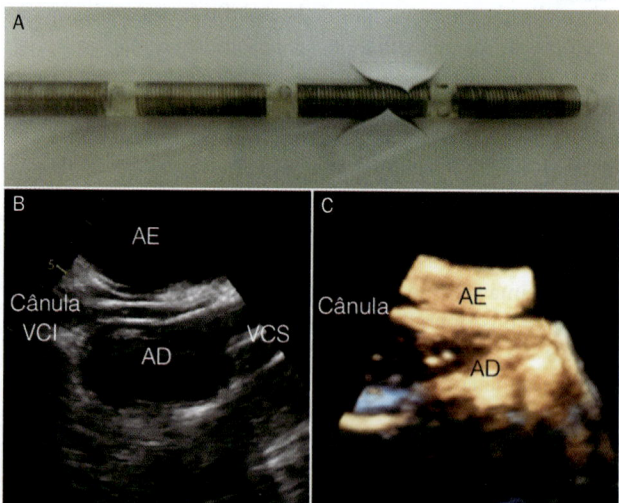

Figura 1   A: Cânula de drenagem venosa femoral multifenestrada. B: Ecocardiograma transesofágico bidimensional (plano bicaval) para o posicionamento da cânula de drenagem venosa. C: Ecocardiograma tranesofágico tridimensional demonstrando a posição da cânula de drenagem venosa. AD: átrio direito; AE: átrio esquerdo; VCI: veia cava inferior; VCS: veia cava superior.

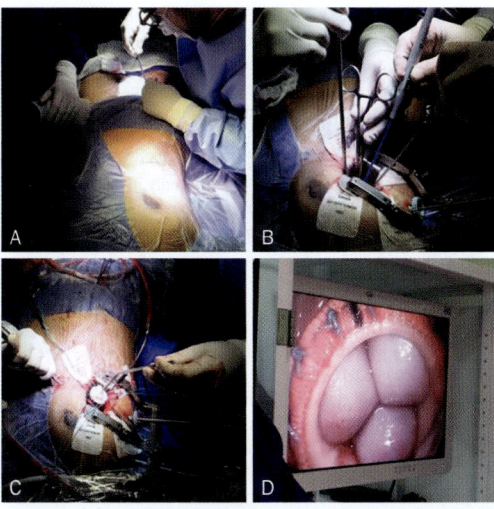

Figura 2 A: Canulação arterial e venosa através de dissecção dos vasos femorais. B: Minitoracotomia lateral direita (6 cm) no sulco mamário. C: Relação entre o tamanho da bioprótese mitral e o tamanho da incisão. D: Imagem da bioprótese mitral implantada com o auxílio da videotoracoscopia.

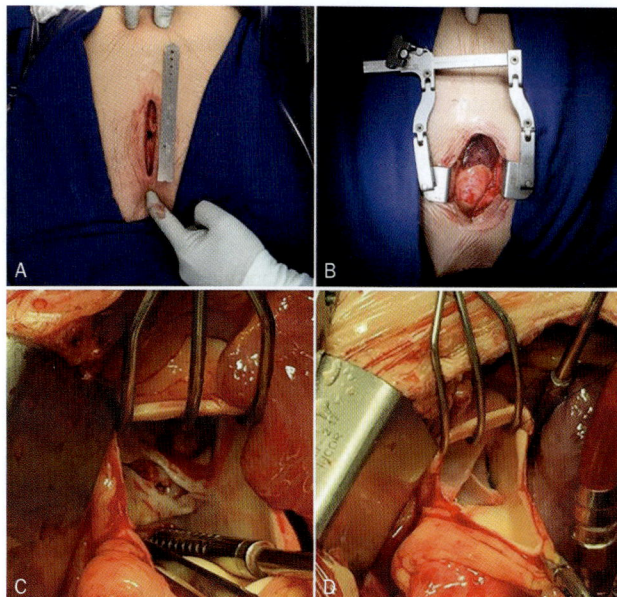

Figura 3 A: Miniesternotomia superior em "L invertido" (incisão 8 cm). B: Exposição da aorta ascendente após pontos de tração no pericárdio. C: Aortotomia oblíqua com visualização da valva aórtica (estenose aórtica calcificada). D: Implante de bioprótese aórtica.

Em consenso publicado recentemente na literatura sobre cirurgia valvar mitral minimamente invasiva, os autores recomendam a utilização da cirurgia minimamente invasiva para grupos devidamente capacitados, com treinamento institucional (cirurgia, anestesia, ecocardiografia, enfermagem e unidade de terapia intensiva) e com a utilização de instrumentais cirúrgicos específicos e adequados, no intuito de obter resultados similares ou até mesmo superiores com a utilização destas técnicas.[18]

Valva aórtica

A primeira cirurgia minimamente invasiva da valva aórtica foi publicada em 1993 por Rao et al.[19] e tem obtido maior aceitação na última década. Foi amplamente difundida em 1996 por Cosgrove et al.[20] na Cleveland Clinic, que utilizavam duas incisões: a minitoracotomia paraesternal direita e a miniesternotomia superior. Posteriormente, Colvin et al.[21] na Universidade de Nova York, propuseram a utilização de incisão anterior no 3º EIC direito.

A abordagem por esternotomia mediana parcial superior (incisão esternal em formato de J) foi descrita pela primeira vez por Konertzet et al.[22] Ela permite manter a abordagem clássica mediana ao coração e, por meio de tração oferecida por pontos de reparo do pericárdio, uma boa exposição da aorta. A canulação arterial e venosa foi realizada pelo modo habitual.

Utiliza-se mais comumente o acesso por meio de miniesternotomia em "L" invertido até o 4º EIC, permitindo o acesso direto à região da aorta (Figura 3). No acesso por minitoracotomia anterolateral direita, no 3º EIC, a aorta pode ser clampeada por contra-abertura ou pela própria incisão, com pinça curva adequada. A CEC pode ser instalada por canu-

lação da artéria e veia femorais ou por canulação da aorta ascendente com cânula apropriada, com uma lâmina na ponta.

Em estudo comparativo entre estas duas técnicas, Miceli et al.[23] demonstraram mortalidade hospitalar semelhante, porém com menor incidência de fibrilação atrial, um menor tempo de intubação respiratória e de internação em UTI no grupo submetido à minitoracotomia direita. Outros estudos demonstraram redução na perda de sangue e menor necessidade de transfusão, menor permanência em UTI e tempo de internação como possíveis benefícios para uma população com mais comorbidades.[24]

Outro aspecto a ser analisado é o desejo dos pacientes não só de melhor resultado estético, mas também de menor tempo de internação, com menor tempo de recuperação no período pós-operatório, com retorno mais breve às suas atividades profissionais e aos familiares.[25]

Resumo

Na cirurgia cardiovascular convencional, sangramento pós-operatório, dor torácica, instabilidade da parede torácica com a capacidade respiratória prejudicada e infecção são complicações frequentes no período de pós-operatório. Além disso, o aparecimento de uma cicatriz na região torácica, especialmente em mulheres jovens, representa uma desvantagem estética. A redução de tais complicações pós-operatórias pode aumentar a aceitação do paciente com relação à operação, diminuir a morbidade e, consequentemente, reduzir os custos da intervenção. Por essa razão, diversas abordagens minimamente invasivas têm sido propostas.

Alguns trabalhos demonstram redução de custos hospitalares, em até 20%, principalmente pelo menor tempo de internação desses pacientes.

São complicações relacionadas à cirurgia minimamente invasiva: canulação artéria femoral – complicações periféricas; dissecção retrógrada da aorta (Endoclamp); maior tempo de CEC; maior tempo de pinçamento aórtico.

A única metanálise publicada em cirurgia valvar minimamente invasiva foi para a posição mitral, que mostrou vantagem para as minitoracotomias apenas em relação ao menor volume de sangramento, porém com maior tempo de pinçamento aórtico e de CEC.

Referências bibliográficas

1. Starr A, Edwards ML. Mitral replacement: clinical experience with a ball--valve prosthesis. Ann Surg. 1961;154:726-40.
2. Gammie JS, Sheng S, Griffith BP, et al. Trends in mitral valve surgery in the United States: results from the Society of Thoracic Surgeons Adult Cardiac Surgery Database. Ann Thorac Surg. 2009;87:1431-9.
3. Nadejda M, Petar R, Aleksandra M, et. al. Propensity-matched comparison between minimally invasive and conventional sternotomy in aortic valve resuspension. Eur J Cardiothorac Surg. 2008;53:1258-63.
4. Paul M, Ansar H, Walter RC Jr. Minimally invasive mitral valve surgery: a systematic review and meta-analysis Eur J Cardiothorac Surg. 2008;43:943-52.
5. James SG, Yue Z, Eric DP, et al. Less-invasive mitral valve operations: trends and outcomes from The Society of Thoracic Surgeons Adult Cardiac Surgery Database. Ann Thorac Surg. 2010;90:1401-10.
6. Marc G, Tomislav M, Hoda J. Early results of robotically assisted mitral valve surgery:Analysis of the first 1000 cases. J Thorac Cardiovasc Surg. 2018; 155:82-91.
7. Santana O, Larrauri-Reyes M, Zamora C Mihos CG. Is Minimally invasive more cost-effective than median sternotomy? Interactive Cardiovasc Thorac Surg. 2016;22:97-100.
8. Khoshbin E, Prayaga S, Kinsella J, Sutherland FWH. Mini-sternotomy for aortic valve replacement reduces the length of stay in the cardiac intensive care unit: metaanalysis of randomised controlled trials. BMJ Open. 2011; 1:e000266.
9. Holzhey DM, Seeburger J, Misfeld M, et al. Learning minimally invasive mitral valve surgery. A cumulative sum sequential probability analysis of 3895 operations from a single high-volume center. Circulation. 2013;128:483-91.
10. Lamelas J, Williams RF, Mawad M, LaPietra A, et al. Complications associated with femoral cannulation during minimally invasive cardiac surgery. Ann Thorac Surg. 2017;103:1927-32.
11. Borger MA, Moustafine V, Conradi L, Knosalla C, Richter M, Merk DR, et al. A randomized multicenter trial of minimally invasive rapid deployment versus conventional full sternotomy aortic valve replacement aortic valve implantation in mini-invasive surgery: the simple sutureless solution. Ann Thorac Surg. 2015;99:17-25.
12. Carpentier A, Loulmet D, Carpentier A, et al. Open heart operation under videosurgery and minithoracotomy. First case (mitral valvuloplasty) operated with success. C R Acad Sci III. 1996;319:219-23.
13. Navia JL, Cosgrove DM. Minimally invasive mitral valve operations. Ann Thorac Surg. 1996;62:1542-4.
14. Chitwood WR, Elbeery JR, Chapman WHH, Moran JM, Lust RL, Wooden WA. Video assisted minimally invasive mitral valve surgery: the "micro-mitral" operation. J Thorac Cardiovasc Surg. 1997;113:413-4.
15. Mohr FW, Falk V, Diegeler A, et al. Minimally invasive port access mitral valve surgery. J Thorac Cardiovasc Surg. 1998;115:567-76.
16. Svensson LG, Atik FA, Cosgrove DM, et al. Minimally invasive versus conventional mitral valve surgery: a propensity-matched comparison. J Thorac Cardiovasc Surg. 2010;139:926-32.
17. Cao C, Gupta S, Chandrakumar D, Nienaber TA, Indraratna P, Ang SC, et al. A meta-analysis of minimally invasive versus conventional mitral valve repair for patients with degenerative mitral disease. Ann Cardiothorac Surg. 2013;2(6):693-703.
18. Misfeld M, Borger M, Byrne JG, et al. Cross-sectional survey on minimally invasive mitral valve surgery. Ann Cardiothorac Surg. 2013;2(6):733-8.
19. Rao PN, Kumar AS. Aortic valve replacement through right thoracotomy. Texas Heart Inst J. 1993;20:307-8.
20. Cosgrove DM, Sabik JE. Minimally invasive approach for aortic valve operations. Ann Thorac Surg. 1996;62:596-7.
21. Colvin SB, Grossi EA, Ribakove G, Galloway AC. Minimally invasive aortic and mitral valve operation. Operative Techniques in Thoracic and Cardiovascular Surgery. 2000;5(3):212-20.
22. Konertz W, Waldenberger F, Schmutzler M, Ritter J, Liu J. Minimal access valve surgery through superior partial sternotomy: a preliminary study. J Heart Valve Dis. 1996;5: 638-40.
23. Miceli A, Murzi M, Gilmanov D, et al. Minimally invasive aortic valve replacement using right minithoracotomy is associated with better outcomes than ministernotomy. J Thorac Cardiovasc Surg. 2014;148:133-7.
24. Lamelas J, Sarria A, Santana O, Pineda AM, Lamas GA. Outcomes of minimally invasive valve surgery versus median sternotomy in patients age 75 years or greater. Ann Thorac Surg. 2011;91:79-84.
25. Anson W. Cheung, MD. It´s about time. Innovations. 2018;13:245-7.

Síndrome de baixo débito cardíaco e assistência circulatória mecânica no pós-operatório

Fabio Biscegli Jatene
Alexandre Ciappina Hueb

Pontos-chave

- A síndrome do baixo débito cardíaco (BDC) no pós-operatório de cirurgia cardiovascular é uma complicação que varia entre 1 e 32%, com sobrevida variando entre 19,5 e 52,4%.
- Comprometimento da função ventricular esquerda tem sido reconhecido como o principal fator de risco.
- Dentre as causas identificáveis de BDC no pós-operatório podemos citar: operação não eficiente, má proteção miocárdica, tamponamento cardíaco, elevação da pós-carga ventricular, arritmias.
- Os dispositivos de assistência mecânica, ou suporte circulatório, constituem meio eficaz de apoio a situações de disfunção miocárdica aguda com choque cardiogênico que colocam a vida do paciente em risco.
- Objetivo dos dispositivos de assistência mecânica contempla a diminuição da pré-carga, diminuição da pós-carga e otimização do débito cardíaco.
- Balão intra-aórtico (BIA) e oxigenação por membrana extracorpórea (ECMO) são os dispositivos mais utilizados em pós-operatório de cirurgia cardíaca.

Introdução

A síndrome do baixo débito cardíaco (BDC) no pós-operatório de cirurgia cardiovascular é uma complicação que varia entre 1% e 32% em diferentes estudos e está associada a aumento no período de internação, aumento dos custos hospitalares e dos índices de morbidade e mortalidade.[1-3] O comprometimento da função ventricular esquerda tem sido reconhecido como o principal fator de risco para o baixo débito pós-operatório.[4]

A cirurgia deflagra várias reações no organismo, como ativação simpática, resposta inflamatória e alterações hemodinâmicas, que podem promover uma disfunção orgânica múltipla, com sérios efeitos. Nas últimas décadas, temos observado na cirurgia cardíaca uma fase em que a tecnologia e o conhecimento agregado vêm oferecendo aos pacientes mais segurança e qualidade durante e após os procedimentos realizados. Tanto os cuidados pré como perioperatórios são fundamentais para uma boa evolução, visto que são, em boa parte das vezes, pacientes com disfunção cardíaca importante que serão submetidos a procedimentos cirúrgicos de grande porte.[5,6]

A maioria desses pacientes responde de forma favorável à terapia de suporte farmacológico com o uso de inotrópicos e reposição volêmica ou eventualmente com o uso de suporte mecânico por meio do balão intra-aórtico (BIA). Mesmo assim, uma pequena parte, 0,5 a 1,5% dos pacientes, demonstra declínio rápido e progressivo na sua condição clínica e hemodinâmica, sendo necessário associar terapia de assistência circulatória mecânica para evitar um desfecho fatal.[7] A ocorrência de BDC pós-operatório pode ser imprevisível e pode ocorrer em pacientes com lesão miocárdica pré-operatória, bem como naqueles com deficiência preexistente.[8]

Baixo débito cardíaco pós-operatório

O BDC pós-operatório pode ser definido por meio de variáveis clínicas, hemodinâmicas e laboratoriais, e a associação dessas variáveis predispõe ao melhor entendimento da condição clínica e direciona a ação terapêutica. Entre outras, podemos utilizar as seguintes definições para caracterizar o BDC:

- Índice cardíaco < 2,2 $L.min^{-1}.m^{-2}$, estando a volemia ajustada. Essa condição pode ser decorrente de falência dos ventrículos direito, esquerdo ou de ambos. Oligúria definida como débito urinário inferior a 0,5 mL/kg/hora, saturação venosa mista de oxigênio < 60% e lactato arterial > 3 mmol/L.
- Má perfusão periférica, acidose metabólica, aumento do gradiente do dióxido de carbono.

Para que possamos identificar precocemente o BDC pós-operatório, a monitorização é fundamental. De acordo com a condição do paciente providencia-se monitorização que melhor se adapta à situação clínica. A recomendação básica é que tenhamos as seguintes monitorizações contínuas: de eletrocardiograma (ECG), saturação de oxigênio arterial sistêmica, pressão arterial invasiva, balanço de fluidos (diurese, drenagem), mensuração de pressão venosa central, gradiente arteriovenoso de oxigênio e lactato arterial. Recomenda-se a monitorização hemodinâmica avançada em pacientes que apresentam instabilidade hemodinâmica no pós-operatório ou naqueles não responsivos à reposição volêmica inicial. Nesse caso, a mensuração das pressões intracavitárias, do débito cardíaco contínuo e da saturação venosa contínua tem indicação.[2,7,9]

Existem algumas condições que são inerentes ao processo operatório e, de acordo com cada paciente, estas podem deflagrar uma determinada resposta. A resposta ao trauma anestésico cirúrgico, seja ele mais ou menos sensível, sem dúvida é uma importante causa de baixo débito. Interessante notar a eventualidade dessa situação naqueles pacientes que são submetidos a procedimentos com menor manipulação do coração e modulação hemodinâmica e evoluem com grave resposta inflamatória e síndrome do BDC. Exemplos dessa situação são aqueles pacientes candidatos a revascularização miocárdica sem circulação extracorpórea (CEC) com anastomose da artéria torácica interna para o ramo interventricular anterior. Em contrapartida, temos cirurgias combinadas, extensas, de grande porte, que após horas de CEC evoluem de maneira muito favorável. Essa situação nos leva a concluir que o BDC está associado não apenas a variáveis ponderáveis, que frequentemente ocasionam essa situação, mas a um sistema muito mais complexo, cujos reais mecanismos que desencadeiam essa indesejável resposta são desconhecidos.

A insuficiência ou falência do miocárdio em prover fluxo no peri e pós-operatório de cirurgia cardíaca tem relação direta com a doença cardíaca de base, o comprometimento da função ventricular, o trauma da operação sobre o coração, o ato operatório em si e as afecções prévias.

Entre as causas identificáveis de BDC no pós-operatório podemos citar:

■ Operação não eficiente: cabe aos vários integrantes da equipe, por meio do *Heart Team*, definir a melhor indicação, bem como o apropriado procedimento cirúrgico, da melhor forma possível. Tempos operatórios longos, revascularizações incompletas, tratamentos valvares imperfeitos ou *shunts* residuais poderão acarretar BDC pós-operatório.

■ Má proteção miocárdica: durante o ato operatório, o emprego da CEC possibilita oxigenação, bombeamento e regulação da temperatura sanguínea, estabelecendo o débito cardíaco necessário para determinada superfície corpórea. A CEC garante fluxo para todos os órgãos, exceto para o coração quando a aorta é pinçada. Nesse momento, a nutrição do coração é interrompida e sua integridade fisiológica depende de estratégias que mantenham o coração preservado, mas parado em diástole e consumindo a menor quantidade possível de substratos ener-

géticos. As técnicas para preservar o coração durante esse período de isquemia são várias, mas a mais utilizada é a solução cardioplégica. Essa solução perfunde as artérias coronárias e permite um estado de verdadeira hibernação do miocárdio. Algumas vezes, por motivos diversos, essa solução protetora não alcança o efeito desejado e as consequências podem ser graves. Isso pode caracterizar a má proteção miocárdica, uma das principais causas de disfunção miocárdica no perioperatório que pode levar ao BDC pós-operatório.

A síndrome de BDC pós-operatório leva à elevação das pressões intracavitárias, expressas pelos aumentos da pressão venosa central (PVC) e/ou da pressão de oclusão da artéria pulmonar (POAP), na ausência de hipervolemia e/ou de elevação da pós-carga. Além disso, a ecocardiografia, particularmente a transesofágica, torna possível a direta demonstração da contratilidade ventricular segmentar e global, bem como a aferição dos volumes diastólico e sistólico finais.

■ Tamponamento cardíaco agudo: esse tipo de choque classificado como obstrutivo, que leva ao BDC, é caracterizado pela redução aguda da pré-carga ventricular, por compressão extrínseca do coração, notadamente por sangue e/ou coágulos pericárdicos. Deve sempre ser considerado em vigência de síndrome de BDC no pós-operatório, associado à ocorrência de eventos como queda da pressão arterial, presença de pulso paradoxal e má resposta à terapia inotrópica com catecolaminas. A suspeita deve ser confirmada com auxílio de radiografia de tórax, avaliando o índice cardiotorácico, com ecocardiograma, de grande valia diagnóstica nessa condição. A drenagem pericárdica é absolutamente necessária.

■ Elevação da pós-carga ventricular: o aumento da pós-carga ao ventrículo direito pode surgir muito rapidamente, como resultado de uma súbita elevação da pressão e da resistência vascular pulmonares. Observa-se durante um episódio paroxístico de hipertensão pulmonar, frequentemente provocado por aspiração traqueal, com grande queda do débito cardíaco e risco de morte súbita. A possibilidade de tromboembolismo pulmonar agudo deve sempre ser considerada. O aumento da pós-carga ao ventrículo esquerdo pode resultar de uma súbita elevação da pressão arterial sistêmica, que pode ocorrer durante aspiração traqueal, agitação pós-operatória e por hipóxia.

■ Arritmias: bradiarritmias, produzidas por bloqueios atrioventriculares ou de ramos do feixe de His, por hipoxemia e por drogas podem resultar em BDC. Taquiarritmias sob a forma de fibrilação atrial e taquicardia paroxística supraventricular podem resultar em hipotensão. Estão presentes em até 40% dos pacientes em pós-operatório imediato. Sua prevalência aumenta com a infusão de aminas simpaticomiméticas (dobutamina, dopamina, adrenalina e noradrenalina).

Tratamento do baixo débito cardíaco pós-operatório

A estratégia terapêutica ideal para o tratamento do BDC pós-operatório é uma grande preocupação na prática contemporânea. A prevalência de BDC é estável, mas seu prognóstico tem visto pouco melhoria na última década, com mortalidade de um mês taxa de aproximadamente 40-60%.[10] O uso de catecolaminas são a terapia de primeira linha, mas eles têm conhecidos efeitos deletérios. Além disso, alguns pacientes com BDC permanecem em estado refratário, com hipoperfusão crítica persistente de órgãos e/ou congestão pulmonar, apesar do aumento das doses de catecolaminas. Uma mudança de paradigma ocorreu no cuidado de pacientes com BDC com o advento dos dispositivos de assistência circulatória mecânica. Vários estudos demonstraram que os aparelhos de suporte circulatório mecânico (SCM) poderiam ser uma terapia de salvamento no BDC, mas a realização de ensaios clínicos randomizados neste cenário clínico é um desafio.[11] Os dispositivos SCM oferecem uma grande oportunidade para melhorar o paciente prognóstico; eles continuam a aumentar em popularidade, utilização em centros especializados em procedimentos cardiovasculares de alta complexidade para permitir suporte e melhor prognóstico.

O objetivo imediato da terapia para a síndrome do BDC é restaurar a perfusão sistêmica para níveis adequados e evitar o desenvolvimento de falência secundária de órgãos. O tratamento inicial do baixo débito inclui terapia de suporte farmacológico, que consiste na otimização da pré-carga, com reposição volêmica adequada baseada em variáveis hemodinâmicas, a otimização miocárdica com drogas inotrópicas que não aumentem o consumo intramiocárdico de oxigênio e a modulação do tônus vascular com vasodilatadores ou vasopressores. Essas medidas terapêuticas iniciais adotadas para reverter o baixo débito cardíaco são frequentemente iniciadas no período perioperatório, para melhorar a função ventricular.[12]

O suporte farmacológico não é inócuo ao paciente criticamente enfermo submetido a um procedimento de alta complexidade. Devemos entender que essas drogas não curam o paciente, mas fornecem substrato para que o organismo possa se recuperar da injúria.[12] Importante mencionar que a reposição volêmica, em um estado de resposta inflamatória, determina extravasamento de fluido para o interstício, levando a um comprometimento da troca alveolocapilar, por exemplo. O uso de catecolaminas inotrópicas determina aumento no consumo intramiocárdico de oxigênio, sem falar dos vasopressores, necessários para manter um nível pressórico mínimo, mas às custas de alta pós-carga ao ventrículo esquerdo. Nesse cenário, acrescente possíveis morbidades intrínsecas do paciente e teremos uma situação onde a lesão de órgãos-alvo torna-se iminente. Caso a resposta sistêmica não seja adequada, o suporte mecânico deve ser considerado.

A tecnologia de SCM pode restaurar os níveis normais de desempenho cardíaco, melhorando a perfusão sistêmica com menor dano de órgãos-alvo e com importante impacto na sobrevida de pacientes que evoluem com BDC pós-operatório.[11] Sem dúvida a tecnologia agregada e o desenvolvimento dos equipamentos de suporte circulatório sofreram muitas modificações desde 1967, quando Kantrowitz et al.[13] iniciaram clinicamente o uso de um dos modelos mais simples do balão intra-aórtico (BIA).

A estratégia terapêutica ideal para alguns pacientes com BDC que permanecem em estado refratário, com hipoperfusão crítica persistente de órgãos e/ou congestão pulmonar, apesar do aumento das doses de catecolaminas tem mudado. Uma mudança de paradigma ocorreu no cuidado de pacientes com BDC com o advento dos dispositivos de assistência circulatória mecânica. Vários estudos demonstraram que o suporte circulatório mecânico pode ser uma terapia de salvamento no BDC, mas a realização de ensaios clínicos randomizados neste cenário clínico é um desafio.[11] Os dispositivos de suporte mecânico, podem melhorar o prognóstico dos pacientes e esses dispositivos estão sendo cada vez mais utilizados e as pessoas habilitadas ao seu implante estão se capacitando, principalmente nos serviços de alta complexidade cardiovascular, o que permite oferecer melhor suporte e prognóstico para esses pacientes.

Assistência circulatória mecânica no pós-operatório

Os dispositivos de assistência mecânica, ou suporte circulatório, constituem meio eficaz de apoio a situações de disfunção miocárdica aguda com choque cardiogênico que colocam a vida do paciente em risco. O infarto agudo do miocárdio, intervenções percutâneas de alto risco, ablações e procedimentos operatórios complexos com BDC pós-operatório são exemplos da necessidade desses dispositivos (Quadro 1). A assistência circulatória mecânica teve início há mais de 45 anos e há vários tipos de dispositivos, desde BIA, os mais simples, até coração artificial total. Podem ser empregados com ou sem oxigenação e ser implantados de forma intra (totalmente implantável) ou paracorpórea (externos ao corpo). São reconhecidas três gerações de dispositivos, com sistema de propulsão por bombas pulsáteis, fluxo contínuo ou eletromagnético. Quanto à permanência no organismo, podem se caracterizar por curta (dias ou poucas semanas), média (várias semanas ou poucos meses) e longa permanência (vários meses ou anos).

Quadro 1   Indicações para suporte circulatório mecânico temporário
Choque cardiogênico
Síndrome do baixo débito cardíaco pós-operatório
Infarto agudo do miocárdio
Complicações mecânicas do infarto do miocárdio
Descompensação de insuficiência cardíaca
Ponte para dispositivos de assistência ventricular esquerda de longa permanência
Ponte para transplante cardíaco
Falência do ventrículo direito

Conforme destacado, nas últimas décadas, houve desenvolvimento tecnológico significativo dos dispositivos de assistência circulatória, com opções que incluem o BIA, a oxigenação por membrana extracorpórea (ECMO), as bombas centrífugas, dispositivos de assistência circulatória ventricular de inserção percutânea ou a céu aberto para assistência uni ou biventricular.[14,15] (Quadro 2).

Quadro 2 Principais tipos de dispositivos empregados na assistência circulatória mecânica
Balão intra-aórtico
Sistema de oxigenação por membrana extracorpórea (ECMO)
Dispositivos de assistência ventricular percutânea
Bomba centrífuga
Dispositivos de assistência ventricular (DAV) ou ventrículos artificiais
Coração artificial total

De acordo com o tipo de suporte circulatório escolhido, esses dispositivos podem ajudar com ponte para estabilização hemodinâmica ou para outros dispositivos de suporte definitivos[15] (Quadro 3).

Quadro 3 Indicações da assistência circulatória mecânica
Tratamento de suporte para a recuperação do coração no infarto de agudo do miocárdio e no pós-operatório de cirurgia cardíaca
Permitir a recuperação ventricular durante o repouso obtido pelo suporte circulatório mecânico prolongado em pacientes com cardiomiopatias
Ponte para posterior realização do transplante cardíaco ou decisão
Terapia de destino no tratamento de pacientes portadores de insuficiência cardíaca terminal com contraindicações para o transplante cardíaco

Racional do uso de dispositivos de assistência circulatória

Uma vez confirmado o diagnóstico, terapias precoces e eficientes são urgentemente necessárias para evitar falhas em múltiplos órgãos e morte. A ecocardiografia transtorácica (ETT) desempenha um papel fundamental, não só no diagnóstico, mas também na avaliação e monitoramento do estado hemodinâmico e na avaliação das pressões de enchimento intracavitárias, que podem evoluir rapidamente durante um curto período. A ETT é amplamente disponível e pode avaliar rapidamente índice, pressão ventricular esquerda, estado volumétrico e resistência vascular; também pode detectar derrame pericárdico ou defeitos estruturais, como complicações mecânicas do infarto do miocárdio, e ajudar a orientar a terapêutica estratégia. Em alguns casos especialmente em pacientes que não responder à abordagem inicial, a monitorização invasiva com PiCCO ou um cateter de Swan-Ganz podem ser necessários.[16] A identificação precoce de pacientes com BDC deve ser um tratamento objetivo, visando reduzir o tempo de terapia. Sob o aspecto das diretrizes atuais sobre insuficiência cardíaca aguda, a estratégia terapêutica se apoia em três pontos. Primeiro, otimizar a performance miocárdica do coração com disfunção, utilizando inotrópicos como a dobutamina (classe IC) com objetivo de aumentar o índice cardíaco. Se o paciente se apresenta hipotenso, pode ser necessário o uso de vasopressores, como a noradrenalina (classe IIB), objetivando uma pressão arterial média de > 65 mmHg.

Outra estratégia necessária é o gerenciamento adequado de fluidos. Esse aspecto é muito importante, pois no período pós-operatório, a resposta inflamatória desencadeada pelo trauma anestésico cirúrgico, faz com que haja um extravasamento de ultrafiltrado de plasma para o compartimento extra vascular, isso faz com que o paciente se apresenta com excesso de volume mas, na grande maioria das vezes com depleção volêmica no compartimento intravascular.[17]

O BDC pós-operatório refratário ao suporte inotrópico e contra pulsação BIA é infrequente. A extensão da disfunção miocárdica aliada a uma condição pré-operatória desfavorável pode levar a essa condição que agrega alta mortalidade e impõe a necessidade do suporte circulatório mecânico.[7] As decisões em relação ao melhor para instituir ou retirar terapia invasiva e de uso intensivo de recursos permanece controversa e não há consenso e relação a essas ações terapêuticas. O suporte circulatório no BDC com membrana de circulação extracorpórea ou outros dispositivos é principalmente instituída como uma medida temporária denominada: ponte para a recuperação.[2] No entanto, também tem sido utilizado como uma "ponte para a decisão" ou "terapia de destino" com implantes de dispositivos de longo prazo, por exemplo, dispositivo de assistência ventricular esquerda e mais raramente, "ponte para o coração ortotópico ou transplante".[18]

O principal estudo que analisou pacientes com BDC submetidos a oxigenação por membrana extracorpórea (ECMO) identificou uma taxa de alta hospitalar de 24,8% e sobrevida de 5,7% em 5 anos. Outro grande estudo analisando 219 pacientes submetidos à ECMO após BDC, observou uma sobrevida hospitalar de 39% e 17% de sobrevida em 5 anos.[18] Um estudo europeu avaliou 85 pacientes adultos com sobrevida hospitalar de 40% e 29,3% em 1 ano.[19]

O suporte circulatório mecânico oferece benefício na sobrevida para uma proporção significativa de pacientes com BDC, que é invariavelmente uma condição clínica que agrega alta mortalidade. Como existe um contínuo desenvolvimento desses dispositivos, deve-se tomar as devidas precauções para que estes possam ser práticos no mundo real. Além de oferecer otimização hemodinâmica, eles devem ter uma razoável relação risco/benefício, serem viáveis economicamente, seguros, eficazes e de fácil inserção.[20]

Tipos de dispositivos de assistência circulatória

Balão intra-aórtico

O balão intra-aórtico (BIA), baseado no princípio da contrapulsação, é o dispositivo de assistência circulatória mais utilizado no mundo para suporte circulatório em todas as formas de disfunção miocárdica. Apresenta custo mais baixo em relação aos demais dispositivos, além de fácil inserção e manuseio. Embora estudos recentes tenham contestado a eficácia do BIA na melhora da sobrevida, e ensaios clínicos bem conduzidos não tenham sido realizados, nos Estados Unidos mais de 40.000 BIA são utilizados ao ano.[21] O BIA é adequado apenas para os pacientes que necessitam de níveis baixos de suporte, porque este dispositivo pode proporcionar não mais do que 1,5 L/min de suporte do débito cardíaco (Figura 1). Seu emprego contempla pacientes em ritmo cardíaco regular, além de um débito cardíaco moderado.

O BIA é posicionado na aorta torácica descendente, habitualmente através de acesso arterial femoral. Após ajuste e sincronização, o balão insufla com gás durante a diástole, o que leva a um deslocamento anterógrado e retrógrado do sangue na aorta, proporcionando uma pressão diastólica aumentada tendo com efeito a redução da pós-carga e um aumento na perfusão coronária. Os efeitos globais do BIA são modestos, em relação ao aumento do débito cardíaco e do volume sistólico. O procedimento para implante desse dispositivo pode ser realizado à beira do leito ou sob visão fluoroscópica no laboratório de hemodinâmica. Ao longo dos anos, houve ampliação das indicações do BIA e o choque cardiogênico secundário a infarto agudo do miocárdio continua sendo a indicação mais comum. O BIA é contraindicado em doentes com insuficiência aórtica e dissecção da aorta e contraindicações relativas incluem sepse e doença vascular periférica. As complicações incluem isquemia do membro inferior que recebe o BIA, sendo essa a principal complicação, variando de 8 a 18%, além de hemorragia no local de introdução por lesão vascular, trombocitopenia e infecção.[21,22]

Sistema de oxigenação por membrana extracorpórea (ECMO)

A ECMO vem sendo muito difundida, tanto em pacientes pediátricos como em adultos, seja para manter suporte respiratório, por melhora da oxigenação e das trocas gasosas, seja para oferecer também suporte cardiorrespiratório.

O dispositivo consiste em uma bomba centrífuga para impulsionar o sangue através do oxigenador de membranas. Tubos e cânulas fazem a conexão dos vasos do paciente ao sistema e vice-versa, uma vez que o dispositivo é externo ao paciente, à beira do leito.

O sangue pode ser captado de uma veia e devolvido a outra veia, todas de grosso calibre (veias femoral e jugular/átrio direito) e, neste caso, a ECMO é venovenosa (modalidade respiratória). Pode, também, ser captado de uma veia e devolvido a uma artéria (artéria femoral ou aorta) e, neste caso, a ECMO é venoarterial (modalidade cardiorrespiratória) (Figura 2).

Muito mais frequentemente utiliza-se a técnica percutânea para introdução das cânulas, ainda que, após cardiotomia e na modalidade arterio-venosa, possa-se utilizar instalação a céu aberto.

Embora utilizada em uma série ampla de indicações, que incluem de membrana hialina neonatal a trauma, no BDC pós-operatório, o objetivo da ECMO é oferecer suporte na fase aguda da disfunção miocárdica, sendo um dispositivo de uso temporário (dias ou poucas semanas) ou servir como ponte para outros dispositivos em casos que necessitem tratamento mais durável. As complicações incluem risco de isquemia dos membros, sangramento e hemólise. As Diretrizes da American Heart Association para o estado de ressuscitação cardiopulmonar sugerem que a ECMO tenha aplicação razoável e o seu benefício supere o risco no cenário de parada cardíaca ou choque por causa de uma condição potencialmente reversível, tais como baixo débito pós-operatório, choque cardiogênico refratário, insuficiência cardíaca avançada e miocardite (Figura 3).[23]

Dispositivos de assistência ventricular percutânea

São dispositivos em que a implantação das cânulas de faz preferencialmente por via percutânea e o fluxo contínuo é provido, normalmente, por bombas axiais externas ou internas eletromagnéticas. São dispositivos de curta e média permanência. Destacamos o TandemHeart System® (CardiacAssist, Inc.), que é um sistema de derivação de fluxo do átrio esquer-

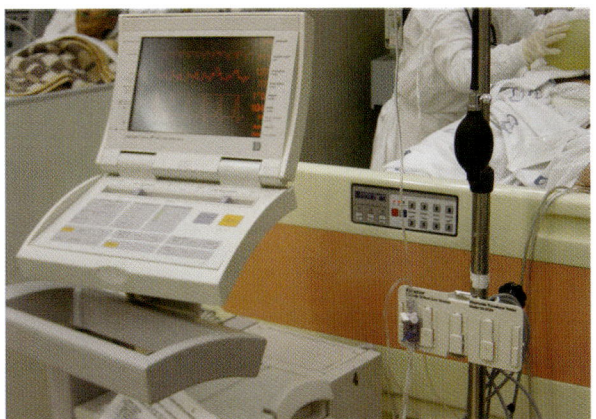

Figura 1 Uso de balão intra-aórtico (BIA) na unidade de recuperação pós-operatória.

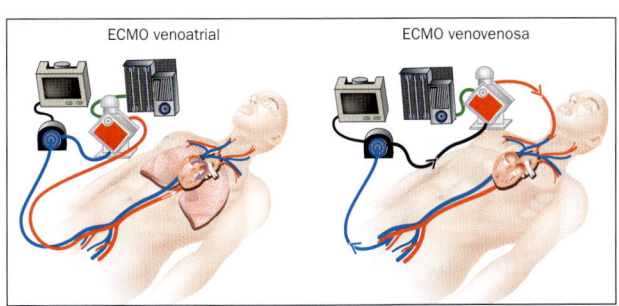

Figura 2 Modalidades de acesso do sistema de oxigenação por membrana extracorpórea (ECMO).

do para a artéria femoral (Figura 4). Esse dispositivo consiste em um cateter venoso, que após ascensão pela veia femoral atravessa o septo interatrial e, por meio de uma bomba de sangue centrífuga de fluxo contínuo com um impulsor eletromagneticamente suspenso, retorna o fluxo sanguíneo em um cateter localizado por punção na artéria femoral. Portanto, o sangue oxigenado é retirado do átrio esquerdo, acessado por técnica transeptal e bombeado para a circulação sistêmica por meio de um cateter da artéria femoral, ultrapassando, assim, o coração esquerdo. Uma vez que a bomba é acionada, a pressão de enchimento capilar pulmonar deve ser monitorada para garantir o enchimento adequado e o fluxo da bomba. Além disso, existe risco de tromboembolismo, havendo a necessidade de anticoagulação sistêmica com heparina. Contraindicações incluem defeitos do septo ventricular (o que causaria então direito de desvio à esquerda e hipoxemia), insuficiência aórtica, doença vascular periférica grave e incapacidade de estar em anticoagulação sistêmica.[24]

Outro dispositivo de assistência circulatória mecânica utilizado é o sistema Impella®. O sistema Impella® (Abiomed) também é um sistema de bomba axial de fluxo contínuo, com rotor eletromagnético conectado a um cateter colocado por punção arterial femoral de maneira retrógrada através da valva aórtica (Figura 5). O cateter com ponta de *pigtail* acomoda-se no ventrículo esquerdo e bombeia o sangue para fora da aorta ascendente. As complicações incluem hemorragia, lesão vascular, infecção e hemólise. Uma constante preocupação é o posicionamento ventricular do cateter. Entre as contraindicações destacam-se os trombos intracavitários do ventrículo esquerdo, estenose aórtica moderada ou insuficiência aórtica e anormalidades estruturais da aorta.[25,26]

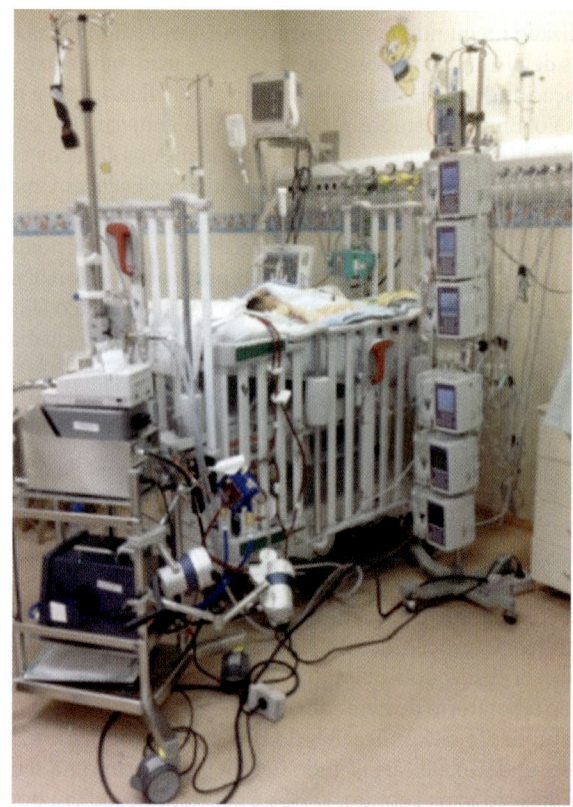

Figura 3 Emprego de sistema de oxigenação por membrana extracorpórea (ECMO) em paciente pediátrico no Instituto do Coração do Hospital das Clínicas da Faculdade de Medicina da Universidade de São Paulo (Unidade de Recuperação Cardíaca Infantil – REC Infantil).

Bomba centrífuga

A bomba centrífuga é implantada cirurgicamente, podendo fornecer até 10L/min de fluxo sanguíneo. Um dos modelos mais empregados atualmente é a bomba CentriMag® (Thoratec Corporation). Trata-se de uma bomba de fluxo contínuo, com um rotor suspenso magneticamente, que tem pequeno atrito, reduzindo, assim, a força de cisalhamento sobre as hemáceas, com menos hemólise.

Em um estudo multicêntrico de 38 pacientes apoiados pela CentriMag® para várias indicações e uma combinação de assistência: esquerda, direita, ou suporte biventricular, o dispositivo ofereceu suporte eficaz em 30 dias, com baixa taxa de complicações. As complicações mais comuns foram infecção, sangramento e eventos neurológicos tromboembólicos[27] (Figura 6).

Há outros modelos de bomba centrífuga e outro dispositivo bastante conhecido é o Rotaflow Centrifugal Pump® (Maquet).

Dispositivos de assistência ventricular

Esses dispositivos, também denominados *ventricular assist devices* (VAD), são bombas mecânicas desenvolvidas para suportar um ou mais ventrículos do coração insuficiente. De-

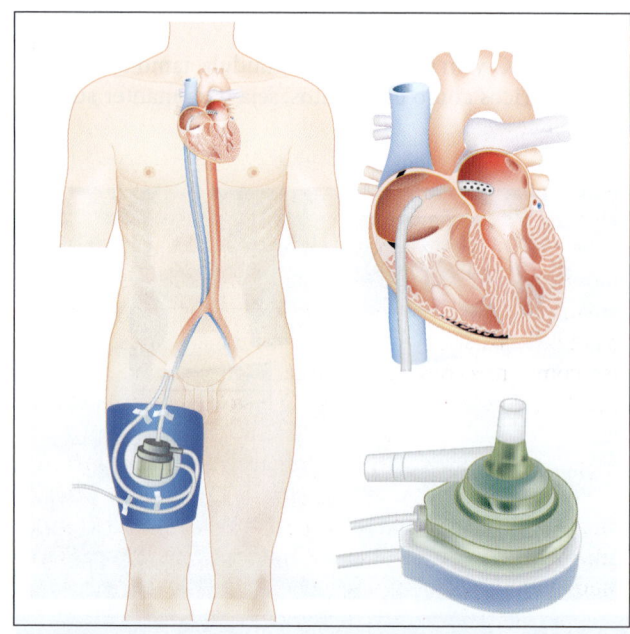

Figura 4 TandemHeart System® (CardiacAssist, Inc.).

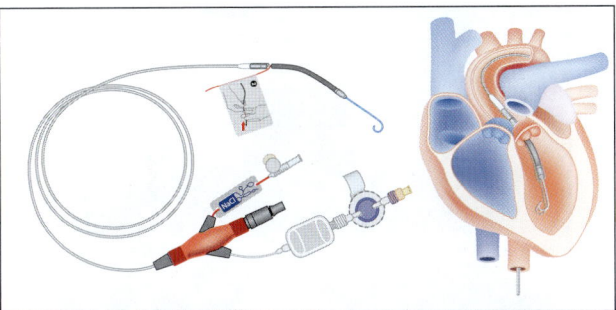

Figura 5 Sistema Impella® (Abiomed).

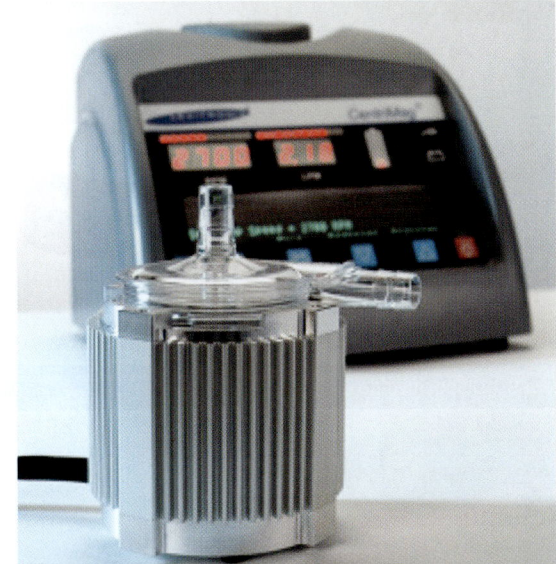

Figura 6 Bomba centrífuga CentriMag® (Thoratec Corporation).

O maior responsável pelo crescimento do uso, na atualidade, desses equipamentos foi o avanço tecnológico que eles sofreram, o que tornou os dispositivos menores, mais eficientes e como menores complicações e melhores resultados.

Enquanto, no passado, a propulsão pneumática e de fluxo pulsátil era a modalidade empregada, atualmente há um grande predomínio dos modelos de fluxo contínuo eletromagnético, o que fez crescer geometricamente o número de dispositivos empregados nos últimos cinco anos, em todo o mundo. De acordo com a International Society for Heart and Lung Transplantation (ISHLT), a porcentagem de pacientes submetidos a transplante cardíaco que tiveram um VAD implantado previamente vem crescendo ano a ano[28] (Figura 7).

Dentre as três gerações reconhecidas de modelos, a atual, de terceira geração de VAD fornece sistema de fluxo contínuo, utilizado a partir de um rotor centrífugo axial (Quadro 4). O impulsor ou rotor é constituído por um mecanismo baseado em energia eletromagnética, reduzindo, dessa forma, as partes móveis e as áreas de contato.

Quadro 4	Gerações de dispositivos de assistência ventricular		
1ª geração	2ª geração	3ª geração (inicial)	3ª geração (atual)
Paracorpóreo	Intracorpóreo	Intracorpóreo	Intracorpóreo
Pneumático	Elétrico	Elétrico	Eletromagnético
Pulsátil	Pulsátil	Fluxo contínuo	Fluxo contínuo
Uni ou biventricular	Múltiplas partes móveis	Parte móvel única	Sem rolamento
Console de controle de grandes dimensões	Grande (> 500 g)	Pequeno Desenho axial	Pequeno Desenho centrífugo

Fonte: adaptado de Slaughter e Singh.[33]

pendendo da câmara cardíaca assistida, os dispositivos são classificados como: LVAD (para suporte do ventrículo esquerdo, do inglês *left ventricular assist devices*), RVAD (para suporte ao ventrículo direito, do inglês *right ventricular assist devices*) e bi-VAD (suporte biventricular). Em relação às características tecnológicas das bombas, existem dois tipos principais: pulsátil de deslocamento positivo e bombas de fluxo contínuo rotativos. A vantagem das bombas pulsáteis seria a de manter a condição fisiológica de pulsatilidade, mas por outro lado esses dispositivos têm taxas mais altas de complicações, como infecções e falha mecânica decorrente de maior tamanho e função mais complexa. O fluxo sanguíneo em bombas pulsáteis é gerado pneumaticamente ou por uma placa de pressão contra reservatório sanguíneo. Válvulas de entrada e de saída asseguram um fluxo unidirecional. Por outro lado, o princípio de fluxo contínuo dos VAD surgiu do desejo de minimizar o tamanho da bomba e mudar a fonte propulsora, sendo o impulsor do rotor levitado magneticamente.

Esses dispositivos são empregados em períodos mais longos de assistência, sendo considerados de médio e longa permanência.

Seu tamanho menor se aproxima de uma bateria AA e permite a implantação intrapericárdica completa, ao lado do coração, com melhores resultados para o paciente. Nessa terceira geração estão incluídos o Levacor VAD® (WorldHeart), HeartWare Hvad® (HeartWare International, Inc, Framingham, MA, EUA), VentrAssist® (Ventracor Ltd., Sydney, Austrália, desde 2010 Thoratec Corporation, Pleasanton, CA, EUA), DuraHeart® (Terumo coração Inc, Ann Arbor, MI, EUA) e o coração Incor Berlim® (Berlim coração, Berlim, Alemanha)[27,29] (Figura 8).

No Brasil, há algumas iniciativas para o desenvolvimento desses equipamentos. Destaca-se a do Instituto do Coração do Hospital das Clínicas da Faculdade de Medicina da Universidade de São Paulo (InCor-HCFMUSP) que desenvolveu um modelo paracorpóreo já empregado clinicamente como ponte para transplante (Figura 9). Atualmente aprimorado, este modelo deverá ser empregado em alguns centros em futuro próximo, assim como o modelo pediátrico em início de uso clínico. Há, também, iniciativas do Instituto Dante Pazzanese de Cardiologia, em São Paulo, SP, com dispositivo prestes a entrar em uso clínico e outros dois que merecem destaque, do Hospital Messejana, em Fortaleza, CE, e outro do Paraná, em desenvolvimento.

Coração artificial total

O coração artificial total é uma estratégia de substituição completa do coração, implantado com sucesso pela primeira vez em 1982. O único dispositivo aprovado pelo Food and Drug Administration (FDA) em uso corrente nos Estados Unidos como uma ponte para transplante é um dispositivo denominado SynCardia® (SynCardia Systems, Inc). Consiste em uma bomba de 70 cc pneumática, com válvulas substituindo ambos os ventrículos. Em uma experiência em um único centro que avaliou 101 pacientes em uso de SynCardia como ponte para transplante, o tempo médio de assistência foi de 87 dias. Os eventos adversos importantes foram acidente vascular cerebral (7,9%) e reoperação decorrente de hemorragia (24,7%).[30,31]

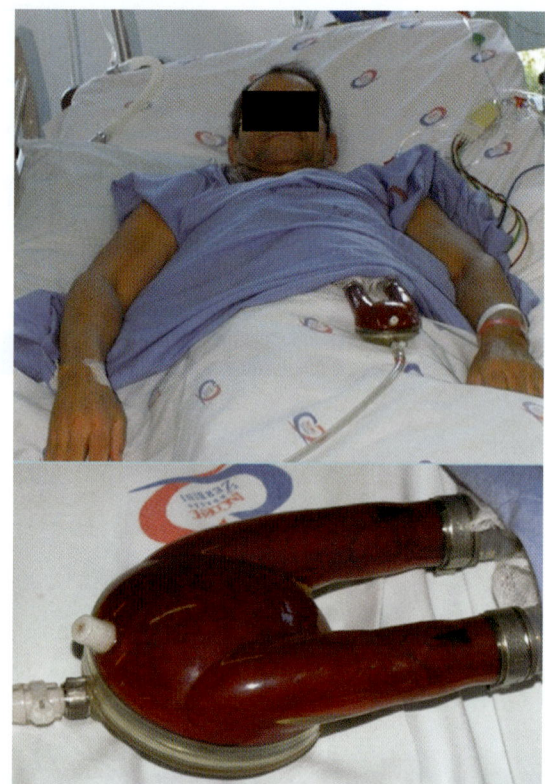

Figura 9 Dispositivo de assistência paracorpórea.

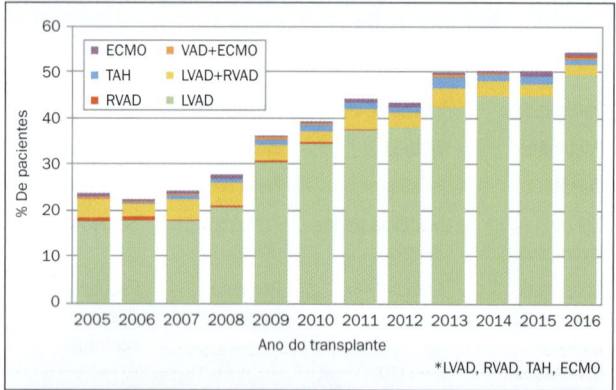

Figura 7 Porcentagem de pacientes com suporte circulatório mecânico como ponte para transplante cardíaco, por ano e tipo de dispositivo.

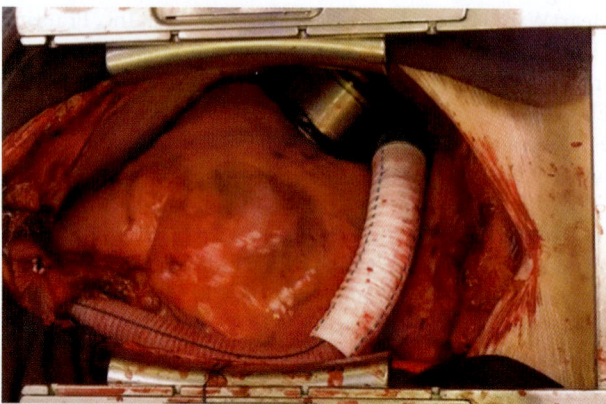

Figura 8 Visão operatória pós-implante de dispositivo de assistência ventricular (DAV), modelo HeartMate 3, St Jude Medical.

Resumo

O baixo débito pós-operatório é uma das principais causas de morte após cirurgia cardíaca, levando a falência de múltiplos órgãos. Aproximadamente 0,2 a 6% dos pacientes submetidos a cirurgia cardíaca desenvolvem baixo débito cardíaco no pós-operatório de cirurgia cardíaca, com sobrevivência variando de 19,5 a 52,4%.[32]

Grandes avanços tecnológicos permitiram que os dispositivos de assistência circulatória passassem a assumir um papel de destaque no tratamento da disfunção ventricular ao longo da última década e novas indicações têm ampliado muito seu uso inicial. Há várias considerações, dentre outras, para se decidir sobre o emprego da assistência circulatória: tempo de permanência da assistência (dias, semanas, meses); tipo de dispositivo a ser empregado; tipo de assistência (uni ou biventricular); modalidade da assistência (recuperação ventricular, ponte para decisão, ponte para transplante ou destino), além do aspecto fundamental que é a condição clínica do paciente.[32,33]

Além destes aspectos, o custo alto dos dispositivos é também um ponto relevante e talvez o motivo mais importante no atraso da incorporação dessa tecnologia em nosso meio.

Esse assunto vem sofrendo grande evolução e, certamente, novas infomações e avanços são aguardados em futuro próximo.

Referências bibliográficas

1. Ahmed I, House CM, Nelson WB. Predictors of inotrope use in patients undergoing concomitant coronary artery bypass graft (CABG) and aortic valve replacement (AVR) surgeries at separation from cardiopulmonary bypass (CPB). J Cardiothorac Surg. 2009;4:24.

2. Khorsandi M, Dougherty S, Sinclair A, Buchan K, MacLennan F, Bouamra O, et al. A 20-year multicentre outcome analysis of salvage mechanical circulatory support for refractory cardiogenic shock after cardiac surgery. J Cardiothorac Surg. 2016;11(1):151.

3. Mebazaa A, Pitsis AA, Rudiger A, Toller W, Longrois D, Ricksten SE, et al. Practical recommendations on the management of perioperative heart failure in cardiac surgery. Crit Care. 2010;14(2):201.

4. Açil T, Türköz R, Açil M, Sezgin AT, Baltali M, Gülcan O, et al. Value of prolonged QRS duration as a predictor of low cardiac output syndrome in patients with impaired left ventricular systolic function who undergo isolated coronary artery bypass grafting. Am J Cardiol. 2006;98(10):1357-62.

5. Hendren WG, Higgins TL. Immediate postoperative care of the cardiac surgical patient. Semin Thorac Cardiovasc Surg. 1991;3(1):3-12.

6. Ferraris VA, Ferraris SP. Risk factors for postoperative morbidity. J Thorac Cardiovasc Surg. 1996;111(4):731-38; discussion 738-41.

7. Rastan AJ, Dege A, Mohr M, Doll N, Falk V, Walther T, et al. Early and late outcomes of 517 consecutive adult patients treated with extracorporeal membrane oxygenation for refractory postcardiotomy cardiogenic shock. J Thorac Cardiovasc Surg. 2010;139:302-11.

8. Hernandez AF, Grab JD, Gammie JS, O'Brien SM, Hammill BG, Rogers JG, et al. A decade of short-term outcomes in post cardiac surgery ventricular assist device implantation: data from the Society of Thoracic Surgeons' National Cardiac Database. Circulation. 2007;116(6):606-12.

9. Nielsen DV, Hansen MK, Johnsen SP, Hansen M, Hindsholm K, Jakobsen CJ. Health outcomes with and without use of inotropic therapy in cardiac surgery: results of a propensity score-matched analysis. Anesthesiology. 2014;120(5):1098-108.

10. Puymirat E, Fagon JY, Aegerter P, Diehl JL, Monnier A, Hauw-Berlemont C, et al. Cardiogenic shock in intensive care units: evolution of prevalence, patient profile, management and outcomes, 1997-2012. Eur J Heart Fail. 2017;19(2):192-200.

11. Bonello L, Delmas C, Schurtz G, Leurent G, Bonnefoy E, Aissaoui N, et al. Mechanical circulatory support in patients with cardiogenic shock in intensive care units: A position paper of the "Unité de Soins Intensifs de Cardiologie" group of the French Society of Cardiology, endorsed by the "Groupe Athérome et Cardiologie Interventionnelle" of the French Society of Cardiology. Arch Cardiovasc Dis. 2018;111(10):601-12.

12. Seyfarth M, Sibbing D, Bauer I, Frohlich G, Bott-Flugel L, Byrne R, et al. A randomized clinical trial to evaluate the safety and efficacy of a percutaneous left ventricular assist device versus intra-aortic balloon pumping for treatment of cardiogenic shock caused by myocardial infarction. J Am Coll Cardiol. 2008;52(19):1584-8.

13. Kantrowitz A, Wasfie T, Freed PS, Rubenfire M, Wajszczuk W, Schork MA. Intraaortic balloon pumping 1967 through 1982: analysis of complications in 733 patients. Am J Cardiol. 1986;57(11):976-83.

14. Lauten A, Engstrom AE, Jung C, Empen K, Erne P, Cook S, et al. Percutaneous left-ventricular support with the Impella-2.5-assist device in acute cardiogenic shock: results of the Impella-EUROSHOCK-registry. Circ Heart Fail. 2013;6(1):23-30.

15. Voeller RK, Kelly R. Postcardiotomy shock: which patients benefit from extracorporeal membrane oxygenation? J Thorac Cardiovasc Surg. 2018;156(5):1883-4.

16. Ponikowski P, Voors AA, Anker SD, Bueno H, Cleland JGF, Coats AJS, et al. 2016 ESC Guidelines for the diagnosis and treatment of acute and chronic heart failure: the Task Force for the diagnosis and treatment of acute and chronic heart failure of the European Society of Cardiology (ESC). Developed with the special contribution of the Heart Failure Association (HFA) of the ESC. Eur Heart J. 2016;37(27):2129-200.

17. van Diepen S, Katz JN, Albert NM, Henry TD, Jacobs AK, Kapur NK, et al. Contemporary management of cardiogenic shock: a scientific statement from the American Heart Association. Circulation. 2017;136(16):e232-68.

18. Doll N, Kiaii B, Borger M, Bucerius J, Kramer K, Schmitt D, et al. Five year results of 219 consecutive patients treated with extracorporeal membrane oxygenation after refractory postoperative cardiogenic shock. Ann Thorac Surg. 2004;77:151-7.

19. Santarpino G, Ruggieri VG, Mariscalco G, Bounader K, Beghi C, Fischlein T, et al. Outcome in patients having salvage coronary artery bypass grafting. Am J Cardiol. 2015;116(8):1193-8.

20. Rousse N, Juthier F, Pinçon C, Hysi I, Ban C, Robin E, et al. ECMO as a bridge to decision: recovery, VAD, or heart transplantation? Int J Cardiol. 2015;187:620-7.

21. Thiele H, Zeymer U, Neumann FJ, Ferenc M, Olbrich HG, Hausleiter J; Intraaortic balloon pump in cardiogenic shock II (IABP-SHOCK II) trial investigators. Intra-aortic balloon counterpulsation in acute myocardial infarction complicated by cardiogenic shock (IABP-SHOCK II): final 12 month results of a randomised, open-label trial. Lancet. 2013;382(9905):1638-45.

22. Parissis H, Soo A, Al-Alao B. Intra aortic balloon pump: literature review of risk factors related to complications of the intraaortic balloon pump. J Cardiothorac Surg. 2011;6:147.

23. Go AS, Mozaffarian D, Roger VL, Benjamin EJ, Berry JD, Blaha MJ, et al. American Heart Association Statistics Committee and Stroke Statistics Subcommittee. Heart disease and stroke statistics – 2014 update: a report from the American heart association. Circulation. 2014;129(3):e28-292.

24. Beneduce A, Fausta Bertoldi L, Melillo F, Baldetti L, Spoladore R, Slavich M, et al. Mechanical circulatory support with Impella percutaneous ventricular assist device as a bridge to recovery in Takotsubo syndrome complicated by cardiogenic shock and left ventricular outflow tract obstruction. JACC Cardiovasc Interv. 2019;12(4):e31-2.

25. Health Quality Ontario. Percutaneous ventricular assist devices: a health technology assessment. Ont Health Technol Assess Ser. 2017;17(2):1-97.

26. Borisenko O, Wylie G, Payne J, Bjessmo S, Smith J, Yonan N, et al. Thoratec CentriMag for temporary treatment of refractory cardiogenic shock or severe cardiopulmonary insufficiency: a systematic literature review and meta-analysis of observational studies. ASAIO J. 2014;60(5): 487-97.

27. John R, Long JW, Massey HT, Griffith BP, Sun BC, Tector AJ, et al. Outcomes of a multicenter trial of the Levitronix CentriMag ventricular assist system for short-term circulatory support. J Thorac Cardiovasc Surg. 2011;141(4):932-9.

28. International Society for Heart and Lung Transplantation. International thoracic organ transplant (TTX) registry data slides. Disponível em: https://ishltregistries.org/registries/slides.asp.

29. Kim JH, Cowger JA, Shah P. The evolution of mechanical circulatory support. Cardiol Clin. 2018;36(4):443-9.

30. Miller PE, Solomon MA, McAreavey D. Advanced percutaneous mechanical circulatory support devices for cardiogenic shock. Crit Care Med. 2017;45(11):1922-9.

31. O'Gara PT, Kushner FG, Ascheim DD, Casey DE Jr, Chung MK, Lemos JA, et al. CF/AHA Task Force. 2013 ACCF/ AHA guideline for the management of ST-elevation myocardial infarction: executive summary: a report of the American College of Cardiology Foundation/ American Heart Association Task Force on practice guidelines: developed in collaboration with the American college of emergency physicians and society for cardiovascular angiography and interventions. Catheter Cardiovasc Interv. 2013;82(1):E1-27.

32. Sylvin EA, Stern DR, Goldstein DJ. Mechanical support for postcardiotomy cardiogenic shock: has progress been made? J Card Surg. 2010;25(4):442-54.

33. Slaughter MS, Singh R. The role of ventricular assist devices in advanced heart failure. Rev Esp Cardiol. 2012;65(11):982-5.

Capítulo 4

Assistência ventilatória para prevenção e tratamento das complicações pulmonares no pós-operatório

Livia Arcêncio do Amaral
Paulo Roberto Barbosa Evora

Pontos-chave

- Fatores pré-operatórios (doenças pulmonares e condições respiratórias prévias) e procedimentos que fazem parte do processo da cirurgia cardíaca (anestesia, procedimentos cirúrgicos e circulação extracorpórea) estão relacionados com o surgimento de complicações no período pós-operatório.
- Complicações peri e pós-operatórias podem determinar a necessidade de suporte ventilatório mecânico invasivo por tempo prolongado.
- A insuficiência respiratória aguda causada pelas complicações respiratórias pode requerer suporte ventilatório sofisticado e prolongado. Estes fatores estão relacionados com o aumento da mortalidade no pós-operatório de cirurgia cardíaca.
- A síndrome do desconforto agudo é uma complicação grave do pós-operatório de cirurgia cardíaca e sua ocorrência está relacionada a alta mortalidade.
- O correto manejo da ventilação mecânica, o desmame ventilatório e extubação precoces devem ser os principais objetivos no pós-operatório assim que houver recuperação anestésica e estabilidade hemodinâmica do paciente.

Introdução

A circulação extracorpórea (CEC) causa uma série de alterações na hemostasia, devido à passagem do sangue pela superfície sem endotélio. Este fato impõe ao organismo um número de alterações importantes, como a mudança do regime do fluxo sanguíneo, possível aumento do gradiente de temperatura e estresse mecânico sobre os elementos figurados do sangue em decorrência de seu contato com superfícies não endoteliais (filtros, compressão, turbulências).[1] Durante a CEC fica evidente o aumento das interleucinas circulantes, levando a uma cascata de reações inflamatórias com consequências trans e pós-cirúrgicas.[2]

As alterações da função pulmonar observadas após a cirurgia cardíaca com CEC dependem da função pulmonar pré-operatória, o tipo e a duração da cirurgia, duração da CEC, a intensidade da manipulação cirúrgica e o número de drenos pleurais. Ainda, a ativação generalizada da resposta inflamatória sistêmica durante a CEC causa edema, diminuição da contratilidade ventricular, aumento da permeabilidade e alteração da resistência vascular em vários órgãos. Desta maneira ocorre aumento da água extravascular pulmonar com preenchimento alveolar por células inflamatórias que levam à inativação do surfactante pulmonar e colapso de algumas áreas, com modificação na relação ventilação/perfusão pulmonar (V/Q), diminuição da complacência e aumento do trabalho respiratório.[3]

A anestesia geral leva a redução do tônus dos músculos respiratórios diminuindo o diâmetro da caixa torácica o que reduz a capacidade residual funcional (CRF) do paciente em torno de 60%. Estas alterações propiciam o aparecimento de atelectasias que influenciam diretamente na função pulmonar, alterando a relação V/Q, ocasionando um aumento do *shunt* pulmonar, podendo também interferir na eliminação do dióxido de carbono (CO_2).[3,4] Na pleurotomia necessária em alguns procedimentos ocorre prejuízo da função pulmonar, independente do uso ou não da CEC.[5]

As principais alterações e prejuízos causados pelo processo cirúrgico (anestesia, CEC e procedimento cirúrgico) que podem levar a complicações respiratórias estão resumidos na Figura 1.

A incidência de complicações respiratórias relatada na literatura no pós-operatório de cirurgia cardíaca varia de 5 a 25% com mortalidade de 8 a 24%.[6-8] Em análise retrospectiva, foram avaliadas as informações clínicas de 501 pacientes adultos submetidos a operações cardiovasculares com circulação extracorpórea, entre 2002 e 2005 do Serviço de Cirurgia do Hospital das Clínicas de Ribeirão Preto. Verificou-se que a incidência de ventilação mecânica invasiva prolongada (VMIP) no pós-operatório foi de 10,8% e as complicações respiratórias foram as principais responsáveis pela necessi-

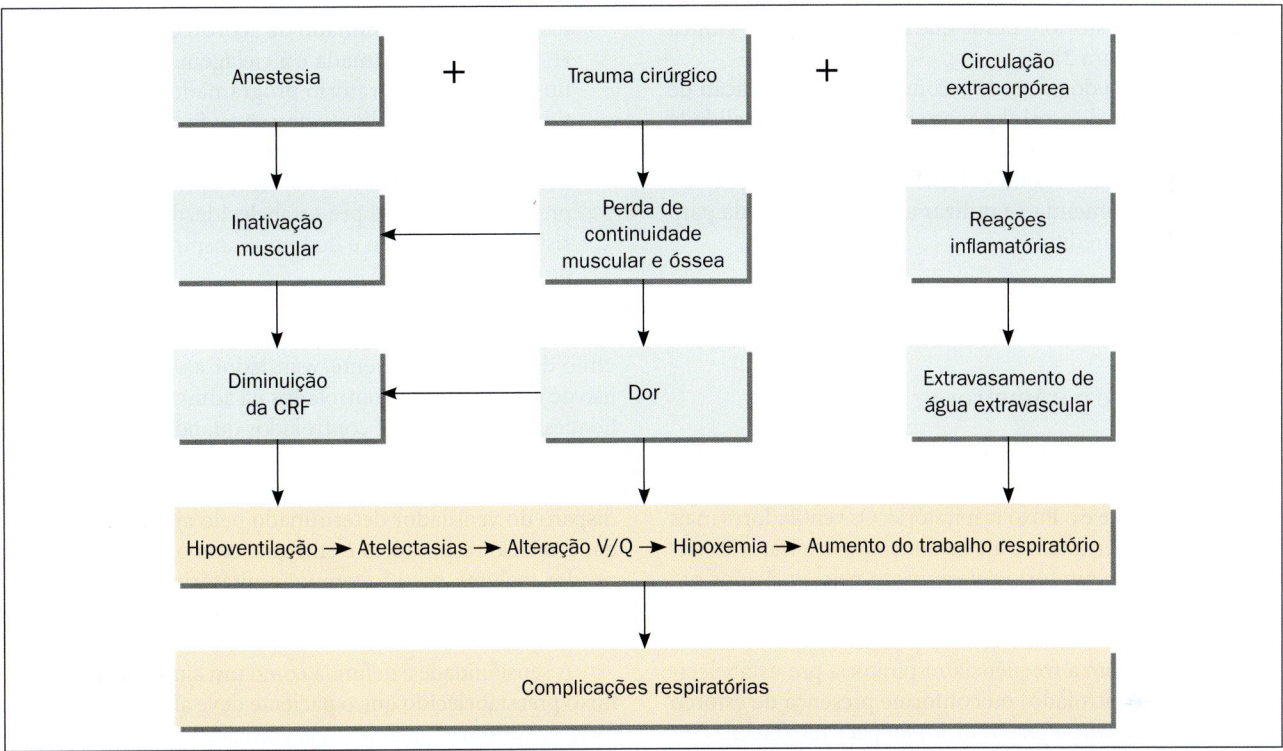

Figura 1 Alterações ventilatórias e complicações respiratórias decorrentes da cirurgia cardíaca.

dade de VMIP (48,7%), seguidas da instabilidade hemodinâmica (22,2%) e das complicações neurológicas (14,8%).[9]

Avaliação pré-operatória

A avaliação pré-operatória do paciente permite a coleta de dados clínicos importantes para o manejo pós-operatório.[10] Alguns itens presentes nas avaliações dos serviços de cirurgia cardiovascular podem determinar o risco do paciente de desenvolver complicações pulmonares, além de auxiliar na determinação dos parâmetros ventilatórios e no manejo da ventilação mecânica (VM) no pós-operatório.

Entre as informações necessárias podemos identificar:

- Avaliação física: dados antropométricos (peso, altura, índice de massa corpórea), ausculta pulmonar, avaliação respiratória (ritmo, expansibilidade, eficácia da tosse).
- Avaliação da função e capacidade respiratória: pressão inspiratória e expiratória máximas, ventilometria (volume corrente, capacidade vital). Quando detectada redução da força muscular respiratória o treinamento pré-operatório pode estar indicado.[11,12]
- Comorbidades respiratórias: asma, doença pulmonar obstrutiva crônica, tabagismo.
- Radiografia de tórax: avaliação da presença de alterações pulmonares como infiltrados ou massas pulmonares.
- Gasometria arterial: identificação de alterações na troca gasosa e ventilação prévias.

A coleta destes dados deve envolver a participação e integração da equipe multidisciplinar geralmente composta pelo anestesiologista, cirurgião, clínico, fisioterapeuta, enfermeiro, nutricionista, psicólogo além de outros profissionais que podem estar inclusos na equipe âmbito hospitalar.[13]

Assistência ventilatória no pós-operatório

A manutenção do suporte ventilatório ao final da cirurgia está relacionada ao efeito residual das drogas administradas sendo que nas cirurgias em geral o suporte não é prolongado. No entanto, o tipo e o porte da cirurgia cardíaca, como por exemplo nas cirurgias cardíacas associadas, o tempo de duração da cirurgia, o tempo de CEC, os distúrbios metabólicos, a sobrecarga volêmica, as comorbidades, e as complicações durante a cirurgia podem determinar a necessidade de suporte respiratório por tempo indeterminado.[14] Desta maneira o manuseio do paciente no pós-operatório deve contemplar estratégias de proteção das vias aéreas que visem a redução da incidência e do impacto das complicações respiratórias.[15]

Ao final do procedimento cirúrgico, os pacientes são transferidos sob ventilação manual ou mecânica (ventilador de transporte) a uma unidade de pós-operatório de cuidados intensivos onde é instalada a VM. A recuperação anestésica permite que o paciente reassuma a ventilação espontânea. Por este motivo o ajuste dos parâmetros ventilatórios objetivando a extubação precoce deve ser um dos principais alvos no manejo pós-operatório,[15] desde que haja estabilidade clínica do paciente (Figura 2).

Na admissão do paciente recomenda-se a utilização de volume-corrente de 6 mL/kg (peso predito) na modalidade volume controlado ou ajuste de pressão inspiratória suficiente para manter este mesmo volume na modalidade pressão controlada. Recomenda-se utilizar a seguinte fórmula para cálculo do peso predito:[16]

- Mulheres: 45,5 + 0,91 (altura em cm − 152,4)
- Homens: 50 + 0,91 (altura em cm − 152,4)

Modalidades e parâmetros ventilatórios

- **Ventilação a volume controlado (assisto-controlada):** nesta modalidade fixa-se a frequência respiratória, o volume corrente e o fluxo inspiratório. Os ventiladores mais modernos permitem o ajuste do tempo inspiratório sendo o fluxo inspiratório determinado pelo ajuste dos parâmetros ventilatórios, a demanda e mecânica ventilatória do paciente. O início da inspiração (disparo) ocorre de acordo com a frequência respiratória pré-estabelecida (ciclo controlado) ou conforme presença de esforço respiratório (*drive* respiratório) do paciente (ciclo assistido). Nos ciclos controlados o disparo ocorre exclusivamente por tempo e nos ciclos assistidos o disparo pode ocorrer a fluxo ou pressão (ajuste de sensibilidade). A sensibilidade deve ser ajustada no menor valor possível contanto que não ocorra autodisparo.[16]
- **Ventilação a pressão controlada (assisto-controlada):** fixa-se a frequência respiratória, o tempo inspiratório ou a relação inspiração:expiração (relação I:E), e a pressão inspiratória a ser entregue. Nos ciclos controlados o disparo é predeterminado de acordo com a frequência respiratória programada e a ciclagem ocorre ao término do tempo inspiratório programado. Os ciclos assistidos ocorrem mediante presença de *drive* respiratório do paciente e de acordo com o ajuste de sensibilidade determinado. O volume corrente entregue depende da pressão inspiratória pré-estabelecida, da impedância do sistema respiratório e do tempo inspiratório selecionado pelo operador.[16]

O principal objetivo da VM atualmente é permitir o máximo de interação paciente-ventilador assim é preferível o uso de modos assisto-controlados na admissão. Estas modalidades fornecem ciclos controlados quando não há disparo e assistidos quando ocorre esforço respiratório capaz de gerar o disparo do ventilador mecânico. Desta maneira, após o disparo do ventilador determinado pelo ajuste de sensibilidade, o ciclo respiratório é entregue com os parâmetros desejados (volume, pressão, tempo inspiratório e fluxo) de acordo com a modalidade, permitindo melhor sincronia paciente ventilador.

A sensibilidade é definida como um ajuste de pressão ou fluxo preestabelecido que o paciente deve alcançar com o esforço respiratório para que seja entregue um ciclo ventilatório assistido ou espontâneo. O sistema de disparo a fluxo parece proporcionar melhor interação com o paciente e o ajuste de sensibilidade deve ser o mais sensível possível e ao mesmo tempo evitar a auto ciclagem (autodisparo).[16]

Estudos realizados comparando a modalidade ventilatória com pressão controlada e volume controlada não puderam identificar a superioridade de uma modalidade ventilatória sobre a outra. Da mesma maneira, também não houve diferenças com relação as principais repercussões geradas principalmente sobre a presença de morbimortalidade e a incidência de lesão pulmonar.[18] Assim, ao realizar o ajuste dos parâmetros ventilatórios, deve-se evitar altos volumes correntes e altas pressões nas vias aéreas independente da modalidade ventilatória escolhida.[19]

Ao utilizar a modalidade a volume controlado, deve-se preferir a utilização de onda de fluxo decrescente, pois a mesma proporciona melhor distribuição do gás inspirado entregando o mesmo volume corrente programado com o benefício de uma menor pressão de pico na via aérea.[20] É importante lembrar a modalidade a pressão controlada não garante um volume corrente constante e por este motivo pode não fornecer um volume corrente ideal caso não seja ajustada a pressão controlada adequada.[21]

O uso da pressão expiratória positiva (PEEP) melhora a oxigenação e previne atelectasias mantendo a via aérea aberta ao longo da expiração prevenindo o colapso alveolar reduzindo desta maneira o *shunt* pulmonar.[22] A maior parte dos protocolos de unidades de pós-operatório de cirurgia cardíaca no Brasil e no exterior preconiza a utilização de PEEP com valores de 5 cmH_2O (valor fisiológico).[23] No entanto, vistos os benefícios potenciais da PEEP alguns estudos realizados utilizaram níveis mais elevados de PEEP. Estes estudos demonstraram que em pacientes submetidos a cirurgia de re-

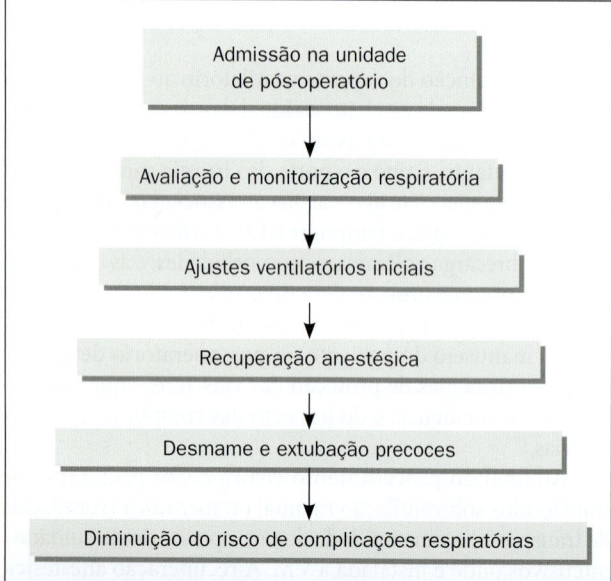

Figura 2 Assistência ventilatória no pós-operatório.
Fonte: modificada de Arcêncio et al 2008.[17]

vascularização do miocárdio (CRVM), maiores valores de PEEP (8 e 10 cmH_2O) incrementaram os valores de complacência pulmonar e melhoraram os índices de oxigenação, resultando em menor frequência de hipoxemia.[24-26] Em casos de grande comprometimento pulmonar e baixa pressão parcial de O_2 (PaO_2), elevar a PEEP pode melhorar a oxigenação.[27] No entanto é importante observar e não ultrapassar os limites recomendados para a pressão inspiratória de pico e volume corrente para evitar a lesão pulmonar. Recomenda-se que o PEEP não exceda valores de 12 a 15 cmH_2O e que valores elevados não sejam utilizado quando há baixo débito cardíaco.[28]

Tabela 1	Ajustes e objetivos iniciais da ventilação mecânica	
Parâmetro	Ajuste	Objetivos
Modo ventilatório	VCV ou PCV (assisto-controlado)	Melhor interação paciente ventilador
Volume corrente	6 mL/kg (peso predito)	Diminuir risco de volutrauma
Pressão inspiratória pico	< 40 cmH_2O	Diminuir risco de barotrauma
Pressão platô	< 35 cmH_2O	Diminuir risco de barotrauma
Frequência respiratória	12-16 ipm (I:E 1:2 a 1:3)	Evitar hipercapnia
FiO_2	Ajustar para manter SpO_2 de 96 a 98%	Evitar hipoxemia ou hiperoxemia
Tipo de onda de fluxo	Onda de fluxo decrescente	Menor pico de pressão na via aérea
PEEP	5-8 cmH_2O	Incrementos na PEEP devem ser realizados com o intuito de melhorar a oxigenação observando os efeitos hemodinâmicos

Um sistema para fornecer umidificação deve ser utilizado para instituição da ventilação mecânica. Os sistemas disponíveis atualmente são o filtro trocador de calor e o sistema de umidificação ativa (equipamento que realiza aquecimento ativo). Em pacientes que possuem secreção espessa é preferível o uso de umidificação ativa para evitar a oclusão da via aérea artificial (tubo orotraqueal ou traqueostomia).[16,29,30]

Interação coração-pulmão na VM

A aplicação de pressão positiva nas vias aéreas durante a VM aumenta a pressão intratorácica influenciando também a hemodinâmica. Os efeitos hemodinâmicos da VM ocorrem ciclicamente durante o ciclo respiratório e pode ser afetado pelo modo ventilatório, presença de esforço respiratório espontâneo e adição PEEP. Os principais efeitos do aumento da pressão intratorácica sobre a hemodinâmica são: diminuição da pré-carga e aumento da pós-carga do ventrículo direito, diminuição da pré e pós-carga do ventrículo esquerdo. Desta maneira o aumento da pressão intratorácica pode melho-

rar o desempenho do ventrículo esquerdo também pela diminuição da pressão transmural sistólica que favorece a contratilidade miocárdica. No entanto, dependendo dos valores de pressão positiva aplicada e em casos de hipovolemia pode ocorrer um decréscimo do débito cardíaco esquerdo devido ao aumento da resistência vascular sistêmica.[31,32] Assim, observando o quadro clínico comum no pós-operatório dessas cirurgias, deve-se levar em consideração as repercussões pulmonares e hemodinâmicas da modalidade ventilatória e dos parâmetros ventilatórios selecionados.

Monitorização e avaliação respiratória

O controle do paciente em ventilação mecânica, ou seja, a monitorização respiratória à beira do leito é fundamental para um adequado tratamento do paciente grave ventilado artificialmente prevenindo principalmente futuras complicações.[14,33] A monitorização respiratória deve suceder-se ao exame clínico, o qual inclui inspeção, palpação, percussão e ausculta, os quais fornecem informações importantes a respeito de diferentes órgãos e sistemas.[34]

Exame físico

O exame físico deve ser realizado assim que o paciente for admitido na unidade a fim de evitar erros e futuras complicações respiratórias.

- **Avaliação respiratória:** a avaliação do ritmo e padrão respiratório, além da expansibilidade torácica são técnicas importantes para avaliar a eficácia ventilatória.
- **Ausculta pulmonar:** ferramenta importante para avaliar a presença ou ausência dos sons respiratórios e identificar possíveis sons adventícios pulmonares (roncos, sibilos, estridor, estertores finos e grossos e atrito pleural) que podem estar relacionados a ventilação inadequada e surgimento de possíveis complicações respiratórias.[35]

Exames complementares

- **Radiografia de tórax:** deve ser realizado o mais breve possível com o intuito de verificar o posicionamento do tubo orotraqueal e expansibilidade pulmonar. A avaliação da radiografia de tórax permite identificar algumas das principais complicações respiratórias como as atelectasias, pneumotórax, hemotórax, congestão e edema pulmonar e derrame pleural. As peculiaridades radiológicas de cada alteração serão abordadas separadamente neste capítulo.
- **Gasometria arterial e venosa:** a análise dos gases sanguíneos constitui um meio de ajuste clínico por meio da observação e interpretação dos seguintes parâmetros: pH, pressão arterial de gás carbônico ($PaCO_2$), PaO_2, e saturação de oxigênio (SaO_2). A medida destas variáveis permite que se avaliem os valores adequados da ventilação e das trocas dos gases dos pulmões no sangue arterial através do cálculo de índices específicos citados abaixo.[36-38]

- **Gradiente alvéolo-arterial de O_2 ($P(A-a)O_2 = PAO_2 - PaO_2$):** avalia a eficiência das trocas gasosas. É minimamente afetado pela ventilação minuto e permanece normal em casos de hipoxemia ocorridas devido à hipoventilação. A PAO_2 (concentração alveolar de O_2) pode ser estimada de acordo com a equação de gás alveolar modificada: $PAO_2 = (PB - PH_2O) \times FiO_2 - PaCO_2/R$, onde PB é a pressão barométrica, PH_2O a pressão do vapor de água (normalmente igual a 47 mmHg) e R corresponde à taxa de troca respiratória (com valor de 0,8). Em indivíduos saudáveis, a $P(A-a)O_2$ normalmente deve ser menor que 10 mmHg, com um aumento para cerca de 30 mmHg em indivíduos mais velhos. Um aumento no gradiente alvéolo-arterial de oxigênio pode ser um indicativo de falência respiratória.
- *Shunt*: o fator mais importante como causa do gradiente alvéolo-arterial é a presença de *shunt* pulmonar, que se caracteriza pela presença de contaminação de sangue venoso no sistema arterial, isto é, o sangue venoso atinge o sistema arterial sistêmico sem passar por áreas ventiladas do pulmão. Indivíduos normais apresentam um *shunt* pulmonar que varia entre 3 e 6% do débito cardíaco. O cálculo é feito de acordo com a seguinte equação: $Qs = CcO_2 - CaCO_2 / Qt = CcO_2 - CvO_2$, sendo Qs = fluxo sanguíneo através do *shunt*, Qt = débito cardíaco, sendo que CcO_2, CaO_2 e CvO_2 são conteúdos de O_2 ideal no final do capilar pulmonar arterial e no sangue venoso misto, respectivamente. A identificação da causa da hipoxemia, diferenciando *shunt* de distúrbio V/Q, tem importância clínica, pois, em situações de *shunt* superior a 25% do débito cardíaco, a elevação da FiO_2 tem pouco efeito sobre a $PaCO_2$. Para o cálculo do *shunt* há a necessidade de uso de cateter Swan-Ganz e inalação de O_2 a 100%.
- **Relação alvéolo-arterial:** também se correlaciona com o *shunt* e quantifica disfunções pulmonares, sendo obtida pelo cálculo da razão entre a pressão parcial de oxigênio no sangue arterial e a pressão parcial de oxigênio no alvéolo: $a/A = PaO_2/ PAO_2$. O valor considerado normal é de 0,75 a 0,9. A relação a/A é fixa durante toda de concentração de oxigênio que o indivíduo está respirando, sendo considerada anormal quando abaixo de 0,6. Tal relação é mais fidedigna quando a disfunção respiratória se dá mais por *shunt* pulmonar do que por incoordenação entre a ventilação e a perfusão ou quando a FiO_2 é maior que 0,3. Tem sido empregada para prever a FiO_2 necessária para uma desejada PaO_2.
- **Índice de oxigenação ou relação PaO_2/FiO_2:** a relação entre PaO_2 e a fração inspirada de O_2 (PaO_2/ FiO_2) é um dos índices mais práticos de trocas gasosas, já que o seu cálculo não depende da resolução de equações complexas. O nível de normalidade situa-se acima de 400. É considerado anormal quando inferior a 300 e gravemente comprometido quando menor que 200. Essa relação tem como falha a não incorporação de flutuação da $PaCO_2$, porém isso tem pouca importância em elevada FiO_2.

Mecânica respiratória

A mensuração dos volumes pulmonares oferece informações que podem ser essenciais para a caracterização do estado fisiopatológico, decorrente de anormalidades dos processos pulmonares-ventilatórios. Avaliar os componentes elásticos (complacência) e resistivos (resistência) do pulmão é importante para um correto manejo da ventilação mecânica.

- **Resistência de vias aéreas:** caracteriza-se pela oposição ao fluxo de gases devido a forças de fricção na parede interna do sistema respiratório e pode ser interpretada como a somatória da resistência a passagem de ar pelas vias aéreas, da resistência gerada pelos componentes viscoelásticos do parênquima pulmonar e a resistência proveniente das forças de recolhimento elástico da caixa torácica. É determinada pela razão entre a variação de pressão resistiva e sua correspondente variação de fluxo ($R = \Delta P/\Delta F$), durante respiração normal. Sua mensuração é útil no diagnóstico das síndromes de obstrução das vias aéreas e para avaliar a resposta às medidas terapêuticas.[39] O valor normal esperado é de 4 a 7 $cmH_2O/L/s$.[40] A resistência pode estar aumentada existe broncoespasmo, edema de mucosa, hipersecreção brônquica, presença de tubos traqueais finos e corpo estranho nas vias aéreas.[41]
- **Complacência estática (Cest):** representa a complacência do pulmão. Calculada pela fórmula: $Cest = Vt/Pplat - PEEPtot$, em que Vt é o volume corrente inspirado; Pplat é a pressão de platô que representa a pressão de recolhimento elástico do sistema respiratório a um determinado volume (pressão na pausa inspiratória); PEEPtot é a pressão expiratória positiva final total. Os valores normais, em um adulto em posição supina, situam-se ao redor de 75 mL/cmH_2O, podendo variar de 60 a 100 mL/cmH_2O.[42]
- **Complacência dinâmica (Cdin):** equivale à complacência do pulmão e tórax. É calculada dividindo o volume entregue pela pressão de pico menos a PEEP total. A Cdin é considerada normal entre 50 e 80 mL/cmH_2O.[43]

As complacências estática e dinâmica podem estar reduzidas na ocorrência de atelectasias, intubação seletiva, edema pulmonar, distúrbios da caixa torácica e pneumotórax.[41,42]

Critérios para desmame e interrupção da ventilação mecânica invasiva no período pós-operatório

O termo desmame refere-se ao processo de transição da ventilação artificial para a espontânea nos pacientes que permanecem em ventilação mecânica invasiva por tempo superior a 24 horas. No entanto, apesar da maioria dos pacientes não necessitar de suporte ventilatório superior a 12 horas no período pós-operatório de cirurgia cardíaca, iremos nos referir ao processo de ajuste e tomada de decisão para extubação como desmame ventilatório.

Podem ser considerados aptos ao início do desmame ventilatório os pacientes que preencherem os seguintes critérios elucidados na Tabela 2.

Tabela 2 Critérios para início do desmame ventilatório[15]	
Troca gasosa	$PaO_2 \geq 60$ mmHg com $FIO_2 \leq 0,40$ e PEEP ≤ 5 a 8 cmH_2O
Avaliação hemodinâmica	Sinais de boa perfusão tecidual, independência de vasopressores (doses baixas e estáveis são toleráveis), ausência de insuficiência coronariana ou arritmias com repercussão hemodinâmica
Drive respiratório	Capacidade de iniciar esforço inspiratório
Nível de consciência	Paciente desperta ao estímulo sonoro, sem agitação psicomotora
Reflexo de proteção de vias aéreas	Tosse presente e eficaz
Equilíbrio ácido-básico e eletrolíticos	Devem estar normais e sem alterações
Evolução clínica	Sem programação de reabordagem cirúrgica ou transporte

O desmame ventilatório pode ser realizado na modalidade ventilação com pressão de suporte (PSV) precedida ou não pela ventilação mandatória intermitente sincronizada (SIMV). No entanto, deve-se evitar o uso da modalidade SIMV visto que pode aumentar o tempo total de ventilação mecânica invasiva.[15]

Na modalidade SIMV fixa-se a frequência respiratória que entregará o volume corrente ou pressão controlada predeterminados. Os ciclos mandatórios ocorrem na janela de tempo predeterminada (de acordo com a frequência respiratória do SIMV), porém sincronizados com o disparo do paciente através do ajuste da sensibilidade. Entre estas janelas de tempo (frequência respiratória programada) o ventilador pode entregar ciclos espontâneos se houver esforço respiratório do paciente, com o auxílio de uma pressão de suporte pré-ajustada. Por proporcionar um volume-minuto fixo esta modalidade tem sido associada ao aumento do tempo de ventilação mecânica em decorrência da acomodação do paciente.[15]

A PSV é uma modalidade espontânea em que o disparo e a ciclagem são realizados pelo paciente, sendo o ventilador responsável pela assistência através da manutenção de uma pressão positiva predeterminada durante a inspiração até que o fluxo inspiratório do paciente seja reduzido a um nível ajustado (usualmente 25% do pico de fluxo inspiratório máximo). Esta modalidade permite que paciente controle a frequência respiratória e o tempo inspiratório e, dessa forma, o volume corrente inspirado. Desta maneira, durante o desmame, a pressão de suporte deverá ser reduzida gradativamente até 5 a 7 cmH_2O e os valores de PEEP até 5 cmH_2O. Estes valores de pressão de suporte são compatíveis com o teste de respiração espontânea (TRE) e o mesmo será realizado pré-extubação pelo período que pode compreender de 30 a 120 minutos. São considerados aptos à extubação os pacientes que não apre-

sentarem os seguintes sinais de intolerância ao teste de respiração espontânea[15,44] (Tabela 3).

Tabela 3 Sinais de intolerância ao teste de respiração espontânea
Frequência respiratória > 35 ipm
Saturação arterial de O_2 < 90%
Frequência cardíaca > 140 bpm
Pressão arterial sistólica > 180 mmHg ou < 90 mmHg
Sinais e sintomas: agitação, sudorese, alteração do nível de consciência

Os pacientes que falharem no TRE deverão retornar à ventilação mecânica até que as possíveis causas da falência do desmame sejam diagnosticadas e tratadas.

Extubação

Após a estabilização hemodinâmica completa, o ideal é a extubação, realizada após avaliação clínica e laboratorial adequadas, estando o paciente bem monitorizado e com nível de consciência adequado (Escala de Coma de Glasgow acima de 8).[16]

Antes de proceder a extubação, a cabeceira do paciente deve ser elevada, mantendo-se uma angulação entre 30° e 45°. Também é indicado que se aspire a via aérea antes de extubá-lo.[44] Um sistema de entrega de oxigenioterapia deve ser providenciado para administração ao paciente logo após o procedimento. A interface (cateter de O_2, máscara de Venturi, máscara de reservatório) deve fornecer o suporte de oxigênio necessário de acordo com as necessidades de cada paciente para manter uma SpO_2 > 90%.

Insucesso no desmame ventilatório e extubação

Complicações respiratórias podem levar a manutenção da VM por tempo prolongado. Considera-se ventilação mecânica prolongada a dependência da assistência ventilatória, invasiva ou não invasiva, por mais de 6 horas por dia. O fracasso no desmame e extubação pode ser definido com a necessidade de retorno à ventilação mecânica num período menor que 48 horas após a extubação.[15]

Critérios para reintubação e instituição da ventilação mecânica invasiva

Pacientes que após extubação no período pós-operatório apresentarem complicações respiratórias, hemodinâmicas ou provenientes de outras causas que evoluírem com insuficiência respiratória aguda não responsiva a terapia medicamentosa e outros procedimentos não invasivos, ou que apresentarem emergência clínica como uma parada cardiorrespiratória, devem ser reintubados.

A indicação da necessidade do suporte ventilatório pode ser feita por meio identificação da insuficiência respiratória aguda pela presença dos sinais e sintomas e de alguns parâmetros auxiliares[45] informados na Tabela 4.

Tabela 4 Indicação de suporte ventilatório invasivo
Sinais e sintomas da insuficiência respiratória aguda
Sistema nervoso central: agitação, cefaleia, tremores, alucinações, convulsões
Avaliação respiratória: amplitude, frequência e ritmo anormais, expiração prolongada, respiração paradoxal
Ausculta pulmonar: presença de roncos, sibilos, estertores, ausência de murmúrio vesicular
Aparência: presença de sudorese, cianose e uso de musculatura acessória
Avaliação hemodinâmica: taquicardia, bradicardia, arritmia, hipertensão ou Hipotensão arterial
Parâmetros auxiliares para indicação da intubação e instituição da ventilação mecânica invasiva
Frequência respiratória > 35 ipm
Volume corrente < 5 mL/kg
PaO_2 < 50 mmHg
$PaCO_2$ > 60 mmHg
Relação PaO_2/FiO_2 < 200

Ventilação mecânica não invasiva

A ventilação não invasiva (VNI) tem sido amplamente utilizada no pós-operatório de cirurgia cardíaca pois melhora a oxigenação e reduz a ocorrência de atelectasias.[16] Sua indicação inclui: desmame ventilatório,[46,47] profilaxia em pacientes que apresentem alto risco de falha na extubação,[48] aplicação de técnicas de reexpansão pulmonar e recrutamento alveolar e na insuficiência respiratória aguda[49,50].

Em caso de uso da VNI na insuficiência respiratória aguda identificar precocemente a falha no método pois o atraso na intubação está relacionado ao aumento da mortalidade.[51] Após a instituição da VNI espera-se uma melhora no volume corrente, padrão respiratório e trocas gasosas em um período de trinta minutos a 2 horas. Não havendo melhora neste período determinado a instituição da ventilação mecânica invasiva deve ser considerada. Conforme orientações das Diretrizes Brasileiras de Ventilação Mecânica, a utilização de VNI por insuficiência respiratória aguda após a extubação deve ser evitada em pacientes no pós-operatório de cirurgias torácicas.[15]

A utilização da VNI no período pós-operatório deve respeitar as limitações e contraindicações para o seu uso: redução do nível de consciência, sonolência, agitação, confusão ou recusa do paciente; instabilidade hemodinâmica com necessidade de medicamento vasopressor, choque (pressão arterial sistólica < 90 mmHg), arritmias complexas; obstrução de via aérea superior ou trauma de face; tosse ineficaz ou incapacidade de deglutição; distensão abdominal; náuseas ou vômitos; sangramento digestivo alto.[16]

Para aplicação da técnica podem ser utilizados equipamentos específicos para VNI, conhecidos como "BIPAP", ou ventiladores invasivos que apresentem modalidade para VNI com compensação automática de fugas. A escolha da interface adequada ao paciente é essencial para o sucesso da terapia sendo que no ambiente hospitalar são preferíveis às máscaras oronasais ou faciais totais. A máscara deve ser fixada confortavelmente e vazamentos podem ser permitidos desde que não comprometam a eficácia da ventilação. Ajustes ventilatórios: pressão inspiratória preferencialmente menor que 25 cmH_2O que possibilite um volume corrente de adequado; menor PEEP que possibilite: SaO_2 > 92% e FIO_2 < 60% (habitualmente ≥ 5 e < 10 a 15 cmH_2O).[52] Ajustes ventilatórios específicos devem ser levados em consideração para pacientes que possuam alguma comorbidade respiratória.[53]

Insuficiência respiratória aguda

A insuficiência respiratória (IRA) pode ser definida como a incapacidade do sistema respiratório em manter as necessidades do metabólicas do organismo com relação aos níveis adequados de gás carbônico e oxigênio.

A IRA pode ser classificada como tipo I (hipoxêmica) ou tipo II (hipercápnica). A IRA tipo I é caracterizada por queda da PaO_2 abaixo de 60 mmHg estando os valores da $PaCO_2$ normais ou reduzidos. Desta maneira ocorrem distúrbios fisiopatológicos que levam à instalação de hipoxemia mas com manutenção da ventilação. Compreende principalmente as doenças que afetam os vasos, alvéolos e interstício pulmonar. Na IRA tipo II, ocorre elevação dos níveis de gás carbônico por falência ventilatória, estando a $PaCO_2$ maior que 60 mmHg com pH < 7,35. Em pacientes respirando em ar ambiente pode ocorrer hipoxemia. Frequentemente pode ocorrer em conjunto com a IRA tipo I quando ocorre a sobrecarga e a falência dos músculos respiratórios. As principais doenças e condições que levam a IRA tipo I e II e podem estar relacionadas ao pós-operatório de cirurgia cardíaca estão apresentadas na Tabela 5.[54]

Tabela 5 Causas da insuficiência respiratória aguda
IR tipo I
Síndrome do desconforto respiratório agudo (SDRA)
Pneumonia
Atelectasia
Edema pulmonar
Embolia pulmonar
Doença pulmonar obstrutiva crônica (DPOC) exacerbada
Asma grave
Pneumotórax
IR tipo II
Doenças e condições que afetam o sistema nervoso central (SNC): drogas depressoras, alcalose metabólica, apneia do sono central, lesões estruturais (hemorragia, infarto, infecção)

(continua)

Tabela 5 Causas da insuficiência respiratória aguda *(continuação)*
Alterações neuromusculares periféricas: miosite infecciosa, distúrbios eletrolíticos (hipofosfatemia, hipocalcemia, hipomagnesemia, hipocalemia), hipotireoidismo
Disfunção da parede torácica e pleura: esternotomia, toracotomia, obesidade, tórax instável, paralisia do nervo frênico
Obstrução das vias aéreas superiores: epiglotite, aspiração de corpo estranho, estenose de traqueia, traqueomalácea, apneia do sono obstrutiva

Principais complicações respiratórias e tratamento no pós-operatório de cirurgia cardíaca

Pneumonia

Pacientes que apresentarem novo infiltrado na radiografia de tórax e pelo menos dois dos itens a seguir: febre persistente ou recorrente (maior que 38°C); leucocitose (maior que 12.000/mm³); escarro e/ou secreção traqueal purulenta; cultura de secreção traqueal positiva podem ser diagnosticados como portadores de pneumonia.[8]

É rotina dos serviços de terapia intensiva a colheita de culturas mediante broncofibroscopia, quando possível, ou por aspiração através da cânula orotraqueal, antes da antibioticoterapia.

A fisioterapia respiratória está indicada nestes casos para realização de higiene brônquica e reexpansão pulmonar com o objetivo de otimizar as trocas gasosas e diminuição do trabalho respiratório.

Na ausência de contraindicações, manter o decúbito elevado (entre 30º e 45º) em pacientes em ventilação mecânica para prevenção de PAV (pneumonia associada à ventilação).

Atelectasia

Caracteriza-se pelo colapso alveolar que ocorre por perda da tensão superficial do alvéolo ou obstrução. Produz um efeito *shunt* arteriovenoso pulmonar com hipoxemia refratária a aplicação de oxigênio. Pode ocorrer vasoconstrição pulmonar por causa da hipóxia, aumentando a resistência vascular pulmonar.[55]

O diagnóstico pode ser realizado a partir da presença das seguintes alterações na radiografia de tórax convencional: presença de linhas ou opacificações, deslocamento das fissuras interlobares, perda de volume do segmento ou lobo afetado, deslocamento do mediastino ou do hemidiafragma e diminuição no espaço intercostal.[8] A tomografia computadorizada de tórax pode ser utilizada para o diagnóstico diferencial. Na ausculta pulmonar os sons respiratórios podem estar diminuídos ou ausentes. A expansibilidade torácica pode estar reduzida e assimétrica.[13]

Técnicas de posicionamento no leito, higiene brônquica e aplicação de pressão positiva nas vias aéreas podem ser utilizadas como tratamento.[56,57]

Congestão venocapilar pulmonar e edema pulmonar cardiogênico

O edema pulmonar cardiogênico é causado principalmente por alterações hemodinâmicas (insuficiência cardíaca e/ou sobrecarga volêmica).[58]

Os achados radiológicos sugestivos de congestão/edema pulmonar são a presença de intensificação da trama vascular pulmonar, presença de infiltrado intersticial/alveolar bilateral, difuso e homogêneo, mas pronunciados nas bases se a radiografia for realizada com o dorso elevado, ou predominantemente peri-hilar.

O ecocardiograma proporciona um conjunto de informações morfológicas e funcionais, sobretudo acerca do desempenho dos ventrículos e das valvas cardíacas que aliados a elementos de ordem clínica e radiológica podem dar subsídios para se estabelecer o diagnóstico diferencial do edema pulmonar cardiogênico e edema pulmonar inflamatório.[59,60] Na monitoração com cateter de Swan-Ganz a pressão capilar pulmonar ou atrial esquerda maior que 18 mmHg pode indicar a presença de congestão/edema pulmonar.

Os diuréticos intravenosos para controle de sintomas de hipervolemia são utilizados no tratamento. A oxigenioterapia está indicada em casos de hipoxemia objetivando SpO_2 > 95 % (SpO_2 > 90% em pacientes com doença pulmonar prévia). Em pacientes que evoluírem com IRA devido ao edema agudo de pulmão a VNI pode ser utilizada como suporte ventilatório inicial (manter PEEP/CPAP de pelo menos 10 cmH_2O). Em casos em que a hipoxemia e o desconforto sejam refratários ao tratamento a intubação orotraqueal está indicada.[44,53]

Síndrome do desconforto respiratório agudo (SDRA)

A síndrome do desconforto respiratório agudo (SDRA) é uma desordem clínica que causa lesões nas barreiras epiteliais e endoteliais do alvéolo levando a inflamação, edema pulmonar e insuficiência respiratória aguda. Estas alterações podem ser causadas pela reação inflamatória sistêmica gerada pela CEC por meio da ativação de cascatas no sistema de coagulação, sistema fibrinolítico, glóbulos brancos ou outros mediadores, como as citocinas, levando ao dano celular.[61,62]

Outros fatores de risco para a SDRA e que podem estar relacionados ao pós-operatório de cirurgia cardíaca são: pneumonia, aspiração de conteúdo gástrico, sepse, transfusão de sangue e de hemoderivados.[63]

As lesões pulmonares que ocorrem na SDRA podem ser classificadas em três fases[55]:

- Fase exudativa: ocorre nos primeiros dias de evolução da doença (1 a 6 dias) é caracterizada pela ocorrência de edemas e a formação de membrana hialina, podendo ocorrer pequena reação inflamatória.
- Fase proliferativa: compreende o período de 4 a 10 dias e é caracterizada pela reação fibroblástica e fibrose intersticial. Ocorre consolidação pulmonar, colapso alveolar,

aumento do infiltrado inflamatório e proliferação dos pneumócitos.

■ Fase fibrótica: ocorre no período compreendido de 8 a 10 dias e é caracterizada pela obliteração dos espaços alveolares e bronquiolares pela fibrose, presença consolidação pulmonar, áreas enfisematosas com hiperinsuflação e formação de cistos.

Diagnóstico

De acordo com as novas definições de Berlim[63] o diagnóstico de SDRA pode ser feito desde que o paciente preencha os seguintes requisitos:

■ Tempo de evolução: uma semana após um insulto clínico conhecido ou nova piora dos sintomas respiratórios.
■ Radiografia ou tomografia de tórax com presença de opacidades e infiltrados irregulares bilaterais não explicados por derrame e/ ou colapso pulmonar e/ou nódulos.
■ Origem do edema: insuficiência respiratória não explicada por insuficiência cardíaca ou sobrecarga de fluídos. Para diagnóstico diferencial pode ser necessária a realização de ecocardiografia para a exclusão de edema hidrostático ou aferição da pressão capilar pulmonar ou atrial esquerda que deve ser ≤ 18mmHg.
■ Oxigenação:
  – SDRA leve: 200 mmHg < PaO_2/FIO_2 ≤ 300 mmHg com PEEP ou CPAP ≥ 5 cmH_2O.
  – SDRA moderada: 100 mmHg < PaO_2/FIO_2 ≤ 200 mmHg com PEEP ≥ 5 cmH_2O.
  – SDRA grave: PaO_2/FIO_2 ≤ 100 mmHg com PEEP ≥ 5 cmH_2O.

Estratégias ventilatórias na SDRA

O principal objetivo da ventilação mecânica é promover adequada troca gasosa. No entanto devem ser utilizadas estratégias que evitem a lesão pulmonar associada à ventilação mecânica e o comprometimento hemodinâmico decorrente do aumento das pressões intratorácicas.[19]

■ Volume corrente: é recomendada a utilização de volume corrente de 6 mL/kg na SDRA leve e de 3 a 6 mL/kg na SDRA moderada a grave. Baixos volumes correntes na ventilação mecânica devem ser utilizados na SDRA independente da gravidade da doença e têm mostrado um aumento na sobrevida. Nestes casos o ajuste de frequência respiratória pode ser iniciado em 20 ciclos podendo chegar a 35 ciclos por minuto desde que a $PaCO_2$ não exceda 80 mmHg com pH aceitável. Menores volumes correntes causam menor hiperdistensão pulmonar que pode causar lesão de cisalhamento e inflamação pulmonar. Desta maneira estes pacientes apresentam menor resposta inflamatória sistêmica e menor falência de órgãos e sistemas com consequente redução da mortalidade.[16,19,64]
■ Pressão na via aérea: a fim de evitar lesão pulmonar é recomendada a utilização de pressão de platô ≤ 30 cmH_2O.[19]

■ Pressão de distensão (driving pressure): diferença entre a pressão platô e a PEEP que deve ser mantida em valor menor ou igual a 15 cmH_2O.[16,65]
■ FiO_2: usar menor FiO_2 possível para manter a SpO_2 > 92%.[5]
■ PEEP: o uso de PEEP minimiza a ocorrência de lesão pulmonar associada ao uso de concentrações tóxicas de oxigênio e evita o colapso pulmonar ao final da expiração otimizando as trocas gasosas.[19] Estudos que comparam o uso de maiores valores de PEEP utilizando baixos volumes correntes, estão associados a um aumento na sobrevida de pacientes com SDRA moderada a grave.[66] Valores adequados de PEEP devem ser calculados 2 cmH_2O acima do ponto de inflexão inferior (ponto que reflete a abertura das unidades alveolares com aumento da complacência) da curva pressão-volume do sistema respiratório.[19,42]
■ Recrutamento alveolar: pode ser utilizada em casos de SDRA moderada a grave como estratégia ventilatória com o intuito de reduzir a pressão de distensão. A pressão inspiratória máxima não deve ultrapassar o ponto de inflexão superior da curva pressão-volume (ponto que reflete a hiperdistensão alveolar e piora da complacência). Estudo recente demonstrou uma redução da mortalidade com SDRA moderada a grave em indivíduos que submetidos ao recrutamento alveolar e uso de PEEP elevado. No entanto os autores ainda não recomendam o uso rotineiro desta técnica.[67]

Outras estratégias de tratamento da SDRA

■ Posição prona: pacientes com SDRA grave associada a hipoxemia (PaO_2/FiO_2 < 150 com FiO_2 ≥ 0,6 e PEEP ≥ 5) podem se beneficiar da posição prona quando a mesma é aplicada no início da doença e em longas sessões diárias.[68]
■ Bloqueadores neuromusculares: sua utilização permite melhor interação paciente-ventilador permitindo a otimização das estratégias de ventilação protetora. A administração precoce de bloqueador neuromuscular no início do curso da SDRA severa associado ao uso de baixo volume corrente proporciona melhores resultados com relação a sobrevivência.[69]
■ Oxigenação por membrana extracorpórea (ECMO) e remoção extracorpórea de CO_2: ainda não há justificativa para o uso rotineiro de oxigenação por membrana extracorpórea ou de remoção extracorpórea de CO_2. A ECMO caracteriza-se pelo uso da tecnologia da circulação extracorpórea para promover a troca gasosa e desta maneira reduzir os parâmetros ventilatórios. Em um estudo clínico randomizado e multicêntrico foi observado um aumento na sobrevida de pacientes com potencial de reversão da falência respiratória submetidos a ECMO, quando comparados ao tratamento convencional de suporte ventilatório.[70]
■ Corticosteroides: podem evitar a lesão da membrana alvéolo capilar. Administrados em altas doses podem evitar a agregação de granulócitos, prevenir o aumento da permeabilidade vascular, inibir a formação de espécies

reativas do oxigênio, dentre outros efeitos. Estudos multicêntricos mostraram que o seu uso não previne o aparecimento da SDRA e pode aumentar a mortalidade pelo aumento de infecção. O uso em baixas doses é defendido por alguns autores nas fases da SDRA em que predomina a inflamação.[71]

- Óxido nítrico inalatório: produz vasodilatação seletiva pulmonar melhorando a relação V/Q. Pode ser útil como um tratamento de resgate em casos de hipoxemia grave não responsiva às medidas convencionais.[19,71]

Exacerbação de doenças pulmonares

Os procedimentos cirúrgicos podem ser fatores desencadeantes da descompensação aguda doenças pulmonares crônicas como a asma e a doença pulmonar obstrutiva crônica (DPOC) aumentando o tempo de permanência na unidade de terapia intensiva.[72] O broncoespasmo é frequente e o paciente pode evoluir com insuficiência respiratória aguda e necessidade de suporte ventilatório. As informações abaixo a respeito da DPOC e asma são as informações disponíveis nos consensos brasileiros atuais a respeito das descompensações clínicas destas doenças. No entanto, as informações devem respeitar as contraindicações visto que se tratam de pacientes com doença cardíaca em período pós-operatório.

Na DPOC os objetivos principais no manejo são:[73]

- Tratar a causa que levou a descompensação: infecção, tromboembolismo pulmonar, pneumotórax, isquemia cardíaca, arritmia e insuficiência cardíaca congestiva.
- Otimizar oxigenação do paciente: manter SpO_2 entre 90 e 92%.
- Diminuir a resistência das vias aéreas: broncodilatadores (beta-2-agonista de curta duração a cada 20 minutos – até 3 doses e, em seguida, de 4/4 horas até estabilização; brometo de ipratrópio a cada 4 horas; xantinas a critério médico). Corticoides (hidrocortisona ou metilprednisolona IV por até 72 horas). Observar repercussões cardiovasculares e contraindicações.
- Melhorar a função da musculatura respiratória (fisioterapia respiratória, suporte ventilatório não invasivo, nutrição adequada, ventilação mecânica invasiva).

Na asma as principais condutas a serem tomadas são:[74]

- Broncodilatadores: utilização de brometo de ipratrópio em doses repetidas, administrado conjuntamente com os beta-2-agonistas de curta duração por nebulização ou por aerossol dosimetrado. O uso de beta-2 agonista de curta duração administrado por via intravenosa pode ser uma alternativa farmacológica na tentativa de se evitar a evolução para insuficiência respiratória e a necessidade de suporte ventilatório
- Oxigenoterapia: pode ser administrado por cateter nasal ou máscara facial (simples ou venturi), para manter a saturação de oxigênio no sangue arterial ≥ 95%.

- Corticosteroides: é indicado e o uso por via oral ou endovenosa têm efeito equivalente.
- Aminofilina: em pacientes muito graves, hospitalizados, ela poderá ser considerada como tratamento adjuvante.
- Suporte ventilatório: o suporte não invasivo ou invasivo está indicado nos casos de insuficiência respiratória aguda para redução do trabalho ventilatório.

Pneumotórax

A abertura da pleura pode ser necessária em alguns procedimentos cirúrgicos e por este motivo há a necessidade de utilização de um dreno de tórax para que não haja maiores complicações. No entanto, durante a cirurgia ou após punção venosa podem ocorrer pequenas lacerações da pleura que pode levar ao pneumotórax.[75] A radiografia de tórax é uma ferramenta importante para verificar a presença do pneumotórax observando as seguintes características: visualização da borda da pleura visceral, presença de área hipertransparente ao redor externo da pleura visceral, imagem pulmonar do pulmão colapsado de maior densidade e desvio do mediastino para o lado contralateral ao pneumotórax.[76]

Em um pequeno pneumotórax onde o paciente mantém a estabilidade clínica (oxigenação e hemodinâmica) a conduta inicial é sempre conservadora. A administração de oxigênio pode aumentar a velocidade de absorção do pneumotórax, ao diminuir a pressão alveolar de nitrogênio, e passivamente aumentar absorção do ar da cavidade pleural para os alvéolos.[77]

Na ocorrência de um pneumotórax de grande extensão e principalmente nos pacientes sob ventilação mecânica o mesmo deverá ser drenado a fim de que não haja complicações, principalmente as hemodinâmicas. Dependendo da extensão do pneumotórax o mesmo pode se tornar hipertensivo levando a instabilidade clínica do paciente.

Hipertensão pulmonar

A HP é uma síndrome amplamente definida pela elevação da pressão média da artéria pulmonar acima de 25 mmHg em repouso ou 30 mmHg durante o exercício, com pressão de oclusão de artéria pulmonar ou pressão de átrio esquerdo menor que 15 mmHg, medidas pelo cateterismo cardíaco. Pode ser identificada pelo ecocardiograma, pela estimativa da pressão sistólica da artéria pulmonar (PSAP), calculada a partir da velocidade de regurgitação tricúspide e da pressão de átrio direito (PAD).[78] Essa situação pode estar presente principalmente em casos de valvopatia esquerda (mitral e aórtica) e em casos de cardiopatia congênita. É uma situação associada a graves comorbidades e de difícil conduta em pacientes submetidos a cirurgia cardíaca. A intervenção terapêutica tradicional para a HP foi por muito tempo o uso de vasodilatadores intravenosos, como a nitroglicerina e o nitroprussiato de sódio. No entanto, devido aos seus efeitos sistêmicos, o uso dessas drogas passou a ficar limitado, surgindo assim, a necessidade de pesquisas em busca de novas opções terapêuticas.[79] Assim, a partir de 1991, estudos mostraram que o uso do óxido nítrico inalado (iNO) era mais benéfico na diminuição da pressão da artéria pulmonar (PAP), pela sua ação seletiva sobre a vasculatura pulmonar. A partir disso, o iNO passou a ser usado amplamente no tratamento de condições clínicas associadas à HP, pois tem ação relaxante nas células musculares lisas dos vasos arteriais pulmonares.[80]

O iNO dilata seletivamente a circulação pulmonar e ao entrar em contato com a circulação sanguínea, o NO é rapidamente inativado pela hemoglobina, não havendo vasodilatação sistêmica,[80,81] ao contrário do que ocorre quando há administração intravenosa de vasodilatadores como nitroprussiato de sódio, nitroglicerina, prostaciclina e milrinone. O uso de iNO pode estar indicado no manejo pré-operatório ou em cirurgias alto risco. No entanto, ainda não há evidência clínica substancial para indicar o uso de iNO de maneira rotineira.[82]

Não existe um consenso sobre o tratamento farmacológico da HP. Ainda o melhor vasodilatador pulmonar é o uso criterioso de oxigênio como parte da assistência respiratória no pós-operatório de cirurgias cardíacas.

Paralisia do nervo frênico

Alterações na condução do nervo frênico podem ocorrer durante a hipotermia ou a dissecção da artéria mamária e podem levar redução ou ausência de movimentação do músculo diafragma, inervado por este. A radiografia de tórax pode revelar a elevação da hemicúpula diafragmática e a fluoroscopia pode auxiliar no diagnóstico. Pode ser feito tratamento de suporte até que haja recuperação da função do diafragma e em alguns casos pode ser realizada a cirurgia de plicatura que proporciona melhora sintomática. Em alguns casos onde haja paralisia bilateral pode ser necessária a ventilação mecânica.[83]

Prevenção e tratamento das complicações respiratórias no pós-operatório de cirurgia cardíaca

Em decorrência da complexidade e aumento da morbimortalidade relacionadas as complicações pós-operatórias ressaltando-se as respiratórias percebemos um grande interesse presente em estudos recentes relacionados a identificação de riscos e delineamento de estratégias para prevenção de complicações pós-operatórias. Estas estratégias se iniciam no pré-operatório, incluem o intraoperatório e se estendem ao pós-operatório. Algumas estratégias de tratamento já foram elucidadas nos respectivos itens relacionados as complicações respiratórias anteriormente neste capítulo. Abaixo estão algumas evidências reunidas da literatura e recomendações gerais.

Período pré-operatório

Orientação pré-operatória: informações sobre as rotinas cirúrgicas e pós-operatórias (anestesia, intubação e ventilação mecânica, rotinas da unidade pós-operatória, extubação, reabilitação pulmonar e cardiovascular e preparação para alta hospitalar) facilitam a admissão do paciente no dia da cirurgia e no controle de eventos adversos. Este preparo do paciente pode diminuir o tempo de internação.[84]

Identificação de fatores de risco pré-operatórios modificáveis: tabagismo, obesidade, capacidade funcional reduzida, sintomas respiratórios prévios e força muscular respiratória reduzida. Orientações quanto a cessação de hábitos prejudiciais pode contribuir na redução das complicações respiratórias. A reabilitação respiratória e cardiovascular no período pré-operatório pode reduzir a incidência de complicações pulmonares no período pós-operatório.[13,85]

Período intraoperatório[31]

Tem crescido o interesse, principalmente pela equipe de anestesia o delineamento de estratégias para a prevenção de complicações pós-operatórias:

- Medidas para prevenção da broncoconstrição (principalmente em pacientes com doença pulmonar).
- Otimização da analgesia: proporciona melhora da expansibilidade torácica e pulmonar pela redução da dor pós-operatória.
- Uso de PEEP ou CPAP (pressão positiva contínua na via aérea) durante a CEC: a interrupção da ventilação pulmonar seguida de insuflação sob pressão positiva que ocorre no intraoperatório também contribui para aumentar o distúrbio da relação ventilação/perfusão.[4] Alguns estudos têm demonstrado que a aplicação de PEEP/CPAP durante a CEC melhora a troca gasosa no pós-operatório[86,87] mas no entanto sem evidências significativas quanto a outros desfechos clínicos.[88]

Período pós-operatório

Fisioterapia

A atuação da fisioterapia é extensa e presente em várias etapas do tratamento intensivo, principalmente na recuperação pós-cirúrgica, com o objetivo de evitar complicações respiratórias e motoras e reabilitar funcionalmente o paciente para a alta hospitalar.[17]

- Técnicas de fisioterapia respiratória: contribui para a ventilação adequada e o sucesso da extubação.[28] Os objetivos são minimizar a retenção de secreção pulmonar, melhorar a oxigenação e reexpandir áreas pulmonares colapsadas além do treinamento muscular respiratório, principalmente em pacientes de desmame difícil.[89] A tosse, principal mecanismo de higiene brônquica, pode estar ineficaz em pacientes recém-operados em decorrência da dor pela incisão cirúrgica, bem como pela presença de drenos. Técnicas de higiene brônquica, técnica de expiração forçada e aspiração de vias aéreas são usadas para manter a permeabilidade das vias aéreas.[90] O uso de incentivadores respiratórios potencializa o efeito da fisioterapia[90] e ajuda a encorajar o paciente a realizar inspirações profundas sustentadas, prevenindo o aparecimento de atelectasias, *shunt*, hipóxia e hipercapnia. O treinamento muscular inspiratório, os exercícios respiratórios ativos ou associado a equipamentos com pressão positiva, promovem aumento ou manutenção do volume pulmonar.[12,91] Os exercícios que propõem a administração de pressão positiva nas vias aéreas, de maneira contínua ou intermitente, proporcionam recrutamento alveolar, com bons resultados em pós-operatório de cirurgia cardíaca.[92,93]

- Reabilitação cardiovascular (RCV):[94-96] o principal objetivo é diminuir os efeitos deletérios do repouso prolongado que podem aumentar o risco de complicações respiratórias, tais como: redução da capacidade funcional, predisposição ao tromboembolismo pulmonar, redução da massa e força muscular. Conforme protocolos já bem descritos na literatura, na fase de reabilitação hospitalar as atividades realizadas podem ser divididas em sete etapas aplicadas a cada dia durante o período de internação. Caso não haja complicações o paciente usualmente recebe alta hospitalar neste período. As atividades iniciadas na unidade de cuidados intensivos restringem-se a atividades leves (exercícios respiratórios, exercícios assistidos e ativos de membros inferiores e superiores) com consumo calórico máximo de 2 METS (equivalente metabólico de O_2 consumido – 1 MET = 3,5 mL de O_2 kg/min). A progressão das atividades e intensidade do esforço, que chegam ao consumo calórico de 3 a 4 METS na última etapa, deve ser realizada se houver manutenção da estabilidade clínica, boa resposta da frequência cardíaca e pressão arterial, adequada resposta ao tratamento medicamentoso e ausência de sinais de intolerância ao esforço ou insuficiência cardíaca.

Resumo

A insuficiência respiratória aguda devido as complicações respiratórias é frequente no pós-operatório de cirurgia cardíaca. A ocorrência de complicações respiratórias está relacionada fatores predisponentes pré-operatórios, complicações cirúrgicas, reação inflamatória após a CEC e outras complicações pós-operatórias como atelectasias, edema agudo, SDRA, entre outras. A identificação precoce de possíveis riscos e o delineamento de estratégias de prevenção devem ser realizadas para a evitar as complicações respiratórias. A ventilação mecânica e a monitorização respiratória são ferramentas imprescindíveis para uso no pós-operatório e, o manejo e avaliação adequada do paciente estão relacionados ao sucesso da terapia. A ventilação mecânica no pós-operatório deve ser direcionada para manter adequada troca gasosa. A escolha da modalidade ventilatória e ajuste dos parâmetros ventilatórios deve proporcionar adequada ventilação, mas recursos que previnam a lesão pulmonar e outras complicações relacio-

nadas a ventilação mecânica devem ser utilizados. O desmame e extubação precoces devem ser o alvo principal do manejo ventilatório assim que as condições clínicas do paciente permitirem.

Referências bibliográficas

1. He S, Blomback M, Wallen H, Jeppsson A, Grass S. Global impairments in the haemostasis systems after cardiopulmonary bypass. Thromb Res. 2017;151:63-6.
2. McDonald CI, Fraser JF, Coombes JS, Fung YL. Oxidative stress during extracorporeal circulation. Eur J Cardiothorac Surg. 2014;46(6):937-43.
3. Badenes R, Lozano A, Belda FJ. Postoperative pulmonary dysfunction and mechanical ventilation in cardiac surgery. Crit Care Res Pract. 2015;2015:420513.
4. Miyaji KT, Paulo UdS, Buscati RI, et al. Correlation between end-tidal carbon dioxide levels and cardiac output during cardiac surgery with cardiopulmonary bypass. Rev Bras Anestesiol. 2004;54(5):625-33.
5. Guizilini S, Gomes WJ, Faresin SM, et al. Evaluation of pulmonary function in patients following on and off-pump coronary artery bypass grafting. Rev Bras Cir Cardiovasc. 2005;20(3):310-6.
6. Ball L, Costantino F, Pelosi P. Postoperative complications of patients undergoing cardiac surgery. Curr Opin Crit Care. 2016;22(4):386-92.
7. Mazo V, Sabate S, Canet J, et al. Prospective external validation of a predictive score for postoperative pulmonary complications. Anesthesiology. 2014;121(2):219-31.
8. Gallart L, Canet J. Post-operative pulmonary complications: Understanding definitions and risk assessment. Best Pract Res Clin Anaesthesiol. 2015;29(3):315-30.
9. Megna R. Fatores de risco para ventilação mecânica invasiva prolongada em pacientes submetidos à cirurgia cardíaca com circulação extracorpórea Ribeirão Preto: Faculdade de Medicina de Ribeirão Preto, Faculdade de Medicina de Ribeirão Preto, Universidade de São Paulo; 2007.
10. Kolh P, Windecker S, Alfonso F, et al. 2014 ESC/EACTS Guidelines on myocardial revascularization: the Task Force on Myocardial Revascularization of the European Society of Cardiology (ESC) and the European Association for Cardio-Thoracic Surgery (EACTS). Developed with the special contribution of the European Association of Percutaneous Cardiovascular Interventions (EAPCI). Eur J Cardiothorac Surg. 2014;46(4):517-92.
11. Kendall F, Oliveira J, Peleteiro B, Pinho P, Bastos PT. Inspiratory muscle training is effective to reduce postoperative pulmonary complications and length of hospital stay: a systematic review and meta-analysis. Disabil Rehabil. 2018;40(8):864-82.
12. Gomes Neto M, Martinez BP, Reis HF, Carvalho VO. Pre- and postoperative inspiratory muscle training in patients undergoing cardiac surgery: systematic review and meta-analysis. Clin Rehabil. 2017;31(4):454-64.
13. Cavalheiro LV, Chiavegato LD. Avaliação pré-operatória do paciente cardiopata. In: Regenga MdM, ed. Fisioterapia em cardiologia: da UTI a reabilitação. São Paulo: Roca; 2000. p. 21-30.
14. Júnior JOCA, Aragão A, Júnior AB, et al. Ventilação mecânica intra e pós-operatória. J Pneumol. 2000;26(2):S13-S15.
15. Barbas CS, Isola AM, Farias AM, et al. Brazilian recommendations of mechanical ventilation. Part 2. Rev Bras Ter Intensiva. 2014;26(3):215-39.
16. Barbas CSV, Ísola AM, Farias AMC, Cavalcanti AB, Gama AMC, Duarte ACM, et al. Recomendações brasileiras de ventilação mecânica. Parte I. Rev Bras Ter Intensiva. 2014;26(2):89-121.
17. Arcencio L, Souza MD, Bortolin BS, Fernandes AC, Rodrigues AJ, Evora PR. Pre-and postoperative care in cardiothoracic surgery: a physiotherapeutic approach. Rev Bras Cir Cardiovasc. 2008;23(3):400-10.
18. Gonçalves LO, Cicarelli DD. Alveolar recruitment maneuver in anesthetic practice: how, when and why it may be useful. Rev Bras Anestesiol. 2005;55(6):631-8.
19. Amato MBP, Carvalho CRR, Alexandre Í, et al. Ventilação mecânica na lesão pulmonar aguda (LPA)/síndrome do desconforto respiratório agudo (SDRA). J Bras Pneumol. 2007;33:119-27.
20. Mellema MS. Ventilator waveforms. Top Companion Anim Med. 2013;28(3):112-23.

21. Ball L, Dameri M, Pelosi P. Modes of mechanical ventilation for the operating room. Best Pract Res Clin Anaesthesiol. 2015;29(3):285-99.

22. Júnior JOCA, Aragão A, Júnior AB, et al. Ventilação mecânica no intra-operatório. J Bras Pneumol. 2007;33:137-41.

23. Beppu OS, Guanaes A, Pinheiro BDV, et al. PEEP (pressão positiva ao final da expiração). J Pneumol. 2000;26(2):S11-S12.

24. Borges DL, Nina VJ, Costa Mde A, et al. Effects of different PEEP levels on respiratory mechanics and oxygenation after coronary artery bypass grafting. Rev Bras Cir Cardiovasc. 2013;28(3):380-5.

25. Dongelmans DA, Hemmes SN, Kudoga AC, Veelo DP, Binnekade JM, Schultz MJ. Positive end-expiratory pressure following coronary artery bypass grafting. Minerva Anestesiol. 2012;78(7):790-800.

26. Lago Borges D, Jose da Silva Nina V, Pereira Baldez TE, et al. Effects of positive end-expiratory pressure on mechanical ventilation duration after coronary artery bypass grafting: a randomized clinical trial. Ann Thorac Cardiovasc Surg. 2013.

27. Lellouche F, Delorme M, Bussieres J, Ouattara A. Perioperative ventilatory strategies in cardiac surgery. Best Pract Res Clin Anaesthesiol. 2015;29(3):381-95.

28. João PRD, Faria Júnior F. Cuidados imediatos no pós-operatório de cirurgia cardíaca. Jornal de Pediatria. 2003;79(2):213-22.

29. Restrepo RD, Walsh BK. Humidification during invasive and noninvasive mechanical ventilation: 2012. Respir Care. 2012;57(5):782-8.

30. Al Ashry HS, Modrykamien AM. Humidification during mechanical ventilation in the adult patient. Biomed Res Int. 2014;2014:715434.

31. Corredor C, Jaggar SI. Ventilator management in the cardiac intensive care unit. Cardiol Clin. 2013;31(4):619-636, ix.

32. Grubler MR, Wigger O, Berger D, Blochlinger S. Basic concepts of heart-lung interactions during mechanical ventilation. Swiss Med Wkly. 2017;147:w14491.

33. Theerawit P, Sutherasan Y, Ball L, Pelosi P. Respiratory monitoring in adult intensive care unit. Expert Rev Respir Med. 2017;11(6):453-68.

34. Auler Junior JOC, Carvalho MJ. Monitorização respiratória. Revista Brasileira de Anestesiologia. 1992;42(1):41-9.

35. Manço JC. Fundamentos da ausculta pulmonar. Medicina, Ribeirão Preto, v. 27, n. 1-2,; 1994. p. 66-82.

36. Petersson J, Glenny RW. Gas exchange and ventilation-perfusion relationships in the lung. Eur Respir J. 2014;44(4):1023-41.

37. Caples SM, Hubmayr RD. Respiratory monitoring tools in the intensive care unit. Curr Opin Crit Care. 2003;9(3):230-35.

38. Meyer Ec, Barbas Csv, Lorenzi Filho G. Monitorização respiratória. In: Knobel E, ed. Condutas no paciente grave. Vol 1. São Paulo: Atheneu; 2002. p. 297-320.

39. Pham T, Brochard LJ, Slutsky AS. Mechanical ventilation: state of the art. Mayo Clin Proc. 2017;92(9):1382-400.

40. Carvalho CRD, Farias A, Pinheiro BDV, et al. Controle do paciente em ventilação mecânica. J Pneumol. 2000;26(2):S16-S20.

41. Ruiz VC. Avaliação da resistência e da complacência pulmonar em pacientes entubados na unidade de terapia intensiva. RBTI. 1998;10(4):170-6.

42. Vieira Srr, Plotnik R, Fíalkow L. Monitorização da mecânica respiratória durante a ventilação mecânica. In: Carvalho CRR, ed. Ventilação mecânica. Vol 1. São Paulo: Atheneu; 2006. p. 215-52.

43. Tobin MJ. Respiratory monitoring. JAMA. 1990;264(2):244-51.

44. Goldwasser R, Farias A, Freitas EE, Saddy F, Amado V, Okamoto V. Desmame e interrupção da ventilação mecânica. J Bras Pneumol. 2007;33:128-36.

45. Barreto SSM, Filgueiras N, Crespo AS, et al. Indicações de ventilação mecânica invasiva com pressão positiva J Pneumol. 2000;26(2):S3-S5.

46. Glossop AJ, Shephard N, Bryden DC, Mills GH. Non-invasive ventilation for weaning, avoiding reintubation after extubation and in the postoperative period: a meta-analysis. Br J Anaesth. 2012;109(3):305-14.

47. Hess DR. The role of noninvasive ventilation in the ventilator discontinuation process. Respir Care. 2012;57(10):1619-25.

48. Rochwerg B, Brochard L, Elliott MW, et al. Official ERS/ATS clinical practice guidelines: noninvasive ventilation for acute respiratory failure. Eur Respir J. 2017;50(2).

49. Franco AM, Clapis Torres FC, Lourenco Simon IS, Morales D, Rodrigues AJ. Assessment of noninvasive ventilation with two levels of positive airway pressure in patients after cardiac surgery. Revista Brasileira De Cirurgia Cardiovascular. 2011;26(4):582-90.

50. Mazullo Filho JBR, Faculdade Santo Agostinho T, Brasil, Bonfim VJG, Universidade de Angola L, Angola, Aquim EE, Universidade Tuiuti do Paraná. Noninvasive mechanical ventilation in immediate postoperative cardiac surgery patients. Rev Bras Ter Intensiva. 2010;22(4):363-8.

51. Cabrini L, Plumari VP, Nobile L, et al. Non-invasive ventilation in cardiac surgery: a concise review. Heart Lung Vessel. 2013;5(3):137-41.

52. Duarte A, Schettino G, Oliveira PH. Suporte ventilatório não-invasivo com pressão positiva e suporte ventilatório mecânico domiciliarl. J Pneumol. 2000;26(2):S60-S63.

53. Schettino GPP, Reis MAS, Galas F, Park M, Franca S, Okamoto V. Ventilação mecânica não invasiva com pressão positiva. J Bras Pneumol. 2007;33:92-105.

54. Pádua AId, Alvares F, Martinez JAB. Insuficiência respiratória. Medicina, Ribeirão Preto. 2003;36:205-13.

55. David CM. Síndrome da agústia respiratória aguda (SARA) - conceituação, aspectos patológicos e clínicos. in: david cm, ed. ventilação mecânica - da fisiologia a prática clínica. Vol 1. Rio de Janeiro: Revinter; 2011. p. 365-84.

56. Lindberg P, Gunnarsson L, Tokics L, et al. Atelectasis and lung function in the postoperative period. Acta Anaesthesiol Scand. 1992;36(6):546-53.

57. Pasquina P, Merlani P, Granier JM, Ricou B. Continuous positive airway pressure versus noninvasive pressure support ventilation to treat atelectasis after cardiac surgery. Anesth Analg. 2004;99(4):1001-8.

58. Colmenero Ruiz M, Fernandez Mondejar E, Garcia Delgado M, Rojas M, Lozano L, Poyatos ME. Current concepts of pathophysiology, monitoring and resolution of pulmonary edema. Med Intensiva. 2006;30(7):322-30.

59. Campos Filho O, Zielinsky P, Ortiz J, et al. Guideline for indication and utilization of echocardiography in clinical practice. Arq Bras Cardiol. 2004;82 Suppl 2:11-34.

60. Montera MW, Pereira SB, Colafranceschi AS, et al. Summary of the II Brazilian Guideline update on Acute Heart Failure 2009/2011. Arq Bras Cardiol. 2012;98(5):375-383.

61. Westaby S. Organ dysfunction after cardiopulmonary bypass. A systemic inflammatory reaction initiated by the extracorporeal circuit. Intensive Care Med. 1987;13(2):89-95.

62. Kirklin JK. Prospects for understanding and eliminating the deleterious effects of cardiopulmonary bypass. Ann Thorac Surg. 1991;51(4):529-31.

63. Ranieri VM, Rubenfeld GD, Thompson BT, et al. Acute respiratory distress syndrome: the Berlin Definition. JAMA. 2012;307(23):2526-33.

64. Brower RG MM, Morris A , Schoenfeld D , Thompson BT , Wheeler A. Ventilation with lower tidal volumes as compared with traditional tidal volumes for acute lung injury and the acute respiratory distress syndrome. The Acute Respiratory Distress Syndrome Network. N Engl J Med. 2000;342(18):1301-8.

65. Amato MB, Meade MO, Slutsky AS, et al. Driving pressure and survival in the acute respiratory distress syndrome. N Engl J Med. 2015;372(8):747-55.

66. Briel M, Meade M, Mercat A, et al. Higher vs lower positive end-expiratory pressure in patients with acute lung injury and acute respiratory distress syndrome: systematic review and meta-analysis. JAMA. 2010;303(9):865-73.

67. Cavalcanti AB, Suzumura EA, Laranjeira LN, et al. Effect of lung recruitment and titrated positive end-expiratory pressure (PEEP) vs low peep on mortality in patients with acute respiratory distress syndrome: a randomized clinical trial. JAMA. 2017;318(14):1335-45.

68. Guerin C, Reignier J, Richard JC. Prone positioning in the acute respiratory distress syndrome. N Engl J Med. 2013;369(10):980-1.

69. Papazian L, Forel JM, Gacouin A, et al. Neuromuscular blockers in early acute respiratory distress syndrome. N Engl J Med. 2010;363(12):1107-16.

70. Peek GJ, Mugford M, Tiruvoipati R, et al. Efficacy and economic assessment of conventional ventilatory support versus extracorporeal membrane oxygenation for severe adult respiratory failure (CESAR): a multicentre randomised controlled trial. Lancet. 2009;374(9698):1351-63.

71. Filho GL, Barbas CSV. Insuficiência respiratória aguda. In: Knobel E, ed. Condutas no paciente grave. Vol 1. São Paulo: Atheneu; 2002:281-96.

72. Almashrafi A, Elmontsri M, Aylin P. Systematic review of factors influencing length of stay in ICU after adult cardiac surgery. BMC Health Serv Res. 2016;16:318.

73. II Consenso Brasileiro sobre Doença Pulmonar Obstrutiva Crônica - DPOC - 2004. Tratamento ambulatorial e hospitalar da exacerbação infecciosa e não-infecciosa da DPOC: caracterização clínica e laboratorial da exacerbação infecciosa. Jornal Brasileiro de Pneumologia. 2004;30(5):S6-S11.

74. IV Diretrizes brasileiras de manejo da asma. J Bras Pneumol. 2006;32(7):S 447-S 474.

75. Brandt RA, Anção MS, Livianu J, Kühl SD, Knobel E. Qualidade total de UTI. In: Knobel E, ed. Condutas no paciente grave. Vol 2. São Paulo: Atheneu; 2002:1363-80.

76. Collins CD, Hansell DM. Imagem Torácica. In: Pryor JA, Webber BA, eds. Fisioterapia para problemas respiratórios e cardíacos. Rio de Janeiro: Ganabara Koogan; 2002. p. 19-37.

77. Andrade Filho LO, Hospital Israelita Albert Einstein SP, Brasil, Campos JRMd, et al. Pneumotórax. Jornal Brasileiro de Pneumologia. 2006;32:216.

78. Diagnostic evaluation and classification of pulmonary hypertension. J Bras Pneumol. 2005;31.

79. Goyal P, Kiran U, Chauhan S, Juneja R, Choudhary M. Efficacy of nitroglycerin inhalation in reducing pulmonary arterial hypertension in children with congenital heart disease. Br J Anaesth. 2006;97(2):208-14.

80. Bloch KD, Ichinose F, Roberts JD Jr., Zapol WM. Inhaled NO as a therapeutic agent. Cardiovasc Res. 2007;75(2):339-348.

81. Della Rocca G, Coccia C. Nitric oxide in thoracic surgery. Minerva Anestesiol. 2005;71(6):313-318.

82. Benedetto M, Romano R, Baca G, et al. Inhaled nitric oxide in cardiac surgery: Evidence or tradition? Nitric Oxide. 2015;49:67-79.

83. Kokatnur L, Rudrappa M. Diaphragmatic palsy. Diseases. 2018;6(1).

84. Recker D. Patient perception of preoperative cardiac surgical teaching done pre- and postadmission. Crit Care Nurse. 1994;14(1):52-58.

85. Snowdon D, Haines TP, Skinner EH. Preoperative intervention reduces postoperative pulmonary complications but not length of stay in cardiac surgical patients: a systematic review. J Physiother. 2014;60(2):66-77.

86. Alavi M, Pakrooh B, Mirmesdagh Y, et al. The effects of positive airway pressure ventilation during cardiopulmonary bypass on pulmonary function following open heart surgery. Res Cardiovasc Med. 2013;2(2):79-84.

87. Loeckinger A, Kleinsasser A, Lindner KH, Margreiter J, Keller C, Hoermann C. Continuous positive airway pressure at 10 cm H(2)O during cardiopulmonary bypass improves postoperative gas exchange. Anesth Analg. 2000;91(3):522-7.

88. Wang YC, Huang CH, Tu YK. Effects of positive airway pressure and mechanical ventilation of the lungs during cardiopulmonary bypass on pulmonary adverse events after cardiac surgery: a systematic review and meta-analysis. J Cardiothorac Vasc Anesth. 2018;32(2):748-59.

89. Papa V, Trimer R. O papel do fisioterapeuta na UTI de cardiologia. In: Regenga MM, ed. Fisioterapia em cardiologia: da UTI à reabilitação. São Paulo: Roca; 2000. p. 1-20.

90. Lima FVSO. Fisioterapia em cirurgia cardíaca. In: Sarmento GJV, ed. Fisioterapia respiratória no paciente crítico. Barueri: Manole; 2007. p. 343-9.

91. Sepúlveda M, Oliveira PH, Duarte A, et al. Recursos fisioterápicos em assistência ventilatória. J Pneumol. 2000;26(2):S35-S37.

92. Taniguchi LNT, Pinheiro APA. Particularidades do atendimento ao paciente em pós operatório de cirurgia cardíaca. In: Regenga MdM, ed. Fisioterapia em cardiologia: da UTI à reabilitação. São Paulo: Roca; 2000. p. 121-54.

93. Zhu G, Huang Y, Wei D, Shi Y. Efficacy and safety of noninvasive ventilation in patients after cardiothoracic surgery: A PRISMA-compliant systematic review and meta-analysis. Medicine (Baltimore). 2016;95(38):e4734.

94. Regenga MdM, Perondini GB, Mafra JMeS. Reabilitação precoce do paciente infartado. In: Regenga MdM, ed. Fisioterapia em cardiologia: da UTI à reabilitação. São Paulo: Roca; 2000. p. 243-60.

95. Herdy AH, López-Jiménez F, Terzic CP, Milani M, Stein R, Carvalho T, et al. Diretriz sul-americana de prevenção e reabilitação cardiovascular. Arq Bras Cardiol. 2014;(2Supl.1):103.

96. Ramos Dos Santos PM, Aquaroni Ricci N, Aparecida Bordignon Suster E, de Moraes Paisani D, Dias Chiavegato L. Effects of early mobilisation in patients after cardiac surgery: a systematic review. Physiotherapy. 2017;103(1):1-12.

Capítulo 5

Pós-operatório de cirurgia cardíaca pediátrica

Luciana Fonseca da Silva
Célia Maria Camelo Silva
José Pedro da Silva

Pontos-chave

- O pós-operatório de cirurgia cardíaca pediátrica requer ações coordenadas de uma equipe multidisciplinar atuando como um time no tratamento do paciente.
- O tratamento pré-operatório interfere no resultado cirúrgico; crianças em estado grave necessitam de estabilização clínica antes da cirurgia.
- Crianças com cardiopatia devem ser internadas em UTI especializada em cuidados cardíacos intensivos.
- A crise de hipertensão pulmonar é uma grave complicação no pós-operatório de cirurgia cardíaca pediátrica. Prevenção, pronto reconhecimento e intervenção são cruciais para reduzir morbidade e mortalidade.

Introdução

O conhecimento da fisiopatologia pré-operatória e pós-operatória associada a cada cardiopatia congênita é necessário para o cuidado adequado da criança. O tipo de defeito cardíaco, a idade do paciente, a condição clínica pré-operatória, o tratamento cirúrgico utilizado e as intercorrências cirúrgicas determinam as condutas a serem empregadas no pós-operatório. O exame físico imediatamente após a admissão da criança na unidade de pós-operatório é fundamental para a definição de condutas.

O cuidado pós-operatório ideal requer uma equipe bem treinada de enfermeiros e fisioterapeutas. A equipe médica de intensivistas pediátricos, anestesiologistas, cardiologistas e outras especialidades pediátricas deve estar integrada pelo cirurgião cardíaco, que é o responsável final pelo paciente cirúrgico. A baixa mortalidade alcançada hoje nos grandes centros, mesmo para cirurgias cardíacas complexas, em muito se deve à adoção destes princípios.

A prevenção de complicações, com atenção aos detalhes, é essencial à boa evolução pós-operatória. Embora a maioria das crianças tenha um curso pós-operatório tranquilo, é importante manter um alto nível de vigilância com detecção precoce de sinais de complicações, para que a terapêutica apropriada seja empregada antes que grandes problemas aconteçam.

Preparo pré-operatório

Todas as crianças devem ter a avaliação completa, com história clínica e exame físico recentes. Doenças que requerem uso crônico de medicamentos (asma, convulsões, anticoagulação oral) necessitam de atenção especial e, no caso de doenças agudas não tratadas (otite, infecção de vias aéreas superiores, pneumonia, infecção urinária, viroses), recomenda-se o adiamento de cirurgia eletiva.

Avaliação de rotina

Os exames laboratoriais recomendados são: urina com sedimento quantitativo, hemograma completo, plaquetas, ureia, creatinina, sódio, potássio, tempo de protrombina, tempo de tromboplastina parcial ativado, sorologias para HIV, hepatite C (anti-HCV) e hepatite B (HbsAg) nas crianças que receberam transfusão prévia ou filhos de mães de grupo de risco.

Radiografia de tórax e eletrocardiograma são necessários.

A ultrassonografia transfontanela deve ser indicada nos neonatos, antes da operação, para descartar anormalidades intracranianas graves e hemorragia intraventricular. Alterações neurológicas podem estar associadas ao defeito cardíaco, antes da intervenção cirúrgica, como isquemia cerebral e lesão da substância branca caracterizada por leucomalacia periventricular.

Muitas cardiopatias podem ser estabilizadas antes da intervenção cirúrgica, como as dependentes do canal arterial (p. ex., coarctação da aorta, síndrome do coração esquerdo hipoplásico, atresia pulmonar, transposição das grandes artérias, etc.), em que se utiliza prostaglandina E1. Crianças com circulação dependente do canal arterial podem apresentar baixo débito sistêmico por roubo de fluxo pulmonar após a queda da resistência pulmonar. Medidas para aumentar a resistência pulmonar, como hipoventilação, aumento de espaço morto com interposição de traqueia no circuito de ventilação, redução da fração inspirada de oxigênio, acréscimo de CO_2 ao ar inspirado, podem balancear a relação fluxo pulmonar:fluxo sistêmico, melhorando a perfusão sistêmica.

Atriosseptostomia com balão para ampliação de CIA, pode ser necessária para melhorar o débito cardíaco em crianças com atresia tricúspide, drenagem anômala total de veias pulmonares ou atresia pulmonar com septo íntegro ou para melhorar a mistura sanguínea e reduzir a pressão pulmonar em crianças com transposição das grandes artérias.

O uso de corticosteroide imediatamente antes da operação (p. ex.: 5 mg/kg metilprednisolona) reduz a resposta inflamatória à circulação extracorpórea (CEC), com redução das citocinas, devendo ser utilizada nas cardiopatias mais complexas.[7,8]

O preparo emocional para o procedimento é necessário, principalmente nas crianças maiores, assim como o suporte familiar no perioperatório.

Monitoração perioperatória e acessórios

São essenciais:

- Eletrocardioscopia: eletrodos colocados distantes do local da incisão.
- Monitoração da temperatura esofágica, associada ou não à monitoração da temperatura retal. O uso de colchão térmico com capacidade de resfriamento e aquecimento é fundamental para a manutenção da temperatura em níveis adequados. Deve ser mantido nos primeiros dias de pós-operatório nas cardiopatias graves.
- Oximetria de pulso: um diodo emissor de luz (LED) faz a leitura da saturação periférica de oxigênio e indica em monitor digital, ao mesmo tempo que um tom audível é emitido; este tom varia de acordo com a saturação de oxigênio, o que permite à equipe cirúrgica perceber, pelo som, as alterações da oxigenação resultantes da manipulação cirúrgica. Se o monitor não consegue captar a saturação, com o sensor adequadamente posicionado, a criança está fria e com vasoconstrição ou o débito cardíaco não é capaz de gerar uma curva de pulso reconhecível.
- Cateter venoso central para medida da pressão venosa central e infusão de drogas e líquidos. Prefere-se a punção da veia subclávia ou jugular interna, exceto nos casos de correção univentricular, em que há risco de trombose da veia cava superior e consequente obstrução, prejudicando a realização da operação de derivação cavopulmonar parcial (Glenn) ou complicando o pós-operatório dessa cirurgia. Neste caso, recomendamos a veia femoral para infusão de drogas e líquidos e a punção de veia jugular com jelco 22 Fr para monitoração da pressão da artéria pulmonar nas primeiras horas de pós-operatório da derivação cavopulmonar parcial e para a infusão de drogas vasodilatadoras pulmonares quando necessário.

- Cateter vesical: o débito urinário deve ser anotado a cada hora e deve ser pelo menos 1 mL/kg/h, sendo excelente indicador de adequada perfusão renal e débito cardíaco.
- Sonda nasogástrica: em todos os pacientes intubados, o esvaziamento gástrico deve ser feito com a sonda, prevenindo distensão gástrica, vômitos e aspiração brônquica.
- Fios de marca-passo: recomenda-se o uso rotineiro de pelo menos um fio em AD e um fio em VD. No pós-operatório, os fios de átrio são úteis no diagnóstico das arritmias, sendo utilizados para a realização de atriograma (ampliação das ondas P no eletrocardiograma).
- Nos casos de risco de bloqueio (por manipulação cirúrgica ou uso de drogas como amiodarona) ou bloqueio atrioventricular (BAV) instalado, e, em casos propensos, a disfunção do nó sinusal (drenagem anômala total das veias pulmonares – DATVP, isomerismo esquerdo...), é recomendável a colocação de dois fios em AD e dois em VD para a sincronização dos batimentos. Eletrodos epicárdicos temporários em VD e VE podem ser utilizados para ressincronização da contração dos dois ventrículos no pós-operatório imediato.
- Drenos torácicos: para evitar tamponamento e controlar o ritmo de sangramento.
- Ecocardiografia intraoperatória: pode ser realizada com sonda esofágica ou epicárdica, envolta em plástico estéril, quando não for possível posicionar a sonda esofágica. É essencial na correção dos defeitos complexos e nas plastias valvares, auxiliando na decisão terapêutica.

Outros

Cateteres atriais

Em cardiopatias graves em neonatos, recomenda-se a colocação de cateter em átrio direito nos pacientes que permanecem com o tórax aberto, com sua retirada no pós-operatório durante o fechamento do tórax, após estabilização clínica da criança. Quando retirado nos pacientes com o tórax já fechado, os drenos devem estar abertos, a criança, sedada, e o concentrado de hemácias para reposição imediata deve estar disponível ao lado do paciente, para o caso de ocorrer sangramento. O cateter em átrio esquerdo raramente necessita ser colocado em crianças, observando-se sempre o risco de embolia sistêmica de micropartículas e ar, além do risco de sangramento, risco também presente em cateteres do lado direito nas cardiopatias univentriculares ou com *shunt* direito-esquerdo.[9]

Cateter pulmonar

Pode ser colocado diretamente através da via de saída do ventrículo direito (VSVD), ou, em crianças maiores, o cateter de Swan-Ganz pode ser colocado por punção venosa subclávia ou jugular, sendo útil para a medida de pressão de artéria pulmonar e débito cardíaco. Raramente usados em pós-operatório, em que a medida intermitente da pressão pulmonar pode ser avaliada de forma não invasiva pelo ecocardiograma.

Índice bispectral (BIS)

Utilizado para avaliar a profundidade da sedação do paciente durante a cirurgia. É de fácil uso e a colocação dos eletrodos é simples, porém não demonstra a perfusão tecidual.[10]

NIRS (*Near-infrared spectroscopy*)

Técnica óptica utilizada para monitorar a oxigenação dos tecidos cerebral e somáticos, com o benefício de demonstrar a queda do débito cardíaco imediatamente. Para avaliação do tecido cerebral, os probes são colocados na testa do paciente, um LED emite luz infravermelha que passa através de uma pequena faixa tecidual em forma de banana no córtex cerebral frontal e atinge 2 a 3 detectores localizados de 3 a 5 cm do emissor. Modelos anatômicos preveem que 75% do volume de sangue cerebral no caminho de luz é venoso e 25% é arterial, porém, a proporção real tem variação ampla em pacientes, mas a relação média é 85% sangue venoso e 15% sangue arterial. A rSO$_2$i (relação da oxi-hemoglobina/hemoglobina total na linha da luz) basal é cerca de 70% em pacientes acianóticos sem grande *shunt* intracardíaco esquerda para a direita e para pacientes cianóticos geralmente é 40-60%. Esses dispositivos são mais bem utilizados como monitores de tendência, com cada paciente servindo como seu próprio controle, e uma diminuição relativa de 20% da linha de base pode revelar imediatamente uma redução clinicamente importante do débito cardíaco, que ainda não foi detectada pelos exames de rotina.

DTC (Doppler transcraniano)

É monitor sensível, em tempo real, de velocidade de fluxo de sangue cerebral (CBFV) e êmbolos durante a cirurgia cardíaca em crianças. Uma exibição do espectro de frequência dos sinais de Doppler é facilmente interpretada e velocidades de fluxo sistólicos e média de pico (cm/s), são exibidas, bem como um índice de pulsatilidade, que é igual à velocidade de pico menos a velocidade final diastólica, dividida pela velocidade média. O exame da artéria cerebral média é mais reprodutível, por meio da janela temporal.

Eletroencefalografia

A EEG habitual pode ser utilizada em cirurgia cardíaca, porém não é prática nem custo-efetiva pela interferência dos sinais elétricos, complexidade da colocação e dificuldade de interpretação. É afetada por anestesia, temperatura e circulação extracorpórea.[11]

Placas descartáveis de desfibrilação externa

Coladas no tórax, longe da região da incisão, possibilitam a cardioversão externa. Indispensáveis nas reoperações e nas cirurgias minimamente invasivas, nas quais a introdução das placas internas, mesmo pequenas, pode ser impossibilitada pela presença de aderências antes da abertura completa do tórax ou pelo tamanho da incisão.

Cateter de diálise peritoneal

Pode ser instalado ainda no centro cirúrgico, com o intuito de retirar líquido nas crianças edemaciadas, com tempo de CEC prolongado, que apresentam baixa diurese. Também é útil nos casos de acidose persistente, para auxiliar no equilíbrio acidobásico. Pode ser posicionado na linha média infraumbilical ou supraumbilical (nos recém-nascidos, deve-se ter cuidado com o trajeto da veia umbilical, que ainda pode estar pérvia).[12]

Transporte do paciente para unidade de pós-operatório

Ao término do procedimento, o paciente deve ser cuidadosamente transportado para a unidade de terapia intensiva, com monitoração contínua de eletrocardiograma (ECG), pressão arterial sistêmica e oximetria de pulso. Deve-se ter cuidado com a perda de temperatura da criança, aquecendo-se a cabeça e o corpo. Os membros da UTI devem ser informados previamente sobre o estado do paciente, drogas que estão sendo utilizadas e parâmetros ventilatórios. Oxigênio e equipamento de ventilação, incluindo Ambu® e máscara, são necessários a todos os pacientes, assim como bombas de infusão com bateria. A chegada na UTI deve ter rotina de atendimento, com atenção inicial à instalação do paciente no ventilador com os mesmos parâmetros utilizados no centro cirúrgico. O monitor de transporte só deve ser dispensado após a instalação de todos os equipamentos de monitoração da UTI, posicionamento das bombas de infusão com as drogas, posicionamento dos frascos de drenagem e coletor de diurese. Enquanto isso, a equipe cirúrgica deve estar atenta a sinais que requeiram alteração da sequência de eventos (p. ex.: hipotensão, bradicardia, alteração na ventilação da criança, queda de saturação).[6]

Rotina do pós-operatório

Exames essenciais

- Gasometria, eletrólitos, lactato, glicemia: 6/6 h POI; 12/12 h no D1; 1x/dia no D2.
- Hemograma e plaquetas: 1x/dia no D1; 1x ao dia no D2.
- Ureia/creatinina: 1x/dia no D1; 1x ao dia no D2.
- Coagulação: somente se sangramento importante (TP, TTPA, TCA, fibrinogênio).
- Radiografia de tórax: POI; 1x/dia no D1; 1x ao dia no D2.
- ECG: POI; 1x/dia no D1.

Ventilação

Adequadas ventilação e oxigenação são prioridades para todos os pacientes.

Ao exame físico, deve-se observar cianose perioral e periférica, analisar a simetria da ventilação bilateral dos pulmões e sua adequada expansão, além da ausculta bilateral do tórax. Sinais de insuficiência respiratória incluem também taquipneia, retração intercostal, batimentos de asa do nariz e apneia. Com a criança sob efeito de curare, muitos desses sinais estarão mascarados.

Radiografia de tórax deve ser imediatamente obtida para avaliar a posição do tubo endotraqueal, dos cateteres e dos drenos, atelectasia, pneumotórax, hemotórax e tamanho da área cardíaca. Deve ser repetida a cada dia, ou em períodos mais curtos se houver necessidade.

A oximetria periférica contínua sempre deve ser utilizada.

A gasometria arterial deve ser realizada após a instalação do paciente na UTI e a cada 6 horas até extubação. Em casos de alterações graves da gasometria inicial, intervalos mais curtos serão necessários, até melhora do quadro.

Atenção aos pacientes que chegam extubados, pelo risco de recirculação das drogas anestésicas, principalmente em obesos. Nesses pacientes, em geral a gasometria inicial mostra discreta retenção de CO_2, que logo se normaliza; entretanto, se a criança mostrar sinais de insuficiência respiratória, a reintubação deve ser considerada. Avaliação cuidadosa da causa da insuficiência respiratória deve ser feita, pois a inadequada reversão dos relaxantes musculares ou efeito mantido dos narcóticos são situações que podem ser manejadas. Outros pacientes podem se beneficiar da pressão positiva contínua nas vias aéreas (CPAP) ou pressão positiva bifásica nas vias aéreas (BiPAP). Edema de vias aéreas pode ser tratado com adrenalina inalatória.

Os pacientes sob ventilação mecânica requerem conhecimento das interações cardiopulmonares nas diferentes cardiopatias congênitas para seu adequado tratamento. Alterações na mecânica ventilatória podem ter implicações profundas na hemodinâmica, especialmente após correção das cardiopatias complexas.

Em geral, o suporte ventilatório mecânico pode ser realizado em duas categorias: limitado a pressão ou volume.

A ventilação limitada à pressão tem a vantagem de controlar a pressão inspiratória de pico e a pressão média, com melhor oxigenação. Desvantagens incluem flutuações imprevisíveis na complacência, com consequente variação do volume corrente.

A ventilação limitada a volume assegura que o volume corrente selecionado será ofertado ao paciente a cada inspiração, porém com a desvantagem do risco de atingir altos picos de pressão. Os modos de ventilação mais utilizados são SIMV (synchronized intermittent mandatory ventilation), PRVC (pressure regulated volume control) e PSV (pressure support ventilation) e são escolhidos sempre baseados na condição clínica do paciente e nível de sedação.

Qualquer dos dois tipos pode ser sincronizado com o esforço do paciente, gerando maior conforto; entretanto, a importância da sincronização não deve ser supervalorizada, pois, em um contexto de reserva cardíaca mínima, o esforço do paciente e a agitação podem ser deletérios. Não há parâmetros de rotina para todos os pacientes e os parâmetros inicialmen-

te instalados na chegada à UTI, que é a mesma utilizada no centro cirúrgico ao final da operação, devem ser modificados de acordo com a necessidade de cada paciente e com a gasometria inicial. Há pacientes que não respondem à terapêutica ventilatória convencional e a decisão da melhor estratégia de ventilação deve ser feita em equipe, de acordo com o tipo de cardiopatia que está sendo tratada.

Novas modalidade de ventilação têm sido criadas, como a NAVA (neurally adjusted ventilatory assist), em que o cérebro do paciente decide quando ventilar. Por meio da inserção de um detector no diafragma (cateter Edi - electronic diaphragm), melhora-se a sincronia entre o paciente e o suporte ventilatório oferecido pelo ventilador. O cateter Edi, que possui também um lúmen para nutrição, é colocado via nasal ou oral no esôfago, até que o diafragma esteja no meio de 9 eletrodos e fixado com uma SNG. Esse cateter capta informações do diafragma, que são transformadas em ondas no monitor, possibilitando a sincronização da ventilação. Essa modalidade de assistência ventilatória é protetora do pulmão, reduzindo o risco de barotrauma ou trauma por excesso de volume.

O paciente deve permanecer intubado até que as funções cardíaca e pulmonar estejam estabilizadas. Apenas depois disso o desmame do ventilador deve ser iniciado. Não é recomendado o uso rotineiro de corticosteroide antes da extubação.

Ventilação mecânica em situações especiais

Hipertensão pulmonar

Pacientes com hiperfluxo pulmonar no pré-operatório, com risco de crise de hipertensão pulmonar, requerem vasodilatação arteriolar pulmonar no pós-operatório. Para isso, o ideal é tensão arterial de O_2 (PaO_2) de 100 a 150 mmHg, alcalose respiratória e tensão de CO_2 (PCO_2) baixa, de 28 a 35 mmHg. A ventilação inicial deve ser feita com volume de 12 mL/kg e frequência ventilatória de 24 ipm (recém-nascido) a 10 ipm (adulto). Gasometrias sequenciais mostram a adequação da ventilação, assim como a oximetria de pulso e o CO_2 expirado (capnografia). Uso contínuo ou intermitente de morfina (75 a 100 µg/kg/h) ou fentanil (1 a 2 µg/kg/dose a cada 2 a 3 h), para sedação e analgesia, evitam assincronia da ventilação. Para pacientes com hipertensão pulmonar grave, pode ser necessária a paralisação com curare (brometo de pancurônio 100 µg/kg/h) associada à sedação, podendo ser necessário seu uso nas primeiras 72 horas de pós-operatório com ventilação plena. A associação de óxido nítrico inalatório pode ser útil nesses casos. O uso de sildenafila por via oral deve ser iniciado em doses 2 a 4 mg/kg/dia (é vasodilatador pulmonar e hipotensor sistêmico). Após esse período, a criança é progressivamente "desmamada" do aparelho.

Ventrículo único

Nos pacientes dependentes de *shunt* tipo Blalock-Taussig, a estratégia ventilatória visa manter $SatO_2$ de 75 a 80% e PCO_2 de 45 a 50 mmHg, com o objetivo de aumentar levemente a resistência pulmonar, prevenir hiperfluxo pulmonar e aumentar o fluxo sanguíneo sistêmico. Portanto, ventilação com FiO_2 e frequência baixas é a conduta adequada nesses pacientes. Casos que apresentam hipoxemia, pelo tamanho inadequado do tubo ou por resistência pulmonar elevada, necessitam da conduta citada anteriormente. Não esquecer a heparinização para manter o tubo do *shunt* pérvio.

Após a derivação cavopulmonar parcial (operação de Glenn bidirecional), a hiperventilação reduz o fluxo sanguíneo cerebral, o que pode reduzir o retorno pela veia cava superior; além disso, ventilação com frequência respiratória alta eleva a pressão média intratorácica, o que também dificulta a passagem de sangue pelo pulmão. Portanto, hipoventilação leve com PCO_2 48 a 52 mmHg, PEEP zero, tempo inspiratório curto e frequência de ventilação baixa para deixar a pressão intratorácica baixa por mais tempo, volume corrente de 14 a 18 mL/kg para garantir volume minuto ideal e para atingir pH normal, resultam em fluxo sanguíneo pulmonar ideal. Esse modo de ventilação é cardioprotetora.

Após a derivação cavopulmonar total (operação de Fontan), todo retorno venoso deve fluir passivamente pelo pulmão e, com o PEEP baixo e baixa frequência de ventilação (para reduzir a pressão média intratorácica), minimiza-se o efeito negativo da ventilação mecânica nesses pacientes, nos quais a extubação deve ser precoce sempre que as condições hemodinâmicas estiverem estáveis. As colaterais sistêmico-pulmonares podem complicar o curso pós-operatório de Fontan, pois aumentam a pressão da artéria pulmonar, levando a edema pulmonar, sangramento brônquico, dificuldade de extubação e óbito. Nesses casos complicados, a embolização dessas colaterais é a conduta imediata necessária. A bronquite plástica é complicação grave pós-Fontan, por obstrução de brônquios, e se apresenta com hipoxemia grave. Nesses casos, o uso de acetilcisteína, corticosteroide, terapêutica para redução da pressão da artéria pulmonar (sildenafila, milrinona, óxido nítrico) e uso de ativador do plasminogênio tecidual inalatório, em alguns casos, são condutas necessárias para reversão do quadro.[13-20]

Intubação prolongada

A criança pode apresentar edema de cordas vocais ou subglótico após intubação por longo período. A alta pressão negativa intratorácica gerada pela obstrução de vias aéreas aumenta a pós-carga, o que pode ser mal tolerado por pacientes com disfunção ventricular. Nos casos de intubação prolongada, para minimizar o edema, utiliza-se dexametasona (0,5 a 1 mg/kg, sendo aplicada uma dose seis horas antes da extubação, podendo ser repetida se necessário, a cada seis horas, até completar quatro doses). Adrenalina é administrada por aerosol (3 ampolas em 5 mL de soro fisiológico).

Sistema cardiovascular

Crianças submetidas à correção cirúrgica do defeito cardíaco e proteção miocárdica adequadas em geral apresentam boa função cardíaca no pós-operatório e necessitam de poucas manipulações para uma convalescença normal.

As perdas sanguíneas excessivas devem ser repostas, evitando anemia e hipovolemia. Em pacientes submetidos à correção de cardiopatias simples, como CIA, PCA, CoAo e CIV,

que estejam estáveis hemodinamicamente, a transfusão de hemoderivados deve ser evitada. Já nos pacientes graves, especialmente os neonatos com cardiopatia univentricular, a hemoglobina deve ser mantida em torno de 15 g/dL.

A vasoconstrição periférica nos pacientes hipotérmicos pode mascarar a hipovolemia, com pressões venosa e arterial normais, porém, à medida que a temperatura normaliza, pode ocorrer hipotensão decorrente de vasodilatação, com necessidade de reposição volêmica.

A hipertermia aumenta o consumo de O_2 e reduz o limiar para convulsão, podendo agravar algum dano neurológico já instalado, e deve ser agressivamente tratada. Pacientes com baixo débito cardíaco podem apresentar-se com vasoconstrição periférica e hipertermia central, quadro que deve ser tratado com o uso de vasodilatadores do tipo α-bloqueadores (levomepromazina – Neozine®, que possui menos efeito hipotensor e menor efeito antipsicótico, ou clorpromazina – Amplictil®), corticosteroides (para reduzir a reação inflamatória), colchão térmico para resfriar e reposição volêmica agressiva durante a infusão em *bolus* do α-bloqueador, se a pressão venosa central não estiver elevada, além de antitérmicos e drogas inotrópicas.

A hipovolemia causada por alterações na capacitância venosa, por extravasamento de fluidos e proteínas para o interstício, peritônio ou pleura, deve ser corrigida com a reposição de cristaloide, concentrado de hemácias ou coloides, sempre respeitando o princípio de não elevar a pressão venosa central. O volume a ser dado em *bolus* durante 5 a 10 minutos é de 5 a 10 mL/kg. A infusão de plasma, pelo risco de formação de anticorpos e maior risco de infecção, deve ser restrita a pacientes hipovolêmicos com alteração persistente da coagulação. O hematócrito deve ser mantido acima de 30%, pois a anemia reduz a capacidade de transporte de oxigênio. Níveis mais baixos de hemoglobina (mínimo 7 g/dL) podem ser tolerados nas correções das cardiopatias mais simples, desde que o paciente esteja hemodinamicamente estável. Pacientes cianóticos no pré-operatório ou que passaram por cirurgias paliativas, como as operações univentriculares tipo Norwood, Glenn ou Fontan, geralmente necessitam de manutenção do hematócrito acima de 45%, porém a policitemia extrema interfere na perfusão capilar, aumentando a resistência sistêmica.

Reposição de fluidos, eletrólitos e glicose

A quantidade e a composição dos fluidos variam de acordo com a situação clínica e os níveis séricos de eletrólitos. Para neonatos e crianças pequenas, utiliza-se soro glicosado a 10%, desde que a glicemia inicial não esteja elevada, associando-se cloreto de potássio a 19,1% de acordo com a dosagem sérica na chegada à UTI, não excedendo concentração superior a 4 mL de KCl 19,1% (10 mEq) para 100 mL de solução glicosada. Como existe tendência à retenção de sódio no pós-operatório, não há necessidade de acrescentar sódio no soro de manutenção nos dois primeiros dias. O cálcio deve ser acrescentado na solução de acordo com as necessidades diárias e a dosagem sérica inicial.

O volume de manutenção deve ser 50 mL/kg/dia nos dois primeiros dias de pós-operatório, ajustando-se posteriormente a infusão, se a criança não foi alimentada.

Necessidades diárias de líquidos em crianças normais, sem insuficiencia cardíaca:

- Entre 0 e 10 kg: 100 mL/kg/dia.
- Entre 10 e 20 kg: 1.000 mL + 50 mL/kg/dia para cada kg acima de 10 kg.
- Acima de 20 kg: 1.500 mL + 10 mL/kg/dia para cada kg acima de 20 kg.

Entretanto, nos primeiros dias de pós-operatório, deve-se restringir a infusão de líquidos a 40% das necessidades diárias, pois em geral há retenção líquida com extravasamento para o interstício. Além disso, diuréticos devem ser associados (furosemida 1 mg/kg/dose), ajustando-se as doses às necessidades.

Exemplo:

Criança de 5,4 kg, em pós-operatório imediato de cardiopatia complexa:

- 50 mL/kg/dia: prescrever 270 mL/dia → 11,2 mL/h (drogas + eletrólitos + outros líquidos).

Em uso de drogas vasoativas, dobutamina 1 mL/hora, noradrenalina 2 mL/h e milrinona 1 mL/hora (todos diluídos em soro glicosado 10%) + soro infundido no cateter arterial 3 mL/h (SF 0,9%) → Total 7 mL/h.

Volume restante para eletrólitos: 6 mL/hora (134 mL SG 10% + 4 mL KCl 10% + 5 a 10 mL gluconato de cálcio 10%).

A velocidade de infusão de glicose (VIG), com este volume de infusão de SG 10% 10 mL/h (drogas e eletrólitos): 1 g/h → 24 g/dia → 4,4 g/kg/dia (adequada para esta criança exemplificada).

Lembrando a necessidade diária de manutenção:
- **Sódio**: até 10 kg: 3 a 5 mEq/kg/kg/dia – NaCl 20% – 1 mL = 3,2 mEq → necessidade aproximada 1 mL/kg/dia – NaCl 20%. De 10 kg a 20 kg: 30 mEq + 1,5 mEq/kg/dia. Acima de 20 kg: 45 mEq + 0,6 mEq/kg/dia. Não prescrito no pós-operatório (PO).
- **Potássio**: até 10 kg: 2 a 4 mEq/kg/dia   KCl 19,1%   1 mL = 2,5 mEq → necessidade aproximada 0,8 a 1 mL/kg/dia – KCl 19,1%. De 10 a 20 kg: 20 mEq + 1 mEq/kg/dia. Acima de 20 kg: 30 mEq/kg/dia + 0,4 mEq/kg/dia.
- **Cálcio**: 0,5 a 1 mEq/kg/dia; gluconato de cálcio 10% 1 mL = 0,5 mEq → necessidade média 1 a 2 mL/kg/dia gluconato de cálcio 10%.

Glicose

Necessidades calóricas diárias variam com a idade:

- 0 a 6 meses: 108 a 120 cal/kg/dia.
- 6 a 12 meses: 98 a 108/kg/dia.
- 1 a 3 anos: 102 a 108/kg/dia.
- Decrescendo progressivamente até 15 a 18 anos: 45 a 55 cal/kg/dia.

A infusão de glicose no pós-operatório deve ser de 4 a 10 g/kg/dia.

A dosagem sérica de glicose deve ser realizada a cada seis horas nas primeiras 24 horas. O controle com dextro periférico pode ser intercalado a cada seis horas e mantido até a alta.

A hiperglicemia mantida e persistente acompanha-se de riscos. Pode levar a glicosúria, diurese osmótica, hipovolemia, desidratação intracelular, hiperosmolalidade sanguínea (osmolalidade > 300 mOsm/L) e hemorragia intracraniana. Entretanto, esses eventos são, na prática, mais teóricos que reais, pois os achados decorrentes da hiperglicemia não são muito frequentes, havendo uma correlação importante entre hemorragia intracraniana e hiperglicemia somente com níveis superiores a 400 mg/dL em recém-nascidos pré-termo. A patogênese dessa hemorragia inclui fatores intravasculares, vasculares e extravasculares, cujo somatório, comum em prematuros, piora seu prognóstico. Dentre as causas intravasculares ressalta-se a expansão rápida, decorrente da administração de soluções concentradas de glicose.

Recomenda-se, na vigência de hiperglicemia > 150 mg/dL, a troca do SG 10% por SG 5% ou por solução fisiológica sem glicose, com medidas seriadas da glicemia. Assim que o nível glicêmico chegar a 120 mg/dL, a infusão de SG 5% deve ser reiniciada, para evitar hipoglicemia.

A hipoglicemia causa danos cerebrais graves. O dogma central do metabolismo de energia cerebral é que a glicose é o combustível energético obrigatório para o cérebro mamífero e o único substrato capaz de sustentar completamente a atividade neural. A gliconeogênese (transformação do lactato, glicerol, piruvato e intermediários do ciclo de Krebs em glicose) ocorre no fígado e no rim. No pós-operatório de cirurgia cardíaca, esse processo fica comprometido e pode ser agravado por longos períodos de jejum e durante processos infecciosos. Embora o músculo esquelético e o miocárdio possam usar outros combustíveis energéticos, como ácidos graxos livres e corpos cetônicos, os glóbulos vermelhos e o cérebro são dependentes exclusivamente da glicose circulante. Por essa razão, níveis sanguíneos adequados de glicose devem ser mantidos, garantindo a oferta de glicose por via intravenosa em todas as crianças desde o pós-operatório imediato. Por esse mesmo motivo, não indicamos o emprego de insulina em crianças no pós-operatório de cirurgia cardíaca, a não ser em crianças diabéticas ou nas que mantenham níveis glicêmicos extremamente altos durante períodos prolongados após retirada da infusão de glicose, com acidose metabólica. Nessas situações raras, o nível sérico da glicemia deve ser monitorado intensivamente, com medidas seriadas, reiniciando a infusão de glicose antes que seu nível sérico fique abaixo de 100 mg/dL. Essa recomendação baseia-se no fato de que a hipoglicemia grave, mesmo por curto período, causa dano neurológico permanente. A hipoglicemia deve ser tratada com infusão rápida de SG 10% (5 mL/kg). Se houver restrição ao volume a ser infundido, pode-se fazer infusão lenta de glicose a 25% em bomba de infusão (2 mL/kg). Acrescentar manutenção de infusão a SG 20% 1 mL/kg/hora até que o nível glicêmico atinja 60 mg/dL em mais de duas dosagens. Em casos de hipoglicemia recorrente, deve-se suspeitar de infecção sistêmica grave, principalmente por Gram-negativos. Hidrocortisona e glucagon são indicados em casos específicos.

Hipocalemia (K⁺ < 3,5)

É bem tolerada em crianças, mas pode contribuir para irritabilidade ventricular. Pode ser corrigida com 0,25 a 0,5 mEq/kg em 2 horas (1 mL KCl 19,1% = 2,5 mEq). Os exames anteriores devem ser avaliados, observando a tendência. Cuidado: não administrar rápido ou muito concentrado, pois pode causar parada cardíaca. Concentração máxima 2,5 mEq (1 mL) diluído em 24 mL de SG correr em bomba de infusão.

Hipercalemia (K⁺ > 5,0)

Em geral associada à insuficiência renal ou excesso de infusão/ingestão de potássio. A coleta por aspiração pode hemolisar o sangue, gerando uma dosagem errada do nível de potássio. Os exames anteriores devem ser avaliados, observando a tendência ao aumento do potássio.

Retirar o potássio dos líquidos infundidos (Ringer tem potássio) e suspender o uso de espironolactona (diurético poupador de potássio) e de diuréticos (furosemida, manitol). Se o paciente não estiver hipervolêmico, a expansão com soro fisiológico dilui o potássio sérico. Uso de cloreto de cálcio intravenoso faz com que o potássio extracelular migre para o interior da célula e pode ser útil nas situações de urgência (arritmias, PCR), como medida imediata. Faz-se administração oral ou retal de poliestireno sulfonato de cálcio (Sorcal® 1 g/kg a cada 4 horas) nos casos que não responderam às medidas anteriores. Diálise peritoneal ou hemodiálise, em alguns casos, deve ser imediatamente indicada, se o paciente apresenta nível muito elevado de potássio, com risco de parada cardíaca. A solução de glicose hipertônica + bomba de insulina em geral não é utilizada em crianças, pelo risco de hipoglicemia e por não eliminar o potássio do organismo.

Hipernatremia (Na⁺ > 145)

Ocorre em crianças que receberam altas doses de bicarbonato de sódio ou excesso de solução fisiológica na CEC ou no pós-operatório. Deve ser tratada com restrição de sódio e administração liberal de líquidos se não estiver com peso acima do esperado. Pode ocasionar sangramento intracraniano.

Hiponatremia (Na⁺ < 130)

Requer administração de diuréticos e restrição hídrica. Abaixo de 125 mEq/L pode associar-se a sintomas neurológicos e convulsões, devendo ser tratada com restrição hídrica e infusão de solução salina por sonda nasogástrica ou intravenosa. Cálculo do déficit de sódio: (Na = Na desejado – Na atual) × peso (kg) × 0,6. A metade deve ser reposta em 8 horas e o restante, nas próximas 16 horas.

Hipocalcemia (Ca⁺⁺ < 1,2)

Ocorre principalmente em neonatos e após transfusões. A falta de um sistema de transporte intracelular bem de-senvolvido deixa o coração imaturo dependente dos níveis extracelulares de cálcio para uma contratilidade efetiva. Em neonatos, o cálcio deve ser medido com frequência (normal 1,2 a 1,4 mg/dL) e corrigido com gluconato de cálcio, se necessário. Colocar cálcio no soro de manutenção e ajustar de acordo com o nível sérico. Em crianças com interrupção do arco aórtico ou *truncus* e hipocalcemia refratária, deve-se suspeitar da síndrome de DiGeorge, que pode estar presente em um terço dos casos, sendo também associada à baixa imunidade.

Hipomagnesemia

É associada com maior morbidade e a correção do magnésio reduz a frequência de arritmias ventriculares e aumenta o índice cardíaco no pós-operatório imediato. É vasodilatador e pode causar hipotensão. Dose de sulfato de magnésio: 1 a 2 mEq/kg.

Controle do equilíbrio acidobásico

Acidose metabólica

Em geral resulta de baixo débito cardíaco e baixa perfusão tecidual. Hipotermia, hipoglicemia e hipoxemia também podem ser causas. O tratamento sempre requer correção da alteração hemodinâmica, associada à administração de bicarbonato de sódio. A infusão de HCO3- deve ser realizada a partir do cálculo com a fórmula de Astrup: HCO3- a ser infundido = peso × 0,3 × BE, em que BE corresponde ao déficit de base. A solução de bicarbonato de sódio a 8,4% tem 1 mEq/mL e bicarbonato de sódio a 10% 1,2 mEq/mL. É preferível corrigir inicialmente a metade do déficit de base em 15 minutos e repetir a gasometria a fim de evitar complicações decorrentes do uso excessivo do HCO3-. Caso persista a acidose, a outra metade da dose é infundida. A infusão rápida está associada à hemorragia intraventricular em neonatos. É importante que a ventilação esteja adequada, pois ocorre liberação de CO_2. Outras causas de acidose metabólica são sepse, enterocolite necrosante, acidose tubular renal e hemorragia intraventricular.

Acidose respiratória

Mais comumente resulta de ventilação inadequada. As causas principais são: obstrução da cânula ou de vias aéreas por secreção, ajuste inadequado do ventilador, pneumotórax, derrame pleural, escape de fluxo aéreo por desconexão, falha do equipamento, mau posicionamento da cânula traqueal. Recomenda-se aspiração periódica das vias aéreas, a realização de radiografia de tórax na entrada da UTI e a cada 24 horas como rotina, e nas intercorrências e imediatamente após o reposicionamento ou troca de fixação da cânula.

Nos pacientes que cursam com hipoxemia e retenção de CO_2, afastadas as causas anteriormente citadas, deve-se investigar fluxo sanguíneo pulmonar inadequado.

Alcalose respiratória

Geralmente secundária à hiperventilação, é necessária em alguns casos, como na prevenção de crises de hipertensão pulmonar.

Alcalose metabólica

Pode ocorrer por administração excessiva de bicarbonato, drenagem gástrica prolongada, por sonda, com perda de hidrogênio e cloreto, por diarreia ou infusão crônica de diuréticos. Geralmente a conduta é expectante e ocorre ajuste espontâneo. A hipoventilação com retenção de CO_2 pode induzir ao equilíbrio acidobásico neste caso.

Sistema renal

O débito urinário é bom indicador da perfusão renal e do débito cardíaco. O volume eliminado deve ser anotado na ficha de controle de dados do paciente de hora em hora. Em crianças, 1 mL/kg/h em geral é considerado adequado. No pós-operatório, afastada a hipovolemia, o baixo débito cardíaco é a principal causa de oligúria. A diurese reduzida por baixo débito cardíaco normaliza após a correção do problema hemodinâmico. O volume urinário reflete o débito cardíaco e a perfusão tecidual. O aspecto escuro da urina pode refletir hemólise.

O uso de furosemida em geral é necessário para promover a diurese, pois o paciente recebe muito volume no intraoperatório. Doses iniciais de 0,5 a 1 mg/kg a cada 6 horas podem ser sequencialmente aumentadas até 6 mg/kg, ou até que uma resposta satisfatória seja obtida.

Uma porcentagem pequena dos pacientes não responde ao tratamento convencional e evolui com insuficiência renal dialítica. O tipo de diálise mais utilizada no pós-operatório em crianças é a peritoneal, sendo indicada quando ocorre sobrecarga de volume sem diurese adequada, na acidose metabólica persistente, na hipercalemia grave ou na presença de uremia sintomática. A diálise deve ser formulada de acordo com a indicação: nos casos de hipervolemia, o tempo de permanência deve ser curto (20 a 30 min), para realizar o maior número possível de banhos. Nos casos de uremia ou hipercalemia, o tempo de permanência deve ser mais longo (1 a 2 h), para que sejam trocadas as substâncias tóxicas. Em geral são realizados três banhos rápidos a 1,5%, com volume de 10 a 20 mL/kg após a instalação do cateter, para lavar a cavidade, observar sangramento pós-procedimento e testar a posição do cateter, seguidos de banhos a 1,5% com volume de 20 mL/kg se a pressão intra-abdominal não se elevar acima de 15 cmH$_2$O.

Profilaxia de infecção

As técnicas estéreis, durante e após o ato cirúrgico, são essenciais na prevenção de infecções após cirurgia cardíaca. Antibioticoterapia profilática é usada para redução de risco de pneumonia, infecção da corrente sanguínea, do trato urinário e infecção da cicatriz cirúrgica. Antibiótico de amplo espectro deve ser administrado antes da incisão cirúrgica e continuar no pós-operatório imediato. Existem relatos de que seja benéfico estender a antibioticoterapia profilática até a retirada dos drenos torácicos. Em geral utiliza-se cefazolina sódica 50 mg/kg intravenosa imediatamente antes da operação, assim que o acesso venoso é instalado, e depois 25 mg/kg/dose IV a cada 6 horas. Vancomicina (10 a 15 mg/kg/dia) ou clindamicina (10 mg/kg/dose IV a cada 8 horas) são drogas substitutas em casos de alergia à penicilina. A manutenção dos antibióticos é feita até que os drenos e cateteres intracardíacos sejam removidos. Em crianças com tórax aberto e neonatos, recomenda-se a profilaxia para *Staphylococcus* e Gram-negativos, podendo-se utilizar vancomicina (10 mg/kg/dose a cada 12 horas) associada à gentamicina (2,5 mg/kg/dose a cada 8 horas) ou meropenem. Temos utilizado teicoplamina (10 mg/kg/dose) nesses pacientes pelo fato de ser necessário menor volume para infusão, em dose única diária, com mesmo espectro de ação que a vancomicina. Sepse deve ser suspeitada em crianças com sinais de: hipoglicemia, trombocitopenia, acidose, instabilidade hemodinâmica, hepatomegalia, hiperbilirrubinemia, leucocitose ou leucopenia (sugerindo infecção por Gram-negativos). Culturas devem ser obtidas e antibioticoterapia adequada iniciada. Pacientes com síndrome de Di George e asplenia têm maior risco de complicações infecciosas. Para pacientes asplênicos, a profilaxia com amoxacilina deve ser iniciada logo após a retirada dos antibióticos intravenosos. A associação de antibióticos potentes ou de antifúngicos deve ser guiada por culturas de secreção traqueal, secreção da ferida, urina ou hemoculturas, para evitar o uso indiscriminado e o aparecimento de cepas multirresistentes. A vigilância diária do nível de creatinina e volume de diurese deve ser rotina nos pacientes em uso de medicamentos nefrotóxicos, com o ajuste precoce da dose, antecipando a evolução para insuficiência renal e o ajuste da dose desses medicamentos.

A retirada precoce dos cateteres deve ser estimulada, especialmente nas cardiopatias de baixo risco, com substituição por cateter central de inserção periférica (PICC) nos casos em que se espera o uso prolongado de drogas ou outras medicações intravenosas. Evitar o uso de corticosteroides no pré e pós-operatório também é medida a ser tomada, para evitar a redução da imunidade do paciente.

Ecocardiograma

A análise ecocardiográfica do resultado cirúrgico, quando não realizada no intraoperatório, deve ser feita no pós-operatório imediato, especialmente nos casos complexos ou nas plastias valvares. Auxilia na estratégia de tratamento a ser utilizada nos diferentes casos, avaliando a função miocárdica e orientando no uso de drogas inotrópicas e vasoativas. É útil no diagnóstico de lesões residuais, que podem complicar o pós-operatório.

A modalidade ecocardiográfica empregada por neonatologistas (point-of-care functional echocardiography – PCFecho), permite a avaliação em tempo real do desempenho cardíaco e hemodinâmica sistêmica (fisiologia aguda) com identificação imediata de disfunção cardiovascular para guiar as decisões de terapêuticas em recém-nascidos de baixo peso, não sendo, entretanto, método substituto ao exame ecocardiográfico completo realizado pelo ecocardiografista pediátrico.[21]

Sistema nervoso central

A avaliação neurológica no pós-operatório inclui avaliação dos sinais vitais, dos movimentos dos membros, reação ao estímulo doloroso e reação pupilar. Pode estar dificultada pelos efeitos residuais da anestesia. Lesões neurológicas podem ser decorrentes de isquemia cerebral, hipóxia global, embolia cerebral, lesões prévias, alterações eletrolíticas, acidose, hipoglicemia e hipomagnesemia.

Alterações neurológicas estão associadas à cardiopatia congênita em grande número de casos no pré-operatório. Alta incidência de lesão da substância branca, incluindo leucomalácia periventricular, ocorre em neonatos com cardiopatia congênita no pré-operatório e após a cirurgia e presume-se que esteja relacionada à hipóxia-isquemia no processo de mielinização da oligodendroglia imatura, que é mais vulnerável à lesão.

Estudo recente revela retardo no desenvolvimento cerebral de fetos portadores de transposição de grandes artérias (TGA) e síndrome de hipoplasia do coração esquerdo (SHCE) em aproximadamente um mês, com os escores TMS aumentando com a progressão da idade gestacional, sugerindo que esperar 40 semanas completas para o parto possa trazer benefício para o cérebro da criança.

Muitas crianças apresentam algum grau de comprometimento neurológico na evolução em longo prazo da cardiopatia complexa, mesmo com todos os cuidados no pré e no pós-operatório. As complicações neurológicas são discutidas posteriormente neste capítulo.[22-24]

Sedação

A agitação da criança no pós-operatório pode ser sinal de dor ou distúrbio ventilatório, metabólico, térmico ou hemodinâmico. Deve ser tratada com dipirona e associações, ibuprofeno, acetaminofeno, nas doses habituais. O nível de sedação correto é aquele que permite boa ventilação e mínimo desconforto para o paciente. Nas cardiopatias simples, em geral, não é necessária sedação. Nos pacientes sob ventilação mecânica, a infusão contínua de fentanil é suficiente para reduzir a dor e sedar o paciente. Em casos suspeitos de crise de hipertensão pulmonar, a associação de medicamentos pode ser necessária.

Distensão abdominal e gases intestinais causam incômodo, devendo ser tratados com Luftal® ou Digesan®.

Fentanil

Anestésico narcótico amplamente utilizado, de curta duração, seguro e efetivo. Fentanil em dose de 50 µg/kg ou mais atenua a reposta hiperglicêmica em crianças submetidas à parada circulatória hipotérmica. Na UTI, uma dose de fentanil de 25 µg/kg antes da aspiração traqueal previne crises de hipertensão arterial, taquicardia e hipertensão pulmonar.

Dolantina (meperidina)

É um analgésico narcótico, com duração de ação mais curta que a morfina, mas produz espasmo menos intenso do trato gastrintestinal. Ocorre sua biotransformação em metabólito tóxico, que pode causar disforia, tremor e convulsões, além de interação letal com os inibidores da MAO.

Hidrato de cloral

É o hipnótico padrão de referência na prática cardiológica pediátrica. Tem curta duração. Tem pouco ou nenhum efeito na respiração e pressão arterial, porém, em doses tóxicas, causa apneia e hipotensão. Não tem efeito analgésico. Doses de 25 a 100 mg/kg com dose máxima de 2 g, aplicado por sonda nasogástrica.

Morfina

Analgésico narcótico usado para aliviar dores intensas de curta duração. Também indicada nas crises hipoxêmicas causadas por espasmo da via de saída do VD. É antitussígeno e antidiarreico. Pode liberar histamina, que causa broncoconstrição. Promove liberação de hormônio antidiurético e epinefrina, o que causa hiperglicemia leve.

Metadona

Analgésico oral com duração prolongada. Usada na desintoxicação e manutenção de dependentes de opioides.

Levomepromazina (Neozine)

É um antipsicótico que pertence à mesma classe da clorpromazina. Seu mecanismo de ação ocorre bloqueando os receptores pós-sinápticos dopaminérgicos mesolímbicos cerebrais. Possui uma potência farmacológica menor (1/3) que a clorpromazina e, como ela, desenvolve efeito sedativo, potencializador de analgésicos (neuroleptoanalgesia). É um vasodilatador periférico potente, melhorando a motilidade intestinal. Utilizado para casos com hipertermia central pós-operatória e extremidades frias.

Midazolam

Hipnótico. Não é analgésico, causa dependência se usado por mais de uma semana. Dose de 0,2 a 0,4 µg/kg/min. Pode causar hipotensão grave.

Dexmedetomidina

É um potente e altamente seletivo agonista dos adrenorreceptores α-2 com propriedades simpaticolíticas, sedativas, amnésicas e analgésicas, tendo sido descrita como um adjuvante útil e seguro em várias aplicações clínicas. Possui excelente capacidade sedativa, sem depressão respiratória e moderadas propriedades analgésicas, além de propriedades simpaticolíticas. Ela diminui a concentração plasmática de norepinefrina, melhora a proteção à resposta pressórica na entubação endotraqueal, diminui a taquicardia com consequente diminuição do consumo de oxigênio pelo miocárdio, porém pode gerar hipotensão não desejada.

Cetamina

Possui efeito inotrópico negativo, que é contrabalançado pelo dramático aumento na estimulação simpática e nos níveis de catecolaminas plasmáticas. É essa liberação de catecolaminas que mantém ou eleva a pressão arterial e o débito cardíaco após uso de cetamina em crianças não cardiopatas. Porém, se o paciente tem depleção de catecolaminas (como no pós-operatório em uso de drogas) ou bradicárdico por bloqueio AV, o emprego de cetamina pode resultar em profunda hipotensão e até mesmo morte. Por esse motivo, não recomendamos seu uso no pós-operatório. Contraindicada em pacientes com hipertensão intracraniana, pois aumenta o fluxo sanguíneo cerebral. Causa alucinações e hipersalivação, podendo levar à broncoaspiração (atropina deve ser associada). Depressor da ventilação. Relaxante da musculatura lisa dos brônquios.

Alimentação

A dieta oral é introduzida gradualmente de 6 a 24 horas após extubação. Em pacientes não extubados até o segundo dia de pós-operatório, a dieta deve ser reiniciada, seja por via nasogástrica, seja por nasoenteral ou intravenosa (nutrição parenteral).

Na correção da coarctação de aorta, recomenda-se que a alimentação seja iniciada apenas após o controle da hipertensão e quando os ruídos intestinais estejam audíveis, geralmente após 48 horas da operação. Essa estratégia, associada ao uso de alfa-bloqueadores, como a levomepromazina, ajuda a prevenir a enterite mesentérica reativa, quadro grave desencadeado pela vasoconstrição do leito vascular mesentérico após a correção da coarctação de aorta.

Restrição de líquidos e sal deve ser prescrita para crianças com sinais de insuficiência cardíaca. Sonda nasogástrica pode ser necessária para crianças com dificuldade de alimentação oral. Alimentação parenteral é indicada se houver intolerância à dieta oral, baixo débito grave ou paralisia abdominal prolongada.

Deve-se estar atento à enterocolite necrosante em neonatos, cujos sinais incluem distensão abdominal, descoloração, sangramento intestinal, acidose metabólica, trombocitopenia e pneumoperitônio na radiografia de abdome. O tratamento inclui suspensão de dieta oral, sonda nasogástrica para aspiração intermitente, hemoculturas seriadas, antibióticos e radiografias frequentes do abdome, inclusive a de perfil com raios horizontais, para avaliar perfuração intestinal e, caso esta ocorra, pode ser necessária laparotomia exploradora e ressecção da área afetada. Pela associação com enteroco-

lite necrosante, não se deve alimentar neonatos pela via oral enquanto a pressão arterial estiver monitorada na artéria umbilical. Quando os ruídos intestinais estiverem audíveis e o cateter de pressão umbilical for removido, a nutrição enteral pode ser iniciada, progredindo para 120 a 150 cal/kg/dia.

Deficiência de carnitina pode ocorrer em pacientes sob nutrição parenteral prolongada sem suplementação de carnitina ou nas dietas a base de soja.

Os ácidos graxos de cadeia longa (LCFA) são fonte de energia primária do músculo cardíaco e esquelético e a carnitina é necessária para seu transporte para o interior da mitocôndria. A deficiência de carnitina resulta em produção inadequada de energia, pois o acúmulo de LCFA acyl-CoA interfere na produção de ATP mitocondrial e glicolítico, pela inibição do carreador de adenina nos dois lados da membrana mitocondrial interna. Pode ser um fenômeno primário ou secundário.

Muitos desses distúrbios podem ser associados com episódios recorrentes de hipoglicemia hipocetótica, hiperamonemia e acidose metabólica.

Complicações no pós-operatório

Baixo débito cardíaco

No período pós-operatório, flutuações no débito cardíaco (DC) podem ocorrer rapidamente, devendo a criança ser frequentemente reavaliada.

Principais causas de baixo débito cardíaco:

- Defeito cardíaco residual, inclusive artérias colaterais sistêmico-pulmonares.
- Isquemia miocárdica secundária a parada circulatória, hipotermia, tempo de pinçamento aórtico, ou lesão de reperfusão.
- Má proteção miocárdica e cardioplegia.
- Resposta inflamatória desencadeada pela CEC.
- Alterações nas resistências vascular sistêmica e pulmonar.
- Redução na pré-carga, hipovolemia, hemorragia, oferta inadequada de líquidos, tamponamento cardíaco.
- Arritmia.
- Ventriculotomia.
- Distúrbio hidroeletrolítico.
- Acidose.

A avaliação do DC inclui a observação do enchimento capilar, pulsos periféricos, débito urinário, pressão arterial, pressões de enchimento atriais, exames laboratoriais (pH, lactato), monitoração da saturação venosa mista de O_2 por cateter, monitoração não invasiva da saturação tecidual mista (NIRS), além da temperatura central esofágica e temperatura axilar.

Saturação venosa de oxigênio:
Débito cardíaco ➜ Equação de Fick

$$VO_2 = (CaO_2 - CvO_2)Q$$

VO_2 é o consumo de oxigênio
CaO_2 é o conteúdo arterial de oxigênio

$$1,36 \text{ mL } O_2/gHb/dL \times [Hb] \times SatO_2 + 0,003 \text{ } PaO_2$$

CvO_2 é o conteúdo venoso de oxigênio

Q é o débito cardíaco

$VO_2 = (CaO_2 - CvO_2)Q$ equivale a

$VO_2 = $ (saturação arterial – saturação venosa) 1,36 Hb Q

Se assumirmos que o consumo de oxigênio (VO_2), Hb e saturação arterial são constantes (para simplificar), quando o DC aumenta, a diferença de saturações diminui, levando a uma saturação venosa (SV) elevada. Quando o DC diminui, a diferença de saturações aumenta, portanto, a SV deve diminuir. Assim, a SV é diretamente proporcional ao débito cardíaco.

Nos neonatos com ventrículo único, especialmente nos submetidos à operação de Norwood, a saturação sistêmica pode ser uma medida pouco fidedigna da liberação periférica de O_2. Um modelo matemático de circulação univentricular demonstrou que a liberação sistêmica de O_2 é maximizada com a relação Qp/Qs (fluxo pulmonar/fluxo sistêmico) $\leq$ 1. A saturação sistêmica, ao chegar a 80%, torna-se insensível às variações da relação Qp/Qs. Em contraste, qualquer aumento na saturação venosa mista (SVM) reflete melhora da liberação periférica de O_2.

A monitoração da saturação venosa mista de O_2 após a operação de Norwood foi relatada pela primeira vez por Rossi et al.,[25] que demonstraram que podia ocorrer baixa SV na presença de aceitável saturação periférica de O_2, sendo associada à mortalidade hospitalar.

Por indicar a situação hemodinâmica, a SVM também pode orientar as condutas após a operação de Norwood. Pacientes com baixa SVM podem ser mais bem manuseados retardando-se a progressão pós-operatória (p. ex.: retardar o fechamento esternal, o desmame de drogas e o desmame ventilatório). A SVM também é útil na avaliação da eficácia das condutas tomadas. Em estudo prospectivo, não randomizado, Tweddell et al. encontraram aumento na SVM no grupo que utilizou fenoxibenzamina, comparada ao grupo-controle, porém não encontrou diferenças na saturação sistêmica de O_2 entre os dois grupos.

Como citado anteriormente, a espectroscopia por infravermelho (*near-infrared spectroscopy* – NIRS) tem sido utilizada para monitorar a oxigenação mista do tecido cerebral, com benefício de demonstrar a queda do débito cardíaco imediatamente. A medida inicial no paciente serve como seu próprio controle, e uma diminuição relativa de 20% da linha de base pode revelar de imediato uma redução clinicamente importante do débito cardíaco. Ecocardiograma ou cateterismo cardíaco podem ser necessários para investigar possíveis causas de baixo débito cardíaco. A síndrome de baixo débito cardíaco decorrente de lesão residual é muito pouco provável que melhore com o tratamento clínico convencional. Cirurgia cardíaca ou cateterismo cardíaco podem ser necessários para corrigir o defeito residual, quando identificado.

Medidas para avaliar e tratar a síndrome de baixo débito cardíaco são importantes pois podem reduzir o tempo de ventilação mecânica, tempo de internação hospitalar, morbidade e mortalidade.

O débito cardíaco diminui progressivamente na fase perioperatória e atinge o seu nível mais baixo entre 9 e 12 horas após a CEC.

A manutenção da estabilidade do débito cardíaco é fundamental no pós-operatório por meio de manutenção adequada da pré-carga, infusão de drogas vasoativas para melhorar a contratilidade cardíaca, além de medidas para reduzir as resistências sistêmica e pulmonar.

Fatores que contribuem para elevar as resistências pulmonar e sistêmica, como dor, hipoxia e acidose devem ser evitados. Terapias adjuntas incluem estratégias de ventilação mecânica, analgesia e sedação adequada do paciente, curarização e tratamento de arritmias. O sincronismo atrioventricular pode ter um papel crítico em melhorar o DC no paciente com síndrome de baixo débito cardíaco no pós-operatório.

Membrana de oxigenação extracorpórea (ECMO) deve ser considerada na disfunção miocárdica progressiva e refratária ao tratamento convencional. Este tipo de assistência circulatória está também indicado quando o paciente não conseguir sair de CEC, e para insuficiência cardiorrespiratória com baixo débito grave, levando a hipoxemia e parada cardíaca. ECMO cardíaca pode ser usada a curto prazo para prover suporte miocárdico até retorno espontâneo da ejeção cardíaca intrínseca ou coreção da causa de base. Pode ter duração mais longa, como ponte para transplante cardíaco.

Lactato

O lactato é produzido na presença de metabolismo anaeróbio. Isto ocorre quando a perfusão é insuficiente para compensar a exigência metabólica tecidual. Nos estados de choque (cardiogênico, hipovolêmico e séptico) com hipóxia tecidual, costuma ocorrer uma desproporção entre a necessidade aumentada de energia e a síntese de ATP. Isso determina aumento do fluxo glicolítico, resultando em produção aumentada de lactato.

Em crianças admitidas na UTI no pós-operatório de cirurgia cardíaca, os níveis elevados de lactato podem ter forte valor preditivo para o óbito ou desenvolvimento de lesões em múltiplos órgãos.

Limitações na monitoração do DC: sepse e estados febris podem levar ao aumento da produção de lactato e diminuição da extração de O_2, além de outros fatores que também podem alterar essas medidas.[26,27]

Frequência cardíaca (FC)

Nos neonatos, a complacência ventricular diastólica é diminuída, com o volume de ejeção mantendo-se fixo em ± 1,5 mL/kg, por isso o débito cardíaco é dependente da FC. Taquicardia sinusal com FC de 200 bpm é bem tolerada em neonatos e pode aumentar o débito cardíaco. Outras particularidades do neonato em relação à força contrátil reduzida do miocárdio são decorrentes de:

■ 50% redução das fibras miocárdicas, dispostas em arranjo não linear ou caótico.

■ Débito cardíaco mais dependente de alta frequência cardíaca e catecolaminas do que da pré-carga.

■ Interdependência ventricular: sobrecarga de volume e pressão imposta a um ventrículo interfere no outro.

■ O miocárdio utilizar carboidratos e aminoácidos para contração.

A FC pode ser otimizada com o uso de marca-passo ou drogas cronotrópicas, como adrenalina, dopamina e dobutamina. Pacientes com ritmo juncional ou disfunção do nó sinusal podem se beneficiar do marca-passo atrial com frequência cardíaca mais alta. Em pacientes com BAV total ou intermitente, o marca-passo ventricular ou preferencialmente atrioventricular melhora o DC.

Tabela 1	Frequência cardíaca esperada conforme a faixa etária		
Idade	FC mínima	FC média	FC máxima
Recém-nascido	94	123	188
1-3 meses	121	148	200
3-6 meses	106	141	186
6 meses a 1 ano	109	134	169
1-2 anos	89	119	151
2-6 anos	73	108	137
6-11 anos	62	91	130
12-15 anos	60	85	119

Contratilidade

A contratilidade cardíaca pode estar reduzida no pré-operatório (pela sobrecarga de volume ou pressão, próprias de cada cardiopatia), no intraoperatório (por drogas, anestesia, isquemia miocárdica, ventriculotomia ou ressecção miocárdica) e no pós-operatório (por hipóxia, acidose ou medicamentos).

Em crianças, o índice cardíaco tende a ser mais baixo quatro horas após o término da CEC, o que reflete a deterioração do desempenho miocárdico, que é máxima de 4 a 12 horas após a operação, tendendo a recuperar após 24 horas. Crianças com superfície corpórea menor que 0,6 m² têm depressão mais grave no desempenho miocárdico do que crianças maiores.

A seleção do inotrópico adequado depende da gravidade do baixo débito, dos efeitos colaterais e da ação desejada. Na maioria das crianças submetidas à cirurgia cardíaca, o suporte inotrópico deve ser iniciado logo após o término da CEC, antes do aparecimento de sinais de baixo débito cardíaco.[28]

Agentes utilizados para reduzir a resistência vascular pulmonar e facilitar o trabalho ventricular direito: inibidores da fosfodiesterase (milrinona), nitroprussiato de sódio, nitroglicerina, prostaglandina E1, prostaciclina I2, óxido nítrico inalatório.

O cloreto de cálcio pode ser utilizado em infusão contínua como inotrópico, tomando-se cuidado com seu efeito de vasoconstrição pulmonar e coronariana.

Muitos agentes inotrópicos e vasodilatadores estão disponíveis e suas doses e ações estão descritas na Tabela 2.

É importante separar a via de infusão das drogas, para evitar alteração na velocidade de infusão quando outras medicações forem administradas. Não infundir em vias periféricas. A concentração das drogas deve ser ajustada ao estado volêmico da criança. Crianças edemaciadas devem ter as drogas bastante concentradas para reduzir o volume de infusão. Durante o desmame das drogas, a diluição pode ser necessária, para evitar velocidades de infusão muito baixas, o que pode causar descontrole das bombas de infusão.

Quando a terapia medicamentosa é ineficaz, com oligúria e hipotensão persistentes, o uso de suporte circulatório mecânico é indicado. O sucesso no uso do balão intra-aórtico em crianças é descrito, porém não é unanimidade. O dispositivo de assistência mecânica mais utilizado tem sido a membrana de oxigenação extracorpórea (*extracorporeal membrane oxygenation* – ECMO). Muitas instituições têm utilizado a ECMO no choque cardiogênico após cirurgia cardíaca. A ECMO tem sido utilizada com sucesso no suporte pós-operatório para crianças submetidas a cirurgia cardíaca, como ponte para transplante cardíaco, em crianças com problemas pulmonares graves (síndrome da angústia respiratória da infância, hérnia diafragmática congênita, síndrome da aspiração do mecônio, hipertensão pulmonar, pneumonia grave e insuficiência respiratória), crianças em parada cardíaca súbita e como ponte para cirurgia cardíaca em recém-nascidos. Apesar da heparinização plena, a incidência de sangramento é baixa. A taxa de recuperação após ECMO tem melhorado significativamente com os avanços tecnológicos e maior experiência no manuseio.[29]

Na falência ventricular esquerda isolada, pode-se utilizar o dispositivo de assistência ventricular. Esse dispositivo pode ser particularmente útil em falência de VE após correção da origem anômala da coronária esquerda. Pacientes com falência biventricular podem ser tratados com dois dispositivos de assistência ventricular, sem utilizar a membrana de oxigenação.

Pré-carga

Avaliada pelas pressões do AD e AE. A hipovolemia resulta em redução do enchimento ventricular e baixo DC. A reposição de volume, entretanto, deve ser feita cuidadosamente no pós-operatório, observando-se as alterações nas pressões de enchimento, pressão arterial, distensão do fígado e palpação da fontanela.

O tipo e a quantidade do fluido a ser reposto devem ser baseadas no nível de Hb, Ht, albumina e nas perdas de volume. O volume circulante normal em crianças é de 95 mL/kg abaixo de 1 ano e 75 mL/kg em crianças maiores.

Infusão rápida é feita com 5 a 10 mL/kg em poucos minutos. Aumento da pressão AE maior que 14 a 16 mmHg raramente produz aumento no DC e pressão de AE acima de 20 mmHg causa edema pulmonar.

Em razão da grande capacitância venosa das crianças, a pressão de AD não deve ser usada isoladamente como índice para avaliação da reposição de volume. Se a criança apresenta edema periférico, fontanela cheia ou face edemaciada,

Tabela 2	Agentes inotrópicos e vasodilatadores		
Medicamento	**Dosagem**	**Ação**	**Apresentação**
Milrinona	0,2-1 µg/kg/min	Inibidor da fosfodiesterase	1 ampola 20 mL 20mg 1 mL = 1 mg
Adrenalina	0,02 a 0,1 µg/kg/min 0,1 a 0,2 µg/kg/min > 0,2 µg/kg/min	β1++ β2++ β1++ α1 ++ α1 ++++	1 ampola 1 mL 1 mg 1 mL = 1 mg
Noradrenalina	0,05 a 5 µg/kg/min	β1+++ β2+ α ++++ Vasodilatação coronariana	1 ampola 4 mL 16mg 1 mL = 4 mg
Dobutamina	2 a 20 µg/kg/min	β1++ β2+ α +/-	1 ampola 20 mL 250 mg 1 mL = 12,5 mg
Dopamina	0,5 a 3 µg/kg/min 4-9 µg/kg/min 10 a 20 µg/kg/min	β1+ β2- α − β1++ β2- α + β1++ β2- α ++	1 ampola 10 mL, 50 mg 1 mL = 5 mg
Isoproterenol	0,01 a 0,2 µg/kg/min	β+++	1 ampola 1 mL, 0,2 mg 1 mL = 200 µg
Nitroprussiato	0,3 a 8 µg/kg/min Máximo 10 µg/kg/min	Relaxamento muscular direto venoarteriolar (GMPc)	1 ampola 10 mL, 50 mg 1 mL = 5 mg
Nitroglicerina	1 a 5 µg/kg/min	Vasodilatador que atua na via de liberação do óxido nítrico (++ venoso)	1 ampola 5 mL, 25 mg 1 mL = 5 mg
Clorpromazina	0,25 a 1 mg/kg/min	Vasodilatador com ação α-bloqueadora central	1 mL = 5 mg
Levosimendana	Ataque 6 a 12 µg/kg em 10 minutos 0,05 a 0,1 µg/kg/min durante 24h	Inotrópico positivo e vasodilatador Troponina C, aumento da sensitividade ao Ca++ intracelular; abertura dos canais de K+ promove vasodilatação	Ampolas de 5 e 10 mL 1 mL = 2,5 mg

provavelmente já se atingiu a volemia adequada, mesmo com pressão AD baixa. Outro fator que pode levar a essa situação é a alteração da permeabilidade capilar que ocorre após a CEC. A reposição de coloides ou cristaloides ainda gera polêmica, porém, em estudos clínicos que analisam a terapia com coloides e cristaloides, concluiu-se que, após trauma e nas circunstâncias em que os capilares apresentam permeabilidade aumentada, a ressuscitação com cristaloide foi mais eficaz. Nessas situações, ocorre transudação dos coloides para o espaço intersticial, aumentando a pressão oncótica perimicrovascular; portanto, não é benéfica a infusão de coloides, pois eles extravasarão para o interstício, agravando o problema. As anormalidades do fluido e do edema intersticial são parte do processo do choque e não são determinadas pelo tipo de fluido reposto.

No pós-operatório imediato, se a hipovolemia pura é o problema (não complicado por coagulopatia, diátese hemorrágica ou hipoproteinemia), os cristaloides são os fluidos escolhidos para reposição volêmica. Quando se infunde solução pura de glicose 5 ou 10%, menos de 10% da solução permanecerá no intravascular por uma hora, portanto, a contribuição na expansão intravascular é mínima. Soluções isotônicas, como soro fisiológico (NaCl 0,9%) ou Ringer lactato, promovem melhor enchimento intravascular, com 25 a 30% da infusão cristaloide permanecendo na circulação por 1 a 2 horas. O risco de sobrecarga de sódio limita a utilização de soluções salinas hipertônicas no pós-operatório, embora

alguns centros relatem seu uso no período pós-CEC, porém é contraindicado em neonatos.

Coloides devem ser indicados na hipoproteinemia ou hipoalbuminemia profunda, ou quando a reposição é indicada. Somente nos casos de diátese hemorrágica o plasma fresco é o coloide de escolha. Os coloides mais caros são o plasma fresco e a albumina. Outros coloides, como hetarstach (Hespan®, Haesteril®) e hidroxietilamido (Voluven®), promovem expansão prolongada, com 50 a 75% permanecendo no intravascular por mais de uma hora. Os efeitos colaterais são coagulopatia, prurido e reação anafilactoide. Não há estudos disponíveis sobre o uso de hidroxietilamido em crianças e seu uso tem sido contraindicado no pós-operatório de cirurgia cardíaca, inclusive em adultos, pelo maior risco de falência renal. Seu uso é contraindicado na hiper-hidratação, incluindo edema pulmonar, na insuficiência renal com oligúria ou anúria, em pacientes que recebem tratamento de diálise, no sangramento intracraniano, na hipernatremia ou hipercloremia grave, na hipersensibilidade conhecida a amidos e na insuficiência cardíaca congestiva grave.

Na maioria das situações no pós-operatório, as soluções de cristaloides são adequadas para reposição volêmica; se há hipoproteinemia ou coagulopatia, deve-se repor albumina ou plasma fresco e, se o hematócrito é baixo, transfusão sanguínea é a escolha para a expansão intravascular, lembrando que temos adotado a hemoglobina de 7 mg/dL como padrão tolerável para pacientes com cardiopatias simples, hemodinamicamente estáveis e nos pacientes graves, especialmente os neonatos com cardiopatia univentricular, a hemoglobina deve ser mantida em torno de 15 mg/dL. Quando indicada a transfusão, devemos calcular o volume adequado para elevar o hematócrito a 45%, para evitar a necessidade de novas transfusões, porém sempre respeitando a condição da criança, para evitar hipervolemia.

Pós-carga

A pós-carga pode ser estimada pela resistência do leito vascular (sistêmico ou pulmonar) contra o qual o ventrículo está bombeando. Resistência vascular aumentada é comum após a CEC em neonatos e adultos. Fatores como acidose, hipóxia, dor e hipotermia podem aumentar a resistência sistêmica e pulmonar. A eliminação desses fatores é importante na redução da pós-carga. Em algumas circunstâncias, a elevação da pós-carga pode ser resposta compensatória para manter a pressão sanguínea quando a contratilidade cardíaca está diminuída. Também pode ocorrer por lesão obstrutiva na via de saída do VE ou VD.

A pós-carga pode ser reduzida com o uso de medicamentos vasodilatadores.

A milrinona (Primacor®) é um inibidor da fosfodiesterase que aumenta a contratilidade cardíaca por aumentar o nível de AMP cíclico. Também atua como vasodilatador direto do leito vascular sistêmico e pulmonar, nas doses de 0,3 a 1 μg/kg/min. Tem sido amplamente utilizada em pós-operatório de cirurgia cardíaca pediátrica.[30]

Os nitrovasodilatadores (nitroprussiato, nitroglicerina e mononitrato de isossorbida) funcionam gerando oxido nítrico, que atua no relaxamento da musculatura lisa vascular e brônquica. São úteis na redução da pós-carga e no aumento da capacitância venosa (redução da pré-carga), além de serem vasodilatadores coronarianos. Esses efeitos reduzem o trabalho miocárdico e, por reduzir a pré-carga, diminuem a pressão diastólica final do VE, o volume e a tensão na parede, melhorando o desempenho miocárdico. O nitroprussiato de sódio (Nipride®) é um relaxante direto da musculatura lisa, que reduz a resistência vascular pulmonar e sistêmica, na dose de 0,5 a 3 μg/kg/min, devendo ser diluído em solução não salina e protegido da luz. A nitroglicerina é outro relaxante direto da musculatura lisa, sendo um potente dilatador coronariano. É utilizada na dose de 1 a 5 μg/kg/min. Ambos possuem maior ação na capacitância venosa que na arterial, e seu uso deve ser regulado rigorosamente de acordo com a pressão arterial.

Drogas alfabloqueadoras, como a fenoxibenzamina, têm sido utilizadas como vasodilatadores, porém com efeito prolongado, pois fazem ligação irreversível aos receptores alfa do músculo liso. Sua meia vida funcional é de 12 horas. Excessiva vasodilatação pode ocorrer, causando hipotensão grave prolongada, com alta SVM e taquicardia, sendo assim identificada: PA média < 40 mmHg, PA sistólica < 55 mmHg, SVO$_2$ de 55 a 65%, diferença de saturação arteriovenosa de O$_2$ (AVO$_2$) < 20%. A epinefrina pode exarcebar a vasodilatação, sem melhorar a hipotensão. Altas doses de norepinefrina podem ser necessárias (mais de 0,4 μg/kg/min), mas podem não ser to-

talmente efetivas se o bloqueio alfa completo estiver presente. Nessa situação, a vasopressina é o tratamento indicado, pois é um vasoconstritor periférico que age por meio de receptor específico de vasopressina, que compartilha uma via final comum com o receptor alfa para a vasoconstrição. Tem meia-vida de 10 minutos, sendo usado em infusão contínua na dose de 0,0001 a 0006 μg/kg/min.

No Brasil, a fenoxibenzamina não está disponível, sendo substituída por neurolépticos fenotiazínicos (levomepromazina e clorpromazina) que possuem ação alfabloqueadora, além da ação antiarrítmica e antiemética.

No pós-operatório da operação de Norwood, se a diferença AVO$_2$ for maior que 30%, com a PA sistólica maior que 55 mmHg, indica-se alfabloqueador, porém, se a PA sistólica for menor que 55 mmHg, deve-se avaliar tamponamento, hipovolemia ou necessidade de inotrópicos, sendo indicada avaliação funcional com ecocardiograma. O bloqueio alfa, após o primeiro estágio do tratamento da síndrome do coração esquerdo hipoplásico, tem reduzido a incidência de morte súbita precoce, pela maximização do débito cardíaco sistêmico e redução do consumo miocárdico de O$_2$, ao reduzir a resistência vascular sistêmica.

O óxido nítrico, anteriormente conhecido como fator relaxador derivado do endotélio, provoca relaxamento do músculo liso das arteríolas. É seletivo para o pulmão quando administrado por via inalatória. Liga-se rapidamente à hemoglobina e é inativado. Aprovado para o tratamento da hipertensão pulmonar persistente do recém-nascido pela FDA, porém com a advertência de causar edema pulmonar em pacientes com disfunção ventricular. Tem sido usado para tratar a hipertensão pulmonar do pós-operatório das cardiopatias congênitas.

A sildenafila por via enteral também é vasodilatadora do leito vascular pulmonar, sendo utilizada no pós-operatório de crianças na dose inicial de 1 mg/kg/dia, progredindo até 4 mg/kg/dia.

Com o uso desses vasodilatadores, a reposição de volume pode ser necessária para preencher o espaço vascular expandido, contribuindo para a estabilidade circulatória, com adequada irrigação tecidual.

Em alguns pacientes, a redução da resistência vascular sistêmica após a CEC leva à hipotensão, ocorrendo com mais frequência quando há falência cardíaca prévia ou tempo de cardioplegia prolongado. A causa dessa situação pode ser a liberação de mediadores inflamatórios ou a relativa deficiência de vasopressina. Em alguns casos, quando há acidose metabólica persistente e baixa diurese, torna-se necessária a diálise peritoneal para eliminação desses mediadores e controle do equilíbrio acidobásico.

Prostaglandinas

As prostaglandinas PGE$_1$ e PGE$_2$ são os principais metabólitos da via do ácido araquidônico. É usado como relaxante do músculo liso para manter a patência do canal arterial em neonatos nos quais a circulação pulmonar ou sistêmica seja dependente do fluxo do canal arterial, levando à melhora da hipoxemia e acidemia, bem como a dilatação do canal arterial. Já foi demonstrada a manutenção da patência do canal arterial por até dois meses e a reabertura de canal arterial ocluído recentemente. O uso pré-operatório da PGE1 diminuiu a mortalidade, além de permitir planejamento cirúrgico, e não em situação desesperadora encaminhar para cirurgia paliativa de emergência. Hipotensão, apneia, hipertermia e abalos musculares são efeitos colaterais e ocorrem em 20 a 40% dos pacientes em uso de doses > 0,05 μ/kg/min, os quais em geral são revertidos com a redução da dose. A prostaciclina (PGI$_2$, epoprostenol) faz parte do tratamento da doença vascular pulmonar, tem vida média curta e feito relativamente seletivo no leito vascular pulmonar, por sua rápida inativação no leito vascular pulmonar durante o período de sua única circulação.

Sildenafila

É um inibidor da fosfodiesterase-5, a qual, na sua forma intravenosa, parece ser seletivo e altamente efetivo vasodilatador pulmonar em modelo suíno de HP severa por aspiração de mecônio. Há relatos de utilização para evitar rebote no desmame do NO em pacientes no PO de cirurgia cardíaca com HP persistente.

Antagonistas beta-adrenérgicos

Os betabloqueadores, bem como os inibidores da enzima conversora de angiotensina, são mais benéficos no tratamento da insuficiência cardíaca crônica e agem por modulação do sistema endógeno neuro-humoral. Vários estudos demonstraram redução da sensitividade dos adrenorreceptores β em IC crônica como resultado do tônus simpático elevado. Tratamento com betabloqueadores como propranolol, metoprolol e carvedilol melhoram a função na IC secundária à cardiopatia congênita. Assim, é possível que a resposta a catecolaminas esteja preservada nesses pacientes no período perioperatório como resultado da terapia com betabloqueadores.[31] Eles também são indicados no tratamento de comprometimento hemodinâmico agudo de pacientes com cardiopatia congênita. Seja por reduzir os efeitos do tônus simpático sobre o infundíbulo do ventrículo direito na tetralogia de Fallot, sendo efetivos no tratamento das crises de hipóxia.

Novos cardiotônicos e agentes vasoativos

Levosimendana

A levosimendana é um vasodilatador, diferente da maioria dos outros inotrópicos positivos que funcionam pela estimulação dos receptores adrenérgicos. A levosimendana atua causando alterações nos miofilamentos, tornando-os mais sensitivos ao cálcio intracelular. A vasodilatação produzida é mediada pela abertura dos canais de potássio. Experiência com o uso de levosimendana no pós-operatório é limitada. A levosimendana aumenta o débito cardíaco, reduz a pressão capilar e a resistência sistêmica, aumenta o consumo miocárdico e pode levar à hipotensão. Em 15 crianças com insuficiência cardíaca que receberam dose de ataque de 6 a 12 μ/kg e infusão de 0,05 a 0,1 μ/kg/min, houve melhora da fração de ejeção em todas e foi permitido desmame da dose de dobutamina.[32,33]

Nesiritida

A nesiritida é uma forma recombinante do peptídeo natriurético do tipo B humano, que é produzido normalmente pelo miocárdio ventricular, tendo ações similares às do BNP endógeno. Estimula o aumento do GMPc intracelular nas células endoteliais vasculares e músculo liso. A elevação dos níveis de GMPc com a nesiritida leva à dilatação tanto venosa quanto arteriolar. Apresenta propriedades natriurética, diurética e vasodilatadora. Em experiência limitada com 17 pacientes após cirurgia cardíaca, uma dose de 1 μ/kg foi administrada na CEC, seguida por infusão contínua de 0,1 a 0,2 μ/kg/min. Houve redução de 7% na pressão arterial média, sem efeitos colaterais.[34,35]

Arritmias cardíacas

Distúrbios do ritmo ou frequência cardíaca são causas importantes de baixo débito cardíaco. Deve-se providenciar ECG com doze derivações.

As taquicardias supraventriculares incluem taquicardia sinusal, fibrilação atrial, *flutter* atrial, taquicardia atrial automática, taquicardia por reentrada nodal, taquicardia juncional (JET) e taquicardia por reentrada do nó AV.

As taquicardias sinusais mais comuns são secundárias a hipertermia, dor, anemia, uso de drogas vasoativas, hipovolemia (PVC baixa) ou baixo débito cardíaco secundário à disfunção ventricular ou tamponamento (PVC alta). A identificação da etiologia é crucial para o adequado tratamento da causa, sem o uso de drogas antiarrítmicas.

Pacientes com taquicardia não sinusal podem necessitar da realização do atriograma (usando os fios temporários de marca-passo atrial) para sua identificação. As taquicardias supraventriculares com resposta ventricular rápida podem responder a medidas como redução da temperatura, redução de catecolaminas, regulação dos eletrólitos e administração de digoxina. Amiodarona pode ser útil no controle da frequência cardíaca quando não houver resposta à adenosina como na taquicardia atrial, fibrilação atrial, em caso de flutter atrial o melhor tratamento é a cardioversão elétrica com 0,25 a 0,5 joules/kg. A taquicardia juncional ectópica (JET) tem difícil manejo, pois não reverte para o ritmo sinusal a digoxina, amiodarona, betabloqueador e cardioversão elétrica ou cardioversão. Taquicardias podem ser controladas com a redução da temperatura corporal ou com a *overdrive suppression*, utilizando os fios atriais do marca-passo temporário. Limitar o uso de catecolaminas e o uso criterioso de amiodarona, que é cardiodepressora, pode ser útil. Se o uso de betabloqueador é necessário, o uso de esmolol intravenoso é o mais recomendado, pela meia-vida curta.

Extrassístoles ventriculares (ESV) podem ser resultado de irritabilidade miocárdica associada a hipocalemia e hipomagnesemia, podendo ser eliminadas pela reposição lenta de potássio e magnésio (geralmente 1 mL KCl 19,1% diluído em 24 mL de SG 10% em bomba de infusão para correr em 1 hora; não infundir rápido pelo risco de assistolia).

ESV unifocais esparsas podem ser benignas e devem ser acompanhadas. ESV persistentes após reposição de eletrólitos (> 6/min) devem ser tratadas com *bolus* de lidocaína (1 mg/kg), seguida, se necessário, de infusão contínua (20 a 40 µg/kg/min) ou amiodarona (5 mg/kg) em *bolus* seguida de infusão contínua.

Taquicardia ventricular persistente ou acompanhada de hipotensão requer cardioversão elétrica imediata. Deve ser feita correção de distúrbio eletrolítico. Se a taquicardia ventricular é persistente, é um sinal ameaçador de colapso cardiovascular iminente (geralmente secundário à insuficiência coronariana). A reavaliação de emergência pelo cirurgião responsável é necessária. O controle de taquiarritmia ventricular pode requerer a administração de amiodarona. Em alguns casos críticos, a instalação de ECMO pode ser necessária até o controle da arritmia.

A dissociação atrioventricular resulta em perda do sincronismo AV e 20 a 30% de redução no débito cardíaco. Os eletrodos epicárdicos temporários são essenciais para esses paciente. O BAVT deve ser tratado imediatamente com marca-passo sequencial AV, podendo-se usar isoproterenol ou adrenalina para aumentar a frequência cardíaca se os eletrodos não estiverem disponíveis, enquanto se providencia a instalação do marca-passo provisório. A bradicardia sinusal pode ser tratada com estimulação atrial e no BAV de segundo grau pode-se usar o marca-passo sequencial temporário.

A estimulação sequencial tem a vantagem de melhorar a hemodinâmica, pela contribuição atrial ao enchimento ventricular, além de inibir ritmos ectópicos atriais ou ventriculares.

Se o ritmo sinusal não se estabilizar em 7 a 14 dias, deve-se instalar o marca-passo definitivo.

Lesões residuais

Em algumas situações, por falta de diagnóstico no pré-operatório, dificuldade técnica, anatomia complicada ou outras causas, a correção do defeito cardíaco fica incompleta e pode levar ao baixo débito cardíaco. O ecocardiograma deve ser realizado imediatamente para esclarecer a causa do baixo débito. Nesses casos, sempre deve haver a reavaliação do caso no pós-operatório, com discussão sobre os riscos e benefícios da reoperação entre cardiopediatras intensivistas e cirurgiões. A reintervenção cirúrgica será indicada na maioria dos casos em que o baixo débito não puder ser corrigido com medidas clínicas e tiver de ser realizada antes que o estado geral sa criança deteriore de maneira irreversível. Casos com *shunt* esquerda-direita residual e hiperfluxo pulmonar, com baixo débito sistêmico, podem ser melhorados com a realização de bandagem pulmonar, que é procedimento relativamente simples.

Colaterais sistêmico-pulmonares

A presença de fluxo pulmonar acessório, vindo de colaterais sistêmico-pulmonares, pode prejudicar a evolução do pós-operatório da correção das cardiopatias congênitas.

Colaterais sistêmico-pulmonares podem estar presentes ao nascimento, como na atresia pulmonar, mas em geral desenvolvem-se nas cardiopatias congênitas cianogênicas. São vasos de pequeno ou médio calibre, únicos ou múltiplos, que se originam da aorta descendente em qualquer nível, arco aórtico, artéria subclávia ou carótidas e se direcionam aos pulmões, uni ou bilateralmente. Pode ser embolizado no pré-operatório por meio de cateterismo cardíaco se o fluxo pulmonar não for dependente dessas colaterais, ou ligado cirurgicamente em alguns casos.

Colaterais não diagnosticadas ou menosprezadas no pré-operatório podem levar a hiperfluxo pulmonar e baixo débito cardíaco efetivo, por roubo de fluxo para os pulmões (apesar de o volume de ejeção ventricular estar normal ou aumentado), no pós-operatório. Nessa situação, a embolização ou ligadura cirúrgica das colaterais está indicada e deve ser realizada em caráter de urgência. A angiotomografia pode ser útil no diagnóstico desses vasos.

Hipertensão arterial sistêmica

Os níveis pressóricos aceitáveis devem oscilar entre 25% acima e 10% abaixo dos valores médios para a idade.

Os mecanismos desencadeadores da hipertensão arterial sistêmica no pós-operatório são diversos: hipotermia, vasoconstrição periférica, descarga simpática relacionada à reação de despertar após anestesia geral, dor, hipovolemia, liberação de catecolaminas pela manipulação do arco aórtico, HAS prévia exacerbada.

A hipertensão pode determinar ruptura das suturas intracardíacas (gerando lesões como CIV, insuficiência mitral) ou extracardíacas (com sangramento).

O controle da hipertensão envolve:

- Sedação e analgesia.
- Correção da volemia.
- Anti-hipertensivos intravenosos (nitroprussiato 0,5 até o máximo de 10 µg/kg/min.
- Medidas anti-hipertensivas em substituição ao nitroprussiato de sódio.
- Furosemida 1 a 6 mg/kg/dia; captopril 1 a 5 mg/kg/dia ou enalapril 0,05 a 0,1 mg/kg/dia; anlodipina 0,1 mg/kg/dia; propranolol 1 a 4 mg/kg/dia. A hidralazina 3 a 5 mg/kg/dia é vasodilatadora, porém causa taquicardia excessiva, devendo ser associada a betabloqueador, se necessário.

Tabela 3 Pressão arterial esperada conforme a faixa etária		
Idade	Pressão sistólica (média)	Pressão diastólica (média)
Recém-nascido	80 ± 16	46 ± 16
6 meses a 1 ano	90 ± 25	50 ± 20
1-4 anos	95 ± 25	65 ± 25
4-5 anos	100 ± 20	65 ± 15
6-10 anos	105 ± 15	57 ± 8
10-16 anos	115 ± 19	60 ± 10

Sangramento

Sangramento excessivo no pós-operatório tem incidência de 1 a 2%, ocorrendo com mais frequência em pacientes cianóticos, policitêmicos e em reoperações. As alterações hemostáticas que ocorrem após a CEC são decorrentes da aderência das plaquetas ao oxigenador e do trauma às plaquetas e componentes sanguíneos decorrente da sucção dos aspiradores. São causas de sangramento pós-operatório: neutralização inadequada da heparina, trombocitopenia, diluição dos fatores da coagulação relacionada à CEC, sendo mais raramente decorrente de excesso de protamina, fibrinólise ou coagulação intravascular disseminada (CIVD). A CIVD, em geral, está associada a longos períodos de baixo débito cardíaco ou à bacteremia. A frouxidão ou ruptura da linha de sutura também pode causar sangramento, normalmente de grande monta.

O tratamento do sangramento requer correção da causa, normalização da pressão e reposição de fatores da coagulação e concentrados de hemácias.

Protamina (ampola de 5 mL com 50 mg): cada 1 mg de protamina neutraliza 1 mg de heparina (ampola de 1 mL com 50 mg). No pós-operatório podemos aplicar 1 mg/kg de protamina, se o tempo de coagulação ativado estiver alterado (normal em geral < 120 seg). Plaquetopenia (< 100.000 plaq/mm^2 em presença de sangramento ativo requer reposição de plaquetas (10 mL/kg em 20 a 30 minutos). Níveis de plaquetas até 30 mil plaq/mm^2 são toleráveis se não há sangramento evidente, pois a transfusão de plaquetas traz risco de infecção por Gram-negativos, além do desenvolvimento de anticorpos.

Plasma fresco ou crioprecipitado (crianças < 6 meses) devem ser aplicados na presença de sangramento importante, se o TP e o TTPa estiverem alterados.

Ácido aminocaproico, 100 mg/kg, ou acido tranexâmico, 25 mg/kg, podem ser úteis se houver evidência de fibrinólise e o sangramento não estiver controlado.

A aprotinina, droga moduladora da síndrome de resposta inflamatória à CEC por inibição da calicreína, foi extensamente utilizada em crianças com bons resultados, porém foi retirada do mercado em decorrência de problemas com pacientes adultos.

Reexploração cirúrgica

Indicada se exceder 3 mL/kg/h por 3 horas seguidas, em ausência de distúrbio de coagulação tratável, ou a qualquer momento se houver súbito aumento da drenagem para 5 mL/kg/h. Um critério prático pode ser empregado para reexploração, independente de distúrbio de coagulação (Tabela 4).

Tabela 4 Critério para reexploração cirúrgica		
Tempo	**Peso 3 kg**	**Peso 30 kg**
1ª hora	> 25 mL	> 225 mL
2ª hora	> 20 mL	> 180 mL
3ª hora	> 15 mL	> 135 mL

O retardo para reexploração pode resultar em tamponamento cardíaco fatal e riscos relacionados a múltiplas transfusões. Muitas vezes é necessária a revisão cirúrgica na UTI, pela instabilidade hemodinâmica do paciente. Na revisão, todas as linhas de sutura devem ser exploradas para a localização de pontos de sangramento. Cola biológica com fibrina pode ser utilizada, além de agentes hemostáticos, como os polímeros de celulose. O tamponamento com gases ou compressas até a reposição de fatores de coagulação auxilia na redução da perda sanguínea e no controle do sangramento.

Os neonatos podem se beneficiar do uso de sangue fresco total após a CEC, pois a hemodiluição leva a grande redução dos níveis de fibrinogênio nesses pacientes.

Tamponamento cardíaco e toracotomia na UTI

O tamponamento cardíaco é resultado de sangramento não adequadamente drenado pelos tubos de drenagem. Deve ser suspeitado quando a drenagem para abruptamente ou diminui em paciente com sangramento excessivo ou quando há hipotensão com PVC elevada. A compressão cardíaca externa pelo sangue ou coágulos compromete o enchimento diastólico, eleva a pressão venosa central, reduz a pressão arterial sistêmica e reduz a onda de pulso. A pressão arterial sistêmica cai e responde inadequadamente à infusão de volume, com elevação da PVC. A reexploração cirúrgica é mandatória e se o paciente apresenta grave deterioração hemodinâmica, independentemente de a causa ser tamponamento cardíaco, a abertura do tórax deve ser feita na Unidade de Terapia Intensiva pós-operatória, que deve estar sempre preparada para esse tipo de intervenção, com caixas de toracotomia, aspiradores estéreis, campos estéreis, aventais cirúrgicos, luvas, foco cirúrgico, bisturi elétrico, placas de desfibrilação interna estéreis, adequadas ao tamanho do paciente, caixas de fios, gerador de marca-passo provisório e outros equipamentos que, em uma situação extrema, são essenciais à preservação da vida. Após a estabilização do paciente, decide-se se ele deve ser encaminhado ao centro cirúrgico ou se o fechamento do tórax pode ser realizado de forma adequada na UTI. Com o auxílio do ecocardiograma, qualquer criança em baixo débito pode ser avaliada imediatamente para afastar suspeita de tamponamento, prevenindo abertura desnecessária do tórax. Alguns casos com instabilidade hemodinâmica grave, edema cardíaco e pulmonar ou com dificuldade de ventilação podem se beneficiar da abertura do esterno, mesmo na ausência de tamponamento cardíaco por sangue ou coágulos.

Alguns pacientes apresentam, no pós-operatório no centro cirúrgico, edema miocárdico e dilatação de cavidades, que não permitem o fechamento esternal pela instabilidade hemodinâmica gerada. Nesses casos, o esterno é mantido afastado, com fechamento da pele usando placa de látex ou material similar, vedado com cola e coberto com curativo impermeável. Assim que o edema miocárdico estiver solucionado e as funções cardíaca e pulmonar forem restabelecidas, o esterno pode ser eletivamente fechado na unidade de terapia intensiva após 48 a 72 horas. Nesses casos, a profilaxia antibiótica é distinta, como referido anteriormente.

O tamponamento cardíaco tardio da síndrome pós-pericardiectomia pode ocorrer alguns dias ou semanas após a operação. É causado por efusão pericárdica aumentada e pode ser confundido com insuficiência cardíaca congestiva. Deve-se estar atento a esse diagnóstico na avaliação rotineira do paciente 1 a 2 semanas após a alta. Sinais de taquicardia, diminuição da pressão de pulso e sinais de baixo débito cardíaco são evidentes. É confirmado o diagnóstico pelo ecocardiograma, que também pode orientar a punção subxifóidea com agulha. Se a punção não for suficiente, pode ser necessária cirurgia com abertura da porção inferior do esterno ou por toracotomia esquerda com abertura de janela pericárdica para a pleura. Alguns casos de derrame pericárdico sem comprometimento hemodinâmico (tamponamento) respondem ao uso oral de anti-inflamatórios não hormonais, corticosteroides ou colchicina.

Parada cardíaca no pós-operatório

As causas mais frequentes de parada cardíaca no pós-operatório são hipóxia, acidose, desbalanço eletrolítico, arritmias, tamponamento cardíaco, toxicidade por drogas, perda de comando do marca-passo provisório. Em geral o reconhecimento da causa é imediato, porém pode ser retardado nos pacientes em uso de marca-passo provisório. Em pacientes dependentes do marca-passo e que apresentam hipotensão ou parada cardíaca, os fios, gerador e conexões devem ser imediatamente checados.

O manejo da parada segue o ABC (*airway, breathing, circulation* – via aérea, ventilação, circulação).

Manter via aérea pérvia e ventilação adequada é a prioridade. Deve-se estar atento ao deslocamento da cânula traqueal para o esôfago, que em crianças pequenas pode confundir a equipe que atende a PCR. Uma regra é válida: sempre auscultar a região do estômago (além do tórax bilateralmente), pois a ausculta e a inspeção dos pulmões podem simular boa ventilação mesmo na intubação esofágica (em que a ausculta é mais forte na região do estômago). Se o tubo estiver obstruído, deve ser removido ou trocado. Na maioria das crianças que apresentam parada cardíaca após intubação, a causa é ventilatória e a intubação deve ser reavaliada, para verificar posicionamento adequado na cânula na traqueia, sem seletivação. Em casos de intubação difícil ou dúvida, a ventilação com máscara deve ser mantida até a chegada de profissional com mais experiência ou a realização de traqueostomia de urgência.

Nos casos dos procedimentos de Glenn e Fontan, mesmo a ventilação com ambu deve respeitar a regra de frequência baixa, tempo inspiratório curto e volume corrente alto, para não elevar a pressão intatorácica, com redução do fluxo sanguíneo pelos pulmões.

A restauração da circulação deve ser simultaneamente assegurada, iniciando pela massagem cardíaca, que deve ser realizada em crianças menores com o posicionamento dos polegares no esterno e os demais dedos no dorso. Se o débito cardíaco adequado não for obtido com a massagem externa, o tórax deve ser aberto imediatamente e a massagem cardíaca interna instituída, de forma estéril. Em crianças que permaneceram com o esterno aberto, a massagem deve ser mais delicada, pois o contato dos dedos será diretamente sobre o coração.

Simultaneamente, a causa da parada cardíaca deve ser elucidada. A fibrilação ventricular é tratada com desfibrilação de 2 a 4 J/kg, que pode ser repetida até a restauração do ritmo, associada a tratamento de distúrbio eletrolítico. Extrassístoles ventriculares ou taquicardias ventriculares podem necessitar de administração de lidocaína (1 mg/kg) ou amiodarona. O bloqueio AV deve ser tratado com marca-passo temporário, com implante epicárdico por toracotomia nas crianças menores.

Gasometrias arteriais devem ser coletadas a cada 10 minutos, com a realização imediata das correções.

Epinefrina é a droga isolada mais útil para restaurar os batimentos cardíacos em crianças com PCR. Uma dose de 100 µg/kg é dada se 10 µg/kg não resolveu (adrenalina 1 mL = 1 mg).

Bicarbonato de sódio 8,4% na dose de 1 mEq/kg é administrada para normalizar o pH arterial.

Cloreto de cálcio, 10 mg/kg, ou gluconato de cálcio, 50 a 100 mg/kg, pode ser usado como agente inotrópico ou quando o potássio está elevado.

Manutenção dos inotrópicos que estavam em uso, com ajuste das doses. A milrinona não deve ser descontinuada, pois tem efeito inotrópico positivo, apesar de ser vasodilatador.

Noradrenalina deve ser iniciada em pacientes hipotensos, pois, além do inotropismo, tem efeito vasodilatador coronariano.

O suporte com membrana de oxigenação extracorpórea (ECMO) de instalação imediata pode ser a salvação de alguns pacientes.

Complicações pulmonares

A disfunção pulmonar que ocorre no pós-operatório é multifatorial. Em virtude das interações entre coração e pulmões, alterações na função respiratória em geral existem já no pré-operatório, em consequência da doença cardíaca. Hiperfluxo pulmonar é associado com aumento da resistência aérea e redução da complacência pulmonar. A insuficiência respiratória pode resultar de disfunção endotelial ou hiper-resistência pulmonar gerada por hiperfluxo no pré-operatório, porém as causas mais frequentes são edema pulmonar secundário à sobrecarga de volume, insuficiência ventricular esquerda, lesão residual com hiperfluxo pulmonar (principalmente CIV ou colateral sistêmico-pulmonar), inadequada descompressão do VE no intraoperatório. Também pode ser resultado da resposta inflamatória desencadeada pela CEC, a qual pode ser reduzida pela ultrafiltração ou pelo uso de corticosteroides em cardiopatias complexa, no intraoperatório.

A insuficiência respiratória também pode ser causada por secreção traqueobrônquica, atelectasia, lesão do nervo frênico com paralisia diafragmática, sedativos e analgésicos ou doenças neuromusculares.

O paciente deve ser mantido sob ventilação mecânica, até que a causa da insuficiência respiratória seja identificada e corrigida. A traqueostomia não tem sido indicada em neonatos e crianças pequenas, que toleram bem longos períodos de ventilação sob intubação endotraqueal.

Edema pulmonar secundário à sobrecarga de volume responde bem a diuréticos. O ideal é pesar o paciente diariamente para avaliação real do balanço hídrico.

Insuficiência ventricular esquerda contribuindo para o edema pulmonar deve ser tratada com suporte inotrópico e vasodilatadores. Estes são especialmente importantes quando há insuficiência mitral associada à disfunção do VE.

Lesão residual com hiperfluxo pulmonar (*shunt* esquerda--direita residual) pode ser melhorada com a realização de cerclagem pulmonar, procedimento relativamente simples ou com a correção do defeito (CIV residual ou embolização de colateral).

Secreção traqueobrônquica pode necessitar de broncoscopia para a retirada. A inalação com broncodilatadores e fluidificantes auxilia na expectoração da secreção.

Paralisia diafragmática por mais de 1 a 2 semanas com dificuldade de extubação requer plicatura diafragmática, que pode ser realizada por toracoscopia. O diagnóstico nem sempre é fácil com a ultrassonografia, sendo necessária a realização de radioscopia para identificar o movimento paradoxal do diafragma do lado comprometido.

Atelectasia deve ser tratada com aspiração, drenagem brônquica, pressão expiratória final positiva e aumento do volume corrente. O paciente desidratado tem as secreções ressecadas, o que predispõe o aparecimento de atelectasia.

A fraqueza muscular deve ser tratada com o desmame muito gradual do ventilador, associado a suporte nutricional adequado.

Se, apesar de todas essas medidas, não se consegue extubar o paciente, deve-se realizar cateterismo cardíaco para avaliar hipertensão pulmonar e lesões cardíacas não identificadas por outros exames, como coarctação, obstrução subaórtica, colaterais sistêmico-pulmonares que podem estar presentes mesmo em casos de transposição das grandes artérias.

Crise de hipertensão pulmonar

Síndrome caracterizada por aumento súbito da pressão pulmonar, seguida da redução do débito cardíaco e hipóxia. Geralmente é desencadeada por aspiração traqueal ou é secundária a hipoxemia, hipercarbia, hipotermia, acidose ou uso de inotrópicos alfa-adrenérgicos. Na circulação pulmonar, a redução do débito cardíaco leva à hipóxia, o que exacerba a elevação da RVP. O VD com sobrecarga pressórica desvia o septo ventricular para o VE e prejudica seu enchimento, comprometendo ainda mais o débito cardíaco, seguida de hipotensão, acidose metabólica e respiratória. As crises de HP estão associadas a maiores morbidade e mortalidade. Há necessidade de reconhecimento imediato, bem como intervenção. A melhor forma de reconhecer e/ou prevenir crises de HP é estar preparado e se anteceder ao problema. A monitoração hemodinâmica invasiva favorece o reconhecimento precoce.

Geralmente ocorre em crianças portadoras de cardiopatias com hiperfluxo, como *truncus arteriosus*, janela aortopulmonar e defeito do septo atrioventricular, sendo as crianças com síndrome de Down propensas a desenvolver precocemente hiper-resistência pulmonar. A pressão pulmonar pode estar normal, até o momento em que a crise ocorre.

Quadro clínico:

■ Hipotensão arterial sistêmica:
  – hipóxia;
  – taquicardia.

Quadro hemodinâmico:

■ Aumento da pressão pulmonar e átrio direito e diminuição do débito cardíaco.

Tratamento:

■ Medidas de suporte:
  – ventilação com FiO_2 a 100%, hiperventilação para reduzir o CO_2;
  – manter volume pulmonar próximo da capacidade residual funcional;
  – curarizar para reduzir a demanda metabólica;
  – manter temperatura normal.

Tratamento

Ventilação com FiO_2 100%, paralisia com pancurônio, sedação com fentanil ou morfina, alcalinização, associada ao uso de vasodilatadores pulmonares; dentre os disponíveis, estão: óxido nítrico, prostaciclinas, inibidores da fosfodiestrase (sildenafila, milrinona) e antagonistas dos receptores de endotelina (bosentana, ambrisentana). Essas crises podem ser fatais, por isso a prevenção é essencial. A utilização de ECMO para salvar o paciente da crise já foi relatada.

Prevenção

Paralisia e sedação nas primeiras 24 a 48 horas se o paciente tem pressão pulmonar elevada no pré-operatório. Milrinona, prostaglandina, nitroprussiato ou nitroglicerina (intravenosos), sildenafila por sonda nasogástrica. O óxido nítrico inalatório (5 a 20 ppm) tem sido recomendado por alguns autores, embora não exista consenso na sua efetividade para reduzir a incidência das crises de HP. Deve-se evitar acidose (pH 7,4); evitar tremores, mantendo a temperatura corporal em 37ºC; hiperventilação moderada (PCO_2 30 a 35); evitar falhas na ventilação-perfusão, com manobras de recrutamento alveolar; evitar hiperdistensão do alvéolo, com compressão dos vasos pulmonares (evitar PEEP alto).

Complicações neurológicas

Convulsões em neonatos podem decorrer de hipocalcemia, hipoglicemia, hipomagnesemia, febre e embolia aérea (causa muito frequente, principalmente nas patologias com *shunt* intracardíaco em uso de cateter venoso central, em que deve ser tomado todo o cuidado com ar nas vias de infusão de medicamentos). Em virtude da imaturidade da mieliniza-ção, convulsões focais em neonatos podem ser causadas por alterações metabólicas ou estruturais. Em outras idades, as convulsões sugerem fator etiológico não metabólico, poden-do necessitar de tomografia cerebral para elucidação.

As convulsões requerem controle imediato, para não pre-judicar a ventilação ou gerar aumento de consumo energéti-co: corrigir hipoxemia, acidose e alterações eletrolíticas, con-trolar a febre. Diazepam 0,1 mg/dose IV é usado inicialmente para parar a atividade convulsiva. Manutenção é feita com fe-nobarbital 2,5 mg/kg/dose a cada 12 horas. O fenobarbital é depressor cardíaco e deve ser cautelosamente usado em pa-cientes com débito cardíaco limítrofe. Se o fenobarbital não controla as crises, pode-se associar carbamazepina 10 a 20 mg/kg, seguida de manutenção de 20 a 30 mg/kg/dia.

Coreoatetose é complicação rara da hipotermia profun-da e parada circulatória, mas sua causa permanece indefini-da. Parece estar relacionada à hipotermia profunda (< 25°C), estratégia *alfa-stat* durante a circulação extracorpórea, res-friamento cerebral desigual e presença de colaterais aortopul-monares que roubam o fluxo sanguíneo sistêmico durante a CEC, com hipoperfusão do sistema extrapiramidal cerebral. Tende a ocorrer de 2 a 7 dias após a operação e se manifesta com movimentos involuntários contínuos da cabeça, do tron-co e dos membros enquanto acordado. Alguns pacientes são incapazes de deglutir, suportar a cabeça ou andar. Os sinto-mas desaparecem após dormir e podem se resolver em me-ses ou anos.[22-24]

Dano cerebral por hipoglicemia: as lesões cerebrais per-manentes decorrentes da hipoglicemia foram discutidas an-teriormente, e podem ser evitadas com medidas simples de infusão rotineira de glicose e monitoração rigorosa de seus níveis séricos, evitando-se o uso de insulina no pós-operató-rio de crianças.

Lesão medular pode ocorrer não apenas após correção de coarctação da aorta, mas também em outras cirurgias car-díacas, seguindo um colapso vascular. Os fatores causativos presumidos são hipoperfusão localizada da medula, microem-bolia e hipotensão grave levando à isquemia. Em crianças com síndrome de Down, predispostas à instabilidade atlanto-oc-cipital, hiperextensão e rotação cervical podem levar à isque-mia medular.

A hipertermia agrava significativamente as lesões neuro-lógicas estruturais e funcionais e precisa ser evitada. Todo pa-ciente deve ter a temperatura esofágica monitorada no pós--operatório, mas principalmente aqueles com lesão neurológica, para que o rápido tratamento da hipertermia seja realizado, evitando o agravamento do dano neurológico.

Em casos com lesão neurológica aguda comprovada, a hipotermia terapêutica com diminuição intencional da tem-peratura corporal de 32°C a 35°C é cada vez mais aplicada por intensivistas para reduzir o dano cerebral e a pressão in-tracraniana elevada.

O controle imediato da hipertermia deve ser feito de for-ma agressiva. Na criança que se apresenta nas primeiras ho-ras de pós-operatório com temperatura esofágica acima de 37,5°C, taquicárdica, com vasoconstrição periférica, hipoten-sa e acidótica, a terapêutica que recomendamos é: metilpred-nisolona (solumedrol 10 mg/kg dose única); instalação de colchão térmico a 20°C, clorpromazina (Amplictil®) em *bo-lus* 0,1 a 0,3 mg/kg/dose, com infusão rápida de Ringer, soro fisiológico 10 mL/kg ou concentrado de hemácias (se Ht < 45), repetindo-se as doses de clorpromazina e volume de acor-do com a resposta de pressão e temperatura; instalação de manutenção de clorpromazina 0,25 a 1 mg/kg/min; reposi-ção de bicarbonato e eletrólitos de acordo com a necessida-de; infusão de glicose para manter a glicemia em 100 mg/dL.

Tabela 5	Terapia anticonvulsivante		
	Anticonvulsivante	Dose IV	Nível sanguíneo
Primeira linha	Diazepam	0,2 a 0,4 mg/kg	
	Lorazepam	0,1 a 0,2 mg/kg	
	Fenitoína	20 mg/kg	10 a 40 µg/mL
Segunda linha	Fenitoína (se ainda não usada)	20 mg/kg	10 a 20 µg/mL
	Fenobarbital	20 mg/kg	10 a 40 µg/mL
	Tiopental	2 a 8 mg/kg	

Insuficiência renal aguda

A necrose tubular aguda geralmente resulta da combina-ção de baixo fluxo de perfusão na cirurgia e parada circulatória hipotérmica, acompanhada de hipotensão no pós-operatório.

A IRA manifestada por oligúria e balanço hídrico positi-vo é comum no pós-operatório imediato de cirurgia cardía-ca. Deve ser suspeitada quando a oligúria persiste, mesmo com o uso de altas doses de furosemida (> 5 mg/kg) na ausência de hipovolemia. Em geral, vários fatores contribuem para a instalação da IRA, entre eles o baixo débito cardíaco, drogas nefrotóxicas (vancomicina, gentamicina, anfotericina, polimi-xina) e tempo prolongado de CEC. Deve-se tomar cuidado com sobrecarga de volume e hipercalemia nesses pacientes.

Redução do volume infundido

Em pacientes normo ou hipervolêmicos, a infusão de vo-lume deve ser restrita à reposição de perdas insensíveis, dé-bito urinário, gástrico e drenagem pericárdica. Dosagem de eletrólitos deve ser feita a cada 4 a 6 horas.

Hiperpotassemia

Pode causar bradicardia, bloqueio atrioventricular, fi-brilação ventricular e assistolia. Remover potássio de todos os líquidos e da dieta, e tratar a hipercalemia como descri-to anteriormente.

Embora em um número expressivo de pacientes essa situação se resolva com o uso de diuréticos e drogas inotrópicas, em muitas ocasiões torna-se necessária a terapêutica de substituição renal, com diálise peritoneal ou hemodiálise, quase sempre decorrente de hipervolemia e não de uremia. Na diálise peritoneal, pode ser difícil alcançar um balanço negativo satisfatório por inadequada perfusão peritoneal. A hemodiálise pode remover fluidos de forma intermitente e não raramente resulta em instabilidade hemodinâmica. Mais recentemente, foram introduzidas as modalidades de hemofiltração contínua na terapia de substituição renal, com trabalhos mostrando a eficácia e segurança dessa modalidade de tratamento em crianças com IRA após cirurgia cardíaca. Entretanto, em nosso meio, as crianças com IRA em pós-operatório têm sido tratadas com diálise peritoneal intermitente ou contínua, método dialítico seguro, efetivo e que dispensa alta tecnologia para ser utilizado. A diálise peritoneal pode efetivamente remover líquidos em excesso das crianças, controlar os distúrbios eletrolíticos quase sempre presentes e minimizar os efeitos deletérios da uremia.

A terapia de substituição renal contínua (Prisma®) é uma modalidade de terapia para o tratamento da insuficiência renal aguda em pacientes hemodinamicamente instáveis, hipervolêmicos e pacientes com sepse e choque séptico. Seu uso tem auxiliado em algumas situações críticas, nas quais as outras modalidades de diálise falharam ou apresentam alto risco.

Após a segunda semana da cirurgia, a IRA em crianças acompanha quase sempre processos infecciosos graves, sepses, choque séptico e o uso de antibióticos nefrotóxicos, o que torna o prognóstico bastante reservado. Nesse caso, a indicação dialítica quase sempre se impõe pelo estado hipercatabólico urêmico presente com frequência nesses pacientes.

Suspender medicamentos

Antibióticos nefrotóxicos, anti-inflamatórios não hormonais pela nefrotoxicidade, corticosteroides (pois elevam os níveis de ureia por aumentar o catabolismo) e diuréticos.

Complicações infecciosas

Febre de origem não infecciosa

Elevação moderada da temperatura (37,9 a 38,5ºC) é comum durante o primeiro e segundo dia de pós-operatório. Nas primeiras horas de pós-operatório de cardiopatias complexas, especialmente as correções univentriculares, é fundamental a monitoração contínua da temperatura esofágica. Evitar que a temperatura se eleve, utilizando colchão térmico e adequação volêmica e adequado uso de drogas inotrópicas e vasodilatadoras é importante, pois a hipertermia central com vasoconstrição periférica pode levar a dano neurológico, além de descompensação hemodinâmica por taquicardia.

Febre persistente de baixa intensidade após cirurgia cardíaca mais comumente tem origem não infecciosa. Em decorrência de complicações sérias, é essencial excluir as infecções bacterianas e fúngicas por meio de exames laboratoriais (culturas de secreções, sangue e urina). Deve-se ter sempre em mente que a leucocitose e o aumento da proteína C-reativa sempre ocorrem no pós-operatório imediato de cirurgia cardíaca pediátrica, na ausência de infecção, com picos no primeiro dia, com queda lenta e gradual. Já nos quadros infecciosos, não ocorre essa redução lenta, podendo haver aumento da leucocitose e proteína C-reativa com a progressão da infecção. A febre pode ser decorrente de síndrome pós-pericardiotomia, caracterizada por dor torácica, atrito pericárdico, leucocitose com linfócitos atípicos, que geralmente responde ao uso de anti-inflamatórios não hormonais, ou a curto tempo de tratamento com esteroides.

Infecção no pós-operatório

O aparecimento de febre alta ou sinais como hipotermia, hipoglicemia, acidose, plaquetopenia, instabilidade hemodinâmica sem motivo aparente, acompanhadas de alteração do hemograma e PCR, deve desencadear a investigação de infecção grave e seu tratamento empírico imediato, com antibióticos de largo espectro, que serão modificados depois da identificação do agente etiológico e sua sensibilidade. Hemoculturas, cultura de secreção brônquica e cultura de urina devem ser obtidas imediatamente, antes do início ou mudança dos antibióticos. Atenção deve ser dada à troca imediata dos acessos venosos antigos (mais de 10 dias). Bacteremia pós-operatória pode desencadear endocardite.

A dosagem sérica de procalcitonina tem sido cada vez mais utilizada para monitorização de infecção pós-operatória, porém, níveis acima do normal podem ser encontrados no pós-operatório de cirurgia cardíaca pediátrica e novos estudos têm mostrado sua relação com o grau de inflamação e lesão tecidual.

Em conjunto com lactato, a dosagem da procalcitonina pode prover uma estratificação de risco para complicações após cirurgia cardíaca. A procalcitonina elevada na admissão na UTI se correlacionou, num estudo recente, em crianças submetidas a cirurgia cardíaca, com insuficiência renal pós-operatória, tempo de permanência na unidade de terapia intensiva, duração da ventilação mecânica e do uso de suporte inotrópico. O tempo de pinçamento aórtico, duração da CEC e tempo cirúrgico foram fatores de risco associados com elevação de procalcitonina no pós-operatório.[34]

A procalcitonina é mais acurada que a proteína C-reativa e leucócitos para predizer infecção pós-operatória precoce, mas as propriedades diagnósticas da procalcitonina não podem ser observadas nos primeiros 3 dias de pós-operatórioem decorrência do processo inflamatório relacionado a CEC. A manutenção de nível elevado após 7 dias ou uma segunda elevação entre o quarto e sétimo dias, pode ser indicador de infecção pós-operatória.[35]

O choque séptico pode ser causado por Gram-positivos ou Gram-negativos. Em geral está associado a hipotensão, vasoconstrição periférica, oligúria e redução do débito cardíaco. Pode, também, se manifestar com baixa resistência vascular sistêmica e alto débito cardíaco, complicado com coagulação intravascular disseminada e coagulopatia de consumo. A terapia inicial deve consistir em vancomicina (10 a 15 mg/kg a cada 8 horas), associada a meropenem (20 a 40 mg/kg a cada 8 horas), até que os resultados bacteriológicos determinem a terapêutica específica. O vírus sincicial respiratório pode causar pneumonia com sinais e sintomas de choque séptico com comprometimento respiratório. O diagnóstico é feito com teste rápido ou reação em cadeia da polimerase (PCR) do *swab* nasofaríngeo ou aspirado traqueal.

Outras medidas incluem manutenção do volume sanguíneo, da pressão arterial, suporte inotrópico e ventilatório.

As infecções de ferida necessitam de drenagem e antibioticoterapia precisa pelo risco de endocardite, especialmente nos pacientes portadores de próteses ou retalhos sintéticos intracardíacos. Um dos sinais pode ser distensão abdominal antes mesmo do aparecimento de hiperemia da ferida. A infecção esternal pode necessitar de drenagem aberta. Os germes mais comumente envolvidos são os estafilococos. Deve-se tomar cuidado com a antibioticoterapia, que em geral é nefrotóxica, principalmente nos pacientes em baixo débito cardíaco. O ideal é a realização do antibiograma, com uso de antibióticos menos nefrotóxicos, dosar os níveis séricos dos antibióticos, principalmente da vancomicina, reduzindo a dose imediatamente após a percepção de piora da função renal. A tomografia do esterno está indicada nos pacientes sem melhora clínica após 48 horas do início da antibioticoterapia adequada.

Permanência na UTI

O tempo de permanência na UTI depende das condições clínicas e da doença de base. A maioria das crianças permanece de 24 a 48 horas, período que pode ser mais longo na vigência de complicações ou de correção cirúrgica complexa. Pacientes na dependência de marca-passo provisório devem permanecer em UTI até a colocação do marca-passo definitivo ou a resolução do bloqueio cardíaco.

A alta da UTI deve ser decidida pelo intensivista e pelo cirurgião responsável pela criança.

Resumo

O cuidado pós-operatório ideal requer uma equipe bem treinada de enfermeiros e fisioterapeutas. A equipe médica de intensivistas pediátricos, anestesiologistas, cardiologistas e outras especialidades pediátricas deve estar integrada pelo cirurgião cardíaco, que é o responsável final pelo paciente cirúrgico. A prevenção de complicações, com atenção aos detalhes, é essencial à boa evolução pós-operatória. Crianças submetidas à correção cirúrgica do defeito cardíaco e proteção miocárdica adequadas em geral apresentam boa função cardíaca no pós-operatório e necessitam de poucas manipulações para uma convalescença normal. As perdas sanguíneas excessivas devem ser repostas, evitando anemia e hipovolemia. A hipovolemia causada por alterações na capacitância venosa, por extravasamento de fluidos e proteínas para o interstício, peritônio ou pleura,

deve ser corrigida com a reposição de cristaloide, concentrado de hemácias ou coloides, sempre respeitando o princípio de não elevar a pressão venosa central. A dosagem sérica de glicose deve ser realizada a cada seis horas nas primeiras 24 horas. As técnicas estéreis, durante e após o ato cirúrgico, são essenciais na prevenção de infecções após cirurgia cardíaca. A manutenção dos antibióticos é feita até que os drenos e cateteres intracardíacos sejam removidos A dieta oral é introduzida gradualmente de 6 a 24 horas após extubação. Em pacientes não extubados até o segundo dia de pós-operatório, a dieta deve ser reiniciada, seja por via nasogástrica, seja por nasoenteral ou intravenosa (nutrição parenteral). Já a avaliação do DC inclui a observação do enchimento capilar, pulsos periféricos, débito urinário, pressão arterial, pressões de enchimento atriais, exames laboratoriais (pH, lactato), monitoração contínua da saturação venosa mista de O_2 por cateter, monitoração não invasiva da saturação tecidual mista (NIRS), além da temperatura central esofágica e temperatura axilar. Distúrbios do ritmo ou frequência cardíaca são causas importantes de baixo DC. A reintervenção cirúrgica será indicada na maioria dos casos em que o baixo débito não puder ser corrigido com medidas clínicas e tiver de ser realizada antes que o estado geral da criança deteriore de maneira irreversível.

Referências bibliográficas

1. American College of Surgeons. Guidelines for standard in cardiac surgery. Bulletin of the American College of Surgeons. 1997;82(2).
2. Larsen SH, Emmertsen K, Johnsen SP, et al. Survival and morbidity following congenital heart surgery in a population-based cohort of children: up to 12 years of follow-up. Congenit Heart Dis. 2011;6(4):322-9.
3. Levey A, Glickstein JS, Kleinman CS, et al. The impact of prenatal diagnosis of complex congenital heart disease on neonatal outcomes. Pediatr Cardiol. 2010;31(5):587-97.
4. Fernandes AM, Mansur AJ, Caneo LF, et al. The reduction in hospital stay and costs in the care of patients with congenital heart diseases undergoing fasttrack cardiac surgery. Arq Bras Cardiol. 2004;83(1):27-34, 18-26.
5. Agarwal HS, Wolfram KB, Saville BR, Donahue BS, Bichell DP Postoperative complications and association with outcomes in pediatric cardiaca surgery. J Thorac Cardiovasc Surg. 2014;148:609-16.
6. Ofori-Amanfo G, Cheifetz MI. Pediatric postoperative cardiac care. Crit Care Clin. 2013;29:185-202.
7. Bronicki RA, Backer CL, Baden HP, et al. Dexamethasone reduces the inflammatory response to cardiopulmonary bypass in children. Ann Thorac Surg. 2000;69:1490-6.
8. Schroeder VA, Pearl JM, Schwartz SM, Shanley TP, Manning PB, et al. Combined steroid treatment for congenital heart surgery improves oxygen delivery and reduces post bypass inflammatory mediator expression. Circulation. 2003;107:2823-8.
9. Raja SG, Danton MD, MacArthur KJ, et al. Effects of escalating doses of hypertension sildenafil on hemodynamics and gas exchange in children with pulmonary hypertension and congenital cardiac defects. J Cardiothorac Vasc Anesth. 2007;21:203-7.
10. Punjasawadwong Y, Phongchiewboon A, Bunchungmongkol N. Bispectral index for improving anaesthetic delivery and postoperative recovery Cochrane Database Syst Rev. 2014;(6):CD003843.
11. Andropoulos DB, Stayer SA, Diaz LK, Ramamoorthy C. Brain monitoring in pediatric heart surgery. Anesth Analg. 2004;99:1365-75.
12. Chan KL, Ip P, Chiu CS, Cheung YF. Peritoneal dialysis after surgery for congenital heart disease in infants and young children YF. Ann Thorac Surg. 2003;76(5):1443-9.

13. Nathan AS, Loukas B, Moko L, Wu F, Rhodes J, Rathod RH, et al. Exercise oscillatory ventilation in patients with Fontan physiology. Circ Heart Fail. 2015;8(2):304.

14. Dori Y, Keller MS, Rychik J, Itkin M. Successful treatment of plastic bronchitis by selective lymphatic embolization in a Fontan patient. Pediatrics. 2014;134(2):e590-5.

15. Schumacher KR, Singh TP, Kuebler J, Aprile K, O'Brien M, Blume ED. Risk factors and outcome of Fontan-associated plastic bronchitis: a case-control study. J Am Heart Assoc. 2014;3(2):e000865.

16. LaRue M, Gossett JD, Stewart RD, Backer Mavroudis C, Jacobs ML. Plastic bronchitis in patients with fontan physiology: review of the literature and preliminary experience with fontan conversion and cardiac transplantation. World J Pediatr Congenit Heart Surg. 2012;3(3):364-72.

17. Brown DW, Connor JA, Pigula FA, et al. Variation in preoperative and intraoperative care for first-stage palliation of single-ventricle heart disease: a report from 198 Ofori-Amanfo & Cheifetz the Joint Council on Congenital Heart Disease National Quality Improvement Collaborative. Congenit Heart Dis. 2011;6(2):108-15.

18. Barnea O, Austin EH, Richman B, Santamore WP. Balancing the circulation: theoretic optimization of pulmonary/systemic flow ratio in hypoplastic left heart syndrome. J Am Coll Cardiol. 1994;24:1376-81.

19. Bradley SM, Simsic JM and Mulvihill DM. Hypoventilation improves oxygenation after bidirectional superior cavopulmonary connection. J Thorac Cardiovasc Surg. 2003;126:1033-9.

20. Khawaja AA, Corridore M, Tobias JD. A novel technique for the administration of sub-ambient oxygen in the operating room. Cardiol Res. 2017;8(5):254-7.

21. Sehgal A, McNamara PJ. Does point-of-care functional echocardiography enhance cardiovascular care in the NICU? PCFecho in cardiovascular care of neonates. Journal of Perinatology. 2008;28:729-35.

22. Licht DJ, Shera DM, Clancy RR, Wernovsky G, Montenegro LM, Nicolson SC, et al. Brain maturation is delayed in infants with complex congenital heart defects. J Thorac Cardiovasc Surg. 2009;137(3):529-36.

23. Mahle WT, Tavani F, Zimmerman RA, Nicolson SC, Galli KK, Gaynor JW, et al. An MRI study of neurological injury before and after congenital heart surgery. Circulation. 2002;106(12):109-14.

24. Mittnacht AJ, Rodriguez-Diaz C. Multimodal neuromonitoring in pediatric cardiac anesthesia. Ann Card Anaesth. 2014;17(1):25-32.

25. Rossi AF, Sommer RJ, Lotvin A, Gross RP, Steinberg LG, Kipel G, et al. Usefulness of intermitent monitoring of mixing venous saturation after stage I palliation for hypoplastic left ventricle syndrome. Am J Cardiol. 1994;73:1118-23.

26. Cheung PY, Chui N, Joffe AF, Rebeyka IM, Robertson CMT; Western Canadian Complex Pediatric Therapies Project, Follow-up Group. Postoperative lactate concentrations predict the outcome of infants aged 6 weeks or less after intracardiac surgery: a cohort follow-up to 18 months. J Thorac Cardiovasc Surg.2005;130(3):837-43.

27. Bai Z, Zhu X, Li M, Hua J, Li Y, Pan J, Wang J, Li Y. Effectiveness of predicting in-hospital mortality in critically ill children by assessing blood lactate levels at admission. BMC Pediatr. 2014;14:83.

28. Hajjar LA, Vincent JL, Barbosa Gomes Galas FR, Rhodes A, Landoni G, Osawa EA, et al. Vasopressin versus norepinephrine in patients with vasoplegic shock after cardiac surgery: The VANCS Randomized Controlled Trial. Anesthesiology. 2017;126(1):85-93.

29. Gupta P, Robertso MJ, Rettinganti M, Seib PM, Wernovsky G, Markovitz BP, et al. Relationship of ECMO initiation on outcomes after pediatric heart surgery: a multi-institutional analysis. Pediatr Cardiol. 2016 37(5):971-8.

30. Hoffman TM, Wernovsky G, Atz AM, et al. Efficacy and safety of milrinone in preventing low cardiac output syndrome in infants and children after corrective surgery for congenital heart disease. Circulation. 2003;107:996-1002.

31. Buchhorn R, Hulpke-Wette M, Russchewki W, Pregla R, Fielitz J, Hetzer R, et al. Beta-receptor downregulation in congenital heart disease: a risk factor for complications after surgical repair? Ann Thorac Surg. 2002;73(2):610-3.

32. Folltah F, Cleland J, Just H, et al. Efficacy and safety of intraveous levosimendan compared with dobutamine in severe low-output heart failure (the LIDO study): a randomised double-blind trial. Lancet. 2002;360:196-202.

33. Colucci WS, Elkayam U, Horton DP, Abraham WT, Bourge RC, Johnson AD, et al.; Nesiritide Study Group. Intravenous nesiritide, a natriuretic peptide, in the treatment of decompensated congestive heart failure. N Engl J Med. 2000;343(4):246-53.

34. Zant R, Stocker C, Schlapbach LJ, et al. Procalcitonin in the early course post pediatric cardiac surgery. Pediatr Crit Care Med. 2016;17(7):624-9.

35. Li X, Wang X, Li S, et al. Diagnostic value of procalcitonin on early postoperative infection after pediatric cardiac surgery. Pediat Critic Care Med. 2017;18(5):420-8.

Capítulo 6

Pós-operatório de transplante cardíaco e pulmonar

João Manoel Rossi Neto
Marco Aurelio Finger
Jarbas Jakson Dinkhuysen

Pontos-chave

- Os pacientes portadores de insuficiência cardíaca avançada, com sintomas graves e fatores preditivos de mau prognóstico, que estão em tratamento otimizado e sem alternativa de outro tratamento cirúrgico, têm indicação para transplante, porém dependem de uma seleção criteriosa para a sua recomendação definitiva.
- Impactam nos resultados do pós-operatório a preservação miocárdica adequada do coração do doador com soluções específicas, o controle dos distúrbios metabólicos e de coagulação e a imprevisível resposta à injúria de reperfusão.
- A imunossupressão excessiva é um mecanismo proposto para a reativação da doença de Chagas em receptores de transplante.

Transplante cardíaco

No Brasil, o transplante cardíaco (Tx) continua sendo a única opção viável e o melhor tratamento para pacientes selecionados com insuficiência cardíaca (IC) avançada, com significante melhora da sobrevida, capacidade de exercício e qualidade de vida.[1] O número de Tx aumentou em nosso país nos últimos anos, porém abaixo do número necessário segundo a ABTO,[2] acarretando longos períodos de espera em lista, piora clínica progressiva dos pacientes e consequente alta morbidade e mortalidade pré e pós-transplante.[3] As taxas de readmissão e os custos para os pacientes em uso de dispositivo de assistência ventricular permanecem maiores do que o transplante cardíaco. Por causa dos aumentos projetados na utilização de dispositivos de assistência ventricular e do limitado número de doadores de transplante de coração, é essencial a maior ênfase na contenção de custos e diminuição das readmissões para pacientes submetidos a um dispositivo de assistência ventricular para que tal terapia se torne viável e custo-efetiva.[4]

Os pacientes portadores de IC avançada, classe funcional III ou IV, com sintomas graves e fatores preditivos de mau prognóstico, que estão em tratamento otimizado e sem alternativa de outro tratamento cirúrgico, têm indicação para Tx, porém dependem de uma seleção criteriosa para a sua recomendação definitiva.

Neste capítulo serão descritas as características dos transplantes de coração e pulmão em adultos.

Indicação e contraindicação ao Tx

Os critérios de inclusão e exclusão segundo a III Ditretriz de Transplante da Sociedade Brasileira de Cardiologia (SBC)[1] encontram-se nas Tabelas 1 a 3.

Vale ressaltar que a doença isquêmica com angina refratária sem possibilidade de revascularização teve sua indicação rebaixada de classe de recomendação I para IIa.

Nos casos de contraindicações não cardíacas com quadro de IC, o acompanhamento de um especialista torna-se obrigatória na avaliação de possível indicação do Tx. Muito importante, a persistência de resistência vascular pulmonar > 5 unidades Wood, apesar de testes de vasorreatividade pulmonar e descompressão cardíaca com dispositivos de assistência ventricular mecânica, indicam risco cirúrgico elevado e devem ser considerados no risco global do receptor. Em candidatos apropriados e centros habilitados, dispositivo de assistência ventricular mecânica como ponte para candidatura/decisão ao TX, visando à redução das pressões pulmonares, pode ser considerado. Em candidatos apropriados e centros habilitados, transplante cardiopulmonar ou heterotópico pode ser considerado. Em relação ao tabagismo, o período de abstinência sugerido é de 6 meses, pela associação com desfechos desfavoráveis no pós-transplante, e deve ser individualizado conforme opções do centro transplantador e gravidade do caso.[1] Doença psiquiátrica grave, dependência química e/ou baixo suporte social e/ou baixa adesão ao tratamento e recomendações vigentes devem ser consideradas contraindicações para transplante.[1,5]

Tabela 1	Indicações de transplante cardíaco	
CR	Indicação	NE
I	IC avançada na dependência de drogas inotrópicas e/ou suporte circulatório mecânico IC avançada classe funcional III persistente e IV com tratamento otimizado na presença de outros fatores de mau prognóstico	C
	IC avançada e VO$_2$ de pico ≤ 12 mL/kg/minuto em pacientes em uso de betabloqueadores IC avançada e VO$_2$ de pico ≤ 14 mL/kg/minuto em pacientes intolerantes a betabloqueadores	B
	Arritmias ventriculares sintomáticas e refratárias ao manejo com fármacos, dispositivos elétricos e procedimentos de ablação	C
IIa	IC refratária e VO$_2$ de pico ≤ 50% do previsto em pacientes com < 50 anos e mulheres	B
	Doença isquêmica com angina refratária sem possibilidade de revascularização	C
IIb	IC refratária e VO$_2$ de pico ajustado para massa magra ≤ 19 mL/kg/minuto em pacientes com índice de massa corporal > 30 IC refratária e equivalente ventilatório de gás carbônico (relação VE/VCO$_2$) > 35 particularmente se VO$_2$ de pico ≤ 14 mL/kg/minuto e/ou teste cardiopulmonar submáximo (RER < 1,05)	B
III	Disfunção sistólica isolada Prognóstico adverso estimado apenas por escores prognósticos ou VO$_2$	C

CR: classe de recomendação; IC: insuficiência cardíaca; NE: nível de evidência; NYHA: New York Heart Association; RER: coeficiente respiratório; VE/VCO$_2$: equivalente ventilatório de gás carbônico; VO$_2$: consumo de oxigênio.

Tabela 2	Indicações de transplante cardíaco em situações especiais	
CR	Indicação	NE
I	IC avançada e cardiomiopatia restritiva	C
IIa	Tumores cardíacos com potencial de cura com o explante do coração	C
	Amiloidose cardíaca relacionada a mutações da transtirretina (ATTR) sem perspectiva ou resposta a tratamentos específicos, associado ao transplante de fígado IC secundária à amiloidose AL com contraindicação para terapias específicas pelo envolvimento cardíaco, na ausência de envolvimento extracardíaco, seguido de transplante de medula	B
IIb	IC refratária em pacientes com infecções crônicas por HBV ou HCV, na ausência de sinais clínicos, radiológicos ou bioquímicos de cirrose, hipertensão portal ou carcinoma hepatocelular IC refratária em pacientes HIV-positivos sem história de infecções oportunísticas, que estejam clinicamente estáveis, em uso de terapia antirretroviral combinada com carga viral indetectável e contagem de CD4 > 200 células/μL	C

AL: amiloidose primária; ATTR: amiloidose por mutações da transtirretina; HIV: vírus da imunodeficiência humana adquirida; HBV: vírus da hepatite B; HCV: vírus da hepatite C; IC: insuficiência cardíaca.

Tabela 3	Contraindicações para transplante cardíaco
Situação clínica	
Idade > 70 anos	
Comorbidades com baixa expectativa de vida	
Infecção sistêmica ativa	
Índice de massa corporal > 35 kg/m^2	
Doença cerebrovascular grave sintomática	
Doença vascular periférica grave sem possibilidade de revascularização e/ou reabilitação	
Doença hepática ou pulmonar avançadas	
Doença psiquiátrica grave, dependência química e/ou baixo suporte social e/ou baixa adesão ao tratamento e recomendações vigentes	
DM com lesões graves em órgão-alvo e/ou controle glicêmico inadequado (HbA1c > 7,5%)	
Incompatibilidade ABO	
Embolia pulmonar < 3 semanas	
Hipertensão pulmonar fixa	
Neoplasia com risco de recorrência elevado ou incerto	
Perda de função renal intrínseca e irreversível apesar de tratamento clínico otimizado (taxa de filtração glomerular estimada < 30 mL/min/1,73 m^2)	
Síndromes demenciais ou retardo mental graves	
Tabagismo ativo	

DM: diabetes melito; HbA1c: hemoglobina glicada.

Cuidados pré-operatórios

Os receptores de transplante cardíaco correm o risco de uma série de complicações pós-transplante, como disfunção do enxerto, rejeição e infecção.

Embora algumas das complicações estejam diretamente relacionadas às características do enxerto ou à interação do enxerto com o sistema imune do hospedeiro, outros dependem das características dos doadores e, principalmente a longo prazo, dos efeitos colaterais dos medicamentos imunossupressores.[6]

Por estas razões, o pós-operatório de Tx não deve ser considerado igual às outras cirurgias cardíacas.

Manutenção adequada do receptor

A mortalidade pós-Tx é influenciada pelas condições clínicas do receptor e do doador. Além disso, o longo período de espera na fila de transplante pode acarretar piora clínica progressiva dos receptores, levando estes pacientes a serem transplantados em condições menos favoráveis e com maior morbimortalidade.[1,7]

Pacientes em fila devem ser avaliados rotineiramente com exame clínico, laboratorial e radiológico para detecção de piora clínica, processos infecciosos e procura de nova contraindicação ao Tx.

Pacientes que apresentam piora clínica e laboratorial devem ser internados e submetidos a tratamento com suporte circulatório (medicamentoso ou com dispositivos de assistência ventricular).

Seleção do coração do doador

O processo de aquisição do coração de um doador é tão crítico para o sucesso do Tx como o seu implante, pois os erros na avaliação, seleção e técnica cirúrgica podem ter profundas repercussões no período imediato pós-Tx.

Durante o processo de captação, deve ser feita a inspeção direta do coração para avaliar função cardíaca, presença de traumas, malformações ou placas de cálcio.

Os principais fatores de risco para falência primária de enxerto são diabetes melito do receptor, dispositivo de assistência ventricular bilateral pré-operatório no receptor e oxigenação extracorpórea pré-operatória, doador do sexo feminino para receptor masculino, idade do doador mais idoso (20% para cada incremento de década na idade do doador) e hemorragia/trombose intracerebral no doador.[7,8]

A utilização de doadores infectados, usuários de cocaína ou álcool continua controversa, apesar de alguns resultados favoráveis quando existem culturas negativas, sem evidência de endocardite e com função do coração normal.[1,9]

Outros fatores de risco dos doadores associados à falência precoce do enxerto incluem altas doses de inotrópicos, função cardíaca reduzida e tamanho do coração desproporcional entre doador/receptor.[1]

A falta de cuidado adequado ao doador tem sido postulada como o principal ponto de estreitamento no aumento do número de Tx no Brasil. Infelizmente os critérios atuais para escolha do doador têm se mostrado insuficientes para descartar um doador não ideal.

Tempo de isquemia projetado para o transplante

O tempo prolongado de isquemia para o Tx impacta de forma negativa o desempenho do coração transplantado no período imediato de pós-operatório. Como regra geral o tempo de isquemia deve ser menor que 4 horas (240 minutos).[1,7,10]

Sensibilização – pesquisa de anticorpos anti-HLA

Existe o risco de rejeição hiperaguda mediada por anticorpos quando uma grande quantidade de anticorpos anti-HLA (antígeno leucocitário humano) pré-formados está presente no soro do receptor. A formação destes anticorpos HLA pode ocorrer após transfusões sanguíneas (durante uma cirurgia cardíaca ou após o uso de aparelho de assistência ventricular), infecções virais ou bacterianas e múltipla gravidez.[1,10]

Por esta razão, é necessária a realização do painel de anticorpos ou linfocitário (PRA) antes do Tx. Se o PRA está muito elevado (> 10%), é recomendada a realização da prova cruzada prospectiva entre receptor e doador (*crossmatch*), que pode demorar até 5-6 horas para o resultado, o que muitas vezes inviabiliza o transplante pelo aumento do tempo de isquemia. Este painel deve ainda ser repetido em pacientes que receberam uma nova transfusão sanguínea ou infecções.[1,11]

Atualmente está sendo realizado o *crossmatch virtual*, que consiste na detecção dos anticorpos presentes no soro do receptor e quando um doador está disponível, e após a sua tipificação HLA, pode-se predizer com êxito a ausência de anticorpos específicos para os antígenos incompatíveis com o doador, ou seja, um *crossmatch* negativo, possibilitando a realização do Tx.[1]

Priorização

Os pacientes com maior probabilidade de morte na lista de espera para Tx cardíaco têm prioridade para serem submetidos ao procedimento operatório. Os critérios incluem dependência de inotrópicos e/ou vasopressores, dependência de balão intra-aórtico (BIA) ou outros dispositivos de assistência circulatória (DAC) mecânica de curta duração, ventilação mecânica e determinação da câmara técnica.[1] No Estado de São Paulo, atualmente o Tx é realizado em sua maioria em pacientes que estão em prioridade. Recente publicação de um centro transplantador em São Paulo mostra que entre 2013 e 2017, foram realizados 210 transplantes, sendo 92% com receptores em prioridade e 8% não priorizados.[12]

Cuidados operatórios

Técnicas cirúrgicas em adultos

Basicamente existem duas técnicas cirúrgicas para o Tx em adulto:

■ Ortotópico (quando o coração é transplantado na mesma posição do coração nativo), podendo ser biatrial (mantêm-se uma parte dos átrios nativos) ou bicaval (todo o coração nativo é retirado).

■ Heterotópico (quando o coração é transplantado e colocado junto e em paralelo ao coração nativo).

Uma metanálise forneceu evidência de efeitos benéficos clinicamente relevantes da técnica bicaval em comparação com os da técnica padrão, porém os efeitos benéficos a longo prazo da técnica bicaval continuam a ser avaliados.[13] Pela existência de uma linha de sutura entre os átrios do receptor e doador, com a formação de um átrio gigante, a incidência de fibrilação atrial é mais comum na técnica biatrial. Já o heterotópico carrega uma morbidade e mortalidade maior, tanto pela técnica mais complexa como pela gravidade dos indivíduos operados (indicada principalmente nos pacientes com hipertensão pulmonar importante e obesidade).[1]

Os principais tópicos cirúrgicos que impactam nos resultados do pós-operatório incluem a preservação miocárdica adequada do coração do doador com soluções específicas, controle dos distúrbios metabólicos e de coagulação e a imprevisível resposta à injúria de reperfusão.

Para redução do tempo de isquemia no intraoperatório, Dinkyusen et al. descreveram uma técnica cirúrgica, "*non working beating heart*", em que durante a circulação extracorpórea a anastomose da aorta era feita em primeiro lugar, permitindo que as artérias coronárias recebessem o fluxo sanguíneo e a recuperação dos batimentos. O resto das anastomoses eram realizados com o coração batendo em ritmo sinusal e a anastomose pulmonar era a última a ser feita.[14]

Fisiopatologia do coração transplantado

O coração transplantado é denervado por causa da interrupção cirúrgica das fibras nervosas simpática e parassimpática, o que resulta em alterações do controle cardiovascular:[15,16]

■ Estímulo vagal não tem efeito nos nós sinusal e atrioventricular.
■ Sem reflexo de taquicardia na hipovolemia e hipotensão.
■ Dependente da pré-carga e da lei de Frank-Starling para aumentar o volume sistólico.
■ Necessita de catecolaminas para manter a frequência cardíaca. As aminas simpaticomiméticas indiretas não funcionam (efedrina, digoxina e nifedipina) e as aminas simpaticomiméticas diretas funcionam (isoproterenol, noradrenalina, epinefrina, fenilefrina e dopamina/dobutamina).

A FC em repouso é maior no Tx, pois essa denervação causa ausência de estímulo nervoso vagal e leva à FC intrínseca, que por padrão é alta.[16]

Mesmo os enxertos que exibem excelente função cardíaca precoce podem apresentar um declínio funcional nas primeiras 12 horas de pós-operatório. Acredita-se que esta piora da função possa ser decorrente dos efeitos da isquemia, reperfusão ou edema miocárdico que resultam em disfunção sistólica e diastólica.

Cuidados imediatos no pós-operatório

O monitoramento perioperatório de pacientes transplantados cardíacos deve incluir: a) monitorização contínua de ECG; b) ECG pós-operatório de 12 derivações; c) monitorização da pressão arterial invasiva; d) medida direta da pressão do átrio direito (PAD) ou da pressão venosa central (PVC); e) medidas da pressão de átrio esquerdo ou pressão capilar pulmonar (PCP); f) medidas intermitentes do débito cardíaco (DC); g) saturação de oxigênio; h) ecocardiograma transesofágico; i) débito urinário contínuo.

As principais complicações no pós-operatório imediato são:

■ Rejeição hiperaguda.
■ Falência primária do enxerto (FPE).
■ Insuficiência ventricular direita (IVD).

A avaliação da função do coração transplantado pode ser feita por medidas hermodinâmicas (por exemplo, cateter de Swan Ganz) e pelo ecocardiograma.

A rejeição hiperaguda ocorre entre minutos a horas da reperfusão do enxerto em decorrência da fixação de complemento por meio de anticorpos pré-formados do receptor, usualmente direcionados contra moléculas do antígeno de leucócitos humanos (HLA) classe I que estão no endotélio vascular do doador, levando a morte celular, acúmulo de plaquetas, recrutamento de células inflamatórias e intensa trombose dos vasos (isquemia e necrose do enxerto), quase sempre fatal. O tratamento é suporte mecânico circulatório e retransplante.

A falência primária do enxerto é definida como a presença de disfunção mecânica importante sem causas óbvias anatômicas ou imunológicas e que necessita de dois ou mais inotrópicos ou suporte mecânico circulatório (balão intra-aórtico ou aparelhos de assistência ventricular) nas primeiras 24 horas pós-Tx. É importante notar que a falência primária do enxerto pode resultar em insuficência ventricular esquerda (Figura 1), direita ou ambas.[1,15,17]

A insuficiência cardíaca aguda do ventrículo direito pode ocorrer em até 70% no pós-operatório, principalmente pelo grau da hipertensão pulmonar prévia, e os inotrópicos que podem ser usados para aumentar a função do ventrículo direito (VD) incluem isoproterenol, milrinona, enoximone, dobutamina e adrenalina. Os vasodilatadores pulmonares seletivos que devem ser usados são prostaglandina, sildenafila e óxido nítrico inalado (Figura 2).[1,15,17,18]

Em decorrência da depressão miocárdica e disfunção do sistema elétrico do coração transplantado, a infusão contínua de um agente inotrópico deve ser usada para manter a estabilidade hemodinâmica em todos os casos no pós-operatório.[1,15] Os inotrópicos devem ser desmamados após 3 a 5 dias. Deve ser usada a dose eficaz mais baixa. As seguintes terapias são sugeridas:

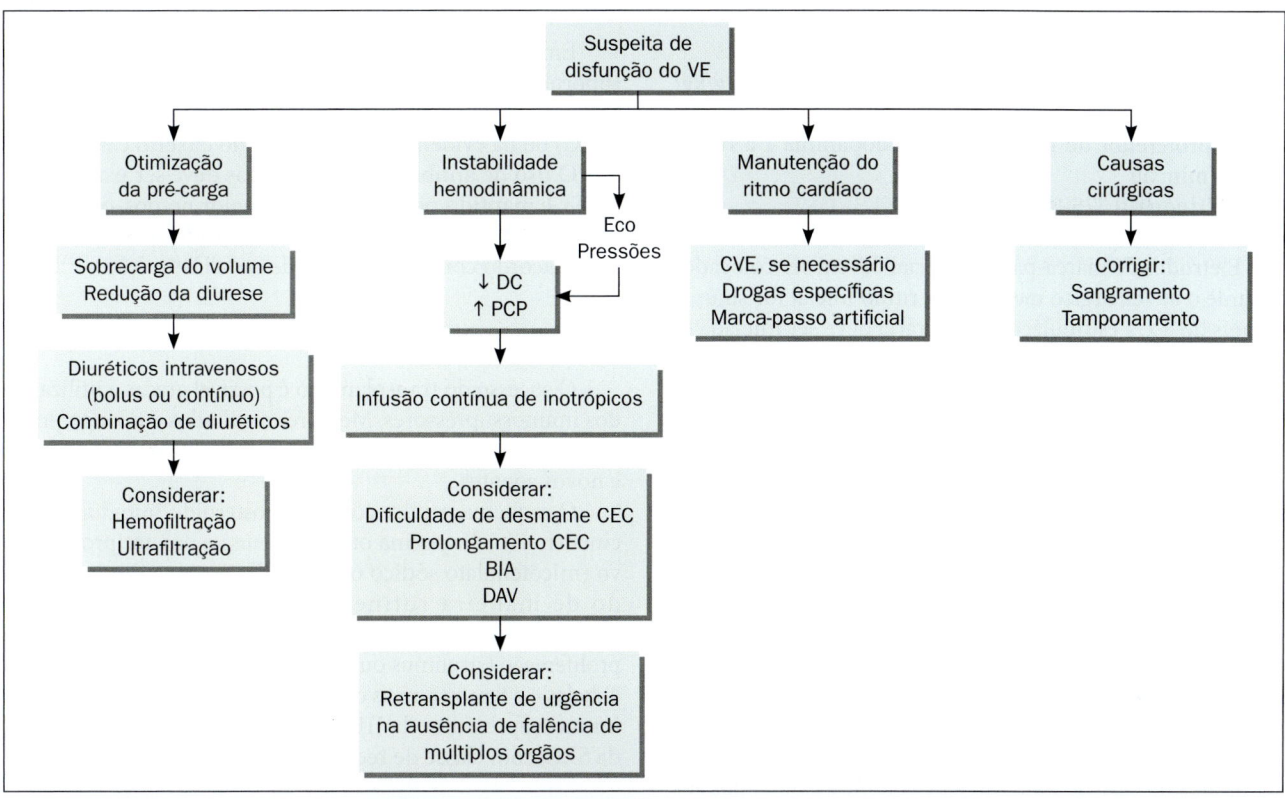

Figura 1 Tratamento da disfunção ventricular esquerda.
BIA: balão intra-aórtico; CEC: circulação extracorpórea; CVE: cardioversão elétrica; DAV: dispositivo de assistência ventricular; DC: débito cardíaco; PCP: pressão capilar pulmonar; VE: ventrículo esquerdo.

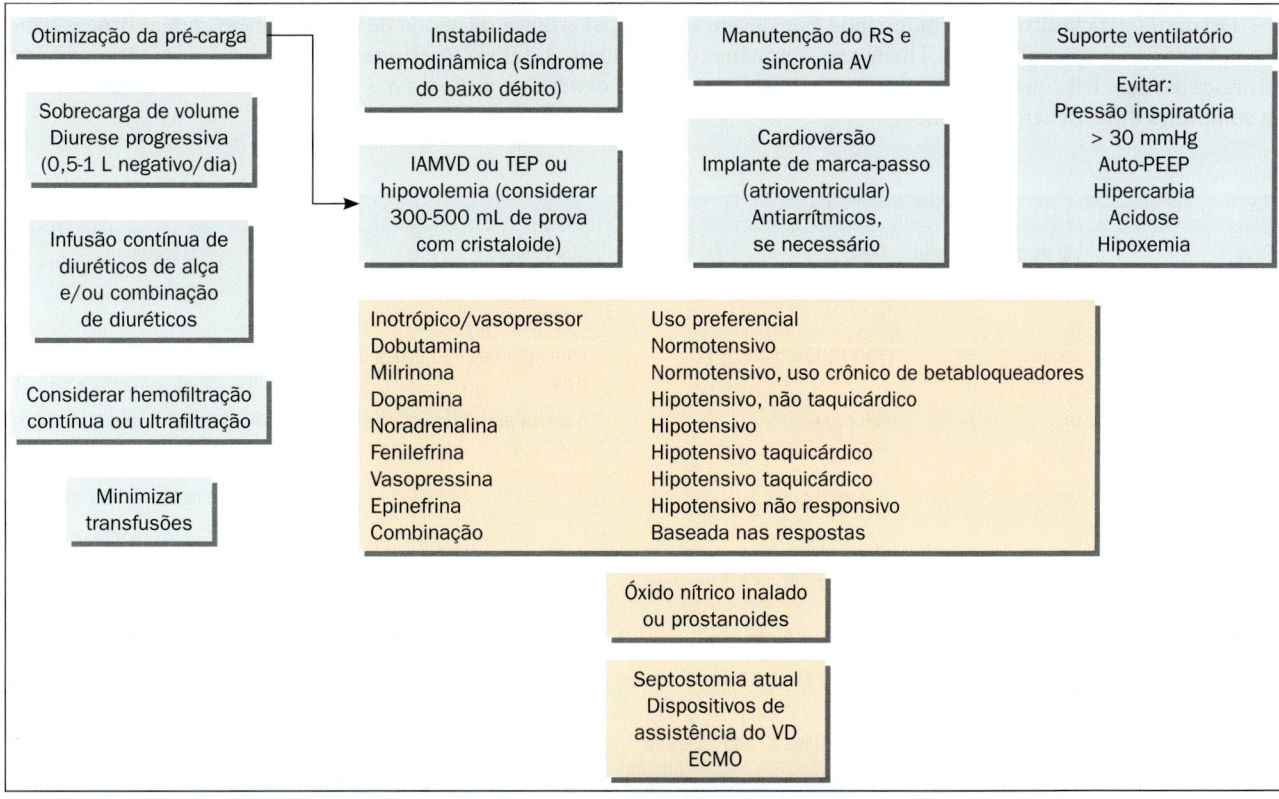

Figura 2 Tratamento da falência ventricular direita aguda pós-transplante.
AV: atrioventricular; ECMO: circulação extracorpórea; IAMVD: infarto de ventrículo direito; PEEP: pressão positiva expiratória final; RS: ritmo sinusal; TEP: tromboembolismo pulmonar.

- Isoproterenol, de 1 a 10 µg/min; ou
- Dobutamina, 1 a 10 µg/kg/min ± dopamina 1 a 10 µg/kg/min; ou
- Isoproterenol, de 1 a 10 µg/min ± dopamina 1 a 10 µg/kg/min; ou
- Milrinona, 0,375-0,75 µg/kg/min.

Eletrodos de marca-passo artificial devem ser colocados durante o ato cirúrgico mesmo se o ritmo inicial for sinusal. Depois do Tx, a estimulação temporária deve ser iniciada se houver bradicardia para manter a frequência cardíaca > 90 batimentos/minuto. Taquiarritmias persistentes, atrial ou ventricular, exigem a investigação de uma possível rejeição e avaliação eletrofisiológica se a rejeição estiver ausente. Amiodarona pode ser usada com segurança em pacientes pós-Tx e tem mínima interação com agentes imunossupressores.[15]

Para manutenção da estado euvolêmico, a pressão venosa central (PVC) deve ser mantida entre 5 e 12 mmHg, um nível que fornece pressões de enchimento cardíaco adequadas, sem causar sobrecarga do VD, o uso de coloides é geralmente preferido nas primeiras 24 horas após Tx; sangue, se indicado, é a primeira escolha e os produtos derivados de sangue devem ser sem leucócitos (irradiados).[1,15,18]

Em relação à função renal, os diuréticos de alça devem ser usados no caso de sobrecarga de volume e associados aos tiazídicos, se não houver resposta satisfatória da diurese. A hemodiálise por insuficiência renal deve ser iniciada precocemente para o controle de volume e substituição renal em casos de anúria ou oligúria não responsivas aos diuréticos.[15,18]

Derrames pericárdicos são comuns após Tx e devem ser monitorados pelo ecocardiograma. Drenagem percutânea ou cirúrgica deve ser feita quando o derrame pericárdico provoca comprometimento hemodinâmico.

Em caso de instabilidade hemodinâmica, o uso de um suporte circulatório mecânico deve ser iniciado precocemente quando não for possível sair da circulação extracorpórea (CEC) ou na evidência de disfunção do enxerto cardíaco.[15,18]

O uso de antibióticos profiláticos deve ser usado antes do Tx e mantido por um período maior no pós-operatório por causa da imunossupressão. A escolha do antibiótico deve ser de acordo com as diretrizes de cada instituição.

Imunossupressão

O sucesso do transplante só é possível graças à utilização dos imunossupressores. Melhores resultados em longo prazo serão atingidos com o desenvolvimento de novas estratégias e novos agentes.

O esquema tríplice com corticosteroide, inibidor de calcineurina (ciclosporina ou tacrolimus) e um antiproliferativo (micofenolato sódico ou mofetil) continua sendo utilizado de maneira rotineira na maioria dos serviços. Recentemente, estratégias incluindo inibidores do sinal de proliferação (sirolimus ou everolimus) têm sido propostas. As Tabelas 4 a 8 mostram as doses e recomendações para uso dos imunossupressores da III Diretriz Brasileira de Transplante da SBC, com classe de recomendação e nível de evidência.[1]

Terapia de resgate

Terapia de resgate refere-se ao uso de drogas ou estratégias imunossupressoras diferenciadas para controle de rejeição crônica ou aguda de difícil manejo com as drogas habituais. A Tabela 9 resume os mecanismos de ação, os efeitos colaterais e as doses das principais terapias utilizadas com este propósito.[1]

Tabela 4 Doses das drogas imunossupressoras

Drogas	Via de administração	Dose	Manutenção	Nível sérico controle
Prednisona	Oral	1 mg/kg	0,2 mg/kg/dia com retirada em 6 meses	N/A
Metilprednisolona	Venosa	500-1000 mg até 3° PO	Para tratar rejeição aguda em 3-5 dias	N/A
Ciclosporina	Oral	3-8 mg/kg/dia	Guiadas por sintomas, rejeição e nível sérico	300-350 ng/mL zero a 3 meses
				250-300 ng/mL 3 a 6 meses
	Venosa	1-2 mg/kg/dia		200-300 ng/mL 6 a 12 meses
				100-200 ng/mL acima de 1 ano
Tacrolimus	Oral	0,05-0,1 mg/kg/dia	Guiada por sintomas, rejeição e nível sérico	10-15 ng/mL 0-6 meses 5-10 ng/ml > 6 meses
Azatioprina	Oral	1,5-2,5 mg/kg/dia	Manter leucócitos acima de 4000	N/A
Micofenolato de mofetila	Oral	500-1.000 mg a cada 12 horas	500-1.500 mg a cada 12 horas	N/A
Micofenolato sódico	Oral	360-720 mg a cada 12 horas	360-720 mg a cada 12 horas	N/A
Sirolimus	Oral	Ataque de 6 mg, depois 2 mg/dia	1-2 mg/dia ou ajuste nível sérico	5-10 ng/mL
Everolimus	Oral	0,5-1,5 mg a cada 12 horas	0,5-1,5 mg a cada 12 horas ou ajuste sérico	3-9 ng/mL

Tabela 5	Recomendações para o uso de corticosteroides no transplante cardíaco	
Classe de recomendação	Indicações	Nível de evidência
I	Doses elevadas nas fases iniciais e na rejeição aguda	C
	Considerar suspensão em torno do sexto mês em paciente com histórico favorável para rejeição	B

Tabela 6	Recomendações para o uso de inibidores de calcineurina no transplante cardíaco	
Classe de recomendação	Indicações	Nível de evidência
I	Inibidor de calcineurina como terapia em esquema tríplice	A
	Tacrolimus como terapia inicial em situações de alto risco para rejeição	B
	Conversão de ciclosporina para tacrolimus em situação de rejeição grave ou persistente ou ainda na presença de efeitos adversos	

Tabela 7	Recomendações para o uso de antiproliferativos no transplante cardíaco	
Classe de recomendação	Indicações	Nível de evidência
I	Micofenolato como terapia de manutenção	A
	Azatioprina em situações de intolerância a micofenolato	C

Tabela 8	Recomendações para o uso de inibidores do sinal de proliferação no transplante cardíaco	
Classe de recomendação	Indicações	Nível de evidência
IIa	Em associação a inibidor da calcineurina em dose reduzida, visando à redução da doença vascular do enxerto	B
	Em associação ao inibidor de calcineurina em dose reduzida em pacientes com deterioração de função renal	
	Em substituição do inibidor de calcineurina, em pacientes com deterioração progressiva da função renal a despeito de dose reduzida de inibidor de calcineurina no pós-transplante tardio	
IIb	Em paciente com infecção por CMV recorrente, associado a inibidor de calcineurina em dose baixa	C

Tabela 9	Principais terapias de resgate		
Terapia	Mecanismo de ação	Efeitos colaterais	Dose
Corticoide (pulso)	Potente ação imunossupressora e anti-inflamatória, atuando em número, distribuição e função de todos os tipos de leucócitos e células endoteliais	Hiperglicemia, hipertensão, dislipidemia e leucocitose	VO: 1 mg/kg, 5-7 dias IV: 500-1.000 mg, 3 dias
Timoglobulina	Anticorpos policlonais com ação antilinfócitos T circulantes	Febre, mialgia, cefaleia, dispneia, hipertensão, taquicardia, leucopenia, trombocitopenia, sintomas gastrointestinais, infecção, aumento de incidência de PTLD e linfoma	0,75-1,5 mg/kg, 5-7 dias
Plasmaférese	Remoção de anticorpos circulantes	Hipotensão, sangramento, reação alérgica	1-7 sessões
Imonoglobulina	Bloqueio de receptores Fc, inibição do sistema de complemento, neutralização de anticorpos e citocinas, inativação de receptores de linfócitos B	Febre, calafrios, cefaleia, mialgia, hipervolemia	1-2 g/kg dividido em 2-5 doses
Rituximabe	Anticorpo monoclonal contra receptor CD20 de linfócitos B	Febre, calafrios, *rash*, mialgia, cefaleia, náusea	375 mg/m^2, 1-4 semanas
Ciclofosfamida	Agente antineoplásico alquilante, inibe proliferação de linfócitos B	Mielossupressão, cistite hemorrágica, sintomas gastrintestinais, pneumonite e hepatotoxicidade	0,5-1,5 mg/kg/dia, variável
Metotrexato	Inibidor competitivo de diidrofolato redutase. Diminuição da proliferação linfocitária e redução da produção de anticorpos	Mielossupressão, sintomas gastrintestinais e hepatotoxicidade	5-15 mg/semana, 6-12 semanas, seguido de ácido folínico 15 mg/dia

Acompanhamento tardio

Após a "barreira" dos 30 dias pós-Tx o paciente ainda tem o desafio da eterna "briga" entre o acerto da dose dos imunosssupresores (para evitar a rejeição) e o risco de infecções (principalmente nos 12 primeiros meses). Durante este período preconiza-se a vigilância para a rejeição com a realização de biópsias endomiocárdicas planejadas. São utilizados ainda como adjuvantes ecocardiogramas seriados, ressonância magnética, perfil de expressão genética, parâmetros eletrofisiológicos (resposta evocada ventricular), marcadores bioquímicos e inflamatórios (como troponina, BNP e PCR) e cintilografia miocárdica com gálio (para pacientes de baixo risco de rejeição após 6 meses do transplante), porém nenhum destes métodos substitui a biópsia.

A rejeição aguda neste período pode ser celular ou humoral. Os dois elementos-chave da rejeição celular aguda são a presença de linfócitos e lesão miocitária. Os critérios de classificação por biópsia endomiocárdica foram revisados em 2004 e algumas vezes são referidos como ISHLT-2004. Estes critérios têm quatro níveis de rejeição (0R, 1R, 2R e 3R).[19] 0R não apresenta qualquer tipo de alteração histopatológica. O tratamento da rejeição aguda celular deve ser estratificado quanto a presença ou não de disfunção ventricular e o grau de rejeição (Tabela 10).[1] Em um pequeno número de pacientes, a rejeição irá persistir mesmo após o tratamento (rejeição resistente) ou poderá recorrer após a terapia ter sido completada (rejeição recorrente). Nestes casos, em adição à terapia inicial, poderá ser considerada a utilização de outras terapias imunomoduladoras (citolíticos, irradiação total ou metotrexato).

A rejeição mediada por anticorpos (humoral) é menos frequente, porém com alta mortalidade e uma vez instalada ou quando for suspeita, a terapia deve ser iniciada precocemente e direcionada para a remoção dos anticorpos circulantes (plasmaférese) e redução da síntese de novos anticorpos (corticoides endovenosos, principalmente se existir alteração hemodinâmica e globulina antilinfocitária – imunoglobulina e rituximab) (Tabela 11).[1] A nomenclatura mais recente para

o diagnóstico de rejeição humoral, segundo a ISHLT leva em consideração os achados anatomopatológicos, incluindo informações histológicas e imunopatológicas, sendo dividida em quatro graus de rejeição humoral ou mediada por anticorpos (pAMR, do inglês *pathologic antibody mediated rejection*):[20]

■ pAMR 0: negativa para rejeição humoral (estudos histológico e imunopatológicos negativos).
■ pAMR 1 (H+): rejeição humoral apenas histológica (ausência de achados imunopatológicos e presença de achados histológicos).
■ pAMR 1 (I+): rejeição humoral apenas pela imunopatologia (ausência de achados histológicos e presença de achados pela imunopatologia – C4d / C3d e/ou CD68 positivos).
■ pAMR 2: definida pela presença de achados histológicos e imunopatológicos para rejeição humoral.
■ pAMR 3: rejeição humoral grave caracterizada pela presença de hemorragia, fragmentação capilar, inflamação polimórfica, edema intersticial e marcadores de imunopatologia.

Nos casos de não resolução, tanto na rejeição celular ou humoral, poderá ser indicado o retransplante.

Outro tipo de rejeição, considerada por alguns como crônica, é a doença vascular do enxerto (DVE) que limita em grande parte a sobrevida dos transplantados. Esta doença tem por característica o espessamento difuso e progressivo das artérias

Tabela 10	Proposta terapêutica da rejeição aguda celular		
Biópsia	**Disfunção ventricular**		
		Ausente	**Presente**
1R (leve) Infiltrado intersticial ou perivascular com até um foco de lesão miocitária		Sem tratamento adicional, rever esquema imunossupressor	Pesquisar rejeição humoral e doença vascular do enxerto
2R (moderada) Dois ou mais focos de lesão miocitária		PO recente: metilpredinisolona 1 grama/dia, EV, por 3 a 5 dias PO tardio: prednisona 1 mg/kg/dia VO por 5 a 7 dias	Metilprednisolona 1 grama/dia, EV, por 3 a 5 dias + ATS 1,5 mg/kg/dia EV por 5 a 7 dias*
3R (importante) Infiltrado difuso com múltiplos focos de lesão miocitária com ± edema ± hemorragia ± vasculite		Metilpredinisolona 10 a 15 mg/kg EV por 3 a 5 dias + ATS 1,5 mg/kg/dia por 5 a 7 dias (se rejeição persistente)	Metilprednisolona 10 a 15 mg/kg, EV, por 3 a 5 dias + ATS 1,5 mg/kg/dia EV por 5 a 7 dias*

* Pesquisar rejeição humoral. PO: pós-operatório; EV: via endovenosa; VO: via oral; ATS: timoglobulina.

Tabela 11	Classificação anatomopatológia para o diagnóstico e tratamento de rejeição mediada por anticorpos				
	Histologia	**Imunopatologia**	**Prognóstico**	**Tratamento**	
pAMR 0	Negativa	Negativa	Bom	Manutenção	
pAMR1 I+	Negativa	Positiva	Limitado?	Assintomático Intensificar manutenção*, vigilância de DSA, função VE/VD e DVE, considerar tto adicional‡	Sintomático
Pamr 1 H+	Positiva	Negativa	Limitado?		Corticosteroide, IVIg, plasmaférese
pAMR 2	Positiva	Positiva	Limitado?		Anticorpo antilinfócito Rituximab/bortezomib
pAMR 3	Positiva	Positiva	Ruim	Corticosteroide, IVIg, plasmaférese, anticorpo antilinfócito, rituximabe/bortezomibe	

*Troca de ciclosporina por tacrolimus, azatioprina por micofenolato, manutenção de corticosteroide; ‡ IVIg, plasmaférese, anticorpo antilinfócito, rituximabe/bortezomibe. DSA: *donor specific antibodies*; DVE: doença vascular do enxerto; I+: imunopatologia positiva; H+: histologia positiva; IVIg: imunoglobina; pAMR: *pathologic antibody mediatedy rejection*; VD: ventrículo direito; VE: ventrículo esquerdo.

coronárias do coração transplantado. A fisiopatologia da DVE envolve interação complexa entre fatores imunes e não imunes, causando inflamação vascular, o que desencadeia uma via final comum de lesão endotelial e respostas celulares de proliferação fibrosa.[1] A angiografia coronária e os métodos não invasivos não possuem acurácia para detectar precocemente a doença. Os exames mais indicados são ultrassom intracoronário e ecocardiografia com dobutamina (principalmente em crianças). O uso da angiotomografia (que tem capacidade de fornecer com detalhes informações da parede e da luz dos vasos) vem ganhando espaço. O tratamento inclui medidas preventivas (como controle da hipertensão arterial, diabetes, dislipidemia e prevenção para infecção por citomegalovírus), uso de estatinas, bloqueadores dos canais de cálcio ou mudança no esquema de imunossupressão (com uso dos inibidores do sinal de proliferação) e finalmente o retransplante.[1]

Outro aspecto importante é a monitorizarão dos níveis séricos dos imunossupressores para evitar sub (risco de rejeição) ou super (risco de infecção e efeitos colaterais) dosagens e permitir o acerto das doses com a evolução do tempo de transplante (biópsias alteradas ou aumento de peso). As Tabelas 12 a 14 mostram o controle das doses dos imunossupressores pelas Diretrizes da International Society of Heart and Lung Transplantation (ISHLT) de 2010.[21]

Tabela 12	Níveis séricos das ciclosporina
Tempo do Tx	Ciclosporina Valor C0 – antes tomada VO
Primeiras 6 semanas	325 ng/mL (variação 275-375 ng/mL)
De 6 a 12 semanas (3 meses)	275 ng/mL (variação 200-350 ng/mL)
De 3 a 6 meses	225 ng/mL (variação 150-300 ng/mL)
Mais de 6 meses	200 ng/mL (variação 150–250 ng/mL)

Tabela 13	Níveis séricos do tacrolimus
Tempo do Tx	Tacrolimus Valor de 12 horas para concentrações 2x/d Valor de 24 horas para concentrações 1x/d
0 – 60 dias	10 e 15 ng/mL
De 3 a 6 meses	8 e 12 ng/mL
> 6 meses pacientes estáveis	5 e 10 ng/mL

Tabela 14	Níveis séricos dos inibidores do sinal de proliferação (ISP) em associação com a ciclosporina
Tempo do Tx	ISP e ciclosporina
Após 5 dias do ajuste de dose	Everolimus 3-8 ng/mL Sirolimus 4-12 ng/mL

Atualmente, o monitoramento de rotina para ajustes de doses não pode ser recomendado para o micofenolato (MMF). Em situações especiais – rejeição, infecção, insuficiência renal, má nutrição e certas populações étnicas – e que há suspeita de que o MMF contribui para a disfunção do enxerto, a medida do nível pode ser usada para guiar o ajuste de doses. Nestes casos, nível de ácido micofenólico (MFA) < 1,5 mg/L é considerado subterapêutico.

As principais complicações tardias do transplante são:

- Malignizações (principalmente de pele e do sistema linfático).
- Insuficiência renal.
- Hipertensão arterial.
- Dislipidemia.
- Diabetes melito.
- Doença vascular do enxerto.

Hipertensão arterial sistêmica, dislipidemia, insuficiência renal, diabetes e DVE são importantes morbidades pós-transplante. Destes, a disfunção renal e o DVE, além da falência do enxerto, infecção, rejeição aguda e malignidade foram os fatores contribuintes diretos mais importantes para a mortalidade tardia.[10]

Reativação da doença de Chagas

Após estudos iniciais terem demonstrado que os pacientes chagásicos tinham sobrevida significativamente melhor que os pacientes submetidos ao Tx por outras causas,[22] a doença de Chagas passou a ser considerada uma indicação comum para o Tx. A doença de Chagas é a terceira causa responsável pelo TX no nosso meio.[1] Com a globalização da doença de Chagas, recente publicação nos Estados Unidos mostrou que 61% de 31 pacientes com doença de Chagas crônica desenvolveram evidências de reativação. A maioria (95%) delas foi identificada por monitorização laboratorial com teste de reação em cadeia da polimerase.[23]

A imunossupressão excessiva é um mecanismo proposto para a reativação da doença de Chagas em receptores de Tx. Uso de corticoides ou altas doses de micofenolato já foram reportados como responsáveis pela reativação da doença de Chagas.[1]

A incidência da reativação da infecção pelo *T. cruzi* varia entre 21 e 45%. Apesar de poder ocorrer em qualquer momento após o transplante, a reativação da doença de Chagas tem maior incidência durante o primeiro ano, associada com intensa imunossupressão.[1]

A monitorização da reativação da infecção pelo *T. cruzi* é necessária, porém de difícil diagnóstico quando não se consegue demonstrar a presença do parasita nas biópsias e muitas vezes é presuntivo, pois os resultados dos exames podem demorar muito.[1] Deve-se pensar nesta situação principalmente nos pacientes chagásicos que desenvolvem falência ventricular, em que se descarta a rejeição celular e humoral ou doença vascular do enxerto.

Tradicionalmente, o monitoramento laboratorial utilizava métodos parasitológicos (pesquisa direta do *T. cruzi* e hemoculturas) e exames histológicos seriados de BEM, na procura de amastigotas de *T. cruzi* – testes estes com baixa sensibilidade. Nos últimos anos, vários estudos demonstraram o valor do teste da PCR no sangue periférico e miocárdio em detectar reativação precoce, antes do surgimento de sintomas e/ou disfunção do enxerto. Quanto à frequência das visitas clínicas e da monitoração laboratorial, ainda não há consenso na literatura. A reativação da infecção pelo *T. cruzi* deve ser tratada com benzonidazol na dose de 5 mg/kg/dia por 2 meses e atualmente tem uma mortalidade baixa.[1,24]

A profilaxia da reativação da doença de Chagas com tratamento específico prévio ao transplante conta com poucos estudos. Nossa experiência mostra redução com uso de benzonidazol, porém estudos multicêntricos são necessários para sua indicação de rotina.[25]

Retransplante cardíaco

Apesar de incomum, vem se tornando mais frequente e apresenta uma sobrevida menor quando comparada ao transplante primário.[26] As principais razões são pacientes jovens, doença vascular do enxerto ou rejeições agudas.

Transplante pulmonar

O professor James Hardy realizou o primeiro transplante de pulmão (TxP) humano em 1963, e o receptor sobreviveu 18 dias, falecendo em decorrência da insuficiência renal e desnutrição.[27] Dados mais recentes da ISHLT mostram um aumento no número de TxP de 1.708 no ano de 2000 para 4.661 em 2016.[28] Apesar deste aumento, a escassez de doadores de pulmão é o principal limitante para o número de TxP realizados. Para o pulmão, apenas 15% de todos os doadores oferecidos são utilizados, enquanto para o coração é de 30% e para os rins e fígado de 88%.[29] Os dados demográficos dos pacientes que receberam um transplante de pulmão evoluíram para pacientes mais velhos, mais graves e aqueles com indicações anteriormente contraindicadas, que agora se tornaram receptores. As doenças mais comuns que levam ao TxP são doença pulmonar intersticial (incluindo fibrose pulmonar idiopática), doença pulmonar obstrutiva crônica, fibrose cística, deficiência de alfa-1 antitripsina e hipertensão pulmonar idiopática.[10]

Apesar de muitos avanços no campo do TxP, os receptores de TxP têm a menor média de sobrevida do que qualquer população de transplantes de órgãos sólidos.[30] Complicações como lesão de reperfusão, rejeição de enxerto, infecção e interrupção da anastomose aumentam a morbidade e mortalidade no pós-operatório imediato. O manejo do ventilador com estratégias de proteção pulmonar pode não apenas minimizar o tempo de ventilação e mitigar o risco de pneumonia associada à ventilação mecânica, mas também pode diminuir o risco de disfunção primária do enxerto e falência do enxerto. A manutenção do equilíbrio de fluidos, o controle da dor e a preservação da função renal também diminuem as complicações pós-operatórias. Avanços na imunoterapia com o uso de inibidores de calcineurina e anticorpos monoclonais mostraram diminuir a incidência de rejeição aguda. No entanto, quando ocorrem complicações inesperadas, terapias de resgate apropriada, como a oxigenação extracorpórea de membrana, retransplante e plasmaférese, são considerações importantes voltadas para um resultado positivo no transplante.[30]

Cinco tipos de procedimentos de TxP estão geralmente disponíveis:

■ Transplante pulmonar único.
■ Transplante bilateral de pulmão.
■ Transplantes lobar cadavéricos.
■ Transplante de lobos de doadores vivos relacionados.
■ Transplante de coração-pulmão.

2016 foi um ano recorde para a atividade do TxP em adultos, com a proporção de pacientes submetidos a transplantes de pulmão único (20%) continuando a cair e o bilateral sendo realizado na maioria (quase 80%).[31]

De acordo com o relatório de registro de 2018, a sobrevida média para todos os receptores adultos é de 6,5 anos, mas os receptores pulmonares bilaterais parecem ter uma melhor sobrevida média do que os receptores de pulmão único (7,6 *versus* 4,7 anos, respectivamente).[31]

Considerações pós-operatórias

As causas mais comuns de morte nos primeiros 30 dias após o TxP são a falência do enxerto e as infecções por não citomegalovírus (não CMV), causando 24,3 e 19,3% dos óbitos, respectivamente.[32] A Tabela 15 mostra os desafios no manejo perioperatório para diferentes processos de doenças pulmonares subjacentes e estratégias de tratamento para cada uma.

Disfunção primária do enxerto

A disfunção primária do enxerto (DPE) é uma forma de lesão pulmonar aguda encontrada no pós-operatório imediato. A DPE é caracterizada por hipoxemia e pelo aspecto radiográfico de opacidades pulmonares difusas sem que outras causas identificáveis se desenvolvam nas primeiras 72 horas após o implante do aloenxerto pulmonar.[33] É por vezes referido como lesão de reperfusão, embora haja alguma evidência de que a autoimunidade desempenha um papel. As características comumente reconhecidas do DPE são as seguintes:[30]

■ Hipoxemia na ausência de insuficiência cardíaca esquerda.
■ Hipoxemia com infiltrados coincidentes na radiografia de tórax.
■ Novo diagnóstico de hipertensão pulmonar no pós-operatório imediato.
■ Insuficiência respiratória de forma inexplicável.

Tratamento de disfunção do enxerto primário é de suporte. Há evidências de que a administração de óxido nítrico durante o DPE pode melhorar a oxigenação e reduzir a hi-

Tabela 15	Considerações e estratégias de tratamento para diferentes doenças pulmonares[37]	
Doença pulmonar	**Considerações perioperatórias**	**Estratégia de tratamento**
Doença pulmonar obstrutiva crônica	Risco de pneumotórax Hiperinflação dinâmica Distribuição desigual da ventilação alveolar em transplante unipulmonar Menor risco para DPE Gradiente significativo de $EtCO_2/PaCO_2$ causado pelo aumento do espaço morto	Permitir tempo de expiração prolongado (I:E 1:2,5 ou 1:3,0) Baixa PEEP extrínseca Evitar paralisia muscular Administrar broncodilatadores antes da indução Considerar ventilação pulmonar dividida em casos graves Continuar a tratar o pulmão nativo
Fibrose pulmonar idiopática	Frequentemente hipertensão pulmonar Baixa tolerância à ventilação seletiva unipulmonar	Aplicar tempo inspiratório prolongado (I:E 1:1) Os pulmões têm baixo potencial de recrutamento; a aplicação de alto PEEP não traz benefícios, mas aumenta as pressões nas vias aéreas Continuar a tratar o pulmão nativo (ventilação protetora pulmonar)
Fibrose cística	Acidose respiratória crônica Infecções recorrentes com organismos resistentes a múltiplas drogas Secreções brônquicas grossas Risco de sangramento durante dissecção cirúrgica Procedimentos torácicos anteriores Desnutrição Diabetes melito Doença hepática crônica	Intubação com tubo endotraqueal grande, que aumenta a tolerância à ventilação unipulmonar Irrigação com betadine diluída da árvore traqueobrônquica Cobertura antibiótica perioperatória de acordo com os antibiogramas do receptor Plano para nutrição precoce
Hipertensão arterial pulmonar primária	Hipertensão arterial pulmonar grave e disfunção do VD Com alto risco de colapso cardiopulmonar durante a indução em anestesia geral e ventilação com pressão positiva Alto risco para DPE e intubação prolongada após transplante de pulmão Presença de insuficiência cardíaca sistólica é uma indicação para transplante de coração-pulmão	Indução judiciosa da anestesia e transição lenta da respiração espontânea para ventilação com pressão positiva Evitar período prolongado de apneia, que precipita a insuficiência do VD Planejar antecipadamente o suporte inotrópico pré-indução e a redução da pós-carga do VD CEC indicado no cenário de hipertensão arterial pulmonar grave Otimizar fatores modificáveis da resistência vascular pulmonar, como oxigenação, ventilação e equilíbrio ácido-base

CEC: circulação extracorpórea; $EtCO_2$: nível de dióxido de carbono no final da expiração; I:E: tempo inspiratório/expiratório; $PaCO_2$: pressão arterial parcial de dióxido de carbono; PEEP: pressão expiratória final positiva; VD: ventrículo direito.

pertensão pulmonar sem alterar a resistência vascular sistêmica. A instituição precoce da oxigenação de membrana extracorpórea (ECMO) demonstrou melhorar o resultado geral em algumas coortes. O retransplante tem muitas das mesmas considerações que o transplante inicial, porém com maior incidência de complicações.[30]

Infecção

A pneumonia associada ao ventilador e a traqueobronquite associada ao ventilador são os tipos mais comuns de infecções, mais perigosas o aloenxerto, e ocorrem temporariamente como infecção bacteriana nas primeiras semanas após o transplante. Especificamente, os bastonetes Gram-negativos causam a maioria das infecções no primeiro mês após a cirurgia, seguidos por cocos Gram-positivos e depois por vírus e fungos, causando infecções mais comumente entre 100 e 400 dias após a cirurgia. A profilaxia antibiótica varia de centro para centro, mas tipicamente consiste em pelo menos 72 horas de cobertura Gram-positiva e Gram-negativa iniciada com a indução da anestesia.[30] As infecções virais são incomuns no pós-operatório imediato, mas a prevalência e o impacto da doença determinam a necessidade de iniciar a profilaxia no período pós-operatório imediato. A infecção e

a doença pelo CMV ocorrem comumente em pacientes de transplante de pulmão e podem desempenhar um papel crucial na função de curto prazo do aloenxerto. A profilaxia do CMV com valganciclovir ou ganciclovir é tipicamente instituída durante o período pós-operatório imediato em pacientes suscetíveis à infecção por CMV, dependendo do *status* de CMV do doador e do receptor. Embora infecções bacterianas e virais sejam mais comuns, infecções fúngicas invasivas estão associadas a maior mortalidade. Profilaxia de *Pneumocystis jirovecii* com trimetoprim-sulfametoxazol é comumente instituída após todos os transplantes de órgãos sólidos em decorrência da alta incidência de pneumonia por *Pneumocystis* entre pacientes imunocomprometidos.[30]

Manejo pós-operatório do ventilador

O objetivo do manejo do ventilador no pós-operatório imediato é evitar a acidose respiratória e manter a oxigenação adequada. Após o transplante pulmonar, a circulação brônquica normalmente não é restaurada, colocando o paciente em risco de isquemia da mucosa das vias aéreas e das vias aéreas transplantadas. Assim, os locais de anastomose brônquica são propensos a má cicatrização, infecção e complicações das anastomoses das vias aéreas. Ventilação com pressão positiva poderia potencialmente prejudicar a perfusão das vias aéreas transplantadas, especialmente quando altas pressões são necessárias.[30]

Rejeição aguda do enxerto

Acredita-se que a rejeição do enxerto no pós-operatório imediato ocorra por um dos dois mecanismos distintos: rejeição celular aguda (RCA) ou rejeição mediada por anticorpos (AMR). A AMR é incomum em decorrência do rastreamento cruzado. A rejeição aguda raramente é fatal, mas é um fator de risco importante para o desenvolvimento da síndrome de bronquiolite obliterante (SBO). A rejeição hiperaguda ocorre nas primeiras horas do transplante.[34]

Os pacientes podem ser assintomáticos; queixarem-se de dispnéia, tosse ou produção de escarro; ou experimentar insuficiência respiratória aguda. Achados de opacidades em vidro fosco, espessamento septal, perda de volume e derrames pleurais na tomografia computadorizada (TC) de alta resolução sugerem rejeição aguda. No entanto, a radiografia de tórax e a TC têm baixa sensibilidade e especificidade para rejeição aguda. A broncoscopia com biópsia é a modalidade diagnóstica mais importante para a rejeição aguda de aloenxerto.

Pulsos com corticoides são usados para tratar RCA e AMR e melhoraram os sintomas clínicos associados à rejeição aguda. Pode ser necessária a troca dos agentes imunossupressores. Vários estudos apoiam a mudança da ciclosporina por tacrolimus. O alentuzumabe demonstrou ser útil em doentes que falharam previamente com a terapia anti-timoglobulina.[34]

O manejo da AMR pulmonar baseia-se na experiência do transplante renal. A AMR pode ser resistente a corticoides, mas, em vários casos, é responsiva à plasmaférese. A plasmaférese é o melhor tratamento para pacientes com capilarite pulmonar que não respondem aos esteroides. A imunoglobulina intravenosa (IVIG) também pode ser considerada. A IVIG causa apoptose de células B, reduz o número de células B e pode inibir a ativação do complemento. O rituximabe mais a IVIG podem eliminar os anticorpos recém-adquiridos, evitando SBO e melhor sobrevida global.[34]

Rejeição crônica

A principal causa de morte após o primeiro ano do TxP é a disfunção crônica do enxerto pulmonar (DCEP) e é também a principal limitação da sobrevida a longo prazo. O DCEP também prejudica a qualidade de vida e aumenta os custos dos cuidados médicos. Ainda não entendemos totalmente as manifestações, os fatores de risco e os mecanismos da DCEP. O reconhecimento de diferentes fenótipos da DCEP (por exemplo, síndrome da bronquiolite obliterante ou síndrome restritiva do aloenxerto) e os mecanismos fisiopatológicos únicos serão importantes para o desenvolvimento de novas terapias. Além da rejeição mediada por anticorpo, é reconhecida a importância dos mecanismos de lesão aloimune independentes para o enxerto. O DCEP pode ser consequência do reparo desregulado da lesão do aloenxerto. Infelizmente, as terapias atualmente disponíveis para o DCEP geralmente são ineficazes.[35]

Arritmias atriais

Arritmias atriais (AA) são uma ocorrência comum após cirurgia não cardíaca torácica, com uma incidência de 20-40%. Considerando o possível efeito adverso das AA, o tratamento agressivo deve ser realizado. As diretrizes da Associação Americana de Cirurgia Torácica de 2014 sugerem tratamento que inclui evitar a retirada do betabloqueador no pós-operatório, profilaxia com bloqueadores dos canais de cálcio ou amiodarona em pacientes de alto risco, uma abordagem individualizada para frequência *versus* controle do ritmo e anticoagulação para AA com mais de 48 horas de duração no pós-operatório.[36]

Refluxo gastroesofágico

Há alta prevalência de refluxo gastroesofágico (RGE) após o transplante pulmonar. No pós-operatório imediato, a preocupação com o RGE é que ele possa levar à aspiração do conteúdo gástrico e provocar danos no aloenxerto pulmonar. A alta prevalência de RGE requer terapia profilática para limitar a secreção gástrica. Os agentes comumente usados são os inibidores da bomba de prótons e os bloqueadores dos receptores da histamina H2. Agentes pró-cinéticos, como os antibióticos macrolíticos, também podem desempenhar um papel na inibição da exposição ácida ao aloenxerto. Cirurgia de fundoplicatura pré-operatória antes do TxP ou em pacientes aguardando transplante não resultou em benefício na função pulmonar.[30]

Insuficiência renal aguda

Os fatores de risco para insuficiência renal aguda no pós-operatório imediato após transplante de pulmão incluem o seguinte:

- Contração efetiva de volume.
- Diurese excessivamente agressiva.
- Disfunção ventricular.
- Necrose tubular aguda.
- Nefrite intersticial aguda.
- Sepse perioperatória.
- Hipotensão.
- Corante de contraste radiográfico.
- Drogas nefrotóxicas (imunossupressores etc.).
- Inibidores de calcineurina.
- Ateroembolismo.

A otimização do controle de fluidos antes e após o transplante tem a vantagem de evitar a depleção de volume e manter níveis adequados de perfusão renal. Atenção deve ser dada para evitar todos os insultos potencialmente nefrotóxicos. Não há evidências de que a diálise contínua tenha alguma vantagem sobre a diálise intermitente no transplante cardíaco ou pulmonar. A insuficiência renal após o transplante de pulmão aumenta a complexidade do atendimento e aumenta a morbidade e a mortalidade entre receptores de transplante de pulmão.[30]

Sangramento

Sangramento > 1 L em um período ou 200 mL/h é considerado excessivo e provavelmente resultará em reexploração na sala de cirurgia. A tran sfusão de sangue não tem efeito sobre a sobrevida, mas a administração de hemoderivados pode levar à lesão pulmonar aguda relacionada à transfusão. Além disso, a administração de plaquetas pode levar à trombose nas anastomoses vasculares, embora nenhum estudo tenha mostrado uma associação entre a administração de plaquetas e a trombose em pacientes transplantados de pulmão.[30]

Tromboembolismo

Por causa da circulação brônquica colateral ausente e do risco resultante de infarto pulmonar, a embolia pulmonar pode ser uma complicação devastadora para um receptor de transplante de pulmão. Nenhum estudo quantificou a incidência de complicações tromboembólicas durante o período pós-operatório agudo, possivelmente porque a incidência é muito baixa e a profilaxia da TVP é padrão. Injeções subcutâneas de heparina, 5.000 U a cada 8 horas, são uma dose adequada para profilaxia na maioria dos pacientes.[30]

Malignidade

Receptores de TxP têm um risco 60 vezes maior de câncer em comparação com a população em geral. As duas neoplasias mais comuns são o câncer de pele e doenças linfoproliferativas pós-transplante.

Transplante coração-pulmão

O primeiro transplante de coração-pulmão (TxCP) foi realizado em 1981 em um paciente com hipertensão arterial pulmonar.[38] As indicações TxCP são cardiopatia congênita com síndrome de Eisenmenger (35,5%), hipertensão arterial pulmonar idiopática (27,3%) e cardiomiopatia (11,2%).[32] A sobrevida precoce após TxCP é pior do que a do TxP, com uma sobrevida média de 3,3 anos para aqueles transplantados entre 1982 e 2015. O risco de morte é maior no início após TxCP (provavelmente em decorrência do risco cirúrgico e complicações perioperatórias), enquanto aqueles que sobrevivem a esse período têm uma chance maior de sobrevida a longo prazo do que os receptores de TxP (sobrevida média condicional de 1 ano de 10,3 *versus* aproximadamente 8,1 anos).[39]

As contraindicações absolutas e relativas ao TxCP são semelhantes às do Tx ou TxP.

Os órgãos cardíacos e pulmonares dos doadores devem atender aos mesmos critérios de doação que os transplantes cardíacos e pulmonares isolados.

Cuidados pós-operatórios

O manuseio dos receptores de TxCP é semelhante ao dos pacientes de TxP duplo ou único, incluindo monitoramento da função pulmonar usando testes de função pulmonar, radiografias de tórax e broncoscopia com biópsias pulmonares transbrônquicas. A maioria das complicações pós-operatórias, incluindo rejeição aguda e crônica e infecção, estão relacionadas ao enxerto pulmonar, e não ao enxerto cardíaco. Por isso, na maioria dos programas, a equipe de transplante de pulmão assume a responsabilidade primária pelo gerenciamento, com estreita coordenação e consulta à equipe de transplante de coração. Há algumas complicações que parecem ser mais comuns após TxCP, incluindo disfunção do nervo frênico, gastroparesia/doença do refluxo gastroesofágico e quilotórax.[40] Os pacientes são submetidos a broncoscopia pós-operatória e acompanhamento rigoroso da função do VD com suporte inotrópico e vasodilatador pulmonar, conforme necessário. As estratégias de ventilação mecânica pós-operatória visam minimizar a lesão pulmonar e um desmame criterioso. Em receptores de TxCP, a rejeição aguda ocorre com pouca frequência no enxerto cardíaco; como resultado, a biópsia endomiocárdica de vigilância não é recomendada de rotina, mas a vigilância da disfunção cardíaca é feita de modo não invasivo pelo ecocardiograma. Não há regimes imunossupressores aceitos universalmente; como tal, há uma variação significativa entre os centros de transplante, especialmente em relação ao uso de indução. O regime imunossupressor de manutenção geralmente consiste de uma combinação de um inibidor da calcineurina, um inibidor do ciclo celular e um glicocorticoide.[40]

Resumo

No Brasil, o transplante cardíaco (Tx) continua sendo a única opção viável e o melhor tratamento para pacientes selecionados com insuficiência cardíaca (IC) avançada, com significativa melhora da sobrevida, capacidade de exercício e qualidade de vida. Nas últimas diretrizes brasileira de Tx houve uma expansão nos critérios de indicação do Tx. Os cuidados pós-operatório podem ser divididos em fase aguda e tardia. No pós-operatório imediato após o Tx há a necessidade de manutenção da hemodinâmica do coração transplantado com o uso de inotrópicos endovenosos, monitorização com cateter de Swan-Ganz, avaliação da disfunção do enxerto e de outros órgãos, além do início dos imunossupressores. O transplante pulmonar (TxP) apresenta complicações imunológicas semelhantes ao Tx, porém com aspectos peculiares no pós-operatório.

Referências bibliográficas

1. Bacal F, Marcondes-Braga FG, Rohde LEP, Xavier Júnior JL, Brito F de S, Moura LAZ, et al. 3a Diretriz brasileira de transplante cardíaco. Arq Bras Cardiol [Internet]. 2018. Disponível em: http://www.gnresearch.org/doi/10.5935/abc.20180153.
2. ABTO. Registro Brasileiro de Transplantes. Dimensionamento dos transplantes no Brasil e em cada estado (2010-2017) [Internet]. Disponível em: http://www.abto.org.br/abtov03/Upload/file/RBT/2017/rbt-imprensa-leitura-compressed.pdf

3. Rossi Neto J. Epidemiologia do transplante no Brasil e no mundo. Rev Soc Cardiol Estado São Paulo. 2014;24(3):48-53.

4. Mukdad L, Mantha A, Aguayo E, Sanaiha Y, Juo YY, Ziaeian B, et al. Readmission and resource utilization after orthotopic heart transplant versus ventricular assist device in the National Readmissions Database, 2010-2014. Surgery. 2018;164(2):274-81.

5. Dew MA, DiMartini AF, Dobbels F, Grady KL, Jowsey-Gregoire SG, Kaan A, et al. The 2018 ISHLT/APM/AST/ICCAC/STSW recommendations for the psychosocial evaluation of adult cardiothoracic transplant candidates and candidates for long-term mechanical circulatory support. J Heart Lung Transplant. 2018;37(7):803-23.

6. Potena L, Zuckermann A, Barberini F, Aliabadi-Zuckermann A. Complications of cardiac transplantation. Curr Cardiol Rep [Internet]. 2018;20(9). Disponível em: http://link.springer.com/10.1007/s11886-018-1018-3.

7. Mehra MR, Canter CE, Hannan MM, Semigran MJ, Uber PA, Baran DA, et al. The 2016 International Society for Heart Lung Transplantation listing criteria for heart transplantation: A 10-year update. J Heart Lung Transplant. 2016;35(1):1-23.

8. Avtaar Singh SS, Banner NR, Rushton S, Simon AR, Berry C, Al-Attar N. ISHLT Primary graft dysfunction incidence, risk factors, and outcome: a UK National Study. Transplantation. 2019;103(2):336-43.

9. Forest SJ, Friedmann P, Bello R, Goldstein DJ, Muggia V, D'Alessandro DA. Cardiac transplantation from infected donors: is it safe? J Card Surg. 2015;30:288-95.

10. Chambers DC, Yusen RD, Cherikh WS, Goldfarb SB, Kucheryavaya AY, Khusch K, et al. The Registry of the International Society for Heart and Lung Transplantation: thirty-fourth adult lung and heart-lung transplantation report: 2017; focus theme: allograft ischemic time. J Heart Lung Transplant. 2017;36(10):1047-59.

11. Kobashigawa J, Colvin M, Potena L, Dragun D, Crespo-Leiro MG, Delgado JF, et al. The management of antibodies in heart transplantation: An ISHLT consensus document. J Heart Lung Transplant Off Publ Int Soc Heart Transplant. 2018;37(5):537-47.

12. Duque AM, Barbosa RBF, Sousa JMA, de Paulo ARSA, Bacal F. Perfil dos doadores para os pacientes priorizados e não priorizados entre os anos de 2013 e 2017 a um centro transplantador de SP. Arq Bras Cardiol. 2018;111(3 supl.2):1.

13. Schnoor M, Schäfer T, Lühmann D, Sievers HH. Bicaval versus standard technique in orthotopic heart transplantation: a systematic review and meta-analysis. J Thorac Cardiovasc Surg. 2007;134(5):1322-31.

14. Dinkhuysen JJ, Contreras C, Cipullo R, Finger MA, Rossi J, Manrique R, et al. Non Working Beating Heart: a new strategy of myocardial protection during heart transplant. Rev Bras Cir Cardiovasc. 2011;26(4):630-4.

15. Rabin J, Kaczorowski DJ. Perioperative management of the cardiac transplant recipient. Crit Care Clin. 2019;35(1):45-60.

16. Awad M, Czer LSC, Hou M, Golshani SS, Goltche M, De Robertis M, et al. Early denervation and later reinnervation of the heart following cardiac transplantation: a review. J Am Heart Assoc [Internet]. 2016;5(11). Disponível em: https://www.ahajournals.org/doi/10.1161/JAHA.116.004070.

17. Kobashigawa J, Zuckermann A, Macdonald P, Leprince P, Esmailian F, Luu M, et al. Report from a consensus conference on primary graft dysfunction after cardiac transplantation. J Heart Lung Transplant. 2014;33(4):327-40.

18. Vega E, Schroder J, Nicoara A. Postoperative management of heart transplantation patients. Best Pract Res Clin Anaesthesiol. 2017;31(2):201-13.

19. Stewart S, Winters GL, Fishbein MC, Tazelaar HD, Kobashigawa J, Abrams J, et al. Revision of the 1990 Working Formulation for the Standardization of Nomenclature in the Diagnosis of Heart Rejection. J Heart Lung Transplant. 2005;24(11):1710-20.

20. Berry GJ, Angelini A, Burke MM, Bruneval P, Fishbein MC, Hammond E, et al. The ISHLT working formulation for pathologic diagnosis of antibody-mediated rejection in heart transplantation: evolution and current status (2005-2011). J Heart Lung Transplant Off Publ Int Soc Heart Transplant. 2011;30(6):601-11.

21. Costanzo MR, Costanzo MR, Dipchand A, Starling R, Anderson A, Chan M, et al. The International Society of Heart and Lung Transplantation Guidelines for the care of heart transplant recipients. J Heart Lung Transplant. 2010;29(8):914-56.

22. Ayub-Ferreira SM, Mangini S, Issa VS, Cruz FD, Bacal F, Guimarães GV, et al. Mode of Death on Chagas Heart Disease: Comparison with Other Etio-

logies. A Subanalysis of the REMADHE Prospective Trial. Carvalho EM, editor. PLoS Negl Trop Dis. 2013;7(4):e2176.

23. Gray EB, La Hoz RM, Green JS, Vikram HR, Benedict T, Rivera H, et al. Reactivation of Chagas disease among heart transplant recipients in the United States, 2012-2016. Transpl Infect Dis. 2018;20(6):e12996.

24. da Costa PA, Segatto M, Durso DF, de Carvalho Moreira WJ, Junqueira LL, de Castilho FM, et al. Early polymerase chain reaction detection of Chagas disease reactivation in heart transplant patients. J Heart Lung Transplant. 2017;36(7):797-805.

25. Rossi Neto, JM, Fragata, A.G., Ciupullo, R, Finger, MA, Contreras C, Chaccur, P, et al. Reativação da doença de chagas no transplante de coração: experiência com uso de benzonidazol na profilaxia. Arq Bras Cardiol. 2010;95(supl 1):17.

26. Rizvi S-SA, Luc JGY, Choi JH, Phan K, Moncho Escrivà E, Patel S, et al. Outcomes and survival following heart retransplantation for cardiac allograft failure: a systematic review and meta-analysis. Ann Cardiothorac Surg. 2018;7(1):12-8.

27. Hardy JD, Webb WR, Dalton ML, Walker GR. Lung homotransplantation in man: report of the initial case. JAMA [Internet]. 1963;186(12). Disponível em: http://jama.jamanetwork.com/article.aspx?doi=10.1001/jama.1963.63710120001010.

28. Overall Lung Transplantation Statistics. ISHLT: The International Society for Heart & Lung Transplantation [Internet]. [cited 2019 Feb 7]. Disponível em: https://ishltregistries.org/registries/slides.asp.

29. Saidi RF, Hejazii Kenari SK. Challenges of organ shortage for transplantation: solutions and opportunities. Int J Organ Transplant Med. 2014;5(3):87-96.

30. Potestio C, Jordan D, Kachulis B. Acute postoperative management after lung transplantation. Best Pract Res Clin Anaesthesiol. 2017;31(2):273-84.

31. Chambers DC, Cherikh WS, Goldfarb SB, Hayes D, Kucheryavaya AY, Toll AE, et al. The International Thoracic Organ Transplant Registry of the International Society for Heart and Lung Transplantation: Thirty-fifth adult lung and heart-lung transplant report-2018; focus theme: Multiorgan Transplantation. J Heart Lung Transplant Off Publ Int Soc Heart Transplant. 2018;37(10):1169-83.

32. Yusen RD, Edwards LB, Dipchand AI, Goldfarb SB, Kucheryavaya AY, Levvey BJ, et al. The Registry of the International Society for Heart and Lung Transplantation: thirty-third adult lung and heart-lung transplant report-2016; focus theme: primary diagnostic indications for transplant. J Heart Lung Transplant Off Publ Int Soc Heart Transplant. 2016;35(10):1170-84.

33. Snell GI, Yusen RD, Weill D, Strueber M, Garrity E, Reed A, et al. Report of the ISHLT Working Group on Primary Lung Graft Dysfunction, part I: Definition and grading-A 2016 Consensus Group statement of the International Society for Heart and Lung Transplantation. J Heart Lung Transplant Off Publ Int Soc Heart Transplant. 2017;36(10):1097-103.

34. Hachem RR. Acute rejection and antibody-mediated rejection in lung transplantation. Clin Chest Med. 2017;38(4):667-75.

35. DerHovanessian A, Wallace WD, Lynch JP, Belperio JA, Weigt SS. Chronic lung allograft dysfunction: evolving concepts and therapies. Semin Respir Crit Care Med. 2018;39(2):155-71.

36. Frendl G, Sodickson AC, Chung MK, Waldo AL, Gersh BJ, Tisdale JE, et al. 2014 AATS guidelines for the prevention and management of perioperative atrial fibrillation and flutter for thoracic surgical procedures. J Thorac Cardiovasc Surg. 2014;148(3):e153-93.

37. Geube M, Anandamurthy B, Yared J-P. Perioperative management of the lung graft following lung transplantation. Crit Care Clin. 2019;35(1):27-43.

38. Reitz BA, Wallwork JL, Hunt SA, Pennock JL, Billingham ME, Oyer PE, et al. Heart-lung transplantation: successful therapy for patients with pulmonary vascular disease. N Engl J Med. 1982;306(10):557-64.

39. Chambers DC, Yusen RD, Cherikh WS, Goldfarb SB, Kucheryavaya AY, Khusch K, et al. The Registry of the International Society for Heart and Lung Transplantation: thirty-fourth adult lung and heart-lung transplantation report-2017; focus theme: allograft ischemic time. J Heart Lung Transplant Off Publ Int Soc Heart Transplant. 2017;36(10):1047-59.

40. Pasupneti S, Dhillon G, Reitz B, Khush K. Combined heart lung transplantation: an updated review of the current literature. Transplantation. 2017;101(10):2297-3

Arritmias e complicações isquêmicas no pós-operatório cardíaco: conceitos e revisão sistemática dos principais estudos clínicos

Maria Christiane Valéria Braga Braile-Sternieri
Idiberto José Zotarelli Filho
Domingo Marcolino Braile

Pontos-chave

- As arritmias cardíacas (AC) podem ser fenômeno secundário ao choque, febre, hipovolemia, tamponamento cardíaco, hipertireoidismo, ansiedade, doença pulmonar obstrutiva crônica (DPOC), uso de fármacos vasoativos, distúrbios metabólicos e eletrolíticos.
- Diversos fatores predisponentes estão envolvidos na ocorrência das AC em pacientes submetidos à cirurgia cardíaca; todavia, o mecanismo que cada um desencadeia a AC ainda não está bem definido.
- As taquiarritmias supraventriculares são as arritmias mais frequentes no pós-operatório de cirurgia cardíaca. Entre elas, estão a FA e o *flutter* atrial.
- Bradiarritmias são pouco frequentes no pós-operatório de cirurgia cardíaca e a maioria é transitória. Normalmente ocorrem disfunção do nó sinusal ou bloqueios atrioventriculares. A bradiarritmia também diminui o débito cardíaco, principalmente na presença do bloqueio atrioventricular total (BAVT). O BAVT é mais comum após as cirurgias valvares e requer marca-passo permanente em 2,0 a 4,0% dos pacientes.

Introdução

Epidemiologia

De acordo com os dados da Organização Mundial da Saúde (OMS), a principal causa de morte no mundo e no Brasil são as doenças do coração, representando cerca de 33,0%.[1] Em torno de 60% dos pacientes portadores de doença arterial oclusiva crônica periférica têm doença coronariana grave, sendo que a principal causa de morte no pós-operatório de cirurgia vascular de grande porte é o infarto agudo do miocárdio.[1,2]

Nesse contexto, as doenças cardiovasculares respondem por 17,5 milhões ou 46,6%, necessitando na maioria das vezes de intervenção cirúrgica.[2] Ainda, existe uma taxa de 6,0% de complicações vasculares no pós-operatório de doença oclu-siva aortoilíaca.[2] A complicação cardíaca predominante foi a fibrilação atrial (FA), que ocorreu em 5,4% dos pacientes submetidos a cirurgia convencional.[2]

Conceitos e descrição patológica

As arritmias cardíacas (AC) são adequadamente divididas em supraventriculares, ventriculares, bradicardias e taquicardias.[3] Elas originam-se de várias causas, incluindo-se a agressão cirúrgica. As AC são complicações comuns após a cirurgia cardíaca e representam um aumento do risco da morbidade e mortalidade dos pacientes. As taquicardias atriais são as alterações de ritmos mais frequentes no pós-operatório, representando cerca de 20,0 a 50,0% dos pacientes no pós-operatório de cirurgia cardíaca.[3-5]

As arritmias ventriculares (AV) são consideradas aquelas com contrações prematuras, taquicardia e fibrilação ventricular (FV) e as supraventriculares, aquelas como a fibrilação atrial (FA), *flutter* atrial (Flu A), bradicardia, assistolia e dissociação atrioventricular. As taquicardias atriais são as alterações de ritmos mais frequentes no pós-operatório.[6,7] A manifestação clínica depende de alguns fatores intrínsecos a cada tipo de AC, como: duração, resposta ventricular e função cardíaca. Nos pacientes jovens, as AC são mais bem toleradas, mas podem aumentar o risco de morte, sobretudo nos pacientes submetidos à cirurgia cardíaca pediátrica.[8,9]

A AC pode ser fenômeno secundário ao choque, febre, hipovolemia, tamponamento cardíaco, hipertireoidismo, ansiedade, doença pulmonar obstrutiva crônica (DPOC), uso de fármacos vasoativos, distúrbios metabólicos e eletrolíticos.[10] Diversos fatores relacionados à cirurgia cardíaca podem estar relacionados ao desencadeamento da AC, como a síndrome inflamatória sistêmica aguda, o aumento das catecolaminas, o período de isquemia controlada durante pinçamento aórtico, o efeito da reperfusão miocárdica, o maior tempo de circulação extracorpórea (CEC) e a disfunção ventricular esquerda (DVE) são considerados os mais importantes.[11]

Para diagnosticar AC é necessário conhecer o ritmo cardíaco normal. O conhecimento da causa da AC é fundamental para evitar a deterioração do paciente, pela instalação de instabilidade hemodinâmica. O diagnóstico correto dos fatores predisponentes é medida importante a ser realizada também no pré-operatório, possibilitando que eles sejam tratados antes de desencadearem AC.[12] Uma vez instalada a AC, a terapêutica deve ser instituída de acordo com a causa dela. Quando a AC é decorrente de DVE no pós-operatório, o quadro de instabilidade hemodinâmica é muito grave, sendo urgente a instituição de tratamentos adequados, como é o caso do suporte circulatório, reduzindo o risco de morbidade e mortalidade.[13-15]

Nos procedimentos de cirurgia cardiovascular também ocorrem lesões das células miocárdicas, uma vez que o procedimento exige, na grande maioria das vezes, que o coração permaneça estático e exangue enquanto se realiza o procedimento.[16] Para tanto, são utilizados os circuitos de CEC, que dão o suporte cardíaco e pulmonar durante o tempo operatório. Já está bem documentado que, durante o período de parada cardíaca, o coração sofre um processo de isquemia controlada, que culmina em maior ou menor quantidade de lesão tecidual. Na tentativa de minimizar as consequências deletérias de lesão miocárdica sobre a função cardíaca, são utilizadas soluções cardioprotetoras durante a cardioplegia.[17,18]

O diagnóstico de infarto intraoperatório muitas vezes é difícil, tanto pela sedação do paciente e intubação, impedindo a comunicação verbal de sintomas, como pela baixa sensibilidade e especificidade fornecida pelos monitores eletrocardiográficos comuns, restritos na maioria das vezes a apenas uma ou, no máximo, duas derivações.[16-18] Mesmo nos procedimentos que a CEC não é utilizada, a lesão miocárdica pode ocorrer em razão do baixo débito. As causas são revascularização incompleta, manipulações excessivas e SyntaxScore alto.[19] Na prática clínica, as elevações das taxas da isoforma miocárdica da creatinoquinase (CK-MB) e da desidrogenase láctica são interpretadas como marcadores de lesão do cardiomiócito. A avaliação da atividade dessas enzimas pode ser realizada de forma rápida e a baixo custo, cujos dados são considerados parâmetros satisfatórios para confirmar o diagnóstico, monitorar a evolução e estimar o tamanho do infarto do miocárdio.[19,20]

Portanto, o objetivo do presente estudo foi apresentar por meio de diversos estudos clínicos as principais considerações sobre a ocorrência das arritmias e complicações isquêmicas no pós-operatório cardíaco.

Métodos

Modelo do estudo

Após critérios de busca literária com o uso dos *MeSH Terms* citados no item a seguir sobre estratégias de busca, foram cotejados um total de 105 estudos clínicos submetidos à análise de elegibilidade e, após isso, foram selecionados 45 estudos, seguindo as regras de revisão sistemática PRISMA (Transparent reporting of systematic reviews and meta-analyses –http://www.prisma-statement.org/).

Estratégia de busca e fontes de informações

A estratégia de busca foi realizada nas bases de dados PubMed, Embase, Ovid and Cochrane Library, Web Of Science, ScienceDirect Journals, Scopus, OneFile e seguiu os seguintes passos: busca por *mesh terms (arrhythmias; cardiac arrhythmias; tachycardias; ischaemias; post-operative cardiac; clinical study)*, utilização dos booleanos *"and"* entre os *mesh terms* e *"or"* entre os achados históricos. Todas as referências têm registro no EndNote.

Desenvolvimento – principais achados

Principais abordagens fisiopatológicas

Diversos fatores predisponentes estão envolvidos na ocorrência das AC em pacientes submetidos à cirurgia cardíaca.[19]

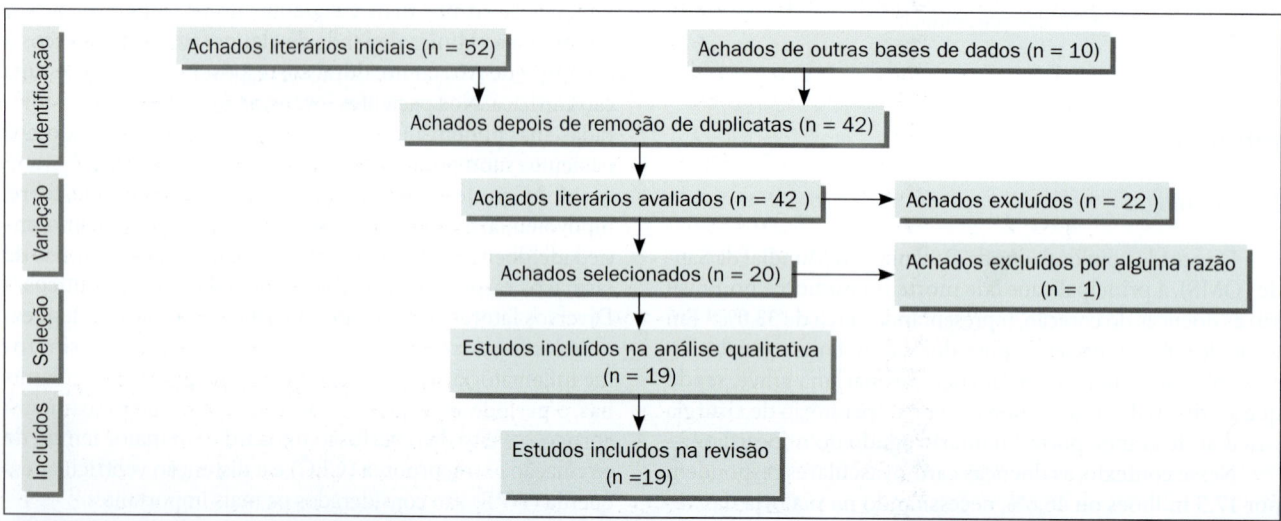

Figura 1 Estratégia de busca.

Todavia, o mecanismo que cada um desencadeia a AC ainda não está bem definido. Mas, com rigor, pode-se considerar que esses substratos arritmogênicos estão relacionados ao paciente e ao ato operatório.[19]

A faixa etária é um fator predisponente relacionado à AC pós-operatória. Em estudo realizado na Inglaterra, foi demonstrada maior prevalência de AC em pacientes com faixa etária avançada. Na população geral, a AC aumenta exponencialmente com a idade, de tal forma que ocorre em porcentagem bastante reduzida nas quatro primeiras décadas de vida. Entretanto, aumenta em cerca de 5% nos pacientes com mais de 60 anos e em cerca de 9% ou mais naqueles acima de 80 anos de idade, principalmente a FA.[20] A prevalência da FA nos homens é duas vezes maior que nas mulheres, porém, em decorrência de sua maior longevidade, as mulheres constituem a maioria dos pacientes idosos portadores de FA.[21]

A maior prevalência de AC em idade avançada se deve à presença do remodelamento estrutural e eletrofisiológico.[22] Essas alterações parecem diminuir o limiar das taquiarritmias (TA). Em estudo com 915 pacientes consecutivos, submetidos a cirurgias valvares em ritmo sinusal normal prévio, foi demonstrado *odds ratio* de 1,51 para o desenvolvimento de FA no pós-operatório por década de faixa etária, ou seja, aumento da chance de FA em 51% em cada década.[23]

A alteração estrutural cardíaca, conhecida como remodelamento cardíaco, como aumento da cavidade e pressão atrial, desencadeia TA atriais.[24] Os circuitos de reentrada durante FA são promovidos por átrios grandes que sustentam os movimentos elétricos circulares. Do mesmo modo, o diâmetro diastólico do ventrículo esquerdo (VE) aumentado desencadeia AV. Indivíduos com AC pré-cirúrgica, em particular FA, doença arterial coronariana com estenose crítica da artéria coronária direita, disfunção do nó sinusal ou atrioventricular e doenças valvares cardíacas devem ser considerados de risco para ocorrência de AC no pós-operatório.[24] Recentemente, o nível sérico do hormônio peptídeo natriurético cerebral tornou-se valor prognóstico para AC no pós-operatório das cirurgias cardíacas. Obesidade, acidente vascular encefálico (AVE) e DPOC são considerados fatores de risco extracardíaco para AC.[25]

Os fatores de risco diretamente relacionados ao ato operatório estão bem estabelecidos, principalmente durante cirurgia cardíaca.[26] O trauma endócrino-metabólico predispõe a ocorrência de arritmias atriais (AA) e ventriculares por conta da reação inflamatória, que é considerada um fator predisponente para AC e apresenta-se com quadro clínico clássico ou silencioso e, na maioria dos casos, está relacionada com a pericardite.[26] Foi demonstrado em estudo comparativo que a presença de derrame pericárdico é relacionada com a ocorrência de arritmias supraventriculares (ASV). Dos pacientes com derrame pericárdico 63% apresentavam algum tipo de ASV contra 11% dos pacientes sem derrame pericárdico.[27]

As alterações atriais que ocorrem durante a cirurgia cardíaca são de risco para ocorrência de ASV no pós-operatório. Nesse cenário, as alterações atriais são as manipulações com instrumental, distensão atrial por volume, canulação venosa, isquemia e hipertensão atrial.[28] Durante a operação ocorre estiramento da fibra muscular atrial por aumento da pressão e volume associados à elevação de catecolaminas endógenas. O derrame pleural moderado ou de grande volume e congestão pulmonar por infusão excessiva de líquidos também são fatores predisponentes para ocorrência de AC. O tempo de CEC, pinçamento aórtico e os vários tipos de cardioproteção desempenham um papel importante na lesão miocárdica por diferentes graus de isquemia, seja atrial ou ventricular.[29]

É importante ressaltar que algumas medicações utilizadas no pré, intra e pós-operatório são consideradas substratos arritmogênicos.[30] Existem alguns estudos sobre a prevalência de AC no pós-operatório com o uso de digoxina no pré. Isso se deve ao aumento da automacidade do nó sinusal e diminuição do tempo de condução no nó AV. A dobutamina, droga vasoativa, muito utilizada no pós-operatório, tem sido relatada como indutora da atividade ventricular ectópica em até 15% dos pacientes. Já a dopamina está associada à presença de taquicardia sinusal, dependente da dose e FA. Por fim, o uso de inibidores da fosfodiesterase pode causar taquicardia ventricular (TV) em até 17% dos pacientes.[31]

A redução do nível sérico de potássio provoca AC. Isso acontece por aumento tanto da fase 3 como da automaticidade da despolarização e diminuição da velocidade de condução.[32] A confirmação desse mecanismo está evidente nos átrios, onde ocorrem as alterações nos canais de potássio para atuar como mecanismo de defesa, evitando assim as AC. É importante ressaltar que, na maioria das vezes, a origem das AC é multifatorial. Níveis séricos de magnésio tendem a diminuir após a cirurgia cardíaca e isso aumenta a probabilidade de AC.[32]

As AC no pós-operatório de cirurgia cardíaca são comuns, mas apesar do conhecimento dos mecanismos desencadeantes, nenhum fator de risco tem acurácia de 100% para determinação do prognóstico de ocorrência da AC.[33]

Taquiarritmias supraventriculares

As taquiarritmias supraventriculares (TASV) são as arritmias mais frequentes no pós-operatório de cirurgia cardíaca. Entre elas, estão a FA e Flu A. A prevalência da FA varia de 10 a 40% dos pacientes submetidos à cirurgia de revascularização do miocárdio (CRM), até 50% nos valvulares e quando os dois procedimentos estão associados pode chegar a 60% dos casos.[34] A incidência ocorre entre o primeiro e o quinto dia do pós-operatório, com pico no segundo dia. A reação inflamatória no pericárdio e o excesso de catecolaminas, por desequilíbrio do sistema autônomo, são os prováveis fatores desencadeantes. A FA diminui o débito cardíaco e aumenta a ocorrência dos eventos tromboembólicos, elevando o tempo de internação do paciente e os custos hospitalares.[35]

A FA geralmente retorna ao ritmo sinusal em torno de 90% nos dois primeiros meses de pós-operatório, mesmo assim aumenta o tempo de permanência hospitalar. Alguns autores relataram que o tempo de hospitalização após a CRM aumenta em 2 a 4 dias na presença de FA, com aumento dos custos hospitalares.[35] Nesse subgrupo de pacientes com maior tempo de hospitalização, a mortalidade é maior ao longo do acompanhamento. Isso foi demonstrado por um estudo retrospectivo de 6.475 pacientes submetidos à CRM, no qual 994 deles (15%) apresentaram FA e a mortalidade no acompanhamento de 4 anos foi maior (26% *vs.* 13%).[35-37]

A FA no pós-operatório de cirurgia cardíaca tem sido alvo de vários estudos com utilização de drogas farmacológicas preventivas, principalmente com os betabloqueadores.[38] Estudo com metanálise demonstrou que a ocorrência da FA foi de 33% no grupo controle e de 19% no que recebeu betabloqueador. A ocorrência da FA foi de 37% no grupo controle, enquanto no grupo no qual foi administrado sotalol foi de 17% e no que recebeu amiodarona foi de 22,5%. Pelo último ESC/EACTS *Guide-lines*, os betabloqueadores são recomendados para diminuição da ocorrência da FA no pós-operatório de CRM com nível de evidência IA. Apesar da redução da FA com drogas preventivas, a ocorrência ainda é alta no pós-operatório.[39]

A instabilidade hemodinâmica é esperada na FA, em particular, mais grave nos pacientes que apresentam DVE e provoca o aumento do risco para AVE quando comparada a pacientes sem FA.[39] Mesmo em paciente sem AVE, existe um aumento da morbidade, uma vez que a FA é fator preditivo para evolução da insuficiência cardíaca. Achados clínicos demonstraram que fatores de risco como idade avançada, doenças orovalvares, diâmetro do átrio esquerdo aumentado, cirurgia cardíaca prévia, estados hiperadrenérgicos, DPOC e antecedente de arritmia atrial aumentam a probabilidade de ocorrência da FA.[39]

O mecanismo de reentrada para o desenvolvimento de AA ainda não está bem definido. Existem fatores de risco relacionados ao paciente e ao ato operatório; entretanto, outros parâmetros eletrofisiológicos promovem o desenvolvimento da FA, como a dispersão da refratariedade, velocidade de condução e potencial transmembrana atrial. A heterogeneidade na distribuição da proteína na junção intercelular, chamada de conexina-40, é também considerada um substrato para ocorrência da FA no pós-operatório de pacientes submetidos à CRM.[40]

O aumento dos níveis séricos da troponina-I cardíaca (Tc-I) em mais de 0,936 ng mL^{-1} no pós-operatório imediato da CRM sugere ocorrência maior da FA. Assim, a Tc-I é considerada um marcador para FA e alerta para a necessidade de medidas diagnósticas ou terapêuticas preventivas.[40]

O Flu A, na maioria das vezes, é uma complicação tardia no pós-operatório da cirurgia cardíaca, que está relacionada a incisões no átrio, assim como na região das cavas, e o mecanismo de ação é por reentrada.[40] O débito cardíaco também cai por redução do enchimento ventricular e aumenta o consumo de oxigênio, resultando em hipotensão arterial sistêmica e isquemia miocárdica. A maioria dos casos são sintomáticos e estão associados às AV. Tanto a FA quanto o Flu A reduzem em até 25% o débito cardíaco, pois o coração perde a fase da contração atrial.[41]

O eletrocardiograma (ECG) é fundamental no diagnóstico porque ocorre uma mudança abrupta no ritmo cardíaco com ausência das ondas P. Também podemos diagnosticar a FA, Flu A e outras formas de taquicardia supraventricular utilizando eletrogramas atriais por meio de fios de marca-pas-

so provisório utilizados no ato operatório com estimulação no epimiocárdio atrial.[42-45]

Dessa forma, estudos clínicos têm evidenciado essas ocorrências, bem como demonstrado possíveis tratamentos e tutela desses pacientes.[19] Assim, a etiologia da fibrilação atrial no pós-operatório (FAPO) é incompletamente compreendida e sua previsão permanece subótima. Um estudo de revisão sistemática e metanálise identificou fatores de risco clínicos pré-operatórios associados a pacientes com risco aumentado de FAPO. Foram incluídos nesta metanálise um número total de 36.834 indivíduos. Dezoito estudos foram realizados nos Estados Unidos e na Europa e 16 foram estudos prospectivos de coorte. Encontrou-se que a idade avançada e a história de insuficiência cardíaca eram fatores de risco significativos para os FAPO.[19]

Outro estudo avaliou em 113 pacientes (idade de 59,3 ± 10,1 anos) no pós-operatório cardíaco os parâmetros funcionais da circulação sanguínea nos 3 primeiros meses após a ablação por radiofrequência da FA e do Flu A. No período pós-operatório agudo, a recorrência de arritmias foi registrada com mais frequência no grupo FA/Flu A, menos frequentemente em grupos de FA isolada e Flu A. Ainda, 3 meses depois, a frequência de recorrência diminuiu em todos os grupos, mas a maior permaneceu no grupo FA/Flu A.[20]

Nesse mesmo sentido, Minamisaka et al.[21] examinaram 132 pacientes com FAP (76 homens, média de idade de 67 anos, ablação por crioterapia (CB)/ablação por radiofrequência (RF) 60/72) submetidos a um único procedimento de ablação para avaliar as alterações seriadas na função diastólica do VE após dois procedimentos de ablação e seus fatores relacionados em pacientes com fibrilação atrial paroxística (FAP). Os parâmetros ecocardiográficos transtorácicos foram obtidos antes, 3 dias após e 6 meses após a ablação. Portanto, após a ablação por CB houve manifestação transitória da disfunção diastólica subjacente do VE em pacientes com FAP e com FEVE preservada, em idade mais avançada, sexo feminino e história de hipertensão.

Além disso, Gorczyca et al.[22] avaliaram em 791 pacientes que não sofriam de FA a incidência de FAPO pós-revascularização do miocárdio, bem como identificaram seus principais preditores. A média de idade dos pacientes do grupo examinado foi de 64,6 ± 9,1 anos. A revascularização miocárdica de emergência foi realizada em 38% dos pacientes, enquanto 75,1% dos pacientes foram submetidos a revascularização do miocárdio com o uso de circulação extracorpórea. Com base na incidência de FAPO, os pacientes pós-revascularização do miocárdio foram classificados em um grupo FAPO (+) que compreendeu 166 (21%) pacientes, e um grupo FAPO (-) envolvendo 625 (79%) pacientes. A primeira ocorrência de arritmia nos primeiros 3 dias após a cirurgia foi observada em 76,5% dos pacientes. As respectivas taxas de incidência de doenças coexistentes em pacientes com FAPO e sem FAPO foram as seguintes: hipertensão arterial, 80,1% *vs.* 75,8% (p = 0,29); insuficiência cardíaca, 18,7% *vs.* 21,1% (p = 0,56); diabetes tipo 2, 24,1% *vs.* 26,2% (p = 0,64). A angina de peito estável foi diagnosticada em 22,3% dos pacientes com FAPO e em 15% dos pacientes sem FAPO (p = 0,034). As seguintes condições foram mais observadas em pacientes com FAPO comparado com aqueles sem FAP: síndrome de baixo débito cardíaco, 28,9% vs. 14,2% (p < 0,0001) e tamponamento cardíaco, 9% vs. 4,6% (p = 0,044), respectivamente. Além disso, as transfusões de hemácias foram realizadas com mais frequência em pacientes com FAPO em comparação àqueles sem FAP (70,5% vs. 55,7%, respectivamente, p = 0,0008). Portanto, a FAPO foi diagnosticada em 21% dos pacientes pós-revascularização do miocárdio, e os principais preditores foram: idade ≥ 70 anos, angina estável no pré-operatório e síndrome de baixo débito cardíaco.

Ainda, Barman et al.[23] estudaram por meio de metanálise se a terapia com colchicina em pacientes submetidos à cirurgia cardíaca é uma estratégia custo-efetiva para a prevenção de FAPO. Os resultados mostraram que a intervenção do tratamento com colchicina é custo-efetiva, ou seja, é dominante e alcança melhores resultados a custo menor.

Somado a isso, Lennerz et al.[24] analisaram cinco ensaios clínicos randomizados com 1.412 pacientes, comparando o uso profilático de colchicina com placebo, ou tratamento usual, em pacientes com ritmo sinusal que foram submetidos à cirurgia eletiva de coração aberto e relataram a incidência de FAPO. Foram excluídos estudos focados na incidência de fibrilação atrial após intervenções percutâneas ou tratamento com colchicina de pericardite diagnosticada ou síndrome pós-pericardiotomia. O tratamento com colchicina reduziu os eventos FAPO em 30% *versus* placebo ou tratamento usual (18% vs. 27%). Além disso, o tempo de internação diminuiu 1,2 dias com colchicina. Portanto, a colchicina demonstrou eficácia superior ao tratamento usual para a prevenção da FA após cirurgia cardíaca. Além disso, o tratamento com colchicina foi associado com menor tempo de internação hospitalar.

Janson et al.[25] revisaram cada mecanismo de taquicardia, enfocando os desafios diagnósticos e terapêuticos inerentes. Analisaram que variantes anatômicas e alterações pós-operatórias contribuem para um ambiente eletrofisiológico singular para o desenvolvimento de taquicardia supraventricular. A taquicardia por reentrada intra-atrial é o mecanismo mais prevalente. Taquicardia atrioventricular recíproca é comum em lesões associadas a vias acessórias. A anatomia anormal complica o manejo da taquicardia por reentrada nodal atrioventricular. A taquicardia mediada por linfonodos atrioventriculares gêmeos é rara.

Além disso, Chequel et al.[26] revisaram o conhecimento atual sobre mecanismos fisiopatológicos da FAPO e estratégias farmacológicas preventivas, bem como discutiram o uso de níveis plasmáticos de aldosterona e galectina-3 (gal-3) pré-operatórios como biomarcadores preditivos de FAPO e o papel potencial dos antagonistas de aldosterona na estratégia preventiva. Assim, os betabloqueadores e a amiodarona são os fármacos preventivos de primeira linha, mas são parcialmente eficazes e cerca de 30% dos FAPO resistem a essas estratégias. Há algumas evidências indicando que o sistema renina-angiotensina-aldosterona e gal-3 poderiam ser biomarcadores preditivos da FAPO.

Taquiarritmias ventriculares

Complexos ventriculares prematuros

Complexos ventriculares prematuros (CVP) isolados apresentam baixa incidência no pós-operatório cardíaco. Eles estão relacionados com distúrbios eletrolíticos e/ou metabólicos. O ECG ou monitorização eletrocardiográfica contínua na unidade de terapia intensiva permite diagnosticar esses batimentos prematuros. O diagnóstico diferencial é a ectopia atrial com condução ventricular aberrante. O prognóstico desses pacientes é de baixo risco. Contudo, na presença de CVP frequente com mais de 30 batimentos por hora pode reduzir a função ventricular a curto prazo.[27,28]

Diversos autores demonstraram não haver diferença significativa na taxa de mortalidade em pacientes com ou sem CVP em acompanhamento de até 3 anos. Ao contrário desses, outros autores demonstraram que a fração de ejeção ventricular esquerda menor que 40% associada ao CVP aumenta a taxa de mortalidade e morte súbita ao longo de 15 meses. Na maioria dos casos, os CVP mantêm o paciente no estado hemodinâmico estável, sem a necessidade de tratamento imediato. Na presença de taquicardia ventricular não sustentada em pacientes com função ventricular preservada, o prognóstico é favorável. O implante de desfibriladores cardioversores implantáveis, nesse subgrupo, não mostrou benefícios.[27-31]

Nesse contexto, Jhuo et al.[27] analisaram as características eletrofisiológicas de 62 pacientes com média de 42,8 ± 12,3 anos e 35 mulheres em relação às variações diurnas na via de saída ventricular direita idiopática (VSVD). Variações diurnas nas taquiarritmias ventriculares têm sido demonstradas na doença cardíaca arritmogênica idiopática. Sessenta e dois pacientes consecutivos submetidos a ablação por cateter para implante valvar aórtico transcateter (TAVI). O tipo de variação diurna (grupo 1, n = 36) foi definido como aqueles pacientes que tiveram a maioria das contrações ventriculares prematuras (CVP) durante a noite, por registros de Holter pré-procedimento. Grupo 2 (n = 26) foi definido como aqueles pacientes que não tiveram variações significativas de CVP. As características basais e as propriedades eletrofisiológicas foram coletadas e analisadas, e as taxas de recorrência após a ablação por cateter foram comparadas entre os dois grupos. Neste estudo, a análise da variabilidade da frequência cardíaca demonstrou menores razões de baixa frequência/altas frequências no grupo 1 do que no grupo 2 (3,95 ± 3,08 vs 6,26 ± 5,33; p = 0,042). Não houve diferenças significativas nas características basais, na ecocardiografia e nas características eletrofisiológicas entre os dois grupos. Durante um período médio de acompanhamento de 13,5 ± 11,0 meses, um total de 16 pacientes tiveram recorrências de AV, incluindo 13 pacientes do grupo 1 e 3 pacientes do grupo 2 (36,1% vs. 12,5%). Portanto, demonstrou-se que o efeito do sistema nervoso autônomo em arritmias ventriculares da VSVD idiopática e que o tipo de variação diurna pode acarretar maior taxa de recorrência após a ablação por cateter.

Nesse sentido, a ablação por cateter tem se mostrado uma opção de terapia eficaz e segura, alcançando bons resultados em longo prazo em pacientes com taquicardia ventricular recorrente. Os dados referentes à ablação em pacientes com mais de 75 anos são escassos. A ablação por cateter da TV isquêmica parece eficaz e segura mesmo em pessoas com idade ≥ 75 anos; no entanto, dados extensos para outras doenças cardíacas estruturais ainda precisam ser avaliados. Entretanto, a sobrevida a longo prazo é significativamente menor em decorrência da situação de senilidade.[28]

No contexto do implante valvar aórtico transcateter (TAVI), o procedimento está associado à redução na mortalidade total, entretanto, não há dados sobre a mudança na incidência de contrações ventriculares prematuras (CVP) e arritmias ventriculares (AV) após o TAVI.[29] Assim, um estudo avaliou a incidência de AV antes e depois do TAVI, com 146 pacientes selecionados. A presença de AV foi avaliada em todos os pacientes que registraram um Holter de 24 horas antes do procedimento e após 1 e 12 meses. As AV foram classificadas de acordo com um sistema de graduação Lown modificado. Antes do procedimento, os isolados de PVC (grau 1-2 do sistema de classificação de Lown) estavam presentes em 34,9% dos pacientes (n = 51). PVC complexos (grau 3-4a-4b do sistema de classificação Lown) estavam presentes em 48,6% da população (PVC multifocal em 32 pacientes, 21,9%; 17,1%; taquicardia ventricular em 14 pacientes, 9,6%). Um mês após o procedimento, observou-se diminuição da incidência de arritmias estatisticamente significante de grau 3 (de 21,9 para 17,1%) e grau 4 (12,3%); taquicardia ventricular (4,8%). O presente trabalho indicou que as AV são comuns em pacientes com estenose aórtica. Observou-se uma diminuição significativa na incidência e gravidade dos PVC desde o primeiro mês após o TAVI. Além disso, após 1 ano de acompanhamento, houve uma redução adicional e significativa na frequência dos PVC.[29]

Outro estudo com 70 pacientes comparou o manuseio da temperatura corporal para reduzir a incidência de lesão miocárdica pós-operatória que foi avaliada pelos níveis de troponina coletados em horá-rios definidos a priori nesses pacientes.[30] A incidência de lesão miocárdica no pós-operatório de 2 dias foi de 8,6% (3/35) entre os pacientes que receberam tratamento agressivo da temperatura corporal e 31,4% (11/35) entre os pacientes que receberam tratamento padrão da temperatura corporal (p = 0,017). O risco relativo de lesão miocárdica no grupo controle da temperatura corporal agressiva foi de 0,27 (IC 95%; 0,08-0,89). A incidência de arritmia cardíaca grave intra e pós-operatória de 3 dias foi de 2,9% (1/35) entre os pacientes que receberam tratamento agressivo da temperatura corporal e 28,6% (10/35) entre os pacientes que receberam o tratamento padrão da temperatura corporal. Portanto, o manejo agressivo da temperatura corporal pode estar associado à menor incidência de lesão miocárdica no pós-operatório.[30]

Além disso, evidências pré-clínicas sugerem que a liberação de óxido nítrico (NO) por meio da ad-ministração de nitrito inorgânico suprime arritmias decorrentes de isquemia e reperfusão aguda.[31] Na coorte NITRITE-AMI, a análise de Holter foi realizada antes e durante 24 horas após a intervenção coronária percutânea (ICP) primária em 80 pacientes que receberam nitrito de sódio intracoronário (N = 40) ou placebo (N = 40) durante ICP primária para infarto agudo do miocárdio (IAM). No geral, nenhuma diferença no distúrbio do ritmo ventricular foi observada com o tratamento com nitrito intraco-ronário durante ICP primária em pacientes com IAM, no entanto, o tratamento com nitrito foi associado à importante redução na incidência e gravidade da taquiarritmia ventricular não sustentada.[31]

Taquiarritmias ventriculares sustentadas

Incluem nesse grupo de AC a TV e FV; sua ocorrência varia de 0,41 até 1,4%. Essas AV, quando complexas, são importantes fatores desencadeantes para a DVE. O quadro hemodinâmico é diretamente influenciado pela frequência da taquiarritmia.[32] A AC pode ser ventricular ou supraventricular complexa e com QRS alargado. O prognóstico está correlacionado com o tipo de AC e grau de doença cardíaca estrutural. As ventriculares sustentadas têm pior prognóstico. A taxa de mortalidade pode chegar em até 50% no período intra-hospitalar e, para aqueles com alta hospitalar, a mortalidade pode chegar até 40%.[33]

A prevalência de disritmias ventriculares (DV) após cirurgia de revascularização miocárdica (CRM) até o momento não foi examinada. Assim, um estudo examinou as características da DV e se elas precedem as taquiarritmias ventriculares (TAV) durante um período de acompanhamento pós-operatório de 5 dias, usando registros contínuos de ritmo. As incidências e os encargos de DV/VTA foram calculados em pacientes (N = 105, 83 homens, 65 ± 9 anos) submetidos à CRM primária com circulação extracorpórea. Taquicardia ventricular sustentada (TVS) e fibrilação ventricular (FV) não ocorreram em nossa coorte. A DV é comum em pacientes com doença arterial coronariana após a CRM. Apesar da alta incidência dessas disritmias, as cargas correspondentes são baixas e a TV ou FV não ocorreu.[32]

Um trabalho retrospectivo piloto com 9 pacientes (8 homens, idade 60 ± 13 anos) realizado por Guler et al.[33] mostrou que a inadequada formação de lesão de ablação pode ser responsável pelas recorrências de taquicardia ventricular sustentada (TVS) no pós-operatório. Assim, foi avaliado que a visualização do tamanho da lesão de radiofrequência por ressonância magnética cardíaca tem algum papel na predição da adequação da lesão. Não houve correlação com o tamanho da cicatriz pré-ablação e a recorrência da arritmia clínica.

Ainda nesse contexto e de acordo com outros auotres, a taquicardia ventricular/fibrilação ventricular (TV/FV) é uma espécie de arritmia maligna em pacientes com infarto do miocárdio com supradesnivelamento do segmento ST (IAMCSST) que receberam intervenção coronária percutânea primária (ICPP).[34] No entanto, não existem ferramentas de avaliação de risco para antecipar a ocorrência de TV/FV. Assim, os autores construíram um modelo de avaliação de risco para prever a possibilidade de aparecimento de VT/VF em pacientes com IAMCST submetidos a ICPP. Análise de regressão multivariada foi realizada para distinguir os fatores de risco independentes de TV/FV e um método estatístico adicional foi executado para construir o modelo de avaliação de risco. Um total de 607 pacientes foram incluídos neste estudo. Destes pacientes, 67 casos (11%) apresentaram TV/FV. Além disso, 91%[61] dos pacientes apresentaram TV/FV em 48 horas a partir do momento em que os sintomas surgiram. Os resultados mostraram que a incidência de VT/VF em pacientes com IAMCSST submetidos a ICPP é de 11% e ocorre mais frequentemente desde o início dos sintomas até o final da ICPP, que na maioria dos casos ocorre em 48 horas a partir do evento. Portanto, o modelo proposto de avaliação de risco pode prever a ocorrência de TV/FV.[34]

Bradiarritmias

As bradiarritmias são pouco frequentes no pós-operatório de cirurgia cardíaca e a maioria é transitória. Normalmente ocorre disfunção do nó sinusal ou bloqueios atrioventriculars (BAV).[35] A bradiarritmia também diminui o débito cardíaco, principalmente na presença do bloqueio atrioventricular total (BAVT). Após a cirurgia valvar, em consequência das incisões e manipulações no ato cirúrgico, ocorre lesão e/ou edema no miocárdio.[35,36]

O BAVT é mais comum após as cirurgias valvares e requer marca-passo permanente em 2,0 a 4,0% dos pacientes. Na CRM, a necessidade de marca-passo definitivo é menor, ocorrendo apenas em 0,8 a 3,4% dos pacientes. Na estenose aórtica calcificada e no implante de prótese em posição tricúspide, a necessidade de implante de marca-passo definitivo pode chegar a até 24%.[37] Na operação da valva mitral, a ocorrência do BAV do segundo grau está presente em 30,6% dos pacientes e nas reoperações valvares, a necessidade de marca-passo definitivo aumenta quando comparado com a primeira operação, e assim sucessivamente. Outros fatores, como a calcificação perivalvular, idade avançada, pré-operatório, bloqueio do ramo esquerdo, aneurismectomia de VE, estenose da artéria coronária esquerda, número de artérias anuladas e tempo de CEC contribuem para a ocorrência de BAV.[38]

No transplante cardíaco ortotópico, o implante de marca-passo definitivo pode chegar a até 21% dos pacientes, o BAVT é a maior causa, os outros tipos de BAV são menos frequentes e o implante de marca-passo pode chegar aos 4,5% dos receptores.[39] As bradiarritmias podem ocorrer nos casos de rejeição aguda ou crônica e em alguns casos pode haver a necessidade de marca-passo definitivo. As disfunções do nó sinusal após transplante cardíaco ortotópico tendem a melhorar ao longo do tempo, mas de qualquer forma o paciente permanece mais tempo hospitalizado. A teofilina ou aminofilina são medicações utilizadas para tratar a bradicardia sinusal após o transplante cardíaco, com o intuito de reduzir os implantes de marca-passo definitivo. O uso do marca-passo temporário está indicado para as bradicardias sintomáticas. A colocação do fio de marca-passo epicárdico provisório atrial e/ou ventricular facilita o manejo do paciente bradicárdico. Finalmente, as bradiarritmias são pouco frequentes no pós-operatório, mas quando presentes, estão relacionadas ao trauma do sistema de condução, que por vezes se recuperam espontaneamente.[39]

Em estudos clínicos recentes, o remifentanil é um agonista seletivo do receptor mu-opioide, caracterizado por um início rápido e ação de duração previsível ultracurta, proporcionando analgesia intensa, sem depressão respiratória prolongada.[37] O remifentanil tem sido implicado na causa de bradiarritmias intraoperatórias e assistolia tanto em adultos como em pacientes pediátricos. Estudos eletrofisiológicos em humanos revelaram que o remifentanil provoca um efeito depressor dose-dependente na função do nó sinusal e AV. Esses efeitos sugerem que essa droga deve ser usada com atenção em pacientes vulneráveis com predisposição a bradiarritmias durante a anestesia.[37]

Um estudo elaborado por King et al.[39] mostrou que o Sugamadex é um novo agente farmacológico usado para reverter seletivamente os efeitos dos bloqueadores neuromusculares rocurônio e vecurônio. Várias vantagens têm sido relatadas quando se compara a reversão do bloqueio neuromuscular com a obtida com inibidores da acetilcolinesterase. Em receptores de transplante cardíaco, a bradicardia pode ocorrer após a administração de inibidores da acetilcolinesterase, em decorrência da desnervação do coração. Teoricamente, a combinação de rocurônio e sugamadex poderia ser vantajosa nesse cenário clínico para evitar a potencial bradicardia resultante da administração de neostigmina.[39]

Complicações isquêmicas

As troponinas funcionam como biomarcadores altamente específicos para lesão miocárdica. As troponinas formam um complexo que regula a interação cálcio-dependente da miosina com a actina.[40] Constituem-se em três diferentes proteínas (Tc-I e T) existentes, tanto no músculo esquelético como no cardíaco e são codificadas por diferentes genes. As Tc-I e T tornam-se mensuráveis 3 a 4 horas após o início do infarto do miocárdio. Alguns autores sugeriram que após as CRM eletivas, picos de Tc-I acima de 3,7 ng mL^{-1} após 12 horas, ou concentrações em torno de 2,5 ng mL^{-1} após 24 horas, indicam alta probabilidade de infarto do miocárdio intraoperatório.[40-42]

Também pode-se avaliar as consequências de vários tipos de cardioproteção com a Tc-I ou T. Os métodos de proteção miocárdica que compreendem o clampeamento aórtico intermitente e a cardioproteção interrompida admitem períodos de isquemia, com os consequentes períodos de reperfusão. A reperfusão é uma fase crítica para o miocárdio, uma vez que o coração deverá recuperar os déficits e produzir trabalho eletromecânico com grande consumo de energia, justamente na fase em que mais necessita dela.[43]

Todos os métodos de proteção miocárdica buscam preservar a função miocárdica durante o período de atuação sobre o coração, com ou sem clampeamento aórtico.[43] De acordo com os métodos e as condições do miocárdio, podem ocorrer lesões abaixo do limiar de detecção que não são percebidas, lesões reversíveis após a reperfusão ou mesmo as lesões irreversíveis com dano permanente. Devemos considerar especiais os corações com grandes déficits de energia, assim como os isquêmicos, hipertróficos, dilatados, cianóticos e imaturos.[43]

Com base nos relatos da literatura, a isquemia, além de ser um substrato arritmogênico, é uma complicação que compromete a evolução do paciente no pós-operatório, principalmente de cirurgia cardíaca.[40-43] A introdução da dosagem sérica de troponinas cardíacas, na prática clínica diária dos vários centros cardiológicos, tem facilitado muito o diagnóstico, a condução dos casos duvidosos e a melhor avaliação do grau de degradação miocárdica após eventos clínicos ou procedimentos cirúrgicos.[44]

Além disso, um estudo analisou 26 ensaios clínicos randomizados, com 1.948 pacientes no total, evidenciando que a fosfocreatina (PCr) pode diminuir arritmias e lesão de isquemia/reperfusão do coração no pós-operatório.[41] Assim, com base nesses estudos, o uso do PCr foi associado a taxas reduzidas de suporte inotrópico intraoperatória (27% *vs.* 44%), grandes arritmias (16,0% vs. 28,0%), bem como aumento da recuperação espontânea do ritmo cardíaco imediatamente após o desclampeamento aórtico (50% *vs.* 34%) em comparação com o tratamento padrão. Portanto, o uso de PCr diminuiu o dano miocárdico e aumentou a fração de ejeção do ventrículo esquerdo no período pós-operatório.[41] Além disso, um estudo multicêntrico (30 centros de cirurgia cardíaca do Reino Unido) randomizado com 1.612 pacientes avaliou se o pré-condicionamento isquêmico remoto (isquemia transitória e reperfusão do braço) pode melhorar os desfechos clínicos em pacientes submetidos a CRM.[42] O estudo selecionou adultos com risco cirúrgico aumentado, submetidos a revascularização do miocárdio com circulação extracorpórea (com ou sem cirurgia valvar) com cardioplegia sanguínea. Não houve diferença significativa na incidência cumulativa do desfecho primário aos 12 meses entre os pacientes no grupo de pré-condicionamento isquêmico remoto e aqueles no grupo controle (212 pacientes [26,5%] e 225 pacientes [27,7%], respectivamente; relação com o pré-condicionamento isquêmico, 0,95; IC95%; 0,79 a 1,15; p = 0,58). Além disso, não houve diferenças significativas entre os grupos em eventos adversos ou nos desfechos secundários de lesão miocárdica perioperatória. Portanto, o pré-condicionamento isquêmico remoto não melhorou os desfechos clínicos em pacientes submetidos a revascularização com CEC com e sem cirurgia valvar.[42]

Somado a isso, Tuter et al.[43] estudaram em 80 pacientes o potencial de pré-condicionamento isquêmico remoto (PCIR) como método de cardioproteção durante cirurgia de revascularização miocárdica com circulação extracorpórea (CEC) e anestesia com propofol. Todos os pacientes tinham indicações de revascularização miocárdica direta por cirurgia de *bypass* arterial. Um dia antes da operação, os pacientes foram aleatoriamente divididos em dois grupos, dependendo do esquema de preparação: grupo principal do PCIR e grupo controle. O número de complicações intraoperatórias e pós-operatórias precoces nos grupos principal e controle foi semelhante. Não houve diferenças entre os grupos nos níveis de troponina I e lactato após a cirurgia. Portanto, o pré-condicionamento isquêmico remoto não tem efeito sobre o resultado da cirurgia de revascularização miocárdica com circulação extracorpórea e anestesia com propofol.

Kamenskaya et al.[40] elucidaram os preditores de complicações cardiorrespiratórias durante o período pós-operatório imediato após CRM em 180 pacientes (idade média de 59,3 ± 1,23 anos) com doença isquêmica do coração. As complicações pós-operatórias precoces nesse grupo de pacientes foram fibrilação atrial, ventilação mecânica prolongada e distúrbios cognitivos. Os principais preditores dessas complicações foram presença de doença pulmonar obstrutiva crônica, doenças concomitantes como diabetes tipo 2 e aterosclerose multifocal.

Apesar do sucesso substancial no manejo anestésico e cirúrgico da cirurgia cardíaca, os pacientes normalmente apresentam complicações pós-operatórias e disfunções orgânicas. Isso é altamente relevante para resultados de médio a longo prazo. Assim, Stope et al.[45] avaliaram as estratégias cardioprotetoras que podem oferecer proteção efetiva em pacientes vulneráveis à cirurgia cardíaca. Tanto a cardioplegia quanto a hipotermia pertencem às estratégias protetoras bem estabelecidas durante a isquemia miocárdica. Portanto, demonstrou-se repetidamente que os anestésicos voláteis melhoram a função ventricular esquerda e reduzem a extensão da lesão miocárdica em comparação com um grupo controle com anestesia intravenosa. Além disso, os pacientes que receberam anestésicos voláteis mostraram uma permanência significativamente menor na UTI e no hospital após a cirurgia cardíaca. Apesar da redução publicada da liberação de troponina após o pré-condicionamento isquêmico remoto, dois estudos multicêntricos randomizados em grande escala recentes foram incapazes de demonstrar um benefício clínico.[45]

Limitações

É preciso aumentar o número e a qualidade dos estudos clínicos em termos de caráter multicêntrico, número de pacientes, perfil randomizado e novos pré-tratamentos para se obter evidências científicas para ação mitigatória dos eventos de arritmias e isquemias cardíacas no pós-operatório.

Conclusão

Os diversos estudos clínicos mostraram ocorrências frequentes de eventos de arritmias cardíacas e complicações isquêmicas no pós-operatório cardíaco em suas diversas modalidades, bem como apontou alguns tratamentos para tentar evitar que esses eventos ocorram.

Resumo

As taquicardias atriais são as alterações de ritmos mais frequentes no pós-operatório, representando cerca de 20 a 50% dos pacientes no pós-operatório de cirurgia cardíaca. A manifestação clínica depende de alguns fatores intrínsecos a cada tipo de AC, como duração, resposta ventricular e função cardíaca.

Nos pacientes jovens, as AC são mais bem toleradas, mas podem aumentar o risco de morte, sobretudo nos pacientes submetidos à cirurgia cardíaca pediátrica. As AC podem ser fenômeno secundário ao choque, febre, hipovolemia, tamponamento cardíaco, hipertireoidismo, ansiedade, doença pulmonar obstrutiva crônica (DPOC), uso de fármacos vasoativos, distúrbios metabólicos e eletrolíticos. Diversos fatores predisponentes estão envolvidos na ocorrência das AC em pacientes submetidos à cirurgia cardíaca; todavia, o mecanismo que cada um desencadeia a AC ainda não está bem definido.

As taquiarritmias supraventriculares são as arritmias mais frequentes no pós-operatório de cirurgia cardíaca. Entre elas, estão a FA e o *flutter* atrial. Incluem-se nesse grupo de AC a TV e FV com sua ocorrência variando de 0,41 até 1,4%. Bradiarritmias são pouco frequentes no pós-operatório de cirurgia cardíaca e a maioria é transitória. Normalmente ocorrem disfunção do nó sinusal ou bloqueios atrioventriculares.

A bradiarritmia também diminui o débito cardíaco, principalmente na presença do bloqueio atrioventricular total (BAVT). O BAVT é mais comum após as cirurgias valvares e requer marca-passo permanente em 2,0 a 4,0% dos pacientes.

É preciso aumentar o número e a qualidade dos estudos clínicos em termos de caráter multicêntrico, número de pacientes, perfil randomizado e novos pré-tratamentos para se obter evidências científicas para ação mitigatória dos eventos de arritmias e isquemias cardíacas no pós-operatório. Os diversos estudos clínicos mostraram ocorrências frequentes de eventos de arritmias cardíacas e complicações isquêmicas no pós-operatório cardíaco em suas diversas modalidades, bem como apontaram alguns tratamentos para tentar evitar que esses eventos ocorram.

Referências bibliográficas

1. Martins Pereira KS, Oliveira JC, Carvalho FC, Bellen BV. Cardiac complications in vascular surgery. J Vasc Bras. 2016;15(1):16-20.
2. Contrin LM, Beccaria LM, Werneck AL, et al. Postoperative cardiac surgery complications and hospital length of stay. Rev enferm UFPE on line, Recife, 2018;12(8):2105-12.
3. Mathew JP, Fontes ML, Tudor IC, Ramsay J, Duke P, Mazer P, et al. A multi-center risk index for atrial fibrillation after cardiac surgery. JAMA. 2004;291(14):1720-9.
4. Stamou SC, Dangas G, Hill PC, Pfister AJ, Dullum MK, Boyce SW, et al. Atrial fibrillation after beating heart surgery. Am J Cardiol. 2000;86(1):64-7.
5. Jaeger FJ, Trohman RG, Brener S, Loop F. Permanent pacing following repeat cardiac valve surgery. Am J Cardiol. 1994;74(5):505-7.
6. Brodell GK, Cosgrove D, Schiavone W, Underwood DA, Loop FD. Cardiac rhythm and con-duction disturbances in patients undergoing mitral valve surgery. Cleve Clin J Med. 1991;58(5):397-9.
7. Leal JC, Braile DM, Godoy MF, Oliveira P. Avaliação da lesão isquêmica miocárdica. In: Mar-tins AS, Braile DM, Matsubara BB, Gomes OM, eds. Proteção miocárdica e função ventricular. 2004. p.121.
8. Braile DM. Como eu faço: Cardioplegia sanguínea isométrica retrógrada de baixo volume. Rev Bras Cir Cardiovasc. 1992;7(3):221-9.
9. Kannel WB, Abbott RD, Savage DD, McNamara PM. Epidemiologic features of chronic atrial fibrillation: the Framingham study. N Engl J Med. 1982;306(17):1018-22.
10. Ruigómez A, Jahansson S, Wallander MA, Rodríguez LA. Incidence of chronic atrial fibrillation in general practice and its treatment pattern. J Clin Epidemiol. 2002;55(4):358-63.
11. Zaman AG, Archbold RA, Helft G, Paul EA, Curzen NP, Mills PG. Atrial fibrillation after cor-onary artery bypass surgery: a model for preoperative risk stratification. Circulation. 2000;101(12):1403-8.
12. Asher CR, Miller DP, Grimm RA, Cosgrove DM, Chung MK. Analysis of risk factors for devel-opment of atrial fibrillation early after cardiac valvular surgery. The Am J Cardiol. 1998;82(7):892-5.
13. Mendes LA, Connelly GP, McKenney PA, Podrid PJ, Cupples LA, Shemin RJ, et al. Right cor-onary artery stenosis: an independent predictor of atrial fibrillation after coronary artery bypass surgery. J Am Coll Cardiol. 1995;25(1):198-202.
14. Helgadottir S, Sigurdsson MI, Ingvarsdottir IL, Arnar DO, Gudbjartsson T. Atrial fibrillation following cardiac surgery: risk analysis and long-term survival. J Cardiothorac Surg. 2012;7:87.
15. Kolvekar S, D'Souza A, Akhtar P, Reek C, Garratt C, Spyt T. Role of atrial is-chaemia in develop-ment of atrial fibrillation following coronary artery bypass surgery. Eur J Cardiothorac Surg. 1997;11(1):70-5.
16. Wazni OM, Martin DO, Marrouche NF, Latif AA, Ziada K, Shaaraoui M, et al. Plasma B-type natriuretic peptide levels predict postoperative atrial fibrillation in patients undergoing cardiac surgery. Circulation. 2004;110(2):124-7.
17. Zacharias A, Schwann TA, Riordan CJ, Durham SJ, Shah AS, Habib RH. Obesity and risk of new-onset atrial fibrillation after cardiac surgery. Circulation. 2005;112(21):3247-55.
18. Maesen B, Nijs J, Maessen J, Allessie M, Schotten U. Post-operative atrial fibrillation: a maze of mechanisms. Europace. 2012;14(2):159-74.
19. Yamashita K, Hu N, Ranjan R, Selzman CH, Dosdall DJ. clinical risk factors for postopera-tive atrial fibrillation among patients after cardiac surgery. Thorac Cardiovasc Surg. 2019;67(2):107-116.
20. Brynza M, Bilchenko A, Makharynska E, Shevchuk M, Yabluchanskyi N. Functional parameters of blood circulation in first three months after radiofrequency ablation of atrial fibrillation and flutter. Georgian Med News. 2018;(279):73-9.
21. Minamisaka T, Watanabe T, Shinoda Y, Ikeoka K, Fukuoka H, Inui H, et al. Transient manifestation of left ventricular diastolic dysfunction following ablation in patients with paroxysmal atrial fibrillation. Clin Cardiol. 2018;41(7):978-84.
22. Gorczyca I, Michta K, Pietrzyk E, Wożakowska-Kapłon B. Predictors of post-operative atrial fibrillation in patients undergoing isolated coronary artery bypass grafting. Kardiol Pol. 2018;76(1):195-201.
23. Barman M, Tantawy M, Sopher M, Lennerz C. Cost-effectiveness of colchicine treatment on post-operative atrial fibrillation events in patients of major cardiac surgery. Eur Heart J Qual Care Clin Outcomes. 2018;4(2):126-31.
24. Lennerz C, Barman M, Tantawy M, Sopher M, Whittaker P. Colchicine for primary prevention of atrial fibrillation after open-heart surgery: systematic review and meta-analysis. 2017;249:127-37.
25. Janson CM, Shah MJ. Supraventricular tachycardia in adult congenital heart disease: mech-anisms, diagnosis, and clinical aspects. Card Electrophysiol Clin. 2017;9(2):189-211.
26. Chequel M, Ollitrault P, Saloux E, Parienti JJ, Fischer MO, Desgué J, et al. Preoperative plasma aldosterone levels and postoperative atrial fibrillation occurrence following cardiac surgery: a review of literature and design of the ALDO-POAF Study (ALDOsterone for Prediction of Post-Operative Atrial Fibrillation). 2016;11(3):150-158.
27. Jhuo SJ, Lo LW, Chang SL, Lin YJ, Chung FP, Hu YF, et al. Characteristics of diurnal ventricular premature complex variation in right ven-tricular outflow tract arrhythmias after catheter ablation. Medicine (Baltimore). 2017;96(15):e6516.
28. Halbfaß P, Nentwich K, Sonne K, Ene E, Fochler F, Mügge A, et al. Catheter ablation of ventricular extrasystoles and ventricular tachycardia in the elderly. 2017;28(1):9-15.
29. Tempio D, Pruiti GP, Conti S, Romano SA, Tavano E, Capodanno D, et al. Ventricular arrhythmias in aortic valve stenosis before and after transcatheter aortic valve implantation. Europace. 2015;17(7):1136-40.
30. Zhang Z, Xu M, Wu D, Zhang X, Wu J. Postoperative myocardial injury in middle-aged and elderly patients following curative resection of esophageal cancer with aggressive or stand-ard body temperature management: a randomized controlled trial. Anesth Analg. 2019.
31. Jones DA, Rathod KS, Williamson A, Harrington D, Andiapen M, van Eijl S, et al. The effect of intracoronary sodium nitrite on the burden of ventricular arrhythmias following primary percutaneous coronary intervention for acute myocardial infarction. Int J Cardiol. 2018;266:1-6.
32. Mouws EMJP, Yaksh A, Knops P, Kik C, Boersma E, Bogers AJJC, et al. Early ven-tricular tachyarrhythmias after coronary artery bypass grafting surgery: is it a real burden? J Cardiol. 2017;70(3):263-70.

33. Guler TE, Yalin K, Aksu T, Golcuk E, Sanli S, Kaya Bilge A, et al. Prognostic value role of radiofrequency lesion size by cardiac magnetic resonance imaging on outcomes of ablation in patients with ischemic scar-related ventricular tachycardia: A single center pilot study. Medicine (Baltimore). 2018;97(46):e12955.

34. Huang J, Peng X, Fang Z, Hu X, Zhou S. Risk assessment model for predicting ventricular tach-ycardia or ventricular fibrillation in ST-segment elevation myocardial infarction patients who received primary percutaneous coronary intervention. Medicine (Baltimore). 2019;98(4):e14174.

35. Bhavani SS. Severe bradycardia and asystole after sugammadex: a report of 2 cases. Br J Anaesth. 2018;121:95e6

36. Hunter JM, Naguib M. Sugammadex-induced bradycardia and asystole: how great is the risk? Br J Anaesth. 2018;121(1):8-12.

37. Del Blanco Narciso BB, Jimeno Fernandez C, Almendral Garrote J, Anadon Baselga MJ. Effects of remifentanil on the cardiac conduction system. Our experience in the study of remifentanil electrophysiological properties. Curr Pharm Des. 2014;20(34):5489-96.

38. Bilgi M, Demirhan A, Akkaya A, Tekelioglu UY, Kocoglu H. Sugammadex associated persistent bradycardia. Int J Med Sci Public Health. 2015;3:372e4.

39. King A, Naguib A, Tobias JD. Bradycardia in a pediatric heart transplant recipient: is it the sugammadex? J Pediatr Pharmacol Ther. 2017;22:378e81.

40. Kamenskaya OV, Klinkova AS, Meshkov IO, Lomivorotov VV, Cherniavsky AM. Predictors of cardiorespiratory complications in patients with ischemic heart disease after coronary artery bypass grafting. Kardiologiia. 2017;57(4):5-9.

41. Mingxing F, Landoni G, Zangrillo A, Monaco F, Lomivorotov VV, Hui C, et al. Phosphocreatine in cardiac surgery patients: a meta-analysis of randomized controlled trials. J Cardiothorac Vasc Anesth. 2018;32(2):762-70.

42. Hausenloy DJ, Candilio L, Evans R, Ariti C, Jenkins DP, Kolvekar S, et al. Remote ischemic preconditioning and outcomes of cardiac surgery. N Engl J Med. 2015;373(15):1408-17.

43. Tuter DS, Komarov RN, Glasachev OS, Syrkin AL, Severova LP, Ivanova EV, Lomonosova AA, Kopylov FY. remote ischemic preconditioning with the use of lower limb before coronary artery bypass surgery with cardiopulmonary bypass and anesthesia with propofol. Kardiologiia. 2019;59(2):38-44.

44. Che L, Xu L. Impact of COPD on postoperative cardiac complications in patients with is-chemic heart disease. Clin Respir J. 2018;12(3):1302-3.

45. Stoppe C, Meybohm P, Coburn M, Goetzenich A. Cardioprotection in cardiac surgical patients: Everything good comes from the heart. Anaesthesist. 2016;65(3):169-82.

Seção 20

EMERGÊNCIA E TERAPIA INTENSIVA EM CARDIOLOGIA

Capítulo 1

Hemodinâmica e perfusão tecidual no choque

César Augusto P. Jardim
Hélio Penna Guimarães

Pontos-chave

- O estado de choque é definido como um estado de disóxia ou desbalanço entre a oferta e o consumo de oxigênio, decorrente de condição de redução absoluta ou relativa da oferta de oxigênio aos tecidos.
- As hipóxias teciduais associadas ao choque podem ser hipoxêmica (déficit absoluto de O_2), hipóxia anêmica (déficit de hemoglobina), hipóxia circulatória (déficit do débito cardíaco) ou hipóxia citotóxica (disfunção mitocondrial múltipla).
- A microcirculação é o território em que o oxigênio efetivamente é liberado; nesse cenário, o endotélio exerce papel fundamental na regulação do fluxo sanguíneo microcirculatório e no recrutamento de capilares em áreas hipoxêmicas.
- A pressão arterial é determinante da perfusão dos órgãos, associada ao débito cardíaco; a recomendação atual é a manutenção de valores de PAM > 65 mmHg em pacientes criticamente enfermos.
- O débito cardíaco é o resultado do volume sistólico multiplicado pela frequência cardíaca, sendo o determinante circulatório da DO_2 tecidual.
- O fluxo urinário é resultante da filtração glomerular e do fluxo sanguíneo renal e indicador da perfusão tecidual regional (órgão), de fácil mensuração na maioria dos pacientes.
- O transporte sistêmico de oxigênio se inicia quando o oxigênio é captado, difundindo-se do espaço alveolar para o sangue capilar, onde é transportado ligado à hemoglobina e, em pequena parte, dissolvido no plasma.
- A saturação venosa mista de oxigênio, colhida na artéria pulmonar, expressa de modo indireto o consumo de oxigênio pelos tecidos e pode refletir a relação entre oferta e consumo de oxigênio e, habitualmente, está em torno de 65-75%.
- A SvO_2 depende de uma série de variáveis, como débito cardíaco, valores de hemoglobina, consumo periférico de oxigênio e conteúdo de oxigênio arterial.

- Os níveis de lactato são comumente avaliados para refletir o metabolismo anaeróbico resultante de hipóxia tecidual, sendo utilizado principalmente como marcador prognóstico e parâmetro de resposta a alguns tratamentos.
- Diferença venoarterial de CO_2 é a diferença entre a PCO_2 no sangue venoso, colhida na artéria pulmonar, e no sangue arterial.
- Excesso de base é a quantidade de base em milimoles necessária para titular um litro de sangue arterial para um pH de 7,40, com uma amostra completamente saturada com oxigênio a 37°C e a $PaCO_2$ de 40 mmHg.

Introdução

O estado de choque é definido como um estado de disóxia, ou seja, claro desbalanço entre a oferta e o consumo de oxigênio, decorrente de condição de redução absoluta ou relativa da oferta de oxigênio aos tecidos, secundária à hipóxia hipoxêmica (déficit absoluto de O_2), hipóxia anêmica (déficit de hemoglobina), hipóxia circulatória (déficit do débito cardíaco) ou hipóxia citotóxica (disfunção mitocondrial múltipla),[1,2] ou seja, um estado de oxigenação celular inadequada. O evento final do processo é a disfunção orgânica, principal causa de morte nessa população.

A perfusão dos tecidos é um processo fisiológico necessário para sustentar a oxigenação e a nutrição em nível celular, e pode ser conceituada como o produto do fluxo capilar pelo conteúdo de nutrientes e de oxigênio oferecidos aos tecidos.[1-3] Portanto, duas variáveis são importantes: fluxo e conteúdo de oxigênio. Fluxo pode ser entendido como débito cardíaco e sua distribuição, enquanto a análise do conteúdo leva em consideração a concentração sérica de hemoglobina, a saturação e a pressão parcial de oxigênio arterial.[2]

A avaliação da perfusão tecidual, especialmente à beira do leito, pode ser complexa em muitos pacientes com choque. Sendo assim, é necessária uma reavaliação da monitoração das variáveis clínicas e laboratoriais da perfusão tecidual, como oferta de oxigênio (DO_2) e consumo de oxigênio (VO_2), que são variáveis importantes, assim como valores de pressão arterial média (PAM), pressão de perfusão (PP), pressão venosa central (PVC), pressão da artéria pulmonar (PAP) e débito cardíaco (DC), assim como os níveis séricos de lactato e a análise da saturação venosa de oxigênio (SvO_2).[1]

A adequada análise dessas variáveis permite a correta interpretação do desequilíbrio entre oferta e consumo de O_2, e consequente intervenção visando evitar a síndrome de disfunção de múltiplos órgãos.[3]

Apesar dos avanços no tratamento das doenças cardíacas, incluindo terapêutica trombolítica, tratamento percutâneo, medicamentoso e suporte circulatório artificial, no caso do choque cardiogênico as taxas de mortalidade ainda são elevadas.[4]

A definição de choque cardiogênico, baseada na monitoração hemodinâmica invasiva, mostra pressão arterial sistêmica < 90 mmHg; pressão capilar pulmonar > 18 mmHg; índice cardíaco < 2,2 L/min/m²; índice de resistência vascular sistêmica > 2.000 dina/s/cm⁵/m²; aumento da diferença arteriovenosa de O_2 > 5,5 mL/dL.[5-7]

Vale lembrar que nenhuma forma de avaliar a perfusão tecidual é 100% sensível ou específica, então qualquer avaliação deve ser inserida no contexto clínico do paciente.

Fisiopatologia

A microcirculação é o território em que o oxigênio efetivamente é liberado; neste cenário, o endotélio exerce papel fundamental na regulação do fluxo sanguíneo microcirculatório e no recrutamento de capilares em áreas hipoxêmicas. A regulação desse ambiente é determinada por mecanismos miogênicos (sensibilidade ao estiramento e ao estresse na parede dos vasos), metabólico (variações nas concentrações locais de oxigênio, CO_2, lactato e íons H^+) e neuro-humoral (interações autócrinas e parácrinas).

Uma substância fundamental envolvida nesse mecanismo é o óxido nítrico (NO); a ativação da enzima óxido nítrico sintase induzida eleva os níveis séricos e teciduais de NO, levando à perda de controle de fluxo microcirculatório, resultando em *shunts* patológicos do fluxo sanguíneo.[2,3] As células endoteliais tendem a perder sua capacidade autorregulatória, considerando a intensa disfunção de mecanismos envolvidos na regulação do fluxo sanguíneo tecidual.

Essas disfunções são fatores fundamentais na fisiopatologia do choque e, consequentemente, da disfunção de múltiplos órgãos e sistemas.[2,3] Em condições normais, o processo da oferta de O_2 é controlado pela taxa metabólica celular, em processo equilibrado com a demanda, promovendo o acoplamento entre oferta (DO_2) e consumo (VO_2) de O_2.

No caso do choque cardiogênico, mecanismos compensatórios, como a ativação dos sistemas nervoso autônomo e renina-angiotensina-aldosterona, promovem aumento da frequência cardíaca, vasoconstrição reflexa e retenção de sódio e água, elevando, assim, o consumo miocárdico de oxigênio.[6]

A manutenção desse círculo vicioso faz com que o baixo débito tecidual acentue a hipóxia, com consequente acúmulo de metabólitos, acidose e dano endotelial e celular. O desenvolvimento de insuficiência de múltiplos órgãos é a via final dessa situação fisiopatológica.[7]

Monitoração da hemodinâmica global

Pressão arterial média (PAM) e pressão de perfusão (PP)

A pressão arterial é um determinante relevante da perfusão dos órgãos, associada ao débito cardíaco; trata-se da resultante de uma variação entre o tônus vasomotor, representado pela resistência vascular sistêmica, e o débito cardíaco (PA = DC × RVS), sendo a principal determinante da perfusão de órgãos.

Uma vez que a PVC, em indivíduos sadios, é próxima de zero, considera-se que a pressão de perfusão, ou PP, é PAM – PVC; com isso, uma PAM adequada propicia uma adequada perfusão orgânica. Assim, durante a ressuscitação do paciente em choque, o uso de vasopressores pode ser necessário até que se estabeleça uma adequada restauração da volemia, evitando, assim, uma condição clínica sabidamente deletéria, com PAM < 65 mmHg, por mais de 30 minutos. O nível ótimo de pressão arterial pode ser avaliado clinicamente pelo débito urinário e pela frequência cardíaca.

A PAM pode ser calculada como pressão arterial sistólica (PAS) + pressão arterial diastólica (PAD) × 2/3.

A recomendação atual é a manutenção de valores de PAM > 65 mmHg em pacientes criticamente enfermos. Valores de PAM por volta de 65 mmHg devem ser buscados, seja pelo uso de fluidos e/ou vasopressores como alvo para propiciar estabilidade hemodinâmica e perfusão.

Pressão venosa central (PVC) e pressão da artéria pulmonar (PAP)

Possibilitam a interpretação das variáveis hemodinâmicas, auxiliando no diagnóstico e no tratamento das diferentes formas de choque.[2]

A circulação cardiopulmonar é composta por vasos comunicantes, nos quais as pressões são transmitidas retrogradamente; a PVC reflete a pressão diastólica final do ventrículo direito (PDFVD), a pressão de artéria pulmonar ocluída (PAPO) e a pressão diastólica final de ventrículo esquerdo (PDFVE).[1,2]

A PVC traduz o retorno venoso ao coração direito, ou seja, relaciona-se com a volemia, especialmente quando baixa, e representa hipovolemia. Quando normal ou elevada, pode sofrer influência de doenças pulmonares, função do ventrículo direito e valvopatia tricúspide.

Na presença de hipertensão pulmonar, é fundamental a análise da diferença entre a pressão diastólica da artéria pulmonar e a PAPO, uma vez que um gradiente inferior a 5 mmHg sugere hipertensão venocapilar, por disfunção valvar ou ventricular esquerda e, quando superior a 5 mmHg, a hipertensão pulmonar resulta de alteração pulmonar primária.[2-8]

Débito cardíaco

O débito cardíaco (DC) é o resultado do volume sistólico (VS) multiplicado pela frequência cardíaca (FC), sendo o determinante circulatório da DO_2 tecidual; ao se desmembrar o débito cardíaco, define-se a pré-carga, a pós-carga e a contratilidade cardíaca com componentes da fórmula relacionados ao volume sistólico.[2-4]

A pré-carga é um dos componentes mais relevantes do débito cardíaco, considerando que o impacto do retorno venoso está não apenas sobre ele, mas também sobre a contratilidade, em acordo com a teoria de Frank-Starling (quanto maior o raio, maior a força de retração e, portanto, maior o retorno venoso, a distensão da fibra miocárdica e a força de contração cardíaca).[7]

A pós-carga é determinada pela velocidade de encurtamento das fibras ventriculares durante a sístole; trata-se de fatores que contribuem para a viscosidade sanguínea, complacência ventricular, distensibilidade dos grandes vasos e tônus arteriolar.[7]

O DC é o maior responsável pela oferta de oxigênio e nutrientes aos tecidos. A adequação desse parâmetro constitui medida indispensável no tratamento de pacientes graves.

A interpretação do DC deve ser feita de acordo com a demanda metabólica; assim, não se pode inferir que um DC seja normal sem parâmetros de oxigenação tecidual. Um DC dentro dos parâmetros considerados normais pode ser insuficiente para uma determinada demanda metabólica, como, por exemplo, em um quadro infeccioso grave. Ou seja, quando aumentamos o DC, é necessário verificar se ocorre aumento no consumo celular de O_2. A inalteração da taxa de extração de O_2 (TEO_2), nesse contexto, indica que houve aumento do consumo de O_2.[2-4]

A Figura 1 mostra a relação entre índice cardíaco (IC) com taxa de extração de oxigênio (TEO_2), que permite o cálculo ou a tendência de variação do consumo de oxigênio (VO_2).

Fluxo urinário

O fluxo urinário é a resultante da filtração glomerular e do fluxo sanguíneo renal, sendo indicador da perfusão tecidual regional (órgão) de fácil mensuração na maioria dos pacientes.[2] A filtração glomerular é a diferença na pressão arterial entre as arteríolas aferentes e eferentes através do leito capilar glomerular, sendo fortemente dependente do fluxo sanguíneo renal. A constrição da arteríola aferente diminui a pressão de filtração glomerular, enquanto a constrição da arteríola eferente aumenta a filtração e a pressão, com consequente aumento da filtração glomerular. Esse mecanismo está sujeito a alterações por fatores hemodinâmicos locais, como alterações do tônus das arteríolas e de fatores hemodinâmicos sistêmicos, como a pressão arterial.[1] O débito urinário considerado adequado para pacientes graves é acima de 0,5 mL/kg/h.[1]

Oxigenação tecidual

O transporte sistêmico de oxigênio (TO_2) se inicia quando o oxigênio é captado, difundindo-se do espaço alveolar

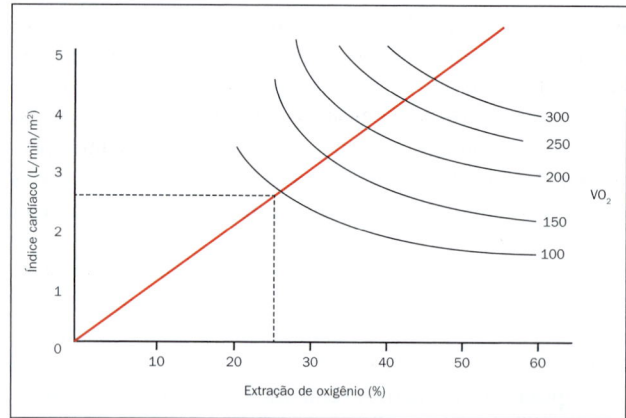

Figura 1 Relação entre índice cardíaco e taxa de extração de oxigênio
Fonte: adaptada de Silva et al., 2001.[1]

para o sangue capilar, onde é transportado ligado à hemoglobina e, em pequena parte, dissolvido no plasma. Posteriormente, o oxigênio é liberado da hemoglobina e se difunde do espaço intravascular para o espaço intracelular.[1] Essas etapas podem ser interrompidas em qualquer nível, ou seja, pode ocorrer diminuição da oxigenação, da taxa de hemoglobina ou do DC. Esta seria uma maneira simples de descrever o TO_2, o qual é o produto do DC e do conteúdo arterial de O_2 (CaO_2), como denotado na equação de Fick:

$$TO_2 = CaO_2 \times DC \times k,$$

em que:

$$CaO_2 = (Hg \times SaO_2 \times 1,34) + (0,003 \times PaO_2)$$

O conteúdo arterial de oxigênio (CaO_2) dependente do oxigênio ligado à hemoglobina (Hb) e dissolvido no plasma, onde PaO_2 = pressão parcial de oxigênio, 1,34 = quantidade de moles de O_2 capaz de saturar 1,0 g de Hb; 0,0031 = coeficiente de solubilidade do O_2 no plasma.[1-3]

As medidas de oxigenação globais fazem parte da monitoração hemodinâmica e seu restabelecimento é item fundamental como parte do tratamento ao choque.

Embora o TO_2 seja manipulado na tentativa de adequar o desequilíbrio oferta/consumo de O_2, o que de fato chega a célula é denominado oferta de O_2 (DO_2), conceituada como o produto do débito cardíaco pelo conteúdo arterial de oxigênio, ($DO_2 = DC \times CaO_2$), uma vez que a presença de *shunts* anatômicos pode desviar o oxigênio transportado aos tecidos. O consumo de oxigênio (VO_2), por sua vez, é o produto do débito cardíaco pela diferença arteriovenosa do conteúdo de oxigênio ($VO_2 = C(a-v)O_2 \times DC$) e é a variável que melhor reflete a demanda metabólica. A taxa de extração de O_2 (TO_2) é a relação entre DO_2 e VO_2.

O VO_2, em condições normais, independe da oferta; à medida que se diminui a DO_2, o VO_2 passa a ser mantido à custa de aumento da TeO_2 ($TeO_2 = VO_2/DO_2$). Em condições de grave hipoperfusão, um nível crítico de oferta de O_2, mesmo com aumento da TeO$_2$, o VO$_2$ não consegue suprir o metabolismo anaeróbio, permitindo a manifestação da acidemia lática (Figura 2).[1,3]

Em condições patológicas, como sepse, insuficiência respiratória etc., há um prejuízo na capacidade tecidual de extração de O$_2$. Nessas situações, o VO$_2$ torna-se mais dependente da DO$_2$ e se eleva proporcionalmente às elevações da DO$_2$ induzidas por intervenções terapêuticas. Assim, um aumento significativo do VO$_2$, em resposta a um aumento da DO$_2$, sugere hipoperfusão/hipóxia.

Pela monitoração do VO$_2$, diante das manipulações terapêuticas do TO$_2$, é possível determinar a eventual adequação circulatória. A monitoração do paciente grave visa otimizar o transporte de oxigênio para reduzir a acidose lática e suprir a demanda metabólica.

Saturação venosa de oxigênio

A saturação venosa mista de oxigênio (SVO$_2$), colhida na artéria pulmonar, expressa de modo indireto o consumo de oxigênio pelos tecidos, sem determinar a necessidade de fórmulas. Pode refletir a relação entre oferta e consumo de oxigênio e, habitualmente, está em torno de 65-75%; valores inferiores a 65% estão associados ao comprometimento da DO$_2$, particularmente na hipóxia circulatória (débito cardíaco inadequado, anemia e hipóxia). As elevações da SVO$_2$ (valores superiores a 75%) estão associadas ao consumo reduzido de oxigênio pelos tecidos, à elevação do débito cardíaco, ao aumento no conteúdo arterial de oxigênio ou à presença de *shunts* teciduais (sepse, cirrose, pancreatite, politrauma etc.).

A demonstração da importância da SvO$_2$ na avaliação da perfusão tecidual fez com que houvesse desenvolvimento de cateteres que medem essa variável de forma contínua. Essa monitoração da saturação venosa por cateteres com reflexão de infravermelho se torna uma ferramenta bastante útil e interessante para avaliação da reserva venosa de oxigênio.[1-3]

O oxigênio é carregado no sangue de duas maneiras: dissolvido no plasma (PO$_2$ – 2%) e combinado com a hemoglo-

bina (SO$_2$ – 98%). A pressão parcial de oxigênio (PO$_2$) é mensurada em mmHg e reflete a pressão que o oxigênio exerce quando ele está dissolvido no plasma. Uma PO$_2$ normal de 100% contém apenas 0,31 mL de oxigênio dissolvido por cada 100 mL de sangue. A saturação de oxigênio (SO$_2$), por sua vez, traduz a quantidade de oxigênio ligado à hemoglobina; cada hemoglobina pode carregar quatro moléculas de oxigênio, ou seja, uma molécula de oxigênio para cada grupo heme. A saturação de oxigênio arterial normal é de 95 a 98%, enquanto a venosa, que é referida como saturação venosa mista (SvO$_2$), é de 65 a 75%.

A SvO$_2$ depende de uma série de variáveis, como débito cardíaco, valores de hemoglobina, consumo periférico de oxigênio (VO$_2$) e conteúdo de oxigênio arterial (CaO$_2$). Ela reflete um balanço entre a oferta e o consumo de oxigênio, e sua interpretação pode ser feita a partir dos valores de TEO$_2$ independentemente do valor isolado do débito cardíaco. Uma SvO$_2$ em valores normais (65 a 75%) sugere que a taxa de extração de oxigênio é adequada, existindo, assim, um balanço correto entre a oferta e a demanda de oxigênio. A saturação venosa de oxigênio pode estar aumentada ou diminuída em diversas situações. Como demonstrado, condições que reduzem o metabolismo e, consequentemente, a taxa de extração de oxigênio, como hipotermia e anestesia, cursam com SvO$_2$ aumentada, ao passo que condições hipermetabólicas, como febre e sepse, associam-se a elevados consumos de O$_2$ e baixas SvO$_2$.

A SvO$_2$ é a saturação colhida no sangue misto de um cateter de artéria pulmonar; com a progressiva redução do uso desse tipo de cateter, a saturação venosa central de oxigênio (SvcO$_2$), colhida da veia cava superior, tem substituído a SvO$_2$, a despeito de poder haver diferenças de 5 a 7% entre as duas variáveis, dada a inconsistência para a dosagem adequada da saturação proveniente da cava inferior e, portanto, do metabolismo de vísceras abdominais, além da circulação brônquica e cardíaca. Essa técnica ganhou espaço na prática clínica, principalmente pela facilidade de utilização da SvcO$_2$, que a tornou mais atrativa do que a SvO$_2$, uma vez que pode ser feita mais facilmente e com menos custo.

A despeito de um procedimento frequente na abordagem do choque, particularmente a reanimação tardia de pacientes críticos com a estratégia de elevação da SvO$_2$ para níveis acima de 70% não se associa a uma melhor evolução, sendo, então, bem caracterizada como uma ferramenta para uso nas primeiras 6 horas do tratamento dos pacientes com choque.[1-3]

Lactato

Os níveis de lactato são comumente avaliados para refletir o metabolismo anaeróbico resultante de hipóxia tecidual, sendo utilizado principalmente como marcador prognóstico e parâmetro de resposta a alguns tratamentos de choque, como a reanimação. O lactato sérico deve ser obtido no sangue arterial ou venoso misto para avaliar melhor as regiões em anaerobiose. O lactato venoso periférico avalia apenas a região correspondente e não está indicado como monitoração da perfusão global.

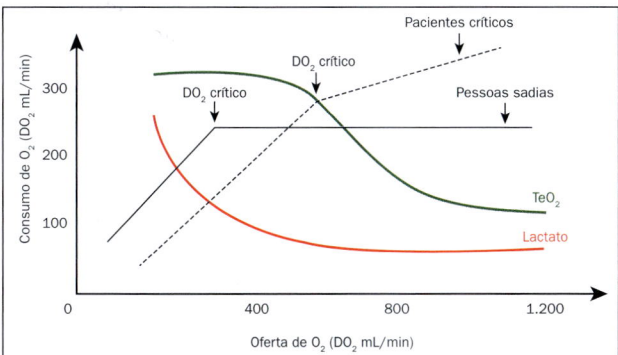

Figura 2 Relação entre o consumo e a oferta de oxigênio, mostrando a taxa de extração de O$_2$ e o momento de desequilíbrio do metabolismo anaeróbio pela concentração de lactato
Fonte: adaptada de Silva et al., 2001.[1]

O nível sérico de lactato é um dos marcadores de perfusão tecidual largamente disponíveis para avaliar o metabolismo celular em pacientes graves. O lactato é o produto final da glicólise anaeróbia, normalmente produzido em uma taxa de 1 mmol/kg/h, de acordo com a seguinte equação:

$$Glicose + 2\ ATP + 2\ H_2PO_4 \rightarrow 2\ Lactato + 2\ ADP + 2\ H_2O$$

O lactato gerado nos tecidos pode ser extraído pelo fígado e convertido à glicose (via gliconeogênese), ou ser utilizado como substrato primário para oxidação (fonte de energia).[2-13,16-20]

A concentração normal de lactato no sangue é menor que 2 mmol/L (18 mg/dL).[1,10-13] A hipóxia tecidual aumenta os níveis de lactato ao aumentar a glicólise anaeróbia. Valores elevados do lactato carreiam melhor eficácia como alvos de tratamento até o terceiro dia consecutivo de choque quando, então, a disfunção inerente da enzima hepática piruvato desidrogenase inicia a oxidação do piruvato na mitocôndria, comprometendo o metabolismo do lactato, o qual, caso ainda em ascensão, passa, a partir de então, a ser um marcador prognóstico, e não mais alvo de tratamento.

Em condições de choque, duas categorias fisiopatológicas podem determinar o aumento do lactato: as síndromes de baixo fluxo, em que se observa débito cardíaco reduzido, como ocorre nos choques cardiogênico, hipovolêmico e obstrutivo; as síndromes com alto fluxo, nas quais o débito cardíaco está elevado, como observado nos choques séptico, anafilático e secundário à insuficiência adrenal aguda.

Nas síndromes de baixo fluxo, a hipóxia tecidual é o determinante maior da hiperlactatemia, encontrando-se aumento do déficit de base (BE), da diferença arteriovenosa de oxigênio ($CaO_2 – CvO_2$) e venoarterial de dióxido de carbono ($PvCO_2 – PaCO_2$), além da diminuição da saturação venosa mista de oxigênio, proporcional à redução do débito cardíaco.

A hiperlactatemia persistente é sinal de mau prognóstico, particularmente vinculando-se a hiperlactatemia e hipóxia tecidual persistente à disfunção de múltiplos órgãos. Nas síndromes de alto fluxo, choque distributivo, as análises fisiopatológica e clínica são mais complexas. Em virtude da interação de vários componentes fisiopatológicos concorrendo para hiperlactatemia e de oscilarem em intensidade, dependendo do estágio da doença, a interpretação clínica dos níveis de lactato merece alguns cuidados.

Nas fases iniciais de ressuscitação destes pacientes, possivelmente há hipóxia tecidual e dependência do consumo em relação à oferta de oxigênio.

Independentemente do mecanismo preponderante da hiperlactatemia (hipóxia tecidual, inibição da piruvato desidrogenase e diminuição da depuração hepática), ela sinaliza atividade patológica, servindo como um guia de resolução do processo (principalmente nas fases iniciais). A ressuscitação precoce é um fator chave para limitar a progressão para disfunção de múltiplos órgãos e morte em pacientes com choque.[1,5] Considerando a forte relação entre hiperlactatemia, cinética de lactato e mortalidade,[3] a Surviving Sepsis Campaign propõe direcionar a ressuscitação hemodinâmica por medições repetidas de níveis de lactato no sangue a cada 2 a 4 horas até a normalização. No entanto, a hiperlactatemia persistente pode estar relacionada a causas além da hipoperfusão tecidual, a cinética do lactato relativamente lenta mesmo em sobreviventes. Os níveis séricos de lactato não podem e não devem substituir a avaliação clínica completa, o tratamento não deve ser guiado unicamente pelos níveis séricos do lactato. A combinação desta mensuração com outras (diferença venoarterial de dióxido de carbono, por exemplo) deve ser mais completa.

A recomendação atual de uso do lactato para bundles de choque passa a ser se o lactato inicial estiver elevado (> 2 mmol/L), deve ser medido novamente dentro de 2-4 horas para guiar a ressuscitação e normalizar o lactato em pacientes com níveis elevados, como marcador de hipoperfusão tecidual.[3]

Diferença venoarterial de CO_2

A diferença venoarterial de dióxido de carbono (ΔPCO_2) é a diferença entre a PCO_2 no sangue venoso, colhida na artéria pulmonar ($PVCO_2$), e a arterial ($PaCO_2$):

$$\Delta PCO_2 = PvCO_2 - PaCO_2.$$

O valor normal da ΔPCO_2 varia de 2 a 5 mmHg.[3,5] A ΔPCO_2 avalia a perfusão tecidual como marcador do débito cardíaco às necessidades metabólicas do organismo, sendo a diferença venoarterial de CO_2 inversamente proporcional ao débito cardíaco.

Uma das mais importantes características da ΔPCO_2 é sua precocidade como marcador de má perfusão, antecedendo alterações da pressão arterial, da frequência cardíaca e do lactato.[10-20] O aumento da ΔPCO_2 sugere débito cardíaco insuficiente para suprir as necessidades metabólicas globais.

A análise isolada do CO_2 ou mesmo das alterações dos níveis séricos do lactato é incapaz de determinar o metabolismo anaeróbio em pacientes graves:[10-20]

■ Aumento da ΔPCO_2 pode sugerir que o débito cardíaco não é suficiente para manter a necessidade metabólica atual do paciente.
■ A hipoperfusão/hipóxia, sugerida por níveis alterados de lactato sérico e pela presença de elevada $\Delta PCO2$, pode indicar condutas para otimizar o débito cardíaco e reduzir hipóxia global.[2]
■ Quando há débito cardíaco adequado, a presença de uma $\Delta PCO2$ alta pode significar fluxo sanguíneo insuficiente para manter uma demanda de oxigênio maior, com consequente aumento de produção local de CO_2.[2-5]

Assim, a ΔPCO_2 pode ser considerada um indicador de fluxo, o qual apontaria se o débito cardíaco está adequado ou não para as necessidades metabólicas globais, permitindo uma distinção entre estados de choque de baixo ou alto fluxo.

Excesso de base

Trata-se da quantidade de base em milimoles necessária para titular um litro de sangue arterial para um pH de 7,40, com uma amostra completamente saturada com oxigênio a 37ºC e a $PaCO_2$ de 40 mmHg. Esse marcador pode ser utilizado como um indicador de hipóxia tecidual em situações agudas de baixo fluxo.[2] Os valores de referência do BE são de –3,0 a 3,0 mEq/L. As alterações do BE do valor basal de 0 mEq/L representam alterações na diferença de íons fortes (*strong ion difference* – SID) no compartimento extracelular necessário para normalizar o estado acidobásico sem alterar a concentração de ácidos totais do plasma.[2] Se o BE apontar para valores inferiores a –3,0 mEq/L, define-se acidose metabólica, que pode ser primária ou compensatória.[2]

Perfusão periférica e tempo de enchimento capilar (TEC)

O choque é caracterizado pelo aumento do níveis de lactato e sinais de hipoperfusão tecidual, incluindo perfusão periférica anormal.[1] A exploração de alvos de reanimação alternativos tem sido uma prioridade de pesquisa em recentes estudos de sepse; estudos observacionais mostraram que anormalidades persistentes de perfusão periférica após a ressuscitação estão associadas a falência de órgãos e mortalidade. O tempo de enchimento capilar (TRC) é um método de fácil uso e demonstrou rápida resposta à reanimação, considerando que sua avaliação pode ser efetivamente usada para ajustes de terapia. O recente estudo Andromeda avaliou se a ressuscitação periférica focada na perfusão durante o início do choque séptico em adultos é mais eficaz do que uma ressuscitação dirigida ao nível de lactato para redução de mortalidade. Tratou-se de ensaio multicêntrico, randomizado, realizado em 28 UTIs diferentes em cinco países. 424 pacientes com choque séptico foram incluídos e randomizados para um protocolo de reanimação, normalizando o tempo de enchimento capilar (n = 212) ou normalizando/diminuindo os níveis de lactato em taxas maiores que 20% por 2 horas (n = 212), durante um período de intervenção de 8 horas. O desfecho primário foi mortalidade por todas as causas aos 28 dias. Os desfechos secundários foram disfunção orgânica às 72 horas após a randomização, avaliada a pontuação sequencial de avaliação de falha de órgão (SOFA); morte no prazo de 90 dias; ventilação mecânica, terapia de substituição renal e dias sem vasopressores, dentro de 28 dias. No dia 28, 74 pacientes (34,9%) do grupo perfusão periférica e 92 pacientes (43,4%) no grupo lactato haviam morrido (hazard ratio, 0,75; IC 95%; 0,55 a 1,02; P = 0,06 . A reanimação dirigida por perfusão periférica foi associada com menor disfunção orgânica em 72 horas (média do escore SOFA, 5,6 [DP, 4,3] vs. 6,6 [DP, 4,7]; diferença média, –1,00 [IC 95%, –1,97 a –0,02]; P = 0,045). Não houve diferenças significativas nos outros seis desfechos secundários. Como conclusão, o estudo demonstrou que entre os pacientes com choque séptico, uma estratégia de ressuscitação visando a normalização do tempo enchimento capilar, em comparação com uma estratégia direcionada lactato sérico, não reduziu a mortalidade por todas as causas aos 28 dias.

Resumo

O estado de choque ou estado de disóxia tecidual promove o desbalanço entre a oferta e o consumo de oxigênio, decorrente de condição de redução absoluta ou relativa da oferta de oxigênio aos tecidos, secundária à hipóxia hipoxêmica (déficit absoluto de O_2), hipóxia anêmica (déficit de hemoglobina), hipóxia circulatória (déficit do débito cardíaco) ou hipóxia citotóxica (disfunção mitocondrial múltipla), ou seja, um estado de inadequada oxigenação celular. O evento final do processo é a disfunção orgânica, principal causa de morte nessa população.

Neste cenário, duas variáveis são importantes: fluxo e conteúdo de oxigênio. Fluxo pode ser entendido como débito cardíaco e sua distribuição, enquanto a análise do conteúdo leva em consideração a concentração sérica de hemoglobina, a saturação e a pressão parcial de oxigênio arterial.

A avaliação da perfusão tecidual, especialmente à beira do leito, pode ser complexa, sendo necessária uma reavaliação da monitoração das variáveis clínicas e laboratoriais da perfusão tecidual. A adequada análise dessas variáveis permite a correta interpretação do desequilíbrio entre oferta e consumo de O_2, e consequente intervenção visando evitar a síndrome de disfunção de múltiplos órgãos.

Convém ressaltar que nenhuma forma de avaliação da perfusão tecidual é 100% sensível ou específica e sempre deve ser contextualizada dentro da condição clínica do paciente.

Referências bibliográficas

1. Rhodes A, Evans LE, Alhazzani W, et al. Surviving Sepsis Campaign: international guidelines for management of sepsis and septic shock: 2016. Crit Care Med. 2017;45(3):486-552.
2. Ignacio FM, Estato V, Azevedo LCP. Avaliação da perfusão tecidual. In: Guimarães HP, Carvalho FB, Assunção MCS, Japiassu AM, Veras KN, Reis HJL, et al. Manual de medicina intensiva Amib. São Paulo: Atheneu; 2014. p.353-65.
3. Levy MM, Evans LE, Rhodes A. The Surviving Sepsis Campaign bundle: 2018 update. Crit Care Med. 2018;46(6):997-1000.
4. Vincent JL, Quintairos E Silva A, Couto L Jr, Taccone FS. The value of blood lactate kinetics in critically ill patients: a systematic review. Crit Care. 2016;20(1):257.
5. Bengtson JR, Goldberg RJ, Kaplan AJ. Cardiogenic Shock. In: Califf, Mark, Wagner, editors. Acute coronary care. 2. ed. St. Louis: Mosby Yearbook; 1995. p.571-83.
6. Califf RM, Bengtson JR. Current concepts: cardiogenic shock. N Engl T Med. 1994;16:330.
7. Dole WP, O'Rourke RA. Pathophysiology and management of cardiogenic shock. Curr Probl Cardiol. 1983;8:1-72.
8. Leisman DE, Doerfler ME, Ward MF, et al. Survival benefit and cost savings from compliance with a simplified 3-hour sepsis bundle in a series of prospective, multisite, observational cohorts. Crit Care Med. 2017;45:395-406.
9. Rezende E, Réa-Neto A, David CM, Mendes CL, Dias FS, Schettino G, et al. Painel de Especialistas do Consenso Brasileiro de Monitorização e Suporte Hemodinâmico da Associação de Medicina Intensiva Brasileira (AMIB). Brazilian Consensus on Monitoring and Hemodynamic support. Rev Bras Ter Int. 2006;18(2).
10. Vincent JL. Determinação da oferta de oxigênio e do consumo do oxigênio índice cardíaco e taxa de extração do oxigênio. Clin Ter Int. 1996;4:985-96.
11. Vincent JL. Lactate levels in critically ill patients. Acta Anaesthesiol Scand. 1995;107:261-6.

12. Misock BA, Falk JL. Lactic acidosis in critical illness. Crit Care Med. 1992;20:80-93.

13. Azevedo L, Mendes CL, Piras C. Série Clínicas de Medicina Intensiva Brasileira – choque circulatório. São Paulo, Atheneu; 2013. p.139-53.

14. Seymour CW, Gesten F, Prescott H, et al. Time to treatment and mortality during mandated emergency care for sepsis. N Engl J Med. 2017;376:2235-44.

15. Gattinoni L, Brazzi L, Pelosi P, et al. A trial of goal-oriented hemodynamic therapy in critically ill patients. SVO2 Collaborative Group. N Engl J Med. 1995;333:1025-32.

16. Polonen P, Ruokonen E, Hippelainen M, et al. A prospective, randomized study of goal-oriented hemodynamic therapy in cardiac surgical patients. Anesth Analg. 2000;90:1052-9.

17. Morgan TJ. The meaning of acid-base abnormalities in the intensive care unit: Part III – effects of fluid administration. Crit Care. 2005;9(2):204-11.

18. Lamia B, Monnet X, Teboul JL. Meaning of arterio-venous PCO2 difference in circulatory shock. Minerva Anestesiol. 2006;72(6):597-604.

19. Spronk PE, Kanoore-Edul VS, Ince C. Microcirculatory and mitochondrial distress syndrome (MMDS): a new look at sepsis. In: Pinsky MR, Payen D, editors. Functional hemodynamic monitoring (update in intensive care and emergency medicine). Berlin: Springer; 2004. p.47-67.

20. Ackland G, Grocott M, Mythen MG. Understanding gastrointestinal perfusion in critical care: so near, and yet so far. Crit Care. 2000;4(5):269-81.

21. Hernández G, Ospina-Tascón GA, Damiani LP, Estenssoro E, Dubin A et al.; for the ANDROMEDA-SHOCK Investigators and the Latin America Intensive Care Network (LIVEN). Effect of a resuscitation strategy targeting peripheral perfusion status vs. serum lactate levels on 28-day mortality among patients with septic shock. The ANDROMEDA-SHOCK Randomized Clinical Trial. JAMA. 2019.

Capítulo 2

Tamponamento cardíaco

Januario Manoel de Souza
Ricardo Kazunori Katayose
Rogério Petrassi Ferreira

Pontos-chave

- Tamponamento cardíaco é a compressão do coração por líquido acumulado na cavidade pericárdica.
- O tamponamento cardíaco é uma situação grave e que necessita de tratamento urgente, principalmente se é agudo com hipotensão arterial, choque, hipoxemia, acidose e oligúria.
- O diagnóstico do tamponamento cardíaco é clínico e é importante pensar nesta possibilidade nos pacientes em pós-operatório de doenças cardiovasculares e após procedimentos diagnósticos e terapêuticos por cateterismo.

Introdução

Tamponamento cardíaco é a compressão do coração (restrição diastólica das câmaras cardíacas) por líquido acumulado na cavidade pericárdica.[1]

O tamponamento pode ser agudo,[2] quando há esse acúmulo de líquido de maneira rápida e abundante. Quando essa quantidade de líquido ultrapassa a complacência do pericárdio, há uma restrição diastólica das câmaras direitas com consequente baixo débito cardíaco, hipotensão arterial e hipoperfusão tecidual. Esse tipo de tamponamento em geral é consequência de hemorragia por ruptura de cavidade cardíaca ou da aorta, é mais comum no pós-operatório cirurgia cardiovascular.

No tamponamento crônico o acúmulo de líquido intrapericárdico, é lento e os sintomas não são tão imediatos pois, a distensibilidade do pericárdio pode acomodar uma grande quantidade até que haja a restrição diastólica.

O tamponamento cardíaco requer um tratamento imediato. A apresentação do tamponamento, portanto, depende da causa e da rapidez com que se instala.

O tamponamento agudo em geral acontece por sangramento pós-operatório de correção de doença cardiovascular (congênitos-valvares, revascularização miocárdica, aneurismas da aorta) ou dissecções da aorta (tipo A), o que acontece em uma porcentagem acentuada, sendo muitas vezes a causa do óbito.

Tamponamento cardíaco,[3,4] pós-infecções bacterianas virais, metástases processos inflamatórios, uremia, lúpus e insuficiência cardíaca congestiva em geral têm uma apresentação progressiva.

Recentemente, com o aumento dos procedimentos percutâneos diagnósticos ou terapêuticos,[4-8] tem aumentado a ocorrência de tamponamento pós-cateterismo, implante de marca-passo, implante de próteses percutâneas (próteses valvares e vasculares), ablação de arritmias por cateter e stent coronarianos,[9] assim como a maior utilização de medicamentos, anticoagulantes e antiplaquetários,[10,11] que aumenta a ocorrência de tamponamento por esses procedimentos. Atualmente, pericardite por tuberculose é mais rara.[12]

A própria punção para correção de derrame pericárdico pode perfurar uma cavidade cardíaca e ser causa ou piora de um tamponamento. Especialmente em pacientes com derrames pequenos e nos que têm hipertensão pulmonar e do ventrículo direito.[12,13]

Os cateteres para acesso central também podem ser causa de um tamponamento agudo. Na experiência dos autores (julho 2012 a dezembro 2018), em 5.561 operações cardiovasculares, foram tratados 155 casos de tamponamento cardíaco. As causas principais nesses casos (Tabela 1) foram pós-operatório de operações cardiovasculares, especialmente de operações mais complexas, não havendo interferência na mortalidade exceto nos pacientes renais idosos e naqueles com condições pré-operatórias desfavoráveis (insuficiência cardíaca congestiva – ICC, 3ª ou 4ª operações, reoperações em situações de urgência e emergência). Os pacientes em geral faleceram alguns dias após a revisão cirúrgica, por causas como insuficiência de múltiplos órgãos (IMO), ICC, septicemia e insuficiência renal aguda.

Tabela 1 Tamponamento cardíaco (operados 155 pacientes em julho de 2012 a dezembro de 2018)			
Causas	N.	Óbito	%
Pós-operatório	60	5	8,3
Metástases	32	3	9,3
Inflamatória	30	2	6,6
Insuficiência renal crônica	21	2	9,5
Pós-IMP	4	–	–
Pós-angioplastia	4	1	25,0
Dissecção aguda	1	1	100
Transplante de fígado	1	–	–
Infarto agudo do miocárdio	1	–	–
Miastenia	1	–	–
Total	155	14	9

Neste período foram operados um total de 5.561 pacientes.

Os pacientes cuja causa foi metástase em geral faleceram pela doença de base, assim como aqueles com insuficiência renal crônica e com afecção inflamatória.

Um paciente com tamponamento agudo, com ecocardiograma que apresentava apenas o derrame tinha uma dissecção aguda da aorta com ruptura e faleceu imediatamente na abertura do tórax. Muitos pacientes operados para correção de dissecção aguda da aorta tipo A estavam tamponados, mas a indicação da operação foi para correção da dissecção e, portanto, não constam nesse artigo.

O diagnóstico do tamponamento cardíaco é clínico e é importante pensar nesta possibilidade nos pacientes em pós-operatório de doenças cardiovasculares e após procedimentos diagnósticos e terapêuticos por cateterismo.

A radiografia de tórax pode ser útil quando há aumento da área cardíaca, para os casos crônicos. Nos casos agudos, nem sempre encontraremos esse aumento. O ecocardiograma, se feito rapidamente, é muito útil; se for demorar não se deve esperá-lo para não prejudicar o tratamento, que deve ser iniciado antes que aconteçam complicações graves (parada cardíaca, IRA, lesão cerebral por isquemia etc.).[14]

Um dado importante é a informação do quadro do paciente, se era um caso com bom prognóstico, se a operação foi corretiva e sem complicação e se nas primeiras horas o paciente estava bem. Se houver piora do quadro clínico (hipotensão, oligúria, agitação, queda hematócrito), o diagnóstico de tamponamento deve ser suspeitado e o paciente deve ser tratado imediatamente.

No tamponamento crônico, em geral encontra-se um quadro progressivo de baixo débito, hipotensão, referência com área cardíaca aumentada na radiografia e no ecocardiograma típico.

Atualmente, o cateterismo cardíaco não tem indicação, a não ser nos pacientes crônicos em que há suspeita de doença básica que indique esse procedimento.

Diagnosticado o tamponamento, o tratamento deve ser feito imediatamente, às vezes até mesmo na UTI. Pode ser por punção percutânea em geral quando é crônico, mas nos casos agudos prefere-se tratamento aberto (toracotomia, esternotomia ou incisão tipo Marfan).

A punção deve ser feita por profissional experiente e o diagnóstico deve ser preciso, pois, muitas vezes o paciente tem hipertensão pulmonar e do ventrículo direito, em que o risco de perfuração da cavidade cardíaca é grande e com resultado desastroso.[15]

Quando o tamponamento acontece em pós-operatório de doença cardiovascular, o melhor é a abertura. Recomenda-se esternotomia nos casos de hemorragia e incisão de Marfan, quando o tamponamento acontece após a primeira semana da operação, pois nesses casos em geral já não é hemorrágico mas sim sero-hemorrágico. Nesses casos, deve-se deixar dreno na cavidade pericárdica.

Pacientes que têm tamponamento, pós-operatório, se tratado imediatamente em geral têm uma boa evolução.

Resumo

O tamponamento cardíaco é uma situação grave e que necessita de tratamento urgente, principalmente se é agudo com hipotensão arterial, choque, hipoxemia, acidose e oligúria. O diagnóstico é clínico; se houver possibilidade de se fazer algum exame complementar, deve ser feito ecocardiograma, radiografia de tórax, eletrocardiograma e exame laboratorial.

Deve ser descartada a dissecção aguda da aorta, pois se houver dissecção a circulação extracorpórea (CEC) deve ser instalada antes da abertura do tórax.

A punção deve ser feita por profissional com experiência, se possível com acompanhamento ecocardiográfico.

Quando acontece durante procedimentos cardiovasculares percutâneos, o diagnóstico geralmente é feito no próprio laboratório de hemodinâmica, assim como o tratamento, mas em alguns casos o tamponamento manifesta-se algum tempo após o procedimento.

Nos casos em que ocorre no pós-operatório imediato de cirurgia cardiovascular, o paciente deve ser levado ao centro cirúrgico, a não ser que a situação seja tão crítica que deve ser atendido na unidade de terapia intensiva (UTI).

Nos casos crônicos, em geral é possível fazer os exames complementares antes de o paciente ser encaminhado ao centro cirúrgico.

Referências bibliográficas

1. Nobre F. Tratado de cardiologia SOCESP; 2005. 1850 p.
2. Langabeer JR, Henry TD, Kereiakes DJ, Dellifraine J, Emert J, Wang Z, et al. Growth in percutaneous coronary intervention capacity relative to population and disease prevalence. J Am Heart Assoc. 2013;2(6):e000370.
3. Burazor I, Imazio M, Markel G, Adler Y. Malignant pericardial effusion. Cardiology. 2013;124(4):224-32.
4. Refaat MM, Katz WE. Neoplastic pericardial effusion. Clin Cardiol. 2011;34(10):593-8.
5. Holmes DR Jr, Nishimura R, Fountain R, Turi ZG. Iatrogenic pericardial effusion and tamponade in the percutaneous intracardiac intervention era. JACC Cardiovasc Interv. 2009;2(8):705-17.

6. Stathopoulos I, Kossidas K, Panagopoulos G, Garratt K. Cardiac tamponade complicating coronary perforation during angioplasty: short-term outcomes and long-term survival. J Invasive Cardiol. 2013;25(10):486-91.

7. Georgiadou P, Karavolias G, Sbarouni E, Adamopoulos S, Malakos J, Voudris V. Coronary artery perforation in patients undergoing percutaneous coronary intervention: a single-centre report. Acute Card Care. 2009;11(4):216-21.

8. Patel VG, Brayton KM, Tamayo A, Mogabgab O, Michael TT, Lo N, et al. Angiographic success and procedural complications in patients undergoing percutaneous coronary chronic total occlusion interventions: a weighted meta-analysis of 18,061 patients from 65 studies. JACC Cardiovasc Interv. 2013;6(2):128-36.

9. Hamaya R, Miyazaki S, Taniguchi H, Kusa S, Nakamura H, Hachiya H, et al. Management of cardiac tamponade in catheter ablation of atrial fibrillation: single-centre 15 year experience on 5222 procedures. Europace. 2018;20(11):1776-82.

10. Fell SC, Rubin IL, Enselberg CD, Hurwitt ES. Anticoagulant-Induced Hemopericardium with Tamponade. N Engl J Med. 1965;272(13):670-4.

11. Orbach A, Schliamser JE, Flugelman MY, Zafrir B. Contemporary evaluation of the causes of cardiac tamponade: Acute and long-term outcomes. Cardiol J. 2016;23(1):57-63.

12. George IA, Thomas B, Sadhu JS. Systematic review and meta-analysis of adjunctive corticosteroids in the treatment of tuberculous pericarditis. Int J Tuberc Lung Dis. 2018;22(5):551-6.

13. Stawicki S, Kumar R, Sinha A, Lin M, Uchino R, Butryn T, et al. Complications of pericardiocentesis: A clinical synopsis. Int J Crit Illn Inj Sci. 2015;5(3):206.

14. Sagristà-Sauleda J, Mercé AS, Soler-Soler J. Diagnosis and management of pericardial effusion. World J Cardiol. 2011;3(5):135-43.

15. Adler Y, Charron P, Imazio M, Badano L, Barón-Esquivias G, Bogaert J, et al. 2015 ESC Guidelines for the diagnosis and management of pericardial diseases. Kardiol Pol. 2015;73(11):1028–91.

Capítulo 3

Edema agudo de pulmão: abordagem inicial e confirmação da etiologia

Fernando Ganem
Christian Valle Morinaga
Aline Gehlen Ferrari

Pontos-chave

- O edema agudo de pulmão é uma emergência médica que requer intervenção imediata.
- O foco principal da abordagem inicial será dado para a origem cardiogênica do edema agudo de pulmão. Casos de suspeita de causas não cardiogênicas devem seguir seu tratamento específico.
- O tratamento da causa do edema agudo de pulmão deve ser instituído o mais rapidamente possível, contribuindo para a estabilização do paciente.

Introdução e quadro clínico

Edema agudo de pulmão é uma emergência médica com alto risco de mortalidade. Caracteriza-se por extravasamento de líquido para o espaço alveolar, decorrente do aumento da pressão hidrostática no capilar ou alteração da permeabilidade capilar.

O quadro clínico típico consiste em dispneia de rápida progressão, taquipneia, sinais de esforço ventilatório (tiragem intercostal, retração de fúrcula, batimento de asa de nariz), sudorese, estertores crepitantes bilaterais, tosse seca ou com expectoração de coloração rosada e, eventualmente, sibilos. Outros sinais e sintomas podem estar presentes, como: dor torácica, sinais de insuficiência cardíaca como estase jugular, refluxo hepatojugular, edema de membros inferiores, ansiedade e agitação. A ausculta cardíaca muitas vezes fica prejudicada, porém pode revelar sopros e presença de bulhas acessórias, caso haja cardiopatia estrutural. Quando associado a baixo débito, podem-se observar sinais de má perfusão periférica e confusão mental.[1]

Os antecedentes mórbidos devem ser bem investigados para esclarecer possíveis causas e fatores precipitantes. História de hipertensão arterial sistêmica, cardiopatia isquêmica, insuficiência cardíaca, arritmias, doenças valvares, insuficiên-

cia renal, assim como adesão à terapia medicamentosa no domicílio, são de fundamental importância na investigação.

O edema agudo de pulmão pode ser precipitado por diversas condições, e a rápida identificação e o tratamento da causa são necessários para a estabilização do paciente. A diferenciação entre causas cardiogênicas e não cardiogênicas é essencial para a conduta. A mortalidade intra-hospitalar pode alcançar até 21%.[2]

Causas

Não cardiogênica

Pode ser bastante difícil diferenciar entre causas cardiovasculares e não cardiovasculares, principalmente nos pacientes com múltiplas comorbidades. O conhecimento das principais etiologias não cardiogênicas é essencial para a suspeita, uma vez que a maior parte delas tem desencadeantes bem definidos e características clínicas distintas (Quadro 1).[3]

Radiografia de tórax no leito, eletrocardiograma (ECG) de 12 derivações e ecocardiografia no leito podem fornecer elementos importantes na determinação causas específicas (Quadro 2). Mais recentemente, o uso de ultrassonografia (USG) pulmonar à beira do leito tem agregado mais informações importantes para o diagnóstico e o manejo clínico.[4,5] A dosagem de peptídio atrial natriurético (BNP) foi estudada na diferenciação de síndrome da angústia respiratória do adulto (SARA) e demonstrou bom valor preditivo negativo, sendo um valor < 100 pg/mL bastante sugestivo de SARA[6,7]; valores intermediários de BNP podem não ajudar na diferenciação.

Em pacientes nos quais os exames menos invasivos são insuficientes, a cateterização da artéria pulmonar e o achado de uma pressão de oclusão de artéria pulmonar menor que 18 mmHg também sugere causa não cardiogênica.[8] Entretanto, esta prática vem sendo cada vez menos utilizada.

É necessário lembrar que as causas cardiovasculares são as mais frequentes e que, dependendo da etiologia (p. ex., síndrome coronariana aguda – SCA), necessitam de abordagens terapêuticas específicas imediatas.

Quadro 1	Principais causas não cardiogênicas de edema agudo de pulmão		
	Principais etiologias	**Fisiopatologia**	**Característica clínica**
Pulmonar	SARA	Aumento de permeabilidade capilar	História clínica de desencadeante prévio (p. ex., sepse, inalantes, CIVD etc.). Acompanhado de hipoxemia sem prejuízo hemodinâmico. Radiografia com infiltrado difuso bilateral
	Edema pulmonar de reexpansão	Reexpansão rápida de pulmão colapsado	Edema unilateral. Associação com reexpansão
	Doença da altitude	Vasoconstrição pulmonar hipóxica + quebra de barreira alveolar desencadeada por hipóxia hipobárica	Relacionado a ascensão rápida até pelo menos 3.600 m de altimetria
Neurológico	Trauma craniano, cirurgia craniana, convulsão, hemorragia cerebral e eletroconvulsoterapia	Secreção massiva de catecolaminas	Início rápido, até 4 horas do evento neurológico desencadeante. Comum hemoptise associada. Diferencial com *takotsubo* desencadeado pelo estresse do evento neurológico agudo
Toxina	Abuso de opioide	Multifatorial: toxicidade direta, hipóxia, acidose respiratória e edema cerebral	Fator de risco: sexo masculino, início de uso recente. Radiografia demonstra distribuição não uniforme do edema

CIVD: coagulação intravascular disseminada; SARA: síndrome da angústia respiratória do adulto.

Quadro 2	Diferenciação entre causa cardiogênica e não cardiogênica	
Exame	**Sugestivo de causa cardiogênica**	**Sugestivo de causa não cardiogênica**
Exame clínico	Presença de B3, estase jugular, edema periférico, sopros por valvopatia	Estado hiperdinâmico, presença de febre
Radiografia de tórax	Presença de derrame pleural bilateral, linhas B de Kerley, distribuição do edema mais central, área cardíaca aumentada	Área cardíaca normal, edema de concentração mais periférica, presença de broncogramas aéreos, ausência de linhas B de Kerley e derrame pleural
USG	Linhas B1 regularmente espaçadas (espessamento septal interlobular e intralobular), linhas B2 coalescentes (vidro fosco)	Broncograma aéreo, consolidações pulmonares, redução do deslizamento pulmonar, áreas poupadas
Ecocardiograma	Aumento de câmaras cardíacas, fração de ejeção alterada, alterações de movimentação de parede	Fração de ejeção normal, câmaras cardíacas normais
BNP	> 400 pg/mL	< 100 pg/mL

BNP: peptídio atrial natriurético; USG: ultrassonografia.

Atentar que hipoalbuminemia não é um mecanismo que justifique edema agudo de pulmão. Isto ocorre por causa da permeabilidade do interstício pulmonar à albumina, não permitindo que a queda de albumina sérica influencie o gradiente de pressão oncótica.[8]

Cardiovasculares

São determinadas pelo aumento da pressão hidrostática nos capilares pulmonares. Este aumento pode ocorrer por diversas fisiopatologias, como:

- Aumento de pós-carga: hipertensão sistêmica.
- Aumento da pré-carga: sobrecarga de volume.
- Falência circulatória por estados de alto débito: infecção, anemia, tireotoxicose.

Também é possível dividir a fisiopatologia de acordo com o momento de aparecimento da disfunção cardíaca, conforme mostra o Quadro 3. Esta abordagem é especialmente inte-ressante por ajudar no melhor direcionamento terapêutico do paciente.[9] A maior série brasileira de insuficiência cardíaca demonstrou que as principais causas de pacientes admitidos por insuficiência cardíaca em hospitais brasileiros são: má adesão medicamentosa (29,9%), infecção (22,7%), arritmia cardíaca (12,5%) e aumento de ingestão de sódio e água (8,9%).[10]

Abordagem inicial

O foco principal da abordagem inicial será dado para a origem cardiogênica. Casos de suspeita de causas não cardiogênicas devem seguir seu tratamento específico.

Os objetivos são: reverter a hipoxemia; estabilizar a hemodinâmica garantindo a perfusão de órgãos-alvo; reduzir o excesso de líquido extravascular; e buscar a causa de base.

As regras gerais são: admissão em sala de emergência; monitoração eletrocardiográfica, de pressão arterial não invasiva e oximetria. Também é necessário obter acesso venoso e coletar exames subsidiários laboratoriais (ver item Investigação complementar).

Quadro 3	Características do edema agudo de pulmão de acordo com o momento de aparecimento da insuficiência cardíaca	
	Insuficiência cardíaca nova	**Insuficiência cardíaca crônica agudizada**
Exemplo de etiologias	Ruptura de músculo papilar Síndrome coronariana aguda	Má adesão clínica Aumento da ingesta de sódio e água
Característica clínica	Congestão pulmonar sem hipervolemia periférica	Congestão pulmonar e sistêmica
Objetivo de tratamento	Redistribuição de volume por meio de vasodilatadores e suporte ventilatório; uso judicioso de diuréticos	Redução da volemia; uso em larga escala de diuréticos. Associar vasodilatadores ou inotrópicos conforme a indicação

Suporte ventilatório

Suporte ventilatório não invasivo

É efetivo na reversão da insuficiência respiratória reduzindo a necessidade de intubação orotraqueal. Pode ser realizado por de pressão positiva contínua (CPAP) ou por ventilação por pressão de suporte (PSV). Enquanto o primeiro pode ser administrado sem a necessidade de um ventilador mecânico e é de fácil treinamento para a equipe, o segundo apresenta a vantagem de teoricamente diminuir o esforço inspiratório e trazer mais conforto ao paciente. Entretanto, nenhum estudo conseguiu demonstrar diferença de mortalidade, conversão para intubação orotraqueal ou maior complicação entre estas duas modalidades.[11,12]

A cânula nasal de alto fluxo é classicamente utilizada em pacientes pós-extubação orotraqueal. Entretanto, alguns estudos desenvolvidos em pacientes com insuficiência cardíaca descompensada demonstraram melhora de dispneia (frequência respiratória) em comparação com oxigenioterapia habitual. Pode ser considerada em pacientes com quadro subagudo que não tolerem ventilação não invasiva, porém mais trabalhos são necessários para determinar a indicação exata do método nesse contexto.[13]

Suporte ventilatório invasivo

Deve ser utilizado nos pacientes refratários ao suporte não invasivo ou nos que apresentam contraindicação ao suporte não invasivo, por exemplo, instabilidade hemodinâmica grave, arritmia instável, sangramento digestivo alto grave, alteração do nível de consciência, deformidades faciais, obstrução de via aérea superior e alto risco para aspiração.[13]

Suporte hemodinâmico

As medicações devem levar em conta a avaliação hemodinâmica do paciente, sendo divididas em duas principais abordagens.

Pressão arterial sistólica (PAS) > 90 mmHg e boa perfusão periférica

■ Diuréticos: devem ser utilizados de forma precoce, por via endovenosa (EV); sugere-se o uso de furosemida em dose inicial de 20-80 mg. Para pacientes em uso prévio da medicação, administrar o dobro da dose oral utiliza-da. Repetir a dose em 20 minutos, se necessário. Considerar uso de infusão contínua em casos refratários. Na ausência de resposta adequada aos diuréticos, pode-se considerar ultrafiltração e diálise.[9]

■ Vasodilatadores: devem ser aplicados por via EV objetivando redução de pressão de enchimento ventricular esquerdo e redução da sua impedância à ejeção, melhorando o desempenho da função ventricular. Considerar especialmente se PAS > 110 mmHg.[9] Contraindicados em caso de uso recente de inibidores da fosfodiesterase. Nitroglicerina (5-20 mcg/kg/min) e nitroprussiato de sódio (0,5-10 mcg/kg/min) são as drogas de escolha na SCA e em emergência hipertensiva, respectivamente. Apesar de consagrados no tratamento da congestão pulmonar aguda, há uma carência de estudos de alta relevância justificando seu impacto prognóstico. Quando comparados à furosemida associada à morfina ou à furosemida isolada, não se verificou superioridade dos nitratos para desfecho como necessidade de ventilação mecânica ou evolução para infarto.[14]

■ Morfina: foi muito utilizada classicamente, por seu efeito ansiolítico e suas propriedades vasodilatadoras. O risco-benefício tem sido alvo de questionamentos. A ação vasodilatadora mostra-se pobre, e sugere-se que o efeito ansiolítico pode ser substituído por outras drogas, visto que os opioides podem desencadear vômitos e, eventualmente, aspiração. No estudo observacional ADHERE[15], a prescrição de morfina na descompensação aguda foi preditora independente de aumento de mortalidade intra-hospitalar. Na falta de estudos randomizados, sugere-se cautela na prescrição dessa medicação.[16]

PAS < 90 mmHg ou má perfusão periférica

■ Inotrópicos: visam a melhora do débito cardíaco, redução da pós-carga e fluxo adequado para os órgãos. Apresentam como desvantagem: potencial de desenvolvimento de arritmias, agravamento de isquemia miocárdica e indução de hipotensão arterial (exceto dobutamina).[9]

■ Noradrenalina: deve ser utilizada em pacientes em choque cardiogênico ou hipotensão arterial importante.

Investigação complementar

Exames complementares podem ser muito úteis tanto para diagnóstico diferencial quanto para identificação da etiologia.

Eletrocardiograma

O ECG é imprescindível para avaliação. Auxilia na identificação de taquiarritmias, bradiarritmias, SCA, sinais de sobrecarga ventricular e atrial secundários à hipertensão arterial sistêmica ou valvopatias.[17]

Radiografia de tórax

Além de demonstrar sinais de congestão pulmonar (cefalização da trama vascular, infiltrado pulmonar principalmente peri-hilar, linhas B de Kerley), pode evidenciar área cardíaca aumentada e sinais indiretos de aumento de câmaras cardíacas. As características radiográficas que permitem a diferenciação entre causas cardiogênicas e não cardiogênicas foram ilustradas no Quadro 2. Também pode auxiliar no diagnóstico diferencial (p. ex., pneumonia).

Exames laboratoriais

A rotina de avaliação laboratorial deve incluir marcadores de necrose miocárdica seriados, função renal, eletrólitos, hemograma completo, funções hepática e tireoidiana e glicemia. Outros exames podem ser solicitados conforme a suspeita clínica, como proteína C-reativa, pró-calcitonina (processos infecciosos) e d-dímeros (embolia pulmonar).

Gasometria arterial não é necessária como rotina; deve ser reservada para pacientes que necessitem de monitoração mais precisa de pressões parciais de O_2 e CO_2, sendo que uma amostra venosa pode ser aceitável para avaliação de pH e CO_2 apenas.[17]

1. BNP: o BNP) e/ou o NT-pró-BNP auxiliam no diagnóstico diferencial do quadro de dispneia e podem ser úteis para avaliação prognóstica. No Brasil, o BNP é mais acessível e amplamente disponível. Tem um bom valor preditivo negativo para diagnóstico de insuficiência cardíaca quando abaixo de 100 pg/mL; valores acima de 500pg/mL tornam o diagnóstico de insuficiência cardíaca provável. Entretanto, este biomarcador pode estar aumentado em outras condições clínicas, como anemia, insuficiência renal crônica, idade avançada e acidente vascular cerebral. Em pacientes obesos, o valor do BNP pode estar subestimado.[18,19]
2. Troponina: muito útil para detecção de SCA como causa da insuficiência cardíaca. Entretanto, é preciso ponderar que aumentos discretos de troponina são encontrados em muitos pacientes com insuficiência cardíaca em virtude da lesão de miócitos ou necrose de origem não coronariana. Pacientes com outros diagnósticos, como tromboembolismo venoso, também podem cursar com troponina alterada.

Ecocardiograma

O ecocardiograma é importante na avaliação da etiologia, identificando cardiopatias estruturais. Deve ser realizado o mais breve possível, preferencialmente nas primeiras 48 horas da admissão, principalmente naqueles pacientes com quadro novo de insuficiência cardíaca e naqueles com função cardíaca desconhecida. É mandatório na sala de emergência para pacientes com instabilidade hemodinâmica (choque cardiogênico) ou na suspeita de cardiopatia estrutural ameaçadora à vida, como complicações mecânicas de SCA, regurgitação valvar aguda e dissecção aórtica.

Avaliação hemodinâmica invasiva

O uso rotineiro de monitoração invasiva de pressão arterial e/ou cateter venoso central não está indicado. Estes métodos devem ser reservados para pacientes com instabilidade hemodinâmica e necessidade de drogas vasoativas. O uso de cateter de artéria pulmonar deve ser restrito a casos de instabilidade hemodinâmica com mecanismo desconhecido de deterioração.

Ultrassonografia pulmonar

A USG pulmonar vem sendo usada desde 1997 na avaliação da síndrome intersticial alveolar, que engloba a congestão pulmonar de origem cardíaca. Seu uso tem sido crescente na sala de emergência e de terapia intensiva, mostrando melhor acurácia que o exame físico e a radiografia pulmonar para o diagnóstico de congestão pulmonar. Por isso, pode ser uma ferramenta de apoio para diagnóstico e acompanhamento.[20,21]

Outros exames complementares

A avaliação diagnóstica complementar deve ser direcionada pela suspeita clínica, e o momento de sua realização deve levar em conta a urgência, a estabilidade clínica e o potencial benefício no direcionamento do tratamento específico precoce.

Tratamento da causa ou fator precipitante

O tratamento da causa do edema agudo de pulmão deve ser instituído o mais rapidamente possível, contribuindo para a estabilização do paciente. O manejo deve seguir as diretrizes já estabelecidas para o tratamento das diferentes condições clínicas, em conjunto com as medidas de suporte gerais iniciais.

Síndromes coronarianas agudas

Deve-se seguir os protocolos já estabelecidos para o tratamento destas condições, com introdução de dupla antiagregação. Os pacientes que apresentam SCA sem supradesnivelamento do segmento ST associada a edema agudo de pulmão são de maior risco e devem ser encaminhados para terapia de revascularização de urgência. No caso de infarto agudo do miocárdio com supradesnivelamento do segmento ST, a reperfusão coronariana imediata é mandatória, seja com fibrinolítico ou intervenção percutânea, a depender da disponibilidade do serviço.

Emergência hipertensiva

A presença do edema agudo de pulmão torna a crise hipertensiva uma emergência, e o controle da pressão arterial deve ser estabelecido o mais rápido possível com o uso de vasodilatadores associados a abordagem terapêutica inicial.

Arritmias

Edema agudo de pulmão isoladamente define instabilidade e indica tratamento imediato como tal, com terapia medicamentosa, cardioversão elétrica ou marca-passo temporário, conforme indicação.

Resumo

O edema agudo de pulmão é uma emergência médica que requer intervenção imediata. A adequada propedêutica e exames imediatos de sala de emergência colaboram muito para a identificação das principais etiologias associadas. O tratamento específico das causas também é essencial para o adequado cuidado do doente.

Referências bibliográficas

1. Machado FP, Galantini DR, Lunardi W. Edema agudo de pulmão In: Ganem F, Cardoso LF. Manual de emergências clínicas – Rotinas nas emergências do Hospital Sírio Libanês. Rio de Janeiro: Atheneu; 2018. p.72-6.
2. Biselli B, Oliveira Jr. MT. Edema agudo de pulmão In: Soeiro AM (ed.). Manual da residência em cardiologia. Barueri: Manole; 2016. p.636-40.
3. Givertz MM, Gottlieb SS, Finlay G. Noncardiogenic pulmonary edema. UpToDate. Disponível em: www.uptodate.com. Acesso em: 12/1/2019.
4. Francisco Neto MJ, Rahal Jr. A, Vieira FAC, Silva PSD, Funari MBG. Avanços na ultrassonografia pulmonar. Einstein (São Paulo). 2016;14(3):443-8.
5. Assaad S, Kratzert WB, Shelley B, Friedman MB, Perrino A Jr. Assessment of pulmonary edema: principles and practice. J Cardiothorac Vasc Anesth. 2018;32(2):901-14.
6. Karmpaliotis D, Kirtane AJ, Ruisi CP, Polonsky T, Malhotra A, Talmor D, et al. Diagnostic and prognostic utility of brain natriuretic peptide in subjects admitted to the ICU with hypoxic respiratory failure due to noncardiogenic and cardiogenic pulmonary edema. Chest; 2007;131(4):964-71.
7. Schmickl CN, Pannu S, Al-Qadi MO, Alsara A, Kashyap R, Dhokarh R, et al. Decision support tool for differential diagnosis of acute respiratory distress syndrome (ARDS) vs cardiogenic pulmonary edema (CPE): a prospective validation and meta-analysis. Crit Care. 2014;18(6):659.
8. Ware LB, Matthay MA. Acute pulmonary edema. N Engl J Med. 2005;353:2788-96.
9. Comitê Coordenador da Diretriz de Insuficiência Cardíaca. Diretriz Brasileira de Insuficiência Cardíaca Crônica e Aguda. Arq Bras Cardiol. 2018;111(3):436-539.
10. Albuquerque DC, Souza Neto JD, Bacal F, Rohde LEP, Bernardez-Pereira S, Berwanger O, et al. I Registro Brasileiro de Insuficiência Cardíaca – Aspectos clínicos, qualidade assistencial e desfechos hospitalares. Arq Bras Cardiol. 2015;104(6):433-42.
11. Pagano A, Numis FG, Rosato V, Russo T, Porta G, Bosso G, et al. Pressure support ventilation vs continuous positive airway pressure for treating of acute cardiogenic edema: a pilot study. Resp Phys Neurobio. 2018;255:7-10.
12. Park M, Lorenzi-Filho G. Noninvasive mechanical ventilation in the treatment of acute cardiogenic pulmonary edema. Clinics. 2006;61(3):247-52.
13. Masip J, Peacock WF, Price S, Cullen L, Martin-Sanchez FJ, Seferovic P, et al. Indications and practical approach to non-invasive ventilation in acute heart failure. Eur Heart J. 2018;39(1):17-25.
14. Wakai A, McCabe A, Kidney R, Brooks SC, Seupaul RA, Diercks DB, et al. Nitrates for acute heart failure syndromes. Cochrane Database Syst Rev. 2013;8:CD005151.
15. Fonarow GC, ADHERE Scientific Advisory Committee. The acute decompensated heart failure national registry (ADHERE): opportunities to improve care of patients hospitalized with acute decompensated heart failure. Rev Cardiovasc Med. 2003;4(Suppl 7):S21-30.
16. Ellingsrud C, Agewall S. Morphine in the treatment of acute pulmonar oedema – why? Int J Cardiol. 2016;202:870-3.
17. European Society of Cardiology (ESC). The Task Force for the diagnosis and treatment of acute and chronic heart failure of the European Society of Cardiology (ESC). 2016 ESC Guidelines for the diagnosis and treatment of acute and chronic heart failure. European Heart Journal. 2016;37:2129-200.
18. Yancy CW, Jessup M, Bozkurt B, Butler J, Casey DE Jr., Drazner MH, et al. 2013 ACCF/AHA Guideline for the management of heart failure. A report of the American College of Cardiology Foundation / American Heart Association Task Force on Practice Guidelines. Circulation. 2013;128(16):e240-e327.
19. Yancy CW, Jessup M, Bozkurt B, Butler J, Casey DE Jr., Colvin MM, et al. 2017 ACC/AHA/HFSA Focused update of the 2013 ACCF/AHA Guideline for the Management of Heart Failure. Circulation. 2017;136(6):e137-e161.
20. Pivetta E, Goffi A, Lupia E, Tizzani M, Porrino G, Ferreri E. Lung ultrasound implemented diagnosis of acute decompensated heart failure in the ED: a SIMEU Multicenter Study. SIMEU Group for Lung Ultrasound in the Emergency Department in Piedmont. Chest. 2015;148(1):202-10.
21. Russell FM, Ehrman RR, Cosby K, Ansari A, Tseeng S, Christain E, et al. Diagnosing acute heart failure in patients with undifferentiated dyspnea: a lung and cardiac ultrasound (LuCUS) protocol. Acad Emerg Med. 2015;22(2):182-91.

Capítulo 4

Tratamento dialítico no paciente cardiopata

Maristela Carvalho da Costa
Rosilene M. Elias
Rosa M. A. Moysés

Pontos-chave

- Nos pacientes portadores de insuficiência cardíaca (IC), a prevalência de doença renal moderada a grave é de aproximadamente 30 a 40%.
- Os pacientes portadores de cardiopatias representam uma população de alto risco para o desenvolvimento de doença renal e, no pior cenário, necessitam de terapia de substituição renal.
- A síndrome cardiorrenal é um conjunto de sinais e sintomas decorrentes da disfunção, aguda ou crônica, dos rins sobre o coração e vice-versa.
- Pacientes com insuficiência cardíaca avançada geralmente desenvolvem resistência aos diuréticos, necessitando de altas doses, evoluindo com vários distúrbios eletrolíticos e do equilíbrio ácido básico.
- A doença renal (aguda ou crônica) pode resultar na incapacidade de manutenção da volemia, associando-se a aumento da mortalidade dos pacientes com insuficiência cardíaca.
- No contexto da injúria renal aguda (IRA), a melhor abordagem da terapia de substituição renal contempla as práticas adequadas em relação à precocidade e à escolha do método, objetivando-se maior tolerância hemodinâmica do paciente e, assim, possivelmente, desfechos mais satisfatórios.

Introdução

Os rins desempenham papel fundamental na manutenção da homeostase do organismo. Desta forma, existem importantes interações entre os rins e os demais órgãos, sendo comum a ocorrência de disfunção renal no cenário de comprometimento cardíaco, sendo que doenças cardíacas e renais compartilham vias comuns em sua fisiopatologia.[1]

Nos pacientes portadores de IC, a prevalência de doença renal moderada a grave é de aproximadamente 30 a 40%. Pacientes sob tratamento para IC (aguda ou crônica) frequentemente desenvolvem algum grau de comprometimento renal.

Inibidores da enzima de conversão da angiotensina, antagonistas do receptor da angiotensina e antagonistas da aldosterona estão incluídos no tratamento da IC e seu uso deve ser cuidadosamente monitorado com o intuito de prevenção de IRA em pacientes com IC descompensada. Outra nefrotoxina importante em quadros de IC descompensada e síndromes coronarianas agudas é representada pelos meios de contraste.[2] Os contrastes iodados induzem intensa e prolongada vasoconstrição na junção corticomedular e prejudicam diretamente a capacidade de autorregulação renal pela redução da síntese do óxido nítrico.[3,4] Por sua vez, o gadolínio está envolvido na patogênese da fibrose sistêmica nefrogênica, a qual corresponde a uma síndrome rara, porém com alto potencial de letalidade e sem opções terapêuticas até o momento.

Assim, os pacientes portadores de cardiopatias representam uma população de alto risco para o desenvolvimento de doença renal e, no pior cenário, necessitam de terapia de substituição renal.

Este capítulo abordará aspectos relacionados ao tratamento dialítico do paciente cardiopata.

Síndrome cardiorrenal

A síndrome cardiorrenal constitui um conjunto de sinais e sintomas decorrentes da disfunção, aguda ou crônica, dos rins sobre o coração e vice-versa.[5]

O reconhecimento dessa situação tem extrema relevância clínica, uma vez que o tratamento de um órgão pode levar ao melhor funcionamento do outro.

A ausência de uma definição clara da síndrome nos últimos anos resultou na dificuldade de diagnóstico e tratamento mais acurados.

A interpretação mais comum é que rins relativamente normais tornam-se insuficientes na vigência de disfunção cardíaca. Este conceito, entretanto, tem mudado e as definições mais recentes incluem uma variedade de condições, tanto agudas quanto crônicas, nas quais a falência primária poderá ser dos rins ou do coração.

Assim, elaborou-se a seguinte classificação para esta síndrome:

■ Tipo I: disfunção cardíaca aguda resultando em IRA – estudos epidemiológicos mostram uma incidência de IRA em torno de 24 a 45% dos quadros de insuficiência cardíaca descompensada e em cerca de 9 a 19% dos casos de síndrome coronariana aguda. Este tipo correlaciona-se a maior mortalidade e pior prognóstico.
■ Tipo II: IC crônica acarretando perda progressiva da função renal – a prevalência da disfunção renal na doença cardíaca crônica é de aproximadamente 25%.
■ Tipo III: insuficiência renal aguda causando IC aguda.
■ Tipo IV: doença renal crônica levando à disfunção cardíaca.
■ Tipo V (secundária): doenças agudas (p. ex., infecções) ou crônicas (p. ex., diabete melito) causando disfunções renal e cardíaca.

Modalidades de terapia de substituição renal (TSR)

O termo diálise é oriundo do grego e significa "passar através". O tratamento dialítico baseia-se na transferência de solutos e líquidos através de membranas semipermeáveis, naturais (peritônio – diálise peritoneal) ou artificiais (dialisadores – hemodiálise, hemofiltração, hemodiafiltração). Assim, a diálise é capaz de remover solutos anormalmente elevados, corrigir distúrbios hidroeletrolíticos e do equilíbrio acido básico.[6]

O transporte de solutos através de uma membrana semipermeável ocorre por difusão, convecção e/ou adsorção (Figura 1).

Diálise peritoneal

A solução dialisadora é infundida na cavidade peritoneal através de um cateter (preferencialmente de longa permanência, composto de silicone, sendo o mais conhecido o cateter de Tenckhoff®). O princípio básico deste tipo de diálise é a difusão: as concentrações dos principais solutos (Na^+, K^+, Cl^-, H^+) da solução de diálise são mantidas em níveis normais e, por isso, as concentrações desses mesmos solutos no plasma do paciente tendem a normalizar. Ao mesmo tempo, ocorre correção da acidose pela passagem de lactato (base precursora de bicarbonato após metabolização hepática) do banho para o sangue. A glicose é a substância mais comumente usada na solução para promover a ultrafiltração. Existem apresentações com concentrações diferentes de glicose (1,5%, 2,5% e 4,5%), que devem ser utilizadas de forma isolada ou combinadas, de acordo com a ultrafiltração necessária para cada paciente. Quanto maior a concentração maior o poder de ultrafiltração.

Hemodiálise

O processo da hemodiálise consiste na passagem do sangue por uma membrana artificial (dialisador) em contracorrente ao banho de diálise (dialisato), ocorrendo, desta forma, o transporte dos solutos por difusão. Graças à diferença de pressão hidráulica ajustável no equipamento, é possível a retirada de fluido (ultrafiltração). O sucesso da terapêutica hemodialítica depende de um bom acesso vascular. Para pacientes com IRA, esse acesso é obtido pela canulização percutânea das veias jugular, femoral ou subclávia com cateteres de dupla luz. Ao optar pela hemodiálise convencional como tratamento dialítico, é necessário que o paciente encontre-se hemodinamicamente estável, uma vez que o fluxo de sangue utilizado é de cerca de 300-400 mL/minuto, havendo possibilidade de retirada de grandes volumes em um período de tempo relativamente curto (3 a 4 horas).

Terapias de substituição renal contínuas

A mudança do perfil clínico dos pacientes com IRA nos últimos anos determinou alterações na abordagem terapêutica dialítica. A IRA tem ocorrido no contexto da insuficiên-

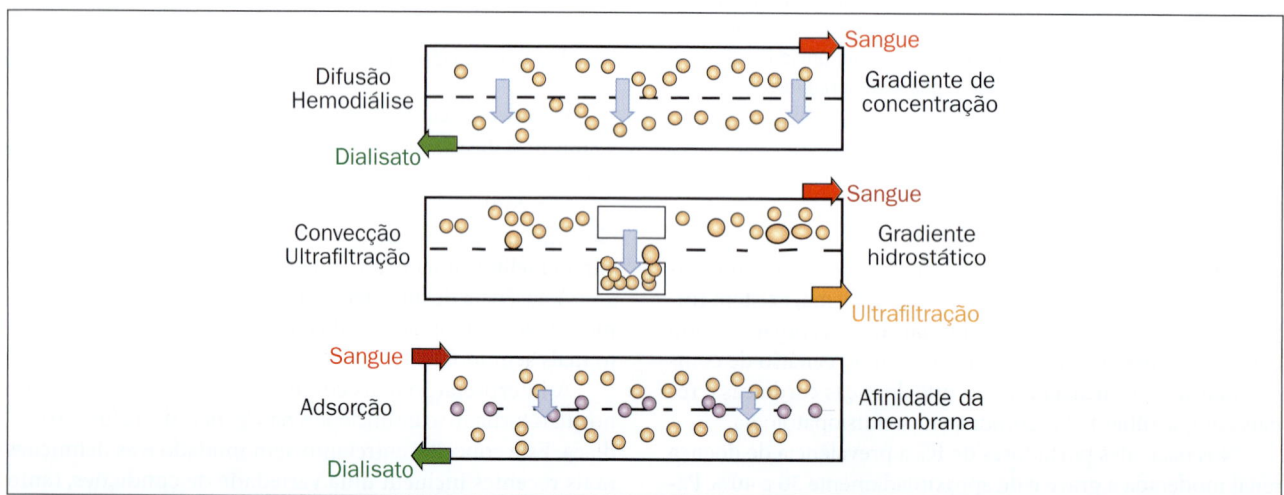

Figura 1 Mecanismos de transporte de soluto através de membrana semipermeável.

cia de múltiplos órgãos e sistemas, em que a instabilidade hemodinâmica pode inviabilizar o emprego da hemodiálise convencional e as altas taxas de catabolismo limitam a eficiência da diálise peritoneal. Os métodos contínuos foram criados para melhorar a abordagem terapêutica dos pacientes críticos que desenvolvem IRA (Figura 2).

As definições dos tipos de métodos dialíticos foram baseadas nas características operacionais de cada método, com ênfase nas forças primárias para a remoção de líquidos e solutos, sem considerar a descrição de seus componentes.

A nomenclatura dos métodos hemodialíticos contínuos apresentada é a mais utilizada. As siglas correspondem ao termo em língua inglesa:

- Hemofiltração venovenosa contínua (CVVH): o filtro tem alta permeabilidade e é necessária a reposição de fluidos. A retirada de solutos ocorre por convecção.
- Ultrafiltração lenta contínua (SCUF): a membrana normalmente tem alta permeabilidade e não há passagem de banho ou necessidade de reposição. O mecanismo básico é a convecção.
- Hemodiafiltração venovenosa contínua (CVVHDF): o circuito da CVVH é modificado pela adição de dialisato em contracorrente ao fluxo de sangue. A remoção de solutos se faz por convecção e difusão, com aumento da eficácia do procedimento.
- Hemodiálise venovenosa contínua (CVVHD): passa-se banho em sentido contracorrente ao fluxo de sangue, ocorrendo o transporte de solutos predominantemente por difusão. A depuração pode ser aumentada pela administração de maiores volumes de dialisato.
- Diálise diária estendida ou diálise sustentada de baixa eficiência (EDD ou SLED): este método utiliza máquinas de proporção com controle de ultrafiltração e membrana de baixa permeabilidade, sendo os fluxos de sangue (FS) e de banho (FB) menores que os empregados na hemodiálise

convencional (FS: 200 mL/min e FB: 100-300 mL/min). O acesso é venoso e sua duração é de 6 a 12 horas. A depuração acontece principalmente por difusão. Constitui-se em terapêutica híbrida, na qual os princípios dos métodos contínuos e intermitentes se mesclam e, portanto, tem eficácia intermediária, uma vez que os baixos fluxos poderão ser compensados por frequência diária.

Indicações de terapia de substituição renal

As indicações clássicas de início de terapia de substituição renal são:

- Sobrecarga volêmica.
- Hipercalemia.
- Hipermagnesemia (> 4) com anúria e ausência de reflexos profundos.
- Sinais de uremia, como pericardite, neuropatia, rebaixamento do nível de consciência sem outra causa evidente, sangramentos.
- Acidose metabólica.
- Intoxicação exógena.

A presença de fatores concomitantes ao desenvolvimento da IRA leva a se considerar o início da TSR mais precocemente em situações em que há:

- Rápida evolução da IRA/gravidade da doença.
- Estado hipercatabólico (sepse, trauma, grandes queimados).
- Sangramentos.
- Rabdomiólise.
- Síndrome do desconforto respiratório do adulto (SDRA – correção da acidose causada pela hipercapnia permissiva e para evitar sobrecarga volêmica).
- Sobrecarga volêmica.

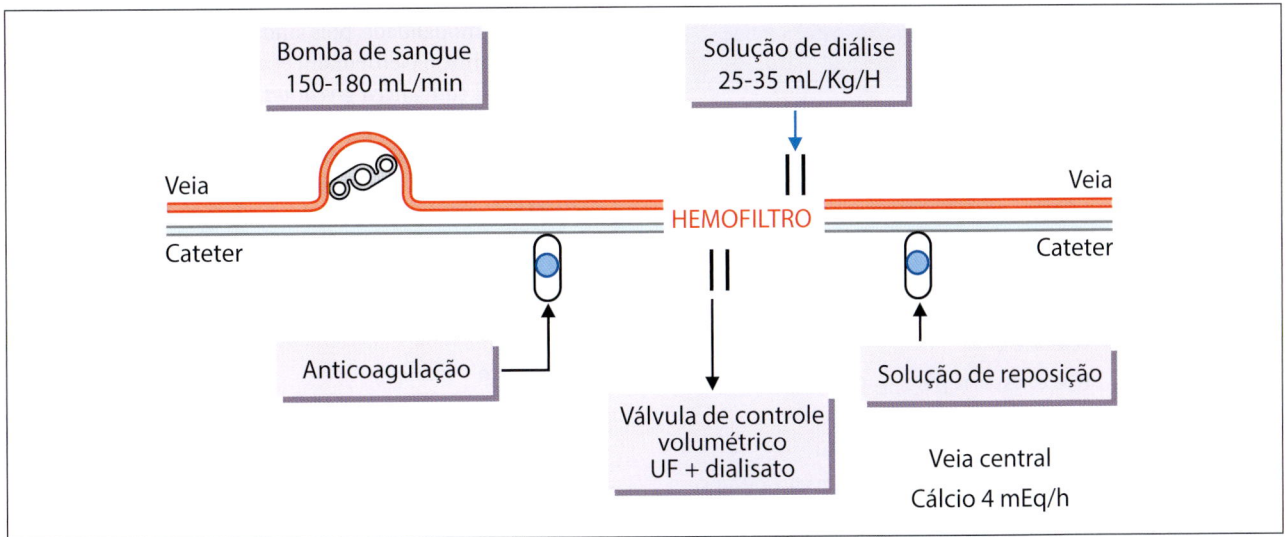

Figura 2 Representação esquemática de um circuito extracorpóreo de substituição renal contínua.

Escolha do método dialítico

Diante da necessidade de terapia de substituição renal, a escolha do método dialítico ideal deve considerar as condições clínicas dos pacientes, sendo fundamentais o estado hemodinâmico e o grau de catabolismo. Embora não haja consenso sobre as indicações dos diferentes métodos dialíticos disponíveis, a Tabela 1 demonstra algumas das principais indicações dialíticas.

O estado hemodinâmico do paciente representa um fator decisivo para a escolha do método dialítico, tanto no cenário agudo quanto no crônico. Em pacientes criticamente enfermos, o grau de instabilidade hemodinâmica, determinado pela dose de noradrenalina, é utilizado para otimizar a escolha do método dialítico (Tabela 2).

Além do estado hemodinâmico, é indubitável a importância do grau de sobrecarga volêmica na determinação da melhor estratégia dialítica, de tal forma que, em situações extremas de ganho de peso, mesmo que o paciente se encontre hemodinamicamente estável, torna-se mais benéfica, sempre que possível, a instituição da terapia de substituição renal contínua.

Tratamento dialítico nos pacientes cardiopatas

Pacientes com IC avançada geralmente não toleram de maneira satisfatória o uso de inibidores da enzima de conversão da angiotensina, betabloqueadores ou vasodilatadores, e também desenvolvem resistência aos diuréticos, necessitando de altas doses, evoluindo com vários distúrbios eletrolíticos e do equilíbrio acidobásico. Neste contexto, a diálise torna-se uma ferramenta importante no manejo desses pacientes.

As alterações que acompanham a síndrome cardiorrenal tipo IV podem ser parcialmente corrigidas quando a terapia de substituição renal é instituída; entretanto, esse tratamento também contribui para o aumento de morbidade e mortalidade cardiovasculares em decorrência de inflamação crônica e estresse hemodinâmico.

Tabela 1	Indicações clínicas preferenciais dos métodos dialíticos	
Indicação	Condição clínica	Método preferencial
IRA não complicada	Nefrotoxicidade	DP, HD
Sobrecarga de volume	Choque cardiogênico	SCUF, CVVH, DP, CVVHD
Hipercatabolismo	Sepse, SDRA, grande queimado, rabdomiólise	CVVHD, CVVHDF, HD, EDD
Hipertensão intracraniana	AVCH, síndrome hepatorrenal	CVVH, CVVHD, DP, EDD
Alterações eletrolíticas	Hiperpotassemia grave	CVVHD, CVVHDF, HD
IRA na gravidez	Uremia	DP, HD
Intoxicações	Barbitúricos, lítio, teofilina	HD, CVVHD, CVVHDF

AVCH: acidente vascular cerebral hemorrágico; DP: diálise peritoneal; HD: hemodiálise; SCUF: ultrafiltração lenta contínua; CVVH: hemofiltração venovenosa contínua; CVVHD: hemodiafiltração venovenosa contínua; CVVHDF: hemodiafiltração venovenosa contínua; EDD: diálise diária estendida ou diálise sustentada de baixa eficiência; IRA: insuficiência renal aguda.

Tabela 2	Escolha do método dialítico de acordo com o estado hemodinâmico
Ausência de drogas vasoativas	Hemodiálise convencional
Instabilidade leve (dose de noradrenalina entre 0,05 a 0,2 mcg/kg/min)	Hemodiálise convencional ou hemodiálise estendida (SLED)
Instabilidade moderada (dose de noradrenalina entre 0,2 a 0,5 mcg/kg/min)	Hemodiálise estendida ou métodos contínuos
Instabilidade grave (dose de noradrenalina > 0,5 mcg/kg/min)	Métodos contínuos

Diferentes fatores encontram-se envolvidos na patogênese da inflamação relacionada ao tratamento dialítico, como a exposição do sangue a membranas artificiais, levando a ativação do complemento, maior produção de óxido nítrico e liberação de citocinas.[7,8]

O estresse hemodinâmico, por sua vez, está relacionado à presença de fístula arteriovenosa, ao acúmulo de fluidos, a retirada rápida de fluidos durante a hemodiálise convencional e a alterações eletrolíticas que podem acontecer no período interdialítico.

A diálise peritoneal por sua vez não modifica a alta mortalidade associada à IC e pode perpetuar o risco cardiovascular por inflamação crônica e estresse oxidativo.

Avanços na tecnologia dos métodos de substituição renal podem melhorar a hemodinâmica, diminuir a inflamação e o estresse oxidativo, bem como aumentar a remoção de toxinas (diálise cardioprotetora).[9]

Alguns estudos sugeriam que hemofiltração ou hemodiafiltração estariam associadas a melhor controle pressórico, menor incidência de hipotensão intradialítica ou arritmias, melhor depuração de beta-2 microglobulina e de fosfato, diminuição da inflamação e estresse oxidativo e menor taxa de internações.[10-12] Na realidade, não foi confirmado que o tempo de recuperação do paciente pós-diálise[13] e a perfusão do miocárdio[14] seriam melhores nestas modalidades. Portanto, as diretrizes internacionais não recomendam de rotina esta modalidade, pois ainda é necessário maior comprovação científica. Gerdemann et al.[15] demonstraram que os níveis de AGE (advanced glycation end products) diminuem com o uso de água ultrapura e hemodiafiltração, resultando em menor incidência de aterosclerose, amiloidose e neurodegeneração em pacientes em hemodiálise. O dialisato ultrapuro pode contribuir para a redução do estado crônico de inflamação e melhorar inclusive a resposta à eritropoietina. O custo porém é uma barreira, embora uma análise já tenha mostrado que é custo-efetiva.[16]

Ultrafiltração

A doença renal (aguda ou crônica) pode resultar na incapacidade de manutenção da volemia, associando-se a aumento da mortalidade dos pacientes com IC.

Cerca de 40% dos pacientes com IC descompensada têm lesão renal aguda na admissão ou durante a internação hospitalar, fato que resulta em piores desfechos.[17]

A remoção de fluido isotônico do compartimento venoso pela filtração do plasma através de uma membrana semipermeável (ultrafiltração) em pacientes portadores de IC tem sido muito considerada nos quadros de descompensação na vigência de resistência aos diuréticos e/ou disfunção renal. Ao remover um fluido isotônico, a ultrafiltração tende a manter o equilíbrio eletrolítico, diferentemente dos diuréticos.[18,19] Comparada com diuréticos a ultrafiltração é mais eficiente, não tem efeito deletério renal e melhora a taxa de reinternação embora não consiga aumentar a sobrevida.[20]

Diálise peritoneal

Por suas características operacionais, a diálise peritoneal torna-se uma opção interessante para pacientes que apresentam algum grau de função renal e necessitam da terapia dialítica principalmente para o manejo volêmico. Tem sido utilizada como adjuvante na terapia da IC congestiva e, muitas vezes, resulta na diminuição da taxa de reinternações desses pacientes.

Fatores de risco que se associam com maior mortalidade são a hipoalbuminemia e a taxa de internação.

É descrito melhora hemodinâmica, melhora do desempenho cardíaco e melhora da classe funcional em pacientes com IC submetidos à DP.[21]

Alguns estudos sugerem o uso de solução de diálise à base de icodextrina, em substituição à glicose, com bons resultados em pacientes com IC.[22]

A DP, porém, não é capaz de mudar a alta taxa de mortalidade de pacientes com IC. A qualidade de vida no entanto pode melhorar, uma vez que o paciente realiza este método em casa e tem horários mais flexíveis.

Hemodiálise convencional

É indicada no contexto de IRA, doença renal crônica exacerbada ou doença renal crônica avançada.

Para sua realização, o paciente deve se encontrar hemodinamicamente estável.

A monitoração adequada durante uma sessão de hemodiálise resulta em aumento da segurança e tolerância. Sistemas de *biofeedback* tem sido desenvolvidos para modular a taxa de volume de sangue e o reenchimento plasmático. Estudos já demonstraram uma redução significativa nos episódios de hipotensão intradialítica com essa abordagem.[23] Ainda não está claro se essa estratégia será capaz de diminuir o estresse hemodinâmico, de maneira a reduzir as complicações cardiovasculares.

Hemodiálise sustentada de baixa eficiência

Como mencionado anteriormente, trata-se de método híbrido reunindo características das terapias intermitentes e contínuas. Desta maneira, é utilizado com segurança em pacientes em uso de aminas vasoativas (dose máxima de noradrenalina ao redor de 0,3 mcg/kg/min) e inotrópicos, com a retirada de volume acontecendo em um período de 6 a 12 horas.

Métodos hemodialíticos contínuos

Estas modalidades são utilizadas quando os pacientes encontram-se hemodinamicamente instáveis, em situações de sobrecarga volêmica expressiva e na vigência de quadros neurológicos potencialmente suscetíveis a oscilações de pressão intracraniana.

Também devem ser opção nas síndromes coronarianas instáveis, uma vez que possibilidade de hipotensão intradialítica torna-se mais remota, pois a retirada de volume e a correção dos distúrbios metabólicos acontecem de maneira contínua.

Em conclusão, a escolha do melhor método dialítico é determinada pelas características do paciente, devendo-se sempre adequar o método ao paciente e nunca o contrário.

Resumo

Deve-se levar em conta que os pacientes cardiopatas frequentemente se encontram em situações de risco para o desenvolvimento de IRA ou piora de doença renal crônica existente.

No contexto da IRA, a melhor abordagem da terapia de substituição renal contempla as práticas adequadas em relação à precocidade e escolha do método, objetivando-se maior tolerância hemodinâmica do paciente e assim, possivelmente, desfechos mais satisfatórios.

Em relação ao tratamento dialítico crônico, considerações sobre risco cardiovascular sempre devem ser lembradas. A escolha do método deve ser individualizada e baseada na experiência do serviço.

A manutenção do balanço hídrico pela ultrafiltração consiste em um dos objetivos primários da hemodiálise. O controle inadequado desta variável está associado a aumento de morbidade e mortalidade entre os pacientes em tratamento crônico de diálise. Uma retirada exagerada de volume pode causar hipotensão intradialítica e isquemia cardíaca; por outro lado, uma taxa de ultrafiltração aquém do ideal poderá levar a expansão volêmica e hipertrofia cardíaca. Tanto a isquemia recorrente quanto a hipertrofia ventricular estão relacionadas ao desenvolvimento de insuficiência cardíaca e arritmias.[24] Assim, depreende-se que o aprimoramento na determinação do peso seco do paciente é fundamental para a redução das complicações cardiovasculares relacionadas a volume entre os pacientes dialíticos.

A abordagem do tratamento dialítico dos pacientes cardiopatas representa um tema comum entre nefrologistas, cardiologistas e intensivistas, sendo fundamental o entendimento das características particulares desse grupo de pacientes.

Referências bibliográficas

1. Schefold JC, Filippatos G, Hasenfuss G, Anker SD, von Haehling S, Cruz DN. Heart failure and kidney dysfunction: epidemiology, mechanisms and management. Nat Rev Nephrol. 2016;12(10):610-23.
2. Silvain J, Nguyen LS, Spagnoli V, Kerneis M, et al. Contrast-induced acute kidney injury and mortality in ST elevation myocardial infarction treated with primary percutaneous coronary intervention. Heart. 2018;104(9):767-72.

3. Golshahi J, Nasri H, Gharipour M. Contrast-induced nephropathy: pathogenesis and new therapeutic options for prevention. Am J Ther. 2015;22(6):469-76.

4. Ortega LM, Harmouch I, Nayer A. Fähling M, et al. Understanding and preventing contrast-induced acute kidney injury. Nat Rev Nephrol. 2017;13(3):169-80

5. Di Lullo L, Reeves PB, Bellasi A, Ronco C. Cardiorenal syndrome in acute kidney injury. Semin Nephrol. 2019;39(1):31-40

6. Kohn OF, Kjellstrand CM, Ing TS. History and development of acute dialysis therapy. In: Ronco C, Bellomo R, Kellum JÁ. Critical care nephrology. 2. ed. Philadelphia: Saunders-Elsevier; 2009. p.1119-24.

7. Amore A, Bonaldo R, Ghigo D, Coppo R, et al. Enhanced production of nitric oxide by blood-dialysis membrane interaction. J Am Soc Nephrol. 1995; 6:1278-83.

8. Liakopoulos V, Roumeliotis S, Zarogiannis S, Eleftheriadis T, Mertens PR. Oxidative stress in hemodialysis: Causative mechanisms, clinical implications, and possible therapeutic interventions. Semin Dial. 2019;32(1):58-71

9. Asci G1, Tz H, Ozkahya M, Duman S et al. EGE Study Group. The impact of membrane permeability and dialysate purity on cardiovascular outcomes J Am Soc Nephrol. 2013;24(6):1014-23.

10. Altieri P, Sorba GB, Bolasco PG, Pinna M, et al. On-line predilution hemofiltration versus ultrapure high-flux hemodialysis: a multicenter prospective study in 23 patients. Sardinian Collaborative Study Group of On-Line Hemofiltration. Blood Purif. 1997;15:169-81.

11. Canaud B, Morena M, Leray-Moragues H, Chalabi L, Cristol JP. Overview of clinical studies in hemofiltration: What do we need? Hemodial Int. 2006;10(suppl 1):S5-S12.

12. Lin CL, Yang CW, Chiang CC, Chang CT, Huang CC. Long-term on-line hemodiafiltration reduces predialysis beta-2-microglobulina levels in chronic hemodialysis patient. Blood Purif. 2001;19:301-7.

13. Smith JR, Zimmer N, Bell E, Francq BG, et al. A Randomized, Single Blind, Crossover Trial of Recovery Time in High-Flux Hemodialysis and Hemodiafiltration. Am J Kidney Dis. 2017; 69(6):762-70.

14. Buchanan C, Mohammed A, Cox E, Köhler K, et al. Intradialytic in cardiac magnetic resonance imaging to assess cardiovascular responses in a short-term trial of hemodiafiltration and hemodialysis. J Am Soc Nephrol. 2017;28(4):1269-77.

15. Gerdemann A, Wagner Z, Solf A, Schinzel R, et al. Plasma levels of advanced glycation end products during haemodialysis, haemodiafiltration and haemofiltration: potential importance of dialysate quality. Nephrol Dial Transplant. 2002;17:1045-9.

16. Upadhyay A, Susantitaphong P, Jaber BL. Ultrapure versus standard dialysate: A cost-benefit analysis. Semin Dial. 2017 Sep;30(5):398-402.

17. Roy AK, McGorrian C, Treacy C, et al. A comparison of traditional and novel definitions (RIFLE, AKIN, and KDIGO) of acute kidney injury for the prediction of outcomes in acute decompensated heart failure. Cardiorenal Med. 2013;3:26-37.

18. Bart BA, Boyle A, Bank AJ, et al. Ultrafiltration versus usual care for hospitalized patients with heart failure: the relief for acutely fluid-overload patients with decompensated congestive heart failure (RAPID-CHF) trial. J Am Coll Cardiol. 2005;46:2043-6.

19. Costanzo MR, Guglin ME, Saltzberg MT, et al. Unload Trial Investigators. Ultrafiltration versus intravenous diuretics for patients hospitalized for acute decompensated heart failure. J Am Coll Cardiol. 2007;49:675-83.

20. Jain A, Agrawal N, Kazory A. Defining the role of ultrafiltration therapy in acute heart failure: a systematic review and meta-analysis. Heart Fail Rev. 2016;21(5):611-9.

21. Gotloib L, Fudin R, Yakubovich M, Vienken J. Peritoneal dialysis in refractory end-stage congestive heart failure: a challenge facing a no-win situation. Nephrol Dial Transplant. 2005;20 Suppl 7:vii32-6.

22. Sav T, Oymak O, Inanc MT, Dogan A, et al. Effects of twice-daily icodextrin administration on blood pressure and left ventricular mass in patients on continuous ambulatory peritoneal dialysis. Perit Dial Int. 2009;29(4):443-9.

23. Nesrallah GE, Suri RS, Guyatt G, Mustafa RA et al. Biofeedback dialysis for hypotension and hypervolemia: a systematic review and meta-analysis. Nephrol Dial Transplant. 2013;28(1):182-91.

24. Flyte JE, Kshirsagar AV, Falk RJ, Brunelli SM. Association of posthemodialysis weights above and below target weight with all-cause and cardiovascular mortality. Clin J Am Soc Nephrol. 2015.

Capítulo 5

Controle glicêmico intensivo e prognóstico cardiovascular

André Feldman
Paulo Rizzo Genestreti

Pontos-chave

- As alterações da homeostase glicêmica têm sido associadas a piores desfechos intra-hospitalares nos eventos cardiovasculares agudos.
- O controle glicêmico intensivo deve ser obtido com a infusão contínua de insulina por via endovenosa. Isso tem demonstrado uma melhora dos desfechos clínicos em pacientes críticos.
- O controle de níveis de glicose na faixa entre 140 e 180 mg/dL minimiza a incidência de hipoglicemia.

Introdução

Na última década cresceu o interesse pelo controle glicêmico, em especial nas unidades de terapia intensiva. Já está bem documentada a relação linear entre altas taxas de glicemia e complicações clínicas, mesmo em indivíduos não diabéticos. Estudo retrospectivo com 259 mil pacientes admitidos em unidades de terapia intensiva clínica ou cirúrgica avaliou a associação entre hiperglicemia e mortalidade. Comparando indivíduos normoglicêmicos com indivíduos hiperglicêmicos foi encontrado *odds ratio* para mortalidade cerca de duas vezes maior nos indivíduos com hiperglicemia.[1,2]

A prevalência de hiperglicemia no paciente hospitalizado varia de 30-40%. Nos pacientes que apresentam um evento coronariano agudo, a prevalência varia de 50-60%.

Hiperglicemia pode representar uma resposta adaptativa ao estresse em 10-30% dos pacientes ou a presença de diabetes melito em 30 a 70% dos pacientes.[3]

Diabetes melito tipo 2(DM2) é uma doença crônica de alto impacto global, sendo estimado que existam cerca de meio bilhão de pessoas portadoras dessa condição. Além disso, calcula-se um aumento de 50% em sua incidência até o ano de 2040.[4]

Por estar associado ao desenvolvimento de diversas complicações crônicas, em especial das doenças macroangiopáticas, esse crescimento acelerado do diabetes vem ganhando importância como fator de risco para o desenvolvimento de eventos circulatórios agudos, como o infarto agudo do miocárdio (IAM), que constitui a principal causa de morte desses pacientes.[5] Associação entre diabetes e doença cardiovascular tem sido demonstrada não somente nos que apresentam a forma clínica da doença, mas também nas fases mais precoces e assintomáticas, e até mesmo antes do seu diagnóstico.

Nos pacientes portadores de diabetes, maior mortalidade cardiovascular é observada principalmente entre os mais jovens e com doença renal.[6-9] Em um grande estudo de registro populacional foi observado que o risco de infarto não fatal era 27% maior quando comparado com indivíduos não diabéticos.[10]

Após um evento coronariano agudo, hiperglicemia independente da presença ou não de diabetes é um preditor de morbidade e mortalidade. Porém, ainda existem dúvidas se hiperglicemia é um mediador ou marcador de risco, qual a melhor estratégia de tratamento, qual o alvo terapêutico e se intervenções para reduzir a glicemia podem melhorar o prognóstico desses pacientes.[11-13] Este capítulo descreve as atuais evidências sobre a definição e fisiopatologia da hiperglicemia em pacientes críticos, o impacto da hiperglicemia na coronariopatia aguda e o tratamento nessa população.

Definição de hiperglicemia em pacientes hospitalizados

Hiperglicemia durante hospitalização é definida como glicemia maior que 140 mg/dL.[3] Entretanto, não existe um consenso na literatura sobre a melhor forma como a hiperglicemia é avaliada: glicemia de admissão, maior valor durante a internação, média das diversas coletas, ou pela variabilidade glicêmica. Na presença de hiperglicemia em pacientes hospitalizados, a realização do teste de hemoglobina glicada (HbA1c) é de grande utilidade diagnóstica. Esse exame, quando realizado por metodologia certificada por programas de padronização e respeitando as limitações de fatores interferentes como anemia, transfusão, hemoglobinopatias e hemodiálise, é capaz de diferenciar pacientes com hiperglicemia de estresse dos pacientes diabéticos com hiperglicemia. Pacientes com hiperglicemia e valores de HbA1c ≥ 6,5% são identificados como já diagnosticados com diabete ou portadores de diabete não previamente conhecido, isto é, diagnosticados na internação. Já os pacientes com HbA1c ≤ 6,5% apresentam hiperglicemia por estresse.

Fisiopatologia da hiperglicemia no paciente crítico

A hiperglicemia pode estar presente em praticamente todas as situações críticas agudas, mesmo em pacientes previamente não diabéticos. Como resposta a diversas interações neuro-humorais ocorre elevação da produção de glicose hepática independentemente dos níveis séricos de glicose ou insulina, além de uma simultânea exacerbação da resistência à insulina. Diversos hormônios como glucagon, cortisol, hormônio de crescimento e as catecolaminas, assim como a angiotensina II e as citocinas (IL-6, IL-1, TNF-α) estão envolvidos nesse desequilíbrio da homeostase glicêmica.[14,15]

A associação entre hiperglicemia e resistência à insulina pode levar a complicações agudas e crônicas. Nesses pacientes, ocorre elevação de fatores de crescimento insulina-*like* com bloqueio da resposta dos hepatócitos à insulina. Do mesmo modo, mecanismos de captação de glicose como a captação em musculatura esquelética induzida pelo exercício estão praticamente abolidos em virtude da imobilização desses pacientes. A captação pelo transportador de glicose 4 (GLUT-4), presente no miocárdio, em músculos esqueléticos e no tecido adiposo, também está comprometida. Para suprir suas necessidades energéticas, o cardiomiócito passa a utilizar os ácidos graxos livres como fonte para geração de ATP. Além disso, ocorre maior atividade do NHE-1 ("trocador" de Na^+/H^+, responsável pelo equilíbrio de sódio e hidrogênio intracelular) e menor atividade da bomba de sódio/potássio.[16]

Na tentativa de superar a resistência insulínica, a célula β pancreática produz um estado de hiperinsulinemia compensatória crônica até o esgotamento de sua função secretora. Como consequência, a hiperglicemia sustentada causa glicação não enzimática de lipídeos, ácidos nucleicos e de proteínas, formando os produtos finais de glicação avançada (AGEs). Os AGEs se ligam a receptores na superfície celular (RAGES), alterando vias sinalizadoras celulares, além de ser um estímulo inflamatório no endotélio vascular.[17]

No paciente crítico e hiperglicêmico, observa-se maior sobrecarga intracelular de glicose, o que aumenta os efeitos tóxicos da glicólise e da fosforilação oxidativa na ultraestrutura da mitocôndria. A hiperglicemia ativa também vias glicolíticas não oxidativas, como a via dos polióis, hexosaminas, proteína kinase C e AGEs, aumentando a produção de espécies reativas de oxigênio (ROS) e promovendo estresse oxidativo, amplificando o processo inflamatório e a lesão celular.[18]

Hiperglicemia durante a doença aguda pode direta ou indiretamente aumentar o risco de complicações como infecções graves, polineuropatias, disfunção de múltiplos órgãos e morte.[19]

Um grande número de novas evidências vem enfatizando a importância dessa associação, especialmente as fundamentadas na redução de piores desfechos obtidos pelo melhor controle glicêmico durante o IAM e em pacientes críticos com hiperglicemia, mesmo quando o diabetes não era previamente referido.

A Figura 1 ilustra os mecanismos envolvidos na hiperglicemia relacionada à doença crítica.

Efeitos da hiperglicemia no infarto agudo do miocárdio

Estudos clínicos e epidemiológicos indicam que a hiperglicemia, independente da presença de diabetes, está relacionada a diversos processos que contribuem tanto para a formação da placa aterosclerótica como para a ocorrência de piores desfechos no IAM.[20] Disfunção endotelial, alterações eletrofisiológicas como prolongamento do intervalo QT favorecendo o desenvolvimento de arritmias, abolição do pré-condicionamento isquêmico, redução da função microcirculatória e ativação da coagulação sanguínea aumentando o risco de trombose foram observadas. Foi também encontrada correlação entre hiperglicemia e outros desfechos além de mortalidade, como fenômeno de *no-reflow* após intervenção percutânea, tamanho do IAM e piora de função ventricular esquerda.[13] Os mecanismos pelo qual a hiperglicemia têm impacto desfavorável na vigência de um evento coronariano agudo são descritos a seguir.

A resistência insulínica acarreta hiperglicemia crônica no paciente portador de diabetes ou pré-diabetes, ou hiper-

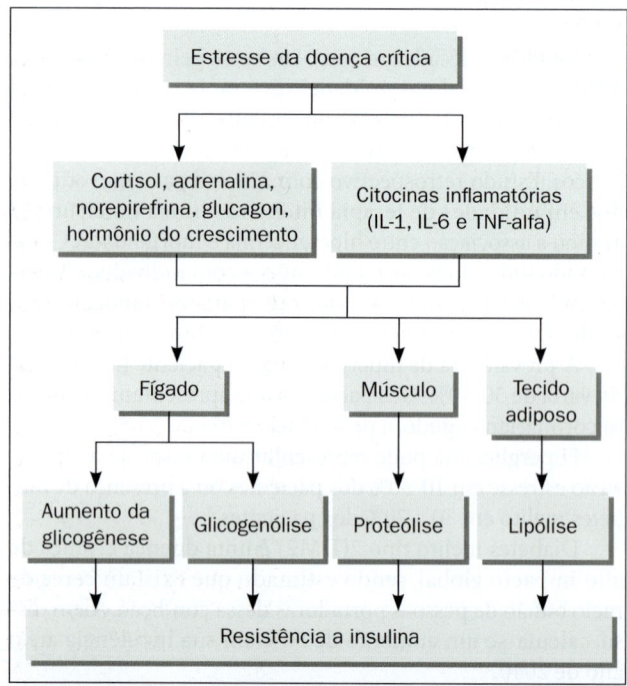

Figura 1 Mecanismos fisiopatológicos do estresse da doença crítica.

glicemia por estresse no paciente em vigência de quadro agudo. Isso leva a maior produção de ROS, que por sua vez estão envolvidas na oxidação de partículas de LDL-colesterol. Essas partículas pequenas e densas sofrem ação de macrófagos e dão origem às células espumosas, assim como levam à apoptose das células musculares lisas do endotélio vascular, componentes na formação do núcleo necrótico lipídico da placa. A glicação de proteínas causada pela hiperglicemia leva à formação de AGES que estão envolvidos na expressão de enzimas da família das metaloproteinases, presentes na capa fibrosa, contribuindo dessa forma para a instabilização da placa.[6]

Como consequência da maior atividade da NHE-1 causada pela hiperglicemia, ocorre aumento nas concentrações de sódio e cálcio no miócito, sendo um dos mecanismos envolvidos na gênese de arritmias e insuficiência cardíaca.[16] Sendo a hiperglicemia resultado de um estado relativo de insulinopenia, essa condição é associada a aumento da lipólise e da produção de ácidos graxos livres e a menor captação miocárdica de glicose. O aporte energético celular obtido pela oxidação de glicose passa a ser substituído pela oxidação de ácidos graxos com menor eficácia energética e maior demanda de oxigênio. Assim, o suprimento energético das células miocárdicas durante um evento isquêmico agudo não é adequado; além disso, o acúmulo de ácidos graxos livres pode ser tóxico para o miocárdio isquêmico, levando à apoptose celular e contribuindo para o remodelamento cardíaco e a disfunção contrátil.[21]

Hiperglicemia também compromete a função endotelial, ocorrendo maior produção de endotelina-1 e angiotensina II, menor produção de óxido nítrico (pela menor ativação da NO sintase) e maior adesão leucocitária. A ligação dos AGEs com seu receptor leva ao estresse oxidativo, causando maior migração de macrófagos, bem como de outras células inflamatórias. Citoquinas como interleucina 1β, interleucina-6, NF-Kβ, TNF-α são ativadas, o que favorece a progressão e a instabilização da lesão aterosclerótica.[6]

Após a ruptura ou erosão da placa aterosclerótica, ocorre contato do material trombogênico do endotélio exposto (colágeno, fator de von Willebrand, fibrinogênio, fibronectina e laminina) com a circulação, dando início a uma série de eventos que podem culminar com a oclusão da luz arterial levando a um quadro isquêmico agudo.[22]

Em ambiente hiperglicêmico diversos fatores de coagulação (II, V, VII, VIII e X) e o inibidor do ativador do plasminogênio tipo 1 (PAI-1) se elevam, o que agrava ainda mais o quadro fisiopatológico. São também observadas várias alterações nas plaquetas, que levam a um quadro de hiperagregabilidade plaquetária. As principais são descritas abaixo:[22-26]

- Glicação não enzimática de moléculas de adesão plaquetária (glicoproteínas II_{b}/III_{a}, integrina α2β1 e P-selectina), o que leva a importantes modificações na estrutura e função plaquetária.
- Alteração de vias sinalizadoras, acarretando maior concentração de cálcio intracelular.

- Peroxidação de ácido araquidônico com maior produção de tromboxano A_2.
- Maior ativação da via do receptor P_2Y_{12}.
- Aumento do *turnover* plaquetário com a presença de plaquetas jovens, que apresentam maior volume e têm maior capacidade de agregação.

Hiperglicemia como fator de piores desfechos nos eventos cardiovasculares agudos

Além de constituir um importante fator de risco para o desenvolvimento do processo aterosclerótico, as alterações da homeostase glicêmica têm sido também associadas a piores desfechos intra-hospitalares nos eventos cardiovasculares agudos. A presença da hiperglicemia em pacientes com condições clínicas graves, como o IAM, decorre de um sério agravamento do descontrole glicêmico no paciente diabético ou a elevação da glicemia no paciente sem história prévia de DM, condição conhecida como hiperglicemia de estresse.[27-28]

O papel da hiperglicemia como fator de risco e de agravamento do IAM tem sido confirmado por diferentes estudos, como demonstram Capes et al. em uma metanálise que avaliou 15 estudos de pacientes com IAM e hiperglicemia de estresse. Eles observaram que os pacientes que apresentavam glicemia de admissão maior ou igual a 110 mg/dL tinham um risco três vezes maior de mortalidade intra-hospitalar do que os indivíduos normoglicêmicos.[29] Estima-se que, para cada elevação da glicemia de 18 mg/dL em pacientes não diabéticos com IAM, ocorre um aumento de mortalidade em torno de 4%.[30]

No estudo CARDINAL, em 1.469 pacientes com IAM, foi observado que a glicemia de admissão elevada era preditor independente de mortalidade. Além disso, o comportamento da glicemia também teve impacto na evolução dos pacientes: em análise ajustada, demonstrou-se que para cada 10 mg/dL de queda da glicemia entre a admissão e 24 horas após, o risco relativo de morte em 30 e 180 dias foi reduzido em 9% e 8% respectivamente.[31] Kosiborod et al. em estudo retrospectivo com 16.871 pacientes com IAM (29% diabéticos) demonstraram que a média glicêmica durante a hospitalização foi um preditor de mortalidade hospitalar melhor do que a glicemia obtida à admissão. Nesse estudo foi também encontrada uma curva em "J", com aumento gradual de mortalidade quando da presença de hiperglicemia ou de hipoglicemia, independente da presença ou não de DM prévio.[32]

Variabilidade glicêmica foi também um parâmetro associado a maior risco de eventos cardiovasculares 30 dias após internação por síndrome coronariana aguda.[33]

O controle glicêmico do paciente com infarto agudo do miocárdio

O conceito de que a infusão de uma solução de glicose, insulina e potássio (GIK) poderia ser um fator estabilizador de membranas por meio do influxo intracelular de potássio, da promoção da oxidação da glicose e da redução do acúmulo de ácidos graxos livres para proteger o miocárdio foi introduzido por Sodi-Pallares há mais de quatro décadas.[34] Entretanto, apesar de vários estudos que se seguiram indicarem resultados promissores, as vantagens obtidas com a terapia com soluções de GIK têm sido questionadas e metanálise que incluiu 28.374 pacientes em 16 estudos randomizados não demonstrou qualquer vantagem do uso de GIK quando comparado ao controle (mortalidade de 9,6% em ambos os grupos).[35] Todavia, após a publicação do estudo DIGAMI , que demonstrou a importância do controle glicêmico para a redução da mortalidade em pacientes com IAM, grande número de estudiosos do assunto passaram a adotar o uso de soluções com insulina por meio de bombas de infusão. Nesse estudo, foram incluídos 620 pacientes nas primeiras 24 horas do início do IAM, portadores de DM de qualquer tipo ou com nível glicêmico à admissão ≥ 198 mg/dL, randomizados para "grupo tratamento intensivo" da glicemia ou "grupo tratamento padrão". Pacientes randomizados para o grupo intensivo receberam infusão de insulina endovenosa por 24 horas titulada para meta de glicemia entre 126-180 mg/dL, seguido pelo uso de insulina SC por três meses. Os percentuais de óbitos foram significativamente menores no grupo intensivo nos acompanhamentos de 1 ano (18,6% *versus* 26,1%, p = 0,027) e de 3,5 anos (33% *versus* 44% HR = 0,82, p = 0,011).[36] Em uma análise posterior desses pacientes após 20 anos, foi encontrado um aumento significativo de 2,3 anos na sobrevida a favor do grupo intensivo.[37]

Porém, mesmo os resultados favoráveis do estudo DIGAMI, em especial nos pacientes de baixo risco cardiovascular e sem uso prévio de insulina, outros estudos clínicos prospectivos e retrospectivos que se seguiram mostraram resultados controversos.[13] Finalmente, metanálise incluindo 2.113 pacientes com DM não demonstrou benefício do tratamento intensivo da glicemia em pacientes com IAM no desfecho mortalidade. Além disso, foi observado um aumento significativo da taxa de hipoglicemia (RR = 13,40, p < 0,01).[38]

Apesar de reconhecer que os benefícios da insulinoterapia possam estar relacionados à correção da hiperglicemia, existem evidências experimentais e em humanos que sugerem também o papel independente do aumento da disponibilização da insulina para a melhoria das condições metabólicas, sobretudo por reduzir os níveis de ácidos graxos livres que reconhecidamente contribuem para a piora funcional e da recuperação da fibra miocárdica. Também é atribuída à insulina a redução do processo inflamatório e da geração de radicais livres, que estão intimamente relacionados ao aumento da resistência à insulina e à disfunção endotelial, assim como uma redução da concentração de marcadores inflamatórios e de trombose com a insulinização intensiva.[39,40]

O controle glicêmico do paciente crítico

Em 2001, Van den Berghe et al., em um grande estudo prospectivo, randomizado e unicêntrico, demonstraram que o controle da hiperglicemia por meio de infusão intravenosa contínua de insulina com protocolo rigidamente controlado, para níveis estritamente normais (entre 80 e 110 mg/dL), reduziu a mortalidade de pacientes cirúrgicos de 8 para 4,6%.[41]

Os autores atribuíram os resultados obtidos pela insulinoterapia intensiva à evolução do controle glicêmico que se refletiu na redução das respostas inflamatória e imunológica, na melhora da disfunção endotelial e, consequentemente, na melhora de todas as variáveis relacionadas à morbidade e à mortalidade em pacientes críticos. Esse trabalho também evidenciou uma diferença significativa na prevenção de complicações, como o número de infecções nosocomiais graves, insuficiência renal aguda, polineuropatia do doente crítico, anemia e disfunção hepática. Após esse estudo, a interpretação do papel que a hiperglicemia exerce na doença crítica se transformou de mero marcador em importante causador de mortalidade.

Posteriormente, os mesmos pesquisadores analisaram o efeito do controle glicêmico intensivo sobre a mortalidade de pacientes clínicos admitidos em UTI. Nesse estudo prospectivo, randomizado e unicêntrico com 1.200 pacientes submetidos a controle glicêmico (glicemia entre 80 e 110 mg/dL *versus* menor que 200 mg/dL), observou-se que a redução da mortalidade hospitalar e na UTI só foi alcançada no subgrupo de pacientes que recebeu terapia intensiva por mais de três dias.[42] Uma das suposições possíveis para esse dado é que o controle atue de modo preventivo a complicações. Assim, é necessário que os pacientes fiquem internados por tempo suficiente para haver exposição a esses riscos e, com isso, o benefício aparecer.

O grande problema passou a ser, então, como identificar tal população no momento da internação, uma vez que, em todos os estudos realizados, o controle glicêmico foi iniciado no momento em que o paciente foi internado na UTI. Observou-se, ainda, que o grupo do controle glicêmico estrito apresentou maior risco de hipoglicemia, a qual constitui um marcador independente de mortalidade. No estudo de pacientes cirúrgicos de Van den Berghe et al.,[41] a incidência de hipoglicemia com controle intensivo aumentou de 0,8 para 5,1%, ao passo que no estudo com pacientes clínicos essa incidência foi seis vezes maior. Vale salientar que um grupo de extremo risco para hipoglicemia nesses estudos foi o dos pacientes com sepse, cuja incidência foi maior mesmo no grupo-controle. Aparentemente, esses estudos demonstraram que a tolerância à glicemia elevada que se mantinha previamente na UTI era impraticável, contudo faltava ainda definir qual deveria ser o nível de controle glicêmico para se obter benefício sem aumentar em demasia o risco de hipoglicemia.

Surgiram, portanto, barreiras à implantação do controle glicêmico intensivo, incluindo o alto risco de hipoglicemia, o cuidado quanto à validade de alguns estudos, a dificuldade de se alcançar a normoglicemia em pacientes críticos e os dispêndios necessários para isso. O próprio método de avaliação da glicemia também é um motivo de controvérsia. Conforme descrito por alguns autores, a medida da glicemia capilar pode apresentar uma acurácia insuficiente quando se trata de controle glicêmico intensivo. Essa posição também é defendida por Van den Berghe et al., que utilizaram em seus estudos medidas de glicemia coletada de sangue arterial. Mesmo assim, muitos serviços identificaram, no controle glicêmico, uma oportunidade de melhorar a qualidade do serviço por meio da instituição de medidas de controle intensivo, com elaborados protocolos, algoritmos e consensos. Seus resultados foram extrapolados não só para os pacientes críticos, mas também para todos os hospitalizados.

Em 2009, foi publicado o estudo NICE-SUGAR, que comparou o tratamento intensivo (81 a 108 mg/dL) ao convencional (144 a 180 mg/dL) no controle glicêmico de 6.104 pacientes críticos e apresentou os seguintes resultados: aumento absoluto da mortalidade em 90 dias no grupo intensivo (27,5 *versus* 24,9%), aumento dos episódios de hipoglicemia grave (6,8 *versus* 0,5%) e ausência de diferença significativa no tempo de permanência hospitalar ou nas taxas de disfunção orgânica.[43] As possíveis razões para essa divergência de resultados são a hiperalimentação nos primeiros estudos, usualmente parenteral, e o início do tratamento no grupo-controle apenas com glicemias superiores a 215 mg/dL. Metanálises demonstraram que pacientes submetidos a controle glicêmico intensivo não apresentam melhora da mortalidade, todavia a incidência de hipoglicemia nesse subgrupo é significativa, corroborando, assim, dados anteriores que identificam o controle glicêmico restrito entre 80 e 110 mg/dL como deletério.[44-45] Entre as possíveis causas do aumento de mortalidade associado ao controle intensivo destacam-se: o efeito direto da insulina (ativação simpática, retenção de sódio), a hipoglicemia e a neuroglicopenia resultantes, que são difíceis de serem diagnosticadas em pacientes entubados e sedados.

Portanto, com base nas atuais evidências ainda é motivo de debate se o tratamento da hiperglicemia para pacientes críticos com evento coronariano agudo é capaz de melhorar desfechos.[46]

As diretrizes mais recentes recomendam para pacientes críticos, incluindo os pacientes com coronariopatia aguda:[3,47-50]

- Avaliar a glicemia na admissão e monitorar durante a internação, tendo valor prognóstico na estratificação de risco desses pacientes.
- Iniciar o tratamento da hiperglicemia a partir 180 mg/dL e manter entre 140 e 180 mg/dL.
- Dosagem de hemoglobina glicada é útil em diagnosticar diabetes em pacientes com hiperglicemia sem diagnóstico prévio da doença, e auxilia no planejamento de alta dos pacientes com ou sem tratamento anterior.
- Evitar hipoglicemia iatrogênica ou espontânea pela sua associação com pior prognóstico.[51]

Esquemas de controle glicêmico com insulina para pacientes críticos

A administração terapêutica intensiva da insulina pode ser feita de diferentes maneiras: injeções subcutâneas, infusões contínuas de insulina endovenosas (EV) combinadas, ou não, com *bolus* de insulina EV. A insulinização subcutânea múltipla com doses variáveis de insulina, ajustadas segundo escala baseada nos valores glicêmicos obtidos pela monitorização periódica das glicemias capilares, tem sido utilizada de forma rotineira em unidades de atendimento intensivo de pacientes com eventos cardiovasculares. Entretanto, ela não é eficaz em alcançar um controle glicêmico adequado, e o número de episódios de hipoglicemia é significativamente alto, portanto, seu uso como único método de controle glicêmico deve ser desencorajado.[3]

Insulinização intensiva com bomba de infusão endovenosa

Em função de sua eficácia, a insulinização intensiva endovenosa com bombas de infusão é, na atualidade, a forma de administração de insulina mais comumente utilizada em pacientes nos períodos peri, trans e pós-operatório de cirurgia cardíaca, no IAM, no AVE e nos pacientes graves internados em UTI.[3,52,53]

Vários são os protocolos de infusão contínua de insulina preconizados por publicações médicas. A escolha do melhor esquema de insulinização para cada serviço se baseia em suas características próprias quanto aos recursos humanos, materiais e tecnológicos, considerando a exiguidade de sua implantação. Fatores como falta de treinamento de pessoal (especialmente de enfermagem), carência de recursos materiais e de equipamentos, planta física inadequada e mesmo o tipo de paciente atendido podem tornar o resultado pouco eficaz ou até mesmo iatrogênico.

A maioria dos protocolos se baseia na manutenção de infusão contínua de insulina por via endovenosa ajustando-se inicialmente a velocidade de infusão a cada uma hora, de acordo com uma tabela que aumenta ou reduz a velocidade de infusão de acordo com os valores das glicemias capilares realizadas ao final de cada período. Entretanto, ajustes na velocidade de infusão podem ser realizados considerando-se o grau de resistência à insulina e o risco de episódios de hipoglicemia, especialmente quando é observada uma redução acentuada da glicemia entre duas aferições. Por esse motivo, alguns protocolos levam em conta, para o ajuste da velocidade da infusão, não somente os valores glicêmicos como também a velocidade de queda da glicemia entre dois períodos de monitorização e a sensibilidade à insulina, para os quais utilizam diferentes algoritmos. Um exemplo é o protocolo de Portland, que utiliza quatro algoritmos de acordo com a sensibilidade a insulina e, em cada algoritmo, as alterações da velocidade de infusão em função da velocidade de queda da glicemia em cada tempo de ajuste .[52]

Quanto à frequência da monitorização glicêmica durante a infusão, não se tem um valor considerado ideal. Em geral, a monitorização é feita inicialmente a cada hora, até a estabilização da glicemia, passando, a seguir, a cada duas horas. A frequência pode ser alterada caso haja maior risco de hipoglicemia. É fundamental o treinamento e a experiência do corpo de enfermagem para o acompanhamento e o sucesso da terapia insulínica contínua.

A transição do esquema de infusão contínua para insulinização por via subcutânea é realizada de acordo com as condições clínicas do paciente e o tipo de dieta . Utiliza-se, para a insulinização subcutânea, o esquema basal-*bolus*, que consiste na administração de insulina de ação basal (NPH ou os análogos glargina, detemir ou degludeca) complementada por insulinas de ação rápida (regular ou os análogos lispro, glulisina ou aspart) às refeições, associada à dose de *bolus* de correção (Quadro 1).

A utilização de *softwares* para ajuste de doses tanto para insulina endovenosa ou basal-*bolus* pode ser útil quando não se dispõe de endocrinologista.[54]

Quadro 1 Esquema de insulinização basal-*bolus*
1. Confirmar a hiperglicemia e colher A1C
2. Calcular a dose total: 0,4 UI/kg de peso   ▪ Idade > 70 anos, RFG < 60 mL/min: 0,3 UI/kg   ▪ Corticoide ou glicemia > 200 mg/dL: 0,5 UI/kg
3. Prescrever 50% em insulina basal em dose única (análogo) ou fracionada (NPH)
4. Prescrever 50% em dose pré-prandial dividida: 1/3 antes do café, do almoço e do jantar
5. Prescrever escala de correção conforme padronização do hospital
6. Monitorar a glicemia antes das refeições e no período noturno (22 h) e ajustar
7. Ajustes da insulina basal no dia seguinte: se houver hipoglicemia, reduzir 20%; se a hiperglicemia persistir, aumentar 20%

A1c: hemoglobina glicada RFG: taxa de filtração glomerular estimada
Fonte: adaptado de Neto et al., 2015.[3]

Resumo

A hiperglicemia no paciente crítico é reconhecida como um fator de pior evolução clínica, tanto em pacientes diabéticos quanto em não diabéticos. Ainda é controverso se os benefícios da redução da glicemia em algumas populações de pacientes críticos (sepsis, cirúrgicos) podem ser extrapolados para pacientes com coronariopatia aguda. Assim, mesmo com essa lacuna de evidência, o controle glicêmico intensivo é eficaz na redução da morbidade e mortalidade nos pacientes críticos e deve ser iniciado precocemente.

Referências bibliográficas

1. Gabbanelli V, Pantanetti S, Donati A, et al. Correlation between hyperglycemia and mortality in a medical and surgical intensive care unit. Minerva Anestesiol. 2005;71:717-25.
2. Falciglia M, Freyberg RW, Almenoff PL, D'Alessio DA, Render ML. Hyperglycemia-related mortality in critically ill patients varies with admission diagnosis. Crit Care Med. 2009;37(12):3001-9.
3. Neto AP, Genestreti PRR,Giacaglia LR, et al. Controle da glicemia no paciente hospitalizado Posicionamento Oficial da Sociedade Brasileira de Diabetes 03/2015. Disponível em http://www.diabetes.org.br. Acesso em 15/3/2019.
4. International Diabetes Federation. IDF diabetes atlas. 8th. ed.; 2017. Brussels: IDF. Disponível em http:// www.diabetesatlas.org acesso em 15/3/2019.
5. International Diabetes Federation. Diabetes and cardiovascular disease. Brussels: IDF; 2016. Disponível em: http:// www.idf.org/cvd acesso em 15/3/2019.
6. Low W, Hess C, Hiatt CN, et al. Clinical update: cardiovascular disease in diabetes mellitus : atherosclerotic cardiovascular disease and heart failure in type 2 diabetes mellitus – mechanisms, management, and clinical considerations. Circulation. 2016;133:2459-502.
7. Leon BM and Maddox TM. Diabetes and cardiovascular disease: Epidemiology, biological mechanisms, treatment recommendations and future research. World J Diabetes. 2015;6:1246-58
8. Tancredi M, Rosengren A, Svensson AM, Kosiborod M, PivodicA, Gudbjörnsdottir S, et al. Excess mortality among persons with type 2 diabetes. N Engl J Med. 2015;373:1720-32.
9. Gregg EW, Li Y, Wang J, Burrows NR, Ali MK, Rolka D, et al. Changes in diabetes-related complications in the UnitedStates, 1990-2010. N Engl J Med. 2014;370:1514-23.
10. Cavender MA, Steg PG, Smith SC Jr, et al. Impact of diabetes mellitus on hospitalization for heart failure, cardiovascular events, and death: outcomes at 4 years from the Reduction of Atherothrombosis for Continued Health (REACH) Registry. Circulation. 2015;132(10):923-31.
11. Brieger D, Fox K, Fitzgerald G, et al. Predicting freedom from clinical events in non-ST-elevation acute coronary syndromes: the global registry of acute coronary events. Heart. 2009;95:888-94.
12. Kadri Z, Danchin N, Vaur L, et al. Major impact of admission glycaemia on 30 day and one year mortality in non-diabetic patients admitted for myocardial infarction: results from the nationwide French USIC 2000 study. Heart. 2006;92:910-15.
13. Kosiborod M. Hyperglycemia in acute coronary syndromes. Endocrinol Metab Clin North Am. 2018;47:185-202.
14. Angeli F, Reboldi G, Poltronieri C, et al. Detrimental effects of hyperglycemia in acute coronary syndromes: from pathophysiological mechanisms to therapeutic strategies. Mini Rev Med Chem. 2015;15:1164-73.
15. De La Hoz R,Swieszkowski P,Cintora FM, et al. Neuroendocrine system regulatory mechanisms: acute coronary syndrome and stress hyperglycaemia european cardiology review. 2018;13(1):29-34.
16. Kim EJ, Jeong MH, Kim JH, et al. Clinical impact of admission hyperglycemia on in-hospital mortality in acute myocardial infarction patients. Int J Cardiol. 2017;236:9-15.
17. Katz P, Leiter LA, Mellbin L, et al. The clinical burden of type 2 diabetes in patients with acute coronary syndromes: prognosis and implications for short- and long-term management. Diab Vasc Dis Res. 2014;11:395-409.
18. Mapanga RF, Essop MF. Damaging effects of hyperglycemia on cardiovascular function: spotlight on glucose metabolic pathways. Am J Physiol - Hear Circ Physiol. 2016;310:H153-73.
19. Umpierrez GE, Isaacs SD, Bazargan N, You X, Thaler L M, Kitabchi AE. Hyperglycemia: an independent marker of in-hospital mortality in patients with undiagnosed diabetes. J Clin Endocrinol Metab. 2002;87;978-82.
20. Libby P, Plutzky J. Diabetic macrovascular disease: the glucose paradox? Circulation. 2002;106:2760-3.
21. P. Ma, L. Han, Z. Lv et al. In-hospital free fatty acids levels predict the severity of myocardial ischemia of acute coronary syndrome. BMC Cardiovascular Disorders. 2016;16(1):29.
22. Xu RX, Carrim N, Neves M, et al. Platelets and platelet adhesion molecules: novel mechanisms of thrombosis and anti-thrombotic therapies. Thrombosis J. 2016;14(supp)1:29.
23. Angeli F, Reboldi G, Poltronieri C, et al. Hyperglycemia in acute coronary syndromes: from mechanisms to prognostic implications. Ther Adv Cardiovasc Dis. 2015;9:412-24.
24. Ferreiro JL, Angiolillo DJ. Diabetes and antiplatelet therapy in acute coronary syndrome. Circulation. 2011;123:798-813.
25. Droppa M, Tschernow D, Muller KAL, et al. Evaluation of clinical risk factors to predict high on-treatment platelet reactivity and outcome in patients with stable coronary artery disease (PREDICT-STABLE). PLoS One.2015;10:e0121620.
26. Verdoia M, Pergolini P, Nardin M, et al. Impact of diabetes on immature platelets fraction and its relationship with platelet reactivity in patients receiving dual antiplatelet therapy. J Thromb Thrombolysis. 2016;42:245-53.
27. Koracevic GP. Proposal of a new approach to study and categorize stress hyperglycemia in acute myocardial infarction. J Emerg Med. 2016;51:31-6.
28. Roberts GW, Quinn SJ, Valentine N, Alhawassi T, O'Dea H, Stranks SN, et al. Relative hyperglycemia, a marker of critical illness: introducing the stress hyperglycemia ratio. J Clin Endocrinol Metab. 2015;100(12):4490-7.
29. Capes SE, Hunt D, Malmberg K, Gerstein HC. Stress hyperglycaemia and increased risk of death after myocardial infarction in patients with and without diabetes: a systematic overview. Lancet. 2000;355:773-8.
30. Stranders I, Diamant M, van Gelder R, SPruijit H, Twisk JWR, HeineRJ, et al. Admission blood glucose levels risk indicator of death after myocardial infarction in patients with and without diabetes mellitus. Arch Int Med 2004;165:1192-1.
31. Goyal A, Mahaffey KW, Garg J, et al. Prognostic significance of the change in glucose level in the first 24 h after acute myocardial infarction: results from the CARDINAL study. Eur Heart J. 2006;27:1289-97.
32. Kosiborod M, Inzucchi SE, Krumholz HM, et al. Glucometrics in patients hospitalized with acute myocardial infarction-defining the optimal outcomes-based measure of risk. Circulation. 2008;117:1018-27.

33. Xia J, Xu J, Li B, et al. Association between glycemic variability and major adverse cardiovascular and cerebrovascular events (MACCE)in patients with acute coronary syndrome during 30-day follow-up.Clin Chim Acta. 2017;466:162-66.

34. Sodi-Pallares D, Testelli MR, Fishlender BL, Bisteni A, Medrano GA, Friedland C, et al. Effects of intravenous infusion of potassium-insulin-glucose solution on the electrocardiographic signs of myocardial infarction. Am J Cardiol. 1962;9:166-81.

35. Mamas MA, Neyses L, Fath-Ordoubadi F. A meta-analysis of glucose-insulin-potassium therapy for treatment of acute myocardial infarction. Exp Clin Cardiol. 2010;15:e 20-e24.

36. Malmberg K, Rydén L, Efendic S, et al. Randomized trial of insulin-glucose infusion followed by subcutaneous insulin treatment in diabetic patients with acute myocardial infarction (DIGAMI study): ffects on mortality at 1 year. J Am Coll Cardiol. 1995;26:57-65.

37. Ritsinger V, Malmberg K, Mårtensson A, et al. Intensified insulin-based glycaemic control after myocardial infarction : mortality during 20 year follow-up of the randomised Diabetes Mellitus Insulin Glucose Infusion in Acute Myocardial Infarction (DIGAMI1) trial. Lancet Diabetes Endocrinol. 2014;2:627-33.

38. Chartterjee S,Charma A, Lichstein E, et al. Intensive glucose control in diabetics with an acute myocardial infarction does not improve mortality and increases risk of hypoglycemia: a meta-regression analysis. Curr Vasc Pharmacol. 2013;11:100-4.

39. Nam MCY, Byrne CD, Kaski JC, et al. Insulin in acute coronary syndrome: a narrative review with contemporary perspectives. Cardiovasc Drugs Ther. 2016;30:493-504.

40. Chaudhuri A, Dandona P, Fonseca V. Cardiovascular benefits of exogenous insulin. J Clin Endocrinol. Metab. 2012;97:3079-91.

41. Van den Berghe G, Woulters M, Weekers F, Verwaest C, Bruininckx F, Schetz M, et al. Intensive insulin therapy in critically ill patients. N Engl J Med. 2001;345:1359-67.

42. Van den Berghe G, Wilmer A, Hermans G, et al. Intensive insulin therapy in medical ICU. N Eng J Med. 2006;354:449-61.

43. The NICE-SUGAR Study Investigators. Intensive versus conventional glucose control in critically ill patients. N Eng J Med. 2009;360:1283-97.

44. Wiener RS, Wiener DC, Larson RJ. Benefits and risks of tight glucose control in critically ill adults: a meta-analysis. JAMA. 2008;300:933-44.

45. Griedale DEG, Souza RJ, van Dam RM, et al. Intensive insulin therapy and mortality among critically ill patients: a meta-analysis including NICE-SUGAR Study data. CMAJ. 2009;180:821-7.

46. Ferdinando Carlo Sasso, Luca Rinaldi, Nadia Lascar, et al. Role of tight glycemic control during acute coronary syndrome on cv outcome in type 2 diabetes. J Diabetes Res. 2018;8.

47. Gualandro DM, Azevedo FR, Calderaro D, et al. I Diretriz sobre aspectos específicos de diabetes melito (tipo 2) relacionados à cardiologia. Arq Bras Cardiol. 2014;102(Suppl.1):1.

48. Bertoluci MC, Moreira RO, Faludi A, et al. Brazilian guidelines on prevention of cardiovascular disease in patients with diabetes: a position statement from the Brazilian Diabetes Society (SBD), the Brazilian Cardiology Society (SBC) and the Brazilian Endocrinology and Metabolism Society (SBEM). Diabetol Metab Syndr. 2017;9:1-36.

49. B Ibanez,S James,S Agewall, et al. 2017 ESC Guidelines for the management of acute myocardial infarction in patients presenting with ST -segment elevation. Eur Heart J. 2018;39(2):119-77.

50. American Diabetes Association. Diabetes care in the hospital standards of medical care in diabetes 2019. Diabetes Care. 2019;42(Suppl. 1):S173-S181.

51. AS Lee, SJ Cho, MH Jeong, et al. Hypoglycemia at admission in patients with acute myocardial infarction predicts a higher 30-day mortality in patients with poorly controlled type 2 diabetes than in well-controlled patients Dabetes Care. 2014;37:2366-73.

52. Furnary AP, Wu Y. Clinical effects of hyperglycemia in the cardiac surgery population: the Portland Diabetic Project. Endocrine Practice. 2006;(suppl 3):21-6.

53. Umpierrez G, Cardona S, Pasquel F, et al. Randomized controlled trial of intensive versus conservative glucose control in patients undergoing coronary artery bypass graft surgery: GLUCO-CABG trial. Diabetes Care. 2015;38:1665-72.

54. InsulinApp – Solução Hospitalar Inteligente Para Controle Glicêmico. Disponível em: www.insulinapp.com.br (acesso em 20/3/2019).

Capítulo 6

Emergência hipertensiva

Oswaldo Passarelli Júnior
Márcio Gonçalves Sousa
José Fernando Vilela-Martin

Pontos-chave

- Urgências hipertensivas são situações em que há elevação acentuada da pressão arterial, sem lesão aguda e progressiva em órgãos-alvo.
- Emergências hipertensivas são situações em que há elevação acentuada da pressão arterial, porém com lesão aguda e progressiva em órgãos-alvo.
- O tratamento farmacológico das emergências hipertensivas depende do tipo de lesão em órgão-alvo, devendo ser na maioria das vezes em ambiente hospitalar e imediata para controle da pressão arterial, não necessária a níveis normais.

Introdução

Urgências e emergências hipertensivas surgiram como propostas para uma classificação operacional das crises hipertensivas, em 1993, pelo V Joint National Committee on Detection, Evaluation and Treatment of High Blood Pressure.[1] Representam um grupo heterogêneo de entidades clínicas com elevação aguda da pressão arterial (PA), que necessitam de rápido diagnóstico e instituição de tratamento quando indicado. Apesar da alta prevalência da hipertensão arterial, apenas uma pequena população de indivíduos hipertensos desenvolve complicações agudas. Estima-se que a verdadeira crise hipertensiva acomete cerca de 1% da população hipertensa, ilustrando a importância do correto diagnóstico e tratamento dessa condição.[2-4] Crise hipertensiva responde por uma taxa variável de 0,45 a 0,59% de todos os atendimentos de emergência hospitalar e a 1,7% das emergências clínicas, sendo a urgência mais comum do que a emergência hipertensiva.[5-7] Em estudo multicêntrico italiano de 333.407 atendidos sequencialmente em serviços de emergência, 4,6/1.000 casos foram diagnosticados como sendo portadores de crise hipertensiva, e dentro deles 25,3% diagnosticados como emergências hipertensivas.[5] Dois estudos brasileiros mostraram que acidente vascular encefálico (AVE) isquêmico e edema agudo de pulmão são as lesões em órgãos-alvo mais encontradas nas emergências hipertensivas.[6,7]

O manuseio das emergências hipertensivas é desafiador, pois o tratamento imediato depende do grau e extensão do dano ao órgão-alvo mediado pela elevação pressórica acentuada e aguda. No momento três terminologias podem representar a mesma entidade clínica: o termo crise hipertensiva, consagrado pelo uso; a terminologia crise hipertensiva subdividida em: urgências e emergências hipertensivas; e, por fim, a utilização apenas da terminologia urgências e emergências hipertensivas, tendência atual e a adotada por grande parte dos serviços de emergência médica. Assim, as definições mais conhecidas para os dois termos seriam: urgências hipertensivas são situações em que há elevação acentuada da PA (definida arbitrariamente como uma elevação pressórica sistólica ≥ 180 e/ou diastólica ≥ 120 mmHg), sem lesão aguda e progressiva em órgãos-alvo e emergências hipertensivas são situações em que há elevação acentuada da PA (definida arbitrariamente como uma elevação pressórica sistólica ≥ 180 e/ou diastólica ≥ 120 mmHg), porém com lesão aguda e progressiva em órgãos-alvo. [2-4]

A principal característica para diferenciar uma emergência de uma urgência não é o nível da PA e sim a presença de uma lesão em órgão-alvo, desde que seja aguda e progressiva, colocando em risco a vida do paciente. Elevações pressóricas agudas e transitórias são comuns na prática clínica, especialmente em consultas médicas e serviços de pronto atendimento, e precisam de um diagnóstico correto para que medidas desnecessárias e intempestivas não sejam tomadas. Tão importante quanto o valor pressórico elevado encontrado, é a velocidade da elevação da PA.

Embora inúmeras diretrizes preconizem uma redução rápida da PA, inclusive estabelecendo prazos de 24 a 48 horas, nos pacientes portadores de urgências hipertensivas, a sua existência é inclusive questionada por especialistas em hipertensão, pois não existe até o momento nenhuma comprovação ou estudo clínico que tenha demonstrado qualquer benefício nesta conduta, motivo pelo qual alguns especialistas em hipertensão sugerem a abolição desta terminologia e outros acreditam que o termo correto deveria ser "elevação da PA sem lesão de órgãos-alvo em evolução".[8] O risco cardiovascular não é elevado em pacientes com elevação pressórica aguda acentuada sem lesão aguda e progressiva em órgão-alvo. Dessa forma, maior importância diagnóstica deveria ser focada na presença de sinais/sintomas e disfunção aguda dos órgãos-alvo, mais do que no valor da PA. A grande maioria destes pacientes não tem adesão ao tratamento anti-hipertensivo, e a simples reintrodução dos fármacos, preferencialmente em combinação medicamentosa e uma reavaliação precoce em sete dias são suficientes como conduta a ser adotada. Até o momento não há sólidas evidências científicas que nos mostrem qual a melhor estratégia de tratamento, por falta de estudos clínicos desenhados para esta finalidade. Assim, não existem diretrizes internacionais ou recomendações que nos guiem com condutas clínicas.[8]

Outra entidade clínica descrita é a pseudocrise hipertensiva, comum em serviços de emergência clínica, caracteriza-se por uma elevação da PA acentuada e com sintomas subjetivos ou oligossintomáticos, sem lesão em órgãos-alvo, estes pacientes não apresentam risco imediato de morte, comumente são hipertensos não aderentes e sem um tratamento adequado, da mesma maneira que os portadores de urgências hipertensivas, não existem evidências que indiquem a administração de medicações para uma redução imediata da PA, também devem ser medicados preferencialmente com combinações medicamentosas e ter uma reavaliação precoce a nível ambulatorial.

A finalidade desta mudança de paradigma é valorizar a repercussão hemodinâmica e não apenas o valor da pressão arterial. Não há até o momento consenso e inúmeras são as classificações de emergências hipertensivas, algumas são verdadeiras emergências hipertensivas, outras são emergências médicas e a elevação pressórica é um fator coadjuvante, sem comprovação de que a administração de fármacos anti-hipertensivos mude sua história natural.

Apesar do avanço no tratamento farmacológico dos pacientes portadores de hipertensão arterial (HA) nas últimas décadas a incidência de emergências hipertensivas não diminuiu. O acesso limitado aos serviços médicos públicos e a não adesão ao tratamento farmacológico contribuem em parte por este cenário, especialmente nos países em desenvolvimento. Dados recentes mostram que o número de pacientes que procuram serviços de emergência ou são internados por emergências hipertensivas é estimado em 1670/1.000.000 e 111/100.000, respectivamente, com uma taxa de mortalidade hospitalar estimada entre 0,48 a 12,5% desta população, e se não tratada ao redor de 79% em um ano, ao nível dos Estados Unidos.[9]

O tratamento farmacológico das emergências hipertensivas depende do tipo de lesão em órgão-alvo, devendo ser na maioria das vezes em ambiente hospitalar e imediata para controle da pressão arterial, não necessária a níveis normais. Em situações como a falência do ventrículo esquerdo e a dissecção aguda da aorta, a redução pressórica deve ser imedia-

ta e agressiva. A maioria das sugestões nesta área é baseada na experiência pessoal de especialistas, pela falta de estudos clínicos randomizados comparando um tratamento mais agressivo versus conservador; assim, deve-se individualizar a decisão clínica. A Tabela 1 apresenta as principais situações clínicas relacionadas às emergências hipertensivas.

Avaliação clínica das emergências hipertensivas

Deve-se realizar uma história clínica dirigida para HA e situações que possam ter desencadeado a sua elevação, como: ansiedade, dor, excesso de ingestão de sal, comorbidades ou fármacos que possam causar aumento da PA (anti-inflamatórios, corticoides, simpaticomiméticos, álcool). Os sintomas relatados advêm da disfunção do órgão-alvo atingido e dos sinais das alterações nos sistemas cardiovascular, cerebral e renal.

Na história clínica procura-se identificar se o paciente já tinha antecedente de hipertensão, avaliar sua história hipertensiva, seu controle prévio, medicamentos anti-hipertensivos atuais com a dosagem e a adesão ao tratamento. Deve-se questionar o uso de drogas lícitas (álcool) ou ilícitas (cocaína, anfetaminas). As manifestações mais comuns de encefalopatia hipertensiva são representadas por cefaleia, perturbações visuais e alteração do nível de consciência. Achados neurológicos focais, especialmente lateralização, são incomuns em encefalopatia hipertensiva, mas mais sugestivo de um acidente vascular encefálico. A hemorragia subaracnóidea deve ser considerada em pacientes com um início súbito de dor de cabeça intensa.

Os exames complementares serão solicitados de acordo com as alterações encontradas no exame clínico e dois exames devem ser realizados de rotina: fundo de olho e eletrocardiograma. O primeiro para avaliar as alterações na papila e retina, pois as hemorragias e os exsudatos algodonosos de retina e o edema de papila são facilmente visíveis pelo oftalmoscópio. O segundo informa a existência de doenças cardiovasculares agudas (isquemia) pregressas e arritmias.

Estudos radiográficos de apoio, como radiografia de tórax em paciente com sintomas cardiopulmonares ou tomografia computadorizada em paciente com sintomas neurológicos devem ser obtidos em cenário clínico apropriado.

Condutas nas emergências hipertensivas

O tratamento deve ser iniciado após um período de observação clínica em um ambiente adequado. O objetivo primário do tratamento é prevenir ou limitar o dano causado

Tabela 1 Emergências hipertensivas
Encefalopatia hipertensiva
Dissecção aguda da aorta
Edema agudo do pulmão com falência ventricular esquerda
Acidente vascular encefálico
Infarto agudo do miocárdio/angina instável
Pré-eclâmpsia/eclâmpsia

pela elevação da PA, o tipo de medicação a ser utilizada bem como a rapidez e valor da PA a ser atingido depende da entidade clínica presente e da repercussão clínica. Os pacientes necessitam uma administração de fármacos por via endovenosa de maneira rápida e eficaz, para que a redução da PA ocorra de maneira segura, protegendo a função dos órgãos-alvo, atenuando sintomas, reduzindo complicações e desfechos clínicos.[10] As reduções pressóricas mais rápidas são recomendadas diante de pacientes portadores de falência ventricular esquerda e da dissecção aguda da aorta, postergado nos pacientes portadores de acidente vascular encefálico de etiologia isquêmica. A conduta em relação à redução aguda da PA em pacientes portadores de acidente vascular encefálico hemorrágico ainda é motivo de controvérsia. Estabelecido o diagnóstico de emergência hipertensiva, deve-se procurar reduzir a pressão arterial entre 20% e 25% da pressão arterial média na primeira hora. Atingida a pressão arterial diastólica entre 100 e 110 mmHg, devem-se manter esses níveis entre a segunda e a sexta hora, exceto nos casos de dissecção aguda da aorta. Utilizar fármacos anti-hipertensivos por via endovenosa (EV), por meio de bomba de infusão contínua e com monitorização pressórica rigorosa. Os principais anti-hipertensivos utilizados por via EV são apresentados na Tabela 2 e discriminados por entidade clínica na Tabela 3.

Encefalopatia hipertensiva

Diante de uma elevação acentuada da PA e quando a autorregulação cerebral não consegue evitar a elevação da pressão intracraniana, o edema cerebral pode se desenvolver, especialmente em áreas posteriores do cérebro, local em que a inervação simpática é menos pronunciada, podendo se instalar uma emergência hipertensiva cerebrovascular, caracterizada pela tríade: hipertensão arterial acentuada, alterações do nível de consciência e frequentemente papiledema. Diante da suspeita clínica, deve-se realizar tomografia computadorizada ou ressonância magnética para diagnóstico diferencial com tumores, hemorragias cerebrais ou intoxicações exógenas.

O tratamento com o nitroprussiato de sódio deve ser imediato, apesar de este medicamento aumentar a pressão intracerebral. Esse efeito colateral é compensado pela redução pressórica sistêmica.

- Posologia: nitroprussiato de sódio (Nipride®) – 0,25-10 μg/kg/min. Evitar doses acima de 4 μg/kg/minuto.
- Preparo: uma ampola de 50 mg (2 mL) em 250 mL de soro glicosado (SG) a 5%. Iniciar com 5 mL/hora. Titular de acordo com os parâmetros clínicos.

Tabela 2 Fármacos anti-hipertensivos de administração parenteral					
Fármacos	**Dose**	**Início**	**Duração**	**Efeitos adversos e precauções**	**Indicações**
Nitroprussiato de sódio (vasodilatador arterial e venoso)	0,25-10 mg/kg/min, EV	Imediato	1-2 minutos	Náuseas, vômitos, intoxicação por cianeto. Cuidado na insuficiência renal e hepática e na pressão intracraniana alta. Hipotensão grave	Maioria das emergências hipertensivas
Nitroglicerina (vasodilatador arterial e venoso)	5-100 mg/minuto EV	2-5 minutos	3-5 minutos	Cefaleia, taquicardia reflexa, taquifilaxia, *flushing*, meta-hemoglobinemia	Insuficiência coronariana, insuficiência ventricular esquerda
Hidralazina (vasodilatador de ação direta)	10-20 mg EV ou 10-40 mg, IM, 6/6 horas	10-30 minutos	3-12 horas	Taquicardia, cefaleia, vômitos. Piora da angina e do IAM. Cuidado com pressão intracraniana elevada	Eclâmpsia
Metoprolol (bloqueador β-adrenérgico seletivo)	5 mg, EV (repetir 10/10 minutos S/N até 20 mg)	5-10 minutos	3-4 horas	Bradicardia, bloqueio atrioventricular avançado, insuficiência cardíaca, broncoespasmo	Insuficiência coronariana, dissecção aguda de aorta (em combinação com NPS)
Esmolol (bloqueador β-adrenérgico seletivo de ação ultrarrápida)	Ataque: 500 μg/kg Infusão intermitente: 25-50 μg/kg/min Aumentar 25 μg/kg/minuto cada 10-20 min Máximo: 300 μg/kg/minuto	1-2 minutos	1-20 minutos	Náuseas, vômitos, BAV 1º grau, broncoespasmo, hipotensão	Dissecção aguda de aorta (em combinação com NPS), hipertensão pós-operatória grave
Furosemida (diurético)	20-60 mg (repetir após 30 minutos)	2-5 minutos	30-60 minutos	Hipopotassemia	Insuficiência ventricular esquerda. Situações de hipervolemia
Fentolamina (bloqueador α-adrenérgico)	Infusão contínua: 1-5 mg Máximo: 15 mg	1-2 minutos	3-5 minutos	Taquicardia reflexa, *flushing*, tontura, náuseas, vômitos	Excesso de catecolaminas

BAV: bloqueio atrioventricular; EV: endovenoso; IAM: infarto agudo do miocárdio; IM: intramuscular; NPS: nitroprussiato de sódio.

Tabela 3 Fármacos de uso endovenoso (EV) utilizados nas diferentes emergências hipertensivas	
Entidade clínica	**Conduta farmacológica (EV)**
Encefalopatia hipertensiva	Nitroprussiato (0,25-10 µg/kg/min)
Dissecção aguda da aorta	Nitroprussiato (0,25-10 µg/kg/min) Metoprolol (5 mg até 20 mg)
Edema agudo do pulmão	Furosemida (40 mg) Nitroprussiato (0,25-10 µg/kg/min)
Hemorragia intracerebral	Nitroprussiato (0,25-10 µg/kg/min) Metoprolol (5 mg até 20 mg)
Infarto agudo do miocárdio Angina instável	Nitroglicerina (5 a 100 µg/min) Nitroprussiato (0,25-10 µg/kg/min)
Eclâmpsia	Sulfato de magnésio 4 a 6 g em 100 mL Hidralazina 5-10 mg

Dissecção aguda da aorta

Havendo suspeita clínica, deve-se realizar ecocardiograma transtorácico e, se possível, transesofágico. Deve-se fazer o diagnóstico diferencial com infarto agudo do miocárdio. A progressão da lesão está relacionada ao valor da PA e à velocidade da ejeção ventricular. O tratamento farmacológico independe do tipo de dissecção e a meta pressórica a ser atingida é uma exceção dentro das emergências hipertensivas, o mais precoce e mais baixa possível, em geral dentro de 5 a 10 minutos, no máximo até em 20 minutos. O tratamento ideal inclui a associação de betabloqueador (reduz a frequência cardíaca, a contratilidade miocárdica e a PA) associado ao nitroprussiato de sódio (rapidez e potência anti-hipertensiva). A utilização do nitroprussiato de sódio isolado não é ideal, pois promove aumento da frequência cardíaca e da velocidade de ejeção aórtica, podendo piorar a dissecção. Os pacientes com aneurisma dissecante agudo da aorta do tipo A devem ser encaminhados para cirurgia (exceto na vigência de comorbidades que contraindiquem o tratamento cirúrgico) e os do tipo B devem ser mantidos em tratamento clínico.

- Posologia:
  - Betabloqueador adrenérgico: metoprolol (Seloken®) 5 mg EV, acrescentando 5 mg, a cada 10 min, até o máximo de 20 mg.
  - Nitroprussiato de sódio (Nipride®): 0,25-10 µg/kg/minuto (não ultrapassar 4 µg/kg/min).
- Preparo: uma ampola de 50 mg (2 mL) em 250 mL de SG a 5%. Iniciar com 5 mL/hora. Titular de acordo com os parâmetros clínicos.

Edema agudo de pulmão com falência ventricular esquerda

Até o momento as diretrizes atuais não recomendam nenhuma classe de fármaco anti-hipertensivo e nenhuma estratégia como preferencial para uma redução aguda da PA. Pacientes com insuficiência cardíaca aguda e hipertensão apresentam como alterações hemodinâmicas, aumento

da resistência periférica e redução da capacitância venosa, que levam a uma redistribuição de fluidos. O ventrículo esquerdo destes pacientes reduz a capacidade de acomodar mesmo pequenas quantidades de volume, a elevação pressórica aguda e a incapacidade do músculo cardíaco em elevar seu débito diante da pós-carga aumentada podem desencadear o edema agudo de pulmão, inclusive em pacientes que tenham uma função ventricular esquerda preservada, a isquemia miocárdica também pode estar envolvida em sua fisiopatologia. O tratamento inclui a redução do volume circulante com diurético de alça, por via EV, associado a fármacos vasodilatadores venosos e arteriais (predominantemente venosos), dos quais os preconizados são o nitroprussiato de sódio (preferencial) ou a nitroglicerina. Nitroglicerina deve ser utilizada, preferencialmente, nos casos associados à insuficiência coronariana. Os betabloqueadores não estão indicados nesta situação clínica, exceto se acompanhado de dissecção aguda da aorta.

- Posologia:
  - Furosemida 40 mg, EV (repetir se necessário).
  - Nitroprussiato de sódio (já descrito) ou nitroglicerina 5-100 µg/min.
- Preparo:
  - Nitroglicerina: uma ampola (5 mL) de 25 mg em 250 mL de SG a 5%. Iniciar com 5 mL/hora. Titular de acordo com os parâmetros clínicos (aumentar de 5-10 µg/minuto a cada 5-10 minutos).

Acidente vascular encefálico

A elevação da PA é comum após um acidente vascular encefálico, mesmo em pacientes que não tenham uma história de hipertensão. O manuseio da PA na fase aguda da doença cerebrovascular é controverso, com alguns estudos mostrando benefícios e outros com resultados neutros. O benefício do efeito da redução da PA é menos evidente na etiologia isquêmica de um AVE, sendo um ponto crucial se o paciente vai ou não receber tratamento trombolítico, porque estudos observacionais demonstraram um risco aumentado de hemorragia intracerebral nos pacientes com elevação da PA acentuada. Caso receba trombolítico endovenoso, a PA deve ser reduzida e mantida em valores <180/105 mmHg, pelo menos nas primeiras 24 após o procedimento.[11] A diretriz europeia (ESH/ESC) 2018 comenta que o benefício da redução da PA é incerto nos pacientes portadores de AVE de etiologia isquêmica que não vão receber trombolítico, pois uma metanálise demonstrou um efeito neutro na prevenção de morte e sequelas neurológicas nesses pacientes, após uma redução precoce da PA. Nestes pacientes com elevação acentuada da PA (> 220/120 mmHg) a intervenção depende de um julgamento clínico, sendo razoável uma redução da PA de 15%, com uma vigilância constante após 24 horas do início do AVE.[9] Pacientes com valores da PA inferiores a estes após um AVE, não demonstraram ter benefícios com fármacos anti-hipertensivos nesta fase. Pacientes estáveis que mantem a PA ≥ 140/90 mmHg após 3 dias da fase aguda de um

AVE, a introdução de fármacos anti-hipertensivos deve ser considerada. A American Heart Association e a American Stroke Association (AHA/ASA) recomendam a utilização de fármacos anti-hipertensivos por via endovenosa como: labetalol, nicardipina e clevidipina, embora cite que poucos estudos clínicos comparativos foram realizados.

Nos casos de AVE de etiologia hemorrágica, a elevação da PA é comum, atingindo ao redor de 90% dos pacientes e associadas a um risco aumentado de expansão do hematoma, morte e pior prognóstico da recuperação neurológica. Dados de um estudo clínico randomizado demonstraram que a redução da PA imediata (até 6 horas) a valores < 140/90 mmHg, não teve benefícios no desfecho primário que era morte ou sequela neurológica até três meses, porém reduziu a expansão do hematoma e melhorou a recuperação funcional, além de ter sido seguro.[12] Outro estudo clínico randomizado na qual a PA sistólica foi reduzida imediatamente (< 4,5 horas) de uma PA média de 200 mmHg para dois níveis diferentes de valores (140-170 mmHg *vs.* 110-139 mmHg), demonstrou que uma redução mais agressiva não trouxe nenhum benefício, mas maior índice de efeitos renais adversos.[13] Diante destas evidências, com exceção de pacientes com PA muito elevada (> 220 mmHg) que dispomos de muito poucos dados, não se recomenda a redução aguda da PA diante de pacientes com hemorragia cerebral aguda. A diretriz da AHA/ASA de 2018 comenta que, em indivíduos com AVE isquêmico, o nível ideal de PA a ser atingido e qual a classe do fármaco mais eficaz ainda são desconhecidos. Recomenda não reduzir a PA nas primeiras 24 horas após um acidente vascular encefálico de etiologia isquêmica, a não ser que tenha uma PA > 220/120 mmHg, ou seja, indivíduo acompanhado de outra comorbidade que justifique a intervenção medicamentosa. Para os pacientes elegíveis para terapia fibrinolítica, o nível de PA preconizado é de valores < 180/110 mmHg.[9,14]

As diferentes diretrizes não fazem recomendações específicas para nenhuma classe de fármaco como preferencial, para os pacientes portadores de um acidente vascular encefálico de etiologia hemorrágica, embora a maioria dos estudos clínicos tenha utilizado a nicardipina. O manuseio da PA destes pacientes é um desafio e a PA ideal a ser atingida ainda está indefinida pelos resultados conflitantes. O fármaco anti-hipertensivo ideal deve ser o que tem ação rápida, titulável, previsível e com eficácia. A clevidipina é o agente que mais se aproxima destas características, podendo também ser utilizados o labetalol, nicardipina e o fenoldopan. Medicações que aumentem a PA intracraniana ou piorem o edema cerebral devem se evitadas. Para níveis pressóricos sistólicos superiores a 220 mmHg e níveis pressóricos diastólicos inferiores a 140 mmHg, o fármaco preconizado é um betabloqueador. Se o nível pressórico diastólico for superior a 140 mmHg, utilizar o nitroprussiato de sódio.

Infarto agudo do miocárdio/angina instável

As síndromes coronarianas agudas frequentemente se acompanham de níveis pressóricos elevados em virtude de maior liberação de catecolaminas e ativação do sistema reni-na-angiotensina. Contudo, nem todos os pacientes com síndrome coronariana aguda e hipertensão são efetivamente hipertensos. Uma PA mantida maior que 180/110 mmHg associada a uma isquemia aguda do miocárdio caracteriza uma emergência hipertensiva e necessita uma internação e rápida intervenção medicamentosa com o objetivo de restaurar o fluxo e preservar o miocárdio. A sedação e a analgesia podem reduzir os níveis pressóricos, evitando o uso desnecessário de fármacos anti-hipertensivos, inclusive com efeitos deletérios. Não havendo contraindicações, os betabloqueadores são recomendados como a primeira opção pelos seus efeitos favoráveis na redução da frequência cardíaca e consumo de oxigênio, se deve se aguardar seu efeito anti-hipertensivo antes da utilização de outras medicações. Uma metanálise de 17 estudos clínicos na qual se verificou a eficácia dos bloqueadores dos canais de cálcio, administrados precocemente em portadores de síndrome coronária aguda com supra de ST, não demonstrou benefícios nos desfechos mortalidade e novos casos de infarto agudo do miocárdio, com tendência inclusive de aumento da mortalidade, nos que usaram a nifedipina sublingual, não se indicando nestas situações clínicas esta classe de fármaco. Nos casos em que a PA se mantém elevada, deve-se associar a nitroglicerina, sua ação vasodilatadora coronariana e venosa justifica seu uso e sugere doses mais elevadas para a redução do tônus arterial periférico. Na maioria dos casos o preconizado é uma redução da PA suave, não mais do que 20 a 25% em um período de até 2 horas.[15] A PA deve ser monitorizada para se evitar picos hipotensivos que podem ser mais maléficos que a própria elevação da PA.

- Posologia: nitroglicerina – 5 a 200 μg/minuto por via EV intravenosa.
- Preparo: nitroglicerina – uma ampola (5 mL) de 25 mg em 250 mL de SG a 5%. Iniciar com 5 mL/hora. Titular de acordo com os parâmetros clínicos (aumentar de 5-10 μg/minuto a cada 5-10 minutos). Não havendo resposta adequada, acrescentar o nitroprussiato de sódio na posologia já comentada.

Pré-eclâmpsia e eclâmpsia

A pré-eclâmpsia é definida pela American College of Obstetricians and Gynecologists (ACOG) como: a) PA sistólica ≥ 160 ou PA diastólica ≥ 110 mmHg confirmada após alguns minuto; ou b) uma PA ≥ 140/90 mmHg confirmada em duas medições com um intervalo de 4 horas, em uma mulher com uma PA previamente normal, após a vigésima semana de gestação. Adicionalmente deve também estar presente pelo menos uma das seguintes anormalidades: proteinúria, trombocitopenia, disfunção hepática, nova ou piora da disfunção renal, edema pulmonar ou distúrbios cerebrais ou visuais. A eclâmpsia é definida quando a paciente com pré-eclâmpsia desenvolve convulsões, podendo ocorrer durante o parto e até 2 semanas depois. O parto pode representar a cura da doença da mãe, mas não a do feto, que depende da sua maturação, gerando o dilema se o útero ou o berçário é o melhor local para o feto sobreviver.[9] A força tarefa do ESC 2018 sobre a doença cardiovascular durante a gestação considera uma elevação da PA ≥ 170/110 mmHg uma emergência hipertensiva e recomenda internação imediata, sendo que a seleção do fármaco anti-hipertensivo e sua via de administração depende da expectativa do parto.[16] Por outro lado, a ACOG considera emergência hipertensiva valores de PA ≥ 160/110 mmHg que persistam por mais que 15 minutos. O tratamento farmacológico com labetalol endovenoso, metildopa por via oral ou bloqueadores dos canais de cálcio devem ser iniciados. A administração da hidralazina endovenosa que era a preferencial no passado, atualmente não é a mais indicada por ter efeitos adversos perinatais com maior frequência que outros fármacos, porém no caso dos outros terem sido ineficazes pode ser utilizada por via intramuscular (IM) ou EV. Dois estudos clínicos recentes,[9] porém com poucos pacientes, demonstraram a eficácia e segurança da nifedipina por via oral, em uma posologia inicial de 10 mg, podendo ser repetida a cada 20 minuto caso a PA esteja ≥ 150 ou 100 mmHg em uma posologia máxima entre cinco doses. Assim, essa nova opção, eficaz e segura para mãe e feto, é recomendada como um fármaco de primeira opção, ao lado do labetalol e da hidralazina pela atualização da diretriz da ACOG de 2017.[9]

- Posologia:
  - Labetalol: 0,25-0,5 mg/kg, 2 a 4 mg/minuto até a meta da PA ser atingida após 5 a 20 mg/h.
  - Hidralazina: 5 mg EV ou IM, após 5-10 mg a cada 20-40 minutos até um total de 30 mg ou infusão contínua de 0,5-10 mg/hora.

O sulfato de magnésio deve ser utilizado nos casos de convulsão na dose de 4 a 6 g por via EV, lentamente, dissolvido em 100 mL de SG a 5% por 20-30 minutos, seguido por infusão contínua de 1-2 g/hora durante 24 horas. Convulsões recorrentes são tratadas com novo bolo de 2 g, EV, ou o aumento da infusão para 1,5-2 g/hora. Deve-se monitorizar a diurese, o reflexo patelar, a frequência respiratória e a saturação de oxigênio. O magnésio plasmático deve ser mantido entre 4-7 mEq/L e dosado na presença de insuficiência renal.

Na suspeita de intoxicação por sulfato de magnésio, deve ser utilizado gluconato de cálcio 1 g, EV (10 mL de solução a 10%) em 2 minutos.

Uma revisão sistemática da Cochrane[17] de intervenções farmacológicas nas emergências hipertensivas incluiu 15 estudos clínicos randomizados em 869 pacientes tratados com sete diferentes classes de fármacos e concluiu que havia insuficiência de dados para demonstrar qual classe de fármaco foi a mais eficiente em reduzir a morbidade e mortalidade.

Conduta nas urgências hipertensivas

A história natural das urgências hipertensivas a curto prazo é desconhecida, embora algumas diretrizes recomendem uma redução da PA em um período de 24 a 48 horas; no entanto, sem evidências científicas consistentes. Estudo clínico recente realizado na Cleveland Clinic em pacientes ambulatoriais, que preenchiam os critérios diagnósticos de urgência hipertensiva (elevação acentuada da PA e assintomáticos), demonstrou que a urgência foi uma entidade clínica comum, com baixa incidência de eventos cardiovasculares e sem benefício adicional com internação hospitalar.[18] Não existem evidências científicas de que a administração de fármacos anti-hipertensivos por via EV ou sublingual diminua o risco cardiovascular e mude a história natural da doença. Nesses casos, está preconizada a administração de fármacos anti-hipertensivos por via oral que serão mantidos cronicamente no tratamento da doença hipertensiva (Tabela 4). Deve-se dar preferência à associação de medicamentos, agendando nova avaliação num prazo máximo de sete dias. A Tabela 5 mostra as principais diferenças encontradas entre urgência e emergência hipertensiva.

Considerações finais

Na prática clínica, independente de se tratar de uma urgência ou emergência hipertensiva, a maioria dos pacientes recebe um tratamento de uma maneira heterogênea e empírica, pela falta de evidências científicas baseada em estudos clínicos randomizados. Apesar de dispormos de inúmeras opções farmacológicas, o nitroprussiato de sódio, por

Tabela 4	Fármacos de uso oral utilizados nas urgências hipertensivas			
Medicamento	Dose	Início da ação	Duração da ação	Eventos adversos e precauções
Nifedipina	5-10 mg, VO	5-15 minutos	3-5 horas	Cefaleia, palpitações, hipotensão prolongada
Captopril	6,25-25 mg VO ou SL (repetir após 1 hora S/N)	15-30 minutos	6-8 horas VO 2-6 horas SL	Hipotensão, insuficiência renal (na estenose da artéria renal bilateral), hipercalemia
Clonidina	0,1-0,2 mg, VO, h/h até 0,6 mg	30-60 minutos	6-8 horas	Hipotensão postural, sonolência, boca seca
Labetalol	100-200 mg, VO (repetir após 2-3 horas S/N)	30 minuto a 2 horas	2-12 horas	Broncoespamo, bloqueio atrioventricular, hipotensão ortostática
Prazosin	1-2 mg, VO (repetir após 1 hora S/N)	1-2 horas	8-12 horas	Síncope (1ª dose), taquicardia, hipotensão ortostática
Minoxidil	5-10 mg, VO (repetir após 4 horas S/N)	30 minuto a 2 horas	8-24 horas	Retenção de volume, taquicardia

SL: sublingual; S/N: se necessário; VO: via oral.

Tabela 5 Diagnóstico diferencial entre urgência hipertensiva e emergência hipertensiva

Urgência	Emergência
Nível pressórico elevado acentuado	Nível pressórico elevado acentuado
Sem lesão em órgão-alvo (LOA) aguda e progressiva	Sem LOA aguda e progressiva
Combinação medicamentosa oral	Combinação medicamentosa parenteral
Sem risco de morte iminente	Com risco de morte iminente
Acompanhamento ambulatorial precoce (7 dias)	Internação em UTI

agir em segundos e ser um potente vasodilatador arterial e venoso, ainda é a primeira opção na maioria dos serviços de emergência. Seu efeito adverso mais frequente é a intoxicação pelo tiocianeto, que costuma ocorrer mais comumente apenas em pacientes que tenham disfunção hepática ou renal e quando seu uso for maior que 48 a 72 horas.[19,20] Diuréticos não devem ser utilizados na maioria das emergências hipertensivas, com exceção do edema agudo de pulmão. O tratamento precoce desta entidade clínica com o fármaco mais indicado é crucial para a redução da morbidade e mortalidade, e sua abordagem clínica ainda é um desafio pela limitação científica.[9]

Resumo

A crise hipertensiva é uma situação clínica comum, caracterizada pelo aumento acentuado e sintomático da pressão arterial, podendo cursar com alta taxa de morbidade e mortalidade cardiovascular. É classificada em emergência e urgência hipertensiva. O quadro clínico de emergência hipertensiva difere da urgência hipertensiva por apresentar um risco de morte iminente devido à lesão estabelecida ou em desenvolvimento nos órgãos-alvo, especialmente coração, cérebro, rins e artérias. Emergência hipertensiva requer uma abordagem clínica que permita um diagnóstico correto e rápido do órgão-alvo comprometido. A intervenção terapêutica deve ser imediata, eficiente e individualizada para cada sistema envolvido, em geral com fármacos anti-hipertensivos por via endovenosa em unidade de terapia intensiva. Por outro lado, o paciente com urgência hipertensiva não apresenta lesão em órgão-alvo nem se encontra em maior risco de morte; portanto, o tratamento pode ser realizado com medicamentos anti-hipertensivos orais na sala de urgência. Este capítulo revisa as principais situações clínicas relacionadas à emergência hipertensiva, sua apresentação clínico-epidemiológica, bem como sua abordagem clínica e terapêutica.

Referências bibliográficas

1. The fifth report of the Joint National Committee on Detection, Evaluation, and Treatment of High Blood Pressure (JNC V). Arch Intern Med 1993;153(2):154-83.
2. Chobanian AV, Bakris GL, Black HR, Cushman WC, Green LA, Izzo JL Jr, et al. The Seventh Report of the Joint National Committee on Prevention, Detection, Evaluation, and Treatment of High Blood Pressure. The JNC 7 Report. JAMA. 2003;289 (19):2560-72.
3. Whelton PK, Carey RM, Aronow WS, Casey DE Jr, Collins KJ, Dennison Himmelfarb C, et al. 2017 ACC/AHA/AAPA/ABC/ACPM/AGS/APhA/ASH/ASPC/NMA/PCNA Guideline for the prevention, detection, evaluation, and management of high blood pressure in adults: a report of the American College of Cardiology/American Heart Association Task Force on Clinical Practice Guidelines. Hypertension. 2018;71(6):e13-e115.
4. Malachias MVB, Barbosa ECD, Martim JF, Rosito GBA, Toledo JY, Passarelli O Jr. 7th Brazilian Guideline of Arterial Hypertension. Chapter 14 - Hypertensive crisis. Arq Bras Cardiol. 2016;107(3 Suppl 3):79-83.
5. Pinna G, Pascale C, Fornengo P, Arras S, Piras C, Panzarasa P, et al. Hospital admissions for hypertensive crisis in the emergency departments: a large multicenter italian study. PLOS ONE. 2014;9(4):e93542.
6. Martin JF, Higashiama E, Garcia E, Luizon MR, Cipullo JP. Profile of hypertensive crisis: prevalence and clinical presentation. Arq Bras Cardiol. 2004;83(2):131-36.
7. Vilela-Martin JF, Vaz-de-Melo RO, Kuniyoshi CH, Abdo AN, Yugar-Toledo JC. Hypertensive crisis: clinical-epidemiological profile. Hypertens Res. 2011;34(3):367-71.
8. Van den Born BH, Lip GYH, Brguljan-Hitij J, Cremer A, Segura J, Morales E, et al. ESC Council on hypertension position document on the management of hypertensive emergencies. Eur Heart J Cardiovasc Pharmacother. 2019;5(1):37-46.
9. Watson K, Broscious R, Devabhakthuni S, N Zachary RN. focused update on pharmacologic management of hypertensive emergencies. Cur Hypertens Rep. 2018;20:56.
10. Aronow WS. Treatment of hypertensive emergencies. Ann Transl Med. 2017;5(suppl 1):S5.
11. Williams B, Mancia G, Coca A, Ruilope L, et al. 2018 ESH/ESC Guidelines for the management of arterial hypertension: the Task Force for the Management of Arterial Hypertension of the European Society of Hypertension (ESH) and of the European Society of Cardiology (ESC). Eur Heart J. 2018;39:3021-104.
12. Anderson CS, Heeley E, Huang Y, Wang J, Stapf C Delcourt C, et al. INTERACT2 Investigators. Rapid blood pressure lowering in patients with acute cerebral hemorrhage. N Eng J Med. 2013;368:2355-65.
13. Qureshi AI, Palesch YY, Barsan WG, Hanley DF, Hsu CY, Martin RL, et al. Intensive blood pressure lowering in patients with acute cerebral hemorrhage. N Eng J Med. 2016;375:1033-43.
14. Powers WJ, Rabinstein AA, Ackerson T, Adeoye OM, Bambakidis NC, Becker K, et al. 2018 Guidelines for the early management of patients with acute ischemic stroke: a guideline for health professionals from the American Heart Association/American Stroke Association. Stroke. 2018;49(3):e46-e110.
15. Tocci G, Figliuzzi I, Presta V, Miceli F, Citoni B, Coluccia R, et al. Therapeutic Approach to Hypertension Urgencies and Emergencies During Acute Coronary Syndrome. High Blood Press Cardiovasc Prev. 2018;25(3):253-9.
16. Regitz-Zagrosek V, Roos-Hesselink JW, Bauersachs J, Blomström-Lundqvist C, Cífková R, De Bonis M, et al. 2018 ESC Guideline for the management of cardiovascular diseases during pregnancy. Eur Heart J. 2018;39(34):3165-241.
17. Perez MI, Musini VM. Pharmacological interventions for hypertensive emergencies: a Cochrane systematic review. J Hum Hypertens. 2008;22:596-607.
18. Patel KK, Young L, Howell EH, Hu B, RuteckiG, Thomas GR, et al. Characteristics and outcomes of patients presenting with hypertensive urgency in the office setting. JAMA. 2016;176(7):981-8.
19. Praxedes JN, Santello JL. Emergências e urgências hipertensivas. In: Brandão AA, Amodeo C, Nobre F, Fuchs FD, eds. Hipertensão. Rio de Janeiro: Elsevier; 2006. p. 375-90.
20. Vilela-Martin JF, Ribeiro JM. Urgências e emergências hipertensivas. In: Moreira MCV, Montenegro ST, Paola AAV (eds). Livro-texto da Sociedade Brasileira de Cardiologia. 2ª ed. Barueri: Manole; 2015. p. 922-30.

Desafios para o uso das terapias de reperfusão no acidente vascular cerebral isquêmico agudo

Alexandre Pieri
Viviane Vedana
Ayrton Massaro

Pontos-chave

- Tratamento dos pacientes com acidente vascular cerebral (AVC) em unidades especializadas reduz significativamente a mortalidade, a incapacidade funcional, comparativamente ao tratamento em unidades hospitalares não especializadas.
- Para os pacientes com diagnóstico de AVC isquêmico agudo concomitante ao infarto agudo do miocárdio é razoável realizar o tratamento com rtPA IV na dose apropriada seguido de angioplastia coronariana percutânea e implante de *stent*, caso indicado.
- Após o tratamento com trombólise intravenosa e/ou trombectomia mecânica, há necessidade de rígido controle hemodinâmico do paciente para evitar complicações relacionadas com a reperfusão arterial. Desta forma, o conceito de neuroproteção retorna após inúmeros ensaios clínicos com resultados desfavoráveis.

Introdução

A cada ano nos Estados Unidos cerca de 795.000 indivíduos apresentam um acidente vascular cerebral (AVC), sendo que 610.000 destes sofrem um primeiro evento, e os demais um evento recorrente.[1] A grande maioria dos eventos são isquêmicos (87%), contudo esta proporção entre AVC isquêmico e hemorrágico pode variar em regiões do mundo, onde há uma grande disparidade socioeconômica da população, influenciando o acesso à saúde e controle dos fatores de risco vascular, em particular da hipertensão arterial.[1]

Os pacientes sobreviventes geralmente apresentam uma importante incapacidade funcional relacionada às sequelas neurológicas, aumentando o custo social desta doença, que deve ser enfrentada como um problema de saúde pública.[2] É o que enfrenta o Brasil neste momento, que apesar de alguns estudos demonstrarem progressivo declínio da taxa de mortalidade nos pacientes com AVC nos últimos anos, o número de sobreviventes com incapacidade funcional tem aumentado proporcionalmente.[2,3]

Conceitos básicos: a penumbra isquêmica e a recanalização arterial

Os dois conceitos fundamentais para alcançarmos com sucesso a reperfusão da área isquêmica encefálica são os conceitos de zona de penumbra e de oclusão arterial aguda, presentes frequentemente nas primeiras horas do AVC isquêmico agudo. Há diferentes definições para a penumbra isquêmica, mas a definição clínica mais relevante é a de um território arterial ocluído com uma área isquêmica encefálica associada a uma redução significativa do fluxo sanguíneo local, que pode ser potencialmente reversível dentro de um determinado intervalo de tempo.[4] A redução da área do infarto cerebral depende, além da recanalização precoce, da manutenção do fluxo sanguíneo por colaterais, da topografia do infarto e do território arterial envolvido.

Enquanto o tempo pode prever a extensão do infarto cerebral na fase aguda, sabemos desde a década de 1990 que durante uma oclusão arterial intracraniana a janela terapêutica pode apresentar uma variação individual, a depender de alguns fatores citados previamente, como o suprimento colateral.[5] Evidências obtidas em recentes ensaios clínicos indicam que a "penumbra isquêmica estendida" pode estar presente em determinados pacientes com AVC isquêmico.[6]

Organização do atendimento ao paciente com AVC na fase aguda

A trombólise intravenosa com rtPA tornou-se, há mais de 20 anos, o primeiro tratamento baseado em evidência que influenciou a melhora do prognóstico dos pacientes com AVC isquêmico agudo.[7] Com este resultado, foi necessário realizar uma reorganização radical de todo o atendimento emergencial dado a estes pacientes, bem como criar centros especializados que lideraram a modificação deste atendimento nos seus países durante os primeiros anos do uso desta terapêutica, e influenciaram uma mudança de atitude dos Ministérios da Saúde em todo o mundo, incluindo no Brasil.

Ao avaliarmos a viabilidade do tratamento da fase aguda do AVC isquêmico, temos de levar em consideração a dependência direta do conhecimento da população para os principais sinais de alerta desta condição clínica, assim como da agilidade dos serviços de emergência, tanto pré-hospitalar como hospitalar, com equipes preparadas e treinadas para o tratamento destes pacientes.[8] Estes serviços devem estar integrados, desde o momento da identificação do paciente pelos sinais de alerta até a finalização do seu tratamento hospitalar, em um processo horizontal, onde o paciente deve ser o centro da atenção durante todo o tratamento.

Há necessidade do envolvimento das autoridades de saúde pública, para que uma organização regional de atendimento seja implementada, sem a qual manteremos a dificuldade de acesso da população às opções terapêuticas da fase aguda do AVC isquêmico, tanto para pacientes públicos como privados. Os programas devem ser projetados para o acesso universal da população, levando-se em consideração as graves disparidades socioeconômicas e étnicas de cada país.[9]

Em 2001, a American Heart Association lançou o programa *Get With the Guidelines* para melhorar a qualidade do atendimento ao paciente com AVC agudo e reduzir as possíveis disparidades deste tratamento nos hospitais americanos. Logo após, foi introduzido um novo conceito para integrar os cuidados a estes pacientes em uma longa cadeia que incluía componentes para que o sistema agisse interligado desde as ações para a prevenção primária, como educação para as comunidades, até a priorização da notificação e resposta dos serviços médicos de emergência aos pacientes com AVC durante a fase aguda e, por fim, incluindo nesta cadeia, o conceito de reabilitação precoce (Figura 1). Assim foi inaugurada uma nova era do atendimento ao paciente com AVC agudo, com reorganização dos serviços hospitalares e inclusão do serviço pré-hospitalar, com um atendimento organizado durante a fase aguda. Isto possibilitou o desenvolvimento de certificações aos centros de AVC, qualificando os centros com níveis de complexidade, padronizando as condutas iniciais para estender o atendimento a nível nacional, desde o rápido reconhecimento dos sinais de AVC agudo até o transporte a

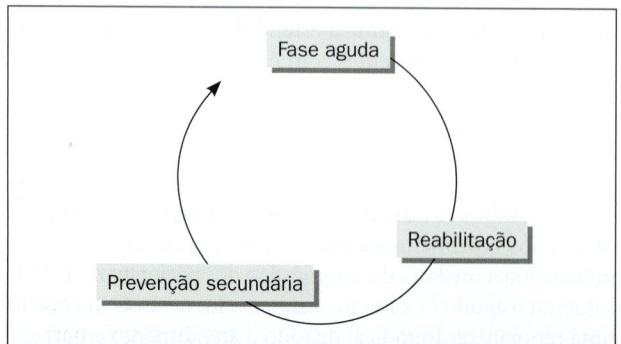

Figura 1 Centro integrado de tratamento do acidente vascular cerebral.

centros médicos qualificados, mantendo metas nacionais para a redução da incapacidade funcional. Recentemente no Brasil, um desenho de estudo similar, para avaliar o uso das práticas baseadas em evidência, foi desenvolvido em nosso meio, com o nome *BRIDGE-Stroke* (*Brazilian Intervention to increase Evidence Usage in Practice-Stroke*), que recentemente divulgou resultados satisfatórios em congresso internacional.[10]

As evidências recentes trazidas pelos vários estudos com trombectomia mecânica para o tratamento do AVC isquêmico agudo e a consequente extensão da janela terapêutica obrigaram os sistemas de atendimento a aperfeiçoarem ainda mais a integração entre os vários serviços, criando novas oportunidades, como a telemedicina, que tem contribuído para o atendimento de pacientes que tinham a distância como limite ao tratamento de reperfusão, aumentando a possibilidade do uso de trombólise IV e realizando uma ponte para o acesso à trombectomia mecânica. Estas evidências levaram as redes de hospitais qualificados a se organizarem com diferentes níveis de atendimento, mantendo um rápido atendimento inicial a estes pacientes e oferecendo a possibilidade da transferência para que o tratamento mais qualificado possa ser oferecido nos centros que contam com a trombectomia mecânica.[11]

Embora os centros primários de atendimento ao AVC estejam preparados para utilizar a trombólise IV, o aumento do uso da trombectomia mecânica abriu um debate recente sobre a oportunidade de direcionar estes pacientes aos centros mais qualificados, em detrimento do atendimento inicial no centro primário. Um registro (STRATIS) demonstrou que a transferência inter-hospitalar dos pacientes com AVC agudo foi associada a um atraso significativo no tratamento, levando a menor chance de desfecho favorável.[12] Desta forma, devem ser desenvolvidas estratégias locais para facilitar a rápida identificação dos pacientes com oclusão de grandes artérias e, se possível, o rápido transporte direto aos centros especializados com capacidade para realizar a trombectomia mecânica.

Atendimento pré-hospitalar

Quando houver a suspeita de um AVC, devemos priorizar o rápido transporte deste paciente para o hospital mais próximo e qualificado para o tratamento da fase aguda. O transporte por ambulância reduz o tempo de chegada ao serviço de emergência, assim sendo, os acompanhantes devem chamar o serviço de resgate hospitalar que for mais rápido, público (SAMU – 192) ou privado. Mudanças recentes nos principais protocolos internacionais introduziram um novo conceito, a importância de gerenciamento da fase aguda do AVC na fase pré-hospitalar, na qual as principais decisões tomadas determinam o sucesso do tratamento hospitalar. Um sistema pré-hospitalar eficiente pode modificar o desfecho final do paciente, tanto pela rapidez do atendimento como pelo estabelecimento precoce de medidas de suporte clínico essenciais nesta fase do tratamento. Além disto, as informações obtidas neste atendimento precoce ajudam a mobilizar as equipes e os recursos hospitalares, diminuindo o tempo de permanência do paciente nas unidades de emergência, com rápido transporte para a tomografia de crânio (TC), que é o principal método diagnóstico de escolha utilizado inicialmente pela maioria dos serviços, além de ser o local indicado para o início da trombólise IV. O horário do início do AVC, relatado pelos familiares ou por testemunhas e a história clínica, com especial atenção para a avaliação dos sintomas principais e a evolução do quadro clínico, são fundamentais para a correta indicação terapêutica. Assim sendo, os códigos AVC, que são desencadeados atualmente na maioria dos hospitais brasileiros durante a chegada do paciente ao serviço de emergência apenas após o reconhecimento durante a triagem, devem modificar seu sistema e identificar o paciente previamente por meio, da priorização das informações e dos serviços pré-hospitalares; esta estratégia contribuirá para reduzir ainda mais o intervalo de tempo para o início da trombólise IV.

Em vários centros de AVC ao redor do mundo foi recentemente introduzido no ambiente pré-hospitalar o uso de unidades móveis para o atendimento do AVC agudo (UM-AVC).[13] Estas unidades são ambulâncias equipadas com uma TC portátil, conectadas pela telemedicina aos centros especializados de atendimento ao paciente com AVC agudo. Desta forma, é possível não somente selecionar precocemente o paciente candidato à trombólise IV, confirmado pela imagem, mas também iniciar o tratamento de reperfusão ainda na fase pré-hospitalar, possibilitando a continuação do tratamento, a depender das informações pré-hospitalares, para o hospital mais adequado e equipado para receber este paciente.

Atendimento hospitalar

As equipes médicas e de profissionais de saúde, envolvidas no atendimento hospitalar destes pacientes, devem estar interligadas e treinadas para utilizar um código para ativação conjunta, o Código AVC. Este sistema integra os serviços hospitalares, inclusive o pré-hospitalar, para permitir a rápida identificação, notificação e transporte do paciente com AVC agudo nas primeiras 24 horas. O atendimento hospitalar integrado inicialmente deve ocorrer na unidade de emergência com uma equipe familiarizada com o protocolo de AVC agudo. Toda a informação coletada deve ser direcionada diretamente, desde o atendimento pré-hospitalar, para o médico que irá tomar a decisão final do tratamento, devendo-se evitar setorização das decisões terapêuticas. A equipe do Código AVC deve ser integrada por um telefone interno e estar disponível 24 horas por dia, durante os 7 dias da semana em regime de plantão hospitalar. Este sistema deve ser divulgado a todos, com um número ou código, a ser utilizado por todos os profissionais do hospital, desta forma o sistema estará ciente de um possível AVC o mais breve possível, incluindo aqueles que ocorrem durante a hospitalização.

Está comprovado que o tratamento dos pacientes com AVC em unidades especializadas reduz significativamente a mortalidade, a incapacidade funcional, comparativamente ao tratamento em unidades hospitalares não especializadas.[14] Estas unidades de AVC caracterizam-se por um quadro diferencial e treinado de profissionais de saúde, com equipe de enfermagem, fonoaudiólogos, fisioterapeutas, farmacêuticos, psicólogos, médicos plantonistas e um neurologista, que deve coordenar a equipe, para que haja uma abordagem multidisciplinar ao tratamento do paciente com AVC. Logo após o tratamento de reperfusão arterial, o paciente deverá ser encaminhado para uma unidade de vigilância específica, quer seja uma unidade de AVC, ou mesmo uma unidade intensiva neurológica, para os casos em que haja uma instabilidade hemodinâmica e neurológica. Há no Brasil algumas unidades mistas, cardíacas e neurológicas, que em conjunto podem oferecer um diferencial a estes pacientes, já que muitas das etiologias associadas ao AVC são de origem cardíaca e muitos dos pacientes cardíacos apresentam complicações neurológicas.

Sinais de alerta

O diagnóstico clínico de AVC deve ser considerado sempre quando houver um início súbito de déficit neurológico focal ou alteração do nível de consciência. Geralmente o paciente apresenta um déficit motor em um dimidio, podendo ou não estar associado a uma dificuldade da fala com disartria e/ou disfasia; sintomas visuais são menos frequentes, mas podem indicar a presença de uma hemianopsia ou diplopia. Alteração do equilíbrio súbita também deve ser um sinal de alerta, principalmente levando-se em consideração outros sinais ou sintomas que acompanham as síndromes da circulação vertebrobasilar. O erro no reconhecimento pode impedir não somente o diagnóstico, mas a oportunidade das terapias tempo-dependentes.

Geralmente o paciente, seus familiares ou amigos próximos identificam os sinais de alerta de um provável AVC, que na maioria das vezes ocorre dentro da própria residência ou no local de trabalho. Sem esta identificação, todo o processo que irá beneficiar o paciente não é desencadeado. Entre as dificuldades para a identificação dos sinais de alerta encontra-se também a incapacidade funcional do paciente durante a fase aguda do AVC. Assim sendo, programas educacionais para a população são de extrema importância para qualificar estes sinais como emergência médica. Qualquer dificuldade nesta fase irá retardar a oportunidade do tratamento adequado, dependente de uma janela terapêutica, em que o tempo de início dos sintomas até o tratamento é fundamental para um desfecho favorável. As escalas de avaliação pré-hospitalar foram desenvolvidas inicialmente para a identificação do paciente com AVC agudo e, mais recentemente, em decorrência do avanço do tratamento endovascular, também incluíram a sua gravidade, para identificar os pacientes com oclusão de grande artéria. Entre elas podemos destacar as seguintes: *Los Angeles Prehospital Stroke Screen*, *Rapid Arterial Occlusion Evaluation Scale*, *Cincinnati Stroke Triage Assessment Tool*. Nos Estados Unidos existe o acrônimo F.A.S.T. (*face drooping, arm weakness, speech difficult, time to call emergency service*), que é utilizado para a educação populacional e incorporado pelas equipes multiprofissionais no atendimento do paciente com AVC agudo. Análises recentes demonstraram que a simples adição do item desvio do olhar conjugado na escala F.A.S.T. levou a um aumento significativo da seleção de pacientes com oclusão de grande artéria (artéria carótida interna terminal, segmento M1 da artéria cerebral média).[15] A escala SAVE (*Speech Arm Vision Eyes*) é uma escala simples capaz de predizer, tanto quanto as escalas mais complexas, quais pacientes podem apresentar uma oclusão de grande artéria.[16] Contudo, a grande maioria destas escalas limitam a inclusão do AVC de circulação posterior.

Diagnóstico diferencial de AVC na fase aguda

Entre os pacientes que recebem um provável diagnóstico inicial de AVC nos serviços de emergência, uma percentagem significativa pode simular o diagnóstico clínico de AVC – *stroke mimics*.[17] Muitos destes diagnósticos podem ser esclarecidos com um simples exame para avaliar a glicemia, enquanto outros são afastados apenas com a utilização de métodos de imagem, como os tumores cerebrais. A redução isolada do nível de consciência raramente está presente no início do AVC. As crises epilépticas, principalmente quando associadas a um fenômeno deficitário, podem oferecer alguma dúvida inicial ao diagnóstico, no entanto, podem aumentar a dificuldade se estiverem presentes em conjunto com o AVC agudo. Outras condições clínicas, como intoxicação exógena, distúrbios metabólicos, doenças desmielinizantes, síncope, enxaqueca, encefalopatia hipertensiva e paralisia de nervo periférico, podem também ser confundidas com AVC. Apesar da trombólise IV parecer ser segura nos casos de *stroke mimics*, este fato deve ser um alerta para a equipe de emergência.[17] Uma outra consideração de alerta às equipes de emergência deve ser os pacientes com AVC isquêmico agudo não diagnosticados pelo serviço, geralmente por apresentarem sintomas não motores.[19]

A diferenciação entre AVC isquêmico e hemorrágico durante a fase aguda precisa ser realizada para prosseguirmos com o tratamento específico, que somente poderá ser realizada por meio dos métodos de neuroimagem, como a TC. Os pacientes com AVC hemorrágico geralmente apresentam mais frequentemente cefaleia, vômitos e crises epilépticas no início do quadro clínico, além de importantes alterações do nível de consciência e dos níveis pressóricos em comparação aos pacientes com AVC isquêmico agudo.[20] Os pacientes com AVC hemorrágico também se beneficiam com a organização do atendimento ao paciente com AVC isquêmico agudo, permitindo uma ação precoce no manejo dos parâmetros clínicos destes pacientes, como a pressão arterial.

Suporte clínico e neurológico inicial na emergência

Inicialmente, algumas condutas básicas devem ser tomadas, mesmo antes que sejam realizados exames que definam o diagnóstico, com o objetivo de prevenir possíveis complicações e evitar a progressão do quadro neurológico inicial, comprometendo o prognóstico do paciente. Devemos acessar rapidamente os sinais vitais, e observar se há estabilidade hemodinâmica e respiratória.[8] Doenças coronariana e periférica são frequentes, muitos são hipertensos e/ou diabéticos.

Os níveis pressóricos devem ser avaliados inicialmente em ambos os membros superiores, para colaborar no diagnóstico de situações clínicas críticas, como a dissecção da aorta. Em conjunto deve ser ainda avaliada a glicemia capilar. O ECG deve ser realizado em todos os pacientes, não somente para a identificação de possíveis arritmias cardíacas como a fibrilação atrial, mas em algumas situações detectar sinais de infarto do miocárdio concomitante ao quadro de AVC isquêmico agudo.

Acessos venosos devem ser rapidamente obtidos (pelo menos dois acessos separados), com infusão de solução salina, evitando soluções glicosadas neste momento inicial. Neste momento deve se aproveitar para a coleta de exames laboratoriais que devem incluir apenas os importantes para esta fase como: hematócrito, dosagem de plaquetas, glicemia, TP com RNI e creatinina. Importante lembrar que não há limitação para a continuação do tratamento a depender do resultado destes exames, exceto quando houver um sinal de alerta na história clínica do paciente, como uso de anticoagulantes.

As informações iniciais vitais e básicas obtidas previamente devem ser revisadas neste momento pela equipe médica e de enfermagem, como a hora do início dos sintomas, ou o último momento em que o paciente se encontrava normal, afastar a presença de trauma ou cirurgia de grande porte recente (< 3 meses), avaliar se houve crises epilépticas concomitante ao início do quadro agudo, e se o paciente está em uso de algum medicamento especial, em particular, dos anticoagulantes.

Pressão arterial

O manejo da pressão arterial irá depender se o paciente for candidato a terapia de reperfusão. Geralmente os níveis pressóricos estão elevados na fase inicial da avaliação do paciente com AVC isquêmico, e estes não devem ser modificados, a não ser que atinjam níveis superiores a 220/120 mmHg.[8] Contudo, se houve indicação de trombólise IV e/ou trombectomia mecânica, os níveis de pressão arterial devem ser mantidos < 185/110 mmHg. Muito frequentemente, os níveis pressóricos estão elevados, mantendo um suprimento colateral adequado em pacientes com AVC isquêmico agudo, e associados a uma oclusão ou estenose de grandes artérias. Após a recanalização arterial há geralmente uma queda abrupta da pressão arterial até a sua normalização, no entanto, naqueles que não reperfundiram, os níveis elevados são correlacionados a um desfecho desfavorável. Assim, a relação dos níveis pressóricos na fase aguda do AVC isquêmico é dependente da recanalização arterial, sendo que a redução da pressão arterial pode ser inadequada antes do tratamento de reperfusão.[21] Após a infusão do rtPA IV, níveis elevados de pressão arterial, fora do recomendado, são associados a um prognóstico desfavorável relacionado ao aumento do risco de hemorragia intracraniana.[22] Os medicamentos anti-hipertensivos de escolha são geralmente de meia-vida curta e intravenosos. Muitos dos anti-hipertensivos incluídos nas diretrizes internacionais ainda não são disponíveis no Brasil. As Diretrizes da Academia Brasileira de Neurologia incluíram nas suas recomendações alguns anti-hipertensivos similares e disponíveis no país, como o esmolol.[23] Dificilmente os pacientes com AVC isquêmico apresentam hipotensão arterial ou choque na fase aguda do AVC isquêmico, mas nestes casos, outras causas podem estar associadas, como por exemplo, infarto agudo do miocárdio ou dissecção da aorta. Nestes pacientes, geralmente o evento isquêmico está associado inicialmente a um mecanismo hemodinâmico e flutuante.

Escala de AVC do NIH

Os pacientes com suspeita de AVC devem ser avaliados quanto ao seu déficit neurológico de uma maneira que esta avaliação possa ser reproduzida por outros profissionais de saúde que atuam nos serviços de emergência. Desta forma foi desenvolvida a escala de AVC do NIH, cuja tradução está inserida nas Diretrizes da Academia Brasileira de Neurologia, para o uso nos pacientes com AVC isquêmico agudo, em particular naqueles submetidos ao tratamento trombolítico.[24] A certificação para o uso desta Escala deve ser adquirida realizando-se treinamento, que deve ser repetido em intervalos de tempo para toda a equipe. O escore da escala de AVC do NIH pode variar de 0, quando não há déficit neurológico documentado pela escala, até 42 (paciente tetraplégico e em coma). A escala de AVC do NIH tem um viés para a avaliação motora e a topografia da artéria cerebral média; nem sempre o escore 0 desta escala significa ausência de AVC, um exame neurológico completo deve ser realizado naqueles casos que apresentem uma queixa aguda de déficit neurológico sem alteração no exame realizado por meio da escala de AVC do NIH, como é o caso de pacientes com vertigem aguda e ataxia sem dismetria. O AVC isquêmico da circulação anterior pode ainda ser classificado quanto a sua gravidade utilizando-se os escores desta escala: leve < 6, moderado 6-13, e grave > 13.

Disfagia

A disfagia é uma condição neurológica comum e subdiagnosticada durante a fase aguda do AVC isquêmico, em particular naqueles infartos localizados na circulação posterior. O risco de pneumonia é conhecido e compromete o prognóstico. O paciente deve permanecer em jejum até que seja admitido em uma unidade de cuidados intensivos, onde deverão ser realizados testes de triagem padronizados pela equipe.

Neuroimagem na fase aguda do AVC isquêmico

A familiaridade com muitas das técnicas que iremos descrever adiante é importante para a decisão terapêutica do neurologista ou médico envolvido no tratamento do paciente com AVC isquêmico agudo.

Tomografia de crânio

A TC sem contraste é utilizada frequentemente na avaliação inicial do paciente que apresenta uma suspeita diagnóstica de AVC isquêmico agudo, principalmente para excluir hemorragia intracraniana ou outros diagnósticos menos frequentes, como tumores intracranianos. Mais recentemente, a angiografia por TC foi introduzida, como parte do protocolo inicial de imagem, para selecionar pacientes com oclusão de grandes artérias, que têm indicação de trombectomia mecânica.

A TC deve ser analisada por examinador treinado em observar sinais discretos de isquemia. Entre estes sinais sugestivos de isquemia destacam-se o apagamento dos sulcos corticais e a perda de definição dos núcleos da base ou dos limites da região córtico-subcortical. O sinal da artéria cerebral média hiperdensa representa a presença de trombo ou êmbolo intra-arterial. A extensão e intensidade das lesões isquêmicas agudas devem ser avaliadas cuidadosamente, pois podem representar contraindicação ao tratamento para a trombólise IV. A maioria dos centros de AVC utiliza as imagens da TC na triagem de pacientes com AVC, e incluem o escore tomográfico ASPECTS (*Alberta Stroke Early Score*) para estimar a extensão do infarto estabelecido. Há uma versão deste escore tomográfico para avaliar os pacientes com AVC isquêmico da circulação posterior (pc-ASPECTS). O ponto de corte do escore ASPECTS para os pacientes com AVC isquêmico da circulação anterior, que indicaria o tamanho da área isquêmica e que é usado com um fator limitante a trombectomia mecânica, tem sido questionado após as recentes diretrizes da American Stroke Association.[8] Há casos com ASPECTS ≤ 5, que apesar de não serem incluídos de acordo com os ensaios clínicos, apresentam-se em uma janela terapêutica adequada e com imagem de perfusão favorável.[25]

Os protocolos completos utilizam a avaliação multimodal incluindo a TC, a angiografia por TC e o estudo perfusional pela TC. A principal desvantagem dessa abordagem é o tempo necessário para conduzir as sequências de imagens. Há recomendações (ESO-ESMINT) que não indicam o uso da TC de perfusão nos pacientes submetidos a trombectomia mecânica dentro da janela terapêutica de 6 horas.[26] No entanto, a inclusão do estudo perfusional permite que vários aspectos da perfusão cerebral sejam determinados durante a fase aguda do AVC isquêmico, em particular na identificação do tecido cerebral com hipoperfusão em pacientes que se apresentam com janela terapêutica elevada e, portanto, em risco de infarto.

Na aquisição da perfusão pela TC, há uma análise do tecido encefálico durante a infusão intravenosa do meio de contraste iodado. À medida que o contraste flui através da região do encéfalo analisada é formada uma curva de atenuação tempo-dependente associada às fases de aumento relativo, pico e diminuição da rádio-densidade, medida em unidades de Hounsfield. Desta forma, por meio de mapas paramétricos, podemos quantificar o fluxo sanguíneo cerebral (*cerebral blood flow* – CBF), volume sanguíneo cerebral (*cerebral blood volume* – CBV), tempo para o pico de realce (*time to peak* – TTP), tempo de trânsito médio (*mean transit time* – MTT) e a permeabilidade capilar. O déficit de perfusão cerebral no AVC isquêmico agudo pode ser caracterizado por uma diminuição do CBF e um aumento do TTP e MTT. O núcleo do infarto é caracterizado pela diminuição significativa do CBV e CBF, enquanto na penumbra, o CBV é preservado.[27] A perfusão de fluxo pode também ocorrer após o infarto agudo, nas áreas de reperfusão com CBV e CBF elevados.[28] O uso da TC de perfusão com programas automatizados, para analisar o núcleo do infarto e a zona de penumbra, através de parâmetros estabelecidos, pode ser útil durante a fase aguda do AVC isquêmico. Esses programas têm a vantagem de aumentar a reprodutibilidade inter-observador, garantindo que os limiares validados sejam utilizados. Contudo, não se deve confiar apenas nestes resultados, mas também nas imagens fontes para garantir que não houve erro de interpretação com imagens de baixa qualidade técnica, ou mesmo patologias concomitantes. A sensibilidade da TC de perfusão para os infartos de circulação posterior é menor do que para os infartos hemisféricos, e pode ainda ter uma resolução espacial relativamente limitada para identificar infartos de pequenas artérias.[29]

A angiografia por TC permite a rápida identificação da oclusão de grande artérias, sendo o método utilizado para a seleção dos pacientes indicados para a trombólise mecânica. A imagem do trombo pode ser útil para analisar o prognóstico da recanalização arterial durante a trombectomia. O comprimento e a extensão do coágulo intra-arterial parecem oferecer maior risco de complicações embólicas distais durante o procedimento.[30] Um suprimento colateral adequado poderá manter a adequada perfusão tecidual por um tempo maior,[31] desta forma, a mensuração do suprimento colateral por escalas quantitativas ou qualitativas pode ser utilizada para prever o prognóstico dos pacientes com AVC isquêmico agudo.[32,33] Além disso, o grau de suprimento colateral pode colaborar na seleção do paciente para a trombectomia mecânica.[8]

Os resultados expressivos obtidos nos ensaios clínicos utilizando a trombectomia mecânica para a reperfusão de oclusão de grandes artérias da circulação anterior, em particular naqueles pacientes com janela terapêutica entre 6 e 24 horas, são associados a melhor seleção por meio de métodos multimodais de neuroimagem, nos quais não somente é confirmada a oclusão arterial, mas também o tecido cerebral em risco de infarto. Isto foi confirmado recentemente nas publicações dos ensaios clínicos DEFUSE-3 e DAWN.[34,35] Estes dois estudos mostraram as vantagens e a necessidade atual de se estratificar os pacientes baseando-se no perfil individual de progressão da isquemia cerebral em detrimento do tempo.

Ressonância magnética

Apesar da RM poder fornecer estimativas acuradas da zona de penumbra, a sua utilização na prática dos serviços de emergência não é universal, tornando este método menos disponível. Contudo, é importante ressaltar que recente comparação entre a TC e RM na fase aguda do AVC isquêmico demonstrou que apesar das diferenças entre as dificuldades técnicas, os pacientes selecionados pela RM apresentaram menor risco de hemorragia intracraniana sintomática.[36] Além disto, a RM tem melhor acesso à circulação posterior, prejudicado nas avaliações tomográficas. Assim sendo, naqueles centros onde há a disponibilidade dos dois métodos, deve-se priorizar a TC, contudo, nos casos em que há limitações da TC para a decisão, a RM deve ser uma opção.[36]

Trombólise intravenosa

É importante lembrar que no final da década de 1980 não havia o conhecimento atual sobre qual seria a melhor via de acesso para o uso da trombólise, a intra-arterial ou intravenosa, nem qual seria o melhor trombolítico a ser utilizado. No entanto, um grupo no Japão e outro na Alemanha já apresentavam resultado dos seus estudos com o uso intra-arterial da trombólise em pacientes com AVC isquêmico agudo envolvendo tanto o território carotídeo como o vertebrobasilar. No Brasil, um grupo desenvolveu um protocolo que se iniciou antes mesmo da publicação do ensaio clínico NINDS, apesar dos poucos casos apresentados na publicação; esta foi a primeira experiência da América Latina com o tratamento trombolítico em pacientes com AVC isquêmico agudo.[37]

O ensaio clínico do NINDS desafiou o conhecimento da época e simplificou a necessidade do uso de angiografia cerebral para documentação da oclusão arterial e utilizou apenas uma tomografia de crânio sem contraste, tendo em vista a necessidade do uso do rtPA IV dentro de uma janela terapêutica restrita de 3 horas.[38] Desta forma, otimizou a possibilidade de se reverter o déficit neurológico pela maior chance de haver penumbra isquêmica, além de minimizar os riscos de transformações hemorrágicas. A administração durante as 3 primeiras horas proporcionou uma chance de independência funcional. Esta probabilidade tempo-dependente da janela terapêutica foi confirmada em uma análise de vários ensaios clínicos realizados posteriormente com o uso de rtPA IV para a recanalização arterial, cada atraso em 1 hora na reperfusão foi associado a uma menor capacidade de se obter um desfecho favorável com o tratamento.[39] Este sucesso inicial levou ao planejamento de ensaios clínicos com doses de rtPA IV maiores e com janela terapêutica estendidas, na esperança de respostas mais favoráveis. Os estudos europeus iniciais tentaram dosagem mais alta (ECASS I – 1,1 mg/kg) e extensão da janela terapêutica (6 horas) com dose de 0,9 mg/kg (ECASS II) com resultados desfavoráveis. O ensaio clínico ECASS III demonstrou ainda um benefício da trombólise com rtPA IV administrados a pacientes com 3 a 4,5 horas de início dos sinais e sintomas.[40]

Desde então, o tratamento vem sendo utilizado usando a janela terapêutica de 4,5 horas desde o início dos sinais e sintomas. Contudo, dados recentes comprovaram que a administração deve ser realizada o mais precoce possível, com a possibilidade nestes casos de uma redução maior da incapacidade funcional, inclusive em pacientes com comprovada oclusão de grande artéria.[41]

A hora do início dos sinais e sintomas do AVC deve ser documentada no prontuário para que possamos ter certeza do intervalo de tempo e seguir o tratamento. A dose do rtPA IV deve ser de 0,9 mg/kg, não excedendo 90 mg, sendo 10% administrado em *bolus* e o restante durante os 60 minutos seguintes.[38] Com base em grande parte nas informações acumuladas pelos registros internacionais, que utilizaram o rtPA

IV dentro desta janela terapêutica, houve uma gradativa diminuição do número de contraindicações nas diretrizes internacionais, como o tratamento de AVC isquêmico grave e aqueles com crise epiléptica no início do quadro clínico em que há associação do quadro clínico.[8] A documentação da recanalização em tempo real pelo Doppler transcraniano, um método simples realizado à beira do leito, ajuda na decisão da complementação da recanalização arterial pela trombectomia mecânica.

A complicação mais grave do rtPA IV é a hemorragia intracraniana, que ocorre frequentemente na área do infarto em decorrência da lesão de reperfusão. No entanto, as hemorragias após o uso de rtPA IV podem variar em gravidade, desde as frequentes alterações petequiais assintomáticas que estão frequentemente associadas à recanalização arterial, até lesões com rápido declínio neurológico e efeito expansivos que podem ser fatais. Após terminada a infusão do rtPA IV, os pacientes necessitam ser monitorizados nas próximas 24 a 48 horas em unidades de AVC. É necessário particular atenção para o controle dos níveis de pressão arterial, que devem ser mantidos abaixo de 180/105 mmHg e o uso de antitrombótico deve ser evitado nas próximas 24 horas; ambas as ações são realizadas para reduzir o risco aumentado de hemorragia intracraniana neste período.[8] Nos pacientes que estão recebendo rtPA IV e que apresentam súbito e mantido agravamento do quadro neurológico, deve-se suspender a infusão e encaminhar o paciente para a realização de uma nova TC. Confirmada a hemorragia intracraniana, devem ser rapidamente administrados crioprecipitados IV para reverter o efeito fibrinolítico, sendo necessário monitorizar o nível do fibrinogênio sérico.[8] Um neurocirurgião deve avaliar o caso para uma possível evacuação cirúrgica deste hematoma.

Não se deve administrar rtPA IV em pacientes com AVC isquêmico agudo que apresentem níveis de plaquetas < 100.000/mm³, RNI > 1,7 ou tempo de protrombina > 15 segundos.[8] Há ainda contraindicação para aqueles que estão recebendo doses terapêuticas de heparina de baixo peso molecular nas últimas 24 horas.[8] Pacientes em uso atual de anticoagulantes orais não antagonistas da vitamina K poderão se beneficiar do tratamento com rtPA, desde que tenham recebido última dose há mais de 48 horas e com função renal normal ou apresentem testes laboratoriais específicos para avaliar a coagulação dentro da normalidade. O uso de agentes reversores específicos dessas medicações tem ofertado possibilidade do uso do tratamento do trombolítico na fase aguda.

Para os pacientes com diagnóstico de AVC isquêmico agudo concomitante ao infarto agudo do miocárdio é razoável realizar o tratamento com rtPA IV na dose apropriada seguido de angioplastia coronariana percutânea e implante de *stent*, caso indicado.[8] Nos pacientes que apresentam AVC isquêmico e uma história recente de infarto do miocárdio nos últimos 3 meses, o tratamento com rtPA IV é possível se o infarto do miocárdio for não Q ou envolver o miocárdio inferior ou direito, ou ainda o anterior esquerdo.[8] Nos pacientes com AVC isquêmico que produzem grave déficit neurológico e haja trombo conhecido dentro do átrio ou ventrículo esquerdo, é possível realizar o tratamento com rtPA IV.[8] É importante lembrar que o diagnóstico de endocardite bacteriana, e dissecção da aorta são imprescindíveis de serem afastados na fase aguda, devido a contraindicação do uso de rtPA IV nestas duas condições cardiológicas.[8]

O angioedema orolingual, apesar de não ser comum, é uma complicação grave que ocorre próxima a administração do rtPA IV, podendo ocorrer mais frequentemente nos pacientes que utilizaram inibidores da enzima conversora da angiotensina previamente. O tratamento consiste na administração de metilprednisolona (100-150 mg) IV e nos casos mais graves o uso de epinefrina SC.[8] A monitorização contínua das vias aéreas deve ser realizada, pois há necessidade de intubação orotraqueal nos casos mais graves.[8]

Em uma tentativa de reduzir os efeitos colaterais e manter a eficácia, o ensaio clínico ENCHANTED utilizou uma dose de 0,6 mg/kg de rtPA e não conseguiu demonstrar a não inferioridade deste esquema terapêutico na redução da incapacidade após o AVC isquêmico, embora tenha havido uma discreta redução nas taxas de hemorragia intracraniana sintomática.[42] Além disto, a modulação proposta da pressão arterial na fase aguda também não obteve resultados satisfatórios.[43]

Uma das barreiras para o uso do rtPA IV é a contraindicação desta terapêutica aos pacientes que apresentam AVC isquêmico ao acordar, devido a janela terapêutica ser desconhecida e geralmente maior do que 4,5 horas. No entanto, em estudos de neuroimagem multimodal estes pacientes geralmente apresentam áreas de penumbra com possibilidade de serem resgatadas, sugerindo em muitos casos que o início do AVC pode ter sido próximo ao acordar. Além dos ensaios clínicos com trombectomia mecânica, que já incluíram estes pacientes, com resultados satisfatórios, um ensaio clínico recente (*WAKE-UP – MRI-Guided Thrombolysis for Stroke with Unknown Time of Onset*) selecionou estes pacientes, por meio da RM com as sequências de difusão e FLAIR, para serem tratados com rtPA IV. Houve um desfecho favorável com 53,3% atingindo a independência funcional em comparação a 41,8% do grupo placebo. Houve ainda uma discreta frequência maior de hemorragia nos casos que receberam rtPA IV, contudo a mortalidade foi maior em pacientes que receberam placebo.[44]

Dois ensaios clínicos foram apresentados recentemente em Congressos Internacionais de AVC tentando demonstrar que há ainda a possibilidade de se estender a janela terapêutica com o uso do rtPA IV além das atuais 4,5 horas. O ensaio clínico ECASS-4: EXTEND randomizou pacientes com diagnóstico de AVC isquêmico em uma janela de 4,5 a 9 horas após o início dos sintomas ou ao acordar e associados a imagem de penumbra. Infelizmente houve dificuldade no recrutamento, e o ensaio clínico teve que ser suspenso prematuramente sem demonstrar eficácia nos seus desfechos primários. Por outro lado, o ensaio clínico EXTEND (*Extending the Time for Thrombolysis in Emergency Neurological Deficits*) recentemente apresentado demonstrou haver uma possibilidade para a extensão do uso de rtPA IV respeitando os novos critérios de seleção através de neuroimagem.

Tenecteplase

Em uma metanálise de dados individuais de três ensaios clínicos, comparando tenecteplase e rtPA IV, em uma dose de 0,25 mg/kg de tenecteplase, foi observada uma associação favorável no desfecho em 90 dias naqueles que utilizaram tenecteplase, bem como uma tendência de redução das taxas de hemorragia intracraniana sintomática.[45] O ensaio clínico EXTEND-IA TNK selecionou pacientes com oclusão arterial intracraniana em uma janela terapêutica de 4,5 horas, e comparou o uso de rtPA IV com tenecteplase previamente ao tratamento com trombectomia mecânica.[46] Eles observaram que 22% dos pacientes com tenecteplase IV obtiveram mais do que 50% das artérias recanalizadas, em comparação a 11% do grupo tratado com rtPA IV. Contudo, este resultado não foi refletido nas diferenças de incapacidade funcional.

Desta forma, tenecteplase tem demonstrado ser uma nova oportunidade para o tratamento dos pacientes com AVC isquêmico agudo, sendo mais fácil de ser administrado, e dados emergentes sugerem que apresenta uma taxa de recanalização pelo menos semelhante ao rtPA. Ensaios clínicos em andamento estão avaliando o uso de tenecteplase em subgrupos de pacientes com AVC isquêmico agudo.[45]

Trombectomia endovascular

Após a aprovação do uso de rtPA IV nos Estados Unidos em 1996, houve o resultado do estudo PROACT II que utilizou a administração intra-arterial do trombolítico em uma janela terapêutica de 6 horas.[47] Embora os resultados deste estudo não tenham sido aprovados pelo Food and Drug Administration (FDA), mesmo com a redução da incapacidade funcional em 90 dias nos pacientes tratados, esta via de reperfusão se tornou comum em muitos centros de AVC que demonstraram ser possível realizar a remoção do trombo utilizando diferentes métodos mecânicos direitos, como balões e microcateteres. Isto abriu o caminho para a realização dos ensaios clínicos MERCI e Multi-MERCI.[48-50] Com o resultado destes ensaios clínicos, o FDA aprovou o dispositivo MERCI, que tem a configuração de um parafuso, para sua utilização na recanalização arterial em pacientes com AVC isquêmico agudo dentro das primeiras 6 horas. Contudo, o desempenho na prática clínica não foi o esperado, e foi um dos fatores da realização de novos estudos, que em 2013 culminaram com a publicação de resultados negativos para o uso da trombólise mecânica, desestimulando a comunidade médica internacional quanto aos seus benefícios.[51-53] Contudo, foram identificadas algumas causas importantes para este fracasso, e a principal foi a seleção inadequada dos pacientes, tornando necessária a reavaliação dos requisitos de imagem com a necessidade da localização da oclusão arterial e da identificação tanto do volume do núcleo do infarto quanto da área a ser resgatada.

Em 2015 foi publicado o ensaio clínico MR CLEAN, que determinou uma reviravolta no tratamento do AVC isquêmico agudo desde a publicação do ensaio clínico do NINDS em 1995.[54] O estudo envolveu 26 centros acadêmicos em toda a Holanda, nos quais os pacientes foram selecionados prospectivamente e randomizados para o tratamento que incluiu a trombólise IV ou a IV + trombectomia mecânica. Os pacientes deviam apresentar uma janela terapêutica de até 6 horas, com a confirmação por ângio-TC ou ângio-RM de uma oclusão de grandes artérias: artéria carótida interna, segmento M1 e M2 da artéria cerebral média, ou segmento A1 ou A2 da artéria cerebral anterior. A grande maioria dos pacientes recebeu uma intervenção utilizando os *stents* Solitaire® ou Trevo®. A recanalização arterial adequada, definida através da escala angiográfica TICI em 2b-3, ocorreu em 59% dos pacientes. O desfecho clínico primário (Escala de Rankin modificada em 90 dias entre 0-2) foi obtido em 32,6% dos pacientes tratados com IV+IA em comparação aos tratados apenas com trombólise IV (19,1%). Não houve diferença entre os grupos quanto a taxas de mortalidade ou hemorragia intracraniana sintomática. Nos meses seguintes vários estudos foram publicados, todos confirmando a superioridade da trombólise mecânica nos pacientes com oclusão de grande artéria em relação ao tratamento padrão com trombólise IV isolada. O ensaio clínico ESCAPE (*Endovascular Treatment for Small Core and Anterior Circulation Proximal Occlusion with Emphasis on Minimizing CT to Recanalization Times*) selecionou pacientes com uma janela terapêutica de até 12 horas após o início dos sinais e sintomas do AVC isquêmico da circulação anterior.[55] Apesar disto, o grupo tratado dentro das 6 até as 12 horas do início dos sinais e sintomas foi muito pequeno para a análise. Os pacientes foram avaliados por várias técnicas tomográficas, com a inclusão de infartos de pequeno volume, e oclusão de uma grande artéria intracraniana (artéria carótida interna, segmento M1 ou pelo menos dois ramos do segmento M2 da artéria cerebral média). Além disto, este ensaio clínico adicionou a presença de um bom suprimento colateral. No grupo com trombectomia mecânica a reperfusão adequada (TICI 2b-3) foi alcançada em 72,4% dos pacientes. O desfecho clínico dos pacientes tratados com trombectomia mecânica (Escala de Rankin modificada) em 90 dias foi de 53% contra 29,3% dos pacientes tratados somente com rtPA IV. O ensaio clínico SWIFT PRIME (*Solitaire with the Intention for Thrombectomy as Primary Endovascular Treatment*) foi interrompido prematuramente pelo comitê de ética, os critérios de seleção incluíram a apresentação de evidências por TC ou ressonância magnética de uma oclusão de grande arterial (artéria carótida interna, ou segmento M1 da artéria cerebral média), além disto deveria também ter um volume do núcleo do infarto ≤ 50 mL demonstrado pela TC de perfusão ou imagens ponderadas por difusão na ressonância magnética, e uma diferença entre o núcleo do infarto e a área a ser resgatada pelo estudo perfusional.[56] A reperfusão (TICI 2b-3) foi obtida em 88% no grupo que utilizou a trombectomia mecânica com o Solitaire®. O desfecho favorável em 3 meses, avaliando independência funcional (escala de Rankin modificada 0-2) ocorreu em 60,2% no grupo tratado pela trombectomia contra 35,5% do grupo que utilizou apenas o rtPA IV. O ensaio clínico EXTEND-IA (*Extending the Time for Thrombolysis in Emergency Neurologic Deficits-Intra-arterial*) selecionou por imagens anatômicas e de perfusão com TC ou ressonância magnética os pacientes com tamanho do núcleo do infarto < 70 mL, oclusão de grande artéria (artéria carótida interna, segmentos M1 ou M2 da artéria cerebral média), e diferença na relação entre o volume do núcleo do infarto e o volume da área a ser resgatada maior que 1,2.[57] A reperfusão adequada (TICI 2b-3) foi atingida em 86% com o uso de trombectomia mecânica com o Solitaire®. O desfecho foi favorável em 3 meses, atingindo 0-2 na escala de Rankin modificada, cerca de 71% dos pacientes do grupo que foi tratado com trombectomia, e 40% nos tratados com rtPA IV isoladamente. Por fim o estudo REVASCAT (*Randomized Trial of Revascularization with Solitaire FR device versus Best Medical Therapy in the Treatment of Acute Stroke due to Anterior Circulation Large Vessel Occlusion Presenting with Eight Hours of Symptom Onset*) foi publicado no mesmo período pela Espanha utilizando o Solitaire® e selecionando pela tomografia sem contraste pacientes com escore ASPECTS > 6, evidência na ângio-CT ou ângio-RM ou angiografia cerebral de oclusão de grandes artérias (artéria carótida interna e segmento M1 da artéria cerebral média) em uma janela terapêutica de 8 horas.[58] A reperfusão adequada (TICI 2b-3) foi alcançada em 66% dos pacientes tratados com *stent* removível, sendo que o desfecho favorável (escore da Escala de Rankin modificada 0-2) em 3 meses ocorreu em 43,7% do grupo da trombectomia mecânica contra 28% do grupo com trombólise IV.

Estes cinco ensaios clínicos com trombectomia mecânica revolucionaram os recentes anos utilizando como dispositivo o *stent* removível.[59] Outros dispositivos têm sido avaliados como alternativas, como é o caso da técnica que usa a aspiração direta. Os resultados iniciais destes ensaios clínicos trazem novas perspectivas para esta técnica, chegando a taxas de recanalização arterial comparáveis aos *stents* removíveis.

A Society of Neurointerventional Surgery (SNIS) recomendou os seguintes intervalos de tempo para o uso da trombectomia mecânica nos pacientes com AVC isquêmico agudo: porta-ângioTC < 20 minutos; porta-punção femoral < 60 minutos; e porta-recanalização arterial < 90 minutos.[60]

Foram levantadas considerações sobre a possibilidade do tamanho do *stent* removível ser um fator importante para a recanalização arterial.[61] O uso de *stent* no tratamento da estenose carotídea extracraniana durante a trombectomia na fase aguda do AVC isquêmico ainda é controverso, contudo, uma recente publicação demonstrou que pode haver melhor desfecho clínico quando estes pacientes são tratados com *stent* carotídeo.[62]

Novos dispositivos para trombectomia mecânica

O ensaio clínico THERAPY foi um estudo prospectivo e randomizado que avaliou o sistema de aspiração Penumbra em comparação ao rtPA IV. O principal critério de inclusão foi a extensão do trombo ser de 8 mm ou mais. Em decorrência da interrupção precoce não foi possível conseguir demonstrar um benefício estatístico da terapia endovascular, embora tenha sido sugerida em análises secundárias.[63] O ensaio clínico ASTER (*Contact Aspiration versus Stent Retriever for*

Successful Revascularization) realizado na França avaliou e comparou a eficácia da trombectomia utilizando cateter de aspiração contra o *stent* reversível. Os índices de recanalização foram similares entre os dois grupos, bem como o desfecho clínico.[64] No entanto, em pacientes com oclusão no segmento M2 da artéria cerebral média, a trombectomia por aspiração demonstrou um modesto e não significante benefício.[65] Este estudo também avaliou que alguns marcadores dos exames de neuroimagem podem refletir as características do coágulo e assim colaborar para a seleção do dispositivo ideal a ser utilizado durante a trombectomia.[66]

O ensaio clínico ARISE II avaliou o *stent* removível EmboTrap® (2 canais: restauração do fluxo e aprisionamento do coágulo) que obteve uma taxa de recanalização de 79,5% e uma taxa elevada de independência funcional (Escore da escala de Rankin modificada 0-2).[67]

Uma técnica híbrida baseado na combinação do Solitaire® e Penumbra® – SOL-UMBRA® parece produzir taxas elevadas de recanalização arterial.[68] Outro dispositivo é o SOFIA (*Soft Torqueable Catheter Optimized for Intracranial Access*) com um desenho que permite uma melhor navegabilidade além de demonstrar uma alta eficácia.[69]

O ensaio clínico DAWN (*DWI or CTP assessment with Clinical Mismatch in the Triage of Wake-Up and Late Presenting Stroke Undergoing Neurointervention with Trevo*) avaliou pacientes com AVC isquêmico agudo selecionados por métodos de imagem com janela terapêutica estendida até 24 horas.[35] Foram selecionados 206 pacientes que apresentavam um volume pequeno de infarto (< 51 mL) medido por meio de imagem de difusão pela ressonância magnética ou pela perfusão da TC, utilizando um programa validado (RAPID). Além disto, deveria haver uma diferença significativa, dependente da idade, entre o pequeno volume do infarto e a gravidade do déficit neurológico. Assim sendo, foram selecionados 107 pacientes para o tratamento com a trombectomia mecânica utilizando o *stent* removível (Trevo®) comparado com 90 que realizaram o tratamento convencional. O escore médio da escala de AVC do NIH em ambos os grupos foi de 17, sendo que o volume médio do infarto foi de 7,6 mL no grupo que foi trombectomizado, e 8,9 mL no grupo-controle. Uma grande porcentagem dos pacientes apresentou déficit neurológico ao acordar, cerca de 63% no grupo de pacientes que receberam a trombectomia e 47% no grupo controle. Esta intervenção obteve uma taxa de recanalização nas primeiras 24 horas de 77%; e 49% dos pacientes apresentaram uma independência funcional, enquanto o mesmo foi observado em apenas 13% dos que receberam tratamento convencional. Não houve diferenças estatísticas nas taxas de sangramento ou mortalidade. O ensaio clínico DEFUSE-3 forneceu evidências adicionais para o benefício da trombectomia mecânica além da janela terapêutica de 6 horas.[34] Pacientes com oclusão de grandes artérias em uma janela terapêutica de até 16 horas com critérios de seleção que incluíram: um volume do núcleo do infarto < 70 mL e uma relação entre volume do núcleo do infarto e o volume da área a ser resgatada de pelo menos 1,8. Cerca de 182 pacientes foram randomizados, sendo 92 para o tratamento da trombectomia e 90 para o tratamento convencional. Houve uma maior porcentagem (45%) de pacientes que obtiveram a independência funcional em 90 dias no grupo dos pacientes submetidos a trombectomia, quando comparada ao grupo controle (17%), não havendo diferença estatística entre os grupos quanto a hemorragia intracraniana sintomática. A taxa de mortalidade em 90 dias foi de 14% no grupo de pacientes submetidos a trombectomia e 26% no grupo com tratamento clínico (p = 0,05). O estudo DEFUSE 3 demonstrou ainda um resultado contraditório sobre a presença de colaterais meníngeas na fase aguda do AVC isquêmico.[70] Este dado deve, contudo, ser analisado em novos estudos, para que haja uma melhor compreensão do papel do sistema de colateral nas janelas terapêuticas mais tardias.

Uma recente publicação avaliou em uma população de pacientes de um centro de AVC (2.667 pacientes) qual seria a porcentagem de pacientes selecionada pelos critérios do estudo DAWN e DEFUSE-3; estes números seriam respectivamente de 45 e 47 a 58 pacientes selecionados.[71] Discute-se ainda a possibilidade de se demonstrar benefício para o uso da trombectomia mecânica em um grupo selecionado de pacientes com AVC isquêmico agudo com sinais e sintomas que ultrapassam a barreira de 24 horas.[72] Qual será o limite da janela terapêutica e qual o custo-benefício desta nova abordagem? Esta e outras perguntas devem ser respondidas nos próximos anos.

Em resumo, nas primeiras 6 horas do ictus, há indicação do uso de rtPA IV (quando não houver contraindicação e dentro das 4,5 horas do início dos sintomas) + trombectomia mecânica nos pacientes com oclusão de grandes artérias da circulação anterior sem evidência de infarto extenso (ASPECTS ≥ 6 em CT sem contraste ou um volume de infarto ≤ 70 mL).[73]

Baseados nos resultados dos ensaios clínicos DEFUSE-3 e DAWN há recomendações de diretrizes internacionais, como a ESO-ESMINT e a American Stroke Organization, que recomendam o uso de trombectomia mecânica em pacientes com AVC isquêmico agudo selecionados na janela terapêutica de 6 a 24 horas, levando-se em consideração os rígidos critérios de seleção destes dois estudos, em particular os de neuroimagem.[8,73]

Anestesia

Durante o procedimento de trombectomia mecânica com a angiografia cerebral, há necessidade de uma estabilidade da cabeça, pois qualquer movimento incomum pode afetar a visibilidade das artérias intracranianas e do coágulo.[74] A anestesia geral é a escolha preferida de anestesia em muitos casos em decorrência do fato desta estar associada ao controle da agitação do paciente, comum na fase aguda do AVC, e menor risco de pneumonia de aspiração. Por outro lado, a anestesia geral provoca diminuição da pressão arterial durante a indução e hipocapnia.

Circulação posterior

Há um consenso nas diretrizes ESO-ESMINT de que em analogia à oclusão dos grandes vasos da circulação anterior e em particular pela história natural do AVC isquêmico nes-

ta circulação, em particular nas oclusões da artéria basilar, a abordagem terapêutica com trombólise intravenosa + trombectomia mecânica deve ser fortemente considerada.[73]

Cuidados após a reperfusão

Após o tratamento com trombólise IV e/ou trombectomia mecânica, há necessidade de um rígido controle hemodinâmico do paciente para evitar complicações relacionadas com a reperfusão arterial. Desta forma, o conceito de neuroproteção retorna após inúmeros ensaios clínicos com resultados desfavoráveis. A oportunidade no momento é associar novos neuroprotetores às terapias de reperfusão, em particular à trombectomia mecânica. O ensaio clínico RHAPSODY foi o primeiro a testar um neuroprotetor para o AVC isquêmico agudo em um novo desenho que permitiu avaliar o desfecho em conjunto com a trombectomia e/ou trombólise. Houve uma tendência para a redução de hemorragia nos resultados preliminares da fase II.[75]

Uma das maiores complicações da não recanalização arterial é o desenvolvimento de edema cerebral maligno. O diagnóstico precoce requer estreita observação clínica utilizando parâmetros como a Escala de AVC do NIH, bem como uma análise sequencial de exames de imagem como TC identificando o volume precoce do infarto na fase aguda do AVC isquêmico. Estes dados são preditivos do risco de desenvolvimento de infarto maligno.[76] A rápida extensão da área do infarto é um preditor para o infarto maligno cerebral, sendo que o grau de suprimento colateral nesta situação exerce um fator preditivo de prognóstico quando não há a recanalização arterial.

Após a estabilização do paciente na fase aguda do AVC isquêmico, devemos avaliar a sua etiologia, na qual mecanismos tanto trombóticos, mas principalmente embólicos (arteriais ou cardíacos), são majoritários e devem ser investigados para que o paciente receba ainda internado o tratamento preventivo necessário para evitar uma recorrência precoce. Os pacientes devem ainda ser avaliados quanto à necessidade de uso de sondas gástricas, ou gastrostomia. Riscos de aspiração, trombose venosa profunda e precauções quanto a crises epilépticas devem ser considerados durante toda a internação do paciente.

A maioria dos pacientes com AVC no Brasil recebe a alta hospitalar diretamente para sua residência, sem os mínimos cuidados de reabilitação para manter e melhorar os resultados favoráveis obtidos pelo tratamento da fase aguda do AVC. Desta forma, durante a internação, o neurologista deve determinar os cuidados de reabilitação necessários a curto e longo prazo, a depender da incapacidade funcional do paciente. Para os pacientes com prognóstico reservado está indicado um protocolo de cuidados paliativos. A alta hospitalar deve ser apenas uma nova etapa na vida deste paciente, que deve ser mantido em um sistema integrado de atendimento gerenciado pela equipe responsável pelo AVC.

Referências bibliográficas

1. Benjamin EJ, Muntner P, Alonso A, et al. Heart Disease and Stroke Statistics - 2019 Update: A Report from the American Heart Association. Circulation. 2019;139:e56-e66.

2. Massaro AR. Standard strategies for acute ischemic stroke within the rtPA therapeutic window: Brazil. Neurol Clin Pract. 2013;3:210-3.

3. Passos VM, Ishitani LH, Franco GC, et al. Consistent declining trends in stroke mortality in Brazil: mission accomplished? Arq Neuropsiquiatr. 2016;74:376-81.

4. Astrup J, Siesjo BK, Symom L. Thresholds in cerebral ischemia – The Ischemic Penumbra. Stroke. 1981;12:723-5.

5. Baron, J. Mapping the ischaemic penumbra with PET: implications for acute stroke treatment. Cerebrovasc Dis. 1999;9:193-201.

6. Bivard A, Spratt N, Miteff F, et al. Tissue is more important than time in stroke patients being assessed for thrombolysis. Front Neurol. 2018;9:41.

7. National Institute of Neurological Disorders and Stroke rt-PA Stroke Study Group. Tissue plasminogen activator for acute ischemic stroke. N Engl J Med. 1995;333:1581-7.

8. Powers WJ, Rabinstein AA, Acherson T, et al. 2018 Guidelines for early management of patients with acute ischemic stroke: A Guideline for Healthcare Professionals from the American Heart Association/American Stroke Association. Stroke. 2018;49:e46-e110; e138;e233-e234.

9. Massaro AR. Stroke in Brazil: a South America perspective. Int J Stroke. 2006;1:113-5.

10. BRIDGE-Stroke. ClinicalTrials.gov https://clinical trials.gov/ct2/NCTo2223273.

11. Shah S, Xian Y, Sheng S, et al. Use, temporal trends, and outcomes of endovascular therapy after interhospital transfer in the United States. Circulation. 2019.

12. Froehler MT, Saver JL, Zaidat OO, et al. Interhospital transfer before thrombectomy is associated with delayed treatment and worse outcome in the STRATIS Registry (Systematic Evaluation of Patients Treated with Neurothrombectomy Devices for Acute Ischemic Stroke). Circulation. 2017;136:2311-21.

13. Calderon VJ, Kasturiarachi BM, Lin E, et al. Review of the mobile stroke unit experience worldwide. Interv Med. 2018;7:347-58.

14. Stroke Unit Trialists' Collaboration. Organised inpatient (Stroke Unit) care for stroke. Cochrane Database Syst Rev. 2013; CD000197.

15. Scheitz JF, Abdul-Rahim AH, Maclsaac RL, et al. Clinical selection strategies to identify ischemic stroke patients with large anterior vessel occlusion: results from SITS-ISTR (Safe Implementation of Trombolysis in Stroke – International Stroke Thrombolysis Registry).

16. Keenan KJ, Smith WS. The Speech Arm Vision Eyes (SAVE) scale predicts large vessel occlusion stroke as well as more complicated scales. J Neurointerv Surg. 2018.

17. Moulin S, Leys D. Stroke mimics and chameleons. Curr Opin Neurol. 2019;32:54-9.

18. Tsivgoulis G, Zand R, Katsanos AH, et al. Safety of intravenous thrombolysis in stroke mimics: prospective 5-year study and comprehensive meta-analysis. Stroke 2015;46:1281-7.

19. Arch AE, Weisman DC, Coca S, et al. Missed ischemic stroke diagnosis in the emergency department by emergency medicine and neurology services. Stroke 2016;47:668-73.

20. Massaro AR, Sacco RL, Scaff M, et al. Clinical discriminators between acute brain hemorrhage and infarction: a practical score for early patient identification. Arq Neuropsiquiatr 2002;60(2-A):185-91.

21. Hong L, Cheng X, Lin L, et al. The blood pressure paradox in acute ischemic stroke. Ann Neurol 2019;85:331-9.

22. Malhorta K, Ahmed N, Filippatou A, et al. Association of elevated blood pressure levels with outcomes in acute ischemic stroke patients treated with intravenous thrombolysis: a systematic review and meta-analysis. J Stroke. 2019;21:78-90.

23. Martins SC, Freitas GR, Pontes-Neto OM, et al. Guidelines for acute ischemic stroke treatment: part II – stroke treatment. Arq Neuropsiquiatr. 2012;70:885-93.

24. Oliveira-Filho J, Martins SC, Pontes-Neto OM, et al. Guidelines for acute ischemic stroke treatment: part I. Arq Neuropsiquiatr. 2012;70:621-9.

25. Song K, Guan M, Li W, et al. Acute ischemic stroke patients with diffusion-weighted imaging-Alberta Stroke Program Early Computed Tomography Score <=5 can benefit from endovascular treatment: a single-center experience and literature review. Neuroradiology. 2019.

26. Turc G, Bhongal P, Fischer U, et al. European Stroke Organization (ESO) – European Society for Minimally Invasive Neurological Therapy (ESMINT) Guidelines on mechanical thrombectomy in acute ischemic stroke. J Neurointerv Surg. 2019.

27. Donahue J, Wintermark M. Perfusion CT and acute stroke imaging: foundations, applications and literature review. J Neuroradiol. 2015;42:21-9.

28. Nguyen TB, Lum C, Eastwood JD, et al. Hyperperfusion on perfusion computed tomography following revascularization for acute stroke. Acta Radiol. 2005;46:610-5.

29. Rudilosso S, Urra X, San Roman L et al. Perfusion deficits and mismatch in patients with acute lacunar infarcts studied with whole-brain CT perfusion. Am J Neuroradiol. 2015;36:1407-12.

30. Byun JS, Nicholson P, Hildtich CA, et al. Thrombus perviousness is not associated with first-pass revascularization using stent retrievers. Interv Neuroradiol. 2019.

31. Campbell BC, Christensen S, Tress BM, et al. Failure of collateral blood flow is associated with infarct growth in ischemic stroke. EPITHET Investigators. J Cereb Blood Flow Metab. 2013;33:1168-72.

32. Tong E, Patrie J, Tong S, et al. Time-resolved CT assessment of collaterals as imaging biomarkers to predict clinical outcomes in acute ischemic stroke. Neuroradiology. 2017; 59:1101-9.

33. Maas MB, Lev MH, Ay H, et al. Collateral vessels on CT angiography predict outcome in acute ischemic stroke. Stroke. 2009;35(40):3001-5.

34. Albers GW, Marks MP, Kemp S, et al. Thrombectomy for stroke at 6-16 hours with selection by perfusion imaging. N Engl J Med. 2018;378:708-18.

35. Nogueira RG, Jadhav AP, Haussen DC, et al. Thrombectomy 6 to 24 hours after stroke with a mismatch between deficit and infarct. N Engl J Med. 2018;378:11-21.

36. Kim JT, Cho BH, Choi KH, et al. Magnetic resonance imaging versus computed tomography angiography based selection for endovascular therapy in patients with acute ischemic stroke. Stroke. 2019;50:365-72.

37. Baruzzi AC, Knobel E, Cirenza C, et al. Use of issue plasminogen activator factor for acute ischemic stroke. Arq Bras Cardiol. 1997;68:347-51.

38. NINDS rt-PA Stroke Study Group. Tissue plasminogen activator for acute ischemic stroke. N Engl J Med. 1995;333:1581-7.

39. Lees KR, Bluhmki E, von Kummer R, et al. Time to treatment with intravenous alteplase and outcome in stroke: an updated pooled analysis of ECASS, ATLANTIS, NINDS and EPITHET trials. Lancet. 2010;375:1695-703.

40. Hacke W, Kaste M, Blumki E, et al. Thrombolysis with alteplase 3 to 4,5 hours after acute ischemic stroke. N Engl J Med. 2008;359:1317-29.

41. Goyal M, Almekhafi M, Dipple DW, et al. Rapid alteplase administration improves functional outcomes in patients with stroke due to large vessel occlusions. Stroke. 2019;50:645-51.

42. Anderson CS, Robinson T, Lindley RI, et al. Low-dose versus standard-dose intravenous alteplase in acute ischemic stroke. N Engl J Med. 2016;374:2313-23.

43. Anderson CS, Huang Y, Lindley RI, et al. Intensive blood pressure reduction with intravenous thrombolysis therapy for acute ischaemic stroke (ENCHANTED): an international, randomized, open-label, blinded-enpoint, phase 3 trial. Lancet. 2019;393:877-88.

44. Thomalla G, Simonsen CZ, Boutitie F, et al. Wake-UP Investigators. MRI-guided thrombolysis for stroke with unknown time of onset. N Engl J Med. 2018;379:611-22.

45. Coutts SB, Berge E, Campbell BC, et al. Tenecteplase for the treatment of acute ischemic stroke. A review of completed and ongoing randomized controlled trials. Int J Stroke. 2018;13:885-92.

46. Campbell BCV, Mitchell PJ, Churilov L, et al. EXTEND-IA TNK Investigators.Tenecteplase versus alteplase before thrombectomy for ischemic stroke. N Engl J Med. 2018;378:1573-82.

47. Furlan A, Higashida R, Wechsler L, et al. Intra-arterial prourokinase for acute ischemic stroke. The PROACT II Study: a randomized controlled trial. Prolyse in Acute Cerebral Thromboembolism. JAMA. 1999;282:2003-11.

48. Gobin YP, Starkman S, Duckwiler GR, et al. MERCI 1: a phase 1study of mechanical embolus removal in cerebral ischemia. Stroke. 2004;35:2848-54.

49. Smith WS, Sung T, Starkman S, et al. Safety and efficacy of mechanical embolectomy in acute ischemic stroke: results of the MERCI trial. Stroke. 2005;36:1432-8.

50. Shi ZS, Loh Y, Walker G, et al. MERCI and Multi MERCI Investigators. Endovascular thrombectomy for acute ischemic stroke in failed intravenous tissue plasminogen activator versus non-intravenous tissue plasminogen activator patients: revascularization and outcomes stratified by the site of arterial occlusions. Stroke. 2010;41:1185-92.

51. Broderick JP, Palesch YY, Demchuk AM, et al. Endovascular therapy after intravenous t-PA versus t-PA alone for stroke. N Engl J Med. 2013;368:893-903.

52. Ciccone A, Valvassori L, Nichelatti M, et al. Endovascular treatment for acute ischemic stroke. N Engl J Med. 2013;368:904-13.

53. Kidwell CS, Jahan R, Gornbein J, et al. A trial of imaging selection and endovascular treatment for ischemic stroke. N Engl J Med. 2013;368:914-23.

54. Berkhemer OA, Fransen PS, Beumer D, et al. A randomized trial of intraarterial treatment of acute ischemic stroke. MR CLEAN Investigators. N Engl J Med. 2015;372:11-20.

55. Goyal M, Demchuk AM, Menon BK, et al. Randomized assessment of rapid endovascular treatment of ischemic stroke. ESCAPE Trial Investigators. N Engl J Med. 2015;372:1019-30.

56. Saver JL, Goyal M, Bonafe A, et al. SWIFT PRIME Investigators. Stent-retriever thrombectomy after intravenous t-PA vs. t-PA alone in stroke. N Engl J Med. 2015;372:2285-95.

57. Campbell BC, Mitchell PJ, Kleinig TJ, et al. EXTEND-IA Investigators. Endovascular therapy for ischemic stroke with perfusion-imaging selection. N Engl J Med. 2015;372:1009-18.

58. Jovin TG, Chamorro A, Cobo E, et al. Thrombectomy within 8 hours after symptom onset in ischemic stroke. REVASCAT Trial Investigators. N Engl J Med. 2015;372:2296-306.

59. Goyal M, Menon BK, van Zwam WH, et al. Endovascular thromectomy after large-vessel ischaemic stroke: a meta-analysis of individual patient data from five randomized trials. HERMES collaborators. Lancet. 2016;387:1723-31.

60. McTaggart RA, Ansari SA, Goyal M, et al. Initial hospital management of patients with emergent large vessel occlusion (ELVO): report of the standards and guidelines committee of the Society of NeuroInterventional Surgery. J Neurointerv Surg 2017;9:316-23.

61. Zaidat OO, Haussen DC, Hassan AE, et al. Impact of stent retriever size on clinical and angiographic outcomes in the STRATIS Stroke Thrombectomy Registry. Stroke. 2019;50:441-7.

62. Jadhav AP, Zaidat OO, Liebeskind DS, et al. Emergent management of tandem lesion in acute ischemic stroke. Stroke. 2019;50:428-33.

63. Mocco J, Zaidat OO, von Kummer R, et al. Aspiration thrombectomy after intravenous alteplase versus intravenous alteplase alone. THERAPY Trial Investigators. Stroke. 2016;47:2331-8.

64. Lapergue B, Blanc R, Gory B, et al. Effect of endovascular contact aspiration vs stent retriever on revascularization in patients with acute ischemic stroke and large vessel occlusion: the ASTER randomized clinical trial. JAMA. 2017;318:443-52.

65. Gory B, Lapergue B, Blanc R, et al. Contact aspiration versus stent retriever in patients with acute ischemic stroke with M2 occlusion in the ASTER randomized trial (Contact Aspiration Verus Stent Retreiver for Successful Revascularization). Stroke. 2018;49:461-4.

66. Andersson T, Wiesmann M, Nikoubashman O, et al. The aspirations of direct aspiration for thrombectomy in ischemic stroke: a critical analysis. J Stroke. 2019;21:2-9.

67. Zaidat OO, Bozorgchami H, Ribo M, et al. Primary results of the multicenter ARISE II Study (Analysis of revascularization in ischemic stroke with EmboTrap). Stroke. 2018;49:1107-115.

68. Delgado Amandoz JE, Kayan Y, Young WL, et al. Comparison of clinical outcomes in patients with acute ischemic strokes treated with mechanical thrombectomy using either Soumbra or ADAPT techniques. J Neurointerv Surg. 2016;8:1123-8.

69. Wong JHY, Do HM, Telischak NA, et al. Initial experience with SOFIA as an intermediate cathether in mechanical thrombectomy for acute ischemic stroke. J Neurointerv Surg. 2017;9:1103-6.

70. De Havenon A, Mlynash M, Kim-Tenser MA, et al. Results from DEFUSE-3: good collaterals are associated with reduced ischemic core growth but not neurologic outcome. Stroke. 2019;50:632-8.

71. Jadhav AP, Desai SM, Kenmuir CL, et al. Eligibility for endovascular trial enrollment in the 6-to 24-hour time window: analysis of a single comprehensive stroke center. Stroke. 2018;49:1015-7.

72. Christensen S, Mlynash M, Kemp S, et al. Persistent target mismatch profile > 24 hours after stroke onset in DEFUSE 3. Stroke. 2019;50:754-7.

73. Turc G, Bhogal P, Fischer U, et al. European Stroke Organization (ESO) – European Society for Minimally Invasive Neurological Therapy (ESMINT). Guidelines on mechanical thrombectomy in acute ischemic stroke. J Neurointerv Surg. 2019.

74. Ahn SH, Prince EA, Dubel GJ, et al. Basic neuroangiography: review of technique and perioperative patient care. Semin Intervent Radiol. 2013;30:225-33.

75. Lyden P, Pryor KE, Coffey CS, et al. Final results of the RHAPSODY trial: a multi-center, phase 2 trial using continual reassessment method to determine the safety and tolerability of 3K3A-APC, a recombinant variant of human activated protein C, in combination with tissue plasminoagen activator, mechanical thrombectomy or both in moderate to severe acute ischemic stroke. Ann Neurol. 2019;85:125-36.

76. Krieger DW, Demchuk AM, Kasner SE, et al. Early clinical and radiologicaxl predictors of fatal brain swelling in ischemic stroke. Stroke. 1999;30:287-92.

Seção 21

TROMBOEMBOLISMO VENOSO E HIPERTENSÃO PULMONAR

Capítulo 1

Trombose venosa profunda

Willian Vendramini de Paula Ferreira
Giulia Vendramini de Paula Ferreira

Pontos-chave

- A TVP consiste na formação de coágulos (trombos) nas veias do sistema venoso profundo.
- Um ponto importante na história clínica é a investigação de complicações, em especial embolia pulmonar.
- O D-dímero pode auxiliar na exclusão diagnóstica, uma vez que apresenta bom valor preditivo negativo.
- O ultrassom venoso com doppler hoje é, sem dúvida, o método de escolha na maioria dos casos de suspeita clínica de TVP.
- O tratamento clássico da TVP envolve a anticoagulação sistêmica com heparina e varfarina.
- Em alguns casos, visando impedir a síndrome pós-trombótica em pacientes selecionados, podemos realizar a trombólise.
- Pacientes cirúrgicos e clínicos devem ser avaliados com relação ao risco de apresentarem TVP e oportunamente ser submetidos à profilaxia.

Introdução

A trombose venosa profunda (TVP) e a embolia pulmonar (EP) são manifestações de uma única entidade denominada tromboembolismo venoso (TEV). Existem referências antigas datando de 1550 a.C. sobre as doenças venosas e hemorragias potencialmente fatais em veias varicosas.

Em 1644, Schenk observou pela primeira vez um quadro de trombose venosa ao descrever uma oclusão de veia cava inferior. Virchow foi quem reconheceu a associação entre TVP e embolia pulmonar (EP).

A TVP consiste na formação de coágulos (trombos) nas veias do sistema venoso profundo, acometendo, com maior frequência, as veias dos membros inferiores e dos membros superiores. Suas complicações são variáveis, dependendo da extensão da trombose e do local acometido. Os sintomas podem variar desde um leve desconforto e edema do local atingido, até complicações mais sérias, como a trombose da mi-

crocirculação com consequente redução de perfusão tecidual (*phegmasia cerulea dolens* e *phlegmasia alba dolens*) e a EP, potencialmente fatal.

Outras complicações da TVP são as complicações crônicas que ocorrem pela lesão das válvulas venosas após a trombose e sua consequente recanalização, deixando o sistema profundo com refluxo venoso patológico que, ao longo dos anos, pode evoluir para uma entidade denominada síndrome pós-trombótica (SPT).

A SPT é consequência de um quadro de refluxo crônico não tratado que evolui com complicações como: edema crônico, inflamação distal com dermatite ocre e lipodermatoesclerose. Geralmente acomete toda a circunferência do membro inferior, apresentando-se "em bota" (Figuras 1A e 1B). Quando não tratada, esta inflamação crônica pode levar a ulcerações de difícil cicatrização e anquilose do tornozelo que, por sua vez, dificulta a dorsoflexão do pé e contração e relaxamento de panturrilhas, agravando ainda mais o quadro de edema e estase venosa.

Apesar de a SPT não apresentar complicações fatais, ela apresenta um problema socioeconômico importante em nosso meio. Pacientes em idade economicamente ativa ficam, na maioria dos casos, impossibilitados de exercer suas atividades laborativas ou cotidianas normalmente. Aproximadamente 28% dos pacientes com TVP evoluem com SPT e isso justificaria uma abordagem mais agressiva nos quadros de trombose venosa aguda em pacientes jovens sem TVP prévia, com trombólise e recanalização precoce, visando evitar a complicação crônica.[1-3]

Incidência

A TVP é um dos problemas médicos mais prevalentes da atualidade, com uma incidência anual de 80 casos a cada 100.000 habitantes. Nos Estados Unidos, mais de 500.000 pessoas apresentam quadro de TVP anualmente, sendo 20% em pacientes hospitalizados e, destas pessoas, 50.000 casos apresentam EP como complicação.

As estatísticas nos Estados Unidos e na Europa mostram uma incidência de EP não fatal em torno de 20:100.000 habi-

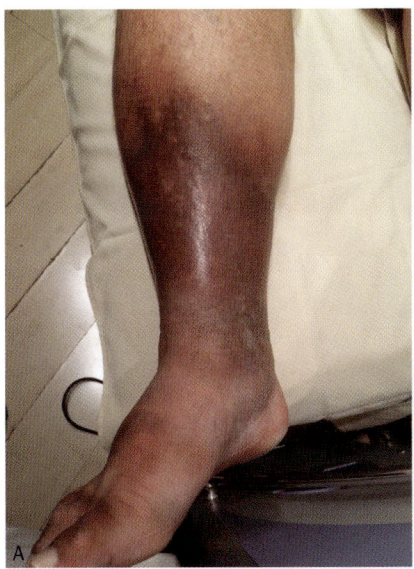
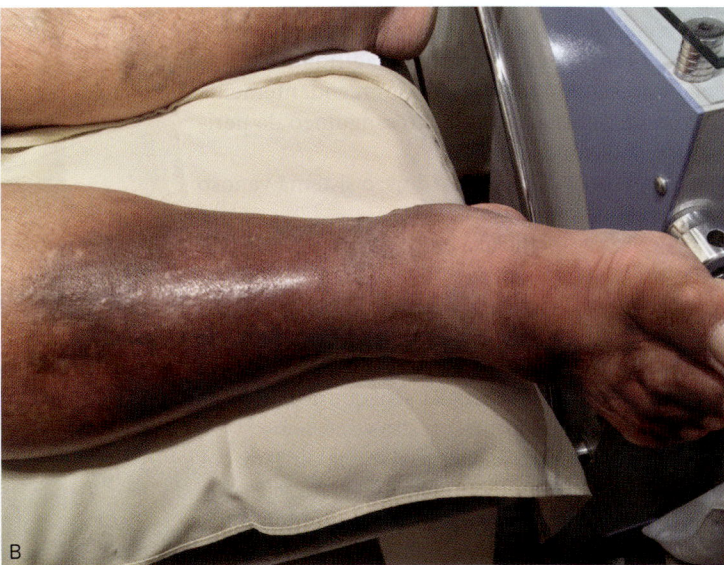

Figura 1 Paciente com síndrome pós-trombótica (SPT) com lipodermatoesclerose (A) e dermatite ocre "em bota" (B).

tantes e na EP fatal de 50:100.000[4]. A TVP dos membros inferiores é o tipo mais comum de trombose, com uma prevalência de 1 caso em 1.000 habitantes com 25% de suas complicações sendo representadas pelas úlceras de perna,[5] cuja prevalência gira em torno de 300:100.000.[6] Estas complicações significam em torno de uma perda de 2 milhões de dias de trabalho, a um custo aproximado de 600 a 900 milhões de euros.[7]

Anatomia

O sistema venoso periférico apresenta a função de reservatório sanguíneo e, também, serve como um conduto que transporta o sangue da periferia até o coração e pulmões. His-

tologicamente, as veias não apresentam três camadas bem definidas como as artérias, sendo a maioria composta de uma camada tecidual única. Somente as veias de maior calibre apresentam uma membrana elástica interna, mas esta camada é fina e irregular, não suportando, portanto, grande aumento de pressão local como uma artéria.

O funcionamento adequado das veias depende de um sistema complexo de válvulas que permite o fluxo em um sentido único (Figura 2A), além do auxílio do sistema muscular, que contribui para o retorno venoso através da compressão e descompressão muscular sobre as veias (Figura 2B). As válvulas consistem em uma camada única e fina, presente na parede interna das veias (Figura 3A). Estudos evi-

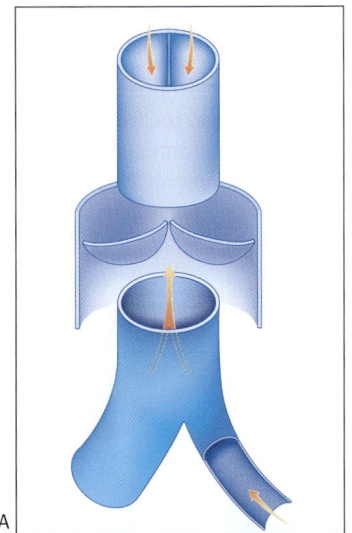
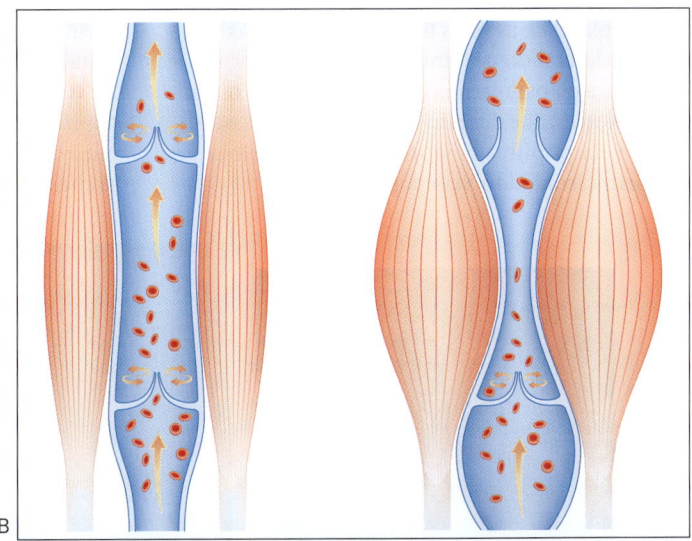

Figura 2 A: Ilustração mostra a válvula venosa impedindo o refluxo venoso, mantendo o fluxo em sentido único. B: compressão e relaxamento muscular atuando como uma "bomba de compressão", auxiliando o retorno venoso.

denciam a presença destas vávulas inclusive na microcirculação venosa (Figura 3B). Apesar da fragilidade destas válvulas, elas apresentam um sistema supreendentemente eficiente, capaz de retornar o conteúdo sanguíneo da periferia até o coração (Figura 3C).

O sistema venoso é dividido em dois: o sistema venoso superficial e o sistema venoso profundo.

O sistema venoso superficial é formado por veias de menor calibre, suprafasciais, de paredes finas e cercadas por tecido adiposo no tecido celular subcutâneo. Elas são suscetíveis à distensão e dilatação em situações em que seja necessário, podendo aumentar em duas vezes o volume de sangue coletado no sistema superficial, sem que ocorra qualquer alteração nas funções normais destas veias.

As veias do sistema venoso superficial se comunicam, por sua vez, com o sistema venoso profundo através de veias perfurantes (veias valvuladas que atravessam a fáscia muscular até as veias subfasciais) e, em especial nos membros inferiores, pela veia safena magna (interna) e veia safena parva (externa) que desembocam na veia femoral e veia poplítea, respectivamente.

Nos membros superiores, a drenagem superficial ocorre através das veias cefálica e basílica, que se aprofundam e desembocam nas veias axilar e braquial medial, respectivamente. A veia mediana também cumpre um papel importante no sistema venoso superficial dos membros inferiores, mas ela se bifurca e faz anastomose com as veias cefálica e basílica, sem se aprofundar na fáscia muscular.

O sistema venoso profundo apresenta veias com paredes mais espessas e menos distensíveis, localizadas subfascialmente, cercadas por estruturas musculares. O sistema venoso profundo dos membros inferiores pode ser dividido em sua porção distal (abaixo do joelho) e proximal (acima do joelho, incluindo a veia poplítea).

Na sua porção distal se destaca a panturrilha que apresenta três pares de veias profundas: as veias tibiais anteriores, que drenam o dorso do pé; as veias tibiais posteriores, que drenam a região plantar e as veias fibulares (peroneiras), que drenam a porção lateral do pé. Sinusoides venosos localizados na musculatura da panturrilha constituem os plexos gastrocnêmicos e soleares, que drenam nas veias fibulares ou, diretamente, na veia poplítea (Figura 4). As veias tibiais e fibulares se unem formando a veia poplítea.

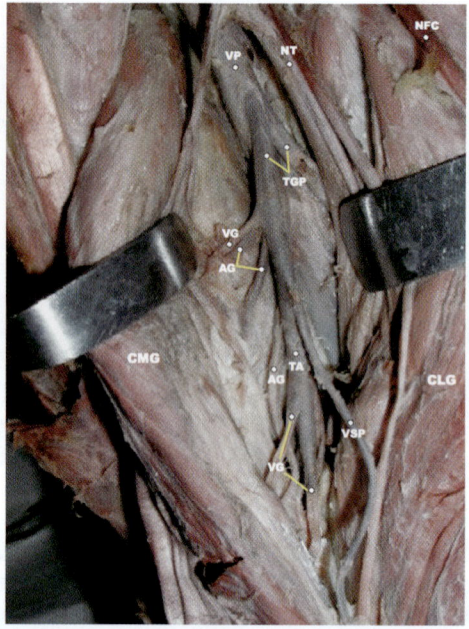

Figura 4 Dissecção de cadáver evidenciando drenagem de veias musculares para veia poplítea (contribuição do Dr. José Aderval Aragão).

Os músculos da panturrilha e o sistema venoso de válvulas são, muitas vezes, chamados de "coração venoso periférico", uma vez que este sistema é responsável pelo retorno sanguíneo da panturrilha (aproximadamente 150 mL) através do relaxamento muscular e contração da musculatura, que ejeta cerca de 40 a 60% do volume acumulado nas veias. No relaxamento da panturrilha, as válvulas de veias perfurantes se abrem, permitindo o escoamento sanguíneo do sistema superficial, e as válvulas do sistema profundo se fecham, impedindo o refluxo pela ação da gravidade. Durante a contração da panturrilha, as válvulas perfurantes são forçadas a fechar e as válvulas do sistema profundo a abrir, mantendo, desse modo, um fluxo contínuo da porção distal até o átrio direito.

O sistema venoso profundo proximal se inicia na veia poplítea, na região posterior do joelho, passa pelo canal dos músculos adutores (canal de Hunter) e, neste ponto, passa a se chamar veia femoral. Comumente chamada de veia "femo-

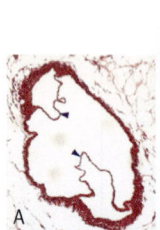
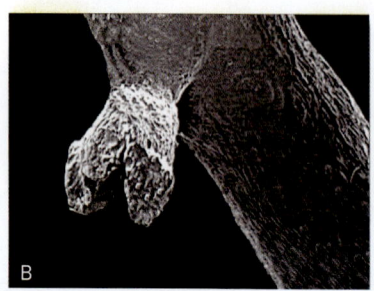
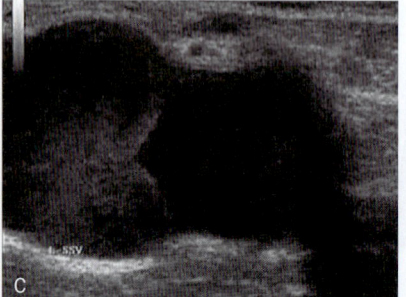
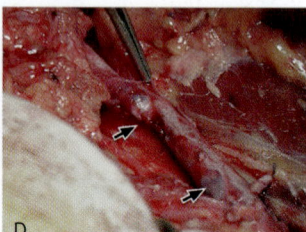

Figura 3 A: Imagem histológica das válvulas de uma veia (contribuição profa. Cristina S. Camilo). B: microscopia de válvula limite (contribuição prof. Hector Jimenez). C: imagem ultrassonográfica em modo B de válvula com funcionamento normal.

ral superficial", para diferenciá-la da veia femoral profunda, este termo deve ser evitado (embora seja muito comum na prática), uma vez que pode causar confusão com o sistema venoso superficial e, consequente erro, no que tange a conduta e tratamento das patologias neste local anatômico. A veia femoral recebe a veia femoral profunda e, no terço superior medial da coxa, passa a se chamar veia femoral comum que, por sua vez, ao cruzar o ligamento inguinal, passa a se chamar veia ilíaca.

Fisiopatologia

Rudolf Virchow, no ano de 1856, descreveu a tríade (tríade de Virchow) responsável pela formação da trombose venosa. Tal tríade consiste em: estase sanguínea, lesão endotelial e hipercoagulabilidade. Vamos descrever cada um destes itens separadamente:

Estase sanguínea

A estase sanguínea é um dos mais importantes itens da tríade, uma vez que a associação entre pacientes acamados, seja por cirurgia ou impossibilidade de movimentar-se, é conhecida e descrita desde o século XIX. O paciente em repouso fica com a musculatura relaxada, permitindo um maior volume sanguíneo acumulado nos membros inferiores, além da própria dilatação da parede venosa. Estes itens, associados à redução do débito cardíaco no repouso e a não utilização dos mecanismos de retorno venoso da contração da panturrilha, causam uma queda da velocidade de fluxo local e consequente instalação da estase sanguínea local.[8,9]

Servitt, ao estudar o local de formação dos trombos em estudos realizados em necrópsias, propôs a hipótese de que a diminuição de fluxo causaria uma alteração do fluxo laminar local nas veias, em especial nas válvulas venosas, criando um turbilhonamento de sangue neste local. Este turbilhonamento local nos seios valvulares causando um acúmulo de hemáceas e plaquetas que, em condições normais, seria "lavado" pelo fluxo venoso. A estase promovida pelo repouso prolongado é responsável pela ativação da agregação plaquetária e, consequentemente, pela ativação da cascata de coagulação neste local. Este mecanismo causaria uma rede de fibrina que, por sua vez, seria responsável pelo aprisionamento de hemáceas nos seios das válvulas venosas e, através da agregação plaquetária local com liberação de ADP e tromboxano A2, causaria progressão da coagulação local e do trombo na luz do vaso (Figura 5).

Há também uma teoria que preconiza que o turbilhonamento sanguíneo na região mais profunda do seio valvular, além de permitir maior agregação de hemáceas e plaquetas pelo baixo fluxo, também causaria uma hipóxia do tecido com consequente lesão endotelial.[8-11]

Lesão endotelial

A lesão endotelial é trombogênica pela própria ativação da cascata da coagulação.

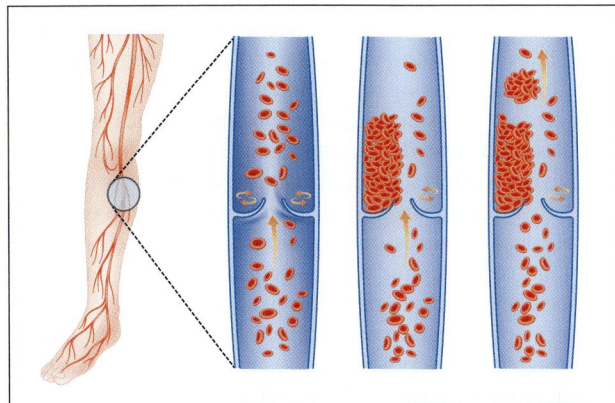

Figura 5 Ilustração que mostra o seio valvular venoso como local de formação de trombos.

O endotelio vascular não é somente uma camada celular em contato com a luz, mas também um tecido biológico ativo que, em condições normais, impede a formação de trombos, mantendo o sangue em sua forma líquida através da produção de óxido nítrico (NO), prostaglandina I2 (prostaciclina), ADP-defosfatase. Essas substâncias impedem a adesão plaquetária local ao inativar os receptores da plaqueta (NO e prostaciclina) e causar quebra do ADP (ADP-defosfatase). Além disso, o endotélio impede a adesão plaquetária, uma vez que constitui uma barreira entre o sangue e a matriz extracelular (Figura 6).

O endotélio vascular em condições normais não apenas mantém as plaquetas inativas, impedindo a adesão e agregação, mas também evita a coagulação local ao impedir a presença de fatores pró-coagulantes ativados. O complexo sulfato de heparano-antitrombina III, que inativa moléculas de trombina, fator X ativado (Xa) e fator IX ativado (IXa). A trombomodulina forma um complexo com a trombina após

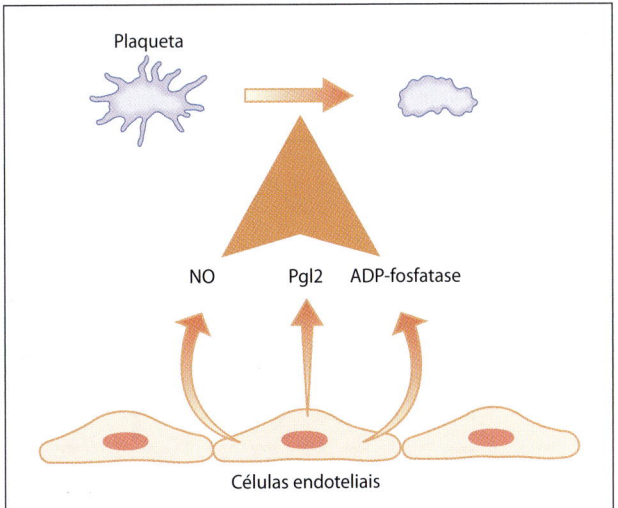

Figura 6 Ilustração do endotélio vascular saudável evitando a adesão e agregação plaquetária pela ação do óxido nítrico, prostaciclina e ADP-defosfatase.

modular sua função e ativa a proteína C que, por sua vez, inativa o fator V ativado (Va) e o fator VIII ativado (VIIIa). O ativador do plasminogênio tecidual (t-PA) converte o plasminogênio em plasmina, uma enzima fibrinolítica responsável pela degradação da fibrina (Figura 7).

Diversos fatores, como traumas (iatrogênicos ou não), radiação, infecção, drogas, lesões térmicas, citocinas e anticorpos, além de outros, podem ser responsáveis pela lesão do endotélio vascular saudável, causando exposição da matriz extracelular, produção de tromboxano A2 e ADP, adesão e agregação plaquetária, com formação de trombina (que estimula a agregação) e, por sua vez, a ativação da cascata de coagulação, com formação de fibrina através da ativação dos fatores VII, IX e X.

O próprio trauma cirúrgico e a reação inflamatória com leucocitose podem ser suficientes para lesão do endotélio e pela consequente formação de trombos em pacientes pós-operatórios.

Trombofilias

A hipercoagulabilidade sanguínea, ou trombofilia pode ser de origem genética ou adquirida.

Na origem genética podemos encontrar uma deficiência de fatores que impedem a coagulação, como a antitrombina, a proteína C e a proteína S. Podemos também encontrar resistência à proteína C ativada causada por mutação no fator V, encontrada em 20 a 50% dos pacientes com TVP, sendo a trombofilia mais comum nos pacientes com TEV. Ela também é conhecida como fator V de Leiden, fator V mutante ou, também, como FVR Q ou FV:Q, evidenciando a mutação que leva à substituição de arginina (R) por glutamina (Q) em uma transição no nucleotídeo, causando uma alteração na função no fator V da coagulação que acarreta resistência à proteína C.

Constituem também causas genéticas, alterações no gene da protrombina, que é encontrada em 6 a 18% dos pacientes com TVP, e a hiper-homocisteinemia, que encontra sua origem na mutação do gene da metilenotetra-hidrofolato redutase (MTHFR), além de causas adquiridas, como deficiências de vitamina B12, B6 e folato.

Existem outras causas genéticas raras, como as desfibrinogenemias, deficiência de co-fator II e de plasminogênio que não serão abordadas neste capítulo.[12-14]

Na origem adquirida temos fatores teoricamente temporários como a gravidez, uso de anticoncepcionais orais (em especial os combinados com estrogênio e progestágenos), cirurgias, tabagismo, obesidade e infecções. Temos, também, doenças adquiridas como a síndrome do anticorpo antifosfolípide (SAAF), neoplasias, vasculites, poliglobulias e outras.

A SAAF é uma doença autoimune na qual anticorpos se ligam a proteínas plasmáticas, em fosfolípides de membrana. As proteínas que são reconhecidas como antígeno são: a protrombina (fator II) e a β2-glicoproteína I (β2GPI), além da proteína C, proteína S, fator X, fator XI, dentre outras. Esta síndrome causa trombose venosa e arterial (na maioria das vezes venosa) e tem uma manifestação clínica variada devido à quantidade de proteínas com potencial antigênico. As manifestações clínicas incluem as tromboses de pequenos vasos (não incluindo tromboflebites superficiais), que pode se manifestar sob a forma de isquemia cerebral, visceral e, curiosamente, por meio de episódios recorrentes de trombose no mesmo local. Existem também as manifestações obstétricas que incluem morte fetal, mesmo com feto saudável em ultrassom (US) anterior, pré-eclâmpsia e eclâmpsia, insuficiência placentária e abortos recorrentes.

Nos membros inferiores, até 50% dos trombos localizados na musculatura da panturrilha apresentam resolução espontânea e, aproximadamente 15% evoluem até acometer a veia femoral. Até um terço das TVPs de panturrilha não tratadas acabam por acometer veias proximais. Após um mês, 20% das TVPs proximais não tratadas vão regredir, enquanto 25% vão se propagar. É importante saber que, ainda que os trombos de panturrilha sejam causas raras de TEP, este pode ocorrer em uma incidência de 29 a 50%, caso a trombose inicial não seja tratada adequadamente.

A TVP ocorre com maior frequência no membro inferior esquerdo. Tal fato encontra justificativa na própria disposição anatômica, uma vez que a artéria ilíaca direita, ao cruzar a veia ilíaca esquerda, pode, ocasionalmente, comprimi-la. Esta doença é conhecida como síndrome de Cockett ou síndrome de May-Thurner que, por meio da compressão da veia ilíaca esquerda, predispõe estase sanguínea, favorecendo a formação de trombos neste membro (Figura 8A e B).

Esta síndrome deve ser investigada nos casos de TVP de membro inferior esquerdo, uma vez que é possível realizar tratamento com implante de *stents* venosos visando evitar episódios recorrentes, além de aliviar sintomas de hipertensão venosa causados pela compressão extrínseca na veia proximal (Figura 8C).[15-17]

Nos membros superiores existem basicamente duas causas principais de TVP: as tromboses induzidas por esforços (síndrome de Paget-von Schrötter) e a trombose secundária.

A síndrome de Paget-von Schrötter, ou a trombose induzida por esforço, foi descrita de maneira independente por James Paget em 1875, na Inglaterra, que propôs a ideia de que a trombose seria a causa de dor e edema em membro superior acometido. Leopold von Schötter, em 1894, na Alema-

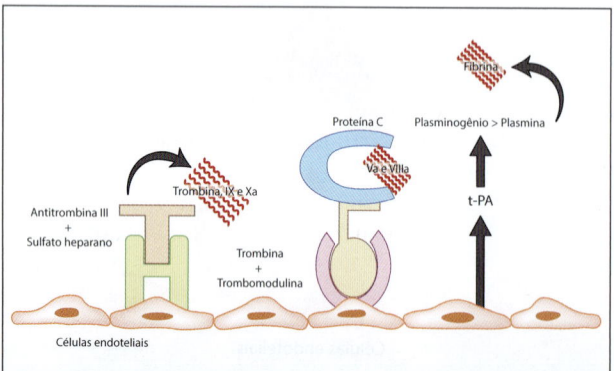

Figura 7 Ilustração do endotélio vascular saudável e os mecanismos de inativação de fatores ativados da coagulação, além da quebra da fibrina.

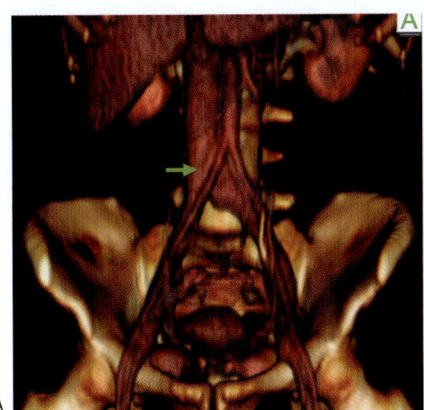

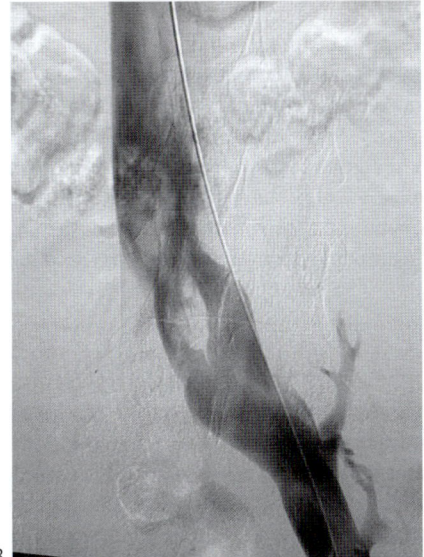

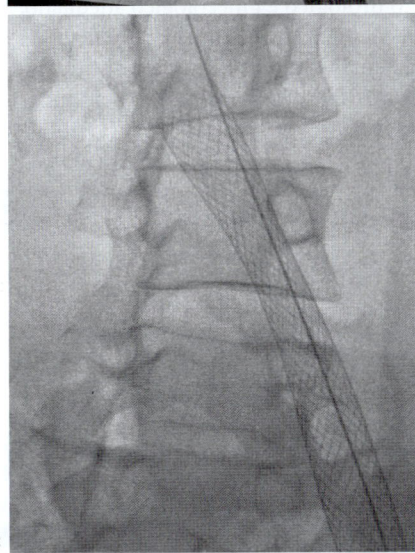

Figura 8 A: Imagem de angiotomografia que mostra a compressão extrínseca da veia ilíaca esquerda pela artéria ilíaca direita. B: flebografia de mesma paciente com falha de enchimento em local de compressão de veia ilíaca esquerda. C: tratamento da compressão pelo implante de *wallstent* em local de compressão venosa.

nha, por sua vez, associou a clínica à trombose de veias axilares e subclávias. Esse quadro acomete pacientes jovens e ocorre após esforço intenso e repetido com o membro superior, podendo estar associado à síndrome do desfiladeiro cervicotorácico (compressão extrínseca por costela cervical, músculos ou ligamentos). O esforço repetido é responsável por microlesões no endotélio vascular, causando, consequentemente, trombose neste membro. Esta síndrome é responsável por aproximadamente 25% dos casos de TVP no membro superior.

A trombose secundária, responsável por, aproximadamente, 75% dos quadros de TVP em membros superiores, ocorre como consequência de um estado de hipercoagulabilidade ou por uso de acessos venosos centrais, fraturas, traumas e outras injúrias à parede vascular.[18-21]

Uma vez instalada a trombose venosa na luz do vaso, ocorre um processo inflamatório secundário que pode ser intenso e causar febre, taquicardia e astenia no paciente, além da irritação dos tecidos adjacentes e dor na musculatura. Outra manifestação advinda da obstrução venosa é o aumento da pressão venosa distal ao local acometido que causa maior pressão em vênulas e capilares que, por sua vez, causam edema e aumento da circulação venosa colateral.

Diagnóstico

O principal ponto para que o diagnóstico de uma TVP seja feita está na suspeita desta patologia, principalmente em pacientes que apresentam risco elevado, como pacientes acamados, pós operatório, portadores de neoplasias, fraturas, sepse etc. (Tabela 1). Uma vez feita a suspeita de TVP, deve-se realizar exames complementares para confirmação diagnóstica, uma vez que o quadro clínico da trombose pode ser brando em TVPs distais (quanto maior o acometimento venoso, maiores os sintomas clínicos) e o rol de diagnósticos diferenciais é extenso, podendo simular sintomas de trombose, patologias como: erisipelas, flebites superficiais, traumas, lesões musculares (síndrome da pedrada), cisto de Baker etc. (Tabela 2).

História clínica

Ao iniciar a investigação clínica para o diagnóstico de TVP devemos investigar o início dos sintomas e se este está relacionado a alguma situação de risco, como pós operatório, cateterização central, viagens longas ou traumas locais. Muitas vezes a TVP pode surgir espontaneamente, mas a associação às situações de risco tornam o diagnóstico mais provável.

O paciente, em geral, refere dor no local da trombose (usualmente na panturrilha) que, muitas vezes, piora ao apoiar-se no membro afetado, associada à edema local e empastamento da musculatura. O início se dá, na maioria dos casos, subitamente, e pode causar calor e eritema local.

Tromboses que acometem veias menores, como veias gastrocnêmicas, podem apresentar sintomas mais brandos, enquanto trombose de veias proximais, como femorais e ilíacas, podem apresentar sintomas mais exacerbados.

Tabela 1	Fatores de risco para trombose venosa profunda
Imobilização superior a 3 dias	
Gravidez e puerpério	
Cirurgia de grande porte nas últimas 4 semanas	
Câncer	
Viagens com duração superior a 4 horas nas últimas 4 semanas	
TVP prévia	
AVE	
Insuficiência cardíaca	
Sepse	
Síndrome nefrótica	
Retocolite ulcerativa	
Trauma	
Lesão em medula/SNC	
Queimaduras	
Fraturas em membros inferiores	
LES	
SAAF	
Síndrome de Behçet	
Policitemia vera	
Trombocitose	
Distúrbios hereditários da coagulação	
Deficiência de antitrombina III	
Deficiência de proteínas C e S	
Mutação do gene da protrombina	
Fator V de Leiden	
Trombocitopenia induzida por heparina	
Desfibrogenemias e distúrbios da ativação do plasminogênio	
Uso de drogas intravenosas	
Contraceptivos orais combinados	
Estrógenos	
Tabagismo	
Obesidade	

AVE: acidente vascular encefálico; LES: lúpus eritematoso sistêmico; SAAF: síndrome do anticorpo antifosfolípide; SNC: sistema nervoso central; TVP: trombose venosa profunda.

Tabela 2	Diagnósticos diferenciais de trombose venosa profunda
Cisto de Baker	
Celulite	
Tromboflebite superficial	
Doença arterial periférica	
Síndrome da pedrada	
Insuficiêcia cardíaca	
Erisipela	

(continua)

Tabela 2	Diagnósticos diferenciais de trombose venosa profunda *(continuação)*
Trauma	
Linfedema	
Neuropatias compressivas	
Neoplasias ósseas e musculares	
Insuficiência renal	
Hipotireoidismo	
Compressão venosa extrínseca abdominal (neoplásica, inflamatória ou síndrome de Cockett)	
Agenesias venosas congênitas	
Doença gotosa	

Os sintomas, frequentemente, estão relacionados a um só membro, embora o acometimento bilateral possa ocorrer.

Um ponto importante na história clínica é a investigação de complicações, em especial da embolia pulmonar (Figura 9) que pode, em alguns casos, apresentar-se como primeiro sintoma de uma TVP. O paciente pode referir quadro de dispneia, taquicardia, sibilos e alguns sintomas podem se manter em decorrência do aumento da pressão pulmonar (*cor pulmonale*).[22-24]

Interrogatório dos diversos aparelhos e antecedentes pessoais

Neste ponto é importante que seja feita a investigação de comorbidades que podem estar relacionadas com o quadro. Nos pacientes idosos, com primeira manifestação de TVP, devemos suspeitar de uma possível neoplasia associada, e devemos investigar os hábitos alimentares, intestinais, se há acompanhamento urológico e ginecológico adequado, bem como outras alterações que levantem a suspeita de doença maligna.

Nos pacientes jovens é importante que seja pesquisado antecedentes trombóticos na família (componentes genéti-

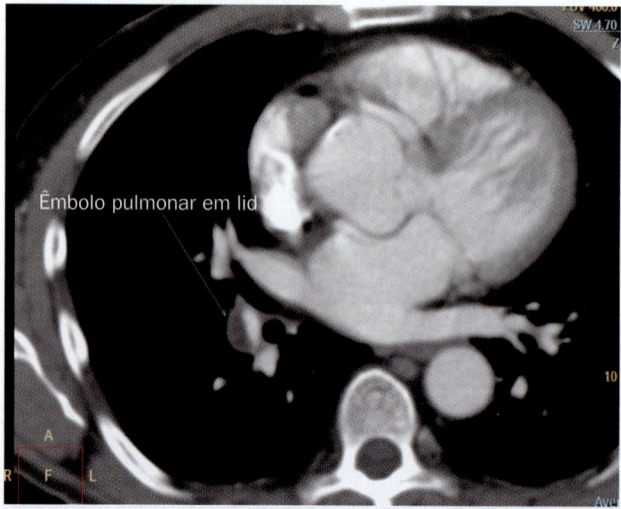

Figura 9 Imagem de angiotomografia de tórax com embolia pulmonar em destaque.

cos) e, nas pacientes, deve ser questionado histórico de gravidez mal sucedida ou abortos repetidos (SAAF).

É importante também investigar o uso de anticoncepcionais orais combinados ou de terapia de reposição hormonal. A obesidade, o tabagismo e o histórico de desidratação podem favorecer a formação de trombos.

Exame físico

O exame físico não deve se restringir somente ao membro acometido, ele deve ser completo, uma vez que pode conter informações importantes para o quadro clínico em geral.

A tireoide e os linfonodos palpáveis podem sugerir processo neoplásico ou infecção. O sistema cardiorrespiratório pode apresentar alterações consequentes de uma complicação por TEP. A palpação abdominal pode revelar alterações sugestivas de doença inflamatória ou maligna.

Sendo assim, um paciente em uma primeira consulta sempre deve ser submetido a um exame físico completo e minucioso.

O membro acometido é, em geral, o membro inferior. Ao examiná-lo devemos, em primeiro lugar, avaliar a perfusão distal com tempo de enchimento capilar, pulsos e, se possível, avaliação de fluxo com Doppler contínuo. A suspeita de TVP pode se confundir ou até mesmo vir acompanhada de insuficiência arterial periférica, seja por uma doença de base como a aterosclerose, ou, até mesmo, por complicação, como na flegmasia, que pode comprometer a microcirculação arterial e a perfusão dos tecidos.

Como já citado anteriormente, a trombose venosa causa inflamação local com consequente dor, calor e eritema local. O edema é geralmente importante, unilateral, variando de acordo com a extensão da trombose e pode ser avaliado comparando-o ao membro contralateral com a medida da circunfência da perna. O edema ocorre tanto no tecido celular subcutâneo, como na musculatura, o que causa um edema depressível (sinal de Godet) e empastamento da musculatura da panturrilha ao palpá-la com o paciente em decúbito dorsal e membro em semiflexão (sinal da bandeira). O paciente também pode apresentar dor à palpação da panturrilha (sinal de Bancroft) e ao realizar a dorsoflexão forçada do tornozelo com o joelho estendido (sinal de Homans).

Embora todos estes sinais clínicos possam ocorrer na TVP, eles não apresentam boa sensibilidade e especificidade. Por esse motivo, foi estabelecido, em 1995, por Wells, um modelo clínico de predição diagnóstica para TVP que separa os pacientes em "TVP provável" e "TVP não provável" (critérios de Wells). Este modelo foi sujeito a duas alterações desde sua criação, buscando ficar mais simples e efetivo. A última atualização foi realizada em 2003 (Tabela 3)

Métodos diagnósticos

Na TVP, a história clínica e o exame físico não são suficientes para confirmar ou excluir o diagnóstico. Sendo assim, é necessário que seja feita uma complementação com méto-

Tabela 3 Critérios de Wells et al. (atualização de 2003)	
Apresentação clínica	Pontos
Câncer em atividade	1
Paralisia, paresia ou imobilização recente dos membros inferiores	1
Acamado por mais de 3 dias ou com cirurgia de grande porte há, pelo menos, 4 semanas	1
Dor ou endurecimento no trajeto das veias femoral e poplítea	1
Edema acometendo todo o membro	1
Edema de panturrilha 3 cm maior que o membro contralateral	1
Edema depressível (sinal de Godet)	1
Presença de veias colaterais no sistema venoso superficial (não varicosas)	1
História de TVP anterior documentada	1
Diagnóstico diferencial é mais ou tão provável quanto o de TVP	-2
TVP provável	2 pontos ou mais
TVP não provável	Menos que 2 pontos

TVP: trombose venosa profunda.

dos de imagem, fluxo ou bioquímico, para a confirmação ou exclusão diagnóstica.

Flebografia

A flebografia ainda é considerada o padrão ouro para o diagnóstico de TVP mas, por se tratar de um método invasivo e pela evolução da qualidade dos métodos alternativos (em especial o ultrassom), ela tem sido realizada cada vez menos nos hospitais para auxílio diagnóstico. Além disso, a flebografia tem suas limitações, pois deve ser realizada em hemodinâmica ou centro cirúrgico, necessita do uso de contraste, podendo ocasionar reações alérgicas, além de ser contraindicado seu uso em mulheres grávidas.

Hoje, a flebografia ainda é realizada como auxílio no tratamento das tromboses com trombólise venosa e como controle dos resultados após o procedimento (Figura 10).

Ultrassom

O ultrassom venoso (US) hoje é, sem dúvida, o método de escolha na maioria dos casos de suspeita clínica de TVP. Este método é não invasivo, praticamente sem contraindicações, disponível na maioria dos hospitais de referência e, apesar de ser examinador dependente, não apresenta dificuldade técnica para um médico treinado em ecografia vascular.

A qualidade dos aparelhos de US vem melhorando ao longo dos anos, mas, embora tenhamos hoje a possibilidade de avaliação de fluxo a cores (Figura 11A), pico de velocidade sistólica e outras opções nos aparelhos, na maioria dos casos a imagem em modo B confirma ou descarta a hipótese de TVP.

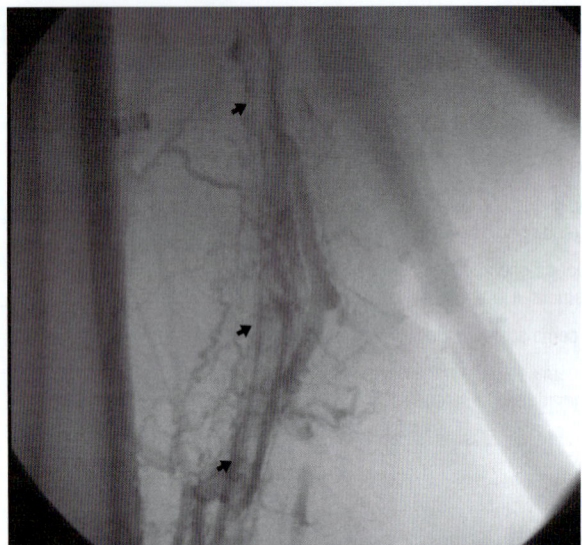

Figura 10 Flebografia de membro inferior esquerdo com trombos em veias poplítea e femoral (setas).

O método mais simples e com melhor resultado é o teste de compressibilidade venosa (Figura 11B), que usa as imagens do modo B que mostram as estruturas anatômicas e os vasos do tecido celular subcutâneo e abaixo da fáscia muscular. Uma vez ajustada a profundidade e o foco, é realizada compressão leve sobre a veia a ser examinada. Caso esta veia não esteja compressível, identificamos conteúdo sólido em seu interior e o diagnóstico de TVP é feito (Figura 11C). Um trombo de aspecto hipoecogênico sugere quadro recente, enquanto um trombo hiperecogênico sugere quadro mais antigo. Este método apresenta 96% de sensibilidade e 98% de especificidade em veias proximais ao compararmos com a flebografia.

O modo de fluxo a cores (Figura 11A) também pode ser usado como auxílio diagnóstico, identificando oclusões parciais ou veias de difícil avaliação. Em estudos comparativos, não foi identificada diferença significativa do acréscimo do mapeamento de fluxo no exame em comparação ao teste de compressibilidade venosa no diagnóstico das TVPs proximais. O diagnóstico das TVPs distais também é possível com o estudo em modo B, e tem apresentado melhores resultados ao longo dos anos com a melhora na qualidade dos aparelhos.

Angiotomografia

A angiotomografia é um método parcialmente invasivo devido à necessidade de uso de contraste intravenoso, e apresenta suas desvantagens por ter um custo elevado, uso de contraste (contraindicados em pacientes com alteração de função renal e histórico de alergia à iodo) e a exposição à radiação. As vantagens do método são que ele possibilita melhor avaliação de veias abdominais e torácicas, como as veias ilíacas, cava, supra-hepáticas etc.

Novos aparelhos com exames realizados em multislice nos permitem uma avaliação minuciosa e imagens de ótima qualidade para o diagnóstico de TVP nos casos em que o estudo por US fica limitado (Figura 12).

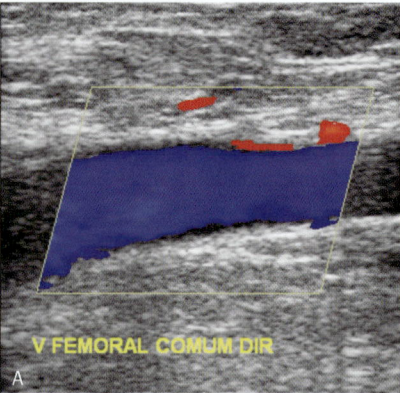

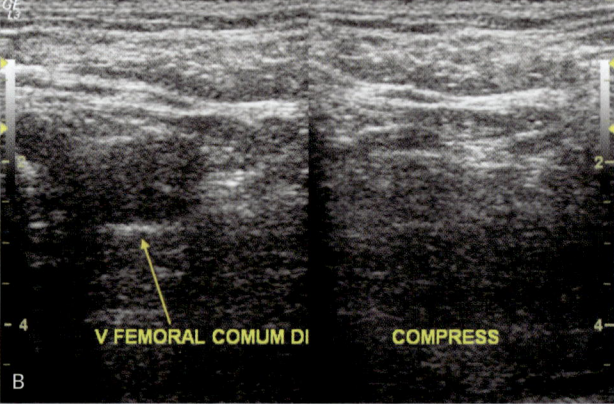

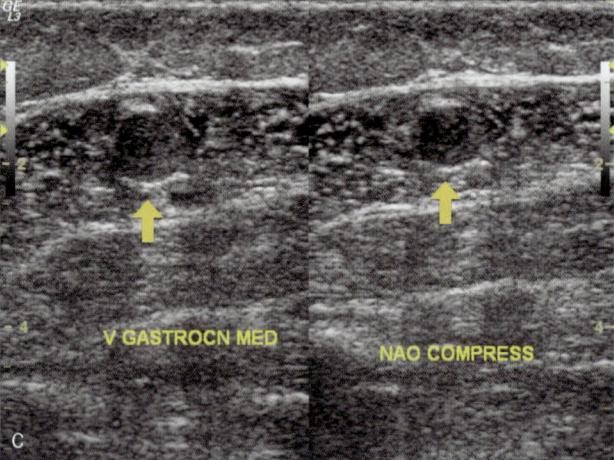

Figura 11 A: Ultrassom com fluxo a cores com fluxo normal em veia femoral comum direita. B: teste de compressibilidade venosa normal em veia femoral comum direita ao ultrassom em modo B. C: veia gastrocnêmica medial não compressível ao ultrassom em modo B, confirmando o diagnóstico de trombose venosa profunda.

D-dímero

Na presença de trombose, a plasmina circulante (Figura 7) quebra a fibrina insolúvel e um dos produtos de degradação dela é o dímero D. O teste para a presença deste produto de degradação da fibrina é feito com a técnica de ELISA e apresenta um excelente valor preditivo negativo, com alta sensibilida-

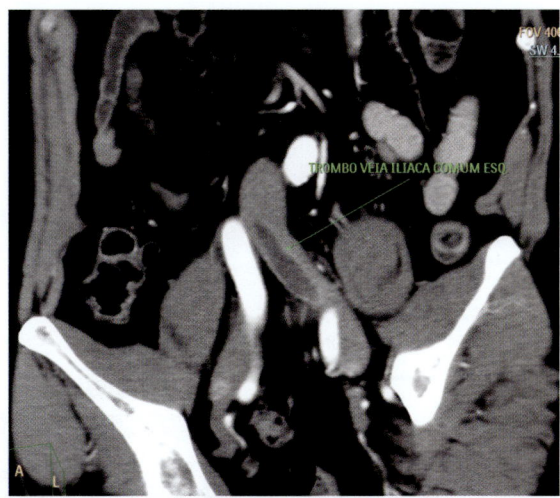

Figura 12 Angiotomografia de abdome com trombo em veia ilíaca comum esquerda.

de e baixa especificidade, ou seja, este método se presta para excluir o diagnóstico de TVP quando estiver negativo, mas não serve para confirmar o diagnóstico, caso seja positivo.

Pacientes acamados, com traumas ou no pós operatório, geralmente apresentam um D-dímero positivo, e isso não confirma a presença de trombose.[25]

Abordagem inicial na suspeita clínica

Como já foi dito anteriormente, o diagnóstico de TVP não deve ser clínico e necessita de exames complementares, uma vez que as complicações de um paciente não tratado podem ser fatais, e o tratamento medicamentoso com anticoagulantes não é isento de riscos, devendo ser aplicado nos casos com dignóstico confirmado.

Em casos de suspeita nos quais não será possível realizar investigação imediata, deve ser iniciada a anticoagulação oral associada ao repouso absoluto do paciente com membros inferiores elevados até que o diagnóstico seja confirmado ou excluído.[26]

Cada hospital apresenta um protocolo a ser seguido, baseado, principalmente, nos métodos diagnósticos disponíveis no serviço, uma vez que muitos serviços não disponibilizam de um ultrassonografista vascular ou de exames como D-dímero. Nestes casos recomendamos que o paciente seja encaminhado a hospitais de referência que possam realizar a investigação por completo.

No caso de suspeita clínica, os critérios de Wells et al. de 2003 devem ser aplicados, e a investigação pode ser realizada de acordo com o fluxograma apresentado, visando maior precisão diagnóstica (Figura 13).

Tratamento

O tratamento da TVP se propõe não apenas ao alívio dos sintomas e dos riscos iminentes da fase aguda, como edema, dor e embolia pulmonar, como também em reduzir os im-

pactos futuros desta doença cronicamente, evitando a síndrome pós-trombótica.

O tratamento inicial ao se suspeitar de uma TVP inclui o repouso absoluto do paciente com membros inferiores elevados, visando evitar uma complicação fatal por EP. Caso não seja possível uma investigação completa para TVP, deve ser iniciada anticoagulação até que o diagnóstico seja confirmado ou excluído.[26]

O tratamento, na maioria dos casos não complicados, resume-se no repouso e na anticoagulação sistêmica, podendo ela ser oral ou injetável. O esquema clássico de anticoagulação oral resume-se em iniciar uso de heparina de baixo peso molecular (HBPM) e o uso de anti-vitamina K (varfarina) até que o RNI esteja na faixa terapêutica (entre 2,0 e 3,0), ou por pelo menos, 5 a 7 dias. Neste momento a HBPM é suspensa e o paciente inicia um controle clínico da dose de varfarina baseada no RNI.

Atualmente já possuímos anticoagulantes mais modernos que atuam na via comum da coagulação, com uso via oral, sem necessidade de coagulogramas de rotina, com meia-vida curta e menor interação com outros medicamentos.

O tratamento com anticoagulação oral não visa a desobstrução imediata da área ocluída pelo trombo, mas, sim, a estabilização do trombo à parede vascular, evitando a EP e a progressão da trombose até veias proximais, reduzindo assim a extensão dela e reduzindo a síndrome pós-trombótica.

O tempo de anticoagulação oral ou injetável do paciente em tratamento de TVP é, em geral, de 6 meses no primeiro episódio e perene, caso o paciente apresente TVP recorrente. Alguns autores autorizam a anticoagulação por apenas 3 meses nos casos de TVP distal, ou seja, localizadas na perna, sem acometimento de veia poplítea.

Com o aumento da segurança na anticoagulação oral devido a novas drogas disponíveis, existe a discussão sobre a possibilidade de extender a anticoagulação, em casos selecionados, com controle de recanalização venosa com US Doppler.

Em alguns casos, visando reduzir complicações agudas e crônicas, o tratamento não será inicialmente a anticoagulação oral, podendo incluir medidas invasivas como a fibrinólise e o implante de filtro de veia cava.

Anticoagulação

Heparinas

A heparina atua como um anticoagulante ao se ligar à antitrombina III e inativar a trombina, o fator IXa e o fator Xa, podendo ser usada de maneira subcutânea e endovenosa. A heparina deve ser usada com cautela nos pacientes com insuficiência renal, em especial com *clearance* de creatinina inferior a 30 mL/min.

A heparina tem a vantagem de não atravessar a barreira placentária ou ter efeito no leite materno, constituindo, deste modo, o tratamento de escolha na TVP gestacional.[27-30]

Na administração subcutânea, podemos utilizar a heparina **não** fracionada (HNF) e a heparina de baixo peso molecular (HBPM). A HBPM (enoxaparina, dalteparina) apresen-

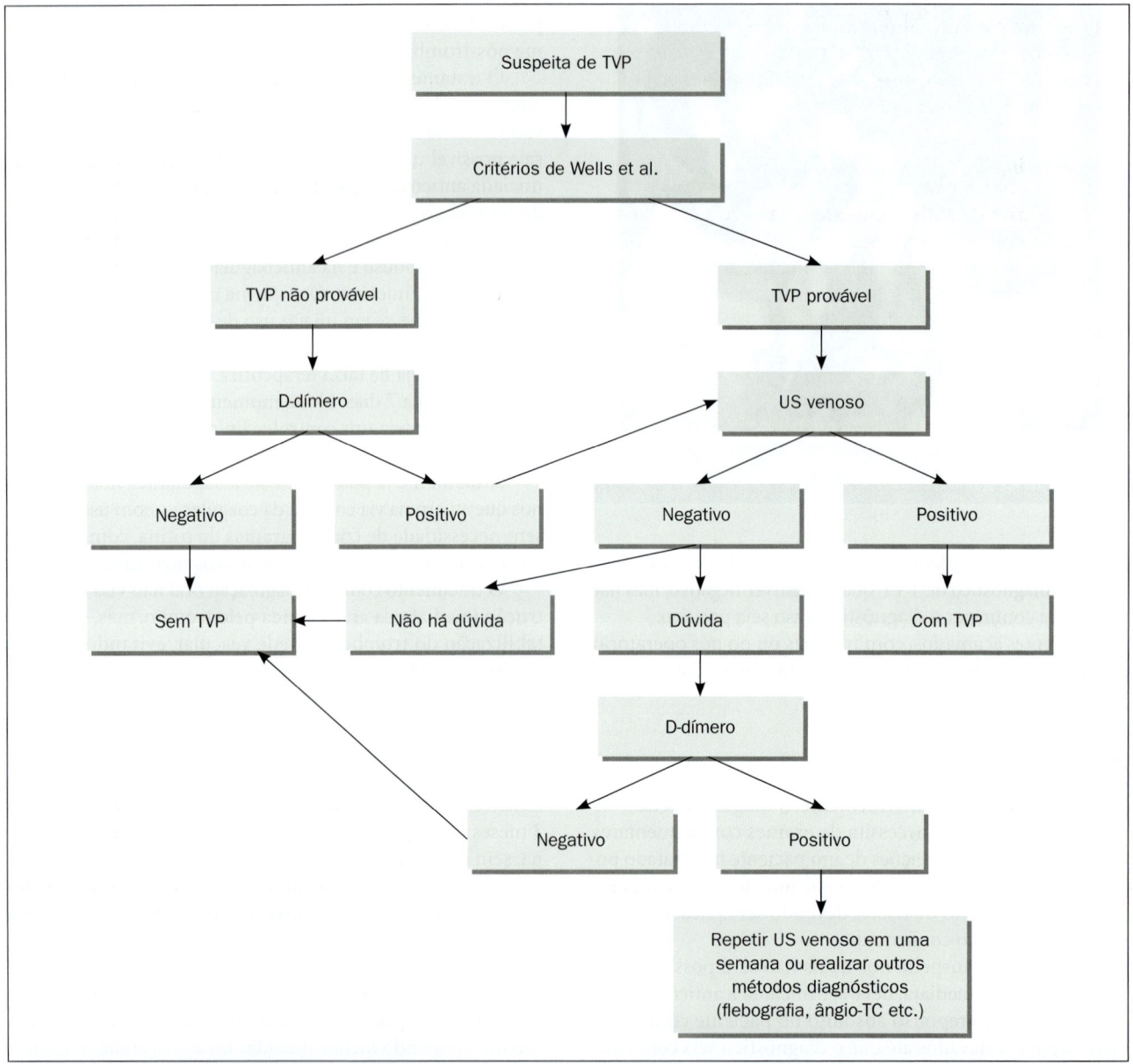

Figura 13   Fluxograma com aplicação dos critérios de Wells et al. (2003) na suspeita clínica.

ta vantagens sobre a HNF, uma vez que ela apresenta uma melhor bioequivalência plasmática, com meia-vida maior, efeito previsível, não necessita de controle laboratorial pelo TTPa, maior inativação da trombina aderida ao coágulo e menor sensibilidade ao fator 4 plaquetário, ou seja, com menor risco de trombocitopenia induzida por heparina.

A HNF, pode ser usada intravenosa em procedimentos mais invasivos como trombólise e implante de *stents* ou na EP. Seu uso IV é feito com um *bolus* de 80 UI/kg e mantida na dose de 18 a 20 UI/kg/hora com controle do tempo de tromboplastina parcial ativada (TTPa) a cada 6 horas que deve se manter entre 1,5 a 2,5 vezes o valor normal. No uso subcutâneo a dose é de 250 UI/kg a cada 12 horas com ajuste da dose pelo TTPa, visando a mesma faixa terapêutica.[31-34]

A HBPM apresenta doses terapêuticas, na enoxaparina, de 1 mg/kg a cada 12 horas ou 1,5 a 2 mg/kg a cada 24 horas, devendo-se evitar a dose única em pacientes com neoplasia, devido a falta de estudos nestes casos. Na dalteparina a dose terapêutica é de 100 UI/kg a cada 12 horas ou 200 UI/kg em dose única diária.

Fondaparinux

Este anticoagulante é um pentassacáride sintético que se liga à antitrombina III, inibindo o fator Xa. Ele tem a vantagem de não causar trombocitopenia induzida por heparina e a desvantagem de passar pela barreira placentária. Ele é administrado por via subcutânea na dose terapêutica diária de

5 mg, SC, em pacientes com menos de 50 kg; 7,5 mg, SC, em pacientes com 50 a 100 kg; e de 10 mg, SC, em pacientes com mais de 100 kg. A dose deve ser ajustada ou evitada em pacientes com insuficiência renal.

Anti-vitamina K

Esta classe de anticoagulantes se refere às cumarinas. Temos disponíveis no mercado a varfarina (Marevan®, Coumadin®) e a femprocumona (Marcumar®). Estes medicamentos impedem a formação de fatores de coagulação dependentes da vitamina K, como os fatores II, VII, IX e X, não apresentando ação nos fatores já presentes no organismo. Isso explica a demora para o início da ação anticoagulante desses medicamentos.

A varfarina demora, em geral, entre 14 e 24 horas para início de sua ação, com uma meia-vida de 20 a 60 horas. Já a femprocumona tem o início de sua ação entre 48 e 72 horas, com uma meia-vida de 5 dias. Em decorrência do tempo de ação mais curto e à meia-vida menor, a varfarina é geralmente escolhida em vez da femprocumona.

Na anticoagulação oral com esses medicamentos é importante lembrar que se faz necessária a anticoagulação concomitante com heparina por pelo menos 5 dias até que o RNI tenha atingido a faixa terapêutica de 2,0 a 3,0 por pelo menos 2 dias. Isso se deve ao prolongamento do TP poder representar somente a queda do fator VII (e não dos fatores II e X) e também pelo fato de que as proteínas C e S sejam também dependentes da vitamina K, ou seja, caso a queda destas proteínas inibidoras da coagulação ocorra antes dos fatores de coagulação, pode ocorrer um efeito inicial pró-coagulante.[31,35-38]

Na varfarina, o tratamento inicial deve ser de 5 mg, VO, ao dia, com correção da dose ambulatorialmente com controle regular do RNI até que o paciente consiga atingir a faixa terapêutica. Essa tarefa nem sempre é simples de ser realizada, uma vez que as cumarinas são sensíveis ao uso de medicações concomitantes, como hipoglicemiantes orais, diuréticos, anti-inflamatórios não esteroides, anestésicos, quimioterapia etc. Além disso, alimentos ricos em vitamina K podem reduzir o efeito destes medicamentos, em especial vegetais. A ingesta de álcool ou a presença de doenças que possam comprometer a função hepática podem causar um aumento do efeito destas drogas e aumentar o risco de sangramento.

Para melhor controle do paciente, a orientação é de que ele mantenha a dieta habitual, sem alterar seus hábitos, e mantenha o uso de suas medicações de uso contínuo, sendo feita a correção de dose a partir disso. Caso o paciente inicie uso de uma nova medicação, pode ser necessário novo controle de RNI e possível ajuste de dose.[39,40]

Anticoagulantes orais diretos (AOD)

Esta classe de anticoagulantes é a mais recente no arsenal de tratamento e prevenção da TVP e inclui a rivaroxabana (Xarelto®), apixabana (Eliquis®), edoxabana (Lixiana®) e dabigatrana (Pradaxa®).

Rivaroxabana

O estudo sobre a rivaroxabana (Xarelto®) foi realizado com a separação entre pacientes com EP e pacientes com TVP somente. O estudo foi prospectivo, comparando o uso de rivaroxabana ao uso de enoxaparina/varfarina. O tempo foi predeterminado em 3, 6 e 12 meses. Rivaroxabana é um antagonista do fator Xa. Sua excreção se dá por via renal e hepática (via citocromo CYP3A4) e, portanto, drogas metabolizadas por este mesmo citocromo (ritonavir, claritromicina, eritromicina e cetoconazol) interferem em sua biodisponibilidade.

O estudo EINSTEIN[41] avaliou o uso da rivaroxabana como terapia única no TEV agudo comparado ao uso de heparina e antagonistas de vitamina K, evidenciando uma taxa de sangramento grave quando comparado ao uso de varfarina (1,1% vs. 2,2%); (RR = 0,49; IC 95% 0,31-0,79; P = 0,003).

Diferente dos demais AOD, a rivaroxabana não necessita de terapia inicial com anticoagulantes parenterais ou subcutâneos. Sua dose no tratamento de TEV é de 15 mg a cada 12 horas nas primeiras 3 semanas, seguido de 20 mg/dia até o término do tratamento. A dose de 15 mg/dia é recomendada para pacientes com idade superior a 75 anos ou com *clearance* de 15-50 mL/min. Pacientes com *clearance* < 15 mL/min não têm indicação de uso deste medicamento.

A rivaroxabana pode ser utilizada na profilaxia de TEV após cirurgias ortopédicas (artroplastia total de quadril ou joelho) na dose de 10 mg/dia, variando de 10 a 35 dias, preconizando-se 35 dias na artroplastia de quadril.[42] Já em pacientes cardiopatas de moderado a alto risco com fibrilação atrial, este medicamento pode ser usado na prevenção de infarto na dose de 20 mg/dia ou 15 mg/dia se *clearance* de creatinina entre 30 e 49 mL/min.[43]

Dabigatrana

O estudo sobre a dabigatrana (Pradaxa®) foi feito incluindo pacientes com TVP e EP, sem discriminação entre as patologias. O estudo foi duplo-cego e randomizado, comparando o uso de dabigatrana vs. varfarina, sendo respeitada a anticoagulação prévia com enoxaparina ou fondaparinux por, pelo menos, 5 dias no uso de ambas as drogas pelo período de 6 meses.

A dabigatrana é um inibidor direto da trombina; grande parte de seu metabolismo ocorre por via renal e, por isso, seu uso é contraindicado em pacientes com *clearance* de creatinina < 30 mL/min. Um dos efeitos colaterais deste medicamento é a dispepsia e o uso concomitante de inibidor de bomba de próton reduz sua absorção em 20-30%.

Segundo os estudos RE-COVER e RE-COVER II,[44,45] a dabigatrana em dose de 150 mg via oral a cada 12 horas por um período de 6 meses demonstrou ser tão eficaz quanto a varfarina no tratamento e na prevenção de recorrência de TEV (2,4% vs. 2,1%; p < 0,001), entretanto, a dabigatrana demonstrou ser superior quanto ao risco de sangramento, evidenciando no quesito sangramentos "não graves" uma comparação de 16,1% vs. 21,9% (IC95%: 0,59-0,85) e sangramentos "graves" de 1,6% vs. 1,9% (IC95%: 0,45-1,48).

O tratamento deve ser iniciado com anticoagulação parenteral ou subcutânea por 5 dias e então após esse período iniciar 150 mg de dabigatrana a cada 12 horas. Pacientes com *clearance* de 30-50 mL/min e idade maior que 80 anos ou ainda aqueles que apresentem alto risco hemorrágico devem utilizar a dose de 110 mg a cada 12 horas; caso o *clearance* de creatinina estimado for < 30 mL/min, a dabigatrana não é indicada.

Apixabana

O estudo sobre a apixabana (Eliquis®) foi realizado sem discriminação entre TVP e EP, duplo-cego, comparando também com enoxaparina/varfarina, por 6 meses. A apixabana (ELIQUIS®) é um antagonista do fator Xa.

Segundo os estudos AMPLIFY e AMPLIFLY EXTENDED,[46,47] houve uma taxa de sangramento menor quando comparado ao uso de varfarina (0,6% *vs.* 1,8%, RR = 0,31; IC95%: 0,17-0,55, P < 0,001). A posologia da apixabana para o tratamento de TEV é de 10 mg a cada 12 horas por 7 dias, seguido de 5 mg a cada 12 horas até o término do tratamento. Caso o paciente apresente idade acima de 80 anos, peso menor que 60 kg e creatinina sérica menor 1,5 mg/dL, a dose deverá ser de 2,5 mg a cada 12 horas após os primeiros 7 dias com a dose inicial. Após os 6 meses de tratamento, durante o período prolongado, a dose utilizada como profilática de recorrência de TEV é de 2,5 mg a cada 12 horas ou de 5 mg uma vez ao dia.

Edoxabana

A edoxabana (Lixiana®) é um antagonista do fator Xa. Seu metabolismo é hepático e quando há interação medicamentosa com drogas metabolizadas via citocromo CYP3A4. No estudo Hokusai-VTE[48] foi realizada comparação entre grupos pacientes com TEV agudo, que fizeram uso de varfarina ou edoxabana (ambos os grupos fizeram uso de heparina endovenosa ou subcutânea por pelo menos 5 dias antes do início do tratamento). O que diferencia este estudo dos demais foi a inclusão de pacientes com TEP e disfunção ventricular direita (avaliada pelo peptídeo natriurético, NT-proBNP, ≥ 500 pg/mL), com um resultado favorável quanto a taxa de recorrência de TEV. Foi evidenciada uma taxa de sangramento "não grave" de 8,5% *vs.* 10,3% no grupo que fez uso de varfarina (RR= 0,81; IC95%: 0,71-0,94; P = 0,004). Nos sangramentos "graves" houve um resultado de 1,4% *vs.* 1,6% (RR = 0,84; IC95%: 0,59-1,21). A edoxabana apresentou-se superior à varfarina no tratamento de TEV agudo e em pacientes com disfunção ventricular direita com menor risco de sangramento. Entretanto, seu estudo não permite seu tratamento como medicamento único, devendo ser precedido por anticoagulação endovenosa ou subcutânea por pelo menos 5 dias. Sua posologia é de 60 mg/dia e 30 mg/dia se o paciente apresentar insuficiência renal moderada grave (*clearance* de creatinina 15-50 mL/min), peso corporal < 60 kg ou se estiver em uso concomitante de inibidores potentes da gp-P (dronedarona, ciclosporina, eritromicina, cetoconazol, verapamil ou quinidina) (Tabela 4).

Em geral, todos os estudos mostraram que estes anticoagulantes orais diretos (AOD) apresentaram não inferioridade ao tratamento convencional com uso inicial de enoxaparina ou fondaparinux por 5 a 7 dias, com transição para varfarina (Tabela 5). Além disso, esses estudos mostraram

Tabela 4	Estudos sobre os anticoagulantes orais diretos no tratamento do tromboembolismo venoso agudo			
	RE-COVER	**EINSTEIN**	**AMPLIFY**	**HOKUSAI**
Droga	Dabigatrana	Rivaroxabana	Apixabana	Edoxabana
n.	5.132	8.282	5.400	8.240
Estudo	Duplo-cego	PROBE	Duplo-cego	Duplo-cego
Indicação	TEV	TVP E EP	TEV	TEV
Uso de heparina	Sim	Não	Não	Sim
Duração	6 meses	3,6 e 12 meses	6 meses	3,6 e 12 meses

EP: embolia pulmonar; TEV: tromboembolismo venoso; TVP: trombose venosa profunda.

Tabela 5	Eficácia dos anticoagulantes orais diretos comparados ao tratamento convencional com varfarina			
			Incidência de sangramentos maiores	
Estudo	**Droga**	**AOD %**	**Varfarina %**	**RR (95% IC)**
RE-COVER	Dabigatrana	2,4	2,1	1,10 (0,65-1,84)
EINSTEIN – TVP	Rivaroxabana	2,1	3,0	0,68 (0,45-1,48)
EINSTEIN – EP	Rivaroxabana	2,1	1,8	1,12 (0,75-1,68)
AMPLIFY	Apixabana	2,3	2,7	0,84 (0,60-1,18)
HOKUSAI – TEV	Edoxabana	3,2	3,5	0,89 (0,70-1,13)

AOD: anticoagulantes orais diretos.

Tabela 6 Segurança dos anticoagulantes orais diretos comparados ao tratamento convencional com varfarina

		Incidência de sangramentos maiores		
Estudo	Droga	AOD %	Varfarina %	RR (95% IC)
RE-COVER	Dabigratana	1,6	1,9	0,82 (0,45-1,48)
EINSTEIN – TVP	Rivaroxabana	0,8	1,2	0,65 (0,33-1,30)
EINSTEIN – EP	Rivaroxabana	1,1	2,2	0,49 (0,31-0,79)
AMPLIFY	Apixabana	0,6	1,8	0,31 (0,17-0,55)
HOKUSAI – TEV	Edoxabana	1,4	1,6	0,84 (0,59-1,21)

AOD: anticoagulantes orais diretos.

uma maior segurança em relação a episódios de sangramento maior comparado ao tratamento convencional (Tabela 6).

Em decorrênca destes fatores, o tratamento de pacientes com TVP estáveis pode ser realizado por meio desses anticoagulantes orais diretos com segurança. Eles apresentam uma ação inicial mais rápida, alguns sem a necessidade de tratamento concomitante com enoxaparina, têm dose fixa, sem alteração com alimentação, menor alteração com uso de medicamentos, com meia-vida mais curta e sem necessidade de controle laboratorial de rotina (Tabela 7).

Estes estudos não foram realizados em TVP de membros superiores, e ainda não existem dados sobre a eficácia do tratamento nesta localização.

Uma discussão que sempre é feita em relação a estes novos medicamentos é em relação à possibilidade de reversão do efeito deles em caso de sangramento maior. Embora a varfarina apresente a vitamina K como antídoto, as medidas iniciais em um sangramento maior seriam as mesmas e a meia-vida curta dos AOD tornaria a reversão do quadro mais simples do que um sangramento com uso de antivitamina K. Mesmo assim, no caso de sangramento agudo grave, é possível administrar complexo pró-trombínico, além de medidas de ressuscitação volêmica.

Mesmo com uma segurança maior comparada ao uso dos antagonistas de vitamina K, os AOD não são isentos de sangramentos, sendo essencial portanto a prevenção, como evitar o uso concomitante de antiagregantes plaquetários e AINES, sendo o principal sítio de sangramento: trato gastrointestinal (80%), genitourinário, intracranial (com o pior prognóstico) e partes moles (após trauma local).

Tabela 7 Comparação entre varfarina e anticoagulantes orais diretos

	Varfarina	AOD
Ação	Lenta	Rápida
Dose	Variável	Fixa
Alteração com alimentação	Sim	Não
Interação medicamentosa	Muita	Pouca
Exames laboratoriais de rotina	Sim	Não
Meia-vida	Longa	Curta
Possibilidade de reverter efeito	Sim	Talvez

AOD: anticoagulantes orais diretos.

Sangramentos "graves" podem ser definidos como eventos que envolvem órgãos importantes, como: intracraniano, intraespinhoso, intraocular, retroperitoneal, intra-articular, pericárdico ou intramuscular associado a síndrome compartimental; sangramentos que levam a uma queda ≥ 20 g/L do valor da hemoglobina em 24 horas ou necessidade de transfusão de mais de 2 concentrados de hemácias.[49,50]

Caso haja sangramento "não grave", ou seja, não envolvendo os critérios citados acima, sugere-se descontinuar a próxima dose e medidas locais (compressão, observação do nível hematimétrico). Entretanto, se este sangramento for "grave" além das medidas acima, orienta-se reposição de fluidos, se necessário e outra alternativa é a administração de complexo pró-trombínico (25-50 U/kg) ou complexo pró-trombínico ativado (50-200 U/kg), pois estes possuem fatores de coagulação dependentes de vitamina K, e, como contêm o fator II e o fator X, podem ser usados na reversão de varfarina e AOD.[51] Outra possibilidade é administrar o fator VII ativado (90 µg/kg), que induz maior concentração, a ativação da cascata de coagulação e caso esteja sendo feito uso de dabigatrana, recentemente foi introduzido no mercado o idarucizumabe.[52]

Pacientes que estejam em vigência de anticoagulação que necessitem de procedimento cirúrgico podem suspender temporariamente o medicamento, de acordo com o procedimento. Os AOD possuem a vantagem sobre a varfarina por conterem um tempo de meia-vida menor; a rivaroxabana tem uma meia-vida de 5 a 9 horas, a dabigatrana de 11 a 17 horas, a apixabana de 9 a 12 horas e a edoxabana de 9 a 11 horas. Na varfarina, a meia-vida é de 38 a 42 horas, portanto, o risco de sangramento no intra e pós-operatório acaba sendo menor. Sugere-se o retorno dos novos anticoagulantes o mais precocemente possível, ponderando sempre os riscos e benefícios.[52,53]

Pacientes instáveis, com TVP cavoilíacas e com EP sintomáticas devem receber o tratamento inicial com heparinização intravenosa em BIC e monitorização em unidade de terapia intensiva até sua estabilização. A trombólise é uma opção nestes casos.

Trombólise para recanalização venosa

A trombólise venosa tem como objetivo a recanalização venosa profunda imediata através da infusão local de trombolítico, em geral a alteplase (r-TPA) que, através da conversão do plasminogênio em plasmina, realiza a lise da fibrina. Este procedimento tem o sucesso associado a rapidez do tratamento frente ao início da trombose. Pacientes costumam responder melhor a esta terapia nos primeiros 15 dias desde o início do quadro.

A indicação da terapia trombolítica para recanalização venosa ocorre nos pacientes com TVP iliofemoral que apresentam trombose da microcirculação com isquemia do membro associada (*phlegmasia cerulea dolens*), mas, em decorrência dos métodos que permitem a infusão local de trombolítico com uso de cateteres multiperfurados, com doses mais baixas e ação sistêmica reduzida, a indicação de trombólise tem aumentado nestes últimos anos, visando não só a reversão de quadros graves, mas, também, a melhora da qualidade de vida do paciente, reduzindo a chance do desenvolvimento da síndrome pós-trombótica.[54-57]

Ao realizar a recanalização com trombolítico, impede-se a perda da função valvular nas veias, evitando, consequentemente, o refluxo crônico no membro acometido e suas complicações subsequentes.

A anticoagulação sistêmica (método convencional) apresenta índices de recanalização de 17 a 25%, enquanto a trombólise apresenta índices de 75 a 98%. Pacientes com TVP tratados pelo método convencional apresentam evolução para SPT em 35 a 65% dos casos, enquanto os pacientes submetidos à intervenção trombolítica evoluirão clinicamente em 8 a 12% dos casos.

Para que um paciente seja selecionado para esta intervenção é necessário que ele não apresente contraindicação ao uso de trombolíticos (Tabela 8), que ele fique em acom-

Tabela 8	Restrições ao uso de fibrinolíticos
Sangramento ativo
AVE hemorrágico ou isquêmico nos últimos 12 meses
Neoplasia com risco de sangramento
Neoplasia intracraniana
Craniotomia nos últimos 2 meses
Cirurgia de grande porte nos últimos 15 dias
Trauma recente
PCR recente
Retinopatia hemorrágica
HAS não controlada – PA diastólica > 125 mmHg
Doença hepática grave (cirrose, hepatite ativa, hipertensão portal)
Trombo em VE/embolia cardíaca
Endocardite/pericardite bacteriana
Doença ulcerativa gastrointestinal documentada nos últimos 3 meses
Aneurismas arteriais
Malformações arteriovenosas (MAVs)
Pancreatite aguda
Punção de vaso não compressível
Parto nos últimos 15 dias
Isquemia irreversível do membro tratado
Coagulopatia sem controle

panhamento em unidade de terapia intensiva, com controles de hemoglobina, hematócrito, plaquetas e fibrinogênio a cada 6 horas.

A técnica consiste em cateterização ecoguiada da veia com trombose, sendo os locais mais comuns a veia poplítea ipsilateral, femoral ipsi ou contralateral, veia safena parva e, até mesmo, a veia jugular interna. Uma vez cateterizada a veia, realizamos uma flebografia e implante de cateter multiperfurado irá injetar continuamente a alteplase intratrombo na dose de 1 a 3 mg/hora por 24 horas, podendo, em alguns casos, estender a terapia até 48 ou 72 horas.[58]

Flebografias de controle devem ser realizadas a cada 12 horas e, caso o paciente apresente queda de Hb/Ht ou fibrinogênio inferior a 100, deve ser suspensa a injeção de trombolítico.

TVP em idosos e nefropatas

Estudos recentes buscam a comparação do uso de AOD com inibidores da vitamina K no tratamento de TEV agudo, sendo evidenciada uma maior eficácia e segurança do uso dos AOD nos pacientes com mais de 75 anos e com insuficiência renal moderada (*clearance* de creatinina ≤ 50 mL/min), quanto ao risco de sangramento e recorrência de TEV. Foi evidenciado um aumento de 50-70% de chance de recorrência de TEV e risco de sangramento aproximadamente 3 vezes maior nesse grupo quando comparado o uso de AOD e antagonistas de vitamina K.[59]

TVP na gestação e puerpério

Embora a TVP seja um evento relativamente raro em pacientes em idade fértil, a gravidez aumenta o risco desta doença em 5 vezes, com incidência de 1 a 2 casos de trombose a cada 1.000 gestações.

Alterações anatômicas e hormonais contribuem para a estase venosa através da compressão pelo aumento do volume abdominal e aumento de distensibilidade venosa pela progesterona. Existe também um aumento dos fatores I, II, VII, VIII, X e XII, redução da proteína S, inibição do ativador do plasminogênio 1 e 2 e elevação na geração de trombina, levando a um estado de hipercoagulabilidade.[60-64]

Diagnóstico

O diagnóstico de TVP neste período deve ser realizado, quando possível, com ultrassom, uma vez que a flebografia e a angioTC devem ser evitadas em decorrência da exposição do feto à radiação.

O D-dímero pode apresentar alteração em decorrência do aumento da fibrina pela própria gestação, sendo de pouco valor diagnóstico neste período.[65,66]

Tratamento

A varfarina é teratogênica e aumenta riscos de sangramento, sendo contraindicado seu uso na gestação, principalmente no primeiro e último trimestre.

O tratamento de escolha para gestantes é a heparina, podendo ser usada tanto a HNF quanto a HBPM. Essa droga não transpõe a barreira placentária, e tem seu uso seguro na gravidez. Pode ser necessário o uso de doses mais elevadas por causa do aumento da filtração glomerular e degradação da heparina pela própria placenta.[67-70]

A anticoagulação deve ser mantida até o final da gestação, mesmo que seja excedido o período de 6 meses de tratamento, e mantida por mais 6 semanas no puerpério, em virtude do risco de TVP recorrente.

A heparina deve ser suspensa 12 horas antes do parto no caso da HBPM e 24 horas no caso da HNF. O cateter de peridural deve ser retirado 2 horas antes da aplicação da próxima dose de heparina, que deve ser reiniciada 12 horas após o parto.

Após o parto, a anticoagulação pode ser oral com varfarina ou AOD. No uso da varfarina, deve ser mantida a heparina até que a paciente esteja na faixa terapêutica de RNI (2,0 a 3,0).

A heparina e a varfarina podem ser usadas durante a amamentação, uma vez que a heparina não é secretada no leite e a varfarina apresenta forte ligação proteica no plasma, não apresentando doses expressivas no leite materno.[69,72,73]

Profilaxia

Pacientes cirúrgicos

O TEV é uma complicação conhecida em pacientes cirúrgicos, principalmente em cirurgias que envolvem abdome, pelve e membros inferiores.

Conforme discutido anteriormente, o trauma cirúrgico pode ser responsável por um estado de hipercoagulabilidade, predispondo a formação de trombos, além de grande parte destes pacientes permanecerem em repouso prolongado, aumentando a estase sanguínea.

Mecanismos como a deambulação precoce (quando possível) e o uso de meias elásticas, compressão pneumática ou mecanismo que faz a dorsoflexão passiva do tornozelo, aumentam o retorno venoso dos pacientes no pós operatório e reduzem a incidência de TEV.

O American College of Chest Physicians (ACCP) apresenta um consenso que classifica os pacientes em patamares de risco, bem como a profilaxia proposta (Tabela 9).[71,74-77]

Existe hoje uma tendência a individualizar o tratamento profilático de acordo com o paciente e o tipo de cirurgia. Pacientes com câncer podem se beneficiar de profilaxia prolongada com enoxaparina

Pacientes clínicos

Pacientes clínicos apresentam uma alta incidência de TEV, superando, em alguns estudos, a incidência em pacientes cirúrgicos. Isso torna necessária a avaliação de risco para todos os pacientes clínicos internados, buscando evitar a TVP e a EP.

Vários estudos têm sido feitos buscando incidência de TEV e complicações advindas desta patologia nos pacientes clínicos, sendo o primeiro destes o estudo THRIFT (*Thromboembolic Risk Factors Consensus Group*) que apresenta riscos similares ao dos pacientes cirúrgicos, semelhante aos discutidos neste capítulo (Tabela 1). Até hoje, não existe um consenso internacionalmente aceito para avaliação de risco em pacientes clínicos.

No Brasil, 12 sociedades médicas desenvolveram a *Diretriz brasileira para profilaxia de TEV em pacientes clínicos internados*. Foi realizada revisão sistemática sobre os fatores de risco e desenvolvido um fluxograma (Figura 14) com estratificação de risco e a profilaxia a ser realizada.

Tratamento prolongado

Após o término de tratamento de longa duração (3 meses se TEV distal e 6 meses se TEV proximal) orienta-se a realização de um exame de imagem para avaliação da recanalização do vaso. Caso haja uma recanalização parcial deste, cabe ao profissional a decisão sobre a extensão do tratamento com anticoagulação, chamado tratamento prolongado, devendo-se avaliar o risco-benefício quanto a recorrência de TEV, SPT e risco de sangramento.

Um estudo envolvendo uma metanálise com 8 estudos aleatórios envolvendo 2.994 pacientes com TEP demonstrou que, quando tratados com varfarina por um período prolongado, os pacientes apresentavam menor probabilidade de recorrência (OR = 0,18; IC95%: 0,13-0,26) quando comparados àqueles que suspenderam o uso de varfarina após 1-4 meses de tratamento.[79,80]

Tabela 9	Classificação e profilaxia propostas pelo American College of Chest Physicians	
Risco	**Pacientes**	**Profilaxia**
Baixo	• Idade inferior a 40 anos • Cirurgia menor • Sem fatores de risco para TVP	• Deambulação precoce
Moderado	• Idade entre 40 e 60 anos sem fatores de risco para TVP • Cirurgia menor em pacientes com fatores de risco para TVP	• HBPM ou HNF em doses baixas • Meia elástica ou compressão intermitente
Alto	• Pacientes acima de 60 anos • pacientes entre 40 e 60 anos com fatores de risco para TVP	• HBPM ou HNF em dose alta • Meia elástica ou compressão intermitente
Muito alto	• Cirurgia com múltiplos fatores de risco (artroplastia de joelho ou quadril, TVP prévia, neoplasia ou trombofilia grave)	• HBPM, HNF, varfarina ou AOD em dose alta • Meia elástica ou compressão intermitente

AOD: anticoagulante oral direto; HBPM: heparina de baixo peso molecular; HNF: heparina não fracionada; TVP: trombose venosa profunda.

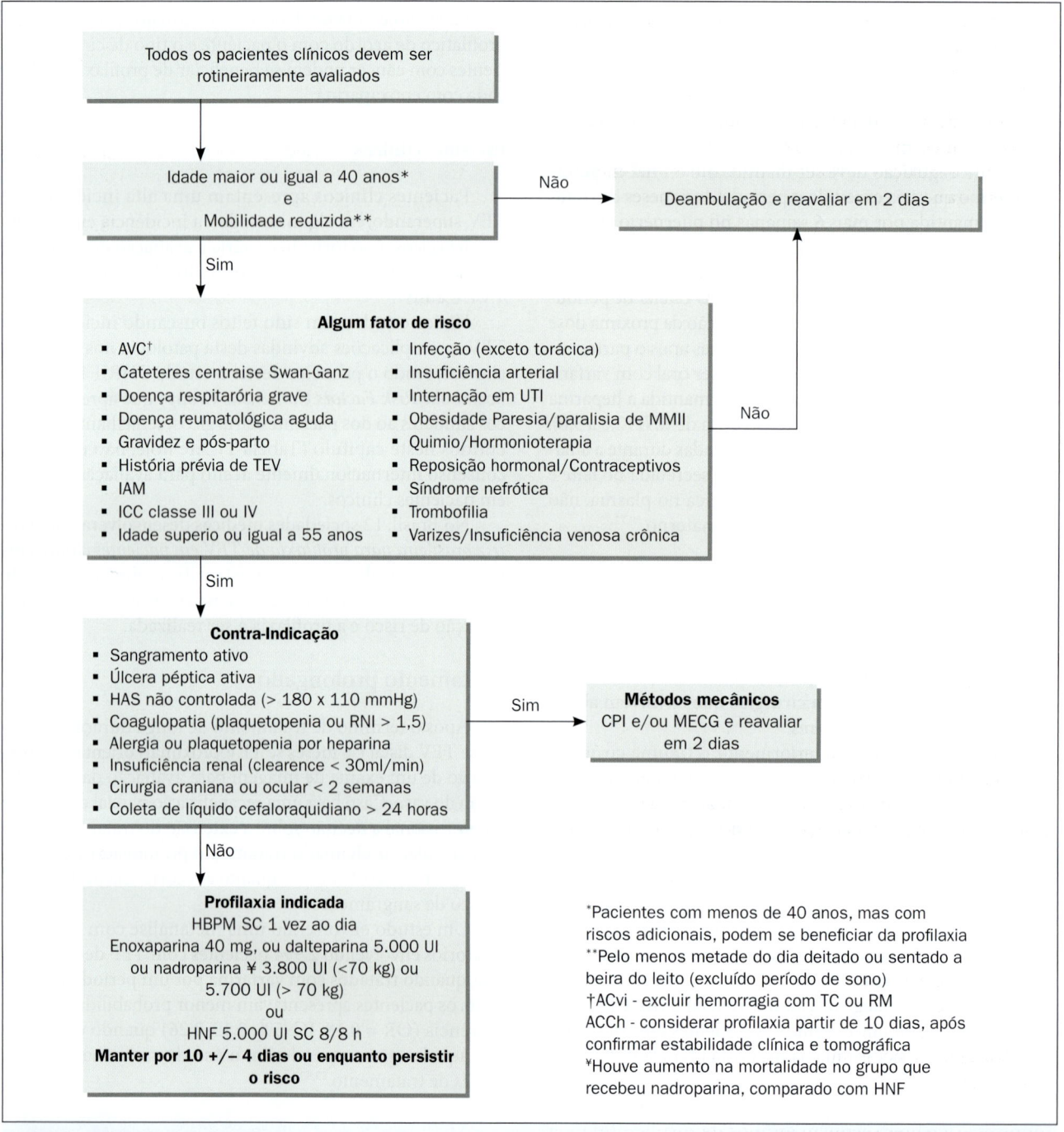

Figura 14 Avaliação da necessidade de profilaxia de TEV em pacientes clínicos hospitalizados

Profilaxia de TEV em viagens de longa duração

A fisiopatologia do TEV em viagens de longa duração ocorre pela estase sanguínea em decorrência da permanência em uma mesma posição em um espaço físico limitado (também conhecido como *economy class syndrome*) e desidratação, gerando um estado de hemoconcentração e pela redução do oxigênio dentro do avião em altas altitudes, provocando hipóxia aos tecidos, estimulando assim a produção de radicais livres que atuam no endotélio e concluindo em um processo de vasodilatação, o que favorece a estase sanguínea.[81,82]

Algumas diretrizes foram criadas com a intenção de classificar os pacientes de acordo com seu risco e associação de TEV em viagens de longa duração. Segundo a diretriz britânica os fatores de risco citados foram: idade (acima de 60 anos), antecedente pessoal de TEV, ou trombose relacionada a viagens prévias, neoplasia em atividade nos últimos 6 meses (ou pacientes aguardando cirurgia/radio ou quimioterapia), cirurgia prévia ou trauma (até 4 semanas prévias), gestação, uso de anticoncepcionais orais contendo estrogênio, trombofilias, insuficiência venosa crônica, obesidade grave (IMC > 30 kg/m^2) e puérperas (até 6 meses de pós-parto).[83,85-88]

Em pacientes com baixo risco (sem fatores de risco) em viagens com tempo menor de 8 horas, não há indicação de uso de meia elástica ou profilaxia com anticoagulantes, sendo orientada a movimentação dos membros inferiores a cada 2 horas (podendo realizar exercícios de flexão e extensão enquanto sentados), evitar a desidratação e o excesso de bebida alcoólica e cafeína. O uso de meias de média compressão foi recomendado para todos os viajantes com pelo menos um fator de risco dos citados acima. Por fim, no grupo de alto risco (TEV prévio, pós-operatório de até 4 semanas de cirurgias de grande porte, neoplasia em atividade em programação de quimioterapia ou cirurgia) associada a viagens com tempo de duração maior que 8 horas, recomenda-se o uso de meia elástica de média compressão associada a tromboprofilaxia com anticoagulante.[90]

Profilaxia medicamentosa

A profilaxia com anticoagulantes ainda está em fase de estudos, sem liberação pelo Food and Drug Administration (FDA) para seu uso e sem comprovação de sua real eficácia. A varfarina não é indicada no tratamento de tromboprofilaxia, devido ao seu tempo de meia-vida. Algumas opções seriam a HBPM e os AOD. A HBPM pode ser usada nas seguintes dosagens, aplicadas de forma subcutânea e antes do vôo: enoxaparina 40 mg e dalteparina 5.000 UI. Entretanto, o uso injetável desses medicamentos e seu armazenamento os tornam de difícil uso.

Os AOD, em decorrência de sua praticidade de uso (ingesta via oral) e tempo de ação (1-4 horas) podem ser utilizados na dosagem de 10 mg de rivaroxabana antes da viagem, entretanto, ainda não há estudos que comprovem sua eficácia e liberação para tal objetivo, sendo realizado de forma *off-label* por alguns profissionais.

Os antiagregantes plaquetários (aspirina) não são indicados na tromboprofilaxia em viagens, sem benefício comprovado (nível de evidência 2C), além do risco de sangramento com seu uso.[91,92]

A profilaxia medicamentosa de TEV em viagens de longa duração ainda está em fase de estudos. Sem consenso na literatura sobre a eficácia desse método, é importante que todos os pacientes sejam analisados de forma individual quanto aos riscos de TEV, considerando suas comorbidades e tempo de viagem somados ao risco/benefício do uso de anticoagulantes.

Resumo

A trombose venosa profunda é uma doença que apresenta complicação aguda potencialmente fatal representada pela embolia pulmonar e, também, por complicações crônicas que podem comprometer a função do membro,

bem como limitar pessoas em idade economicamente ativa, culminando em complicações advindas do edema crônico por refluxo na síndrome pós-trombótica.

A suspeita clínica pode ser feita com o auxílio dos critérios de Wells et al., mas o diagnóstico desta patologia não deve ser somente clínico por causa da baixa sensibilidade e baixa especificidade mas, sim, auxiliado por métodos diagnósticos complementares.

Embora a flebografia seja o método diagnóstico ainda considerado padrão ouro, a ultrassonografia se apresenta como opção mais atraente, uma vez que não é invasiva, dispensa o uso de contraste e não expõe o paciente à radiação.

O dímero D pode auxiliar na exclusão diagnóstica, uma vez que apresenta bom valor preditivo negativo.

O tratamento clássico da TVP envolve a anticoagulação sistêmica com heparina e varfarina, mas, atualmente, temos anticoagulantes orais diretos no rol de medicamentos que, ao bloquear a via comum da coagulação, apresentam ação mais rápida, meia-vida mais curta e não têm necessidade de controle laboratorial com dose fixa.

Em alguns casos, visando impedir a síndrome pós-trombótica em pacientes selecionados, podemos realizar a trombólise com auxílio de cateteres que permite ação local intratrombo com bons resultados a longo prazo.

A investigação das causas de trombose deve sempre ser feita, e elas são extensas. A TVP pode ocorrer por trombofilias, uso de anticoncepcionais combinados, síndromes compressivas, lesões endoteliais, uso de medicamentos etc.

Pacientes cirúrgicos e clínicos devem ser avaliados com relação ao risco de apresentarem TVP e oportunamente submetidos à profilaxia de acordo com o risco de cada paciente, visando evitar o início da doença.

Em suma, a trombose venosa profunda é uma doença prevalente no cotidiano de quase todas as especialidades médicas, e o conhecimento sobre esta doença e seus riscos faz parte da prática clínica e cirúrgica diária de todos. A profilaxia, a suspeita clínica, o diagnóstico e o tratamento adequados representam impacto a curto prazo, ao reduzirem o risco de embolia pulmonar e, a longo prazo, ao evitarem complicações crônicas pelo refluxo.

Referências bibliográficas

1. Brandjes DPM, Heijboer H, de Rijk M, et al. The effect of graded compression stocking on the development of the pos thrombotic syndrome in patients with proximal venous trombosis. Thromb Haemostat. 1991;65:1.311.
2. Kakkar VV, Flanc C, Howe CT, et al. Natural history of postoperative deep vein trombosis. Lancet. 1969;2:230-2.
3. Biuckians A, Meier GH Treatment of symptomatic lower extremity acute deep venous trombosis: role of mechanical thrombectomy. Vascular. 2007;15(5):297-303.
4. Heist JA Ailcwearwin MD, et al. Risk factors for deep vein trombosis and pulmonary embolismo: a population-based case-control study. Arch Intern Med. 1999;159:445-53.
5. Nelzén O, Bergqvist D, Lindhagen A. A leg ulcrer etiology: a cross sectional population study. J Vasc Surg. 1991;14(4):557-64.
6. Nelzén O, Bergqvist D, Lindhagen A, et al. Chronic leg ulcers: an underestimated problema in primary heatlh care mong elderly patients. J Epidemiol Community Health. 1991;45(3):184-7.

7. Mc Guckin M, Watterman, et al. Validation of venous leg ulcers guidelines in United States and United Kingdom. Am J Surg. 2002;183(2):132-7.
8. Sevit S. Pathology and pathogenisis of deep vein thrombosis. Poller L(ed). Recent Advances in trombosis. Edinburg: Churchil Livinstone;1973. p.17-38.
9. Karino T, Matomiya M. Flow throu a venous valve and its implications for thrombus formation. Thromb Res. 1984;36:245-57.
10. Polgar J Matuskova J, Wagner DD The P selectin tissue factor coagulation triad. J Thromb Haemost. 2005;3(1):590-6.
11. Mann KG. Biochemistry and phisiology of blood coagulation. Thromb Haemost. 1999;52:165-74.
12. Maffei FHA, De Paiva SA, et al. Comtribuição ao estudo da incidencia e anatomia patológica do tromboembolismo pumonar em autopsias. Rev Ass Med Bras. 1980;26:7-10.
13. LanfranchiJr A, Sardinha WE, Silvestre JMS, et al. Embolia pulmonar em necropsiasno Hospital Universitario Regional do Norte do Paraná. Incidencia em 10 anos e correlação clinico-anatomo-patologico. Cir Vasc Angiol. 1995;11(1):12.
14. Maffei FHA, Magaldi C, Pinho SZ, et al. Varicose veins and chronic venous insufficiency in Brazil: prevalence among 1755 inhabitants of a country town. Int J Epidemiol. 1986;15:210-7.
15. Henriksen O, Sejrsen P. Effect of "vein pump" activation upon venous presure and blood flow in human subcutaneous tissue. Acta Phisiol Scand. 1977;100(1):14-21
16. Kearon C, Initial treatment of venous thromboembolism. Thromb Haemost. 1999;82(20;887-91.
17. Kakkar VV, Howes J Sharma V, et al. A comparative double-blind randomised trial of a new second generation LMWH(bemiparin) and UFH in the prevention of post-operative venous thromboembolism. The Bemiparin Assement Group. Thromb Haemost. 2000;83(4):523-9.
18. Lewandowski A, Syska-Suminska, J, Dluniewski M. Pulmonary embolismo suspicion in a young female patient with the Paget-von-Schöter syndrome. Kardiol Pol. 2008;66(9):969-71.
19. Acharya G, Singh K, Hansen JB, et al. Catheter-direct thrombolysis for the Management of postpartum deep venous trombosis. Acta Obstet Gynecol Scand. 2005;84(2):155-8.
20. Joffe HV, Kucher N, Tapson VF, et al. Upper extremity deep vein trombosis: a prospective registry of 592 patients. Circulation. 2004;110(12):1605-11.
21. Martinelli I, Bataglioli T, Bucciarelli P, et al. Risk factors and recurrence rate of primary deep vein trombosis of the upper extremities. Circulation. 2004;110(5):566-70.
22. Mclachlin J, Richard T, Paterson JC. An evaluation of clinical signs in the diagnosis of venous trombosis. Arch Surg. 1962;85:783-44.
23. Meigan M, Rosso J, Gauthier H, et al. Systematic lung scans reveal a high frequency of silent pulmonary embolismo in patients with proximal deep venous trombosis. Arch Intern Med. 2000;160(2):159-64.
24. Snow V Qaseem A, Barry P, et al. Management of venous thromboembolism: a clinical practice guideline from the American College of Physicians an the American Academy of Family Physicians. Ann Intern Med. 2007;146(3):204-10.
25. Lensing AWA, Prandoni P, Prins MH, Buller HR. Deep vein trombosis. Lancet. 1999;353:479-85.
26. Imbert D, Ageno W, Dentali F, et al. Management of primary care patients with suspected deep vein trombosis: use of a therapeutic dose of low molecular weight heparin to avoid urgent ultrasonographic evaluation. J Thromb Haemost. 2006;4:1037-41.
27. Forestier F, Daffos F, Reinaut M, et al. Low molecular weight heparin (CY216) does not cross the placenta Turing the tirad trimestre of pregnancy. Thromb Haemost. 1987;57:234.
28. Melissarri E,, Parker CJ, Wilson NV, et al. Use of low molecular Wieght heparin in pregnancy. Thromb Haemost. 1992;68:652-6.
29. Ginsberg A, Hirsh J. Use or antithrombotic agents during prenancy. Chest. 1998;114:524-30.
30. Bates SM, Greer A, Hirsh J, et al. Use of antithrombotic agents during pregnancy. Chest. 2004;126:627-44.
31. Ageno W. Teatment of venous thromboembolism. Thromb Res. 2000;97:63-72.
32. Hirsh J, Hoak J. Management of deep vein trombosis and pulmonary embolismo. Circulation. 1996:2212-45.
33. Hull RD, Pineo GF, Stein P. Heparin and low molecular weight heparin therapy for venous thromboembolism.: the twilight of anticoagulation monitoring. Intern Angiol. 1998;17:213-24.

34. Olson JD, Arkin CF, Brandt JT et al. College of American Pathologists Conference XXXI on Laboratory monitoring of anticoagulante therapy. Laboratory monitoring of unfractionated heparin therapy. Arch Pathol Lab Med. 1998;122:782-98.
35. Hirsh J, Dalen JE,Anderson DR, et al. Oral anticoagulat drugs.Mechanism of action, clinical effectiveness and optimal therapeutic range. Chest. 1998;114:455-69.
36. Bell RW Metabolismo f vitamina K and prothrombin síntesis: anticoagulants and the vitamina K – epoxide cycle. Fed Proc. 1978;37:2599-604.
37. BullerHr Agnelli G, Hull RD et al. Antithrombotic therapy for venous thromboembolic disease. Chest. 2004;126:401-28.
38. Crowther MA, Ginsberg JS, JulianJ et al. . A comparision of two intensitiesof warfarin for the prevention of recurrent trombosis in patients with the antiphospholipid antibody syndrome. N Eng J Med. 2003;349:1133-8.
39. Anseli J, Hirsh J, Poller L, et al. The pharmacology and Management of the vitamina K antagonists. Chest. 2004;126:204-33.
40. Wells PS, Holbrook AM, Crowther NR, et al. The inteaction of warfarin with drugs and food: a critical review of the literature. Ann Intern Med. 1995;121:676-83.
41. The EINSTEIN Investigators. Oral rivaroxaban for symptomatic venous thromboembolism. N Engl J Med. 2010;363:2499-510.
42. Turpie AG, Lassen MR, Eriksson BI, et al. Rivaroxaban for the prevention of venous thromboembolism after hip or knee arthroplasty: pooled analysis of four studies. Thromb Haemost. 2011;105:444-53.
43. Patel MR, Mahaffey KW, Garg J, et al. Rivaroxaban versus warfarin in nonvalvular atrial fibrillation. N Engl J Med. 2011;365:883-91.
44. Schulman S, Kearon C, Kakkar AK, Schellong S, Eriksson H, Baanstra D, et al. Extended use of dabigatran, warfarin, or placebo in venous thromboembolism. N Engl J Med. 2013;368(8):709-18.
45. Schulman S, Kakkar AK, Goldhaber SZ, et al.; on behalf of the RE-COVER II Trial Investigators. Treatment of acute venous thromboembolism with dabigatran or warfarin and pooled analysis. Circulation. 2014;129:764-72.
46. Agnelli G, Buller HR, Cohen A, Curto M, Gallus AS, Johnson M, et al. Oral apixaban for the treatment of acute venous thromboembolism. N Engl J Med. 2013;369(9):799-808.
47. Agnelli G, Buller HR, Cohen A, Curto M, Gallus AS, Johnson M, et al. Apixaban for extended treatment of venous thromboembolism. N Engl J Med. 2013; 368:699-708.
48. Hokusai-VTE Investigators; Büller HR, Décousus H, Grosso MA, Mercuri M, Middeldorp S, et al. Edoxaban versus warfarin for the treatment of symptomatic venous thromboembolism. N Engl J Med. 2013;369(15):1406-15.
49. Lazo-Langner A, Lang ES, Douketis J. Clinical review: clinical management of new oral anticoagulants: a structured review with emphasis on the reversal of bleeding complications. Crit Care. 2013;17(3):230.
50. Beyer-Westendorf J, Förster K, Pannach S, Ebertz F, Gelbricht V, Thieme C, et al. Rates, management, and outcome of rivaroxaban bleeding in daily care. Dresden NOAC registry. Blood. 2014;124(6):955-62.
51. Siegal DM, Crowther MA. Acute management of bleeding in patients on novel oral anticoagulants. Eur Heart J. 2013;34(7):489-98.
52. Pollack CV Jr, Reilly PA, Eikelboom J, Glund S, Verhamme P, Bernstein RA, et al. Idarucizumab for dabigatran reversal. N Engl J Med. 2015;373(6):511-20.
53. Lazo-Langner A, Lang ES, Douketis J. Clinical review: clinical management of new oral anticoagulants: a structured review with emphasis on the reversal of bleeding complications. Crit Care. 2013;17(3):230.
54. Markel A, Manzo RA, Strandness DE. The potetial role of thrombolytic therapy in venous trombosis. Arch Intern Med. 1992;152:1265-67.
55. Castaneda F, Li R, Young K, et al. Catheter directed thrombolysis in deep venous thrombosis with use of reteplase: imediate results and complications from a pilot study. J Vasc Interv Radiol. 2002;13:577-80.
56. Semba CP, Bakal CW, Calis KA, et al. Alteplase as an alternative to urokinase. J Vasc Interv Radiol. 2000;11:279-87.
57. Casella JB, Presti C, Aur R, et al. Late results of catheter directed recombinant tissue plasminogen activator fibrinolitic therapy of iliofemoral deep venous trombosis. Clinics. 2007;62:31-40.
58. Grossman C, McPherson S. Safety and efficacy of catheter-directed thrombolysis for iliofemoral venous thrombosis. Am J Roentgenol. 1999;172:667-72.
59. Geldhof V, Vandenbriele C, Verhamme P, Vanassche T. Venous thromboembolism in the elderly: efficacy and safety of non VKA oral anticoagulants. Thromb J. 2014;12:21.

60. NIH Consensus Development. Prevention of venous trombosis and pulmoray embolismo. JAMA. 1986;256:744-9.

61. Gherman RB, Goodwin TM, Leung B. Incidencie, clinical characteristics an timing of objectively diagnosed venous thromboembolism during pregnancy. Obstet Gynecol. 1999;94:730-4.

62. Refuerzo Js, Hechtman JL, Tedman ME, et al. Venous thromboembolism during pregnancy. Clinical suspicion warrants evaluation. J Reprod Med. 2003;48:767-70.

63. Toglia MR, Weg JG. Venous thromboembolsm during pregnancy. N Eng J Med. 1996;335:108-14.

64. Greer JA. Thrombophilia: implications for pregnancy outcome. Thromb Res. 2003;09:73-81.

65. Nolan TE, Smith RP, Devoe LD. Maternal D-dimer levels in normal and complicated pregnancies. Obstet Gynecol. 1993;81:235-8.

66. Eichinger S. D-dimer test in pregnancy. Semin Vasc Med. 2005;5:375-8.

67. Ginsberg JS, HIrsh J. Turner DC, et al. Risks to the fetur of anticoagulante therapy during pregnancy. Thromb Haemost. 1989;61:197-203.

68. Hirsh J, Warkentin TE, Shaughnessy SG. Heparin and low molecular weight heparin: mechanism of action pharmacokinetics, dopping, monitoring, efficacy and safety. Chest. 2001;119(1suppl):64-94.

69. Bates SM, Ginsberg JS. How we manage thromboembolism during pregnancy. Blood. 2002;100:3470-8.

70. Pravinkumar E, Webster NR. HIT/HITT and alternative anticoagulation: current concepts. Br J Anaesth. 2003;90:676-85.

71. ACCP. Consensus Committee o Pulmonary Embolism. Opinions regarding the diagnosis and management of venous thromboembolic desease. Chest. 1998;113:499.

72. Greer JA. Thrombosis in pregnancy: maternal and fetal issues. Lancet. 1999;353:1258-65.

73. Clarck SL, Porter TF, West FG. Coumarin derivatives and breast feeding. Obstet Gynecol. 2000;95:938-940.

74. GeertzWH, Graham F Pineo GF, et al. Prevention of venous thromboembolism. Chest. 2004;126:338-400.

75. Cogo A, Lensin AWA, Wells P. Non invasive tests for the diagnosis of clinically suspected deep-vein thrombosis. Haemostasis. 1995;25:27-39.

76. Johnson R, Green RJ, Charnley J. Pulmonary embolism and its prophylaxis following the Charnley total hip replacement. Clin Orthop. 1977;127:123-32.

77. Bergqvist D, Benoni G, Bjorgell O. Low molecular heparin (enoxaparin) as prophylaxis against venous thromboembolism after total hip replacement. N Eng J Med. 1996;33:696-700.

78. Rocha AT, Paiva EF, Lichenstein A, Milani-Jr R, Cavalheiro-Filho C, Maffei FH, et al. Tromboembolismo venoso: profilaxia em pacientes clínicos – Projeto Diretrizes.

79. Hutten BA, Prins MH. Duration of treatment with vitamin K antagonists in symptomatic venous thromboembolism. Cochrane Database Syst Rev. 2006;(1):CD001367.

80. Fernandes CJCS, Alves JL Jr, Gavilanes F, Prada LF, Morinaga LK, Souza R.Os novos anticoagulantes no tratamento do tromboembolismo venoso. J Bras Pneumol. 2016;42(2):146-54.

81. Homans J. Thrombosis of the deep leg veins due to prolonged sitting. N Engl J Med. 1954;250(4):148-9.

82. Perez-Rodriguez E, Jimenez D, Diaz G, Perez-Walton I, Luque M, Guillen C, et al. Incidence of air travel-related pulmonary embolism at the Madrid-Barajas airport. Arch Intern Med. 2003;163(22):2766-70.

83. Zotz RB, Kauschat-Bruning D, Bramlage P. Thromboembolic risk and prophylaxis in hospitalized surgical and internal medicine patients. German results of the international ENDORSE study. Dtsch Med Wochenschr. 2009;134(43):2163-9.

84. Yamada N, Hirayama A, Maeda H, Sakagami S, Shikata H, Prins MH, et al. Oral rivaroxaban for Japanese patients with symptomatic venous thromboembolism: the J-EINSTEIN DVT and PE program. Thromb J. 2015;13:2.

85. Watson HG, Baglin TP. Guidelines on travel-related venous thrombosis. Br J Haematol. 2011;152(1):31-4.

86. Ringwald J, Grauer M, Eckstein R, Jelinek T. The place of new oral anticoagulants in travel medicine. Travel Med Infect Dis. 2014;12(1):7-19.

87. Kearon C, Akl EA, Comerota AJ, Prandoni P, Bounameaux H, Goldhaber SZ, et al. Antithrombotic therapy for VTE disease: antithrombotic therapy and prevention of thrombosis, 9th ed. American College of Chest Physicians evidence-based clinical practice guidelines. Chest. 2012;141(2):e419S–94S.

88. Schobersberger W, Toff WD, Eklof B, Fraedrich G, Gunga HC, Haas S, et al. Traveller's thrombosis: international consensus statement. Vasa. 2008;37(4):311-7.

89. Franco L, Giustozzi M, Agnelli G, Becattini C. Anticoagulation in patients with isolated distal deep vein thrombosis: a meta-analysis. J Thromb Haemost. 2017;15:13-21.

90. Kuipers S, Cannegieter SC, Middeldorp S, Rosendaal FR, Buller HR. Use of preventive measures for air travel-related venous thrombosis in professionals who attend medical conferences. J Thromb Haemost. 2006;4(11):2373-6.

91. Kahn Sr, Lim W, Dunn AS, et al; American College of Chest Physicians. Prevention of VTE in nonsurgical patients: antithrombotic therapy and prevention of thrombosis, 9th ed. American College of Chest Physicians evidence-based clinical practice guidelines. Chest. 2012;14:e195S-226S.

92. Marques MA, Panico M B, et al. Venous thromboembolism prophylaxis on flights/Profilaxia do tromboembolismo venoso em viagens aéreas. J Vasc Bras. 2018;17(3):215-9.

93. Weitz JI, Lensing AWA, Prins MH, Bauersachs R, Beyer-Westendorf J, Bounameaux H, et al. Rivaroxaban or aspirin for extended treatment of venous thromboembolism. N Engl J Med. 2017;376(13):1211-22.

Capítulo 2

Tromboembolismo venoso

Antonio Cláudio do Amaral Baruzzi
Pedro Gabriel Melo de Barros e Silva
Valter Furlan

Pontos-chave

- O tromboembolismo venoso (TEV) é a terceira causa de óbito cardiovascular em pacientes hospitalizados.
- Vários fatores de risco, clínicos ou cirúrgicos, predispõem ao TEV.
- Teoria inflamatória, a exemplo da doença aterosclerótica, explica vários casos não identificados no passado.
- Fatores mecânicos obstrutivos e neuro-humorais agravam a hipertensão pulmonar.
- A tomografia helicoidal dos pulmões é o principal exame diagnóstico.
- Falência e disfunção/dilatação do ventrículo direito são marcadores de mau prognóstico.
- A anticoagulação parenteral e/ou oral é o tratamento inicial do TEV.
- Fibrinolíticos são indicados nos casos de instabilidade clínica e/ou hemodinâmica.
- As hemorragias são as principais complicações dos anticoagulantes e fibrinolíticos.
- A anticoagulação oral geralmente varia de 3 a 6 meses ou mesmo por tempo indefinido, nos casos recorrentes.
- A profilaxia deverá ser oferecida aos pacientes clínicos ou cirúrgicos.

Introdução

A embolia pulmonar e a trombose venosa profunda são doenças de uma mesma base fisiopatogênica, sendo denominadas tromboembolismo venoso (TEV). Oriunda da fragmentação e migração para os pulmões de trombos formados no sistema venoso profundo, especialmente nos membros inferiores.[1]

Nos Estados Unidos, a incidência estimada é de 500.000 casos/ano, resultando em 100.000 óbitos, sendo a terceira causa de óbito cardiovascular (seguida do infarto do miocárdio e acidente vascular encefálico isquêmico). A mortalidade hospitalar varia de 1 a 30%, dependendo de suas repercussões hemodinâmicas.[2]

O diagnóstico e o tratamento precoce reduzem a mortalidade hospitalar decorrente da disfunção e falência do ventrículo direito (choque obstrutivo), bem como suas principais complicações tardias: hipertensão pulmonar crônica e síndrome pós-trombótica. Outras graves complicações são a *flegmasia alba dolens* e *cerulea dolens*.[3,4]

O prognóstico poderá ser modificado adotando-se medidas preventivas, identificação e tratamento precoce da doença e anticoagulação oral por tempo adequado.[5,6]

Fatores predisponentes

Vários fatores clínicos e/ou cirúrgicos predispõem ao TEV, principalmente quando a sua profilaxia (farmacológica ou não farmacológica) for inadequada (Figura 1).[7-9]

O médico patologista Dr. Rudolf Ludwig Karl Virchow (cientista polonês erradicado na Universidade de Berlim) foi o primeiro a descrever, há mais de um século, os principais mecanismos envolvidos no tromboembolismo (tríade de Virchow): estase venosa, estados de hipercoagulabilidade e lesão endotelial (Figura 2).

Os principais fatores predisponentes para o TEV, atuando de forma isolada ou sinérgica, determinam o risco do TEV (Tabela 1).

Teoria inflamatória da trombose venosa

O trombo venoso é rico em fibrina, hemácias, plaquetas e neutrófilos, motivo pelo qual vários autores consideram o TEV e a doença aterosclerótica uma síndrome cardiovascular sistêmica em que mediadores pró-inflamatórios, disfunção endotelial, baixa tensão oxigênio e o estresse oxidativo atuam de forma comum na ativação da cascata da coagulação e trombose (Figura 3).[10-12]

Fisiopatogenia

As repercussões hemodinâmicas decorrentes do TEV dependerão:[13]

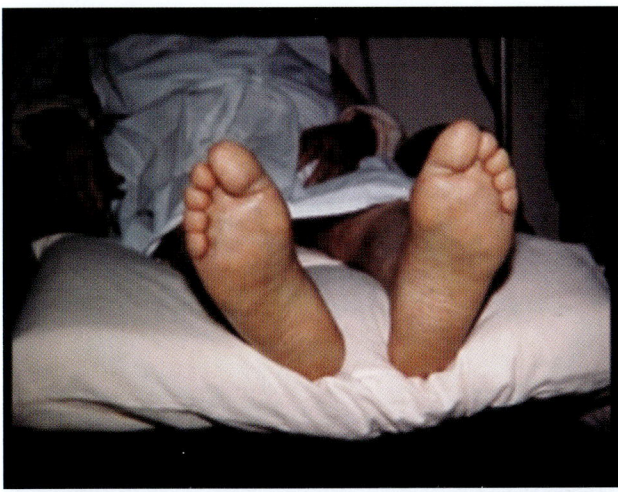

Figura 1 Restrição à mobilização dos membros inferiores é um dos principais fatores de risco para o tromboembolismo venoso.

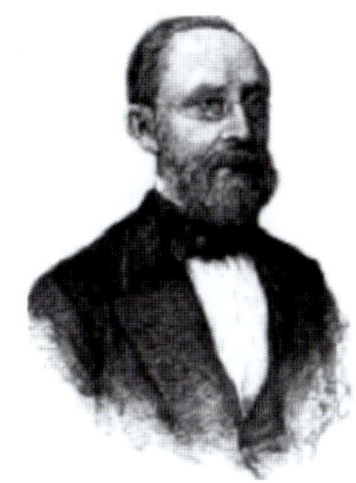

Figura 2 Rudolf Ludwig Karl Virchow (1821-1902).

Tabela 1   Fatores predisponentes para o tromboembolismo venoso
Idade > 50 anos
Insuficiência cardíaca
Doença pulmonar obstrutiva crônica
Diabete melito
Hipertensão arterial
Doença infecciosa aguda, sepse
Doença reumática (artrite aguda)
Doença inflamatória intestinal
Doença aterosclerótica
Síndrome nefrótica
Síndrome anticorpo antifosfolípide
Síndrome metabólica
Trombose venosa superficial
Veias varicosas
História prévia ou familiar de TEV
Malignidade
Trombofilias*
Hiper-homocisteinemia
Vírus HIV
Obesidade (IMC > 35 kg/m^2)
Imobilidade ou paresia ≥ 3 dias
Tabagismo
Trauma
Fratura do joelho ou quadril
Cirurgia, laparoscopia
Artroscopia do joelho
Hemotransfusão
Eritropoetina
Gestação e pós-parto
Fertilização *in vitro*
Viagens aéreas ou rodoviárias > 4 horas
Poluição aérea
Anticoncepcional ou reposição hormonal (estrógenos)
Cateteres centrais, marca-passo, desfibriladores/ressincronizadores implantáveis
e-trombose (várias horas sentado diante do computador)

* Mutação homo ou heterozigótica fator V Leiden, gene da protrombina, deficiência da antitrombina III, proteína C e S, síndrome anticorpo antifosfolípide, alta concentração fator VIII, IX e X.

- Percentual da área arterial pulmonar ocluída.
- Reserva contrátil do ventrículo direito.
- Repercussão nos mediadores humorais plaquetários (vaso e broncoconstritores).
- Comorbidade cardiopulmonar prévia (Figura 4).

Entre a complexa resposta cardiopulmonar do TEV, estão: piora das trocas gasosas (aumento do espaço morto alveolar), hipoxemia (hipoventilação alveolar e *shunt* direito-esquerdo), hipercapnia e diminuição da complacência pulmonar (edema, hemorragia e perda surfactante) nos casos mais graves.[14]

Manifestações clínicas

As manifestações clínicas do TEV são inespecíficas e requerem diagnóstico diferencial com outras doenças. Deve ser considerada quando houver dispneia súbita ou dor torácica tipo pleurítica e tosse, na vigência de fatores de risco. Os principais sinais e sintomas são:[15]

- Sinais: taquipneia (70%), sibilos e estertores (50%), taquicardia (30%), quarta bulha ou ritmo de galope do ventrículo direito (25%), hiperfonese da segunda bulha no foco

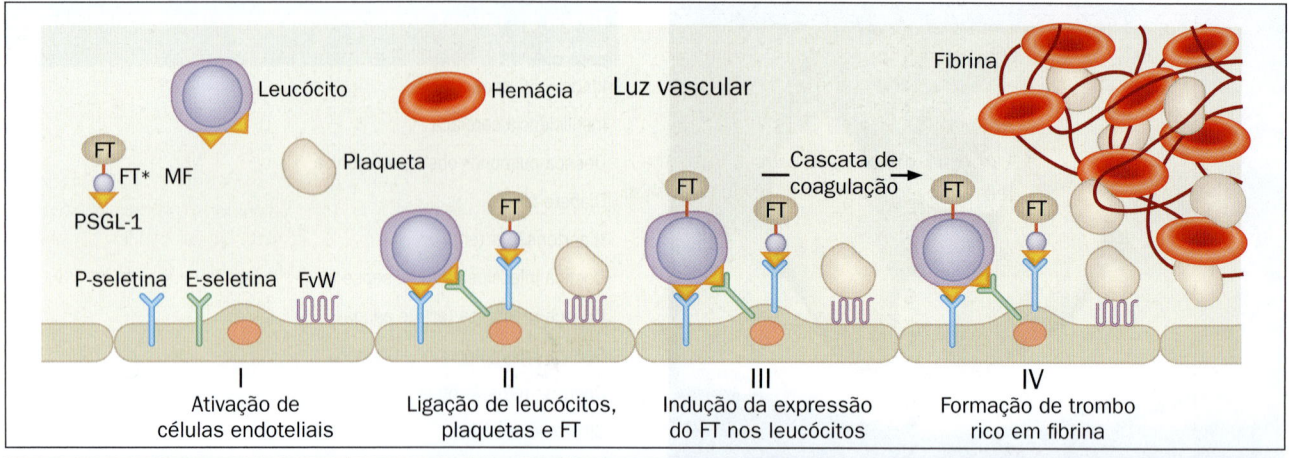

Figura 3 I: Hipóxia e mediadores inflamatórios ativam o endotélio e expressam moléculas de adesão (P-seletina, E-seletina). II: Plaquetas, leucócitos e fator tecidual ligam-se ao endotélio ativado. III: Expressão do fator tecidual nos leucócitos. IV: Ativação da cascata da coagulação e formação do trombo rico em fibrina, hemácias e plaquetas.
FT: fator tecidual; FvW: fator de von Willebrand.

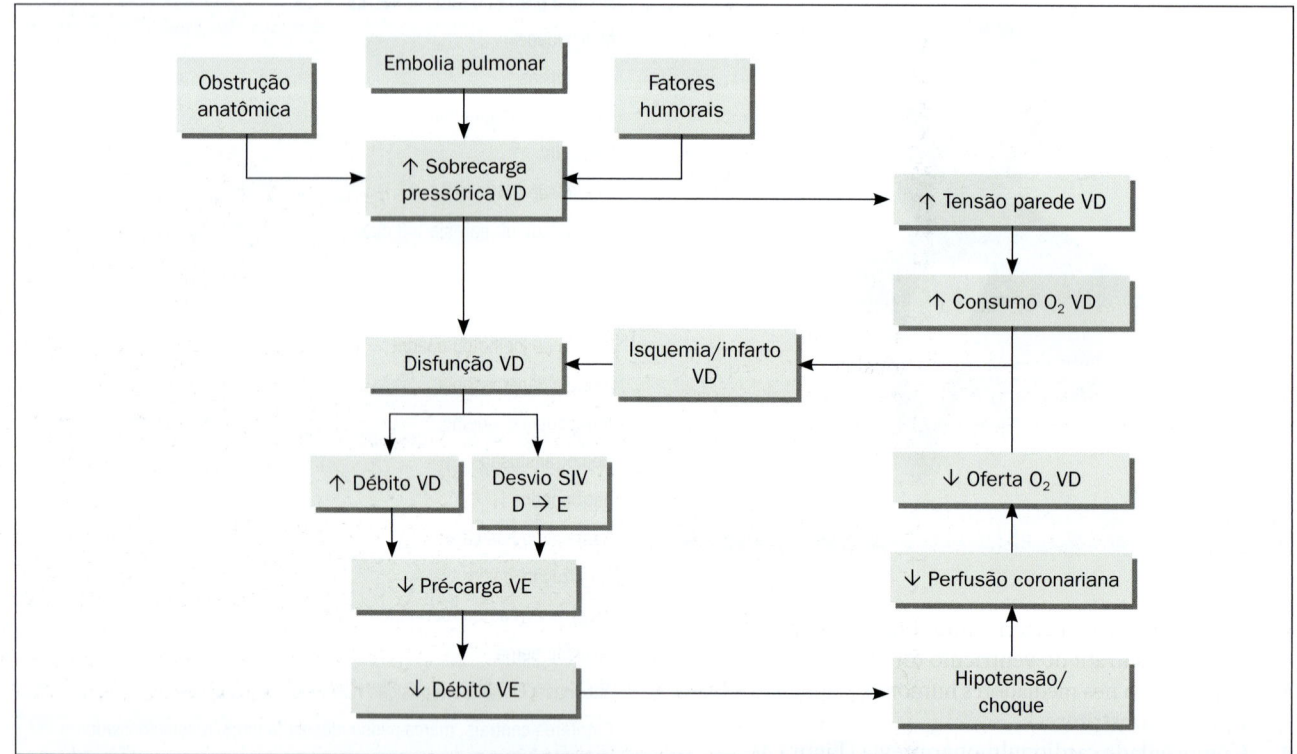

Figura 4 Fisiopatogenia da disfunção do ventrículo direito na embolia pulmonar.
D: direito; E: esquerdo; SIV: septo interventricular; VD: ventrículo direito; VE: ventrículo esquerdo.

pulmonar (20%), temperatura ≥ 37,5°C (14%), insuficiência tricúspide e estase jugular.

- Sintomas: dispneia (70%), dor torácica (60%), tosse (40%), dor e edema na panturrilha (25%), hemoptise (15%) e síncope (6%).

Entre os diagnósticos diferenciais, destacam-se: pleurite, pneumonia, pneumotórax, asma brônquica, síndrome coronariana aguda, pericardite, insuficiência cardíaca, costocondrite, fratura de costela, dor musculoesquelética, neoplasia torácica, colecistite, dissecção aguda da aorta, hipertensão pulmonar idiopática, infarto esplênico, sepse e ansiedade.[16]

Ressalte-se que os clássicos achados clínicos da trombose venosa profunda (edema, empastamento da panturrilha e dor à dorsiflexão do membro inferior) nem sempre estão presentes, o que dificulta o seu diagnóstico.

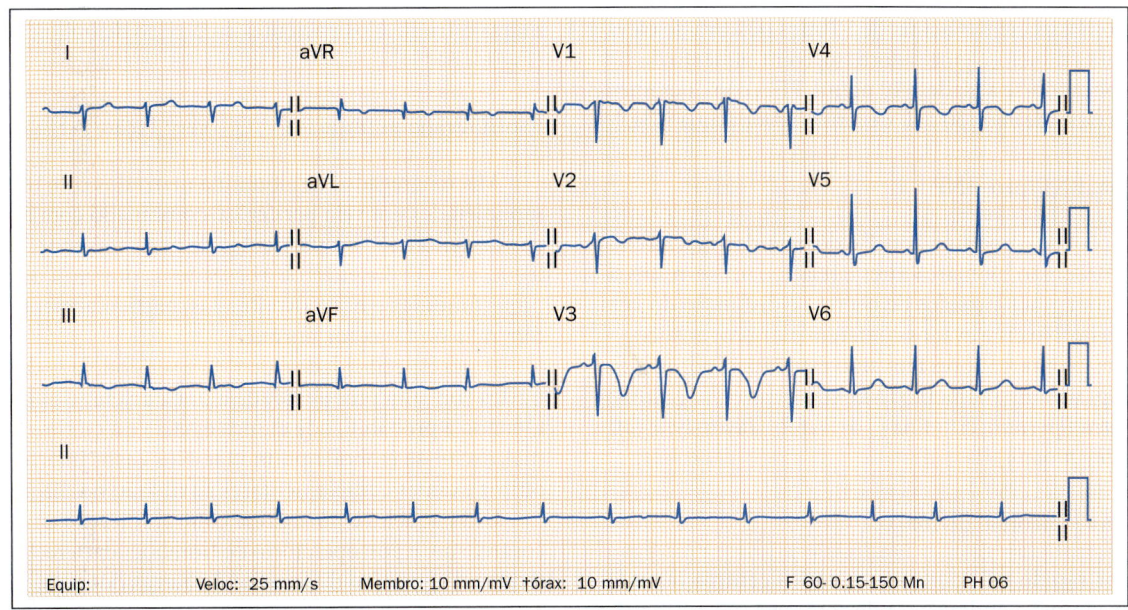

I   aVR   V1   V4

II   aVL   V2   V5

III   aVF   V3   V6

II

Equip: Veloc: 25 mm/s   Membro: 10 mm/mV   tórax: 10 mm/mV   F 60- 0.15-150 Mn   PH 06

Figura 5   *Cor pulmonale* agudo – $S_1Q_3T_3$ e inversão da onda T na parede anterior.

Por vezes, o TEV pode preceder ou mesmo ser uma manifestação de uma doença oncológica oculta, devendo-se em casos selecionados, realizar o seu rastreamento.

Exames laboratoriais e métodos gráficos

Eletrocardiograma

Os achados eletrocardiográficas são inespecíficos e incluem: alterações do segmento ST e onda T na parede anterior (isquemia do ventrículo direito), arritmias atriais, bloqueio de ramo direito, baixa voltagem periférica, padrão pseudoinfarto (ondas Q na derivação D_{II}, D_{III} e aV_F). O padrão clássico de *cor pulmonale* agudo (ondas $S_1Q_3T_3$, ondas P *pulmonale* ou bloqueio de ramo direito) é um achado mais raro[17] (Figura 5).

Radiografia de tórax

Inespecífico para o diagnóstico de embolia pulmonar, porém auxilia no diagnóstico diferencial. Os achados mais comuns incluem: atelectasia laminar, derrame pleural, infiltrado pulmonar e elevação de hemidiafragma.

As alterações clássicas como sinal de Hampton (infiltrado pulmonar em cunha com base pleural, o que representa infarto pulmonar), sinal de Westermark (oligoemia focal com artéria pulmonar proeminente), sinal de Palla (dilatação da artéria pulmonar) são sugestivas de embolia pulmonar (Figura 6).[18]

Gasometria arterial

O padrão típico é a hipoxemia ($PaOa_2 \leq 90$ mmHg) decorrente do desequilíbrio da relação ventilação/perfusão e hipocapnia (hiperventilação reflexa). A hipercapnia pode ser

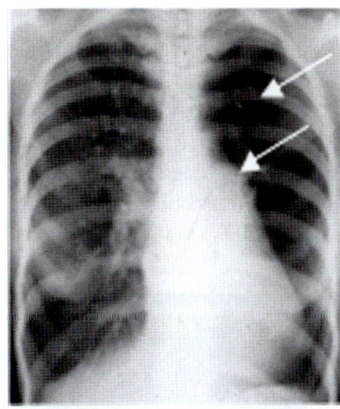

Figura 6   Tronco da artéria pulmonar proeminente (sinal de Palla), hipertransparência e ausência de sombras vasculares no campo pulmonar esquerdo (sinal de Westermark) (setas).

observada nos casos de embolia pulmonar maciça. A ausência de hipoxemia não descarta o diagnóstico.

D-dímero

É um subproduto da degradação da fibrina. Quando > 500 ng/mL FEU (unidades equivalentes de fibrinogênio) apresenta sensibilidade de 97% para a embolia pulmonar, porém baixa especificidade (42%). Eleva-se em qualquer condição em que há formação e lise da fibrina (gravidez, trauma, pós-operatório, câncer, hospitalizações, estados inflamatórios, sepse).

Um teste negativo apresenta probabilidade de 95% de não haver TEV (valor preditivo negativo), atingindo 99% quando a probabilidade clínica também é baixa. O método por ELISA (*enzyme-linked immunosorbent assay*) é o de melhor acurácia.

Como nos pacientes acima de 50 anos observa-se elevação natural D-dímero, alguns autores sugerem aumento do *cut-off* multiplicando-se a idade × 10 ng/mL FEU, com incremento da especificidade entre 30 e 40% e sensibilidade acima 97%.[19,20]

Troponina, BNP/pró-BNP

Elevações de troponina I ou T e do peptídeo natriurético cerebral (BNP) são biomarcadores e relacionam-se, respectivamente, com graus variados de necrose e disfunção do ventrículo direito. Níveis elevados conferem pior prognóstico.

Outros biomarcadores têm sido estudados, porém sem aplicação prática no momento (NGAL – *neutrophil gelatinase-associated lipocalin*, cistatina C, HFABP – *heart-type fatty acid-binding protein*).[21]

Tomografia helicoidal do tórax

Exame rápido e disponível em vários centros hospitalares. Após infusão endovenosa de contraste (90 a 120 mL), realizam-se cortes seriados para detecção de falhas de enchimento nos diversos segmentos da luz arterial (vasos até sexta ordem). A sua sensibilidade é de 80%, e a especificidade é de 95%.

O mesmo exame pode detectar trombos no sistema venoso profundo dos membros inferiores, da pelve e da veia cava inferior (Figura 7). Imagens de perfusão acopladas à angiotomografia pulmonar estão sob pesquisa clínica e proporcionarão melhor acurácia diagnóstica.

A relação dos diâmetros diastólicos dos ventrículos direito e esquerdo: $DV_D/DV_E > 0,9$ na imagem de quatro câmaras estratifica os pacientes com risco de óbito em 30 dias (Figura 8).[22]

Cintilografia pulmonar (V/Q – ventilação/perfusão)

Macroagregados de albumina marcados com tecnécio[99m] são injetados em veia periférica, combinado com a inalação gás de xenônio[133] ou partículas de aerossóis marcadas com tecnécio[99m]. O diagnóstico é baseado na presença de áreas hipoperfundidas e normoventiladas, particularmente se a radiografia do tórax for normal.

A sua especificidade é de 97% e sensibilidade de 41% naqueles com alta probabilidade clínica de embolia pulmonar. Quando a probabilidade clínica é baixa e a cintilografia normal, exclui-se embolia pulmonar. Nos casos intermediários, outros exames complementares auxiliarão no diagnóstico.[23]

Útil naqueles com alguma contraindicação ao contraste, controle pré e pós-operatório de tromboendarterectomia pulmonar, diagnóstico diferencial de outras doenças.

Angiografia

A angiografia pulmonar confirma ou exclui o diagnóstico de embolia pulmonar com acurácia praticamente plena. É o padrão-ouro para tal diagnóstico. Com os recursos atuais, tornou-se um procedimento seguro, recomendando-se cautela naqueles com hipertensão pulmonar moderada a importante, por conta do risco de agravar a hipoxemia e causar arritmias. A angiografia com subtração digital utiliza menor volume de contraste e detecta falhas de enchimento em vasos periféricos de até 1 a 2 mm. É reservada quando o diag-

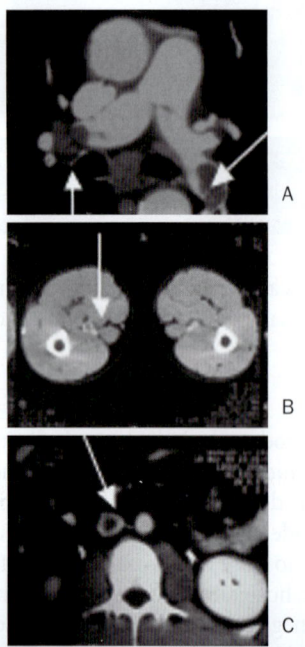

Figura 7 Tomografia helicoidal. A: Trombos em ambas as artérias pulmonares. B: Veia femoral esquerda. C: Veia cava inferior (seta) detectada no mesmo exame.

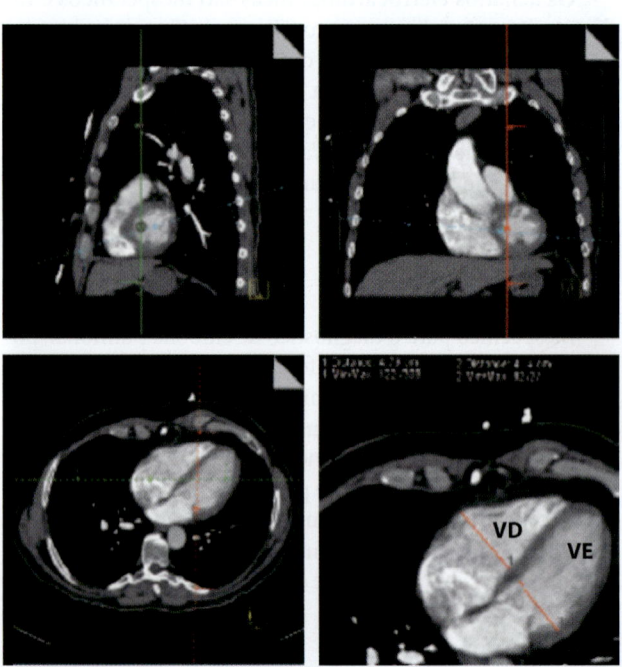

Figura 8 Tomografia helicoidal (quatro câmaras) – mensuração axial das cavidades ventriculares (plano valvar).
VD: ventrículo direito; VE: ventrículo esquerdo.

nóstico não pode ser afastado ou confirmado com exames menos invasivos ou ainda nas intervenções terapêuticas primárias (Figura 9).[24]

Ultrassom Doppler venoso dos membros

Exame não invasivo, considerado positivo na presença de trombos ou redução da compressibilidade das veias pelo transdutor. Tem sensibilidade e especificidade acima de 90% quando a trombose venosa é proximal e certa limitação para o diagnóstico de trombose venosa distal (abaixo dos joelhos) pela dificuldade anatômica (Figura 10).[25]

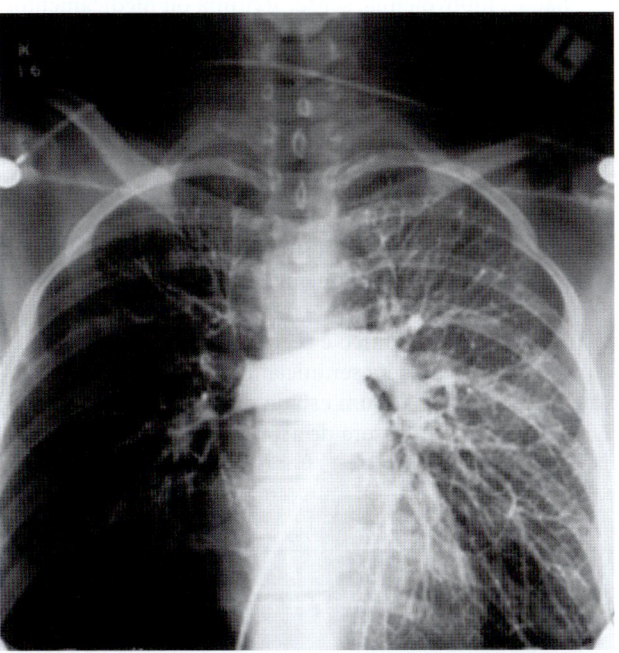

Figura 9　Extenso trombo na artéria pulmonar direita.

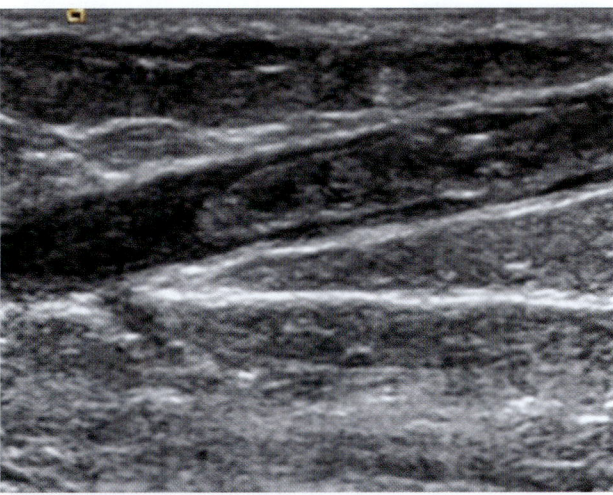

Figura 10　Trombo venoso em segmento não compressível ao transdutor.

Ecocardiograma Doppler colorido

Realizado à beira do leito, capaz de medir a pressão da artéria pulmonar e sinais de disfunção do ventrículo direito: dilatação, alteração da contratilidade, desvio do septo interventricular da direita para a esquerda (efeito Boerheim inverso), regurgitação da valva tricúspide, dilatação da veia cava inferior e sua ausência de colapso inspiratório. Por vezes identificam-se trombos intracavitários e nos ramos proximais da artéria pulmonar (Figura 11).

A dilatação/disfunção do ventrículo direito é caracterizada por:

- Relação dos diâmetros diastólicos dos ventrículos: $DV_D/DV_E > 0,9$ em imagem de quatro câmaras ou $> 0,6$ na imagem no maior eixo paraesternal.
- Hipocinesia e dilatação do ventrículo direito (> 30 mm);
- Hipertensão pulmonar: velocidade de regurgitação tricúspide $> 2,8$ m/s.
- Tempo de aceleração ejetivo do ventrículo direito < 90 m/s.
- Gradiente-pico da insuficiência tricúspide (GPIT) > 30 mm.

Quando realizado a intervalos regulares (24/24 horas), permite monitorar a queda dos níveis pressóricos da artéria pulmonar, especialmente quando é utilizada a terapia fibrinolítica. Auxilia também no diagnóstico diferencial do infarto do miocárdio, insuficiência cardíaca, pericardite, tamponamento, valvopatias e doenças da aorta.[26,27]

Algoritmo diagnóstico

Como a apresentação clínica e os exames laboratoriais iniciais, como o eletrocardiograma, radiografia do tórax e a gasometria arterial, são inespecíficos para o diagnóstico de TEV, Wells et al.[28] elaboraram e posteriormente simplificaram

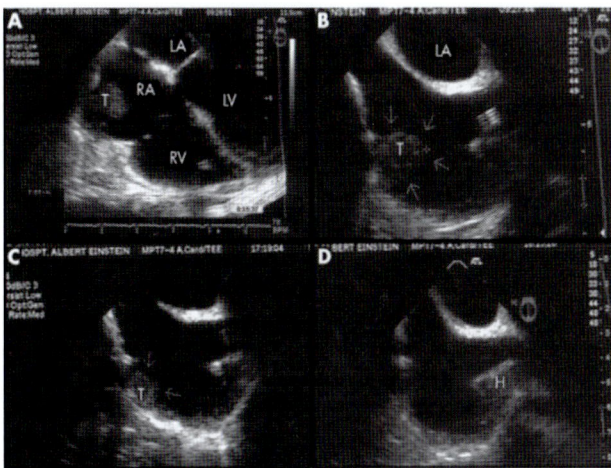

Figura 11　Ecocardiograma transesofágico em portador de cateter venoso central de longa permanência. A e B: trombo átrio direito. C e D: lise do trombo pós-trombólise.
AD: átrio direito; AE: átrio esquerdo; AV: ventrículo esquerdo; VD: ventrículo direito.

um rápido escore de probabilidade pré-teste a ser aplicado naqueles com suspeita dessa doença.

Os pacientes com suspeita de embolia pulmonar são classificados de acordo com a pontuação aferida: probabilidade não elevada (0-1 ponto) e probabilidade elevada (≥ 2 pontos) (Tabela 2).

O uso combinado da história clínica, exame físico, radiografia do tórax, ECG, escore de Wells, D-dímero e tomografia helicoidal do tórax aumenta a acurácia diagnóstica (Figura 12).[29]

Embora os algoritmos auxiliem no diagnóstico, não devem subestimar o raciocínio clínico. A doença apresenta elevada letalidade e a sua confirmação ou exclusão são de suma importância.

Estratificação de risco

A estratificação de risco baseia-se em três componentes chave:

1. Critérios clínicos.
2. Biomarcadores séricos.
3. Função do ventrículo direito.

O objetivo é identificar pacientes com elevado risco de óbito em 30 dias e instituir o tratamento mais apropriado. A estratificação é dividida em: alto risco e baixo risco (Figura 13):[30,31]

■ Alto risco: pacientes polissintomáticos apresentam-se com hipotensão arterial e/ou choque obstrutivo, definido PAS < 90 mmHg ou sua queda > 40 mmHg em intervalo de tempo superior a 15 minutos e não relacionada a hipovolemia, sepse, arritmia ou medicamentos, sinais de disfunção/dilatação do ventrículo direito (ecocardiograma ou tomografia computadorizada) e extenso comprometimento arterial. Risco de óbito em 30 dias: 10-30%.
■ Baixo risco: pacientes oligossintomáticos, ausência de disfunção ou dilatação do ventrículo direito, embolia pulmonar segmentar ou periférica, biomarcadores (troponina e/ou BNP) positivos de forma isolada ou mesmo negativos. Risco de óbito em 30 dias: < 2%.

Pelo caráter dinâmico e recorrente do TEV, um determinado paciente poderá ser inicialmente classificado de baixo risco e evoluir para um estado de alto risco. Nesse caso, a conduta terapêutica será de acordo com essa nova condição clínica.

Tabela 2 Escore de Wells simplificado	
Parâmetros	**Pontos**
Não há diagnóstico alternativo mais provável que TEP	1,0
Sinais e sintomas de TVP (edema, dor à palpação)	1,0
Taquicardia (FC > 100 bpm)	1,0
Imobilização > 2 dias ou cirurgia recente (< 4 semanas)	1,0
História de TEV	1,0
Hemoptise	1,0
Câncer ativo < 6 meses ou metástases	1,0

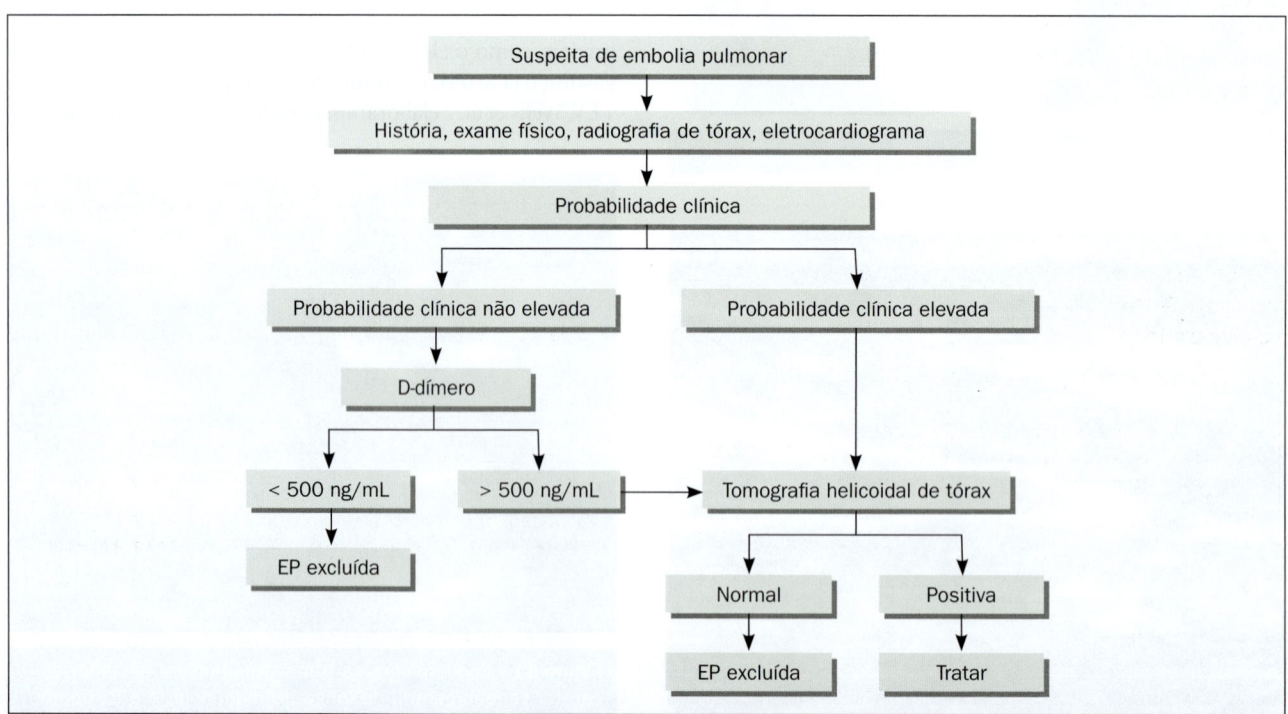

Figura 12 Algoritmo baseado no escore de Wells simplificado, D-dímero e tomografia helicoidal.
EP: embolia pulmonar.

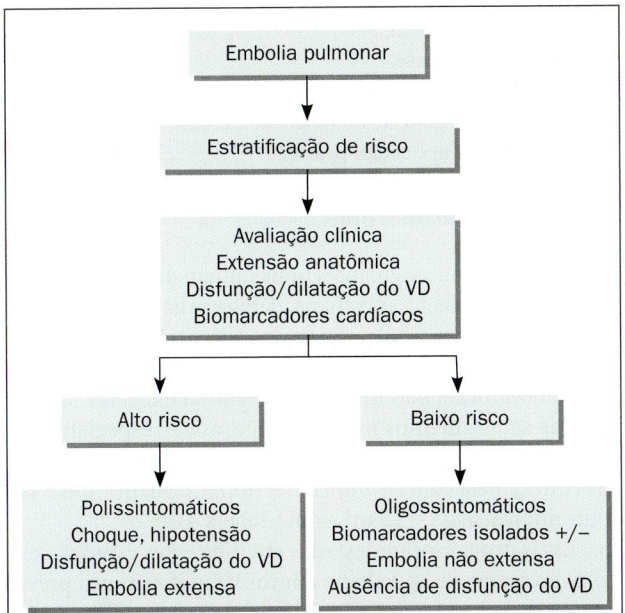

Figura 13 Estratificação de risco, conforme achados clínicos, biomarcadores e imagem.
Biomarcadores: troponina, BNP; polissintomáticos: hipoxemia, taquicardia, taquipneia; VD: ventrículo direito.

Tratamento

O tratamento do TEV baseia-se na anticoagulação, seja com uma das modalidades de heparina (não fracionada, baixo peso molecular ou pentassacarídeo) ou algum dos anticoagulantes orais: varfarina (utilizada há décadas) ou um dos novos anticoagulantes orais (rivaroxabana, apixabana, edoxabana e dabigatrana).[32]

Os pacientes de alto risco são inicialmente tratados com fibrinolíticos (estreptoquinase, rt-PA ou tenecteplase). A embolectomia percutânea ou cirúrgica estão indicadas para os que não apresentam melhora clínica ao fibrinolítico ou na vigência de contraindicação (p.ex., cirurgia recente).

Os de baixo risco são medicados com heparina e/ou anticoagulação oral. A decisão baseia-se na estratificação do risco (Figura 14).

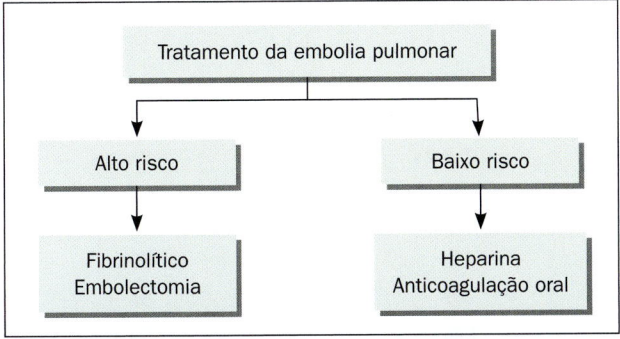

Figura 14 Tratamento da embolia pulmonar conforme estratificação de risco.

Alguns pacientes necessitam de assistência ventilatória, drogas vasoativas e expansores volêmicos. O rápido restabelecimento da perfusão pulmonar deve ser prioritário.

Heparina não fracionada (HNF)

A heparina é uma mistura heterogênea de cadeias de polissacarídeos com pesos moleculares variando entre 3.000 e 30.000 dáltons e extraída do intestino suíno. Ao ativar a antitrombina, inibe a ação dos fatores IIa, VIIa, IXa, Xa e XIa.

A sua infusão é endovenosa e a dose é ajustada mantendo-se TTPa (tempo de tromboplastina parcial ativada) entre 1,5 e 2,5 vezes o controle. Valores < 1,5 vez aumentam recorrência de eventos embólicos. Nomograma baseado no peso do paciente auxilia no ajuste da dose (Tabela 3).[33]

Nos casos de sangramento grave, o antídoto = protamina EV (1 mg neutraliza 100 UI HNF). Nível terapêutico da HNF: Atividade anti-Xa = 03,-0,7 UI/mL.

Heparina de baixo peso molecular (HBPM)

As HBPM são fragmentos da heparina não fracionada, produzidas por processos enzimáticos ou despolimerização química, com peso molecular entre 4.000 e 6.000 dáltons.

Vantagens sobre a HNF:

- O efeito anticoagulante (atividade anti-Xa) correlaciona-se com o peso, permitindo efeito previsível após administração de dose fixa.
- Monitoração laboratorial do TTPa desnecessária.
- Baixa ligação às proteínas plasmáticas e células endoteliais.
- Maior biodisponibilidade.
- Maior duração do efeito, permitindo uma ou duas administrações diárias.
- Raro risco de plaquetopenia autoimune.

Em nosso meio, é utilizada a enoxaparina, administrada na dose de 1 mg/kg, 12/12 horas, SC ou 1,5 mg/kg, 24/24 horas SC. Não deve ser utilizada naqueles com *clearance* da creatinina < 20 mL/min. A atividade sérica anti-Xa, em amostra obtida 4 horas após a última administração, auxilia na monitorização terapêutica em casos selecionados. Essa atividade

Tabela 3	Dose da heparina ajustada ao peso
Dose inicial	**80 UI/kg (*bolus*), seguido de 18 U/kg/h**
TTPa < 35 s (< 1,2 × controle)	80 UI/kg em *bolus*, aumentar infusão em 4 UI/kg/h
TTPa 35-45 s (1,2 – 1,5 × controle)	40 UI/kg em *bolus*, aumentar infusão em 2 UI/kg/h
TTPa 46-70 s (1,5 – 2,3 × controle)	Não alterar
TTPa 71-90 s (2,3 – 3,0 × controle)	Diminuir infusão em 2 UI/kg/h
TTPa > 90 s (< 3,0 × controle)	Parar infusão por 1 hora, diminuir infusão em 3 UI/kg/h

varia conforme a dose: 0,6-1,0 UI/mL (1 mg/kg, 12/12 h) e 1,0-2,0 UI/mL (1,5 mg/kg, 24/24 h).[34]

Antídoto: 1 mg protamina neutraliza 1 mg enoxaparina quando esta for aplicada < 8 horas. Se entre 8 e 12 horas, utilizar 0,5 mg para cada 1 mg enoxaparina.

Pentassacarídeo (fondaparinux)

Fondaparinux é uma heparina sintética, composta por uma cadeia de pentassacarídeo, sítio ativo das heparinas. Inibe o fator Xa, apresenta meia-vida longa (17 horas) e não induz plaquetopenia. É administrada em dose única diária, conforme o peso do paciente: < 50 kg = 5 mg, 51-100 kg = 7,5 mg, > 100 kg = 10 mg SC/dia. Não deve ser utilizada com *clearance* da creatinina < 20 mL/min e entre 20-50 mL/min, reduzir a dose para 1,5 mg/SC/dia.[35]

Anticoagulantes orais

O anticoagulante oral mais utilizado é a varfarina, o qual inibe a síntese hepática dos fatores de coagulação dependentes da vitamina K (fatores II, VII, IX e X). É administrado na dose diária de 5 a 15 mg, mantendo-se o RNI (relação internacional normalizada) entre 2,0 e 3,0 durante 2 dias consecutivos antes de suspender qualquer uma das modalidades de heparina. A primeira dose deve ser concomitante com a heparina, abreviando-se o pico de seu efeito terapêutico (3-5 dias) e retirada da heparina.

Alimentos ricos em vitamina K reduzem o seu efeito anticoagulante, devendo-se orientar os pacientes sobre tais cuidados. Quando houver risco de sangramento grave pela varfarina, a infusão de complexo protrombínico (50 UI/kg) em 30 minutos reverterá tal ação.[36]

A variabilidade da dose da varfarina, observada com certa frequência, tem sido imputada a dois genes:

1. Citocromo CYP2C9.
2. Epóxido redutase.

Essa análise genética é reservada a casos selecionados e carece de ampla aplicação prática.[37]

Novos anticoagulantes orais

Os novos anticoagulantes orais inibem diretamente o fator Xa (rivaroxabana, apixabana, dabigatrana) ou a trombina (dabigatrana). Quando comparados à varfarina, apresentam rápido início de ação, curta duração, não necessitam de controle laboratorial, não inferiores quanto à eficácia e menor risco de sangramentos maiores (segurança), especialmente do sistema nervoso central. Essas drogas devem ser utilizadas com cautela com *clearance* creatinina < 30 mL/min e são contraindicadas se < 15 mL/min (Tabela 4).[38]

Essas drogas foram testadas em diferentes estudos, sendo rivaroxabana e apixabana administradas sem uso prévio à enoxaparina ou fondaparinux. A duração do tratamento variou de 3 a 12 meses e foi prolongado por mais 6 a 12 meses, conforme o risco de recorrência do TEV (Figura 15). Atualmente indicadas como drogas de primeira escolha na anticoagulação oral.

Nos casos de urgência na reversão do efeito anticoagulante, preconiza-se:[39]

■ Reversão da dabigatrana: idarucizumabe (Praxibind®) na dose de 5 g EV em 5-10 minutos ou complexo protrombínico ativado 50 UI/kg (Feiba®).
■ Reversão de rivaroxabana, apixabana, edoxabana ou enoxaparina: alfa-andexanet (Annexa-4 não disponível em nosso meio) ou complexo protrombínico 50 UI/kg + dose adicional 25 UI/kg (casos selecionados) - (Prothromplex®, Beriplex®).

Tabela 4	Novos anticoagulantes orais comparados à varfarina				
	Varfarina	**Rivaroxabana**	**Apixabana**	**Edoxabana**	**Dabigatrana**
Fator inibido	Síntese hepática II, VII, IX, X	Xa	Xa	Xa	IIa
Pró-droga	Não	Não	Não	Não	Sim
Biodisponibilidade	95%	80%	65%	50%	6%
Pico de ação (horas)	72-96	2-4	3	1-3	1-2
Meia-vida (horas)	40	7-11	8-15	9-11	9-13
Controle laboratorial	Sim	Não	Não	Não	Não
Administração diária	Ajustada RNI	1 vez	2 vezes	1 vez	2 vezes
Absorção com alimentos	Interferência em alimentos ricos em vitamina K	Aumenta 40%	Não interfere	Não interfere	Não interfere
Eliminação renal	Não	35%	25%	35%	80%
Ligação proteica	90%	90%	90%	90%	5%
Dispepsia	Não	Não	Não	Não	5-10%
Interação	Citocromo P3A, citocromo 1A2, citocromo 2C9	Citocromo P3A, glicoproteína	Citocromo P3A	Citocromo P3A, glicoproteína	Glicoproteína

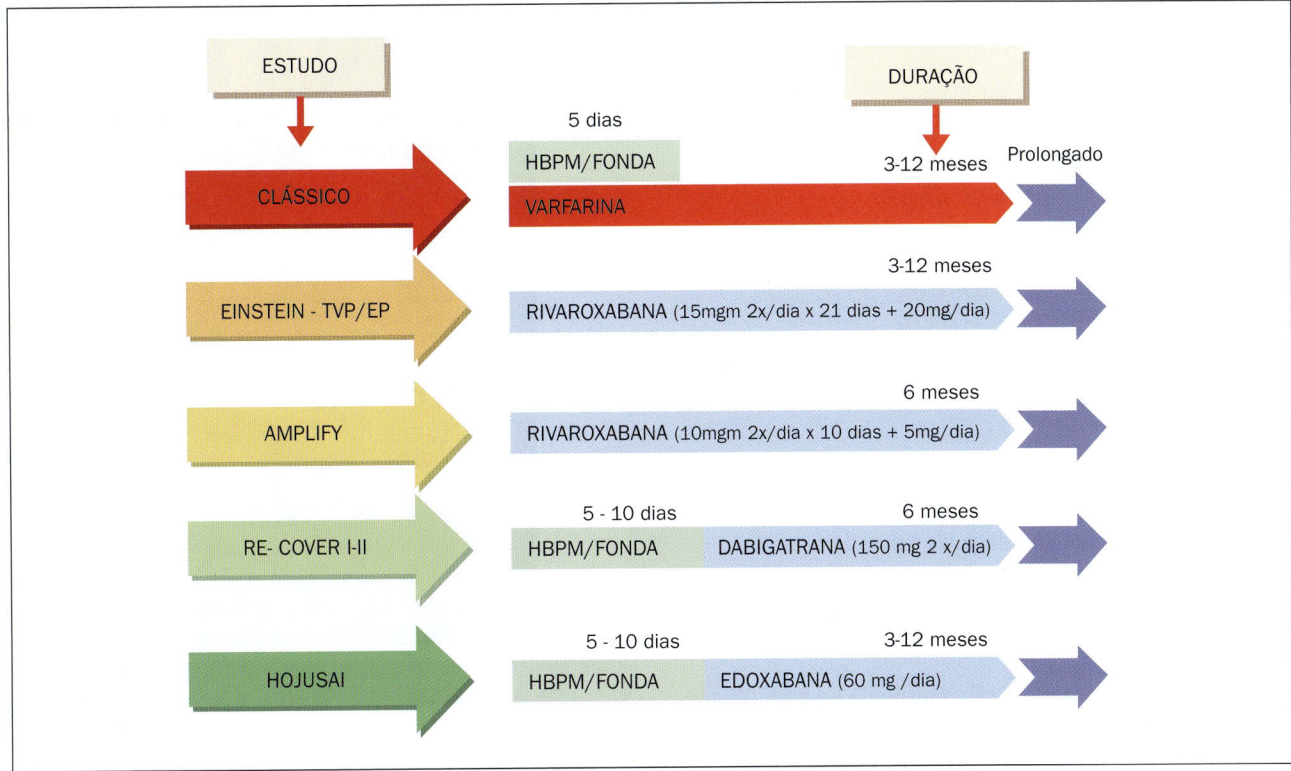

Figura 15 Esquemas terapêuticos utilizados nos diferentes estudos.
FONDA: fondaparinux; HBPM: heparina de baixo peso molecular.

- Varfarina: plasma fresco congelado (4 unidades), vitamina K ou complexo protrombínico 50 UI/kg (Prothromplex®, Beriplex®).

Duração do tratamento

Nos pacientes com TEV cujo fator etiológico é identificado e reversível, a duração do tratamento preconizado é de 3 meses. Nos casos idiopáticos ou recorrentes e nos portadores de neoplasias, o tratamento será postergado por anos ou mesmo por tempo indefinido, considerando-se o seu risco hemorrágico.[40]

Alguns autores recomendam a mensuração ambulatorial seriada do D-dímero para a manutenção ou não da anticoagulação em portadores de eventos tromboembólicos de causa não identificada. A elevação de seus níveis após a suspensão do anticoagulante é recomendação para o seu uso continuado.[41]

Naqueles que não toleram ou têm alguma contraindicação para anticoagulação oral, pode-se utilizar o ácido acetilsalicílico 100 mg/dia, com redução de 30 a 40% de eventos em 4 anos.[42]

Fibrinolíticos

São indicados para o paciente de alto risco, com o objetivo de reverter a pressão sistólica da artéria pulmonar para níveis ≤ 40 mmHg, estimados a intervalos regulares de tempo pelo ecocardiograma a beira-leito.[43,44]

Quanto mais recente o evento, ou seja, trombos não organizados, maiores as chances de sua lise. Os pacientes com horas ou dias do evento poderão se beneficiar com qualquer um dos esquemas propostos. Quando a história de TEV situa-se entre 1 e 4 semanas, preconiza-se a estreptoquinase em infusão contínua por até 24 horas ou estendida em casos selecionados, promovendo a lise lenta e progressiva do trombo.

Os fibrinolíticos aumentam o risco de sangramento, inclusive os fibrino-específicos (rt-PA= alteplase e TNK= tenecteplase), especialmente naqueles > 75 anos. Quando for utilizada tenecteplase, a dose poderá ser reduzida em 50% para essa faixa etária, conforme o estudo PEITHO (indicação *off label*) (Tabela 5).[45]

Cateterização arterial e/ou venosa e passagem de sondas desnecessárias deverão ser evitadas, minimizando-se os riscos de sangramento. Reações alérgicas são mais comuns com a estreptoquinase (antigênica), mas deve-se evitar a sua suspensão em prol de sua eficácia.

Ao término da trombólise, a anticoagulação é iniciada de forma clássica com heparina, seguida de varfarina ou com os novos anticoagulantes orais, sempre que os níveis TTPa < 1,5 × controle e o fibrinogênio > 100 mg/mL, o que pode demorar horas a dias.

Pacientes do sexo feminino, peso ≤ 50 kg, idade ≥ 75 anos apresentam maior risco hemorrágico cerebral (1-3%). A redução em 50% da dose tem sido sugerida, bem como a não administração concomitante de heparina.

Tabela 5	Dose dos fibrinolíticos	
Fibrinolítico	Ataque	Manutenção
Estreptoquinase (Streptase®)	250.000 UI, por 30 min; ou 1.5000.000 UI, por 2 horas	100.000 UI/h, por 24 a 120 horas
rt-PA (Actylise®)	10 mg, *bolus*	90 mg, por 2 horas
TNK (Metalyse®)	30 a 50 mg, *bolus*, ajustado ao peso	–
	< 60 kg = 30 mg ≥ 60 kg < 70 mg = 35 mg ≥ 70 kg < 80 mg = 40 mg ≥ 80 kg < 90 mg = 45 mg ≥ 90 kg = 50 mg	

* Pacientes > 75 anos, reduzir a dose em 50%.

Embora raras, as complicações hemorrágicas graves devem ser precocemente identificadas e tratadas:

1. Crioprecipitado – 10 unidades EV (rico em fibrinogênio).
2. Plasma fresco – 4 unidades EV (rico em fatores de coagulação).
3. Ácido épsilon-aminocaproico (Ipsilon®) – 4 g EV 60 min.
4. Reposição de hemácias – controle da anemia.

As contraindicações dos fibrinolíticos no TEV são as mesmas para as do infarto agudo do miocárdio:

■ Absolutas: acidente vascular cerebral hemorrágico, acidente vascular cerebral isquêmico < 6 meses, neoplasia do sistema nervoso central, trauma ou cirurgia < 3 semanas, sangramento interno ativo < 1 4 semanas.
■ Relativas: hipertensão arterial não controlada (PAS > 180 mmHg), cirurgia, biópsia ou punção de vasos não compressíveis < 10 dias, plaquetas < 100.000/mm³, alergia aos fibrinolíticos, doença hepática avançada, ressuscitação traumática, endocardite infecciosa.

Filtro de veia cava inferior

O filtro é posicionado na veia cava inferior, abaixo das veias renais via percutânea femoral ou jugular, dificultando a migração de tromboêmbolos provenientes do sistema cava inferior (Figura 16).[46]

As principais indicações são:

1. Contraindicação absoluta aos anticoagulantes.
2. Embolia pulmonar recorrente, sob adequada anticoagulação.

Trombose do filtro e mau posicionamento são algumas complicações descritas.

Embolectomia

A embolectomia percutânea, ou cirúrgica, está indicada nos pacientes com embolia pulmonar de alto risco na vigência de alguma contraindicação ao fibrinolítico ou mesmo nos

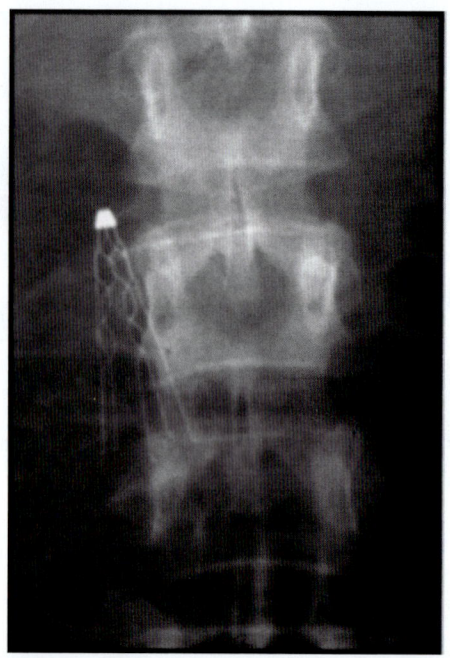

Figura 16 Filtro de Greenfiled na veia cava inferior.

casos de insucesso terapêutico.[47,48] Entre alguns dos dispositivos percutâneos disponíveis, estão:

■ Pronto®: cateter siliconizado, em que o trombo é aspirado sob pressão negativa de uma seringa.
■ Aspirex®: aspiração do trombo sob alta rotação, trombólise ultrassônica e infusão de fibrinolítico.
■ Angiojet®: aspiração do trombo sob efeito Venturi e infusão concomitante de fibrinolítico (Figura 17).

Nas tromboses iliofemorais a fibrinólise *in locus* via cateterização seletiva percutânea ou embolectomia (Angiojet®) tem sido preconizada.

A embolectomia cirúrgica é reservada como resgate nos casos de falha da terapia fibrinolítica ou da embolectomia percutânea. A indicação precoce com equipe cirúrgica habilitada são fatores de melhor prognóstico.

Recentemente, a trombólise facilitada via cateter ultrassônico tem sido estudada e objetiva associar dose reduzida de alteplase (24 mg) e ultrassom de baixa intensidade, alocado na artéria pulmonar. O ultrassom desagrega a malha de fibrina e favorece a ação do fibrinolítico (Ekosonic®). Estudo preliminar com esta estratégia não registrou sangramento no sistema nervoso central.[49]

Profilaxia

A profilaxia é recomendada para todos os pacientes de risco de TEV, mesmo após a alta hospitalar, especialmente nas cirurgias oncológicas e ortopédicas. Nos pacientes hospitalizados, o risco estimado de TEV sem profilaxia varia conforme a sua condição: pacientes clínicos (17%), cirúrgicos (20%),

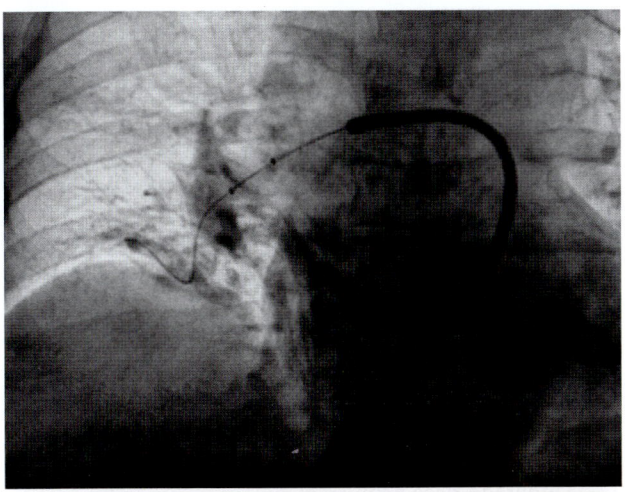

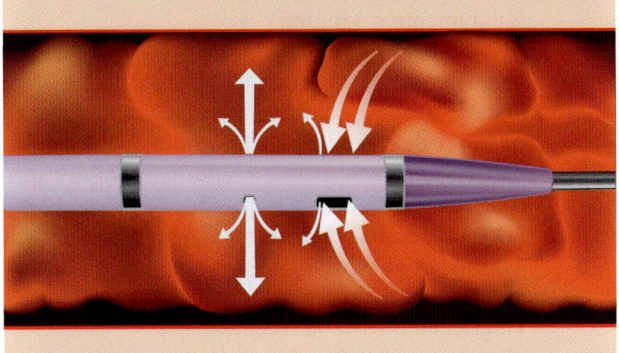

Figura 17 Angiojet® . Cateter posicionado na artéria pulmonar direita: aspiração e fibrinólise química concomitante.

Tabela 6 Escore de Padua	
Condição clínica	**Pontos**
Câncer	3
Tromboembolismo venoso pregresso	3
Redução da mobilidade	3
Trombofilia	3
Cirurgia ou trauma < 1 mês	2
Idade ≥ 70 anos	1
Insuficiência pulmonar ou cardíaca	1
Infarto do miocárdio ou acidente vascular encefálico < 1 mês	1
Infecção aguda ou doença reumatológica	1
Obesidade (IMC ≥ 30)	1
Contraceptivo, reposição hormonal	1

Baixo risco: 0-3 pontos; alto risco: ≥ 4 pontos.

Tabela 7 Incidência (%) de TEV em pacientes cirúrgicos				
	TVP distal (%)	**TVP proximal (%)**	**TEP clínico (%)**	**TEP fatal (%)**
Baixo risco	< 10	< 1	0,2	< 0,01
Moderado risco	10-40	2-10	1-2	0,1-0,8
Alto risco	40-80	10-30	2-10	1-5

TEP: tromboembolismo pulmonar; TVP: trombose venosa profunda.

portadores de acidente vascular cerebral isquêmico (40%) e cirurgia ortopédica (50%).

Um dos escores mais utilizados para pacientes clínicos hospitalizados é o *Padua Prediction Score* (Tabela 6).[50]

Os pacientes são divididos em:

1. Baixo risco: 0-3 pontos (risco TEV < 0,3%) – profilaxia sem necessidade.
2. Alto risco: ≥ 4 pontos (risco TEV > 11%) – indicar profilaxia.

Nos pacientes cirúrgicos, o risco de trombose venosa depende das características do paciente e do procedimento a ser realizado (Tabela 7).

- I – Baixo risco: cirurgia de pequeno porte, duração < 30 minutos, pacientes com idade < 40 anos e sem fatores de risco adicional.
- II – Moderado risco: cirurgia geral em pacientes > 40 anos, duração > 30 minutos, mulheres < 40 anos sob uso de estrógenos, presença de fatores de risco adicional.
- III – Alto risco: cirurgia em pacientes > 40 anos ou com fatores de risco adicional (p.ex., câncer, trombose venosa/embolia pulmonar prévia); artroplastia do quadril ou joelho, fratura do quadril; lesão medular aguda.

Métodos não medicamentosos

Movimentação dos membros

Uma das mais importantes medidas preventivas é o estímulo à deambulação precoce e a sua movimentação periódica, ativa ou passiva, enquanto o paciente permanecer acamado. Incrementa o retorno venoso, contribuindo na prevenção da trombose venosa.

Meias elásticas

As confeccionadas para uso hospitalar têm compressão gradual ao longo do membro inferior (18 mmHg nos tornozelos, 14 mmHg nas panturrilhas, 8 mmHg nos joelhos, 10 mmHg na parte distal das coxas e 8 mmHg na porção distal); promovem aumento de 36% na velocidade de fluxo da veia femoral. As de uso doméstico apresentam compressão uniforme de 11 mmHg e aumento de 10% na velocidade do fluxo.

Estima-se redução da incidência de trombose venosa em 50% ou mais quando comparada à sua não utilização. Seu uso precoce associado à deambulação é a primeira medida profilática a ser adotada entre os pacientes hospitalizados e acamados. Desde que não dificulte o procedimento cirúrgico, o seu uso na sala cirúrgica poderá contribuir para a redução dessa complicação (Figura 18).

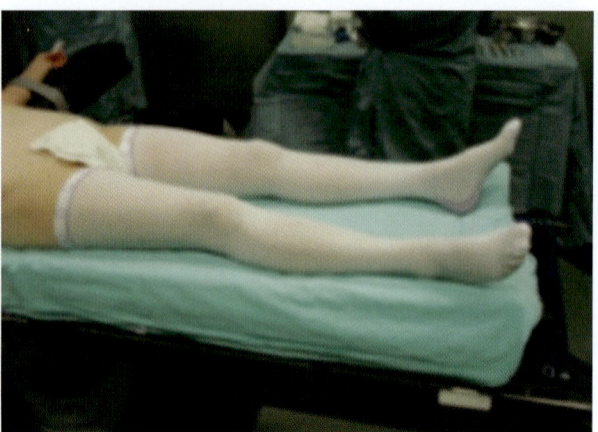

Figura 18 Meia de compressão graduada.

Compressão pneumática intermitente

A compressão do membro inferior pela insuflação sequencial e intermitente com pressões de 35, 30 e 20 mmHg, respectivamente no tornozelo, no joelho e na coxa aumentam em 240% a velocidade do fluxo venoso femoral (Figura 19).

Métodos medicamentosos

Os métodos medicamentosos consistem na utilização de heparina não fracionada, heparina de baixo peso molecular, fondaparinux e novos anticoagulantes orais, conforme a condição do paciente.

1. Hospitalização por doença aguda:
   - heparina não fracionada – 5.000 UI SC 2-3×/dia;
   - enoxaparina 40 mg SC 1×/dia;
   - fondaparinux 2,5 mg SC 1×/dia;
   - meias de compressão graduada ou pneumática.
2. Cirurgia geral:
   - heparina não fracionada – 5.000 UI SC 2-3×/dia;

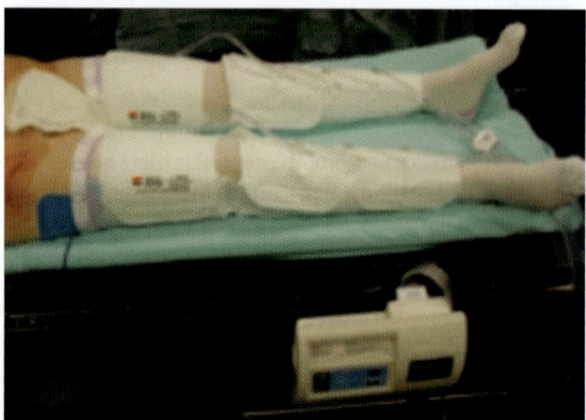

Figura 19 Meia de compressão pneumática.

   - enoxaparina 40 mg SC 1×/dia;
   - meias de compressão graduada ou pneumática.
3. Cirurgia ortopédica:
   - varfarina (RNI alvo 2-3);
   - enoxaparina 40 mg SC 1×/dia;
   - fondaparinux 2,5 mg SC 1×/dia;
   - rivaroxabana 10 mg 1×/dia;
   - dabigatrana 110 mg 2×/dia;
   - apixabana 2,5 mg 2×/dia;
   - ácido acetilsalicílico 100 mg 1x/dia;
   - meias de compressão graduada ou pneumática.

As contraindicações para a profilaxia farmacológica dependem de seu risco hemorrágico:

1. Moderado risco hemorrágico:
   - sangramento < 3 meses;
   - RNI ≥ 1,5;
   - plaquetas ≤ 100.000/mm³;
   - idade > 80 anos;
   - *clearance* de creatinina < 30 mL/min;
   - punção lombar, anestesia peridural/epidural: anticoagulantes não devem ser usados dentro de 12 horas antes de uma punção lombar nem com menos de 4 horas após a punção.
2. Elevado risco hemorrágico:
   - sangramento ativo ou recente;
   - plaquetas < 50.000/mm³;
   - pós-operatório inicial de cirurgia cardíaca, craniotomia, medular;
   - discrasia sanguínea grave;
   - uso de varfarina com RNI > 1,8, uso vigente de novos anticoagulantes orais (rivaroxabana, dabigatrana, apixabana, edoxabana).

Nesses casos, deve-se utilizar somente a profilaxia não medicamentosa.

Alguns dos novos anticoagulantes orais têm sido ambulatorialmente testados na profilaxia TEV em pacientes oncológicos portadores de tumores sólidos ou mesmo no seu tratamento. Os resultados iniciais são promissores, especialmente quanto à eficácia e segurança posológica.[51-54]

Resumo

O TEV é a terceira causa de óbito cardiovascular em ambiente hospitalar. A correta identificação do paciente sob risco requer medidas profiláticas apropriadas, medicamentosas ou não.

Também nos eventos tromboembólicos agudos, o tratamento precoce e adequado permitirá melhor prognóstico. Os anticoagulantes parenterais ou orais e fibrinolíticos oferecem risco de hemorragias e, portanto, deve-se utilizá-los sob supervisão continuada.

Referências bibliográficas

1. Nisio MD, van ES N, Buller H. Deep vein thrombosis and pulmonary embolism. Lancet. 2016;388:3060-73.

2. Wendelboe AM, Raskob GE. Global burden of thrombosis: epidemiologic aspects. Cir Res. 2016;118:1340-7.

3. Kahn SR, Comerota AJ, Cushman M, Evans NS, Ginsberg JS, Goldenberg NA, et al. The postthrombotic syndrome: evidence-based prevention, diagnosis, and treatment strategies: a scientific statement from the American Heart Association. Circulation. 2014;130:1636-61.

4. Lang IM, Madami M. Update on chronic thromboembolic pulmonary hypertension. Citrculation. 2014;130:508-18.

5. Smith SB, Geske JB, Kathuria P, Cuttica M, Schimmel DR, Courtney DM, et al. Analysis of national trends in admissions for pulmonary embolism. Chest. 2016;150:35-45.

6. Jimenez D, Miguel-Diez J, Guijarro R, Trujillo-Santos J, Otero R, Barba R, et al. Trends in the management and outcomes of acute pulmonary embolism: analysis from the Riete registry. J Am Coll Cardiol. 2016;67:162-70.

7. Konstanidinidis SV, Torbicki A, Agnelli G, Danchin N, Fitzmaurice D, Galiè N, et al. the task force the diagnosis and management of acute pulmonary embolism of the European Society of Cardiology and endorsed by European Respiratory Society. Eur Heart J. 2014;35:3033-80.

8. Goldhaber SZ. Risk factors for venous thromboembolism. J Am Coll Cardiol. 2010;56:1-3.

9. Becattini C, Cohen AT, Agnelli G, Howard L, Castejón B, Trujillo-Santos J, et al. Risk stratification of patients with acute symptomatic pulmonary embolism based on presence or absence of lower extremity DVT: systematic review and meta-analysis. Chest. 2016;149:192-200.

10. Rabinovich A, Cohen JM, Cushman M, Wells PS, Rodger MA, Kovacs MJ, et al. Inflammation markers and their trajectories after deep vein thrombosis in relation to risk of post-thrombotic syndrome. J Thromb Haemost. 2015;13:398-408.

11. Fuchs TA, Brill A, Wagner DD. Neutrophil extracellular trap (NET) impact on deep vein thrombosis. Arterioscler Thromb Vasc Biol. 2012;32:1777-882.

12. Kaplan D, Casper TC, Elliott CG, Men S, Pendleton RC, Kraiss LW, et al. VTE incidence and risk factors in patients with severe sepsis and septic shock. Chest. 2015;148:1224-30.

13. Goldhaber SZ. Pulmonary embolism. In: Braunwald E, Zippes (eds.). Braunwald's heart disease: a textbook of cardiovascular medicine, 11. ed. New York: Elsevier; 2019. p.16681-98.

14. Cho JH, Kim SG. Right ventricular dysfunction as an echocardiographic prognostic factor in hemodynamically stable patients with acute pulmonary embolismo: a meta-analisis. BMC Vardiovasc Disord. 2014;14:64-9.

15. Raja AS, Greenberg JO, Qaseem A, Denberg TD, Fitterman N, Schuur JD; Clinical Guidelines Committee of the American College of Physicians. Evaluation of patients with suspected acute pulmonary embolism: best practice advice from the Clinical Guidelines Committee of the American College of Physicians. Ann Intern Med. 2015;163:701-11.

16. Huisman MV, Klok FA. Diagnostic management of acute deep vein thrombosis and pulmonary embolism. J Thromb Haemost. 2013;11:412-22.

17. Kukla P, McIntyre WF, Fijorek K, Mirek-Bryniarska E, Bryniarski L, Krupa E, et al. Electrocardiographic abnormalities in patients with acute pulmonary embolism complicated by cardiogenic shock. Am J Emerg Med. 2014;32:507-10.

18. Shawn TS, Yan LX, Lateef F. The chest X ray in pulmonary embolism: Westermark sign, Hampton's Hump and Palla's sign. What's the difference?. J Acute Dis. 2018;7:99-102.

19. Le Gal G, Righini M, Wells PS. D-dimer for pulmonary embolism. JAMA. 2015;313:1668-9.

20. Fuchs E, Asakly S, Karban A, Tzoran I. Age-adjusted cutoff d-dimer level to rule out acute pulmonary embolism: a validation cohort study. Am J Med. 2016;129:872-8.

21. Giannitsis E, Katus H. Biomarkers for clinical decision-making in the management of pulmonary embolism. Clin Chem. 2017;63:91-100.

22. Albrecht MH, Nickford M, Nance Jr JW, Zhang L, De Cecco CN, Wichmann JL, et al. State-of-art pulmonary CT angiography for acute pulmonary embolism. AJR. 2017;208:495-504.

23. Metter D, Tulchinsky M, Freeman L. Current status of ventilation-perfusion scintigraphy for suspected pulmonary embolism. AJR 2017, 208:489-494

24. Weitz JI. Pulmonary embolism. In: Goldman L, Schafer A (eds.). Goldman-Cecil medicine. 25th ed. Philadelphia: Elsevier; 2017. p:620-7.

25. Dutta T, Frishman WH, Aronow WS. Echocardiography in the evaluation of pulmonary embolism. Cardiol Rev. 2017;25:309-14.

26. Rudski LG, Lai WW, Afilalo J, Hua L, Handschumacher MD, Chandrasekaran K, et al. Guidelines for echocardiography assessment of the right heart in adults: a report from the American Society of Echocardiography endorsed by the European Association of Echocardiography, a registry branch of the European Society of Cardiology, and the Canadian Society of Echocardiography. J Am Soc Echo. 2010;23:685-713.

27. Campos PC, Baruzzi AC, Vieira ML, Knobel E. Successful treatment of colon cancer related right heart thromboemboli with prolonged intravenous streptoquinase during serial TOE monitoring. Heart. 2005;91:390.

28. Gibson NS, Sohne M, Kruip MJ, Tick LW, Gerdes VE, Bossuyt PM, et al. Further validation and simplification of the Wells clinical decision rule in pulmonary embolism. Thromb Haemost. 2008;99:229-34.

29. Konstandinides SV, Barco S, Lankeit M, Meyer G. Managemet for pulmonary embolism: an update. J AM Coll Cardiol. 2016;67:976-90.

30. Corrigan D, Prucnal C, Kabrhel C. Pulmonary embolism: the diagnosis, risk-stratification, treatment and disposition of emergency department patients. Clin Exp Emerg Med. 2016;3:117-25.

31. Kabrhel C, Okechukwu I, Hariharan P, Takayesu JK, MacMahon P, Haddad F, et al. Factors associated with clinical deterioration shortly after PE. Thorax. 2014;69:835-42.

32. Eldredge JB¹, Spyropoulos AC. Direct oral anticoagulants in the treatment of pulmonary embolism.Curr Med Res Opin. 2018;34:131-40.

33. Raschke RA, Gollihare B, Peirce JC. The effectiveness of implementing the weight-based heparin nomogram as a practice guideline. Arch Intern Med. 1996;156:1645-9.

34. Kearon C, Akl EA, Ornelas J, Blaivas A, Jimenez D, Bounameaux H, et al. Antithrombotic therapy for VTE disease. Chest 2016;140:315-52.

35. Buller HR, Davidson BL, Decousus H, Gallus A, Gent M, Piovella F, et al. Subcutaneous fondaparinux versus intravenous unfractionated heparin in the initial treatment of pulmonary embolism. N Engl J Med. 2003;349:1695-702.

36. Santibanez M, Lesch CA, Lin L, Berger K.Tolerability and effectiveness of 4-factor prothrombin complex concentrate (4F-PCC) for warfarinand non-warfarin reversals. J Crit Care. 2018;48:183-190.

37. Miklosz J, Kalaska B, Mogielnicki A. Pharmacogenetic considerations of anticoagulant medication. J Physiol Pharmacol. 2018,69:233-8.

38. Bromley A, Plitt A. A review of the tole of non-bitamin K oral sntioacoagulants in the scute and long-yerm yreatment of benous yhromboembolism. Cardiol Ther. 2018;7:1-13.

39. Santibanez M, Lesch CA, Lin L, Berger K. Tolerability and effectiveness of 4-factor prothrombin complex concentrate (4F-PCC) for warfarinand non-warfarin reversals. J Crit Care. 2018;48:183-90.

40. Kearon C, Akl EA, Ornelas J, Blaivas A, Jimenez D, Bounameaux H, et al. Antithrombotic therapy for VTE disease: CHEST guideline and expert panel report. Chest. 2016;149:315-52.

41. Kearon C, Spencer FA, O'Keeffe D, Parpia S, Schulman S, Baglin T, et al. D-dimer testing to select patients with a first unprovoked venous thromboembolism who can stop anticoagulant therapy: a cohort study. Ann Intern Med. 2015;162:27-34.

42. Simes J, Becattini C, Agnelli G, Eikelboom JW, Kirby AC, Mister R, et al. Aspirin for the prevention of recurrent venous thromboembolism. The INSPIRE Collaboration. Circulation. 2014;130:1062-71.

43. Marti C, John G, Konstantinides S, Combescure C, Sanchez O, Lankeit M, et al. Systematic thrombolytic therapy for acute pulmonary embolism: a systematic review and meta-analysis. Eur Heart J. 2015;36(10):605-14.

44. Chatterjee S, Chakraborty A, Weinberg I, Kadakia M, Wilensky RL, Sardar P, et al. Thrombolysis for pulmonary embolism and risk of all-cause mortality, major bleeding, and intracranial hemorrhage. A meta-analysis. JAMA. 2014;311(23):2414-21.

45. Meyer G, Vicaut E, Danays T, Agnelli G, Becattini C, Beyer-Westendorf J, et al. Fibrinolysis for patients with intermediate-risk pulmonary embolism. PEITHO Investigators. NEJM. 2014;370:1402-11.

46. Goldhaber SZ. Requiem for liberalizing indications for vena cal filters? Circulation. 2016;133:1992-4.

47. Jaber WA, Fong PP, Weisz G, Lattouf O, Jenkins J, Rosenfield K, et al. Acute pulmonary embolism: with an emphasis on an interventional approach. J Am Coll Cardiol. 2016;67:991-1002.

48. Poterucha TJ, Bergmark B, Aranki S, Kaneko T, Piazza G. Surgical pulmonary embolectomy. Circulation. 2015;132:1146-51.

49. Piazza G, Hohlfelder B, Jaff MR, Ouriel K, Engelhardt TC, Sterling KM, et al. A prospective, single-arm, multicenter trial of ultrasound-facilitated, catheter-

-directed, low-dose fibrinolysis for acute massive and submassive pulmonary embolism: the SEATTLE II study. JACC Cardiovasc Interv. 2015;8:1382-92.

50. Barbar S, Noventa V, Rosseto V, Ferrari A, Brandolin B, Perlati M, et al. A risk assessment model for the identification of hospitalized medical patients at risk for venous thromboembolism: the Padua prediction score. J Thromb Haemost. 2010;8:2450-7.

51. Lee AYY. Overview of VTE treatment in cancer according to clinical guide-dlines. Thrombosis Research. 2018;164:162-7.

52. Raskob GE, van Es N, Verhamme P, Carrier M, Di Nisio M, Garcia D, et al. Edoxaban for the treatment of cancer-associated venous thromboembolism. NEJM. 2018,378:615-24.

53. Carrier M. Apixaban to prevent thromboembolism in patients with cancer. NEJM. 2019;380:711-9.

54. Khorana AA. Rivaroxaban for thromboprophylaxis in high-risk ambulatory patients with cancer. NEJM. 2019;380:720-8.

Capítulo 3

Hipertensão arterial pulmonar

José Leonidas Alves-Jr
Juliana Barbosa Sobral
Rogerio Souza

Pontos-chave

- A hipertensão arterial pulmonar é uma condição clínica rara com alta morbidade e mortalidade.
- O processo diagnóstico de um paciente com suspeita de hipertensão pulmonar é fundamental para a correta classificação do paciente a fim de se instituir a abordagem terapêutica mais adequada.
- O diagnóstico de hipertensão pulmonar só é confirmado por meio do cateterismo cardíaco direito.
- O tratamento da hipertensão arterial pulmonar é dividido em medidas gerais e específicas, sendo que a abordagem específica visa a interferir em pelo menos uma das três vias fisiopatológicas mais conhecidas.

Introdução

A hipertensão arterial pulmonar (HAP) é uma doença rara da circulação pulmonar, caracterizada pelo aumento da pressão arterial pulmonar[1] em decorrência de vasoconstrição e remodelamento do território pré-capilar pulmonar, levando ao aumento da resistência vascular pulmonar (RVP), com consequente insuficiência do ventrículo direito (VD) e óbito.[2] Do ponto de vista hemodinâmico, tal alteração caracteriza-se ao cateterismo cardíaco direito pela presença de pressão arterial pulmonar média (PAPm) maior que 20 mmHg, pressão capilar pulmonar (PCP) menor que 15 mmHg e RVP maior que 3 UI, no repouso e na ausência de doença pulmonar ou tromboembólica crônica.[3]

A HAP acomete principalmente adultos em fase produtiva; ultimamente, tem-se notado aumento na faixa etária acometida pela doença. Se em uma das primeiras coortes descritas, do final da década de 1980, a idade média era de 36 ± 15 anos (US NIH-Registry de 1987),[4] registros mais recentes evidenciaram idade média entre 51 e 55 anos (França 2006, Estados Unidos – REVEAL 2010 e Espanha 2012).[4-6] No Brasil, em um registro publicado recentemente (InCor-HCFMUSP), a idade média dos pacientes com HAP foi de 46 anos.[7]

É importante ressaltar que a HAP faz parte de um grupo muito maior de pacientes, constituindo apenas uma dentre as formas de hipertensão pulmonar atualmente descritas. De acordo com o mecanismo predominantemente responsável pelo aumento pressórico na circulação pulmonar ou ainda de acordo com o território vascular mais comprometido, classifica-se a hipertensão pulmonar em cinco grupos distintos (Tabela 1).[3] É de importância fundamental a compreensão da classificação da hipertensão pulmonar, pois ela define a abordagem terapêutica a ser utilizada. Outro ponto relevante diz respeito à frequência das diferentes formas de hipertensão pulmonar. Os grupos 2 (hipertensão pulmonar por doença cardíaca esquerda), 3 (hipertensão pulmonar por doença pulmonar e/ou hipóxia) e 4 (hipertensão pulmonar por obstrução arterial pulmonar) constituem as formas mais frequentes de hipertensão pulmonar, devendo a abordagem diagnóstica, portanto, iniciar-se pela investigação desses grupos.

Dentro do grupo 1 (HAP), há diversos subgrupos que apresentam particularidades prognósticas distintas. É importante a caracterização adequada dessas condições clínicas de base que podem estar associadas ao desenvolvimento da HAP porque, muitas vezes, o tratamento da condição de base também é necessário.

- Idiopática: a HAP idiopática (HAPi) é a subpopulação mais bem representada nos estudos de HAP. Como não deve haver história familiar ou fatores de risco associados, o diagnóstico de HAPi procede a uma extensa avaliação diagnóstica, sendo o diagnóstico finalmente realizado por exclusão.
- Hereditária: formas hereditárias de HAP incluem aquelas com identificação do gene mutante ou com presença de casos familiares mesmo na ausência de investigação ou identificação da mutação. Acima de 80% dos casos familiares de HAP têm sido atribuídos à mutação do gene *BMPR2* (*bone morphogenetic protein receptor type II*), um sinalizador dos fatores de crescimento beta (TGF-β). Há

Tabela 1	Classificação da hipertensão pulmonar

1. Hipertensão arterial pulmonar (HAP)
   1.1 HAP idiopática
   1.2 HAP herdada
   1.3 Induzida por drogas ou toxinas
   1.4 Associada a:
       1.4.1 Doenças do tecido conectivo
       1.4.2 Infecção por HIV
       1.4.3 Hipertensão portal
       1.4.4 Doenças cardíacas congênitas
       1.4.5 Esquistossomose
   1.5 Respondedores aos bloqueadores de canal de cálcio
   1.6 Doença pulmonar veno-oclusiva e/ou hemangiomatose capilar pulmonar
   1.7 Hipertensão pulmonar persistente do recém-nascido

2. Hipertensão pulmonar por doença cardíaca esquerda
   2.1 IC com FE preservada
   2.2 IC com FE reduzida
   2.3 Doença valvar
   2.4 Cardiopatias congênitas ou adquiridas que levam à HP pós-capilar

3. Hipertensão pulmonar por doença pulmonar e/ou hipóxia
   3.1 Doença pulmonar obstrutiva
   3.2 Doença pulmonar restritiva
   3.3 Outras doenças pulmonares com distúrbio misto
   3.4 Hipóxia sem doença estrutural pulmonar
   3.5 Doenças do desenvolvimento pulmonar

4. Hipertensão pulmonar por obstruções de artéria pulmonar
   4.1 Hipertensão pulmonar por trombembolismo pulmonar crônico
   4.2 Outras obstruções de artéria pulmonar

5. Hipertensão pulmonar por mecanismos multifatoriais e/ou desconhecidos
   5.1 Doenças hematológicas: anemia hemolítica crônica, doenças mieloproliferativas
   5.2 Doenças sistêmicas e metabólicas: histiocitose pulmonar de células de Langerhans, doença de Gaucher, doenças de depósito do glicogênio, neurofibromatose e sarcoidose
   5.3 Outras: mediastinite fibrosante, insuficiência renal crônica com ou sem hemodiálise
   5.4 Cardiopatias congênitas complexas

Fonte: adaptada de Simonneau et al.[3]

Tabela 2	Hipertensão arterial pulmonar induzida por drogas ou toxinas
Definitivos	**Possíveis**
Aminorex	Cocaína
Fenfluramina	Fenilpropanolamina
Dexfenfluramina	L-triptofano
Benfluorex	Erva de são joão
Metanfetaminas	Anfetaminas
Dasatinibe	Interferon α e β
Óleo de colza tóxico	Agentes alquilantes
	Bosutinibe
	Antivirais de ação direta para tratamento da hepatite C
	Lefluonamida
	Idirubina (erva chinesa Qing-Dai)

Fonte: adaptada de Simonneau et al.[3]

outras mutações consideradas como alto nível de evidência para atuar como fator causal da HAP: EIF2AK4, TBX4, ATP13A3, GDF2, SOX17, AQP1, ACVRL1, SMAD9, ENG, KCNK3 e CAV1.[8]

■ Induzida por drogas ou toxinas: um número significativo de substâncias é descrito como potenciais desencadeadoras de HAP. Dentre elas, destacam-se aminorex e derivados da fenfluramina (Tabela 2). Faz-se necessária a investigação quanto à exposição a essas substâncias durante a avaliação clínica dos pacientes com suspeita de hipertensão pulmonar. Um ponto interessante é que algumas dessas medicações funcionam, de fato, como gatilhos para o desenvolvimento da HAP, não alterando seu curso clínico, que evolui de forma semelhante à HAPi.

■ Associada a doenças do tecido conectivo: é uma das mais importantes formas de HAP, responsável por 15 a 25% dos casos nos mais variados registros clínicos, sendo esclerose sistêmica e lúpus eritematoso sistêmico (LES) as principais doenças. Essa condição acarreta em um pior prognóstico quando comparada com a HAPi. Uma particularidade dos pacientes com LES ou doença mista do tecido conectivo é o caráter inflamatório existente, passível de tratamento por meio de imunossupressão, podendo resultar em melhora significativa do quadro hemodinâmico ou até mesmo normalização hemodinâmica.[9]

■ Associada ao vírus da imunodeficiência humana (HIV): pacientes infectados pelo HIV também apresentam risco aumentado para desenvolver HAP. A prevalência de HAP em pacientes com HIV é de 0,5%, não justificando a realização de programas de rastreamento mas ressaltando a necessidade de investigação de hipertensão pulmonar em pacientes apresentando dispneia aos esforços. O tratamento inicial para esses casos deve ser a terapia antirretroviral, haja vista que também há relato de HAP reversível com esse tratamento, seguido do tratamento específico para HAP.[10]

■ Hipertensão portopulmonar (HPoP): aproximadamente 6% dos pacientes com hipertensão portal desenvolvem HAP. Diferentemente da síndrome hepatopulmonar, caracterizada pela presença de *shunts* intrapulmonares e que é tão mais grave quanto pior for a doença hepática, a HPoP ocupa o extremo oposto, pois se caracteriza por aumento importante da RVP, sem relação com a gravidade da disfunção hepática e acaba por contraindicar o transplante hepático já que aumenta a mortalidade intra e pós-operatória, principalmente quando a PAPm é maior que 35 mmHg.[11]

■ Associada a cardiopatias congênitas: com o avanço no manejo das cardiopatias congênitas, mais crianças têm chegado à idade adulta apesar dessa condição. Estima-se que 10% dos adultos com cardiopatia congênita desenvolvem HAP. As cardiopatias congênitas compreendem um capítulo à parte no estudo da HAP em virtude dos diversos mecanismos hemodinâmicos que podem estar associados ao desenvolvimento da hipertensão pulmonar, assim como as potenciais intervenções terapêuticas a serem consideradas, tanto clínicas quanto cirúrgicas.[12]

- Associada a esquistossomose: a HAP representa uma das complicações mais graves da esquistossomose hepatoesplênica, sendo uma condição que pode representar até 20% dos casos incidentes de HAP em um país endêmico como o Brasil. Estima-se que 7,7% dos pacientes que apresentem alterações hepatoesplênicas relacionadas à esquistossomose possam desenvolver hipertensão pulmonar, sendo que 4,6% desenvolvem a forma arterial da doença. Considerando a prevalência de esquistossomose no mundo, a HAP associada à esquistossomose pode representar a forma mais frequente dentro da HAP.[13-15]
- HAP com resposta aos bloqueadores de canal de cálcio por longo prazo: os pacientes com resposta mantida por longo tempo com bloqueadores de canal de cálcio foram considerados um subgrupo à parte na atualização da classificação em 2018, haja vista a diferença na abordagem terapêutica e no prognóstico.
- Doença pulmonar veno-oclusiva (DPVO) e hemangiomatose capilar pulmonar (HCP): a DPVO e a HCP fazem parte de um mesmo espectro de doença que acomete predominantemente o compartimento capilar, diferenciando-se das demais formas de HAP por seus achados tomográficos, mutações genéticas em casos familiares e pior curso clínico. São classificadas dentro do espectro da HAP principalmente pela abordagem terapêutica utilizada e pela ausência de distúrbios de câmaras cardíacas esquerdas ou ainda de doenças pulmonares.[16]
- Hipertensão pulmonar persistente do recém-nascido: com risco inversamente relacionado à idade gestacional, esta é uma condição comum associada a doenças maternas durante a gestação ou inerentes ao recém-nascido.

Fisiopatologia

A fisiopatologia da HAP pode ser explicada pelo remodelamento da vasculatura pulmonar levando a estreitamento e obstrução dos vasos, o que causa em última análise aumento da pressão média de artéria pulmonar e da RVP gerando disfunção cardíaca. Deve-se a isso a disfunção endotelial, que promove diminuição da produção de substâncias vasodilatadoras e aumento das vasoconstritoras e que estimulam a proliferação celular gerando vasoconstrição e remodelação vascular preferencialmente das artérias e arteríolas pulmonares. Três principais vias fisiopatológicas são classicamente descritas na hipertensão pulmonar: a via das prostaciclinas, a via das endotelinas e a via do óxido nítrico. Resumidamente, existe uma diminuição na produção de prostaciclinas, aumento da produção de endotelinas e diminuição da biodisponibilidade tecidual do óxido nítrico. Esse conjunto de alterações é que culmina no aumento do tônus vascular pulmonar, assim como funciona como estímulo à proliferação de células musculares lisas e endoteliais, levando à remodelação vascular pulmonar,[17] que leva à formação de lesões arteriais complexas (Figura 1), levando ao aumento pro-

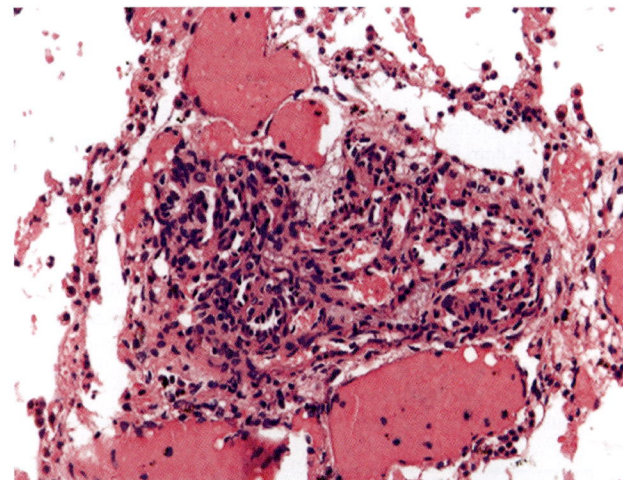

Figura 1 Corte histológico evidenciando lesão plexiforme em um paciente com hipertensão arterial pulmonar.[19]

gressivo da RVP e consequente sobrecarga sobre o VD, responsável pelo surgimento dos sintomas de insuficiência cardíaca e, em grande parte, pela intolerância ao exercício e pelo óbito.[18]

Diagnóstico

Os sintomas clínicos da hipertensão pulmonar (dispneia aos esforços, palpitação, pré-síncope ou síncope e dor torácica) são bem pouco específicos, o que dificulta e atrasa o diagnóstico da doença. Ao exame físico, os achados mais frequentes são hiperfonese da segunda bulha, presença de sopro sistólico característico da presença de insuficiência tricúspide, além de edema periférico, turgência jugular e hepatomegalia dolorosa, demonstrando a presença de insuficiência cardíaca direita.[13]

Em virtude dessa baixa especificidade nos sinais e sintomas associados à HAP, o tempo entre o início dos sintomas e o diagnóstico propriamente dito ainda é de aproximadamente 2 anos, fazendo com que a doença seja diagnosticada em fases mais avançadas, impedindo intervenções terapêuticas precoces.[6,20]

Na avaliação da dispneia dos pacientes com HAP, recomenda-se a utilização da classificação funcional da New York Heart Association modificada para HP, que vai da classe I (sem limitação das atividades físicas habituais) à classe IV (dispneia em repouso ou síncope aos esforços).[21] Apesar da subjetividade relacionada a esse sistema de classificação, ele ainda é um dos mais potentes marcadores prognósticos em pacientes com HAP. A investigação diagnóstica da HAP é extensa e requer a procura direta das condições clínicas que podem estar associadas a sua gênese, assim como a exclusão de outras causas de hipertensão pulmonar.[13,22] A Figura 2 traz um algoritmo diagnóstico que tenta resumir as orientações do último simpósio mundial de hipertensão pulmonar.[3,23,24]

Entre o conjunto de exames associados à investigação da hipertensão pulmonar, destacam-se os seguintes.

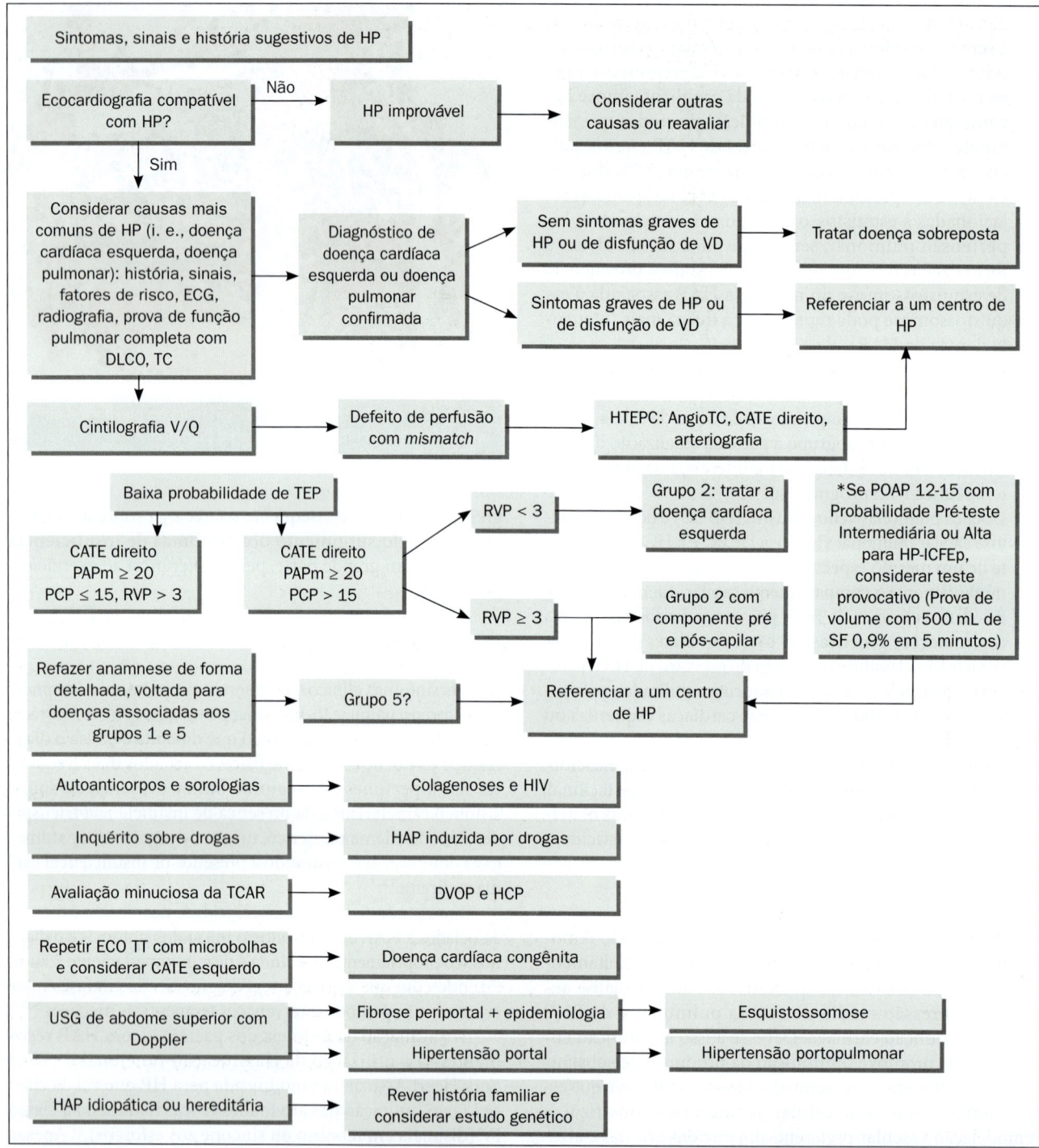

Figura 2 Algoritmo diagnóstico da hipertensão arterial pulmonar.

Radiografia de tórax

Em fases mais avançadas da doença, a radiografia simples de tórax pode evidenciar aumento do tronco da artéria pulmonar, do ramo direito (> 16 mm) e/ou do esquerdo (> 18 mm) e aumento de câmaras direitas (abaulamento do contorno direito do mediastino, coração em forma de bota e preenchimento do espaço retroesternal).[13]

Eletrocardiograma

Classicamente, o eletrocadiograma (ECG) apresenta sinais de sobrecarga de câmaras direitas – desvio do eixo para a direita e onda P *pulmonale* (P ≥ 2,5 mm em DII); contudo, apenas nas fases em que a repercussão cardíaca do acometimento vascular já é inequívoca. Em até 13% dos casos, o ECG é laudado como normal.[25]

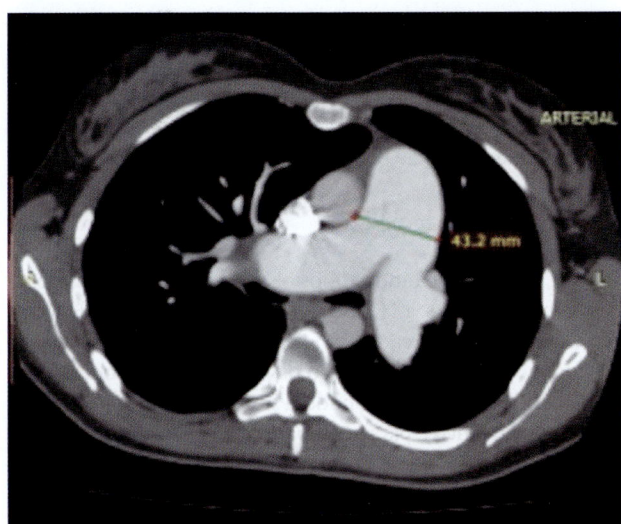

Figura 3 Tomografia computadorizada de tórax evidenciando proeminente dilatação do tronco da artéria pulmonar.

Tomografia computadorizada de tórax

A tomografia computadorizada de tórax, além de auxiliar na investigação de doenças que acometem o parênquima pulmonar, também permite avaliar a presença de doença tromboembólica crônica ou ainda aumentar a suspeição quanto à presença de hipertensão pulmonar quando na existência de aumento no diâmetro do tronco da artéria pulmonar. Essa medida do tamanho da artéria pulmonar tem especificidade bastante elevada para a presença de HP quando o diâmetro for maior que 33,2 mm (Figura 3). É também por meio da tomografia de tórax que se pode suspeitar da presença de componente veno-oclusivo significativo.

Ecocardiograma

Constitui o exame não invasivo mais importante para a avaliação quanto à presença de HP, embora não permita o diagnóstico de certeza, nem a diferenciação clara entre os diferentes grupos de HP (ver Tabela 1). O ecocardiograma permite estimar a pressão sistólica da artéria pulmonar – por meio da velocidade do jato de regurgitação tricúspide e da estimativa da pressão de átrio direito –, além de avaliar as funções ventriculares direita e esquerda. Especificamente quanto à avaliação do VD, vários índices são utilizados, além das dimensões cavitárias (Figura 4), como o TAPSE (*tricuspid anular plane systolic excursion*), a comparação da área do VD entre a sístole e a diástole, chamada de *right ventricular fractional area change* (FAC), o índice de *performance* miocárdica (IPM), a fração de ejeção (FEVD) em duas e três dimensões (2D e 3D), a velocidade sistólica do anel lateral da tricúspide pelo Doppler tecidual (onda S') e o *strain* longitudinal.

A maior parte do débito cardíaco do VD é decorrente de sua contração longitudinal, fazendo com que dessa forma o TAPSE (medida realizada por meio do modo M ecocardiográfico) seja uma das variáveis mais utilizadas para a avalia-

ção da função dessa cavidade. TAPSE < 16 mm indica disfunção ventricular direita.

O IPM se constitui em um índice global funcional, utilizando-se dos valores de tempo de relaxamento isovolumétrico, tempo de contração isovolumétrica e tempo de ejeção. Valores acima de 0,40 (por meio do Doppler pulsado) e acima de 0,55 (por meio do Doppler tecidual) indicam disfunção cardíaca direita.

A FAC é um valor percentual relativo às áreas cavitárias na diástole e na sístole ventriculares direitas. Valores abaixo de 35% indicam disfunção sistólica.

O Doppler tecidual mede a velocidade regional miocárdica. No seu modo pulsado, forma a curva de velocidade da excursão do anel tricuspídeo e do segmento basal lateral do VD (onda S'). Valores abaixo de 10 cm/s indicam disfunção sistólica.

As medidas 2D dos volumes ventriculares direitos e a estimativa de sua fração de ejeção não são recomendadas em virtude da heterogeneidade dos métodos e da complexidade geométrica da cavidade.

As medidas em 3D têm sido alvo de crescentes estudos e vêm sendo utilizadas, ainda em fase inicial, para a estimativa de fração de ejeção. Disfunção sistólica normalmente é sugerida com valores abaixo de 44%.

Strain é definido como mudança percentual da deformação miocárdica regional e global, utilizando a técnica de *speckle-tracking*. Esse método, já validado para avaliação do ventrículo esquerdo (VE), ainda dispõe de poucos estudos na avaliação funcional do VD.

A análise diastólica do VD vem sendo de forma crescente reconhecida como tendo significado hemodinâmico em diversas patologias cardiopulmonares. Pode ser avaliada facilmente por meio da análise do fluxo tricuspídeo e do respectivo Doppler tecidual do seu anel lateral. A estimativa da pressão atrial direita por meio da medida da veia cava inferior e de seu colapso inspiratório também devem ser incluídas na sua avaliação.

Ressonância magnética cardíaca

É considerado o método padrão ouro para avaliação da função ventricular direita, do fluxo e do comportamento das artérias pulmonares. Permite a avaliação estática e dinâmica do VD, assim como da circulação pulmonar, o que resulta em avaliação tanto estrutural quanto funcional. A maior limitação quanto ao uso rotineiro da ressonância magnética está em sua baixa disponibilidade e o alto custo do método (Figura 5).[26]

Cateterismo cardíaco direito

O cateterismo cardíaco direito é fundamental para o diagnóstico de hipertensão pulmonar, não apenas por ser a única ferramenta capaz de medir a pressão no território vascular pulmonar de forma fidedigna mas também por permitir melhor caracterização do território vascular mais acometido. O valor normal da pressão da PAPm em repouso é 14 ± 3 mmHg, sendo caracterizada a presença de HP quando ela se encontra maior que 20 mmHg. O limite de pressão considerado doença foi alterado no último simpósio mundial basea-

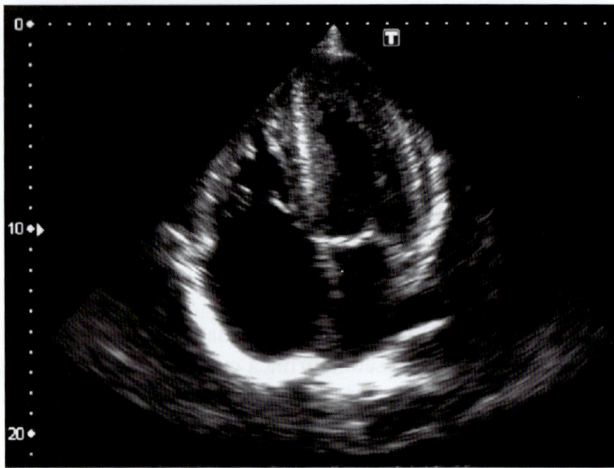

Figura 4 Ecocardiograma evidenciando aumento de câmaras direitas e abaulamento para esquerda do septo interatrial.

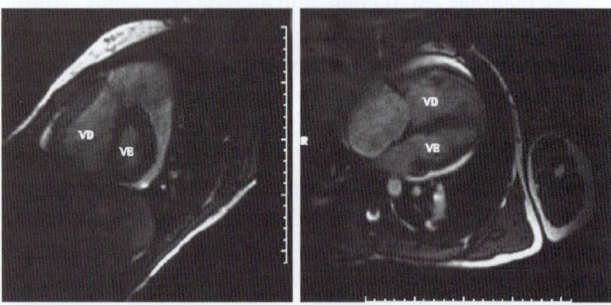

Figura 5 Imagens de ressonância magnética de um paciente portador de hipertensão arterial pulmonar idiopática evidenciando dilatação do ventrículo direito (VD), retificação do septo interventricular e aumento de massa do VD.[26]

do no pior prognóstico dos pacientes com PAPm entre 20 e 25,[27,28] ressaltando a necessidade da RVP ≥ 3 UI para se caracterizar um componente pré-capilar na hipertensão pulmonar. A pressão de oclusão da artéria pulmonar (POAP) é próxima à pressão de relaxamento do ventrículo esquerdo (PD2VE no cateterismo esquerdo), podendo ser estimada com a oclusão pelo balão do cateter de Swan-Ganz ou pela introdução do cateter até o encunhamento na artéria pulmonar. Os valores de POAP > 15 mmHg sugerem aumento da pressão de relaxamento de VE e, portanto, um componente pós-capilar na HP, caracterizando presença de potencial doença cardíaca esquerda. Já valores normais da POAP, na presença de HP, caracterizam o acometimento do território vascular pré-capilar.[29]

Além das medidas pressóricas e da determinação do débito cardíaco, durante o cateterismo direito de pacientes portadores de HAPi, familiar ou induzida por drogas, deve-se realizar o teste agudo de vasorreatividade. Consiste na inalação de óxido nítrico a 10 a 20 partes por milhão durante 10 minutos: o teste é considerado positivo quando há uma queda maior que 10 mmHg na PAPm, chegando a valores menores que 40 mmHg, sem queda do débito cardíaco. Outros agentes também podem

ser usados para avaliar a vasorreatividade aguda: epoprostenol (2 a 12 ng/kg/min), adenosina (50 a 350 mcg/min) e iloprost (5 mcg). A presença de resposta positiva caracteriza um subgrupo específico de pacientes com HAPi que devem ser tratados com altas doses de bloqueadores de canal de cálcio.

Estratificação de risco

Mesmo considerando todos os avanços das últimas décadas, e foram muitos, a HAP continua sendo uma doença com alta mortalidade (cerca de 25% em 3 anos, de acordo com registros recentes).[30,31] Vários são os marcadores associados ao prognóstico da HAP e que podem ser utilizados na prática clínica ao diagnóstico e para acompanhamento dos pacientes sob terapia específica. Diferentes parâmetros em diversas combinações vêm sendo utilizados para predizer o prognóstico do paciente, de forma que o último simpósio mundial em 2018 defende a terapia guiada para manter o paciente em baixo risco, utilizando o escore de risco que for mais adequado ao centro de referência, ressaltando-se que a estratificação de risco resumida deve ser utilizada com cautela pela limitação inerente aos registros que a originaram, tais como o desenho retrospectivo sem padronização, com perda de dados e de acompanhamento.[32]

De toda forma, por meio dos diferentes marcadores, objetivos terapêuticos podem ser traçados para a definição da resposta adequada às intervenções medicamentosas, permitindo-se optar pelo escalonamento terapêutico, por meio da combinação de medicamentos, caso esses objetivos não sejam atingidos. A Tabela 3 resume alguns dos marcadores mais utilizados, assim como os valores que diferenciam melhor prognóstico em pacientes com HAP.

Tratamento

Confirmado o diagnóstico de HAP por meio do cateterismo cardíaco, inicia-se a abordagem terapêutica. Dessa forma, cabe salientar três pontos: a impossibilidade de extrapolação da evidência existente para HAP para o tratamento de pacientes dos demais grupos; a importância do cateterismo cardíaco direito justamente para garantir o diagnóstico correto e permitir a caracterização e a identificação dos pacientes com maior possibilidade de resposta ao tratamento; e, por último, a cautela ao se diagnosticar HAP em indivíduos com PAPm < 25 mmHg, haja vista os tratamentos atuais terem suas evidências baseadas em uma população com PAPm ≥ 25 mmHg.

Antes da intervenção específica, todos os pacientes devem receber orientações gerais, como: não realizar atividade física extenuante, mas sim programa de reabilitação supervisionada após a instituição do tratamento medicamentoso; dieta hipossódica; vacinação anti-*influenza* anualmente; vacina antipneumocócica; orientação sobre contracepção a mulheres em idade fértil, uma vez que a gestação é contraindicada nessa população de pacientes; oxigenoterapia para pacientes com PaO_2 menor que 60 mmHg.[33]

Além das orientações gerais, medicamentos não específicos são comumente utilizados para o manejo de pacientes com HAP, como:

Tabela 3 Variáveis utilizadas na avaliação prognóstica, com os respectivos objetivos terapêuticos que caracterizam o paciente de baixo risco

Classe funcional I e II

Ecocardiograma e ressonância cardíaca
  Tamanho e função do VD normal ou próximo do normal

Hemodinâmica
  Normalização da função do VD (AD < 8 mmHg e IC > 2,5 a 3,0 L/min/m²)

Teste de caminhada de 6 minutos
  > 380 a 440 m – pode não ser um bom parâmetro para indivíduos jovens

Teste cardiopulmonar
  VO_2 máximo > 15 mL/min/kg e $EqCO_2$ < 45 L/min

Nível do peptídeo natriurético atrial (BNP)
  Normal

Valores que indicam bom prognóstico nos pacientes com HAP.
VD: ventrículo direito; AD: átrio direito; IC: índice cardíaco; VO_2: consumo de oxigênio; $EqCO_2$: equivalente de CO_2.

- Anticoagulantes: a recomendação atual é individualizar o seu uso em pacientes com HAPi.[32] Já na HAP associada à colagenose, seu potencial efeito deletério está mais bem estabelecido contraindicando seu uso.[34] Na maior parte dos pacientes estudados, o anticoagulante é a varfarina titulada para manter INR entre 1,5 e 2,5, não havendo ainda evidência quanto ao papel dos novos anticoagulantes.
- Diuréticos: indicados para manejar a sobrecarga de volume do VD, implicam em acompanhamento de eletrólitos e da função renal.
- Digoxina: embora seu uso seja relativamente frequente, seja pelo potencial inotrópico positivo ou pelo potencial como cronotrópico negativo, o nível de evidência que sustenta essa abordagem é ainda bastante limitado.

O arsenal terapêutico específico para a HAP cresceu de forma significativa ao longo dos últimos 15 anos com o advento de vários medicamentos que têm como alvos terapêuticos uma das três vias fisiopatológicas já mencionadas (prostaciclinas, óxido nítrico e endotelina). A Tabela 4 e a Figura 6 resumem as orientações sobre tratamento da HAP.

Medicamentos para a abordagem específica da HAP

Bloqueadores do canal de cálcio

Recomendados apenas para os pacientes com HAP e teste de vasorreatividade positivo, o que corresponde somente a cerca de 8% dos pacientes.[35] O uso nos pacientes não respondedores está contraindicado por estar associado ao aumento da mortalidade nesse subgrupo. Dessa forma, o uso de bloqueadores de canal de cálcio é reservado para o subgrupo respondedor, não devendo ser utilizado sem a realização do teste de vasorreatividade ou no caso de resposta negativa durante o teste.

Antagonistas dos receptores de endotelina (ARE)

Constituem a primeira classe de droga disponível para tratamento oral da HAP. Um aumento da expressão nos teci-

dos e no plasma de endotelina-1, um potente vasoconstritor e estimulador da proliferação celular, tem sido descrito na HAP, dessa forma, é uma importante via para o tratamento da doença. Dividem-se em antagonistas seletivos ou não seletivos dos receptores de endotelina A e B:

- Ambrisentan é inibidor seletivo dos receptores de endotelina do tipo A, que demonstrou melhora significativa nos sintomas, na capacidade de exercício, na hemodinâmica e no tempo até piora clínica, não tendo apresentado hepatotoxicidade significativa.[36]
- Bosentan é um inibidor dos receptores A e B de endotelina que demonstrou melhora significativa na capacidade de exercício, na classe funcional, na hemodinâmica, no ecocardiograma e no tempo até piora clínica. Seu principal efeito colateral é a hepatotoxicidade,[37] o que torna necessária a monitoração mensal do perfil de enzimas hepáticas.
- Macitentan também é um inibidor dos receptores A e B da endotelina, com maior penetração tecidual que apresentou melhora em um desfecho composto de morbimortalidade; tem como principal efeito colateral a anemia e também não apresenta hepatotoxicidade significativa.[38]

Inibidores da fosfodiesterase 5 (IF5)

Fazem parte da via do óxido nítrico, um potente vasodilatador da circulação pulmonar que age por meio do aumento do GMP cíclico, que por sua vez é depurado como resultado da degradação da fosfodiesterase 5. Dessa forma, o bloqueio dessa enzima resulta em maior atividade do GMP cíclico, embora dependente ainda do óxido nítrico para sua produção. São medicamentos dessa classe:

- Sildenafil demonstrou melhora significativa nos sintomas, na capacidade de exercício e na hemodinâmica. A dose aprovada é de 20 mg, 3 vezes/dia. Os principais efeitos colaterais são relacionados à vasodilatação (cefaleia, *flushing*, epistaxe).
- Tadalafil tem como sua principal vantagem sua posologia de 1 vez/dia, demonstrou melhora significativa nos sintomas, na capacidade de exercício, na hemodinâmica e no tempo até piora clínica. Tem efeitos colaterais semelhantes ao sildenafil.

Estimuladores da guanilato ciclase solúvel

Também agem na via do óxido nítrico e são representados pelo riociguat, que demonstrou melhora significativa na capacidade de exercício, na hemodinâmica, na classe funcional e no tempo até piora clínica, em pacientes com HAP. O principal efeito colateral é a hipotensão. Pelo potencial efeito adverso aditivo, não pode ser utilizado em combinação com os IF5.

Análogos da prostaciclina (AnP)

Foi a primeira classe a ser aprovada para o tratamento específico de HAP. A expressão da prostaciclina sintase está diminuída nas células endoteliais dos pacientes com HAP, resultando em uma produção inadequada de prostaglandina I2 (prostaciclina), um vasodilatador com efeito antiproliferativo. Há disponíveis AnP com diferentes vias de administração: endovenosa, subcutânea, inalatória e oral.

Beraprost é um análogo para administração oral[39] aprovado para uso apenas no Japão. Os resultados dos estudos clínicos são contraditórios, questionando a manutenção do efeito terapêutico em médio prazo.

Epoprostenol é de uso endovenoso, por meio de administração contínua, não disponível no Brasil. É o único medicamento com recomendação A para pacientes em classe funcional IV,[40] tendo sido ainda a única medicação a demonstrar diminuição de mortalidade em estudo prospectivo randomizado.

Iloprost é um AnP de uso inalatório.[41] Seu uso exige de 6 a 9 inalações por dia o que pode comprometer a aderência ao tratamento.

Treprostinil é um outro AnP com meia-vida mais longa, de administração subcutânea[42] e oral,[43] também não disponível no Brasil.

Agonista do receptor IP

Atuando na via da prostaciclina de forma diferente, o selexipague é uma droga oral que demonstrou benefício por meio de desfecho combinado de morbimortalidade. Por ter incluído no estudo pacientes usando medicamentos das outras vias (ARE e/ou IF5), o selexipague é uma potencial terceira droga no tratamento da HAP.[44]

Uma parcela significativa dos pacientes não apresenta melhora ou evolui com piora clínica durante a monoterapia ou a terapia dupla inicial. Nesses casos, recomenda-se a combinação de medicamentos de diferentes classes terapêuticas, tendo como alvo diferentes vias fisiopatológicas da HAP.[32] O nível de evidência sustentando as diferentes combinações possíveis é bastante heterogêneo, mas é suficiente para que o conceito de terapia combinada tenha nível de recomendação IA baseado nos resultados de um grande ensaio clínico randomizado avaliando o papel de terapia combinada de primeira linha no tratamento da HAP sugerindo benefício clínico. Os níveis evidência das drogas e suas combinações estão resumidos na Tabela 4.

Tabela 4	Recomendação e nível de evidência do tratamento da hipertensão arterial pulmonar conforme a classe funcional			
Recomendação	Evidência	OMS CF II	OMS CF III	OMS CF IV
I	A ou B	Ambrisentana Bosentana Macitentan Sildenafila Tadalafila Riociguat Selexipague Ambrisentana + tadalafila	Ambrisentana Bosentana Macitentan Sildenafila Tadalafila Riociguat Epoprostenol Iloprosta inal Treprostinil SC e inal Selexipague Ambrisentana + tadalafila	Epoprostenol
IIa	C	Outra combinação de ARE + IF5	Iloprosta EV Treprostinil EV Outra combinação de ARE + IF5 Bosentana + sildenafila + epoprostenol Bosentana + epoprostenol Combinação de ARE + IF5 + selexipague	
IIb	B		Beraprost Treprostinil VO Outra combinação de ARE + IF5 + treprostinil SC Outra combinação de ARE + IF5 + outro AnP EV	
	C			Ambrisentana Bosentana Macitentan Sildenafila Tadalafila Riociguat Iloprosta inal e EV Treprostinil SC, EV e inal Ambrisentana + tadalafila Outra combinação de ARE + IF5 Bosentana + sildenafila + epoprostenol Bosentana + epoprostenol Outra combinação de ARE + IF5 + treprostinil SC Outra combinação de ARE + IF5 + outro AnP EV

ARE: antagonistas dos receptores de endotelina; OMS: Organização Mundial da Saúde.

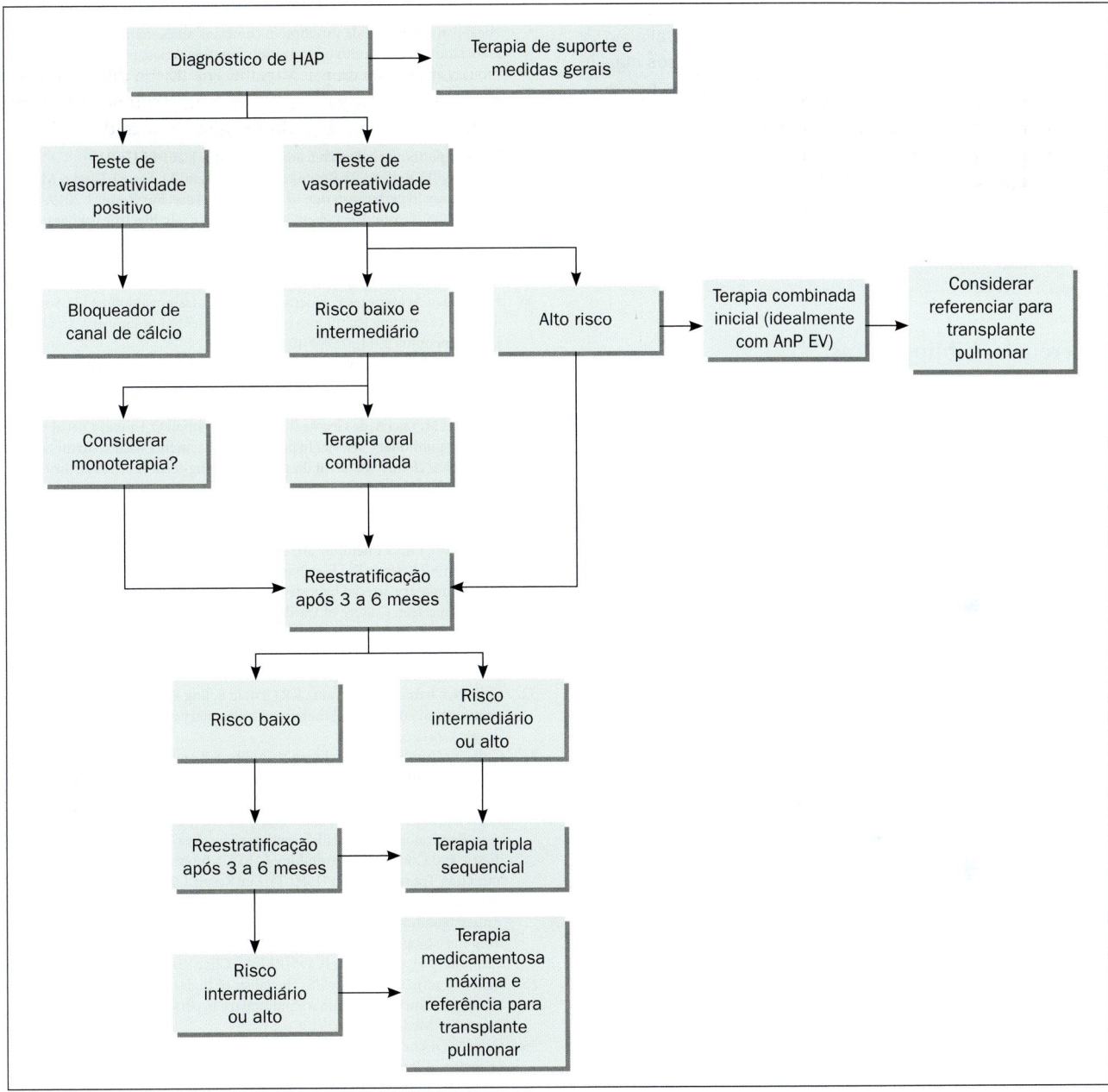

Figura 6 Algoritmo de tratamento específico para hipertensão arterial pulmonar.
Fonte: adaptada de Galie et al.[32]

Esgotadas as possibilidades de controle clínico da HAP, têm papel a septostomia atrial e o transplante de pulmão. A septostomia visa a diminuir a pressão das câmaras direitas criando um escape das câmaras direitas para a esquerda. A diminuição da sobrecarga ventricular direita se traduz em melhora clínica e funcional dos pacientes.[45] Os critérios de indicação do transplante pulmonar na HAP são menos objetivos que em outras doenças pulmonares. Atualmente sugere-se que o paciente deva ser avaliado com vistas ao transplante pulmonar quando for iniciada terapia combinada, a fim de se evitar que os pacientes sejam incluídos em lista de espera com função ventricular direita extremamente deteriorada.[46]

Resumo

A HAP segue sendo uma condição clínica grave; contudo, houve avanço significativo em seu manejo clínico ao longo dos últimos 15 anos, levando a significativa melhora da sobrevida. Talvez o aspecto mais importante relacionado a HAP seja o diagnóstico adequado. A investigação, embora extensa, é fundamental principalmente se considerar que os medicamentos atualmente disponíveis só têm eficácia comprovada nessa condição específica e não para os demais grupos. Por sua vez, o tratamento também é envolto em complexidade, dada a necessidade de reavaliação constante dos pacientes por meio do uso de diversos marcadores de resposta terapêutica. Todos esses aspectos reforçam a necessidade de esses pacientes serem seguidos em centros de referência, onde a abordagem multidisciplinar permite não apenas a otimização de recursos existentes mas principalmente o estabelecimento de protocolos baseados na mais robusta base científica, aspecto fundamental particularmente quando se lida com doenças raras e com alta morbimortalidade como a HAP.

Referências bibliográficas

1. Rubin LJ. Primary pulmonary hypertension. The New England Journal of Medicine. 1997;336:111-7.
2. Simonneau G, Galie N, Rubin LJ, Langleben D, Seeger W, Domenighetti G, et al. Clinical classification of pulmonary hypertension. Journal of the American College of Cardiology. 2004;43:5S-12S.
3. Simonneau G, Montani D, Celermajer DS, Denton CP, Gatzoulis MA, Krowka M, et al. Haemodynamic definitions and updated clinical classification of pulmonary hypertension. Eur Respir J. 2019;53.
4. Rich S, Dantzker DR, Ayres SM, Bergofsky EH, Brundage BH, Detre KM, et al. Primary pulmonary hypertension. A national prospective study. Annals of Internal Medicine. 1987;107:216-23.
5. Escribano-Subias P, Blanco I, Lopez-Meseguer M, Lopez-Guarch CJ, Roman A, Morales P, et al. Survival in pulmonary hypertension in spain: insights from the spanish registry. The European Respiratory Journal. 2012;40:596-603.
6. Badesch DB, Raskob GE, Elliott CG, Krichman AM, Farber HW, Frost AE, et al. Pulmonary arterial hypertension: baseline characteristics from the reveal registry. Chest. 2010;137:376-87.
7. Alves JL Jr, Gavilanes F, Jardim C, Fernandes CJ, Morinaga LT, Dias B, et al. Pulmonary arterial hypertension in the southern hemisphere: results from a registry of incident Brazilian cases. Chest. 2015;147:495-501.
8. Morrell NW, Aldred MA, Chung WK, Elliott CG, Nichols WC, Soubrier F, et al. Genetics and genomics of pulmonary arterial hypertension. Eur Respir J. 2019;53.
9. Coghlan JG, Denton CP, Grunig E, Bonderman D, Distler O, Khanna D, et al. Evidence-based detection of pulmonary arterial hypertension in systemic sclerosis: the detect study. Annals of the Rheumatic Diseases. 2014;73:1340-9.
10. Tcherakian C, Rivaud E, Zucman D, Metivier AC, Couderc LJ. Curing hiv--associated pulmonary arterial hypertension. The European Respiratory Journal. 2012;39:1045-6.
11. Krowka MJ, Miller DP, Barst RJ, Taichman D, Dweik RA, Badesch DB, et al. Portopulmonary hypertension: a report from the US-based reveal registry. Chest. 2012;141:906-15.
12. Lowe BS, Therrien J, Ionescu-Ittu R, Pilote L, Martucci G, Marelli AJ. Diagnosis of pulmonary hypertension in the congenital heart disease adult population impact on outcomes. Journal of the American College of Cardiology. 2011;58:538-46.
13. Alves-Jr JL, Oleas FG, Souza R. Pulmonary hypertension: definition, classification, and diagnosis. Semin Respir Crit Care Med. 2017;38:561-70.
14. Fernandes CJC, Piloto B, Castro M, Gavilanes Oleas F, Alves JL Jr, Lopes Prada LF, et al. Survival of patients with schistosomiasis-associated pulmonary arterial hypertension in the modern management era. Eur Respir J. 2018;51.
15. Hoeper MM, Humbert M, Souza R, Idrees M, Kawut SM, Sliwa-Hahnle K, et al. A global view of pulmonary hypertension. Lancet Respir Med. 2016;4:306-22.
16. Hoette S, Jardim C, Souza R. Diagnosis and treatment of pulmonary hypertension: an update. J Bras Pneumol. 2010;36:795-811.
17. Humbert M, Souza R, Simonneau G. Pulmonary vascular disorders. Karger; 2012.
18. Paschoal IA, Teixeira RHdOB, Pereira MC. Insuficiência respiratória crônica. Sociedade Paulista de Pneumologia e Tisiologia, Atheneu; 2013.
19. Mauad T, Pozzan G, Lancas T, Overbeek MJ, Souza R, Jardim C, et al. Immunopathological aspects of schistosomiasis-associated pulmonary arterial hypertension. The Journal of Infection. 2014;68:90-8.
20. Humbert M, Sitbon O, Chaouat A, Bertocchi M, Habib G, Gressin V, et al. Pulmonary arterial hypertension in france. American Journal of Respiratory and Critical Care Medicine. 2006;173:1023-30.
21. Taichman DB, McGoon MD, Harhay MO, Archer-Chicko C, Sager JS, Murugappan M, et al. Wide variation in clinicians' assessment of new york heart association/world health organization functional class in patients with pulmonary arterial hypertension. Mayo Clin Proc. 2009;84:586-92.
22. Hoette S, Jardim C, Souza RD. Diagnóstico e tratamento da hipertensão pulmonar: uma atualização. Jornal Brasileiro de Pneumologia. 2010;36:795-811.
23. Frost A, Badesch D, Gibbs JSR, Gopalan D, Khanna D, Manes A, et al. Diagnosis of pulmonary hypertension. Eur Respir J. 2019;53.
24. Vachiery JL, Tedford RJ, Rosenkranz S, Palazzini M, Lang I, Guazzi M, et al. Pulmonary hypertension due to left heart disease. Eur Respir J. 2019;53.
25. Ahearn GS, Tapson VF, Rebeiz A, Greenfield JC, Jr. Electrocardiography to define clinical status in primary pulmonary hypertension and pulmonary arterial hypertension secondary to collagen vascular disease. Chest. 2002;122:524-7.
26. Hovnanian A, Menezes E, Hoette S, Jardim C, Jasinowodolinski D, Souza R. The role of imaging techniques in the assessment of pulmonary circulation. J Bras Pneumol. 2011;37:389-403.
27. Kovacs G, Berghold A, Scheidl S, Olschewski H. Pulmonary arterial pressure during rest and exercise in healthy subjects: a systematic review. Eur Respir J. 2009;34:888-94.
28. Humbert M, Yaici A, de Groote P, Montani D, Sitbon O, Launay D, et al. Screening for pulmonary arterial hypertension in patients with systemic sclerosis: Clinical characteristics at diagnosis and long-term survival. Arthritis and Rheumatism. 2011;63:3522-30.
29. Gavilanes F, Jr JL, Fernandes C, Prada LF, Jardim CV, Morinaga LT, et al. Left ventricular dysfunction in patients with suspected pulmonary arterial hypertension. J Bras Pneumol. 2014;40:609-16.
30. McGoon MD, Benza RL, Escribano-Subias P, Jiang X, Miller DP, Peacock AJ, et al. Pulmonary arterial hypertension: epidemiology and registries. Journal of the American College of Cardiology. 2013;62:D51-59.
31. Alves-Jr JL, Gavilanes F, Jardim C, Fernandes CJCdS, Morinaga LTK, Dias B, et al. Pulmonary arterial hypertension in the southern hemisphere: results from a registry of incident Brazilian cases. Chest. 2015;147:495-501.
32. Galie N, Channick RN, Frantz RP, Grunig E, Jing ZC, Moiseeva O, et al. Risk stratification and medical therapy of pulmonary arterial hypertension. Eur Respir J. 2019;53.
33. Galie N, Humbert M, Vachiery JL, Gibbs S, Lang I, Torbicki A, et al. 2015 ESC/ERS guidelines for the diagnosis and treatment of pulmonary hypertension: the joint task force for the diagnosis and treatment of pulmonary hypertension of the European Society of Cardiology (ESC) and the European Respiratory Society (ERS): endorsed by: Association for European Paediatric and Congenital Cardiology (AEPC), International Society for Heart and Lung Transplantation (ISHLT). Eur Respir J. 2015;46:903-75.
34. Olsson KM, Delcroix M, Ghofrani HA, Tiede H, Huscher D, Speich R, et al. Anticoagulation and survival in pulmonary arterial hypertension: results from the Comparative, Prospective Registry of Newly Initiated Therapies for Pulmonary Hypertension (COMPERA). Circulation. 2014;129:57-65.
35. Rich S, Kaufmann E, Levy PS. The effect of high doses of calcium-channel blockers on survival in primary pulmonary hypertension. The New England Journal of Medicine. 1992;327:76-81.
36. Galie N, Olschewski H, Oudiz RJ, Torres F, Frost A, Ghofrani HA, et al.; Ambrisentan in Pulmonary Arterial Hypertension RD-BP-CMESG. Ambrisentan for the treatment of pulmonary arterial hypertension: results of the ambrisentan in pulmonary arterial hypertension, randomized, double-blind, placebo-controlled, multicenter, efficacy (aries) study 1 and 2. Circulation. 2008;117:3010-9.
37. Rubin LJ, Badesch DB, Barst RJ, Galie N, Black CM, Keogh A, et al. Bosentan therapy for pulmonary arterial hypertension. N Engl J Med. 2002;346:896-903.
38. Pulido T, Adzerikho I, Channick RN, Delcroix M, Galie N, Ghofrani HA, et al. Macitentan and morbidity and mortality in pulmonary arterial hypertension. The New England Journal of medicine. 2013;369:809-18.
39. Kunieda T, Nakanishi N, Matsubara H, Ohe T, Okano Y, Kondo H, et al. Effects of long-acting beraprost sodium (trk-100stp) in japanese patients with pulmonary arterial hypertension. Int Heart J. 2009;50:513-29.
40. Barst RJ, Rubin LJ, Long WA, McGoon MD, Rich S, Badesch DB, et al.; Primary Pulmonary Hypertension Study Group. A comparison of continuous intravenous epoprostenol (prostacyclin) with conventional therapy for primary pulmonary hypertension. N Engl J Med. 1996;334:296-301.
41. Olschewski H, Simonneau G, Galie N, Higenbottam T, Naeije R, Rubin LJ, et al.; Aerosolized Iloprost Randomized Study Group. Inhaled iloprost for severe pulmonary hypertension. The New England Journal of Medicine. 2002;347:322-9.

42. Simonneau G, Barst RJ, Galie N, Naeije R, Rich S, Bourge RC, et al.; Treprostinil Study Group. Continuous subcutaneous infusion of treprostinil, a prostacyclin analogue, in patients with pulmonary arterial hypertension: A double-blind, randomized, placebo-controlled trial. American Journal of Respiratory and Critical Care Medicine. 2002;165:800-4.

43. Tapson VF, Torres F, Kermeen F, Keogh AM, Allen RP, Frantz RP, et al. Oral treprostinil for the treatment of pulmonary arterial hypertension in patients on background endothelin receptor antagonist and/or phosphodiesterase type 5 inhibitor therapy (the freedom-c study): a randomized controlled trial. Chest. 2012;142:1383-90.

44. Sitbon O, Channick R, Chin KM, Frey A, Gaine S, Galie N, et al. Selexipag for the treatment of pulmonary arterial hypertension. N Engl J Med. 2015;373:2522-33.

45. Galie N, Corris PA, Frost A, Girgis RE, Granton J, Jing ZC, et al. Updated treatment algorithm of pulmonary arterial hypertension. Journal of the American College of Cardiology. 2013;62:D60-72.

46. Galie N, Hoeper MM, Humbert M, Torbicki A, Vachiery JL, Barbera JA, et al.; Guidelines ESCCfP. Guidelines for the diagnosis and treatment of pulmonary hypertension: the task force for the diagnosis and treatment of pulmonary hypertension of the European Society of Cardiology (ESC) and the European Respiratory Society (ERS), endorsed by the International Society of Heart and Lung Transplantation (ISHLT). Eur Heart J. 2009;30:2493-537.

Seção 22

RESSUSCITAÇÃO CARDIOPULMONAR

Capítulo 1

Suporte básico de vida na criança

Tânia Miyuki Shimoda Sakano

Pontos-chave

- A parada cardiorrespiratória (PCR) em pediatria é um evento menos frequente que em adultos e raramente é súbito. Em geral, ocorre como evolução de um quadro de insuficiência respiratória e choque.
- O suporte básico de vida (SBV) pediátrico constitui a base do suporte avançado de vida. Deste modo, a implementação de medidas que aumentem a sua efetividade por meio da prevenção, acesso à ressuscitação cardiopulmonar (RCP) precoce, ativação rápida do serviço médico de emergência precoce e uso apropriado do desfibrilador externo automático devem ser incentivados.

Introdução

A PCR constitui um evento pouco frequente em pediatria sendo, em sua maioria, consequência da evolução de casos de insuficiência respiratória e/ou choque. A ressuscitação cardiopulmonar (RCP) envolve um conjunto de medidas que visam reverter uma parada cardiorrespiratória (PCR) através do suporte ventilatório e circulatório. Os ritmos cardíacos em pediatria mais frequentes que indicam RCP são a bradicardia com sinais hipoperfusão, assistolia e atividade elétrica sem pulso (AESP).[1,2,3] As arritmias ventriculares (FV e TV sem pulso) ocorrem em menos 15% das vítimas pediátricas em PCR pré-hospitalar.

A cadeia de sobrevivência pediátrica da American Heart Association (AHA) é constituída por cinco elos: prevenção de acidentes, ressuscitação cardiopulmonar precoce, ativação do serviço médico de emergência, suporte avançado de vida precoce, seguido pelos cuidados pós-ressuscitação. Os três primeiros elos (prevenção, RCP precoce, ativação do serviço médico) constituem o suporte básico de vida pediátrico (Figura 1) .[1,2,3]

O suporte básico de vida precoce representa a base da RCP e sua importância crescente tem sido enfatizada a cada

Figura 1 Cadeia de sobrevivência pediátrica da American Heart Association (AHA).

atualização das diretrizes de ressuscitação. As diretrizes de ressuscitação cardiopulmonar são revisadas a cada cinco anos pelo ILCOR (*Internacional Liaison Comitee on Resuscitation*), sendo a última publicada em 2015, constituída pelos principais comitês de ressuscitação do mundo com o objetivo de promover um fórum de discussões de aspectos relevantes da ressuscitação cardiopulmonar, além de promover a disseminação do treinamento em ressuscitação e estimular a pesquisa em áreas controversas ou onde há escassa evidência. Este capítulo abordará a ciência da ressuscitação cardiopulmonar baseado no ILCOR.[1,2]

Epidemiologia

A PCR pré-hospitalar é rara em crianças e adolescentes (7,3/100.000 a 8,04/100.000) quando comparada aos adultos (64,7/100.000 a 126,57/100.000) e está associada a elevada mortalidade e profunda sequela neurológica nos sobreviventes[4,5]. A sobrevida parece distinta conforme a faixa etária, sendo 3,7% em lactentes, seguido pelas crianças, 9,8% e adolescentes, 16,3%.[5]

Considerando a PCR hospitalar pediátrica, a sobrevida é superior quando comparado ao cenário pré-hospitalar. A maioria apresenta doença crônica associada (72 a 76%) e entre as etiologias, destacamos a causa respiratória e choque como as mais frequentes.[6,7] Já os fatores associados a sobrevida em 24h da PCR identificados foram a causa respiratória, bradicardia como ritmo inicial e a curta duração da PCR[6]. Estudos observaram uma tendência a declínio da mortalidade da PCR hospitalar pediátrica nos últimos anos, não sendo acompanhada de aumento da disfunção neurológica.[8,9] O prognóstico da PCR pediátrica é multifatorial, sendo a ocorrência em ambiente hospitalar, a detecção de FV ou TV, como ritmos iniciais e início precoce do suporte básico de vida, associados a melhor prognóstico da PCR. Neste cenário, as crianças apresentam sobrevida mais favorável que os adultos, e os lactentes apresentam maior sobrevida que crianças.[9]

O início precoce e efetivo do suporte básico de vida pediátrico é determinante para o retorno da circulação espontânea e reduz a sequela neurológica.[5,7]

Sequência de atendimento SBV pediátrico para profissionais de saúde

O SBV inclui avaliações sequenciais e habilidades motoras que terão como objetivo prover a adequada circulação e ventilação na criança em parada cardiorrespiratória. No ambiente hospitalar, a presença de vários socorristas permite definir as funções de cada membro da equipe.

A sequência de atendimento recomendada pelas diretrizes de RCP da AHA desde 2010 e reforçada em 2015, incluem a palavra mnemônica CAB que significa C = compressão torácica, A = abertura via aérea, B = boa respiração.[1] Adotar a mesma sequência de RCP em adultos, crianças e lactentes possibilita facilitar o treinamento e a retenção da RCP pediátrica, além de aumentar a probabilidade de crianças receberem RCP precoce. Outra questão que devemos considerar é que iniciar a RCP pelas compressões é sempre possível, diferentemente das ventilações, em que, além de realizar a abertura das vias aéreas, devemos fornecer ventilações. Assim, iniciar a ressuscitação pelas compressões torácicas ocasiona um retardo de somente 18 segundos ou menos nas ventilações (tempo destinado para realizar 30 compressões com um socorrista).[1]

Nestas diretrizes, o SBV em pediatria define algumas faixas etárias:

- Lactentes: menores de 1 ano.
- Crianças: maiores de 1 ano até antes dos sinais de puberdade.
- Adolescentes: apresentam sinais de puberdade e RCP é igual a realizada em adultos (em meninas, caracterizada pela presença do broto mamário e em meninos, presença de pelos axilares).

É desejável que o profissional de saúde considere a causa da PCR no momento da ressuscitação. Assim, em casos de colapso súbito (atletas, crianças portadoras de cardiopatias etc.), a possibilidade de fibrilação ventricular (FV) como causa da PCR é maior, sendo imprescindível solicitar um desfibrilador manual ou um desfibrilador externo automático (DEA), caso o primeiro não esteja disponível e iniciar a RCP, assim que possível.[1,2,3]

Assegurar a segurança do socorrista e da vítima

Verificar se o local é seguro para a vítima e o ressuscitador.

Checar o nível de consciência

Gentilmente, tocar os ombros da criança ou no calcanhar do bebê e falar bem alto usando o nome da criança, se souber. Se a vítima não responder, grite por ajuda e acione o time de resposta rápida (equipe destinada ao atendimento de emergências no hospital), se disponível. No ambiente pré-hospitalar, caso o socorrista esteja sozinho, a ativação pode ser feita via telefone celular através do viva voz. Solicite que alguém traga o DEA, se disponível no local.

Verificar a respiração e pulso central

Avaliar se a vítima apresenta respiração apropriada e pulso simultaneamente por no máximo 10 segundos. Se observar uma respiração regular, manter a vítima monitorizada e prosseguir a avaliação.

Caso a vítima esteja inconsciente, em apneia ou *gasping* e com pulso, estamos frente a uma parada respiratória. Neste caso, realizar a abertura da via aérea e fornecer ventilações efetivas com bolsa-valva-máscara.

Se a vítima estiver inconsciente, apnéia ou gasping e pulso central ausente, ou seja, paciente está em PCR e necessita de início imediato RCP.

Checagem de pulso

Em lactentes e crianças inconscientes em apneia ou *gasping*, pode-se levar até 10 segundos para avaliar a presença de pulso central (em lactentes, recomendado o pulso braquial e em crianças, carotídeo ou femoral). Caso em 10 segundos não consiga palpar o pulso ou não tenha certeza da presença do mesmo, deve-se iniciar imediatamente as compressões torácicas.[10,11]

Respiração inadequada com pulso maior 60 bpm

Se a vítima apresentar pulso maior 60 bpm e respiração inadequada, deve-se iniciar 12 a 20 ventilações/minuto (uma ventilação a cada 3 a 5 segundos) com dispositivo bolsa-valva-máscara.

Bradicardia com sinais de hipoperfusão

A bradicardia (pulso abaixo de 60 bpm) com sinais de hipoperfusão (cianose, palidez, pele mosqueada, hipotensão), realizar a sequência ABC de atendimento que inclui: abertura de via aérea (A), boa respiração (B) e caso não ocorra rápida recuperação da frequência cardíaca durante as ventilações, deve-se iniciar prontamente as compressões torácicas (C).

A bradicardia com hipoperfusão representa um ritmo que indica iminência de PCR, desta forma, deve ser identificada e tratada precocemente.

Iniciar as compressões torácicas

Caso a criança ou lactente esteja inconsciente, com apneia ou *gasping* e sem pulso, inicie compressões torácicas em superfície rígida As compressões torácicas de alta qualidade são fundamentais para garantir um débito cardíaco suficiente para os órgãos nobres e aumentar a possibilidade de retorno da circulação espontânea (RCE).

As compressões torácicas de alta qualidade apresentam as seguintes características:

■ Compressões fortes e rápidas (frequência 100 a 120 compressões por minuto, profundidade mínima de um terço do diâmetro anteroposterior do tórax).
■ Permitem o retorno total do tórax.
■ Minimizam as interrupções das compressões.
■ Evitam a hiperventilação.

Em lactentes, as compressões torácicas realizada com um ressuscitador é realizada com dois dedos logo abaixo da linha mamilar, evitando o apêndice xifoide e costelas (Figura 2). Na presença de 2 ou mais ressuscitadores, as compressões torácicas são realizadas, de modo preferencial, com os polegares no centro do tórax abaixo da linha mamilar (Figura 3). A profundidade de compressão deve ser de um terço do diâmetro anteroposterior ou cerca de 4 cm.

Em crianças, as compressões torácicas são realizadas no terço inferior do tórax, com uma ou duas mãos, sendo a profundidade de compressão de um terço do diâmetro anteroposterior ou aproximadamente 5 cm. Não comprimir o apêndice xifoide e as costelas (Figura 4).

Após as compressões torácicas, permitir o retorno completo do tórax, pois a expansão do tórax permite o retorno venoso, perfusão coronariana e, consequentemente, o fluxo sistêmico durante a RCP.[12] Dispositivos de RCP que fornecem feedback são recomendados para monitorar os parâmetros que avaliam qualidade de RCP.

A fadiga do ressuscitador pode comprometer a frequência e profundidade de compressão, além do retorno do tórax. A troca de funções dos ressuscitadores é recomendada a cada 2 minutos para evitar a fadiga e queda da qualidade de RCP, sendo desejável que essa troca ocorra em menos de 5 segun-

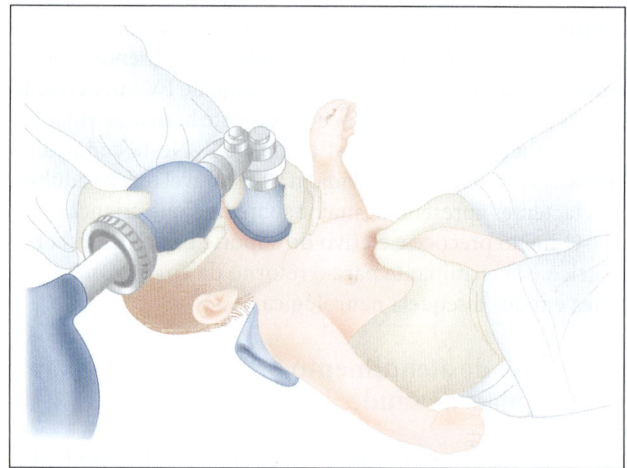
Figura 3 Técnica dos polegares no centro tórax em lactentes – técnica de dois dedos.

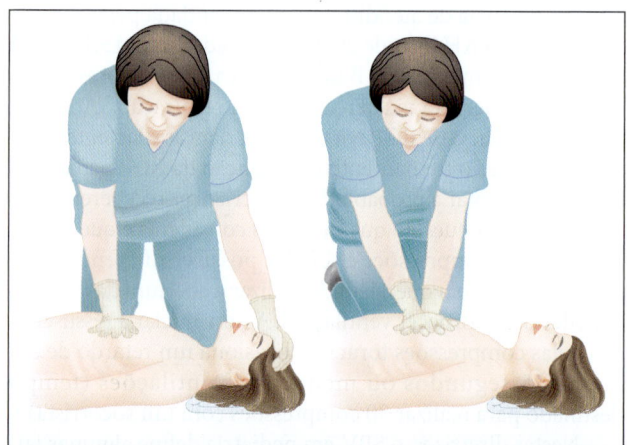
Figura 4 Compressão torácica com uma ou duas mãos em crianças.

dos. Melhores resultados no prognóstico da RCP em lactentes e crianças são obtidos quando as compressões são combinadas com as ventilações, pois a causa respiratória da PCR é mais frequente.

Abertura de via aérea e ventilação

A abertura de via aérea é obtida a partir da inclinação da cabeça e elevação do queixo, em pacientes sem história de trauma. Se houver evidência de trauma, realize a abertura de via aérea por meio da elevação da mandíbula.

Cada ventilação deve durar cerca de 1 segundo. Caso não ocorra a expansão do tórax, deve-se reposicionar o paciente e tentar ventilar novamente.

Coordenar compressão torácica e ventilação

Na presença de um ressuscitador sozinho é recomendada a relação compressão/ventilação de 30:2, ou seja, após ini-

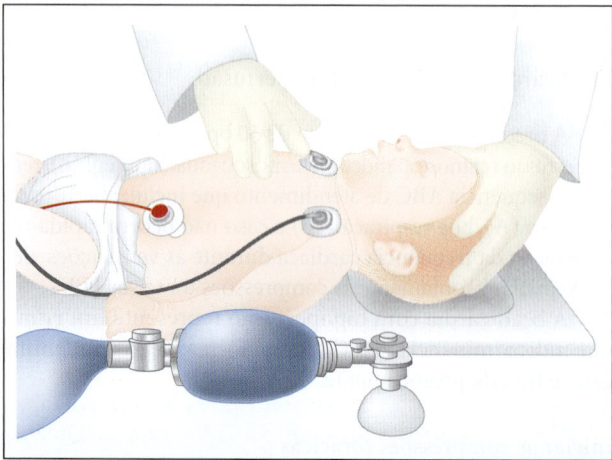
Figura 2 Técinica de compressão torácica em lactente com 1 ressuscitador.

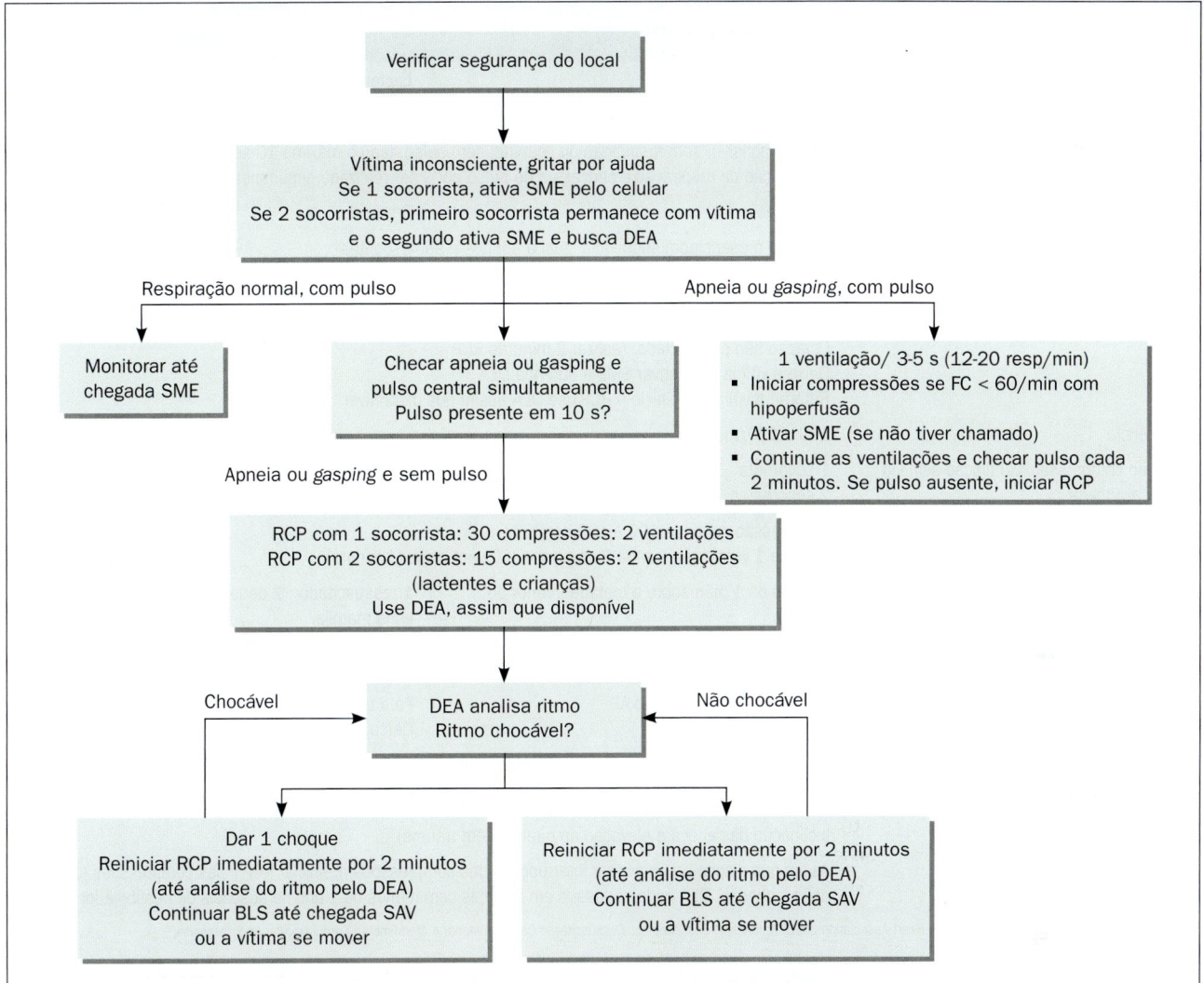

Figura 5   Algoritmo suporte básico de vida pediátrico para profissionais de saúde com um ou mais socorristas.
Fonte: adaptada dos destaques da American Heart Association, 2015. Atualização das Diretrizes de Ressuscitação Cardiopulmonar e Atendimento Cardiovascular de Emergência.[13]

ciar 30 compressões torácicas, realizar a abertura de via aérea e fornecer duas ventilações que permitam uma leve expansão torácica.

Com dois ou mais socorristas, a relação modifica-se para 15 compressões: 2 ventilações, sendo realizado rodízio de funções a cada 2 minutos para minimizar a fadiga do compressor. Devemos evitar as interrupções das compressões, pois diminuem a efetividade do SBV. A ventilação deve permitir uma leve elevação do tórax, com atenção para evitar a hiperventilação (Tabela 1).

Desfibrilação

Crianças que apresentem colapso súbito podem exibir fibrilação ventricular (FV) ou taquicardia ventricular (TV) sem pulso, assim é fundamental a importância da RCP imediata e choque precoce. A FV e a TV sem pulso são consideradas ritmos chocáveis, pois necessitam da desfibrilação para sua reversão.

Os DEAs são seguros e permitem a identificação de ritmos chocáveis. Podem ser utilizados em crianças, excluindo-se o período neonatal. O posicionamento das pás deve ser anterolateral, ou seja, infraclavicular direita e inframamilar esquerda (Figura 6). Os DEAs fornecem uma desfibrilação com uma carga fixa aproximada de 250 J. O uso de pás pediátricas com atenuadores de carga para redução da carga de choque é recomendado em crianças abaixo de 8 anos de idade, quando disponível. Caso as pás se toquem ou sejam grandes para o paciente, use o posicionamento anteroposterior.[1,2,3]

Sempre que disponível, o uso do desfibrilador manual pelo profissional de saúde é preferível, pois permite oferecer uma desfibrilação mais precisa e adequada. Assim, a desfibrilação ideal é realizada com o desfibrilador manual. Quando essa possibilidade não é disponível, o uso do DEA com pá pediátrica para crianças abaixo de 8 anos está indicado e, na indisponibilidade da pá pediátrica, o DEA com pá de adulto

Tabela 1 Adaptação do Resumo dos componentes de ressuscitação cardiorrespiratória de alta qualidade para provedores de suporte básico de vida em Pediatria		
Componente	Crianças	Lactentes
Segurança da cena	Certificar a segurança do ambiente para o ressuscitador e a vítima	
Reconhecimento da PCR	Não responsivo; sem respiração ou gasping; sem pulso, tempo máximo 10 segundos (verificação da respiração e checagem de pulso pode ser realizado simultaneamente)	
Pulso	Carotídeo	Braquial
Ativação do sistema de emergência (SME)	Colapso presenciado: sequência igual a adultos e adolescentes Se sozinho e sem acesso a telefone celular, deixe a vítima para ativar SME e obtenha DEA antes iniciar RCP, se possível Do contrário, peça para alguém acionar SME e inicie RCP imediatamente; use DEA assim que disponível Colapso não presenciado: realizar 2 minutos RCP Deixe a vítima para ativar SME e obtenha DEA Retorne a vítima e reinicie a RCP, use DEA assim que disponível	
Frequência	100 a 120/min	
Relação compressão/ventilação sem via aérea avançada	1 socorrista 30:2 2 socorristas 15:2	
Relação compressão/ventilação com via aérea avançada	Compressão contínua 100 a 120 bpm Forneça 1 ventilação a cada 6 segundos (10 ventilações/ minuto)	
Posicionamento de mãos	2 mãos ou 1 mão sobre a metade inferior do esterno	1 ressuscitador: 2 dedos no centro tórax, abaixo linha mamilar 2 ou mais ressuscitadores: polegares no centro tórax abaixo da linha mamilar
Profundidade	Pelo menos 1/3 diâmetro AP Cerca 5cm	Pelo menos um terço do diâmetro AP Cerca 4 cm
Retorno do tórax	Permitir retorno total do tórax; evitar apoiar sobre o tórax	
Interrupção das compressões	Minimizar as interrupções a menos de 10 segundos	
Via aérea	Inclinação da cabeça e elevação do queixo (sem trauma)	
Desfibrilação	Assim que disponível, minimizar interrupções das compressões. Reiniciar RCP pelas compressões logo após o choque. DEA pode ser usado em crianças com menos de 1 ano na ausência de desfibrilador manual	

Fonte: adaptada dos Destaques da American Heart Association 2015. Atualização das Diretrizes Ressuscitação Cardiopulmonar e Atendimento Cardiovascular de Emergência.[13]

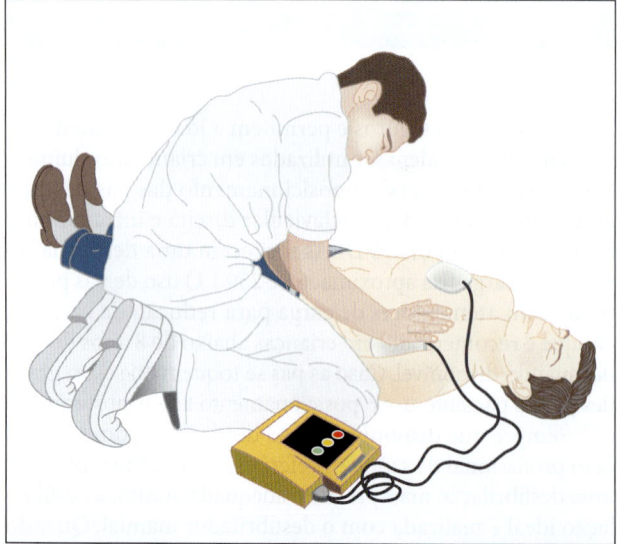

Figura 6 Desfibrilador externo automático (DEA) – posicionamento das pás.

pode ser utilizado em crianças menores de 8 anos, inclusive menores de 1 ano, exceto no período neonatal.

Após o choque, reinicie imediatamente a RCP pelas compressões torácicas. A cada 2 minutos de RCP, o DEA irá reavaliar o ritmo para certificar se este é ou não chocável.

Ventilação com bolsa-valva-máscara

A ventilação com bolsa-valva-máscara é uma habilidade fundamental e complexa durante a RCP e envolve diversas etapas que incluem desde a seleção de máscara e bolsa de tamanhos adequados, abertura da via aérea, vedação da máscara com a face, ventilação efetiva que permita uma leve expansão do tórax durante 1 segundo . Caso não ocorra expansão do tórax, realize novamente a abertura da via aérea e verifique a vedação da máscara para tornar efetiva a ventilação.

A bolsa-valva autoinflável de 450 a 500 mL é adequada para ventilar lactentes e crianças, e para crianças maiores e adolescentes a de 1.000 mL é necessária para efetiva expansão torácica. Para oferecer altas concentrações de oxigênio, de 60 a 95% durante a RCP, conecte o oxigênio ao reservatório da bolsa autoinflável para manter o fluxo de oxigênio de 10 a 15 L/min para a bolsa pediátrica e 15 L/min para a bolsa adulto.

A ventilação com bolsa-valva-máscara deve ser realizada com dois socorristas treinados, pois permite uma ventilação mais efetiva que a técnica com somente um socorrista, especialmente em casos de obstrução de vias aéreas, diminuição de complacência pulmonar, dificuldade na vedação da máscara por meio da técnica EC. A hiperventilação deve ser evitada, pois aumenta o risco de barotrauma e aspiração em pacientes sem via aérea avançada, além de diminuir o retorno venoso reduzindo consequentemente o débito cardíaco.

Obstrução de vias aéreas superiores por corpo estranho

A obstrução de vias aéreas superiores predomina em menores de 5 anos de idade (mais 90%), sendo 65% em menores de 1 ano. Os líquidos são responsáveis pela obstrução na maioria dos casos, porém pequenos objetos, como balões, alimentos (salsichas, castanhas e uvas) podem obstruir a via aérea em crianças.[14,15]

Devemos suspeitar de obstrução de vias aéreas por corpo estranho quando houver aparecimento abrupto de estridor, tosse, cansaço e broncoespasmo na ausência de febre ou sintomas prodrômicos. Em geral, os episódios de engasgo ocorrem durante a alimentação ou recreação (Tabela 2).

Reconhecimento da obstrução de vias aéreas superiores

A entrada de um corpo estranho em vias aéreas desencadeia tosse imediatamente na tentativa de expulsá-lo. A tosse parece ser o mecanismo mais seguro e efetivo que qualquer manobra de desobstrução.

Contudo, se a tosse é silenciosa, o paciente não consegue chorar ou falar, estes são indícios de obstrução completa de via aérea. Nesse momento, estarão indicadas as manobras de desobstrução de via aéreas para tentar deslocar o corpo estranho sólido da via aérea. Essas manobras dependem do nível de consciência e da faixa etária.

Tabela 2   Sinais de obstrução de vias aéreas por corpo estranho
Início súbito
Tosse
Estridor
Broncoespasmo
História: ingestão de pequenos alimentos ou recreação com pequenos objetos

Manobras de desobstrução de vias aéreas

Paciente consciente com obstrução de vias aéreas superiores

Em menores de 1 ano, inicie as manobras com cinco golpes nas costas e cinco compressões torácicas até que ocorra a desobstrução (choro ou tosse efetiva), ou até que o paciente fique inconsciente. Em crianças maiores de 1 ano, realize as compressões abdominais (manobra Heimlich) na região entre a cicatriz umbilical e o apêndice xifoide. Essas manobras visam criar uma tosse artificial, aumentando a pressão intratorácica para desalojar o corpo estranho da via aérea.

Paciente inconsciente com obstrução de vias aéreas

Se a vítima apresentar inconsciência, deve-se iniciar RCP pelas compressões (sem palpação de pulso). Posicione a vítima sobre uma superfície rígida, grite ou envie alguém para ajuda, inicie RCP pelas compressões, abra a via aérea e inspecione se o corpo estranho é visível na via aérea. Caso seja visível, retire em movimento de pinça e sem realizar varredura, pois há risco de mobilizar o objeto. Ao ventilar, verifique se ocorre expansão torácica, se o tórax não expandir, reposicione a via aérea e ventile novamente. Prossiga com as manobras de desobstrução até que o objeto seja desalojado da via aérea (Figura 7).[15]

Resumo

O suporte básico de vida é constituído pela prevenção, suporte básico de vida precoce e rápido acesso ao serviço médico de emergência local. A melhora na sobrevida sem sequela neurológica na RCP está relacionada ao suporte básico precoce e de alta qualidade. A ênfase na qualidade do suporte básico de vida é determinada pelas compressões torácicas realizadas na frequência mínima de 100 e máxima de 120 por minuto, profundidade das compressões de um terço do diâmetro anteroposterior (4 cm em lactentes e 5 cm em crianças), minimizando as interrupções das compressões, permitindo o retorno do tórax, evitando a hiperventilação.

A semelhança na RCP do adulto e da criança com o uso da mesma sequência de atendimento CAB, mesma relação compressões/ventilações com 1 socorrista (30:2), mesma profundidade de compressão, considerando diâmetro anteroposterior (um terço), permite tornar mais simples e facilitar o ensino da RCP. Disseminar a cultura da importância da RCP por meio da comunidade e constante treinamento dos profissionais de saúde, constituem a base do sucesso do SBV.

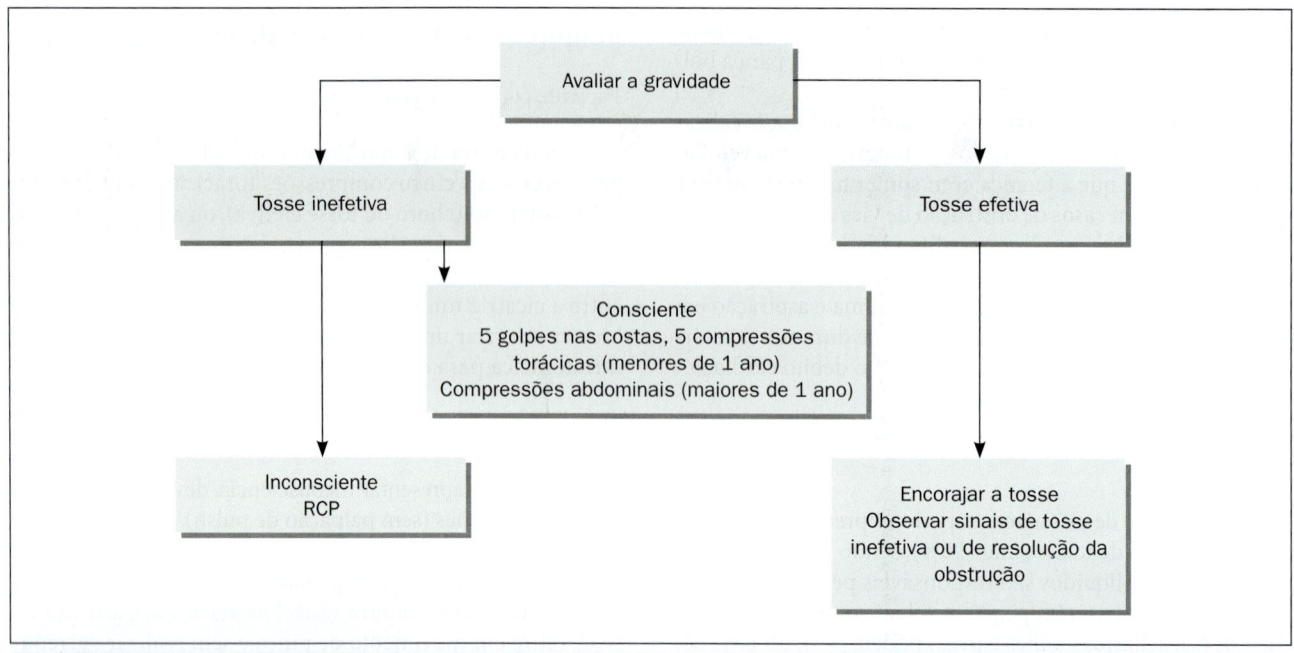

Figura 7 Algoritmo de tratamento da obstrução de vias aéreas superiores em pediatria.[15]

Referências bibliográficas

1. Caen AR, et al. Part 6: Pediatric basic life support and pediatric advanced life support. 2015 Internacional consensus on cardiopulmonary resuscitation and cardiovascular care science with treatment recommendations. Circulation. 2015;132(suppl1:S177-S203).
2. Maconochie IK, et al. European Resuscitation Council Guidelines for Resuscitation 2015. Section 6. Paediatric life support. Resuscitation. 2015;95:223-48.
3. Gonzalez MM, et al. Primeira Diretriz de Ressuscitação Cardiopulmonar e Cuidados Cardiovasculares de Emergência da Sociedade Brasileira de Cardiologia. Arq Bras Cardiol. 2013;10(2):Supl 3.
4. Nitta M, et al. Age-specific differences in outcomes after out-of-hospital cardiac arrest. Pediatrics. 2011;128:e812-e820.
5. Atkins DL, et al. Epidemiology and outcomes from out-of-hospital cardiac arrest in children. Circulation. 2009;119:1484-91.
6. Reis AG, Nadkarni V, Perondi BM, Grisi S, Berg RA. A prospective investigations into the epidemiology of in-hospital pediatric cardiopulmonary resuscitation using the international Utstein reporting style. Pediatrics. 2002;109;200-9.
7. López-Herce J, et al. In-hospital pediatric cardiac arrest in Spain. Rev Esp Cardiol. 2014;67(3):189-95.
8. Sakano Shimoda,TM, Paiva EF, Bello FPS, Schvarstman C, Reis AG. Análise descritiva da ressuscitação cardiopulmonar pediátrica em hospital terciário: estudo piloto. I Congesso Sul Americano II Brasileiro e III Paulista de Urgência e Emergências Pediátricas; Maio 2-5, São Paulo; 2018.
9. Girotra S, Spertus J, Li Y, Berg RA, Nadkarni VM, Chan PS. American Heart Association Get With The Guidelines - Resuscitation Investigators l. Survival trends in pediatric in-hospital cardiac arrests: an analysis from get with the guidelines. Resusc Circ Cardiovasc Qual Outcomes. 2013;6(1):42-9.
10. Bahr J, Klingler H, Panzer W, Rode H, Kettler D. Skills of lay people in checking the carotid pulse. Resuscitation. 1997;35:23-6.
11. Eberle B, Dick WF, Schneider T, Wisser G, Doetsch S, Tzanova I. Checking the carotid pulse check: diagnostic accuracy of first responders in patients with and without a pulse. Resuscitation. 1996;33:107-16.
12. Zuercher M, Hilwig RW, Ranger-Moore J, Nysaether J, Nadkarni VM, Berg MD, et al. Leaning during chest compressions impairs cardiac output and left ventricular myocardial blood flow in piglet cardiac arrest. Crit Care Med. 2010;38:1141-6.
13. Destaques da American Heart Association. Atualização das Diretrizes 2015 RCP e ACE. Disponível em http://eccguidelines.heart.org/wp-content/uploads/2015/10/2015-AHA-Guidelines-Highlights-Portugueses.pdf.
14. Morley RE, Ludemann JP, Moxham JP, Kozak FK, Riding KH. Foreign body aspiration in infants and toddlers: recent trends in British Columbia. J Otolaryngol. 2004;33:37-41.
15. Biarrent D, Bingham R, Eich C, López-Herce J, Maconochie I, Rodríguez-Núñez A, et al. European Resuscitation Council Guidelines for Resuscitation 2010. Section 6. Paediatric life support. Resuscitation. 2010;81:1364-88.

Capítulo 2

Suporte básico de vida no adulto

Agnaldo Piscopo
Mildred Patrícia Ferreira da Costa

Pontos-chave

- Compressões torácicas de alta qualidade.
- Compressões rápidas, profundas e retorno completo do tórax.
- Desfibrilador externo automático.
- Desfibrilação precoce.
- Manequins de garrafa PET.

Introdução

A morte súbita cardíaca ainda se mantém como a principal causa de parada cardiorrespiratória em muitas partes do mundo, pois a prevalência de doença da artéria coronária tem aumentado, apesar dos avanços significativos nas medidas preventivas.[1,2]

A etiologia mais frequente da parada cardiorrespiratória (PCR) é a doença cardiovascular isquêmica, principalmente as síndromes coronarianas agudas, que predispõem ao desenvolvimento de arritmias letais, como a fibrilação ventricular e a taquicardia ventricular sem pulso. A despeito de programas de registro de ressuscitação cardiopulmonar (RCP) bem elaborados em países como os Estados Unidos, a incidência exata de PCR ainda não é conhecida, com estimativas variando de 180.000 a mais de 450.000 casos.[3,4]

A incidência de parada cardíaca fora do hospital varia de 20 a 140 por 100.000 pessoas, e os índices de sobrevivência variam de 2 a 11% em todo o mundo.[2,3,5] Apesar de não haver estatísticas robustas a respeito, estima-se que no Brasil ocorram cerca de 200.000 paradas cardíacas por ano, considerando os casos ocorridos fora e dentro do hospital.[6]

Os resultados de sobrevivência da PCR apresentam diferenças nos cenários extra e intra hospitalar. Três revisões sistemáticas sobre alta hospitalar à PCR extra-hospitalar mostraram sobrevida de 5 a 10% entre as vítimas tratadas por serviços médicos de emergência, e 15% de sobrevivência quando o ritmo inicial da PCR era fibrilação ventricular (FV). A conversão rápida de um ritmo chocável a partir de um ritmo cardíaco inicial não chocável esteve associado a melhores resultados de parada cardíaca extra-hospitalar, considerando um mês de sobrevivência e um mês de resultados neurológicos favoráveis.[4,7,8]

A partir de estimativas obtidas por regressão linear entre as avaliações dos médicos e os dados do Sistema de Informação de Mortes do Ministério da Saúde, a incidência de morte súbita cardíaca na Região Metropolitana de São Paulo foi de 21.270 casos anuais.[9] A projeção desses achados para toda a população brasileira implicaria em 366.613 casos de morte súbita cardíaca ao ano.[9]

A parada cardiorrespiratória é a interrupção súbita e inesperada da atividade ventricular útil e da respiração em indivíduo com expectativa de recuperação da função cardiopulmonar e cerebral, não portador de doença em fase terminal.

Os tipos de PCR segundo as modalidades fibrilação ventricular (FV), taquicardia ventricular (TV) sem pulso, atividade elétrica sem pulso (AESP) e assistolia apresentam variações de ocorrência conforme o cenário. No ambiente extra-hospitalar FV e TV respondem por 75% dos casos, quando comparados a um terço no ambiente hospitalar. No ambiente hospitalar também há variações na distribuição por modalidade, quando comparados os casos em UTI geral, PS, laboratório de intervenção percutânea e UTI cardíacas, relacionados ao perfil clínico e de morbidade dos pacientes.[4]

Considerando-se os baixos índices dos resultados de sobrevivência à PCR, tanto no contexto extra-hospitalar como no hospitalar, as medidas preventivas de PCR são fortemente recomendadas, especialmente a implantação de times de resposta rápida nos hospitais e a capacitação permanente em serviço para detecção precoce e intervenção imediata quanto aos sinais de alerta.

A ressuscitação cardiopulmonar (RCP) compreende manobras básicas e avançadas para o restabelecimento das funções vitais e essas ações estão sintetizadas na cadeia de sobrevivência do adulto.[4,6,10,11]

Os cinco elos da cadeia de sobrevida do adulto em ambiente exta-hospitalar são:

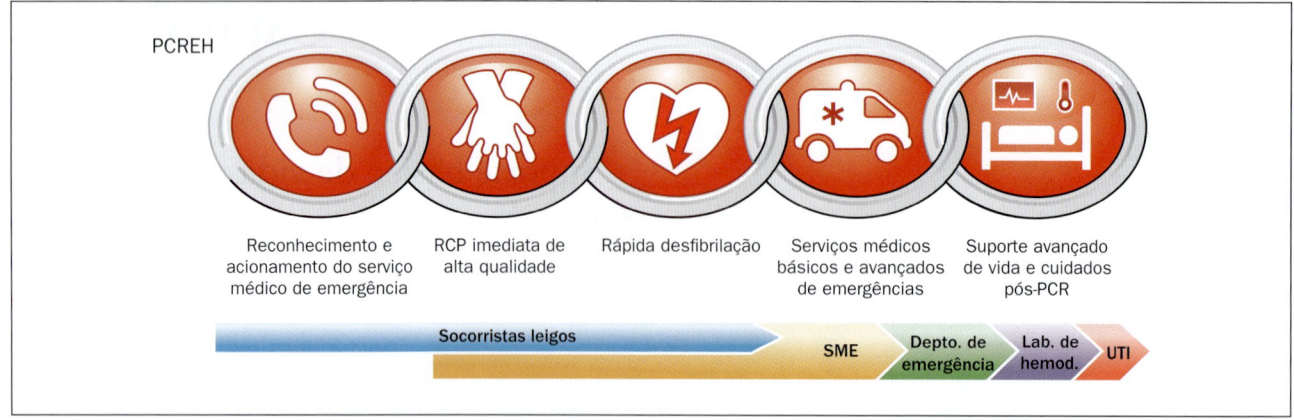

Figura 1 Cadeia de sobrevivência à parada cardiorrespiratória (PCR) em ambiente extra-hospitalar.
Fonte: adaptada de Adult Basic Life Support and Cardiopulmonary Resuscitation Quality. American Heart Association Guidelines for Cardiopulmonary Resuscitation and Emergency Cardiovascular Care; 2017.

1. Reconhecimento rápido da parada cardíaca e acionamento imediato do serviço médico de emergência.
2. RCP precoce com ênfase nas compressões de qualidade.
3. Rápida desfibrilação caso indicada.
4. Suporte avançado de vida efetivo.
5. Cuidados integrados pós-parada.[12]

O suporte básico de vida (SBV) corresponde aos três elos iniciais da cadeia de sobrevivência e é a base para salvar vidas após uma parada cardiorrespiratória. Esses esforços devem ser empregados como a etapa inicial da ressuscitação em qualquer ambiente, desde o extra-hospitalar até em cenários de tecnologia de ponta, sendo considerado determinante nos resultados.

O tempo de permanência nas etapas de suporte básico de vida até a transição para as medidas de suporte avançado varia conforme o contexto e ambiente em que ocorre a PCR, e no ambiente extra-hospitalar é mais frequente que essa etapa perdure por mais tempo do que em ambientes de cuidados intensivos.

As Diretrizes 2010[11], 2015[2] e revisão 2017[10] da American Heart Association (AHA) apresentaram modificação na sequência do suporte básico de vida priorizando as compressões torácicas de alta qualidade, substituindo a sequência do ABCD primário por CABD: compressões torácicas, abertura das vias aéreas, boa ventilação e desfibrilação.

As etapas no atendimento básico da parada cardíaca diferem quando realizadas por profissionais da saúde, leigos treinados e leigos não treinados. As mudanças foram propostas com objetivo de simplificar o aprendizado das técnicas e estimular o público leigo a realizar manobras de ressuscitação.

Suporte básico de vida no adulto realizado por profissionais da saúde

O SBV adulto quando realizado por profissionais de saúde contempla a verificação de pulso carotídeo, ação não recomendada no algoritmo simplificado de SBV para leigos.

Segurança da cena

Antes de iniciar qualquer atendimento o profissional de saúde deve avaliar se o local está seguro. Deve-se considerar a segurança, a situação e a cena (3S: *safe, situation, scene*).[13] A avaliação da cena se dá pela observação de familiares e circunstantes, ambiente e impressão do local. A cena deve estar segura para os profissionais e para o paciente. Sempre que a cena estiver insegura o atendimento não deve ser iniciado, pois quando um socorrista se torna uma vítima, não terá mais condições de atender. Todo paciente em situação perigosa deve ser retirado para uma área segura por um profissional treinado para isso, antes de se iniciarem a avaliação e o tratamento.[13]

Os riscos para segurança que devem ser considerados incluem fogo, fios elétricos caídos, árvores caídas, inundações, desmoronamento, vazamento de gás no local, explosivos, materiais perigosos, fluidos corporais, armas, tráfego de veículos, agressor no local, cenas de violência no local.[13]

As informações sobre a segurança da cena são fundamentais para que o serviço de atendimento médico de emergência acionado envie os recursos adequados ao local.

Reconhecimento da parada cardíaca

A identificação da parada cardíaca tem início a partir da avaliação da resposta da vítima a dois estímulos, um verbal intenso e outro estímulo tátil nos ombros. O socorrista deve chamar a vítima em voz alta e tocar firmemente os ombros enquanto observa se há resposta a esses estímulos.

Acionamento do serviço médico de emergência

Ao identificar uma vítima inconsciente e em apneia deve-se imediatamente solicitar um desfibrilador externo automático (DEA) e acionar o serviço médico de emergência pré-hospitalar local. O número de acesso ao Serviço de Atendimento Móvel de Urgência (SAMU) é 192 e do Corpo de Bombeiros

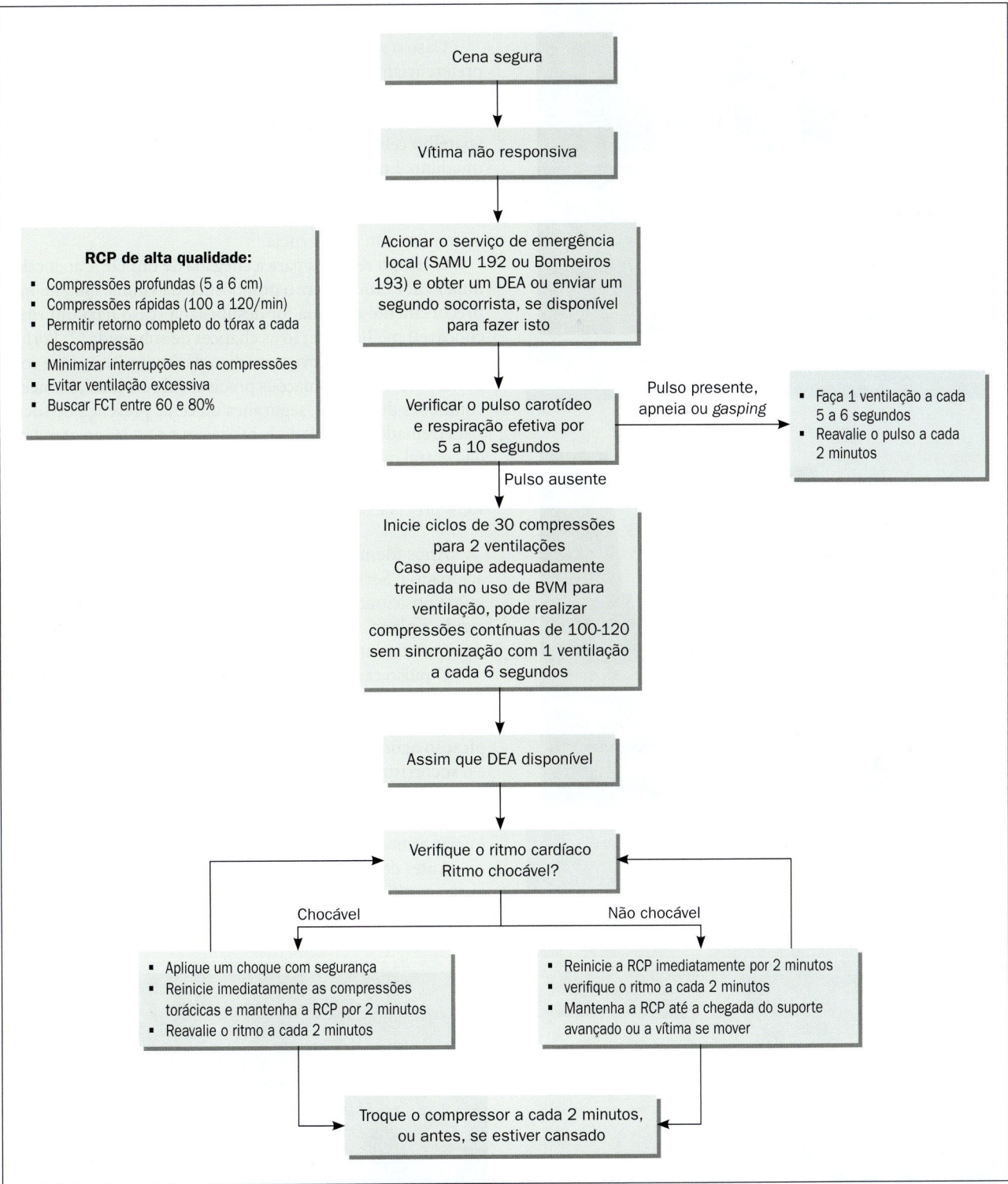

Figura 2 Algoritmo de suporte básico de vida (SBV) adulto para profissionais de saúde. Obs.: a verificação de pulso deve ser realizada somente por profissionais da saúde, não sendo recomendada sua realização por leigos.

BVM: bomba de ventilação mecânica; DEA: desfibrilador externo automático; RCP: ressuscitação cardiopulmonar.

Fonte: adaptada de Travers AH; Perkins G D; Berg R A; et al. Part 3: Adult Basic Life Support and Automated External Defibrillation 2015 International Consensus on Cardiopulmonary Resuscitation and Emergency Cardiovascular Care Science With Treatment Recommendations On behalf of the Basic Life Support Chapter Collaborators. 2015.

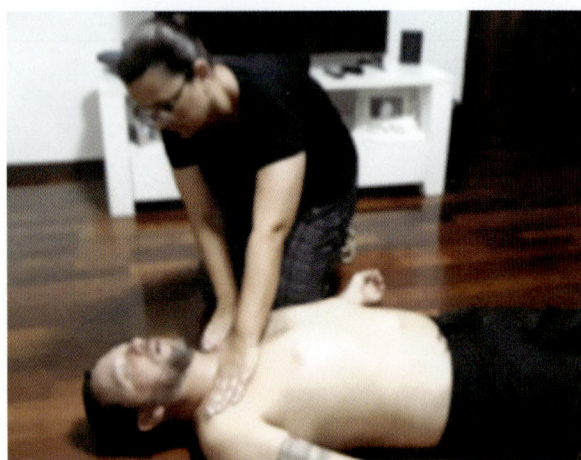

Figura 3 Avaliação da responsividade.
Fonte: arquivo pessoal dos autores, 2019

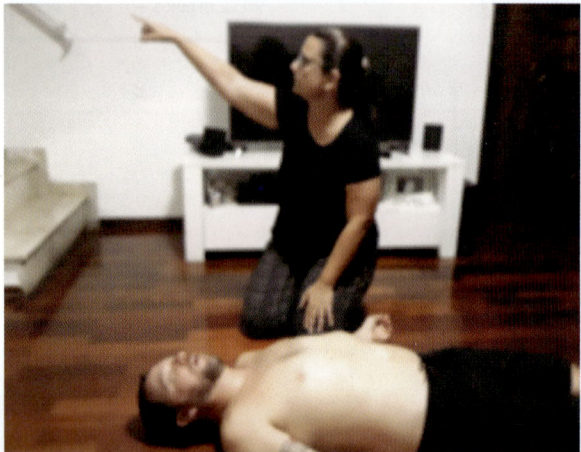

Figura 4 Solicitação de ajuda com desfibrilador externo automático.
Fonte: arquivo pessoal dos autores, 2019.

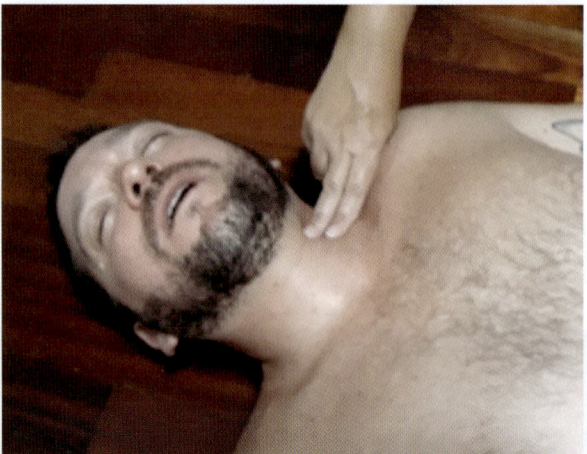

Figura 5 Checagem do pulso carotídeo e respiração.
Fonte: arquivo pessoal dos autores, 2019

é 193; podem ser acionados gratuitamente de qualquer telefone, fixo ou móvel.

Caso o socorrista esteja sozinho com uma vítima adulta, preferencialmente deve acionar o serviço de emergência pelo celular no modo "viva a voz" para iniciar as manobras simultaneamente à solicitação de ajuda. Caso não disponha de um aparelho celular, deve-se deixar o local em busca de socorro imediato. Entretanto, sempre que houver mais de uma pessoa no local, o socorrista deve incumbi-la de acionar o serviço médico de emergência e buscar um DEA, enquanto inicia o atendimento de urgência.[12]

O tempo resposta para a chegada de um DEA ao local de uma PCR é crucial para o prognóstico da vítima. Quanto mais precocemente a vítima for desfibrilada (caso haja um ritmo chocável) melhores serão as chances de sobrevida.[6,10] Portanto, quem aciona o serviço médico de emergência deve colaborar para que informações precisas sobre o local, número e condições de vítimas, segurança da cena, presença de socorrista treinado em RCP no local, sejam passadas ao atendente da central de regulação do SAMU ou Bombeiros.

RCP precoce com ênfase nas compressões

Após identificar que a vítima não está responsiva e ter acionado o Serviço Médico de Emergência, o profissional de saúde posicionará a vítima em decúbito dorsal em superfície rígida e plana. O melhor local para atendimento básico de uma parada cardíaca fora do hospital é o chão.

O pulso carotídeo será palpado unilateralmente durante 5 a 10 segundos simultaneamente à observação de movimentação torácica nítida, expressando respiração normal. A respiração agônica (*gasping*) não deve ser considerada normal, e o socorrista, neste caso, deve considerar a vítima em apneia.

Caso o profissional de saúde não perceba a pulsação ou tenha dúvida, deve considerar a vítima em parada cardíaca e iniciar as manobras de reanimação (classe IIa, LOE C).[11,12,16]

Antes de iniciar as compressões o socorrista deve expor o tórax da vítima, deixando-o desnudo, de modo a identificar corretamente a localização do esterno e linha intermamária.[15]

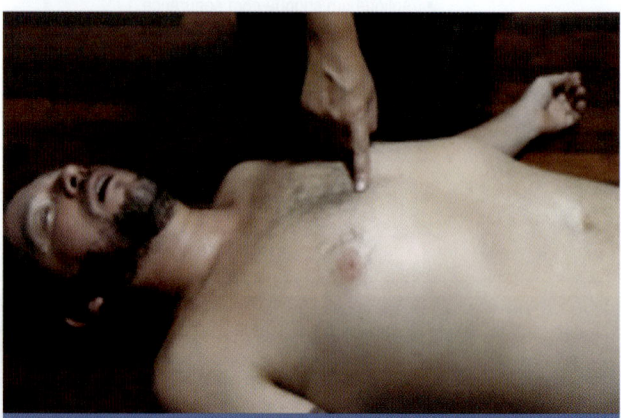

Figura 6 Localização anatômica do local para compressões torácicas.
Fonte: arquivo pessoal dos autores, 2019.

O socorrista posiciona-se de joelhos ao lado da vítima, na altura do tórax, mantendo os joelhos afastados para melhor estabilidade postural, estende seus braços e entrecruza as mãos. Os ombros e braços devem permanecer estendidos a 90° sobre o esterno da vítima, de modo que apenas a área de maior apoio das mãos, localizada exatamente entre as regiões tenar e hipotenar, toque o terço inferior do esterno no centro do tórax da vítima, evitando o processo xifoide.[12,15]

A correta posição das mãos tem importância na prevenção de fraturas durante as compressões torácicas. As mãos do socorrista nunca devem ficar espalmadas, e os dedos entrelaçados não devem tocar o tórax da vítima. Essas medidas facilitam o retorno completo do tórax a cada descompressão e otimizam o enchimento das câmaras cardíacas e perfusão das artérias coronárias.

O cuidado no posicionamento das mãos tem duas implicações na ressuscitação: evitar lesões na vítima e otimizar a compressão. Toda força deverá seguir o vetor vertical de modo que a energia mecânica seja dirigida somente ao esterno.

Um socorrista adequadamente posicionado pode oferecer compressões torácicas de melhor qualidade e retardar a fadiga muscular.[12]

A qualidade das compressões é o principal componente da ressuscitação porque a perfusão depende exclusivamente das compressões.[6,10,12]

A mudança na sequência do suporte básico de vida de ABCD para CABD teve como objetivo oferecer perfusão coronária e cerebral o mais precocemente possível.[6,12]

As compressões torácicas consistem na aplicação de pressão forte e rítmica sobre a metade inferior do esterno. Essas compressões geram fluxo sanguíneo pelo aumento da pressão intratorácica e compressão direta sobre o coração, permitindo a perfusão do miocárdio e do cérebro.[10]

O esterno deve ser comprimido pelo menos 5 cm e não exceder 6 cm no adulto assegurando tempo igual de compressão e descompressão.[12]

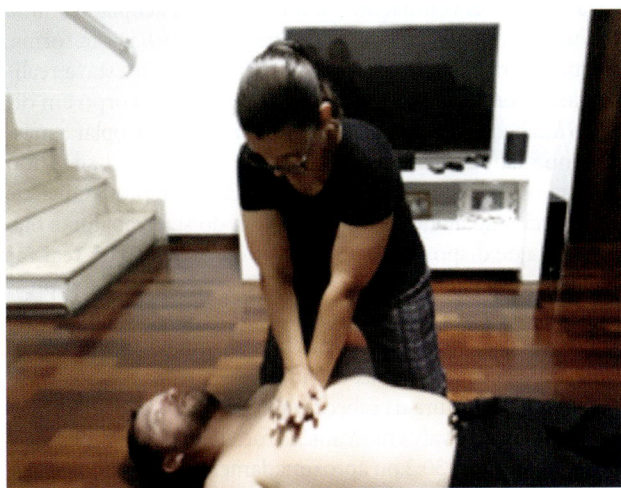

Figura 7 Correto posicionamento do socorrista para realizar compressões torácicas.
Fonte: arquivo pessoal dos autores, 2019.

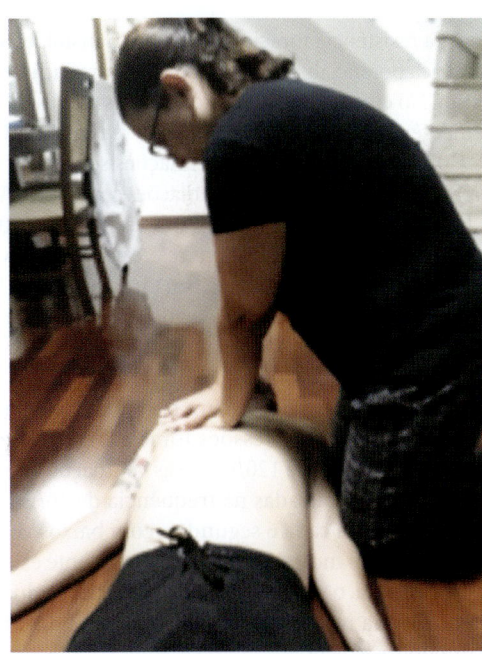

Figura 8 Alinhamento de 90° dos braços com o esterno da vítima.
Fonte: arquivo pessoal dos autores, 2019.

O tórax deve retornar totalmente após cada compressão; para isso, o socorrista nunca deve se manter apoiado sobre o tórax no momento de descompressão. O retorno completo permite uma diástole adequada, propiciando enchimento ventricular e perfusão coronária. A boa perfusão coronária é fundamental para melhores resultados da ressuscitação.[10,12,14,15]

Em estudos de RCP em humanos em ambientes pré e intra-hospitalar, observou-se com frequência o retorno incompleto do tórax, principalmente quando os socorristas estavam fatigados e associado a frequências mais altas de compressão. O retorno incompleto do tórax durante a RCP no SBV esteve associado a altas pressões intratorácicas e significativa instabilidade hemodinâmica, com importante redução na perfusão coronária, índice cardíaco, fluxo sanguíneo ao miocárdio e na perfusão cerebral.[15,16]

A frequência de compressões, ou número de compressões torácicas realizadas por minuto, é um determinante importante do retorno da circulação espontânea e sobrevivência com preservação neurológica.[10,15-17]

Compressões realizadas em uma frequência acima de 120/min estão associadas a profundidade inadequada em 70% dos casos (p < 0,001).[19]

A Diretriz de 2015 da AHA recomenda que a frequência de compressões seja realizada entre 100 a 120/min.

No SBV as compressões devem ser sincronizadas às ventilações quando em vítimas que não estejam intubadas e quando realizadas por profissionais de saúde. A relação de 30 compressões para 2 ventilações evita a distensão gástrica e o risco de broncoaspiração, pois as ventilações são realizadas quando o tórax está relaxado, não requerendo pressões e volumes altos.[6,10] A tentativa de ventilação enquanto é realizada compressão torácica predispõe o socorrista a insuflar com mais força para vencer a resistência torácica, o que leva a insuflação e distensão gástrica potencializando o risco de regurgitação e broncoaspiração. No entanto, é aceitável que profissionais de Serviços de Emergência treinados e experientes realizem a RCP em ciclos de 30 compressões para 2 ventilações sem interrupção das compressões para oferecer as ventilações com BVM. A atualização das Diretrizes do International Liaison Committee on Resuscitation (ILCOR) 2017 também refere como aceitável que esses socorristas realizem ventilações na frequência de 10 por minuto, isto é, 1 ventilação a cada 6 segundos, sem interrupção das compressões, a cada 30 compressões, antes da inserção de uma via aérea avançada.

Caso o SBV seja iniciado em um paciente que esteja com via aérea invasiva, as compressões torácicas são contínuas, com frequência entre 100 e 120/min e as ventilações com bolsa-valva devem ser realizadas na frequência de 10/min, realizando 1 ventilação a cada 6 segundos, com baixos volumes, o suficiente para expandir o tórax. Caso o paciente esteja sob ventilação mecânica, o ventilador deve ser desacoplado, o sensor de capnografia mantido, e as ventilações realizadas somente com bolsa-valva.[10]

A cada 2 minutos ou 5 ciclos de RCP é mandatória a troca do compressor, devido à fadiga e queda na qualidade das compressões.[10,11] A troca do compressor previne a diminuição da qualidade das compressões (classe IIa, LOE B).[11] Deve-se considerar também a troca do compressor durante uma intervenção em que seja extremamente necessária a pausa nas compressões, como exemplo, a análise do ritmo pelo DEA, ou entrega do choque.[11]

A correta realização das compressões torácicas requer várias habilidades, portanto, o treinamento frequente é importante.

Abertura das vias aéreas por profissionais da saúde

O profissional de saúde deve usar a técnica da inclinação da cabeça e elevação do queixo para abrir as vias aéreas de pacientes quando não há suspeita de trauma de crânio ou cervical.

Para vítimas em PCR e suspeitas de trauma cervical, o profissional de saúde deve inicialmente estabilizar manualmente o pescoço em vez de utilizar equipamentos de imobilização, como o colar cervical e *head block* (classe IIB, LOE C).[11]

Na suspeita de trauma o método de escolha para abertura das vias aéreas é através da projeção anterior da mandíbula mantendo a cabeça em posição neutra. No entanto, se esta manobra não for suficiente para abrir a via aérea, deverá mudar para a técnica de inclinação da cabeça e elevação do queixo (classe IIB LOE C), visto que garantir a ventilação é uma das prioridades da RCP (classe I LOE C).[11]

Suporte ventilatório no SBV adulto por profissionais de saúde

Após a adequada abertura das vias aéreas, o profissional de saúde realizará as 2 ventilações iniciais. Essa etapa requer muita habilidade e treinamentos frequentes, visto que o tem-

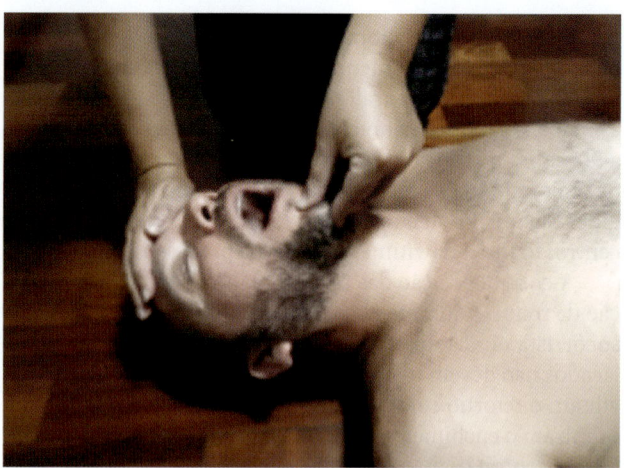

Figura 9 Abertura das vias aéreas com inclinação da cabeça e elevação do queixo.
Fonte: arquivo pessoal dos autores, 2019.

po máximo de interrupção das compressões torácicas para abertura de vias aéreas e ventilações não pode exceder 10 segundos e baixos volumes devem ser ofertados, o suficiente para movimentação visível do tórax.[6,11]

O objetivo primário da ventilação assistida durante a RCP é garantir a oxigenação e o secundário, a eliminação do CO_2.

No entanto, nos primeiros minutos de uma parada cardíaca súbita por fibrilação ventricular, as ventilações de resgate não são tão fundamentais como as compressões. Isso porque o oxigênio contido no sangue arterial não circulante permanece inalterado até que as manobras de ressuscitação iniciem. Para vítimas em parada cardíaca prolongada as ventilações e compressões são igualmente importantes, do mesmo modo que para vítimas de parada cardíaca por asfixia, pois já estavam hipoxêmicos no início da parada.[11]

Se um profissional de saúde iniciar o atendimento como socorrista solitário, deverá utilizar um dispositivo de barreira para realizar as ventilações ou uma máscara acoplada a uma válvula unidirecional com filtro (*pocket mask*). Desta forma, permanecerá no mesmo posicionamento em que estava realizando as compressões torácicas, inclinando seu corpo em direção à cabeça da vítima para abrir as vias aéreas, acoplar a máscara ou dispositivo de barreira e soprar durante 1 segundo enquanto observa a elevação do tórax. Caso um profissional de saúde treinado atenda a uma PCR fora do seu trabalho e não disponha de dispositivos de barreira e proteção para realizar ventilações, pode optar por fazer RCP somente com compressões até a chegada de uma equipe do serviço de emergência.

Caso haja 2 profissionais na abordagem inicial, um deve se posicionar ao lado do tórax da vítima para realizar as compressões e o outro à altura da cabeça para realizar as ventilações com dispositivo bolsa valva máscara. A troca de funções acontecerá a cada 5 ciclos de 30:2 ou aproximadamente 2 minutos.

O uso do dispositivo bolsa-valva-máscara requer treinamento e competência para seu uso, pois como propicia ventilação com pressão positiva, se não for bem utilizado, poderá causar distensão gástrica e suas complicações.

O profissional de saúde deve, sempre que possível, utilizar esse dispositivo com reservatório de oxigênio e alto fluxo, em torno de 10 a 12 L/min, de modo a ofertar em torno de 100% de FiO₂.

Estudos realizados com adultos anestesiados e com perfusão normal sugerem que um volume corrente de 8 a 10 mL/kg mantém em taxas normais a oxigenação e eliminação de CO₂. Durante a RCP o débito cardíaco encontra-se aproximadamente 25 a 33% do normal, então a troca gasosa também está diminuída, consequentemente, uma ventilação-minuto menor (frequência ventilatória e volumes menores) podem manter uma ventilação e oxigenação efetivas. Por esta razão, durante a RCP, um volume corrente entre 500 mL e 600 mL (6 a 7 mL/kg) deveria ser suficiente e trata-se de um volume compatível com elevação torácica em pacientes sem baixa complacência pulmonar (classe IIa LOE B).[11]

O profissional de saúde deve atentar-se ao fato de que grandes volumes ventilatórios, acima de 700 mL aumentam a pressão intratorácica diminuindo o retorno venoso ao coração, o enchimento das câmaras cardíacas e consequentemente o volume ejetado durante as compressões, com importante impacto na hemodinâmica, aumentando a mortalidade.[20]

Caso o profissional da saúde opte por realizar ventilações boca a boca, deve posicionar-se paralelamente ao tórax da vítima, abrir as vias aéreas, ocluir as narinas utilizando o polegar e o indicador, fazer uma inspiração normal, abrir a boca da vítima e realizar um selo com sua boca, e somente então soprar por 1 segundo o suficiente para elevação do tórax. Entre uma ventilação e outra o profissional mantém as vias aéreas abertas e libera a pressão nas narinas enquanto realiza nova inspiração. A maior dificuldade encontrada nesta técnica é a correta abertura das vias aéreas. Caso na primeira insuflação não haja elevação torácica, deve-se reposicionar a cabeça da vítima otimizando a abertura das vias aéreas.[11]

Outras opções de ventilação incluem a ventilação boca-nariz quando há impossibilidade de abertura da boca, e a ventilação boca-estoma em pacientes traqueostomizados.

O uso rotineiro da pressão cricoide em adultos em parada cardíaca não é recomendado (classe III, LOE B).[11]

Desfibrilação precoce

A fibrilação ventricular (FV) é um ritmo frequente e tratável em paradas cardíacas presenciadas, especialmente fora do ambiente hospitalar, e por isso todos os profissionais da saúde devem estar preparados para usar um DEA.[11,12 21]

Os índices de sobrevivência para vítimas de FV são maiores quando a parada é presenciada e o socorrista inicia imediatamente a RCP e o primeiro choque é entregue em até 3 a 5 minutos da parada.[6,11,21] A desfibrilação é o tratamento de escolha para vítimas de FV em qualquer situação, como aquelas em que a parada cardíaca é presenciada fora do ambiente hospitalar ou quando o paciente internado está com monitorização cardíaca (classe I, LOE A).[11]

A desfibrilação precoce é crítica para a sobrevivência à morte súbita cardíaca por vários motivos: o ritmo inicial mais

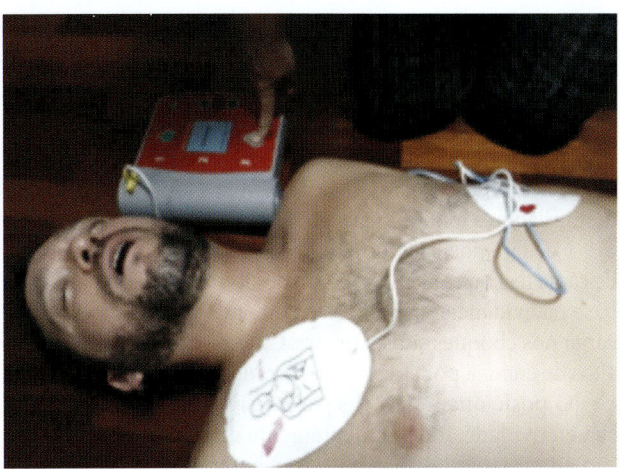

Figura 10 Uso do desfibrilador externo automático.
Fonte: arquivo pessoal dos autores, 2019.

frequente em parada cardíaca presenciada fora do hospital é a FV, o tratamento efetivo para a FV é a desfibrilação, a probabilidade de êxito na desfibrilação diminui rapidamente com o passar do tempo, e a FV tende a deteriorar para assistolia com o passar do tempo.[11,20]

Os índices de sobrevivência de uma parada cardíaca presenciada diminuem cada minuto que passa entre o colapso e a desfibrilação. Se a RCP não for realizada, os índices de sobrevivência caem entre 7 a 10% para cada minuto sem desfibrilação. No entanto, quando o socorrista realiza a RCP enquanto outro providencia a desfibrilação, a diminuição nas taxas de sobrevivência é mais gradual e está entre 3 e 4% por minuto do colapso à desfibrilação.[6,20]

A associação de RCP precoce e desfibrilação precoce pode dobrar ou triplicar as taxas de sobrevivência. A RCP prolonga o tempo de FV, retarda a degeneração para assistolia e amplia a janela de tempo em que a desfibrilação pode ocorrer.[6,20]

Quando a FV se prolonga por mais do que poucos minutos, há depleção de oxigênio e substratos metabólicos do miocárdio. Um breve período de compressões torácicas antes da desfibrilação pode fornecer oxigênio e substratos energéticos, aumentando a possibilidade do choque reverter a FV e o retorno de um ritmo que gere perfusão, isto é, o retorno da circulação espontânea.[6,20] Portanto, as compressões não devem ser interrompidas enquanto a equipe carrega o desfibrilador.

A RCP deve ser mantida enquanto o DEA estiver sendo ligado e as pausas são aceitáveis somente para análise do ritmo e entrega do choque (classe I, LOE B).[6,20]

Os desfibriladores modernos estão classificados de acordo com dois tipos de formas de ondas: monofásicas e bifásicas. A forma de onda bifásica é a mais frequente em desfibriladores convencionais e DEA vendidos atualmente, e os níveis de energia variam conforme o modelo do equipamento e do fabricante.[20]

A carga deve ser utilizada conforme a recomendação do fabricante (classe I, LOE B). No caso de formas de ondas monofásicas, a carga recomendada para tratar uma FV é de 360 J. Quando um desfibrilador bifásico estiver sendo utilizado, pode-se optar por cargas entre 120 e 200 J. Na dúvida sobre qual forma de onda tem o desfibrilador, recomenda-se o choque inicial com a carga máxima (classe IIb, LOE C).[6,20]

As formas de onda bifásicas são mais seguras e tem eficácia equivalente ou superior às formas de onda monofásicas em reverter uma FV. Na ausência de desfibriladores bifásicos, os desfibriladores monofásicos são aceitáveis (classe IIb, LOE B).[20]

Não há evidências fortes o suficiente para recomendar o uso de carga fixa ou escalonada para a desfibrilação. Entretanto, com base na evidência disponível, recomenda-se o uso da mesma carga nos choques subsequentes. Caso disponível, níveis mais altos de energia podem ser considerados (classe IIb, LOE B).[20]

O posicionamento das pás adesivas do DEA não altera sua efetividade, independentemente de ser alocada na posição anterolateral, anteroposterior, anterior – infraescapular esquerdo, anterior direito – infraescapular. Portanto, qualquer uma dessas quatro posições é aceitável para desfibrilação (classe IIa, LOE B).[20] Entretanto, pela facilidade de colocação e ensino, a posição padrão anterolateral é aceitável (classe IIa, LOE C).[20] Dependendo das características individuais de cada paciente, como pelos em excesso, cateter ou marca-passo implantáveis, *piercing*, as posições alternativas das pás podem ser consideradas. Os eletrodos devem ser posicionados afastados do marca-passo ou de adesivos de medicação transdérmica.

Caso a vítima esteja submersa, deve ser retirada da água e seu tórax antes de aplicar o DEA. Nos pacientes diaforéticos também é recomendável secar o tórax, pois o suor prejudica a boa aderência dos eletrodos à pele.[20]

O DEA pode ser utilizado com segurança em vítimas sobre o gelo e a neve.[20]

Os DEA são equipamentos de fácil manuseio, bastando o operador ligá-lo e seguir as instruções fornecidas por um comando de voz. Independentemente da marca ou do modelo do DEA, as etapas de operação são basicamente as mesmas: ligar o DEA, aderir os eletrodos descartáveis de desfi-

brilação ao tórax exposto do paciente, conectar o cabo do eletrodo descartável ao DEA, assegurar que ninguém toque na vítima para evitar interferências na leitura do ritmo cardíaco pelo DEA, reiniciar as compressões enquanto o equipamento carrega o choque, afastar todos do paciente, avisar em voz alta que o choque será liberado e certificar-se visualmente que não há ninguém em contato com a vítima, e com segurança, apertar o botão para liberar o choque assim que indicado pelo aparelho. Após a entrega do choque as compressões torácicas devem ser reiniciadas imediatamente.

Transferindo os cuidados à equipe de suporte avançado

A transição dos cuidados de suporte básico à equipe de suporte avançado de vida deve ser feita de maneira organizada, de modo a não haver interrupções nas compressões torácicas. É recomendável que a troca dos socorristas ocorra no momento previsto de término de ciclo.

O socorrista ou equipe de suporte básico de vida deverá informar a equipe de suporte avançado sobre as ações realizadas e dados disponíveis sobre a vítima.

O DEA não deverá ser retirado ou desligado enquanto a equipe de suporte avançado não monitorizar a vítima com o desfibrilador convencional.

O papel do leigo na RCP

A maioria dos casos de morte súbita cardíaca acontece fora do ambiente hospitalar e pode acometer as pessoas em casa, no trabalho, nos locais de lazer ou nas vias públicas, sendo mais frequente a ocorrência em domicílio. Considerando isso, o leigo tem um importante papel no prognóstico dessas vítimas ao iniciar precocemente a RCP e utilizar o Algoritmo Simplificado do SBV proposto nas Diretrizes 2010 e corroborado nas Diretrizes 2015 do ILCOR.

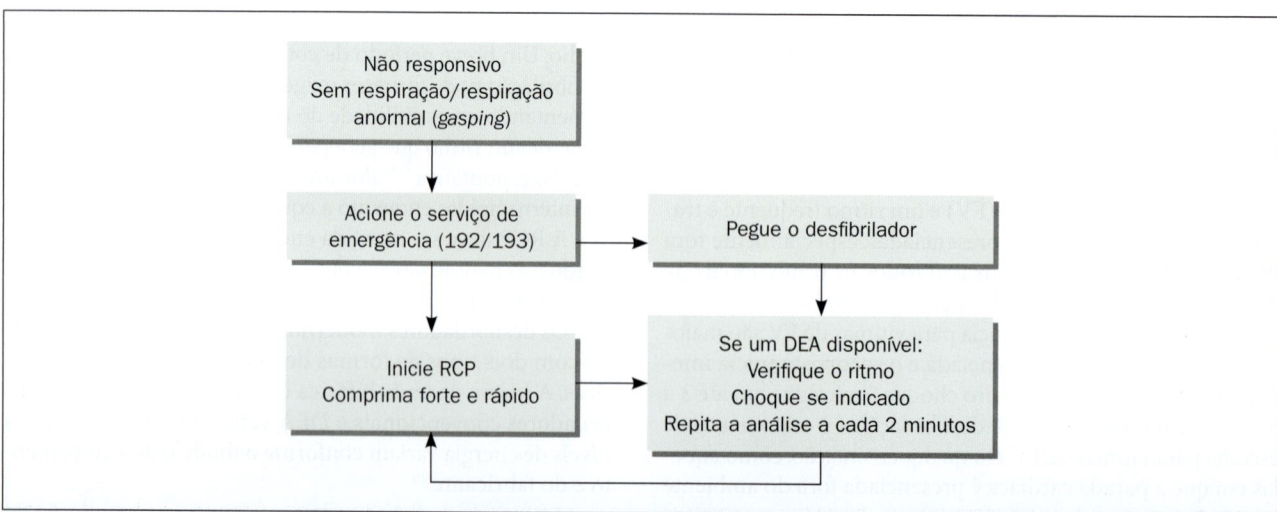

Figura 11 Algoritmo simplificado de suporte básico de vida adulto para leigos.
Fonte: adaptada de Berg R A, et al. 2010 American Heart Association Guidelines for Cardiopulmonary Resuscitation and Emergency Cardiovascular Care. Part 5: Adult Basic Life Support.

Leigos treinados em RCP podem realizar compressões e ventilações se sentirem seguros para tal, ou realizar somente compressões torácicas.[6]

Leigos não treinados devem realizar somente compressões torácicas e seguir as recomendações do atendente telefônico do serviço de atendimento pré-hospitalar.[6]

De qualquer modo, os leigos não devem ser ensinados a checar pulso para identificar a parada cardíaca, considerando que profissionais de saúde também apresentam dificuldades para identificação da presença de pulso.[6]

Portanto, os leigos devem seguir um algoritmo simplificado de SBV adultos, em que, após certificar-se da segurança do local, devem chamar a vítima em voz alta e tocar firmemente em seus ombros. Se a vítima estiver responsiva irá falar, se mover ou gemer.[6] Se a vítima permanecer sem resposta, o leigo deverá considerar uma parada cardíaca e ligar para 192 (SAMU) ou 193 (Bombeiros) para pedir ajuda.

O leigo deve ser orientado a iniciar as compressões torácicas em uma vítima em que o colapso foi presenciado, que pareça não respirar ou tenha respirações agônicas.

As Diretrizes 2010 e 2015 da AHA não enfatizam a avaliação da respiração pelos leigos, pois pode ser difícil diferenciar respiração agônica de normal, o que pode confundir o leigo e até profissionais da saúde.[6]

Após acionar o serviço de emergência, o leigo deverá posicionar-se ao lado da vítima com a mesma técnica descrita no SBV adultos e iniciar as compressões torácicas. Entretanto, recomenda-se a realização de compressões contínuas até a chegada de um profissional da saúde ou equipe de atendimento de emergência pré-hospitalar. Nesta situação, o atendimento se dará por compressões torácicas somente.

É fundamental a implementação de programas comunitários de capacitação de leigos em reconhecer uma parada cardíaca, acionar o serviço de emergência pré-hospitalar e realizar compressões torácicas.[9] Programas de capacitação utilizando equipamentos de baixo custo, como manequins confeccionados com garrafas PET, conforme proposto por Piscopo,[21] poderão ter amplo impacto na capacitação em massa da população.

Apesar da evolução na legislação nacional sobre disponibilizar DEA em locais públicos de grande concentração de pessoas, ainda há muito a se fazer em termos de capacitação de leigos para atendimento à parada cardíaca. O desenvolvimento de legislação que prevê o ensino dessas habilidades nas escolas públicas e nos ambientes de trabalho poderá trazer resultados positivos no prognóstico de vítimas de morte súbita, visto o comprovado benefício da RCP associada a desfibrilação precoce.

Ressuscitação em equipe

A união de esforços, de modo organizada e sistematizada, seja de leigos ou profissionais de saúde que trabalham em atendimento pré-hospitalar, durante o SBV de adultos pode trazer contribuições nos resultados com o paciente.

Quando há várias pessoas treinadas em SBV disponíveis para um atendimento é recomendável que dividam atribuições, enquanto uma pessoa aciona o serviço de emergência pré-hospitalar local, outra inicia as compressões, outra se posiciona para as ventilações, enquanto outra se encarrega de buscar e operar o DEA.[22] A sincronização das ações de modo harmônico diminui as interrupções nas compressões e otimiza a assistência.

Tradicionalmente ensinava-se o SBV individualmente ou em duplas. Porém, atualmente abre-se uma nova perspectiva para o treinamento de SBV ser realizado também em equipe, com funções previamente estabelecidas e comunicação efetiva.

O suporte básico de vida no hospital

Na cadeia de sobrevivência intra-hospitalar o primeiro elo corresponde à vigilância e prevenção, e a implantação de times de resposta e código amarelo nas unidades de interna-

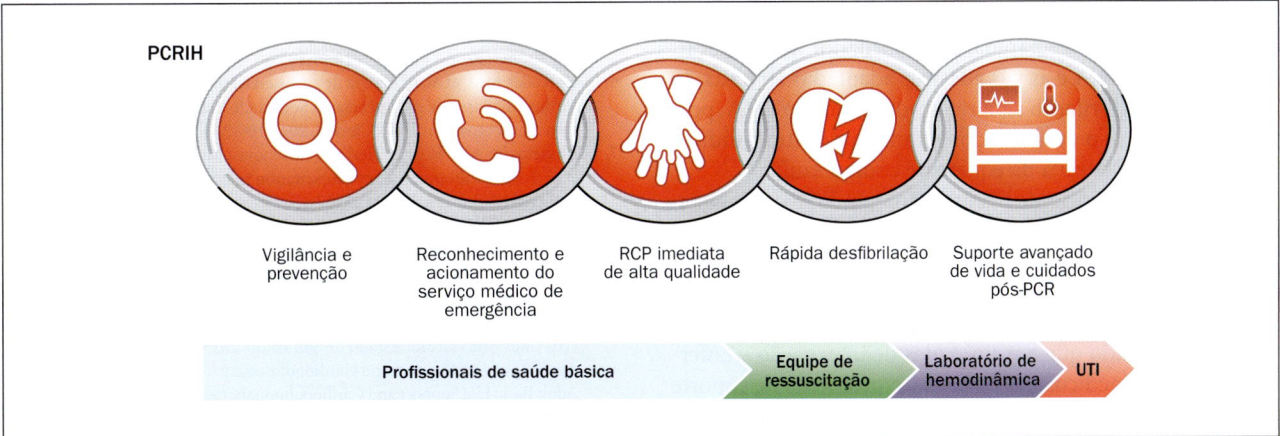

Figura 12 Cadeia de sobrevivência à parada cardiorrespiratória intra-hospitalar.
Fonte: adaptada de Adult Basic Life Support and Cardiopulmonary Resuscitation Quality. American Heart Association Guidelines for Cardiopulmonary Resuscitation and Emergency Cardiovascular Care 2017 Highlights.

ção pode contribuir para menores índices de PCR e maiores chances de sobrevivência.

O SBV é a primeira etapa do atendimento a uma parada cardíaca e antecede o suporte avançado de vida (SAV).

Todos os pacientes que sofrem uma PCR receberão o SBV inicialmente, porém, o tempo de permanência no SBV até a migração para o SAV varia conforme o grau de complexidade da unidade em que o paciente se encontra.

A ocorrência de uma parada cardíaca em enfermarias ou unidades de internação requer um tempo maior de SBV, pois a chegada da equipe de código azul ou apenas um médico e o carro de emergência pode levar vários minutos.

Em ambientes como UTI, CC, PS, laboratório de hemodinâmica em que o paciente na maioria das vezes está monitorizado e a equipe e materiais estão prontamente disponíveis, o período de SBV é curto e a transição para o SAV se dá rapidamente.

Entretanto, as etapas do SBV serão realizadas e devem ser monitoradas quanto à qualidade das compressões.

Independente da unidade hospitalar em que o doente se encontra, o profissional de saúde que identificar uma parada cardíaca deve imediatamente ativar o código azul ou solicitar a equipe de enfermagem, médico e o carro de parada com desfibrilador.

A cama do paciente deverá ser abaixada ao máximo, as grades abaixadas, rodas travadas, cabeceira removida, colchões de ar devem ter as válvulas abertas para rápido esvaziamento. Os travesseiros, coxins e cobertores devem ser retirados de modo que o paciente possa ser posicionado em decúbito dorsal horizontal e a via aérea aberta.

Os profissionais devem usar EPI e assumirem a posição adequada para iniciar a RCP sobre escadinha e colocar a prancha rígida sob o tórax da vítima.

Um membro da equipe deverá registrar o tempo e as ações realizadas.

Outro membro da equipe assume as ventilações com bolsa valva máscara e oxigênio suplementar em alto fluxo, inserindo também uma cânula orofaríngea.

O suporte básico de vida deve ser realizado com compressões de alta qualidade, e assim que o membro da equipe chegar com o carro de parada, o desfibrilador deverá ser ligado no modo DEA e as pás adesivas adaptadas ao tórax do paciente. A desfibrilação será realizada no modo DEA, portanto, somente se o desfibrilador ao analisar o ritmo, indicar o choque, até a chegada da equipe de código azul.

As medidas básicas de reanimação, com RCP de alta qualidade e desfibrilação no modo DEA devem ser prontamente iniciadas pela equipe de enfermagem até a chegada do médico ou equipe de código azul que darão continuidade ao suporte avançado de vida.

Considerando que nas unidades de internação e enfermarias não há médicos nas 24 horas, o protocolo de suporte básico de vida deve contemplar o uso de desfibriladores convencionais no modo DEA pelos enfermeiros. Isso propicia a desfibrilação precoce associada à RCP precoce, ações que efetivamente aumentam as taxas de retorno da circulação espontânea e sobrevida.

Conclusão

Os pontos fundamentais do SBV incluem as compressões torácicas de alta qualidade e a desfibrilação precoce.

As etapas do SBV devem ser de conhecimento de todo profissional da saúde e a capacitação de leigos estimulada e ampliada.

Somente com esforços de unir a comunidade leiga e científica na causa do combate à morte súbita cardíaca conseguiremos melhores resultados.

Resumo

O SBV teve sua estrutura modificada a partir das Diretrizes 2010 e 2015 da AHA adotando a sequência CABD (compressões torácicas, abertura das vias aéreas, boa ventilação, desfibrilação precoce) em que as compressões torácicas são iniciadas imediatamente após a identificação da parada cardíaca. A ênfase é dada na monitoração da qualidade da RCP assegurando compressões rápidas (100 a 120/min), profundas (5 a 6 cm), permitindo o retorno completo do tórax em cada descompressão, minimizar interrupções e evi tar ventilações excessivas. Programas continuados de capacitação em RCP para profissionais de saúde e leigos devem ser estimulados.

Referências bibliográficas

1. Lloyd-Jones D, Adams RJ, Brown TM, Carnethon M, Dai S, De Simone G, et al. Executive summary: heart disease and stroke statistics–2010 update: a report from the American Heart Association. Circulation. 2010;121: 948-54.
2. Ahern RM, Lozano R, Naghavi M, Foreman K, Gakidou E, Murray CJ. Improving the public health utility of global cardiovascular mortality data: the rise of ischemic heart disease. Popul Health Metr. 2011;9:8.
3. Stiell IG, Brown SP, Nichol G, Cheskes S, Vaillancourt C, Callaway CW, et al. What is the optimal chest compression depth during out-of-hospital cardiac arrest resuscitation of adult patients? Circulation. 2014;130:1962-70.
4. Guimarães HP, Olivato GB, Piscopo A, Ressuscitação cardíaca pré-hospitalar. Do pré-hospitalar à sala de emergência: minutos que salvam uma vida – suporte básico. Rev Soc Cardiol Estado de São Paulo. 2018;28(3):302-11.
5. Berdowski J, Berg RA, Tijssen JG, Koster RW. Global incidences of out- of--hospital cardiac arrest and survival rates: systematic review of 67 prospective studies. Resuscitation. 2010;81:1479-87.
6. Gonzales MM, et al. I Diretriz de ressuscitação cardiopulmonar e cuidados cardiovasculares de emergência da Sociedade Brasileira de Cardiologia: Resumo Executivo. Arq Bras Cardiol. 2013;100(2):105-113.
7. Hasselqvist-Ax I, Riva G, Herlitz J, Rosenqvist M, Hollenberg J, Nordberg P, et al. Early cardiopulmonary resuscitation in out-of-hospital cardiac arrest. N Engl J Med. 2015; 372(24):2307-15.
8. Luo S, Zhanh Y, Zheng R, Tao J, Xiong Y. Prognostic significance of spontaneous shockable rhythm conversion in adult out-of-hospital cardiac arrest patients with initicial non-shockable heart rhythms: A systematic review and meta-analysis. Resuscitatation. 2017;121:1-8.
9. Peixoto GL, MartInellI Filho M, Costa R. Morte súbita no Brasil: soluções à vista? Rev Soc Cardiol Estado de São Paulo. 2013;23(1).
10. Adult Basic Life Support and Cardiopulmonary Resuscitation Quality Part 5: Adult Basic Life Support and Cardiopulmonary Resuscitation Quality Web-based Integrated 2010 & 2015 American Heart Association Guidelines for Cardiopulmonary Resuscitation and Emergency Cardiovascular Care. 2017. Highlights.
11. Berg AR, Hemphill R, Abella BS, Aufderheide TP, Cave DM, Hazinski MF, et al. 2010 American Heart Association Guidelines for Cardiopulmonary Resuscitation and Emergency Cardiovascular Care. Part 5: Adult Basic Life Support. Circulation. 2010;122:S685-S705.

12. Travers AH, Perkins GD, Berg RA, et al. Part 3: Adult Basic Life Support and Automated External Defibrillation 2015 International Consensus on Cardiopulmonary Resuscitation and Emergency Cardiovascular Care Science With Treatment Recommendations On behalf of the Basic Life Support Chapter Collaborators. Circulation. 2015;132[suppl 1]:S51-S83.

13. Atendimento pré-hospitalar ao traumatizado/NAEMT (National Association of Emergency Medical Techinicians). Rio de Janeiro: Elsevier; 2009.

14. Costa MPF. Retorno da circulação espontânea com uso de desfibrilador externo automático (DEA) em vítimas de parada cardiorrespiratória atendidas pelo SAMU do município de Araras no período de 2001 a 2007. Tese (Doutorado). Escola de Enfermagem da Universidade de São Paulo. São Paulo; 2007. 191p.

15. Costa M P F, Miyadahira AMK. Desfibriladores externos automáticos (DEA) no atendimento pré-hospitalar e acesso público à desfibrilação: uma necessidade real. O Mundo da Saúde. 2008;32(1):8-15.

16. Hansen CM, Wissenberg M, Weeke P, Ruwald MH, Lamberts M, Lippert FK, et al. Automated external defibrillators inaccessible to more than half of nearby cardiac arrests in public locations during evening, nighttime, and weekends. Circulation. 2013;128:2224-31.

17. McDonald CH, Heggie J, Jones CM, Thorne CJ, Hulme J. Rescuer fatigue under the 2010 ERC guidelines, and its effect on cardiopulmonary resuscitation (CPR) performance. Emerg Med J. 2013;30(8):623-7.

18. Orkin AM. Push heard, push fast, if you're downtown: a citation review of urban-centrism in American and European basic life support guidelines. Scandinav J Trauma, Resuscit Emerg Med. 2013;21:32.

19. Stiell IG, et al. What is the role of chest compression depth during out-of-hospital cardiac arrest resuscitation? Crit Care Med. 2012;40(4): 1192-98.

20. Wolfe JA, Maier GW, Newton JR Jr, Glower DD, Tyson GS Jr, Spratt JA, et al. Physiologic determinants of coronary blood flow during external cardiac massage. J Thorac Cardiovasc Surg. 1988;95:523-32.

21. Piscopo A, Piscopo IC, Avezum A, Pinto I M, Saraiva FK. Abstract 215: New mannequin made by recyclable plastic bottles for training thoracic compressions at schools originally published 5 Nov 2018. Circulation. 2018;138:A215.

22. Yannopoulos D, McKnite S, Aufderheide TP, Sigurdsson G, Pirrallo RG, Benditt D, et al. Effects of incomplete chest wall decom- pression during cardiopulmonary resuscitation on coronary and cerebral perfusion pressures in a porcine model of cardiac arrest. Resuscitation. 2005;64:363-72.

23. Zuercher M, Hilwig RW, Ranger-Moore J, Nysaether J, Nadkarni VM, Berg MD, et al. Leaning during chest com- pressions impairs cardiac output and left ventricular myocardial blood flow in piglet cardiac arrest. Crit Care Med. 2010;38:1141-6.

24. Christenson J, Andrusiek D, Everson-Stewart S, Kudenchuk P, Hostler D, Powell J, et al. Chest compression fraction determines survival in patients with out-of-hospital ventricular fibrillation. Circulation. 2009;120:1241-7.

25. Aufderheide TP, Sigurdsson G, Pirrallo RG, Yannopoulos D, McKnite S, von Briesen C, et al. Hyperventilation-induced hypotension during cardiopulmonary resuscitation. Circulation. 2004;109:1960-5.

26. The Public Access Defibrillation Trial Investigators. Public access defibrillation and survival after out-of-hospital cardiac arrest. N Engl J Med. 2004;351:637-46.

27. Link MS, Atkins DL, Passman RS, Halperin HR, Samson RA, White RD, et al. Part 6: Electrical therapies automated external defibrillators, defibrillation, cardioversion, and pacing. 2010 American Heart Association Guidelines for Cardiopulmonary Resuscitation and Emergency Cardiovascular Care. Circulation. 2010;122 [suppl 3]:S706-S719.

28. Meaney PA, Bobrow BJ, Mancini ME, Christenson J, Caen AR, Bhanji F, et al. Cardiopulmonary resuscitation quality: improving cardiac resuscitation outcomes both inside and outside the hospital. A consensus statement from the American Heart Association Endorsed by the American College of Emergency Physicians and the Society of Critical Care Medicine. Circulation. 2013;128:417-35.

Capítulo 3

Suporte avançado de vida em cardiologia

Thatiane Facholi Polastri
Natali Schiavo Giannetti
Sergio Timerman

Pontos-chave

- Os esforços da ressuscitação cardiopulmonar (RCP) compreendem duas etapas: suporte básico de vida e suporte avançado de vida.
- O suporte avançado de vida prioriza a alta qualidade das compressões torácicas, adequado manejo da via aérea, acesso venoso, administração de medicamentos, tratamento específico dos diferentes ritmos de PCR, avaliação e tratamento das possíveis causas.
- O emprego de monitorização fisiológica durante a realização das manobras de RCP, pode otimizar a qualidade e além de ser um indicador de retorno da circulação espontânea (RCE).
- Quando a via aérea avançada é estabelecida, as compressões torácicas devem ser aplicadas continuamente (frequência 100 a 120 compressões/minuto), e as ventilações devem ser aplicadas com frequência de 10 por minuto, ou seja, 1 ventilação a cada 6 segundos.
- O treinamento do atendimento de PCR em equipe minimiza erros e é recomendado.

Introdução

A morte súbita é o principal problema de saúde pública no mundo. Estima-se que, nos Estados Unidos, a parada cardiorrespiratória (PCR) ocorre em, aproximadamente, 209.000 adultos e mais de 6.000 crianças. Embora as taxas de sobrevida após a PCR intra-hospitalar tenham melhorado na última década, aproximadamente metade de todos os pacientes adultos atingem o retorno à circulação espontânea (RCE) após PCR intra-hospitalar e menos de um quarto sobrevivem até a alta hospitalar.[1]

No Brasil, segundo dados do Ministério da Saúde, as doenças do aparelho circulatório, foram responsáveis por aproximadamente 362.091 mortes ocorridas em 2016.[2]

O sucesso no atendimento da PCR ainda é um desafio. Esforços no sentido de reunir o conhecimento científico a respeito da PCR e de estabelecer um padrão e uniformidade para o seu tratamento vêm sendo realizados desde 1960.

Com o estabelecimento da Aliança Internacional dos Comitês de Ressuscitação (International Liaison Committee on Resuscitation – ILCOR), esses esforços foram sistematizados por meio de uma ampla revisão da literatura científica publicada sobre o tema, culminando com o primeiro consenso científico internacional, no ano de 2000. Houve mais três revisões deste consenso, em 2005 e em 2010 e 2015.[3] Desde então, a ILCOR iniciou uma revisão contínua sobre a ciência de ressuscitação cardiopulmonar, que substitui a abordagem cíclica a cada 5 anos.

A diretriz atual preconiza que a RCP bem-sucedida depende de uma sequência de procedimentos sistematizados, baseados na realização de compressões torácicas de alta qualidade (frequência e profundidade adequadas), desfibrilação precoce e implementação de processos de melhoria contínua do treinamento e trabalho em equipe.

Definição

A PCR é caracterizada pela interrupção súbita da circulação sistêmica de um indivíduo com expectativa de vida, ou seja, não portador de doença crônica intratável ou em fase terminal. Nos instantes que precedem a parada cardíaca, ou que imediatamente a sucedem, ocorre a interrupção da atividade respiratória, caracterizada pela ausência de movimentos torácicos inspiratórios efetivos.[4]

O conjunto de procedimentos que visam o restabelecimento da circulação de sangue oxigenado para o cérebro e outros órgãos vitais é conhecido como ressuscitação cardiopulmonar. A iniciação rápida das manobras é crucial, visto que se trata de uma medida que melhora a sobrevida desses pacientes.[4]

Segundo o Instituto de Medicina dos Estado Unidos, entre os adultos vítimas de parada cardíaca em ambiente intra-hospitalar, 54,6% apresentam ritmo de atividade elétrica sem pulso e 28% assistolia como ritmo inicial de PCR. Os ritmos de fibrilação ventricular e taquicardia ventricular sem pulso (FV/TVSP) são responsáveis por 17,4% dos eventos.[5]

Suporte avançado de vida em cardiologia (SAVC)

Os esforços da RCP compreendem duas etapas: suporte básico e suporte avançado de vida. O primeiro compreende a fase inicial do atendimento: reconhecimento do evento de PCR (avaliação da responsividade), acionamento do serviço médico de emergência, avaliação simultânea da respiração e pulso, início das manobras de compressões torácicas e ventilações (relação de 30 compressões e 2 ventilações) e desfibrilação precoce, por meio do uso do desfibrilador externo automático (DEA).[6]

O suporte avançado de vida é a etapa seguinte, caracterizada por técnicas avançadas e invasivas para o manejo do paciente em PCR, utilizando dispositivos de via aérea avançada, acesso venoso, administração de drogas, identificação e tratamento das possíveis causas da PCR (Figura 1).

Recomenda-se a avaliação de três etapas, para avaliar e tratar pacientes de PCR, a fim de proporcionar uma abordagem sistemática. São elas: avaliação de suporte básico de vida (SBV), avaliação primária (A, B, C, D, E) e avaliação secundária (pesquisa das causas que levaram à PCR).[7]

Por mais adequado e eficiente que seja um suporte avançado, se as ações de suporte básico não forem realizadas de maneira adequada, será extremamente baixa a possibilidade de sobrevivência de uma vítima de PCR.

Avaliação de suporte básico de vida

Esta abordagem enfatiza a avaliação do nível de consciência, realização de RCP de alta qualidade e desfibrilação precoce. Os passos desta fase estão descritos no Quadro 1.

Avaliação primária

A (*airway*)

Nessa etapa, deve-se assegurar uma via aérea avançada, por meio da intubação orotraqueal ou por dispositivos su-praglóticos: máscara laríngea (ML), tubo laríngeo (TL) ou tubo esôfago-traqueal (Combitubo) (Figura 2).

As principais indicações de intubação orotraqueal na PCR são: impossibilidade de fornecer ventilação adequada com o dispositivo bolsa-válvula-máscara em pacientes cuja causa do evento deve-se a hipoxemia, de forma a assegurar uma ventilação adequada e a consequente oxigenação tecidual. A escolha do melhor método de ventilação deve ser feita com base na experiência do socorrista.

Durante uma PCR, o procedimento de intubação orotraqueal deve ser idealmente realizado sem a interrupção das compressões torácicas ou, com interrupção por até 10 segundos. A interrupção da realização das compressões torácicas, por conta da intubação orotraqueal, deverá ser minimizada ao extremo e a intubação realizada somente em momento oportuno, quando não interferir nas outras manobras de ressuscitação.[9] Em estudo mais recente, Nagao et al. compararam os efeitos de duas estratégias de ventilação (dispositivo bolsa-válvula-máscara *versus* via aérea avançada) em pacientes com PCR e verificaram que aqueles submetidos à ventilação por uma via aérea avançada tiveram maior taxa de retorno à circulação espontânea, porém, sem diferenças na taxa de sobrevida hospitalar.[10]

Recente estudo AIRWAYS2 utilizou um delineamento aleatório para comparar o manejo inicial das vias aéreas com um dispositivo supraglótico em relação a intubação orotraqueal. O estudo envolveu 9.896 pacientes com parada cardíaca não traumática extra-hospitalar. As taxas de sucesso inicial da ventilação foram maiores no grupo com uso de disposotivos supraglóticos do que no grupo intubação orotraqueal (4.255/4.868, 87,4% *versus* 3.473/4.397, 69,4%, ajustado OR 1,92 (95% IC 1,66-2,22).[11]

B (boa ventilação)

Nesta etapa, deve-se confirmar o correto posicionamento do dispositivo de via aérea avançada que foi inserido (tubo orotraqueal ou dispositivos supraglóticos), realizar a fixação e continuar ventilação e oxigenação.

A confirmação da correta inserção do tubo orotraqueal é feita inicialmente pela avaliação clínica (primária). Esta avaliação inclui visualização da expansão torácica e a ausculta em cinco pontos: epigástrio, base pulmonar esquerda, base pulmonar direita, ápice pulmonar esquerdo e ápice pulmonar direito, nessa ordem. Isso poderá ajudar a detectar, de forma precoce, possível intubação esofágica ou intubação seletiva do brônquio fonte direito, gerando diminuição dos sons pulmonares do lado esquerdo do tórax.

A avaliação secundária é a confirmação da correta inserção do dispositivo, por meio da capnografia quantitativa em forma de onda.[12,13]

Outra indicação importante para o uso da capnografia é a avaliação da qualidade da RCP e do RCE, baseada nos valores da detecção de dióxido de carbono ($PETCO_2$) ao final da expiração (Figura 3).[14,15]

Após o posicionamento correto do tubo, deve-se fixá-lo com fitas convencionais, bandagens ou com fixadores comerciais (Figura 4).

Quadro 1	Passos do suporte básico de vida
Avaliação	**Ação**
Verifique a responsividade	Toque no ombro da vítima e pergunte: "você está bem?"
Chame por ajuda	Acione o Serviço de emergência e peça um DEA ou carro de emergência (ambiente intra-hospitalar)
Verifique respiração e pulso	Cheque pulso carotídeo e avalie se há respiração ou *gasping*, simultaneamente durante 5 a 10 segundos
Inicie a RCP	Realize ciclos de 30 compressões e 2 ventilações. As compressões devem ser realizadas na frequência de 100 a 120 por minuto e profundidade de 5 a 6 cm. As ventilações devem ser de 1 segundo cada
Desfibrilação	Quando o desfibrilador chegar, aplique choque, se indicado

RCP: ressuscitação cardiopulmonar. Fonte: Guidelines American Heart Association 2015.[8]

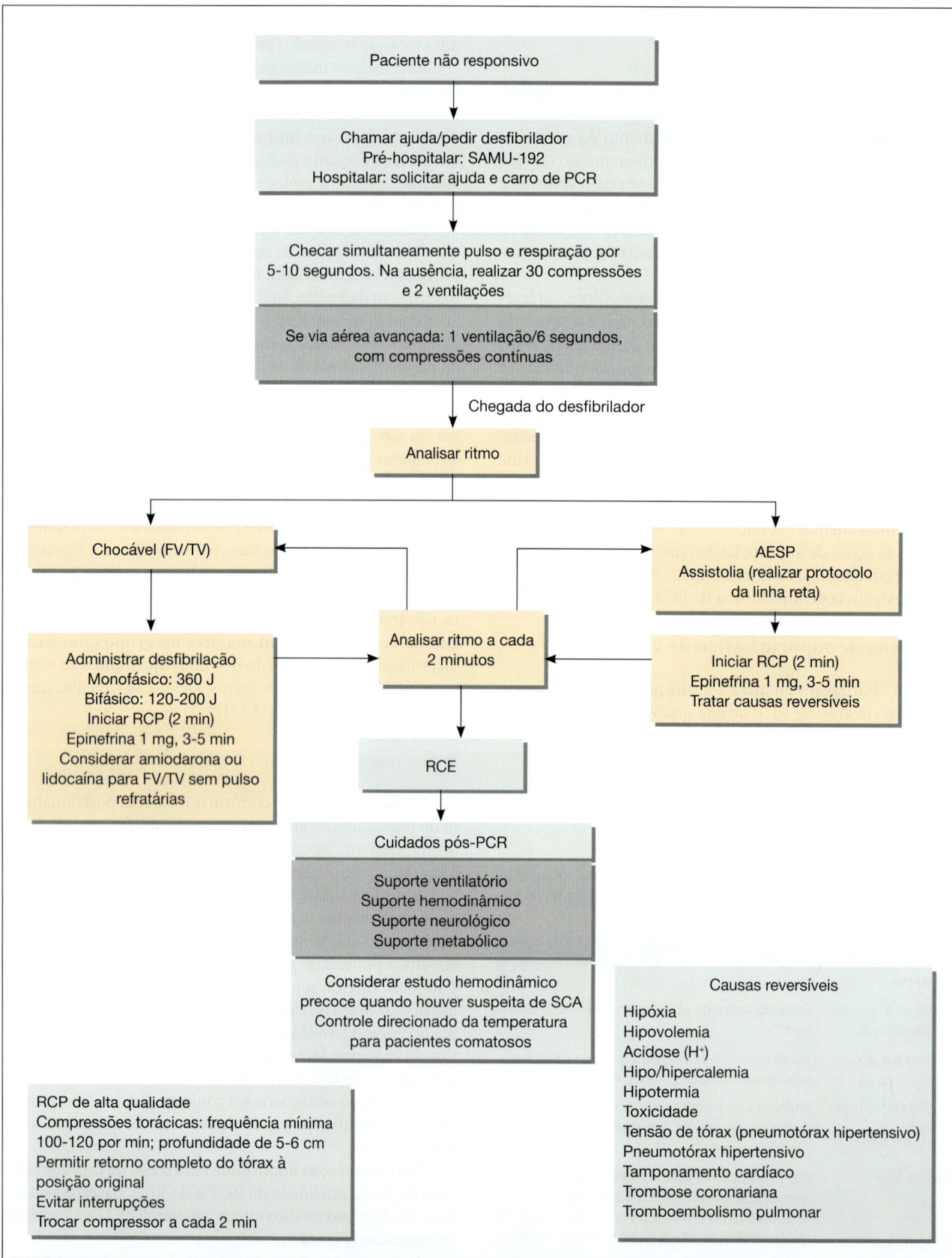

Figura 1 Algoritmo geral do suporte avançado de vida.[7]

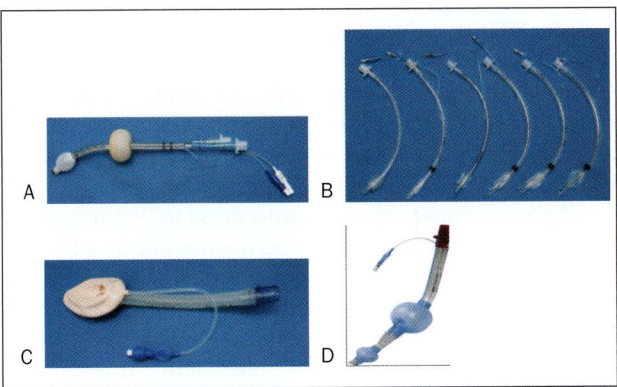

Figura 2 A: tubo esôfago-traqueal (Combitubo), B: tubo orotraqueal (TOT), C: máscara laríngea (ML), D: tubo laríngeo (TL).

Durante a ressuscitação com via área avançada administre 1 ventilação a cada 6 segundos (10 ventilações/minuto) com compressões torácicas contínua, com frequência entre 100 e 120/minuto e profundidade de 5-6 cm.[16]

C (circulação)

Deve-se obter acesso intravenoso (IV) para administração de drogas durante as manobras de RCP, evitando inter-

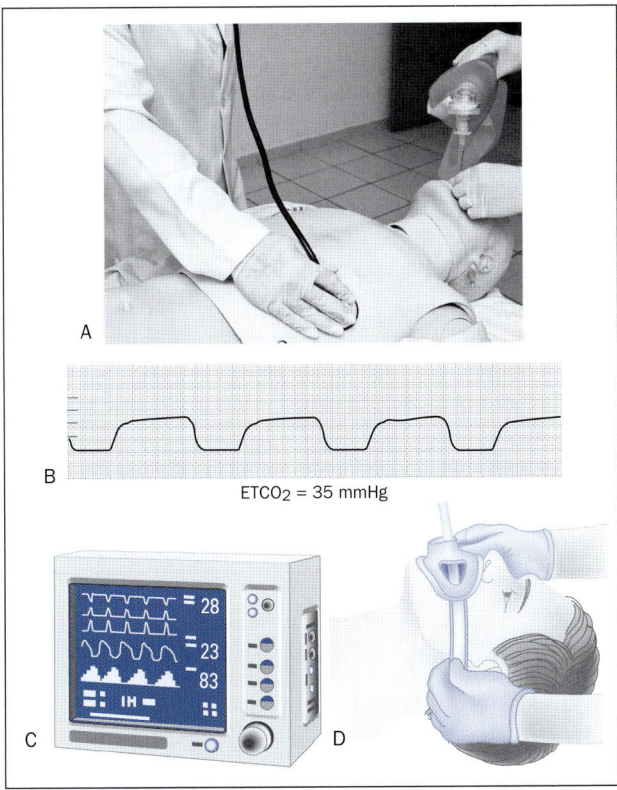

Figura 3 A: confirmação clínica da intubação orotraqueal; B: traçado de capnografia; C: capnógrafo; D: fixação do tubo ortotraqueal.

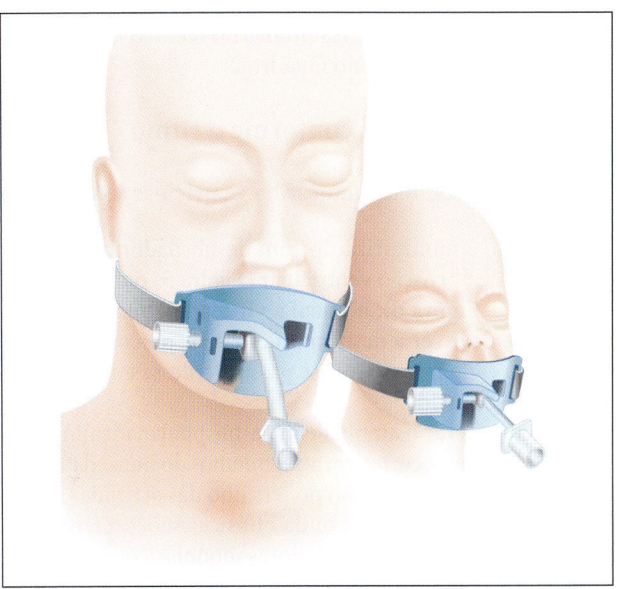

Figura 4 Fixação de cânula ortotraqueal com fixador comercial.

rupções das compressões torácicas. O acesso venoso periférico é o de primeira escolha, pois é de fácil obtenção, apresenta menor risco de complicações e não necessita de interrupção das manobras de RCP. Recomenda-se, após administração (em *bolus*) de cada droga, infusão em *bolus* de 20 mL de solução salina e elevação do membro por 10 a 20 segundos.

Se não for possível estabelecer acesso IV, a via intraóssea (IO) é a de segunda escolha, por proporcionar concentrações plasmáticas adequadas e ser preferível em relação à via endotraqueal.[16]

As drogas também podem ser administradas via tubo orotraqueal, mas as concentrações plasmáticas alcançadas são variáveis e substancialmente mais baixas que as alcançadas quando a droga é administrada pela via IV ou IO. Os medicamentos que podem ser administrados pelo tubo orotraqueal são: epinefrina, lidocaína e atropina. A dose é 2 a 2,5 vezes a dose IV, diluída em 20 mL de água destilada ou soro fisiológico 0,9%.[7]

D (diagnóstico diferencial)

Nesta fase, deve-se avaliar e tratar possíveis causas reversíveis da PCR. Nos casos de PCR em FV e taquicardia ventricular sem pulso (TVSP), o tratamento consiste na desfibrilação imediata, que pode reverter tais ritmos. Mesmo assim, recorrências de FV/TVSP podem surgir se houver uma causa subjacente.

Em casos de PCR em assistolia ou atividade elétrica sem pulso (AESP), a recuperação da circulação espontânea depende do reconhecimento e tratamento das potenciais causas.

Tentar obter dados, examinando o paciente ou conversando com os familiares, poderá auxiliar na definição da possível causa da PCR.

As causas podem ser resumidas no recurso mnemônico "5 H" e "5 T", observado no Quadro 2.

Tratamento da PCR conforme o ritmo

Fibrilação ventricular/taquicardia ventricular sem pulso

Quando a monitorização com desfibrilador manual revela ritmo de fibrilação ventricular (Figura 5) ou taquicardia ventricular (Figura 6), no qual a vítima não tenha pulso, a prioridade deve ser a desfibrilação o mais precoce possível, visto que a cada minuto que se passa, perde-se em 7 a 10% a chance de sobrevida.[17]

Ao considerar o ambiente intra-hospitalar, idealmente a desfibrilação deve ocorrer em até 3 minutos do início da PCR.[18] Com base no maior sucesso no término das arritmias, desfibriladores com formas de onda bifásicas são, preferencialmente utilizados aos desfibriladores monofásicos para tratamento de arritmias atriais e ventriculares.[10]

As compressões torácicas devem ser mantidas até o desfibrilador estar pronto para disparar o choque. Se um desfibrilador bifásico estiver disponível, a energia do choque deve ser entre 120 e 200 J, conforme as orientações do fabricante. Caso não conheça as orientações do fabricante, o choque deve ser administrado com a energia máxima disponível no aparelho. Se um desfibrilador monofásico estiver disponível, o choque inicial e os demais devem ser de 360 J.[7]

Após o primeiro choque, procede-se RCP por 2 minutos, seguida de checagem de ritmo no monitor. Se a FV persistir, procede-se um novo choque de alta energia, seguido por RCP durante 2 minutos. Durante a reanimação, devem ser consideradas drogas vasopressoras e antiarrítmicas, bem como identificar e tratar causas potencialmente reversíveis (Figura 7).

Medicações no tratamento da FV/TVSP

Em qualquer ritmo de PCR, a primeira droga a ser utilizada deve ser um vasopressor. Embora o nível de evidência seja limitado, recomenda-se a administração de epinefrina, 1 mg, a cada 3 a 5 minutos.[20]

É importante ressaltar que em um estudo randomizado placebo *versus* epinefrina, mostrou que a epinefrina aumenta o retorno à circulação espontânea, sem melhorar a sobrevivência à alta hospitalar sem sequela neurológica.[21]

Amiodarona ou lidocaína podem ser consideradas para FV/TVSP refratária a desfibrilação e ao vasopressor. A avaliação contínua do ILCOR, em 2018 avaliou um novo ensaio clínico extra-hospitalar controlado e randomizado, que comparou ou uso de uma formulação à base de captisol de amiodarona, lidocaína ou placebo para pacientes com FV/TVSP refratária.[22] Embora os estudos disponíveis não demonstrem melhora na sobrevida à alta hospitalar (ou sobrevida neurolo-

Quadro 2	Possíveis causas em todas as modalidades de parada cardiorrespiratória
5H	**5T**
Hipóxia	Trombose coronariana (infarto agudo do miocárdio)
Hipovolemia	Tamponamento cardíaco
Hidrogênio (acidose)	Tensão de tórax (pneumotórax hipertensivo)
Hiper/hipocalemia	Tromboembolismo pulmonar
Hipotermia	Tóxicos

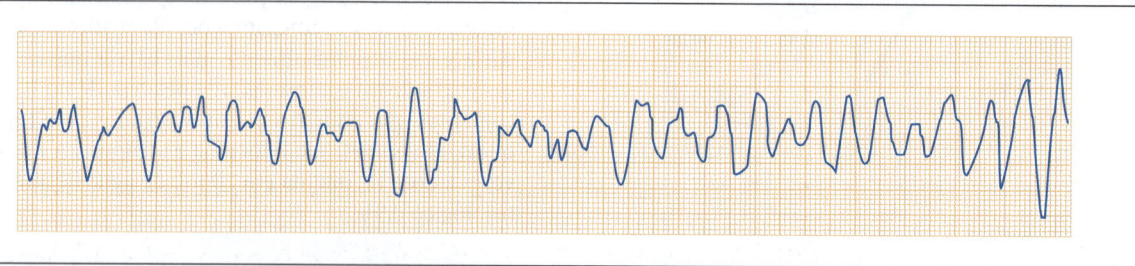

Figura 5 Ritmo de fibrilação ventricular.

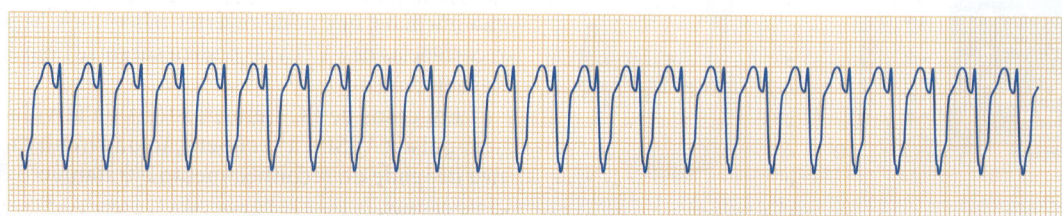

Figura 6 Ritmo de taquicardia ventricular.

Avaliar a responsividade da vítima

Vítima irresponsiva, sem respiração ou respirando anormalmente (*gasping*)

Chamar ajuda (192) e solicitar DEA para ambiente extra-hospitalar
Ativar o time de resposta rápida, solicitar carrinho de parada, se atendimento hospitalar

Checar pulso carotídeo por 5-10 s

Iniciar compressões torácicas de alta qualidade (mãos posicionadas no centro do tórax, frequência > 100/min, reduzir o tórax em no mínimo 5 cm e permitir retorno à posição original)
Após 30 compressões, abrir vias aéreas e fazer 2 ventilações, elevando o tórax
Retomar imediatamente as compressões, em ciclos de 30 compressões:2 ventilações

Assim que disponível, verificar o ritmo com o desfibrilador manual
Afastar todos para análise do ritmo, utilizar inicialmente as pás, aplicando gel nelas

FV/TVSP
Desfibrilação imediata com carga máxima (200 J bifásico ou 360 J monofásico)
Afastar todos para segurança do choque. Desconectar fontes de oxigênio
Retomar imediatamente as compressões após o choque

Após retomar as compressões: monitoração com eletrodos
Acesso venoso para infusão de drogas; considerar via aérea avançada
Inserção não pode comprometer as manobras de RCP
Checar posição clinicamente e com dispositivo secundário
(capnografia quantitativa de onda)
Fixar o dispositivo de vias aéreas
Diagnóstico diferencial das causas que levaram à PCR

A cada 2 min, nova análise do ritmo em, no máximo, 10 s:
- FV/TVSP: desfibrilação
- Se assistolia: retomar RCP
Ritmo organizado: checar pulso
- Se ausente: retomar RCP protocolo AESP
- Se presente: cuidados pós ressuscitação

Drogas:
- Adrenalina: 1 mg a cada 3-5 min
- Amiodarona: 300 mg para FV/TVSP refratária. Segunda dose: 150 mg
Devem ser feitas em *bolus*, seguidas de *flush* de 20 mL de solução fisiológica

Figura 7 Fluxograma de tratamento da parada cardiorrespiratória em fibrilação ventricular e taquicardia ventricular sem pulso (FV/TVSP).[5]

gicamente intacta no momento da alta) associada a qualquer dos medicamentos, o RCE foi maior nos pacientes que receberam lidocaína em comparação ao placebo, e a sobrevida até a admissão hospitalar foi mais alta com qualquer um desses fármacos em comparação ao placebo. Como resultado, a lidocaína passou a ser recomendada como alternativa à amiodarona.[23]

Assistolia e atividade elétrica sem pulso

São ritmos nos quais a desfibrilação não está indicada. Assim, deve-se promover RCP de alta qualidade, administrar epinefrina, identificar e tratar as causas reversíveis (5H e 5T).[6]

A assistolia (Figura 8) como ritmo inicial de PCR está associada a prognóstico extremamente reservado. Na maior parte das vezes, ela é um evento secundário na evolução da FV ou como via final de hipóxia prolongada, acidose ou necrose miocárdica.[24]

Uma vez que a amplitude do traçado da FV no monitor é dependente das reservas de ATP do miocárdio, a visualização de uma linha reta deve levantar duas hipóteses: assistolia ou FV fina.

Como deixar de desfibrilar uma FV é inadmissível e desfibrilar assistolia piora ainda mais seu prognóstico, é necessário certificar-se do diagnóstico de assistolia confirmando:

■ Verificar se os cabos de monitorização estão devidamente conectados.
■ Aumentar o ganho do aparelho (em ganho máximo, espera-se identificar com facilidade uma FV).
■ Mudar a derivação de monitorização, seja no aparelho, seja mudando a posição das pás para baixo da clavícula esquerda e paraesternal direita.

Se, após as três verificações, o monitor ainda mostrar uma linha reta, o ritmo é de assistolia. Todas essas manobras de confirmação na avaliação de uma linha reta devem ser realizadas em menos de 10 segundos, pois trata-se do período em que as manobras de RCP estarão suspensas. Quando assistolia já é o ritmo em tratamento, pode-se checar apenas a posição dos cabos.[9]

Se no momento da checagem houver um ritmo organizado no monitor, procede-se à checagem do pulso central carotídeo por 5 a 10 segundos. Caso não haja pulso palpável nesse período, identifica-se atividade elétrica sem pulso (AESP) (Figura 9).

Em situações de PCR cujo ritmo for AESP ou assistolia, recomenda-se o uso de epinefrina na dose de 1 mg a cada 3 a 5 minutos durante a PCR, além de enfatizar compressões torácicas de alta qualidade e tratamento das causas reversíveis (Figura 10).[6]

Os pacientes em PCR (tanto intra quanto extra-hospitalar) em AESP ou assistolia, como ritmo inicial, apresentam pior prognóstico (menos de 12% de evolução favorável) quando comparados àqueles que têm PCR em FV ou TV (taxas de evolução favorável que chegam a 25 a 40%).[25] Dessa forma, o aumento da prevalência dessas condições com piores desfechos se torna um desafio às equipes assistenciais.

Medicações para o tratamento da AESP/assistolia

Para ritmo de assistolia ou AESP, um vasopressor (epinefrina), pode ser administrado com o objetivo de aumentar o fluxo sanguíneo cerebral e miocárdico.[26] Um grande estudo observacional com mais de 25 mil pacientes em PCR com ritmos não chocáveis demostrou benefícios no RCE e sobrevi-

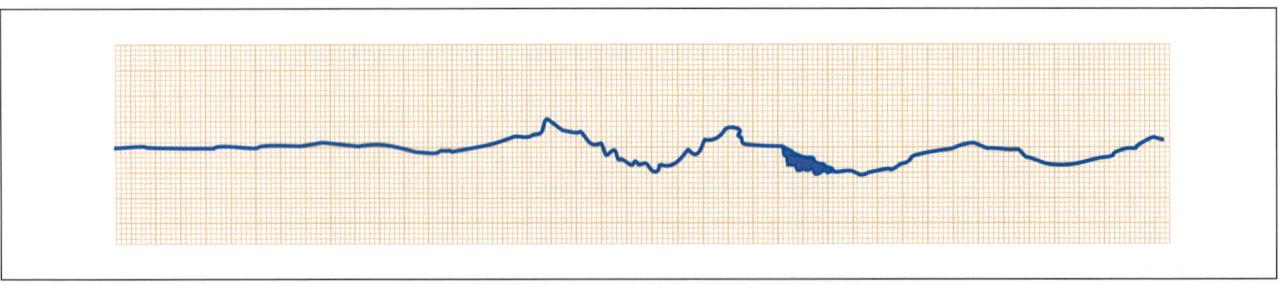

Figura 8 Ritmo de assistolia.

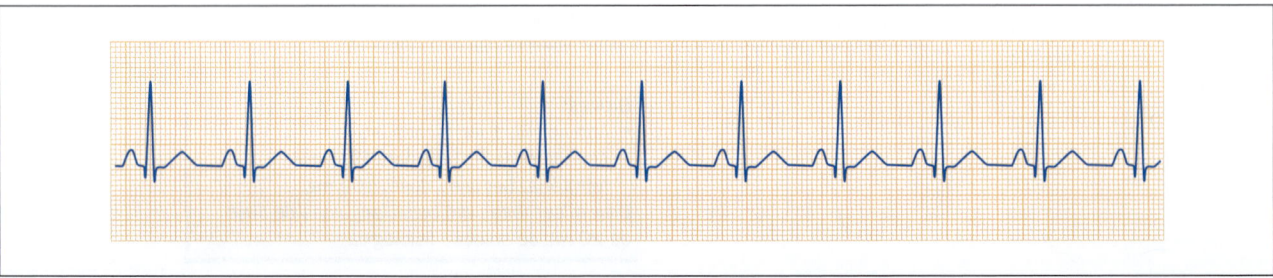

Figura 9 Traçado eletrocardiográfico de paciente com parada cardiorrespiratória em atividade elétrica sem pulso (AESP).

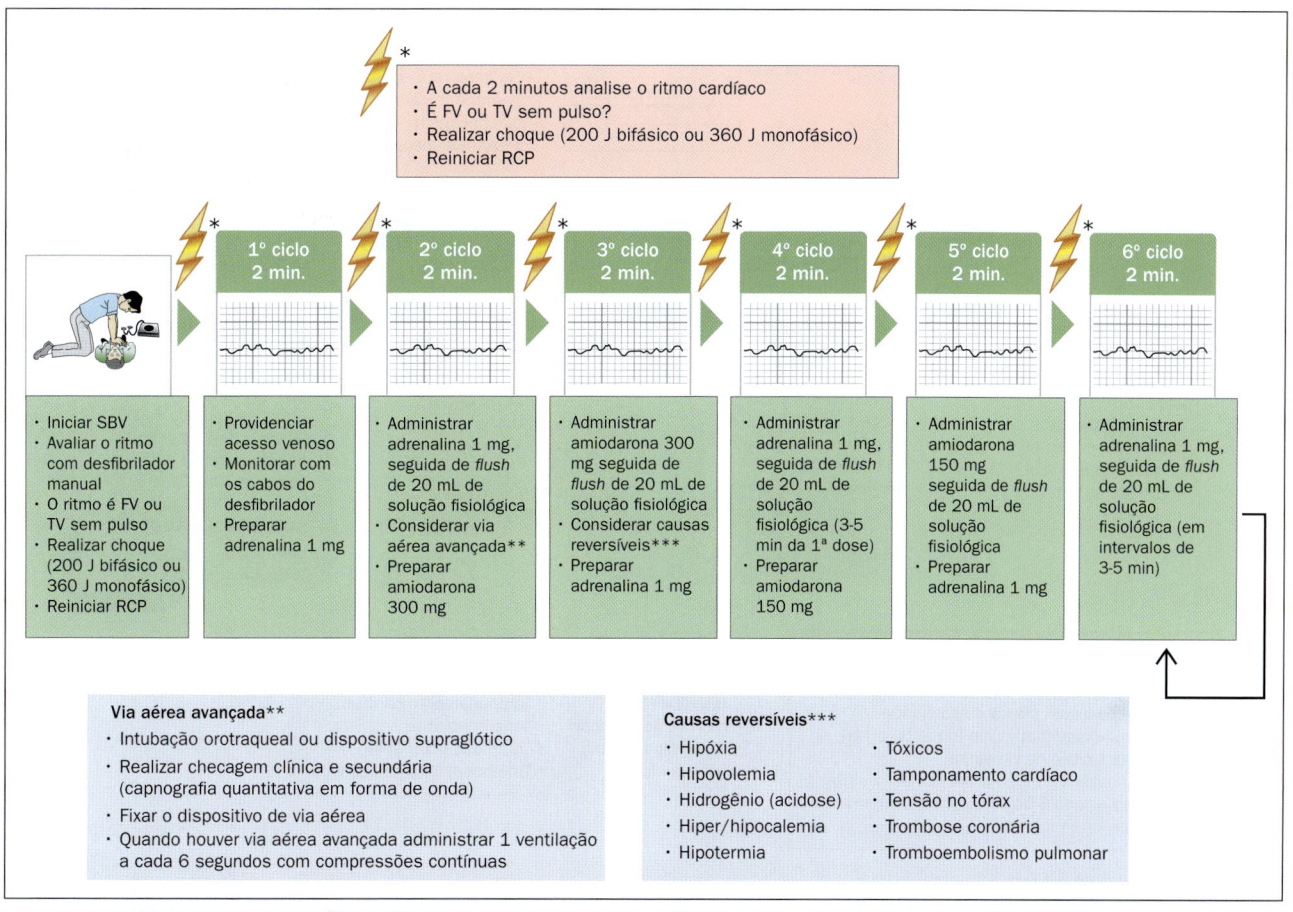

* A cada 2 minutos analise o ritmo cardíaco
* É FV ou TV sem pulso?
* Realizar choque (200 J bifásico ou 360 J monofásico)
* Reiniciar RCP

1° ciclo 2 min.   **2° ciclo 2 min.**   **3° ciclo 2 min.**   **4° ciclo 2 min.**   **5° ciclo 2 min.**   **6° ciclo 2 min.**

* Iniciar SBV
* Avaliar o ritmo com desfibrilador manual
* O ritmo é FV ou TV sem pulso
* Realizar choque (200 J bifásico ou 360 J monofásico)
* Reiniciar RCP

* Providenciar acesso venoso
* Monitorar com os cabos do desfibrilador
* Preparar adrenalina 1 mg

* Administrar adrenalina 1 mg, seguida de *flush* de 20 mL de solução fisiológica
* Considerar via aérea avançada**
* Preparar amiodarona 300 mg

* Administrar amiodarona 300 mg seguida de *flush* de 20 mL de solução fisiológica
* Considerar causas reversíveis***
* Preparar adrenalina 1 mg

* Administrar adrenalina 1 mg, seguida de *flush* de 20 mL de solução fisiológica (3-5 min da 1ª dose)
* Preparar amiodarona 150 mg

* Administrar amiodarona 150 mg seguida de *flush* de 20 mL de solução fisiológica
* Preparar adrenalina 1 mg

* Administrar adrenalina 1 mg, seguida de *flush* de 20 mL de solução fisiológica (em intervalos de 3-5 min)

Via aérea avançada**
* Intubação orotraqueal ou dispositivo supraglótico
* Realizar checagem clínica e secundária (capnografia quantitativa em forma de onda)
* Fixar o dispositivo de via aérea
* Quando houver via aérea avançada administrar 1 ventilação a cada 6 segundos com compressões contínuas

Causas reversíveis**
* Hipóxia
* Hipovolemia
* Hidrogênio (acidose)
* Hiper/hipocalemia
* Hipotermia
* Tóxicos
* Tamponamento cardíaco
* Tensão no tórax
* Trombose coronária
* Tromboembolismo pulmonar

Figura 10 Fluxograma de tratamento da parada cardiorrespiratória em fibrilação ventricular/taquicardia ventricular sem pulso.[5]
FV: fibrilação ventricular; RCP: ressuscitação cardiopulmonar; SBV: suporte básico de vida; TV: taquicardia ventricular.

da hospitalar dos pacientes quando a epinefrina foi administrada precocemente, nos primeiros 3 minutos da RCP, quando comparados com a administração tardia (até 9 minutos).[27] Considerando os resultados deste estudo preconiza-se, em ritmos não chocáveis, a administração precoce da epinefrina, de preferência no primeiro ciclo de RCP.

Em 2018, o estudo PARAMEDIC-2 avaliou o uso da epinefrina em PCR extra-hospitalar, em adultos. Os resultados mostraram taxa significativamente maior de sobrevida em 30 dias do uso da epinefrina em relação ao placebo. Porém, não houve diferença significativa entre em relação a sobrevivência com resultado neurológico favorável, uma vez que os sobreviventes do grupo epinefrina tinham comprometimento neurológico mais grave.[28]

O uso da vasopressina no lugar da primeira ou da segunda dose de epinefrina não está recomendado; metanálise comparando as medicações não demonstrou diferenças entre as duas para nenhum dos ritmos de PCR.[7]

Cuidados pós-ressuscitação

Cuidados organizados pós-PCR com ênfase em programas multidisciplinares têm como finalidade diminuir, em fase

inicial, a mortalidade associada à instabilidade hemodinâmica e, como consequência, limitar o dano cerebral e a lesão nos demais órgãos. O suporte avançado de vida nessa fase, por meio de cuidados intensivos, busca atingir um potencial de sobrevida, assim como um planejamento sequencial que ofereça qualidade de vida para aqueles que evoluíram com sequelas.

Embora estudos questionem a indução da hipotermia, bem como a complexidade dessa terapêutica,[29,30] avanços tecnológicos e a intervenção precoce trouxeram maior perspectiva de sobrevida. Contudo, os desafios ainda são grandes. Nesse contexto, a hipotermia é um dos tópicos que certamente ocupará um espaço maior na terapêutica a ser oferecida e novos estudos devem ser realizados, a fim de comprovar sua eficácia e segurança. Os cuidados pós-ressuscitação serão discutidos em outro capítulo, neste livro.

Monitoração durante a PCR

Parâmetros mecânicos

Dispositivos mecânicos podem auxiliar a realização das manobras de RCP de alta qualidade e fornecer um *feedback* para o socorrista em relação à qualidade das compressões rea-

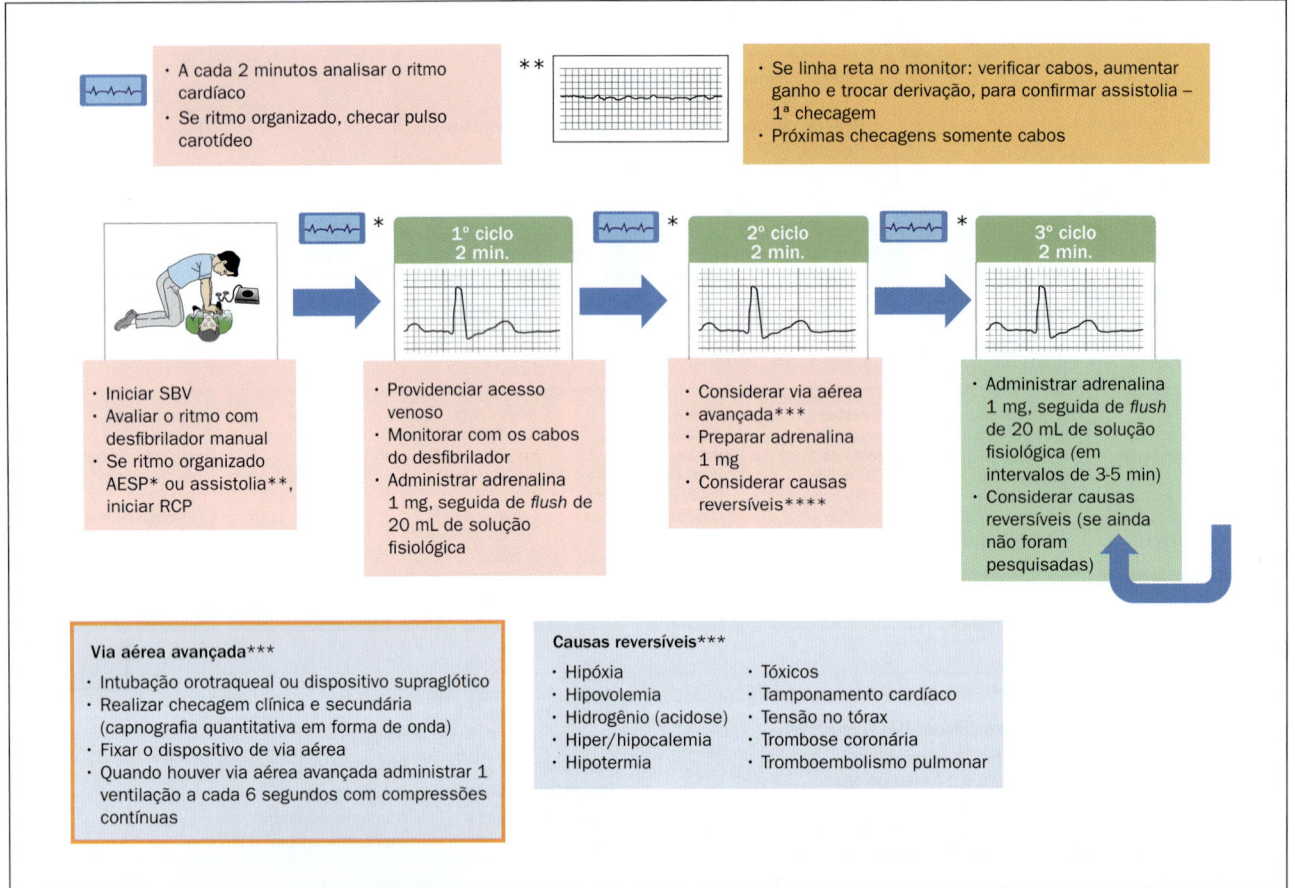

Figura 11 Fluxograma de tratamento da parada cardíaca respiratória em atividade elétrica sem pulso (AESP)/assistolia.[5]
RCP: ressuscitação cardiopulmonar; SBV: suporte básico de vida.

lizadas. Estes podem ser desde dispositivos simples, como os metrônomos visuais ou auditivos, até mais sofisticados, como monitores desfibriladores que fornecem retorno da frequência, profundidade e pausa das compressões torácicas, todos os parâmetros em tempo real. Com o monitoramento, os socorristas possuem maior clareza sobre o tempo de pausa para administração do choque (inferior a 10 segundos), profundidade e frequências ideais das compressões torácicas.[31]

Parâmetros fisiológicos

O dióxido de carbono exalado no final da expiração (expressado em mmHg – $PETCO_2$), detectado pela capnografia quantitativa em pacientes intubados, tem sido correlacionado com a qualidade da RCP e com o RCE.[31] Durante PCR não tratada, a produção de CO_2 é mantida, porém não existe liberação pelos pulmões, sendo a presença de débito cardíaco o maior determinante da liberação do $PETCO_2$. Os valores do $PETCO_2$ têm sido correlacionados com o RCE e com a pressão de perfusão coronariana. Valores menor que 10 mmHg revelam pouca probabilidade de RCE, indicando a necessidade de melhora na qualidade da RCP (Figura 12).[31]

As mesmas evidências sugerem que, se o paciente mantiver valores baixos de $PETCO_2$ por longos períodos, a despeito de condições ideais de RCP, dificilmente o RCE será atingido. No entanto, se durante as manobras de RCP existir aumento abrupto do $PETCO_2$ (para 35 a 40 mmHg), é razoável considerar que houve RCE (Figura 13).

Outro mecanismo muito útil para a monitoração da RCP é a medida da pressão arterial diastólica (PAD) naqueles pacientes que dispõem de monitoração arterial invasiva no momento da PCR. Seu valor tem sido correlacionado com a pressão de perfusão coronariana e com o RCE. Nas situações em que a pressão de relaxamento (diastólica) é menor que 20 mmHg, é razoável considerar mais qualidade da RCP, melhorando as compressões torácicas e as drogas vasoativas.[32]

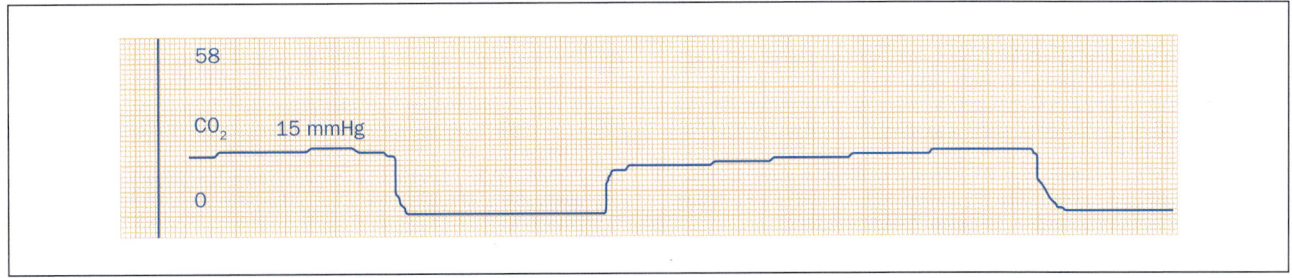

Figura 12 Nível de dióxido de carbono exalado de 15 mmHg – sugestivo de reanimação adequada.

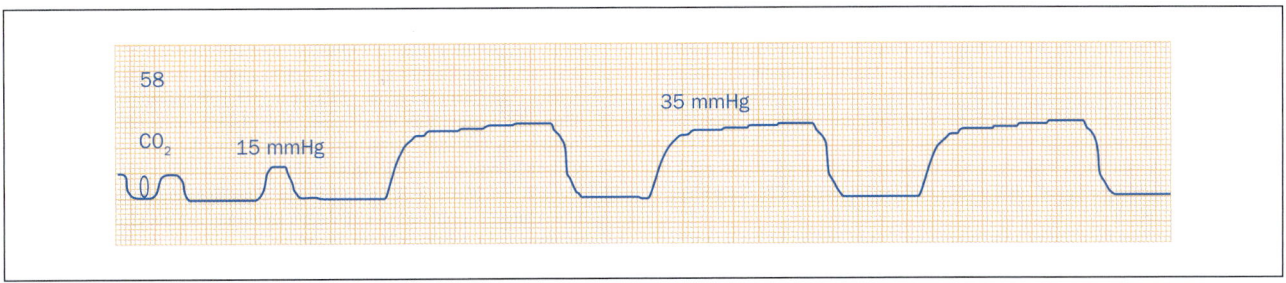

Figura 13 Aumento abrupto de dióxido de carbono exalado de 15 para 35 mmHg – sugestivo de retorno da circulação espontânea.

Resumo

A ciência da ressuscitação é dinâmica, e cada vez mais estudos devem ser realizados a fim de proporcionar protocolos bem estabelecidos para aumentar a sobrevivência de vítimas de PCR.

Para o atendimento ideal da PCR, além de ênfase na RCP de alta qualidade, dispositivos que mensuram a qualidade de RCP e a desfibrilação precoce são a chave para alcançar o êxito no atendimento.

Deve-se, também, atentar ao papel de cada um na equipe de reanimação. O treinamento do atendimento de PCR em equipe minimiza erros e é recomendado. Os dois princípios fundamentais do bom trabalho em equipe devem ser liderança e comunicação efetiva, na qual o líder do atendimento faz todas as tarefas serem compreendidas e executadas pelos diferentes membros da equipe.

Referências bibliográficas

1. Chan, P. S. 2015. Public health burden of in-hospital cardiac arrest. IOM commissioned report. http://www.iom.edu/~/media/Files/Report%20Files/2015/ GWTG.pdf. Acessado em: 19 dezembro, 2018.
2. Brasil. DATASUS [internet]. Número de óbitos por doenças do aparelho circulatório, 2016 [citado 2018 junho 18]. Disponível em: http://tabnet.datasus.gov.br/cgi/deftohtm.exe?sim/cnv/obt10am.def.
3. Bhanji F, Finn JC, Lockey A, Monsieurs K, Frengley R, Iwami T, et al. Part 8: Education, Implementation, and teams: 2015 International Consensus on Cardiopulmonary Resuscitation and Emergency Cardiovascular Care Science With Treatment Recommendations. Circulation. 2015;132(16 Suppl 1):S242-68.
4. Cummins RO, Hazinski MF. Cardiopulmonary resuscitation techniques and instruction: when does evidence justify revision? Ann Emerg Med. 1999;34:780-4.
5. Kronick SL, Kurz MC, Lin S, Edelson DP, Berg RA, Billi JE, et al. Part 4: Systems of care and continuous quality improvement: 2015 American Heart Association Guidelines Update for Cardiopulmonary Resuscitation and Emergency Cardiovascular Care. Circulation. 2015;132(18 Suppl 2):S397-413.
6. Perkins GD, Travers AH, Berg RA, Castren M, Considine J, Escalante R, et al. Part 3: Adult basic life support and automated external defibrillation: 2015 International Consensus on Cardiopulmonary Resuscitation and Emergency Cardiovascular Care Science with Treatment Recommendations. Resuscitation. 2015;95:e43-69.
7. American Herat Association. Suporte avançado de vida cardiovascular: manual do aluno. Estados unidos da América, 2016.
8. Perkins GD, Travers AH, Berg RA, Castren M, Considine J, Escalante R, et al. Part 3: Adult basic life support and automated external defibrillation: 2015 International Consensus on Cardiopulmonary Resuscitation and Emergency Cardiovascular Care Science with Treatment Recommendations. Resuscitation. 2015;95:e43-69.
9. Gonzalez MM, Timerman S, Gianotto-Oliveira R, Polastri TF, Canesin MF, Lage SG, et al. Sociedade Brasileira de Cardiologia. I Diretriz de Ressuscitação Cardiopulmonar e Cuidados Cardiovasculares de Emergência da Sociedade Brasileira de Cardiologia. Arq Bras Cardiol. 2013; 101(2Supl.3):1-221.
10. Nagao T, Kinoshita K, Sakurai A, et al. Effects of bag-mask versus advanced airway ventilation for patients undergoing prolonged cardiopulmonary resuscitation in pre-hospital setting. J Emerg Med. 2012;42(2):162-70.
11. Kleinman ME, Perkins GD, Bhanji F, Billi JE, Bray JE, Callaway CW, et al. ILCOR Scientific Knowledge Gaps and Clinical Research Priorities for Cardiopulmonary Resuscitation and Emergency Cardiovascular Care: A Consensus Statement. Resuscitation. 2018;127:132-46.
12. Silvestri S, Ralls GA, Krauss B, et al. The effectiveness of out-of-hospital use of continuous end-tidal carbon dioxide monitoring on the rate of unrecognized misplaced intubation within a regional emergency medical services system. Ann Emerg Med. 2005;45(5):497-503.
13. Grmec S. Comparison of three different methods to confirm tracheal tube placement in emergency intubation. Intensive Care Med. 2002;28(6):701-704.
14. Grmec S, Kupnik D. Does the Mainz Emergency Evaluation Scoring (MEES) in combination with capnometry (MEESc) help in the prognosis of outcome from cardiopulmonary resuscitation in a prehospital setting? Resuscitation. 2003;58(1):89-96.
15. Kolar M, Krizmaric M, Klemen P, Grmec S. Partial pressure of end-tidal carbon dioxide successful predicts cardiopulmonary resuscitation in the field: a prospective observational study. Crit Care. 2008;12(5):R115.

16. Link MS, Berkow LC, Kudenchuk PJ, Halperin HR, Hess EP, Moitra VK, et al. Part 7: Adult Advanced Cardiovascular Life Support: 2015 American Heart Association Guidelines Update for Cardiopulmonary Resuscitation and Emergency Cardiovascular Care. Circulation. 2015;132(18 Suppl 2):S444-64.

17. Larsen MP, Eisenberg MS, Cummins RO, Hallstrom AP. Predicting survival from out-of-hospital cardiac arrest: a graphic model. Ann Emerg Med. 1993;22(11):1652-8.

18. Eftestol T, Wik L, Sunde K, Steen PA. Effects of cardiopulmonary resuscitation on predictors of ventricular fibrillation defibrillation success during out-of-hospital cardiac arrest. Circulation. 2004;110(1):10-5.

19. Gonzalez ER, Ornato JP. The dose of epinephrine during cardiopulmonary ressuscitation in humans: what should it be? DICP. 1991;25(7-8):773-7.

20. Perkins GD, Ji C, Deakin CD, Quinn T, Nolan JP, Scomparin C, et al. A Randomized Trial of Epinephrine in Out-of-Hospital Cardiac Arrest. N Engl J Med. 2018;379(8):711-21.

21. On behalf of the Resuscitation Outcomes Consortium Investigators. Kudenchuk PJ, Brown SP, Daya M, Rea T, Nichol G, Morrison LJ, et al. Amiodarone, lidocaine, or placebo in out-of-hospital cardiac arrest. N Engl J Med. 2016;374:1711-22. Disponível em: https://doi.org/10.1056/NEJMoa1514204.

22. Soar J, Donnino MW, Maconochie I, Aickin R, Atkins DL, Andersen LW, et al. 2018 International Consensus on Cardiopulmonary Resuscitation and Emergency Cardiovascular Care Science With Treatment Recommendations Summary. Circulation. 2018;138(23):e714-e30.

23. Meaney PA, Nadkarni VM, Kern KB, Indik JH, Halperin HR, Berg RA. Rhythms and outcomes of adult in-hospital cardiac arrest. Crit Care Med. 2010;38(1):101-8

24. Centers for Disease Control and Prevention. 2014 Cardiac Arrest Registry to Enhance Survival (CARES) National Summary Report; 2014.

25. Gonzalez ER, Ornato JP. The dose of epinephrine during cardiopulmonary ressuscitation in humans: what should it be? DICP. 1991;25(7-8):773-7

26. Donnino MW, Salciccioll JD, Howell MD, et al. American Heart Association get with the guideline-resuscitation. investigators. Time to administration of epinephrine and outcome after in-hospital cardiac arrest with non-shockable rhythms: retrospective analysis of large in-hospital data registry. BMJ. 2014;348:g3028.

27. Perkins GD, Ji C, Deakin CD, Quinn T, Nolan JP, Scomparin C, et al. A randomized trial of epinephrine in out-of-hospital cardiac arrest. N Engl J Med. 2018;379(8):711-21.

28. Nielsen N, Wetterslev J, Cronberg T, Erlinge D, Gashe Y, Hassager C, et al. Targeted temperature management at 33°C versus 36°C after cardiac arrest. N Engl J Med. 2013;369(23):2197:206.

29. ERC Statement on targeted temperature management. Targeted temperature management following cardiac arrest an update. Disponível em: http://www.ilcor.org/data/TTM-ILCOR-update-Dec-2013.pdf. Acesso em: 01 de março de 2019.

30. Meaney PA, Bobrow BJ, Mancini ME, Christenson J, de Caen AR, Bhanji F, et al.; on behalf of the CPR Quality Summit Investigators, the American Heart Association Emergency Cardiovascular Care Committee, and the Council on Cardiopulmonary, Critical Care, Perioperative and Resuscitation. CPR quality: improving cardiac resuscitation outcomes both inside and outside the hospital: a consensus statement from the American Heart Association. Circulation. 2013;128:417-35.

31. Paradis NA, Martin GB, Rivers EP, et al. Coronary perfusion pres- sure and the return of spontaneous circulation in human cardiopulmonary resuscitation. JAMA. F1990;263(8):1106-13.

Ressuscitação cardiopulmonar pediátrica

Amélia Gorete Reis
Mônica Satsuki Shimoda

Pontos-chave

- A parada cardíaca em crianças geralmente é secundária ao agravo hipóxico-isquêmico.
- Reconhecer e tratar precocemente os pacientes pediátricos com sinais de insuficiência respiratória e choque de qualquer etiologia é a melhor forma de prevenir a parada cardíaca.
- Diante de uma parada cardíaca, o início imediato do suporte básico de vida com compressões cardíacas eficazes é crucial para o prognóstico.
- É essencial reconhecer e tratar os ritmos de colapso: assistolia, atividade elétrica sem pulso, fibrilação ventricular e taquicardia ventricular sem pulso.

Introdução

A parada cardiorrespiratória (PCR) é definida com a interrupção inesperada da circulação e ventilação efetivas. Nos adultos, sua ocorrência é súbita ou primária, frequentemente decorrente de arritmias cardíacas (taquicardia ventricular sem pulso e fibrilação ventricular). Nas crianças, diferentemente do adulto, na maioria das vezes, é o resultado final da deterioração da função respiratória ou choque, que leva a hipoxemia e acidose progressivas, com parada cardíaca secundária. Dessa forma, havendo o reconhecimento precoce dos distúrbios cardiorrespiratórios, a PCR na criança pode muitas vezes ser prevenida ou pelo menos ter a sua incidência reduzida de modo significativo. Consequentemente, o ritmo cardíaco terminal mais comum é a bradicardia com progressão para assistolia e atividade elétrica sem pulso (AESP). A parada cardíaca primária súbita é evento raro na faixa pediátrica.[1-3]

A fibrilação ventricular (FV) e a taquicardia ventricular (TV) sem pulso é pouco frequente e pode apresentar-se em 5 a 15% de todas as paradas cardíacas pediátricas pré-hospitalares,[4,5] e é mais frequente em adolescentes acima de 12 anos.

Em ambiente hospitalar, o aparecimento de um ritmo chocável em algum momento da ressuscitação ocorre em cerca de 25% das crianças com parada cardiorrespiratória, sendo 10% apresentando FV/TV como ritmo inicial.[6]

As taxas de sobrevida da parada cardíaca pediátrica variam de acordo com o local onde ocorreu a parada (ambiente intra ou extra-hospitalar) e o ritmo de apresentação inicial da parada. As taxas de sobrevida à alta hospitalar são maiores se ela ocorre em ambiente intra-hospitalar e houve uma melhora significativa na sobrevida de 2001 a 2013 (de 24 para 36 a 46%) com 60% dos casos sem sequelas neurológicas.[7-8]

Diferente da PCR intra-hospitalar, o prognóstico da PCR que ocorre pré-hospitalar é ruim, e não apresentou melhora significativa nos últimos anos, com sobrevida entre 8,3% para todas as idades, mas apresenta sobrevida dependente da idade (3,3% para menores de 1 ano, 10,5% para crianças de 1 a 11 anos e 15,8% para crianças de 12 a 18 anos),[9] com sequela neurológica grave em mais de metade dos pacientes. A sobrevida é mais elevada (em média 25 a 33%) quando o ritmo inicial de parada é FV/TV sem pulso se comparada a um ritmo não chocável (média de sobrevida entre 7 a 11%). Embora a FV/TV sem pulso esteja associada à melhor sobrevida apresentando-se como ritmo inicial, quando se desenvolve durante a ressuscitação cardiopulmonar (RCP) de crianças hospitalizadas está associada com sobrevida pior do que a observada nos ritmos não chocáveis (11 contra 27% de sobrevida à alta).[4,5,10]

Na prevenção da PCR é essencial o emprego imediato de terapias adequadas a cada doença. A monitorização dos parâmetros clínicos essenciais (frequência respiratória, frequência cardíaca, coloração das mucosas e perfusão periférica) são obrigatórios em todas as crianças que apresentarem algum risco, mesmo que mínimo, do desenvolvimento de insuficiência respiratória ou circulatória.

A RCP é o conjunto de medidas que tem como objetivo evitar ou reverter a morte prematura de pacientes com ausência ou grave comprometimento das funções respiratória e circulatória, ou seja, PCR ou bradicardia com hipoperfusão (frequência cardíaca menor que 60 batimentos por minuto associada a sinais de choque) e sem melhora com oxigenação adequada.[1,2]

O diagnóstico de PCR é feito com três sinais clínicos: inconsciência, ausência de respiração efetiva (apneia ou respiração agônica – *gasping*) e pulsos ausentes em grandes artérias (carótida, braquial, femoral). A observação ao monitor cardíaco de assistolia, atividade elétrica sem pulso, fibrilação ventricular ou taquicardia ventricular corrobora o diagnóstico.

Suporte avançado de vida

A RCP compreende o suporte básico e avançado de vida. O suporte básico de vida, que está descrito em outro capítulo, inclui a abertura das vias aéreas, ventilação artificial e compressão torácica. Esse atendimento inicial não requer equipamentos sofisticados e pode ser executado em qualquer circunstância. O êxito depende da destreza e rapidez com que as manobras são aplicadas, principalmente a qualidade das compressões torácicas. O suporte avançado de vida implica o aperfeiçoamento das técnicas utilizadas no suporte básico, obtenção de via de acesso vascular, administração de fluidos e medicamentos, monitorização cardíaca e emprego da terapia elétrica (desfibrilação). As manobras de suporte básico de vida devem ser efetivas, pois são fundamentais para o sucesso do suporte avançado de vida.[1,2,11]

Vias aéreas

O relaxamento dos músculos do pescoço, da parede posterior da faringe e da língua, em razão da inconsciência e hipoxemia, provoca obstrução à passagem do ar, podendo causar ou contribuir para a deterioração aguda e PCR na criança.

Para abertura das vias aéreas, é fundamental posicionar a criança em posição supina (rosto para cima) sobre uma superfície firme e utilizar as manobras de inclinação da cabeça e/ou a elevação do mento ou tração da mandíbula (Figura 1). Nos lactentes e crianças, além do relaxamento da língua, devemos ressaltar a proeminência da região occipital, que favorece a flexão do pescoço e contribui para a obstrução das vias aéreas quando a criança está inconsciente e em posição supina (Figura 2). Esse procedimento deve ser executado com suavidade nos lactentes, tomando-se o cuidado de não hiperestender o pescoço (Figura 3).

Nos casos de trauma com suspeita de lesão da coluna cervical, deve-se utilizar a manobra de tração da mandíbula para minimizar o risco de agravar uma possível lesão da coluna cervical. A manobra de tração da mandíbula é também utilizada para abrir as vias aéreas quando se realiza a ventilação com bolsa-valva-máscara (BVM). A manobra[12] é efetuada colocando-se dois ou três dedos sob cada lado do ângulo da mandíbula inferior e elevando-a para cima e para fora, idealmente são necessários dois socorristas para realizar essa manobra (Figura 4).

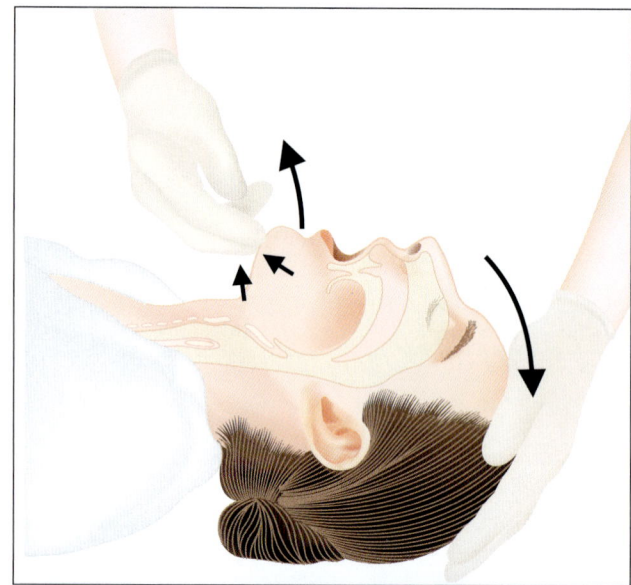

Figura 1 Manobra de abertura das vias aéreas com inclinação da cabeça e elevação do queixo. O queixo é elevado com uma mão e a testa é empurrada com a outra mão.

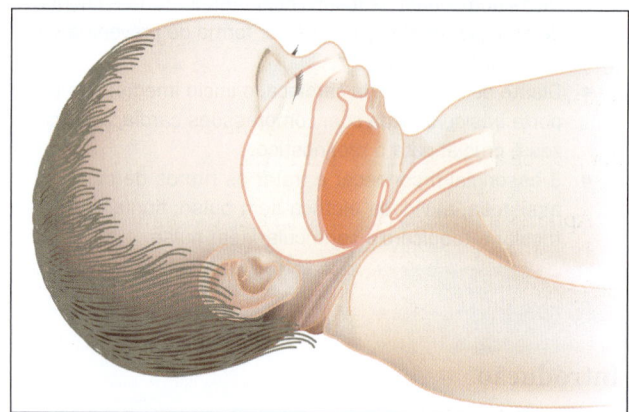

Figura 2 Obstrução de vias aéreas superiores pela queda da língua para trás e pela proeminência do occipício.

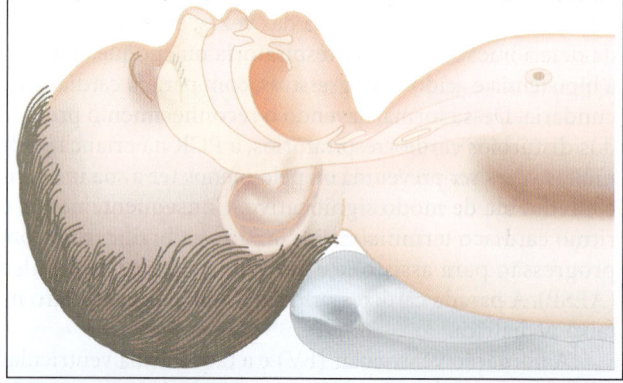

Figura 3 Abertura da via aérea do lactente facilitada pela colocação de coxim embaixo dos ombros.

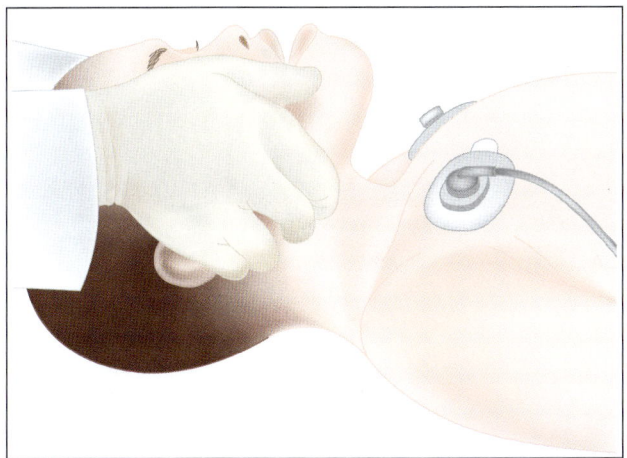

Figura 4 Manobra de tração da mandíbula nos casos de trauma: eleve os ângulos da mandíbula, dessa forma a mandíbula e a língua se movem para a frente e ocorre a abertura da via aérea sem dobrar o pescoço.

Respiração

A ventilação artificial deve ser iniciada logo após a abertura da via aérea. Cada ventilação deve ser realizada suavemente em 1 segundo e produzir uma elevação visível do tórax.

A frequência das ventilações artificiais, em pediatria, é diferente, de acordo com a situação clínica:

- Apneia sem parada cardíaca: 12 a 20 por minuto, ou seja, 1 ventilação a cada 3 a 5 segundos.
- PCR sem intubação traqueal ou máscara laríngea: 2 ventilações intercaladas com 30 compressões torácicas (1 socorrista) ou 2 ventilações para 15 compressões torácicas (dois socorristas).
- PCR com intubação traqueal ou máscara laríngea: 10 ventilações por minuto com compressões torácicas contínuas de 100 por minuto.

Há várias maneiras de realizar a respiração ou ventilação artificial:

- Boca a boca (criança), boca a nariz (socorrista com boca pequena) ou boca a boca/nariz (lactente): realizada quando o atendimento é feito fora do ambiente hospitalar, vide capítulo sobre suporte básico de vida.
- Ventilação com BVM: uma máscara de tamanho adequado é adaptada à face da criança envolvendo a boca e o nariz, sendo a ventilação realizada por meio de uma bolsa-valva, preferencialmente conectada à fonte de oxigênio. Para recém-nascidos prematuros, utilizam-se bolsa com volume de 250 mL; bolsas com volume mínimo de 450 a 500 mL são indicadas para recém-natos de termo e lactentes, bolsas com volumes acima de 750 mL são recomendadas para crianças a partir de 1 ano de idade (Figura 5). Para os adolescentes, a BVM para adulto é adequada.

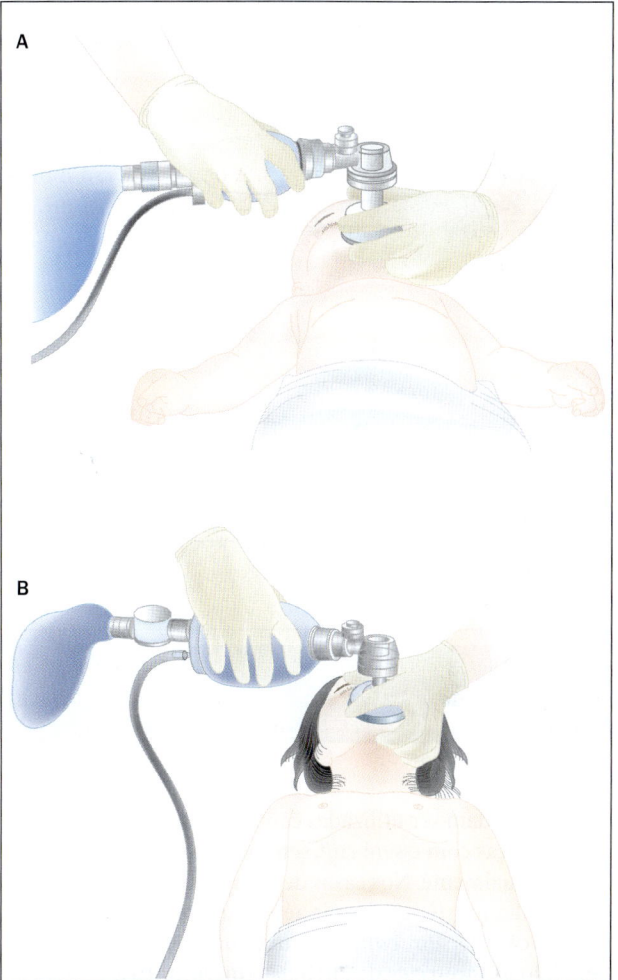

Figura 5 Ventilação com bolsa-valva-máscara A: lactente; B: criança.

O uso do balão autoinflável permite uma fração de oxigênio inspirada próxima de 100%, mantida com fluxo de oxigênio de 10 a 15 L/minuto e uso de reservatório a ela acoplado (Figura 6). Volume e pressão excessivos podem comprometer o débito cardíaco por aumento da pressão intratorácica, distensão alveolar e barotrauma. Volume excessivo pode, também, causar distensão gástrica e comprometer a ventilação e aumentar o risco de regurgitação e aspiração.[13]

A máscara laríngea (ML) é uma opção na PCR para assegurar a via aérea e promover a ventilação no paciente inconsciente, quando a intubação traqueal não é possível, por conta da presença de via aérea difícil e/ou inexperiência do profissional. Trata-se de uma cânula com uma projeção tipo máscara na extremidade distal, com um *cuff* (Figura 7). A ML é introduzida na faringe até encontrar resistência, à medida que alcança a hipofaringe. Então, o balonete é inflado, vedando a hipofaringe, deixando a abertura distal da cânula justamente sobre a abertura glótica e mantendo a via aérea pérvia e segura.[15]

Intubação traqueal (TT) é a forma segura de garantir adequada oxigenação quando realizada por profissional ex-

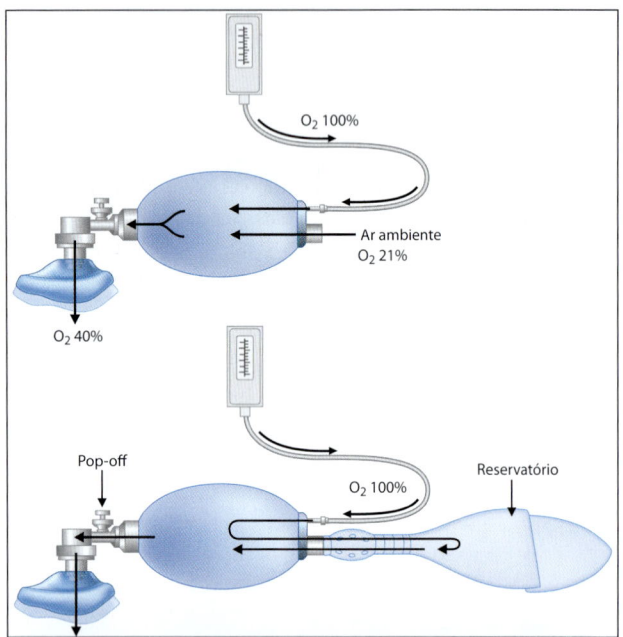

Figura 6 Balão autoinflável. Observa-se aumento da FiO$_2$ quando a válvula *pop-off* é ocluída durante a ventilação, além do reservatório acoplado ao balão.

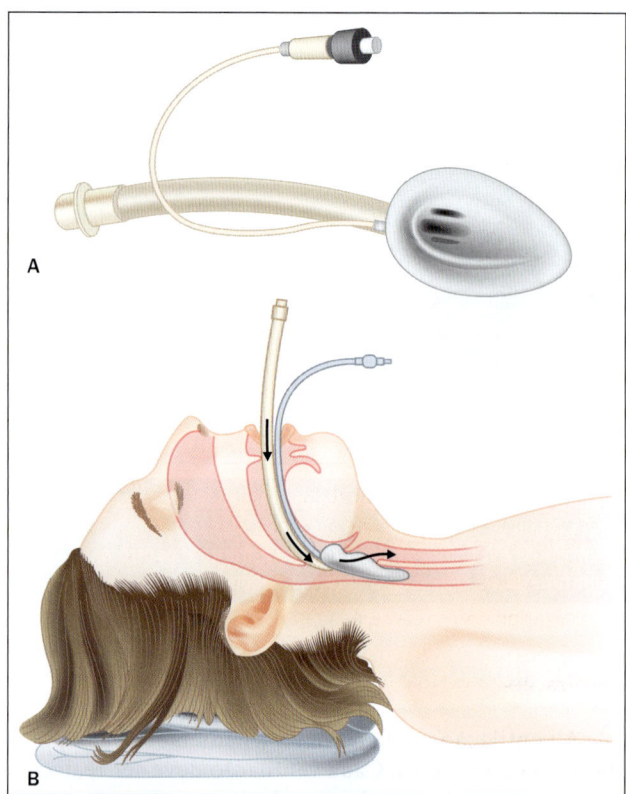

Figura 7 A: máscara laríngea (ML). B: a abertura da ML é posicionada na glote, a insuflação do cuff ajuda a segurar a cânula na posição correta para que o ar passe através da cânula até a traqueia.

periente. Podem ser utilizadas cânulas de intubação traqueal para crianças com e sem *cuff*, sendo cânulas com *cuff* as preferíveis atualmente. Nos casos de complacência pulmonar reduzida, alta resistência em via aérea ou escape de ar pela glote com cânula sem *cuff*, a cânula com *cuff* é mandatória. Segundo as diretrizes de 2010 da American Heart Association, cânulas endotraqueais com *cuff* devem ser usadas em lactentes (exceto em recém-nascidos) e crianças, em ambientes intra-hospitalares, desde que a pressão de insuflação do *cuff* seja mantida abaixo de 20 a 25 cm de H$_2$O, ou seja, 15 a 17 mmHg.[16,17]

O diâmetro interno varia com as diferentes idades, conforme indicado na Tabela 1, cânulas 0,5 cm menores e 0,5 cm maiores devem estar disponíveis, como medida de segurança, antes de se proceder à intubação.

As lâminas podem ser retas ou curvas (Figura 8) e estão disponíveis em vários tamanhos.

A lâmina reta é preferível em crianças com até 4 anos de idade porque promove melhor visualização da glote, que se encontra em posição anterior e cefálica nessa faixa etária. Em

crianças acima de 4 anos, é preferível a lâmina curva porque a sua base é mais larga e o seu flange permite um maior deslocamento da língua e melhor visualização da glote.

A maioria das cânulas traqueais tem uma marca de corda vocal. Quando essa marca está colocada nas cordas vocais, a cânula deve estar inserida na profundidade adequada, quando a cabeça da criança está em posição neutra. A profundidade de inserção da cânula também pode ser estimada por meio de fórmulas:

■ Profundidade de inserção (cm) = idade(anos)/2 (para crianças maiores de 2 anos).
■ Profundidade de inserção (cm) = diâmetro interno do TT × 3.

Tabela 1 Cálculo do diâmetro da cânula de intubação traqueal		
Idade da criança	Diâmetro interno da cânula de intubação orotraqueal sem *cuff* (mm)	Diâmetro interno da cânula de intubação orotraqueal com *cuff* (mm)
Recém-nascido	2,5 a 3	
1 mês a 1 ano	3,5	3
1 a 2 anos	4	3,5
Acima de 2 anos	([idade em anos/4] + 4)	([idade em anos/4] + 3,5)
Adolescente		7 a 8

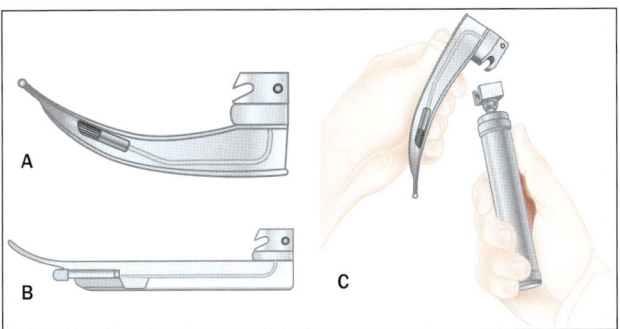

Figura 8 A: Lâmina curva; B: lâmina reta; C: adaptação da lâmina no cabo do laringoscópio.

A confirmação da intubação traqueal é feita pela visualização da cânula, passando entre as cordas vocais, saída de vapor d'água pela cânula durante a sua introdução, observação de expansibilidade torácica bilateral, ausculta simétrica nos campos pulmonares, ausência de sons em epigástrio e detecção de CO_2 expirado no capnógrafo.

No paciente em parada cardíaca, o CO_2 expirado ($ETCO_2$) confirma a localização traqueal da cânula, mas a sua ausência não confirma nem exclui a adequada localização da cânula, pois nesses pacientes o fluxo sanguíneo pulmonar é limitado e assim o CO_2 expirado pode não estar detectável, apesar da intubação adequada. A recomendação do ILCOR (Internacional Liaison Committee on Resuscitation) de 2015 é a que a monitorização de $ETCO_2$ pode ser considerada para avaliar a qualidade das compressões torácicas, mas valores específicos para guiar a terapêutica não estão estabelecidos para crianças.[8]

Os dispositivos de detecção esofágica são muito sensíveis em identificar localização apropriada da cânula em adolescentes e adultos. Os dados não são suficientes para recomendar o uso rotineiro em crianças e somente devem ser consi-

derados para confirmar a intubação traqueal em pacientes acima de 20 kg.

Circulação

Débito cardíaco ausente ou inefetivo resulta em ausência de pulsos em grandes artérias, assim, por meio da palpação dessas artérias, é feito o diagnóstico de parada cardíaca. A palpação dos pulsos centrais em crianças menores de 1 ano de idade deve ser realizada de preferência nas artérias braquial e femoral, ao passo que nas maiores de 1 ano a artéria carótida também pode ser utilizada. A ausculta cardíaca não se correlaciona obrigatoriamente com a geração de pulso, não devendo, portanto, ser usada para diagnosticar parada cardíaca. A circulação artificial é realizada por meio da compressão torácica, a qual deve ser iniciada na ausência de pulso central ou na bradicardia (FC < 60/min) com hipoperfusão que não reverteram com ventilação e oxigenação adequadas. A técnica para fazer a compressão torácica varia com a idade da criança e está descrita no capítulo sobre suporte básico de vida.[1]

Para que ocorra retorno da circulação espontânea, é essencial que as compressões sejam de alta qualidade:[18]

- As compressões torácicas devem ser seriadas, rítmicas, vigorosas e com o mínimo de interrupções.
- Na criança que não tem via aérea invasiva (intubação traqueal ou máscara laríngea), a compressão torácica deve ser coordenada com a respiração, isto é, a cada 15 compressões torácicas se faz uma pausa para realizar 2 ventilações de 1 segundo de duração cada (2 socorristas) ou 30 compressões para 2 ventilações de 1 segundo de duração cada (1 socorrista). Em recém-nascidos, a relação compressões/ventilação deve ser de 3/1.
- Na criança com via aérea invasiva, a compressão torácica deve ser contínua (100 a 120 por minuto) sem interrupção para ventilação.

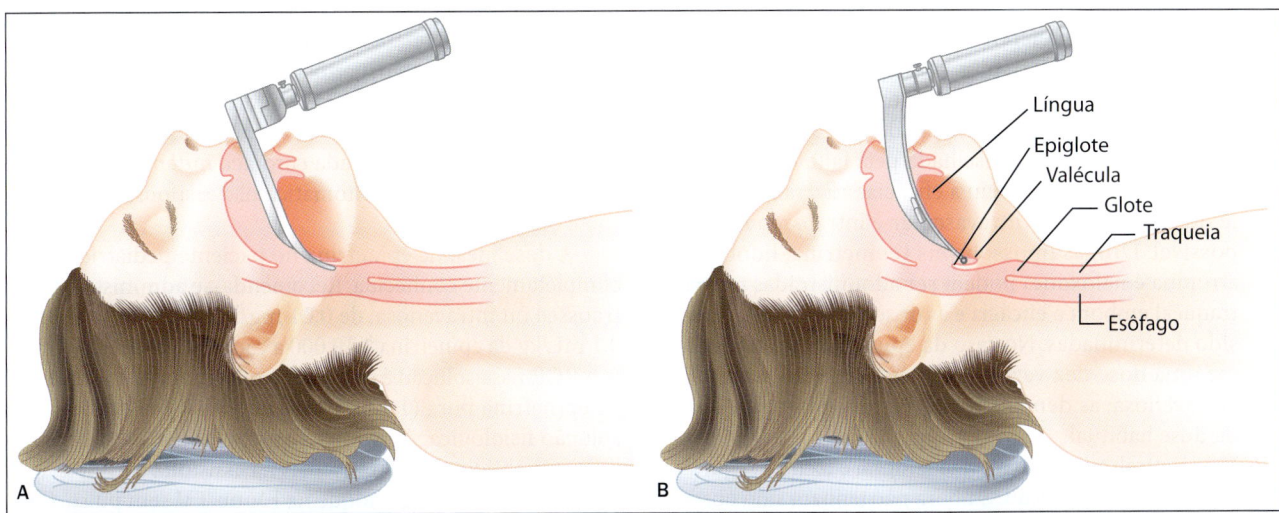

Figura 9 Posição da lâmina de laringoscópio quando se usa (A) lâmina reta e (B) lâmina curva.

- A profundidade de compressão é de pelo menos um terço do diâmetro anteroposterior, o que equivale a aproximadamente 4 cm no lactente, 5 cm na criança e 5-6 cm no adolescente.
- Cuidado deve ser tomado para não comprimir o apêndice xifoide e a junção condrocostal.
- Ao final de cada compressão, a pressão sobre o tórax deve ser totalmente liberada, mas sem que o socorrista retire a mão ou dedos da superfície do tórax da criança, assim o movimento de compressão e relaxamento se dá suavemente sem "socos" sobre o esterno. Na fase de relaxamento, a descompressão deve ser completa para permitir o retorno sanguíneo ao coração.
- As compressões devem ser executadas com a criança sobre uma superfície firme.

Farmacoterapia

Vias de acesso para infusão de drogas

O melhor acesso vascular na PCR é aquele mais acessível, que não atrapalhe as manobras de ressuscitação e apresenta o maior calibre. Para que a droga administrada alcance rapidamente a circulação central, deve-se infundir 5 a 10 mL de solução salina em *bolus* logo a seguir.[19]

- Veia periférica: a venopunção periférica nos braços, mãos, pernas ou pés se alcançada rapidamente é extremamente útil.
- Acesso intraósseo: na parada cardíaca, deve-se estabelecer acesso vascular intraósseo se o acesso venoso periférico não for conseguido imediatamente. Em crianças acima de 6 anos e adultos, a taxa de sucesso de canalização intraóssea tende a ser menor, mas ainda representa uma boa alternativa. Pela via intraóssea podem ser administrados medicamentos, fluidos, soluções cristaloides, soluções coloides e derivados de sangue e ainda coletar material para análises laboratoriais. A punção é realizada, preferencialmente na porção proximal da tíbia ou distal do fêmur com agulha apropriada ou agulha de punção de medula óssea (Figura 10).
- Cânula traqueal: administração de drogas por esta via é cada vez mais desaconselhada pela falta de dados de literatura que comprovem a eficácia.[20] É usada somente quando o acesso intravascular e intraósseo não for possível. Drogas lipossolúveis (epinefrina, lidocaína, atropina e naloxone) podem ser administradas por via traqueal embora a eficácia e as doses ideais não tenham sido determinadas. No caso da epinefrina, recomenda-se uma dose dez vezes maior que a utilizada por via endovenosa; as demais drogas recomenda-se o dobro da dose habitual.
- Veia central: a punção da veia femoral é técnica segura e acessível nessa situação. Embora não tenham sido observados, em modelos pediátricos de ressuscitação, início de ação mais rápido e nem pico mais elevado das drogas

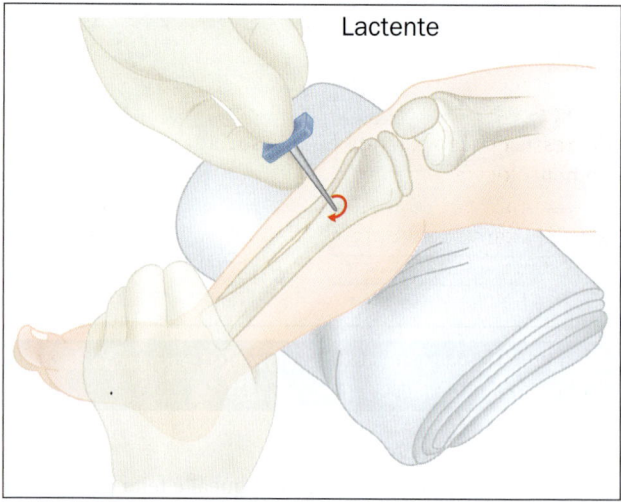

Figura 10   Técnica de punção intraóssea em lactentes na porção proximal da tíbia.

quando administradas centralmente, o acesso venoso central é mais seguro por diminuir a chance de infiltração de soluções irritantes em tecidos periféricos.

Medicações

As medicações têm papel secundário na RCP, e há inclusive questionamento sobre o seu benefício; entretanto, até que as evidências científicas contribuam para resolver essa questão, elas devem ser administradas. A Tabela 2 apresenta um sumário das principais medicações.

Epinefrina

Trata-se de uma catecolamina endógena com ação estimulante nos receptores alfa e beta; a ação alfa é a mais importante durante a parada cardíaca por causar vasoconstrição e restaurar a pressão diastólica na aorta propiciando assim melhor perfusão miocárdica e cerebral, que é determinante no sucesso da ressuscitação. As indicações para a administração de epinefrina são: parada cardíaca independentemente do ritmo e bradicardia sintomática não responsiva à ventilação e oxigenação.

A dose ideal de epinefrina no paciente pediátrico não é completamente conhecida. Recomenda-se administração intraóssea ou intravenosa, de 0,01 mg/kg, que é equivalente a 0,1 mL/kg da epinefrina 1:10.000 a cada 3 a 5 minutos durante a RCP. Essa solução é obtida por meio da diluição de 1 mL de epinefrina pura (1:1.000) em 9 mL de água destilada ou solução fisiológica. A primeira dose deve ser infundida tão logo seja obtido o acesso vascular na assistolia e AESP e após o segundo ou terceiro choque na FV ou TV sem pulso. Caso a epinefrina seja administrada por via endotraqueal, deve-se utilizar a dose de 0,1 mg/kg, ou seja, 0,1 mL/kg da concentração 1:1.000 seguida de 5 mL de solução salina e 5 ventilações com pressão positiva.

A epinefrina pode conduzir a um estado tóxico hiperadrenérgico pós-ressuscitação e agravar a disfunção cardíaca pós-ressuscitação e, ainda estar associada com pior evolução neurológica.[21]

Os benefícios da epinefrina em relação à melhora da perfusão miocárdica durante a RCP e, talvez uma melhora inicial na taxa de ressuscitação, devem ser ponderados contra os perigos potenciais. Estudos recentes sugerem que administração muito frequente está associada com pior prognóstico.[22]

A epinefrina e outras catecolaminas endógenas são inativadas em soluções alcalinas e, portanto, não devem ser administradas juntamente a bicarbonato de sódio. A via de acesso deve ser lavada com soro fisiológico entre as medicações.

Bicarbonato de sódio

O benefício do bicarbonato durante a RCP não está comprovado e a sua administração rotineira não melhora consistentemente os resultados na parada cardíaca.[23,24] Embora o bicarbonato de sódio seja indicado quando há acidose metabólica prévia à parada cardíaca, a prioridade no tratamento é a aplicação da RCP de alta qualidade. Embora algumas diretrizes indiquem o bicarbonato na parada prolongada, não há estudos que demonstrem essa eficácia. A indicação do bicarbonato tem comprovação mais bem definida na parada cardíaca associada à hiperpotassemia, intoxicações por antidepressivos tricíclicos e outros bloqueadores de canais de sódio.

Preconiza-se a dose de 1 mEq/kg/dose, o que equivale a 1 mL/kg do bicarbonato de sódio 8,4% em 10 a 20 seg. Para os recém-nascidos, recomenda-se 0,5 mEq/kg/dose da solução 4,2% pelo risco de hemorragia intracraniana com soluções hiperosmolares.

Cálcio

É preconizado quando houver suspeita ou comprovação de hipocalcemia, hiperpotassemia, hipermagnesemia e superdosagem de bloqueadores de canais de cálcio.[22] Apesar de o cálcio ser essencial na associação excitação-contração miocárdica, o seu uso rotineiro não está indicado na parada cardiorrespiratória, pois o aumento de cálcio citoplasmático ativa os sistemas de enzimas intracelulares, resultando em necrose celular. Nas situações específicas, recomenda-se a dose de 5 a 7 mg/kg de cálcio elementar, o que equivale a 0,6 mL/kg de gluconato do cálcio a 10% (1 mL = 9 mg de Ca elementar) ou 0,2 mL/kg de carbonato de cálcio (1 mL = 27 mg de Ca elementar). Na parada cardíaca, a infusão deve ser administrada em via endovenosa, em 10 a 20 segundos, e pode ser repetida em 5 a 10 minutos. Doses adicionais devem ser administradas baseadas em dosagem sérica de cálcio ionizado. O cálcio pode causar esclerose de veias periféricas e se houver infiltração pode provocar queimaduras nos tecidos.

A administração simultânea de bicarbonato de sódio e cálcio forma precipitados insolúveis, assim a via de acesso venoso deve ser irrigada com solução salina entre a infusão de um e outro íon.

Tabela 2 Principais medicações usadas durante a ressuscitação cardiopulmonar (RCP)		
Medicação	**Indicação**	**Dose preconizada**
Epinefrina	Todos os ritmos de colapso Bradicardia sintomática	IV/IO: 0,01 mg/kg (1 mL/kg da solução 1:10.000) a cada 3-5 min ET: 0,1 mg/kg (0,1 mL/kg da solução 1:1.000)
Bicarbonato de sódio	Hiperpotassemia suspeita ou comprovada Acidose metabólica PCR prolongada	IV/IO: 1 mEq/kg/dose (1 mL/kg da solução de $NaHCO_3$ 8,4%) Dose máxima de 50 mEq
Cálcio	Hipocalcemia Hiperpotassemia Hipermagnesemia Intoxicação por bloqueio de canais de cálcio	IV: 5 a 7 mg/kg de Ca (0,2 mL/kg de CaCl 10%) (0,5 a 1 mL/kg de gluconato de cálcio 10%)
Magnésio	Hipomagnesemia Torsades de pointes	IV: 25-50 mg/kg ($MgSO_4$ 50% = 500 mg/mL)
Glicose	Hipoglicemia	IV/IO: 0,5 a 1 g/kg de glicose (2-4 mL/kg de glicose 25%)
Atropina	Bradicardia sintomática	IV/IO: 0,02 mg/kg (mínimo de 0,1 mg; máximo de 0,5 mg para crianças; e 1 mg para adolescentes) IT: 0,04 a 0,06 mg/kg 1 amp. = 0,25 ou 0,50 mg/mL
Amiodarona	FV e TV sem pulso não responsivas à desfibrilação	IV: ataque 5 mg/kg (máximo de 300 mg), doses podem ser repetidas até a dose máxima diária (15 mg/kg) 1 amp. = 150 mg
Lidocaína	FV e TV sem pulso não responsivas à desfibrilação	IV/IO: ataque = 1 mg/kg, seguida de manutenção de 20-50 mcg/kg/min IT: 2 a 3 mg/kg Lidocaína 2%: 1 mL = 0,02 mg

Magnésio

A ação do magnésio na hipomagnesemia e *torsades de pointes* (arritmia relacionada à parada cardíaca) foi confirmada por relatos de casos.[25] A dose recomendada é 25 a 50 mg/kg (até 2 g) por meio de infusão intravenosa em 10 a 20 segundos.

Glicose

A hipoglicemia pode ocorrer durante episódios de falência cardiorrespiratória nos lactentes jovens e em crianças com doenças crônicas. Além disso, como a glicose é o principal substrato para o miocárdio do recém-nascido, ela pode levar a grave disfunção cardíaca. Contudo, a administração rotineira de glicose não é recomendada, pois não há dados científicos convincentes sobre o efeito da hiperglicemia após a parada.[26] Na suspeita ou comprovação de hipoglicemia, recomenda-se a dose de 0,5 a 1,0 g/kg, o que corresponde a 2 a 4 mL/kg de glicose a 25% ou 5 a 10 mL/kg de glicose 10%. A solução de glicose hipertônica a 25 ou 50% é hiperosmolar e pode causar esclerose das veias periféricas. Em recém-nascidos, a concentração de glicose endovenosa não deve exceder 12,5%.

Atropina

A recomendação atual aplica-se apenas ao uso da atropina como pré-medicação para lactentes e crianças durante intubações de emergência em situações específicas quando há um alto risco de bradicardia (por exemplo, quando utiliza-se succinilcolina como bloqueador neuromuscular para facilitar a intubação). As evidências disponíveis não suportam o uso de rotina da atropina como pré-medicação na intubação.[27]

A dose de 0,02 mg/kg de atropina (sem dose mínima) deve ser considerada como pré-medicação para intubação de emergência.[27,28]

Amiodarona

A amiodarona é um antiarrítmico lipossolúvel inibidor não competitivo de receptores alfa e beta-adrenérgicos. Essa droga é efetiva no tratamento de fibrilação e taquicardia ventricular em adultos, e, embora para crianças com parada cardíaca não haja dados científicos suficientes, recomenda-se a dose de 5 mg/kg/dose em *bolus* nos casos de fibrilação ventricular ou taquicardia ventricular resistentes ao choque elétrico.[29]

Lidocaína

A lidocaína é um bloqueador do canal de sódio, que suprime arritmias ventriculares e, embora tenha sido recomendada há muito tempo para o tratamento de arritmias ventriculares no lactente e na criança. Pode ser considerada em crianças na parada cardíaca quando o ritmo é FV ou TV sem pulso resistente ao choque elétrico. A dose recomendada é 1 mg/kg por via intravenosa, seguida por infusão contínua de 20 a 50 mcg/kg/min. Se houver um tempo maior que 15 minutos entre a primeira dose e o início da infusão, uma segunda dose de 1 mg/kg deve ser administrada para que se restaure rapidamente o nível terapêutico.[29]

Embora não haja evidências definitivas, estudo na população pediátrica revelou efetividade semelhante entre amiodarona e lidocaína.[29]

Terapia elétrica

A desfibrilação é a despolarização assíncrona de uma massa crítica de células miocárdicas e está indicada na parada cardíaca em que o ritmo de colapso é fibrilação ventricular ou taquicardia ventricular sem pulso (Figura 11). A desfibrilação não é efetiva na assistolia, na atividade elétrica sem pulso e na bradicardia.

As pás de adultos (8 a 13 cm de diâmetro) são adequadas para crianças acima de 10 kg, abaixo desse peso devem ser usadas pás infantis (4,5 cm de diâmetro). As pás nunca devem ser aplicadas diretamente na pele da criança; pasta ou creme apropriado deve ser utilizado como interface entre a superfície da pá e a pele para evitar queimaduras. As pás devem ser colocadas firmemente sobre o tórax, uma no lado superior direito do tórax abaixo da clavícula e outra à esquerda do mamilo esquerdo, no maior eixo do coração. A quantidade de energia a ser utilizada em crianças não está completamente estabelecida, mas preconiza-se a dose inicial de 2 a 4 J/kg, segunda dose de 4 J/kg e considerar cargas maiores até 10 J/kg ou carga máxima de adulto.[30,31,32] Enfatiza-se a superioridade e a maior segurança dos choques bifásicos sobre os monofásicos para a desfibrilação; no entanto, as doses preconizadas são as mesmas nos dois casos, pois não há dados consistentes sobre as doses eficazes de desfibrilação bifásica em crianças.[33,34]

Na Figura 12 se encontra o resumo do suporte avançado em pediatria.

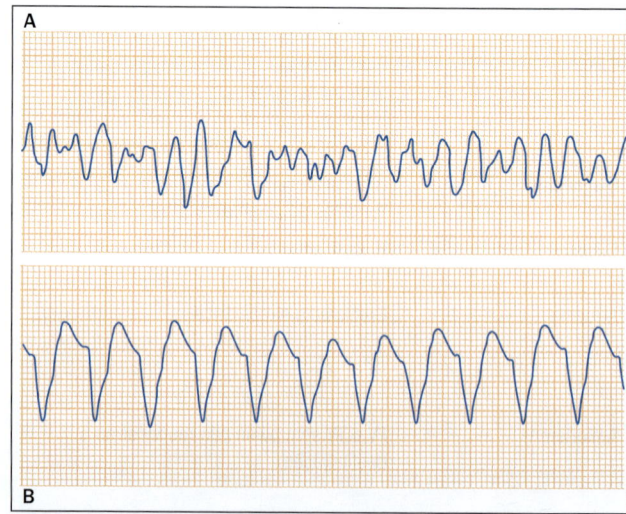

Figura 11 Ritmos eletricamente tratáveis. A: fibrilação ventricular; B: taquicardia ventricular.

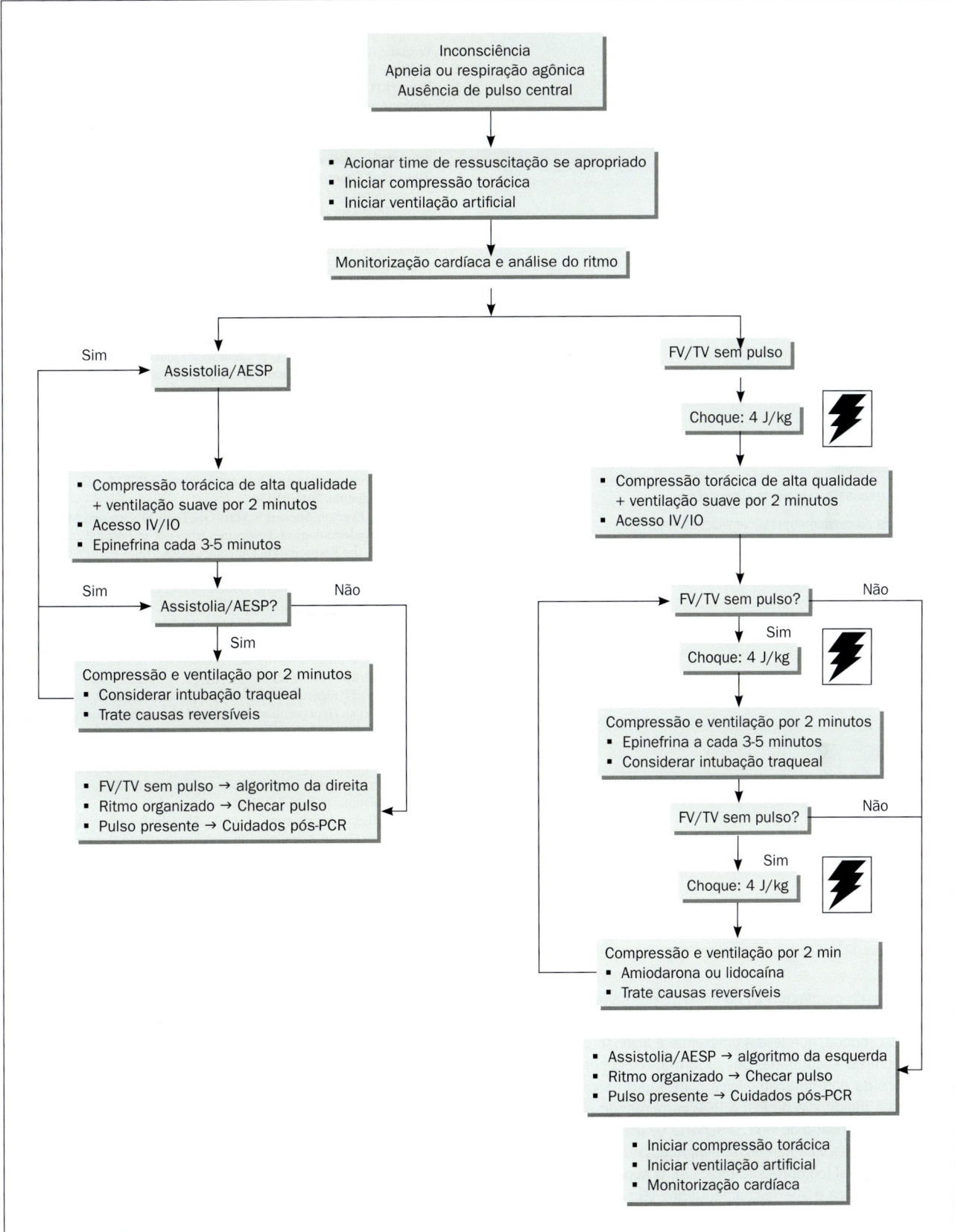

Figura 12 Ressucitação cardiopulmonar avançada em pediatria.

AESP: atividade elétrica sem pulso; FV: fibrilação ventricular; IO: intraóssea; IV: intravenosa; PCR: parada cardiorrespiratória; TV: taquicardia ventricular.

Tabela 3 Ressuscitação cardiopulmonar (RCP)

Qualidade da RCP

Comprimir forte e rapidamente (≥ 1/3 AP, 100-120/min)

Garantir retorno completo de tórax

Minimizar interrupções

Evitar ventilação excessiva

Trocar "compressor" a cada 2 minutos

Sem via aérea avançada: 15:2

Desfibrilação: choque

Primeiro: 2-4 J/kg

Segundo: 4 J/kg

Demais: ≥ 4 J/kg

Máximo: 10 J/kg

Medicações

Epinefrina: 5 minutos

Amiodarona ou lidocaína (FV/TV sem pulso)

Via aérea avançada

Intubação traqueal ou via aérea supraglótica

Capnografia ou capnometria (10 ventilações/min)

Causas reversíveis

Hipovolemia

Hipóxia

Hidrogênio

Hipoglicemia

Hipo/hiper K

Hipotermia

Pneumotórax

Tóxicos

Tamponamento cardíaco

TEP

Trombo de coronária

Resumo

A parada cardíaca (PC) na criança, na maioria das vezes, é o resultado final da deterioração da função respiratória ou choque, que leva a hipoxemia e acidose progressivas, com PC secundária. Dessa forma, o reconhecimento precoce da deterioração clínica pode reduzir significativamente a incidência de PC. A RCP compreende o suporte básico e avançado de vida. O suporte básico de vida inclui a abertura das vias aéreas, a respiração artificial e a circulação artificial (compressão torácica). O suporte avançado de vida implica o aperfeiçoamento das técnicas utilizadas no suporte básico, obtenção de via de acesso vascular, administração de fluidos e medicamentos, monitorização cardíaca e emprego da terapia elétrica (desfibrilação).

Referências bibliográficas

1. Pediatric Basic Life Support. Circulation. 2010;(Suppl 3):s862-s875.
2. Pediatric Basic Life Support. Circulation. 2010;(Suppl 3):s876-s908.
3. Young KD, Seidel JS. Pediatric cardiopulmonary resuscitation: A collective review. Ann Emerg Med. 1999;33:195-205.
4. Reis AG, Nadkarni V, Perondi MB, Grisi S, Berg RA. A prospective investigation into the epidemiology of in-hospital pediatric cardiopulmonary resuscitation using the international Utstein reporting style. Pediatrics. 2002;109:200-9.
5. Kitamura T, Iwami T, Kawamura T, Nagao K, Tanaka H, Nadkarni VM, et al. Conventional and chest-compression-only cardiopulmonary resuscitation by bystanders for children who have out-of-hospital cardiac arrests: a prospective, nationwide, cohort study. Lancet. 2010;375:1347-54.
6. Samson RA, Nadkarni VM, Meaney PA, Carey SM, Berg MD, Berg RA. Outcomes of in-hospital ventricular fibrillation in children. N Engl J Med. 2006;354:2328-39.
7. Girotra S, Spertus JA, Li Y, Berg RA, Nadkarni VM, Chan PS; American Heart Association Get With The Guidelines-Resuscitation Investigators. Survival trends in pediatric in-hospital cardiac arrests: an analysis from Get With The Guidelines-Resuscitation. Circ Cardiovasc Qual Outcomes. 2013;6:42-9.
8. American Heart Association. Part 12: pediatric advanced life support: 2015 American Heart Association Guidelines Update for Cardiopulmonary Resuscitation and Emergency Cardiovascular Care. Circulation. 2015;132(suppl 2):S526-S542.
9. Sutton RM, Case E, Brown SP, Atkins DL, Nadkarni VM, Kaltman J, et al.; ROC Investigators. A quantitative analysis of out-of-hospital pediatric and adolescent resuscitation quality. A report from the ROC Epistry-Cardiac Arrest. Resuscitation. 2015;93:150-7.
10. Atkins DL, Everson-Stewart S, Sears GK, Daya M, Osmond MH, Warden CR, et al. Epidemiology and outcomes from out-of-hospital cardiac arrest in children: the Resuscitation Outcomes Consortium Epistry-Cardiac Arrest. Circulation. 2009;119:1484-91.
11. Sharek PJ, Parast LM, Leong K, Coombs J, Earnest K, Sullivan J, et al. Effect of a rapid response team on hospital-wide mortality and code rates outside the ICU in a Children's Hospital. JAMA. 2007;298:2267-74.
12. Davidovic L, LaCovey D, Pitetti RD. Comparison of 1- versus 2-person bag-valve-mask techniques for manikin ventilation of infants and children. Ann Emerg Med. 2005;46:37-42.
13. Aufderheide TP, Sigurdsson G, Pirrallo RG, Yannopoulos D, McKnite S, von Briesen C, et al. Hyperventilation-induced hypotension during cardiopulmonary resuscitation. Circulation. 2004;109:1960-5.
14. Atkins DL, Everson-Stewart S, Sears GK, Daya M, Osmond MH, Warden CR, et al. Epidemiology and outcomes from out-of-hospital cardiac arrest in children: the Resuscitation Outcomes Consortium Epistry-Cardiac Arrest. Circulation. 2009;119:1484-91.
15. Hansen ML, Lin A, Eriksson C, Daya M, McNally B, Fu R, et al.; the CARES Surveillance Group. A comparison of pediatric airway management thechniques during out-of-hospital cardiac arrest using the CARES database. Resuscitation. 2017;120:51-6.
16. Boerboom SL, Muthukrishnan SM, de Graaff JC, Jonker G. Cuffed or uncuffed endotracheal tubes in pediatric anesthesia: a survey of current practice in the United Kingdom and The Netherlands. Pediatric Anesthesia. 2015;25(4):431-2.
17. De Orange FA, Andrade RG, Lemos A, Borges PS, Figueiroa JN, Kovatis PG. Ciffed versus uncuffed endotracheal tubes for general anesthesia in children aged eight years and under. Cochrane Database of Systematic Reviews. 2017.
18. RM Sutton, Niles D, Nysaether J, Abella BS. Quantitative analysis of CPR quality during in-hospital resuscitation of older children and adolescents. Pediatrics. 2009;124:494-9.
19. Kanter RK, Zimmerman JJ, Strauss RH, Stoeckel KA. Pediatric emergency intravenous access. Evaluation of a protocol. Am J Dis Child. 1986;140:132-4.
20. Battin M, Page B, Knight D. Is there still a place for endotracheal adrenaline in neonatal resuscitation? J Paediatr Child Health. 2007;43:504.
21. Perkins GD, Ji C, Deakin CD, Quinn T, Nolan JP, Scomparin C, et al. A Randomized trial of epinephrine in out-of-hospital cardiac arrest. N Engl J Med. 2018;379(8):711-21.
22. Hoyme DB, Patel SS, Samson RA, Raymond TT, Nadkarni VM, Gaies MG, et al.; American Heart Association Get With the Guidelines–Resuscitation Investigators. Epinephrine Dosing Interval and Survival Outcomes During Pediatric In-Hospital Cardiac Arrest. Resuscitation. 2017;117:18-23.
23. Vukmir RB, Katz L. Sodium bicarbonate improves outcome in prolonged prehospital cardiac arrest. Am J Emerg Med. 2006;24:156-61.

24. Lokesh L, Kumar P, Murki S, Narang A. A randomized controlled trial of sodium bicarbonate in neonatal resuscitation-effect on immediate outcome. Resuscitation. 2004;60:219-23.

25. Hassan TB, Jagger C, Barnett DB. A randomised trial to investigate the efficacy of magnesium sulphate for refractory ventricular fibrillation. Emerg Med J. 2002;19:57-62.

26. Callaway CW. Donnino MW, Fink EL, Geocadin RG, Golan E, Kern KB, et al. Part 8: Post-Cardiac Arrest Care. Circulation. 2015;132(18 suppl 2)S465--S482.

27. Jones P, Peters MJ, Pinto da Costa N, Kurth T, Alberti C, Kessous K, et al. Atropine for critical care intubation in a cohort of 264 children and reduced mortality unrelated to effects on bradycardia. PLoS One. 2013;8:e57478.

28. Jones P, Dauger S, Denjoy I, Pinto da Costa N, Alberti C, Boulkedid R, et al. The effect of atropine on rhythm and conduction disturbances during 322 critical care intubations. Pediatr Crit Care Med. 2013;14:e289-e297.

29. Valdes SO, Donoghue AJ, Hoyme DB, Hammond R, Berg MD, Berg RA, Samson RA; American Heart Association Get With The Guidelines- Resuscitation Investigators. Outcomes associated with amiodarone and lidocaine in the treatment of in-hospital pediatric cardiac arrest with pulseless ventricular tachycardia or ventricular fibrillation. Resuscitation. 2014;85:381-6.

30. Gutgesell HP, Tacker WA, Geddes LA, Davis S, Lie JT, McNamara DG. Energy dose for ventricular defibrillation of children. Pediatrics. 1976;58:898-901.

31. Berg MD, Samson RA, Meyer RJ, Clark LL, Valenzuela TD, Berg RA. Pediatric defibrillation doses often fail to terminate prolonged out-of- hospital ventricular fibrillation in children. Resuscitation. 2005;67:63-7.

32. Meaney PA, Nadkarni VM, Atkins DL, Berg MD, Samson RA, Hazinski MF, et al.; American Heart Association National Registry of Cardiopulmonary Resuscitation Investigators. Effect of defibrillation energy dose during in--hospital pediatric cardiac arrest. Pediatrics. 2011;127:e16-e23.

33. Rodríguez-Núñez A, López-Herce J, del Castillo J, Bellón JM; Iberian-American Paediatric Cardiac Arrest Study Network RIBEPCI. Shockable rhythms and defibrillation during in-hospital pediatric cardiac arrest. Resuscitation. 2014;85:387-91.

34. Rossano JW, Quan L, Kenney MA, Rea TD, Atkins DL. Energy doses for treatment of out-of-hospital pediatric ventricular fibril- lation. Resuscitation. 2006;70:80-9.

Capítulo 5

Ressuscitação cardiopulmonar em situações especiais

Hélio Penna Guimarães
Christopher B. Granger
Renato Delascio Lopes

Pontos-chave

- As paradas cardiorrespiratórias (PCR) em situações especiais envolvem condições clínicas que demandam especial atenção aos aspectos clínicos e mecanísticos que envolvem seu manuseio em cenário distinto das condições habituais da PCR.
- As complicações mais relevantes da asma grave, associadas à PCR, habitualmente, são pneumotórax, pneumonia e edema agudo de pulmão.
- Na anafilaxia, pode ocorrer obstrução completa e total das vias aéreas, bem como colapso cardiovascular com choque distributivo grave.
- Durante a gravidez, a ocorrência de PCR é um evento dramático, em geral sem melhor expectativa de vida ofertada ao feto exatamente pela necessidade da potencial melhor condição de sobrevivência da mãe.
- Na embolia pulmonar associada à PCR, o uso de fibrinolíticos pode ser considerado ao oferecer chance maior de recuperação da circulação espontânea, apesar de potencial risco de aumentar sangramentos.
- Os distúrbios hidroeletrolíticos estão associados à ocorrência de graves emergências cardiovasculares, como arritmias e PCR.
- No trauma associado à PCR, com frequência, tem-se pouco sucesso nas manobras de RCP, geralmente por conta do grave mecanismo (cinética do trauma) provável que produziu a PCR; habitualmente, inclui hipóxia, hipovolemia, redução do débito cardíaco por pneumotórax ou tamponamento cardíaco ou mesmo lesão direta miocárdica ou de vasos da base ou, ainda, hipotermia.
- Em um país com extenso litoral como o Brasil, a ocorrência de quase afogamento é frequente, sendo a hipóxia o mecanismo principal de PCR.
- Na hipotermia grave pode ocorrer intensa disfunção e depressão orgânica, oferecendo risco de óbito já no manuseio inicial. A abordagem inicial consiste em manter um ritmo organizado com perfusão, priorizando o controle da perda de calor e promovendo o reaquecimento imediatamente.
- Nos acidentes com eletricidade, as situações com corrente alternada habitualmente promovem tetania e, em casos mais graves, podem gerar fibrilação ventricular. As correntes de alta voltagem contínuas, como os raios, promovem a ocorrência de PCR em assistolia.
- A ingestão de substâncias tóxicas pode promover lesão celular, alteração de receptores, canais iônicos, organelas e disfunção orgânica incompatível com a vida. O atendimento a PCR associada às intoxicações segue o tratamento padrão adotado de SBV e SAVC, sendo indicado o uso de antídotos ou intervenções toxino-específicas nem sempre únicos ou específicos para este fim.
- Protocolos de uso da ultrassonografia e ecocardiografia durante a PCR estão associados a aplicabilidade como determinantes de potenciais diagnósticos de PCR, bem como à avaliação da probabilidade de RCE por meio da detecção de movimento cardíaco espontâneo (MCE).

Introdução

As paradas cardiorrespiratórias em situações especiais, frequentemente, envolvem condições clínicas distintas que propiciam a ocorrência da PCR, mas que demandam especial atenção aos aspectos clínicos e mecanísticos que envolvem o manuseio de seu tratamento em cenário fisiopatológico distinto das condições habituais da PCR.

Condições de hipoxemia

PCR na asma brônquica

A asma grave motiva intubação orotraqueal e necessidade de ventilação mecânica em taxas até 2 a 20%.[1-3] As complicações mais relevantes da asma grave, associadas à PCR, habitualmente são pneumotórax, pneumonia e edema agudo de pulmão; essas alterações promovem hipoxemia grave, hipercarbia, acidemia e hipotensão por redução da pré-carga, rebaixamento do nível de consciência e consequente PCR.

A ausência de murmúrio vesicular é o sinal patognomônico da evolução para grave quadro obstrutivo que pode propiciar até o óbito, assim como seu retorno à ausculta, após a administração de terapia broncodilatadora beta-2-agonista, pode significar acentuada melhora do quadro.

A saturação de oxigênio periférica em níveis elevados, normalmente considerada marcador de estabilidade de oxigenação dos pacientes, pode não refletir progressiva hipoventilação alveolar que se estabelece na asma grave, principalmente, se já há oferta de oxigênio ao paciente. A queda de SaO_2, durante o início da terapia com broncodilatadores, traduz-se em resposta à consequente vasodilatação após a abertura de bronquíolos e aumento do *shunt* entre PCR em pacientes com asma grave.

Para o suporte básico e avançado em uma paciente vítima de PCR decorrente de asma grave uma série de casos descrevendo uma técnica de "compressões laterais do tórax" aplicadas a esta condição de PCR ainda demanda melhor evidência para sua recomendação.[4]

A descrição de que efeitos do auto-PEEP (pressão positiva expiratória final) podem ter influência sobre a pressão de perfusão coronária e o sucesso da desfibrilação, mesmo em pacientes não asmáticos,[4,11-13] deve ser considerada e, a despeito da carência de melhores evidências, recomenda-se o emprego, durante a PCR, de estratégicas de ventilação com menores frequências e volume corrente, sendo a breve desconexão da bolsa-valva-máscara ou tubo endotraqueal, durante a compressão torácica, ato permitido, visando à redução de auto-PEEP.[11-13] Convém lembrar também neste cenário que o pneumotórax pode ser causa frequente de PCR nos pacientes com asma grave e sua descompressão é considerada prioridade de tratamento.[2,4,13]

Tratamento

Oxigênio deve ser ofertado a todos os pacientes, mesmo àqueles que aparentemente têm níveis normais de oxigenação, e não deve ser titulado apenas pela SaO_2, considerando os aspectos fisiopatológicos expostos anteriormente.

Os beta-2-agonistas de rápido efeito promovem broncodilatação dose-dependente, como mínimos efeitos adversos, sendo a dose liberada dependente do volume pulmonar e fluxo inspiratório, não havendo diferenças entre infusão endovenosa ou inalatória, bem como uso de espaçador ou nebulizador;[3-5] a administração IV contínua oferece melhores resultados em quadros de exacerbação das crises mais graves.[5]

A associação de anticolinérgicos ao tratamento beta-agonista, principalmente nas primeiras horas de tratamento, pode ser favorável, particularmente associada aos beta-agonistas de curta duração, promovendo discreta melhora da função pulmonar, comparando-se ao uso isolado do beta-agonista.[2-5]

Apesar de ser o único fármaco a agir sobre o componente inflamatório da asma aguda, o corticoide não tem efeito imediato, podendo inclusive demorar de 6 a 12 horas para seu início, o que não isenta a necessidade de sua administração precoce. A precocidade do uso de corticoides sistêmicos pode reduzir a necessidade de internação hospitalar,[6] independente de uso oral ou IV. Para adultos, recomenda-se metilprednisolona 125 mg (dose média: 40 a 250 mg) ou dexametasona 10 mg.

Terapias adjuntas

O brometo de ipratrópio é um fármaco anticolinérgico broncodilatador similar à atropina, sendo administrado sob a forma de nebulização de 500 mcg. Tem início de ação em torno de 20 minutos, com pico de efeito de 60 a 90 minutos e sem efeitos sistêmicos. Habitualmente, é administrado apenas em uma vez, por seu prolongado efeito, porém há estudos que recomendam doses repetidas de 250-500 mcg a cada 20 minutos.[7] O uso de brometo de ipratrópio reduz hospitalizações, particularmente nas exacerbações graves.

O sulfato de magnésio IV, associado ao uso de inalação com agentes beta-agonistas e corticoides, pode otimizar de forma moderada a função pulmonar.[8] Seu efeito consiste em promover o relaxamento da musculatura lisa brônquica, independente do nível sérico de magnésio, sendo conduta que também reduz a necessidade de admissão hospitalar em pacientes com asma grave. A dose padrão considerada é de 2 g em tempo mínimo de infusão de 20 minutos.

Epinefrina ou terbutalina podem ser administradas em doses subcutâneas de 0,01 mg/kg para epinefrina, dividida em três doses de aproximadamente 0,3 mg, em até 20 minutos de intervalo. Em razão de suas propriedades adrenérgicas não seletivas, a epinefrina pode gerar taquicardia, isquemia miocárdica e aumento da demanda de oxigênio, sendo mais bem-tolerada em pacientes com menos de 35 anos de idade.

A terbutalina pode ser administrada SC na dose de 0,25 mg, em até três doses com intervalo de 20 minutos. Ressalta-se que não há vantagens da epinefrina ou terbutalina sobre o uso de beta2-agonistas inalatórios.[9]

A cetamina é um anestésico com propriedades broncodilatadoras, que estimula a secreção brônquica. Não há, ainda, evidências sólidas para seu uso regular e pode ser opcional o seu uso como sedativo ou analgésico caso seja necessária a intubação com manutenção em ventilação mecânica.[10]

O uso de anestésicos inalatórios, como sevoflurano e isoflurano, pode ter sucesso em pacientes em grave crise de asmas, refratários aos demais tratamentos indicados. Esses agentes podem ter efeito broncodilatador direto, além de facilitarem a adaptação do paciente à ventilação mecânica e redução do trabalho respiratório. Ainda não há ensaios clínicos randomizados que suportem esta evidência.[10]

A ventilação mecânica não invasiva (VMNI) pode reduzir a necessidade de intubação orotraqueal e ventilação mecânica invasiva, desde que o paciente se mantenha com adequado nível de consciência e demanda respiratória espontânea. Há recomendação maior para uso do *bilevel positive airway pressure* (BiPAP), que permite a utilização de níveis pressóricos distintos na inspiração e expiração.

A ventilação mecânica invasiva (VMI) em pacientes com asma grave associa riscos ao quadro. A VMI associada à expiração incompleta propicia ocorrência de maior pressão positiva ao final da inspiração de forma intrínseca (PEEP intrínseco ou auto-PEEP) e maior ocorrência de barotraumas, redução de volume corrente e elevados picos de pressão nas vias aéreas. Ao se realizar a intubação orotraqueal (IOT), recomendam-se tubos endotraqueais de maior lúmen (usualmente de 8 a 9 mm), visando reduzir a resistência à passagem do ar.[11]

A VMI deve ser adaptada para valores de volume corrente não muito elevados (4 a 6 mL/kg), com menor tempo inspiratório (fluxo inspiratório em adultos de 80 a 100 L/min) e tempos inspiratórios mais prolongados (relação inspiração:expiração 1:4 ou 1:5). A hipoventilação moderada com hipercapnia permissiva pode ser necessária, objetivando reduzir o risco de trauma associado a volume ou pressão elevada, no entanto, para os pacientes pós PCR, valores mais elevados de CO_2 podem ser deletérios, dado o risco de extensão de potencial edema cerebral associado a hipóxia periparada cardiorrespiratória.

Convém citar também que, em pacientes sob VMI, quatro causas são as mais comuns para um quadro de deterioração aguda da condição respiratória e hemodinâmica, com potencial probabilidade de ocorrência de PCR ser relembrada pela regra mnemônica TOPEP (tubo deslocado, obstrução do tubo, pneumotórax, equipamento com falha, auto-PEEP).

PCR na anafilaxia

A anafilaxia é uma reação alérgica mediada por imunoglobulinas IgE e IgG e antígeno imunoglobulina específico que envolve pele, vias aéreas, sistema vascular e sistema digestório. Em casos mais graves, pode promover a obstrução completa e total das vias aéreas, bem como o colapso cardiovascular com choque distributivo grave.[14]

Os agentes farmacológicos, látex, alimentos e insetos são descritos como agentes mais comuns associados à anafilaxia. A urticária costuma ser o mais comum achado de exame físico; e o sinal inicial de envolvimento das vias aéreas normalmente é a rinite; o comprometimento mais grave está associado ao estridor laríngeo e sibilo.[14]

O choque distributivo anafilático caracteriza-se por vasodilatação e aumento da permeabilidade capilar com redução acentuada e rápida de pré-carga e hipovolemia relativa de até 37% do volume sanguíneo total, evoluindo rapidamente para PCR[14,15] por isquemia miocárdica e arritmias graves.[15] A isquemia miocárdica pode ocorrer adicionalmente com a administração de epinefrina, utilizada como tratamento para a anafilaxia.[16]

Não há ensaios clínicos randomizados que tenham avaliado especificamente algum algoritmo de tratamento para anafilaxia, sendo esta ocorrência tratada dentro da rotina de recomendações do suporte básico e avançado de vida com algumas peculiaridades:

- Vias aéreas: há a possibilidade de manifestação grave e rápida de edema de orofaringe e/ou laringe e é fundamental o manusear das vias aéreas de forma invasiva e com segurança, incluindo intervenção cirúrgica se necessário.[14]
- Circulação: a administração intramuscular de epinefrina pode promover picos de absorção mais indicados nas

situações emergenciais[17] e deve ser administrada em todos os pacientes com sinais de reação alérgica. A dose recomendada é 0,2 a 0,5 mg (1:1000) IM e pode ser repetida a cada 5 a 15 minutos na ausência de melhora clínica. A caneta injetora de epinefrina para adultos e crianças, de difícil disponibilidade no Brasil,[14] oferece dose de 0,3 mg para adultos e 0,15 mg para crianças, sendo sua recomendação de uso para anafilaxia grave manuseada pelo próprio paciente ou um socorrista. Se a epinefrina IM não for suficiente, inicialmente, para estabilização do quadro, a via IV (5-15 mcg/min) contínua pode ser a alternativa, com adequada necessidade de monitoração hemodinâmica.

A vasopressina e o metaraminol também foram considerados para uso em caso de anafilaxia com ou sem PCR[18-19] se não responsivo à epinefrina .

PCR na gravidez

A PCR que ocorre durante a gravidez é, sem dúvida, um dos eventos mais dramáticos pode ocorrer em atendimentos de emergência, considerando o envolvimento de duas vidas nesta condição, sem uma melhor expectativa de vida ofertada ao feto exatamente pela necessidade da potencial melhor condição de sobrevivência da mãe.[20-23]

A frequência de PCR na gravidez é 1:30.0001088. As taxas de sobrevivência são bastante baixas, em torno de 6,9%.[20-23]

As recomendações primordiais para o atendimento em condições emergenciais em grávidas são:

- Posicionar a grávida em decúbito lateral esquerdo, objetivando a descompressão da veia cava inferior. O aumento do útero promove a redução do retorno venoso por compressão venosa e precipita hipotensão e hipovolemia relativa, com redução da pré-carga funcional, motivando a PCR.[21] É fundamental atentar à condição de hipotensão prévia da mãe definida como pressão arterial sistólica inferior a 100 mmHg ou 80% da pressão arterial basal.[23]
- Ofertar o máximo de fração inspirada de oxigênio possível (preferencialmente 100%).
- Estabelecer acesso IV acima do diafragma.

Não há nenhum ensaio clínico aleatorizado que compare tratamentos distintos para RCP em grávidas. Portanto, as recomendações existentes na literatura se baseiam nos aspectos fisiopatológicos e descrições da literatura.[23]

Durante a RCP em grávidas, a imediata associação com a necessidade de posicionamento da vítima em decúbito lateral promove a melhora da condição volêmica, débito cardíaco e fração de ejeção, além de melhorar a oxigenação e a frequência cardíaca fetal.[21]

A dificuldade maior está em manter a efetividade de compressões, considerando a posição em decúbito lateral.[21] Infelizmente, proceder tentativas de angulações do decúbito em menor monta, como em torno de 10° a 20°, não oferece a melhora hemodinâmica à mãe ou ao feto. Uma solução viável é o deslocamento manual do útero; estudos clínicos relatando esta manobra, com o paciente em posição supina, demonstraram ser o deslocamento manual semelhante ou até melhor que o decúbito lateral para a descompressão da aortocava[22,23]. Se tal técnica se demonstrar ineficiente, deve se posicionar a paciente em decúbito lateral a 30°, utilizando um coxim que possa suportar esta posição para a pelve e o tórax (Figura 1).[1,22,23]

O deslocamento manual, portanto, durante a manobra de RCP na grávida, torna-se mais viável e adequado que o decúbito lateral esquerdo. Esta manobra deve ser realizada com duas mãos, tracionando o útero para a esquerda ou uma mão com o socorrista posicionado à direita, empurrando o útero para a esquerda. Se tal técnica se demonstrar ineficiente, deve-se posicionar a paciente em decúbito lateral de 27° a 30°, utilizando um coxim que possa suportar esta posição para a pelve e o tórax.[23]

Ventilação: pacientes grávidas podem desenvolver hipoxemia rapidamente, com redução da capacidade funcional e aumento da demanda de oxigênio, com taxas de *shunt* intrapulmonar de até 15% comparadas ao estado não gravídico, que estas taxas mal chegam a 5%,[21] particularmente em decorrência da elevação do diafragma. Em pacientes grávidas, também, são comuns alterações da anatomia da via aérea, com edema, friabilidade de mucosa, hipersecreção e hiperemia, tornando as vias aéreas superiores mais estreitas, particularmente no primeiro trimestre de gestação e oferecendo maior risco de aspiração e dessaturação. O uso de bolsa-valva-máscara oferece menor eficiência, e deve ser usada sempre com oxigênio em 100%, bem como os procedimentos de intubação orotraqueal que, por vezes, são feitos com maior dificuldade, sendo relevante disponibilizar o acesso a dispositivos supraglóticos.[21-23]

Circulação: as compressões torácicas devem ser realizadas em região do esterno um pouco mais alta que a metade inferior habitual, normalmente recomendada, considerando o ajuste do conteúdo torácico, a elevação diafragmática e o aumento do volume abdominal em decorrência do útero gravídico.

Em relação ao uso de fármacos, a despeito do aumento da taxa de filtração glomerular e volume plasmático descrito na gravidez, não há evidência que justifique a necessidade de ajuste das doses habitualmente recomendadas durante a RCP.[23]

A desfibrilação deve ser executada em prioridade seguindo as recomendações padrões para seu uso;[23,24] não há descrições de dano desta à mãe ou ao feto, a despeito de relatos de casos correlacionando a lesão fetal quando acidentes provocados por corrente contínua ou alternada atingiram a mãe.[25] O risco maior associado a evento adverso inclui a passagem de corrente pelo útero e líquido amniótico, que se constitui em adequado meio condutor.[25] Todavia tanto a cardioversão como a desfibrilação oferecem baixo risco para lesão fetal e são considerados procedimentos seguros a todos os estágios da gestação,[26,23] sendo recomendada apenas a retirada de monitores fetais ou acoplados à mãe durante a realização do procedimento.

Causas da PCR em gestantes: as causas mais comuns de PCR em mulheres durante a gravidez são de origem cardíaca (infarto agudo do miocárdio e dissecção de aorta).[23] O risco associado ao IAM é de três a quatro vezes maior durante o período de gravidez.[27] Também a toxicidade pelo uso de magnésio nos casos de eclâmpsia pode promover aumento do espaço PR e QT e alargamento do QRS com níveis de 2,5-5 mmol/L e chegar até bloqueios atrioventriculares, bradicardia, hipotensão e PCR em níveis até 6-10 mmol/L.[23] A administração empírica de cálcio é o antídoto para esta condição.

A pré-eclâmpsia e eclâmpsia desenvolvem-se após a vigésima semana de gestação e podem produzir grave hipertensão e disfunção de múltiplos órgãos e sistemas, com elevada mortalidade materno-fetal.[23]

O tromboembolismo pulmonar é uma causa comum de PCR em grávidas e deve ser tratado com as recomendações normais de tratamento à PCR nesta grave condição e infelizmente confere prognóstico reduzido.[28] A embolia por líquido amniótico tem sido abordada com sucesso, utilizando circulação extracorpórea e cesárea imediata.[23,28]

Em relação ao algoritmo de cuidados pós-PCR, as evidências de segurança para o uso da hipotermia ainda são escassas e pouco sólidas, recomendando-se, quando utilizada, a monitoração fetal intensa.[23]

A PCR materna com dificuldade de reversão rápida com o suporte básico e avançado de vida pode ter de influência relevante da compressão aortocava. Esta influência se acentua por volta da vigésima semana de gestação, mas pode diferir em tempo, especialmente em mulheres multíparas, com retardo do crescimento intrauterino e múltiplos fetos. Habitualmente, quando o fundo uterino ultrapassa o nível da cicatriz umbilical, poderá ocorrer a compressão aortocava e a necessidade de cesariana pode ser absoluta, independente da idade gestacional.[21-23] O tempo restrito de 5 minutos para resposta às manobras de SBV e SAVC ou a necessidade de se desencadear o parto cesáreo foi recomendado, inicialmente,

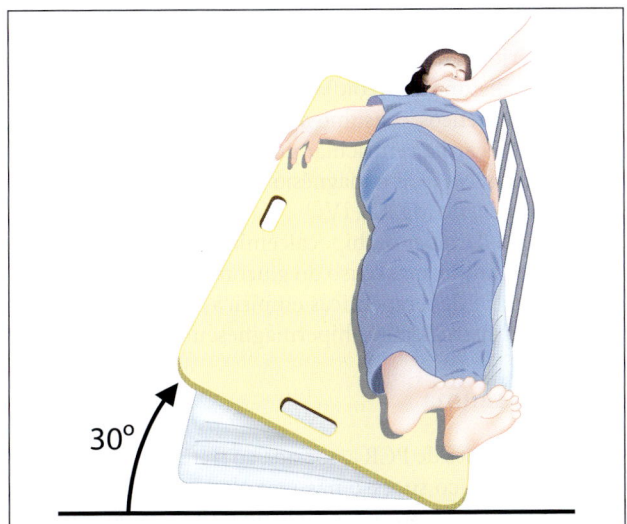

Figura 1 Coxim para deslocamento de pelve e tórax em 30°.
Fonte: adaptada de American Heart Association.[22,23]

em 1986, desde então mantido sistematicamente, em diretrizes e consensos. Convém citar que não se faz obrigatoriamente necessário que se aguarde rigidamente este tempo, podendo, dependendo da condição ou circunstância, realizar o procedimento mais precoce, particularmente quando o prognóstico materno é mais reservado e os esforços de RCP seriam fúteis, sendo então relevante atenção a viabilidade fetal. Entre 24 e 25 semanas, as taxas de sobrevivência do bebê são maiores se o parto é realizado antes de 5 minutos de PCR; a partir de 30 semanas, esse tempo pode exceder 5 minutos.[23]

PCR na embolia pulmonar

O uso de trombolíticos no atendimento à PCR em pacientes sem embolia pulmonar diagnosticada ou reconhecida não demonstrou benefício e não é procedimento rotineiro recomendado.[28] Para os pacientes em PCR, com forte associação por ocorrência embolia pulmonar, o uso de fibrinolíticos pode oferecer chance maior de recuperação da circulação espontânea, apesar de potencial risco de aumentar sangramentos, sendo possível considerar sua eventual indicação neste cenário.[23]

O ecodopplercardiograma, adotado cada vez mais como relevante ferramenta diária para a medicina de emergência, pode ajudar a determinar a possível ocorrência da embolia pulmonar, a despeito da dificuldade para realização do procedimento, durante a ressuscitação cardiopulmonar, e necessidade de capacitação e treinamento. Outros recursos terapêuticos, apesar de potencial maior eficiência, têm maior dificuldade logística para sua realização, como a tromboembolectomia mecânica percutânea e embolectomia.[23,28]

PCR nos distúrbios hidroeletrolíticos

Os distúrbios hidroeletrolíticos estão associados à ocorrência de graves emergências cardiovasculares, como arritmias e PCR. De forma didática, apresentaremos os principais aspectos relacionados à PCR de acordo com o eletrólito em questão.

Potássio: íon intracelular e principal responsável pela bomba de sódio e potássio. Rápidas ou significantes mudanças na concentração de potássio resultam em graves consequências à estabilidade elétrica celular, motivando arritmias graves. As alterações de potássio constituem-se em uma das dez mais frequentes causas de PCR (um dos "H": hipo ou hipercalemia).

A hipercalemia grave (definida como potássio sérico acima de 6,5 mEq/L) ocorre, em geral, por insuficiência renal ou extensa lesão celular e pode promover arritmias e parada cardíaca.[23]

A presença de ondas T apiculadas é a primeira manifestação eletrocardiográfica que demanda maior gravidade; com a progressão é possível determinar a ausência de ondas P, prolongamento do intervalo PR, alargamento do complexo QRS e, por fim, ritmos idioventriculares até assistolia.[23,29]

O tratamento consiste na estabilização da condição instável de membrana, forçando a entrada de potássio para seu espaço intracelular e removendo o potássio do organismo. Em ordem de prioridade de urgência recomenda-se:

- Estabilizar a membrana da célula miocárdica com gluconato de cálcio (10%): 15 a 30 mL, IV, de 2 a 5 minutos.
- Transportar o potássio para dentro da célula: bicarbonato de sódio: 50 mEq, IV, em 5 minutos. Glicose mais insulina: solução "polarizante": 25 g (50 mL G50%) glicose e 10 U de insulina regular IV de 15 a 30 minutos.
- Nebulização com albuterol: 10 a 20 mg nebulização em 15 minutos.
- Excreção de potássio: furosemida 40 a 80 mg IV; kayexalate: 15 a 50 g via oral ou retal. Diálise.

Em caso de PCR, deve-se administrar terapias IV de forma adjuvante[1,23,29].

A hipocalemia grave ocorre com perdas renais e gastrointestinais e está associada à hipomagnesemia.[29] Pode produzir alterações ao ECG, como ondas U, onda T achatada e arritmias (especialmente quando associada à intoxicação digitálica), podendo progredir para FV, assistolia ou AESP.

A correção de potássio pode ser prolongada, particularmente, em casos de taquicardia polimórfica. A administração do potássio em *bolus* tem efeito desconhecido, nesta situação, e é contraindicada.[1,29]

Magnésio (Mg)

O magnésio é um eletrólito essencial, sendo cofator para múltiplas enzimas. É fundamental na regulação do movimento transmembrana do sódio, potássio e cálcio.[1,23,30]

A hipermagnesemia ocorre quando o nível sérico está superior a 2,2 mEq/L (normal: 1,3 a 2,2 mEq/L). Em níveis extremos, pode produzir rebaixamento do nível de consciência, bradicardia, arritmias, hipoventilação e PCR.[30]

A conduta deve consistir da administração de gluconato de cálcio (10%) 15 a 30 mL, IV, em 2 a 5 minutos.[30]

A hipomagnesemia é definida como nível sérico de magnésio inferior a 1,3 mEq/L, ocorrendo por perdas renais ou intestinais, disfunção tireoidiana, medicamentos como pentamidina, diuréticos, consumo de álcool e desnutrição podem induzir taquicardia ventricular polimórfica, incluindo *torsades de pointes*. Na PCR o magnésio deve ser administrado em dose de 1 a 2 g de $MgSO_4$, IV.[30]

O papel da hiper ou hipocalcemia associado à PCR não está bem definido, mas o uso do gluconato de cálcio é considerado dentro de terapêuticas empíricas para a PCR em situações de hipercalemia e hipermagnesemia.[1,23]

PCR no trauma

Em situações de PCR associada ao trauma, com frequência, tem-se pouco sucesso nas manobras de RCP, em geral em decorrência do grave mecanismo ("cinética do trauma") provável que produziu a PCR; habitualmente, esses mecanismos incluem hipóxia, hipovolemia, redução do débito cardíaco por pneumotórax ou tamponamento cardíaco ou mesmo lesão direta miocárdica ou de vasos da base ou, ainda, hipotermia. Quando a PCR ocorre em vítimas de trauma é fundamental também lembrar da necessidade de estabilização da coluna cervical, sendo a manobra do deslocamento anterior da mandíbula ou "*jaw thrust*" (Figura 2) recomendada como a de escolha inicial para a realização de ventilação; no entanto, se houver insucesso desta manobra para a ventilação, ainda que realizada corretamente, durante a PCR, deve-se substituí-la pela manobra habitual de extensão da cabeça e elevação do mento.

A necessidade de instalação de um acesso avançado às vias aéreas com intubação ou mesmo cricostomia de urgência pode ser imperativa.[1,23]

A RCP direta com toracotomia pode ser indicada em casos circunstanciais, com taxas de sobrevivência de até 7,8% (11,2% para lesões penetrantes do tórax e 1,6% para lesões com esmagamento) em vítimas de trauma que teriam praticamente nenhuma outra chance de sobrevivência.[31]

O *commotio cordis*[31,32] trata-se de FV após um golpe frontal do tórax que ocorre durante a fase de repolarização cardíaca. O golpe pode resultar em contusão cardíaca e ECG com arritmias. Há descrição de acidentes com atletas, como casos com a bola de *baseball* ou discos de *hockey*, ou golpes de artes marciais. O pronto reconhecimento da PCR e a desfibrilação precoce são fundamentais no tratamento.

PCR no quase afogamento

Em um país com extenso litoral como o Brasil, a ocorrência de quase afogamento é frequente e de grande interesse médico. A vítima de quase afogamento pode demandar desde suporte ventilatório apenas até RCP no local da ocorrência.[33]

O mecanismo principal de PCR no quase afogamento é a hipóxia. Neste cenário, ainda que as diretrizes mais atuais

de RCP enfatizem o início da abordagem pela compressão torácica, para a situação especial de quase afogamento, deve-se iniciar pela sequência habitual de ABC. Convém lembrar que o paciente quase afogado é sempre potencialmente traumatizado, mas realizar rotineiramente cuidados da imobilização cervical, sem que haja evidência de potencial trauma ou lesão cervical não é procedimento recomendado de rotina.[33]

Considerando a ventilação como ponto primordial da abordagem inicial ao quase afogamento, ela deve ser iniciada o mais rápido possível, preferencialmente na própria água ou, imediatamente, após retirar a vítima da água.[33] Não há nenhuma indicação de procedimento especial para a retirada da água, até porque, caso tenha ocorrido aspiração, a quantidade não será maciça e a absorção pela circulação será rápida; desta forma, manobras para este fim, sejam quais forem, não são indicadas.[33]

Por fim, atenção especial também deve ser dada ao uso do DEA, dada a necessidade de secar o tórax antes da aplicação das pás.[1,23]

PCR na hipotermia acidental

A hipotermia grave (< 30°C), com intensa disfunção e depressão orgânica, pode oferecer risco de óbito já em seu manuseio inicial. A abordagem inicial consiste em manter um ritmo organizado com perfusão, priorizando o controle da perda de calor e promovendo o reaquecimento imediatamente.[34-39]

Este reaquecimento pode ser passivo quando a hipotermia é leve (34°C); para pacientes com hipotermia moderada (30 a 34°C), sem PCR, as técnicas de aquecimento externo são apropriadas para uso.[34-39]

Para os pacientes com hipotermia grave (≤ 30°C), ainda que sem PCR, faz-se necessário o aquecimento central, além do aquecimento externo.[37-39]

Para os pacientes em PCR, o uso de circulação extracorpórea promove o aquecimento central mais adequado, assim, técnicas alternativas, como lavagem da cavidade torácica com líquido aquecido, podem ser eficientes,[38-39] e também terapia adjunta de aquecimento central com infusão de soluções aquecidas por via intraóssea ou intravenosa e oferta de oxigênio umidificado aquecido.

Em caso de PCR em fibrilação ventricular em condições de hipotermia grave, há relatos na literatura médica de FV refratária, o que, no entanto, não contraindica as tentativas de desfibrilação que devem ser mantidas enquanto se aquece a vítima.[39]

Para o suporte avançado de vida, o foco principal se faz sobre o aquecimento do paciente e especial atenção aos tempos habituais para infusão de fármacos, estimulação com marca-passo e desfibrilação;[39] sendo particularmente importante em decorrência da redução do metabolismo que, teoricamente, pode promover o acúmulo e a toxicidade de fármacos após sua infusão em doses e intervalos habituais do algoritmo utilizado para pacientes em normotermia. Por esta razão, habitualmente não se recomenda a infusão de fármacos quando a vítima de PCR está em temperatura central < 30°C.[39]

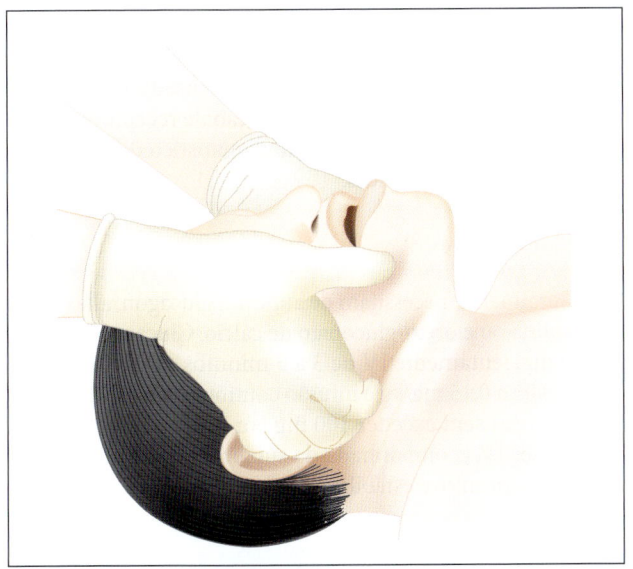

Figura 2 Manobra de "jaw thrust".
Fonte: adaptada de American Heart Association.[22,23]

No entanto, a discussão sobre a infusão de fármacos permanece ainda pouco clara, mantendo-se como referência de uso o protocolo padrão de infusão de fármacos, de acordo com o SAVC padrão. Os esforços de RCP devem ser mantidos até o reaquecimento de, no mínimo, 34°C, particularmente, quando há indícios de que a instalação da hipotermia ocorreu previamente à PCR.

PCR no choque elétrico

O Brasil é o país com maior número de acidentes por choque elétrico, associado, particularmente, a raios. As eletrocussões fatais comumente ocorrem em ambiente domiciliar, entretanto, lesões por alta voltagem oferecem maiores riscos de óbito e danos mais grave.

Os acidentes com corrente alternada habitualmente promovem tetania e, em casos mais graves, podem gerar fibrilação ventricular, particularmente, ao atingirem as fases vulneráveis do ciclo cardíaco e promoverem fenômeno R sobre T.[40,41] As correntes de alta voltagem contínuas, como os raios, promovem a ocorrência de PCR em modalidade assistólica.[40,41]

O maior cuidado no atendimento aos acidentados por choque elétrico deve seguir os preceitos de segurança de cena e atendimento ao trauma, garantindo que a vítima não esteja mais em contato com a fonte de alimentação de carga elétrica e haja adequada proteção cervical e de via aérea.[40-41]

PCR por intoxicações

A PCR pode ocorrer com a ingestão de substâncias tóxicas que podem promover lesão celular, alteração de receptores, canais iônicos, organelas e disfunção orgânica incompatível com a vida. O atendimento a PCR associada às intoxicações segue o tratamento padrão adotado de SBV e SAVC, sendo indicado o uso de antídotos ou intervenções toxinoespecíficas nem sempre únicos ou específicos para este fim. Desta forma, sempre, ao se obter o retorno da circulação espontânea, faz-se necessária a consulta urgente a um médico toxicologista para o manuseio pós-PCR da intoxicação.

No Brasil, recomenda-se o contato com os centros de tratamento de intoxicação (CEATOX) disponíveis na maioria das cidades. Esta, ainda, é uma área da medicina que carece de estudos clínicos e melhores evidências para sedimentação de conduta, sendo a maioria de suas recomendações baseada em consenso de especialistas que demandam validação maior.

O manuseio inicial das situações de intoxicação inicia sempre pelo suporte adequado às vias aéreas, ventilação e circulação. Habitualmente, nos casos mais graves, a obtenção de detalhes da história clínica é adquirida de forma circunstancial com o serviço médico de emergência pré-hospitalar ou familiares que transportaram a vítima ao hospital.[42,43]

Frequentemente, em tentativas de suicídio não é incomum a ingestão de mais de uma substância, não sendo possível exames que ofereçam resultados rápidos para suporte de tratamento, e as intoxicações, por sua vez, podem precipitar rapidamente a deterioração do estado geral com depressão do sistema nervoso central e instabilidade hemodinâmica.[42,43]

A descontaminação do trato gastrointestinal, habitualmente, a primeira conduta a ser lembrada nas intoxicações, tem papel cada vez menos relevante nos dias atuais, sendo cada vez mais raras as indicações de lavagem e xarope de ipeca. O uso de carvão ativado em dose única pode ser administrado para as situações em que o antídoto não está disponível e o tempo de ingestão é inferior a uma hora.[42,43] Doses múltiplas de carvão ativado podem ser usadas em situações específicas (carbamazepina, dapsona, fenobarbital, quinine ou teofilina) e jamais devem ser administradas em intoxicações por substâncias cáusticas, metais e hidrocarbonetos. Adicionalmente, convém lembrar que o carvão ativado só pode ser administrado se há proteção adequada das vias aéreas, seja por nível de consciência adequado ou acesso invasivo com intubação orotraqueal.[42-43]

Toxicidade por opioides

Naloxone é um potente antagonista, ocupando receptores opioides no cérebro e medula espinal e revertendo a depressão respiratória propiciada por overdose; no entanto, não tem indicação no manuseio da PCR.

Nos casos de intoxicação com depressão respiratória sem PCR,[1,23] o uso do naloxone gera melhor resultado (classe I, nível de evidência A). Naloxone pode promover retirada rápida e intensa do efeitos do opioide, como agitação, hipertensão e comportamento violento; desta forma, deve ser administrado em pequenas doses (0,04 a 0,4 mg) IM, IV ou IN e escalonado até 2 mg.

Benzodiazepínicos

Flumazenil é um potente antagonista da ligação de benzodiazepinas em nível do sistema nervoso central (SNC). Pode, rapidamente, reverter a depressão respiratória e do SNC. Sua utilização em pacientes em coma de origem indeterminada oferece riscos e não é recomendada. Pode precipitar convulsões, arritmia e hipotensão, particularmente, se associado a antidepressivos tricíclicos.[1,23] Pode ser usado nas diversas situações que demandem antagonização de receptores diazepínicos ou para triagem clínica do diagnóstico diferencial de encefalopatias metabólicas.

Betabloqueadores[1,23]

Geralmente, necessitam de antídoto glucagon, altas doses de insulina ou cloreto/gluconato de cálcio. Glucagon: *bolus* de 3 a 10 mg, lentamente IV de 3 a 5 minutos, seguido de 3 a 5 mg/h (0,05 a 0,15 mg/kg e infusão contínua de 0,05 a 0,10 mg/kg por hora) sem exceder 100 mg em 24 horas. Insulina em altas doses IV, acompanhada da suplementação de glicose e eletrólitos, promove estabilização de energia da membrana.

Cocaína[1,23]

A principal complicação, além de hiperexcitabilidade e hipertensão, dá-se pela manifestação de síndromes coronarianas agudas, as quais devem ser abordadas com nitratos, fentolamina, benzodiazepínicos antagonistas do cálcio para controle da hipertensão e agitação. Não há agentes preferenciais superiores em relação aos outros. Nos casos de SCA, deve se utilizar benzodiazepínicos, nitroglicerina e morfina. A administração de betabloqueadores pode piorar o quadro e produzir vasoespamos do óstio coronário e piora do quadro e não está indicada para uso habitual.[1,23]

Antidepressivos tricíclicos[1,23]

Podem alargar o complexo QRS por seu mecanismo similar a antiarrítmicos e bloqueadores dos canais de sódio. Para o tratamento da overdose, utiliza-se o bicarbonato de sódio.

Uso da ultrassonografia durante a PCR

A ultrassonografia utilizada durante o atendimento da PCR é chamada de ultrassom *point-of-care* (POCUS) e é usada não somente no diagnóstico diferencial da PCR, mas também tem papel para avaliar sobrevivência em curto prazo.[44-55] A ausência de movimentos cardíacos espontâneos (MCE) na PCR por si só já indica baixa probabilidade de sobrevivência e, portanto, pode contribuir para a determinação de finais de esforços de RCP. A ecocardiografia focada durante a PCR está descrita em uma variedade de protocolos: protocolo FATE, protocolo FEEL, protocolo de AEP e protocolo CAUSE. A ultrassonografia e a ecocardiografia podem determinar causas reversíveis (por exemplo, tamponamento pericárdico, pneumotórax, embolia pulmonar, fluidos livres), mas todos os protocolos devem estar condicionados a mínima interrupção das compressões torácicas. Em recente metanálise,[45] 961 citações foram avaliadas das quais 15 foram incluídas em análise final; o total de 1.695 foram avaliados por meio de POCUS durante a ressuscitação. A ultrassonografia foi usada principalmente para detectar o movimento cardíaco espontâneo (MCE) e identificar causas reversíveis de parada cardíaca; cortes subcostal, apical e paraesternal foram utilizadas para identificar tamponamento cardíaco, embolia pulmonar e pneumotórax hipertensivo. Os resultados da metanálise mostraram que o MCE detectado pela ecocardiografia teve uma sensibilidade combinada (0,95; IC 95%; 0,72-0,99) e especificidade (0,80; IC 95%; 0,63-0,91) na previsão do retorno da circulação espontânea (RCE) durante a parada cardíaca, com razão de verossimilhança positiva de 4,8 (IC 95%: 2,5-9,4) e uma razão de probabilidade negativa de 0,06 (IC 95%; 0,01-0,39), concluindo que POCUS pode ser usado para identificar causas reversíveis e prever resultados em curto prazo em pacientes com parada cardíaca. Em pacientes com baixa probabilidade de pré-teste para RCE, a ausência de ecocardiografia pode avaliar a baixa probabilidade de sobrevivência e corroborar para decisão de suspensão de esforços de ressuscitação .

Também é um estudo de coorte prospectivo recente de pacientes com parada cardíaca (PCR) que se apresentaram no departamento de emergência avaliando a diferença na duração da pausa da RCP quando o POCUS foi e não foi executado demonstrou que de 110 pausas de RCP avaliadas,

a mediana da pausa com POCUS foi de 17 s (IQR 13-22,5) *versus* 11 s (IQR 7-16) sem POCUS. Além disso, múltiplas análises de regressão demonstraram que POCUS foi associado a pausas mais longas (6,4 s; IC 95%; 2,1-10,8) em profissionais não treinados. A equipe treinada em ultrassonografia tendeu para pausas de RCP mais curtas (-4,1 s; 95% IC; −8,8- 0,6); e quando o mesmo profissional liderou RCP e realizou POCUS, as durações de pausa foram de 6,1 s (95% IC; 0,4- 11,8) mais do que quando outro profissional realizou POCUS. Portanto, é fundamental observar que a aplicabilidade do protocolo POCUS durante a PCR é de validade mas demanda capacitação profissional adequada e controle de tempo rigoroso nas interrupções da RCP.

Resumo

As paradas cardiorrespiratórias em situações especiais, frequentemente, envolvem condições clínicas distintas que propiciam a ocorrência da PCR, mas que demandam especial atenção aos aspectos clínicos e mecanísticos que envolvem o manuseio de seu tratamento em cenário fisiopatológico distinto das condições habituais da PCR. As condições que propiciam estas ocorrências são diversas, como obstruções ou disfunções mecânicas – embolia pulmonar, hipóxia (asma, quase afogamento, trauma), hipoperfusão tecidual súbita acentuada (anafilaxia), funcionalidade e estabilidade da membrana celular (distúrbios eletrolíticos, intoxicações exógenas). Não há grande número ou variabilidade de ensaios clínicos randomizados que tenham avaliado especificamente algum algoritmo de tratamento para as diversas situações especiais associadas a PCR, sendo recomendadas, por vezes, condutas baseadas também em avaliação da fisiopatologia ou mecanismo envolvido. Os suportes básico e avançado de vida são aplicáveis às condições rotineiras de ocorrência e modalidades de PCR e se estendem, normalmente, como manobras eficientes para as condições de recuperação da circulação espontânea na PCR em situações especiais, cabendo adicionar manobras, antídotos e procedimentos específicos a estas condições na tentativa de otimizar sobrevivência

Referências bibliográficas

1. Vanden Hoek TL, Morrison LJ, Shuster M, Donnino M, Sinz E, Lavonas EJ, et al. Part 12: cardiac arrest in special situations: 2010 American Heart Association guidelines for cardiopulmonary resuscitation and emergency cardiovascular care. Circulation. 2010;122(18 Suppl 3):S829-61.
2. McFadden ER Jr. Acute severe asthma. Am J Respir Crit Care Med. 2003;168(7):740-59.
3. McFadden ER Jr, Warren EL. Observations on asthma mortality. Ann Intern Med. 1997;127(2):142-7.
4. Fisher MM, Whaley AP, Pye RR. External chest compression in the management of acute severe asthma: a technique in search of evidence. Prehosp Disaster Med. 2001;16(3):124-7.
5. Travers A, Jones AP, Kelly K, Barker SJ, Camargo CA, Rowe BH. Intravenous beta2-agonists for acute asthma in the emergency department. Cochrane Database Syst Rev. 2001;2:CD002988.
6. Edmonds ML, Camargo CA Jr, Pollack CV Jr, Rowe BH. Early use of inhaled corticosteroids in the emergency department treatment of acute asthma. Cochrane Database Syst Rev. 2003;3:CD002308.

7. Plotnick LH, Ducharme FM. Acute asthma in children and adolescents: should inhaled anticholinergics be added to beta(2)-agonists? Am J Respir. Med. 2003;2(2):109-15.

8. Silverman RA, Osborn H, Runge J, Gallagher EJ, Chiang W, Feldman J, et al. IV magnesium sulfate in the treatment of acute severe asthma: a multicenter randomized controlled trial. Chest. 2002;122(2):489-97.

9. Putland M, Kerr D, Kelly AM. Adverse events associated with the use of intravenous epinephrine in emergency department patients presenting with severe asthma. Ann Emerg Med. 2006;47(6):559-63.

10. Allen JY, Macias CG. The efficacy of ketamine in pediatric emergency department patients who present with acute severe asthma. Ann Emerg Med. 2005;46(1):43-50.

11. Darioli R, Perret C. Mechanical controlled hypoventilation in status asthmaticus. Am Rev Respir Dis. 1984;129(3):385-7.

12. Voelckel WG, Lurie KG, Zielinski T, McKnite S, Plaisance P, Wenzel V, et al. The effects of positive end-expiratory pressure during active compression decompression cardiopulmonary resuscitation with the inspiratory threshold valve. Anesth Analg. 2001;92(4):967-74.

13. Rosengarten PL, Tuxen DV, Dziukas L, Scheinkestel C, Merrett K, Bowes G. Circulatory arrest induced by intermittent positive pressure ventilation in a patient with severe asthma. Anaesth Intensive Care. 1991;19(1):118-21.

14. Watanabe AS, Chong Neto HJ, Rosário Filho NA. Anafilaxia no adulto e na criança. In: Castro FFM (ed.). Manual de suporte avançado de vida em anafilxia e asma. Manual do Curso AALS (anaphylaxis and asthma life support). São Paulo: Atheneu; 2014. p.37-46.

15. Nicolas F, Villers D, Blanloeil Y. Hemodynamic pattern in anaphylacticshock with cardiac arrest. Crit Care Med. 1984;12(2):144-5.

16. Raper RF, Fisher MM. Profound reversible myocardial depression afteranaphylaxis. Lancet. 1988;1(8582):386-8.

17. Sheikh A, Shehata YA, Brown SG, Simons FE. Adrenaline (epinephrine) for the treatment of anaphylaxis with and without shock. Cochrane Database Syst Rev. 2008;4: CD006312.

18. Kill C, Wranze E, Wulf H. Successful treatment of severe anaphylacticshock with vasopressin: two case reports. Int Arch Allergy Immunol. 2004;134(3):260-1.

19. Green R, Ball A. Alpha-agonists for the treatment of anaphylactic shock. Anaesthesia. 2005;60(6):621-2.

20. Dijkman A, Huisman CM, Smit M, Schutte JM, Zwart JJ, van Roosmalen JJ, et al. Cardiac arrest in pregnancy: increasing use of perimortem caesareansection due to emergency skills training? BJOG. 2010;117(3):282-7.

21. Cardosi RJ, Porter KB. Cesarean delivery of twins during maternal cardiopulmonary arrest. Obstet Gynecol. 1998;92(4 Pt 2):695-7.

22. Kinsella SM, Whitwam JG, Spencer JA. Aortic compression by the uterus: identification with the Finapres digital arterial pressure instrument. Br J Obstet Gynaecol. 1990;97(8):700-5.

23. Gonzalez MM, Timerman S, Gianotto-Oliveira R, Polastri TF, et al. Sociedade Brasileira de Cardiologia. I Diretriz de Ressuscitação Cardiopulmonar e Cuidados Cardiovasculares de Emergência da Sociedade Brasileira de Cardiologia. Arq Bras Cardiol. 2013;101(2Supl.3): 1-221.

24. Nanson J, Elcock D, Williams M, Deakin CD. Do physiological changes in pregnancy change defibrillation energy requirements? Br J Anaesth. 2001;87(2):237-9.

25. Steer RG. Delayed fetal death following electrical injury in the first trimester. Aust N Z J Obstet Gynaecol. 1992;32(4):377-8.

26. Brown O, Davidson N, Palmer J. Cardioversion in the third trimester of pregnancy. Aust N Z J Obstet Gynaecol. 2001;41(2):241-2.

27. James AH, Jamison MG, Biswas MS, Brancazio LR, Swamy GK, Myers ER. Acute myocardial infarction in pregnancy: a United States population based study. Circulation. 2006;113(12):1564-71.

28. Thabut G, Thabut D, Myers RP, Bernard-Chabert B, Marrash-Chahla R, Mal H, et al. Thrombolytic therapy of pulmonary embolism: a meta-analysis. J Am Coll Cardiol. 2002;40(9):1660-7.

29. Rastegar A, Soleimani M. Hypokalaemia and hyperkalaemia. Postgrad Med J. 2001;77(914):759-64.

30. Cannon LA, Heiselman DE, Dougherty JM, Jones J. Magnesium levels in cardiac arrest victims: relationship between magnesium levels and successful resuscitation. Ann Emerg Med. 1987;16(11):1195-9.

31. Maron BJ, Estes NA 3rd. Commotio cordis. N Engl J Med. 2010;362(10):917-27.

32. Maron BJ, Doerer JJ, Haas TS, Estes NA, Hodges JS, Link MS. Commotio cordis and the epidemiology of sudden death in competitive lacrosse. Pediatrics. 2009;124(3):966-71.

33. Szpilman D, Bierens JJ, Handley AJ, Orlowski JP. Drowning. N Engl J Med. 2012;366(22):2102-10.

34. Larach MG. Accidental hypothermia. Lancet. 1995;345(8948):493-8.

35. Kornberger E, Schwarz B, Lindner KH, Mair P. Forced air surface rewarming in patients with severe accidental hypothermia. Resuscitation. 1999;41(2):105-11.

36. Coleman E, Doddakula K, Meeke R, Marshall C, Jahangir S, Hinchion J. An atypical case of successful resuscitation of an accidental profound hypothermia patient, occurring in a temperate climate. Perfusion. 2010;25(2):103-6.

37. Frei C, Darocha T, Debaty G, Dami F, Blancher M, Carron PN, et al. Clinical characteristics and outcomes of witnessed hypothermic cardiac arrest: a systematic review on rescue collapse. Resuscitation. 2019. pii: S0300-9572(19)30021-8.

38. Avellanas Chavala ML, Ayala Gallardo M, Soteras Martínez Í, Subirats Bayego E. Management of accidental hypothermia: a narrative review. Med Intensiva. 2019. pii: S0210-5691(18)30339-5.

39. Gentges J, Schieche C, Nusbaum J, Gupta N. Points & pearls: electrical injuries in the emergency department: an evidence-based review. Emerg Med Pract. 2018;20(Suppl 11):1-2.

40. Gentges J, Schieche C. Electrical injuries in the emergency department: an evidence-based review. Emerg Med Pract. 2018;20(11):1-20.

41. Whitcomb D, Martinez JA, Daberkow D. Lightning injuries. South Med J. 2002;95(11):1331-4.

42. Lockamy-Kassim E, Friedberg J, Newby C, Lecours C, Credle K, Leonard M. Identifying and chronicling childhood lead poisoning prevention program achievements with "success stories". J Public Health Manag Pract. 2019;25 Suppl 1, Lead Poisoning Prevention:S111-S114.

43. Kalogera V, Galopoulos D, Eleftheriotis G, Meimeti E, Malios I, Marathonitis G, et al. Patient survival after acute voluntary poisoning with a huge dose of oxcarbazepine and olanzapine. Med Arch. 2018;72(4):303-5.

44. Michels G, Hans-Jörg B. Kardiopulmonale Reanimation:Was ist neu? Dtsch Med Wochenschr. 2018;143:477-80.

45. Breitkreutz R, Price S, Steiger HV, Seeger FH, Ilper H, Ackermann H, et al. Frankfurt am Main. Focused echocardiographic evaluation in life support and peri-resuscitation of emergency patients: a prospective trial. Resuscitation (Ireland). 2010;81(11):1527-33.

46. Tsou PY, Kurbedin J, Chen YS, et al. Accuracy of point-of-care focused echocardiography in predicting outcome of resuscitation in cardiac arrest patients: A systematic review and meta-analysis. Resuscitation. 2017;114: 92-9.

47. Clattenburg EJ, Wroe P, Brown S, et al. Point-of-care ultrasound use in patients with cardiac arrest is associated prolonged cardiopulmonary resuscitation pauses: a prospective cohort study. Resuscitation. 2018;122: 65-8.

48. Teran F, Dean AJ, Centeno C, Panebianco NL, Zeidan AJ, Chan W, et al. Evaluation of out-of-hospital cardiac arrest using transesophageal echocardiography in the emergency department. Resuscitation. 2019. pii: S0300-9572(18)30976-6.

49. Fair J 3rd, Mallin MP, Adler A, Ockerse P, Steenblick J, Tonna J, Youngquist ST. Transesophageal echocardiography during cardiopulmonary resuscitation is associated with shorter compression pauses compared with transthoracic echocardiography. Ann Emerg Med. 2019. pii: S0196-0644(19)30025-3.

50. Miyazaki M, Hikone M, Kuwahara Y, Ishida T, Sugiyama K, Hamabe Y. Extracorporeal cardiopulmonary resuscitation for massive pulmonary embolism in a "hybrid emergency room". Am J Emerg Med. 2019;pii: S0735-6757(19)30043-9.

51. Mahboob HB, Denney BW. Double bolus alteplase therapy during cardiopulmonary resuscitation for cardiac arrest due to massive pulmonary embolism guided by focused bedside echocardiography. Case Rep Crit Care. 2018;7986087.

52. Anderson KL, Fiala KC, Castaneda MG, Boudreau SM, Araña AA, Bebarta VS. Left ventricular compressions improve return of spontaneous circulation and hemodynamics in a swine model of traumatic cardiopulmonary arrest. J Trauma Acute Care Surg. 2018;85(2):303-10.

53. Chenkin J, Atzema CL. Contemporary application of point-of-care echocardiography in the emergency department. Can J Cardiol. 2018;34(2):109-16.

54. Aagaard R, Løfgren B, Grøfte T, Sloth E, Nielsen RR, Frederiksen CA, et al. Timing of focused cardiac ultrasound during advanced life support - A prospective clinical study. Resuscitation. 2018;124:126-31.

55. Moskowitz A, Berg KM. First do no harm: echocardiography during cardiac arrest may increase pulse check duration. Resuscitation. 2017;119:A2-A3.

Cuidados pós-ressuscitação cardiopulmonar (RCP) ou cuidados pós-parada cardiorrespiratória (PCR)

Sergio Timerman
Natali Schiavo Giannetti
Vanessa Maria Gomes Taques Fonseca Baldo

Pontos-chave

- O objetivo dos cuidados pós-ressuscitação cardiopulmonar (RCP) é evitar novos episódios de parada cardiorrespiratória (PCR). Para isso, devemos identificar e tratar suas causas e promover suportes ventilatório, hemodinâmico, neurológico e metabólico.
- Além disso, deve-se instituir controle direcionado de temperatura (CDT) para todos os pacientes que retornaram à circulação espontânea (RCE) comatosos.
- Quando existe a suspeita de síndrome coronariana aguda (SCA) como causa da PCR, há indicação de cineangiocoronariografia.

Introdução

Após uma parada cardiorrespiratória (PCR), pacientes que atingem o retorno à circulação espontânea (RCE) são considerados de altíssimo risco de mortalidade hospitalar, com taxas em torno de 63 a 90%.[1-3] As possíveis causas que levaram o paciente à PCR precisam ser identificadas e corrigidas prontamente, com o objetivo de evitar sua recorrência. Embora o fator agressor inicial seja a isquemia, que ocorre no momento da PCR, também ocorrem lesões durante e após a reperfusão dos órgãos e sistemas, sendo os períodos de recuperação classificados em fases, de acordo com a evolução temporal[4,5] (Figura 1).

A síndrome pós-PCR tem muitas características comuns à sepse, incluindo a depleção do volume intravascular, a vasodilatação, a lesão endotelial e as anormalidades na microcirculação.[18,19] É definida como um estado fisiopatológico complexo constituído pela combinação de três situações principais (Quadro 1).

Protocolos devem ser implementados por equipes multidisciplinares em unidades de terapia intensiva, priorizando sempre otimização dos suportes ventilatório, hemodinâmico, neurológico e metabólico, visto que o tratamento recebido nos pacientes em pós-parada influencia significativamente no

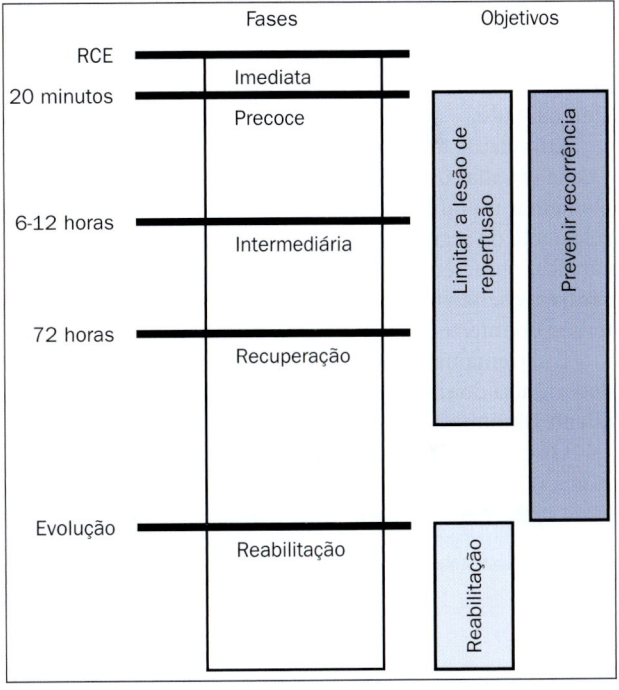

Figura 1 Fases da recuperação após retorno à circulação espontânea (RCE) e objetivos dos cuidados.

resultado global e, particularmente, na recuperação neurológica.[17] Adicionalmente, medidas devem ser instituídas como profilaxias para pneumonia associada à ventilação mecânica, prevenção de úlceras de estresse e profilaxia para tromboembolismo venoso.

Quadro 1 Síndrome pós-parada cardiorrespiratória (PCR)
Lesões cerebrais pós-PCR
Lesões e disfunções miocárdicas pós-PCR
Resposta isquêmica e reperfusional de múltiplos órgãos

Suporte ventilatório

Inicialmente, é importantíssimo assegurar que as vias aéreas estejam pérvias. Pacientes que foram ventilados com bolsa-válvula-máscara durante a RCP precisam ser avaliados quanto à necessidade de dispositivos invasivos de vias aéreas, que também devem ser considerados naqueles em que foram inseridos dispositivos supraglóticos durante manobras de RCP. Após o RCE, faz-se necessária a avaliação neurológica, pois alguns pacientes podem recuperar o nível de consciência, o que seria suficiente para mantê-los em ventilação espontânea. A atenção ao risco de broncoaspiração é imprescindível.

A oximetria de pulso e a capnografia quantitativa devem ser monitoradas de forma contínua e o valor da fração inspirada de oxigênio (FiO_2) titulado frequentemente, objetivando-se manter a saturação arterial de oxigênio (Sat O_2) entre 94 e 98% e evitando-se lesões por hiperóxia e hipoxemia. Deve-se atentar à presença de lesão pulmonar aguda e se lembrar de seu agravamento por altas concentrações de O_2. Portanto, a relação PaO_2/FiO_2 deve ser monitorada com cuidado.

Em relação aos malefícios causados pela hiperóxia, vale a pena ressaltar um estudo que avaliou o uso de oxigênio suplementar no infarto agudo do miocárdio com supradesnivelamento do segmento ST e mostrou aumento de lesão miocárdica, recorrência de infarto do miocárdio e arritmias cardíacas, sendo também associado a uma maior área de extensão do infarto em 6 meses.[20]

É extremamente necessário evitar a hiperventilação, em decorrência do risco de redução no débito cardíaco e consequente diminuição da perfusão cerebral.

Os níveis ideais de CO_2 no pós-PCR estão na Tabela 1.

Tabela 1 Níveis ideais de CO_2 na pós-parada cardiorrespiratória

Medida	Valor ideal	Modo de medição
$PETCO_2$	35 a 40 mmHg	Capnografia
$PaCO_2$	40 a 45 mmHg	Gasometria arterial

Embora as estratégias de ventilação pulmonar protetora não tenham sido estudadas especificamente em pacientes pós-PCR, em decorrência da resposta inflamatória acentuada, parece racional aplicar a ventilação pulmonar protetora com volume corrente variando de 6-8 mL por kg de peso corporal ideal e pressão positiva expiratória final de 4-8 cmH_2O.[21]

Apesar de o restabelecimento adequado da perfusão tecidual poder ser suficiente em alguns casos, a acidose metabólica é frequente em pacientes que atingem o RCE, sendo dividida em duas fases. A primeira contempla a hiperemia, com duração em torno de 10 a 30 minutos, seguida da segunda, na qual ocorre diminuição da perfusão cerebral, decorrente de vasoconstrição, podendo perdurar por horas e sendo agravada pela hiperventilação.

Suporte hemodinâmico

Os pacientes que alcançarem o RCE devem ser mantidos sob monitorização cardíaca contínua e um acesso venoso deve ser puncionado. Nos casos em que um acesso intraósseo emergencial foi utilizado durante a RCP, a substituição por um acesso endovenoso faz-se necessária. Se o paciente apresentar instabilidade hemodinâmica e drogas vasoativas forem introduzidas, um acesso venoso central deve ser puncionado, de preferência guiado por ultrassonografia e respeitando sempre as técnicas de assepsia.

A hipovolemia deve ser evitada, principalmente nos casos em que há labilidade pressórica. A reposição volêmica deve ser realizada de forma ponderada, visando melhorar a perfusão orgânica, que pode ser avaliada pelas dosagens séricas do lactato arterial e da saturação venosa central. Nos casos em que houver indicação de controle direcionado de temperatura (CDT), os fluidos devem ser infundidos a 4ºC.

A introdução de vasopressores se faz indispensável nos casos de choques refratários à reposição volêmica, objetivando manter a pressão arterial média maior que 65 mmHg e pressão arterial sistólica maior que 90 mmHg. Não há evidências que mostrem benefício de um vasopressor em relação aos demais (Tabela 2).

Tabela 2 Vasopressores comumente utilizados na pós-parada cardiorrespiratória

Dopamina	5 a 10 mcg/kg/minuto
Noradrenalina	0,1 a 0,5 mcg/kg/minuto
Epinefrina	0,1 a 0,5 mcg/kg

Se a isquemia coronariana for considerada uma provável causa da PCR, deve ser encorajada a realização de cineangiocoronariografia precoce, mesmo na ausência de evidências eletrocardiográficas ou laboratoriais de isquemia ou necrose miocárdica. Isso se justifica pela alta prevalência de doenças coronarianas, responsáveis por 65 a 70% das PCR pré-hospitalares, associada ao baixo valor preditivo negativo da ausência de alterações isquêmicas agudas no eletrocardiograma (ECG), em torno de 44%.[6] Cerca de 26% dos pacientes com RCE sem elevação do segmento ST no ECG apresentam lesões culpadas à cineangiocoronariografia,[7] estando presente também em torno de 80% dos pacientes com supradesnivelamento do segmento ST ou bloqueio de ramo esquerdo (BRE).[22]

Sendo assim, um ECG de 12 derivações deve ser realizado em todos os pacientes logo após o RCE. Exames adicionais, como ecocardiografia e ressonância magnética cardíaca, podem ser considerados para afastar alterações cardíacas estruturais. Eventualmente, doenças elétricas primárias podem ser investigadas, quando a coronariografia descartar doença coronariana e não forem encontradas alterações estruturais nos exames supracitados.

Na ausência de lesões na cineangiocoronariografia que justifiquem a PCR, causas neurológicas ou respiratórias devem ser investigadas por meio da realização de tomografias computadorizadas. Várias séries de casos mostraram que esta estratégia permite o diagnóstico de causas não cardíacas de parada em uma proporção substancial de pacientes.[23]

Alguns casos específicos podem requerer estimulação elétrica artificial com marca-passo transcutâneo ou transvenoso e em pacientes com choque cardiogênico refratário pode ser necessário o uso de dispositivos de assistência circulatória ou balão intra-aórtico, apesar do estudo IABP-SHOCK II não ter mostrado benefício na mortalidade em 30 dias, em pacientes pós-infarto que evoluíram com choque cardiogênico.[24, 25]

É importante ressaltar que não há evidências que sustentem o uso de antiarrítmicos em doses de manutenção de maneira rotineira no pós-PCR.

É extremamente relevante e indicado realizar histórico detalhado do paciente, incluindo a presença de comorbidades e medicações utilizadas, para avaliar a possibilidade de toxicidade e/ou uso de medicamentos que prolonguem o intervalo QT ou causem distúrbios hidroeletrolíticos. Em algumas situações, recomenda-se pesquisar o uso de drogas ilícitas com a realização de exames toxicológicos.

Nos casos suspeitos de embolia pulmonar, fibrinolíticos podem ser administrados, pois o risco aumentado de sangramento decorrente de manobras de RCP não é impeditivo. Terapias alternativas incluem a trombectomia mecânica e embolectomia cirúrgica.

Suporte neurológico

As lesões neurológicas são a maior causa de mortalidade nos pacientes com RCE e as responsáveis por 68% das mortes de pacientes com PCR em ambiente extra-hospitalar.[8] O CDT, objetivando-se manter a temperatura entre 32° e 36° C, deve ser considerado nos casos em que o paciente se mantiver comatoso, após o RCE, independentemente do ritmo da PCR e do local de ocorrência (intra ou extra-hospitalar) já que constitui a única medida consistente para tentar evitar lesão neurológica de reperfusão[9,10] (Figura 2).

O CDT deve ser reservado a hospitais que possuam protocolos bem estabelecidos e equipes treinadas,[11] não sendo recomendado no ambiente pré-hospitalar, já que a administração de fluidos endovenosos em grande quantidade pode aumentar o risco de edema pulmonar e de recorrência da PCR. Para atingir as metas de temperatura, o uso de antitérmicos é questionável.

A despeito das informações atuais, ainda existem dúvidas em relação à seleção de pacientes que poderiam se beneficiar do CDT, qual o momento ideal para seu início e por quanto tempo devem ser mantidos. Dados recentes de ensaios clínicos, que incluíram pacientes pós-PCR com apresentação em ritmos chocáveis e não chocáveis, sugerem que a temperatura é uma variável importante relacionada à recuperação neurológica. A hipertermia deve ser evitada, principalmente nas primeiras 48 horas após a PCR, uma vez que está relacionada ao aumento da mortalidade e a piores desfechos[11,14].

Em algumas subpopulações, o benefício associado às baixas temperaturas (32 a 34°C) ou a temperaturas mais elevadas (36°C) permanece incerto e estudos futuros necessitam ser realizados. A modulação da temperatura dependerá de condições específicas de cada paciente, por exemplo: temperaturas entre 35 e 36°C são preferíveis aos pacientes que apresentarem distúrbios de coagulação e/ou necessidade de uso de anticoagulantes.

O CDT não é contraindicado nos pacientes que apresentaram episódios de crises convulsivas, edema cerebral ou traumatismo cranioencefálico grave, não sendo também uma contraindicação a realização da cineangiocoronariografia.

Quando a modulação da temperatura for iniciada, sugere-se mantê-la por, pelo menos, 24 horas. Sabe-se que o prognóstico neurológico pode ser de difícil avaliação durante as primeiras 72 horas pós-ressuscitação, pois sedação, uso de bloqueadores neuromusculares e agitação psicomotora podem ser fatores de confusão.

A temperatura central do paciente deve ser monitorada continuamente por meio de termômetro esofágico, cateter vesical com sensor de temperatura (desde que o paciente mantenha o débito urinário mínimo de 30 mL/hora) ou cateter de artéria pulmonar. A aferição por meio de termômetros axilares, retais ou orais não é adequada para avaliação das mudanças dinâmicas da temperatura central. Um dos efeitos colaterais do CDT é a bradicardia, sendo esta associada a bons desfechos neurológicos.[27, 28]

Há diversas maneiras para induzir o CDT, desde as mais simples, como infusão de solução isotônica a 4°C em bolsas pressurizadas associadas a recipientes de gelo ou bolsas geladas sobre o pescoço, axilas e virilhas do paciente, sempre protegidas com tecido para evitar o contato direto do gelo com a pele, evitando-se lesões de pele, até dispositivos endovenosos com cateter de *feedback* intravascular. Para isso, a padronização por meio de protocolos institucionais se faz necessária[3] (Figura 3). Não há comprovação de diferenças nos resultados alcançados entre as diferentes metodologias e, por isso, o método escolhido deve ser o que esteja de acordo com a disponibilidade dos equipamentos e a experiência da equipe.

Existem aparelhos desenvolvidos para aprimorar o controle da temperatura e que podem induzir até hipotermia internamente por sistemas intravasculares (posicionados nas

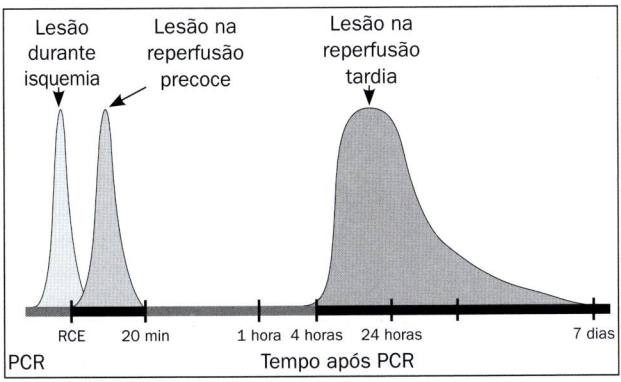

Figura 2 Tempos de lesões de isquemia e reperfusão.
PCR: parada cardiorrespiratória; RCE: retorno à circulação espontânea.[9,10]

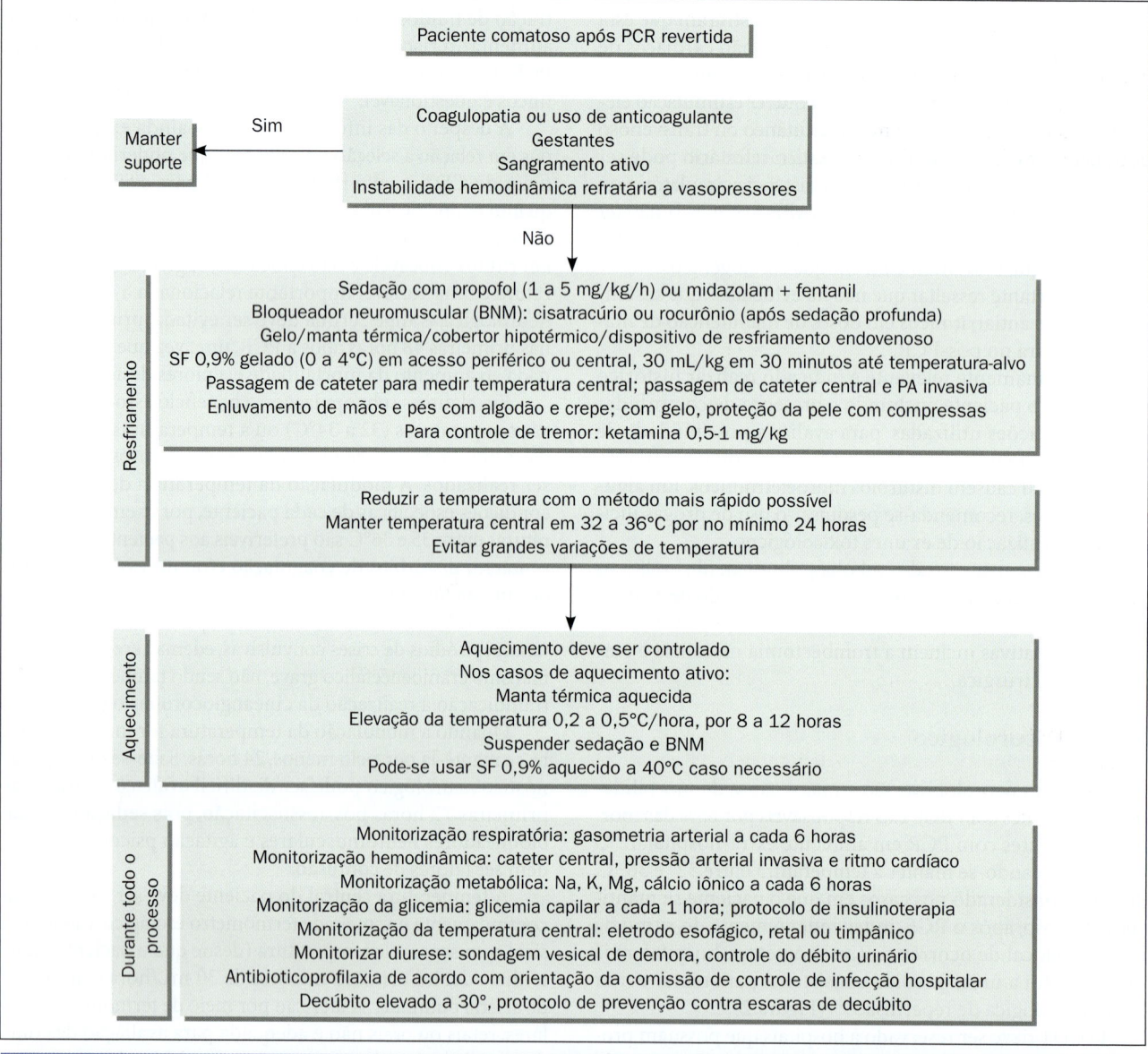

Figura 3 Algoritmo de modulação de temperatura em paciente pós-ressuscitação cardiopulmonar.
PCR: parada cardiorrespiratória.

veias subclávia, jugular interna ou femoral) ou externamente por meio de placas de hidrogel (colocadas sobre tórax, abdome e raízes dos membros) e capacetes de resfriamento. Ambos são efetivos e sua vantagem sobre os métodos mais simples consiste no controle mais preciso e menos trabalhoso. Uma vez atingida a temperatura definida como alvo, as variações devem ser evitadas ao máximo, pois aumentam o risco de complicações como coagulopatias, arritmias, hiperglicemia, pneumonia, sepse e hemorragias, entre outras.

Sedação, bloqueio neuromuscular e medicações para prevenção de tremores devem fazer parte dos protocolos de hipotermia. Lembrar que durante o CDT, alguns parâmetros de exames laboratoriais podem precisar de correções. Por exemplo, se a temperatura do paciente for de 33°C, a $PaCO_2$ pode estar de 6 a 7 mmHg mais baixa que o valor obtido pelo equipamento.

Crises convulsivas eventualmente podem acontecer em até um terço dos pacientes após parada cardiorrespiratória que permanecem em coma após o RCE. A mioclonia é comum, ocorrendo em aproximadamente 18 a 25% dos pacientes e, no restante, podem ocorrer episódios de crises tonicoclônicas focais ou generalizadas ou uma combinação dessas.[15] Deve-se considerar a monitorização por meio da eletroencefalografia nesses casos, tanto intermitente quanto contínua.

As convulsões podem aumentar a demanda metabólica cerebral e, por isso, são potenciais fatores de riscos para aumento das lesões cerebrais pós-PCR. Mioclonias e atividades epileptiformes estão relacionados a mau prognóstico, porém os pacientes podem sobreviver com bons resultados neurológicos.[16] Apesar disso, o uso de anticonvulsivantes de forma profilática não é recomendado, já que os riscos dos efeitos colaterais não foram suficientemente estudados.

A recomendação é que a modulação da temperatura seja induzida em pacientes pós-PCR em estado comatoso. A temperatura-alvo está entre 32 e 36°C (temperatura central), durante pelo menos 24 horas. A hipotermia terapêutica pode ser dividida em três fases: indução, manutenção e reaquecimento.

Suporte metabólico

Recomenda-se que a monitorização glicêmica deva ser realizada de forma frequente, evitando-se tanto a hipo quanto a hiperglicemia, já que esta tem uma forte associação com piores desfechos neurológicos[26] e aquela falhou em mostrar benefício quando comparado ao controle glicêmico mais tolerante, provavelmente em decorrência de seus efeitos deletérios As estratégias de controle e os valores de corte para o uso de insulina devem ser baseados na rotina local de cada instituição. Um alvo aceitável é a manutenção de níveis glicêmicos em torno de 144 mg/dL.

Os distúrbios hidroeletrolíticos relacionados ao potássio e ao magnésio devem ser prontamente corrigidos. As alterações do potássio (hipo/hipercalemia) estão na lista de causas reversíveis mais frequentes de PCR e, por isso, seus níveis devem ser mantidos acima de 3,5 mEq/L. A hipomagnesemia pode estar relacionada ao aumento do intervalo QT e à ocorrência de *torsades de pointes*

A busca de um estado de normovolemia pode ser um desafio complexo em alguns pacientes. A função cardíaca pode estar deprimida após uma PCR e a reposição volêmica nem sempre é bem tolerada. Insuficiência renal aguda é frequente e deve ser identificada de forma precoce. As indicações para terapia dialítica nos pacientes pós-PCR são as mesmas indicações de pacientes graves em geral.

Referências bibliográficas

1. Herlitz J, Engdahl J, Svensson L, Angquist KA, Silfverstolpe J, Holmbert S. Major differences in 1-month survival between hospitals in Sweden among initial survivors of out-of-hospital cardiac arrest. Resuscitation. 2006;70:404-9.
2. Keenan SP, Dodek P, Martin C, Priestap F, Norena M, Wong H. Variation in length of intensive care unit stay after cardiac arrest: where you are is as important as who you are. Crit Care Med. 2007;35:836-41.
3. Mashiko K, Otsuka T, Shimazaki S, Kohama A, Kamishima G, Katsurada K, et al. An outcome study of outof-hospital cardiac arrest using the Utstein template: a Japanese experience. Resuscitation. 2002;55:241-6.
4. Nadkarni VM, Larkin GL, Peberdy MA, Carey SM, Kaye W, Mancini ME, et al; National Registry of Cardiopulmonary Resuscitation Investigators. First documented rhythm and clinical outcome from in-hospital cardiac arrest among children and adults. JAMA. 2006;295:50-7.
5. Stiell IG, Hébert PC, Wells GA, Vandemheen KL, Tang AS, Higginson LA, et al. Vasopressin versus epinephrine for in hospital cardiac arrest: a randomised controlled trial. Lancet. 2001;358(9276):105.
6. Spaulding CM, Joly LM, Rosenberg A, Monchi M, Weber SN, Dhainaut JF, et al. Immediate coronary angiography in survivors of out-of-hospital cardiac arrest. N Engl J Med. 1997;336:1629-33.
7. Radsel P, Knafelj R, Kocjancic S, Noc M. Angiographic characteristics of coronary disease and postresuscitation electrocardiograms in patients with aborted cardiac arrest outside a hospital. Am J Cardiol. 2011;108:634-8.
8. Laver S, Farrow C, Turner D, Nolan J. Mode of death after admission to an intensive care unit following cardiac arrest. Intensive Care Med. 2004;30:2126-8.
9. Neumar RW, et al. Molecular mechanisms of ischemic neuronal injury. Ann. Emerg Med. 2000;36(5):483-506.
10. Becker LB, et al. New concepts in reactive oxygen species and cardiovascular reperfusion physiology. Cardiovasc Res. 2004;61(3):461-70.
11. Zeiner A, Holzer M, Sterz F, et al. Hyperthermia after cardiac arrest is associated with an unfavorable neurologic outcome. Arch Intern Med. 2001;161:2007-12.
12. Gonzalez MM, Timerman S, Gianotto-Oliveira R, Polastri TF, Canesin MF, Lage SG, et al.; Sociedade Brasileira de Cardiologia. I Diretriz de Ressuscitação Cardiopulmonar e Cuidados Cardiovasculares de Emergência da Sociedade Brasileira de Cardiologia. Arq Bras Cardiol. 2013; 101(2Supl.3):1-221.
13. Rocha TH, Vieira SR. Hipotermia terapêutica em pacientes pós-parada cardiorrespiratória: mecanismos de ação e desenvolvimento de protocolo assistencial. Rev Bras Ter Intensiva. 2010;22(2):196-205.
14. Polderman K, Malinoski D, Timerman S, Keeble T. Current advances in the use of therapeutic hypothermia. Ther Hypothermia Temp Manag. 2018;8(1):9.
15. Seder DB, Sunde K, Rubertsson S, et al. Neurologic outcomes and postresuscitation care of patients with myoclonus following cardiac arrest. Crit Care Med. 2015;43:965-72.
16. Amorim E, Rittenberger JC, Baldwin ME, Callaway CW, Popescu A; Post Cardiac Arrest Service. Malignant EEG patterns in cardiac arrest patients treated with targeted temperature management who survive to hospital discharge. Resuscitation. 2015;90:127-32.
17. Spaite DW, Bobrow BJ, Stolz U, et al. Statewide regionalization of postarrest care for out-of-hospital cardiac arrest: association with survival and neurologic outcome. Ann Emerg Med. 2014;64: 496-506e1.
18. SutherasanY, Penuelas O,MurielA, et al.Management and outcome ofmechanically ventilated patients after cardiac arrest. Crit Care. 2015;19:215.
19. Adrie C, Adib-Conquy M, Laurent I, et al. Successful cardiopulmonary resuscitation after cardiac arrest as a "sepsis-like" syndrome. Circulation. 2002;106:562-8.
20. Stub D, Smith K, Bernard S, et al. Air versus oxygen in ST-segment elevation myocardial infarction. Circulation. 2015;131:2143-50.
21. SutherasanY, Penuelas O, Muriel A, et al.Management and outcome of mechanically ventilated patients after cardiac arrest. Crit Care. 2015;19:215.
22. Garcia-Tejada J, Jurado-Roman A, Rodriguez J, et al. Post-resuscitation electrocardiograms, acute coronary findings and in-hospital prognosis of survivors of out-of-hospital cardiac arrest. Resuscitation. 2014;85:1245-50.
23. Arnaout M, Mongardon N, Deye N, et al. Out-of-hospital cardiac arrest from brain cause: epidemiology, clinical features, and outcome in a multicenter cohort. Crit Care Med. 2015;43:453-60.
24. Thiele H, Zeymer U, Neumann FJ, et al. Intraaortic balloon support for myocardial infarction with cardiogenic shock. N Engl J Med. 2012;367:1287-96.
25. AhmadY, SenS, Shun-ShinMJ, et al.Intra-aortic balloonpumptherapy for acute myocardial infarction: a meta-analysis. JAMA Intern Med. 2015;175:931-9.
26. Daviaud F, Dumas F, Demars N, et al. Blood glucose level and outcome after cardiac arrest: insights from a large registry in the hypothermia era. Intensive Care Med. 2014;40:855-62.
27. Staer-Jensen H, Sunde K, Olasveengen TM, et al. Bradycardia during therapeutic hypothermia is associated with good neurologic outcome in comatose survivors of out-of-hospital cardiac arrest. Crit Care Med. 2014;42:2401-8.
28. Thomsen JH, Hassager C, Bro-Jeppesen J, et al. Sinus bradycardia during hypothermia in comatose survivors of out-of-hospital cardiac arrest: a new early marker of favorable outcome? Resuscitation. 2015;89:36-42.

Índice remissivo

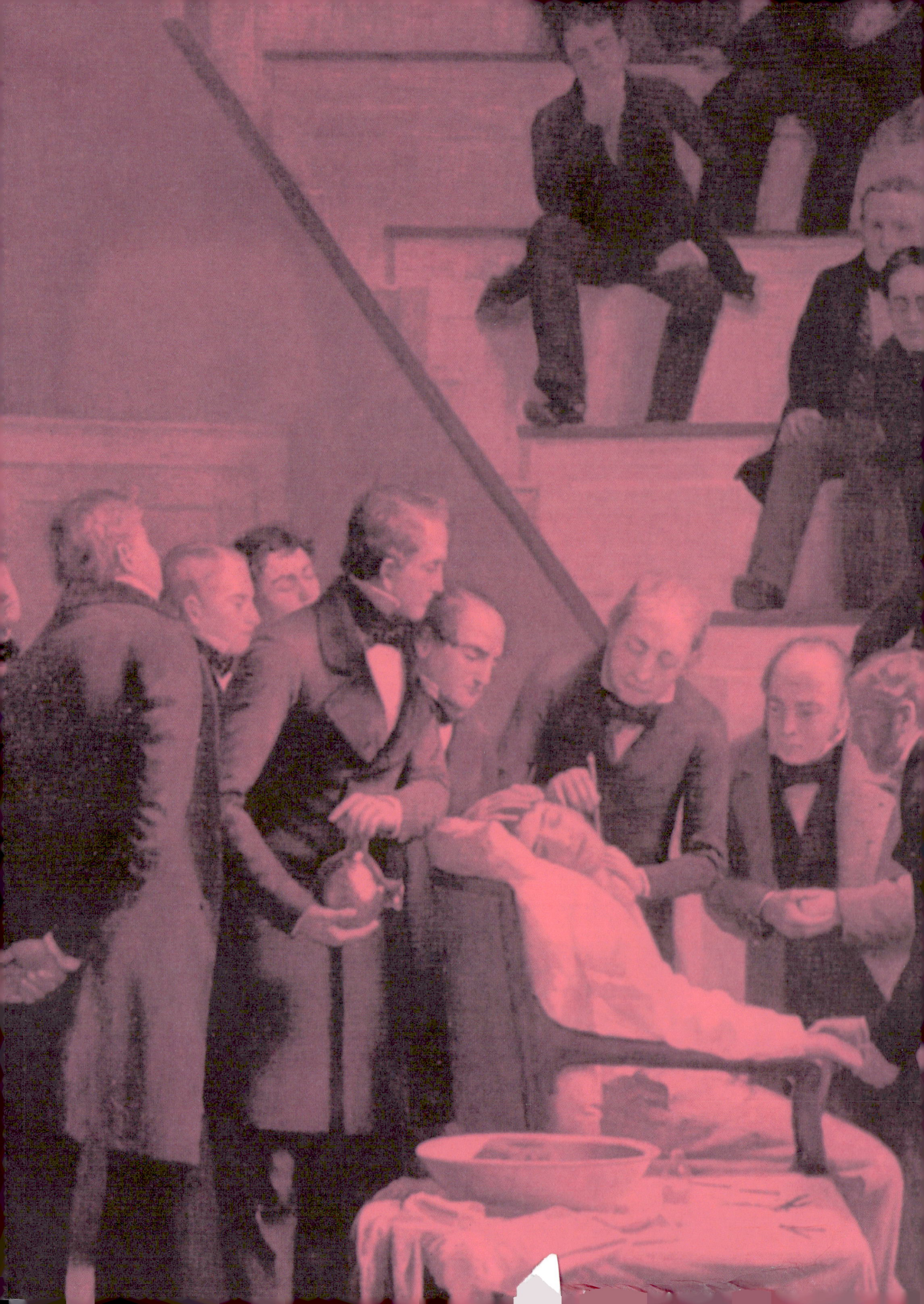